主编 王炜

中国整形外科学

VOLUME III

Chinese
Plastic
Surgery

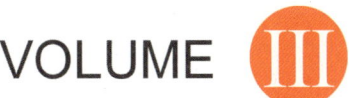
浙江科学技术出版社

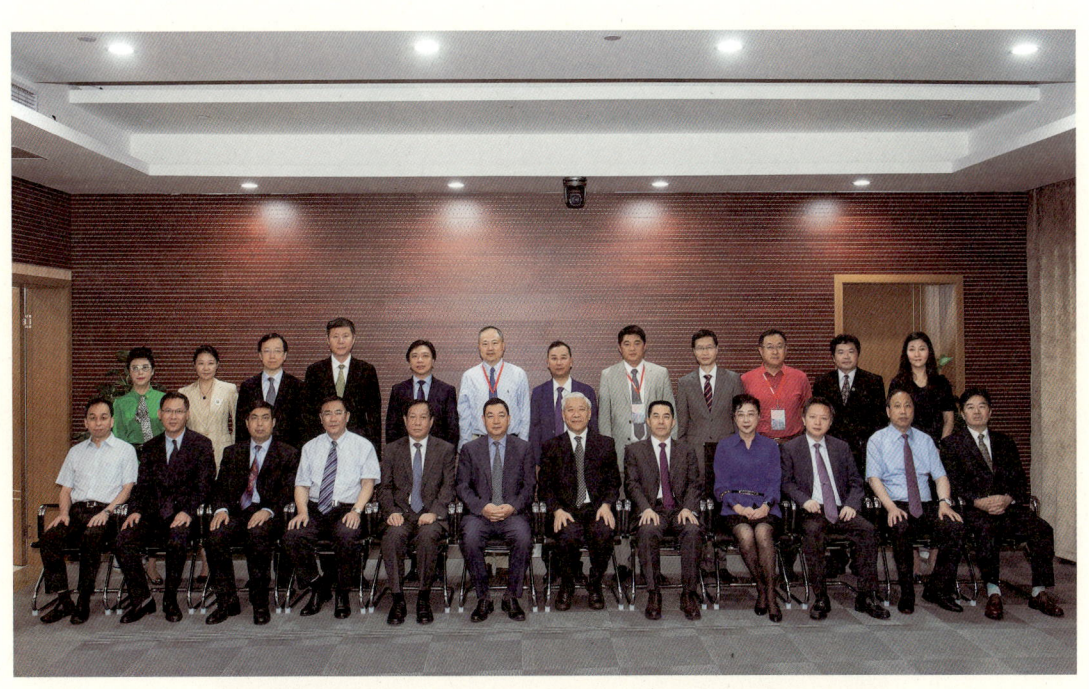

《中国整形外科学》主编和分卷主编、副主编（部分）合影

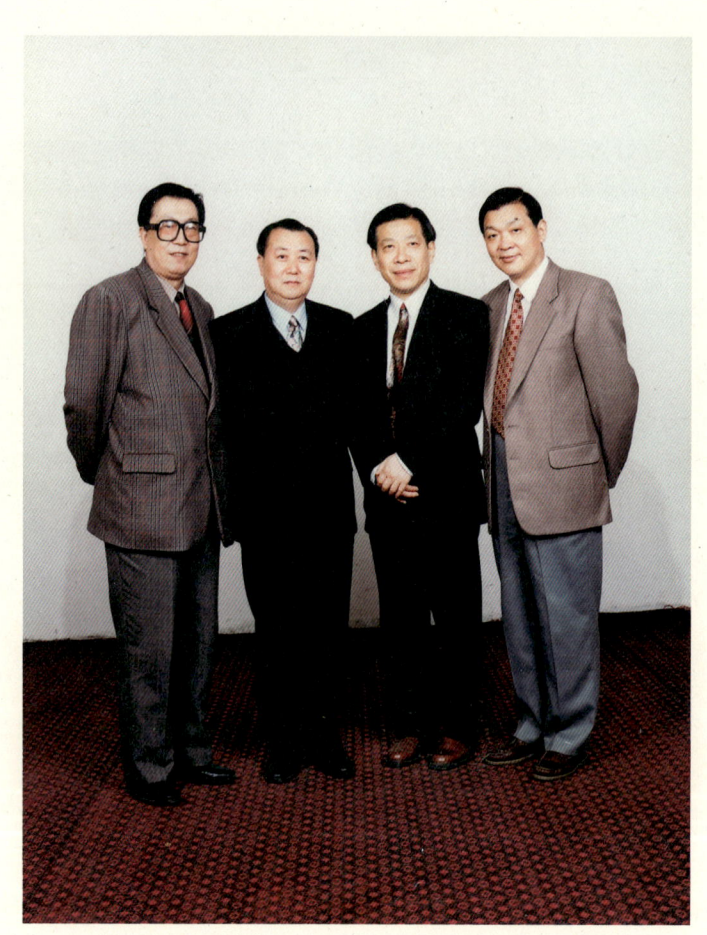

《整形外科学》(1999)主编和副主编合影
(左起:高景恒、鲁开化、王炜、马奇)

主编简介
王 炜

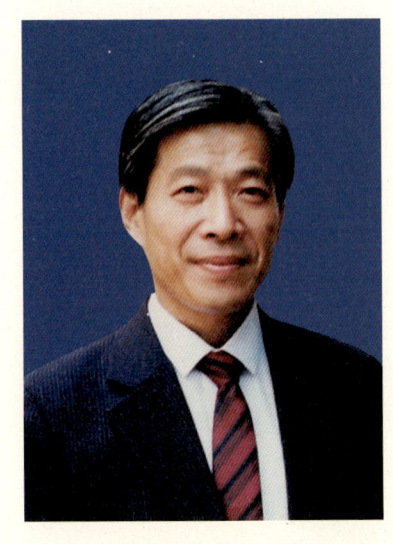

王炜（王寿禄），1937年生，江苏镇江人。

主任医师，博士生导师，上海交通大学医学院附属第九人民医院终身教授。中华医学会整形外科学分会副主任委员（两届），上海市医学会整形外科学分会主任委员（三届），中国修复重建外科学会主任委员（两届），华东六省一市整形学会主任委员。

组建中国修复重建外科学会、华东六省一市整形学会，参建中国医师协会美容整形分会、中华医学会手外科分会。

曾受邀美国《整形再造外科杂志》国际编委、"世界交流"栏目编委，《国际整形外科影像杂志》、美国《修复重建康复杂志》编委，《中国修复重建外科杂志》《中华整形外科杂志》《中国美容整形外科杂志》《中国康复医学杂志》副主编。卫生部科技进步奖评审委员。

1961年上海第二医学院医学系本科毕业，1968年研究生毕业（副博士研究生）。1981—1982年为美国贝勒医学院、路易维尔医学院交流学者、客座教授。

自幼崇敬医师职业："医心至善，上善若水。"1955—1976年，七次到江苏、上海、安徽农村，治疗血吸虫病及为农民治病。1958年参加上海青浦血吸虫病防治后，编写了《乡村医生》剧本，请孙道临先生指导演出。

1958年参加烧伤败血症动物模型体外循环辅助治疗、肠梗阻、肾上腺皮质激素研究等。1959—1960年见习期间因上海广慈医院内科多名医师得肝炎病倒，被医学系主任胡曾吉教授从几百名见习、实习医师中选中担任心内科医师（代理），在杨琪娜老师病区管理26张床位，并在杨老师指导下负责心电图检查及报告。1961年分配到刚建立的广慈医院整形外科。

开启显微再造外科研究：1964年4月离开临床，负责游离皮瓣移植实验研究，自制微血管缝针，比市购缝针小1/2～2/3，制备缝线直径为54μm，探索微血管吻合、游离皮瓣再植和移植、术后冬眠疗法处理等。进行了50只家犬实验，撰写论文，1965年刊登于《中华外科杂志》，是游离皮瓣再植、0.6mm血管吻合、微血管套环用于皮瓣移植的世界最先报告之一。

主导学科显微再造外科的应用：1966年学科迁到上海第九人民医院。1973年成功进行第2足趾移植拇指再造；1974年取腹股沟游离皮瓣修复手腕缺损；1975—1977年率先应用和报告足背岛状、游离皮瓣；1977—1979年创用足底岛状、游离皮瓣，小腿浅表淋巴管（0.3mm）-静脉吻合治疗肢体淋巴水肿30例。1978年在中华医学会第九届全国外科学术会议（武汉）上成立了显微外科学组，选陈中伟、杨东岳、王炜分别为组长和秘书。会议统计上海第九人民医院完成显微再造外科200多例，列全国第一。1979年将前臂游离皮瓣应用于手外科；1980年创造前臂桡侧逆行岛状皮瓣；1984年创造前臂背侧逆行岛状皮瓣做虎口再造，报告肩胛分叶皮瓣、背阔肌串联皮瓣等。

发明手再造供区：创造了扩大第2足趾游离移植的五种手和手指缺损再造术式（足趾、跖趾关节、足背皮瓣一期移植），1978—1985年在国内外报告。

发明带血管神经、皮肤的跖趾关节移植：用于掌指关节再造（1979）、颞颌关节再造（1984），带神经是为预防移植关节失神经萎缩，带皮肤则为术后监测移植关节血供。

开拓中国显微外科肠移植食管再造：1977年春在动物实验和尸体解剖研究基础上，实现显微外科空肠移植颈胸食管再造，分别在上海第九人民医院、宏仁医院、胸科医院、455医院等历经14年，创造和改进八种显微外科颈、胸段食管再造术式，救治食管化学灼伤或行食管癌切除后食管缺损再造，取得了吻合血管的52cm长空肠移植颈胸食管一期再造（1977）、胸大肌肌皮瓣颈食管再造（1989）和管状背阔肌肌皮瓣颈食管再造（1991）等20余项创新，撰写多篇论文，报告于国内外。

关于预制预构移植：1979年报告颞浅血管筋膜载体加植皮制造超薄游离皮瓣治疗烧伤爪形手；1983年以兔前肢静脉筋膜载体游离移植动脉化，预制腹股沟游离皮瓣取得3例成功，取得前臂静脉筋膜载体动脉化"三明治"末节断指再植成功，1983—1984年在中国、法国报告；1988年，带教研究生进行显微外科游离皮瓣移植供区组织扩张器预扩张改造，"减少供区缺损，改造皮瓣性质"；1994—1995年带教研究生在前臂预构"外耳郭"，成功进行外耳缺损再造。

率先应用超显微外科：1976年开始进行0.3mm直径淋巴管-静脉吻合；1984—1985年在中国、美国杂志上报告0.3mm Y形血管吻合；20世纪80年代初期，采用超显微外科技术救活断成13节的下肢、绞肉机绞轧断裂十多节的上肢，以及多例严重创伤和严重头面撕脱伤等。

发明一期神经、肌肉移植治疗晚期面瘫：设计超长血管神经蒂断层、节段背阔肌瓣一期跨面神经移植治疗晚期面瘫（1986），多神经蒂腹内斜肌瓣移植治疗晚期面瘫（1995）。

开启"肿瘤整形外科"：1975年起和上海肿瘤医院等合作，为几十例巨大胸腹壁、头面或四肢肿瘤切除后进行胸腹壁再造，颜面和肢体结构、功能、形态再造；1980年进行臀大肌转移肛门括约肌再造，参与青岛同行直肠癌术后臀大肌瓣原位肛门括约肌再造。指导并参与编著《肿瘤整形外科学》。

开展手部先天性畸形及手功能、美学整形：1982年起连续五年在各地报告手部先天性畸形整形和手术示范，建立分专业。主编中国首部《手部先天性畸形》，编著该书70%内容；主编《手及上肢先天性畸形》（中、英文版）。1983年和2005年在美国和中国报告足趾移植拇指及手指再造和美学整形，取得230例100%成功。

推进中国现代美容外科发展：1982年从美国回来后，在多处报告、示范现代隆乳，乳房缩小、再造，腹壁整形，面部除皱，保感觉乳头凹陷矫正等。报告了三瓣法乳房缩小、新月瓣乳头凹陷矫正。创建"美容内科"。1992—2004年分别在中国、美国等国报告"面部轮廓美学再造""分层分区进眶腔骨膜下除皱""眶区年轻化策略——眶肌筋膜韧带松解眼袋整形"，在韩国做手术演示。1962年自制医用聚合物假体以隆鼻，1974年用医用硅橡胶隆鼻和进行面部畸形矫正，1993年应用自体真皮辅助隆鼻。从1964年开始和工程师合作，开发国产四肢显微外科和鼻、眼睑、乳房手术器械十多套。

报告中国美容外科源于3800～4800年前，将中国整形历史提前两千年；考证发现"整形内科"最早记载在出土的西汉文物《五十二病方》中，距今两千余年。

为了学科的建设，常常把创新成果以张涤生为第一作者或唯一作者发表。

半个多世纪承担学科院内外重危或特殊患者救治逾千，会诊涉及整形、胸科、普外、儿外、肿瘤、骨科、泌尿、烧伤、妇产、颌面等科，上海会诊医院达到55所，仅史济湘、高学书、黄偶麟等年长10～20岁的十几位老师，请求高难度手术会诊就有百余次。感动的是：史老师、高老师等直到手术结束才下手术台。

1973年申办"全国整复外科医师进修班"成功，带教专业医师逾千，含美国、英国、法国、意大利等国医师、教授20余人。Peterson医师回美国后，常被邀请来华讲学；葛竞医师成功进行了世界首例十指断指再植；罗力生发明大腿前外侧游离皮瓣移植，为穿支皮瓣最早报告之一。多人成为中国多个整形外科学分会主委、副主委，省、市学界领袖，医学院校教授、博士生导师，美国大学终身教授和世界著名教授等。

1982年在美国著名的威拉姆特（Willamette）大学报告"显微外科在整形外科的应用"，当地报纸以半个版面报道。

1984年，法国手外科学会主席Michon教授在法国南锡召开的法中显微外科学术交流会上，展示了他成功应用笔者创造的"前臂桡侧逆行皮瓣"修复手创伤，以及他培养的研究该皮瓣的博士的研究生论文，给中国主创者审阅。

1994年，在法国举行的欧洲整形外科医师协会学术交流会上，世界著名显微外科、手外科教授Foucher在会议总结时号召："要学习游离皮瓣移植，到中国上海第九人民医院向Dr. Wei Wang学习。"

韩国总统奖获得者Sen Min Back教授团队的金东一教授，2004年来上海交流和手术表演前，请求中方院长先带他到Prof. Wei Wang家造访。他说："现今世界上有三位黄种人整形外科教授最受人尊敬，他们是Prof. William Shaw（美国）、Prof. Sen Min Back（韩国）和Prof. Wei Wang（中国）。"

主编《整形外科学》《中国整形外科学》《整形美容外科学全书》等36部、卷，3000多万字，参编、编著《黄家驷外科学》等书72部，其中7部在国外出版。《整形外科学》（1999）是近20年来临床实践、主任医师晋升、研究生考试的主要参考书。世界著名教授Khoo Boo Chai（张涤生在美国留学时的校友）曾评论："《整形外科学》是包括日本、韩国、印度、澳大利亚等国在内的最好的教科书，是东方整形外科的旗舰。"他还在美国《整形再造外科杂志》上著文推荐。

发表论文300余篇，获国家发明奖和卫生部、上海市科技进步奖等20余次。

被美国《世界显微外科历史》一书及*Who's Who*等多个世界名人录收录。

《中国整形外科学》编委会

主　编

王　炜

第Ⅰ卷

分卷主编

付小兵　中国人民解放军总医院第四医学中心
祁佐良　中国医学科学院整形外科医院
林晓曦　上海交通大学医学院附属第九人民医院
吴溯帆　浙江省人民医院

分卷副主编（按姓氏笔画排序）

Bob Peterson　美国火奴鲁鲁雅典娜诊所
尹宁北　中国医学科学院整形外科医院
李圣利　上海交通大学医学院附属第九人民医院
沈卫民　南京医科大学附属儿童医院
沈国芳　上海交通大学医学院附属第九人民医院
张　舵　吉林大学白求恩第一医院
张余光　上海交通大学医学院附属第九人民医院
张金明　中山大学孙逸仙纪念医院
胡志奇　南方医科大学南方医院
夏照帆　中国人民解放军海军军医大学第一附属医院（上海长海医院）
栾　杰　中国医学科学院整形外科医院

郭 澍　中国医科大学附属第一医院
郭树忠　原中国人民解放军空军军医大学西京医院
蒋海越　中国医学科学院整形外科医院
韩 岩　中国人民解放军总医院第一医学中心
程 飚　中国人民解放军南部战区总医院

第Ⅱ卷

分卷主编

周 晓　湖南省肿瘤医院（中南大学湘雅医学院附属肿瘤医院）
曹谊林　上海交通大学医学院附属第九人民医院
李青峰　上海交通大学医学院附属第九人民医院
林李嵩　福建医科大学附属第一医院
章一新　上海交通大学医学院附属第九人民医院

分卷副主编（按姓氏笔画排序）

王炜（青）　上海交通大学医学院附属第九人民医院
王玉新　中国医科大学附属第一医院
王国民　上海交通大学医学院附属第九人民医院
韦 敏　上海交通大学医学院附属第九人民医院
庄洪兴　中国医学科学院整形外科医院
杨 斌　中国医学科学院整形外科医院
杨大平　原哈尔滨医科大学附属第二医院
张如鸿　上海交通大学医学院附属第九人民医院
陈育哲　原北京大学第三医院
郑永生　首都医科大学附属北京同仁医院
胡琼华　成都八大处医疗美容医院
柴 岗　上海交通大学医学院附属第九人民医院

章庆国　中国医学科学院整形外科医院
蔡景龙　原中国医学科学院整形外科医院
穆雄铮　复旦大学附属华山医院

第Ⅲ卷

分卷主编

孙家明　华中科技大学同济医学院附属协和医院
邢　新　中国人民解放军海军军医大学第一附属医院（上海长海医院）
齐向东　中国人民解放军南部战区总医院
余　力　上海交通大学医学院附属第九人民医院
赵启明　浙江医院

分卷副主编（按姓氏笔画排序）

王卫峻　上海交通大学附属第一人民医院
王晓军　中国医学科学院北京协和医院
亓发芝　复旦大学附属中山医院
石　冰　中国人民解放军总医院第八医学中心
刘晓燕　中国人民解放军北部战区总医院
李　勤　原中国人民解放军南部战区总医院
李志海　上海华美医疗美容医院
张天宇　复旦大学附属眼耳鼻喉科医院
张菊芳　杭州市第一人民医院（浙江大学医学院附属杭州市第一人民医院）
欧阳天祥　上海交通大学医学院附属新华医院
赵平萍　上海交通大学医学院附属第九人民医院
郝立君　哈尔滨医科大学附属第一医院
夏　炜　原中国人民解放军空军军医大学西京医院
陶　凯　中国人民解放军北部战区总医院

曹卫刚　上海交通大学医学院附属第九人民医院
戴传昌　上海交通大学医学院附属第九人民医院

第Ⅳ卷

分卷主编

徐靖宏　浙江大学医学院附属第一医院
李世荣　中国人民解放军陆军军医大学
姚建民　杭州整形医院
高建华　南方医科大学南方医院

分卷副主编（按姓氏笔画排序）

马显杰　中国人民解放军空军军医大学西京医院
王　斌　上海交通大学医学院附属第九人民医院
刘　阳　上海交通大学医学院附属第九人民医院
刘宁飞　上海交通大学医学院附属第九人民医院
刘林嶓　郑州大学第一附属医院
安　阳　北京大学第三医院
劳　杰　复旦大学附属华山医院
李　赞　湖南省肿瘤医院（中南大学湘雅医学院附属肿瘤医院）
李森恺　中国医学科学院整形外科医院
杨云霞　上海臻禾医疗美容门诊部
邹丽剑　上海一美整形外科医院
张　晨　原大连大学附属新华医院
董佳生　上海交通大学医学院附属第九人民医院
韩　冬　上海交通大学医学院附属第九人民医院
谭　谦　南京大学医学院附属鼓楼医院

编 委

(按姓氏笔画排序，外国教授优先)

Chin-Ho Wong　新加坡伊丽莎白诺维娜医院

David Daehwan Park（朴大焕）　韩国大邱加图立大学医院

Elizabeth Hall-Findlay　加拿大班夫整形外科诊所

Sam T. Hamra　美国得克萨斯大学达拉斯西南医学中心

陈威帆　美国爱荷华大学

楠本健司　日本关西医科大学

马　刚　上海交通大学医学院附属第九人民医院

马文熙　东南大学附属中大医院

王丹茹　上海交通大学医学院附属第九人民医院

王文进　上海交通大学医学院附属第九人民医院

王东生　吉林大学白求恩第二医院

王达利　遵义医科大学附属医院

龙剑虹　中南大学湘雅医院

冯少清　上海交通大学医学院附属第九人民医院

吕金陵　上海港华医院

刘　凯　上海交通大学医学院附属第九人民医院

刘虎仙　中国人民解放军火箭军特色医学中心

江　华　中国人民解放军海军军医大学第二附属医院（上海长征医院）

孙　坚　上海交通大学医学院附属第九人民医院

李　江　北京大学国际医院

李　强　中国医学科学院整形外科医院

杨　军　上海交通大学医学院附属第九人民医院

杨则安	浙江苍南县卫生健康局
杨松林	上海交通大学附属第六人民医院
吴　琍	青岛大学附属医院
吴　巍	上海交通大学医学院附属第九人民医院
邹晓防	中国人民解放军空军特色医学中心
宋建星	中国人民解放军海军军医大学第一附属医院（上海长海医院）
张　莉	蚌埠医学院第一附属医院
张　路	上海交通大学医学院附属第九人民医院
陈　辉	上海交通大学医学院附属第九人民医院
陈　璧	中国人民解放军空军军医大学西京医院
范巨峰	首都医科大学附属北京朝阳医院
金云波	上海交通大学医学院附属第九人民医院
胡晓洁	上海交通大学医学院附属第九人民医院
胡葵葵	广东省妇幼保健院
钟世镇	南方医科大学
昝　涛	上海交通大学医学院附属第九人民医院
贺全勇	中南大学湘雅三医院
袁　捷	上海交通大学医学院附属第九人民医院
贾赤宇	厦门大学附属翔安医院
钱云良	上海交通大学医学院附属第九人民医院
高凯鸣	复旦大学附属华山医院
郭耐强	厦门大学附属妇女儿童医院（厦门市妇幼保健院）
黄远亮	同济大学附属东方医院
黄金龙	南京中医药大学附属医院
韩军涛	中国人民解放军空军军医大学西京医院
喻建军	湖南省肿瘤医院（中南大学湘雅医学院附属肿瘤医院）

谢　芸　上海交通大学医学院附属第九人民医院
谢　峰　上海交通大学医学院附属第九人民医院
赖西南　中国人民解放军陆军特色医学中心
谭晓燕　杭州整形医院
黎　冻　广西医科大学第二附属医院
薛志辉　温州和平国际医院
魏　皎　上海交通大学医学院附属第九人民医院

编著者

(按姓氏笔画排序)

Chin-Ho Wong　　David Daehwan Park（朴大焕）
Elizabeth Hall-Findlay　　Sam T. Hamra

丁 晟	丁美修	丁寅佳	于一佳	于文心	马 刚
马 奇	马 亮	马文熙	马红彤	王 伟	王 炜
王炜(青)	王 晖	王 娟	王 斌	王 黔	王卫峻
王丹茹	王文进	王玉新	王白石	王达利	王松山
王国民	王晓阳	亓发芝	韦 敏	牛永敢	毛天球
仇雅璟	公美华	乌兰哈斯	计 斌	尹宁北	邓晓明
艾玉峰	左 良	左朝晖	石 冰	石 俊	石杭燕
石重明	龙 云	龙剑虹	龙道畴	卢 笛	田 飞
田 皞	田雅光	付小兵	白宏亮	冯永强	冯胜之
宁金龙	边志超	邢 新	吕东泽	吕金陵	吕春柳
朱 保	朱海男	任 静	华 晨	庄 岩	庄洪兴
刘 军	刘 阳	刘 畅	刘 凯	刘 菲	刘 清
刘 霞	刘宁飞	刘林嶓	刘虎仙	刘晓燕	刘海鹏
齐凤美	齐向东	安 阳	安 洪	安 娟	祁佐良
孙 弘	孙 坚	孙 燚	孙玉蕾	孙宝珊	孙晟君
孙家明	劳 杰	杜子婧	李 丹	李 伟	李 江
李 强	李 勤	李 赞	李小静	李广帅	李世荣
李东平	李圣利	李志海	李青峰	李国庆	李明山
李养群	李峰永	李海洲	李森恺	杨 军	杨 希
杨 超	杨 锋	杨 斌	杨大平	杨云霞	杨则安

杨庆华	杨红岩	杨丽嫦	杨希鏸	杨松林	杨明勇
杨柠泽	来方远	肖 苒	肖 强	肖新如	时 杰
吴 华	吴 珂	吴 震	吴汉江	吴伟恂	吴溯帆
邱胜达	何乐人	何清濂	余 力	余文林	邹 运
邹丽剑	邹晓防	应涵汝	冷永成	闵沛如	汪 淼
沈 辉	沈卫民	沈国芳	沈建南	宋达疆	宋建星
宋保强	张 波	张 莉	张 倩	张 晨	张 舵
张天宇	张龙春	张旭焱	张如鸿	张余光	张言风
张佳琦	张金明	张海林	张涤生	张菊芳	张智勇
张锦程	陈 文	陈 杭	陈 杰	陈 彬	陈 琳
陈 博	陈 辉	陈 璧	陈小平	陈加亮	陈江萍
陈宇宏	陈守正	陈其庆	陈育哲	陈绍宗	陈威帆
陈昱瑞	陈跃军	陈惠平	陈德松	武继祥	苗 勇
苑凯华	林 力	林 军	林 琳	林子豪	林李嵩
林怀安	林晓曦	林蔚茜	欧阳天祥	罗永湘	罗旭松
侍 德	金 锐	金一涛	金云波	周 宇	周 佳
周 波	周 晓	周传德	周晟博	郑丹宁	郑永生
房 林	赵凤景	赵平萍	赵延勇	赵启明	赵忠芳
赵烨德	赵德梅	郝立君	胡 丽	胡志奇	胡晓洁
胡琼华	胡葵葵	柳大烈	钟世镇	钟德才	侯明钟
侯春林	昝 涛	施耀明	姜 平	姜 珊	洪光祥
宫 旭	姚 平	姚旺祥	姚建民	贺全勇	秦建增
袁 捷	袁湘斌	贾赤宇	夏 炜	夏成俊	夏照帆
夏穗生	顾 斌	顾 豪	顾玉东	柴 岗	柴 密
钱云良	倪 锋	徐 苗	徐文莉	徐达传	徐建国
徐真晔	徐海倩	徐靖宏	高 阳	高凯鸣	高建华

高景恒	郭 澍	郭子懿	郭光昭	郭学平	郭耐强
唐 勇	唐 琪	唐来坤	唐建兵	唐晓军	展 望
陶 灵	陶 凯	陶 然	陶志平	陶锦淳	黄文孝
黄如林	黄进军	黄远亮	黄金龙	黄莹滢	黄绿萍
黄惠真	黄渭清	曹 怡	曹 梁	曹卫刚	曹谊林
常 雷	常梦玲	章一新	章庆国	梁伟强	彭小伟
彭田红	董佳生	蒋海越	韩 冬	韩 岩	韩军涛
喻建军	程 辰	程 健	程 飚	程大胜	鲁开化
曾 玮	曾 勇	曾伟锋	曾海峰	温 超	谢 芸
谢 峰	谢庆平	楠本健司	赖西南	虞 杰	路来金
蔡 旭	蔡 鸣	蔡景龙	谭 军	谭 谦	黎 冻
黎小间	滕 利	颜 玲	潘 贰	潘 博	薛 淼
薛志辉	薛春雨	薛紫涵	冀晨阳	穆雄铮	戴 捷
戴传昌	瞿 伟				

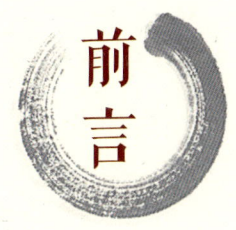

滚滚长江东逝水，浪花淘尽英雄……

整形外科命名繁多，朱洪荫命名为"成形外科"，多数学者命名为"整形外科"，另外还有"美容外科""医学美容""烧伤整形""修复重建"等。1967年笔者将上海第九人民医院"整形外科"更名为"整复外科"，避免学科在"文化大革命"中被解散。

张涤生曾概括整形外科为"修残补缺"；1983年及以后笔者定义整形外科是"救死扶伤，使伤者不残、残者不废，使人英俊、美丽、年轻、愉悦"。

整形外科医疗受益人群包括患者和正常人。整形外科医学是根，修复重建理论实践是树干，顶部生长着"花朵和果实"，一束是"救死扶伤，使伤者不残、残者不废"，另一束是"使人英俊、美丽、年轻、愉悦"。这两类医疗互相交叉和转化，伤畸病残者经过医疗可以英俊、美丽、年轻、愉悦，对正常人过度医疗会造成伤畸病残，两种医疗采用同样的理论、方法和路径，并有相关的艺术和哲学内涵。

艺术和哲学是整形外科学科之魂。

不爱艺术的人，请不要选择整形外科专业。

做一个好的整形外科医师，不仅是依靠读破万卷书，做成千上万个手术，而且还在于同时具备艺术和哲学思维，贯穿于整形外科医疗决策、路径和终结的全过程之中；艺术又体现在外科医师的每一步刺、切、剪、夹、扎、缝操作之中。

当今世界整形外科发展最活跃的地方是中国。以上海交通大学医学院附属第九人民医院整复外科为例，2017年门诊量达30万人次，年手术和治疗量达10万人次。作为当今中国整形外科医教研的主要参考书《整形外科学》（1999）出版已近20年，多年来全国同行多次要求和期盼笔者主编出版第二版，这是《中国整形外科学》编著出版的背景。

中国现代整形外科教科书已出版百余种，其中1959年朱洪荫主编的《成形外科学概要》（15万字）、1979年张涤生主编的《整复外科学》（86万字）、1989年汪良能和高学书主编的《整形外科学》（160万字），以及我们主编的《整形外科学》（340万字），在不同时期被全国同行广泛推荐和选用。还有倪葆春、宋儒耀、王大玫、孔繁祜、陈中伟、朱盛修、王澍寰、钟世镇、郭恩覃等编著的相关著作，使中国整形外科参考书繁花似锦。

《中国整形外科学》从2013年5月开始编著，历经五次全国性汇稿审稿会，共100章，800多万字，编著者不仅有全国各地的专家、教授，还邀请了欧美和东亚的教授、学者参与。它汲取中国和世界文献精华数以万篇计，参阅所有能买得到的英文整形教科书，包括Converse J. M.、McCarthy J.、Russell R.、Mathes S. J.、Guyuron B.等主编的整形外科世界名著30余部、册，对于

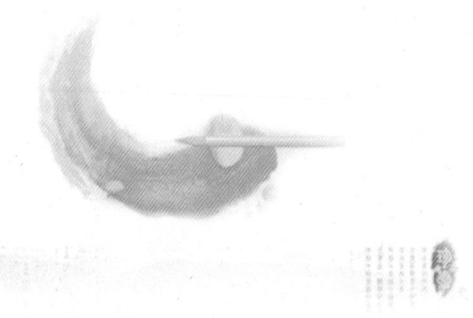

精准整形外科基础和临床、显微再造外科、器官修复再造、创伤修复以及手外科等均有详尽的论述。

美容医疗近30多年来在中国得到较大发展,现已占整形外科就医人群之大半,美容医疗成为民众对幸福生活的追求之一。为此本书大篇幅并全面阐述了东方美容外科基础、临床各个领域及其最新进展,注意汲取 Nahai F. 主编的 *The Art of Aesthetic Surgery: Principles and Techniques*、Gunter J. P. 等主编的 *Dallas Rhinoplasty* 以及 Hall-Findlay E. J. 主编的 *Aesthetic Breast Surgery* 等书精华,记录了编著者们半个多世纪的实践及数以万计中国案例的经验积累和提炼,并对内镜、激光、射频、软组织充填、脂肪移植和注射以及延缓衰老医疗,做了全面和深入论述,美容医疗知识和技巧贯穿于全书之中。本书增加了具有中国特色的面部轮廓美容外科、肿瘤整形外科、颅底修复重建、预制预构和寄养组织器官移植修复重建等,并对循证医学、数字医学、战伤修复、再生医学、胎儿及儿童整形外科、同种异体移植等做了深入论述。

本书编著力求达到经典、科学、先进、全面、实用、精准和可读。编著者除了撰写自身经验外,还尽可能撷取国内外一切优良成果。例如为了写好某一章节,主编曾为一主任医师作者提供中、英文参考书千余万字,文献1700多篇。

如今编写巨著耗资、耗神巨大,但是,众多中华整形人仍积极参与其中,以博学和责任写作。在这充满诱惑的年代,编著者们放弃了许多唾手可得的利益,谢绝了无数次欢聚,抵制了来自各方面的种种谬误、傲慢和偏见,在无数不眠之夜默默耕耘,为中国整形外科事业发展而登峰的人们"准备粮草,树立路标,在新的高地上前进"。编著者们认真"写世界,写自己,写良知",正所谓"著作如人"。付院士最先完成"创伤修复基础和临床"等七章的编著。主编深深地感谢你们,历史也将永远铭记着你们的奋斗业绩和对社会的奉献。期望《中国整形外科学》献给读者的是:"千江有水千江月,万里河山万般景。"

这是一部几百学者费尽心血写作的医书,为的是"授业,解惑,传道"。提及"传道",只是重述"真诚为人民服务"。真正能称为传道者,应该是鲁迅先生,他出远洋学医,但没有行医。

在2013年的策划编著会议上,立主编及副主编2~4人;完成4卷95%以上的编著后,于2016年在浙江金华召开了包括院士、教授和学者共几十人参加的终稿编审会。为了发展、扶新、应势,本书安排了较多的分卷主编、副主编及编委。

本书虽经努力编著,但谬误、缺失难免存在,恳请读者指正。

于上海海伦
2019年7月18日

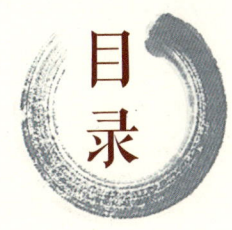

目录

第Ⅰ卷

第一章 整形外科医学和整形外科历史　1
　　第一节　整形外科学绪论　1
　　第二节　整形外科发展简史　5

第二章 整形外科基本技术和原则　25
　　第一节　整形外科的基本原则　26
　　第二节　整形外科的基本操作　29
　　第三节　整形外科的基本技术　37

第三章 整形外科中的循证医学　50

第四章 整形外科研究资料和图片收集　56

第五章 畸形学、综合征学及遗传学　70
　　第一节　畸形学　70
　　第二节　综合征学　75
　　第三节　整形外科有关综合征提要　77
　　第四节　发育遗传学　103
　　第五节　染色体病及基因病　106

第六章 整形外科数字技术　116

第七章 计算机辅助外科及手术机器人应用　131
　　第一节　医用机器人与计算机辅助外科的概念　131
　　第二节　发展历史　132
　　第三节　技术组成　134
　　第四节　临床应用新进展　152

第八章　整形外科手术麻醉　　161

- 第一节　整形外科手术麻醉特点 161
- 第二节　整形外科手术常用麻醉方法 163
- 第三节　整形外科手术的常用麻醉技术 168
- 第四节　处理困难气管插管的常用方法 172
- 第五节　特殊手术麻醉 178

第九章　胎儿外科学概论　　181

- 第一节　胎儿外科的概念及其发展史 181
- 第二节　胎儿外科的适应证 183
- 第三节　胎儿外科的治疗技术 183
- 第四节　胎儿外科技术在整形外科的应用 185
- 第五节　胎儿外科的风险和产科配合 188
- 第六节　胎儿外科与其他外科疾病 190

第十章　儿童整形外科学概论　　193

- 第一节　儿童整形外科的范畴 193
- 第二节　新生儿期必须治疗的体表先天性畸形 194
- 第三节　舌畸形 205
- 第四节　儿童常见的体表肿块 208
- 第五节　乳房先天性疾病 215
- 第六节　先天性脐部畸形 218
- 第七节　联体畸形 221

第十一章　组织移植生物学概论　　228

- 第一节　移植的基本概念与分类 228
- 第二节　同种移植 230
- 第三节　移植与免疫 237
- 第四节　异种移植 243

第十二章　异体复合组织及器官移植　　248

- 第一节　血管吻合异体复合组织移植的历史 248
- 第二节　面部复合组织移植 249
- 第三节　手-上肢复合组织移植 252
- 第四节　喉-气管异体移植 254
- 第五节　阴茎移植 255
- 第六节　头移植 256
- 第七节　皮肤复合组织移植 257
- 第八节　免疫抑制剂的应用 258
- 第九节　异体复合组织移植的主要并发症 259

| 第十节 | 异体复合组织移植的康复治疗 | 261 |

第十三章　皮片移植　266

第一节	皮肤的组织解剖学	266
第二节	皮肤的生理功能	273
第三节	皮片移植的适应证与分类	276
第四节	皮片移植术	278
第五节	皮片的成活与生长	285
第六节	皮片分类移植	287

第十四章　真皮替代物的研究和应用　292

第十五章　皮瓣移植和穿支皮瓣　298

第一节	概述	298
第二节	皮瓣发展简史	299
第三节	皮瓣的分类	301
第四节	随意皮瓣	303
第五节	轴型皮瓣	313
第六节	筋膜皮瓣	314
第七节	穿支皮瓣	315
第八节	各种皮瓣移植	321

第十六章　筋膜瓣移植　401

第一节	概述	401
第二节	颞筋膜瓣移植	405
第三节	肩胛筋膜瓣移植	410
第四节	胸三角筋膜皮瓣移植	412
第五节	腹部筋膜皮瓣移植	415
第六节	前臂筋膜瓣移植	418
第七节	小腿筋膜瓣及小腿后筋膜瓣移植	421

第十七章　肌瓣和肌皮瓣移植　424

第一节	颈阔肌肌皮瓣	424
第二节	颈前肌肌皮瓣	428
第三节	胸锁乳突肌肌皮瓣	433
第四节	胸大肌肌皮瓣	437
第五节	背阔肌肌皮瓣	442
第六节	斜方肌肌皮瓣	451
第七节	腹直肌肌皮瓣	456
第八节	阔筋膜张肌肌皮瓣	460
第九节	臀大肌肌皮瓣	463

第十节　股前外侧皮瓣 ... 467
　　第十一节　股薄肌肌皮瓣 ... 472
　　第十二节　腓肠肌肌皮瓣 ... 474
　　第十三节　腓骨（肌）皮瓣 ... 476
　　第十四节　踇展肌肌皮瓣 ... 481

第十八章　其他组织移植　484

　　第一节　黏膜移植 ... 484
　　第二节　脂肪移植 ... 487
　　第三节　筋膜移植 ... 490
　　第四节　软骨移植 ... 492
　　第五节　骨移植 ... 497
　　第六节　神经移植 ... 500
　　第七节　肌肉移植 ... 505
　　第八节　肌腱移植 ... 507
　　第九节　血管移植 ... 511
　　第十节　毛发移植 ... 514
　　第十一节　大网膜移植 ... 518

第十九章　显微再造外科技术在整形外科的应用　525

　　第一节　显微外科的形成阶段（1950—1970） ... 526
　　第二节　显微外科的发展阶段（1971—1980） ... 529
　　第三节　显微外科的成熟阶段（1981—1997） ... 530
　　第四节　显微外科的优化阶段（1998年至今） ... 530
　　第五节　显微血管吻合技术 ... 559

第二十章　超级显微外科技术和穿支皮瓣的解剖研究　580

　　第一节　超级显微外科技术 ... 580
　　第二节　穿支皮瓣的解剖研究 ... 583

第二十一章　皮肤软组织扩张术　590

　　第一节　概述 ... 590
　　第二节　扩张器的类型、结构与原理 ... 591
　　第三节　扩张皮肤再生机制的实验研究和进展 ... 595
　　第四节　皮肤软组织扩张术的基本操作方法与注意事项 ... 597
　　第五节　皮肤软组织扩张术的临床应用 ... 604
　　第六节　预扩张皮瓣 ... 623
　　第七节　儿童皮肤软组织扩张术 ... 625
　　第八节　皮肤软组织扩张术的并发症及防治 ... 626

第二十二章　创伤修复基础和临床　632

- 第一节　创伤修复的历史 ……………………………………………………632
- 第二节　创伤修复的基本过程 ………………………………………………650
- 第三节　影响创伤修复的主要因素 …………………………………………655
- 第四节　创伤修复的基础研究 ………………………………………………666
- 第五节　创伤修复的临床应用 ………………………………………………700
- 第六节　创伤修复的发展方向 ………………………………………………719

第二十三章　深度烧伤的早期修复　724

- 第一节　深度烧伤焦痂组织的清除方法 ……………………………………725
- 第二节　深度烧伤创面皮肤移植术 …………………………………………730
- 第三节　特殊部位深度烧伤创面的修复 ……………………………………745
- 第四节　电烧伤的治疗 ………………………………………………………760

第二十四章　皮肤放射性烧伤　778

- 第一节　概述 …………………………………………………………………778
- 第二节　病理生理 ……………………………………………………………779
- 第三节　烧伤程度的影响因素 ………………………………………………780
- 第四节　临床表现 ……………………………………………………………781
- 第五节　诊断与鉴别诊断 ……………………………………………………783
- 第六节　治疗 …………………………………………………………………784
- 第七节　展望 …………………………………………………………………787

第二十五章　冷伤　789

- 第一节　概述 …………………………………………………………………789
- 第二节　致病因素 ……………………………………………………………789
- 第三节　分类 …………………………………………………………………790
- 第四节　发生机制 ……………………………………………………………791
- 第五节　病理生理变化 ………………………………………………………792
- 第六节　临床表现 ……………………………………………………………793
- 第七节　诊断与鉴别诊断 ……………………………………………………795
- 第八节　治疗和预防 …………………………………………………………796
- 第九节　展望 …………………………………………………………………797

第二十六章　四肢武器伤　799

- 第一节　现代武器的特点及其致伤机制 ……………………………………799
- 第二节　四肢武器伤的流行病学及损伤特点 ………………………………805
- 第三节　四肢武器伤的救治原则与措施 ……………………………………809

第二十七章　难愈性创面　822

- 第一节　慢性溃疡概述　822
- 第二节　结核性创面　832
- 第三节　残余创面　837

第二十八章　褥疮　842

第二十九章　再生医学和组织工程　850

- 第一节　概述　850
- 第二节　组织工程　851
- 第三节　干细胞　859
- 第四节　基因治疗　862

第三十章　生物材料在整形外科的应用　868

- 第一节　整形外科常用生物材料概况　868
- 第二节　整形外科常用生物材料的种类与特点　869
- 第三节　高分子生物材料在整形外科的应用　871
- 第四节　同种异体脱细胞真皮　887
- 第五节　无机非金属生物材料及其应用　889
- 第六节　金属类生物材料及其应用　893
- 第七节　整形外科生物材料应用展望　897
- 第八节　体表人工修复体　898

第三十一章　骨内种植体在整形外科的应用　903

- 第一节　概述　903
- 第二节　骨内种植体的形态结构和种类　906
- 第三节　种植体系统　909
- 第四节　骨内种植体植入术　913
- 第五节　颅颌面重建与种植修复　920
- 第六节　颅颌面种植修复的前景与展望　926

第三十二章　瘢痕和瘢痕疙瘩　928

- 第一节　概述　928
- 第二节　病因与病理　933
- 第三节　分类与临床表现　952
- 第四节　诊断与鉴别诊断　964
- 第五节　预防　975
- 第六节　手术治疗　978
- 第七节　非手术治疗　993
- 第八节　瘢痕的诊疗思路与瘢痕防治动态综合治疗　1014

第Ⅱ卷

第三十三章　肿瘤整形外科学概论　1019

- 第一节　肿瘤整形外科学概论 ······1019
- 第二节　肿瘤整形外科学的命名、性质和范围 ······1022
- 第三节　肿瘤整形外科的治疗原则 ······1024
- 第四节　肿瘤诊断及TNM分期 ······1025
- 第五节　放、化疗对肿瘤整形外科皮瓣修复的影响 ······1026
- 第六节　术后放疗对肿瘤整形外科皮瓣修复的影响 ······1028
- 第七节　化疗对生物组织的影响 ······1033
- 第八节　肿瘤整形外科人才培养问题与对策 ······1035

第三十四章　体表色素性斑痣和文身　1040

- 第一节　表皮内良性黑色素细胞增生疾病 ······1040
- 第二节　真皮良性黑色素细胞增生疾病 ······1043
- 第三节　黑色素细胞痣 ······1045
- 第四节　文身 ······1056

第三十五章　常见体表良性肿瘤与新生物　1065

- 第一节　皮肤囊肿 ······1065
- 第二节　脂肪瘤 ······1067
- 第三节　黄色瘤 ······1068
- 第四节　皮脂腺痣 ······1071
- 第五节　疣状痣 ······1072
- 第六节　钙化上皮瘤 ······1073
- 第七节　血管球瘤 ······1074
- 第八节　神经纤维瘤和神经纤维瘤病 ······1076
- 第九节　皮肤纤维瘤 ······1076
- 第十节　骨纤维异常增殖症 ······1077

第三十六章　血管瘤和脉管畸形　1086

- 第一节　血管瘤和脉管畸形的分类 ······1086
- 第二节　婴幼儿血管瘤 ······1095
- 第三节　葡萄酒色斑 ······1100
- 第四节　静脉畸形 ······1115
- 第五节　动静脉畸形 ······1123
- 第六节　淋巴管畸形 ······1134

第三十七章　神经纤维瘤和神经纤维瘤病　　1143

第一节　神经纤维瘤　1143
第二节　神经纤维瘤病　1145

第三十八章　体表恶性肿瘤　　1158

第一节　皮肤鳞状细胞癌　1158
第二节　基底细胞癌　1161
第三节　皮肤瘢痕癌　1163
第四节　恶性黑色素瘤　1171
第五节　隆突性皮肤纤维肉瘤　1181
第六节　体表恶性肿瘤和头皮肿瘤缺损后的修复　1185

第三十九章　头皮和颅骨缺损　　1192

第一节　应用解剖　1192
第二节　急性头皮撕脱伤及处理　1194
第三节　头皮撕脱再植坏死的治疗　1200
第四节　头皮缺损、瘢痕及秃发　1202
第五节　大网膜游离移植加植皮修复头皮撕脱伤和头皮缺损　1209
第六节　颅骨缺损的修复　1214

第四十章　颌面损伤　　1222

第一节　概述　1222
第二节　颌面损伤的特点　1222
第三节　颌面损伤的检查与诊断　1224
第四节　颌面损伤的急救　1230
第五节　颌面部软组织损伤　1236
第六节　颌面骨损伤　1244
第七节　小儿面部创伤　1274
第八节　颌面部火器伤　1277

第四十一章　唇颊部畸形和缺损　　1282

第一节　概述　1282
第二节　唇颊部手术麻醉选择　1283
第三节　唇颊部畸形修复的原则及术前、术中与术后处理　1289
第四节　上唇缺损畸形　1292
第五节　下唇缺损畸形　1301
第六节　唇红缺损畸形　1309
第七节　唇外翻畸形　1315
第八节　口角歪斜畸形　1317
第九节　小口畸形　1318

第十节	大口畸形	1322
第十一节	面颊部皮肤缺损与畸形	1324
第十二节	颊黏膜缺损	1328
第十三节	唇颊沟缺失	1334
第十四节	面颊部洞穿性缺损畸形	1338
第十五节	口唇美容术	1344

第四十二章　先天性唇裂和腭裂　1351

第一节	唇腭裂的流行病学与相关基因的研究	1351
第二节	唇腭裂与分子遗传学	1357
第三节	唇腭裂患儿的解剖与生理特点	1361
第四节	唇腭裂的临床分类	1367
第五节	唇裂修复术	1376
第六节	微小唇裂整复术	1387
第七节	腭裂修复术	1391
第八节	腭裂术后语音障碍的诊断与治疗	1400
第九节	唇鼻肌肉张力带概念和唇裂修复	1412
第十节	唇腭裂鼻畸形的整形美容	1427

第四十三章　面部烧伤后期整形　1455

第一节	面颈部的解剖与功能	1455
第二节	头面部烧伤的特点	1466
第三节	面部烧伤畸形的治疗发展	1467
第四节	面部烧伤的修复原则	1472
第五节	面部烧伤畸形的分型及修复方法	1473
第六节	头面部烧伤修复的疗效评估	1476
第七节	全面部烧伤后期缺损的预构重建	1477
第八节	头面部烧伤后的器官修复与重建	1484
第九节	面部同种异体颜面复合组织移植	1502

第四十四章　颈部畸形和缺损　1514

第一节	颈部烧伤后期整形	1514
第二节	蹼颈	1527
第三节	甲状舌管瘘（囊肿）	1529
第四节	斜颈	1531
第五节	咽部狭窄及闭锁	1534
第六节	喉气管狭窄及缺损	1538
第七节	颈段食管缺损	1541

第四十五章　组织预构、器官预构和寄养移植　1545

第一节	预构移植和寄养移植是修复重建外科发展的新阶段	1545

第二节　预构皮瓣概述 ·· 1548
第三节　三种常用的预构皮瓣及手术方法 ··· 1552
第四节　利用预构皮瓣的器官再造 ··· 1557

第四十六章　面颈部肿瘤整形　1565

第一节　眼睑肿瘤术后缺损的修复 ··· 1565
第二节　外鼻肿瘤术后缺损的修复 ··· 1571
第三节　上颌骨缺损的修复重建 ··· 1584
第四节　下颌骨肿瘤术后缺损的修复重建 ··· 1596
第五节　唇癌术后缺损的修复 ··· 1611
第六节　舌癌术后缺损的修复 ··· 1619
第七节　口腔颌面部洞穿性缺损的修复重建 ······································· 1627
第八节　下咽癌术中咽部黏膜和颈部皮肤缺损的修复 ······························· 1634

第四十七章　颅底畸形和缺损　1647

第一节　概述 ··· 1647
第二节　颅底缺损修复重建的一般原则 ··· 1647
第三节　前颅底缺损的重建 ··· 1648
第四节　中颅底缺损的重建 ··· 1652
第五节　后颅底缺损的重建 ··· 1656

第四十八章　颅面外科　1658

第一节　颅面外科的一般概念 ··· 1658
第二节　颅面外科的特点、基本条件及基本技术 ··································· 1670
第三节　颅面畸形的诊断技术 ··· 1681
第四节　眶距增宽症 ··· 1685
第五节　颅缝早闭症 ··· 1694
第六节　颅面裂隙畸形 ··· 1704
第七节　颅面短小症 ··· 1713
第八节　颅面部综合征 ··· 1719
第九节　脑膨出症 ··· 1734

第四十九章　进行性半侧颜面萎缩　1740

第五十章　眶颧外科概论　1747

第一节　概述 ··· 1747
第二节　眶颧外科解剖 ··· 1747
第三节　眶颧整复的目的和外科原则 ··· 1748
第四节　眶颧整复外科技术 ··· 1749
第五节　眶颧外伤畸形的整复重建 ··· 1750
第六节　肿瘤根治术后眶颧缺损畸形的整复 ······································· 1765

第五十一章　正颌外科概论　　1772

- 第一节　概述 …… 1772
- 第二节　牙颌面畸形的诊断与治疗设计 …… 1775
- 第三节　牙颌面畸形的术前术后正畸治疗 …… 1786
- 第四节　常用正颌外科术式 …… 1788
- 第五节　新技术在正颌外科中的应用 …… 1799

第五十二章　面神经瘫痪　　1806

- 第一节　面神经瘫痪整形外科治疗总论 …… 1806
- 第二节　面神经和面部表情肌解剖 …… 1807
- 第三节　面神经瘫痪的分类 …… 1813
- 第四节　面神经瘫痪的临床表现和诊断 …… 1816
- 第五节　面神经瘫痪的治疗原则 …… 1824
- 第六节　面神经损伤早期治疗 …… 1827
- 第七节　跨面神经移植术 …… 1829
- 第八节　神经转移术治疗面神经瘫痪 …… 1831
- 第九节　面神经瘫痪静力悬吊和面部松垂矫正 …… 1835
- 第十节　陈旧性面瘫面部松弛、眼睑畸形和面肌联动治疗 …… 1842
- 第十一节　陈旧性面神经瘫痪面部轮廓动态美学再造 …… 1848
- 第十二节　节段断层背阔肌肌瓣一期游离移植治疗陈旧性面瘫 …… 1854
- 第十三节　多神经血管蒂的腹内斜肌瓣一期移植治疗陈旧性面瘫 …… 1865
- 第十四节　面瘫整形治疗的历史和展望 …… 1873

第五十三章　食管狭窄和缺损　　1877

- 第一节　食管狭窄及缺损的整形修复概论 …… 1877
- 第二节　食管狭窄和缺损修复的上海九院经验 …… 1889
- 第三节　空肠部分带蒂，远端空肠吻接血管颈胸段食管缺损再造 …… 1893
- 第四节　颈段食管狭窄和缺损皮瓣移植修复和再造的上海九院经验 …… 1896
- 第五节　吻合血管空肠游离移植食管再造并发症及其处理 …… 1898

第五十四章　胸壁畸形和缺损　　1902

- 第一节　概述 …… 1902
- 第二节　胸壁应用解剖 …… 1903
- 第三节　漏斗胸 …… 1905
- 第四节　鸡胸 …… 1911
- 第五节　胸骨裂 …… 1914
- 第六节　胸骨裂-心脏异位的外科治疗 …… 1915
- 第七节　胸廓外异位心 …… 1917
- 第八节　Cantrell 五联症 …… 1918
- 第九节　窒息性胸廓发育不良 …… 1919

第十节	后天性胸壁缺损和畸形	1922
第十一节	胸腔内缺损的修复	1934

第五十五章　腹壁畸形和缺损　1941

第一节	腹壁应用解剖	1941
第二节	先天性腹壁畸形与缺损及修复	1943
第三节	后天性腹壁缺损和畸形	1946

第五十六章　躯干部畸形和缺损　1955

第一节	脊柱裂	1955
第二节	躯干广泛瘢痕及修复	1958
第三节	背部缺损重建	1961

第Ⅲ卷

第五十七章　整形美容心理学　1975

第一节	整形美容心理学概述	1975
第二节	整形美容求术者的心理	1979
第三节	整形美容常用的心理测量表	1984
第四节	整形美容求美者的心理咨询和心理治疗	1991

第五十八章　正常人体美学评估和整形外科数字技术　2000

第一节	正常人体美学评估	2000
第二节	整形外科数字技术	2032

第五十九章　注射性软组织充填剂的应用　2047

第一节	软组织充填剂概述	2047
第二节	透明质酸类充填剂	2053
第三节	充填剂的临床应用及注意事项	2056
第四节	常用注射部位的临床操作技术	2060
第五节	皮肤充填剂的不良反应及处理	2078
第六节	生物膜与注射充填剂引起的并发症	2099
第七节	聚甲基丙烯酸甲酯微球与并发症	2102
第八节	聚丙烯酰胺水凝胶与并发症	2104
第九节	硅油与并发症	2109
第十节	其他注射充填剂与并发症	2111
第十一节	不明注射物引起的并发症	2113

第六十章　肉毒毒素的应用　　2124

- 第一节　肉毒毒素及其作用机制 ·· 2124
- 第二节　肉毒毒素的剂型和剂量 ·· 2126
- 第三节　肉毒毒素在美容整形应用中的适应证及禁忌证 ·············· 2128
- 第四节　肉毒毒素注射前后的注意事项 ······································· 2128
- 第五节　肉毒毒素注射各部位解剖和注射要点 ···························· 2130
- 第六节　肉毒毒素的不良反应 ··· 2157
- 第七节　肉毒毒素和注射充填材料的联合应用 ···························· 2161
- 第八节　肉毒毒素和光电疗法的联合应用 ··································· 2163
- 第九节　肉毒毒素用于面部年轻化的应用汇总 ···························· 2163

第六十一章　激光与光电治疗在整形外科中的应用　　2168

- 第一节　激光的基本原理 ·· 2168
- 第二节　激光发生器的基本知识 ·· 2170
- 第三节　激光与组织的相互作用 ·· 2174
- 第四节　常用激光器及其特点 ··· 2178
- 第五节　激光在整形外科中的应用 ··· 2184
- 第六节　强脉冲光在整形外科中的应用 ······································· 2211
- 第七节　等离子体在整形外科中的应用 ······································· 2213
- 第八节　超声技术在整形外科中的应用 ······································· 2216

第六十二章　射频技术在整形外科中的应用　　2222

- 第一节　射频技术的作用原理 ··· 2222
- 第二节　射频设备的分类 ·· 2225
- 第三节　射频技术在皮肤紧致中的应用 ······································· 2227
- 第四节　射频减脂与射频辅助吸脂 ··· 2228
- 第五节　射频技术在整形外科其他方面的应用 ···························· 2229
- 第六节　射频治疗的禁忌证及不良反应 ······································· 2230

第六十三章　内镜的应用　　2233

- 第一节　概述 ·· 2233
- 第二节　内镜整形美容外科的设备 ··· 2236
- 第三节　内镜下额部除皱术 ··· 2241
- 第四节　内镜下中面部提升术 ··· 2251
- 第五节　内镜在乳房整形美容中的应用 ······································· 2257
- 第六节　内镜在腹壁整形中的应用 ··· 2276

第六十四章　毛发移植和毛发缺损整形　　2282

- 第一节　概述 ·· 2282
- 第二节　毛发的基本概念 ·· 2282

第三节	毛发缺损的分类及诊断	2287
第四节	毛发缺损的非手术治疗	2290
第五节	毛发缺损的手术治疗	2292
第六节	毛发移植术	2294

第六十五章　眼部整形美容　2315

第一节	应用解剖	2315
第二节	眉缺损和畸形	2322
第三节	睫毛缺损和畸形	2333
第四节	睑外翻	2338
第五节	眼睑缺损	2354
第六节	上睑下垂	2363
第七节	睑球粘连	2380
第八节	眼窝狭窄及闭锁	2383
第九节	眼睑肿瘤术后缺损的修复	2388
第十节	上睑凹陷	2395
第十一节	眼球突出	2404
第十二节	内、外眦韧带损伤与睑裂畸形	2418
第十三节	眶畸形	2430
第十四节	泪道损伤及畸形	2434
第十五节	眼睛的美学	2439
第十六节	重睑成形术	2443
第十七节	内眦赘皮	2461
第十八节	外眦锚着术	2469
第十九节	上睑皮肤松弛	2474
第二十节	睑袋与下睑皮肤松弛	2484
第二十一节	上睑和眉年轻化成形术韩国经验	2491
第二十二节	泪槽畸形矫正术	2502
第二十三节	下睑缘眼轮匝肌肥厚整形术	2505
第二十四节	眼睑和眼眶的重建	2506

第六十六章　鼻部整形美容　2523

第一节	对整形医师的要求和对求医者的术前评估	2524
第二节	鼻的生理及解剖	2532
第三节	鼻的功能与检查	2547
第四节	鼻的测量和美学分析	2550
第五节	鼻整形外科临床资料收集和记录	2559
第六节	鼻整形手术器械、围手术期处理、手术入路和自体组织切取	2567
第七节	鼻外伤	2583
第八节	歪鼻畸形	2589
第九节	3D技术在鼻整形中的应用	2609

  第十节　隆鼻整形 ··· 2614

  第十一节　注射隆鼻 ··· 2635

  第十二节　阔鼻、宽鼻和大鼻缩小整形 ··· 2646

  第十三节　驼峰鼻畸形 ··· 2650

  第十四节　鼻尖结构和鼻尖整形技巧基础 ··· 2661

  第十五节　鼻尖整形术 ··· 2677

  第十六节　鼻尖小叶美学再造 ··· 2696

  第十七节　短鼻及其延长整形 ··· 2697

  第十八节　盒形鼻尖和球形鼻尖 ··· 2703

  第十九节　鼻孔狭窄或闭锁整形 ··· 2718

  第二十节　鼻缺损和再造术 ··· 2722

  第二十一节　鼻尾亚单位缺损与再造 ··· 2747

  第二十二节　鼻小柱整形及美容 ··· 2751

  第二十三节　鼻基底凹陷畸形 ··· 2758

  第二十四节　酒渣鼻的诊治 ··· 2760

  第二十五节　外鼻肿瘤 ··· 2765

第六十七章　唇部整形美容　2777

第六十八章　耳郭整形美容　2789

  第一节　应用解剖 ··· 2789

  第二节　胚胎发育障碍与耳畸形 ··· 2791

  第三节　新生儿先天性耳郭畸形 ··· 2793

  第四节　先天性小耳畸形 ··· 2799

  第五节　附耳及耳前瘘管 ··· 2840

  第六节　招风耳 ··· 2841

  第七节　杯状耳 ··· 2844

  第八节　隐耳 ··· 2846

  第九节　猿耳 ··· 2847

  第十节　耳垂畸形 ··· 2849

  第十一节　耳郭外伤与耳郭缺损 ··· 2853

  第十二节　菜花耳 ··· 2859

  第十三节　瘢痕性耳道狭窄与闭锁 ··· 2860

  第十四节　烧伤后耳郭畸形 ··· 2860

第六十九章　面部年轻化和抗衰老　2866

  第一节　面部老化表现和年轻化手术应用解剖 ··· 2866

  第二节　面部年轻化术前评估与治疗路径甄选 ··· 2885

  第三节　眶上区年轻化 ··· 2901

  第四节　眶下区年轻化 ··· 2908

  第五节　SMAS双向提紧、颞眶颧骨膜下除皱和现代面部除皱术 ···························· 2926

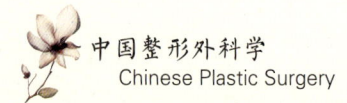

	第六节　埋线微创面颈部提升术	2941
	第七节　化学剥脱术	2957
	第八节　抗衰老应用技术及进展	2971

第七十章　面部轮廓美学评估及个性化整形美容　2983

　　第一节　面部轮廓概述 ……………………………………………………………………2983
　　第二节　面部轮廓测量及美学评估 ………………………………………………………2991
　　第三节　衰老对面部轮廓的影响 …………………………………………………………3010
　　第四节　面部轮廓重塑 ……………………………………………………………………3014
　　第五节　面部轮廓美学评价及美学重塑进展 ……………………………………………3024

第七十一章　面部轮廓整形美容　3027

　　第一节　面部轮廓结构美学特征与整形美容应用解剖 …………………………………3027
　　第二节　颞部与颧骨复合体及面中部整形 ………………………………………………3033
　　第三节　颧弓缩小整形 ……………………………………………………………………3034
　　第四节　颧弓扩大与面中部扩张整形 ……………………………………………………3040
　　第五节　颏成形和下颌角肥大 ……………………………………………………………3042

第七十二章　颧骨缩小面部轮廓苹果弧整形美容　3047

第七十三章　下颌角肥大整形美容　3055

　　第一节　下颌角肥大的致病原因 …………………………………………………………3055
　　第二节　下颌角肥大的诊断及分类 ………………………………………………………3055
　　第三节　分型与矫治手术方法 ……………………………………………………………3056
　　第四节　下颌角肥大口内切口矫治术 ……………………………………………………3056
　　第五节　耳后切口入路下颌角截骨术 ……………………………………………………3062
　　第六节　口内外联合入路下颌角截骨术 …………………………………………………3067
　　第七节　并发症及预防 ……………………………………………………………………3069

第七十四章　乳房整形美容　3074

　　第一节　女性乳房应用解剖 ………………………………………………………………3074
　　第二节　假体隆乳术 ………………………………………………………………………3079
　　第三节　管状乳房 …………………………………………………………………………3106
　　第四节　内镜在乳房整形中的应用 ………………………………………………………3116
　　第五节　乳房缩小整形基础 ………………………………………………………………3126
　　第六节　上内侧蒂垂直乳房缩小术 ………………………………………………………3142
　　第七节　乳房肥大及其缩小技术 …………………………………………………………3156
　　第八节　乳房下垂提升术 …………………………………………………………………3174
　　第九节　乳房再造 …………………………………………………………………………3180
　　第十节　乳腺癌切除后立即乳房再造 ……………………………………………………3202
　　第十一节　乳头及乳晕的再造 ……………………………………………………………3222

第十二节　男性乳房发育症 ·· 3229

第七十五章　脂肪抽吸和体形整形美容　　3242

　　第一节　脂肪抽吸和体形雕塑历史及进展 ·· 3242
　　第二节　脂肪抽吸术的基本设备及技术 ·· 3247
　　第三节　激光辅助溶脂紧肤抽吸术 ·· 3281
　　第四节　射频溶脂紧肤 ·· 3286
　　第五节　超声辅助吸脂和高能聚焦超声溶脂紧肤 ··· 3290
　　第六节　冷冻溶脂 ··· 3294

第七十六章　脂肪移植在整形美容外科的应用　　3300

　　第一节　脂肪移植概述 ·· 3300
　　第二节　常见各部位的脂肪移植及手术方法 ··· 3313
　　第三节　SVF辅助的自体脂肪移植 ·· 3333
　　第四节　联合细胞活性物质的自体脂肪移植 ··· 3337

第Ⅳ卷

第七十七章　生长因子、干细胞和整形外科　　3351

　　第一节　生长因子与整形外科 ··· 3351
　　第二节　干细胞与整形外科 ·· 3366

第七十八章　脂肪源性干细胞和整形美容外科　　3398

　　第一节　干细胞的基本概念 ·· 3398
　　第二节　干细胞的分类 ·· 3402
　　第三节　干细胞的研究与应用 ··· 3407
　　第四节　脂肪源性干细胞的基本概念 ··· 3410
　　第五节　脂肪源性干细胞的研究 ··· 3412
　　第六节　脂肪源性干细胞的应用方式 ··· 3420
　　第七节　脂肪源性干细胞在整形美容中的应用 ·· 3428
　　第八节　脂肪源性干细胞的问题与展望 ·· 3437

第七十九章　腹壁、臀部和肢体美容整形　　3441

　　第一节　腹壁整形相关解剖 ·· 3441
　　第二节　脂肪抽吸法腹部形体雕塑 ·· 3443
　　第三节　内镜腹壁整形术 ··· 3445
　　第四节　脂肪抽吸腹壁整形术 ··· 3446
　　第五节　小范围腹壁整形术（迷你腹壁整形术）··· 3448

第六节	全腹壁整形术	3449
第七节	扩大腹壁整形术	3451
第八节	环状腹壁整形术	3451
第九节	反向腹壁整形术	3452
第十节	鸢尾式腹壁整形术	3453
第十一节	外侧高张力腹壁整形术	3454
第十二节	全腹壁松弛整形王炜经验	3455
第十三节	脐整形术	3460
第十四节	腹壁整形术的并发症	3462
第十五节	隆臀术	3465
第十六节	臀部提升术	3477
第十七节	肢体美容整形	3479

第八十章　肢体淋巴水肿　3482

第一节	肢体淋巴水肿	3482
第二节	淋巴水肿外科治疗21世纪新理念	3506

第八十一章　下肢畸形与缺损　3535

第一节	下肢应用解剖	3536
第二节	下肢创伤	3546
第三节	下肢瘢痕和瘢痕挛缩的后期修复	3552
第四节	足部软组织缺损的修复	3554
第五节	下肢慢性溃疡	3556
第六节	下肢断肢再植	3560
第七节	Klippel-Trénaunay综合征	3562
第八节	Proteus综合征	3567

第八十二章　踇外翻、足趾畸形和胼胝　3576

第一节	简介	3576
第二节	踇外翻	3576
第三节	其他足趾畸形	3587
第四节	鸡眼和胼胝	3590

第八十三章　尿道下裂和尿道上裂　3593

第一节	尿道下裂	3593
第二节	尿道下裂李森恺经验	3618
第三节	尿道上裂和膀胱外翻	3657

第八十四章　外生殖器、会阴缺损　3663

第一节	断离阴茎再植	3663
第二节	阴茎再造	3665

第三节	女性外阴畸形及阴道损伤的整复	3687
第四节	阴道缺损、闭锁与阴道再造	3690
第五节	尿道狭窄、尿瘘及阴道直肠瘘	3704
第六节	会阴部烧伤瘢痕挛缩畸形	3722

第八十五章　生殖器美学整形　3731

第一节	男性生殖器美学整形	3731
第二节	女性生殖器美学整形	3758
第三节	阴阜下垂与脂肪堆积矫正术	3770
第四节	盆底功能与女性性功能障碍	3770

第八十六章　先天性直肠肛门发育畸形与肛门失禁　3785

第八十七章　性发育障碍及性别认同障碍　3800

| 第一节 | 性发育障碍 | 3800 |
| 第二节 | 性别认同障碍 | 3826 |

第八十八章　康复治疗在整形外科的应用　3834

第一节	康复医学概述	3834
第二节	康复评定	3836
第三节	物理疗法	3840
第四节	运动疗法	3852
第五节	作业疗法	3858
第六节	烧伤瘢痕的康复治疗	3861

第八十九章　手部检查及诊断　3872

第九十章　手部功能评定　3879

第九十一章　先天性手及上肢畸形　3902

第一节	手及上肢的胚胎发育学、病因学和病理学	3902
第二节	手及上肢先天性畸形的病因、发病机制、病理学和遗传学	3908
第三节	手及上肢先天性畸形的分类	3913
第四节	手及上肢先天性畸形的治疗时机选择	3918
第五节	先天性拇指发育不良	3920
第六节	先天性拇指内收和屈曲畸形	3948
第七节	扳机指	3952
第八节	复拇指畸形-桡侧多指畸形	3955
第九节	尺侧多指畸形	3975
第十节	多节指骨畸形	3979
第十一节	双尺骨畸形和镜影手畸形	3981

第十二节	先天性赘生手畸形	3987
第十三节	先天性并指畸形和综合征伴发的并指畸形	3988
第十四节	中央纵列缺损——分裂手	4002
第十五节	桡侧纵列缺损	4009
第十六节	尺侧纵列缺损	4022
第十七节	先天性尺偏手畸形	4025
第十八节	先天性手指屈曲畸形	4035
第十九节	短指畸形	4037
第二十节	短并指畸形	4041
第二十一节	手屈肌、伸肌发育不良	4043
第二十二节	Madelung畸形	4045
第二十三节	先天性手发育不良	4051
第二十四节	先天性巨肢（指）畸形	4054
第二十五节	环状缩窄带综合征	4058
第二十六节	先天性缺肢（指）畸形	4066
第二十七节	手及上肢先天性畸形和综合征	4067
第二十八节	手及上肢畸形与全身骨骼畸形和综合征	4069

第九十二章　手及上肢外伤　4084

第一节	麻醉选择	4084
第二节	术前准备及止血带的应用	4089
第三节	开放性外伤的清创术	4093
第四节	手部皮肤缺损的修复	4095
第五节	断指（肢）再植	4111
第六节	前臂与手骨筋膜间室综合征	4128
第七节	手部的骨关节损伤处理	4136
第八节	指甲损伤的治疗	4161

第九十三章　手及上肢肌腱损伤　4168

第一节	肌腱的解剖与生理	4168
第二节	肌腱损伤修复的条件和方法选择	4174
第三节	屈肌腱损伤	4176
第四节	伸肌腱损伤	4188
第五节	肌腱手术后的康复治疗	4197

第九十四章　手及上肢神经损伤　4201

第一节	神经损伤的原因与分类	4201
第二节	神经损伤的变性与再生	4203
第三节	周围神经的生物力学	4203
第四节	周围神经损伤的检查	4206
第五节	神经损伤的治疗	4210

第六节	正中神经损伤	4217
第七节	尺神经损伤	4219
第八节	桡神经损伤	4222
第九节	臂丛神经损伤	4225
第十节	胸廓出口综合征	4238
第十一节	影响神经功能恢复的因素	4251
第十二节	组织工程在神经修复中的应用	4252

第九十五章　手及上肢神经卡压综合征　4257

第一节	概述	4257
第二节	肱骨肌管综合征	4259
第三节	桡管综合征	4262
第四节	旋后肌综合征	4266
第五节	旋前圆肌综合征	4268
第六节	骨间前神经综合征	4271
第七节	腕管综合征	4273
第八节	正中神经返支综合征	4278
第九节	肘管综合征	4281
第十节	腕尺管综合征	4284

第九十六章　手及上肢瘫痪　4288

第一节	运动功能重建的一般原则	4288
第二节	正中神经瘫痪后的运动功能重建	4289
第三节	桡神经瘫痪后的运动功能重建	4293
第四节	尺神经瘫痪后的运动功能重建	4295
第五节	多条神经瘫痪	4299

第九十七章　拇指及其他手指缺损　4308

第一节	拇指的功能及解剖	4308
第二节	拇指缺损及拇指再造总论	4313
第三节	第2足趾游离移植再造拇指	4316
第四节	扩大第2足趾移植、V形皮瓣移植拇指再造	4329
第五节	踇趾移植拇指再造	4332
第六节	踇甲瓣移植拇指再造	4334
第七节	拇指延长术	4336
第八节	手指转位拇指再造	4339
第九节	皮管植骨拇指再造	4342
第十节	前臂皮瓣加植骨拇指再造	4343
第十一节	异体手指移植拇指再造	4345

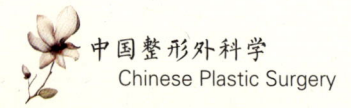

第九十八章　掌腱膜挛缩症　　4356

第九十九章　手及上肢瘢痕、瘢痕挛缩畸形　　4366

 第一节　概述 …………………………………………………………………………… 4366
 第二节　腋胸部及上臂瘢痕、瘢痕挛缩畸形 ………………………………………… 4369
 第三节　肘部及前臂瘢痕、瘢痕挛缩畸形 …………………………………………… 4375
 第四节　烧伤后肘及前臂异位骨化症 ………………………………………………… 4378
 第五节　手部瘢痕及瘢痕挛缩畸形 …………………………………………………… 4381
 第六节　瘢痕性并指及瘢痕性拇指内收畸形 ………………………………………… 4382
 第七节　手背烧伤瘢痕挛缩畸形和烧伤手功能评估 ………………………………… 4387
 第八节　手掌烧伤瘢痕及瘢痕挛缩畸形 ……………………………………………… 4398
 第九节　烧伤后手残缺畸形 …………………………………………………………… 4400
 第十节　前臂分叉术 …………………………………………………………………… 4401

第一百章　线技术面部年轻化及形体塑造　　4405

 第一节　线技术面部年轻化发展史 …………………………………………………… 4405
 第二节　线技术面部年轻化原理、技术优势、适应证选择及主要并发症 ………… 4407
 第三节　面部年轻化线材埋置外科技术 ……………………………………………… 4408
 第四节　颈部埋线 ……………………………………………………………………… 4416
 第五节　上臂埋线 ……………………………………………………………………… 4418
 第六节　乳房下垂埋线提升 …………………………………………………………… 4419
 第七节　腹部埋线 ……………………………………………………………………… 4421
 第八节　会阴埋线 ……………………………………………………………………… 4421

第五十七章 整形美容心理学

爱美是人的天性，不论是传统的"女为悦己者容"，还是新时代的"女为己悦者容"，都是追求美、向往美这一人类本性的直观反映。形象美，是与快乐紧密相连的、生活中不可缺少的一道风景线，美的形象、美的生活是每个人都向往和追求的。因此，创造美是社会生活的一种推动力量。随着人们物质生活水平的不断提高，人们追求自身形象完美和进一步美化生活的愿望逐渐增强。作为现代社会的一种时尚，整形美容外科发展迅速，无论是外伤或疾病造成的缺陷，还是容貌上的瑕疵和不足，人们都可以通过整形美容技术来实现他们变美的愿望。正是人们对美追求的提高，整形美容手术的数量日益增加。据统计美国在1996年就有70万例美容手术者；在我国，据上海第九人民医院的不完全统计，每年也有17000~20000例美容手术。这都说明了医学不仅是救死扶伤、解除人们痛苦的一种手段，还是一种用来帮助人们实现自我形象美的愿望、提高生活品质的一种方法。不过，整形美容患者不同于一般医学的患者，美容已不再是单纯的生物学意义上的治疗，还融入了人文、社会及心理元素。整形美容的很多受术者不仅需要解决生理上的痛苦，还要满足其心理上的需求。据调查发现，在现代求美者的庞大队伍中，存在很多心理障碍患者，部分求术者中存在体像障碍、神经症性障碍、精神障碍等问题。求术者复杂多变的心理特征、整形美容手术动机和对美的认知标准，直接影响其对整形美容效果的评价和满意度，同时也是引发美容医患纠纷潜在的危险因素。

第一节 整形美容心理学概述

一 整形美容心理学的概念

整形美容心理学（plastic and aesthetic psychology）是运用心理学，尤其是医学心理学的知识，以整形美容实践为研究领域的应用心理学分支学科。整形美容心理学除涉及一般的心理学理论，如动机、需要、人格等外，还涉及医学心理学和社会心理学等相关分支学科。

美国是较早进行整形美容心理学研究的国家，1958年美国整形外科医师Edgerton发表了《隆乳术：精神医学的内涵和外科的适应证》一文后开始了系统性的整形美容心理学的研究。20世纪80年代对整形美容心理学的研究更加广泛，显著的特点是整形美容外科医师与心理学家、精神病学家联合起来进行整形美容心理学的研究，如美国南加州大学医学院外科与精神医学部的Goin J. M.和Goin M. K.联合对整形美容患者的心理进行研究，发表了《面部美容外科的心理学影响》《变得痛苦：乳房再造患者的心理经历》等文章。

我国近年来也日益重视整形美容心理学的研究。查阅期刊数据库，从1994年以来，有关整形美容心理的文章就有500多篇，包括自我体像心理、心理状态分析、心理指导、心理测量、心理咨询与心理治疗等多方面的内容。虽然在深度上还有一定欠缺，学科体系还有待进一步的建立和完善，但至少说明整形美容心理学在我国有了可喜的进步。

二、整形美容心理学的研究对象

（一）有关容貌美容的社会心理学

有关容貌美容的社会心理学主要以社会心理学为基础，研究容貌美的社会价值、人们对美容的态度以及社会文化观念导致的审美心理差异等审美心理学问题。

（二）个体容貌对人格形成的影响

个体容貌对人格形成的影响主要以人格心理学理论为基础，主要研究课题有体像与自我、求美者人格特征与求美动机等。

（三）容貌审美的心理学要素以及美容实践中涉及的心理学问题

它们主要以审美心理学为基础，研究容貌形体的美感、审美等心理以及整形美容实践中所涉及的审美心理学问题。

（四）容貌缺陷对人心理的影响及容貌缺陷导致的各种心理障碍

它们主要以缺陷心理学和病理心理学为基础，研究容貌缺陷导致的各种心理障碍及容貌问题对心理的不良影响，包括因容貌问题引起的各种焦虑、抑郁情绪障碍、躯体变形障碍、精神疾病、心理诊断、心理咨询、心理治疗等。

三、整形美容心理学与相关心理学科的关系

现代心理学是一个学科体系。在心理学的学科体系中，包含多种多样的心理学分支。这些心理学分支有些担负理论上的任务，有些担负实践上的任务。根据它们担负任务的不同，可以大致划分为两个大的领域：基础领域和应用领域。基础领域的心理学主要包括：普通心理学、发展心理学、生理心理学、人格心理学、认知心理学、变态心理学、实验心理学、比较心理学等；应用领域包括的心理学主要有：教育心理学、管理心理学、咨询心理学、临床心理学、消费心理学、司法心理学、运动心理学、交通心理学、广告心理学等。整形美容心理学涉及许多心理学相关学科，其中联系较为密切的是医学心理学、变态心理学、咨询心理学、社会心理学、人格心理学、发展心理学和审美心理学等。现将整形美容心理学与相关心理学科的关系阐述如下：

（一）整形美容心理学与基础领域心理学的关系

1. 人格心理学　人格心理学（personality psychology）研究个体的人格结构、人格发展、人格改变，以及影响其结构、发展和改变的各种因素。人格心理学是整形美容心理学研究最重要的基础心理学之一。整形美容心理学有关人格方面的研究是容貌对人格形成的影响，以及求美需要和动机等。

2. 社会心理学　社会心理学（social psychology）是研究个体和群体的社会心理、社会行为发展规律的科学。其实容貌本身并无社会价值，但在加入人的意识，并常受到人们的品评时，容貌便具有了社会学的意义。同时，因为整形美容是一定社会心理背景的产物，所以社会心理学与整

形美容心理学有密切的关系。如人们如何认知容貌美、对整形美容有怎样的态度、具有怎样的审美心理等都需要用社会心理学的方法进行研究。

3. 发展心理学　发展心理学（developmental psychology）是研究个体心理、行为发生、发展和变化规律的科学。它研究一个人从出生到衰老整个一生各个年龄阶段心理发展的规律，包括婴幼儿心理学、儿童心理学、青少年心理学、成人心理学、老年心理学等。在整形美容心理学研究中，要应用发展心理学的有关理论，研究个体审美心理的发展、各年龄阶段整形美容的心理状态，特别是要研究体像的形成及发展的规律等。

4. 变态心理学　变态心理学（abnormal psychology）的研究，旨在对心理异常病因、病理等的描述，根据变态心理学的系统理论，建立有效的对心理异常的诊断体系与治疗手段。整形美容心理学应用变态心理学的理论研究病态的求美行为，除一般的容貌缺陷导致的心理问题外，主要探讨以体像障碍为核心的病态求美行为和心理。

5. 审美心理学　审美心理学（aesthetic psychology）主要研究审美活动中的心理因素和心理过程。整形美容心理学主要涉及容貌审美的心理学问题，如审美认知。此外还涉及广泛的审美社会心理学等诸多方面的内容，如文化对审美心理的影响。

（二）整形美容心理学与应用领域心理学的关系

1. 医学心理学　医学心理学（medical psychology）主要研究社会心理因素在人的健康和疾病及其相互转化过程中的作用和规律。医学心理学的分支有：临床心理学、护理心理学、病理心理学、神经心理学、健康心理学、心理咨询与心理治疗学、整形美容心理学等。整形美容心理学与医学心理学既是一种从属的关系，又是一种并列的关系。

2. 心理测量学　心理测量学（psychometrics）是研究心理测验的理论与编制方法，并借统计分析，用精密的数据表达测验结果。利用心理测量可以编制有关整形美容的心理量表，更客观地量化患者的心理特征。

四　研究方法

整形美容心理学的研究方法与普通心理学的研究方法大同小异，主要有观察法、调查法、测验法、个案研究法、实验法等。

（一）观察法

观察法（observational method）就是对被观察者的行为做系统的观察和记录以了解其心理活动过程和特征的一种方法。观察法是最原始但也是应用最广的一种科学方法，几乎从事任何研究，都离不开观察法。观察法可分为自然观察法和控制观察法。

自然观察法就是对所观察的对象或行为不加以人为的控制，使它们以本来面目客观地呈现出来，并进行考察、记录和分析的一种研究方法。控制观察法是指控制被观察者的条件，或在对被观察者做了某种处理后对行为改变进行观察的一种研究方法。比如，根据是否志愿，把整形美容患者分为两组，观察他们的求美行为。观察范围因目的和内容而有所不同，主要包括：①仪表；②身体外观；③人际交流风格；④语言和动作；⑤态度、兴趣和爱好等。

观察法的优点是保持了心理表现的自然性而不附加人为的影响。观察过程的进行一般不让被观察者知道。现代化仪器设备（如摄像机）在观察中很重要，它们可以把要观察的东西记录下来，供事后分析研究和收集数据使用。观察法的运用不只在于记录事实，还在于客观地解释这些事实以及他们产生的条件和原因，对观察过程的解释要避免观察者的主观推测和偏见。

（二）调查法

由于人心理活动的复杂性，对许多心理活动无法通过直接观察获得，还需要通过研究者研究被试者的主观陈述，这就是调查法（survey method）。

调查法分为问卷法和访谈法两种。

1. 问卷法　这是研究者根据研究课题的要求，设计出问题表格让被调查者自行填写用来收集资料的一种方法。内容一般包括两部分：一是个人资料，如性别、年龄、教育程度、职业、经济状况、家庭状况等，为增强调查结果的真实性，一般调查可以不填写被调查者的姓名；二是对各题目的反应，答题方式有多种，可采用是否法或选择法，也可采用简答。

2. 访谈法　这是研究者同被调查者面对面进行的交谈。研究者将事先拟好的问题向被调查者提出，以一问一答的方式进行。要使访谈法富有成效，首先应创造坦率和信任的良好气氛，使被调查者做到知无不言；其次，研究者应有良好的准备和训练，事先拟好题目，尽量使谈话标准化。与问卷法相比，访谈法具有以下优点：一是可直接向被调查者解释访谈的目的，可提高他们回答问题的准备程度；二是研究者可控制访谈进程，使调查中的遗漏减少；三是可以不同的方式考察被调查者回答问题的真实程度；四是可在访谈中额外获得一些有价值的资料。

总之，调查法简单易行，可在较短时间内收集到大量的资料。但就科学研究的目的而言，调查法并不是一种严谨的方法。调查法过分依赖自我报告，而由于各种原因（如自我赞许），人们的自我报告并不一定反映他们真实的情况。而且调查法与观察法一样，只能描述事实是什么而不能解释为什么。如根据调查，发现了结果，再采用其他方法进行深入的研究，就可弥补调查法的不足。

（三）测验法

测验法（test method）就是用标准化的量表测试被试者的智力、性格、态度、兴趣、人格特征等的方法。测验法是当代心理学中一种重要的研究工具。测验法不用复杂的实验设备就可以获得大量的数据。但测验量表的编制不是一件简单的事情，牵涉题项的准备、常模的制定等。

在整形美容心理学中，测验法也是常用的研究方法之一，常借助一些人格量表、情绪量表了解求美者的心理特征。要注意的是，观察法、调查法和测验法属于心理学的相关研究法，这些方法可以用来发现两个（或几个）变量之间的相关程度，却不能确定它们之间是否存在着因果关系。要想确定变量之间的因果关系，必须借助实验法。另外，对相关研究结果的解释需要很谨慎，因为相关研究中变量缺乏控制，可能是别的一些因素导致假相关的出现。如有人通过观察发现这个相关结果：冰棍卖得越好，游泳溺死的人越多。这实际是因为夏天天气热，游泳人多引起的。

（四）个案研究法

个案研究法（case study method）是以个人或由个人组成的团体（如一个家庭）为研究对象的一种方法。个案研究法是整形美容心理学中常用的研究方法，包括收集临床信息（如患者病情、家族史、生活史、社会关系、人格发展、心理特征等）以及提出和实施治疗方案等过程。

个案研究法的实施步骤主要包括四个阶段，即"确定对象、收集资料阶段"、"整理、分析、评定资料阶段"、指导个案阶段、追踪评价阶段，其中最后两个阶段在心理咨询与心理治疗中是必不可少的环节。

个案研究法既可以研究个案的现在，又可以研究个案的过去或追踪个案的未来发展。个案研究可以做静态的分析诊断，也可以做动态的调查或跟踪。因为个案研究的对象不多，所以研究时就有较为充裕的时间，进行透彻深入、全面系统的分析与研究。个案研究法可以兼用多种方法，如观察法、调查法、测验法等，从而找出被研究对象的心理特性、问题的形成和发展原因及过程，在某些情况下还包括设计和尝试一些积极措施，以促进对象问题解决。

个案研究法的缺陷是显而易见的。首先，个案研究结论的可推广性值得考虑。由于个案法以单一个体或单一团体为研究对象，加之又具有自身的特点，其代表性低，故个案研究法更适合探索性问题的研究。其次，个案研究不能确定因果关系。在个案研究中，我们可以通过研究对象以往的经验来推断导致问题的根本原因，却不能肯定问题就是某种经验引起的，因为我们不能设置情境，控制变量，也就是说不能确定两件事间的因果关系。再次，个案研究中的道德问题。在个案研究中，因为研究者对被研究对象资料的描述较详细，所以很容易辨认出个案的身份。这样，在公开研究结果时，就不得不考虑到对当事人所带来的影响等复杂的道德问题。最后，在资料收集过程中，虽然强调客观全面地收集一切相关的材料，但如果研究者不格外注意，易倾向于收集那些能证明自己假设的材料，而忽略那些不能证实假设的材料。同时，在材料的收集中，材料提供者的主观偏见也会影响所得材料的客观性，从而间接影响研究的客观性和科学性。

（五）实验法

实验法（experimental method）是在控制的情境下有目的地设置一定的条件，引起某种心理现象的研究方法。与上述研究方法相比，实验法不仅探究问题的"是什么"，还探究问题的"为什么"。因此，实验法是当前科学方法中最严谨的方法。

用实验法研究心理问题必须设立实验组和对照组，并使这两个组在机体变量、控制实验条件等方面大致相同，然后对实验组施加实验变量的影响，对照组则不施加影响，考察并比较两组的反应有何不同，以确定实验变量的效应。实验法可分为自然实验法和实验室实验法。

自然实验法也叫现场实验法，是在实际生活情境中对实验条件做适当控制所进行的实验。自然实验法可消除被试紧张情绪而处于自然状态中，研究问题来自实际，具有直接的实践意义。其缺点是容易受无关因素的影响，不容易控制实验条件。要想精密地控制实验条件，还需用实验室实验法。

实验室实验法是在严密控制实验条件的情况下借助于一定的仪器所进行的实验。利用实验室实验法不仅可以观察到被试者的行为表现，还可通过仪器精确地记录各种生理指标，对实验结果还可进行反复的验证。实验室实验法的最大优点是对无关变量能严格控制，精确度高。其主要缺点是人为的研究情境所得出的结果往往难以推论到实际生活中去。

第二节　整形美容求术者的心理

根据社会心理学的研究，美貌无论在求知、择偶、建立人际关系等方面都有着巨大的作用，因此整形美容求术者的数量近年呈上升趋势。什么人会去做整形美容手术呢？他们有什么样的心理？关于这个问题，国内外有关的论著较多。众多临床案例研究表明，每一位整形美容求术者心理状态是不尽相同的，这会带来不同的术前心态，而术后效果也与其整形美容的心理有密切的关系，这也可能是意想不到的医疗纠纷和更严重后果的原因。下面简述有代表意义的研究结果。

Taylor把希望做整形美容手术者分为四类：①人格正常型，有真畸形，而无心理问题；②心理敏感型，有外表的畸形，对自己外表在他人心里的印象很敏感，心理负担很重；③精神病态型，仅有轻微畸形或瑕疵，但心理对此有夸大的认识，导致偏执状态；④心理障碍型，无畸形或缺陷，由于心理障碍导致自我体像扭曲的想象，而要求行整形美容手术。

张冠军、郭丹凤（2000）根据整形美容受术者的心理状态把他们分为以下几种类型：

1. 一般整形美容患者的心理状态　主要分为：①单纯美容型。占绝大多数，多为女性青年，客观上这类患者面部、体型都无异常。她们常常希望通过手术，达到锦上添花的目的。此类患者要求手术态度积极主动，目的和动机明确，个性正常，心理承受能力较好，可望获得良好的手术效果。②犹豫不决型。这部分人为数也不少。自己对美容手术的要求并不强烈，只是受社会宣传影响，或看到别人术后容貌改观及受他人的鼓励而来求医。开始时多犹豫不决，想做又担心，对手术情况及预后询问得很详细，希望看到以往他人手术前、后的照片对比，经反复多次咨询后才下决心。此类患者一般也能得到比较满意的效果。③期望过高型。这类患者通常不需要手术，只是由于追求"完美"，甚至为了"造星"而手术。他们往往对手术期望很高，总想与众不同或超过别人。因对手术预期往往过高，较难达到其理想的手术效果，因此，易引发医疗纠纷。④恋爱、求职型。这类人下意识地希望通过一次美容手术建立或提升自信心，以解决其在恋爱、求职、晋升等过程中遇到的所有问题；也有些人期望通过手术来摆脱精神和心理上的重压（如失恋、丧偶、失业等）。这类患者往往对手术的期望值过高，不现实，他们一般对手术要求态度迫切、坚决，但心理承受能力又不足，一旦手术达不到预期的效果（实际不可能达到），他们就会向医师发泄其不满和怨愤。

2. 先天性畸形患者的心理状态　此类患者由于出生后就有畸形存在，从小就受到外界周围环境的压力，成人后心理状态变化大而明显。对自己的容貌有强烈的自卑感，情绪低落，不愿与人交往，职业选择、婚姻恋爱均受到不同程度的影响。他们对手术寄予殷切的期望，有强烈的改变容貌的要求。但对于术后不可能完全达到正常人一样的效果，患者及其亲属都非常理解。只要手术后在原有基础上有所改善就比较满意。

3. 获得性畸形患者的心理状态　这类患者主要是指由于各种外伤、烧伤、炎症、肿瘤切除以及其他后天原因造成畸形的患者。由于他们是从正常变成异常，其心理状态常常是复杂的，可以是悲观厌世、忧郁消沉的，不愿见人。求医时几乎所有这类患者都不现实地期望通过手术恢复到以前的容貌（特别是烧伤患者）。对此医师应抱有极大的同情和理解，同时把病情、手术方案、手术后所能达到的效果实事求是地告诉他们，让其做好必要的心理准备，取得患者的全力配合。

4. 精神状态异常者的心理状态　有些患者属于心理障碍或病态人格，甚至是精神病（如抑郁症、偏执狂、妄想症等）患者，他们没有明确的缺陷，但为获得手术机会往往对医师隐瞒其精神病史。还有的患者主诉实际并不存在或者属于正常范围的生理缺陷，却坚持要改变很微小的或根本不存在的缺陷。这类患者即使获得成功的手术结果也难以满足其希望，他们可能会纠缠医师或造成人身伤害，术前应尽可能将其筛选出来并请精神科专家诊治。

一　不同年龄阶段整形美容者的心理

不同年龄阶段的整形美容者由于经历和基本心态不同，在审美观、对美的表达方式、美的欲望嗜好等心态表现上各不相同。因此，对不同年龄整形美容者的心理特征临床上需要重视，不仅要注意整形美容的求治动机，还要重视其所处年龄阶段的心理特点，使整形美容求术者不仅能在容貌上有所改善，还能获得心理的平衡和满足。

（一）儿童组（0～14岁组）

儿童阶段指从出生到14岁（不包括14岁）这个阶段，包括婴幼儿期（0到两三岁）、前儿童期（两三岁到六七岁）和后儿童期（六七岁到十三四岁）。根据心理学的研究发现，婴儿到两三岁时随着自我意识的出现开始形成爱美之心，随后开始了解到容貌对其个人的社会价值。因此对儿童来说，形象不好最容易打击他们的自尊心。

儿童因各种先天或后天因素造成容貌缺损，随着年龄的增长和躯体发育，他们对外貌缺陷或异常的心理反应越加复杂。由于心理发育尚不成熟，他们求美心切，希望通过整形美容将自己的容貌缺陷加以改善，期望手术百分之百成功。然而，现今的整形美容技术还不能解决所有的难题。因此，要理解儿童的心理，需从身、心两方面着手，使他们在心理上得到满足，以增加美容的手术效果和减少术后医患纠纷。据现在的研究，要求整形美容的儿童有如下的心理特征：①稚嫩单纯，随从父母。此类多为学龄前幼儿，从出生就有缺陷的容貌，如先天性唇裂、先天性腭裂等。父母很想改变孩子的这些缺陷，患儿因年幼无知，思维简单，多数随从父母，因此，对于所做的手术，孩子没有心理负担或压力，相反是父母精神压力很大，担心为孩子所做的决定是否正确，担心手术发生意外，心情忐忑不安。②偏激执拗，自卑心强。多为学龄儿童，自幼因意外事故，如烧伤、烫伤、外伤等导致五官变形或肢体残缺，该阶段孩子已有明确的自我意识，对自我形象比较关注、敏感，在学校常被同学嘲笑而极度自卑，面对自己五官的缺陷，易导致情绪悲观、缺乏信心、性格变得内向，因此，强烈要求家长带其求治，对手术效果要求苛刻。③盲目好奇，攀比心盛。出现这种心理的多为独生子女，攀比心和虚荣心较强，而其审美标准还处于朦胧盲目阶段，爱幻想，尤其是某些"追星族"，过于关注自己的先天缺陷，如单眼皮、鞍鼻、厚唇等，迫切要求做整形美容手术，以获得偶像的容貌。④人格扭曲或人格障碍。多见于单亲家庭或家庭长期不和、特殊家庭、寄养异地缺乏父母关爱的中小学生。由于有明显人格扭曲或人格障碍，人际关系敏感，内向多疑，社会适应能力较差，加上长相上的某些不足，常受嘲笑，自卑心理加重，久之出现抑郁、自负等消极情绪，甚至产生对抗、逆悖心理。他们强烈要求医师为自己整形美容，渴望通过改变自己的外表赢得别人的尊重。

根据要求整形美容的儿童心理状态，医师应了解他们的全面情况和周围环境，给予适度安慰和正确指导，与家长商量后制订最佳治疗方案。值得注意的是，如果对预后没有把握，应当坦诚相告，并给出恰当的解释。

（二）青年组（14～35岁组）

在要求做整形美容手术的患者中，青年人占多数。这些人求美欲望强烈，且容易受外界环境影响，审美观念不稳定。青年组整形美容的心理状态主要有：①冲动牵强，审美观异常。容貌本无明显缺陷，但看到别人做了整形美容手术也奢望"锦上添花"。如模仿某"明星"的形象整容等。这类人多数文化素质较低，自我意识过强，审美易偏离正常，有时会把奇特的形态视为美。②羞为人知，隐姓埋名。求美欲望高，但又担心家人反对及亲朋好友的议论，常舍近求远，千里迢迢从外地来做手术。③残缺畸形，性格偏激。性格多内向、偏激，时而满怀信心，时而悲观失望。先天性畸形者手术效果较好，患者容易满足。而后天各种原因造成畸形者，对手术往往有不现实的期望，导致性情偏激，倔强急躁。④自残误伤，心理变态。这类人有的喜好在身体各部位文身；有的因婚恋挫折，导致自伤，如用香烟头烧烫肢体等；有的因入学考试、招工应聘等落选后，情绪异常低落而自我伤害。对这类人进行整形美容更应慎重。

（三）中年组（36～55岁组）

常言道"四十不惑"，然而，面对因岁月的无情印刻而产生的皮肤松弛、色素沉着的苦恼，以及多年对家庭的付出后，潜藏在内心深处的要求轻松和修饰、自我完善的愿望，这一年龄组的整形美容者也较多。总的来说，中年组整形美容者的心理状态是：①愿望迫切、动机明确。手术的动机明确，提出的目的就较为符合实际。以隆乳术为例，30～55岁的已婚女性占绝大多数。她们渴望通过整形手术获得外形美好、大小适中的乳房，达到更佳的曲线美。②隐瞒年龄、心理矛盾。中年组求术者青春已逝，形态肤色渐变。③更年期的烦恼。进入更年期意味着不论在生理，还是在心理方面的衰退都较为明显。更年期不仅会出现以内分泌功能紊乱为主的综合征及某些器官的衰老现象，也在心理上产生了精神疲惫等一系列适应不良，如情绪反复无常、精神紧张。

在这个"多事之秋"求美，作为整形美容医师，更需要注意他们的心理变化。临床常见的心理状态主要有：①忧郁烦恼。遇到不顺心的事就闷闷不乐或表情淡漠，心理衰老明显，多为他人劝说或亲友相伴求助美容；或对整形美容虽有动机，但优柔寡断。②焦虑急躁。表现为焦躁、暴脾气，从就诊咨询到手术后，朝三暮四的反常心理时隐时现，这部分人以女性居多。绝经后性欲明显减退，担心女性特征丧失遭丈夫冷落，心理上过度紧张，他们急于改善衰老迹象或恢复某种功能，但又难以启齿。③迟疑唠叨。虽然对整形美容感兴趣，但又被自己的年龄、生理形态的衰老所困扰，难以摆脱矛盾的多疑心理。求美常无强烈愿望或提不出具体部位，抱着试探心理前来咨询，答非所问，絮叨不止。④孤独寂寞。这部分人社会活动少，观念守旧，或者面临下岗退休，由于心理准备不足，导致孤独失落。且对更年期衰退如何调适、充实自己，也很难接受劝说。他们对整形美容的局限性了解很少，时常不顾自身条件，对手术效果抱有不切实际的幻想。多见求美时不愿轻易开口求人，企求通过整形美容得以解脱或应付生活问题。⑤自惭形秽。属于悲观型心态。在更年期这个特殊时期造成周身不适的情况下，再加上年龄上的自卑，认识上的自误，雪上加霜，形成恶性循环，加速衰老。有的视自己为环境的牺牲品，把失利归咎于客观，有的则自责无能，心灰意冷，需要他人的支持，一旦这种需求得不到满足就沮丧退缩。这类人的求美选择性较强，如慕名美容医疗机构、整形名医，或选择一些手术难度不大，通过治疗就能显著见效的项目。⑥好强任性。这类人回首大半生，对几个既定目标尚未达到就进入"天命之年"，深感"壮志未酬心不甘"，总认为自己年龄大，经历多，好独断专行又不服输，在激烈的竞争中，自尊心易受伤害，心理压力大。更年期面临着生理上的衰老，而衰老必对自信心有沉重的打击，整形美容出于自信心态驱使，也执拗地期望整形美容后能增强自信心。

（四）老年组（56～74岁组）

这一组的衰老迹象更加明显，求美的兴趣、爱好、脾气、性格都更加个性化，其习惯心理相当牢固，很难改变，主要心理状态有：①欲美又忧。担心爱美心理不被理解、受到嘲笑讨论等。这是普遍存在的老年求美心理压力：渴望美又怕美，有着"求美欲止，旁顾左右"的矛盾心理，故常假借种种理由或有功能障碍等而去做整形美容手术。医师要打消他们的心理顾虑，因为爱美是人的本性，无论年龄大小都有爱美的权利。②敏感多疑。这个年龄组的人特别在意周围人的反应，对人们的言谈话语、一举一动反应敏感，好猜疑，易引起误解。医护人员之间对美容术的设计、论证等谈话，都可能引起猜测误解，更不喜欢不相干的人在场谈论。③表达模糊。对美容要求和意见不成熟，表达模糊、茫然无措。经常遇到一些老年人这样说："你们看怎么做好就怎么做，反正全交给你们了。"但术后抱怨很多。④期望值高。老年人求美常见的心理误区是通过美容术"旧貌换新颜"的期望值过高，对手术好的效果特别关注，担心形态是否自然、手术痕迹是否明显、功能是否受到影响等。遇到这种情况，医务人员切忌夸大手术效果，迎合不切实际的要求来劝说手术，而应从实际出发，既要说明美容术是在本人容貌的基础上做部分调整，又要保守交代术后的效果和可能的意外。⑤术后急躁。主要表现在容易发生不适应心理，固执己见、焦虑，甚至孤僻离群。部分老年人对术后局部水肿、体位要求、换药处理、瘢痕产生等治疗不能很好配合，不遵医嘱。对术后没有达到期望的效果容易产生不满情绪，或虽然变美了，但容貌变化较大，又怕遭非议，产生新的顾虑，适应能力差。

二、整形美容术不同阶段的心理分析

如今整形美容已是生活中的一种时尚，患者虽然年龄、文化层次、职业有所不同，但在整形美容过程中常会出现相似的心理。整形美容手术通常是患者生活中的一次重大事件，在术前、术中和术后都有不同的心理反应，其心理非常复杂敏感，毕竟整形美容手术不同于一般外科手术。美容外科医师对此应有足够的认识，适时进行必要的心理疏导，提高患者对手术的承受能力。现在美容手术大部分是为了"锦上添花"，保持青春活力。小部分是想改变局部缺陷，增加社会交往能力，减少精神压力和自卑心理。但整形美容手术毕竟不同于一般手术，手术成功是人生一个新的起点，不成功则损失难以弥补。因此，对整形美容手术前、后心理的理解，有助于医护人员进行更有效的心理疏导，保证手术的成功。

（一）整形美容手术前的心理分析

1. 求治心切 这类患者常常因为长期形体、容貌上的缺陷，心理产生自卑感、孤独感，害怕别人讥笑或者因参加有时间限制的社交活动（如求职、考学、参军等），要求在短期内接受手术治疗。

2. 焦虑、恐惧 毕竟是手术，患者会担心出意外、伤口感染、留下瘢痕、产生并发症、手术效果不理想，这类患者术前常出现"五怕"：怕人议论、怕有害、怕失败、怕疼痛、怕花钱多。怕有害，主要是指患者担心手术方法及植入材料是否对人体有害，如隆乳手术是否影响哺乳和是否致癌。怕失败主要有两种情况：一是指由于感染或过敏体质、瘢痕体质，使切口愈合不良、假体脱出，术后改善不明显，甚至出现问题；二是指患者对手术期望过高，提出不切实际的想法，术后常因不能完全满足其愿望而有手术失败的心理。怕疼痛是对手术过程中可能出现的疼痛感到害怕。怕花钱多主要指美容外科手术费用过于昂贵。

3. 试探、羞涩、过于谨慎 多见于美容知识缺乏，有难言之隐且性格内向、优柔寡断的求术者；或者是知识层次较高，受报刊、媒体等有关整形美容负面报道的影响而过于谨慎者。

4. 急躁心烦 表现为患者术前多方打听有关手术医师的技术情况，要求年资高、技术好的医师为其手术，希望手术能一次性成功，一旦失意就出现心烦急躁的心理。也有患者求美心切，不愿听从医师劝告，不愿承认术中、术后可能会出现的问题，因而产生心烦急躁心理。

5. 矛盾心理 患者一方面希望整形美容手术永久改变自己的容貌和形象，另一方面又害怕手术的风险和疼痛，担心手术的效果。

6. 保密心理 患者不愿让周围人知道自己做了整形美容手术，渴望得到保密。

7. 无所谓心理 多见于进行过多次整形美容的患者，对于手术的过程有一定的了解。

针对患者的这些心理状态，医师应表现出高度的同情心、耐心、关心，爱护他们，用真心去理解、体谅他们。医师在术前首先需要排除心理障碍者，其次需要了解求术者的动机，将其期望值合理化调整。医师在进行心理疏导时，应了解的是：首先，一般来说踏进整形美容外科要求手术的患者心理通常很紧张，他们希望得到理解和耐心的指导。因此，医护人员应以平静和蔼的态度与之交谈，让他们得到心灵上的安慰和满足，以良好的心态接受美容治疗。其次，要帮助树立正确的审美观，说明整形美容手术要在遵循自然、和谐、比例等规律的同时，结合年龄、性格、种族等背景进行，不同的部位、器官应有其相对稳定的标准及允许变化的幅度。术前医师应详细解释手术部位的美学标准，并在允许的范围内与患者协商，达到审美观的沟通。这样当手术达到标准后，患者才会感到满意。再次，要调整患者对手术的期望值。如前所述，由于广告宣传对美容手术效果的夸大以及患者对医学知识的缺乏，临床上常出现患者对手术的期望值过高，如期望一次手术就能使自己拥有某位明星的容貌或体形等。因此，术前医师必须同患者讲清美容手术效果的相对性和局限性，让患者保持良好的心态、平衡的心理，以最佳的状态接受手术。最后，要调整患者的情绪，提高他们对术后效果的承受能力。手术的结果不单单取决于医师的技术，还取决于患者本人的医学知识和智能水平。由于现在大部分患者对美容医学知识了解较少，常常对术后的一些正常反应估计不足，容易导致情绪不满，甚至医疗纠纷。因此，医师术前应给患者耐心仔细地介绍，如手术大致怎么做、术后多长时间能恢复自然，以及近期反应效果和后期反应效

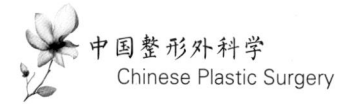

果等，使患者对术后的恢复过程有一定的心理准备，从而配合医师的治疗。

（二）整形美容手术中的心理分析

整形美容手术进行的过程中，患者也会有不同的心理表现，影响手术的进展与效果。主要有：

1. **恐惧心理** 患者初次进入手术室，对室内的环境和医师的穿戴可能不太适应，常会产生恐惧、紧张心理，有人甚至会发抖。

2. **疼痛心理** 疼痛让人感到很不舒服，但疼痛受许多心理因素的影响，如注意、暗示、对事件的态度、人格等，因而不同的人疼痛的阈值不同，有的患者对手术和麻醉难以忍受，感觉特别疼痛，影响手术的进行。

一般认为，术中心理疏导和护理是手术成功的关键。医师要给予积极的心理支持，首先让受术者逐渐适应手术室内的环境，简要介绍手术过程，消除紧张和恐惧心理，使患者主动配合手术。在手术过程中主动关心、安慰患者，对手术中出现的异常情况要谨慎处理，不能慌乱，可运用暗示、转移、分散注意力的方法，减轻患者的心理负担，使患者消除顾虑，主动配合手术。

（三）整形美容手术后的心理分析

整形美容手术后，大部分患者心情平静，表现为正常的期待、静候、积极配合等行为。但也有一部分患者，对术后的一些正常反应不理解，情绪不稳定，常出现一些消极心理，主要表现为：

1. **焦虑** 由于手术部位的组织反应，如切口部位组织水肿、皮肤瘀斑等导致手术效果未完全显示出而引发的情绪反应。主要表现为焦虑不安，要求提前拆线，或希望多用药物缩短恢复期等。医务人员遇到这种情况时，可用言语、照片或其他整形美容患者的实例进行针对性的解释，防止发生严重消极心理而影响治疗疗效或出现不合作行为。

2. **失望、抑郁、愤怒** 当整形美容手术未达到患者期望的效果或外观美化效果欠佳、无效甚至失败，患者轻者出现失望心理，表现为少言寡语、闷闷不乐、自责或埋怨等；重者抑郁、愤怒、语言失态、行为不可控制，甚至出现绝望心理，表现为自残行为。针对这类患者，医务人员在做相应解释的同时，应采取必要的措施，嘱咐家人、亲友防范意外事件发生，并多方面进行心理疏导，改善其心理状态。

针对这些消极心理，整形美容医务人员术后要体贴、关怀受术者，根据不同的手术交代注意事项，如术后饮食、用药、换药时间、功能锻炼时间、伤口可能出现的情况、拆线和完全恢复所需的时间等，并应对术后正常反应不理解，误认为手术失败而一再要求重新手术者耐心解释，让他们理解这些反应在术后恢复期是正常的，并非手术失败。对老年受术者，术后要稳定情绪，针对性地做好精神心理护理，消除后顾之忧，以克服术后恢复期的心理障碍，术后还应建立随访制度，满足求术者的愿望。

第三节 整形美容常用的心理测量表

心理测验是心理咨询或治疗的一个重要的辅助工具，对美容心理咨询或治疗也具有非常重要的作用。但在选择心理测验量表时与其他用途（如职业指导等）有所不同。职业咨询时通常选用以测验智力为目的的智力测验，还可选用以测试人格特征为目的的人格测验和检查某方面才能的特殊技能测验，通过这样的检测，可以初步判断被测者适合做什么样的工作。而对整形美容求术者的心理测验则需要根据其心理特点，通常采用人格测验、症状评定量表和一些有关整形美容的特殊问卷。

一 人格测验

在心理学上，人格（personality）是一个复杂、困难而又重要的主题。迄今为止，没有一种人格定义是为大家所一致接受的。广义的人格包括个性倾向性（如需要、兴趣、动机、理想、信念、价值观、世界观等）、个性心理特征（包括能力、气质和性格）和自我意识。而现今的人格测验其理论基础不同，测量的是人格的不同方面，如兴趣、动机、性格、人际关系等，可以说是狭义的人格定义。常用在整形美容方面作为手术心理适应证筛选工具的人格测验主要有明尼苏达多相人格调查表、卡特尔16种人格因素问卷（16PF）、艾森克人格问卷（EPQ），下面具体阐述各种问卷的内容和使用方法。

（一）明尼苏达多相人格调查表

明尼苏达多相人格调查表（Minnesota Multiphasia Personality Inventory，MMPI）是美国明尼苏达大学的哈特卫（Hathawey S. R.）和墨金莱（Mckinley J. C.）采用经验效标法编制，即先以大量题目测试效标组（临床上已诊断为心理异常的被试者）与控制组（已确定为无任何影响行为的被试者），然后比较两组被试者对每题的反应，选择两组反应明显不同的题目构成问卷。其目的是对测验者的人格特点提供客观评价，是当今使用最广、最受研究者重视的一种人格量表。我国以宋维真为首的研究小组对MMPI进行了详细的测试和修订。MMPI偏重病理人格，与精神病和人格障碍有关，有些精神病就是人格障碍的发展。MMPI共有566个题项（其中16个是重复的）。被试者对每一个项目做"是""否"和"不肯定"回答。大多数题项以第一人称叙述。MMPI要求被试者年龄在16岁以上，小学毕业文化水平以上，没有影响测验结果的生理缺陷。题项的内容很广，包括一般健康状况、神经病学症状、运动障碍、家庭与婚姻关系、职业与教育问题、性、政治、宗教态度、抑郁与躁狂、强迫、错觉、恐怖等。

MMPI包括14个分量表，其中10个是临床量表、4个是效度量表。

1. 10个临床量表

（1）疑病量表（hypochondriasis，Hs）：表示个人对躯体功能的过分关心，如"我每周胸痛好几次"。Hs量表高分表明此人过度关注身体功能或有模糊的疑病体诉，还可表现被动、退缩，并很少与人接触，真正有内科疾病者也会有Hs量表高分。年轻人在65分以上、老年人在70分以上则提示有强烈的心理因素。Hs量表低分多见于年轻人与乐观情绪的人。他们敏感、灵活、愉快、合群。

（2）抑郁量表（depression，D）：表示情绪低落、悲伤无望等，如"我经常感到生活有趣而且有意义"。D量表高分表示无积极情绪，对人对己都很悲观，对既往行为思想表现内疚。D量表低分提示快活、轻松、活动量高。

（3）癔病量表（hysteria，Hy）：主要测量各种转换倾向，如"我的喉咙里总好像有一块东西堵着似的"。Hy高量表分的人常不能控制愤怒和紧张，表现为自我中心、幼稚、不成熟。低Hy分常见于能与人和谐相处，但并不友好，多疑，兴趣范围狭小。

（4）精神病态量表（psychopathic deviate，Pd）：测量一个人的反社会或缺乏社交倾向，也包括说谎、偷窃、滥搞男女关系、药瘾等，如"我深信生活对我是残酷的""我的做事方法容易被人误解"。Pd量表高分者常有复仇、攻击观念。Pd量表低分者常表现为易与社会要求协调一致、对权威顺从，但被动无能，安全意识强烈，对稍微违反常规即深感内疚。

（5）男子气-女子气量表（masculinity femininity，Mf）：主要反映是否同性恋或其他性异常。如"和我性别相同的人对我有强烈的吸引力""我想我会喜欢干森林管理员那一类的工作"。Mf分量表（M量表和F量表）男、女计分不同，解释时意义也有所不同。M量表高分者表示男性特点不明显，对负起男性责任有不安全感。M量表低分者（特别是低于40分）则表示自认为有丈夫气，易保持传统的男性气概，但又过分强调体力、专横，喜欢寻求刺激进行冒险活动。F量表高分者可能拒绝承认典型的女性气质，而低分者女子气十足，常自认为"女人"而被动、屈从、柔顺，也可能是敏感、庄重、拘谨、自爱自怜的人。

（6）妄想狂量表（paranoia，Pa）：主要测试是否有病态猜疑、过分过敏甚至妄想的特点，如"有时我觉得有鬼神附在我身上""大部分人之所以是诚实的，主要是因为怕被人识破"。Pa量表高分者常有形式思维障碍及抑郁，常易投射到他人身上而自己无罪恶感及责任感。Pa量表在75T分以上时几乎都有精神病行为。Pa量表低分或中等分数者，表现为敏感、可信赖、肯干、有广泛兴趣、合作、通情达理，但易焦虑或缺乏自信。

（7）精神衰弱量表（psychasthenia，Pt）：测试精神衰弱、强迫状态，以及恐怖症或高度焦虑，如"有时我会哭一阵笑一阵，连自己也不能控制""我保存我买的所有东西，即使今后一点用也没有"。Pt量表高分者提示有强迫观念、非常焦虑、高度紧张等反应。Pt量表低分者提示安静、气量宽大、能适应别人而无神经症倾向。

（8）精神分裂症量表（schizophrenia，Sc）：测试是否有离奇异常的思维行为，如"周围的事情对我来说都不是真实的""有人接近我会使我很不舒服"。Sc量表高分提示思维混乱以致影响到测验和日常生活，Sc量表低分表示成熟、适应良好。

（9）轻躁狂量表（Ma）：主要表现为思维联想丰富、行为过多、精力旺盛、易激惹，如"我经常无缘无故地感到特别高兴或特别悲哀""在聚会中，尽管有人出风头，但如果让我也这样做，我会感到很不舒服"。Ma量表高分者可有思维混乱、妄想、多疑、偏执。Ma量表低分者提示能力低下，这种人嗜睡、无力、慢性疲劳，如无严重抑郁且其描述尚可靠时，常表现为忠诚、庄重、自制力较强，但也可能表现为退缩，与人相处不良。

（10）社会内向量表（social introversion，Si）：测试人与人相处的退缩程度，如"我的日常生活中充满了使我感兴趣的事情""和人争辩的时候，我常争不过别人"。Si量表高分者一般表现为退缩，社会活动可能只是与一两个朋友或一小撮人群来往，这种人常有缺乏社交倾向。Si量表低分者多为合群、外向、活跃、可以信赖的人，对领导职务感兴趣。如低于40分则提示与异性相处良好。

2. 4个效度量表

（1）疑问分数量表，简称Q（question）量表：计分包括不能肯定回答和"是"与"否"均做回答者，如超过30个题项应认为答卷无效。

（2）说谎分数量表，简称L（lie）量表：共15个题目。L量表高分提示被试者回答不真实因而表示答卷相对无效，但有些人L量表高分可能是因为被试者对自己要求过高。L量表低分，一般就认为被试者比较诚实、自信，并能自觉承认小缺点等，如"有时我真想骂人""有时我也讲假话"。

（3）频率量表，简称F（frequency）量表：表示被试者是否有诈病倾向。共有64个题目，多为一些比较古怪或荒唐的题目，其中有些题目还包括在Sc量表与Pa量表在内。F量表高分者通常应考虑为精神病患者，这些人常有强烈的偏执意念、妄想、幻觉、思维狭隘和嫉妒等社会退缩表现，如"假如不是有人和我作对，我一定会有更大的成就""认识我的人差不多都喜欢我"。但也可能是正常人（如对题目理解不好随便回答或试图"装坏"）。

（4）校正量表，简称K量表：测试被试者做测验时的态度，与L、F量表有关，共30个题目。K量表高分者表示防御或总是企图伪装"好人"，低K分者表示过分坦率与自我批评，或者故意伪装成"坏人",如"我几乎没有和家里人吵过嘴""有时我的思想跑得太快都来不及表达出来"。

程茛、李建兵、宋建良等利用MMPI曾对整形美容受术者进行调查,发现男、女组MMPI各临床相的平均T分,以及抑郁相(D)和精神分裂相(Sc)的平均T分>70分,说明整形美容受术者具有抑郁和精神分裂特质。

(二)卡特尔16种人格因素问卷

卡特尔16种人格因素问卷(Cattell's sixteen personality factor questionnaire,16PF)是美国伊利诺伊州立大学人格及能力测验研究所卡特尔教授根据自己的人格特质理论,运用因素分析方法编制的。卡特尔认为,人格就是那种使我们对于某人在一定情境中的行为有可能做出预测的东西,而决定行为的预测性的东西就是人格的根源特质,卡特尔的任务就是找出人格的根源特质。他首先从各种字典和有关心理学、精神病学的文献中找出约4500个用来描述人类行为的词语,从中选出171项特质名称,再让一组被试者进行评定,进行因素分析后最终得到16种人格特质。卡特尔认为这16种特质就代表着人格的基本构成,由此卡特尔编制了16PF。

16PF适用于16岁以上的人,其问世以来,经过多次修订和补充,现已发展成五种版本,即A、B、C、D和E。A、B版本为全版本,各有187个题项,其中184个为有效题项,一般每次测试时间为45~60分钟;C、D版本为16PF缩减本,各有105个题项,适合6~7年教育程度的被试者,一般每次测试时间为25~35分钟;E版本适用于文化水平为3~4年教育程度的被试者,包括128个题项,测试时间为45~60分钟。刘永和等修订了中文版的A、B合并本。1981年,辽宁教育科学研究所李绍衣在此基础上再次进行了修订,成为我国广泛使用的人格问卷。

16PF共有16个分量表,分别为A(乐群性)、B(聪慧性)、C(稳定性)、E(恃强性)、F(兴奋性)、G(有恒性)、H(敢为性)、I(敏感性)、L(怀疑性)、M(幻想性)、N(世故性)、O(忧虑性)、Q1(实验性)、Q2(独立性)、Q3(自律性)和Q4(紧张性)量表。每一分量表测定一种人格因素。各量表得分的高低均有明确的含义,见表57-1。

表57-1　16种人格因素的名称与意义

因素名称	低分者特征	高分者特征
A(乐群性)	缄默、孤独、冷淡	外向、热情、乐群
B(聪慧性)	思想迟钝、学识浅薄、抽象思维能力弱	聪明、富有才识、善于抽象思维
C(稳定性)	情绪激动、易烦恼	情绪稳定而成熟、能面对现实
E(恃强性)	谦逊、顺从、通融、恭顺	好强、固执、独立、积极
F(兴奋性)	严肃、审慎、冷静、寡言	轻松兴奋、随遇而安
G(有恒性)	苟且敷衍、缺乏奉公守法的精神	有恒负责、做事尽职
H(敢为性)	畏怯退缩、缺乏自信心	冒险敢为、少有顾虑
I(敏感性)	理智、着重现实、自恃	敏感、感情用事
L(怀疑性)	信赖随和、易与人相处	怀疑、刚愎、固执己见
M(幻想性)	现实、合乎常规、力求妥善合理	幻想的、狂放任性
N(世故性)	坦白、直率、天真	精明能干、世故
O(忧虑性)	安详、沉着,通常有自信心	忧虑抑郁、烦恼自扰
Q1(实验性)	保守、尊重传统观念与行为标准	自由、批评激进、不拘泥于现实
Q2(独立性)	依赖、随群附和	自立自强、当机立断
Q3(自律性)	矛盾冲突、不顾大体	知己知彼、自律严谨
Q4(紧张性)	心平气和、闲散宁静	紧张困扰、激动挣扎

此外，还可以利用16种人格因素对人格的双重因素和测验应用范围进行计算，如适应-焦虑型、内向-外向型、感情用事-安详机警型、怯懦-果断型等。应用范围包括心理健康因素、专业有成就者的个性因素、有创造能力的个性因素和在新的环境中有成长能力的个性因素。

（三）艾森克人格问卷

艾森克人格问卷（Eysenck personality questionnaire，EPQ）是由英国伦敦大学艾森克夫妇于1952年编制的。相对于其他因素分析的人格问卷来说，它所涉及的概念较少。EPQ由P、E、N和L四个分量表组成：内-外倾（E）、神经质（N）、精神质（P）、效度量表（L）。各分量表的意义如下：

1. E——内-外倾（extraversion-intraversion）　　与中枢神经系统的兴奋、抑制的强度密切相关。高分者人格外倾，爱交际、易冲动、渴望刺激和冒险。低分者人格内倾，好静、喜内省，不喜欢刺激、交际，生活有序。

2. N——神经质（neuroticism）　　与自主神经的不稳定性密切相关。高分者情绪不稳定、焦虑、紧张、易怒，情绪多变而反应强烈，社会适应性差。低分者情绪稳定，反应缓慢，性情温和、稳重，环境适应性好。

3. P——精神质（psychoticism）　　这是艾森克晚期提出的，其中的项目是根据正常人和患者具有的特质经过筛选而来的，不及E和N量表成熟。精神质在所有人身上都存在，只是程度不同，正常人也多少有些不正常的人格，在不很严重时属非病理人格，但神经质和精神质在不利因素影响下可发展成病理性者，精神质可以发展成精神病或病理人格。高分者孤独，不关心他人，缺乏同情心，社会适应性差，感觉迟钝，与他人关系差，具有攻击性。低分者心地善良，软弱，富有同情心，遵守社会规范，社会适应性较强，乐于助人。

4. L——效度量表（lie）　　测验被试者的说谎或"掩饰"倾向，即不真实的回答，同时也有测量被试者的社会朴实或幼稚水平。它没有划分有、无掩饰的确切标准，要看所测样本的一般水平以及受试者的年龄。一般来说成人的L量表分数因年龄增大而升高，儿童则因年龄增大而降低。

我国EPQ有两个版本，一个是北京大学陈仲庚教授等人修订的北方版本，有85题；另一个是湖南医科大学龚耀先教授和华西医科大学刘协和教授修订的南方版本，共88题。南方版本还可分为儿童版（适用于7～16岁儿童）和成人版（适用于16岁以上）。每题只要求被试者回答一个"是"或"否"。每题都要回答，而且只能回答"是"或"否"。该量表目前是广泛采用的人格问卷之一。

二、心理自评量表

（一）Zung氏抑郁自评量表

Zung氏抑郁自评量表（self-rating depression scale，SDS）是一个含有20个项目，分为4级评分的自评量表。它由Willion W. K. Zung于1965年编制，其特点是使用简便，并能相当直观地反映抑郁患者的主观感受。SDS主要评定症状出现的频度，其标准为："1"没有或很少时间；"2"小部分时间；"3"相当多时间；"4"绝大部分或全部时间。得分以等级为准，最低为1分，最高是4分，其中有一半是反向记分。所得总分即是粗分，经查表计算或利用公式$Y=1.25X$（X为粗分，Y为标准分取整），就得到量表的标准分。40分以下为正常，41～55分为轻度抑郁，56～70分为中度抑郁，71分以上为重度抑郁。

（二）Zung 氏焦虑自评量表

焦虑自评量表（self-rating anxiety scale，SAS）是 Zung 于 1971 年编制，它也是一个含有 20 个项目，分为 4 级评分的自评量表，用于评出焦虑患者的主观感受。量表构造的形式、具体评定办法以及结果分析，都与抑郁自评量表（SDS）十分相似。

（三）症状自评量表

症状自评量表（self-report symptom inventory，symptom check-list 90，SCL-90）是以 Derogatis 编制的 Hopkin's 症状清单（1973）为基础，包含 90 个项目，分为 5 级评分的精神症状自评表，主要是用来衡量门诊和住院患者的自觉症状及其严重程度。与其他的自评量表（如 SDS、SAS 等）相比，它具有容量大、反映症状丰富、更能准确刻画患者的自觉症状特性等优点，但在分析上也相对复杂一些。

1. SCL-90 每一个项目均采取 5 级评分制　具体说明如下：
（1）无：自觉并无该项症状。
（2）轻度：自觉有该项症状，但发生并不频繁与严重。
（3）中度：自觉有该项症状，其严重度为轻到中度。
（4）相当重：自觉常有该项症状，其程度为中到严重。
（5）严重：自觉该项症状的频度和强度都十分严重。

当然，作为自评量表的一个特点，这里轻、中、重的具体含义应该由自评者自己去体会，不必做硬性规定。

2. SCL-90 包含比较广泛的精神病症状学内容　主要分为 9 个因子，每个因子包括 6～13 个题项，反映被试者某一方面的情况：

（1）躯体化（somatization）：包括 12 个题项。该因子主要反映主观的身体不适感，包括循环系统、消化系统、呼吸系统等的主诉和头痛、背痛、肌肉酸痛，以及焦虑等其他躯体表现。

（2）强迫症状（obsessive-compulsive）：包括 10 个题项。它与临床上所谓强迫表现的症状定义基本相同，主要指那种明知没有必要但又无法摆脱的无意义的思想、冲动、行为等表现。还有一些比较一般的感知障碍（如"脑子都变空了""记忆力不行"等）也在这一因子中反映。

（3）人际关系敏感（interpersonal sensitivity）：包括 9 个题项。它主要指某些个人不自在感与自卑感，尤其是在与其他人相比较时更突出。自卑感、懊丧以及在人事关系明显相处不好的人，往往是这一因子的高分对象。

（4）忧郁（depression）：包括 13 个题项。它反映的是与临床上抑郁症状相联系的广泛的概念，忧郁苦闷的感情和心境是代表性症状。它还以对生活的兴趣减退、缺乏活动愿望、丧失活动力等为特征，并包括失望、悲观，以及与忧郁相联系的其他感知及躯体方面的问题。

（5）焦虑（anxiety）：包括 10 个题项。它包括一些通常与临床上明显与焦虑症状相联系的症状及体验，一般指那些无法静息、神经过敏、紧张以及由此产生的躯体征象（如震颤），那种游离不定的焦虑及惊恐发作是本因子的主要内容。它还包括一个反映"解体"的项目。

（6）敌对（hostility）：包括 6 个题项。包括厌烦、争论、摔物、争斗和不可抑制的冲动暴发等各个方面。

（7）恐怖（phobic anxiety）：包括 7 个题项。它与传统的恐怖状态或广场恐怖症所反映的内容基本一致，恐惧的对象包括出门旅行、空旷场地、人群公共场合及交通工具，此外还有反映社交恐怖的项目。

（8）偏执（paranoiel ideation）：包括 6 个题项。所谓偏执是一个十分复杂的概念，本因子只是包括了它的一些基本内容，主要是指思维方面，如投射性思维、敌对、猜疑、关系观念、妄想、被动体验和夸大等。

(9) 精神病性（psychotism）：包括10个题项。由于在门诊中要迅速、扼要地了解患者的病情程度，以便做出进一步治疗或住院等决定，故把一些明显的、纯属精神病性的项目汇集到了本因子中。有四个项目代表了Schneider氏的一级症状：幻听、思维播散、被控制感、思维被插入。还有反映非一级症状的精神病表现，如精神分裂样症状等项目。

此外尚有7个项目未归入任何因子。分析时，可把它们一起作为第10个因子（或其他）来处理，以便使各因子分之和等于总分。

3. SCL-90有多个统计指标　主要有：

(1) 总分：将90个题项的各单项得分相加就是总分。总分反映病情严重程度，总分的变化能反映病情的演变。

(2) 阳性项目数和阴性项目数：表示呈现"有症状"和"无症状"的项目数。

(3) 因子分：每一个因子反映个体的某方面症状，通过因子分可了解症状分布特点。因子分等于组成某一因子的各项目总分除以组成某一因子的项目数。

三 自我意识和自我体像有关的心理测验

（一）田纳西自我概念量表

个体对自我的看法影响其行为，与其人格特质和心理健康有密切关系，田纳西自我概念量表（Tennessee self-concept scale）即用以测量被试者自我防卫或自我批评的程度，协助个人明白10种自我概念，如生理自我、心理自我、家庭自我、社会自我等的状况及差异，以及对自我满意与接纳的程度、对自己价值和能力的评价、对整个自我的看法。田纳西自我概念量表是一个让被测对象了解自己、对自我有较为科学的认识的量表，一共有70道题目，大约在20分钟内可完成。

（二）体像障碍自评量表

体像障碍自评量表（body dysmorphic disorder examination self report，SDDE-SR）是一个研究躯体形象不满意和躯体变形障碍症状的工具，共有26个项目。问题被设计为估计受测者的外貌，在自我评价上对外貌的重视程度，与外貌有关的行为改变等。高分表示对外貌的极大不满意。研究显示，此量表具有较高的信度和效度。

（三）多相躯体自我关系量表

多相躯体自我关系量表（multimensional body-self relations questionnaire，MBSRQ）是一个被广泛使用的躯体形象的自评量表，有10个分量表，分别估计体重、疾病、健康、外貌等的满意程度。高分反映对上述几个方面的满意。此量表具有一个可接受的信度和效度。

（四）体像心理状态自评量表

体像心理状态自评量表是由我国南京医科大学周正猷等自行编制的，他们参考现有心理测评的诸多方法和临床诊断量表编制的一般规律，并借鉴了端午等人对美容心理状态评估的现有方法，把体像心理状态分为五个层次：

1. 正常心理状态　能正确评价自我体像，对客观体像有正确的审美态度、观念，有人们能够理解的求美动机和行为。

2. 一般体像心理问题　包括以下情况：①自我审美能力较偏，对自我体像认识不准确；②求美期望偏高，求美的心情和行为较为迫切；③存在自我形象丑陋的先占观念，但并不存在明显的精神痛苦；④过分夸大自身的缺点和轻微缺陷，而认为自己体像丑陋，但要求整形美容的愿望并不迫切。

3. 体像障碍　体像障碍是指人们对自己体像的认知和意志等有障碍，可以是自我丑陋的先占观念，也可以是过分夸大轻微缺陷的体像认知，并由此带来精神痛苦，促使患者产生求医的主动要求。

4. 体像障碍与其他心理障碍或心因性生理障碍等同时存在　这可以是相互影响（并发或伴发）的关系，也可以是相互独立的关系。体像障碍可以和各种神经症（如抑郁性神经症、强迫症、焦虑症、恐怖症等）、神经性厌食症、贪食症、睡眠障碍，甚至人格问题（障碍）、躯体化障碍、偏执状态等并存。

5. 重型疾病状态下的体像障碍　例如脑血管病变、脑肿瘤、偏头痛及其他神经病性疾病、精神分裂症、抑郁症及双向情感性精神病、偏执性精神病等各类精神疾病，都可能出现体像障碍的各种症状。

周正猷等根据体像心理的五种状态把整形美容心理状态自评量表分为四个分量表，每个分量表有五个因子。Ⅰ量表主要测试被试者的一般体像心理问题，测试结果阴性者属体像心理正常，阳性者则可根据分值判断其体像心理问题严重的程度；Ⅱ量表主要测试被试者是否存在体像障碍，以及体像障碍的具体内容；Ⅲ量表用以判断被试者是否有心理障碍（主要是各种神经症）以及心因性生理障碍和偏执状态等，结合Ⅱ量表可判断体像障碍和各种神经症及其他障碍的相关性；Ⅳ量表可判断被试者有无严重的神经系统疾病和精神疾病，明确体像障碍症状由神经精神病理过程所引起。

整形美容心理状态自评量表可自评也可他评，按照三级记分。分量表单项最高为3分或分量表总分≥6分，即为阳性，不够者为阴性；分量表总分≥10分或单因子有2项满3分，为中度体像心理障碍；分量表总分≥12分或单因子有3项满3分，为重度体像心理障碍。具体来说：①Ⅳ量表阳性说明有神经系统疾病和精神疾病，可能是伴发体像障碍症状。②Ⅲ量表阳性、Ⅱ量表阴性，提示被试者有心理障碍或偏执状态可能；若Ⅲ量表阳性，Ⅱ量表阳性或者Ⅰ量表中度以上阳性，提示体像、心理障碍并存；若Ⅱ重于Ⅲ，则提示体像障碍导致进一步心理障碍；若Ⅲ重于Ⅱ或Ⅱ阴性，则以心理障碍为主导；若不能判别，可结合病史和其他临床症状指标加以评判。③仅Ⅰ、Ⅱ量表阳性，可提示体像障碍。④仅Ⅰ量表阳性，提示一般体像心理问题。⑤各分量表全部阴性，但总量表分≥10分，也应认为有一般体像心理问题。

该量表题项简单明了，通俗易懂，理解性强，题项量少，便于回答，评分方法简便，操作简单容易，结论显而易见，提示有良好的临床应用前景。但至今未见信度、效度的有关报道。

用于整形美容的量表还有很多，如切除手术后主观障碍量表以及对整形美容手术的主观幸福感测验（subjective well-being test），均可了解求术者对手术的满意程度。读者可在需要时查阅有关的文献，在此不再赘述。

第四节　整形美容求美者的心理咨询和心理治疗

据研究，整形美容患者或求美者的整容效果与其心理状态或心理特征密切相关，医师与护理人员能及时掌握与了解患者的心理动态，有针对性地进行沟通与心理干预，对改善整形美容求美者的心理状态、体像障碍心理和整形美容手术的满意度有重要的作用，治疗中重视整形美容的心理干预，有助于提高整形美容的手术效果。此外，随着生物-心理-社会医学模式的转变，单纯的整形美容外科手术已不能适应人们的求美需求。为满足广大求美者日益增长的审美心理需要，应将心理美容咨询和治疗作为一种重要技术手段加以实施，这是美容医学认识上的一次飞跃。医学美容与心理美容的结合，是形式美与内涵美的高度和谐统一的具体表现，是维护、改善、修复和增进人体健康美的最佳选择。心理咨询和治疗介入医学美容，不仅能够提高美容手术的成功率，减少医疗纠纷，还可以了解患者的心理特点，提供更好的服务。由此可见，美容心理咨询和治疗是整形美容工作中的重要环节，也是整形美容工作者的基本技能之一，应该引起高度的重视。

一　美容心理咨询和心理治疗的概念

咨询（counseling）一词含有商讨、会谈、征求意见、寻求帮助、顾问、参谋、劝告、辅导等意思。求询的一方称为来访者或求询者，供询的一方称为咨询者。目前，心理咨询并没有一个明确统一的定义，我国的阮芳赋先生曾推荐里斯曼（Riesman D. R.）1963年对心理咨询所下的定义——"心理咨询是通过人际关系而达到的帮助过程、教育过程和增长过程"。这一定义基本表达了心理咨询的实质。我国心理学界一般认为，心理咨询是咨询者通过良好的人际关系，依据一定的理论，采用多种不同的技术、技巧和方法，包括指导、劝告、讨论、测验、解释等，以帮助来访者解决心理障碍，达到自强自立目的的过程。此定义不仅涉及心理咨询的特征（即咨询必须建立良好的人际关系、咨询是在心理学有关理论的指导下进行、咨询是对来访者进行帮助的过程），还涉及心理咨询的根本（即帮助来访者自强自立）。

美容心理咨询是美容心理咨询医师通过心理咨询的技术和方法了解求美者的心理美容问题，使其认知水平提高、改善情绪、自我完善的过程，也是整形美容求美者在接受治疗前必须经历的一个过程。美容心理咨询不是一般的美容咨询。一般的美容咨询包括一切与美容有关的咨询活动，如美容技术、美容种类及各种美容手术的适应证等，其对象可以是美容受术者，也可以是希望了解美容业的非美容受术者。美容心理咨询的目的是帮助那些在容貌审美方面存在心理问题，以及接受整形美容手术前、后心理不适应的人。具体来说，主要包括四种对象：自我体像认识错误者、美容手术前有不良情绪者、接受手术后心理不适应者和希望通过心理调节达到美容效果者。有一点需要提醒的是，如果求美者有严重的心理问题，如人格障碍，美容心理咨询就无能为力了，必须借助专业的心理治疗。

心理治疗和心理咨询一样，处于没有公认定义的困境中。一种极有影响力的定义是由沃尔培格（Wolberger L. R.）于1967年给出的：心理治疗是针对情绪问题的一种治疗方法，由一位经过专门训练的人以慎重的态度与来访者建立起一种业务性的联系，用以消除、矫正或缓和现有的症状，调解异常行为方式，促进积极的人格成长和发展。此定义抓住了心理治疗的基本性质，即治疗者与来访者间应建立起良好的关系，治疗者需运用有关的心理学理论，消除或缓解来访者存在的问题或心理障碍，促进人格的健康发展。笔者认为较好的定义是：心理治疗是在良好的治疗关系上，由经过专门训练的治疗者运用心理学的有关理论、技术等，帮助来访者了解、认识和领悟自己心理障碍或者异常症状的心理根源，消除、矫正或者缓解来访者现有问题和异常行为，促进其人格健康协调发展的过程。

简单来说，整形美容心理治疗就是把心理治疗的原则和方法用于整形美容外科工作中，使有心理问题或障碍的求美者消除、矫正或缓解精神症状，调整异常行为模式，促进人格的健康发展。

从心理咨询和心理治疗的概念来看，两者有许多相似之处，如两者采用的理论方法多是一样的，如合理情绪疗法、来访者中心疗法，两者在使用的过程中，并没有什么区别。两者面对的工作对象往往是相似的，如学习问题、人际关系问题、社会适应问题等。在强调帮助来访者成长和改变方面，两者是相似的，都希望通过来访者与咨询者或治疗者双方的互动，达到改变和成长的目的。两者都注重建立良好的人际关系，并把这种关系看成是帮助来访者改变和成长的必要条件。尽管有上述相似之处，但在心理咨询与心理治疗之间还是有一些不同之处：如心理咨询主要针对正常人，而心理治疗主要针对有心理障碍的人；心理咨询着重处理正常人所遇到的各种问题，如人际关系问题、职业选择问题、婚姻家庭问题等，而心理治疗主要面对某些神经症、性变态、心理障碍、行为障碍、心身疾病等；心理咨询一般经一次或数次即可解决问题，而心理治疗常常要经过几次到几十次，有的甚至要几年才能完成；心理咨询主要在意识层面进行，注重支持性、指导性和教育性，而心理治疗主要在无意识领域进行，重点在于重建患者的人格。本书美容心理咨询与心理治疗的区别不明显，可以把美容心理咨询与心理治疗当作同义词看待。

二、美容心理咨询或心理治疗的作用

（一）帮助求美者克服自我体像问题

大量研究资料表明，整形美容患者或多或少存在自我体像问题或障碍。对于这类人，即使手术很成功，纠正了外表缺陷，但其消极体像依然存在，他（她）依然感到自卑。因此，在美容心理咨询或心理治疗过程中，心理咨询者或心理医师要启发他们正确看待自己，评价自己，纠正这些认识上的偏差，形成正确的自我体像。

（二）有效疏导求美者的心理，帮助他们合理选择

美容心理咨询或心理治疗是整形美容手术的有效辅助手段，可促进他们求美心理的健康发展。研究表明，如果这些心理问题或心理障碍不能得到有效的疏导，对手术效果的影响是很大的。我国医学美容界有不少学者研究过美容受术者心理状态对美容手术效果的作用，有时从医学的角度看来是成功的手术，受术者却不予以认同。在美容手术前后，引导美容受术者做必要的美容心理咨询或心理治疗可以提高美容手术的审美效果。对那些不适合手术的求美者，可以利用心理咨询或心理治疗，以非手术的方法解除其心理负担。Ohjimi等（1988）在术前对求美者的心理咨询或心理治疗过程中，成功使85%的求美者放弃了对整形美容手术的要求，并调整了自己在社会中的地位。

（三）引导求美者的行为，促进自我心理调节

与容貌、体像及美容有关的心理问题很多，常会影响人们的心理健康。通过整形美容心理咨询或心理治疗，可获得有关知识，更好地认识人体的美，并进行适当的心理调节，提高自己的人体审美能力，建立良好的自我体像意识，不仅美化了外表，还美化了心灵。

三、美容心理咨询者和心理治疗者的基本要求

（一）必须具有专业的知识和技能

美容心理咨询者或心理治疗者要具备美容心理咨询和治疗的专业知识和技能，应该具有心理学、社会学、行为科学、精神病学等方面的基础，还要具备美容医学、心理咨询和心理治疗的基本知识，掌握一定的心理咨询和心理治疗的理论、方法、技术、技巧，并受过心理咨询和心理治疗的专门训练。如果缺乏心理咨询和心理治疗的基本知识和技能，心理咨询或治疗不仅达不到目的，反而可能会加深或引发心理问题。

（二）个人素质方面的要求

一般来说，成功的心理咨询或治疗者应具备以下条件：①共情能力。所谓共情能力，是指能设身处地地为来访者着想，对来访者的问题高度敏感和理解，不仅能准确地理解来访者的意思和情感，并对来访者的感情产生恰当的反应。②利他精神。利他精神指具备一种关心他人利益的生活态度和能使其受益的社会行为。③心理健康。心理健康指能妥善处理自己生活中的各种问题，有较为稳定的情绪和有效的情绪调节方法，有良好的自我感觉和满意的人际关系，社会适应良好。④开放。开放主要指能够坦然面对、包容并尊重来访者的各种观点和信念，也能够坦率而真诚地与来访者进行交流。⑤中立无私。中立无私指尊重并且信任来访者自由选择的权利和能力，尊重来访者的价值与信念，不把自己的观点强加于来访者，对来访者做出正确选择的能力给予真诚的信赖与鼓励。⑥理性。理性指咨询或治疗中能够保持客观、冷静、理智的态度，避免过分的情感卷入。⑦良好的职业道德。指能严守咨询者或治疗者的职业道德准则，为来访者严守秘密，同时也指不用自己的道德观约束来访者。⑧有自知之明。当我们有能力为来访者解决问题时，我们应竭尽全力；当我们处理不了来访者的问题时，我们应能够负责任地转诊。

四 美容心理咨询或心理治疗的程序

整形美容心理咨询或治疗程序与普通心理咨询或治疗的程序差异不大，主要分为三个阶段。

（一）心理诊断阶段

这个阶段的主要任务是建立起良好的治疗关系，收集来访者的信息，认清存在的主要问题，反馈信息，并制订治疗的目标。这是一个准备阶段，也是一个很重要的开端。这一阶段又可分为以下几个步骤：

1. 建立良好的咨询或治疗关系　在心理咨询或治疗的过程中，咨询者或治疗者与来访者之间的关系是非常重要的，著名人本主义心理学家罗杰斯（Rogers）曾指出，许多用心良苦的咨询之所以未能成功，是因为在这些咨询过程中，从未能建立起一种令人满意的咨询关系。要做到这点，需要注意以下几个方面：

（1）推销自己，取得信任：万事开头难，良好的开头是成功的一半。"开头不佳，便意味着咨询或治疗双方关系的终结。"心理咨询或治疗成功的首要条件是要取得来访者的信任。咨询者或治疗者要善于推销自己，给来访者留下一个良好的印象。为了达到这个目的，需要注意以下几点：

1）衣着要整洁，打扮要得体，仪态要大方，举止要庄重，要有专家风度。肮脏邋遢、不修边幅或华丽花俏、浓妆艳抹都不适合。

2）一见面先与来访者短时间寒暄几句，表示欢迎及关心，表示愿意提供帮助，态度既要热情友好，又不要矫揉造作。

3）谈话正式开始前，先简单自我介绍，使来访者觉得找对了地方，找对了人。介绍要实事求是，因人而异，既不要自我吹嘘，又不能过分谦虚。

4）来访者坐的位置以同咨询者或治疗者成直角为宜。对面而坐，目光直视，自由度小，没有回旋余地，来访者会产生压力感。平行而坐则不利于目光的交流。

（2）细心倾听，接纳对方：咨询者或治疗者主要是运用听来开始咨询过程的，细心倾听是建立良好关系的决定因素。听本身就是一种治疗。"听是最好的说服"，要说服别人，要让别人听你的，首先要学会耐心听别人讲。咨询的主要形式是谈话，而谈话的主要技巧不在于谈而在于如何听。听也是一门艺术。关于谈话的技巧，在心理咨询或治疗的方法中会提及。

2. 信息的收集　收集信息主要是收集与来访者有关的资料。一般来说，收集的信息越多，对于下阶段将要进行的心理诊断就越有利。收集的信息主要有：①来访者的基本情况，包括姓名、性别、年龄、民族、文化程度、联系地址、职业、身体发育、健康状况、家庭状况等；②社会文化背景，如父母职业、父母文化程度、父母关系以及社会人际关系等；③主要心理问题，如与容貌有关的体像、现今容貌状况和自我评价、有关心理问题或障碍等。

3. 明确主要问题　明确问题是解决问题的前提。主要问题解决了，其他问题便会迎刃而解。所谓主要问题，就是来访者诸多问题中起决定作用的问题。可以根据来访者各方面的情况，归纳出主要的问题。有时来访者的问题不复杂，如仅仅是因为容貌丑陋引起长期的心情抑郁。而有时来访者的问题就不那么简单，如某人患有社交恐惧症，问题可能是自我体像障碍导致的。因此，为了搞清楚来访者的问题，咨询者或治疗者可用自己的话重复表述对方的问题，或加以概括归纳使问题明朗化；还可以了解来访者的基本背景资料等，通过分析判断，找出问题的本质。

4. 判断咨询或治疗适合性　并非所有的来访者都适合作为咨询或治疗的对象。有的因某种原因不愿意接受咨询或治疗，有的因精神或智力问题无法接受咨询或治疗。有的病例咨询者或治疗者不熟悉而无法进行。遇到这种情况，心理咨询者或治疗者不能强迫，可将当事人介绍给其他机构或其他专家。

5. 订立咨询或治疗契约　心理咨询者或治疗者要同来访者就咨询或治疗的目标、方式、保密范围、收费方法、咨询及治疗时间、地点等问题达成协议，共同遵守。契约具体包括上述哪些内容，要根据不同情况而定。到此，咨询者或治疗者便同来访者建立了咨询或治疗关系。

（二）帮助和改变阶段

这是治疗中的重要阶段，直接决定着治疗的效果。具体来说，在这一阶段采用什么方法，来访者将发生什么变化，完全与来访者及其问题有关，主要分以下几个步骤：

1. 对心理问题或障碍的分析诊断　分析诊断可以从来访者的发展状况、心理状况、工作状况、健康状况及人际关系五个方面进行，以便搞清问题或障碍形成的原因。

诊断可以将心理测量作为辅助手段，通过测查了解来访者心理健康、个性心理特点等情况，搞清心理问题或障碍的性质和程度。如卡特尔16种人格因素问卷（16PF）、明尼苏达多项人格调查表（MMPI）、症状自评量表（SCL-90）等，都是在临床上经常使用的心理测验方法。

2. 确立治疗目标和治疗方案　心理咨询者或治疗者要在完成心理诊断和分析的基础上，与来访者共同制订咨询或治疗目标，也就是让来访者明确：通过咨询或治疗，希望解决什么问题，应有什么改变，达到什么程度等。咨询或治疗目标的制订应注意以下几点：第一，咨询或治疗目标是具体的。例如，因自我体像障碍导致社交恐惧的患者，其治疗目标就是改变其自我体像，增强其自信心。第二，咨询或治疗目标是切实可行的。治疗的目标应是现实的，要根据来访者的潜力、水平以及周围环境的限制来确定。第三，咨询或治疗的目标是心理学的目标。治疗的目标应是心理方面的，而不是生理学方面、物理条件方面的目标。比如让来访者变得更为自信、不再自卑、减少焦虑等，这些目标都是有利于来访者心理或人格健康发展的目标。第四，咨询或治疗的目标有轻重缓急。有些来访者只有一个咨询或治疗目标，而有的来访者可能会有多个咨询或治疗目标。在面对多个治疗目标时，咨询者或治疗者应认清轻重缓急。第五，对咨询或治疗的目标应经常进行评价。

咨询或治疗目标确立之后，咨询者或治疗者要与来访者共同研究并制订解决问题的方案。在选择最佳方案时要考虑两点：一是成功的可能性；二是付出的代价。

为了搞清每种方案可能产生的结果，可采用两种方法：一是表象法，就是让来访者想象已经选择并实施了某种方案，体验可能产生的情绪和结果；二是通过角色扮演来帮助来访者预料结果。

3. 明确双方的职责　在心理咨询或治疗的过程中，任何变化的产生都需要经过心理咨询者或治疗者与来访者双方的努力。如果没有来访者个人的努力，而仅仅依赖于心理咨询者或治疗者，那么来访者自身的改进是不可能实现的。心理咨询者或治疗者应让来访者明确什么是咨询者或治疗者的责任，什么是来访者的责任。

另外，在心理咨询与治疗的过程中，对咨询者或治疗者的职责是有限制的，这种限制正是以帮助来访者成长为目标，这也正是治疗目标所要求的。在有些情况下，心理咨询者或治疗者可能起着教师和医师的双重作用。前者提供有关知识和信息，摆事实，讲道理，帮助来访者纠正认识上的偏差，用不同的方式看待自己、他人和环境，从而形成不同的世界观和价值观；辅导来访者学会如何做决策、掌握对付挫折的方法和改善人际关系的技巧。后者是针对来访者的心理障碍采取必要的矫正和治疗措施，如认知疗法、行为疗法以及集体心理治疗等。

帮助和改变阶段是心理咨询或治疗过程中最重要的阶段，是心理咨询者或治疗者任务最重要的阶段，也是最能发挥自己创造性的阶段。在这一阶段，咨询者或治疗者可以开动脑筋，采用一切可能的方式，有针对性地创造出一些新的技术来帮助来访者产生某些改变，以达到咨询或治疗的目标。因此，对咨询者或治疗者来说，帮助和改变阶段又是最富于挑战性的阶段。

（三）结束阶段

心理咨询或治疗实施一段时间，取得满意的效果后，随即进入结束阶段，以便结束咨询与治疗。结束阶段的工作亦不容忽视，这一阶段的工作对咨询或治疗工作的质量有很大影响。

在这一阶段中，心理咨询者或治疗者还要帮助来访者重新回顾咨询或治疗要点，检查咨询或治疗目标实现的情况，进一步巩固咨询或治疗所取得的成果，并向其指出还有什么地方需要注意，以便在日后脱离咨询者或治疗者后仍可自己应付周围环境。

总之，心理咨询或治疗是一个目标明确的过程，是由不同的阶段、步骤组成的。各阶段虽有侧重点，但又相互重叠、相互关联，构成一个完整的统一体。

五　美容心理咨询或治疗的方法

美容心理咨询或治疗的方法主要有会谈法、观察法和测验法。

（一）会谈法

会谈法是通过对话达到预定目的的交流方式。会谈法是心理咨询或心理治疗的基本形式和手段，也适用于美容心理咨询。会谈是一种技术，发展会谈的技巧是训练心理咨询或治疗者的一个重要方面。

会谈有许多不同的方式，一般分为非结构式会谈和结构式会谈。非结构式会谈是咨询者或治疗者与来访者自由交谈，让其自然而然地说出想要说的话。以非结构式会谈方式进行交流，能使来访者有机会在谈话中较无戒心地吐露自己的想法，但由于没有一定的重点和方向，容易顾此失彼，缺乏经验者很难把握，而且非结构式会谈花费时间太多，不经济。结构式会谈是由心理咨询者或治疗者按所需资料的要求，以一定的方式和顺序，编制出会谈的提纲或问题，要求来访者逐一回答。结构式会谈能在较短的时间内系统地、有重点地收集有关的资料，但比较刻板，有时因过于主动提问而导致来访者的反感。

顺利会谈的关键在于咨询者或治疗者的谈吐要直接与来访者刚讲过的内容相联系，这样的谈吐主要包括逐字重复的、释义性的、总结性的、感情移入性的交谈等。①逐字重复性交谈就是咨询者或治疗者简单重复来访者最后的话，以鼓励他（她）进一步讲下去或强调其所讲的某部分内容。这是最简单也是很有效的一种交谈技巧，能使咨询者或治疗者进入来访者的精神世界。②释义性交谈是用咨询者或治疗者的语言代替来访者所说的话。释义性交谈与逐字重复性交谈一样，能诱导来访者继续这一话题，使他（她）有机会详细道出内情。③总结性交谈是对来访者在谈话中所讲的内容及其思想的实质进行复述、说明。总结性交谈对问题本质的说明及对关键观点的重复，可以使咨询者或治疗者检查他对来访者所讲事实的理解程度，澄清一些关键的信息与线索，来访者也能对自己问题的实质有更深的认识。④感情移入性交谈通过咨询者或治疗者的语言，表述来访者潜藏的情感和原因。感情移入性交谈为咨询者或治疗者提供了一个探察来访者感情卷入程度的机会，也能诱导来访者自我探索，不断出声及思考，一步步深入探索自己的情绪和感受。但这种交谈很容易出错，对咨询者或治疗者的要求较高，需要在实践中体会总结。

总之，咨询者或治疗者与来访者的交谈不仅是一个记录事实与倾听对方谈话的过程，还是一个主动思考的过程。会谈的技巧运用得当对会谈将起到积极的作用。

（二）观察法

有关观察法的概念和特点见本章第一节。这里主要讲解如何运用观察法的技巧了解一些非语言的东西。

除了语言交谈，观察法可以使我们相互了解一些非语言的东西，如面部表情、身体动作等。在心理咨询或治疗中，不仅要重视来访者告知的东西，还要通过对来访者身体语言的观察了解更多东西。当来访者进入咨询室或治疗室时，有经验的咨询者或治疗者不仅注意倾听，还会注意观察他（她）的衣着、表情、姿势等。这方面技能的提高有赖于咨询者或治疗者个人的敏感程度和人际知识的提高。

（三）测验法

即心理测验法，是根据心理学的原理和技术，对某一心理现象或行为进行客观、系统、全面的数量化描述的一种方法。心理测验法常用于心理咨询或治疗的选材与评价，临床实施心理咨询者或心理治疗者需较好掌握。

1. 心理测验量表的基本要求　心理测验所使用的各种工具，称为量表（scale）。目前流行的心理量表有很多，据统计，以英语发表的测验有5000多种，1985年《美国心理测验年鉴》第九版（MMY-9）收录的测验就有1409个。但无论测验是做智力测评、人格评估，还是情绪测试，作为一个有效的量表，必须具备以下几个基本要求：

（1）常模：常模（norm）就是正常人群取样的平均值，用来作为参照的标准。一个标准化的测验必须要有常模参照才能做出解释。心理测验的常模是通过标准化的程序建立起来的，最常见的有年龄常模、全国性常模、地区性常模等。用于测验时，根据实际需要选用合适的常模。

（2）信度：信度（reliability）是指一个测验在对同一个对象进行几次测验所得结果的一致程度，反映测验的可靠性或可信性。一个可靠的测验必须有较高的信度，不论是多次再测或由多人进行测验，其结果应大致相同。测验信度通常采用相关系数，以它的大小来表示信度的高低。除用重测法获得信度系数外，还可用分半法或等值法求得。

（3）效度：效度（validity）是指一个测验能测出所要测量的事物的特征或功能的程度，反映测验的有效性或准确性。一个测验的效度越高，表示它所测量的结果越能代表所要测量事物的真正特征。可以说，测验的效度是对测验本身进行测验。一个测验若无效度，则无论具有其他任何优点，均不能发挥其真正的功能。一般确定效度的方法有内容效度、结构效度、效标关联效度、预测效度等。

（4）标准化：标准化（standardization）是指测验的编制、实施、记分方法以及对测验结果的解释等程序应是固定的。不论何人、何地，都必须以规定的方法施行。为此，需要编制测验手册，并注明实施方法、指导语、施测时间等。尤其要注意，记分标准要明确，不论谁来记分，结果都无变动。测验标准化,符合客观、正确、经济和实用的原则。

2. 心理咨询或治疗中进行心理测验的注意事项　心理测验的数目很多,可以根据多种标准进行分类。按照心理测验的目的可以分为智力测验、特殊技能测验、人格测验、诊断测验等几种类型;按照测验材料的性质可分为文字测验和非文字测验;按照测验的方法可分为问卷法、操作法、投射法;按照测验的组织方式可分为个别测验和团体测验。在心理咨询或治疗中咨询者或治疗者要运用各种心理测验帮助自己分析判断。在实施心理测验时,要注意以下几点:

(1) 正确选择测验材料:任何心理测验都有一定的适用范围,超出了一定的范围,测验的信度和效度就不可靠了。如卡特尔16种人格因素问卷能测试人格,而不能测试人的智力。

(2) 不要滥用心理测验:在心理咨询或治疗中,心理测验主要是分析来访者的心理问题,并检验咨询者或治疗者的初步判断是否正确,但心理测验并不是心理咨询或治疗中必不可少的一个环节。如果通过与来访者的交谈,对其心理问题已经有了明确的看法,就可以放弃不必要的心理测验。因为过多应用心理测验容易破坏咨询或治疗过程的自然气氛,来访者可能会感到厌烦而妨碍咨询或治疗的顺利进行。

(3) 测验结果要可靠:首先专业人员要按照心理测验的程序进行,如做好充分的测前准备工作、使用标准的指导语、标准的答案和记分方法,不可因人而异;其次要让来访者打消思想顾虑,如实完成心理测验;最后要正确解释结果。标准化的测验常用分数来表示结果。测验的分数只是一个相对的数值,一般来说,不应把分数直接告诉被测者或相关人员(家属等),而应告诉他们对测验结果的解释。

(4) 严守保密原则:对测验的保密,主要有两个方面。一是对测验量表的保密。测验量表是不可以向社会泄露的,也不可以随意让不够资格的人员使用,以免使测验失去了应用的价值。二是对测验结果保密,因为这是具有机密性的个人档案资料,不应该随便让无关人员知道。

(瞿伟　李世荣　陶灵)

参考文献

[1] Zocchi M. Ultrasonic liposculpturing[J]. Aesthetic Plast Surg,1992,16(4):287-298.
[2] 钱铭怡. 心理咨询和心理治疗[M]. 北京:北京大学出版社,1994.
[3] 何伦,方彰林. 美容医学心理学[M]. 北京:北京出版社,1998.
[4] 牛克辉,朱天申. 浅谈中老年人美容整形的心理特征及手术特点[J]. 中华医学美容杂志,1998,40(1):26-27.
[5] 张冠军,郭丹凤. 美容整形患者心理状态分析[J]. 邯郸医学高等专科学校学报,2000,13(3):229.
[6] 周正猷,顾筱君,鲁开化,等. 整形美容求术者体象心理状态自评量表的设计及初步研究[J]. 中国行为医学科学,2000,9(5):388-390.
[7] 游宝娥,宋纯,姚明红. 美容患者手术前后心理动态及护理[J]. 黑龙江医药科学,2000,23(5):74.
[8] 向雪苓. 试论心理美容咨询技术[J]. 中华医学美容杂志,2000,6(6):314-315.
[9] 陈媛. 美容心理咨询[J]. 中华医学美学美容杂志,2000,6(6):334-335.
[10] 邵云,李文彦,魏孝琴,等. 美容整形手术患者EPQ结果分析[J]. 中国行为医学科学,2000,9(6):449-450.
[11] 王秀巧,郑娟. 医学美容患者的心理分析[J]. 实用美容整形外科杂志,2001,12(2):110.
[12] 程莫,李建兵. 整形美容外科心理卫生研究进展[J]. 中国心理卫生杂志,2000,14(1):69-70.
[13] 刘霞,梁静,亓英姿. 美容手术的心理护理[J]. 齐鲁护理杂志,2002,8(2):136-137.
[14] 杨美华,胡颖. 美容整形外科患者的心理指导[J]. 遵义医学院学报,2002,25(3):262-263.

[15] 金晶. 美容求术者中的躯体变形障碍[J]. 中华医学美学美容杂志,2002,8(5):259-260.
[16] 何伦. 美容医学心理咨询学科专科建设与人才培养——增设"美容心理专科医师"系列势在必行[J]. 宜春学院学报,2004,26(2):66-67.
[17] 周常青,王毅超,李东. 美容受术者术前体像障碍的评测与对比分析[J]. 中国美容整形外科杂志,2007,18(5):398-400.
[18] 孙艳. 美容手术患者的心理护理[J]. 中外健康文摘:临床医师,2007,4(9):94.
[19] 赵巧红. 面部美容患者围手术期不良心理因素分析及护理[J]. 现代医药卫生,2007,23(22):3386-3387.
[20] 潘小林,时静. 美容整形者的心理特点及护理对策[J]. 家庭护士,2008,6(1):153.
[21] Crerand C E, Infield A L, Sarwer D B. Psychological considerations in cosmetic breast augmentation[J]. Plast Surg Nurs,2009,29(1):49-57.
[22] Sykes J M. Managing the psychological aspects of plastic surgery patients[J]. Curr Opin Otolaryngol Head Neck Surg,2009,17(4):321-325.
[23] 刘萍,彭丽,黄泽春,等. 整形美容受术者的心理分析及护理[J]. 当代护士,2009,7:43-44.
[24] 刘洁,钟晓玲,李秋瑾. 整形美容门诊手术患者的心理护理[J]. 中国美容医学,2009,18(9):1359.
[25] 陈宝清. 整形美容者不同心理状态分析及对策[J]. 临床和实验医学杂志,2009,8(11):157-160.
[26] 侯秀梅,陈宁杰,孙宏伟. 整形美容患者心理研究进展[J]. 中国美容医学,2010,19(3):453-455.
[27] 谢桂萍. 整形美容求美者的心理及防范纠纷对策[J]. 现代医药卫生,2010,26(5):773-774.
[28] 陈小燕,马瑛,张惠娟. 整形美容门诊就医者心理状态分析与接诊者素质培养[J]. 中国美容医学,2010,19(8):1234-1235.
[29] 黄海玲,宏伟,佘文莉,等. 整形美容受术者术后心理并发症发生情况分析及其意义[J]. 中国美容医学,2011,20(4):675-676.
[30] 黄磊. 精神医学与心理治疗在美容医学中的意义和作用[J]. 健康必读,2011,5:378.
[31] 李永忠. 美容就医者术前心理疏导的必要性[J]. 医学信息,2011,24(12):3927-3929.
[32] 潘正英,周先利,李旎,等. 整形美容手术者常见心理特点及预见性护理干预策略探讨[J]. 中国美容医学,2011,20(11):1820-1821.
[33] 王海燕,张瑾,韩东敏. 心理护理在美容整形手术中的作用[J]. 山西医药杂志,2011,40(11):1159-1160.
[34] 黄静红. 美容心理学在医学美容中的应用[J]. 中国美容医学,2011,20(12):1983-1984.
[35] 刘伟. 整形美容受术者的心理与护理[J]. 中国医药指南,2011,9(30):361-362.
[36] 闫秀娟,陈永梅. 整形美容外科门诊受术者心理状态调查分析与护理[J]. 中国美容医学,2012,21(1):145-146.
[37] 张晓慧. 浅谈心理护理在医学美容整形中的应用[J]. 河南职工医学院学报,2012,24(1):55-56.
[38] 王晶茹,张高坤,林英. 女性乳房整形美容术围手术期心理分析及护理对策[J]. 中国美容医学,2012,21(3):510.

第五十八章
正常人体美学评估和整形外科数字技术

第一节 正常人体美学评估

一 医学人体美学

"美学"一词来源于希腊语,最初的意义是"对感观的感受",是研究美、研究审美关系和研究审美经验的一门科学。由德国哲学家亚历山大·戈特利布·鲍姆加登首次使用,他的《美学》(Aesthetica)一书的出版标志了美学作为一门独立学科的产生。

人体,作为人类的第一个审美对象,积淀了生物进化和文化进化的丰富内涵,从古至今都占据了人类审美的核心地位。人是自然界的最高形态,人体是世间最美的自然存在物,没有任何一种事物能与万物之灵的人媲美。对人体美的追求,是人类从古至今从未停止过的审美行为。

人体美(physical beauty)亦译"形体美",是指人的形体结构、姿态、色泽的美。当人体美作为人们的研究对象时就形成人体美学,并逐渐形成了美学的一个独立分支,身体不但与美相关,而且就是美的聚集点。人体美是自然美的顶峰,是社会美的载体,是艺术美(尤其是造型艺术美和表演艺术美)的中心。人体美学还与日常生活的美和科学技术的美建立了直接或间接的联系,因此人体美学的构建不但突显了人体美的独特意义,而且能导致审美领域的某种交叉和重构。人体美学科学研究包括两层含义:一是用科学的方法研究人体美学。所谓科学的方法是指与哲学思辨方法相区别的实证法,即不是抽象的推理、概念演绎,而是以具体的史料、数据来证明;二是指研究人体美学所用的科学手段,譬如人体美学的科学研究涉及人体解剖学、体质人类学、人体测量学、人种学等。

医学人体美学是从医学角度对人体美进行研究,即用医学科学的方法研究人体美学,包括人体美的健康标准和人体美的形态数据。医学人体美的标准是根据人体的测量数据(如高度、角度、宽度、围度),以及人体各部分的比例来确定、判断人体美的标准。文艺复兴时期的达·芬奇是最早使用人体定量标准的人。他用自然科学知识、解剖学实验和统计数据,提出了人体美的定量标准。如人的头长是身长的1/8,肩宽是身高的1/4,手平伸双臂等于身长,两腋宽度与臂相同,乳房与肩胛骨下端在同一水平线上等。

人体是一个经过长期演变的复杂立体结构,很显然,决定人体美的美学参数不是几个角、线段、弧度能够表达的。迄今为止,尚没有一套有限的参数可以充分表达人体美。但是,人体美却有其基本特征,这些特征可以帮助美容外科医师将一个畸形的机体修复到相对正常的形态,或把一个正常的人体改变得更美。这些特征组成了美容外科手术的参照系。

二、人体测量

人体测量学是用测量和观察的方法描述人类体质特征、类型、变异和发展状况的人类学分支学科。中国两千多年前的《黄帝内经·灵枢·骨度》中，对人体测量有较详细而科学的阐述。古埃及在公元前3500—前2200年之间，提出人体测量可分为19个部位进行。1870年，比利时数学家奎特里特推出了《人体测量学》一书，逐渐形成了"人体测量学"这门科学。1920年，Ales Hrdlicka 出版的《人类测量学》，成为北美的标准英文教材，后来的研究者不断加以改进，特别是颅颌面外科的学者们，作出了杰出的贡献，Stewart、Tessier、Farkas、Fearon、Kolar等团队，促使该邻域较大的发展，目前这些技术需要进行标准化，以增加不同研究者所得结果的可信度和可重复性。法兰克福平面（Frankfort平面）的建立，为颌面外科畸形矫正提供了良好的标准。

人体测量包括骨骼测量和人体形体测量两部分。整形外科领域利用人体测量学这个客观、量化的工具，主要用以美学评价，包括术前诊断、术后评估，以及术中的设计。就像历史上古希腊、古罗马雕塑家们很注意人体形态美，雕塑了完美的作品，如"掷铁饼者""维纳斯"一样，整形医师用手术刀雕刻完美的人体。

三、传统人体测量的方法与内容

整形外科医师掌握统一的人体测量方法，便于对求美者容貌及形体进行美学分析、手术设计，并做术前、术后的比较和评价，同时也便于学术交流。

常用的测量仪器有弯脚规、直脚规、人体测高仪、坐高椅、三脚平行规、卷尺、量角器等（图58-1）。20世纪70年代，国际上出现了一种新的光测方法——莫尔拓扑法（Moire Topography）。它是美国的 Meadows D. 和日本的高崎宏于1970年创立的。其原理是根据两个稍有参差的光栅相互重叠时产生光线几何干涉，从而形成一系列含有面外位移信息的云纹来进行测量，在平面图上反映主体的含义。

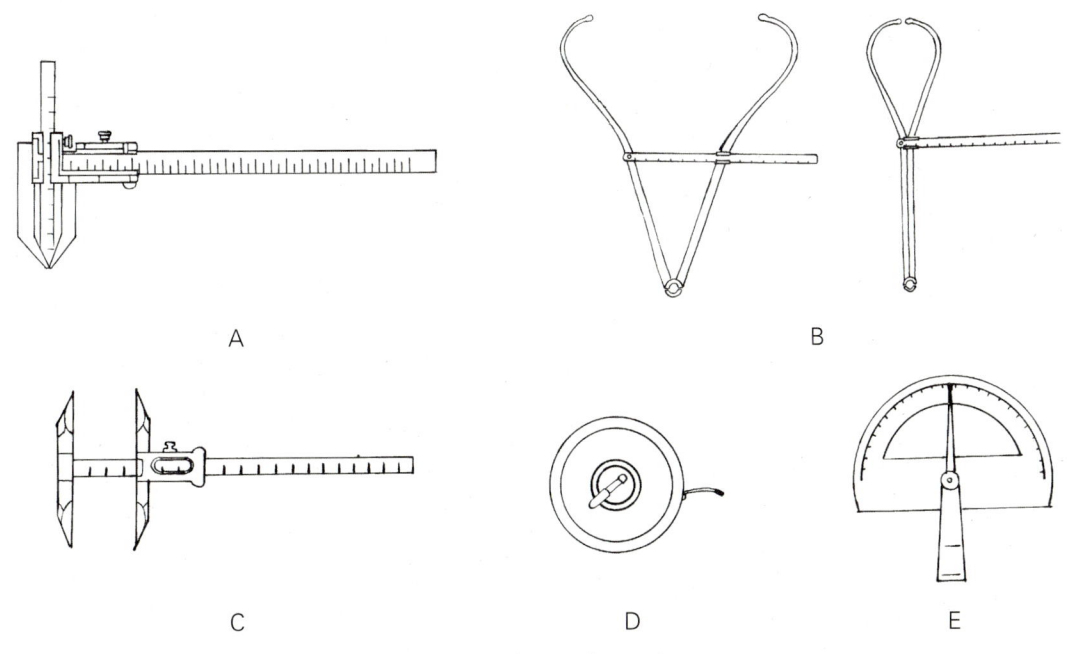

图58-1　部分人体测量仪
A. 三脚平行规　B. 弯脚规　C. 直脚规　D. 卷尺　E. 附着式量角器

电视摄像机和计算机技术的结合，使得应用计算机进行人体测量、术前设计、手术效果预测成为可能。目前由我国医务工作者和计算机方面的专家共同设计的MR9C系统已应用于临床，并取得了较好的效果。

被测者的姿势与测量的结果有密切关系。姿势不正确，不能获得可靠的数据。活体测量除不能站立的婴儿外，一律采用直立姿势，头的位置保持在左、右侧耳屏点和左侧眶下点三点决定的平面上。这一平面叫眼耳平面，又因为这一平面是1884年在德国法兰克福举行的测量方法协定会议上得到确认的，所以也称法兰克福平面（图58-2）。

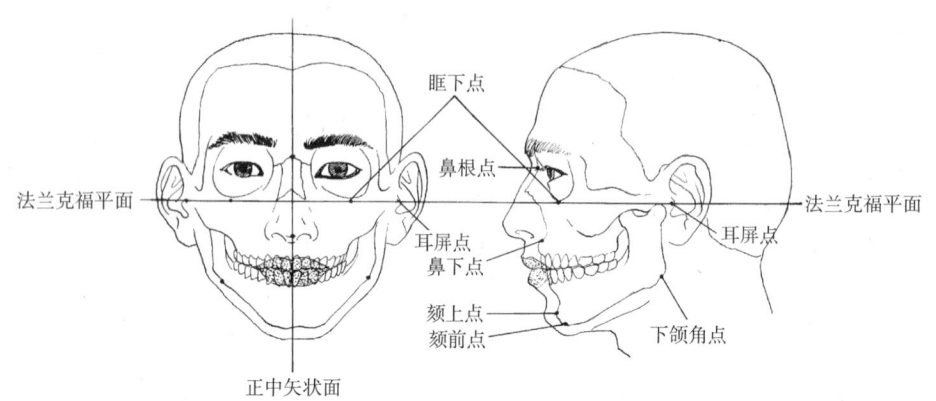

图58-2　法兰克福平面

活体测量大多数依据骨的突起、骨的边缘等表面骨性标志来确定，也有一部分测量是依据皮肤皱褶、皮肤特殊结构和肌性结构来确定的。

（一）头面部测量法

1. 头面部测量点

（1）眉间点（glabella，G）：即两侧眉弓之间在正中矢状面上最向前突出之点。确定此点时，头位要保持在眼耳平面上。

（2）眉间上点（ophryon，On）：左、右眉毛上缘的切线与正中矢状面的交点。

（3）额中点（metopion，M）：左、右侧额结节最高点的连线与正中矢状面的交点。

（4）发缘点（trichion，Tr）：前额发缘中点。当前额发缘呈两个凹弧时，则以连接此两发缘弧的切线与正中矢状面的交点为发缘点。

（5）前囟点（bregma，B）：为冠状缝与矢状缝的交点，此点仅在幼儿才能找到。

（6）头顶点（vertex，V）：头的位置处于眼耳平面时，头顶部在正中矢状面上的最高点。

（7）头后点（opisthocranion，Op）：头部在正中矢状面上向后最突出的一点。

（8）枕外隆凸点（inion，I）：位于枕外隆凸的尖端。

（9）额颞点（frontotemporale，Ft）：额部两侧颞嵴弧最向内侧的两个对称点。

（10）耳屏点（tragion，T）：外耳道前方耳屏软骨上缘起始部向耳轮脚基部的头侧部皮肤移行的一点。

（11）头侧点，也称颅阔点（euryon，Eu）：头的两侧最向外突出之点。

（12）鼻根点（nasion，N）：位于鼻的上部，为额鼻缝和正中矢状面的交点。

（13）鼻梁点（sellion，S）：鼻梁在正中矢状面上的最凹点（从侧面观察）。

（14）鼻下点（subnasale，Sn）：鼻中隔下缘与上唇皮肤部所组成的角的顶点。

（15）鼻尖点（pronasale，Prn）：头部固定于眼耳平面时，鼻尖最向前突出的一点

（16）龈点，也称上牙槽中点（prosthion，Pr）：上颌左、右中门齿间齿龈在正中矢状面上最

向下突出的一点。

(17) 口裂点 (stomion, Sto): 上、下唇闭合时口裂的正中点。

(18) 上唇中点 (labrale Superius, LS): 上唇移行部两弧的切线与正中矢状面的交点。

(19) 下唇中点 (labrale Inferius, LI): 下唇移行部下缘与正中矢状面的交点。

(20) 口角点 (cheilion, Ch): 在口裂的两侧外角上，上、下唇移行部在外侧端相接之点。

(21) 颏下点 (gnathion, Gn): 头部固定于眼耳平面时，颏部在正中矢状面上最低的一点。

(22) 颏上点 (supramentale, Sm): 颏唇沟最深处与正中矢状面的交点。

(23) 颏前点 (pogonion, Pog): 颏部最突出处的中点。

(24) 眼内角点 (entocanthion, En): 在眼内角上，上、下眼睑缘相交之点。

(25) 眼外角点 (ectocanthion, Ex): 在眼外角上，上、下眼睑缘相接之点。

(26) 眶下点 (orbitale, Or): 眶下缘最低的一点。

(27) 眶上缘间中点 (supraobitale, So): 左、右侧眶上缘最高点的连线与正中矢状面的交点。

(28) 颧点，也称侧颅点 (zygion, Zy): 颧弓上最向外侧突出的一点。

(29) 鼻翼点 (alare, Al): 鼻翼最外侧点。

(30) 下颌角点 (gonion, Go): 下颌角最向外、向下和向后突出的一点。

(31) 耳上点 (superaurale, Sa): 头部保持眼耳平面时，耳轮上缘最高的一点。

(32) 耳下点 (subaurale, Sba): 头部保持眼耳平面时，耳垂最向下的一点。

(33) 耳后点 (postaurale, Pa): 头部保持眼耳平面时，耳轮后缘最向后突出的一点。

(34) 耳上基点 (otobasion Superius, Obs): 耳郭基线 (即耳郭与头颅连接处的轮廓线) 的最上端，即颅耳角的最低点。

(35) 耳下基点 (otobasion Inferius, Obi): 耳郭基线的下端。

(36) 耳前点 (praeaurale, Pra): 头部保持眼耳平面时，耳郭基线上与耳后点等高的一点。

(37) 耳结节点 (tuberculare, Tu): 达尔文结节的尖端。

(38) 乳突点 (mastoideale, Ms): 乳突外表上最低的上点。

头面部测量点见图58-3。

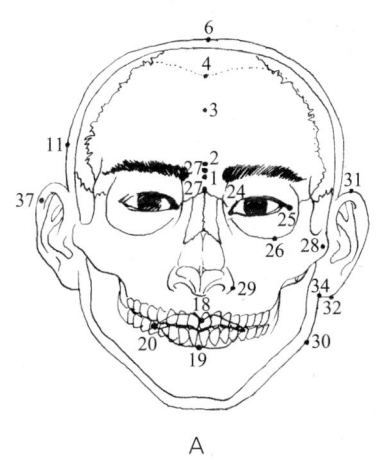 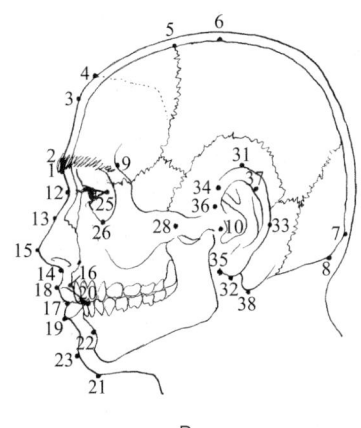

图 58-3 头面部测点
A. 前面观 B. 矢状面

1. 眉间点 2. 眉间上点 3. 额中点 4. 发缘点 5. 前囟点 6. 头顶点 7. 头后点 8. 枕外隆凸点 9. 额颞点 10. 耳屏点 11. 头侧点 12. 鼻根点 13. 鼻梁点 14. 鼻下点 15. 鼻尖点 16. 龈点 17. 口裂点 18. 上唇中点 19. 下唇中点 20. 口角点 21. 颏下点 22. 颏上点 23. 颏前点 24. 眼内角点 25. 眼外角点 26. 眶下点 27. 眶上缘间中点 28. 颧点 29. 鼻翼点 30. 下颌角点 31. 耳上点 32. 耳下点 33. 耳后点 34. 耳上基点 35. 耳下基点 36. 耳前点 37. 耳结节点 38. 乳突点

2. 头面部测量项目

（1）头最大长（maximum head length）：头最大长＝|G—Op|（眉间点至头后点之间的直线距离）。汉族人男性头最大长平均为187.76±0.24mm，女性头最大长平均为180.12±0.28mm（图58-4）。

（2）头最大宽（maximum head breadth）：即左、右头侧点之间的直线距离。中国人男性头最大宽平均为154.83±0.85mm，女性头最大宽平均为146.82±0.01mm（图58-5）。

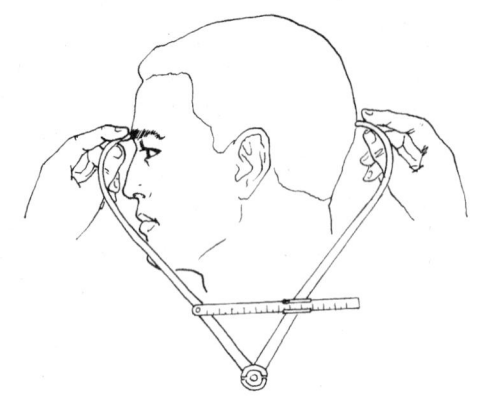
图58-4 头最大长的测量

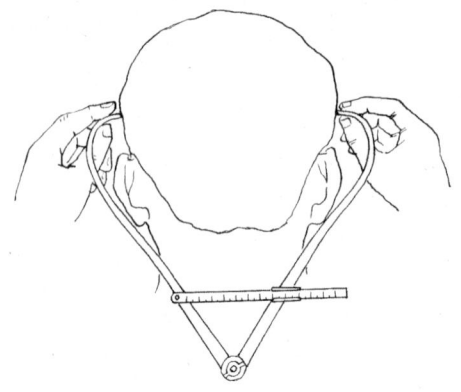
图58-5 头最大宽的测量

（3）额最小宽（minimum frontal breadth）：即左、右侧额颞点之间的直线距离。中国人男性额最小宽平均为104.94±0.20mm，女性额最小宽平均为99.13±0.26mm（图58-6）。

（4）两耳屏间宽（bitragion breadth）：即左、右侧耳屏点之间的直线距离（图58-7）。

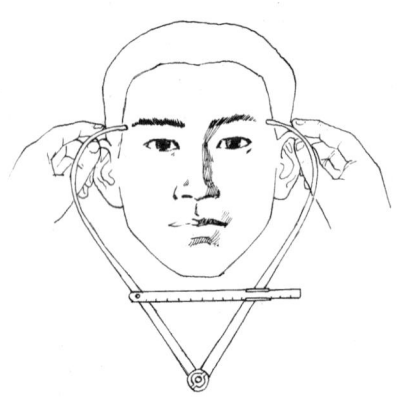
图58-6 额最小宽的测量

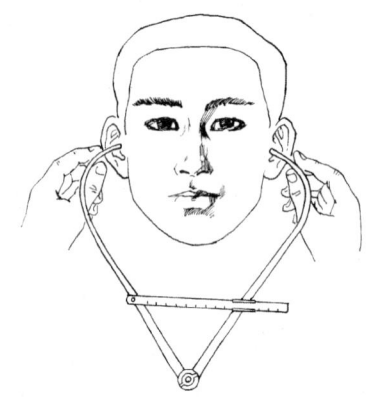
图58-7 两耳屏间宽的测量

（5）两乳突间宽（bimastoidal breadth）：即左、右侧乳突点之间的直线距离（图58-8）。

（6）面宽（bizygomatic breadth）：即左、右侧颧点之间的直线距离。中国人男性面宽平均为142.71±0.22mm，女性面宽平均为136.39±0.22mm（图58-9）。

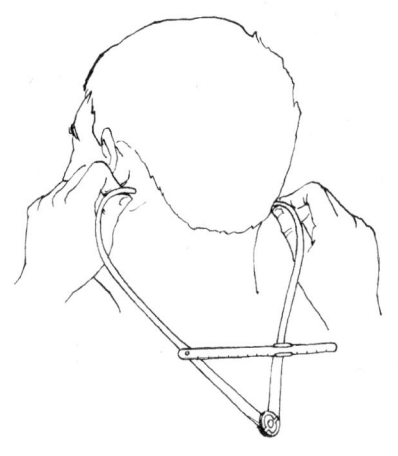

图 58-8 两乳突间宽的测量

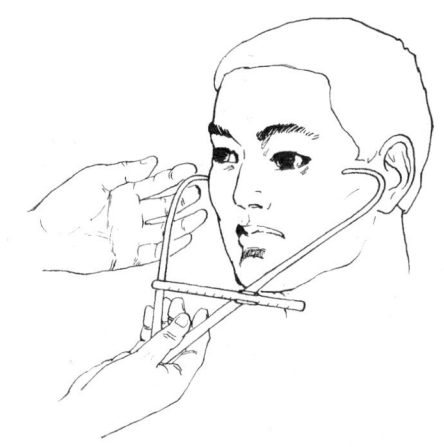

图 58-9 面宽的测量

（7）两下颌角间宽（bigonial breadth）：即左、右侧下颌角点之间的直线距离。中国人男性两下颌角间宽平均为108.67±0.26mm，女性两下颌角间宽平均为103.76±0.27mm（图58-10）。

（8）两眼内眦宽（inter-canthic diameter）：即左、右侧眼内角点之间的直线距离（图58-11）。

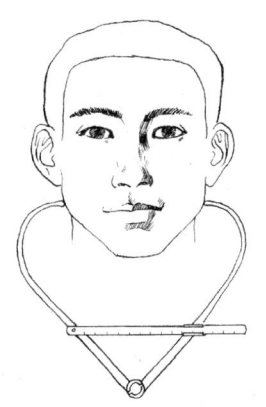

图 58-10 两下颌角间宽的测量

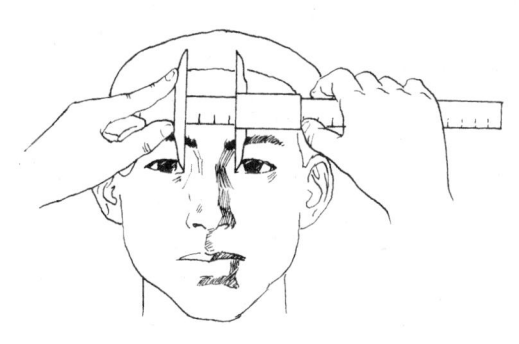

图 58-11 两眼内眦宽的测量

（9）两眼外眦宽（extra-canthic diameter）：即左、右侧眼外角点之间的直线距离（图58-12）。

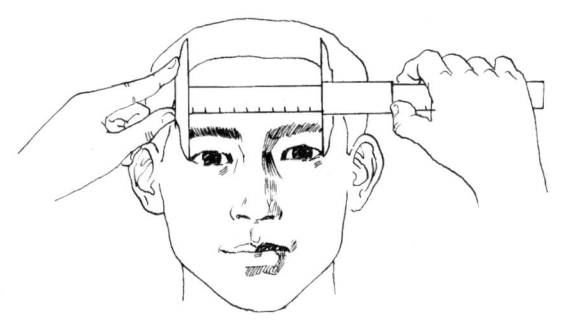

图 58-12 两眼外眦宽的测量

（10）瞳孔间距（interpupillary distance）：即两眼正视时，左、右瞳孔中心之间的直线距离。

（11）睑裂宽（eyeslit breadth）：即同一眼的眼外角点至眼内角点之间的直线距离。

（12）容貌耳宽（physiognomic ear breadth）：即耳前点至耳后点之间的直线距离（图58-13）。

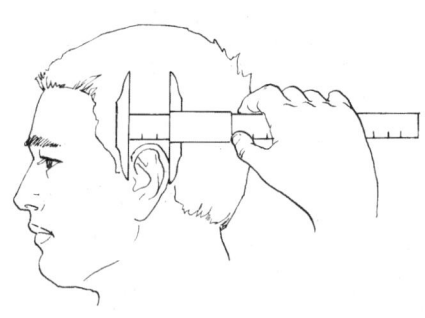

图 58-13 耳宽的测量

（13）形态耳宽（morphological ear breadth）：即耳上基点至耳下基点之间的直线距离。

（14）鼻宽（nasal breadth）：即左、右侧鼻翼点之间的直线距离。中国人男性鼻宽平均为 37.90±0.11mm，女性鼻宽平均为 34.84±0.13mm（图 58-14）。

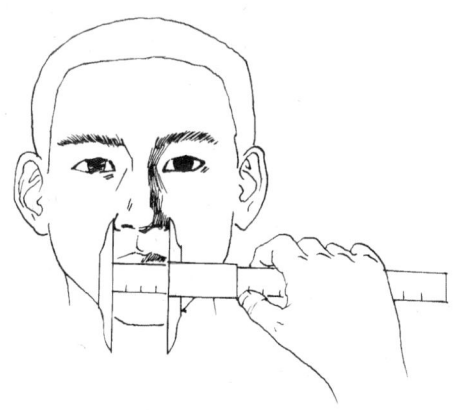

图 58-14 鼻宽的测量

（15）口裂宽（mouth breadth）：即左、右侧口角点之间的直线距离。中国人男性口裂宽平均为 51.74±0.16mm，女性口裂宽平均为 47.34±0.22mm（图 58-15）。

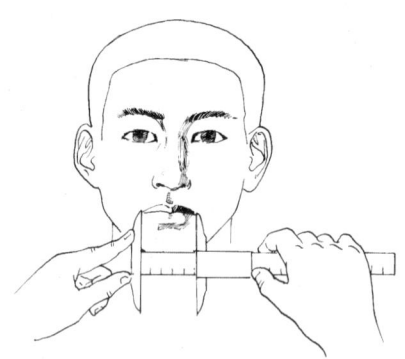

图 58-15 口裂宽的测量

（16）头耳高（auricular height）：即头部固定于眼耳平面时，自头顶点至耳屏点的投影距离（图 58-16）。

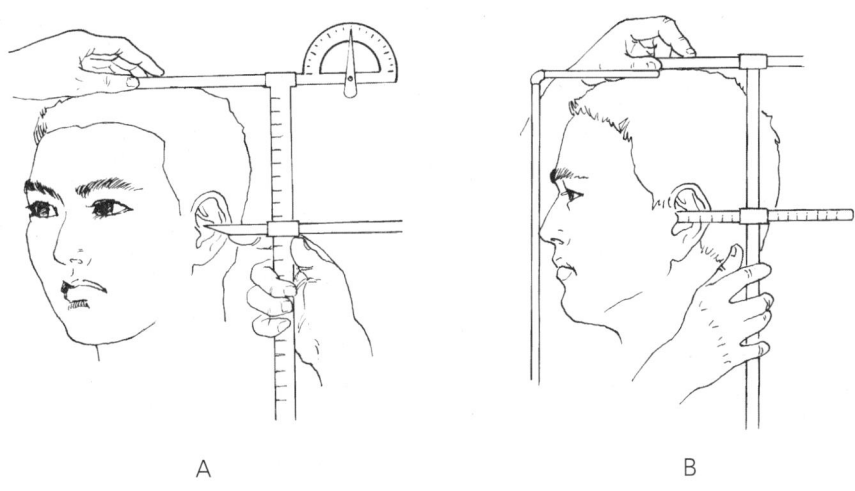

图 58-16 头耳高的测量
A. 正面测量 B. 侧面测量

（17）全头高（total head height）：即头部固定于眼耳平面时，自颏下点至头顶点的投影距离。

（18）容貌面高（physiognomic facial height）：即发缘点至颏下点的直线距离。

（19）容貌额高（stirnhohe）：即发缘点至鼻根点的投影距离。

（20）形态面高（morphological facial height）：即鼻根点至颏下点的直线距离。中国人男性形态面高平均为122.16±0.40mm，女性形态面高平均为114.64±0.43mm（图58-17）。

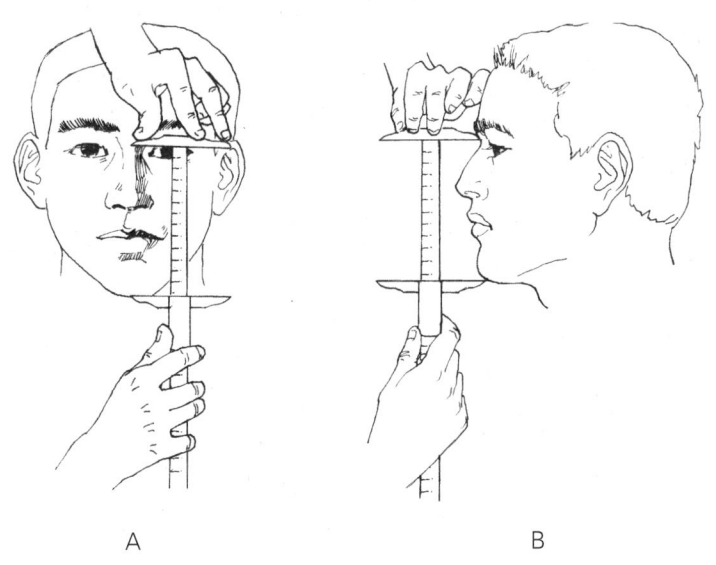

图 58-17 形态面高的测量
A. 正面测量 B. 侧面测量

（21）形态上面高（morphological upper facial height）：即鼻根点至龈点的直线距离。

（22）容貌上面高（physiognomic upper facial height）：即鼻根点至口裂点的直线距离。

（23）鼻高（nasal height）：即鼻根点至鼻下点的直线距离（图58-18）。

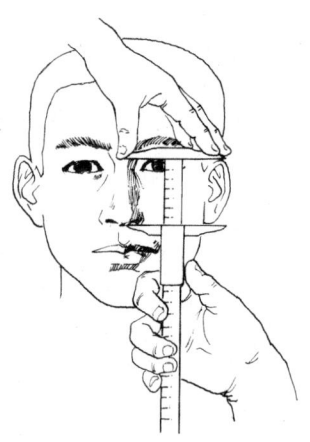

图 58-18 鼻高的测量

(24) 鼻长（nasal length）：即鼻根点至鼻尖点的直线距离。

(25) 鼻深（nasal depth）：即鼻下点至鼻尖点的直线距离。

(26) 唇高（höhe der schleimhaulippen）：即上唇中点至下唇中点的直线距离（图58-19）。

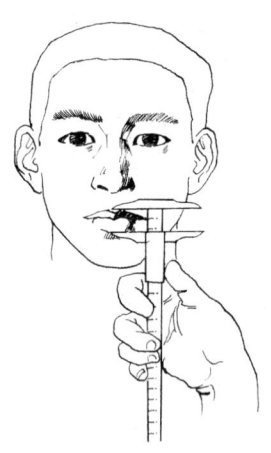

图 58-19 唇高的测量

(27) 颏高（höhe der undergesichts）：即口裂点至颏下点的直线距离。

(28) 容貌耳长（physiognomic ear length）：即耳上点至耳下点的直线距离（图58-20）。

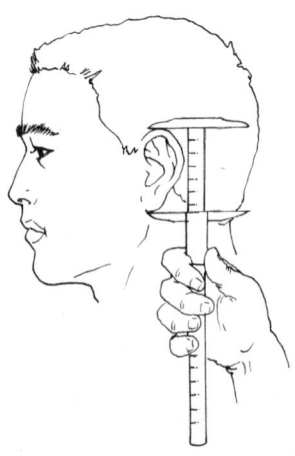

图 58-20 容貌耳长的测量

(29) 形态耳长 (morphological ear length): 即达尔文结节至耳屏上方耳前切迹凹陷部最深点的直线距离。

(30) 头水平围 (horizontal circumference of the head): 即经眉间点和头后点头水平面的周长。

(31) 各种理想的面部平面: Gonzales-Ulloa 和 Stevent (1968) 报告理想的平面是鼻根点 (N) 与颏前点 (Pog) 的连线，又称子午线；Ricketts (1968) 描述从鼻尖点到颏前点的连线，上、下唇的前点各自后退4mm和2mm，为标准平面；Burstone (1967) 主张鼻下点到颏前点连线为标准平面，其上、下唇最前点各自前突3.5mm和2.2mm (图58-21)。

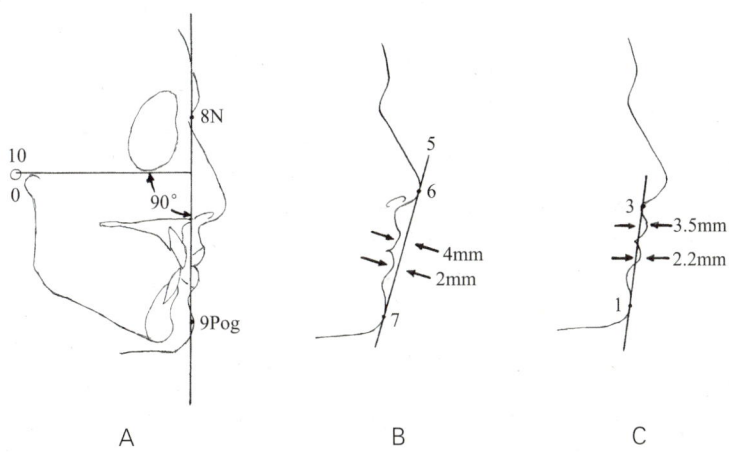

图 58-21 各种理想的面部平面
A. Gonzales-Ulloa 和 Stevent 平面   B. Ricketts 平面   C. Burstone 平面

(32) 角度的测量

1) 侧面角 (profile angle of the face): 鼻根点至颏点的连线与眼耳平面相交的角。
2) 颅耳角 (cephalo otic angle): 耳郭与头颅侧面的角。
3) 鼻唇角 (nasolabial angle): 鼻小柱前端至鼻底与鼻底至上唇红间的角。正常值为90°~105°。
4) 鼻额角 (nasofrontal angle): 鼻背与前额至鼻根间斜面交角。
5) 鼻面角 (nasofacial angle): 鼻根垂线与鼻背线的夹角。正常值为30°~50°。
6) 鼻尖角 (nasorostral angle): 鼻背线与鼻小柱线的夹角。正常值为85°~95°。
7) 鼻基底角 (nasal basement angle): 头侧位于眼耳平面时鼻小柱线与水平线的夹角。正常值为5°~10°。

角度的测量见图58-22。

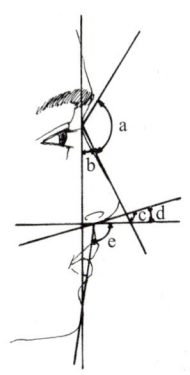

图 58-22 角度的测量
a. 鼻额角   b. 鼻面角   c. 鼻尖角   d. 鼻基底角   e. 鼻唇角

3. 头面部指数

（1）头长宽指数（length breadth index of the head）：头长宽指数（或头指数）＝头最大宽/头最大长×100，此指数的分级如表58-1。

表58-1　各种头型的头长宽指数

型别	指数
特长头型（hyperdolichocephaly）	≤70.9
长头型（dolichocephaly）	71.0～75.9
中头型（mesocephaly）	76.0～80.9
圆头型（brachycephaly）	81.0～85.4
特圆头型（hyperbrachycephaly）	85.5～90.9
超圆头型（ultrabrachycephaly）	≥91.0

（2）头长高指数（length height index of the head）：头长高指数＝头耳高/头最大长×100，此指数的分级如表58-2。

表58-2　各种头型的头长高指数

型别	指数
低头型（chamaecephalic type）	≤57.6
正头型（orthocephalic type）	57.7～62.5
高头型（hypercephalic type）	≥62.6

（3）头宽高指数（breadth height index of the head）：头宽高指数＝头耳高/头最大宽×100，此指数的分级如表58-3。

表58-3　各种头型的头宽高指数

型别	指数
圆头型（tapeinocephalic type）	≤78.9
中头型（metriocephalic type）	79.0～84.9
狭头型（acrocephalic type）	≥85.0

（4）额顶宽度指数（transverse franto-parietal index）：额顶宽度指数＝额最小宽/头最大宽×100。

（5）容貌面指数（physiognomic facial index）：容貌面指数＝容貌面高/面宽×100。

（6）形态面指数（morphological facial index）：形态面指数＝形态面高/面宽×100，此指数的分级如表58-4。

表58-4　各种头型的形态面指数

型别	指数
超阔面型（hypereuryprosopy）	≤78.9
阔面型（euryprosopy）	79.0～83.9
中面型（mesoprosopy）	84.0～87.9
狭面型（leptoprosopy）	88.0～92.9
超狭面型（hyperleptoprosopy）	≥93.0

(7) 容貌上面指数（physiognomic upper facial index）：容貌上面指数＝容貌上面高/面宽×100。

(8) 形态上面指数（morphological upper facial index）：形态上面指数＝形态上面高/面宽×100，此指数的分级如表58-5。

表58-5 各种头型的形态上面指数

型别	指数
超阔上面型（hypereuryen）	≤42.9
阔上面型（euryen）	43.0～47.9
中上面型（mesen）	48.0～52.9
狭上面型（lepten）	53.0～56.9
超狭面型（hyperlepten）	≥57.0

(9) 鼻指数（nasal index）或鼻高宽指数（height breadth index of the nose）：鼻指数或鼻高宽指数＝鼻宽/鼻高×100，此指数的分级如表58-6。

表58-6 各种头型的鼻指数

型别	指数
特狭鼻型（ultraleptorrhiny）	≤39.9
超狭鼻型（hyperleptorrhiny）	40.0～54.9
狭鼻型（leptorrhiny）	55.0～69.9
中鼻型（mesorrhiny）	70.0～84.9
阔鼻型（platyrrhiny）	85.0～99.9
超阔鼻型（hyperplatyrrhiny）	100.0～114.9
特阔鼻型（ultraplatyrrhiny）	≥115.0

(10) 鼻宽深指数（nasal breadth depth index）：鼻宽深指数＝鼻深/鼻宽×100。

(11) 口指数（oral index）：口指数＝唇高/口宽×100。

(12) 容貌耳指数（physiognomic ear index）：容貌耳指数＝容貌耳宽/容貌耳长×100。

(13) 形态耳指数（morphological ear index）：形态耳指数＝形态耳宽/形态耳长×100。

(14) 额面高度指数（fronto facial index）：额面高度指数＝容貌额高/容貌面高×100。

(15) 面上面高度指数（facial upper facial index）：面上面高度指数＝容貌上面高/容貌面高×100。

(16) 颧下颌宽度指数（zygomatic mandibular index）：颧下颌宽度指数＝两下颌角间宽/面宽×100。

(17) 颧额宽度指数（zygomatic frontal index）：颧额宽度指数＝额最小宽/面宽×100。

(18) 头面高度指数或头面垂直指数（vertical cephalo-facial index）：头面高度指数或头面垂直指数＝形态面高/头耳高×100。

(19) 头面宽度指数或头面横指数（transverse cephalo-facial index）：头面宽度指数或头面横指数＝面宽/头最大宽×100。

（二）体部测量

1. 体部测量点

(1) 喉结节点（larynx point，Lar）：在正中矢状面上，是喉结节最向前突出的一点。

(2) 颈根外侧点（lateral neck root point，Nr）：在外侧颈三角上，斜方肌前缘与颈根外侧部位，与连接颈窝点和颈点的曲线的交点。

(3) 颈窝点（fossa jugularis point，FJ）：为左、右侧锁骨胸骨端上缘的连线与正中矢状面的交点。

(4) 胸上点（suprasternale，Sst）：为胸骨柄上缘的颈静脉切迹与正中矢状面的交点。

(5) 胸中点（mestosternale，Mst）：为左、右第4胸肋关节上缘的连线与正中矢状面的交点。

(6) 胸下点（substernale，Sust）：为胸骨体下缘与正中矢状面的交点。

(7) 乳头点（thelion，Th）：为乳头的中心点。

(8) 脐点（omphalion，Om）：为脐的中心点。

(9) 耻骨联合点（symphysion，Sy）：为耻骨联合上缘与正中矢状面的交点。

(10) 颈点（cervicale，C）：为第7颈椎棘突尖端的点。

(11) 腰点（lumbale，Lu）：为第5腰椎棘突尖端的点。

(12) 肩峰点（acromion，A）：是肩胛骨肩峰外侧缘上最向外突出的一点。

(13) 腋窝前点（anterior ampit point，APP）：在腋窝前裂上端，是胸大肌附着部的最下端之点。

(14) 腋窝后点（posterior ampit point，PAP）：在腋窝后裂上端，是大圆肌附着部的最下端之点。

(15) 肩胛骨下角点（angulus inferior scapulae point，AIS）：为肩胛骨下角的最下点。

(16) 桡骨点（radiale，R）：为桡骨小头上缘的最高点。

(17) 肘尖点（olecranon，Ole）：为尺骨鹰嘴在肘背侧面的最突出之点。

(18) 指尖点（dactylion，Da）：为中指尖端最向下的一点。

(19) 指点（phalangion，Ph）：为各指单一节（近节）指骨底背面最向上突出的一点。

(20) 髂嵴点（iliocristale，Ic）：为髂嵴最向外突出之点。

(21) 髂前上棘点（iliospinale anterius，Isa）：为髂前上棘最向前下方突出之点。

(22) 髂后上棘点（iliospinale posterius，Isp）：为髂后上棘最向后方突出的一点。

(23) 大转子点（trochanterion，Tro）：为股骨大转子最高的一点。

(24) 髌骨中点（patellea center，PC）：为髌骨底最高点与髌骨尖最下端连线的中点。

(25) 腓骨头点（caput fibulane point，CF）：为腓骨小头向外侧最突出的一点。

(26) 胫骨点（tibiale，Ti）：为胫骨内侧髁内侧缘上最高的一点。

(27) 内踝点（sphyrion，Sph）：胫骨内踝尖端最向下方的一点。

(28) 外踝点（malleolus fibulae point，MFP）：为腓骨外踝最下端的一点。

(29) 跟点（pternion，Pte）：直立时，足跟最向后突出的一点。

(30) 趾尖点（acropodion，Ap）：直立时，足尖最向前方突出的一点。

体部测点见图58-23～图58-25。

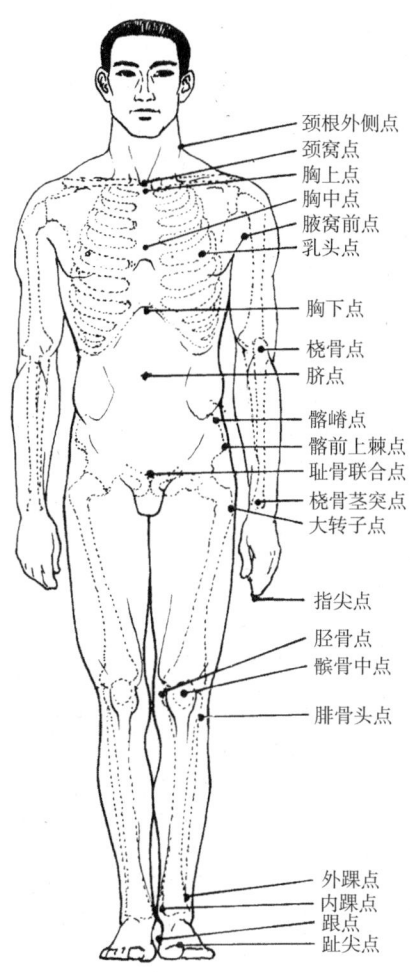

图 58-23　体部测点前面观

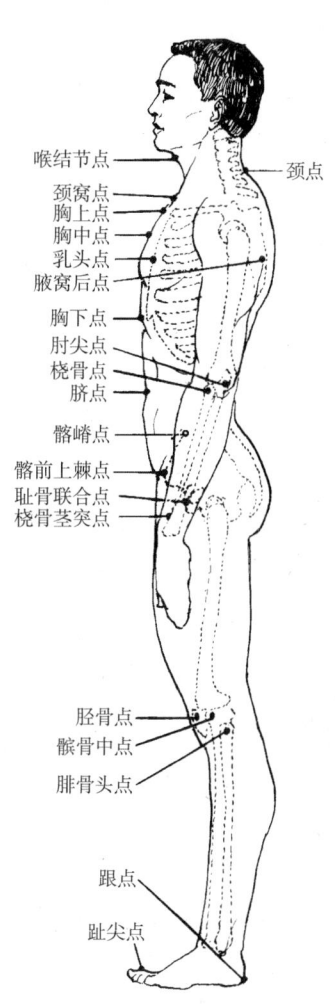

图 58-24　体部测点侧面观

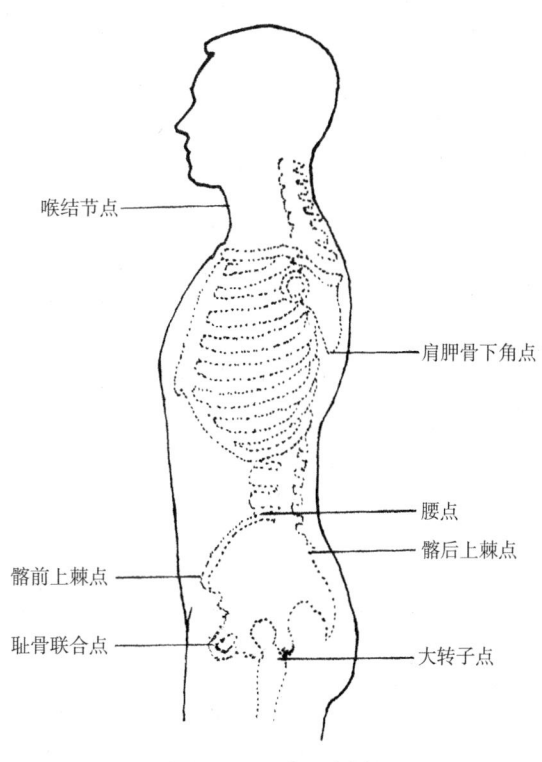

图 58-25　躯干测点

2. 体部测量项目

(1) 体高的测量：即测量各测点至地面的垂直距离，下面列举一些有代表性的体高测量。

1) 中指指尖上举高（middle finger height）：上肢垂直上举时，自中指指尖点至地面的垂直距离。

2) 中指指点上举高（phalangion height over head）：上肢垂直上举时，自中指指点至地面的垂直距离。

3) 身高（stature）：为头顶点至地面的垂直距离。

4) 颏下点高（gnathion height）：为颏下点至地面的垂直距离。

5) 乳头高（nipple height）：为乳头点至地面的垂直距离。

6) 脐高（omphalion height）：为脐点至地面的垂直距离。

7) 耻骨联合高（penal height）：为耻骨联合点至地面的垂直距离。

8) 颈点高（cervical height）：为颈点至地面的垂直距离。

9) 腰点高（lumbar height）：为腰点至地面的垂直距离。

10) 腰围高（waist height）：为最小腰围处至地面的垂直距离。

11) 髂嵴高（crista ilianca height）：为髂嵴点至地面的垂直距离。

12) 髂后上棘高（iliospinale posterior height）：为髂后上棘点至地面的垂直距离。

13) 大转子高（trochanterion height）：为大转子至地面的垂直距离。

14) 膝高（knee height）：为髌骨中点至地面的垂直距离。

体部测量项目见图58-26和图58-27。

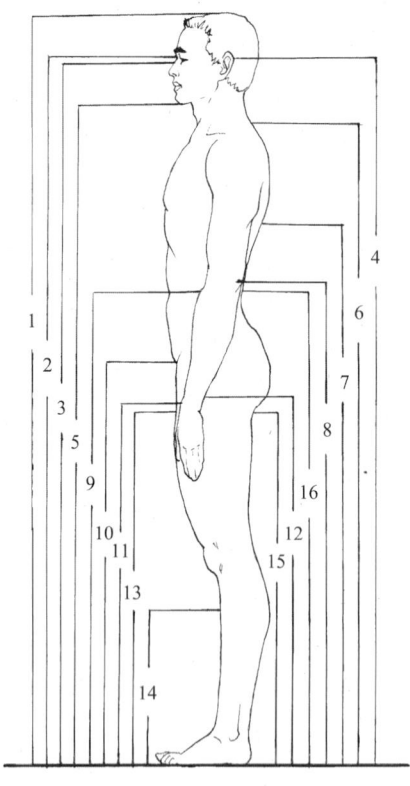

图58-26　立姿侧面高度测量
1. 身高　2. 鼻根点高　3. 眼高　4. 耳屏点
5. 颏下点高　6. 颈点高　7. 肩胛骨下角高
8. 肘尖高　9. 桡骨头高　10. 髂前上棘高
11. 桡骨茎突高　12. 尺骨茎突高　13. 会阴高
14. 小腿肚高　15. 臀沟高　16. 最小腰围高

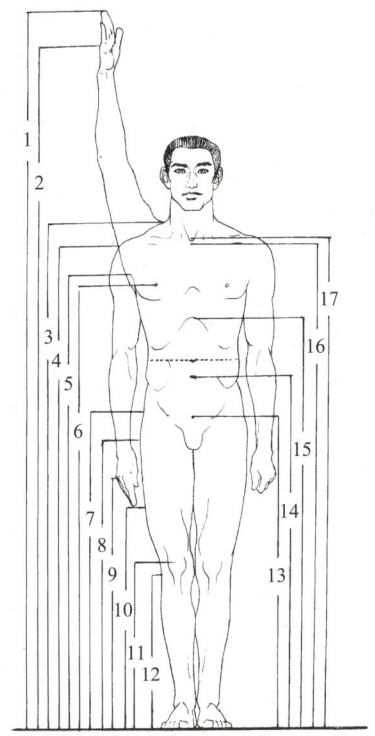

图 58-27 立姿前面高度测量
1. 中指指尖上举高 2. 中指指点上举高 3. 颈根高 4. 肩峰高 5. 腋窝前点高 6. 乳头高 7. 髂嵴高 8. 大转子高 9. 中指指点高 10. 中指指尖高 11. 膝高 12. 腓骨头高 13. 耻骨联合高 14. 脐高 15. 胸骨下缘高 16. 胸骨上缘高 17. 颈窝高

（2）体宽的测量：即测量正中矢状平面两侧对称测点间的横向水平直线距离。

1）最大体宽（maximum body breadth）：为左、右两肘最向外侧突出部之间的横向水平直线距离。

2）颈宽（neck breadth）：即经过喉结节点的颈部横向水平直线距离。

3）肩宽（shoulder breadth）：为左、右肩峰点之间的直线距离。

4）最大肩宽（maximum shoulder breadth）：为左、右上臂三角肌部位最向外侧突出点之间的横向水平直线距离。

5）胸宽（chest breadth）：在乳头点的水平面上，胸廓两侧最向外侧突出点之间的横向直线距离。

6）乳头间宽（inter-nipple breadth）：为左、右乳头点之间的直线距离。

7）最小腰围宽（minimum waist breadth）：为腰部最向外侧突出部位之间的横向水平直线距离。

8）骨盆宽（cristal-iloaca breadth）：为左、右髂嵴点之间的直线距离。

9）大转子点间宽（bitrochanterion breadth）：即左、右侧大转子最向外侧突出点之间的直线距离。

10）髋最大宽（maximum hip breadth）：为左、右侧大腿部最向外侧突出点之间的直线距离。

11）肩胛骨下角间宽（inferior angulus scapulae breadth）：即左、右肩胛骨下角点之间的直线距离。

体宽测量项目见图 58-28 和图 58-29。

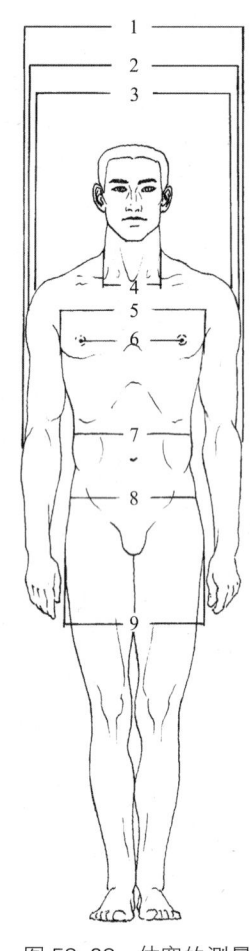

图 58-28 体宽的测量
1. 最大体宽 2. 最大肩宽 3. 肩宽 4. 颈宽 5. 胸宽 6. 乳头间宽 7. 最小腰围宽 8. 骨盆宽 9. 髋最大宽

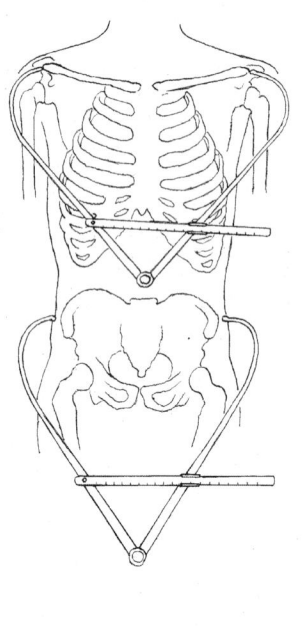

图 58-29 肩宽与骨盆宽的测量（上为肩宽，下为骨盆宽）

（3）体围的测量

1）颈围Ⅰ（neck girth Ⅰ）：在喉结下方的颈部水平围长。

2）颈围Ⅱ（neck girth Ⅱ）：经喉结节点的颈部水平围长。

3）胸围（chest circumference）：平静呼吸时，经两侧肩胛骨下角下缘及乳头上缘至胸部中央的胸部水平围长（图 58-30）。

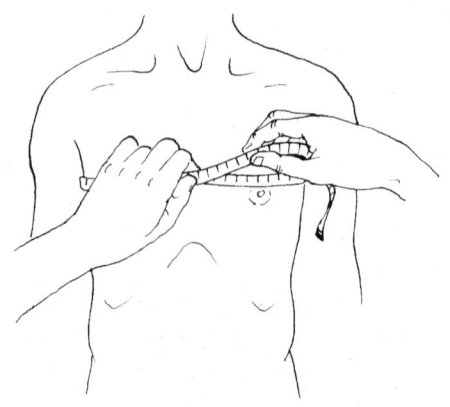

图 58-30 胸围的测量

4）最小腰围（minimum waist circumference）：在肋弓和髂嵴之间，腰部最细处的水平围长。

5）腰围（waist circumference）：经脐部中心的水平围长。

6）腹围（abdominal circumference）：经髂嵴点的腹部水平围长。

7）臀围（hip circumference）：臀部最向后突出部位的水平围长。

以上体围的测量项目见图58-31。

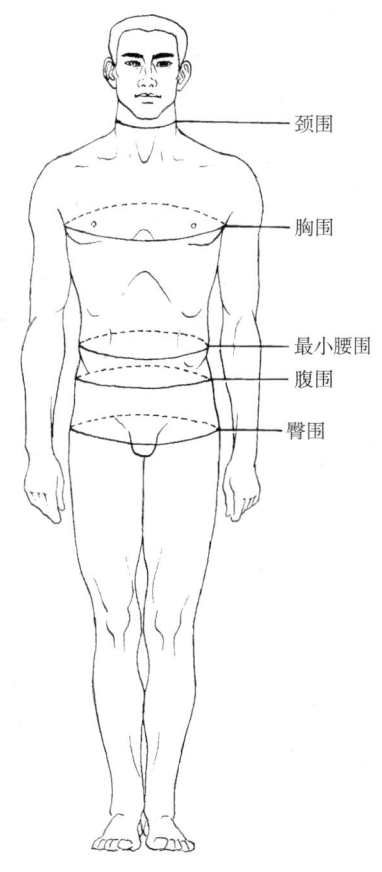

图 58-31　体围的测量

8）上臂围（biceps circumference）：上肢自然下垂，肌肉放松，在肱二头肌最突出部测得的上臂水平围长。

9）上臂最大围（maximum biceps circumference）：握拳、用力屈肘，使肱二头肌最大收缩时，肱二头肌最膨隆部的围长（图58-32）。

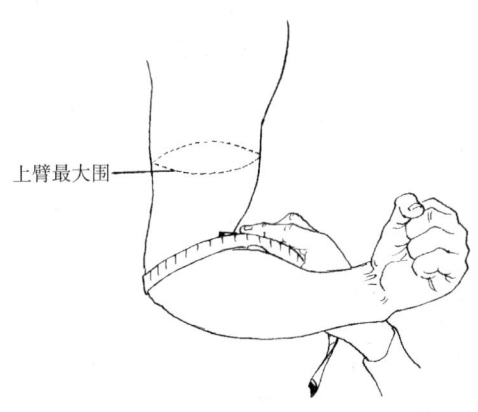

图 58-32　上臂最大围的测量

10）上臂最小围（minimum biceps circumference）：上臂最细处的水平围长。

11）肘最大围（elbow girth flexed）：上臂水平向前伸展，前臂大致垂直上举，手用力握拳，经过肘尖点和肘窝的围长。

12）肘围（elbow circumference）：上肢自然下垂时，经肱骨内上髁和尺骨鹰嘴水平的围长。

13）前臂最大围（maximum forearm circumference）：上肢自然下垂时，在肘关节稍下方，前臂最粗处的水平围长。

14）前臂最小围（minimum forearm circumference）：在桡骨茎突和尺骨茎突的近侧，前臂最细部位的水平围长。

15）腕关节围（wrist circumference）：经尺骨茎突点的前臂水平围长。

上肢围的测量项目见图58-33。

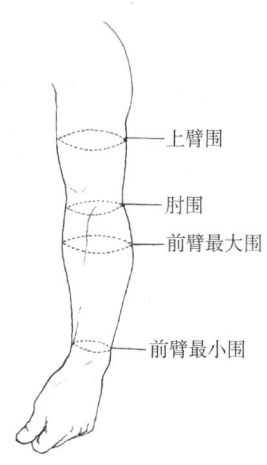

图58-33 上肢围的测量

16）大腿最大围（maximum thigh circumference）：在臀沟下缘部位，大腿部肌肉向内侧最突出处的大腿水平围。

17）大腿中部围（mittlerer umfang des oberscherkels）：在会阴和膝关节之间的中央部位，大腿的水平围长。

18）大腿最小围（minimum thigh circumference）：膝关节上方，大腿最细处的水平围长。

19）膝围（knee girth）：令被测者坐于坐高椅上，膝部弯曲成90°，自髌骨中点开始，经胭窝，再返回起点的围长。

20）小腿最大围（calf circumference）：小腿最膨隆部位的水平围长。

21）小腿最小围（ankle circumference）：在内踝上方，小腿最细处的水平围长。

3. 体部指数

（1）标准指数a＝身体各部任何测量值/身高×100。

（2）标准指数b＝身体各部任何测量值/躯干长×100。

（3）全肢肢段长度指数＝肢段长/全肢长×100。

（4）上下肢长度指数＝上肢全长/下肢全长×100。

（5）长度围度指数＝肢体围度/肢体长度×100，如上臂长围指数＝上臂最大围/上臂长×100。

（6）肢体围度指数＝肢体Ⅰ围度/肢体Ⅱ围度×100。

除上述指数之外，尚有许多其他指数都是采用两种以上的测量值组成，这些指数表示身体各部分的比例和形状特征。

四 医学人体美学评估

（一）面容美

美术家在作画时为了方便，对任何物体都要精确地分面。例如，美术家把经常画的对象头面部的任何部分都看作一个正面、两个侧面的"面的系统"中的一部分。正面、侧面的分界线可人为地定为经颞窝前缘、沿颧骨而下的一条线上（图58-34）

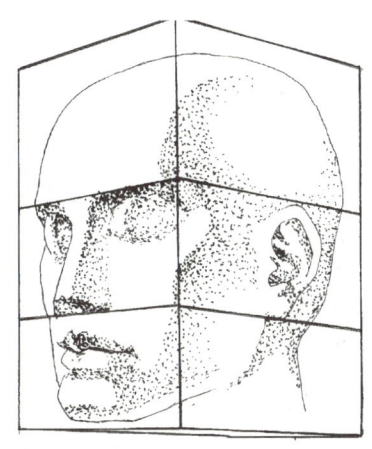

图 58-34 面部正、侧面的分界

1. 面部正面的美学特征

（1）根据波契分类法，将脸形分为十种形态：椭圆形、卵圆形、倒卵圆形、圆形、方形、长方形、菱形、梯形、倒梯形和五角形（图58-35）。

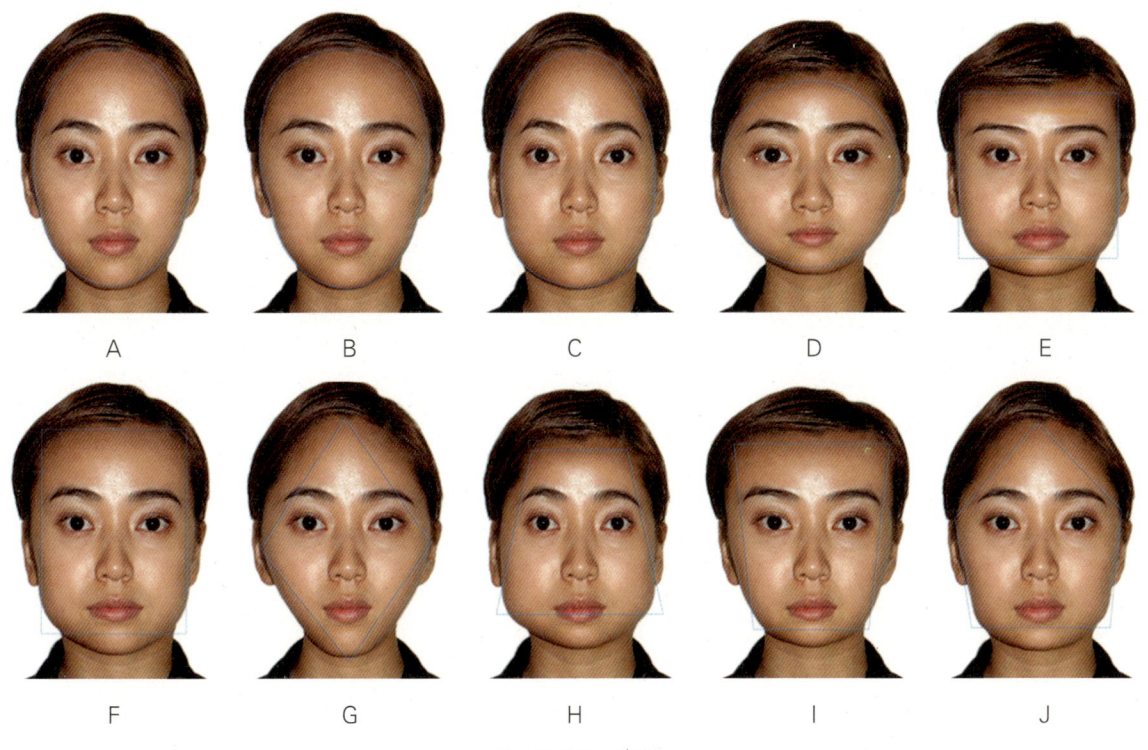

图 58-35 脸形
A. 椭圆形 B. 卵圆形 C. 倒卵圆形 D. 圆形 E. 方形 F. 长方形 G. 菱形 H. 梯形 I. 倒梯形 J. 五角形

1）椭圆形脸：特征是额部比颊部略宽，颏部圆润适中，骨骼结构匀称。总体印象是脸轮廓椭圆、自然柔和，是东方女性理想脸形。此种脸形也最受化妆师的青睐。

2）卵圆形脸：特征是额部较宽、圆钝，颏部较窄、带圆，颧颊饱满，脸轮廓不明显，比例协调，此种脸形的女性不失美感。

3）倒卵圆形脸：特征与卵圆形脸相反，额头稍小，下颌圆钝较大，此脸形显文静、老成。

4）圆形脸：特征是上下颌骨较短，面颊圆而饱满，下颌下缘圆钝，五官较集中。总体印象是长宽比例接近1，轮廓由圆线条组成，给人温顺柔和的感觉，此种脸形青春期或肥胖人多见。常需要瘦脸矫正为椭圆形。

5）方形脸：特征是长度和宽度相近，前额较宽，下颌角方正，面部短阔。总体印象是脸形轮廓线较平直呈四方形，给人以刚强坚毅的感觉。多见于男性。

6）长方形脸：特征是额骨有棱角，上颌骨长，外鼻也长，下颌角方正。总体印象是脸轮廓线长度有余而宽度不足。多见于身高体壮、膀大腰圆的人。

7）菱形脸：特征是面颊清瘦、额线范围小、颧骨突出、下颏尖。上下有收拢趋势，呈枣核形。总体印象是脸的轮廓线中央宽、上下窄，有立体线条感，多见于身体瘦弱者。

8）梯形脸：特征是额部窄、下颌骨宽、颊角窄、两眼距离较近。总体印象是脸轮廓线下宽上窄，显得安静、呆板。常需要截除肥大的下颌角、祛除肥大的咬肌以改善。

9）倒梯形脸：特征是额宽、上颌骨窄、颧骨高、下颏尖、双眼距离较远。总体印象是脸轮廓线上宽下尖，显得机敏，但清高、冷淡。

10）五角形脸：特征是轮廓突出，尤其是下颌骨发育良好、下颌角外展、颏部突出，常见于咬肌发达的男性。注射肉毒素消除肥大的咬肌是比较好的治疗方法。

（2）字形分类法：即用汉字字形形容脸形。元代美术家刘因将人的脸形归纳为八个字："田、由、国、用、目、甲、风、申"。面扁方为田，上削下方为由，方者为国，上方下大为用，倒挂形长是目，上方下削为甲，腮阔为风，上尖下尖为申。实际上字形分类与图形分类有其类似的地方，即：田字形脸扁方而短，类似方形脸；由字形脸上削下方，类似梯形脸；国字形脸方正，类似长方形脸；用字形脸额方，下颌宽扁，类似梯形脸；目字形脸面部稍狭，类似长方形脸；甲字形脸上方下削，类似倒梯形脸；风字形脸额圆，腮及下颌宽大，类似五角形脸；申字形脸上下尖削，类似菱形脸（图58-36）。

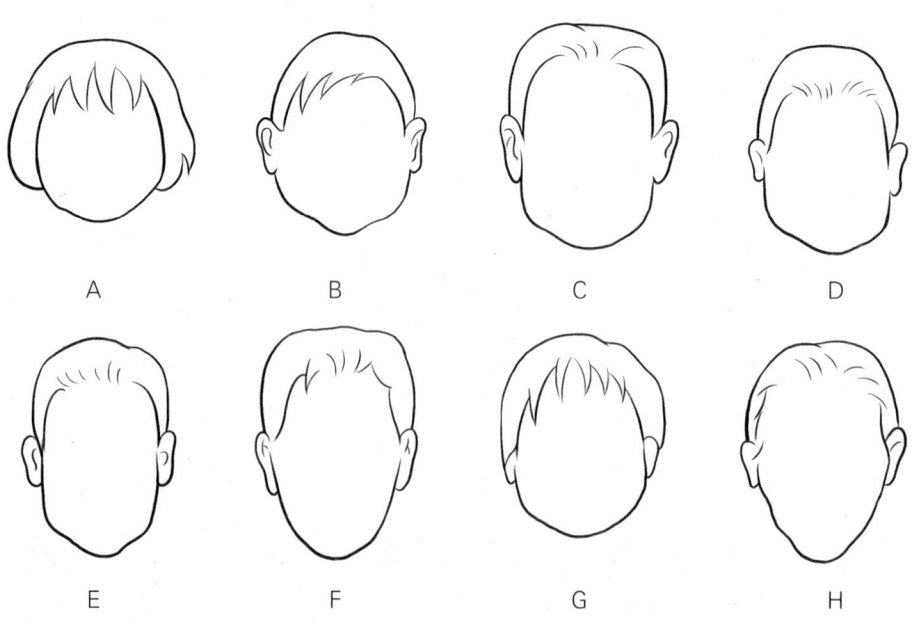

图 58-36 字形与脸形
A. 田字形 B. 由字形 C. 国字形 D. 用字形 E. 目字形 F. 甲字形 G. 风字形 H. 申字形

经上睑缘的水平线，可将头面部（颅顶至颏下缘）分成两等份（图58-37）。经发际、眉间、鼻小柱基底及颏下缘的水平线，可将面高分成三等份（图58-38）。

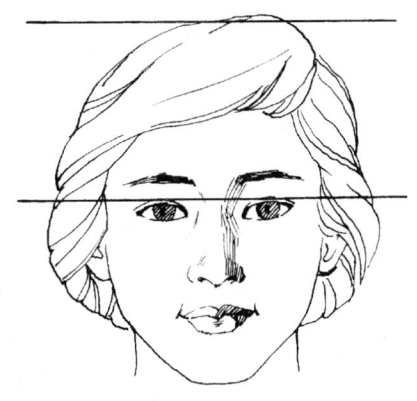

图58-37　将颅顶到颏下缘分成两等份

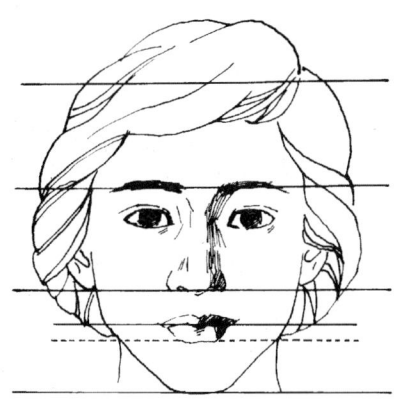

图58-38　从发际到颏下缘的三等份

下唇唇红与皮肤交界位于面部下1/3高度的中点，上唇高（鼻底至上唇下缘）为面部下1/3的高度。睑裂略向上倾斜，外眦较内眦高2~3mm。内眦角间距和左、右睑裂宽度三者相等（图58-39）。鼻宽（鼻翼两侧间距）略大于内眦间距，为面宽的1/4。当直立位并向前凝视时，口角位于虹膜内缘垂线上。口裂宽度为面宽的1/3（图58-40）。

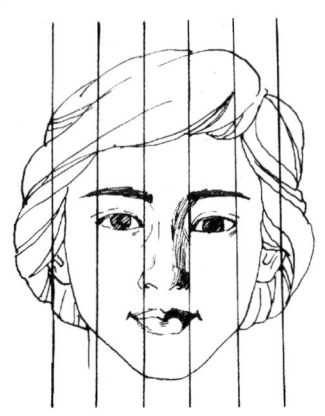

图58-39　内眦角间距和左、右睑裂宽度三者相等

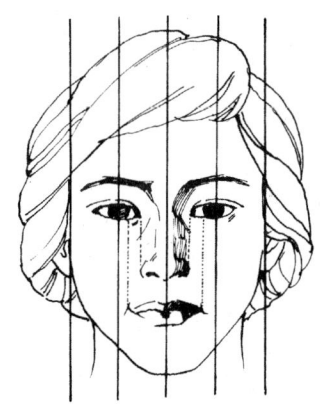

图58-40　鼻宽、口裂宽、面宽三者之间的关系

中线结构和对称特征：人的面部是一个以中线为轴高度对称的结构。中线的一些标志点，包括鼻根点、鼻尖点、鼻下点、上唇点、下唇点、颏下点，组成了中线结构。鼻根点是颜面骨相交结合处在面部体现出来的标志点，相对比较稳定，一般不受面部畸形的影响，因此确定经过鼻根点作眼耳平面的垂线为标准中线。各个中线结构与标准中线的距离为中线结构的偏差。正常人群中线结构偏差平均小于2mm。其中以鼻下点的偏差最小0.8mm±0.05mm，颏下点偏差最大1.66mm±1.00mm。中线结构两侧的双眼、双鼻孔、双耳、两侧面颊等结构基本上完全对称。有时中线两侧结构会有轻微的不对称，但如果相差程度小于6%时，就仍可视为对称，也就是说这种不对称是可以被接受的。

然而对称美并不是绝对的。比如近年来东南亚、我国香港特别行政区和我国台湾地区流行的单侧酒窝成形术就是反例。在另一些国家，一些妇女喜欢在鼻翼的一侧加上鼻饰。在我国也经常可以看到发型的不对称。总之，不对称美也会像其他美学因素一样，对美容外科产生一定的影响。

2. 面部侧面的美学特征

（1）从眶后缘到耳的距离与耳等长，也是头高的1/3（图58-41）。

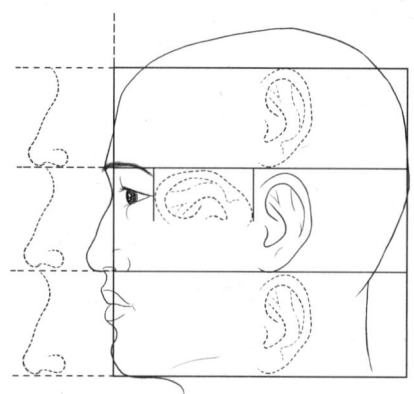

图58-41　侧面耳比例

（2）鼻背与额面平面夹角为25°～30°，鼻背与鼻小柱夹角为85°～90°，鼻小柱与上唇夹角为90°～105°（图58-42）。

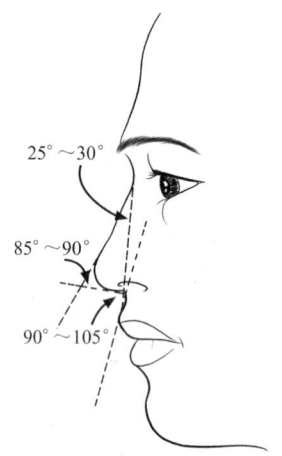

图58-42　鼻部角度的测量

（3）下唇缘位于鼻尖与颏连线上，上唇前缘则略后缩于该连线，或上、下唇均略后缩（图58-43）。

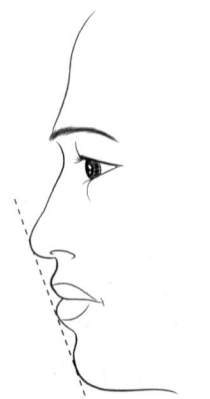

图58-43　鼻尖点、颏下点连线与下唇、上唇的关系

上述面部美学的基本特征是面容美的最基本特征，它们反映的是面部器官之间应具备的比例关系，其前提是面部所有器官的生长发育也应基本符合各器官美学的基本要求。关于这些器官的具体的美学特征在各论中详述。

3. 面部局部美学特征

（1）眉部：眉位于眼的上方，横卧于上睑与额部的交界处，是容貌的重要结构之一。在人的面部五官中，除了灵动的双眸外，最能传神表现人的内心和性格特征的就数双眉了。左右对称、浓淡相宜、粗细适中的双眉，对协调、平衡面部整个结构之间的关系，显示情感个性、烘托容貌美均具有重要作用和意义，故有"面之有眉，犹屋之有宇"的说法。

眉在颜面五官中起着重要的协调作用。眉是眼睛的框架，两者关系好似画框与画面的关系，线条优美的双眉对于顾盼生辉的双眸来说就像绿叶衬于牡丹，衬托得双眸更加明媚迷人。

1）眉的美学观察和分型：眉横卧于眼眶上缘眉脊处，介于上睑与额部之间，稍稍隆起而富于立体性。起自眼眶的内上角，沿眶上缘向外略呈弧形，表面生有硬质短毛称眉毛，左右各一，相互对称。眉毛是美的外表形态的主要标志，其内端称眉头，近于直线状。外端稍细称眉梢。眉头与眉梢之间为眉身（眉腰），略呈弧线状，弧线的最高点称为眉峰。双眉的位置、形态、长短、色泽应相互对称并与颜面各部位协调一致。若以"三停"为准，双眉应位于"上停"与"中停"交界处。

2）眉的美学

①眉头：位于内眦角正上方或略偏内侧，在鼻翼边缘与内眦角连线的延长线上。两头间距约等于一个睑裂长度。

②眉梢：稍倾斜向下，其尾端与眉头应大致在同一水平线上，眉梢的尾端在同侧鼻翼与外眦角连线的延长线上。

③眉峰：位置应在自眉梢起的眉长中、外1/3交界处，或在两眼平视前方时鼻翼外侧与瞳孔外侧缘连线的延长线上，亦是眉毛长度的黄金分割点。

④眉毛的长势与排列：眉毛属硬质短毛，其自然生长规律是一根根短毛，分上、中、下三层交织相互重叠而成。眉头部分较宽，眉头到眉峰斜向外上方生长，眉梢部分基本一致斜向外下方生长，眉腰部分眉毛较密，大体上是上列眉毛斜向下生长，中列眉毛斜向后生长，下列眉毛斜向上生长。如此眉毛的长势和排列，眉头部颜色重于眉梢，而眉峰部分最深，其上下较淡。眉毛中内侧较密而圆，外侧较稀疏。眉毛的内1/3的生长方向一般与眼水平线呈70°～80°，而中外侧呈10°～30°，甚至呈平行生长。种眉毛时想获得理想的眉毛，特别要注意生长方向。

⑤眉毛的密度、色泽：眉毛的密度、长短、粗细、色泽，与种族、性别、年龄等多种因素有关。其密度为每平方厘米50～130根，眉毛密度分为三级：一级为稀少，即眉毛不能完全盖住皮肤；二级为中等，即眉毛几乎完全盖住皮肤，但眉间无毛；三级为浓密，即眉毛完全盖住皮肤，眉间有毛，甚至连成一片。通常两眉之间是平滑无毛的，若眉间毛发把两眉连接起来，称"连心眉"。儿童的眉毛短，细而密，成人的眉毛较长，较密而色黑。男性眉毛较宽而密，女性眉毛则窄而弯曲。眉毛色黑，在老年男性眉毛可增长变白，俗称"寿星眉"，而女性老年人眉毛则易脱落而变稀疏。

3）常见的眉型分类：依眉型的位置、形态变化，有多种分类。国人常见眉型有以下八种（图58-44）。

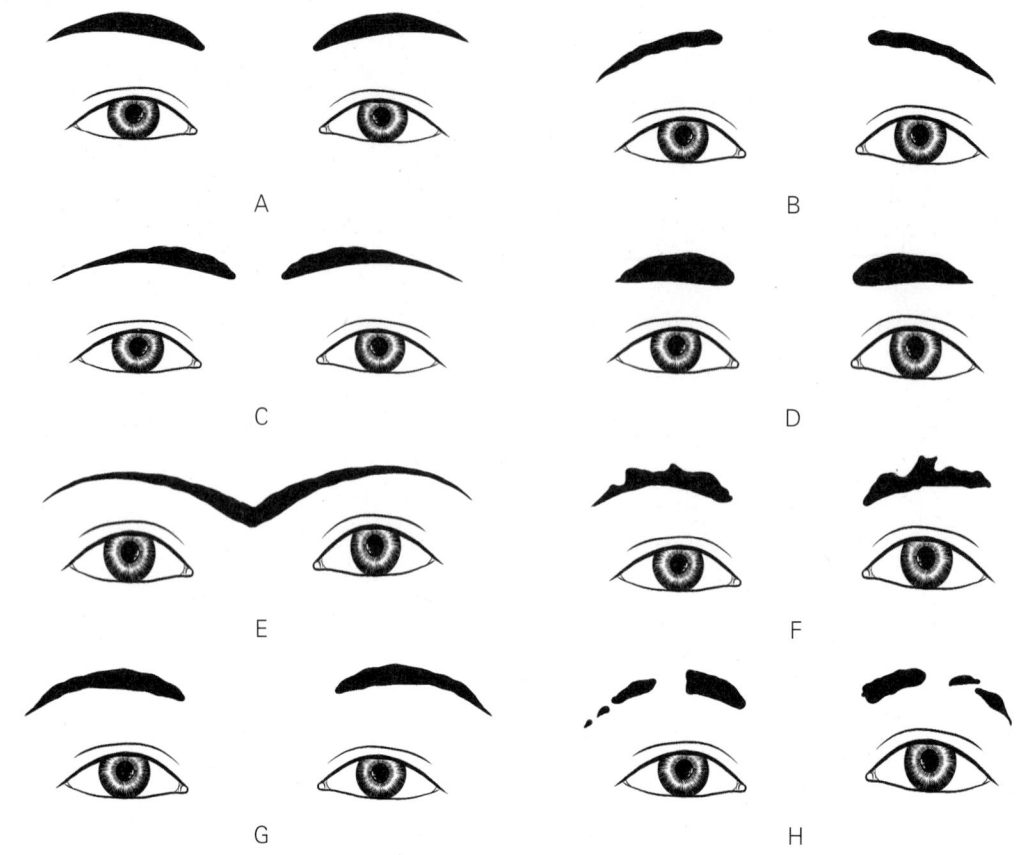

图 58-44 眉型

①标准型：给人以舒展、大方、优美的感觉。
②下斜型（八字形）：眉梢低于眉头，双侧观近似八字，给人留下滑稽、悲伤的印象。
③向心型：两眉头距离过近，超过内眼角位置较多，显得紧张、压抑、过于严肃。
④粗短型：给人以刚毅、强悍印象，但不温柔。
⑤连心型：两眉头连成一体，虽有刚毅之气，但往往易给人造成"凶相"的错觉。
⑥散乱型：眉毛分布散而无序，显得迟钝，精神不振，无俊秀之气。
⑦离心型：两眉头距离过宽，显得五官布局松散而不协调，甚至有"痴呆"的感觉。
⑧残缺型：因眉毛缺乏整体感而有碍美观。

也有将眉型以其形状相似于某物来命名的。常见的有新月型眉、兰叶型眉、剑型眉、柳叶型眉、卧蚕型眉、"朴刀眉"等。

一般认为在具有理想标准眉型基础上，双侧对称并与睑型、眼形协调、眉峰高度适中、眉梢略向外上的柳叶眉，是东方女性眉型美的特征，给人漂亮、秀气、温柔、自然的美感。

（2）眼部：眼睛充满了美学法则，双眼对称；眼裂宽窄、高低，眉眼距离及其与五官、脸形等遵循一定的比例；眼也具有许多曲线，睁眼、闭眼、侧面及正面的眼裂、眼球都有流畅的曲线；眼还具有丰富的色彩美学，黄皮肤、黑睫毛和黄褐色虹膜等色衬托下巩膜以其纯净的瓷白色显得格外高雅、庄重和沉稳。角膜无色透明，晶莹亮丽；虹膜虽深居眼球内，但以其中深黑色的瞳孔使眼球更具有几分神秘感。人们非常重视眼睛和它对人类的行为所产生的巨大影响。眼睛能显示人类最明显、最准确的交际信号。喜、怒、哀、乐等情绪的存在和变化都能从眼睛中显示出来，即"眼睛是传递心灵信息的窗户"。

1）眼的美学标志点及测量项目：如图58-45和图58-46所示。

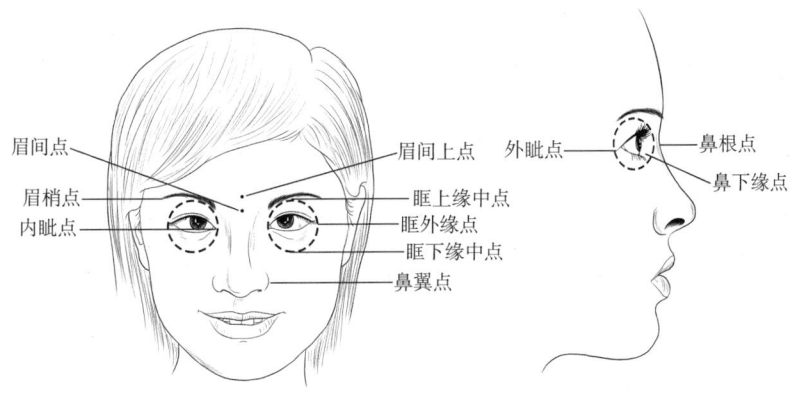

图58-45 眼部的标志点

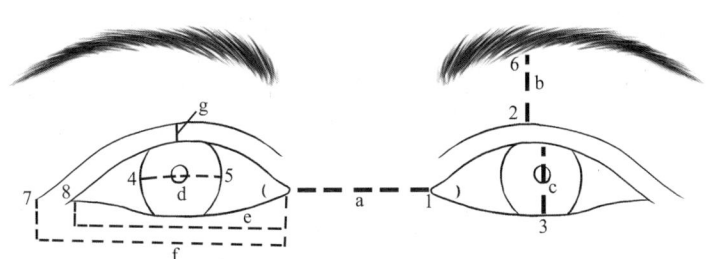

图58-46 眉眼体表标志的测量

2) 具体数值如下：

两眉缘距：平均为20mm。重睑高度b：4～8mm。睑裂高度c：平视时为7～12mm。睑裂宽度e：25～30mm。内眦间距离a：32～29mm。外眦间距离：90～100mm。内眦角（α角）48°～55°。外眦角（β角）60°～70°。内外眦连线与水平线夹角（γ角）10°左右。角膜：椭圆形，横径11mm，纵径10mm。角膜露白率：平均为50%～80%。眼球突出度：12～14mm。眼球运动幅度：向内侧运动，瞳孔内缘达泪小点水平；向外侧运动，角膜外缘位于外眦角水平；向上运动，角膜缘位于内、外眦连线上；向下运动，角膜上缘位于内、外眦连线上。上睑板中部宽度为6～9mm。下睑板中部宽度：5mm。睑板长：29mm。睑板厚：1～2mm。上睑缘与上睑皱襞距离：3～4mm。重睑线宽度：中央线为6～10mm，外侧线为5～8mm，内侧线为4～6mm。睑裂水平长度f：27～38mm。眉瞳高度：15～29mm。眉水平长：42～57mm。上睑睫毛倾斜度：睁眼时为110°～130°；闭眼时为140°～160°。下睑睫毛倾斜度：110°～120°。

(3) 鼻部：鼻位于颜面的中部，无论是从正面看，还是从侧面看，它都占据着十分显著的位置，故自古便有鼻为"颜中王"的说法。鼻是决定面部立体感的第一要素，它对容貌美有举足轻重的审美价值。

希望改善外鼻部外观的求美者，其鼻部往往并没有明显的畸形存在。因此，术前重要的是对外鼻部的美学特点进行客观的分析和认识，明确手术的目的，即如何去体现较美的鼻形特点。了解鼻的整体形态特点和各部位分区的可能变化，很重要。

1) 鼻的测量

①鼻的位置：根据"三停五眼"，理想的鼻根部应位于面部上1/3处，鼻基底应位于面部下1/3处；成人以鼻根为圆心，以鼻根到外眦的线段为半径画圆，其轨迹应经过鼻中柱、鼻翼下侧缘，而儿童此圆弧线应经过口角。对成人来说，这个圆可确定鼻的长度，以及鼻与面形、眼的比例关系。

②鼻长：鼻长为鼻根点到鼻下点之间的直线距离。鼻的长度为颜面长度的1/3，即符合"三停五眼"的比例关系。中国成年男性的标准鼻长约为48.5mm，女性的标准鼻长约为47.3mm。

③鼻根高：鼻根高为鼻根点至两内眦连线的垂直距离，平均为9mm。中国成年男性的标准鼻根高约为12mm，女性的标准鼻根高约为11mm。

④鼻深：鼻深为鼻下点（Sn）至鼻尖点（Prn）之间的投影距离，它可决定鼻尖前伸的程度。鼻深的理想值相当于鼻长的1/3，中国成年男性约为26mm，女性约为23mm。

⑤鼻宽：鼻宽为左、右侧鼻翼点之间的直线距离。理想的鼻宽为鼻高的1/3，中国男性标准鼻宽约为39.6mm，女性标准鼻宽约为36.4mm。

⑥鼻的角度（图58-47）：鼻的角度是利用量鼻器或画线测量方法进行测量得到的。a.鼻额角由眉间点至鼻根点的连线与鼻根点至鼻尖点的连线相交而成，正常为125°~135°。b.鼻面角由眉间点至颏前点的连线与鼻尖至鼻根点的连线相交而构成，正常为36°~40°。c.鼻唇角：鼻唇角由鼻小柱和上唇构成，其正常范围为90°~120°。d.鼻尖角：鼻尖角为鼻小柱与水平面的夹角，其正常范围为17°~18°。e.鼻梁与鼻小柱夹角：鼻梁向下的延长线与鼻小柱向上延长线相交构成，正常为85°~95°。f.鼻颏角：由鼻根点至鼻尖的连线与鼻尖至颏前点的连线相交构成，其正常范围为120°~132°。

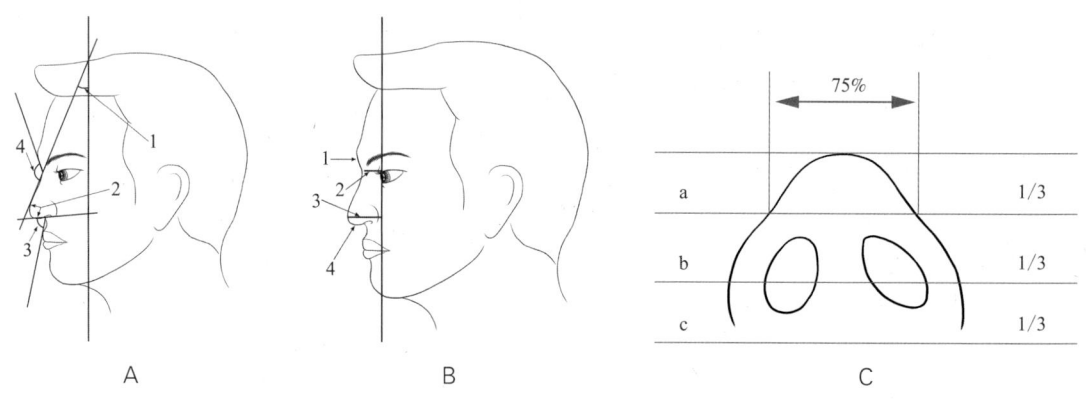

图58-47　鼻的角度和测量点

A图中，1是鼻突（面）角，2是鼻尖角，3是鼻唇角，4是鼻额角　B图中，1是鼻起点，2是鼻根高，3是鼻尖高，4是鼻深　C图中，a是鼻小柱小叶部，b是鼻小柱中央部，c是鼻小柱基底部，小叶部宽度相当于基底部的75%

2）鼻根：鼻根是鼻与额部相连的狭窄部位。鼻根部高度（鼻根高）审美包括实际高度与视觉高度两个概念。中国人鼻根部的高度一般不低于9mm，女性约为11mm，男性为12mm左右。根据高度的不同，可以将鼻根分为以下四个等级：①低鼻梁。鼻根高度在7mm以内。②中高鼻梁。鼻根高度在7~11mm之间。③高鼻梁。鼻根高度在11~13mm之间。④超高鼻。鼻根高度在13mm以上。

3）鼻头：鼻头由鼻尖、鼻翼、鼻孔、鼻小柱共同构成。鼻头部的审美要素有鼻尖表现点、鼻翼沟、鼻唇角、鼻翼与鼻尖的形态搭配。

鼻尖由两侧鼻翼软骨构成，上接鼻背，两侧为鼻翼。鼻尖至鼻翼基底的距离相当于鼻尖高度。一般理想的鼻尖高度相当于鼻长度的1/2，男性约为26mm，女性为23mm左右，低于22mm者为低型鼻。鼻额角为鼻梁线和前额线形成一个三角形，鼻根部的最凹陷点在此三角形的顶点。高鼻梁者此三角形的顶点在两眼内眦连线稍上方，低鼻梁者在此连线下方，多数人在此线水平位上。理想的鼻尖曲率半径为8~12mm，鼻尖有如下几种分类方法。

①鼻尖高度：a.正常型。一般男性鼻尖高度为26mm左右，女性为23mm左右。b.低鼻型。鼻尖低于22mm。c.高鼻型。鼻尖高于26mm。

鼻尖表现点包括鼻尖上点、鼻尖点、鼻尖下点。鼻尖上点从侧面看是鼻翼软骨和侧鼻软骨交叉产生的，这个点是鼻梁的下部边缘又是鼻尖的起点。鼻尖点是鼻尖的转折点，鼻尖下点是鼻尖的最低点。这三个点从视觉上既要轮廓分明，又要曲线流畅，才能达到最佳的审美效果。

②鼻翼高度：鼻翼高度是指从侧面看从鼻下缘到鼻翼沟的最大垂直距离。根据其高度不同可分为三种类型：a.低型。鼻翼高度为鼻高的1/5左右。b.中型。鼻翼高度为鼻高的1/4左右。c.高型。鼻翼高度为鼻高的1/3左右。

鼻翼突度：a.不突出型。鼻翼与鼻梁侧面几乎在同一平面上。b.微突出型。鼻翼与鼻梁侧面介于突出型者和不突出型者之间。c.突出型。鼻翼较肥大，比鼻梁侧面突出很多。

③鼻孔：由鼻小柱和鼻翼构成。鼻孔、鼻小柱和鼻翼共同组成了鼻锥体的基底部。两鼻孔外侧缘之间的距离相当于鼻长度的70%。

鼻孔的形状决定鼻基底部的形态、鼻尖的高度和鼻基底部的宽度。它有重要的形态学特征和美学价值，对选择手术切口有较重要的指导作用。鼻孔有以下几种分类方法。

按鼻孔的形状分为：方圆形者。鼻孔外形呈略方的圆形。三角形者。鼻孔是底边在下的三角形。卵圆形者。鼻孔呈卵圆形。

按鼻孔长轴的夹角分为：Ⅰ型。两鼻孔长轴夹角在70°～90°之间。Ⅱ型。两鼻孔长轴夹角在55°～69°之间。Ⅲ型。两鼻孔长轴夹角在40°～54°之间。Ⅳ型。两鼻孔长轴夹角在0°，鼻孔呈圆形。Ⅴ型。两鼻孔长轴夹角在25°～39°之间。Ⅵ型。两鼻孔长轴夹角在10°～24°之间。Ⅶ型。两鼻孔长轴夹角在－50°～－20°之间，是反向交角。

（4）唇部

1）唇的美学功能和意义：唇是面部器官中活动能力最大的软组织结构，是语言表达的器官和食物摄入的门户，它因为与面部表情肌密切相连，所以具有说话、进食、吐出、吸气、吹气、亲吻和辅助吞咽等功能，并且有高度特化的表情功能。唇在容貌美学中的优势首先是色彩美。因为唇的移行部——红唇皮肤极薄，没有角质层和色素，所以能透出血管中血液的颜色，加之该处血运丰富，表现为唇色红润、敏感而醒目。娇艳柔美的红唇是女性风采的特征之一。

人中，是人类特有的结构。人中指鼻孔下至上唇的部位，即上唇皮肤与唇红交界处。人有个体差异，其长短可不同。上唇皮肤与唇红交界处形成了所谓的"爱神之弓"。

2）唇的美学观察和分型：唇部指上、下唇与口裂周围的面部组织，位于面下1/3。唇的上界为鼻底线，下界达颏唇沟，两侧以唇面沟为界与颊部相邻。唇分上唇、下唇，两唇之间的横行裂称为口裂（俗称口），口裂的两端为口角。唇的美学观察包括唇高度、唇突度、唇厚度、口裂宽度及唇型等。

①上唇的表面结构及形态标志：人类上唇的形态变化大，标志明显，对唇形美影响较大。上唇的表面有人中、唇缘弓、唇珠三个重要结构。

人中和人中嵴：上唇皮肤部表面正中为人中，是人类特有的结构。人中部中央纵行的凹陷为人中凹。人中凹上接鼻小柱，下续唇珠，高度为13～18mm。两侧隆起的边缘为人中嵴，也称人中柱，其下方正是唇峰的最高点。人中嵴两侧为侧唇区，以唇面沟与面颊部毗邻。

唇缘弓：也称唇红线，是唇皮肤部和唇红部交界处呈现的弓形曲线。上唇唇缘弓的曲线起伏弧度变化大，形成了上唇的唇峰（唇弓峰）和唇谷（唇弓凹）。唇谷，位于唇缘弓的中央最低凹处。此谷上续人中凹，下与唇珠相毗邻。唇谷中央凹处形似钝角形，称为中央角，汉族人一般为150°～160°。中央角两边呈弧形曲线，向两侧外上方走行于唇峰内侧部。唇峰，是唇谷两侧的两个高高的凸起部，位于唇缘弓与人中嵴交界处，构成唇缘弓的最高部。唇峰中央最高凸起部形似钝角形，称左、右外侧角，国人一般为210°～240°。两侧唇峰的外侧缘向外延续于口角，内侧缘即为唇珠的两边，两侧唇峰的最高点比唇谷最低点高出3～5mm。

唇珠：上唇唇弓与中央唇谷下前方有一结节状突起，在婴幼儿更为明显，称唇珠。唇珠两侧的红唇欠丰满，而成唇珠旁沟，此沟的存在，衬托得唇珠更显突出，突而欲滴的唇珠，更增添唇形魅力。

②下唇的表面结构形态和标志：下唇形态变化较小，形态结构也较上唇简单。下唇唇缘弓（唇红线）微隆起呈弧形，红唇部较上唇稍厚，突度比上唇稍小，高度比上唇略短，与上唇对应协调。下唇与颏部之间形成一沟，称为唇颏沟，此沟存在与否、过浅或过深对容貌美都有直接影响。

③唇的形态观察：唇的形态特征因种族、年龄、性别等因素而有差异，通常多以唇高度、唇突度（侧面观）、唇厚度、口裂宽度等来衡量唇的形态美学特征。

唇的正面观：当上、下唇轻轻闭拢，正面观看唇形轮廓时可分为三型（图58-48），即方唇、扁平唇、圆唇。

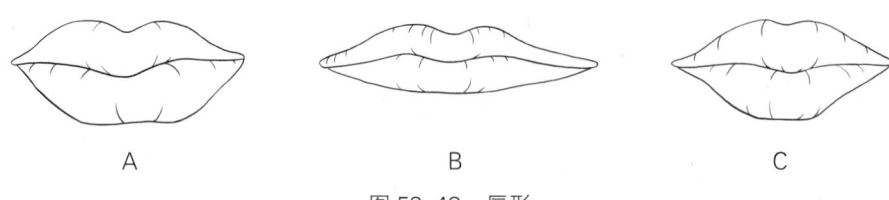

图58-48　唇形
A. 方唇　B. 扁平唇　C. 圆唇

上唇高度：指上唇皮肤的高度（即鼻小柱根部至唇峰的距离），不包括红唇部，我国成年人上唇高度一般为13～20mm。分为三类：a.低上唇。上唇高度不超过12mm。b.中等上唇高度。上唇高度在12～19mm。c.高上唇。上唇高度超过19mm。

唇厚度：指口唇轻闭时，上、下红唇中央部的厚度。分四型：a.薄唇。厚度在4mm以下。b.中厚唇。厚度在5～8mm之间。c.厚唇。厚度在9～12mm。d.厚凸唇。厚度在12mm以上。上、下唇厚度常不一致，因此在测量中常把上、下唇分别记录。黑人厚唇者多，白人薄唇者多，而黄种人居中。国人上唇厚度一般为5～8mm，下唇厚度一般为10～13mm。下唇一般比上唇厚，男性一般比女性厚2～3mm。

唇部侧面观：a.上唇侧面观。指上唇皮肤部从侧面观察的形态，根据此部位前突程度，可分为三种类型：一是突唇型。上唇皮肤部明显前突。其中突出凹型占45.5%；突出直型占24.8%；突出凸型占9.5%。二是笔直型。上唇皮肤部大体呈笔直形态，占19.2%。三是后缩型。上唇皮肤部后缩，占1.0%。b.下唇侧面观。分三种类型：一是凹型。占59%。二是直型。占29%。三是凸型。占12%。

唇的侧面形态并不完全取决于面部骨骼的结构和牙齿的生长状态，可以有明显的种族差别。白人多为直唇型，而黑人多为凸型唇。某些黄种人唇凸很明显，却无突颌和门齿前突征象。凸唇的比例随年龄增长而减少。

口裂宽度：指上、下唇轻闭时，两侧口角间距离，可分为三型。窄小型。宽度在30～35mm之间。中等型。宽度在36～45mm之间。宽大型。宽度在46～55mm之间。理想的口裂宽度（即口角间距）大约相当于两眼平视时两瞳孔连线之间的距离。

唇的分型：唇的形态可依据其高度、厚度、前凸度、口裂宽度等分类，一般常见的唇型大致有以下几种（图58-49，图58-50）：

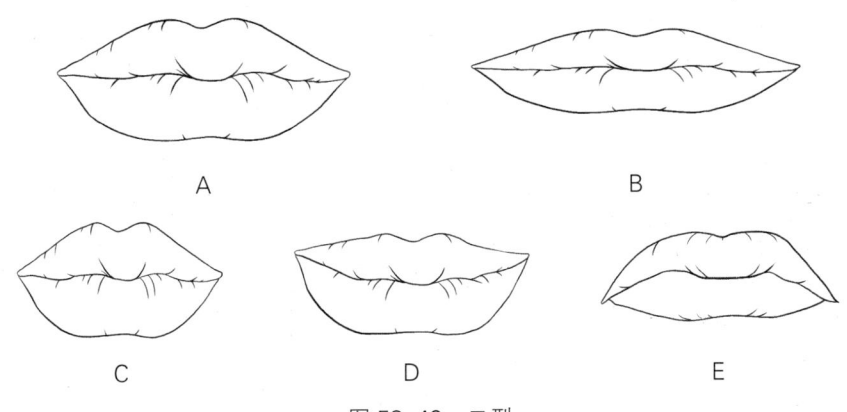

图 58-49　口型
A. 理想型　B. 薄唇型　C. 厚唇型　D. 口角上翘型　E. 口角下垂型

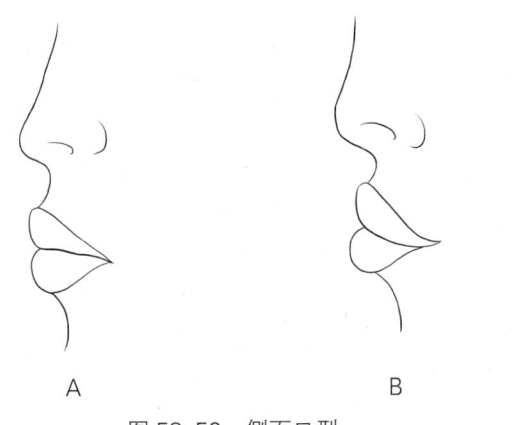

图 58-50　侧面口型

理想唇型：口唇轮廓线清晰，下唇略厚于上唇，大小与鼻、眼、脸形相适宜，唇结节明显；口角微翘；整个口唇有立体雕塑感。

厚唇型：口轮匝肌与疏松结缔组织发达，使上下唇肥厚，上唇的唇峰高，如唇超过一定的厚度，唇即有外翻倾向。

薄唇型：口唇的唇红部单薄。

口角上翘型：由上、下唇的两端会合而形成的口角向上翘，可以产生微笑的感觉。

口角下垂型：由上、下唇会合形成的口裂两端呈弧线向下垂，给人以愁苦、忧郁的感觉。

尖凸型：薄而尖凸的口唇，特征是唇峰高，唇珠小而前凸，唇轮廓线不圆滑，尖凸的口唇往往伴有狭小的鼻子，而影响整个脸形。

瘪上唇：正常情况下，上牙床位于下牙床之前，如上牙床位于下牙床之后时（即俗称的"地包天"），就会形成上唇后退、下唇突出的形态，此种唇型一般都是上唇薄而下唇厚。

（二）体型美

1. 美术方面的理想人体　美术家看重的是人物的线条与比例，在测量比例方面，他们选择了人体最为简单又最为方便的单位——头高。

理想的男性身高是8个头高。此单位的2.13倍就是理想体宽。中心点落在耻骨联合水平。自头顶至乳头等于2个头高，自乳头至臀部下缘等于2.13个头高，自膝关节至足跟等于2个头高，自锁骨至骨盆上缘等于2个头高，脐孔距离头顶3个头高。颈长等于或略长于1/3头高。两乳头相距1个头高。腰部宽度略大于1个头高（图58-51）。

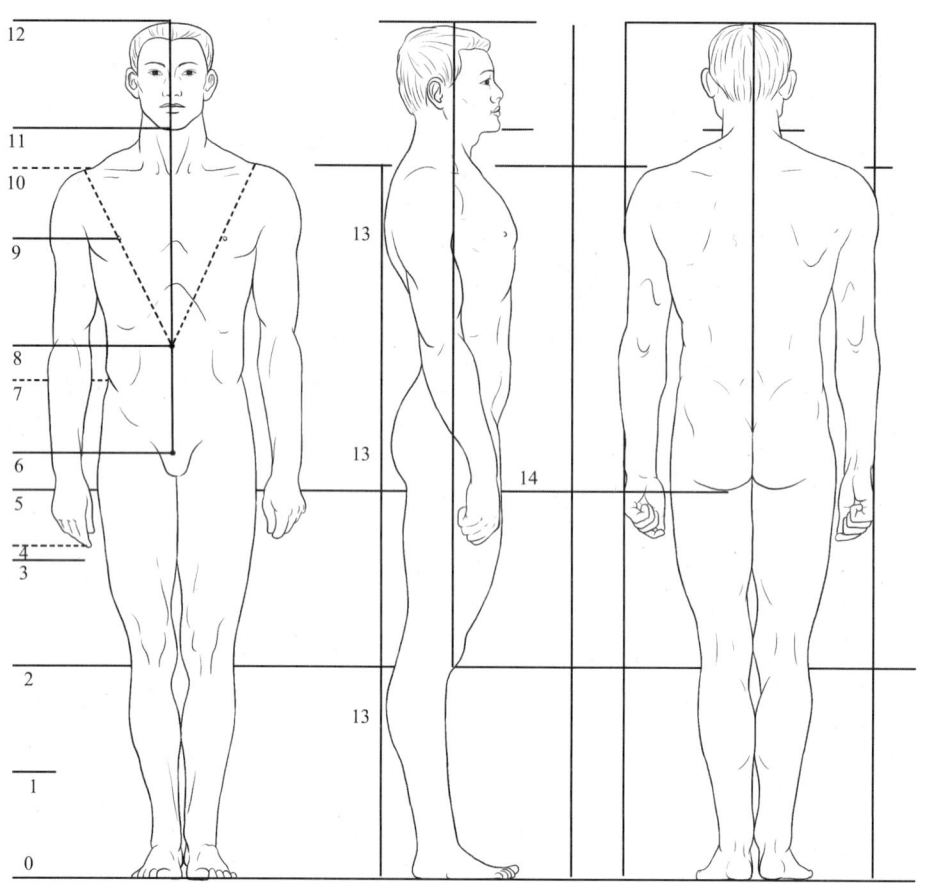

图 58-51 理想的男性身体各部位高度比例

0. 足底 1. 小腿中 2. 膝 3. 大腿中 4. 手指端 5. 臀部 6. 股 7. 腰 8. 脐 9. 乳头 10. 1/3 肩 11. 下颏 12. 头顶 13. 小腿部稍突出于肩、臀 14. 生殖器位于中心线上

女体的比例与男体的比例大致相同，但也有差别，尤其是在宽度方面。女性一般肩宽为1.34个头高。两乳头间距与腰宽相等，约1个头高。臀部最宽处宽约1.58个头高。乳头的位置较男性略低，约在2.16个头高处。腰线在乳头下0.56个头高处，与直立位时肘部高度相同（图58-52）。

2. 黄金分割律与体型美　很久以前，意大利科学家Leonardo就发现了一组有趣的数字，即从1和2开始，每一个是其前面两位数之和的数，就是1、2、3、5、8、13、21……在这组数字中从3开始，每两个相邻数值之比都与1∶1.618之比相近。后来Pacioli用几何方法得到了同样的比值，称之为黄金比例（golden propertion）或黄金分割，并将由这种比例关系作出的矩形和三角形称作黄金图形。

在人体上，这种黄金分割同样得到了体现，比如经脐部所分的人体上、下部之比，小腿与大腿长度之比，前臂与上臂之比，以及由双肩及生殖器所组成的三角形等，都符合这种比例关系（图58-53）。

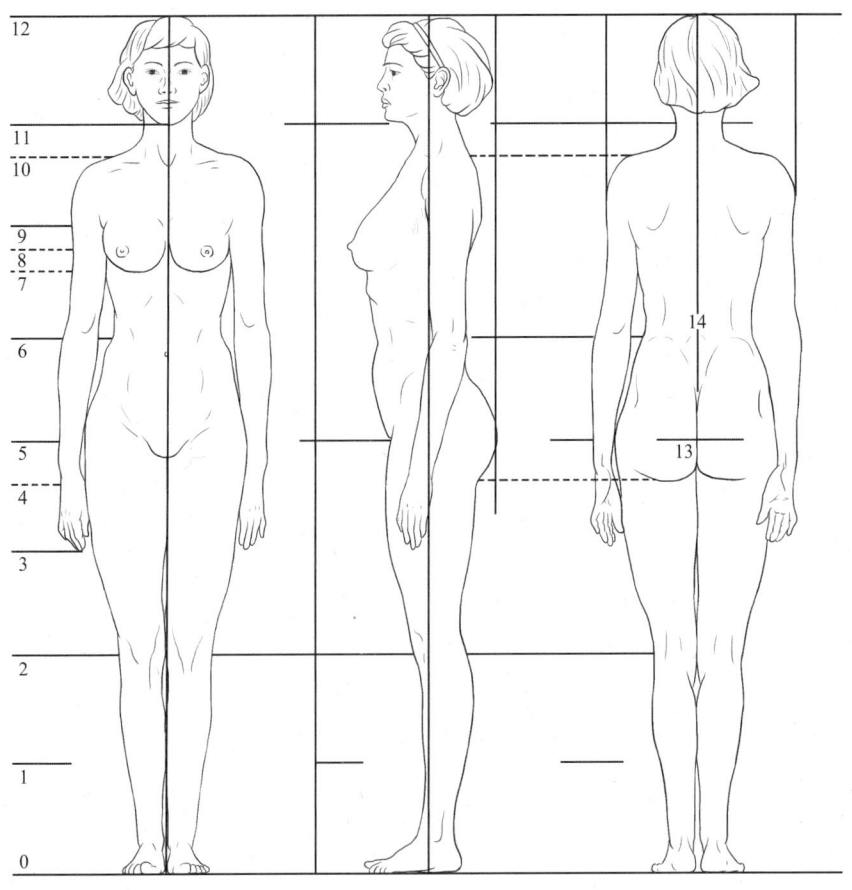

图 58-52 理想的女性身体各部位高度比例

0. 足底 1. 小腿中 2. 膝 3. 手指端 4. 腕 5. 中心点 6. 肘、腰 7. 乳房下 8. 乳房中 9. 乳房上 10. 肩 11. 下颏 12. 头顶 13. 臀宽等于 1.12 个头高 14. 腰宽等于头

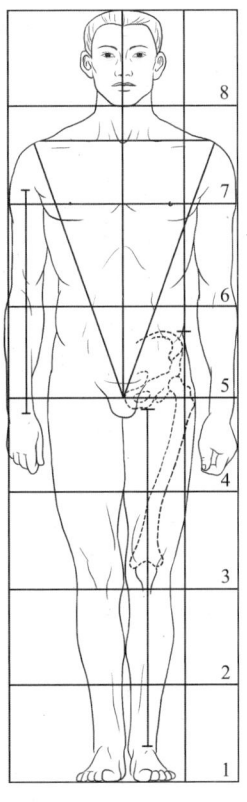

图 58-53 黄金分割示意图

3. 匀称与体型美　体型匀称是人体体型美的基本特征。它是指站立时头、颈、躯干和足的纵轴在同一垂线上；肩稍宽，腰椎、骨盆、长骨发育良好，头、躯干、四肢比例和头颈胸联结适度。

判定一个人的体型是否匀称有许多方法，其中以身高与体重的比例关系，以及四种与体型相关的指数最为常用。

匀称的体型意味着身高与体重之间存在一个理想的比例关系。这种比例关系用黄金比例表示，即体重(kg)＝身高(cm)×(1－0.618)，其他亦有体重(kg)＝身高(cm)－105±10，以及根据南、北方人不同而设立的理想体重。南方(长江以南)：体重(kg)＝[身高(cm)－150]×0.6＋48；北方(长江以北)：体重(kg)＝[身高(cm)－150]×0.6＋50。

但不管使用哪种公式，当实际体重超出计算出的体重10kg时即算肥胖；体重超过标准体重10～20kg为轻度肥胖；体重超过标准体重20～30kg为中度肥胖；体重超重30kg以上为重度肥胖。

体型是否匀称可通过下列四种指数进行推断：①皮-弗（Pignet-Vervaeck）氏指数。皮-弗氏指数＝体重(kg)＋胸围(cm)/身高(cm)×100。②罗(Rohrer)氏指数。罗氏指数＝体重(g)/[身高(cm)×身高(cm)×身高(cm)]×100。③达(Davenport)氏指数。达氏指数＝体重(g)/[身高(cm)×身高(cm)]×10。④皮(Pihnet)氏指数。皮氏指数＝身高(cm)－[胸围(cm)＋体重(kg)]。

根据上述指数，可将体型分为以下几类（表58-7）。

表58-7　指数体型分类表

指数	性别	瘦长型	中间型	短胖型
皮-弗氏指数	男	≤81.9	82.0～94.2	≥94.3
	女	≤81.4	81.5～94.7	≥94.8
罗氏指数	男	≤1.28	1.29～1.49	≥1.50
	女	≤1.29	1.30～1.50	≥1.51
达氏指数	男、女	≤20	21～25	≥26
皮氏指数	男、女	≤50	51～55	≥56

（齐向东　秦建增　钟世镇　张晨　高景恒）

第二节　整形外科数字技术

一　数字医学概述

数字医学的"数字"是指数字化技术，指计算机科学、信息技术已经发展到了数字化的水平和阶段；"医学"是指计算机科学、信息技术、数字化深入渗透应用的具体医学领域，是经过数字化时代的革命性变化、以数字技术武装与再造的新医学科学和新医疗技术。

近年来，数字技术在整形外科中得到广泛应用，促进了整形外科的定量化和精确化，提高了临床效果。主要有以下几个方面：①数字化图像的获取与测量分析；②容貌美的定量评价；③手术设计与模拟；④有限元分析；⑤手术导航与虚拟手术；⑥计算机辅助个性化假体制造。

二 整形外科数字技术

(一) 数字化医学人体测量与美学评估

1. 基于数码照片的测量与评估

(1) 数码照片的拍摄与数据转换：采用数码照片进行测量分析，首先需要拍摄标准体位的数码照片，同时，为了在分析结果中数据显示为实际数值（mm），需要将数码相机的"像素距离转换为实际物理尺寸（mm）"。

要获得较小变形的标准照片，需要控制两方面的影响因素：一是选择适合拍摄人像的数码相机和镜头，二是保证标准体位。数码相机建议选择全画幅单反相机，例如尼康D3X相机，镜头选择AF 85/1.4D IF，拍摄时85mm焦距，1/5.6光圈，拍摄头面部时物距选择1.5m，这样获得的照片变形较小。

标准体位为后续测量确定坐标系，头面部测量需要的标准体位照片包括正面照片和90°侧面照片，具体要求如下：①头部正面照片。拍摄前在被拍摄者额头平坦处贴数据转换贴，头部保持法兰克福平面与水平面平行，正中矢状面和法兰克福平面交线与镜头轴线重叠，被拍摄者自然注视镜头上缘。②头部侧面照片。拍摄前在被拍摄者对耳屏前平坦处贴数据转换贴，并保持法兰克福平面与水平面平行，过对耳屏点的冠状面和法兰克福平面交线与镜头轴线重叠，被拍摄者自然平视前方。

(2) 基于数码照片的容貌测量与评估：基于数码照片的容貌测量与评估，其测量点选择依据传统人体测量点，分析项目也基本是按照传统人体美学的分析项目，并根据最近的研究发展，及时补充了部分分析项目和评价标准。

进行容貌美学定量分析（图58-54），首先要按照标准拍照要求，拍摄测量对象的正面和左、右90°侧面照片共三张。在Angel定量分析软件系统向导提示下标注部分测量点（全面部美学分析测量点85个），系统自动进行距离、角度、弧度、比例关系等测量项目进行测量和计算，得到系列测量结果，并对测量结果按照不同民族、性别、年龄进行美学评价（全面部美学分析评价项目共86项），得到美学分析报告（图58-55），包括各项测量结果数值、美学评价结果等内容，大大提高了测量分析的时间和精确度。

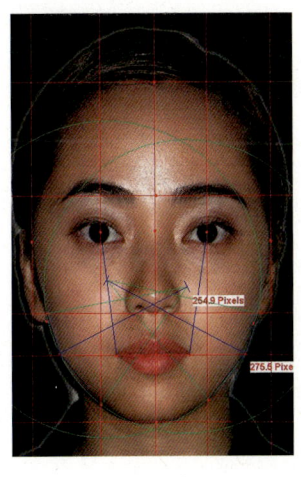 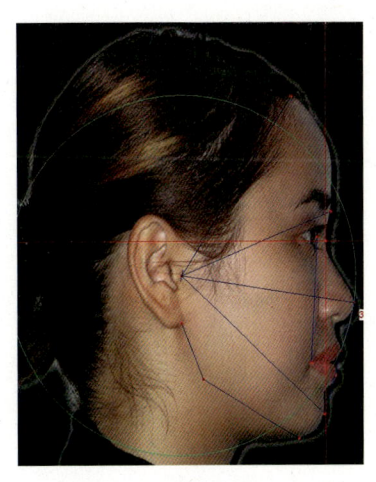

A   B

图 58-54 计算机辅助测量分析

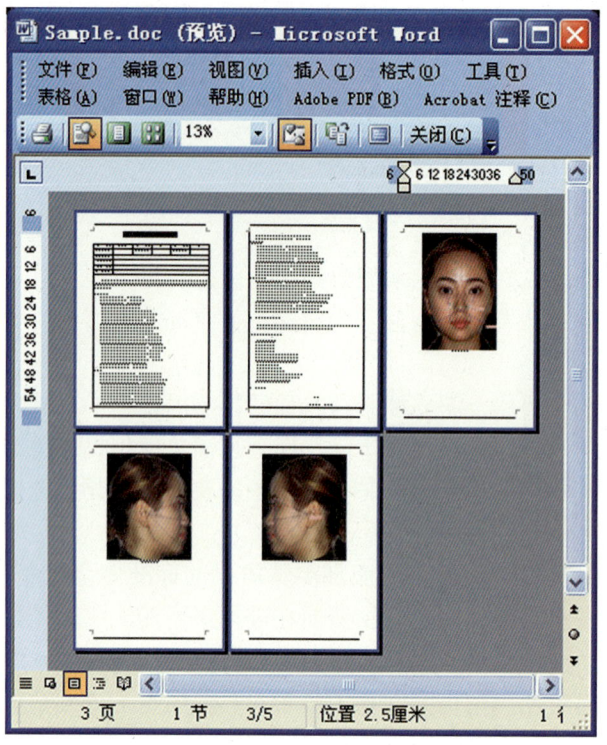

图 58-55　计算机辅助测量分析报告

（3）皮肤色斑的测量与评估：激光进入医学领域是近15年来的一个可喜的进步，由于分波段高选择性的特点，激光在精确、完美的医疗任务中担任了重要角色。对于整形外科以前难以治疗的色素性疾病（如太田痣、蒙古斑等）的根治，以及血管瘤的辅助治疗、外伤后色素沉着性疾病的治疗效果都是非常令医师和患者满意的。

怎样评价色素性疾病的严重程度、面积的大小，以及治疗效果，有过很多的探索，包括采用分光光度计等方法，但都存在使用不方便、测量不准确等问题，随着数码照相技术和计算机自动分析技术的发展，借助计算机颜色分析技术，可以快速实现皮肤色素的自动分析评价。

拍摄患者治疗前、治疗中和治疗后的数码照片，利用 Angel 软件系统提供的向导工具，可手动或自动识别病变区域，自动分析病变区域与正常皮肤颜色的差别，并形成诊断报告或疗效评价报告（图58-56，图58-57），包括病变区域颜色值、区域面积、与正常皮肤颜色的差值等内容。

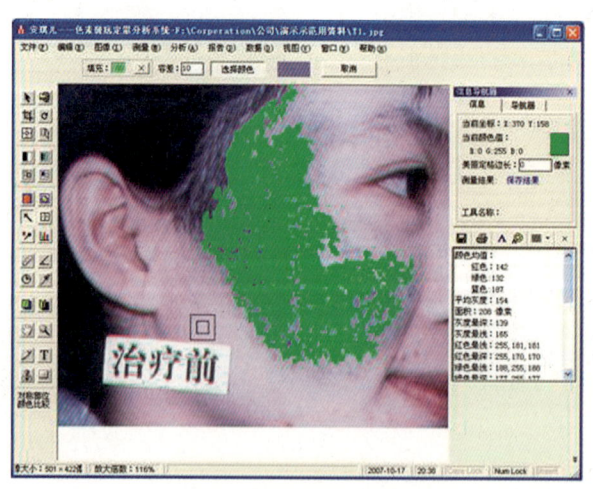

图 58-56　色斑分析

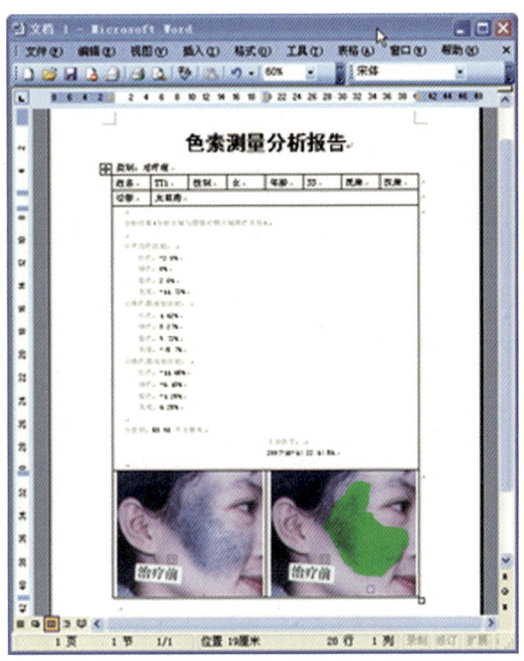

图 58-57　分析报告

用色素区域的颜色值与周围正常皮肤颜色值的差值作为疗效和收费标准，解决了由于光线差异造成的标准不统一的问题，可以作为皮肤色素斑痣的诊断、疗效评价和收费标准确定的科学参考。

2. 基于三维图像的测量与评估

（1）三维图像的获取：整形外科需要的人体三维图像的获取可以通过以下两种途径获得：

1）三维扫描（三维照相）：利用激光三维扫描仪、可见光三维扫描仪等设备，可以获取求美者的三维软组织轮廓图像。

早期的激光三维扫描设备，需要将受试者的头部固定在背景台的颈托上，在固定的距离处，用激光三维扫描仪采集受试者正侧面共三幅图像，并输入计算机（图58-58）。

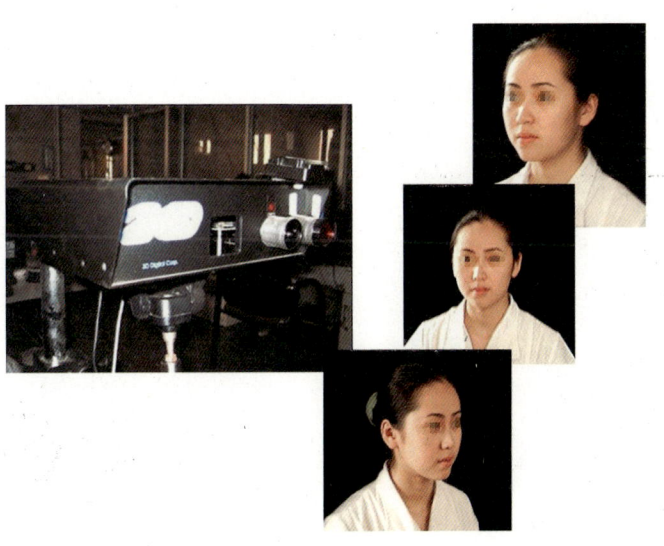

图 58-58　软组织激光三维扫描

通过专用软件，例如GeoMagic等，进行图像拼合，经过套锁、减噪、建面、拼接、融合、打磨等步骤，合成一个完整的面部三维图像，如图58-59所示。

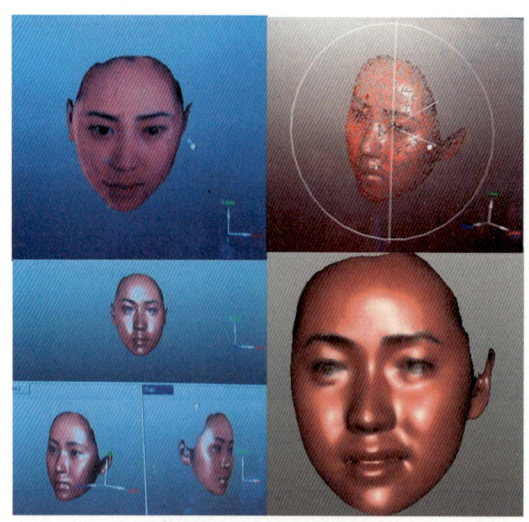

图 58-59　三维软组织图像

近年来，出现了可见光三维扫描系统，操作更加便捷，速度更快，精度更高，例如加拿大生产的GoScan设备，可以手持扫描，被扫描对象无须固定，扫描三维图像自动拼接，大大提高了三维图像获取的速度（图58-60）。

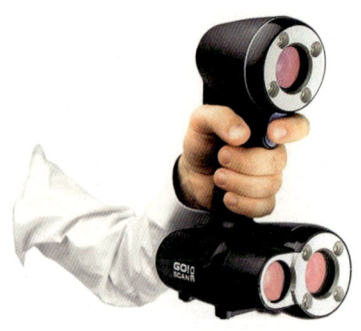

图 58-60　手持式三维扫描仪

2）基于医学图像的三维重建：基于CT、MRI等设备获得的DICOM医学图像资料，可以通过第三方的软件系统，如MIMICS、AMIRA等，将二维图像重建为三维图像（图58-61）。

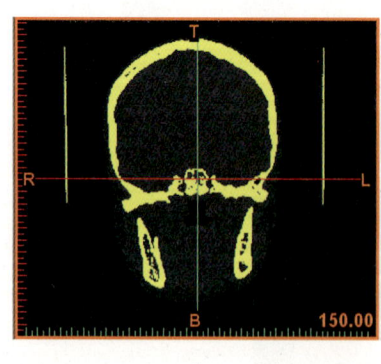

A

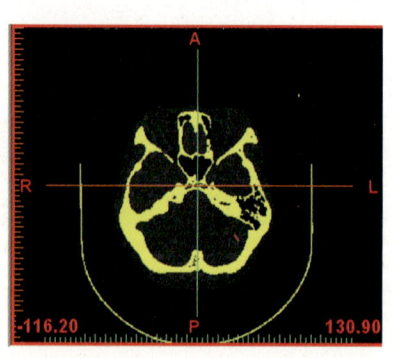

B

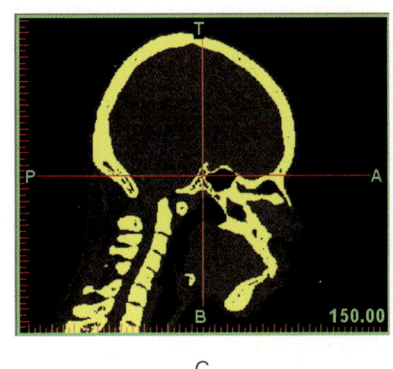 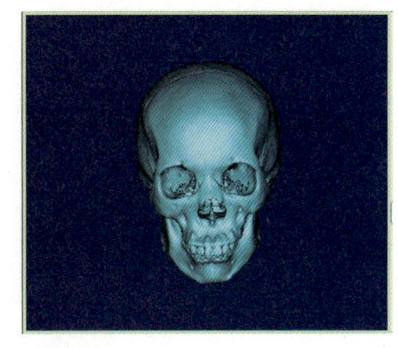

C　　　　　　　　　　　　　　　　　D

图 58-61　基于 CT 图像的三维重建

基于CT、MRI等医学图像的三维重建模型，特别适合骨组织的重建，软组织由于在检查时体位改变，部分软组织轮廓变形，对整形美容专科要求精度很高的领域，软组织的重建模型常不能满足要求。

（2）三维测量坐标体系构建：三维测量与二维测量不同之处在于，二维测量基于数码照片，在拍摄照片时就固定了坐标系（见"标准拍摄要求"），三维图像在获取时，并不需要固定被拍摄者，但在获得三维图像后，进行测量分析前，必须建立合适的三维坐标系，才能进行后续的测量和评价。

对于头部三维图像的三维坐标系统，目前尚没有统一标准。秦建增、齐向东等探索建立了适合整形外科应用的头部三维坐标系统。为尽可能和传统人体测量规范接轨，三维图像坐标系统采用法兰克福平面作为XZ轴平面（水平面），正中矢状面为YZ轴平面（矢状面），经过耳屏点（外耳门上缘点）的平面作为XY平面（冠状面），如图58-62所示。

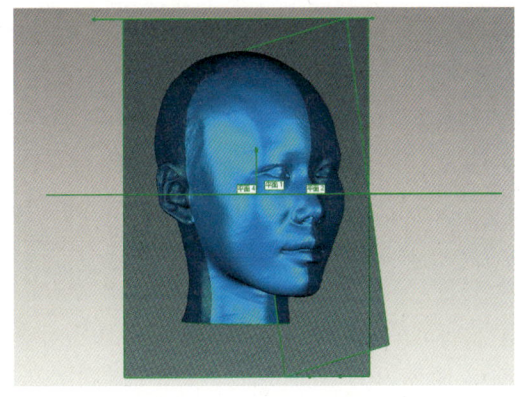

图 58-62　头面部测量三维坐标系

在整形外科领域，为了方便对不同部位测量和评价，可以将XY平面进行平移，例如在进行鼻部的美学评价时，可以将XY平面移动到经过鼻眶窝最低点的平面（图58-63）。

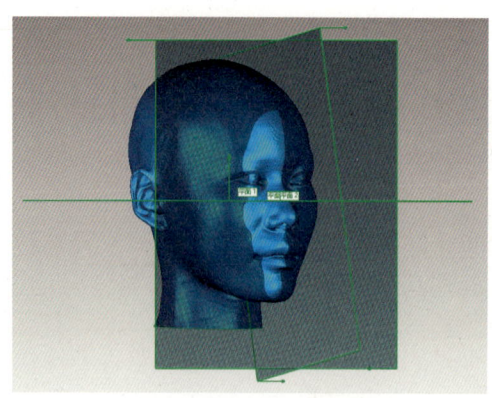

图 58-63　头面部测量三维坐标系统 XY 平面平移

对于骨组织的三维坐标系统和软组织坐标系统相同，如图 58-64 所示。

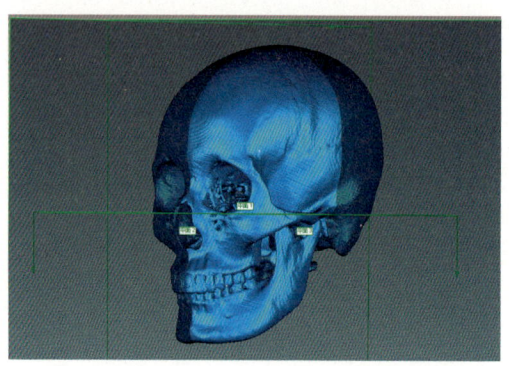

图 58-64　头面部测量骨组织三维坐标系统

（3）容貌三维测量与评估

1）三维测量项目：数字化人体三维模型的建立，极大地丰富了人体测量学的测量范围，克服了二维测量的许多局限性，并且测量结果更加精准。目前在医学人体美学测量领域，基于人体三维数字模型的测量项目，除包涵传统的人体美学测量的全部内容外，还包括以下三维测量特有的测量项目：①极点（最低点、最高点等）。某一区域最高点或最低点，如鼻眶窝最低点、鼻根最低点、颧骨最高点等。②体积（容积）。某一区域范围内的三维体积，如乳房体积、鼻头体积等。③三维空间距离、角度、弧度。指三维空间内的距离、角度和弧度，在二维数码照片上无法测量的项目，如鼻尖点至 XY 平面的距离、鼻梁与 XY 平面的夹角、颧骨的弧度等。④曲面形状。三维模型局部曲面的形状特征，如鼻头的曲面特征可以用于评价鼻头类型。⑤曲线长度。在曲面上某一曲线的长度。

2）三维测量与评估：目前，正常人体三维测量数据库系统尚未建立，是体质人类学人体测量领域亟待完成的基础性工作。对于三维美学评价，更是缺乏统一的标准。齐向东带领的科研团队自 2005 年开始进行人体的三维数据库方面的基础性研究工作，并探索建立了部分三维美学评价标准，包括鼻眶窝的美学评价、鼻根点的三维美学评价、颧骨的三维美学评价和容貌随时间变化的三维评价等（图 58-65～图 58-68）。

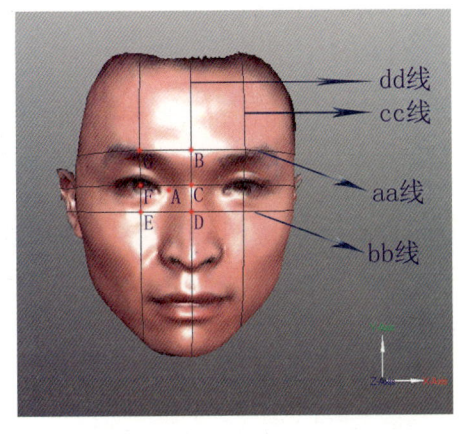 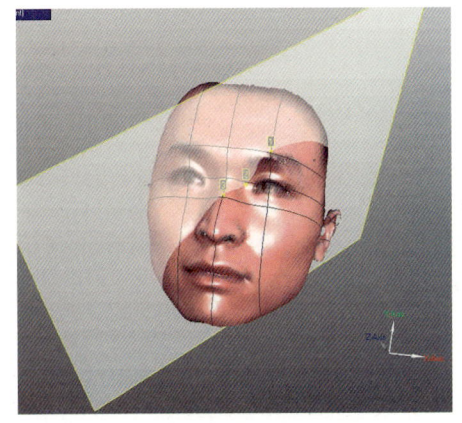

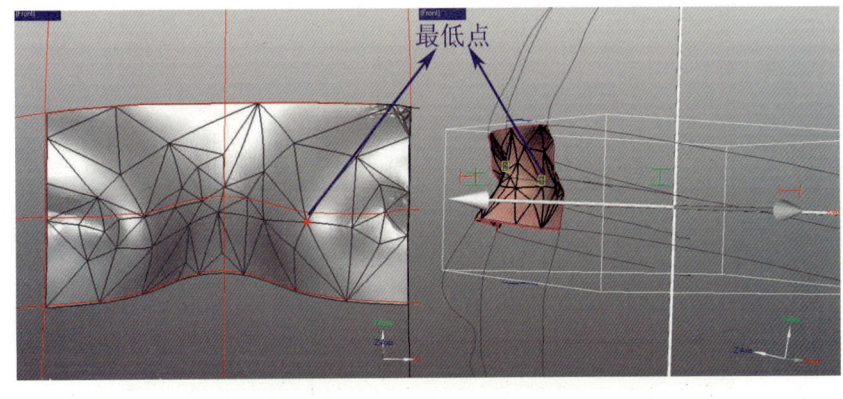

图 58-65　鼻眶窝的测量与美学评价

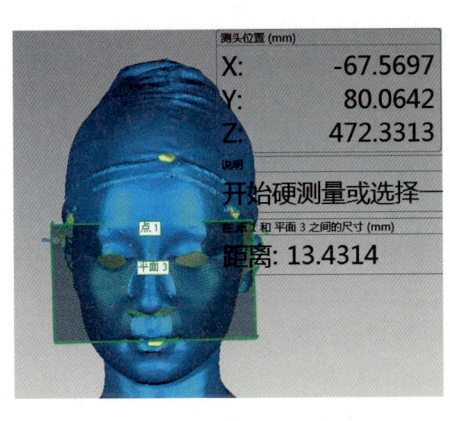 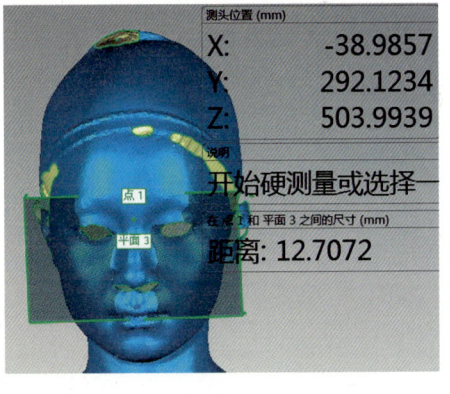

图 58-66　鼻根点的测量与美学评价

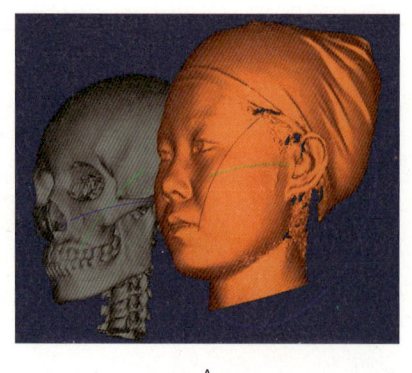 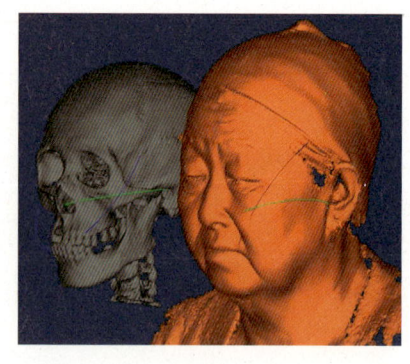

图 58-67　颧骨的测量与美学评价

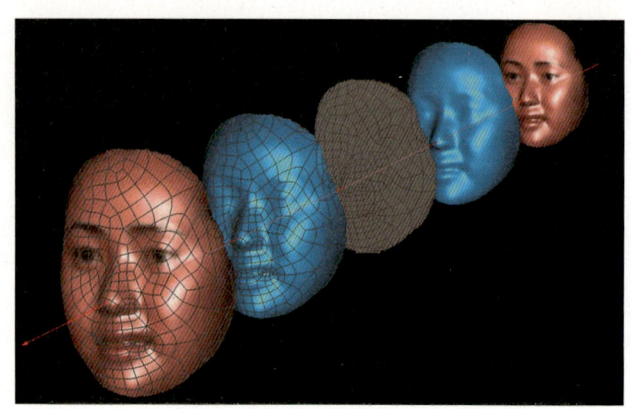

图 58-68　容貌年龄变化三维评估

（二）计算机辅助手术设计与虚拟手术

获取求美者本人的三维图像数据后，即可在计算机系统完成手术的三维设计。通过对三维模型的测量分析、不同手术方案的模拟和虚拟手术操作，可实现手术方案的优选，并且可以通过手术设计和虚拟手术操作，获得手术操作的相关精准数据，指导临床实际手术操作，提高手术的精准程度，降低手术费用，提高手术疗效（图58-69，图58-70）。

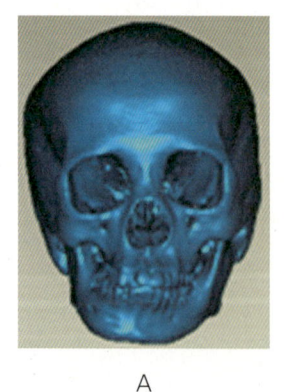 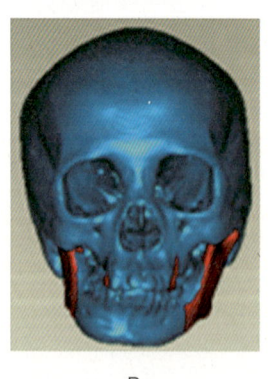 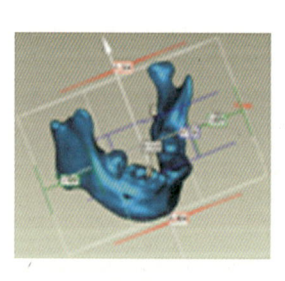 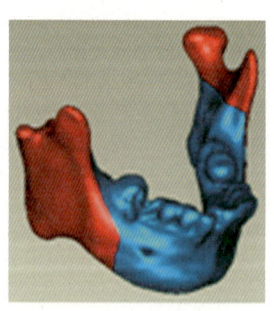

图 58-69　上下颌畸形校正手术设计与模拟
A. 下颌偏斜＋咬合不良　B. 设计手术　C. 下颌测量设计　D. 矢状纵劈方案

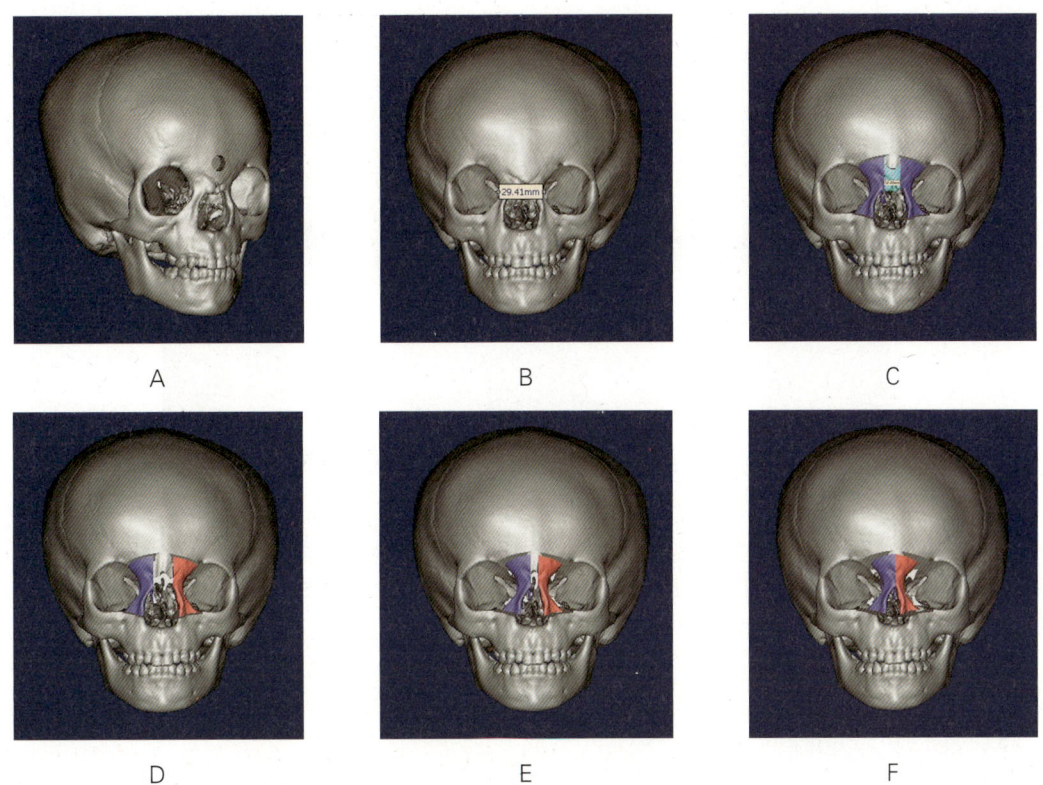

图 58-70　眶距增宽截骨手术模拟
A. 测量　B. 打空　C. 确定截骨量　D. 截骨　E. 搬移　F. 完成

利用具有力反馈装置的专用设备，还可完成术前的虚拟手术操作，如使用FreeForm系统，进行虚拟手术操作，包括切割、转移、拼接等操作（图58-71）。

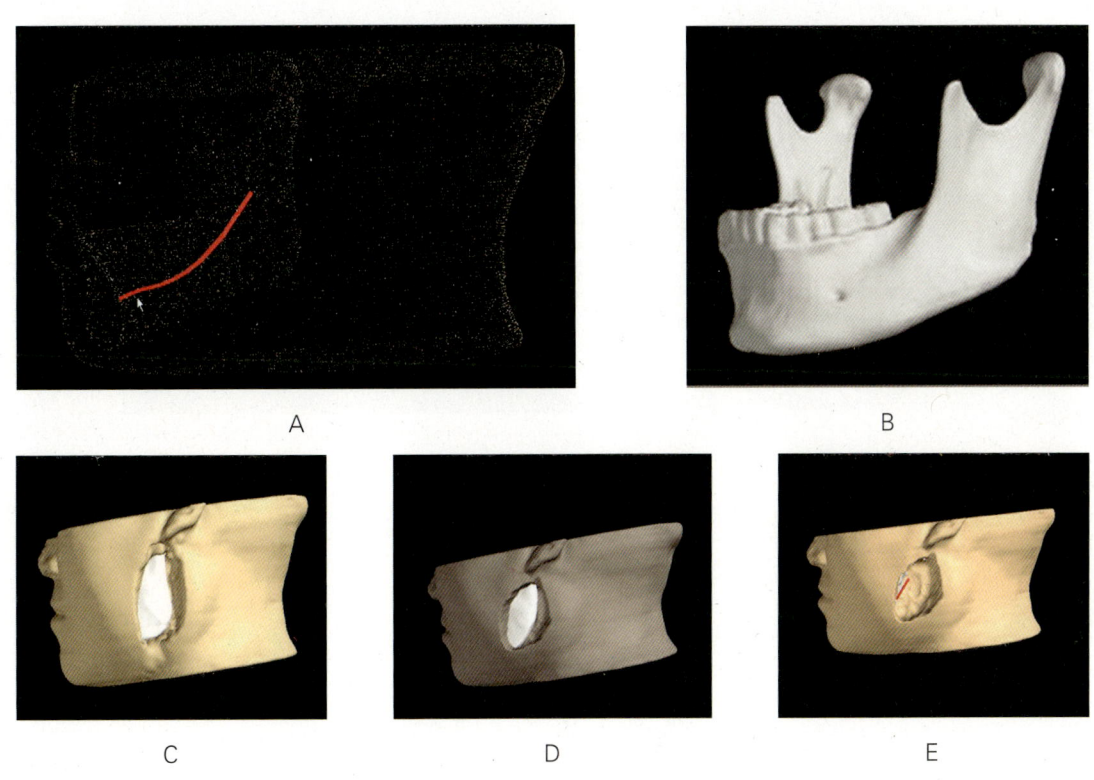

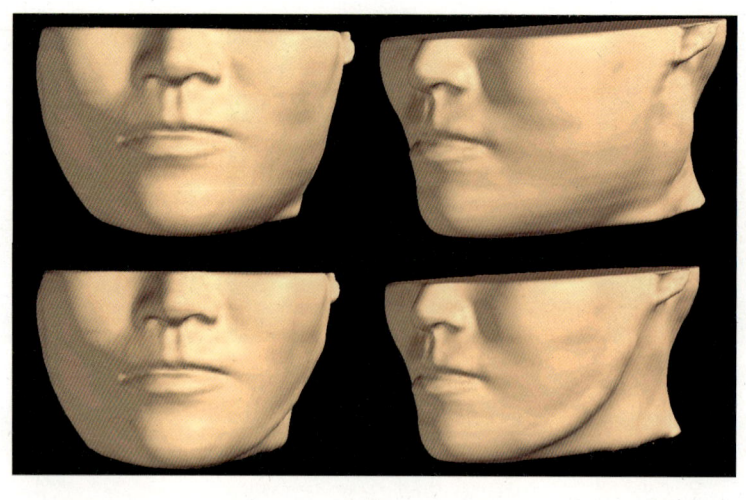

F

图 58-71 下颌骨截骨虚拟手术

A. 颅面、下颌骨以及下齿槽血管的三维模型　B. 单纯显示下颌骨模型　C. FreeForm 暴露下颌骨　D. 下颌骨截骨　E. 显示损伤血管　F. 截骨前后的面部轮廓

(三) 计算机辅助制造

计算机辅助制造，包括3D打印技术，是近年发展非常迅猛的领域之一。计算机辅助制造技术在整形外科领域，主要是通过三维重建，可以术前打印三维模型，用于手术设计和实际模拟，优化手术方案。也可以通过三维设计，实现个性化假体制作（图58-72，图58-73）。

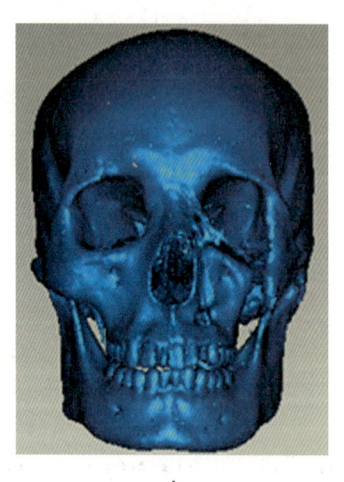
A

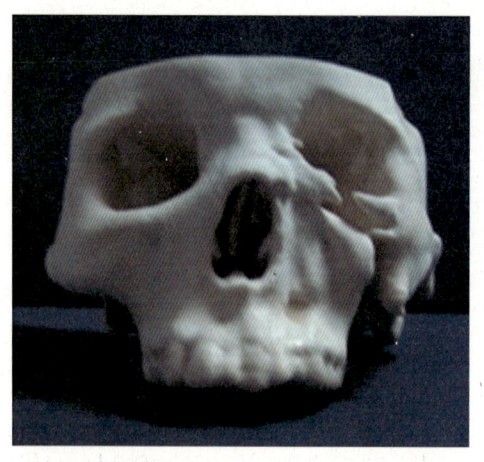
B

图 58-72 模型打印

A. 三维虚拟模型　B. 快速成形实物模型

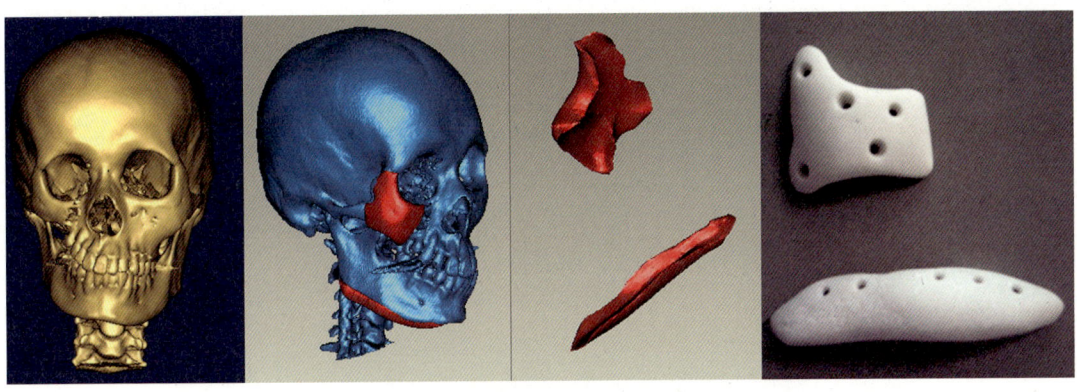

图 58-73　计算机辅助设计个性化修复块

（四）有限元方法

有限元分析法是一种从工程数学分析发展起来的求解连续介质力学问题的数值分析方法，它与电子计算机技术结合，能够有效地对结构性能较为复杂的物体进行应力分析。其原理是将连续的弹性体分割成有限个力学单元，以其结合体来代替原弹性体，并逐个研究多个单元的性质，从而获得整个弹性体的性质。这一方法的数学理论基础由 Afgris 于 1954 年提出。1956 年，Turner 等首次将有限元法应用于航空航天工业并获得成功。随后，Clough 等于 1960 年明确提出有限元方法（finite element method，FEM）的概念。在生物医学方面，Brekelmans 和 Rybicki 在 1972 年第一次将有限元方法应用于骨科生物力学的研究，20 世纪 90 年代后 FEM 才成为了解脊柱力学变化非常有用的工具，模拟和分析的结果才变得更有价值。近年来它发展非常迅速，尤其随着计算机和软件技术的突飞猛进式发展，在整形外科生物力学研究中将具有广阔的发展前景。

Paloc C. 将在线给活体软组织建的模，应用到整形外科手术中。解放军总医院张彤等直接将 CT 断层图像转化为 ".bmp" 格式数据，在 Ansys 中利用轮廓线矢量图通过映射等操作建立了上颌骨复合体的三维有限元模型（图 58-74～图 58-76），该模型由 2062 个单元和 4595 个节点组成。何黎民建立了包括皮肤、颅骨和颅内容物在内的中国人头颅三维有限元模型，并利用头颅冲击尸体实验参数对模型有效性进行了验证。齐向东建立了下颌骨有限元模型，分析了下颌角截骨术后复发的动力学原因。

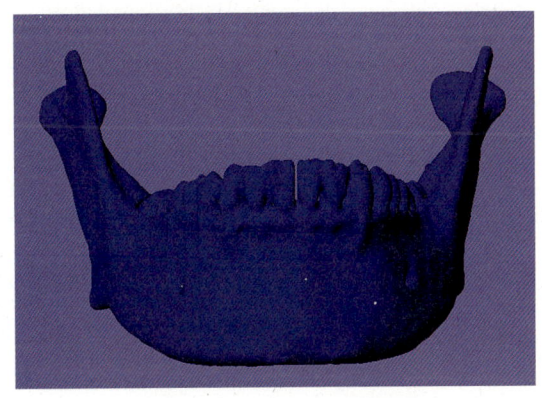

图 58-74　三维重建模型

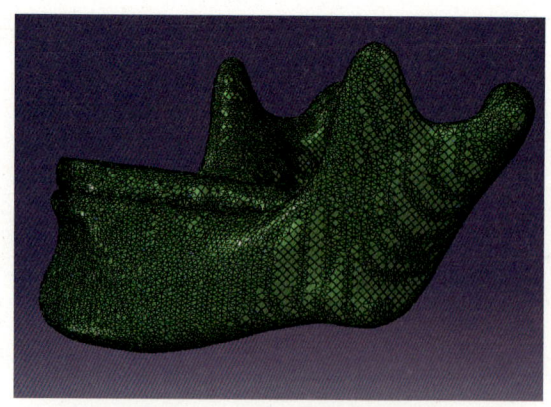

图 58-75　有限元网格划分模型

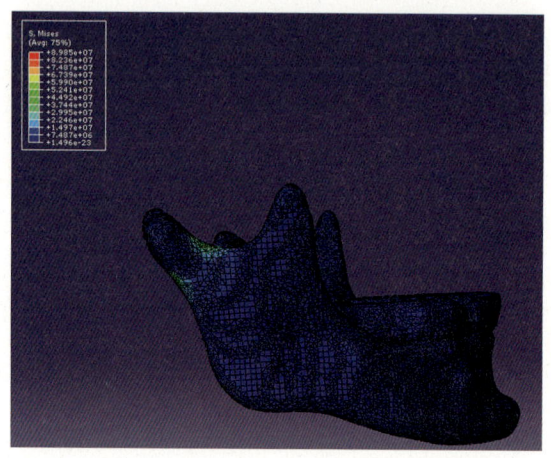

图 58-76　有限元分析应力分布模型

　　有限元方法引入整形外科领域，扩展了整形外科术前设计的关注范围，实现了从重视形态设计到同时关注功能恢复的变革。特别是涉及力学变化的整形外科手术，更需要进行术前的有限元分析和设计，以达到提高手术疗效和稳固远期疗效的目的。这方面的研究在国内外均处于起步阶段，尤其是在复合组织模型的有限元分析方面，有广阔的研究前景，是数字医学在整形外科应用的重要研究领域。

（齐向东）

参考文献

[1] 中国解剖学会体质调查委员会. 中国人体质调查续集[M]. 上海：上海科学技术出版社，1990.

[2] Loomis A. 人物画素描法[M]. 江明宏，编译. 台湾：信宏出版社，1981.

[3] 邵象清. 人体测量手册[M]. 上海：上海辞书出版社，1985.

[4] Covino B G，贺建国，王延涛，等. 局部麻醉进展[J]. 国际麻醉学与复苏杂志，1987，4：231-233.

[5] 查理士·安尔·勃拉特倍莱. 人体的解剖与构成[M]. 柴庆翔，译. 北京：人民美术出版社，1987.

[6] 齐向东，秦建增，钟世镇. 整形外科的数字化研究[J]. 医用生物力学，2006，21(3)：203-207.

[7] Ueda K，Tajima S，Oba S，et al. Mandibular contour reconstruction with three-dimensional computer-assisted models[J]. Ann Plast Surg，2001，46(4)：387-393.

[8] Ji Y, Zhang F, Schwartz J, et al. Assessment of facial tissue expansion with three-dimensional digitizer scanning [J]. J Craniofac Surg, 2002, 13(5):687-692.

[9] Runte C, Dirksen D, Deleré H, et al. Optical data acquisition for computer-assisted design of facial prostheses [J]. Int J Prosthodont, 2002, 15(2):129-132.

[10] 齐向东,李勤,钟世镇,等. 医学数字化在显微外科领域的应用探讨[J]. 中华显微外科杂志, 2006, 29(5):373-374.

[11] 齐向东,秦建增,钟世镇. 面部轮廓修复的快速测量分析诊断系统[J]. 中国实用美容整形外科杂志. 2005, 16(4):246-248.

[12] Bibb R, Freeman P, Brown R, et al. An investigation of three-dimensional scanning of human body surfaces and its use in the design and manufacture of prostheses[J]. Proc Inst Mech Eng H, 2000, 214(6):589-594.

[13] Marquardt S R, Stephen R. Marquardt on the golden decagon and human facial beauty[J]. J Clin Orthod, 2002, 36(6):339-347.

[14] 齐向东,殷学民,钟世镇,等. 下颌骨截骨的显微解剖学研究[J]. 中华显微外科杂志. 2005, 28(2):150-153.

[15] 齐向东,赵卫东,樊继宏,等. 软组织激光全息扫描鼻眶窝的三维数字图像分析[J]. 中华整形外科杂志. 2004, 20(4):252-256.

[16] Martin R. Lehrbuch der anthropologie in systematischer darstellung mit besonderer berücksichtigung der anthropologischen methoden[M]. Jena:G. Fischer, 1914.

[17] Martin R. Lehrbuch der anthropologie in systematischer darstellung mit besonderer berücksichtigung der anthropologischen methoden[M]. 2nd ed. Jena:G. Fischer, 1928.

[18] Martin R, Saller K. Lehrbuch der anthropologie in systematischer darstellung mit besonderer berücksichtigung der anthropologischen methoden[M]. 3rd ed. Stuttgart:G. Fischer, 1957.

[19] Hrdlicka A. Hrdlicka's practical anthropometry[M]. 3rd ed. Philadelphia:The Wistar Institute, 1947.

[20] Tessier P, Hemmy D. Three Dimensional Imaging in Medicine[J]. Scand J PlastReconstr Surg, 1986, 20(1):3-11.

[21] Farkas L G. Anthropometry of the head and face[M]. 2nd ed. New York:Raven Press, 1994.

[22] John C K, Ellzabeth M S. Craniofacial anthropometry: practical measurement of the head and face for clinical, surgical, and research use[M]. Springfield:Charles C Thomas Pub Ltd, 1997.

[23] Vetter J P. Biomedical photography[M]. Boston:Focal Press, 1992.

[24] Roos O, Cederblom S. A standardized system for patient documentation[J]. J Audiov Media Med, 1991, 14(4):135-138.

[25] DiBernardo B E, Adams L R, Krause J, et al. Photographic standards in plastic surgery[J]. Plast Reconstr Surg, 1998, 102(2):559-568.

[26] Young S. Maintaining standard scales of reproduction in patient photography using digital cameras[J]. J Audiov Media Med, 2001, 24(4):162-165.

[27] Thomas J R, Tardy M E, Przekop H. Uniform photographic documentation in facial plastic surgery[J]. Otolaryngol Clin North Am, 1980, 13(2):367-381.

[28] Sommer D D, Mendelsohn M. Pitfalls of nonstandardized photography in facial plastic surgery patients[J]. Plast Reconstr Surg, 2004, 114(1):10-14.

[29] Galdino G M, DaSilva D, Gunter J P. Digital photography for rhinoplasty[J]. Plast Reconstr Surg, 2002, 109(4):1421-1434.

[30] Davidson T M. Photography in facial plastic and reconstructive surgery[J]. J Biol Photogr Assoc, 1979, 47(2):59-67.

[31] Gherardini G, Matarasso A, Serure A S, et al. Standardization in photography for body contour surgery and suction-assisted lipectomy[J]. Plast Reconstr Surg, 1997, 100(1):227-237.

[32] LaNasa J J, Smith O, Johnson C M. The cephalic view in nasal photography[J]. J Otolaryngol, 1991, 20(6):

443-445.

[33] Williams A R. Positioning and lighting for patient photography[J]. J Biol Photogr,1985,53(4):131-43.

[34] William H R Jr. Medical records and the law[M]. 2nd ed. Gaithersbury:Aspen Publishers,1994.

[35] Ma L,Qi X,Qin J,et al. Effects of the closing and opening muscle groups on jaw condyle biomechanics after prominent mandibular angle osteotomy[J]. J Craniomaxillofac Surg,2013,41(5):408-411.

[36] Qi X,Ma L,Zhong S. The influence of the closing and opening muscle groups of jaw condyle biomechanics after mandible bilateral sagittal split ramus osteotomy[J]. J Craniomaxillofac Surg,2012,40(6):159-164.

[37] 齐向东,马立敏,秦建增,等. 计算机辅助头面部畸形个性化修复263例临床报告[J]. 中国数字医学,2012,7(1):8-10.

[38] 褚晶晶,齐向东,秦建增,等. 颌骨前突畸形三维解剖测量与诊断标准的初步建立[J]. 中国临床解剖学杂志,2012,30(3):285-287.

[39] 齐向东,马立敏,张斌,等. 数字化技术对半侧颜面萎缩修复皮瓣的选择应用[J]. 中华显微外科杂志,2011,34(6):454-456.

[40] 齐向东,马立敏,钟世镇. 激光治疗太田痣疗效的计算机辅助定量评价[J]. 中国激光医学杂志,2011,20(2):83-86.

第五十九章
注射性软组织充填剂的应用

软组织充填剂（dermal filler）是指那些可以用于组织内注射充填的材料，是一类可用于皮内、皮下或软组织内注射的液态、半液态或凝胶状的物质，通过组织充填和增加组织量，用于修复面部或体表的凹陷畸形、老年性皮肤软组织凹陷和静态皱纹，还可以用于美化面部五官、调整面部和身体的轮廓。充填剂注射的基本原理是增加皮肤及软组织的体积，除了充填剂本身可以直接增加局部体积之外，还可通过刺激机体产生胶原等组织增生而提高局部的体积。和传统的手术比起来，软组织充填剂注射操作创伤小、恢复快，目前越来越受到医患双方的欢迎，其使用量持续增长。

第一节 软组织充填剂概述

一 充填剂的发展及变化

应用注射充填剂的历史基本上和整形外科的历史相同，远早于肉毒毒素。数百年前就有使用石蜡油注射面部充填和丰胸的记载，此后还有使用硅胶油注射的记录。随着工业革命的发展，各种可供组织注射充填的材料不断开发出来，经过提纯和细化，达到良好的组织相容性，可以注射在组织内并滞留较长的时间，用于修补组织的缺损或美化外貌。

软组织充填剂的应用有着强烈的年代特征，它是随着科技的进步、新材料的出现而变化的，图59-1显示了十余年来常用的充填剂及其使用量的走势，从中可以看出，不同的年代所使用的充

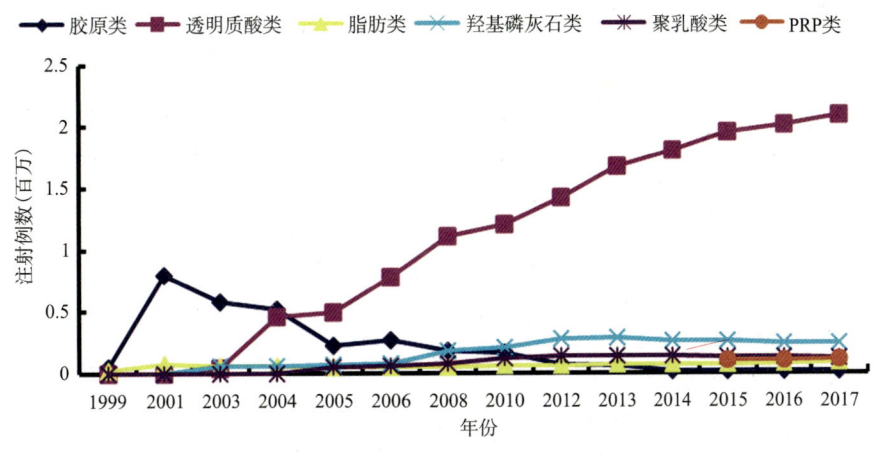

图59-1 常用注射充填剂的使用趋势（数据来自ASPS）

填剂种类和比例是有所变化的：2004年以前最常用的注射材料是胶原类制剂，而2005年之后已经被透明质酸类制剂所取代。透明质酸类制剂的使用量持续增长，胶原类制剂持续下降，羟基磷灰石类的制剂有逐渐增长的趋势。可参考2017年美国使用的充填材料例数及百分比（表59-1）。从表中可以看出，透明质酸类充填剂的使用量占所有充填剂的78.5%；胶原类制剂的使用量逐年降低，到2017年已经位居第五，使用量下降到0.51%；而羟基磷灰石类的充填剂近年来逐渐增加，至2017年位居第二，占总使用量的8.9%。

表59-1 2017年美国使用的充填材料例数及百分比（数据来自ASPS）

材料	例数	百分比
透明质酸	2091476	78.47%
羟基磷灰石	237244	8.9%
聚乳酸	123860	4.65%
PRP	113356	4.25%
脂肪	13656	3.21%
胶原	14353	0.51%

和国外相比，我国开展充填剂注射的时间较短，十余年前的几种主流的胶原类制剂基本就没有在国内使用过，国外可供临床应用的充填剂种类较多，而我国批准使用的充填剂种类较少，截至2016年，我国CFDA批准使用的充填剂产品有"瑞蓝2号""润百颜""海薇""伊婉""舒颜""法思丽""艾莉薇""艾芙莱""乔雅登""欣菲聆"这十个品牌的交联透明质酸，此外，还有一些其他种类的充填剂："爱贝芙"（牛胶原＋PMMA）、"双美胶原蛋白"（猪胶原）等，可供选择的产品较国外少。

二 充填剂的分类

（一）按成分分类

按材料的来源不同，充填剂可以大致分为动物来源、人体组织来源以及人工合成三大类。

1. 动物胶原类

（1）牛胶原：问世于20世纪80年代，至2004年一直是临床上最常用的充填剂。代表产品为美国McGhan公司生产的胶原制剂，1981年获得FDA批准。制剂内95%~98%为Ⅰ型胶原，其余为Ⅲ型胶原，疗效持续时间一般为3~5个月。产品主要有三种剂型：zydermⅠ，重量浓度3.5%，用于真皮及真皮浅层的注射；zydermⅡ，重量浓度为6.5%，用于真皮深层的注射；zyplast，3.5%的胶原配以戊二醛，抗原性更小，用于皮下充填注射，无须过度校正。优点：注射时疼痛感较轻，不易出血，可以用于浅皱纹注射。缺点：支撑性较差，体内维持时间较短，注射前需要皮试。

（2）猪胶原：和牛胶原相比，猪胶原的降解时间稍短。在我国的代表产品为台湾Sunmax公司生产的双美胶原蛋白，2010年获得中国SFDA的批准。优缺点同牛胶原。

（3）爱贝芙：属于混合型的胶原制剂，其内含有80%的牛胶原和20%的聚甲基丙烯酸甲酯（PMMA）微球，其中牛胶原在注射后可以降解，而PMMA微球将永久停留在体内，所以属于永久充填剂。该制剂在欧洲的商品名称为"artecoll"，在美国的商品名为"artefill"。2002年5月第一次获得中国SFDA的批准，2006年11月获得FDA批准，2012年3月获得SFDA批准。优点：性价比较高，效果维持时间长。缺点：注射后即使出现问题也无法取出，注射前需要皮试。

2. 人体成分及细胞类制剂

（1）自体胶原蛋白：由Collagenesis公司制造，提取于患者自身切除的皮肤组织。20cm²皮肤组织可以制备1ml的3.5%的胶原注射液。适应证：浅皱纹，注射在真皮浅层。优点：无须试验，疗效长于牛胶原。缺点：需要牺牲供区皮肤，可能遗留手术瘢痕，制备成胶原液后需立即使用（供区的皮肤组织可以冷冻保存，待使用前才制备胶原）。

（2）人类胶原：制造商为INAMED公司。它是由新生儿包皮的细胞株扩增培养后获取的胶原。疗效持续时间：2~5个月。"cosmoderm"：含有0.3%利多卡因，要过校。"cosmoplast"：人体胶原和戊二醛交联，有更长的吸收时间和更高的强度。用于深层充填，无须过校。和牛胶原比较，最大的优点是无须皮试，没有动物源性的致病性。

（3）同种异体皮肤制剂：尸体皮的真皮粉，LifeCell公司制造。成分为不含活细胞的冻干尸体真皮片（alloderm）或真皮粉（cymetra）。真皮粉掺水后用于注射。优点：无须皮试。缺点：比较黏稠，针头要粗，易过校。适应证：深皱纹。

（4）自体脂肪：来自患者自身，由医师抽取和制备，是离心或去除体液的自体脂肪颗粒。优点：自体组织，无排异，费用低廉。缺点：吸收率高，需要再次注射；颗粒较大，不适用于皮肤浅层的注射。

（5）脂肪来源干细胞（adipose-derived stem cells）：来自患者自身，由医师提取和制备，经过胶原酶作用后，从自体脂肪内提取脂肪前体细胞，立即注入体内。成分：脂肪前体细胞。优点：来源可靠，干细胞含量高（是骨髓组织的1000倍），大约每毫升脂肪内含有40万个脂肪前体细胞。无须进行实验室内的细胞培养传代操作。缺点：缺少足够长时间的临床观察及足够多的病例来证实。

（6）富血小板血浆（platelet-rich plasma，PRP）：从自身血液中提取制备的高血小板浓度的血浆，其内含有各种高浓度的活性因子，注射至受区后，可以起到促进组织生长等生物调节作用。PRP可以用于直接充填皮肤皱纹，也可以混合自体脂肪一起植入，有研究显示其可以增加脂肪的成活率。

（7）自体血浆蛋白：来自患者的血液，通过离心、加热等步骤来制备。成分：自体血浆内的纤维蛋白。制作过程：抽取一定量的自体血浆，经过离心、加热后得到凝胶状蛋白。优点：自体成分，没有排斥反应，可吸收。缺点：疗效半年左右，需要重复注射。

（8）自体成纤维细胞：来自患者的小片皮肤，由医师提取，在实验室里培养扩增。Isolagen公司有代为操作的服务。成分：体外扩增培养的成纤维细胞。制作过程：自体真皮内的成纤维细胞，体外扩增至千万个，注射至皱纹部位。优点：自体细胞，疗效长达22个月，理论上来讲，细胞冷冻保存后可无限期使用。

3. 人工合成或提取类制剂

（1）硅胶类制剂：成分为人工合成的多聚体，内含硅石（silica），根据聚合方法的不同，可以制作成液态、凝胶状或固态。代表产品为美国Dow Corning公司，FDA批准使用的剂型有"silikon-1000"和"silikon-5000"。适应证：高纯度的液态硅胶可用于永久除皱，临床多应用于艾滋病晚期患者的组织凹陷充填。优点：材料价格便宜，形状稳定。缺点：容易滥用而产生并发症。

（2）聚乳酸（polyactic acid，PLA）类制剂：合成类制剂，制造商是Biotech公司。代表产品是"scuptra"和"newFiller"，冰冻干燥，可溶于水，可生物降解，无免疫原性，无须皮试。适合深、浅两层的除皱，需要重复注射。临床多用于艾滋病患者的组织充填，目前使用量排在第三位。

（3）羟基磷灰石类制剂：近年来使用量有所增加，2010年之后，已经超过胶原，排到第二位，2012年的使用百分比达到14%，仅次于透明质酸。其代表性的产品为"Bioform"，Franksville公司制造的"Radiance"，微细的颗粒悬浮在多糖的凝胶内。FDA多年前已经批准其使用，主要用于牙齿、骨骼、膀胱、颈部、声带的植入。另一个产品"Radiance FN"为细小的羟基磷灰石颗粒悬浮凝胶，适用于皮肤深部的充填，无须皮试，优点：持续时间长，可在组织内停留2～5年，被称为半永久（semi-permanent）充填剂。缺点：注射时疼痛较明显。

（4）纤维素类制剂：代表产品如我国爱美客公司生产的"EME逸美"制剂，由羟丙基甲基纤维素和透明质酸（未交联）混合而成，属于可降解类充填剂，于2009年获得SFDA的批准。

（5）透明质酸类制剂：特指交联类透明质酸类制剂，是目前最常用的充填剂，自2003年开始应用于临床之后，很快就成为使用量最大的充填剂，2017年它占充填剂总使用量的78.5%。

（二）按降解时间分类

根据皮肤充填材料的降解时间，可以分为永久性充填剂和非永久性充填剂。

1. 非永久性充填剂　又称为"可吸收性充填剂""可降解性充填剂"。其特点是充填材料随着时间而逐渐降解及代谢，被机体吸收或排出体外。这类材料的优点是短期滞留在人体内，从而不会产生长期的并发症或不良反应，安全性较高，是目前临床首选的制剂；其缺点是有效的充填时间有限，需要定期的补充注射。以下是几种常用的非永久性充填剂：

（1）胶原类制剂：包括牛胶原及人胶原，降解时间一般为3～5个月。

（2）人体组织类制剂：真皮粉、筋膜粉、自体血浆蛋白等，降解时间3～6个月。

（3）透明质酸类制剂：降解时间一般为6～12个月。

（4）聚乳酸类制剂：降解时间约6个月。

（5）羟基磷灰石类制剂：半永久性充填剂，降解时间为2～5年。

2. 永久性充填剂　又称为"不可吸收性充填剂""不可降解性充填剂"。其特点是充填剂注入体内后，其全部或部分成分永久地滞留在体内，不会降解或被人体吸收。这种充填剂的优点是无须多次重复注射，性价比较高；缺点是一旦出现不良反应或并发症，处理起来比较棘手，临床选用时需谨慎。以下是几种具有代表性的永久充填剂：

（1）液态硅胶：硅胶油制剂，注入体内后完全不可降解。

（2）爱贝芙：其内含有的20%的PMMA微球，这种材料不可降解，可永久滞留在体内。

（3）"dermalive"和"dermadeep"：由透明质酸和丙烯酸混合而成的水凝胶，其中的透明质酸之外的一些成分不可降解。

（4）活体组织或细胞：特指那些来源于自体的组织或细胞，这是一类特殊的"永久充填剂"，由于是来自于自身体内的组织及细胞［如自体脂肪、自体成纤维细胞、自体血浆来源的制剂（如PRP及CGF等）、自体脂肪来源干细胞等］，它们一旦成活就将永久停留在注射部位，且参与机体的新陈代谢。这类材料的优点是安全性最高，完全没有排异；缺点是不一定能有效地应用于各个不同的充填部位。对于传代的细胞而言，还没有找到一种方法可以彻底避免使用动物来源的血清或制剂，没有方法可保证经过体外传代的细胞，其生物学特性还能和体内细胞保持一致。

三　充填剂的作用机制及临床应用

充填剂通过对皮肤及其他软组织的体积增加来改善容貌或身体轮廓，所以也可称为"组织增容剂"。其作用机制主要有两个：一是通过注入充填剂直接增加组织的体积或容量；二是注射材料通过刺激人体组织，产生组织增生，达到组织增容的目的。前者是注射后即时产生的，后者是通过刺激逐渐形成的，颗粒状的充填剂更容易引起这种组织增生的刺激作用。

软组织充填剂主要的临床应用有：

1. 改善皱纹　通过将充填剂注入皱纹部位的真皮及皮下层，抬高皱纹的基底部，将皱纹填平，适用于静态皱纹的治疗，比如抬头纹、眉间纹、颈横纹的注射。

2. 改善凹沟或凹陷　将充填剂注入体表凹陷或凹沟的皮内或皮下层，通过容积的增加，改善外形，比如鼻唇沟、睑睑沟的注射。

3. 改善轮廓　通过注射充填剂到需要增加轮廓的部位，比如颞部凹陷、颊部凹陷、颏部过小、眉弓低平、额部低平等，可以改变面部的轮廓，使之符合面部美学的标准。

4. 五官的修饰　面部五官各自有其美学的标准，如果尺寸不足或比例失调，可以通过注射充填剂进行适当的修饰，比如注射隆鼻、丰唇、丰耳垂等。

5. 瘢痕的修饰　一些凹陷性的瘢痕，可以通过注射颗粒细腻的充填剂加以修饰或改善。

四　充填剂的比较

（一）胶原类制剂

胶原类制剂为液态，黏稠度较低，容易推注，即使细小的针头也方便注射；胶原本身有一定的止血作用，注射时不易出血。而缺点是其来源于动物，成分是蛋白质，注射前需要皮试，过敏反应比例高于无抗原性的材料。此外，胶原类的充填剂维持时间较短，一般只有3~5个月。

（二）羟基磷灰石类制剂

这类材料的降解时间较长，可达2~5年，是介于永久和非永久之间的半永久材料。其优点是维持时间比较长，缺点是颗粒比较大，注射时疼痛感较强。

（三）自身来源的材料

来源于自身的组织或细胞也是一种很好的皮肤及软组织充填剂，其优点是完全没有免疫排斥，一旦存活就可永久滞留，如颗粒脂肪移植。但自体脂肪移植的缺点是颗粒通常较大，不适合精细部位或皮内的注射；细胞移植的缺点是操作比较复杂，如果使用体外培养传代增殖，对于移植之后的生物学行为又无法保证。

（四）透明质酸类制剂

和其他种类的充填剂相比，交联透明质酸类制剂的优点还是比较突出的：①非动物来源，避免了从动物传染疾病的可能。②没有免疫原性，注射前无须皮试，极少出现过敏反应。③维持时间较长，一般可以达到6~12个月。④无须冷藏，长时间常温放置不会变性或出现细菌生长。⑤注射时无须过度矫正，方便医师判断。⑥支撑力度较强，局部的塑形作用明显。⑦如果注射过多或其他问题，使用透明质酸酶可以很快降解。⑧透明质酸的降解产物是水和二氧化碳，对人体完全无害。就目前来看，透明质酸类制剂还没有明显的缺点，表59-2是透明质酸类制剂和胶原类制剂的比较。

表59-2　透明质酸类制剂和胶原类制剂的比较

鉴别点	胶原类制剂	透明质酸类制剂
免疫原性	有	无
材料来源	动物（牛、猪、人等）	基本为非动物
维持时间	3~5个月	6~12个月
注射前皮试	需要	无须
注射矫正比例	150%~200%	100%
过敏反应比例	3%	<0.4%

续表

鉴别点	胶原类制剂	透明质酸类制剂
保存方法	冷藏	常温
注射时疼痛度	较轻	较重

五 充填剂的选择

由于充填剂的种类较多，临床上所需要进行治疗的目的又各有不同，受术者的要求也不一样，在临床使用时需要综合判断和考虑下列因素：

（一）安全性

选用任何产品，无论从医师的角度出发，还是患者的角度出发，安全性都是首要的考虑因素，虽然临床批准使用的制剂从理论上来讲都是安全的，但是在实际使用时，它们的不良反应发生率是不同的。从材料来源上看，来自自身的组织或细胞比人造材料安全；不同的材料其不良反应率也不同，比如透明质酸类制剂的过敏反应发生率要大大低于胶原类制剂；从材料的降解性上看，可以降解的材料更安全，因为注射材料的特点是无法完整取出，所以安全的材料应该可以在体内彻底降解或吸收；从后续处理手段上看，有些制剂可以通过注射降解酶加速降解，其安全性就更高一些。

（二）降解时间

降解时间的长短决定了疗效维持时间，通常患者都会要求注射长效的制剂，因为长效制剂注射间隔长，比较省时省事。而从安全性上看，不可降解的制剂相对有风险。因此，应该尽量选用"可降解但疗效持久"的产品。也可在初次治疗时先使用可吸收的充填材料，如果患者满意并要求有长期疗效，再更换成长效的充填剂。

（三）颗粒大小

充填剂颗粒的粒径大小和降解时间及注射层次有关，要根据情况正确选用。不同的注射层次需要选用不同颗粒大小的充填材料，真皮层注射选用颗粒较小的充填剂，用于矫正皱纹；皮下层注射选用大颗粒的充填剂，用于矫正凹沟或凹陷。如果反过来使用，小颗粒的材料充填深层，就会造成疗效的缩短和无谓的浪费；大颗粒的材料充填浅层，就会造成注射困难或结节隆起。

（四）性价比

在国内的充填剂市场，目前来看，所有人工生产的材料价格都不便宜，一般每毫升都需要数千元，对于一些需要较大充填剂量的部位，如果使用人工材料往往难以承受。而自体脂肪移植相对来说就比较便宜，尤其对于一些充填层次较深的凹陷部位，可作为首选。对于人造材料来说，永久性充填剂的性价比要高于可降解的充填材料。

（五）舒适度

注射充填时最大的不适是疼痛，有些制剂内含有麻醉剂，可以减轻注射时的疼痛，提高注射舒适度。

第二节 透明质酸类充填剂

一 透明质酸的历史

1934年,美国哥伦比亚大学的眼科教授Karl Meyer和John Palmer在试验过程中,从牛眼的玻璃体中首先发现了一种透明并有黏性的物质,将其命名为透明质酸(hyaluronic acid),它是一种直链的大分子多糖,由D-葡萄糖醛酸和N-乙酰基-D-氨基葡萄糖双糖单位重复连接构成(图59-2),分子量在1万~1000万之间。透明质酸含有大量的羟基与羧基,可以与水分子形成氢键,具有强大的吸水性,可吸收自身重量1000倍的水分,形成有黏弹性的液体。自然界的透明质酸主要以钠盐的形式存在。

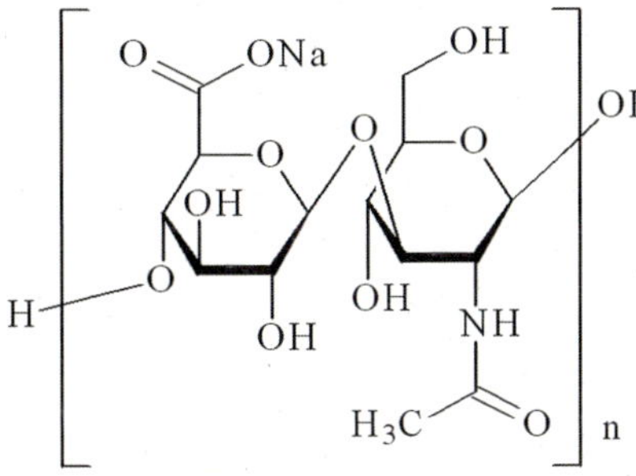

图 59-2 透明质酸的化学结构

透明质酸广泛存在于自然界,在人类和各种动物体内都含有透明质酸,在一些细菌的荚膜上也有很高的含量,这些来源不同的透明质酸,其化学结构完全相同,均为单一的双糖重复结构,没有物种差别。来自动物或细菌的透明质酸,与人体内的透明质酸结构完全一致,进入人体时均无免疫原性,过敏率极低。由于透明质酸是人体组织内固有的成分之一,具有良好的生物相容性、非免疫原性、生物可降解性、理化性质,是一种理想的生物医学材料,在医药领域应用已有几十年的历史,最早应用于眼科,作为手术黏弹剂充填眼球内腔隙;此后用于骨科,作为关节内滑液补充剂;此外,还用于外科的术后防粘连、伤口敷料的基质、实验室里的组织工程和细胞培养基质等,自2003年以来作为软组织充填剂应用于整形美容治疗。

二 透明质酸的生理特性

透明质酸是人体内的固有成分,是重要的细胞外基质,主要分布在皮肤、结缔组织、关节滑液、眼玻璃体、脐带及其他组织中。透明质酸能吸收大量的水分,为组织提供体积和容积支撑,还可维持组织的稳定和弹性。成年人每天合成约15g的透明质酸,在细胞膜上存在透明质酸合成酶,依次将UDP-葡萄糖醛酸和UDP-乙酰氨基葡萄糖以β(1→3)和β(1→4)重复交替连接成直链大分子多糖,然后再分泌到细胞外基质中,主要起保水作用。普通状态的透明质酸在人体真皮内的存留时间很短,半衰期仅为1~2天。每天约有1/3的透明质酸需要在体内进行代谢更新,主要代谢途径为淋巴代谢和肝代谢,最终的降解产物为二氧化碳和水,因此透明质酸是完全可降解的生物材料。

皮肤的真皮内存在较多的透明质酸，它是真皮中分子量最大（约5万）且数量最多的糖胺多糖。真皮内细胞间的胞外空间大、基质多，含透明质酸的量较多。真皮层内的成纤维细胞可以分泌透明质酸和硫酸化黏多糖，如硫酸软骨素和硫酸皮肤素等。皮肤中大分子透明质酸与硫酸软骨素、胶原纤维、弹性纤维等，结合大量水分，形成具有黏性和弹性的胞外凝胶基质，使皮肤水嫩光滑，富有弹性。随着年龄的增长，皮肤中透明质酸的含量降低，皮肤组织细胞和细胞间的水分含量减少，细胞间以透明质酸为主组成的胶状基质所填充的空间减小，导致细胞排列紧密，胶原蛋白失水、纤维化，使皮肤粗糙，失去弹性。因此，透明质酸的保水作用对于皮肤健康是至关重要的。表皮中的透明质酸可清除阳光中紫外线照射所产生的氧自由基，保护皮肤免受其害，被称为高效的自由基"清道夫"。氧自由基可导致脂质过氧化，破坏细胞膜，杀伤细胞，并与皮肤的色素沉着有关。

三 透明质酸充填剂的制备

（一）透明质酸原料的来源

透明质酸原料的提取方法主要有两种：以动物组织为原料的提取法和微生物发酵法。

动物组织提取法是透明质酸最初的生产方法，透明质酸在动物组织中的分布较为广泛，如动物的皮肤、脐带、鸡冠、软骨、眼玻璃体、关节滑液、血液等，几乎所有组织的细胞外基质中均含有透明质酸，能够用于生产提取的是鸡冠、动物眼球（牛眼玻璃体）和脐带等。主要工艺过程为：绞碎、蛋白酶解提取、分离纯化、乙醇沉淀。动物组织提取法的优点是：制备工艺比较简单，制得的透明质酸分子量大且黏度高。缺陷在于：原料有限，难以大规模生产；提取率低，仅0.1%~1%，成本高；产品纯度低，蛋白质核酸等杂质含量高；存在动物源性病原体污染的风险。

微生物发酵法主要指从细菌的细胞壁提取，比如在某些种属的链球菌中，荚膜的主要成分就是透明质酸，因此可以筛选合适菌种，进行发酵培养。细菌在生长繁殖过程中利用葡萄糖等小分子单糖，在菌体内经过复杂的生物合成路线，合成大分子多糖透明质酸，并分泌到菌体外。通过人工繁殖获取足够量的细菌，杀灭细菌后除去菌丝和杂质，经分离纯化可得到高纯度的透明质酸。由于生物发酵法具有成本低、产量高、非动物来源等优点，已成为透明质酸制剂的主要生产方法。目前临床应用的透明质酸制剂基本上都是通过微生物发酵法获得的，此法制备的透明质酸纯度更高，无传播动物来源的致病微生物的危险。

（二）透明质酸的交联

普通的透明质酸注射至人体内，会很快被体内的透明质酸酶降解代谢，半衰期仅为1~2天，存留时间太短，无法用于软组织充填。而经过交联的透明质酸，可在体内维持数月甚至数年，注射至皮肤真皮层或皮下组织内，可以达到长时间的组织充填效果。

交联（crosslink）是指通过化学或物理的方法，将线型或支链型分子链连接成网状（或立体型）高分子的过程，物质经过交联后基本的化学性质没有改变，但其物理性状（如密度、强度、弹性等）会发生变化。交联后的透明质酸保留了原有良好生物相容性，呈现较高密度的凝胶状，其化学和生物稳定性得到提高，可以抵抗来自自由基和酶的降解作用，增加了凝胶在体内的持续时间，根据凝胶颗粒大小的不同，在体内降解时间为3个月到2年不等。

透明质酸的交联通常使用化学交联法，通过化学交联剂的作用，将相邻的透明质酸分子链进行"搭桥"连接，使多条透明质酸线性长链分子上、下、左、右相互纵横交错地连接成三维立体网状结构。未交联的透明质酸线性分子链在水溶液中是可以相对自由移动的，分子链之间的三维空间位置关系是可变的、不固定的，而交联后透明质酸分子链之间的三维空间位置关系被交联剂搭桥锁定，不能自由移动。形成的三维立体网状结构中含有很多的羟基和羧基，能够结合大量水分子，共同组成半固体状的无色透明的水凝胶，其含水量为96%~98%。因此，可以把交联透明质酸的三维立体网状结构称为"分子海绵"。

（三）透明质酸类充填剂的制备工艺

透明质酸类充填剂的主要生产过程为：以透明质酸为起始原料，经交联、纯化、灌装、灭菌等步骤，制得透明质酸注射针剂。产品的内包装一般为预灌装注射器，以确保整个制剂和注射器的无菌。制剂可以分为颗粒性和非颗粒性两种，颗粒性充填剂由透明质酸凝胶制粒后，加少量非交联的透明质酸溶液混合而成，后者的作用是增加制剂的润滑性，降低制剂通过针头注射时的阻力；非颗粒性充填剂则没有制粒的步骤，基本由交联后的凝胶构成。颗粒性制剂中由于加入了非交联的透明质酸溶液，又称为"双相型"充填剂；非颗粒性充填剂又称为"单相型"凝胶。

（四）影响透明质酸类制剂性能的因素

目前市场上存在的透明质酸类制剂种类繁多，其主要区别有以下几方面：原料来源、透明质酸含量、是否交联、交联剂的类型、交联度、单相或双相、凝胶粒径的大小、流变学性能、溶胀性、是否含有麻醉剂等，下面就主要影响因素进行阐述。

1. 交联度　交联度是影响产品体内存留时间的主要因素，交联度越大，注射后在人体内存留时间越长；交联度越小，则存留时间越短。交联改变了透明质酸的性状，当交联度增加时，透明质酸凝胶的三维网状结构更加致密和稳定，其含量或浓度提高，凝胶的硬度和强度将增大。对相同交联方式的透明质酸类充填剂来讲，交联度越大，则凝胶的硬度越大，通过针头排出所需的注射推挤力也越大。如果交联度过高，透明质酸的化学结构改变比例过大，就会降低凝胶中水的含量，这可能会影响充填剂的生物相容性或引起某些不良反应。

2. 粒径　凝胶的粒径是针对于颗粒性充填剂来说的，凝胶的粒径越大，塑形效果越好，注射时需要的针头孔径也较大，如上千微米粒径的大颗粒凝胶，一般需要较粗的注射针头（27G、25G），这类产品适合深层皱纹的充填和组织容积的补充；而数百微米粒径的小颗粒凝胶，可用较小孔径的针头（30G）注射，此类产品适合中度的皱纹和精细部位的注射。注射推挤力是考察透明质酸类充填剂注射手感的重要因素。相同交联度下，凝胶的颗粒越大，所需的推挤力越大，需根据推挤力选择适当的针头进行注射。此外，粒径的大小还可影响充填的程度及稳定性，一般来说，颗粒越大，充填的支撑力也越大，在体内存留的时间也越长。

3. 流变学性质　凝胶的流变性或硬度可影响注射后的组织柔软度。弹性模量（G'）用来表征凝胶的软硬度，G'是指当施加一定的力时，有多少凝胶会移位。如果产品G'较大，则需要更大的挤压力，注射到皮下时感觉较硬，适合注射较深的部位。G'小的软凝胶注射时用力小，注射到皮下后也会感到较柔软，适合注射较浅的部位和唇部。黏性模量（G''）用来表征凝胶的黏性大小，G''的大小对注射时推挤力的影响与G'是一致的。

4. 渗透压与溶胀性　在生产过程中一般采用等渗的生理盐水平衡处理交联透明质酸凝胶，这种制剂的渗透压与人体组织的渗透压相同，注射到组织内不会继续吸水膨胀；若采用高渗透压的高浓度盐水进行平衡处理，所得充填凝胶的渗透压高于生理渗透压，注射到体内会吸水膨胀；反之，若产品的渗透压低于生理渗透压，注射到体内会脱水萎缩。溶胀率所产生的问题与发生炎症及硬化的可能性有关。

5. 游离透明质酸的比例　透明质酸类充填剂中标注的透明质酸含量一般由两部分组成。主要部分是交联的透明质酸，起塑形充填作用，在体内可存留较长时间；另一部分是游离的透明质酸，也就是未交联透明质酸，体内存留时间较短，主要起润滑和减小注射推挤力的作用。不同产品中游离透明质酸与交联透明质酸的占比不同，在一些单相产品中也添加了少量的游离透明质酸。

第三节　充填剂的临床应用及注意事项

一　注射前评估

软组织充填剂可应用于头面部的皮肤皱纹、组织凹陷等的注射和轮廓修饰，头面部常见的注射部位如图59-3所示。在充填剂注射之前，首要的步骤是对注射对象进行注射前的评估。对于面部注射的求美者，要按照其个人要求及美学标准，对其整个面部及五官进行仔细的观察和测量，需要注意避免以下几点：

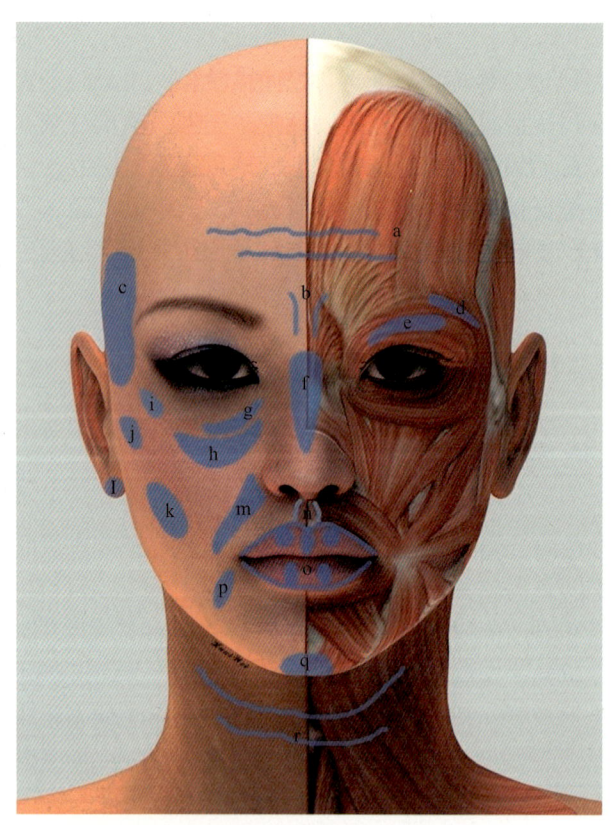

图59-3　面颈部常见软组织充填剂注射部位
a. 抬头纹　b. 眉间纹　c. 颞部凹陷　d. 眉弓部　e. 上睑凹陷　f. 鼻背　g. 泪沟　h～j. 眶颧区（苹果肌）　k. 颊部　l. 耳垂　m. 鼻唇沟　n. 人中嵴　o. 唇部　p. 木偶线　q. 颏部　r. 颈部皱纹

1. 注重美学标准而忽略个体差异　整形美容的效果评判是非常主观的，甚至可以说求美者自身的评判是唯一的标准。在评估时，需要认真听取求美者的要求，仔细讲解美学标准，尽量争取使医师和求美者的观点吻合。如果两者无法吻合，应该尊重求美者的观点。

2. 注重单一的器官而忽略整体协调　有时仅仅根据求美者提出的要求就事论事地考虑问题，比如求美者前来要求注射隆鼻，医师就仅考虑鼻的问题，单单对鼻进行评价和设计。正确的方法是评估整个面部，不仅要仔细测量鼻，还要观察和鼻临近的额部、颏部、上唇等，兼顾整个面部的正、侧面轮廓，如果有需要，就对这些部位进行修整。为了避免遗漏，可以对所有常用的注射部位都给予适当的评估。

3. 强调注射充填而忽略其他治疗　因为求美者是来要求注射美容的，所以医师容易产生思维定式，在单一的注射充填上，从而忽略了其他不足之处的诊治，比如皮肤和其他五官的情况，以及肉毒毒素、手术和激光治疗等其他的诊疗手段。对于一些需要综合诊治的情况，应该尽量综合考虑，并选用更有效的联合治疗方法。

4. 计算充填剂的支数而忽略了实际需求量　在评估注射量时，往往按照注射针剂的支数来推断受术者所需的注射量，反而忽略了实际需求量。事实上，同样一个注射部位，不同的注射对象，其实际需求量相差很大。比如同样是眶颧区（苹果肌）充填，面部软组织较厚的求美者可能需要注射3ml，而一个软组织较薄的人可能只需要0.5ml；此外，某一个部位达到完美的注射效果，并不是恰好是一个整数单位的注射量，比如一个完美的注射隆鼻，其注射量并不总是恰好在0.5ml或是1.0ml，应该按实际注射效果来决定最后的注射量。

二、医学摄影

注射前评估之后，需要通过医学摄影拍摄受术者在本次注射前的影像。每一例注射对象在注射前以及注射后的随访时，均需要拍照，以留下医学影像资料，可以用于效果评判的依据、再次注射时的设计依据、学术交流的内容、医疗纠纷时的证据等。对于不同意拍照的受术者，一般不予以注射。医学摄影需要购置相应的摄影设备、掌握摄影技术、保存摄影资料。

三、设计

对面部进行评估和医学摄影之后，就要进行注射部位的设计，采用坐位，在正面柔和的光线照射下，用清晰的线条标记需要注射的范围和进针点。常用的标记部位有两类，一类是泪沟、眶颧区、颞部、鼻唇沟等凹陷部位，主要根据其凹陷的范围进行标记，对于凹陷特别厉害的区域，可以使用等高线进行重点表现；第二类是鼻部、颏部等需要隆起的注射部位，除了标记注射范围之外，更需要明确标记出鼻根部的黄金点、正中线和正中点的位置，以防注射后出现歪斜。鼻根部黄金点通常位于内眦连线和眉间连线的中线上，正中线的参考点是眉间、人中、唇珠、切牙间隙等。有一些部位在标记时和面部表情及动作有关，如皱纹的显现、睁眼、闭眼等，需要嘱受术者配合做出各种动作，以明确需要注射的范围。部分重要的病例，在设计及标记之后需再做第二次的医学摄影记录。

四、注射前告知及签署知情同意书

初诊时即应将充填剂的有关知识和注意事项告知患者，并仔细询问病史，排除有可能出现过敏反应和其他不适合注射的危险患者，需要受术者在知情同意书上签字。除了常规的整形美容注意和告知事项之外，针对充填剂需要特别告知患者的内容有：①充填剂注射后在体内能维持的时间；②注射后数天内有注射反应；③可能产生过敏反应或其他的并发症；④如果出现皮肤色泽改变或皮下隆起等情况需要及时就诊；⑤以往曾经接受注射的部位和材料需要如实告诉医师。

五 注射操作步骤

1. 消毒 可选用无色的酒精消毒,也可选用对面部皮肤刺激较小的新洁尔灭消毒,推荐使用碘伏消毒,效果确切,但注射后需要清洗皮肤。

2. 注射体位 常用仰卧位,便于患者平静地接受注射,有些需要直立位观察的特殊部位(如眶周和鼻子等),注射时可采用坐立位,需要患者大胆地配合。

3. 疼痛控制及麻醉 透明质酸类制剂内一般不含有麻醉剂,尽管注射针头很细,注射时仍会感到痛。可以采取表面麻醉、阻滞麻醉、冰敷、局部振动器等方法减轻疼痛。使用钝针注射疼痛度较轻,可在进针点进行少量的局部麻醉,再从同一个针眼插入钝针,在疏松组织内进针及注射,疼痛度很轻。一般不建议使用局部浸润麻醉的方法,因为麻醉液的注入会影响充填剂注射量的判断。也有报告使用细长针在不含利多卡因的透明质酸类充填剂中均匀加入1%利多卡因0.1~0.2ml,可以显著减轻疼痛。若在添加利多卡因的同时添加少量肾上腺素,就可减少局部皮下瘀血。

4. 注射层次 透明质酸的注射层次以真皮中深层为主,根据具体情况可以调整至真皮浅层和皮下。对于深皱纹和组织凹陷,应选用较大颗粒的注射材料,注射层次在真皮深层和皮下;对于浅皱纹或浅凹陷,应该选用较小颗粒的材料,需要注射至真皮中层(图59-4)。不同层次的注射需要选择相应的材料、针头,其针对的适应证也有所不同(表59-3)。如果注射过深,就需要更多的容量,且注射物会产生移动、吸收过快而导致效果持续时间缩短;如果注射过浅就容易形成结节或肤色异常,初学时应遵循"宁深勿浅"的原则。

充填剂常用的注射层次有真皮浅层(a)、真皮深层(b)、皮下层(c),对于真皮层的注射,需要使用锐利的针头,而皮下层的注射使用钝针头比较安全,可以避免刺破血管。真皮层的注射应使用较小颗粒的注射材料,皮下层的注射可以选用较大颗粒的注射材料。

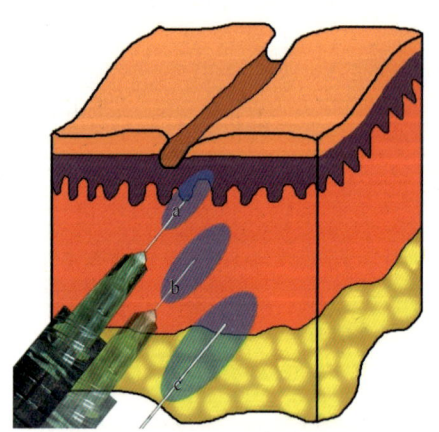

图 59-4 充填剂注射的不同层次示意图

表 59-3 不同层次充填剂注射的比较

种类	真皮浅层	真皮中层	皮下层
针头选择	30G 锐针头	30G、27G 锐针头	钝针头、锐针头
注射材料选择	小颗粒	中颗粒	大颗粒
注射量	少量	中等	较大量
注射方法	线状、点状	线状、点状	线状、扇形、点状
适应证	浅皱纹	深皱纹	组织凹陷、轮廓修饰

（1）注射技巧：注射可以采用点状、线状、扇形、交叉等方法（图59-5），注射时要注意动作轻柔，避开血管，尽量避免形成不必要的损伤。边退针边注射比较容易控制。使用锐针头注射、做深部注射时，可以使用点状注射，如泪沟、眶颧区、颏部等。在真皮内层次注射时，可以做线状注射，如浅层的鼻唇沟纹、眉间纹、抬头纹等。如果使用钝针头注射时，注射层次一般位于皮下层，可使用线状、扇形、交叉等方法注射，一般应用于三角形的凹陷区域，如鼻唇沟、眶颧区、颏部、面颊部等，常使用于钝针注射。

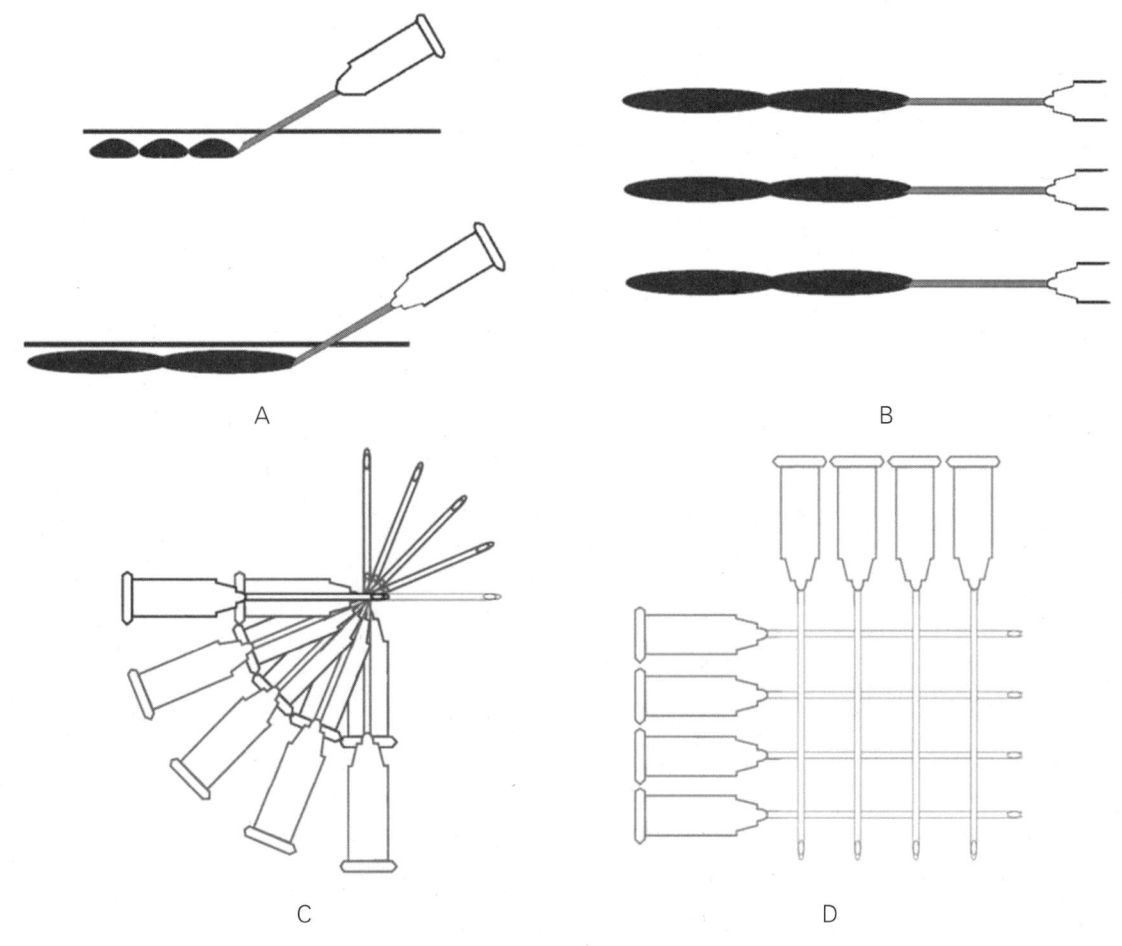

图 59-5 充填剂的常用注射方法

A. 点状注射，应用于锐针头的深部注射，如泪沟、眶颧区、颏部等　B. 线状注射，应用于锐针头的真皮内注射，用于线性的皱纹，如浅层的鼻唇沟纹、眉间纹、抬头纹等，也可应用于钝针头的皮下注射　C. 扇形注射，一般应用于三角形的凹陷区域，如鼻唇沟、眶颧区、颏部等，常用于钝针头注射　D. 交叉注射法，应用于大面积的中浅层充填，如颏部和面颊部，常用于钝针头注射

（2）注射量：有些充填剂注射后吸收较快，需要在注射时过度校正（overcorrection），如胶原类制剂。透明质酸类制剂无须过度校正，在注射时只要达到预期效果即可，不要过多注射，一旦注射过多，形成的隆起或结节需要数月后才能消退，初学时应遵循"宁少勿多"的原则。在使用前必须充分了解产品的特性，按制剂的说明书正确使用。

5. 注射后处理

（1）固定塑形：由于大多数充填剂是液态、半液态或凝胶态，注射后容易在组织内发生迁移，尤其在一些活动度较大的部位（如鼻唇沟等）。需要在注射部位使用透明胶布固定1~2天，以减少组织的活动，防止注射物移动，同时起到塑形的作用。

（2）注射后冷敷15分钟，以减轻疼痛和针眼渗血。留观30分钟，要特别注意观察皮肤色泽等变化，术后3天密切随访。

（3）注射后填写记录单，用于今后再次注射或随访的资料保存。

（4）部分受术者术后需要再次拍照。

（5）再次注射：不同的充填剂在组织内的降解时间从几个月到几年不等。一般来说再次充填应该使用相同的制剂，并在上一次充填物还没有完全吸收之前进行。比如透明质酸的注射，有研究显示在3~4个月尚未完全降解时补充注射，其维持效果比完全降解后再注射更持久。

第四节　常用注射部位的临床操作技术

一、鼻唇沟

鼻唇沟又称"法令纹"，是从鼻翼旁至口角外侧的凹陷，这种凹陷在笑容时即可出现，年轻人在面部无表情时鼻唇沟就消失了，而中年以后鼻唇沟会持续存在，并且随着年龄的增长而加深加长，显著地暴露年龄的增长。形成鼻唇沟的主要原因是面部皮肤的松弛和皮下组织量的减少，轻中度的鼻唇沟可以通过注射充填剂进行纠正，由于面部皮肤严重松弛引起的重度鼻唇沟，还需要结合面中部的除皱术进行治疗。鼻唇沟一般表现为上深下浅、上宽下窄的凹陷，部分鼻唇沟还伴有皮肤的皱纹，这种凹陷和皱纹在笑容时加重。

操作要点：

1. 注射体位　仰卧位或半卧位。

2. 疼痛控制及麻醉　可以不麻醉注射，或使用利多卡因软膏做表面麻醉，如使用钝针注射，只需在进针点使用0.1ml的利多卡因做局部浸润麻醉。

3. 注射层次　真皮内、皮下多层次注射。鼻唇沟和鼻唇沟处的皱纹在注射时的层次是不同的，鼻唇沟的注射层次在真皮深层和皮下层两个层次，而皮肤表面的皱纹注射层次位于真皮内。

4. 注射技巧　操作者左手将颊部向鼻翼侧推挤，可将鼻唇沟及皮肤皱纹显露得更清楚，从鼻唇沟尾部向鼻翼方向逐渐注射推进。如果鼻唇沟的皮肤表面同时有浅皱纹，就先做浅皱纹内的真皮层注射，再做鼻唇沟的注射。如使用针头较短的锐针，需要做分段分层的注射；也可在进针点做局部麻醉和针刺穿孔，再使用钝针进入皮下做扇形注射，以鼻唇沟尾部为圆心，向鼻翼侧做放射状注射。将大部分充填物注射到鼻唇沟的正中线周围，宁可偏向内侧，也不要偏向外上侧，以免注射物进一步上移。也有医师在上述注射的基础上，采用多条垂直于鼻唇沟的真皮内注射，以加强注射物的支撑效果。在注射鼻唇沟时，注意不要遗漏鼻翼外侧的局部凹陷。

5. 注射量　每侧的注射量为0.5~1ml，尽量一次使用足够的剂量以达到充分的矫正效果，使受术者看到良好的注射效果，但不必过度矫正。

6. 固定　注射后可以在鼻唇沟部位的皮肤表面用胶布固定48个小时，有助于减少鼻唇沟部位的运动，避免注射材料的移位（图59-6）。

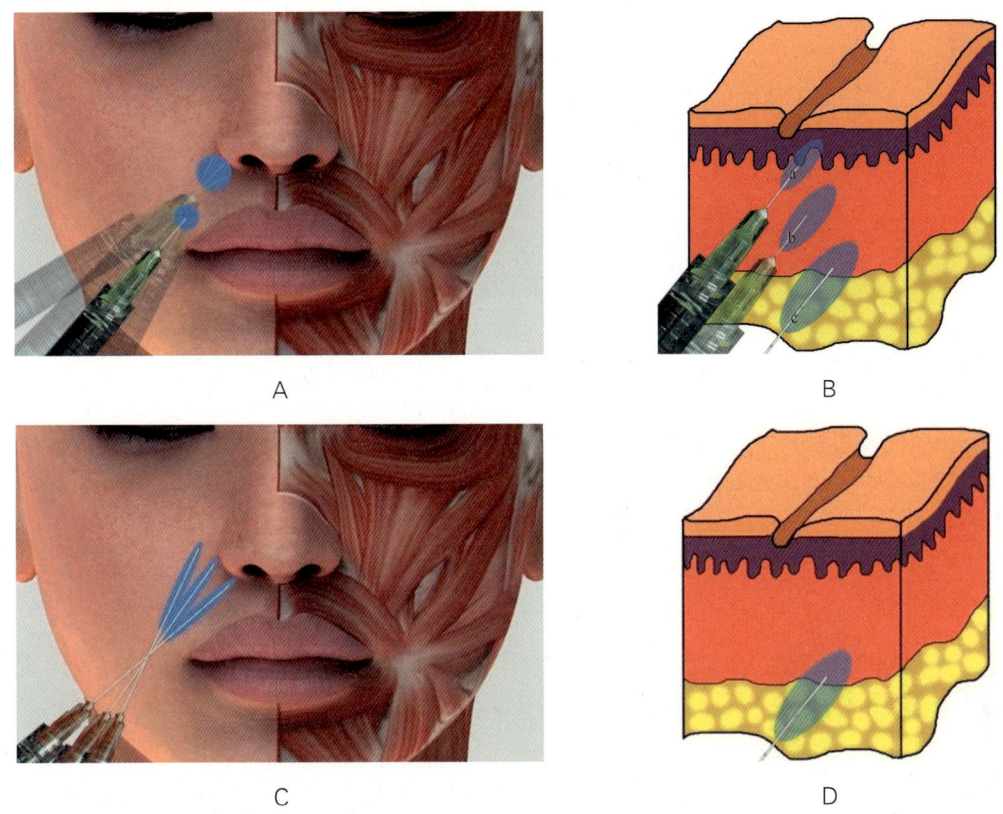

图 59-6 鼻唇沟注射示意图

如使用针头较短的锐针，需要做分段分层的注射（A、B）；也可使用钝针头做皮下层扇形注射（C、D），以鼻唇沟尾部为圆心，向鼻翼侧做放射状注射

对于仅有鼻唇沟的受术者，做真皮深层及皮下层的注射，即可达到良好的效果，对于鼻唇沟伴发皮肤皱纹的受术者，需要同时注射矫正鼻唇沟和皮肤皱纹，皮肤皱纹的注射层次为真皮中层和深层，鼻唇沟的注射层次为真皮深层和皮下层。透明质酸类制剂注射矫正鼻唇沟的效果可持续6个月以上，部分受术者在注射后8~10个月还有效果（图59-7，图59-8）。

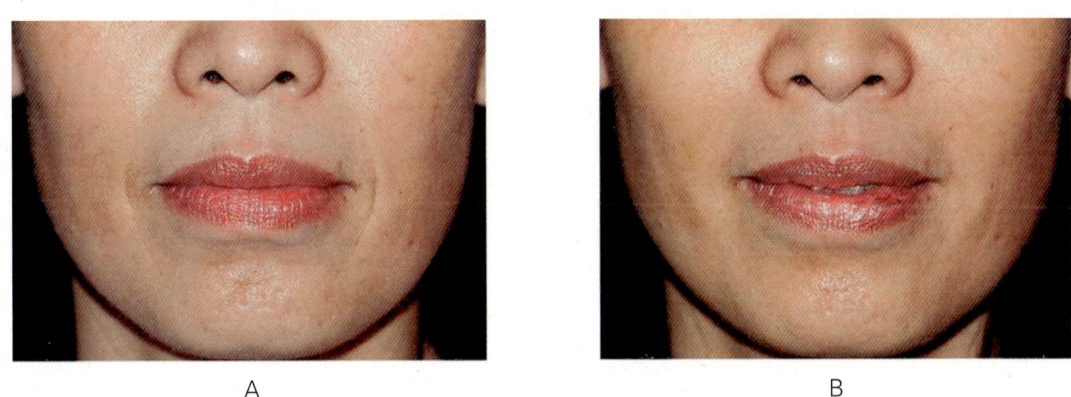

图 59-7 鼻唇沟伴皮肤皱纹注射案例一：女性，45岁，因鼻唇沟及面部皱纹要求注射充填

A. 注射前，见中度鼻唇沟，伴口角两侧的中度皱纹　B. 使用透明质酸类制剂进行注射，先在皱纹部位的真皮层注射，再进行鼻唇沟部位的真皮深层和皮下层的注射，注射后8天复查，可见皱纹和鼻唇沟得到了明显的矫正，即使在微笑的表情下，也没有出现鼻唇沟和皱纹

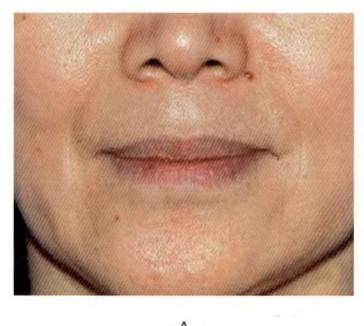 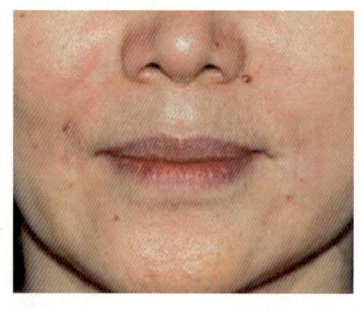 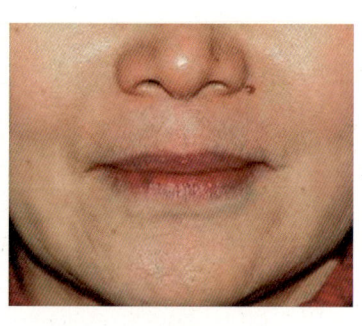

A　　　　　　　　　　　　　　B　　　　　　　　　　　　　　C

图 59-8　鼻唇沟伴皮肤皱纹注射案例二：女性，55岁，因鼻唇沟及面部皱纹要求注射充填

A. 注射前，见中度鼻唇沟，伴皮肤的中度皱纹　B. 使用透明质酸类制剂进行注射，先在皱纹部位的真皮层内注射，再进行鼻唇沟部位的真皮深层和皮下层注射，注射后即可见皱纹和鼻唇沟的明显矫正　C. 注射后9个月复查，可见鼻唇沟仍然较注射前有所改善，皮肤皱纹的纠正效果持续存在

二　眉间纹

眉间纹在大多数情况下是动态皱纹，适用于肉毒毒素的注射治疗，只有少数比较严重的眉间纹，在不做皱眉动作时也会显示较深的皱纹，这类皱纹内的组织量较少，需要使用充填剂和肉毒毒素联合注射治疗。如果两种制剂同时注射，应先注射充填剂，而后再注射肉毒毒素，因为注射充填剂的过程中需要按摩和按压。如果先注射肉毒毒素，在按压过程中，就可能会导致肉毒毒素的过度弥散，而影响周边的肌肉。需要注意的是，不必在注射过程中追求一次性完全矫正，否则会导致注射过多过浅，而出现隆起或条索。此外，还应在注射前告知受术者，通过注射充填剂可以减轻皱纹的深度，但难以在一次注射后就完全矫正。

操作要点：

1. 注射体位　仰卧位或半卧位。

2. 皱纹显露　让柔和的灯光或自然光斜照在皱纹上，操作者用左手拇指和示指从眉头向中间轻轻挤压，使眉间纹显示得更清楚。

3. 疼痛控制及麻醉　可以不麻醉就注射，或使用利多卡因软膏做表面麻醉。

4. 注射层次　真皮内为主，皮下层少量注射。

5. 注射技巧　操作者左手将两侧眉头向中间挤压，以充分显示眉间纹的部位和走向。使用锐针做线状注射，进针后边退边注射，利用充填剂的支撑力，将皱纹的底部向上抬起。有些真皮内的褶皱难以一次性达到完全平整的效果，不要为了追求一次性填平而过度注射，造成局部隆起。注意进针时不可过浅，如果透过皮肤可以隐约看见针头，就说明针头过浅。如果在注射过程中，充填剂从粗大的毛孔中向外溢出，也说明针头过浅。对于一些伴发眉间凹陷的患者，可以同时做眉间的皮下充填，以使眉间丰满。

6. 注射量　常用的注射剂量为0.1~0.5ml。

7. 固定　注射后在眉间部皮肤用胶布固定48个小时，有助于减少眉间运动，避免注射材料的移位（图59-9）。

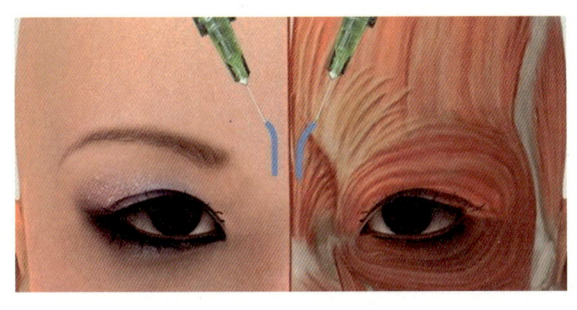 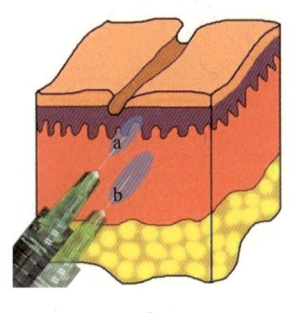

图 59-9　眉间纹注射示意图

通常使用锐针做线状注射（A），注射以真皮中层为主，也可在真皮浅层做少量注射（B），但要注意真皮浅层注射时不可过量，层次也不可过浅。注射时，将眉间皮肤向中间轻轻挤压，使眉间纹更明显，进针后边退边注射，注射后按摩平整，利用充填剂的容积和支撑力，将皱纹填平，必要时也可以在皮下层注射少量，常用的注射剂量为 0.1ml/cm

较深的眉间纹在注射充填剂之后可以得到明显的改善，大多数情况下，都需要同时注射肉毒毒素，才可以达到更好更持久的效果（图59-10）。

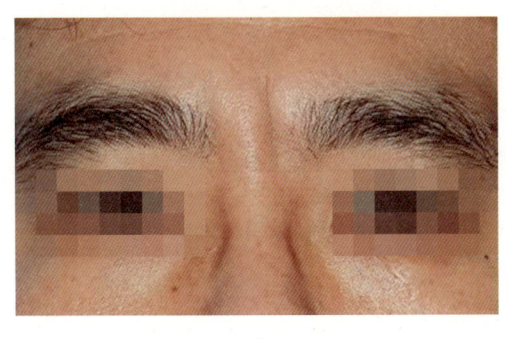 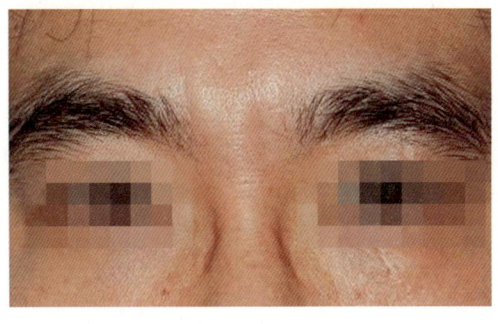

图 59-10　眉间纹充填剂注射案例：男性，43岁，因眉间纹严重来求治
A. 注射前，见其有重度的眉间纹，即使在不做眉间收缩动作的时候，也存在两条较明显的眉间凹陷　B. 对深、浅两条眉间凹陷给予透明质酸注射，分别注射 0.3ml（左侧凹陷）和 0.1ml（右侧凹陷），注射后眉间平整，明显改善，9个月后复查，可见眉间纹的注射效果依然有部分存在

三　抬头纹

抬头纹又称额纹，和眉间纹类似，属于动态皱纹，应首选肉毒毒素注射治疗，轻中度的抬头纹使用肉毒毒素即可达到满意的疗效，只有那些严重的抬头纹，即在没有抬眉动作时也无法消失的过深抬头纹，才需要使用充填剂进行辅助治疗。如果和肉毒毒素一起注射，应先注射充填剂，冷敷片刻后再注射肉毒毒素，如此可以避免肉毒毒素注射所引起的肿胀干扰皱纹的判断，也可以避免注射透明质酸时所需配合施行的按摩引起肉毒毒素的过度弥散。比较深的抬头纹很难通过一次注射达到完全消失的目的。

操作要点：

1. 注射体位　仰卧位或半卧位。

2. 疼痛控制及麻醉　可以不麻醉就注射，或使用利多卡因软膏做表面麻醉后注射。

3. 皱纹显露　让柔和的灯光或自然光斜照在皱纹上，操作者用左手拇指和示指沿皱纹的垂直方向向内轻轻挤压皱纹，使抬头纹显示得更清楚。

4. 注射层次　真皮内为主，皮下层可做少量注射。

5. 注射技巧　操作者左手将额部的皮肤从上、下向中间挤压，以充分显示抬头纹的位置和走向。使用锐针做线状注射，进针后边退边注射，利用充填剂的支撑力，将皱纹的底部向上抬起，注射后给予按摩和挤压，使注射物分布均匀。注射时需要控制注射的层次，最好注射在真皮的深层和中层，如果没有把握，宁可注射得深一些，以避免注射后出现皮肤表面的隆起或条索。由于额纹通常都比较长，在注射时需要保持注射层次的一致性，以免出现矫正的不对称。

6. 注射量　中等程度的抬头纹，每厘米一般需要0.05～0.1ml的充填剂，一条横贯额部的抬头纹需要0.5～1ml。

7. 固定　注射后在额部皮肤用胶布固定48个小时，有助于减少额部皮肤的运动，避免注射材料的移位（图59-11）。

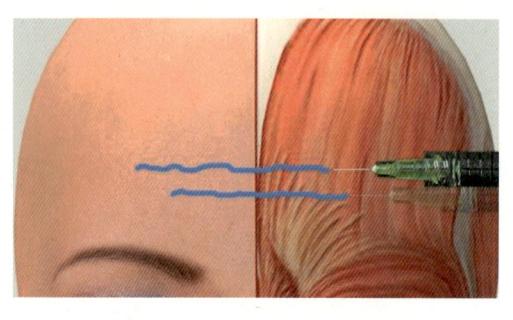
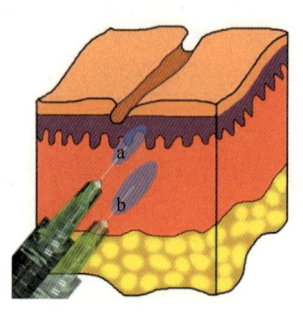

图59-11　抬头纹注射示意图

通常使用锐针做线状注射（A），注射在真皮中层为主，也可在真皮浅层做少量注射（B），但要注意真皮浅层注射时不可过量，层次也不可过浅。一只手注射，另一只手将皱纹挤压得更明显，进针后边退边注射，注射后按摩平整，利用充填剂的容积和支撑力，将皱纹填平，常用的注射剂量为0.1ml/cm

在没有额部动作的情况下，也显现较深的抬头纹，使用透明质酸类制剂进行真皮内的注射，可达到良好的矫正效果，但是要注意注射层次和注射量，不可注射过浅或过多，否则容易导致局部条索状隆起（图59-12）。

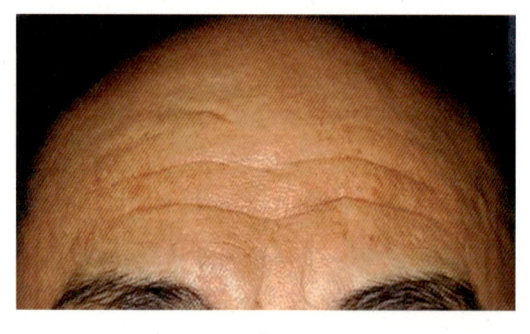
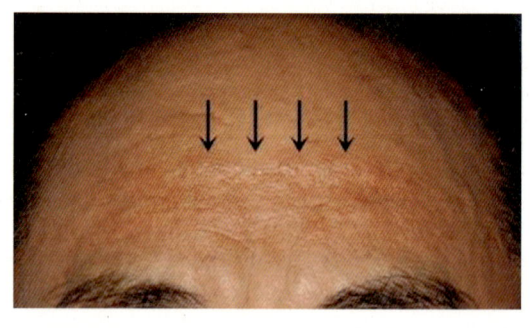

图59-12　抬头纹透明质酸类制剂注射案例：男性，55岁，重度抬头纹

A. 不做抬头动作时也有较深的皱纹　B. 使用透明质酸类制剂注射充填，注射后7天复查，见抬头纹基本消失，额部正中的抬头纹有轻度的隆起，可能是注射略多略浅所致

四　颈纹

颈纹通常首选肉毒毒素注射，使用低浓度浅层多点注射，可以松弛颈阔肌，减轻颈纹。而对于一些比较深的颈纹，可以配合充填剂注射。颈纹的注射设计比较简单，只需注意注射层次的准

确性和注射材料的适合性。应该使用细小颗粒（直径400μm以内）的充填剂，注射在真皮的中层和深层，必要时可以在真皮浅层或皮下层做少量补充，但要注意不可在浅层注射过多，否则容易形成结节。由于颈部的皮肤非常薄，如果层次过浅或注射量过大，就容易造成皮肤表面的隆起和结节，甚至产生条索状的隆起，而难以处理。

需要提醒的是，有些多年形成的深皱纹非常顽固，即使注射再多的充填剂也不能完全消除，这一点也要充分告知患者，以免患者期望值过高，在注射后感到不满意。注射时患者取仰卧位，以便注射。注射后轻轻按压注射部位，将注射材料铺平。

操作要点：

1. 注射体位　仰卧位或半卧位。
2. 皱纹显露　让柔和的灯光或自然光斜照在皱纹上，操作者用左手拇指和示指沿皱纹的垂直方向向内轻轻挤压皱纹，使皱纹显示得更清楚。
3. 疼痛控制及麻醉　可以不麻醉就注射，或使用利多卡因软膏做表面麻醉后注射。
4. 注射层次　真皮的中层和深层。
5. 注射技巧　使用锐针做线状注射，从皱纹的一端耐心地逐针注射，直到到达皱纹的另一端。进针后边退边注射，利用充填剂充填皮肤组织内的凹陷，注射后使用棉棒滚动进行按摩和挤压，使注射物分布均匀。由于颈部皮肤比较薄，容易注射偏浅、偏多，在注射时要宁深勿浅、宁少勿多。避免在皮肤内反复穿刺，造成渗血或瘀斑。尽量保持注射层次的一致性，以免出现高低不平。
6. 充填材料　选择小颗粒（400μm以下）的透明质酸类制剂，避免使用大颗粒制剂。
7. 注射量　颈纹大多比较浅，每厘米需要大约0.05ml的充填剂（图59-13）。

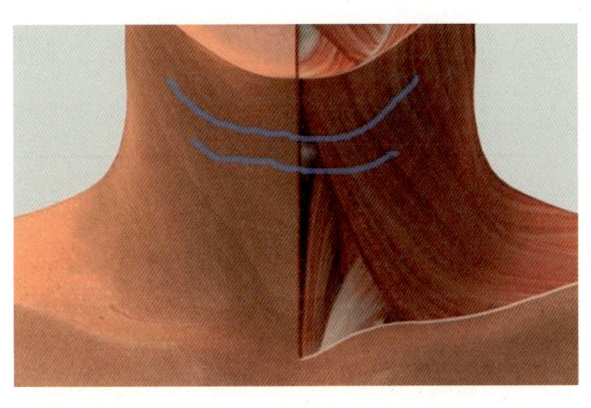 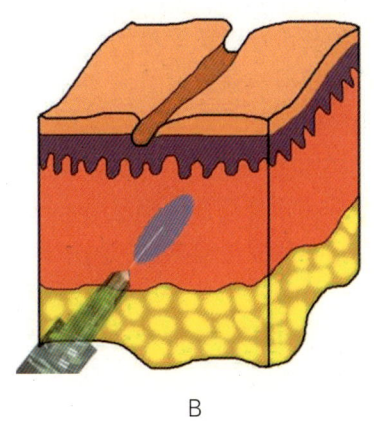

A　　　　　　　　　　B

图 59-13　颈纹注射示意图

使用30G的细锐针做线状充填（A），注射在真皮中层和深层（B），顺着颈纹的方向，从一端缓慢耐心地向另一端推进，逐段逐段地注射，进针后边退边注射，利用充填剂的容积，将皱纹部的凹陷充填平整，常用的注射剂量为0.05ml/cm，注意注射均匀，避免出现高低不平或局部隆起

五　隆鼻

东方人普遍鼻梁较低，可通过隆鼻手术改善外形，隆鼻手术的需求量较大，在亚洲人群中是美容手术中例数排位第二的手术。以往唯一的方法是用人造材料的假体或自体组织的植入手术，对鼻梁和鼻尖进行抬高，这种假体植入手术一般需要1~2周的恢复期。随着充填剂的广泛使用，越来越多的求美就医者采用注射法进行隆鼻，具有创伤小、恢复快、不需要休假的优点。注射隆鼻的适应证是那些仅有轻度鼻根及鼻背部低平的患者，对于鼻尖部的低平，隆鼻效果较差。要达到鼻尖隆起，往往需要注射较多的充填剂，因为注射材料是凝胶状的，不具备固体材料的支撑

力，只能在坚硬的鼻骨表面才能体现支撑效果。

注射隆鼻可以选用锐针或钝针，锐针的优点是可以到达较深的层次，注射后的材料不容易移动，塑形效果也比较好，缺点是有可能出现血管栓塞的并发症。钝针的优点是不容易发生血管栓塞，缺点是注射的层次较锐针浅，注射材料容易移动。注射时可以从鼻根部进针，适用于鼻根部或鼻背部局部充填，如鼻根凹陷、轻中度歪鼻、鼻额角不佳等；也可以从鼻尖进针，适用于鼻根及全鼻背低平者。从鼻根部及鼻背部进针时通常使用锐针，需要多点注射，将鼻根部和鼻背部抬高。从鼻尖部进针可以使用钝针或长的锐针，直接到达鼻根部黄金点，边退边注射。在鼻根及鼻背部，做条状充填。注射隆鼻通常以鼻根部及鼻背部隆起为主，鼻尖部不注射或仅少量注射。尽量注射在骨膜浅层或深筋膜层，而使用钝针注射时往往难以到达深层，只能做中层的注射。注射后在鼻根及鼻背部做皮肤的胶布粘贴固定48个小时，可以起到塑形和防止移位的作用。

操作要点：

1. 注射体位　半卧位或直立位。

2. 注射前设计

（1）标记眉间至鼻尖的纵轴线。

（2）标记眉头连线与内眦连线的中线。

（3）两线相交点即为鼻的"黄金点"，也是透明质酸注射充填时的顶点。

3. 疼痛控制及麻醉　可以不麻醉就注射，也可以使用利多卡因软膏做表面麻醉后注射，还可以在鼻尖鼻背少量浸润麻醉。

4. 注射层次　尽量注射在骨膜浅层或深筋膜层。

5. 鼻尖进针单点注射法

（1）使用长5号锐针头或25G长钝针头。

（2）长5号锐针头鼻尖部进针做鼻尖及鼻背0.2ml利多卡因局部浸润麻醉（同时做全程的回抽，以确保没有进入血管内）。

（3）针头到达鼻根部后保持不动，将麻醉药注射器更换成透明质酸注射器。

（4）如使用钝针，可在鼻尖进针点麻醉后，更换成钝针头从原针眼进入。

（5）在软骨膜及骨膜浅层走行至顶点，开始推注。

（6）一只手缓慢推注，另一只手同时塑形。

（7）从鼻根向鼻尖部缓慢退行，边退边注射，直至效果满意。

6. 鼻根鼻背部进针多点注射法

（1）使用30G或27G锐针头。

（2）在鼻中线上，与皮肤成45°～90°夹角进针，直达鼻骨膜浅层或软骨膜浅层。

（3）空针头或内含麻药的针头，回抽无血后，每点推注0.1～0.2ml。

（4）一只手缓慢推注，另一只手同时塑形。

（5）单点注射达到效果之后，出针。

（6）更换新针头，换一点进针，再次重复上述注射动作，直至效果满意。

7. 注射量　常用注射量在0.5～0.8ml。

8. 注意事项

（1）保持针头在中线上，因为大多数血管均位于鼻背的两侧。

（2）即使是钝针也不可以大力穿插，尤其是向两侧穿插。

（3）注射材料塑形应在中线上进行，以免歪斜。

（4）缓慢推注，切忌大力注射。

（5）注射量建议不超过1ml。

（6）阻力大时，勿用力推注。

(7) 注射时观察皮肤色泽，如发白或发紫，或患者突然剧痛，应立即停止注射。

(8) 注射后可以在鼻背部皮肤处用胶布固定48个小时，有助于塑形和避免材料移位。

(9) 注射后留观30分钟，注射后2天内密切随访（图59-14）。

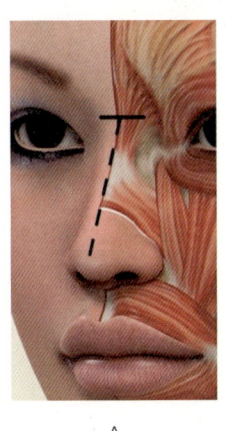 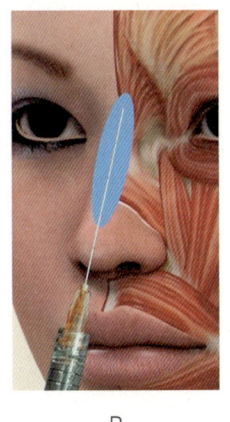 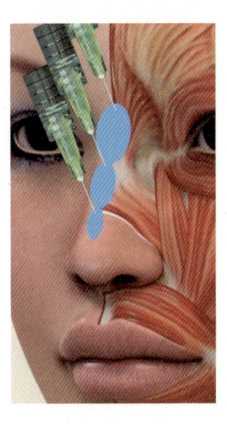

A　　　　　　　　　　B　　　　　　　　　　C

图 59-14　隆鼻注射示意图

注射前先标记（A），确定鼻的黄金点，作为透明质酸注射充填时的顶点。注射时可以使用鼻尖进针单点注射法（B）或鼻根鼻背部进针多点注射法（C）。充填剂注射的层次位于骨膜层或深筋膜层

注射后即可显现明显的外形轮廓改善效果（图59-15），大部分充填剂注射在鼻根及鼻背部，鼻尖部一般不注射，或仅做少量的注射。鼻部的注射效果通常都能维持6个月以上（图59-16），部分病例在注射后1年甚至更长时间仍有少量充填物的存在。

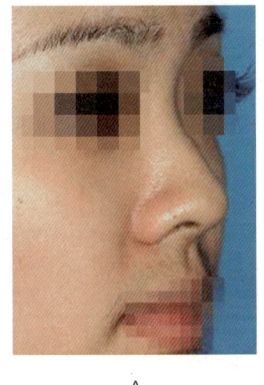 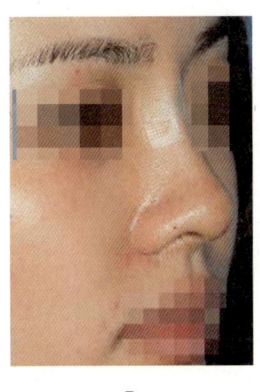 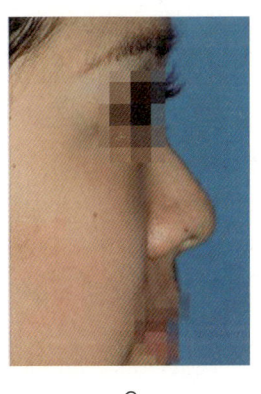 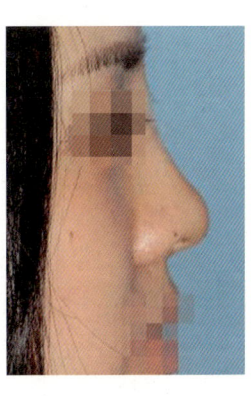

A　　　　　　　B　　　　　　　C　　　　　　　D

图 59-15　注射隆鼻即时效果显示

女性，20岁，由于鼻背（尤其是鼻根部）低平要求注射隆鼻，给予0.6ml透明质酸类制剂注射鼻背及少许鼻尖部位，鼻的外形得到明显改善，注射前斜面（A）和注射后即时的斜面（B），鼻背部给予透明胶布固定塑形。注射前侧面（C）和注射后20天侧面（D）对比，鼻尖及鼻背的侧面轮廓得到了明显的美化

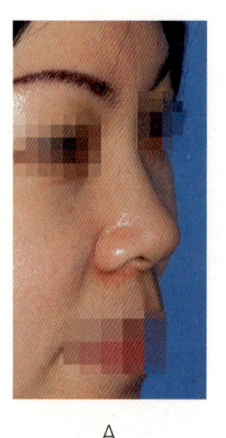 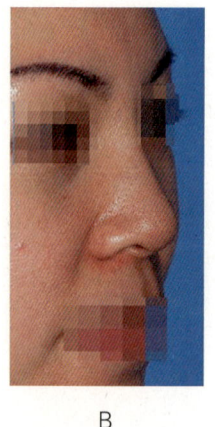 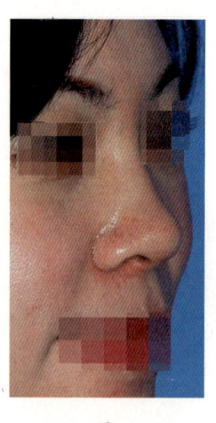

A　　　　　　　B　　　　　　　C

图 59-16　注射隆鼻长期效果显示

女性，30 岁，由于鼻背（尤其是鼻根部）低平（A）要求注射隆鼻，给予 0.5ml 透明质酸类制剂注射鼻根及鼻背，5 天后复查显示鼻子外形改善（B），8 个月时复查，见鼻背部充填材料基本降解，但鼻根部仍然较注射前隆起（C），提示该部位的注射材料依然部分存在

六　隆颏

颏部的基本美学标准是它需位于鼻尖和唇珠的连线延长线上，而颏部低平或后缩是东方人常见的缺陷，近年来年轻人由于咀嚼动作和力量的减少，颏部后缩的现象比较常见。以往均采用假体植入的方法进行改善，手术中植入膨体或硅胶的假体，其不足之处是需要一定时间的恢复期，假体对颏部骨骼有压力，会造成骨骼的凹陷等。近年来，随着充填剂的应用推广，为颏部整形提供了一个新的选择，颏部注射的病例逐年增多，主要的优点是微创及快速恢复。此外，注射隆颏的另一个优点是，对于颏部下方凹陷等缺陷的纠正，可以达到假体植入难以达到的效果。

颏部的注射早期是以锐针为主，近年来由于出现了血管栓塞之类的并发症，更多的医师选用钝针注射。锐针注射可以直达骨膜层或深筋膜层，注射的层次比较深，材料固定和支撑作用比较明显，塑形效果好，不容易出现轮廓的不平整。钝针的注射层次较锐针浅，对于颏部两侧可以做线状注射，效果较好，从而调整下颌缘的轮廓。

操作要点：

1. 注射体位　仰卧位或半卧位。
2. 疼痛控制及麻醉　不麻醉就注射或在表面麻醉后注射，钝针可以在进针点局麻后注射。
3. 注射层次　主要是骨膜浅层或深筋膜层，可以做皮下层的少量修饰。
4. 标记　标记正中线和需要集中注射的区域。
5. 注射技巧　注射以颏部正中为主，有时还需做两侧的补充注射。需要特别注意保持针头和注射材料的居中，注射针头的开口方向会影响材料的分布。注射可以使用锐针或钝针，使用锐针时采用点状注射，钝针在颏部正中做点状注射，在颏部两侧多采用线状注射。一边推注一边做塑形，直至外形满意。
6. 注射量　颏部的注射量一般是 0.5~0.8ml，不建议单次注射 1ml 以上。
7. 固定　注射后可以在颏部皮肤用胶布固定 48 个小时，有助于塑形和减少材料的移位（图 59-17）。

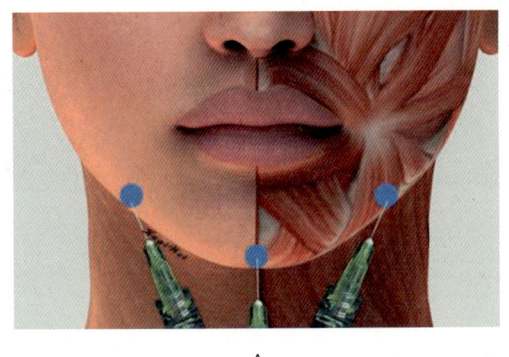
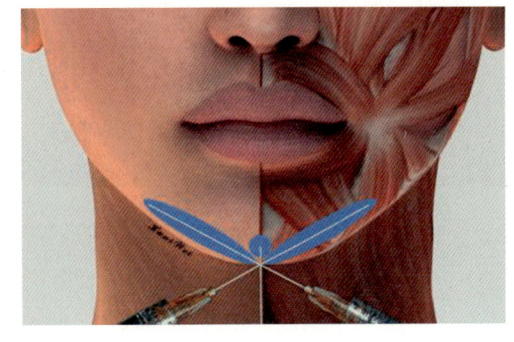

图 59-17 颏部充填剂注射示意图

注射部位以颏部正中为主，有时还需做两侧的补充注射。使用锐针时采用点状的注射（A），使用钝针时在颏部正中做点状注射，在颏部两侧采用线条型注射（B），充填剂注射的层次主要位于骨膜层或深筋膜层，而对于下颌缘轮廓需要修饰的情况，可以做适量的皮下层注射

颏部注射除了可以达到隆颏的效果之外，对于一些颏部外形不足的情况也可起到美化的效果，如对于女性颏部不够圆润、颏部后缩、颏部过于宽大等，均有良好的修饰效果（图 59-18，图 59-19）。值得一提的是，注射隆颏对于颏部下方的凹陷畸形的纠正效果明显，可以呈现假体植入所难以达到的效果（图 59-20）。颏部注射后的效果通常都可以维持 6 个月以上，有些案例的持续时间可长达数年，对于这类情况，其真正的原因尚不得而知，可能是透明质酸类制剂没有完全降解，或是注射材料刺激了自身组织的增生。

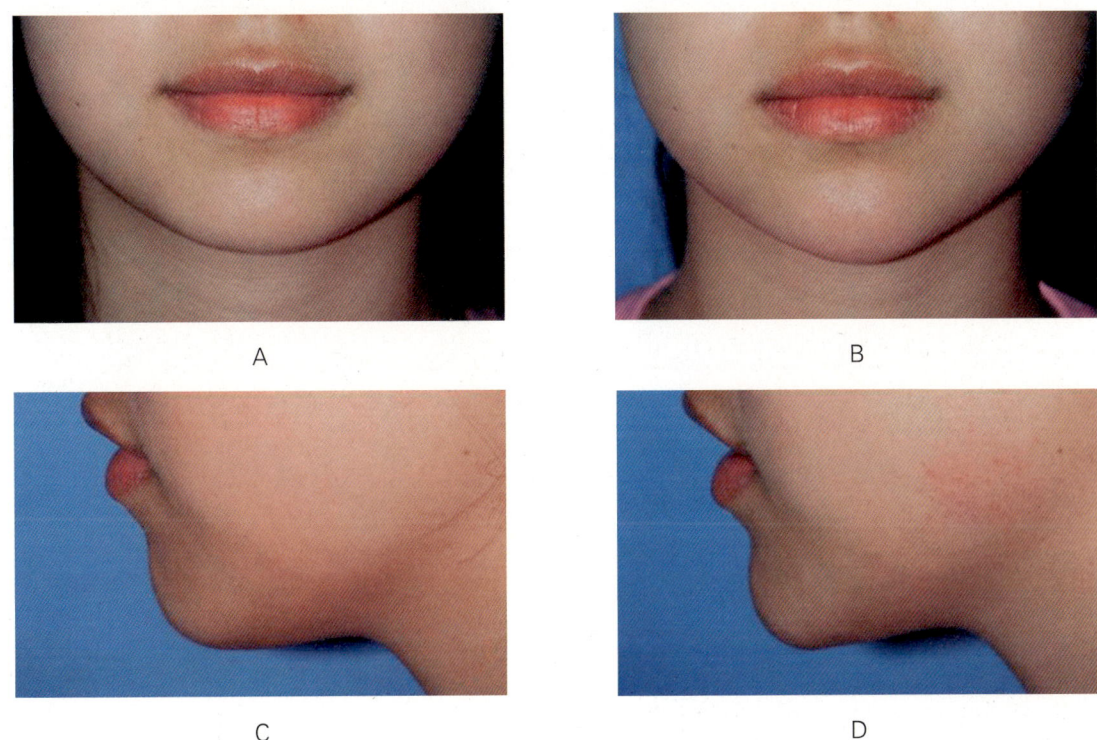

图 59-18 颏部注射案例一：女性，22 岁，因颏部不够前翘和尖锐而就诊，给予颏部注射透明质酸类制剂 0.6ml　A、C. 术前正、侧面观　B、D. 外形得到了明显的改善，正面观可见颏部外形尖锐，侧面观见颏部前突，受术者满意

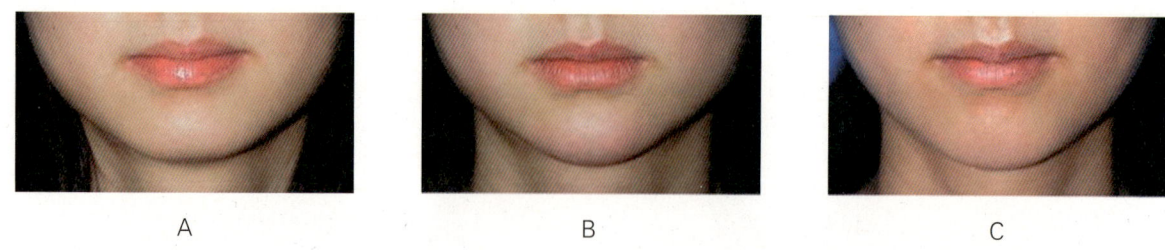

图 59-19　颏部注射案例二：女性，25 岁，因颏部外形不够圆润求诊，颏部注射透明质酸类制剂 0.5ml
A. 注射前　B. 注射后即刻外形得到明显改善　C. 9 个月后复诊，颏部体积较注射后有所减小，颏的角度钝化，但外形仍然较好

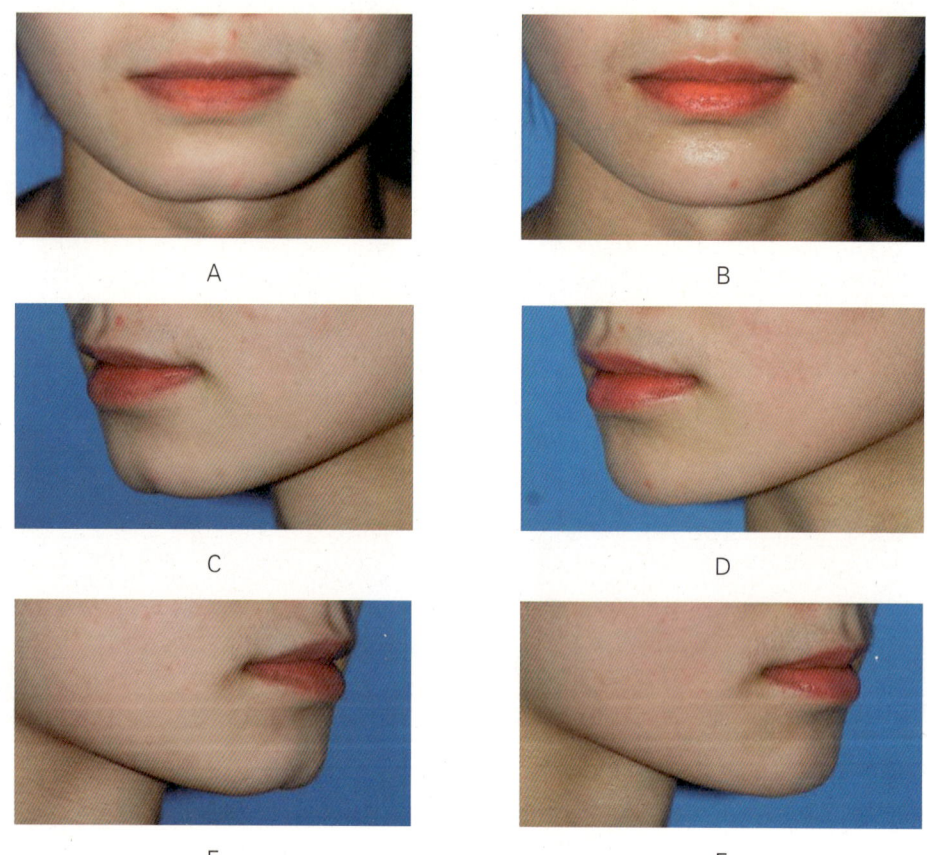

图 59-20　颏部凹陷注射案例

女性，23 岁，颏部凹陷畸形（A、C、E），在骨膜浅层单点注射透明质酸类制剂 0.8ml，注射后 7 天复查，从正、斜面均可见凹陷得到了明显的改善，颏部外形良好（B、D、F），受术者满意。这种颏部下方的凹陷畸形，采用假体植入时常难以达到完美的效果

七　丰唇

嘴唇的皱纹注射和面部其他部位相似，对于上、下唇的皮肤深皱纹，可以按皮肤皱纹的处理方法，做真皮内的注射充填，用短线状的注射法进行改善；对于上、下唇的浅皱纹可联合使用激光治疗和肉毒毒素注射治疗。注射丰唇主要有两个目的：一是改变或丰满唇形；二是纠正老龄化嘴唇的组织萎缩。就目前来说，对于丰唇的注射，首选的注射充填剂是透明质酸。丰唇注射之后嘴唇的外形会有明显的改善，即使不使用口红也有良好的质感。

操作要点：

1. 注射体位　仰卧位或半卧位。

2. 疼痛控制及麻醉　使用利多卡因软膏做表面麻醉后注射，或进行眶下神经及颏神经阻滞麻醉。

3. 模拟注射　如受术者要求显示注射效果，在医师没有把握或无法预判时，可以使用含少量利多卡因的生理盐水做模拟注射。

4. 注射层次　皮肤和口轮匝肌之间、黏膜和口轮匝肌之间。

5. 注射技巧　锐针头的点状注射。需要注射的部位有上唇的唇珠、上唇的两侧增厚处、下唇的两侧红唇增厚处，使用锐针在这些部位做红唇黏膜和口轮匝肌之间层次的注射。对于人中不显的受术者，可以做人中嵴处的皮下层注射，同时辅以真皮中深层的注射，可以凸显人中嵴，增加立体感。对于唇线不显或红唇萎缩的受术者，可以使用钝针头做线状注射和扇形注射，对整个红唇及红白唇交界线做均匀的组织充填，使唇线凸显、红唇丰满。

6. 注射量　上下唇注射总量通常为0.3～0.6ml（图59-21）。

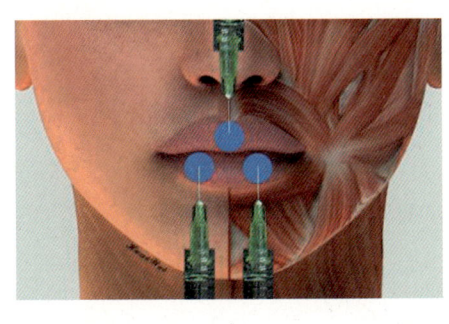 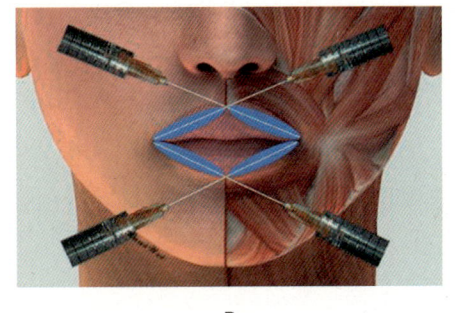

A　　　　　　　　　　　　　　　　B

图 59-21　丰唇注射示意图

丰唇的注射可以采用锐针头的点状注射（A）结合钝针头的线状注射（B）。需要注射的部位有上唇的唇珠、上唇的两侧增厚处、下唇的两侧红唇增厚处

唇部注射除了可以达到组织充盈之后使整个红唇丰满圆润的效果之外，还可以起到改善轮廓的作用，包括针对唇线、唇峰、唇珠、"丘比特弓"及人中嵴等美容单位的修饰（图59-22，图59-23）。年轻女性可以通过丰唇的注射达到红唇丰满、唇形改善的效果；中老年女性可以通过唇部的注射达到唇部丰满和年轻化的效果。

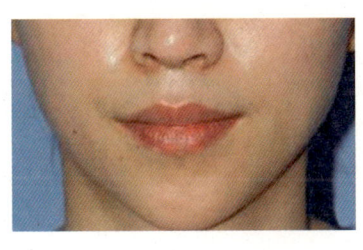 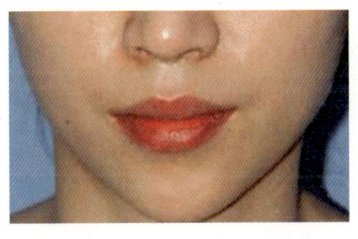 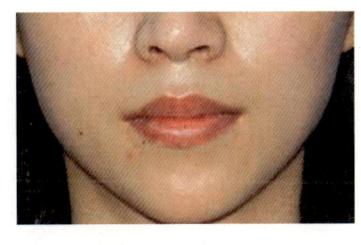

A　　　　　　　　　　　B　　　　　　　　　　　C

图 59-22　透明质酸注射丰唇案例一：女性，20岁，因自觉嘴唇不够丰满要求注射丰唇，使用透明质酸制剂0.3ml，30G锐针头，对上下唇进行注射

A. 注射前　B. 注射后即刻可见红唇明显丰满，唇珠突显　C. 21天后复查，可见注射效果自然，尤其是下唇两侧较注射前饱满，上、下唇比例姣好

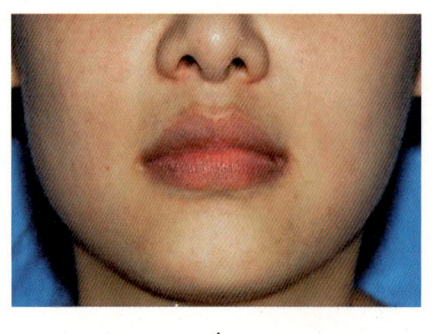
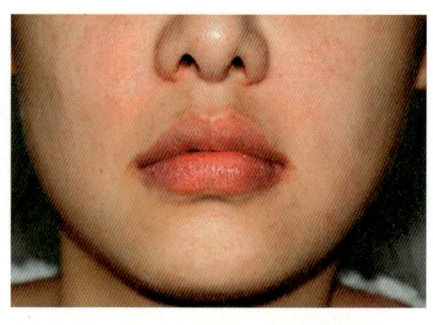

图 59-23　透明质酸注射丰唇案例二：女性，21 岁，希望嘴唇更丰满要求注射丰唇，使用透明质酸制剂 0.4ml，30G 锐针头，对上唇唇珠、唇峰及下唇两侧突起部位进行注射
A. 注射前　B. 注射后嘴唇外形更丰满，受术者满意

八　耳垂

由于受到我国传统文化的影响，部分人认为耳垂大有福气，有时会有注射增大耳垂的需求。有些外形异常的耳垂，不够圆润，也可以通过注射充填剂的方法进行改善。

操作要点：

1. 注射体位　仰卧位或半卧位。

2. 疼痛控制及麻醉　可以不麻醉就注射，或使用利多卡因软膏做表面麻醉后注射。

3. 注射层次　在真皮深层及皮下层注射，由于耳垂主要由两层皮肤对合而成，耳垂的注射实际上是在耳垂的两层皮肤之间进行注射。

4. 注射技巧　耳垂的注射比较简单，左手拇指、示指捏住耳垂，使用锐针头从耳垂边缘进入耳垂正中，在中间层缓慢扇形注射，同时要轻轻揉挤，使充填物散开，直至耳垂丰满，也可以在耳垂上方的外耳轮做过渡性的修饰注射。注意注射速度缓慢，不要出现注射过多导致皮肤血运受阻而苍白的情况。

5. 注射量　不宜注射过多，一般每侧耳垂注射 0.1~0.3ml（图 59-24~图 59-27）。

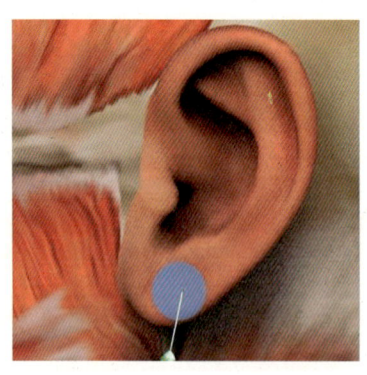
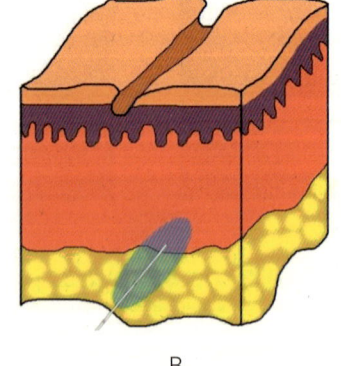

图 59-24　耳垂注射示意图
使用锐针头从耳垂边缘进入耳垂正中，做真皮深层及皮下层的注射

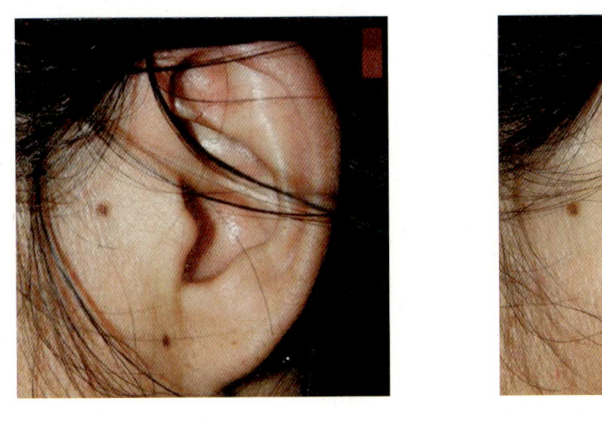
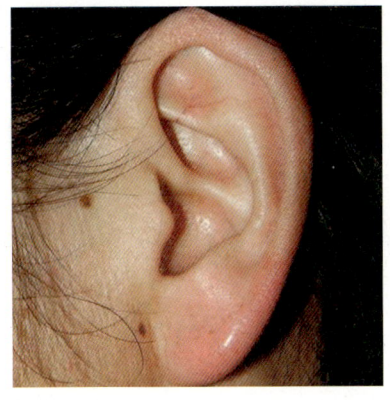

　　　　　　　　A　　　　　　　　　　　　　　B

图 59-25　耳垂注射案例一：女性，30 岁，因耳垂不够圆润要求注射充填，每侧耳垂注射 0.2ml 透明质酸

A. 注射前　B. 注射后可见耳垂外形丰满，轮廓圆润

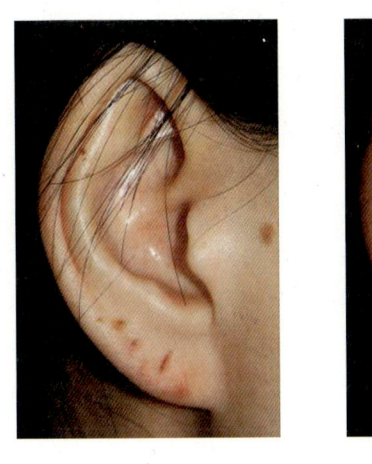
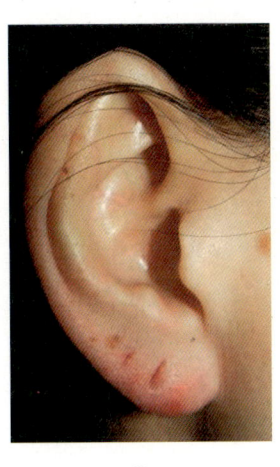
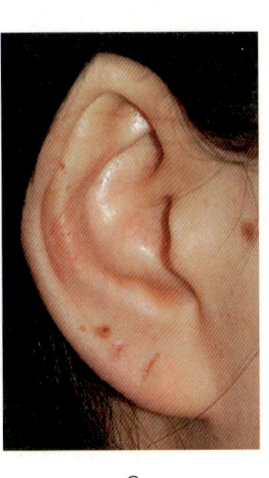

　　　　A　　　　　　　　　　B　　　　　　　　　　C

图 59-26　耳垂注射案例二：女性，47 岁，因耳垂瘦小要求注射增大

A. 注射前　B. 注射 0.2ml 透明质酸后即时可见耳垂圆润而丰满，注射针眼处有注射反应性发红　C. 4 年后复查，可见耳垂形态较注射后更加自然，较注射前仍有所增大和变饱满

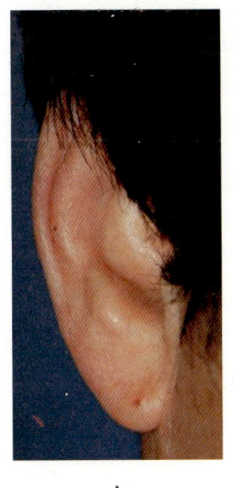
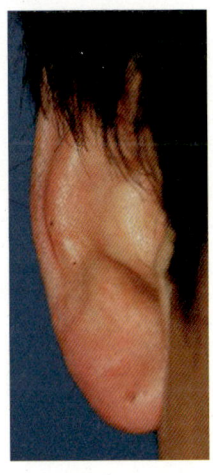
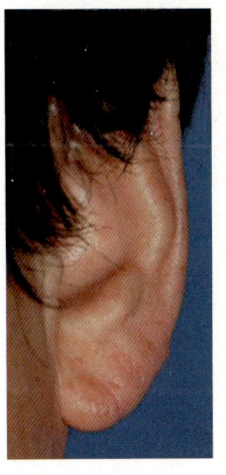
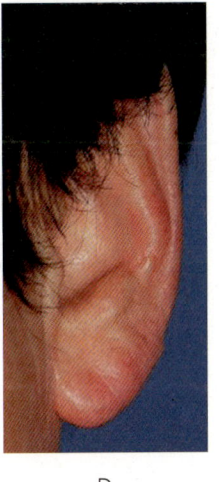

　　　A　　　　　　B　　　　　　C　　　　　　D

图 59-27　耳垂注射案例三：男性，52 岁，因不满意耳垂形态要求注射增大

A、C. 注射前右侧及左侧的耳垂正面照　B、D. 注射 0.2ml 透明质酸后即时可见耳垂较注射前丰满，受术者满意

九 眶周凹陷

眶周凹陷常见的注射部位有泪沟、眶颧区（苹果肌）、上睑凹陷处等，中老年人会在眶周区域出现明显的老龄化改变，在眶周出现数个组织凹陷的区域：泪沟位于下睑眼轮匝肌眼睑部和眶部交界的位置；眶颧区（苹果肌）的凹陷位于眶下方的倒三角形区域，此三角形的上边是眶睑沟，内侧边是鼻唇沟上方的隆起、外侧边是颧骨的隆起；上睑凹陷位于眶上缘和眼球突出的顶端之间，这三个凹陷的区域共同表现了老年的外观。可以通过注射充填剂改善这些凹陷，达到年轻化的效果。但是，眶周区域的解剖比较复杂、血管丰富、结构精细，注射难度较大且并发症较多，患者的满意率比较低，需要有良好的解剖知识和注射技巧。

操作要点：

1. 注射体位　注射时患者最好采用坐立位，背部和头部切实地靠在床上或墙上来固定，正对光源，最好是漫射的自然光，可以使双侧的凹陷均清晰显露。

2. 疼痛控制及麻醉　可以不麻醉就注射，或使用利多卡因软膏做表面麻醉后注射。

3. 注射层次　眼轮匝肌深层、眶隔及骨膜层，皮下层不注射或仅做少量的修饰性注射。

4. 注射技巧　如果使用锐针头，就注射在骨膜浅层或眶隔层，垂直皮肤进针或斜行进针，到达目标位置后做点状注射，利用充填剂的支撑力，将眶睑沟或凹陷向上抬起，注射后给予大范围的均匀按压，使注射物分布均匀。如果使用钝针头，就注射在眼轮匝肌深面的脂肪组织层内，可以先在进针点使用锐利的针头刺破皮肤，注射少量麻药，再使用钝针头从针眼进入，可以直达内眦部，边退针边注射，重复此动作，直至注射到凹陷平整。在深层注射后，还会有少部分区域（如内眦部）充填不足，可以做皮下注射微调，但注射量必须要少，以免出现皮下包块，有时候平视时没有的包块会在仰视时出现。可以在注射后嘱患者睁眼做眼球的上下转动，以检查充填处是否有包块出现。

5. 注射量　单侧眶睑沟或上睑凹陷的注射量为0.1～0.3ml，单侧眶颧区的注射剂量一般为0.3～0.5ml，一些软组织较厚的患者，注射量会相应增大（图59-28～图59-32）。

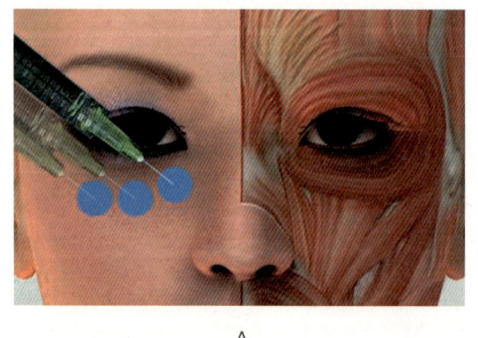 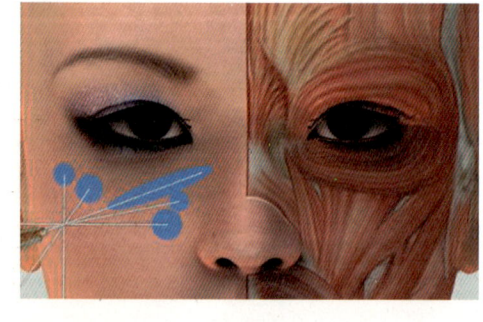

图59-28　眶周注射示意图

A. 使用锐针头时，注射在骨膜浅层或眶隔层，垂直皮肤或斜行进针，到达目标位置后做点状注射　B. 使用钝针头时，注射在眼轮匝肌深面的疏松组织层内。皮下层不注射或仅做少量的修饰性注射

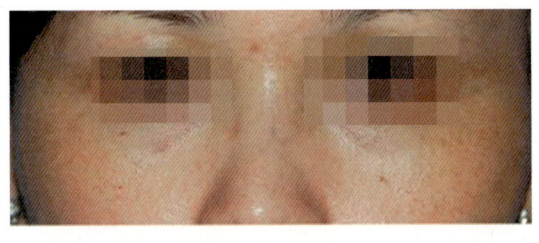 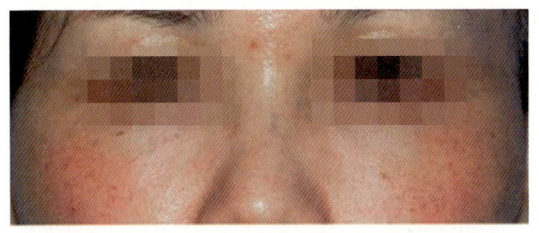

图 59-29 泪沟注射案例一：女性，37 岁，因泪沟要求注射整形，锐针头注射每侧的泪沟及部分睑颧区，用量每侧 0.5ml
A. 注射前 B. 注射后即刻可见泪沟较注射前有显著的改善，基本不可见凹陷畸形，面容得到了年轻化改变

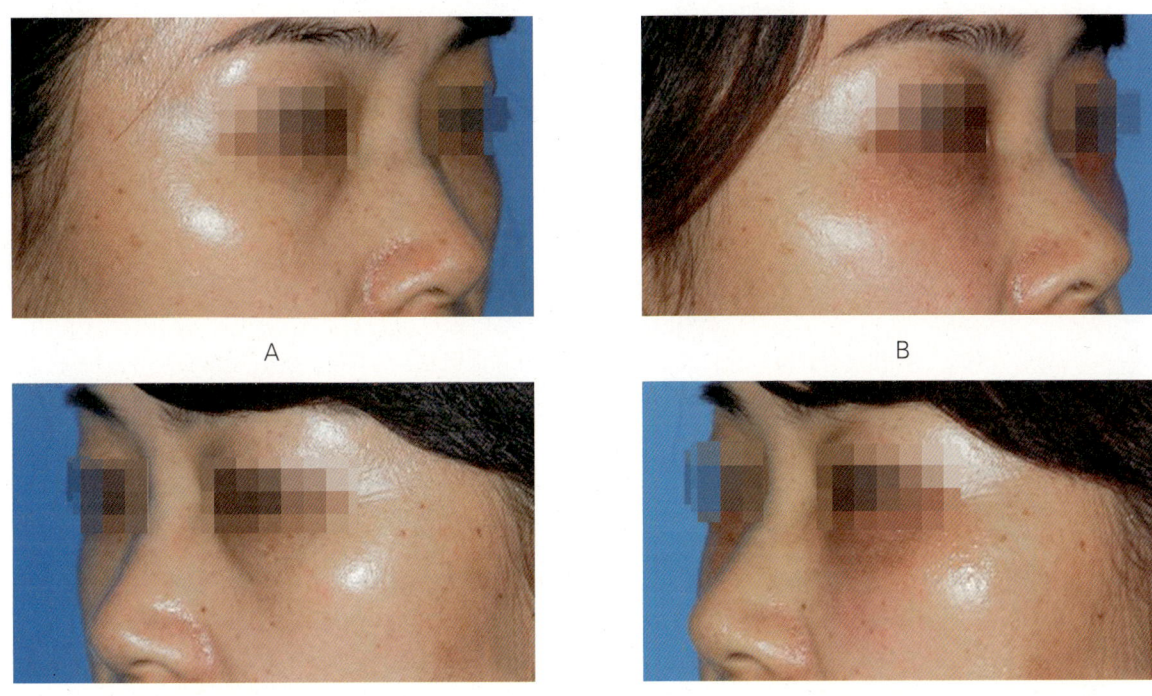

图 59-30 泪沟注射案例二：女性，40 岁，泪沟明显要求注射充填剂，使用锐针头在深部注射泪沟和睑颧区，每侧 0.5ml
A、C. 注射前 B、D. 注射后即刻可见泪沟得到了显著的改善。该患者在下睑区域皮肤同时接受了点阵铒激光的除皱治疗

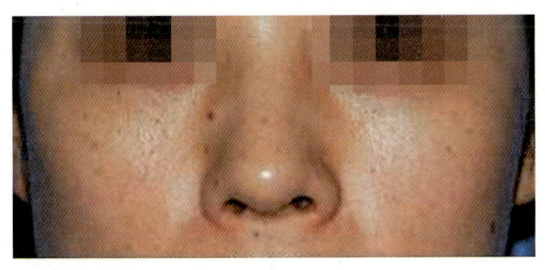 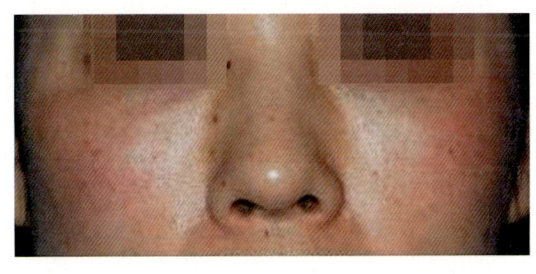

图 59-31 睑颧区（苹果肌）注射案例一：女性，36 岁，因睑颧区不够饱满要求注射充填剂，右侧注射 0.8ml，左侧注射 0.9ml
A. 注射前 B. 注射后即刻显示睑颧区的饱满度明显改善

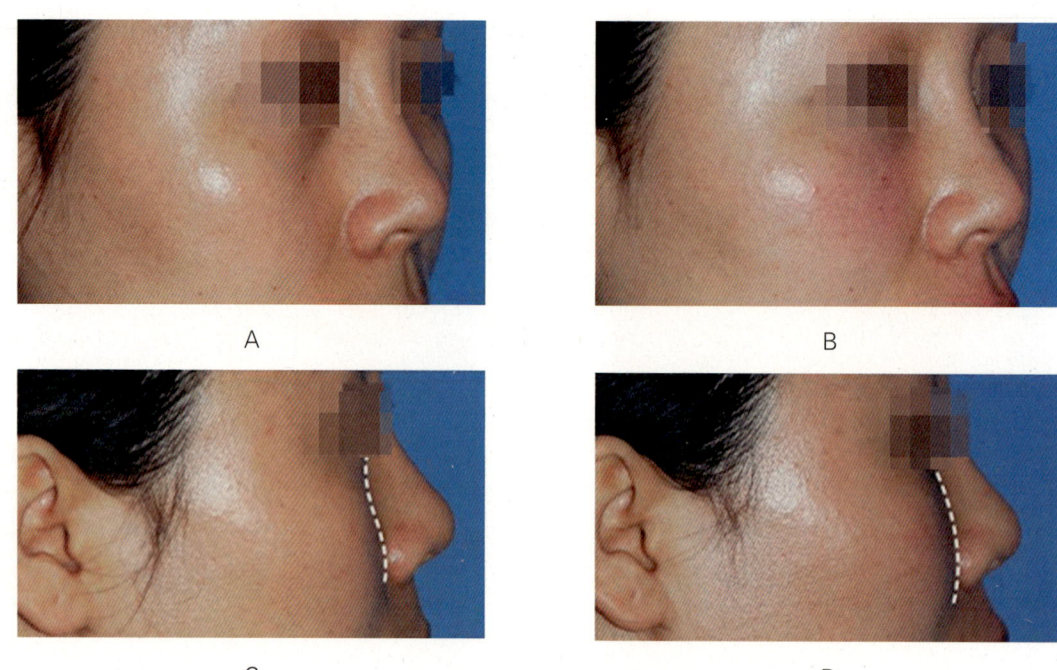

图 59-32　眶颧区（苹果肌）注射案例二
每侧注射 0.5ml 透明质酸制剂

A. 注射前右斜面　B. 注射后右斜面，可见眶颧区外形较注射前明显丰满圆润　C. 注射前右侧面，可见 OGEE 线呈波浪形　D. 注射后右侧面，可见 OGEE 线饱满

十　颞部凹陷

颞部凹陷首选自体脂肪移植，因为颞部凹陷时需要充填的体积往往较大，每侧可能需要 5～10ml，甚至更多，如果使用充填剂，费用过高，而且随着制剂量的增大，相应的组织反应可能也会加重。对于一些轻中度的颞部凹陷，可以使用充填剂注射。颞部解剖层次比较复杂，血管网极为丰富，有大量的动静脉网，而且是一个相对封闭的区域，注射时容易发生血管栓塞，需要特别注意。颞部的解剖层次为：皮肤、皮下脂肪、颞浅筋膜、颞中筋膜、颞深筋膜（浅层、颞脂肪垫、深层）、颞深脂肪垫、颞肌等多层组织。颞浅筋膜和颞深筋膜之间的颞间隙内血管较少，可以通过额部额肌的深面向颞侧滑行进入这个层次，注射相对比较安全；此外，皮下层和骨膜层也可以注射，在操作中需要有确切的手感或在直视下确认。

操作要点：

1. 注射体位　仰卧位或半卧位。
2. 疼痛控制及麻醉　表面麻醉或局部浸润麻醉后注射。
3. 注射层次　皮下层和骨膜层。
4. 注射技巧　使用锐针头做深部注射时，必须先使用带有液体的针头回抽确认针头不在血管内，保持针头不动，更换装有充填剂的注射器，缓慢低压地推注充填剂。如果使用钝针头注射，应尽量使用 25G 以上的粗针头，可以避免刺破血管，还需要先使用锐针头刺破皮肤，做局部浸润麻醉，插入钝针头后注射。如果是在皮下注射，则可做扇形注射，同时要轻轻按摩挤压，使充填物散开，直至平整。
5. 注射量　不宜注射过多，一般每侧颞部注射 1～3ml（图 59-33～图 59-35）。

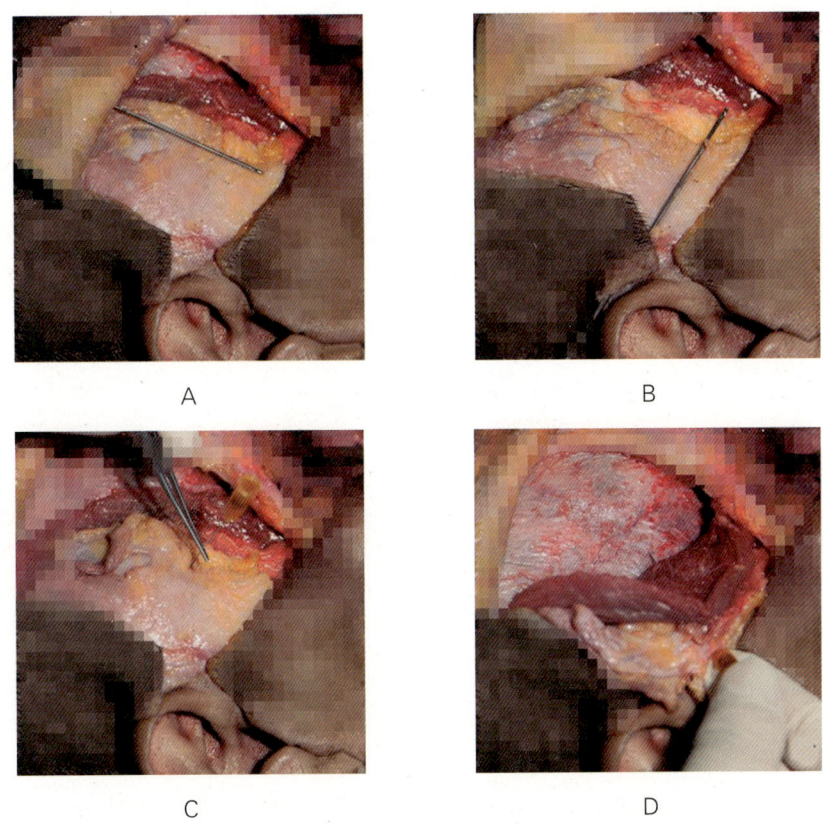

图 59-33 颞部解剖多层图及注射演示图

A. 钝针头从颞顶部进针，注射在颞窝区的皮下脂肪层　B. 钝针头从耳前部进针，注射在颞窝和鱼尾纹区域的皮下脂肪层　C. 锐针头从颞窝部进针，直达骨膜表面
D. 进入颞肌深面的锐针头显露，此处肌肉较厚，没有粗大的血管

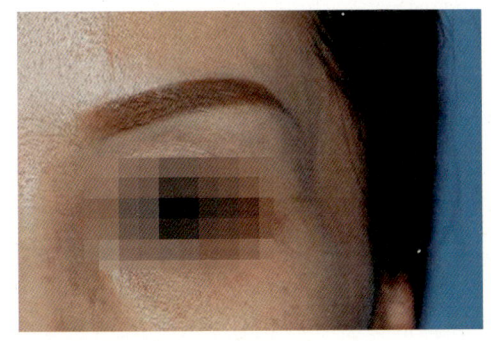 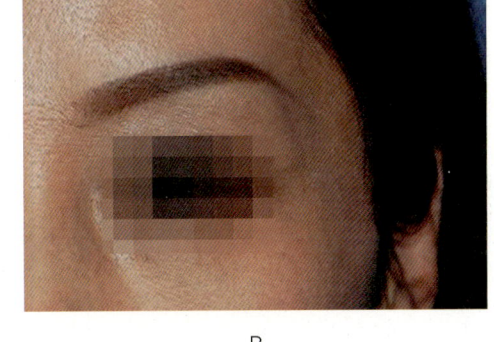

图 59-34　颞部注射案例一：女性，43 岁，双侧颞部凹陷要求透明质酸注射充填，左侧颞部深层注射 2ml 透明质酸

A. 注射前左侧颞部　B. 注射后可见左侧颞部凹陷有了明显的改善，但还是显得矫正不足

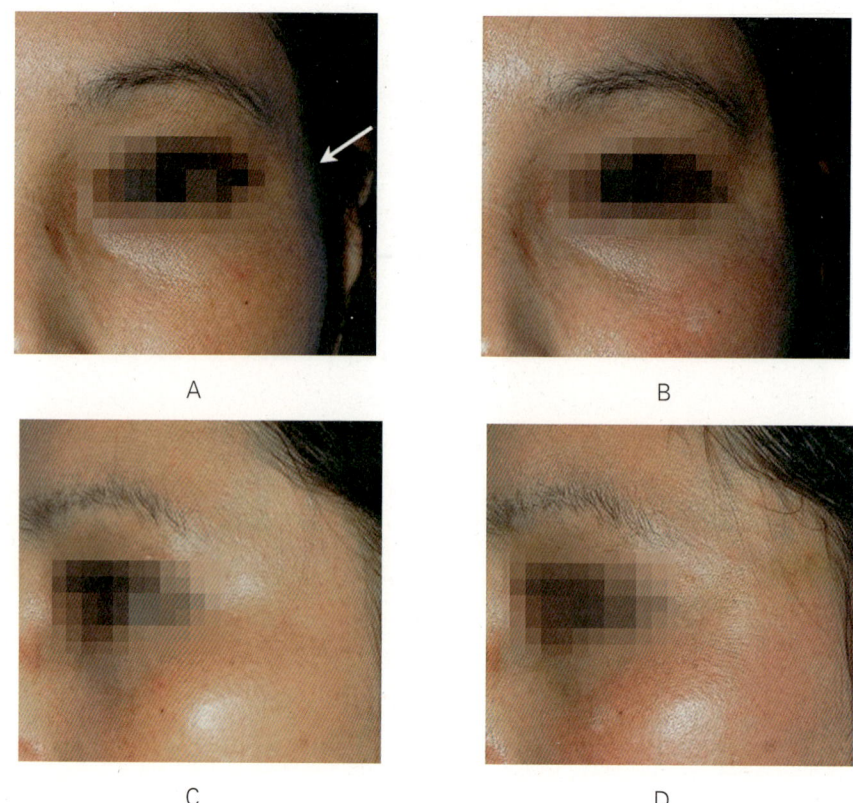

图 59-35 颞部注射案例二：女性，31 岁，因颞部凹陷要求注射充填，每侧均注射 1ml 透明质酸制剂，主要注射于骨膜层，并做少量的皮下层补充
A、C. 注射前　B、D. 4 天后复查，可见颞部凹陷得到了明显的改善

第五节　皮肤充填剂的不良反应及处理

充填剂在注射后总是会使注射部位发生组织反应，如针眼渗血、轻度肿胀、皮肤发红或瘀斑等，通常在数天内自然消退。少数情况下注射后会发生不良反应和并发症，它们往往症状严重或持续时间较长，比如注射剂量过多或注射层次过浅，可造成局部结节隆起、丁达尔效应、外形不佳等；而注射量过少或注射层次过深，可造成矫正不足和疗效不佳；注射位置不正确或注射物移位，可以造成外形不佳；此外，还有过敏、感染、肉芽肿、排异反应等，这类情况需要通过治疗才能改善。尽管绝大多数的不良反应或并发症是一过性的或可治愈的，但也存在危及生命或器官功能的严重并发症，比如过敏性休克、严重感染或脓肿、血管栓塞造成的皮肤坏死、失明或脑梗死等，可导致面部容貌的毁损、生理功能的破坏，甚至出现生命危险，需要有足够的重视和认知，在预防和处理环节进行正确的操作。

一　注射反应

（一）病理机制

注射操作是针头刺入组织并推注制剂的过程，机体对注射操作会自然地产生组织反应，如局部血管扩张、血流加快、毛细血管通透性增加、血液渗出并凝结、粒细胞和单核细胞迁移、局部组织肿胀等。注射反应的轻重和针头对组织的损伤程度，以及制剂对组织的刺激程度有关。

（二）临床表现

表现为注射部位的针眼渗血、瘀斑、皮肤发红、轻度肿胀、注射处疼痛等。这属于注射后的正常反应，几乎每个被注射者都会经历。大多数充填剂注射后反应很轻，注射后冷敷即可减轻不适感，无须药物处理，数天内即可自然消退，偶见比较严重的肿胀，如注射隆鼻后的鼻部肿胀，一般无发红和疼痛，数天内会消退。少数严重的瘀斑，可能需要1周以上才能消退。

（三）预防和处理

可以采用注射前麻醉、注射后按压和冷敷等来减轻症状，使用较细的针头或钝针头，可减轻注射反应的程度。对于有出血倾向或使用抗凝药物的患者，需要停药数天后注射，如果在注射时发现针眼易出血，出现较明显的或较大的瘀斑，需要在注射后延长压迫时间，这样可避免瘀斑的扩大。

二 丁达尔效应

（一）病理机制

丁达尔效应（Tyndall effect）是一种物理现象，即当一束光线穿过胶体时，由于粒子的散射作用，可以呈现光线的轨迹。在注射美容领域，丁达尔效应专指那些注射部位出现淡蓝色改变的情况，其机制是在皮肤菲薄的部位注射了较多的充填剂，且层次偏浅，在光线的照射下出现了色泽的变化。有两个例子可以有助于读者理解丁达尔效应：一是原本无色的天空或海水在阳光下呈现的蓝色，二是真皮内的许多色素性疾病，如太田痣、蒙古斑、黑色文身等，黑色素在皮下呈现青蓝色。

（二）临床表现

在充填剂注射部位出现了淡蓝色的印迹或隆起，常见于皮肤菲薄的部位如眶下区，此处皮肤菲薄，又容易过量注射，原本透明的注射材料，在此处会呈现淡蓝色，影响容貌（图59-36）。

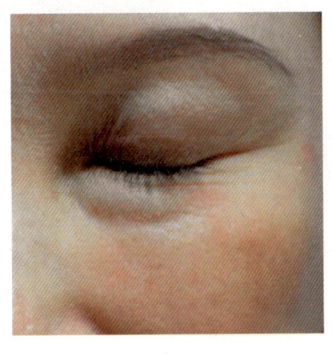
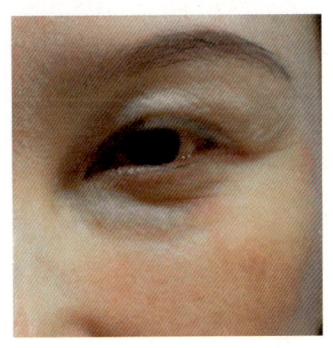

A　　　　　　　　　B

图 59-36　下睑部位透明质酸注射后的丁达尔效应

该受术者为了改善泪沟，在下睑部注射透明质酸类制剂约0.5ml，但注射层次偏浅、注射部位偏高，导致注射物集中堆积在下睑皮肤的深面。注射后半年内持续显示淡蓝色的隆起，闭眼时尤为明显

（三）预防及处理

避免在浅层过多注射，尤其是皮肤菲薄的部位。对于已经出现的丁达尔效应，可以使用酶降解法（针对透明质酸类制剂），或等待其自然消退（针对可降解注射材料）。对于不可降解类的材料，只能通过针刺排除或手术取出等方法进行处理。

三、结节和隆起

（一）病理机制

结节和隆起由注射过多引起，可以是注射总量的过多，更多情况下是局部的（尤其是在浅层组织内）注射过多，导致皮肤表面出现隆起或组织内部出现结节。这种注射过多大多是由经验不足导致的，有时候是注射器不够润滑或针头过细不易推出，在压力不断增加的情况下，突然注入，导致局部注入过多。有时是受体位的影响，比如眶下区在平卧位时可注射到刚好平整，但站立位注射后会出现隆起；平视时注射上下睑凹陷正好，可是在眼球向上或向下看时注射部位就会出现鼓包。有时注射层次过浅，很容易导致结节或条索状隆起。也可由于注射部位（如口唇及鼻唇沟）的长期运动挤压造成。在注射后早期嘴唇部的肌肉运动可以将注射物推挤成隆起，线状的注射物可以被挤压成串珠状。

（二）临床表现

深层（皮下组织层）注射过多一般表现为圆润的隆起或结节，有时肉眼即可发现其隆起于皮肤表面，造成外观不良（图59-37）。有时可能外观上不易发现，但可以触及组织内的注射团块。浅层（皮肤内）注射过多往往表现为条索状的隆起，严重影响外貌（图59-38）。皮肤浅层的材料堆积有时难以消退，有时可能还伴有自体组织的增生，图59-39显示了在注射透明质酸类制剂后18个月，局部的条索状隆起仍然没有完全消失。这种由于注射过多或过浅引起的结节和隆起，需要与肉芽肿进行鉴别诊断，前者是注射后立即出现的，大多为单发，而后者是注射数月后在所有注射部位同时出现的。

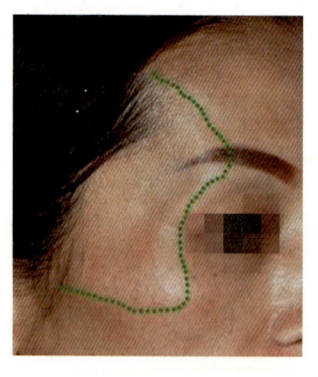 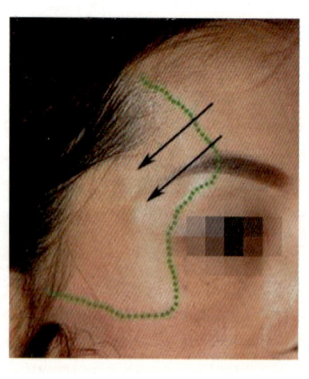 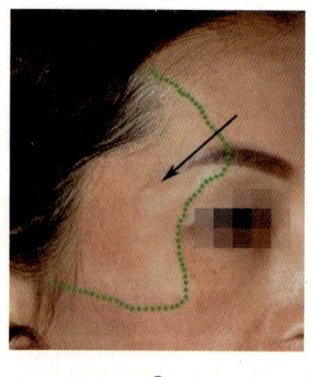

A　　　　　　　　　　B　　　　　　　　　　C

图59-37　颞部充填透明质酸类制剂引起的皮下隆起

颞部凹陷明显（A），在颞部充填时，给予深、浅两层的注射，在做浅层注射时，少量的透明质酸集中注射在了皮下的同一个部位，形成了两处黄豆大小的包块（B），经过按摩无法散开，只能通过酶降解处理，在隆起处注射透明质酸酶75u（0.5ml），30分钟后，隆起的包块基本消失，尚有极少量的残余（C）

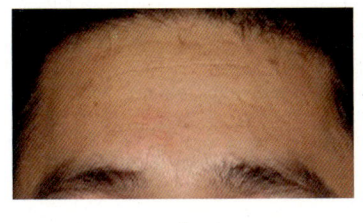 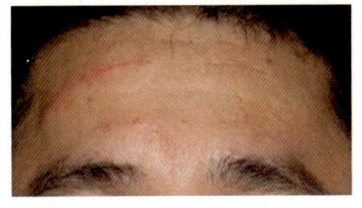 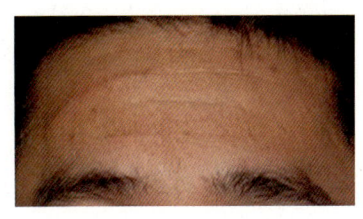

图 59-38　额纹注射后条索状隆起

少量抬头纹（A）注射透明质酸类制剂，注射过浅、注射量过多导致注射后当即出现红色的隆起（B），注射后 2 个月仍然有隆起和色素沉着（C），此患者直至注射后 2 年随访，仍有残余的痕迹

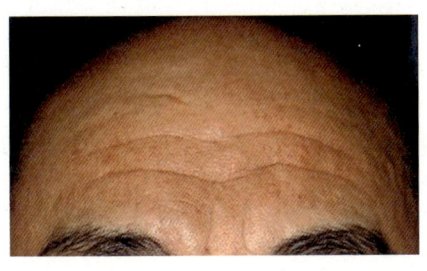 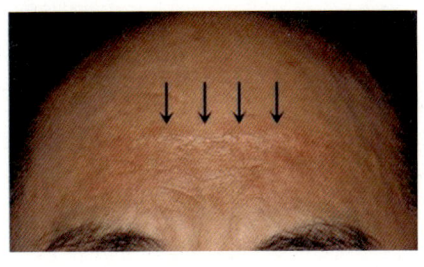

图 59-39　额纹注射后条索状隆起

额部较深的抬头纹（A），使用透明质酸类制剂注射，注射后效果良好，但在额部正中的部位，在注射后出现一条长 6cm 的轻度隆起（B），在注射后 18 个月复查，仍然没有完全消失

（三）预防及处理

首先要遵循"宁少勿多、宁深勿浅"的原则，可以避免出现结节和隆起。透明质酸类制剂黏度较大，如果成团地注射在组织内，按摩并不容易使之散开，因此应该注意在注射过程中平铺注射和随时按摩平整。对于不同颗粒大小的制剂，应该使用相应粗细的针头，比如颗粒大小为 1000μm 的透明质酸类制剂，很难使用 30G 的针头推注，一般应该使用 27G 的针头。对于浅层部位，应该使用多点及微量的注射法。鱼尾纹部位的注射难度较大，因为该部位的皮肤菲薄，极易出现皮肤条索或皮下结节，初学者应尽量避免注射该部位，在技术娴熟之后再尝试。对于活动部位的注射，在注射后应使用胶布外固定数天，以避免材料在组织活动的过程中被挤压成团。如果在注射当时即发现注射过多，应立即按摩，使填充剂均匀分布。对于按摩无效的病例，可以尝试热敷、射频等物理疗法，在热作用下，促使充填材料弥散、降解。终极手段是用外科方法（抽吸、摘除、磨削等）去除，如果是透明质酸引起的可以注射透明质酸酶降解。透明质酸酶的使用浓度一般是 150u/ml，在隆起的结节内注射，大约 30 分钟即可见到结节或包块的缩小（图 59-40），据报道，100u 的酶可以降解 1ml 的透明质酸，透明质酸酶注射后需要对局部轻轻地按摩，以促使酶在组织内弥散。永久性充填物注射过多或过浅所形成的硬结难以处理，必要时可考虑用手术取出，需要和患者深入探讨手术的风险和利益，主要是评估手术所造成的瘢痕与结节哪项对患者的生活影响更大。如果实施手术，可通过隐蔽切口取出较深部位的硬结。对于皮肤内的线状硬结，可在硬结表面切开，冲洗，取出充填剂。

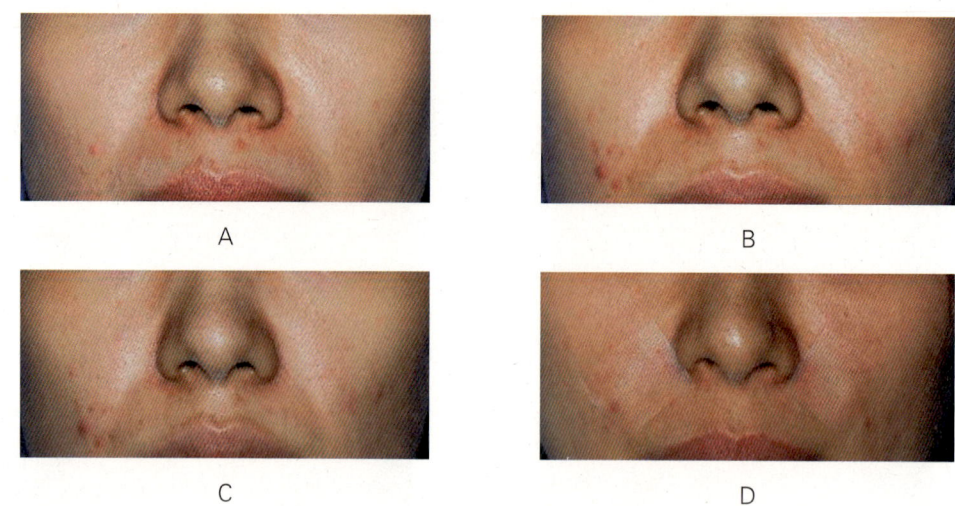

图 59-40 鼻唇沟注射充填材料后移位

A. 注射前表现为中度鼻唇沟　B. 注射后没有固定，1 周后出现注射物上移，导致鼻唇沟上方的部位隆起，鼻唇沟更明显　C. 双侧鼻唇沟上方隆起部位，各注射透明质酸酶 150u，50 分钟后可见隆起部位明显消退，外形好转　D. 再次注射后使用胶布固定注射区域 48 小时，可以减少鼻唇沟区域的活动，避免注射物移动

四 充填物迁移

（一）病理机制

充填物迁移主要来自两个方面的作用：一是重力作用；二是人体活动的作用。重力作用的移动多见于一次性大量注射的充填，比如注射隆胸，而头面部注射充填的剂量都比较小，自身的重力作用一般不会造成充填物的移动。头面部注射充填物的移动，其原因大多是由人体组织的活动造成的，多见于一些活动的部位，如鼻唇沟、口唇、颏部等，随着该部位每天多次的往复运动，可以造成充填物的迁移。当然，迁移的发生和注射材料和注射层次有关：注射材料的颗粒越小越容易迁移；注射在真皮内或者深筋膜层的材料不容易迁移，而注射在中间的疏松层的材料就容易迁移。小颗粒的充填物注射在面部表情丰富的部位如鼻唇沟，容易发生迁移。

（二）临床表现

注射后随着时间的推移，注射区域的外形出现了高低的变化。注射材料随着时间逐渐移动，有时甚至可以成团成块，在局部区域出现隆起或堆积。比如在鼻唇沟部位注射后，随着表情的不停变动，注射物向上迁移，使鼻唇沟上方的部位出现隆起，导致鼻唇沟显得更深。

（三）预防及处理

在注射时应该尽量分层注射，每个注射点少量注射，避免在疏松层大量注射，可以减少充填物的活动度。在注射材料颗粒大小的选择上，也应该考虑合适的大小，避免将小颗粒的充填物用于深部的注射，这容易产生移动。注射后，应该嘱咐受术者在注射后数天内尽量减少注射区域的活动，如鼻唇沟、口唇部位及颏部注射后，应提醒患者在注射后不要大笑和大口咀嚼。有些部位可以使用胶布粘贴固定 1～2 天，以减少注射部位的活动程度。一旦出现了注射材料的迁移，解决的方法就和注射过多相同，透明质酸类制剂可以使用透明质酸酶，其他材料可以等待其自然消退。而永久性充填剂注射后的移位，处理起来比较困难，有时只能通过外科手段部分取出。

五 感染

(一) 病理机制

注射后产生感染的直接原因是病原体侵入，多为注射操作时无菌观念不强，导致致病菌或条件致病菌与注射充填物一同进入组织。一般注射后3～5天内发生。注射局部呈蜂窝织炎样表现，常急剧肿胀、跳痛、表面皮肤红赤、皮温高。某机制如下：①常为细菌、病毒（最常见的是疱疹病毒）或真菌（如念珠菌）的某一种或几种混合感染；②注射材料作为一种外来物质，会增加各种致病体的致病性；③生物膜（biofilms），某些细菌可以产生一种保护自己的聚合物，包裹在外面，使得自己免受机体免疫系统和药物的攻击。

(二) 临床表现

细菌感染往往表现为局部皮肤的炎性反应，红肿热痛，甚至脓肿，严重感染者也可导致面容和功能的损害；病毒性感染常见的是疱疹病毒感染，如口腔疱疹等；真菌感染较少见，常见于生殖器部位，有其特殊的感染表现。局部的感染可能在某一处注射部位出现，或在所有的注射部位都出现，前者的原因往往是该注射部位的问题，后者可能是注射制剂或操作过程中的污染问题。出现细菌性感染的原因有两个：一是无菌操作不严格，细菌从伤口进入皮肤组织内，发生了感染（图59-41）；另一个感染的常见原因是血管栓塞，血管栓塞后皮肤的血供出现障碍，组织会产生变性或失活，常常会继发感染（图59-42，图59-43）。

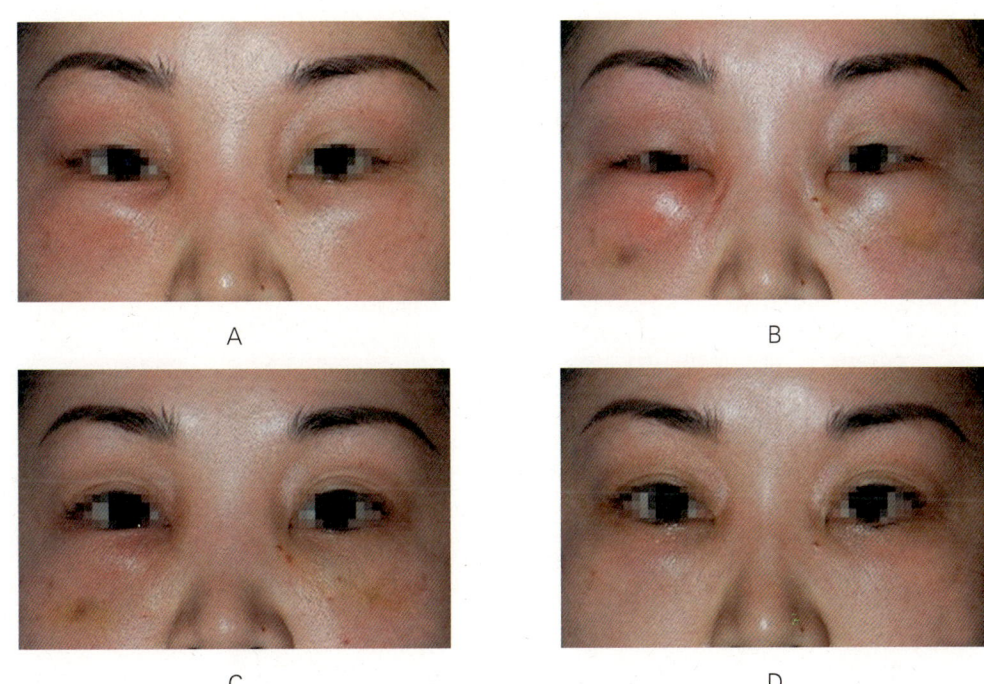

图59-41 面部注射充填后出现局部的感染

女性35岁，双侧眶下区域在当地美容院注射"透明质酸"，共注射1.7ml，2周后开始出现双下睑肿胀，并累及眼周，来医院就诊（A），当时考虑为充填物引起的异物反应，给予透明质酸酶局部注射，第二天发现肿胀加重，眼裂更小（B），局部出现红肿热痛等感染征象，血常规检查示白细胞计数$9.97\times10^9/L$（正常值$3.5\times10^9\sim10\times10^9/L$），C-反应蛋白11.3mg/L（正常值0～10mg/L），考虑有感染，静脉给予抗生素治疗，1天后肿胀明显消退，鼻根部肿胀仍较明显（C），继续抗炎治疗2天，肿胀基本消退。20天后复诊，见眼周及鼻根部肿胀基本消退，双眼外观正常，但下睑泪沟处仍有轻度的隆起（D）

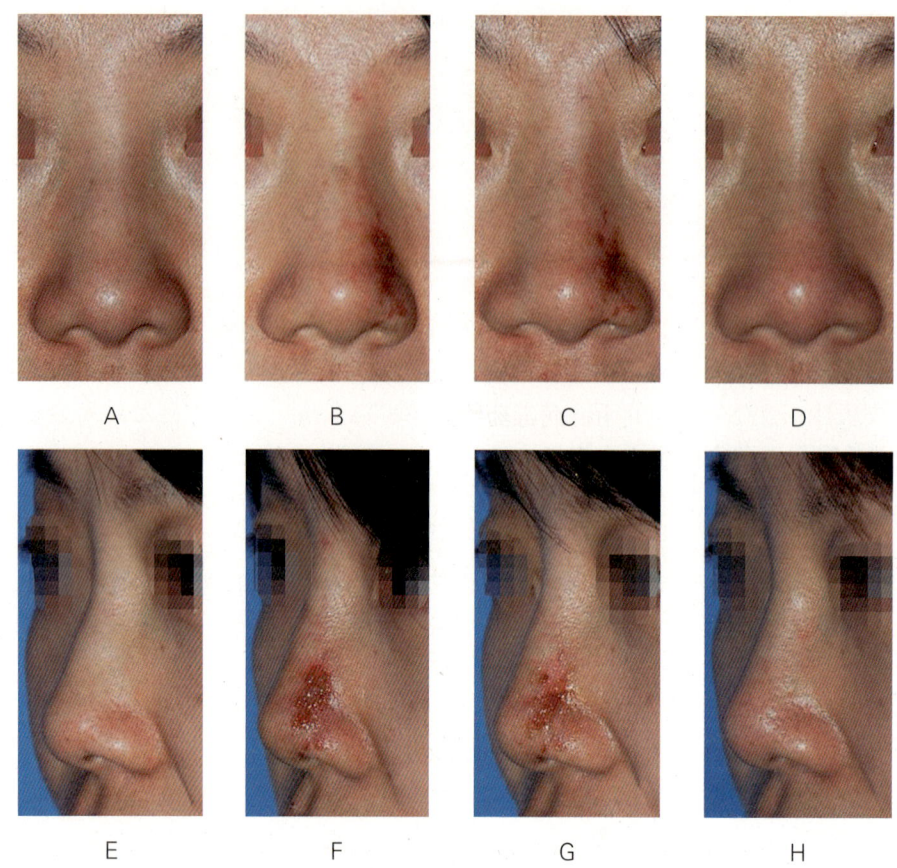

图 59-42　注射隆鼻后局部血管栓塞，出现继发性感染

女性，43岁，因鼻背低平要求注射隆鼻。使用30G锐针头从鼻根部和鼻背部多点多渠道注射，在注射时发现鼻背的软硬骨交界处的左侧较右侧略显不足，遂将针头刺向左侧补充注射，共注射1ml。注射当时没有发现明显异常，注射后第一天出现鼻部肿胀较明显，第二天鼻背左侧皮肤出现花斑和水泡，水泡破裂后出现皮肤感染。给予热敷及局部抗炎治疗，2周后痊愈　A、E. 注射前正面和斜面，鼻背略显低平　B、F. 注射后5天正面和斜面，鼻背皮肤呈花斑状，以左侧为甚，左侧部分皮肤感染破溃　C、G. 注射后7天正面和斜面，花斑区域略为减少，感染部位结痂，面积缩小　D、H. 注射后1年半正面和斜面，与注射前比较，鼻根部仍然有少量的隆起，可见感染处的皮肤与注射前略粗糙

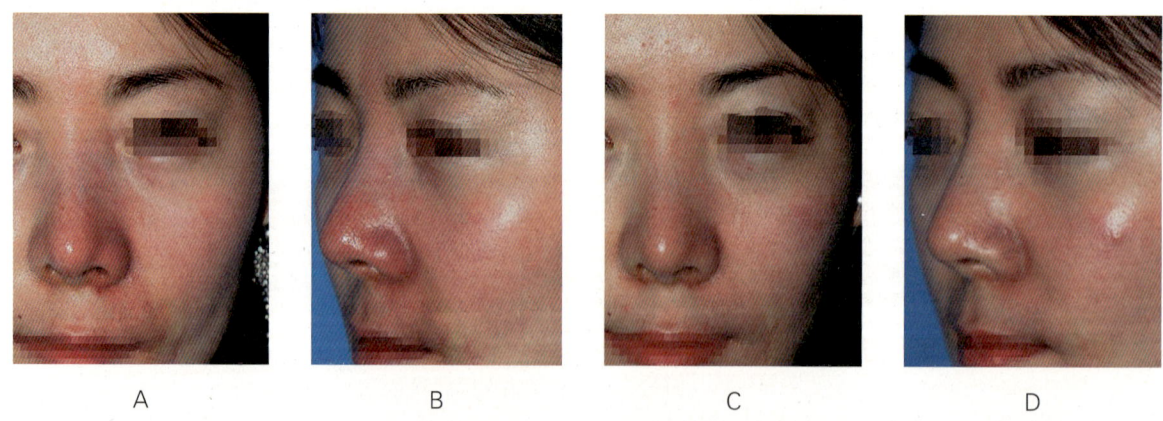

图 59-43　鼻唇沟注射充填后局部血管栓塞，出现继发性感染

女性28岁，2天前在外院行"面部玻尿酸注射美容"，注射充填双侧颊部及双侧鼻唇沟，注射后当时即出现针眼渗血和瘀青，此后左侧鼻唇沟及左侧面部逐渐肿胀。来医院就诊见皮肤表面发红并有花斑，局部皮肤温度增高，左侧口角轻度下垂，发出笑容时口角上扬受限，考虑是注射引起的"血管栓塞继发感染"，给予热敷、莫匹罗星软膏外用，1周后明显好转，2周左右痊愈，未留下后遗症

（三）预防及处理

感染的预防在于强调注射操作的以下"三个必须"：①必须要在医疗场所实施；②必须要由医师实施；③必须严格实施无菌操作。不可以在医疗机构以外的场所实施注射。如果出现了感染，需要对症处理：对于细菌性的感染使用抗生素软膏外用，严重情况下，可以根据细菌药物敏感试验结果全身使用抗生素，如果出现脓肿还需要手术切排；真菌类的感染使用局部或全身的抗真菌药物治疗；病毒感染也要及时使用抗病毒药物治疗，因为有可能会继发细菌感染。对于有疱疹病史的受术者，可以在注射前预防性地使用抗病毒药物。口腔疱疹多见于丰唇注射以后，因为大约有1/3的人口腔内带有单纯疱疹病毒，这一类患者注射后，病毒可能会被注射充填物激活。最好的治疗方法是刺破水疱，并使用抗病毒药物软膏涂抹。对于血管栓塞部位的皮肤组织，需要预防性地使用抗生素软膏，以防止出现继发性感染。在有感染的情况下，不可以局部注射透明质酸酶，会导致感染的扩散，事实上，很多细菌都产生透明质酸酶，以利其在组织中的扩散。

六　过敏反应

（一）病理机制

过敏是人体对于进入体内异物的急性组织反应，因为注射材料都经过了严格的筛选和制作工艺，和人体组织的相容性很好，所以充填剂引起的过敏反应非常少见，过敏性休克就更为罕见。注射那些含有或具有抗原性物质的材料，偶尔会出现局部的过敏反应，极少情况下会出现严重的过敏反应，如过敏性休克，一旦发生就可以危及生命，必须给予足够的重视。

（二）临床表现

注射材料引起的过敏反应大多数是局部的或轻度的，表现为局部的皮肤肿胀或皮疹，但严重的全身性过敏反应可表现为过敏性休克，表现为低血压、呼吸困难、喉头水肿、全身荨麻疹等，可危及生命，必须立刻抢救。有文献报道1%～3%的患者对胶原过敏，0.1%的患者对透明质酸过敏。

（三）预防及处理

在使用有抗原性的充填剂时，应该严格按说明书使用，对于需要进行过敏试验的材料必须做过敏试验。一些过敏体质的人可产生较严重的过敏反应，注射前需要仔细询问病史。有时候尽管所有步骤都没有问题，还是会出现过敏反应，因此在注射场所必须配备抢救药品和氧气。局部的过敏反应可以采用局部对症治疗，情况严重的可以给予全身性的激素治疗。对于比较严重的过敏性水肿，如果全身用药没有效果，可以考虑局部的激素注射（图59-44）。过敏性休克需要按照抢救步骤立即进行救治。

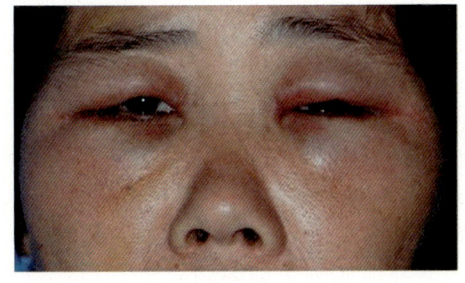

A

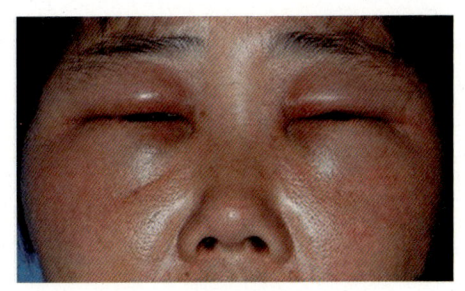

B

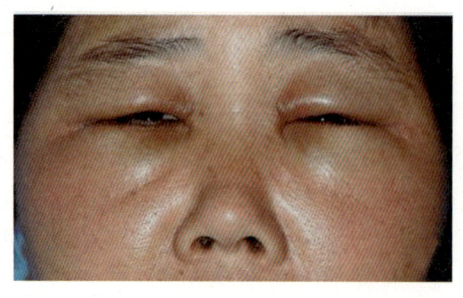
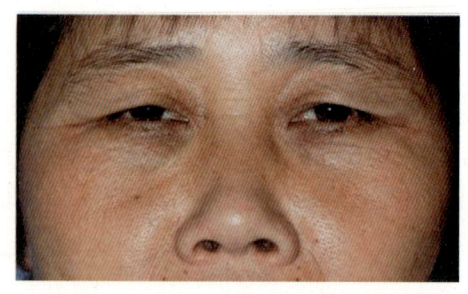

C　　　　　　　　　　　　　　　　　　　D

图 59-44　注射充填剂后发生的急性局部过敏反应

患者55岁，在眶周注射某种充填剂几小时之后即出现上下眼睑及眶周的肿胀，第二天肿胀加重，肿胀的区域扩大，以至于眼睛无法睁开，体温正常，血常规示白细胞计数正常。给予局部激素注射后1天肿胀有所消退，眼裂增大，激素注射后3天面部水肿基本消退

七　炎性肉芽肿

（一）病理机制

肉芽肿是一种异物引起的迟发性过敏反应，属于Ⅳ型过敏反应，是以T细胞为主、巨噬细胞或肥大细胞参与的对异物产生的反应，出现细胞的浸润和增生，从而引起局限性结节。注射充填引起的肉芽肿发生率很低，文献报道在0.01%～1%之间，其发生的真正原因不明，可能和下列因素有关：①过敏体质。受术者具有容易发生过敏反应的体质。②注射量过大。较大量的注射物更容易刺激机体出现反应。③注射物不纯。含有杂质的注射物或内含的物质表面比较粗糙，都更容易引起机体的反应。④全身感染。在全身感染的情况下，机体的免疫功能处于激发的状态，可出现平时没有的过激反应。⑤全身过敏。全身过敏的情况下，机体的状态类似于全身感染，也有可能出现对注射物的组织反应。

（二）临床表现

主要表现为在皮肤充填剂注射后数月甚至数年后，在所有的注射部位同时出现结节或肿块，并可伴随色素沉着和炎症反应。初发时，这种结节和肿块并不伴发有红肿热痛等典型的炎症反应，在发病的后期或在一些严重的病例，有可能会出现炎性的表现。一些轻度的肉芽肿，表现为黄豆大小的结节，可一直保持同样大小达数年，有时它们也会自动消失。病理表现可见肉芽肿组织内含有大量的单核巨噬细胞、类上皮细胞、多核细胞。

（三）肉芽肿的分类

根据异物肉芽肿结节的不同性状，可分为以下三类：

1. 囊腔型肉芽肿　多发生在凝胶类充填剂（如胶原蛋白、透明质酸等）注射后，临床表现为无菌性脓肿，色红及结节较硬。脓肿范围小且位置表浅。肉芽肿常在注射后1年出现，并在1年内自动消失，其周围存在大量巨细胞。

2. 水肿型肉芽肿　由注射液体类充填物导致，如硅胶、聚丙烯酰胺等。注射后某一时间肉芽肿突然出现，肿胀范围广，其周围有单核细胞和炎性细胞浸润。

3. 硬化型肉芽肿　由微粒性充填物（如聚甲基丙烯酸甲酯、聚乳酸微粒等）引起。硬化性肉芽肿一般出现在注射6个月至3年后，病灶部位局限且呈现淡蓝色。组织学显示植入体被巨噬细胞和巨细胞浸润，肉芽肿周围有较多成纤维细胞和胶原纤维，少有炎性细胞。

(四)诊断和鉴别诊断

肉芽肿的最终诊断应具备病理检查报告,但许多情况下由于无法提取相应的组织,只能基于病史和临床表现进行推测。炎性肉芽肿需要和注射过多过浅的结节进行鉴别诊断,前者是注射后早期就出现的,对激素治疗无效;后者是注射几个月后在所有注射部位同时出现的,需要局部激素注射治疗。临床上要认真鉴别两者的不同,因为他们的临床表现、病理机制、治疗方法都是不同的(表59-4)。

表 59-4 肉芽肿和结节的鉴别

鉴别点	肉芽肿	结节
发生时间	注射后6~24个月突然发生	注射后1~2个月水肿消失后慢慢出现
位置	在所有的注射部位同时出现	单发,位于面部肌肉附近,特别是在嘴唇部
大小	逐渐长大到豆子大小,皮肤颜色有变化,水肿	持续保持小豆子大小
边界	边缘像手指一样长入周围组织,边界不清	有纤维包膜,边界清楚
持续时间	如果不治疗,1~5年后会消失	直至注射材料被吸收,永久性注射材料除外
组织学	异物性肉芽肿,可见注入的材料的颗粒或微球	异物性反应,颗粒和微球聚集
治疗	尽早在病灶内或全身行激素治疗	激素治疗无效,必须等待自行吸收或手术切除
原因	不明	注射技术错误

(五)预防及治疗

从预防角度看,在注射前应仔细询问病史,对于高敏的受术者,尽量避免进行注射治疗。在材料的选择上应尽量选择可吸收的材料,万一出现异常情况,不会持续过久。对于已经发生的肉芽肿,使用局部的激素治疗非常有效。皮肤表浅的肉芽肿可以外用激素软膏;较大的肉芽肿,应进行结节内的激素注射。全身性的激素治疗效果较差,一般不使用外科手术切除,只有那些特别突起的、特殊部位的药物治疗无效的病灶,才可以考虑手术切除。肉芽肿并不是一种急性的过敏反应,而是由对肥大细胞记忆的突然刺激造成的,因此出现肉芽肿的患者治疗后可以再次接受同一种充填剂的注射。

1. 类固醇 局部注射类固醇可治疗细胞增殖导致的肉芽肿,可减少细胞的增生和浸润,抑制成纤维细胞产生胶原。地塞米松可干扰Ⅰ型和Ⅲ型胶原的合成和分解,减少胶原纤维的数量。应该注射在肉芽肿实质内,在注射过程中可感到明显的阻力,当阻力变小时就应停止注射。局部激素治疗可造成20%~30%的患者皮肤萎缩。

2. 抗有丝分裂剂 常用的混合药物包括5-氟尿嘧啶(5-FU)、倍他米松、利多卡因,每3周1次,在肉芽肿部位注射可减轻肉芽肿引起的疼痛和红肿,并可缩小肉芽肿的大小。浓度为50mg/10ml的5-氟尿嘧啶1.6ml与7mg/ml的倍他米松0.4ml混合,不仅可抑制肉芽组织增殖,减少细胞损伤,还可激活胶原酶的活性。局部注射博来霉素(1.5IU/ml)对瘢痕疙瘩、肥厚性瘢痕和异物肉芽肿也同样有效。

3. 糖皮质激素 在肉芽肿形成的3~6个月内,注射3~6次糖皮质激素可达到一定疗效。如症状复发,可单独使用曲安西龙或倍他米松治疗。全身使用的药物剂量应高于局部注射的剂量。其中,泼尼松的初始剂量为每天30mg,复发时可用至每天60mg。疗效满意后,每天加用布洛芬1800mg,连续服用16周。

4. 其他药物 由硅胶充填剂引起的全身多发性肉芽肿的患者,可用米诺环素100mg,一天2

次。相关研究显示，24周持续使用别嘌呤醇（赛洛克）每天200～600mg可治疗前额的肉芽肿。此外，秋水仙碱、异维A酸和多西环素也具有同样疗效。激素和环孢素A可治疗牛胶原引起的急性过敏反应。他克莫司软膏可治疗环状肉芽肿，缓解过敏反应的局部症状。他克莫司与环孢素A都可在抑制T细胞激活的同时，释放促肥大细胞和嗜碱性粒细胞形成的介质。

5. 联合应用　激素和抗有丝分裂剂一起使用，5-氟尿嘧啶和激素的混合制剂注射可以阻止异常细胞的聚集，并可预防激素注射引起的组织萎缩。笔者常用的联合应用方法是使用5-氟尿嘧啶（2.5mg/0.1ml）+得保松（7mg/1ml）+利多卡因（25mg/1ml）进行肉芽肿内注射，3～4周重复注射，疗效比较明显（图59-45，图59-46）。

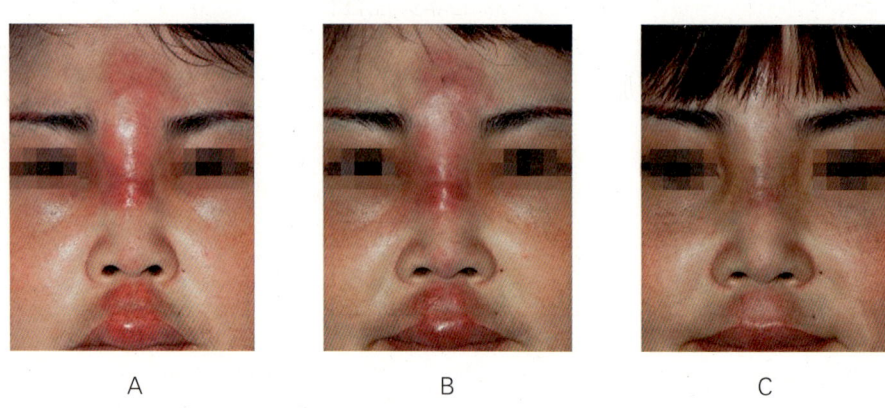

图59-45　面部注射充填剂后多发性炎性肉芽肿
注射某未知材料后数月，突然出现面部所有注射部位的肿胀
A. 肉芽肿发作后7天，每天全身使用抗生素及激素无效　B. 联合药物局部注射后1天
C. 联合药物局部注射后10天，肉芽肿基本消退

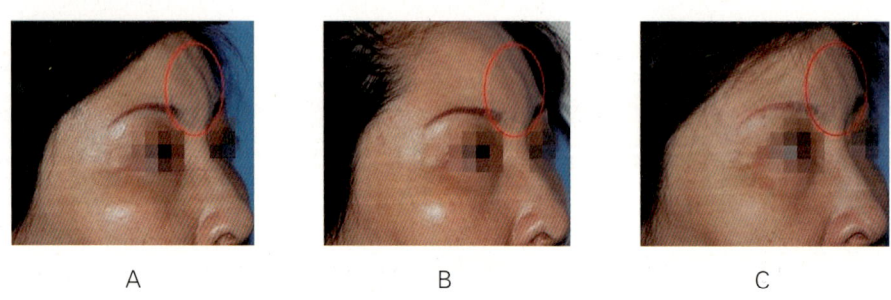

图59-46　眉间注射充填后炎性肉芽肿
眉间纹注射某长效充填剂后30个月，全身荨麻疹后引发眉间纹区域突然出现隆起（A），无红、热、痛，局部注射激素治疗2次后基本消退（B与C），此后未再发

6. 激光治疗　对于有血管扩张的病灶，可以使用治疗血管扩张的激光，它可阻断肉芽肿表面和深部的新生血管、软化结节、缩小深层肉芽肿的体积。较小的非炎症性肉芽肿可使用波长为532nm的激光进行治疗。而对于较大的炎症性肉芽肿，1064nm激光的疗效较好。

7. 外科手术　一般不建议使用手术治疗肉芽肿，有学者甚至认为手术是禁忌。手术无法减轻肉芽肿的症状，肉芽肿与正常组织之间的分界也不明显，贸然切除容易形成皮肤瘘管、瘢痕，甚至导致畸形。

八　血管栓塞

血管栓塞是充填剂注射的严重并发症，常见的栓塞部位是面部各部位的浅层血管，也可发生于眼动脉或视网膜中央动脉，还有颅内动脉栓塞的报道，如果处理不及时，可造成组织坏死、失明，甚至出现生命危险。

（一）血管栓塞性组织损伤的病理机制

由于较大量的注射材料不慎进入血管（动脉或静脉）导致组织缺血，进而引起了组织的损伤，甚至坏死，如果该组织是重要的脏器（如心、肺、脑、眼睛等），可造成功能障碍。血管栓塞是非常严重的并发症，皮肤的血管栓塞可以引起皮肤变性或坏死，可致面容毁损；眼动脉或视网膜中央动脉栓塞可引起灾难性的后果——失明；颞部大量注射可使注射物进入脑血管而出现脑血管栓塞，可以引起脑组织的变性或坏死；肺血管栓塞可导致呼吸困难或衰竭。从发病机制上讲，注射材料引起血管栓塞有两种情况：一种是非炎症性栓塞，比如透明质酸类制剂，只因其机械性栓塞；另一种情况是炎症性栓塞，见于大部分注射材料，在制剂本身栓塞血管的同时，还产生明显的炎症反应，可以进一步加重栓塞的程度。血管栓塞的典型病理表现是：①血管内栓子；②栓塞段血管内血流缓慢或停止；③血管内膜增厚；④侧支循环的血管代偿性增粗。

（二）血管栓塞和血流的关系

注射材料引起的动脉血管栓塞分为：

1. 顺流的血管栓塞　即注射材料直接进入动脉，并顺着血流向远端移动，堵塞了细小的动脉血管。

2. 逆流的血管栓塞　大量注射材料进入动脉后，在高压下逆流而上，通过上一级的动脉，再顺流而下栓塞注射区域以外的血管。

3. 交通支的血管栓塞　大量注射材料进入动脉后，在高压下通过交通支到达另一个动脉系统，造成远位的、不可思议的血管栓塞（图59-47）。如眶周注射后，充填剂进入面动脉（颈外动脉系统），通过交通支进入眼动脉（颈内动脉系统），再顺流到达视网膜中央动脉，产生栓塞。

在临床实际病例中发现，以上的栓塞过程可能是几种情况同时发生的，如有报道在注射鼻唇沟时造成了对侧眼睛的失明，这提示了存在交通支栓塞和逆流栓塞的共同作用。

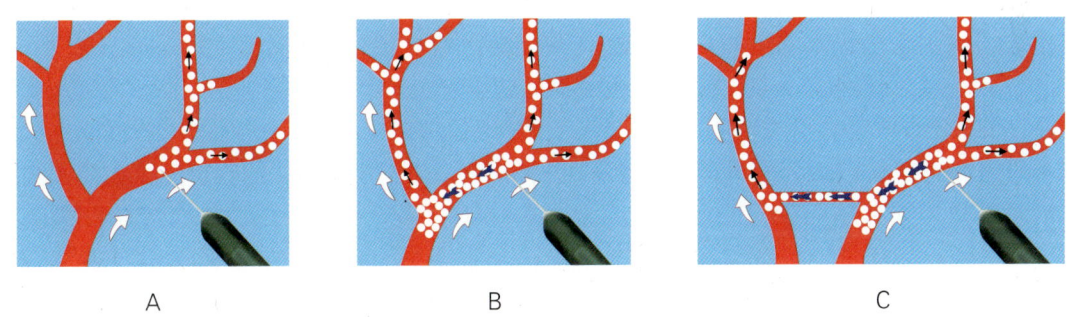

图 59-47　注射材料引起动脉血管栓塞的方式

白色箭头为血流的方向，黑色箭头为充填物顺着血流运行的方向，蓝色箭头为充填剂逆流或在交通支内的行走方向

A. 顺流的血管栓塞　B. 逆流的血管栓塞　C. 交通支的血管栓塞

（三）产生血管栓塞的条件和危险因素

注射材料注入血管的必要条件：①血管破裂。原因是锐针头刺破或较细的钝针头被粗暴操作。②材料进入血管。原因是高压推注和大量材料的组织内注入。

（四）注射技术和注射材料引起血管栓塞的危险因素

1. 使用锐针头注射　锐针头碰到血管时会将血管刺破，尤其是使用反复穿刺的动作时，刺破血管的可能性更大。
2. 注射量过大　如鼻部、颏部、单侧鼻唇沟的注射量一般不建议超过1ml，有专家认为单点注射不应超过0.1ml。
3. 注射压力过大　注射压力过大才能造成充填剂在血管内的推进甚至逆行。
4. 使用不可降解的充填材料　如果使用不可降解的材料，万一出现血管内的栓塞，无法及时降解。
5. 使用颗粒状充填材料　和液态的材料相比，颗粒状的充填材料更容易引起血管栓塞。
6. 未及时处理　注射后若没有留观或随访患者，就不能及时发现和处理血管栓塞的问题，造成组织损伤或坏死的后果。

（五）血管栓塞后产生组织缺血坏死的辅助因素

1. 某些部位缺少侧支循环　如眉间部皮肤、额部皮肤、鼻翼、视网膜等。
2. 某些部位曾经接受过手术　如开放鼻整形的切口可以减少鼻尖部的血供。
3. 某些部位曾经受过外伤　面部外伤可以造成组织供血的减少，此外，瘢痕组织比较致密，其内的血管相对不容易移动，容易被针头刺破。
4. 其他减少供血的原因　如老年、末梢循环较差等。

这些因素使栓塞部位的组织无法得到侧支循环的救助性供血，造成不可逆的组织坏死或功能障碍。

（六）皮肤组织的血管系统

皮肤是人体最大的器官，由于它是体温调节的重要组织，其血供充足，血流远超皮肤组织本身对血液的实际需要。因此，除外一些缺少侧支循环的部位（如眉间部、鼻翼等），一般不容易形成皮肤组织的完全栓塞和组织坏死。皮肤微小血管的直径如下：小动脉17～22μm、小静脉10～15μm、毛细血管网6～8μm，最细的毛细血管仅仅能让单个红细胞通过。大多数的充填剂，其颗粒直径都比皮肤小血管的直径大，如透明质酸颗粒为250～400μm、PLLA为40～60μm、羟基磷灰石的颗粒为25～45μm、爱贝芙中的微球直径为40μm，这些颗粒状的注射充填物都无法通过皮肤的小血管，如果进入较粗的血管后，无法运行到皮肤的小血管内，就会造成皮肤血管的栓塞。

（七）皮肤组织血管栓塞的临床表现

常见于面部注射时，尤其是鼻唇沟、鼻尖、鼻背、颏部注射时，栓塞的部位多位于眉间、额头、鼻翼、鼻背、颏部等，其主要的临床表现如下：①皮肤色泽变化。皮肤血管栓塞的最早表现是皮肤的色泽变化，在注射的当时即可出现。动脉栓塞的表现是局部皮肤发白，继而出现花斑状；静脉栓塞表现为局部皮肤色泽加深或发紫。②疼痛。部分血管栓塞的患者会出现疼痛，尤其是较大的动脉被刺破或栓塞时有明显的疼痛，而大的静脉或小血管栓塞的疼痛不明显。在局部麻醉下注射时，没有疼痛感。部分患者在栓塞发生后数天才出现局部的钝痛，可能和继发感染有关。③毛细血管充盈时间的变化。毛细血管充盈时间延长是动脉血管栓塞的常见症状，在皮肤色泽改变不明显而无法判断的情况下，可以检查皮肤的毛细血管充盈时间。正常情况下，充盈时间是1～2秒，而在动脉血管栓塞或部分栓塞的情况下，毛细血管充盈时间会出现明显的延长。在静脉血管栓塞时，皮肤发紫，同时显示毛细血管充盈时间的加快。④局部组织炎症及坏死。栓塞发生后，如果侧支循环无法提供及时的血供补充，则组织会产生继发性的感染，局部出现炎症典型的红肿热痛等反应，严重时可产生全身的炎症反应。缺血数天后组织即可发生不可逆的变性和坏死，可致面容毁损。⑤继发性的色素沉着。栓塞部位如果出现真皮的损伤或感染，则在愈合后往往会留下色素沉着或色素脱失，可持续数月之久。

（八）视网膜血管栓塞的解剖学机制

视网膜的血供来自视网膜中央动脉，它是眼动脉的分支，眼动脉来自颈内动脉。重要的是，眼动脉的分支和面动脉的分支在眼眶周围是相通的（图59-48）。在注射充填物时血管破裂、注射压力过大、充填材料过多，就会将材料逆行挤压到眼动脉内，并顺着眼动脉的血流进入视网膜中央动脉。眼动脉的直径是2mm，而视网膜中央动脉的直径为0.2mm，颗粒大小在1mm以内的材料，可以顺利通过眼动脉，而卡在视网膜中央动脉内，造成视网膜的缺血（图59-49）。任何颗粒状材料注入眼动脉或视网膜动脉，栓塞后均可引起灾难性的后果——失明。早期的报道主要是脂肪或激素注射，近年来大多数病例是充填剂注射，这种情况虽然罕见，但极其严重，必须引起足够的重视。这种情况的发生只有针头刺破血管并高压大量注射才会造成，因此应该尽量使用钝针头注射，避免刺破血管，尤其是在高危的眶周区域注射时。

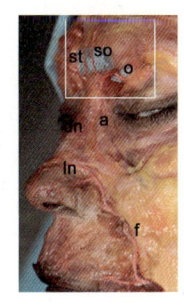
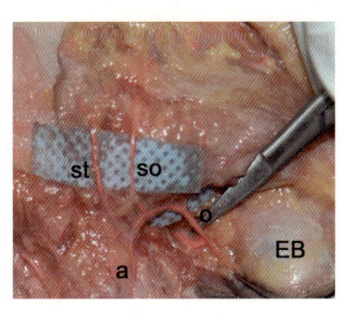
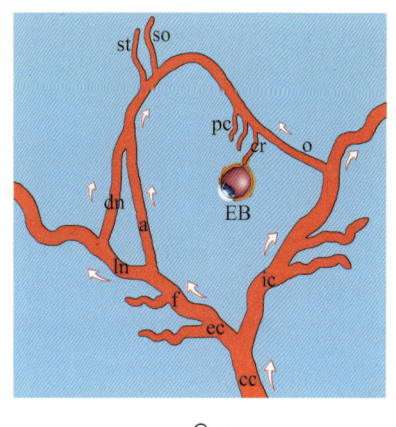

A   B   C

图 59-48 面部血管和眼动脉局部解剖

A. 面动脉分支的局部标本解剖，图中可见，面动脉（f）从口角侧面向上行走，至鼻翼分出横行的侧鼻动脉（ln）和上行的内眦动脉（a），前者和眼动脉的最远分支鼻背动脉（dn）相吻合，后者与眼动脉（o）汇合，眼动脉还有向上分出的眶上动脉（so）和滑车上动脉（st）。方框内部分，牵拉眼球后放大拍摄为图B   B. 动脉灌注的标本解剖中清晰可见面动脉的终末支内眦动脉（a）与眼动脉（o）完全而直接的连接   C. 上述血管分支及交通支的示意图。颈总动脉（cc）分出颈内动脉（ic）和颈外动脉（ec）；眼动脉（o）从颈内动脉发出后，走行于眼球（EB）的后方，分出了视网膜中央动脉（cr）和睫后动脉（pc），继续向外走行至鼻根部侧面，向上分出，终止于鼻背动脉。视网膜中央动脉进入眼球底部的视网膜，是终末动脉

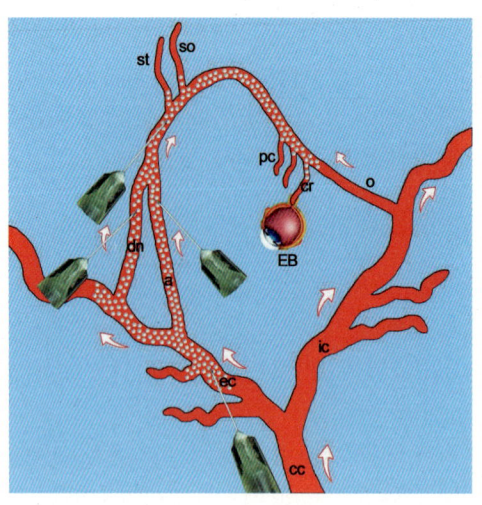

图 59-49　面部注射充填剂引起视网膜血管栓塞的示意图

cc 为颈总动脉；ec 为颈外动脉；ic 为颈内动脉；f 为面动脉；ln 为侧鼻动脉；a 为内眦动脉；dn 为鼻背动脉；st 为滑车上动脉；so 为眶上动脉；o 为眼动脉；pc 为睫后动脉；cr 为视网膜中央动脉；EB 为眼球

（九）眼动脉血管栓塞的流体力学分析

因为血管内是流动的血液，所以充填剂在血管内的流动和栓塞过程也应符合流体力学的原理。根据流体力学的泊肃叶定律可以计算出管腔内流动液体的流阻，其计算公式为 $R=8L\eta/\pi r^4$（R 为流阻，L 为管腔的长度，η 为液体的黏滞系数，r 为管腔半径）。以眼眶周围为例，假如眼眶的轴心距离（约等于血管的长度）为 4.5cm，小动脉管腔直径为 0.05cm，流速为每分钟 4ml，则从眼睑到眶尖的平均血流阻力为 23mmHg，眶周注射时就需要有高于此处血流阻力（23mmHg）的推注力量，才能将充填剂逆流注入动脉内。泊肃叶定律还限定血流阻力和血管的长度成正比，则随着注射点和眼动脉之间距离的增加，造成充填物逆流入眼动脉所需的注射压力也增大。也就是说，注射点距离眼动脉越远，越不容易将充填物注入眼动脉。

（十）眼动脉及视网膜血管栓塞的临床表现

1. 视力下降或失明　在注射当时即可出现视力突然下降、一过性或反复发作的黑矇、部分或全部的失明。

2. 剧烈疼痛　如果眼动脉栓塞，会出现眼部的剧烈疼痛。而视网膜中央动脉栓塞，则出现无痛性的视力消失。

3. 瞳孔放大、光反射消失　栓塞侧的瞳孔直接对光反射消失、间接对光反射存在。

4. 眼周肌肉麻痹　眼动脉的栓塞可以影响到眼周的肌肉组织，如提上睑肌、眼内肌等，影响肌肉的功能。如 2012 年韩国报道了一例鼻根部注射羟基磷灰石造成双目失明，该患者还同时发生了眉间及鼻根部皮肤的坏死、上睑下垂、眼肌麻痹等症状。

（十一）预防血管栓塞的注意事项

对于血管栓塞这类缺少有效治疗方法的并发症而言，预防胜过治疗，需要注意以下几个方面：

1. 加强专业知识的学习，掌握相关的解剖知识，提高注射技术。
2. 尽量使用钝针头，尤其是眶周部、鼻根部、颞部等高危区域，可避免刺破血管。
3. 尽量避开血管走行的部位，如鼻旁、鼻唇沟、眉间等。
4. 如果使用锐针头，则应减少在组织中的反复穿刺，减少刺破血管的机会。
5. 注射力量应轻柔，减轻注射的压力，避免材料被挤入血管。
6. 注射量宁少勿多，如果量大，可分次注射，以避免大量材料进入血管。
7. 提高危险意识，保持警惕，注射后留观30分钟，注射后随访数天。
8. 对于有高危因素（如老年、末梢循环差、有外伤或手术史）的患者，需加倍小心。
9. 含有充填剂的细针头，做回抽动作是无意义的（图59-50）。可以先使用含有生理盐水或局麻液的针头做回抽试验，确认安全后更换注射器，再进行原位注射。

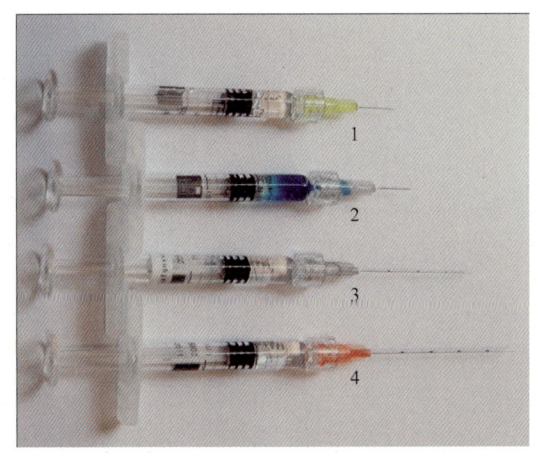

图 59-50　含有充填剂的细针头回抽无效
含有 400μm 交联透明质酸类制剂的注射器及 30G 针头（1号）、27G 长钝针头（3号）、25G 长钝针头（4号）均无法抽入液体，因为针头被充填剂堵塞；而仅有 27G 的短针头（2号）可以在使用较大负压下才可以抽入液体。说明在充填剂的注射过程中回抽无血液，并不能说明针头没有刺破血管

10. 钝针头也可发生血管栓塞，尤其是较细的钝针头（如27G）对于眶周一些较粗的血管来说，与锐针头无异。

（十二）血管栓塞的即时处理

1. 发现血管栓塞的表现或疑似异常时，立即停止注射。
2. 抽取出部分注射物（适用于成团注入的材料）。
3. 透明质酸酶溶解（仅适用于透明质酸类制剂）。
4. 局部及全身使用扩血管药物，如硝酸甘油类制剂。
5. 使用降低血液黏滞度的制剂或抗凝活血药物，如阿司匹林等。
6. 局部热敷及按摩。
7. 吸氧（眼动脉或视网膜动脉栓塞时）。
8. 高年资医师会诊、专科医师（如眼科医师）会诊（视网膜血管栓塞）。

（十三）眼动脉栓塞的紧急救治

1. 立即终止注射。

2. 眼科急诊会诊。有报道眼动脉栓塞失明后60～90分钟内是复明的黄金时间。因此不建议患者到一般急诊或外科急诊，而应直接联系眼科会诊或转往眼科急诊。

3. 静脉输注甘露醇，静脉注射乙酰唑胺注射液用来降低眼压。乙酰唑胺注射液500mg溶于5～10ml注射用水中静脉注射，0.5～1小时即可发挥最强作用。

4. 如果引起失明的是透明质酸，可用透明质酸酶球后注射，有助于溶解血管内外的透明质酸。球后注射透明质酸酶的方法：在下睑颞侧眶的下方进行局麻。25G钝针头刺入眶的颞下象限，刺入深度在2～2.5cm。此时针尖的深度达视神经的外下方，注入透明质酸酶2～4ml（150～200u/ml）。

5. 此外，也可考虑介入治疗，直接将透明质酸酶注射到眼动脉内。或静脉推注透明质酸酶，在失明发生后48小时内，500u/kg静脉推注，每6小时一次，每次推注时间约10分钟。

（十四）血管栓塞的后续治疗

1. 继续使用扩血管制剂（必要时）。
2. 高压氧（必要时）。
3. 局部继续热敷、理疗，促进组织内的血液循环。
4. 局部预防性使用抗生素软膏，预防皮肤感染。
5. 对于局部变性失活的皮肤组织，使用促进皮肤组织愈合的药物。
6. 视网膜动脉栓塞者遵从眼科医师的医嘱，如按摩眼球、释放房水等。

（十五）皮肤组织血管栓塞典型病例的分析

血管栓塞引起的皮肤血运障碍根据栓塞情况表现不一，轻度的血管栓塞会造成皮肤花斑，1～2周后可自行愈合（图59-51，图59-52）；中度的血管栓塞可以产生皮肤浅层的坏死，需要3～4周的时间才能愈合，如果不伴有感染一般不会留下瘢痕（图59-53）；重度的血管栓塞可造成皮肤的全层坏死，愈合后会留下瘢痕影响容貌。

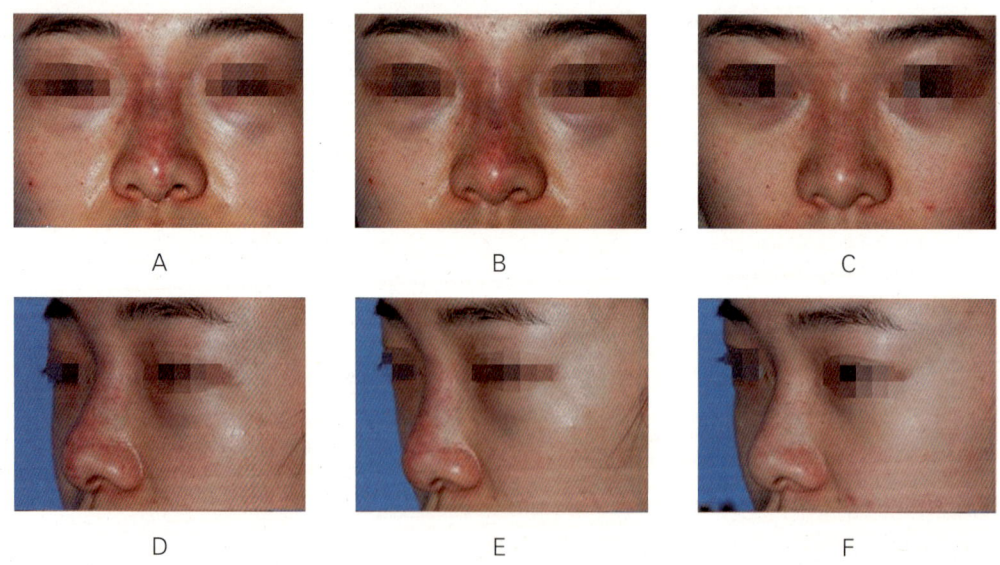

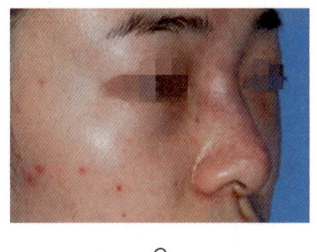 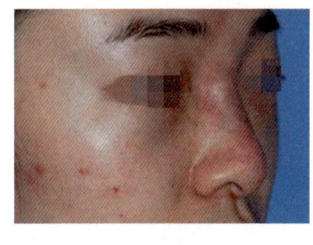 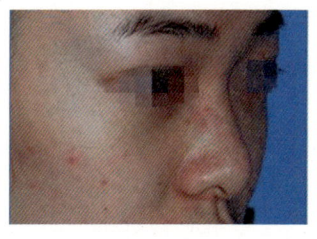

G　　　　　　　　　　　　　　H　　　　　　　　　　　　　　I

图 59-51　鼻背部轻度皮肤血管栓塞

女性，22 岁，透明质酸类制剂注射隆鼻，鼻部及颏部共 3ml，注射后出现鼻背部花斑转瘀斑，双眼肿胀。注射透明质酸酶 150u，局部热敷，抗生素软膏外用预防性抗炎，每天氦氖激光照射鼻部，8 天后基本愈合

A、D、G. 注射透明质酸后第二天，局部皮肤花斑伴双侧下睑肿胀　B、E、H. 鼻背部注射透明质酸酶 150u 后半小时，可见鼻背部充填剂有所降解，皮肤紧绷程度有所缓解　C、F、I. 治疗 8 天后鼻背部花斑基本消失，双下睑肿胀消失，未留下瘢痕及色素沉着

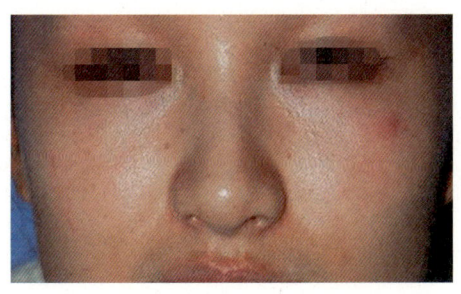 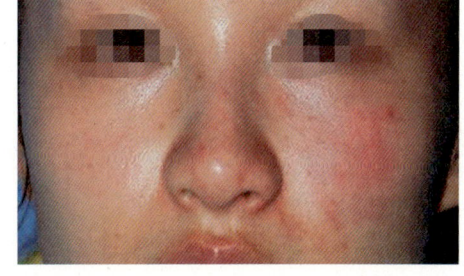

A　　　　　　　　　　　　　　　　　　B

图 50-52　面颊部轻度皮肤血管栓塞

女性 20 岁，鼻唇沟注射透明质酸类制剂后发生轻度的血管栓塞，皮肤出现红白相间的花斑，毛细血管充盈时间延长。给予透明质酸酶，密切随访，2 周后皮肤色泽完全恢复

A. 注射前正面照　B. 注射后 2 天的外观，可见左侧颧颊部、鼻尖、鼻背左侧、下睑部的皮肤均出现了红白相间的花斑，属于轻度皮肤血管栓塞

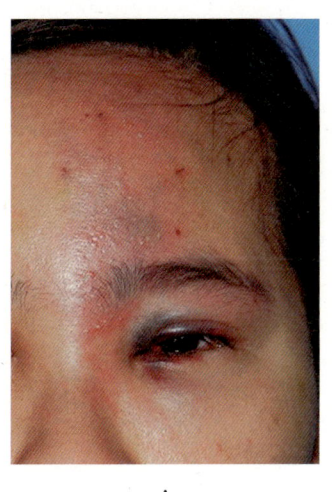 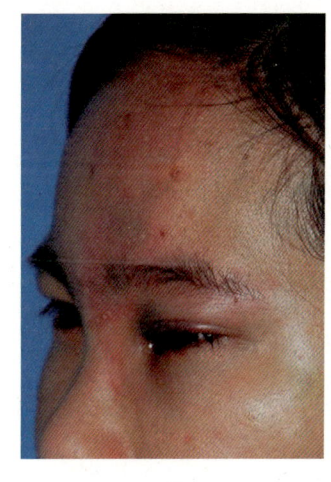

A　　　　　　　　　　　　　　　　　　B

图 59-53　中度皮肤血管栓塞

女性，27 岁，自诉在某诊所接受了"额部的透明质酸注射"，使用的是"锐针头"，注射开始时即发现针头刺入血管，更换位置后重新注射，共注射 1ml，注射后发现局部皮肤发青，当晚左眼有异物感和跳动感，第二天额部青紫区域扩大，局部有疼痛，伴流泪。第三天眼睑肿胀，无法睁眼，眉间疼痛剧烈。第四天来我院就诊，体检见：额部皮肤上有数个针眼，额部左侧、眉间、鼻根部、左上睑皮肤肿胀、青紫、点状感染，左眼流泪，睑结膜、球结膜瘀血，睁眼困难，视力正常，眼底检查正常。给予扩血管治疗、氦氖激光照射、局部抗生物软膏外用、抗生素眼药水，1 周后肿胀逐渐好转，2 周后皮肤色泽逐渐恢复，4 周左右皮肤色泽和质地基本正常，未留下瘢痕

九　其他不良反应

（一）注射不足

充填不足的常见原因是注入层次过深，常见于那些应该做真皮内注射的患者，如果把充填剂注入真皮深层，甚至皮下脂肪层，就会造成皮肤表面的凹陷和皱纹充填不足，注入深层的那部分充填剂可以说是浪费掉了。也有注射层次准确，而注射量确实不够的情况，比如有时候患者出于经济情况考虑要求减少注射量，或仅仅是要求做一个尝试性的注射，这类情况可以在注射1个月以后做补充注射。

（二）皮肤发白

如果注射层次太浅、注射太快、注射量太大，会阻碍真皮血管网的血流，造成皮肤发白。在注射痤疮瘢痕的时候这是正确的。但这种发白在5～10分钟后会消失，皮肤恢复血供。发现注射部位皮肤发白应立即停止注射，按摩皮肤，待色泽恢复后再缓慢注射。

（三）毛细血管扩张

注射部位的毛细血管可能会扩张，这会导致注射部位出现蓝色条印，它们通常出现在真皮内注射充填物的时候，可以用IPL或激光治疗。

（四）痤疮

注射层次过浅如注射到真皮乳头层，甚至更浅层，就可能会刺激皮脂腺形成痤疮样的变化，常常发生在颏部。这可能与颏部的真皮层较厚有关。

（五）迟发性炎症反应

任何充填剂在注射后几年内可能出现注射区域红、肿及感觉异常，特别是在那些痤疮瘢痕和唇缘做过注射的患者，这可能是由局部的刺激作用导致的，而这种情况并不是在所有的注射部位都会产生的。对于这种情况，可以使用光子治疗或者在病变区域使用去炎松。

（六）增生性瘢痕

那些有瘢痕体质的人，可能会由于真皮内注射而产生瘢痕反应。对于这种情况，可以通过在瘢痕内注射激素进行治疗，一般几个星期后就会平整。

（七）脂肪萎缩

原因不明，有人曾经报道过5例患者出现了面部脂肪萎缩，其症状很像艾滋病患者的面部表现。患者在鼻唇沟内注射了可吸收充填剂（透明质酸、"new-fill"、"frofill"、水凝胶）后9个月出现了两侧颊部萎缩。

（八）排异反应

临床使用的各类注射充填剂都是经过严格的筛选，通过优化的工艺生产制造的，其组织相容性都比较好，极少引起排异反应，尤其是目前最常用的透明质酸类制剂，其成分和人体内的天然透明质酸完全相同。机体的排异反应主要是和充填材料有关，如材料的成分、表面电荷、表面光滑度、亲水性等。

(九)注射导致的意外死亡

虽然罕见,但也有发生。可能的原因是过敏性休克、血管栓塞等。严重的过敏性休克如果抢救不及时,可以造成生命危险。此外,严重的心脑血管栓塞也可以危及生命,必须引起足够的警惕。

十 不良反应的预防措施

(一)术前充分告知和摄影

注射前要跟患者充分沟通,讲明充填剂的优缺点,告知可能出现的注射反应、不良反应和并发症等,使患者有充分的认知和思想准备。每一位受术者均需要在注射前进行医学摄影。

(二)选择合适的患者

注射需要选择合适的患者,发现"危险因素",排除"危险患者",要详细了解病史,包括有无抗凝血药物服用史、有无疱疹史、有无过敏史、有无其他充填剂注射史、有无医疗纠纷史等,以规避风险。

(三)选择合适制剂

绝大多数情况下,首先应该选用可降解的充填剂,这样即使患者不满意也不会造成永久性的问题。甚至可以先注射一些生理盐水或利多卡因,预先演示一些注射后的效果,这一方法特别适用于那种鼻部小缺陷纠正的患者,或者鼻背部轻度抬高以增加鼻额角的患者。不同种类的可降解材料的不良反应发生率也有所不同,目前来看,透明质酸类制剂的不良反应发生率较低,有文献报道仅为0.06%。

(四)加强业务学习

实时掌握各种应用解剖、注射技术、注射材料等知识。熟悉解剖才能达到良好的注射效果,尤其是一些深解剖层次(比如眶睑沟、泪沟、上下睑凹陷等)的注射,可以避免误伤和错误注射。

(五)严格执行无菌操作

所有的注射均应该在医疗场所进行,并且需要严格执行无菌操作原则,避免任何医源性的感染发生。

(六)提高注射技术

绝大部分并发症与注射技术不良有关,尤其是在使用那些长期充填剂和永久性充填剂时,更需要强调注射技术的重要性。注射技术(包括注射层次、注射手法、注射量、钝针使用、推注压力、疼痛控制、注射前后的护理等)的提高可以大大降低不良反应的出现率。初学者应该牢记"宁少勿多"和"宁深勿浅"的原则。

(七)尽量使用钝针头

面部注射尤其是眶周注射,如果使用钝针头,可以避免刺破血管。需要注意的是,细小的钝针头(如27号以下)如果用力过度,也可以刺破血管,进针和推注时应该尽量轻柔。

（八）及时处理

需要和患者保持顺畅沟通，一旦出现了不良反应或并发症，就可以果断和及时地面对和处理，早期处理可最大限度地避免不良反应的扩大或恶化。

十一　透明质酸酶

透明质酸酶（hyaluronidase，HYAL）可以来自微生物发酵、动物组织提取或基因重组技术。不同的透明质酸酶，其使用浓度和用量各有不同，此外，不同的透明质酸对透明质酸酶又有不同的反应性。对于未交联的透明质酸，透明质酸酶几分钟内即可将其完全降解；而对于交联制剂，需要较长的时间。一般来说，双相的透明质酸比较容易降解，可以在30分钟左右观察到明显的体积缩小（图59-54），而单相的透明质酸较难降解。因为前者是颗粒状的交联制剂配以少量的非交联制剂混合而成，酶容易和颗粒结合，而后者是整团的凝胶，酶不容易进入内部进行降解。

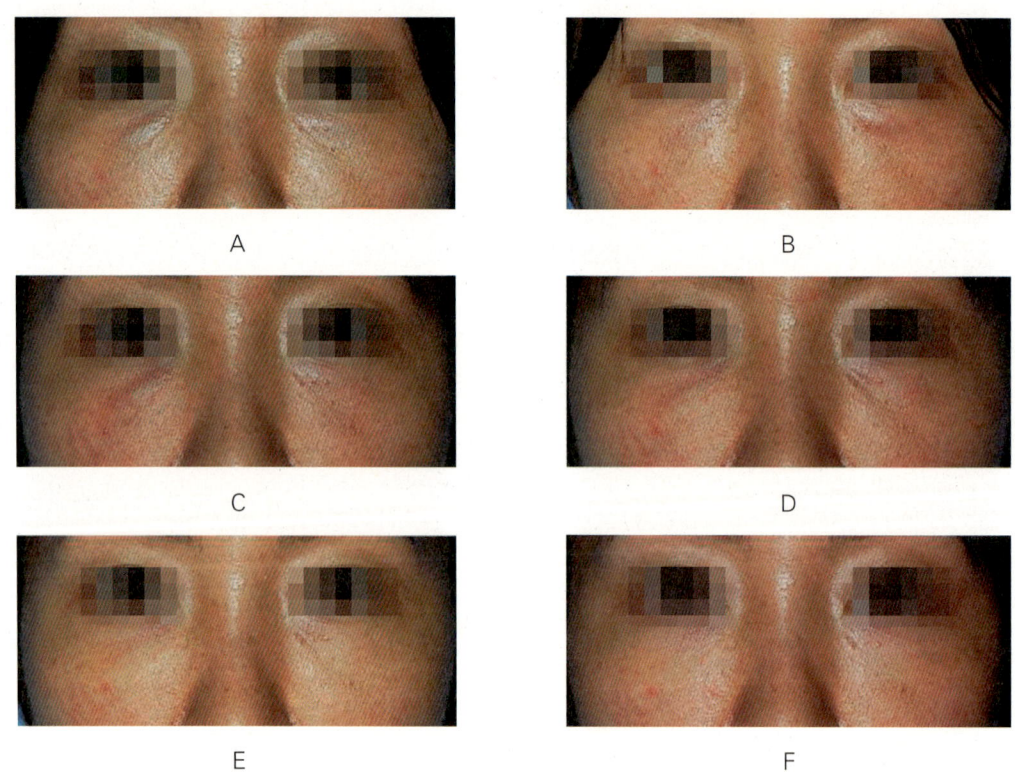

图59-54　透明质酸酶可以快速降解注入体内的透明质酸类制剂
患者泪沟部位注射透明质酸后1周，显示有注射过浅及过多的迹象，局部有隆起和轻度的丁达尔效应（A）。使用150u/ml的透明质酸酶注射在泪沟部位，每侧注射0.5ml。注射透明质酸酶之后30分钟即可见到局部隆起明显缩小（B）；此后每30分钟拍摄一次照片，C、D、E、F.分别为注射透明质酸酶之后60、90、120、150分钟，在注射酶后150分钟，可见局部已经完全平整

（一）使用方法

透明质酸酶的常用浓度是150u/ml，因为实验证实150u/ml是一个分界线，高于此浓度作用力变化不大，而低于此浓度作用力减小。使用前先将透明质酸酶（1500u/瓶）加10ml生理盐水，配制成150u/ml溶液，注射到需消除的透明质酸凝胶中，注射剂量根据注射的透明质酸凝胶的量来确定，通常每个注射点0.05～0.1ml（7.5～15u）即有效，注射要缓慢进行。对于非常表浅的结

节，就注射到需消除的透明质酸凝胶下面，一边注射一边观察，溶解不足时可以追加注射。通常150u的透明质酸酶，可以降解1ml左右的交联透明质酸类制剂。而对于血管栓塞时的紧急抢救，可以使用更高的浓度和更大的剂量，有报道一次使用1500u的。透明质酸酶注射后需要配合适度的按摩，可以使药液弥散均匀和深入，起到更好的效果，注射后留观1小时以上，如果效果不佳，可以再次注射。注射后不必冷敷，因为温度降低会削弱酶的作用力。透明质酸酶是一种蛋白质，部分制剂来源于动物，在注射前做皮试可以确保注射的安全。

（二）注意事项

来自动物的透明质酸酶，有过敏的可能性，在使用前需要做皮试。在感染情况下不可以使用透明质酸酶，会加重感染；在肉毒毒素刚刚注射的部位，也不可注入透明质酸酶，会导致肉毒毒素的弥散。虽然有学者曾经使用动脉内的酶注射，据称可以起到更有效的作用，但目前对于血管内输入透明质酸酶的应用还没有可靠的临床证据。

从时间上分类，注射充填剂的并发症可以分为早期和晚期，表59-5详细罗列了这些并发症。

表 59-5　充填剂注射不良反应的预防和处理

分期	不良反应	预防	处理
早期	注射反应（红斑、水肿、疼痛、敏感、瘀斑、瘙痒）	细针头、轻柔操作	注射后冷敷
	局部过敏反应	询问病史 注射前皮试	抗过敏处理
	过敏性休克	注射前皮试	抗休克急救
	局部感染	严格无菌操作	局部或全身抗炎
	血管栓塞	钝针头、缓慢、少量注射（注射器回抽无效）	溶解酶（针对透明质酸类制剂）、扩血管、热敷、高压氧、专科会诊
晚期	炎症性肉芽肿	使用可降解材料	局部激素注射
	注射不足	增加注射经验	补充注射
	注射不匀凹凸不平	注射层次加深	注射调整、手术、溶解酶（针对透明质酸类制剂）
	注射过多过浅（局部隆起、丁达尔效应）	注射量"宁少勿多"，注射层次"宁深勿浅"	手术、溶解酶（针对透明质酸类制剂）
	充填物移动	多层次注射、材料颗粒加大、注射后外固定	补充注射、溶解酶（针对透明质酸类制剂）、等待自然消退
	皮肤色泽改变、色素沉着	注射层次加深	防晒、等待自然消退

注：笔者感谢美学专家怀伟先生绘制面部肌肉图，感谢钱芳、任晓晴女士对本章插图的精心制作，感谢汪琴女士对大量患者照片的整理。

第六节　生物膜与注射充填剂引起的并发症

生物膜是具有复杂结构的微生物群落。这个群落通过自己产生的聚合物基质黏附于活性或惰性物质表面，并将自己包埋在基质之中。基质的成分包括细胞外DNA、蛋白质和多糖。它以黏液状态存在。牙菌斑就是典型的生物膜。牙菌斑也是第一个被发现的生物膜。进入20世纪80年代，扫面电镜用于医学研究。应用扫面电镜观察到了附着于动静脉插管、起搏器、经皮缝线及骨髓炎死骨等的细菌菌落和由其分泌的多糖外被。此后，人们注意到生物膜与人工植入物及感染性疾病之间所存在的必然联系。

进入21世纪，随着微创和注射美容外科日新月异的发展，与注射充填剂相关的并发症也逐渐增多。由注射充填剂引发的炎性结节、感染性肉芽肿及慢性感染屡有报道。有些并发症的临床表现为慢性感染，但在细菌培养，甚至是特殊的细菌培养，如肺结核性分枝杆菌培养，也是阴性，而抗生素治疗有效。这些现象使医师们在处理此类并发症方面感到十分困惑和束手无策。2009年，Bjarnsholt等使用荧光原位杂交的方法在注射聚丙烯酰胺水凝胶注射后的结节上发现了细菌。而之前取材的细菌培养则为阴性。此后在注射性充填剂，特别是永久性注射充填剂，所引起的相关并发症方面，生物膜逐渐引起重视。也为注射性充填剂所引起的并发症的诊断与治疗方面提供了新的视角。

生物膜并不是一个完整地包被在微生物菌落外的外壳。相反，它们是微生物菌落所特有的、由细菌分泌的聚合物基质在个体间形成的形态各异的结构。生物膜的主要成分是多糖。注射充填物相关的生物膜形成有一个共同的特性，即需要有细菌性感染或污染作为诱因存在（图59-55）。

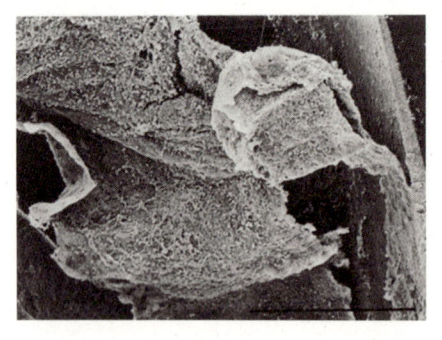
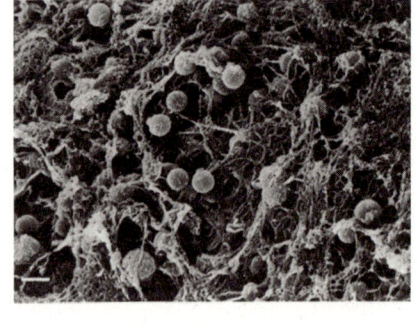

A   B

图 59-55　全胃肠外营养置管内表面扫描电镜
A. 可见大量生物膜物质　B. 可见很多细菌（培养结果为念珠菌）。左图标尺代表长度为 500μ，右图为 5μ

一　生物膜的特性

生物膜本身是微生物的特性之一。生物膜内的细菌与处于浮游状态的单个细菌完全不同。生物膜对外界刺激产生反应，它们会生长，会维持内环境的稳定。生物膜可以通过群体感应（quorum sensing）阻碍机体免疫系统的穿透性、降低微生物自身生长率和敏感性，也可以改变内环境和基因的表达与外显，它们变得不容易被免疫系统发现，而这些都是单个细菌无法做到的。生物膜上的聚合物基质会妨碍巨噬细胞的吞噬作用，并使细菌抵抗抗生素的能力提高1000倍。群体感应是细胞与细胞之间在生物膜产生和分化时的语言信号。

细菌作为生物膜的潜在来源，是地球上最成功的生命形式。细菌占生物膜生物量（biomass）的95%以上。当浮游的细菌附着固定于物体表面时，它就会转化为生物膜的形式。研究表明，感染发生10小时细菌就可形成成熟的生物膜。而生物膜一旦形成，就很难根除。现代细菌培养技术还无法识别生物膜。临床上常见有些脓肿的细菌没有培养出细菌即被冠以"无菌性脓肿"。这可能是患病患者使用的抗生素掩盖了致病菌。致病菌或被抗生素杀死或已游走于病灶之外。脓肿局部残留的是细菌引发的炎症及生物膜。细胞培养没有发现细菌一方面由于细菌没有在标本获取的第一时间即被送到实验室，也有可能是培养的时间不足。目前细菌培养的时间为1周。而当培养时间延长至2～3周时，有些致病菌才会发现。不仅如此，有些细菌需要特殊的培养基才能培养出来。

二 生物膜与软组织充填物引起的并发症

生物膜与80%的感染性疾病有关。已有的研究表明,生物膜与泌尿道感染、心内膜炎、中耳炎、胆管炎、骨髓炎、囊性纤维化及所有外科植入物引起的感染有关。而导致注射充填剂引起晚期并发症如慢性感染及肉芽肿的潜在病因就是生物膜。

一直以来,人们认为注射充填剂引起的肉芽肿是由于一次性注射的量过大、不均匀或注射物含有杂质。近年的研究发现异物性肉芽肿也与生物膜有关。特别是长效或永久性注射充填剂更易于在细菌污染后形成生物膜。

造成污染的原因主要为无菌操作不严格,无意中将细菌接种到注射物中并随注射物进入体内。很多注射医师认为面部血运丰富、皮肤代谢快、抗感染能力强。因此忽略了注射过程中的无菌操作;在注射示教的现场,经常可以看到众多未着手术服、口罩及手术帽的医师围观示教医师的操作;在一些生活美容院或写字楼内的注射工作室,缺少必要的无菌条件,江湖游医随意开展注射充填美容手术。因此,注射充填剂后感染性并发症并不少见。

此类并发症与生物膜的形成有关。当细菌随注射物穿过皮肤进入体内后,在注射物表面形成生物膜。生物膜可以使细菌改变微环境及基因表达,使其逃避宿主的免疫系统监视及抗生素的抗菌作用。

注射充填剂表面存在生物膜的主要表现为慢性迁延和反复发作的感染(图59-56)。起初,注入的充填物被生物膜污染,但细菌并没有繁殖。细菌会以生物膜状态在体内存留数月甚至数年。一旦机体环境有利于其繁殖,如患者出现全身感染或局部再次损伤而导致细菌植入,就会引起局部感染。相应出现的并发症包括脓肿、感染性肉芽肿及反复发作的感染。此时全身及局部使用抗生素或(和)切开引流会使局部症状缓解,但如果不能彻底清除注射充填剂及附着的生物膜,则很难彻底治愈感染。

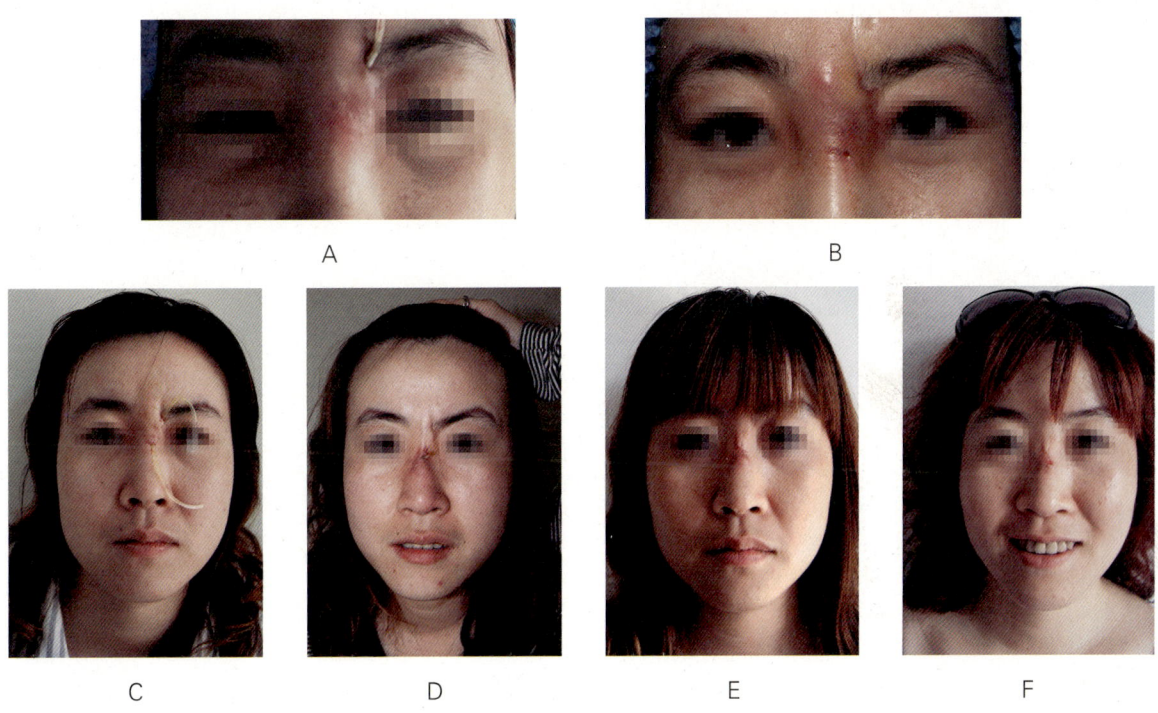

图 59-56 慢性迁延和反复发作的感染

鼻根部注射聚丙烯酰胺水凝胶2年后突发感染。局部反复发作炎症表现长达7个月之久。经多次切开引流、刮出充填物及肉芽组织后痊愈
A. 首次感染后3天切开引流 B. 感染后4周在注射区下方切开 C. 感染后6周形成贯通引流 D. 感染后7个月局部炎症得到控制 E. 出院后3个月 F. 出院后2年

三 预防生物膜的形成

注射充填剂并发症的特点之一是注射容易取出难。注射1ml充填物可在几分钟内，最多十几分钟内结束。但要全部彻底取出注射充填剂则是一项几乎不可能完成的任务。即使能够完成，也将以损失部分正常组织为代价。如此就好像将求美者带入了从一种畸形转化为另一种畸形的怪圈，求美者因一次简单的注射手术患上了终身为之痛苦的顽疾。

如何预防生物膜的形成变得异常重要。在进行注射手术之前要仔细地询问病史，如此区域是否注射过充填物、身体破损是否不易止血、是否存在免疫功能缺陷等病史；无菌操作必须严格执行。注射部位消毒时，洗必泰比酒精更易清除残余细菌。由于注射充填经常涉及皱纹或褶皱部位，而这些部位也是细菌易于隐藏的部位，因此注意对皱纹和褶皱部位的消毒十分重要。此外，使用细小针头注射、注射后避免化妆、在同一部位避免再次注射充填剂、注射早期避免牙科治疗及面部创伤将会有效降低生物膜形成的风险。一些学者提出10天到2周为生物膜形成的时间窗，即在注射充填剂被细菌污染后的10～14天内，如果细菌不被清除，细菌就会形成生物膜。而一旦生物膜形成，感染就将很难治愈。因此，注射充填剂后抗生素的有效利用也将减少生物膜的形成。

其他预防生物膜形成的措施包括避免注射层次错误、避免在痤疮急性期或局部存在感染时注射充填剂。此外，唇部因易于被口腔内的细菌污染，在此区注射充填剂更易引发生物膜形成。

四 并发症的治疗

晚期并发症的治疗多需取出注射充填剂。手术之前充分了解是哪种注射充填剂异常重要。

如果注射部位有波动感或彩超检查提示局部无回声区域，则可使用注射针头戳孔至充填物注射部位进行引流。引流物要尽快做细菌培养。细菌培养的时间要达到3周，培养的条件不但包括常规培养，还要包括特殊细菌培养。抗生素应为至少2种或2种以上联合使用。比较有效的为喹诺酮类和大环内酯类的联合使用。大环内酯类抗生素可以有效治疗皮下脂肪内的感染并阻止菌落感应。

如果抗生素使用无效，可以考虑充填部位注射大剂量类固醇激素。如果充填物含有透明质酸，就注射透明质酸酶。

如果上述治疗均无效，就考虑手术切除注射物。

第七节　聚甲基丙烯酸甲酯微球与并发症

聚甲基丙烯酸甲酯（polymethymethacrylate，PMMA）微球，是直径介于30～50μm完全聚合的具有光滑表面的微小颗粒。它具有体积适当、表面光滑及不含电荷的特性，使其既不能被巨噬细胞吞噬，又不会出现移位，而只能被机体的胶原包被。因为它不会导致TNF-α的释放，所以几乎不会引起局部的炎症反应。

组织学的研究表明，注射植入PMMA微球后1个月，每个微球都被一薄层胶原、巨噬细胞和成纤维细胞包裹。1个月之后，每15个微球周围可见1个巨噬细胞和少量多核巨细胞。植入物中央没有细胞成分。在植入3～6个月以后，可见巨噬细胞和多核巨细胞深入注射物深处。在植入9个月以后，注射物的体积没有发生改变。

PMMA微球主要用于眉间皱纹、鼻唇沟、上唇皱纹及口角皱纹的充填。使用26G针头，用隧道技术将充填物注入真皮网状层。在皱纹下反复注射，使皱纹深面形成一层充填物，为组织形成支撑。主要并发症包括注射深度不准确、瘢痕增生、肉芽肿形成及慢性炎症反应。

一　注射深度不准确

注射层次不准确包括注入层次过浅和过深。

（一）注射层次过浅

在矫正眉间皱纹、上唇皱纹及口角外侧皱纹时，注射稍深便不容易丰盈细小皱纹。因此，有些医师为了追求完美的注射结果，会将充填物注射在较浅的层次。结果导致注射部位红斑、线状结节。

治疗：注射早期可以用25G针头在注射局部戳孔，通过按摩取出部分充填物。注射晚期注入的PMMA微球已被纤维包裹。此时无法通过戳孔方法取出。可采用表面涂抹类固醇软膏或局部注射曲安奈德辅以按摩治疗。如果治疗无效，当患者强烈要求矫正局部畸形且患者能够接受局部瘢痕时，可以考虑在注射部位表面切开皮肤并切除充填物。

（二）注射层次过深

过量注射的注射层次多过深，注射的充填物在局部堆积。如果术中或术后未能有效按摩，会在注入部位软组织内形成结节。

治疗：由于注入早期多数误以为是注射导致局部肿胀而延误治疗，患者来诊时多为术后3个月以上。此时注射材料已经被周边沉积的胶原包裹，通过戳孔的方式无法取出注入的充填物。取出的办法为经口内切口、除皱切口或眼袋切口进入注射区域，找到并取出充填物。

二　瘢痕增生

多为注射层次过浅或因注射层次过浅而反复插入针头抽取或刮取，造成真皮损伤而发生瘢痕增生。

治疗：瘢痕出现3个月以内，可通过瘢痕表面涂抹瘢痕膏按摩，使瘢痕增生得以控制甚至得到治疗。超过3个月的瘢痕增生可在瘢痕局部注射曲安奈德和5-氟尿嘧啶。

三　异物肉芽肿

注射PMMA微球导致的肉芽肿出现在术后6个月到1年。肉芽肿发生率大于1/800。与过量注射不同，肉芽肿在注射后早期很少出现。而且注射后早期局部没有任何不良症状。术后6个月到1年，局部会触及硬结，严重的会在局部表现为突起。部分患者会感觉到局部疼痛。严重时硬结会渐进性增大和出现局部压痛。患者会对局部出现的痛性硬结产生很大的恐慌和心理压力。

有报道干扰素和利巴韦林联合抗病毒疗法可在PMMA植入部位诱发异物肉芽肿。提示可能与干扰素激活了Th1相关的细胞免疫反应有关。

局部的病理组织活检可看到植入的PMMA微球表现为圆形、非反双折射圆形颗粒。这些圆形颗粒被粗大的胶原束、上皮样组织细胞、多核巨细胞、淋巴细胞及一定数量的嗜酸性粒细胞包绕（图59-57）。

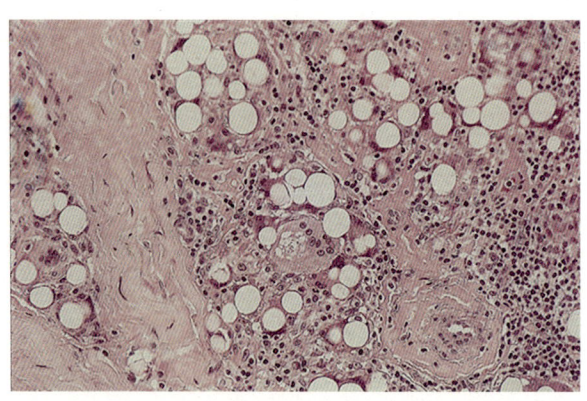

图 59-57　PMMA 微球形成的异物肉芽肿病理组织活检

治疗：治疗方式同本章第五节所描述的方法。

PMMA 与其他充填物不同的是 PMMA 微球被纤维状组织包裹，与正常组织界限不够清楚。因此在切除 PMMA 微球引起的肉芽肿时，容易损失部分正常组织。结果导致充填部位凹陷畸形。

四　慢性炎症反应

发病的时间在注入后 1～10 年。发病特点是局部疼痛、充血、结节及水肿等症状反复出现，迁延不愈。主要的原因可能是 PMMA 微球与自体蛋白结合形成微球-蛋白复合物。这个复合物会刺激机体产生抗体。突发的全身感染或外科创伤会刺激引发巨噬细胞的记忆功能，从而导致炎性反应。有些患者甚至因为鼻窦炎而引发局部炎症反应。

治疗：目前尚无明确的治疗方法，对于是否使用皮质激素尚有争议。

第八节　聚丙烯酰胺水凝胶与并发症

聚丙烯酰胺水凝胶是含有 2.5%～4% 交联的聚丙烯酰胺水凝胶的透明无色水成物。在欧洲（含乌克兰、俄罗斯）及我国都曾经应用。2004 年，SFDA 禁止医用聚丙烯酰胺水凝胶的临床应用。但是在很多非法医疗机构仍不乏有人应用。

聚丙烯酰胺水凝胶主要应用于隆胸、面部软组织充填、隆鼻、隆颏、隆颞、隆前额，有时也用于四肢软组织充填。聚丙烯酰胺水凝胶植入体内以后会导致邻近组织发生病理变化。从大体上看，注入的胶体呈无色透明状。取出时，胶体呈暗褐色胶状或米黄色黏糊状。胶体周边包膜内面多不光滑，有散在的肉芽组织，包膜外组织呈薄厚不均的胶冻状。挤压胶冻样组织可有胶体被挤出。在乳房，乳腺后间隙内脂肪破坏严重，仅剩混乱排列、硬如胶管的血管。剪断血管见血管壁增厚，有血液流出。严重时胸大肌形态不完整，残余胸大肌呈大小不等的肌束。

从病理切片上看，聚丙烯酰胺水凝胶在 HE 染色状况下染成蓝紫色。注射后早期细胞增生明显，围绕水凝胶有多核异物巨细胞生成，多核异物巨细胞外层有大量增生的组织细胞与成纤维细胞，但是少有淋巴细胞聚集。其引起的纤维包膜较薄，常形成肉芽肿样表现。注射较长时间后取出的部分病理切片发现注射区域有些细胞已经失去正常细胞的形态。其周边大量的 $CD4^+T$ 淋巴细胞浸润。邻近注射胶体的真皮内尚有大量 $CD68^+T$ 淋巴细胞浸润。

聚丙烯酰胺水凝胶所引起的并发症主要为移位、结节和包块、炎性水肿及肉芽肿。

一 移位

聚丙烯酰胺水凝胶移位多发生在注射一段时间后，游走移动至其他部位。常见于应用聚丙烯酰胺水凝胶隆颞后移位至眶周及中面部；注射于眉间者移位到鼻根；注射于鼻根者移位到鼻尖；注射于乳房后间隙者移位到胸骨前、肋缘下、上腹部，甚至下腹部（图59-58）。移位的聚丙烯酰胺水凝胶会引起移位处变形、隆起或形成包块。远处移位有时会被误诊为囊肿或肿瘤，引起患者的心理恐慌。

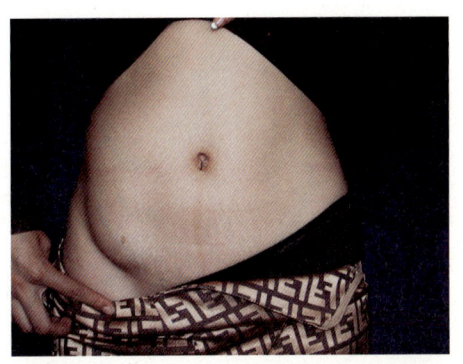

图 59-58 移位：聚丙烯酰胺水凝胶隆乳术后流入下腹部

移位的主要原因是注入的聚丙烯酰胺水凝胶受到了外力的作用。远处移位应具备下列两个条件：①外力的作用；②相对疏松的组织间隙。如果只存在一个条件，胶体就会向注射部位邻近组织移位；相反当胶体注入疏松的组织间隙时，一旦受到外力的作用，就会沿疏松的组织间隙向远处移位。这也是为什么用于隆胸的聚丙烯酰胺水凝胶经常发生远处移位的原因。严重的病例注射的聚丙烯酰胺水凝胶可在按摩时经破裂的血管入血导致肺栓塞而死亡。

对于移位的聚丙烯酰胺水凝胶，可以通过询问病史、认真体检，结合彩色超声及MRI获得明确诊断。询问病史可以获知注入材料的部位、来源、注射的量及注射年月。由于移位的聚丙烯酰胺水凝胶多经过通道与注射部位相通，有些病例会表现为包块随体位及受力的情况变化而表现为体积变化的情况。

聚丙烯酰胺水凝胶在彩色超声下表现为均匀无回声，有时表现为低回声区，其内散在不均匀的小光点。比较包块区与原注射部位回声强度会发现两者的相似度。仔细检查包块区与原注射部位还会发现聚丙烯酰胺水凝胶移位的通道，以此可以明确诊断。

治疗：处理移位的关键是干净彻底地取出注射部位的聚丙烯酰胺水凝胶。对于聚集于面部的聚丙烯酰胺水凝胶，如果手术者接受切口瘢痕，就可通过颞区除皱术的切口取出位于颞部的聚丙烯酰胺水凝胶，通过耳前切口取出位于面部的聚丙烯酰胺水凝胶，通过重睑术及眼袋手术的切口取出位于眶周的聚丙烯酰胺水凝胶，通过鼻小柱倒V形切口和颏下切口取出位于鼻背及颏部的聚丙烯酰胺水凝胶。注射于面部的聚丙烯酰胺水凝胶在直视下多呈胶冻状，周边没有明确的包膜，与正常组织缺少明确的界线。反复冲洗注射区并切除凝胶周边的硬化组织，可以取出绝大部分的聚丙烯酰胺水凝胶。

对于不接受手术瘢痕者，可以考虑在注射区用18G针头戳孔的方法排出注入的聚丙烯酰胺水凝胶。但这种方法无法取出零星分散在组织中的聚丙烯酰胺水凝胶。

对于远处移位的以包块或囊肿形式存在聚丙烯酰胺水凝胶，通常以抽取或针头戳孔的方法排出。排出聚丙烯酰胺水凝胶后需要反复冲洗移位部位。有些病例由于注射部位没有清理干净，导致移位部位需要反复多次抽取（图59-59）。

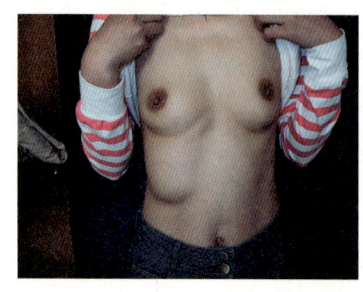
A

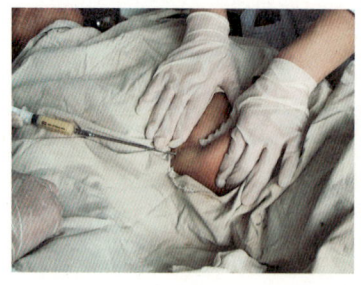
B

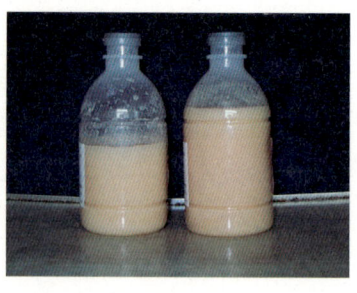
C

图59-59 移位：聚丙烯酰胺水凝胶隆乳术后流入上腹部，经反复多次抽取
A. 术前所见 B. 术中所见 C. 反复多次抽取出的粥样物

二 结节和包块

聚丙烯酰胺水凝胶引起的结节是指位于真皮或皮下组织的圆形或椭圆形的局限性坚实团块，较大或表浅者可隆起（高出皮面），通过视诊即可发现；较小或较深者不隆起，可自米粒大至胡桃大，必须通过触诊才能查及。注射聚丙烯酰胺水凝胶后出现的结节多出现在眉间、鼻唇沟、唇部及眶周。包块是指性质不明的占位性病变。注射聚丙烯酰胺水凝胶引起的包块多见于乳房皮下组织内。注射聚丙烯酰胺水凝胶引起的结节与包块多为局部注射过多、过浅或是胶体在局部沿组织间隙移位并堆积所致。其表面皮肤颜色正常，结节位于皮下，界限清楚。如注射部位过浅，皮肤在强光下就会呈透光感。结节在注射部位移动性差。包块在乳房软组织内，表面光滑，呈圆形或椭圆形，小可至花生大小，大可至橄榄大小，质地较韧，移动度较好（图59-60）。

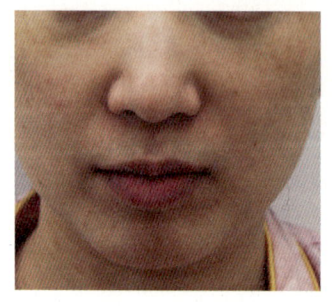
A

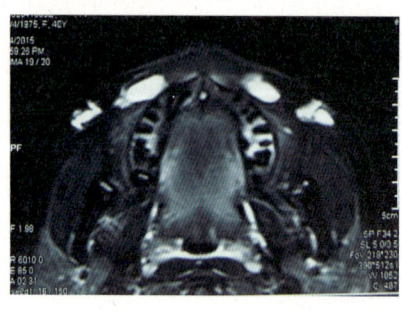
B

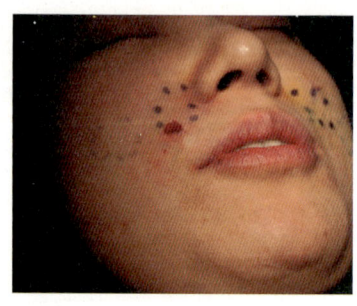
C

图59-60 聚丙烯酰胺水凝胶注射充填引起的鼻唇沟结节
A. 鼻唇沟处结节外观 B. MRI（T2WI抑脂） C. 术中排出的注射物

彩色超声（彩超）检查，结节和包块两者均为无回声区（或低回声区），周边没有血流，图59-61图示为聚丙烯酰胺水凝胶注射隆胸后引起的乳房结节。

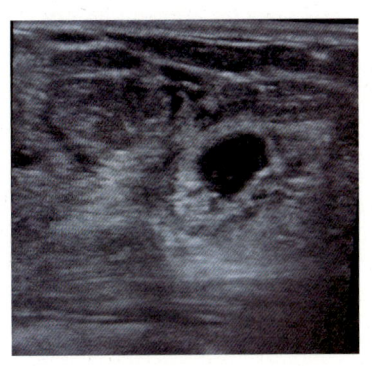

图 59-61 聚丙烯酰胺水凝胶注射隆胸后乳房结节，彩超下呈低回声

MRI检查，聚丙烯酰胺水凝胶表现为T1WI呈低信号，T2WI呈高信号，周边可见菲薄的低信号包膜，内部信号均匀一致。值得注意的是，脂肪组织在T2WI为中高信号，略低于聚丙烯酰胺水凝胶的信号，两者不易区分。聚丙烯酰胺水凝胶在T2WI抑脂像为高信号，而脂肪信号被抑制后呈低信号，两者极易区分（图59-62）。聚丙烯酰胺水凝胶与面部周围组织在T2WI抑脂像的对比度最高，显示最清晰。在冠状位T2WI抑脂像中，有时在线圈边缘或表面轮廓呈弧形的解剖结构（如颊部、颏部、眶内等），由于抑脂不完全，脂肪信号未被抑制，仍呈高信号，容易与水凝胶的高信号混淆，此时应对比T1WI图像，避免错误判断。

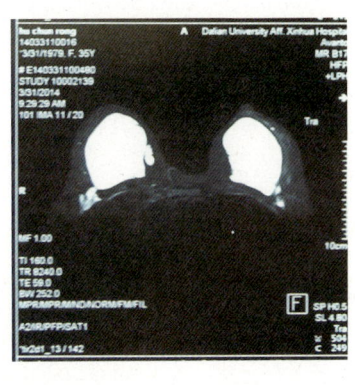 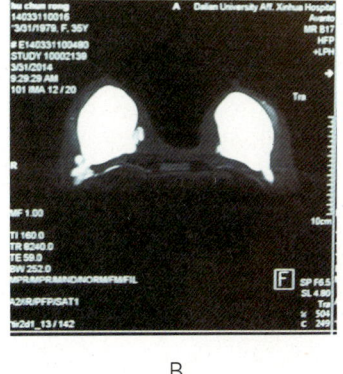

A　　　　　　　　　　　B

图 59-62　MRI（T2WI 抑脂像）示注射在乳腺后间隙的聚丙烯酰胺水凝胶从注射区溢出形成包块

治疗：对于在面部形成的皮下结节，采用18G针头在注射区戳孔的方法排出注入的聚丙烯酰胺水凝胶。对于注射在乳房区域形成的包块，可以在彩色超声引导下将1.5～2mm吸脂管插入包块内吸出胶体。同时反复用含抗生素的生理盐水冲洗，直至冲洗干净。此种治疗可以取出包块，但无法阻塞移位胶体的通道。因此如果注射区域的胶体没有取净，将会导致此包块"复发"。

另外，可以通过乳晕切口或包块邻近切口将包块切除。

三　炎性水肿

注射在面部的聚丙烯酰胺水凝胶偶尔会引起面部软组织肿胀，其发病率不详。引发面部软组织炎性水肿的诱因不清楚，可为感冒、月经期等。发病距注射的时间从3个月到7年不等。起病突然，经常为晨起时发现面部软组织肿胀严重，伴或不伴发热，注射胶体处质地较硬，有压痛。应用抗生素后肿胀减轻，但很快复发，迁延不愈。

治疗：组织肿胀早期，可以全身使用大剂量激素，肿胀能很快得到控制。然后口服激素控制病情。

确定注射部位，待病情稳定后采用针头戳孔法排出注入的水凝胶。面部大范围注射者，可以采用除皱术、重睑术或眼袋手术的切口作为入路，取出注射物。值得注意的是，在颞区由于注射的聚丙烯酰胺水凝胶对组织的破坏作用及注射之初注射层次不够准确，都会对手术造成一定困难，同时，也易于导致面神经颞支损伤。

由聚丙烯酰胺水凝胶注射引起的面部炎性水肿会因注射物的取出而有所缓解。但局部症状会反复发作。因此，保持术区引流通畅至关重要，直至注射物彻底去除，否则局部症状随时有复发的危险。

四 肉芽肿

注射聚丙烯酰胺水凝胶后，凝胶周围组织会发生不同程度的纤维组织增生、小血管扩张，并出现炎性细胞、淋巴细胞、浆细胞等浸润，炎性免疫反应活跃，诱导周围细胞过度增生，且不随时间延长而衰减，并形成异物肉芽肿。

这种肉芽肿的临床表现为注射局部的组织变硬。在面部，如果注射位置表浅，如在眉间皱纹、鼻唇沟等处，还可表现为注射部位皮肤隆起、青紫。在乳房则更多表现为乳房局部硬结及环绕注射物基底周边的环状硬结。

术前彩色超声检查，肉芽肿部位呈注入胶体周边的低回声区。与胶体周边的包囊不同的是肉芽肿区域凸凹不平，与正常组织的界限不清。

在MRI上看，肉芽肿内部会有部分聚丙烯酰胺水凝胶渗入，造成其信号质地不均。在T1WI、T2WI抑脂像观察到不规则斑、片状低信号影，根据MRI的信号特点，考虑为增生的纤维组织或肉芽组织（图59-63）。

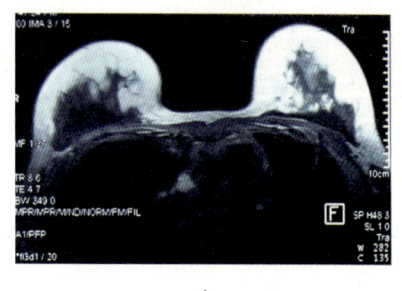
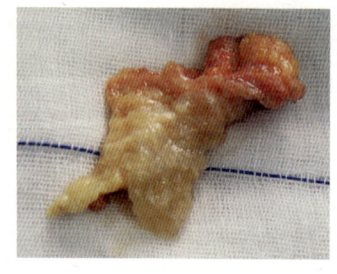
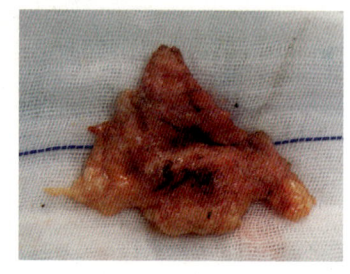

A　　　　　　　　　　　B　　　　　　　　　　　C

图59-63　聚丙烯酰胺水凝胶注射隆胸所成的肉芽肿
A. MRI（T1WI）示聚丙烯酰胺水凝胶注射隆胸形成的肉芽肿突入注射物内　B、C. 切除的包囊及肉芽组织

不论如何，术前仅凭影像学检查，都无法判定或确诊肉芽肿。最准确的诊断方法仍为组织活检。

治疗：对于聚丙烯酰胺水凝胶引起的异物肉芽肿，最好的治疗办法是彻底取出注射物及其周边肉芽组织。切取肉芽肿的方式可以是在直视下切除，也可以在盲视下刮除（图59-64）。在面部，受切口瘢痕的限制，有些切口不在注射区域，有些切口过小，因此可能一次手术不能彻底切除肉芽组织。在直视下肉芽肿可表现为围绕血管的串状肉芽，也可表现为皮冻样包囊（图59-65）。肉芽肿在这种情况下，反复手术不可避免。严重的患者其鼻根部深及骨面，其浅面仅残余皮肤。

对于不接受面部切口瘢痕的患者，局部注射皮质激素和5-氟尿嘧啶可以使肉芽肿暂时消除，但极易复发。

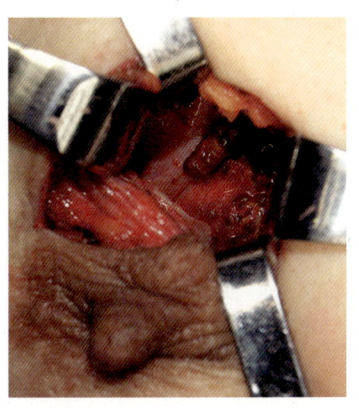

图 59-64 聚丙烯酰胺水凝胶形成的异物肉芽肿

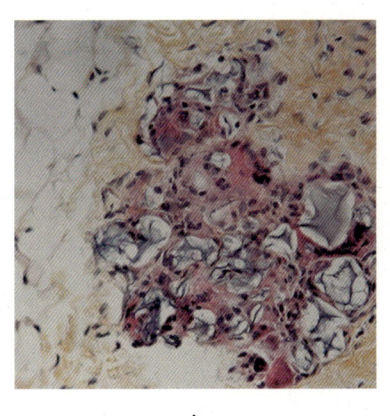 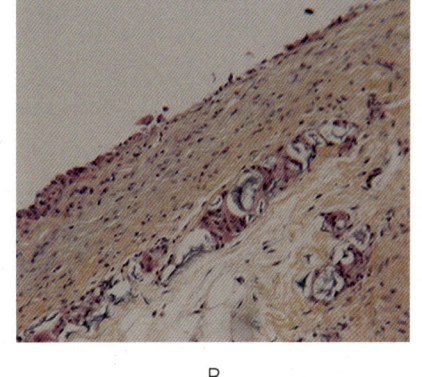

A　　　　　　　　　　　　　　　　B

图 59-65 聚丙烯酰胺水凝胶注射隆胸 12 年，取出充填物后在包囊上看到的异物肉芽肿

第九节　硅油与并发症

目前，在我国尚未生产和销售注射用的硅油。它是可注射的长链聚二甲基硅氧烷油。其运动黏度为 1000cst（厘斯）或 5000cst（水的运动黏度为 100cst）。硅油注射到组织内，形成直径为 1~100μm 的微滴。注入 2 周以后可见淋巴细胞浸润，表明其可引起局部及邻近组织一过性的炎性反应。1 个月后，微滴被纤维细胞和胶原包裹。3~6 个月，在吞噬细胞和巨细胞内可见有泡沫状透明物质。9 个月时，在真皮和皮下组织内可见纤维组织包绕肉芽样组织。至 14 个月，可见新形成的致密纤维组织。也就是说，注射硅油以后，其充填作用会随时间推移而逐渐显现。这就是注射硅油可以充填软组织的基本原理。

硅油主要用于充填面部皱纹、凹陷性瘢痕及矫正面部不对称，有时也用于唇部增厚。注射硅油的方法为微滴注射法。使用注射结核菌素的注射器及从 30G 到 28G 的针头，将 0.01~0.02ml 的硅油以扇形、线状或多点注射方式注射到真皮下。

大量使用硅油、注射医师经验匮乏、使用的产品含有杂质以及注射层次不够准确都会导致并发症发生。注射硅油所产生的并发症包括轻度并发症和严重并发症。

一 轻度并发症

注射硅油和注射其他充填剂一样会出现挫伤、红斑及局部水肿。但注射硅油尚有其独有的并发症，如皮肤质地改变、橘皮样外观及注射部位发青，此外尚可见小的结节。

最为独特的并发症是注射后局部出现的"串珠样变"。其出现的主要原因是注射的层次过浅。这种并发症在唇部发生的概率为2%。

与其他皮肤充填剂一样，硅油注射后同样会出现肉芽肿。这种肉芽肿是由机体非特异性免疫反应导致的。与其他注射充填剂所引起的肉芽肿从免疫学方面来说没有区别。

治疗：对于硅油注射后出现的肉芽肿，可以全身使用抗生素和类固醇激素，局部使用类固醇激素。有报道局部涂抹5%咪喹莫特（艾达乐）软膏可以有效治疗此类肉芽肿。

二 严重并发症

（一）感染

感染包括局部感染、脓肿、窦道、肉芽肿、败血症、中毒性休克。出现上述问题主要源于非法大量使用工业用硅胶。感染的原发部位可见于面部、胸部、臀部和四肢。发病的时间从术后2天到术后12年不等。注射的用量从5ml到2000ml不等。术后早期并发感染的患者多表现为局部红肿、皮肤缺血坏死及坏死性筋膜炎。晚期感染主要发生在乳房。患者的局部表现为慢性乳腺炎、乳腺脓肿及窦道。

治疗：位于面部的注射物感染的处理采取戳孔法或隐蔽小切口方式排出注射物。有时一次无法清除注射物的需多次切开引流。待局部症状不再复发后修复瘢痕及局部畸形。

胸部、臀部和四肢术后早期并发的感染要及时切开引流，彻底清除注射物。伴有全身症状的感染需全身使用大量抗生素，同时给予对症和支持治疗。局部有组织坏死的病例，待坏死区域界限清楚以后植皮覆盖创面。有慢性窦道者或有慢性感染者，在清除充填物后充分引流，同时通过换药减少窦道分泌物。待创面清洁后清除窦道肉芽组织，通过换药或肌瓣移植关闭窦道。

（二）肺栓塞及急性肺炎

大量硅油注射到四肢、乳房、臀部及阴道壁可并发硅胶性肺栓塞及急性肺炎。这是一种极为凶险的并发症。患者若得不到及时有效的治疗就将很快死亡。可能的机制是注射时硅油经过破裂的静脉进入循环系统，最终进入肺部小血管及毛细血管引起栓塞。此类手术多由非法医师实施。注射后发病时间从1小时之内至2天不等。多数患者表现为突然发作的胸痛、咳嗽、咯血、发热、进行性呼吸困难。有些患者还会伴发心律失常、低血压、心动过速、呼吸过快、室内空气条件下血氧饱和度小于85%。严重者注射后短时间内就会意识丧失，甚至死亡。

胸部X线片及CT可见肺部部分肺野模糊或呈大片毛玻璃样阴影（图59-66）。纤维支气管镜检查可见支气管黏膜下出血。严重患者通过胸腔镜或开胸取组织活检可见肺泡出血、肺部小动脉及毛细血管内硅胶形成的无染色脂滴样物质（图59-67）。在肺泡间质内同样可见散在的硅胶颗粒，其周边可见异物巨细胞、上皮样组织细胞、淋巴细胞、浆细胞及组织纤维化。有些肺泡内可见纤维沉淀。免疫组织化学染色可见病变组织内有大量CD68$^+$的巨噬细胞及CD4$^+$T淋巴细胞浸润。

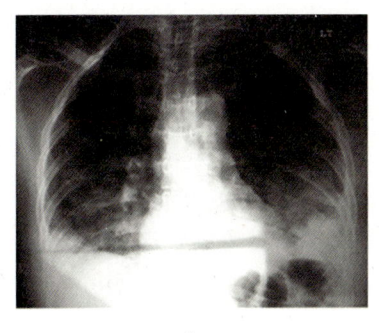 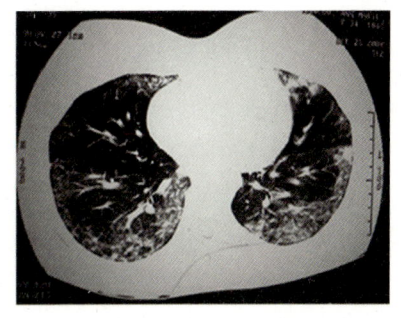

图 59-66　硅胶性肺栓塞
A. X 线示双侧肺片状影　B. CT 示肺底及周边肺野间质片状影

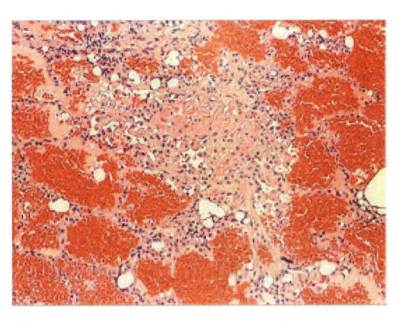 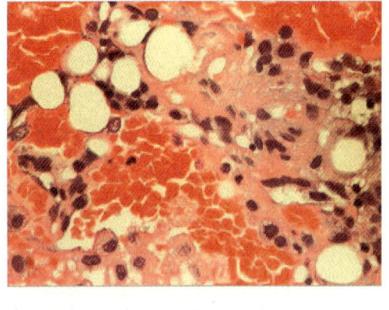

图 59-67　肺部空泡样出血、多个脂滴样空泡、组织细胞和大细胞反应（HE 染色），提示肺栓塞
A. 4 倍镜下所见　B. 60 倍镜下所见

辅助检查多见血常规白细胞计数正常或增高，血红蛋白正常或下降。血氧饱和度下降，动脉血血气分析多提示低氧血症和呼吸性碱中毒。

治疗：一旦诊断为肺栓塞和急性肺炎，应立刻给予高流量吸氧，部分患者予气管插管，以便于吸出肺内出血与积液，并以大剂量抗生素控制感染。

大量激素疗法，给予氢化可的松 200mg 或泼尼松龙 250mg 静脉注射，6 小时一次。连续应用 5～7 天，之后逐渐减量。

治疗期间需要动态观察血气分析及肺部 CT，以了解肺部的结构与功能变化。同时给予对症和支持治疗。

如患者治疗有效，症状多在治疗 1 周后缓解。

第十节　其他注射充填剂与并发症

除上述注射充填剂外，在国外尚存在羟基磷灰石钙微球和聚左旋乳酸（一种人工聚合物）充填物。

一 羟基磷灰石钙微球

羟基磷灰石钙是一种细砂状的硬组织充填剂。既往有医师用其隆鼻、隆颏、隆颞及隆前额。经过改良以后，这种充填材料被加工成25～45μm表面光滑、大小一致的微球。将这种微球混入可注射的凝胶载体内制成悬浮液，就可用于软组织充填。从组织学上看，羟基磷灰石钙几乎不会引起组织的异物反应。植入后3个月时，可在微球周围形成由纤维素、成纤维细胞及巨噬细胞构成的薄膜。至植入后9个月时，微球表面变形，形态不规则，甚至遭吸收，电子显微镜下能发现细胞外的微球碎片和巨噬细胞内的微球成分。

羟基磷灰石钙微球悬浮液可通过从27G到25G的针头注射到真皮深层，可用于眉间纹、鼻唇沟、鼻部、眶下区充填，以及颧部增高和唇增厚。每个部位用量在0.5～1.0ml。注射的技术与注射透明质酸相同。

羟基磷灰石钙微球有关的并发症与PMMA微球及透明质酸充填引起的并发症类似，主要有失明、皮肤坏死、局部结节及感染，图59-68为羟基磷灰石钙微球充填所引起的肉芽肿的镜下表现。

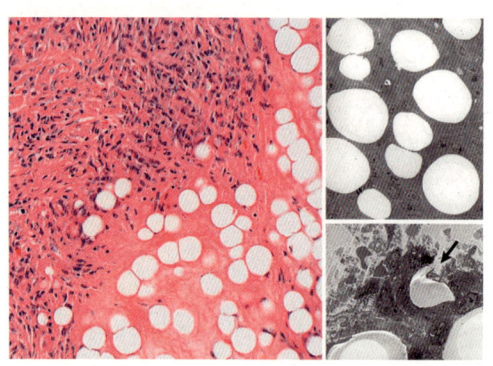

图59-68 羟基磷灰石钙周边的肉芽肿

二 聚左旋乳酸粉末

聚左旋乳酸是一种人工合成的软组织充填物。其主要成分是以α-羟酸家族为主的聚合物。医用产品是呈不规则大小的晶体微球冻干粉末。应用时使用其自备的羧甲基纤维素钠将其溶解成悬浊液。聚左旋乳酸生物相容性好，为慢降解材料。降解过程没有酶参加。降解产物为乳酸单体，乳酸参与糖代谢或分解为二氧化碳和水。

与其他种类注射充填剂不同的是聚左旋乳酸不用于矫正面部细小皱纹，而是以矫正软组织容量缺失为主。充填的机制是聚左旋乳酸在体内维持数月，此间聚左旋乳酸不断降解，成纤维细胞长入并分泌胶原，从而对容量进行确实的矫正。

聚左旋乳酸在注射准备上也与其他注射充填材料不同。主要是溶解聚左旋乳酸需要至少12小时的时间。溶解所需要的溶剂最少需要5ml。一般推荐用8.5ml溶解1瓶聚左旋乳酸。这样的溶解比例刚好满足每侧面部4ml充填物的要求。余下的0.5ml作为注射器乳头存留造成的损耗。注射层次在皮下层。注射方式为倒退给药、交叉分布，每次进针的给药量不多于0.1ml，这样就可保证聚左旋乳酸均匀地分布在皮下。

与聚左旋乳酸相关的并发症包括注射局部结节和肉芽肿。由于聚左旋乳酸具有可降解性，如果出现此类并发症，早期可以嘱患者等待其降解来缓解症状。如果并发症持续存在，可按上述各类并发症的处理方法给予处理。

第十一节　不明注射物引起的并发症

临床上，经常遇到一些注射后产生并发症的患者，并不清楚自己注射的是哪种充填物。更有甚者，实施注射的"医师"本身都不了解关于注射材料的基本知识。

患者来诊时，可以表现上述各类并发症。因此，医师应在治疗之前对引起并发症的注射充填剂做一个初步的了解，这对正确实施治疗十分重要。

一　病史采集与临床表现

与诊断其他注射充填剂并发症一样，首先要详细了解注射部位、注射剂量、注射材料的包装、注射材料的价格及注射时操作的方法等。这些对判断注射材料的性质极其重要。其次要详细了解出现并发症的时间、首发症状、病程演变及治疗经过。通过询问病史，医师可以初步对注射材料有所判断。

由于聚丙烯酰胺水凝胶的生产成本低廉，目前我们临床上遇到的绝大多数不明注射物都是聚丙烯酰胺水凝胶，常冠以"透明质酸"的名称。患者多描述注射材料为透明无色胶体，多由1ml注射器装载。常见的部位包括鼻根、鼻唇沟、颏部、颞区及颊区。发病时间多在注射6个月以后，最长可达7年。来诊时常见的症状为突然发生的面部软组织肿胀，经常为晨起时发现，伴或不伴发热，注射胶体处皮下软组织质地较硬，有压痛。如肿胀区累及眼睑，眼睑肿胀就会明显且睁眼困难。使用大量抗生素可使肿胀减轻，但不能好转。通常需要全身应用大量激素方能使肿胀得到控制，但一旦停用激素，肿胀就会很快复发。周边肿胀消退后，注射区域组织仍然肿胀明显且有压痛。另外一种常见来诊症状是鼻根部或下颏的变形，表现为鼻根的额鼻角变钝、鼻根（及邻近处）的鼻背部变宽、皮肤透明感（图59-69），或下颏向前下方突起、下颏下坠感。触诊鼻根鼻背部及下颏部位软组织较正常组织柔软，似淋巴水肿状。还有一种较常见的来诊症状是面部臃肿。由于患者前额、颞区及颊部注射了大量的聚丙烯酰胺水凝胶，使其面部失去了正常的起伏及轮廓感，面部皮肤紧绷，但颞区隆起，颊部突起似口内含球，两颊及下颌区皮肤软组织因重力呈下垂状。

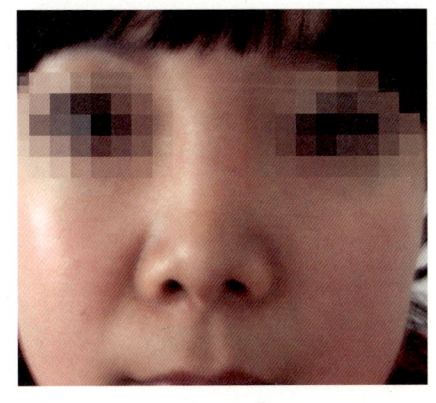
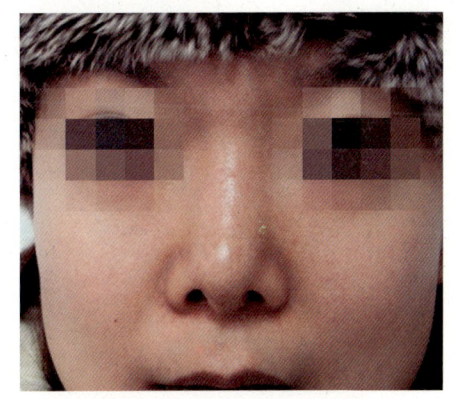

A　　　　　　　　　　　　　　B

图59-69　鼻部聚丙烯酰胺水凝胶注射后皮肤透明感
A. 术前　B. 直视下取出注射物，自体真皮脂肪游离移植隆鼻术后2年

面部另一种不明充填物为"骨粉",多为羟基磷灰石钙或其衍生物,通常用于隆鼻和隆颏。患者描述的注射材料为白色粉末或白色悬浊液,多用1ml注射器注射到充填的局部,通过挤压按摩塑形。

并发症出现时间从肿胀消散至术后10余年不等。主要来诊症状为额鼻角变钝、鼻背较宽、鼻梁偏斜及下颏偏斜。

近期较为多见的不明充填物为"生长因子注射液"。具体是何种生长因子不明,各种生长因子的剂量不明。患者并发症出现时间在充填后3个月。来诊症状主要为下颏无节制生长。有些患者经过手术切除或曲安奈德局部注射好转但很快复发且不容易得到控制。视诊下颏表面毛细血管扩张,色红。触诊局部皮温较热,下颏部软组织臃肿,质地稍韧。增生的下颏软组织与未注射区域没有明显界限。

二 影像学检查

各种影像学方法的成像原理不同,其组织学特点在图像上的表现也不同。超声可以显示注射充填剂与周边组织之间不同的声阻抗和衰减差别所产生的不同回声;CT显示的是组织器官间、正常组织与充填物之间的密度差异;MRI体现的是不同组织以及注射充填剂之间信号强度的不同。常用于诊断注射充填剂的影像学检查包括彩超、CT和MRI。

在彩超检查时,最好由手术医师陪伴患者检查。如此,手术医师可以和彩超医师讨论和标定注射区域,为取出注射充填剂做更为完善的准备,也能为彩超医师提供检查参考意见。

在彩超下,注射性充填剂如胶原、透明质酸、聚丙烯酰胺水凝胶等在骨膜表面或皮下组织内呈球状或串珠样无回声区。在真皮内回声强度略有增加。聚丙烯酰胺水凝胶对皮下脂肪有破坏作用,导致注射较长时间后聚丙烯酰胺水凝胶中混有脂肪成分,此时软组织内注射充填剂的无回声区内不均匀,掺杂有颗粒状或块状低回声区。注射生长因子区域与软组织没有明显界限(图59-70)。

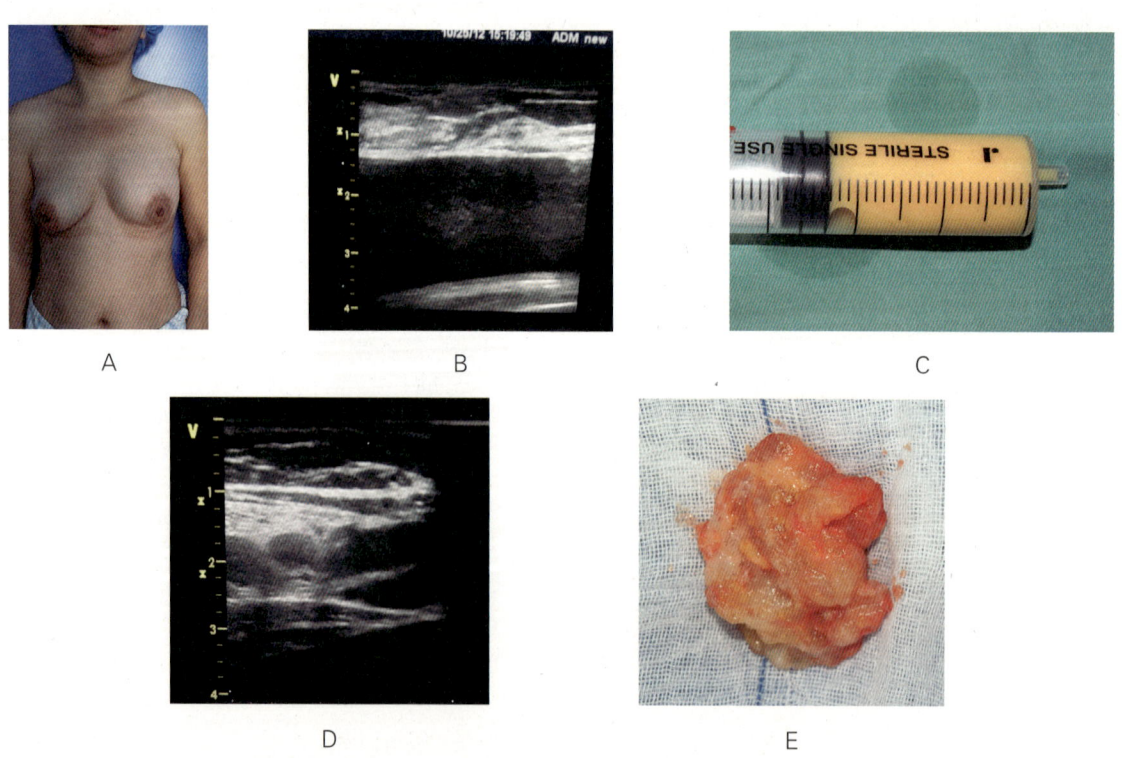

图59-70 彩色超声图像及对应的组织形态
A. 术前 B. 注射物呈无回声区,其间掺杂有颗粒状或块状低回声区 C. 抽取出的粥样物 D. 注射物周边的低回声区 E. 切除取出的团块

在CT影像中，透明质酸、胶原、以胶原为载体的PMMA和聚丙烯酰胺水凝胶等含水量较高的注射充填剂均有着近似于水的密度，聚左旋乳酸有着近似于软组织的密度（图59-71），硅油显示的密度略高于软组织，注射生长因子区域的密度略高于软组织，但低于硅油。注射导致的增生区域与周边软组织没有明显界限，而羟基磷灰石钙显示为高密度线状或块状影，其CT值可达280~700HU。

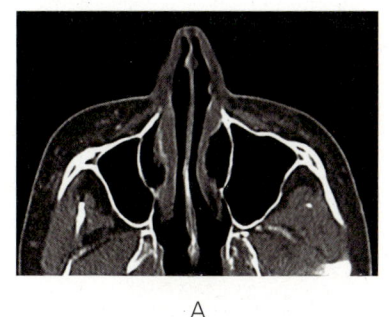 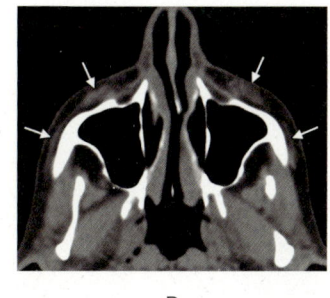 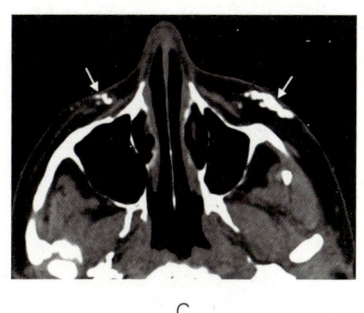

图59-71　CT上聚左旋乳酸、胶原和羟基磷灰石钙显影情况的比较
A. 聚左旋乳酸显影　B. 胶原显影　C. 羟基磷灰石钙显影

MRI下，因透明质酸、胶原、以胶原为载体的PMMA和聚丙烯酰胺水凝胶等含水量高，它们在MRI上的表现也近似于水，即在T1WI为低信号，在T2WI为高信号，在T2WI抑脂像为高信号（图59-72）。硅油在T1WI的信号比水强，在T2WI的信号等同于水或比水弱。高黏滞度硅油的信号比低黏滞度硅油的信号弱。

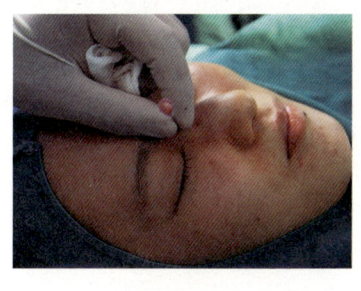 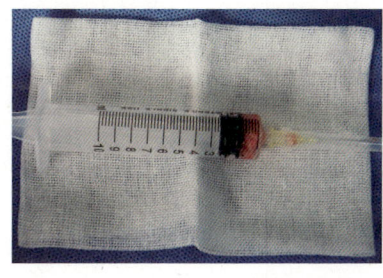 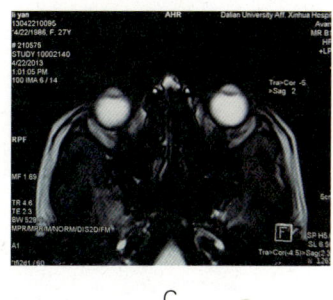

图59-72　鼻部注射物
A. 18G针头在鼻根部戳孔，可见注射物从针孔内溢出　B. 在注射区排出的充填物　C. MRI（T2WI）显示鼻背部高信号

上述检查技术在分析不明注射物时均有各自的优缺点和适用范围。有些检查技术的联合应用对于判断不明注射物的性质、注射部位及邻近组织的变化情况可互相补充。

三、治疗

通过询问病史、体检及辅助检查，医师应初步了解注射充填剂的性质。依据注射后在体内存留时间分为短效、长效及永久类注射充填剂，还可以依据注射物在皮下的状态分为液态及凝胶类、固态类和生长因子类。根据分类，可以区别对待引起并发症的软组织充填物。

短效充填物可以通过3个月到半年的等待使其自然消失。随着充填物的消失，其所引起的并发症也会迎刃而解。对于无法忍耐并发症的患者，如果注射的充填物是透明质酸，可通过注射透明质酸酶加快其代谢。其他液态及凝胶类充填物，可通过按摩、剥离及按摩分散、戳孔取出、类固醇激素注射及切除等方法处理。

对于固态类充填物，只有通过手术切除注入的充填物才能彻底解决局部并发症。

对于生长因子类充填剂，目前尚无很好的治疗方法。由于增生的组织与正常组织间无明显界限，手术常可经隐蔽切口切除多余的皮下组织。待切口愈合后，可在局部组织内注射5-氟尿嘧啶或平阳霉素以对抗组织的再次增生。注射的5-氟尿嘧啶或平阳霉素的浓度参考治疗瘢痕增生及血管瘤时的浓度（图59-73）。

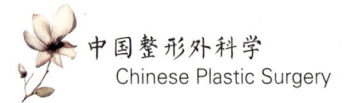

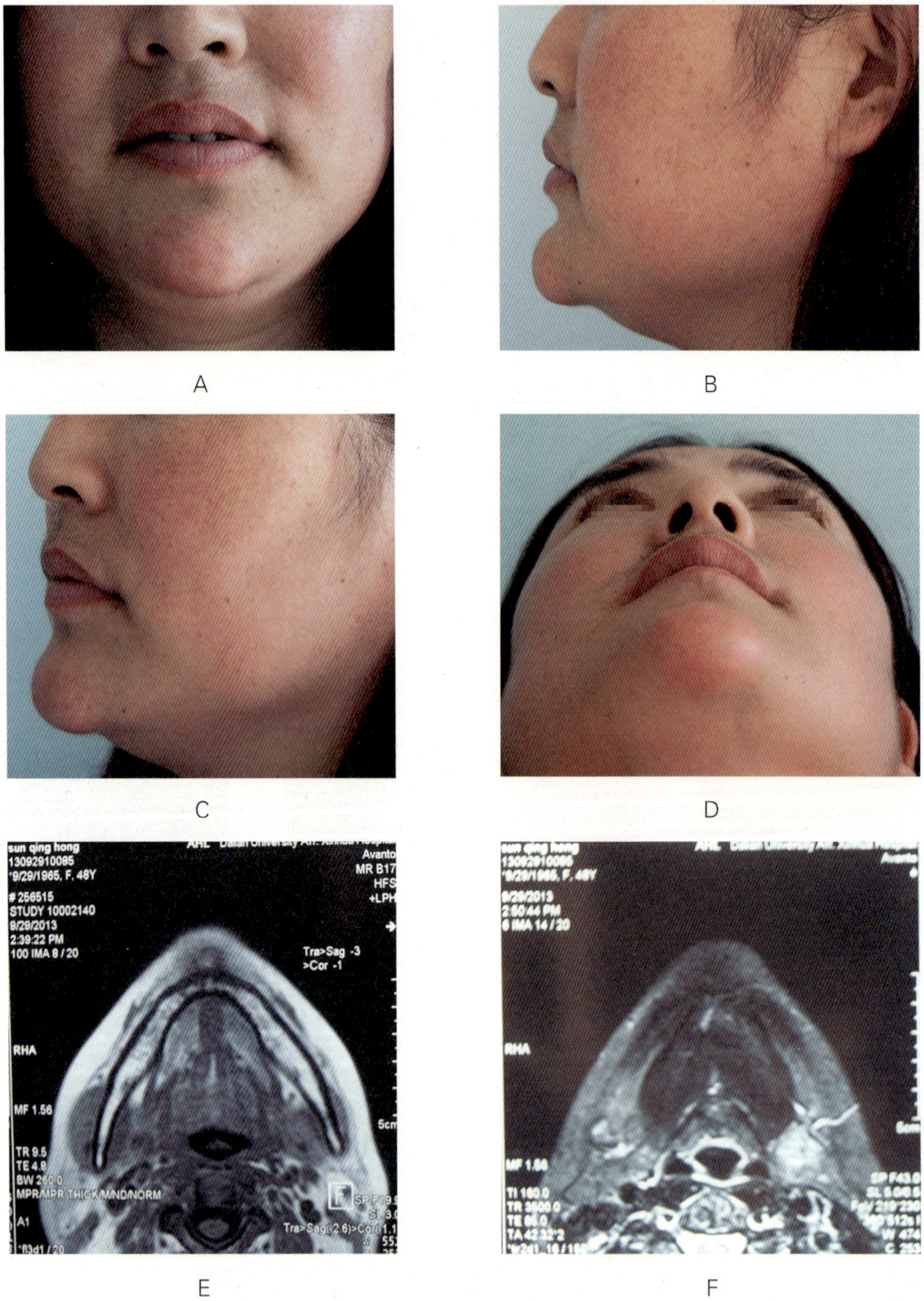

图 59-73　生长因子类充填剂注射颏部半年后颏部持续增长
A～D. 求美者的局部表现　E、F. MRI所见

（吴溯帆　张晨　吴华　郭学平　曾海峰　庄岩）

参考文献

[1] Barnett A, Whitaker L A. Facial form analysis of the lower and middle face[J]. Plast Reconstr Surg, 1986, 78(2): 158-165.

[2] Abrams H L, Lauber J S. Hand rejuvenation. The state of the art[J]. Dermatol Clin, 1990, 8(3): 553-561.

[3] Nanda S K. Differential growth of the female face in the anteroposterior dimension[J]. Angle Orthod, 1992, 62(1): 23-34.

[4] Bartlett S P, Grossman R, Whitaker L A. Age-related changes of the craniofacial skeleton: an anthropometric and histologic analysis[J]. Plast Reconstr Surg, 1992, 90(4): 592-600.

[5] Formby W A, Nanda R S, Currier G F. Longitudinal changes in the adult facial profile[J]. Am J Orthod Dentofacial Orthop, 1994, 105(5): 464-476.

[6] Perrett D I, May K A, Yoshikawa S. Facial shape and judgements of female attractiveness[J]. Nature, 1994, 368(6468): 239-242.

[7] Pessa J E, Zadoo V P, Mutimer K L, et al. Relative maxillary retrusion as a natural consequence of aging: combining skeletal and soft-tissue changes into an integrated model of midfacial aging[J]. Plast Reconstr Surg, 1998, 102(1): 205-212.

[8] Akgüner M, Barutçu A, Karaca C. Adolescent growth patterns of the bony and cartilaginous framework of the nose: a cephalometric study[J]. Ann Plast Surg, 1998, 41(1): 66-69.

[9] Pessa J E, Zadoo V P, Yuan C, et al. Concertina effect and facial aging: nonlinear aspects of youthfulness and skeletal remodeling, and why, perhaps, infants have jowls[J]. Plast Reconstr Surg, 1999, 103(2): 635-644.

[10] Coleman W P 3rd. Fat transplantation[J]. Dermatol Clin, 1999, 17(4): 891-898.

[11] Pessa JE, Peterson ML, Thompson JW, et al. Pyriform augmentation as an ancillary procedure in facial rejuvenation surgery[J]. Plast Reconstr Surg, 1999, 103: 683-686.

[12] Pessa J E, Desvigne L D, Zadoo V P. The effect of skeletal remodeling on the nasal profile: considerations for rhinoplasty in the older patient[J]. Aesthetic Plast Surg, 1999, 23(4): 239-242.

[13] Pessa J E, Desvigne L D, Lambros V S, et al. Changes in ocular globe-to-orbital rim position with age: implications for aesthetic blepharoplasty of the lower eyelids[J]. Aesthetic Plast Surg, 1999, 23(5): 337-342.

[14] 凌沛学. 透明质酸[M]. 北京: 中国轻工业出版社, 2000.

[15] 童新辉, 赵萍平, 施耀明. 睑袋整复及半月弧凹陷填充术[J]. 实用美容整形外科杂志, 2000, 11(3): 133-135.

[16] Zadoo V P, Pessa J E. Biological arches and changes to the curvilinear form of the aging maxilla[J]. Plast Reconstr Surg, 2000, 106(2): 467-468.

[17] Pessa J E. An algorithm of facial aging: verification of Lambrosp's theory by three-dimensional stereolithography, with reference to the pathogenesis of midfacial aging, scleral show, and the lateral suborbital trough deformity[J]. Plast Reconstr Surg, 2000, 106(2): 489-490.

[18] Fournier P F. Fat grafting: my technique[J]. Dermatol Surg, 2000, 26(12): 1117-1128.

[19] 郭蔚然, 赵可昶, 王玉芝. 用鼻颊沟皮瓣修复鼻翼术后缺损1例[J]. 沈阳部队医药, 2001, 14(6): 498.

[20] Furuta M. Measurement of orbital volume by computed tomography: especially on the growth of the orbit[J]. Jpn J Ophthalmol, 2001, 45(6): 600-606.

[21] Pessa J E. The potential role of stereolithography in the study of facial aging[J]. Am J Orthod Dentofacial Orthop, 2001, 119(2): 117-120.

[22] Akgül A A, Toygar T U. Natural craniofacial changes in the third decade of life: a longitudinal study[J]. Am J Orthod Dentofacial Orthop, 2002, 122(5): 512-522.

[23] Pessa J E, Chen Y. Curve analysis of the aging orbital aperture[J]. Plast Reconstr Surg, 2002, 109(2): 751-755.

[24] Levine R A, Garza J R, Wang P T, et al. Adult facial growth: applications to aesthetic surgery[J]. Aesthetic Plast Surg, 2003, 27(4): 265-268.

[25] Narins R S, Brandt F, Leyden J, et al. A randomized, double-blind, multicenter comparison of the efficacy and tolerability of Restylane versus Zyplast for the correction of nasolabial folds[J]. Dermatol Surg, 2003, 29(6): 588-595.

[26] Ochoa B K, Nanda R S. Comparison of maxillary and mandibular growth[J]. Am J Orthod Dentofacial Orthop, 2004, 125(2): 148-159.

[27] De M M, Rzany B. Injectable fillers in aesthetic medicine[M]. Berlin: Springer-Verlag, 2005.

[28] Rao J, Chi G C, Goldman M P. Clinical comparison between two hyaluronic acid-derived fillers in the treatment of nasolabial folds: hylaform versus restylane[J]. Dermatol Surg, 2005, 31(11 Pt 2): 1587-1590.

[29] Lindqvist C, Tveten S, Bondevik B E, et al. A randomized, evaluator-blind, multicenter comparison of the efficacy and tolerability of Perlane versus Zyplast in the correction of nasolabial folds[J]. Plast Reconstr Surg, 2005, 115(1): 282-289.

[30] Carruthers A, Carey W, De Lorenzi C, et al. Randomized, double-blind comparison of the efficacy of two hyaluronic acid derivatives, restylane perlane and hylaform, in the treatment of nasolabial folds[J]. Dermatol Surg, 2005, 31(11 Pt 2): 1591-1598.

[31] Butterwick K J. Rejuvenation of the aging hand[J]. Dermatol Clin, 2005, 23(3): 515-527.

[32] Redaelli A. Cosmetic use of polylactic acid for hand rejuvenation: report on 27 patients[J]. J Cosmet Dermatol, 2006, 5(3): 233-238.

[33] Houshian S, Seyedipour S, Wedderkopp N. Epidemiology of bacterial hand infections[J]. Int J Infect Dis, 2006, 10(4): 315-319.

[34] Peter S, Mennel S. Retinal branch artery occlusion following injection of hyaluronic acid (Restylane)[J]. Clin Exp Ophthalmol, 2006, 34(4): 363-364.

[35] Trenouth M J, Joshi M. Proportional growth of craniofacial regions[J]. J Orofac Orthop, 2006, 67(2): 92-104.

[36] Niamtu J 3rd. The use of restylane in cosmetic facial surgery[J]. J Oral Maxillofac Surg, 2006, 64(2): 317-325.

[37] Busso M, Applebaum D. Hand augmentation with Radiesse (calcium hydroxylapatite)[J]. Dermatol Ther, 2007, 20(6): 385-387.

[38] Brandt F S, Cazzaniga A. Hyaluronic acid fillers: Restylane and Perlane[J]. Facial Plast Surg Clin North Am, 2007, 15(1): 63-76.

[39] Rohrich R J, Ghavami A, Crosby M A. The role of hyaluronic acid fillers (Restylane) in facial cosmetic surgery: review and technical considerations[J]. Plast Reconstr Surg, 2007, 120(6 Suppl): 41S-54S.

[40] Mendelson B C, Hartley W, Scott M, et al. Age-related changes of the orbit and midcheek and the implications for facial rejuvenation[J]. Aesthetic Plast Surg, 2007, 31(5): 419-423.

[41] Shaw R B Jr, Kahn D M. Aging of the midface bony elements: a three-dimensional computed tomographic study[J]. Plast Reconstr Surg, 2007, 119(2): 675-681.

[42] Albert A M, Ricanek K Jr, Patterson E. A review of the literature on the aging adult skull and face: implications for forensic science research and applications[J]. Forensic Sci Int, 2007, 172(1): 1-9.

[43] 亓发芝. 中面部除皱术的进展[J]. 中国美容医学, 2007, 16(1): 111-113.

[44] JeanCarruthers, AlastairCarruthers. 软组织填充剂与医学美容[M]. 刘秉慈, 主译. 北京: 人民军医出版社, 2007.

[45] 吴溯帆, 石杭燕, 严晟, 等. 透明质酸在面部美容中的应用[J]. 中国美容整形外科杂志, 2007, 18(5): 324-328.

[46] 张建民. 世界透明质酸类皮肤填充剂市场格局[J]. 上海食品药品监管情报研究, 2008, 2: 35-37.

[47] 程健, 姜方震. 睑袋整形术应用解剖及手术进展[J]. 中华整形外科杂志, 2008, 24(1): 90-92.

[48] 徐铎,曹川,曾令寰,等. 下睑眼轮匝肌及其筋膜部分切断悬吊睑袋整复术[J]. 中国美容整形外科杂志,2008,19(1):28-29.

[49] Kahn D M, Shaw R B Jr. Aging of the bony orbit: a three-dimensional computed tomographic study[J]. Aesthet Surg J,2008,28(3):258-264.

[50] Carruthers A, Carruthers J, Hardas B, et al. A validated hand grading scale[J]. Dermatol Surg,2008,34(Suppl 2):S179-S183.

[51] Man J, Rao J, Goldman M. A double-blind, comparative study of nonanimal-stabilized hyaluronic acid versus human collagen for tissue augmentation of the dorsal hands[J]. Dermatol Surg,2008,34(8):1026–1031.

[52] Becker-Wegerich P. New indications for Hyaluronic acid of the NASHA-gel-generation—highlights from aesthetical dermatology in clinical daily routine[J]. J Dtsch Dermatol Ges,2008,6(Suppl 3):S3-S20.

[53] van der Heijden P, Korsten-Meijer A G, van der Laan B F, et al. Nasal growth and maturation age in adolescents: a systematic review[J]. Arch Otolaryngol Head Neck Surg,2008,134(12):1288-1293.

[54] Pessa J E, Slice D E, Hanz K R, et al. Aging and the shape of the mandible[J]. Plast Reconstr Surg,2008,121(1):196-200.

[55] Ferring V, Pancherz H. Divine proportions in the growing face[J]. Am J Orthod Dentofacial Orthop,2008,134(4):472-479.

[56] Pecora N G, Baccetti T, McNamara J A Jr. The aging craniofacial complex: a longitudinal cephalometric study from late adolescence to late adulthood[J]. Am J Orthod Dentofacial Orthop,2008,134(4):496-505.

[57] Edwards A O. Central retinal artery occlusion following forehead injection with a corticosteroid suspension[J]. Pediatr Dermatol,2008,25(4):460-461.

[58] Hwang Y H, Hwang J H, Kim J S. Branch retinal artery occlusion after periocular dermal filler injection[J]. Retin Cases Brief Rep,2008,2(4):338-341.

[59] Beasley K L, Weiss M A, Weiss R A. Hyaluronic acid fillers: a comprehensive review[J]. Facial Plast Surg,2009,25(2):86-94.

[60] Lambros V. Volumizing the brow with hyaluronic acid fillers[J]. Aesthet Surg J,2009,29(3):174-179.

[61] Matros E, Garcia J A, Yaremchuk M J. Changes in eyebrow position and shape with aging[J]. Plast Reconstr Surg,2009,124(4):1296-1301.

[62] Shermann R N. Avoiding dermal filler complications[J]. Clinics in Dermatology,2008,27(3):S23-S32.

[63] Rzany B, Becker-Wegerich P, Bachmann F, et al. Hyaluronidase in the correction of hyaluronic acid-based fillers: a review and a recommendation for use[J]. J Cosmet Dermatol,2009,8(4):317-323.

[64] Haddock N T, Saadeh P B, Boutros S, et al. The tear trough and lid/cheek junction: anatomy and implications for surgical correction[J]. Plast Reconstr Surg,2009,123(4):1332-1340.

[65] Kablik J, Monheit G D, Yu L, et al. Comparative physical properties of hyaluronic acid dermal fillers[J]. Dermatol Surg,2009,35(Suppl 1):302-312.

[66] Sclafani A P, Fagien S. Treatment of injectable soft tissue filler complications[J]. Dermatol Surg,2010,35(S2):1672-1680.

[67] 潘蕾,吴溯帆. 羟基磷灰石在面部软组织填充中的应用[J]. 中华医学美学美容杂志,2010,16(1):66-68.

[68] 吴溯帆. 透明质酸的基本知识和临床应用[J]. 现代实用医学,2010,22(4):363-364.

[69] Liu Y P, Behrents R G, Buschang P H. Mandibular growth, remodeling, and maturation during infancy and early childhood[J]. Angle Orthod,2010,80(1):97-105.

[70] Shaw R B Jr, Katzel E B, Koltz P F, et al. Aging of the mandible and its aesthetic implications[J]. Plast Reconstr Surg,2010,125(1):332-342.

[71] Coimbra D D. Preenchimento dos sulcos orbital inferior e naso-jugal com ácido hialurônico de baixa concentração: uma nova técnica de aplicação[J]. Surgical & Cosmetic Dermatology,2010,1:67.

[72] Gold M H. Soft tissue augmentation in dermatology[J]. J Cutan Aesthet Surg,2010,3(1):2-10.

[73] Kwon D Y, Park M H, Koh S B, et al. Multiple arterial embolism after illicit intranasal injection of collagenous

material[J]. Dermatol Surg,2010,36(7):1196-1199.

[74] Williams S E, Slice D E. Regional shape change in adult facial bone curvature with age[J]. Am J Phys Anthropol,2010,143(3):437-447.

[75] Sung M S, Kim H G, Woo K I, et al. Ocular ischemia and ischemic oculomotor nerve palsy after vascular embolization of injectable calcium hydroxylapatite filler[J]. Ophthalmic Plast Reconstr Surg,2010,26(4):289-291.

[76] 白绘宇,徐晶,李慧珺,等. 透明质酸的制备及应用研究进展[J]. 广东化工,2010,37(11):243-244,248.

[77] 杨素珍,阚洪玲,张天民. 透明质酸在美容化妆品方面的应用[J]. 食品与药品,2010,12(4):275-278.

[78] 陈祥娥,凌沛学. 透明质酸与化妆品[J]. 食品与药品,2010,12(4):278-280.

[79] 黄岳山,潘艺茗,薛静. 不同相对分子量透明质酸功能及应用的研究[J]. 透析与人工器官,2011,22(2):10-13.

[80] 杨超,张培培,李军辉,等. 衰老所致泪槽畸形和睑颊沟畸形发生机制的解剖学研究[J]. 中华整形外科杂志,2010,26(2):139-142.

[81] McCleave M J. Is breast augmentation using hyaluronic acid safe?[J]. Aesthetic Plast Surg,2010,34(1):65-68.

[82] Reuther T, Bayrhammer J, Kerscher M. Effects of a three-session skin rejuvenation treatment using stabilized hyaluronic acid-based gel of non-animal origin on skin elasticity: a pilot study[J]. Arch Dermatol Res,2010,302(1):37-45.

[83] Smith L, Cockerham K. Hyaluronic acid dermal fillers: can adjunctive lidocaine improve patient satisfaction without decreasing efficacy or duration?[J]. Patient Preference and Adherence,2011,14(5):133-139.

[84] Flynn T C, Sarazin D, Bezzola A, et al. Comparative histology of intradermal implantation of mono and biphasic hyaluronic acid fillers[J]. Dermatol Surg,2011,37(5):637-643.

[85] Borrell M, Leslie D B, Tezel A. Lift capabilities of hyaluronic acid fillers[J]. J Cosmet Laser Ther,2011,13(1):21-27.

[86] Shaw R B Jr, Katzel E B, Koltz P F, et al. Aging of the facial skeleton: aesthetic implications and rejuvenation strategies[J]. Plast Reconstr Surg,2011,127(1):374-383.

[87] Liu L, Liu Y, Li J, et al. Microbial production of hyaluronic acid: current state, challenges, and perspectives[J]. Microb Cell Fact,2011,10:99.

[88] Goodman G J, Bekhor P, Rich M, et al. A comparison of the efficacy, safety, and longevity of two different hyaluronic acid dermal fillers in the treatment of severe nasolabial folds: a multicenter, prospective, randomized, controlled, single-blind, within-subject study[J]. Clin Cosmet Investig Dermatol,2011,4:197-205.

[89] Choi H S, Whipple K M, Oh S R, et al. Modifying the upper eyelid crease in Asian patients with hyaluronic acid fillers[J]. Plast Reconstr Surg,2011,127(2):844-849.

[90] Hotta T. Earlobe rejuvenation[J]. Plast Surg Nurs,2011,31(1):39-40.

[91] Goisis M, Savoldi A, Guareschi M. Is hyaluronic acid gel a good option for breast augmentation?[J]. Aesthetic Plast Surg,2011,35(1):134-136.

[92] Hedén P, Olenius M, Tengvar M. Macrolane for breast enhancement: 12-month follow-up[J]. Plast Reconstr Surg,2011,127(2):850-860.

[93] Han T Y, Lee J W, Lee J H, et al. Subdermal minimal surgery with hyaluronic acid as an effective treatment for neck wrinkles[J]. Dermatol Surg,2011,37(9):1291-1296.

[94] Raspaldo H. Temporal rejuvenation with fillers: global facesculpture approach[J]. Dermatol Surg,2012,38(2):261-265.

[95] Lazzeri D, Agostini T, Figus M, et al. Blindness following cosmetic injections of the face[J]. Plast Reconstr Surg,2012,129(4):995-1012.

[96] Park S W, Woo S J, Park K H, et al. Iatrogenic retinal artery occlusion caused by cosmetic facial filler injections[J]. Am J Ophthalmol,2012,154(4):653-662.

[97] Mendelson B, Wong C H. Changes in the facial skeleton with aging: implications and clinical applications in facial rejuvenation[J]. Aesthetic Plast Surg, 2012, 36(4): 753-760.

[98] 吴溯帆. 注射美容技术——整形外科医师的鸡肋还是机会?[J]. 中国美容整形外科杂志, 2012, 23(10): 577-579.

[99] 张梦茵, 吴华, 石杭燕, 等. 透明质酸注射矫正泪槽畸形[J]. 中国美容整形外科杂志, 2012, 23(10): 580-583.

[100] 石杭燕, 严晟, 吴华, 等. 透明质酸钠凝胶注射隆鼻的临床应用[J]. 中国美容整形外科杂志, 2012, 23(10): 588-590.

[101] 李彩云, 叶秀娣, 范希玲, 等. 颧脂肪垫悬吊联合SMAS荷包缝合悬吊在面中部除皱术中的应用[J]. 全科医学临床与教育, 2012, 10(5): 538-539.

[102] 张培培, 杨超, 邢新. 泪槽与睑颊沟的定义、形成机制及治疗方法[J]. 中华医学美学美容杂志, 2012, 18(6): 470-472.

[103] Stutman R L, Codner M A. Tear trough deformity: review of anatomy and treatment options[J]. Aesthet Surg J, 2012, 32(4): 426-440.

[104] Wong C H, Hsieh M K, Mendelson B. The tear trough ligament: anatomical basis for the tear trough deformity[J]. Plast Reconstr Surg, 2012, 129(6): 1392-1402.

[105] 张尧, 杨柠泽, 王志军. 眶颊沟的解剖及眶颊沟畸形的治疗研究进展[J]. 中国美容整形外科杂志, 2013, 24(5): 307-309.

[106] Kim Y J, Choi K S. Bilateral blindness after filler injection[J]. Plast Reconstr Surg, 2013, 131(2): 298e-299e.

[107] He M S, Sheu M M, Huang Z L, et al. Sudden bilateral vision loss and brain infarction following cosmetic hyaluronic acid injection[J]. JAMA Ophthalmol, 2013, 131(9): 1234-1235.

[108] DeLorenzi C. Complications of injectable fillers, part I[J]. Aesthet Surg J, 2013, 33(4): 561-575.

[109] Yang C, Zhang P, Xing X. Tear trough and palpebromalar groove in young versus elderly adults: a sectional anatomy study[J]. Plast Reconstr Surg, 2013, 132(4): 796-808.

[110] Mellion Z J, Behrents R G, Johnston L E Jr. The pattern of facial skeletal growth and its relationship to various common indexes of maturation[J]. Am J Orthod Dentofacial Orthop, 2013, 143(6): 845-854.

[111] DeLorenzi C. Complications of injectable fillers, part 2: vascular complications[J]. Aesthet Surg J, 2014, 34(4): 584-600.

[112] 张亮, 吴溯帆. 透明质酸与肉毒毒素联合注射治疗重度眉间纹[J]. 中国美容整形外科杂志, 2014, 25(1): 19-22.

[113] 郭鑫, 王佳琦, 王千文, 等. 泪沟的个性化治疗[J]. 中国美容整形外科杂志, 2014, 25(6): 342-344.

[114] Ilankovan V. Anatomy of ageing face[J]. Br J Oral Maxillofac Surg, 2014, 52(3): 195-202.

[115] Wong C H, Mendelson B C. Facial anatomy and ageing[M]. New Jersey: John Wiley & Sons, Ltd., 2015.

[116] Matsuba T, Sujiura T, Irei M, et al. Acute pneumonitis presumed to be silicone embolism[J]. Intern Med, 1994, 33(8): 481-483.

[117] Schatz C J, Ginat D T. Imaging features of rhinoplasty[J]. AJNR Am J Neuroradiol, 2014, 35(2): 216-222.

[118] Parikh R, Karim K, Parikh N, et al. Case report and literature review: acute pneumonitis and alveolar hemorrhage after subcutaneous injection of liquid silicone[J]. Ann Clin Lab Sci, 2008, 38(4): 380-385.

[119] Ginat D T, Schatz C J. Imaging features of midface injectable fillers and associated complications[J]. AJNR Am J Neuroradiol, 2013, 34(8): 1488-1495.

[120] Descamps V, Landry J, Frances C, et al. Facial cosmetic filler injections as possible target for systemic sarcoidosis in patients treated with interferon for chronic hepatitis C: two cases[J]. Dermatology, 2008, 217(1): 81-84.

[121] Park K, Nishiwaki F, Kabashima K, et al. A case of foreign-body granuloma of the glabella due to polyacrylamide filler and an intractable ulcer after skin biopsy: an immunohistochemical evaluation of inflammatory changes[J]. Case Rep Dermatol, 2013, 5(2): 181-185.

[122] Cassuto D, Sundaram H. A problem-oriented approach to nodular complications from hyaluronic acid and calcium hydroxylapatite fillers: classification and recommendations for treatment[J]. Plast Reconstr Surg, 2013, 132(4 Suppl 2): 48-58.

[123] Do E R, Shim J S. Long-term complications from breast augmentation by injected polyacrylamide hydrogel[J]. Arch Plast Surg, 2012, 39(3): 267-269.

[124] Hariri L P, Gaissert H A, Brown R, et al. Progressive granulomatous pneumonitis in response to cosmetic subcutaneous silicone injections in a patient with HIV-1 infection: case report and review of the literature[J]. Arch Pathol Lab Med, 2012, 136(2): 204-207.

[125] Kinner N E, Balkwill D L, Bishop P L. Light and electron microscopic studies of microorganisms growing in rotating biological contactor biofilms[J]. Appl Environ Microbiol, 1983, 45(5): 1659-1669.

[126] Marrie T J, Costerton J W. Scanning and transmission electron microscopy of in situ bacterial colonization of intravenous and intraarterial catheters[J]. J Clin Microbiol, 1984, 19(5): 687-693.

[127] Marrie T J, Costerton J W. Morphology of bacterial attachment to cardiac pacemaker leads and power packs[J]. J Clin Microbiol, 1984, 19(6): 911-914.

[128] Marrie T J, Costerton J W. Morphology of bacterial attachment to cardiac pacemaker leads and power packs[J]. J Clin Microbiol, 1984, 19(6): 911-914.

[129] Marrie T J, Costerton J W. Morphology of bacterial attachment to cardiac pacemaker leads and power packs[J]. J Clin Microbiol, 1984, 19(6): 911-914.

[130] Peters W, Fornasier V. Complications from injectable materials used for breast augmentation[J]. Can J Plast Surg, 2009, 17(3): 89-96.

[131] Christensen L, Breiting V, Bjarnsholt T, et al. Bacterial infection as a likely cause of adverse reactions to polyacrylamide hydrogel fillers in cosmetic surgery[J]. Clin Infect Dis, 2013, 56(10): 1438-1444.

[132] Salles A G, Lotierzo P H, Gemperli R, et al. Complications after polymethylmethacrylate injections: report of 32 cases[J]. Plast Reconstr Surg, 2008, 121(5): 1811-1820.

[133] De B S, De O F, Alves T B, et al. The therapeutic benefit of allopurinol in the treatment of foreign body granulomas caused by polymethylmethacrylate microspheres[J]. Case Rep Dermatol Med, 2012, 2012: 1-3.

[134] Gopie P, Sakhamuri S, Sharma A, et al. Acute pneumonitis secondary to subcutaneous silicone injection[J]. Int J Gen Med, 2011, 4: 477-479.

[135] Glaich A S, Cohen J L, Goldberg L H. Injection necrosis of the glabella: protocol for prevention and treatment after use of dermal fillers[J]. Dermatol Surg, 2006, 32(2): 276-281.

[136] Sachdev M, Anantheswar Y, Ashok B, et al. Facial granulomas secondary to injection of semi-permanent cosmetic dermal filler containing acrylic hydrogel particles[J]. J Cutan Aesthet Surg, 2010, 3(3): 162-166.

[137] Levy L L, Emer J J. Complications of minimally invasive cosmetic procedures: prevention and management[J]. J Cutan Aesthet Surg, 2012, 5(2): 121-132.

[138] Lee S C, Kim J B, Chin B R, et al. Inflammatory granuloma caused by injectable soft tissue filler (Artecoll)[J]. J Korean Assoc Oral Maxillofac Surg, 2013, 39(4): 193-196.

[139] Omranifard M, Taheri S. Filler augmentation, safe or unsafe: a case series of severe complications of fillers[J]. J Res Med Sci, 2011, 16(12): 1627-1631.

[140] Alam M, Dover J S. Management of complications and sequelae with temporary injectable fillers[J]. Plast Reconstr Surg, 2007, 120(6 Suppl): 98-105.

[141] Kotsis S V, Chung K C. Manuscript rejection: how to submit a revision and tips on being a good peer reviewer[J]. Plast Reconstr Surg, 2014, 133(4): 958-964.

[142] Gurvits G E. Silicone pneumonitis after a cosmetic augmentation procedure[J]. N Engl J Med, 2006, 354(2): 211-212.

[143] Daines S M, Williams E F. Complications associated with injectable soft-tissue fillers: a 5-year retrospective review[J]. JAMA Facial Plast Surg, 2013, 15(3): 226-231.

[144] Pool S M, Van E D, Melenhorst W B, et al. The effect of eyelid cooling on pain, edema, erythema, and hematoma after upper blepharoplasty: a randomized, controlled, observer-blinded evaluation study[J]. Plast Reconstr Surg, 2015, 135(2):277-281.

[145] Chung K Y, Kim S H, Kwon I H, et al. Clinicopathologic review of pulmonary silicone embolism with special emphasis on the resultant histologic diversity in the lung—a review of five cases[J]. Yonsei Med J, 2002, 43(2):152-159.

[146] Rohrich R J, Monheit G, Nguyen A T, et al. Soft-tissue filler complications: the important role of biofilms[J]. Plast Reconstr Surg, 2010, 125(4):1250-1256.

[147] 岳颖, 乔群, 牛春红, 等. 超声影像在聚丙烯酰胺水凝胶注射隆乳术后并发症处理中的应用[J]. 中华整形外科杂志, 2003, 19(5):334-336.

[148] Essenmacher A C, Astani S A. Respiratory disease following illicit injection of silicone: a case report[J]. Case Rep Med, 2013, 2013:1-3.

[149] Ono S, Ogawa R, Takami Y, et al. A case of breast reconstruction with bilaterally divided transverse rectus abdominis musculocutaneous flaps after removal of injected silicone and granuloma[J]. J Nippon Med Sch, 2012, 79(3):223-227.

[150] López-Pestaña A, Tuneu A, Lobo C, et al. Sarcoid granulomas in facial cosmetic filler material: induction by interferon-α and ribavirin in a patient with hepatitis C[J]. Actas Dermosifiliogr, 2011, 102(9):746-747.

[151] Fischer J, Metzler G, Schaller M. Cosmetic permanent fillers for soft tissue augmentation: a new contraindication for interferon therapies[J]. Arch Dermatol, 2007, 143(4):507-510.

[152] Mello D F, Gonçalves K C, Fraga M F, et al. Local complications after industrial liquid silicone injection: case series[J]. Rev Col Bras Cir, 2013, 40(1):37-42.

[153] 陶志成, 杨庆福, 范仲鹏. 加镁硝极液与透明质酸酶治疗急性心肌梗塞的疗效观察[J]. 中原医刊, 1996, 2:12-13.

[154] 张晨, 余江, 苏畅, 等. 聚丙烯酰胺水凝胶隆颞术后颊区移位的处理及原因分析[J]. 实用美容整形外科杂志, 2003, 5:277-278.

[155] 林涛, 谢毓芝, 郑丹宁, 等. 聚丙烯酰胺水凝胶面部注射术后MRI分析[J]. 中国美容医学, 2008, 7:963-965.

[156] 陈学强, 陈平有, 张云枢, 等. 聚丙烯酰胺水凝胶注射隆乳术并发症的MRI诊断[J]. 中华放射学杂志, 2005, 2:53-56.

[157] 徐丽莹, 孔祥泉, 张一鸣, 等. 聚丙烯酰胺水凝胶注射隆乳术后MRI诊断价值[J]. 中华整形外科杂志, 2004, 3:38-40.

[158] 张卓奇, 栾杰. 聚丙烯酰胺水凝胶注射隆乳术后的MRI影像特征与其性状的相关性[J]. 中国美容医学, 2009, 18(2):157-160.

[159] 卓田, 汪国民, 严志, 等. 聚丙烯酰胺水凝胶注射隆乳术后取出方法探讨[J]. 中国美容医学, 2013, 22(8):804-806.

[160] 刘萍, 刘毅, 林娜, 等. 聚丙烯酰胺水凝胶注射隆乳致弥漫性异物肉芽肿的处理[J]. 中国美容医学, 2011, 20(12):1869-1871.

[161] 赵宇, 乔群, 寇星灿, 等. 聚丙烯酰胺水凝胶注射美容的临床与组织学评估[J]. 中华整形外科杂志, 2004, 5:24-27.

[162] 苏光明, 贾树蓉, 李锐, 等. 聚丙烯酰胺水凝胶注射式隆乳术后凝胶外渗的超声诊断[J]. 第三军医大学学报, 2003, 10:915-920.

[163] Eversole R, Tran K, Hansen D, et al. Lip augmentation dermal filler reactions, histopathologic features[J]. Head Neck Pathol, 2013, 7(3):241-249.

[164] 阮永华, 赵卫星. 病理学(第三版)[M]. 北京:人民卫生出版社, 2013.

第六十章
肉毒毒素的应用

第一节 肉毒毒素及其作用机制

一、肉毒毒素的应用历史

肉毒毒素最早是由 Marie van Ermengen 教授从导致食物中毒的肉类中分离鉴定出来的，由肉毒梭状芽孢杆菌（简称肉毒梭菌）产生。该毒素不耐热，但对乙醇、酶和弱酸有抵抗力。

1973年，眼科医师 Alan Scott 描述了 A 型肉毒毒素在恒河猴注射的效果。首篇关于人类 A 型肉毒毒素注射的文章发表于1980年。A 型肉毒毒素多年来被证明是治疗眼睑痉挛和斜视的有效药物，但并没有被广泛使用。1992年，Carruthers 夫妇（分别为眼科医师和皮肤科医师），首次报道了 A 型肉毒毒素的美容用途。该文报道了 A 型肉毒毒素对18例皱眉纹患者的治疗效果。现在，皱眉肌仍然是最常注射的肌肉，但是 A 型肉毒毒素的使用已经扩大到几乎所有的表情肌，以及更多的应用范围，包括额肌、眼轮匝肌、口轮匝肌、颈阔肌，并用来治疗多汗症、改善面下部和小腿轮廓等，而且均被证实是安全和有效的。

二、肉毒毒素的分型及其作用机制

肉毒梭菌分泌的毒素有八种血清型，其中作用最强的是 A 型。A 型肉毒毒素阻断的是一条基础性的信号途径，因此可以发挥广泛的治疗作用。A 型肉毒毒素已经被完整测序，为1295氨基酸链，包含有97kDa（千道尔顿）的重链和52kDa的轻链。重链与神经细胞膜结合，使轻链能够伸入胞浆。轻链是金属蛋白酶，可以切割突触小体相关蛋白25（SNAP-25）。SNAP-25 为含有乙酰胆碱的递质小泡与细胞膜融合所必需的，一旦递质小泡与细胞膜不能发生融合，神经递质就不能释放到突触，因此就产生了突触前神经阻滞。也就是说，肉毒毒素并不会直接影响皮肤和肌肉，而是通过使肌肉失去神经刺激，间接影响肌肉。确切地说，肉毒毒素直接影响的是神经。基于以上作用机制，任何由周围神经释放乙酰胆碱来介导的过程都可以使用 A 型肉毒毒素进行阻滞（图60-1）。

目前文献已经报道了超过200种可以使用 A 型肉毒毒素治疗的疾病和症状，包括：眼睑痉挛、斜视、颈部张力障碍、斜颈、痉挛性发音困难、肛裂、痉挛、帕金森病的震颤、胆管括约肌痉挛、面部肌肉连带运动、多汗症、偏头痛、破伤风、脑性瘫痪等。

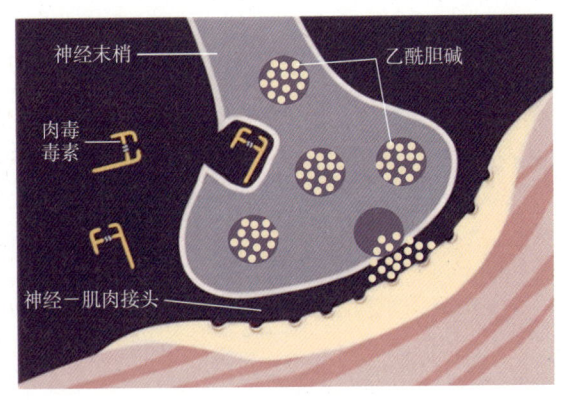

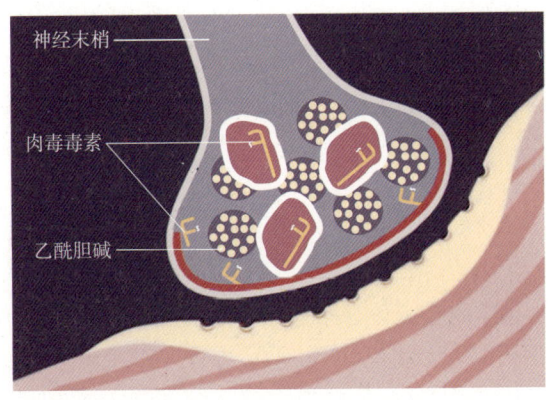

图 60-1 肉毒毒素的作用机制
A. 正常神经肌肉接头　B. A 型肉毒毒素阻断神经肌肉接头处的乙酰胆碱释放

A 型肉毒毒素注射美容安全有效，且操作简单，可以可逆地减少面部肌肉的活动度，达到面部年轻化的效果。并且可以与其他手术或非手术方法联合使用，以达到最佳的美容效果。

临床的改善效果可以维持 3～6 个月，6～7 个月作用逐渐消失。如果坚持连续使用 2 年以上，能够观察到肉毒毒素作用时间的延长。

目前我国批准的肉毒毒素包括：①衡力（治疗用 A 型肉毒毒素，国药准字 S10970037，兰州生物制品研究所），每瓶 50～100U，主要组成成分为 A 型肉毒结晶毒素。辅料为蔗糖、右旋糖苷、明胶。②保妥适（注射用 A 型肉毒毒素，进口药品注册证号 S20070023，艾尔建爱尔兰制药有限公司），每支 100U。活性成分为 A 型肉毒毒素，辅料为人血白蛋白和氯化钠。A 型肉毒毒素目前被批准治疗 65 岁以下年龄者的皱眉纹和鱼尾纹。本章提到的其他适应证都属于超适应证用药。

面部衰老包括很多因素，真皮变薄、弹性组织变性、容量的丧失、遗传因素、重力、骨骼改变、吸烟等都在衰老过程发挥作用。面部表情活动也是重要因素之一，几乎所有的面部皱纹都可以使用肉毒毒素取得不同程度的改善。例如，眉间纹是由于皱眉肌和降眉肌的作用引起的，肉毒毒素可以消除年轻人的眉间纹；而老年人出现的垂直走向的唇部皱纹则是由多种原因导致的，包括皮肤变薄、日光损伤、吸烟、唇部软组织变薄等，在口轮匝肌内注射肉毒毒素仅能够改善上唇手风琴样皱缩。皱纹对肉毒毒素的反应取决于皱纹的产生受肌肉活动影响的比重。尽管本章主要研究改变表情肌活动，但需要考虑到皮肤的松弛和磨损程度、软组织和骨骼的容量改变，这些因素综合影响了肉毒毒素注射美容的效果。

第二节 肉毒毒素的剂型和剂量

一 剂型及配制

各个厂商的A型肉毒毒素剂量效果不能完全对等。目前国内的两款A型肉毒毒素产品推荐使用生理盐水进行配制,每支溶解于2.5ml生理盐水,浓度为4U/0.1ml。根据治疗的目的和医师的习惯,可以配成多种浓度,配制时可以使用1.0～10.0ml生理盐水。一般采用粗针头(推荐21G)配制、抽吸,细针头(推荐30G)注射。肉毒毒素稀释后立即使用,亦可置2～8℃冰箱内保存,于4小时内用完。

二 剂量

各部位所需的A型肉毒毒素剂量应该在推荐剂量的基础上,进行个体化设计。一般原则为宁少勿多,男女有别,剂量和年龄成反比。

根据目前国内外专家达成的共识,各部位肉毒毒素的剂量分别为:眉间纹10～40U;口周10～30U;额部6～15U;下睑皱纹 2U;鼻背纹4～8U;鼻尖2～3U;鼻翼外扩4～10U;木偶纹(降口角肌)1～7.5U;口周放射状皱纹4～6U;颏部不平整(回缩)4～10U;露龈笑2～4U;颈阔肌条索30～60U;颈胸部皱纹30～100U;下颌缘提升每侧12～20U。

回顾2004年到2008年美国注射专家共识中推荐的各部位剂量可以看到,眉间纹和额纹使用的剂量在逐渐减少,而鱼尾纹剂量和注射点都有增加的趋势(表60-1)。2018年,中华医学会整形外科专业委员会制定了肉毒毒素注射的专家共识(表60-2)。

表60-1 2004—2008年美国专家共识中推荐的上面部注射剂量

部位	2004年共识推荐[U(注射点)]	2007年共识推荐[U(注射点)]	2008年共识推荐[U(注射点)]
眉间纹			
女性	20～30(5～7)	20(5)	10～30(5～7)
男性	30～40(5～7)	30(5)	20～40(5～7)
额纹			
女性	10～20(4～8)	10～12(4～8)	6～15(4～8)
男性	20～30(4～8)	10～18(4～8)	6～15(4～8)
鱼尾纹			
女性	12～30(3/侧)	6～10(3/侧)	10～30(2～5/侧)
男性	12～40(3/侧)	6～12(3/侧)	20～30(2～5/侧)

表60-2 中华医学会整形外科专业委员会肉毒毒素注射专家共识（2018年）

注射部位	注射层次	注射点数(个)	每点注射量(U)	总剂量(U)
眉间纹	皮下、肌内（降眉间肌）	3～7	1.00～5.00	6～30
额纹	皮下	5～16	1.00～4.00	5～30
		10～30（微滴）	0.05～0.50（微滴）	
鱼尾纹（每侧）	皮下	2～8	0.05～2.00	6～14
下眼睑细纹（每侧）	皮下	1～5	1.00～2.00	1.0～4.0
			0.01～0.50（微滴）	0.5～1.5（微滴）
提眉（每侧）	皮下	1～2（内侧）	1.00～2.00	1.0～6.0
		1（外侧）		
鼻纹	皮下	1～4	1.00～5.00	2～12
鼻尖抬高	肌内	1～3	0.50～6.00	1～6
咬肌肥大（每侧）	肌内	1～5	5.00～20.00（个别高至30）	10～50
露龈笑	皮下、肌内	2～8	1.00～4.00	4～16
口周细纹	皮下	2～8	0.50～2.00	2～10（个别高至16）
降口角（每侧）	皮下	1～2	1.00～4.00	
颏肌紧张	肌内	1～4	1.00～5.00	2～10
下颌缘提升	皮下	4～9	1.00～2.00	8～20
		10～30（微滴）	0.20～0.50（微滴）	2～15
颈阔肌条索（每个条索）	皮下（目标肌肉）	2～4	1.00～3.00	4～12（所有条索注射剂量不超过30）

A型肉毒毒素在注射后6～36个小时起效，7～14天作用逐渐增强，1～2个月作用达到峰值，一般可以维持3～6个月。作用效果呈明显的剂量依赖关系，即在一定范围内，剂量越高，维持时间越长。

三 肉毒毒素的弥散

注射A型肉毒毒素后，其作用范围呈现以注射点为中心的圆形弥散环，从中心到周围呈现从强到弱的作用梯度。测试肉毒毒素作用范围的方法包括：复合肌肉动作电位（CMAP）和运动诱发电位、组织学测定糖原依赖性肌肉、乙酰胆碱酯酶染色、肌肉纤维直径变化和定量肌电图（EMG）分析，还可以在多汗区域使用淀粉-碘试验观察止汗效果，进行评估。

影响肉毒毒素弥散的主要因素与注射有关，包括每点注射药物的体积、药物剂量、药物浓度以及注射方法，而药物蛋白质构成以及分子量大小并不影响弥散范围。巴西医师Costa等使用淀粉-碘试验，研究不同国家五种A型肉毒毒素制剂的弥散范围，发现当稀释到10U/ml时，每点注射4U的肉毒毒素弥散环直径为1.9～2.4cm；5U的弥散环直径为2.1～2.6cm。

由于面部不良反应的产生主要与肉毒毒素的不当弥散，影响靶肌肉之外的其他肌肉有关，因此弥散范围的大小与不良反应的产生密切相关。建议在面部注射中，尽量不要使用低浓度大体积单点注射，因为药物注射的体积和压力会造成药物向周围弥散较广泛。研究表明，在剂量不变的情况下，体积增大5倍，弥散环面积增大约50%。

第三节　肉毒毒素在美容整形应用中的适应证及禁忌证

一　适应证

1. 有皱纹且皮肤松弛不明显者。
2. 皱纹以动力性和功能性为主者。
3. 有明显静态纹者，需要结合其他治疗方法，包括皮肤充填剂、脂肪移植、光电治疗；严重的情况需要考虑手术治疗。

二　禁忌证和谨慎使用情况

1. 已知对A型肉毒毒素及配方中任意成分过敏者。
2. 重症肌无力或Lambert-Eaton综合征患者。
3. 拟注射部位存在感染。
4. 孕妇及哺乳期妇女。
5. 凡有发热、急性传染病者缓用。
6. 心、肝、肺疾病，以及活动性肺结核、血液病患者慎用。
7. 12岁以下儿童慎用。
8. 氨基糖苷类抗生素（如庆大霉素等）能加强肉毒毒素的作用，使用肉毒毒素期间禁用此类抗生素。
9. 注射前10～14天，避免使用抑制凝血的药物，包括维生素E、阿司匹林及非甾体抗炎药等。
10. 月经期女性。
11. 生育年龄的女性应考虑做妊娠检查，排除怀孕情况。
12. 备孕期女性。

第四节　肉毒毒素注射前后的注意事项

一　治疗前准备

与患者详细讨论需要解决的问题和期望达到的效果，向患者告知治疗能够达到的效果，以及可能产生的不良反应。拍摄患者治疗前的动态和静态的照片，医师应仔细分析面部肌肉静态和收缩状态的位置和走行情况，注意面部是否对称（图60-2）。

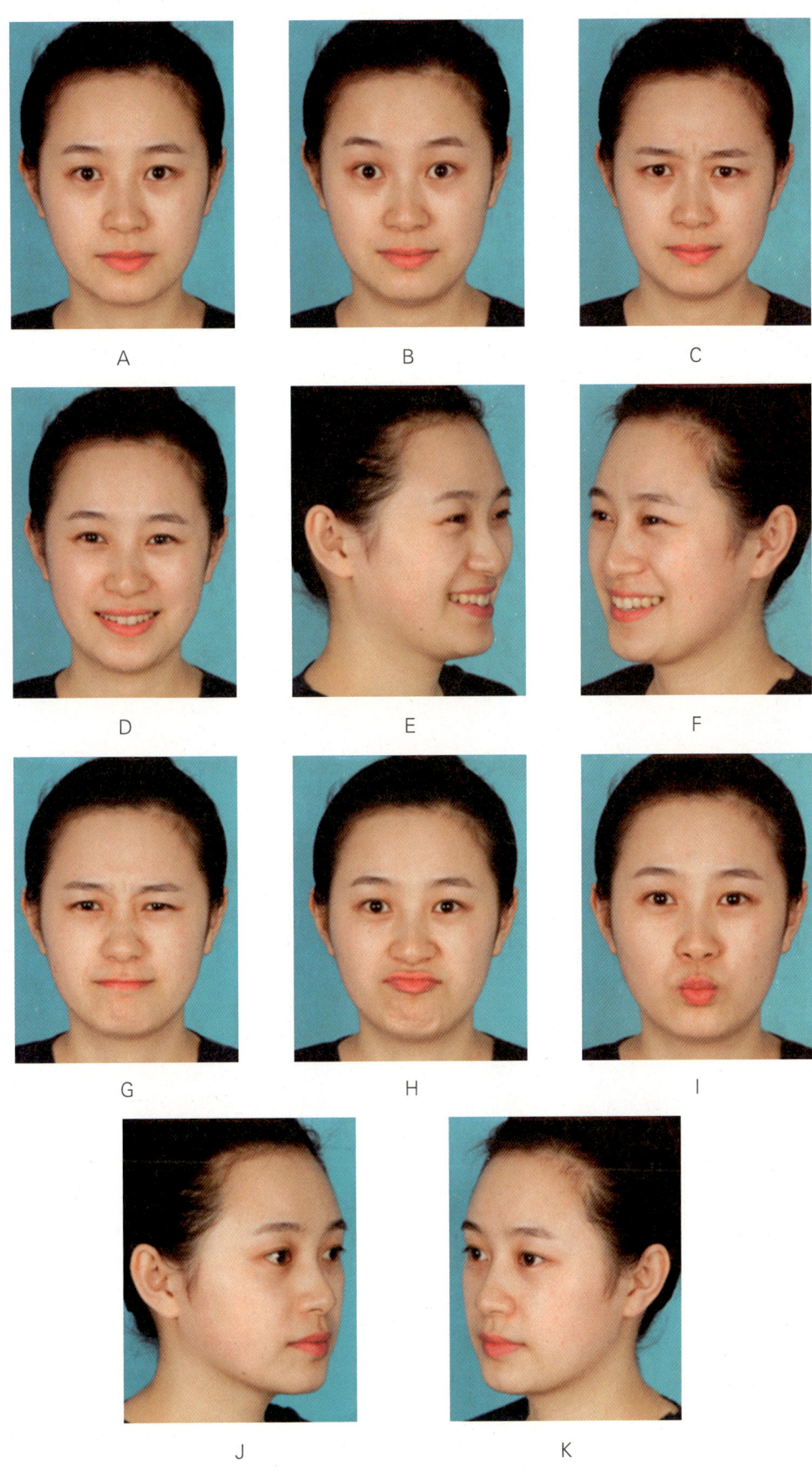

图60-2 面部肉毒毒素注射前常用的照相片位

A. 静止状态　B. 抬眉动作，显示额纹　C. 皱眉动作，显示眉间纹　D~F. 大笑时，显示鱼尾纹　G. 耸鼻动作，显示鼻背纹　H. 前伸下唇动作，显示颏肌　I. 噘嘴动作，显示口周皱纹　J、K. 45°斜位，显示下颌轮廓

治疗前应仔细卸妆洁面，注射区域涂抹表面麻醉药物，使用70%酒精或碘伏消毒。

二、治疗后常规

根据推算，A型肉毒毒素的中毒量和致死量都在2500～3500U，而面部年轻化治疗的一次用量不超过100U，因此较为安全。尽管如此，注射室应备有1∶1000肾上腺素，以备偶发过敏反应急救时应用。患者在注射后应留院内短期观察1～2个小时。

注射后患者保持面部放松，减少表情活动和肌肉收缩，4个小时内不能触碰注射部位。术后14天、3个月和6个月拍照，有助于记录治疗效果，制订补充治疗方案或再治疗方案。

（夏炜　陶凯）

第五节　肉毒毒素注射各部位解剖和注射要点

使用A型肉毒毒素进行美容治疗，既要遵守一般性的原则，又要考虑各治疗区域的具体情况。本节侧重于介绍一般性原则。

一、眉间纹

（一）功能解剖

眉间纹又称皱眉纹，是皱眉肌长期经常性收缩和眉间皮肤老化，真皮层胶原纤维减少，弹性纤维延展性下降所致。眉间纹由三组肌肉的收缩引起：降眉肌、皱眉肌和降眉间肌。皱眉肌是一对窄小、位置深在的对称性肌肉，呈锥状，起于鼻根部深面，止于眉弓中部，由内向外逐渐上行，穿过眼睑及眶周的眼轮匝肌延伸至外上，在眉上进入软组织及皮肤，收缩时产生眉间垂直或斜行皱纹。降眉肌起自额骨鼻突和上颌骨鼻突，大约位于内眦韧带上方10mm，肌纤维向上垂直走行插入眉间的皮下组织。降眉肌是眼轮匝肌内侧纤维的一部分，收缩降眉肌将使眉毛下降，产生眉间水平皱纹。降眉间肌是一块薄三角形的肌肉，位于两眉的中间，皮下1～4mm处。降眉间肌在前额中线皱眉肌的内侧，沿鼻骨走行，进入眉间的皮肤。降眉间肌收缩会下拉眉毛，并在鼻根部形成水平的皱纹（图60-3）。

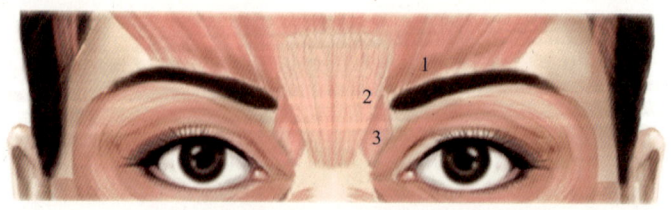

图60-3　眉间肌肉的形态
1为皱眉肌；2为降眉间肌；3为降眉肌

（二）注射定点和剂量

肉毒毒素治疗眉间纹有5个常用注射点，降眉间肌注射1点（在眉头-对侧内眦连线与鼻背中线交点处）。如使用30g针头注射，注射深度为半针长度。每侧皱眉肌各注射2点，其中内侧点在眶上缘内上方0.5～1cm处，眶上神经出口的延长线上，位置较深，注射深度为全针长度，但注意不要碰到骨膜。另一处为靠外侧的注射点，用于治疗皱眉肌的外侧部分（在眶上方约1cm处），由于外侧皱眉肌位置较内侧相对表浅，注射深度为针的1/3长度。女性患者通常注射10～30U的肉毒毒素即可以获得满意的效果。男性通常需要较高的剂量，一般需要20～40U（图60-4）。

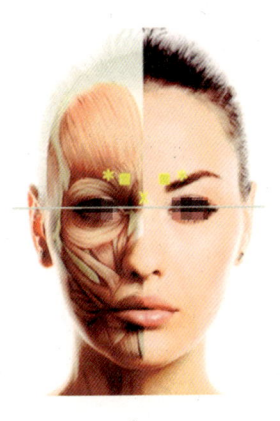
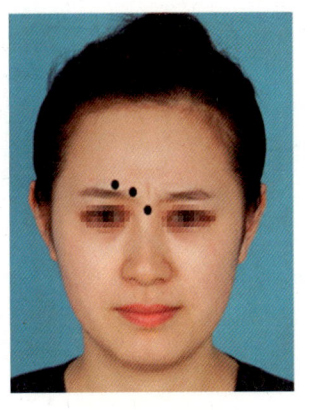

图60-4 眉间纹的常用注射点位
X形为降眉间肌注射点，注射深度为半针长度；■形为皱眉肌内侧注射点，注射深度为全针长度；*形为皱眉肌外侧注射点，注射深度为针的1/3长度

（三）个体化分析

治疗前需要对患者进行静态及动态评估。嘱患者处于皱眉状态，医师用手指轻触眉间的肌肉，以判断眉间肌肉的位置、大小及强度。对于眉间纹发达的患者，5个注射点可能不足。如果仅治疗皱眉肌中部可能会引起皱眉肌中外侧残余肌肉的运动，注射点可以增加到7个，覆盖整个皱眉肌走行范围。制订治疗方案时要考虑到肌力平衡问题，注射皱眉肌和降眉间肌后，额肌的肌力会失去平衡，导致眉内侧的提升。对于额肌较强的患者，要考虑在眉内侧上方的额肌进行注射。

（四）注射技巧

注射皱眉纹内侧部分时可能会伤及小血管。在注射前及注射后进行冷敷可以减少血肿的发生。在内眦的正上方眉上缘进针，无论眉的位置如何，注射点总是位于眶骨缘上方，以免造成上睑下垂，同时注意滑车上血管恰位于注射点的内侧，注射时保持针头呈60°～90°角。在肉毒毒素注射时，可以让患者做皱眉动作，但不要按压或对注射部位做其他任何处理。

（五）典型案例

典型案例见图60-5。

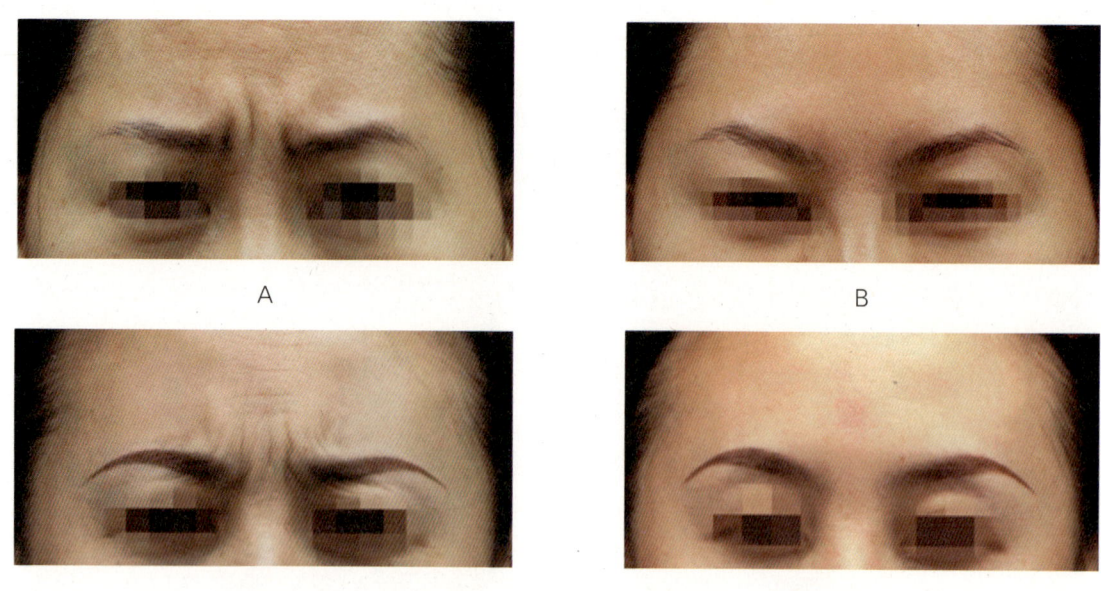

图 60-5 眉间纹肉毒毒素注射

A. 注射前做皱眉动作时眉间可见纵行皱纹 B. 注射后 2 周皱纹消失 C. 注射前做皱眉动作时眉间出现纵行皱纹的同时，额中部可见数条横行的皱纹 D. 行眉间纹联合额纹肉毒毒素注射后 2 周，眉间纹、皱纹基本消失

二、鱼尾纹和下睑皱纹

（一）功能解剖

眼轮匝肌由面神经的颞支和颧支支配，起自额骨鼻突、上颌骨额突和睑内侧韧带。眶部构成了该肌肉的主要部分，肌纤维呈椭圆形环绕排列，与外侧没有明显分界。眼轮匝肌眶上部比皱眉肌走行得更为表浅，向内混入额肌，向外跨过颞筋膜，向下与咬肌上部相延续。在最内侧，在眶下缘水平走行在提上唇肌的浅面。眼轮匝肌睑部起自内侧韧带及其邻近骨，进一步分为眶隔前部和睑板前部。睑板前部纤维走行在眼睑表面，眶隔前部纤维走行在眶隔前，两者均与睑外侧缘纤维交错。睫状束是睑缘处一组纤细的肌纤维。眼轮匝肌泪部分为浅深两头，起自睑内侧韧带和泪后嵴，肌纤维向外侧走行，止于睑板和睑外侧缘。

在肌肉功能正常的情况下，眶部最大限度的闭合取决于眼轮匝肌几部分共同收缩产生的集中力。肌肉收缩牵拉皮肤和眼睑内侧骨性附着点，使上外侧泪腺分泌的泪液流向下内侧的泪囊内。肌肉的眶部可随意运动，睑部既可随意运动，又可受反射调节（图60-6）。

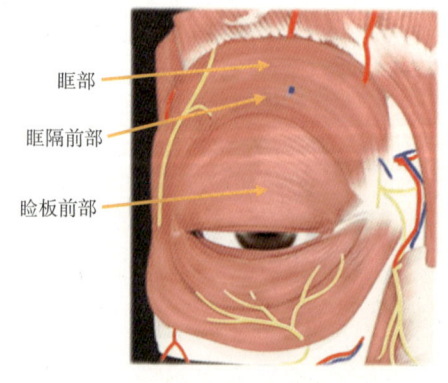

图 60-6 眼轮匝肌解剖

（二）注射定点和剂量

1. 鱼尾纹　距眼眶外侧约0.5cm，按照鱼尾纹的分布范围，均匀分布每侧2~5个注射点。总剂量：女性10~30U，男性20~30U。
2. 下眼睑皱纹　最佳注射点在瞳孔中线上的睑板前，总剂量1~2U。
3. 眉外侧提升　可以在眉梢下方眼轮匝肌的上外侧纤维内，总剂量每侧2~4U。

（三）个体化分析

黄种人的鱼尾纹主要分为上行型、下行型和双向型。Park等研究了525位韩国患者，发现81%呈现双向型，14.3%呈下行型，只有4.7%呈现上行型。根据鱼尾纹的分型，可以对注射点设计进行调整。例如，双向型可以均匀在外眦上中下布点，而上行型可以适当省略外眦下方注射点，下行型适当省略外眦上方注射点（图60-7）。

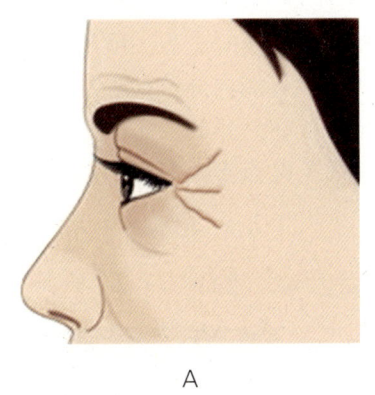 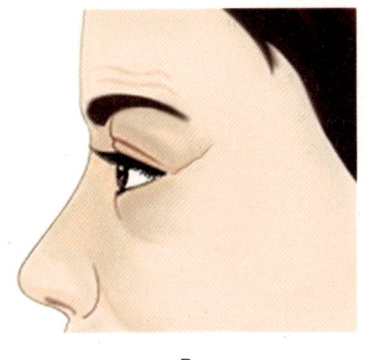 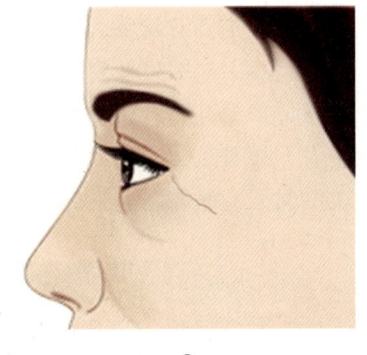

A　　　　　　　　　　　　　B　　　　　　　　　　　　　C

图60-7　黄种人鱼尾纹的分类
A. 双向型　B. 上行型　C. 下行型

对于伴有皮肤松弛的下睑皱纹，可以考虑肉毒毒素注射联合光电治疗。可联合应用点阵激光或微针射频。

（四）注射技巧

清晰的视野可以减少血管损伤及其所导致的瘀青和出血。消毒后，进行标记。先请患者紧闭双眼，并做微笑的动作。这时鱼尾纹向外延伸，下眼睑及鼻部出现大量皱纹。根据要进行治疗的部位进行标记。注射位置一般距眼眶外侧约1cm，点与点间隔1.0~1.5cm。中等程度的鱼尾纹只需要一列3~4个注射点（图60-8），如果鱼尾纹延伸得更远，可能需要在其外侧标记另一列注射点。眼周注射时，针尖方向应远离患者眼部。对于鱼尾纹伴眼轮匝肌外侧纤维过多的患者，通常需要更多注射点，而总剂量不一定增加很多，可以采取微量注射技术来减少并发症风险，并达到较好的最终效果。

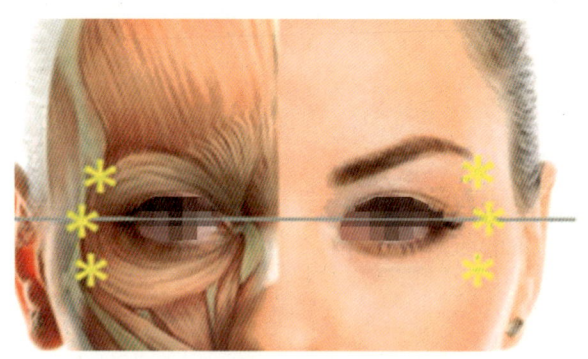

图 60-8　鱼尾纹肉毒毒素注射点位

在注射前，使皮肤展平将有助于避免刺伤血管。由于眶周皮肤很薄，针尖插入方向与皮肤接近于平行，肉毒毒素将会弥散到其深部的肌肉中去。如果注射得过深，造成瘀青的可能性会增大。

下睑皱纹的最佳注射点在瞳孔中线上的睑板表面。不仅可减轻下睑皱纹，还能令眼裂开大，使美容效果得到提升（图60-9）。注射时应使针尖平行于皮肤，形成非常表浅的皮丘。须避免在瞳孔中线内侧或外侧进行注射，否则可能会出现并发症。在此点外侧注射可能会导致睑外翻和外眦变圆，而在瞳孔中线内侧注射可能导致溢泪和干眼症。注意皮肤已经存在松弛的患者尽量避免注射下睑皱纹，因为有可能导致眼轮匝肌松弛而加重眼袋，老年患者由于睑板支撑力弱，还有可能出现下睑退缩、巩膜外露。

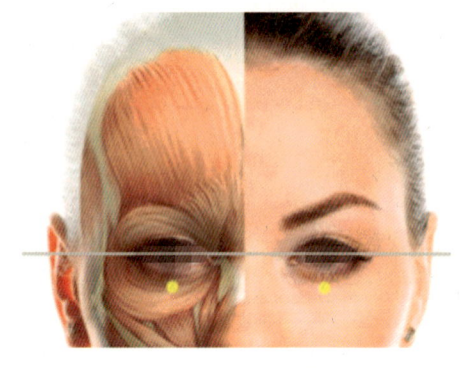
A

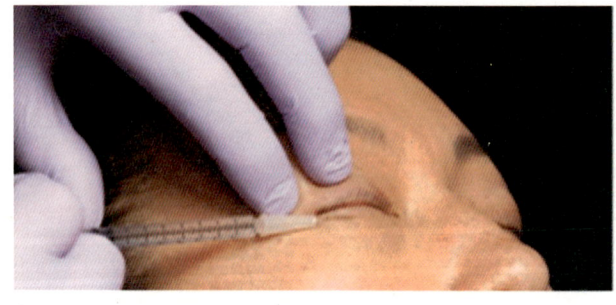
B

图 60-9　下睑皱纹肉毒毒素注射点

进行眶周注射对于抬高眼眉外侧也有帮助。眉梢下方眼轮匝肌的上外侧纤维的注射会减弱降眉作用，使眉毛外侧上抬。

（五）典型案例

典型案例见图60-10。

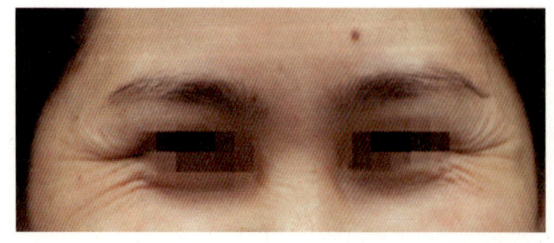
A

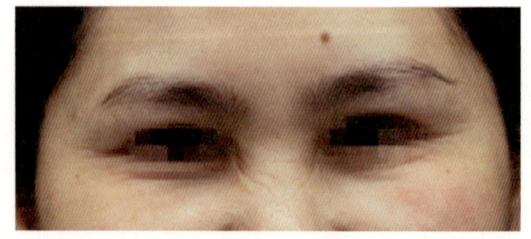
B

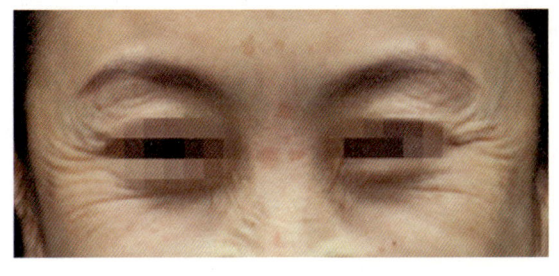
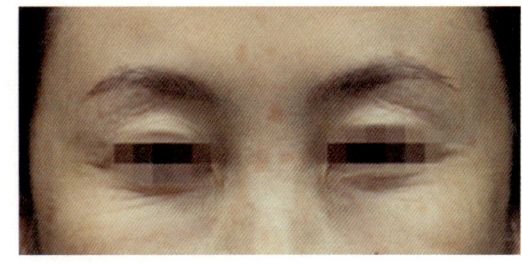

C　　　　　　　　　　　　　　　　　　　　D

图 60-10　鱼尾纹肉毒毒素注射

A. 注射前，鱼尾纹呈双向型，中度　B. 注射后 2 周鱼尾纹明显减轻　C. 注射前，鱼尾纹呈双向型，重度　D. 注射后 2 周鱼尾纹明显减轻

三　额纹

（一）功能解剖

额肌是面上部唯一的提肌，功能是提升眉、前额的皮肤以及对抗眉及眉间的降肌，也参与帽状腱膜收缩头皮的作用。额肌的运动通常可以抬高眉毛，发出惊讶甚至惊恐的表情。此肌肉收缩会引起前额水平纹的形成。额肌是一对四方形独立的肌肉，肌纤维为垂直方向，起自眉毛和眉间处的皮肤，与眼轮匝肌的肌纤维穿插，向上伸入帽状腱膜，与颅顶肌延伸的肌腱交汇。位于皮下组织的深面，与骨没有连接。额肌内侧纤维与降眉间肌纤维相互交织，并在鼻部合为一体（图 60-11）。

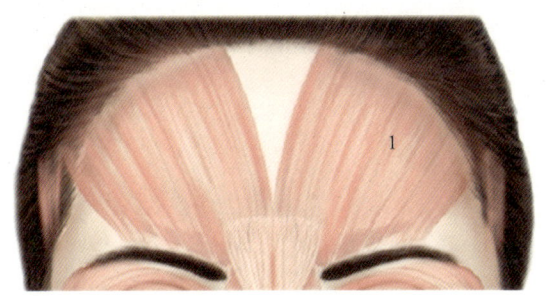

图 60-11　额肌解剖
1 为额肌

（二）注射定点和剂量

前额正中有 5~9 个注射点，另外，在额部的外侧上方各有 1 个注射点。最外侧的注射点决定了眉部运动的幅度（注射越接近中央，眉毛外侧抬高的幅度越大）。定点在额肌肌腹而不是皱褶处，总量控制在 6~15U。注射层次为皮下或额肌内，但不接触骨膜。因为额肌与眉的降肌群存在相互拮抗的作用，过度治疗可导致眉下垂的潜在风险，所以额肌的肉毒毒素的治疗剂量宁少勿多，以避免出现"冷冻"外观。此外，将注射部位延伸到足够远的外侧面，以避免眉外侧过度上扬，造成 Mephisto 眉或 Spock 眉的发生（图 60-12）。

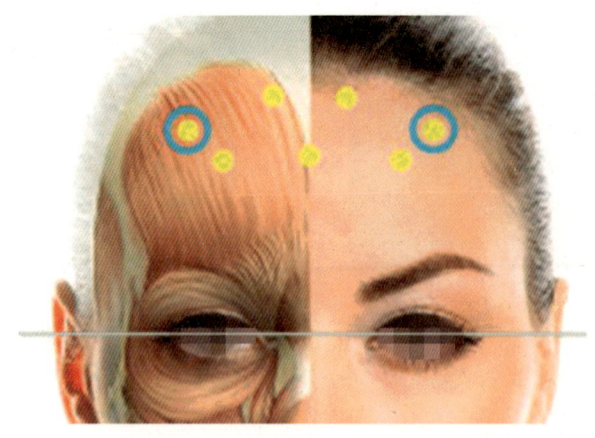

图 60-12　额纹的常用注射点位

（三）个体化分析

在前额注射肉毒毒素的模式是多种多样的，剂量也因皱纹的数量、深度、形状、肌肉的强度而不同。通常要综合评估面部美学标志，尤其是与眉、眼的关系。男性需要更加水平的眉形，因此外侧的额肌也应给予适当注射。对于眉下垂和上睑皮肤松弛的患者，注射定点要相对较高，剂量降低。在肉毒毒素治疗额部横纹时，应用合理的注射技巧是避免产生眉下垂等并发症的重要因素，应保证注射点位于眉上方2cm。

（四）注射技巧

嘱患者反复做抬眉动作，分析额肌的分布以及与降眉肌群的关系。在额肌肌腹标记注射点，均匀分布于额肌产生的横纹范围内，注意最低点距眉上方大于2cm。绷紧皮肤，避开皮下血管，进行皮下注射，每点1～2U。注射后不宜进行持续的或较重的按摩，以防药物播散到邻近区域，导致眉下垂。

（五）典型案例

典型案例见图60-13、图60-14。

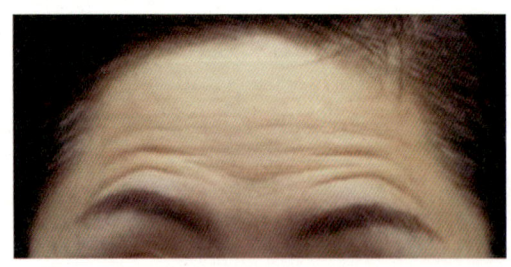
A

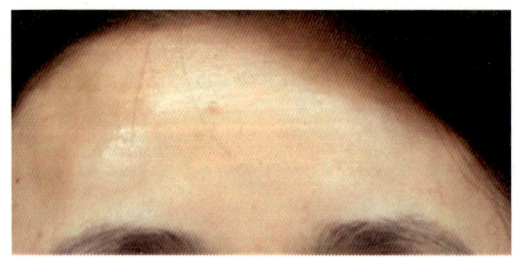
B

图 60-13　肉毒毒素额纹注射（9点，每点1U，共9U肉毒毒素）
A. 注射前，额部数条水平皱纹，眉毛的高度不对称　B. 注射后2周额纹基本消失，眉毛高度对称，皮肤光泽度增加

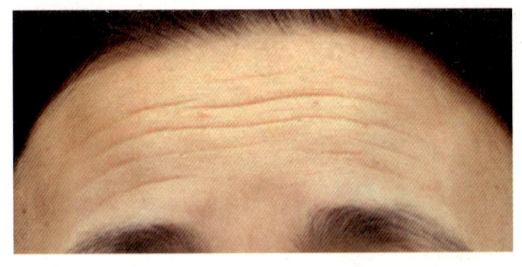
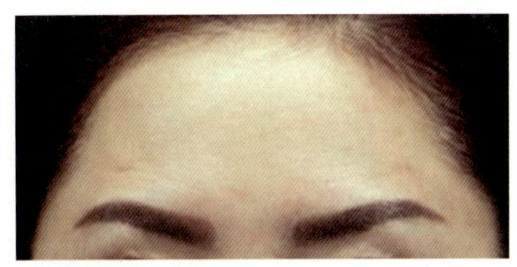

图 60-14　肉毒毒素额纹注射（9 点，每点 1U，共 9U 肉毒毒素）
A. 注射前　B. 注射后 2 周额纹基本消失，皮肤光亮，毛孔细腻

四　眉形的调整

（一）各表情肌的功能及解剖

眉部的相关表情肌包括额肌、眼轮匝肌、皱眉肌、降眉间肌及降眉肌。

额肌起自帽状腱膜，止于眉部皮肤与眼轮匝肌，其深面的筋膜止于眶上缘的上部，该肌收缩时可上提眉毛和眉部眼睑，使眼睛睁开，是眼轮匝肌的拮抗肌，该肌肉受面神经颞支支配。

眼轮匝肌围绕睑裂周围的皮下，为椭圆形扁肌，深面紧贴眶周骨膜和睑筋膜的浅面。眶部眼轮匝肌可以使眉下降并上提颊部皮肤使睑用力闭合。睑部眼轮匝肌作用为眨眼，并舒张额部皮肤。泪囊部眼轮匝肌主要作用是使眼睑紧贴于眼球，促进泪液流畅。眼轮匝肌受面神经的颞支和颧支支配。

皱眉肌位于眼轮匝肌眶部和额肌的深面、两侧眉弓之间，内侧起自额骨鼻部，肌纤维斜向上外，终于眉部皮肤。皱眉肌中间深外侧、浅内侧有一个宽的基底，解剖显示常分割为 3～4 个薄的长方形肌肉。该肌肉有两种不同类型的肌肉模式，第一种为短窄锥状肌肉，位于眶上缘终端；第二种为长窄线形肌肉，沿眶上缘伸展到超出眉中段。收缩时可牵拉眉向内下，使鼻根部皮肤产生纵沟，出现皱眉表情。反复收缩能产生垂直或者斜向的皱纹。该肌肉受面神经颞支支配。当应用肉毒毒素治疗时，需要根据肌肉的解剖走向。例如，治疗垂直的眉间纹时，应注射到皱眉肌的最深处，接近眉的中间部分，必要时可以注射到眉水平或之上。

降眉间肌是额肌的延续部分，起自鼻根部，向上终于眉间皮肤。收缩时牵拉眉间皮肤向下，产生鼻根部横纹。对鼻梁上方的水平皱纹，应从中间稍向尾侧到鼻根处对降眉肌进行注射。

降眉肌起自额骨鼻突睑内侧韧带上约 1cm 处，走行至眉内侧皮下。关于该肌肉的存在一直有争论。一种观点认为，该肌肉是皱眉肌的一部分；另一种观点认为，它是眼轮匝肌的一部分。皱眉肌的横头在降眉肌之上或者中间，肉毒毒素能有效降低该肌肉的收缩力，注射部位为睑内侧韧带垂线上、睑内侧韧带上方 10～15mm 的皮下或稍深（图 60-15）。

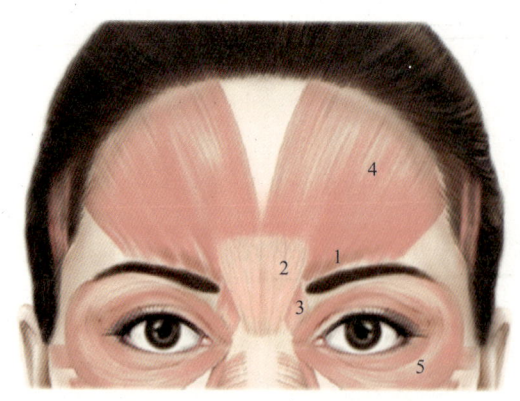

图 60-15 眉部周围肌肉解剖
1 为皱眉肌；2 为降眉间肌；3 为降眉肌；4 为额肌；5 为眼轮匝肌

（二）注射定点和剂量

眉形的调整主要通过额肌的注射位点和药量控制来实现。通过改变额肌内侧或外侧的治疗位点，可以影响眉的形状。由于眉部肌肉形态类型不同，肉毒毒素对于眉形的调整需要个性化。对于每个人都需要精确记录注射位点，并根据最初治疗后反应来调整剂量和位置。患者在静态和动态以及治疗前、后都需要进行评价。眉部不对称很常见，可以是静态不对称，也可以是动态不对称，治疗前很多求美者可能从来没有发现。在眉形调整之前需要与其充分沟通，明确目前的状态，有利于术后出现问题时，取得患者的充分理解。

眉间部位注射，可以产生部分外侧眉上提。在一个仅注射眉间后测量眉上提高度的研究中发现，总量 10U 的肉毒毒素注射于眉间后出现大约 2 个月的轻、中度眉下垂，而注射 20～40U 后，早起出现眉外侧上提，随后出现中内侧眉上提，高峰在 12 周，持续到 16 周。其主要原因是额肌的静态肌张力调节发生了变化。因此，可以通过改变额肌内侧或外侧的治疗位点来调整眉部的形状。由于眉部治疗每个人都不相同，因此只有准确地做好每次的记录，并根据最初治疗后的反应来调整，才能做到个性化治疗，最终达到理想的效果。

（三）典型案例

典型案例见图 60-16。

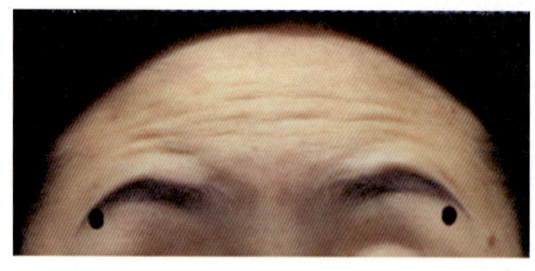
A

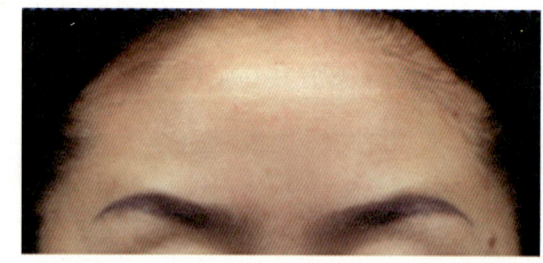
B

图 60-16 肉毒毒素注射提眉
A. 注射前，眉尾下垂　B. 行额纹注射，9 点，每点 1U，并在眉峰下黑点处（眼轮匝肌）各注射 2U；注射后 2 周，额纹明显减轻，眉尾提升

五 鼻唇沟和露龈笑

鼻唇沟形成机制包括：鼻唇沟两侧皮下软组织差异、颊部软组织松垂以及鼻唇沟部位肌肉牵拉。中青年患者鼻唇沟过深，通常为轻、中度加深，主要由肌肉因素造成，适合用肉毒毒素治疗。由颊部脂肪松垂形成的中重度鼻唇沟加深不适合用肉毒毒素治疗。

患者微笑时牙龈显露称为露龈笑，这种现象是由上唇肌肉过度收缩引起的，可以通过肉毒毒素治疗。临床依据牙龈显露的程度诊断和评价露龈笑。大笑时中切牙或第1前磨牙牙龈露出区上缘和上唇下缘间距＞3mm可以诊断为露龈笑。根据露龈部位的不同可以分为：前部露龈，指两侧尖牙间牙龈暴露＞3mm；侧方露龈，指切牙后方露龈＞3mm，前部＜3mm；混合性露龈，前部和后部均露龈过多。

（一）机制与功能解剖

提上唇鼻翼肌、颧大肌和颧小肌是肌性鼻唇沟过深和露龈笑形成的相关肌肉。提上唇鼻翼肌（levator labii superioris alaerquenasi，LLSA），在内眦处起自上颌骨额突上方，向外下斜行并分为两束，其一束附着于大翼软骨和鼻翼旁皮肤深层，另一束止于上唇。鼻翼束参与鼻唇沟的组成。上唇束肌力过强引起前部露龈。颧肌位于提上唇肌的外下方，起自颧骨前面，止于口角皮肤和颊黏膜，部分肌纤维移行于口轮匝肌，分为颧大肌（Zmj）和颧小肌（Zmi）两部分。颧肌的皮肤止点参与形成鼻唇沟，颧肌肌力过强引起侧方露龈。少部分露龈笑患者微笑时伴有唇缘向上蜷曲，这种外观的形成是由于口轮匝肌深层、提上唇肌肌力过强，收缩时对唇缘向外向上牵拉，使牙龈显露过多（图60-17）。

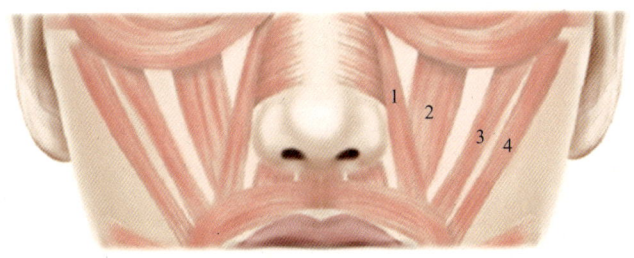

图60-17　与肌性鼻唇沟过深和露龈笑形成有关的肌肉
1为提上唇鼻翼肌；2为提上唇肌；3为颧小肌；4为颧大肌

（二）注射定点和剂量

鼻唇沟过深和露龈笑的肉毒毒素治疗的靶肌肉均为提上唇鼻翼肌、颧大肌和颧小肌。提上唇鼻翼肌注射点位于鼻翼外侧缘，鼻唇沟头端隆起处，注射剂量1～4U。大笑时，鼻唇沟最远点为颧大肌和颧小肌皮肤止点体表投影，此为颧大小肌注射点之一；另一注射点位于颧肌起点，在口角与皮肤止点连线与颧骨相交处，每注射点注射剂量1～4U。对于露龈笑的治疗，还与降鼻中隔肌有关，每点剂量1～4U。

提上唇鼻翼肌、颧肌和提上唇肌之间存在肌束的交织，鼻翼水平外侧1cm处，称为"汇合点"，在该点注射肉毒毒素可扩散作用于上述三组肌肉，注射剂量为1～2U（图60-18）。

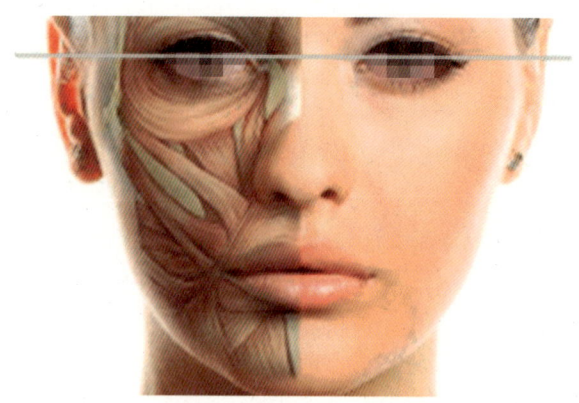

图 60-18 肉毒毒素治疗鼻唇沟过深和露龈笑注射方法示意图
靶肌肉为提上唇鼻翼肌、颧大肌、颧小肌和降鼻中隔肌。注射剂量为每点 1~4U

(三) 个体化分析与注射技巧

上唇是一个特殊功能区域,鼻唇沟与露龈笑治疗的目标肌肉涵盖所有上唇提肌复合体,治疗时必须避免上提上唇的肌肉发生整体性瘫痪。初次治疗时,应首先采用保守剂量,治疗后2~3周随访,根据治疗效果进行剂量的调整。

治疗鼻唇沟与露龈笑前,仔细观察患者鼻唇沟特征,以及微笑时的露龈情况,以便进行注射点和注射剂量的选择,通常总剂量不超过15U。

提上唇鼻翼肌单点注射,将拇指触及梨状孔边缘上颌骨面,拇指与示指指腹捏住鼻唇沟头端隆起部分,垂直于皮肤进针,到达骨膜表面注射。颧肌注射,嘱患者做大笑表情,拇指与示指指腹捏住鼻唇沟最远,该点皮下注射;颧肌起点处为骨膜表面注射。

(四) 典型案例

典型案例见图60-19、图60-20。

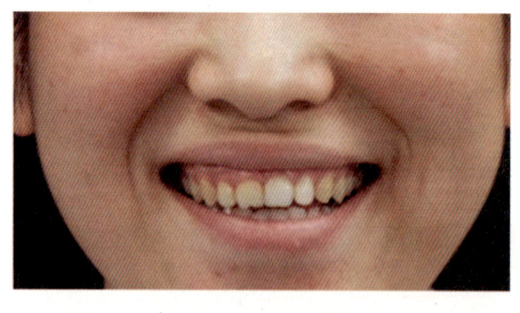
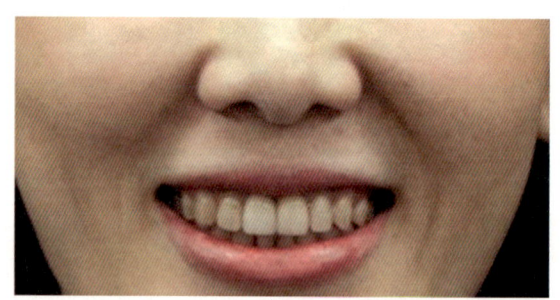

A　　　　　　　　　　　　B

图 60-19 露龈笑肉毒毒素治疗
A. 注射前,露龈笑且两侧口角不对称,右侧重于左侧　B. 两侧提上唇鼻翼肌、颧小肌、降鼻中隔肌注射,每点各2U,2周后露龈笑及两侧口角对称性明显改善

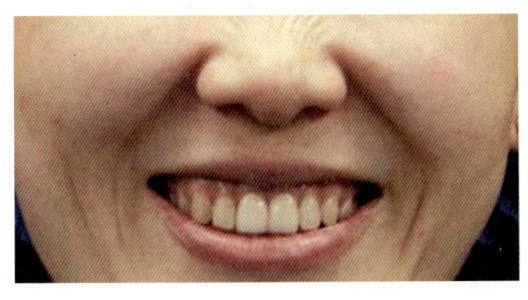
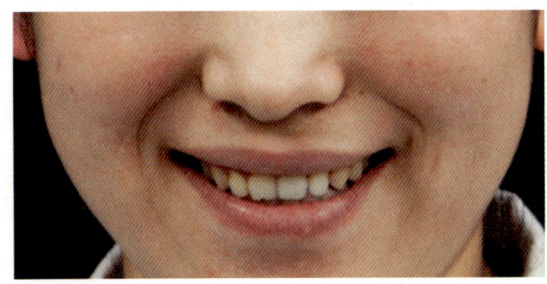

图 60-20 露龈笑肉毒毒素治疗
A. 注射前　B. 两侧提上唇鼻翼肌、颧小肌、降鼻中隔肌注射，每点各 2U，2 周后露龈笑明显改善

六　口周皱纹

（一）功能解剖

造成口周放射状皱纹的主要原因是口轮匝肌（图 60-21）的活动。其他原因包括：皮肤的老化（真皮变薄、光照损伤、吸烟）、皮下和黏膜下软组织萎缩产生容量丧失等。小剂量的肉毒毒素能够减弱口轮匝肌的肌力，舒平皱纹，并使红唇出现一定程度的外翻，改善红唇形态。肉毒毒素注射除皱如果联合充填材料隆唇，如透明质酸或胶原，可以进一步改善皱纹，重建唇部容积，达到更明显的效果。

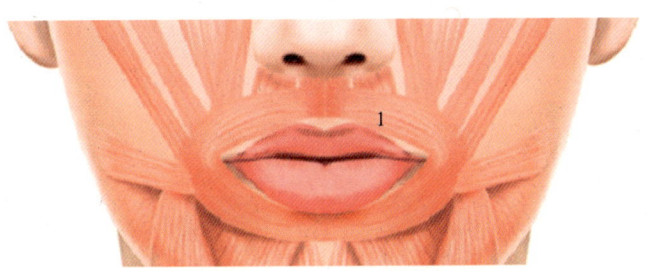

图 60-21　口轮匝肌解剖
1 为口轮匝肌

（二）注射定点和剂量

要求患者先紧闭双唇，接着放松，然后再闭紧，重复多次，以判断口轮匝肌的力量和皱纹的分布范围。注射点选择与唇红缘平行，距离口角至少 1.5cm 处，一般上唇选择 4 个点，下唇选择 2 个点，低剂量表浅注射，每点 1U。这种注射方法能够有效避免治疗后口唇功能不全，总剂量为 4~6U（图 60-22）。

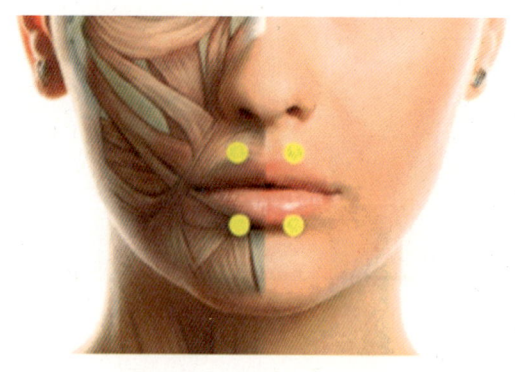

图 60-22　口周皱纹的注射位点
注射肉毒毒素治疗口周皱纹，上唇每侧注射 1 或 2 点，下唇每侧注射 1 点

（三）个体化分析

Cohen 等研究了肉毒毒素口周皱纹注射的安全剂量，发现总量 7.5U 和 12.0U 在 12 周时主观和客观指标无差异，7.5U 一般维持 16 周，而 12.0U 可以维持 20 周。考虑到不良反应呈明显量效依赖性，7.5U 是安全有效剂量。

（四）注射技巧

要注意避免过度注射，防止并发症的产生，如爆破音、发音障碍，甚至闭合不全。下唇过度注射会导致流涎和闭合不全。

（五）典型案例

典型案例见图 60-23。

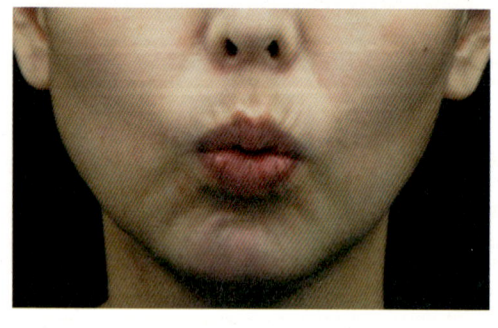

　　　　　　　A　　　　　　　　　　　　　　　　　　　B
图 60-23　肉毒毒素口周皱纹注射（给予 6 点注射，上唇 4 点，下唇 2 点，每点 1U，共 6U）
A. 注射前噘嘴状态　B. 注射后 2 周噘嘴状态，口周皱纹明显减轻

七　颏肌

（一）功能解剖

颏部的不平整是由颏肌收缩、皮肤胶原流失、皮下脂肪减少共同形成的。颏肌起于下颌骨，覆盖在下颌骨表面，止于下唇下缘的皮肤（图 60-24）。颏肌收缩可上提颏部软组织，形成皱纹、凸凹不平和凹坑，噘起下唇，可展现忧伤、愤怒、蔑视和怀疑等不良情绪。肉毒毒素能够放松颏

肌，使颏部出现平整的外观。

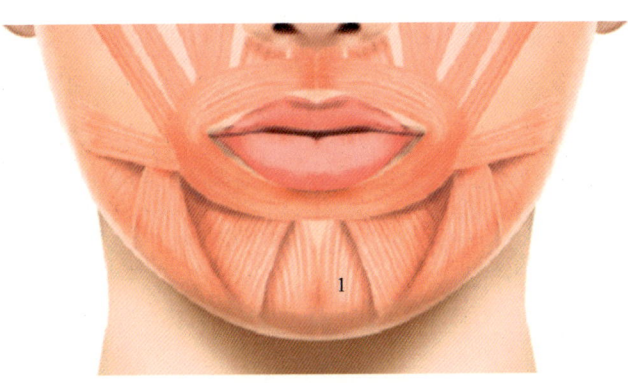

图 60-24　颏肌解剖
1 为颏肌

（二）注射定点和剂量

通过肉毒毒素治疗颏部凹坑，位于中线位置的注射点距离颏部最低点 0.5～1cm，距离下唇至少 1.5cm。有些患者还需要在中间注射点的两侧对称处各选一点进行注射。肉毒毒素剂量为 4～8U（图 60-25）。

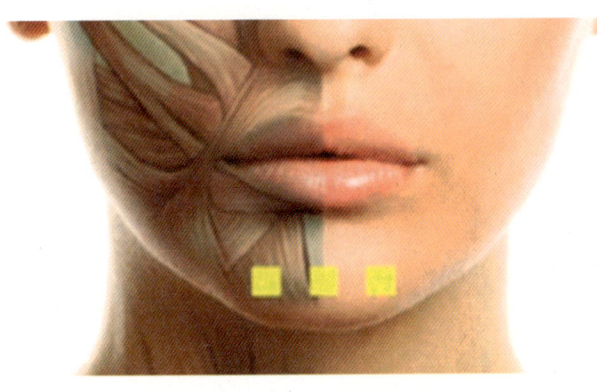

图 60-25　针对颏肌的肉毒毒素注射治疗
在颏部上方 0.5～1cm 中线处及其两侧对称处分别注射

（三）典型案例

典型案例见图 60-26。

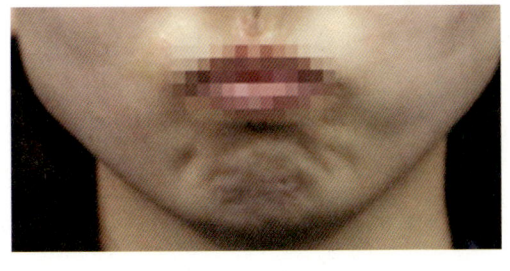

A

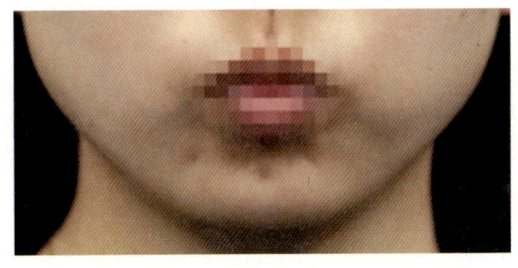

B

图 60-26　肉毒毒素颏肌注射，给予 3 点注射，每点 2U，共 6U
A. 注射前噘嘴状态　B. 注射后 2 周噘嘴状态，颏部凹陷明显减轻

八 降口角肌

（一）功能解剖

降口角肌是三角形肌肉（图60-27），可以牵拉口角向下，导致口角木偶纹，有时还能导致口角下方明显的水平皱纹。注射该肌肉不仅可以提升口角，减少微笑时下排牙列的暴露，还能缓解木偶纹和口角下方明显的水平皱纹。

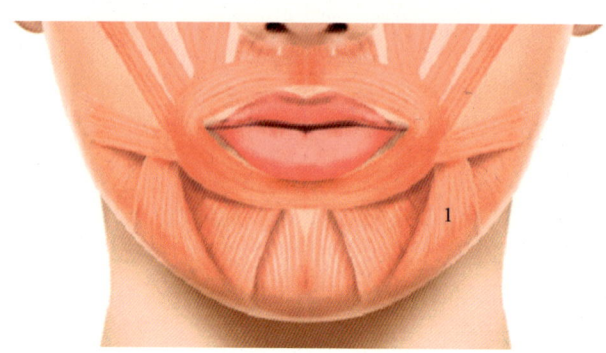

图60-27 降口角肌解剖
1为降口角肌

（二）注射定点和剂量

嘱患者做向下用力撇嘴动作，沿降口角肌肌腹方向，从口角到下颌缘做一条连线，注射定点于该线的中、下1/3交界点（图60-28）。垂直皮肤进针，注射到肌腹内。注射剂量为每点1～4U。注意不要在降口角肌靠近口角处注射，以防影响口轮匝肌下部，导致流涎和口唇闭合不全。因为降口角肌的注射可能造成两侧口角不对称的发生，所以在注射前和注射后2周必须对两侧口角的对称性进行评估。注射剂量过大和偏内侧注射可能引起降下唇肌麻痹，导致微笑时口唇偏斜。对于伴有明显木偶纹的患者，可以在肉毒毒素注射降口角肌的同时，联合使用透明质酸充填皱纹，可以增强除皱效果，并对下垂的口角有进一步的支撑作用。

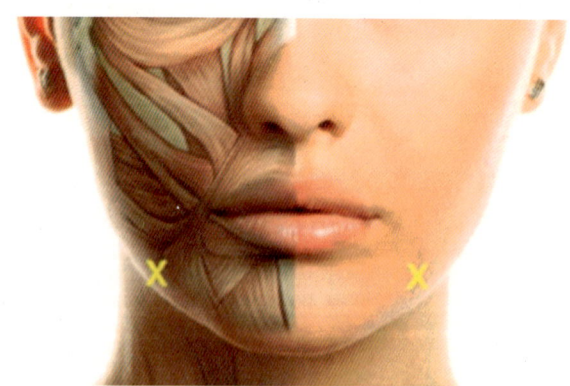

图60-28 降口角肌的注射位点

（三）典型案例

典型案例见图60-29。

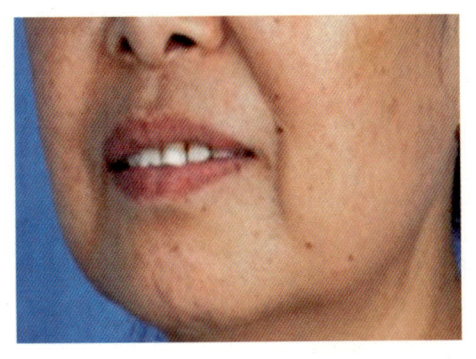 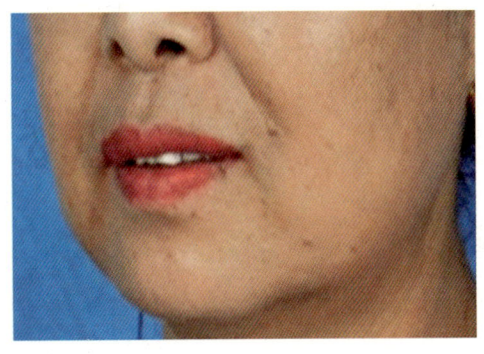

图 60-29　肉毒毒素降口角肌注射，联合透明质酸每侧 1ml 充填木偶纹。给予双侧降口角肌注射，每侧 1 点，每点 4U，共 8U。透明质酸每侧 1ml 皮下充填

A. 注射前　B. 注射后 1 周

九　咬肌

（一）概述

咬肌肥大症，具体病因仍不明确，与精神紧张或因磨牙习惯致咬肌过度活动有关。咬肌肥大症影响患者面下部轮廓外形。1994 年，Moore 首次报道了 A 型肉毒毒素用于咬肌肥大症治疗。1998 年，A 型肉毒毒素开始大量应用于治疗咬肌肥大症。A 型肉毒毒素治疗咬肌肥大，具有创伤小、操作方便、效果明显、风险小等特点，广为大众所接受，目前已超过下颌角截骨术、咬肌切除术，成为改善面下部轮廓的首选治疗方法。尤其在亚洲，马来人种具有面下部轮廓宽大的特征，咬肌肉毒毒素注射缩小术受众广泛。

在 A 型肉毒毒素治疗咬肌肥大的研究和应用中，A 型肉毒毒素的注射剂量尚没有一个统一的标准。2005 年，Choe S. W. 等的前瞻性临床实验证明，厚度为 10mm 左右的咬肌，A 型肉毒毒素的单侧注射剂量应高于 20U。2005 年，Kim N. H. 等临床注射剂量为 40～60U。2009 年，Kwon 等在研究 A 型肉毒毒素咬肌缩小术对腮腺分泌功能的影响中，A 型肉毒毒素注射方法为单侧咬肌 25U，分两点注射。2010 年，Gaofeng L. 等文中的注射剂量为单侧 30～50U。2011 年，Jaspers 等总结了 A 型肉毒毒素在面部美容的应用，其中咬肌缩小注射方法为单侧 3 点注射，每点 12U。不同的临床实验得出不同的有效剂量，原因在于对咬肌解剖不明晰，缺乏分型、分度标准，无法统一注射方法。

回顾文献，咬肌的注射方法没有统一的标准，大多采用三点法，但具体注射的定点方法不一。这些方法没有明确的解剖基础，主要遵循将药物均匀注射在咬肌内的原则，但临床上观察到的咬肌并非均一分布，均匀注射常会发生局部隆起的并发症。根据咬肌类型进行分类，并进行个性化的治疗将逐渐成为趋势。

（二）机制与功能解剖

咬肌是一块长方形的扁肌，位于下颌支外侧皮下，是面部最为发达的肌肉，其强弱除了先天性的遗传因素外，还与患者的饮食习惯有着密切关系。咬肌分为浅、中、深三层。浅层肌纤维借肌腱起于颧弓前段，纤维向后下方止于咬肌粗隆。中层肌纤维较窄，起于颧弓后段，向前下走行止于咬肌粗隆。深层肌纤维宽度介于浅层与中层之间，纤维向后下止于咬肌粗隆（图 60-30）。三层肌肉在下颌支的上 2/3 部分较易分离，而在下 1/3 部分融合较为紧密。相应的咬肌神经主干从肌上端后缘入肌，入肌后分出三支初级神经支分别进入咬肌的浅、中、深层。解剖可见咬肌是一个多层次的骨骼肌，不同层次的肌纤维有不同的走行方向，各个层次由从咬肌神经主干发出的独

立神经分支支配。

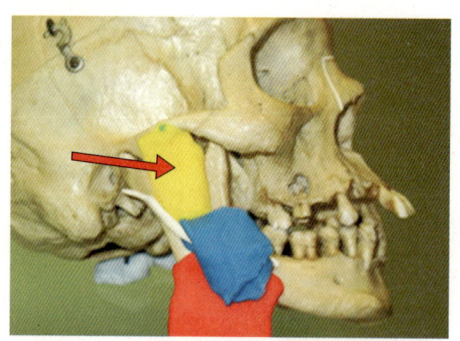

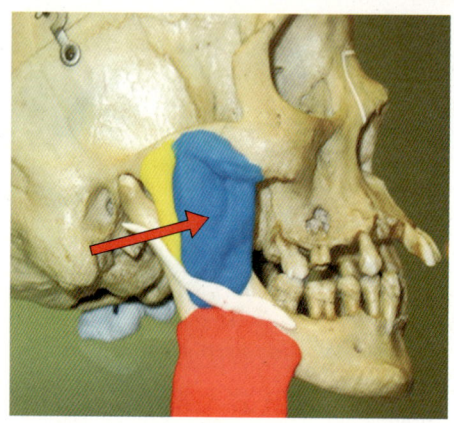

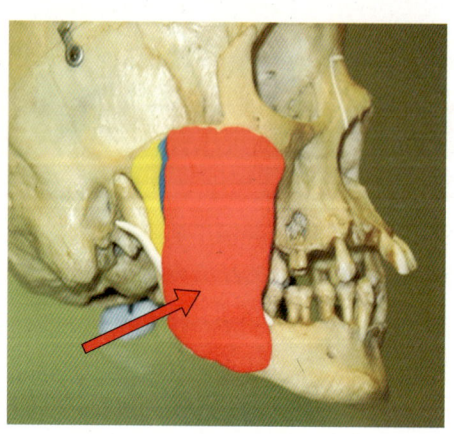

图 60-30　咬肌解剖
A. 红色箭头显示深层肌肉　B. 红色箭头显示中层肌肉　C. 红色箭头显示浅层肌肉

（三）咬肌肥厚分型

1. 临床分型　一项大样本临床研究发现，咬肌收缩时形成的隆突可以归纳为五种类型。

Ⅰ型，平坦型，收缩时增厚，但不出现局部隆起，21.43%。

Ⅱ型，单隆型，收缩时出现单束纵行的局部隆起，33.13%。

Ⅲ型，双隆型，收缩时形成同向的两束隆起，两束隆起的最厚处分别形成两个分离的高点，可触及两个厚度接近或略有差异的束状隆起，28.37%。

Ⅳ型，三隆型，收缩时可见三个厚度接近或略有差异的束状隆起，5.95%。

Ⅴ型，高突型，收缩时整个肌肉范围突起，形成明显高突的隆起，较Ⅰ型和Ⅱ型明显隆突，11.12%（图60-31）。

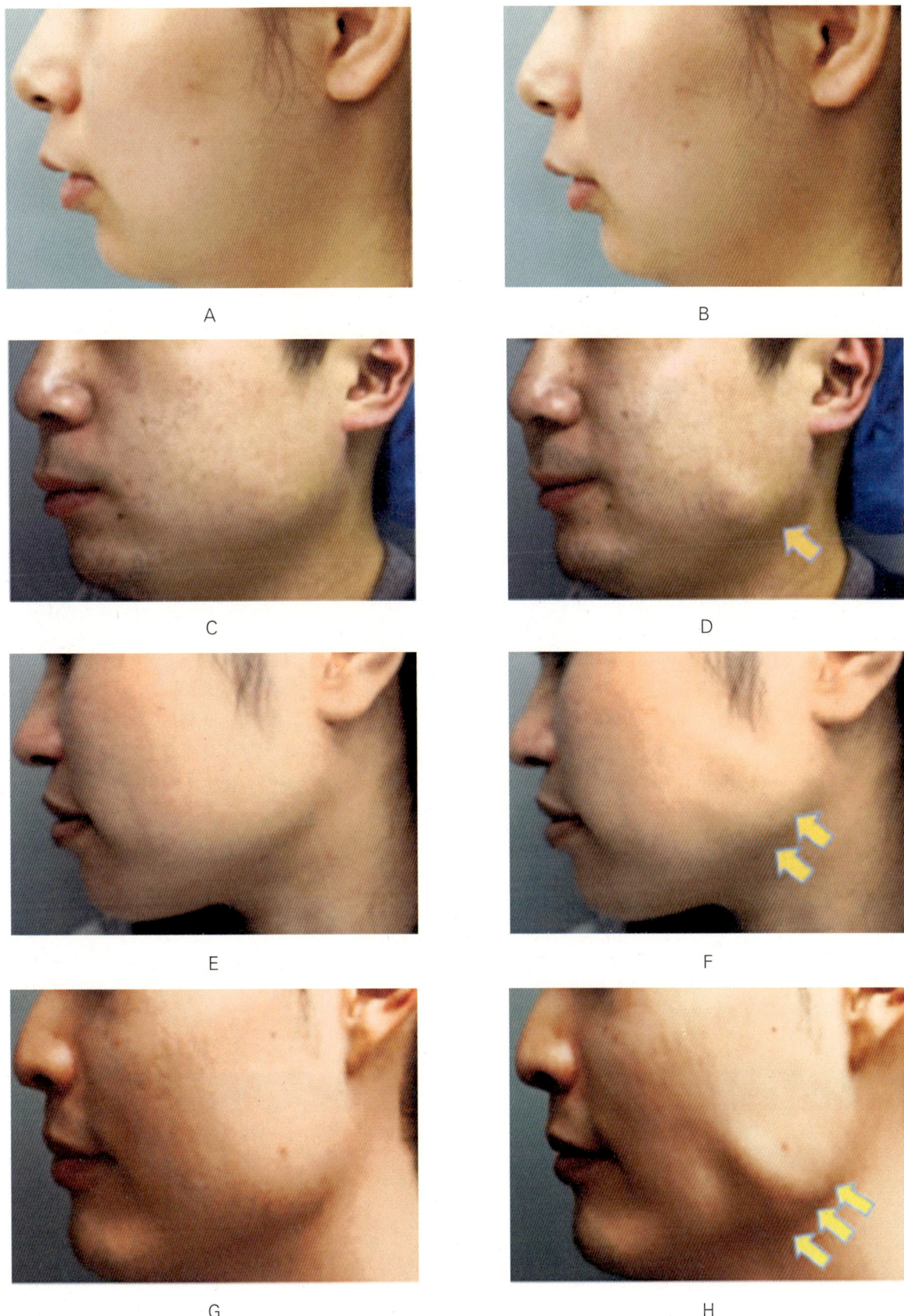

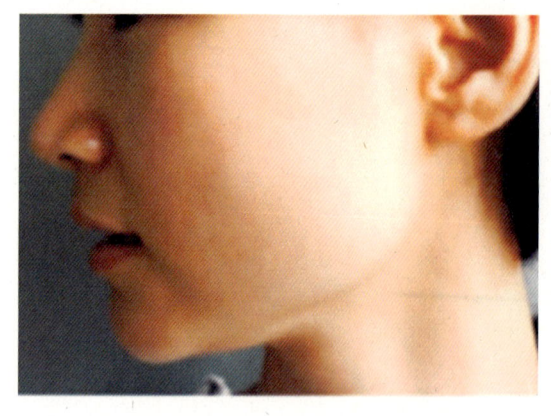
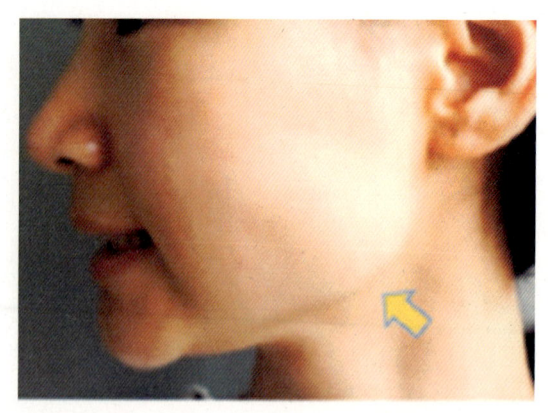

I J

图 60-31 咬肌分型
A、B. Ⅰ型　C、D. Ⅱ型　E、F. Ⅲ型　G、H. Ⅳ型　I、J. Ⅴ型

2. B超分型　B超检测的结果与临床查体结果相符，咬肌收缩时的横截面显示，咬肌收缩时出现不同隆起类型，B超检测显示的隆起类型与触诊相吻合。

B超检测咬肌静态厚度为12.32±2.65mm，厚度数值呈正态分布，符合大样本调查研究对象。不同咬肌类型的咬肌厚度结果如下：

Ⅰ型，咬肌厚度范围5.1～17.9mm，平均11.96±1.2mm。

Ⅱ型，咬肌厚度范围7.1～18.7mm，平均11.78±2.17mm。

Ⅲ型，咬肌厚度范围5.2～18.6mm，平均12.39±2.67mm。

Ⅳ型，咬肌厚度范围8～18.3mm，平均13.08±2.22mm。

Ⅴ型，咬肌厚度范围14～19.9mm，平均15.56±1.77mm。

（四）注射定点和剂量

根据咬肌肥厚的分类，注射细节主要包括注射点和注射剂量两部分内容。

咬肌收缩时出现不同的肥厚表现，与咬肌神经末梢终板区分布相关。根据A型肉毒毒素的作用原理，阻断神经末梢的突触前膜递质释放，继而达到肌肉的去神经化，因而终板区的分布部位正是A型肉毒毒素的最佳注射部位。肥厚分型注射法根据咬肌收缩时产生的不同分型和隆起点分布来设计注射点。

根据大样本调查得到的咬肌厚度分布情况，将咬肌厚度分为三个等级。咬肌厚度以中央区为准。咬肌厚度小于10mm为轻度肥厚，单侧注射剂量20～25U；咬肌厚度10～13.9mm为中度肥厚，局部注射剂量为25～30U；咬肌厚度大于14mm为重度肥厚，单侧注射剂量30～40U。避免注射到肌肉浅层，否则可能会累及笑肌导致口角歪斜。避免注射部位过高，而导致颊部凹陷。两侧咬肌大小不一者可调整两侧的注射量（表60-3）。

表 60-3　不同咬肌类型注射剂量

分度	平坦型	单隆型	双隆型	三隆型	高突型
轻度<10mm	1	1	2	3	/
中度10～13.9mm	2	1	2	3	/
重度>14mm	3	1～2	2～3	3	3

(五)个体化分析与注射技巧

1. 平坦型 轻度,为正常咬肌,单点注射20~25U;中度,根据突起面积平均注射2点,每点12.5~15U;重度,根据突起的面积平均注射三点,每点10~16.5U。

2. 单隆型 对收缩高点进行单点注射,单侧注射总剂量根据最高点厚度分度。重度且隆起长度大于2cm时可分两点注射。

3. 双隆型 对收缩时的2个高点分别注射。单侧注射总剂量根据最高点厚度分度,每点剂量分配依据肌束隆起的高度比例;两束隆起高度差异较大、较高隆起为重度肥厚、隆起长度大于2cm时可按两点注射。

4. 三隆型 对收缩时三个高点进行三点注射,单侧注射总剂量根据最高点厚度分度,剂量分配依据肌束大小分配。

5. 高突型 收缩高点3点注射,单侧总剂量30~40U。

(六)典型案例

典型案例见图60-32~图60-34。

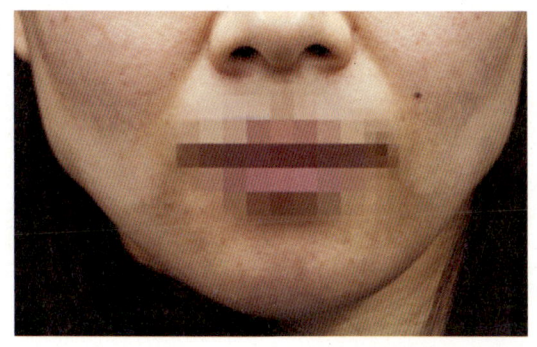
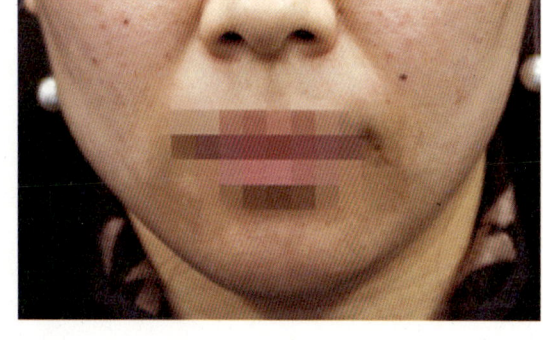

图60-32 肉毒毒素咬肌注射
A. 注射前 B. 每侧注射肉毒毒素30U,注射后2周

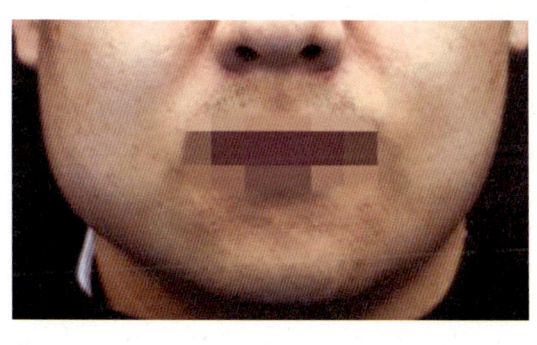
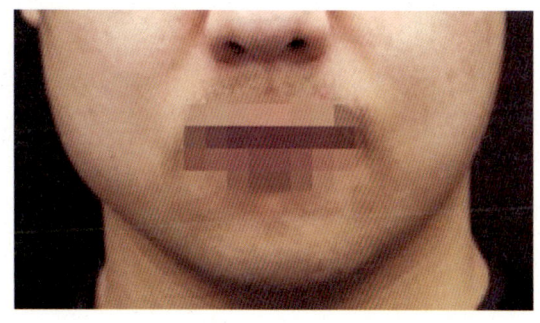

图60-33 肉毒毒素咬肌注射
A. 注射前 B. 右侧注射肉毒毒素40U,左侧注射肉毒毒素30U,注射后6个月

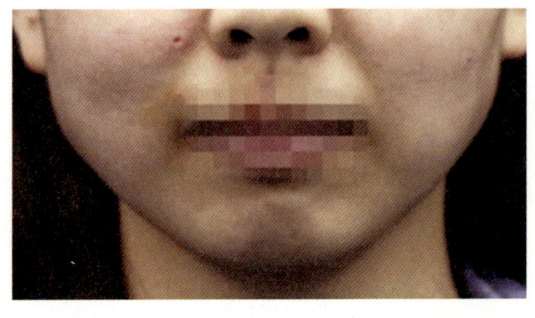
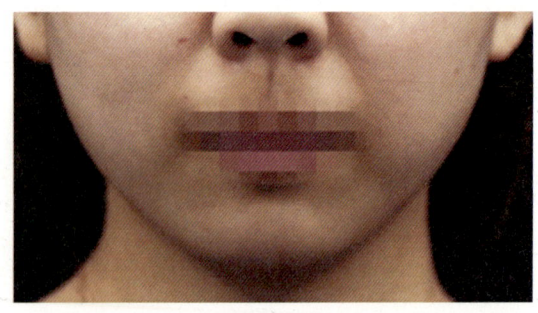

图 60-34　肉毒毒素咬肌及颏肌注射
A. 注射前　B. 每侧肉毒毒素注射咬肌 30U，颏肌注射 8U，注射后 2 周

十　颌颈部提升

（一）功能解剖

颈阔肌的收缩会导致颌下软组织的松垂。减弱颈阔肌在下颌缘处的肌力，使提肌的肌力成为主导，能够起到收紧下颌缘、上提软组织的作用。常常与降口角肌、颏肌的注射联合进行。

（二）注射定点和剂量

在口角垂线与下颌缘交点，到下颌角的范围内，在每侧下颌缘下方均匀定位 4～10 个点，在皮下组织内注射每点 1～2U，每侧共 4～20U（图 60-35）。

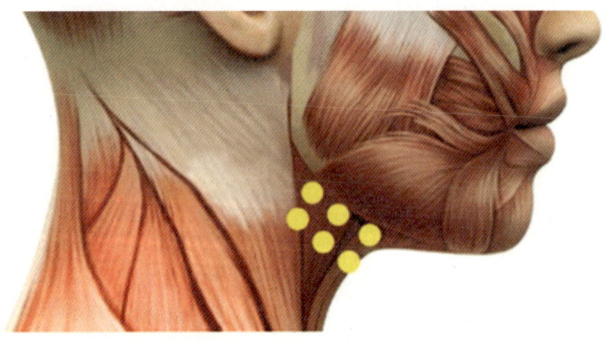

图 60-35　肉毒毒素注射颌颈部提升的注射位点

（三）典型案例

典型案例见图 60-36、图 60-37。

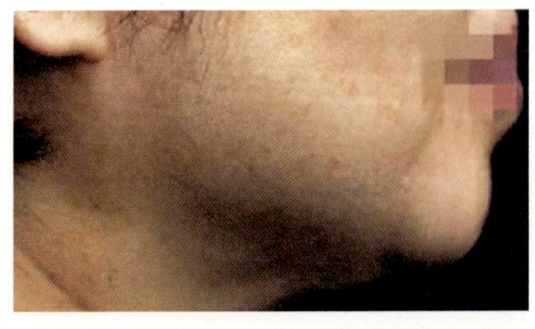
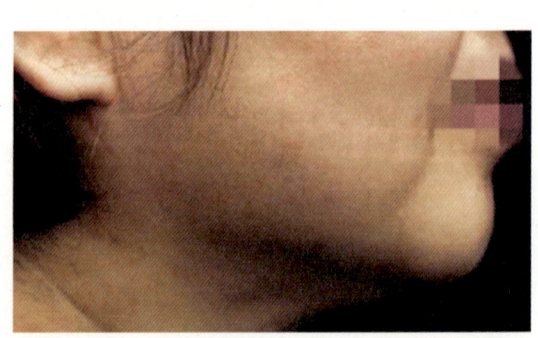

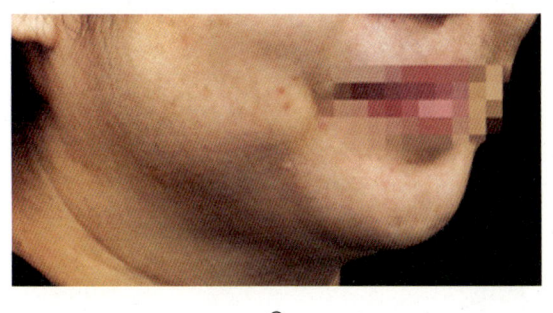 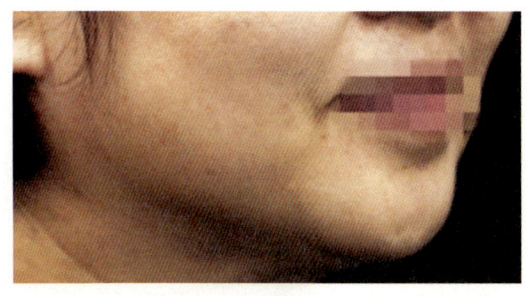

图 60-36　肉毒毒素注射颌颈部提升

在口角垂线与下颌缘交点，到下颌角的范围内，均匀在每侧下颌缘下方定位 9 个点，在皮下组织内注射每点 1.5U，每侧共 13.5U

A、C. 注射治疗前　B、D. 注射治疗后 3 周

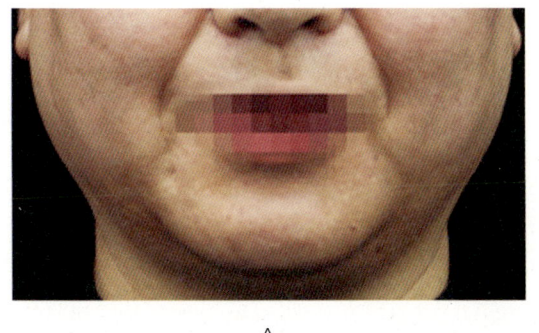 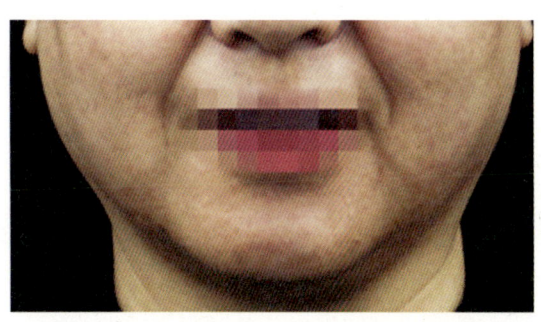

图 60-37　肉毒毒素注射颌颈部提升和咬肌肥大治疗

在口角垂线与下颌缘交点，到下颌角的范围内，均匀在每侧下颌缘下方定位 9 个点，在皮下组织内注射每点 1U，每侧共 9U。咬肌最突起处每侧选择 4 点，每点 5U，共每侧 20U

A. 注射前　B. 注射后 3 周，可见下颌缘弧度明显收紧，面下部宽度变窄

十一　面肌痉挛和面瘫

（一）表现与分级

面肌痉挛以及在不完全性面瘫恢复过程中出现的面部表情异常联动症，可以使用肉毒毒素注射治疗。面部表情联动分级标准为：1级为笑容正常，轻度联动；2级为笑容可接受，中到重度联动；3级为笑容无法接受，严重联动；4级为笑容极为难看，伴有轻度联动。其中，1和2级适合使用肉毒毒素注射治疗。

（二）注射方法

治疗目的为减少肌肉抽动，恢复面部表情的对称，但是肉毒毒素注射难免会产生表情减弱。推荐治疗方法是在瘫痪侧每点使用1.5~2.5U，减少肌肉的痉挛，而对侧面肌代偿性增生，往往需要更高剂量，每点2.5~5U。针对每个患者情况进行个性化的注射点设计，对于达到理想的治疗效果至关重要。

（三）典型案例

典型案例见图60-38。

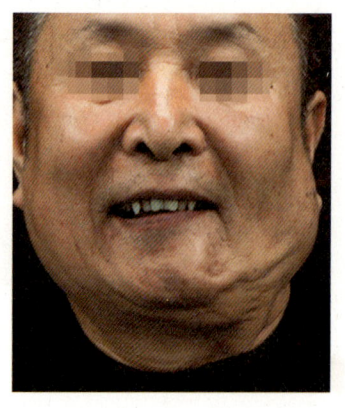
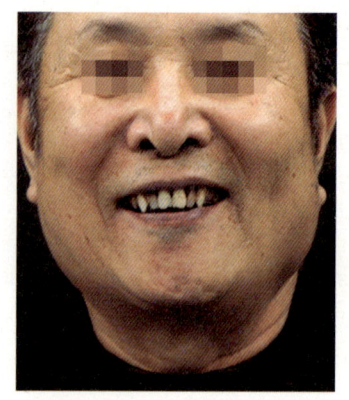

图 60-38　肉毒毒素注射治疗面颈部痉挛
A. 注射前　B. 肉毒毒素注射后 2 周

十二　颈纹

（一）功能解剖

颈阔肌是一层菲薄的肌肉，起于胸肌和三角肌，向上延伸，越过锁骨，沿着颈部两侧向内延伸，到达下颌缘皮下。其收缩可降低下颌，向外下方牵拉下唇和口角，使口唇部分张开（图60-39）。随年龄增长，会导致横向的颈部皱纹以及纵向的颈阔肌条索，往往伴有皮肤的松弛和光老化。肉毒毒素注射，能够减弱颈阔肌张力，减轻横纹以及纵向条索。注射要选择合适的患者，避免用于皮肤松弛或过度脂肪堆积的求美者。

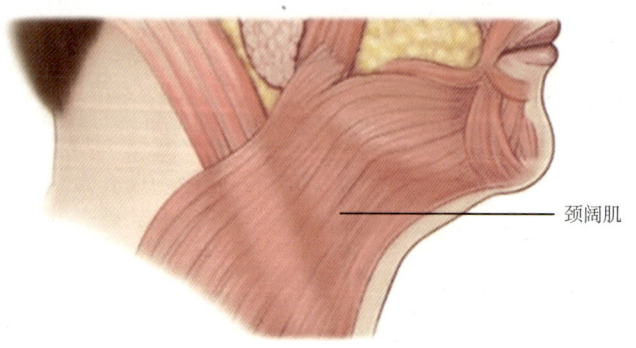

图 60-39　颈阔肌解剖

（二）注射定点和剂量

颈阔肌纵向条索：要求患者紧咬牙齿，显露下牙，可以清楚地显露颈阔肌条索，用辅助手的拇指和示指捏住条索，从下颌缘开始由上至下注射到肌肉条索内，每点2U，点和点间距2.5cm。

横行颈部皱纹：可以通过肉毒毒素注射得到轻度改善，方法是在皱纹的上方和下方进行表浅注射，每点1U，点和点间距1.5cm。

（三）典型案例

典型案例见图60-40。

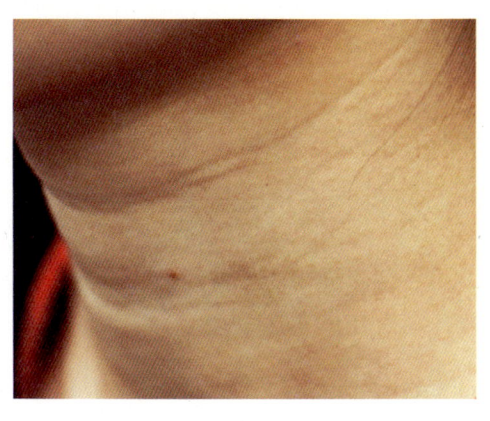 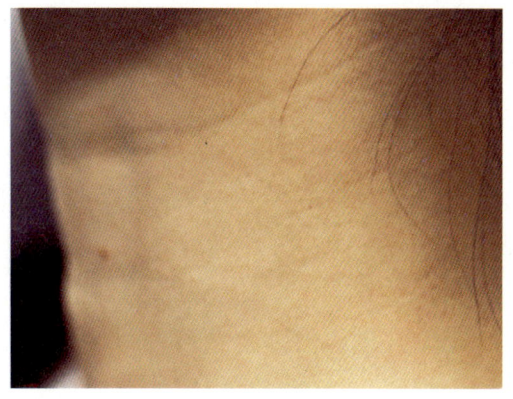

图 60-40　肉毒毒素注射治疗颈纹
A. 注射前　B. 肉毒毒素注射后 2 周颈纹有所减轻

十三　瘦小腿

（一）功能解剖

小腿后侧的肌肉为小腿三头肌，由位于浅面的腓肠肌内侧头、外侧头和深面的比目鱼肌构成（图 60-41）。比目鱼肌的主要功能是保持姿势，其功能包括站立和行走。腓肠肌的功能与比目鱼肌类似，其功能包括加强持续站立的力量，以及在跑步时提供速度。腓肠肌与比目鱼肌在功能上能够很大程度相互代偿。腓肠肌位于皮下浅面，适度地使腓肠肌发生萎缩，能够有效改善小腿外形，而又不会影响下肢功能。临床上，即使将腓肠肌作为肌瓣切取转移，也不会引起功能障碍。

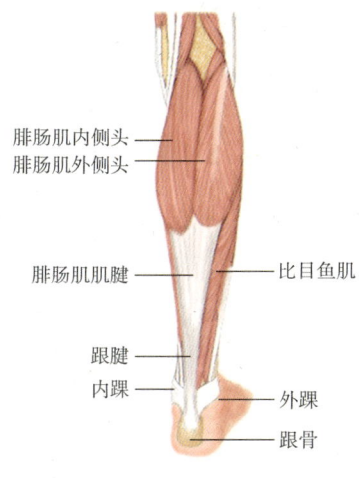

图 60-41　腓肠肌解剖

（二）注射剂量

目前国内外关于 A 型肉毒毒素治疗单纯性小腿腓肠肌肥大的报道在注射剂量和方法上差别很大。一组韩国学者报道的注射剂量为每侧 300~360U，3 周后发现小腿周径明显减小，效果可以维持 6~8 个月。另一组韩国学者在腓肠肌内侧头分别注射 A 型肉毒毒素每侧 32U、48U 或 72U，发现注射 1 周后小腿中段周径减小，并维持 6 个月。由于报道的剂量相差很大，为了兼顾安全和有效，笔者采用 A 型肉毒毒素每侧 100~150U 的剂量，证实在相对较低剂量下能够起到疗效，安全性高，未见明显不良反应。小腿外形改善发生在注射后2周，在2个月时达到最佳效果，维持6~8个月，周径减少0.7~2.5cm，平均减少1.621cm。

（三）个体化分析

腓肠肌是体积较大的肌肉，每侧小腿100~150U肌肉注射，能产生的体积萎缩有限。因此，该治疗的目的应更着重改善腿形而不是缩小周径。注射定点集中于腿形需要改善的部位，如小腿的内、外侧缘，以及腓肠肌肌腹与肌腱过渡的区域。

（四）注射点与注射技巧

在踮脚站立状态，画出腓肠肌内、外侧头的体表位置，在此区域间隔2cm画出网格线，将网格交界点标记为注射点（图60-42）。

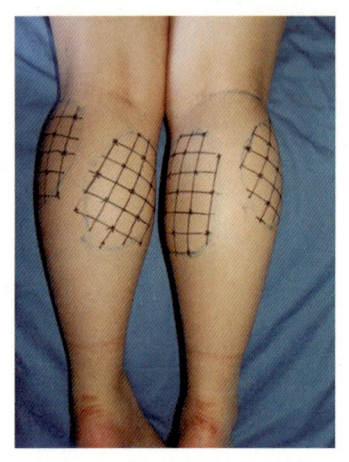

图60-42　肉毒毒素腓肠肌注射定点

注射前半小时使用利多卡因乳膏局部皮肤涂抹，以减少注射时的疼痛感觉。按照定点的数量，使用生理盐水稀释注射用A型肉毒毒素，剂量为每侧100U，每点注射0.5ml。使用27G针头按照定点进行腓肠肌肌内注射。推药前回抽，以免注射入血管。注射完毕后，在医院观察1~2个小时后，可以恢复正常活动。

（五）典型案例

典型案例见图60-43、图60-44。

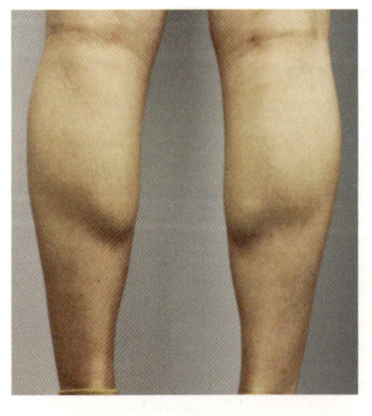
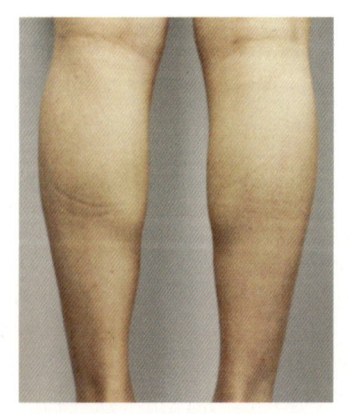

A　　　　　　　　　　　　B

图60-43　肉毒毒素腓肠肌注射
A. 背面观踮脚位，注射前　B. 背面观踮脚位，注射后1个月

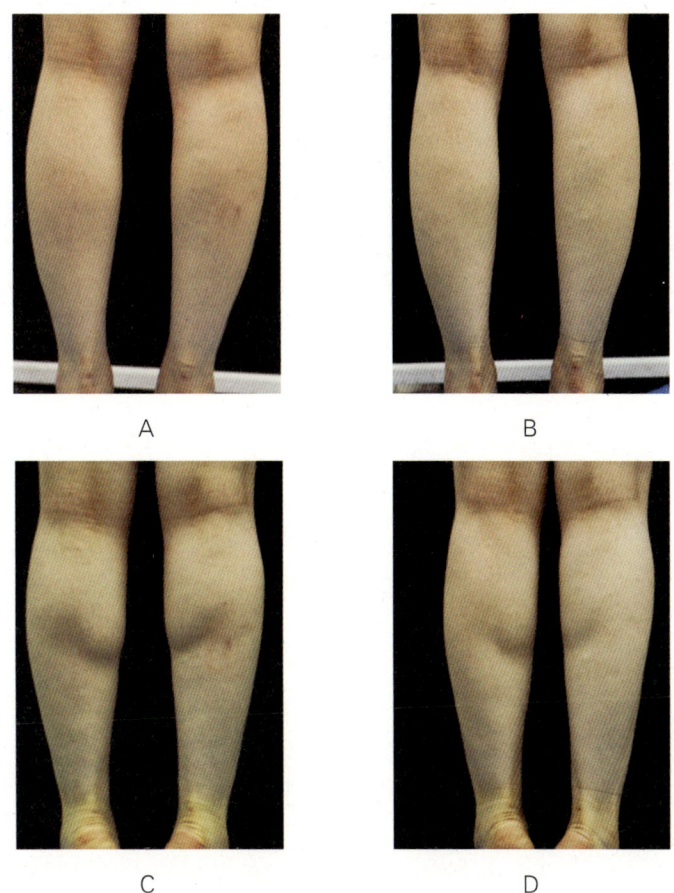

图 60-44　肉毒毒素腓肠肌注射
A. 背面观站立位，注射前　B. 背面观站立位，注射后 6 个月　C. 背面观踮脚位，注射前　D. 背面观踮脚位，注射后 6 个月

十四　多汗症

（一）功能解剖

局灶性多汗症的诊断标准为：非病理性、明显可见多汗、持续超过 6 个月。同时具备以下至少两条：双侧和全身性出汗；妨碍日常生活；每周至少出现一次；25 岁前发作；具有家族史；睡眠时停止局部出汗。好发部位包括腋窝、手掌、脚掌以及面部。

多汗症的严重程度分级（hyperhidrosis disease severity scale，HDSS）标准：1 级，没有被注意到，不影响日常生活；2 级，可以忍受，有时影响日常生活；3 级，几乎不能忍受，经常影响日常生活；4 级，完全不能忍受，无法正常生活。

多汗症的病因，目前认为是交感神经的胆碱能纤维对汗腺的过度刺激。其治疗方法包括手术和非手术治疗两种。由于肉毒毒素阻断乙酰胆碱释放，能够减少汗腺分泌，对正常出汗和多汗都有效果，广泛应用于局灶性多汗症的治疗。注射后多汗程度分级普遍改善，患者生活质量显著提高，第二次重复注射的时间为 6~12 个月不等，疗效平均持续 6~9 个月。

（二）注射定点和剂量

使用淀粉-碘试验，利用湿淀粉遇碘会变蓝的原理，确定多汗区域。具体方法为：使用碘伏消毒双侧腋部皮肤三遍，干燥后在表面均匀撒干淀粉。30 分钟后观察，蓝色的区域即为多汗区域，可以标记作为注射区域。在拟注射区域画网格线，纵横间距均为2cm，线与线的交点可作为注射点，每点注射1~2U肉毒毒素到真皮内，每点0.05ml。

常用总剂量为：腋部每侧50U，手掌每侧100U，脚掌每侧150U。

（三）个体化分析

剂量的选择与出汗严重程度有关。Ito等观察轻度到中度手足多汗，60U肉毒毒素治疗有效，而对于出汗量大于或等于每分钟2mg/cm²或多汗严重程度为3~4级的患者，总剂量要增加到90U。总剂量还与部位有关。例如，对于面颊部、上唇和下唇多汗，均可以采用每点2U的剂量；而对于额部，为了防止眉下垂的发生，就应该把剂量降低到每点1U。

（四）注射技巧

注射前可以使用表面麻醉减少疼痛感，手脚角质层较厚，表面麻醉效果不佳，可以考虑神经阻滞麻醉或静脉复合麻醉。注射时宁浅勿深，减少对深部肌肉的麻痹。

十五　真皮内微滴注射

（一）作用机制

近年来，肉毒毒素在真皮内的微滴注射嫩肤（图60-45）得到广泛关注和应用。其作用机制包括：①肌肉麻痹作用，减弱降肌（如颈阔肌），以达到提升效果；麻痹立毛肌，缩小毛孔，改善皮肤质地；轻度减小表情肌肌力，减少皱纹，皮肤紧致。②减少皮脂腺分泌，通过抑制乙酰胆碱的功能，减少外分泌腺的活动，皮脂腺分泌减少，从而治疗痤疮，减少毛孔粗大。③减轻血管扩张，皮肤遇热毛细血管扩张的神经调控是通过胆碱能受体，在肉毒毒素作用下，该受体失去乙酰胆碱刺激，能使血管扩张障碍。根据这一原理，肉毒毒素已成功应用于Frey's综合征（耳颞神经综合征）的治疗，该综合征表现为腮腺损伤后咀嚼时面部味觉性出汗和潮红。④生物力学作用，注射肉毒毒素后，长期面部表情况力量减弱，运动幅度减小，皮肤受力减小，皮肤的弹性和柔软度随之改善。

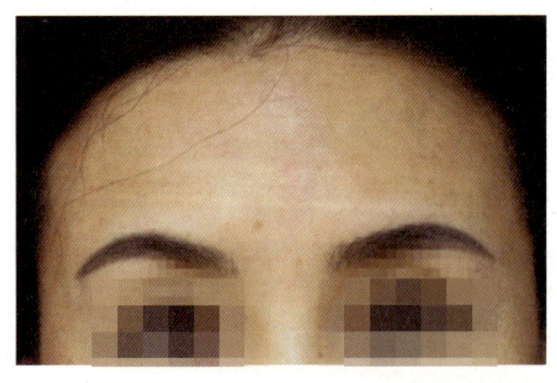
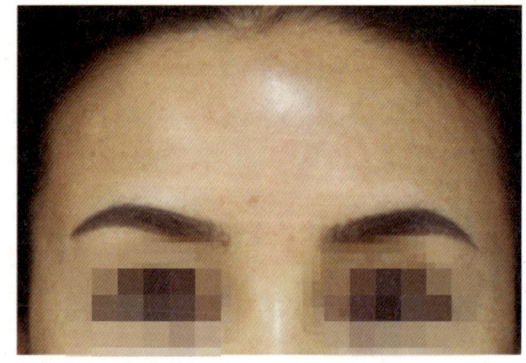

图 60-45　肉毒毒素真皮内微滴注射额部
A. 注射前　B. 注射2周后，皮肤有光泽，毛孔缩小

（二）注射定点和剂量

尚无统一注射方法，Lee S. K.将100U肉毒毒素用7ml生理盐水稀释，浓度为14U/ml。在上、

中、下面部包括下颌缘，使用BD胰岛素注射器，真皮内注射0.017~0.025ml，相当于0.23~0.35U，每侧共20~30点。也有人使用多针头电子注射器，通过5个微针在真皮内注射10~20μL稀释后的肉毒毒素，全面部共15~40U。

（夏炜　唐琪　谢芸　李青峰　周佳）

第六节　肉毒毒素的不良反应

肉毒毒素应用于美容治疗已有20年，因其创伤小、效果明确的特点，受到广大求美者的青睐。美容治疗使用的肉毒毒素剂量较小，仅为危险剂量的1/20，非常安全，不良反应及并发症较少发生，且较轻微。目前尚无肉毒毒素治疗引起不可逆性不良反应的报道。肉毒毒素治疗对象通常是身体健康的求美者，对治疗效果的要求较高，因而对可能产生的不良反应仍然不容忽视。肉毒毒素治疗的不良反应主要包括全身性不良反应和局部不良反应。

一　全身性不良反应

（一）特发性反应

肉毒毒素局部注射后，全身出现轻微的不良反应，如全身乏力、头痛、恶心等全身症状。少数患者可出现流感样症状，持续数天，如38℃以下的轻度发热、头晕、乏力、肌肉酸胀等。其机制尚不清楚，有推测认为，可能是肉毒毒素进入血液循环或是进入神经系统导致的全身反应。也有人认为，此类反应可能是复合物成分过敏所致。轻症者无须特殊治疗，症状严重者按照药物过敏治疗。

（二）过敏反应

肉毒毒素是一种蛋白质，且其制剂中还含有各种赋形剂（如白蛋白、明胶、右旋糖酐等），这些物质都具有一定的抗原性，有可能引起过敏反应。轻度的过敏反应表现为局部的皮疹、红斑、水肿等，重度的过敏反应可表现为全身过敏症状，甚至休克和心跳呼吸骤停。

（三）全身毒性反应

极少数人对肉毒毒素可产生严重的全身反应，出现危及生命的症状，可能是由于个体对肉毒毒素极度敏感或注射量过大。这种情况极其罕见，需要进行及时的抢救甚至血液透析治疗。

（四）注射性肉毒毒素中毒

人体能够耐受的肉毒毒素剂量大约为2000U，如果一次性注入超过此剂量的制剂，就有可能出现肉毒毒素中毒。正规的临床应用一般不会出现这种情况，常常是因为一些非法机构和人员使用了不正规的制剂，而这类制剂中肉毒毒素的含量有时异常增大，则注射后就可造成中毒，症状从轻到重表现为全身肌无力、吞咽苦难、发音不清、呼吸困难。这类中毒需要尽早使用抗毒血清及对症治疗，以免出现生命危险。

(五)免疫耐受

据文献报道,短时间内、反复多次、大剂量应用肉毒毒素可能导致特异性抗体的产生,从而降低肉毒毒素的药效。有病例每月1次进行频繁的面部除皱注射,数次注射后,肉毒毒素注射基本没有效果。目前还没有检测其抗体的方法,对于产生抗体的患者,可以尝试采用其他类型的肉毒毒素,如B型肉毒毒素。在治疗中采用正确的剂量、治疗间隔和注射方法,基本上可以避免这种情况的发生。

二、局部不良反应

局部注射反应:疼痛、瘀血和肿胀是常见的局部注射反应。一般无须处理,数天内即可消退。疼痛主要集中在注射针眼附近,一般仅持续数分钟。肉毒毒素注射在额部和眼周之后,少数受术者会在注射后一周出现上睑水肿,可能与肌肉收缩力下降及淋巴回流减弱有关。注射时如果刺破了小血管,未能及时确切地压迫止血,可能会在注射针眼附近出现小的瘀斑,瘀斑形成之后,一般需要3~7天时间才能完全消退。眼周、口周和睑缘处皮肤较薄,血管丰富,注射时很容易损伤浅表静脉,应仔细避开皮下浅静脉。治疗前7~10天戒烟、戒酒,停用抗凝药物。术前使用维生素E软膏,采用细小针头轻巧操作,注射后即刻按压及冷敷,可减轻疼痛、预防瘀斑的发生。注射疼痛感取决于患者的敏感性,必要时可先行表面麻醉。

作用不足或作用过度:通常是不正确的注射技术或注射剂量所致,肉毒毒素在局部弥散不足或弥散过度也可能导致相应的并发症。例如,肌肉松弛不完全引起的皱纹残留,非目标肌肉瘫痪引起的相应功能和美学问题等。肉毒毒素的弥散范围为1~3cm。弥散范围与局部注射的剂量和容量相关,稀释的浓度高,局部注射所需的容量小,弥散范围相应缩小;低浓度肉毒毒素,局部注射容量增加,容易扩散,增加潜在的不良反应。可以通过稀释度的调整来调节药物的弥散范围,减少与弥散相关的不良反应。注射后24个小时内,注射部位按摩可能引起药物的弥散,应尽量避免。

(一)额部

额部皱纹是由额肌长期活动引起的皮肤皱褶,治疗的目标肌肉即额肌。额肌注射的安全平面位于眉上2cm以上,低于这个平面可能引起眉毛上方的额肌瘫痪,导致抬眉障碍,因此前额较低患者的额纹应谨慎治疗,上睑下垂患者需要额肌功能替代,也是额纹治疗的禁忌。额肌是唯一一块抬眉的肌肉,如果注射不正确,可能引起两侧眉部外形不佳或不对称。若注射点偏内,外侧肌束麻痹不完全,引起眉梢过于上扬,表情夸张。出现眉不对称时,可在首次注射后3周再次注射进行调整;眉峰过高时,可在眉峰上方2cm处补充注射1~2U肉毒毒素,以减弱额肌力量,降低眉部(图60-46);如眉峰过低,可在眉毛深部的眼轮匝肌上注射1~2U,减弱眼轮匝肌的力量,使眉峰抬高。

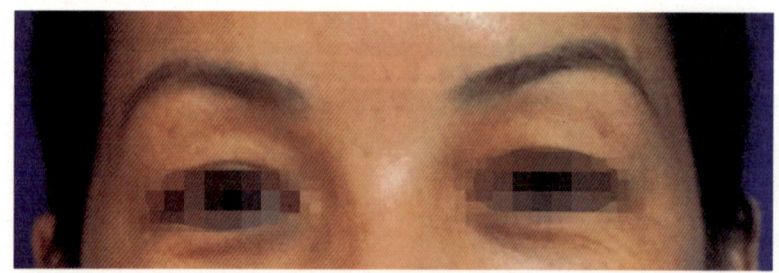

图60-46 女性,40岁,额部注射后出现眉峰过高。补充注射,左侧眉峰上2cm注射1U,右侧眉峰上2cm注射2U

（二）眉间

眉间纹治疗的目标肌肉包括三组：皱眉肌、降眉肌和降眉间肌。皱眉肌、降眉肌和降眉间肌注射点位于眉上方，肉毒毒素易于向内下扩散至上睑提肌，导致上睑下垂。预防的方法为：①将注射点上移，远离上睑提肌；②注射时用拇指指腹抵住眶缘，进针方向避免指向眶区，以避免药液向下内弥散，可以减少上睑下垂的发生率。上睑下垂出现在注射后的48小时左右，持续2~4周或更长时间，通常可以自愈。药物治疗可以辅助上睑提肌肌力的恢复，含α受体激动剂的药物（如新福林、阿普尼定滴眼液），可收缩肾上腺素能支配的Miller's肌，辅助上睑抬高。

（三）眼周部

眼部注射的目标肌肉为眼轮匝肌，眼轮匝肌是皮下一层纤薄的肌肉。眼周注射后出现的不良反应有：上睑水肿、上睑下垂、下睑眶隔脂肪膨出（眼袋加重）、内眦部皱纹加重、复视、下睑外翻、下睑退缩、干眼症等。上睑水肿的原因可能是注射后眼周的肌肉收缩力下降，影响了淋巴回流，这种水肿通常是早晨重晚上轻，预防方法是尽可能在注射时保留部分肌肉的收缩力。上睑下垂的主要原因是药液作用于上睑提肌，需要在注射时远离该肌肉。眼袋加重是由于眼轮匝肌过度松弛，同时该患者又伴有眶隔脂肪的增多，尤其是下睑中部注射后，易出现眶隔脂肪膨出，因此下睑皮肤弹性较差或皮肤松弛严重者，需谨慎注射，并应在注射前给予充分评估和告知。内眦部皱纹加重是由于外眦部的眼轮匝肌在药物作用下松弛，故而内眦部眼轮匝肌出现了代偿性的收缩加强，对此可以在内眦部补充注射。复视的原因是药液过多过深，弥散至眼外肌如外直肌，治疗时可以暂时遮盖异常眼，缓解复视症状，待其自行恢复。有下睑手术史、肌力较差的患者，下睑注射肉毒毒素时易出现下睑外翻，需要谨慎注射。为了增大眼裂，在睑缘注射剂量过大时，睑缘部眼轮匝肌瘫痪，可引起下睑退缩，下睑闭合不全。注射眶外侧或眉梢时，药液如果弥散至泪腺，可出现眼部干涩症状，需使用人工泪液滴眼以缓解症状。上述不良反应均和注射位置、注射层次有关，建议注射时应尽量远离重要结构，注射层次宁浅勿深。

（四）面中下部

面中部是面部表情的主要功能区域，通常情况下禁止在这个部位注射，尤其是一些对表情和器官位置平衡起重要作用的肌肉，如颧大肌、颧小肌、提口角肌、笑肌、提上唇肌、降下唇肌等。面中下部可以注射肉毒毒素的肌肉有：鼻肌（鼻背纹）、降鼻中隔肌（抬高鼻尖）、提上唇鼻翼肌（治疗露龈笑）、口轮匝肌（治疗口周纹）、降口角肌（提高口角）、颏肌（治疗颏部凹坑）。面中部肌肉纤薄，相互交织，注射后易于相互弥散、影响，注射时需要定点精确，考虑肌肉间的相互平衡。面中部初次治疗时，采用小剂量试验性治疗非常重要。例如，治疗鼻背纹时，不可以将肉毒毒素注射至提上唇鼻翼肌，避免出现上唇低垂。对于以语言表达或歌唱为职业的患者，避免在口轮匝肌内注射。在降口角肌注射时，避免靠内；在颏肌注射时，避免靠外，如此可远离降下唇肌，以免出现下唇歪斜。如出现两侧肌力不平衡的情况，可以考虑在肌力强的一侧进行补充注射，以达到两侧的对称和平衡。

（五）咬肌

肉毒毒素咬肌肥大治疗通常认为是一个很少发生并发症的治疗，即使发生并发症也相对轻微，易于接受。由于咬肌缩小具有改变面下部轮廓的效果，目前咬肌注射存在过度治疗。常见的特异性不良反应有："蛙腮"（图60-47）、笑容不自然、颧下凹陷（图60-48）、颞下颌关节活动异常等。出现"蛙腮"的原因是肉毒毒素在咬肌中的注射或弥散不够均匀，一部分没有受到作用的肌肉将麻痹的肌肉挤出来，形成一个柔软的鼓包，形如蛙鳃。笑容不自然的原因是药液弥散至笑肌甚至颧大肌。颧下部凹陷是药液弥散过高，使上部的肌肉也出现萎缩。预防措施为：咬肌下部整体均匀注射，避免使用过大容量注射，在安全线（口角至耳垂连线）以下注射。

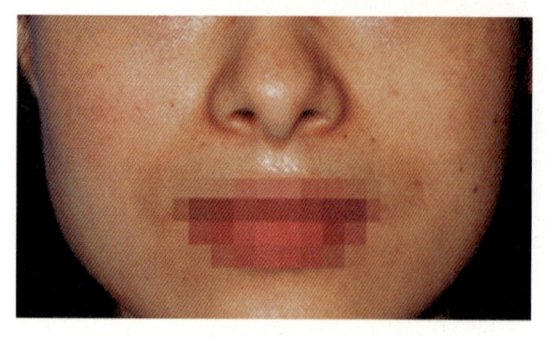
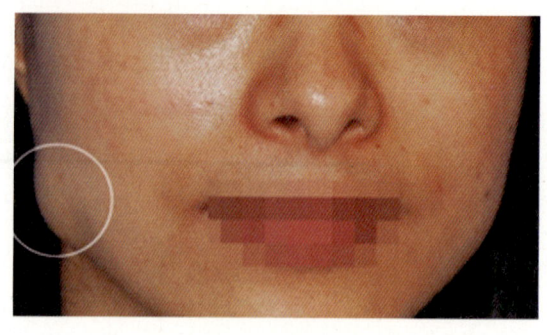

图 60-47　右侧咬肌注射后出现"蛙腮"。在用力咀嚼时，未受肉毒毒素作用的咬肌，将丧失收缩力的咬肌挤压出来

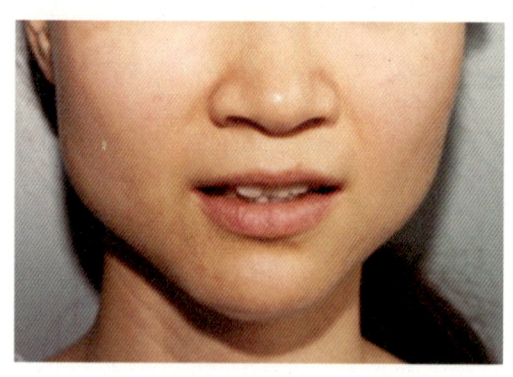
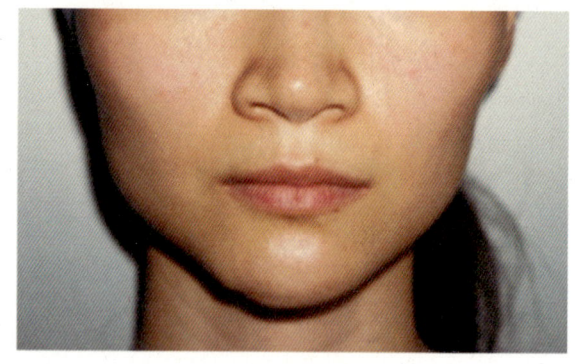

图 60-48　女性，27 岁，双侧咬肌注射肉毒毒素 50U，出现颧下凹陷

（六）其他部位

颈部颈阔肌注射时，应浅表（皮内）、低浓度（20~40U/ml）、低剂量（小于 100U）注射，避开颈部正中的咽喉部位，避免颈部无力和吞咽困难。多汗症治疗，可能引起其他部位代偿性多汗，注射过深可能出现深部肌肉的麻痹。

肉毒毒素治疗不良反应的发生与注射技巧、注射剂量有着密切的关系，精准、个性化的治疗可以减少不良反应的发生。此外，治疗前存在不对称或有手术外伤史者，应对注射进行调整，并向患者说明。选择适合的患者是避免并发症和提高满意度的重要环节。避免为期望值过高、有恐惧心理和心理状态不稳定的患者进行治疗。

三　注射性肉毒毒素中毒

（一）肉毒毒素中毒的类型

肉毒毒素中毒是指机体被超过人体耐受剂量的肉毒毒素作用后发生的全身性中毒反应，是一种由肉毒毒素引起的少见而严重的运动神经麻痹性疾病。可以分为四种类型：食物中毒型、婴幼儿中毒型、创伤性中毒型和吸入性中毒型。食物中毒型最常见，由于食用了被肉毒梭菌或肉毒毒素污染的不洁食物（如变质的发酵豆制品等）引起。婴幼儿中毒型特指肉毒梭菌进入婴儿的胃肠道（常由于进食污染的蜂蜜）所产生的中毒症状，成人也可发生类似的情况（称为"成人婴幼儿型中毒"）。创伤性中毒型缘于伤口被肉毒梭菌感染，毒素进入体内。吸入性中毒型通常发生在生化武器袭击中，是人为制造的肉毒毒素气溶胶释放和播散导致的大面积损害。

近年来，肉毒毒素制剂广泛应用于临床，在使用不当时也会出现肉毒毒素中毒，尤其是使用了非法制剂，其毒素含量往往大大超标，从而导致受术者的中毒。这类肉毒毒素中毒与普通的肉毒毒素中毒有根本性的区别：普通的肉毒毒素中毒均为摄入了肉毒梭菌，而注射性肉毒毒素中毒是直接注入了肉毒毒素。这类肉毒毒素中毒也不能称其为"医源性"，因为绝大多数是由于非医务人员在非医疗场所内操作所致的，所以我们将这类肉毒毒素中毒称为"注射性肉毒毒素中毒"，表明其是由于注射了过量的肉毒毒素或非正规的肉毒毒素所造成的中毒。

（二）注射性肉毒毒素中毒的临床表现

这类患者有特征性的病史，即在发病前数天有接受"肉毒毒素"注射的病史，通常是注射咬肌或小腿，使用了"数瓶"来路不明的制剂。平均4天后开始发病，依次出现各种典型的症状：全身乏力、睁眼无力、口干、视物模糊、口齿不清，患者通常还有头晕、精神软弱、思维迟钝等症状，有患者将之描述为"像醉酒一样"，严重时可出现咽喉部症状，如声音嘶哑、吞咽困难、喝水呛咳，甚至呼吸困难。这些症状在休息后会有所好转，而活动后会明显加重。中毒症状平均在注射后15天达到高峰，并持续10天左右，随后开始缓慢好转，需要数月才能完全恢复正常。临床病例显示，注射量与潜伏期呈负相关，与加重期呈正相关。笔者提出了按轻度（出现肌无力症状）、中度（出现吞咽困难）和重度（出现呼吸困难）进行分级的方法。

（三）注射性肉毒毒素中毒的治疗

目前尚无特效药物，轻度中毒的患者需要对症及支持治疗，同时需要严格的卧床休息，可避免症状的加重。出现进食呛咳及吞咽困难的患者需要住院观察，提高护理等级，严重者需要胃管鼻饲。重度中毒者应进入ICU治疗，严重呼吸困难者需要人工呼吸机辅助呼吸。

是否应用抗毒血清目前尚有争论。理论上讲，抗肉毒毒素抗体是通过中和游离的肉毒毒素起作用的，对于已经结合或内化的肉毒毒素无效。动物实验显示，肉毒毒素与受体结合的半衰期大约是12分钟，内化半衰期约5分钟。而肉毒毒素中毒患者就诊时通常是注射后数天，出现症状的神经肌肉结合点已经被肉毒毒素作用，抗毒血清无法中和。而临床上也有病例报道使用抗毒血清后得到了症状减轻。故作者建议，对于中重度的患者，可以尝试性使用抗毒血清。

注射性肉毒毒素中毒是近年来出现的新情况、新问题，很多问题还没有得到解答，相信通过更多中心、更大样本的观察总结，能够对注射性肉毒毒素中毒了解得更为深入，诊治更为及时有效。

（周佳　李青峰　吴溯帆）

第七节　肉毒毒素和注射充填材料的联合应用

肉毒毒素和透明质酸联合应用已经成为注射美容的常规项目，两者的联合应用可以达到事半功倍的效果。肉毒毒素注射能够减少动态皱纹，透明质酸可以充填静态皱纹，肉毒毒素联合透明质酸，能够解决动态及静态皱纹，能使透明质酸在局部维持的时间延长50%，节约了患者的治疗费用，延长了治疗的有效期。

最佳的治疗顺序，应该是在肉毒毒素注射治疗后1~2周，再进行透明质酸的充填。其原因是，肉毒毒素降低面部表情肌的张力，能够使透明质酸的充填更准确，而且不容易移位，同时明显延长了透明质酸在局部维持的时间。如果在单次治疗中联合应用透明质酸和肉毒毒素，建议先进行透明质酸充填，完成局部按摩后，再定点注射肉毒毒素，防止由于按摩挤压导致肉毒毒素的不良弥散（图60-49，图60-50）。

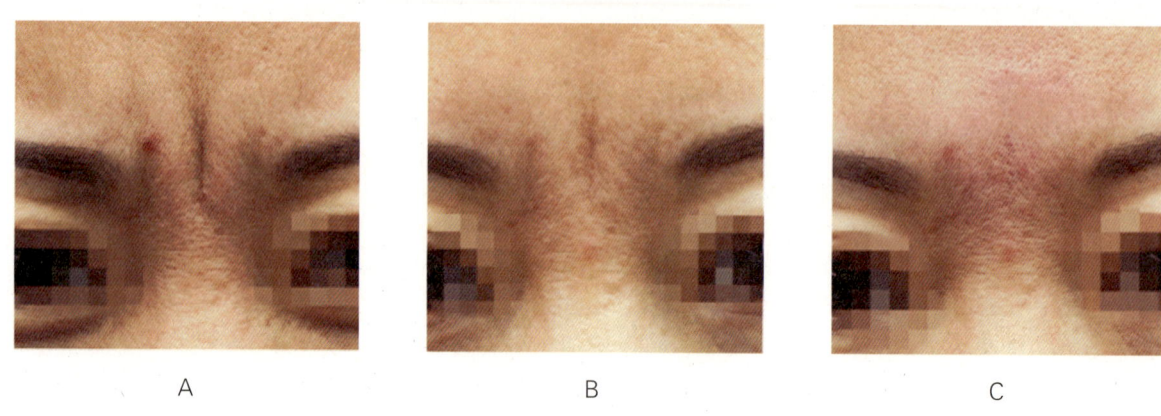

图60-49　肉毒毒素联合透明质酸治疗眉间纹
A. 注射前　B. 注射肉毒毒素2周后，皱纹仍有少量残留　C. 注射肉毒毒素2周后以透明质酸充填眉间纹，皱纹明显改善

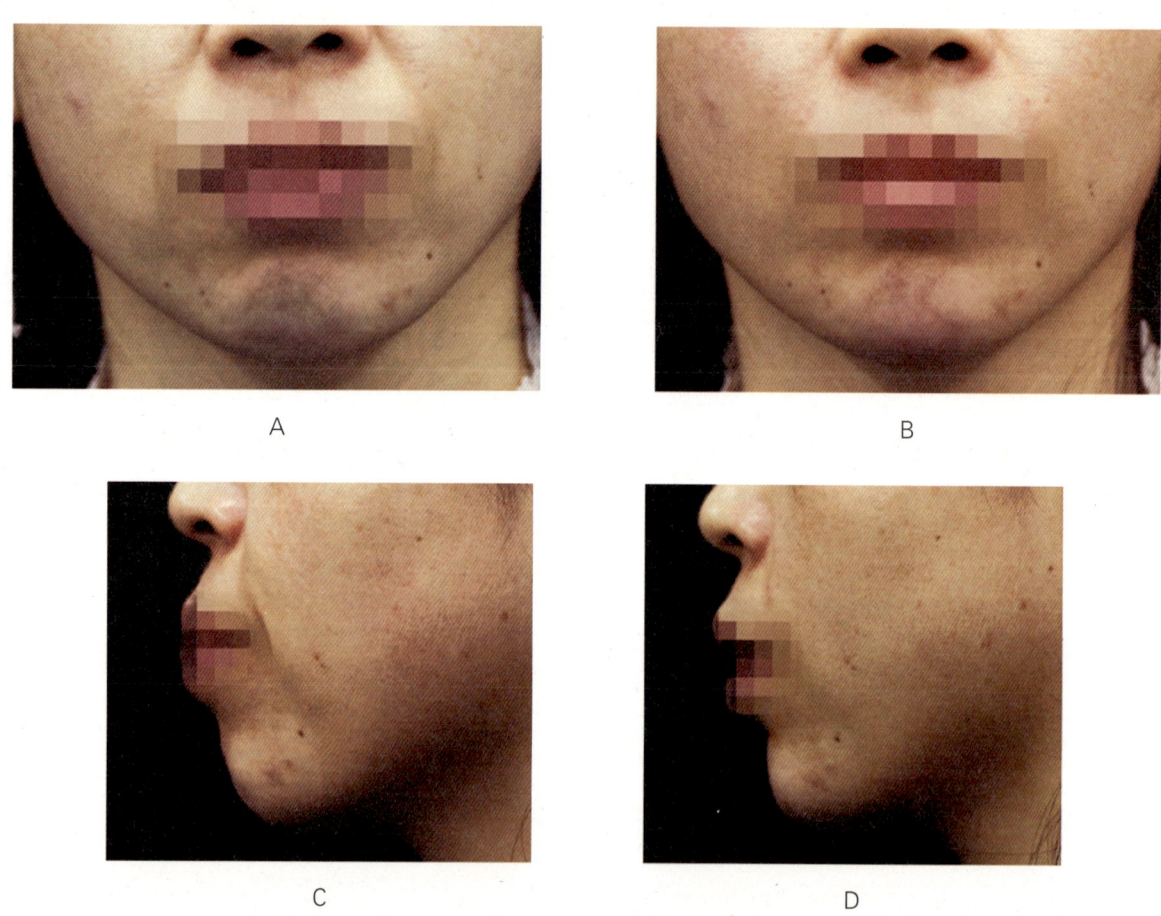

图60-50　肉毒毒素联合透明质酸治疗颏部短缩和凹坑
A、C. 注射前　B、D. 使用透明质酸隆颏后即刻行肉毒毒素颏肌注射，颏部长度、突度适中，颏部变化柔和

第八节　肉毒毒素和光电疗法的联合应用

已有学者将肉毒毒素与各种光电疗法结合进行联合治疗，发现光电治疗可以刺激皮肤新胶原蛋白的产生和重新排列。肉毒毒素使皮肤下方的肌肉张力降低、活动减少，能进一步改善新胶原的排列方向，使激光治疗后的皮肤按照无皱纹的方式愈合，产生更加光滑的肤质，并且能有效防止皱纹复发。

Zimbler M. 等使用自身对照研究，在一侧面部使用肉毒毒素注射鱼尾纹、额纹和眉间纹，另一侧注射盐水进行对照，均联合使用激光焕肤，所有肉毒毒素注射区域均显示比盐水对照更好的除皱紧肤效果，以鱼尾纹区域最为明显。Yamauchi P. S. 对 33 例患者的眼周进行肉毒毒素和激光焕肤联合治疗，取得了良好的效果。

Carruthers J. 对 30 例鱼尾纹采用宽带光子（broadband light，BBL）联合肉毒毒素治疗，取得明显的美容效果。Khoury J. G. 对 15 例患者进行肉毒毒素联合强脉冲光治疗，发现效果显著优于盐水注射的自身半面注射，能消除皱纹，防止复发，并且能减少光电疗法后产生的皮肤红肿问题。

王师平等将 CO_2 点阵激光联合肉毒毒素用于改善眼周皱纹，单纯接受肉毒毒素注射的患者在治疗后 3~7 天开始出现动态皱纹的改善；接受 CO_2 点阵激光以及 A 型肉毒毒素注射＋CO_2 点阵激光联合治疗的患者，术后即刻就可以观察到静态皱纹的改善，联合肉毒毒素注射的患者其动态皱纹远期改善更为明显。

肉毒毒素联合软组织充填、光电治疗等非手术治疗，能够达到协同作用，强化效果，延长维持时间。肉毒毒素注射的应用范围在逐渐扩大，在使用上非常灵活，医师在具备丰富的注射经验后，能够极大地减少不良反应，争取最佳的注射效果。

第九节　肉毒毒素用于面部年轻化的应用汇总

长期使用肉毒毒素注射进行面部年轻化，能够明显地减缓衰老过程。例如一对同卵双胞胎姐妹，一位规律性接受肉毒毒素注射治疗，另一位仅接受过两次额纹和皱眉纹的肉毒毒素注射治疗。很少注射肉毒毒素的女性，动态纹和静态纹比其规则注射肉毒毒素的同卵双胞胎姐妹更明显。长期使用肉毒毒素无不良反应，能有效预防静态皱纹的产生，推迟手术治疗的时机，并且能够在手术治疗之后，强化手术效果，提高手术的满意度。现将肉毒毒素在面部年轻化治疗中的应用，以及术前和术后评价量表汇总如下。

一　面部年轻化中肉毒毒素注射的应用

1. 肉毒毒素除皱适合动力性和功能性的皱纹患者、轻度老化且皮肤松弛不明显的求美者。
2. 在面部上 1/3，肉毒毒素注射是非手术年轻化的标准治疗，常用的部位包括额纹、皱眉纹、鱼尾纹、眉等。
3. 在面部中 1/3，鼻唇沟和泪沟适合充填治疗，肉毒毒素注射可作为辅助手段，可以改善露龈笑。

4. 在面部下1/3，肉毒毒素注射适用于口周纹、口角下垂和颏纹改善，以及下颌缘提升，最好与充填材料联合应用。

5. 肉毒毒素的微滴注射技术，能够达到嫩肤、缩小毛孔、减少潮红充血的作用，逐渐被推广应用。

6. 肉毒毒素注射安全有效，已成为面部年轻化非手术治疗的主流方法，与光电治疗及其他非手术治疗，以及手术治疗相结合，能够达到很好的治疗效果。

二 术前评估量表

皱纹分级标准有助于客观评价术前皱纹严重程度，合理确定注射治疗方案（表60-4）。

表60-4 常用的皱纹分级标准

得分	分级	定义
0	无	无皱纹
1	轻度	表浅皱纹
2	中度	中等深度皱纹
3	重度	深皱纹

三 术后治疗效果量表

应用肉毒毒素治疗后美学改善效果及继续治疗评估量表可以较为客观、可重复性地评价治疗效果，并有助于进行个性化注射方案的设计和总结（表60-5，表60-6）。

表60-5 肉毒毒素治疗后美学改善效果评估量表

得分	分级	定义
-1	变差	情况比治疗前差
0	无变化	与治疗前相比没有变化
1	改善	比治疗前有改善
2	明显改善	比治疗前有明显的改善
3	非常明显改善	比治疗前有非常明显的改善

表60-6 肉毒毒素治疗后继续治疗评估量表

得分	定义
1	还需进一步治疗
2	疗效尚可
3	疗效满意
4	疗效非常满意

（夏炜）

参考文献

[1] Hexsel C, Hexsel D, Porto M D, et al. Botulinum toxin type A for aging face and aesthetic uses[J]. Dermatol Ther, 2011, 24(1): 54-61.

[2] Nahai F, Lorenc Z P, Kenkel J M, et al. A review of onabotulinumtoxinA (Botox)[J]. Aesthetic Surg J, 2013, 33(Suppl 1): 9S-12S.

[3] Carruthers A, Kane M A C, Flynn T C, et al. The convergence of medicine and neurotoxins: a focus on botulinum toxin type A and its application in aesthetic medicine—a global, evidence-based botulinum toxin consensus education initiative: part I: botulinum toxin in clinical and cosmetic practice[J]. Dermatol Surg, 2013, 39(3 Pt 2): 493-509.

[4] Carruthers J, Fournier N, Kerscher M, et al. The convergence of medicine and neurotoxins: a focus on botulinum toxin type A and its application in aesthetic medicine—a global, evidence-based botulinum toxin consensus education initiative: part II: incorporating botulinum toxin into aesthetic clinic[J]. Dermatol Surg, 2013, 39(3 Pt 2): 510-525.

[5] Wu Y, Zhao G, Li H, et al. Botulinum toxin type A for the treatment of glabellar lines in Chinese: a double-blind, randomized, placebo-controlled study[J]. Dermatol Surg, 2010, 36(1): 102-108.

[6] Park D H, Han D G, Shim J S, et al. Analysis of the patterns of lateral canthal rhytids and reference for botulinum toxin treatment in orientals[J]. Aesthetic Plast Surg, 2012, 36(5): 1211-1215.

[7] 王师平, 樊星, 夏炜. A型肉毒毒素联合CO_2点阵激光治疗眼周皱纹的临床疗效和安全性观察[J]. 中国美容整形外科杂志, 2015, 26(1): 5-8.

[8] Jeon I K, Chang S E, Park G H, et al. Comparison of microneedle fractional radiofrequency therapy with intradermal botulinum toxin A injection for periorbital rejuvenation[J]. Dermatology, 2013, 227(4): 367-372.

[9] Cohen J L, Dayan S H, Cox S E, et al. OnabotulinumtoxinA dose-ranging study for hyperdynamic perioral lines[J]. Dermatol Surg, 2012, 38(9): 1497-1505.

[10] Choi Y J, Kim J S, Gil Y C, et al. Anatomical considerations regarding the location and boundary of the depressor anguli oris muscle with reference to botulinum toxin injection[J]. Plast Reconstr Surg, 2014, 134(5): 917-921.

[11] Choi K H, Rho S H, Lee J M, et al. Botulinum toxin injection of both sides of the face to treat post-paralytic facial synkinesis[J]. J Plast Reconstr Aesthet Surg, 2013, 66(8): 1058-1063.

[12] Chuang D C. Commentary to "botulinum toxin injection of both sides of the face to treat post-paralytic facial synkinesis"[J]. J Plast Reconstr Aesthet Surg, 2013, 66(8): 1064-1065.

[13] Bulstrode N W, Harrison D H. The phenomenon of the late recovered Bell's palsy: treatment options to improve facial symmetry[J]. Plast Reconstr Surg, 2005, 115(6): 1466-1471.

[14] Han K H, Joo Y H, Moon S E, et al. Botulinum toxin A treatment for contouring of the lower leg[J]. J Dermatolog Treat, 2006, 17(4): 250-254.

[15] Lee H J, Lee D W, Park Y H, et al. Botulinum toxin A for aesthetic contouring of enlarged medial gastrocnemius muscle[J]. Dermatol Surg, 2004, 30(6): 867-871.

[16] 夏炜, 刘自芳, 韩冬梅, 等. A型肉毒毒素注射治疗单纯性小腿腓肠肌肥大[J]. 中国美容整形外科杂志, 2014, 25(1): 4-6.

[17] George S M C, Atkinson L R, Farrant P B J, et al. Botulinum toxin for focal hyperhidrosis of the face[J]. Br J Dermatol, 2014, 170(1): 211-213.

[18] Doft M A, Hardy K L, Ascherman J A. Treatment of hyperhidrosis with botulinum toxin[J]. Aesthetic Surg J, 2012, 32(2): 238-244.

[19] Doft M A, Kasten J L, Ascherman J A. Treatment of axillary hyperhidrosis with botulinum toxin: a single surgeon's experience with 53 consecutive patients[J]. Aesthetic Plast Surg, 2011, 35(6): 1079-1086.

[20] Ito K, Yanagishita T, Ohshima Y, et al. Therapeutic effectiveness of botulinum toxin type A based on severity of palmar hyperhidrosis[J]. J Dermatol, 2011, 38(9):859-863.

[21] D'Epiro S, Macaluso L, Salvi M, et al. Safety and prolonged efficacy of Botulin Toxin A in primary hyperhidrosis[J]. Clin Ter, 2011, 165(6):e395-e400.

[22] Brown A L, Gordon J, Hill S. Hyperhidrosis: review of recent advances and new therapeutic options for primary hyperhidrosis[J]. Curr Opin Pediatr, 2014, 26(4):460-465.

[23] Shah A R. Use of intradermal botulinum toxin to reduce sebum production and facial pore size[J]. J Drugs Dermatol, 2008, 7(9):847-850.

[24] Rose A E, Goldberg D J. Safety and efficacy of intradermal injection of botulinum toxin for the treatment of oily skin[J]. Dermatol Surg, 2013, 39(3 Pt 1):443-448.

[25] Khan T T, Herne K, Dayan S H, et al. Facial blanching due to neurotoxins: proposed mechanisms[J]. Dermatologic Surg, 2013, 39(1Pt1):24-29.

[26] Bonaparte J P, Ellis D. Alterations in the elasticity, pliability, and viscoelastic properties of facial skin after injection of onabotulinum toxin A[J]. JAMA Facial Plast Surg, 2015, 17(4):256-263.

[27] Winslow C P. Furthering the understanding of actions of botulinum toxin A[J]. JAMA Facial Plast Surg, 2015, 17(4):263-264.

[28] Lee S K. Multiple intradermal small bolus injection of botulinum toxin: the limit and the potentiality[J]. J Cosmet Laser Ther, 2012, 14(6):304-306.

[29] Carruthers J D, Glogau R G, Blitzer A, et al. Advances in facial rejuvenation: botulinum toxin type A, hyaluronic acid dermal fillers, and combination therapies—consensus recommendations[J]. Plast Reconstr Surg, 2008, 121(5 Suppl):5S-36S.

[30] Braz A V, Louvain D, Mukamal L V. Combined treatment with botulinum toxin and hyaluronic acid to correct unsightly lateral-chin depression[J]. An Bras Dermatol, 2008, 88(1):138-140.

[31] Carruthers A, Carruthers J, Monheit G D, et al. Multicenter, randomized, parallel-group study of the safety and effectiveness of onabotulinumtoxinA and hyaluronic acid dermal fillers (24-mg/ml smooth, cohesive gel) alone and in combination for lower facial rejuvenation[J]. Dermatologic Surg, 2010, 36(1):2121-2134.

[32] 唐建兵, 李勤. 近十年注射美容的现状与趋势[J]. 中国美容整形外科杂志, 2014, 25(1):1-3.

[33] 曾东, 余文林, 熊杰, 等. A型肉毒毒素微滴注射嫩肤53例临床疗效及安全性观察[J]. 中国美容整形外科杂志, 2014, 25(1):10-13.

[34] Zimbler M, Undavia S. Update on the effect of botulinum toxin pretreatment on laser resurfacing results[J]. Arch Facial Plast Surg, 2010, 14(3):156-158.

[35] Yamauchi P S, Lask G, Lowe N J. Botulinum toxin type A gives adjunctive benefit to periorbital laser resurfacing[J]. J Cosmet Laser Ther, 2004, 6(3):145-148.

[36] Carruthers J, Carruthers A. The effect of full-face broadband light treatments alone and in combination with bilateral crow's feet Botulinum toxin type A chemodenervation[J]. Dermatol Surg, 2004, 30(3):355-366.

[37] Khoury J G, Saluja R, Goldman M P. The effect of botulinum toxin type A on full-face intense pulsed light treatment: a randomized, double-blind, split-face study[J]. Dermatol Surg, 2008, 34(8):1062-1069.

[38] Binder W J. Long-term effects of botulinum toxin type A (Botox) on facial lines: a comparison in identical twins[J]. Arch Facial Plast Surg, 2008, 8(6):426-431.

[39] Klein A W, Fagien S. Hyaluronic acid fillers and botulinum toxin type A: rationale for their individual and combined use for injectable facial rejuvenation[J]. Plast Reconstr Surg, 2007, 120(6 Suppl):81S-88S.

[40] Kane M A. The effect of botulinum toxin injections on the nasolabial fold[J]. Plast Reconstr Surg, 2003, 112(5 Suppl):66S-74S.

[41] Ishida L H, Ishida L C, Ishida J, et al. Myotomy of the levator labii superioris muscle and lip repositioning: a combined approach for the correction of gummy smile[J]. Plast Reconstr Surg, 2010, 126(3):1014-1019.

[42] Mazzuco R, Hexsel D. Gummy smile and botulinum toxin: a new approach based on the gingival exposure

area[J]. J Am Acad Dermatol,2010,63(6):1042-1051.

[43] Hwang W S,Hur M S,Hu K S,et al. Surface anatomy of the lip elevator muscles for the treatment of gummy smile using botulinum toxin[J]. Angle Orthod,2009,79(1):70-77

[44] Costa A,Pegas Pereira E S,De Oliveira Pereira M,et al. Comparative study of the diffusion of five botulinum toxins type-A in five dosages of use: are there differences amongst the commercially-available products?[J]. Dermatol Online J,2012,18(11):2-6.

[45] Carruthers J,Carruthers A. Complications of botulinum toxin type A[J]. Facial Plast Surg Clin North Am, 2007,15(1):51-54.

[46] Lu D W,Lippitz J. Complications of botulinum neurotoxin[J]. Dis Mon,2009,55(4):198-211.

[47] De Maio M, Swift A, Signorini M, et al. Facial assessment and injection guide for botulinum toxin and injectable hyaluronic acid fillers: focus on the upper face[J]. Plast Reconstr Surg,2017,140(2):265e.

[48] De Maio M,Wu W T L,Goodman G J,et al. Facial Assessment and injection guide for botulinum toxin and injectable hyaluronic acid fillers: focus on the lower face[J]. Plast Reconstr Surg,2017,140(3):393e.

第六十一章
激光与光电治疗在整形外科中的应用

第一节 激光的基本原理

激光（laser）是20世纪以来，继原子能、计算机、半导体之后，人类的又一重大发明。Laser一词为 Light Amplification by Stimulated Emission of Radiation 的各单词第一个字母组成的缩写，意思是"受激辐射光放大"。激光的英文全名完全表达了激光产生的原理，激光的原理早在1916年已被著名的美国物理学家爱因斯坦发现。1960年，美国科学家梅曼（Maiman）发明了第一台激光器。1961年，我国也制造出了激光器。1964年，我国著名科学家钱学森建议将"光受激辐射"改称为"激光"，中国香港、中国台湾将laser音译成"镭射"。

一 光的本质

光是电磁波的一种，电磁波谱可大致分为：

1. 无线电波　波长从0.1mm到100mm以上，可分为长波、中波、中短波、短波、微波等。
2. 微波　波长从10^{-3}m到~1m的无线电波，这些波多用在雷达或其他通信系统中。
3. 红外线　波长从$7.6×10^{-7}$m到10^{-3}m。
4. 可见光　这是人们所能感光的极狭窄的一个波段，波长从760nm到380nm。光是原子或分子内的电子运动状态改变时所发出的电磁波。它是我们能够直接感受而察觉的极少的那一部分电磁波。
5. 紫外线　波长从10nm到400nm。这些波产生的原因和光波类似，常常在放电时发出。由于它的能量和一般化学反应所牵涉的能量大小相当，因此紫外线的化学效应最强。
6. 伦琴射线（X射线）　波长从0.001nm到10nm。伦琴射线（X射线）是原子的内层电子由一个能态跳至另一个能态或电子在原子核电场内减速时所发出的。
7. 伽马射线（γ射线）　波长小于0.1nm。这种不可见的电磁波是从原子核内发出来的，放射性物质或原子核反应中常有这种辐射伴随着发出。γ射线的穿透力很强，对生物的破坏力很大。

各种光在本质上是相同的，都由光子组成，具有波粒二象性。

激光是一种特殊光源，与普通光源同属于电磁波。不过普通光为自发发射光，激光为受激发射光。激光产生的过程就是受激辐射光放大的过程，激光工作物质吸收外界能量，使工作物质的高低能级上的粒子分布改变，使较高能级的粒子越来越多地聚合，跳跃至低能级，同时释放光子，光子通过在谐振腔中不断震荡放大形成激光。

二 激光产生的原理

原子是由带正电的原子核和带负电的电子构成的。不同电子轨道层到原子核的距离都不同，每一层都具有特征性的固定能量级，电子可以从一个轨道运动到另一个轨道，它们的能量水平取决于它们轨道的位置。电子与核距离越远，能量水平越高；电子位于紧靠核的轨道时，能量水平最低，称为基态（ground state）。常温下，多数原子位于基态，处于基态的原子最稳定。

当处于基态的原子吸收了特定波长的光能量后，原子就会从基态跃迁到高能量轨道，转变为激发态，此过程称为受激吸收。处于激发态的原子是极不稳定的，欲趋于稳定则总是力图跳跃至低能级，但停留在激发态的寿命很短，仅$10^{-8}s$。在外界没有任何作用下，原子会自发地从高能级状态跃迁到低能级或基态，并自动以光子的形式将能量释放出来，称为自发辐射。另外，处于激发态的原子与周围原子产生无序碰撞，将能量转化为热能，不向外辐射光子，称为自发无辐射跃迁。

处于激发态的原子在自发辐射的同时，还存在着受激辐射。受激辐射的特点在于：它不是自发产生的，必须有外来光子的刺激才能发生，它对外来光子的频率有严格的要求，受激辐射的光子与入射光子具有相同的频率、相同的发射方向、相同的偏振、相同的相位和速率。通过受激辐射中一个外来入射光子的作用可以得到两个特征相同的光子，出射光等于2倍的入射光。这两个光子再引发其他原子的受激辐射，即获得更多的相同特征的光子，使光的强度增强，即受激辐射引起的光放大，这是激光产生的基础。当存在足够数量的处于某一激发态的电子与相应的光子相撞时，就会产生光子受激辐射的连锁反应，使输入的光被放大，形成激光。

在正常情况下，多数粒子处于基态，激发态粒子少；要使受激辐射频发，必须使激发态粒子数大于基态粒子数，这一过程称为粒子数反转，是激光产生的先决条件。而造成粒子数反转的必备条件是：①工作物质（激活媒介）。能造成粒子数反转的物质，具有亚稳态能级（长寿命能级），在受激发后，可使亚稳态粒子数比基态粒子数多。②激发能源。一个可将工作物质中低能级粒子持续推送至高能级再回到亚稳态的激发能源。由于亚稳态高于低能级，可不断实现低能级间的粒子数反转。

满足粒子数反转条件后，受激辐射必须远大于自发辐射（激光的本底噪声），通常采用光学谐振腔的装置，其作用为：①使激光光子振荡获得必需的光反馈；②限制了激光的方向及频率，提高激光单色性及方向性。谐振腔内两端装有在同一水平轴上的反射镜，激励源激发工作物质中的原子或分子，产生受激辐射后，在谐振腔轴线内辐射出来的光子被反射镜沿轴线反射回来，进一步激发光子产生，形成振荡光放大过程。反射镜中其中一个为部分反射镜，振荡放大的光束可沿轴线方向从这个部分反射镜释放出来，产生激光束。

三 激光的基本特性

激光具有方向性强、亮度高、单色性及相干性好等特点，目前被广泛应用于医学在内的各个领域。

（一）方向性强

发散角是衡量光源方向性的重要标志。激光具有非常小的发散角，约为$10^{-4}rad$量级，接近衍射的极限，几乎可认为是平行光，能量全部集中在此方向上。普通光源发出的光辐射沿4π立体角分布，比激光束大10^6倍。根据计算，如果把一束激光发射到离地球380000km的月球上，其在月球表面的光斑不到$1km^2$；而如果改用目前最好的探照灯代替，则光斑要扩大到$780000km^2$。

激光的方向性好，意味着可以把激光束传播到很远的距离而仍然保留极大的强度。在应用范围内，激光强度几乎与距离无关，激光束通过聚焦可以获得极小的焦斑，达到$0.1\mu m$大小，可对细胞进行切割或焊接。

（二）单色性好

不同颜色的光都有一定的波长范围，这个波长范围也称为谱线宽度。光波的单色性可用谱线宽度和中心波长的比值来表示。谱线宽度的值越小，光源的单色性就越好。激光几乎是单一波长的光，其谱线宽度可小至$10^{-8}nm$，单色性明显优于普通光源。例如，氦氖激光的单色性是单色性最好的普通光源氪灯的10^5倍。

利用激光的高单色性可以开拓一系列生物医学的新方法、新技术，如受激辐射分析技术等。

（三）亮度高

亮度一般指光源在单位面积上向某一方向的单位立体角内发射的功率的大小。由于激光具有非常好的方向性和单色性，能量能够在极短的时间内激发并集中发射出来，因此作用在单位面积上的功率极高。也就是说其亮度是极高的，其亮度甚至可达太阳表面亮度的百万倍以上。通过Q开关等技术可以压缩脉冲宽度，从而进一步提高激光的亮度。应该指出，这里所谓的亮度是指辐射亮度，与人眼对不同波长的感光灵敏度（即光亮度）无关。例如，亮度很高的红外激光器，如Nd:YAG激光器，发出的激光虽然看不见，但可以切割肿瘤和骨骼，而看起来很亮的氦氖激光则只能用于低能量的照射治疗。

激光的高能量特性可以用于医学领域中各种疾病的治疗，如病灶切除、去除皮肤色斑等。

（四）相干性好

干涉现象是光波的特征之一，但普通光只有在特殊装置下才能获得相干光，而激光束在频率、相位上都是同步的，在相当长的距离内保持着恒定的相位关系。因此，激光的相干性比普通光要强得多，具有极好的时间相关性和空间相关性。

激光的相干性能主要用于基础研究和诊断技术，此外，激光的相干特性还被用于观察和分析生物组织结构的显微照片。

第二节　激光发生器的基本知识

一　激光发生器的基本结构

激光发生器的种类繁多，目前已广泛应用于生物医学的各个领域。特别是在整形科、皮肤科等相关科室，激光仪器的使用已经成为日常业务的重要组成部分。因此，作为一名整形外科医师，在日常的工作中不仅要了解激光的常规应用，也必须掌握激光发生器的基本知识与物理特性。

经典的激光发生器包括工作物质、泵浦系统和光学谐振腔三部分。在激光的实际利用过程中，为了确保激光器的稳定性和可调节性，激光器多配有冷却系统和控制系统。工作介质是激光产生的内因，指激光器中受特定外源性能量激发后实现粒子反转和光的受激辐射作用的物质体系。激光的产生取决于合适的工作物质，物质特性决定了输出的激光的波长、功率及能量等。把大量粒子由低能级搬运到高能级状态的过程称为泵浦。为激光工作物质实现并维持粒子数反转而提供能量来源的机构或装置称为泵浦系统，是粒子搬迁的动力来源。泵浦系统通过激励作用实现粒子的反转和受激作用。激励方式可来源于各种形式，包括光、电、化学和原子能等，如固体工作物质常用强光照射激励，气体工作物质多采用气体放电的电子碰撞激励法。谐振腔是形成激光震荡的必要条件，对激光的输出模式、功率、光束发散角等均产生影响。谐振腔由全反射镜和部分反射镜（也称输出反射镜）两部分构成，两者之间保持一定距离，相互平行，工作介质就位于其间。激光产生后由部分反射镜输出。激光器共组过程中只有少部分工作介质的能量转化成激光，大部分转化成热，因此导致工作介质温度上升，必须通过冷却系统把工作介质的温度控制在许可温度之内。在激光器的使用过程中能够精确地调节输出能量的强度变化具有非常重要的意义，目前整形外科中使用的激光器都配备计算机控制系统，对激光器的输出能量、冷却系统等的运行进行精细调节，从而达到治疗过程的准确性与稳定性，实现治疗结果的安全性和有效性。

二、激光器的分类

激光器一般按照其工作介质或运转方式分类。

（一）按工作介质分类

激光器的名称一般是根据其受激发光的工作介质来命名的，例如工作介质是铜蒸气，就称为铜蒸气激光器。受激发光的工作介质按其物态特性可以分为固体、气体、液体、半导体和自由电子五大类。

1. 固体激光器　固体激光器的工作介质是把具有能够产生受激发射作用的金属离子按一定的比例掺入晶体或玻璃基质中而制成的晶体棒或玻璃棒，选择它们作为工作介质的激光器分别称为晶体激光器或玻璃激光器，如红宝石激光器、钕玻璃激光器等。

2. 气体激光器　气体激光器的工作介质可以是原子气体、分子气体或者离子气体。如氦氖激光器的工作介质属于原子气体、二氧化碳激光器的工作介质属于分子气体、氩激光器的工作介质属于离子气体。

3. 液体激光器　液体激光器的工作介质由有机荧光染料溶液和含稀土金属离子的无机化合物溶液两部分构成，其中金属离子（如 Nd）充当工作离子，无机化合物溶液起基质作用。

4. 半导体激光器　半导体激光器的工作介质为半导体材料，通过一定的激励作用（如电注入、光泵注入和高能电子束注入）激发工作介质的非平衡电子流，实现粒子数反转，从而产生光的受激反射。这类激光器按其激励方式的不同可分别称为电注入式半导体激光器、光泵注入式半导体激光器和高能电子束注入式半导体激光器。

5. 自由电子激光器　自由电子激光器的工作介质为在空间周期变化磁场中高速运动的定向自由电子束，工作原理是通过周期性摆动磁场的高速电子束和光辐射场之间的相互作用，使电子的动能传递给光辐射而使其辐射强度增大。自由电子激光器的泵浦源是空间周期磁场或电磁场。自由电子激光器具有非常高的能量转换效率，其输出的激光波长连续可调谐，在未来的医疗卫生领域有广泛的应用前景。

除了以上的常用激光器外，还有红外激光器、X射线激光器、化学激光器、光纤导波激光器等多种类型。

（二）按运转方式分类

因激光器所选择的工作介质不同及激光器的使用目的不同，相应的运转方式也不同。常用的有单脉冲式、重复脉冲式、连续式、调Q、锁模、单模和稳频、可调谐等七种运转方式，与之相对应的就有下列七种激光器。

1. 单脉冲激光器　脉冲激光（pulsed laser）是指在较短的时间内施加较强的激励，使激光工作介质获得较大程度的粒子数反转，从而在较短时间内输出一个较强的激光脉冲。单脉冲激光器在接通激励源后，只发生一个脉冲激光，也就是只输出一次较强的激光。一般的固体激光器、液体激光器以及某些特殊的气体激光器均采用此方式运转，此时器件的热效应可以忽略，故可以不采取特殊的冷却措施。

2. 重复脉冲激光器　重复脉冲激光器输出的激光也是脉冲式的，但它不像单脉冲激光器那样在接通激励源之后只输出一个脉冲，而是输出一串激光脉冲。单脉冲激光与重复脉冲激光统称为脉冲激光，都通过脉冲泵浦源泵浦。由于脉冲工作介质可在脉冲瞬间承受较高功率的泵浦冲击，所以在高功率泵浦下可以输出比连续激光高许多功率的激光，但平均功率远远不如连续激光。脉冲功率通常比连续激光的功率高3个数量级。

3. 连续激光器　连续激光器是通过连续激励工作介质，从而能使激光连续输出的激光器。其工作特点是工作物质的激励和相应的激光输出可以在一段较长的时间范围内以连续方式持续进行，输出的连续激光在一段时间内输出功率基本稳定。以连续光源激励的固体激光器和以连续电激励方式工作的气体激光器及半导体激光器均属此类。由于连续运转过程中往往不可避免地产生器件过热效应，因此多数须采取适当的冷却措施。

4. 调Q激光器　专门指采用一定的开关技术以获得较高输出功率的脉冲激光器，其工作原理是在工作物质的粒子数反转状态形成后并不使其产生激光振荡（开关处于关闭状态），待粒子数积累到足够高的程度后，瞬时打开开关，从而可在较短的时间内（例如$10^{-9}\sim10^{-8}$s）形成十分强的激光振荡和高功率脉冲激光输出。整形外科中最常用的是Q开关激光器。Q值是无线电技术中的一个术语，它的值越大，即表明器件的品质因素越好，转换效率越高。Q开关激光器是指在谐振腔内增设某些装置来提高其Q值，把脉冲过程压缩在极短的时间内完成的激光器。这类激光器的峰值功率可达10^{12}W，所以又称为巨脉冲激光器。巨脉冲激光与上述脉冲激光相比，其脉冲宽度更窄，大约压缩了3个数量级，约为10^{-7}s，每个激光脉冲除产生光热作用以外，还产生一个机械性的声波。这种激光器在色素及文身治疗中起主要作用。

5. 锁模激光器　这是一类采用锁模技术的特殊类型激光器，其工作特点是由谐振腔内不同纵向模式之间有确定的相位关系，因此可获得一系列在时间上来看是等间隔的激光超短脉冲（脉宽$10^{-14}\sim10^{-11}$s）序列，若进一步采用特殊的快速光开关技术，还可以从上述脉冲序列中选择出单一的超短激光脉冲。

6. 单模和稳频激光器　单模激光器是指在采用一定的限模技术后，处于单横模或单纵模状态运转的激光器。稳频激光器是指采用一定的自动控制措施，使激光器输出波长或频率稳定在一定精度范围内的特殊激光器件。在某些情况下，还可以制成既是单模运转又具有频率自动稳定控制能力的特种激光器件。

7. 可调谐激光器　在一般情况下，激光器的输出波长是固定不变的，但采用特殊的调谐技术后，某些激光器的输出激光波长可在一定范围内连续可控地发生变化，这一类激光器称为可调谐激光器。

激光器还可依据激励方式、波段范围、输出功率大小、用途、光学谐振腔、激光波谱、激光束模式等进行分类，但按工作介质分类是最常用的分类方法。

三 临床常用的激光物理量

整形外科涉及的一些基本激光参量包括波长、频率、功率、能量密度等。波长是光在一个振动周期内所传播的距离，以纳米（nm）为单位，往往结合波长与吸收组织的特性决定治疗的靶组织，波长同时也决定了光在组织中的穿透深度。在可见光范围内，反射随波长增加而增加，投射也随波长增加而增加，但吸收则随波长增加而减少。焦耳（J）是电磁能量的最基本单位，它由产生激光的系统的特点所决定。功率反映了一定时间内所做的功的大小或能量传递的速率，单位是瓦（W），即焦耳/秒（J/s）。能量密度是指在1s持续照射时间内，单位面积内传递的能量的大小，以焦耳/平方厘米（J/cm²）为单位。上述单位在日常的激光操作中均要使用。

激光的辐射剂量通常可分为物理剂量和生物剂量。激光的物理剂量是指激光束垂直照射到生物体单位面积上的功率与照射时间的积，即：

$$D = \frac{W}{A} \cdot t \cdot \cos\theta$$

其中 W 是到达受照处的激光功率，单位是W。A 是治疗区域面积，单位是cm²。t 是照射时间，单位是s。θ 是入射激光束与治疗平面的夹角，即激光的入射角。D 即物理剂量，也就是上述的能量密度，单位为J/cm²。

由于不同个体或不同照射组织的生物学特性不同，同一物理剂量的激光导致的生物作用强度是不同的，因此有必要直接将生物组织反应的强弱程度分级，并定出分级的标准。按这种标准所分的级，称为生物剂量。过去临床上常将红斑反应按其程度分成0～5级，代表亚红斑量到超强红斑量6个级别，操作者可根据生物剂量分级选择其中一级作为合适的治疗剂量。当然，生物剂量因激光治疗项目的不同而有所区别。

四 激光单元技术

尽管各类激光器的主要构成部分和基本工作原理大致相同，但它们的具体结构、制造工艺、运转方式及输出特性等却有很大的区别。根据使用要求或应用目的不同，采取一些专门的技术来改进激光器件的运转性能，提高输出激光的光束质量和一些单项技术指标，由此发展出一系列激光单元技术。

（一）激光倍频技术

激光倍频技术又称为二次谐波技术，是指通过改变激光频率，使激光向更短波长扩张，以获得范围更宽的激光波长。激光倍频技术利用频率为 ν 的光穿过倍频晶状体，产生倍频效应，其射出光中含有 2ν 光的成分，使频率为 ν 的激光变成频率为 2ν 的倍频光，从而获得波长减少一半的激光。利用此倍频技术可以扩展激光波段，如将波长1064nm的红外激光通过KTP倍频晶体产生2倍频，即可产生532nm的绿光激光。

（二）激光调Q技术

激光调Q技术是为压缩激光器输出脉冲宽度和提高脉冲峰值功率而采取的一种特殊技术。激光调Q技术的工作原理是在激励开始后有意降低谐振腔的Q值而不产生激光振荡，则工作物质内的粒子反转不断扩大，然后在某一时刻突然快速增大谐振腔的Q值，使腔内迅速发生激光振荡。高度积累的反转粒子能量在很短时间内快速释放出来，从而获得很窄脉宽和高峰值功率的激光输出。

激光调Q技术的关键元件称为Q开关，Q开关脉宽短至几个至几百个纳米（nm），其峰值功率极高，可使黑色素、文身墨等细小颗粒发生瞬间爆破，而邻近的正常组织不被破坏。

常见的Q开关有转镜调Q、电光调Q、声光调Q和可饱和吸收体调Q。调Q技术是高功率脉冲激光器的主要基础技术之一，对常用的脉冲固定激光器来说，采用调Q技术后，输出激光的脉冲时间宽度可压缩到万分之一，峰值功率可提高千倍以上。

（三）激光锁模技术

产生激光超短脉冲的技术常称为锁模技术。激光器中往往会有很多不同模式或频率的激光脉冲同时存在，而只有在这些激光模式相互间的相位锁定，使各模式相干叠加时才能产生激光超短脉冲。施行锁模技术的激光器可产生超短脉冲激光，故锁模技术又称超短脉冲技术。

实现锁模的方法有很多种，一般分为两大类：主动锁模和被动锁模。主动锁模指通过外部向激光器提供调制信号的途径来周期性地改变激光器的增益或损耗，从而达到锁模目的。被动锁模则是利用材料的非线性吸收或非线性相变的特征来产生激光超短脉冲。

（四）激光点阵技术

激光点阵技术是基于局灶性光热作用原理而提出的一种激光单元技术。目前认为，只要皮肤组织损伤面积较小，周围保留足够多的可再生正常组织，愈合时仍可避免瘢痕的形成，而且这种对皮肤较深的损伤仍能有效地激发皮肤修复机制。此理论即为局灶性光热作用理论，是传统选择性光热作用理论的拓展和延伸。点阵激光产生阵列样排列的微小光束作用于皮肤，皮肤组织水吸收激光能量后，形成许多柱状的微小热损伤区，称为微治疗区（microscopic treatment zone，MTZ）或微热损伤区，继而引起一系列皮肤生化反应，达到紧肤、嫩肤及去除色斑的效果。与传统激光产生的片状热损伤不同，点阵激光在每个MTZ周围形成环形组织凝固带或热损伤带，外周为未损伤的正常组织，从而使治疗后的皮肤能快速修复，减少传统剥脱性激光治疗的皮肤损伤风险。

第三节　激光与组织的相互作用

激光的能量必须转化成其他形式的能量才能对组织起到治疗作用。当一束激光照射皮肤时，可发生四种情况：反射、吸收、散射和传导。根据Grothus-Draper定律，只有组织吸收的光能才可发挥作用，并最终把它转化成其他形式的能量。激光与组织的相互作用就是根据组织将激光转化成何种能量来分类的。

一、激光的生物效应

当激光与生物组织相互作用时，除可发生同波段普通光引起的生物效应外，还可引起许多特别的生物效应，如光热效应、光机械效应、光电磁效应、光刺激效应及光动力（光化学）效应等。

1. 光热效应　指组织吸收激光的光能并转化为热能，导致组织的温度上升。激光诱发的光热效应主要导致靶细胞损伤、凝固和变性、气化和炭化、热刺激后胶原增生及选择性光热作用。

不同组织所含的发色基团不同，因此不同的组织有不同的吸收系数，存在不同的吸收曲线。对于远红外波长的激光，组织中的水是吸收光能的主要成分；某些特殊波长的红外激光也能直接被某些特定组织的成分所吸收，如色素颗粒对1064nm波长的吸收。位于可见光波段的激光很难被水分子吸收，通常主要被血液中的血红蛋白和组织中的色素吸收并转化成热能。在组织中能吸收可见光的分子有血红蛋白、叶黄素和黑色素，这对整形外科中的激光治疗来说是最重要的；而蛋白质、DNA、RNA能很好地吸收位于紫外波段的激光能量，把光能转化为热能。有趣的是，激光诱导产生的热休克蛋白又可以抵抗进一步的热损伤。激光外科的主要目的在于控制热损伤及如何达到这一目的。

热凝固和变性在整形外科的激光治疗中扮演了重要角色。Arrhenius模式认为，速率和温度呈指数相关。需要注意的是，真皮中的Ⅰ型胶原在60~70℃时产生剧烈的凝固和变性，极易产生瘢痕。而选择性光热作用限制热的弥散，可有效控制瘢痕的产生。

脉冲CO_2激光（10600nm）、Er:YAG激光（2940nm）或连续波激光（CW）所致的热致气化和热致炭化，常被使用于移除组织。气化加热时间如低于组织的热弛豫时间，则组织被移除，仅留下最小的热损伤，但如果照射时间加长，则由于热传导产生组织炭化。临床中，此类激光的剥脱作用常被用于瘢痕及皱纹等的治疗。

对于真皮组织的热刺激控制在剧烈溶解的阈值之内，在不引起瘢痕反应的同时，产生胶原的合成与再生。此类热效应常被运用于丰满真皮改善肤质，是大部分非创伤性嫩肤（红外线激光治疗、射频、IPL等）的主要机制。

选择性光热作用详见"选择性光热作用的原理及扩展"部分的论述。

2. 光机械效应　又称光爆裂效应（photodisruptive interactions）或光声作用（photoacoustic effect）。主要由短脉冲激光产生，激光能量转换成声能，属机械能，产生高冲击力的压力波，对靶结构形成撕裂、形成气泡或急速膨胀。在高能量激光治疗文刺或部分色素性疾病时，该效应起到重要作用。

3. 光电磁效应　激光也是一种电磁波，其电场强度E和入射激光功率密度I的关系为：$E=27.4\sqrt{I}$。这种电磁场效应引起或改变生物组织分子及原子的量子化运动，引起生物组织发生一系列的变化，但尚未运用于整形外科中。

4. 光刺激效应　指低功率激光（low lever laser）照射生物组织时，产生某种与超声波、艾灸等机械的和热的物理因子所获得的生物刺激相类似的效应，如消炎、止痛、扩张血管、提高非特异性免疫功能和促进伤口愈合等，称为激光生物刺激效应。由于难以进行定量分析，因此难以得到令人信服的结果，在肿瘤学和基础研究中有部分涉及，而在整形外科中尚未运用。

5. 光动力（光化学）效应　详见"光动力作用"部分的论述。

二、激光与组织的相互作用

当激光照射组织时，可发生四种情况：反射、散射、传导和吸收（图61-1）。只有被组织吸收的光能才可发挥作用。

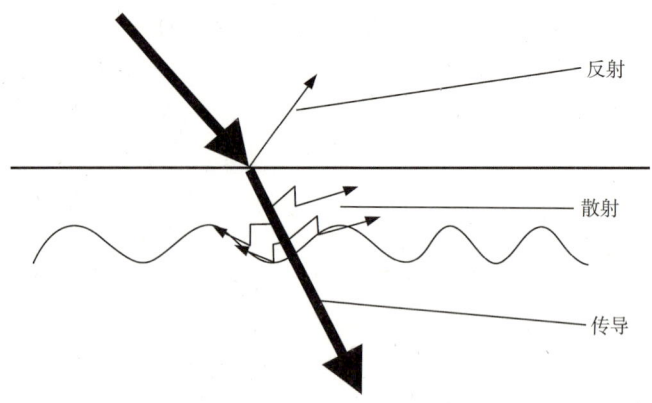

图 61-1 激光的反射、散射、传导和吸收

（一）光的反射

4%～7%的光照射组织后被反射出来，这部分光无任何临床治疗意义，但对于激光工作人员及患者防护有重要意义。在任何激光治疗下，患者及医师都应佩戴对应波长的护目镜。

（二）光的散射

在皮肤中的散射主要是向前散射，同时存在 Rayleigh 散射，即小分子（小于激光波长）物质引起的各方向微弱散射。光在皮肤组织中的散射，使靶色基吸收能量，产生临床疗效。波长增加，散射减弱。足够长的波长为 600～1200nm，使散射减弱，能量深入深层皮肤结构（例如毛囊等）。

（三）光的传导

光的传导又称光的穿透。在一定波长范围内，波长越长，散射越少，能量传导越深。传导的能量因其未被靶组织吸收，无临床治疗意义。但出于皮下深层组织的保护，治疗医师需要考虑激光能量的传导是否会影响皮肤下重要器官。

（四）光的吸收

光的吸收取决于波长，遵循比尔定律（beer's law）。吸收的光能取决于初始光强、穿透深度和消失距离（90%的光能被吸收的距离）。光能转化成其他形式的能量起到临床治疗作用。能量密度（J/cm^2）、功率密度（W/cm^2、mW/cm^2）等单位常被用于描述光能吸收的特征。

三 选择性光热作用的原理及扩展

选择性光热作用（selective photothermolysis）是整形激光治疗的基本原理之一，即选择适当的波长，能被病灶中的靶基团最优先吸收；选择足够短的脉冲宽度，可以减少热传递引起的周围组织的非特异性损伤；选择足够高的能量，能导致靶组织的热损伤破坏。

热弛豫（thermal relaxation）是选择性光热作用中的一个重要概念，是指靶组织吸收激光能量后，产生的热量向周围组织发生传导。热弛豫时间（thermal relaxation time，TRT）是指靶组织温度降低为一半所需的时间：$TR=d^2/4k$（皮肤厚度为 d，热弥散度为 k）。选择性光热作用通常通过高能的脉冲激光系统实现。脉冲间期应大于热弛豫时间，以减少对周围组织的热传导损伤。

获得较好的选择性光热作用需要三个条件：①激光波长必须为理想的靶组织优先吸收；②激光的单次照射时间必须短于或等于靶组织冷却时间；③激光所达到的光热作用必须达到靶组织热损

伤的目的。比如，葡萄酒色斑中增粗的血管（畸形毛细血管/微静脉）是脉冲染料激光的靶组织，故所选择的脉宽不应大于该类血管的热弛豫时间（一般为5ms），而过短的脉宽（例如200～300μs）因其过快冷却，很有可能无法破坏毛细血管。

激光波长的选择主要取决于两个方面。皮肤中色基（黑色素、水、血红蛋白）有特定的吸收光谱，选择位于接近吸收峰值的波长的激光，以得到理想的治疗效果。同时，靶组织深度是另一个重要方面。对于特定深度的疾病，例如葡萄酒色斑，波长的选择更侧重于病灶深度。420nm波长时，血红蛋白吸收极佳，但涉及深度仅在100nm，无法企及在100～1000nm深度的葡萄酒色斑病灶，所以常选择穿透深度更深的595nm波长脉冲染料激光治疗。

四 点阵光热作用

点阵光热作用又称局灶性光热作用（fractional photothermolysis，FR），点阵激光正是运用该原理进行治疗的激光。

之所以称为"点阵"，是指在计算机图形发生器的控制下，激光光束在一块较小的区域以密集的点阵排列。在激光照射的过程中，如果热能柱仅引起一个柱状的热变性区域，而不是产生孔径，则称之为"非剥脱性点阵激光"（non-ablative fractional laser），常用光源为各类半导体激光、YAG激光等。相对应的，如果激光的热能柱使组织产生气化，则称之为"剥脱性点阵激光"（ablative fractionalaser），常用光源为CO_2激光、Er:YAG激光等。点阵技术形成的柱状微小表皮热变性坏死（MENDs），对真皮层刺激较大、较直接，启动皮肤修复程序、胶原再生也更为明显，所以常被运用于面部年轻化的治疗。同样，使用热效应的点阵射频技术也正在开展。另外，除了激光波长、能量密度等，点阵不同的排列和形态也同样能决定适应证和并发症的改变。

五 光动力作用

光动力学效应（photodynamic interactions）实际上是一种特殊的光化学效应。当组织中的光敏分子在合适波长的激光作用下发生生物化学反应时，可产生单态氧。所用的可吸收光的分子媒介称为光敏剂。光敏剂研究发展至今大致可以分为三代，靶组织特异性逐代增强，并逐渐减少了光动力治疗后的避光时间，也具有更好的吸收光谱表现。临床较常用的血卟啉衍生物就是其中之一。

其主要原理是：光敏剂吸收光能量，被激活成电子激发态分子，然后将其能量传递给邻近的氧分子，使之成为单态氧。单态氧能氧化和永久性破坏周围一定范围内的组织，导致靶组织的细胞凋亡。利用这一原理开展的治疗即光动力学治疗。

光动力学配合多种腔道内操作技术，常用于治疗肿瘤，是由于在一定的时相内可存在光敏化剂的肿瘤内积聚。在整形外科领域，光动力学治疗主要利用光敏剂在毛细血管内的积聚进行葡萄酒色斑的治疗以及外用光敏剂进行光老化、光化性角化病、多种皮肤肿瘤、痤疮杀菌等多种皮肤疾病的治疗。

（林晓曦　马刚）

第四节 常用激光器及其特点

临床常用激光器很多，各有特点，几乎涵盖了全部光谱范围。我们根据光谱位置、激光名称、工作介质、运转方式、波长、参数特性、治疗适应证等对临床常用激光设备进行了归类，详见表61-1。

表61-1 临床常用激光光电设备及其特点

激光器种类	工作介质	波长(nm)	运转方式	主要吸收基团	治疗适应证
氙氯准分子	卤化物	308(紫外)	脉冲		白癜风
氩	氩	488/514(蓝/绿)	连续	血红蛋白	鲜红斑痣、毛细血管扩张
倍频Nd:YAG	掺钕钇铝石榴石	532(绿)	长脉冲可调	血红蛋白、黑色素	浅表血管扩张、鲜红斑痣、表皮色素损害
	掺钕钇铝石榴石	532(绿)	Q开关	黑色素、文身颗粒	表皮色素增多、红色文身
氪离子	Kr	568(黄)	连续	血红蛋白	鲜红斑痣
铜蒸气(溴化亚铜)	铜	578/510(黄/绿)	准连续	血红蛋白、光动力学治疗	葡萄酒色斑
氩-泵染料激光	染料	577/588(黄)	连续	血红蛋白	血管性疾病
闪光灯泵浦脉冲染料	不同的有机溶液可供选择	400～510(绿)	脉冲	黑色素、文身颗粒	色素增多、文身
		585(黄)	脉冲	血红蛋白	浅表血管性疾病
		595(黄)	长脉冲	血红蛋白	毛细血管扩张、鲜红斑痣、腿部树枝状静脉
		630(黄)	脉冲	光动力学治疗	浅表血管性疾病、体表恶性肿瘤
金蒸气	金	628(黄)	准连续	光动力学治疗	浅表血管性疾病、体表恶性肿瘤
氦氖	HeNe	632.8(红)	连续		指示光、理疗
红宝石	红宝石晶体	694(红)	Q开关	黑色素、文身颗粒	皮肤色素增多、蓝黑绿色文身
			长脉冲	毛囊黑色素	毛发增多
翠绿宝石	紫翠玉晶体	755(红外)	Q开关	黑色素、文身颗粒	皮肤色素增多、蓝黑绿色文身
			脉冲	毛囊黑色素	毛发增多
			长脉冲	血红蛋白	增生性鲜红斑痣
半导体	半导体	800/810(红外)	长脉冲	毛囊黑色素	毛发增多
		810(红外)	长脉冲	水、胶原	皱纹
		980(红外)	长脉冲	血红蛋白	皮肤小血管畸形、深部血管病变
		1450(红外)	长脉冲	水	光老化肤质、痤疮瘢痕
Nd:YAG	掺钕钇铝石榴石	1064(红外)	Q开关	黑色素、文身颗粒	皮肤色素增多、蓝黑文身
			长脉冲	毛囊黑色素	毛发增多
			长脉冲	血红蛋白	粗大腿部血管、瘤性增长血管瘤
			长脉冲	水	皱纹
			连续		深部组织凝固
Nd:YAG	钕:钇铝石榴石	1320(红外)	长脉冲	水	光老化肤质、痤疮瘢痕

续表

激光器种类	工作介质	波长(nm)	运转方式	主要吸收基团	治疗适应证
Er:YAG	掺铒钇铝石榴石	1540(红外)	长脉冲	水	光老化肤质、痤疮瘢痕
	掺铥钇铝石榴石	2010(红外)	脉冲	水	组织凝固、气化、切割,前列腺肥大
	掺钬铝石榴石	2120(红外)	脉冲	水	组织凝固、气化、切割,骨科、泌尿科手术
	掺铒钇铝石榴石	2940(红外)	脉冲	水	细小皱纹、皮肤磨削,高精度的组织切割
二氧化碳	二氧化碳气体	10600(红外)	连续	水	非特异性组织破坏
			脉冲或连续	水	细小皱纹、细小瘢痕磨削,高精度的组织切割

一 CO_2 激光

CO_2 激光于1964年发明,于1967年首次被用于外科。目前 CO_2 激光在现代美容外科中应用广泛。CO_2 激光器是一种气体分子激光器,谐振腔内充有 CO_2、N_2、He、Xe 和 H_2 混合气体,工作物质为 CO_2 气体。激光波长10600nm,属远红外不可见光,通常使用半导体红光光束输出作为指示光。CO_2 激光器可以连续模式和脉冲模式输出能量,脉冲输出有单脉冲、多脉冲、脉宽、脉冲间隔时间等参数需要进行调控。CO_2 激光主要用于表皮增生性疾病的治疗、组织切割、切除和表皮磨削。

CO_2 激光波长为10600nm,细胞内和细胞外的水能较好地吸收该波长激光的能量。当组织内水分子吸收激光能量后,气化过程可使细胞体积迅速膨胀、爆裂,细胞碎片迸溅到激光束中,可即刻炭化甚至燃烧。利用水吸收热效应对生物组织进行气化、切割、凝固。CO_2 激光组织气化好,具有一定止血效果,组织穿透相对较浅,使用安全性高。在整形美容外科,CO_2 激光器种类很丰富,包括普通连续或脉冲 CO_2 激光器、超脉冲 CO_2 激光器、超脉冲扫描 CO_2 激光器以及超脉冲点阵或像素 CO_2 激光器等。

普通连续或脉冲 CO_2 激光器输出的能量多呈中央强、周边弱的高斯分布,组织气化效果表现呈尖峰状,中间深、周边浅,因此气化创面多不平坦,还有碳化组织存在。临床常用于体表表浅性病变、肿物、赘生物等小病变的气化、凝固,形成的创面小,创面愈合后形成的瘢痕也轻微。

连续输出模式多用于切割、气化和烧灼。比如切割时将光斑聚焦至0.1~0.2mm,同时 CO_2 激光可即时凝固直径小于0.5mm的血管,可封闭小的皮神经末梢和淋巴管,减少手术中的出血和术后的神经疼痛和组织水肿。用于气化和烧灼时,将光斑散焦,用低能量密度治疗。

脉冲 CO_2 激光在一定功率条件下,脉宽越宽,频率越快,脉冲激光的生物效应特点就越接近连续激光。同时超脉冲 CO_2 激光的峰值功率高、频率快,临床表现为组织气化好、切割速度快、出血少、几无炭化组织存在,切口愈合与常规手术刀切口愈合速度接近,因此常在重睑、眼袋整形、额部除皱等手术中使用。超脉冲 CO_2 激光器在谐振腔增加横向射频激励后,可使激光功率输出更加平稳,激光能量分布模式也多变为平帽状,临床表现为组织气化创面更加平整,创面愈合后效果更加美观,故此类激光器在美容方面的应用更加普遍。

超脉冲 CO_2 激光用于皮肤重建,一般要求能量密度至少为 $5J/cm^2$,时间不超过 $800\mu s$。实际上,要剥脱 $20\mu m$ 厚的组织,热损伤范围是剥脱深度的3~4倍,即60~100μm。这种热损伤有利于止血、胶原新生和创面修复。因此,脉冲式 CO_2 激光由于穿透表浅、能量高,可实现对组织的一层一层的精确剥脱,可用于面部细小皱纹消除、萎缩性痤疮瘢痕的临床治疗等,而不产生在传统的皮肤磨削或化学剥脱术中常见的深度控制的困难,从而减少了瘢痕形成、永久性色素改变等并发症。

点阵或像素CO_2激光是通过扫描器控制激光光束扫描运动,将光束直径聚焦到一定细度,使激光气化形成的微小穴坑彼此间保留一定距离,穴坑间保留的正常组织能参与激光气化后创面的愈合过程。

二、YAG激光

YAG激光的基质为钇铝石榴石（yttrium aluminum garnet，YAG）晶体。该晶体是由三份三氧化二钇（Y_2O_3）和五份三氧化二铝（Al_2O_3）化合而成。在YAG的晶体中掺杂即可以形成激光晶体。如掺入一定比例的Nd_2O_3（三氧化二钕），便成为掺钕钇铝石榴石晶体，简写为Nd:YAG，掺入铒元素（Er）便成为Er:YAG激光。Nd:YAG晶体可产生波长为914nm、1064nm、1320nm的三种激光，其中1064nm波长最易发生。

Nd:YAG激光可被制成连续、Q开关、长脉冲等多种工作方式的激光器,被广泛使用到激光整形美容外科临床实践中。1064nm波长激光属于红外光,采用倍频技术可以输出532nm绿光。1064nm激光的色基包括黑色素、血红蛋白和水,但这三种色基对1064nm的吸收均相对较弱,故使得1064nm有穿透力强的特点,为5～10mm。

连续Nd:YAG激光具有较大输出功率,可用于凝固、气化、切割等治疗。由于该波长激光的水吸收率相对偏低,组织凝固带厚,临床更多用于腔内和血管性瘤体内凝固止血治疗。

脉冲Nd:YAG激光的脉宽可自数纳秒到毫秒级,根据靶组织的热弛豫时间选择合适脉宽的脉冲Nd:YAG激光。Q开关的Nd:YAG激光器可输出纳秒级脉冲激光,临床主要用于黑、蓝色等皮肤色素增多性疾病（黑色素）及文身（文身墨）的治疗。毫秒级脉宽可用于对婴幼儿血管瘤和静脉畸形的瘤体进行照射,也可用于对粗大的腿部血管、瘤性增长的鲜红斑痣的治疗。另外,毫秒级脉冲Nd:YAG激光波长1064nm可以破坏毛囊,能提供长久性脱毛治疗。结合表皮冷却,使得长脉冲Nd:YAG激光适用于各型肤色的脱毛治疗,特别是对Ⅵ型的深色皮肤类型的患者亦较安全。

微秒级Nd:YAG激光可分别输出波长为1064nm和1320nm的激光,脉宽从几十微秒到几百微秒,利用组织内水的选择性吸收,使用较低功率的1064nm和1320nm的激光,特别是后者,开展非剥脱性的、针对真皮加热的深层除皱或嫩肤；或使用相对较高功率的1064nm和1320nm的激光,开展介入性的激光熔脂治疗等。已有报道采用毫秒级脉冲也可减轻皮肤松弛和皱纹。水对1320nm Nd:YAG激光的吸收性低,故穿透力深,还不为血红蛋白或黑色素的吸收所阻碍,皮肤升温效果更好,副作用相对较小,成为点阵激光出现以前主要的嫩肤激光设备。

当1064nm激光通过一个钛酰磷酸钾（potassium titanyl phosphate）晶体（KTP）后,获得倍频效果而产生532nm的绿色激光,也称KTP激光。因此Nd:YAG激光设备一般都可以输出1064nm和532nm两种激光。Q开关532nm激光可被黑色素、文身颗粒强烈吸收,对表浅型黑色素细胞增生,如咖啡斑、老年斑、雀斑和文身等达到较好的治疗效果。Q开关532nm还可较特异地被红色文身颗粒吸收,可用于治疗红色文身、文唇等。毫秒级532nm激光可实现脉宽连续可调,根据靶血管直径选择脉宽治疗,是治疗葡萄酒色斑或其他浅表血管性疾病的选择之一。由于波长较短,激光穿透深度相对较浅,只能用来治疗较浅的色素或血管性疾病。

铒激光（Er:YAG）是一种固体脉冲激光,其结构与Nd:YAG激光相仿,在钇铝石榴石基质（YAG晶体）中掺入铒（Er^{3+}）元素。Er:YAG晶体的能级结构丰富,辐射激光的波长既与Er^{3+}离子浓度有关,还与晶体激励的方式与光源有关。当铒玻璃激光采用氙灯泵浦激励时,激光器可辐射1540nm的脉冲激光；当采用半导体泵浦激励时,激光器可辐射1550nm激光；当Er^{3+}离子浓度位于高浓度范围时,能辐射2940nm激光,即临床通常使用的Er:YAG激光。

1540nm 与 1550nm Er:YAG 激光的水吸收率高于 1320nm 激光，低于 CO_2 激光，皮肤穿透深度可达 2mm。利用点阵激光技术就可以将 1540nm 与 1550nm 激光通过皮肤无创方式将激光能量传递到真皮组织，产生强烈的热转换与热积累效果，实现嫩肤、除皱的治疗目的，目前已成为较常用的非剥脱性嫩肤激光设备。

2940nm Er:YAG 激光属中红外光，恰好位于水的最高吸收峰值（2950nm），能被水强烈吸收，气化效率强，但穿透深度非常有限（2～5μm），从而导致组织气化的层次非常表浅，同时也使周围组织的热损伤范围达到最少，对真皮非选择性加热减少，皮肤收缩显著降低，适合于去除手部、颈部和面部浅表、细小和较深的皱纹，同时对皮肤色素性疾病和毛发移植亦有理想的疗效。与 CO_2 激光换肤术相比，愈合时间短，色素沉着少。缺点是血管凝固作用较差，点状出血较常见，不能显著改善皮肤的外观和刺激新胶原的形成，在换肤效果上较 CO_2 激光差。现代新型的 Er:YAG 激光脉宽可以为数十微秒至数毫秒，采用矩形脉宽技术，可精确调控脉宽，提供超短脉宽、短脉宽、长脉宽、超长脉宽和平滑模式脉宽等多种脉宽模式。其中超短脉宽主要表现为气化作用，起到冷磨削作用，短脉宽产生气化和热凝的热磨削作用，超长脉宽只有热作用，没有磨削作用。因此，在临床应用中，综合采用这几种脉宽模式，既可磨削气化组织，又可加热凝固和刺激胶原增生，克服传统铒激光的缺陷。

三 红宝石激光

红宝石激光是一种最早使用的激光，工作物质是固体的 Sapphire（Al_2O_3）和铬所形成的红宝石晶体棒，释放波长是 694.3nm 的红光，调 Q 模式下脉宽 20～40ns。由于黑色素的吸收性好且穿透力强，这种激光治疗表皮的色素性皮损非常有效，真皮中的黑色素及蓝、黑和绿色文身染料也能很好地吸收，所以可用来治疗各种内源性或外源性的色素性疾病。另外一个优点是血红蛋白在这个波长时的吸收明显减少，形成一个低谷，因此在治疗的时候引起紫癜或出血的风险相较其他激光要好。

毫秒级脉宽的 694nm 激光是临床上常用的脱毛激光中波长最短的一种。由于波长短，穿透深度有限，对于毛囊较深的部位或患者作用有限，疗效欠佳；其次，其能量不仅为毛囊中的黑色素所吸收，还能为表皮中的黑色素所吸收，特别是肤色较深、表皮黑色素丰富的患者（如黄种人），容易引起表皮损伤，如红斑、水肿、水疱、色素改变甚至瘢痕等，副作用相对较多。

四 翠绿宝石激光

翠绿宝石激光的工作介质是由 $BeAl_2O_3$ 与铬所组成的翠绿宝石晶体，释放波长为 755nm 的红色激光。Q 开关脉冲由光纤输出，脉宽 50～100ns，对皮肤穿透深，皮肤内的黑色素或黑、蓝、绿色异物颗粒对其吸收好，而血红蛋白吸收很少，使得 Q 开关翠绿宝石激光成为治疗表皮和真皮色素性皮损的理想选择，可用于去除文身、文眉、文眼线等文饰及表浅的褐色斑、老年斑、雀斑和深层的太田痣等各种良性皮肤色素性病变。在消除绿色、黑色和紫癜样文刺时比其他 Q 开关激光更有效，但是由于这种激光管自身电激励模式的特点，这种激光的稳定性较 Nd:YAG 激光要差，对激光的工作环境的要求也高一些。

翠绿宝石激光穿透深度较红宝石激光深，在真皮中积蓄的能量较表皮中更高，毫秒级脉宽的翠绿宝石激光是临床上较常用的脱毛激光，治疗效果好。副作用相对少且短暂，有红斑反应、皮肤色素沉着、毛囊炎等，主要见于肤色较深的患者或脱毛术毕未对治疗区冷敷所致，因此，对于深肤色患者仍应谨慎处理。

五　染料激光

染料激光属液体激光，工作物质为染料，如罗丹明6G等，溶剂有乙醇、苯类、水及其他物质。最大特点是其输出波长在一定范围内连续可调，染料激光波长分布在紫外光（321nm）到近红外光（1.3μm）的波段内。氧合血红蛋白和去氧血红蛋白是皮肤血管性皮损治疗的色基，氧合血红蛋白有3个吸收峰：418、542和577nm。最早的脉冲染料激光波长为577nm，后来被调整为585nm和595nm。最初生产的激光脉冲持续时间为450μs，后可增加到4000μs，结合冷冻喷雾剂或冷空气冷却保护表皮免受热损伤。

近年来，Cynosure公司整合了脉冲染料激光（585nm）和Nd:YAG激光（1064nm），采用多波长顺序发射技术，使两种不同的激光能在很短的时间内从一个光路里先后发射出来。这两种激光可以独立运行，充分发挥各自的作用；也可顺序发出，间隔毫秒的延迟，更有效地治疗血管病变性胎记等。

六　半导体激光

半导体激光（diode laser）有时也被翻译成二极管激光，工作物质有砷化钾（GaAs）、砷化铟（InAs）、锑化铟（InSn）、铝化镓（GaAlAs）等，输出波长大约从630nm到8500nm，医用最短的有650nm（常用作瞄准光），常见的波长有800nm、810nm、850nm、980nm、1450nm等，输出方式有连续和脉冲两种。

半导体激光能被所有的三种色基（黑色素、血红蛋白和水）吸收，因此结合不同的脉宽，可用于色素性疾病、脱毛、血管性疾病及嫩肤治疗。从光学嫩肤方面来说，这些半导体波长既没有得到广泛研究，也没有被临床应用，因而其有效性尚有待观察。由于半导体激光输出波长范围大、功率范围广，因此在医学中的应用范围也比较广泛。650nm波长半导体激光常用于溃疡伤口的促愈治疗；808nm或810nm波长半导体激光是著名的脱毛用长脉冲激光器；980nm波长半导体激光也常用于血管性疾病的治疗；1450nm波长半导体激光则可用于面部非剥脱性嫩肤、除皱。

800nm或810nm的半导体激光是众多激光中相对比较理想的脱毛激光，尤其是深色皮肤的脱毛治疗，这类激光具有明显的优势。如LightSheer（Lumenis，美国）波长800nm，脉宽5～400ms，光斑9mm×9mm和12mm×12mm，大光斑治疗头不但能增加光的穿透性，也能提高治疗速度，接触式冷却，可调的脉冲宽度也保证了脱除各种直径毛发的要求。后来联合应用空气动力治疗技术推出LightSheer DUET，采用真空技术将皮肤轻吸进治疗头，皮肤拉伸变薄，使毛发更易接触激光，同时降低皮肤黑色素细胞密度，减少皮肤表皮对能量的吸收，真空压力暂时压迫皮肤组织和周围血管，血流暂时被压离，降低氧合血红蛋白的能量吸收，降低色基竞争性能量吸收，使更多能量被毛囊黑色素吸收。另外Alma公司810nm半导体脱毛激光采用连续半导体激光技术，可以持续均匀地将激光能量作用于毛囊，适合不同的肤色。

1450nm的半导体激光设备可最深穿透到真皮内500μm处，可用于治疗面部皱纹。由于其峰值能量较低，所以要求更长的照射时间。该设备还可用于活动性痤疮的治疗，减少皮脂腺的活动，对颏部的皮脂腺增生和痤疮瘢痕的治疗也有用。

七　准分子激光

准分子激光是20世纪70年代末发展起来的一种脉冲激光，工作物质是稀有卤化物，如氟化氩、氯化氙、氟化氪等，输出波长是从紫外到可见光区域，有光斑式和扫描式两种能量输出方式。它的主要特点是波长短，功率高。目前临床常用单波长308nm的氯化氙光斑式准分子激光治疗白癜风，是紫外光治疗白癜风和银屑病的最佳波长。准分子激光能诱导T细胞凋亡，并促进色素的合成，治疗白癜风优于传统的UVA和UVB疗法。

八 皮秒激光

皮秒激光是近几年（2012年美国FDA批准使用）进入临床应用的新型激光设备，顾名思义，其特点就是发射的激光脉冲宽度为皮秒级。在皮秒激光问世前，最窄的激光脉宽是Q开关激光产生的激光，脉宽大约是10ns，而皮秒激光的脉宽是400～700ps，也就是说，皮秒激光在Q开关激光的基础上，将脉宽又缩窄了几十倍（1ns=1000ps，$1s=10^3ms=10^6\mu s=10^9ns=10^{12}ps$）。如此，则可以将峰值功率提高数十倍，对目标色基可以取得更强烈的治疗效果，而对正常组织的损伤可以更小。

由于皮秒激光的脉宽非常短，与所有组织的热弛豫时间相比（表皮色素的TRT为$1\mu s$），都相差万倍以上，且其峰值功率极高，所以在治疗时，组织来不及将其光能转化为热能，因此其对组织并不产生热效应。其治疗机制是通过超高功率密度的光能产生的光机械效应，在瞬间产生"压力波"将组织"震碎"，之后再通过细胞吞噬而代谢掉。目前临床使用的皮秒激光是Nd:YAG激光、翠绿宝石激光等，常用的波长是1064nm、755nm，治疗的适应证和Q开关激光相同，主要是真皮层的色素性疾病、文身等。与Q开关激光相比，其优势是可提高治疗效果、减少治疗次数。

九 其他激光

铜蒸气激光能释放511nm的绿色激光及578nm的黄色半连续激光，也就是说，该激光能量为脉冲输出，但脉冲紧密相连，无法分开，呈脉冲群样，其结果和临床治疗效果与连续激光非常类似，故也称为半连续激光或准连续激光。在光动力学治疗中，铜蒸气激光结合光敏如血啉甲醚治疗鲜红斑痣，显示了较好的治疗效果，甚至较现有的脉冲染料激光效果更优。但是铜蒸气激光有时光输出不稳定，而且需要特殊的电压（380V），体积相对也比较庞大，另外，铜蒸气激光与光敏剂吸收峰值匹配性并不理想，因此在一定程度上限制了它的临床应用和推广。

氪激光是一种用于治疗血管性病变的新型激光，它能释放568nm、521nm和532nm的激光，当滤掉后两种波长后，568nm激光能应用于临床。目前氪激光被用于光动力学治疗鲜红斑痣，结果显示氪激光-光动力治疗鲜红斑痣的临床疗效似乎并不比铜蒸气激光-光动力学治疗差。

目前鲜红斑痣的光动力治疗展示了令人鼓舞的效果。光敏剂血啉甲醚（纯品）有五个特征光吸收峰：375nm、502nm、531nm、573nm和623nm，因此临床上很多不同波长的连续激光都可能成为光动力学治疗的激光光源：氪离子激光（405nm）、氩离子激光（488nm）、倍频Nd:YAG激光（532nm）、铜蒸气激光（577nm）等，卤钨灯（630nm）和非相干红光（630nm）也能作为光源应用。从目前的临床经验来看，铜蒸气激光、氪离子激光作光源，血啉甲醚作为光敏剂进行治疗的临床效果令人满意，两种激光都显示出较好的临床疗效，但孰优孰劣尚难作出判断。

（余文林　李勤）

第五节　激光在整形外科中的应用

一、皮肤血管性疾病的治疗

（一）毛细血管瘤的激光治疗

毛细血管瘤在新型的细胞生物学分类法中定义为有血管内皮细胞增生的血管源性肿瘤，在新生儿中的发病率为2%～3%，在早产儿和低体重儿中的发病率可高达22%～30%，男女比例为1∶3。血管瘤可发生于全身各处，约60%发生于头面部。

大多数婴幼儿的毛细血管瘤不危及生命且有自然消退的演变规律，国外有学者对未治疗的血管瘤进行随访研究发现，大多数血管瘤可以完全消退并达到美容效果，因此对隐蔽部位和非功能位的血管瘤、不危及生命的体积小的增殖期血管瘤和处于消退期的血管瘤可以定期随访观察。当出现以下情况时应积极进行治疗：①血管瘤快速增长；②大面积血管瘤伴出血、感染、溃疡；③伴有某些严重综合征的血管瘤，如Kasabach-Merritt综合征；④位于重要器官如眼睑、鼻、口腔、耳道、尿道肛门及关节等处的瘤体，影响视力、呼吸、进食、听力、排泄、运动等重要功能；⑤合并全身重要脏器功能衰竭者，如合并心力衰竭的重症血管瘤；⑥长时间不消退的血管瘤，如终身不消退型先天性血管瘤（NICH）。

血管瘤的治疗应根据瘤体的部位、范围（面积大小和深浅）、分期、对功能的影响等因素，选择不同的治疗方法。治疗原则为：①选择符合血管瘤发展规律的治疗方法，以适当的时机，以创伤小、副作用小的幼儿能接受的治疗手段，达到外观和功能的恢复，使治疗效果优于自然消退的结果；②避免选用不正确的治疗或过度治疗所造成的医源性并发症；③注意血管瘤综合征的全面综合治疗。目前婴幼儿血管瘤常用的治疗方法有：激光治疗、药物治疗、血管介入治疗、放射治疗和手术治疗。

激光治疗血管瘤是通过选择性光热作用，使氧合血红蛋白凝固，从而达到破坏血管、消除瘤体的治疗目的。早期用于治疗血管瘤的激光主要有氩离子激光、CO_2激光，由于其对组织的非特异性热损伤，瘢痕及色素沉着等并发症高发，限制了在血管瘤治疗中的应用。取而代之的是脉冲染料激光（pulsed dye laser，PDL）、KTP激光、Nd:YAG激光、点阵激光。各种激光均有不同的适应证。

1. 脉冲染料激光　波长为585～595nm，脉宽为300～450μs，光斑大小为2～10mm，能量密度为3～10J/cm^2，主要适用于增生早期的小范围点片状病灶，可阻止瘤体进一步增殖扩大，对消退期残留的浅表病灶也能达到加速消退并改善功能和外观的效果。由于脉冲染料激光治疗血管瘤的最大穿透深度为1.2mm，对深部或较厚的血管瘤需配合药物注射或其他穿透较深的激光治疗。新型脉冲染料激光波长增至600nm，脉宽为0.45～40ms可调，并采用了大光斑及脉冲技术，可以在保证对血管的选择性破坏的同时，增大治疗深度，使疗效更显著。

脉冲染料激光治疗血管瘤后，病变即刻为暗紫色反应，3～5天后结痂，7～14天结痂脱落，血管瘤明显变薄，经过数次治疗后可彻底消除。治疗次数由血管瘤的厚度不同而有所不同。

2. 点阵激光　对于血管瘤自然消退后永久性的纤维脂肪残留以及皮肤萎缩、粗糙、无弹性等改变，可用剥脱性点阵激光（fractional laser）治疗。主要有CO_2激光和Er:YAG激光两类。点阵激光产生阵列样排列的微小光束作用于皮肤，皮肤组织吸收激光能量后形成多个柱形结构的微小热损伤区，继而引起一系列皮肤生化反应，达到增加皮肤弹性、纤维细胞重组等表皮重建的目的。新型的点阵激光与传统的剥脱性激光相比，有治疗副作用小、恢复时间短、疗效显著的优点。

（二）鲜红斑痣的激光光热治疗

鲜红斑痣（port wine stain，PWS）为常见的毛细血管及后微静脉扩张畸形。出生时即有，发生率为3‰~5‰，男女比例相当。83%位于面颈部，影响患者容貌及心理健康。病理检查显示，畸形扩张的血管一般位于皮下300~600μm深度，直径一般为10~150μm，增厚型鲜红斑痣血管直径可达到500μm。发生机制目前不清楚，有多种假说，可能与扩张血管周围缺少调控血流的神经元有关。

临床表现为发生于皮肤的鲜红色斑片，初期不突出皮肤，边界清晰，压之褪色，可发生于身体的任何部位。儿童可表现为浅红色，随年龄增长，斑片面积成比例增大，颜色逐渐加深，少数患者皮损表面可逐渐隆起，形成结节，累及唇部则易出现软组织增生，一般不会自然消退。微静脉畸形可与其他多种疾病共存，如太田痣、伊藤痣等色素性疾病，称为斑痣性错构瘤样色素血管病；也可合并Sturge-Weber综合征、Kippel-Trenaunay综合征等。关于鲜红斑痣的临床分型，国内外没有统一的意见，最常见的分为粉红型、鲜红型、紫红型和结节增厚型。

激光治疗鲜红斑痣的常用波长有532nm、585nm、595nm、755nm、810nm、1064nm或IPL。532nm波长接近脱氧血红蛋白的吸收峰，但穿透浅，可被表皮黑色素竞争性吸收，故限制了其应用，只用于肤色白、浅红色或鲜红色病变。585nm波长或595nm波长接近血红蛋白的吸收峰，黑色素吸收相对较少，被认为是治疗PWS的理想波长，但穿透深度有限，对于紫红色或增厚型鲜红斑痣效果不佳，而且相当大一部分患者在治疗5次以后产生治疗抵抗。755nm波长、810nm波长或1064nm波长穿透深，可用于紫红色、增厚型或PDL治疗效果欠佳的鲜红斑痣患者，但因其波长不是血红蛋白的吸收峰，故需要较高能量才能达到治疗效果，而高能量易造成表皮热损伤，治疗窗较窄，需要良好的表皮冷却，故对操作者的经验要求高。IPL可作为PDL抵抗型鲜红斑痣的治疗尝试。双波长激光，如585nm波长或595nm波长合并810nm波长或1064nm波长，治疗效果较单一波长好，特别是对于PDL抵抗型鲜红斑痣。但两种波长之间的间隔时间需要谨慎把握。

靶组织的热弛豫时间决定脉宽的选择，管径小的血管选择短脉宽，管径大的血管选择长脉宽。常规治疗PWS的脉宽为0.5ms，但效果经常不理想。治疗血管直径为20~150μm的理想脉宽为1~10ms，脉宽增加到1.5ms、3ms或10ms可以提高治疗效果。直径小的如4~6μm的毛细血管和8~26μm的后微静脉热弛豫时间短，体积与表面积的比值小，血管的热弥散达不到热变性的程度，即使脉宽较短，效果也不好。

激光能量应根据激光设备、患者和治疗部位的不同而选择。一般情况下，KTP激光或脉冲染料激光治疗的终点反应为紫癜，没有颜色变化或偏黑，说明能量不够或过大；755nm波长或810nm波长激光的终点反应为灰白色，而1064nm波长激光及IPL治疗的终点反应为轻微发白。能量太大可能导致色素沉着或脱失，甚至瘢痕。

表皮黑色素可以竞争性吸收激光能量，间接导致瘢痕和色素改变。冷却可以保护表皮少受损伤，增加患者的舒适度。主要的冷却方法有接触、冷风、喷洒制冷剂。

斑试的目的是选择最佳的治疗参数，最大限度地降低并发症，一般在大面积治疗前30分钟实施。对于治疗窗较窄的长脉宽755nm、1064nm波长激光及半导体激光，斑试可以降低色素改变和瘢痕的发生率。

短期并发症有红肿、水疱、结痂或糜烂及色素沉着或脱失，长期不可逆性并发症有色素脱失及瘢痕。并发症的原因可能为冷却不够、高能量或重叠脉冲、短脉宽、肤色黑等。关于鲜红斑痣的复发率，不同文献报道不同，但总体来说，早期治疗可以降低复发率。

近年来，国内外也在尝试使用新方法治疗难治性鲜红斑痣，如光动力疗法、激光联合药物或负压、激光与药物特定点治疗（SSPLT）等，使治疗效果得到提高。展望未来，激光治疗前联合扩血管药物或技术提高激光能量的吸收，治疗后使用血管生成抑制剂阻止血管再通以及基因治疗，是未来发展的方向。

（三）鲜红斑痣的光动力治疗

1. 治疗机制　光动力治疗（photodynamic therapy，PDT）选择性治疗鲜红斑痣的机制：①光敏剂的选择性分布。静脉注射光敏剂后，立即在血液中形成浓度高峰，并被血管内皮细胞迅速吸收，而皮肤表皮层细胞吸收尚少，光敏剂的分布在血管内皮细胞与表皮层细胞之间形成明显的浓度差，此时给予激光照射，使基态光敏剂转化成激发态光敏剂，后者在组织氧分子的作用下产生单态氧、活性氧物质等光毒性物质，直接损伤畸形血管内皮细胞，使鲜红斑痣畸形血管破坏，红斑消退，而正常表皮层因无光敏剂或光敏剂含量低而不受损伤。②激光的穿透深度。光在生物组织中的穿透深度与波长有关。采用波长短并可被血红蛋白选择性吸收的激光（如绿光），真皮深层组织因未受激光作用而得到保护。

PDT治疗鲜红斑痣在机制上与传统的肿瘤PDT治疗有两方面不同：一是靶组织与非靶组织间光敏剂浓度差的形成机制不同。PDT治疗肿瘤是利用肿瘤组织对光敏剂排出慢的特点，光敏剂在给药后的1～3天在肿瘤组织与正常组织间形成一定的浓度差，此时给予特定波长激光照射，激发光敏剂产生单态氧等光毒物质，使含有光敏剂的肿瘤细胞被选择性杀伤。鲜红斑痣是利用了毛细血管网内皮细胞对光敏剂吸收迅速的特性，因此在治疗时激光照射与光敏剂静脉给药同时或给药后立即进行。二是激光波长的选择不同。PDT治疗肿瘤一般选择630nm以上波长的激光，以提高PDT的治疗深度。为了保护真皮深层组织，PDT治疗鲜红斑痣时一般选择穿透浅的激光波长。

2. 治疗方法　治疗前详细询问病史，包括治疗史、药物过敏史及既往患病史，做必要体检及化验检查，详细交代治疗后注意事项及护理措施并留好治疗前照片及相关资料。清洁治疗区，刮除毛发，红斑边缘的正常皮肤用氧化锌胶布贴盖，并用双层红黑棉布盖于其上。

（1）光敏剂：以目前进行临床试验的光敏剂如血卟啉单甲醚（HMME）为例，皮试阴性者按4.0～6.0mg/kg，避光条件下静脉推注光敏剂，注药时间为10分钟，注药5分钟时开始激光照射。

（2）激光设备：治疗鲜红斑痣的激光在国内目前有两种，一种是KTP/532激光，选用JY-B型倍频YAG激光器，输出波长532nm，脉冲输出，脉冲频率1～10KHz，脉宽200～300ns。另一种是铜蒸气激光，选用IECu-10型铜蒸气激光器，输出波长510.6～578.2nm，脉冲输出，脉冲频率6KHz，脉宽20～40ns。在光敏剂静脉注射5分钟后给予激光照射。光纤输出，垂直照射。照光过程中要注意调整照射角度，力求整个治疗区得到均匀照射。病变面积大者可一次作两个光斑的治疗。照射功率密度为50～120mW/cm^2，能量密度为80～250J/cm^2。照光时间每个光斑约20分钟，治疗过程使用外加风冷。

（3）治疗区反应：在激光照射过程中，鲜红斑痣的光动力反应主要表现为充血型、褪色型、暗紫型、瘀点型。不同类型的鲜红斑痣对光动力治疗的反应也不同，成人紫型鲜红斑痣通常为暗紫型，红型鲜红斑痣常为褪色型或瘀点型，儿童红型鲜红斑痣常为充血型或褪色型。治疗反应类型与疗效的关系尚有待进一步的研究。熟悉和正确判断各种反应类型，对掌握最佳照光时间、保证治疗的安全性有很重要的意义。

3. 治疗后反应

（1）组织水肿：表现为治疗区和周围正常组织的反应性水肿。光动力作用时，血管壁的损伤可使微循环的通透性增加，大分子物质漏出。此外，凡是引起内皮细胞损伤的因素如组织胺、5-羟色胺、缓激肽、组织破坏物等都可引起或促进微血管的渗出，是引起临床水肿的主要原因。照光后治疗区局部皮肤开始出现水肿反应，第2天达到高峰，一般持续3～5天，不需处理可自行消退,如肿胀严重可给予泼尼松片5mg,一天3次(儿童酌减),连服3天。

(2)结痂:水肿后期常出现不等量的渗液,2周后逐渐结痂,厚薄不等,渗液较多结厚痂,尤其是出现水疱者,水肿自行消退无渗液可以不结痂,渗液较少结薄痂,结厚痂易致感染,出现痂下积脓,处理不当易产生瘢痕。

(3)皮脂样结痂:部分患者在治疗1周左右开始出现浅褐色或淡黄色的脂性分泌物,分泌物逐渐增多形成干痂,如不强行拭去可持续1~2个月,也有的患者在复诊行第二次光动力治疗前将此皮脂样结痂去除。

4. 疗效判断　对鲜红斑痣客观疗效的判断,目前临床上最常用的是通过肉眼或数码照片观察病变颜色消退的比例。因每个观察者对色彩的灵敏度不同,照相环境因素的不同,都会影响对疗效的判断。Dong Kyun等通过对病变颜色反射光谱的测量,分析颜色的色度值,采用国际照明委员会(commission international de l'Eclairage,CIE)建立的$L*a*b*$系统,在系统中任何颜色可以用3个变量来表示。$L*$为浅色至深色轴,其值直接反映肤色和病变皮肤的深浅和黑白,取值0~100,$L*$值越大,肤色越浅,如100表示纯白色,反之愈深,如0表示全黑色,$L*$值的变动主要受黑色素的影响。$a*$为绿色至红色轴,负值为绿色,正值为红色,并表示红斑的程度,亦间接反映了血红蛋白浓度的高低,$a*$值越大,肤色趋红,同时$L*$值亦趋低。$b*$为蓝色至黄色轴,负值为蓝色,正值为黄色,$b*$值越大,肤色越黄,并与日晒有关,日晒开始后肤色由红转暗,$a*$值变小,而$b*$值增大。因此根据$L*a*b*$值,鲜红斑痣的颜色可数字化。根据公式A计算出治疗前后鲜红斑痣与正常皮肤的色差。

公式A:$\Delta E = \sqrt{(\Delta L*)^2 + (\Delta a*)^2 + (\Delta b*)^2}$

其中$\triangle L*$、$\triangle a*$、$\triangle b*$分别是治疗前病变区与正常皮肤三个参数的差值。再根据公式B计算治疗后红斑消退的百分比,从而精确量化治疗效果(TE)。

公式B:$TE = (1 - \Delta E'/\Delta E) \times 100\%$

$\triangle E$为治疗前病变区与对侧正常皮肤的色差,$\triangle E'$为治疗后病变区与对侧正常皮肤的色差。治疗后病变的改善表现为病变区颜色与正常肤色间色差值的缩小,治疗后$\triangle E'$值缩小并接近于0时,疗效值就接近100%,为最佳疗效。对于没有治疗效果的病例,$\triangle E$、$\triangle E'$的值是相等的,疗效值就是0。疗效分级有多种,我们选用标准的5级分类法:优秀(80%~100%);良好(60%~79%);一般(40%~59%);差(20%~39%);无反应(0~19%)。

5. 并发症及处理

(1)近期不良反应

1)水疱:治疗区的温度小于40℃,光动力治疗是一种光化学反应,无热损伤,但在治疗过程中会出现热蓄积而造成皮肤水疱。直径1~5mm的小水疱可不处理,待其自行吸收,大水疱则需将疱内液体抽出,保持表皮不破损,则不会产生瘢痕。对婴幼儿要防其自行抓伤出现瘢痕。

2)光敏反应:通常为在避光期内受到强光照射所致,个别敏感患者对日光灯及电脑光也有反应。应根据反应及时用药,给予氯苯那敏(扑尔敏)、咪唑斯汀缓释片(皿治林)等抗过敏药,反应严重者可给予泼尼松口服,避免光敏反应强烈而出现剥脱性皮炎。光敏剂静脉注入时应避免渗漏,出现局部的光敏反应,处理不当出现瘢痕。光动力治疗后应多食富含维生素C、维生素E、胡萝卜素及纤维素的食物,以减轻光敏反应,促进光敏剂从体内排出。

(2)远期并发症

1)瘢痕:通常为增生性瘢痕,为治疗剂量过大或光斑移动不均、光心处照射过量、周边不足所致。使用均匀光斑时则要注意突起的部位容易受大剂量照射,而凹陷处则照光不足。瘢痕的出现与治疗后感染及结痂处理不当有关。

对于儿童粉红型鲜红斑痣,应慎重选择光动力治疗。儿童皮肤透光性好,耐光性差,光剂量不宜过大。治疗时通常以充血型为治疗终点,不应等待出现褪色反应。治疗区结厚痂时要妥善处理，通常等待痂下自行愈合，强行将厚痂去除易留下瘢痕。儿童粉红型鲜红斑痣脉冲染料激光治疗较为安全有效，是目前国际上首选的一线治疗方法。

2）色素改变：以治疗区色素沉着为多见，少见色素脱失，也有诱发黄褐斑出现、雀斑增多者。

3）湿疹样皮炎：光动力治疗后1～2个月，治疗区皮肤某部位出现瘙痒，搔抓后出现红肿、分泌物增多、表面糜烂结痂，脱痂后表面粗糙，覆以少许糠秕样鳞屑，症状时有反复。应用皮质类固醇霜剂可以缓解症状，辅以口服B族维生素、维生素C片。

（四）静脉畸形的激光治疗

静脉畸形过去称为海绵状血管瘤，属于低流速脉管畸形。血管造影是诊断VM的传统标准，但MRI取而代之成为最重要的诊断依据。不断发展的硬化治疗取代了手术切除，成为主流治疗。静脉畸形以硬化剂治疗为主，安全可靠，疗效与硬化剂类型、剂量、病变类型、范围等有关。常用硬化剂有5%鱼肝油酸钠、无水酒精、平阳霉素、十四烷基硫酸钠、乙醇胺、醇溶蛋白、泛影酸、喹啉、罂粟油、高渗葡萄糖、四环素或多西环素和尿素等。为提高疗效，可几种药物、几种方法联合或交替应用。

血管内治疗告别了大出血、非特异损伤、复发、解剖视野差、切除难等VM治疗的外科难题，甚至避免了皮肤瘢痕。对于大中型体积、流速较高的VM需选择栓塞引流静脉的硬化治疗，较单纯硬化剂注射明显增效，通过内皮细胞、血红蛋白变性，导致血栓形成，减低流速，提高了硬化效果，病灶消退增快而少复发。对小型低流速VM用平阳霉素注射治疗亦可。铜针和电化学治疗将来如果可减少皮肤等组织的非特异创伤，将有益于流速过大病灶的后续硬化治疗。长脉冲Nd:YAG激光为代表的激光治疗为浅表小畸形静脉畸形提供了理想的解决之道，为传统的硬化技术提供了后续辅助。所以，手术仅是肢体浅筋膜巨大VM占位等特殊病例治疗之首选。临床面临的难题是眼眶内、颅内外沟通、部分肢体肌间泛发病灶，后者导致继发骨关节畸形之前需与康复科和骨科制订多学科合作计划。

二、皮肤色素性疾病的治疗

（一）色素增多性疾病

1. **雀斑** 雀斑（ephelides，freckles）是常见于面部的褐色点状色素沉着斑，日晒可促发和加重本病，为常染色体显性遗传性疾病。雀斑与日晒关系显著，其色素斑点的数目、大小、颜色取决于吸收阳光的量及个体对阳光的耐受性。夏季雀斑的数目多、形体大，为深褐色，冬季则相反。通常在幼儿期5～6岁发病，随着年龄增长而逐渐增多，青春期最重，中年后逐渐减轻，女性多于男性。常发生在暴露部位，特别是面部，尤以鼻部和面颊最为常见。

治疗上要避免日晒，用于治疗雀斑的激光包括Q开关倍频Nd:YAG激光（532nm）、Q开关红宝石激光（694nm）、Q开关翠绿宝石激光（755nm）以及脉冲染料激光（510nm），这些激光系统都能有效清除皮损。强脉冲光（IPL）可作为治疗雀斑的首选设备之一，可获得良好疗效。IPL光斑大，效率高，痛苦小，但常需数次治疗。

2. **雀斑样痣** 单纯性雀斑样痣又称幼年雀斑样痣（juvenile lentigo），亦称黑子，表现为褐色或黑褐色的斑点，一般约为针尖至芝麻大小，可以分布在皮肤的任何部位，以及皮肤黏膜交界处或眼结膜。色素沉着均匀一致，边缘逐渐变淡而接近于正常皮肤颜色。多发于婴儿、幼儿及儿童期，也可发生于成年期。

本病常持续存在，不能自行消退，药物治疗通常无效。主要采用Q开关激光治疗，对准皮损逐个照射，以被照射部位变白但无出血作为能量合适的标准。

3. 咖啡牛奶斑　咖啡牛奶斑（café-au-lait spots）是大小不同、边界清楚的持久性色素沉着斑，与日晒无关。咖啡牛奶斑可为多系统疾病的一种标志，如多发性神经纤维瘤、结节性硬化病、Albright综合征、Silver-Russel综合征、Watson综合征。本病为遗传性皮肤病，病理显示色素斑处的黑色素细胞和角阮细胞内黑色素增多，黑色素细胞活性亢进。可在出生时出现，亦可在出生后稍后出现，并在整个儿童期数目增加，可发生在身体的任何部位，不会消退。呈淡褐色或深褐色的均匀色素斑，形状不一，大小不一，从直径几毫米类似雀斑样斑点至20cm或更大。90%以上神经纤维瘤的患者有咖啡斑，如出现6个或6个以上直径≥1.5cm的咖啡斑时，应高度怀疑神经纤维瘤的存在。

本病一般治疗无效。可用脉冲激光进行治疗，但疗效无法预料，部分患者可获治愈，但部分患者愈后很快复发，复发原因不明。对黑色素有效的激光均可用于治疗咖啡牛奶斑，如510nm脉冲染料激光、Q755nm、Q532nm或Q694nm激光等，也可用强光治疗。治疗参数及疗效判断同雀斑。咖啡牛奶斑需多次治疗，对不同的激光治疗反应不同，可以分为复发性和非复发性。非复发性的咖啡牛奶斑对激光治疗反应较好，易于完全清除；复发性咖啡牛奶斑一般需多次治疗。应提醒患者复发及治疗后色素沉着的可能性。

4. 色素斑-肠息肉综合征　色素斑-肠息肉综合征（peutz jeghers syndrome）又称口周雀斑样痣病，系常染色体显性遗传病，常有家庭性发病，两性均可受累，在出生时或儿童时发病。本病病因尚不清楚。主要表现为口周、唇部（特别是下唇）、口腔黏膜有0.2～7mm大小圆形、椭圆形、褐黑色斑点，在口腔黏膜者较大，境界清楚，无自觉症状。色素斑也可发生在手指、手掌及足趾。色素斑之数目、大小、分布与胃肠病损无关。肠息肉主要在10～30岁时出现，可发生于胃肠任何部位，但以小肠多见，呈间歇性发作，反复出现腹痛、腹泻、肠鸣、呕吐、便血及肠套叠等，息肉有恶变可能。

如肠道症状明显，可行息肉摘除术或预防性肠段切除以防恶性变化。对皮损的治疗同雀斑。由于皮损清晰，通常经过1～2次的治疗能获得非常理想的疗效。面部口唇皮疹可选择Q开关激光治疗。

5. 脂溢性角化病　脂溢性角化病（seborrheic keratosis）又称老年斑或寿斑，如皮损有增生也称老年疣（senile wart）、基底细胞乳头瘤（basal cell papilloma），是因角质形成细胞成熟迟缓所致的一种良性表皮内肿瘤，大多数发生于40岁以后的中老年人。脂溢性角化病的发病率很高，但恶变者几乎没有。该病确切病因不明，与年龄、日光有一定关系，部分与乳头瘤病毒感染有关。好发于颜面、手背、足、背部等处，亦见于其他部位。皮损为淡黄、浅褐色、褐色甚至黑色的扁平丘疹、疣状丘疹或斑块，表面略呈乳头瘤状，渐渐增大，疣状变得明显，可形成一层油脂性厚痂，色素沉着均匀，可以非常显著，甚至呈黑色，通常多发，无自愈倾向。

脂溢性角化病的传统治疗有刮匙刮除、切除、冷冻、电灼、药物腐蚀等，如外用0.025%～0.05%维A酸软膏。激光治疗可使用Q开关激光或长脉冲532nm激光治疗，治疗方法同雀斑。也可使用超脉冲CO_2激光治疗。如仅为色素性改变（老年斑），治疗可参照雀斑的治疗方法，对于这种外观扁平、无明显增生突起、仅为色素性改变的皮损，可选用Q开关激光和强脉冲光进行治疗。如出现增生（老年疣）可选用激光气化治疗。

6. 斑痣　斑痣（nevus spilus）为一种特殊类型的黑子，出生时或幼年发病，成年后不再发展。皮损可发生于各处，以躯干为多，一般单发，不对称，发生于躯干时皮损一般不超过中线。典型损害为淡褐色斑片，直径数厘米至十余厘米，椭圆形或不规则状，境界清楚，表面散在棕褐色斑疹，数毫米大小，皮损处无毛。其外观就如同在一大片褐色的咖啡牛奶斑上再"撒"上一个一个的黑痣。

斑痣中的大片似咖啡斑样的皮损可使用Q开关532nm或Q开关755nm激光治疗，也有报道采用IPL治疗。一般经过数次治疗可使皮损颜色变浅，但容易复发。深色斑点可用2940nm铒激光或CO_2激光治疗。

7. 色素性毛表皮痣 色素性毛表皮痣（pigmented hairy epidermal naevus）亦称贝克痣（Becker's naevus），是一种获得性的色素增加性斑片或轻度增高的丘疹，比较常见。好发于儿童和青少年时期，出生时和出生后几个月也可发病。男女比例为5∶1，常在暴晒后发生。皮损好发于肩部、上肢、前胸或肩胛部，也可发生于颜面颈部，但较少见。若发生在肩部，多为单侧，而发生于其他处可为双侧。皮损表现为面积较大的不规则的边界清楚的褐色斑片，初发时斑小且淡，随着年龄增长及日晒后逐渐明显，面积增大，色素沉着加深，也可有新的色素斑出现，斑与斑之间可互相融合而呈大片状，似地图形状。痣中央的皮肤较粗厚和有少许皱褶。经1~2年后，在皮损区域或者是其周围区域可出现黑毛，少数患者无局部毛发增多，皮损部位还可合并皮内痣或表皮痣。

一般认为单纯发生的色素性毛表皮痣是良性的，可采用Q开关激光、点阵激光和脱毛激光来治疗。色素特异性的Q开关激光治疗无明显副作用，但复发很常见。也有用长脉宽红宝石激光、长脉宽翠绿宝石激光、IPL和点阵激光治疗，效果差异较大。

8. 黄褐斑 黄褐斑（chloasma melasma）传统医学称肝斑，目前认为可能与妊娠、口服避孕药、某些慢性病导致的内分泌紊乱、某些药物、化妆品、遗传、微量元素、肝脏疾病及紫外线等有关。对称分布于面部，以颧部、颊部及鼻、前额为主，偶见于颏和上唇部，一般不累及眼睑和口腔黏膜。皮损呈淡褐至深褐色斑，大小不一，边缘清楚或呈弥漫性，有时呈蝶翼状。女性多见，多开始于妊娠期第2~5个月，分娩后来月经时即渐消失。但也有发生在绝经期妇女、男人和未婚青年女性。黄褐斑随内分泌变化、季节、日晒等因素可稍有变化，部分患者分娩后或停服口服避孕药后可缓慢消退，大多数黄褐斑患者病程难于确定，可持续数月或数年。临床上根据皮损分布部位，可分为面中型、颊型、下颌型三型。用Wood灯检查，根据色素沉着的深浅分为表皮型、真皮型和混合型三型。

现在认为黄褐斑是皮肤受到外部理化因素的不断刺激，加上内部因素如内分泌紊乱等综合作用的结果。治疗上一定要采用综合治疗手段，去除可能的病因，在治疗中均应避光，并使用防晒剂，慎用化妆品，保持乐观的情绪。由避孕药引起的黄褐斑，应停止服用避孕药。在做好病因处理、外用药、全身用药的基础上，对于一些顽固性的黄褐斑可采用激光或强脉冲光治疗。

在去除病因，防止一切不良理化因素刺激皮肤，恢复面部皮肤屏障的基础上，结合氨甲环酸口服制剂（每颗250mg），每天1~2颗，连续半年到一年，可达到明显改善的效果。

多数情况下，黄褐斑在激光治疗后会发生明显炎症后色素沉着反应，因此激光或光子治疗黄褐斑应慎重。采用低能量密度Q开关755nm激光或低能量密度Q开关1064nm激光治疗，多数报道证实该方法疗效确切，但有一定的色素沉着发生率。近几年来，越来越多的报道证实点阵激光给黄褐斑的治疗带来了希望，如点阵1535nm和1550nm的Fraxel激光等，这些报道均显示点阵激光对黄褐斑的疗效明显优于其他激光。点阵激光可能是治疗黄褐斑的一种安全有效的治疗选择，但点阵激光治疗也存在色素沉着和复发的问题，只不过相对较少。点阵激光治疗黄褐斑还需要大样本、长时间的观察评价。

9. 太田痣 太田痣常见于亚洲人，一般沿着三叉神经第1、2支分布的单侧颜面部分布，偶尔也有双侧性的。发病率大约为1/500。病因不明。病理表现为真皮内的黑色素细胞产生过多黑色素。多于出生后1年内或者青春期发病，病灶出现在眼周、面颊、前额、颧部、鼻翼的某一个部位或者所有的部位。婴儿期发病的患者病灶色泽比青春期发病的要深、范围要广。病灶的颜色一般呈深蓝或淡蓝色，亦可呈灰色和茶褐色。

太田痣是真皮黑色素增多症，可使用穿透到真皮的Q开关激光进行治疗，如Q开关红宝石激光（694nm）、Q开关翠绿宝石激光（755nm）、Q开关蓝宝石激光（1064nm）。一次治疗并不能破坏所有的真皮黑色素细胞，需要重复治疗，根据病变色泽的浓淡一般需要治疗2~8次。每次激光照射所破坏的黑色素细胞，需要吞噬细胞经过几个月的吞噬并排出体外，治疗效果要3~6个月才能显现出来，因此一般两次治疗间隔2~3个月。如果激光照射后出现炎症性的色素沉着，这种色沉最少需要3~4个月，严重的需要半年左右才能消退，此时需要间隔半年左右方能重复治疗。激光照射时以照射部位出现"即时皮肤发白"为好，治疗后皮肤会有明显的肿胀，可以冷敷片刻，然后使用凡士林软膏和不粘的纱布外用，保持局部的湿润环境7~10天。Q开关激光治疗是比较安全的治疗，一般不会引起严重的并发症。

10. 后天性真皮黑素细胞增多症（获得性太田痣） 有人称之为堀母斑（Hori's nevus 或 nevus of Hori），西方的文献中一般称之为迟发性两侧性太田痣样色斑（acquired bilateral nevus of Ota-like macule，ABNOM）。表现为两侧对称性的灰褐色色斑，发生部位是颧部、颞部、鼻根部、鼻翼部、眼睑部、前额部等6处。13岁以上（大多数是20岁以上）开始出现的颜面部的色斑，在上述6个部位的多发性病变，大多数患者是两侧对称的，也有少数是单侧性的。颜色是灰色、灰褐色、褐色、深褐色。病理学检查可见真皮层黑色素增多。病变很少随着时间的推移而发生变化。

获得性太田痣用Q开关红宝石激光治疗效果很好，一次治疗即可去除70%以上的色素。但是，真皮内被破坏的色素颗粒需要大约6个月时间的吸收才能消除；此外，激光治疗后最初几个月有可能出现炎症性色素沉着（PIH），但一般半年之后就会自然消退。可以在激光治疗前给患者使用全反式维甲酸和对苯二酚，可以使治疗效果大幅度提高。一般选择较高的功率密度激光（5~8J/cm^2），表皮有黑色素增多的患者在治疗后会产生较强的"即时发白效应"。治疗后使用凡士林软膏涂抹，外用单面密封的敷料和胶布保护。如果治疗后出现了PIH，要对患者进行全面的心理辅导和支持，和患者说明PIH是一定会自然消退的，并耐心等待。

（二）文身

文身（tattoo）系外来的不溶性色素刺入真皮而在皮肤中产生的一种永久性的色素斑。一般所指的文身系装饰性文身，是人工将各种图案事先画好在人体上，然后将一些不溶性颜料，如墨汁、蓝靛或朱红等刺入皮内，使其成为永久性的图案。此外，还有因玻璃、金属、泥土或含碳物质等异物高速飞溅射入正常皮肤或外伤进入皮肤引起的外伤性文身。临床上将文身分为专业性、业余性、美容性、外伤性和医源性文身。文身容易导致某些传染性疾病的传播，如结核、麻风、梅毒、寻常疣、扁平疣、脓皮病。针尖刺入皮肤还可能引起某些疾病的同形反应，如扁平苔藓、银屑病、白癜风和盘状红斑狼疮。部分人可能对文身颜料产生异物反应、过敏反应、文身肉芽肿。

不管是专业文身还是业余文身，色素颗粒的直径为0.5~100μm，Q开关激光脉宽短至几到几百纳秒，而峰值功率相当高，可使色素颗粒骤然受热而发生瞬间爆破，不会损伤周围正常组织，细胞框架可被完整地保留下来，在其后的炎症反应过程中，部分色素颗粒随表皮移行至体表被消除，大部分色素颗粒碎屑被巨噬细胞吞噬，经淋巴系统转运，被代谢排出体外。调Q红宝石激光（694nm）、翠绿宝石激光（755nm）、Nd:YAG激光（1064nm）、倍频调Q Nd:YAG激光（532nm）都可被用来去除文身，但每种激光只能去除某些特定的颜色。调Q翠绿宝石激光可去除蓝、黑和绿色文身，调Q Nd:YAG激光主要作用于文身中的蓝黑色素，对绿色文身效果较差。绿色脉冲染料激光和倍频调Q Nd:YAG激光能去除红色文身，对各种颜色文身的去除包括橙色、紫色、黄色、褐色也有一定效果。

专业文身往往由多种颜色的颜料组成，染料在皮肤内的深度也差别很大，因此专业文身较业余文身更难去除。一般需要多次治疗，并且治疗次数差别很大，治疗间隔为2~3个月。在文刺过程中发生瘢痕的情况也是很常见的，一旦文身去除后，瘢痕就会显现出来，这个术前必须检查清楚并告知患者。激光去除文身的效果受多种因素的影响，如文身的颜色、文身的类型、文身的部位、存在的时间及激光治疗能量等都影响激光的去除效果。

激光治疗后色素沉着的发生与患者的肤色密切相关，Ⅴ型和Ⅵ型皮肤更容易发生，一般6～9个月后逐渐消退。色素减退则因含色素的角质形成细胞或表皮黑素细胞受损所致，较多见于调Q红宝石激光治疗后，一般需要3～12个月才能逐步消退。调Q激光治疗红色、肉色、褐色文身后有时会出现不可恢复的黑色等不良反应，可能是文身的成分Fe_2O_3变成FeO。在大面积去除文身之前，先试做一小部分，观察是否出现颜色的改变。如果文身色料用黄镉来使红色或黄色部分的文身的颜色更亮，在激光照射时可能发生光敏性反应，局部会出现红斑、瘙痒，甚至红肿结节、疣状丘疹或肉芽肿。

（三）皮肤色素减退性疾病

白癜风（vitiligo）是一种原发性的、局限性或泛发性的皮肤色素脱失症，是由于皮肤和毛囊的黑素细胞酪氨酸酶系统的功能减退、丧失而引起的。本病常见，人群中至少有1%～2%患白癜风，男女比例大致相等，从初生婴儿到老年均可发病，但以青少年为最多，女性发病年龄较男性提早5年左右。发病原因尚不清楚，可能的致病因素有精神神经化学说，自身免疫学说，黑素细胞自毁学说，酪氨酸、铜离子相对缺乏学说，遗传因素等。一般认为其发病是具有遗传素质的个体，在各种内外因子的激发下表现为免疫功能、神经精神及内分泌、代谢功能等各方面的紊乱，导致酶系统的抑制或黑素细胞的破坏或使黑素体的生成或黑化过程障碍，终致色素脱失。全身任何部位的皮肤均可以发生。好发于易受阳光照晒及摩擦损伤等部位，特别是颜面部（如眉间、眉毛内侧、鼻根与颊部内侧相连部位、耳前及其上部，包括前额被发部之发际、帽檐处以及唇红部）、颈部、腰腹部（束腰带）、骶尾部、前臂伸面与手指背部等。躯干与阴部亦常发生，掌跖部也可受累。损害处皮肤颜色减退、变白。白斑多数对称分布，亦有不少病例损害沿神经节段（或皮节）排列。

临床上按白斑的形态、部位、范围及治疗反应一般分为局限型、散发型、泛发型、肢端型和节段型五型。白癜风的病期一般分为进行期、静止期与好转期三期。

本病偶见自愈，但愈后易复发。病期短、损害小者容易治疗，而泛发性大片状损害或节段性分布及病程长者较为困难。进行期慎用刺激性药物，勿损伤皮肤，避免机械性摩擦。注意劳逸结合、心情舒畅，积极配合治疗。平时尽可能少吃或不吃维生素C，平时宜多进食豆类及其制品。注意室外锻炼身体，适度接受日光浴。

本病疗程比较长，痊愈的机会较少，虽然治疗方法和药物种类很多，但是均乏特效。药物治疗有呋喃香豆素类、皮质激素、免疫调节剂、假过氧化氢酶、铜制剂。对稳定期病灶可采用含色素的自体表皮移植。

近年出现了多种光学疗法，其中的窄谱UVB（311nm）目前用于中、重度白癜风的治疗。窄谱UVB对成人及儿童均是有效和安全的。首次剂量定为$0.3～0.7J/cm^2$，每周照射2次，每次照射视前次照射有无红斑效应决定是否增加照射剂量。治疗初始阶段每次增加20%～50%的剂量；出现淡红斑后，一般每次增加0～20%的剂量。最终单次剂量不超过$3.0J/cm^2$。

308nm准分子光属于UVB紫外光，其波长与窄波UVB（311nm）相似，但由于是非相干性单频光源，且能量高于窄波UVB近10倍，308nm准分子光在临床上治疗局限型节段型白癜风较窄波UVB（311nm）更具优势。308nm准分子激光照射前测定最小红斑量（MED），初始能量为$100mJ/cm^2$，每周1次，10次为1个疗程，完成1个疗程治疗后间隔2～4周再进行第2个疗程照射，共治疗10～50次（平均35次）判断疗效。

三 点阵激光皮肤再生

点阵激光（fractional laser）是近两年来全球美容医学界最关注的热点，其理论源自美国哈佛大学的光医学专家 Rox Anderson 在 2004 年提出的局灶性光热作用理论（fractional photothermolysis）。如果说 Anderson 和 Parrish 创立的选择性光热作用理论（selective photothermolysis）是激光医学发展史上的里程碑，那么点阵激光是在此基础上的拓展和飞跃。近年来的临床实践证明，点阵激光在面部年轻化的治疗中有不可比拟的优势，它具有剥脱性嫩肤术的效果，兼具非剥脱性嫩肤术的安全性，适合于各有色人种的治疗，有望成为目前激光除皱的一线治疗方法。

（一）点阵激光的概念

点阵激光也称像素或者像束激光，都是对 fractional laser 一词的翻译。激光在发射过程中，通过特殊的方式使激光以无数个点阵状光束作用于皮肤组织，通常为 50～80μm，也可至 1mm 左右，每个细小光斑之间有正常组织间隔，以作为热扩散区，减少了一次性治疗对皮肤的热损伤，在能准确控制治疗深度、确保治疗有效性的同时，具有出血少、愈合快等特点，可增大安全性，从而减少了瘢痕形成、红斑、永久性色素改变等并发症。

激光的点阵模式可通过三种方式获得，第一种在激光光束前安装一种特定的光束衍射装置，这种装置由若干个微小透镜组成，如同带有无数孔的筛状滤光镜，当激光光束穿过这个装置时，光束被重新分割为无数列阵样排列的光点，光束能量也从距离上分散开，这种方式获得的点阵激光光斑及光点密度、大小均不能调节，而且光点同时作用于皮肤组织，因此对组织的热刺激有可能发生叠加。第二种获得点阵的方式是在激光输出端安装一个电脑图形发生器（computer pattern generator，CPG），在这种装置的控制下，激光光束被改变成细小的光束，以有时差的状态快速发射出来，光点呈不同扫描图形的点阵状排列，这种方式获得的点阵光不但能调节光点的密度，也能改变光斑的图形和扫描顺序，从而避免了光能量的叠加。第三种方法是通过扫描式治疗头获得，当手具在皮肤上滑动时，光点自动在皮肤上扫描，形成点阵激光。

（二）点阵激光的作用原理

点阵激光是一种通过局灶性光热作用原理达到治疗目的的新型激光。当无数个激光微小光束作用到皮肤组织后，组织吸收激光能量而形成多个三维立体柱形结构的深达真皮深层的微小热损伤区，称为微治疗区（microscopic treatment zones，MTZ），这种微小热损伤可造成表皮组织的热凝固变性，形成柱状微小表皮坏死碎片（microscope epidermal necrotic debris，MENDs），当能量密度和扫描遍数增加时也可以将真表皮组织气化，形成真正的孔洞（microscope ablative zone，MAZ）。两种形式均可启动机体的程序化创伤愈合过程，在 MTZ 周围环形的热凝固带内出现胶原重塑，并产生多中心的微小收缩，达到嫩肤、收紧、去皱的治疗目的。这就是局灶性光热作用原理的过程。MTZ 的直径通常为 50～150μm，一般认为在 300μm 以下才是真正的点阵激光，深度为 500～1000μm。与传统的剥脱性激光产生的热损伤不同，点阵激光的 MTZ 可在单位面积表皮形成更多的创缘和创面，增加生长因子的来源。因每一个 MTZ 周围都有未受损的正常组织，其角质形成细胞可以迅速爬行，并最终与基底膜相连接，使 MTZ 很快愈合，6 小时和 12 小时活检分别可见部分和完全的上皮化，表皮在 24 小时内愈合，新胶原在 4 天后产生，后期的真皮重塑范围超出 MTZ 区域，因此治疗皱纹有明显的效果。当光点直径在 1mm 左右时，有人称之为 fractional resurfacing，或许能翻译为点状皮肤磨削。

(三）点阵激光的分类

点阵激光分为气化型和非气化型两种。当激光光束照射到皮肤上仅仅引起一个柱状的热变性区域（并非真正的孔径），这种技术被称为非气化型点阵激光（non-ablative fractional laser）。如果激光能量足够大，使真皮组织气化形成微小孔洞，则称之为气化型点阵激光（ablative fractional laser）。非气化型点阵激光主要是波长为1320～1550nm范围内的中红外线激光，气化型点阵激光主要有CO_2激光和铒激光。

1. 非气化型点阵激光 这是一类波长在1400nm到1600nm之间的红外激光。以Fraxel SR铒玻璃激光（erbium glass fiber laser）和Affirm复合点阵激光为代表。

Fraxel SR铒玻璃激光是由美国Reliant Technologies公司研发的第一台能够通过微孔分解来达到非剥脱嫩肤目的的激光，为波长1550nm的中红外线激光，光纤输出，输出端装有电脑图形发生器（CPG），可根据治疗部位和病变组织的面积、形状选择不同的图形，能量范围在4～7mJ/MTZ，MTZ大小随能量变化在90～160μm之间变化，在每平方厘米的治疗范围内可形成约1600个MTZs。作用靶组织为水分，不损伤表皮角质层，形成的MTZ包括角质层下的表皮组织和不同深度的真皮组织。研究表明，非剥脱性点阵激光作用后24小时内，深层和周围的活性细胞即向MTZ迁移进行修复，这些MENDs在3～7天内经表皮排出。同时，激光能量作用至真皮深层，使真皮胶原组织收缩、变性，刺激胶原蛋白增生，从而形成新的胶原组织。该波长激光色素不吸收，因此适用于所有类型皮肤。点阵激光可治疗色素斑的原理可能是在MENDs中含有色素小体，经表皮排出而达到治疗目的。术后可配合营养液导入治疗，营养液可以通过点阵激光的光点直接渗入真皮深层被组织吸收，加速组织修复和代谢的作用。非气化点阵激光通过FDA认证的临床适应证有表皮重建、皱纹、痤疮瘢痕、黄褐斑和日光性角化病。

Cynosure公司的Affirm点阵激光是一种带有1320nm和1440nm两种波长的复合点阵激光，通过特有的专利CAP（combined apex pulse）技术将光束衍射为许多个微小光斑。设备采用两波长顺序发射技术，使得两波长在很短的时间内通过一根光纤顺序发射，先发射1320nm光，后发射1440nm光，并使用Smartcooling风冷系统保护表皮，用于皮肤紧致和痤疮瘢痕的治疗。

2. 气化型点阵激光

（1）CO_2点阵激光：波长为10600nm，以Lumenis encon为代表的CO_2点阵激光，能提供ActiveFX和DeepFX两种模式，应根据皱纹和皮肤松弛的状况选择。在ActiveFX模式下，激光的光点为1.25mm，光点的密度和能量可以任意调节，因此能作为传统的气化型激光点阵皮肤重建治疗（ablative resurfacing），以皱纹为主的激光皮肤重建（laser skin resurfacing，LSR）治疗多选用该手具，对皮表的改善效果更好。使用这种模式也可治疗色素性皮肤病，治疗时患者只有可以耐受的轻微疼痛。DeepFX模式的光点大小只有0.12mm，光点大小和能量也可调节，这种模式下激光能穿透很深，热损伤柱更小，可以观察到真皮的明显收缩效应。对以皮肤松弛和毛孔粗大症状为主的LSR治疗则选用此手具。这两种模式结合使用可有更好的临床效果和更多的临床适应证。

（2）Er:YAG点阵激光：波长为2940nm，基本接近水的吸收峰波长，水对铒激光的吸收比波长10600nm的CO_2激光的吸收高10多倍。表皮气化功能强，可作表皮的精细磨削，对周围邻近组织热损伤更微小，因此对表皮的嫩肤功能较好，可治疗色素斑、皮肤粗糙、毛孔粗大、浅表瘢痕等。术后炎症反应和色素沉着更轻，恢复更快。由于其穿透深度浅、止血效果较差，对真皮的胶原刺激作用小，因此对皮肤松弛的改善作用不理想。

（3）YSGG点阵激光：在Er:YAG的基础上改进诞生了一种新的YSGG激光（yttrium scandium gallium garnet，YSGG钇钪镓石榴石激光），波长为2790nm，这种激光对水的吸收介于CO_2激光和铒激光之间，具有一定的真皮热刺激作用和良好的组织气化功能，是一种全新的点阵激光。国外报道使用该激光有明显的临床效果，主要对老化皮肤起作用，如皱纹、色素斑、毛孔粗大、皮肤松弛。治疗时无不适感,耐受性好、安全性高、风险小,易被患者接受,术后无须特殊护理,不影响工作生活。

(四)治疗

1. 适应证　面部年轻化治疗,去除细小皱纹,改善皮肤松弛、毛孔粗大、皮肤粗糙、日光性角化、各类色素斑。有文献报道,点阵激光对治疗黄褐斑有较好的疗效,对各类瘢痕的治疗也有明显的效果,如痤疮凹陷性瘢痕、手术切口瘢痕和外伤性瘢痕。

2. 影响治疗的因素　影响点阵激光的治疗因素与以下几个方面有关:激光的波长、激光光斑的大小、激光能量密度、脉冲宽度、治疗的回合次数以及治疗后皮肤冷却。

(1) 激光的波长:人体组织含水量约占60%,各类点阵激光的作用靶组织主要为水,因此组织水对激光的选择性吸收与激光的作用效果密切相关。水对激光的吸收由弱到强依次为1320nm、1440nm、1550nm、10600nm、2790nm、2940nm。在这类激光中,水对波长为1320~1440nm的中红外线激光吸收最弱,穿透深度最深,对皮肤的热刺激最小。因此用这种激光治疗时出现的热凝固作用最为温和,治疗后反应轻,患者无须长时间休息。但由于这类激光对真皮的热刺激强度不足,其共同特点是很难引起真皮胶原纤维收缩。水对波长为2940nm的铒激光吸收最好,较CO_2激光强10~20倍,因此穿透较浅,能量集中于表皮层,对表皮的色素性疾病有较好的效果。该激光脉冲宽度小,因而对真皮的热刺激不足,难以生成新的胶原纤维。由于热凝固不足,该激光缺乏止血功能,提高能量后可使激光穿透真皮浅层,但渗血明显,对治疗有一定的影响。CO_2激光介于上述两种激光之间,具有一定的热刺激功能和气化功能,治疗时能明显导致真皮胶原收缩,因此对面部年轻化治疗有良好的治疗效果。

(2) 激光光斑的大小:点阵激光光斑(spot)内可有不同密度的激光光点。激光光斑指的是激光治疗头面积的大小,而激光光点指的是点阵激光各光束的大小。光点大小影响穿透深度,光点大或者能量高者穿透深度深。新型的点阵激光(Paloma Lux2940)有一种立体光斑技术,可根据皱纹的程度选择条形、井字形和交叉形的纹理,从而使热作用更强,当伤口修复时,产生更大的提拉效果,可更好地去除皱纹。

(3) 激光能量密度:在一定波长的情况下,能量越大,治疗深度越深,形成的MENDs也会越宽。能量变化时,气化型点阵激光和非气化型点阵激光可以转化。

(4) 脉冲宽度:对脉冲激光而言,脉冲宽度是非常重要的参数,因为它是控制热损伤的关键性因素。选择不同的脉冲宽度对组织可产生不同的热作用,脉冲宽度越小,对组织的气化作用越大,碳化作用越小,热凝固带越小。反之,组织热损伤越大。因此,不同的脉冲宽度可产生不同的疗效。

(5) 治疗的回合次数:点阵激光常采用多回合(multi-passes)治疗技术来增加疗效。多回合治疗,即在一次治疗中,一个部位组织接受多次激光扫描。然而组织学研究发现,点阵激光采用多回合治疗不能增加其对真皮的热刺激深度和强度,只能增加表皮的强度和密度。如铒激光治疗,采用单一回合治疗时仅部分表皮气化,但是多回合治疗后表皮几乎全部气化,类似于非点阵模式的脉冲铒激光治疗结果,而真皮不能得到额外的热刺激,即多回合技术仅增加了光点的治疗密度,不能改变点阵激光治疗的深度和真皮的热刺激强度。

(6) 治疗后皮肤冷却:在治疗的同时采用皮肤冷却,可增加治疗的舒适感,防止过度的热刺激引发的并发症。有研究发现,MTZ直径大小与皮肤温度成线性的正比例关系,提示皮肤温度对表皮MTZ的大小具有明显的影响,是治疗中一个重要的因素。治疗后皮肤的即时冷却可减少灼热感、减轻红肿等反应。

3. 治疗后反应　治疗后即刻表现为红肿,主观感觉为灼痛、时有瘙痒,红肿有时可持续数天。在治疗后的12小时,治疗区域有红斑、水肿和晒伤样表现。1周后出现薄痂,并逐渐脱落。

术后2周仍有红斑存在时，可用强光退红治疗。治疗后2～4周内可能出现面部红润，通常1～2个月自然消退。

4. 治疗后护理　治疗后即刻冰敷可减轻热损伤并缓解疼痛等不适感，术后局部冷敷也有利于退红消肿。也可使用冷藏面膜覆于面部，最好使用富含胶原蛋白的酸性面膜，可抑制微生物生长。面膜一般使用10～20分钟后创面外涂抹抗生素凝胶，并覆盖无菌纱布。

治疗后24～48小时之内保持面部清洁，可涂抹表皮生长因子凝胶、左旋维生素C和保湿霜等护肤品，保持治疗区域的湿润。

治疗后约4天，治疗区逐渐出现脱痂，注意防止痂下感染，可再使用保湿营养面膜1次，有助于痂脱除。待皮肤完全脱痂后方可进行化妆。恢复期间避免烟、酒及刺激性食物。

治疗后3个月内应注意防晒，外出需涂抹防晒霜，必要时应携带遮阳伞、帽子等防晒用品。

（五）并发症

点阵激光治疗安全性较高，治疗后的不良反应均为一过性、暂时性的，常见的并发症为皮肤干燥、皱缩、红斑、水肿。个别患者出现皮肤过敏、痤疮样皮疹、疱疹，并出现皮肤瘙痒、脱屑等症状，切勿抓挠，待2周左右自然消退，也有出现一过性色素改变者。极少数患者由于敏感的因素或治疗能量过大，皮损严重，可能出现局部瘢痕，可以联合激素局部注射综合治疗。

四 脱毛

1990年，Zaias提出了激光与光子脱毛的热损伤概念，提供了脱毛的理论基础。1996年，FDA首次批准使用激光与强脉冲光用于脱毛治疗，可以安全有效地达到长期持久减少毛发的效果。经过20余年的发展，激光与光子脱毛已经受到广大求美者的接受与青睐，解决了毛发过多患者的烦恼和外露部位着装的美容要求。

（一）激光与强光脱毛的基本原理与作用机制

1. 毛发的生理解剖学与生长特性　毛发是由外胚层分化而来的皮肤附属物，其生长和再生主要取决于两部分结构：一是位于毛球上方的毛根隆突部，约在皮下1.0～1.5mm处；二是毛球部位，位于皮下3～7mm处。两者均含有多潜能干细胞，是再生毛囊的关键。此外，毛发具有不同的颜色，主要是因为含有不同的黑色素颗粒所致。黑色素颗粒有两种，即真黑素和褐黑素。真黑素为深色素，是黑发与浅黑色毛发中的主要色素颗粒；褐黑素为浅色素（黄红色），多见于红发和黄发中；而白发完全不含黑色素。

毛发的生长周期包括三个阶段：生长期、退行期和静止期。只有在生长期的毛囊才含有大量黑色素细胞，在退行期和静止期其含量较少。

2. 激光与强光脱毛的作用机制　激光或强光脱毛的理论基础是选择性光热解理论的延伸，由Zaias于1990年提出。脱毛实际的靶组织是毛囊多潜能干细胞，位于隆突部位及毛球部位，其吸收的热能很少，激光和强光通过作用于毛囊和毛干中广泛分布的大量黑色素产生热传导而破坏这两个部位的多潜能干细胞。这种非特异性热损伤产生了热损伤时间（thermal damage time，TDT）的概念。TDT是从吸光色基将热传导至靶组织使之发生不可逆损伤，而周围组织不致损伤所需的时间。一般热损伤时间是热弛豫时间的数倍。通过激光或强光作用于富含黑色素细胞的靶色基产生热弥散作用，从而损伤无黑色素的干细胞，治疗脉宽应该在表皮的热弛豫时间（3～10ms）与毛囊热弛豫时间（40～100ms）之间，故理想的脉冲宽度范围是10～100ms，甚至更长；治疗时激光的能量必须大于或等于发生毛囊损伤的阈值。此外，光斑应大于光的穿透深度（5～10mm）。大光斑可减少激光在组织内的损失，可增加光的穿透深度。

此外，激光破坏毛囊的途径还有光化学作用（如光动力脱毛）和物理伤害（如Q开关Nd:YAG激光）。光化学作用破坏毛囊是通过产生自由基或单线态氧等有毒物质来完成的；而后者是通过剧烈的冲击波或猛烈的气蚀作用等物理伤害来达到破坏毛囊的目的。

（二）激光与强光脱毛的疗效与影响因素

1. 患者自身的皮肤类型和毛发特点　理想的脱毛患者是肤色浅而毛发颜色深的患者。毛发分布密集、毛干粗黑，可获得较好的脱毛效果。反之，毛发分布稀疏、毛干细软，往往需要更多的治疗次数。针对不同皮肤类型可选择不同激光来获得较好的脱毛效果。Fitzpatrick Ⅳ～Ⅵ型肤色深，脱毛较困难，表皮中含有较多黑色素，易与毛囊中的黑色素竞争吸收激光而导致并发症的出现，适合用长脉宽Nd:YAG激光或半导体激光治疗。脱除浅色或白色毛发，则宜采用射频结合强脉冲光的光电结合技术或光动力进行治疗。

2. 脱毛激光的参数设置　各种能量均可产生短暂的毛发脱落，但只有足够强度的治疗才可增加永久脱毛的可能性。有效的治疗强度由毛发颜色决定，但最大耐受治疗强度主要由皮肤颜色决定，通过表皮冷却可以增大耐受治疗强度。因而可根据毛发的类型、密度、色泽、部位及肤色决定安全而有效的治疗参数。

3. 术者的操作技术　脱毛用冷凝胶应均匀涂抹，厚度适当，操作时保持光斑垂直照射治疗区域并与皮肤完全贴合，光斑重叠不超过10%，重叠过多会加重皮肤损伤。

4. 治疗的次数和间隔　在毛发的生长周期中，生长期的毛发含有大量黑色素颗粒，激光与强光治疗对生长期的毛囊破坏性最大，具有较好的脱除效果，而退行期和休止期的毛发黑色素含量相对较少，几乎无治疗作用。同一个体不同部位的毛囊密度和深度不同，毛发的生长周期不同，处于生长期毛发的比例也不同，故治疗间隔也存在差异性。治疗次数与治疗部位及毛发类型有关，一般四肢部位需治疗3～6次，头面部可间隔30～45天，躯干及四肢间隔2个月为宜。

（三）常用激光及强光脱毛设备

1. 半导体激光（800nm，810nm）　具有一定的穿透深度，表皮黑色素吸收较694nm和755nm激光低，毛囊黑色素吸收较1064nm激光好，对深色皮肤脱毛具有一定优势。

2. 长脉冲翠绿宝石激光（755nm）　临床常用，穿透深度较694nm激光好，肤色较深的患者慎用。

3. 强脉冲光（IPL，500～1200nm）　不属于激光，是一种非相干光。亚洲人临床上脱毛的滤光片常选用640～755nm，具有参数调整灵活、光斑大等特点。

4. 长脉冲Nd:YAG激光（1064nm）　激光能量不容易被表皮吸收而导致表皮损伤，但黑色素对该波长的吸收也减少。适宜深肤色的脱毛治疗。

5. 长脉冲红宝石激光（694nm）　波长和脉宽短，穿透深度有限，对毛囊的破坏有一定的限制。对黄种人容易引起表皮损伤，仅适用于浅肤色的脱毛治疗。

6. 具有光机械破坏作用的脱毛设备

（1）碳颗粒加Q开关的掺钕钇铝石榴石激光Nd:YAG（1064nm）：适合脱除金色和红色毛发。

（2）单纯的Q开关Nd:YAG（1064nm）：脉宽为纳秒级，可引起毛囊的光爆破反应，只可使毛发生长延期，不能达到永久性脱毛的目的。

7. 光动力脱毛（photodynamic therapy PDT）　即外源性光敏疗法。因光敏剂倾向于聚集于毛囊上皮，不论毛发颜色深浅或处于哪个生长周期，对所有毛囊都有潜在的光化学破坏作用。此方式有一定的应用前景，但需要进一步研究，以获得安全有效的治疗模式。

(四）激光脱毛的适应证和禁忌证

1. 适应证

（1）全身多毛症：位于身体任何部位的毛发生长过度，多为遗传或种族原因，也可能是内分泌紊乱、营养失调、卟啉病、药物及肿瘤引起。

（2）女性多毛症：指女性在雄激素依赖部位的毛发增多，可以是原发性的或继发于内分泌紊乱、药物或男性化肿瘤。身体有些部位只对高水平的雄激素有反应，包括胸部、腹部、背部、大腿、上臂及眼睑部。这些部位的终毛是男性特征的，如果女性在这些部位存在终毛则为病理性，称为女性多毛症（即女性的终毛分布呈现男性类型）。

（3）获得性多毛症：多因长期采取刮毛、拔毛或脱毛蜡纸及脱毛膏等措施，使毛囊受到刺激，原本细长的毛发变得粗黑，影响外观。仅限于经常处理部位的毛发，其他部位的毛发无明显异常。

（4）美容要求：毛发的数量和类型均为正常范围，出于着装及美观的要求，需要改善腋下、比基尼部位及四肢部位等的毛发；或出于塑造美观的毛发轮廓（多余眉毛、前后发际以及络腮胡须的修整）等需求。

（5）术后特殊部位：皮瓣转移、植皮等整形外科手术后使毛发处于异常的部位，如额部皮瓣转移至下颌、耳后皮瓣行外耳再造、腹部皮片移植后等。

2. 禁忌证　①服用光敏食物或药物，治疗前6个月内服用过维A酸类药物；②近期有曝晒史；③全身有活动性感染病灶；④局部治疗区存在易感染因素或已经存在感染病灶；⑤急、慢性疱疹感染，患有传染性软疣等接触感染性疾病；⑥瘢痕体质；⑦光过敏；⑧妊娠及哺乳期女性。

（五）不良反应和并发症

虽然激光与强光脱毛技术近年来发展迅速，在所有脱毛方法中以安全有效著称，但不当的治疗依旧会导致并发症的产生。治疗后的局部红斑、毛囊水肿可在数小时后自行消退，是激光脱毛最常见的即刻反应。治疗后可以正常洗浴，但治疗区域仍需注意防晒。

1. 瘙痒　可能与毛囊受损引发的皮肤刺激有关，可在脱毛后数小时后出现，持续1～2周。

2. 局部结痂、紫癜、水疱形成　多在治疗强度过大时出现，一般1～2周自愈，如有继发感染则可能遗留色素改变及瘢痕。

3. 色素改变　治疗后皮肤如有结痂、水疱，可能导致色素沉着或脱失。

4. 瘢痕　治疗能量过高导致皮肤烫伤，严重者遗留瘢痕。此外，瘢痕体质和患有系统性疾病者也易引起瘢痕的形成。

5. 感染　原存在单纯疱疹病毒感染史者可能在治疗后复发。

6. 毛发反常性过度生长　常发生于治疗区域外的周边范围，也可见于治疗区域。好发于肤色较深人群（Ⅲ型及以上）、女性及面颈区域。可能与患者本身存在性激素水平异常（如多囊卵巢综合征）、服用类固醇激素有关，还可能与脱毛治疗强度过低以及治疗后的不良反应（如红斑、结痂、水肿、色素沉着）诱发的炎症反应有关。

总之，激光与强光脱毛是目前最安全有效的脱毛方式，应根据患者的皮肤及毛发类型选择合适的波长、脉宽和能量密度。治疗操作中要密切观察皮肤治疗后的即刻反应，随时调整治疗参数以有效治疗并避免并发症的发生。目前，激光与强光脱毛能达到长期持久减少毛发的效果，要获得永久、彻底的脱毛效果还有赖于基础研究方面和脱毛设备的进一步发展。

五　瘢痕的激光治疗

瘢痕是机体组织受到创伤后异常修复的结果。在愈合过程中组织过度增生，就会形成增生性瘢痕（hypertrophic scar，HS）。瘢痕发生率很高，常发生于手术、外伤、烧伤及炎症后，即使技术很熟练的手术和良好的伤口护理也很难避免其发生。既往的治疗方法有瘢痕内注射、压迫疗法、抗肿瘤药物治疗、硅凝胶治疗、冷冻疗法、放射疗法、手术修复等，但效果都不尽如人意，因此瘢痕仍是治疗学上的难题。激光技术的发展，为改善瘢痕功能、症状和外观提供了一种新的选择。

激光治疗瘢痕已有近30年的历史，各种波长的激光被越来越多地投入使用。瘢痕处理所用的激光主要有PDL585和595nm、长脉冲1064nm、低能量1064nmQ开关Nd:YAG激光、点阵激光、点阵微等离子射频、激光辅助皮肤愈合（810nm）等。PDL治疗：其作用机制为血管受热增加，凝固坏死，局部灌注不足，导致瘢痕的营养缺乏并预防瘢痕增生；出现胶原酶释放和胶原受热，导致二硫键断裂和胶原纤维重排，转化生长因子（TGFβ1）和血小板源性生长因子（PDGF）的抑制，并刺激基质金属蛋白酶（MMP）和IL-6，使得基质分解。在一项低能量1064nm Q开关Nd:YAG激光治疗瘢痕疙瘩和增生性瘢痕的效果和安全性研究中，色素、血管、柔软度、高度、VGH瘢痕评分的改善程度分别为32.4%、33.3%、34.4%、22.9%、31.1%。点阵激光治疗：传统使用剥脱性的CO_2点阵激光，降低点阵密度、提高能量，会取得与高点阵密度、低能量相似的临床效果，色素沉着的发生率及色素沉着的严重程度大大降低。点阵烧灼性2940nm Er:YAG激光也获得不错的临床效果。非剥脱性点阵激光：1450nm二极管或1320nm掺钕钇铝石榴石（YAG）激光，可改善萎缩性瘢痕。1550nm波长的激光靶目标是水，贯穿皮肤大约1000μm，调整光学焦点长度和激光能量，照射可以达到不同的真皮深度，在不同深度和不同间隔间可以进行任意的定向治疗。高能CO_2激光也是目前面部痤疮继发萎缩性瘢痕的较理想的治疗方法。一组实验表明，50例患者经过1次治疗后，81.4%获得明显改善，主要缺点也是术后一定时期内的红斑期与色素沉着，但多能自行消退。

激光在增生性瘢痕的治疗上已经显示其潜在的价值，已证实脉冲染料激光可以改善增生性瘢痕的充血状态。此外，利用激光对伤口愈合过程中血管形成的影响来预防瘢痕的过度增生，也是一个重要的研究方向。

等离子工作平台是由超高频射频发射器激动并发射40.68MHz单极射频，通过治疗手具将单极射频传输至皮肤，一部分射频将治疗头与皮肤之间空气中的氮分子转化为高能量的等离子体（plasma），它能发射出一定波长范围的辐射脉冲，其峰值能量集中在可见光的范围，主要在靛色和紫色波长范围，在近红外段也有少量分布，脉冲宽度为毫秒级。当等离子体与皮肤接触后，其能量迅速传递到皮肤的表面，引起表皮至真皮浅层瞬间的、可控的、均匀的矩阵样非气化型剥脱，导致该部位的细胞均处于失活状态，形成可控的微剥脱区，每点直径约80~120μm，深度可达100~150μm，产生生物敷料效应，治疗点间可留有未经治疗的皮肤，促进再上皮化的进行，加速治疗区愈合，减少瘢痕再形成。另一部分射频通过直接接触皮肤组织的治疗头将单极射频传导至皮肤真皮层而产生热效应，该能量作用深度可达500~1000μm。因该部位的细胞仍具有活性，真皮中胶原的热变性造成组织即刻收缩，弹力纤维的热破坏和成纤维细胞的活化，激活创伤愈合的级联反应，刺激成纤维细胞合成新的胶原纤维及基质，并将原排列紊乱的胶原纤维进行重排，最终形成填充缺损的组织空隙、组织重塑的效果。因此，微等离子体射频技术可明显改善成熟瘢痕的色泽、质地和凸凹程度，且并发症少，是成熟瘢痕的有效治疗手段。

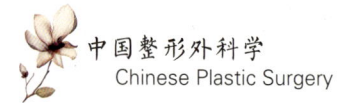

六 痤疮的激光治疗

寻常性痤疮是一种青春期常见的毛囊皮脂腺的慢性炎症性皮肤病，表现为粉刺、丘疹、脓疱、结节、囊肿和瘢痕，好发于面、背、胸等富含皮脂腺的部位。痤疮是一种多因素疾病，主要与内分泌因素、毛囊皮脂腺导管角化异常、微生物感染、免疫因素等有关，目前尚无特效治愈的方法。随着经济的发展和医学的进步，物理疗法成为治疗痤疮发展较快的治疗方法，其中以光疗法最为突出（如氦氖激光照射法、1450nm半导体激光治疗法、红蓝光疗法、强脉冲光疗法、光动力疗法、射频技术等）。该法使用安全、方便、无明显不良反应。在治疗痤疮炎症的同时，对痤疮瘢痕也有一定的作用，因而能满足患者的部分美观需求，其治疗手段的多样性让临床医师有了更多的选择。

1. 氦氖激光照射法　氦氖激光属于一种低功率的激光，其生物学特性为：①低输出率，对组织有较深的穿透力。②无光热效应，对组织结构无任何伤害。低功率氦氖激光照射引起的生物效应很复杂，主要靠激光的生物刺激来实现，可以扩张血管，加快血流，改善皮肤微循环；同时，促进组织新陈代谢，增加蛋白质、糖原的合成以及细胞有丝分裂；还可以增加巨噬细胞的吞噬作用，抑制粒细胞移动，增加溶菌酶和淋巴因子，促进炎症吸收，有明显抗菌作用；可增加E玫瑰花环形成和淋巴细胞转化率，增加血中免疫球蛋白和补体。

2. 红蓝光疗法　红蓝光治疗仪选用窄谱光源所发出的一种冷光，不产生高热，不会灼伤皮肤。它将光能转为细胞内能量，是目前治疗痤疮和嫩肤最安全而且效果显著的仪器之一。临床应用如下：

（1）红光：波长为635nm的红光具有纯度高、光源强、能量密度均匀的特点，在皮肤护理、保健治疗中效果显著，被称为生物活性光。红光能让细胞的活性提高，促进细胞的新陈代谢，使皮肤分泌大量胶原蛋白与纤维组织进行自身填充；加速血液循环，增加肌肤弹性，改善皮肤萎黄、暗淡的状况，从而达到抗衰老、抗氧化、修复的目的，有着传统护肤无法达到的效果。其主要功效为美白淡斑、嫩肤祛皱、修复受损皮肤、抚平细小皱纹、缩小毛孔、增生胶原蛋白。

（2）蓝光：波长为415nm的蓝光具有快速抑制炎症的功效。在痤疮的形成过程中，主要是丙酸杆菌在起作用，而蓝光可以在对皮肤组织毫无损伤的情况下，高效地破坏这种细菌，最大限度地减少痤疮的形成，并且在很短时间内使炎症期的痤疮明显减少至愈合。

红、蓝光治疗的特点：①非接触、非侵入性治疗，见效快，疗程短，无副作用；②整个面部的治疗可一次完成，治疗后患者可立即离去；③光源输出强度稳定，治疗剂量准确，光源寿命长；④不发热、不含紫外线、不会产生色素沉着；⑤可有效增强肌肤胶原细胞的活性，抚平细小皱纹；⑥淡化老年斑，减少日光性皮肤损伤；⑦减少红斑痤疮的红斑和毛细血管扩张；⑧操作简单方便。

3. 光动力疗法　这是近年来新兴的一种寻常性痤疮的治疗方法，具有疗程短、起效快、耐受性好等优点。局部光动力治疗的原理是光敏剂在靶细胞中聚集，吸收一定波长的光，产生活性氧簇（主要是单态氧）。在适当剂量光线作用下，活性氧簇通过诱导坏死及细胞凋亡，间接刺激炎症细胞介质，直接导致细胞和组织损伤。后续的低剂量光线通过诱导免疫调节作用可治疗炎症性和增生性皮肤病。因此，组织损伤主要受限于致敏细胞，而不累及周围组织。氨基酮戊酸（ALA）光动力疗法治疗重症痤疮，主要通过三方面起作用：①光动力治疗直接杀灭痤疮丙酸杆菌、表皮葡萄球菌及马拉色菌；②光动力学方法直接损伤皮脂腺，减少皮脂腺数量，抑制皮脂生成，控油效果好；③通过作用于角质形成细胞，减少毛囊阻塞，因此可显著恢复皮肤的正常外观，获得满意的临床疗效。近年来有数十位国外学者分别采用不同的ALA剂型、封包时间及不同的光源对患者的面部或背部痤疮进行试验性治疗，在这些试验中红光光源占多数。他们分别对试验结果进行了临床评价、组织学检查、皮脂腺分泌率检测及抑菌率对比等，大部分得到了满意的效果，但是也出现了一定的副作用，表现为一过性的红斑、水肿或色素沉着。

七 皮肤赘生物的激光治疗

（一）脂溢性角化病

脂溢性角化病（seborrheic keratosis）又名老年斑、老年疣或基底细胞乳头状瘤，为中老年人常见的良性表皮增生性肿瘤。病因尚不十分明确，可能与皮肤老化、局部感染、日晒、皮肤代谢障碍等因素有关。多发性脂溢性角化病可有遗传倾向。

该病多发于中老年人面部，尤其是颞部，其次是手背、躯干和上肢等部位，但不累及手掌、足跖和黏膜等部位。皮损为单个或多个褐色、黑褐色斑丘疹，表面粗糙呈乳头瘤状，常覆有油腻性痂皮鳞屑。皮损直径在1～2mm，甚至更大。脂溢性角化病发病初期是小片状的色斑，并不高出皮肤表面，随着病情的进展，病灶逐渐因过度角化而突出皮肤。部分色斑可随时间缓慢增大并相互融合成片。病程进展缓慢，通常不能自行消退。所以有人认为脂溢性角化病和老年斑是同一种疾病，其早期表现为老年斑，后期表现为脂溢性角化病。

脂溢性角化病的组织病理学表现为角化过度、乳头瘤样增生及表皮棘层肥厚。按其病理学表现可分为6型：角化型、棘层肥厚型、菌落型、腺样型、刺激型和黑棘皮型。

脂溢性角化病属于良性组织增生性疾病，可不予治疗。面部脂溢性角化病常常会影响容貌，特别是会带来衰老之感，与现代人求年轻、求美的愿望相悖，因此患者出于美容方面的考虑要求治疗。一般可采用激光疗法、冷冻疗法、电灼等治疗。对于早期的不高出皮面的病变可使用Q开关激光（波长532nm、755nm、694nm）治疗，高出皮面的病灶可使用CO_2激光气化治疗。

（二）汗管瘤

汗管瘤（syringoma）属于良性肿瘤，又称汗管囊瘤或汗管囊肿腺瘤，是小汗腺导管的一种腺瘤。病因不明，多发于青年女性，常有家族史，为常染色体显性遗传性疾病。

汗管瘤多发于面部，最常见的部位是下眼睑，也可见于上睑、额部、颊部、颈部和胸壁皮肤，基本左右对称分布。其皮损特点为针尖至芝麻大小的半球形丘疹，呈肤色或棕黄色、褐黄色，触之稍有硬实感，表面略有光亮感。皮疹虽密集分布而不相互融合，数目从数个到数十个或数百个不等，无痒、痛、红肿等不适症状。汗管瘤进程缓慢，一般在青春期始发，逐年增多，一般不能自行消退。

汗管瘤的组织病理学表现为真皮内囊状导管和嗜碱性上皮细胞束。

汗管瘤的治疗可以选择CO_2激光（10600nm）或铒激光（2940nm），对病灶进行烧灼气化。

（三）睑黄瘤

睑黄瘤（xanthelasma）是由于脂质沉积于眼睑部位而引起的皮肤黄色斑块，是黄瘤病的一种，属于脂质代谢障碍性皮肤疾病。表现为内眦部皮肤圆形或椭圆形黄色斑块，略高出皮面，并逐渐扩大，表面皮肤纹理消失，质地柔软，通常两侧呈对称分布。早期一般发生在上睑内侧，缓慢发展后可向中外侧扩展，甚至波及外眦部。严重的可出现环绕整个眼周的黄色斑块。患者多为中年，女性多于男性，约25%的患者伴有高胆固醇血症，部分患者有高脂蛋白血症。

睑黄瘤的实质是含脂质的组织细胞和巨噬细胞局限性聚集于上睑内侧的真皮或浅层轮匝肌，形成椭圆形的黄色丘疹、结节或斑块。睑黄瘤的形成可能是脂质和脂蛋白代谢先天性缺陷，也可能与饮食和某些疾病以及药物有关。也就是说，一部分患者因高脂肪、高胆固醇饮食，或家族遗传性脂质代谢缺陷导致高脂血症及高胆固醇血症,并发睑黄瘤;也可能是继发于甲状腺功能低下、糖尿病、肝脏疾病、胰腺炎等疾病。此外,服用雌激素等药物也有可能引发睑黄瘤。但是,也有一部分患者并不伴有高脂血症,其发病原因可能与这部分患者血管通透性增高有关。

组织病理学表现为含脂质的组织细胞和巨噬细胞局限性聚集于真皮或浅层轮匝肌。

其治疗方法包括:

1. 饮食控制　控制血脂水平及胆固醇水平。饮食控制是治疗该病的根本,应采取低脂,低胆固醇、低糖饮食。

2. 药物治疗　当单独控制饮食无效时,应给予降脂药物治疗,同时治疗伴发的除睑黄瘤以外的全身性疾病,如糖尿病、肝胆疾病和胰腺炎等。

3. 局部治疗　可采用激光气化、液氮冷冻或手术切除等方法。

(四)软纤维瘤

软纤维瘤(soft fibroma)俗称皮赘,是针尖至绿豆大小的肉色或褐色的赘肉状瘤,突出并外挂在皮肤表面。软纤维瘤常常在中年始发,逐渐增多,至老年多发呈密集态势。常发生于颈部皮肤,也可见于腋下及腹股沟。皮损为针尖至绿豆大小的肉色或褐色的质软肿物,可有蒂或无蒂。病因不明,可能与皮肤老化有关,大多数患者是中老年人。此外,体重增加或妊娠时,皮损可明显增多。

软纤维瘤的组织病理学表现为过度增生的表皮及真皮内胶原纤维疏松排列。

软纤维瘤的治疗可采取直接剪除或激光治疗。对于细长蒂的软纤维瘤可以直接在基底部剪除,无须麻醉,疼痛轻微且很少出血,愈合快,不留瘢痕。对于蒂较粗的软纤维瘤可采用CO_2激光治疗,并运用切割和气化两种方法治疗。一般不留瘢痕。

(五)疣

疣(verruca)是人乳头瘤病毒(HPV)引起的表皮新生物。到目前为止,已经发现几十种不同的HPV基因类型。不同基因类型的HPV感染后可导致不同的疾病,临床常见的包括寻常疣、扁平疣、生殖器疣、喉乳头状瘤等。此外,HPV感染除了会引发疣状表皮发育不良和鳞状细胞癌以外,还与宫颈癌等恶性肿瘤有关。

HPV可通过自身扩散传染或直接接触传染,也可经污染物间接传染。HPV具有嗜表皮性,也就是说,可导致受感染的皮肤或黏膜出现新生物的生长。疣的发病还与机体免疫力有关,免疫力低下、免疫缺陷性疾病或使用免疫抑制剂的患者易发病。

常见的疣包括以下几种:

1. 寻常疣　为黄豆大小的圆形丘疹,质硬,呈肤色或淡黄色,表面粗糙,顶端可呈刺状、菜花状。全身皮肤及黏膜均可发病,但一般多发于手指、足趾等部位,摩擦或挖除后易出血。病程长,民间有"千日疮"之称,有自限性,可自行脱落。有文献称,约2/3的儿童寻常疣可在2年内自行消退。

2. 扁平疣　为肤色或淡褐色针头至绿豆大小的圆形、椭圆形扁平丘疹,表面光滑,质地硬,散在或密集分布。常对称分布于面部、手背及前臂等部位。病程长,也有自限性,可自行脱落。青少年多发,影响容貌。

3. 跖疣　发生在足底,一般为绿豆大小,表面粗糙角化,灰黄色或污灰色。因足底受压,皮损常不高出皮面,可伴有细小的黑色出血点,有明显的压痛,好发于足跟前后受压处及趾部。

4. 生殖器疣　即尖锐湿疣,属性传播疾病。多发生于会阴、生殖器、肛周皮肤和黏膜,呈绿豆大小的淡红色丘疹,可逐渐增大并融合成团块,呈菜花状或鸡冠状,色粉红或暗红,表面湿润,触之易出血,常有分泌物,伴异味。醋酸白试验可用于鉴别真性湿疣和假性湿疣,以3%~

5%醋酸溶液外涂，数分钟后局部会变白，是为醋酸白试验阳性。该疾病青壮年多发，常有不洁性交史，可通过性接触、污染物间接接触及母婴垂直传播这三个途径传播。潜伏期为2周到8个月。疣的组织病理学特征为表皮空泡化细胞，可以采用CO_2激光气化治疗。此外，生殖器尖锐湿疣还可以采用光动力学治疗。

近年来，运用5-氨基酮戊酸霜（5-ALA）外敷疣体，而后使用激光照射，这种光动力疗法治疗尖锐湿疣取得了较好疗效，同时降低了尖锐湿疣的复发率。这种方法不同于CO_2激光的直接烧灼气化治疗，是一种光化学治疗。它利用尖锐湿疣对5-ALA的高吸收性，辅以激光照射，使该光敏剂在疣体组织内产生活性氧，从而使疣体组织失活。在正常组织内5-ALA浓度极低，不足以产生上述光化学反应。因此，这是一种选择性破坏靶组织的治疗方法。

5-ALA光动力学疗法可广泛用于治疗男性包皮、肛周、尿道口及女性外阴、阴道口、阴道内、宫颈、肛周的尖锐湿疣。此方法对治疗尿道内的尖锐湿疣有其独到的优势。由于尿道管径狭窄，CO_2激光、冷冻、电灼等治疗手段难以施展，故光动力学治疗有其不可替代的作用。其治疗禁忌证包括：5-ALA过敏者，孕妇及哺乳期妇女，严重心、肝、肾疾病患者。

（六）色素痣

先天性色素痣和后天性色素痣的病变主体都是"痣细胞"，是低分化的黑色素细胞。色素痣多起于儿童或青春期，呈斑片、丘疹或乳头瘤状，可见于体表任何部位。先天性色素痣虽然在出生时就是黑色的斑点或斑记，但在新生儿阶段色素比较浅，随着年龄增大加深才逐渐被发现。其原因尚不清楚，组织学表现为独特的低分化黑色素细胞（称为"痣细胞"），是位于真皮层内的黑色素细胞团块。临床表现为出生时就能看到的大小不一、形态不规则的黑色斑点或斑块，有时会有轻度的增厚，表面常常有浓密的毛发生长。色素痣表现为数毫米至数厘米的黑褐色斑片，边界清楚，边缘光滑，色泽均匀。色素痣分为交界痣、复合痣、皮内痣。大多数色素痣不需要治疗。如需去除，可采用手术切除或激光气化。发生于掌跖等摩擦部位的色素痣有恶变倾向，可尽早去除。

先天性色素痣的激光治疗非常困难，并不仅仅是由于治疗次数多及治疗周期长，而是很多病灶无法完全去除，即使部分病灶完全去除，患处皮肤也不能完全恢复到正常。因此，对绝大部分先天性色素痣优先选择整形手术，对于巨大病变和拒绝手术的患者可选用激光进行积极的治疗。至今为止，红宝石激光、CO_2激光、Nd:YAG激光、翠绿宝石激光、脉冲染料激光均试用于先天性色素痣的治疗，一般间隔2个月左右重复治疗。激光治疗后，一般色斑会淡化，但通常在极短的时间内（15~30天）色素有明显的恢复。病变部位常常生长有坚硬的毛发，可以使用激光脱毛，效果良好。由于毛发一般都比较粗大，毛囊较深，需要使用YAG激光或者半导体激光进行脱毛。

八 激光手术刀

用比造成光凝固更高能量的激光束照射组织，使之温度超过100℃，细胞内外的液体就会变为水蒸气，失水的细胞皱缩成微粒，与水蒸气一起逃逸出去，这就是水的气化。水的气化有使组织升温稳定的趋势，直到水被完全气化，组织温度才会继续上升。当温度骤然升到1000℃以上时，软组织细胞可由固体直接变为气体，以烟雾的形式喷射出来，这种热效应称为光气化。实际上，用连续波红外激光切割组织时，光气化和水气化是并存的。除骨皮质外，其他软组织都含有大量的水。激光对组织的气化作用与其波长有关，因为水对中、远红外光有很高的吸收率，所以波长10.6μm的CO_2激光和波长3μm左右的氟化氢（HF）激光、Er:YAG激光常被作为"光刀"切割组织，它们均有良好的气化作用。光气化组织的边缘常伴有光凝固的发生，因而光气化切割活体组织很少出血。利用光气化的原理，激光可辅助用于多种美容手术。

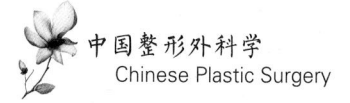

常用于气化的激光机有：

1. CO_2激光　　连续波CO_2激光是最早用于治疗光老化的工具，然而这一治疗方法的风险太大，其90%的能量施加在0.1mm厚的皮层上，而热弥散所致的热凝固可深达1mm。大量热弥散可导致严重的组织损伤、焦痂形成、色素改变和纤维化，最终在创面形成明显的瘢痕。研究发现，当激光能量密度使组织气化的速度远高于热量扩散的速度，或脉冲间隔短至能将切除深度控制在每个脉冲10μm时，组织中水的高吸收系数可产生组织的精确切除并减小热损害滞留。脉冲CO_2激光的脉宽短于1ms，能量密度超过$5J/cm^2$时，对皮肤组织的穿透深度仅为20μm，而热损伤则控制在100μm的组织之内，远比连续CO_2激光损伤少，因此脉冲CO_2激光很快取代了纯粹的连续波CO_2激光。目前有几种CO_2激光可供使用，他们都能较好地控制组织气化深度：一类是真正的脉冲激光，每个脉冲的脉宽≤1ms；另一类是通过扫描装置使连续CO_2激光快速而均匀地从皮肤表面扫过，使光斑停留在每一点的时间不超过1ms。Gross等比较了在同一对象采用连续超脉冲激光、连续扫描激光和脉宽极短的快速超脉冲激光等三种不同激光磨削的效果，结果显示三种激光均可使大多数患者皱纹明显改善，其疗效、术后红斑、患者的满意程度、治疗次数及其他副作用方面无显著差异，但这种治疗的最大问题是色素沉着。

2. Er:YAG激光　　其波长为294nm，具有准确的表面气化功能。当每个脉冲能量高于$0.25J/cm^2$，而脉宽在数个毫秒以内时，每个脉冲正好气化约1μm厚的组织并仅留有2～4μm深的热损伤，所以Er:YAG激光具有仅气化1～2层细胞的能力。Er:YAG激光与CO_2激光相比有以下特点：①组织内水吸收率为CO_2激光的10～15倍；②气化组织的能量阈值为$1.6J/cm^2$，而CO_2激光为$5J/cm^2$；③组织清除深度达10～40μm，热损伤仅5μm；而CO_2激光组织清除深度100～120μm，热损伤50～75μm；④对麻醉的依赖小。可见Er:YAG激光治疗的精确性、方便性和安全性显著优于CO_2激光，更适合于面部除皱，但疗效不如CO_2激光。Er:YAG激光磨削术似乎对轻度光老化患者的治疗较理想，为达到脉冲CO_2激光相同的效果，治疗时气化的次数要增多。但增加治疗次数使得止血成为一个问题，且不易判断损伤深度，使愈合变得更不可预测，可见需要深度清除时，Er:YAG激光的效率和可控性不如脉冲CO_2激光。

在过去几年内，利用高能脉冲CO_2激光进行面部除皱手术日益普及，尤其是口周、眼周细小皱纹，经此类激光手术治疗后常可收到较明确的效果。治疗过程持续时间短，由于术中无出血，加上组织气化后的无碳术野，使术中对治疗深度及层次的判断更加便利。一般手术一次即完成治疗，术中需经过数次激光扫描，每次扫描通常均能达到特定的皮肤层次，这与各种激光的类型及参数有关。术中推荐使用镇静剂、EMLA表面麻醉或局部麻醉。激光除皱手术最重要的并发症是术后较长时间的红斑期及反应性的色素沉着，在国外文献中这些反应都能在数周，偶在数月即能完全自行消退。受文化背景的影响，去除细小皱纹与重塑面部在西方欧罗巴人种（白色人种）中已被接受，即使面部治疗后可能出现色素沉着。因此，在除皱及重塑皮肤表面中通常使用连续波长CO_2激光，最常见的并发症是增生性瘢痕、瘢痕疙瘩或创口经久不愈。20世纪80年代末，人们仍利用低流量CO_2激光进行面部激光除皱，但易于产生瘢痕、色素沉着等严重并发症。随着上述高能CO_2激光的出现，超短脉冲与瞬间高能导致治疗区域组织受热气化，脉冲宽度短于热弛阈时间，大大避免了对周围组织的热传导。这种对组织的高选择性破坏技术已广泛应用于临床。

东方蒙古人种（黄色人种）属Ⅲ、Ⅳ类皮肤类型，激光治疗后容易出现明显的色素沉着，往往持续半年以上，有些甚至1年后仍有色素痕迹，这给局部治疗，如口周、眶周治疗的患者的术后生活与工作带来不可忽视的影响，这种影响又使治疗时的扫描次数与能量受到限制，因此术后皮肤绷紧的效果较难长期保持。

综上所述，在黄色人种中使用面部激光表面重塑应十分慎重。同时，在整形外科要求除皱治疗的患者多数皮肤绝对松弛，需要手术治疗。对面部，尤其是眶周、口周有微小皱纹的患者，在具备合适的手术条件及经过全面的术前谈话后，方可考虑治疗。近年出现的Er:YGA在除皱中的应用是否能使上述并发症有所改善,尚需更多的实践。

激光毛发移植技术是目前广受重视的一种治疗手段,可以用手动法将0.1mm或0.2mm光斑完成2~3mm长的植床准备,也可用扫描头或计算机模式产生器自动完成,或由激光专用植发切刀完成。激光毛发移植一般制备的受床孔径为1.25mm,放置头发5~6根,而传统方法则多以14号打孔针完成受床准备。一般使用CO_2聚焦的光斑0.5mm制备圆孔状受植床,每空放置2~3根头发,传统的方法则是由18号打孔器完成受床准备的。首先是脱发区域(受植区)的准备,激光头在计算机的驱动下,根据脱发的部位及毛发生长的方向,完成激光光斑的匀速移动切割,从而产生一个精确的、均匀一致的切割线,以供头发的植入。供发区主要选择在头的枕部及颞部的有发区域,在局麻下,利用CO_2激光刀进行3mm宽的长条状切割。然后将3mm宽的长条进行5~7根组头发分割后,植入受植区的切割线内,移植块成活后,脱发区域就可长出头发。

除了面部除皱、激光辅助毛发移植外,利用激光技术还可以进行重睑、眼袋、体表小肿物的切除,以及悬雍垂成形、包皮环切等美容手术,用于皮肤及组织切开等,不仅减少了术中出血,而且缩短了手术时间。

总之,激光作为整形外科不可忽视的新的手段,已经为一些棘手问题提供了良好的方向,为整形外科提供了一个新的发展点。随着激光技术的发展与普及,其必将纳入整形外科的常规治疗范畴。因此,整形外科医师需要更多地掌握相关知识,并与传统的手术治疗结合应用,才能为患者选择更合理、更全面的治疗。

九 激光融脂术

(一)激光融脂的原理

激光对组织的生物学作用主要有光热效应、光化学效应、光机械效应、光电磁效应和生物刺激效应等,激光融脂术是将光纤导入皮下脂肪层,利用激光的光热效应融解脂肪,达到改善容貌和体表轮廓的目的(图61-2,图61-3)。

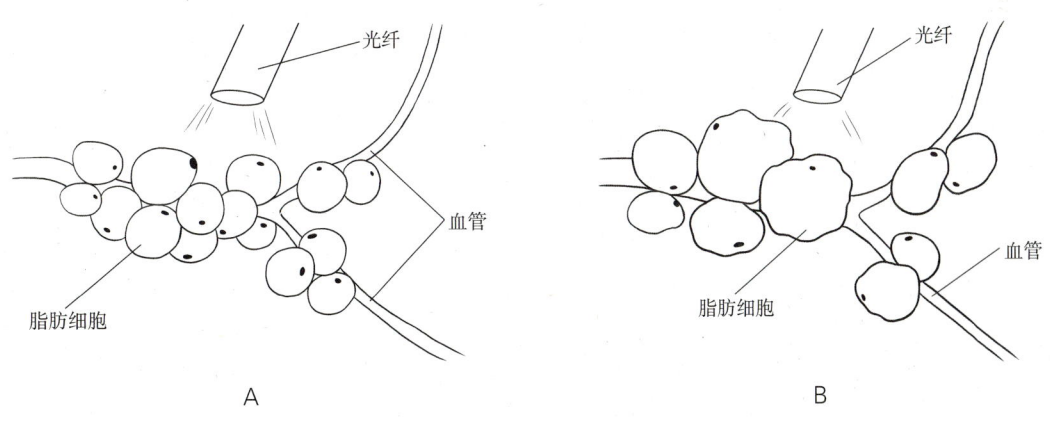

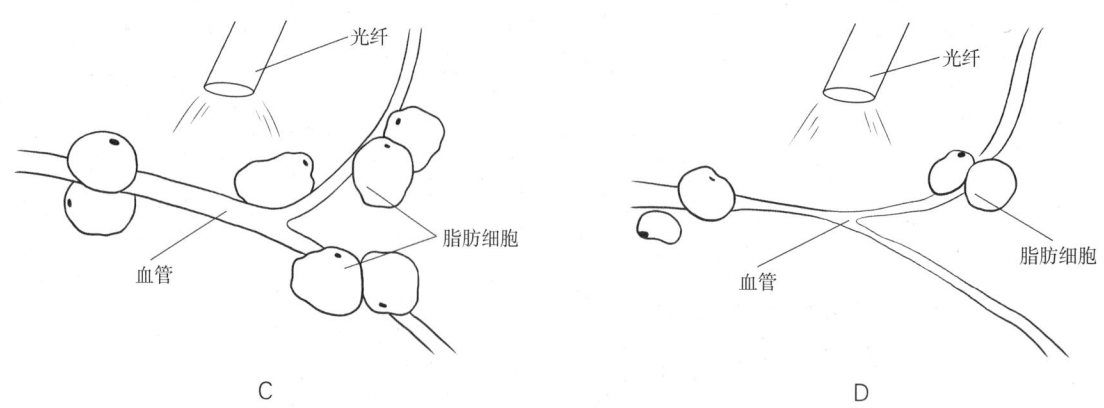

图 61-2 激光融脂过程中脂肪组织的连续变化
A. 激光照射脂肪组织 B. 脂肪细胞膜通透性改变，导致脂肪细胞增大 C. 脂肪细胞被破坏 D. 脂肪细胞消失，血管凝固

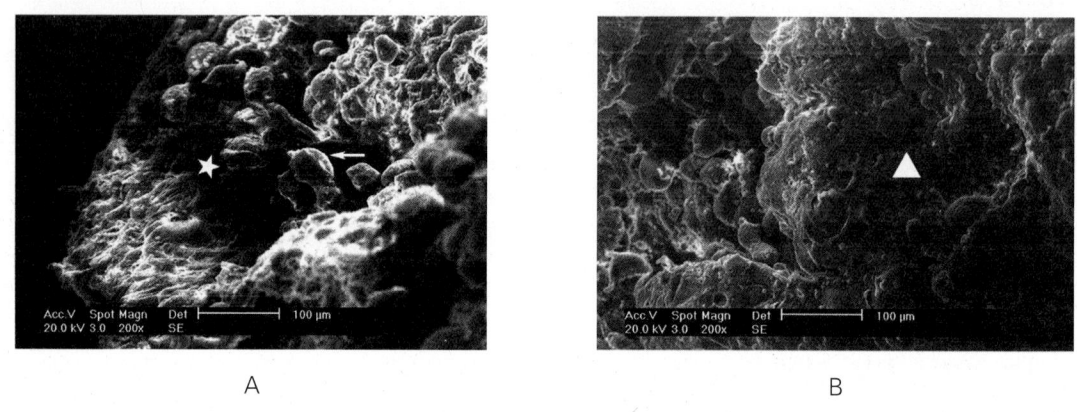

图 61-3 激光照射脂肪组织后的电镜下表现
标本中见多处火山口样凹陷（☆），脂肪细胞皱缩、破裂、变形、融解、凝固，形态不规则，释放脂滴（←）；结缔组织融解、扭曲、粘连，与融解的脂肪细胞凝结在一起（△）

治疗时激光能量通过光纤传递至脂肪细胞，由于脂肪细胞膜的脂质双分子层是通过水合作用联系在一起的，对热损伤非常敏感，吸收激光能量后可发生即时或延时破坏，产生一系列形态学和病理生理学的改变。由于激光的穿透性及热传导强，皮肤在融脂过程中也受到了激光的作用，真皮中的胶原纤维再生与重组，皮肤的质地也会得到一定改善，术后可产生皮肤紧致的效果。一般来说，激光的其他生物效应和光热效应同时发生，很难将它们区别开来，激光融脂就是这些效应综合作用的结果，但起主要作用的是选择性光热效应。

总结以往众多学者对激光融脂进行的探索和研究，Apfelberg、Cook、Goldman、Badin、Mordon等普遍认为，激光融脂可以使脂肪组织发生可逆或不可逆的改变，可以破坏脂肪细胞、减少出血，在有效融解治疗部位脂肪组织的同时可引起胶原组织凝固，使胶原组织重构，促进皮肤的回缩，使皮肤紧致，对于治疗局部脂肪堆积伴随皮肤松弛有较好的效果。和传统吸脂法相比，激光融脂具有出血少、切口小、创伤小等优点，可以有效应用于面颈部、四肢及躯干部的局部脂肪堆积。

与传统的负压吸脂相比，激光融脂具有以下优点：①操作轻柔，医师的劳动强度低，对组织的机械损伤小，术后恢复快；②激光凝固细小血管，术中出血量减少；③作用细致而均匀；④可刺激局部胶原重塑，增强皮肤的弹性，促进术区皮肤收缩，改善局部松弛的状况；⑤还可用于传统负压吸脂难以解决的致密脂肪垫和吸脂后不平整的修复中。

（二）激光融脂的设备

1. 常用的激光融脂机　激光融脂的关键设备是激光融脂机，目前世界上有多个国家的激光厂商生产激光融脂机，常见的激光融脂设备见表61-2。

表61-2　常见的激光融脂设备

设备名称	厂商	激光介质	波长(nm)	功率(W)	频率(Hz)
SlimLipo	Palomar	Diode	924,975	30	连续
Lipotherme	Osyris	Diode	980	25	连续
LipoLite	Syneron	Nd:YAG	1064	12	50
Smartlipo	DEKA	Nd:YAG	1064	6	5～40
SmartLipo	Cynosure	Nd:YAG	1064	10	40
SmartLipo MPX	Cynosure	Nd:YAG	1064/1320	30/16	40/40
SmartLipo TriPlex	Cynosure	Nd:YAG	1064/1320/1440	40/24/15	40/40/25
ProLipo	Sciton	Nd:YAG	1064/1319	25	50
CoolLipo	CoolTouch	Nd:YAG	1320	15	50

除了上述国外激光设备之外，还有一些国内厂家的同类产品可供医师选择。

2. 激光融脂机的构成　激光融脂机由激光发生器、调控系统、传导系统三大部分组成。

（1）激光发生器：产生并发射激光，由激发电源、激光介质、谐振腔等构成。依据激光工作介质的不同，可以发射出相应波长的激光。

（2）调控系统：一般配有触控式的液晶操作面板，可以显示波长、功率、频率、作用时间等相关参数，术者可以依据临床要求进行精确的调整。一般采用脚踏开关控制激光的发射。

（3）传导系统：将激光从发生器中引导至需要治疗的脂肪组织内，主要由光纤、手柄和套管组成。

（三）激光融脂手术

激光融脂手术可以单独进行，也可以与传统负压吸脂手术联合进行，可根据融脂的部位、面积、患者的要求、医师的经验等因素综合考虑。

1. 机器准备　连接电源及各部件，打开激光机，在机器操作面板上设置各项融脂参数。

2. 激光融脂的操作步骤

（1）合适的体位：根据手术部位的不同，患者取仰卧位、俯卧位、侧卧位或坐位等。

（2）切口的选择：根据局部脂肪堆积的位置选择隐蔽而利于操作的部位作为切口，沿皮纹方向刺开皮肤2～3mm，深至皮下脂肪层。

（3）麻醉：小范围融脂使用局部肿胀麻醉，躯干部及四肢大范围融脂可选择全麻、腰麻或硬膜外麻醉等，同时必须配合局部肿胀麻醉。肿胀液注射完毕后，需等待约15分钟，待脂肪组织充分肿胀、利多卡因麻醉效果稳定、肾上腺素充分收缩毛细血管之后再进行激光融脂操作。

（4）插入光纤：将光纤插入皮下脂肪层，透过皮肤观察红色He:Ne指示光的强度，确定光纤前端在皮下脂肪层的位置。光纤前端越接近皮肤，光斑越亮、直径越小；光纤前端所处位置越深，则光斑越暗、越散大。脂肪层的厚度在身体不同部位是不同的，因此指示光的作用非常重要。

（5）激光发射：术者通过脚踏开关控制激光的发射，持手柄使光纤前端在脂肪组织内前后往复移动，注意只有在光纤移动时才发射激光。光纤前端移动的速度为每秒2~5cm，移动得太慢，会使能量在小范围积聚，温度过高而导致过度破坏；移动得太快，单位时间内局部脂肪组织接受的激光能量较小，脂肪组织不能被融解。光纤及套管前行遇到阻力时，不能用蛮力加大推进力度，而应适当地减慢速度，采用回退—前进的操作方式，待前方的脂肪组织融解后再轻松向前推进。激光照射的范围以皮肤切口为中心呈扇形铺开，注意远侧和近侧激光照射的能量应均匀一致。对于较大范围的局部脂肪，可将融脂区域分成多个部分依次照射。如有必要，在保证美观和隐蔽的情况下，可取多个切口进行融脂操作，这样不同切口的照射路径相互交错，脂肪组织受到激光的作用更加均匀。

（6）融脂产物的处理：激光融脂后产生一系列的产物，包括融解破坏的脂肪细胞、溢出的脂滴、断裂的纤维、渗出的血液等，与注入的肿胀液混合在一起。这些油性产物会引起局部炎症，妨碍愈合。对于较小面积的融脂手术，可向产生的空腔内注射生理盐水，进行反复冲洗、滚动挤压，将大部分融脂产物挤出体外。对于范围大的手术，则需要采用负压抽吸的方法进行处理。

（7）切口处理：对于≤2mm的切口可不予缝合，拉拢对位后用无菌免缝胶布粘贴即可。2mm以上的切口视皮肤张力情况，用6-0号无损伤线缝合，根据不同部位7~10天拆线。

（8）术后处理：同常规吸脂一样，术区用多层无菌纱布及棉垫覆盖，适当加压包扎2~3天。术后可以选择适当的预防感染的药物，另外还可以配合使用消除水肿及止血的药物。术后需定期复查，及时了解患者恢复情况，处理可能的并发症。定期随访也有利于医师总结经验，提高手术技巧。

（9）融脂要点：激光能量应控制在一定范围内，局部能量过高会造成脂肪组织过度破坏，产生大量脂滴、细胞碎片、焦炭等融脂产物，积聚后会改变局部生理环境，在脂肪层内形成较难处理的空腔和液化坏死灶，影响术后组织的黏附愈合；并在皮下形成瘢痕愈合，产生皮下硬结；对皮肤的灼伤还会引起瘢痕形成、色素沉着。

激光处于发射状态时，不能在同一位置停留时间过长，避免热量过度积聚。有些激光融脂机的操作手柄上配有速度感应装置，或在套管上配有温度探测装置，在静止或局部温度过高时暂停激光发射。除此之外，还可通过一些操作技巧来避免灼伤的发生：如有经验的术者，可用一只手持续触摸激光融脂区域，实时感受局部皮肤温度的变化，当感觉温度过高时就暂停激光发射，等待片刻或使用冷盐水纱布降温。有条件时，也可使用红外线测温仪监测融脂部位的体表温度变化。

（四）激光融脂的适应证、禁忌证及并发症

1. 一般适应证　激光融脂术主要用于面部和身体轮廓的脂肪塑形及皮肤紧致，其适应证有：皮下脂肪堆积伴中等程度的皮肤松弛；小范围的皮下脂肪堆积，尤其是面颈部的局部脂肪堆积；致密的皮下脂肪堆积，如颈部脂肪垫；吸脂引起的皮肤凹凸不平的修整；用传统负压吸脂可能会导致皮肤松弛的部位；较大或多发的脂肪瘤；皮瓣的二次修薄；皮肤蜂窝状改变；男性乳房肥大（脂肪型）；女性巨乳症（脂肪型）等。

2. 特殊适应证

（1）腋臭：虽然对健康不会造成影响，但产生的特殊气味使人难以忍受，给患者的工作、生活和社会交往都会造成严重的影响。腋臭产生的原因目前并不十分明了，可能与不同种族和遗传有关。其中占据主流地位的学说认为是腋窝大汗腺（又称顶泌汗腺）产生的分泌物排出至皮肤表面后，经细菌分解产生不饱和脂肪酸及氨等物质，发出难闻的气味。

治疗时在腋毛区域边缘设计切口，将光纤插入皮下层进行激光照射。由于大汗腺位于真皮与皮下组织交界处及真皮深层，所以激光作用时注意光纤前端要紧贴真皮，要使皮下及真皮受到充分的照射，最大限度地破坏大汗腺。激光作用完毕进行冲洗，并用注射器负压抽吸破坏的产物。

激光及负压抽吸处理后的腋部皮肤并不是完全游离于基底的,而是仍有条索状组织相连,因此血运条件好,术后加压24~48小时即可。另外,激光凝固了皮下的小血管,减少了术后出血的可能,故也不需要放置引流管,术后皮肤瘀斑不明显,无血肿出现,也无明显的切口与瘢痕。

皮下激光治疗腋臭最主要的并发症是皮肤烧伤。轻度的烧伤会导致瘢痕愈合,较重度的烧伤会引起较大面积的皮肤坏死。

（2）腋部多汗：由于小汗腺（又称外泌汗腺）分泌旺盛所致。手术方法同激光腋臭治疗。

（3）面部除皱：在用剪刀分离面部皮下层除皱平面前,利用激光的热作用,在皮下形成多个密集的隧道,这样既在一定程度上进行了剥离,又凝固了细小血管、减少了出血,还促进了皮肤的紧致。该操作方式被称为Smartlifting。

3. 典型病例（图61-4～图61-7）

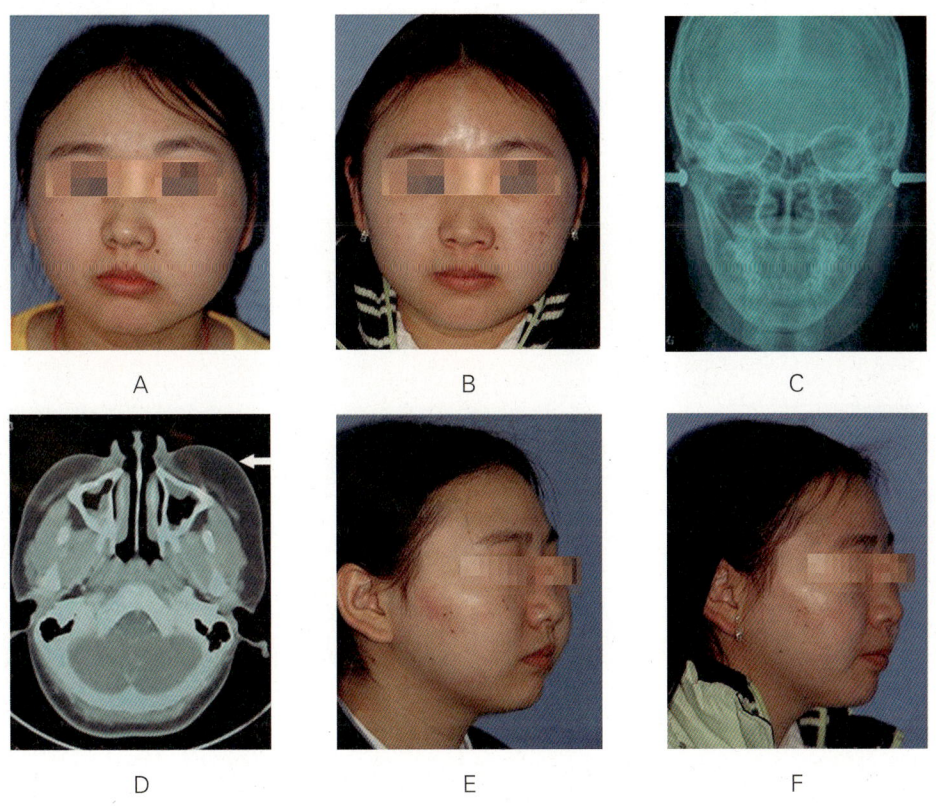

图61-4 左面部先天性皮下脂肪堆积激光融脂

A. 术前正位照,左、右侧面部不对称,左面颊、颧部臃肿明显,左口角下移 B. 激光融脂术后2个月正位照,左面部臃肿改善明显,无瘢痕,左、右口角基本对称 C. 术前头颅定位片示左侧面部软组织较右侧厚,颧骨、下颌骨左右对称 D. 术前头颅CT示左侧面部软组织增厚（←） E. 术前右前斜位照,左面部凸出明显 F. 激光融脂术后2个月右前斜位照,左面部凸出已明显改善

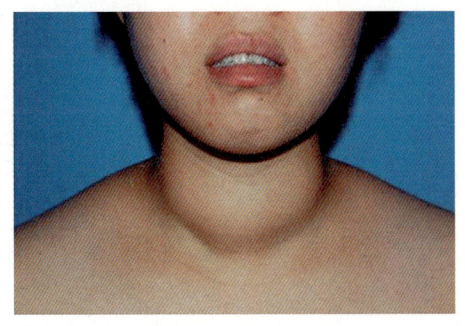

A

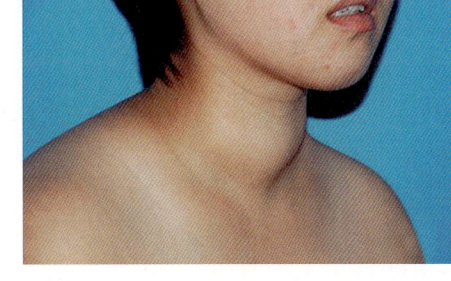

B

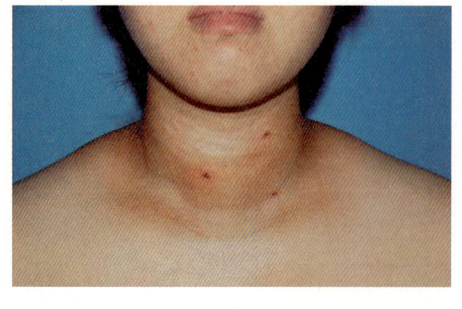
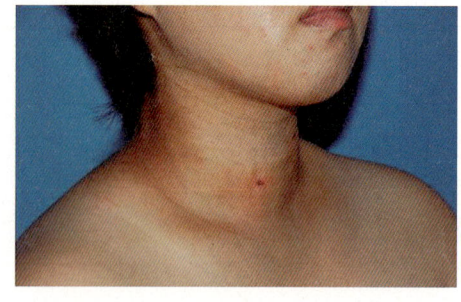

C　　　　　　　　　　　　　　　　D

图 61-5　颈部先天性脂肪堆积激光融脂

A. 术前正位照　B. 术前右前斜位照，颈前皮下脂肪堆积明显，颈前及前外侧均匀性膨隆，上下界限不明显，颈部轮廓较粗大　C. 激光融脂术后 2 天正位照　D. 术后右前斜位照，膨隆的外形得到较好改善，皮肤红点处为融脂套管及光纤进入的切口，皮肤无明显瘀斑

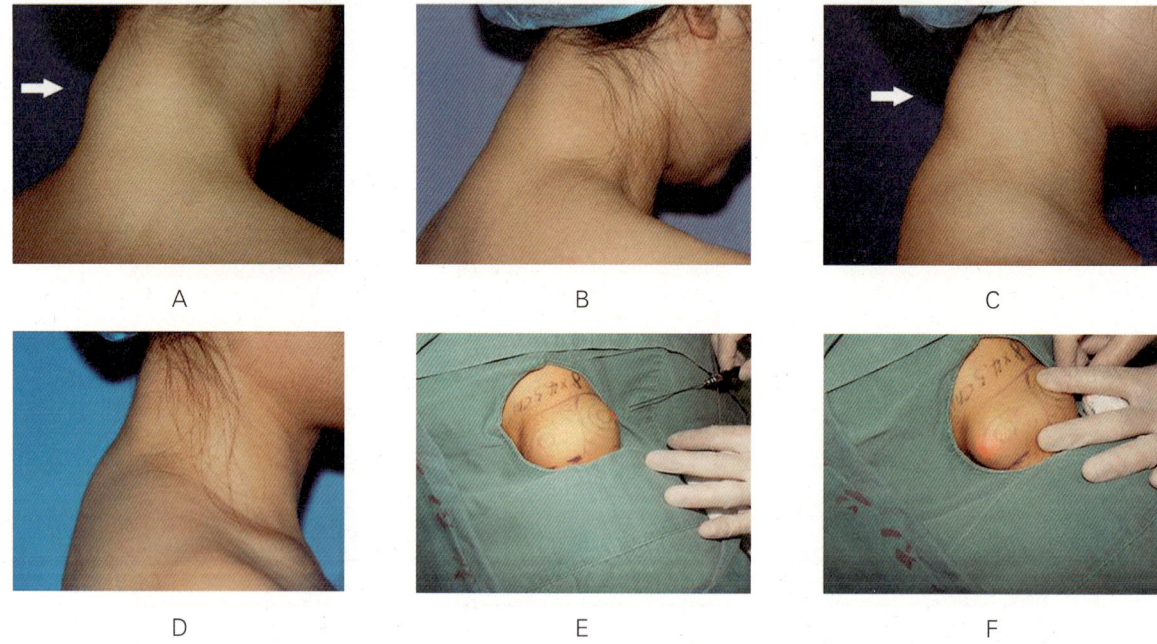

图 61-6　先天性颈部皮下脂肪垫激光融脂

A. 术前右后斜位照，可见凸出的颈部脂肪垫（箭头指示处）　B. 术后 20 个月右后斜位照，原凸起消失，无瘢痕产生
C. 术前右侧位照，可见颈部轮廓中凸起的脂肪垫（箭头指示处）　D. 术后 20 个月右侧位照，原凸起消失，轮廓平整
E. 激光融脂术中，局部已行肿胀麻醉，手持连接金属套管的手柄，光纤从金属套管和手柄中穿过　F. 金属套管及光纤插入皮下脂肪层，红色光斑是 He:Ne 指示光

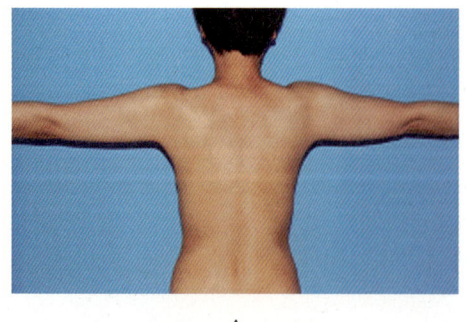
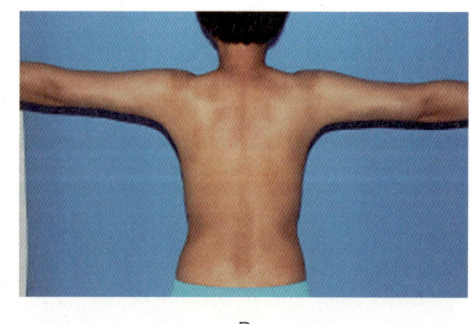

A　　　　　　　　　　　　　　　　B

图 61-7　上臂脂肪堆积激光融脂

A. 术前后位照，上臂中上段皮下脂肪堆积，双上肢外展 90°时可见双上臂较粗大，软组织松弛下垂
B. 激光融脂术后 17 天后位照，双上肢外展时，上臂周径变小，皮肤紧致，上臂松垂状况明显改善

4. 激光融脂的禁忌证　参照传统负压吸脂手术。

5. 并发症及处理　虽然激光融脂是一项比较安全的手术操作，但也必须考虑到使用激光设备可能导致的各种并发症，如局部灼伤、瘀斑、瘢痕、脂肪液化、皮肤色素沉着或缺失、微循环血栓形成、皮肤坏死和神经损伤、防护不当引起的视网膜和角膜损伤等情况。并发症的发生与医师的操作、融脂的部位、融脂的范围和术后的处理等密切相关。根据现有的资料及作者的临床体会，激光融脂最容易发生的并发症是局部灼伤和术后脂肪液化。严格控制激光的能量并规范操作，就能有效地避免并发症的出现。

需要注意的是，由于脂肪细胞在激光的作用下已被破坏，因此融脂后的脂肪不能再用于移植。由于手术过程中需全程注视激光的照射，因此在手术中也要注意对医护人员眼睛的保护，最好佩戴相应的防护眼镜。

其他可能的并发症参照传统负压吸脂手术。

（余文林　李勤　肖强　曹梁　苑凯华　房林　黄绿萍　唐建兵　石杭燕　吴溯帆　孙燚）

第六节　强脉冲光在整形外科中的应用

一　基本原理

强脉冲光（intense pulsed light，IPL）是由闪光灯产生和发射的一种波长为500～1200nm的强复合光，部分为可见光，部分为近红外光。在临床治疗时，可依据不同的治疗要求，使用滤光片或手具，滤掉短波长的光源，从而获得不同区间的光进行治疗。不同厂家的设备虽然各具特点，但均具有类似的光谱（500～1200nm）或其区间光谱、脉宽均为毫秒级，设备主要由电源、控制系统和治疗头组成。

治疗头是与临床医师关系最密切的部件，由灯管和导光晶体组成。治疗头中滤光片的目的是滤掉连续光中（500～1200nm）波长较短的光，以满足治疗的不同需求。如使用550nm治疗头治疗，就是将500～550nm的光滤掉，保留550～1200nm范围的光进行治疗。一般来说，治疗头滤过的短波长光越多，保留的长波长光就越多，穿透皮肤越深、作用越深。美国科医人医疗激光公司（Lumenis）是最早发明这种技术的公司，其OPT技术具有划时代的意义。所谓OPT技术，是指脉冲光以砖块形状输出，不会产生传统的递减，而是平缓地输出，提高了安全性。

IPL工作原理同激光一样，遵循选择性光热作用原理，是特定光谱的低能量密度强脉冲光子照射皮肤后，光子携带足够的能量迅速穿过表皮，小部分能量被表皮吸收，大部分能量选择性被皮下的色素团和血红蛋白等靶组织吸收并转化为热能，周围组织温度升高而产生光热效应，使靶组织凝固、炭化、气化，靶基被分解吸收，病灶逐渐变淡至消失，表皮得到最大限度的保护。

目前用于血管性病变和色素性病变治疗的滤光片为515nm、560nm和590nm等，长波长如615nm、640nm、695nm、755nm的滤光片主要用于脱毛和嫩肤。随着波长的增加，黑色素对光的吸收率稳定性下降。由于皮肤对光的吸收主要取决于黑色素，故长波长的光穿透深，可达深部血管或组织，表皮损伤小。光斑越大，散射越少，能量衰减慢，穿透越深。IPL具有无限调节脉宽和脉冲延迟的能力，可针对不同的皮肤情况制定出个性化的激光治疗参数。治疗前需在皮肤涂抹冷凝胶，以增强光耦合、减少光反射，维持皮肤—空气界面间光折射系数，避免皮肤温度迅速升

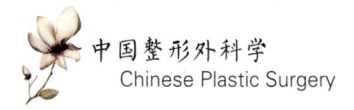

高，降低并发症。由于冷凝胶为水基型介质，可以吸收波长超过1000nm的光线，因此一些无治疗作用但可产生组织损伤的近红外光可在皮肤吸收前被冷凝胶滤除。

二 临床应用

（一）色素性疾病

雀斑、日光性黑子、脂溢性角化、咖啡斑、雀斑样痣等表皮色素性疾病，一般采用515nm、560nm或590nm滤光片，单脉冲或双脉冲，脉宽20～40ms，能量15～22J/cm²。使用IPL治疗黄褐斑，少数人效果可以，但能量设置一定得非常保守，避免色素沉着的发生。但也有报道，IPL治疗后诱发黄褐斑样色素斑的病例。

（二）血管性疾病

鲜红斑痣、毛细血管扩张、蜘蛛痣、血管瘤治疗后期残余病变等，一般采用560nm或590nm滤光片，单脉冲或双脉冲，脉宽10～30ms，能量15～21J/cm²，对于浅表性血管病变效果较好。

（三）脱毛

去除全身各部位的过多毛发，一般使用694nm或755nm滤光片，脉宽数25～30ms，能量15～18J/cm²。

（四）嫩肤

同时改善皮损色素斑、毛细血管扩张、细小皱纹、皮肤质地、肤色和光泽度等，一般采用615nm、640nm、695nm、755nm滤光片，双脉冲或三脉冲，脉宽20～30ms，能量15～20J/cm²。如果就某一皮肤病变的单独治疗效果而言，IPL效果或许不及激光好，但就嫩肤的综合效果看，IPL有优势。要想取得理想的效果，每月1次、连续3～6次治疗是必要的，而且治疗安全，副作用相对较少，几乎不影响患者上下班。

（五）其他

国外有报道，IPL用于炎性痤疮、瘢痕、妊娠纹、皮肤异色病、银屑病等的治疗，但病例不多，国内在这些方面的应用也较少。

IPL治疗后可立即使用冰袋冷却治疗部位，减少水肿和不适；12小时内不使用热水，因为热水可以使治疗反应较重的患者发生水疱；1周内避免治疗部位外伤、按摩等；1个月内避免日晒，可使用高效防晒霜；若有皮肤结痂，让其自然脱落。

IPL无论治疗哪种皮肤问题，都需要反复多次，其效果通常是治疗多次后累积的效果。这点与激光不同，激光治疗通常能出现立竿见影的效果，而IPL是循序渐进式的，较柔和安全。

随着科技的迅猛发展，各厂家的IPL设备层出不穷，有IPL联合射频、或红外光、或点阵激光治疗技术，可以用相对较低的能量获得较大的临床效果，而且并发症较低，较单一的IPL治疗有一定优势。

（曹梁　李勤）

第七节 等离子体在整形外科中的应用

等离子体（plasma）被称为固态、液态、气态以外的第四态，指气体在足够的能量作用下出现电离，电子从原子中逸出，原子成为带正电荷的离子，从而变成由大体相等的电子和离子所组成的离子化气体状物质，当高温的电离化气体作用于组织时，将产生多重损伤至加热的效果。射频激发的氮气等离子体皮肤重建技术（plasma skin regeneration，PSR）经多年研发，于2007年由Kilmer和Potter相继正式报道用于临床治疗，并证实等离子体设备（Portrait® PSR³，Rhytec，Inc，Waltham，MA）用于面部皮肤重建治疗是安全有效的。2010年，一种点阵模式的微等离子体技术（Accent XL Pixel RF，Alma Lasers Ltd）开始应用于临床，类似于点阵激光，从而使治疗的疼痛感有所减轻，愈合速度更快，降低了治疗风险，从而在临床上得以更广泛的应用，主要用于瘢痕和皮肤老化的治疗。

一 基本原理

（一）等离子体的组织学效应

电离化的气体具有比在气体状态时更高的温度。由于等离子体的超高温作用，在对组织产生热损伤的同时，对周围组织的热传导小，可避免对周围组织过多的损伤。通过调整超高频的能量及发射脉冲时间即可调整等离子的治疗强度，从而产生从加热到结痂的多重效果。与激光不同之处是等离子体的热量是直接传导到皮肤组织，是一种非依赖于色基的能源，不需要通过色基吸收后传递给皮肤组织。由于不需要吸光小体，因此等离子体产生的热效应非常独特，组织受热非常均匀。等离子体接触皮肤时产生两个不同的作用区域：浅层为热坏死区，通常仅限于表皮层；深层为热效应区，温度可达60℃以上，深达真皮的中层，通常约500μm。等离子体皮肤重建治疗后引发包括迟发性坏死组织脱落、快速上皮新生及广泛的真皮重塑（胶原及弹力纤维新生、弹力纤维日光性老化的改善）等一系列反应。由于早期使用的等离子体设备（Portrait® PSR³，Rhytec，Inc，Waltham，MA）发射等离子体时有氮气气流存在，将作用部位的氧气清除后，抑制了氧化反应，等离子体作用时不会产生爆破（调Q激光特有的）或气化（剥脱性激光特有的），无炭化或气化发生，因此治疗后受损伤的表皮组织即刻并不脱落，坏死组织作为保护性生物敷料存在，无开放性伤口，可以减少感染机会并有利于伤口愈合。随着新生上皮的出现，坏死的上皮细胞逐渐脱落。该治疗具有无开放伤口、治疗深度可控及愈合速度快的优点。Fitzpatrick（2008）经动物实验也证实等离子体皮肤重建可以产生表皮剥脱及可控的真皮层热效应，具有良好的组织重塑作用，新生的上皮组织质地更加平滑。与CO_2激光相比，其热效应区窄，愈合速度更快。

（二）微等离子体的作用模式

2010年用于临床的点阵模式的微等离子体技术（Accent XL Pixel RF，Alma Lasers Ltd）是利用多点单极射频（微电极）激发多重微等离子束，当多点单极射频探针靠近皮肤组织时，探针和皮肤间空气中的氮气被激发成微等离子状态，在治疗头和皮肤组织之间产生多重微等离子体放电，称为离子束。微等离子体作用于皮肤表面时，产生极高的、非常浅表而局限的温度。与传统的氮气流产生的等离子体不同，微等离子体导致表皮及真皮浅层气化及微剥脱，在皮肤表面产生类似于点阵激光的局灶性微损伤区，但较点阵激光微损伤区宽而浅，其周围有未损伤的皮肤组织。微损伤区的剥脱深度和范围与治疗时激发等离子体的射频功率及脉宽有关。同时，作用于皮肤的多点单极射频能进一步加热深部组织，达到重塑组织结构的作用。

二、临床应用

Kilmer等经多中心实验，最早于2007年将等离子体设备（Portrait® PSR³，Rhytec，Inc，Waltham，MA）用于临床紧肤除皱治疗，随后又用于瘢痕的治疗。微等离子体技术于2010年研发，由于治疗时等离子体为微束状发射，产生微损伤区，因而也成为局灶性换肤技术的一种。其治疗效果与剥脱性点阵激光类似，具有微创性及安全性的特点。

（一）临床操作

1. 传统技术　最早使用的等离子设备为Portrait® PSR³，可以快速精确地完成治疗，并对周围组织的热损伤小。采用超高射频激发手柄内的氮气为高能的等离子态，并从治疗头释放，直接作用于皮肤。治疗头的直径为6mm，保持与皮肤间距5mm，改变间距将会改变作用于皮肤的能量（距离越近，能量越高），改变射频功率及作用时间可以精确地调整等离子体的治疗强度。由于能量的输出模式为正态分布，因而治疗时应有部分重叠（10%～20%），使治疗强度均匀。通常能量设置为1～4J，射频脉宽为15ms。

2. 微等离子体技术（Accent XL Pixel RF，Alma Lasers Ltd）　治疗时采用两种治疗头（图61-8）。

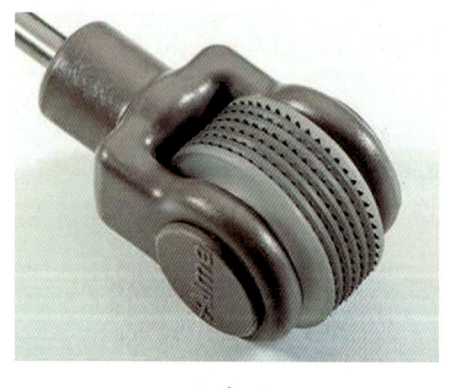
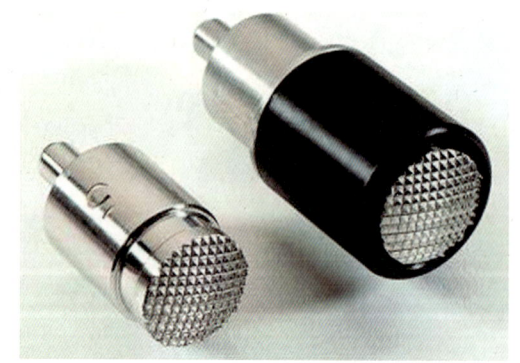

A　　　　　　　　　　　　　　　B

图61-8　微等离子体治疗头
A. 滚轮治疗头　B. 定点治疗头

（1）滚轮治疗头：宽度10mm，其表面为点阵排列的微小针状单极射频，共6排，每排38个针尖，针尖间距2mm，共228针。目前也新开发了3排的治疗头，宽度缩窄，更适用于精细部位的治疗。治疗时轻按治疗头，并保持治疗头与皮肤垂直，在治疗区内匀速滚动（约6cm/s），可见微小等离子体放电。为保证皮肤组织受到均匀治疗，可采取不同运动方向的多遍治疗（2～6遍），射频功率为40～120W。滚轮治疗头可导致局灶性损伤，类似于点阵激光，组织愈合速度快。治疗后表皮的完整性在7天左右恢复，治疗较均匀，愈合较快，适合于大面积的覆盖治疗。

（2）定点治疗头：直径7～10mm，针尖间距0.7～1mm。治疗时先将治疗头放置于距皮肤1mm处，发射能量并产生等离子放电，呈小片状。采用定点治疗头治疗时为小片状损伤，治疗功率增加、治疗持续时间（脉宽）延长及重复治疗模式会加大治疗强度，尤以重复治疗影响更大。射频功率为40～80W，治疗持续时间<0.4ms。

（二）临床应用范围

1. 瘢痕　Potter（2007）及Gonzalez（2008）将传统模式等离子体皮肤重建用于痤疮瘢痕的治疗，单次治疗后，瘢痕获得了23%～34%的改善。Halachmi（2010）最早将微等离子体用于痤疮瘢痕的治疗，滚轮治疗头及定点治疗头结合，经过多次治疗（平均3次）获得显著改善，无并发症。随访3个月，效果持续改善，治疗过程中正处于痤疮轻度发作的症状得以控制。随后，自2011年始，国内开始将微等离子体技术广泛用于各种瘢痕的治疗，包括外伤后、术后、烧伤后及痤疮瘢痕的治疗，均获得了满意的效果，治疗痤疮瘢痕的（单次治疗）有效率可达80%以上，治疗后皮肤出现红斑、肿胀、结痂，7～10天完全恢复后未见色素沉着及瘢痕形成等不良反应。丁金萍等（2014）等应用微等离子体治疗面部烧伤后色素沉着3～5次，总有效率高达88%。Zhang（2013）等用微等离子体与超脉冲CO_2点阵激光治疗21例痤疮瘢痕患者，一侧面部采用微等离子体治疗，另一侧面部采用超脉冲CO_2点阵激光治疗，3次治疗后，两侧有效率比较无明显差别，治疗效果类似，但微等离子体治疗侧红斑期持续时间较短，无色素沉着，而CO_2点阵激光治疗侧色素沉着发生率达36.4%。

2. 紧肤除皱　Kilmer和Potter于2007年相继正式报道将等离子体技术（Portrait® PSR^3，Rhytec，Inc，Waltham，MA）用于面部换肤治疗，证实了其临床高度的安全性和有效性，并在后续的其他学者报道中得以证实：等离子体皮肤重建较剥脱性激光换肤具有深度可控、愈合快及并发症少的优点。Holcomb（2009）在实施面部美容手术的同时行等离子换肤治疗，皮肤光老化症状及浅表皱纹获得明显改善，较深的皱纹部分改善。Alster（2007）等将之用于非面部区域，如前胸、颈部及手部，其光老化改善程度达41%～57%，治疗后皮肤色素沉着明显减轻，皮肤更加光滑，皱纹变浅，未见感染、色素沉着及瘢痕形成等并发症，但高能量治疗也会导致愈合延迟。Halachmi于2010年将微等离子体用于面部皱纹的治疗，经过2～4次治疗，皱纹外观得到改善的同时皮肤质地也显著提高，随访3个月后效果得以保持，无任何副反应。治疗过程中，色斑等光老化症状也得以改善。这是因为等离子体的微剥脱作用以及射频带来的深部热效应共同作用的结果。程巍（2011）等用微等离子体射频技术治疗面部皱纹，经过2～4次治疗后皱纹明显减少，皮肤光滑，患者耐受性好，无明显副作用。

3. 作为给药系统　采用微等离子体技术产生微通道后，用超声治疗头循环变换正负声压，促进配方药物的渗入，加强导入深度及效率，从而对治疗效果产生协同效应。这种给药方式同样适合于PRP及生长因子等。Suh（2012）等采用微等离子体治疗仪结合超声促进PRP的经皮导入吸收，治疗妊娠纹的满意率达到71.9%。Lee（2013）等应用微等离子体技术配合配方药物超声导入，治疗皱纹及痤疮瘢痕1次后，50%的患者获得了的明显改善，其余患者获得了中度至轻度的改善。

（三）并发症

1. 感染　主要是单纯疱疹发作，但发生率较低，曾有单纯疱疹发作史的病例在治疗前预防性应用抗病毒药物。
2. 红斑　治疗后红斑期持续约3～14天，其出现与治疗强度有关。
3. 粟粒疹　治疗后早期发生粟粒疹，一般可自行消退。
4. 色素沉着　发生率较低，与治疗设备及治疗强度有一定关系，文献报道色素沉着的发生率为0～10%。

总的来说，等离子体是一种非依赖于色基的能源，不受肤色限制，导致表皮及真皮浅层的剥脱及真皮深层的热塑效应，从而可改善瘢痕及老化皮肤的质地、平整度及弹性。作为一种较新的治疗技术，它以安全有效地治疗瘢痕、改善皱纹和紧肤等而被推广。目前，等离子体技术的应用时间尚较短，治疗的精准性和稳定性还有待提高，更有效、更安全的个性化治疗方案仍在探索之中。随着医学的发展及设备的进步，等离子体技术这种新的热源将会在临床得到更加广泛的应用。

（黄绿萍）

第八节　超声技术在整形外科中的应用

一 基本原理

超声波是指频率超过人类可以听到的声波（20～20000Hz）。超声设备在医学上主要适用于诊断，但它也可以应用在治疗上。早在20世纪50年代超声技术就被尝试性地应用在神经外科方面。2004年，美国FDA批准超声设备用于治疗子宫纤维瘤，此后，又逐渐应用于乳房、肝脏、肾脏、脑部、前列腺等实质性脏器的良性及恶性肿瘤的治疗，其原理主要是应用高能超声的消融作用破坏肿瘤组织。2009年，应用于整形美容的超声治疗设备Ulthera被美国FDA批准应用于临床眉毛的拉升（lift）。

超声波如果平行发射，则随着在组织中的行进距离，其能量会逐渐衰减，无法做到在不损害浅层组织的前提下对深层组织起到治疗作用，而通过聚焦处理，在焦点上可以产生很高的温度和作用力，对组织产生不同程度的热作用和破坏作用。聚焦超声设备仅在焦点处对组织产生作用，而非焦点处的超声波能量较低，不会对组织产生破坏作用，所以超声波可以顺利地穿过浅层组织。利用超声设备的这一特点，可以在治疗深度上达到高选择性，属于非侵入性的治疗。

超声治疗设备分为强超声和弱超声两大类：强超声又名高能聚焦超声（high-intensity focused ultrasound，HIFU），其输出能量较高（$50J/cm^2$）而频率较低（小于2MHz），焦点位置较深（10～18mm），可对组织产生热作用和空洞作用（cavitation），从而达到消融靶组织的效果；弱超声又名高频聚焦超声（intensive frequency focused ultrasound，IFUS）或称为微聚焦超声（microfocused ultrasound，MFU），其输出能量较低（0.5～$10J/cm^2$）而频率较高（4～10MHz），脉宽较窄（50～200ms），焦点位置较浅（1.5～4.5mm），只对组织产生热作用，不足以产生空洞作用，仅在焦点位置对组织产生蛋白凝固作用，而不会大范围地破坏组织。整形外科将弱超声设备用于紧致皮肤组织，可以达到面部年轻化的效果；而将强超声设备用于消融脂肪组织，达到减脂和塑形的效果。

二 超声紧肤

超声紧肤使用的是弱超声设备IFUS，其典型代表就是Ulthera，它具备发射源、控制器、操作头，并配备超声诊断的操作头，可以显示深达4～8mm的组织结构，包括皮肤、皮下脂肪、SMAS层和骨膜。其发射频率为4MHz和7MHz，三个不同操作头的焦点深度为4.5mm、3.0mm、1.5mm，以应对面部不同的皮下脂肪厚度造成的SMAS层的不同深度。这一设备产生的超声波可以安全地穿过皮肤和皮下组织，聚焦在皮下脂肪层或SMAS层的位置，焦点位置在数毫秒内可达到65℃的高温，精准地产生点状的组织（$1mm^3$）蛋白凝固。重复这种治疗，可以在组织层次内产生成千上万个凝固点,在治疗时即可对组织产生收紧作用,还可以刺激新的胶原形成,继而产生更持久的紧致作用,可以改善面部和颈部(作用在颈阔肌)的皱纹和沟槽。组织学证据显示,经过超声治疗,皮肤内的真皮胶原和弹力纤维得到了显著的增加。

由于超声产生的热作用,治疗时会有轻度的疼痛,治疗后也会有轻度的不良反应甚至并发症。有文章报道,总的不良反应发生率为23%,常见的是暂时性红斑和水肿,偶尔会出现瘀斑。面部的解剖层次复杂,超声治疗时,需要避免将焦点放在血管神经等重要的组织结构处,以免造成不良的后果。面部的运动神经或感觉神经受到超声治疗的影响时,会出现暂时性的麻木或暂时性的肌肉收缩力下降。皮下脂肪层受到过高剂量的超声影响时,会出现脂肪萎缩。如果治疗时层次控制不当,比如治疗头没有紧贴皮肤,则焦点有时会过浅,可造成皮肤层灼伤,治疗区域出现条纹状灼伤及色素沉着。还有文献报道,有1例超声治疗眼睑皮肤时,误伤了角膜,造成部分视野模糊。

三 超声融脂

超声融脂使用的是强超声设备HIFU,其发射的超声波集中在皮下脂肪层,可在焦点处产生较高的热量,除了对组织产生热作用之外,还可以产生空洞作用,对脂肪产生消融的作用。其经典代表设备是UltraShape设备,为了减少对脂肪组织以外的重要结构比如血管神经的损害,融脂设备使用了脉冲发射的超声波,在两个脉冲之间的间隔时间、给组织以热量消散的时间相对稳定,使焦点周围的组织温度基本不变,可以最大限度地保护周围的正常组织不受影响。由于焦点位置的超声波能量集中,所以可以在焦点位置产生机械压力,对脂肪组织进行分解(disruption)。这种机械压力还可以描述为空洞作用,其原理是高频超声波作用于组织时,可对组织产生交替的正负压作用,即正压力产生的挤压以及组织扩张后产生的负压,如此反复的推拉作用可以使脂肪细胞破裂,因而对组织内的血管神经并不会造成不可逆的损害。破裂脂肪细胞产生的甘油三酯类物质,通过淋巴系统、静脉系统和免疫系统从肝脏代谢。动物实验显示,超声溶脂设备可以使皮下脂肪的温度上升到45～46℃,而皮肤的温度维持在40～41℃,可以在减少脂肪的同时,保证皮肤及其附属器官不受影响。临床治疗显示,HIFU治疗1个疗程后,可以达到皮下脂肪层变薄2cm以上的效果。

目前,超声融脂设备已经被认为是一个安全、可信、低风险、微创的减脂和塑形设备,适用于以下患者:不可以做手术吸脂的患者;本人不愿意接受手术的患者;BMI≤30的患者;局部脂肪厚度超过1.5cm以上的患者;目的是塑形而不是减重的患者。禁忌证为:18岁以下;备孕、怀孕、哺乳期女性;安装起搏器者;脂肪代谢紊乱、肝炎及肝病者。

(吴溯帆)

参考文献

[1] 丁金萍,陈博,武静静,等. 微等离子体射频技术治疗面部烧伤后色素沉着[J]. 中华整形外科杂志,2014,30(2):99-101.
[2] Lolis M S, Goldberg D J. Radiofrequency in cosmetic dermatology: A review[J]. Dermatologic Surg, 2012, 38(11):1765-1776.
[3] 李勤,吴溯帆. 激光整形美容外科学[M]. 杭州:浙江科学技术出版社,2013.
[4] Gan S D, Graber E M. Laser hair removal: A review[J]. Dermatologic Surg, 2013, 39(6):823-838.

[5] Lee Y B, Lee J Y, Ko H R, et al. Combination therapy using fractional micro-plasma radio-frequency treatment followed by a drug delivery system with a sonotrode in Korean patients[J]. J Cosmet Laser Ther, 2013, 15(1): 34-36.

[6] Choi S, Cheong Y, Shin J H, et al. Inflammatory effect of monopolar radiofrequency treatment on collagen fibrils in rabbit skins[J]. J Biomed Nanotechnol, 2013, 9(8): 1403-1407.

[7] Krueger N, Sadick N S. New-generation radiofrequency technology[J]. Cutis, 2013, 91(1): 39-46.

[8] Lee K R, Lee E G, Lee H J, et al. Assessment of treatment efficacy and sebosuppressive effect of fractional radiofrequency microneedle on acne vulgaris[J]. Lasers Surg Med, 2013, 45(10): 639-647.

[9] Fan X, Liu L H, Macrene A A, et al. Histological and electron microscopic analysis of fractional micro-plasma radio-frequency technology effects[J]. J drugs dermatology, 2013, 12(11): 1210-1214.

[10] Zhang Z, Fei Y, Chen X, et al. Comparison of a fractional microplasma radio frequency technology and carbon dioxide fractional laser for the treatment of atrophic acne scars: A randomized split-face clinical study[J]. Dermatologic Surg, 2013, 39(4): 559-566.

[11] 樊昕, 安俞熙, 石翠萍, 等. 微等离子束治疗萎缩性痤疮瘢痕的临床研究[J]. 中国美容整形外科杂志, 2012, 23(2): 69-71.

[12] 陈石海, 于海生, 刘庆丰, 等. 扩张颞浅血管蒂头部皮瓣移植联合激光脱毛修复面部皮肤缺损[J]. 中华整形外科杂志, 2012, 28(3): 177-180.

[13] Suh D H, Lee S J, Lee J H, et al. Treatment of striae distensae combined enhanced penetration platelet-rich plasma and ultrasound after plasma fractional radiofrequency[J]. J Cosmet Laser Ther, 2012, 14(6): 272-276.

[14] Belenky I, Margulis A, Elman M, et al. Exploring channeling optimized radiofrequency energy: a review of radiofrequency history and applications in esthetic fields[J]. Adv Ther, 2012, 29(3): 249-266.

[15] Geiges M L. History of lasers in dermatology[J]. Curr Probl Dermatol, 2011, 42(3): 1-6.

[16] 葛西健一郎. 色斑的治疗[M]. 吴溯帆, 译. 杭州: 浙江科技出版社, 2011.

[17] 武晓莉, 高振, 刘科, 等. 微等离子体射频技术治疗痤疮瘢痕效果[J]. 中华医学杂志, 2011, 91(37): 2604-2606.

[18] 程巍, 樊昕. 一种新型点阵微等离子体射频技术治疗面部疤痕和皱纹的初步研究[J]. 实用皮肤病学杂志, 2011, 4(3): 191.

[19] Javate R M, Cruz R T, Khan J, et al. Nonablative 4-MHz dual radiofrequency wand rejuvenation treatment for periorbital rhytides and midface laxity[J]. Ophthalmic Plast Reconstr Surg, 2011, 27(3): 180-185.

[20] 葛红芬, 臧运书, 汤占利, 等. 5-氨基酮戊酸-光动力疗法治疗尖锐湿疣疗效分析[J]. 中华实用诊断与治疗杂志, 2011, 25(1): 96-98.

[21] Halachmi S, Orenstein A, Meneghel T, et al. A novel fractional micro-plasma radio-frequency technology for the treatment of facial scars and rhytids: a pilot study[J]. J Cosmet Laser Ther, 2010, 12(5): 208-212.

[22] Alexiades-Armenakas M, Rosenberg D, Renton B, et al. Blinded, randomized, quantitative grading comparison of minimally invasive, fractional radiofrequency and surgical face-lift to treat skin laxity[J]. Arch Dermatol, 2010, 146(4): 396-405.

[23] Trelles M A, Van der Lugt C, Mordon S, et al. Histological findings in adipocytes when cellulite is treated with a variable-emission radiofrequency system[J]. Lasers Med Sci, 2010, 25(2): 191-195.

[24] 周萍, 郑擎, 朱红明. 5-氨基酮戊酸光动力治疗尖锐湿疣近期疗效观察[J]. 实用医学杂志, 2010, 26(8): 1429-1430.

[25] Holcomb J D, Kent K J, Rousso D E. Nitrogen plasma skin regeneration and aesthetic facial surgery: multicenter evaluation of concurrent treatment[J]. Arch Facial Plast Surg, 2010, 11(3): 184-193.

[26] Trelles M A, Mordon S R. Adipocyte membrane lysis observed after cellulite treatment is performed with radiofrequency[J]. Aesthetic Plast Surg, 2009, 33(1): 125-128.

[27] Sun Y, Wu S F, Yan S, et al. Laser lipolysis used to treat localized adiposis: a preliminary report on experience with Asian patients[J]. Aesthetic Plast Surg, 2009, 33(5): 701-705.

[28] Goldman A, Gotkin R H. Laser-assisted liposuction[J]. Clin Plast Surg, 2009, 36(2):241-253.

[29] 李红兵,闵仲生,单敏洁,等. 5-氨基酮戊酸光动力疗法联合CO_2激光治疗尖锐湿疣疗效观察[J]. 中国皮肤性病学杂志, 2009, 23(6):364-365.

[30] 周展超. 皮肤美容激光与光子治疗[M]. 北京:人民卫生出版社, 2009.

[31] Mann M W, Palm M D, Sengelmann R D. New advances in liposuction technology[J]. Semin Cutan Med Surg, 2008, 27(1):72-82.

[32] Takase M, Hashimoto I, Nakanishi H, et al. Reconstruction of microtia with laser hair removal before transplantation of costal cartilage[J]. J Plast Reconstr Aesthetic Surg, 2008, 61(Suppl 1):S86-S91.

[33] Tierney E P, Goldberg D J. Laser hair removal pearls[J]. J Cosmet Laser Ther, 2008, 10(1):17-23.

[34] Fitzpatrick R, Bernstein E, Iyer S, et al. A histopathologic evaluation of the plasma skin regeneration system (PSR) versus a standard carbon dioxide resurfacing laser in an animal model[J]. Lasers Surg Med, 2008, 40(2):93-99.

[35] Groff W F, Fitzpatrick R E, Uebelhoer N S. Fractional carbon dioxide laser and plasmakinetic skin resurfacing[J]. Semin Cutan Med Surg, 2008, 27(4):239-251.

[36] Gonzalez M J, Sturgill W H, Ross E V, et al. Treatment of acne scars using the plasma skin regeneration (PSR) system[J]. Lasers Surg Med, 2008, 40(2):124-127.

[37] Alexiades-Armenakas M, Dover J S, Arndt K A. Unipolar radiofrequency treatment to improve the appearance of cellulite[J]. J Cosmet Laser Ther, 2008, 10(3):148-153.

[38] Parlette E C, Kaminer M E. Laser-assisted liposuction: here's the skinny[J]. Semin Cutan Med Surg, 2008, 27(4):259-263.

[39] 梅兴宇,施伟民,张文萍,等. 5-氨基酮戊酸-光动力疗法治疗尖锐湿疣临床观察[J]. 中国激光医学杂志, 2008, 17(6):398-400.

[40] 李勤,余文林,苑凯华. 激光美容外科图谱[M]. 北京:人民军医出版社, 2008.

[41] Sand M, Bechara F G, Sand D, et al. A randomized, controlled, double-blind study evaluating melanin-encapsulated liposomes as a chromophore for laser hair removal of blond, white, and gray hair[J]. Ann Plast Surg, 2007, 58(5):551-554.

[42] 戈德堡. 激光与光——美容皮肤科实用技术[M]. 周展超,译. 第1版. 北京:人民军医出版社, 2007.

[43] Kilmer S, Semchyshyn N, Shah G, et al. A pilot study on the use of a plasma skin regeneration device (Portrait® PSR3) in full facial rejuvenation procedures[J]. Lasers Med Sci, 2007, 22(2):101-109.

[44] Potter M J, Harrison R, Ramsden A, et al. Facial acne and fine lines: transforming patient outcomes with plasma skin regeneration[J]. Ann Plast Surg, 2007, 58(6):608-613.

[45] Bogle M A, Arndt K A, Dover J S. Plasma skin regeneration technology[J]. J Drugs Dermatol, 2007, 6(11):1110-1112.

[46] Alster T S, Konda S. Plasma skin resurfacing for regeneration of neck, chest, and hands: investigation of a novel device[J]. Dermatologic Surg, 2007, 33(11):1315-1321.

[47] Mordon S, Eymardmaurin A, Wassmer B, et al. Histologic evaluation of laser lipolysis: pulsed 1064-nm Nd:YAG laser versus cw 980-nm diode laser[J]. Aesthetic Surg J, 2007, 27(3):263-268.

[48] Toosi P, Sadighha A, Sharifian A, et al. A comparison study of the efficacy and side effects of different light sources in hair removal[J]. Lasers Med Sci, 2006, 21(1):1-4.

[49] Lim S P, Lanigan S W. A review of the adverse effects of laser hair removal[J]. Lasers Med Sci, 2006, 21(3):121-125.

[50] Goldberg D J, Marmur E S, Hussain M. Treatment of terminal and vellus non-pigmented hairs with an optical/bipolar radiofrequency energy source—with and without pre-treatment using topical aminolevulinic acid[J]. J Cosmet Laser Ther, 2005, 7(1):25-28.

[51] 刘辅仁. 实用皮肤科学[M]. 第3版. 北京:人民卫生出版社, 2005.

[52] Badin A Z, Gondek L B, Garcia M J, et al. Analysis of laser lipolysis effects on human tissue samples obtained

from liposuction[J]. Aesthetic Plast Surg,2005,29(4):281-286.

[53] Sadick N S,Makino Y. Selective electro-thermolysis in aesthetic medicine: a review[J]. Lasers Surg Med,2004,34(2):91-97.

[54] Wang X L,Wang H W,Wang H S,et al. Topical 5-aminolaevulinic acid-photodynamic therapy for the treatment of urethral condylomata acuminata[J]. Br J Dermatol,2004,151(4):880-885.

[55] Fitzpatrick R,Geronemus R,Goldberg D,et al. Multicenter study of noninvasive radiofrequency for periorbital tissue tightening[J]. Lasers Surg Med,2003,33(4):232-242.

[56] Hsu T S,Kaminer M S. The use of nonablative radiofrequency technology to tighten the lower face and neck[J]. Semin Cutan Med Surg,2003,22(2):115-123.

[57] Tanzi E L,Lupton J R,Alster T S. Lasers in dermatology: four decades of progress[J]. J Am Acad Dermatol,2003,49(1):1-34.

[58] 赵恩兵,张志灵,刘彤,等. CO_2激光治疗20种皮肤病疗效观察[J]. 中国麻风皮肤病杂志,2003,19(4):328-329.

[59] 王秀丽,王宏伟,丁扬峰,等. δ-氨基酮戊酸光动力疗法治疗101例尿道尖锐湿疣临床疗效观察[J]. 临床皮肤科杂志,2003,32(8):479.

[60] Goldman A,Shavelzon D E,Blugerman G S. Laserlipolysis: liposuction using and Nd-YAG laser[J]. Rev Soc Bras Cir Plást,2002,17(1):17-26.

[61] Badin A Z,Moraes L M,Gondek L,et al. Laser lipolysis: flaccidity under control[J]. Aesthetic Plast Surg,2002,26(5):335-339.

[62] 张永香,李宁萍,张海水,等. Ultra Pulse超脉冲高能量CO_2激光机治疗睑黄疣178例[J]. 激光杂志,2002,23(4):48.

[63] Dierickx C C. Hair removal by lasers and intense pulsed light sources[J]. Dermatol Clin,2002,20(1):135-146.

[64] Rogachefsky A S,Silapunt S,Goldberg D J. Evaluation of a new super-long-pulsed 810nm diode laser for the removal of unwanted hair: the concept of thermal damage time[J]. Dermatologic Surg,2002,28(5):410-414.

[65] Altshuler G B,Anderson R R,Manstein D,et al. Extended theory of selective photothermolysis[J]. Lasers Surg Med,2001,29(5):416-432.

[66] 赵辨. 中国临床皮肤病学[M]. 南京:江苏科学技术出版社,2009.

[67] 上海医科大学华山医院皮肤科. 皮肤科手册[M]. 第3版. 上海:上海科学技术出版社,1992.

[68] Cook W R. Laser neck and jowl liposculpture including platysma laser resurfacing, dermal laser resurfacing, and vaporization of subcutaneous fat[J]. Dermatologic Surg,1997,23(12):1143-1148.

[69] Apfelberg D B. Results of multicenter study of laser-assisted liposuction[J]. Clin Plast Surg,1996,23(4):713-719.

[70] Spicer M S,Goldberg D J. Lasers in dermatology[J]. J Am Acad Dermatol,1996,34(1):1-25.

[71] Apfelberg D B,Rosenthal S,Hunstad J P,et al. Progress report on multicenter study of laser-assisted liposuction[J]. Aesthetic Plast Surg,1994,18(3):259-264.

[72] 吴溯帆,王红叶,石杭燕,等. CO_2激光对皮肤组织最小炭化功率密度的测定[J]. 中国激光医学杂志,1993,2(2):90-94.

[73] Apfelberg D. Laser-assisted liposuction may benefit surgeons, patients[J]. Clin Laser Mon,1992,10(12):193-194.

[74] Sun T T,Costsarelis G,Lavker R M. Hair follicular stem cells: the bulge-activation hypothesis[J]. J Invest Dermatol,1991,96(5):77-78.

[75] Dixon J A. Surgical application of lasers[M]. 2nd ed. Chicago:Year Book Medical Publishers,1987.

[76] Anderson R,Parrish J. Selective photothermolysis: precise microsurgery by selective absorption of pulsed radiation[J]. Science,1983,220(4596):524-527.

[77] Teitelbaum S A, Burns J L, Kubota J, et al. Noninvasive body contouring by focused ultrasound: safety and efficacy of the contour I device in a multicenter, controlled, clinical study[J]. Plast Reconstr Surg, 2007, 120(3):779-789.

[78] Moreno-Moraga J, Valero-Altés T, Riquelme A M, et al. Body contouring by non-invasive transdermal focused ultrasound[J]. Lasers Surg Med, 2007, 39(4):315-323.

[79] Brown S A, Greenbaum L, Shtukmaster S, et al. Characterization of nonthermal focused ultrasound for noninvasive selective fat cell disruption (lysis): technical and preclinical assessment[J]. Plast Reconstr Surg, 2009, 124(1):92-101.

[80] Ascher B. Safety and efficacy of ultrashape contour I treatments to improve the appearance of body contours: multiple treatments in shorter intervals[J]. Aesthetic Surg J, 2010, 30(2):217-224.

[81] Shek S, Yu C, Yeung C K, et al. The use of focused ultrasound for non-invasive body contouring in Asians[J]. Lasers Surg Med, 2009, 41(10):751-759.

[82] Hotta T A. Nonsurgical body contouring with focused ultrasound[J]. Plast Surg Nurs, 2010, 30(2):77-82.

第六十二章
射频技术在整形外科中的应用

第一节 射频技术的作用原理

射频（radio frequency，RF）是高频交流变化电磁波的简称。频率在1000Hz以下的脉冲电流称为低频电流，大于10000Hz的称为高频电流，而射频就是这样一种高频电流。频率范围在300KHz到30GHz之间，是介于声频与红外线频谱之间的电磁波。射频的设备分为两大类：一类是无线电通信和信息技术设备（information technology equipment，ITE），一类是为工业、科学、医疗（包括家庭用途）目的而生产和使用的射频能量设备或器具，简称工科医射频设备（industrial scientific medical radio frequency equipment，ISME）。为了避免通信、信息干扰，ISME的频率与ITE频率范围没有交叉。

1920年，Lakhovsky提出活细胞是一个完整电路，以固有的频率振动，发射和接收电磁波的理论，引起了医学界极大的兴趣，促使射频应用于医学。到目前为止，医用射频已有80多年的历史，但射频在整形美容领域中的应用始于21世纪。2002年，首台射频获得FDA批准用于面部皱纹的治疗；2005年以后，众多品牌的射频得到开发，用于治疗面部及躯体的皮肤松弛与塑形；2007年，集成单极射频得以开发应用；2009年，点阵射频（微针）得以开发应用；近10年来，射频在整形美容领域得到迅猛的发展。

一 射频作用的物理机制

射频治疗系统主要由控制主机和电极（手具）组成。控制主机产生高频无线电波，为发射电极提供能量，并可调控波形以控制其功能。电极分为发射极和接受极，发射极为一个细小的金属丝或其他形状的金属，传统的作用模式中还会有一个小型金属板作为接受极。靶组织位于两极之间，共同形成无线电场。

射频作用于人体时，会产生热效应、刺激效应和化学效应等各种生理效应。其中热效应是射频产生治疗作用最重要的基础。射频电流通过电阻时转化为热能，Sadick等称之为"选择性电热作用"，它与激光、强脉冲光等以光能转化为热能，即选择性光热解作用的机制不同，因此产生的热能效果也不同。光热作用的产生主要依赖于色基对光能的吸收，而射频主要作用于水。在入射电场和磁场的作用下，组织会产生热量，但是磁场并不能将净能量转移到组织中，因此射频热量的产生是能量从电场转移至靶组织的带电离子，具体机制涉及三个方面：①已存在于组织的原子和分子中电偶极子（电偶极子，即两个相距很近的等量异号点电荷组成的系统）的取向；②使原子和分子产生电偶极矩（电偶极矩，即从负电荷-Q指向正电荷+Q的矢径γ和电量Q的乘积）

的极化；③组织中导电的电子和离子的离域（离域，指电子的游动不局限在两个原子之间，而是扩展到组成共轭体系的所有原子之间）。第一、二种机制中电场驱动粒子运动而产生能量，第三种机制是电荷与不动粒子碰撞产生能量，这样射频作用于组织产生了热量。人体组织是一个导体，其中水占体重的60%～70%，许多元素以离子的形式存在于水中，因而人体内部导电能力较强。当射频电流经人体通过组织时，组织对射频电流的阻力，使组织内水分子瞬间产生快速振荡，从而在电极之间产生一种急剧沿电力线方向的来回移动和振动。因各种离子的大小、质量、电荷和移动速度均不尽相同，在振动过程中互相摩擦或与周围的介质摩擦，而产生热运动能作用于靶组织，从而达到治疗的目的。射频治疗时，能在1s内将生物组织中电场的极性改变600万次，处于电场内充电的组织颗粒则以相同的频率改变其极性，真皮组织的天然阻抗对电子运动的作用产生热量，电子运动所引起的这一摩擦使得皮肤深层产生柱状分布的加热效应。

二 射频热作用的影响因素

射频是通过高频电流流经组织而产生热效应的，其产生的热量与电流、组织电阻和作用时间有关：热量(J)＝0.24×I^2×Z×t，I=电流，Z=电阻，t=作用时间（s）。影响热量产生的因素有：

1. 组织特性　像脂肪组织这种电阻较高的组织，就会产生的较多的热量，产生较深的热作用。而组织的电阻抗与以下这些因素有关：①电流的频率。在接触相同电流的条件下，高频电流对人体的总阻抗小，低频电流对人体的总阻抗大；②组织的生理特性。包括含水量、导电性及温度，在医疗方面，皮肤的条件是重要因素，还有角质层厚薄、干湿度及粗糙程度；③接触条件。包括接触松紧度、进出面积大小、接触面的清洁程度及导电糊的存在以及皮肤有无破损。整个人体阻抗是一个非线性时变网络，外层皮肤导电能力很差，阻抗大小主要取决于角质层，皮肤潮湿或污垢会使电阻大大降低。

2. 电流作用于组织时的分布　与电极的形状及作用部位有关。

3. 其他因素　照射的部位、辐射时间、周围环境状况、热消散（传导）情况等外在因素也会影响射频的作用效果。

此外，射频能量的穿透深度与电磁波频率、组织磁导率、组织电导率的平方根成反比，具体推导公式如下：

$$\delta = 1/\sqrt{\pi f \mu \sigma}$$

δ是穿透深度（单位mm）、f是射频频率（单位Hz）、σ是导电率、μ是磁导率、π=3.14。

因此，射频穿透的深度与射频辐射的频率成反比，频率越低，穿透深度越深，加热的组织越多。目前上市的射频仪器品种繁多，频率主要在1～40.68MHZ之间，输出功率在50～400W之间，个别达到1000W。同时，射频穿透深度与电极面积、形状及两个电极的距离有关（图62-1）。

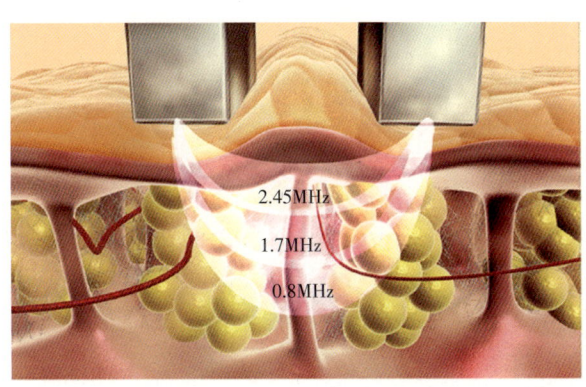

图62-1　射频频率与穿透深度

三 射频整形的作用机制

在整形美容领域中,射频主要有紧肤(skin tightening)和减脂塑形(body contouring)两个用途。另外,射频在瘢痕、痤疮等治疗中也有较好的疗效。其主要原理如下:

(一)胶原变性与胶原新生

射频治疗时,当表皮温度为39~40℃,真皮温度为60~75℃时,局部产生大量热能,产生容积性加热效果(volumetric heating)。真皮内热沉积效应深,包括即刻的胶原收缩和后续的胶原增生效应:①由于胶原纤维被加热至阈值温度并持续一段时间后,胶原分子的三股螺旋结构内氢键断裂,引起胶原变性,导致胶原收缩变粗,产生即时收紧的效果。此时,胶原的整体结构由原来的有序类晶体结构变为无序类胶体结构。电子显微镜下即刻反应为真皮内胶原纤维结构弥漫性改变,观察到纤维增大,有些部位出现融合,不能辨认边界,深达真皮中层,高能量治疗区更明显。至8周时,这些变化不明显,意味着胶原纤维逐渐修复。②射频在真皮产生一种轻度热力损伤,射频的热刺激还会引起轻微的炎症反应,后者诱导分泌各种细胞因子和生长因子刺激成纤维细胞产生新的胶原、弹性蛋白等物质,以改善真皮结构。胶原是真皮的主要成分。研究表明,射频治疗后Ⅰ型胶原变化在真皮全层都有发生,但是在真皮浅、中层变化更明显。此外,Ⅲ型胶原合成也增加,以浅层增加为主。12周后真皮浅层排列规整的弹性蛋白和胶原纤维取代了原先的弹性组织。此外,由于皮肤的胶原是多方向的,治疗后会产生多方向的收缩效应。这正是射频治疗的效果到3~6个月时达到高峰的根本原因。需要指出的是,引起胶原产生这种变化的因素取决于温度及其持续的时间,如60~65℃持续10分钟与85℃持续几毫秒都能引起胶原收缩,当然这个温度是真皮及深层的温度,临床上检测的是表皮温度。一般认为,表皮温度维持40~43℃达10分钟就可以引起胶原和成纤维细胞的相应反应。射频对胶原的作用是治疗皮肤松弛、瘢痕的基础。

(二)脂肪代谢

随着年龄的增长,会出现局部脂肪的异常增多,同时由于纤维隔和皮肤松弛,常常形成脂肪堆积,同时皮肤合并橘皮样外观。单极或者集合单极射频穿透深度较深,可以直至脂肪层。研究表明,射频电流作用于皮肤后产生一种反向的温度梯度,使表皮下方的组织比表皮有更明显的温度升高,可保护表皮防止热损伤,导致深层皮肤甚至皮下组织的柱状加热(或容积性加热),在充分保证表皮、真皮冷却的情况下,射频可以作用于脂肪组织(图62-2),使局部循环增加,脂肪组织的儿茶酚胺激素水平增加,这些会影响脂肪细胞的代谢,增加脂肪酶介导的甘油三酯降解。实验观察表明,43℃持续10分钟即能使脂肪细胞延迟坏死,同时还能引起脂肪细胞凋亡。通过这种作用会使脂肪减少,常用于非手术减脂,以达到塑形的目的。

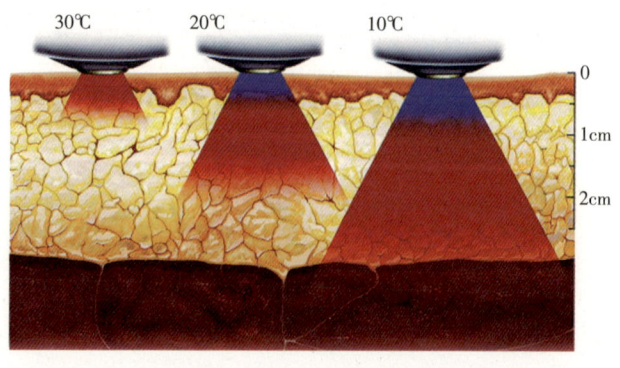

图62-2 冷却辅助下射频可以安全到达的深度

（三）皮脂代谢

痤疮、毛囊炎等都与皮脂的异常分泌（分泌过量或者排出异常）有关系，皮脂分泌异常会增加细菌感染的风险，皮脂异常集聚和细菌感染会引起过度的炎症反应。射频穿透深度较深，可以直接作用于皮下 0.3~1.7mm 的皮脂腺。实验证实，射频治疗后部分皮脂腺被纤维增生代替，说明电热解作用可以破坏皮脂腺。射频对皮脂的调控作用可以持续较长时间，临床检测数据表明射频治疗后 3~6 个月内日常皮脂水平、皮脂溢出率都大大降低。

（四）局灶性电热解作用

与点阵激光类似，近几年也有点阵射频得以研发应用。组织研究表明：经点阵射频处理，直到治疗后 10 周都有炎症细胞的浸润；治疗后 4 周，射频治疗区域内有激活的成纤维细胞，提示真皮结构重塑，胶原分子伴侣的 HSP472 介导下，新生的胶原合成，替代热损伤所致的治疗区内变性坏死组织。同时，介导胶原降解的金属基质蛋白酶 MMP-13 伤后 4 周仅有轻度升高，这提示点阵射频对原有的胶原、弹力蛋白没有明显的降解作用，这一点与 CO_2 点阵激光不同。这也说明射频在增加皮肤容量方面具有较好的作用，这也是其治疗皮肤松弛的基础。

此外，射频作用于机体后可导致血管扩张，血液和淋巴液循环加快，毛细血管和细胞膜通透性增加，细胞内酶活性提高，新陈代谢加速，机体免疫系统功能得到提升，某些病原微生物得以杀灭或抑制，从而达到抗炎、消肿的目的。此外，射频能降低感觉神经的兴奋性，降低肌肉和纤维结缔组织的张力，具有解痉止痛的效果。

第二节　射频设备的分类

射频设备的分类主要是根据电极的几何形状进行分类。总体来说，根据电极数目可以分为双极射频、单极射频和多极射频。此外，还有点阵射频、相位控制射频、复合（强脉冲光、按摩、脉冲电磁场）射频。

一、单极射频

（一）单极

单极（monopole）除了治疗头部之外，在身体的其他部位还需要一个接地的回流电极，因而在一定意义上可称为准单极。这样发射电极周围电能较高，离发射电极越远，能量则越低。因此，在电极接触皮肤的区域需要表皮冷却，以避免真皮层加热过度引发其他问题。一般设备由四部分组成，射频发射器、手具、冷却调节器以及治疗头。发射器由其内部一个依赖集成电路的计算器调节，这个计算器可处理反馈信息，包括治疗头和皮肤之间的温度、使用压力、组织表面的接触面积，以及皮肤实时阻抗。手具里的微电脑手机信息通过光纤传至发射器。射频能量发射前后及发射过程中，冷冻剂以喷雾剂的形式喷到治疗头内侧镀膜面，提供冷却保护。冷却的作用就是保证表皮温度不至于升温过高。当采用较大的单极电极时，电流在真皮中广泛分布，其效应常较深，即有大体积的皮肤被加热，目的就是均匀地加热真皮甚至皮下脂肪组织。单极射频穿透的层次较深，可深达 10~15mm，治疗过程中的疼痛度与脉宽有关，其差别较大，有的非常疼痛，甚至需要全麻下治疗；有的感觉很轻，像生活美容的按摩。

（二）集成单极

集成单极（integrated unipolar）是真正意义上的单极射频，其治疗头以一定的频率变换正负极，导致水分子正负极高速旋转摩擦产热，因此不需要在身体其他部位放置回流电极，它向电极四周全方向发射，这类似于无线电发射塔发射广播信号。其穿透深度可达20mm。

单极射频可采用动态或者静态的方式输送，这种临床上的手具分为定点式和滑动式。定点式手具，射频发射每1~2s一个循环，对一个位置发射完毕后移动到相邻位置再次发射，如此反复，直至目标区域都得到治疗。滑动式手具，射频持续或者脉冲式发射，需要不停地移动手具，这样用较短的时间即能完成目标区域的治疗，但对操作者的技术要求很高。

二、双极射频

双极射频有两个工作电极，电流从两个相同的、相隔一段距离的电极之间通过，使得电流分布的可控性较单极高，但其穿透深度仅限于两个电极之间距离的一半。目前双极射频穿透深度一般在1~4mm，因此更深的组织层次有时难以到达，但是这也使得其治疗时的疼痛降低。双极射频有多种演变，如绝缘针式双极射频、真空负压双极射频，负压可以增加射频的穿透深度。此外，为了解决双极射频的穿透深度问题，有开发商设计了多射频技术，如三个频率的射频整合在一起，以便进行不同深度的治疗，如0.8MHz、1.7MHz、2.45MHz作用深度依次变浅，这三种射频可以同时使用，也可以分别使用。同时使用的时候会产生较深的整体加热，可用于躯体部位；分别使用的时候，如用0.8MHz与1.7MHz治疗下面部（如口周部位），用2.45MHz治疗前额部及颧部。

三、多极射频

与单极射频和双极射频不同，多极射频是由3个及3个以上的电极组成，比如一个正极，配多个负极，这样流经正极的电流是来自各负极电流的总和。多极射频设备采用多对电极进行顺序转换，这样正负极轮流转变，有效地避免了正极过度加热的可能。虽然多极射频的穿透深度一般都比较浅，但由于是点阵模式作用，一般不需要冷却装置，而且基本无痛。

（一）点阵射频

点阵射频（fractional radio frequency，FRF）与点阵激光类似，是基于局灶性热解理论开发的。与激光不同，其应用不受皮肤类型限制。目前应用的点阵射频以双极射频发射为主，常以49和64点阵排列，电极与治疗皮肤形成闭合电路，发射射频能量。点阵射频与组织的作用形式常见的有微侵入性的微针系统和非侵入性系统。前者是针式电极，近端以绝缘材料包裹，以保护浅表组织（如表皮）免受损害，远端一般刺入真皮层，发射的能量以真皮及皮下为主，可以精准地控制作用范围和作用深度。非侵入性系统是电极以滚轮等形式通过与皮肤接触，将射频能量导入皮肤组织，但是表皮的温度调控没有侵入性的好。同时，非侵入性操作系统发射电极产生的热效应形式与电极与皮肤的接触程度有关，如果加压接触，射频能量会通过接触点作用到皮肤甚至更深的层次，如果与皮肤仅仅轻微接触，则可以激发等离子体，后者产生的火花可以在表皮甚至更深的层次形成点灶性凝固热损伤，这种微小的治疗区域直径为80~120um，深度为100~150um，作用的具体深度取决于作用的能量。

（二）多源相位控制射频

多源相位控制射频被开发利用，主要是一排射频发射源，相当于多个双极射频的组合，通过调节每对电极之间的距离来控制电流相位，从而产生不同的作用深度；同时，两个相邻的电极极性相同，因此就不会有电流产生，这样就保证了电流良好的靶向性，能够保证能量精确地输送。多源相位控制射频能量作用深度可达11mm，可以作用于从真皮乳头层到皮下脂肪层。

四 复合射频

为了取得综合的效果，有的仪器将射频与其他能量形式进行联合，常见的组合是射频与光进行组合，比如先用激光、强脉冲光或者近红外光进行预热，以改变组织的电阻，这样靶组织对后续的射频治疗更敏感一些；并且两种形式的能量都可以比单一形式低，从而提高了安全性和舒适度，降低了并发症的风险。另外，多极射频和脉冲电场联合，两者之间的效应可以互补，射频作用可引起胶原变性、缩短及后续胶原合成，而脉冲电磁场可以直接促进成纤维细胞增殖、胶原合成、新生血管形成。

第三节　射频技术在皮肤紧致中的应用

人体皮肤在25岁以后就会逐渐衰老，皮肤内胶原等成分含量降低，而胶原是皮肤的主要成分，胶原含量的丢失会使皮肤弹性降低、皮肤松弛，产生皱褶及下垂。由于射频能够让胶原蛋白收缩、新生胶原合成增加，因此皮肤年轻化治疗是射频治疗的第一适应证。

一 面部皮肤松弛与皱纹

除了中线部位（鼻和上、下唇）外，面部其他部位都可以进行治疗，可针对不同的问题选择重点治疗的区域。射频仪器的选择主要根据皮肤及皮下组织的情况，对于皮下脂肪较多、组织松垂的病例，可以选择低频率或单极射频（即穿透深的射频）对皮肤及皮下组织进行治疗，然后再选择高频率或者双极射频对皮肤进行加强治疗。由于额部及下颌软组织相对薄的部位组织升温迅速，一般仅采用作用浅的治疗即可。目前多数仪器是采取低能量多次治疗，其效果与高能量单次相似，甚至更好，并且术中疼痛降低，并发症的发生率也大大降低。如采用微针点阵射频，微针刺入深度以2mm左右为宜。治疗5~6次，1~3周一次，每次治疗区持续时间10~15分钟。治疗后，患者均有即刻紧肤效果，可持续3~5天，1~2个月后逐渐出现渐进而持久的改善，表现为皮肤质地改善，弹性增加，光泽度增加，皱纹变浅，下颌区松弛组织收紧上提，鼻唇沟变浅，面中部变得紧实饱满。临床数据表明，射频治疗可以让皮肤纹理改善25.6%，松弛改善24.1%左右。有随机、盲法、对照实验表明，与手术相比较，采用点阵射频进行治疗，面颈部松弛评分与治疗前相比可以改善16%，而手术也仅可以改善49%，也就是说射频效果达到手术的37%，60%的人满意，33%的人非常满意。

二、眶周老化

眶周老化是射频最早治疗的项目，其治疗范围包括下睑、眉下、颞部及额部，能够收紧皮肤，减少皮肤细纹，改善眼袋及泪沟，提升眉毛。其治疗手具一般较小。由于眼球为高含水器官，因此治疗时头部的发射方向应该尽量偏离眼球方向。单极射频可以让83.2%以上的患者得到改善。对于微针点阵射频，靠近睑缘及内外眦的地方，微针刺入深度要浅一些（0.5mm）。设置参数能量及温度要求一般相对较低。一般治疗5~6次，1~3周一次，每次治疗区持续时间10~15分钟。临床上多以眉毛上提的幅度来衡量射频治疗眶周的效果，一项多中心、盲法实验表明，62%患者眉上提的程度≥0.5cm。此外，上睑皱襞宽度也是一个衡量指标，射频治疗可以使之改善1.9mm左右，但是仍然有64%的患者认为他们的容貌没有得到明显的改善。

三、颈部皮肤松弛

射频可以使60%~80%以上的患者颈部皮肤松弛度、皱纹，甚至光泽都有不同程度的改善。尤其是对颏下和下颌缘下的皮肤松弛具有较为明显的紧致作用。但是射频对颈横纹的疗效较差。由于颈部解剖特殊，含有大血管、甲状腺等组织器官，颈部皮肤相对敏感，因此治疗时要注意：①尽量避开甲状腺区，以避免引起甲状腺功能异常；②气管区应采用穿透深度较浅的模式，以避免造成器官水肿等并发症；③颈部升温相对较快，输出能量需要适当降低。

第四节　射频减脂与射频辅助吸脂

一、脂肪堆积

85%~98%的青春期后的女性受到局部脂肪堆积的影响。其形成主要与微循环障碍、结缔组织变薄及脂肪积聚有关，凹陷与囊袋样突起并存，呈橘皮样外观。常见于腹部、大腿、臀部，上臂的"蝴蝶袖"、颏下脂肪堆积造成的双下巴也属于此类。采用集成单极射频经过6次治疗（每次间隔2周），6个月后随访，有68%的患者臀部和大腿部的皮下脂肪厚度缩小20%，周径平均减少2.45cm，表面皮肤变得更加紧致，凹陷密度、深度都缓解。但是另一组随机对照、盲法临床实验也表明，集成单极射频使脂肪堆积有肉眼可见的改善，但这种改善没有统计学差异。当然，该实验样本量小，仅募集了10例患者。但是，目前的报道随访时间一般为治疗后6个月，射频减脂的中长期效果还有待于进一步观察。

二、射频辅助吸脂

吸脂是整形外科中最常见的手术之一，肿胀麻醉吸脂术的成熟和推广使之更加受到欢迎。随着科技的发展，多种辅助技术应用到吸脂术，以提高其塑形的效果：超声辅助吸脂、电动吸脂、激光辅助吸脂。但是这些技术都不能很好地解决中老年患者吸脂后皮肤及皮肤下组织松弛的问题，为了获得良好的外形，患者在吸脂后还是需要手术切除冗余的组织。理想的吸脂设备应该具备以下一些特点：①在保证皮肤组织无损伤的情况下，能够有效地去除脂肪组织；②能够让浅表的皮肤组织收缩；③全身及局部的并发症最小化；④适于肿胀麻醉；⑤术后瘀青、肿胀轻且恢复快。新近有某公司开发的一种新型双极射频得以应用，吸脂后将两个电极分别放在皮肤表面和皮下，对目标组织进行治疗，使得温度维持在38~42℃，持续1~2分钟，在促进脂肪液化、促进皮肤紧致方面有良好的效果，最近射频辅助吸脂也得以开发和利用，初经应用显示出良好的效果，其紧肤和塑形的满意度都在80%以上。

第五节　射频技术在整形外科其他方面的应用

一、寻常痤疮

寻常痤疮是累及毛囊皮脂腺单位的一种疾病。约有85%的青少年患有不同程度的痤疮。其主要病理环节有皮脂腺产生过量，毛囊表皮过度增殖，痤疮杆菌定植及炎症反应。射频可以降低毛囊周围炎的发生率，使痤疮杆菌的生长受到抑制，减少皮脂分泌，增加局部血液循环，加速炎性物质吸收。目前用单极射频及复合射频治疗痤疮都有报道。已有数据表明，射频对痤疮具有较好的效果，有些报道则取得了较好的效果：90%以上的患者其活动期痤疮皮损获得了75%的改善。主要表现为红斑丘疹减退或者消失，结节及囊肿变小或消失。近两年微针点阵射频系统也被用来治疗寻常痤疮。有报道，微针点阵射频治疗1次，可以使日常皮脂水平、皮脂溢出率分别降低30%~60%和70%~80%，这种低水平可以维持8周，治疗效果也于治疗后2周达到最大显现，但是在治疗后8周会有很大的反弹。当然，射频治疗痤疮仅仅是辅助治疗。由于其治疗痛苦小、没有明显误工期，如果患者不愿应用药物、光动力等疗法，射频也是一种不错的选择。

二、痤疮瘢痕

严重的痤疮愈合后常常形成凹陷性瘢痕。目前痤疮瘢痕的治疗有磨削术、点阵CO_2激光技术。点阵射频的出现，使射频在治疗痤疮瘢痕方面得到进步。目前数据表明，经过3~4次治疗，40%~50%的痤疮瘢痕患者可以获得26%~50%的改善（图62-3）。随机半侧脸自身对照实验表明，点阵双极射频治疗痤疮瘢痕的效果与点阵掺铒磷酸盐激光玻璃激光无显著差异。在剥脱性射频技术中，点阵微等离子治疗痤疮瘢痕的效果与点阵CO_2激光的效果接近，改善度在50%~60%，但是结痂期、红斑期短，且较少发生炎症性色素沉着。也有仪器将点阵CO_2激光和非剥脱性双极射频结合在一起，发现两种能量联合应用时，使用的参数比单独使用要低，并且效果更好。

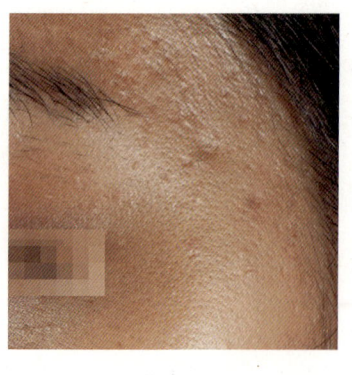 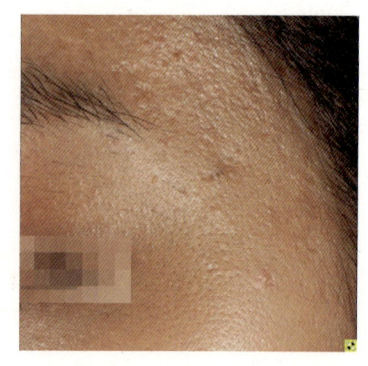

A　　　　　　　　　　B

图 62-3　点阵射频治疗凹陷性瘢痕
A. 治疗前　B. 治疗后

射频用于痤疮及痤疮瘢痕的治疗是否优于其他治疗手段，目前尚未有严格的对照实验，其疗效也有待于进一步的观察。

第六节　射频治疗的禁忌证及不良反应

一　射频治疗的禁忌证

1. 带有金属或功能性植入物的患者，如安装有心脏起搏器、人工关节、导管支架者。
2. 永久性植入物区域，如假体隆颏术者。
3. 患严重基础疾病，如糖尿病、慢性心功能衰竭、癫痫及精神异常者。
4. 任何手术和在恢复期内的治疗，如注射肉毒毒素后2周内。
5. 局部存在皮肤疾患的患者，如敏感性皮肤、较大瘢痕区、创伤、微血管紊乱者。
6. 存在创伤愈合能力低下因素（如放疗、免疫抑制治疗、AIDS）及瘢痕体质者。
7. 有出血性凝血病史或使用抗凝血药物者。
8. 对射频耦合剂过敏者。
9. 期望值过高的人群。
10. 孕妇及哺乳期患者，慎用于3个月内计划受孕者。
11. 慎用于外源性填充物治疗区域（尤其是治疗后3个月内）、脂肪移植区域。

二　不良反应与并发症

1. 疼痛　根据设备的不同、治疗强度的不同，治疗过程中的感受有所不同。有的治疗过程中会有烧灼感或疼痛，可以考虑表面麻醉及神经阻滞。
2. 一过性红斑和水肿　非侵入性的射频一般在2~3小时内缓解，侵入性的射频一般1天至数天内缓解。
3. 局部结痂，组织坏死　如治疗强度过大，可能遗留瘢痕。
4. 局部脂肪萎缩　多发生于单极射频。

三 与疗效相关的因素

1. 设备种类及治疗强度与频次　不同的设备种类、治疗强度及治疗频次，均会影响治疗的效果。通常单极较双极治疗强度大，治疗参数大，所需的治疗次数较少，但风险较高。

2. 患者选择　包括年龄、皮肤质量、脸型、治疗部位等。

治疗效果与操作时的能量设置及治疗方案、患者的年龄、脸型以及皮肤本身的质地有关。患者的年龄是一个重要的因素，过大（>60岁）及过于年轻（<25岁）的患者效果不明显；皮下脂肪中等，皮肤本身质地较好，有一定的含水量，治疗效果好，这种情况在下颌区尤其明显。随着下颌下缘形态的改善可以达到瘦脸的效果。相反，过于肥胖及过于瘦削且皮肤干燥者，效果均不佳。由于皮肤松弛为重力及皮肤弹性下降等原因造成的，因而区域治疗较单点治疗效果好，患者的治疗部位越多，满意度越高。

总之，由于射频具有无创性，常用于轻、中度老化的治疗或者中、重度老化术后年轻化的维持治疗，以改善皮肤及皮下组织本身的弹性、质地及外形。同时，射频治疗后组织的变化呈渐进性改变，非常自然协调，治疗风险低。无停工期是该治疗的主要优点，比较适合于无手术条件（比较年轻尚无手术指征或存在手术禁忌证或其他条件限制手术）的患者。根据使用的设备不同，治疗过程及疗程安排有所不同，一般全疗程1~5次，治疗时的不适与皮肤内射频电能转化成热能有关，热能的产生与局部组织的特性和局部电阻有关，不同患者、不同部位均不同，患者的感觉可以提示组织被加热的程度。因此，患者的不适感一定程度上提示了局部受热的程度，可作为选择最佳能量的参考指标。表皮的温度监测也可参考治疗强度是否适宜。一般经过1年左右进行重复治疗以维持治疗效果是必要的。

但是我们要认识到，射频仅是光、电、声等物理技术的一种，虽然有基础研究和临床实验支持皮肤及皮下组织的年轻化改变，但要在临床上获得很高的显效率仍属不易。即使有满意的治疗结果的报道，但是由于缺乏大样本的前瞻性、随机、盲法、对照的临床实验研究，因此在循证医学上仍缺乏足够的说服力。临床上可以将射频、激光、肉毒毒素、填充剂以及手术等多手段进行个性化综合应用，以取得更好的疗效。

（冯永强　黄绿萍）

参考文献

[1] Beasley K L, Weiss R A. Radiofrequency in cosmetic dermatology[J]. Dermatol Clin, 2014, 32(1): 79-90.

[2] Sadick N S, Makino Y. Selective electro-thermolysis in aesthetic medicine: a review[J]. Lasers Surg Med, 2004, 34(2): 91-97.

[3] 李勤, 吴溯帆. 激光整形美容外科学[M]. 杭州: 浙江科学技术出版社, 2013.

[4] Alexiades-Armenakas M, Rosenberg D, Renton B, et al. Blinded, randomized, quantitative grading comparison of minimally invasive, fractional radiofrequency and surgical face-lift to treat skin laxity[J]. Arch Dermatol, 2010, 146(4): 396-405.

[5] Choi S, Cheong Y, Shin J H, et al. Inflammatory effect of monopolar radiofrequency treatment on collagen fibrils in rabbit skins[J]. J Biomed Nanotechnol, 2013, 9(8): 1403-1407.

[6] Lolis M S, Goldberg D J. Radiofrequency in cosmetic dermatology: a review[J]. Dermatologic Surg, 2012, 38(11): 1765-1776.

[7] Belenky I, Margulis A, Elman M, et al. Exploring channeling optimized radiofrequency energy: a review of radiofrequency history and applications in esthetic fields[J]. Adv Ther,2012,29(3):249-266.

[8] Krueger N,Sadick N S. New-generation radiofrequency technology[J]. Cutis,2013,91(1):39-46.

[9] Fitzpatrick R,Geronemus R,Goldberg D,et al. Multicenter study of noninvasive radiofrequency for periorbital tissue tightening[J]. Lasers Surg Med,2003,33(4):232-242.

[10] Javate R M,Cruz R T,Khan J,et al. Nonablative 4-MHz dual radiofrequency wand rejuvenation treatment for periorbital rhytides and midface laxity[J]. Ophthal Plast Reconstr Surg,2011,27(3):180-185.

[11] Hsu T S,Kaminer M S. The use of nonablative radiofrequency technology to tighten the lower face and neck [J]. Semin Cutan Med Surg,2003,22(2):115-123.

[12] Alexiades-Armenakas M,Dover J S,Arndt K A. Unipolar radiofrequency treatment to improve the appearance of cellulite[J]. J Cosmet Laser Ther,2008,10(3):148-153.

[13] Trelles M A, Van der Lugt C, Mordon S, et al. Histological findings in adipocytes when cellulite is treated with a variable-emission radiofrequency system[J]. Lasers Med Sci,2010,25(2):191-195.

[14] Trelles M A, Mordon S R. Adipocyte membrane lysis observed after cellulite treatment is performed with radiofrequency[J]. Aesthetic Plast Surg,2009,33(1):125-128.

[15] Lee K R, Lee E G, Lee H J, et al. Assessment of treatment efficacy and sebosuppressive effect of fractional radiofrequency microneedle on acne vulgaris[J]. Lasers Surg Med,2013,45(10):639-647.

第六十三章 内镜的应用

第一节 概述

一、内镜技术发展史

内镜的起源最早可以追溯到古希腊，医学先驱希波克拉底曾描述过一种类似内镜的直肠诊视器，类似的还发现于庞贝古城遗迹（Pompeii，意大利古都）。这些诊视器曾用于窥视阴道、子宫颈、直肠，也用于检查耳、鼻。当时这些诊视器利用的是自然光线，还算不上真正的内镜。

内镜的真正发展还是起于19世纪，按照其发展阶段分为硬管式窥镜、半可屈式内镜、纤维内镜、超声与电子内镜等阶段。1983年，美国Welch Allyn公司研制并应用微型图像传感器（charge coupled device，CCD）代替内镜的光导纤维导像术，宣告了电子内镜的诞生，这是内镜发展史上一次历史性的突破。

电子内镜主要由内镜、电视信息系统中心和电视监视器三个主要部分组成，另外还配备一些辅助装置，如录像机、照相机以及用来输入各种信息的键盘和诊断治疗所用的各种处置器具等。它的成像主要依赖于镜身前端装备的CCD，CCD就像一台微型摄像机，将图像经过图像处理器处理后，显示在电视监视器的屏幕上，比普通光导纤维内镜的图像清晰，色泽逼真，分辨率更高，而且可供多人同时观看。

我国从1954年开始开展内镜检查技术，20世纪70年代初，北京协和医院首先引进了纤维内镜。1984年，中华医学会南京分会开办了全国唯一的《内镜》杂志（1996年已改刊为《中华消化内镜杂志》），对内镜技术起到了推广和促进技术提高的作用。1993年，国家卫生部在北京大学第三医院成立了内镜外科培训中心，对我国腹腔镜外科的发展做出了重要贡献。

二、内镜技术在整形美容外科领域的兴起

内镜技术应用于骨科、妇科、普外科、胸外科等已有20余年历史，其中包括关节镜（arthroscope）、腹腔镜（abdominoscope）、胸腔镜（thoracoscope）等，可用来施行胆囊摘除、阑尾切除、子宫切除、输卵管卵巢切除、输卵管结扎、子宫粘连松解、腹腔粘连松解、肺叶切除等。虽然内镜技术在普通外科、泌尿外科、妇产科等领域发展迅速，但直到20世纪90年代初，内镜技术才被引入整形美容外科中。1992年，美国Vasconez和Isse首先报告了内镜下额部除皱手术，随后逐渐应用到乳房整形、腹部整形、组织瓣切取、皮肤扩张器置入、鸡胸及漏斗胸矫正、面骨整形及

眶底骨折整复等方面，形成了内镜整形外科（endoscopic plastic surgery）。内镜整形外科标志着整形外科发展史上一个新的里程碑，它同显微外科技术、颅面外科技术、皮肤软组织扩张术一样，促进了整形外科的飞速发展。随着应用内镜技术的整形美容论文报道的不断发表、国际间专题讨论会的不断举行，其应用范围日益扩大，传播也愈趋迅速。显然，这是一项减少手术损伤的跨时代技术创新，整形外科医师熟悉的一部分传统操作将被闲置，新的内镜技术将有待掌握。

（一）内镜在面部美容外科中的应用

1992年，美国整形外科学会年会在华盛顿特区举行学术交流会，美国Vasconez医师及其助手首次放映了额部内镜下除皱术30例的录像带，从而首次将内镜技术引入美容外科领域。同年11月，在洛杉矶整形外科学会会议上，美国Isse医师做了内镜下额部手术61例的经验报告。随后，Ramirez O. M.医师将内镜技术引入全颜面提紧术中。1997年，Rohrich R. J.医师阐释了要维持内镜下额部上提的一些基本条件，包括剥离、肌肉处理、皮瓣固定，特别强调内镜下眉提升是依靠额部皮瓣重新愈合于高位。Fuente A.医师于1999年报道在内镜下悬吊SMAS筋膜，从而避免了耳前切口。2001年，Badin A. Z.医师在内镜与激光联合除皱方面提出了三个战略原则：①软组织悬吊；②光老化的逆转；③矫正面部丰满度的消耗。2002年，Ramirez O. M.提出中面部内镜辅助的三维除皱技术，并认为此项技术超过以往使用的其他任何一项中面部除皱术。

近年来，内镜在面部除皱手术中应用逐渐广泛，其切口小、恢复快，非常符合美容外科及求美者的要求。有人提出，彻底去除骨膜和额肌，可以使额部皮下脂肪层紧贴额骨附着并产生粘连以保持眉部上提不复发的观点。内镜主要适用于无过多皮肤松弛的中上面部老化患者，对于下面部松垂的治疗效果欠佳，还需要耳前切口对多余皮肤进行切除。对于全面部老化患者，可使用额颞部内镜除皱联合传统开放式中下面部除皱手术，则可达到协调的面部整体年轻化的效果。

（二）内镜在乳房外科中的应用

内镜技术在乳房整形中的应用主要有隆乳、假体完整性检查、包膜挛缩的诊断及切除，乳房下垂矫正、巨乳缩小、乳房肿块的病理检查、早期乳癌的切除和乳房再造。

1992年，Kompatscher P.尝试应用内镜进行隆乳后包膜挛缩纤维囊切除术；1993年，Ho L. C.首次报道了"内镜腋下胸大肌下隆乳术"；同年，Johnson G. W.报道了"内镜经脐乳腺下隆乳术"；1995年，Friedlander L. D.在内镜下进行乳癌切除术；1997年，Van Buskirk E. R.在内镜下行背阔肌瓣切取转移再造乳房，避免了背部供区瘢痕。

目前，内镜已经在乳房整形，尤其是假体隆乳手术中成熟应用。内镜辅助经腋窝入路双平面法假体隆乳术可对剥离腔隙进行精确控制，对称定位，确切止血。与单纯胸大肌后假体隆乳术者相比，术后疼痛程度明显较轻，外形更为自然，手术效果满意，并发症少。

（三）内镜在下腹壁整形及身体塑形中的应用

1996年，Core G. B.报道了内镜下腹壁整形术；1998年，Zukowski M. L.报道了内镜用于腹部整形多经会阴和脐部切口，主要特点有：①腹壁松弛、腹直肌分离者经内镜技术行腹直肌筋膜折叠缝合，同时附带吸脂塑形，具有创伤小、恢复快的优点；②腹壁吸脂或脂肪切除塑形，可在内镜观察下避开较粗血管，出血时直视下止血，可有效减少术中和术后出血；③直径小于6cm的腹外疝应用内镜，可避免传统手术过多切割而影响腹壁血管网，降低腹壁张力，易致疝复发的缺点。

（四）内镜在颅面外科中的应用

1994年，Bostwick首先报道经内镜行成人Le Fort Ⅲ型截骨术引起轰动。1996年，Sakai等首先使用内镜辅助进行Le Fort Ⅰ型截骨。1997年，Rubin最先报道了内镜技术联合牵张成骨在颌面重建外科中的应用。2006年，陈小平等将内镜入路置于口内进行下颌角截骨，完全避免了面部瘢痕。随后，Miranda于2007年报告了口内入路内镜下升支垂直截骨的临床应用效果。

此外，颌面骨折畸形的整复是应用内镜技术最多的领域。应用内镜辅助下修复中面部复杂性骨折、眶骨骨折、颧骨颧弓骨折、眶底爆裂性骨折等已有多年历史，且技术成熟。

（五）内镜在小儿外科中的应用

1998年，Burstein利用内镜技术的优点，概括小儿外科主要用于：①埋置扩张器，利用自体组织修复畸形，还可观察注水后的扩张器有无渗漏，由于切口距扩张器远，从而减少了扩张器外露；②小儿良性头面颈肿块切除；③血管瘤的切除；④先天性斜颈等疾病的治疗。应用内镜技术切口瘢痕较小，有利于儿童心理健康发育。

（六）内镜在其他方面的应用

应用内镜技术进行组织瓣切取和移植，可以大大减少供区瘢痕；也可以进行内镜下组织扩张器植入。对皮下脂肪瘤、腕管综合征、鸡胸、漏斗胸等疾病，均有应用内镜进行成功治疗的相关报道。

（七）内镜整形美容技术在国内的发展现状

1994年6月，在上海举行的第二届全国整形外科学术会议上，会议主席做了内镜在整形外科应用的文献介绍，法国Marchac做了有关内镜下面部整形外科的报告，并做了录像表演，首次将此项技术介绍到我国；1994年8月，在兰州举行的第十五届全军烧伤整形学术交流会上，第四军医大学西京医院做了"内镜除皱术的临床应用"报告；1994年10月，西京医院举办了"全国内镜整形技术学习班"；1994年，羿士林发表了"内镜在前额除皱中的应用"；1995年，艾玉峰等发表了"内镜除皱术的临床应用"，内镜整形美容在中国开始起步。

随后，国内马海欢（1997）、余力（2000）、谢洋春（2000）、王志军（2001）、郭树忠（2001）、王磊（2005）、叶秀娣（2005）、陈育哲（2011）等作者先后开始了内镜辅助下除皱手术的实践。在隆胸手术方面，有程宁新（2001）、余力（2004）、栾杰（2009）、陈育哲（2012）。2011年，陈育哲和余力翻译了Foad Nahai主编的《内镜整形手术学》，这是国内第一部内镜整形外科学专著。

总之，内镜技术在整形美容外科中的应用正在兴起和发展，尽管有些技术和方法已经相对成熟，但术后效果仍需较长时间的观察后才能肯定。目前在整形美容外科领域，已经利用内镜施行额部除皱术、中面部及全颜面除皱术、隆乳术及其相关的假体检查，还有挛缩包膜松解术、腹直肌松垂的腹壁整形术和辅助切取肌瓣等，其应用范围不断扩大并已进入技术创新阶段。

三 掌握内镜技术的操作步骤

掌握内镜新技术，需要有一个学习过程与时间，才能达到良好的手术效果。术者需要改变其原有的手术习惯，逐步适应在内镜下进行手术操作。特别是在使用内镜电视时，还需要适应在三维空间进行操作。

在内镜技术应用于患者之前，手术医师必须进行专门训练，包括：①熟悉内镜有关材料，如文献及设备等；②熟悉细微的解剖层次，以适应内镜下的要求；③在新鲜尸体上进行基本技术的操作训练，在内镜下辨认有关组织解剖；④从开展内镜下额部除皱、隆乳术入手，并应用于临床。

第二节 内镜整形美容外科的设备

内镜按其发展及成像构造可大体分为三大类：硬管式内镜、光学纤维（软管式）内镜、超声与电子内镜；按其功能分类，则有分别用于消化系统、呼吸系统、腹膜腔（即腹腔镜）、胆道、泌尿系统、生殖系统、血管、关节腔以及整形外科的内镜。

一、内镜设备组成

（一）镜头（硬质或软质内镜）

内镜的镜头由物镜、光源耦合器和目镜组成，光线通过耦合器传递到目镜，再到摄像机。整形美容外科中大多数使用的是硬质内镜，有不同口径（4mm、10mm）和角度（0°、30°）。在头面部多使用口径4mm，30°的镜头，而在胸腹部多使用10mm，30°的镜头（图63-1）。

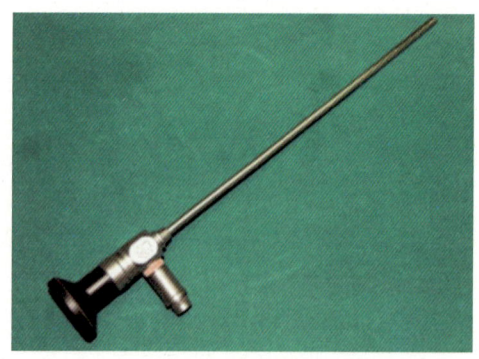

图63-1　Hopkins 30°内镜

（二）冷光源系统

良好的照明对内镜手术是必要的（图63-2）。一般采用卤素或氙气灯泡，150～300W。照明下降原因为灯泡、光纤损坏（20%损坏更换），与镜头连接处勿直接照射眼睛。

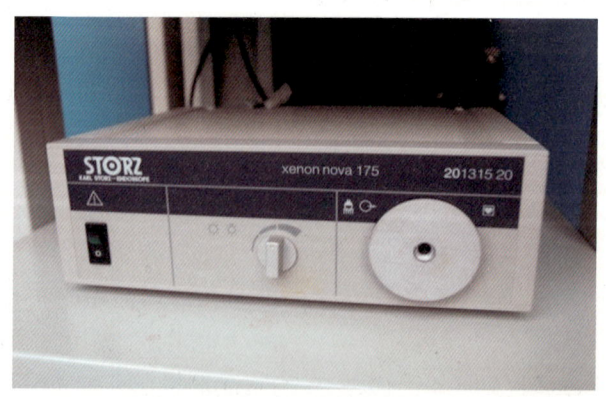

图63-2　冷光源系统

(三) 摄像系统

摄像系统是内镜系统中最重要的部分,核心部分是感应镜片(CCD或CMOS)把光线信号转变成电信号,有单镜片红、绿、蓝(RGV或RGB),有三镜片(用来采集信号)。三镜片图像立体感好,清晰度高。摄像机手柄上可以调节镜头焦距、方向、录像或拍照(图63-3A)。目前采用的高清晰摄像为2M像素。摄像信号传导至摄像处理器(图63-3B),信号经过处理后传到多功能显示器上。

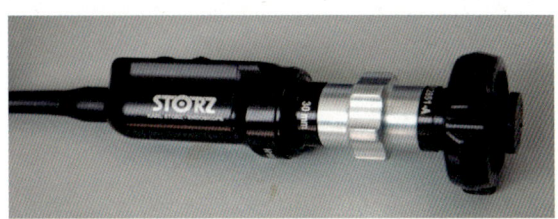

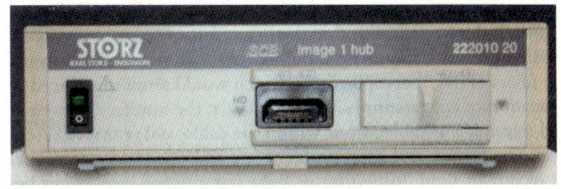

图63-3　摄像系统
A. 摄像机　B. 摄像处理器

(四) 显示器

显示器应该位于固定车的最上端,与主刀医师的视线保持水平位置(图63-4)。显示器的分辨率由水平扫描线数量来分等级,一般为400～500线,和单镜片或三镜片摄像机相匹配。高清晰(780～1080线)显示器适合高清晰摄像机。

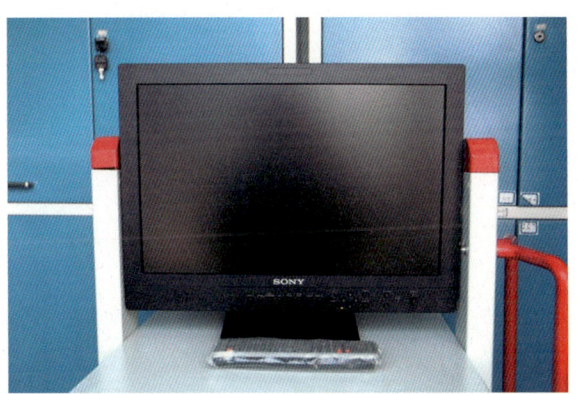

图63-4　显示器

(五) 录像系统

可以方便拍摄、储存、复制、回放静止或者动态画面,也可把影像资料储存至光盘、硬盘或者直接到电脑,方便教学(图63-5)。

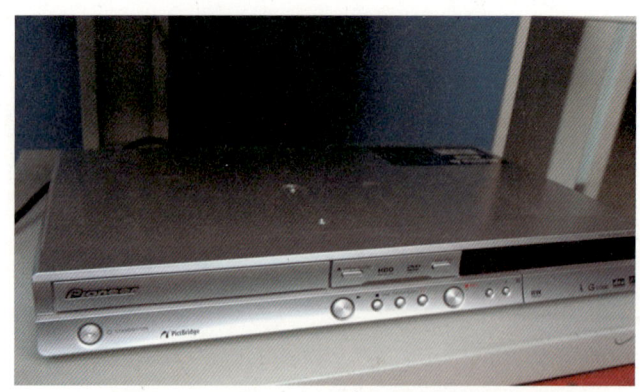

图 63-5　录像系统

(六) 内镜系统固定推车

内镜固定推车包括显示器、摄像机、光源、录像机、电凝器等（图 63-6）。推车可自由移动，方便搬运和保管。

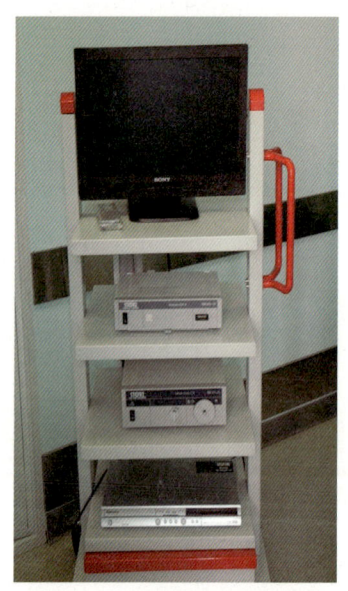

图 63-6　内镜系统固定推车

二　内镜手术器械

根据不同手术，有骨膜剥离子、钳子、镊子、针持、拉构等（图 63-7）。

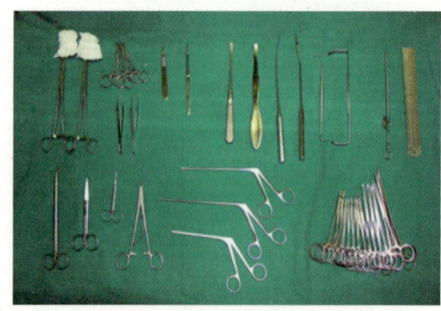

图 63-7　内镜手术器械

三、内镜操作原理

（一）内镜基础

1. 视腔的概念　内镜就像一个视野很短的广角镜，如果直接对准很近的物体就会模糊。所以，必须在镜头周围分离出一定的空间或视腔才能看到目标。视腔是提供镜头移动和器械操作必要的空间。制造和维持一个视腔是任何内镜外科应用的关键所在。

2. 视腔的特点　根据组织结构特点，视腔可以是本身就存在、潜在腔隙或剥离等产生的多种形式。在有些部位，视腔是本身就存在的；而在另外的部位，则需要手术剥离形成。整形外科的视腔属于典型的组织剥离产生的。

3. 视腔的分类　根据视腔的空间、支撑、媒介和压强分成4类。

（1）Ⅰ型视腔：是一个人体潜在的腔隙，比如腹腔镜。需要充注CO_2气体提供支撑的空间。

（2）Ⅱ型视腔：是人体本身存在的空间，是由一个固体组织而不是其他媒介来支撑的，例如胸腔（由胸廓支撑）。

（3）Ⅲ型视腔：和Ⅱ型相似，人体本身存在，需要各种不同媒介（如液体或气体）来支撑，例如关节镜、膀胱镜、气管镜等。

（4）Ⅳ型视腔：是指头颈、躯干、四肢皮下软组织中的皮下腔穴，是在内镜整形外科中最常使用的。和其他视腔不同的是，它本身并不存在，而是由手术过程来完成的，这个层次是和开放性手术相同的。

4. 支撑系统　维持视腔，保持视腔内外大气压相等，可以是内部提拉（拉钩，单独或者内镜套管）或者是外部提拉（缝线）（图63-8）。

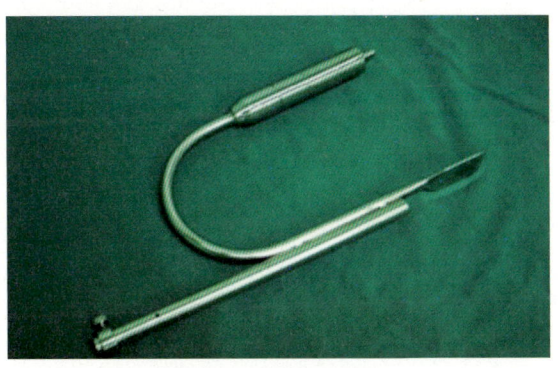

图63-8　内镜拉钩

（1）内镜套管：远端为鸟嘴形或孔铲形，适合头颈部较小（4mm或5mm）内镜手术。作用是保护内镜，帮助牵拉、剥离和维持视腔，附带气体、液体冲注，冲洗或抽吸（图63-9）。

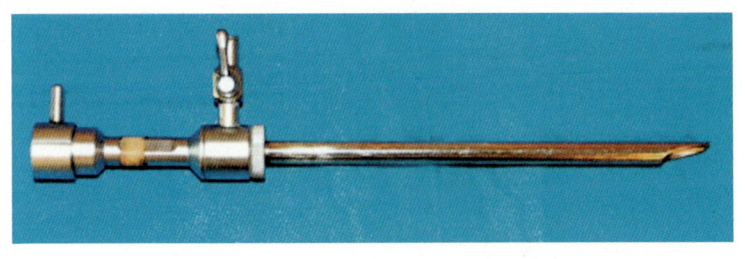 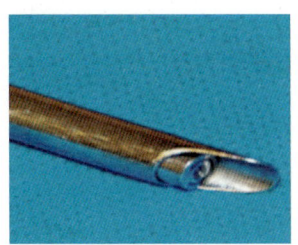

图63-9　内镜套管
A. 带锁扣的内镜套管和冲水装置　B. 内镜套管末端

（2）组合拉构：由摄像机、镜头、光源和拉钩组成，较大，适合较大（10mm）内镜手术。拉钩带有冲洗和吸烟装置（图63-10）。优点是医师自己操作，不需要助手。

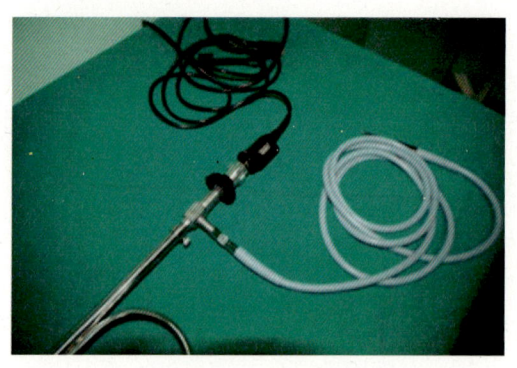

图 63-10　组合拉钩

（二）内镜操作流程

1. 手术入路选择原则　远离手术区域，方便造穴、视腔支撑、止血、吸烟等操作；如果要多个切口，采用三角形测量法；避开关键结构。

2. 器械准备　调整内镜车和视频监视器，内镜车、监视器、医师和手术视野应该保持一致，方便医师操作。

3. 检查连接　检查内镜、光纤线、电凝器连接线和摄像机的连接，内镜上的光纤接口适配器适合大多数光纤，但是个别品牌不适合；检查电凝器连接线是否适合内镜剪刀和电凝等；检查吸引器的连接。

4. 准备内镜和摄影机　内镜除雾的方法是热水预热或者碘伏擦拭。内镜和摄像机连接处避免液体，连接处固定，防止旋转。

5. 系统检查　检查光纤连接、摄像机电线连接，如果没有图像，检查摄像机、监视器等的连接是否准确和牢靠；出现图像后，内镜指向一块干净的白纱布，按下摄像机上的白平衡调节图像色彩；调整视频图像的方位；事先调整好录像机。

6. 手术室布局和患者定位　医师、切口、视腔、监视器应在同一个水平方向上（图63-11）。

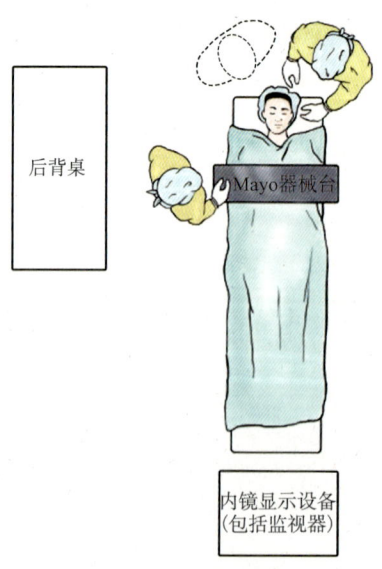

图 63-11　手术室布局和患者定位

(三）内镜手术基本步骤

1. 入路切口　一个或多个切口，长度不等，满足撑开、剥离、止血、处理组织、植入等需要；暴露（造穴），形成视腔；可以在盲视（开始）或内镜监视下，采用特殊剥离器械（电刀电凝）进行。

2. 插入内镜　在内镜直视下进行组织处理。可以先插入拉钩，然后镜头插入拉钩鞘中，防止血液或脂肪遮挡。如果鞘内有液体，可以旋转内镜清洁镜头；如果有血液或组织碎片，可以用生理盐水冲洗；如果镜头模糊，也可以撤出，清洁后重新插入。

3. 调整视野　移动内镜可以改变光量，放大、缩小观察的结构，后退内镜可以提供更广阔的视角，30°内镜顺着拉钩方向可以看到视腔顶部，旋转内镜可以看到视腔不同角度的情况。如果使用内镜拉钩系统，则调整拉钩方向即可。

（四）内镜技术适应证

1. 手术的解剖部位采用内镜技术是否可见？对于复杂、深层或很精细的手术，内镜操作困难的手术不适合。
2. 切口位置是否比开放手术更有优势？切口设计在远离剥离区域，比如扩张器植入手术。
3. 切口长度和范围是否减小？比如内镜额部除皱手术。
4. 组织特点采用内镜是否有优势？内镜除皱适合40岁左右、皮肤不太松弛的患者，腹壁成形术适合皮肤弹性较好、仅腹肌松弛的患者。
5. 内镜手术时间是否比开放手术花费更长的时间？要在内镜设备、医师技术以及受训练的程度，以及小切口优点等之间做好平衡。
6. 内镜可视化是否有必要？内镜除皱是必须的，内镜隆乳作为辅助手段。
7. 是否有转为开放性手术的应急措施？在紧急情况下改变手术方案，转为开放性手术。

综上所述，内镜外科技术由于切口隐蔽、创伤小、恢复快、并发症少而越来越受到关注。但是，内镜技术也有不足之处，如操作复杂、成本高、需要特殊训练等，使它的推广和普及受到一定的限制。随着内镜设备器械的逐渐改进，以及医师经验的积累，其缺点将会不断得到克服，相信这项技术将会有着良好的发展前景。

第三节　内镜下额部除皱术

1992年，Isse 和 Vasconez 医师分别开创了一项技术，称之为内镜下眉提升术（endoscopic brow lift），即我们常称的内镜下额部除皱术（endoscopic forehead lift）。

一、前额和眉部的美学及老化评估

评估包括：眉毛外侧及内侧位置，眉毛与上睑距离，额头纹、眉间纹、鱼尾纹静态和动态评估；同时，要考虑前额皮肤质量、弹性和厚度，以及眉毛提紧和松弛时眦外皱纹。

（一）眉毛的位置

正常情况下，眉毛内侧比外侧低，中间弧度多样。眉毛的位置和性别、民族、年龄有关，过低显得疲惫，过高显得惊恐。

眉毛的骨性眶缘变异很小，随着年龄的增长，出现眉毛复合物（皮肤、筋膜、肌肉）下垂、眶前和眶后脂肪流失，这些变化导致重睑皱襞间皮肤比例改变，通过提升眉毛（眉提升术）、改变眼睑高度（睑下垂修复）、睑皱襞处增加饱满度（上睑成形术）、皮肤皱襞处增加饱满度（脂肪移植），可以使相邻解剖区域看起来更年轻、漂亮。

眉毛位置：眉头应位于或者低于眶缘水平；眉头内界应在内眦垂直线之上；眉毛宜缓缓上升，眉峰至少应位于外2/3处且弧度较缓；眉梢应比眉头高；男性眉毛宜偏低些，眉峰不明显。

（二）眉毛的丰满度

眉毛数量、形状决定眉毛的漂亮、活力和年轻，很多漂亮女性眉毛的位置并不高。

眉毛下垂：随着年龄增长，眉毛逐渐下垂，眶外侧多余皮肤堆积，眉头轻度下垂，中外侧和眉梢下垂最严重。

（三）评估皱纹、鱼尾纹和眶外侧区

配合做皱眉、抬眉和紧闭双眼动作，通过观察眉、眼睑以及眶外侧区相关肌肉的收缩情况，了解肌肉之间的协调性、平衡性及相互作用。这些肌肉之间的相互作用决定眉毛的位置，眉毛出现老化，面容也会显老。

（四）额颞部皮肤皱纹

要对前额、上睑、眶外侧颞区皮肤质量进行评估：包括厚度、弹性、静态或动态皱纹，以及皮肤为真性松弛还是假性松弛，眉间鼻根有无多余皮肤等。

（五）眶周区、眉毛老化的表现

眉毛脱落伴随内、外侧眉毛下垂以及川字纹，出现倦怠、焦虑、生气面容，上睑额横纹的生成。面部表情的变化，可出现真性松弛或者假性松弛。

二、应用解剖

尽管额部解剖结构已经在相关章节进行详述，但是与内镜操作相关的重要解剖结构还需要在此重申一下。

（一）"哨兵"静脉

颧颞静脉颞区的穿支静脉称为眶外侧壁的"哨兵"静脉，这些颧颞静脉丛是深、浅静脉系统的交通支，通常分为内侧支和外侧支，内侧的粗大支为"哨兵"静脉。外侧支通常有颧颞神经伴行。"哨兵"静脉常常是术前设计的重要标志，也是松解眶周组织时遇到的重要结构。"哨兵"静脉位于外眦上方约1.5cm处，面神经额支位于其上约1cm处，因此哨兵静脉也是额支危险区域边界线。术中一旦接近此静脉，应放慢剥离速度，避免对面神经额支造成直接损伤和牵拉（图63-12）。

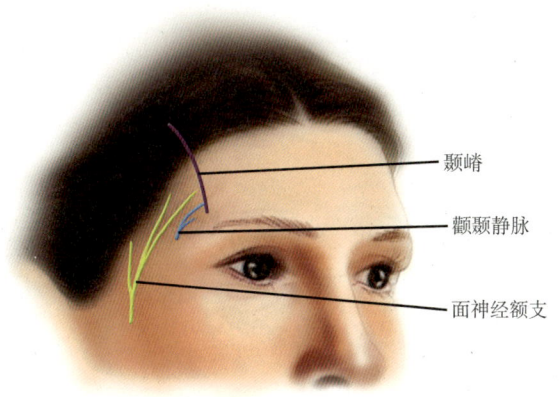

图 63-12 "哨兵"静脉和面神经额支

(二)颞嵴区

颞部韧带附着在颞嵴上,也称颞上隔或附着区。颞韧带包含了眶韧带,做眉提升术时需要松解眶上韧带和眶外侧韧带。颞下隔为颞深筋膜疏松附着区,是内镜下进行组织分离的重要解剖标志。颞下隔下方包含面神经颞支、"哨兵"静脉和颧颞神经,在内镜下表现为十字交叉结构。

(三)眉间肌

皱眉肌是内镜进入眉间后看到的第一块肌肉,皱眉肌内侧是眼轮匝肌的部分纤维,称为降眉肌,内侧浅层为降眉间肌(图63-13)。皱眉肌将眉毛向内下牵拉,形成垂直的眉间皱纹。降眉间肌使眉毛向下牵拉,可导致眉间横行皱纹。内镜手术中切除皱眉肌及降眉间肌可分别改善眉间的垂直皱纹及横行皱纹。

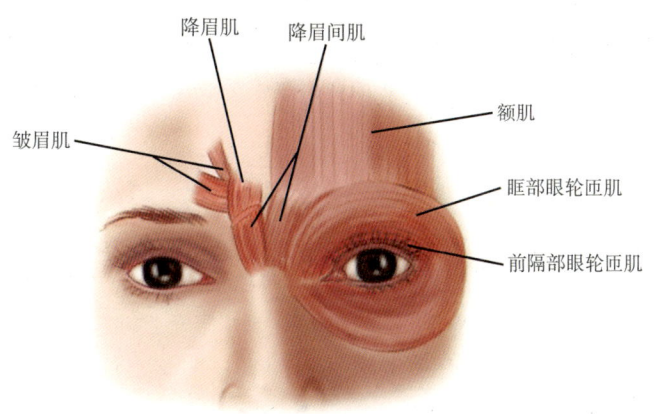

图 63-13 眉间肌

(四)滑车上神经和眶上神经

滑车上神经是位于降眉肌和皱眉肌浅层的几束神经纤维,多穿行于眶上缘切迹。切除皱眉肌时,几乎不可避免地会损伤部分神经纤维,但影响不大。体表标志为眉间皱纹(图63-14)。

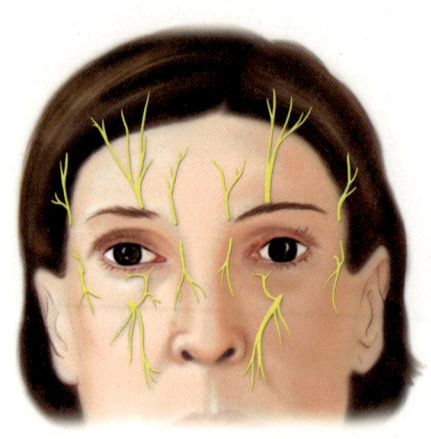

图 63-14　滑车上神经和眶上神经

眶上神经比滑车上神经粗大，常经眶上孔出眶，行于皱眉肌深部。眶上神经的外侧支可达颞融合线，故任何颞部融合线的头皮切口均有可能损伤此分支，导致前额感觉障碍。体表标志是瞳孔中线，或者距正中线3～4cm处。

三　适应证和禁忌证

（一）适应证

前额短平，发际线未退行，头发浓密，皮肤厚度正常，中等程度皱纹，以及外侧和鼻根部仅少量真性皮肤松弛者。

（二）禁忌证

额部突出，发际线后退，头发稀少，皮肤偏厚，深皱纹，眉部以及额部皮肤松弛者。

四　手术前的相关准备

（一）术前标记

"哨兵"静脉、颞嵴轮廓、面神经走行。

标记：皱眉肌横头皮肤止点、降眉肌（斜行皱纹）、滑车上神经、眶上神经（眶上切迹或者瞳孔正中线）、眶上神经深支宽1cm走行区（图63-15）。

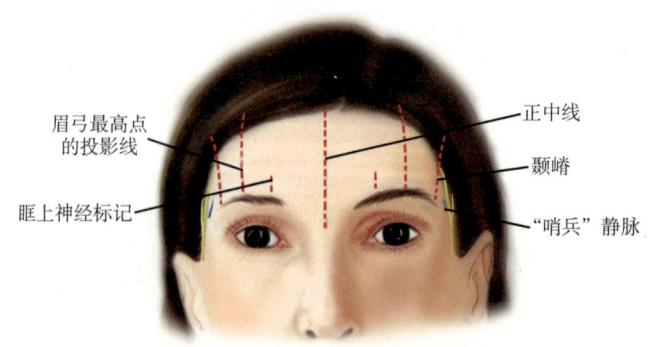

图 63-15　全部的标记

（二）眉提升方向

1. 内侧向量　经口角和外眦连线方向。外侧向量：经鼻翼和外眦连线方向。
用手指模拟提升的效果：向上和外上方向。向上固定在眶上神经深支内侧颅骨，向外上固定在颞窝。
2. 标记　在提升眉弓最高点，固定额部。

（三）术前检查

术前进行常规身体检查及实验室检查。

（四）备皮

术前一晚、术日清晨用消毒肥皂清洗头发和面部，用皮筋将头发梳起绑住，暴露切口位置，无须剃发。

（五）手术室布局

患者仰卧位，头部略抬高，以方便内镜操作。术者位于患者头侧，内镜显示设备位于患者脚侧（图63-16）。选用直径4mm的内镜。准备配套的内镜显示系统及手术器械、深部电刀、电凝器等（图63-17）。

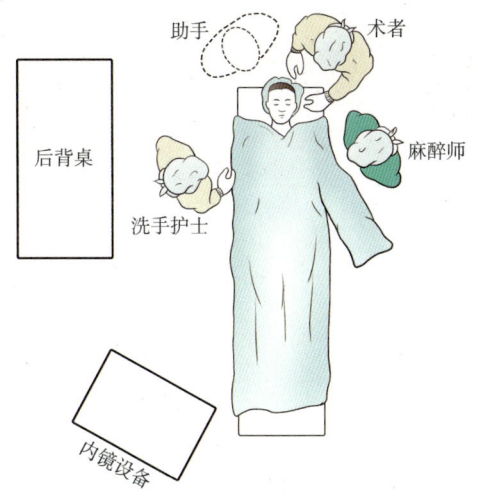

图63-16　手术室布局

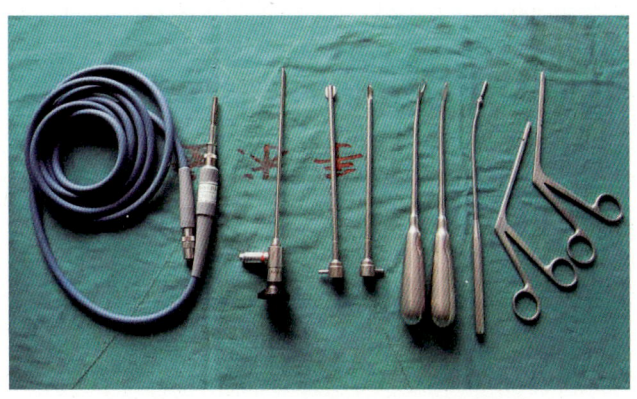

图63-17　内镜下额部除皱术常用器械

五　手术方法与步骤

1. 切口
（1）三孔法：于额部发际内1~2cm处做正中线及旁4~5cm处3个纵行切口，长1.0~1.5cm。
（2）五孔法：眉尾纹除皱和中面部除皱术者，在颞部发际内做1.5cm切口，深达颞浅筋膜下。

2. 内镜下操作　在颞浅筋膜和颞深筋膜之间剥离，开始可以在盲视下快速分离至眶外侧缘，分离距"哨兵"静脉1cm处停止。继续向额部方向剥离，穿过颞部融合线进入额部骨膜下，向上方剥离。颞部和额部骨膜下贯通，从颞部向额部骨膜下剥离，在内镜下完成交接区域的分离。插入内镜，可见颞下隔的十字交叉韧带，继续分离，可见"哨兵"静脉（图63-18）。充分保护和游离"哨兵"静脉，彻底松解眶外侧所有粘连，面神经颞支位于分离腔穴顶面。如果妨碍剥离，"哨兵"静脉可以用电凝切断。

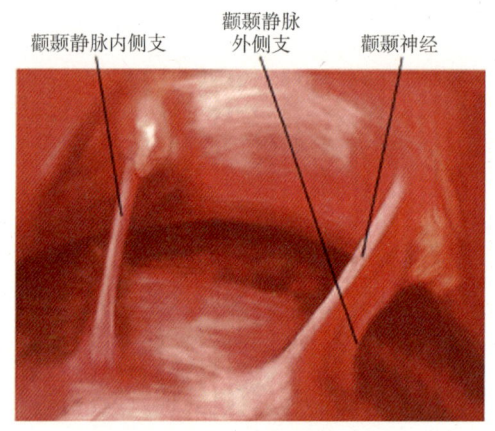

图63-18　内镜下颧颞静脉

眶外侧缘剥离"哨兵"静脉，内下方眶外侧区可以在骨膜下进行分离，沿着眶外侧缘一直松解到颧弓处。将眶外侧韧带及眶周韧带充分松解，外眦浅层结构也获得松弛。颞深筋膜上分离的安全范围是沿着颧弓，距离眶外侧缘2cm之间的区域，这个区域没有面神经走行。从额部小切口插入剥离器，在帽状腱膜下剥离，抵眶上缘下2~3mm，切开骨膜，在骨膜下剥离至眉弓处，使整个额部腔隙相通。从另一个切口插入直径4mm、前端弯曲30°的关节镜。打开套管上的冲洗开关，边冲洗边吸出冲洗液，洗至液体清亮、视野清楚为止（或减慢冲洗速度），于内镜下继续行骨膜下剥离至鼻根、眶上缘和颞侧缘。此时术者左手持内镜（助手协助），右手操作。

3. 处理肌肉　通过内镜视野传输图像至显示屏指引下操作（图63-19），先从前正中线向上横行切开骨膜，将降眉间肌与鼻根处皮下组织分开，两侧达皱眉肌。将降眉间肌前外侧连至额肌肌腹的纤维切断，取出一段，避免损伤周围组织。

皱眉肌起自上颌骨鼻突眶缘，相当于上睑眼轮匝肌内侧上部、深部肌纤维处。在内镜下将它从内侧眶上崤处的止点剥开，仅剥开此肌的内侧部分。仔细剥离并查出此肌内侧、外侧部分之间的滑车上神经。神经外侧有较大的静脉，故仅将皱眉肌的内侧半骨附着点切断、钳出。松解其与额肌肌腹的联结。这些操作一步一步地进行，避免损伤滑车上血管神经束。在内眦稍上方切断部分降眉间肌和帽状腱膜（图63-20）。

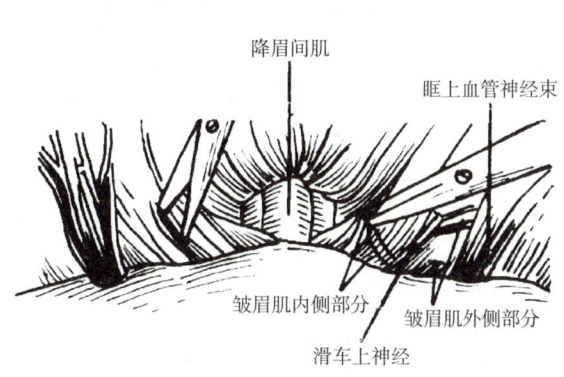

图 63-19 内镜下所见额部帽状腱膜下结构

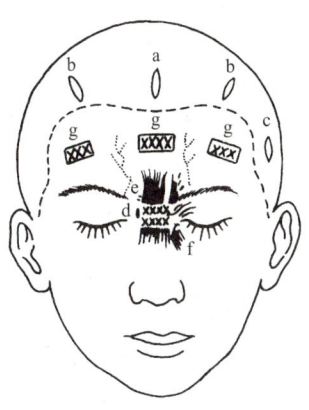

图 63-20 切除部分降眉间肌，保护滑车上神经

额肌肌腹的处理是为了矫正额部皱纹和眉的不对称，仅达到使肌力减弱的目的。额肌共有 3 处，中间者位于降眉间肌和皱眉肌上方 1.5～2.0cm 处以上，做横切口或纵横交叉切口，两侧的对应部位也做同法处理。皱纹重者才钳除部分额肌。行压迫止血与电凝止血。

4. 颞眶骨膜分离　经颞部发际内 1.5cm 做斜切口，自颞深筋膜浅、深层之间向下剥离至颧弓上方，于颧骨前、后的骨膜下分离，于额部切口内剥离眶外侧颞眶区骨膜，提紧并切除部分颞部头皮，悬吊缝合颞浅筋膜至颞深筋膜、骨膜或骨钻孔上。另外，还要经额部小切口向顶枕部做帽状腱膜下剥离，把额顶头皮向枕部滑行 2cm 左右，使额部皮肤和眉区上提。

5. 头皮牵引及固定　在颞部、额部切口的颅骨上钻孔，注意避开矢状窦，将额部帽状腱膜、颞部颞浅筋膜及颞深筋膜向后与颅骨钻孔区锚状固定。在法国，常采用组织胶固定。

（1）眉提升固定：目前尚无统一认识。观点一：不需要固定，理论是眉间肌和额肌平衡力量改变后，眉位自然固定。观点二：需要固定，固定位置在颞部和额部旁正中线。

（2）额部旁正中线固定：在颞嵴与正中线之间，相当于眉弓的位置。根据患者年龄、眉位、眉形、性别以及预期效果，采用提拉和内旋的方法。

（3）颞部固定：先做额部旁正中线固定，然后做颞部固定。将颞浅筋膜固定在颞深筋膜或颞肌上。

（4）固定方法及材料的选择：对于轻中度眉毛下垂、额部皮肤细纹的女性，宜采用暂时固定。对于额部皮肤厚、眉毛严重下垂的女性，或者男性患者，宜采用永久性固定。值得一提的是，额部皮瓣的上提和固定必须在无张力下进行，否则再强大的固定也不会长久维持。

表 63-1 列出了常用的固定方法。其中胺多泰（endotine）拉提固定装置利用生物降解材料，在半年左右可全部被身体吸收，因其外形类似带爪的小钩子，又称五爪钩（图 63-21）。胺多泰提拉固定装置利用多个倒爪钩将剥离的面部软组织提拉固定。由于其为多点固定，故可使拉力平均分布在多个爪钩所覆盖的软组织上，使组织稳定愈合，不易松脱，维持效果可达 8～10 年。

表 63-1　固定方法及材料分类

暂时性固定	永久性固定
Emory 胶带法	帽状腱膜缝线固定法
Bolster 缝线（枕垫缝合）	帽状腱膜折叠法
纤维蛋白胶	头皮切除法
螺丝钉外固定	头皮 T to V 切口法
	Vertex 缝线

续表

暂时性固定	永久性固定
	螺钉内固定（暂时、永久）
	Mitek 锚定法（暂时、永久）
	骨皮质隧道法
	胺多泰提拉固定装置

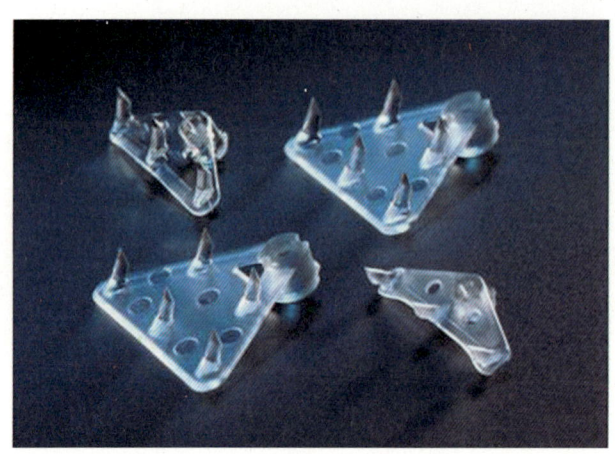

图 63-21　胺多泰提拉固定装置

6. 术后包扎　术后包扎时将头皮尽量向枕部推进，使额部皮肤绷紧、皱纹舒平，负压引流24小时。额部用平坦纱布适当加压及全头部加压包扎7～10天。

7. 术后护理　手术结束时，眶上注射丁呱卡因维持术后镇痛。术后保持头部抬高，眼部冰敷。对症处理：减轻恶心，检查并控制血压等。次日拔引流管。术后3周保持头部高位睡眠，避免剧烈运动。

六　并发症和对策

内镜下额部除皱术与开放式冠状切口手术相比，并发症较少。常见血肿、感染和切口脱发。神经损伤少见，多为短暂性。两侧皱眉肌切除不对称，造成收缩活动不一致，需要二次手术或者注射肉毒毒素。皱眉肌切除过度可造成局部凹陷，应进行脂肪移植。

1. 美学问题　眉头和眉中部过度提升，眉头过宽。原因是彻底去除降眉肌、完全松解骨膜和帽状腱膜。解决方法为额肌注射肉毒毒素。

2. 复发　尤其是眉外侧1/3区域。

（1）早期（术后几天）复发，原因是眶外侧缘组织松解不够，或者眶上缘和眶外侧缘只是松解骨膜组织，没有松解到帽状腱膜层面，没有暴露眼轮匝肌下脂肪垫。

（2）远期（术后数月）复发，原因是固定作用消失。固定作用消失的原因有二：其一是眼轮匝肌肌力过强，引起外侧眉下降。解决的方法是术后2周眶外侧注射肉毒毒素。其二是固定效果差的两类人，即生来眉毛下垂以及皮肤松、皱纹深的人。前者是先天性的，缺乏帽状腱膜返折区，此类人帽状腱膜下脂肪垫和眼轮匝肌下脂肪垫是相互延续的，在眶上外侧缘形成一个滑行平面。后者需要更大的力量直接提升皮肤，可以做改良外侧眉提升术。额部骨膜下除皱术能矫正额部皱纹、眉间皱纹、鼻根皱纹及眉下垂，其依据是通过皮肤和肌肉的位置改变与肌力调整，以达到额眉除皱及眉区提紧的效果，呈年轻化外形。

七 本方法的优点

此项手术患者接受度很高。切口小、术中失血量少、损伤轻、瘢痕少,没有或较少发生发际内切口的瘢痕性秃发,易被就医者接受。内镜指引下切除部分皱眉肌、降眉间肌及部分额肌,视野清楚,操作准确,可避免损伤知名神经及血管,术后不遗留额部及头皮感觉障碍,减少了术中损伤,且静脉和淋巴管不受损伤,术后水肿轻,消肿快,恢复快,痛苦小。手术效果证明,该法较传统的冠状切口额部除皱术有许多优点,值得推广使用。

八 典型病例

(一)病例一

见图63-22。

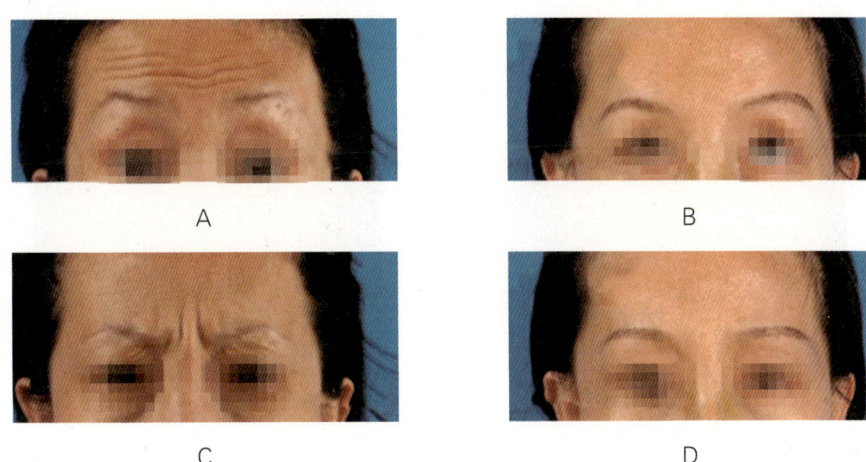

图63-22　内镜下面部除皱术术前和术后3个月
A、B. 额纹对比　C、D. 眉间纹对比

(二)病例二

见图63-23。

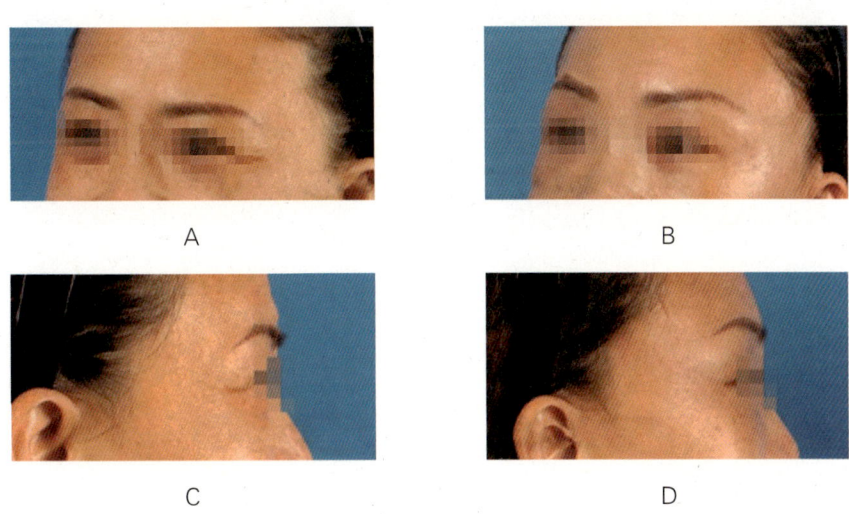

图63-23　内镜下面部除皱术鱼尾纹术前和术后4个月

(三）病例三

见图63-24。

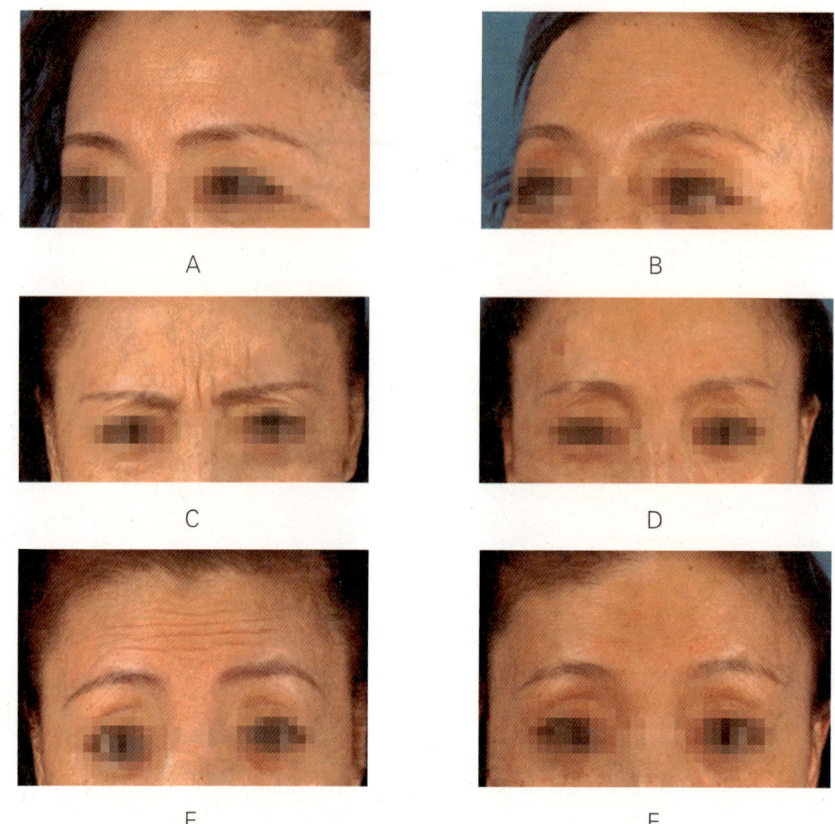

图63-24　内镜下面部除皱术术前和术后6个月
A、B. 眉上提对比　C、D. 眉间纹对比　E、F. 额纹对比

(四）病例四

见图63-25。

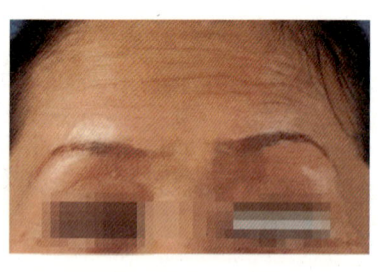
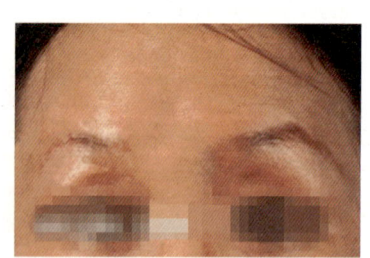

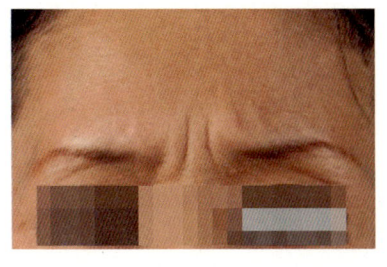
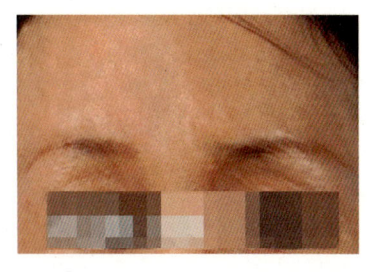

图 63-25　内镜下面部除皱术术前和术后 9 个月
A、B. 额纹对比　C、D. 眉间纹对比

第四节　内镜下中面部提升术

经过近几年的探索阶段，内镜下做中、下面部提升术不断进展，其中以 Ramirez（美国）、Campo（墨西哥）为代表。其共同特点是在内镜下额部除皱术的基础上，发展为内镜下面部提升术（endoscopic face-lifting），并可作为一项独立的手术。其次，两者都是以内镜为辅助做骨膜下面部提升术，也就是说，骨膜下剥离逐渐成为面部提升术的发展趋势。Ramirez 认为，内镜技术与面部骨膜下剥离除皱提升的结合是理想的必由之路。Campo 于 1996 年报道，在过去 12 年内做过几种骨膜下除皱提升术，证明此法能有效地改变组织结构，包括深部组织重新定位、恢复皮肤适当的张力，以及矫正眼睑、颊部和颈部老年化的特殊标志。移动多种组织至原来在骨面附着的位置，能重建其张力及体积，并完整地恢复皮下组织的形态及皮肤的活动，保持自然表情。应用内镜技术已取得与开放切口同样优良的效果，并且省去了冠状切口和切口瘢痕，以致冠状切口法仅适用于需要切除额顶头皮，或向前推进头皮缩短额部发际与眉间距离的病例。

一、中面部老化

中面部老化包括四个解剖学方面的变化：颧部脂肪垫下垂，向内下方异位；皮肤及韧带松弛并导致面肌下垂，即脸颊结构下垂；上述变化加重，鼻唇沟突出；相应地使颧骨区在视觉上变得扁平，颊部失去饱满。

二、应用解剖

为了加深对内镜下中面部解剖结构的理解，根据 Nahai 等研究，可将上、中面部划分为三大区域（图 63-26）。

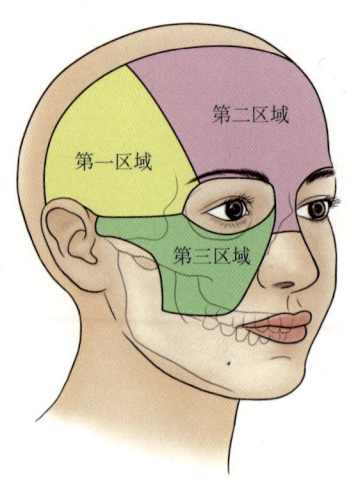

图 63-26　面部分区

(一) 第一区域

第一区域由颞区组成，向内达颞嵴，下界为眶缘外壁及颧弓上缘，后界为眶上缘。底层为颞肌及颞深筋膜，顶部为颞浅筋膜及其表层所有结构。此区域的分离层面为筋膜上分离，即颞深筋膜之上、颞顶筋膜之下。

(二) 第二区域

第二区域外侧为两侧颞嵴，下界为眶上缘和鼻部，上界可达切口水平。此区域的分离层面为骨膜下分离，帽状腱膜及表层皮肤结构保持原状。中面部手术需要对颞嵴齐平的间隙组织进行松解，以打通第一区域和第二区域。

(三) 第三区域

第三区域外侧界为颧骨和上颌，内上界可达眶下缘、鼻侧。此区域的分离层面同样为骨膜下分离，位于颧脂肪垫下方。

三　适应证和禁忌证

(一) 适应证

本法主要适用于青年人和中年人，仅有轻度的面颌皮肤松弛，无明显的皮肤过多以及面部肌肉松弛而无过剩者。颌下、颏下有脂肪堆积者不受限制。

临床上，国内外有经验的整形外科医师多采用内镜下除皱术加直视下面部提升术，即上半面部采用内镜下除皱术，下半面部采用直视下 SMAS 及皮肤提升除皱、颏下区脂肪抽吸。

(二) 禁忌证

中面部下垂引起的代偿性颧骨突出；中面部缺少充分的软组织；欲行全颜面年轻化手术者，其中面部年轻化重塑不必采用内镜操作；有其他医学禁忌证。

四　术前准备

（一）手术工具

曲棍式骨膜下剥离器及固定装置在内镜下面部整形术中非常重要（图63-27）。

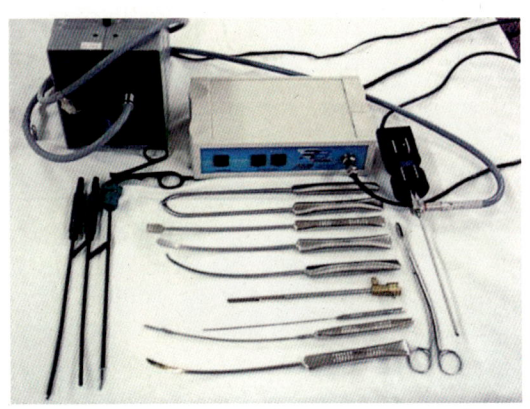

图63-27　面部内镜手术基本仪器及手术器械

（二）术前标记

中面部是重要的美学亚单位。其解剖结构的上界为下眼睑，内界为鼻面角，外界为耳屏和鬓角，下界为鼻唇沟。

中面部提升术应做的标记包括：眶下缘和颧弓；鼻唇沟；A点，颧弓上缘眶外侧缘外3cm处；连接鼻唇沟以远1/3处的标记线，是中面部骨膜下分离的界限；颞前线，即骨膜折返处，其分隔了前额和颞区；耳垂下缘与眉外侧角的连线，为面神经颞支的体表投影；眼外眦处颧弓上缘标记，为颞区到中面部的分界线（图63-28）。

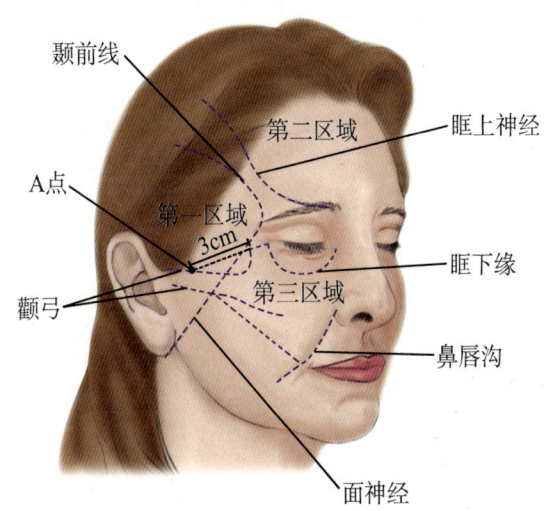

图63-28　中面部提升术的标记

（三）术前检查

常规术前检查。对患者的既往病史、用药史应重视，尤其要注意改变凝血功能的药物如阿司匹林、抗炎药物等。

（四）备皮

不需剃发，用牛皮筋将患者头发分绺扎起，以便暴露颞部和正中线及旁正中线的切口（图63-29）。

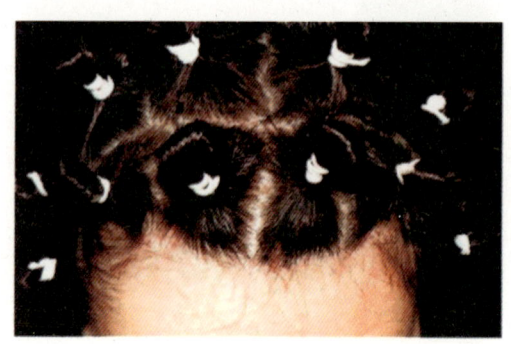

图63-29　扎起头发

（五）手术室布局

同内镜下额部除皱术（见图63-16）。

五　中面部提升术骨膜下剥离的基本步骤

中面部提升术包括骨膜下剥离、深部组织提紧和悬吊以及间接的皮肤牵引。耳前、耳后皮肤过剩松弛者，施行皮下小范围剥离，做必要的皮肤切除。另外，在颜面部除皱中，应视患者具体情况，选择施行额部除皱、上面部除皱（包括鼻小柱平面以上）、中面部除皱（不包括额部）、全颜面除皱以及面颈部除皱等方法。在这些手术操作中，内镜下操作只是一部分，其余与传统方法相似。下面叙述骨膜下剥离的具体步骤。

（一）切口

切口有下列几种，可根据不同手术范围进行选择：

1. 额正中切口、旁正中切口及颞部斜切口，均同额部除皱术。
2. 上齿龈沟切口，与唇裂修补术相同。该切口可用于部分病例的骨膜下剥离。
3. 必要时可做下睑类似睑袋切口。
4. 耳上方切口。

（二）骨膜下剥离技术

1. 做上面部提升除皱术需通过额部正中切口和旁切口，做额部骨膜下剥离直至眶上缘。
2. 从正中切口插入内镜，横向剥离骨膜，由额眶外侧缘至对侧额眶外侧缘。
3. 按前述额部除皱术方法处理降眉间肌、皱眉肌。
4. 从颞部切口进入，做颞部深、浅筋膜间剥离，抵颧弓上缘1cm。
5. 从上齿龈沟切口剥离颧部、下眶缘，保护眶下神经从两侧骨膜下剥离。

6. 通过耳上切口，于骨膜下由后向前剥离（图63-30，图63-31）。

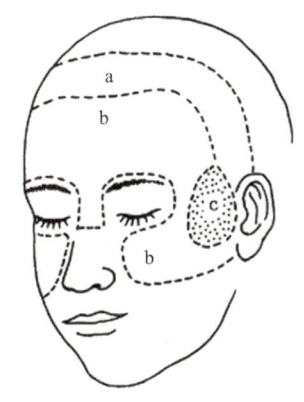

图63-30　骨膜下剥离区域
a. 帽状腱膜剥离范围　b. 骨膜下剥离范围　c. 颞部深、浅筋膜间的剥离范围

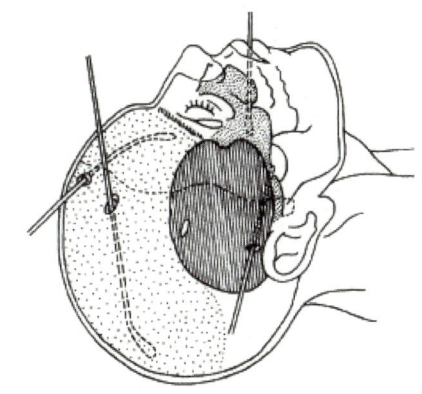

图63-31　内镜骨膜下除皱的范围

7. 从颞中央切口插入内镜，观察颧弓的骨膜剥离。可让助手扶持内镜，术者从另一个切口伸入钳、剪，切开颞深筋膜的浅层，直抵颧弓上缘。切开骨膜，在骨膜下剥离整个颧弓。注意一定要在骨膜下剥离，才不会伤及其下缘的面神经额支。此时剥离的腔隙已与上述齿龈沟切口和耳上切口剥离的腔隙相通，颞顶筋膜和颞筋膜皆从其附着点剥开。

8. 在颧弓下方改用钝圆形剥离器剥离SMAS和咬肌之间筋膜，抵颊部下1/3区。

至此，所有中面部表情肌群完全松解，颞深筋膜的浅层已剥离，骨附着点已剥开。由于表情肌得到松动，能更好地使中面部软组织移位，可以牵拉颞深筋膜向上外方，带动SMAS上提。

经过这些剥离操作后，应十分注意查证两侧面部的剥离范围对称与否，务必使其松动性一致。查证的方法是看剥离时是否达到皮肤上的剥离界线，用骨膜剥离器探查腔隙范围，并用内镜观察，然后牵拉两侧中面部软组织，看是否能向外上方提拉至对称位置。重复查证完毕再进行下述步骤，开始分段悬吊。

（三）分段悬吊

1. 做睑袋整形切口。于下睑缘下切开，剥离睑板前皮下组织，钝性剥离眼轮匝肌下缘，抵上唇提肌，内侧达眶下神经，外侧至颧肌。把这些肌肉缝合固定至眶下缘骨膜。有时需要将肌肉缝合固定并上提至眶下缘的骨钻孔上，使鼻唇沟和颊内侧区得到悬吊。

2. 做颊外侧组织的悬吊，即借助面颊侧方的SMAS提紧。这部分手术在直视下完成，手术较为彻底且安全，应注意避免损伤面神经。

3. 从颞中央切口伸入内镜，钳取颞深筋膜浅层上缘，向上外方提拉，侧面部皮肤及其深部组织皆随之提移至上外方，予以悬吊缝合固定。此操作在小切口的内镜下不易操作。

4. 通过耳上切口把颞深筋膜浅层缝至颞肌（2～3针），但不要使耳部皮肤皱成团。如果耳前皮肤过剩，可予以切除缝合。

5. 检查眉上提是否至需要的高度，可用头皮悬吊、推进头皮向后或包扎时提拉额部等方法进行矫正。

（四）上、下眼睑处理

由于颊部已有不同程度的提升，可能导致下睑皮肤富余，切除它相当于通常睑袋整形术切除皮肤量的60%～80%。中面部组织的提升加强了眶隔的张力，使眶脂回纳，故大多数病例已不必再做眶脂切除。

由于额眉及上睑已上提,因此只有上睑眶脂明显增多者才做小切口将其切除。通常只是当皮肤和眼轮匝肌多余时,才用传统的上睑切口。

(五) 颊下部和颈部处理

颊下部和颈部皮肤松弛较轻者,与通常的颈部除皱术方法相同。皮肤松弛较明显者,在耳后乳突区做切口,分离并提紧颈阔肌。有脂肪堆积者,可做颏下区颈部吸脂。还可在下龈沟做1~2cm切口,行颏部骨膜下剥离,注意勿伤及颏神经。这样就把颏部肌群和颈阔肌上部、内侧延伸部分松解,以便使颈阔肌向后拉,改善颊下部和颈部的表情与皱纹,使松弛的颈阔肌得到适当的固定缝合。

修整耳垂区皱褶,切除多余皮肤并进行修整。

酌情剥离耳前腮腺区、下颌角颈区皮下的SMAS层,做SMAS提紧,修整多余皮肤后缝合。

(六) 术后护理

麻醉苏醒过程中,头部应抬高30°,防止颜面部水肿加重。术后密切观察,严密监测血压,防止出血和血肿。术后5天内可适当冰敷手术区,在分离区域上方适度加压。术后24小时内应使用抗生素,可口服止痛药。术后48~72小时后进行淋巴系统按摩,可促进淋巴管开放,进而减少水肿,改善术后早期症状。术后1天即可洗澡。应告知患者水肿期可达3~4周,麻木期可达6~8周。

六 手术并发症与效果

根据Avir等报道,有4个国家4名医师对545例施行骨膜下颜面除皱术者进行了较长期随访,其具体并发症有:①面神经额肌支永久性损伤占2%,暂时性损伤占6.5%;②头皮出现秃发区占0.3%,出现宽而紧的瘢痕占3%;③皮肤发痒占56%;④外观不对称占0.3%;⑤上唇暂时感觉不良占10%。罕见的并发症包括:上睑下垂、睑外翻、眼球干燥症各1例,复视、感染各占0.3%,暂时性的笑时两侧颜面不对称占1%。由此可见,并发症是少的,其效果也证明了内镜下颜面部除皱术的开展明显限制了冠状切口除皱术的适应证。

七 本方法的优点

内镜下颞部入路在中面部整形中有明显优势:此方法沿颞深筋膜和中面部/额部进行骨膜分离,安全系数高;还可以与内镜下眉提升术联合进行;充分显露中面部解剖结构,无论选择何种固定方式都便于固定;分离彻底且中面部建立了良好的光学腔,因此无须做口腔内切口,从而减少了感染的可能性。在多年实践操作中显示,内镜下中面部提升术具有安全性高、可复性好以及效果持久的特点,患者对此技术满意度较高,并发症较少。

总之,内镜下中面部提升术是有效、可靠、可重复和安全的手术。

八 典型病例

见图63-32。

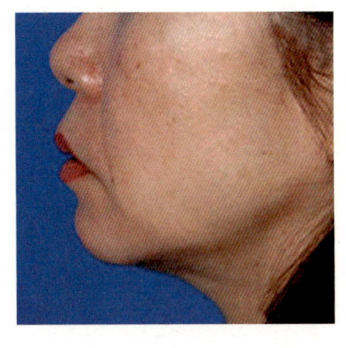 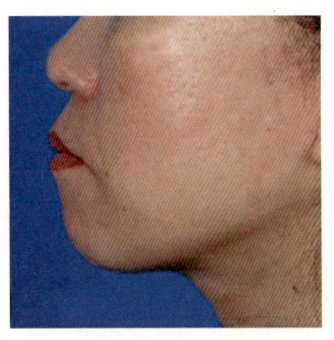

图 63-32　内镜下中下面部提升术
A. 术前　B. 术后 12 个月

第五节　内镜在乳房整形美容中的应用

一、内镜下隆乳术

传统的是腋部切口隆乳术，其优点是切口隐蔽，缺点是盲目下剥离腔穴及胸大肌起点，导致隆乳效果欠佳。如乳房不对称或偏高，是因盲目操作往往难以确切地在胸大肌下剥离乳房内下象限所致。盲目剥离也会明显增加术中失血量，加重术后疼痛、水肿和瘀斑。即使改用乳晕缘切口，仍然是盲目下操作。

内镜下隆乳术（endoscopic augmentation mammaplasty）可在胸大肌下明视剥离腔穴，看清楚胸大肌起点和胸前筋膜，使其能准确地被剥离，避免剥离过多超出乳房下皱襞，对改善乳房假体的安放位置及防止乳房轻度下垂或不对称均有帮助。

本节主要对目前常用的内镜辅助下双平面假体隆乳术进行探讨。

（一）应用解剖

胸大肌呈扇形分布，附着在锁骨下、胸骨前、第 3～6 肋软骨、第 7 肋骨以及腹直肌鞘之间，筋膜层包绕胸大肌分为浅层和深层（图 63-33）。

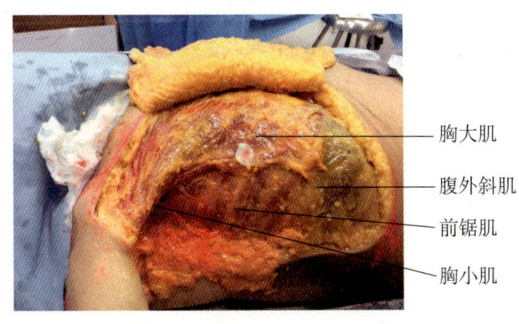

图 63-33　胸大肌、胸小肌、前锯肌、腹外斜肌

胸小肌和前锯肌的附着点在胸大肌深层（图63-34）。胸小肌呈扇形分布在第3、4、5肋骨（图63-35），外下是前锯肌（图63-36）。胸大肌深面有胸肩峰动脉。

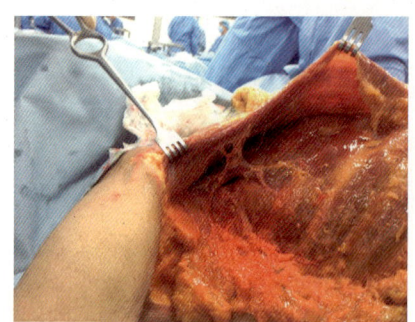

图63-34　胸大肌下间隙

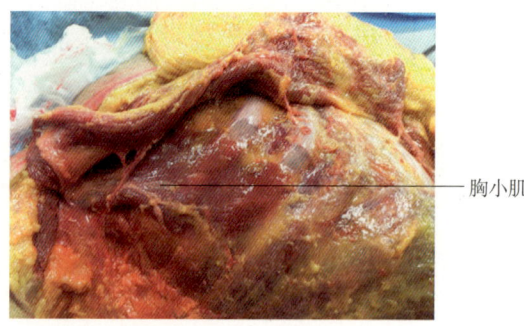

图63-35　胸小肌

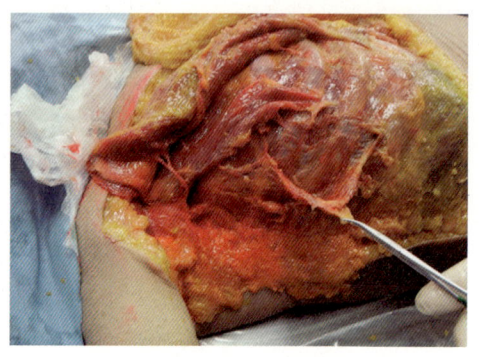

图63-36　前锯肌

如果换个角度从下方观察胸大肌后间隙，可获得对此重要结构的重新认识：最上方是胸肩峰动静脉和胸外侧神经，它们从肋间隙穿出，进入胸大肌深层的脂肪垫；胸内侧神经从胸小肌上方的外侧穿出，其与假体植入剥离的隧道非常近。进行胸肌后腔隙和双平面腔隙剥离时，胸小肌外侧缘是进行腔隙最初分离的一个重要标志。

（二）双平面植入腔隙相关的解剖结构

在双平面层次将假体置于乳房实质后面，其上半部分在胸肌和胸肌筋膜后方，下半部分在乳腺实质后方（图63-37）。双平面层次是为了保证软组织长期最大化覆盖，减小传统胸肌后隆乳的缺点而设计的，通过释放乳房下皱襞处胸肌下缘的起点，保留胸骨缘的肌肉附着。因此，可以说双平面层次实际上消除了传统胸肌下间隙的所有缺点，并结合了乳腺后和筋膜下腔隙的优点。

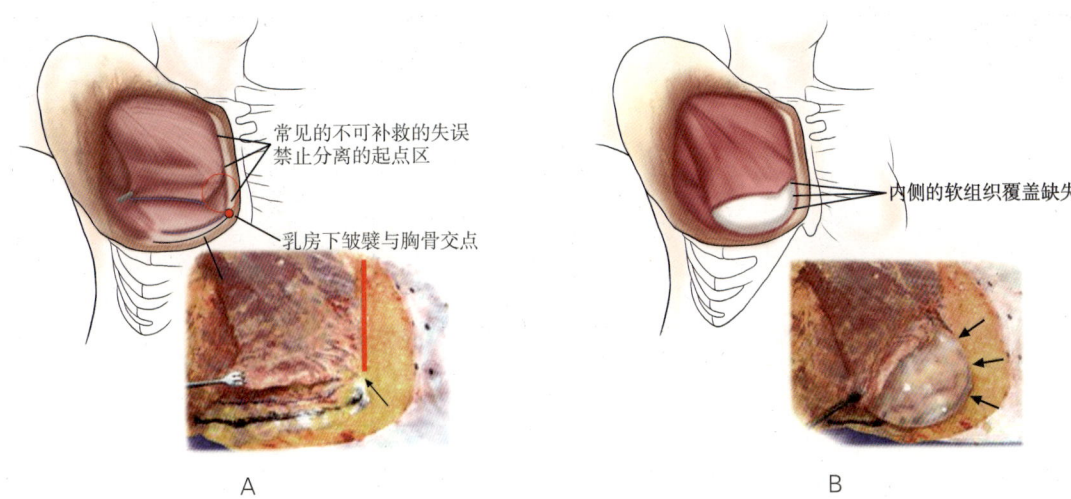

图 63-37 与双平面相关的解剖结构

A. 为了形成双平面腔隙，需要在乳房下皱襞区域离断胸大肌起点。从乳房下皱襞上 2cm 切开胸大肌下起点，自外侧起至乳房下皱襞和胸骨的交点止，避免任何胸肌内侧胸骨上起点的离断 B. 切断会造成胸大肌过度上移，假体内侧软组织覆盖不足，引起条索样改变或百叶窗样畸形，造成假体轮廓显露

（三）适应证和禁忌证

内镜下隆乳术，把传统盲视下手术变得可视，是一种能够直视下进行的隆胸手术。其适应证为：

1. 适合任何类型的腋下入路初次隆乳手术　在内镜辅助下进行乳腺后、筋膜下、双平面的剥离、止血，镜下进行切断部分胸大肌的操作，检查剥离的范围是否到位，镜下检查解剖型假体植入后放置的方向是否正确。

2. 乳房下皱襞　可以在内镜辅助下进行剥离和止血。

3. 腋下入路隆乳修复手术　尤其是隆乳术后发生包膜挛缩的修复手术，经腋下入路切开松解包膜，最适合在内镜下操作完成。

4. 禁忌证　过度的肩部肌肉张力，严重的乳晕或乳腺下瘢痕，腋窝下脓肿，其他不适宜手术的禁忌证。

（四）术前准备

1. 术前拍照　Tebbetts 标准位置（5+3）。即在隆乳术中，照片记录至少需要乳房 5 个角度的视图（图 63-38A～E）：正前方、左右两斜侧方以及左右侧方的视图。除此之外，某些医生还会使用挤压视图（图 63-38F、G）和仰卧视图（图 63-38H）。

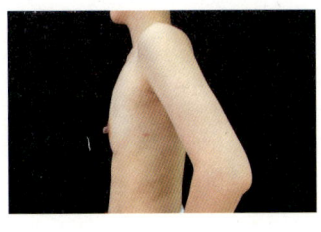

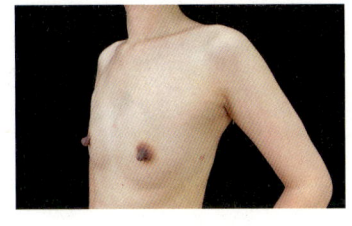

A　　　　　　　　　　　　B

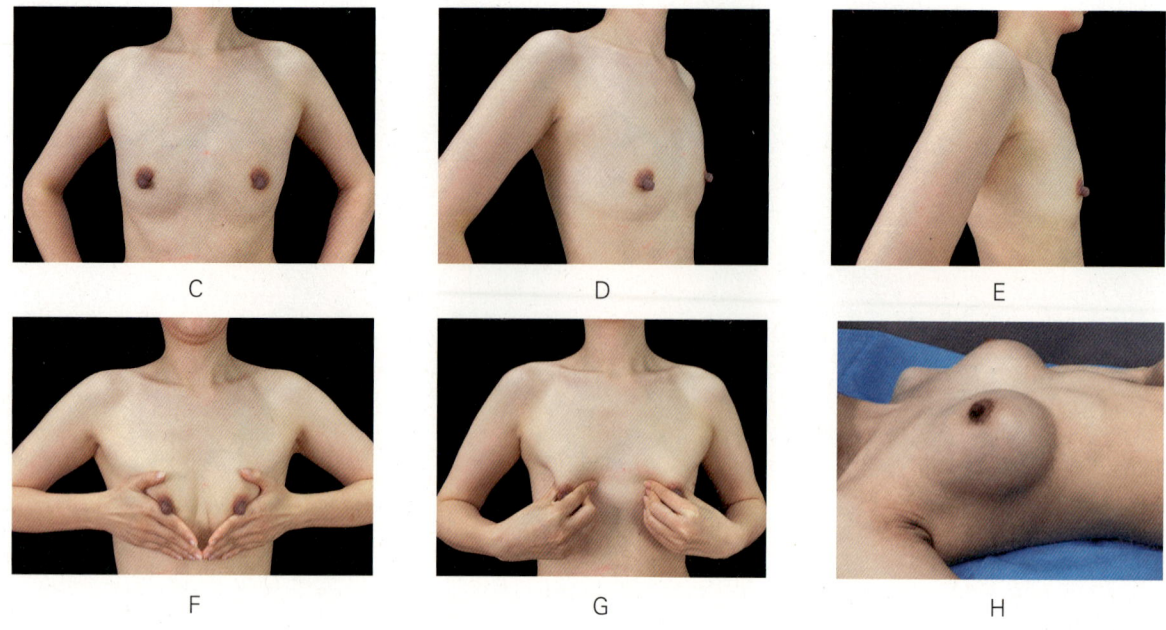

图 63-38 Tebbetts 标准位置
A～E. 依次为左侧、左斜侧、正前、右斜侧、右侧视图　F、G. 依次为外侧挤压、双侧挤压视图　H. 仰卧视图

从科学的观点来看，挤压视图是极度矛盾的，从科学客观的立场来说也是没有意义的。但是，挤压视图至少能说明乳房是否达到3～4级收缩。仰卧视图记录了患者平躺时假体的位置。大部分患者并不希望在仰卧时假体会向腋下侧移，出现术前那样显得非常平坦的外观。仰卧视图可以消除人们认为在平躺时形态固定假体在剥离的腔隙内会一直固定不动的误解。

2. 术前测量标记及假体选择　同一般隆乳术。

3. 患者准备　为减少感染的危险，术前2～3天应用脱蜡法去除腋毛，局部用消毒液每天擦拭2次。术后前一天和手术当天用聚维酮碘洗浴。术前给予抗生素预防感染。

4. 手术室布局　腋下入路内镜下隆乳术中，主刀医师在患者外展手臂旁边头侧位置，显示器在手术台尾部。下皱襞入路内镜下隆乳术中，主刀医师在患者外展手臂旁边脚侧位置，显示器在手术台头部。尽管这些位置不是最理想的位置，但是可以保证主刀医师到对侧操作时不必再挪动显示器位置。麻醉机应离手术台2ft（1ft=0.30m）远（图63-39）。

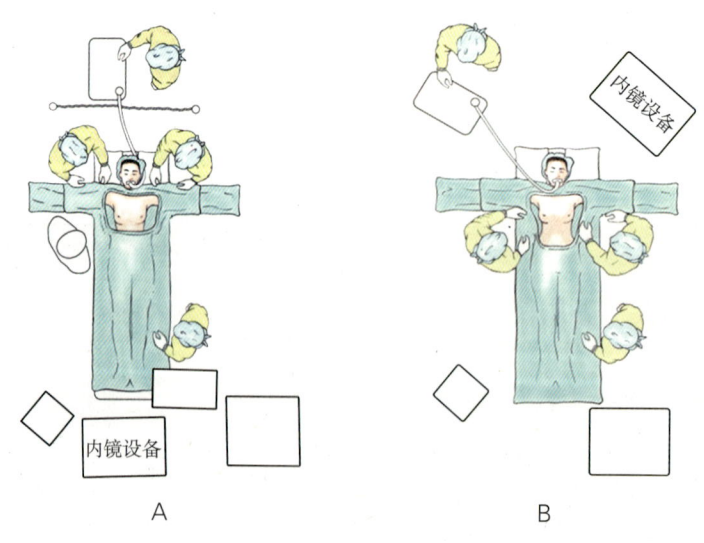

图 63-39　手术室布局
A. 腋下入路　B. 下皱襞入路

患者在手术台上仰卧位固定。麻醉完成后，上臂外展90°并固定。手术结束时，需要将手术台调成近似坐位以调整剥离腔及假体的位置（图63-40）。

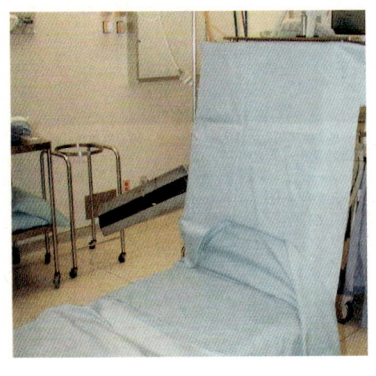
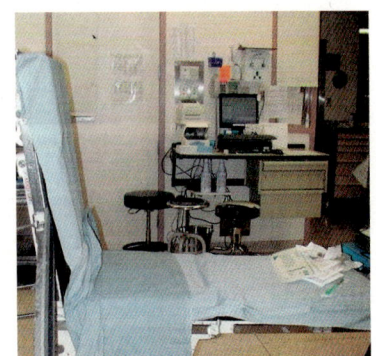

A　　　　　　　　　　　　　B

图63-40　可调节手术台

（五）手术方法与步骤

1. 切口设计　切口在腋窝顶部，位置隐蔽，长度3~4cm（图63-41）。

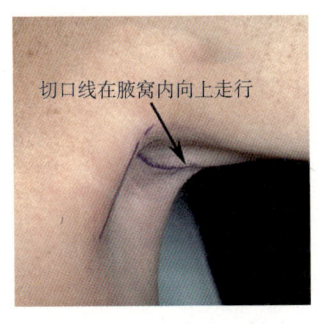
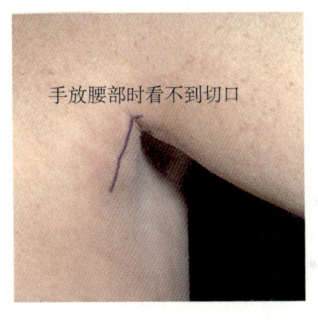

A　　　　　　　　　　　　　B

图63-41　腋下入路切口设计

A. 通过标志点自前向后画一条线，这条线在腋窝内向上走行，不一定和腋窝皱襞平行或在其内　B. 叉腰位，腋下切口不显露

2. 乳头贴膜　保护乳头（图63-42）。

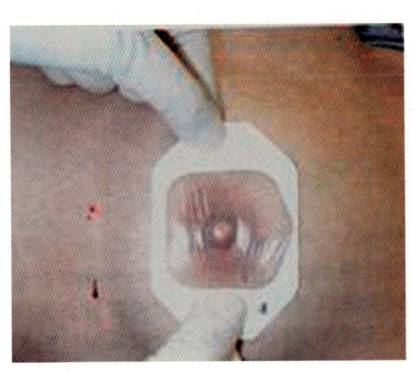
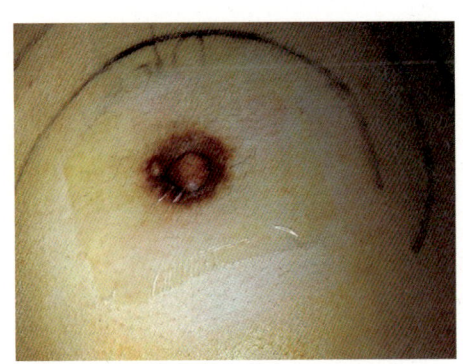

A　　　　　　　　　　　　　B

图63-42　乳头贴膜

3. 切开　按设计切开皮肤，分离皮下组织。避免打开腋下脂肪垫（图63-43）。

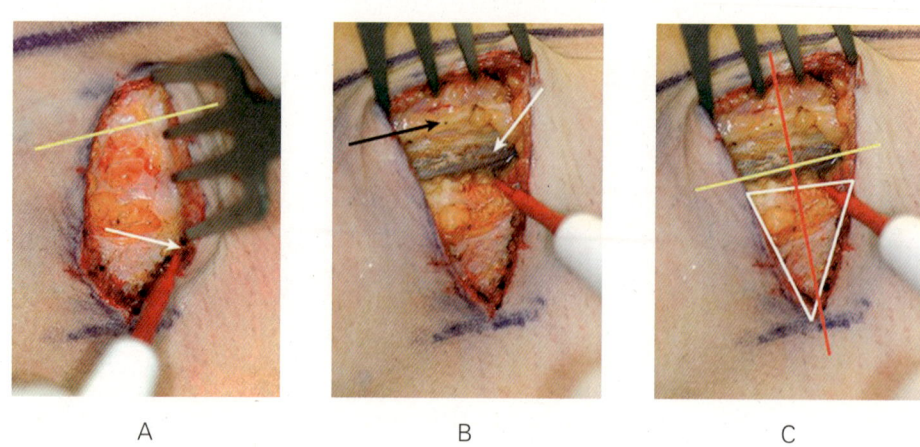

图63-43　外侧胸筋膜切口位置

A. 完成皮肤切口潜行剥离后（白色箭头所示），可以看到一条线（黄色）所指示的，就是胸大肌最外侧的表面　B. 用混合切、凝电流的针尖式电凝刀在胸外侧筋膜（白色箭头）做切口，显露胸大肌外侧缘（白色箭头）　C. 胸外侧筋膜上的切口（黄线）垂直于皮肤切口（红线），应避免在腋下脂肪垫中做任何剥离（白色三角区）

4. 显露胸大肌　切开腋筋膜到达胸大肌外侧缘深面，先用手指分离肌肉，再用尿道扩张金属探条做胸大肌下钝性剥离，初步造出腔穴（图63-44）。在这个过程中尽量减少电凝的使用，防止因为烧伤而出现Mondor征。

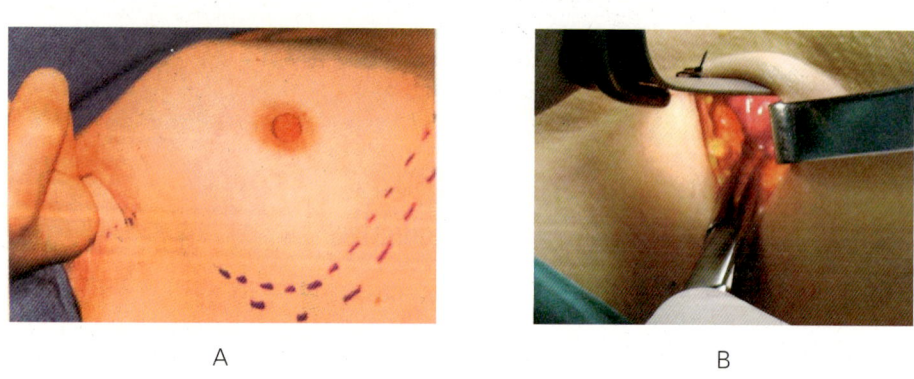

图63-44　食指剥离、显露胸大肌

5. 内镜下剥离　用剥离子轻轻剥离胸大肌后形成腔穴，以利于内镜进入即可。内镜头连接鞘套、光源，调整好白平衡。进入胸大肌下腔穴后移动位置，使显示器图像清晰。先剥离少血管区，然后在内镜监视下剥离多血管区（图63-45，图63-46）。

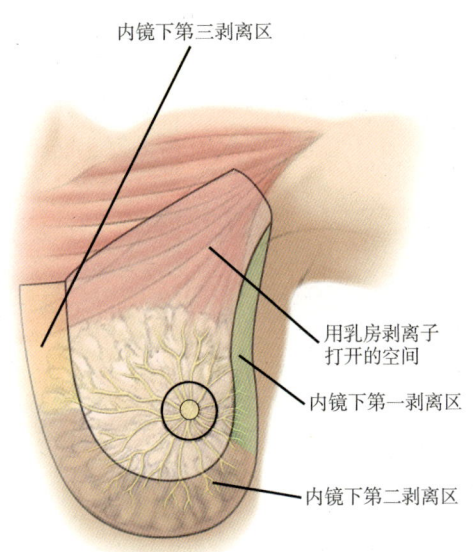

图 63-45　内镜下剥离区

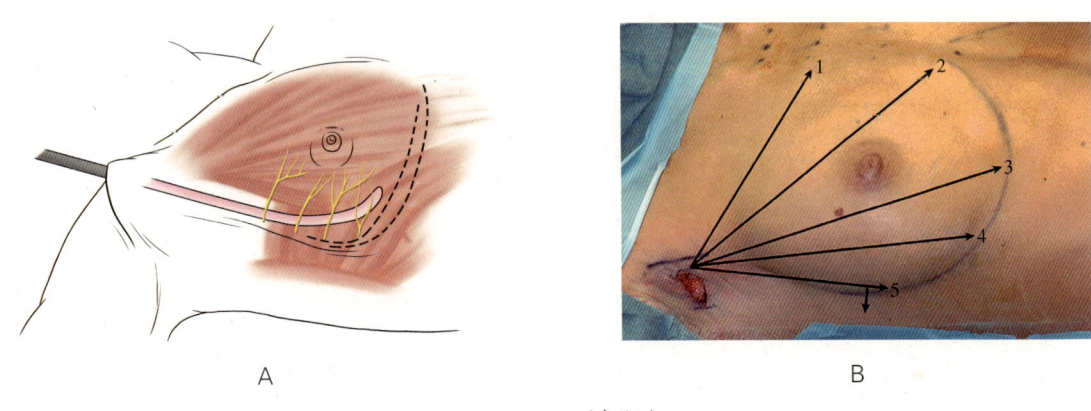

图 63-46　剥离顺序
1. 内侧　2. 内下侧　3. 下侧　4. 外下侧　5. 外侧

乳腺后剥离需要打开胸肌筋膜以便获得乳腺后间隙层次。剥离层次：①乳腺后间隙剥离。在上面是疏松的部分，用剥离子剥离连接紧密的部分，比如在内侧有第3、第6肋间神经前皮支，在下部有乳房悬韧带和血管蒂。②筋膜下剥离。与乳腺后间隙剥离遇到的情况是一样的，不过出血会更多。③胸大肌后肌间剥离。疏松间隙很容易剥离，可用剥离子向内侧剥离胸骨边缘胸大肌附着，向下剥离胸大肌肋骨附着。

术中应注意保留胸骨内侧胸大肌附着点。在这个范围内，胸肌附着于胸骨缘的任何部分被切断都会造成整个胸肌下半部分向上收缩的风险，可导致条带样或窗帘样畸形，且此种畸形通常无法矫正（图63-47）。

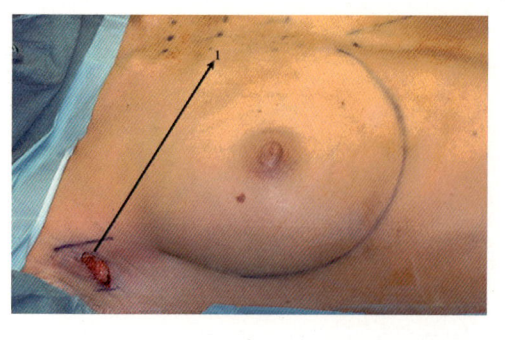
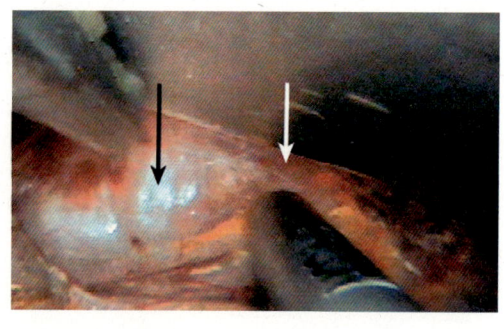

图 63-47 胸大肌胸骨缘附着点
A. 拉钩位置 1　B. 羽状、腱性、白色胸大肌起点（黑箭头）常常起源于胸大肌肌腹内侧起点（白箭头）的外侧

6. 双平面操作　在乳房下端切断胸大肌，暴露乳腺组织（图63-48）。

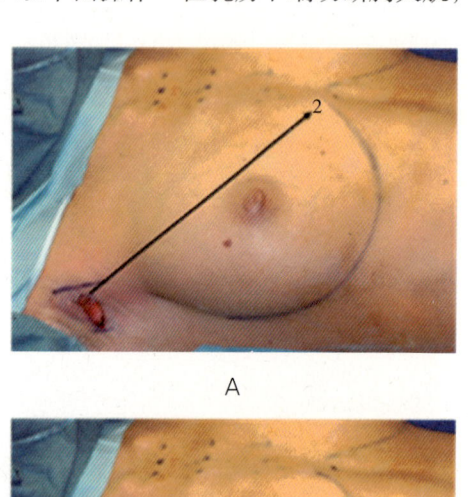

A

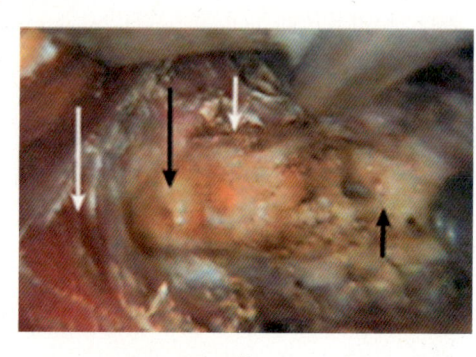

B

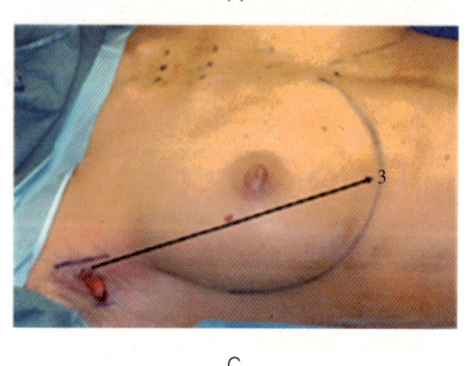

C

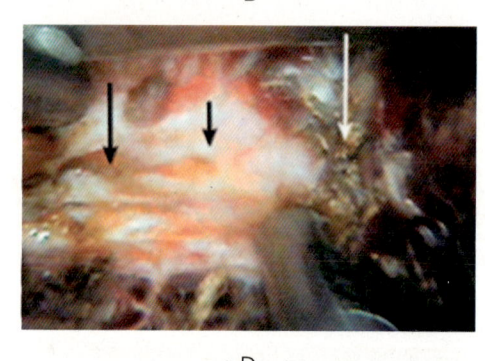

D

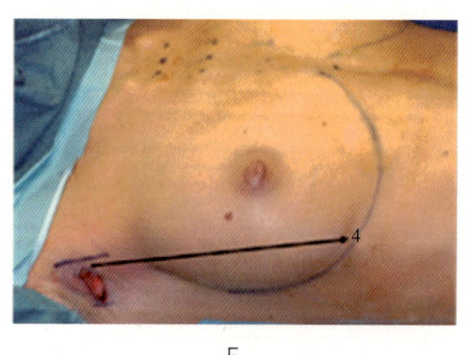

E

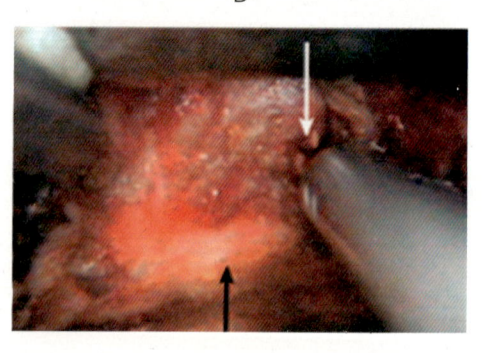

F

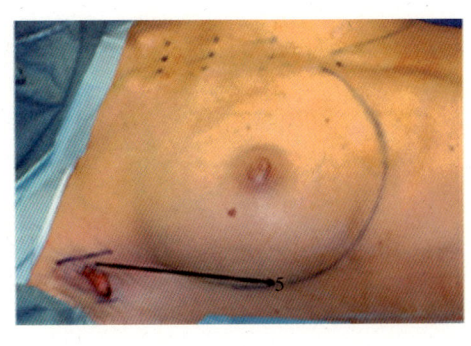
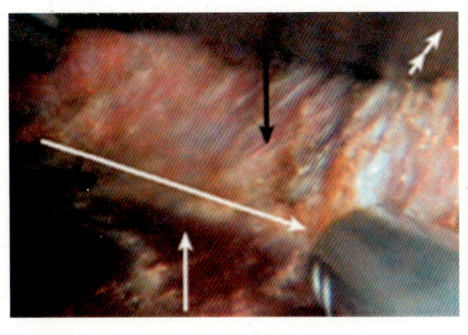

G　　　　　　　　　　　　　　　　　　　H

图 63-48　内镜下切断胸大肌

A. 拉钩位置2　B. 在理想的、新乳房下皱襞上方1cm处切断胸大肌起点（长白箭头），继续剥离胸肌筋膜（短黑箭头）以暴露皮下脂肪（长黑箭头），肌肉断端（短白箭头）位于前方　C. 拉钩位置3　D. 经乳房下皱襞切断肌肉起点，经胸大肌（白箭头）和浅表胸筋膜（短黑箭头）剥离并显露皮下脂肪（长黑箭头）　E. 拉钩位置4　F. 在内镜视野下，切断在拉钩右侧（外侧）最后的胸大肌起点，在期望的乳房下皱襞水平暴露皮下脂肪（黑箭头），用剥离器自内侧朝外侧皮肤标志点挤压，以确认位置。在继续操作前，每一步都应反复仔细检查，并电凝肌肉断端内血管（白箭头）防止出血　G. 拉钩位置5，拉钩向外侧旋转　H. 给拉钩一个上提和旋转（双尾白箭头）的力，显露胸小肌（短白箭头）外侧边界，并使包含外侧肋间神经分支（黑箭头）的外侧组织产生张力。平行于胸小肌（长白箭头）外侧边界剥离，明显扩大外侧间隙

（1）Ⅰ型双平面（图63-49）：分离胸大肌的低位止点至第5肋间隙，以保护第5肋间神经的前皮支。分离的胸大肌断端要间隔2cm，以防瘢痕形成导致两者黏合。切断胸大肌后剥离乳腺产生的空间，类似于乳腺后间隙剥离。典型病例见图63-50、图63-51。

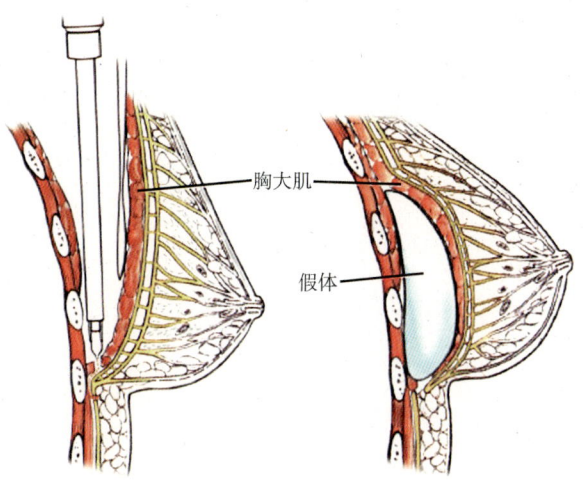

图 63-49　Ⅰ型双平面

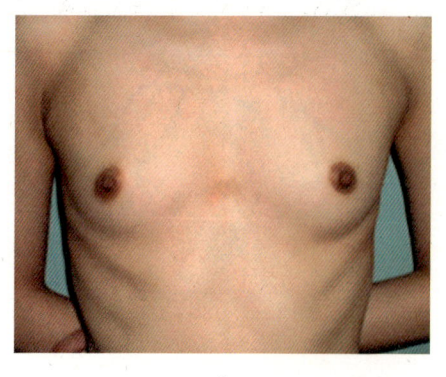
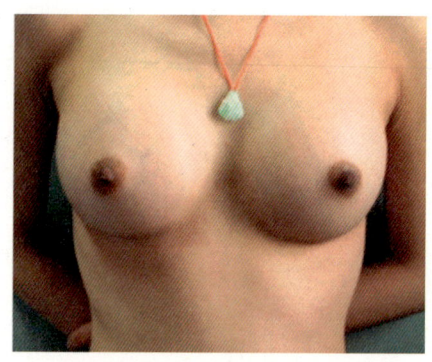

图 63-50 病例一
A. 术前　B. 术后

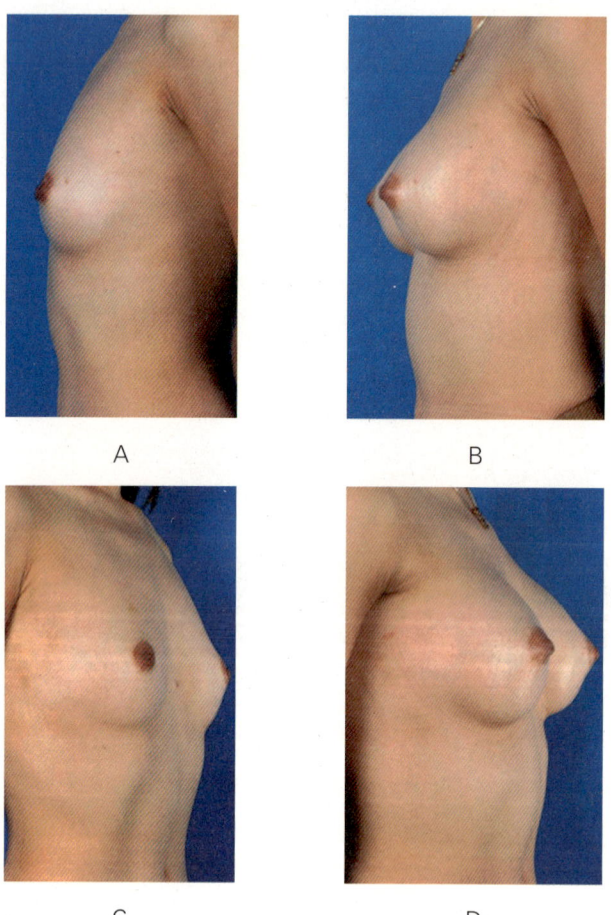

图 63-51 病例二
A、C. 术前　B、D. 术后

（2）Ⅱ型双平面（图63-52）：即在内镜引导下在乳腺后松解胸大肌下端。松解的位置在胸大肌边缘上1～2cm，也就是乳晕下缘水平。典型病例见图63-53、图63-54。

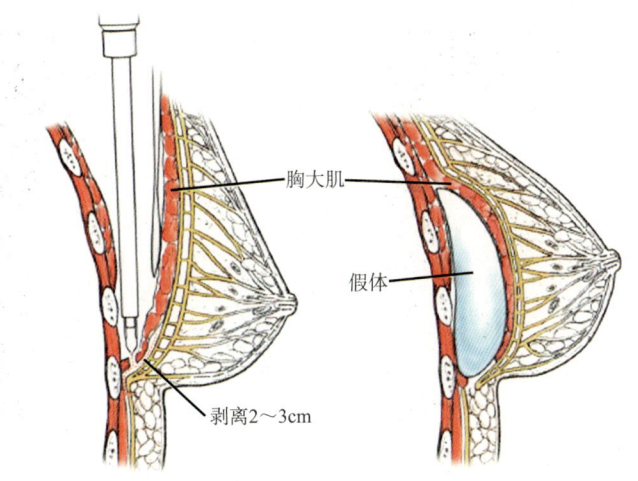

图 63-52　Ⅱ型双平面

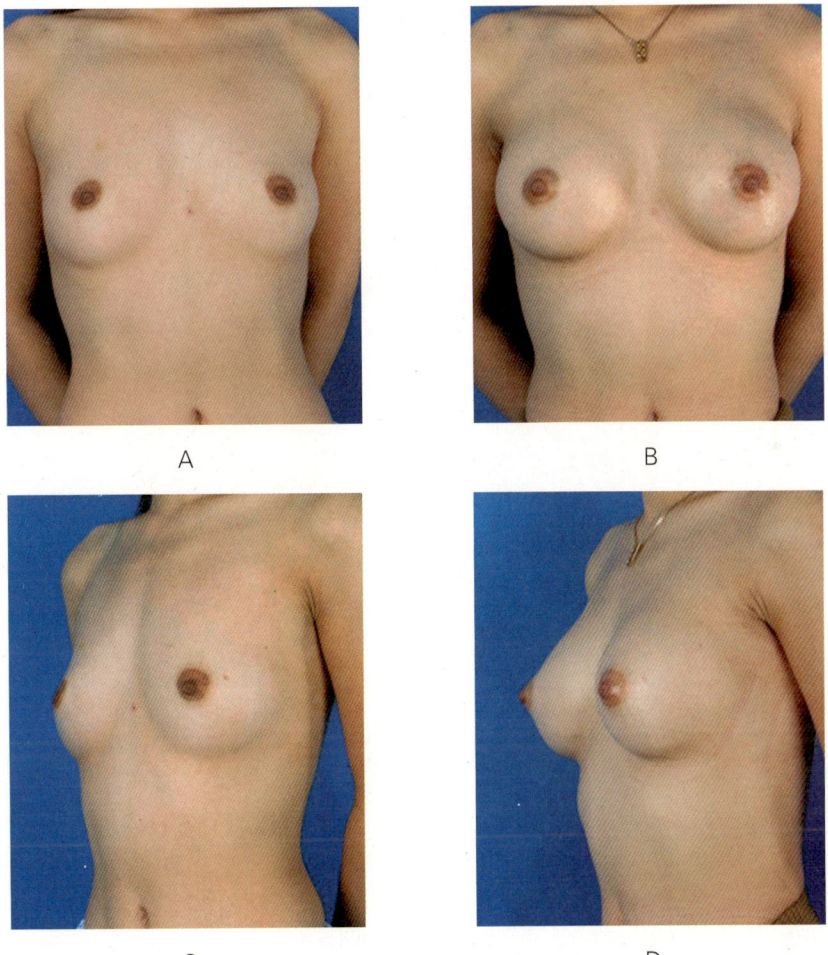

图 63-53　病例一
A、C. 术前　B、D. 术后

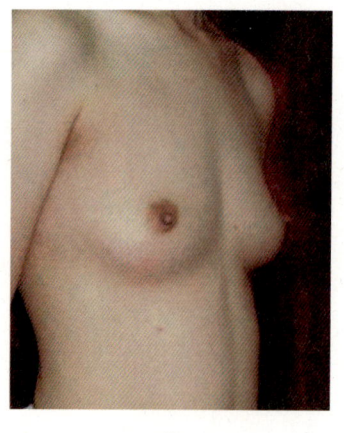 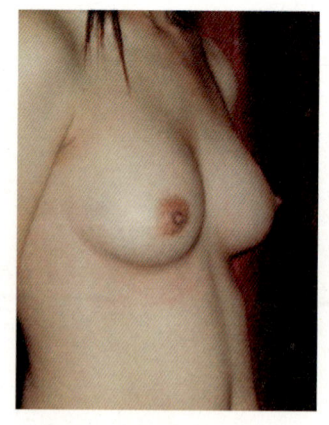

图 63-54 病例二
A. 术前 B. 术后

（3）Ⅲ型双平面（图63-55）：即在胸大肌前和胸大肌后双层剥离，开始在胸大肌后剥离，就像Ⅰ型双平面，然后在新的剥离腔用电凝处理胸大肌至乳晕下的穿支血管。典型病例见图63-56、图63-57。

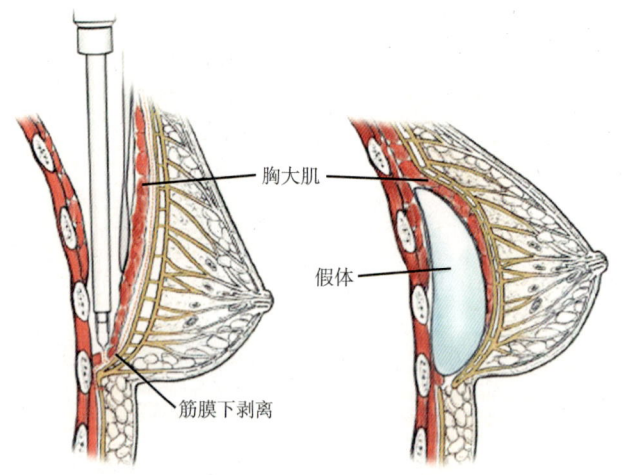

图 63-55 Ⅲ型双平面

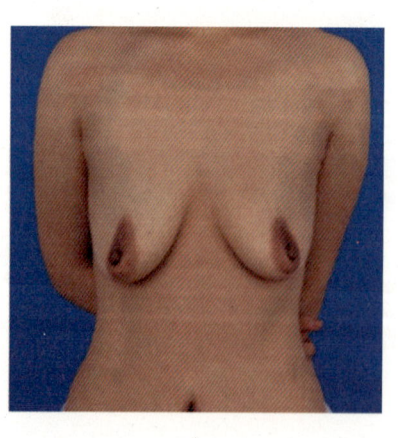 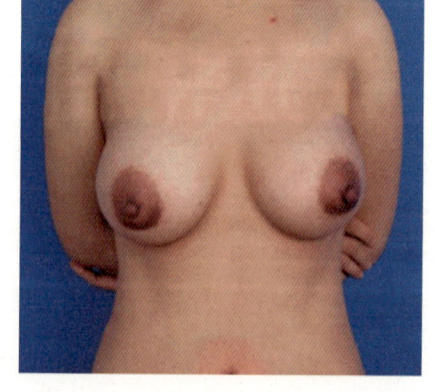

A B

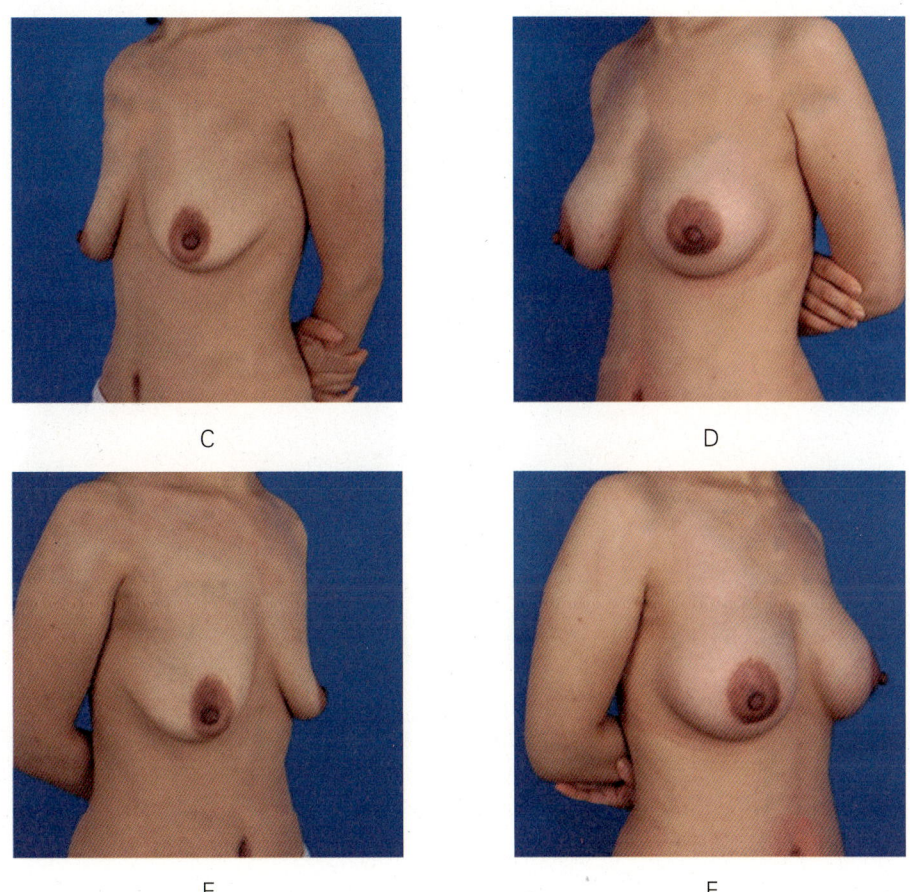

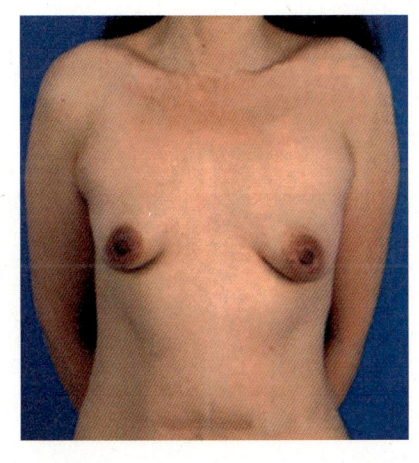

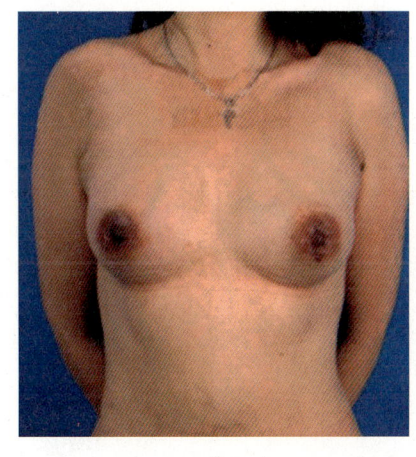

图 63-56　病例一
A、C、E. 术前　B、D、F. 术后

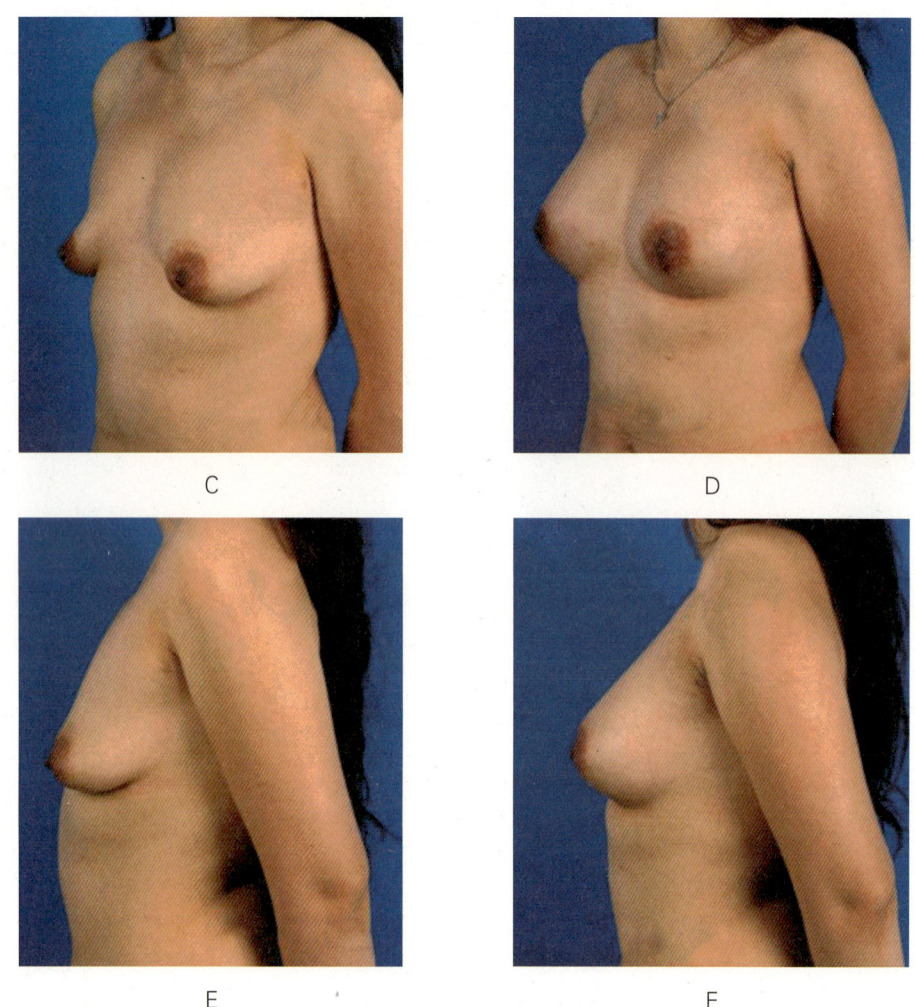

图 63-57 病例二
A、C、E. 术前　B、D、F. 术后

7. 扩张器即时扩张　腔穴剥离完毕后，置入扩张器进行即时扩张（图 63-58）。隆乳术中预先置入扩张器进行即时超量注水扩张并对位置进行调整，可以避免置入假体后再做调整而对假体造成损伤，通过增减注水量使两侧乳房大小对称，预估最后采用假体的体积，尤其适用于两侧乳房不对称患者，有减轻术后乳房胀痛、改善乳房外形和手感的效果。

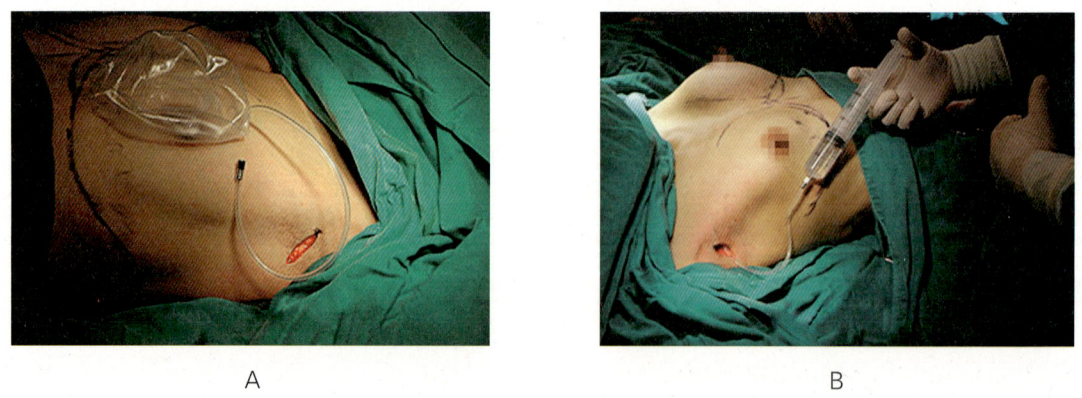

图 63-58　术中置入扩张器即时扩张

检查腔穴，冲洗、止血。至此，内镜下操作即告完成。

8. 置入假体　置入假体前，先用生理盐水冲洗手套，避免带滑石粉手套接触假体。假体置入前可使用抗菌溶液进行浸泡，但尽量减少假体暴露在空气中的时间。假体置入后进行调整，包括卧位及坐位两种情况，使其对称（图63-59）。

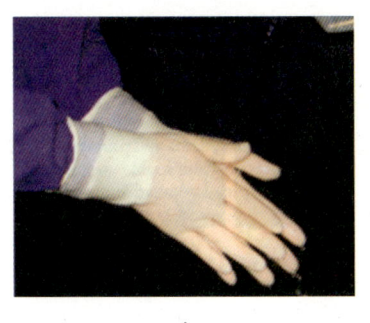 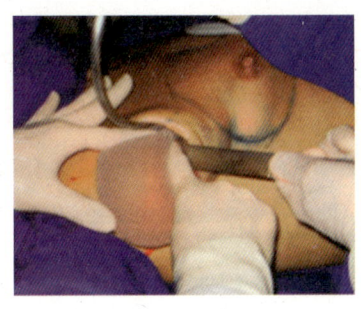 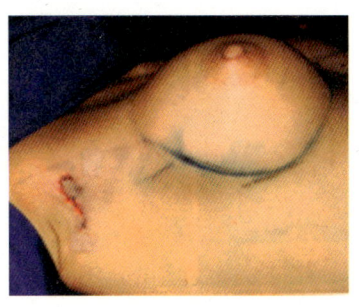

图63-59　置入假体相关步骤
A. 更换手套　B. 置入假体　C. 关闭伤口

9. 放置引流、缝合、包扎　确认假体的位置及两侧大小对称后，分层缝合切口，腋部视情况放置引流，一般不需引流。术区加压包扎。

10. 双平面手术效果　见图63-53和图63-54。

（六）内镜下隆乳的优点

1. 减少了手术时间，也就是相应地减少了麻醉、药物反应以及术后早期恢复的时间。
2. 减轻了手术创伤，原因是打破了炎症-疼痛-组织氧供下降的恶性循环。
3. 严格的手术方法、精确的剥离层次、熟练的技术可以消除传统方法笨重的装置、引流、绷带等的束缚。
4. 内镜辅助腋窝入路手术有严格的灭菌控制程序，肩胛骨可以早期活动。
5. 短暂的住院时间（24小时）。
6. 术前、术中、术后的评估可以使患者3天内恢复正常的生活，有更好的预期效果。

二、隆乳术后的内镜假体检查与挛缩纤维囊切除术

采用充注式乳房假体或硅胶乳房假体做隆乳术后，常见的并发症为假体渗漏（或破裂）和包膜囊纤维化挛缩致乳房硬化。隆乳术后应用内镜技术，主要是为检查硅胶乳房假体有无渗漏，以及做内镜挛缩纤维囊切除术（endoscopic incision of contracted fibrocapsule）。

检查假体是否破漏的流程：沿原切口（腋部、乳房下皱襞或乳晕）做10mm切口，剥离皮下到囊膜（有时需分离开胸大肌）。保留周围囊膜，避免损伤假体而不用电刀切开。切开囊膜，取出套管，放入内镜（直径4mm、前端呈30°角斜面的关节镜）及其微型摄像机。囊内充注液体使之扩大，靠冲洗抽吸清除血液及组织碎片。

先看囊膜，薄的囊膜呈浅红色，膜外的腺体脂肪组织及血管清晰可见，增厚纤维化的囊膜呈灰白色，缺乏红润感。完整的硅胶乳房假体表面光滑，保持透亮而反光。如假体表面有硅胶溢出，则溢出处有液状或者胶状硅胶附着，相对应的囊膜变为混浊，不再是粉红色（图63-60）。

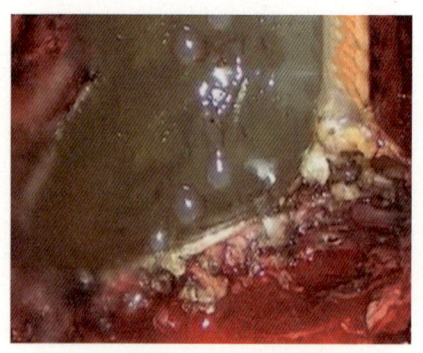

图 63-60　硅胶乳房假体

检查完毕，如果假体破裂则需重新更换假体，并去除变质的包膜囊。

内镜下行包膜囊切除的流程：从原切口（一般为腋下切口）进入，打开通道直达包膜囊表面（图63-61）。

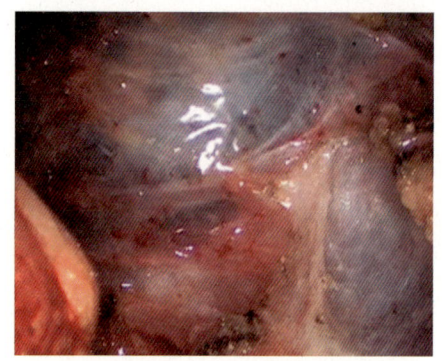

图 63-61　薄膜囊表面

在包膜表面上进行剥离，尽量不打开包膜（图63-62）。

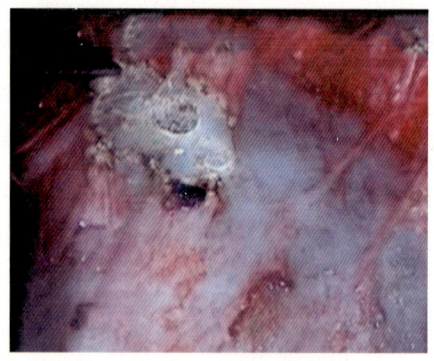

图 63-62　包膜表面剥离

在包膜囊表面完整剥离后，在通道近端打开包膜囊并取出假体（图63-63）。

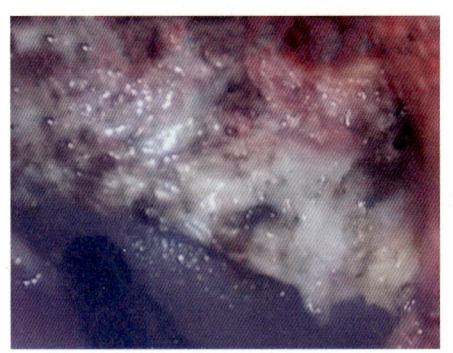

图 63-63　通道近端打开包膜囊并取出假体

接着在包膜囊内壁基底进行切开剥离（图63-64）。

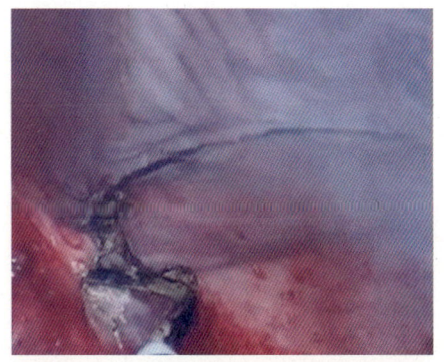

图 63-64　包膜囊内壁基底进行切开剥离

完整切除包膜囊顶层，并将其取出体外（图63-65）。

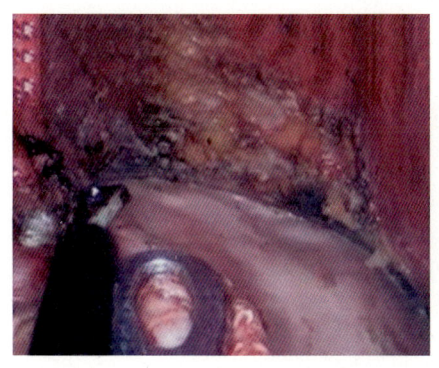
A

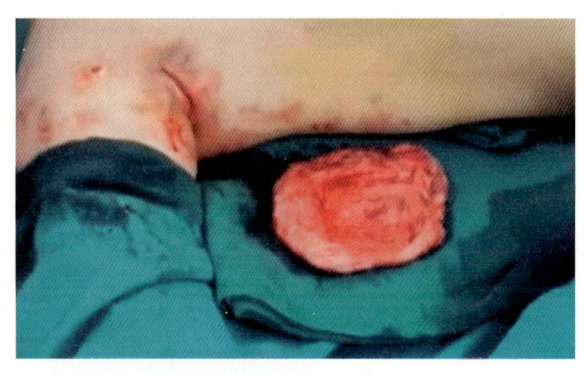
B

图 63-65　切除包膜囊顶层，并将其取出体外

然后处理包膜囊基底层：以"井田"格子形式切开基底包膜，并分段彻底取出全部包膜（图63-66）。

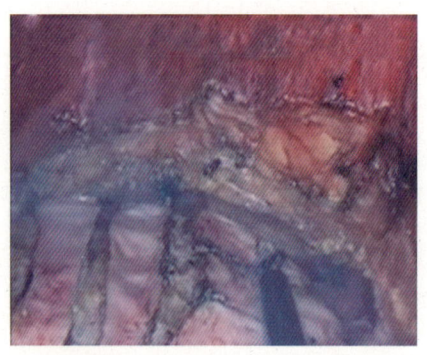

图 63-66　分段彻底取出全部包膜

冲洗腔隙后，重新置入新的乳房假体，手术结束。

上面的术式为假体层次在胸大肌下层，如果假体层次为乳腺后间隙，去除包膜的流程为：完整剥离包膜囊（图63-67）。

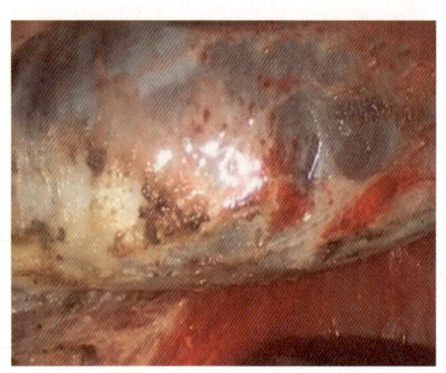

图 63-67　完整剥离包膜囊

连同假体一起，完整取出包膜囊及假体（图63-68）。

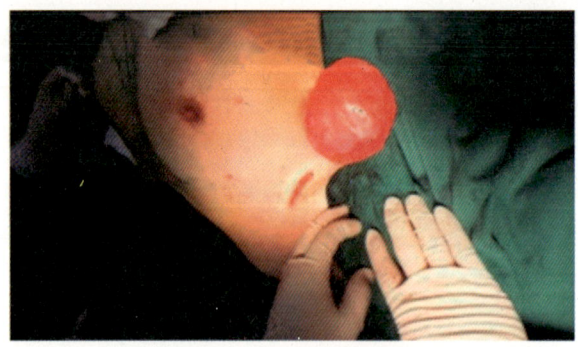

图 63-68　完整取出包膜囊

置换新假体层次为胸大肌下间隙，手术结束（图63-69）。

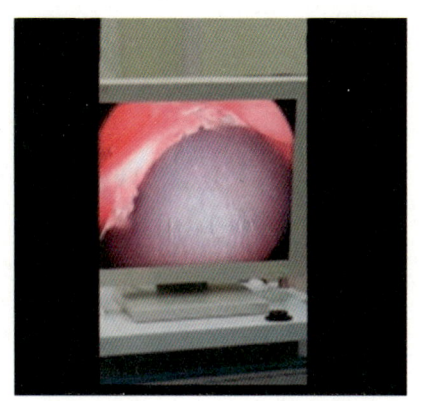

图 63-69　置换新假体

三　内镜下乳房缩小整形术与乳房悬吊固定术

（一）适应证

内镜下乳房缩小整形术（endoscopic reduction mammaplasty）与内镜下乳房悬吊固定术（endoscopic suspending mastopexy）尚在探索阶段。巴西的 Faria Correa MA 于1992年11月进行了这方面的尝试，两年多时间内共进行了56例。适应证主要为乳房轻度下垂（Ⅰ度、Ⅱ度）而没有明显肥大、皮肤弹性良好而无明显皱缩的青中年女性；其次是两侧乳房大而不对称的年轻女性。

（二）手术方法与步骤

1. **体位**　患者取平卧位，按隆乳术安排手术组及有关内镜设备。手术床应能摇起，使患者在术中可取坐位。

2. **切口设计**　提起乳房呈圆锥状，标出乳房基底与胸大肌筋膜的底线，向上标出乳房基底拟予切除的增大部分，在皮肤上形成两个环形标记线。若仅做乳房悬吊固定术，则小切口在乳房下皱襞；如计划做乳房缩小整形术，则切口选在乳房增大区切除线附近，高于乳房下皱襞。

3. **麻醉**　以硬膜外阻滞麻醉为佳。为减少出血，加1∶50万肾上腺素的冷生理盐水做乳房基部切除区局部麻醉，达胸大肌浅面。

4. **切口**　在乳房下皱襞做两个1~2cm切口，必要时可在腋部做第3个切口，以利于施行腺体组织切除和缝合结扎。

5. **剥离**　提起乳房呈圆锥状，经切口伸入组织剪，做乳房与胸大肌筋膜间初步剥离，再用金属尿道探子剥离及手指探查、剥离。乳房后剥离的腔隙要足够大，以使下垂的乳房由胸壁外下方推移至内上方。也可借助内镜下检查、钝性剥离和电烙止血，并从另一个切口伸入长而较窄的拉钩，将乳房组织提高，与乳房顶部外提拉结合。

6. **乳房组织切除**　在内镜下将乳腺基底部分切除，保留其中段及顶部，不伤及乳腺管。所用内镜为关节镜，它的内筒套入外筒可以旋转，两者皆有侧口。当乳房组织突出于筒口时，靠抽吸加旋转截切将它切下。若乳房组织内纤维组织较多，过于坚韧而切除困难，可改用刀切、剪切或电烙切除。按设计范围切除圆锥形乳房的底部，乳房的功能和感觉均可保留。乳房的上端切除少些或不切除，朝向腋部处可以切除。内镜下切除乳房底部及腋部时，可以从提、推乳房的动作来感知乳房体积在缩小。一旦达到切除范围的设计线，则重塑乳房呈新的外形。

7. **乳房悬吊固定**　止血后即做乳房悬吊固定，目的是把乳房缝合固定于胸大肌筋膜上。此时一般改用腹腔镜的持针器进行缝合。应注意，在悬吊固定乳房的上部边缘10、12、2点处、其他边缘及基底做许多缝合点，使乳房组织贴于胸壁，数周后乳房基底与胸大肌筋膜之间的瘢痕成熟，乳房则永久悬吊固定于该区，并呈上提状态向前突起（图63-70）。

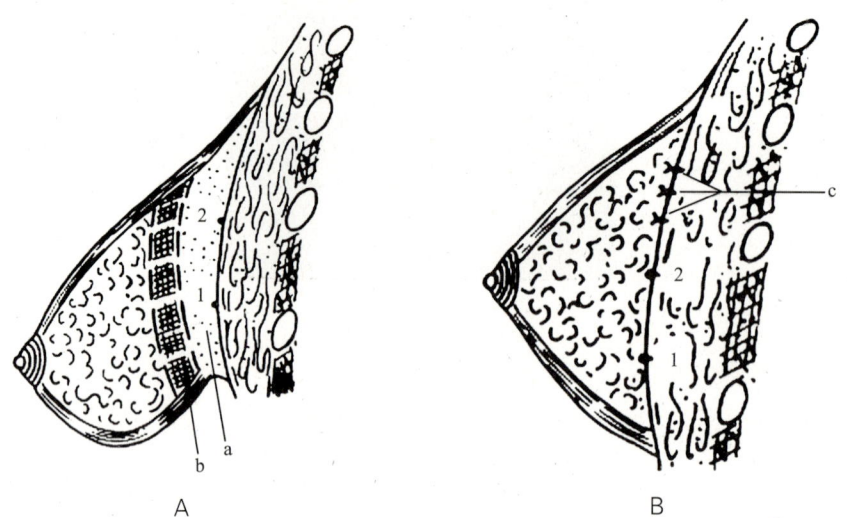

图63-70　内镜下乳房缩小及悬吊固定术

a. 胸大肌筋膜表面剥离间隙　b. 宜切除的乳腺基底范围（虚线内）　c. 乳房上缘10、12、2点三处缝合固定点　1、2. 胸大肌筋膜表面标志点

8. 包扎与术后处理　置负压引流，48～72小时后拔除，可选用朱昌等提出的隆乳术后外固定改进法，用透明粘胶带重新塑形乳房，再加塑形乳罩悬吊，至术后2～3周。术后还应长期配戴塑形乳罩，有助于术后的远期效果。

（三）手术评价

乳房因组织增生、重量大而下垂，经过内镜下施行乳房缩小整形术与悬吊固定术，术后效果持久与否不单取决于手术方式本身，同时也随医师掌握的技术程度而异，也与乳房皮肤弹性，重量及患者自我感觉而异。一个重要的因素是，在术后应重视乳房的塑形包扎，持续使用半杯状塑形乳罩。乳房轻度下垂者和年轻女性做此手术的远期效果较好，术后可保留乳腺腺体功能而减少皮肤瘢痕。

第六节　内镜在腹壁整形中的应用

内镜下腹壁整形术（endoscopic abdominoplasty）已有近20年的历史，随着新技术的不断出现，整形外科医师可以通过最小的切口，联合应用吸脂手术和具有微小创伤的内镜技术得到更好的术后效果。如同其他部位内镜下整形美容术一样，内镜下腹壁整形术可进行精细的手术操作，切口小，组织损伤少，遗留瘢痕少，最终达到腹壁整形美容的目的，并提高了患者的满意程度。有些学者为此还设计制作了一些适用器械，如螺旋状的缝合器、改进的内镜持针器、经皮缝合装置及带光源的内镜拉钩等。关节镜、腹腔镜及其有关附件，目前仍然很常用。

一 适应证

施行手术时,必须一例一例地对皮肤、皮下脂肪和肌肉筋膜状态做出判断。内镜下腹壁成形术的适应证包括:①轻中度腹壁畸形;②皮肤具有良好的弹性,没有多余的皱褶;③腹直肌分离,伴有或不伴有腹壁脂肪异常堆积;④腹直肌分离,合并脐疝的男性或女性;⑤曾行腹部吸脂手术,伴有持久的腹直肌分离。

二 术前准备

(一) 手术器械

进行内镜下腹壁整形术所用器械包括内镜皮下软组织剥离器、内镜拉钩、腹腔镜手术镊和剪刀、十字形拉钩,以及专用于该手术的Faria-Corra内镜缝合器械等(图63-71)。

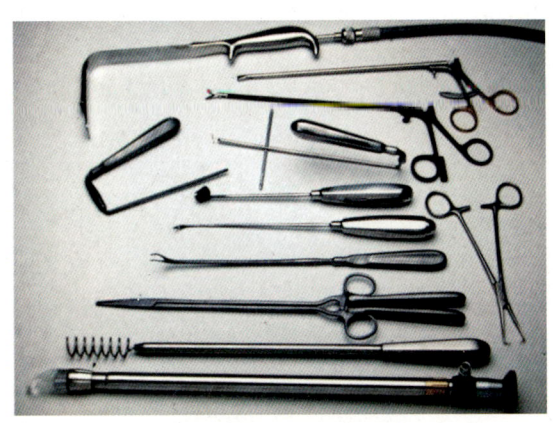

图63-71 内镜下腹壁整形术所用器械

(二) 术前标记

对患者腹部脂肪异常堆积的区域进行标记。对脐部情况也应进行分析,如脐疝或怀孕期间与腹直肌相连的皮下脂肪组织受牵拉而从中线分离,造成脐周薄弱。在皮肤上画出腹壁前正中线、脂肪堆积范围、经耻骨上和脐部切口的吸脂方向、左右侧腹直肌边缘,以及正中线两侧腹直肌及其前鞘纵行劈开的预定范围。

标记两个切口:一个是位于阴毛区域的耻骨区切口,长4~5cm;另一个是位于脐部的十字形或Y形切口。内镜下腹壁整形术的切口瘢痕几乎看不到,能很好地隐藏在肚脐和阴毛区内。

(三) 手术室布局

患者取平卧位,双上肢外展,双腿分开,躺在Y形手术台上。医师面对患者耻骨区的切口。显示器位于患者头部上方,可使术者连续同步地看到耻骨切口和影像画面。助手位于患者右侧、术者左侧(图63-72)。

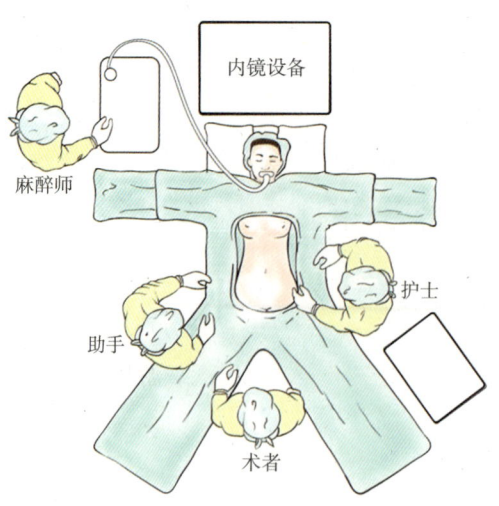

图 63-72　手术室布局和患者位置

三　手术方法与步骤

(一) 切口

一般情况下，按术前切口设计切开皮肤。对于做过剖宫产或其他腹部手术的患者，需要评估其可否利用原瘢痕作为入口的可能性。Y形切口会形成3个三角形皮瓣，而十字形切口会形成4个三角形皮瓣。切除这些小皮瓣的一部分，处理掉脐部多余的皮肤，会使脐部更美观。如果不必切除脐部皮肤、切口只是作为手术入口时，可以采用垂直穿过脐部的切口（图63-73）。

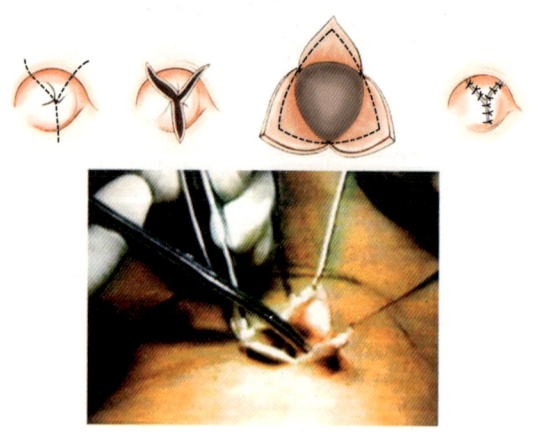

图 63-73　脐部的 Y 形切口

(二) 剥离腹部皮瓣

应用内镜设备，通过打隧道和游离皮瓣的方法钝性分离皮下组织。因为内镜皮下软组织剥离器呈圆润的楔形，类似吸脂管，所以神经血管不会损伤而保留下来。保持皮下软组织剥离器窗面对肌肉腱膜，使术者能辨别其珍珠似的颜色和纤维纹理，观察穿破血管的紧急情况，确保在正确的解剖平面上分离。通过透射照明看到器械的顶端，在外部控制剥离的边界。利用皮下软组织剥离器在内镜下可控制地钝性剥离，除了极少出血外，也较应用剪刀、电刀或吸脂管进行剥离更加快速、安全。而且，钝性剥离能形成隧道，保留血管神经，也保留了腹壁的感觉神经，术后水肿恢复得更快。外科医师仅仅切断并烧灼那些在形成工作空间（中央隧道）时必须切断的血管神经。用剪刀将脐部瘢痕从蒂部分离，术中切开脐部能形成3个皮瓣和宽阔的入口。术后脐茎被固定并缝合切口。任何脐疝都应用2-0尼龙线修复，不能减少缝合。相反，缝合剩余的针线应保留全长，用来把皮瓣缝合在原来的位置上。

（三）腹直肌的处理

一旦皮瓣的潜行分离完成，皮瓣必须被撑起，以造成光学空间或操作空间。标记中线和腹直肌的内侧边缘，以便于折叠从耻骨至剑突的腹直肌。与先进行腹壁吸脂不同的是，先使用皮下软组织剥离器进行腹部皮瓣分离，能保证筋膜、脂肪组织游离以及原有组织结构的形态，便于很准确地进行折叠。

（四）脐周松弛的处理

脐上松弛和脐周松弛是经常见到的。这种畸形，类似于带有倒置的月牙形皱纹的眼睑，有时出现在怀孕期间，腹部肌肉被拉长，与肌肉相连的脂肪受牵拉移位，就形成了一个间隙，使这一区域的皮肤出现松弛。用内镜很容易诊断这种畸形的原因。处理方法是用2-0可吸收缝线间断缝合脂肪裂隙的两个边缘，在脐部脂肪裂隙处留下小洞以便于脐部的小三角形皮瓣穿过，重新揷入已经固定好的脐茎；Y形或十字形切口处切除部分三角形皮瓣来处理脐部多余的皮肤。

（五）脂肪整形

在手术开始时进行吸脂对皮瓣有很大的创伤，吸脂后皮下脂肪会被撕碎，会于术野滴血和油脂，因此应在后期进行吸脂。吸脂后会在腱膜上遗留一些脂肪，影响最后肌肉折叠的准确性和持久性。此外，繁重的吸脂操作会导致手抖，影响医师的操作。吸脂仅仅针对皮瓣深面的脂肪，避免对浅层脂肪进行吸脂，防止腹壁皮肤凹凸不平。在潜行分离的区域，用4～6mm的吸脂管口朝上剃除深层脂肪；在没有分离的区域，吸脂管的口应朝下。

（六）关闭切口

吸脂后，重新插入脐部皮瓣，彻底止血，缝合时应使皮瓣紧贴腱膜，减少无效腔。逐层关闭切口，放置负压引流。包扎时脐部要用纱布填平。

（七）术后护理

负压引流1～5天，当引流量少于30ml时拔除引流管。建议应用弹力衣4～6周。术后2～3周，患者开始进行适度的身体活动，如行走和轻缓的腿和手臂的活动。必须保护腹直肌3个月以上不受碰撞，预防会增加腹内压的疾病，如咳嗽、便秘等。

（陈育哲　刘畅）

参考文献

[1] Sutton C J G. Endoscopic surgery for gynaecologists[M]. London:Lippincott-Williams Wilkins,1993.
[2] Hunter J G,Sackier J M. Minimally invasive surgery[M]. New York:McGraw-Hill,1993.
[3] Core GB,Vasconez L O,Askren C. Coronal face-lift endoscopic technique[J]. Plast Surg Forum. 1992,15(2):227.

[4] Isse N G. Endoscopic facial rejuvenation: endoforehead, the functional lift. Case reports[J]. Aesthetic Plast Surg,1994,18(1):21-29.

[5] Ramirez O M. Endoscopic full facelift[J]. Aesthetic Plast Surg,1994,18(4):363-371.

[6] Rohrich R J,Beran S J. Evolving fixation methods in endoscopically assisted forehead rejuvenation: controversies and rationale[J]. Plast Reconstr Surg,1997,100(6):1575-1584.

[7] de la Fuente A,Santamaria A B. Endoscopic subcutaneous and SMAS facelift without preauricular scars[J]. Aesthetic Plast Surg,1999,23(2):119-124.

[8] Badin A Z D,Casagrande C,Roberts III T,et al. Minimally invasive facial rejuvenation endolaser mid-face lift[J]. Aesthetic Plast Surg,2001,25(6):447-453.

[9] Ramirez O M. Three-dimensional endoscopic midface enhancement: apersonal quest for the ideal cheek rejuvenation[J]. Plast Reconstr Surg,2002,109(1):329-340.

[10] 陈育哲,谢宏彬,薛红宇,等. 内镜辅助下额颞部除皱上提术[J]. 中华医学美学美容杂志,2011,17(6):401-404.

[11] Kompatscher P. Endoscopic capsulotomy of capsular contracture after breast augmentation: a very challenging therapeutic approach[J]. Plast Reconstr Surg,1992,90(6):1125-1126.

[12] Ho L C Y. Endoscopic assisted transaxillary augmentation mammaplasty[J]. Br J Plast Surg,1993,46(4):332-336.

[13] Johnson G W,Christ J E. The endoscopic breast augmentation: the transumbilical insertion of saline-filled breast implants[J]. Plast Reconstr Surg,1993,92(5):801-808.

[14] Friedlander L D,Sundin J,Bakshandeh N. Endoscopy mastectomy and breast reconstruction: endoscopic breast surgery[J]. Aesthetic Plast Surg,1995,19(1):27-29.

[15] Van Buskirk E R,Rehnke R D,Montgomery R L,et al. Endoscopic harvest of the latissimus dorsi muscle using the balloon dissection technique[J]. Plast Reconstr Surg,1997,99(3):899-903.

[16] 栾杰,穆大力,黎兰,等. 经腋窝入路内镜辅助双平面法解剖型假体隆乳术[J]. 中华整形外科杂志,2009,25(3):175-177.

[17] Core G B. Endoscopic abdominoplasty[J]. Oper Tech Plast Reconstr Surg,1996,3(1):47-57.

[18] Zukowski M L,Ash K,Spencer D,et al. Endoscopic intracorporal abdominoplasty: a review of 85 cases[J]. Plast Reconstr Surg,1998,102(2):516-527.

[19] Sakai Y,Kobayashi S,Sekiguchi J,et al. New method of endoscopic pterygomaxillary disjunction for a Le Fort type I osteotomy[J]. J Craniofac Surg,1996,7(2):111-116.

[20] Rubin J P,Posnick J C,Yaremchuk M J. Role of endoscopic and distraction techniques in facial and reconstructive surgery: new technology or improved results[J]. J Craniofac Surg,1998,9(3):285-299.

[21] 陈小平,宋建良,林浩,等. 内镜辅助方型脸改型术[J]. 中华医学美学美容杂志,2006,12(6):328-330.

[22] de Miranda S L,Abrahão M. Intraoral vertical ramus osteotomy endoscopic surgery[J]. J Oral Maxillofac Surg,2007,65(4):805-808.

[23] Burstein F D,Cohen S R. Endoscopic surgical treatment for congenital muscular torticollis[J]. Plast Reconstr Surg,1998,101(1):20-26.

[24] 郭树忠,卢丙仑,夏炜. 内镜辅助下肌瓣剥离转移术[J]. 中国美容医学,2001,10(4):324-326.

[25] 郭树忠,卢丙仑,韩岩. 内镜在皮肤扩张器植入中的应用[J]. 中国美容医学杂志,2001,10(4):326-328.

[26] 顾斌,李青峰,刘剀,等. 胸部瘢痕治疗中应用内窥镜辅助扩张器置入的疗效观察[J]. 中国临床康复,2004,8(32):7338-7339.

[27] 羿士林. 内窥镜在前额除皱中的应用[J]. 实用美容整形外科杂志,1994,10(4):213.

[28] 艾玉峰,钟德才,鲁开化,等. 内窥镜在美容整形外科手术中的应用[J]. 第四军医大学学报,1995,16(6):468-469.

[29] 马海欢,Muler G H. 内窥镜骨膜下额颞部除皱术[J]. 中华整形烧伤外科杂志,1997,13(1):57-59.

[30] 余力,杭榆. 内窥镜骨膜下除皱术的应用[J]. 中国医学美容杂志,2000,6(1):10-12.

[31] 谢洋春,宋业光,郑行跃. 内镜额颞部上提与面中下部多层次剥离除皱术[J]. 中华整形外科杂志,2004,16(5):313-314.
[32] 王志军,汪晓蕾,文小泉,等. 内窥镜除皱术[J]. 实用美容整形外科杂志,2001,12(1):2-6.
[33] 郭树忠,艾玉峰,卢丙仑,等. 内镜除皱术26例报告[J]. 中国美容医学杂志,2001,10(4):328-330.
[34] 王磊,章庆国,黄金龙. 内窥镜下额颞部除皱术[J]. 中国美容医学,2005,14(4):424-425.
[35] 叶秀娣,乐淑君,虞渝生. 内窥镜骨膜下额部除皱骨固定19例[J]. 中华整形外科杂志,2005,21(5):342-344.
[36] 程宁新,高尔青,王原路,等. 内窥镜辅助隆乳术[J]. 中华整形外科杂志,2001,17(1):40-42.
[37] 余力,杨川,薛志宏,等. 内窥镜在乳房假体包膜挛缩微创治疗中的应用研究[J]. 中国实用美容整形外科杂志,2004,15(6):283-285.
[38] 陈育哲,谢祥,曲琦,等. 术中即时超量扩张技术在内镜辅助隆乳术中的应用[J]. 中华医学美学美容杂志,2012,18(6):413-415.
[39] 纳海,萨兹. 内镜整形手术学[M]. 第2版. 陈育哲,余力,译. 北京:人民军医出版社,2011.
[40] Tebbetts J B. 特贝茨隆乳术[M]. 陈育哲,余力,译. 北京:人民军医出版社,2014.

第六十四章
毛发移植和毛发缺损整形

第一节　概述

　　毛发虽不是人体内重要的生命器官，但也具有不可或缺的作用。头发能够减少和避免外来的机械性（如摔、碰、砸、打等）、物理性（如紫外线）和化学性（如酸和碱）刺激对头部的伤害；具有保温和防冻的作用；能够为皮脂腺和汗腺分泌物提供出口。此外，头发、眉毛、睫毛和胡须等已被视为人体形态美的重要组成部分，它不仅能够反映个体的外在形象，也可体现个体的内在气质。因此，毛发作为维持人体形态美的重要组成部分日益受到人们的重视。

　　毛发缺损主要是指由于先天性、外伤或肿物切除等引起的头发、胡须、眉毛、睫毛或阴毛的全部或部分缺损。虽然毛发缺损通常并不影响个体的身体健康，但从美学上可对个体形象构成较大影响，往往给脱发者带来沉重的心理压力，容易引起焦虑、自卑，甚至抑郁，严重影响着患者的生活质量。对于外伤或肿物切除引起的毛发缺损通常难以通过药物治疗达到满意效果，因此外科手术仍然是治疗毛发缺损的主要方式。毛发缺损的外科治疗依照手术方式的不同一般可分为皮瓣法、扩张皮瓣法和毛发移植术等，每种方法均有其相应的适应证。其中，作为手术创伤最小和术后外形最自然的毛发移植术近年来发展尤为快速，越来越受到患者和医师的青睐。

第二节　毛发的基本概念

　　除掌跖和指趾屈面、唇红、乳头、龟头、包皮内侧、大小阴唇内侧和阴蒂外，几乎全身都有毛发。毛发根据长度和质地可分为三种：胎毛、毳毛和终毛。胎毛是指于胎内生长、细而软、无色素和髓质的一类短毛，通常在出生后4周左右脱落。毳毛是指细而短、质软、无髓质和偶见色素的一类短毛，比如汗毛。终毛是指质硬、长而粗、有色素和髓质的一类毛发，根据长短又可分为长毛和短毛，前者包括头发、胡须、阴毛等，后者包括眉毛、睫毛和鼻毛等。

一　毛发的胚胎发育

　　毛发源于毛囊（hair follicle），而毛囊的分化始于胚胎中晚期，一般开始于胚胎发育的第8～12周，至18周基本发育完成。毛囊的发育建立在胚胎时期皮肤中上皮层细胞和真皮层细胞间广泛而又复杂的相互作用之上。目前，虽然我们对毛发发育的机制并不完全清楚，但对其大致过程已经有了较为确切的认识。在胚胎发育的第12周，上皮细胞在真皮细胞所发出的"第一真皮信号"的作用下局部增厚形成散在的毛基板（hair placode）；毛基板发出的"第一上皮信号"作用于其下方对应的真皮层细胞聚集形成真皮聚集结构；之后，真皮聚集结构再发出"第二真皮信号"作用于其上的毛基板使其增殖并向真皮层生长，形成初级毛芽（hair germ）；初级毛芽继续向下生长形成毛钉（hair peg），并进一步增殖包裹真皮聚集体使其形成毛乳头，至此完成毛囊的发育过程（图64-1）。在该过程中，毛囊中的上皮细胞在毛乳头的作用下再进一步分化成为毛母质细胞、毛干、内根鞘、外根鞘等。

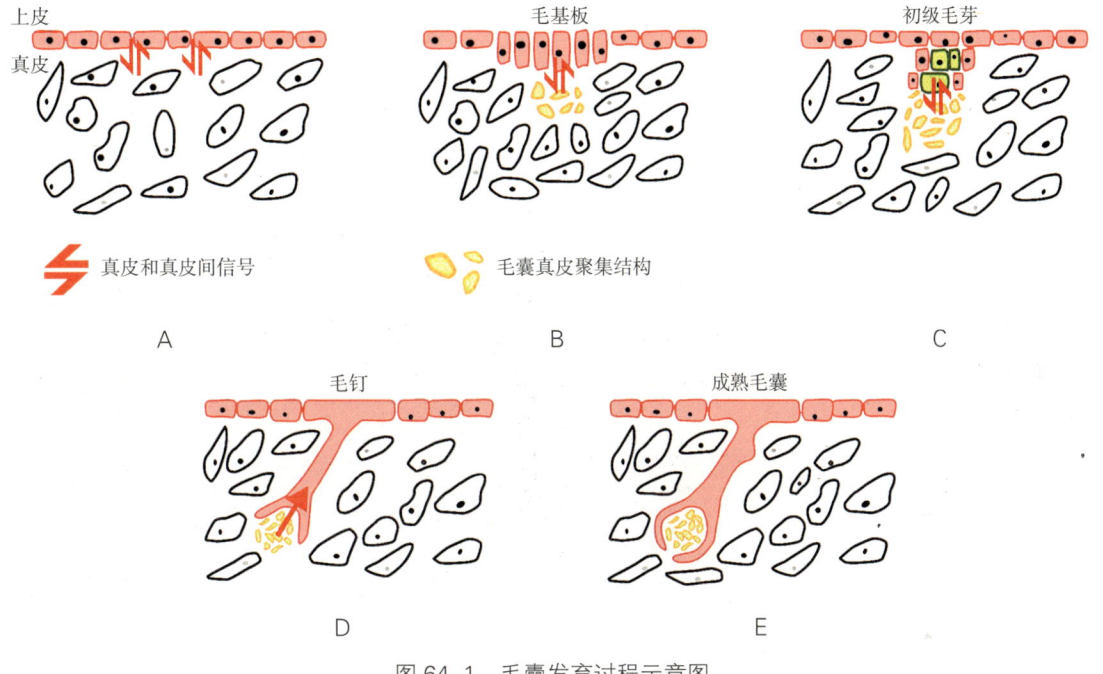

图 64-1 毛囊发育过程示意图

在胚胎发育过程中，毛囊的分布和表型就已经基本确定，如头皮处的毛囊会长出长而硬的头发，而眉弓处的毛囊会长出短而软的眉毛。但对于上下唇处的毛囊而言，其毛囊表型受到性激素的影响，比如男性长出硬而粗的胡须，而女性长出短而软的毳毛；如果男性接受阉割，则胡须会逐渐脱落而被毳毛所取代，如果继续服用雄激素则会再次出现胡须生长的现象。

通常情况下人体全身大约有100万个毛囊单位，而头皮大约有10万个毛囊单位。随着年龄的增加，毛囊的数量会逐渐减少。虽然毛囊的发育一旦完成，其数量在正常情况下不会增加，但对于某些特殊情况，比如深达真皮层的创伤，也会出现毛囊再生的情况。目前，我们尚不清楚这种特殊现象的具体机制，但对其研究有助于早日通过毛囊再生达到修复秃发的目标。

二、毛发的解剖学结构

（一）毛发

从物质结构而言，毛发是一种蛋白质，除了含有属于中间丝蛋白家族的角蛋白外，还含有含硫量较多、含甘氨酸和络氨酸较多的蛋白，这些蛋白之间存在着较多的二硫键。还原剂，如硫醇、亚硝酸盐等，可使这些二硫键断裂并重新结合，进而影响毛发的形状。毛发的这一特点也决定了毛发形状具有一定可塑性。

从长度而言，毛发通常可分为终毛和毳毛。终毛的特点是粗而硬，色泽浓、有髓质和黑色素，包括头发、胡须、腋毛、阴毛、睫毛、眉毛、鼻毛、外耳道毛等；毳毛软而无髓质、较短，可有淡淡的色素，遍布于除掌跖部、红唇、乳头、龟头、阴蒂和指末节外的全身。

从物理结构而言，毛发是一种长柱形的同心圆状结构，从外到内可分为两部分：

1. 毛干（hair shaft） 是指暴露于皮肤以外的毛发部分，由完全角化的角质细胞构成。

2. 毛根（hair root） 是指位于皮肤以内的毛发部分，下端可深至皮下组织，由不完全角化的上皮细胞构成。由内向外依次可分为毛髓质（medulla）、毛皮质（hair cortex）和毛小皮（hair cuticle）三部分。

（1）毛髓质：位于毛发中央，由2~3层着色淡的立方形细胞构成，细胞核逐渐退化，胞浆中含有使毛发着色的黑色素颗粒。在从下向上生长过程中，髓质逐渐消失。

（2）毛皮质：包裹在髓质外，是毛发的主要组成部分，由多层棱形的角化细胞构成。细胞内含有纵行排列成串的黑色素颗粒，毛发的颜色与皮质中黑色素小体的多少和大小有关。

（3）毛小皮：处于毛根的最外层，由死亡的角质细胞呈单层叠瓦状排列，与毛囊内根鞘的鞘小皮细胞相嵌合，使毛发牢固地附着于内根鞘上。它是毛发表面光泽的决定因素（图64-2）。

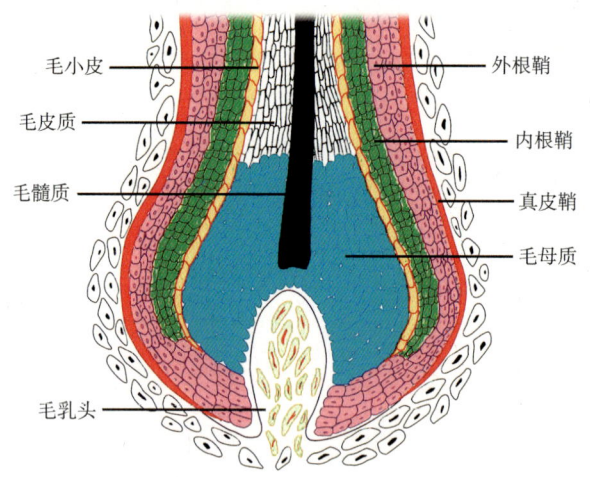

图64-2　毛囊球部结构示意图

（二）毛囊

毛发始于毛囊，毛囊从上至下分为四部分：皮脂腺开口部位以上的毛囊部分称为漏斗部（infundibulum），自皮脂腺开口以下至立毛肌附着处之间的毛囊部分称为峡部（isthmus），立毛肌附着处以下又分为颈部（cervical）和球部（bulb）。

毛囊从结构上可分为以下几部分：

1. 内根鞘（inner root sheath） 由内向外可分为三层，内根鞘中不含黑色素，其角化过程依靠透明颗粒。内根鞘细胞到毛囊峡部时已完全角化并分解，因此毛囊峡部以上无内根鞘细胞。

（1）鞘小皮（sheath cuticle）：紧贴毛根上的一层鳞状死亡上皮细胞，与毛小皮嵌合向上渐变为角质层毛小皮。

（2）赫胥黎层（Huxley's layer）：位于鞘小皮的外层，由毛母质细胞分化而来，由着色较淡的1~3层细胞构成。

（3）亨勒层（Henle's layer）：位于内根鞘最外层，由单层的扁平细胞构成，与外毛根鞘有明显分界。本层细胞在毛囊中最先发生角化。

2. 外根鞘（outer root sheath） 位于内根鞘的外侧，此层相当于表皮的基底细胞层和棘细胞层，并与之相连。最外一层细胞为长方形柱状上皮细胞，相当于基底细胞。外根鞘在峡部以上、皮脂腺导管入口处以下不再被覆有内根鞘，并进行均匀角化。外根鞘在立毛肌附着处出现环形膨大，研究表明该处为毛囊干细胞的储存位置，在毛囊周期和皮肤创面修复过程中可被激活，进而增殖和分化。

3. 真皮鞘（dermal sheath） 又称结缔组织鞘，紧贴外根鞘，位于毛囊的最外层，含有胶原纤维和弹性纤维，并与真皮相连。从内向外可分为三层：内层为一层透明玻璃样薄膜；中层由波浪状致密纤维组织构成；外层由疏松的胶原纤维和弹性纤维构成，与周围结缔组织无明显分界。

4. 球部 是毛囊底部的球形膨大部分，由毛母质细胞和黑色素细胞构成。毛母质是一种定向分化的细胞，在毛乳头细胞的诱导作用下可定向分化为毛干和内、外根鞘。黑色素细胞散在分布于毛乳头顶端及基底细胞间，其产生的黑色素数量决定了毛发的颜色。

5. 毛乳头（dermal papilla） 是真皮结缔组织深入毛球的部分，主要由毛乳头细胞构成，还含有毛细血管和神经，具有诱导毛囊形成和调控毛发生长周期的作用（图64-3）。

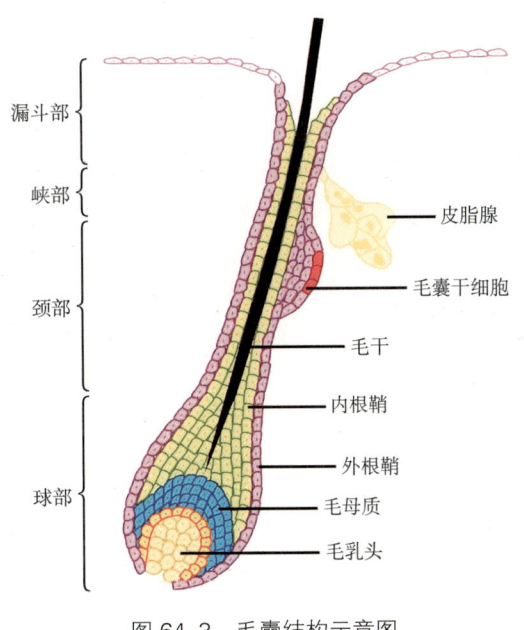

图 64-3 毛囊结构示意图

三 毛发的特性

（一）毛发的生长周期

出生后的毛发具有一定的生长周期性，依照毛囊的生长周期情况（图64-4），一般可分为三个阶段：

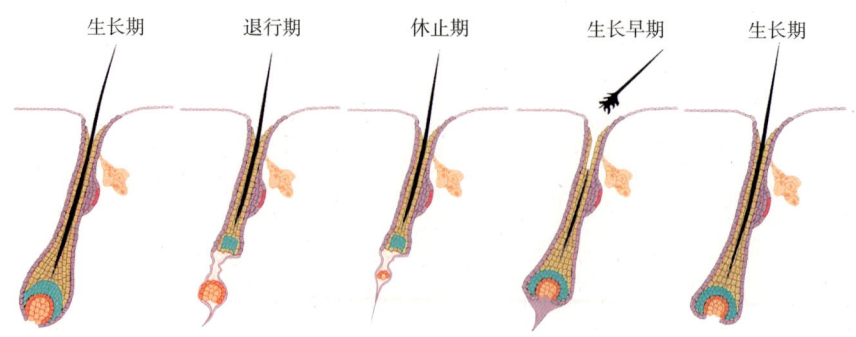

图 64-4 毛囊生长周期示意图

1. 生长期（anagen） 又可分为Ⅰ～Ⅵ期。Ⅰ期：毛乳头生长，毛发上皮细胞开始分裂。Ⅱ期：球部毛母质细胞包绕毛乳头并开始分化。Ⅲ期：球部毛母质细胞分化为各种毛囊成分，并向上生长。Ⅳ期：球部毛母质黑色素细胞活化。Ⅴ期：出现新的毛干并取代休止期的毛发。Ⅵ期：新的毛干长出皮面并稳定生长。以上Ⅰ～Ⅴ期为前生长期，毛干位于毛囊内；Ⅵ期为后生长期，毛干长出皮面。

2. 退行期（catagen） 毛母质细胞分裂活动的停止标志着退行期的开始。黑色素细胞停止分泌黑色素要早于毛母质细胞停止增殖，从而产生近端无色素的休止期杵状发。在退行期，毛囊体积变小，向皮面方向退行生长，由2～5mm的大毛囊逐渐变小至休止期长0.25～0.5mm的小毛囊。底部毛囊的基底膜增厚，毛乳头从皮下脂肪层逐渐上行至真皮层，直至休止期到达毛囊隆突部。

3. 休止期（telogen） 退行期结束后形成杵状发，随后杵状发会脱落。

人体毛发具有生长周期不同步的特点，每个毛囊都具有自己的生长周期。一般约有80%的毛囊处于生长期，约15%的毛囊处于退行期，约5%的毛囊处于休止期。因此，人类不会出现像动物"换羽"一样的所有毛发同时脱落的现象。结合激光脱毛的原理来讲，激光的作用位点是毛囊中的黑色素颗粒，通过光热效应作用于毛囊中的毛乳头细胞或毛母质细胞而引起毛囊的破坏，进而达到脱毛的效果。因此，激光脱毛作用的最佳时期是毛囊的生长期。这也就不难理解为什么激光脱毛无法一次性将毛发去除完全，同时还需要根据不同部位、间隔不同时期进行脱毛。

（二）毛发的生长速度

毛发的生长速度取决于毛母质细胞的分裂活动，主要与以下因素有关：

1. 部位 头发的生长速度最快，每天为0.35～0.37mm，头顶部每天可达到0.5mm；颏部毛发每天0.38mm，大腿处毛发每天0.21mm，前额部毛发每天0.03mm。

2. 性别 女性头发生长速度快于男性，但从全身来看，男性毛发的平均生长速度快于女性。

3. 年龄 若不考虑性别，15～35岁间毛发的生长速度最快。

4. 季节 以头发为例，每年3月为生长高峰，9月为生长低谷；胡须和腿毛亦有类似的季节变化。

（三）毛发的形状

毛发的形状取决于毛发横断面的形状，而后者又取决于毛球细胞的排列。白人头发为圆形，阴毛、胡须和睫毛则为椭圆形；黑人头发为椭圆形，且毛球上方有一个弯曲的毛囊，因此黑人的头发常呈卷曲状。根据外在形状，毛发可分为直发、波状发和卷缩发三种类型。

1. 直发 直发又可分为三种：硬直发，头发的方向很少变化；平直发，头发紧贴头皮；浅波发，较平直发明显，但在4～5cm发长范围内仅有一个弯曲。

2. 波状发 波状发又可分为两种：宽波发，头发并非完全贴在头皮上，但在4～5cm发长范围内有不少于两个的弯曲；窄波发，在4~5cm发长范围内弯曲可多达4个或更多。

3. 卷缩发　包括稀卷发、松卷发、紧卷发和紧螺旋卷发。

毛发形态因种族不同而存在一定差异，其中头发的差异最明显。黄种人的头发直而粗，而黑人的头发很卷曲，白人的头发多为波状，介于两者之间。从成因上来讲，毛发的形状取决于毛发横断面的形状。从毛发的横断面来看，黄种人呈圆形，黑人呈卵圆形或扁形，而白人呈比较细的卵圆形。毛发的这些差异主要由毛囊的形态差异引起：黄种人毛囊完全竖直，黑人毛囊呈螺旋状，而白人毛囊则介于两者之间。

（四）毛发的颜色

毛发在色泽上可分为黑色、黄色、棕色、白色和红色等。毛发的颜色取决于毛囊中黑色素小体的分布和数量。正常情况下，毛球部的黑色素细胞合成并分泌黑色素小体至毛皮质和髓质。黑人毛发中的黑色素小体数量较多、体积较大，因此黑人毛发较黑；白种人毛发中的黑色素小体较小且数量较少，主要聚集在膜包绕的复合体中，因此白人毛发较白；红色和棕色毛发的特征是毛囊中的黑色素小体为球形。

第三节　毛发缺损的分类及诊断

一、毛发缺损的分类

依照发病部位的不同可分为头发缺损、眉毛缺损、睫毛缺损、胡须缺损和会阴部毛发缺损等。依照病因的不同可分为雄激素源性、外伤性、肿瘤切除术后、头癣所致、自身免疫性、激素性、放化疗后等。

二、毛发缺损的诊断

毛发缺损一般可通过肉眼观直接判断，比如稳定期斑秃、严重的雄激素源性秃发、眉毛缺损、胡须缺损等，但对处于疾病进展期的患者而言，则需要对毛发的缺损情况进行鉴别。在临床工作中，毛发缺损的诊断可从临床诊断和实验室检查两个方面入手。

（一）临床诊断

1. 病史收集　主要从患者的现病史、既往史和个人史着手，重点了解患者毛发缺损的发病部位、主观感受、持续时间、起始情况、进展速度、轻重程度、分布特点、伴随症状及既往治疗情况等，通过该步骤可为临床诊断、鉴别诊断、分类和分级打下基础。就起病过程而言，突然起病者多为斑秃和拔毛狂；缓慢起病者多见于雄激素源性脱发和老年性脱发。

2. 体格检查　通过体格检查可以了解患者毛发缺损部位和形状、周围头发长度和分布特点，终毛、毳毛分布和生长情况，是否伴有断发等情况，以及有无反映脂溢性体质的疾病，如痤疮、湿疹、多汗症、脂溢性皮炎等。一般而言，弥漫性脱发多见于女性雄激素源性脱发、产后脱发、垂体功能减退、贫血等；前额两侧鬓角和（或）头顶部脱发多见于男性雄激素源性脱发；头发斑片状脱发多见于斑秃和拔毛狂；全秃应考虑先天性秃发和斑秃。

临床工作中最常见的毛发缺损为雄激素源性脱发。毛发移植术主要针对雄激素源性脱发患者，分为男性型雄激素源性脱发和女性型雄激素源性脱发。本章重点介绍了临床上该型脱发的诊断要点。

（1）男性型雄激素源性脱发

1）多见于20~30岁男性患者，可有家族史，有遗传倾向者一般发病较早。脱发多从前额两侧鬓角部开始，主要表现为头发密度下降，变得稀疏，同时头发也变纤细，随着病情的发展，脱发逐渐向头顶延伸，从而导致额部发迹向后退缩，前额变高，呈M形秃发；头发亦可从顶部开始脱落，呈O形秃发。秃发可进一步发展，导致额部秃发区域和顶部秃发区域融合，仅枕部及两颞部保留正常的头发，呈马蹄样外观。

2）脱发速度和范围因人而异，一般在30岁左右发病者病情进展最快。

3）脱发处油脂分泌较多，皮肤光滑油腻，可见纤细毳毛，无皮肤萎缩及瘢痕形成，身体其他部位的毛发正常生长。

4）无自觉症状或有微痒。

5）Norwood将男性雄激素源性脱发分为七个等级，可对照该等级进行脱发程度的评定（图64-5）。

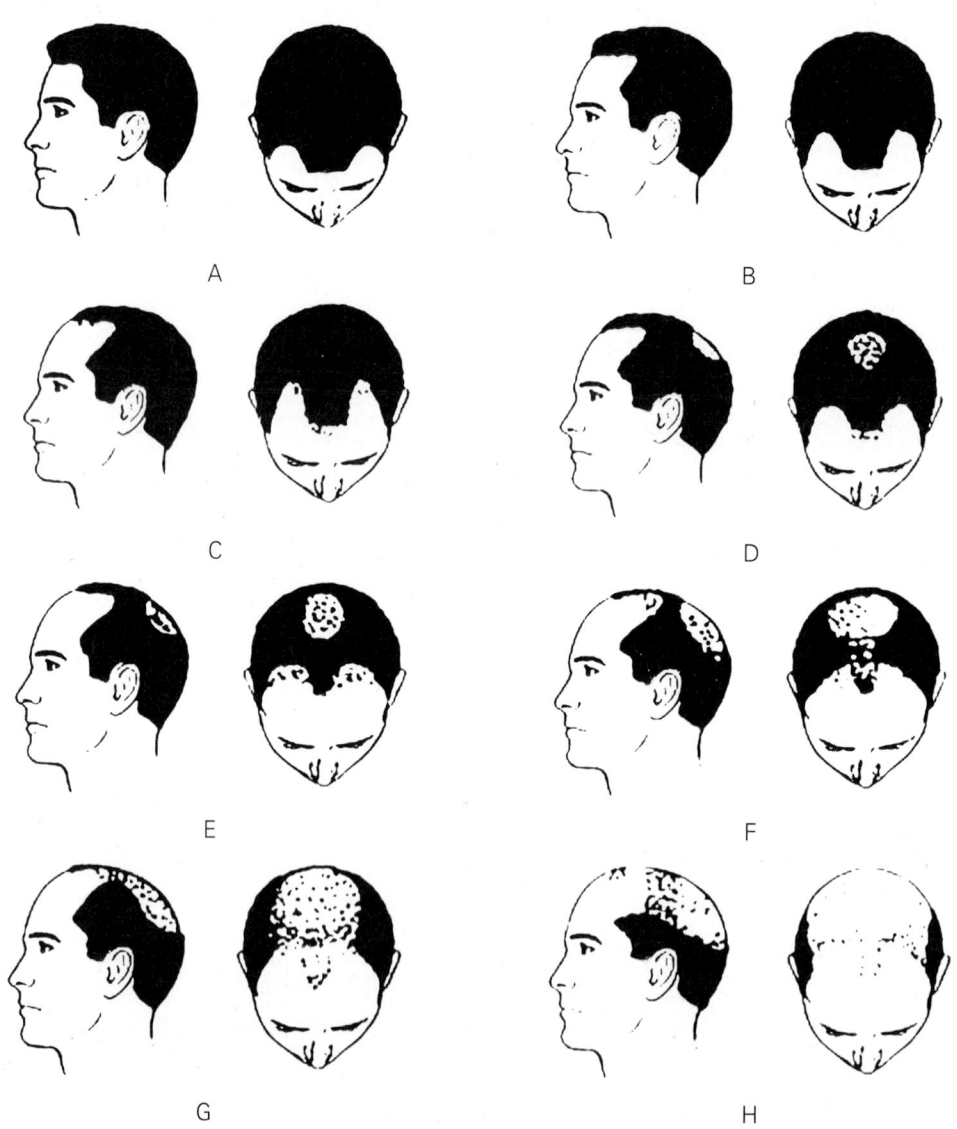

图64-5 男性型雄激素源性脱发的Norwood分级法
A. Ⅰ级 B. Ⅱ级 C. Ⅲ级 D. Ⅲvertex级 E. Ⅳ级 F. Ⅴ级 G. Ⅵ级 H. Ⅶ级

(2) 女性型雄激素源性脱发

1) 女性患者症状一般较轻，多表现为头顶部头发逐渐变稀疏，呈弥漫性脱发，一般不累及颞额枕部，身体其他部位的毛发正常生长。

2) 脱发的进程一般很慢，其程度因人而异。50%女性到50岁时，头发可明显稀疏，但极少发生顶部全秃。

3) 脱发处油脂分泌较多，导致头屑增多，头皮油腻、瘙痒明显，头发油腻光亮。

4) Ludwig将女性型雄激素源性脱发分为三个等级，可对照该等级进行脱发程度的评定（图64-6）。

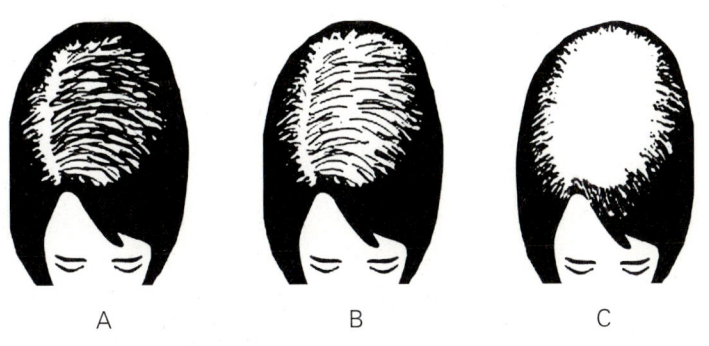

图64-6 女性型雄激素源性脱发的Ludwig分级法

(二) 实验性诊断

单纯毛发缺损的诊断并不困难，但有时毛发缺损仅仅是头皮或全身其他系统疾病的一个症状而已。同时，对于在发病早期就诊的部分患者而言，对病情做出及时准确的诊断尤为重要。为了明确诊断，有时还需做进一步的检查。

1. 外周血睾酮　主要用于鉴别雄激素源性脱发患者，绝大部分该类患者外周血睾酮水平正常或轻度升高。如外周血睾酮水平明显增高，要排除其他原因导致雄激素过多，如肾上腺肿瘤、睾丸肿瘤、垂体肿瘤等。

2. 性激素结合球蛋白　外周血中的大多数雄激素与血中的性激素结合球蛋白结合，仅少部分呈游离状态，而与性激素结合球蛋白结合的雄激素没有活性。因此，如果性激素结合球蛋白水平降低，即使外周血睾酮水平正常，也会导致游离雄激素增高。该检查对鉴别雄激素源性脱发有一定临床意义。

3. 雌激素　雌激素水平对产后脱发、更年期脱发和口服避孕药引起的脱发的诊断有一定的临床意义。

4. 血常规　患者一般血常规正常，其目的是排除缺铁性贫血导致的脱发，尤其是女性患者。

5. 微量元素　主要目的是排除由于微量元素缺乏，如锌元素等缺乏导致的脱发。

6. DACA试验　生长期头发内有内毛根鞘，用1%4-二甲氨基肉桂醛（4-dimethyl-aminocinnamaldehyde，DACA）溶于0.5%mol/L盐酸中，DACA与内毛根鞘中含瓜氨酸的蛋白质发生化学反应，产生一条狭长而特殊的深红或鲜红色带，长度为0.1～0.3mm。由于休止期头发内无内毛根鞘，不会出现该反应，因此该试验可用来鉴别休止期脱发。

7. 其他疾病的检查　包括系统性红斑狼疮、艾滋病和梅毒等疾病的相关检查。

第四节 毛发缺损的非手术治疗

一 药物治疗

毛发缺损的药物治疗主要针对由疾病引起的毛发脱落，比如雄激素源性脱发（androgenetic alopecia，AGA）、斑秃（alopecia areata，AA）、生长期脱发、休止期脱发等。

（一）米诺地尔

米诺地尔最早属于治疗高血压的药物，在治疗过程中发现服用该药物的高血压患者出现多毛症。经过验证试验，1977年，5%米诺地尔溶液被FDA批准用于治疗男性AGA。目前，临床上应用的米诺地尔主要包括治疗女性AGA的2%米诺地尔、治疗男性AGA的5%米诺地尔；剂型分为溶液和泡沫剂两种。一般而言，局部应用该药后，会在1个月内出现大量休止期毛发脱落，笔者称之为"狂脱期"，脱落的毛囊会重新进入生长期，而持续应用该药3~4个月后才能出现较为明显的治疗效果。该外用药仅仅能暂时阻止AGA的进一步发展，停药后仍然会出现脱发，因此需终生用药。

1. 作用机制　目前米诺地尔治疗AGA的准确机制尚不清楚，有研究表明其治疗AGA可能由以下多方面机制组成：①舒张血管；②开放钾离子通道；③促进细胞分泌血小板源性生长因子；④其他。

2. 适应证　①男性和女性AGA；②AA；③休止期脱发；④毛发移植术前后。

3. 其他注意事项　毛发移植术前3天左右停止应用该药；妊娠期和母乳喂养阶段慎用；对米诺地尔过敏者禁用。

（二）非那雄胺片

非那雄胺最早被用于治疗良性前列腺增生，在服药过程中发现AGA患者出现毛发直径增加的情况。1997年，默沙东公司研制的1mg剂量的非那雄胺片（商品名为保法止），被FDA批准用于治疗AGA。同样，该药也仅仅能暂时阻止毛发的脱落，停药后脱发会继续发生。因此，AGA患者需终身服用该药。

1. 作用机制　对于AGA患者而言，脱发的发病机制在于脱发区域毛囊内的Ⅱ型5a还原酶将患者血液内的睾酮转化为二氢睾酮，后者和敏感毛囊内的雄激素受体结合，继而引起一系列病变。作为一种人工合成的抗雄激素药物，非那雄胺是一种Ⅱ型5a还原酶抑制剂，能够阻止睾酮转化为二氢睾酮，从而达到治疗AGA的目的。

2. 适应证和禁忌证　非那雄胺仅用于治疗男性AGA，女性AGA患者禁用；计划怀孕的夫妻中的男性AGA患者慎用；接近2%的男性患者服用该药后可能发生性功能障碍，包括性欲降低、勃起障碍、射精紊乱等。

（三）其他药物

1. 度他雄胺　一种5a还原酶抑制剂，能够同时抑制Ⅰ型和Ⅱ型5a还原酶的活性。研究报道，度他雄胺抑制Ⅱ型5a还原酶的效力是非那雄胺的三倍。目前，该药尚未被FDA批准用于治疗

AGA。

2. 螺内酯（安体舒通） 一种弱的雄激素受体竞争抑制剂，可以使肾上腺产生睾酮减少，同时也可与二氢睾酮竞争受体，减少雄激素对皮脂腺和毛囊的刺激。部分女性AGA患者服用该药后可阻止脱发加重，但可引起男性AGA患者的性欲减退和乳房增大，因此不适合用于治疗男性AGA患者。

3. 某些口服避孕药 口服避孕药有助于治疗女性AGA，应选用以雌激素和黄体酮为主要成分的避孕药。

二、其他治疗

（一）心理治疗

精神因素（比如过度紧张、焦虑或抑郁），可加重AGA、AA或休止期脱发患者的脱发情况。

心理治疗主要是指临床医师通过言语或非言语交谈的方式与患者建立良好的医患关系，应用有关的心理学和医学知识指导或帮助患者克服及纠正与脱发有关的不良生活方式、行为习惯和情绪障碍等。

（二）中医治疗

中医认为脱发的发生和发展，与患者体质的强弱和致病因素的性质相关，并注重外因和内因的相互作用。机体在各种致病因素下，发生阴阳失调、气血津液和脏腑功能紊乱，通过经络的联系在体表表现出来。因此，虽然脱发的原因有多种，究其病因不外乎虚和实。虚主要指肾虚、脾虚和血虚，精血不足，发失所养。实主要指血瘀和湿热，血瘀毛窍，发根失润；湿热上蒸，蕴于肌肤，发失所荣，头发脱落。

因此，脱发的中医治疗原则是：虚证以补摄为要；实证以清湿热、通瘀血为主。在治疗方法上应辨病与辨证、内治与外治相结合，标本兼顾。

（三）激光治疗

激光治疗脱发主要是指在毛发移植术和激光生发中的应用。在毛发移植术中，激光主要用于受区的打孔，由于激光的热效应具有凝血功能而影响植入毛发的血供，激光在毛发移植术中应用较少。

激光促进生发，采用的是波长介于630~670nm的可见红光，研究报道低强度的激光照射可刺激毛囊细胞内细胞色素C信号的传递，减少细胞凋亡，从而促进毛发生长。

目前，HairMax激光生发梳已通过FDA认证，用于治疗AGA。但具体效果如何，仍须进一步临床观察。

（四）掩饰技术

对于头发全部缺失的患者而言，药物和手术均不是有效的治疗方法，为了达到正常人头发的外观，配搭假发亦是一种理想选择。

对于头发局部缺损，而又不想通过手术治疗的患者，采用织发补发技术亦是一种理想选择。

第五节 毛发缺损的手术治疗

一 头皮缩减术

外科手术治疗毛发缺损最简单的方法就是头皮缩减术，即采用手术刀直接完全或部分切除秃发区，将切缘皮肤直接拉拢缝合。为了减少术后张力引起的瘢痕，通常需要做切缘皮下的游离松解（图64-7）。

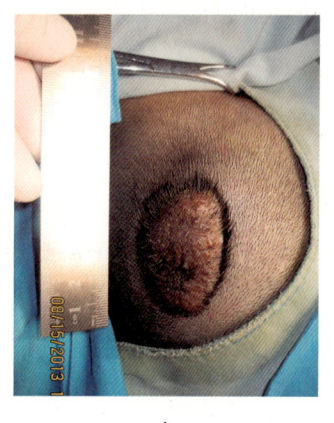
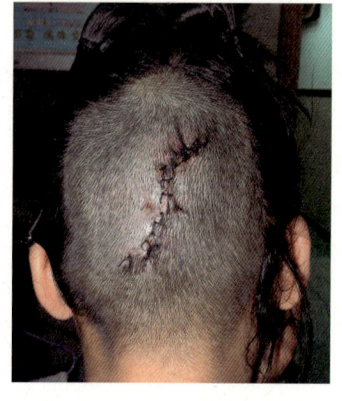

图 64-7　头皮缩减术
A. 术前显露秃发区　B. 手术完全切除秃发区，切缘游离松解后拉拢缝合

该手术方法一般选择梭形切口，适用于小面积毛发缺损的治疗，可通过单次手术完全去除秃发区；对于较大面积的毛发缺损而言，可选择分次切除。该手术方法的优点是操作简单，但其适应证范围较窄，仅适用于较小面积的毛发缺损，严禁用于雄激素源性脱发患者。

二 皮瓣修复术

皮瓣修复技术在毛发缺损的外科治疗中占有重要作用，主要采用各种局部皮瓣来修复头发缺损，较适用于较大面积的瘢痕性秃发和头部肿瘤切除后遗留的较大面积毛发缺损创面。根据患者毛发缺损区的形状及面积大小选择不同的皮瓣，其分类方法、适应证、设计原则、操作要点及注意事项同身体其他部位。下面简单介绍几种常见的皮瓣修复术。

（一）推进皮瓣

推进皮瓣又称滑行皮瓣，指利用缺损创面周围皮肤的弹性和可移动性，在缺损区域的一侧或两侧设计皮瓣，经切开及潜行剥离后，以滑行推进的方式直接覆盖创面。

（二）旋转皮瓣

旋转皮瓣指以皮瓣近端的基点为旋转轴心，在缺损边缘的一侧或两侧形成局部皮瓣，按照顺时针方向或逆时针方向旋转一定角度后覆盖缺损区域创面进行修复。

（三）易位皮瓣

易位皮瓣指在创缘两侧设计一定角度的方向相反的两个三角形皮瓣，皮瓣基底游离松解后两个皮瓣交换位置覆盖创面。

（四）邻位皮瓣

邻位皮瓣与上述三种头皮局部皮瓣的差异在于供区与受区之间有正常的头皮组织，此法较少应用。

（五）轴型皮瓣

轴型皮瓣指利用由知名血管供血的头皮组织制成头皮皮瓣修复毛发缺损区，最常用的轴型头皮皮瓣是以颞浅动脉为血管蒂轴的皮瓣修复眉毛的全眉缺损。随着自体毛发移植术的普及和技术的提升，目前已经较少采用该术式。

三 皮肤软组织扩张术

在头部应用的皮肤软组织扩张术，也称头皮扩张术。主要是指一期手术将皮肤软组织扩张器埋置于与秃发区邻近的正常头皮下，经过定期注水使扩张器达到预定体积之后再进行二期手术，将扩张器取出，利用扩张所获得的额外头皮瓣修复秃发区域（图64-8）。扩张器并不能使头皮中的毛囊数量增加，头皮的扩张必伴随着头发密度的降低。由于扩增皮瓣中的毛发方向恒定，通常需结合局部皮瓣的原理进行秃发区域的修复。因此，在术前设计和术中操作中应注意尽量使扩张皮瓣中毛发方向与修复区域毛发的方向保持一致。目前，该法在临床也较为常用，主要适用于秃发面积较大且秃发区血供较差的患者。

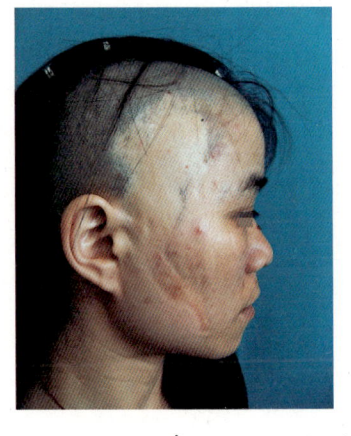
A

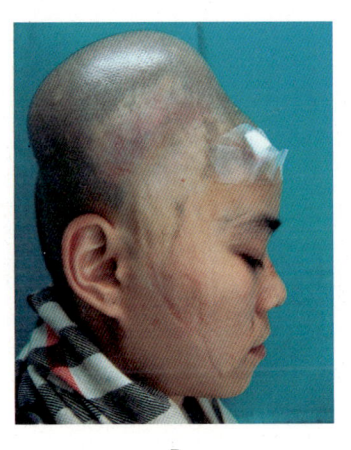
B

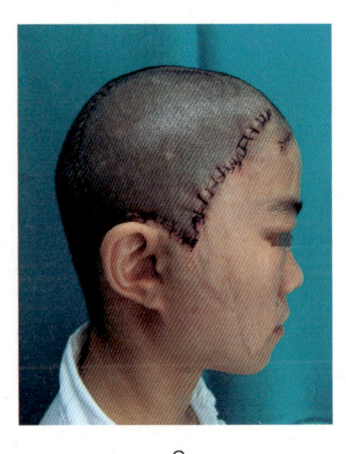
C

图64-8 头皮扩张术

A. 术前颞区及前额区秃发外观 B. 扩张器内注水达到预定体积 C. 以扩张所得的额外头皮瓣修复秃发区

四 毛发移植术

毛发移植术是指通过手术方式将获取的自体非秃发区域毛发移植至秃发区或毛发稀疏区的方式，具体详见本章第六节。

第六节 毛发移植术

一 毛发移植术的概况

(一) 毛发移植术的基本概念

毛发移植 (hair transplantation) 是目前国际上通行的有效治疗永久性毛发脱失的一项外科临床技术。它是将自体供区部分毛发,通过外科手术的方式使其重新分布于头皮秃发区或身体其他毛发脱失部位,是一种提供了与原有毛发生长特性无异且能在新的移植区域内继续生长的毛发的技术(图64-9)。

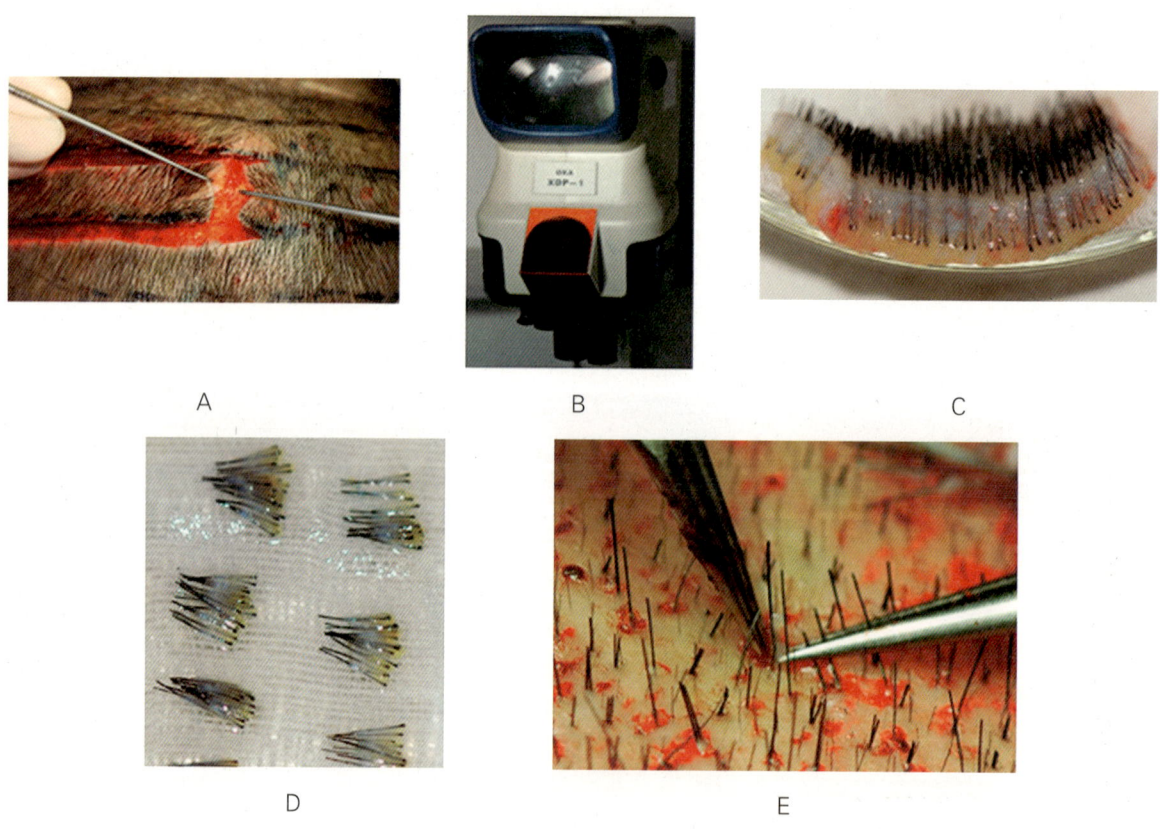

图 64-9 毛发移植术:供区获取头皮条,进一步分离获取含 1~3 根毛发的单个毛囊单位,植入脱发区

毛发移植手术有两个必要条件:①供区具有足够的毛发量以供提取,且提取后不影响供区外观;②受区头皮有较丰富的血供,以保障移植后的毛发良好成活。

(二) 毛发移植术的发展历史

现代毛发移植的理论基础是由美国医师 Norman Orentreich 在1959年提出的"供区优势理论":从后枕部安全供区获取毛发,移植到受区,移植后的毛发仍保持其在供区的生长特性,并能在受区长期存在，受区微环境不能改变供体的雄激素水平。

早在1804年，Baromio就成功地在动物身上进行了自体毛发移植。但在临床上用自体毛发移植治疗秃发并获得成功的先驱是Dieffenbach。他在其1882年发表的博士论文中提道：用鹅毛羽茎作为打孔器，将供区的毛囊成功移植到无毛区。1939年，Okuda发明了一种直径2～4mm的圆形手术刀，并用它从供区获取毛囊种植到秃发区。1959年，Norman Orentreich医师提出了"供区优势理论"。1970—1989年，毛发移植术中引入了环钻取毛囊技术，但该技术的缺陷是移植后的毛发呈洋葱样外观，而在供区切口也会留下许多圆形的瘢痕。1988年，Bobby Limmer提出毛囊单位移植概念，发表了现代毛发移植技术而获殊荣。2000年起，对毛囊干细胞的研究、毛发再生与构建也成为该领域新的热点。

二、毛发移植术的术前设计和评估

经与脱发患者详细沟通后，如果患者决定接受手术，那么为了充分保护患者的知情权，术前应告知其植发术中麻醉时的疼痛、手术时间、术中出血及术后可能的并发症，然后可以进一步进行术前设计，术前设计时要充分考虑患者的实际需求。

（一）供区的设计与评估

1. 供区范围及头皮弹性测量　1995年，Unger报道了经过他研究的328例年龄在65岁以上的患者所得出的毛发安全供区理论。其供区的前界在耳屏前约28mm并平行于耳颞发际线。上界在外耳耳颅沟上20mm到70mm的水平线，向后枕部与枕部正中线相交，在颞部宽约50mm，在枕部宽约80mm，下界要根据家族遗传史来决定（图64-10）。

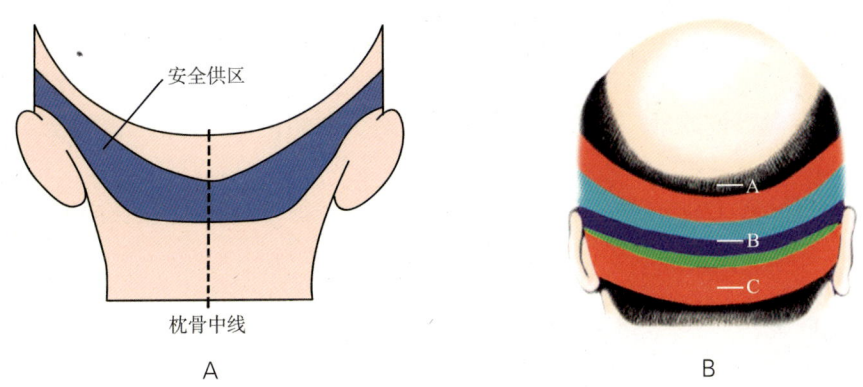

图64-10　Unger的毛发安全供区

头皮弹性测量主要用于FUT技术，主要目的是估计出能够安全切除的最大的头皮条宽度。

Mayer和Paul提出的方法是用百分位数来代表被挤压的头皮弹性。此方法能够安全估计需切取的头皮条大小，而且适用于头皮的所有区域。将标尺放置在5cm长头皮的两端，做好标记，然后用食指和拇指向内侧挤压头皮，测量被挤压后的头皮长度，两者之差除以原长度得出的百分比就代表头皮的弹性（图64-11）。例如：头皮在被挤压后的长度从60mm缩短为48mm，头皮弹性＝(60－48)/60×100%＝20%。

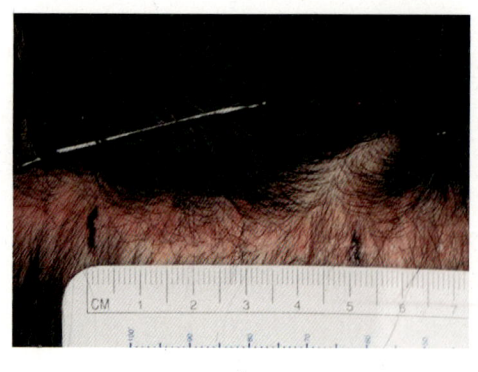
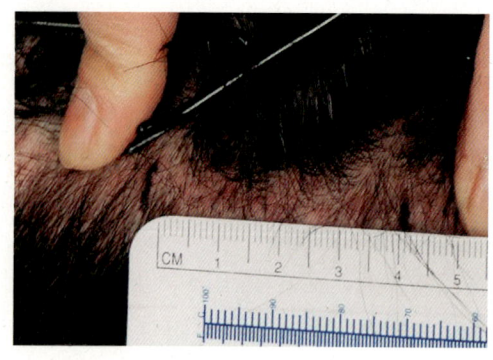

图 64-11　测量头皮弹性

Mayer 和 Paul 建议在第一次毛发移植手术时安全的供区切取宽度在中间与旁边的大小一般为：

10%弹性对应中间 10mm、旁边 8mm。

15%弹性对应中间 15mm、旁边 10mm。

20%弹性对应中间 20mm、旁边 15mm。

25%弹性对应中间 22mm、旁边 15mm。

30%弹性对应中间 22mm、旁边 15mm。

Mayer 和 Paul 还建议，在随后每次的手术中所切取的头皮条宽度，要比所测得的头皮大小减少 20%，这样可以获得外观比较好的供区瘢痕。

已经测出最安全的头皮切取宽度（W），将切取面积（S）除以宽度就是需要切取的长度（L）。

$$L=S/W$$

2. 切取头皮条大小的计算　所需毛囊单位总数（T）除以供区毛发密度（D），得出的面积即为需要切除的头皮条大小（S）。S除以头皮条宽度即为头皮条长度。

对于FUE技术，将安全供区分割为两侧对称的8个区域，根据需要移植的数量，计算在不同区域需要提取的毛囊单位数量。在进行提取时，先从最右边的1区开始，然后到最左边的2区，接着3、4、5、6、7、8区域，如此操作便于统计移植体数量，也可以防止在某一区域提取过多而造成局部毛发特别稀疏（图64-12）。在进行毛囊单位提取时，注意选择生长期的毛发而非退行期毛发。

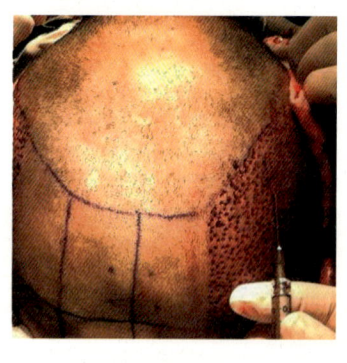
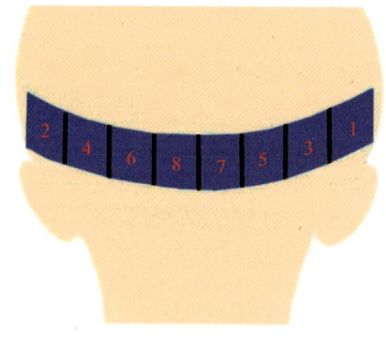

图 64-12　分区提取毛囊单位

(二)受区的设计与评估

1. 脱发的分区

(1) 发际线区(frontal hairline zone):位于发际线前缘的位置,是一条由前向后毛发密度逐渐增加的移行过渡区,宽6~10mm。

(2) 前额区(frontal region):毛发移植术中重点移植毛发的区域,有时甚至是唯一移植毛发的区域;额区的移植能塑造脸形,并对面部外观造成最直接的影响;它向两侧延伸,与颞区、中区边缘相连接。

(3) 头皮中区(midscalp):头最上部相对水平的区域。它的边界在两侧位于颞部头发的边缘,前方边界是连接两侧额颞角的连线,后方位于顶区边界线的前缘。

(4) 顶区(vertex冠区):此区是雄性激素依赖性脱发(MPHL)最靠后的区域,具有近乎圆形或者椭圆形的轮廓,以头发生长方向不同形成的旋涡为标志。它的后边界是枕缘头发的最上边缘。为了形成完整的镜像,这条曲线向前突出,它的范围可以从早期很小的中央稀疏区到Norwood七级患者超大的顶部无发区不等(图64-13)。

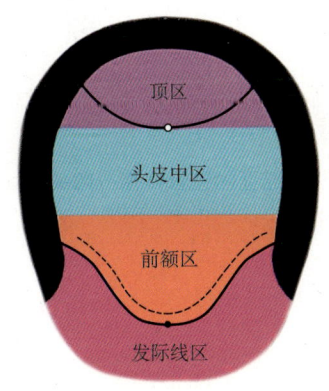

图 64-13 毛发移植设计中的头皮分区

2. 受区设计基本要点

(1) 年龄:对于持续脱发患者,其发际线不可能是静止不变的,而是在其整个一生中都处在一个逐渐后退、毛发逐渐变细的过程之中。患者的年龄越大,他最终的毛发脱失情况相对越易于预测。对于年轻患者,前额发际线需要设计得相对更高一些(≥8cm),同时要非常谨慎处理颞区及顶区的移植。

(2) 面部轮廓:患者的自然面部轮廓对于取得最终的效果十分重要。对于拥有宽而圆的脸型的患者,发际线需要设计得更高、更平;一个拥有较窄脸型的患者需要一个相对收紧(不向外展开)的发际线。

(3) 毛发特征:毛发密度(单位是FUs/cm²)、浓度(由毛发直径和每个毛囊单位的平均毛发根数共同决定)、颜色、弯曲度都对移植毛发的设计有影响。

(4) 意愿及期望:医师和患者之间必须有足够的交流,使患者的期望与医师的治疗计划可以基本达到一致,术前不切实际的期望往往是患者术后不满意的主要原因。

(5) 性别:男性发际线伴有在前额、颞交界位置的增大的额颞三角,而对于女性,一般正常发际线前额和颞的连接不存在额颞三角,而是相对平直的曲线。

(6) 种族:根据不同种族的特点与个人要求设计。

3. 发际线特点及各区密度设计

(1) 自然发际线特点:不规则的前缘,呈锯齿状分布,具有2~3个"美人尖"。不规则的头发密度，能自然过渡。细软的头发位于发际线的最前面，越到后面头发越粗。按毛发自然的方向分布。

（2）密度设计：一般来说，低密度是指移植的密度在10~20FUs/cm²，一般用于FUE技术、经过第一次毛发移植后密度欠理想而需要加密的患者，或者原来毛发密度尚高，只是需要加密以达到更加自然效果的患者。高密度移植指移植密度至少30FUs/cm²。

各部位密度可以均匀分布，也可以呈现阶梯状分布，根据个人脱发情况与要求而定。一般在"前额中心区"密度最高，其次是发际线和额角，顶部过渡区不必成为高密度移植区，否则晚期会造成孤岛样外观，与周围毛发极不协调。

4. 受区打孔方向和角度　要达到自然的术后效果，一个重要因素是移植毛发的角度和方向。

如图64-14所示，头顶部旋涡中心处毛发生长方向改变迅速，而远离旋涡的区域趋于缓和，颞部鬓角的毛发与皮肤贴近，生长角度很小，因此必须非常关注每个部位毛发的生长方向和角度。

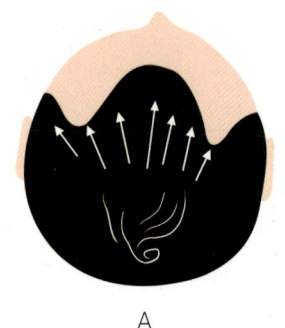
A

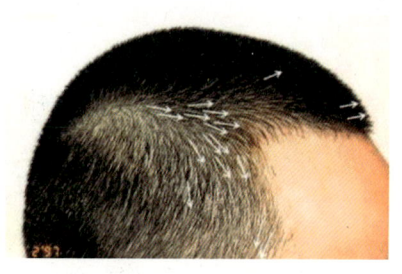
B

图64-14　头顶部毛发生长方向

三、毛发移植术的方法分类

（一）FUT

毛囊单位移植（follicle unit transplant，FUT）是1998年由美国医学博士Rassman W. R.和Bernstein R. M.医师经过多年的临床研究率先提出的。

1. 供区麻醉　麻醉药包括神经阻滞麻醉药及局部浸润肿胀麻醉药两种，由于作用部位不同，两种药液的成分、浓度也不同。

神经阻滞麻醉药：主要用于阻滞眶上神经、滑车上神经，以及用于行环形封闭（ring block）麻醉。一般是含1/100000肾上腺素的1%~2%利多卡因溶液5~10ml。

局部浸润肿胀麻醉药：用于受区头皮注射。在阻滞麻醉的基础上，起到进一步麻醉及止血的作用。考虑到麻醉药的用量及需要作用的面积及作用时间，不同数量的毛囊移植单位配制的局部浸润肿胀麻醉药的总量、成分、浓度也不同，一般规定如下（表64-1）：

表64-1　不同数量毛囊移植单位配制的局部浸润肿胀麻醉药的总量、成分、浓度

毛囊单位/株	生理盐水	肾上腺素	2%利多卡因
1000	60ml	0.25mg	6ml
2000	80ml	0.30mg	8ml
3000	100ml	0.40mg	10ml
4000	120ml	0.50mg	12ml

大量的稀释的肿胀麻醉药对局部头皮形成的静水压可以压迫微小血管,对局部头皮止血起到很好的效果。

麻醉操作技巧:

(1) 神经阻滞麻醉:神经阻滞的独特之处在于它可以通过注射少量的麻醉药达到大片头皮麻醉的效果。神经阻滞的机制主要是将少量的麻醉药直接作用于神经干周围而起到麻醉效果。毛发受区主要感觉神经阻滞包括:眶上神经和滑车上神经阻滞、耳颞神经阻滞、颧颞神经阻滞。

1) 眶上神经和滑车上神经阻滞:眶上神经阻滞部位位于眉上方,因为在眶缘,眶上神经与滑车上神经都有广泛的分支。行眶上神经阻滞时,医师将一只手的食指、中指、无名指并拢竖向放置于眉间,中指对准面部中线,眶上神经的主要神经分支的穿出位置都恰好位于食指、无名指两手指的外侧;此时另一手在前一手三指外侧缘和眉上缘交界位置,以5号针头向眶上缘刺入,直到感觉顶到骨面,注意不要刺入眶上裂中,回抽无血确保针未刺入血管,注入2ml含1/100000肾上腺素的1%利多卡因溶液;然后稍稍向后退出针头,在未退出皮面的情况下向内侧变更针头方向,再刺入达骨膜面,在此位置再注射0.5ml相同麻醉药液(图64-15)。患者一般在麻醉药注射后几秒钟内就会有上睑滞重感,这主要是由于眶上神经的返支同时被麻醉了,此返支支配上睑皮肤的感觉。出现这种滞重感说明阻滞麻醉已经成功生效。双侧眶上神经阻滞麻醉操作相同,一般注射完成后轻轻在注射部位按摩一会儿可帮助麻醉药扩散。有95%的患者眶上神经阻滞在注射后30秒内可以达到完全。笔者认为眶上神经和滑车上神经在解剖上位置靠近,且滑车上神经支配头皮位置较低,手术植发区较少分布于滑车上神经支配范围,故主张不必特意行滑车上神经阻滞麻醉。

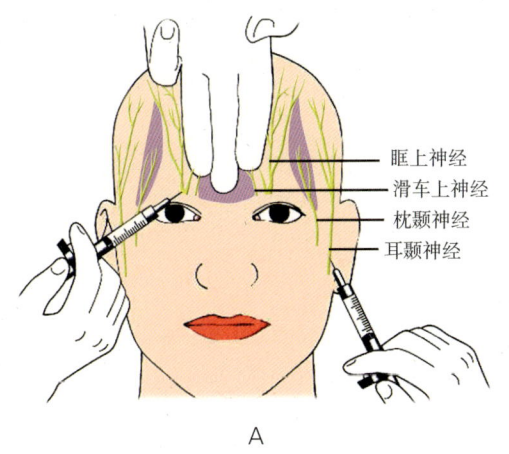 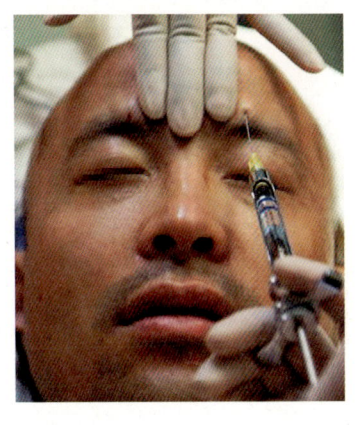

图64-15　眶上神经阻滞麻醉及部位

2) 耳颞神经阻滞:耳颞神经的阻滞一般在耳屏前方位置入针,针刺深度达皮下,回抽无血后注入2ml含1/100000肾上腺素的1%利多卡因溶液;耳颞神经阻滞麻醉的有效率可以达到95%。

3) 颧颞神经阻滞:颧颞神经阻滞一般在颧弓位于外眦外侧约1.5cm处位置垂直进针,深度达骨膜面,注射2ml含1/100000肾上腺素的1%利多卡因溶液即可达到阻滞麻醉效果。

在行颧颞神经阻滞时多可能同时阻滞了面神经颞支,会引起同侧颞部表情皱纹消失及抬眉不能表现。

(2) 环形封闭麻醉:由于头皮部的神经支配主要是由眶上神经、滑车上神经、颧颞神经、耳颞神经、枕大神经、枕小神经、耳大神经、第三枕神经等完成,这些神经的主干都由发迹线以下部位发出,理论上如果沿发迹线做一圈皮下局部浸润麻醉,头皮毛发受区就不会再有痛感。这种在局部区域行连续浸润麻醉以增强此区域麻醉效果的麻醉方法,国外文献称为"ring block",笔者称其为环形封闭麻醉。

在植发受区头皮行神经阻滞后,在标定的拟植发区域的下边界行环形封闭麻醉。环形封闭麻醉具体操作如下：在标定区域的下方边界的一侧端进针，针头平行于边界线方向走行于皮下深度。注射含1/100000肾上腺素的1%利多卡因溶液至形成一皮丘后，出针。再在前一皮丘的最尖端进针，针头继续沿标定边界线方向走行，相同深度注射相同麻醉药液，直至边界线的另一端。这样注射就会形成一条连续的"麻醉带"，完成环形封闭麻醉（图64-16）。

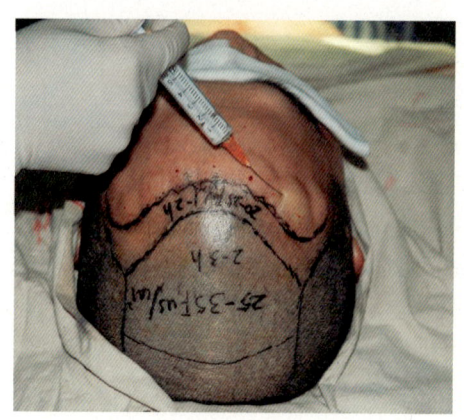

图64-16　环形封闭麻醉

（3）局部浸润肿胀麻醉：在主干神经阻滞完全及环形封闭麻醉完毕后，可以进行植发受区的局部浸润肿胀麻醉，此时浸润麻醉进针及注药时基本没有痛感。麻醉药物配制如前述。另外，选择在皮内层次注射是因为在此层次中注射麻醉药液可以同时增加毛囊根部与下方神经、血管平面之间的距离，这样在打孔时可以降低损伤头皮主要神经、血管的概率，防止术后术区出血、感觉异常的出现。

2. 供区头皮条切取

（1）优势供区的选择：最常见的安全供区是后枕部。枕部毛囊对雄激素不敏感，它们移植到秃发区后将保持其原来的毛发属性和生长周期而继续生长，这种现象被称为"供区优势"，这也正是毛发移植的生理基础。

对于第二次大量毛发移植术，如果上一次供区手术瘢痕很小，可以将这次供区头皮的下缘设计在旧瘢痕上至少1cm。新的供区中不宜包括旧瘢痕，因为瘢痕内的头发方向都是扭曲的，即使再仔细切割，毛囊的横断率也非常高。对于大多数患者来说，如果用促进毛发生长的方法关闭伤口，新的瘢痕也会很小，可以被接受。有些患者可能在意有太多瘢痕，那么上次供区的瘢痕可以设计在这次供区的边缘或者中央（图64-17）。

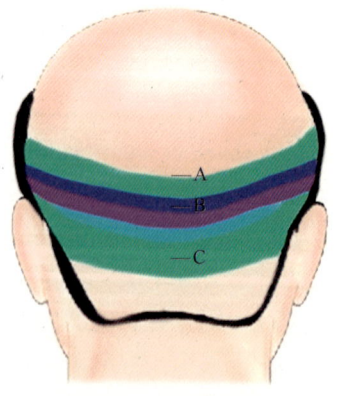

图64-17　优势供区选择
A. 优势供区上缘　B. 在A和C中间，为第一次选择区　C. 优势供区下缘

第一次选择供区时，必须为下一次手术做计划。如果仅仅移植小到中量毛发，供区可以从枕中部开始，延伸到两侧颞部。下一次手术供区还可以选择在同一个区域，先前的瘢痕呈线状，可以被包括在供区内。如果预计将来有更多的手术，供区可以从枕中部延伸到左耳，先前的瘢痕可设计为下缘，右侧颞部可以保存到将来再使用。

对于那些有过多次手术的患者来说，选择供区更困难，因为供区瘢痕更宽，瘢痕之间相互错杂，所以选择供区时最好不包括任何瘢痕。原因是先前瘢痕周围的毛发通常更细，这是毛囊横断、血供减少所致。供区包括瘢痕会减少可供移植的毛发量，对于六级以上脱发患者，毛发移植后不足以改变外观。

如果操作合适，术前按摩就会松弛紧张的头皮。对于先前做过手术或头皮缩减术的患者来说，头皮按摩尤其重要。按摩方法：两手掌交叉置于后枕部头皮，用力贴紧头皮上下推动。一天2～3次，每次15～20分钟，或者总共200～300下按摩比较合适。头皮按摩应该在术前4～6周开始。按摩2周后，患者就能感觉到头皮明显松弛。

（2）头皮条切取：所需头皮条长、宽可根据所需切取头皮的大小（S）来决定，S按以下方法计算：S＝所需总的移植物数量（T）/平均密度（D）。

例如，所需移植物总数为2000FUs，供区平均密度为80FUs/cm^2，那么所需头皮面积大小就是25cm^2。通常用Mayer标度法来评估头皮弹性，测出安全的头皮切割宽度。在第一次手术中这个计算方法是非常精确的，而在第二次的手术中就不那么精确了。在超常量的毛发移植手术中，需切割供区40～55cm^2，所需头皮从枕中部到两侧耳上区域。在枕中部，根据头皮弹性可切取范围在1.5～3cm宽的头皮；乳突区的头皮弹性差，通常切取的宽度在1～1.5cm，这个宽度能保证切口闭合的时候张力最小。对于很多患者来说，即使耳上区头皮弹性、头皮条宽度和枕中部一样，术后所遗留的瘢痕还是很宽。因此该区宽度通常设计得较窄，一般是1.5～2.5cm。在某些患者，该区头皮不被选用，因为该区毛发较细、毛发密度低，不足以覆盖头皮瘢痕。

用10号圆刀片沿设计线切开头皮，切口要表浅，太深容易横断毛囊。切开后用两个皮钩拉开两侧皮缘，皮钩必须确保仅仅钩在真皮的上中部，而不损伤毛囊。将皮钩提起并向相反的方向牵拉，在切头皮的过程中皮钩始终要保持一定的张力，而刀刃的方向始终与毛发的方向平行，用刀尖切开毛囊之间的组织，用刀腹切开没有毛囊的组织，切割时一定要注意避免伤及毛囊部分，见图64-18。肿胀液必须注射足够以确保止血，而使用小的吸引器也可以保持术中术野清楚，减少毛囊横断。

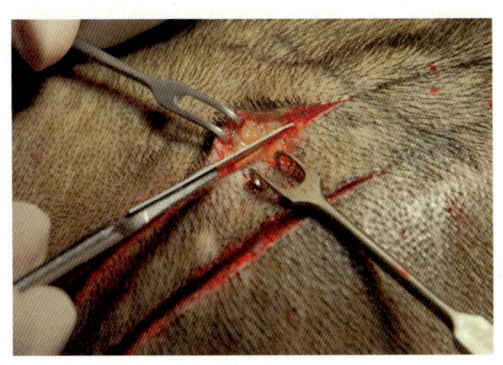
A
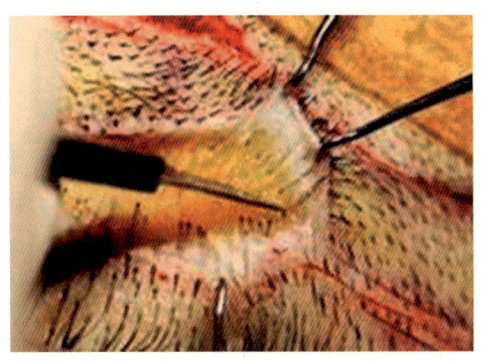
B

图64-18　供区头皮条切取，用皮钩拉开皮缘，注意刀尖、刀腹的方向，注意减少毛囊横断

（3）供区无张力缝合：尽可能使切取的头皮条细而长，即使是少量的毛发移植也是一样。获取最小瘢痕的一个永恒不变的原则是：无张力缝合。切口应与毛囊平行，切口两侧逐渐变细，切取深度以足够获得完整毛囊为度，不宜过深。亚洲人供区每平方厘米毛发数量较低，而且头发与

头皮颜色对比明显，因此供区瘢痕比较明显，特别是年轻人，因为年轻人皮肤的弹性纤维含量较高，易产生较宽瘢痕。经过多年探索，很多技术可以使术后瘢痕几乎看不见。促进毛发生长的关闭伤口技术首先是由 Patrick Frechet 博士、Mario Marzola 与 Paul Rose 在 2005 年提出的。在关闭供区切口之前，先将切口下缘皮瓣的游离缘剪去 1~2mm 的组织，剪刀角度成锐角（图 64-19）。用这种方法使去表皮的 1 或 2 个毛囊单位能穿过最终的瘢痕来生长，这样就能分散它的线性形态。

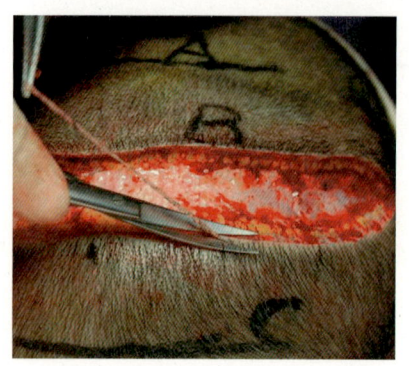

图 64-19　修剪头皮游离缘，切取约 2mm 宽表皮

第一次手术，当切取供区头皮宽度低于 1cm 时，关闭切口可用 4-0 可吸收线对皮缘进行单层连续缝合，即可获得细小的瘢痕。当供区出血或者切取头皮宽度超过 1cm 时，用 3-0 尼龙线先做固定减张缝合，然后再以 4-0 可吸收线连续缝合，将会产生更细小的瘢痕（图 64-20）。对于第二次以后的手术，如果供区头皮条宽度小于 1cm 时，固定减张缝合可以达到细化瘢痕的要求。而对于 1~2cm 的头皮切取，切口的上、下皮缘需在皮下充分松解至两侧靠近，再行减张缝合及连续缝合，以达到细化瘢痕的效果。术后 7~10 天拆除缝线。

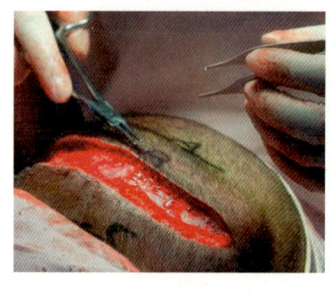
A

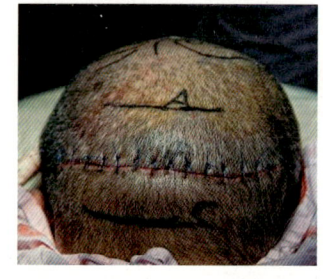
B

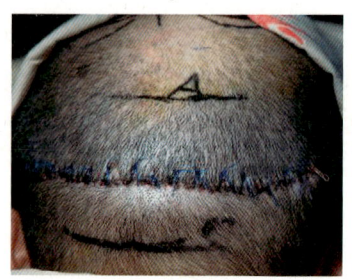
C

图 64-20　供区减张缝合＋连续缝合

3. 移植物制备及保存　头皮毛发大多数以 1~4 根终毛的形式成群生长，有时也可以包括 1~2 根毫毛。这些成群生长的毛发被称为毛囊单位。即使是毛发密度比较高的个体，包括 5~6 根终毛的也比较少。1984 年，Headington 描述毛囊单位组织的解剖学为拥有联合的皮脂腺、立毛肌、血管丛、神经网络。移植物的制备包括两个步骤：第一，将头皮条分片；第二，将片状头皮条切割成单个毛囊单位。

（1）头皮条分片：移植物制备在毛发移植术中是一个重要的部分，既需要技巧，又需要经验。因为这个过程需要的时间是非常长的，所以我们通常先将供区头皮条取下 5~7cm，交给助手迅速进行分片，而剩余的头皮条继续切割成块状，以跟上助手将头皮条分片的速度。

获取移植物的第一步就是供区头皮的"以大分小"，也就是供区头皮条的分片，而这也是最重要、最具有技术含量的一步。在拿到头皮后，用湿纱布擦净头皮上的血凝块，使干净、清洁。

再将头皮条一边游离缘向上，用两个5号针头纵向固定于压舌板上，在6倍显微镜下进行分片，整个操作过程注意保持头皮的湿润。一个头皮片中可以包括1~2排毛囊单位，这样的头皮片厚薄合适。如果太薄，切割过程中就会增加对毛球部的损伤；如果太厚，就又失去了显微切割的优势。从笔者的经验看，这种"以大分小"的头皮分片技术会使毛囊的横断率降到最低，见图64-21。

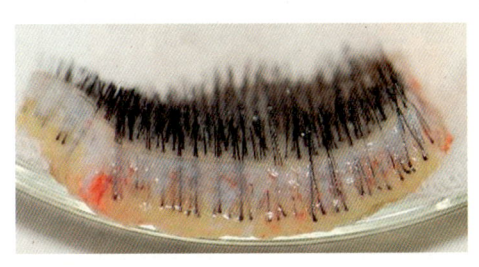 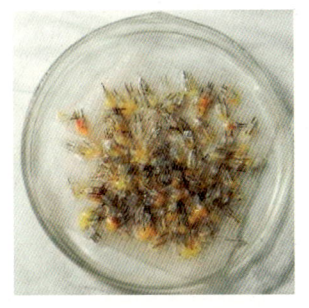 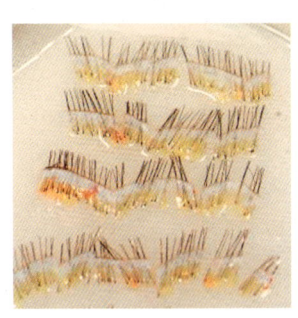

A　　　　　　　　　　B　　　　　　　　　　C

图64-21　头皮条分片

（2）毛囊单位的显微切割：在切割毛囊单位的过程中，显微切割的工具常规选择6~8倍的显微镜，选择10号刀片或者是刮胡刀片，为了减少不必要的毛囊横断，刀片一旦变钝就要及时更换。同时也选择压舌板作为切割的垫板（图64-22）。选择压舌板有以下优势：①表面并不是特别光滑，可以防止移植物的滑动；②质地并非太硬，不会使刀片迅速变钝；③质地也不太软，不易切断；④不会吸收被切割头皮片的水分。

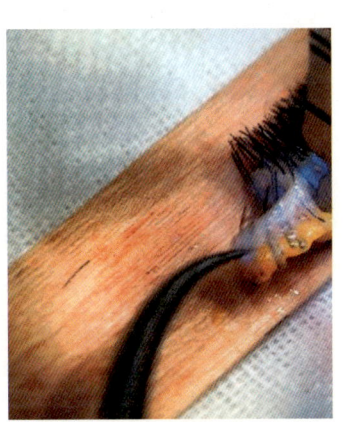

图64-22　压舌板作为垫板

（3）毛囊单位的组织保留：在切割毛囊单位的过程中，皮下脂肪通常保留到毛囊下1mm，少量的脂肪让毛囊单位的根部比较集中，容易被植入，同时植入过程中夹持脂肪而不是毛乳头可以减少对移植物的损伤。毛囊单位周围的皮肤也需留存少量，使移植物植入后外观自然美观，不会呈簇状。切割后的毛囊单位按照所含毛发量分开保存，即1根毛发、2根毛发、3根及以上毛发分开保存（图64-23）。

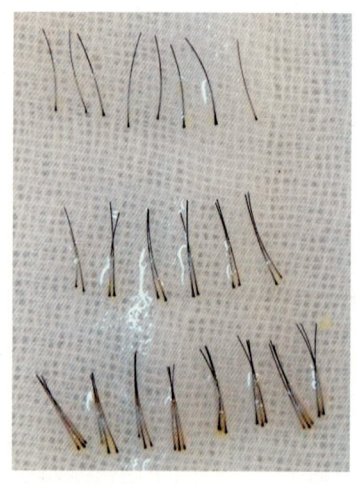

图 64-23 含1、2、3根毛发的移植体

（4）毛囊单位保存：毛囊单位保存在装有冷生理盐水的培养皿湿纱布上，培养皿放置在冰碗上。每个切割毛囊单位的工作人员都有独立的冰碗来保存移植物，以避免移植物脱水。手术过程中毛囊单位移植物保持低温水化是至关重要的。

（5）毛囊单位制备过程中的要点

1）高倍立体显微镜的使用：为了避免毛囊单位的横断，所有移植物的切割都应该在双目立体显微镜下完成（图64-24）。供区头皮条用至少6倍放大的立体显微镜来进行分割，毛囊呈现最佳的可视性。由多位经验丰富的医师参与的一项研究表明，任意标本的毛发移植手术中使用显微镜的毛囊横断率比不使用显微镜的低一半。不使用显微镜，在所有的病例中都可能出现不同程度的毛囊横断。有些人称这些并不重要，因为有时候横断的毛囊会生长出来。毛囊再生的可能性和横断的平面有关，如果被横断的毛囊少于一半结构，再生就几乎是不可能的。

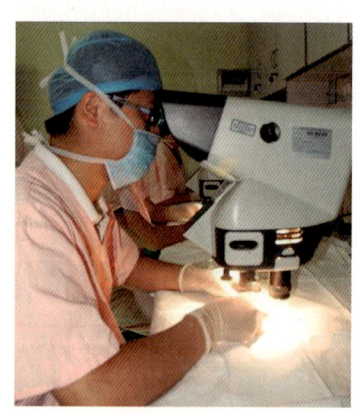

图 64-24 立体显微镜下分离毛囊

2）毛囊单位的低温保存：细胞内水分的丢失对毛囊细胞的损害是非常大的。因为这些小的移植物在分割和等待被植入的过程中一直暴露在空气中，所以脱水的风险很高。阻止储存损伤的另一个方法就是降低储存液的温度，因此，手术过程中要将移植物保存在有冰块的培养皿中，以保持移植物处于低温湿润状态（图64-25）。

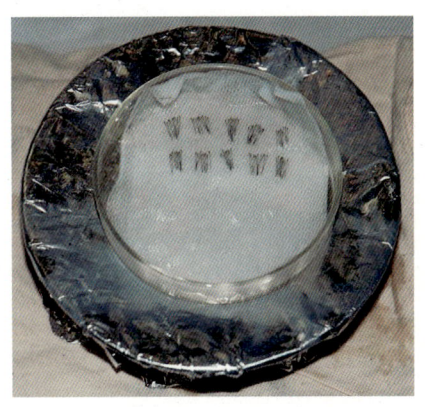

图 64-25　毛囊单位的低温保存

3）毛囊单位的缺血再灌注损伤：缺血再灌注损伤是对移植物的生化损伤，移植物在被获取及准备植入的过程中经历了一个低氧的时期（缺血期），而被移植到受区后暴露在高氧含量的环境中（再灌注）。缺血再灌注损伤是因为氧自由基（有时被称为活性氧簇）的形成。这些自由基被认为是损伤细胞的"分子毒药"。毛囊内被伤害的细胞会导致毛发生长不良。缺血再灌注损伤已经被证实发生在移植的毛囊内。

4. 受区打孔及移植　一般来说，高密度移植指移植30～35FUs/cm²。许多医师并不采用高密度移植技术，而是将移植密度维持在15～25FUs/cm²，甚至经验丰富的专家也经常采用低密度移植技术，简单而快捷。毛囊单位移植密度高于35FUs/cm²需要更精湛的技术，而且毛发成活率低，除非配合严格设计的手术方案。

（1）受区打孔

1）受区打孔密度：长久以来笔者团队一直认为受区打孔的密度主要取决于打孔刀片的尺寸，特定的面积越小的刀刃会打出越多的孔径。移植30～35FUs/cm²被定义为高密度移植。随着显微切割技术的发展，移植物的尺寸也逐渐变小，小的移植物需要的植入孔径也更小。如今，对于毛囊又小又短的患者，以45FUs/cm²移植含两根毛发的毛囊单位，也能保持良好的生长状态。移植这个密度，使用0.85mm直径的刀片，打孔深度达4.5mm是比较安全的。因此对于大多数医师来说，合理的种植密度应该从15～25FUs/cm²开始，如果毛发的生长没有问题，密度可以逐渐提高（图64-26）。

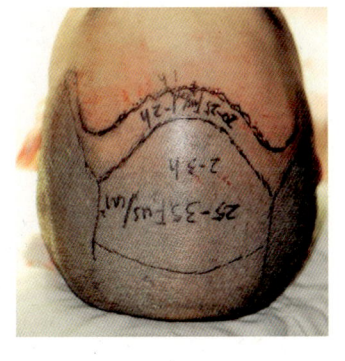
A

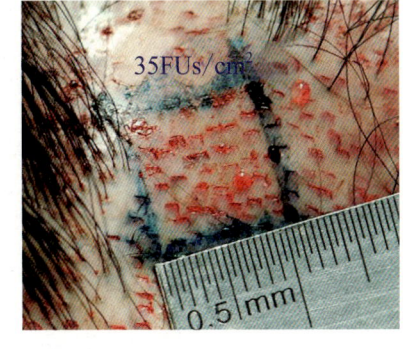
B

图 64-26　受区移植密度

2）打孔深度：当刀刃打孔的深度达到5mm时，受区孔隙之间的距离要适当增大。当偶尔有毛囊长度超过5mm时，通常其打孔深度也不要超过5mm，在较浅的孔径内长的毛囊也能生长得很好。将100ml生理盐水、0.4ml的1/1000肾上腺素、10ml的2%利多卡因混合在一起制成肿胀液，于皮下注射肿胀液，将头皮抬高，分离头皮及深层血管，同时增加头皮的肿胀度（图64-27），使我们在打孔过程中对深层血管的损伤降到最低，同时避免一些严重并发症，如血管坏死等。

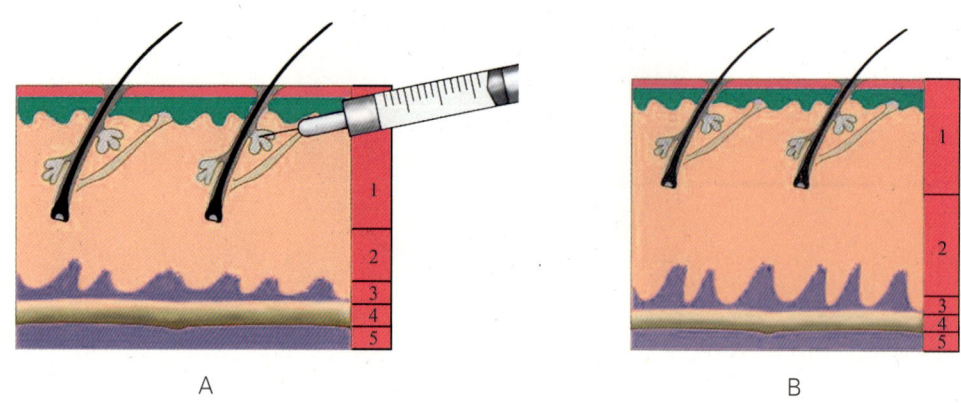

图64-27 受区注射肿胀液，抬高头皮与血管间隙，防止损伤血管

3）打孔器械：无论使用什么器械来打孔，我们的目标都是尽可能减少对皮肤的损伤。我们一直使用的器械是由Wong J.和Roy Ratson共同研制的刀刃切割器，这台切割器可以定制宽度在0.6～4mm范围内任意尺寸的锐利刀片。这种定制的刀片非常锋利，即使是瘢痕组织，也可以毫无阻力地穿透。

4）不同孔径的密度分布：如果在发际线或者额角移植，则先用0.7～0.8mm的刀具在发际线处打2～3排孔隙，数量一般在400～600个。发际线后则用1.0mm的刀具打双根毛发的孔，密度一般在25～30FUs/cm^2，打孔数量根据移植要求确定。在双根孔后面，大多数情况下我们选择1.2mm的刀具，种植密度在20～25FUs/cm^2（图64-28）。在受区中部向后种植较大的移植物，是考虑到在这块区域通常仍然有些细小的毛发生长，这些细发可以使这些较大的移植物变得柔和而不突兀。同时头皮中部也是视觉上最不明显的区域，对于较大的移植物来说是个理想的选择。剩下的双根毛发移植物紧跟其后被种植到头顶部。头顶部视觉效果很明显，应该用较小的移植物来覆盖。如果较大的移植物要应用在顶部，只能选择种植在周边。注意头顶旋涡处不要种植大的移植物。在大多数情况下，会有100～200个单根毛囊被留到最后，这些可以被用来使后发迹线柔和，或者用"边打孔，边植入"的方法弥补遗漏的区域。

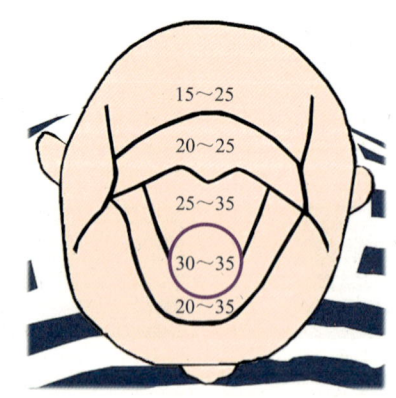

图64-28 不同孔径的移植物密度分布

5）打孔方向和角度：过去，在微小移植物移植术中，将含5～8根毛发的移植物植入矢状方向打孔的孔内，移植的毛发以垂直的角度长出皮肤表面，产生一个极不自然的外观。如今，可以将刀刃的方向转90°，使刀柄的方向顺着毛发流动的方向，即横向打孔。横向打孔是垂直于毛发

流动的方向进行打孔（图64-29），也称为"冠状打孔"，为控制移植毛发在皮肤表面的出射角提供了一个有效的方法。当移植毛发的出射角和原有毛发的出射角一致时，会更加自然美观。

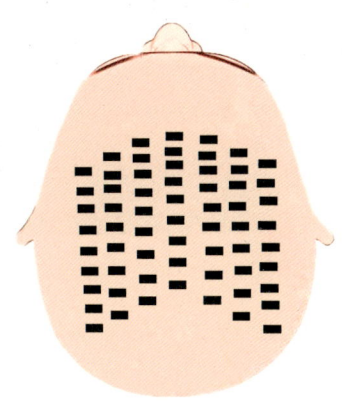

图 64-29　横向打孔效果

因为操作时会按照排来打孔，孔隙会倾向于以弧形或半圆形排列，在毛发生长方向改变迅速的区域，弧形的直径较小，如头顶部旋涡中心处。因此打孔时，必须非常关注毛发的生长方向和角度（图64-30），如果我们正确地掌握和应用这些参数，就一定会产生美观的术后效果。

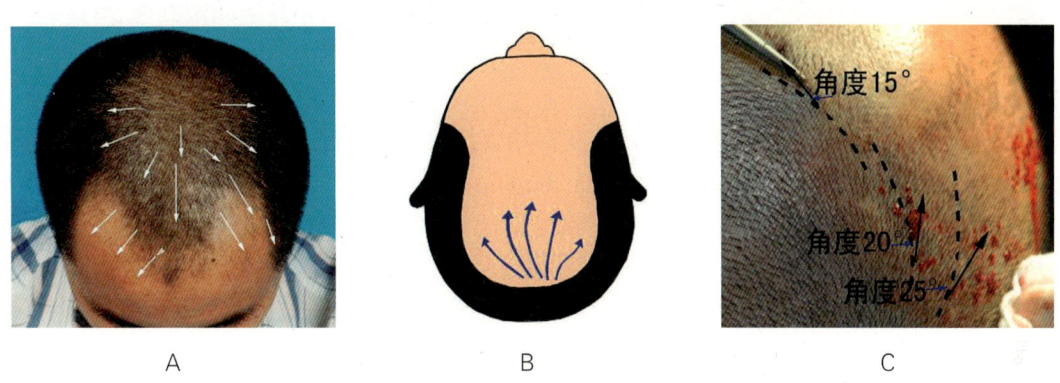

图 64-30　打孔方向，顺着毛发生长方向进行

横向打孔很容易操作：①刀柄的方向和毛发流动的方向一致；②把刀刃平放在皮肤上；③如果受区有毛发生长，就调整刀柄的角度以符合皮下毛囊的角度。

在完全脱发区，没有头发可以指导刀刃的角度时，通常选择45°夹角。对于供区资源不足的患者来说，增加头皮覆盖度的一个方法就是：打孔时使刀柄更贴近头皮，增加毛发的出射角，使毛发更贴近皮肤，增加了头发的"叠瓦效应"，减少了头发的透光性。横向打孔可以轻易地产生锐角，特别适用于鬓角和眉毛的移植。

（2）毛囊单位的植入：用一个皮钩（30号针头尖端弄弯，自备）或者一个尖头镊将这个孔隙打开，然后用镊子将毛囊单位植入孔内（图64-31）。这些镊子非常精细，手术操作和清洗时尖端容易被损坏，如果手术植入过程不顺利，可以考虑换镊子，因为失灵的镊子往往会增加手术难度。

制备好的移植物按单根、双根、三根以上的毛囊单位分开储存。而移植物以10个为一束，以同样的方向排列在培养皿的湿纱布上，这个方法便于记录移植物的数量，同时便于移植物的收集。通常用一个特制的戒指来收集移植物，一般来说戒指内收集移植物的量足以工作人员使用5～10分钟，同时戒指内的盐水还可以保湿移植物，这些方法都可以节约收集移植物的时间，便于快速植入。

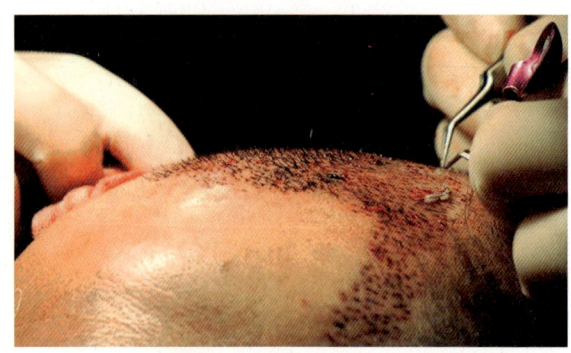

图 64-31　移植体植入

还有一种植入方法是"边打孔，边植入"。手术者用刀片或自制植发针在受区头皮打孔，当刀片或针头取出时，移植物也同步被植入新形成的孔隙内。这种移植方法一般使用22G普通针头或者直径在0.7mm的刀具，在距针尖1cm处弯成120°夹角，打孔时刺入皮肤的1cm长针头尽可能平行于皮肤表面。这种方法比较适合鬓角及眉毛的植入，术后效果自然美观。

5. FUT技术的优点　①植发可以获得自然的美容外观，避免多毛囊单位移植、团块移植导致的簇状生长外观的发生；②可以进行大量的毛发移植，最大一次移植量可以达到或者超过4000个毛囊单位，密度达到30FUs/cm²或以上的高密度移植；③极大地扩展了毛发移植术的使用范围，可以应用于瘢痕性秃发移植，以及眉毛移植、睫毛移植、胡子移植等其他部位的毛发移植。

（二）FUE

如果毛囊单位直接从头皮安全供区逐个获得并直接移植到受区，而不需要切取条状头皮进行显微镜下分离的方法称为毛囊单位提取（follicular unit extraction，FUE）技术。

1. 两步法技术　这一方法由两个主要步骤组成。

第一步即穿刺，将一枚直径约1mm的穿刺针悬于毛囊单位（FU）上方，并调整角度至与毛发在皮下生长的角度大致相同（图64-32）。而后转动穿刺针刺入皮肤，将FU与表皮及上层真皮组织分离。

在一个成功的操作中，穿刺角度与毛发生长角度不应相差太大，否则部分甚至全部FU将发生横断。由于每个FU的毛根均在真皮深层或皮下脂肪层膨大开来，故穿刺过程刺入深度的控制就显得尤为重要，而这一要求很难达到。

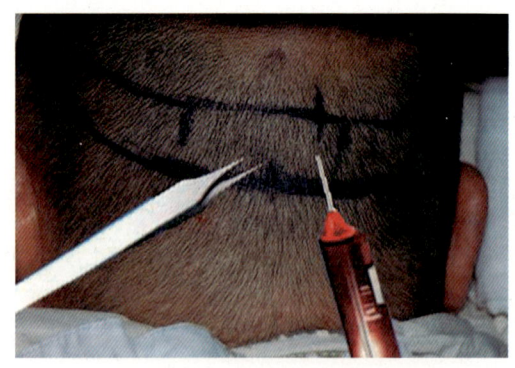

图 64-32　穿刺前调整角度

第二步即提取。用小齿钳轻轻拉扯FU顶部，直至FU与其周围的连接以及其与深部真皮组织发生松动（图64-33）。在这一步中，具体操作因患者而异。为了减少操作上的差异，可以将这一技术简化为：在单独提取较为困难时可辅以剥离操作。换言之，若轻轻拉扯尚不足以提取移植物，就以细针（带U形头）将提取物深部与周围组织分离，同时另备细钳拉扯FU。

虽然FUE技术已有巨大改进，仍有很多患者不适合进行FUE治疗。而患者和医师都难以接受的是：很多病例的毛囊横断率仍相对较高；提取供区全部FU的整体时间过长；辅助步骤的添加更使整个治疗时间延长。

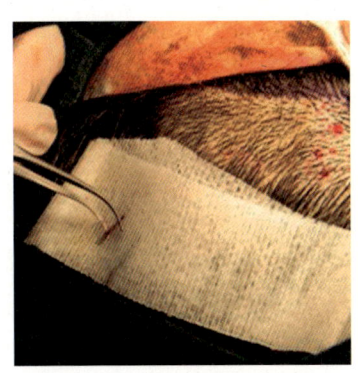

图64-33　用小齿镊提取FU后，放在湿润的纱布上备用

2. 三步法技术

（1）操作方法改良：James Harris在一次国际植发协会（ISHRS）科学会议上发言时提出了一个新方案，他在传统方式的基础上添加了一个辅助性的第三步。在这一新提出的三步法中，他使用锐利的穿刺针刺破表皮浅层（而不是全层刺破），而后以钝性穿刺针在刺破的穿刺点上旋转并适当施加压力从而直接切下FU簇。

（2）改良后的优点：这一改良与传统的两步法相比有诸多明显优势。一是使用钝针穿刺避免了毛囊横断，从而更易于完整取出FU。二是由于钝针直接刺至真皮层，分散的毛囊被挤压而更加紧凑，在某种程度上也避免了毛囊横断。事实证明，钝针穿刺技术使"提取"这一概念通过一个简单的方式得到完整的实现。

三步法可能产生的一个问题是，有增加移植物内翻发生率的可能性。除此之外，一些FU与皮下组织紧密连接，需要增加辅助切取步骤。

3. FUE的适应证

（1）不能接受哪怕是很细的条索状瘢痕的留光头或平头的患者。

（2）要求行FUE，且可提取足够移植物的患者。

（3）脱发量小或要求手术范围较小（包括Norwood三级和局限于头顶部少量秃发）的患者。

（4）特殊部位（如美人尖、眉、睫毛、胡须）整形的患者。

（5）皮肤病用药治疗后及发生局限性脱发的患者。

（6）传统条状切除头皮较宽瘢痕术后的患者。

（7）头皮过紧，不适合切取头皮条的患者。

（8）皮肤疾病、创伤或颅脑手术所致头皮瘢痕的患者。

（9）头皮严重瘢痕以致切取头皮条难度较大的患者。

（10）瘢痕体质的患者。

（11）术后早期需要大量活动的患者（如运动员）。

（12）对疼痛异常恐惧或对微创要求过高的患者。

（13）以体毛或胡须作为移植体的患者。

4. FUE的优缺点

（1）优点：①避免了条索状头皮瘢痕；②恢复期疼痛不明显，没有头皮条切取后的胀痛；

③需要的人员较少，一般有2～3位医务人员即可进行；④整个操作过程创伤较小，恢复快，容易接受；⑤适用于头皮较紧的患者或者第一次已经做了头皮条切取的患者。

（2）缺点：①因为抽取毛囊单位的速度和数量受限，不能进行一次性大量移植；②因为在盲视下进行操作，移植体存在横断的可能性；③由于提取移植体时携带的皮肤脂肪量较多，移植体"肥胖"，移植后密度不够高，效果欠自然。

四 毛发移植术的术后护理和并发症的防治

（一）术后创面的护理

1. 创面包扎　术后伤口护理的目的是预防痂皮形成，并且创造一个适当的湿度来促进伤口愈合。维持创面湿润可以通过敷料、药膏、凝胶来实现。包扎是伤口护理的初始过程。

2. 术后清洁头皮　和湿敷一样，洗澡和浸泡头皮是预防痂皮形成和促进痂皮溶解的一个重要手段。早期使用温和低敏的洗发水对术区进行清洗，可以有效防止因痂皮过厚导致的毛发生长不良。注意清洗时动作轻柔，指腹轻揉以融化血痂，不宜搔抓，以防止移植体被带出皮肤。如果真的发现移植体蹦出，就立即用显微镊子再次植入，可以保障移植体再成活。洗完后用吹风机的凉风模式吹干头发。

3. 缝线或皮钉的拆除　手术供区采用微创缝合技术闭合创面，术后1周拆除间断缝合的减张缝线，术后2～3周拆除连续缝合的缝线。早拆线会增加伤口开裂的危险，并造成宽的直线瘢痕。晚拆线会增加患者的不舒适感，使形成瘢痕的概率升高。但如果切口闭合时存在一定的张力，过早拆线也可能致创面裂开，缝线保留时间就需要延长，一般是10～14天。

4. 恢复工作时间　何时恢复正常工作主要取决于患者的工作性质、手术后并发症的明显程度及患者个人的顾虑。在比较脏乱的环境中工作、从事体力劳动工作的患者，或者希望手术不被人所知者，建议在术后7～10天内不要恢复工作。如果发生前额明显水肿或者出血感染等其他不适，那更应该延迟恢复工作的时间。发型突然改变、手术范围大更易引人注目，从而影响患者的隐私保护。

5. 运动　术后1～2周可以进行一些轻运动量的运动，如游泳或者其他低运动量的活动，但应该循序渐进。术后3～4周开始可以进行运动量大的锻炼，但要避免任何可能引起头部创伤的活动，如打球等。

6. 米诺地尔的使用　很多医师建议在术后5～7天使用米诺地尔，喷在供区和受区上，一天2次。但理论上，使用米诺地尔可能舒张血管增加术后出血的概率。更重要的是，米诺地尔可能会刺激头皮，因此笔者不建议术后马上使用。在使用过程中，一旦发生不良反应，就要减少米诺地尔使用的剂量及次数。如果这些反应仍继续发展，就需停用米诺地尔。

7. 帽子及假发的使用　术后第二天头皮清洗后，受区及供区不再包扎，可以使用帽子或者假发进行掩饰。但在术后2周内，每天戴假发的时间不能超过12个小时，原因可能是假发会引起感染或者影响愈合。

（二）早期并发症防治

1. 出血和血肿　出血出现在术中或者术后24小时，嗜酒或高血压患者，较容易出血，术后可以适当加压包扎。一旦出现血肿，就要进行抽吸和清除。

2. 晕厥　术后晕厥不常发生，多数在患者长时间平躺后瞬间站立时发生。预防措施有术中腿部运动，经常性地变化体位，短暂的休息、能量补充也是必要的。一旦患者发生晕厥，就应立即平躺，给予相应的对症支持治疗。

3. 感染　头皮血供丰富，感染发生可能性很小。血糖控制不佳的患者、头皮本身有潜在感染灶的患者，发生感染的概率较大。如果术中供区缝合张力过大，愈合差，也可导致感染。术前头皮的清洁能有效降低感染发生率。术后常规口服抗生素3天，可预防感染。当疑有感染时，局部需清创处理，并使用抗生素。

4. 水肿和瘀斑　一般在术后1~3天会出现肿胀、瘀斑，主要分布在眼周、眉间，甚至顺延至脸颊。可以服用一些消肿的药物或者激素，48小时内尽量抬高头部，在前额部局部冰敷，常规使用头部绷带2~3天，基本能缓解肿胀。一般在术后7~10天，肿胀会自行消退。

5. 移植体蹦出　一般在极高密度移植情况下可能发生。在第二天洗头时如果发现有移植体蹦出，可以用小镊子将其原位植入。

6. 结痂、囊肿、毛囊炎　结痂可能会在术后1个月内未消除，甚至粘住移植的毛发，导致移植体过早脱落，因此术后头部清洗很重要。囊肿和毛囊炎一般发生在术后1个月至半年内。主要原因是移植孔太深，移植的毛发深陷孔中而无法长出表皮。移植时带入表皮、分离毛囊单位时所带表皮太多、分离毛囊单位时切断了毛囊或植入时捎带了毛发碎片等原因，也可以引发炎症。小的毛囊炎可以挑破，类似于处理痤疮的治疗。而大的囊肿或者较深的囊肿，则需要手术治疗。此外，保持头皮清洁、局部使用抗生素和激素，也有一定的疗效。

（三）晚期并发症防治

1. 疼痛、麻木、感觉迟钝或过敏　很多患者在术后抱怨供区或受区有麻木感或感觉迟钝，也有些表现为感觉过敏。原因是手术可能导致表浅的表皮神经损伤，由此引发麻木等感觉。一般无须治疗，多数患者会在3~6个月后恢复，极少数的可能会持续18个月之久。为了降低术后感觉异常的发生率，术中应注意以下几点：①减少或避免使用电凝；②解剖层次应在脂肪层浅层，以免层次过深而伤及神经束；③供区缝合张力适中。

2. 术后继发性脱发　术后2~3周，供区和受区都可出现暂时的脱发。在供区，因为缝合处的血供较差，尤其是缝合张力较大时，缝合线周边的处于生长初期的毛发会脱落。这种脱发只有极少数才会发展到比较严重的程度。在受区，由于打孔时损伤了头皮的毛细血管，影响了血供循环，毛发也会脱落。这种现象是必然的，是一个自然的过程。如果患者受区原本的毛发较多或者要求种植密度大，那么这种脱发会更明显、更严重，特别是年轻的男性患者，移植的毛发旺盛生长，自然的头发却仍在脱落。因此，要保持术后良好效果，减轻术后继续脱发，建议服用非那雄胺片6个月至1年，同时外用米诺地尔以改善症状。

3. 瘢痕　为了避免缝合时张力过大，切取的头皮条宽度应尽量在1.5cm以内。如果患者本身的头部皮肤较紧，那么切取的宽度要控制在0.8cm以内，或者使用FUE技术进行提取，这样不至于造成明显的张力。促进毛发生长的缝合有助于减轻瘢痕症状。

4. 毛发生长方向不一致，发际线不美观　移植后的毛发长出后，呈现与该区域原毛发不同的生长方向，或者移植的毛发生长方向凌乱，这个现象在头顶毛发形成旋涡处和颞部鬓角处最为明显。最关键的操作是手术中打孔的方向和角度，应严格与原毛发生长方向和角度一致。

术前的设计对术后发际线的外形起到至关重要的作用，精致完美的发际线设计是决定良好手术效果的关键。发际线设计有其基本原则，并不是做光滑的弧线设计。发际线的设计可以采取锯齿形，有数个发尖、单根不规则等，移植时同样遵循此原则。

5. 毛发卷曲　术后3~6个月毛发开始长出时，会发现有些长出的毛发是卷曲的，这可能是因为在植入毛囊单位的过程中，毛囊乳头未被放置在底部，而是被折叠于孔内。术中注意放置位置和方向对改善术后毛发卷曲有帮助，有些毛发在经过1~2年的生长后会逐渐好转。

6. 凸起和凹陷性斑点　由于毛囊植入太深引起的凹陷性现象或者皮肤过多植入过浅引起的凸起斑点，在光线下十分明显。常见原因是所制作的裂隙太深和比移植体大，常见于一般的微小移植或迷你型移植。预防方法：①制作的裂隙与移植体大小匹配；②避免埋藏移植体；③避免过多皮肤残留。一旦发生，就可以使用FUE方法对单根毛发进行修复，或者在使用激光脱发方法将其去除后再进行移植。

五 毛发移植术在临床上的应用

（一）毛发移植术在男性雄激素性脱发中的应用

1. 适应证　心理和身体健康，自身对毛发移植有需求，供区有足够的毛发以供移植，除一、二级脱发外，均可以进行毛发移植。
2. 操作要点　如前所述，不同的技术采用不同的操作过程。
3. 病例照片　见图64-34。

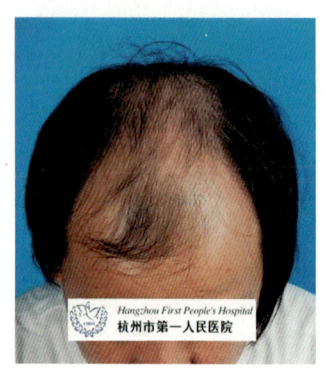
A
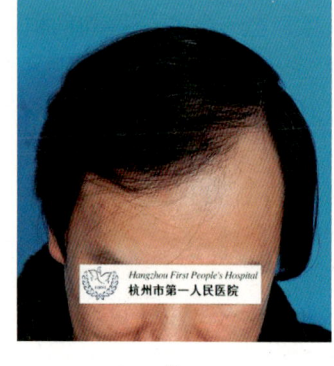
B

图64-34　男性雄激素性脱发五级，第一次移植了2880个毛囊单位，术后13个月，头发能梳理成形，效果良好

（二）毛发移植术在瘢痕性秃发中的应用

1. 适应证　①各种外伤（含烧伤、烫伤）及肿瘤切除手术后遗留的瘢痕性秃发。②各种非瘢痕性脱发经保守治疗无效，毛囊全部萎缩、毛囊口消失所转变成的瘢痕性秃发。③面部除皱手术后引起的瘢痕性秃发，头皮外露。

2. 病例选择与操作要点　首先测量头皮瘢痕大小及部位。如果瘢痕范围较大（超过100cm²）、瘢痕处组织很薄（几乎贴近颅骨）、瘢痕范围相对集中（不是零星分散，又位于头皮较中心区域，而不是靠近额部、颞部或后颈部）等情况下，首先考虑软组织扩张器修复。除上述情况外的其他瘢痕性秃发，均可以考虑毛发移植。对软组织扩张器手术后遗留的瘢痕性秃发，毛发移植将是一个非常好的选择。

瘢痕性秃发特点及移植的要素：瘢痕性头皮的特点，血供欠佳；头皮弹性差，张力高；头皮厚度较薄。

瘢痕区植发密度：由于瘢痕血供欠佳，不宜进行超过35FUs/cm²的高密度毛发移植，防止局部头皮坏死。移植密度在25～30FUs/cm²为适宜密度，此密度一方面可以保持瘢痕头皮的血供不受影响，使移植后的毛发生长良好；另一方面也可以防止因瘢痕头皮弹性差、不易收缩以及因移植体之间相互挤压引起的移植体"蹦出"。

瘢痕区打孔深度：瘢痕性头皮的厚度较正常头皮薄，所以在打孔过程中要注意打孔深度，深度比毛发的毛干长度短0.5mm，可以防止由于移植体皮肤内陷引起的毛囊炎。

瘢痕区打孔方向：打孔方向与头皮原毛发生长方向一致，或者与邻近毛发方向一致，特别是在前发际线区，应该注意与对侧的发际线对称，或者与原发际线高度一致，且发际线的连接处要自然，因为发际线对面部轮廓的建立非常重要。

3. 病例照片　见图64-35。

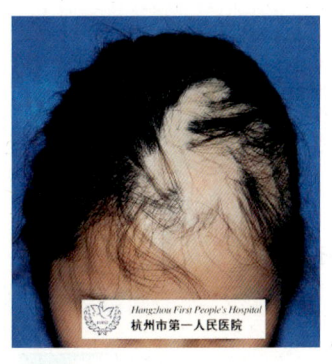
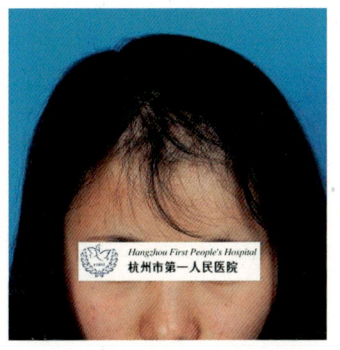

图64-35　头皮烫伤后瘢痕，移植了2570个毛囊单位后12个月，成活的毛发基本能覆盖头皮瘢痕

（三）毛发移植术在眉毛稀少中的应用

1. 适应证　①先天性眉毛缺失。②不活动的自身免疫性疾病，如斑秃。③感染引起的秃发症，如结核或麻风。④使用激光或者酸性物质去除文身所引起的缺陷、创伤（如灼伤、裂伤）或直线瘢痕所引起的缺失。⑤通过增加密度来增强正常的眉毛。⑥缺乏外侧1/3或内侧部分的不均匀的眉毛。

2. 操作要点

（1）根据个人要求设计眉形。

（2）用直径0.6～0.7cm的刀具打孔，打孔时刀具尽量贴近并平行于皮下，打孔方向与各部位眉毛自然生长的方向一致。

（3）用直径较细的单根毛发移植。

（4）密度尽可能高。

3. 病例照片　见图64-36。

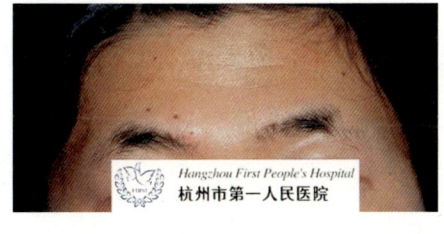
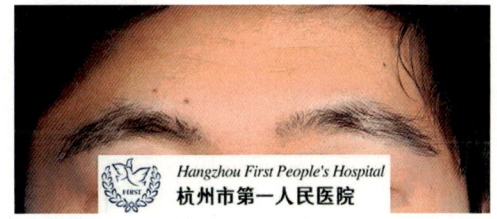

图64-36　先天性两侧眉毛稀少，移植了478个毛囊单位（左侧眉毛移植260个毛囊单位，右侧眉毛移植218个毛囊单位），术后12个月，眉毛外形自然

（四）毛发移植术在阴毛稀少中的应用

1. 适应证　稀毛症或无毛症是疾病中异样的一种，它们多数是特发性的。这些疾病在蒙古族的妇女中很常见，但在白人妇女中很罕见。这些疾病往往导致患者的心理问题，例如自卑和由此产生的社会歧视。外科手术治疗可以帮助患者恢复他们的心理健康。

2. 操作要点

（1）根据阴部特征设计阴毛形状，可呈橄榄状或者三角形。

（2）充分肿胀麻醉，形成较大的局部张力，便于打孔和减少出血。

（3）用直径0.7~0.8cm的刀具打孔，打孔时刀具尽量贴近并平行于皮下，打孔方向与阴毛自然生长方向一致。

（4）尽量用单根毛发的毛囊单位进行移植。

（5）移植密度要求中间高，边缘低。

（6）术后24个小时内局部严格制动，尽量减少活动，必要时卧床，并插导尿管。

3. 病例照片　见图64-37。

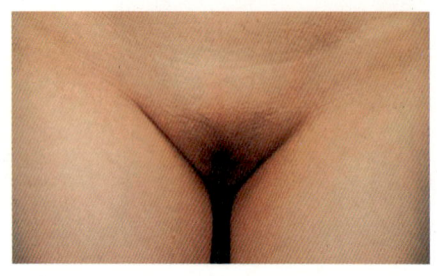 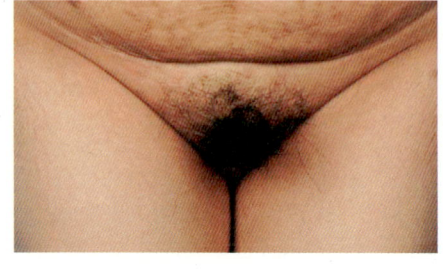

图64-37　先天性阴毛稀少，移植980个毛囊单位，效果满意

（五）毛发移植术在胡须稀少中的应用

1. 适应证　①在没有胡须的区域进行填补以创造一个新的外貌，或者按照患者要求塑造一个新型的胡须形状。②在现有的胡须区域增加毛发密度。③遮盖因为意外损伤或医源性损伤（如唇裂修复、唇部肿瘤切除）造成的唇部瘢痕。

2. 操作要点

（1）根据要求设计胡须形状。

（2）在坐位或者半卧位进行，充分肿胀麻醉，形成较大的局部张力，便于打孔和减少出血。

（3）用直径0.7~0.8cm的刀具打孔，打孔时刀具尽量贴近并平行于皮下，打孔方向与各部位胡须自然生长方向一致。

（4）尽量用单根毛发的毛囊单位进行移植。

（5）移植密度为25~30FUs/cm^2。

（6）术后24个小时内少讲话，进流质饮食，尽量减少口周运动，必要时局部包扎。

3. 病例照片　见图64-38。

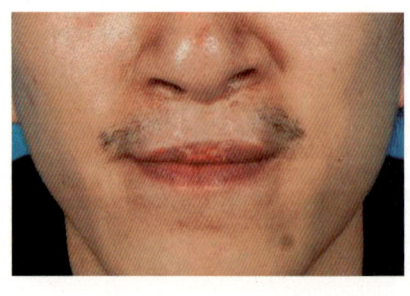 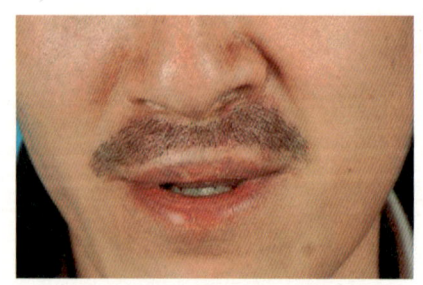

图64-38　胡须移植前后对比，移植胡须覆盖瘢痕，方向和密度均满意

（胡志奇　张菊芳　刘清　计斌　苗勇）

第六十五章
眼部整形美容

第一节　应用解剖

一　眼睑

眼睑是覆盖在眼球前方能灵活运动的帘状皮肤组织，有保护眼球、防止异物和强光损伤眼球及避免角膜干燥的作用。

眼睑分上、下两部，上睑较下睑大而宽。上睑下界起于上睑的游离缘，即睑缘，上界则终止于眉，两者之间的垂直距离称为眉缘距。下睑上界起于下睑睑缘，下界与面颊部皮肤相延续，此处有韧带与眶下缘骨膜密切连接。中老年人由于皮肤衰老在下睑靠近眶缘处易形成沟槽样凹陷，被称为泪槽沟，目前在下眼袋整形术中此处凹槽的矫正越来越受到关注。上、下睑缘间的空隙称为睑裂，内、外两个融合点为内眦和外眦。睁眼时外眦向上，比内眦高1.5~2mm。外眦呈锐角，张大睑裂时约60°，内眦较圆钝，与新月形的黏膜皱襞之间形成泪湖，泪湖中央可见丘状肉样的隆起，即泪阜。成年人的睑裂长27~30mm，宽度在平视时为8~10mm，尽力睁眼时可达12~14mm（图65-1）。正常人在自然睁眼原位平视时，上睑缘约遮盖角膜上缘下方（10点钟位置到2点钟位置间）1.5~2mm。如果上睑缘覆盖角膜超过2mm或以上，可诊断为上睑下垂。一般情况下，下睑睑缘应处于角膜下缘水平，但由于眼球过突、下睑退缩或外翻时可能导致下睑缘与角膜间有巩膜外露（图65-2）。

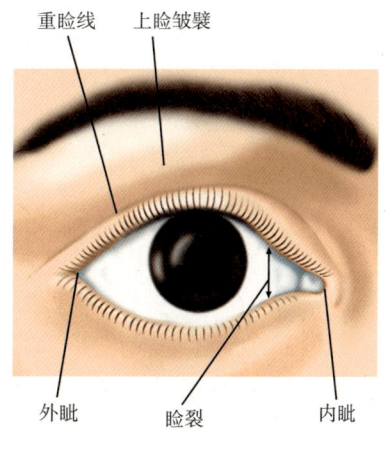

图 65-1　眼睑外形及各部分名称

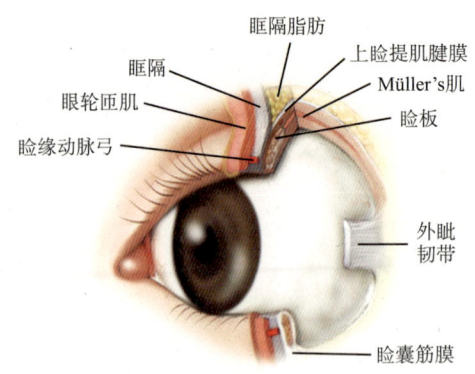

图 65-2　眼睑剖面图

睑缘厚约2mm，其中央可见一灰白色条纹，灰线为皮肤和黏膜的交界线。从灰线切入，正好进入眼轮匝肌和睑板之间。因此，灰线在眼睑成形术中是一个很重要的解剖标志和切口径路。灰线将睑缘分为前唇和后唇，前唇圆钝，后唇光滑锐利，成90°紧贴眼球，对泪液的流动、分布有很大影响。前唇长有睫毛，上睑2～3排，较粗而密，下睑1～2排，细而稀疏。上、下睑缘靠近内眦处均可见一小的隆起为泪乳头，中央为泪小点，是泪小管的开口，上、下泪点并不在同一垂直线上，下泪点略偏外侧。

上睑的上提，主要靠上睑提肌和睑板肌（Müller's肌）的配合。前者由动眼神经支配，后者由交感神经支配。由于上睑提肌部分纤维分布在睑缘皮肤上，当它收缩时，不仅能将上睑提高，还能将上睑向后上方眶缘部牵引，因而在近睑缘的皮肤处形成一条沟状凹陷，形成所谓的上睑皱襞，即重睑。在内眦角前方常见一条垂直的皮肤皱襞，称为内眦赘皮，东方人多见，也称"蒙古襞"（mongolia plica），它遮盖了内眦的正常外形和一部分视野。东方人内眦角解剖结构被内眦赘皮覆盖，影响眼睑形态和美观，在美容外科有重要的解剖学意义。

从应用解剖角度，眼睑可分为皮肤层、肌层、纤维层和睑结膜层等四个层次。

（一）皮肤层

眼睑皮肤是全身最薄和最柔软的皮肤，尤其是上睑，仅约0.3mm厚，表皮角化少，真皮为富有弹性的结缔组织，真皮乳头较小。真皮内有汗腺、皮脂腺、神经、血管和淋巴管等。由于眼睑皮肤菲薄，血运丰富，眼睑部的外伤或手术切口常常愈合良好，很少遗留明显的瘢痕。眼睑部皮下组织薄而疏松，无或有少量脂肪。因而外伤或手术后，眼睑容易出现水肿和瘀血。眼睑皮肤纹理与眼轮匝肌纤维走行一致，中年以后眼睑外侧易形成放射状的鱼尾纹。眼睑手术时选择平行于肌纤维方向的切口可以减少皮肤弹性纤维的损伤，减少瘢痕的形成。

（二）肌层

眼睑肌肉主要为眼轮匝肌、上睑提肌和Müller's肌。

1. 眼轮匝肌　为环睑裂平行排列的骨骼肌，受面神经支配。该肌肉收缩时使眼睑闭合。如有面神经额支和颧支的损伤或麻痹，眼睑不能闭合，容易发生暴露性角膜炎。眼睑周围手术的切口选择应以与眼轮匝肌走行方向一致为佳。如垂直切割，术后瘢痕较明显。

眼轮匝肌可分为眶部、眶隔前部和睑板前三部分。眶部眼轮匝肌位于眶缘表面，主要功能为紧闭睑裂。睑板前部眼轮匝肌在内段分深、浅两头。浅头与睑板联合组成内眦韧带，止于前泪嵴。深头在泪囊后方，止于后泪嵴，部分东方人睑板前轮匝肌在内眦韧带前错构交叉，形成内眦赘皮（图65-3）。有些人睑板前眼轮匝肌在靠近下睑缘处略有增厚，并微突起，形成一条特殊的结构，常被称为"卧蚕"。微笑时由于眼轮匝肌收缩，该处隆起会更加明显，因此这种眼睑外观带给人一种格外的亲切感，增加眼睛的魅力，目前，针对"卧蚕"的手术也逐渐流行起来。

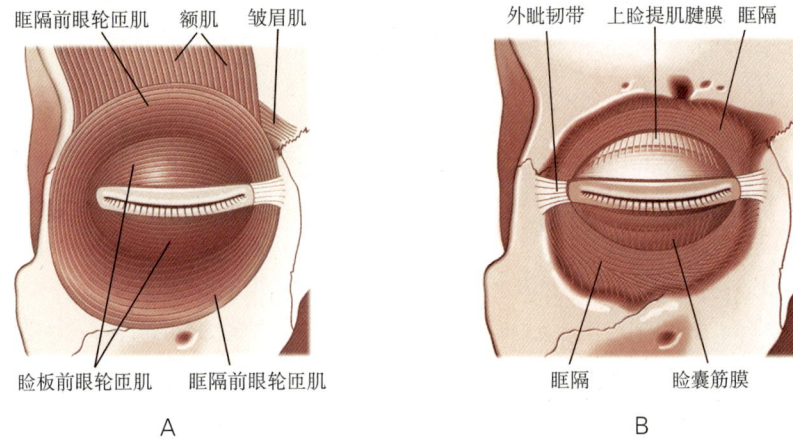

图 65-3　眼轮匝肌解剖示意图

2. 上睑提肌　主要功能为上提眼睑，受动眼神经支配，起于眶尖肌肉总腱环的上方，沿眼眶上壁与上直肌之间向前呈扇形伸展，末端呈宽阔的纤维腱膜止于睑板前方及上缘，部分纤维穿过眼眶隔膜与眼轮匝肌，同止于上睑皮肤中，参与形成上睑皱襞，俗称"双眼皮"。西方人几乎全部存在上睑皱襞，在东方人中有部分人无重睑皱襞，俗称"单眼皮"（图65-4）。上睑提肌麻痹，可导致上睑下垂，影响眼睑形态，严重者甚至不能形成重睑。由于上睑提肌具有上提上睑和形成上睑皱襞的作用，在有些重睑术中，通过适当增强上睑提肌的力量，可以同时达到增加睑裂高度和翘睫的目的。

在眶缘以内上睑提肌形成腱膜以前，肌肉表面的鞘膜即在肌肉和腱膜交界处增厚，形成束状的横行韧带，向内止于滑车及其附近骨壁，向外止于泪腺和外侧眶缘，此韧带称节制韧带，又称Whitnall's韧带。作为上睑提肌肌肉与腱膜移行的标志，其作用是限制上睑提肌的过分移动、改变上睑提肌运动的方向（使之由后向前转变为由上向下运动）。

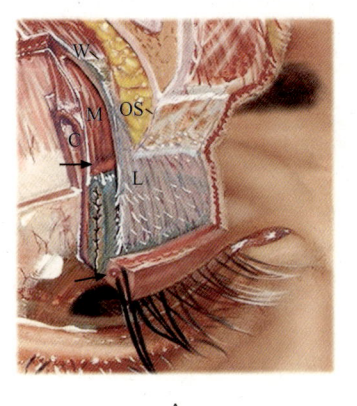
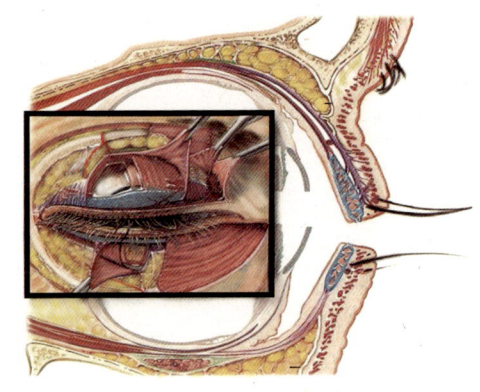

图 65-4　上睑解剖及上睑提肌的分布

3. Müller's肌　为很薄弱的平滑肌，上、下睑各一块，肌肉长约12mm，宽约15mm，呈扁带状，起自上睑板上缘上方约12mm处的上睑提肌深部肌纤维之间，止于上睑板的上缘。下睑Müller's肌也称下睑板肌，肌肉较小，起自下直肌鞘，向上延伸止于球结膜和下睑板。Müller's肌受颈交感神经支配，收缩时可使睑裂开大，正常人在惊恐、愤怒时此肌收缩，使睑裂明显开大，而该肌麻痹或受炎症侵袭时，可致上睑呈轻度下垂状态。在解剖学研究中已经发现，上睑提肌与上睑Müller's肌在解剖上连接十分紧密，很难将两者完全剥离开来，而且由于两者共同参与上提上睑的作用，近年来很多学者提出了上睑提肌-Müller's肌复合体的概念。在进行上睑下垂矫正手术时将两者看成一个整体来进行矫正，这样有助于增强肌肉的力量。

（三）纤维层

眼睑纤维层由睑板和眶隔组成。

1. 睑板　是致密结缔组织，并含有弹性纤维。睑板外形与眼睑相适应，上睑板较大，长约29mm，中部宽10mm，两侧边缘较窄，仅1mm宽。下睑板较小，中部宽约5mm。睑板内有睑板腺，分泌皮脂，分泌物富含脂肪，能防止黏着和避免角膜干燥。睑板的内、外端分别借内、外眦韧带固定于内、外眦水平的眶缘上。正常外眦角呈锐角，如外眦韧带断裂，睑裂横径变短，则外眦角变圆钝。内眦角正常较圆钝，如内眦韧带断裂，可见内眦向外向前移位；内眦到鼻中线的距离增宽。

2. 眶隔　眶隔是致密结缔组织，下端连睑板，上端与眶缘的骨膜相连，将眶和眼睑隔开。眶隔有限制眶内脂肪移入眼睑和防止炎症扩散的作用。支配眼肌运动的神经也分布在此层内。眼球位于眼眶内，四周均有脂肪组织衬垫，起保护及缓冲作用。眶内脂肪在眼球前部，其周边部通过眼外肌之间的五个孔道与眶隔接触。因年龄增大，眶周组织、眶隔膜、眼轮匝肌及皮肤等组织出现松弛等退行性变化，眼球上、下部分的脂肪通过眼外肌之间的孔道膨出，在下眼睑外部，随年龄增大皮肤形成袋状突出，称为睑袋。上斜肌在上方将脂肪分成内侧及中央两部分，外侧是泪腺。下斜肌在下睑把脂肪分隔成内侧及中央两部分，外侧脂肪球位置较深，位于眼球前方底部。上、下两个内侧脂肪球为内眦韧带所分隔（图65-5）。眶隔的松弛以往被认为是导致眼袋形成的最重要因素，然而，眼袋的形成远非眶隔松弛单一因素所决定，事实上，眶脂肪组织的萎缩、眶周韧带的松弛、眶骨的老化都参与了眼袋的形成。因此，在原有眶隔松弛、眶脂肪疝出理论指导下的去除脂肪矫正眼袋的策略已经不能完全适应需要，而眶部脂肪的重置越来越得到重视。

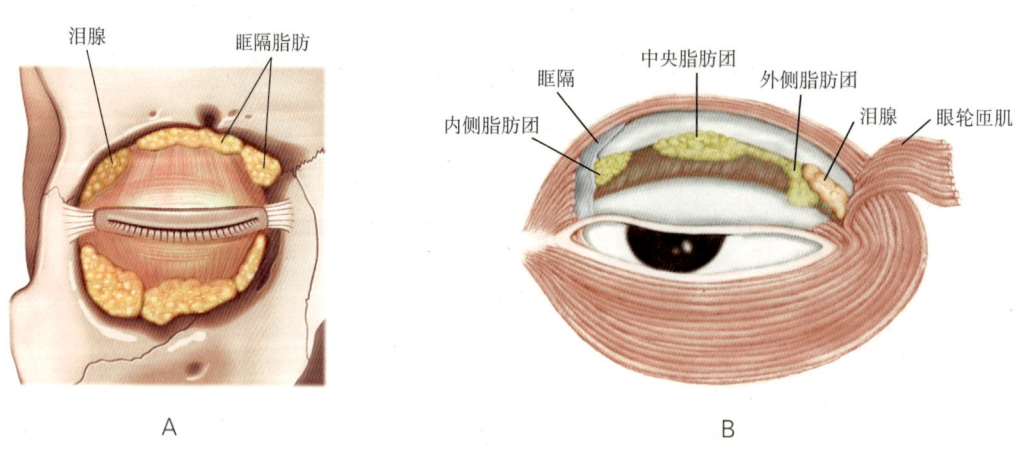

图 65-5　上睑眶隔脂肪的分布示意图

（四）睑结膜

睑结膜位于眼睑最内层，与睑板连接紧密，故不易剥离。睑结膜与穹隆部结膜及球结膜相连续，总称结膜。穹隆部结膜是睑结膜向眼球反折的移行部分，结构较疏松，伸缩性较大，在成形手术中可作为组织修复的材料，在进行黏膜组织再造术中作为天然的供区。全部结膜所形成的腔隙称为结膜囊。

(五)眼睑血管

眼睑血管来源于面动脉系统和眶动脉系统。前者来自颈外动脉,有面动脉、颞浅动脉及眶下动脉。后者来自由颈内动脉分出的眼动脉,有鼻背动脉、额动脉、眶上动脉与泪腺动脉。由眼动脉及泪腺动脉分出的内外两侧上、下睑动脉,在眼轮匝肌及睑板之间相互吻合,形成三个动脉弓,即上、下睑缘动脉弓(图65-6)和周边动脉弓。睑缘动脉弓距睑缘3mm,位于睑板和眼轮匝肌之间的肌下疏松组织内。周边动脉弓较小,沿睑板上缘走行,故又称睑板上弓。静脉与动脉伴行。睑板前方的静脉回流入内眦静脉及颞浅静脉(图65-7)。睑板后方的静脉汇入眼静脉。

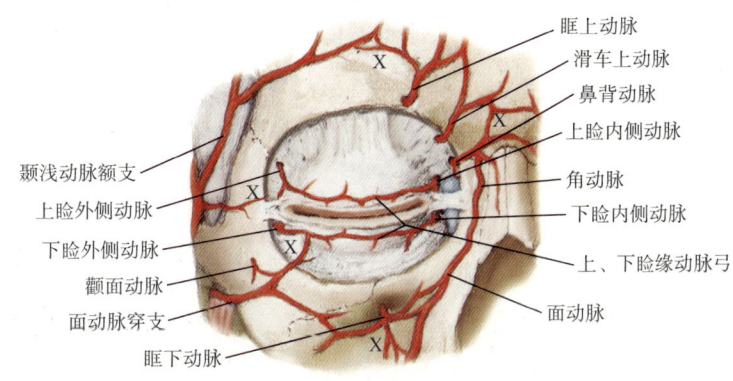

图 65-6　眼睑部位动脉解剖
X 为来自颈内和颈外动脉的血管

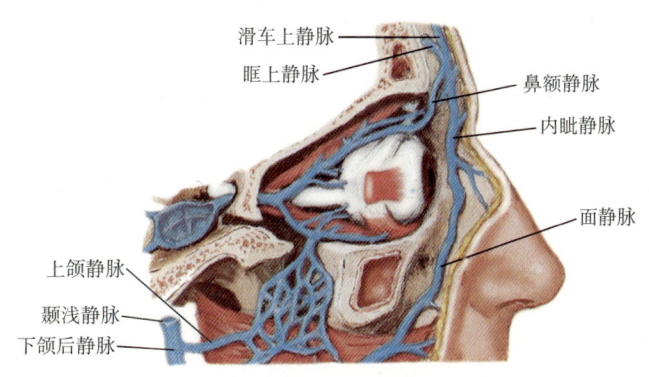

图 65-7　眼睑部位静脉解剖

(六)神经

眼睑的运动神经:眼轮匝肌由面神经颞支和颧支支配;上睑提肌由动眼神经支配;Müller's肌由交感神经支配。

眼睑的感觉神经:为三叉神经的分支,主要有眼神经及由上颌神经分出的眶上神经、滑车上神经、滑车下神经和眶下神经。

二　泪器

泪器由泪道和泪腺构成。内眦圆钝,附近有微凹陷的空隙,称泪湖。泪湖底部有蔷薇色的隆起,称泪阜。在上、下睑缘近内侧端各有一个小隆起,称泪乳头。其顶部有一小孔,称泪点,是泪小管的开口,开口朝向后方,正对泪湖,便于吸入泪液。

（一）泪腺

泪腺位于眶上壁外侧部的泪腺窝内，由10～20条排泄小管开口于结膜上穹隆外侧部。泪腺分泌的泪液可湿润角膜和结膜，泪液含有溶菌酶，有抗菌作用。泪液经结膜囊流向内眦，经上、下泪点进入泪小管。泪腺上部的排泄管，均穿过泪腺下部，故手术时切除泪腺下部，在功能上相当于切除泪腺全部。

（二）泪道

泪道包括泪点、泪小管、泪囊和鼻泪管。

1. 泪小管　包括上泪小管和下泪小管，分别起始于上、下泪点，开始均垂直走行，继而呈水平方向转向内侧，通过泪囊。泪点和泪小管阻塞或狭窄，泪液不能进入泪道，可引发溢泪症。泪小管损伤后导致瘢痕和狭窄，也存在溢泪的症状，这类患者通常需要急诊微整形修复手术并置入硅胶管，管子需要放置3～6个月来防止吻合口狭窄。即使这样，6%～15%的患者在行泪小管断裂置管术后仍有溢泪的症状。上、下泪小管同时损伤、置管失败都是术后泪小管堵塞的可能因素。在泪小管走行过程中，最开始的4mm泪小管在结膜和睑板之间；然后，泪小管向深处进入轮匝肌内并且走行于内眦韧带之下进入泪囊；最后的2～3mm更加深入并且周围有泪囊纤维缠绕。距泪小点越远，泪小管周围的软组织越多。泪小管损伤的位置是导致患者术后泪小管发生堵塞和溢泪的重要因素，位置越靠近泪点，术后瘢痕和狭窄的发生率越高，并且越易导致术后堵塞。

2. 泪囊　位于眶内侧壁前下方的泪囊窝内，为一膜性囊状结构，上端为盲端，在内眦上方3～5mm处，下端移行于鼻泪管，外侧壁有泪小管开口。泪囊与内眦韧带毗邻，内眦韧带分三支共同起自睑板内侧，向内侧走行。泪囊区层次由浅至深分别为皮肤、内眦韧带前支、内眦韧带上支、泪囊及内眦韧带后支。前支自起点向鼻侧走行，呈明显的白色条索样止于泪前嵴，横过泪囊表面。内眦韧带前支全层走行在上支浅面，与上支之间有纤维交叉，无明显间隙。上支于泪囊表面筋膜浅面，由内眦韧带起点向鼻侧内上走行，呈扇形止于泪前嵴外侧缘及泪囊窝上端。后支位于泪囊平面，由内眦韧带起点向鼻侧走行，呈楔形止于泪后嵴。内眦韧带可同时牵拉囊壁、扩大囊腔、产生负压、促使泪液流入。其三支共同包绕泪囊，参与泪囊收缩，促进泪液循环。

3. 鼻泪管　为泪囊向下延伸的膜性管道。上部位于骨性鼻泪管中，下部位于鼻腔外侧壁深面，开口于下鼻道前部。开口处的黏膜内有丰富的毛细血管丛，若充血肿胀使开口闭塞，也可引起溢泪症。鼻泪管开口位于下鼻道前1/3段顶或侧壁（图65-8）。

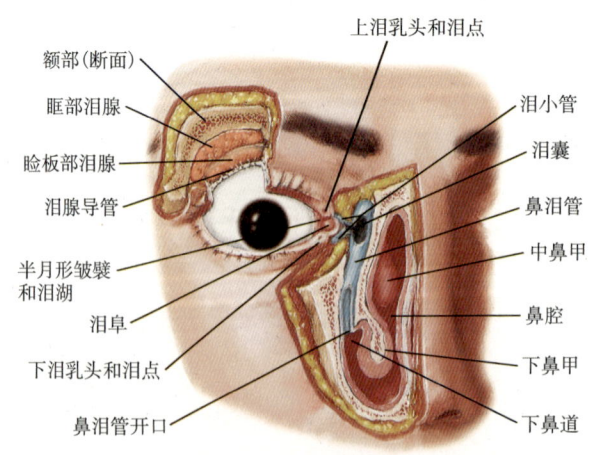

图65-8　泪器解剖

三 眼眶

眼眶是一个由上颌骨、腭骨、额骨、蝶骨、颧骨、筛骨及泪骨七块骨块组成的四棱锥形骨腔。眶壁上附有眶骨膜，有包围眼球的筋膜，包围眼外肌周围的肌鞘以及起软垫作用的眶脂肪。骨腔由前向后至眶尖逐渐变小。四棱锥形骨腔有上、下、内、外四个壁，它的基底为眶缘。眶缘壁厚，但有四处骨缝成为弱点。上眶缘由额骨，外眶缘由颧骨，内眶缘由额骨和上颌骨构成。诸骨间有骨缝，如颧额缝、颧颌缝、额颌缝和鼻额缝。四周眶骨构成眶腔。

（一）眶骨

1. 眶上壁　由额骨眶部和一小部分蝶骨小叶构成，与额窦、颅前窝、筛窦小房相邻，骨壁薄，颅脑损伤可波及此壁。在其内1/3与外2/3交界处有眶上切迹，眶上神经、额神经终末支及眶上动脉由此通过。在眶上壁外侧有泪腺窝，容纳泪腺；内侧有滑车窝，容纳上斜肌的滑车。

2. 眶外壁　前部有颧骨、额骨颧突，后部由蝶骨大翼构成。在眶上壁和眶外侧壁交接处，即位于视神经孔外侧，有一内宽外窄的裂缝，称为眶上裂，有动眼神经、滑车神经、外展神经、眼神经（三叉神经第一支）和眼动脉通过，与颅中窝相通。此处外伤骨折，常出现全眼肌麻痹、上睑下垂、瞳孔散大、眼神经分布区感觉障碍、眼球突出及球结膜水肿等症状，称为眶上裂综合征。

3. 眶内壁　主要由筛骨纸板及上颌骨额突、泪骨、蝶骨体的一小部分构成。筛骨纸板将眶内容物与筛窦隔开，此壁极薄，易受损伤，一旦骨折，筛窦内的空气就会进入眼眶形成眼内气肿或眼睑皮内气肿。上颌骨额突与泪骨共同构成泪囊窝，泪囊居于其中。

4. 眶下壁　主要由上颌骨眶板、腭骨额突以及颧骨构成，其下方为上颌窦。在外壁和下壁交界处有眶下裂，眶内容物常借此与翼腭窝及颞下间隙相通，中间有连接眼静脉、翼静脉丛和面深静脉的吻合支通过。眶下裂横过上颌骨眶板（图65-9），在距眶缘不等的距离，此裂形成一管道，即眶下管，同名血管、神经通过此管。因此做眶下孔神经阻滞时切勿穿刺过深，麻醉剂浸达眶下裂会引起一过性复视。位于眶下裂和眶下管内侧的眶底骨壁很薄，这是爆裂性骨折最好发的部位。

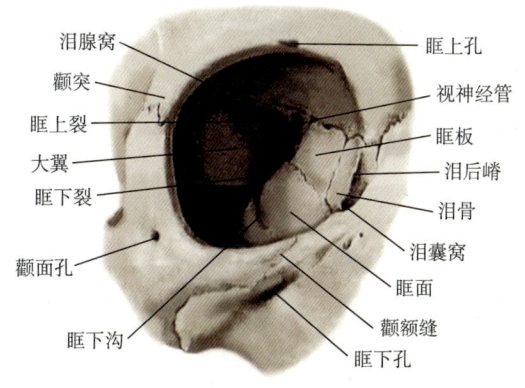

图 65-9　眼眶的解剖

5. 眶腔　由前向后逐渐变小，眶尖有视神经孔，中间有视神经和眼动脉通过。

（二）眶骨膜、筋膜及脂肪组织

1. 眶骨膜　硬脑膜于视神经孔处分为内、外两层。内层为视神经的鞘膜；外层为眶骨膜，疏松地附着在眶壁上，仅在眶缘、骨缝、孔、裂、窝处与眶骨牢固附着。

2. 眼球筋膜　为纤维组织膜，包围眼球的大部分，下部形成悬韧带，起到支持眼球的作用。

3. 肌鞘　包围在眼外肌周围，与眼球筋膜相融合，并发出系带到周围组织，附着于眶缘，分别称为内侧抑制韧带和外侧抑制韧带，在一定程度上限制眼球过度转动。

4. 眶脂肪　眶隔脂肪充填于眶腔内，起着支撑和缓冲的作用。眶腔脂肪约有10ml，分为肌肉内脂肪和眶隔脂肪，肌肉内脂肪约7ml，眶隔脂肪约3ml，Camirand（1997）曾描述眶腔内脂肪约有10ml，锥体内脂肪（或称肌肉内脂肪）有7～8ml；肌肉外脂肪（即眶隔脂肪）有2～3ml。随着年龄的增长，眶内脂肪只会减少，不会增加，眶隔脂肪的疝出只是脂肪移位。笔者认为随着年龄的增加，眶隔脂肪只会减少的概念不完全准确，1996年笔者提出，在临床上，可以见到随着年龄的增长，眶隔脂肪会有所增加，并且移位，这正是在下眼睑年轻化的治疗中除了做松弛组织的提紧和重置外，还需摘除一定数量的眶隔脂肪，被摘除的眶隔脂肪包含移位的和增加的脂肪。这一观点后来被一韩国学者经磁共振检测结果证实。

（张舵　刘海鹏）

第二节　眉缺损和畸形

一　眉的解剖和功能

眉是面上部的重要结构，位于眼眶上缘稍上方，由较密的丛生短毛形成。起自眼眶的内上角，沿眶上缘向外成弧形分布，双侧对称，是上睑与额部皮肤的分界。其粗细疏密程度因个体和性别而异。

（一）眉的形态学特点

在形态上，眉可分成以下四个部分。

1. 眉头　即眉的内侧端，近于直线状。头部较粗圆，稍低于眶缘，毛发方向向上。
2. 眉身（眉腰）　为眉头与眉峰之间的部分，横行，毛发向外生长。
3. 眉峰　为眉的最高点，常位于眉外1/3处。
4. 眉尾　即眉的外侧端，稍细，略成弧线形，毛发向外下方斜行生长，略高于眶缘。

（二）眉的功能

眉的主要功能为眼部的防御保护功能，它能够防止汗水和雨水等流入眼睛；还具有情绪表达作用，并且是人体重要的面部形态特征。

（三）眉的生理特征

眉毛长得好与坏与毛囊、毛乳头密不可分。每个正常毛囊的基底部分或毛乳头部分，均有各自数量不等的血管伸入毛球，这些血管和毛囊下部周围的血管分支相互交通，提供眉毛生长所需要的物质营养。

眉毛生长除依靠毛囊周围的血液循环供给营养以外，还靠神经及内分泌控制和调节，一些内分泌腺，包括垂体、性腺、甲状腺、肾上腺等分泌的激素对眉毛有明显的影响。男性激素对毛囊鞘有一定的促进作用。精神紧张可导致脱眉、少眉。

眉毛的生长和替换也有一定的规律。毛发的生长周期分为三个阶段：从生长期（即活跃期）、休止期到脱落期，周而复始。眉毛的生长期约为2个月，休止期可长达3～9个月，之后便自然脱落。毛发生长的速度受性别、年龄、部位和季节等因素的影响。毛发生长以15～30岁时最旺盛，夏季比冬季长得略快。

（四）眉的解剖学特点

眉的组织结构分皮肤层、皮下组织层、肌层、肌下蜂窝组织层和腱膜层五层。眉的位置主要由五块眉部肌肉即额肌、皱眉肌、降眉肌、降眉间肌及眼轮匝肌协同框定（图65-10）。正常情况下，两侧额肌收缩时牵拉眉及上睑组织向上移位，而眼轮匝肌收缩时，在关闭睑裂的同时，产生作用相对的收缩力与额肌对抗，使眉及上睑组织向下移位。凭借这些肌肉的舒缩运动，眉毛能以多种动态起到传递情感、表达情绪的作用。

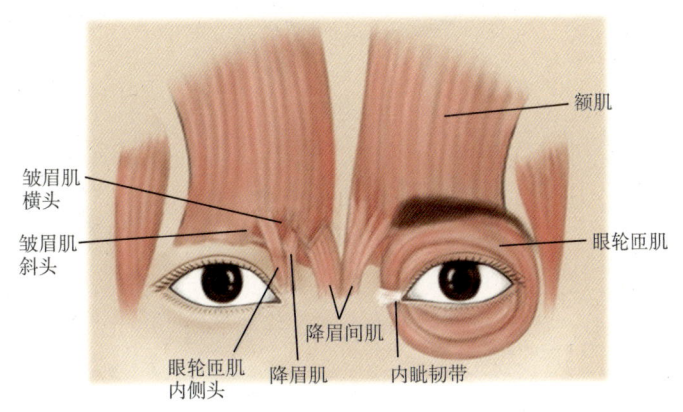

图65-10　眉部肌肉

1. 额肌　额肌纤维为纵向、垂直走行，向下附着于眉区皮肤。收缩时，使眉上提，睑裂稍变大。因此，临床上常可借助额肌力量矫正上睑下垂；上睑下垂时，额肌代偿收缩可导致额纹加深。此外，额肌收缩时也有表情作用。

2. 皱眉肌　起始于眉头的内端，斜行向上外，收缩时可将眉拉向鼻根部，眉间出现垂直皱纹，睑裂稍变小，可保护眼球免受阳光刺激，同时又具有丰富表情的作用。

3. 降眉间肌　起自下方鼻骨，向上走行，止于眉间额正中下部，收缩时向下牵引皮肤，鼻根部出现横行皱纹，作用是增加眉隆起高度，使眼部免受强光刺激，疼痛时也可能做出此动作。

4. 降眉肌　起自内侧眶缘，止于骨性眼眶内侧，收缩时向内向下牵引皮肤，使眉头向内侧下方移动，并于眉间形成皱纹。

5. 眼轮匝肌　呈环形走向，收缩时使眉下降，协助眼睑闭合。

二、眉缺损和畸形的治疗

（一）眉缺损的治疗

眉缺损，多由面部烧伤、头皮撕脱伤等外伤引起；也可为波及眉部的皮肤病变或肿瘤切除所致。眉缺损偶见于局限性脱发，亦可为麻风、梅毒等疾病的局部表现。

1. 眉缺损局部皮瓣修复　眉缺损小于1/3时，可应用剩余的眉部皮肤来进行局部修复。较小眉缺损原位纵行闭合即可进行修复（图65-11A、D），稍大缺损可采用局部旋转、推进皮瓣或岛状皮瓣来进行修复。皮下蒂局部推进皮瓣又称为"风筝"皮瓣，是经常采用的术式。

（1）局部旋转皮瓣或滑行推进皮瓣：如双侧推进皮瓣、A-T推进皮瓣、旋转皮瓣、滑行皮瓣等。双侧推进皮瓣和A-T推进皮瓣的具体方法是在皮下层潜行分离后，H形或者T形闭合创口（图65-11E、F）。设计辅助切口时需注意，横向的辅助切口尽量位于眉的上、下缘（图65-11B、C）。局部旋转皮瓣修复时，需注意辅助切口不要穿过眉部以避免影响眉的流畅性（图65-12）。滑行推进皮瓣即利用皮肤的弹性，采用Y-V成形术原则，将眉向缺损端延伸，以弥补缺损。对先天性眉距过宽者，也可采用此法。于眉内眦区设计横行Y形切口，按设计线切开，分离达皮下深层，避免损伤毛囊，皮瓣向内眦区推进，缝合成V形，加压包扎24个小时，5～7天后拆线（图65-13）。

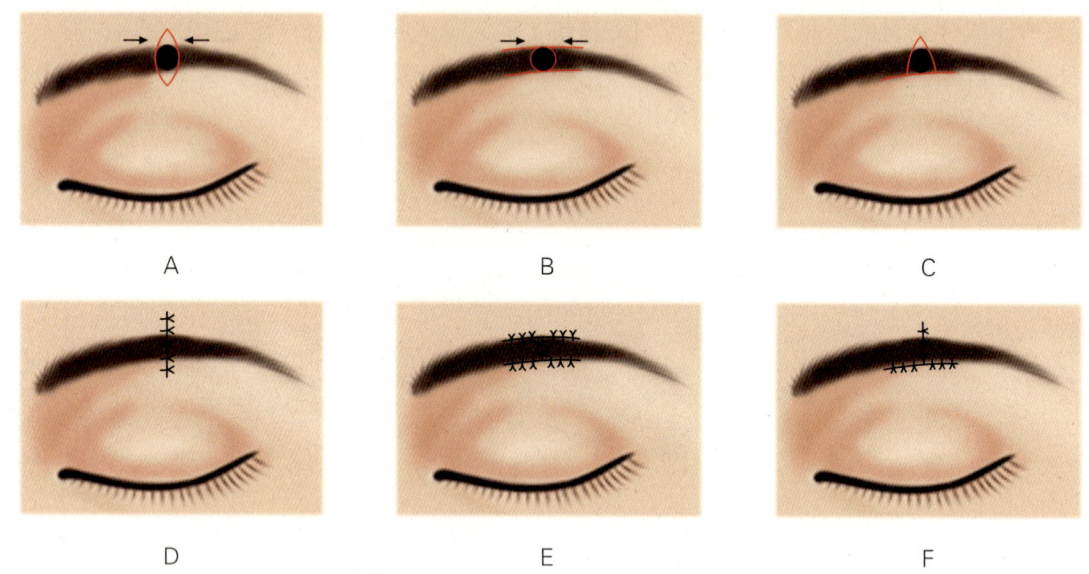

图65-11 原位纵行闭合、双侧推进皮瓣和A-T推进皮瓣修复眉缺损示意图

图65-12 局部旋转皮瓣修复眉缺损示意图

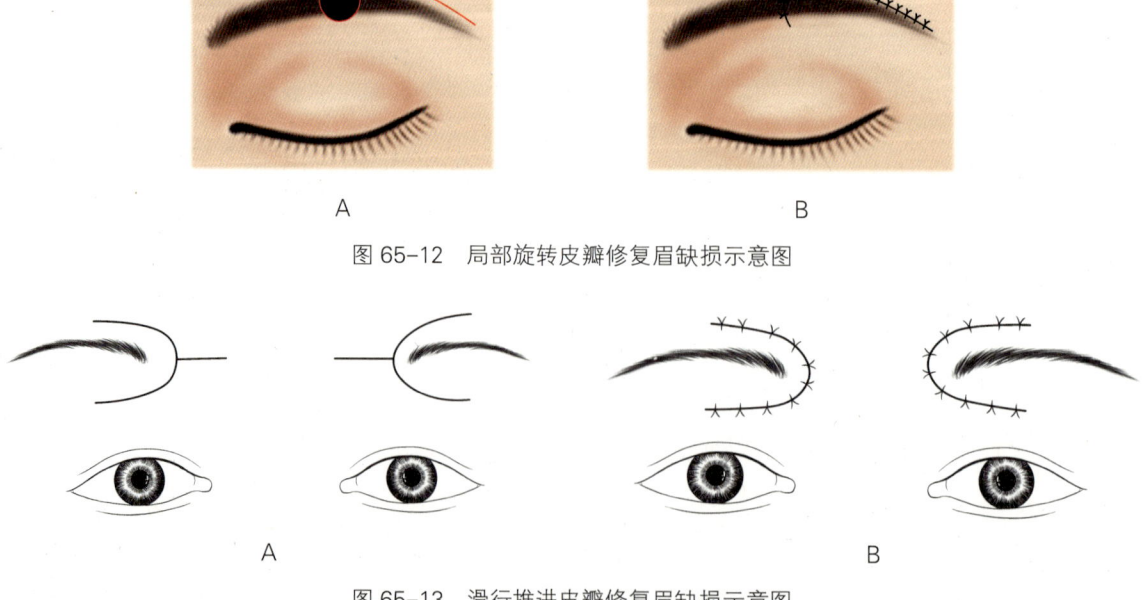

图65-13 滑行推进皮瓣修复眉缺损示意图

（2）V-Y皮下蒂推进皮瓣修复眉缺损：V-Y皮下蒂推进皮瓣，又称"风筝皮瓣"，是以皮瓣下方或两侧的皮下组织蒂提供血液供应，以V-Y推进方式修复缺损的一种局部皮瓣，对修复较小眉缺损非常有效。这类皮瓣可以横行向内或向外推进以修复缺损（图65-14）。因眶周存在非常丰富的毛细血管网，此滑行推进皮瓣血运较充分。对于近眉头部的缺损以眉中部或者眉尾部为供区的推进皮瓣能进行很好的修复。其优点是外形美观、转移方便，移植时注意滑行皮瓣缝合时的张力均衡，移植后就能取得较好的外形，一般而言，滑行推进的距离宜控制在1cm内。

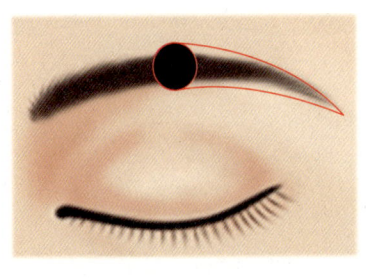 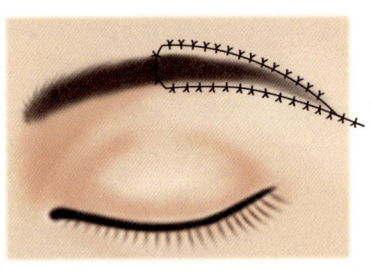

A　　　　　　　　　　　　　　B

图65-14　V-Y皮下蒂推进皮瓣修复眉缺损示意图

为提高眉部V-Y皮下蒂推进皮瓣的移动度，可以将其制成以眼轮匝肌为蒂的肌皮瓣，由眼轮匝肌蒂提供血液供应。具体操作方法为首先切除病变组织，测量缺损范围，以根据眉头缺损的大小设计滑行推进皮瓣，沿着存留的眉外侧上、下方，切开皮肤皮下组织和筋膜至肌层，保护眉皮下组织仍与肌肉深层相连，以保护眼轮匝肌到皮瓣的血供，在眼轮匝肌表面附着的皮瓣可以有较大的移动度。即形成了一个以下方肌肉为蒂的推进皮瓣，该皮瓣向内侧移动后能很好地修复眉头的缺损（图65-15）。

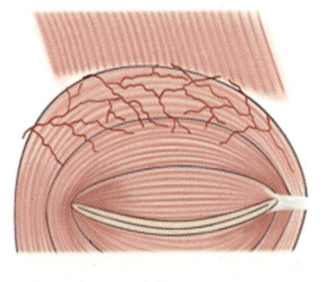 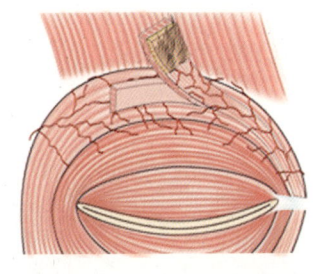

A　　　　　　　　　　　　　　B

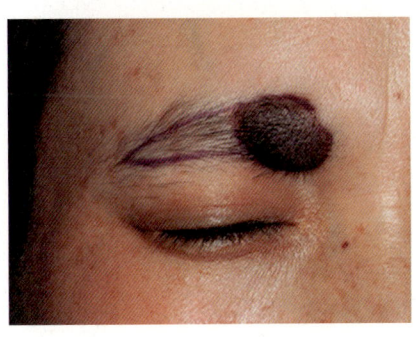 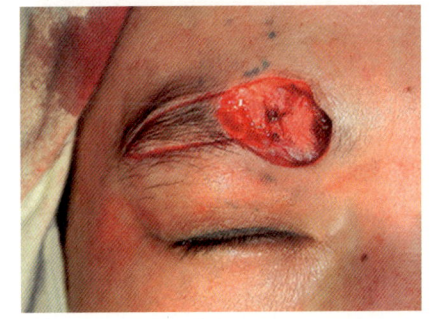

C　　　　　　　　　　　　　　D

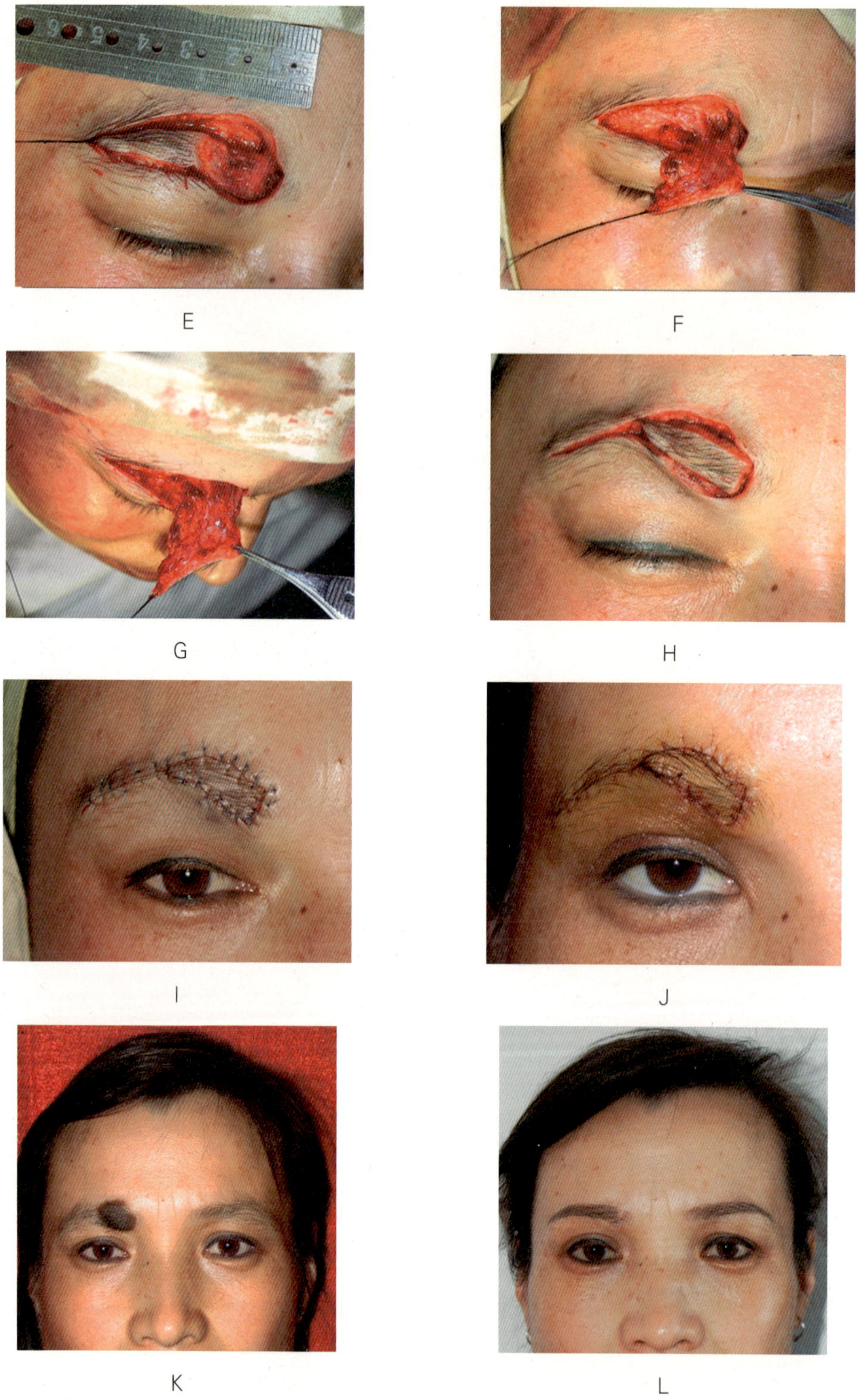

图 65-15 眼轮匝肌肌皮瓣修复眉缺损

A、B. 眼轮匝肌肌皮瓣示意图 C～J. 眼轮匝肌肌皮瓣修复眉缺损术中和术后即刻 K、L. 术前及术后两年半对比，效果良好，无明显瘢痕，两眉对称

2. 全眉或半眉缺损的修复 大于眉长度的1/2时：①可试用头皮毛发全厚皮片游离移植眉再造术，对全厚头皮移植物的精心处理，以及移植后12～14天可靠的加压包扎，是保障移植毛发完全成活或大部分成活的关键所在。②选择以颞浅动脉为蒂的眉形岛状头皮皮瓣移植进行眉再造是一较好的选择，但毛发生长过于旺盛，是其缺陷。③毛发游离移植眉再造。④文眉术等方法也可

被选用。

（1）头皮毛发皮片游离移植眉再造术：患者术前先取坐位、用亚甲蓝标出眉毛的位置。如为单侧眉毛缺损，应以健侧眉形态为依据，设计缺损处的眉再造。如为双侧眉毛缺损，可沿眉嵴定位，眉外侧尾端稍高，眉头区圆钝，男性粗壮，女性细长，并注意两侧眉毛的对称性。供区和受植床的准备与游离植皮要求相同。

手术可在局麻下进行。沿设计线中央横向切开皮肤和皮下组织，在眼轮匝肌筋膜表面分离，制备眉再造的区域，与眉长轴方向一致，于眉头部再做短小的垂直切口，视皮肤松弛程度决定切除皮肤量、对烧伤后眉缺如或伴有上睑外翻者，不切除或少切除皮肤。切口要深达眼轮匝肌表面，创缘上下要分离松解，使创面较健侧略宽，这样才能保证受植床能有良好的血供。

供区通常以同侧耳后发际边缘部的头皮为首选，选择健康部位的头皮，将移植区域头皮的头发剪短，以便观察毛发生长的方向。局部用肥皂水清洁处理，并用1:2000苯扎溴铵溶液清洁处理备用，移植的头皮包括皮肤、真皮下组织和完整的毛囊，为保证带有头发的皮片移植的成活，带有头发移植皮片的宽度一般控制在0.6~1.2cm之间，其移植宽度应根据缺损的大小制成纸片模板，贴敷在供区的发迹范围内，用亚甲蓝画出设计切取皮片的范围，一般而言，男性患者略宽，因为同侧耳后发际的头发与眉毛生长方向基本一致，都是朝向外侧。由于头皮毛发斜向生长，故切开时手术刀应顺其方向略为倾斜，与头发及毛囊方向平行，以免过多损伤毛囊。毛囊深入皮下脂肪组织内，因此切取头皮移植片时应连带皮下脂肪层，贴帽状腱膜浅而切下，手术者在切取移植头皮毛发移植皮片时，尽可能保证头发毛囊及其周围软组织完整，这样才能期待移植后的头皮毛发生长良好。切取毛发头皮移植的供区边缘稍加分离，予以直接缝合修复供区缺损。

移植片的精细处理是保证移植后毛发生长的必要条件。游离毛发皮片移植，手术成功的关键在于：①受植床血供良好；②游离移植头皮毛发瓣毛囊不受损伤，毛囊间的小粒脂肪组织应尽量去除；③移植到受区后，要有准确、小张力的缝合，并有较长时间的加压固定，一般需要12~14天，并注意局部防止感染。④为不损伤游离头发皮片的毛囊，修剪毛囊间的脂肪时，应在3~6倍的手术放大镜下操作。⑤将修剪好的移植片置于受区，注意毛发方向应斜向颞侧。⑥为避免缝针损伤毛囊，在移植片边缘做间断缝合时，缝针只需穿过皮片的浅表组织。间断缝合的线留长线，做皮片外敷料打包加压用，并在打包外用绷带加压包扎，术后3天检查移植皮片的加压包，并继续加压包扎，10~14天后打开敷料、拆线。打开敷料如皮色淡紫，即为成活。最初1~3周内移植头皮片的毛发有增长趋势，但3~4周后毛发逐渐脱落，如见皮片有痂皮黏着，切勿揭去，可以涂金霉素眼膏，待其自然脱落，2~3个月后毛发会重新生长，但较稀疏纤细。因移植的头皮片保持着毛发不断增长的特点，故需随时修剪。如有生长紊乱，可涂上油膏，并顺着向外按摩（图65-16）。

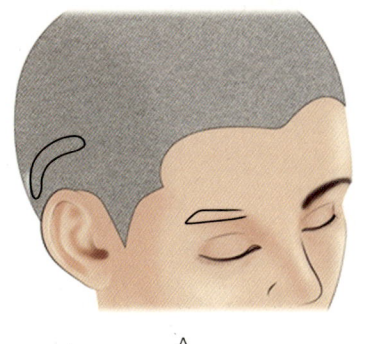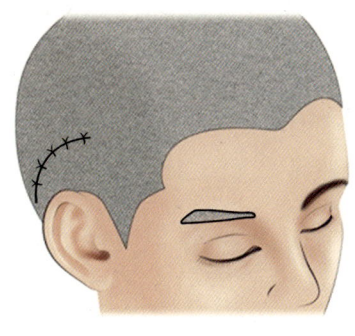

图65-16 头皮毛发皮片游离移植眉再造术示意图

（2）颞浅动脉岛状头皮瓣移植眉再造术：以颞浅动脉额支或顶支为蒂的岛状皮瓣能够用于修

复全眉或部分眉的缺损。

颞浅动脉（STA）是颈外动脉两终支之一。它在下颌骨髁突颈平面的腮腺深面，由颈外动脉发出，经外耳道软骨前上方，与颞浅静脉和耳颞神经伴行，于腮腺上缘浅出，越过颧骨颧突根部表面，至其上方约3cm处分为额、顶两终支，供应颅顶部软组织，在颧弓根部上方可摸到动脉搏动。其中，额支为颞浅动脉的前终支，分出后斜向前上方，迂曲行于额部皮下组织内，分支营养额部，并与眼动脉的分支相吻合；顶支较额支大，是颞浅动脉的后终支，经颞筋膜浅面行向上后，与对侧同名动脉、耳后动脉、枕动脉以及同侧的额支相吻合，分支供应颅顶部。顶支较额支的分布更为恒定。

手术操作：术前用超声多普勒血流仪对颞浅动脉进行探测定位，并用亚甲蓝标记。根据健侧眉的形态或者患者需要的眉形态（如双侧眉均缺损），以及颞浅动脉耳上旋转点到眉区的位置长度，设计岛状皮瓣的位置和形状。从耳上血管标记线的一侧旁开0.5～1.0mm处切开皮肤至皮下直至暴露含有颞浅动、静脉束的颞浅筋膜，在血管束两侧各0.3～0.7mm处切开颞浅筋膜直至帽状腱膜下间隙至头皮岛状瓣设计线的眉尾部，在颞浅筋膜下间隙分离使筋膜瓣的蒂部游离，沿岛状瓣的设计线切开皮肤全层至颞浅筋膜下间隙，并在该间隙分离，与蒂部相延续，从而形成含有头皮全层的岛状瓣。为避免血管束受损伤并保证充分的静脉回流，筋膜蒂宽一般为0.6～1.5cm。分支血管要妥善结扎。在受植床的外侧端到耳轮脚前方，经潜行分离形成1.5～2.0cm宽的皮下隧道。隧道位于颧弓上方0.5cm较宜，因此处组织疏松，可以避免组织张力对血管的压迫。将岛状皮瓣经皮下隧道引至受植床。供区创面直接缝合。为了确保皮瓣有充足血供，皮下隧道腔隙务必宽敞，血管蒂长适当，避免皮瓣倒转后蒂部成角、扭曲、拉扯或受压而阻碍动脉血供或静脉回流；术中止血需彻底，术后放置引流条以避免血肿形成，受区适当加压以不影响动脉供血并且有利于静脉回流为度，并确保蒂部不受压（图65-17）。

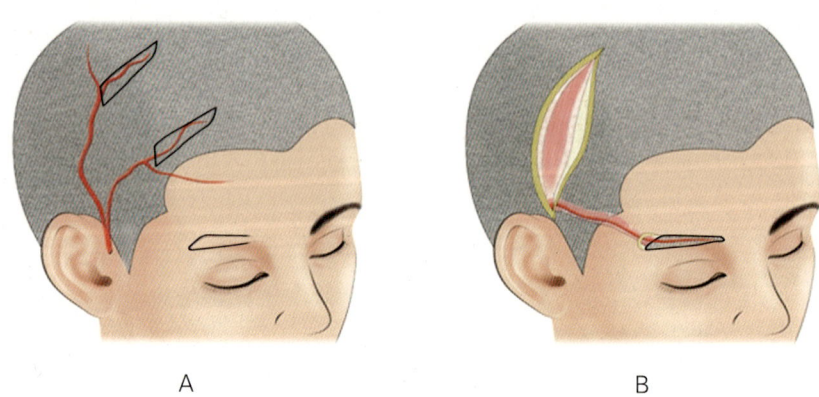

图65-17　颞浅动脉岛状头皮瓣移植眉再造术示意图

此手术方法的缺点是术后眉毛生长浓密、毛杆粗，一般不适用于女性患者；另外，毛发还需要经常修剪。必要时可用电解法破坏部分毛囊，使其接近正常眉毛外观。

手术过程及步骤见图65-18，手术效果见图65-19、图65-20。

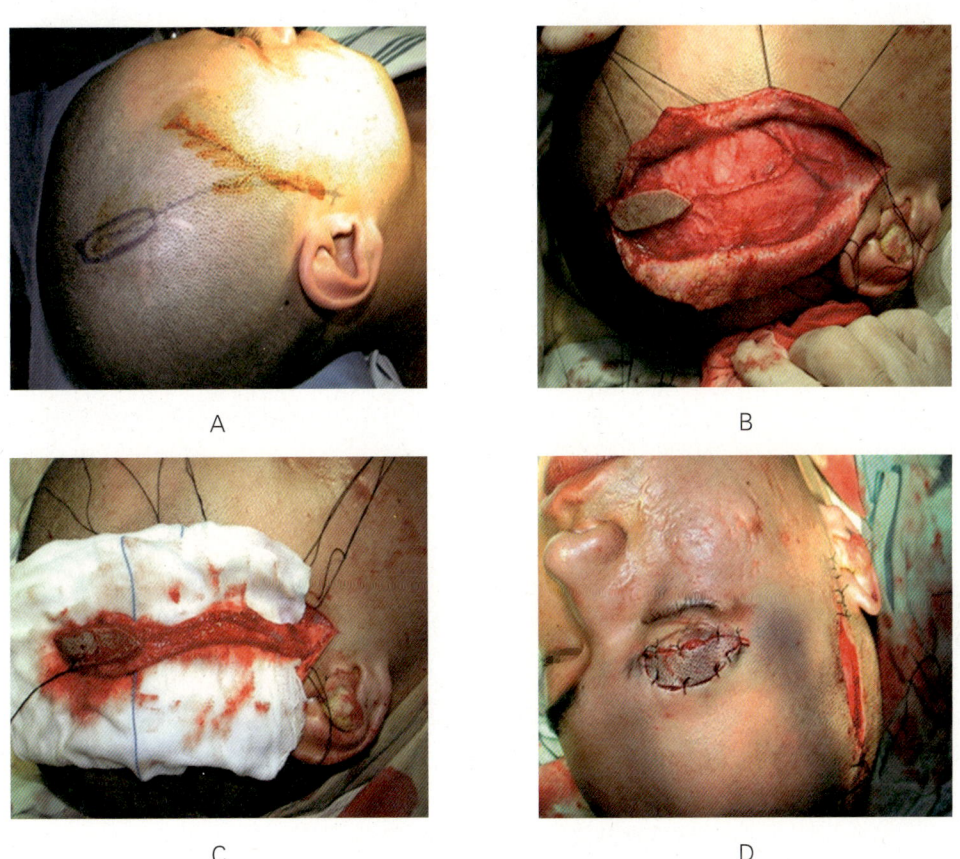

图 65-18　颞浅动脉岛状头皮瓣移植眉再造术步骤
A. 设计　B. 分离　C. 形成颞浅动脉岛状头皮瓣　D. 缝合、再造

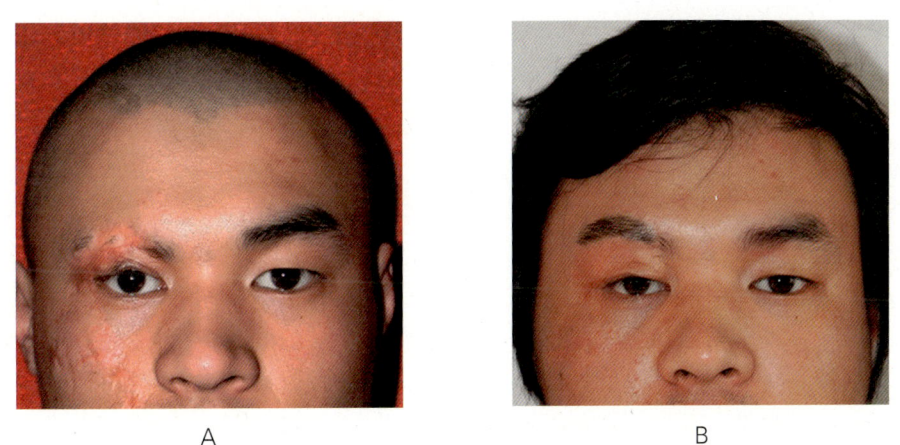

图 65-19　颞浅动脉岛状头皮瓣移植眉再造术案例一
A. 术前　B. 颞浅动脉岛状头皮瓣移植眉再造，同时行上睑游离植皮、面部扩张器修复瘢痕，术后 5 年

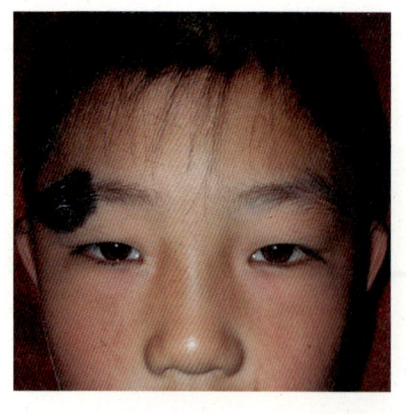 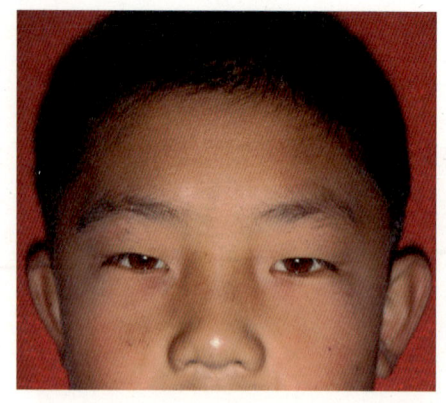

图 65-20 颞浅动脉岛状头皮瓣移植眉再造术案例二
A. 术前　B. 眉再造术后 2 个月，无明显瘢痕，毛发无脱落

(3) 毛发移植眉再造术：供区一般选取耳后发际边缘部位、枕部、侧枕部及耳上区，其中最好的部位在枕中部。根据患者原有眉毛的密度估计需要移植的数量。

常用的毛发提取方法有两种，毛囊单位移植术（FUT）和毛囊提取术（FUE）。FUT是切取全层头皮后，将头皮分割成单体毛囊，再进行移植。而FUE是挑选与眉毛粗细相似的头发，用毛囊提取机在相应部位提取单根毛囊后进行移植。FUE技术是植发技术的一项革命，避免了供区瘢痕，缩短了恢复时间，减少了毛囊损伤，提高了毛发成活率。

(4) 文眉术：文眉本属眉部美容、非医疗美容范畴。对于眉毛稀疏色淡、两侧眉型不对称、眉型不理想，或因职业需要而无时间化妆者，可以通过文眉加重眉毛色泽，改善眉形态。采用文眉来扬长补短，可增添容貌美感。对于由于疾病或其他原因引起的眉毛脱落，求美者本人顾虑手术或健康情况不允许手术者，以及眉毛部分缺损、严重烧伤后眉毛部分或完全缺失者，由于局部瘢痕严重，无良好的皮瓣移植或头皮移植的条件，或头皮严重烧伤、头皮全撕脱秃发者，都可采用文眉术从一定程度上来弥补和掩盖缺陷。

（二）眉下垂及眉畸形的治疗

眉形欠佳，主要分为眉下垂和眉畸形两种。眉下垂多见于中老年皮肤松弛，多伴有上眼睑松弛，也可由面神经颞支瘫痪或重症肌无力等原因导致。眉畸形则多是因为伤后早期治疗不当，对接缝合粗糙，造成断端分离或错位愈合。

1. 眉下垂的矫正　面部老化、面神经颞支瘫痪和重症肌无力者，均会出现眉毛下移。严重者眉下垂可加重上睑的松垂并遮挡视野，严重影响面部美观。因此眉提升是最常见的美容手术之一。有众多手术和非手术技术用于眉毛的上提。

(1) 眉上缘皮肤弧形切除提升术：按眉下垂的程度和部位，用亚甲蓝在眉上缘标记出需切除皮肤的宽度及弧度。注意切除范围不要超过眉外侧上方1cm，以免损伤面神经的颞支。

手术操作：在局麻下，按标记线切除皮肤和皮下组织。沿眉弓上缘的切口要注意刀刃略向额面倾斜，以保护眉毛的毛囊。在皮下层向切口下方适当潜行分离后，将切口下方带有眉部的皮肤上提，分皮肤和皮下两层缝合切口。如果患者的眉毛较稀疏，也可与患者沟通后，保留眉头，去除眉中部和眉尾的毛发。待术后切口愈合后，用文眉术再造眉形。

此种方法在改善眉下垂的同时，对于上睑松垂也具有良好的矫正效果。缺点是眉上区瘢痕比较明显（图65-21，图65-22）。

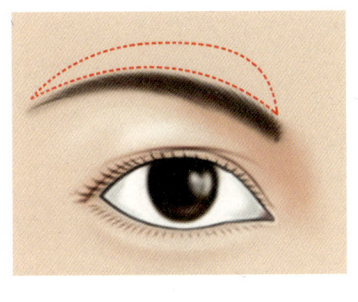 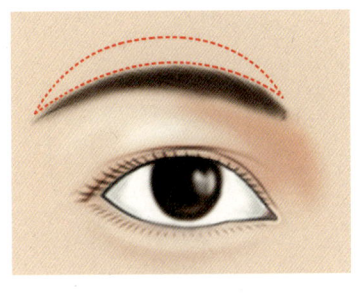 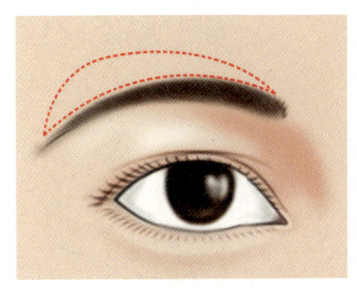

图 65-21　眉上缘皮肤弧形切除提升术切口设计示意图
A. 眉头下垂　B. 眉眼过近　C. 眉尾下垂

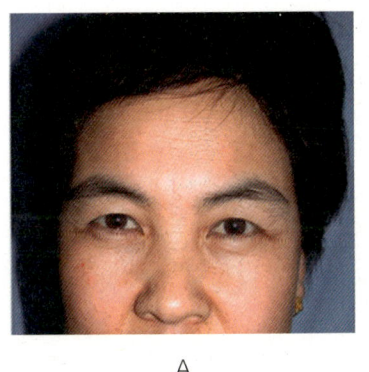 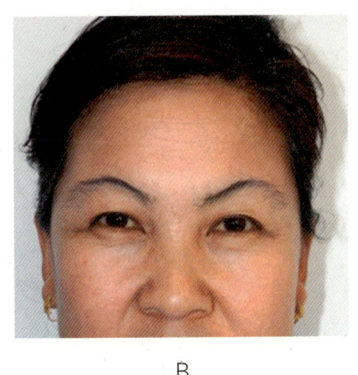 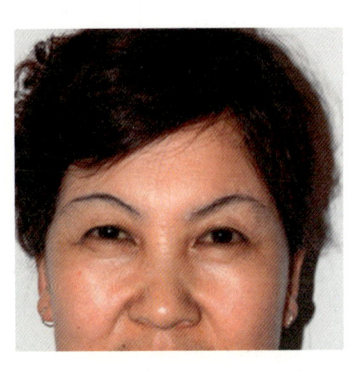

图 65-22　眉提升手术前后
A. 术前　B. 术后 4 年　C. 术后 8 年

（2）眉下切口或眉上下联合切口提升术：也有术者喜欢在眉中和眉尾部去除眉下皮肤，该方法遗留瘢痕较小，但对眉毛明显下垂或眉眼间距过近者效果欠佳。有时在眉上缘及眉下缘同时去除皮肤，用于上睑松垂的治疗及眉形的调整，由于遗留瘢痕较明显，不作为常规应用（图 65-23）。

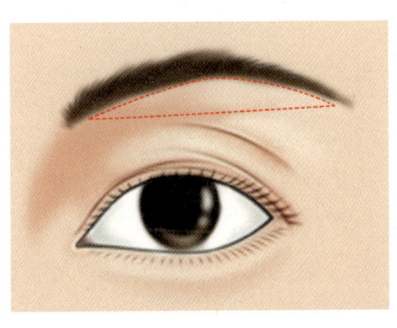 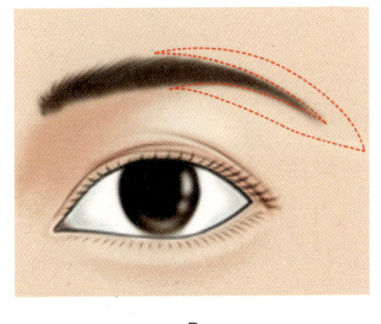

图 65-23　眉下切口与眉上下联合切口提升术切口设计示意图
A. 眉下切口设计　B. 眉上下联合切口设计

（3）额颞部除皱眉提升术：通过额颞部软组织的上提，额肌、皱眉肌和降眉肌的部分切断和分离，能够有效地矫治眉和上睑皮肤的下垂。切口可选择额颞部冠状切口或单纯颞部切口（图 65-24）。

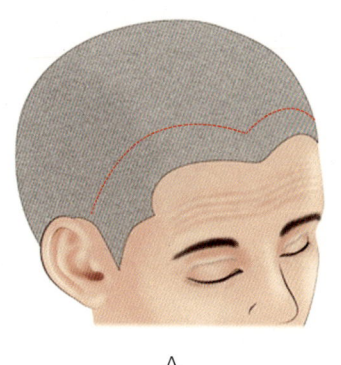 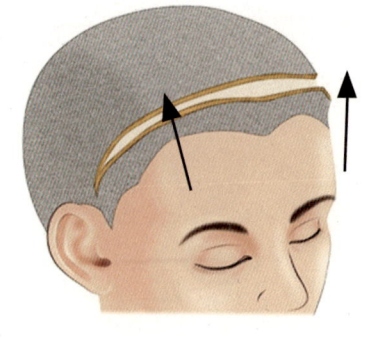 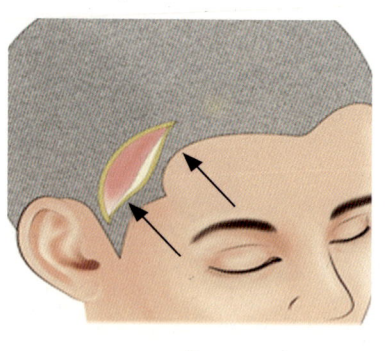

图 65-24　额颞部除皱眉提升术示意图
A、B. 头皮冠状切口额部除皱及眉提升　C. 颞部切口眉提升

（4）内镜下眉上提术：采用内镜下眉上提术，一般适用于轻、中度眉部下垂的患者，手术创伤较小、瘢痕较少。不适合眉部明显下垂者。采用发际线内3～4个小切口，长度1.0～2.0cm，额部在骨膜上进行分离，颞部在颞浅筋膜上进行分离。为了增加眉的移动度，同时改善眉间纹，必要时可切断皱眉肌和降眉肌，亦可在外眦水平部分横断眼轮匝肌，眶外侧缘外方的韧带粘连结构也可予以适当剥离。整个组织必须分离到能够自由上提眉外侧的程度。用缝线固定或者用"安多泰"除皱拉提系统（Endotine，一种可吸收内固定材料）将悬吊上提后的皮肤固定在颅骨外板上（图65-25）。

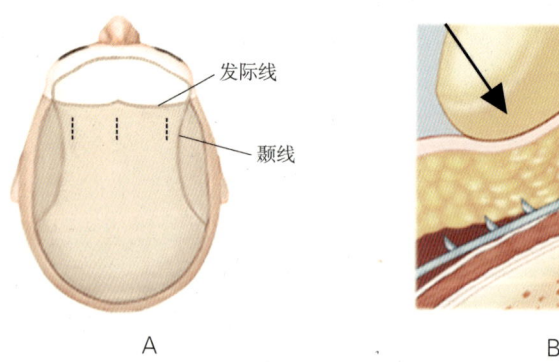

图 65-25　内镜下眉上提术示意图

（5）肉毒毒素注射提眉术：人体有四块肌肉（此处指皱眉肌、降眉肌、降眉间肌及眼轮匝肌）将眉向下方牵拉，只有一块肌肉（此处指额肌）将眉向上方提升。使用肉毒毒素适量定点注射于上述四块肌肉，可以减轻肌肉向下作用，使眉部上提1～2mm，甚至3～5mm。

此外，还可利用缝线及其他生物材料，如可吸收线、聚丙烯膜、生物膜片及其他可吸收或不可吸收材料等，对眉进行牵拉悬吊，并固定于颞肌肌膜或骨膜上，以达到眉上提的效果。

2. 眉畸形的矫正

（1）先天性眉距过宽：采用前面已叙述过的Y-V成形术修复。

（2）后天性眉位置异常：多见于眉区或其附近创伤，以及烧伤后瘢痕挛缩而致眉毛向上或向下移位，移位可能位于眉的内侧端、外侧端或中段，都可采用Z成形术矫正。设计Z形切口，切口深达皮下脂肪层，切勿损伤眉毛毛囊，然后将两三角瓣易位缝合，使移位的眉毛复位（图65-26）。

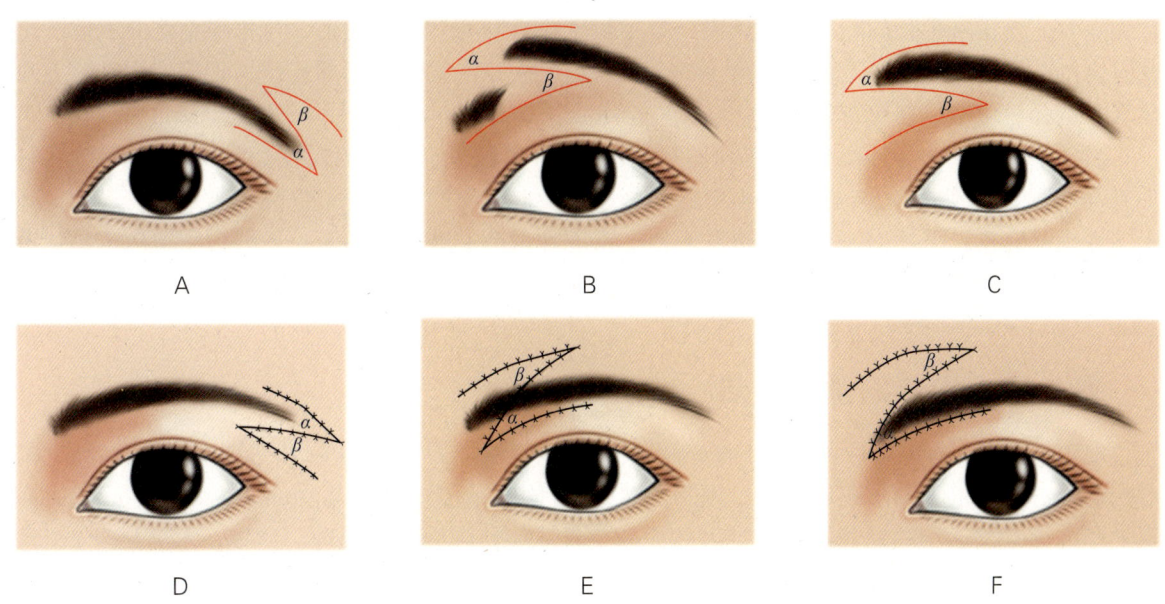

图 65-26 Z 成形术矫正眉位置异常示意图
A、D. Z 成形术矫正眉外侧下移 B、E. Z 成形术矫正眉错位畸形 C、F. Z 成形术矫正眉内侧过高

(杨超 邢新 杨云霞 王炜)

第三节　睫毛缺损和畸形

一　睫毛解剖、生理特点及功能

睫毛是指生长于眼睑边缘短而有弯曲度的毛发。睫毛位于睑缘，在泪乳头和泪小点处消失。睫毛在上睑有90~160根睫毛，大致排列为5~6行，长度8~12mm；下睑则有75~80根，3~4行，长度为6~8mm。当闭眼时，上、下睫毛并不交织。上、下睑中央部睫毛均较长、多，内眦部最短。

睫毛在毛发中的寿命最短，寿命为3~5个月，不断更新，一根发育的睫毛，自拔除后，原处1周即可重新长出1~2mm，约经十周（或两个月），可达到原来的长度。

睫毛有保护作用。若有尘埃等异物碰到睫毛，眼睑会反射性地合上，以保护眼球不受外来物的侵犯。睫毛有遮光，防止灰尘、异物、汗水进入眼内和对角膜、眼球进行保护的作用。睫毛还能减弱紫外线对眼睛的伤害。

二　睫毛畸形的表现及病因

睫毛畸形多表现为生长错乱、倒睫、双行睫和色素脱落等。其中，生长错乱可表现为乱睫（即睫毛的位置正常，但是方向不同）和睫毛化生（即睫毛在异常的位置生长）。倒睫往往伴有不同程度的睑内翻，表现为睫毛向内倒卷、摩擦角膜和结膜，引起充血、溢泪和不适感。双行睫则是在睑板腺口长出两排睫毛。先天性双行睫是一种少见的先天性异常，为常染色体显性遗传病。

睑缘除有一排正常生长的睫毛外，还有一排生长于睑板腺开口处的睫毛，这排睫毛刺向眼球，造成睑内翻的各种症状。睫毛色素脱落多为全身性皮肤病在毛发区的局部表现，长期使用呋喃类眼药水，也会使睫毛色素缺失。

睫毛畸形主要由于睑烧伤、睑外伤、睑缘炎、睑板腺炎、沙眼等慢性炎症及多次倒睫电解、手术等原因刺激或损伤了毛囊，甚至导致睑缘瘢痕形成以致睑内翻，牵拉睫毛刺向角膜，也见于先天性内眦赘皮，下睑内侧有一条皮肤皱褶，将下睑内侧部睫毛向内牵拉。眼睑分裂痣也是睫毛错杂生长的原因之一。

三 睫毛畸形的治疗方法

电解法、冷冻疗法、手术切除法或切除后联合电解、烧灼、冷冻法等，这些都是治疗睫毛畸形的标准方法。根据畸形睫毛的数量及其位置，是否合并睑缘内翻，其处理亦有所不同。值得注意的是睫毛拔除后约一周开始长出，大约需两个月才能长到原来的长度。所以，术前至少1个月未行倒睫拔除，才可实施手术，否则术中不易发现被拔除睫毛的睫毛囊而有残留，术后效果可能不令人满意。

（一）电解法

此方法适用于单个或少量异位的睫毛。在局麻下将闭合的电极针插入毛囊，尽量准确进行操作。该方法治疗后可出现倒睫复发，偶尔也会引起邻近的睫毛异位。

（二）冷冻疗法

由于毛囊比上皮细胞和结缔组织更容易被冷冻破坏。快速制冷、缓慢融化及增加冻融次数等因素可以增强其破坏作用。此方法可用于倒睫或任何形式的睫毛异位治疗。

（三）手术治疗

倒睫等常见的睫毛畸形往往同时伴有睑内翻，通过手术矫正睑内翻能够有效治疗倒睫等睫毛畸形。常见的矫正睑内翻的术式有以下几种。

1. 睑板切断术　此类手术的优点是简单易行，适用于睑板变形、肥厚不明显的病例。其原理是将睑板自睑板下沟处切断，解除瘢痕粘连牵引，通过缝线结扎，使睑缘恢复到正常位置（图65-27）。

手术操作：

（1）翻转眼睑，在距睑缘2mm的睑板下沟处做一与睑缘平行、从内眦部一直延伸至外眦部的睑板切口，可按内翻程度切开睑板全厚的2/3或完全切透至暴露眼轮匝肌，然后用纱布压迫止血。

（2）等距离做三对褥式缝合（图65-27A）。每一对缝合均是从距切口后缘1mm的睑结膜处进针，穿过睑板及睑板前眼轮匝肌，从距睑缘3～5mm的皮肤处出针，同一根线的另一针在第一针旁2mm处以同样方式穿出皮肤。完成三对褥式缝合后，垫以小棉卷后结扎（图65-27B），使睑缘呈轻度外翻。

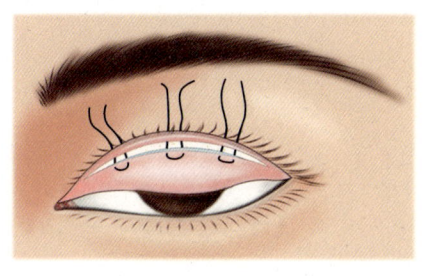 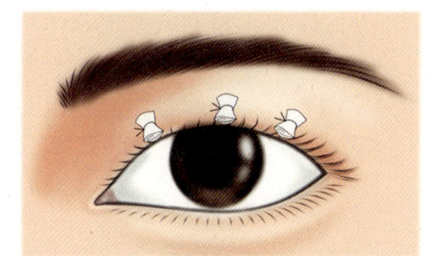

图 65-27 睑板切断术
A. 沿睑板沟切断睑板，做三对褥式缝线　B. 缝线穿出皮肤面，结扎在棉卷上

2. 缝线法眼睑内翻矫正术　通过穿过眼睑全层的三对褥式缝线矫正睑内翻是一种创伤小、恢复快、效果确切的治疗方法，对于轻到中度睑内翻导致的倒睫具有理想的治疗效果。睑内翻程度较重时可联合睑板沟处的一个切口，即所谓"六三一"术式，具体是指"手术时缝线六次，做三对褥式缝合，在睑板沟处做一个切口"。"六三一"也属睑板切断术范畴，由王导先于 1953 年首先介绍。适用于较严重的睑内翻及做何兹氏手术失败的病例，是临床上常用的方法之一。

手术操作：翻转上睑后，从近睑板的穹隆部进针，绕过睑板前面，穿过睑板前轮匝肌，距睑缘 3~5mm 的皮肤处出针。另一针从其旁 2~3mm 处的穹隆部进针，以同样方式从皮肤出针，完成一针褥式缝合。三对褥式缝合线分别置于眼睑的中央、中内与中外 1/3 交界处。轻到中度睑内翻完成褥式缝合即可，无须行睑板切开。如需切开睑板，需在翻转上睑后，在睑板下沟垂直切开睑结膜，切断睑板，切断睑板时必须注意不要切断睑板前面的缝线。当切口接近内眦部时，注意不要伤及泪小管。应重新调整缝线的位置；如矫正不足，应检查一下睑板是否切断，然后在线结内置一小棉卷或置细塑料管结扎（图 65-28）。手术实例术前、后对比见图 65-29。

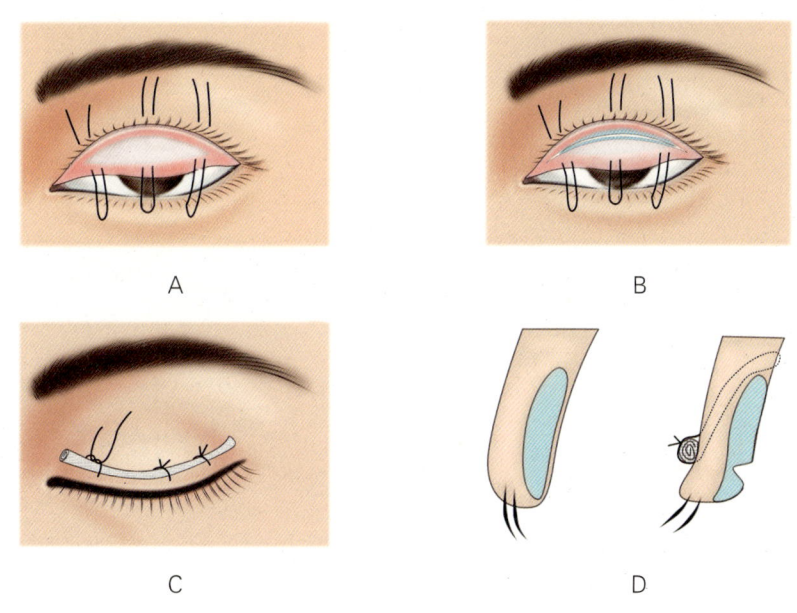

图 65-28　缝线法眼睑内翻矫正术

3. Hotz 睑板楔形切除术　该手术属于睑板矫形类手术，主要是从睑板的前面把变形肥厚的睑板削平或做一条楔形切除，以恢复睑板的正常形态，从而改变睑缘位置及睫毛方向，达到矫正睑内翻的目的。本术式适用于重度瘢痕性上睑内翻病例，特别是睑板明显肥厚、弯曲变形而眼睑皮肤松弛的患者。对于其他术式失败及伴有角状畸形的睑内翻，以及有角膜炎症的病例也多选用此术式。

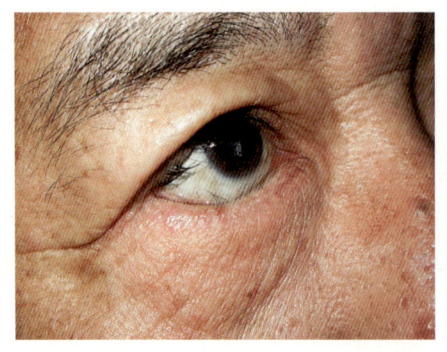
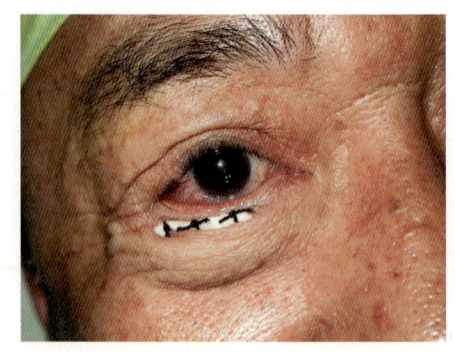

图 65-29 缝线法眼睑内翻矫正术前后

手术操作：眼睑局部麻醉后，用亚甲蓝在上睑皮肤画切口线。如睑内翻严重，切口线宜靠近睑缘近些（3~4mm）。若睑内翻不严重，切口线应按重睑术式设计。以便术后形成较为自然美观的重睑。切开皮肤，剪除切口下眼轮匝肌，若皮肤松弛则同时按设计剪除适量上睑皮肤。若上睑板肥厚或表面凸凹不平，可将睑板削薄。如睑板不十分肥厚，可分别在距睑缘1.5mm及3.5mm处斜行切开，使两个切口在睑板深层会合，即将睑板做楔形切除，注意勿切穿睑板。缝针一般由内眦部开始，穿过切口下唇皮肤、皮下组织，横行穿过睑板切口上缘，但不要穿透结膜，然后从切口上唇皮肤处穿出，注意穿出点需和切口下缘的穿入点对称（图65-30）。并根据睑内翻的程度，调整缝线穿过睑板的高度。结扎缝线后内翻得到矫正，睫毛恢复到正常位置。

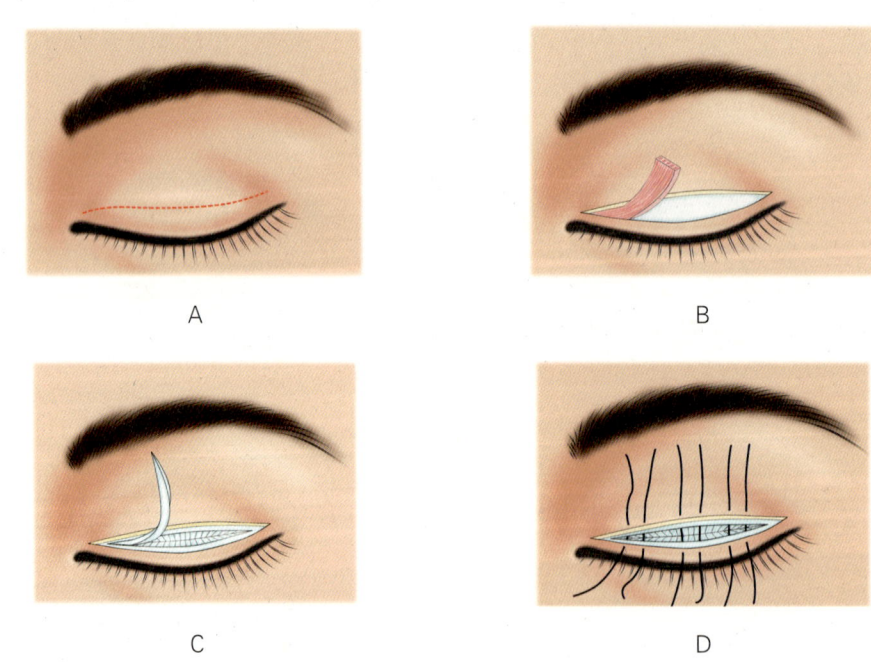

图 65-30 Hotz 睑板楔形切除术

4. Machek-Blaskovics 睫毛移位法　该法主要用于睑板高度肥厚粗糙、睑内翻倒睫严重、用其他方法难以矫正的病例。

手术操作：于上睑泪小点外侧1mm做睑缘灰线切开至外眦，向上剥离使上睑分成前、后两叶。距睑缘4mm及8mm的皮肤处各做一与睑缘平行的切口，以形成宽度为4mm的与睑缘等长的皮肤肌肉桥状瓣，使其可以随意下移，以修补睑缘的皮肤缺损区。将睑缘处带有睫毛的皮瓣向上移动，然后将上方4mm宽的桥状瓣向下移动以修补睑缘的皮肤缺损区，在内、外眦两端，上方的桥状瓣压在睫毛瓣表面。缝合桥状瓣与睑缘处睑板结膜创缘后，再缝合睫毛瓣的上缘与上睑上侧创缘，最后将两个皮瓣之间的创缘缝合（图65-31）。

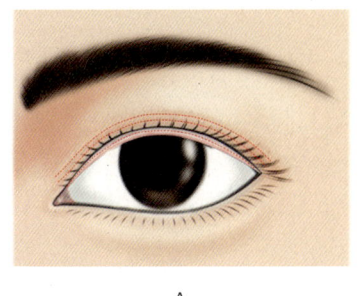 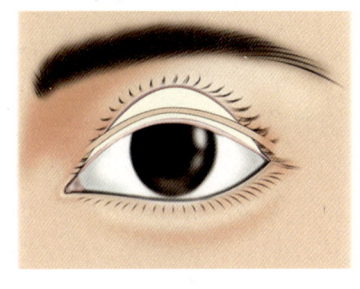 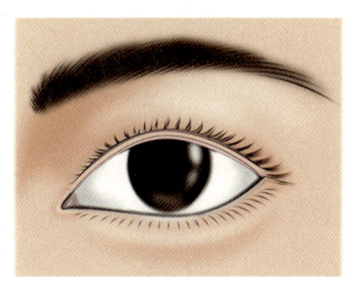

图 65-31　Machek-Blaskovics 睫毛移位法

5. 睑板睑结膜游离移植术　睑板睑结膜游离移植术适用于严重的瘢痕性睑内翻的病例，特别是那些已经多次手术，睑板、结膜已有明显畸形或短缩的病例，通过该手术不但可以增加睑板、睑结膜的垂直长度，松解眼睑内层对睑缘的牵引，使内卷的睑缘得以复位，而且可以继续保持睑板对眼睑的支持作用。移植的睑板，睑结膜取自同侧或对侧的上睑。下面以下睑内翻矫正为例，介绍手术方法。

手术操作：翻转下睑后，距睑缘2mm处做一与睑缘平行的睑结膜、睑板切口，直至暴露眼轮匝肌。于切口两侧睑板下将睑板与眼轮匝肌分离，形成一能容纳新月形睑板、睑结膜片的植床区。于上睑中部切取宽2～3mm的新月形睑板、睑结膜片。将切取的上睑睑板、睑结膜片移植于下睑植床区，修剪移植片后，观察睑弧度是否满意。术毕时结膜囊内涂眼膏，以减少缝合对角膜、结膜的刺激（图65-32）。

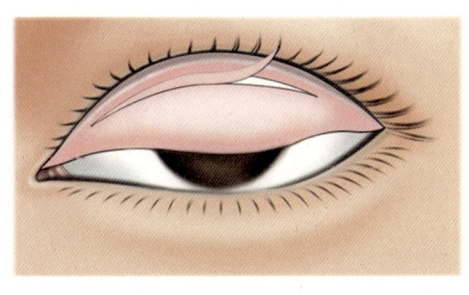 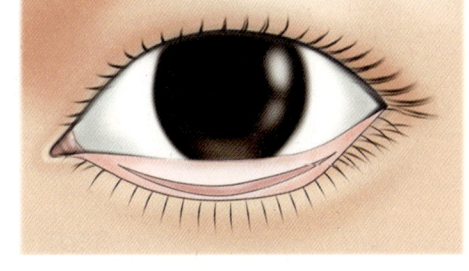

图 65-32　睑板睑结膜游离移植术

四　睫毛缺损的治疗

睫毛部分缺损或全部缺损，多见于烧伤后遗症和波及睑缘的皮肤病变，如分裂痣和血管瘤等良性肿瘤切除术后以及反复发作的睑缘炎等。睫毛修复的目的在于保护眼睛，如果纯粹为了增添眼部美感和眼睛的神态，以美容为目的，可用毛发移植修复睫毛。上睑睫毛在外观和功能上都占有主要地位，睫毛的修复一般限于较长段的上睑睫毛缺损或全部缺损，如果不是为了美容目的，一般下睑睫毛缺损不予修复。

（一）眉毛或头发单株种植法

数量上，一侧种植40～50株，根据睫毛的特点，一般种植2～3排，外眼角处可移植3排，完

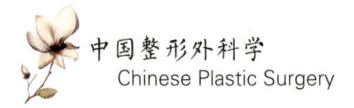

全可达到美容的效果。通常情况下，在术后两周左右，移植的睫毛会脱落，睫毛的再生长开始于术后6～12周，术后9～12个月睫毛的生长密度、长度和质量会有持续的改善。这样移植的睫毛均需定期修剪，因个人差异及需要间隔时间不同，一般在7～14天需修剪1次。

（二）眉毛游离移植法

于同侧眉偏内侧的中央区，根据所需修复长度，切取一条包含2～3排眉毛的移植片，因为此区毛的生长方向是向外下方，切取时顺眉毛的方向斜行切入皮肤，并包含浅层皮下脂肪，以保存毛囊的完整性。受植床是在睫毛完全缺失的上睑缘上方约2mm的部位，做与睑缘平行的切口，如为睫毛全部缺失，切口必须由内眦达外眦，深达睑板。切口创缘应向两侧游离形成一个沟槽，将所取的移植片镶嵌在沟槽中。结扎不能过紧，以免影响血供。用油纱条卷成细小的纱卷充填于移植片的两侧，以保持毛发自然方向，最后加压包扎，术后14天拆除睑裂缝线。在移植片成活后的前3个月内，最好用粘贴人造假睫毛的细胶条将上睫毛向外上方粘贴，以引导睫毛向上翘着生长。如睫毛部分缺损，受植床的切口应顺着残存睫毛生长的方向。

（三）人造睫毛粘贴法

一般仅限于上睑睫毛粘贴，这纯粹是出于美容目的。这种粘贴的睫毛外形比较自然，但存在易脱落的问题，而且粘贴剂与皮肤接触过久后，易并发睑缘炎症。

随着人们对于睫毛美容要求的日益提高，一些外用药物改善睫毛性状的方法也越来越受到人们的关注。有学者发现，局部应用浓度为0.03%的比马前列素溶液能够促进睫毛生长。其作用机制是通过使处于休止期的睫毛毛囊过渡到生长期，缩短休止期并延长生长期，从而产生更多的新生睫毛，同时增加睫毛生长率以延长睫毛的长度；另外，比马前列素还能够刺激黑色素的生成和扩大毛发轴的直径。因此，使用外用药物增加睫毛长度、粗度及加深毛发颜色，很可能为睫毛美容提供了一种全新的治疗方式。

（张舵　刘海鹏）

第四节　睑外翻

一　睑外翻的定义及病因

（一）定义

睑外翻（ectropion of eyelid）是指上下睑向外翻转，致使结膜外露，泪小点与眼球不能贴附，眼睑闭合不全，及角膜外露等情况，可单独或同时发生于上下睑或双侧眼睑的功能损害，睑外翻所导致的临床症状及对眼部因外翻程度各有不同。

（二）病因

睑外翻病因可以分为先天性、痉挛性、老年性、麻痹性、瘢痕性、医源性六种。

瘢痕性睑外翻在临床上最为常见。因为眼睑外伤、炎症、肿瘤切除、医源性手术，造成睑板外软组织缺失,引起眼睑与眼球脱离、睑外翻。

医源性睑外翻是一种不可忽视的损害,多见于美容性下睑松弛矫正过度,轻者表现为眼睑露白,重者可产生不同程度的睑外翻。

先天性眼睑发育不良、面神经瘫痪,以及老年性面部软组织松垂等也会引起睑外翻。

二、睑外翻的临床表现

睑外翻可分为上睑外翻、下睑外翻,以及上下睑同时外翻。

轻度睑外翻又称眼睑闭合不全,俗称兔眼。睑外翻因程度不同可表现为从眼睑露白到眼睑完全向外翻转不等。表现为眼睑与眼球部分或完全脱离、睑结膜部分或全部向外翻转外露、泪小点与眼球不能贴附、上下睑闭合不全。

外翻可发生于上睑或下睑,可以是部分睑外翻或全部睑外翻。因下睑板较窄小且受重力的影响,因此下睑外翻更为常见。下睑外翻发生后,常导致泪小点远离眼球,发生溢泪。

上睑皮肤缺失或睑结膜过度增生时会导致上睑外翻,上睑外翻易引发结膜炎、角膜外露,失去眼睑的保护,眼球可能发生角膜干燥、角膜上皮脱落、暴露性角膜炎、角膜溃疡甚至形成白斑等,直到视力受到损害,因此睑外翻造成的角膜和视力损害其严重性大于睑外翻形态的损害。

眼睑长期外翻,将导致结膜肥厚充血,甚至角化、睑缘变形、糜烂、睫毛方向改变等。因此,睑外翻应尽早治疗。

三、睑外翻的评估

判断睑外翻的损害程度是选择治疗方法的前提,睑外翻分为上睑、下睑和上下睑同时外翻。

根据睑外翻的程度,笔者将其评定为五度。1978年曾将睑外翻分为三度:轻度、中度和重度。后增加了0度睑外翻和复合睑外翻——Ⅳ度睑外翻。

0度睑外翻,俗称眼睑露白、睑退缩,或称睑球分离。0度睑外翻较多见于下睑美容手术后的睑退缩,表现为睡眠休息时眼睑不能闭拢、眼睛睁开的时候,眼睑露白、巩膜过度暴露,没有睑结膜外露。

Ⅰ度睑外翻:称为轻度睑外翻。睑外翻表现为睑球分离、眼睑露白,伴有睑结膜轻度翻转外露,结膜翻转外露不超过1/3。

Ⅱ度睑外翻:称为中度睑外翻。睑结膜向外翻转外露、超过睑结膜的1/2,伴有睑板外翻,但是结膜穹隆存在。

Ⅲ度睑外翻:称为重度睑外翻。眼睑完全外翻,睑板和睑结膜完全外翻,上穹隆或下穹隆完全外翻外露,上穹隆或下穹隆消失。

Ⅳ度睑外翻:是伴有骨缺损眶畸形的睑外翻,其睑外翻程度可以是轻度、中度和重度(表65-1,图65-33)。

表65-1 眼睑外翻的评估和分度(王炜1978年制订,1996年修正)

睑外翻分度	部位	症状	治疗设计
0度睑外翻(睑退缩)	上睑或下睑或上下睑,部分或全部	休息时眼睑不能闭合,俗称兔眼畸形。眼睛睁开的时候,巩膜过度暴露,称眼睑露白。没有睑结膜外露	睑缘楔形切除缝合、眼睑分层紧缩术、眼睑V-Y成形、局部皮瓣转移、眦成形、眦固定等

续表

睑外翻分度	部位	症状	治疗设计
Ⅰ度睑外翻（轻度睑外翻）	上睑或下睑或上下睑，部分或全部	睑球分离，睫毛和睑缘外翻，伴部分睑结膜外露。泪点分离者伴流泪	同上，或参考Ⅱ度睑外翻
Ⅱ度睑外翻（中度睑外翻）	上睑或下睑或上下睑，部分或全部	睑缘和睑板外翻，睑结膜外露，睑球分离及眼睑露白，兔眼畸形，泪点外翻，流泪	外翻睑缘切开，松解挛缩，创面游离皮片移植，或上睑或下睑侧方皮瓣转移修复，颞浅筋膜皮瓣转移移植
Ⅲ度睑外翻（重度睑外翻）	上睑或下睑或上下睑，部分或全部	睑缘、睑板和穹隆外翻，上穹隆或下穹隆完全消失	睑缘切开，松解挛缩，翻转眼睑复位，创面游离皮片移植覆盖，较少选用上、下睑局部皮瓣转移修复，单纯上睑或下睑外翻可选用颞浅筋膜皮瓣转移移植，远处皮瓣游离移植等。睑缘黏合固定半年
Ⅳ度睑外翻（伴有骨缺损眶畸形睑外翻）	上睑，下睑或上下睑	除睑外翻外，伴有骨缺损的眶畸形	皮肤缺损采用植皮或皮瓣修复，骨缺损可采用自体骨或代用品移植

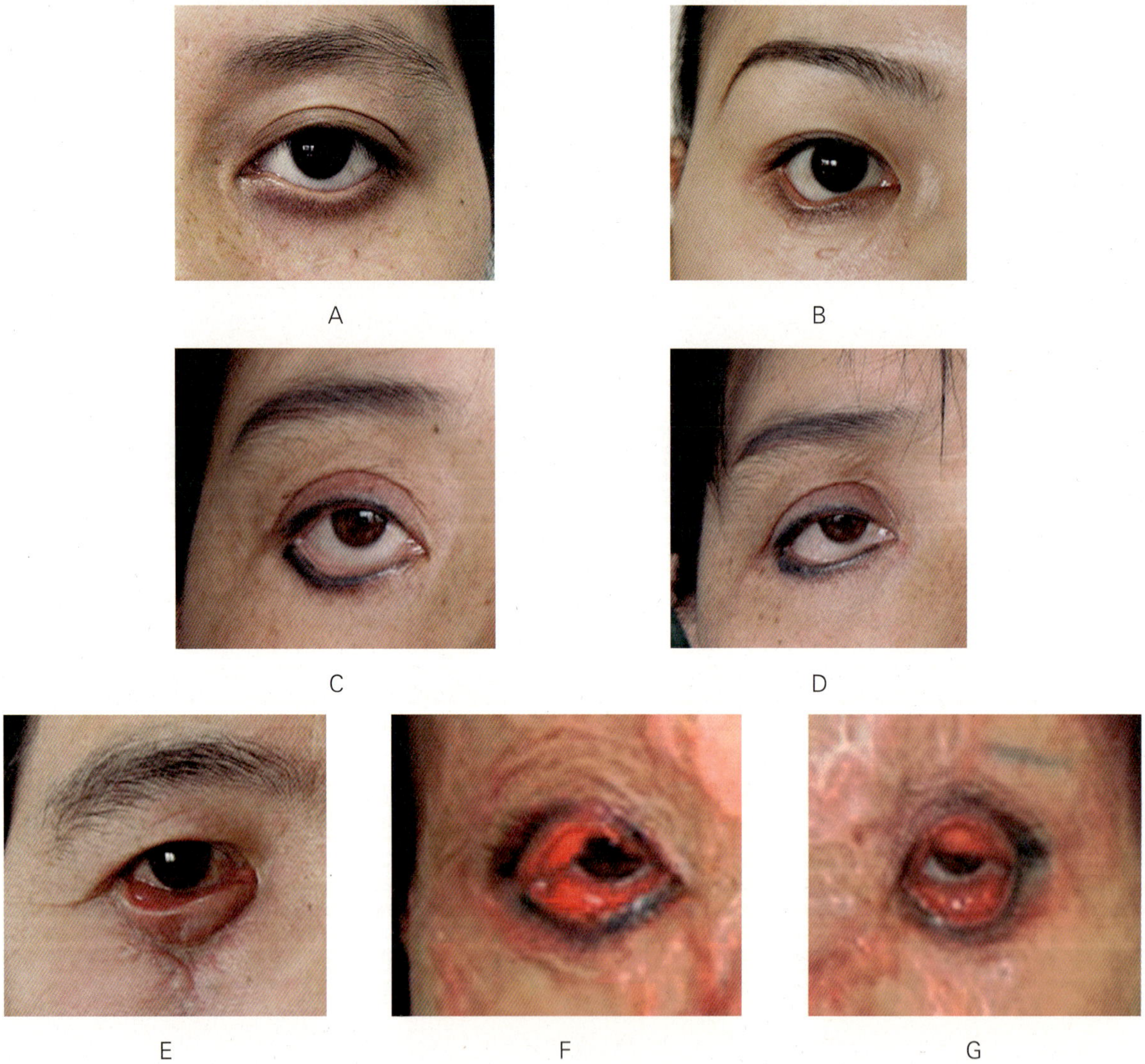

图 65-33　睑外翻分度案例

A、B. 0 度睑外翻，休息时眼睑不能闭拢，眼睛睁开的时候，眼睑露白，巩膜过度暴露，没有睑结膜外露　C、D. Ⅰ度睑外翻，睑球分离及眼睑露白，伴有睑结膜外露　E、F. Ⅱ度睑外翻，睑结膜向外翻转外露，睑板外翻，穹隆存在　G. 下眼睑Ⅲ度睑外翻，下眼睑完全外翻，睑结膜完全外翻，下穹隆完全外翻外露，下穹隆消失，上眼睑Ⅱ度睑外翻

四 瘢痕挛缩性睑外翻及治疗

瘢痕挛缩性睑外翻俗称瘢痕性睑外翻，最为常见，病情表现变化多样。瘢痕性睑外翻的病理、症状、评估、治疗准备、治疗原则和方法对于各类睑外翻治疗均可借鉴。

（一）病因

瘢痕挛缩性睑外翻在临床上最为常见，多由眼睑部暴力外伤、热力及化学灼伤、交通事故伤、爆炸事故伤、医源性损害等创伤愈合后皮肤缺损瘢痕挛缩引起。

眼睑或睑周的慢性炎症感染，眼球、眼睑、眶部肿瘤手术或放射治疗后缺损和挛缩，眼睑、面部美容整形手术中松弛皮肤切除过多，眼轮匝肌切除过多，眶隔筋膜损害等原因造成的皮肤、软组织缺损也是引起睑外翻的常见原因。

（二）病理及症状

睑外翻可为眼睑皮肤、软组织缺损或骨支架损害等所致。

1. 上或下睑皮肤缺失、皮下组织筋膜创伤、肌肉创伤、炎症等继发眼睑瘢痕挛缩导致。
2. 面部烧伤后瘢痕挛缩造成的睑外翻较为常见，烧伤深度不同造成眼睑缺失和外翻程度不一，继发感染会导致损伤加重。睑外翻引起睑结膜充血炎症、泪点外翻、流泪、角膜暴露、角膜溃疡穿孔等并发症。眼睑全层烧伤可达睑板，睑结膜全层缺损，伴有颌骨骨髓炎症患者，会有死骨形成，经眼睑部溃破排出后，造成眶轮廓畸形，加重睑外翻修复难度，外科医师治疗前需要对其进行准确评估。
3. 眶区骨折移位或骨质缺损，上睑或下睑缺少支持组织而塌陷形成外翻。
4. 幼年时额眶区外伤或放射治疗后，遗留眶区骨发育不良，产生或加重睑外翻。
5. 睑板、睑缘组织的外伤性缺损缺失，以及泪点，泪道损害等，也会加重眼睑和角膜继发损害。

（三）治疗

1. 治疗前评估　瘢痕挛缩性睑外翻的治疗主要是手术治疗，术前应对下列项目准确评估。
（1）病变部位、外翻病变程度评估。
（2）局部炎症状况及治疗效果评估。
（3）软组织缺损、挛缩程度及骨支架状况评估。
（4）视力保护状况和视力损害评估。
（5）泪点、泪道受损状况和修复可能性评估。
（6）睑板、睑结膜损害和睑缘、睫毛存留状况评估。
（7）眼压评估，患有青光眼者，应用带有肾上腺素的麻醉药局部注射有致盲风险。
（8）患者及其保护人对病情和治疗理解程度心理状况评估。医患双方对于眼睑、泪点、视力、角膜病变程度、治疗选择、疗效估计、可能产生的意外有共识，并有文字影像记录。

2. 睑外翻术前准备
（1）睑外翻睑结膜囊冲洗、消炎，眼药水滴眼。
（2）角膜保护、防止长时间外露、应用眼罩、保护性眼膏外用或眼睑封闭保护等。
（3）排除手术禁忌证，没有糖尿病或已控制，没有影响手术的心脑血管疾病，肝肾功能良好，没有血液性疾病，服用抗凝剂或活血药物者停用3天以上。
（4）拟移植皮肤和皮瓣选择，或骨、软骨移植准备。

3. 皮片移植供区选择　上睑或下睑外翻均可考虑选择皮片移植修复，其手术设计如下。

（1）皮片厚度：切取全厚或厚断层皮片移植或真皮下血管网皮片移植。皮片移植矫正睑外翻，适用于Ⅱ、Ⅲ度睑外翻，尤其是面部广泛烧伤后瘢痕挛缩而难以选用局部皮瓣移植修复者。

（2）皮片供区选择原则：选择近头颈部、上胸部区域的全厚皮片移植，皮片的质地、色泽较好，远期挛缩较轻，适用于上、下睑的Ⅱ度或Ⅲ度的睑外翻。

（3）供皮区部位选择：耳郭后乳突区、锁骨上区、上臂内侧、胸肩峰区等区域由于皮肤细腻而常被选用。在上述区域无法提供移植皮片时，可切取大腿内侧、胸腹部断层皮片移植。

4. 手术方法

（1）睑外翻矫正手术（以下睑为例）

1）准备：眼部清洁，生理盐水3~5次反复冲洗，眼部和供皮区局部消毒。

2）麻醉：全身麻醉或局部麻醉，局部麻醉药物用1%~2%利多卡因加1：200000肾上腺素。

3）切口：用11号手术刀片，于下睑缘下2~3mm处做与睑缘平行的皮肤切口，为防止术后移植皮片挛缩，内侧切口超过内眦0.5cm，外侧超过外眦，在外眦外0.5cm处，斜行向下延长0.8~1cm。

4）挛缩松解：在切口上、下方，充分松解挛缩的软组织，将外翻的眼睑充分复位，使之紧贴眼球，泪小点复位。

5）下睑缘复位矫枉过正：松解后外翻的下睑缘复位应超过睑裂水平，且无张力回缩，使植皮面积相对增大，减轻皮片移植后收缩的影响，减少外翻矫正后复发。

6）松垂下睑提紧：长期外翻的下眼睑，松解后下睑缘有时过长，可于下睑外中1/3交界处做睑缘全层组织楔形切除矫正（上睑在内中1/3交界处），睑缘用6-0~8-0尼龙线分层缝合。

7）深层挛缩松解：外伤和感染形成的瘢痕有时可深达眼轮匝肌或其附着于眶骨的筋膜韧带，手术松解眼轮匝肌时，取水平方向在肌肉深、浅面仔细分离，避免垂直切开眼轮匝肌。

8）睑缘粘连：遇有Ⅲ度下睑外翻或上、下睑同时外翻，在瘢痕松解眼睑复位后，常规需要做睑缘粘连术。

9）皮片移植：仔细止血，生理盐水冲洗移植床，将皮片移植于创面，皮片间断缝合留长线，打包加压包扎（图65-34）。中厚或全厚皮片10~12天拆线，真皮下血管网皮片可推迟到14~16天拆线，密切观察植皮状况，遇有缝合线毛囊感染时及时对症处理。

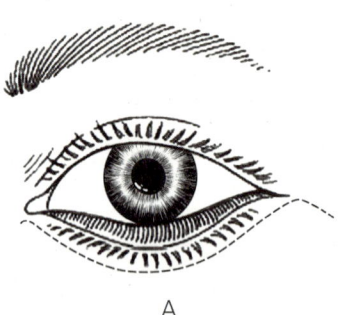

A

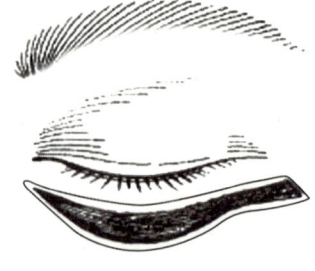

B

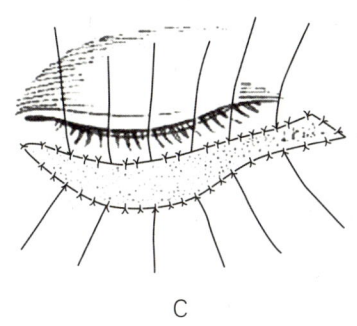
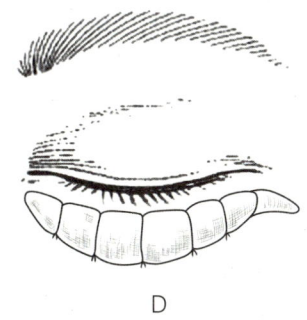

图 65-34　下睑外翻游离皮片移植矫正术

A. 下睑缘下 2mm 平行睑缘切口，切口超过睑裂水平　B. 切开皮肤筋膜，松解挛缩的眼轮匝肌　C. 仔细止血后冲洗创面，移植中厚或全厚皮片覆盖创面，缝合留长线用于植皮打包　D. 用不粘油纱布内置棉纱或棉花打包加压包扎。如尚有轻度外翻，可做睑缘粘连术

（2）睑缘粘连术

1）目的：为防止Ⅲ度睑外翻矫正手术后移植皮片收缩，特别是下睑或上、下睑Ⅲ度睑外翻手术矫正后移植皮片挛缩，常规进行睑缘粘连术。

2）适应证：眼睑长期外翻，睑板可能继发外卷畸形，因此，虽然外翻眼睑恢复到正常位置，仍会有外翻的趋势，特别是在采用植皮术矫正睑外翻时，由于术后皮片收缩，外翻复发的可能是不容忽视的。为彻底实现睑外翻矫正，一段时间内的睑缘粘连是十分必要的。

3）手术方法一：于上、下睑缘中内1/3和中外1/3交界处灰线部位切除一宽5～8mm，深1～2mm的组织块。形成的创面采用褥式缝合将上、下睑缘紧密对合，上、下睑缘处分别用一小的橡皮片垫衬减张，于缝线下打结，10天后拆线，上、下睑缘即黏合。此法优点是粘连处位于瞳孔两侧，不影响视物。缺点是长期保持睑外翻往往因睑缘组织水肿明显，缝合后有缝线撕脱的可能；且操作中有损伤睫毛毛囊的可能，导致睫毛生长错乱；待3～6个月后切开上、下睑缘间的粘连处，睑缘粘连处形成的肉芽组织可能影响外观（图65-35）。

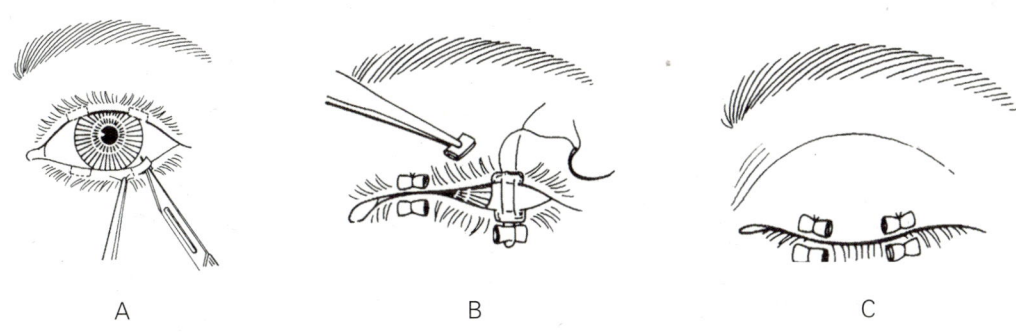

图 65-35　睑缘粘连术（方法一）

A. 上、下睑形成对应的两组创面　B. 橡皮片垫于创面皮肤上，创面行褥式缝合　C. 上、下睑缘黏合

手术方法二：改良的睑缘粘连术。

方法一的睑缘粘连需切除一小块睑缘组织，此法无须切除组织。

在上、下睑缘中内1/3和中外1/3交界处，各做灰线横行劈开，长6～8mm，深1～1.5mm，在灰线横切口的两端各做一垂直切口，切口组织成两块小皮瓣。此两小切口分别向皮肤和结膜延伸，为了使劈开的睑缘前、后层便于翻转，用5-0丝线或单丝尼龙线将上、下睑缘的内层行横褥式缝合，注意缝线不要穿过睑结膜，线结是向外的，然后上、下睑缘的外层做褥式缝合，缝线下垫以橡皮片或小纱卷，然后打结。10天后拆线。3～6个月后切开粘连，创面数天后即上皮化自愈，无须缝合。它的优点是不切除小块睑组织，不损及睑缘正常形态和生理机能。形成的睑缘前、后两层接触面大，有利于黏着，而且做深、浅两层缝合，故黏着牢固可靠，睑裂中央有缝，便于视物（图65-36），或单纯制成睑缘小皮瓣对合缝合睑缘粘连（图65-37）。

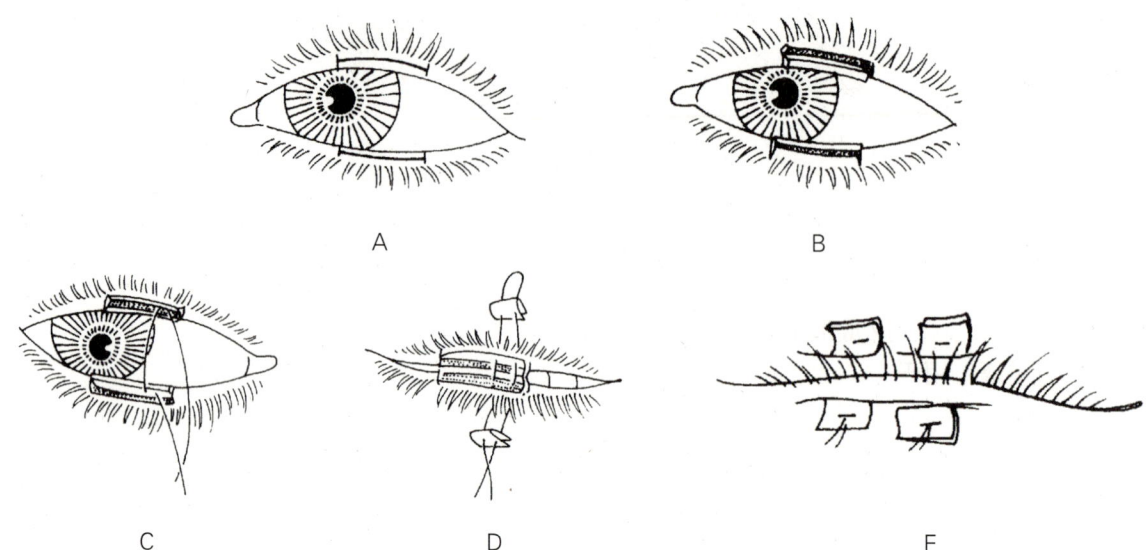

图 65-36　改良的暂时性睑缘粘连术（方法二）
A、B. 将上、下睑缘自中内达中外的灰线劈开　C. 上、下睑缘内层横褥式缝合　D、E. 上、下睑缘外层横褥式缝合

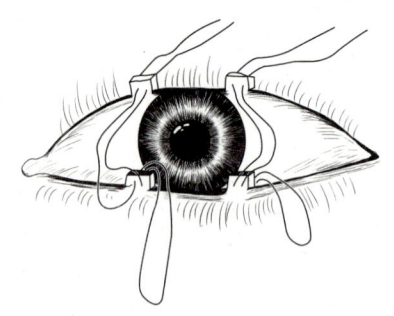

图 65-37　改良的睑缘粘连术（方法三）
将上、下睑缘自中内至中外的灰线劈开，制成以上睑皮肤为蒂的睑缘组织瓣和以下睑结膜为蒂的组织瓣，上、下睑缘两组织瓣对合褥式缝合

（3）V-Y瓣成形眼睑外翻矫正术

1）适应证：用于部分上睑、下睑Ⅰ度或轻Ⅱ度外翻的矫正。可用于瘢痕性或老年性部分睑外翻矫正，也可用于下睑松弛美容手术后睑外翻矫正。

2）方法：在下睑下方设计一个V形切口，"V"的尖端向下，开口对着下睑外翻处，V形尖角的夹角依据外翻范围来定，一般以60°为宜。按设计线切开后必须充分向睑缘游离V形皮瓣和邻近组织，使外翻睑缘复位，然后将V形皮瓣向上推移，切口缝合成Y形（图65-38）。

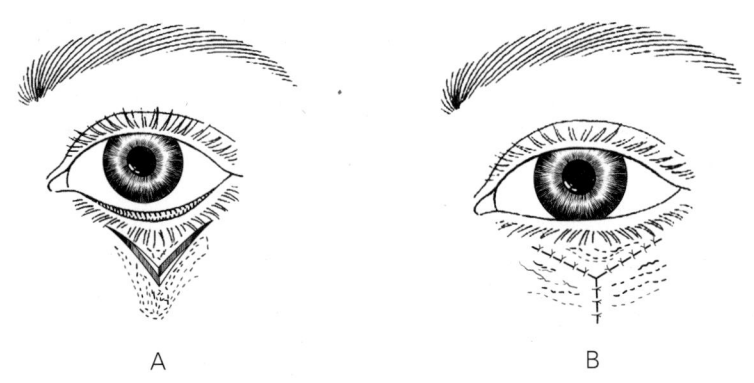

图 65-38　V-Y 瓣成形术矫正轻度睑外翻
A. 设计 V 形切口　B. 切口缝合成 Y 形

（4）睑外翻矫正的 Z 成形术

1）适应证：用于与睑缘相垂直的直线瘢痕挛缩所引起的Ⅰ度睑外翻或个别轻Ⅱ度睑外翻的矫正。

2）方法：根据索条瘢痕长度，设计多个连续 Z 形切口，利用三角形皮瓣交叉来松解挛缩。为避免术后眶下区瘢痕明显，三角形交叉皮瓣角度不宜设计过大，应不超过 60°（图 65-39）。

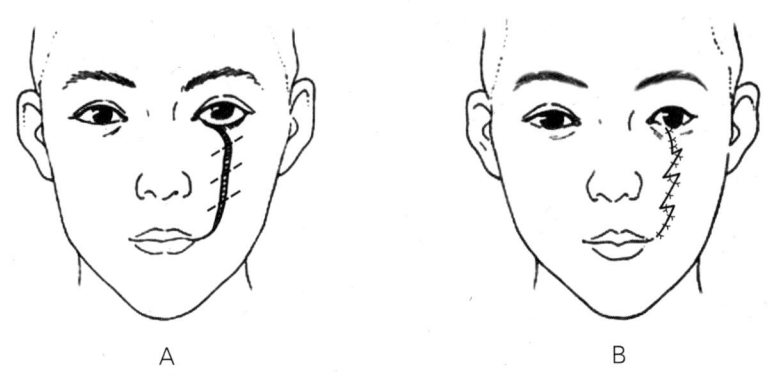

图 65-39　Z 成形术矫正下睑轻度外翻
A. 设计多个连续 Z 形切口　B. 皮瓣交叉缝合，松解挛缩

（5）睑周旋转皮瓣移植眼睑外翻矫正术

1）适应证：眼周有多种旋转皮瓣可供选用，修复上睑或下睑，或上、下睑Ⅱ度眼睑外翻，或眼睑部分区域Ⅲ度睑外翻矫正。

2）评价：眼周旋转皮瓣移植具有色泽好、组织丰满、手术后少挛缩的优点，但是在面部会遗留瘢痕，必须术前告知患者以取得医患双方认识一致。

3）皮瓣选择和设计：较为常用的皮瓣有眼周围旋转皮瓣。上睑及睑周旋转皮瓣转移术因睑周皮瓣皮下血管网密集，皮瓣长宽比例常可达 3∶1～5∶1，旋转移植皮瓣血供好。但是皮瓣切取受睑周面部结构形态限制，长度和宽度切取受限，宽度常设计为 0.6～1.0cm，长度根据睑裂宽度设计为 4.0～5.0cm。皮瓣一般取单蒂，旋转移植。

4）皮瓣移植：严格微创操作，皮内、皮肤精准缝合（图 65-40）。

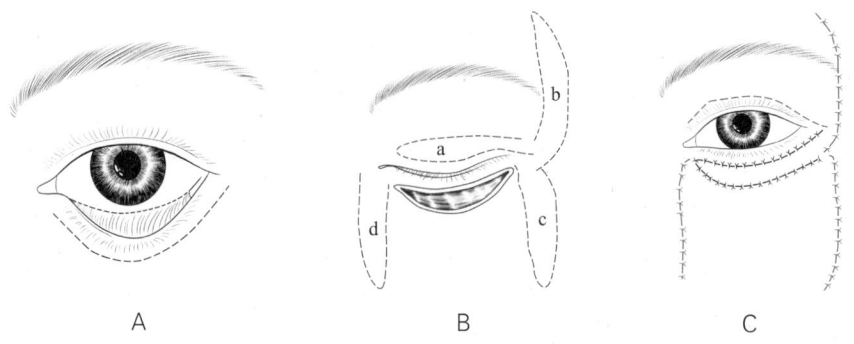

图 65-40　睑周旋转皮瓣移植矫正睑外翻
A. 睑缘切开外翻　B. 睑周皮瓣设计（a 在上睑较为松弛时，选择上睑随意型皮瓣，转移到下睑，修复下睑外翻。b 为眉梢随意型皮瓣，可旋转修复上睑外翻，但是该皮瓣切取后眉外侧留下明显瘢痕，非必需时切勿使用。c 为颧部随意型皮瓣，常用于下睑外翻矫正。d 为鼻旁随意型皮瓣，用于下睑外翻矫正）　C. 精准缝合，关闭切口

（6）上睑皮瓣转移术：可用于下睑外翻矫正，上睑皮瓣移植长度和宽度有限，供区缝合后会留有眼睑闭合不全。上睑皮瓣移植一般取单蒂，对老年性睑皮肤明显松弛者可以设计上睑双蒂皮瓣移植（图65-41）。

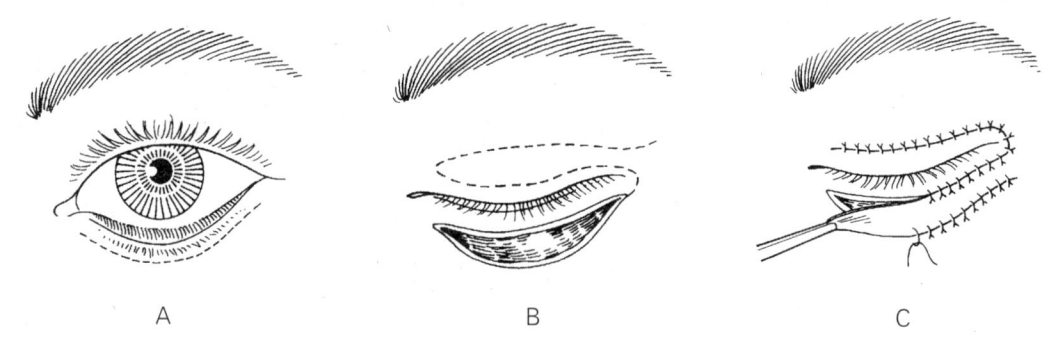

图 65-41　上睑皮瓣转移术矫正下睑外翻
A. 睑外翻下睑切口设计　B. 上睑皮瓣移植设计　C. 上睑皮瓣转移修复下睑缺损

（7）眉梢随意型皮瓣转移术：皮瓣比例1∶6～1∶4，旋转角度不宜超过90°，易于遗留瘢痕，慎用。

（8）颧部皮瓣转移术：适用于下睑外翻病例，设计时要注意皮瓣的内侧缘弧度应与下睑形态一致，皮瓣的蒂部应略宽，皮瓣应带有一定厚度的脂肪组织以确保血运。皮瓣比例可达1∶6～1∶4。旋转角度不宜超过90°。皮瓣供区直接拉拢分层缝合。如蒂部出现组织隆起，常能自行恢复，也可一期进行修整（图65-42）。

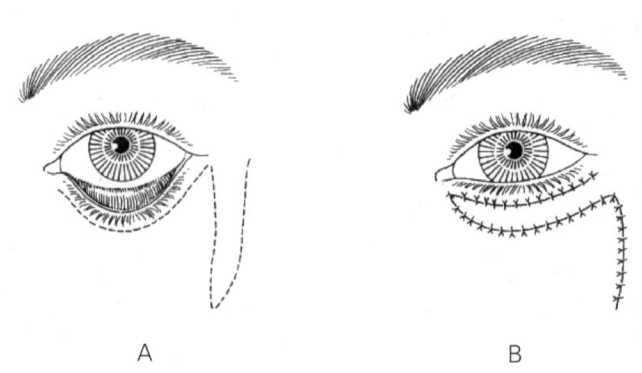

图 65-42　颧部皮瓣转移术
A. 下睑切口和颧部皮瓣设计　B. 颧部皮瓣转移矫正下睑外翻

(9) 鼻旁皮瓣转移术：皮瓣比例及转移角度同上。

(10) 额颞部皮瓣转移术：适用于下睑外翻病例，设计时注意如同颧部皮瓣转移术（图65-43）。

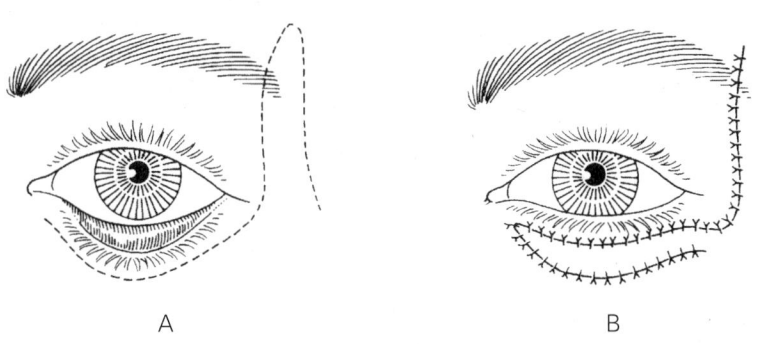

图 65-43　额颞部皮瓣转移术矫正下睑外翻
A. 下睑切口和颞部皮瓣设计　B. 额颞部皮瓣转移矫正下睑外翻

(11) 眼睑侧方蒂推进皮瓣（俗称A-T皮瓣）：对老年眼睑皮肤明显松弛、轻度瘢痕睑外翻，以及Ⅰ度或Ⅱ度睑外翻，可以设计成上睑或下睑双侧推进的A-T皮瓣，中部切除一松弛三角形皮肤，侧为皮瓣向中央推进缝合，横向收紧眼睑皮肤，矫正轻度睑外翻。这种手术方法，常常用于睑部小肿物切除后眼睑的修复（图65-44）。

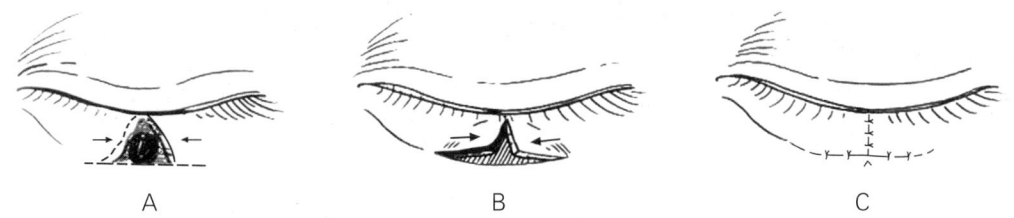

图 65-44　下睑侧方蒂推进皮瓣移植——A-T推进皮瓣
A. 下睑切除三角形皮肤　B. 在三角形皮肤缺损底边做平行于睑裂的延长松弛切口　C. 将三角形缺损两边的皮瓣向中央滑行移植

(12) 皮下蒂滑行皮瓣（俗称"风筝"瓣）：是一种横向提紧上睑或下睑的手术，常用于上睑或下睑小肿块切除后修复手术，也可用于Ⅰ度或Ⅱ度眼睑外翻的矫正，特别是用于部分眼睑外翻的矫正，设计与操作如图（图65-45）。

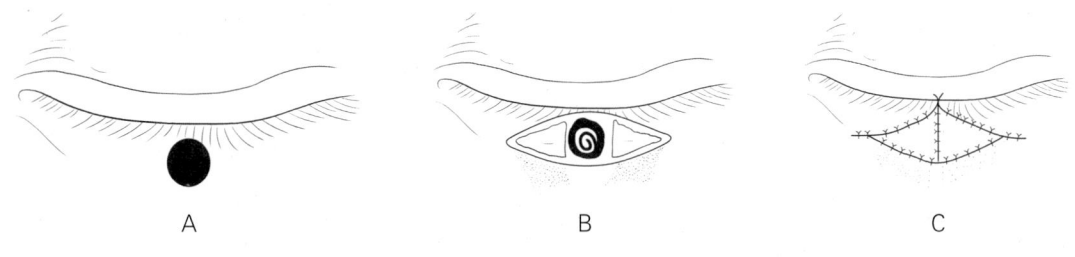

图 65-45　皮下蒂滑行皮瓣矫正睑外翻

(13) 颞浅动脉岛状皮瓣移植修复上睑或下睑外翻

1) 原理和适应证：利用颞浅动、静脉为蒂，可携带两种岛状皮瓣，一是额部颞浅动脉岛状皮瓣，一是携带耳后皮瓣移植，后者又称"颞浅动脉为蒂的耳后跨区血供皮瓣移植"——是以颞浅动脉为蒂，经颞浅动脉和耳后动脉吻合支携带耳后皮瓣移植，该皮瓣能携带较大范围的皮肤组织，是修复Ⅲ度上睑或下睑皮肤缺损的有效方法。

2）评价：颞浅动脉额部皮瓣移植，可切取范围较小，且术区易留有瘢痕。颞浅动脉跨区供血耳后皮瓣移植，可供移植皮瓣的范围较大，供区较为隐蔽，但是供区常需要植皮修复，且这种逆行血供皮瓣也有血供障碍之虞，手术操作较为复杂。需要一定经验。

3）颞浅动、静脉岛状瓣移植手术步骤

a. 探查颞浅动脉：触诊并借助超声多普勒探查颞浅动脉顶支和额支位置及走行方向，手术前剃除术区头发，清洁，亚甲蓝标志出颞浅动脉走向。

b. 颞浅动脉岛状皮瓣设计：根据颞浅动脉的走向，设计额部岛状皮瓣或跨区血供的耳后岛状皮瓣供移植，亚甲蓝标记。

c. 皮瓣切取：在颞浅筋膜浅层剥离，保护好颞浅动、静脉及其周围的颞浅筋膜，制成宽度1cm以上的含颞浅动、静脉的颞浅筋膜岛状皮瓣。

d. 制备皮下隧道：在供区与受区之间皮下层制备隧道，隧道宽度在1cm以上，以足够容纳血管蒂穿过，而不形成嵌顿或挤压为度。

e. 移植皮瓣：将制成的颞浅动脉额部皮瓣或耳后皮瓣通过皮下隧道移植到上睑或下睑缺损区（图65-46，图65-47）。

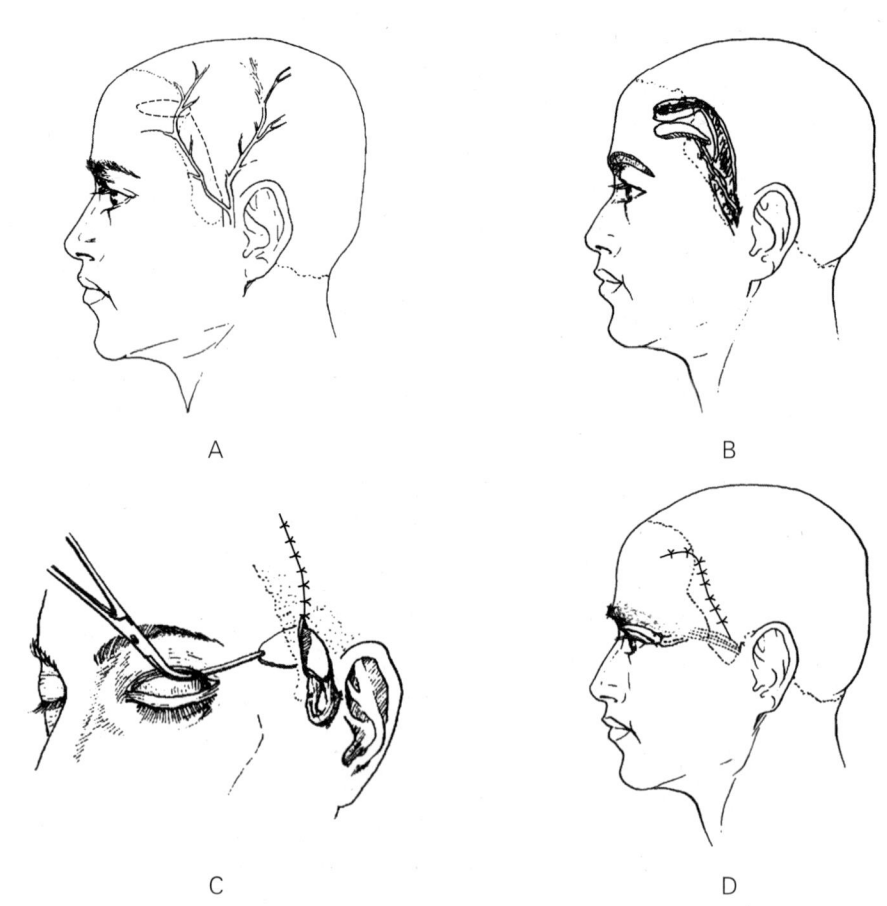

图 65-46 额部颞浅动脉岛状皮瓣移植修复睑外翻

A. 皮瓣设计　B. 颞浅动脉为蒂的额部岛状皮瓣　C. 将颞浅动脉岛状皮瓣穿过皮下隧道转移至上睑缺损处　D. 缝合皮瓣及供区创面

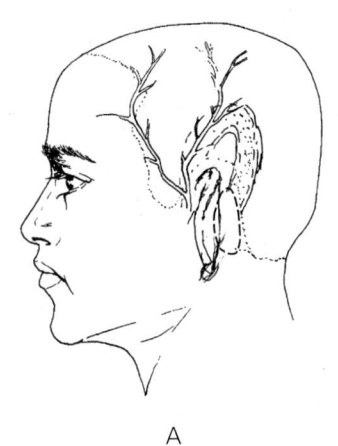
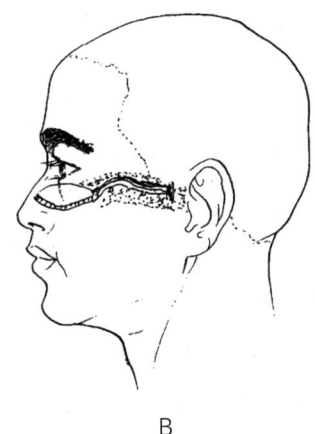

图 65-47　颞浅动脉为蒂的耳后跨区血供皮瓣移植

A. 设计携带颞浅动脉和耳后血管吻合支跨区血供的耳后皮瓣，切取 1.5～2.0cm 宽的颞浅筋膜和耳后筋膜，在该筋膜蒂中含有颞浅动、静脉和耳后动静脉吻合支，携带耳后皮瓣供移植　B. 制造颞颧部皮下隧道，将制成的跨区血供耳后皮瓣通过隧道移至受区，修复下睑皮肤缺损，耳后皮瓣供区用全厚皮片覆盖，打包加压

（14）眼轮匝肌蒂皮瓣旋转移植

1）适应证：适用于上睑或下睑大部或全长度的外翻，较多用于Ⅱ度睑外翻修复。

2）手术操作：以下睑外翻为例，首先于下睑缘下方2mm处切开，去除瘢痕和彻底松解下睑皮肤组织，形成下睑皮肤组织缺损的创面。根据缺损的创面大小、形态，按照皮瓣制作原理，于创面外侧形成一个以外眦处眼轮匝肌为蒂的颞部皮瓣。皮瓣设计的大小通常为（3～6）cm×（2～3）cm。切开皮瓣至浅筋膜层，由远端向近端掀起皮瓣，在外眦处将眼轮匝肌组织带入皮瓣。皮瓣180°旋转至受区即可，移植过程中随时检查皮瓣血供，遇有不测，可随机改变手术设计。供区多能直接缝合（图65-48）。

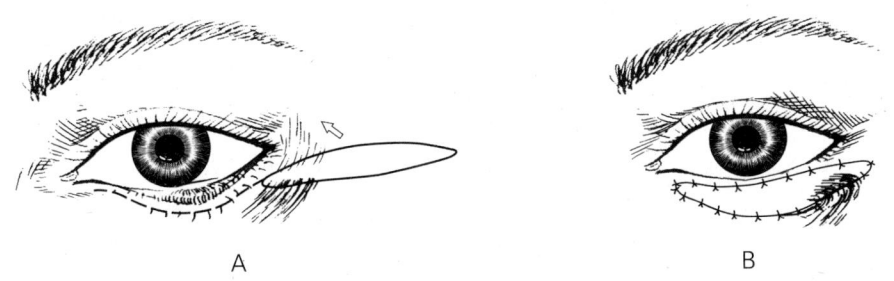

图 65-48　眼轮匝肌蒂皮瓣旋转移植矫正下睑外翻
A. 下睑外翻矫正和眼轮匝肌皮瓣设计　B. 皮瓣转移至受区

注意事项：①术前按照皮瓣的逆行设计原理，计算出眼轮匝肌蒂部到创面最远端的距离，以免皮瓣制备长度不足；②皮瓣的下缘旋转后与眼睑缘缝合，皮瓣的上缘旋转后与缺损的下缘缝合，故制作皮瓣时要考虑创面的形态。③皮瓣旋转角度为180°，为使皮瓣近端旋转后不至于过分扭曲，可将其尖端与下方的肌肉组织略做分离，以使旋转后的皮瓣方向顺畅为宜，避免留有"猫耳"皮肤畸形。④眼轮匝肌皮瓣的旋转中，注意保留旋转的皮瓣蒂部血供。

这种皮瓣的优点是可以行180°旋转，而蒂部在皮瓣的下方，皮瓣旋转后的"猫耳"问题得到了很好的解决。且皮瓣的采取方向与颞区的皮纹方向一致，术后供区的瘢痕也不明显。供区可直接缝合，无须植皮。

（15）眼轮匝肌蒂推进皮瓣移植（滑行皮瓣移植）

1）适应证：适用于上睑或下睑较短小的缺损或外翻，如部分Ⅰ度或Ⅱ度睑外翻矫正，但是更多用于眼睑肿块切除的修复，横径不超过2.0cm。

2）手术操作：以上睑为例，完整切除上睑瘢痕（或肿块）、松解挛缩后，形成创面，于创面外侧设计一宽度略大于创面、长度是创面的3～4倍的眼轮匝肌血供皮瓣，切开皮瓣至浅筋膜层，将皮瓣下缘的眼轮匝肌切断，保留眼轮匝肌深部的血供，形成以眼轮匝肌为蒂的皮瓣，将皮瓣向内侧推进至受区，供区直接缝合（图65-49）。

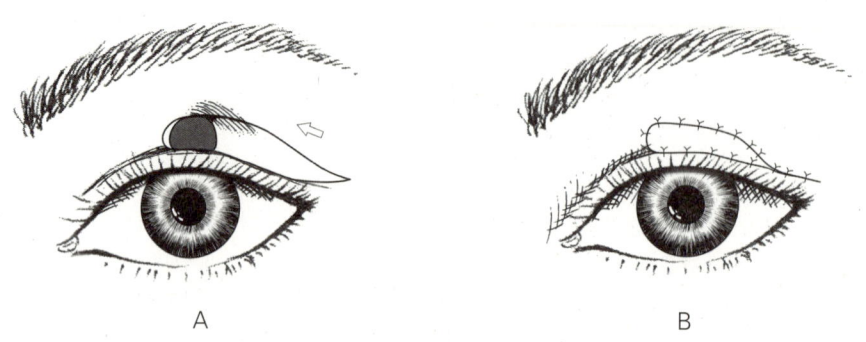

图65-49　上睑眼轮匝肌蒂推进皮瓣移植，修复矫正上睑皮肤缺损
A. 上睑小肿块切除及推进皮瓣设计　B. 皮瓣推进移植修复缺损

五　老年性睑外翻及治疗

老年性睑部组织退行性变化，包括皮肤、眼轮匝肌、周围筋膜、睑缘韧带松弛薄弱，张力减退，重力性下垂，这种退行性变化在上睑表现为上睑皮肤松垂，在下睑则为下睑退缩，甚至下睑外翻，又称松弛性睑外翻。当睑外翻发生时，泪点远离眼球，造成溢泪，由于泪液刺激，下睑易发生慢性结膜炎及皮肤湿疹，使患者频频擦泪，更加剧了外翻程度。可通过眼睑紧缩术缩小下睑（水平向长度）或筋膜条悬吊术治疗。多半属于0度、Ⅰ度，较少达到Ⅱ度眼睑外翻，处理方法可按0度、Ⅰ度及Ⅱ度眼睑外翻处理。

（一）眦成形术和眦固定术

这是矫正下睑Ⅰ度或Ⅱ度睑外翻常用的手术方法。也可用于老年性松弛性睑外翻和美容手术后睑外翻（见第六十九章"面部年轻化和抗衰老"）。

（二）眼睑紧缩术（Kuhnt-Szymanowski矫正法）

这是一种较长切口的眦成形术。它应用下睑的滑行皮瓣向外眦及颞部方向提升，矫正下睑外翻。这种手术通常称为眦成形术。

手术切口设计根据下睑松弛形态而不同。如下睑外侧外翻明显，手术切口可设计起自下睑内中1/3交界处睑缘，到外眦外上。如内侧外翻也明显，切口可自下泪点处开始。切开灰线至外眦部，越过外眦，向外上方皮肤延伸，切口延伸的长度以能完全矫正下睑外翻为准，注意在矫正后应让患者保持半卧位以观察下睑外翻是否矫正。手术切口是将下睑经灰线劈成两层，前层包括皮肤和眼轮匝肌，后层包括睑结膜和睑板，两层间分离范围根据外翻程度决定，提起皮瓣，向外眦外上方滑行，做暂时的固定，并在患者取半卧位时由术者观察眼睑形态，以确定下睑外翻得到充分矫正。必要时，可做结膜三角形切除（图65-50）。

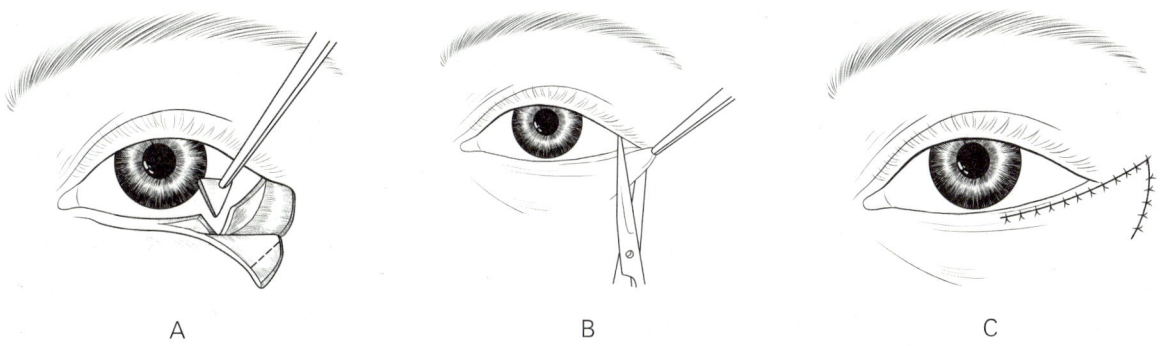

图 65-50　眼睑紧缩术（Kuhnt-Szymanowski 矫正法）
A. 切开灰线，分离睑板、睑结膜　B. 在外眦角处切开皮肤和眼轮匝肌，制造下睑滑行皮瓣的新止点　C. 创缘缝合

（三）筋膜悬吊（或束带悬吊）下眼睑外翻矫正

取自体阔筋膜一条，或选用异体筋膜、条状 e-PTFE、锯齿线作为悬吊材料。经在颞部，下睑和鼻侧所做的小切口，潜行剥离形成顺下睑缘互相通连的皮下隧道。将筋膜条引入，一端于颞筋膜上缝合固定，牵拉张力至适当程度后，另一端与内眦韧带或鼻骨骨膜相缝合。

六　麻痹性睑外翻及治疗

周围性面神经麻痹、外伤、腮腺肿瘤切除、听神经瘤切除、胆脂瘤性中耳炎等导致面神经颞支和颧支损伤、眼轮匝肌失去动力，眼睑松弛外翻，主要是下睑外翻、睑闭合不全。听神经瘤切除损伤面神经中枢引起的麻痹性睑外翻也较常见（详见第五十二章"面神经瘫痪"）。

神经麻痹导致的眼轮匝肌等肌肉松弛矫正方法可分为非动力性矫正手术、动力性矫正手术两大类。

（一）非动力性矫正手术

非动力性矫正手术是指主要以下睑局部紧缩、松垂组织悬吊为主的一类手术。具体包括：

1. 眼睑紧缩术　方法与矫治老年性睑外翻实施的下睑紧缩术相同。

2. 永久性外侧睑缘粘连术（睑裂缩小术）　适用于面神经瘫痪经其他治疗方法无效、因睑裂闭合不全而引起角膜病变者。该手术不仅可缩短睑裂横径，减少角膜、结膜显露，还可使麻痹的下睑得到支持。

（1）手术方法一：距外眦 6～10mm 处做上、下睑缘灰线劈开，直达外眦部，在劈开的两层组织间分离，深达 6～7mm 或更深。在距外眦 6～10mm 的下睑将内层组织瓣垂直切开约 3mm，将这块内层组织瓣向上推移，插入镶嵌于上睑外眦部的两层组织间，然后用 3-0 丝线在下睑内层组织瓣上做 2～3 对褥式缝合，缝线经过上睑灰线劈开的外层组织瓣，穿出皮肤结扎之。上、下睑缘创口用 5-0 丝线间断缝合，术后 7 天拆线（图 65-51）。

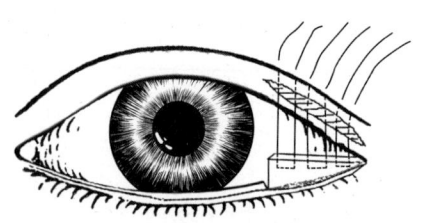

图 65-51　永久性外侧睑缘粘连术

（2）手术方法二：在下睑缘外侧做6～10mm的灰线劈开，从切口的近中央端做一垂直于下睑缘的皮肤、眼轮匝肌切口，向下潜行分离6～7mm，将这块皮瓣向上滑动；而在相对应的上睑将一尖端向外、基底向内的三角形皮肤、眼轮匝肌切除，同时切除下睑皮瓣上的睫毛部分，用3-0丝线将此下睑前层组织瓣向上推移，与上睑相应的创面做一针褥式缝合。褥式缝合的方法是将缝线从外层皮肤进针，从眼轮匝肌面出针；再自上睑皮肤缺损处的睑板面进针，从结膜面出针；继而自下睑切口内层组织瓣的结膜面进针，从睑板面出针；再自睑板面进针，从结膜面出针；然后从上睑内层组织瓣的结膜面进针，从下睑外眦部前层组织瓣的皮肤面出针。如上褥式缝合完成，提紧并垫以小棉卷后结扎，使下睑三角形皮瓣滑到上睑皮肤缺损处，皮肤用5-0丝线间断缝合（图65-52）。

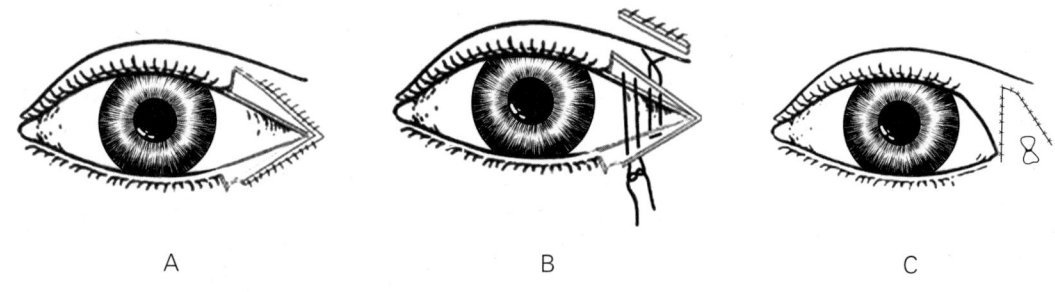

图 65-52　睑缘粘连术褥式缝合法

A. 下睑缘外侧灰线劈开6～10mm，近中处做一垂直于下睑缘皮肤、肌肉的切口　B. 在相应上睑做一尖端向外、基底向内的三角形皮肤、肌肉切除，将下睑外侧皮瓣滑向上睑缺损处　C. 切口缝合

3. 悬吊术　悬吊材料可以用自体或同种异体筋膜、颞肌瓣，或硅胶绳、e-PTFE束、锯齿线等。但对眼球较为突出的患者，悬吊提紧时，下睑缘会向眼球下方滑动，效果适得其反，故不宜采用此法。

（1）筋膜悬吊术：多采用自体筋膜（或以异体筋膜、PTFE移植替代），取0.5cm宽、20cm长的筋膜一条浸泡于0.25%氯霉素或庆大霉素液中备用。于健侧眉毛内上缘，患侧内眦部内上方鼻骨处、外眦外上方发际内各做0.5～1cm的小切口。发际内切口需分离暴露颞肌筋膜，用筋膜导引针，从颞部切口皮下插入，经过下睑板前面，由内眦部切口出来，制成隧道，将筋膜条由对侧眉上切口，通过隧道经颞部切口抽出，由于筋膜行程长，此针需分段将筋膜引入。将筋膜条放置于皮下隧道中，筋膜条的两端分别暴露在颞部和健侧眉上切口外。在保持张力、使睑外翻及眼睑闭合不全充分矫正的情况下，用3-0丝线或可吸收涤纶线将筋膜一端与健侧额肌褥式缝合。在颞部，将颞肌筋膜平行于肌纤维方向做两个1cm长的切口，提起一束颞肌纤维，将筋膜条绕过颞肌束下方一圈再固定于颞肌筋膜上。在筋膜穿行过程中，可在下穹隆下衬一护板以保护眼球，并使筋膜条尽量安置在睑缘处皮下，以保证悬吊力量。

（2）颞肌瓣悬吊术：于患侧颞部发际做2～3cm的切口，暴露颞肌筋膜，分离出两条3～5cm长，足够到达患眼内眦部，且蒂在下方的带有筋膜的颞肌束，于眼睑内、外眦各做0.5cm长的小切口，将颞肌束通过皮下隧道分别置于上、下睑缘皮下，内眦端固定于鼻骨骨膜上（图65-53）。

缝合固定时不可使肌肉处于过度紧张状态，以免影响血供而引起肌肉组织退行性变（详见第五十二章"面神经瘫痪"）。

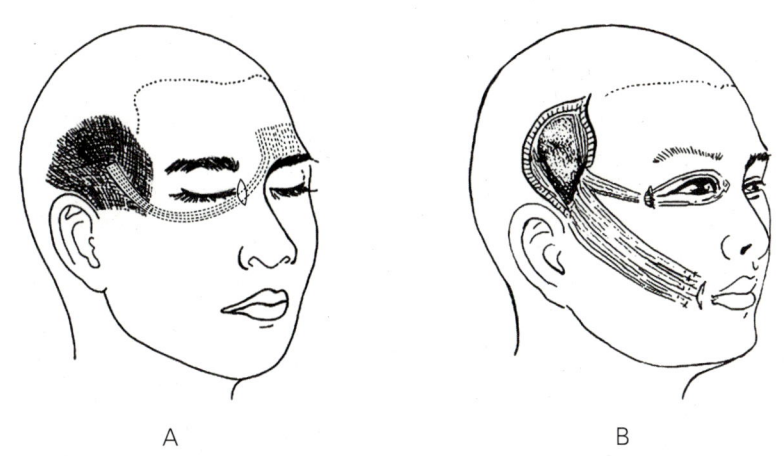

图 65-53　悬吊术矫正下睑松弛性外翻
A. 筋膜悬吊术　B. 颞肌瓣悬吊术

（二）动力性矫正手术

吻合血管的跨面游离神经肌肉移植面神经功能重建术（王炜，1989）等一系列类似手术，是模拟人体生理与最接近解剖形态的"动力性"面神经功能重建术（详见第五十二章"面神经瘫痪"）。

七　先天性睑外翻及治疗

先天性睑外翻较为少见，病因不明，可能与先天性眼睑结构、动力，或（和）颅骨支架发育不良有关。可能是眼睑横径过长、眼轮匝肌无力所致。有时伴有睑缺损，可见于面裂9、10、11型，其多发生于上睑，除睑外翻外常伴有结膜水肿。对新生儿可在上、下睑缘的内中1/3和外中1/3交界处做睑缘粘连，因粘连后瞳孔两侧仍可有视野。1个月后打开粘连，如睑外翻仍存在，需做眼睑全层的横径缩短术（具体操作参见本章本节"老年性睑外翻及治疗"）。也见于Treacher Collins综合征，需要眼睑周围旋转皮瓣移植修复。

八　痉挛性睑外翻及治疗

多因眼球突出引起眼轮匝肌紧张痉挛，而致睑缘外翻。其治疗在于消除导致眼球突出的因素。多见于儿童，由于角膜、结膜病变，眶软组织内容物增生导致眼球增大，常因刺激引起眶部眼轮匝肌痉挛睑缘外翻。此症一般不需手术，但应解除刺激因素。如果外翻局限在下睑中央，可仅在下睑缘中段做一段灰线切开，分离劈开前、后两层组织瓣，在中央部切除一块底近睑缘的三角形后层组织瓣，于靠近泪点处切除同样大小的前层组织瓣，创缘间断缝合。

对下睑内侧张力不足、下泪点远离眼球、长期溢泪的老年患者，可做内眦成形术，以增加下睑内侧部张力（参见本章第十二节"内、外眦韧带损伤与睑裂畸形"）。

（郑永生　王炜　刘晓燕　赵平萍）

第五节　眼睑缺损

眼睑缺损（eyelid defect）可以累及眼睑的皮肤、肌肉、睑板和睑结膜。由于眼睑的解剖特点，使得眼睑的缺损常是皮肤肌肉的软组织缺损，或是眼睑全层的组织缺损。前者与睑外翻类似，可参阅本章第四节介绍，本节主要介绍眼睑全层缺损的修复与眼睑再造。

一般根据缺损的程度可以分为睑缘切迹缺损、部分眼睑缺损或全部眼睑缺损。眼睑是眼球的重要保护屏障，具有极其重要的生理解剖功能。发生缺损时，轻者造成结膜炎及其邻近组织器官的慢性炎症、溢泪等症状，重者可导致角膜裸露，严重影响视力，甚者导致失明，或行眼球摘除。

一　病因

眼睑缺损分为先天性眼睑缺损和后天性眼睑缺损两种。

（一）先天性眼睑缺损

先天性眼睑缺损主要是面裂畸形睑所致，如3、4、5、6号面裂，主要表现为下睑裂、睑缺损；9、10、11号面裂，表现为上睑裂及缺损。此外，单纯性先天性眼睑缺损偶可见到。先天性眼睑缺损可以发生于单侧或双侧，常伴有眦角、泪道、眉及眶骨的缺损或畸形。但视力多不受影响，缺损周围组织良好（图65-54，图65-55）。

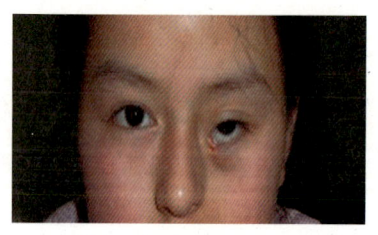
A

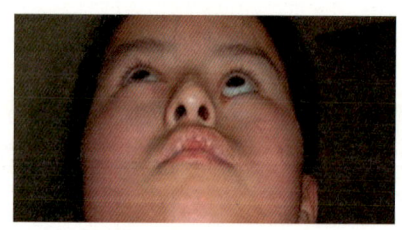
B

图 65-54　先天性面裂导致的下睑组织缺损

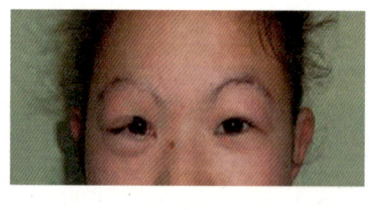
A

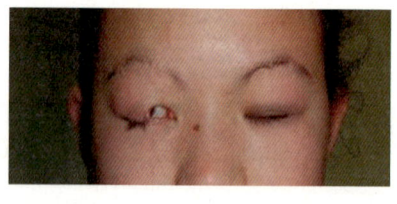
B

图 65-55　先天性上睑缺损

患侧内眦角低于健侧，如果将患侧内眦角上移至健侧水平，其下方皮肤软组织呈缺损状态。

（二）后天性眼睑缺损

后天性眼睑缺损主要见于各种外伤，如烧伤、爆炸伤、撕脱伤等，其次是眼睑肿瘤术后、感染后遗症等。

其中，先天性眼睑组织缺损和良性肿瘤切除后，其周围组织保持完好，而外伤性的眼睑缺损则常伴有邻近组织的破坏，严重者还可能伴有眶骨骨折、眼肌损伤等情况，这在选择修复方法时应予以考虑。恶性眼睑肿瘤切除术后，将会造成眼睑局部的较大缺损，常造成大量的眼睑组织全层缺损，还可累及眼周的皮肤软组织、骨组织，甚至累及局部器官，造成巨大缺损，修补时要全盘考虑。

二、缺损的评估

（一）轻度缺损

缺损的范围小于眼睑宽度的1/3时，称为轻度缺损。

（二）中度缺损

缺损介于眼睑宽度的1/3到1/2之间者，称为中度缺损。

（三）重度缺损

缺损超过眼睑宽度的1/2以上者，或上下睑大部分或全部缺损者为重度缺损。

三、手术修复原则

眼睑缺损的修复原则，应该根据缺损的原因、部位、范围、视力有无，以及周围组织情况综合考虑。

（一）缺损的原因

先天性眼睑缺损多见于上睑，上睑因缺损不能闭合，对视力影响很大，故应及早修复。由于局部组织多属正常，利用周围邻近组织修复是首选；对于先天性面裂导致的眼睑缺损，从外观上看似乎组织并不缺少，实际上组织缺损量可能较多，不仅表现为皮肤肌肉等软组织的缺损，骨组织的缺损也是不容忽视的，修复时既要修补皮肤软组织，又要对缺损的骨组织进行修复，以求更佳效果。

而后天性眼睑缺损，尤其是外伤所致者，周围组织常有损伤，利用局部皮瓣修复时，应考虑局部组织的血液供应和形态问题。

（二）缺损的部位

缺损位于上睑，对视力影响较大，应及早修复。而由于上睑具有灵活的开合功能，故修复上睑的组织瓣不宜过于臃肿，以免导致机械性上睑下垂；下睑相对薄弱，且受重力作用，故修复时必须补充支撑性组织，如异体睑板、巩膜或组织代用品等。

（三）缺损的范围

轻度缺损多可以直接拉拢缝合；中度缺损可利用睑板-结膜瓣转移，结合游离植皮或局部皮瓣修复；重度缺损修复起来较为困难，有时需要几种方法联合应用。

（四）视力的有无

眼睑缺损修复的目的是最大限度保护有视力的眼球。只要是有视力，则再造的眼睑衬里就必须是滑润的黏膜组织，缝合时要避免缝线穿过结膜面。若视力丧失，则目的主要是维护眼睑的形态以及再造眼窝以作佩戴义眼之用，此时再造的眼睑衬里可以是黏膜，也可以是皮片或皮瓣等。

（五）周围的组织情况

眼睑修复的原则遵循就近取材。当眼睑周围的组织完好时，应首先考虑眼睑周围组织；但当眼睑周围组织存在病变，如外伤后的瘢痕等，应考虑这些因素对局部皮瓣血运的影响程度。若周围的病变影响血运，则眼周皮瓣的选择应慎重。

四 眼睑各层组织缺损的修复原则

（一）眼睑皮肤缺损的修复原则

眼睑皮肤组织缺损主要有带蒂皮瓣修复与游离植皮术两种；修复的原则类同于眼睑外翻的修复。

（二）睑板缺损的修复原则

睑板类似于弹性软骨，是维持眼睑形态的重要结构。它的缺损可以用异体巩膜、耳郭软骨、鼻中隔软骨以及组织代用品等修复。

（三）睑结膜缺损的修复原则

有视力者应采用滑润的结膜或黏膜作为衬里来修复。黏膜组织可以取自口腔黏膜，但术后发生挛缩的可能性大，效果不理想。硬腭黏膜组织既有黏膜的性质，质地又较韧，有类似于睑板的硬度，笔者更喜欢应用硬腭黏膜作为结膜和睑板缺损的修复材料，特别是在睑板组织缺损较大时，硬腭可以提供足够多的组织量；鼻中隔黏软骨膜-软骨复合组织游离移植也是重要的选择，但有取材导致鼻中隔穿孔之虞，应用时要考虑这些问题。

（四）眼睑全层缺损的修复原则

应对缺损的皮肤层和睑板结膜层分别修复。总的方针是：内层的睑板结膜层采用游离的组织移植，则外层的皮肤层必须是带血运的组织瓣；若外层的皮肤组织层是游离的组织移植，则内层的睑板结膜层就应该是带血运的组织瓣。总之，眼睑的内层和外层组织修复要综合考虑，必须保证一层有充分的血供。

五 眼睑部分缺损的修复方法

（一）直接缝合法

1. 适应证　适用于长度在睑缘长度的1/5以内的较小缺损或切迹，即睑缘附近的横径在3～4mm的三角形缺损或切迹。
2. 手术步骤　缺损位于睑缘前叶皮肤上，未侵及后叶时，可以将眼睑沿灰线劈开成为前、后两叶，将前叶肿物做三角形切除。然后在两侧创缘潜行分离，动员创缘的两侧拉拢缝合即可（图65-56）。

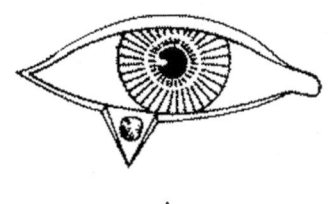 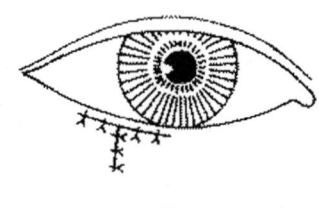

图 65-56　眼睑缺损直接缝合法之一
A. 设计三角形切口　B. 劈开灰线，前叶创缘直接拉拢缝合

若肿瘤侵犯眼睑全层，则在将肿物做三角形切除后，沿睑缘的灰线做横切口劈开，锐性分离，将眼睑分为前、后两叶，于后叶一侧切除一三角形组织块，包括睑板和结膜；同时在前叶的另一侧切除一相同大小的组织块，含皮肤与眼轮匝肌。然后将前、后创缘错开，前、后创缘不在同一平面上缝合，避免直线性瘢痕挛缩的发生，缝线可用7-0可吸收线或尼龙线缝合，于睑板前缝合，且缝线不经过结膜面，以避免缝线对眼球的摩擦（图65-57）。

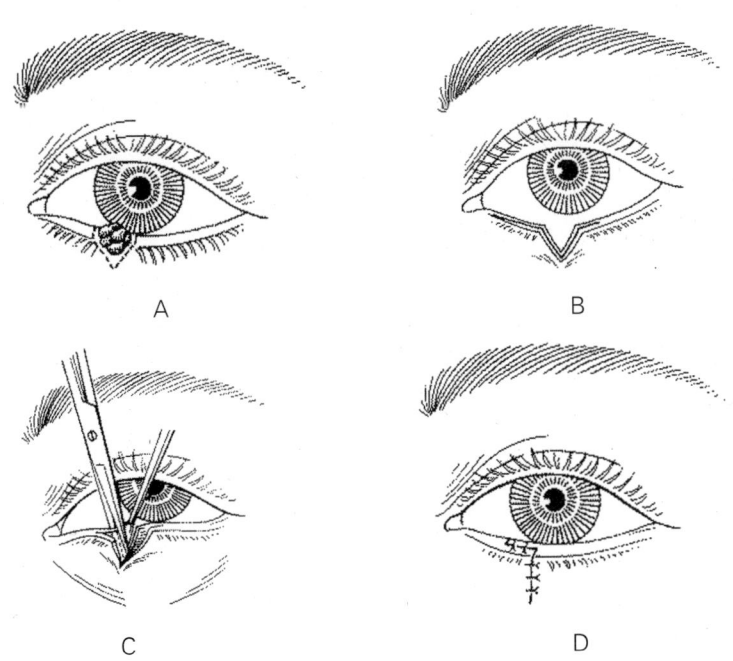

图 65-57　眼睑缺损直接缝合法之二
A. 睑缘全层三角形切除　B. 沿缺损区灰线劈开　C. 创缘一侧切除后叶三角形组织，另一侧切除前叶三角形组织　D. 前、后创缘错开缝合

对于上睑或下睑皮肤松弛者，若仅为前叶组织以水平方向为主的小缺损，可以将缺损两侧的切口稍加延长，并将前叶做皮下分离，向睑缘推移并缝合（图65-58）。但此法术后局部没有睫毛。

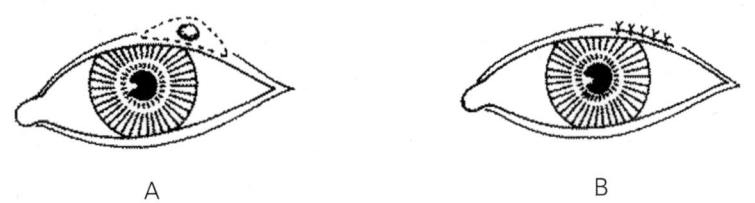

图 65-58　眼睑缺损直接缝合法之三
A. 病灶切除，形成新月形创口　B. 皮瓣向下推移与眼睑缘缝合

对于下睑前叶组织缺损较大而皮肤松弛明显者，还可将下睑切口向内、外延伸，超过外眦部，向下方做一附加切口，充分分离皮下组织，将下方皮瓣上提，然后修剪去除缺损两侧皮肤及外上方多余皮肤，缝合创缘（图65-59）。

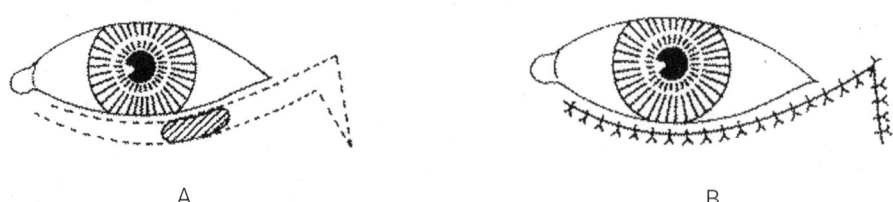

图65-59　眼睑缺损直接缝合法之四
A. 病灶切除，切口延长到眼缘全长，并于外眦做附加切口　B. 皮瓣向外上方提起，去除多余的皮肤，缝合创口

（二）眼睑皮肤与睑板结膜瓣滑行推进移植

1. 上睑垂直向滑行皮瓣

（1）适应证：适用于上睑宽而垂直径小的皮肤缺损。

（2）手术步骤：将上睑缺损修剪成矩形，然后在缺损上缘两侧睑部皮肤上做横切口，分别向内、外眦方向延伸，在上缘横切口的两侧各切除三角形皮肤一块，三角形的尖角向着内、外眦，三角形的底等于缺损的高度。这样，在上睑形成一个矩形的突起组织瓣。然后将上睑组织做皮下分离，牵拉矩形皮瓣下移，覆盖创面，间断缝合（图65-60）。

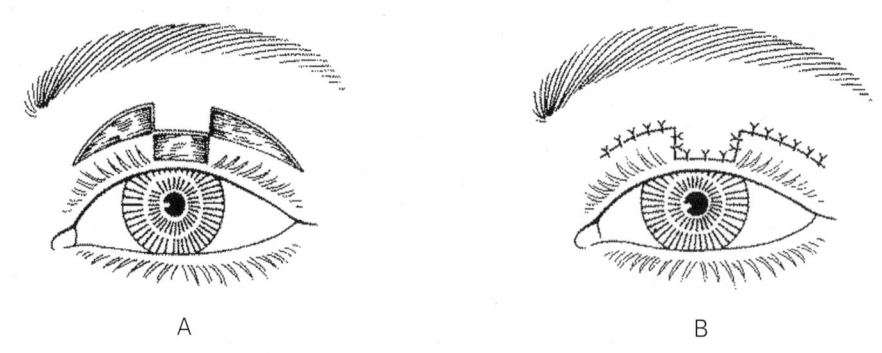

图65-60　上睑垂直向滑行皮瓣修复眼睑缺损
A. 缺损上方两侧各切除三角形皮肤，中间形成一矩形皮肤组织瓣　B. 矩形瓣向下推移修复缺损

此法也适用于下睑，但由于下睑组织量有限和受重力作用，如向上推移的组织量过多，有造成下睑外翻的可能，应用时需加注意。

2. 上睑垂直向滑行睑板结膜瓣

（1）适应证：适用于上睑睑缘及睑板部分缺损，一般应用于垂直方向上缺损在5mm以内的缺损。

（2）手术步骤：翻开上睑睑板，沿睑板缺损上缘向左、右各切开约2mm，然后在切开的两端向上方将上睑板做纵向切断，直达睑板上缘，如此将上睑板切成三段。分离睑板前方的眼轮匝肌，以中间段的睑板及其结膜能松弛地下降到正常的睑缘水平为度。但中间段睑板与上睑提肌的附着关系要妥善保护，以免眼睑上抬功能受到影响。然后于这段睑板的两角，各切除方形组织一块，其高度与缺损的高度相等。这样就使睑板形成一突出部分，恰好镶嵌到睑缘的缺损部位，7-0线缝合睑板，缝线不穿过睑结膜，以免刺激角膜。缝合时必须是滑行组织瓣与两侧的创缘对齐，以形成完美的上睑弧度。皮肤缺损可根据上睑皮肤情况，选用皮瓣或游离植皮（图65-61）。

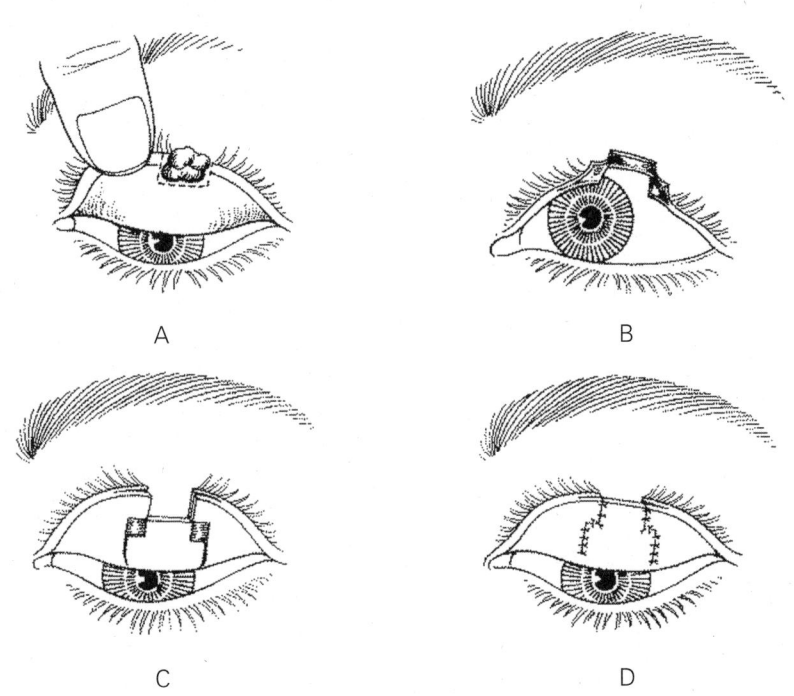

图 65-61　上睑垂直向滑行睑板结膜瓣修复眼睑缺损

A. 睑缘病灶切除　B. 劈开灰线　C. 睑板上缘两侧各切除方形睑板一块　D. 上睑板推移向下，修复睑缘缺损

3. 下睑睑板结膜瓣

（1）适应证：适用于下睑尚存在部分睑板且穹隆结膜完好者。还用于下睑缘和睑板部分缺损的修复。

（2）手术步骤：于缺损的两侧将睑板完全切断，向下充分分离睑板和眼轮匝肌，形成一蒂在穹隆结膜的下睑睑板结膜瓣，向上推移至与两侧的下睑缘对齐缝合。表面皮肤做水平的滑行皮瓣或游离植皮（图65-62）。

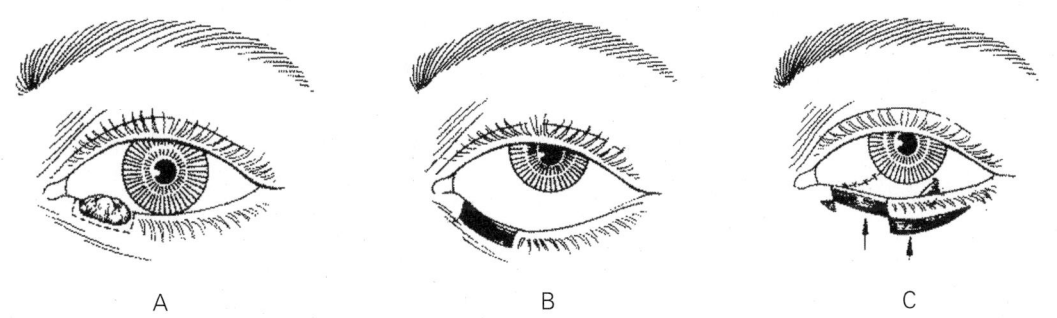

图 65-62　以穹隆结膜为蒂的下睑睑板结膜瓣修复眼睑缺损

A. 下睑缘病灶切除　B. 下睑缘睑板部分缺损　C. 蒂在穹隆结膜的下睑睑板结膜瓣

4. 睑结膜睑板复合组织瓣

（1）适应证：适用于1cm宽的小面积上睑睑缘内层组织缺损的修复。

（2）手术步骤：于同侧上睑板上缘切取与睑缘缺损大小相等的睑结膜睑板复合组织瓣，游离移植至睑缘创面，使之与睑缘水平一致（图65-63）。

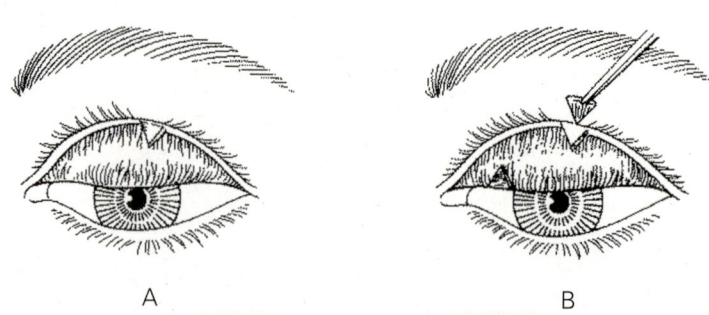

图 65-63　睑结膜睑板复合组织瓣游离移植修复眼睑缺损
A. 上睑睑缘内层组织有 1.0cm 左右的缺损　B. 切取同侧上睑板上缘等大的睑结膜睑板复合组织游离移植

（三）应用对侧睑板组织修复睑缘睑板缺损

1. Hughes 手术上睑滑行组织瓣修复下睑缺损

（1）适应证：适用于下睑较大缺损。

（2）手术步骤：根据下睑缺损的大小及形状，于上睑结膜面设计蒂在上睑结膜穹隆、远端距上睑缘约 4mm 且与睑缘平行的睑板结膜瓣。切开结膜、睑板及其前筋膜，两侧纵切口远端部分切开 Müller's 肌。于睑板前筋膜前面向上剥离，至睑板上缘后再于 Müller's 肌与上睑提肌之间继续向上分离，注意勿伤及上直肌，至结膜上穹隆处，形成睑板结膜瓣。将睑板结膜瓣向下牵拉至下睑缺损处，与缺损处的睑板及结膜间断缝合。表面游离植皮。3 个月后行二期手术，顺睑裂走向切断睑板结膜瓣，形成新的睑裂。术后 6 周另行睫毛移植术（图 65-64）。

注意事项：①本法一般只用上睑修复下睑；②滑行皮瓣的宽窄要合适，否则易出现外翻或内翻畸形；③上睑的睑结膜、睑板水平切口离睑缘不宜过近，至少要有 4mm，否则有发生睑内翻畸形的可能；④上睑睑板结膜瓣分离要充分，避免勉强下拉，术后发生上睑退缩畸形。

2. Mustardé 手术下睑组织瓣交叉移植修复上睑缺损

（1）适应证：适用于上睑长而不宽的缺损，尤其是缺损处残存睑板较少甚至全无者。

（2）手术步骤：本法原理同 Abbe 唇瓣交叉移植，即利用下睑全层组织瓣旋转修复上睑。首先测出缺损部位的实际高度、宽度和上睑长度，以实际缺损宽度的一半作为旋转组织瓣的宽度，高度相同，以缺损处中点对应处为下睑旋转的轴点，也即旋转组织瓣的蒂部。于下睑设计蒂在睑缘的三角形全层睑瓣，瓣不宜过于偏向内侧，以免损伤泪道系统，且组织瓣的蒂部一般应距睑缘约 5mm，以保证睑缘动脉包括在内。切开下睑，形成睑瓣。将睑瓣旋转 180°至上睑缺损处，将睑瓣与缺损处创缘分层缝合固定，注意缝线勿穿透结膜层。下睑瓣的宽度若小于下睑全长的 1/4，供区切口可直接分层缝合，若较大，可设计颞侧推进皮瓣，以达到缝合。术后 3 周断蒂，行睑缘修整术（图 65-65）。

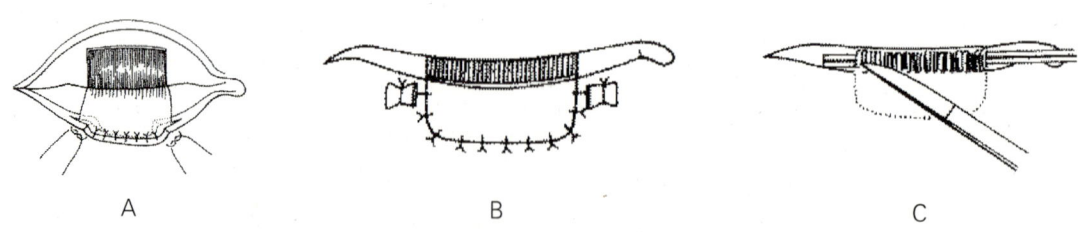

图 65-64　上睑滑行组织瓣修复下睑缺损
A. 将上睑睑板结膜瓣向下翻转，缝合于下睑缺损处　B. 下睑外层创面游离植皮　C. 6～8 周后在睑裂处剪断睑板结膜瓣

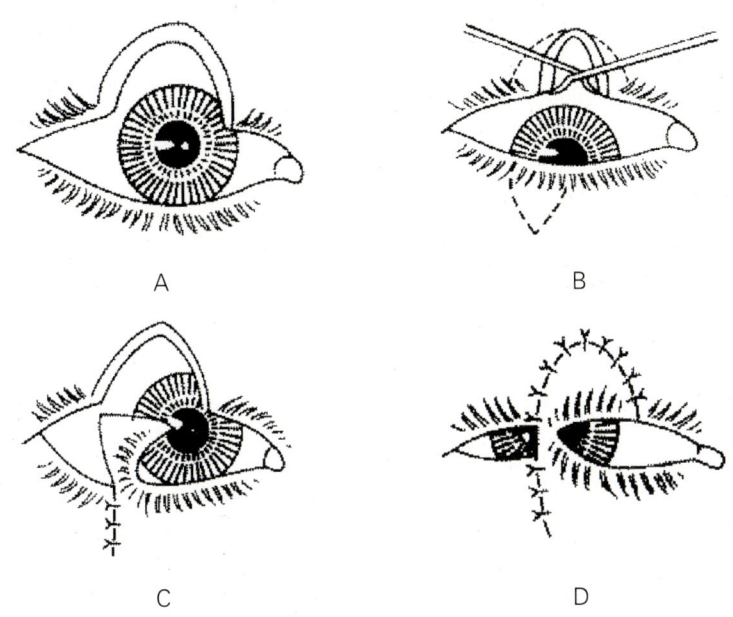

图 65-65　下睑组织瓣交叉移植修复上睑缺损
A. 上睑缺损　B. 设计下睑组织瓣　C. 组织瓣旋转 180°，交叉转移达上睑缺损区　D. 分层缝合，完成一期手术，3 周后断蒂

六　眼睑全部缺损的眼睑再造

上睑缺失、下睑缺失，以及上、下睑全部缺失，在眼球具有一定视力或计划将来行角膜移植者，其修复必须利用结膜或进行黏膜移植来修复眼睑内层。而在眼球摘除后，则眼睑再造的目的主要是用于佩戴义眼，眼睑内层可以考虑应用皮肤来代替结膜。事实上，眼睑的再造主要是外层的皮肤肌肉层再造和内层的睑板结膜层的再造。由于睑板与结膜很难分开，多作为一个整体的解剖结构来修复与再造。

（一）皮肤层的修复与再造

皮肤层的修复与再造与瘢痕性睑外翻矫正方法基本相同，可采用游离植皮法，也可以采用皮瓣法，详见本章第四节"睑外翻"。

（二）睑板缺损的修复与再造

睑板是眼睑的支架结构，对眼睑的形态和功能维持具有重要作用。若睑板组织大部缺损或全无，而残存的睑结膜、球结膜经动员后可以完整地包裹眼球，就可以考虑于结膜前方置入具有支撑作用的材料，起到睑板的作用，再于睑板的前方做皮瓣移植。目前可用于睑板修复和再造的材料有如下几种：鼻中隔软骨、耳郭软骨、对侧睑板、异体睑板、异体巩膜、组织代用品（如多孔高密度聚乙烯）等。其中，对侧睑板由于组织量有限，很少应用。异体巩膜、异体睑板较常被采用，且效果也较好。

（三）睑板及结膜复合组织缺损的修复与再造

若患者眼球尚健康，则无论从保护视力的角度来说，还是从维持眼球形态的角度来说，与眼球接触的眼睑内层均应为黏膜组织，当睑板和结膜缺损较大，通过动员残存的结膜组织无法包裹眼球时，则应采用兼有睑板的支撑作用和黏膜的润滑作用的材料。这些材料可以是健侧的睑板结膜组织、鼻中隔黏软骨膜软骨复合组织、硬腭黏膜等。

其中，健侧的睑板结膜组织量往往有限，缺损较大时无法满足再造睑板及结膜的需求。而且，也有造成健侧眼睑畸形之虞，临床上很少应用。

1. 鼻中隔黏软骨膜软骨复合组织移植术　取材相对丰富，可于鼻小柱后方6mm处做1.0～1.5cm纵行切口，切开软骨膜和鼻中隔软骨，用骨膜剥离器将对侧鼻中隔黏软骨膜和软骨分离，切勿穿通对侧黏膜，而造成鼻中隔穿孔。用刀切透所需大小的软骨块，将鼻中隔黏软骨膜软骨复合组织一并切下、取出。鼻黏膜应较软骨块稍大。

将鼻黏膜与结膜创缘缝合，鼻中隔软骨与残留的睑板切迹、内外眦韧带或眶骨缘缝合，这些将作为再造眼睑的睑板及结膜层，亦即再造眼睑的后层组织。其表面需应用局部带血运的皮瓣修复（图65-66）。

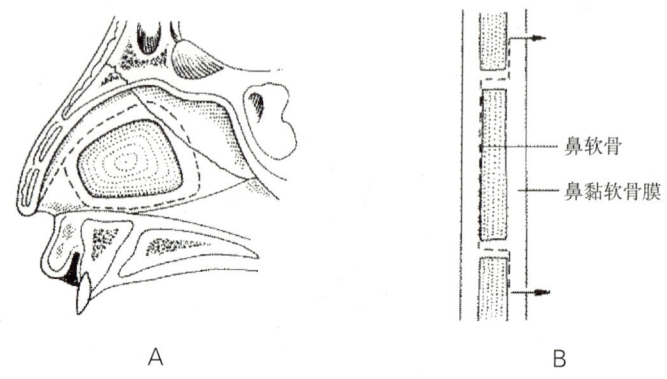

图 65-66　鼻中隔黏软骨膜软骨复合组织瓣切取方法

2. 自体游离硬腭黏膜移植术　来源丰富，且这种自体材料既具有柔韧的支撑作用，又具有分泌功能，可以同时替代睑板和睑结膜，是理想的修复材料之一。

术前应用朵贝尔氏液（Dobell's solution）漱口3天。局麻或全麻下施术。按照硬腭黏膜的组织结构不同，可以将其分为中缝区、齿龈区、腺区和脂肪区四部分。

其中，脂肪区的黏膜质韧、光滑，符合睑板结膜修复的要求。因硬腭中缝处的组织较薄，韧性较小，一般于硬腭中缝偏外侧1.0cm切取。后方近软腭处的黏膜组织也薄而软，不宜应用。脂肪区可获取的一侧硬腭组织量大小在4.5cm×3.0cm。足够用于上睑、下睑或上下睑的修复。

根据所需大小，超出缺损周边1mm切取硬腭黏膜，一般切口深度在2～3mm。锐性切取，创面认真止血，表面用碘仿纱条打包。然后修剪获取的硬腭黏膜上的部分脂肪和腺体，并以生理盐水纱布包裹备用。

将获取的自体游离硬腭黏膜片移于眼睑后层，与残存的睑板、睑结膜切缘缝合，作为再造眼睑的睑板及结膜层，亦即后层结构。表面应用皮瓣修复。

七　并发症及其处理

常见的并发症有修复量不足、睑裂闭合不全、下睑术后继发性外翻等。

（一）皮瓣或植皮的修复量不足

修复的组织量不足常见于皮瓣的设计长度或宽度过小，以及植皮的面积偏小。最终结果是眼睑闭合不全。

预防和处理方法：首先要彻底去除瘢痕、松解挛缩，使眼睑的组织缺损量得到真实反映；其次，皮瓣的设计应较创面稍大，因为术后皮瓣也有收缩的倾向，一般应超出创面10%。皮片的面积应较实际创面大，以免术后皮片收缩对手术效果的影响。对修复量不足造成的眼睑闭合不全，补充组织量是必须的，可行二次皮瓣移植或植皮术予以矫正。

（二）睑裂闭合不全

修复的组织量不足、缝合张力过大、术后瘢痕收缩、皮片（或皮瓣）的全部（或部分）坏死等均有可能导致睑裂的闭合不全。

预防与处理方法：针对以上各因素，对症预防为主。必要时，只能行皮瓣或皮片的再移植术。

（三）皮瓣过于臃肿

上睑因修复的皮瓣过于臃肿，功能受限，可导致机械性下垂；下睑因修复的皮瓣过于臃肿，也会因重力而下坠外翻。

预防和处理方法：鉴于眼睑周围的组织相对较薄，且与缺损处的解剖结构最为接近，眼睑缺损局部的皮瓣修复应作为首选。如利用眼睑本身的松弛度和延展性，制作眼睑组织瓣等；其次，选择颞部皮瓣时，皮瓣的远端可以适当修薄，仅在蒂部保留部分眼轮匝肌以确保血运即可。术后3～6个月后，可采用皮瓣修薄术矫正皮瓣的臃肿。

（四）下睑术后继发性外翻

由于以下因素常导致下睑术后继发性外翻：①因修复下睑的组织瓣过重，会因重力而下坠。②如用对侧滑行组织瓣修复缺损，组织瓣就会过宽，下睑紧张度就会降低，亦可造成下坠外翻。③用鼻黏软骨膜复合组织进行游离移植或硬腭黏膜移植行下睑再造时，应注意内、外眦区与泪嵴骨膜和眶外侧缘的固定，否则，再造的眼睑不能保持其张力和稳定性，也会导致下睑外翻。应避免以上情况发生。

（五）睑内翻倒睫

在利用对侧组织瓣修复缺损时，如睑板、睑结膜切口离睑缘过近（小于4mm），术后可因瘢痕收缩形成睑内翻倒睫，如二期手术离断组织瓣，行睑缘重塑外形时未注意睑缘的处理，术后皮肤会刺激角膜。因此，睑板结膜瓣的水平切口应在4mm以上。在二期手术离断组织瓣时，令患者眼球上视，观察新的睑缘皮肤是否与眼球接触，若有接触应适当去除，以避免皮肤对角膜的刺激作用。

（郑永生）

第六节 上睑下垂

一 病因、分类

上睑下垂是整形外科和眼科中的常见病，指在排除额肌作用后，睁眼平视时，上睑缘遮盖角膜缘大于2mm。该疾病不仅影响患者外观，还会对视功能造成不良影响。上睑下垂多为先天性，也可后天获得。先天性上睑下垂具有遗传性，家族中常见多人同时患有上睑下垂。后天性上睑下垂可由外伤性、医源性、老年性或合并其他疾病等原因导致。除了合并其他疾病导致的上睑下垂在原发病治愈后可自行恢复外，其他类型的上睑下垂都需要进行整形手术治疗。

（一）诊断和分度

1. 诊断　在正常情况下，睁眼平视时上睑缘遮盖角膜上缘≤2mm，在排除额肌作用后，遮盖＞2mm，即可诊断为上睑下垂。

单侧上睑下垂者可与正常侧进行对比，估计下垂量：两眼平视时，两侧睑裂高度差，即为下垂量。

2. 分度　双侧上睑下垂者则需观察上睑缘遮盖角膜的程度，根据遮盖程度分为：

（1）轻度：遮盖≤4mm，此时下垂量≤2mm。

（2）中度：遮盖＞4mm且≤6mm，下垂量＞2mm且≤4mm。

（3）重度：遮盖＞6mm，遮盖达到瞳孔中央，此时下垂量＞4mm。

（二）病因与分类

根据病因，上睑下垂主要分为以下五类。

1. 肌源性　肌源性上睑下垂可以是先天性的，也可以是后天性的。先天性者多为上睑提肌发育不良所致，也可为支配上睑提肌的中枢性和周围性神经发育障碍所致；其病理表现为上睑提肌肌纤维横纹消失，数量减少，走行紊乱，被纤维组织和脂肪组织取代，并且该病理表现的缺陷程度与上睑下垂的严重程度成正比。临床上此类患者不仅表现为上睑提肌收缩功能减弱，还表现为舒张功能的下降，即上睑迟滞。后天性者主要是局部或弥漫的肌肉疾病所致，如肌强直综合征、进行性肌营养不良及重症肌无力等。

2. 腱膜性　为各种原因引起上睑提肌腱膜出现裂孔或者断裂所致，多见于自发性或退行性变如老年性上睑下垂，也可见于外伤、内眼手术或佩戴硬性角膜接触镜。此时上睑提肌肌力较好，肌力评估量＞8mm，上直肌功能正常。

3. 神经源性　为动眼神经或动眼神经分支麻痹所致，可伴一条或多条动眼神经支配的眼外肌功能障碍，多数表现为上睑下垂伴上直肌功能障碍。

颈部及脑干交感神经病变，导致Müller's肌收缩功能障碍，睑裂变小。最常见于Horner综合征。

Marcus-Gunn综合征又称下颌瞬目综合征。典型症状为在做张口、使下颌移向对侧或咀嚼等动作时，单侧眼睑上提、瞬目、睑裂扩大。其发病机制可能是由于翼外肌和上睑提肌的神经支配发生中枢性或神经核下性神经纤维连接异常，或者三叉神经与动眼神经之间在周围运动上发生了异常联系。

下颌瞬目综合征目前尚缺乏理想的治疗方法。治疗时需对术前睑裂大小、瞬目值进行检测，并与患者充分沟通，了解患者的治疗意愿并充分交代术后的注意事项。若术前瞬目值＜2mm，可按上睑下垂治疗；若术前瞬目值较大，则需先解决瞬目，再进行治疗。

4. 机械性　为各种因素造成眼睑瘢痕样增厚所致。可见于外伤、肿瘤侵犯或手术等原因。

5. 假性　此类患者不是患侧上睑提肌功能障碍所致。如各种原因所致的眼球内陷致上睑支撑欠佳，表现为睑裂变小；长期眼睑痉挛所致的上睑睁开困难；对侧眼睑退缩如甲状腺相关眼病，健眼则表现出眼睑下垂；严重睑皮肤松弛或赘皮遮挡睑缘，表现为眼睑下垂。对于假性眼睑下垂，其鉴别诊断非常重要。

二、术前检查

（一）上睑下垂程度的测定

上睑下垂的手术方式通常取决于上睑提肌肌力，但术中矫正量取决于上睑下垂的程度。单侧上睑下垂者可根据对侧眼判断睑下垂程度。双侧下垂者则根据正常上睑位置评估。检查方法：测量时嘱患者闭眼，检查者以拇指置于眉弓位置，再向上推动皮肤至睫毛微动，此时拇指用力向后按压至额骨，阻断额肌的提上睑作用。嘱患者睁眼平视，毫米尺零点对准上睑缘，然后术者上提上睑至角膜上缘暴露，其数值即为遮盖量。也可通过上睑缘角膜映光距离评估睑下垂的程度。

MRD值是目前国际通用的上睑下垂程度的评测指标，包括上睑缘角膜映光距离（MRD1）和下睑缘角膜映光距离（MRD2）。该指标将下垂度量化，对后期的随访分析提供了更为客观的依据。在国际交流时，通常都需要使用MRD值来对上睑下垂的治疗进行评价。检测方法：检查者用拇指沿眉毛长轴方向按压住额肌，同时用一光源置于患者眼前，此时角膜中央反光处到上睑缘的距离即为MRD1。当患者肌力较差，睁眼无法暴露角膜中央反光处时，检查者用手上提睑缘，上提的量（计作负数）为该眼的MRD1。MRD2检查方法同MRD1，测量数值为下睑缘到角膜中央反光处。

（二）上睑提肌肌力测定

上睑提肌肌力对于术式选择非常重要。测量时嘱患者闭眼，检查者以拇指置于眉弓位置，再向上推动皮肤至睫毛微动，此时拇指用力向后按压至额骨，阻断额肌的提上睑作用。嘱患者尽量下视，毫米尺零点对准上睑缘，再嘱其尽力上视，测量上睑可提起的高度，即为上睑提肌的肌力。肌力≤3mm为弱，4～7mm为中等，≥8mm为良好。肌力强弱与下垂程度并不总成正比，上睑外伤和腱膜退行性变时，可有明显上睑下垂，但肌力尚好。先天性上睑下垂病例也可症状较轻，但肌力很差。幼儿肌力测定不能配合，可翻转上睑以观察能否自行复位，肌力弱者难以自行复位。

（三）额肌肌力的测量

嘱患者下视并于眉弓下缘中央部做一标记，将毫米尺零点对准标记，再嘱患者上视，测量额肌的活动幅度。额肌活动幅度平均值为7.92±2.74mm。

（四）眼部检查

眼部检查包括常规检查和特殊检查。常规检查包括视力、眼球活动、瞳孔大小及优势眼等。儿童的上睑下垂应排除弱视及斜视，其中斜视在先天性上睑下垂病例中发生率达1/10，在儿童病例中则高达1/5。特殊检查包括Bell征、赫林定律、Marcus-Gunn综合征、Horner综合征等。

Bell征：部分先天性上睑下垂中常伴有上直肌麻痹或伴有下斜肌功能不全导致的Bell征消失。嘱患者眼球向各方向转动后闭眼，用手指撑开眼睑，检查眼球能否向上外方转动，阴性则为不能向上外方转动，可推知睡眠时眼球也不能上转。此种情况不宜行上睑下垂矫正以避免术后暴露性角膜炎，如必须手术，矫正量应尽可能保守并加强术后护理。此外，如伴有眼外肌麻痹复视者，上睑下垂术后复视将更为明显，应先矫正复视。

Horner综合征：若发现患者双侧瞳孔不等大，则需考虑Horner综合征。它具有典型的临床表现：眼球内陷，瞳孔缩小，上睑下垂及同侧面部无汗，系由于颈交感神经麻痹导致。

Marcus-Gunn综合征又称下颌瞬目综合征。典型症状为在做张口或使下颌移向对侧、咀嚼等动作时，单侧眼睑上提、瞬目、睑裂扩大。其发病机制可能是翼外肌和上睑提肌的神经支配发生中枢性或神经核下性神经纤维连接异常，或者三叉神经与动眼神经之间在周围运动上发生了异常联系。

赫林定律（Hering's law）：赫林定律认为双眼受到统一的神经支配，即双侧上睑提肌受到的神经支配作用是相同的。对于上睑下垂患者，其下垂侧或下垂更严重一侧会代偿性地引起双侧神经支配作用增强，导致对侧眼睑位置假性抬高。

三 手术方法的选择

上睑下垂的矫正术式（包括各种改良）有百余种之多。由于病因和程度各有差异，临床选择手术方法时，除遵循一般原则外，必须结合术者经验及患者的具体情况。根据术后上睑提拉的动力来源可分为上睑提肌腱膜依赖性术式与非依赖性术式两类，依赖性术式适用于上睑提肌肌力尚可的轻中度上睑下垂，主要包括：①通过松解、前徙和缩短等方法增强上睑提肌肌力的力量术式；②经皮或结膜的睑板、Müller's肌、结膜部分切除术。非依赖性术式适用于上睑提肌腱膜功能较差或消失的重度上睑下垂者，主要包括：①直接或间接的借助额肌动力的来提拉上睑的术式；②上横韧带（又称节制韧带或Whitnall韧带）悬吊术式；③借助上直肌动力来提拉上睑的术式。其中借助上直肌术式的术后效果不确切，易出现斜视、复视等并发症，目前已较少采用。

（一）增强上睑提肌力量的术式

上睑提肌是收缩提拉上睑并维持其张力的主要肌肉，通过增强其力量来矫正上睑下垂更符合人体解剖和生理。上睑提肌肌力尚未完全消失（>4mm）的轻中度上睑下垂患者应首选这类术式。上睑提肌腱膜的松解、折叠、前徙、缩短均属于该类术式，具有相同的手术入路和解剖顺序，但因各自的关键步骤不同而名称各异，术者需根据术前检查和术中所见进行灵活选择和组合。

1. 上睑提肌腱膜松解术　按常规重睑术式，切开皮肤，切除或分离切口下部分眼轮匝肌，将暴露的眶隔打开，向上推开眶隔脂肪，显露上睑提肌腱膜，在睑板上缘附近，上睑提肌腱膜表面可见数条横跨于内外眦角之间的白色细小横向纤维束带——限制韧带，将此韧带纵向切断松解，患者睁眼较术前有明显的轻松感觉，眼裂增大。令患者坐起，若上睑缘遮盖角膜位置正常，可以按重睑成形术缝合伤口，若松解韧带后仍有部分下垂，可继续按上睑提肌腱膜折叠术或前徙术术式矫正下垂。此术式中，睑板上缘附近的韧带被认为限制了上睑提肌收缩并上提上睑的功能，因此打断或松解该韧带后能充分发挥上睑提肌提睑睁眼的功能。

2. 上睑提肌腱膜折叠术　适用于轻中度先天性上睑下垂。常规重睑术，术中打开眶隔向上分离，显露需要折叠的上睑提肌腱膜，在内、中、外三处将缝线先穿过上睑提肌腱膜在拟折叠的位置，再采用褥式缝合固定于睑板上缘，先打活结观察上睑上提位置和睑缘弧度，上睑位置满意后结扎缝线，最后按重睑成形术式缝合皮肤。该方法不需进行上睑提肌与睑结膜之间的分离，因此操作较简便，创伤更小，应用较广泛。

3. 上睑提肌腱膜前徙术或缩短术　上睑提肌腱膜前徙术是通过游离上睑提肌腱膜并重新向前固定于睑板来矫正上睑下垂，适用于上睑提肌肌力≥8mm或下垂量≤2mm的患者，同时适用于老年人的退行性上睑下垂。

上睑提肌腱膜缩短术是通过切除较多量的上睑提肌腱膜来矫正上睑下垂，适用于上睑提肌肌力≥5mm的中度上睑下垂患者，尤其是先天性上睑下垂而非上睑提肌腱膜功能良好的退行性上睑下垂患者。手术关键在于肌肉缩短量的测定，而肌肉的缩短量也要依据肌肉的弹性和肌力的强弱来定。相同下垂量，肌力不同，上睑提肌腱膜缩短量也不同。一般而言，1mm的下垂量需缩短

4～6mm的上睑提肌腱膜。例如下垂量同为4mm的患者，若肌力在4mm者，应以1：6计算，其缩短量为24mm；如肌力为7mm者，应以1：5计算，缩短量为16～20mm；如肌力在8mm以上者，以1：4计算，缩短量为12～16mm。术中用双针缝合法，有助于确定上睑提肌腱膜缩短的量，一般以矫枉过正1mm为妥。

经皮手术入路解剖标志清楚、暴露良好、缩短量易于测定，术中发现的睑缘切迹、内翻或弧度不佳等情况也易于调整，目前最常采用。结膜入路由于手术野暴露较差，肌肉缩短量较少，而且对泪腺、副泪腺的影响较大，已不常采用。

（1）手术切口同重睑成形术，可同时标记并切除多余的皮肤，儿童患者亦可在上睑提肌腱膜前徙后再切除多余皮肤。

（2）切开皮肤，去除切口下眼轮匝肌或分离眼轮匝肌来暴露眶隔，于中央切开眶隔并将切口延伸至内、外眦，打开眶隔后，在眶脂肪下方可见亮白色的上睑提肌腱膜，可切除部分眶脂肪以方便显露腱膜。

（3）在睑板上1/3上睑提肌腱膜的附着处横行切开，提起腱膜于Müller's肌表面进行剥离，使上睑提肌腱膜与其分离。游离范围视上睑提肌腱膜的肌力强弱而定，不建议常规切开上睑提肌腱膜的内外侧角。

（4）6-0不可吸收的双针缝线从睑板上1/3的中央处穿过睑板，注意避免穿透结膜而刺激角膜。缝线双针分别从已分离的上睑提肌腱膜后方向前穿出，单个活结固定后嘱患者坐立位平视前方，评估上睑高度和形态，调整上睑提肌腱膜上的进针位置，直至上睑高度和形态满意。

（5）如果缝合固定在睑板上的是上睑提肌腱膜的末端，没有残余的腱膜，这叫上睑提肌腱膜前徙术；如果缝合固定在睑板上的是上睑提肌腱膜的较后的位置，在缝合固定位置有残余的腱膜，可以剪去多余的腱膜组织，这叫上睑提肌腱膜缩短术。当然，上海九院杨军教授主张残余的腱膜不要去除，继续向前平铺来加强腱膜在睑板上的固定。

（6）按重睑术式常规缝合皮肤切口（图65-67）。

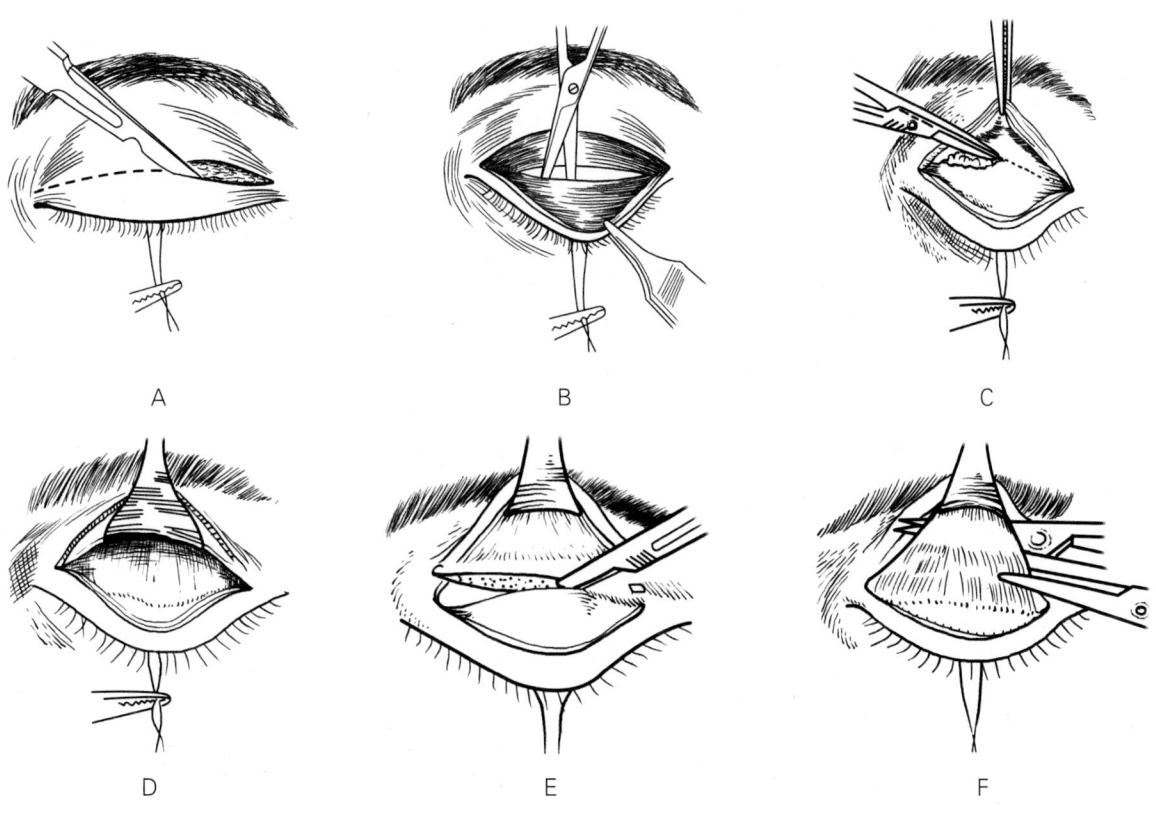

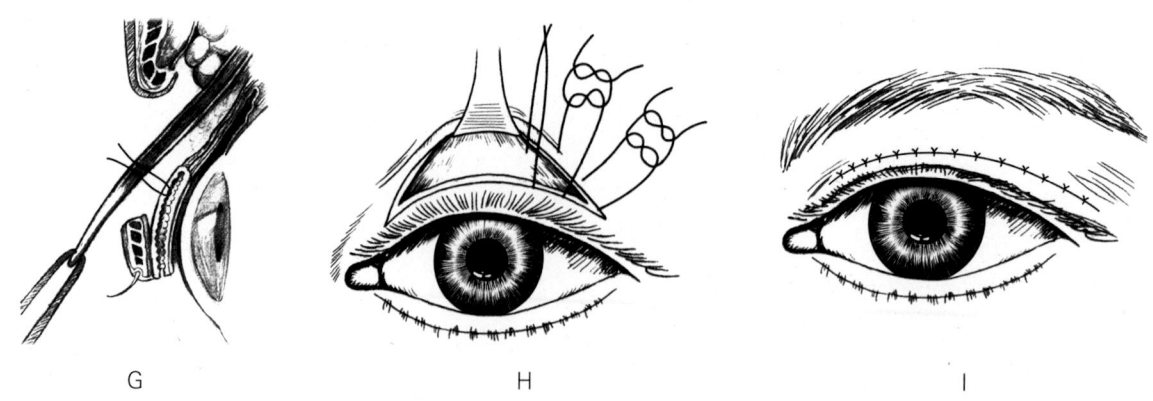

图 65-67　上睑提肌腱膜前徙术
A. 重睑切口　B. 剥离眼轮匝肌，暴露眶隔　C. 切开眶隔　D. 暴露上睑提肌腱膜　E. 切断上睑提肌腱膜睑板附着处
F. 与 Müller's 肌分离　G. 上睑提肌腱膜前徙　H. 上睑提肌腱膜与睑板缝合、固定　I. 皮肤缝合形成重睑

4. 上睑提肌腱膜-Müller's 肌复合体缩短术　现将内外路结合的上睑提肌腱膜-Müller's 肌复合体缩短术叙述如下。

（1）同"上睑提肌腱膜前徙术或缩短术"。

（2）同"上睑提肌腱膜前徙术或缩短术"。

（3）于睑缘缝合牵引线并翻转上睑，暴露睑板上缘和上穹隆结膜，在穹隆部结膜下注射少量麻醉药，使 Müller's 肌和结膜水化分离。麻醉药中勿加肾上腺素，以免引起 Müller's 肌收缩，从而影响下垂矫正量的观察。

（4）在睑板上缘穹隆部结膜的内、外眦部各做一 3mm 长纵行切口，将虹膜复位器或显微外科细长血管钳伸入外眦部结膜切口，在结膜下进行钝性分离，将 Müller's 肌和结膜分开，直至血管钳自内眦部切口出来。引入一条细橡皮片，橡皮片置于穹隆部结膜与 Müller's 肌之间后，复位眼睑。

（5）在睑板上缘内、外眦部，纵行切开腱膜约 5mm，与穹隆部结膜切口相对应。从两切口处将橡皮片的两端引出，由此，橡皮片所提起的即为上睑提肌腱膜-Müller's 肌复合体。

（6）于两处腱膜切口内伸入一肌肉镊或细长血管钳，将上睑提肌腱膜-Müller's 肌复合体锁住。在睑板上缘和肌肉镊之间切断上睑提肌腱膜-Müller's 肌复合体，向下牵引上睑提肌腱膜-Müller's 肌复合体，有需要者可以考虑一并切断内、外侧角。于 Müller's 肌深面继续向上分离并注意保护结膜完整。分离范围视下垂严重程度而定。

（7）6-0 不可吸收的双针缝线从睑板上 1/3 的中央处穿过睑板。根据术前测定的短缩量，缝线双针在前徙的上睑提肌腱膜-Müller's 肌复合体上选择合适的进针位置从后向前穿出，按"上睑提肌腱膜前徙术或缩短术"中的调整方法确定最终的缝合位置，同法切除多余的上睑提肌腱膜-Müller's 肌复合体或残端向前平铺，加强固定。

（8）按重睑成形术缝合皮肤。

5. 睑板、结膜、Müller's 肌部分切除术　该类术式适用于上睑提肌肌力在 8mm 以上且下垂量在 1.5～2mm 的轻度先天性上睑下垂、肌力良好的老年性上睑下垂，以及 Horner 综合征。Müller's 肌起始于睑板上缘 15mm 处的上睑提肌腱膜后方的平滑肌，附着于睑板上缘。由头颈部交感神经损伤引起的 Horner 综合征可导致上睑下垂，通过缩短 Müller's 肌可进行矫正。术前于患者结膜上穹隆内滴入 10% 苯肾上腺素眼液，若用药后上睑能提至正常位置，则选择结膜-Müller's 肌切除术；若用药后仍不能复位，则可选择 Fasanella-Servat 术，即睑板-结膜-Müller's 肌部分切除术，但通常认为睑板切除破坏了正常解剖结构，可能引起角膜并发症，因此并不作为首选。

（1）结膜-Müller's 肌切除术：结膜-Müller's 肌切除术适用于结膜上穹隆滴用 10% 苯肾上腺素

眼液后上睑能抬起至正常高度的轻度上睑下垂患者，通常为某些先天性上睑下垂和不同程度的获得性上睑下垂患者。

通常根据苯肾上腺素滴眼后上睑能抬起的高度来决定术中需切除的组织量。若滴眼后能抬起至对侧眼睑同等高度，一般需切除8mm组织；若较对侧高，则切除量要偏少，一般为6～7mm；若低于对侧在1mm之内，需切除量偏多，一般为9～10mm。切除组织量也可由下垂量决定，如：下垂1mm，切除6mm组织；下垂2mm，切除8mm组织；下垂3mm，切除10mm组织。

1）局部麻醉：在眼眶上缘中央下方进针10～20mm直至触及上方骨壁，注射1～2ml局麻药以阻滞额部神经，也可直接行结膜下及皮下注射，但应避免使用肾上腺素以防兴奋Müller's肌。

2）标记切除区域：上睑缘中央部缝合牵引线并翻转上睑，用6-0缝线暂时缝于睑板上缘作为切除结膜和Müller's肌的标记，也可使用亚甲蓝标记。

3）分离Müller's肌和结膜：以镊子夹紧结膜及Müller's肌并反复牵拉，使结膜和Müller's肌与上睑提肌腱膜分离。

4）夹住结膜及Müller's肌：以蚊式钳（或结膜夹）夹住结膜及Müller's肌，一边置于睑板上缘，另一边置于标记线处。注意观察皮肤是否向内皱缩，以避免夹住上睑提肌腱膜或皮肤。

5）切除结膜-Müller's肌缝合切口：提起蚊式钳，以6-0缝线沿钳口下方1.5mm处，从睑板上缘一侧进针，于结膜-Müller's肌侧出针再进针，如此往复，行连续褥式缝合，从颞侧至鼻侧跨越整个睑板宽度后切除多余的结膜-Müller's肌。

（2）睑板-结膜-Müller's肌部分切除术（Fasanella-Servat术）：适用于10%苯肾上腺素滴眼后上睑仍不能上抬至正常高度的患者，以及上睑提肌肌力≥10mm者和下垂量为1.5～2.0mm的先天性上睑下垂者。此术式缩短了上睑后层的全部组织，包括睑板、Müller's肌、结膜。

术中按"结膜-Müller's肌切除术"麻醉后，用眼睑拉钩翻转上睑后，用有齿镊夹住睑板向下牵引，暴露睑板上缘及穹隆结膜，以缝线或亚甲蓝标记切除量。缝合试验可用于确定切除量，即在睑板上缘及穹隆部结膜缝合一针，再于睑板1/2处水平缝合一针，两针缝线结扎测试下垂矫正情况，并做必要的调整。按两处缝线间印记切除部分睑板、睑结膜和Müller's肌。注意事先在切除端上方贯通缝合牵引线，以避免上方断端组织收缩脱落，最后在结膜创缘进行连续缝合（图65-68）。

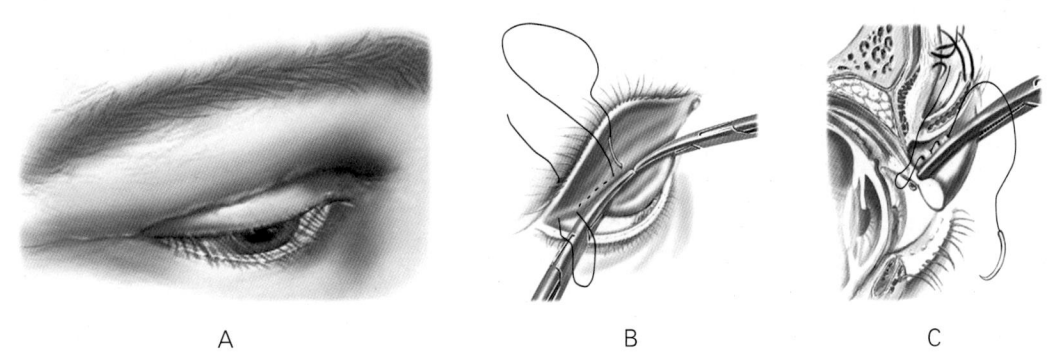

A B C

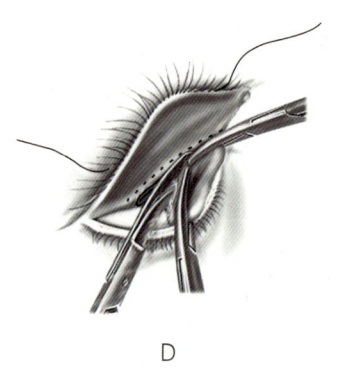
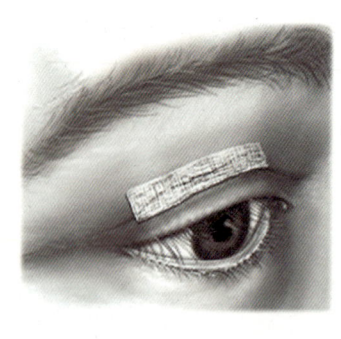

图 65-68　Fasanella-Servat 术（结膜入路）

A. 轻度下垂 1～2mm　B. 在钳子后面进针，缝合牵引线　C. 缝合牵引线后横断面　D. 切除睑板结膜及 Müller's 肌　E. 包扎

该术式也可经皮肤入路以获得更好的手术视野，并可同时切除部分上睑提肌腱膜，如皮肤松弛也可予以一并切除。术中注意辅以角膜保护器，睑板、腱膜切口以可吸收线做褥式缝合，避免穿透结膜，皮肤切口按重睑成形术缝合（图 65-69）。

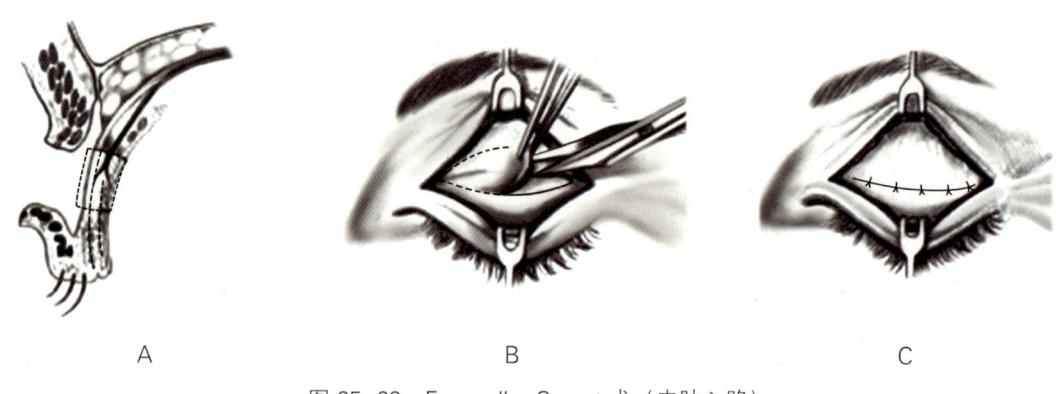

图 65-69　Fasanella-Servat 术（皮肤入路）

（二）借助额肌动力的术式

这是整形外科最常选用的手术方法。

额肌是对提拉上睑起协同作用的重要肌肉，对于上睑提肌肌力＜4mm 且下垂量≥4mm 的重度上睑下垂者，上睑提肌无法利用者，以及存在连带运动的上睑下垂者（下颌瞬目综合征），只要额肌功能完好，就均可利用额肌获得较好的矫正效果。但是对于进行性重症肌无力或周围性面瘫者，因额肌肌力消失，不能应用本术式。

学龄前儿童因上睑提肌腱膜未发育成熟，利用额肌矫正上睑下垂既可以避免影响上睑提肌腱膜发育，又可以改善患儿外观并尽早行弱视治疗。患儿成年后若外观不满意或睑裂闭合不全，可再行其他术式进行矫正。

以额肌为动力的术式分为间接和直接两种，前者利用中间物使额肌与上睑发生联系，额肌收缩通过悬吊材料（如阔筋膜、硅胶条、"Supramid"、PTFE 等）将下垂的上睑拉起，达到矫正目的；后者将额肌组织瓣直接与睑板缝合固定，通过额肌收缩直接拉起上睑，矫正下垂。

间接以额肌为动力的手术，其中自体或异体阔筋膜是最广泛的悬吊材料，术后感染和复发率相对较低。自体阔筋膜取自大腿外侧，如做 W 形悬吊术，则筋膜条取 10～12cm 长、1cm 宽，分成两条，各宽 0.4～0.5cm。如为单侧上睑下垂，就仅需一半材料。如做筋膜片 U 形或"山"字形悬吊术，就需取 1.5～2cm 宽、3～4cm 长的阔筋膜片。去尽筋膜上脂肪后浸泡于生理盐水中备用，有人于庆大霉素或氯霉素液中浸泡备用，但不是必须。3岁以下儿童无法取材，因此同种异体阔筋膜可作为临床理想的替代物，对儿童病例更有应用价值。若取自死后6小时内无感染性疾病或恶性肿瘤的尸体，去除脂肪后用0.25%氯霉素溶液漂洗两次，将筋膜条按单眼、双眼悬吊术所需的组织量分别装于0.25%氯霉素溶液和1∶4000庆大霉素溶液中，密封后冻存。使用时取出容器，在室温中自然融化，以0.25%氯霉素溶液漂洗一次。

1. 阔筋膜W形悬吊术　多采取局部麻醉下手术。先以亚甲蓝标记手术切口，然后采用1%～2%的含肾上腺素的利多卡因浸润麻醉，浸润麻醉含眉区及上睑区。

(1) 亚甲蓝标记重睑皱襞，一般距睑缘5～6mm。对于先天性重度上睑下垂者，遇有上睑长期皮肤过于松弛，应适当切除部分松弛皮肤，并在术前标记好。

(2) 按标记于重睑皱襞切开皮肤，然后向下做皮下分离至睑缘，分离或剪除睑板前眼轮匝肌，暴露睑板。

(3) 在眉上缘相当于瞳孔正中和内、外眦位置各做一0.5cm长的横切口，用眼整形剪刀锐性分离，在皮下及额肌上分离，暴露额肌备用。

(4) 植入筋膜条，置入角膜保护器。将筋膜引针从眉部中央切口穿入，经眼轮匝肌深面，从上睑切口穿出。将预备好的筋膜条穿入引针孔，缓慢抽出引针使筋膜条自眉上中央切口引出。同法将筋膜条另一端从眉上缘外眦切口引出，将筋膜条中央折成V形，其尖端以3-0不可吸收线褥式缝合于睑板中外1/3处的腱膜上，穿透睑板全层的1/2，但勿穿透结膜，筋膜条固定的位置应在睑板中线偏低处，不宜固定太低，不然术后容易产生睑球分离，严重者易发生角膜暴露损伤。

(5) 同法在上睑内侧半固定另一个V形筋膜，其尖端位于睑板中内1/3处。至此，阔筋膜条呈W形，眉上缘中央切口有两根筋膜条穿出，内、外眦切口分别有一根筋膜条穿出。

(6) 适度提拉眉上方筋膜条，观察上睑上提幅度和矫正效果，调整满意后将筋膜以双针缝线固定于额肌上，多余筋膜可剪除。

(7) 采用5-0可吸收缝线，双圈式将筋膜条和额肌缝合牢固锚定。该术式也可不做上睑皱襞切口，仅在上睑缘上方2～3mm处做中内和中外1/3的0.5cm长的皮肤小切口，切口深达眼轮匝肌下，筋膜条在眼轮匝肌深面穿过，固定方法同上述。但是，为了准确和有效固定筋膜条，多半采用上睑皱襞切口（图65-70）。

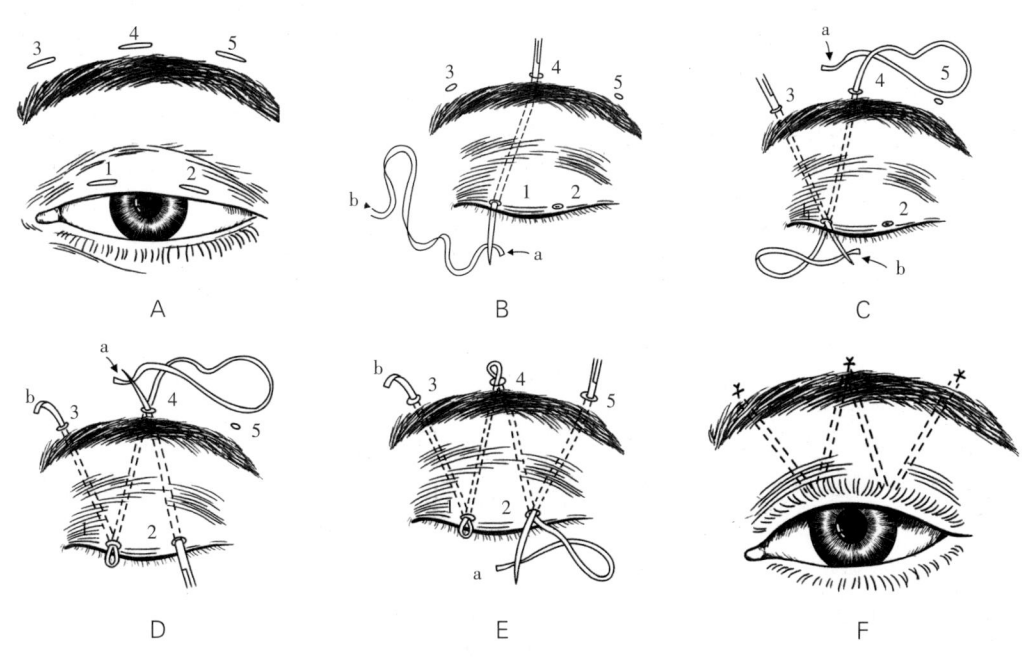

图 65-70　阔筋膜W形悬吊术
A. 上睑缘上方2～3mm处做中内和中外1/3处皮肤两个小切口；眉上内、中、外做三个切口　B～E. 穿入筋膜条　F. 缝合固定

2. 直接额肌瓣悬吊上睑下垂矫正术 以额肌动力借助阔筋膜移植，穿过上睑皮下悬吊，传递额肌动力，纠正上睑下垂，是上睑下垂矫正的基本选择之一，已被广泛应用多年。该手术较为繁复、手术结果难以准确把握是众所周知的。

1982年，宋儒耀在《美国临床整形外科》杂志报道了直接额肌瓣动力矫正上睑下垂技术，使手术简化，不通过筋膜移植而让额肌动力直接达到上睑，使上睑下垂得到矫正。宋儒耀术式是采取双切口——眉下切口和上睑皱襞切口，通过这两个切口将额肌动力瓣下移移植，固定于睑板的正上方，完成上睑下垂睑板动力的再造。

1984年，周丽云改进了宋氏手术，将眉下和上睑皱襞的两切口改为仅用上睑皱襞切口，将额肌瓣迁移到上睑睑板上，并做固定，达到上睑下垂纠正的效果。其后王炜做了报告，现将"直接额肌瓣上睑皱襞切口，上睑下垂矫正王炜技术"记录如下。

（1）手术适应证：一切可以用阔筋膜悬吊治疗的上睑下垂患者，均可采用直接额肌瓣动力悬吊在上睑板上的方法，达到上睑下垂矫正的目的。其适应证包括先天性、后天性、疾病性和外伤性上睑下垂，特别适用于中度和重度的上睑下垂患者。上睑下垂矫正手术失败后的案例最常选用本术式。

（2）术前评估

1）身体健康状况和心理认知评估正常，能接受该手术方案，并能理解该手术过程和可能发生的并发症及其防治。

2）病因评估：包括先天性、后天性、原发性、继发性上睑下垂等。

3）单侧或双侧上睑下垂：如为单侧上睑下垂者，应对健侧眼睑形态、结构，以及双侧是否有不对称性等缺陷进行评估和记录。

4）上睑下垂的程度：包括轻度、中度或重度，判断有无内眦赘皮、小眼裂畸形，排除眼干燥症或泪小管阻塞等，检查视力、角膜、结膜有无异常以及睫毛状况，记录有无倒睫等。

5）上睑下垂治疗历史，首次手术或多次手术后状况如何。

6）双睑形态评估：包括形态、结构，患侧和健侧的单眼皮或双眼皮情况，其宽度和线条是否流畅。

7）额肌动力评估：患者静坐于医师的对面，医师将钢尺平置于患者眼睑的眉毛上方，嘱咐患者抬眉弓收缩额肌，测量额肌可提升的最大幅度，一般正常成人额肌可提升的幅度在1cm以上，并应在有阻抗情况下测定额肌肌力。

8）检查眼睑及额面部皮肤正常，没有感染病灶。

9）如果是18岁以下的儿童，需由保护人陪同进行术前评估。

10）所有评估及手术前眼睛和面部动态影像均应完整地记录在案。

（3）手术体位及准备：平卧位或头部垫高5°～10°，双眼消毒、生理盐水冲洗，常规皮肤消毒铺巾，手术侧眼睛点滴消毒眼药水。

（4）手术切口设计：在患侧上睑缘上方5～6mm处设计上睑皱襞弧形切口，用亚甲蓝或记号笔标记；健侧上睑如果是单眼皮，在睑缘上方5～7mm处设计上睑重睑手术弧形切口，目的是使手术后两侧上睑均有对称的重睑皱襞。

（5）麻醉选择：对于10岁以上合作的儿童及成年人，均采用局部浸润麻醉，选用1%～2%的利多卡因，含1：200000的肾上腺素，作局部浸润麻醉。对于儿童，可选用全身麻醉或基础麻醉加局部麻醉，笔者不赞成手术前患侧手术眼内点滴可卡因表面麻醉眼药水。

（6）手术局部麻醉：用5号半针头吸取1%～2%的利多卡因2ml，在患侧上睑的切口线皮下进行局部浸润麻醉，并在患侧眉弓区和整个上睑注入局部麻醉药物，待浸润麻醉均匀分布后手术。

（7）上睑切口和皮下隧道制备：用11号刀片切开上睑皱襞手术切口，直达眼轮匝肌表面。用眼科镊子或用王炜改良的Anderson无创镊子提取切口上缘皮肤，用弯头眼科剪刀或12cm长的眼睑整形剪刀（王炜设计，沈善征制造），在上睑皮下和眼轮匝肌之间进行分离，皮下分离的宽度约1.5cm，隧道直达眉弓下缘，为暴露清晰，用直角皮肤拉钩提起上睑皮肤，在眉弓缘皮下可见眼轮匝肌和额肌联结区，仔细止血。

（8）额肌动力瓣的设计制备：用10～12mm直角皮肤拉钩提起上睑切口的皮肤，直达眉弓下方，暴露眼轮匝肌和额肌结合处，在眼轮匝肌和额肌交界处用亚甲蓝绘制12～14mm底边宽度的U形瓣。

（9）眼轮匝肌动力瓣的制备：用10～12mm直角皮肤拉钩提起上睑皱襞上缘的皮肤，在眼轮匝肌和额肌交界设计的U形切口处切开额肌肌肉下缘，用艾力斯钳夹住U形额肌瓣的下边缘向下方牵拉，用12cm的眼科整形剪刀分离眉弓上额肌瓣深部，精准保护下在骨膜上分离，在眉弓上制备蒂在上的额肌动力肌瓣，宽12～15mm，长1.5cm。在分离额肌瓣的外侧时注意切口位置不宜太高，防止损伤面神经到额肌上的颞支，U形肌瓣内侧制备时易损伤眶上动脉分支，注意止血。将该额肌瓣在上睑眼轮匝肌的深部穿过，直达上睑板的中下缘，选择切除上睑睑板前部分眼轮匝肌，供额肌瓣固定区。

（10）额肌瓣上睑板固定的动力测试：用5-0无损伤尼龙线缝针将额肌瓣下缘的中点固定在睑板中部中线以下0～1mm处，作临时性固定。让患者睁眼，提起上睑，检测并调试额肌瓣的提上睑张力和幅度，睁眼使上睑缘位于角巩缘下方1～2mm处，反复检查，注意三点：①提升张力适当，上睑下缘在角巩缘下方1～2mm处，上睑皱襞是否美丽；②上睑是否贴合于眼球角膜之上，避免上睑和眼球分离，否则可能造成术后睑球分离，发生角膜溃疡等严重并发症；③是否有睑内翻、倒睫。在测试过程中，可让就医者持镜观察，进行动态摄像记录。

（11）额肌瓣上睑板正式固定：在上述调试满意的基础上，分别在额肌瓣下部的外侧和内侧以及中央三点固定于上睑板的中线下1mm处内、中、外三点，必要时在睑板上缘也将额肌瓣固定于睑板上，反复调试上睑的提升，符合手术要求，在平卧位和坐位检测，睑板固定后将下方多余额肌予以剪除，并动态摄像记录效果。

（12）缝合上睑皮肤，制造重睑皱襞：额肌瓣和睑板做可靠的固定后严密止血，用生理盐水冲洗创口，缝合上睑皮肤，制造重睑皱襞。在结膜囊内置放金霉素眼膏，保护眼球。遇到兔眼畸形无法调试得到改善时，可作上下眼睑缝合临时固定。正常一侧眼睑如为单眼皮，需同时进行重睑的手术再造。用纱布包扎双眼，术后常规预防性使用抗生素，指导患者术后自身护理知识。

术后第二天进行规范性随访，检查上睑下垂矫正术是否符合要求，是否有角膜刺激症状，是否有倒睫或炎症，双侧眼睑皱襞是否近似、符合设计，待医患双方取得共识，置放眼药膏。患侧眼睑再包扎，术后6天拆线；正常侧重睑再造者包扎纱布，可在术后4～6小时拆除。上睑下垂矫正手术后，检查提上睑效果，预防睑内翻、外翻和角膜刺激、角膜溃疡等非常重要，随访1个月左右（图65-71）。

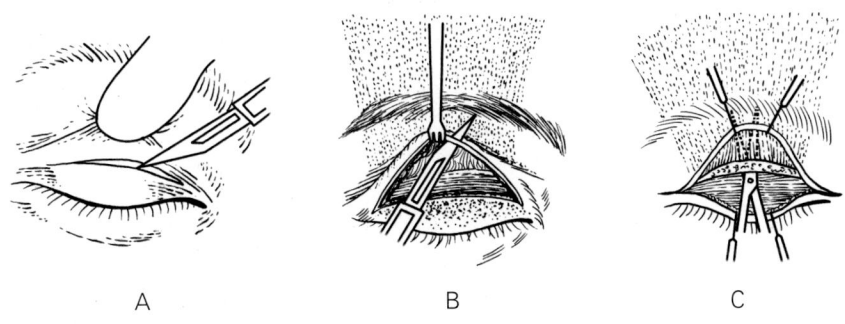

A　　　　　　　　　B　　　　　　　　　C

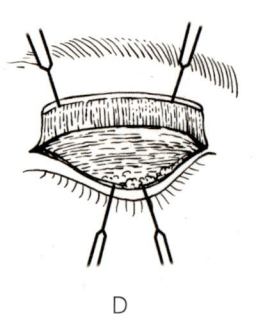 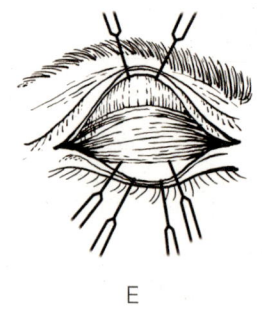 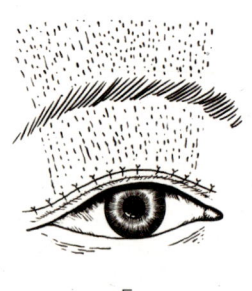

图 65-71　额肌瓣悬吊术

A. 做重睑切口　B. 皮下分离达眉上 1cm 范围　C. 眼轮匝肌深面分离延伸到额肌下，分离达眉上 1cm 范围　D. 内外侧纵向切开少许形成额肌瓣　E. 使额肌瓣穿过眼轮匝肌深面隧道，固定于睑板上缘　F. 缝合形成重睑

该术式取消了中介物，免除了切取阔筋膜的手术步骤，直接以额肌为动力替代上睑提肌功能，额肌瓣作为具有神经支配、有活力的组织瓣，可利用额肌的自然收缩直接上提上睑，术后形态自然。因眉区额肌及筋膜与眶部眼轮匝肌有部分交织，术后不会发生肌瓣松弛现象。术区距面神经颞支尚有距离，除眶上血管神经束外，无其他重要解剖结构，手术创伤小，较为安全。该术式的缺点是额肌替代上睑提肌，并不符合生理特点，术后有上睑迟滞现象，即当眼球下转时，上睑不能随同运动。此外，术中发现的"三角眼"、睑球分离等情况表明额肌瓣在睑板上固定的位置过低，上睑提起过度，或三点固定的提升力不匀，需要及时调整。

（三）上睑联合筋膜鞘（CFS）悬吊术

该术式最早于 2002 年由 Holmström 报道，即将上睑联合筋膜鞘与睑板固定来矫正下垂。主要适用于先天性重度上睑下垂或重度上睑下垂矫正术后复发者。

上睑联合筋膜鞘（conjoint fascial sheath，CFS），亦称为上穹隆抑制韧带（check ligament of superior fornix）、肌间横韧带（intermuscular transverse ligament）、上睑翼状韧带等，指附着于结膜上穹隆的上睑提肌和上直肌的联合筋膜鞘，其位于上睑提肌和上直肌前 1/3 的肌间隙内，其形状为底边朝上的等边梯形，具有使上方结膜穹隆稳定的作用（图 65-72）。

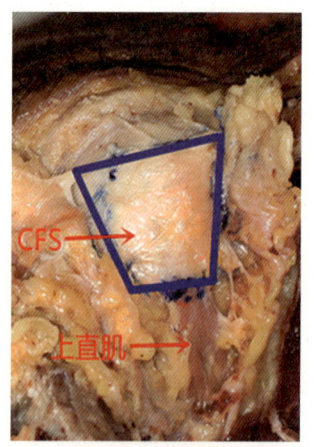

图 65-72　尸体解剖示上睑联合筋膜鞘为底边朝上的等边梯形

1. 术前设计　常规按重睑术标记切口线，视情况可以标记去皮区。
2. 局部浸润麻醉　用含 1∶200000 肾上腺素的 1% 利多卡因或罗哌卡因（100mg/10ml＋生理

盐水30ml＋肾上腺素0.5ml），做局部浸润麻醉和（或）眶周神经阻滞麻醉。

3. 首次患者分离暴露睑板上缘　按切开法重睑术常规切开皮肤（或去除标记线内皮肤），钝性分离眼轮匝肌，修剪睑板前组织，暴露睑板上缘。

4. 修复患者分离松解异位瘢痕粘连组织并使其复位　沿设计线切开皮肤，松解皮下瘢痕组织及眼轮匝肌，从外侧进入，寻找眶隔脂肪作为解剖标记，由眶隔内反向分离，找到原术式所用额肌瓣（或上睑提肌末端）与睑板的连接后，再准确从睑板上缘离断（图65-73），使其退回到原有解剖位置。修剪睑板前组织，显露睑板上缘。

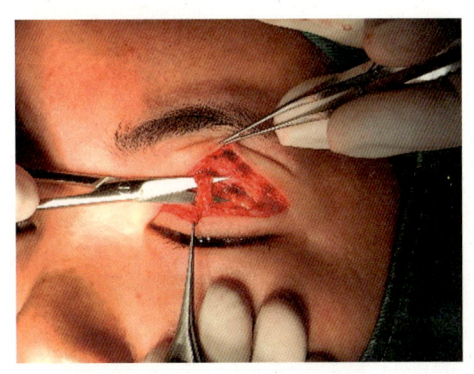

图65-73　离断原有组织瓣与睑板上缘的连接处

5. 上睑联合筋膜鞘分离　可将盐水或局麻药注入结膜与Müller's肌之间进行水分离，自睑板上缘横断上睑提肌腱膜，进入上睑提肌腱膜之下，沿结膜表面向上剥离，注意止血，在穹隆附近可见有良好弹性的上睑联合筋膜鞘（图65-74）。

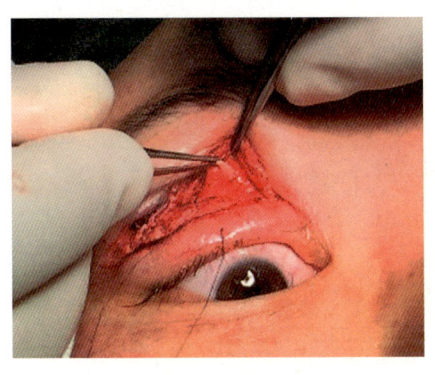
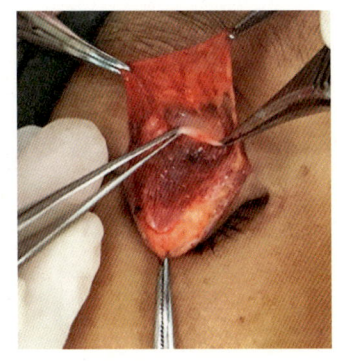

A　　　　　　　　　　　　B

图65-74　术中找到上睑联合筋膜鞘

6. 上睑联合筋膜鞘与睑板上缘固定　用6-0尼龙线将上睑联合筋膜鞘连同对应位置的上睑提肌一起与睑板上缘缝合固定内、中、外3～5针（图65-75，图65-76）。可通过调整上睑联合筋膜鞘和睑板上缘固定缝合的位置来决定睑缘上提的高度，不建议"过矫"太多。

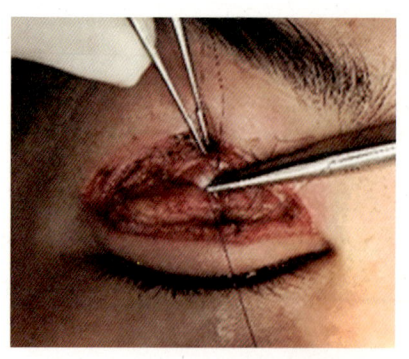
图 65-75 术中上睑联合筋膜鞘与睑板上缘固定

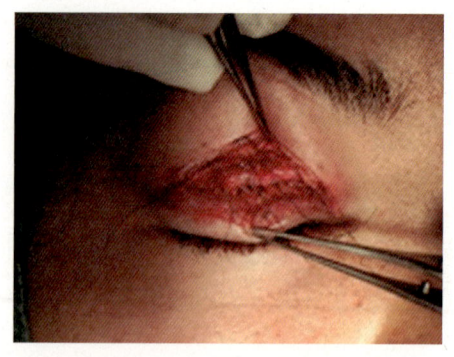
图 65-76 术中上睑联合筋膜鞘与睑板上缘固定完毕

7. 缝合形成重睑　用7-0尼龙线先将重睑下唇眼轮匝肌与睑板（或上睑联合筋膜鞘前端）固定，用8-0尼龙线将切口上下唇皮肤、眼轮匝肌全层缝合形成重睑（图65-77，图65-78）。

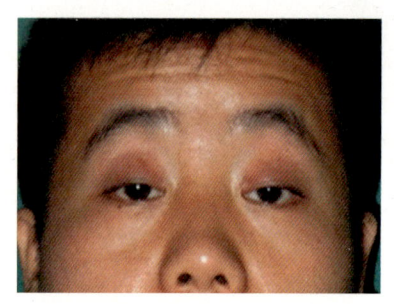
A
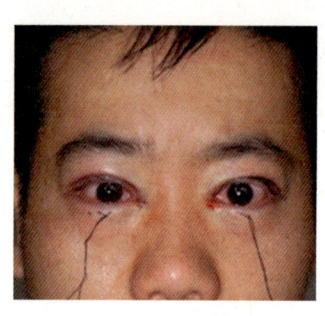
B
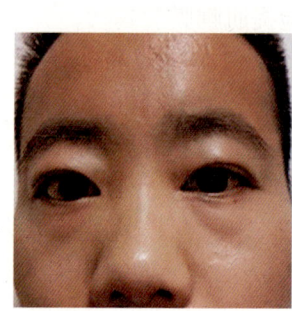
C

图 65-77 首次重度上睑下垂矫正术前后
A. 术前　B. 术后即刻　C. 术后5个月

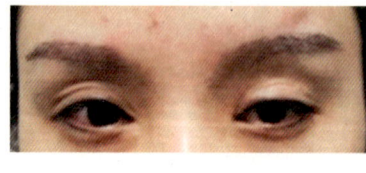
A
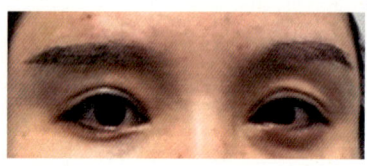
B
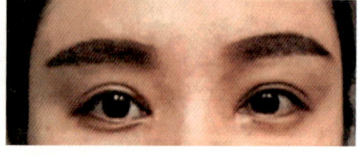
C

图 65-78 右侧多次重度上睑下垂矫正术后复发修复（左侧轻度上睑下垂）
A. 术前　B. 术后11个月　C. 术后14个月

8. 术后注意事项　术毕将术眼涂满眼膏，以纱布覆盖包扎。嘱患者术后不要有意识地进行睁、闭眼锻炼；常规应用眼膏、眼药水保护眼睛，直至睑裂闭合。

四　手术并发症的预防和处理

（一）矫正不足

1. 原因　包括术前对上睑提肌肌力和下垂量的测量有误，选择手术方法不当；上睑提肌腱膜缩短量或额肌悬吊术中悬吊的高度和张力不够；上睑提肌腱膜或筋膜条、肌瓣与睑板的结合点松脱。

2. 处理　除非是早期明显的缝线撕脱，才建议尽早手术，其他情况应在术后3～6个月，待肿胀彻底消退、正确判断原因后，再进行手术修复。

3. 预防　术前正确判断上睑下垂的类型，选择最合适的手术方式，术中反复观测、调整睑缘角膜位置关系。

（二）矫正过度

1. 原因　可以是上睑提肌腱膜缩短过量、悬吊过紧或者额肌瓣悬吊过紧，多见于老年性上睑下垂或者假性上睑下垂患者。老年性上睑下垂患者虽然下垂明显，但肌力尚好，手术时应略保守。假性上睑下垂患者肌力正常，如果术前诊断有误，术中做了上睑提肌腱膜的缩短，术后肿胀麻醉消退，很快就会出现上睑退缩。

2. 处理　上睑提肌缩短术后2周内，如发现有"过矫"现象，除非少数轻度的可用力闭眼做上睑向下加压按摩外，其他的均须重新打开上睑切口，拆除固定缝线，重新调整上睑提肌腱膜缝合固定的位置。如上睑提肌过短，则需采用各种延长上睑提肌腱膜的方法，如横切纵缝、工字形延长等，严重者还需要采用异体巩膜条或者将自体阔筋膜、颞深筋膜加于上睑提肌与睑板之间做上睑提肌腱膜的延长。术中调整上睑缘以位于轻度下垂位置为宜，否则术后上睑退缩容易复发。

3. 预防　术前正确判断上睑下垂的类型，选择最合适的手术方式。上睑下垂矫正术中在上睑提肌腱膜或者额肌瓣与睑板固定结合后，多余的肌瓣（或筋膜）、腱膜条不要剪除过多，应留有余地。一旦发现有"过矫"现象，就把悬吊力量放松。

（三）睑裂闭合不全

1. 原因　任何一种上睑下垂矫正手术，术后即刻一般都要求做到"过矫"，"过矫"程度则需要根据上睑下垂的类型和严重程度来设计。对于先天性中重度上睑下垂，上睑提肌腱膜缩短、筋膜悬吊或额肌瓣悬吊术后，虽然矫正合适，但早期均会出现睑裂闭合不全。一般1~3个月后睑裂闭合会随时间推移逐渐减轻和好转，部分患者可遗留1~2mm的永久性睑裂闭合不全。如术中"过矫"太多，又会加重闭合不全的程度，延长恢复的时间。

2. 处理　一般程度的闭合不全可使用眼药水、眼药膏或佩戴绷带镜等来保护角膜；严重的"过矫"现象中，睑裂闭合不全大于5mm者，可通过暂时性缝合眼睑或者降低上睑提肌腱膜的固定点等方式来减少角膜的暴露程度，保护角膜。否则严重者可并发暴露性角膜炎，导致视力下降，甚至失明。必要时可请眼科专家协助治疗。

3. 预防　术前必须检查有无Bell征，如有上直肌麻痹或下斜肌功能不全，眼球在睡眠时不能上转，致使下方角膜暴露，则做下垂矫正手术必须慎重或尽量保守。中重度下垂患者，术毕应于下睑处做一针Frost缝线，以牵拉下睑向上关闭睑裂，防止角膜暴露。术后早期闭合不全的时候一定要叮嘱患者睡觉时使用眼药膏来保护角膜。

（四）穹隆部结膜脱垂

1. 原因　穹隆部结膜脱垂多见于重度下垂患者，为采用上睑提肌缩短或者CFS时上提量太大所致。

2. 处理　①术中如发现有明显脱垂，可用0号线从穹隆部穿过，穿出上睑皮肤，做三处褥式缝合结扎，1周后拆线。②术后出现的结膜脱垂，早期可采用复位＋含激素眼药水（如妥布霉素地塞米松滴眼液）处理，治疗无效者，可在局麻下将脱垂的结膜部分切除。

3. 预防　①术中缝合上睑提肌腱膜时在结膜中上1/3的位置做适当固定。②手术结束前用手术刀柄将上穹隆黏膜向上推移复位。

(五) 睑内翻、倒睫

1. 原因　睑内翻、倒睫主要为睑板切除过多，上睑提肌腱膜（或额肌瓣）、阔筋膜条在睑板上的新附着点过高所致。
2. 处理　①轻者可将切口打开，切除1~2mm的切口下唇皮肤，缝合切口时，将切口下方皮肤提紧，缝针穿过上睑提肌腱膜和睑板层间，以增强外翻力量。②严重者需打开切口，重新调整睑板上附着点的位置。
3. 预防　术中需注意上睑提肌腱膜或者额肌瓣在睑板固定点的高度应位于睑板中上1/3水平。

(六) 睑外翻

1. 原因　睑外翻为悬吊术中睑板新附着点固定位置过低，或穹隆黏膜脱垂、睑结膜和球结膜严重水肿所致。
2. 处理　轻者按上穹隆结膜脱垂处理，重者睑板附着点需重新固定。
3. 预防　术中需注意上睑提肌腱膜或者额肌瓣在睑板固定点的高度应位于睑板中上1/3水平。

(七) 上睑皱襞不对称

1. 原因　上睑皱襞不对称常由定点、画线、缝合因素，以及下垂矫正不足和"过矫"等综合因素造成，常见者为下垂侧皱襞过宽。
2. 处理　如为明显矫正不足，则按矫正不足处理；如矫正满意，而皱襞过宽，可能是皮肤切口缝合时固定睑板的位置太高或者设计过宽导致的，应重新调整。
3. 预防　双侧不同程度的上睑下垂矫正时要考虑不同肌力对重睑宽度的影响，设计时一般肌力越差的重睑线设计要越窄。

(八) 睑缘有成角畸形、睑球分离或弧度不佳

1. 原因　多见于筋膜悬吊术中各臂长短不等、牵引的力量不匀。额肌瓣悬吊术中悬吊固定的平面不一致，因而张力也不一致，或是固定于睑板上的位置不当。
2. 处理　明显畸形者，早期及时行手术矫正；如畸形不太明显，可对眼睑进行按摩、牵拉等处理，待3~6个月再根据情况处理。
3. 预防　术中仔细观察，及时发现和纠正。

(九) 感染、血肿

应用外科原则分别予以对症处理。

(十) 斜视、复视发生

1. 原因　较为罕见，一旦发生，往往就难以处理。一般发生于上睑提肌缩短或者CFS术中，上睑提肌在出眶前与上直肌筋膜相连，上睑提肌分离时误伤上直肌，或上睑提肌截除过多对上直肌过于牵拉，或者CFS分离位置过高，缝合时带上上直肌，则可发生术后下斜视及复视。此外，在切断上睑提肌内角及节制韧带内侧时过于靠近上眶缘及眼球，会误伤上斜肌或滑车神经，也会造成术后复视。
2. 处理　如斜视、复视为上睑提肌切除过多所致，术后早期可将上睑提肌重新复位，改用额肌瓣悬吊术。如疑为上斜肌或滑车神经损伤，可保守治疗6个月；如无好转，就在眼肌全面检查

后做对症处理。如为CFS术后出现，须手术拆除缝线，降低位置再缝合。

3. 预防　术者要熟悉眼睑的局部解剖，避免误伤。术中缝合后要常规检查眼球的运动，如有异常，一定要拆除缝线，调整位置后再缝合。

（十一）失明或眼球穿通伤

1. 原因　术中意外刺破眼球（眼球穿通伤）、角膜，术后敷料包扎时压力集中在眼球，睑裂闭合不全导致角膜与敷料发生摩擦，以及手术后出血、球后压迫视神经等均可导致失明。
2. 处理　及时请眼科会诊，或者转专科处理。
3. 预防　操作轻柔、规范，术后处置按标准执行。

五　上睑下垂的九院处理策略

上海交通大学医学院附属第九人民医院整复外科上睑下垂治疗团队通过多年的经验积累，总结了包括术前评估、麻醉选择、术式选择及术后护理在内的一整套诊疗流程。本着紧贴临床、指导手术的原则，现将这套流程进行详细的介绍，相关流程的细节可在之前的章节中找到，本章节不再赘述，供广大医师在临床医疗中作为参考。

（一）术前评估

1. 上睑提肌肌力　这是上睑下垂中最重要的指标，直接反映上睑提肌功能，为术式选择提供依据。
2. 睑缘角膜映光距离（MRD）　其中MRD1是国际通用的评价上睑下垂程度的指标，但在国内该检查并不普及，需要广大医师引起重视，这是评价下垂程度较好的量化客观指标。
3. 眼位及视功能　需在术前确定视功能是否正常，以排除手术影响视功能的可能，规避风险。双侧眼球位置（眼位）是否对称也是关键指标之一，因为眼位的不同会在视觉上造成下垂程度的不同及遮盖角膜缘的大小不一。
4. 上睑组织评估　包括上睑皮肤松弛程度、上睑臃肿情况，主要是排除假性上睑下垂，从而避免选择不当的矫正术式。

（二）麻醉选择

眼睑是一个运动的器官，因此上睑下垂的矫正最好能在局麻下进行，从而更准确地对矫正程度进行评价，但局麻手术通常受患者配合因素的影响较大，有以下情况时，可考虑进行全麻手术：①未成年人手术。未成年人通常无法配合局麻手术，因此需要全麻下进行矫正。②多次手术后的修复手术。由于多次手术通常在上眼睑遗留较为严重的瘢痕，此时局麻药物无法正常地发挥作用，导致术中患者疼痛感明显，从而无法配合手术。③极重度下垂。患者通常上睑提肌肌力非常弱，此时即使进行局麻手术，在睁眼状态下眼睑上抬量也非常有限，因此反而可以进行全麻手术来予以矫正。

（三）术式选择

上睑下垂手术方法多，经常让临床医师陷入选择的困境。而且对于最常见的上睑提肌缩短手术，教科书中关于上睑下垂量和提肌缩短量的关系很难熟练掌握，因为患者配合度不同，所以术前下垂量和上睑提肌肌力都很难精确地测得；而术中解剖好上睑提肌腱膜后，由于腱膜本身具有一定弹性，其长度根据牵拉力量的不同可有很大变化，这使医师在术中对已经计算好的切除量无法把握，从而导致手术失败。针对以上难点，九院上睑下垂治疗团队总结了一套术式选择方案，能帮助医师更准确地选择合适的矫正方法。

1. 术前评估上睑下垂是否为极重度（上睑提肌肌力小于2mm） 若为极重度，此时上睑提肌功能极差，即使采用缩短的方式，可恢复的肌力也有限，虽经超长量缩短仍有达到良好矫正的可能，但存在矫正不足的风险。此时可采用额肌瓣、额肌筋膜瓣的方式对下垂进行矫正，以保障术中能矫正完全。

2. 术前评估上睑提肌 肌力大于2mm，此时可采用上睑提肌相关的序贯修复方法依次进行矫正。方法依次为上睑提肌前徙、上睑提肌缩短、上睑提肌缩短联合CFS悬吊、上睑提肌缩短联合CFS悬吊联合睑板切除。以上矫正方法其实就是手术中对提肌腱膜和CFS结构的解剖过程，每一过程结束后即可采用一术式进行矫正，之后观察是否达到矫正效果。如果矫正不足，则选择下一种方法矫正。根据我们的治疗经验，对于肌力大于2mm的下垂，以上修复方法基本能获得充足的矫正效果。

（四）术后护理

上睑下垂手术的成功仅仅是整个诊疗过程的一小部分。上睑下垂并发症多、复发率高的根本原因是术后护理对手术结果有着非常大的影响，因此术后护理应引起临床医师的重视。主要的护理要点有：

1. 术闭进行Frost缝线缝合 由于术后通常会存在闭合不全的情况，应在下眼睑放留置线，帮助下眼睑向上闭合遮盖眼球，防止患者入睡后角膜暴露，产生角膜溃疡等严重并发症。该缝线通常需保留1个月左右，根据患者耐受情况不同而有所差异。

2. 术后用眼药水及眼药膏进行眼球护理 白天需用眼药水滴眼，夜间入睡后需用眼药膏封眼，特别是儿童受术者的封眼更需注意。封眼时需注意勿将睫毛粘在眼球上，不然会造成损伤。

3. 佩戴绷带镜 若术后已经出现角膜症状，可佩戴绷带镜进行治疗，通常有较好的治疗效果。

4. 术后提醒 须交代患者避免用力睁闭眼，不然会增加复发的概率。

（欧阳天祥　潘贰　杨锋　刘菲　杨军）

第七节　睑球粘连

睑球粘连（symblepharon）指睑结膜与球结膜、角膜间发生的粘连。

一　病因

多发生于化学性物质（酸、碱）溅入结膜囊内所致的烧伤、爆炸伤、热烧伤等；结膜本身的疾病（如重症沙眼、结膜天疱疮）以及结膜手术等也可引起睑球粘连；亦可见于先天性者，如先天性角膜皮样囊肿等。

二　临床表现

病变范围可小可大，粘连程度可轻可重。轻者，眼球活动不受限制或受到轻微限制；重者，眼球运动受限，两侧眼球活动不同步而出现复视；若角膜亦粘连，则视力明显下降，甚至失明。

三　诊断

根据临床表现诊断不难，但要对粘连程度做全面评估，以便采取最佳修复方法。

四　手术治疗

粘连轻微而不限制眼球活动者可不加治疗，重者须手术矫正。

五　手术方法

（一）Z成形术

适用于部分粘连且呈条索挛缩者。手术纵向切开瘢痕条索，设计两个方向相反的三角瓣，行结膜瓣易位缝合，即可消除粘连（图65-79）。

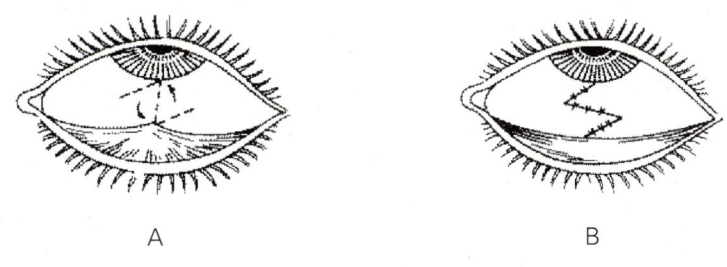

图 65-79　Z成形术矫正睑球粘连
A. 设计Z形组织瓣　B. 组织瓣交错缝合

（二）V-Y成形术

适用于小范围的宽度较窄的粘连。将粘连区行V形切开，松解瘢痕粘连，然后向前推进V形瓣，创面缝合成Y形（图65-80）。对较窄的粘连，亦可采用"横切纵缝"的方式，以矫正睑球粘连。

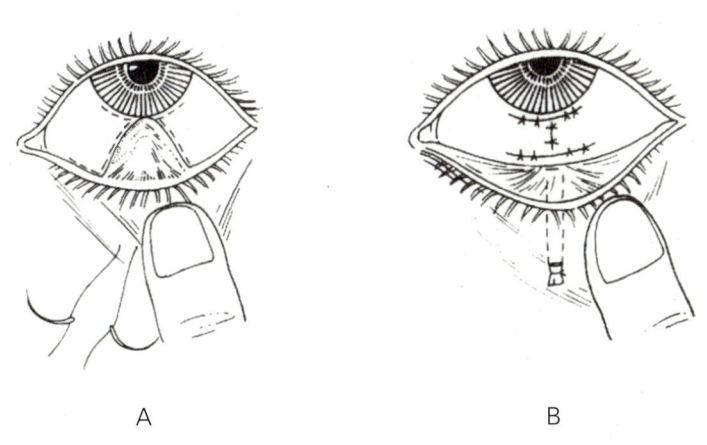

图 65-80　V-Y成形术修复睑球粘连
A. 沿瘢痕边缘切开，并制作推进瓣　B. 组织瓣推进缝合

(三)结膜瘢痕瓣修薄术

适用于面积较大的片状粘连。

沿角膜表面剖切粘连组织,将全部粘连组织分离至角膜缘外,继续沿巩膜表面分离,至下睑睑缘。切除结膜瘢痕瓣下面的肥厚瘢痕组织,修剪成只留一层原来覆盖瘢痕组织表面的结膜组织,检查眼球运动是否自如,在结膜瓣的顶端做一针褥式缝合,缝线从结膜面穿入,经下穹隆最深处,在距下睑缘1.5cm处通过眼轮匝肌在皮肤面出针,拉紧结扎于小纱丁上。此时,原来的粘连组织分离出来的结膜瘢痕瓣成了下睑结膜面的衬里,球结膜上创面自行愈合(图65-81)。

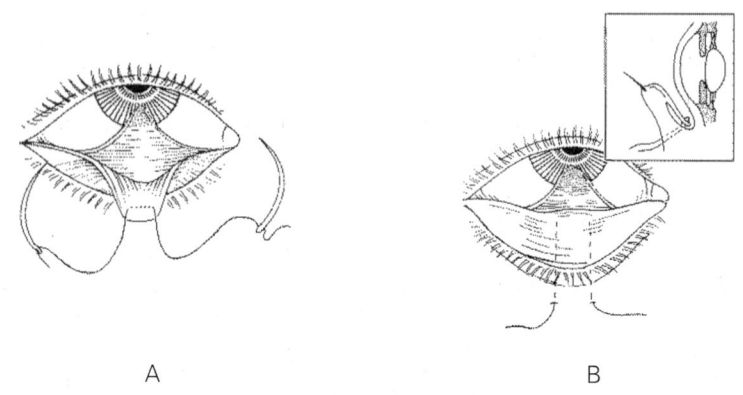

图 65-81　结膜瘢痕瓣修薄术
A. 沿巩膜表面将粘连组织分离达下睑睑缘　B. 结膜瘢痕瓣做成下睑结膜的衬里

(四)结膜或黏膜移植术

对于小面积的结膜缺损,可采用同眼对侧穹隆部结膜或健眼穹隆部结膜游离移植;如果是较大面积的粘连,则可采用下唇或颊黏膜游离移植。

先进行粘连的分开,恢复眼球的正常运动,形成满意的穹隆。分离时应从角膜缘处切开粘连,紧贴角膜和巩膜表面锐性分离,谨防穿破角膜及巩膜。分离至穹隆底部时,观察眼球运动是否正常。分离眼球下部时注意保护下直肌,分离眼球上部时注意保护上直肌和上睑提肌。充分松解粘连后,根据结膜缺损情况选择结膜移植或黏膜移植。小面积的球结膜缺损,可用自体结膜移植或睑结膜瓣修补。面积大者,可从下唇内侧或口腔颊侧壁切取全厚黏膜片,植入球结膜与睑结膜缺损区。

黏膜移植时,可用6-0或7-0可吸收缝线间断缝合,因口腔黏膜呈粉红色,外露于睑缘影响外观,故尽量移植于睑结膜面或穹隆上方。为加深穹隆,可用1-0缝线做2~3处褥式缝合,缝线从穹隆处穿入,经眶骨缘骨膜皮肤引出,外置纱丁固定。为避免再次粘连和保持结膜囊形态稳定,结膜内置放中间有孔的薄壳眼模,术后7天拆线,眼模保持3个月,一周清洗1次,避免游离黏膜片的收缩。结膜片的供区创面不必处理,可自然愈合(图65-82)。

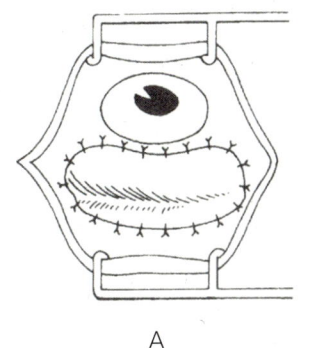
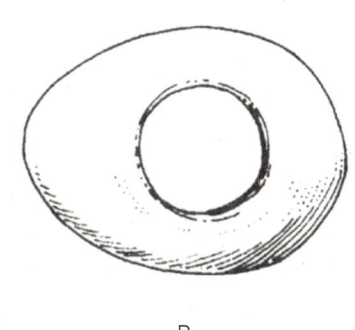

图 65-82　口腔黏膜游离移植再造穹隆术
A. 唇黏膜移植于球结膜及穹隆　B. 薄壳眼模中央开孔

第八节　眼窝狭窄及闭锁

眼球因外伤、炎症或疾病而摘除后，常致眼窝狭窄或闭锁，无法放置合适的义眼，此种情况需要采用结膜囊成形术或称眼窝再造术修复。

一　病因

1. 先天性小眼球或无眼球　这类患者有眼窝狭窄、眶窝不足，这类畸形有时合并上睑下垂、鼻裂、唇腭裂等畸形。
2. 各种外伤　如化学伤、热力灼伤或爆炸伤等，导致广泛的睑球粘连、眼窝闭锁，有时合并不同程度的面部畸形。
3. 眼部手术创伤　多次眼部手术，结膜囊挛缩、狭窄。
4. 肿瘤　幼年患肿瘤行眼球摘除术后，经眼部放射治疗，眶部发育不良，导致眶窝狭小、眼周软组织萎缩、结膜囊缩小等，如幼年视网膜母细胞瘤摘除眼球后放疗所致的眼窝窄小。
5. 严重原发性或继发性眼部感染　如全眼球炎、眼眶蜂窝组织炎、上颌骨骨炎或外伤后，眶内组织破坏并广泛挛缩，致结膜囊缩小变浅。

二　临床表现

该类畸形主要表现为眼窝狭窄，结膜囊挛缩变浅，使得义眼无法放置。同时会伴有眼周的软组织萎缩、眼睑凹陷。先天性小眼球、无眼球者以及幼儿眼球摘除后，眶骨的发育受到影响，明显小于健侧眶窝大小，此类患者常伴有患侧面骨的发育也明显小于健侧，面部的不对称也是明显的畸形表现，手术矫正眼窝狭窄的同时，也要考虑到面部不对称的治疗，以求有较好的治疗效果。

三　结膜囊成形术的原则

1. 次序　眼窝狭窄或闭锁伴有眼睑缺损者，应先行眼睑缺损的修复术；伴有眶骨骨折者，应先行眶壁骨折修复术。

2. 皮片选用　若结膜囊内存在少量结膜，尽量保留，剩余创面部分可以用全厚皮片或厚中厚皮片修复，不建议用薄中厚皮片，以避免愈后挛缩而再次施行手术。虽然黏膜比较符合结膜囊的生理要求，但无论唇还是颊部黏膜都会导致收缩，常发生继发性结膜囊挛缩，而不得不再次手术以加大结膜囊。

3. 皮瓣选用　若结膜囊内软组织匮乏，单纯依靠皮片移植会使得再造后的结膜囊过于"空旷"，也不利于放置义眼。此时局部皮瓣是很好的选择，如颞部皮瓣、颧部皮瓣等。若局部没有合适组织可以利用，远位皮瓣也可以选择，如带血管蒂的颞顶筋膜瓣、耳后岛状皮瓣等。皮瓣不但可以提供较多的组织，以充填眶内容，而且皮瓣修复后的结膜囊，由于较好的血运和一定的厚度，更加耐磨，对放置义眼更加适宜。

4. 穹隆形成　结膜囊成形术的最终目的是放置义眼，因此结膜囊的上下穹隆形成最为重要，也是义眼稳定放置的关键。基于此，上下穹隆顶的加强是手术的关键，一般下穹隆容易变浅，因此分离要达到下眶骨壁，以形成较充分的穹隆顶，并采用褥式缝合固定。上穹隆不可达到眶上缘，以免损伤眶上缘中央部的上睑提肌。

四　手术方法及要点

（一）眶腔扩张法

适用于幼儿期眼球摘除者，可于术后黏膜愈合后，即行佩戴眼模，通过对眼窝施加压力，促进扩张眼窝和周围组织的发育。但此法往往因患儿及家属不能坚持而失败，常需要在成年后再行眼窝再造术。

（二）眶内瘢痕切除松解术

1. 适应证　适用于结膜囊与深层组织瘢痕粘连致轻度结膜囊缩窄，而不伴结膜缺损者。

2. 手术方法　局部浸润麻醉或全麻下施术，于眶上缘外侧做2cm弧形切口，分离眼轮匝肌，暴露外上眶缘骨膜，距眶缘上3mm平行于眶缘切开骨膜，将骨膜向眶内方向剥离，从骨膜切口伸入眼科钝头弯剪，用食指顶住结膜面，盲视引导剪刀分离结膜与深层组织之间的瘢痕粘连，去除增生瘢痕，同时注意勿损伤上睑提肌，彻底止血，观察结膜囊松解情况，满意后用油纱布填塞，切口逐层缝合，术后5天拆线。

（三）部分结膜囊成形术

1. 适应证　上、下穹隆因瘢痕挛缩，尚存部分正常结膜的结膜囊缩窄的患者。

2. 手术方法　从结膜囊中央水平或稍偏下方，做从内到外的水平切口，向四周结膜下潜行分离，下端达眶下缘，切除增生瘢痕。充分止血后，根据结膜缺损面积大小，取全厚游离皮片或游离口唇黏膜移植修复。用3-0或1-0丝线自下穹隆下方穿入，经眶下缘骨膜，从下睑皮肤面穿出，做三对褥式缝合，黏膜面及皮肤面均需垫油纱布，收紧缝线，结膜囊内填塞油纱布，使移植的黏膜或皮片牢固愈合在眶下缘骨膜处，然后置入眼模，上下睑暂时性粘连缝合，患眼加压包扎，术后10天拆线，拆线后继续放置眼模，每周换药2~3次，坚持3个月，然后安装义眼（图65-83）。

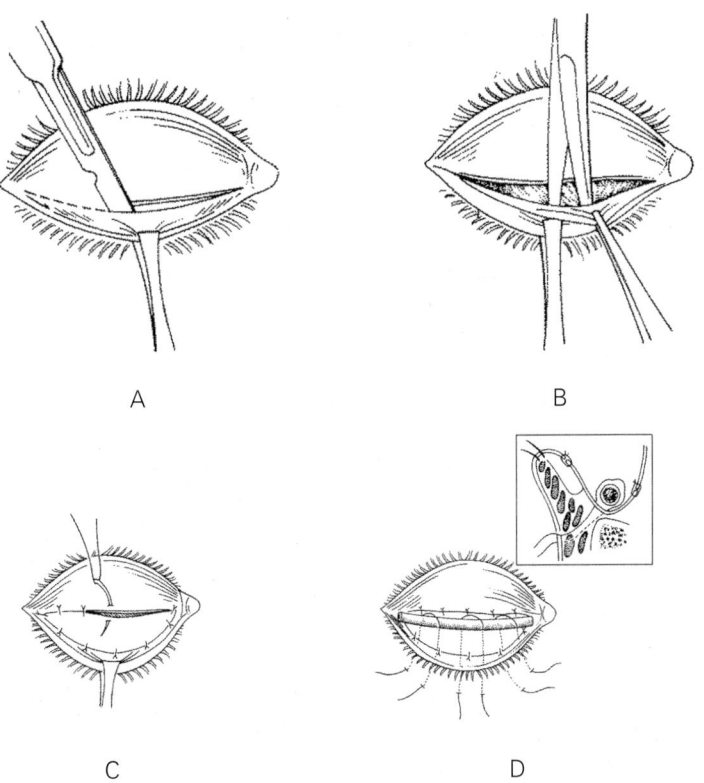

图 65-83　下穹隆成形术
A. 结膜囊中央水平偏下方做横行切口　B. 沿结膜下层向下分离达眶下缘前部　C. 切取的口腔黏膜植于下穹隆创面上　D. 内置硅胶管作褥式缝合，以加强黏膜与眶下缘的贴附

（四）眼窝再造术

1. 适应证　严重眼窝闭锁、结膜囊完全消失的患者。
2. 手术方法

（1）包埋植皮法：于眼窝距睑缘内下2~3mm处作从内眦到外眦的水平切口，切除瘢痕组织和残余结膜，剥离腔穴，下方达眶下缘，外眦角如有粘连，可横行切开放大，待眼模置入后再缝合，形成的腔穴应比安装的义眼要大。做两个比义眼大且相同大小的印模膏眼模，一只用于包埋，另一只用于制备丙烯酸酯眼模术后待用，眼模应较义眼略大，以拮抗术后的皮片挛缩。将全厚或中厚游离皮片组织面向外包埋于眼模上并缝合，将皮片游离缘分别于上、下睑缘缝合，缝合的线结打在皮面。充分止血后，包埋眼模置入腔穴，下缘与眶下缘相贴。患眼加压包扎，术后5~7天可换药，清洗局部分泌物，以后隔天换药，术后10~12天拆除睑缘缝线，于皮片结合处剪开，取出眼模。拆线后继续放置丙烯酸酯眼模，每天冲洗眼窝，眼模清洁后再置入（图65-84）。

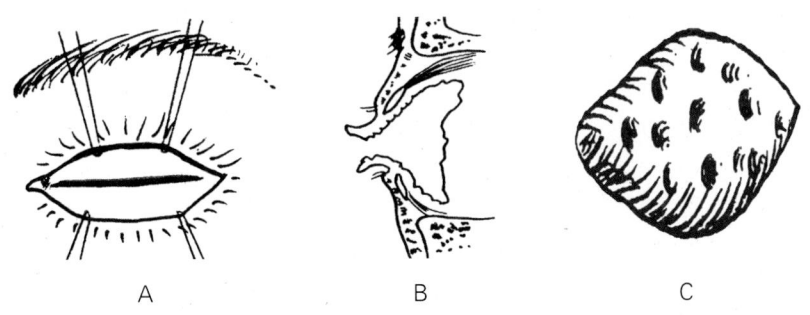

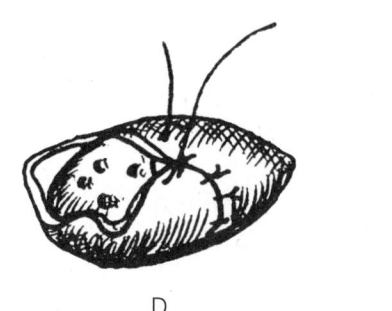 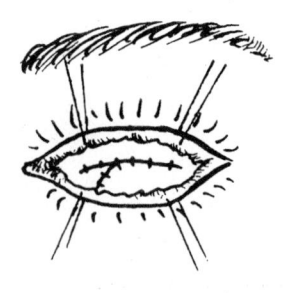

图 65-84　全厚或中厚包埋植皮法眼窝再造术
A~C. 水平剖开穹隆，扩大腔穴　D、E. 皮片包裹硅胶或印模胶模型植入腔穴

手术要点：①制备的腔穴和眼模应比义眼稍大。②皮片力求全部成活，以免部分皮片坏死挛缩而致腔穴变小。③术后3~4个月眼模持续置入，以免腔穴失去扩张而变小。④保持眼窝清洁，防止感染，避免皮片因瘢痕而导致挛缩。

（2）局部皮瓣法：首先从内眦到外眦水平横行切开眼窝黏膜，彻底松解眼窝的瘢痕组织，形成满意的创腔。然后，于患侧设计颞区局部皮瓣或眼轮匝肌蒂颞部皮瓣，制备好皮瓣后，于外眦角处转移至眼眶内或经过皮下隧道进入眼窝内。局部皮瓣转移后，可能破坏外眦的形态，需二次修复外眦形态。若皮下蒂岛状皮瓣则可以在外眦角处制备皮下隧道，岛状皮瓣通过皮下隧道进入眶内，皮瓣与受区创面缝合，注意要形成相对宽松的上下睑穹隆，以确保义眼的放置。供区、受区均置引流条，眶内轻塞凡士林纱布，适度加压包扎，48个小时后拔除引流条，7~10天拆线。具体皮瓣制作请参阅本章第四节。

手术要点：①皮下隧道制备足够宽，以免挤压血管蒂而导致皮瓣坏死。②受区包扎适度，以利皮瓣成活。③术后密切观察引流以及术区肿胀、疼痛情况，保证皮瓣的成活。④术后可选用复方丹参等活血化瘀中药改善皮瓣的微循环，提高皮瓣成活率。

（3）耳后乳突区岛状瓣眼窝再造术：超声多普勒血流仪探测颞浅动脉和耳后动脉走行，以亚甲蓝标志记。根据眼窝缺损情况设计乳突区皮瓣。沿颞浅血管前缘向后上顶部方向做8~9cm长切口，再于切口远端做一横行附加切口，形态如T形或Z形，掀起头皮瓣，显露血管蒂。锐性分离头皮瓣，显露颞浅动、静脉顶支和延伸至颞部的耳后动、静脉，以及它们间的吻合网。在颞浅动、静脉前方1cm和耳后动、静脉的后方1cm切开颞筋膜，此时在两切口间形成的筋膜瓣含有颞浅血管、耳后血管和两者之间的吻合网。在颞深筋膜下、胸锁乳突肌肌腱和耳郭软骨表面，掀起包含颞浅血管、耳后血管的皮瓣。在筋膜蒂部颞浅血管和耳后血管之间，从耳郭上极向上剪开筋膜蒂3~6cm，这样筋膜瓣的蒂部就得到充分的延长。然后在皮瓣供区创面与眼窝之间制备足够宽敞的皮下隧道，转移皮瓣至眼眶受区，并与上下睑缘后唇创缘缝合。蒂部直接缝合，供瓣区创面游离植皮，眶内填塞并加压包扎，7~10天拆线。

该皮瓣属于颞浅动脉逆行供血的耳后乳突区轴型皮瓣，可提供充分的血管蒂长，一般长度可达10~14cm。

该术式优点在于可以一期完成眼窝再造，皮瓣的血运良好，并具有较充足的血管蒂长，可以容易地转移到同侧面部，甚至对侧面部的部分区域。缺点是耳后的皮肤量有时限制了皮瓣的应用，且供区需要游离植皮（图65-85）。

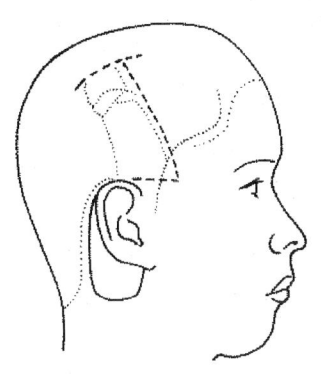

图 65-85　耳后乳突区岛状瓣制备设计

（4）带血管蒂颞顶筋膜瓣眼窝再造术：适用于眼窝内容物极少，如恶性肿瘤切除眶内容物者；也可用于骨质去除后与周围窦腔相通者。

术前超声多普勒血流仪测定并标记患侧颞浅动脉的走向，并测量耳屏前颞浅动脉至眶外缘的距离，此长度再增加1cm即为颞浅动脉血管蒂的长度。自耳屏前标志线前0.5cm处切开皮肤至头顶设计线最高点，于最高点处做T形头皮切口（图65-86）。

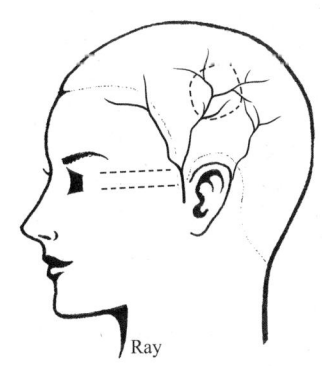

图 65-86　带血管蒂颞顶筋膜瓣设计

向切口两侧2～3cm做皮下锐性分离，在筋膜远端标记边缘切至骨膜表面，向下在颞肌筋膜表面分离筋膜瓣，至耳屏前保留宽2～3cm的筋膜蒂，其间切断结扎分支血管，将颞肌自颞窝内分离，暴露眶外侧外后壁，制备1.5～2cm直径的骨孔；制备耳屏前皮下隧道至眶外侧壁前缘，将筋膜瓣旋转，经皮下隧道、眶外侧壁骨孔引入眶内，选取适当位置，与眶周骨膜缝合。取游离中厚皮片植于筋膜上，与上、下睑穹隆创面缝合，眼窝内填塞适量凡士林纱布，上、下睑缘暂时粘连，术区加压包扎，其余同前。

手术要点：①筋膜瓣设计至关重要。其大小视眶区组织缺损量而定，包括长度、宽度和深度。远端的长度要适度，避免过长或过短而影响筋膜瓣的成活，蒂部宽度≥2cm较安全，同时深度不要过深，以防颞部术后凹陷畸形。②蒂部旋转入眶的过程中，不要扭转、折叠等，要求能摸到动脉搏动。

当眼窝狭窄组织缺损不多时，也可以考虑应用颞浅血管额支供血的额部皮瓣，在发际附近获取合适大小的额部岛状轴型皮瓣，通过皮下隧道转移到眶窝。在已经横行切开的眶内结膜上、下唇之间，植入皮瓣并与上、下唇缝合，这样残存的结膜分别形成上、下穹隆，而相对较韧的皮瓣则成为眶底，对放置义眼起到很好的支撑作用。

值得一提的是，眼窝缺损患者往往眶内容组织较少，即使是转移皮瓣进入眶腔，有时仍会存在组织量缺少的现象，此时补充组织将是必要的。如若是皮瓣修复，笔者在应用皮瓣制备新眼窝的时候，常同期行义眼台的置放手术，组织充分的皮瓣可以很好地覆盖义眼台，起到很好的保护作用，同时也实现了眶内容物的充填，为佩戴合适的义眼提供了更好的眼窝腔穴。

（郑永生）

第九节　眼睑肿瘤术后缺损的修复

眼睑肿瘤（eyelid neoplasms）包括良性和恶性两类。常见的良性肿瘤有眼睑皮肤乳头状瘤、钙化上皮瘤、角棘皮瘤、腺棘皮瘤、皮样囊肿、黄色瘤、色素痣、血管瘤等；常见的恶性肿瘤有基底细胞癌、睑板腺癌、鳞状上皮癌、恶性黑色素瘤、皮脂腺腺癌、恶性淋巴瘤、恶性肉芽肿等，肉瘤少见。肿瘤发生的部位，多在下睑，尤以睑缘和眦角部多见。手术切除是首选的治疗方法。恶性肿瘤有区域淋巴结转移者，应配合区域淋巴结清扫术。

恶性肿瘤的切除范围需根据病理类型及浸润情况而定，一般应在肿瘤外5～10mm处，常常做眼睑全层切除。对眼睑部疑为恶性病变或眼睑癌前期皮肤病者亦应及早施行较广泛的切除术，切除范围应包括周围若干正常组织，活检和切除手术一次完成，这样可避免癌肿的扩散，同时避免二次手术及整复上的困难。术中送快速切片，保证肿瘤切除干净。

眼睑为保护眼球的器官，因此眼睑肿瘤切除后所致的形态异常，都需要进行整形修复。

一　小缺损的修复

（一）直接缝合法

此法适用于4～6mm全层小范围缺损，或缺损＜眼睑全长1/4者，或≤眼睑全长1/3的老年缺损者。局麻后，手术步骤如下：

1. 修整睑缘缺损区使之呈梭形或三角形（图65-87A、B）。
2. 先在睑缘唇间线处缝合一针，使睑缘对合整齐（图65-87C、D）。
3. 分层间断缝合创缘。可做褥式缝合或"8"字缝合，皮肤创缘用5-0的线缝合（图65-87E～G）。

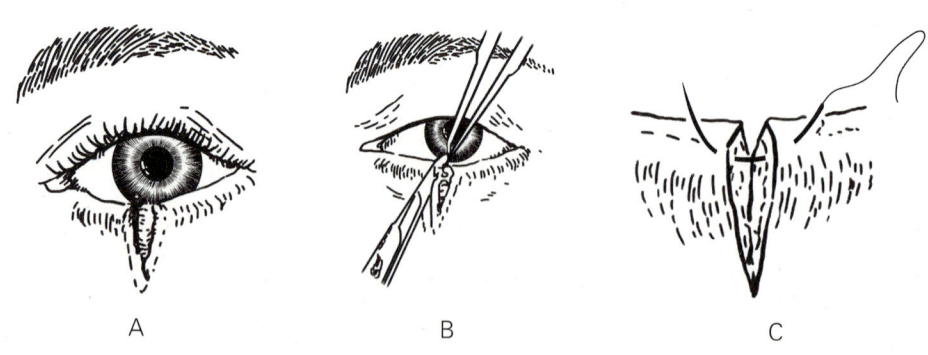

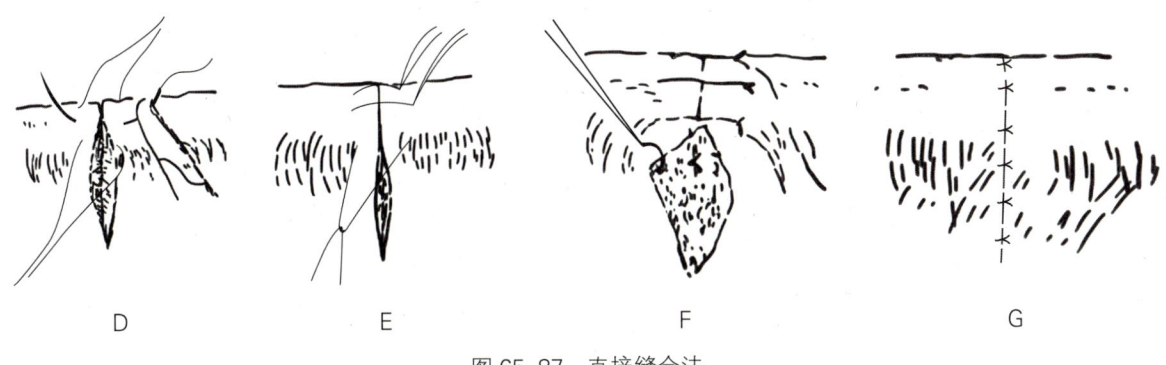

图 65-87　直接缝合法

(二) 眼睑前后层错位缝合法

此方法亦适用于全层范围缺损。手术步骤如下:

1. 修整缺损创缘呈三角形,沿虚线切开,形成前、后两叶(图65-88A)。
2. 在缺损创面的一侧,从睑缘向下切除一条宽2～3mm的眼睑前层组织,再在对侧创缘做相应的眼睑后层组织切除(图65-88B)。
3. 做一褥式缝合修复,缝线两端分别从眼睑后层组织的一侧的结膜面进针,穿过睑板,由前层另侧皮肤面穿出,并穿过一橡皮片。然后根据缺损面积的大小,按照比缺损长度大一倍的长度切开外眦(图65-88C)。
4. 橡皮片缝合结扎。结扎褥式缝线在小橡皮片上。外眦部缝线穿过深部组织,间断缝合(图65-88D)。
5. 创缘均行间断缝合。包扎、压迫绷带,隔天换药,1周后拆线(图65-88E、F)。

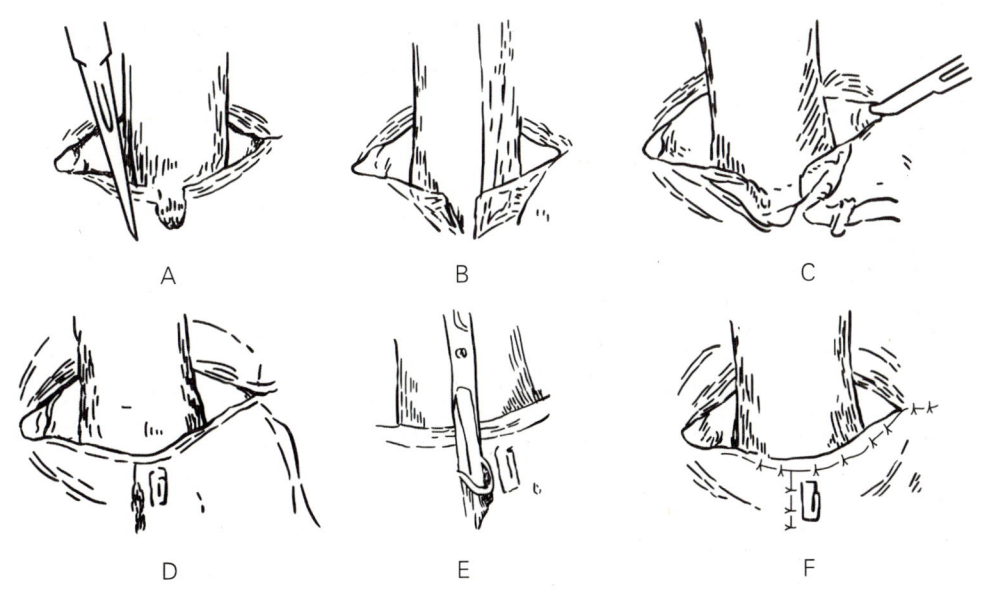

图 65-88　眼睑前后层错位缝合法

(三) 邻近皮瓣修复

单纯眼睑皮肤缺损可以利用邻近皮瓣对其进行修复(详见本章第四节"睑外翻")。

二、中等及较大缺损的修复

（一）Cutler-Beard法

此法适用于长而不宽的上睑缺损（upper eyelid defects）。手术步骤如下：

1. 在距下睑缘3～4mm处，与睑缘平行全层切开眼睑，长度与上睑缺损区相等。沿横行切口的两端与睑缘，垂直向下剪开眼睑的全层，一直剪到下睑穹隆的底部，长约15mm，做成下睑瓣。

2. 将下睑瓣皮肤皮下组织与肌肉分离，将结膜与肌肉分离，使结膜与皮肤完全松动，以便能顺利地将其向上牵拉到上睑缺损区。下睑缘则成为一个两端与眦部相连的"桥"。

3. 将下睑瓣由"桥"头睑缘下向上牵拉，移植于上睑缺损区将结膜、肌肉和残存的上睑后叶缝合，皮肌间断缝合。将下睑缘创口皮肤与结膜对拢缝合。

4. 包扎2～3天，绷带压迫；7天拆线。2个月后，在与健眼同一高度上，连接内、外眦部剪断植入的睑板瓣，缝合缘部创面。将在"桥"下的移植瓣断端复位，重新分离下睑缘切口，对位缝合（图65-89）。

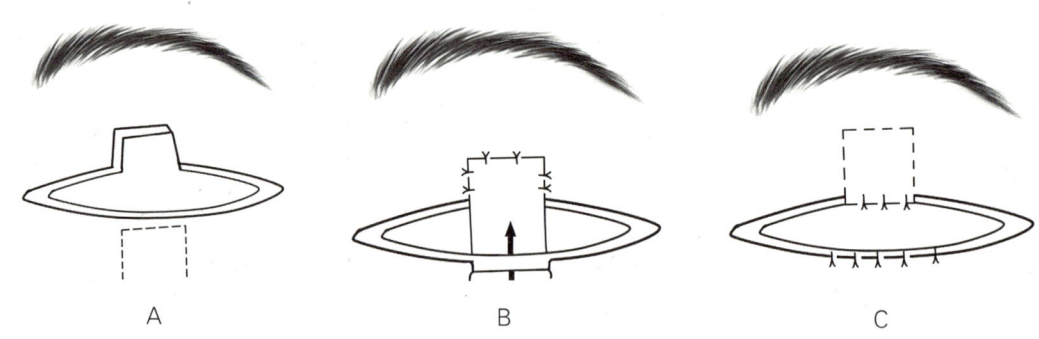

图65-89 Cutler-Beard法修复上睑缺损
A. 距睑缘3～4mm处，横行切透下睑，做成下睑瓣 B. 将下睑瓣通过"桥"状睑缘移植于上睑缺损区
C. 术后2个月，剪断移植瓣，做成睑裂，将在"桥"下的移植瓣复位

（二）复合移植法

此法适用于上睑部分全层缺损者，其手术步骤如下：

1. 取下睑全层组织块，其宽度不超过1cm，且呈三角形（图65-90A）。

2. 将上睑缺损边缘修整，把游离移植块放置后做前后错位缝合；供区行直接拉拢缝合（图65-90B、C）。

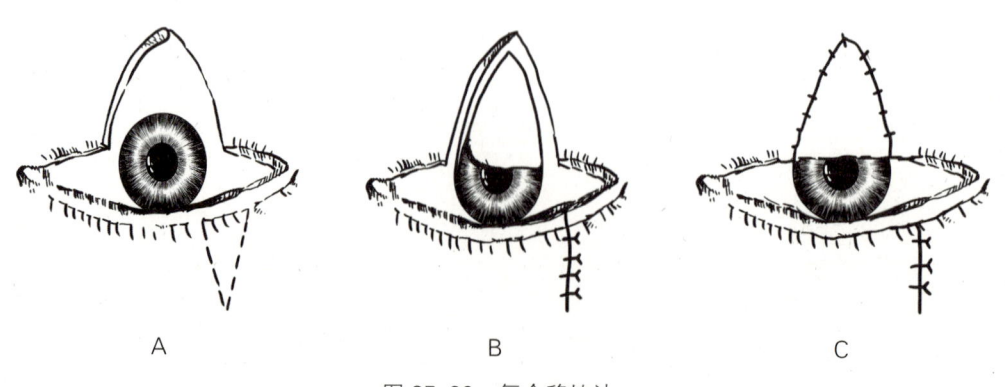

图65-90 复合移植法

(三)额部皮瓣移植法

适用于肿瘤切除术后全下睑皮肤缺损的修复。

额部皮瓣的血液供应包括颞浅动脉额支和眶上动脉、滑车上动脉两个系统,两组血管之间有丰富的吻合支呈网状分布,静脉回流一般均为伴行同名静脉,以任何一组为供应血管,均可供养皮瓣并确保皮瓣成活。

额部皮瓣可用于上、下睑缺损的修复,下睑宜用颞浅动脉为蒂;上睑根据缺损部位,采用颞浅动脉或者滑车上动脉均可。

三 中等及较大下睑缺损的修复

(一) Mustardé法

此法适用于下睑缺损(lower eyelid defects)较大者。其手术步骤如下:

1. 按下睑缺损大小,先在鼻中隔处取一侧带有黏膜的中隔黏膜软骨片,做修补下睑后叶用。

2. 由眼睑缺损缘分别向下外和下内做延伸切口,在相当于缺损区高度的2倍之处会合,将切口之间三角形皮肤切除。

自上睑外眦上方2~3mm处做稍向上弯曲的弓形切口,并向后外延伸,到鬓角处切口转向下内,通过耳郭前15mm左右处向下至耳垂下方1~1.5cm处止。

剥离下睑缺损区至耳前切口之间的皮下组织,使之可移向鼻侧。

3. 将备好的中隔软骨黏膜片(黏膜面朝向结膜的位置)植入下睑缺损区,用软骨黏膜片和皮瓣一起重建下睑,逐层缝合伤口。

4. 术后包扎,轻压绷带,间断换药,第10天拆除皮肤缝线(图65-91)。

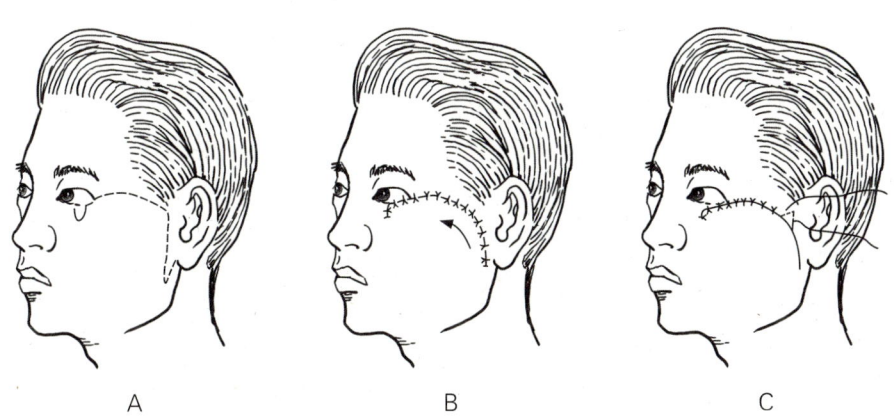

图65-91 Mustardé法修补较大的下睑缺损
A. 切口线 B. 皮瓣旋转 C. 缝合后

(二)以颞浅血管为蒂的耳后岛状皮瓣修复法

适用于眼睑恶性肿瘤扩大切除后所致全下睑缺损。

耳后动脉是一支较恒定的动脉,它与颞浅动脉顶支之间有丰富的吻合,这种吻合提供了以某一血管为蒂的转移皮瓣可并不局限于蒂血管所供养范围的解剖基础,基于此原理设计以颞浅动静脉为蒂的反流轴型耳后岛状皮瓣(亦称耳后乳突区反流轴型皮瓣),其静脉回流方向是"耳后静脉→吻合支→颞浅静脉",另外术中要保留血管周围的筋膜组织,其中的小静脉及未发育成熟的

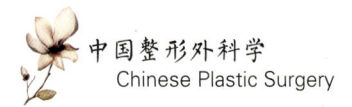

静脉均无瓣膜,这样都可保证皮瓣的静脉回流。因颞浅、耳后动静脉均位于颞浅筋膜内,在切取蒂部时应保证颞浅筋膜的完整性。耳郭上方至顶结节之间是吻合点较集中处,皮瓣蒂部应包含这一区域。

其手术步骤如下：

1. 皮瓣设计　根据下睑缺损面积,在耳后乳突区画出要切取的皮瓣,在耳轮脚前及耳郭上方2~9cm处画出颞浅血管及其顶支与耳后动脉交通支的位置。

2. 手术步骤　沿所画线切开皮肤和皮下组织,显露颞浅血管及其顶支与耳后动脉的交通支。交通支可为2~4支,也可呈网状吻合于一般位于耳郭上方2~9cm的筋膜上,宽约3cm,沿交通支向下显露耳后动脉直达要切取的耳后皮瓣,自皮瓣远端及两侧按所画线切开皮肤和皮下组织,显露并结扎耳后动脉。在耳后动脉深面分离皮瓣后,向上将耳后动脉、交通支两侧的筋膜切开直达颞浅血管,在筋膜下分离形成岛状瓣。

自耳轮脚创缘至缺损缘做皮下隧道,将其岛状瓣穿经皮下隧道,在无张力情况下达到缺损区,移植颊黏膜替代缺损的睑结膜,重建结膜囊,逐层缝合伤口以修复下睑缺损,单眼绷带包扎。供区直接拉拢缝合或植皮。

3. 注意事项

（1）该瓣蒂长瓣薄,色泽也好,供区隐蔽,疗效可靠。

（2）颞浅动脉顶支与耳后动脉的交通支位置可发生变异,术前需用超声多普勒等血管导航技术测定血管的情况。

（3）颞浅动脉顶支的位置表浅,交通支细小,术中慎勿损伤交通支血管蒂注意保留适当的宽度,并连同筋膜一起切取。

四　眦部肿瘤的切除及修复

（一）外眦部肿瘤

外眦部肿瘤（neoplasms near external canthus）如为良性小肿瘤,可在切除肿瘤后,利用颞侧皮肤移位修补（图65-92）,或用游离皮瓣修补。对于恶性肿瘤,应做较广泛的切除。具体方法是：

1. 沿肿瘤外围安全区画线切开,把肿瘤连同外眦韧带一并切除（图65-93A）。

2. 在上睑缘之上2mm平行于睑缘切开睑板,分离并剥出颞侧适当一段的睑板结膜层,用细肠线或丝线与下穹隆残留结膜缝合（图65-93B）,作为待修复眼睑的衬里。

3. 在上、下睑的内侧断端分别做一小切口,分离皮肤肌肉层与睑板结膜层。用一褥式缝线将从上睑移下的睑板结膜层的内侧缘楔入下睑剖开的板层裂隙内（图65-93C）。此步骤亦可改用细尼龙线直接将从上睑移下的睑板结膜层的内侧缘与下睑板的断端做连续缝合（图65-93D）,而不劈开上睑内侧断端的皮肤肌肉层与睑板结膜层。

4. 用剪刀剥离颞侧及颧皮肤,从原外眦角稍下的眶缘处剥出一骨膜条带,反转此骨膜条带,用一褥式缝线嵌入上睑断端分离开的板层裂隙内,以代替原来的外眦韧带（图65-93E）。

5. 沿上睑皮肤切口断端向下延长切口,并在此切口下端的内侧做一三角形皮肤切除。剥离颞下方皮瓣后将其上移,用丝线分别与上、下睑创缘作间断缝合（图65-93F）。

6. 2个月后沿睑缘剪开上下睑联合处。

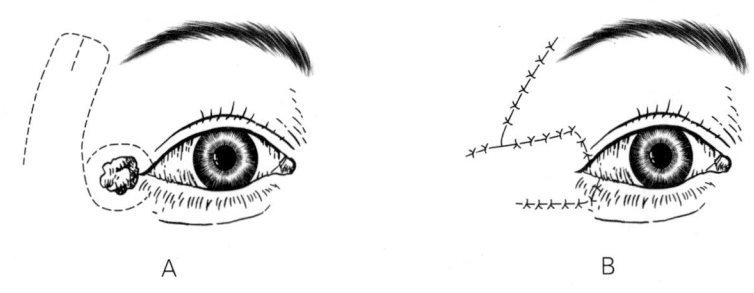

图 65-92　外眦部肿瘤切除后修复（利用颞侧皮瓣）
A. 切除肿瘤分离皮瓣　B. 颞侧皮瓣移位修补

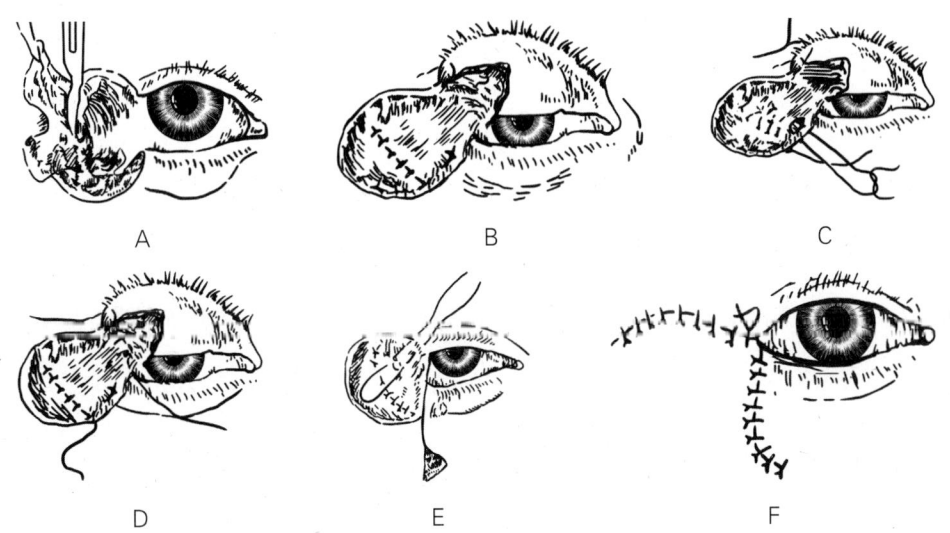

图 65-93　外眦部肿瘤较广泛切除后的修复（利用睑板结膜层做下睑衬里，颞颌皮瓣覆盖创面）
A. 切除肿瘤及外眦韧带　B. 制作上睑衬里　C. 睑板结膜层楔入下睑剖开的板层裂隙内　D. 上睑移下的睑板结膜层的内侧缘与下睑板的断端做连续缝合　E. 剥出骨膜条带以代替外眦韧带
F. 间断缝合上、下睑创缘

（二）内眦部肿瘤

内眦部肿瘤（neoplasms near inner canthus）如为良性小肿瘤或未侵犯深层组织的基底细胞癌，手术切除肿瘤后，可利用鼻额部皮瓣做V-Y式缝合，利用皮瓣的一侧掩盖手术创面。

对于内眦部恶性肿瘤，可如外眦部恶性肿瘤一样做上、下睑全层切除，移动上睑睑板结膜层缝于内下方结膜残端，作为衬里，再利用全厚游离皮片修补创面，皮片用纱布枕固定，上、下睑缘做一临时性皮肤缝合（图65-94）。在组织切除较多的情况下，可设计额鼻或额部皮瓣修补创面，用唇黏膜做衬里。

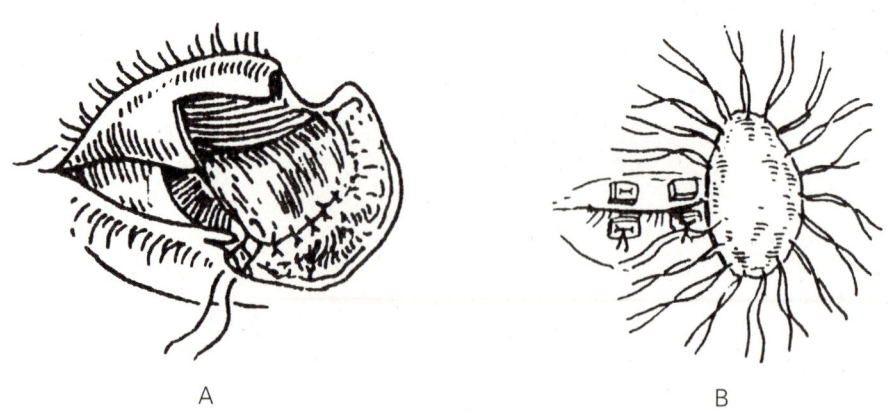

图 65-94　内眦部肿瘤切除后的修复（利用睑板结膜层做衬里，用游离皮片覆盖创面）
A. 上、下睑全层切除　B. 全厚游离皮片修补

术后轻压迫绷带包扎，7天后拆除皮肤缝线，8周后剪开眼睑。

五　眼睑与眶周缺损的修复

较多地选用前臂游离皮瓣修复法。此法适用于眼睑与眶周软组织较大缺损者，其手术步骤如下：

（一）皮瓣设计及制备

画出桡动脉（或尺动脉）、头静脉（或贵要静脉、前臂正中静脉等）及其属支的走行，按缺损形状设计一血管蒂较长、比受区大10%的皮瓣画线。常规制备前臂皮瓣。

（二）显露受区血管

在耳屏前及下颌下缘按常规切开皮肤，显露颞浅动脉、颈外静脉，并向受区做好皮下隧道。

（三）移植游离瓣

切断前臂皮瓣血管蒂，将其移植于备好的受区创缘固定数针，并使血管蒂穿经皮下隧道，在手术显微镜或放大镜下，用8-0号或9-0号单丝尼龙线，将前臂桡动脉与颞浅动脉、前臂正中静脉与颈外静脉做端端吻合，然后缝合受区创缘切口。创口内放置橡皮片引流，无张力包扎，露出部分皮瓣便于术后观察。供区行直接拉拢缝合或用皮片覆盖。

（四）注意事项

1. 只有在尺、桡动脉均正常的条件下，才可选用此瓣做游离移植。
2. 该瓣供区须牺牲一主要动脉，且它位于前臂外露部位，有碍美容，目前多选用比较隐蔽、血管恒定、外径也较大的部位作为供区。
3. 如选用颌外动脉、面前静脉作为吻合的血管，术中要注意保护面神经下颌缘支。该支在嚼肌前缘走行于下颌缘上、下1cm的范围内，并且处于颌外动脉和面前静脉的浅面，故以在下颌缘下1.5～2cm处做切口为宜。

此外眼睑及眶周缺损根据实际情况，还可采用锁骨上游离皮瓣修复法、颞肌肌皮瓣法等方法修复。

（戴捷　周晓　李赞）

第十节　上睑凹陷

一　上睑凹陷及其评估

（一）上睑凹陷的美学缺失

上睑饱满程度的个体差异很大，其差异对眼部美感的影响也有很大不同。无论是上睑臃肿或是明显的上睑凹陷，都会对眼部美感产生不利的影响，前者被称为"肿泡眼"或"水泡眼"，给人以困倦、懒散和眼睛无神的感觉，而后者被称为"眍眼"，给人以憔悴、疲惫和衰老的印象。实际上只有饱满程度适中的上睑才最具眼部美感，因此正确认识上睑饱满程度在眼部美学方面的影响，尤其是对上睑凹陷后果的认识，是非常重要的，也有利于指导眼部美容手术的正确实施。

上睑凹陷因其凹陷的程度而呈现不同的外观。轻度的上睑凹陷表现为上睑单薄、欠丰满，眉弓和眼球间有一较浅的弧形凹陷；而较严重的上睑凹陷使眉弓显得更加突出，眼窝深陷，上睑可明显露出眼球的轮廓，甚至呈"饥饿脱水状"眼窝。

典型的东方人眼部形态具有眼裂小、眉弓不突出、上眼睑臃肿、单眼皮、内眦赘皮等特点。但是也有相当多的东方人并无上睑臃肿，有的还存在不同程度的上睑单薄甚至凹陷，尤其是中老年人，上眼睑脂肪不同程度萎缩，上睑凹陷的比例随年龄增高。

（二）眼睑美学认知的误区

受西方文化的影响，不少现代东方人，尤其是年轻人，对细眉凤眼的古典东方眼已不再青睐，而对西方人的眼部形态有着明显的偏好，大眼睛、双眼皮、高眉弓和深陷的眼窝等西方人的特点成了众多求美者追求的目标。但是不顾东方人的面部特点，片面追求"欧式眼"，常常并不能达到美的效果，有时还适得其反，例如追求过分宽大的双眼皮，或无视上睑饱满程度而在重睑手术中过度去除上睑眶隔内脂肪及组织，以达到"欧式眼"的效果，是求美者和医师最大的误区之一。实践证明草率去除眶隔内脂肪及上眼睑组织，过分追求"欧式眼"对于眼部美容来说十分有害，有时甚至会造成难以修复的永久畸形。

东、西方人的面部特征不同，上睑凹陷会在东、西方人中产生两种截然不同的结果，这是根本的原因所在。

典型的西方人额部和眉弓前突明显，鼻背高挺，形成明显的T形突出轮廓；而眼窝深陷，眼球位置相对后置。眉弓和鼻背的前突与眼球的相对后置，使前、后之间形成较大的落差，眼鼻部立体感由此而显得比较分明。而东亚人额部和眉弓前突并不明显，鼻背也较低平，眼球较西方人稍突出，额鼻的高度和眼部之间落差较小，眼部的立体感不明显。即使部分东方人鼻背比较挺拔，但由于上睑的臃肿，也会使得额、鼻部和眼部的高低落差减小，眼部的立体感更加不能充分体现。因此上睑臃肿是大多数东方求美者不能容忍的眼部缺陷之一。

（三）眼球突出与上睑臃肿

上睑臃肿的原因主要是上睑脂肪过多，但是眼球突出也是加重上睑臃肿的重要因素。在临床上有些眼球突出的患者常常误认为自己的上睑臃肿，因而要求去除上睑脂肪。如果给这样的患者施行了上睑眶膈内脂肪去除手术，其后果常常是使原已突出的眼球显得更加突出，会破坏眼部美感。另外，伴有一定程度眼球突出的患者即使存在上睑脂肪过多，也应谨慎去除脂肪，以免使眼球更显突出。

二 上睑凹陷的原因

（一）眶腔脂肪和眶隔脂肪

眼睑和眼球的饱满度和各组织成分的容积、紧张度，以及脂肪含量相关，眶腔的容积及其内的组织量和眼球及上下眼睑的饱满度有关，一般而言，眶腔容积为30ml，眼球占10ml，眼周肌肉、血管神经占10ml，眶腔和眶隔脂肪占10ml，其中锥体脂肪（眶腔内脂肪）占7ml，椎体外脂肪（眶隔脂肪）占3ml，眼球的突度以及眼睑的饱满度和椎体内、外脂肪量有关，关于国人锥体外和椎体内脂肪的量及其分布比例，尚缺少大样本的研究报告（图65-95）。

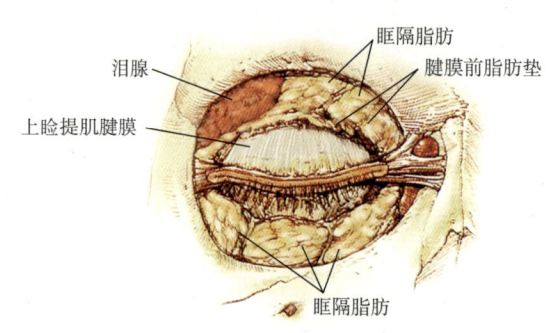

图 65-95 上睑解剖示意图

上下眼睑的饱满度，与眶隔脂肪及眼睑筋膜脂肪垫相关，一般而言，上睑的凹陷与上眶腔眼轮匝肌下眶膈脂肪以及筋膜下脂肪量有关。每个个体上睑脂肪的量是先天发育确定的，有学者认为成年之后眶膈内脂肪的数量并不因岁月的增长而出现减少以致眼凹陷，事实上，临床上发现随着年龄的增长，会呈现眶隔脂肪的增加和松垂，这就是下眼睑年老时饱满的原因之一。眶膈内脂肪衬垫在眼球周围，可以对眼窝起充填作用，对眼球起到支持、缓冲和保护作用。眶膈内脂肪过多，就会出现上睑臃肿和眼袋明显等外观。球后脂肪过多还会出现眼球突出；反之则出现上睑凹陷，甚至眼球退缩。一般来讲上睑脂肪的多少决定了上睑饱满的程度，尽管东方人上睑饱满者较多，但由于遗传、发育和年龄因素，上睑凹陷者在临床上也并不少见。

（二）眼眶内容物松垂

随着年龄的增长，身体各组织因衰老而松弛，出现眉下垂、面部软组织松垂。眼眶内容物同样也会像其他部位的组织一样松弛和下垂。因为眶周的结构特点是除前壁没有骨骼覆盖外，其他各部均为骨骼包裹，所以一旦出现眼眶内容物松垂时，眼眶下部的组织就只能向前下方突出，即形成眼袋，而眼眶内上部则势必会因此而空虚，形成不同程度的上睑凹陷，这也就是中老年人眼袋形成、上睑凹陷形成的主要机制。

以上两种情况还提示：年轻时既上睑较单薄者，在中老年时更容易发生明显的上睑凹陷畸形；即使上睑饱满者，在中老年时也会渐渐变得不饱满，甚至有出现上睑凹陷的可能；较年轻的上睑单薄患者因眼眶内容物无松弛和下垂，可以不伴有眼袋；而中老年患者因眼眶内容物松垂而导致的上睑凹陷畸形则常伴有一定程度的下睑眼袋形成。

三　上睑凹陷的分类

临床上可根据患者上睑凹陷的程度和病因分类如下：

（一）根据凹陷程度分类

1. 轻度上睑凹陷　上睑外观不饱满，略显单薄，眼眶略显凹陷。轻度上睑凹陷在无眼球突出的情况下对眼部外观无明显的影响，一般无须手术纠正（图65-96）。

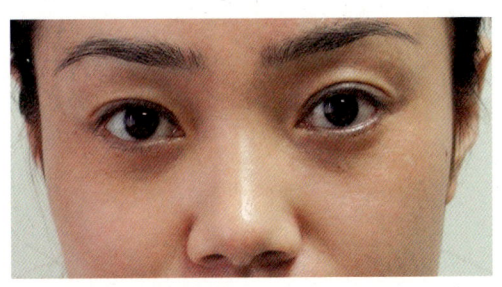

图 65-96　轻度上睑凹陷，上睑单薄，但并无明显的眼部美学缺陷

2. 中度上睑凹陷　上睑外观瘪缩，凹陷明显，上睑可显出眼球的轮廓，若眉弓较平坦，眼球也略显突出，中度上睑凹陷使患者略显衰老、憔悴及疲惫，对眼部美学有一定的影响，若患者同时伴有眼球突出，凹陷可使眼球突出更加明显（图65-97）。中度上睑凹陷可以采取充填手术治疗，术后眼部外观可以明显改善。

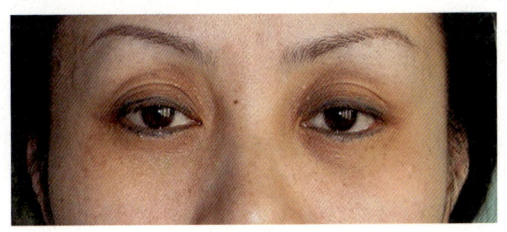

图 65-97　中度上睑凹陷，凹陷程度加重，出现上睑美学缺陷，显得憔悴、衰老

3. 重度上睑凹陷　上睑凹陷严重，呈深陷状，上睑外观严重瘪缩，可显出眼球上部清晰的球状轮廓，甚至如饥饿脱水状眼窝，眼球突出更显严重，重度上睑凹陷使眼部形象明显疲惫、衰老和憔悴，对眼部美学有明显的不良影响，且凹陷越明显影响越大（图65-98）。重度上睑凹陷是手术的绝对适应证，术后眼部效果改善明显。

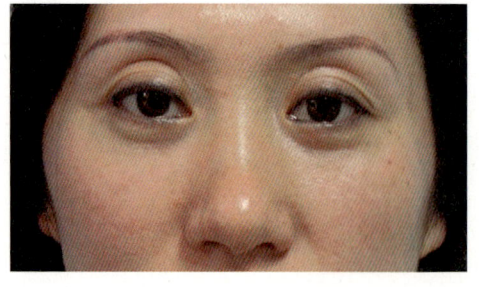 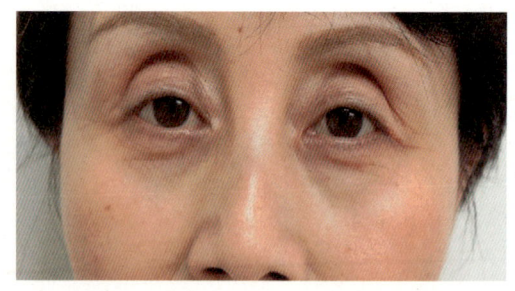

图 65-98 重度上睑凹陷

A. 重度上睑凹陷呈深陷状，上睑外观严重瘪缩，严重影响眼部的外观　B. 极个别严重上睑凹陷患者上睑脂肪几乎完全缺失，呈饥饿脱水状

（二）上睑凹陷病因分类

1. 先天性上睑凹陷畸形　此类患者在自出生时就表现为上睑不丰满，随年龄的增长上睑凹陷逐渐加重，出现不同程度的上睑凹陷，到青春期后上睑凹陷已较明显。青年时期就出现中度以上的上睑凹陷是此类患者的特征。先天性上睑凹陷患者常有家族史。

2. 后天性上睑凹陷畸形

（1）中老年性上睑凹陷畸形：青年时并无明显的上睑凹陷，但是随着年龄的增长，上睑凹陷症状逐渐发展，到中老年时上睑凹陷已较为明显，呈现眼球上方组织缺乏、上睑轮廓瘪缩，形成上睑凹陷畸形（图65-99）。

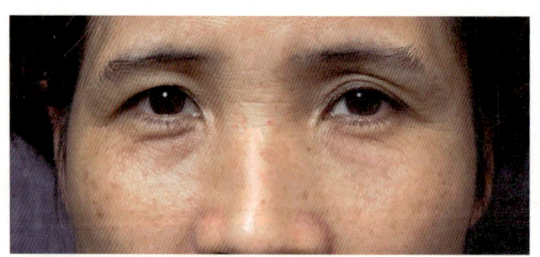

图 65-99　中老年性上睑凹陷程度随年龄的增长而逐渐加重，同时伴有下睑睑袋形成和上睑松垂

（2）医源性上睑凹陷畸形：上睑手术时因去除了过多的上睑眶膈内脂肪及上眼睑组织，使上睑出现凹陷畸形（图65-100）。

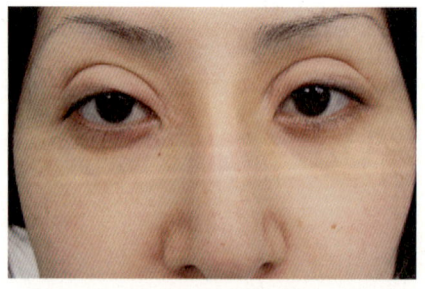

图 65-100　医源性上睑凹陷多见于重睑成形术失败后，由于手术中错误地去除了过多的上睑脂肪，导致明显的上睑凹陷

（3）外伤性上睑凹陷畸形：因眼部外伤使眼眶部骨折或眼部软组织受伤、眼球下陷移位等原因，导致上睑凹陷畸形。

四 上睑凹陷的治疗

（一）颗粒脂肪注射法

手术前站立位标记上睑需充填的范围。用直径2.5~3mm脂肪抽吸针抽取适量自体脂肪，去除其中的纤维等非脂肪组织，将脂肪颗粒经生理盐水漂洗至呈纯黄色（或不漂洗），将装有抽吸物的注射器垂直放置30分钟以上，使抽吸物沉淀、分离，形成水、脂肪颗粒和油脂三层。去除最底层的水和最上层的油脂，留下纯脂肪颗粒，并分装入1ml或2ml注射器中备用。脂肪注射时多选用直径1.5mm的钝头单孔脂肪注射针（17~18G），脂肪注射的穿刺点可选择在外眦外上方近眶缘处。先用12号注射针头在穿刺点皮肤上刺破皮肤，使穿刺针从该皮肤穿孔处进入。穿刺针进入皮下后在眼轮匝肌深面和眶隔的浅面的疏松组织层穿行至标记线内侧端。穿刺针前端到达上睑标志线内侧端后，在均匀微量推注脂肪同时缓慢后退至标记线外侧端。为防止注射不均匀，注射时应每次推注不超过0.03ml，按标记的范围注射针推注3~4条隧道。每侧上睑根据患者的凹陷情况注入脂肪1~2.5ml（使用离心法获取的脂肪可适当减少注入量）。由于注入的脂肪颗粒仅部分成活，且成活率受各种因素影响差异甚大，部分患者需要进行二次或二次以上注射才能达到满意的效果。另外由于脂肪注射过多后取出较困难，每次的注射量宜少而不宜过多。为防止注射量过多并提高成活率，两次注射的间隔最好在半年以上（图65-101~图65-105）。

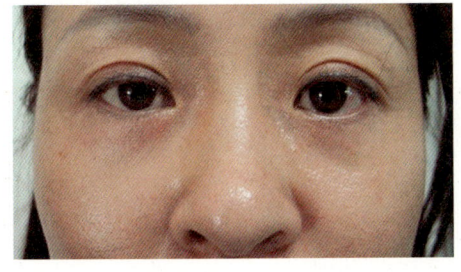
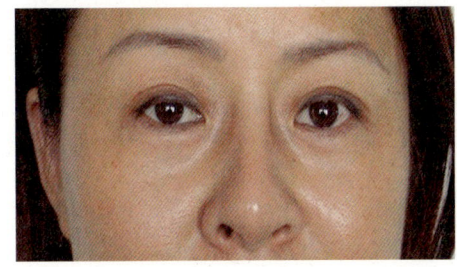

图65-101　中度上睑凹陷手术：39岁女性患者，因上睑凹陷而显得憔悴
A. 术前　B. 患者经过一次自体颗粒脂肪充填后上睑凹陷消失，上睑外观改善

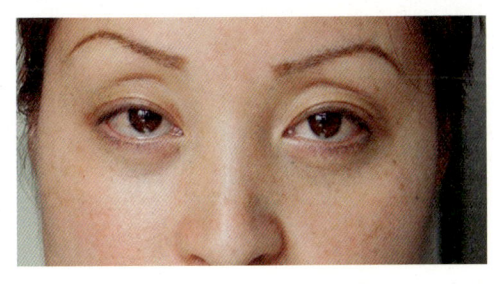
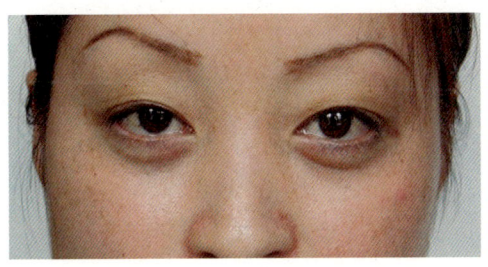

图65-102　重度上睑凹陷手术：37岁女性患者，因上睑凹陷严重，呈现眼睛无神和憔悴面容
A. 术前　B. 经过两次自体颗粒脂肪充填，上睑丰满，憔悴感消失，眼睛有神，外观自然

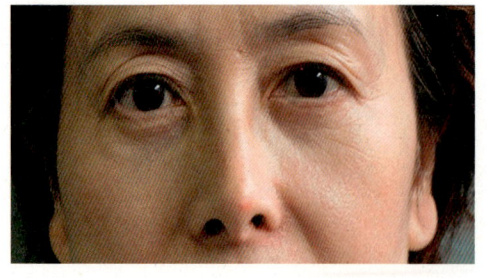
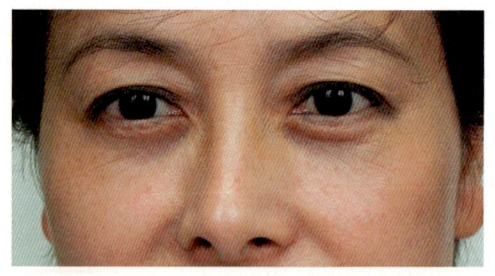

图 65-103　中老年性中度上睑凹陷手术：51岁女性患者，中老年性中度上睑凹陷
A. 手术前正面观，患者虽已接受过下睑睑袋的手术矫治，但上睑中度凹陷和松垂的症状仍使眼部外观呈老年化表现　B. 一次上睑脂肪充填后6个月，患者上睑饱满，上睑松垂也略有好转，外观明显改善

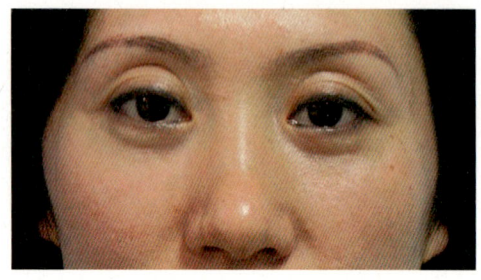
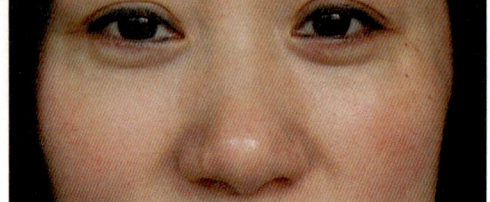

图 65-104　重度上睑凹陷脂肪充填术：43岁女性患者，重度上睑凹陷，伴额颞部不丰满和颧骨突出，形象憔悴
A. 术前　B. 患者经过两次上睑脂肪充填，同时对颞部和额部外侧也进行了脂肪填充，术后6个月正面观。照片显示患者上睑饱满，形象年轻。额颞部的丰满程度和颧骨突出的程度也明显改善

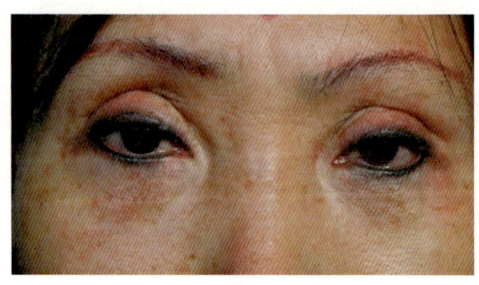
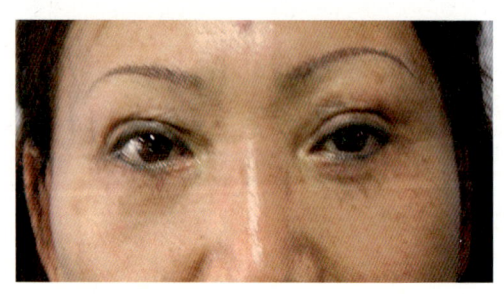

图 65-105　宽大而凹陷的重睑脂肪充填术：39岁女性患者，曾接受"欧式眼"重睑成形术，去除大量上睑脂肪及上睑组织，形成宽大而凹陷的重睑
A. 术前，形象狰狞　B. 经两次上睑脂肪充填后3个月行重睑修整手术。术后6个月显示上睑饱满，重睑宽度基本正常，外形明显改善

（二）上睑眶膈内脂肪移植法

自体脂肪供区可根据患者的具体情况进行选择。下睑眼袋明显的患者，可在进行眼袋整形手术的同时将取出的眼袋脂肪用于上睑的充填，也可以从腹股沟、上臂内侧、腹部等部位切取自体脂肪条块进行移植。手术进路同重睑成形术。术中在睑板上缘与眼轮匝肌的间隙分离，露出上睑眶隔，打开上睑眶隔后将适量自体脂肪组织条块移植入眶隔内，并缝合打开的眶隔。移植时注意脂肪组织条块应均匀放置在眶隔内，以避免手术后上睑表面不平整。

(三) 其他方法

对由于眼部外伤（骨折、眼球移位等）等原因引起的上睑凹陷应针对其病因进行矫治。例如眼眶底或眼眶壁骨折者，可因眼球从骨折处塌陷或眼眶内脂肪从骨折处疝出而出现不同程度的上睑凹陷。对此类患者应首先进行眼眶底或眼眶壁骨折的修复，使眼球或疝出的眼眶内脂肪复位，上睑凹陷的症状大多可以随着眼球或眼眶内脂肪的成功复位而自行得到全部或部分恢复。若上睑凹陷的症状在眼眶修复、眼球或眼眶内脂肪复位后仍然不能完全纠正，则可继续用颗粒脂肪注射法或上睑眶隔内脂肪移植法进一步治疗。

五 手术的并发症及其预防

(一) 上睑不平整

上睑不平整主要表现是上睑局部出现一个或多个稍高于周围皮肤的小隆起，或上睑局部仍有小凹陷（图65-106）。

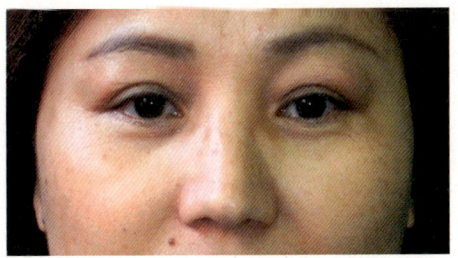

图 65-106　上睑脂肪充填后3个月外观不平整，双侧上睑外侧均有局部突起

造成上睑不平整的主要原因是：①注射时颗粒脂肪分布不均匀，过度在局部聚集，使颗粒脂肪在局部堆积隆起，或局部充填不足而塌陷；②注射脂肪的层次过浅，使注入的脂肪稍不均匀，即可出现较明显的不平整；③上睑手术后因术后上睑组织的瘢痕粘连，致使注射的脂肪颗粒在上睑内不能均匀分布。这也提示颗粒脂肪注射治疗因重睑术导致上睑凹陷而出现上睑不平整的风险较高。

(二) 不对称

不对称表现为两侧饱满程度有明显的差别（图65-107）。

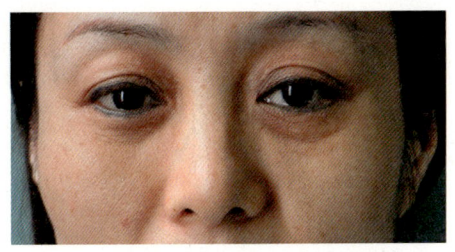

图 65-107　上睑脂肪充填后显示两侧上睑饱满度明显不同，左上睑的饱满度不足

造成不对称的原因是：①注入两侧上睑的脂肪量不同或可能因两侧的脂肪含水量不同。②两侧注入脂肪的深度不一致，注入脂肪层次较深时可使上睑充填效果不明显，甚至会影响上睑提肌

的功能，造成不同程度的上睑下垂。③脂肪注入后，两侧脂肪的成活率因各种因素影响可能不一致。第一次注射脂肪后出现不对称者可以在3~6个月后进行第二次充填，对较少的一侧适当进行补充。

（三）注入的颗粒脂肪层次过浅

表现在上睑皮下可以明显看到和触摸到脂肪团块，上睑不平整，注入的脂肪团块可随眉毛的用力运动而上下移动（图65-108）。产生的原因是对脂肪注入的深度经验不足，过度担心深部注射可能损伤重要组织，而注射过浅。

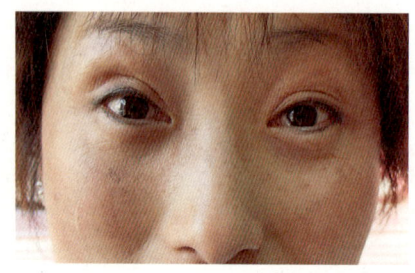

图65-108　右上睑脂肪充填过浅，局部不平整。患者抬高右眉时该局部隆起可随之上移

（四）上睑下垂

上睑注入脂肪之后，部分患者出现轻度的上睑下垂，一般可在手术后1~3周内恢复正常。个别患者可能发生较长时间的上睑下垂，有些人可有睁眼费力的感觉。这种情况发生的原因可能是注入颗粒脂肪位置过深。此类的上睑下垂有个特点，即上睑在闭眼时看起来已较丰满，但睁眼时仍然存在凹陷、患侧上睑下垂。原因是当注射的颗粒脂肪位置过深时，睁眼时会使颗粒脂肪随上睑提肌向后方深部移行，因此仍然呈现上睑不丰满的症状；另外由于脂肪位置过深，注入的脂肪影响上睑提肌的收缩功能，患者可出现患侧明显的上睑下垂（图65-109）。这种上睑下垂的症状恢复较慢，常常需要3个月以上的时间，极个别患者甚至难以恢复。

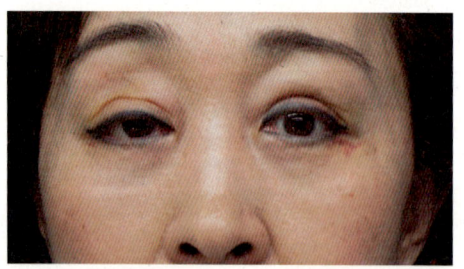

图65-109　上睑脂肪充填术后即刻。右上睑脂肪注射过深，累及右上睑提肌，并导致脂肪移向球后，出现右上睑下垂和上睑凹陷纠正明显不足的症状

（五）上睑臃肿

外观类似上睑眶隔内脂肪过多所致的先天性上睑臃肿（"肿泡眼"，图65-110）。产生的原因：①注入的脂肪量过多。由于脂肪成活率的不确定性，往往导致医师只能凭经验决定注射脂肪

量。而注射量过大所造成的上睑臃肿只能通过手术来处理，由此可能引发不必要的损伤，也可能导致术后上睑继发性畸形。对上眼睑脂肪注射量的估计应尽量保守，"宁少勿多"。②影响脂肪成活的因素很多，常常不同个体或同一个体的不同部位，注射相同的脂肪量却产生不同的结果。③异常脂肪增生。一般认为人们的眼眶内脂肪体积具有相对固定的特性，不会因个体的发胖或消瘦而出现明显的眼眶内脂肪体积变化。但是移植的脂肪因来自大腿、腹部或臀部等机体的其他部位，手术后患者体重变化可能出现明显的上睑臃肿。也有极个别患者仅仅接受了一次的上睑脂肪移植，手术后一度外观良好，但是在手术数年后在并没有明显体重增加的情况下出现了上睑臃肿的现象，这可能和注射的脂肪量过多，早期注入的脂肪因尚未恢复生脂功能而并不臃肿，一旦恢复生脂功能后就出现脂肪过多的症状。以上情况提示：在脂肪注射充填时应以"宁少勿多"为原则，适量充填，只要没有明显的上睑凹陷，或者尚有轻度上睑凹陷的程度即可停止，以减少上睑臃肿的可能性。

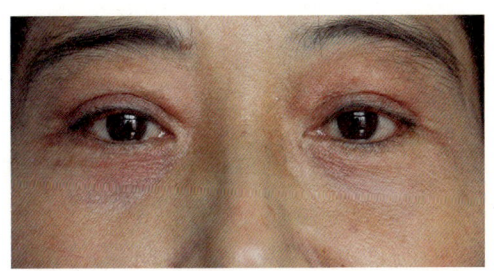

图 65-110　两年前患者因上睑中度凹陷行上睑脂肪充填，手术后外观良好。此后逐渐出现上睑臃肿的现象，提示植入的脂肪可能因患者的体重增加、年龄的增长等因素而增生

（六）颗粒脂肪误注入凹陷区外

注射部位不准确是造成颗粒脂肪注射到凹陷区域之外的主要原因，并多见于上睑外侧（图65-111）。由于穿刺针的导引作用，注射颗粒脂肪团所产生的压力可使颗粒脂肪顺着穿刺针所形成的隧道向上睑外侧倒流，甚至溢出至所设计的范围以外；另外一般采用的方法是边退穿刺针边推注脂肪，在注射近结束时，穿刺针头可能已退出到所设计的范围之外，若仍有压力继续推注，脂肪颗粒势必聚集在近外眦部。因此，应仔细观察穿刺针头针孔所处的位置，及时停止推注脂肪。此外，鉴于注射脂肪容易出现内侧不足的现象。试图以向内侧过度穿刺或过多注射脂肪的做法都可能造成上睑内侧脂肪过度堆积。

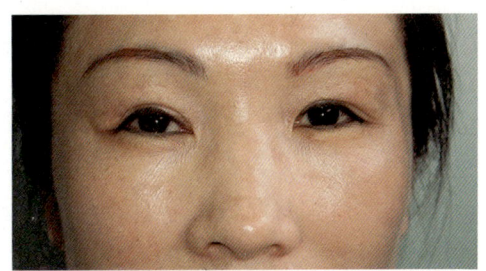

图 65-111　患者上睑行脂肪充填后，右上睑近外眦部误注射了少量脂肪而造成局部臃肿

（孙宝珊　王炜）

第十一节 眼球突出

眼球突度是指眶外缘至角膜顶点的垂直距离,反映了眶内容物与眶腔容积之间的关系。当眶内容物不变、眶腔扩大时,突度降低,眼球内陷,多见于眶底爆裂性骨折等。当眶腔容积不变、眶内容物减少时,眼睛内陷,如老年人眶内脂肪萎缩、眶内容物增加时,眼球前突,常见于甲状腺相关性眼病、眶内肿瘤等。正常情况下,眶腔、眼外肌、神经、血管和结缔组织的体积稳定,决定眼球突出度的主要因素是脂肪体的含量。正常人眼球突度因种族年龄的不同而有差异,中国人一般为12~14mm,欧洲人12~16mm。

一、分类

临床上依据导致突眼的原因将突眼分为两大类:生理性突眼及病理性突眼。

(一)生理性突眼

生理性突眼为眶腔及眶内容物发育正常、无器质性改变的突眼,如先天性突眼(俗称"金鱼眼")及高度近视引起的突眼等。

(二)病理性突眼

病理性突眼为眶腔及眶内容物发育异常或发育正常而由疾病引起的眶骨、眶内容物器质性改变导致的突眼,如甲状腺相关性眼病、眼肿瘤等。

二、甲状腺相关性眼病的症状、诊断、治疗

甲状腺相关性眼病(thyroid-associated ophthalmopathy,TAO)是甲状腺功能异常引起的一种自身器官特异性免疫性疾病,可以发生在"甲亢""甲减",甚至是甲状腺功能正常时。是眼眶疾病中最常见的单、双侧眼球突出的原因,发病率较高,约占眼眶病的20%。

(一)病因、病理

目前,该病的发病机制不完全清楚,可能的机制是自身的抗体攻击眶内脂肪组织、眼外肌等而引起淋巴细胞主导的炎性反应,导致眶内组织内黏多糖沉积,早期脂肪、肌肉水肿。随着病情的发展,脂肪组织增生,肌肉肥大、纤维化而致突眼。

眼部病理改变:①眼外肌肌内膜和肌纤维间质内炎性细胞、脂肪细胞浸润,激活成纤维细胞,产生胶原并分泌亲水性的糖胺聚糖(GAG),引起眼外肌肿大、变性、纤维化,导致复视、眼球运动受限;②眶内结缔组织和脂肪组织及泪腺出现了与肌纤维间质内类似的改变,引起眶内容物增多,导致眼球突出、眼睑闭合不全、视神经受压、视力下降;③眼轮匝肌肌纤维间质内GAG增多,引起水分潴留,导致眼睑肿胀;④上睑提肌肥大、变性和纤维结缔组织增生引起上睑退缩、迟落。

(二)分级、分度、分型

1. NOSPECS分级标准　1969年，美国甲状腺协会首次提出GO的分级标准，1988年Uoudyke将其0~6级的英文首字母连起来命名为NOSPECS分级标准。其依据眼部临床表现的严重程度分级（表65-2）：

表 65-2　甲状腺相关眼病眼部病变分级

分级	定义	第一个英文字母缩写
0	无体征或症状	(N, no signs or symptoms)
1	仅有体征	(O, only signs)
2	软组织受累	(S, soft-tissue involvement)
3	眼球前突	(P, proptosis)
4	眼外肌受累	(E, extraocular muscle involvenent)
5	角膜受累	(C, corneal involvement)
6	视力丧失	(S, sight loss)

2. Donaldson分度　Donaldson根据眼球突出程度将TAO分为轻、中、重三度。①轻度，眼球突出21~23mm；②中度，眼球突出24~27mm；③重度，眼球突出28mm或高于28mm。

3. 宋国祥分型　宋国祥依据TAO与甲状腺功能之间的关系将TAO分为三型，即甲状腺功能亢进型、甲状腺功能正常型、甲状腺功能低下型。

4. Nishida分型　Nishida认为眼眶脂肪组织的增加是TAO患者眼球前突的最直接原因之一。CT检查发现87%的TAO患者眼外肌肥大和（或）眶结缔组织、眶脂肪容积增加，大多数患者兼有这两种表现，但其中部分患者以其中一项为主。据此，将TAO分为三种类型：①眼外肌明显肿大、眶脂肪容积正常；②眼外肌无明显肿大，眶脂肪容积明显增加；③眼外肌肿大，眶脂肪增加。

脂肪组织的增加，不但可直接导致眼眶压增高、眼球突出、视力损害，而且脂肪组织本身作为一种新的内分泌器官，可分泌多种脂肪细胞因子、生长因子及蛋白分子等，其中部分因子和蛋白分子参与了TAO的发生和发展。

(三)临床表现

眼球突出、眼睑退缩、球结膜充血水肿、眶周水肿和眼球运动障碍等，严重时会导致暴露性角膜炎、复视、视力下降及视神经受压等，成为主要致盲原因之一。

TAO患者眼球突出，两侧不对称，严重影响容貌，而且损害正常功能，出现复视或视力下降。经过治疗后或自然转为静止期时，眼眶内软组织充血水肿消退，但大多数患者眼球突出的体征无改善或仅有轻微改善。容貌的毁损对年轻人的心理打击更大，患者在机体功能、社交能力、心理健康、健康感觉、躯体痛楚等方面都受到影响，生活质量严重下降。

(四) TAO的诊断

TAO的诊断主要根据患者的眼部临床表现、影像学表现、甲状腺功能（及抗体检测）三方面来明确：

1. 眼部临床表现　同上。
2. 影像学改变　眶部CT或MRI中TAO的特异性表现为受累眼外肌肌腹肥大而肌腱附着正

常；其他表现还包括眼球突出、球后脂肪增生、纤维紊乱、眼外肌肿胀、视神经增粗、眶隔前移、泪腺脱垂等。

3. 甲状腺功能（及抗体检测）　测定患者血清T_3、T_4、血清促甲状腺激素和甲状腺球蛋白抗体、甲状腺过氧化物酶抗体及血清促甲状腺激素受体抗体，可以观察甲状腺功能是否正常，是否存在自身免疫性甲状腺疾病迹象。但也有少数患者这些检测结果都正常，并不能排除TAO的诊断。典型的TAO诊断并不困难，但对于非典型眼部表现（尤其是甲状腺功能正常性TAO和单侧TAO）的诊断应该谨慎，注意与眶周占位性病变相鉴别，主要应借助影像学手段。

（五）鉴别诊断

TAO的三大特点是眼睑退缩、眼球突出和眼外肌肥大。鉴别诊断主要从这三方面入手。

1. 眼睑退缩　除TAO眼睑退缩外，先天异常、对侧上睑下垂、尿毒症等均可引起眼睑退缩。需详细询问病史、仔细检查眼部，方能查出眼睑退缩的原因。

2. 眼球突出　很多眼眶病都可引起眼球前突，例如眼眶肿瘤。TAO双眼突度多不对称，差值常小于3mm，眼眶肿瘤常为单眼且突眼度随肿瘤发展而加大。

3. 眼肌肥大　很多全身和眼部病变可导致眼外肌肥大，例如眼眶炎性假瘤。CT扫描TAO的眼外肌肌腹肥大，特别是后半部（靠近眶尖部）肌腹肥大明显，而肌腱附着处正常。眼眶炎性假瘤的眼外肌不规则肿大，肌腹、肌腱同时受累，会伴眼环增厚等。

（六）治疗

目前，临床上缺乏有效的治疗药物，手术是治疗甲状腺相关性眼病的重要手段之一。治疗目的：①消除软组织受累的相关症状和体征；②减轻眼球突出度；③最大限度地恢复眼肌的协调功能，同时如果存在甲状腺功能异常应积极纠正；④美容。

TAO的手术治疗是一个系统工程，包含了一系列的手术，如眼眶减压、眼外肌手术、眼睑手术等。手术的设计总是围绕着减少眶内水肿的软组织或扩大眶腔体积这两方面进行的。手术的顺序原则上依次是：眼眶减压、眼外肌手术、眼睑手术。但具体手术方案需术者依患者的具体情况酌情而定。

1. 术前准备

（1）实验室检查：血常规、血糖、血肝肾功能、心电图、胸片。

（2）眼科检查：包括眼球突出度、眼球活动度，检查有无复视、斜视、上下睑位置改变、不能闭合的宽度、膜状态、裸眼视力、视野、色觉、眼底、眼压等。

（3）眼CT、MRI。

（4）眼A、B型超声检查。

（5）照相：第一、二、三眼位照，45°斜位相和侧位相。

2. 术后处置

（1）常规用广谱抗生素3~5天，预防眶内感染。

（2）常规使用糖皮质激素3天，减轻眶内水肿。

（3）常规48个小时局部冰敷，减轻局部肿胀。

（4）24~48个小时拔出橡皮引流条。

（5）常规生理盐水冲洗眼睛，一天2次，每天在裂隙灯下检查角膜及眼底1次。

（6）术后5天拆除缝线。

（7）术后5天做眼科检查，与术前情况对比。

3. 手术适应证

（1）美容需求：患者不能接受眼球前突所致的外观改变。

(2) 眼球前突造成的暴露性角膜炎、角膜溃疡。
(3) 肥大的眼外肌在眶尖处压迫视神经，引起视神经病变、视野缺损、视力下降。

三 突眼眶腔减压术

1835年，Graves第一次描述甲状腺肿所致的眼征和眼球突出。随后研究表明，眼眶组织炎症和水肿，特别是眼外肌肥大，使眶内容物增加致使角膜暴露，狭小的眶尖部分受增生组织直接压迫视神经和相关血管导致视神经损伤，严重者罹患失明；眼外肌、上睑提肌挛缩或纤维化导致溢泪或眼球运动障碍。1888年，Kronlein首次阐述了经颞侧入路眶外侧壁减压术的理念。1911年，Dollinger第一次报告采用Kronlein的经颞侧入路眶外侧壁部分切除眶减压术，使眶内容物向颞颅凹移位。1930年，Hirsch等切除眶下壁，保留眶下神经，使眶内容物部分陷落疝入上颌窦。1931年，Naffziger由颅内硬脑膜外入路切除眶顶减压到颅腔，使眶内容物部分疝入颅腔。1936年，Sewall通过上颌窦额突上弧形切口咬除筛窦直达纸板，使眶内容物向内疝入筛窦。

眼眶减压术分类：①一壁眶减压术；②二壁眶减压术；③三壁眶减压术；④四壁眶减压术；⑤经鼻内镜眼眶减压术；⑥眶脂肪切除减压术；⑦改良式眶减压术。

(一) 一壁眶减压术

单独采用眶外壁、下壁、内壁、眶顶减压。可使眼球后退2～3mm。手术效果不好，一般不采用。

1. 眶外壁切除眶减压术　手术步骤如下：

(1) 麻醉：全麻，或局麻＋强化麻醉。

(2) 手术入路：外眦角水平切口。

(3) 手术方法：外眦水平切开2～3cm至深筋膜，剪开外眦，暴露眶外缘，切开骨膜，暴露眶外侧壁。用来复锯于眶底和眶顶水平切开眶外侧壁，用蚊式钳夹住骨瓣，向外缓缓加压，取下骨瓣。咬除眶外侧壁后端至骨壁变厚为止，保留眶缘。于眶骨膜中央水平T形或H形切开，并将眶骨膜分开，上达颧额缝，下至眶底，深1.5cm左右。恢复眶缘结构的完整性（用钛板固定）。使脂肪经眶外侧壁后端突入颞凹，也可切除部分脂肪，放置引流（图65-112，图65-113）。彻底止血后，用5-0尼龙线关闭切口。为保留眶脂肪突入的空腔，颞侧切口仅缝合皮下组织和皮肤。

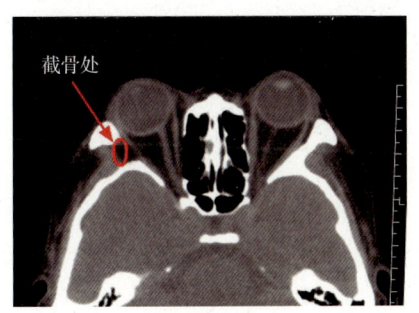

图65-112　眶外壁切除轴位观

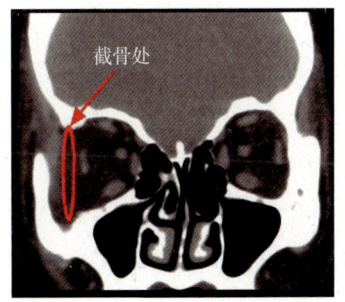

图65-113　眶外壁切除冠状位观

外壁减压效果不佳，是因为有颞肌影响。但是该手术有自身的优点：术后眼球向后移位，减少了术后复视的发生率；手术不经鼻窦腔，减少了感染的机会；术后对外观的影响较小；手术术程短，患者恢复快等。

2. 眶底切除眶减压术（removal of orbital floor）　手术步骤如下：

(1) 麻醉：全麻，或局麻＋强化麻醉。

（2）手术入路：包括下睑皮肤入路和结膜穹隆入路。

（3）手术方法

1）下睑皮肤入路：眼睑缝合，自外眦至内眦睫毛下2mm皮肤切口，然后在切口的外侧轻向下切1cm。钝性分离皮肤、眼轮匝肌，暴露眶下缘。切开眶下缘的骨膜，自泪嵴至外眦韧带。分离骨膜暴露眶底，可见隆起的眶下神经管，切除眶下神经两侧的骨壁包括眶内壁的下部。可先用骨凿或磨钻打开眶底一小孔。然后分离窦内黏膜，再扩大骨窗。切除眶下管，眶下管切除时需注意勿伤及眶下神经及血管。切除骨壁及上颌窦邻近的黏膜。切除骨壁范围：前部——眶下缘内面；后部——上颌窦后壁前部；外侧——上颌窦外壁；内侧——筛窦和上颌窦联合处。用钝尖剪沿下直肌两侧切开骨膜。自眶缘向后扩大此切口达上颌窦后面，轻轻扩大切口使脂肪脱入上颌窦内。也可将脱出的脂肪做部分切除。彻底止血后放置引流，5-0丝线间断缝合切口。睑缘缝线保留24个小时，以保护眼球。

2）结膜穹隆入路：外眦切开，切断外眦韧带下支并完全游离松解下睑。沿下穹隆切开结膜，并向下分离，切开并分离骨膜，暴露眶底。眶下管易识别，为一光滑骨嵴覆盖，自眶下裂向眶下神经孔走行。在眶下沟两侧切除眶底及内壁的下部（图65-114），用锐骨凿或骨膜剥离子从神经血管束表面撬起骨壁。切除骨壁及窦黏膜。用钝剪沿下直肌两侧切开骨膜，自眶缘向上颌窦后面扩大切口。轻轻使脂肪脱出。彻底止血后放置引流，5-0丝线连续缝合结膜。骨膜不缝合。

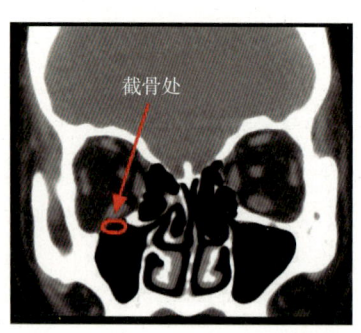

图65-114　眶底切除冠状位观

3. 眶内壁切除眶减压术　眶内壁减压被认为具有视神经的减压效果，尤其是内直肌肥厚压迫视神经。虽然术后眼球内陷和下直肌功能不足用此方法可避免，但也可能发生内直肌运动受限。手术步骤如下：

（1）麻醉：全麻或局麻＋强化麻醉。

（2）手术入路：内侧皮肤入路。

（3）手术方法：做一2.0cm长的弧形皮肤切口，距内眦角0.5cm。切口向下达上颌骨额突并切至骨膜。翻转骨膜（包括内眦韧带及泪囊）。用骨膜剥离子仔细分离筛骨纸板的骨膜达筛前动脉入口。此动脉是解剖标志，因为任何高于此标志的手术都可能进入颅腔。向后分离骨膜至后筛房，不能超过后筛动脉，因为可损伤视神经。用骨膜剥离子压筛房即可进入前筛窦。切除后泪囊凹和后筛房之间的骨壁。钝剪剪开骨膜。开始于最前端继续向后达减压的后区，此方法可使眶脂肪易于向筛窦内脱入。通过筛窦的内下壁进入中鼻道，放置引流（图65-115，图65-116）。用5-0丝线间断缝合切口。

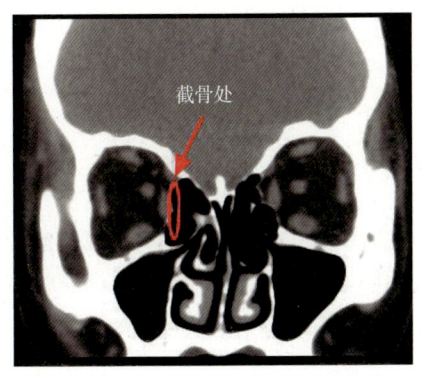

图 65-115　眶内壁切除冠状位观

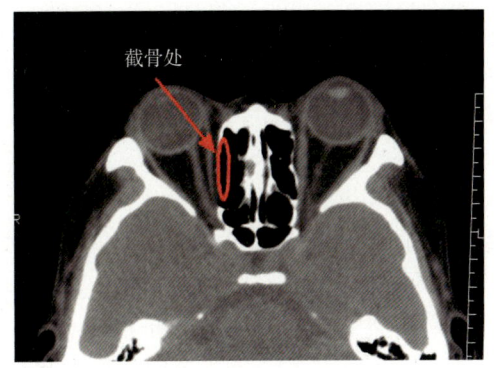

图 65-116　眶内壁切除轴位观

4. 眶顶切除眶减压术　眶顶切除眶减压术效果较好，但是由于伴随的危险，即颅内出血、额叶损伤、脑膜炎和球后震动感等，如今这种方法已罕有采用（图65-117）。

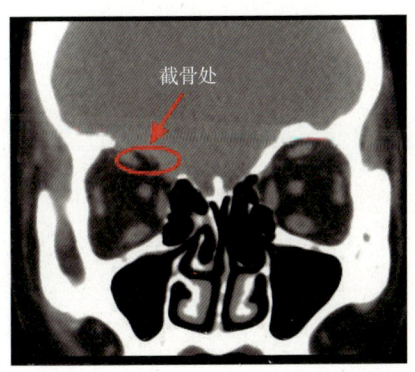

图 65-117　眶顶切除冠状位观

（二）二壁眶减压术

应用广泛，可使眼球后退4～6mm。主要有以下两种：

1. 外壁联合内壁眶减压术　1998年，Shepard 提出平衡眼眶减压（balanced orbital decompression）的概念，采用眶外侧壁＋眶内侧壁切除减压术，术中对称去除眶壁（图65-118，图65-119）。最大限度维持解剖对称性，术后眶内软组织平衡移位，从而减少术后复视的发生，手术效果较好。手术方法同上述眶外壁切除眶减压术、眶内壁切除眶减压术。

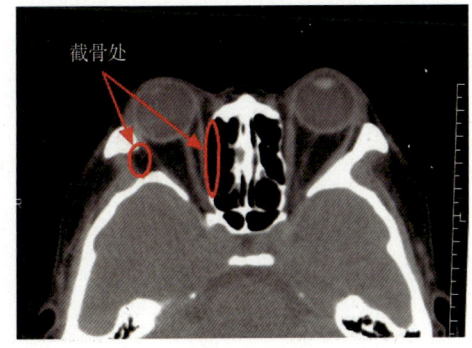

图 65-118　外壁联合内壁眶减压术轴位观

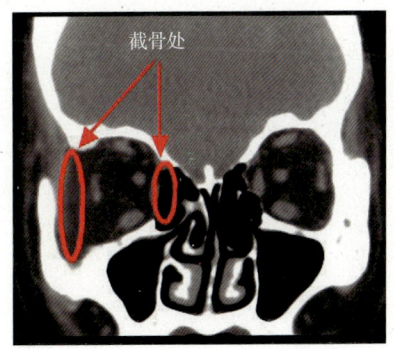

图 65-119　外壁联合内壁眶减压术冠状位观

2. 眶底联合内壁眶减压术　此术是临床最常用的眶减压方法，且效果也较好。手术步骤如下：

（1）麻醉：全麻或局麻＋强化麻醉。

（2）手术入路：包括外眦切开加下穹隆结膜切口和Caldwell-Luc入路。

（3）手术方法

1）外眦切开加下穹隆结膜切口：外眦水平切开1cm，并剪断外眦韧带下支以游离下睑，并将下睑向下拉。全层剪开结膜及囊睑筋膜，向眶缘分离，暴露眶下缘。沿眶下缘全长切开骨膜，分离整个眶底和鼻侧筛窦下部。眶内骨膜以丝线固定并向上提拉。脑压板自骨膜下将眶内容物向上托起，暴露眶底。经较薄的眶底骨可见眶下神经血管束，位于眶下沟管内，自前向后走行。用骨凿凿除眶下神经鼻侧及颞侧的骨壁。眶下神经管的骨质可用血管钳或咬骨钳轻轻造成骨折，除去骨质部分。切除暴露的上颌窦黏膜。沿眶底向内上剥离即暴露筛窦的下部。用血管钳压入筛窦，刮除气房及黏膜。于下直肌两侧及内直肌下方做纵行骨膜切口，或H形切口，使眶内脂肪脱入上颌窦和筛窦。彻底止血，5-0丝线缝合穹隆结膜和外眦部。眼部轻加压包扎。

2）Caldwell-Luc入路：在唇龈交接处皱襞以上约0.5cm，从尖牙开始到前磨牙之间，切开黏膜、黏膜下组织和骨膜，约2cm。剥离黏膜下组织和骨膜，将骨膜连同以上组织一同向上、内、外三个方向缓慢而有力地做全层剥离。剥离范围一般是上下距离2cm，内外距离2.5cm。用骨钻先钻孔，再用骨钳扩大骨窗。上颌窦前壁凿开后，用咬骨钳扩大骨窗。自鼻泪管后方开始切除筛窦及黏膜，切除筛窦下2/3的眶板，然后切除眶底即上颌窦顶部。暴露眶底骨膜后切开骨膜，使脂肪向上颌窦内脱入。下鼻道开窗于上颌窦以引流。彻底止血后，用3-0可吸收线缝合口腔黏膜切口。

（三）三壁眶减压术

眶底、眶内壁联合眶外壁三壁截骨做眶减压术。可使眼球后退7～10mm。适用于严重TAO患者。该手术创伤较大，术后反应较重。手术步骤如下：

1. 麻醉　全麻。

2. 手术方法　按常规外侧开眶切口，分离后暴露眶外缘。沿眶外缘3～5cm切开骨膜。向两侧分离后，用电锯锯开眶外壁。切除部分眶外壁，保留眶缘，于眶外侧骨膜H形或T形切开，使眶内脂肪突入颞凹，用钛板固定眶缘。再切除眶内、下壁（眶底和眶内壁的减压手术步骤同上）。然后切开骨膜，使眶脂肪突入周围间隙（图65-120，图65-121）。彻底止血，用5-0丝线缝合穹隆结膜和外眦部。眼部轻加压包扎。

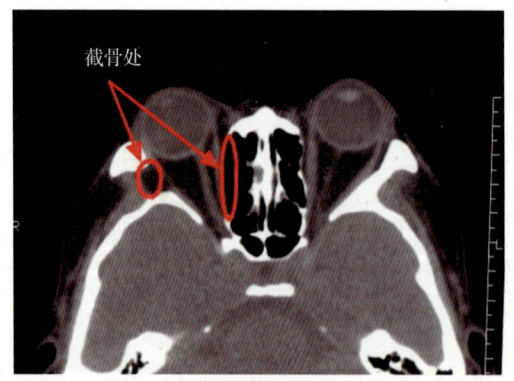

图65-120　三壁减压术轴位观

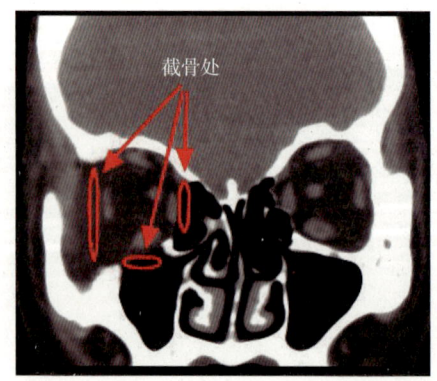

图65-121　三壁减压术冠状位观

（四）四壁眶减压术

在三壁减压的基础上切除眶顶，适用于恶性眼球突出者。可使眼球后退10~17mm。罕见使用。

（五）经鼻内镜眶腔减压术

1990年，Kennedy报告经鼻内镜眶减压术，他认为这种手术的优点有：①避免颜面部切口；②不必做Caldwell-Luc切口的上颌窦手术；③鼻内镜提供较好的手术视野；④可达到Walsh-Ogura手术效果等。经鼻内镜的眶减压术因其创伤小、疗效好、并发症少等诸多优点而被广泛采用。手术步骤如下：

1. 麻醉　全麻。
2. 手术入路　经鼻眶底纸板联合入路。
3. 手术方法　鼻黏膜用麻黄素收缩血管，经鼻内镜下切除全组筛窦，暴露眶纸板。广泛开放上颌窦，开放蝶窦前壁。电钻磨薄眶内侧骨壁后将骨片自骨膜表面剥离，注意保护眶骨膜的完整。向前去除骨质达上颌嵴处，避免误伤泪囊及鼻泪管。经开放的上颌窦磨除眶下壁眶下神经内侧骨质。此时完全暴露眶内壁、下壁内侧的骨膜。用镰状刀自后向前，于眶内壁赤道位置稍上方切开骨膜，再于赤道位置稍下方平行于上方切口切开骨膜，两切口之间（即眶赤道位置）留有3~4mm宽的眶骨膜条带，即形成悬带。进一步切开脂肪表面的纤维组织后，脂肪由眶悬带上下大量疝入筛窦。此时可轻柔按摩眼眶处，促进脂肪进一步疝出。重度突眼者切除部分疝出的脂肪。筛窦内填塞含抗生素的明胶海绵。轻加压包扎眼部。
4. 术后处理
（1）常规应用广谱抗生素7~10天。
（2）常规使用糖皮质激素3~5天，减轻眶内水肿。
（3）术后第二天去除鼻腔填塞物，内镜下清理术腔，吸出上颌窦内积血。冲洗术腔，防止鼻窦腔及眶腔感染。

（六）眶脂肪切除眶腔减压术

最早的眼眶脂肪切除术（orbital fat removal）始于1973年，经前路开眶施行。脂肪切除术对眶内压力平衡破坏较小，术后不易出现复视，尤其适用于眶脂肪体积增加为主的TAO。浅层眶脂肪切除是为了解除眶前部的眼睑浮肿，深部眶脂肪切除主要是缓解眼球突出。手术步骤如下：

1. 麻醉　全麻或局麻。
2. 手术入路　下睑结膜或下睑皮肤入路。
3. 手术方法　翻转下睑，用2%的利多卡因＋1∶100000肾上腺素2~3ml做结膜下麻醉，沿睑板下缘做结膜切口，钝性分离下睑缩肌复合体，暴露眶内脂肪。直视下切除部分内下和外下象限眶脂肪，切勿损伤肌肉、神经；不要过深而盲目地切除脂肪，可压迫眼球使球后脂肪脱出后再切除。钝性分离肌间隔，切除部分锥体内脂肪。外上和内上锥体外脂肪分别与外下和内下后部相连，可轻轻牵拉做部分切除。

术中要充分止血，检查无活动性出血后，于眶内手术区放置橡皮引流条。用5-0尼龙线连续缝合睑结膜，缝线两端穿过皮肤，留置于眼外。轻加压包扎48个小时。

注意事项：①脂肪切除时需要内下与外下对称切除，双眼也要对称切除。②突度不一样时，突度大的一侧切除量要大于对侧，一般0.9~1mm的突度对应1ml的脂肪切除量。

（七）改良式眶减压术

改良式眶减压术适用于轻、中度眼球突出，术后眼球回缩4～9mm。与传统的眶减压术相比，具有以下优点：①微创，无颜面部瘢痕；②手术创伤小，恢复快，并发症少；③两侧同时手术，有利于解决双眼突度不一致的问题，术后美容效果好；④术后没有新增复视或复视加重的问题，约20%的斜视患者痊愈；⑤眶尖部减压效果确切，术后视力改善明显；⑥手术效果长期稳定，突眼不复发。

手术步骤如下：

1. 麻醉　全麻或局麻。

2. 手术入路　下睑结膜或下睑皮肤入路。

3. 手术方法　翻转下睑，用2%的利多卡因＋1：100000肾上腺素2～3ml做结膜下麻醉，沿睑板下缘做结膜切口，钝性分离下睑缩肌复合体，暴露眶内脂肪。直视下分次、分块切除部分内下和外下象限眶脂肪，切勿损伤肌肉、神经；不要过深而盲目地切除脂肪，可压迫眼球使球后脂肪脱出后再切除，术中要充分止血；外上和内上锥体外脂肪分别与外下和内下后部相连，可轻轻牵拉做部分切除。钝性分离肌间隔，切除部分锥体内脂肪。

术中有针对性地对下直肌、下斜肌、内直肌、外直肌进行松解。肌间隔粘连需彻底松解，明显增厚的肌膜可在眼外肌的球侧，沿肌纤维的走向，纵行切开减压，有明显卡压现象时，可切除部分增生的肌膜。手术时勿伤及肌肉本身。

彻底止血后，放橡皮片引流。用5-0尼龙线连续关闭切口。缝线两端穿过眼睑皮肤，留置在皮外。轻加压包扎48个小时。

4. 注意事项

（1）各种眶减压术都面临着术后复视未得到矫正或加重的问题。复视的产生可能是眼外肌自身的因素及周围环境因素所致。因眼外肌水肿、增生、纤维化导致肌力不平衡而失代偿时，可以出现复视、斜视；周围软组织水肿、增生、粘连所致的占位效应也可以使眼外肌的运动受限，产生复视和斜视。笔者在术中观察到，于明显增生的眼外肌表面，包裹着一层厚厚的、弹性很差的结缔组织，类似于给精神病患者穿的"束身衣"，一定程度上限制了眼外肌的活动。有时肌体局部似瘤样膨大，肌肉颜色发暗、发灰，可见散在的脂肪斑点，眼外肌的球侧粘连常常更明显。肌膜增生有明显卡压现象时，笔者通常在眼外肌的球侧，沿肌肉做纵向切开，行部分切除。眶侧一般不做切除，以防止术后粘连（图65-122）。

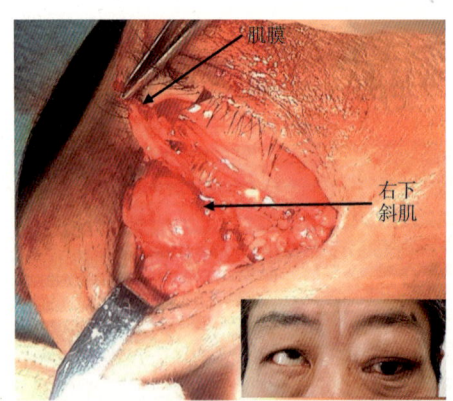

图 65-122　手术中显示，增大的右下斜肌似肿瘤，局部有卡压现象

对眼外肌肌肉病变严重的患者（老年男性多见）来说，单纯的肌肉粘连松解，不足以完全矫

正复视和斜视,需择期行眼外肌手术矫正。特别是限制性上斜视的患者易出现上述情况。此类患者往往术前斜视度较大,复视像距离较远,并不影响正常生活,术后斜视有明显改善,但由于复视距离拉近,反而干扰正常生活。因此对于可能出现此类情况的患者需有明确的术前告知。

典型病例一:女性,22岁,碘放疗后甲状腺功能减退5年,双眼突度(Hertel眼球突出计,下同)为右眼21mm、左眼23mm。畏光、流泪,间断出现眼睑水肿,结膜充血、复视及持续性球后疼痛,右下睑退缩(轻度),视力为右眼0.4、左眼0.4。术后双眼突度为右眼14mm、左眼14mm。临床症状消失,视力右眼0.6、左眼0.6。术后随访9年,病情稳定(图65-123)。

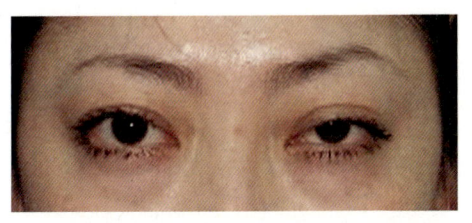
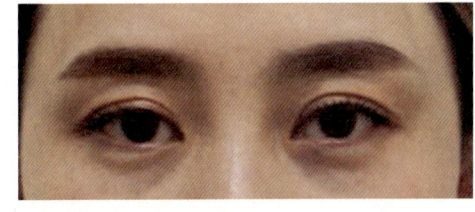

图 65-123 典型病例一
A. 术前 B. 术后9年

典型病例二:男性,30岁,甲状腺功能亢进伴突眼5年,甲状腺功能正常3年。双眼突度右眼24mm、左眼21mm,畏光、流泪,眶周水肿,结膜充血、水肿,右视时复视,头痛及持续性球后胀痛。视力右眼0.4、左眼0.5。术后双眼突度右眼17mm、左眼16mm。临床症状消失,视力右眼0.5、左眼0.7。术后随访4年,病情稳定(图65-124)。

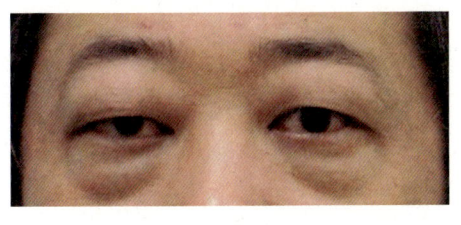
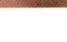

图 65-124 典型病例二
A. 术前 B. 术后2年

典型病例三:女性,35岁,甲状腺相关性眼病,双眼复视3年余,伴眼球运动障碍、畏光、流泪、持续性球后疼痛及头痛。视力右眼0.5、左眼0.6,右眼鼻侧内转上转受限,左眼下转轻度受限,眼压右13mmHg,左12mmHg,突度(Hertel)右眼20mm,左眼23mm,右眼外斜45°,左眼高右眼15△,复视(九个眼位),上睑迟滞(+)。术后眼部临床症状消失,视力右眼0.8、左眼0.7。双眼运动正常。突度右眼14mm,左眼14mm。随访9个月(图65-125)。

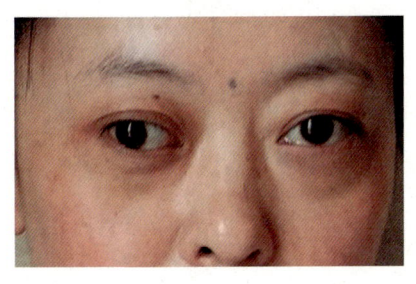
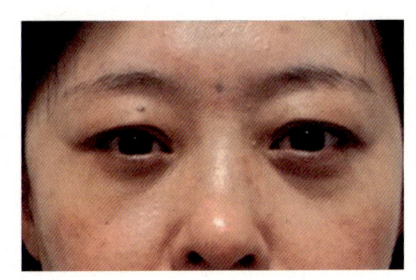

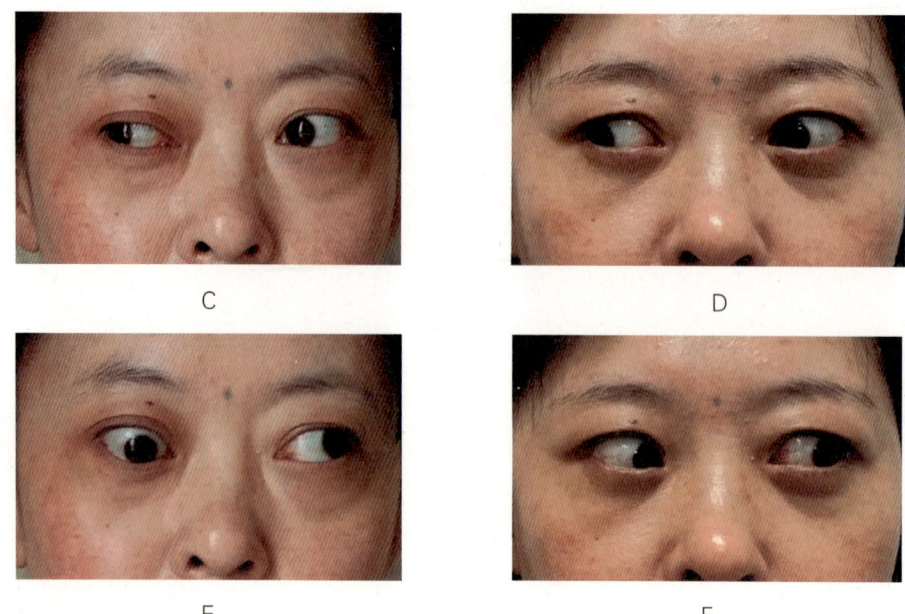

图 65-125　典型病例三
A、C、E. 术前　B、D、F. 术后半年

典型病例四：女性，48岁，碘放疗后甲状腺功能减退8年，双眼突度右眼21mm、左眼18mm，畏光、流泪、复视（九个眼位），双眼活动受限，向左看时右眼向内运动受限。向右看时左眼向内运动受限。术后双眼突度为右眼13mm、左眼13mm。眼球运动正常，复视消失。随访8年，无复发（图65-126）。

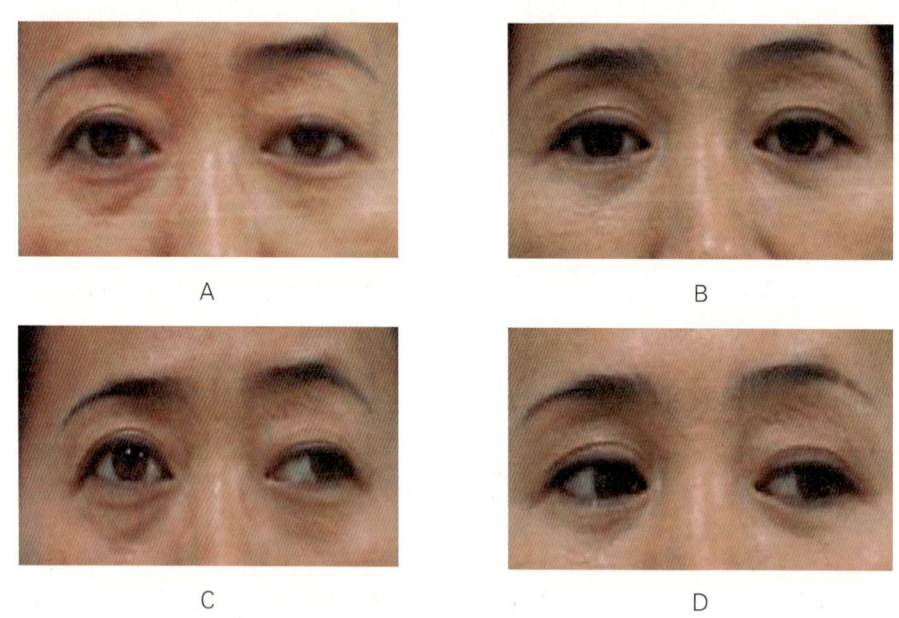

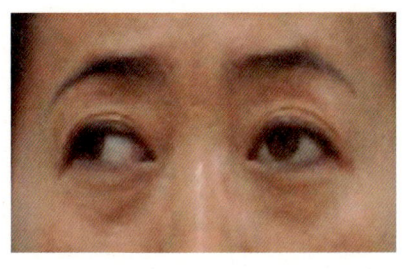
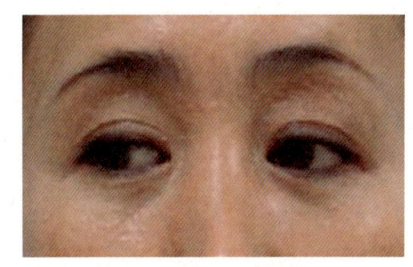

E　　　　　　　　　　　　F

图 65-126　典型病例四
A、C、E. 术前　B、D、F. 术后半年

（2）眼眶脂肪容积增加在TAO的发病中起着十分重要的作用。TAO患者眼眶中脂肪组织容积的增加明显高于眼外肌容积的增加，并且眼眶总脂肪容积与TAO突眼度的相关系数明显高于眼外肌容积。有研究表明，TAO患者脂肪组织的增加，不但能直接导致眼压增高、眼球突出，而且脂肪组织本身作为一种新的内分泌器官，可分泌多种脂肪细胞因子、生长因子及蛋白分子，参与TAO的发生和发展。而球后的脂肪增生、肌肉肥大使得眶腔相对缩小，导致眶压增高、眼球突出、视神经受压等一系列临床症状发生。采用改良式眶减压手术，可以使眶腔相对扩大，从而减轻眶压，使眼球后退，视神经受压缓解。对以眼外肌增生为主的TAO，术后眼球后退往往不尽如人意，但术后畏光、流泪、眼睛胀痛等症状的消失或改善，部分患者视力提高，斜视和复视消失或改善，治疗效果还是令人满意的。

眶尖挤压（compressive optic neuropathy，CON）会导致视神经病变。因此，术中眶深部的脂肪切除，尤其是眶尖部的彻底减压，对术后视力恢复至关重要。

四　手术并发症

（一）眼球突出不缓解

眼球突出不缓解可能是由于眼眶纤维化，眶脂肪与眼眶粘连或眶骨膜切开不完全，眶脂肪不易疝出。有些晚期病变，因眶脂肪变性或炎细胞浸润而变硬，术中脂肪不疝出，减压效果不理想。一段时间后，脂肪会慢慢疝出，而达到理想效果。一般眶减压术在术后1~2个月或更长时间达到最佳效果。

（二）视力丧失

视力丧失是最严重的并发症。术中损伤视神经、术后眶内血肿压迫视神经等均可导致失明。

（三）复视

复视是常见并发症。眼外肌粘连可能是一个主要因素。

（四）眼睑退缩加重

术后眶内容物移位，可能引起眼睑退缩加重，尤其是下睑。

（五）眶下神经麻痹

术中损伤眶下神经血管束，可引起眶下神经麻痹。

（六）眶内感染

术前有化脓性副鼻窦炎，术后可引起眶蜂窝织炎。副鼻窦炎是眶减压术的禁忌证。重者可波及颅内，致颅内感染。

（七）脑脊液漏

脑脊液漏是严重的并发症。正常筛板在筛窦的最高平面，异常时筛板下移，手术时切除筛窦穿过筛板或撕破颅前窝的硬脑膜，产生脑脊液漏。

（八）其他并发症

鼻部症状，如鼻塞、流鼻涕、嗅觉改变、鼻黏膜分泌物（和水肿）、鼻窦炎等，鼻泪管阻塞、泪管狭窄、溢泪等。

五 眼睑退缩

（一）上睑退缩

1. 原因及临床表现　上睑退缩的原因有先天性和后天性，先天性上睑退缩较少见。后天性上睑退缩可见于外伤、肿瘤、炎症等，临床上最常见的是甲状腺相关性眼病引起的上睑退缩。

正常情况下，上、下睑紧贴于眼球表面，通过瞬目作用使泪液分布于眼球，维持其表面的润滑状态及角膜的透明性。上睑缘的位置位于角膜上缘与瞳孔上缘之间，遮盖角膜上部1～2mm。儿童上睑缘一般位于角膜上缘。Müller's肌受交感神经支配，收缩时使上睑开大约2mm。惊吓、愤怒、甲状腺相关性眼病时的上睑退缩均与此肌的强力收缩有关。眼睑位置异常，特别是上睑退缩是TAO最常见的眼部表现，另外，下睑退缩，上睑下垂和睑内翻也可以发生。上睑提肌纤维化或上、下直肌腱膜复合体的收缩，可以引起上睑退缩。交感神经兴奋和交感神经紧张性增加也可引起上睑退缩。眼睑位置异常，常会导致畏光，流泪，角膜暴露及其他美容问题。临床上依据上睑缘与角膜上缘的位置，将上睑退缩分为轻、中、重三度：①轻度，即上睑缘与上方角膜缘相切；②中度，即巩膜暴露2～4mm；③重度，即巩膜暴露大于4mm。

2. 手术治疗

（1）Müller's肌切除术：翻转上眼睑，用2%的利多卡因1～1.5ml做结膜下麻醉，沿睑板上缘做结膜切口，于穹隆结膜和Müller's肌之间做钝性分离。

于睑板上缘切断Müller's肌，并与上睑提肌腱膜仔细分离，术中仔细止血，切除部分Müller's肌。必要时让患者取坐位观察眼睑与角膜之间的位置关系。一般手术时应使上睑缘位于理想位置水平上1mm处，当眼轮匝肌功能恢复后，上睑会进一步下垂。Müller's肌切除术适用于轻度上睑退缩。

（2）上睑提肌和Müller's肌延长术：局麻下，重睑手术入路，暴露上睑提肌腱膜，沿此间隙由睑板上缘向眶上缘分离。①滑行瓣法。在睑板上缘，以瞳孔为中点设计一宽1.0cm，高为退缩量×2的上睑提肌和Müller's肌复合组织瓣，充分松解上睑提肌周围粘连。边松解，边观察上睑缘与角膜缘的位置关系，上睑提肌延长的量是根据术前的定量和术中的检查，最后决定手术总量，使上睑缘位于角膜缘下1～1.5mm为宜。②真皮脂肪组织瓣游离移植法。睑板上缘切断上睑提肌和Müller's肌，彻底松解，使上睑提肌和Müller's肌向后退至理想的位置，测量上睑提肌后退的距离，植入自下腹部切取的大小相同的真皮脂肪组织瓣。

彻底止血后，8-0丝线连续缝合眼睑皮肤切口。

3. 注意事项

(1) 手术中可见，上睑提肌明显水肿、变性、粘连、增生。上睑提肌厚度有时可达4~5mm，肌肉颜色发暗、发灰，可见散在的脂肪斑点。真皮脂肪组织瓣游离移植时，厚度需根据上睑提肌的情况来定，尽量一致。脂肪面朝上，以防止术后上睑粘连、重睑形态不美的并发症。

(2) 可见眶隔脂肪变性，水肿、质地明显变硬。如果术前患者有明显上睑肿胀者，可以做大部上睑脂肪切除。

(3) 部分患者合并有泪腺脱垂，可以同时做泪腺复位。

(4) 上睑退缩时，睑裂的最高点往往在中外1/3处，术中需注意恢复正常睑裂形态。彻底剪断上睑提肌腱膜内外角是手术成功的关键，否则，将造成内外眦过高等畸形。

(二) 下睑退缩

1. 原因及临床表现　下睑退缩可能与下睑缩肌受刺激有关，眼球突出也是其原因之一。下睑退缩根据退缩量的大小可分为轻度（1~2mm）、中度（2~3mm）及重度（>3mm）。

2. 手术治疗

(1) 下睑缩肌离断（切除）术：翻转下眼睑，用2%的利多卡因1~1.5ml做结膜下麻醉，沿睑板下缘做结膜切口，暴露下睑缩肌，并切断下睑缩肌。也可切除部分下睑缩肌。同时彻底松解下睑缩肌周围所有的附着。并将眼轮匝肌内、外侧，分别向内上和外上缝合固定于内、外眦韧带。观察坐位时下睑位置，以下睑缘遮盖角巩膜缘0.5~1.0mm为宜。彻底止血后，用5-0尼龙线连续缝合睑结膜，缝线两端穿过皮肤留置眼外。

(2) 下睑延长术：局麻下，下睑皮肤入路，分离下睑轮匝肌暴露睑板，在睑板下缘处沿睑板全长水平切断下睑缩肌与下睑板肌复合体，分离该复合体与穹隆结膜。边分离边观察直至下睑缘恢复到正常高度和位置，测量睑板下缘与该复合体间距离，将该距离加上2mm即为术中使用的充填材料的宽度。植入人工材料如高密度聚乙烯睑板或耳软骨游离移植。

用8-0可吸收缝线将移植物与其下方的复合体、与其上方的下睑板下缘相缝合。整理复位轮匝肌。皮肤创口用5-0丝线进行缝合。轻度加压包扎，局部冷敷48个小时，5天后拆除皮肤缝线。

(3) 突眼（"金鱼眼"）矫正术：临床上，生理性突眼的患者，眼球突度测量（Hertel眼球突出计）多为轻度突眼。眶腔内软组织将眼球向前推挤，眶压轻度升高。睑裂增大，上、下睑轻度后退，以下睑后退明显，平视时可见角膜下缘巩膜暴露，似发怒时的表情——怒目圆睁，缺乏亲和力。部分患者表现为眼睑结构被拉长，以上睑明显，平视时上睑位于瞳孔上缘，呈假性上睑下垂表现，给人疲惫、无神的感觉。生理性突眼除了给患者造成容貌上的困扰外，常常会出现所见字迹或目标模糊、眼部干涩、眼睑沉重、眼部疲劳感，以及眼部疼痛与头痛等，休息后，症状明显减轻或消失。

1) 术前准备：①详细询问病史，有无视力疲劳出现及出现频率。有无甲状腺功能异常、眼底病变、糖尿病等病史。②测量双眼突度、裸眼视力。③实验室检查。血常规、心电图、胸片、肝肾功能、眼CT、眼MRI。③照相。第一、二、三眼位照。45°斜位和侧位相。

2) 手术适应证：①美容要求。②眼球突出大于18mm或双眼突度相差大于2mm。

3) 手术方法：同前述的眶脂肪切除术。

4) 典型病例：见图65-127~图65-129。

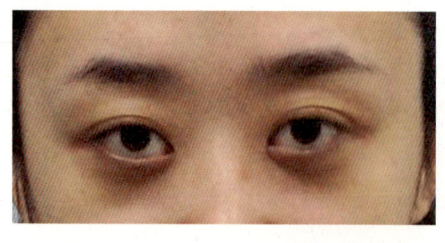 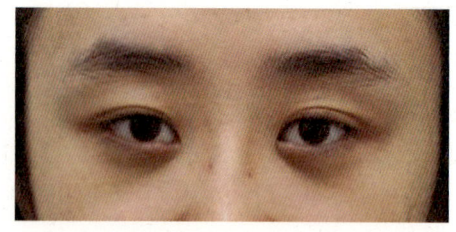

图 65-127　近视突眼矫正术术前和术后 2 年（一）

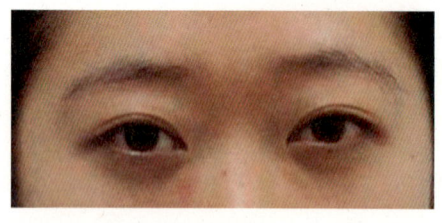 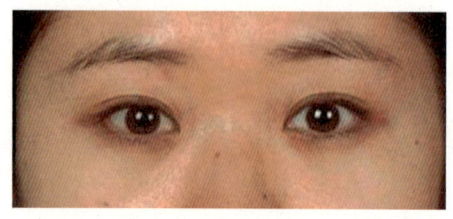

图 65-128　近视突眼矫正术术前和术后 2 年（二）

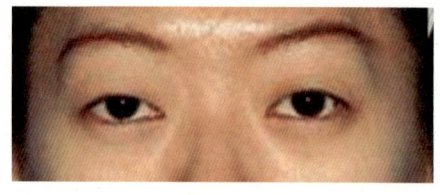 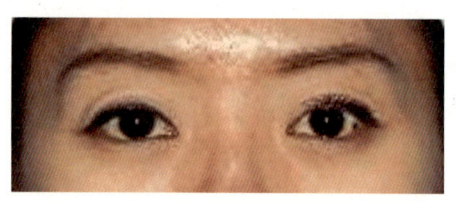

图 65-129　近视突眼矫正术术前和术后 2 年（三）

（夏成俊　王炜）

第十二节　内、外眦韧带损伤与睑裂畸形

一、内、外眦韧带损伤

上、下睑板依赖内、外眦韧带的维系，以保持正常竖立平衡的位置。外眦韧带附着于眶外缘后方约 3mm，分深、浅两支，深支是外眦部悬吊的主要结构。外眦韧带使外眦角紧贴于眼球，由于其附着的部位隐于眶骨外缘之后，因此受伤机会较少。内眦韧带是由上下睑板的内侧脚及睑板前部眼轮匝肌的内段组合而成，较宽而坚韧，附着于上颌骨额突隆起的骨嵴上。因为内眦韧带附着于眶骨内缘较前的位置，所以受伤机会较多。无论哪条韧带受伤断离，睑板都会受另一端韧带的牵引而移位，因此会出现睑裂缩小、眦角移位等种种畸形（图 65-130）。

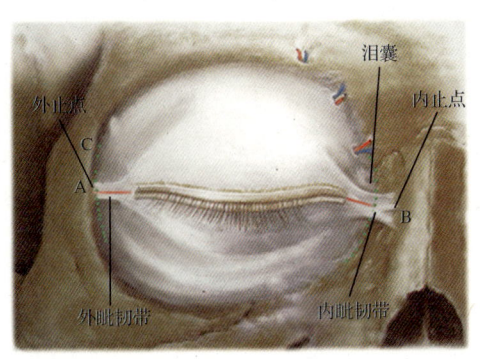

图 65-130　内、外眦韧带

（一）眦角韧带断离的修复原则

单纯的韧带断离不伴有邻近骨折和邻近器官（如泪小管、泪囊等）损伤，修复仅需在原来附着处找到韧带残端，用3-0尼龙线或金属丝，将睑板和韧带的残端连接缝合即可。若仅是内眦韧带前支发生离断时，可无须修复。如果韧带全部撕脱，残端不易找到，则需在原来附着的眶缘骨壁上钻孔，用不锈钢丝穿过小孔与睑板端缝合，使睑板回复平衡状态。

如伴有骨折，应去除已游离的碎骨片。当眶内壁广泛骨折移位时，应先将骨折复位固定或植骨，然后进行韧带固定。

一般来讲，内外眦韧带损伤如果条件允许最好在伤后即刻进行修复，因为此时损伤情况及局部解剖比较清楚，眦角移位尚不稳固，即刻矫正术后效果理想。但现实情况多半患者因优先抢救生命、骨折复位、处理眼球外伤等导致眦角畸形未能及时矫正，此类患者手术可推迟伤后半年瘢痕软化后再择期进行修复。

（二）内眦韧带断离整复术

内眦韧带断离或移位多见于鼻部和内眦部的挫伤和皮肤撕裂伤，因此常伴有鼻骨、上颌骨额突、泪骨及筛骨的骨折和移位，以及泪囊和泪道的损伤。

1. 症状　内眦向外向前移位，患侧内眦部到鼻中线距离较对侧增宽，泪囊区较对侧隆起，将外眦向外用力牵引时，于内眦部不能扪及索条状韧带。如内眦韧带断离时间较长，内眦皮肤松弛，则呈现外伤性内眦赘皮。

内眦韧带分前、后两股，前股较粗大，附着于前泪嵴，后股附着于后泪嵴。后股虽较菲薄，但因与Horner肌混合在一起，有牵引睑板向后的力量，所以正常眼睑在邻近内眦角处，略呈后凹再向前凸。因此，如果将撕断的内眦韧带复位固定于前泪嵴，日后将失去后股的后拉力量，内眦将显得平坦，缺乏正常眼部的美观。在内眦韧带复位固定时，应以后泪嵴为标志。

2. 手术方法　在内眦角近鼻根部做弧形切口，分离和切除皮下的瘢痕组织，使上、下睑及周围组织获得充分游离，暴露上、下睑板内侧端及断离韧带的残端。经分离于内侧眶缘后方暴露泪嵴，认定前泪嵴和后泪嵴，然后在后泪嵴处用牙科小裂钻钻上、下两个小孔，孔间距约为0.5mm，注意勿穿破鼻黏膜。用细不锈钢丝，将一端略弯曲从上孔插入，在鼻黏膜和骨壁之间转向下孔穿出。抽出钢丝，用此钢丝穿以缝针，缝针穿过韧带残端或直接穿过上、下睑板内端，然后将钢丝提紧扭转固定，剪除多余钢丝。在实际操作中从这两个小孔中引出钢丝比较困难。较为方便的方法是在上颌骨额突和后泪嵴钻一前一后两个小孔，孔间为骨性隧道，这样钢丝比较容易通过（图65-131）。由于内眦韧带断离后常收缩变短，缝合时张力很大，钢丝容易松脱，结扎不宜过紧。术毕如见切口外侧皮肤有多余现象，可切除一条新月形或箭头样皮肤，或做Z成形，既有利于美观，又可增加使内眦向内移位的力量。

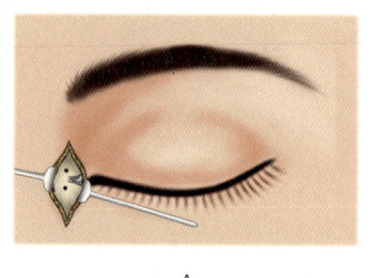 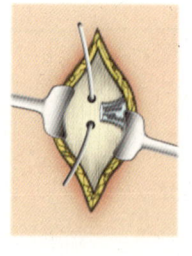 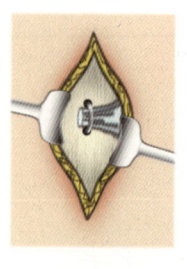 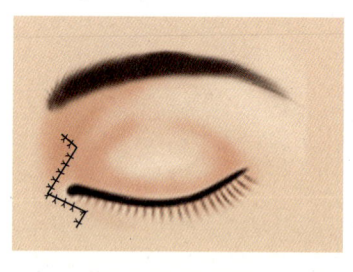

图 65-131 内眦韧带断离整复术

A. 暴露后泪嵴，于该处钻两小孔　B. 不锈钢丝穿入小孔　C. 不锈钢丝再穿入断裂之内眦韧带，结扎固定，使内眦角复位　D. 缝合皮肤切口

在手术过程中要不断参照健侧内眦位置与鼻中线的距离以及水平向位置，来调整结扎松紧度和钢丝固定在后泪嵴上的位置。皮肤切口间断缝合。如手术后睑裂横径仍小于健侧，则可做外眦角成形术以扩大睑裂。如合并有上睑下垂或泪道损伤者，需在术后6～12个月局部瘢痕松解软化后再进行矫正手术。

（三）外眦韧带断离整复术

外眦韧带因外伤断离，可造成外眦向上、向下或向内移位。向内移位可使睑裂横径变短，原来尖形的外眦角变得圆钝。

手术方法：在外眦角眶外缘弧形切开皮肤，清除瘢痕组织，暴露眶骨外缘。找到外眦韧带残端，用3-0尼龙线将残端缝合固定于外侧眶缘骨膜适当位置。如外眦向下移位，缝合固定的位置可提高些。如未找到外眦韧带残端，可用3-0尼龙线将上、下睑板外端与眶外缘骨膜缝合。用小骨钻在颧骨的眶骨结节上钻一小孔，将外眦韧带残端或上、下睑板外侧端穿一不锈钢丝，将钢丝穿过骨孔，然后钢丝两端提紧扭转固定，剪除多余的钢丝。

切开近外眦部的上、下睑缘灰线，两切口至外眦部相连。从外眦部向外做一水平切口，长约1cm，沿灰线切口分离暴露上、下睑板外端的眼轮匝肌，分离眼轮匝肌，暴露眶缘、眶骨。在眶骨表面做1cm长、0.6cm宽的骨膜瓣，其基底部在眶缘。骨膜分离后向内翻，游离端剪成分叉状呈Y形，用5-0尼龙线将分叉的骨膜瓣上、下臂分别与上、下睑板外侧端缝合（图65-132）。无论哪种术式，都要注意，复位后的外眦角应高于内眦角2～3mm，这样才能符合睑裂的解剖生理位置。

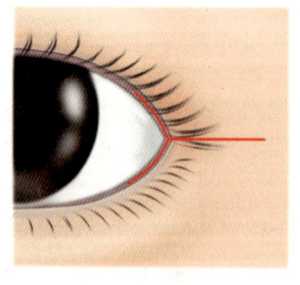 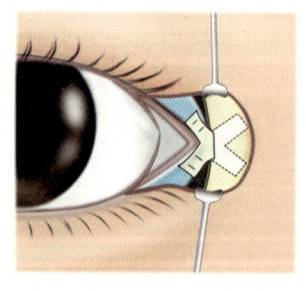 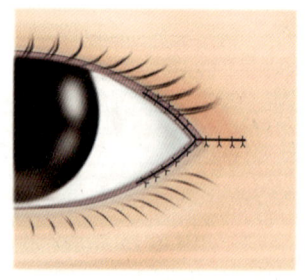

图 65-132 外眦韧带断离的修复，骨膜瓣法

A. 上、下睑外眦区灰线劈开和皮肤切口　B. 暴露眶外侧缘，剥离骨膜瓣　C. 外眦成形

(四)颅面先天性畸形外眦角下垂矫正术

外眦角下斜畸形是先天性眶骨外缘解剖形态异常,外眦韧带附着水平较低,睑部呈"熊猫样"外观。手术治疗不能通过外眦韧带重叠术、外眦韧带固定术或外眦部Z成形术等软组织整形术矫正,必须行眶骨外缘部截骨术矫正眶腔出口形态,重新调整并固定外眦韧带的位置,才能获得良好效果。

手术操作:上睑取重睑皱襞切口,可同时切除上睑松弛皮肤,分开眼轮匝肌,直抵眶外上缘,锐性分离暴露眶外上缘骨膜,切开骨膜,用骨膜剥离器将眶外上缘外壁及内壁骨膜分离,可见此部位眶缘向下外方倾斜,按局部畸形状况对外侧眶骨缘进行磨削,必要时做截骨矫正术(图65-133)。将骨面锉平,在外眦韧带止点上方约5mm的眶骨缘上用小圆钻钻一小孔,将外眦韧带止点连同一片骨膜切断,用细不锈钢丝将外眦韧带骨膜片穿过小孔进行固定。

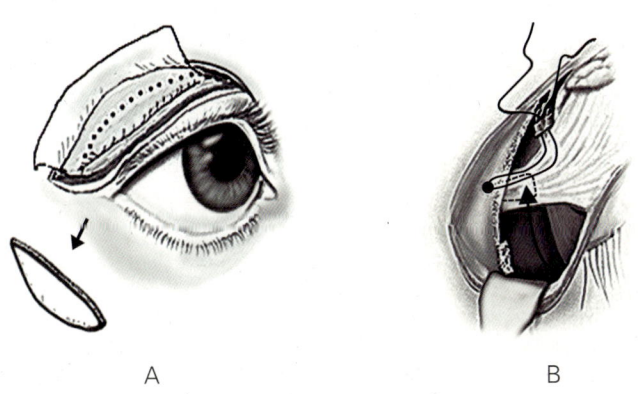

图 65-133 眶外缘截骨术矫治外眦角下斜畸形
A. 上睑重睑线入路截骨部位示意 B. 截骨术后外眦切断上移钻孔固定

二、睑裂畸形

东方民族正常成人睑裂长度为28~38mm,高度为8~10mm。上睑缘最高点位于睑裂中内1/3交界处,下睑缘最低点位于睑裂中外1/3交界处;睁眼时上睑缘位于角膜上缘与瞳孔上缘之间;下睑缘位于角膜下缘水平或略低于角膜下缘,仅暴露少许巩膜。东方人外眦较内眦略高,为2~3mm,呈外上倾斜。正常内眦为钝圆形,外眦为锐角形。任何先天性的畸形、后天性的疾病、外伤,以及内外眦高度、两内眦间距离、睑裂大小、睑裂走向发生异于正常的变化,总称为睑裂畸形。

(一)内眦赘皮

内眦赘皮是指位于内眦角前方的一片呈斜向或垂直向分布的半月形皮肤蹼状皱襞。遮盖内眦的正常外形和部分视野,通常伴有内眦间距增宽、鼻背低平等表现。包括先天性和后天性两种。临床以先天性多见。

1. 先天性内眦赘皮的概述 先天性内眦赘皮多为双侧性,东方人多见。多单独出现,不伴有眼部其他先天异常。此类赘皮在婴儿期较为多见,多数随鼻梁发育而消失或减轻,一般无须治疗;只有青春期后仍有明显内眦赘皮,而且影响了容貌外观者,才需手术矫正。另外还有先天性小眼症,这是具有家族遗传性的眼部先天性畸形,多伴有内眦赘皮和上睑下垂,也可伴有小眼球(或无眼球)、内眦向颞侧移位、斜视和半面萎缩等畸形。

2. 先天性内眦赘皮的分型 可分为四个类型:①眉型赘皮,起自眉弓部,向下延伸至泪囊皮肤。②睑型赘皮，起自上睑，经过内眦到下睑，与鼻颊皱襞融合一起。③睑板型赘皮，起自上睑皱襞，至内眦部消失。④倒向型赘皮，起自下睑，经过内眦向上延伸到上睑（图65-134）。

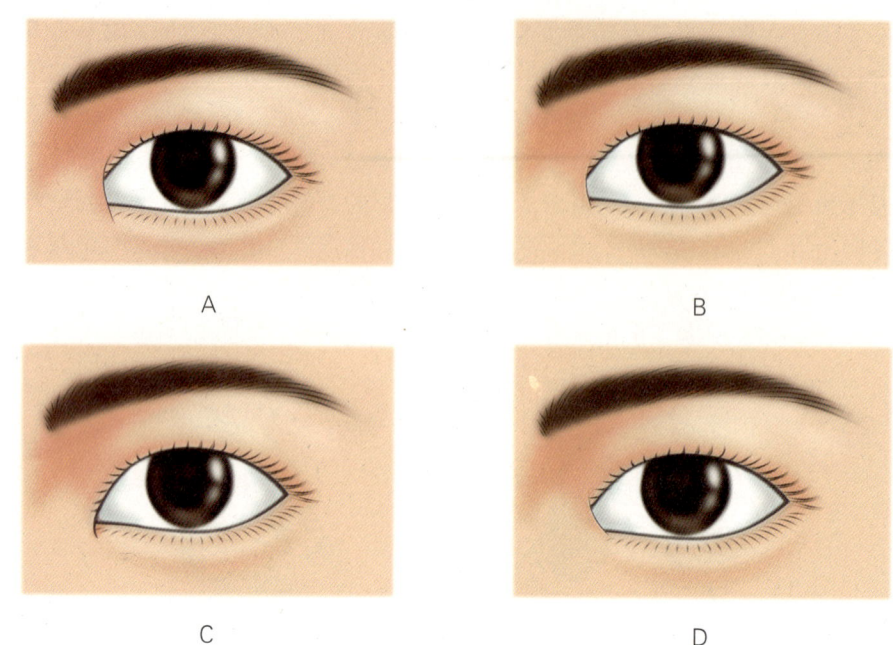

图65-134 先天性内眦赘皮分型
A. 眉形赘皮　B. 睑型赘皮　C. 睑板型赘皮　D. 倒向型赘皮

①～③型常单独存在，幼年时较重，随鼻梁发育逐渐减轻或消失，一般需12～14岁以后才可考虑手术；倒向型内眦赘皮好发于先天性小睑裂综合征患者，常合并上睑下垂、睑裂狭小等。赘皮一般不会随鼻梁发育而消失，所以在矫治上睑下垂前，必须首先或同时矫正倒向型内眦赘皮。

内眦赘皮在19世纪和20世纪初都被认为是内眦部皮肤过多所致，所以采用内眦部梭形和箭头样皮肤切除，都未能获得满意效果。1932年，von-Ammon提出内眦赘皮是因构成眼睑水平皱襞的皮肤过少，内眦部垂直向的张力过大，问题的症结在于组织的重新排列，而不在于切除赘皮本身，这是内眦赘皮外科治疗方法上的一个突破。

3. 手术方法　手术方法很多，可根据赘皮类型和轻重程度来选择。①～③型都可采用Speath或Stallard等皮瓣异位法，倒向型可采用Mustardé法进行矫正。

（1）Stallard法Z成形术：适用于轻度内眦赘皮，但缺点是Z成形后有斜形瘢痕通过内眦部，由于瘢痕挛缩，可能产生新的由手术引起的医源性内眦赘皮。

手术方法：沿内眦赘皮皱襞缘的全长作一弧形皮肤切口，标记为ab，将内眦赘皮向鼻侧牵拉，待赘皮消失、内眦外显后观察a点所在的新位置，放松后a点所到达的新位置做标记，为a′，亚甲蓝标记a′b，形成皮瓣A；由a点向下睑缘做垂直于睑缘的标记线ac，ab与ac形成皮瓣B，沿设计线切开皮肤，并松解交错附着于内眦皮肤的眼轮匝肌纤维，将两瓣交错转位，间断缝合皮肤切口（图65-135）。

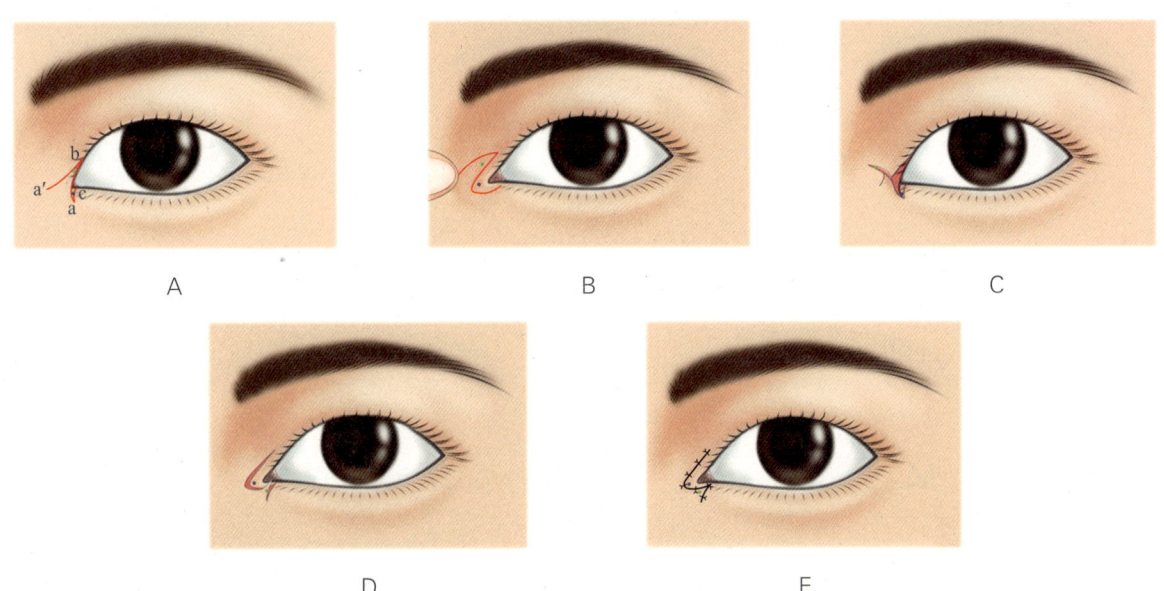

图 65-135　Stallard 法 Z 成形术

A. 以内眦赘皮为纵轴，设计 Z 形瓣　B. 用手指扒开内眦，显露皮瓣设计　C、D. 切开对偶三角瓣　E. 缝合创口

（2）Park 法 Z 成形术。

手术方法：标定内眦赘皮上睑起点 d、下睑止点 b、眼角体表投影点 a、内眦点 e、dbe 瓣拟转位点 c。首先切除三角瓣 acd，将 dbe 瓣掀起，b 点与 c 点缝合，e 点与 a 点缝合（图65-136）。

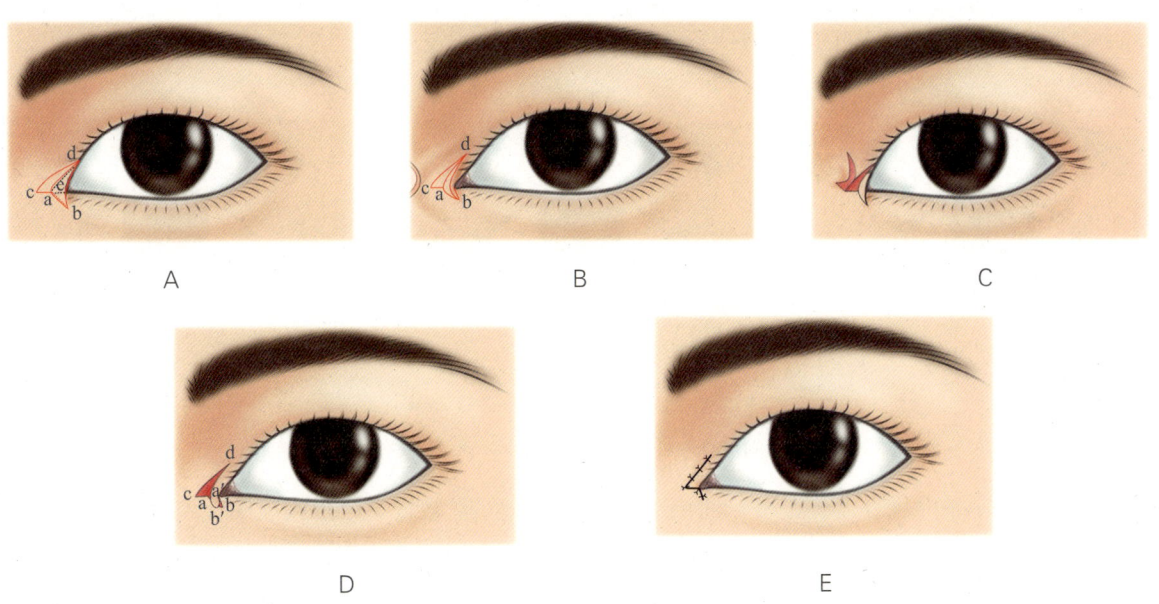

图 65-136　Park 法 Z 成形术

A、B. 皮瓣设计　C. 切开皮瓣　D. 皮瓣转移　E. 缝合皮瓣

（3）Fox 法 Z 成形术。

手术方法：将内眦赘皮提起，在赘皮下方做一 V 形切口，形成一个皮瓣，剥离皮瓣并将它牵拉向鼻侧，使内眦赘皮消失。沿此皮瓣上缘切开下面皮肤，形成第二个皮瓣，将第二个皮瓣剥离后，两个皮瓣互换，用 7-0 丝线缝合（图65-137）。

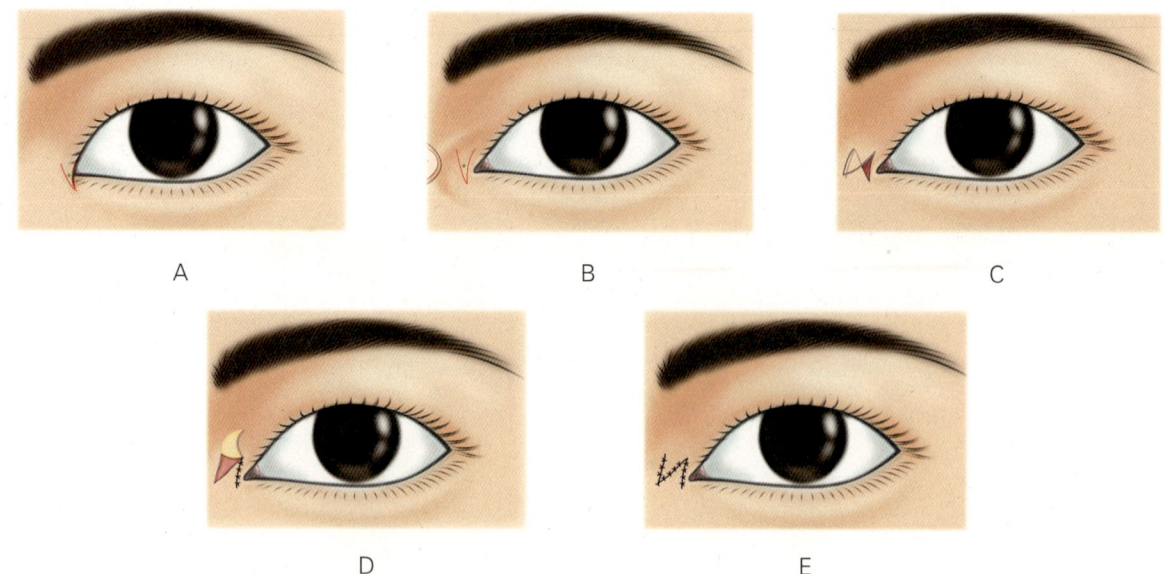

图 65-137　Fox 法 Z 成形术

A. 赘皮下方设计 V 形皮瓣　B. 皮瓣拉向鼻侧，使赘皮消失　C. 切开皮肤形成两个对偶皮瓣　D. 皮瓣转移　E. 缝合皮瓣

（4）Speath 法双 Z 成形术：沿内眦赘皮全长切开皮肤，相当于内眦赘皮切口的中点处向内上及内下分别作两个直线切口，其长度为皱襞切口的 1/2，再于皱襞切口上、下端各做一斜向上、下睑的直线切口，其长度与斜向内上、内下的切口等长，由此形成双 Z 形皮瓣。皮瓣剥离后两对皮瓣各自互相转位，缝合切口。若皱襞切口较长，则斜向内上、内下的两个直线切口线不要始于同一起点，可相距 0.5cm（图 65-138）。

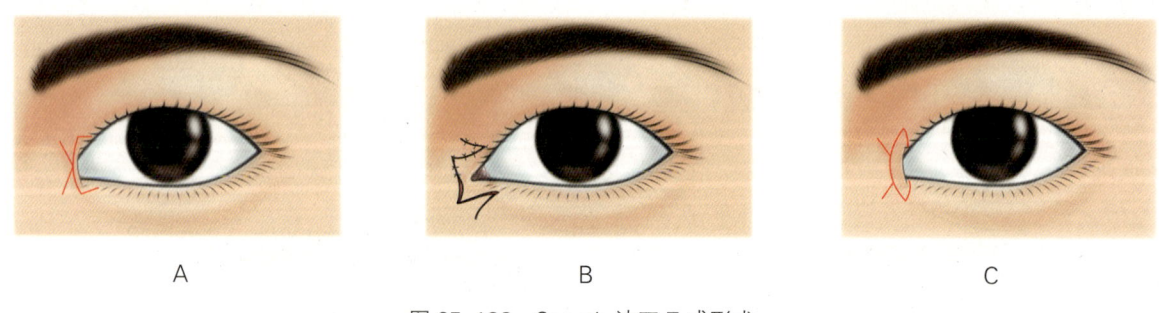

图 65-138　Speath 法双 Z 成形术

A. 皮瓣设计　B. 皮瓣互换位置后缝合　C. Speath 法双 Z 成形术另一种方法的切口设计

（5）Mustardé 内眦赘皮矫正术：适用于有明显内眦间距增宽、严重内眦赘皮和上睑下垂及睑裂狭小综合征者，此法为当前效果最好的方法。优点：不仅能矫正内眦赘皮，还可以矫正内眦间距宽度，手术后无垂直瘢痕通过内眦，不会产生新的赘皮。缺点：术后内眦瘢痕明显。

手术方法：用亚甲蓝标出原内眦与正常内眦位置 a、a′，于其中点 o 斜向颞上、颞下各做 60° 的切口线 ob、oc，其长度为 ob = oc = aa′ 减 2mm。

再于 a、b 两端向鼻侧做 45° 切口线 bd、ce，其长度与 ob、oc 相等。a 处作平行于上、下睑缘的皮肤切口线，长度也与 ob、oc 相等。沿上述各切口线，切开皮肤与眼轮匝肌，注意避免损伤内眦静脉。将内眦韧带切断，于其颞侧部分断端做缝线，把内眦韧带固定于 a′处或略向上的眶内缘骨膜上。游离上述四个皮瓣，将 A、C 与 B、D 两对皮瓣互相交错转位。修整切口处多余的皮肤，间断缝合皮肤切口（图 65-139～图 65-141）。

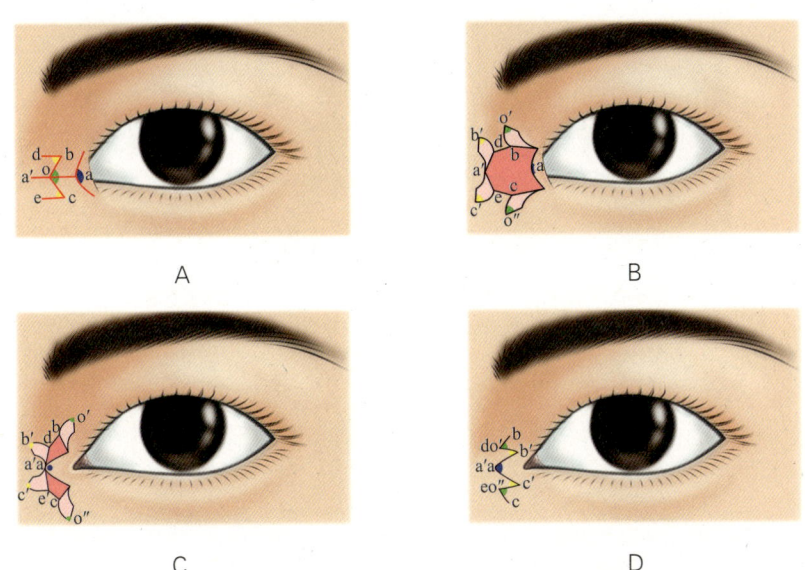

图 65-139　Mustardé内眦赘皮矫正术
A. 切口设计和角度　B. 切开、分离及掀开四个皮瓣　C. 将内眦韧带固定　D. 四个皮瓣交叉缝合

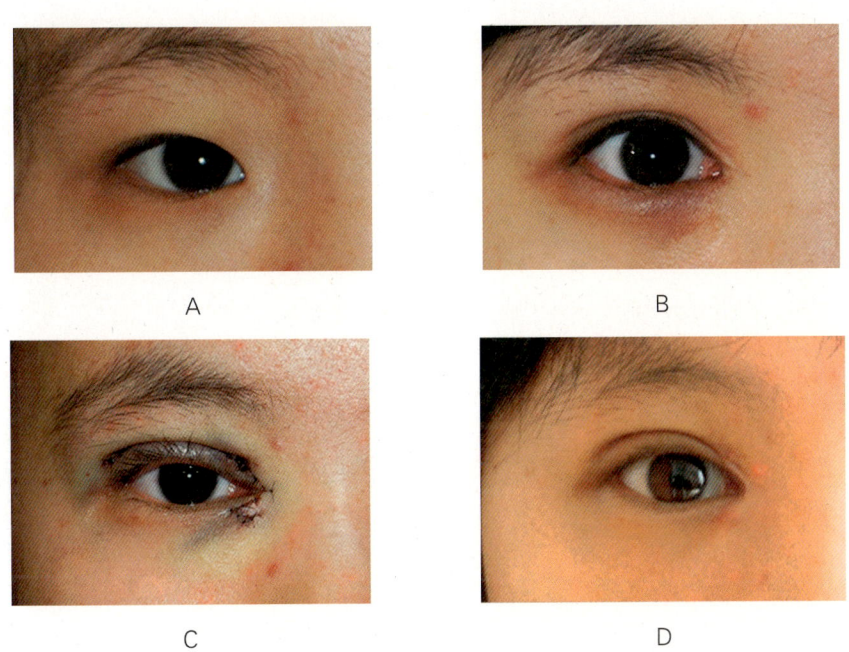

图 65-140　Mustardé内眦赘皮矫正术术前、术后
A. 术前　B. 术后2年　C. 术后即刻　D. 术后1年

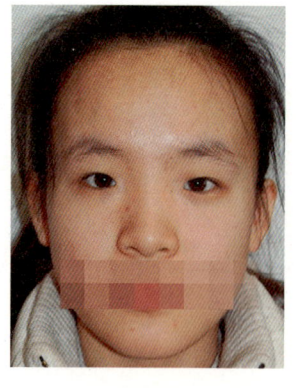 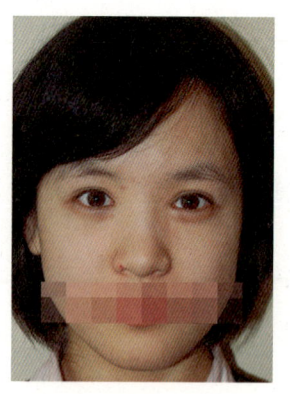

图 65-141　Mustardé 法内眦赘皮矫正术
A. 术前　B. 术后 2 年

（6）Blair 法及 Converse 法内眦赘皮矫正术：切口见图 65-142。

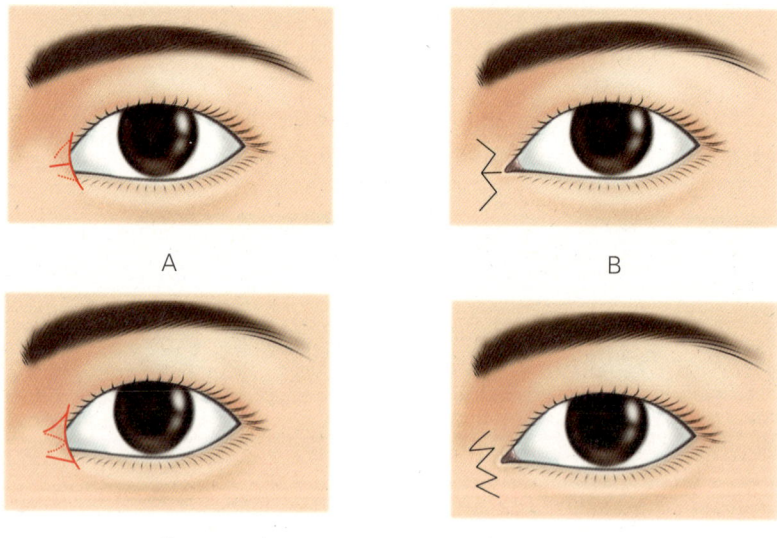

图 65-142　Blair 法、Converse 法内眦赘皮矫正术

（7）V-Y 成形术：适用于较严重的内眦赘皮及伴有内眦间距增宽的病例。术中需行内眦韧带折叠短缩术，否则术后易复发。

手术方法：先标出正常内眦位置，测出需要缩短的距离。内眦部做 Y 形皮肤切口，Y 形的两臂与上、下睑缘大致平行。Y 形的长轴在内眦平面，从内眦皱襞的鼻侧走向鼻侧，切口长度根据内眦赘皮的程度决定。皮下潜行分离后将 Y 形切口做 V 形缝合。如内眦赘皮较为明显，V 形缝合时局部张力较大，可先做皮下减张缝合，再缝合皮肤（图 65-143）。

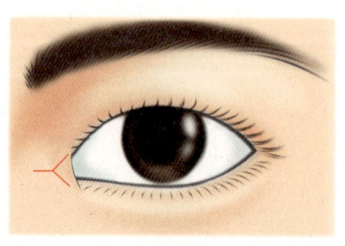 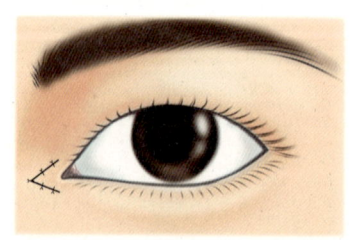

图 65-143　V-Y 成形术

（二）内、外眦角畸形

1. 内眦畸形矫正术　内眦角移位整复术：多见于内眦韧带离断或外伤性瘢痕挛缩。如内眦角移位严重，内眦韧带离断复位术不足以矫正眦角移位时，可以同时行内眦的Z成形术。利用Z形对偶三角瓣易位来矫正内眦角向上或向下移位，内眦有泪囊，术中切勿损伤。在内眦设计两个对偶三角瓣，b瓣包含移位的内眦角，两瓣的大小比例根据移位的程度而定，两者成正比。三角皮瓣必须与周围组织，以及睑、睑筋膜分离，并找出内眦韧带残端，用3-0尼龙线将内眦韧带残端固定于后泪嵴骨嵴上，两个三角瓣易位，切口间断缝合。必要时也可做外眦松解术，以助内眦松动（图65-144）。

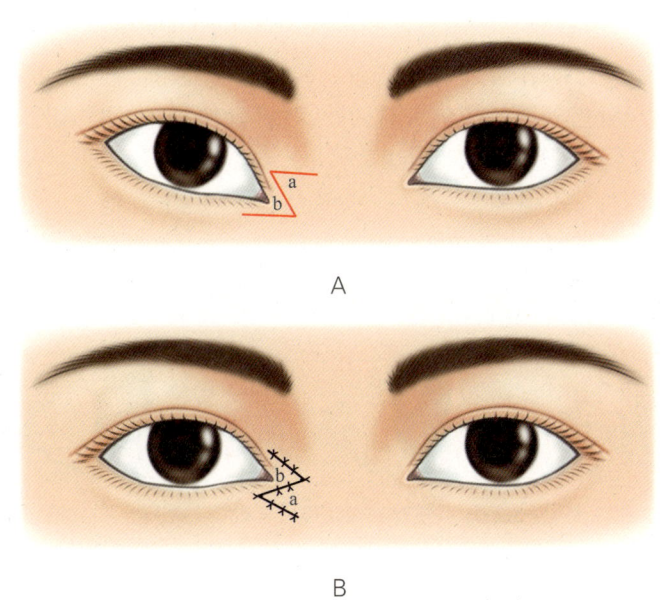

图65-144　内眦角移位整复术

2. 外眦畸形矫正术

（1）外眦松解术：适用于外眦畸形或眼睑痉挛、睑裂形态改变，在修复眼睑缺损中如先做外眦松解，有利于缺损缝合；一般可松解5mm左右的距离。做外眦切口，仅切开皮肤和眼轮匝肌，不切开结膜，牵开创口，用血管钳在眶缘内侧探查外眦韧带。将外眦向鼻侧牵拉，使韧带处于紧张状态。根据需要剪断外眦韧带的上支（上睑有缺损时）或下支（下睑有缺损时），也可以上、下支一起剪断。如需更为彻底地松解，可在外眦韧带附近分离，把眶隔与眶缘分离。最后缝合外眦皮肤。

（2）外眦成形术（外眦开大术）：适用于矫治睑裂小于正常者，如小睑裂综合征或因外伤和眼部疾病、睑缘炎症所致睑缘粘连。

1）von-Ammon外眦成形术：在局麻下行外眦角切开，切口长短根据睑裂需要放大的程度，用钝头剪刀从切口插入，于球结膜下潜行剥离。上、下均剥离达穹隆部，剥离范围应包括整个外眦部。使结膜充分松动，可以在无张力情况下拉至外眦角创口。用7-0丝线将球结膜颞侧尖端与眦角创口的尖角先缝合一针，其他上、下睑缘创口间断缝合。然后用3-0丝线于外侧结膜处做一针褥式缝合，缝线从新的外眦角结膜进针从距眦角4~5mm处的皮肤处引出，垫一小油纱垫后结扎，以形成新的外眦穹隆，术后5~7天拆线（图65-145）。

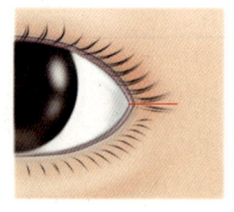 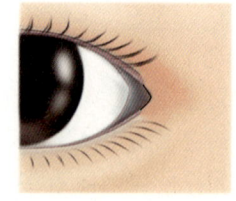 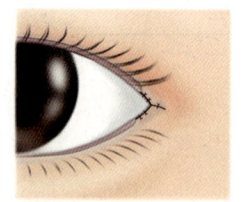

A　　　　　　　　　　B　　　　　　　　　　C

图 65-145　von-Ammon 外眦成形术
A、B. 切开外眦做结膜下潜行分离　C. 缝合切口，形成新的外侧穹隆

2）Fox 外眦成形术：在实际外眦点定点 aa'，新的外眦点定点 b，b 点距实际外眦 4～6mm。因外眦过度开大，开大部分没有睫毛，而且结膜强行向外牵拉并与皮肤缝合，会使外眦穹隆消失，粉红色结膜外露于睑缘，有损容貌外观。沿着上睑缘弧度向下约 4mm 处做 c 点，连接 aa'c 与 b 点，在上、下睑缘外 1/4 处劈开眼睑成前、后两叶，将切口向下延伸，切开 aa' 与 bc，在图示范围内进行潜行剥离，但剥离不能超过新外眦点 b。

经过充分剥离，c 点向 a 点退缩，c 点与 a 点缝合，a' 点与 b 点缝合。剥离外侧球结膜达上穹隆，将结膜切缘与皮肤切缘缝合，于外侧结膜做一褥式缝合至外眦皮肤处引出，垫以小油纱垫结扎，以形成外侧穹隆，术后 5～7 天拆线（图 65-146）。

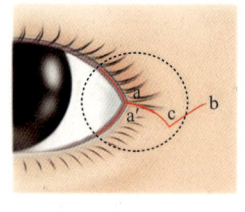 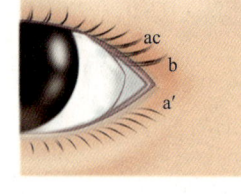 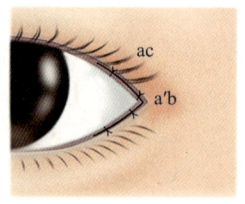

A　　　　　　　　　　B　　　　　　　　　　C

图 65-146　Fox 外眦成形术
A. 切口设计和分离范围　B. 将 c 点推移至 a 点缝合，a' 点与 b 点缝合　C. 外眦结膜切缘与皮肤切缘缝合

3）Blaskovics 外眦成形术：此手术方法主要是从外眦加长上睑，故适用于上睑过短的睑裂缩小症。从外眦角顺着上睑的弧度向外下方延长切开皮肤 ad，长约 1cm，继之于该切口外下端向外上做另一切口 db，亦长 1cm，在此两切口夹角形成一三角皮瓣 adb。于此三角皮瓣下做剥离，在距三角形尖端 0.758cm 处，将皮瓣切除，在切口颞侧缘 bd 处做皮下潜行分离约 1cm，然后将创缘 bd 与 ad 缝合，这样创缘 ab 便被推向鼻侧，作为上睑缘的延长部分。然后从眦角创口将球结膜剥离松动，将球结膜与三角形基底部 ab 缝合（图 65-147）。

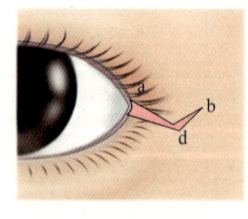 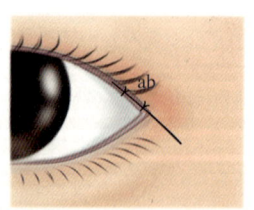

A　　　　　　　　　　B　　　　　　　　　　C

图 65-147　Blaskovics 外眦成形术
A. 皮肤切口　B. 剪除皮瓣　C. 创缘 bd 和 ad 缝合

3. 外眦圆钝矫正术　正常外眦角为锐角，先天性畸形或眦角外伤后外眦常呈钝圆形，且多合并

眼睑粘连或其他损伤。如为外眦韧带断离所造成的畸形，可参见前述的"外眦韧带断离整复术"。

（1）矛头状皮肤切除术：适用于外眦部有垂直瘢痕通过、无睑缘粘连而皮肤松动的病例。在距外眦角10mm颞部皮肤处做一矛头状皮肤肌肉切除，矛头尖端朝外。矛头尖端皮下需用3-0尼龙线缝合一针以减轻皮肤缝合口张力，皮肤创缘用5-0丝线间断缝合，术后5~7天拆线（图65-148）。

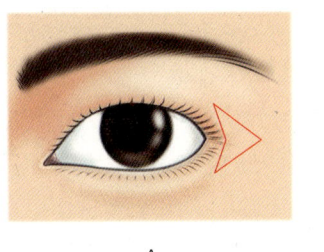 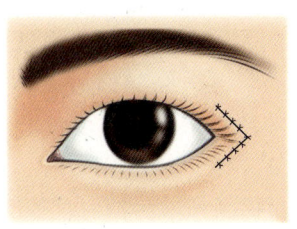

图 65-148　矛头状皮肤切除术

（2）V-Y成形术：在外眦部做Y形皮肤肌肉切开，经过潜行分离，缝合成V形（图65-149）。

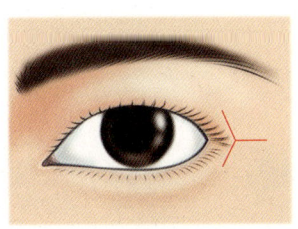 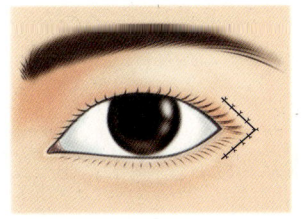

图 65-149　V-Y成形术矫正外眦钝圆

4. 外眦角移位整复术　无论外眦角向上或向下移位，都可利用Z成形术，将两个对偶皮瓣易位以获得矫正。但为防止其愈合后仍有轻度回缩，设计外眦角正常位置时要略为多矫正一些，而且两个对偶皮瓣必须充分松解，缝合时皮下组织与骨膜间应加固1~2针，以助皮瓣固定（图65-150）。

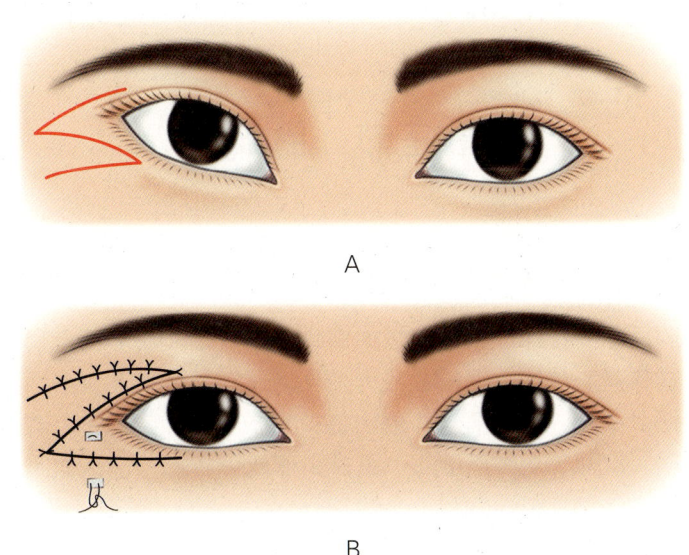

图 65-150　外眦角移位整复术

(三)小睑裂综合征

先天性睑裂狭小综合征（blepharophimosis-ptosis-epicanthus inversus syndrome，BPES）是一种常染色体显性遗传病，据报道，其发病率约占新生儿的1/50000。小睑裂综合征是先天性眼睑发育异常，临床上表现为眼睑水平裂短小、上睑下垂、倒向型内眦赘皮及内眦间距增宽四个主征等，有的还伴有上直肌麻痹或其他眼外肌麻痹，双眼同时发病，又称为Komoto综合征。因为该病会直接影响眼附件的发育，所以患儿出现弱视或其他先天畸形的概率较高。近期的细胞遗传学研究已经证实小睑裂综合征是3q23区域的FOXL2基因发生突变所致。

治疗：先天性小睑裂综合征的治疗既可以选择一期修复也可以选择分期修复，一期修复需要同时进行上睑下垂矫正术、内眦开大术、外眦开大术、内眦韧带缩短术等。而分期手术通常先进行内眦开大术、外眦开大术和内眦韧带缩短术，半年后再进行上睑下垂矫正。

1. 上睑下垂矫正术　因先天性小睑裂综合征患者上睑提肌肌力较差，通常小于4mm，故通常选择利用额肌力量的矫正术，如额肌瓣悬吊术、额肌瓣转移术等。

2. 内眦开大术　根据内眦间距情况，标记拟形成的内眦点位置，可以选择的方法包括V-Y成形术、Stallard法Z成形术、Mustardé内眦赘皮矫正术等，术中通常需要对内眦韧带进行短缩并固定。

3. 外眦开大术　手术方法包括von-Ammon外眦成形术、Fox外眦成形术、Blaskovics外眦成形术等（图65-151）。

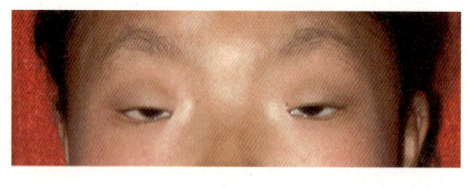
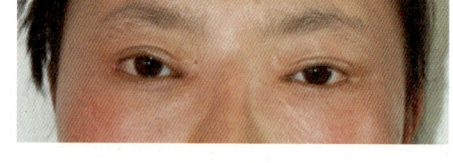

A　　　　　　　　　　　　　　　　B

图65-151　外眦开大术
A. 术前　B. 术后6年

（张舵　刘海鹏　刘晓燕　杨云霞　王炜）

第十三节　眶畸形

眼眶是一个容纳眼球等组织的骨质腔。眼眶可分上、下、内、外四个壁。它由额骨、蝶骨、上颌骨、颧骨、腭骨、筛骨和泪骨七块骨头组成。因此，眼眶是一个有多块骨界的框架结构。因为眼眶位于联结颅部和面部的特殊位置，与颅面诸骨互相嵌接，缺乏自身完整的骨块标志，所以对眶畸形应有一个集群概念。单纯的眶畸形甚为少见，通常是以眼眶为中心的上自额颅部，下及上颌骨上颌窦，外至颧骨颧弓，内达泪骨筛板筛窦，并涉及内眦韧带和泪道的综合性畸形。与眼眶畸形有关的有四个区：颧部、上颌面中部、眶鼻筛部及额底部。鉴于如此复杂的解剖结构，当眼眶受外力而导致畸形时，它表现的症状也是错综复杂的。除了眶区和邻近结构的各类骨折，包括线形骨折、凹陷性骨折及粉碎性骨折，尚有眶内容物嵌顿入上颌窦或筛窦，出现眼球内陷、下移、复视、眼肌运动受限。由于内眦韧带断离，会有眼裂变小、两眼内眦间距离增宽。由于泪道阻塞，会有溢泪。由于眶下神经损伤，会有眶下区感觉丧失（或减退）及上睑下垂等症状。严重者尚有视神经受损、颅骨缺损等畸形。

一、原因

1. 眶缘和眶壁的骨折和缺损，都会导致眶畸形。造成眶缘和眶壁骨折或缺损的最常见原因是大于眼眶的物体，如拳头、肘部、棒球、网球、垒球等或其他相似的物体冲击于眼部软组织，眶内容物的体积受外力而向眶尖部压缩，眶内压力骤然增加，导致眼眶薄弱区发生"爆裂"，以此来调节和适应被压缩的眶内组织。最易发生爆裂性骨折的部位是眶底的后内部分和眶内壁中部筛骨纸板区，因为这两处是骨壁的薄弱区。

如有外力进一步作用于眶部，眶缘和邻近的面骨也可发生骨折，但这并非由"爆裂机制"引起的。

2. 爆炸伤可引起眶部严重畸形。

3. 肿瘤切除术后。

4. 幼年期因肿瘤摘除，眶区进行放射治疗后，并发眶部发育畸形。

5. 先天性畸形，如眶距增宽症、小眼眶症、Crouzon型或Apert型颅面狭窄症，以及Treacher Collins综合征。在这些先天性畸形中，可以显现各种眶畸形。如为眶距增宽症患者，眶距严重者可达40mm以上（正常东方人的眶距在30～35mm）。小眼眶症者除眼眶小外，尚有小眼球或无眼球情形。Crouzon型和Apert型颅面狭窄症患者眶上缘退缩，眼眶浅，有突眼，眼球甚至挂压在下睑缘上方或脱出眼睑外。

Treacher Collins综合征患者的眶侧壁和眶上缘发育不良，外眦部向外下倾斜，伴有下睑内1/3睫毛缺损、下睑缺损、颧颊部塌陷及面裂等畸形。

这些严重的先天性眶畸形，可以通过颅面外科技术将两个眼球和它周围的眶骨骨架向上、下、左、右方向移动，矫正畸形而不致影响视力。

二、手术时机和手术适应证

由于伤情轻重不一，如症状轻微，诊断尚不明确，应暂保守治疗，观察1～2周，可能伤区水肿会消退，可能X线片会显示无明显骨折、移位，或有轻度移位、骨质缺损，但临床无复视及眼球内陷等症状，可以不必手术。只有在X线片上显示有广泛的眶底缺损，眼球内陷超过3mm，有原位注视时复视者，才需要手术整复。

对眶畸形的晚期整复，应在伤后6个月以上，水肿彻底消退，瘢痕初步软化后进行，这样有利于进行彻底和准确的截骨、复位和植骨。小年龄的外伤者，不宜进行截骨复位，以防对面部发育造成影响。

三、眶骨骨折的手术整复

自20世纪70年代CT问世及20世纪80年代MRI出现以来，临床对眶畸形整复的认识已逐步趋于完善。

手术整复要点：应着眼于眼眶骨性框架的彻底复位和眼球内容物等软组织的粘连松解和回纳。

手术整复原则为：①采用冠状切口，暴露范围广，再辅以下睑缘切口，能使眶周多部位的手术一次完成。②眶顶和颧额部畸形常伴有颅骨缺损，手术复位或植骨，需颅内、外同时进行。③颧骨和上颌骨截骨复位时，常受周围肌肉牵拉，需用小钢板等给以良好固位。④鼻筛部骨折，应避免鼻腔黏膜撕裂，以免增加感染和死骨形成机会，一旦发生，就应予以修补和开放引流。⑤以眼眶及面中部向后压缩为主的畸形，可行Le Fort Ⅲ型截骨术复位。⑥眼球内容物有嵌顿入上颌窦或筛窦者，必须自窦腔内剥离松解后回纳入眼眶。⑦畸形复位后留下较多间隙需大量骨移植，自体肋骨供量最大，但吸收率高，吸收1/4~1/2不等。颅骨外板吸收量最小，外形弧度也良好，供区不出现继发畸形，但切取较困难，骨片充填时如一片厚度不足，需要数片重叠移植。人工骨替代物中羟基磷灰石的生物相容性良好。近年来上海生物测试中心研制的EH型复合人工骨材料（即羟基磷灰石和医用树脂的复合材料），生物相容性好，可随意塑形，硬度大，不易吸收，临床观察无排异，无感染，可以推广应用。⑧术中所植骨片的形状和大小不能凭估计和经验，应该充分应用三维CT设备，术前可以立体显示畸形的部位及形状，并计算患侧眼眶因眶骨骨折后较健侧扩大的容积，在屏幕上预行模拟手术，准备计算所得的需要植骨的量、形态和大小，令手术更加完美。

手术前检查：X线摄片和CT检查，明确骨折移位和骨缺损的部位，以便设计手术方案。临床检查眼眶的局部变化，如眼眶有无塌陷，触摸眶缘是否光滑，有无缺损，泪器和上睑提肌有无损伤，内眦韧带有无断离，眼球有无突出、内陷或下移，眼球活动是否受限，受限的程度和方向如何。如有复视，应绘图记录。

（一）眶内侧壁骨折的整复

眶内侧壁骨折（也称额鼻筛区骨折）常因鼻部受到自下而上或由前方来的钝挫伤而导致，可单侧发生，也可双侧同时发生。严重者伴有鼻骨、上颌骨额突，以及泪骨和筛骨的骨折，也常累及鼻泪骨。由于泪骨骨折移位，内眦韧带撕脱，造成内眦间距增宽，泪囊区平坦，泪囊向外前方移位。

治疗方案为：眶内侧壁骨折复位，恢复内眦韧带连续性，使泪道畅通，恢复鼻梁外形和高度。

取鼻根部H形切口（图65-152），切开皮肤和皮下组织，分离暴露眶内侧壁，去除游离的小、碎骨片。如有内容物嵌顿在筛窦内，应尽量分离松解后回纳入眶内。将移位的骨片复位，如骨质缺损范围大，应取自体骨或人工骨移植，用钢丝结扎固定。如为单侧内眦韧带断离，可于对侧眶内侧壁相当于前泪嵴处钻出一个凹坑，于内眦韧带水平线的鼻骨上贯通钻出两个小孔，注意勿穿通鼻黏膜，将不锈钢丝穿以内眦韧带的断端，钢丝两端分别穿过鼻骨上的两个孔，然后钢丝两端扭紧固定于事先制备好的凹坑内。如果两侧内眦韧带都断离，导致两内眦间距增宽，并同时有鼻骨骨折，应一次修复。可用腰椎穿刺针在两侧眶内壁相当于泪嵴位置，贯通鼻中隔钻孔，钢丝的一端穿过一侧内眦韧带的断端，通过同侧泪嵴上的骨孔、鼻中隔上的孔，到达对侧泪嵴上的骨孔再出来，并穿过对侧内眦韧带断端。钢丝的另一端越过鼻部植骨片的表面，鼻骨移植片一般采用髂骨成形，在移植骨片的表面，相当于内眦韧带水平位，轻钻出一个浅槽，将另一端钢丝置

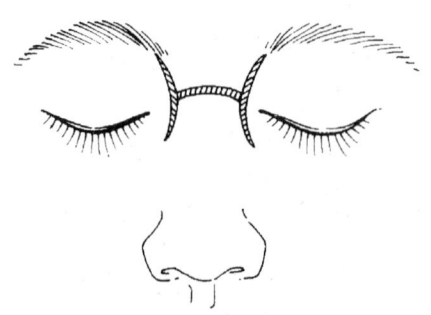

图65-152　眶内侧壁骨折整复术的H形切口

于槽内，使之不易滑脱。两根钢丝互相扭紧固定（图65-153）。在这种情况下，骨性鼻泪管也一定会因鼻骨骨折而移位阻塞，可在直视下同时进行鼻泪管吻合术。皮肤切口用5-0丝线间断缝合。5-7天拆线。鼻根部植骨区可用印模膏或石膏固定2周。

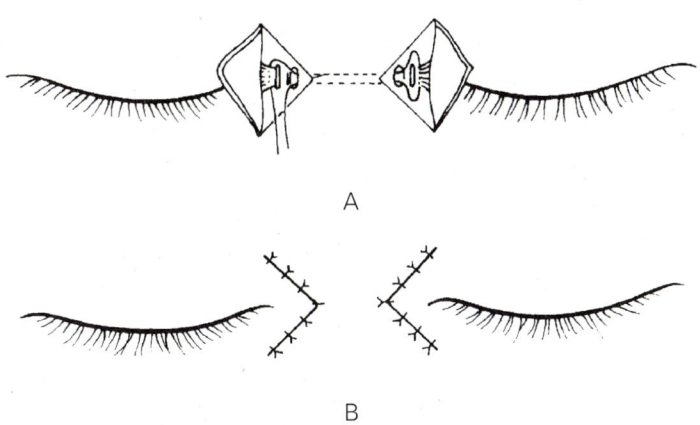

图 65-153　眶内侧壁骨折的矫正
A. 钢丝穿过内眦韧带断端，结扎　B. 皮肤切口 V-Y 成形术

（二）眶外缘和眶下缘骨折的整复

眶外缘有颧额缝和颧颌缝两处薄弱区，容易断离，致使颧弓、颧骨骨折。颧骨骨折，骨片向下移位，造成眶下区凹陷，并把外眦韧带也拉向下，于外侧睑裂可见更多的巩膜暴露，而且使得颧弓更显隆起，颧骨和上颌骨间可触得台阶样高低不平。如果颧弓、颧骨骨折轻度移位不影响张闭口功能，可以不予处理。如果移位压迫喙突，张口受限，则必须将骨折复位，复位方法有三种：①于眉弓外1/3处切开，暴露颧额缝和颧颌缝，自切口伸入一"骨挺"至颧弓或颧骨深面，撬起下陷的颧弓或颧骨，使之复位。②取颞部发际切口，在颞深筋膜和颞肌之间插入"骨挺"。③经口腔内上磨牙区颊沟黏膜入口，将"骨挺"插入颧骨或颧弓深面。

眶下缘骨折整复，详见本章第十节"上睑凹陷"。

过去对眶畸形整复手术都采用眶周局部切口，由于骨折区暴露不够清晰，操作困难，无论剥离粘连组织，还是骨折复位固定以及植骨等操作，都不够完善，近年来随着颅面外科的发展，对畸形的整复，采用冠状切口，辅以下睑下缘切口，收到良好疗效。

从发际内冠状切口入路，从帽状腱膜下（双侧颞部在颞肌筋膜浅层）剥离，到眶上缘上2.5cm，切开骨膜，从骨膜下剥离到眶部。这样做切口，部位隐蔽，手术野宽广，两侧眶区均暴露，便于比较对照，眼眶四壁，也一览无余。如眶下壁剥离有困难，可辅以下睑下缘切口。

当骨折区清晰暴露后，将眶内组织与骨折区的粘连充分松解剥离，眶内容物回纳入眶内，骨缺损处用体骨移植，用钢丝或小钢板结扎固定。

眶下缘骨折，可经下睑缘下或下睑穹隆切口，切口深达眶骨骨膜，切开骨膜后可清晰暴露眶下缘，缺损处植骨，骨片插入骨膜下，位置稳固，不必用钢丝固定。

本节内容可同时参见第四十章"颌面损伤"及第四十八章"颅面外科"。

第十四节　泪道损伤及畸形

一　泪腺、泪道解剖

泪腺位于眶壁前外方近睑缘处的泪腺窝内。泪腺被上睑提肌腱膜分隔为两部分，上方较大的部分称为眶部泪腺或上泪腺，下方较小的部分称为睑部泪腺或下泪腺。两部分在后部有桥状腺体组织相连接。腺体分为若干小叶，肉眼见泪腺呈白色分叶状。上泪腺的排泄管开口于结膜囊内，大部分开口于上穹隆结膜的外侧，少数开口于外眦部，甚至开口于下穹隆结膜的外侧，故结膜手术在外眦部者，应注意避免过多破坏泪腺的排泄管。下泪腺容易向内下方脱垂，多见于睑皮松弛症的患者，见眶外上缘处膨隆，可扪得一滑动质块，翻转上睑，在外上穹隆也可见突出的质块。

在上、下睑尚有两种副泪腺位于上、下睑穹隆结膜，在睑结膜内有广泛而散在分布的杯状细胞，能分泌黏蛋白。泪液由多种腺体及杯状细胞的分泌物构成，如泪腺被误认为眶隔脂肪而摘除或因泪腺混合瘤而摘除，虽然反射性泪液分泌消失，但角膜、结膜并不会干燥。

泪道包括泪点、泪小管（和泪总管）、泪囊及鼻泪管四个部分（图65-154）。

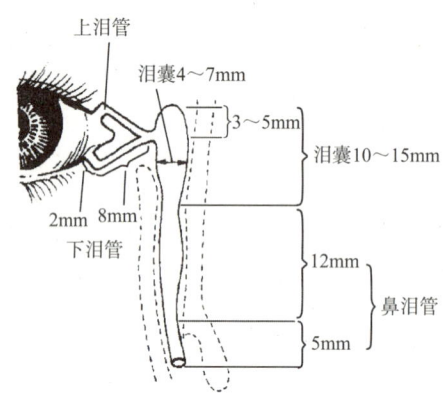

图 65-154　泪道示意图

1. 泪点　为泪道起始部，位于近内眦的上、下睑缘后唇部的泪乳头上；为圆形或略呈椭圆形的小孔状结构；上、下各一，分别称为上泪点和下泪点。上泪点距内眦角约6mm，开口向下向后；下泪点距内眦角约6.5mm，开口向上向后。闭眼时两者不直接接触。在生理状态下，泪小点与球结膜紧密接触，以利泪液吸取。如泪小点因炎症、瘢痕挛缩等原因闭锁或外翻，必定会导致经常流泪，临床上称为溢泪症。

2. 泪小管　长约10mm，上、下各一，从泪点开始先垂直走行1.5~2.0mm，再水平走行。在垂直和水平两者交接处，泪管略膨大，称为壶腹部。泪小管深部为眼轮匝肌，肌纤维的排列方向与小管平行，故收缩时有使壶腹变窄和泪小管变短的作用，有助于泪液自上部吸入并排出于下部，若壶腹部狭窄或闭锁，也可导致流泪。上、下泪管汇成长约1mm泪总管，开口于泪囊外侧面偏后处，但也有上、下泪小管各自分别开口于泪囊者。

3. 泪囊　是鼻泪管上端的膨大部分，位于眶内壁泪囊窝内。泪囊窝前界为前泪嵴，后界为后泪嵴，亦为内眦韧带前支和后支的附着点，因此泪囊后部的筋膜与内眦韧带是融合的。泪囊长

12~15mm，宽6~7mm。位于内眦韧带之上3~5mm，此部分称泪囊底部，它的下面部分称为体部。泪囊在通往鼻泪管处变窄，有时直径可小到1mm，是泪道阻塞的好发部位。

4. 鼻泪管　位于上颌骨骨性鼻泪管内，上接泪囊，下端开口于下鼻道；全长约17mm；其中12mm位于骨性鼻泪管内。下端5mm在鼻道内称膜性鼻泪管，开口于距离前鼻孔30~40mm处，因此骨质病变或黏膜病变都能导致泪液不通畅或受阻。

二、泪道损伤和畸形

内眦部外伤（含骨折）及眼睑组织撕裂伤、炎症、瘢痕挛缩等都会累及泪道，导致泪道阻塞、炎症和畸形。

（一）下泪点外翻

下泪点外翻因泪点不能与球结膜接触，故溢泪。

1. 轻度老年性和麻痹性睑外翻性下泪点外翻　局部无明显瘢痕挛缩，其矫治方法介绍如下。

（1）梭形睑板-睑结膜切除法：在内眦睑缘做一牵引线，翻转下睑，垫以护板，距下泪点3~4mm处做一梭形睑结膜睑板切除，切口长7~8mm，切除最宽处对着下泪点（图65-155）。

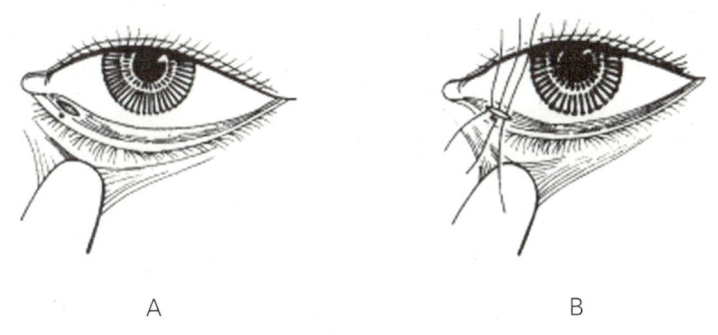

图65-155　梭形睑板-睑结膜切除法矫正下泪点外翻
A. 下泪点3~4mm，梭形睑板-睑结膜切除　B. 切口缝合

（2）电灼法：在距睑缘3mm处做两排穿刺电凝，电凝针深及睑板，使组织形成瘢痕，瘢痕收缩，下泪点可贴近球结膜。

2. 下睑瘢痕挛缩性下泪点外翻　常由睑袋手术松弛皮肤估计错误，切除量过多导致。下睑内眦部外翻观察半年以上无自行恢复趋势者，必要时可行鼻根部旋转皮瓣法矫正。距内眦睑缘4mm处切开皮肤，分离眼轮匝肌和松解瘢痕，使下泪点复位。在鼻根部设计一皮瓣，将皮瓣分离后旋转覆盖创面，皮瓣边缘与创缘缝合，供区创面拉拢缝合（图65-156）。

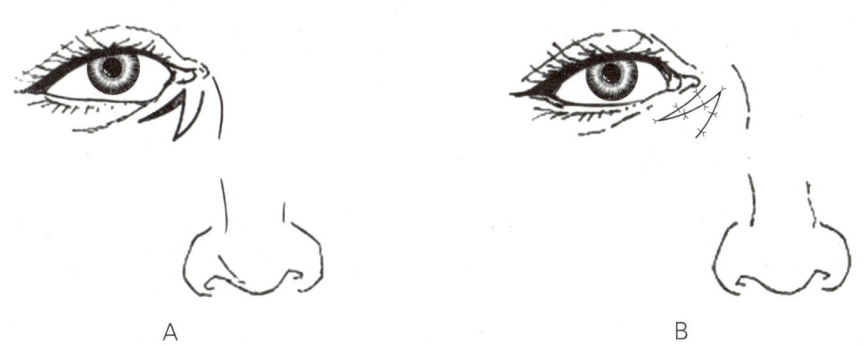

图65-156　鼻根部旋转皮瓣矫正下泪点外翻
A. 切口设计　B. 皮瓣旋转

（二）泪小管损伤

泪道损伤多见于内眦部挫伤、切割伤及眼睑组织撕裂伤，常伴有内眦韧带断离及鼻骨或泪骨骨折，造成泪小管断离或骨性泪道阻塞。

如受伤当时发现泪小管断离，而无缺损，应立即进行对合复位，效果是理想的。如有骨折，泪道移位或有鼻泪管阻塞，则不必再做泪小管修复。

1. 单纯泪小管断离修复术　自泪点插入泪道探针，在创口中穿出，可找到泪小管断端的近侧端。远侧端如寻找有困难，可将经煮沸消毒的冷牛奶注入泪囊（如上泪小管未断离，可注入上泪小管），见牛奶自断端溢出，由此可找到泪小管的远侧端；或在断离处滴满生理盐水，从上泪小管注入空气，从气泡溢出处找寻远侧端。如断离处接近泪总管，则需在内眦部另做弧形切口，暴露泪囊，切开前壁，在泪囊腔内寻找泪总管或泪小管的开口。一切操作步骤都在显微镜下进行，断离的泪小管近中、远中断端都找到后按显微外科操作技术进行缝合，探针保留10～15天及以上。泪小管修复完成，继而将内眦韧带复位缝合固定，眼睑组织对合缝合。探针取出后每天进行泪道冲洗，应坚持1个月。此法保持泪道通畅的效果不稳定。

2. 泪小管穿线插管术　此法不论是在创伤早期病例，还是伤口已愈合的晚期病例，都适用。

先沿内眦部原创伤瘢痕切开皮肤，暴露内眦韧带并切断之。从下泪点插入泪道探针找到泪小管断端的近侧端，分离周围组织，暴露泪囊，纵行切开泪囊前壁，在泪囊中找到泪小管进入泪囊的入口，由此插入探针找到泪小管的远侧端。用前端打孔的泪道探针穿以5-0丝线从泪囊内壁插入鼻泪管，从下鼻道中将探针前端的丝线环用拉线小钩钩出鼻孔外，将制好的带有细丝的聚氯乙烯管丝线端穿入鼻孔外的丝线环内，从泪囊抽出探针，塑料管的细端经鼻泪管进入泪囊。再从泪小管的远侧端插入探针进入泪囊，将塑料管细端引出，后将此细端自近侧端泪小点引出，用8-0尼龙线将泪小管近中、远中断端缝合，一般缝三针即可。缝合应在管腔外层，不要穿透管壁，防止丝线露于泪小管内。最后将手术开始时切断的内眦韧带复位，并缝合皮肤切口（图65-157）。

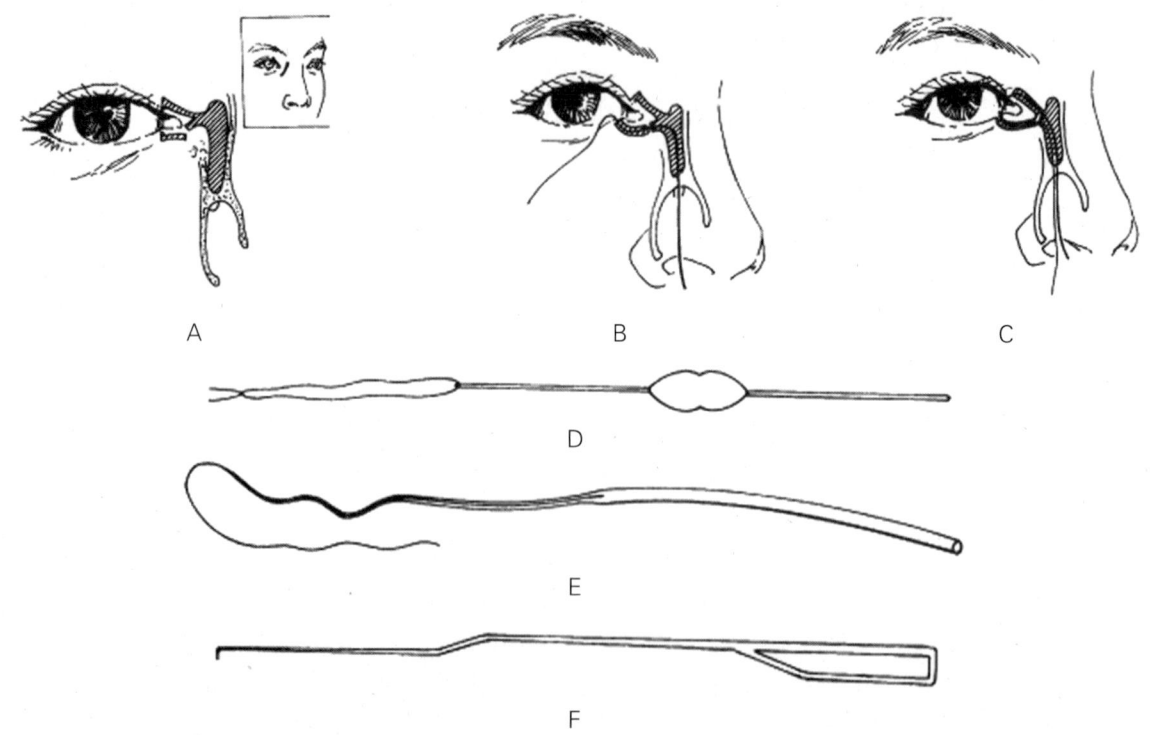

图65-157　泪小管穿线插管术

A. 泪小管断裂和切口　B. 下泪小管断裂穿线插管　C. 上下泪小管断裂穿线插管　D. 泪小管断裂，穿线插管手术所需的器械及材料　D. 带有丝线环的泪道探针　E. 带有细丝线的聚氯乙烯管　F. 拉线用小钩

术毕将塑料管的粗端尽量向上推，使管的粗端达到泪小管，将露出鼻孔外的塑料管剪除，由泪小点引出的细丝扭成团，用胶布固定于颧颊部。3周拔出塑料管，每1～2周冲洗1次，如冲洗通顺又无溢泪则属成功。如上、下泪小管都有断裂：则应将自下泪点引出的细丝再从上泪点穿进上泪小管和泪囊，经鼻泪管从鼻孔中穿出，将塑料管粗、细两端在鼻孔内拉紧并固定。塑料管3个月后拔除，行泪道冲洗。如壶腹部水平段泪小管断离，在显微镜下找到泪小管远侧端，用最细的硬膜外麻醉导管，取其前端圆钝光滑、侧面还有小孔的一段，将导管往扩大的下泪点插入，从近侧断端引出，从远侧端断口插入，至泪囊壁为止，断端用9-0尼龙线缝合。创口分睑结膜、眼轮匝肌、皮肤分层缝合。下泪点处留长约1cm的导管，用3-0尼龙线穿过导管壁及睑缘皮肤以固定导管，由导管前端的开口进行冲洗，导管滞留2周。

通常泪小管外伤缺失在2mm以下，经分离，一般可以拉拢缝合。如缺失在2mm以上，必须通过替代物移植，如用球结膜，但效果不理想。

（三）泪囊鼻腔通道阻塞

泪囊鼻腔吻合术适用于泪点和泪小管正常的慢性泪囊炎、泪囊与鼻泪管交界处或鼻泪管阻塞、泪囊有狭窄或瘢痕性阻塞、泪囊较大而囊膜未破坏者，但手术前必须消除泪囊炎症。

此手术是在泪囊窝内开一个新骨窗，将中鼻道黏膜与泪囊内壁吻合，造成一个新的泪囊鼻腔通道，使泪液直接流入中鼻道。其优点是仍能保持泪道功能，既可根治泪囊炎，又可解除患者流泪的痛苦，是一个效果较理想的手术。

手术操作：距内眦5mm处，与前泪嵴平行方向稍偏向鼻侧皮肤做2cm长的切口，从切口中央分离皮下组织，分开肌层组织，暴露内眦韧带，泪囊即位于其下的泪筋膜内，分离时注意不要过于偏向鼻侧，以避免损伤内眦动、静脉。用泪囊开创器将皮下组织和肌肉分开以扩大创口，找到前泪嵴，在靠近前泪嵴附着部一侧剪断内眦韧带。沿前泪嵴偏鼻侧的骨面，用刀片垂直切开骨膜，向后分离暴露泪囊窝内侧骨壁。向后分离至后泪嵴，向下至鼻泪管入口的眶内下缘。将泪囊连同分离下来的骨膜都向创口颞侧牵拉，暴露前泪嵴，于泪囊窝的前下侧壁用圆钻钻一直径8mm的骨孔，用咬骨钳扩大骨孔约成15mm×10mm大小的椭圆形骨窗。骨孔要偏向前下方，过分向后易进入前组筛窦。取一小骨膜剥离器将鼻黏膜和骨壁分开。用尖刀片在略靠近骨窗的前缘垂直切开鼻黏膜，切口长度与骨窗上下缘间距相等。再在垂直切口上下两端各做一相互平等的切口，切开后的鼻黏膜右鼻为"]"形，左鼻为"["形，即鼻黏膜的后唇大于前唇，然后将镊子伸入鼻黏膜切口，将填塞中鼻道的油纱条向上牵拉，堵塞切口，压迫鼻黏膜止血。在泪囊内壁连同骨膜做相应切开，即切开后的右泪囊黏膜成"]"形，左侧黏膜成"["，其长度也与鼻黏膜切口长度相等。在切开泪囊内壁前，可用1号探针自下泪点伸入泪囊，将泪囊内壁顶起，以便确定泪囊内壁的切口位置。用抗生素液冲洗泪囊窝，并滴0.1%肾上腺素止血。将鼻黏膜瓣后唇与泪囊切口后唇用4-0丝线做边缘对边缘的间断缝合三针，缝合要求创缘对合良好，平整密接，不可有张力（图65-158）。

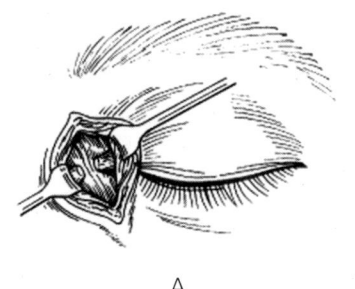
A

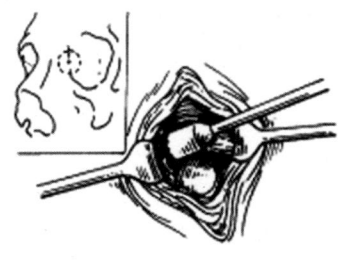
B

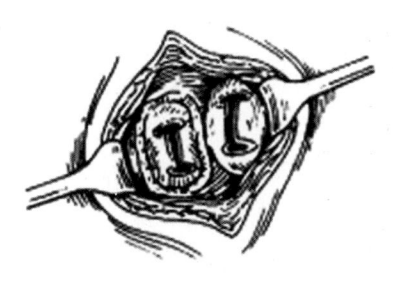
C

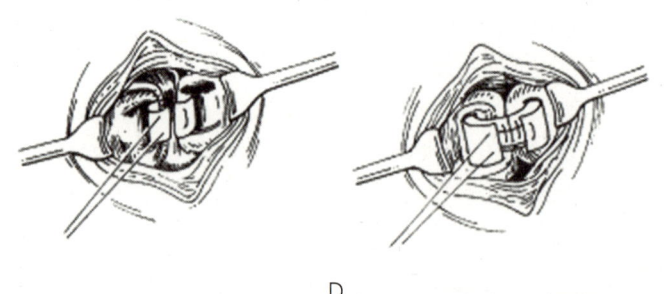
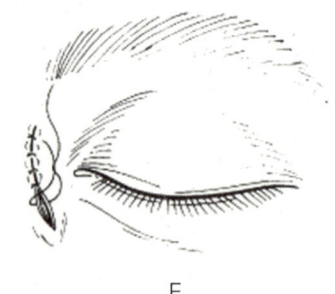

图 65-158 泪囊鼻腔吻合术

A. 内眦切开，切断内眦韧带，暴露前泪嵴 B. 于泪囊窝的前下侧壁切开一骨窗 C. 分别于鼻黏膜及泪囊上做"工"形切开 D. 鼻黏膜后唇与泪囊切口后唇褥式缝合，形成新通道 E. 重新缝合内眦韧带，皮肤切口缝合

术毕将填塞于中鼻道的纱布上端向上牵出骨窗外，取事先准备好的橡皮条缝于纱布上，将纱布条抽出鼻腔外，同时带出纱布条上端的橡皮条。橡皮条的上端做一针褥式缝线，缝线穿过泪囊顶部，经皮下从眉弓内侧皮肤面穿出，结扎于一小棉垫上。此橡皮条起引流作用，并保证术后数天骨窗不阻塞。然后将缝线自泪囊切口前唇穿入，再穿过鼻黏膜瓣前唇和骨窗前缘的骨膜。然后结扎之。如果鼻黏膜瓣前唇很小或已破碎，则将泪囊切口前唇与骨窗前缘的骨膜缝合固定亦可。结扎后内眦韧带的颞侧断端可自然移向鼻侧，不必另行缝合。最后间断缝合眼轮匝肌和皮肤切口，外敷料加压包扎。术后5天拆线和去除引流，隔天做冲洗，如果冲洗通畅，则手术属成功。

（四）全泪道狭窄或阻塞

1. 泪道插管术 在上、下泪小管因炎症、灼伤而阻塞或泪总管阻塞，泪囊已狭窄或已摘除的情况下，只有通过泪道插管，才可解决溢泪。

人工泪管材料有中性玻璃、硅胶、黄金和不锈钢。管径2mm，长度10～16mm，管子可直或略有弯曲，上端略膨大，以防止向深部滑动。

内眦部做弧形切口，切开皮肤、皮下组织，分离眼轮匝肌，暴露前泪嵴和内眦韧带，切开前泪嵴骨膜，将泪囊与骨壁分开，和上述方法一样钻凿骨孔，在骨孔中央工形切开鼻黏膜。在泪囊内侧壁相应位置也做工形切开，泪囊切口之后唇与鼻黏膜切口后唇缝合2～3针。切除鼻侧泪阜，从泪阜切除处偏下方向的鼻侧用刀片刺入，经泪囊切开处进入骨孔，将一粗注射针插入人工泪管管腔中，在注射针引导下将人工泪管插入鼻腔。理想的人工泪管长度上端应位于泪阜处，下端应从骨孔进入鼻腔而未触及鼻中隔。最后将鼻黏膜与泪囊黏膜前唇用5-0丝线缝合2～3针。人工泪管上端入口的结膜用5-0丝线扎紧，切口处眼轮匝肌、皮肤分层缝合，术毕用盐水冲洗，如水进入鼻腔，说明管道通畅。

如泪囊已摘除，骨孔钻好后，将骨孔处鼻黏膜切除，从泪阜直接插入人工泪管，经骨孔进鼻腔。

2. 泪道激光成形插管术 这是目前认为行之有效的治疗方法，适用于各种泪道阻塞，如泪小管阻塞、泪总管阻塞、鼻泪管阻塞、泪囊鼻腔吻合术后吻合口阻塞等。

此法疗效高，操作简单，术后并发症少，不留皮肤瘢痕，可重复治疗，治疗符合正常生理解剖，不影响泪泵的导泪功能，只是操作要求准确、轻巧，对激光功率和击发时间均需严格控制。鼻腔狭窄者操作有困难。

手术器械需用Nd:YAG激光治疗机。

手术操作：常规行泪小点和鼻腔黏膜麻醉。用9号冲洗针头插入泪小管上方阻塞部，将光导纤维穿入针芯。用左手将眼睑向反方向绷紧，消除泪小管生理弯曲，右手持光导纤维针头（简称光针）对准泪囊，紧贴阻塞部用脉冲式激光10～12W击发1或2次，即可击通，光针有突破、落空感，推进光针可触及泪囊内侧壁，退出光导纤维，冲洗泪道，鼻腔有液体流出则证明泪道畅通。将冲洗针按泪道探通方式插入鼻泪管，在针芯穿入导管钢丝，从鼻腔引出，再以钢丝引导胶管插入泪道，冲洗泪道通畅后用胶管固定于面颊部。

术后用抗生素和激素类眼药水滴眼、麻黄素呋喃西林合剂滴鼻，定期用庆大霉素和地塞米松或α糜蛋白酶稀释液冲洗泪道，术后1~3个月从鼻腔拔管，继续上述治疗1~2周。

（赵平萍）

第十五节　眼睛的美学

眼睛的美学标准多呈现的是眼睛的静态美标准。人体美学标准同样也是眼睛的美学标准，如比例标准、对称标准、形态标准等。眼球和睑裂的比例、内外眦角的形态、睑裂的长度和高度、上睑缘与眉毛间的距离、眉毛的形态和位置、睫毛的排列和疏密，以及眼睛与面部其他器官间比例的协调与否等是眼睛形态美的基本标准。但毋庸置疑，眼睛不仅是视觉器官，眼睛还是心灵的窗户，是重要的表情器官，人的喜怒哀乐都能通过眼睛的微妙形态变化流露表达。眼睛是面容美和魅力的主体表达器官，因此眼睛的神态美标准和眼睛的形态美标准一样，在眼睛整体结构的美学标准中占有同等重要的地位，美的眼睛要形态和神态双达标。

一　对称性标准

用直线把画面空间分为相等的两部分，它们之间不但质量相同，而且距离相等，具有对称性。眼睛是一双的，两侧眼睛的睑裂、角膜显露纵径范围、重睑形态的对称性是眼睛美的基本标准。

二　比例协调标准

五眼标准："三停五眼"为最古典的面部美学标准，东、西方均有类似标准。是指在眼睛水平线上，左右耳孔垂线间，面部宽度应为五眼宽度的总和（图65-159）。睑裂宽度应等于鼻端宽度，并应等于外眦至耳孔垂线的宽度。面部各部分相互间比例接近这一标准，就会有美感，反之就会有缺陷感。该标准是一个参考值，许多古代、近代学者的研究证明这一标准具有很多误差，而且依种族的不同，美学标准亦有差异。重睑术可增加睑裂宽度，最适于睑裂宽度小于面宽的1/5者。

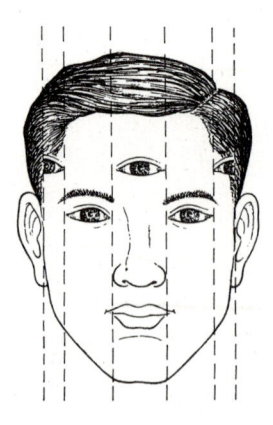

图 65-159 "五眼"标准

黄金比例标准：黄金比例被认为是自然界中最协调的比例，该比例与功能的完美具有密切关系。美国的生物学家统计指出，美的睑裂宽度与口角间宽度之比为 0.618，外眦至眉梢的距离与外眦至颧弓下缘距离之比为 0.618，睑裂本身的长宽比例亦为 0.618。据国内学者研究统计，重睑者睑裂长宽比例大都较单睑更接近 0.618（图 65-160）。

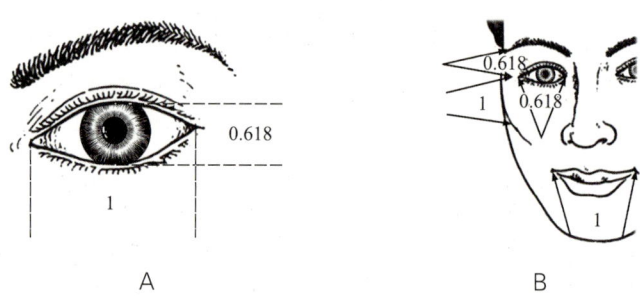

图 65-160 黄金比例标准
A. 睑裂高度：睑裂高度＝1∶0.618　B. 外眦水平至颧弓下缘距离：外眦水平至眉梢＝1∶0.618　唇宽：睑裂宽＝1∶0.618

三、神态美标准

国内外的美学研究者认为重睑较单睑更有神韵之美。其统计指出，单睑者显露的角膜圈为其纵径的 72%，而重睑者可达 81%，眼睛释放"电波"能效大。重睑者睑裂大而深邃，开闭灵活，灵动性好于单睑。在安静状态下，由于半闭双眼的重睑睫毛上卷少被掩盖，而使睑下缘充满深邃蒙眬感。重睑线的分割，使上睑厚薄、高低错落有致，更富层次感，从而产生难以言喻的神态美。重睑术可以改变上睑厚度与重量，改变上睑提肌腱膜对上睑的拉力方向，更接近或达到上述美学标准。

四、蒙古人种成人眼部美学参考数据

睑裂长 27～30mm，平视高度在 8～10mm，尽力睁眼时可达 12～14mm。较为理想的眼的长度为 30～34mm，高度为 10～12.5mm。

两眼外眦间距为 90～100mm。

两眼外眦与颜面侧缘发际间距离为 25～30mm。

角膜横径一般为 11mm。正常眼睛的角膜部分被上眼睑覆盖，角膜露出率在 75%～80%。如小于此比例，即为上睑下垂。超过此比例，则呈惊讶状。

巩膜内眦部横径和巩膜外眦部横径，理想值为15～20mm。如在10mm以下，则呈假性内斜视；如在20mm以上，会有假性外斜视感。

内眦圆钝，外眦呈锐角。

内、外眦角连线和水平线的夹角，东方蒙古人种以10°左右居多，西方欧罗巴人种以5°～8°者较多见；如接近15°，外眦向外上倾斜。

上睑皱襞的位置标准高度为5.5mm（赵平萍，1999）。

五 东、西方不同人种眼型的形态特点

由于种族不同，东方蒙古人种和西方欧罗巴人种在眼睑解剖学、形态学上有其各自的特点。熟悉这些差别，可以在施行欧式重睑时参考。

（一）蒙古人种眼睑解剖学特点

1. 据国人睑板宽度普查统计，77%的女性睑板宽度在6～8mm，60%的男性睑板宽度在7～8mm。睑裂长27～30mm。上睑提肌腱膜附着于睑板上缘和睑板前方，缺少肌纤维伸展到睑板前方的眼睑皮肤中。

2. 上睑脂肪丰富，存在于四个部位：①上睑皮下脂肪。②眶上脂肪位于眼眶隔膜内。眼眶隔膜是联结睑板与眶缘间的一薄层结缔组织，由于眶隔松弛，丰富的脂肪突出，甚至悬垂到睑板上前方。③眼轮匝肌下的外侧脂肪垫，也被称为退化的肌脂肪，蒙古人种这块脂肪较丰满。它位于眼轮匝肌下，覆盖在眶外侧缘上，向外伸展向着眉弓的末端，在眼睑的眶外缘形成檐盖状膨隆。④睑板前脂肪，介于眶板和退化的肌脂肪之间，蒙古人种也较丰富（赵平萍，1999）。

3. 根据新加坡邱氏统计，约50%的蒙古人种在内眦部有一条垂直向的并部分掩盖泪阜的皮肤皱褶或皮蹼，称为内眦赘皮（图65-161）。

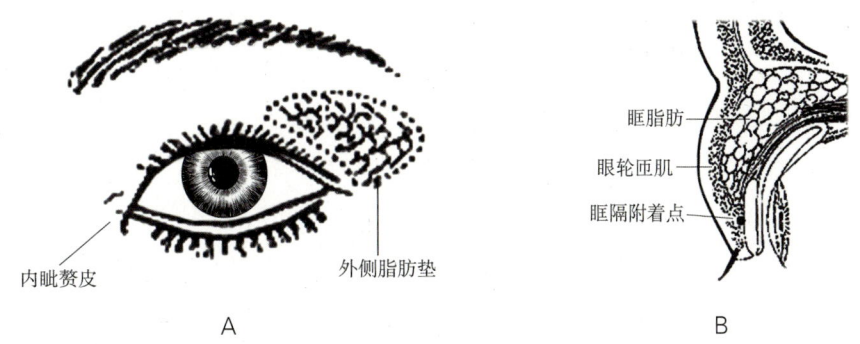

图65-161　蒙古人种上睑富含脂肪组织
A. 眼部内眦赘皮，外侧眶脂肪垫　B. 眶脂肪丰富膨隆。眼轮匝肌肥厚，不能分出睑部和眶部。眶隔附着点低，可达睑板前中部

4. 内、外眦角连线和水平线间的夹角大于欧罗巴人种。大于15°者，睑裂走向略向外上方倾斜。

5. 眉弓低平，鼻梁低塌。

6. 上睑缘和眉弓之间的距离，蒙古人种大于欧罗巴人种，约为20mm。

（二）欧罗巴人种眼睑解剖学特点

1. 睑板宽10～12mm，睑裂长30～34mm。

2. 上睑提肌有大股垂直和放射形纤细的肌纤维组织附着于睑板上缘、睑板前方，并穿过眼轮

匝肌，附着于睑板前方的皮肤中（图65-162）。

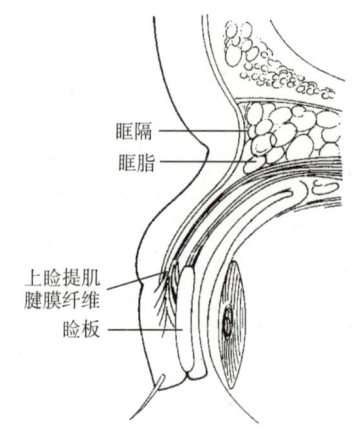

图 65-162　欧罗巴人种上睑提肌附着部位

3. 眶隔紧密，眶隔内脂肪少。
4. 内眦部缺少垂直方向上的皮蹼。
5. 内、外眦角连线与水平线间夹角为5°～8°。
6. 眉弓隆突，鼻梁高耸。

（三）蒙古人种的眼形和眼睑外形

1. 根据邱氏统计，约50%的东方人缺少上睑皱襞。
2. 上睑肥厚臃肿，富有脂肪组织。
3. 上睑皮肤悬垂于眼睑边缘的前方，遮盖睑缘0.5～1mm。
4. 睑裂短小，有明显的内眦赘皮，由于赘皮遮盖了泪阜，睑裂显得短小。
5. 两眼内眦间距离较远。
6. 平视时睫毛平直向下。
7. 睑缘与眉弓间距离较远。
8. 重睑形态大致为四种：①平行形。重睑皱襞弧线与睑裂平行。②新月形。重睑皱襞在内眦、外眦处较中间部窄。③开扇形。重睑皱襞内窄外宽。④隐形。重睑窄，睁眼时重睑"藏"于上睑皮肤中，被膨出的上睑掩盖。

（四）欧罗巴人种的眼形和眼睑外形

1. 都有明显的、宽而深的上睑皱襞。
2. 睑裂大，眼睑薄，上眶区凹陷。
3. 睑板前皮肤紧致，平视时睫毛上翘。
4. 内眦间距离近。
5. 睑缘与眉弓间距离近。
6. 没有内眦赘皮（图65-163）。

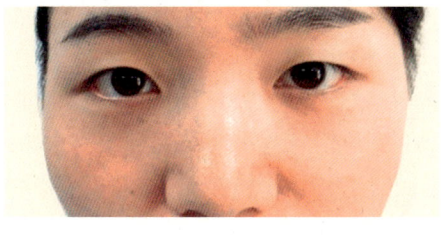 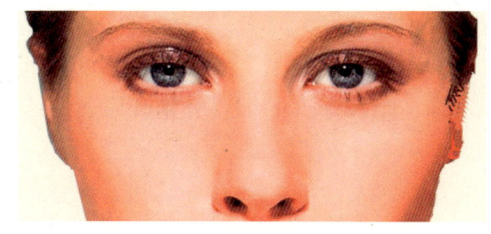

A　　　　　　　　　　　　　　　　B

图 65-163　蒙古人种和欧罗巴人种的典型眼形
A. 蒙古人种　B. 欧罗巴人种

重睑的审美：有无重睑皱襞，并非评价眼睛美不美的唯一标准。中国古代女性的塑像、中国的佛像、中国敦煌壁画的"飞天"、中国古代四大美女的画像，都是典型的东方型眼睛。因为当时的历史条件要求女性"忍从"，喜怒哀乐不得溢于言表，"垂眼"才是女性形象的象征，所以单睑细目被称为美。随着时代的进步，女性的地位提高了，因此审美的能力、审美的品位和审美的判断力也随着时间、地点、条件、职业和社会地位的改变发生了变化。现代东方女性追求高加索型的眼型，希望有较薄和宽的上睑皱襞，消除内眦赘皮和上睑臃肿的脂肪，令睑裂增大、睫毛上翘、眼睛富有立体感，希望眼睛灵动有神，也给整形医师提出了更高的要求。

（刘晓燕）

第十六节　重睑成形术

重睑成形手术（double eyelid blepharoplasty）是指通过特定的手术操作，将没有重睑皱褶的上睑制作出重睑皱褶。手术改变了眼睑组织结构关系，对眼睑外形重新塑造，以增强眼睛的美丽程度。在美容外科快速发展的近三十年，我国重睑成形手术的例数一直居于美容外科手术的首位，占门诊手术总数的50%以上。重睑成形手术的方法在临床实践中趋于稳定和成熟，且越来越微创化。东西方眼睑的比较解剖学研究、重睑皱襞形成机制研究以及重睑美学研究也在争议中不断发展，这一切都持续提高了重睑成形手术的科学性和学术性。然而，重睑成形术依然如前版书中本章节的作者赵平萍教授所说：眼睑的形态是千人千样，千差万别，但万变不离其宗，塑造也好，改变也好，都不可能脱离求美者眼睑本身固有条件的限制；不能破坏眼睛和面部各器官间的和谐统一；不能忽视求美者的年龄、职业、家庭和教育背景，不能超越现今时代的审美文化。

一　重睑形成的机制

重睑的形成与上睑提肌的附着有密切关系。上睑提肌有提上睑作用，受动眼神经支配。它起源于视神经孔附近、眶尖肌肉总腱环的上方，在上直肌的上方，沿眶上壁向前走行。在眼球赤道前几毫米处，上睑提肌从水平转为垂直向下，肌腹消失，成为呈扇形展开的上睑提肌腱膜，腱膜在到达上睑板上缘时，与眶隔纤维互相融合。

上睑提肌腱膜有四个附着点：①在欧罗巴人种中有大股垂直、放射形纤细的纤维穿过眼轮匝肌，附着于睑板前方的皮肤中（图65-164A、B）。蒙古人种却缺乏这样的纤维附着（图65-164C、D）。②腱膜大部分纤维附着于整个睑板上缘，并伸展到睑板前面中1/3和下1/3交界处。③上睑提肌的肌鞘附着在上穹隆的结膜上。④上睑提肌紧贴眶上壁的中央和侧角，与眶缘一致。前两点与重睑的形成有密切关系。由于上睑提肌收缩，睑板上提，睑板前方的皮肤随之上提，与此同时，附着在睑板前方的腱膜纤维和附着在上穹隆的上睑提肌肌鞘协同作用，使疏松的上穹隆也被提起，睑板前方的皮肤被提上并嵌入形成一条凹沟，即重睑皱襞，俗称"双眼皮"。上睑提肌腱膜纤维在睑板前皮肤的附着点不同，形成的重睑形态即不同，可呈现平行形、新月形、开扇形等各种不同形态的重睑。在我国人群中，自然形成的重睑形态以开扇形为多。

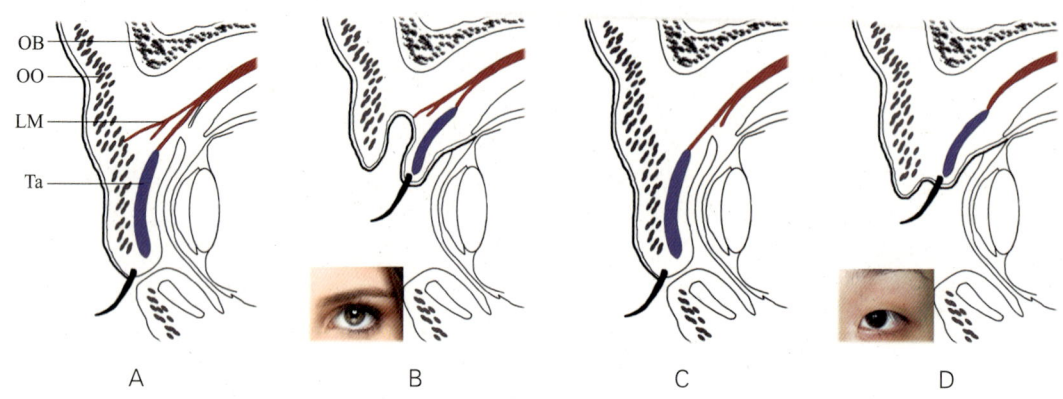

图 65-164 欧罗巴人种和蒙古人种的上睑差异

A. 欧罗巴人种典型的上睑组织构成，OB 为眶骨；OO 为眼轮匝肌；LM 为上睑提肌；Ta 为睑板。可见有上睑提肌的纤维，穿过眼轮匝肌附着于上睑的皮肤上　B. 欧罗巴人种在睁眼时，上睑提肌牵拉上睑皮肤向上，和睑板前皮肤之间形成皱襞，出现重睑形态　C. 无重睑线的蒙古人种上睑组织构成，上睑提肌没有附着在上睑皮肤上　D. 蒙古人种在睁眼时，上睑提肌仅仅提拉睑板向上运动，而睑板前的皮肤依然下挂，并遮挡在睑缘前方，没有皱襞显示，故呈现单睑形态

大多数学者认可的重睑形成机制是上睑提肌腱膜止于睑板前皮肤，关于这一学说已经有数个研究包括扫描电镜的证实。其他形成重睑的机制还有以下几种推论：

1. 上睑皮肤分眶部和睑板前部，如果前者质地厚和硬，后者薄和软，这种厚薄、硬软不同的情况，使上睑皮肤在睁眼时形成一条皱襞。

2. 眼轮匝肌分眶部和睑板前部，如果前者厚，后者薄，这种厚薄间的差异，在交界处可出现皱襞。

3. 眶隔脂肪的下界如果在睑板上缘，则睑板上缘之上的眼睑丰满突起，而其下方平坦，在突起和平坦两者之间也可形成皱襞。

蒙古人种的眼睑形态与皮肤质地、肌肉厚薄、脂肪多少等多种因素有关，大量临床观察还提示，无论切开法重睑术还是埋线法重睑术，手术成功与否的第一关键还是皮肤和上睑提肌腱膜之间能否形成紧密的连接，其次是所形成的重睑线的上、下唇组织间的厚度差异。

近年来睑板肌（Müller's 肌）对于重睑形态的作用也越来越引起重视，在上睑下垂的病例中，经结膜入路常可见到睑板上方发达的 Müller's 肌肌腹，将其缩短后上睑可显著提升。在脂肪厚重的病例，辅助以 Müller's 肌短缩术，可提高睑裂开大的程度。

二　重睑成形术的适应证和禁忌证

（一）适应证

适应证包括：①单睑求美者；②多重褶皱的重睑求美者；③重睑线不够宽的求美者；④重睑线左右不对称的求美者；⑤轻度上睑内翻倒睫者。

（二）禁忌证

禁忌证包括：①精神不正常或有心理障碍者；②有出血倾向的疾病和高血压病，以及心、肺、肝、肾等重要器官的活动性和进行性疾病的患者，尚未控制的糖尿病和患传染性疾病者；③先天性弱视，内眼或外眼及眼周有急慢性感染疾病尚未被控制或治愈者；④面瘫睑裂闭合不全者；⑤各种原因引起的眼球突出或眼睑退缩者；⑥家属坚决反对者；⑦上睑下垂者；⑧青光眼眼压增高者；⑨对手术效果有不切合实际的要求者。

（三）适宜年龄

重睑成形术施行的年龄理论上讲在18岁之后比较安全，近年来青少年要求实施重睑术的人数在增加，手术年龄有低龄化的趋势，但不宜早于12～14岁，因为上睑的形状在幼年及青少年时期变化较大。关于是否可以对儿童实施重睑术，目前还有争议。由于上睑臃肿（肿泡眼）的儿童成年后转变成重睑的可能性很小，如果本人和家长要求手术的意愿强烈，可以考虑施行。笔者曾为62例年龄5～11岁的儿童实施切开法重睑术，其中18例随访长达30年，最短随访6年，重睑皱襞稳定，无变浅或消失，无重睑宽度不对称和睑裂变形等情况。

（四）求美者的筛选

手术医师必须和求美者深入交谈，尤其是在初诊时，应该有足够的交谈时间，以充分了解求美者的个人情况（年龄、文化水平、职业、性格、心理状态）、家庭情况（婚姻情况、家属支持与否）、工作情况（职场同事的看法）等，明确求美者真正的手术目的和期望值。对于手术动机不正确的求美者（比如希望借手术来挽回家庭幸福或工作机会者），要果断拒绝；对于家庭成员有激烈反对意见者也要慎重。对于期望值过高的求美者，需要通过图片和视频资料进行宣教，将期望值调整到正确的位置。要选择那些身心健康、动机正确、手术能够达到期望值的求美者进行手术。如果准备实施手术，则应仔细观察睑裂的大小及形状、眼睑是否臃肿、眼睑和眼周皮肤的质地及松弛情况、睑板的宽度、睑缘到眉弓的距离、眶外上缘和眉弓是否过突、泪腺有无脱垂以及有无内眦赘皮等。最容易遗漏的是检查有无上睑下垂，应提起遮盖上睑缘的皮肤仔细观察，以排除由于上睑皮肤遮盖造成的假性上睑下垂。

三、重睑成形术的术前准备

（一）术前准备

1. 术前1周内完成血常规检查，以及艾滋病、梅毒等传染性疾病的血液检查，必要时加肝肾功能检查。
2. 确认全身健康状况良好，如有高血压、糖尿病、出血倾向等全身性疾病，需相应专科医师确认同意后才能手术。
3. 眼睛及眼周无不良状况，如有结膜炎、严重沙眼、眼周软组织炎症等，须治愈后再手术。
4. 月经期、妊娠前期（1～3个月）或妊娠后期（6～9个月）暂缓手术。
5. 术前7～10天停服类固醇激素，术前3天停用阿司匹林等抗凝药物及活血药物。
6. 术前需要完成医学摄影，使用相机留下术前影像，用于术后检索及比较。
7. 需求美者本人或家属（18岁以下者）在手术知情同意书上签字。

（二）术前告知

1. 术后需要3~6个月的恢复期才能达到完全自然的状态。
2. 只能在原有的基础上形成重睑，术后的形状取决于原来的外形，无法任意改动。
3. 由于是手工操作，不可能达到两侧的绝对对称。
4. 切开法重睑成形术会留下手术痕迹，需要3~6个月之后慢慢淡化。
5. 内眦赘皮矫正术会在内眦部留有比较明显的近期瘢痕。
6. 重睑手术尤其是切开法，今后将难以恢复到术前的单睑状态。

四 重睑皱襞线的设计

重睑形态受种族形态差异、个体差异、美学标准、地域审美等因素的影响与限制，设计不能随心所欲。重睑的长度受到眶骨的限制，其宽度受睑裂宽度的制约，这些因素是医师难以改变的。因此，重睑形态的设计，除参考受术者意见外，施术者主要根据受术者的局部与整体的客观条件及各器官的比例来设计，并要向受术者作出必要的解释，双方取得一致意见。

（一）重睑宽度的设计

1. 根据睑板宽度设计　据国人睑板宽度普查统计，约77%的女性睑板宽度在6~8mm，约60%的男性睑板宽度在7~8mm，因此重睑线的宽度应设计在6~7mm之间。画线方法是让受术者微闭双眼，术者用手指将其上睑皮肤轻轻上提，能看见睑板的隐约轮廓者，可按其轮廓，在其上缘稍下方（1mm）画出重睑线（图65-165A、B）。如睑部较厚，不能看见睑板轮廓者，可翻转上睑由结膜侧测量睑板宽度，再根据受术者睑部形态确定重睑宽度。另一估算方法是令受术者睁眼略向上看，术者沿上睑皮肤遮盖睑缘的弧度形态，画数点以标记，然后嘱其闭眼，即可见到一与受术者眼部相适应的重睑弧线，然后各点相连成重睑标记线。用分规测量一侧重睑宽度，并以同等宽度标记另一上睑（图65-165C、D）。按笔者经验，该方法测得的重睑宽度和弧度形态最适合受术者自身的睑眶情况，舒适自然。注意后面这种方法在有小的隐双重睑存在时测量结果会略宽。

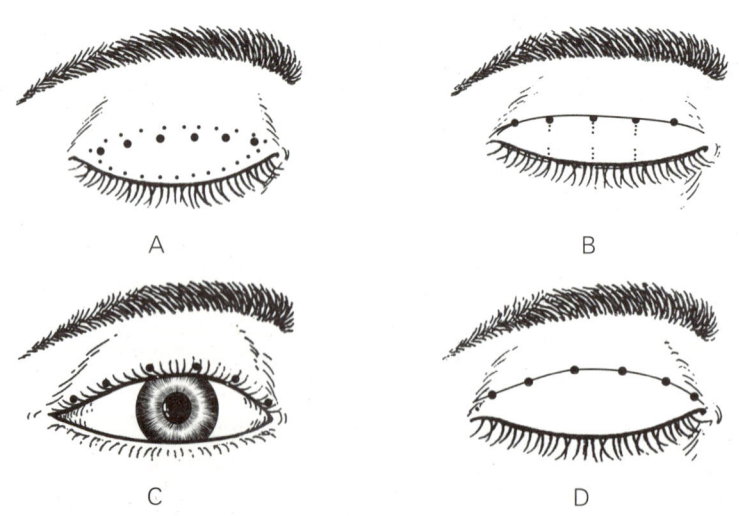

图65-165　睑板宽度估算法
A、B. 按睑板轮廓标记画线　C、D. 按上睑皮肤遮盖睑缘的弧度形态画线

2. 根据黄金比例设计　黄金分割法。方法为用纵轴（上睑高度）及横轴（上睑内外眦间距）分别乘以0.618得出黄金分割后的长、短臂，使横轴短臂于内眦侧，纵轴短臂于睑裂侧，两线分割点的重合点即为重睑线最佳高度，然后依睑部形态标画重睑线。此法测得最佳高度点接近重睑弧线的中、内1/3和此点垂线的中、下1/3焦点。过此点埋线一针即可获理想重睑（图65-166）。

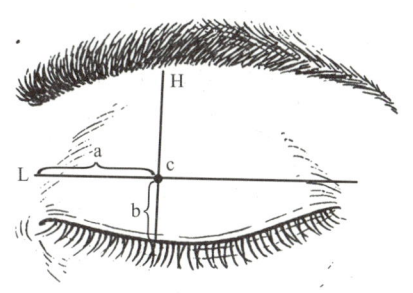

图65-166　黄金分割法制定重睑最高点
L为横轴；H为纵轴；C为两线分割重合点；a为横轴短臂（a=L−L×0.618）；b为纵轴短臂（b=H−H×0.618）

（二）重睑皱襞线的形态设计

重睑形态一般分平行形、新月形、开扇形三种类型。在切开法重睑成形术中，尽管绝大多数单睑受术者和术者喜爱开扇形，但此形只适用于眶窝宽、睑裂长且眼睑皮肤薄者。新月形适合眼睛略凹陷者。平行形适应证相对广泛，但国人还是喜欢重睑起始部隐藏于内眦上皱襞中的形态，即起始部如开扇性，尾部平行。对合并有轻度内眦赘皮又无意同时矫正者，应慎选平行形，且重睑线不宜过宽，否则会加重赘皮的紧张度，使假性内眦角增大（图65-167）。

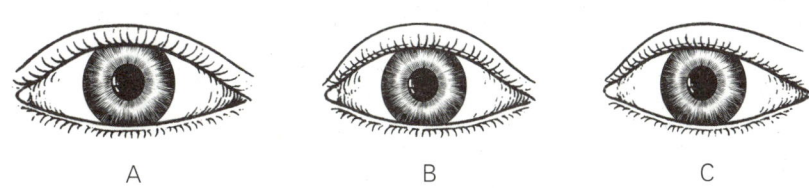

图65-167　重睑皱襞线设计的三种类型
A. 平行形，重睑皱襞弧线与睑裂平行　B. 新月形，重睑皱襞在内眦、外眦处较中间部窄　C. 开扇形，重睑线从内眦部向外逐渐增宽

（三）重睑形态的模拟

求美者持镜端坐于医师对面，医师用直径1mm、长6～8cm的圆头竹签或金属丝置于上眼睑睑板上缘处，轻轻加压，同时嘱其睁眼，可见上睑形成皱襞（重睑）。让求美者在镜子中观察模拟重睑手术后近似效果，调整重睑宽度，取得共识。据此，手术医师记录下求美者和术者共同喜爱的上睑皱襞的宽度。测试过程可留下影像记录。

（四）上睑皮肤松弛度预测

遇有20岁以上的重睑求美者，特别是25岁以上的求美者，常常需要切除部分上睑皮肤。皮肤切除的宽窄可采用镊子夹持法预计：使用短柄长头镊或无齿眼科镊，在睑板上方夹持和测试上睑皮肤松弛度，当眼睑轻轻完全闭合时，测定被夹持上睑松弛皮肤的宽度，令求美者睁眼闭眼，反复测试，以估计重睑手术需要切除上睑松弛皮肤的宽度，真正需切除上睑皮肤的宽度，应小于测试时皮肤多余的宽度，并用亚甲蓝在上睑做好手术设计的标记。

（五）伴随内眦赘皮者的手术设计

大部分东方人内眦赘皮遮盖了内眦泪阜，使睑裂外观细短，即使最完美的重睑成形术，也会因赘皮未处理好而逊色。所以轻度赘皮可以与重睑成形术一起行一期手术。如果是重度者，最好分期手术，先行赘皮矫正术，3~6个月后再行重睑成形术。因为同时进行，由于张力和肿胀，两个手术会相互干扰和互受影响。

矫正内眦赘皮的术式很多，应根据内眦赘皮的程度及类型来选择方法（参见本章第十二节"内、外眦韧带损伤与睑裂畸形"）。此处介绍一种改良的Z成形术，可应用于轻中度的内眦赘皮。沿内眦赘皮画一条线，然后将内眦皮肤向鼻侧牵拉，至赘皮消失，于第一条线的末端向泪点下5mm画第二条线，再于第一条线的内眦水平点向鼻侧画一水平线，其长度等于自内眦皱襞线到内眦皮肤向鼻侧牵拉至赘皮消失为止的距离。按标志将三条线切开，皮瓣钝性分离，基部要稍厚以确保蒂部血供。皮瓣分离后可见内眦韧带，用5-0丝线将内眦韧带折叠缝合，并固定于鼻泪嵴骨膜上，最后将皮瓣无张力地缝合，使O和O'两点重合（图65-168）。

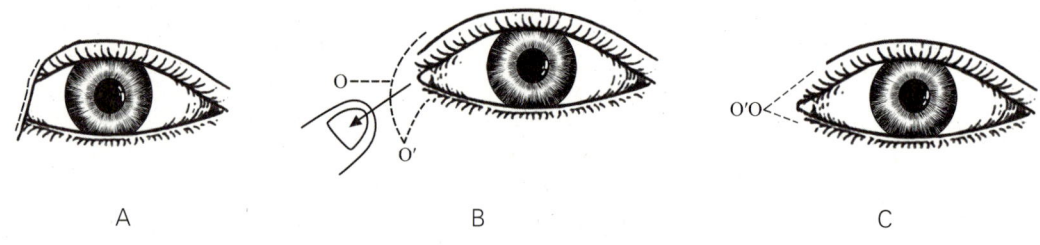

图 65-168 改良Z成形内眦赘皮矫正术
A. 沿内眦赘皮画第一条线 B. 内眦皮肤向鼻侧牵拉至赘皮消失，于第一条线末端向泪点下5mm画第二条线，于第一条线内眦水平向鼻侧画一水平线 C. 皮瓣无张力地缝合，OO'两点重合

（六）重睑成形术的设计和手术操作注意

重睑成形术的设计和手术操作注意包括：①手术前准确设计皮肤切口，并用记号笔或亚甲蓝标识；②根据上睑臃肿与否选择切除或保留睑板前眼轮匝肌；③对于臃肿上睑做重睑成形术时，常切除上睑外上方的筋膜外脂肪，或部分上睑眶隔脂肪；④重睑皱襞的中、内、外皮肤-睑板上筋膜固定点，缝合后宜让求美者取半卧位反复评估上睑皱襞弧度的形态，再做必要的修整。

五 重睑成形术的手术方法及选择

重睑成形术的手术方法有数十种，但从手术是否切开皮肤、是否将缝线留置在体内，可大致分为切开法、埋线法和缝线法三大类。

（一）切开法重睑成形术

切开法重睑术是主流的重睑手术方法，其大体步骤是：在重睑皱襞线上做切口，通过切口充分暴露皮下组织，直视下进行组织的分离、切除、缝合等操作，调节和改变上睑各层次的组织结构，而后将切口下缘的皮肤和上睑提肌连接起来，在睁眼时皮肤随着睑板上提，出现重睑。切开法由于暴露充分，可解决眼睑存在的许多复杂问题，如上睑皮肤松弛、睫毛内翻、上睑臃肿、眶脂下垂、眶隔松弛、泪腺脱垂、眶外上缘隆突等，适用于几乎所有的受术者，可形成稳定而持久的重睑；不足之处是会遗留手术切口痕迹，3~6个月内比较明显，随着时间逐渐消退。和埋线法相比，切开法的恢复时间稍长，对老年受术者，由于上睑淋巴回流迟缓，上睑肿胀的恢复时间可长达3~6个月。

切开法重睑术的目的是人工制造出眼睑皮肤和上睑提肌的连接，从而在睁眼时出现上睑皱襞。制作这一连接有两种方法：①皮肤-睑板固定法。去除切口下缘皮肤深面的眼轮匝肌及其他结缔组织，并将切口上下方皮肤缝合在睑板上缘或上睑提肌腱膜上，使皮肤和睑板形成稳固的粘连，从而形成重睑（图65-169A、B）。②肌肉-腱膜悬吊法。不去除切口下缘皮肤深面的眼轮匝肌，将这部分眼轮匝肌和上睑提肌腱膜缝合，由于眼轮匝肌和皮肤之间存在固有的连接，可以将上睑提肌的上提力传导到皮肤上，在睁眼时也可以形成重睑线（图65-169C）。前者是历史悠久的术式，目前仍然是主流，其特点是粘连可靠，可重复性强，易于学习和掌握。后者是前者的改良，其目的主要是减少术后瘢痕的明显度，消除切口两侧组织的高低不对称，肌肉动力学更接近生理过程。从连接程度上看，皮肤-睑板法的连接紧密，除了缝合作用以外，还有皮肤睑板之间的瘢痕性粘连，属于"硬固定"；而肌肉-腱膜法的连接是通过肌肉将上提力传导给皮肤，而且缝合点位于相对柔软的腱膜上，属于"软悬挂"，其悬挂的松紧、高低等可变性大，适合有一定临床经验的医师。

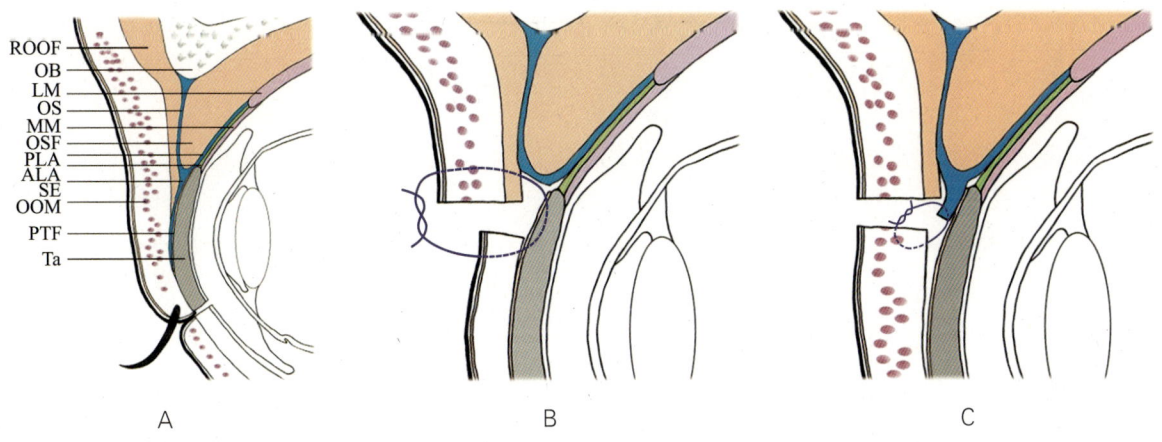

图65-169 切开法重睑术两类常用的固定方法

A. 上睑软组织的层次：ROOF为眼轮匝肌后脂肪（retro-orbicularis oculi fat）；OB为眶骨（orbital bone）；LM为上睑提肌（levator muscle）；OS为眶隔（orbital septum）；MM为Müller's肌；OSF为眶隔脂肪（orbital septum fat）；PLA为上睑提肌腱膜后层（posterior levator aponeurosis）；ALA为上睑提肌腱膜前层（anterior levator aponeurosis）；SE为眶隔延伸部（septal extension）；OOM为眼轮匝肌（orbicularis oculi muscle）；PTF为睑板前脂肪（pretarsal fat）；Ta为睑板（tarsus） B. 皮肤睑板固定法，切口下缘的皮肤和睑板之间的眼轮匝肌及结缔组织去除，将切口两侧的皮肤缝合在睑板上缘 C. 肌肉腱膜悬吊法，保留切口下缘的眼轮匝肌，将其悬挂在上睑提肌腱膜及眶隔延伸部

在切开法重睑成形术中，对于眼轮匝肌的处理有三种不同的方法：①完全保留。睑板前眼轮匝肌，此法在肌肉-腱膜悬吊法中广泛采用，肌肉条的保留主要用于与腱膜缝合后悬吊；②睑板前肌肉完全切除。大部分皮肤-睑板固定法均采用完全切除，以利于皮肤和睑板的术后粘连，以形成稳定的重睑效果；③睑板前肌肉部分切除。通常将睑板上1/3区域眼轮匝肌切除，保留下方的眼轮匝肌，以利于睑缘及睫毛形态的稳定。这三种方法均不同程度被手术者选用，有人认为保留眼轮匝肌有利于水肿的消退，较少发生术后的闭眼不全，较少形成肉条状重睑线，但还缺少循证医学长期随访的证据。

在切开法重睑成形术中，还可对眼轮匝肌进行延长。可在上睑眼轮匝肌内1/4区域做Z成形术（图65-170），对肌肉进行水平方向的延长，是改善上睑内侧形态的有效方法，可增加上睑内侧睑皱襞的宽度，并能改善上睑皱襞的柔顺度，还可以矫正轻度内眦赘皮。主编于1994年起，应用睑板上缘，切除2~3mm宽眼轮匝肌，在内眦静脉球上方垂直切开2~3mm的眼轮匝肌，在上方做4~6mm平行于眼轮匝肌纤维横切口，轻轻分离切开的眼轮匝肌、纤维，在横切口上方，纵行切开眼轮匝肌2~3mm，用眼科弯头剪刀，轻轻分离肌肉下层，可以改善重睑成形术内眦上睑的形态，手术效果显著。做眼轮匝肌内眦区延长时因该区域血管丰富，常遇有约1mm直径的静脉，容易切断而出血，可采用加压或电凝止血。在加压止血时，注意只加压内眦区，防止压迫眼球，否则可能引起眼、心反射等不良反应。上睑外侧区域的眼轮匝肌Z形切开延长，有时也能改善上睑皱襞的形态，增加上睑皱襞外侧的飘逸感。

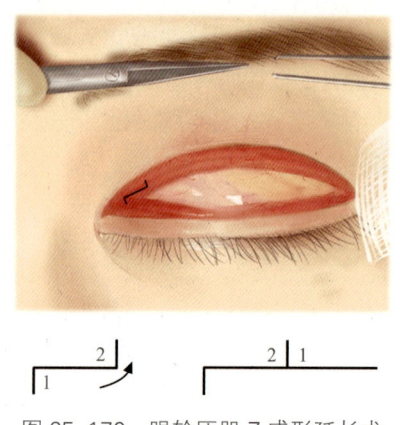

图65-170　眼轮匝肌Z成形延长术

切开法重睑术的皮肤缝合有多种方法：①切口下睑缘皮肤-睑板筋膜上缘缝合；②切口下方皮肤-眼轮匝肌-睑板筋膜上缘缝合；③切口上缘皮肤-睑板上缘筋膜缝合；④切口上缘皮肤-眼轮匝肌-睑板上缘缝合；⑤切口上方（或下方）筋膜-睑板上方缝合等。这几种方法都曾被应用，在临床效果上很难区别其优劣，皮肤-睑板固定法多选用第一种缝合方法，肌肉腱膜悬吊法多使用第二种缝合方法。其余三种方法适用于松弛性上睑的重睑成形术。

（二）埋线法重睑成形术

埋线法重睑成形术是一种没有皮肤切口的微创手术方法，埋线法术前准备及重睑形态设计同切开法，缝线选用可吸收线或尼龙线，它是将缝线埋入皮下组织内，通过缝线将具有上提力的上睑提肌腱膜（或睑板）与重睑皱襞线下方的皮肤（或眼轮匝肌）相连接，如此可以使睁眼时眼的皱襞线下方的皮肤和皮下组织上提，造成重睑皱襞。这种方法的优点为：操作简单，易于掌握；创伤小，结扎线固定于上睑真皮和睑板前（或睑板上缘）的上睑提肌腱膜之间，皱襞外形自然；无切口或有微小切口，术后组织反应小，不影响工作，易于被受术者接受。如初学者技巧掌握不当，一旦失败尚可用原法（或改用切开法）弥补修整，不留后遗症。该法的缺点为：非贯穿埋线法上睑皱襞容易变浅变窄；如病例选择不当，或技巧掌握不好，上睑皱襞容易消失；线结容易松脱，导致手术失败；线结埋入过浅，易外露或形成小囊肿；病例选择范围较切开法狭窄。如果上睑轻度臃肿，求术者又坚决要求用埋线法术式，则可以先在上睑皱襞外1/3处做小切口，去除眶脂肪后再做埋线，较严重的上睑臃肿及上睑松弛者不适合该术式。

（三）缝线法重睑成形术

缝线法重睑术（又称贯穿缝扎法）是一类通过缝线造成瘢痕粘连的手术方法，在设计好的重睑皱襞上，使用缝线从皮肤到睑结膜，贯穿缝合整个上睑，数天后拆除缝线，通过缝线造成上睑软组织和睑板的瘢痕粘连，从而形成重睑线。这种方法适用于睑裂大、眼睑薄、无臃肿、上睑皮肤无松弛或轻度松弛而无内眦赘皮者。该法的优点为：操作简单，便于初学者掌握；不做切口，术后无明显瘢痕，容易为受术者接受。该法的缺点为：由于眼睑组织全层被结扎，淋巴回流障碍，故术后水肿可能较明显，不过一旦拆线，水肿会很快消退。此方法形成的重睑是依靠组织对缝线的炎性反应，在睑板上缘上睑提肌腱膜与皮肤之间形成由内上到外下的斜向纤维粘连，但形成的纤维往往是多少不一。粘连少者一旦瘢痕松解软化，皱襞即变浅或消失，这类结果几乎占1/3；粘连多者常致皱襞过高，难以矫正。如果贯通结扎的位置过高，限制了上睑提肌和Müller's肌的活动度，可导致上睑下垂、用眼疲劳、睁眼费力。这一方法近年来已较少使用。

综上所述，以上四大类手术方法各有其适应证和优缺点（表65-3），本章节将讨论切开法皮肤睑板固定术、切开法肌肉腱膜悬吊术、埋线法重睑成形术、缝线法重睑成形术等四种代表性的手术方法，其他一些改良术式比如小切口缝合法重睑成形术、三点式重睑成形术、非贯穿的缝合法重睑成形术（使用缝线将皮肤、眼轮匝肌和睑板筋膜缝合在一起）等，属于以上几种术式的变通或拆分，不在此赘述。

表65-3 四类重睑成形术的特点及比较

项目	切开法皮肤睑板固定术	切开法肌肉腱膜悬吊术	埋线法重睑成形术	缝线法重睑成形术
适应证	所有求美者	除曾做过前一术式者外	皮肤紧致且不臃肿者	皮肤紧致且不臃肿者
创伤程度	++++	+++	++	++
手术难易度	+++	++++	++	+
手术时间	25~50分钟	30~70分钟	15~30分钟	15~30分钟
贯穿结膜	无	无	部分有	有
皮肤脂肪切除	可以	可以	不可以	不可以
皮肤与睑板缝合	是	不是	是	不是
皮肤与睑板粘连	是	不是	不是	不是
恢复期	4~12周	2~8周	1~2周	1~2周
效果持久性	好	好	中等	差
重睑线两侧组织厚度	不一致	一致	一致	一致
手术瘢痕	可见	不明显	无	无
重睑线的肉条感	多发	少发	无	无
再次手术修改	较难	较难	容易	容易

六 切开法皮肤睑板固定术

（一）手术设计

标画切口线，参见重睑皱襞的设计原则中的睑板宽度估算法和黄金分割法来确定重睑最高点，用亚甲蓝或甲紫根据重睑皱襞设计原则画出切口标志线。以下四种情况需要切除多余的皮肤：①上睑皮肤松弛，悬垂于上睑缘前，睫毛平直；②典型的东方人上睑，俗称肿泡眼；③上睑板窄6~7mm，要求受术者重睑皱襞略宽些；④眉弓隆突、眉毛下垂、上眼睑凹陷者。测量方法一：令受术者取坐位，将一根回形针适当弯曲后，内折第一条切口线皮肤到睑板上缘水平，见皱襞上方的皮肤悬垂于回形针前面，将悬垂的皮肤在皱襞水平做一标记，一般在标记线下2mm，与第一条切口线平行画出第二条线，然后夹持两条标记线之间的皮肤，以睫毛略有翘动为度。如此反复测试，精确确定上睑皮肤的切除量。测量方法二：将上睑皮肤上提、展平、画线，再用同样的重睑宽度在上睑皮肤放松的状态下画线，两条线之间就是需要切除的皮肤。

（二）麻醉

使用1%～2%利多卡因（含1:100000肾上腺素）做局部浸润麻醉，每侧切口皮下注射1.5～2.0ml。眼睑的血管、神经主要分布于眼轮匝肌和睑板之间，局麻药液不宜过多和过深注射，如注射过多过深，会导致睑板肌（Müller's肌）甚至上睑提肌被麻醉，出现一过性上睑下垂，影响术中对两眼上睑皱襞宽度和弧度的对比观察和判断。

（三）切开皮肤

将上睑皮肤绷紧，暴露整条切口标志线，用11号尖刀片切开皮肤，从距内眦5mm处开始切开整条切口，除内眦部皮肤松弛需要切除外，一般不需要切到内眦尽头，因为内眦容易生长瘢痕。内眦部的眼轮匝肌可以通过皮下隧道剪除，使此处皮肤与睑板直接贴附，如此可使内眦角形成的重睑皱襞更显自然。

（四）分离

提起切口线下方皮肤，在直视下用眼科小弯剪进行皮下锐性分离，注意保留皮下组织及皮下真皮下血管网。皮肤不能分离得过于菲薄，更要避免将皮肤洞穿，否则会由于皱襞下方皮肤收缩，而影响皱襞宽度或形成瘢痕。分离达睑缘时注意勿损伤睑缘部的动脉弓，保护好毛囊和睫毛肌，如损伤会导致睫毛脱落和生长错乱，一般分离范围要距离睑缘1～2mm。眼睑血供丰富，建议采用双极电凝设备进行止血，除较大的动脉性出血外，一般不用结扎止血，以免线头引起肉芽增生。

（五）修剪眼轮匝肌和睑板前组织

将分离好的切口下方皮肤向下翻转，暴露睑板前眼轮匝肌。剪除一条睑板前眼轮匝肌。注意不要损伤上睑提肌腱膜和睑板连接处，修剪睑板前脂肪和筋膜，修剪面要平整，这样可使睑板及其前方的皮肤平整和光滑地贴附。睑板上应留一层薄薄的结缔组织，不能修剪过度而使睑板完全裸露，导致皮肤与睑板缝合困难；而且睑板前方皮肤与裸露的睑板贴合，虽然形成的重睑皱襞比较深、比较稳固，但古板而生硬，缺少自然和灵动感。

（六）切取眶脂肪

对于上睑臃肿（即俗称肿泡眼）的受术者，在睑板上方分离、暴露，剪除眼轮匝肌后见低垂的眶隔，脱垂的脂肪覆盖于睑板的上缘和前方。须注意上睑提肌腱膜在到达睑板前方的皮肤时，有纤维从不同的水平进入眶隔，与眶隔纤维交织组成网兜样结构，包容着眶脂肪。对松弛下垂的眶隔修剪时在外侧打开眶膈的位置不能过低，以免损伤上睑提肌。一般轻压眼球于眶脂最突出部，剪开一0.3～0.5cm的眶隔切口，上眼睑有内、中两个脂肪球，外侧为泪腺。剪开脂肪球包膜，黄色晶莹的脂肪会自行疝出（图65-171A）。眶脂肪不宜做过分提拉，疝出多少，剪除多少，以免造成上睑凹陷（图65-171B）。内侧脂肪球也可另做小切口提取，不必将眶隔全部打开。眶隔切口用7-0尼龙线缝合2～3针，或不做缝合，但眶隔创面应隐藏于眼轮匝肌下，以免皮肤和眶隔粘连而形成皱褶，在张眼时有牵拉感。假如眼轮匝肌下的脂肪垫（ROOF）膨隆，也可以做适当的切除，切除前要与脱垂的泪腺仔细鉴别。ROOF的切除如果过多，可造成重睑线上的凹陷，甚至出现多余的褶皱（即俗称"三眼皮"）。

（七）切口缝合

在上睑中、内 1/3 交界处，即睑裂最宽处缝合第一针。缝针先穿过睑缘侧皮肤，然后钩挂住睑板上缘下 1mm 处的上睑提肌腱膜，宽度约 1mm（图 65-171C）。钩挂组织不宜过宽，否则术后淋巴回流障碍，水肿明显，消退迟缓。缝针再从创缘上方穿出皮肤。缝合时钩带的皮肤应少于 1mm，缝合的每针边距，和针距精确到误差小于 0.1mm。这样术后上睑皱襞瘢痕纤细。缝针钩挂腱膜的高度如果与设计的皱襞宽度等高，睑板前的皮肤可以平展。如果钩挂腱膜的高度略高于皱襞宽度 1~2mm，可使睫毛上翘，但不会外翻，这样更能增添眼部美感。扣着腱膜的高度之所以要在睑板上缘下 1mm，是因为睑板上缘为 Müller's 肌的附着部位，具有丰富的血管网，缝合时容易穿破血管而引起血肿。第一针缝合完成后，打活结，嘱受术者睁眼，以观察上睑皱襞宽度是否合适，如不合适可以将扣着腱膜的位置重新调整，直至合适为止。松开第一个活结，在第一针的内、外两侧 5mm 处用相同的方法各缝合一针（图 65-171D），此三针缝线暂不打结（图 65-171E）。在展开的三针内、外侧间隔 5mm 左右，逐一缝合并打结，由于中央三针没有打结，可以清晰看到深部的睑板及深部组织，使缝合点等高而均匀。等内、外侧缝线缝合打结后，再回头将中央三针缝线逐一打结。初学者可以将所有的缝线均缝合完毕后一起打结，整条切口缝合完毕需要 6~10 针（图 65-171F）。

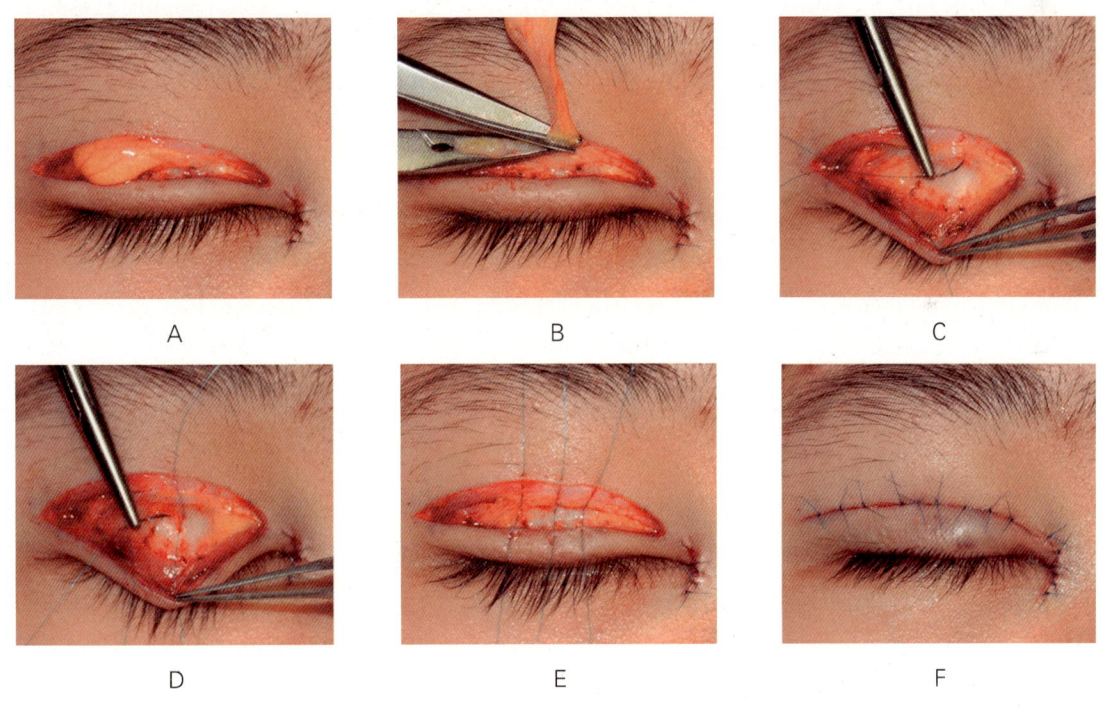

图 65-171　切开法皮肤睑板固定术

A. 切开皮肤，切除一小条皮肤及其深面的眼轮匝肌后，并剪除切口下缘皮肤深面的眼轮匝肌及睑板前结缔组织，切开眶隔，可见眶隔脂肪疝出　B. 血管钳夹住眶隔脂肪的底部，剪刀剪除多余的眶脂肪　C. 在中、内 1/3 交界处缝合第一针，缝针先穿过切口下缘的皮肤，然后钩挂住睑板上缘下 1mm 处的上睑提肌腱膜　D. 第一针缝合后先不打结，同样的方法在第一针的外侧约 5mm 处缝合第二针　E. 第二针缝合完毕后，在第一针的内侧 5mm 处缝合第三针。三针之后展开，开始缝合内、外侧的几个缝合点　F. 等其余缝线均完成后，再将中央三针逐一打结，整条切口缝合完毕（石杭燕医师手术并提供照片）

缝合完毕，嘱受术者坐起睁眼，观察上睑皱襞高度、弧度，以及内、外眦角处皱襞是否到位，如有不完美之处应及时纠正。外眦末端的一针，除外眦皮肤严重松弛者外，一般不与眶外侧缘骨膜固定。因为固定后上睑皱襞线线条会生硬而不自然，而且上睑有沉重感。上述缝合也可以使用可吸收线做皮内缝合，皮肤切口用胶水或胶布粘贴，可免除拆线。

七　切开法肌肉腱膜固定术

（一）手术设计、麻醉、切开皮肤

这三个步骤的操作方法和皮肤睑板固定术相同。

（二）垂直分离

使用眼科小弯剪，从皮肤切口垂直向深面做锐性分离，直达眼轮匝肌深面。对于两条皮肤切口的受术者，将两条切口之间的皮肤及其深面的眼轮匝肌切除；对于一条皮肤切口的受术者，锐性分离至轮匝肌深面。此时需要注意的是，切开皮肤后，切口下唇的眼轮匝肌会随之向外疝出，不可以当成超出皮肤的眼轮匝肌切除，否则在之后的缝合步骤里，会发现已经没有肌肉可以用于缝合了。对于眼轮匝肌的去除，可以遵循宁少勿多的原则。

（三）去除眶脂肪

当锐性分离到达眼轮匝肌深面时，冗余的眶隔脂肪就会疝出，可以在中外侧和内眦部的眶隔上各做一个5mm长的小切口，适量去除部分眶脂肪。去除眶脂肪的过程中，用蚊式止血钳钳夹，并使用双极电凝充分止血（图65-172A、B）。

（四）水平分离

将切口下缘的组织提起后向下翻转，从眼轮匝肌深面向睑缘方向做水平分离，在分离的过程中，去除睑板和眼轮匝肌之间的疏松结缔组织，暴露睑板前腱膜。去除少量的睑板前腱膜，暴露睑板前脂肪，如果内眦部和外眦部的睑板前脂肪较厚，可以剪除部分。当睑板前腱膜少量去除后，腱膜的近心端就会出现一条清晰的白色断缘，这是缝合眼轮匝肌时的重要解剖结构。此白色断缘是由眶隔及上睑提肌腱膜的前层共同组成的，可随着睁眼动作而上提，具有相当可靠的提升力。

（五）肌肉腱膜缝合

至此，手术视野清晰可见的软组织是：切口下缘的皮肤和眼轮匝肌、切口上缘的上睑提肌腱膜断缘。使用7-0的Prolene缝线在上睑的中、内1/3交点处将眼轮匝肌和腱膜断缘做一针缝合，而后在缝合点外段的1/2处做一针缝合，在缝合点内段的1/2处做一针缝合（图65-172C），合计缝合三针，可以暂不打结（图65-172D）。当向下牵引缝线时，可以清晰看到白色的腱膜被拉出，覆盖整个上睑（图65-172E）。打结后嘱患者睁眼，可以检查重睑线是否流畅对称，必要时可以调整悬挂高度。对于PARK法，并不制备腱膜断缘，需要全层打开眶隔并将其与上睑提肌腱膜分离，腱膜的缝合点更靠向近心端，并且做腱膜的折叠缝合，故术后的重睑线更高。

（六）皮肤切口缝合

皮肤切口做间断缝合，进针顺序是皮肤→肌肉→腱膜→肌肉→皮肤，合计五层，由于眼轮匝肌没有去除，所以切口上下缘的缝合对合平整，将肌肉缝合进去之后，可以使缝合缘稍稍外翻，以利于术后的瘢痕平整。整条重睑切口缝合7～8针，四针位于三针肌肉腱膜缝合的两侧，三针位于肌肉腱膜缝合点之上，此外，对于眼裂比较长的受术者，靠近外眦部有可能需要加缝一针（图65-172F）。

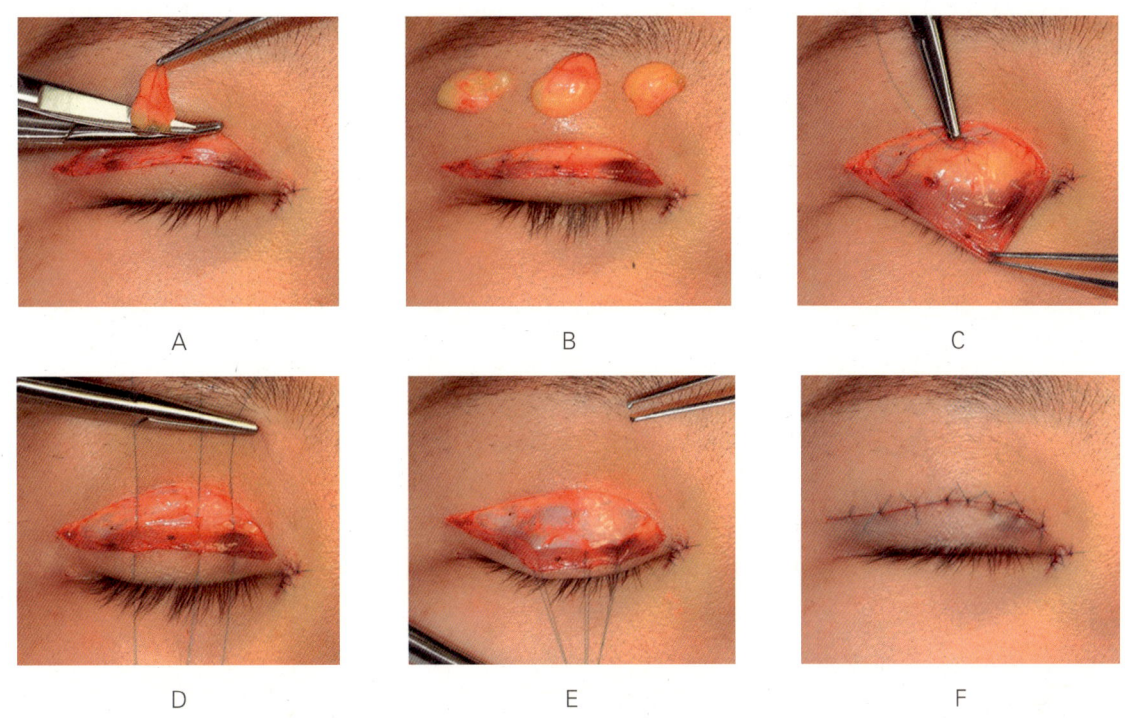

图 65-172　切开法肌肉腱膜悬吊术

A. 切开皮肤，切除一小条皮肤及其深面的眼轮匝肌。保留切缘下方皮肤深面的眼轮匝肌，将眼轮匝肌深面的睑板前结缔组织去除。切开眶隔，将疝出的眶脂肪用血管钳夹住，剪除　B. 剪除部分冗余的内、中、外三团眶脂肪后，可见切缘下方皮肤深面的眼轮匝肌略突出于切缘外，此肌肉用于悬挂缝合　C. 做腱膜和肌肉的悬挂缝合：在中、内 1/3 交界处缝合第一针，缝针先穿过睑板前腱膜的下缘，然后缝合在相应位置的眼轮匝肌上　D. 第一针缝合后先不打结，同样的方法在第一针的外侧约 5mm 处缝合第二针和第三针　E. 三针缝合完毕后，向下牵拉缝线，可以清晰地看到白色的睑板前腱膜（由眶隔和上睑提肌腱膜前层组成）被拉下，确认缝合层次正确后，一起打结　F. 悬挂缝合完成后，将切口两侧皮肤对位缝合，缝合层次为：皮肤→肌肉→腱膜→肌肉→皮肤，整条切口缝合完毕需要 7～8 针（吴溯帆医师手术并提供照片）

八　埋线法重睑术

埋线法术式较多，根据埋线缝扎是否穿透睑板分为两大类：①不贯穿睑板的埋线法，使用缝线将真皮和睑板缝合在一起，缝线穿过睑板浅层或睑板前筋膜，并不贯穿睑板。这种埋线法在缝线的方法上又可分为连续埋线法和间断埋线法，前者的代表术式是丸尾氏法。②贯穿睑板的埋线法：在埋置缝线的时候，缝线贯穿整个睑板，从睑板的结膜面穿出后再穿回上睑组织内，可使缝线与睑板结合更牢固。这种埋线根据缝线连续与否，也可分为连续埋线和间断埋线。间断埋线的代表术式为武藤氏法和邱武才法；笔者设计并使用一种 8 字贯穿的连续埋线法，在此一并介绍。

（一）睑板前连续埋线法

此方法属于不贯穿睑板的连续埋线法，其特点为重睑线上的皮肤与睑板粘连点位于睑板前筋膜，不穿透结膜，共四点一结。操作步骤如下：术前 15 分钟用 1% 丁卡因滴入结膜囊内行表面麻醉。1% 甲紫液标记重睑线，等距离标出 a、b、c、d、e 五点，2% 碘酊固定后，1%～2% 利多卡因 0.5～1ml 沿重睑线浸润麻醉。放置角膜保护板。用 6-0 尼龙线先于外眦处 e 点进针，穿过皮下至 d 点出针。再由 d 点出针，穿过 d-c 间睑板前筋膜，出 c 点。然后由 c 点进入，经皮下至 b 点出针。由 b 点进入，穿睑板前筋膜出 a 点。反转缝针由 a 点进入，经皮下至 b 点出针。由 b 点进入，穿睑板前筋膜出 c 点。由 c 点进入，经皮下至 d 点出针。最后由 d 点进入，穿睑板前筋膜出 e 点。在 e 点处两线打结,将线结埋入皮下(图65-173)。

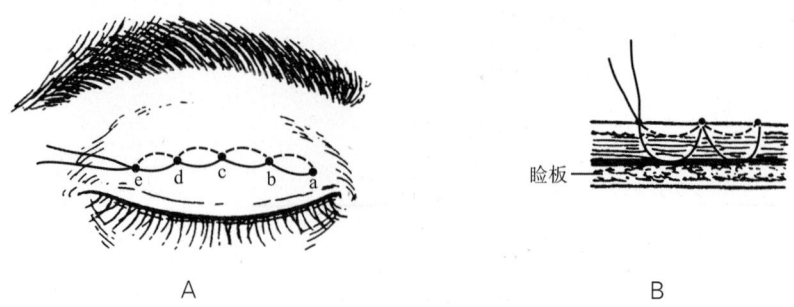

图65-173 睑板前连续埋线法
不贯穿睑板的连续埋线,重睑线的皮肤与睑板粘连点位于睑板前筋膜,不穿透结膜,共四点一结

术中术后注意点:①缝线结扎不可太紧,缝线过紧除影响重睑形态外,在早期可致睁眼不适,后期则可因缝线的切割作用导致手术失败。②缝挂睑板前筋膜必须切实可靠。③进出针点必须在同一弧线上,保证原针孔进出。术后无须包扎,可冰敷15分钟以减轻水肿和渗出。2天内每天在缝针处涂少许金霉素眼膏,避免揉搓双睑。

(二)两针两结间断贯穿埋线法

此方法的代表方法是武藤氏法,该法属于贯穿睑板的间断埋线法,其特点为埋置缝线贯穿全层,两针两结。贯穿点高于重睑线,在睑板上方1～2mm贯穿上睑提肌腱膜和睑板肌,其连接模式更接近重睑的解剖形态,可使睫毛上翘,重睑下唇紧致逼真,重睑线稳定,较少松弛。操作步骤:1%甲紫液标记重睑线,等距离标出a、b、c、d四点,2%碘酊固定。麻醉后沿重睑线做两个3mm长的皮肤小切口,然后翻转上睑,在结膜侧睑板上缘3mm水平的d点处,自外向内进针,沿结膜浅层水平走行5mm,在相当于c点处穿出结膜;在距穿出点内侧2mm处进针(图65-174A),从皮肤面c点出针。结膜面另一端针在穿出点外侧2mm处进针,从皮肤面d点出针。d点穿出线再由穿出点进入,沿切口内皮下穿行至c点穿出(图65-174B)。打结,埋入线结(图65-174C)。另一针术式同(图65-174D)。

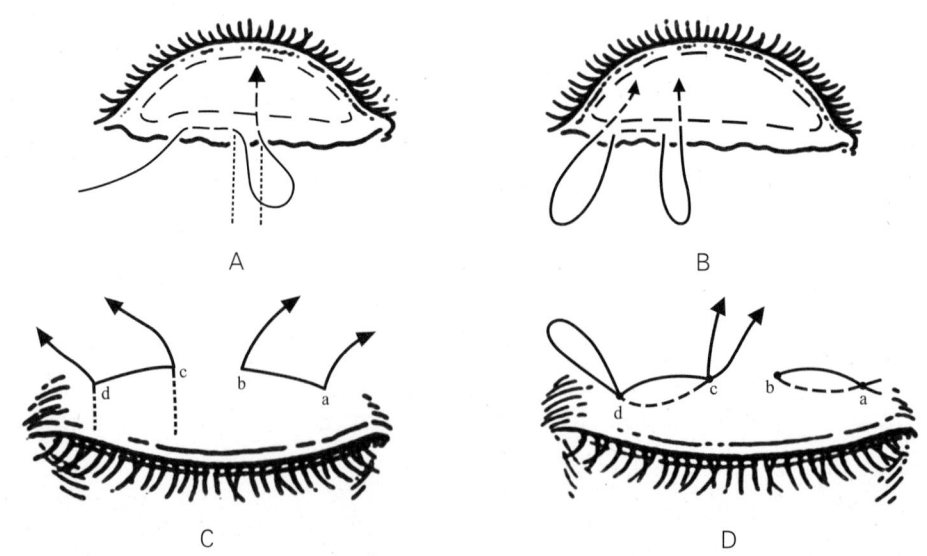

图65-174 两针两结间断贯穿埋线法
贯穿睑板的间断埋线,埋置缝线贯穿睑板全层,两针两结

(三) 三针三结间断贯穿埋线法

此方法的代表作是邱武才法，该法也属于贯穿睑板的间断埋线法，三针三结。通过在小切口旁增加皮肤穿出点，继而增加了连结点皮肤侧在重睑线上的连结范围，使重睑线形成更为连贯和稳定。缺点为线结较多。手术步骤：1%甲紫液标记重睑线，在重睑线上标记三个长2mm小切口及a、b、c、d、e、f各点。麻醉后沿标记在重睑线上做三个小切口。自小切口将其下的部分眼轮匝肌取出并剪除，形成一小凹（图65-175A）。翻转上睑，在睑板上缘2mm水平相当于f点处进针，从皮肤面f点出针。结膜侧另一端，针再由穿出点进入，在结膜下水平走行3～4mm自结膜面相当于e点处出针（图65-175B）。再由穿出点进针，至皮肤面出针（图65-175C），再由此出针点进针经真皮或皮下至切口e点出针（图65-175D），打结，埋入线结。其他两针术式同（图65-175E）。

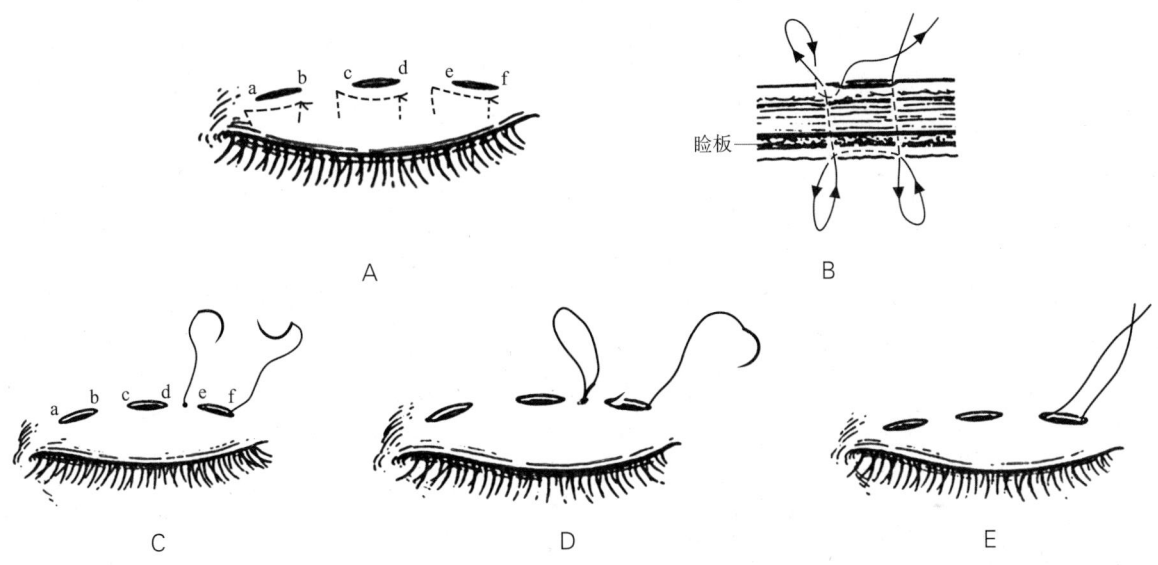

图65-175　三针三结间断贯穿埋线法

贯穿睑板的间断埋线法，三针三结。做三个小切口，在切口旁做皮肤穿出点，可增加连接点皮肤侧在重睑线上的连结范围，使重睑线更连贯和稳定

术中注意要点：在结膜面进针时，勿使针尾伤及角膜。为防止尼龙线打结滑脱，或导致缝线过紧，可先打外科结，其第二结不提紧，再打一平结，然后尽量拉紧，使之不至于滑脱。埋入的线结不必剪得过短，可留0.5～1mm长，以防止线结开脱。因缝线跨度大，缝线不可结扎太紧，以避免重睑形态改变及缝线的"切割"作用。线结务必深埋。

(四) "8"字贯穿埋线法

该法属于贯穿睑板的连续埋线法，由笔者设计，已应用近二十年，效果稳定。本法一针三点一结，操作简便，线结少，并发症少。术后无痕或微痕，埋置缝线形成的重睑皱襞接近生理模式，重睑形态自然逼真。操作步骤：1%甲紫液标记重睑线，在重睑线上标记三个长2mm的小切口（a、b、c三点）。麻醉后沿标记在重睑线上做三个小切口。将重睑线外侧c小切口内下方的部分眼轮匝肌提出剪除，形成一小凹，便于线结埋藏。用双角针6-0尼龙线，一针自皮肤外侧c口进入，翻转上睑，在睑板上缘2mm水平相当于c点处的睑结膜处出针，再返回c点出针点进针，紧贴黏膜向b点对应点潜行，至b点对应点后还纳翻转上睑，自皮肤面b点出针。再从皮肤面b点进针，紧贴皮肤面真皮行至皮肤面a点出针。再自皮肤面a点进针同时翻转上睑，从结膜面的a点对应点出针，再从此点进针，紧贴黏膜向b点对应点潜行，至b点后还纳翻转上睑，从皮肤面b点出针。再从皮肤面b点进针，紧贴皮肤真皮行至皮肤面c点出针，与c点小切口内另一针汇合，打结后埋入皮下（图65-176）。

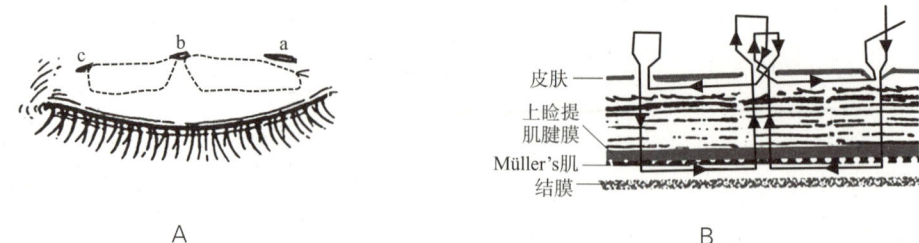

图65-176　"8"字贯穿埋线法

贯穿睑板的连续埋线法，一针三点一结。做三个小切口，用一条缝线在其中做反复的、不同层次的缝合

九　缝线法重睑术

（一）间断缝线法重睑成形术

1. 手术设计　如果皮肤有轻度松弛者，皱襞宽度可设计为9mm，一般取8mm，在上睑内、中1/3交界处画出宽度标志，用一无齿镊或回形针在标志点将皮肤内折向上达睑板上缘，令受术者睁眼平视，如此形成一新月形自然皱襞。用亚甲蓝把此皱襞线标画出来，将此线等分为内、中、外三组或四组，每组宽3～4mm。

2. 麻醉　做眼睑皮下浸润麻醉，1%利多卡因0.5～1ml，加适量肾上腺素，药液不宜过多，以免术区臃肿，影响缝合。穹隆部结膜不宜浸润麻醉，因为容易波及Müller's肌和上睑提肌，引起一过性上睑下垂，应使用1%丁卡因表面麻醉，但对个别痛觉敏感的受术者，可在结膜下作浸润麻醉，药量0.3～0.5ml。

3. 标记　用亚甲蓝针刺等分组的各点，让亚甲蓝渗入皮下，以免泪液或盐水纱布将标记点擦掉，致使术中无标记可参考。

4. 缝线　翻开上睑，暴露睑板上缘，用6×14（直径0.6mm、弦长14mm）的三角双针穿1号丝线，一根针从睑板上缘睑结膜进针，通过眼睑组织全层，由皱襞皮肤标记点出针。进针与出针应在同一平面上，皮肤的缝点与结膜的缝点亦应是相对应的。另一根针自同一组的另一点的睑板上缘黏膜面进针，同样通过眼睑全层，自相应的皮肤点出针。如此形成一个U形褥式缝合，当第三或第四针褥式缝合完毕，为了促使粘连牢固，将每组缝线如拉锯样抽动十余次，以增加创伤。为防止缝线勒破皮肤，嵌入皮下，可在打结前镶入一根7号白丝线或一条橡皮片，这样也有利于拆线方便，术后7天拆线（图65-177）。

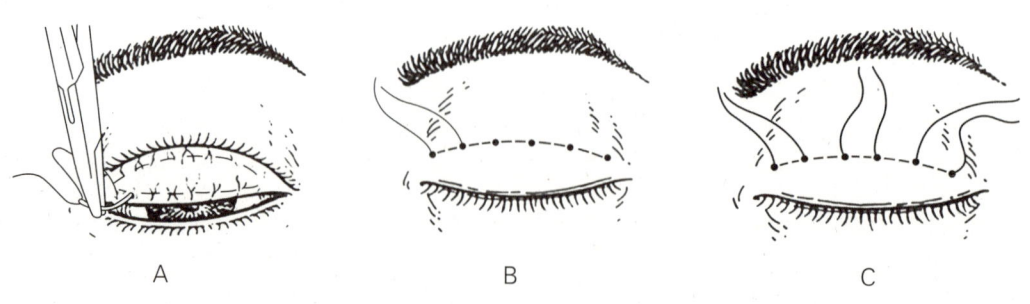

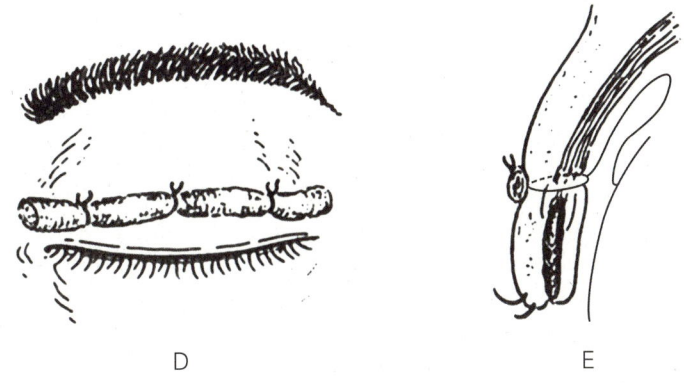

图 65-177　间断缝线法重睑成形术

A. 由睑板上缘睑结膜面的 a 点进针　B. 由上睑皱襞皮肤向 a′ 点出针，再由睑板上缘睑结膜面的 b 点进针，上睑皱襞皮肤面的 b′ 点出针　C. 缝 3~4 针　D. 缝合完毕，缝线平分两侧，夹垫一油纱卷分别打结　E. U 形褥式缝合位于上睑皱襞和睑板上缘的全层组织

（二）连续缝线法重睑成形术

此方法最早由赵平萍（1999）介绍，是一种更为简单和快速的缝线法重睑成形术。具体步骤如下：将护板插入上穹隆，术者站于受术者右侧，将 6×14 的三角弯针穿一根 1 号丝线。左眼自外眦开始，右眼自内眦开始，将缝针按定点自皮肤面进针，提拉起上睑，由睑板上缘结膜出针。当针从睑结膜面显露后沿着护板出针，再从同一组的另一点的睑结膜面进针，穿过上睑全层，由皮肤面相应点出针，如此完成第一组缝合，缝线不剪断，用同法将其他组缝合，最后将缝线提起，一齐剪断（图 65-178），这样便形成了三或五对单独的缝合线。缝合完毕，按上法抽动缝线并结扎。

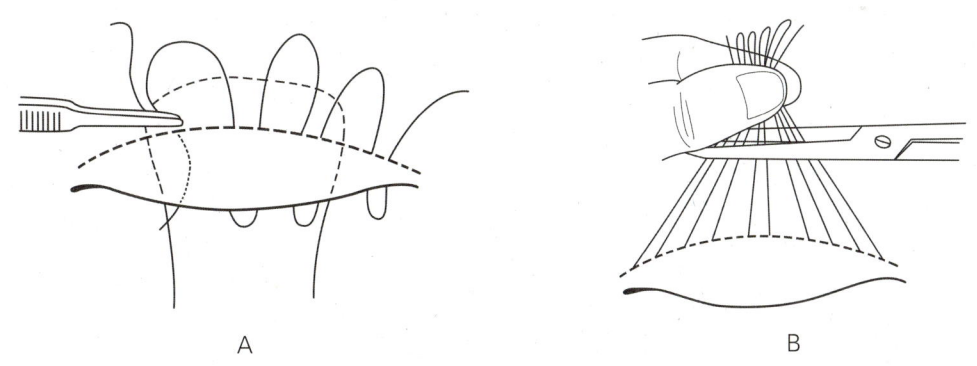

图 65-178　连续缝线法重睑成形术

将缝针按定点自皮肤进针，提拉起上睑，由睑板上缘结膜面出针，连续缝合。缝线不抽紧，缝合完毕后一起剪断

十　术后并发症及处理

（一）切开法重睑术的并发症及处理

1. 感染　由于眼睑血供丰富，抗感染能力强，感染比较少见。但如果受术者有严重的沙眼、结膜炎、睑缘炎，以及术区周围有疖肿等皮肤感染灶、术区消毒不严密、手术粗暴、手术时间过长、术后血肿、术后护理不当如拆线前创口沾水等，都可能导致感染，造成不良后果，甚至严重

畸形。一旦有感染的征兆，就必须及时行局部处理或引流，并应用抗生素，必要时尽早拆线。

2. 水肿　术后眼睑瘀青和水肿是正常的术后反应，一般一周左右即消退，2～3周偶见球结膜瘀血，可用可的松和消炎眼药水交替滴眼，10～15天消退。眼睑水肿在3～6个月后完全消退。

3. 血肿　血肿是由出血引起的，通常由手术粗暴、创伤严重、术中止血不彻底、术后未注意加压包扎和冷敷等造成；也有可能是患者有凝血机制障碍而术前未做充分准备，都可能会引起血肿。轻者延缓了恢复期，给受术者带来了心理压力；重者血肿机化，造成皮下硬结或粘连，严重影响手术效果。如眶隔内血肿，会导致上睑下垂，甚至压迫视神经。

4. 重睑线不对称　与重睑皱襞线的设计、手术技术、固定睑板的高度等有关，或是术前即存在不对称的情况。但由于手术后水肿等情况，在近期也可能出现两眼重睑皱襞不对称的情况，因此不能急于矫正，一般术后6～12个月排除一切不稳定因素后，才可考虑二次调整手术。

5. 重睑过宽　术后重睑过宽可能有以下原因：缝合固定腱膜位置过高、眶隔修剪过多后与腱膜粘连，后者上睑有被勒压的感觉，睁眼费力，眼球上转时更觉沉重，并呈轻度上睑下垂。重睑过宽者如果术后1年以上还无法下降到正常程度，就需要手术矫正。矫正时按正常宽度设计切口，彻底松解眶隔和腱膜间粘连，直至睁眼时原皱襞消失，可利用周围的脂肪组织或自体真皮等填充，阻止其重新粘连。

6. 重睑过窄　皱襞线设计过窄、切口皮肤与腱膜固定的位置过低和上睑松弛皮肤未切除而悬垂于皱襞线前下方都可引起重睑过窄。矫正手术可切除上睑松弛皮肤，将切口皮肤固定到睑板上缘的位置，以加宽重睑。

7. 重睑变浅或消失　大多是因为睑板前脂肪和筋膜组织未去除，睑板前皮肤和睑板间未能牢固贴附黏着，也可能是皱襞线皮肤未能与上睑提肌腱膜黏着固定，而是愈着在眼轮匝肌或低垂的眶隔组织上。在手术中增加皮下的锚着缝合可减少这类情况发生。可以通过再次手术重新调整。

8. 重睑线过多　也就是常说的"三眼皮"，可能是由于眶隔分离过于广泛，ROOF层去除过多，眶隔被修剪的创面与腱膜及皱襞线皮肤粘连，出现了重复的重睑线。在修剪松弛下垂的眶隔时，应保留眶隔的后唇，将其创面置于眼轮匝肌的覆盖下。需要通过再次手术进行修整，也可能需要充填自体组织来防止重新粘连。

9. 睑裂闭合不全　对松弛皮肤切除的量估计错误，皮肤切除过多，或因设计的皱襞宽度小，而皮肤切口与睑板上缘腱膜固定的位置过高，而造成上睑外翻。轻者通过上睑按摩和时间推移会逐步恢复正常；重者应再行手术调整。

10. 上睑凹陷　前些年流行所谓"欧式眼"，眶隔部眼轮匝肌、轮匝肌下脂肪（ROOF）、眶脂等大量被切除，上睑皮肤薄而难以遮盖，凹陷最明显处常位于上睑中央部，眼球上转时凹陷更加深，部分病例畸形严重、矫正困难。矫正方法参见本章第十节"上睑凹陷"。

11. 上睑下垂　可能由于受术者原有轻度上睑下垂，术前检查疏忽，术后重睑皱襞可能一宽一窄，或睑裂一大一小，缺陷显露；也可能是在去除眼轮匝肌和打开眶隔切除眶脂肪或修剪松弛眶隔时，误伤上睑提肌腱膜；或是腱膜与眶隔有广泛粘连。轻度下垂可试将眶隔和腱膜的粘连松解，如无效，可做睑板切除术或睑板-结膜-Müller's肌-腱膜切除术；中度下垂者可做上睑提肌缩短术（参见本章第六节"上睑下垂"）。

12. 角膜损伤及眼球贯通伤　是十分严重且十分罕见的并发症。如果术者操作不细致，可致眼球贯通伤；亦可因视网膜血管栓塞，造成球后血肿而引起术后失明。

13. 瘢痕　不良的切割技术和粗糙的缝合都会造成明显瘢痕。对于瘢痕体质的求美者，美容手术应慎重，但是在笔者近二十年来对数万例重睑术病例的统计中，尚未发现一例上睑皱襞切口生长瘢痕疙瘩。增生性瘢痕较明显者有之，但大多数1年后即平整且不显。说明上眼睑组织愈合能力强，极少形成瘢痕。

（二）埋线法重睑术的并发症及处理

1. 线结过紧　会导致睑板扭曲，甚至变形，需松弛并调整缝线。
2. 血肿　常为刺破内眦血管丛而引起，需立即压迫3～5分钟。
3. 重睑线变窄　常由于线结松脱或缝线断裂，须再次手术。如由某组缝线松脱、断裂引起，可补充缝合。
4. 重睑线不对称　常见有皱襞弧度高低不一、内外眦长度不到位、皱襞线过高或过低、双眼皱襞弧度不对称或不协调等情况，应在手术中及时发现，及时调整。可于皮肤缝合处做3mm皮肤切口，找出并拆除缝线，待眼睑复原2～3周后，可用同法或改用切开法再次手术。

（三）缝线法重睑术的并发症及处理

1. 水肿　术后水肿明显，拆线后水肿很快消退。
2. 感染　多为线头感染，发现后应尽早拆线。
3. 上睑皱襞变浅或消失　是缝线黏合点的瘢痕松解所致，可用同法或切开睑板固定法再次做重睑成形术。
4. 皱襞高低不平　是几组缝线结扎力量不均匀所致，或缝线的结膜点和皮肤相应点不在同一平面，或同组的两个结膜针刺点不在同一平面所引起。
5. 上睑皱襞过高　因上睑皱襞宽度测量时的错误或睑板上缘结膜的穿针点过高所致，如早期发现，应尽早松解，用切开法重新行重睑术。如粘连已很牢固，则按切开睑板固定法中的上睑皱襞过高的并发症处理。

（刘晓燕　吴溯帆　杨云霞　王炜）

第十七节　内眦赘皮

内眦赘皮是亚洲人独特的眼部特征，是内眦前方一片状呈斜向或垂直向分布的从上睑跨越内眦区域延伸到下睑的半月形蹼状皱襞。它掩盖了内眦的正常形态，使睑裂变短、内眦间距增宽，给人以笨拙、呆板的感觉，影响美观。

据统计，在亚洲人群中内眦赘皮的发生率有50%，其中在单睑人群中高达70%。随着社会的不断发展进步，人们对美的要求不断提高，要求行内眦赘皮矫正术的求美者亦日益增多。过去，手术往往仅用于睑裂狭小畸形或外伤后的内眦赘皮畸形，希望通过手术使眼睛变得大一些；现在，开大内眦则是以改善眼型为主，既要增大眼睛，又要符合美学标准。

一　病因和临床表现、分类

（一）病因

内眦赘皮在19世纪和20世纪初都被认为是内眦部皮肤过多所致，采用内眦部梭形和箭头样皮肤切除，都未能获得满意效果。1932年，von-Ammon提出内眦赘皮是因构成眼睑水平皱襞的皮肤过少，内眦部垂直向的张力过大，问题的症结在于组织的重新排列而不在于切除赘皮本身，这是内眦赘皮外科治疗方法上的一个突破。近年国内外学者认为内眦赘皮的形成与赘皮下眼轮匝肌及纤维脂肪组织肥厚、眼轮匝肌对皮肤产生异常张力有关；形成内眦赘皮的原因不仅仅是眼轮匝肌错构所致，还有内眦韧带至皮肤的纤维连接因素。

（二）临床表现、分类及分型

1. 分类　　内眦赘皮有先天性和后天性两种。临床以先天性为多，上、下睑于内侧的结合处称为内眦，内眦部圆形凹陷处为泪湖，覆盖内眦部的上睑内侧皮肤称为内眦赘皮，先天性多为双侧，是东方蒙古人种的正常种族特征。赘皮通常伴有典型的东方蒙古人种的上睑，即上睑臃肿，无上睑皱襞，上睑皮肤悬垂于眼睑边缘的前方，遮盖睑缘0.5～1mm，眼睛向前平视时睫毛下垂，睑缘与眉弓间距离较远。Uchida统计日本成年人赘皮发生率为60%，马来西亚华人为50%。内眦赘皮有明显的年龄变化，在儿童中的发生率高，随年龄增长内眦赘皮有逐渐改善的趋势。只有在青春期仍留有明显内眦赘皮，而且影响了容貌外观，才需手术矫正。后天性内眦赘皮是面中部外伤后常见畸形，主要由锐器切割伤、车祸伤、肿物切除术后或其他严重复合伤导致，多为单侧。

2. 分型　　根据皱褶的起始部位分为眉型、睑型、睑板型、倒向型。其中睑板型最为常见。

（1）眉型内眦赘皮：自眉部延伸至内眦（皱襞上始于眉部），目前无相关解剖方面的报道。

（2）上睑型（正向型）内眦赘皮：上睑眼轮匝肌浅头起点交错在内眦韧带下方，并部分遮盖下眼轮匝肌浅头的起点，表面附着皮肤随内眦部上睑眼轮匝肌走行而形成向下伸展的正向型。

（3）睑板型内眦赘皮：内眦上、下睑的部分眼轮匝肌浅层肌纤维相互交叉融合、横跨内眦韧带，呈桥状，其浅面被覆相对较厚的皮下组织，表面附着的皮肤随跨越于内眦韧带之上的上、下睑眼轮匝肌走行，而形成平行的睑板型内眦赘皮。

（4）倒向型内眦赘皮：下睑部分眼轮匝肌纤维跨越内眦韧带中部，起于内眦韧带上方浅层，其皮下组织较上睑内眦部增厚，表面附着的皮肤随内眦部下睑眼轮匝肌走行，而形成向上伸展的倒向型内眦赘皮。

3. 分度　　根据内眦赘皮覆盖泪阜的程度，可分为三度：轻度，覆盖泪阜少于1/2；中度，覆盖泪阜等于1/2；重度，覆盖泪阜多于1/2。

二、手术时机

1～3型内眦赘皮常常单独存在，幼年较显著，随鼻梁发育而逐渐减轻或消失，故不能急于手术，一般需待12～14岁以后才可考虑手术。倒向型内眦赘皮常合并上睑下垂、小睑裂，它不会随鼻梁发育而消失，在矫治上睑下垂前，必须先矫治倒向型内眦赘皮。这种上睑下垂，部分是上睑提肌发育不全所致，部分是睑裂缩小与倒向型赘皮的机械牵引所致。如果不先解除这种机械拉力，单纯行上睑下垂矫正术是会失败的。对于这种病例，可提前在2岁后进行内眦赘皮矫正术，五岁左右进行上睑下垂矫正。有时内眦赘皮可伴有下睑内侧部内翻倒睫，这种情况在内眦赘皮矫正的同时可获得矫正。

三、手术方法

方法很多，可根据赘皮类型和轻重程度来选择。1～3型都可采用Speath或Stallard等皮瓣易位法及改良Hiraga法，倒向型可采用L形皮肤切除法和Mustardé法进行矫正。

现在常用的术式虽然能矫正内眦赘皮，但是难免留下美中不足的内眦瘢痕，甚至瘢痕增生。在此另外介绍一种新技术：利用重睑切口，在内眦区域不增加切口矫正内眦赘皮，达到理想的眼部美学标准的同时，减少甚至避免其他术式存在的问题，尤其是内眦区瘢痕的问题。

（一）Z成形术

1. Stallard法Z成形术　适用于轻度内眦赘皮，但缺点是Z成形后有斜形瘢痕通过内眦部，由于瘢痕挛缩，可能产生新的由手术引起的外伤性内眦赘皮。用亚甲蓝沿内眦赘皮全长画线，在此线上端画一走向上睑缘并与之垂直的短线，在内眦下4mm处画一斜向内上方的直线。三根线等长，形成两个对偶三角瓣，皮下剥离松解，两个三角瓣互相换位，用6-0（或7-0）无损伤尼龙线缝合。如果皱襞切口较长，则由斜向内上、内下的两个直线切向内上方的直线。术后5天拆线（图65-179）。

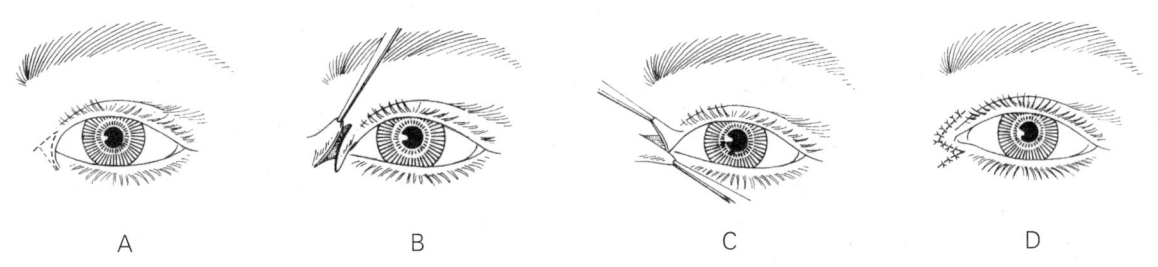

图 65-179　Stallard法Z成形术
A. 以赘皮为纵轴，设计Z形瓣　B. 切开两个对偶三角瓣　C. 两个三角瓣互换位置　D. 缝合创口

2. Fox法Z成形术　将内眦赘皮提起，在赘皮下方做一V形切口，形成一皮瓣，剥离皮瓣将它拉向鼻侧，使内眦赘皮消失。沿此皮瓣上缘切开下面皮肤，形成两个皮瓣，将第二个皮瓣剥离后，两个皮瓣互相换位，用7-0线无损伤线缝合（图65-180）。

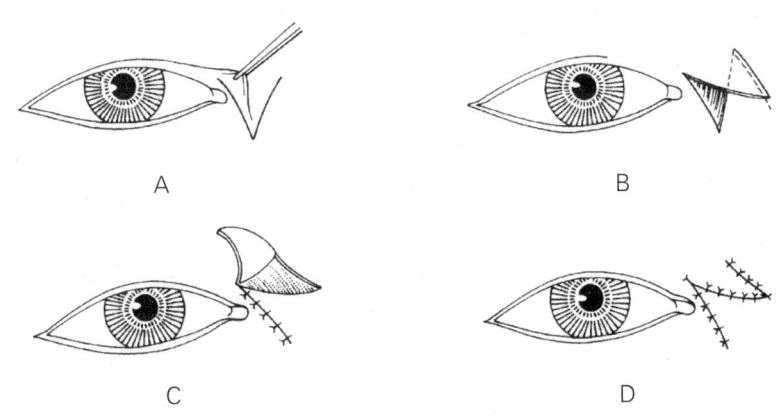

图 65-180　Fox法Z成形术
A. 赘皮下方做V形切口　B. 皮瓣拉向鼻侧，使赘皮消失　C. 形成第二个皮瓣　D. 皮瓣互换位置后缝合

3. 双Z成形术　适用于较严重的内眦赘皮，也可矫正倒向型内眦赘皮。

4. Speath法双Z成形术　沿内眦赘皮分别做两个直线切口，其长度为皱襞切口的1/2，再于皱襞切口上、下端各做一斜向上下睑的直线切口，其长度与斜向内上、内下的切口等长，由此形成双Z形皮瓣。皮瓣剥离后两对皮瓣各自互相转位，用5-0丝线缝合，术后5天拆线。如果皱襞切口较长，则斜向内上、内下的两个直线切口线不要始于同一起点，可相距0.5cm（图65-181，图65-182）。

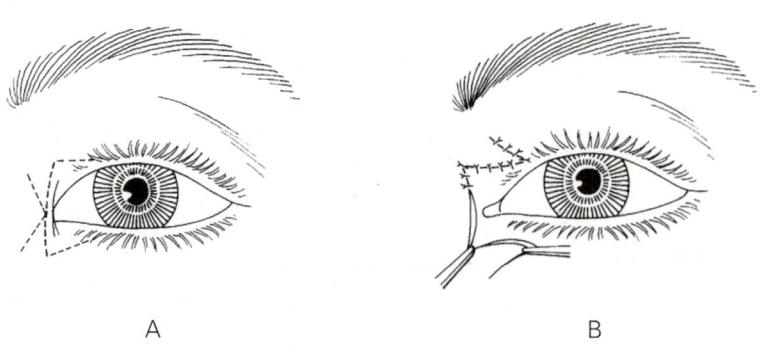

图 65-181 Speath 法双 Z 成形术
A. 皮瓣设计 B. 皮瓣互换位置后缝合

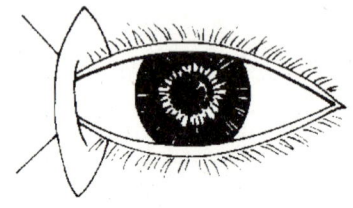

图 65-182 Speath 法双 Z 成形术
另一种方法的切口

(二) L 形皮肤切除术

适用于轻度倒向型内眦赘皮，从赘皮上端沿皱襞做一斜向下睑的切口，切口延伸达下睑中央距睑缘 2mm 处。从此切口上端向下做近乎垂直的切口，其长度以内眦部下睑缘切口上缘的皮肤拉向鼻下方至赘皮消失为度，然后将上述两切口的下端连起来。切除这块 L 形皮肤，创口两侧皮下稍行分离，然后用 5-0 丝线先在中间缝合一针，这样就形成了一个横置的 L 形，再依次缝合，术后 5 天拆线（图 65-183）。

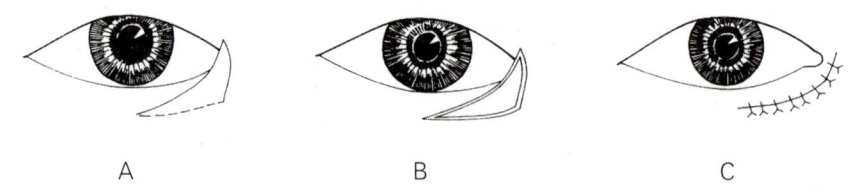

图 65-183 L 形皮肤切除术矫正倒向型内眦赘皮
A. 切口设计 B. 切除 L 形皮肤 C. 切口缝合

(三) V-Y 成形术

适用于较严重的内眦赘皮及伴有内眦间距离增宽的病例。该术非常关键的一点是须做内眦韧带折叠缩短，在内眦部设计 Y 形切口，Y 的两臂分别与上下睑缘平行，Y 的长轴位于内眦平面，从内眦皱襞鼻侧行向鼻根方向，其长度根据内眦赘皮程度和需缩短的内眦间距离而定。按设计线切开皮肤，行皮下分离，暴露内眦韧带，用 3-0 尼龙线做一褥式缝合使成折叠。将 Y 形切口缝合成 V 形，在 V 形瓣尖端可做一皮下缝合，以减少皮肤缝合口的张力，术后 5 天拆线（图 65-184）。

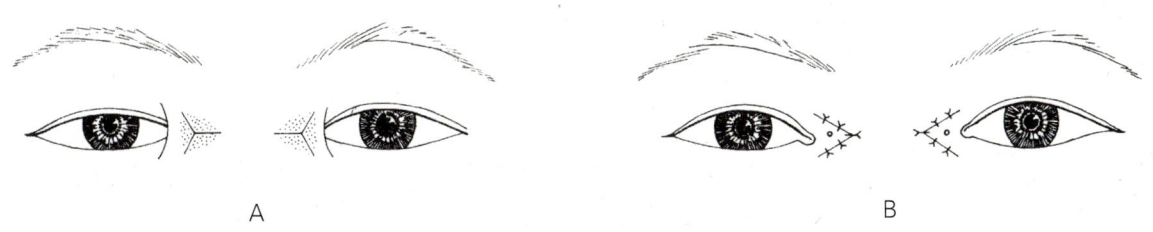

图 65-184　V-Y 成形术
A. 内眦部设计 Y 形切口　B. 将 Y 形切口缝合成 V 形

（四）Mustardé 内眦赘皮矫正术

对于有明显内眦间距增宽、严重的内眦赘皮和上睑下垂及小睑裂综合征者，此法不失为当前效果最好的方法。它不仅能矫正内眦赘皮，还可以矫正内眦间距的宽度，并且手术后无垂直瘢痕通过内眦，不会产生新的瘢痕。其缺点是手术后内眦部瘢痕较明显，但大多数于 1 年后趋向于不明显。

手术前用亚甲蓝在内眦同一平面上的鼻侧定出正常内眦角的部位 p 点，注意两侧定点要对称。正常人内眦位于原位注视时瞳孔中央与鼻梁中线连线的中点，此点可作为新内眦定点参考。将内眦皮肤拉向鼻侧使赘皮消失。在目前的内眦点定第二点 p′，连接 pp′，在此连线中点 a 斜向上、下睑各做一斜行 60°角的线段 ab 和 ac，其长度短于 pp′2mm，在此两线段末端向鼻梁各做一斜行 45°角的线段 bd 和 ce，线长亦短于 pp′2mm，然后从实际内眦点起，距上、下睑缘约 3mm 各做一条长度等于 ab 和 ac 且平行于此两线的线段，沿标记线切开皮肤，深达眼轮匝肌，在两对矩形皮瓣下进行分离，分离眼轮匝肌，暴露内眦韧带。在 p 点行钝性分离，推开软组织，暴露该部骨膜，慎勿损伤内眦静脉。用 3-0 尼龙线行褥式缝合法将 p′处内眦韧带移向 p 点处，固定于该处骨膜上，这样折叠内眦韧带可以增加内眦向鼻侧移位的力量，并可避免下泪点外翻。这样做可缩短内眦间距 8mm 左右。对于伴有上睑下垂的先天性小眼症患者，应先行内眦韧带缩短和 Mustardé 内眦赘皮矫正术以及外眦成形术，增大睑裂横径。3～6 个月后，再行上睑下垂矫正术，以增大睑裂高度（图 65-185）。

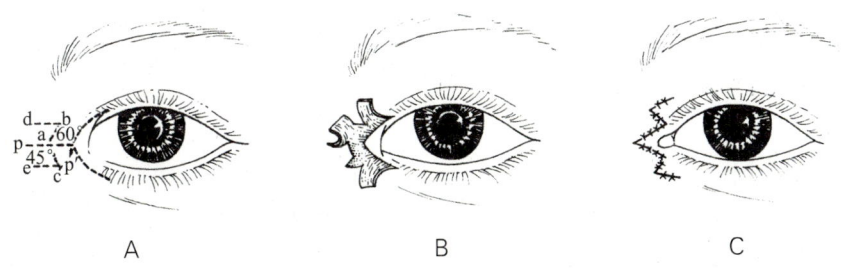

图 65-185　Mustardé 内眦赘皮矫正术
A. 切口设计和角度　B. 切开、分离及掀开四个组织瓣　C. 四个组织瓣交叉缝合

（五）改良 Hiraga 法

水平切开内眦赘皮中部，切除皮肤及少量皮下组织与眼轮匝肌，缝合固定皮下真皮组织，上、下方猫耳修剪并缝合。为减轻内眦部瘢痕，将切口尽量贴近上、下睑缘，修剪多余皮肤，将内眦部垂直瘢痕改变成上、下睑沿睑缘切口的水平瘢痕。

设计时首先确定 a 点（泪湖最内侧点），b 点是 a 点在内眦部皮肤面的投影点。沿 ab 连线水平切开皮肤，将皮肤向鼻侧牵拉，切开皮肤，沿下睑缘切开睫毛下方皮肤，分离皮肤与下方肌肉，消除内眦部张力后,将皮瓣转到下睑外侧,重置内眦皮肤,上睑也用同样方法处理。切除剩余皮肤后由内侧向外侧缝合(图65-186)。

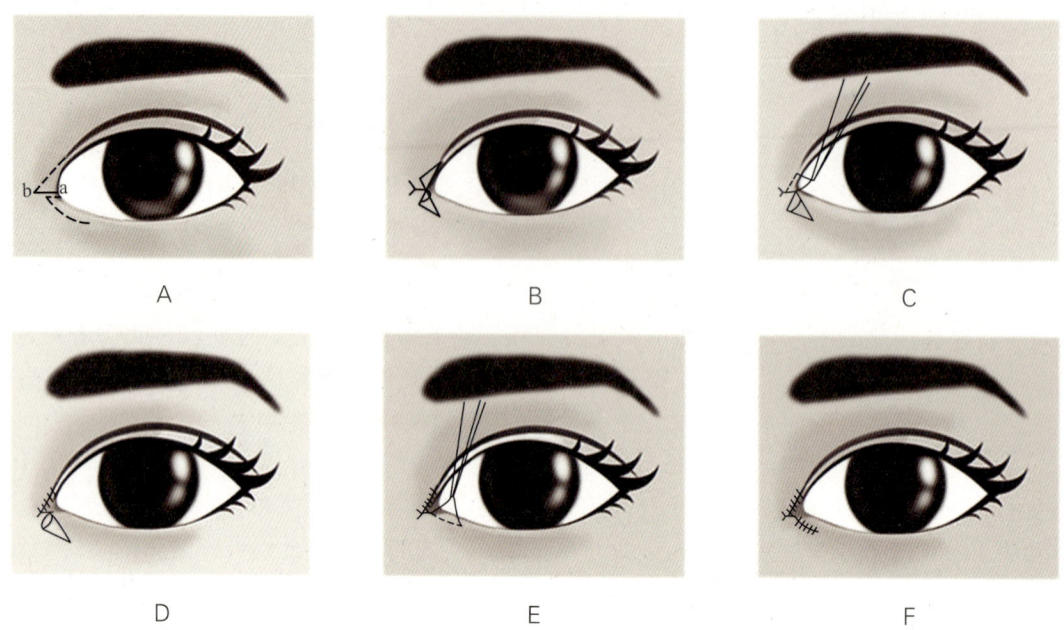

图65-186 改良Hiraga法

A. 切口设计,a点是泪湖的最内侧点,b点是a点在内眦部皮肤面的投影点,沿ab连线水平切开皮肤 B. 缝合a、b点,使其重合 C. 修剪上睑处"猫耳",使瘢痕与重睑线重合 D. 缝合上睑处切口 E. 修剪下睑处"猫耳",切口线与下睑缘平行 F. 术后

(六)借助重睑切口的内眦赘皮矫正术

借助重睑切口的内眦赘皮矫正术(HAOS法)的测量与设计:设计重睑线时,术者用手指将内眦部皮肤向鼻侧牵拉,暴露原内眦点a。经a画一水平线1,在l线上测量内眦赘皮间距及睑裂横径,根据"(内眦赘皮间距-睑裂横径)/3",标记新的内眦点b,b在l线稍偏下0.5~1mm,使内、外眦连线与水平线夹角角度在10°。重睑线切口最内侧c点与b点之间的皮肤不切开,两者之间相距5mm左右(图65-187)。

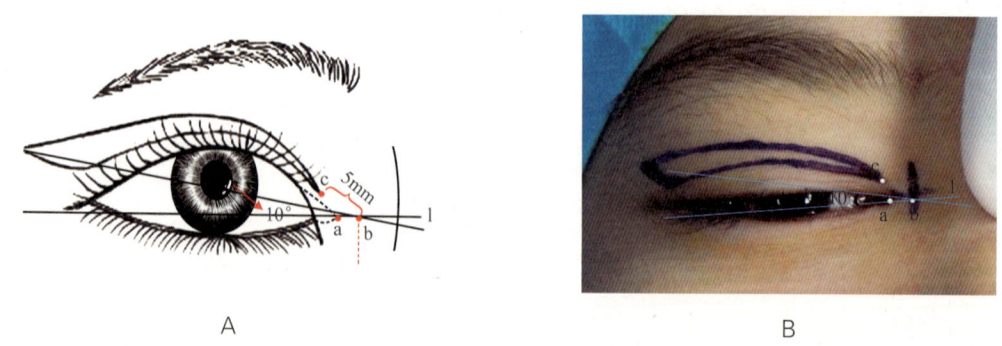

图65-187 HAOS法手术设计

a点是泪湖的最内侧点,代表原内眦点,通过a点标记一水平线l,根据算式"(内眦赘皮间距-睑裂横径/3)"的结果,标记理想的新内眦点b点,c点位于重睑线切口的最内侧端,a点与c点之间的距离大约为5mm

麻醉与手术:①局部浸润麻醉。②完成切开重睑步骤。③通过重睑切口内眦部,在眼轮匝肌

深面向内下分离，彻底松解内眦韧带处错位、错构的眼轮匝肌及与其相毗邻的所有附着束，确保彻底消除内眦赘皮的成因，最后暴露内眦韧带（图65-188）。④充分暴露盲腔，用5-0的Prolene线将c点（a点内侧2~3mm处）缝合至b点处的内眦韧带上，完成内眦赘皮的复位固定。a、b分别与皮肤表面的a、b点相对应（图65-189～图65-191）。术前术后效果对比见图65-192。

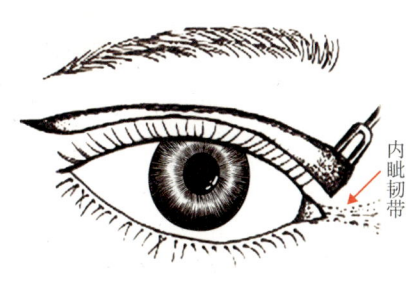
A

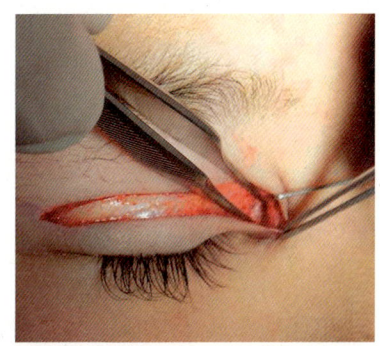
B

图 65-188　HAOS 法暴露内眦韧带

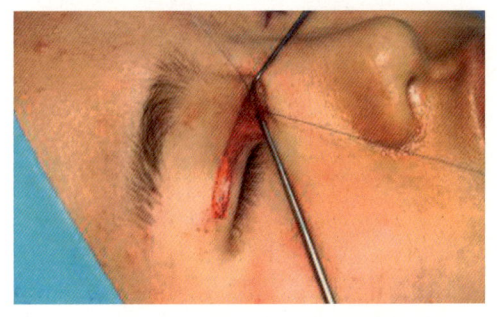

图 65-189　内眦赘皮的复位固定

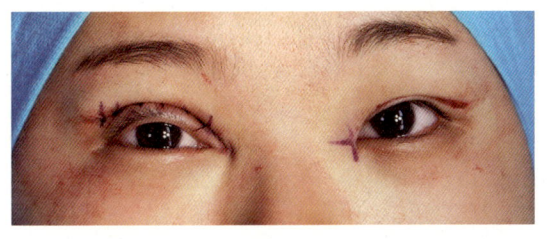
A

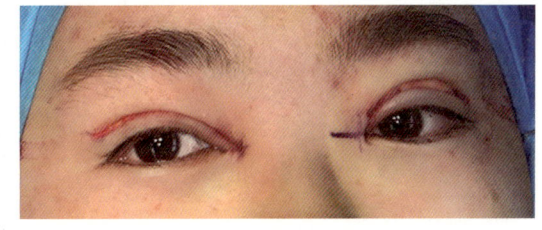
B

图 65-190　右侧内眦赘皮复位固定后，内眼角外形明显改善

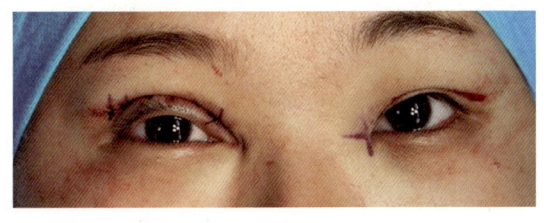
A

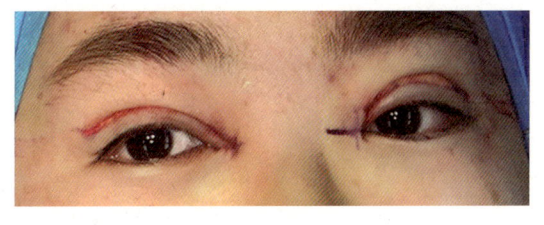
B

图 65-191　双侧内眦赘皮复位固定后外形即刻改善

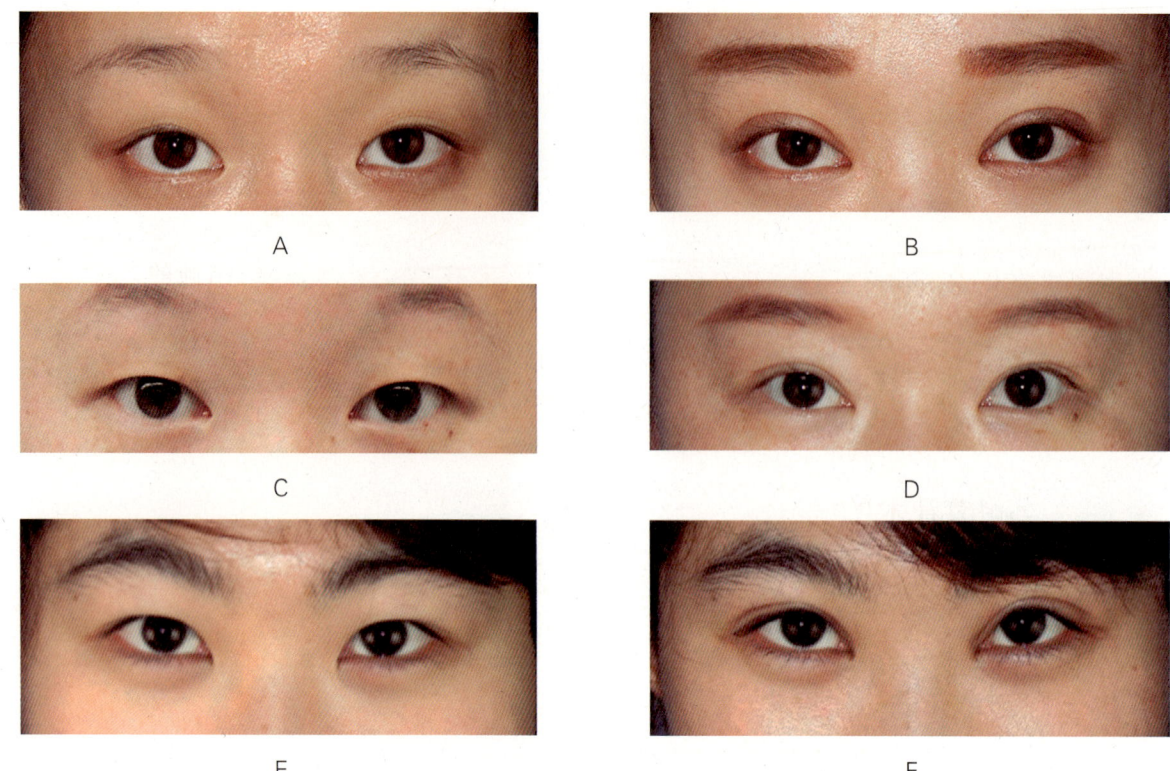

图 65-192　切开重睑术＋无痕内眦赘皮矫正术 HAOS 法术前术后对比
A、C、E. 术前双眼外形　B、D、F. 术后 6 个月后双眼外形

技术要点：①内眦部无切口。仅利用重睑切口，不切开内眦部皮肤；不设计皮瓣；不仅避开了皮瓣的限制，还避免了内眦区域遗留瘢痕。②效果确切。剪断全部内眦韧带起始处错构的眼轮匝肌及与其紧邻的附着纤维束；缓解内眦皮肤异常张力，使其重新分布，完全消除内眦赘皮形成的原因，减少了术后复发。③符合眼部美学标准。使用"（内眦赘皮间距－睑裂横径）/3"来计算原内眦点向鼻侧移动的距离，可以保证两个内眦的对称性，而且符合眼部的美学标准。④此术式适用于轻至中度内眦赘皮，操作有一定的难度，需要熟悉解剖及手术技术。

四　术后并发症及处理

（一）内眦瘢痕增生

内眦部是容易形成增生型瘢痕的部位，内眦赘皮矫正术后通常都有一定程度的瘢痕增生，术前应和患者交代清楚。一般在术后 3~6 个月自行变软变平。为减轻术后的瘢痕增生，应注意手术操作细致，使用放大镜和显微器械小心处理皮瓣，用 7-0 或 8-0 尼龙线，以减少瘢痕形成。

（二）赘皮矫正不满意

多由于选择不合适的术式或设计不当，可于术后 3~6 个月后再行手术。

（三）皮瓣坏死

皮瓣太薄、缝合张力过大、术中操作粗暴、肾上腺素用量过大是造成皮瓣坏死的主要原因，术中应避免上述情况发生。

（郝立君　李小静　赵忠芳）

第十八节 外眦锚着术

外眦锚着术（lateral canthal anchoring）是使眼睑，尤其是下睑，紧密附着于外眦的多种手术方法的统称。它对控制睑裂形状和维持眼睑闭合功能具有重要作用，常用于矫正各种原因引起的下睑位置异常（即下睑异位），包括下睑退缩、外翻和内翻，也可用于改善睑裂形状和预防下睑成形或经下睑切口中面部提升术后发生下睑外翻和退缩。

一 外眦锚着术的分类

外眦锚着术可分为两大类：一是非松解性外眦锚着术（lateral canthal anchoring without lysis），又称外眦固定术（lateral canthopexy）；二是松解性外眦锚着术（lateral canthal anchoring with lysis），又称外眦成形术（lateral canthoplasty），每类又有多种手术方法。后者与前者的主要区别是需要切开外眦角和水平缩短下睑（图65-193）。

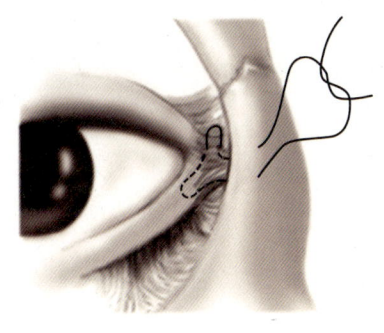
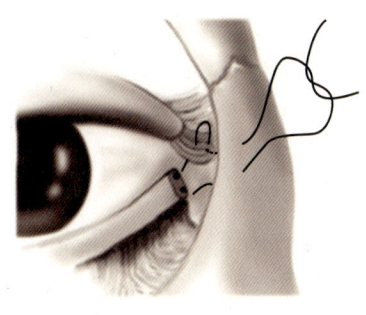

A   B

图 65-193 外眦锚着术示意图
A. 外眦固定术 B. 外眦成形术

在需要应用外眦锚着术矫正或预防下睑异位时，是选择外眦固定术，还是外眦成形术，主要看患者是否存在下睑水平松弛。如不存在该现象，可用外眦固定术；如存在，需用外眦成形术。下睑松弛存在与否，可用牵拉试验（distraction test）或复位试验（snap test）进行判断。前法是用拇指与食指捏住睑缘向前外侧牵拉下睑，若下睑能被拉离眼球＞8mm，就说明存在下睑松弛（图65-194）。后法是用食指将下睑缘拉至眶下缘处松开，然后观察下睑缘能否迅速恢复到原位，若不能或需眨眼才能恢复者，则为下睑松弛征阳性（图65-195）。

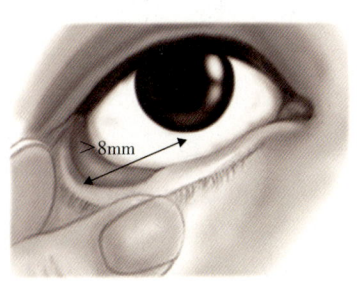

图 65-194 牵拉试验示意图

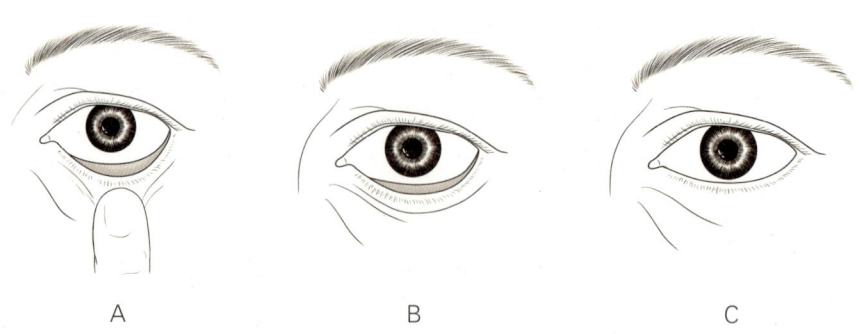

图 65-195 下睑复位试验示意图
A. 用手指向下牵拉下睑缘至眶下缘处　B. 放开手指后下睑不能迅速恢复到原位　C. 数次眨眼后下睑恢复到原位，提示下睑松弛存在

在施行外眦锚着术时，无论是外眦固定，还是外眦成形，均需要将外眦与眶外缘缝合固定，固定点（即锚着点）的高低与眼球突度有关。眼球突度可用 Hertel 眼球突出计进行评估，一般将眼球突度在 15～17mm 之间者，称为"标准位置眼"（standard positioned eyes）；突度≤15mm 者，称为"凹眼"（deep-set eyes）；突度≥18mm 者，称为"突眼"（prominent eyes）。

1. 对标准位置眼实施的外眦锚着术　对标准位置眼实施外眦锚着术时，锚着点一般放置在瞳孔下缘水平。这种位置的锚着称为"标准位置锚着"（standard positioned anchoring）。如选择外眦固定术，通常用带 4-0 不吸收缝线的半圆形缝针，确切扣住上下睑联合腱，缝线的两端在瞳孔下缘水平通过外侧眶缘里面至少 4mm 处的骨膜，从外侧眶缘外 3～4mm 处的骨膜穿出并打结（见图 65-193A）。如选择外眦成形术，则在外眦处行下睑外眦腱的松解术，并将下睑缘外侧端适当修剪，使其缩短。修剪的量，可通过测试下睑缘外侧端紧靠外侧眶缘时多余的程度来决定。缝合方法与外眦固定术基本相同，缝针先扣住上睑外眦腱和下睑板外侧端，然后缝线的两端在瞳孔下缘水平通过外侧眶缘里面至少 4mm 处的骨膜，从外侧眶缘外 3～4mm 处的骨膜穿出打结（见图 65-193B）。

2. 对非标准位置眼实施的外眦锚着术　凹眼和突眼为非标准位置眼（non-standard positioned eye）。

对凹眼患者，如像对标准位置眼患者那样施行外眦锚着术，将会导致下睑缘发生"晾衣绳"上移样改变（upward "clotheslining"），并可引起睑裂变窄和"小眼"。睑裂变窄的表现是外侧巩膜三角变小。术后患者会抱怨："医生，你使我的眼睛看起来了更小了，我的眼睛现在是又窄又斜。"因此，对凹眼患者施行外眦锚着术时，固定点应适当下移，即下置的外眦固定或成形术（图65-196），但仍须固定到外侧眶缘的里面，最好更靠后些，这样才能防止睑裂变窄和"小眼"发生。

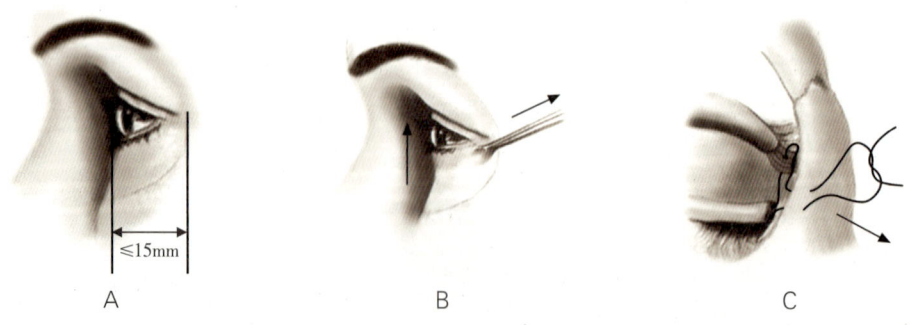

图 65-196 下置的外眦成形术示意图
A. 凹眼　B. "晾衣绳"上移样改变　C. 锚着点下移的外眦成形术

对突眼患者，如施行标准位置（与瞳孔下缘水平一致）的外眦锚着术，将引起下睑缘发生"晾衣绳"下移样改变，从而导致下睑退缩发生。表现为角膜下巩膜显露、外侧巩膜三角异常增大。对这类患者施行外眦锚着术时，固定点应适当上移，即上置的外眦固定或成形术（supraplaced lateral canthopexy or canthoplasty，图65-197）。

对突眼严重的患者，不能单靠改良外眦锚着技术来预防术后下睑退缩的发生，尚须附加其他措施，首先要松解下睑缩肌（睑囊筋膜），使下睑缘上移以贴附眼球；对更为严重的突眼病例，除松解下睑缩肌外，尚需植入支撑物，如硬腭黏膜片、人类脱细胞真皮基质（如AlloDerm）等，以向上支撑下睑。

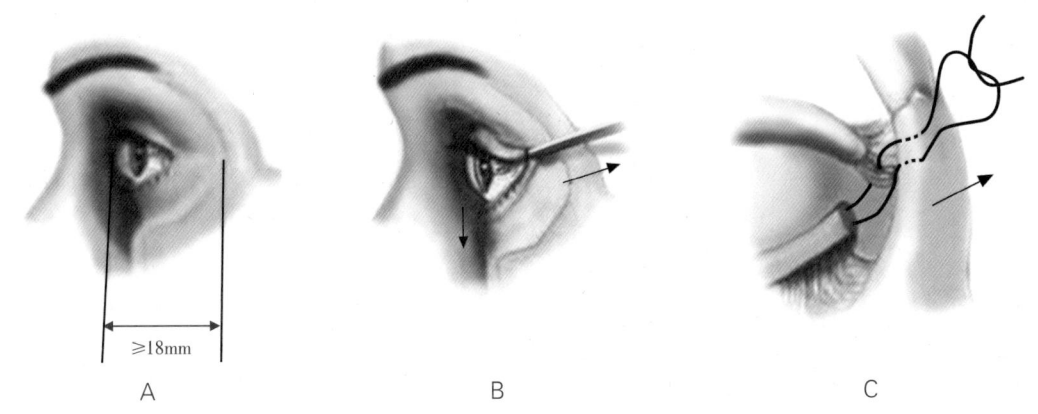

图 65-197　上置的外眦成形术
A. 突眼　B. "晾衣绳"下移样改变　C. 锚着点上移的外眦成形术

3. 重建性外眦锚着术（reconstructive canthal anchoring）　外眦锚着术常常作为矫正美容术后并发症或创伤畸形的重建性手术的一部分而被施行。在许多病例，外眦角处的软组织（骨膜、结缔组织）因损害或瘢痕形成已丧失完整性，本身不支持外眦的再固定。轻度者，外眦的再固定可通过局部骨膜瓣或筋膜移植法加固。更为严重者，尤其是一些既往经历过多次手术的病例，需要将外眦直接锚着于外侧眶缘里面的骨组织上。具体做法是，在外侧眶缘适当位置钻一骨孔，将扣住外眦的缝线通过骨孔再缝合固定到颞深筋膜上（图65-198）。

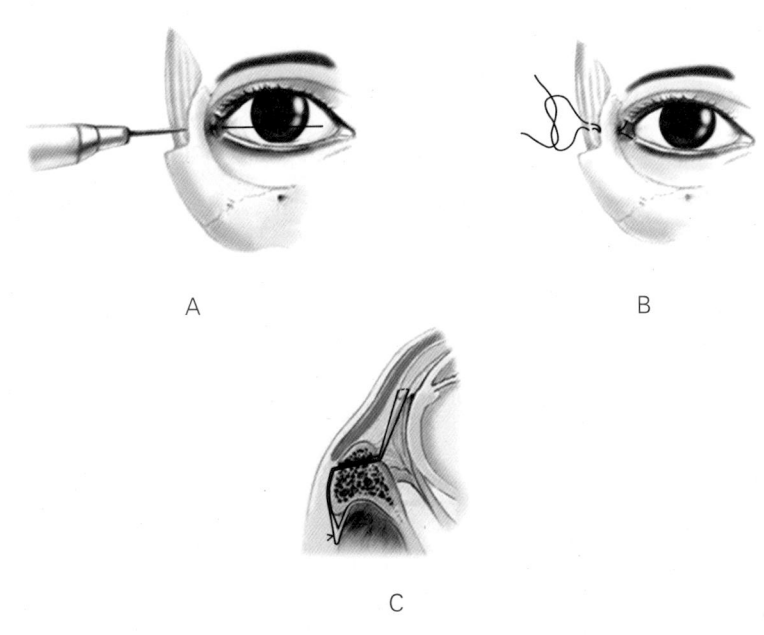

图 65-198　眶外缘骨钻孔法外眦成形术示意图

二、外眦固定术与外眦成形术的常用术式

（一）外眦固定术

1. Hamra 经眦外眦固定术（transcanthal canthopexy）　通过上睑成形术或下睑成形术切口显露外上眶缘骨膜，然后在外眦角灰线处用尖刀戳一长约2mm的小孔，用4-0双针可吸收缝线（Monocryl）经此孔行U形缝合，缝线经外眦腱由外上眶缘的骨膜穿出（在瞳孔上缘水平），最后拉紧缝线打结，提升外眦角（图65-199）。

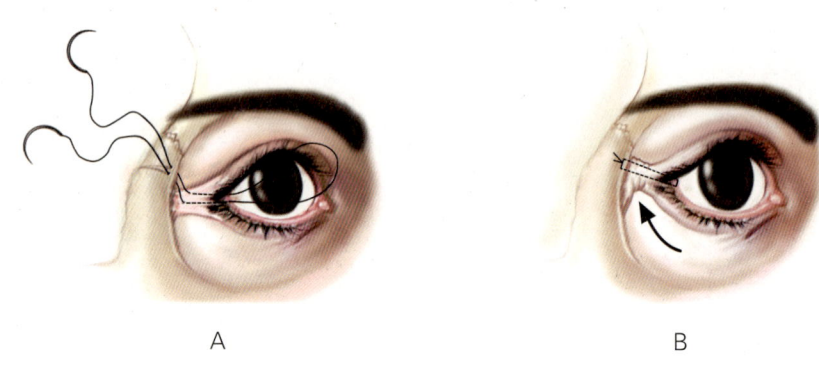

图 65-199　Hamra 经眦外眦固定术示意图

2. 外侧支持带悬吊术（lateral retinacular suspension）　外侧支持带（lateral retinaculum）由上、下睑外侧几个软组织结构融合而成，包括外眦韧带止点、眼轮匝肌纤维、Whitnall's韧带和Lockwood's韧带外侧端。它通过外眦韧带在眶缘骨膜上有着广泛的附着。将其向上方缝合悬吊到眶缘骨膜上，即外侧支持带悬吊，可缩紧与提升外眦，不需切开与松解外眦角。该技术也具有水平延长下睑的作用，有助于增加眼的美感。悬吊手术经下睑成形术切口和上睑成形术切口外侧端完成。术中分离显露外眦韧带及睑囊筋膜外侧部，以双圆针4-0不可吸收缝线U形缝合下睑睑板与外眦韧带移行位置，缝线再穿经外眦韧带下方、外眦韧带外上方眶缘内面骨膜，最后由眶缘外侧的骨膜穿出，打结固定，调整外眦至适宜位置（图65-200）。

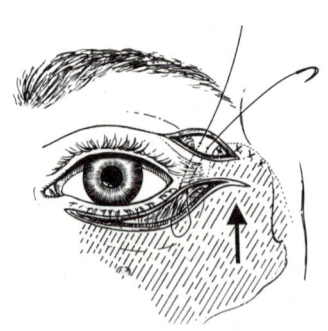

图 65-200　外眦支持带悬吊术示意图

3. 外眦腱折叠术（lateral canthal tendon tuck procedure）　术中经外眦睫毛下切口，显露外眦腱，以双圆针、4-0不可吸收缝线在下睑板与外眦韧带移行处至外眦韧带附着点间做U形缝合，缝线外侧缝合固定于眶外侧缘骨膜的内侧面，收紧缝线打结，使睑缘与眼球处于适当的对合位置（图65-201）。

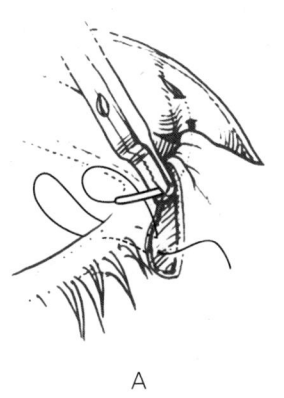 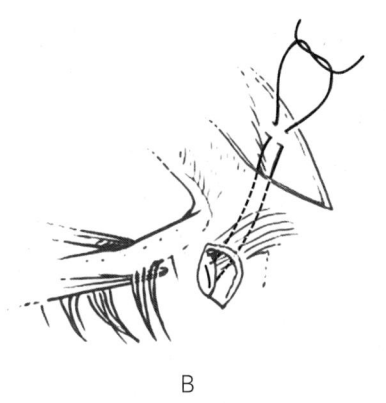 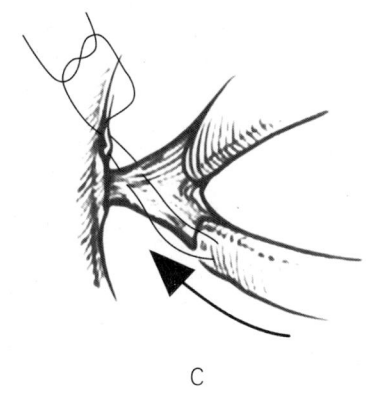

图 65-201　外眦腱折叠术示意图

（二）外眦成形术

1. 3mm外眦腱切除成形术（3mm-lateral canthotomy）　术中经外眦横行切口分离显露下睑板与外眦韧带移行部并切断之，自断端切除约3mm外眦韧带，随后以双圆针4-0不可吸收缝线U形缝合下睑板，缝线再穿经外眦韧带下方，自眶外侧缘内侧面骨膜穿出，打结固定，调整外眦至适宜位置（图65-202）。

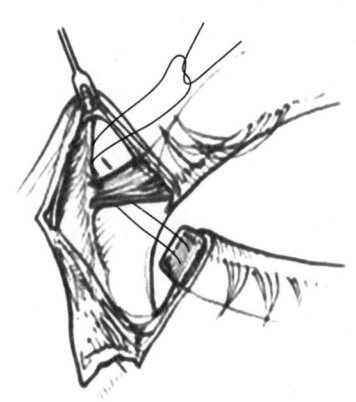

图 65-202　外眦腱切除成形术

2. 外侧睑板条技术（lateral tarsal strip procedure）　经下睑成形术切口，将眶外侧的眼轮匝肌与深面的骨膜分离，向上牵拉肌皮瓣，显露眶外上缘的骨膜；切开外眦，松解外眦韧带，在下睑板与外眦腱移行部位切断下睑缘，适当去除下睑缘外侧端的皮肤与结膜，形成外侧睑板条并切除多余的部分，以4-0不可吸收线U形缝合外侧睑板条，缝线再穿过外眦韧带、眶外缘内侧面骨膜，从眶缘外侧骨膜穿出，穿出点的位置依眼球位置而定，最后打结固定（图65-203）。

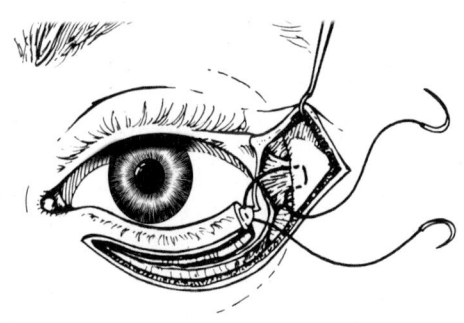

图 65-203　外侧睑板条技术示意图

三 常见并发症及其处理

对于认真施行的外眦锚着术，术后并发症通常是罕见和轻微的。球结膜水肿可能发生，但一般是短暂的，偶尔需行暂时性睑缝合或戴眼罩。施行松解性外眦锚着术后可能发生畸形愈合，包括外眦角成蹼状或裂开。如果固定方向不是在眶外侧缘的里面，术后也可能发生下睑与眼球分离移位，施行外眦锚着术时，明显的下睑松弛未被矫正，也会出现这种情况。下睑位置不对称可能是解剖上的不对称所致，须对患者做相应的解释。缝线周围偶有异物反应，形成的硬结可能被患者摸到，有时可通过薄薄的上睑看到，异物反应需8~12周或更长时间才能消失，若缝线穿过结膜，将会产生结膜肉芽肿。其他并发症包括：泪腺囊肿、表皮样囊肿、外眦畸形等。但均较轻微，容易矫治。术后5~7天，患者会有外眦过紧的感觉，眨眼时更明显，该症状待水肿消退、组织松弛后（数周后）将改善。

（杨超　邢新）

第十九节　上睑皮肤松弛

一 病因和分类

眼睑皮肤松弛可发生于任何年龄。

（一）遗传性上睑皮肤松弛

遗传性上睑皮肤松弛是一种先天性皮肤松弛症，在幼儿或青年期即呈现包括上睑在内的皮肤松弛、面部皱纹堆积、皮肤失去光泽，形如"少年老人"。

（二）年长性上睑皮肤松弛

青春期以后，或进入中年时期后，不管男女，面部皮肤都会发生弹性下降、水分减少、皮肤松垂，最先表现在面部的是眼睑的松垂，包括眶上区、额部皱纹增加，眉下垂（以眉尾部下垂为特征），上睑松弛下垂，睑缘弧度变直，睑裂缩小，失去叶形，内眦和外眦变得圆浑，外眦角下垂，鱼尾纹增加，失去年轻人的眉目清秀形态。失去年轻，也就是失去美丽。

（三）其他多种因素引起的上睑松弛

这些因素如慢性肾脏疾病、减肥后面部松垂、局部变态反应性水肿、月经周期性水肿，以及甲状腺、心脏病水肿等。饮酒过度、睡眠过少等也可引起皮肤弹性下降，上睑皮肤松垂。

无论病因如何，眼睑皮肤持续或反复的肿胀，真皮弹性纤维被损伤，也可使真皮变薄，弹性纤维减少，组织学上表现为表皮细胞脱水、棘层肥厚角化、真皮胶质减少、弹性纤维断裂等，继发导致眼睑皮肤松弛。

二 病理和症状

1. 面部和上睑皮肤变薄、松弛、缺乏光泽，皮色灰暗，皮肤表面沟纹加深，皱纹增多。
2. 眉部及上、下睑皮肤下垂。
3. 内、外眦韧带改变，特别是外眦韧带以及眶隔筋膜松弛性改变，会导致睑裂横径短缩，睑裂的叶状形态变平，外眦角松垂下降，双眼裂失去水平线，而成八字形（俗称"三角眼"）。
4. 眶隔筋膜及眼轮匝肌老化松弛，眶脂肪突出脱垂，在上睑表现为"肿眼泡"，常伴泪腺脱垂，在下睑则形成眼袋。
5. 眶隔脂肪移位，眉下区上睑凹陷，脂肪和筋膜萎缩，泪腺脱垂，显示上睑外侧肿胀下垂。
6. 眼周部皱纹增多，尤其是外眦部鱼尾纹明显加深增多。

三 老年性上睑松弛的表现

1. 上睑凹陷，泪腺松垂，眶区松弛。
2. 睑裂失去榆树叶样形态，眼裂最宽处向内侧偏移。
3. 眼角下垂，眶周出现皱纹，沟槽显现。
4. 眶皮、肌、筋腱膜、韧带松弛移位。
5. 眶容积、脂肪、肌肉的位置、量变化。
6. 眶部骨骼、骨膜的结构形态（出现）年龄特征性变化（图65-204，图65-205）。

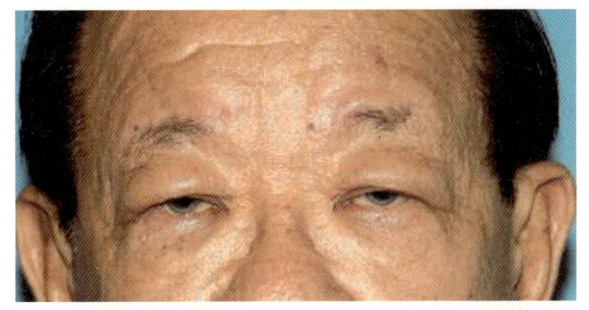
A

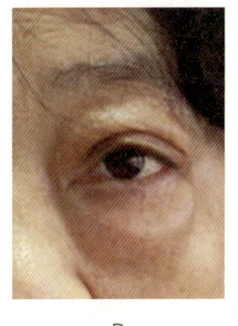
B

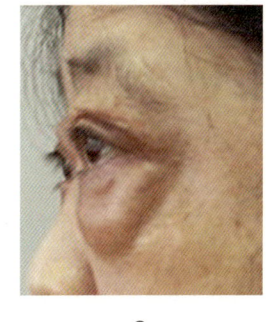
C

图 65-204 老年性上睑松弛眶区及眶周老化表现

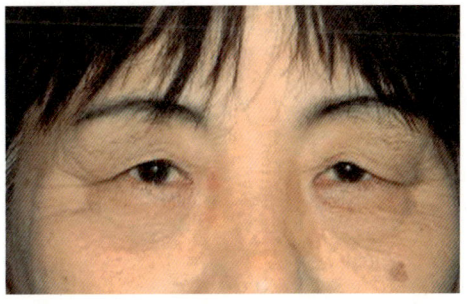

图 65-205 老年性上睑松弛的"八字形"表现

上睑皮肤松垂的另一重要因素不容忽视，即眉组织松垂下移。位于眉下脂肪垫之上的眉组织，特别是泪腺，因筋膜松弛和周围的组织萎缩，泪腺松垂，其轮廓外形暴露以上睑外上方，当上睑翻转后在外上方也可清晰地看见泪腺的轮廓。

上睑皮肤松弛病例除治疗原发病外，已形成器质性改变的松垂上睑多采用手术矫正，解决松垂上睑的整形手术、上睑皮肤松弛整形术、上睑上提术、眉上提术等，这些手术不仅能够改善眼部外形，还有改善上睑功能，拓宽视野、矫正倒睫等治疗意义。

四　眼睑皮肤松弛症

临床上还有一种眼睑皮肤松弛症（睑皮肤弛缓症），是一种独立的疾病，以双上睑皮肤松弛、变薄、弹性减弱伴泪腺脱垂为特征。多见于年轻女性，有反复上睑皮肤红肿病史，持续数周后红肿消退，反复多次发作，皮肤逐渐变薄、松弛，表面皱褶明显，病理检查主要表现为萎缩性改变。其病因目前尚不十分明确，可能与屡发性神经性水肿致使眼睑皮肤弹性消失有关，也有人认为与内分泌、遗传等因素有关。

无论是哪种原因引起的眼睑皮肤松弛症，都需手术矫正治疗。

五　眼睑皮肤松弛整形的术前准备

1. 术前检查，包括视力、角膜、眼球运动、眼球突度、泪器结构和功能状况。
2. 上睑皮肤、眼轮匝肌的松弛评估。
3. 眶脂肪有无膨出，泪腺有无脱垂。
4. 眉下垂程度、上睑凹陷状况、外眦角下垂状况及鱼尾纹的状况评估。
5. 眼压检查，排除青光眼。
6. 全身心、肺、肝、肾等重要器官功能评估。必要时进行相应的功能状况检查。
7. 排除出血性病史，进行血常规、出凝血时间检查。
8. 术前3天停用激素、扩血管和抗凝血药物，血压应控制在150/98mmHg（20/13kPa）以下。
9. 术前准确认识和评估求美者求美需求，选择适合的求美者进行手术。
10. 以文字和影像准确地记录术前状况、手术设计和求美者及其伴随人员的认同情况。

六　眼睑皮肤松弛整合面部年轻化手术的注意事项

1. 眼睑皮肤松弛整复术又称眼睑去皱术，可分为上睑松弛矫正术、眉松垂矫正术，以及下睑松垂眼袋和眶鼻沟凹陷矫正术等。一般情况下，上、下睑手术应分期进行，以避免上、下睑皮肤血供同时受损，若损伤过大，术后肿胀明显，不利于恢复。
2. 行上睑松垂矫正术时一般应同时行重睑术，行下睑松垂眼袋和眶鼻沟凹陷矫正时，详见下睑松弛矫正章节。
3. 上睑眉部至上睑缘处皮肤由厚至薄，行上睑去皱术后，因切除了部分皮肤，切口上、下缘的皮肤厚薄不均，因此缝合后形成的重睑不如不去皮肤的重睑好看，而且手术后会长时间呈现局部水肿，应向患者交代清楚。
4. 上睑松弛矫正术中，切除的皮肤量不应过多，以免造成睑外翻并发症。去皮原则为宁少勿过，力求适中。
5. 若患者需行颧颞部除皱术，应先行颧颞部除皱，待恢复一段时间后再视上、下睑情况行手术整复。
6. 若伴有泪腺脱垂、眶脂肪膨出，应同时予以整复。
7. 若眼睑皮肤过于松弛、皱纹多，切除外眦部多余皮肤时，切口线应与鱼尾纹平行或一致，以免术后瘢痕过于明显,影响美观。

8. 切除上睑松弛皮肤范围的预测,应在求美者处于坐位时设计,以避免卧位时预测而造成上睑皮肤切除过多。

七 上睑松弛整形术

(一) 设计

准确判断上睑皮肤松弛的解剖学形成原因和皮肤松垂量是选择整形术式的依据,也是上睑整形术成败的关键之一。事实上,临床矫正上睑松弛治疗中,对松垂皮肤形成的解剖学来源及皮肤松垂量测量多存在不恰当的情况,眉的下垂松弛是"三角眼"形成的重要原因。用额部发髻沿切口把下垂眉部向上提紧,或眉上切口提紧,切除一条柳叶形的松弛皮肤,上睑的皮肤松弛会得到明显改善,甚至无须行上睑松弛整形术。注意对于男性皮肤黝黑的求美者,应避免采用此切口矫正松弛,以免在眉上方留下瘢痕。

为矫正上睑松弛可选择眉下柳叶形皮肤切除上睑提升术,或上睑切除较宽的皮肤来进行松弛矫正术,后者切缘上、下唇睑皱襞的厚度呈阶梯状,使再造的重睑呈现"人工雕琢"感。因此该手术成功与否,与眉位置、形态息息相关。在确定手术前,应仔细检查,找出上睑松垂的主要原因和次要原因,确定上睑松垂是以眉松垂为主,还是以上睑松垂为主,或各占1/2,据此决定手术最佳方案是眉上提术、上睑松弛整形术,还是需两者兼采用,术前手术者对松垂上睑皮肤张力的反复提升测试是重要的。

(二) 上睑松弛整形术

1. 术前准备 ①检查上睑皮肤松弛程度及皮肤弹性好坏;②检查脂肪是脱垂还是萎缩;③检查有无泪腺脱垂;④检查上睑提肌肌力是否正常;⑤了解有无眉下垂,及眉毛和上睑缘间的距离。详见本章本节"眼睑皮肤松弛整形的术前准备"

2. 手术设计 ①坐位或立位观察上睑松垂情况,在悬垂上睑画出正常睑裂上缘轮廓线,标出距睑缘最高点。②平卧位,将臃肿上睑向上展开,按常规标画重睑线a。

在重睑线外眦尾端沿松垂皮肤缘自然弧线做向外上方的延长线(按鱼尾纹方向),至鱼尾纹o点。再标记第二预切线b,方法为沿立位标画的正常睑上缘弧度自内眦向外眦画线直至外侧鱼尾纹的o点,与a线汇合。可用小圆镊轻夹两切线间皮肤,检查有无睑外翻,如有轻度外翻,可将第二预切线向下调整。1%甲紫重复画线,碘酊固定(图65-206)。

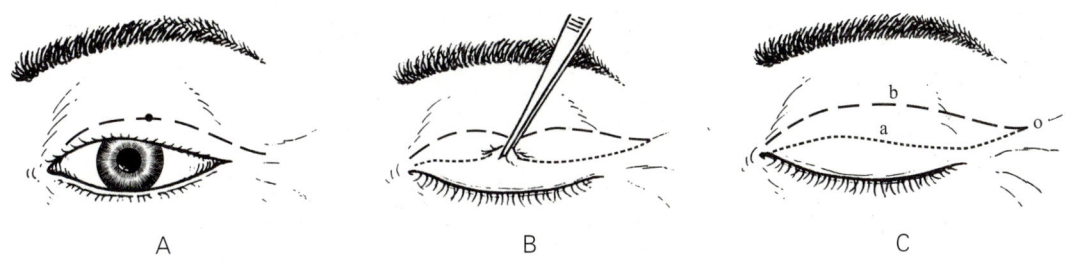

图65-206 上睑松弛整形术,松弛皮肤切口走向和松弛皮肤测量方法
A. 立位观察上睑松垂情况,在悬垂上睑画出正常睑裂上缘轮廓线,标出距睑缘最高点 B. 画第一条皱襞线后,用镊子在第一线上方轻夹皱襞线上方松弛皮肤,确定第二条平行线 C. 松弛皮肤去除切口线完成

3. 麻醉 1%~2%利多卡因加1∶200000肾上腺素局部浸润麻醉。

4. 手术步骤

（1）沿标记线切开皮肤、皮下组织。剪除切线内松弛皮肤。

（2）平切口水平剪除上睑板前一条宽0.3~0.4cm的眼轮匝肌。

（3）对于上睑外上方下垂的外侧眶隔和溢出的脂肪，予以适量去除，内侧组眶脂肪一般不处理。

（4）在修剪睑板前疏松结缔组织时，注意保留睑板前筋膜。

（5）必要时提起重睑线皮肤下眼轮匝肌，自外向内剪除（宽约2mm），注意保留紧贴睑缘的眼轮匝肌，以免损伤睫毛和睑缘动脉弓。

（6）术中不要过多切除脂肪及上睑组织，以免术后眼窝凹陷，并在术中让求美者半卧位或坐位，对比卧位时上睑皱襞的形态，细致评估上睑的饱满度。

（7）去除眶隔脂肪后，必要时需缝合眶隔一针，注意防止上睑提肌腱膜被错误缝合。

（8）遇有泪腺脱垂，应将脱垂的泪腺复位到眶外上方泪腺窝内，将泪腺包膜与眶骨骨膜固定1~2针。

（9）遇有老年性上睑下垂者，需行上睑提肌缩短术（参见本章第六节"上睑下垂"）。

（10）可同时行眉下或眉上切口，切除松弛皮肤，达到提眉和提上睑的效果，详见第六十九章"面部年轻化和抗衰老"。

（11）仔细止血，生理盐水或含有抗生素的溶液冲洗创口，准备缝合。

（12）5-0可吸收缝线缝合眶隔2~3针。眶隔松弛者，可折叠后加强缝合。

（13）重睑皱襞制造的睑板上方缝合方式有几种：①切口下缘的睑缘皮肤-睑板上方筋膜固定；②睑缘切口皮肤下方眼轮匝肌边缘-睑板上方筋膜固定；③切口上方或下方筋膜-睑板上方筋膜固定；④切口上方眼轮匝肌-睑板上方筋膜固定；⑤切口上方皮肤眼轮匝肌-睑板上方筋膜固定。主编曾应用这些固定方法几十年，其重睑皱襞再造的效果相似。中老年上睑松弛矫正手术中，除了切除松弛的组织并进行提紧缝合外，做到尽可能少的创伤和结构的改变，可以避免术后重建的上睑皱襞水肿，长期不能消退。

（14）缝合皮肤，6-0无损伤尼龙线或8-0丝线间断缝合皮肤。如不要求有重睑，可不挂牵睑板前筋膜，直接间断缝合皮肤。精准对合切口，微创缝合皮肤，缝针缝合皮缘0.5~1mm，缝合皮缘的边距和针距精确到0.1mm，缝合张力以皮肤准确对合为准，不宜打结过紧（图65-207~图65-210）。

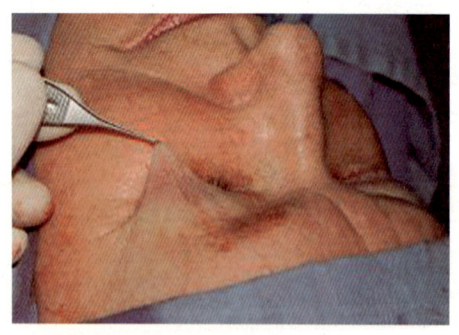

图65-207 上睑皮肤松弛，皮肤切除量预测，将切口上方的皮肤向下适当牵拉，准确测算皮肤组织的多余量

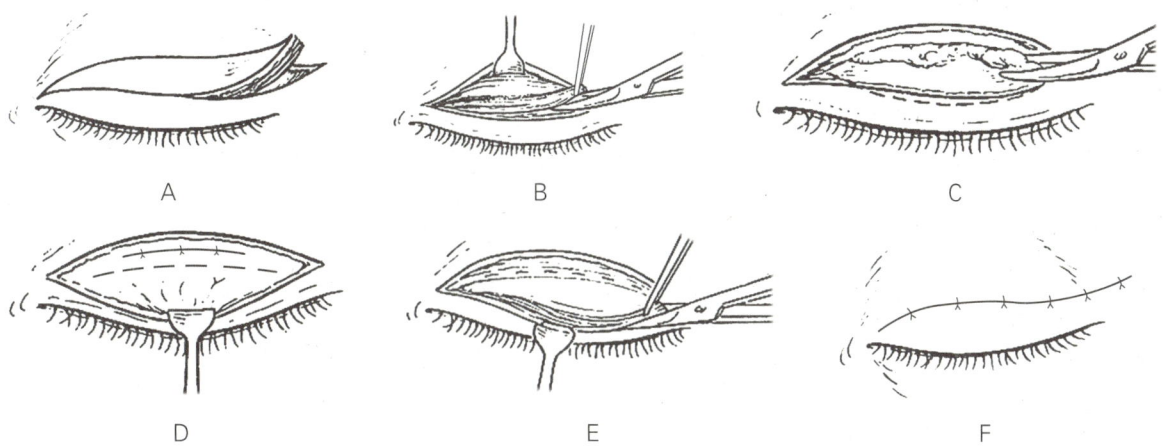

图 65-208 上睑松弛整形术手术步骤

A. 沿标记线切开皮肤、皮下组织　B. 在睑板中部剪除一条眼轮匝肌　C. 平切口水平去除下垂的外侧眶隔和溢出脂肪　D. 6-0 线缝合剪开的眶隔 1～2 针，眶隔松弛者，可折叠后加强缝合　E. 提起下唇皮肤下眼轮匝肌，自外向内剪除宽约 2mm 眼轮匝肌，注意保留紧贴睑缘的眼轮匝肌，以免损伤睑缘动脉弓　F. 缝合固定制造上睑皱襞和缝合皮肤。如不要求有重睑，可不挂牵睑板前筋膜，直接间断缝合皮肤

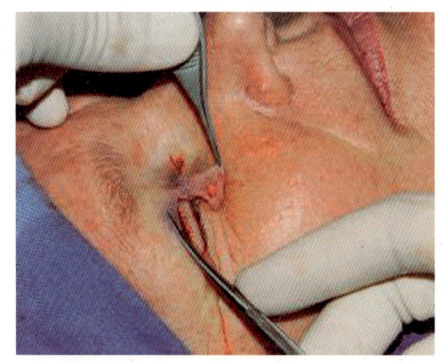

图 65-209 沿切口缘剪除实际多余的皮肤组织

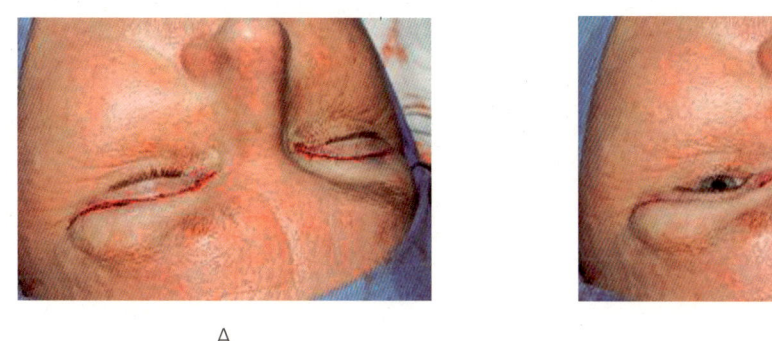

图 65-210 切除上睑多余组织量

A. 双眼自然闭合时切口上、下缘皮肤之间留有 1～2mm 缝隙　B. 睁眼时切口上方皮肤组织距睑缘 3～4mm

5. 手术注意事项

（1）在矫正上睑松弛时，皮肤切取的宽度，对于不做重睑术者，切口下睑缘皮肤宽度 7～8mm；需做重睑术者，需减少 1mm 左右。

（2）切口线内端应在内眦韧带上缘的皮肤上，不宜在内眦韧带上，以免发生瘢痕性内眦赘皮；切口线外端不宜超过眼睑皮肤与眶部皮肤的交界线，以免引起线状瘢痕收缩。

（3）去除的皮肤量应依上睑皮肤的松弛程度而定，一般上睑内1/3的皮肤应少去除，若外侧皮肤松弛较明显，可适当多去除些。外眦的切口线可延长近鱼尾纹处并与皮纹相吻合或重叠，这样愈合后不影响美观。

（4）上睑外缘切口线尽量不要延伸到眼角水平以下，以免影响淋巴回流；若同期进行眼袋整形手术，上睑切口与下睑切口线相交，瘢痕收缩后，常会引起眦角锐圆畸形。

（5）睑部重睑线切开后，上、下唇睑组织会发生移位，厚重的上唇会向外侧移动5～8mm，如不注意复位对合，术后极易形成多条自内向外的皮肤皱褶，尤其是皮肤菲薄、术前内眦皮肤细皱褶多者。

（6）切口上、下缘应等长，以免伤口缝合后两端起皱。

（7）切开眶隔时应避免损伤上睑提肌，以免术后导致上睑下垂。

（8）外眦区常有外侧脂肪垫或泪腺脱垂，应将其暴露清楚后适当处理，若为泪腺脱垂应还纳泪腺，并向上悬吊，缝合于眶骨骨膜上。切勿将其当眶内脂肪切除，以防术后导致干眼症。

（9）根据睑部皮肤的松弛程度及脂肪的多少决定皮肤、眼轮匝肌和眶脂肪的去除量。不是所有的患者都需要去除这三种组织，有时仅去除松弛的皮肤和少许眼轮匝肌即可。

（10）此外在眼睛从闭眼状态变换为睁眼时，内眦部皮肤也会发生类似的移位变化和放射状皱襞，影响重睑线的顺畅。预防方法为：①术前标记重睑线时做数条垂直于重睑线的分段线，必要时可在上、下两条重睑线对应点针刺亚甲蓝标记，备对位缝合重睑切口时参考。②缝合制造重睑皱襞时，率先在上睑缘切口中点偏内方1～2mm处缝合一针，作为关键点缝合，然后让求美者于卧位和坐位时，睁眼和闭眼，反复观察上睑皱襞形态、宽度，做必要的缝合调整，或多余睑皮肤的修剪。

（11）完成关键点的缝合后，从外侧向内侧推进，完成上睑皮肤缝合。

（12）皮肤缝合要做到微创，应用无损伤6-0尼龙线缝针或8-0丝线准确缝合，每针针距和皮缘距离精确到0.1mm，低张力打结，对合皮缘。

八　上睑松弛M形皮肤切口整形术

上睑皮肤松弛的矫正可以采用上述柳叶形切口，也可设计柳叶形尾部M形切口，矫正上睑松弛，这是由于随着年龄的增大，面侧部的皮肤松弛度远大于面中部的皮肤松弛度，在临床上，可见眉梢下垂、眼角下垂，因此，在上睑老化松弛矫正中的切口设计，外侧为M形，即在内眦部呈梭形，在外眦部呈横M形；或是内、外眦部的切口线均呈横M形或其他形状，以增加睑外侧部皮肤切除量（图65-211）。

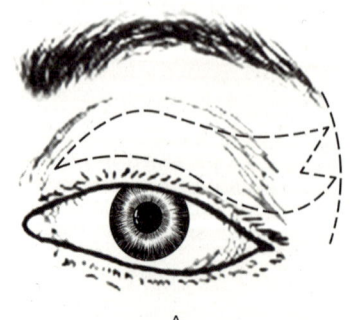

图65-211　上睑松弛外眦区M形皮肤切口整形术

九　上、下睑松弛一期整形术

一般情况下，上、下睑皮肤松弛的整复最好分次进行，若需要同时进行，应精心设计，仔细操作，尽量减少组织损伤。

（一）适应证

上、下睑皮肤松弛可同时进行老年性上、下睑皮肤松弛矫正（详见本章第二十节"睑袋与下睑皮肤松弛"，以及第六十九章"面部年轻化和抗衰老"）。

（二）手术方法

按上、下睑松弛整形术分别进行。

上、下睑可同时按M形皮肤切除术设计操作步骤（图65-212）。

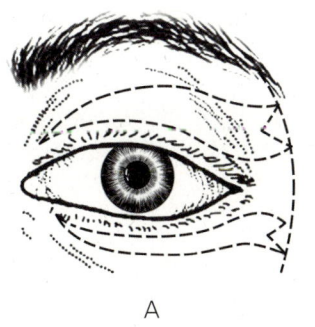 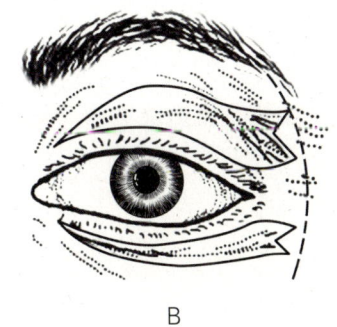 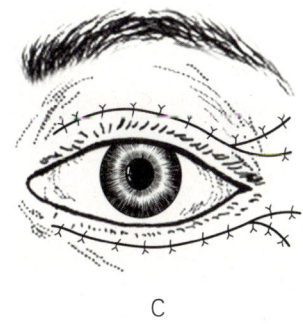

图65-212　上、下睑M形皮肤切除术

十　外眦Z整形移位术

外眦Z整形移位术只适用于严重的上睑松弛和外眦角下垂的就医者，术前手术者应反复测试，如能采用单纯的上睑松弛组织切除提升，矫正上睑松弛和外眦角提升者，不影响外眦角Z成形提升。

外眦部设计Z整形术增进矫正效果。先在外眦外上方设计新外眦点，参照外眦部角度设计一斜臂，连接此点与第一重睑线相交，形成一底向外及蒂在外的三角瓣，按Z整形原则，与眼角外眦部易位转移缝合，提升外眦。此原则也可用于同时进行伴有下睑松弛需矫正者。如上下睑皮肤都有松弛，先按常规标志出松弛皮肤切除之外形线，然后设计三角瓣，使水平向三角瓣下边最远点与下睑切口线最远点重合，设计注意是两三角瓣角度相近，两臂长相等。连接上下眼睑设计线，按设计线切除上下眼睑多余的皮肤，位于外眦两个三角瓣易位缝合（图65-213）。

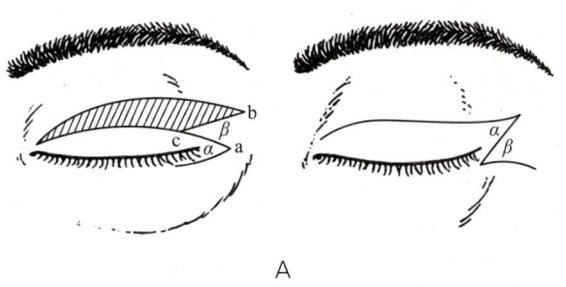

A

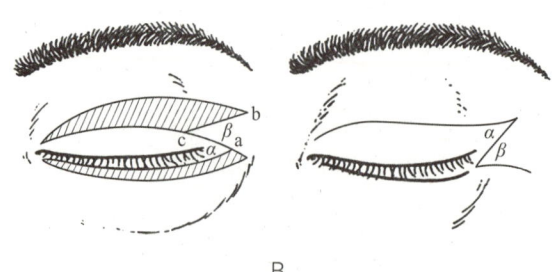

B

图 65-213 外眦 Z 整形移位术示意

A. 上睑松弛伴有外眦下垂的外眦部 Z 整形术 b 点为新外眦点，∠β≈∠α，c 点为 cb 线与重睑线缘相交　B. 同时进行伴有下睑松弛矫正术的 Z 整形术，注意使 ac＝cb

十一　眉上提术及眉下上睑上提术

眉上提术是矫正上睑松弛的有效方法之一，可采用额部发际切口，帽状腱膜上或骨膜下分离提升，可采用直视下手术提升或内镜下提升，也可采用直接眉上切口松弛皮肤切除眉提升术，但是该提升术可造成眉上方明显瘢痕，特别易发生在男性。

20世纪80年代初期，盛行文眉术美眉，常造成文眉后形态丑陋，在切除丑态的文眉后，发现能有效地矫正上睑松弛，故设计了丑态眉切除松弛上睑矫正术，并发展为眉上松弛皮肤切除上睑松弛矫正术，以及眉下松弛皮肤切除，上睑松弛矫正术，并在全国范围内迅速推广应用（图65-214）。

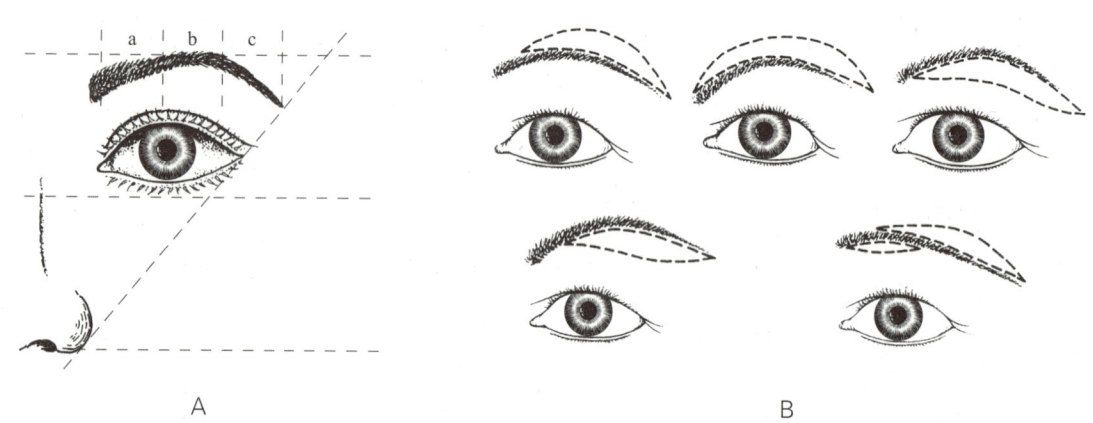

图 65-214　眉上提术及眉下上睑上提术的切口设计

十二　上睑松弛矫正术后并发症

（一）两侧不对称

由于测量上的错误，致使重睑形成不对称；或两侧眼轮匝肌去除不相等，在高度上不一致。

（二）重睑未形成或形成太浅

可能是睑板上缘暴露不够，或缝合时未挂住睑板上缘筋膜所致。

（三）重睑皱襞假面具化

重睑皱襞假面具化表现为术后重睑皱襞畸形、水肿、面具样，这样的畸形有时受术者在术后两三年才能逐步恢复，应引起手术者的高度重视，并在术前告知受术者。手术中减少组织创伤，是降低这种并发症的措施。

（四）眶上区凹陷

多为眶隔脂肪切除过多所致。

（五）瘀斑和血肿

一般为手术创伤所致，一周左右消退。如患有高血压，长期服用阿司匹林、丹参、双嘧达莫等抗凝药物，术后会造成局部瘀斑严重或血肿，常会波及整个眼周甚至面颊部，球结膜下也有出血，则消退较慢。有时瘀斑消退后皮肤有较长时间的色素沉着。

（六）重睑过高

它的发生是因为在设计上有误差，或设计时未拉紧松弛的皮肤。

（七）睑外翻、睑裂闭合不全

这是切除上睑皮肤过多所致。轻者可拆除重睑重新缝合以减轻皮肤张力，严重时需行眼周局部皮瓣转移修复，以增加上眼睑皮肤组织量。

（八）睫毛过度外翻

多为切口低、缝合固定过高所致。

（九）上睑下垂

多为解剖不清、手术粗暴、切断或损伤上睑提肌所致。

（十）三角眼或三重睑

缝合层次不一致或某针与眶隔粘连，或剥离过于广泛，或内眦赘皮严重而未矫正，均可形成三角眼或三重睑。

（十一）感染

消毒不严格、无菌操作不严格、切口内遗留纱布丝等异物、拆线不彻底将线头遗留在伤口内等，均可导致感染。

（十二）失明

失明很少见，但曾见于报告，由手术刀或注射针误刺眼球，眶内和球后出血，肾上腺素注射引起视网膜中心动脉痉挛和栓塞等引起的失明。伴有青光眼疾病的患者进行睑美容整形可造成术后失明，因此，术前检查眼压应成为眼睑整形必需的术前准备项目。

（刘晓燕　宋建星　陶然　陈江萍　王炜）

第二十节　睑袋与下睑皮肤松弛

一　临床表现与形成机制

睑袋（palpebral bags or eyelid pouches）是指因眶脂肪向前膨出而形成的袋状眼睑畸形（baggy eyelids deformity），上下眼睑均可发生，以下睑常见，通常所说的睑袋是指下睑袋。睑袋是面中部衰老的主要特征之一，因此睑袋整复术对面中1/3的年轻化有着非常显著的作用。

在历史上，人们对睑袋的认识较早，早在10世纪时阿拉伯国家已有文献记载，而真正意义上的睑袋美容手术开始于19世纪末。长期以来，随着人们对眼周解剖以及睑袋形成原因研究的不断深入，睑袋的治疗也有了很大的发展，尤其是近十年来，新认识、新理念及新技术不断出现。

早期人们认为，睑袋的形成是眶隔脂肪过多和下睑皮肤松弛所致。近年来的研究提示，睑袋是眶脂肪与下睑支持结构之间的平衡关系遭到破坏的结果。下睑支持结构主要包括皮肤、眼轮匝肌、眶隔、睑板、内外眦韧带等。眼眶为容纳眼球及其附属器的锥形空腔，前端大、后端尖，四壁为骨性结构，眶口为软组织所覆盖。由于重力作用，眶脂肪有向前疝出的倾向。在眶脂肪量正常的年轻人中，这种倾向被强韧有力的下睑支持结构所阻抑，故不会出现眶脂肪脱垂。当眶脂肪过多或下睑支持结构随衰老而变得松弛、薄弱时，支持结构便不足以阻抑眶脂肪疝出，则睑袋形成。下睑支持结构的改变包括皮肤松弛、皮肤光损害、眼轮匝肌松弛或功能亢进、眶隔松弛等。眼球支持结构随衰老而发生的张力下降可致眼球下沉，也促进了眶脂肪向前疝出。面颊部组织随着衰老而出现的下垂导致了颧骨显现，也促进了睑袋及泪槽畸形（由内眦沿眶缘向外下方走行的沟槽，是下睑衰老的显著征象之一，国外学者常称其为"tear trough deformity"，即泪槽畸形）的形成。总之，睑袋的形成是一个由多种因素参与、多层组织结构改变综合作用的结果。

基于上述研究，有学者将睑袋分为原发性与继发性两类。前者主要由先天性眶脂肪过多、眼轮匝肌肥厚功能亢进引起，多见于年轻人，所占比例少于10%；后者主要由衰老引起，多见于40岁以上的中老年人，是最常见的一种类型。当整形美容医师具体分析一个求美者睑袋的成因及严重程度时，应注意从皮肤到深部眼睑支持结构分别发生的变化。对于中老年求美者，眶隔松弛、眶脂肪疝出及泪槽畸形是最值得关注的。

二　下睑成形术

睑袋整复手术术式的演变是随着人们对眼部解剖以及睑袋形成原因认识的深入而进行的。

早期，由于人们强调眶脂肪增多及皮肤松弛在睑袋畸形中的"决定"性作用，传统睑袋整复术主要是围绕切除"多余"的眶脂肪和多余的皮肤进行的。根据分离层次的不同，可分为皮瓣法和肌皮瓣法。这种术式简单、易行、有效、易掌握，至今仍被广泛采用。但易遗留皮肤切口瘢痕，易发生下睑退缩、下睑外翻、下睑凹陷，是其主要缺点。随着对眶部解剖研究的深入，虽然提高了术中眶隔脂肪切除的精确性，但仍无法克服其主要缺点。对于下睑皮肤松弛、皱纹多、眶脂肪膨出明显但无明显眶下缘显现的40岁以上中老年求美者，可采用传统睑袋整复术。而对于下睑松弛尤其是突眼伴平颊者，由于易出现下睑退缩及下睑外翻，应慎重采用该术式。

Bourquet于1924年首次报道了经结膜入路睑袋整复术，但直到1973年，当Tessier再次报道了经结膜入路睑袋整复术以后，这一术式才逐渐引起重视。近十年，随着眶周解剖研究的深入，经结膜入路的睑袋整复术发展较快并逐渐流行。经结膜入路切除眶脂肪可分为眶隔前入路和眶隔后入路。该术式具有无皮肤切口瘢痕、极少并发下睑退缩或外翻等主要优点。但由于不能切除下睑皮肤，不但对于下睑皮肤松弛、皱纹明显的睑袋求美者效果常不尽如人意，而且因眶脂肪切除过多所致下睑凹陷的可能性依然存在。一般认为，经结膜入路睑袋整复术的最佳适应证是40岁以下、仅有眶脂肪膨出、无明显皮肤松弛、皱纹少、无明显眶下缘显现的原发性睑袋。随着化学剥脱术和激光焕肤技术的发展，也有学者提出，对于下睑皮肤松弛、皱纹较明显的求美者，也可尝试采用经结膜入路术式，术后通过化学剥脱或激光嫩肤技术改善下睑皮肤质量，达到满意的效果。

由于认识到下睑支持结构松弛、薄弱是继发性睑袋形成的主要原因，自20世纪70年代以来，一些旨在加强下睑支持结构、不强调切除眶脂肪，甚至主张保留与利用眶脂肪的睑袋整复术式出现了。众多临床研究证明，在继发性睑袋整复中切除眶脂肪并不是必需的，而加强或缩紧眶隔是提高睑袋整复效果的一个重要环节。最具代表性的术式是Hamra提出的保留眶脂肪术式。Hamra通过比较年轻人和中老年人眶周变化，认为随年龄的增长，由于眶周组织松弛、解剖位置的改变，眶周骨的轮廓逐渐清晰明显，眶下缘出现程度不同的凹陷。在此基础上，Hamra提出了"弓状缘释放、眶脂肪保留、眶隔重置"的睑袋整复术式。该术式将眶脂肪经弓状缘切口释放、覆盖，并与眶隔一起缝合于眶下缘稍下方的骨膜上，以掩盖眶下缘轮廓。该术式不仅能有效地消除下睑袋状畸形及泪槽畸形，避免下睑凹陷，并减少下睑退缩与外翻等并发症的发生，还具有颊提升作用，可使衰老的"双凸型"睑颊复合体轮廓变为年轻时的"单凸型"。但此术式比较复杂，难度较大，初学者不易掌握，术后恢复期亦相对较长，因此应严格掌握适应证。对于有明显眶下缘显现、眶隔松弛、眶脂肪疝出明显者，建议选用该术式，以达到更好的睑袋整复效果，并减少下睑退缩等并发症的发生。

美容外科医师在选择手术方式时，首先应分析受术者眼周（特别是下睑支持结构）的组织特点，判断各因素在睑袋形成中所产生的作用的大小，然后有针对性、个性化地决定具体的术式，而不是盲目地或随机地进行术式的选择。这样，不仅可以达到最佳的疗效，还可最大限度地减少并发症的发生。

（一）术前准备

因为睑袋整形术大多为中老年人选用，所以要和上睑整形一样详细询问老年病病史，并在术前1周禁用类固醇激素、扩血管药物和抗凝血药物。检查下睑皮肤、眼轮匝肌松弛程度及脂肪突出的位置。一般脂肪突出最明显的为中、内两个脂肪球，大部分青中年者外侧脂肪球无明显突出。

（二）手术方法

1. 皮肤入路皮瓣法下睑成形术　适用于单纯下睑皮肤松弛、眶脂肪膨出的求美者。

手术操作：自泪点下1～2mm平行下睑缘标记手术切口线，切口线延伸至外眦部时折向外下方沿鱼尾纹方向继续延伸4～5mm；以1%利多卡因浸润麻醉切口及眶下缘以内术区；沿切口线切开皮肤、皮下组织；以眼科剪在皮肤与眼轮匝肌之间潜行分离至眶下缘水平；向下牵拉切口皮肤，显露睑板下区，在眶脂肪突出部分离眼轮匝肌纤维，显露眶隔；切开眶隔，显露内、中、外三团眶隔脂肪，剪开眶脂肪外膜并适度切除；缝合眶隔，使眶隔适度加强，眶隔的缩紧也可通过眶隔折叠的方法进行；眼轮匝肌松弛者可切除一条眼轮匝肌；嘱受术者睁眼向头顶方向凝视，使分离的下睑皮肤平铺于眼轮匝肌上，去除超出切口线部分的皮肤；将眼轮匝肌向外上方折叠、提紧，并与眶骨骨膜缝合固定。检查术区无活动性出血后以6-0或7-0丝线（或无损伤线）缝合皮肤切口。

在行多余皮肤切除时应特别注意避免去除过多，保证下睑切缘皮肤无张力缝合、避免形成睑外翻。

2. 皮肤入路肌皮瓣法下睑成形术　适用于下睑皮肤及肌肉松弛、眶脂肪膨出明显的求美者。

手术操作：手术切口同"皮肤入路皮瓣法下睑成形术"；以1%利多卡因浸润麻醉切口及眶下缘以内术区；沿切口线切开皮肤、皮下组织；以眼科剪在皮肤与眼轮匝肌之间潜行分离至切缘下4～5mm；沿眼轮匝肌纤维方向切开眼轮匝肌，以眼科剪在眶隔与眼轮匝肌之间分离至眶下缘水平；向下牵拉肌皮瓣，显露眶隔；切开眶隔，显露内、中、外三团眶隔脂肪，剪开脂肪外膜，适度切除部分眶隔脂肪；缝合眶隔，使眶隔适度加强；嘱受术者睁眼向头顶方向凝视，使分离的下睑组织平铺，去除超出切口线部分的皮肤；将眼轮匝肌向上方提紧并与眶骨骨膜缝合固定。检查术区无活动性出血后以6-0或7-0丝线（或无损伤线）缝合皮肤切口（图65-215）。

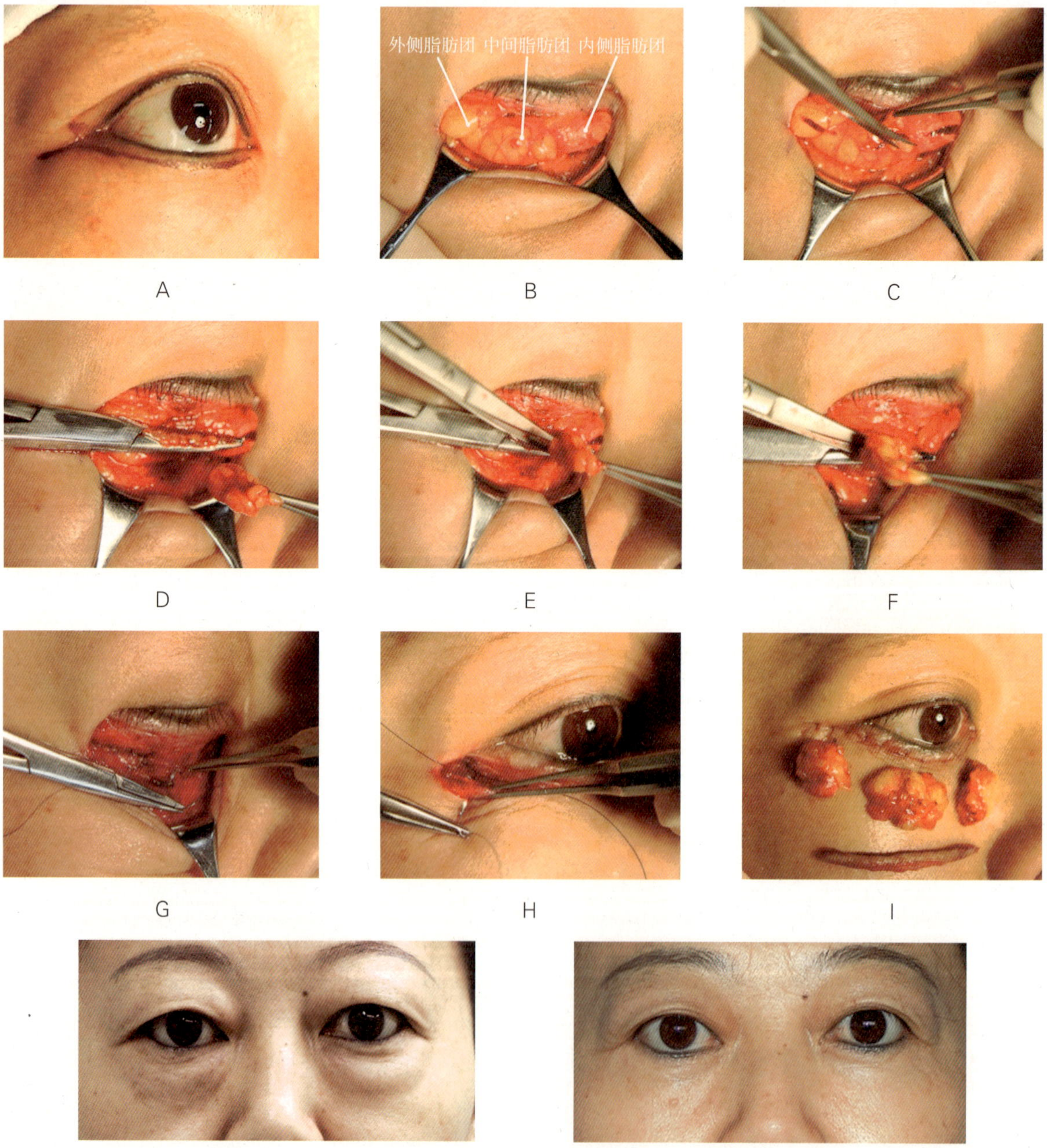

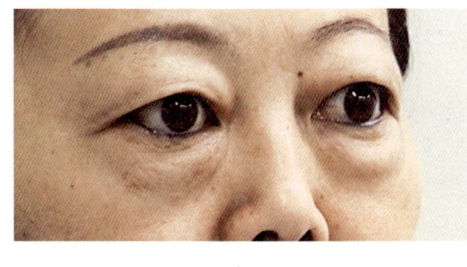
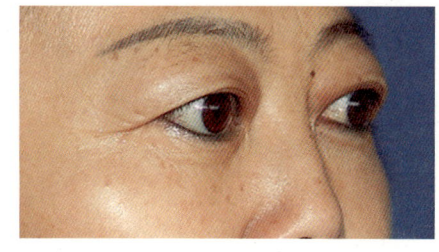

图 65-215　皮肤入路肌皮瓣法下睑成形术实例

A. 切口设计　B. 局麻下，沿设计线切开皮肤、皮下组织及眼轮匝肌，在眼轮匝肌与眶隔之间分离至眶下缘，用拉钩向下牵拉肌皮瓣，充分显露眶隔　C. 剪开眶隔　D. 切除多余的中间脂肪团　E. 切除多余的内侧脂肪团　F. 切除多余的外侧脂肪团　G. 缝合眶隔　H. 切除多余的皮肤肌肉后，将切口下眼轮匝肌悬吊于眶外缘骨膜上　I. 间断缝合皮肤切口，图中可见切除的多余皮肤、肌肉及眶隔脂肪　J. 同一患者，术前，正位　K. 同一患者，术后1年，正位　L. 同一患者，术前，右斜位　M. 同一患者，术后1年，右斜位

对于泪槽明显或下睑凹陷的求美者，可考虑行弓状缘释放、眶隔重置法下睑成形术（图65-216）。切口及分离层次同上，但眼轮匝肌下的分离范围应达到眶缘以下4~5mm，分离的过程中沿眶下缘切开眼轮匝肌限制韧带并在眶下缘骨膜表面分离。随后，沿眶缘由外向内剪开眶隔，释放眶隔脂肪，将眶隔及眶隔脂肪缝合固定于眶下缘以下4~5mm处。在行眶隔释放时应注意避免眶下缘内侧下斜肌的损伤，以免造成复视。

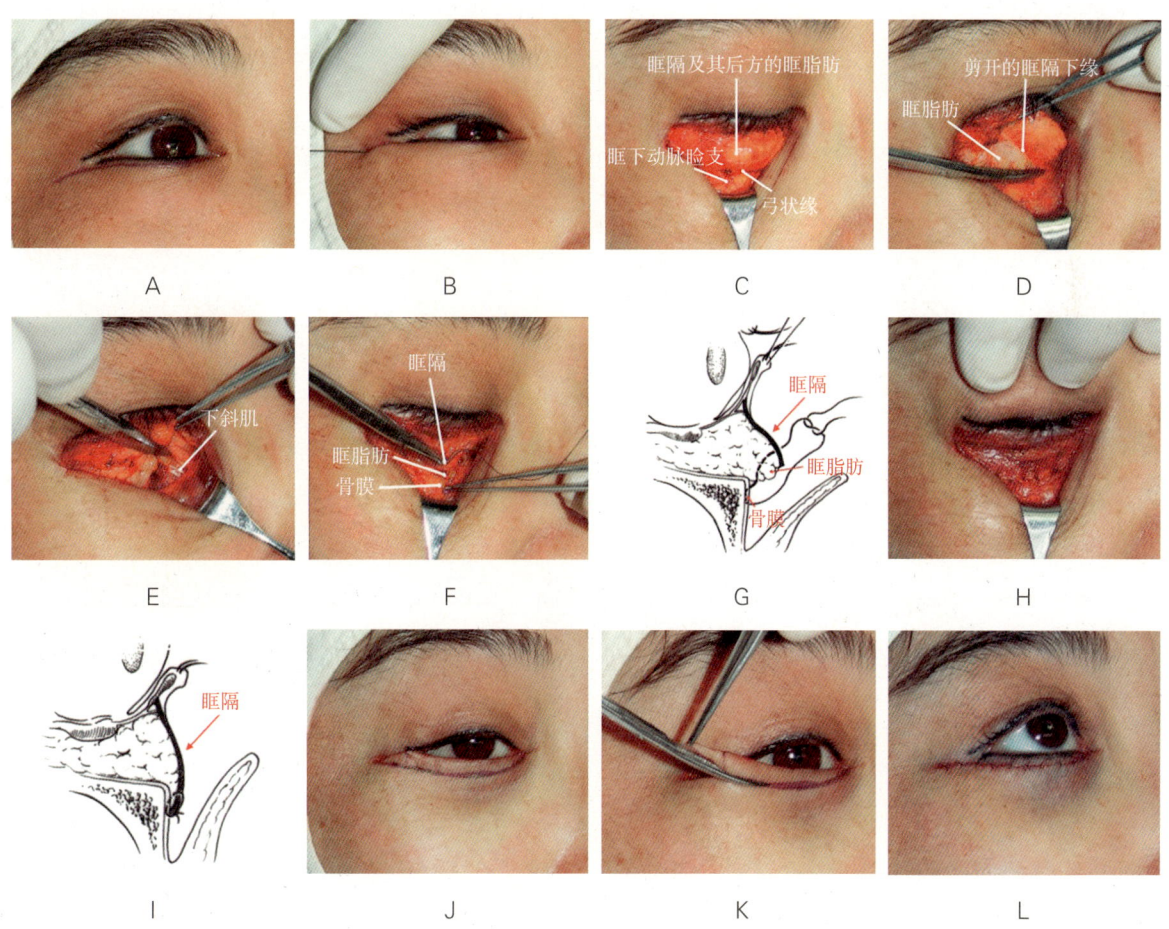

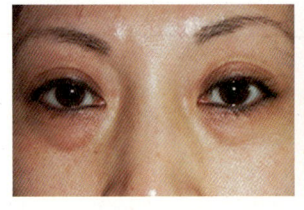 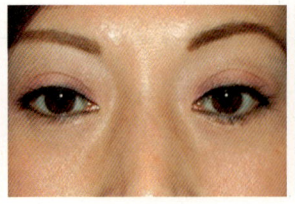 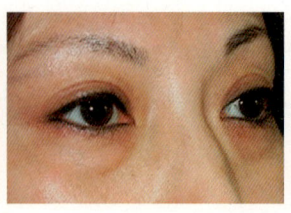 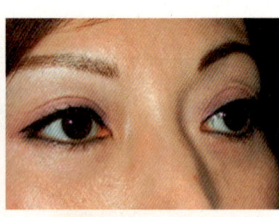

M　　　　　　　　　　N　　　　　　　　　　O　　　　　　　　　　P

图 65-216　眶隔重置法下睑成形术实例

A. 于下睑缘睫毛下 2mm 设计平行于睑缘的切口，内至泪点或其稍内侧，外达外眦角后，沿鱼尾纹转向外下　B. 切口及术区做局部浸润麻醉　C. 沿切口设计线切开皮肤、皮下组织和眼轮匝肌，在眼轮匝肌与眶隔之间进行分离，至下眶缘以下 5～10mm（如需同时行中面部提升，可向下分离至眼轮匝肌下缘水平），用眼睑拉钩向下牵开下睑，显露眶下缘　D. 沿眶下缘剪开眶隔，释放眶脂肪（弓状缘释放技术）　E. 注意不要损伤下斜肌　F. 用 5-0 尼龙线将眶隔下缘重新缝合固定到眶下缘下方 3～5mm 的骨膜上（眶隔重置技术），一般缝合 5～7 针。缝合时，缝针须穿过贴近眶下缘处的眶脂肪，这样既可缩紧眶隔，又可利用眶脂肪充填眶下缘处的凹陷　G. 眶隔重置缝合法示意图　H. 眶隔重置步骤完成后，用手指轻压眼球，可见眶脂肪经松弛的眶隔向前膨出的体征消失　I. 眶隔重置步骤完成后矢状断面示意图　J. 嘱患者睁眼向上视物，使下睑肌皮瓣轻轻向上方舒展，覆盖创面。在相当于切口上缘水平画线，标记需切除的皮肤与肌肉范围　K. 剪除多余的皮肤与眼轮匝肌　L. 将外眦角外侧的切口分肌肉和皮肤两层做间断缝合，必要时可行眼轮匝肌悬吊术，其余部分的切口仅行皮肤层间断缝合　M. 术前，正位　N. 术后 1 年，正位　O. 术前，右斜位　P. 术后 1 年，右斜位

3. 经结膜眶隔前入路眶脂肪切除法下睑成形术　本法主要适用于无明显下睑皮肤肌肉松弛和泪槽畸形的年轻睑袋患者。其优点是不破坏眼轮匝肌及其神经支配、创伤小、术后组织水肿轻、恢复快、切口瘢痕隐蔽、极少并发下睑退缩或外翻。但该法不能切除下睑皮肤，因此对于下睑皮肤肌肉松弛、皱纹明显的睑袋患者，效果常不尽如人意，而且由眶脂肪切除过多导致下睑凹陷的可能性依然存在。具体操作方法及术后效果见图 65-217。

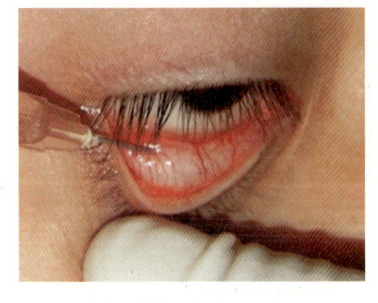 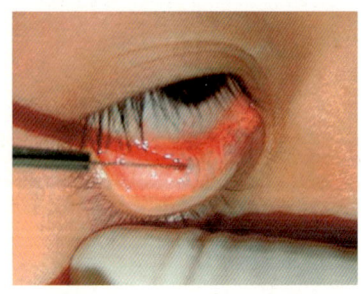 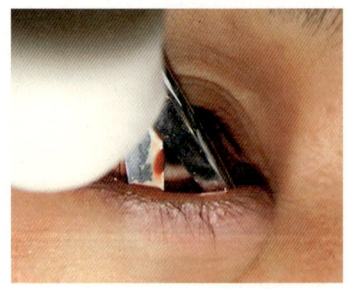

A　　　　　　　　　　　　B　　　　　　　　　　　　C

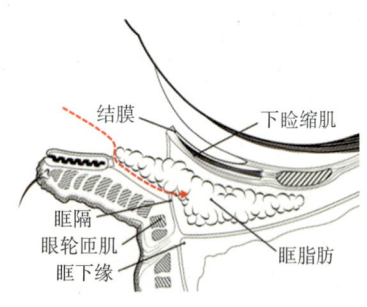 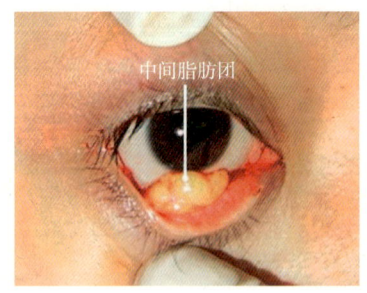 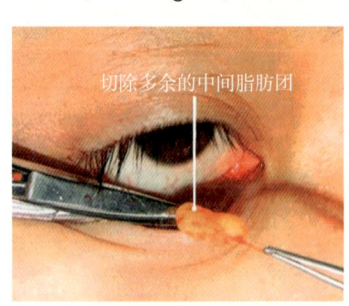

D　　　　　　　　　　　　E　　　　　　　　　　　　F

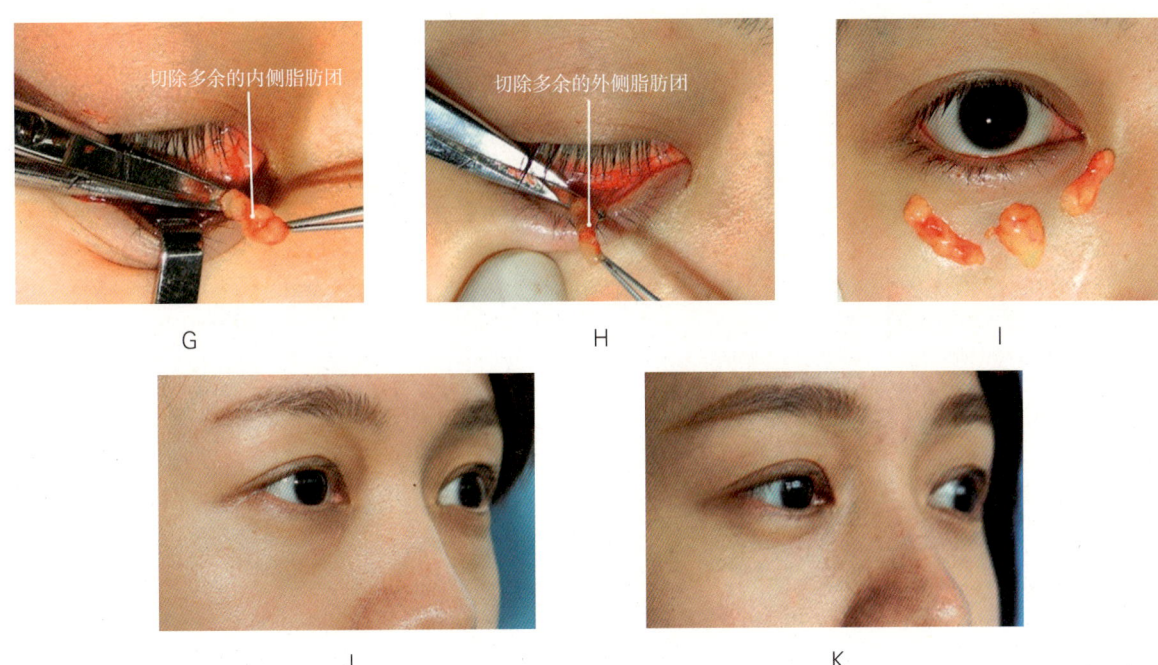

图 65-217　经结膜眶隔前入路眶脂肪切除法下睑成形术实例

A. 眼内滴入 1% 的丁卡因 2~3 滴行结膜表面麻醉，使下睑外翻，以 2% 的利多卡因行结膜下浸润麻醉　B. 在睑板下缘 2~3mm 处横行切开睑结膜和下睑缩肌（睑囊筋膜），长约 10mm　C. 自切口水平向前下方皮肤方向分离至眼轮匝肌深面，以眼科剪在眼轮匝肌与眶隔之间分离，显露眶隔　D. 经结膜眶隔前入路暴露眶脂肪示意图　E. 打开眶隔，显露中间脂肪团　F. 切除多余的中间脂肪团并彻底止血　G. 向内侧分离，显露并切除多余的内侧脂肪团，彻底止血　H. 向外侧分离，显露并切除多余的外侧脂肪团，彻底止血　I. 除眼睑拉钩，按摩下睑使之复位，结膜切口不做缝合　J. 同一患者，术前，右斜位　K. 同一患者，术后 3 个月，右斜位

4. 经结膜眶隔前入路弓状缘释放眶脂肪骨膜上重置法下睑成形术　本法主要适用于无明显下睑皮肤肌肉松弛但泪槽畸形明显的年轻睑袋患者。其优点是不破坏眼轮匝肌及其神经支配、创伤小、术后组织水肿轻、恢复快、切口瘢痕隐蔽、极少并发下睑退缩或外翻。但该法不能切除下睑皮肤，因此对于下睑皮肤肌肉松弛、皱纹明显的睑袋患者，效果常不尽人意。但由于该法创伤小、恢复快、瘢痕隐蔽、并发症少等特点，部分下睑皮肤肌肉松弛、泪槽明显而又不愿接受皮肤入路手术的中老年求美者亦可选用。也有术者在皮肤入路的同时做松弛皮肤切除，达到了更好的美容效果。手术步骤如下（图 65-218）：①眼内滴入 1% 的丁卡因 2~3 滴，行结膜表面麻醉；使下睑外翻，用 2% 的利多卡因行结膜下浸润麻醉。②在睑板下缘 2~3mm 处横行切开睑结膜和下睑缩肌（睑囊筋膜），长约 15mm。③自切口水平向前下方皮肤方向分离至眼轮匝肌深面，以两个拉钩牵开切口，以眼科剪在眼轮匝肌与眶隔之间分离，显露弓状缘。④松解眼轮匝肌限制韧带及泪槽韧带，并继续向下分离至下眶缘以下 5~10mm 处（术前标记的范围）。⑤沿眶下缘剪开眶隔，释放眶隔后脂肪，注意保护下斜肌免受损伤。⑥松解脂肪包膜，使其无张力地移至泪槽底部。⑦以双针 5-0 普理灵线在眶脂肪的远端行 3~4 处 U 形牵引缝合。⑧将每组缝线的两端分别自对应的皮肤标记点穿出，使眶脂肪呈扇形分布。⑨以凡士林纱布卷做衬垫，将每组缝线分别打结固定。

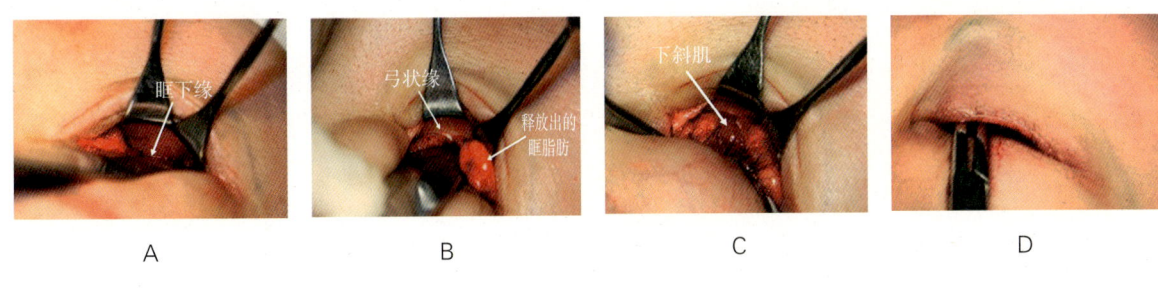

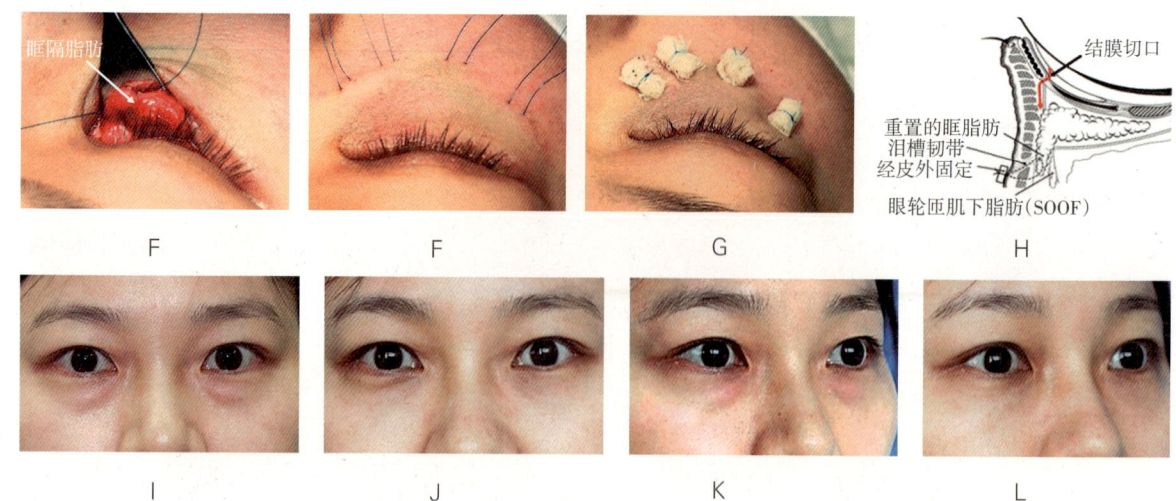

图 65-218 经结膜眶隔前入路弓状缘释放眶脂肪骨膜上重置法下睑成形术实例

A. 局麻下，在睑板下缘 2~3mm 处横行切开睑结膜和下睑缩肌（睑囊筋膜），长约 10mm，自切口向前下方皮肤方向分离至眼轮匝肌深面，然后在眼轮匝肌与眶隔之间向下分离至眶下缘　B. 沿眶下缘切开弓状缘，释放眶隔后脂肪　C. 在弓状缘释放过程中注意防止下斜肌损伤　D. 松解泪槽韧带及眼轮匝肌限制韧带　E. 松解眶脂肪包膜，使其无张力地移至泪槽底部，用双针 5-0 普理灵线在眶脂肪的远端行 4 处 U 形牵引缝合　F. 将每组缝线的两端分别从对应的皮肤标记点穿出，使眶脂肪呈扇形分布　G. 以凡士林纱布卷做衬垫，将每组缝线分别打结固定　H. 手术完成后下睑矢状面示意图　I. 术前，正位　J. 术后 3 个月，正位　K. 术前，右斜位　L. 术后 3 个月，右斜位

三　术后并发症及处理

随着接受睑袋整复术者不断增多，整形美容医师所要面对的并发症也就越来越多。如何减少并发症的发生，是每个医师首先要考虑的问题。除了结膜水肿、血肿、感染等手术并发症外，睑袋整复术常见的并发症还包括干眼症、下睑凹陷、下睑退缩、下睑外翻等。

（一）结膜水肿

一般是伤口水肿和收缩、对泪液排流产生机械性干扰所致，一般发生在术后数天内，症状随局部水肿消退而消失。

（二）血肿

可以发生在皮下、肌肉下和眶隔内。皮下瘀血多见于下睑做皮下和眼轮匝肌之间锐性分离者。肌肉下出血多见于分离下睑皮瓣或眼轮匝肌松弛矫正术后。眶隔内出血多因去眶脂肪时止血不完善。当术后受术者有眼球胀痛、局部肿胀瘀血严重、下睑穹隆结膜有瘀血、眼球上抬等情况时，都要警惕眶隔内出血，必须及时打开眶隔，清除血凝块，找出出血点并彻底止血，否则血液渗入球后可能会因血肿压迫视神经而导致失明。皮下和肌肉下血肿也会因机化而形成硬结，影响手术效果，因此术中仔细止血是关键。

（三）感染

因眼睑血供丰富，感染较为少见，但一旦发生，后果是严重的，应该尽早拆线及引流，必要时全身应用抗生素控制感染。

（四）干眼症

常由下睑缘伤口瘢痕收缩，下睑轻度退缩、睑裂轻度闭合不全导致。一般数月后随着瘢痕松解,症状会逐渐好转和消退。在这段时间内应白天滴眼药水,睡前涂眼膏。术中注意操作要细致和轻柔,避免过多应用电刀和电凝。

(五)下睑凹陷

常见的出现下睑凹陷的原因包括:①受术者本身有下睑凹陷;②眶脂肪去除过多。对于本身就有下睑凹陷的求美者手术中尽可能避免行眶隔脂肪的切除,可考虑行眶隔脂肪重置或脂肪移植矫正凹陷的外观;对因术中眶隔脂肪切除过多所致的严重下睑凹陷,必要时亦可行自体脂肪移植加以矫正。

(六)下睑退缩

下睑退缩是指没有外翻的下睑缘向下移位,较轻者表现为外眦角变钝,下睑缘外1/3段稍下移,外侧巩膜暴露过多,可伴有睑球分离;较重者下睑缘中段甚至全段下移,巩膜暴露范围更大,有畏光、流泪等刺激症状,整个眼睛呈圆形和悲伤状。导致下睑退缩的常见原因包括:下睑皮肤和肌肉切除过多;眶隔与眶脂肪处的瘢痕挛缩;眶隔与睑囊筋膜瘢痕性融合;面中部下降等。下睑松弛及突眼伴平颊者,是导致下睑退缩的高危因素。因此,术中仔细判断皮肤或(和)肌肉切除量、遵循无创操作原则、彻底止血等,是预防术后下睑退缩发生的重要环节。下睑松弛和突眼是睑袋整复术后下睑退缩发生的高危因素,因此术前应认真检查求美者是否有上述情况存在。如有,应附加外眦锚着术(lateral canthal anchoring)予以矫正。

(七)下睑外翻

容易发生在复杂性睑袋受术者或下睑松弛的受术者中。所以在下睑松弛时,皮肤、肌肉、脂肪等软组织的切除必须细致、慎重。一旦发生,轻度者可局部按摩以促使下睑皮肤松解,一般数月后可复原。中度者,可做外眦成形或眼轮匝肌悬吊收紧下睑,以矫正外翻;重度者常需利用局部皮瓣或皮肤移植予以矫正(参见本章第五节"眼睑缺损")。

(杨超 邢新)

第二十一节 上睑和眉年轻化成形术韩国经验

术前综合评估,在亚洲老年人上睑整形术和提眉术中是很关键和非常必要的。亚洲人面部年轻化的手术方法有许多,从中选择正确的术式尤为重要。亚洲老年人的上眼睑整容术以及提眉术的术式应该基于其解剖结构和相互之间的关系,具体手术方式的调整应该基于眶周老化程度,这类患者重睑的褶皱处,在闭眼时距睑缘不应超过10mm。术中必须保留眶脂肪以防眼睑部位出现凹陷而让患者显老。上眼睑和眉毛的自然平衡对于保证良好的术后效果是非常重要的。非手术治疗,例如肉毒毒素和充填材料(如透明质酸)对面部年轻化都是不错的选择。

学者们认为,眼成形术适合那些真正了解额肌的生物力学作用,并且掌握它与上睑及眉毛关系的外科医师来完成。对于亚洲老年人的眼睑手术而言,我们建议先检查眉下垂的程度以确定选择单纯提眉术或者提眉术联合上睑成形术。一些学者也表示,眼成形术后,患者于睁眼时,双睑线与眉毛至少需要保持12mm以上的间距。眼睑皮肤折入重睑线的长度(内陷长度)在睁眼时最好能在10mm。

做额部提升时须采用冠状切口。近来，内镜手术时，一般不必做冠状切口，而只需做几个小而短的切口，分离额骨骨膜下或骨膜上的组织来提升额部及眉弓区域，并取得良好的效果。丁曼医师认为，当额部提升术完成后，上睑成形术不需去除眶脂肪或眼部多余组织就能达到较好的效果。麦考德（McCord）等医师则认为，在做上睑成形术时，去除的眼轮匝肌可以部分移入眉弓部位以取代移除的眉弓部脂肪垫，这样可以比较有效地把眉弓部提升到所需位置并避免眉毛的下垂。1996年，Yun等学者报道，来其医院治疗的、以上睑皮肤松弛老化为主诉的患者中，他们通常采用眉弓下切口的切眉术，同时行上睑皮肤松弛矫正术，并佐以文眉术。有时切眉术与脸部拉皮手术同时进行，在许多病例中，取得了良好的效果。

上眼睑和眉毛的解剖：图65-219显示了年轻人和老年人之间的解剖差异，图65-220为上睑解剖结构及层次。

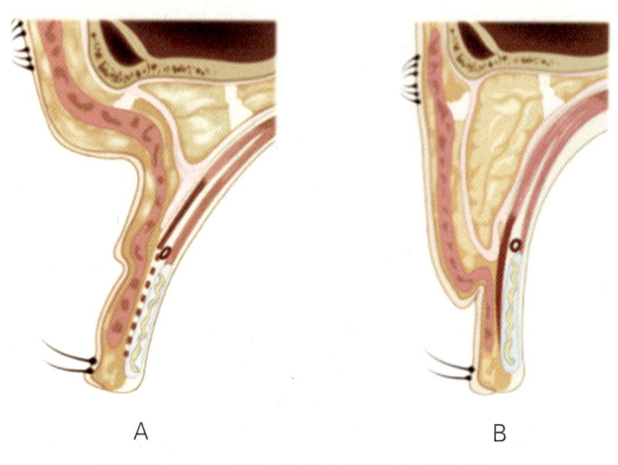

图 65-219 老年人和年轻人上睑的差异
A. 老年人　B. 年轻人

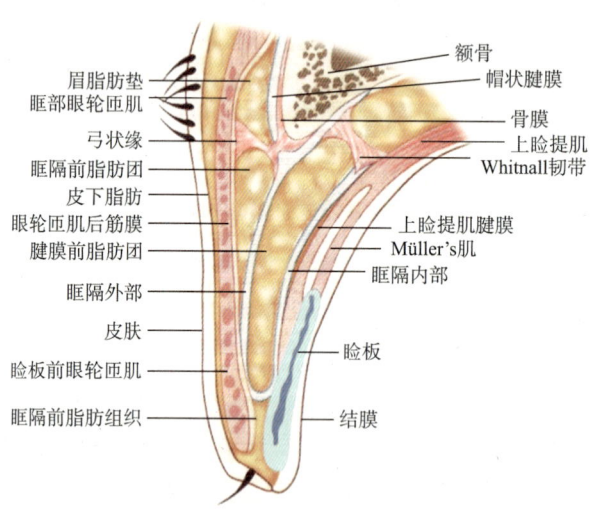

图 65-220 上睑解剖结构及层次

当然，眶周的结构会随着时间变化而改变。随着时间的流逝，最重要的变化是眶周组织的松弛和下垂。为安全有效地完成手术，了解眶周组织的解剖结构及变化是至关重要的。亚洲人在上睑睑板提肌到皮肤间缺乏薄的纤维组织，因此在很多情况下没能形成重睑。然而，有些人在出生时没能形成重睑却在老年时出现重睑皱襞，以及一些人晨起时单眼皮而午后却形成重睑，因此，先天性真皮下有上睑提肌肌纤维的理由显然是不充分的。因此，是否出现重睑折叠取决于眶周不同解剖部位的厚度和数量，特别是眶脂肪中心的结缔组织、皮下脂肪和睑板前脂肪，与重睑能否形成关系密切。

通过年轻化的手术，不但可以达到美学上的效果，而且可以去除视野中松弛下垂的上睑皮肤组织，从而达到功能上的改善。老化的上睑皮肤结构之所以改变，不仅与单纯的上睑皮肤有关，还与下垂的上睑组织密切相关，许多患者仅仅靠去除多余的上睑皮肤并不能达到满意的术后效果。只有在所有下垂的组织结构被提升修复到原位时，眼及眉弓部才能呈现并维持自然形态。

我们知道，只有额肌这一肌肉可以起到上提眉毛的功效，其他许多肌肉只有下拉眉毛的功能，比如在眉内侧的皱眉肌、降眉肌、降眉间肌和眼轮匝肌。然而，外侧1/3的眉毛下垂，主要是因为具有提升眉功能的额肌未覆盖这个区域。最外侧（眶部）的眼轮匝肌在下拉眉外侧的作用中最为关键。

前额提升的重点在于，眉部轻度下垂时，通过提升眉，解决眼外侧皮肤下垂的问题，从而产生视觉改善效果。如果说内镜法前额提升是一种生理性提升，那么切开法额部提升可以说是一种机械性提升。

在额部，眶上神经（SON）和滑车上神经（STN）十分重要。滑车上神经的许多分支在皱眉肌起始点穿入其中，因此，在分离皱眉肌的同时应该注意不要损伤滑车上神经分支。眶上神经的分支有些会分布在外侧或肌肉深层，在另一些病例中外侧支也可能走行于肌深处，或者分支于皱眉肌中内侧及肌肤浅层，这些变化的分支很容易被误伤。

在颞区，面神经的额、颞分支是最重要的，它与哨兵静脉（内侧颧颞静脉）伴行。

因为皮肤老化而产生的眼睑改变被 Castanares 分成六种类型：眼睑皮肤松弛、眼睑肌肉松弛、眼轮匝肌肥大、眶隔脂肪突出、眉下垂以及眼睑老化。

一 术前评估

在给患者施行眼成形手术前，有许多需考虑和关注的细节。整形医师需要确定该患者是否需要接受手术，并且为其选择最佳术式。通过这些过程，术后并发症或不必要的意外事件可以避免或最小化。

术前最需确认的事项是，搞清楚患者对自己外观哪部分最不满意，并且了解他们的术后预期。术者可以给患者一面镜子让他们指出自己不满意的部分。有时候患者会十分关注一个并非很关键的缺陷却忽略了真正导致他们外观欠佳的主要部分，这时候整形医师应适当提醒。

对于病史，包括既往史、药物史、过敏史，以及是否有水肿等，应在术前询问，借此发现甲状腺疾病、心脏病、出血倾向和异常肿胀，是非常重要的。例如，甲状腺疾病患者可能看起来需要手术治疗，但实际上，他们仅仅需要用药物治疗甲状腺疾病，就可改变一些外观缺陷。

术前应了解患者具体用药情况，是否使用抗炎药，如阿司匹林或布洛芬、维生素E和抗凝血药。这些药物在手术前1周应停止使用。这样，可防止术中或术后可能发生的出血性并发症。此外，整形医师应该了解患者手术动机以及为何选择此刻手术，以此得知患者是否理性且其对手术的预期是否合理。与此同时手术医师必须考虑整体面部同双眼的美观协调性，医师不仅要关注患者的双眼，同时应该考虑整个面部。

医师还需评估其前额和眉毛，以此确定其眉毛下垂是否对称，是否仅仅发生在鼻部或颞部区域。

为防止术后并发症的发生，外科医师还应该适当检查眼球和辅助器官并且进行视力测试。如果有动眼神经的瘫痪，应该仔细检查眼睛，如果贝尔现象没出现，术后可能出现角膜损伤或溃疡，因此，我们必须仔细检查眼部。

里斯（Rees）和麦考德（McCord）等学者研究了干眼症与眼成形之间的关系，他们确认了一些导致眼泪生成不足的相关因素，包括吸烟、绝经期、甲状腺异常、老化等。

里斯（Rees）和拉-特伦塔（LaTrenta，1988）报道称，眼轮匝肌和周围组织结构异常可能是诱发干眼综合征的因素（眼球突出、下睑松弛、上颌发育不全等）。如果有严重的眉毛下垂，简单的提眉术是不够的。为了获得良好的结果，这些患者还需施行额肌提拉术。

对于一些严重的前额皮肤松弛者、男性秃发患者、不适合做冠状切口的老年男性皮肤松弛患者，在眉上或额部做梭形切口，有直接或部分的提升作用。近来，经常用内镜法矫正一些并不十分严重的皮肤下垂。

二、选择的过程

顾名思义，提眉术可以提升眉的位置。如果前额和眉下垂凹陷，也会影响眼睛外观，使得眼皮下垂，在这种情况下，如果行提眉术而无视其原因，眼皮看起来会很沉重，重睑线将变得更深，使得眼睛外观僵硬且不自然，同时，眼睛周围的皱纹和鼻根皱褶将和重睑线连在一起，使得皱纹看起来比术前更明显。有些病例因为面部神经麻痹或者两部分肌肉强度不同或习惯造成的眼周肌肉改变，会导致双眉不对称。这可以通过手术时切除不同厚度的皮肤和肌肉来改善。提眉术也可以让扁平的前额看起来较为饱满，因为这种手术可以起到松解扩大前额组织的作用，并且当前额组织有较多的脂肪时，适当的植入一些自体脂肪可以使得前额看起来更为饱满。如此皮肤得到拉升且更有弹性，且因为切除作用，肌肉的拉力会有所降低，前额、眉间、鼻根部以及眼周的皱纹会得到改善。出现眉下垂的现象主要是由于老化，然而在一些病例中它也可能是先天形成的，在这种情况下，单纯做提眉术即使在年轻女性也很难获得令人满意的结果，因此术者应该同时考虑联合行前额提升术。

在老年的面神经瘫痪患者的整形术中，提眉术应该适当地多切除眉弓上方的皮肤以达到提升眉的目的。虽然单侧面神经颞支麻痹是最好的指征，但眉上切口提眉术也可以用于其他情况，如部分面瘫或全面部瘫痪。

眉弓下切眉术的主要适应证是眼睑皮肤松弛和眼睑皮肤浮肿肥厚（图65-221），而在40岁及40岁以上，做过文眉术且眼睑皮肤肿胀松弛，从而形成"内双"的患者也可以适用。如果没有形成重睑折线，重睑手术需在行切眉术后至少3个月，待上睑形状固定后方可施行，而非重睑和切眉术同时进行。

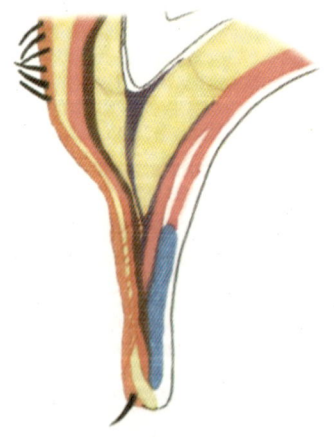

图 65-221　下垂的上睑皮肤以及肥厚脂肪阻挡了重睑线

随着年龄的增大，眼皮松弛、外眦部分鱼尾纹的出现是无法避免的自然现象。如果眶脂肪突出，眼袋就会出现在下眼睑处。

完全或者部分矫正这些问题并且使患者变年轻的手术统称为眼成形术，这些手术不仅能够带来外观的改善，还可以通过去除下垂的皮肤使患者视野变开阔，以达到功能性矫正的目的。

三 手术技术

1. 亚洲老年人的上睑成形术　亚洲老年性上睑成形术必须考虑的重要因素有：前额皮松弛度，上、下眼睑皮肤松弛的范围大小和程度，两侧突出的眶脂肪的程度和位置，上睑内、外侧脂肪或部分下睑增生的脂肪，上、下睑眼轮匝肌的大小和形状，眼睑皮肤色素沉着和老年性退行性变化，眶骨的形状和泪腺的下垂的程度。分析这些因素，并在手术中做适当调整十分重要。

当进行眼睑成形术时，上眼睑皮肤应该切除足够而下眼睑皮肤必须保守切除，应该从下睑外侧缘开始去除多余的皮肤并且缝合时应该深达骨膜。某些案例并不一定需要去除眶脂肪，单纯切割和缝合皮肤就可以达到较好的术后效果。一些学者建议在针对韩国人的眼睑整容术中，切除的皮肤要比西方人少，为了安全起见，脂肪切除时应该尽量分次切除而非一次切除大量脂肪，在下睑外侧缘的设计线不应超过眼角太多，这样缝合时两边眼睛会显得比较对称。

眼睑整容术中麻醉方法有许多，如何选择取决于术者的个人经验。虽然可以选择全身或局部麻醉，但原则上一般采用局部麻醉。1∶100000肾上腺素加入1%利多卡因后用生理盐水稀释2~4倍后使用。在一些病例中，如果眼成形术联合其他手术如前额提升术，用稀释的麻醉剂会减少使用量，这样能确保老年患者麻醉安全。

有时从下眼睑去除大量的脂肪时会对深层组织产生较大的牵拉力，从而诱发局部麻醉无法完全缓解的疼痛，这时就必须采取眶侧的局部浸润麻醉。

（1）确定皮肤切除的宽度：设计皮肤切除范围时采用坐姿，以水性记号笔或者亚甲蓝标记。嘱咐患者睁、闭眼，与此同时用镊子夹住下垂的皮肤并确保他们能自如睁、闭眼，以此宽度作为切除宽度（图65-222）。使用原有的重睑折线作为下端设计线，并确认且标记出切除的宽度。然而有些患者并没有明显的重睑折线，可以用镊子轻微提拉上眼睑，参考患者意愿以及上睑形态，设计出一条下切线，并且在确定切除宽度后标记上切线（图65-223）。一般来说，虽然有一些个体差异，但是亚洲人重睑折线位置通常在睫毛上6~8mm，此时设计皮肤切除的宽度不应超过10mm。因为缓慢向外侧上升的S形缝合线是针对西方人眼睑特征设计的，然而对于亚洲人，沿睑缘较低上升角度向外的设计线可能更合适。因为内眦部分很容易形成瘢痕增生，设计时，靠近内眦的设计线不超过内眦角，外眦部分的设计线不超过外眦角1cm是非常重要的。我们应该小心不要让外眦部分上、下眼睑的缝线太靠近，同时应该确保外侧上睑皮肤去除量多于内侧部分。当局麻后切除皮肤时，也就是当眼皮因注射液而呈肿胀状态时，切开皮肤，刚开始术者沿着设计线用15号刀片切除到皮下组织，在上、下线两点之间要小心切割确保不损伤外侧皮肤，之后去除皮肤时术者用手术剪沿着组织中线分离，这样比较方便。之后用生理盐水纱布盖住开放部位的组织以进行另一侧眼睑皮肤的切除工作。

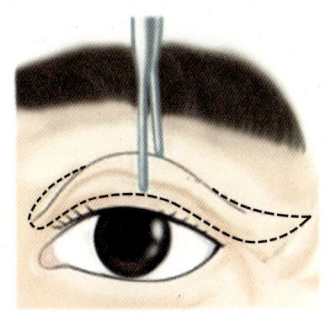

图65-222　用镊子测量多余的上睑皮肤

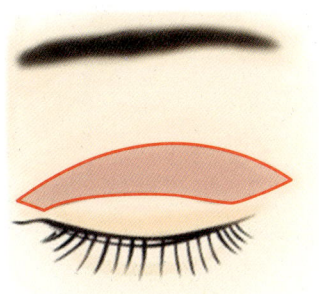

图65-223　上睑皮肤松弛术的术前设计线

(2）眼轮匝肌的处理：眼轮匝肌切除在宽度上需略小于皮肤切口宽度。通过切除眼轮匝肌，术后上睑提肌肌肉和皮肤之间的附着力可以被提升，重睑比较容易形成。眼轮匝肌被移除时可以更容易处理眶脂肪和上睑提肌。在这种情况下，要小心避免损伤眼轮匝肌下的结缔组织或上睑提肌。此时，打开眶隔膜可以看到眶脂肪。当患者闭眼时，术者如果轻轻按压其眼球，眶脂肪会从眶隔膜中突出。有些病例无须去除眼轮匝肌，仅去除皮肤并缝合就能达到良好效果，而有时可以仅打开睑筋膜而不用去除眼轮匝肌，也能取得不错的效果。

（3）眶脂肪的处理：虽然在许多情况下没有必要去除眶隔脂肪，但有时也需要通过轻按眼球来识别两处眶脂肪中多余的脂肪。用手术剪在眶隔膜上剪一个小切口使得眶脂肪得以突出，然后把突出的眶脂肪去除，或者从外至内完全打开以便去除大量眶脂肪。通常也可以用蚊式钳在纵向切口处捏出部分脂肪并去除。去除脂肪后需要仔细进行电凝止血或用6-0的Dexon线缝合止血。完成后需用手术镊轻夹脂肪以观察是否充分止血。有时，上睑接近外眦部分会较为肥厚是由于泪腺下垂或眼轮匝肌下脂肪较饱满。在这种情况下，把泪腺稍微移动到内侧眶上部并且固定它或者切除部分泪腺可以解决这个问题。May医师等学者建议，如果ROOF低于眼轮匝肌，除了泪腺体外可全部切除，这样良好的美容效果可以长久维持。脂肪去除后，用生理盐水纱布覆盖在伤口表面，然后以同样的方式切除另一侧的脂肪。

（4）伤口的缝合：在亚洲，患者是否原有重睑，处理不同。当患者本身有重睑时，因为没有必要做出新的重睑折线，固定睑板或上睑提肌腱膜的缝线是不必要的。然而，为了让重睑变得清晰和对称，一些患者则必须在睑板处做固定缝合。用生理盐水或生理盐水纱布清洗伤口并再次确认完全止血，不需要缝合睑板筋膜和眼轮匝肌。使用6-0或7-0尼龙缝线，从内眦一侧开始进行连续或间断缝合。缝合完毕，确认双眼外眦部没有"猫耳"形成。

对于本身没有重睑的患者而言，手术方法的选择依据患者情况或要求而改变。如果患者在上眼睑有良性皮损如睑黄瘤，不仅需要切除睑黄瘤，还需考虑切除后双眼的美观（图65-224）。有些患者是男性或老年人，他们不希望有明显的重睑形成，如果靠近切口在睫毛上方，皮肤和皮下组织被切除并且缝合伤口，重睑折线会出现在很低的位置且很快消失，因此双眼形态会在较短时间变得很自然且不会留下手术痕迹，不形成明显重睑（图65-225）。

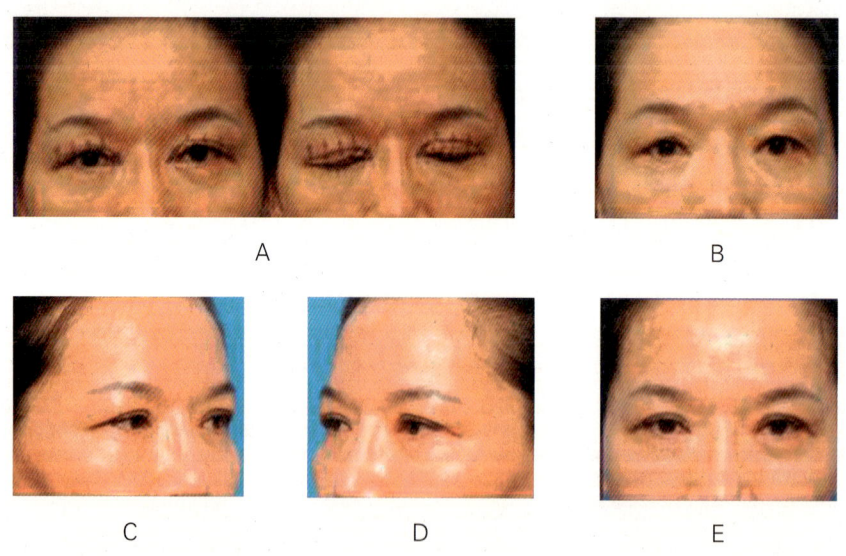

图65-224　上睑皮肤松弛矫正术及睑黄瘤切除术
A. 术前设计　B. 术前正面　C. 术前侧面　D. 术后1个月侧面　E. 术后1个月正面

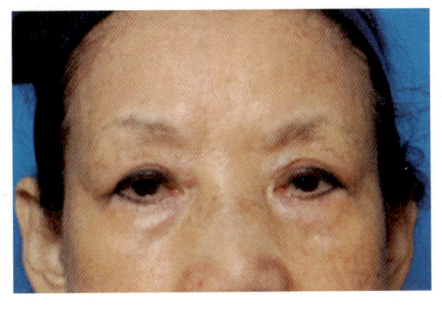 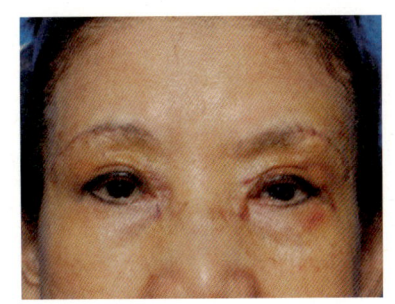

图 65-225　上睑成形术后行提眉术
A. 术前　B. 术后 6 天

如果一个患者本身没有重睑并希望通过手术获得，术者就需要在真皮以及睑板前筋膜或睑板处缝合 3～5 个点，以利于重睑折线的形成。在这种情况下，为了使较厚的上眼睑组织变薄，位于上睑提肌前的肌肉、眶隔脂肪、中央结缔组织、睑板膜、眼轮匝肌、皮下脂肪和皮肤应根据不同的上睑厚度适当去除。有学者指出，如果是以不同的三维形状切除各部分组织，例如三角形、正方形和钻石形状，这样手术可以获得良好效果。因此，上睑整形、重睑手术、眼袋矫正、部分泪腺切除、提眉术或前额提升术应该根据不同的眼睑情况而综合考虑。当老年性上睑下垂存在时，去除眼轮匝肌，若为从上睑外侧到内侧完全开放的睑板膜，就切除内、外侧眶脂肪，然后暴露上睑提肌腱膜。以 6-0 尼龙缝线缝合睑板上缘和睑板上缘 7～8mm 的上睑提肌腱膜，用折叠法缩短上睑提肌腱膜，然后以埋线法在重睑折线形成处的真皮与睑板浅层缝合三个点。这将有效治愈上睑下垂的情况，并且改善视野。

（5）案例：图 65-226 是只做上睑皮肤切除的病例，患者有明显的重睑但同时皮肤松弛。图 65-227 是皮肤切除加真皮睑板埋线缝合的病例。图 65-228 是通过皮肤切除加上睑板埋线缝合所形成的重睑。图 65-229 是后天性上睑皮肤松垂的病例，做了上睑下垂矫正术加上睑皮肤松弛矫正术。

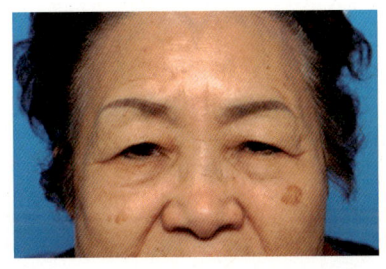 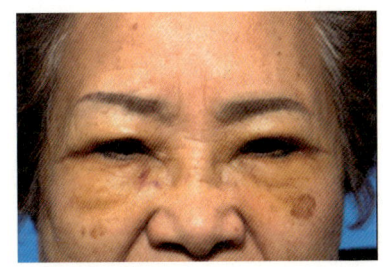

图 65-226　单纯上睑皮肤切除
A. 术前　B. 术后 6 天

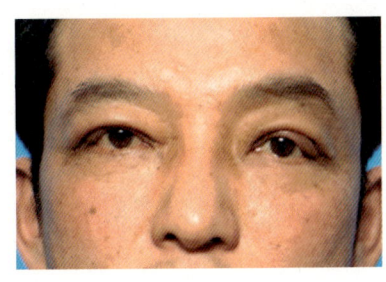 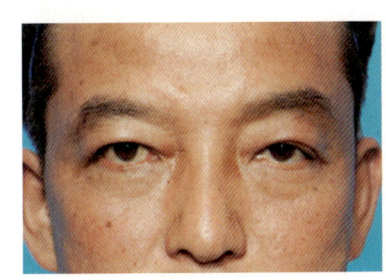

图 65-227　皮肤切除加真皮睑板埋线缝合
A. 术前　B. 术后 4 个月

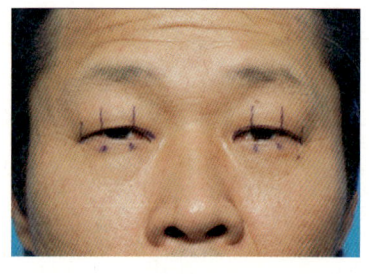 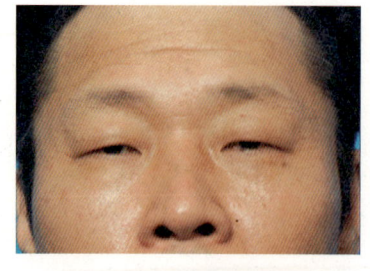 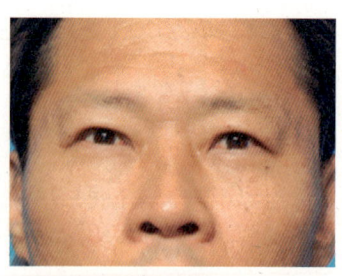

图 65-228　通过皮肤切除加上睑板埋线缝合所形成的重睑
A. 术前设计　B. 术前　C. 术后

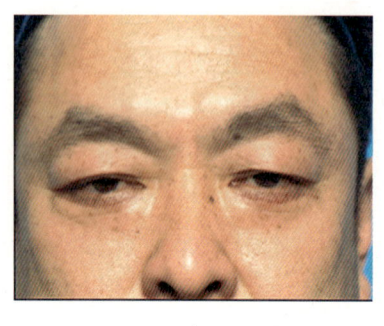 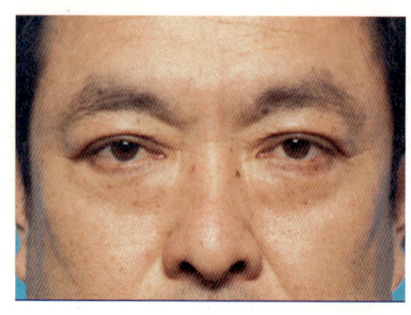

图 65-229　上睑下垂矫正术（上睑提肌筋膜提拉）加上睑皮肤松弛矫正术
A. 术前　B. 术后 3 个月

2. 眉弓下切眉术　眉弓下切眉术是一种切除眉弓下皮肤以矫正上睑皮肤松弛的术式。眉弓下切眉术较为常见，因为如果单纯做重睑手术，有时候重睑会显得僵硬且难以维持自然状态，如果行内镜下前额提升术，将会是一个较大的手术且花费高昂，所以提眉术会较为普及。眉弓下切眉术的主要适应证是上睑皮肤松弛和眼皮增厚以及 40 岁或以上有文眉的女性患者。

（1）手术设计：术前设计时首先在眉间画一条线，然后，标记眶上神经外侧 2.5cm，并且标记滑车上神经内侧 1cm（图 65-230）。去除内侧 1/4 的眉毛以及外侧 3/4 的眉毛，这有些类似于女性的画眉方式。内侧切口始于滑车上神经主干部分，外侧切口止于眉毛或文眉结束部分，画出长度为 4.5～5.2cm 长的标记线。

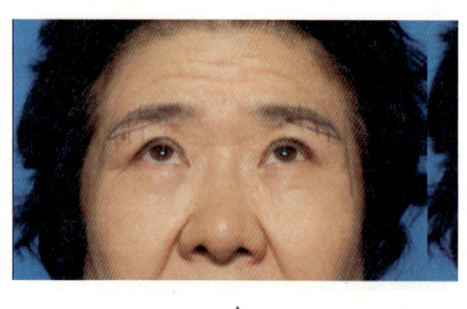 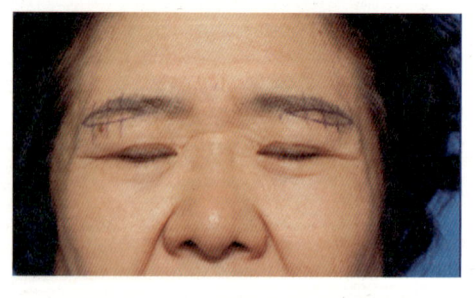

图 65-230　眉弓下切眉术术前设计图

（2）技术：皮肤切除的数量可以参考在只做上睑皮肤松弛矫正术时需要去除的皮肤量。总体切除皮肤的形状应该呈梭形，最宽点的长度在 8～12mm。当在眉弓下缘切除皮肤时，切除的切口应稍微倾斜并平行于毛囊从而避免损伤毛囊，这样眉毛可以在以后覆盖切口，瘢痕就不会很明显。

切除位置如果不靠近眉，就可以垂直下刀，直达眼轮匝肌及其后筋膜。外侧的梭形切除，切割皮肤和眼轮匝肌以及眼轮匝肌后筋膜，当到达眶上神经及滑车上神经位置时，只切除皮肤，以确保这两个神经不受损伤。在靠近眉的切线上，仔细分离眼轮匝肌及其后筋膜和肌下脂肪。在眶上神经和滑车上神经的主支间做一个5mm左右的皮下隧道。这是为了稍后上提下切口瓣膜和正常缝合做准备。向上提升下切口的眼轮匝肌瓣膜和脂肪到一个适当的位置并且缝合肌皮瓣组织。这个位置应该使得上提下切口眼轮匝肌瓣膜时不至于有太大的张力，并且与上切口在垂直方向上齐平。以5-0的PDS线缝合固定，为避免损伤眶上神经以及滑车上神经，需要缝合三个点，一个点在眶上神经外侧，一个点在滑车上神经内侧，一个在两者之间（如术前标记）。在皮下缝合的情况下，如果组织较厚则缝合上皮瓣的一部分，如果组织相对较薄则缝合下皮瓣全层。

3. 眉弓上切口提眉术　重要的是切除紧靠眉上方的皮肤，以此让眉有一个上抬效果。关于上眼睑皮肤切除，在许多情况下简单切除双侧松弛的皮肤就足够了。面部麻痹患者，有时眉部提升是必要的，可以切除眉以上的部分皮肤来达到上抬眉的效果。眉弓上切口提眉术也可适用于其他情况，如部分面瘫或全面部瘫痪患者。

图65-231是眉弓上切口提眉术的一个案例。

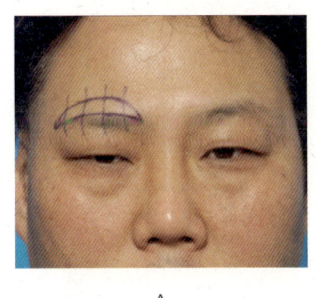 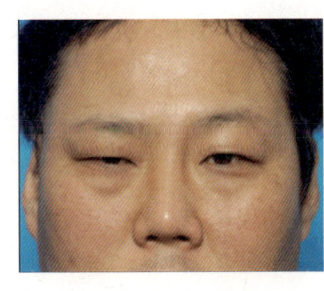 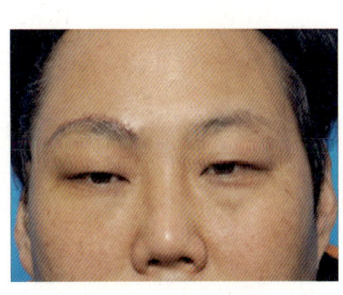

A　　　　　　　　　　　　　B　　　　　　　　　　　　　C

图65-231　眉弓上切眉术
A. 术前设计　B. 术前个月　C. 术后

4. 前额眉弓提升术　冠状开放性切口主要用于提升眉，在五个主要的部位做长度在1.5cm的切口用于内镜手术（内侧线，距离内侧部分4~5cm外的区域和颞区）。在前额区，切口深度直达骨膜下区域。位于颞顶肌和颞深筋膜之间的颞区切口较为表浅。内镜手术的设备可分为内镜、相机、光源和分离设备。使用的内镜的角度应低于30°，直径为4mm或5mm。设备分为骨膜剥离子、软组织解剖工具和肌肉钳，此外，显示器、存储设备和上面提到的其他物品，可能都是需要的。

当周围组织的神经分离后，切除皱眉肌。将组织缝合到设计的位置。因为韩国人皮肤通常在那里较厚实，如果不固定切断的额皮瓣和颞皮瓣，它们将下垂到原来的位置，而降低手术效果。

在内镜提眉术中，通过额骨皮肤层隧道，用2号PDS线将前额皮瓣固定到通道里，将前额区的皮瓣固定到额骨，以达到额区的固定目的。尽管可以使用新发明的五爪钉技术进行固定，但其价格昂贵，而其效果也并不见得比以前的方法更好。

5. 游离脂肪移植和脂肪重置　近来，在科尔曼通过仔细的手术操作提高了游离脂肪移植的手术成功率后，局部区域的游离脂肪移植技术开始被广泛应用。在使用之前，用肿胀法将脂肪置于离心机3分钟，每分钟3000转。与人工移植材料比，游离脂肪具有较小的致敏性或排斥反应的风险，恢复快且效果良好，因此游离脂肪移植被广泛使用。根据注射部位的不同而有两种方法。一种是将脂肪移植物注射在眼睑的隔膜上，另一种是将脂肪移植物注射到皮下组织中。

在上睑成形术中，不去除上睑脂肪，而是将其向上移动到眼眶边缘，可以取得良好的手术效果。组织重置法是通过分离黏在凹陷区域的组织，在重睑手术或眼睑松弛矫正术中，重置眼眶脂肪或其他组织到凹陷区域治疗眼睑区凹陷。图65-232是眶脂肪重置的图解，图65-233是眶脂肪重置术中所见，图65-234是眶脂肪重置与腱膜前移手术相结合的案例。

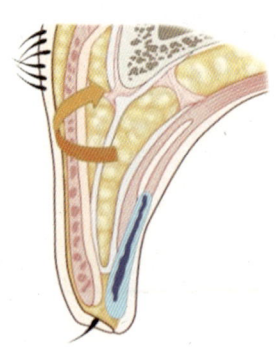

图 65-232 眶脂肪重置图

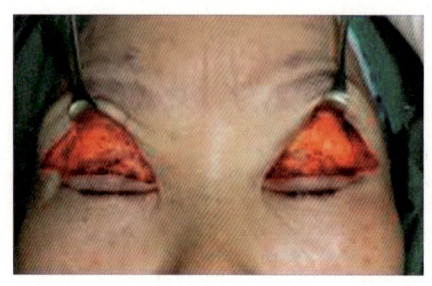
A

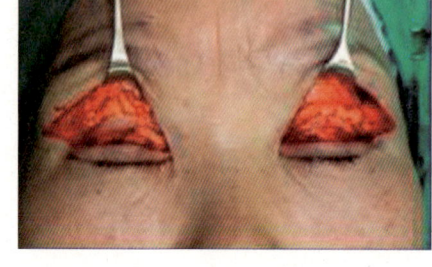
B

图 65-233 眶脂肪重置术中

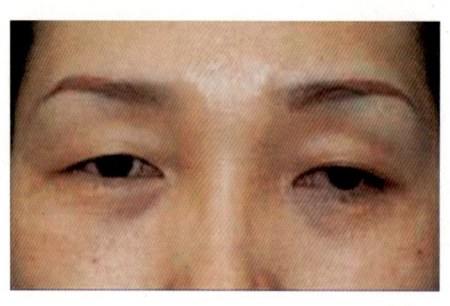
A

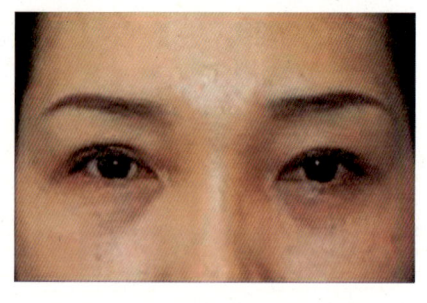
B

图 65-234 眶脂肪重置与腱膜前移手术相结合
A. 术前 B. 术后

四 并发症及处理方法

亚洲人上睑整形并发症可分为暂时性并发症和持续性并发症。暂时性并发症在术后出现，并且大多数愈合良好，但是，血肿就比较麻烦，因此术中止血充分是非常重要的。持续性并发症包括不对称、上睑下垂、兔眼征和瘢痕，其中一些需要二次手术修复。

1. 角膜暴露或干眼症 手术可能会直接损伤角膜或结膜，如果术中角膜或结膜未及时湿润也易被损伤。术后绷带绑太久，以及在眼睛张开的情况下绑扎绷带，都可能导致损伤。

2. 球结膜水肿 球结膜水肿可能在术后立即出现，也可能在一段时间后出现。这归因于：①角膜干燥；②眼睑闭合不全；③对药物或其他注射物的过敏反应；④结膜下水肿。治疗的方法是，经常对角膜和结膜滴眼药水或涂眼膏，也可局部涂抹类固醇，并对眼内压进行定期测量。严重的情况下，可以通过临时缝合上、下眼睑或其他手术防止睑板膜和结膜暴露，来改善病症。

3. 出血和血肿 如果只是有简单的瘀点、瘀斑和浅表血肿就不需要任何特殊的治疗；如果有明显的血肿，在拆除缝线后可行适当的治疗。球后出血是一种并发症，经常发生在眼睑成形术后，极少数情况下可能导致失明。球后出血的主要原因是血管的损伤，当睑板膜尚未打开或仅切除皮肤时不会引起这样的损伤；但当脂肪已被切除而血管的末端出血并流入眼眶时，就可能引起球后出血。

4. 眼溢或干眼综合征　干眼综合征是由眼睑闭合不全、暂时的眼睑闭合迟缓、"兔眼"或蒸发现象引起的，并且基本在几周到几个月内可自然缓解。手术后立即出现眼溢的原因主要是手术部位引起的水肿或肿胀，干扰了泪液的排出，在大多数情况下随着水肿消失而缓解。干眼综合征在大多数情况下是轻度和短暂的，并且很少引起并发症。然而，在很多情况下，在原本患有干眼综合征的患者中进行眼睑成形，会加重干眼综合征。因此在手术前应进行如上所述的各种测试，仔细检查患者的状况。

5. 不对称，矫正不足和过矫　虽然两侧的上、下眼睑在手术之前可能就不一样，但是因为下垂的皮肤及多余的眼眶脂肪，不对称性就被忽视和掩盖掉了。

然而，在眼睑成形术后除去了下垂的皮肤和多余的脂肪，不对称性就变明显了，并且因为很难完全对称地去除两侧皮肤，所以患者在许多情况下并不满意。另一方面，如果没有适当地去除上睑和下睑中包含的眼眶脂肪或中央结缔组织，如果多余的皮肤没有被充分去除，或者如果去除脂肪量过多而去除皮肤量过少，就会导致皱纹的增加，术后结果可能看起来像是矫正不足。

6. 眼睑松弛　在眼睑成形术后，由于水肿，大多数患者可能出现轻度至中度上睑下垂；但是如果在手术后观察的几天里下垂症状严重，则应考虑在手术期间，上睑提肌是否已经损伤或者上睑提肌腱膜已被切除的可能。此外，由于许多患者在手术之前原本就有上睑下垂，在手术前应该对上睑下垂进行充分的检查。图65-235是一例上睑成形术伴有眼睑松弛患者，矫正不足和重睑线高度的不对称情况。图65-236是一例矫正过度患者。

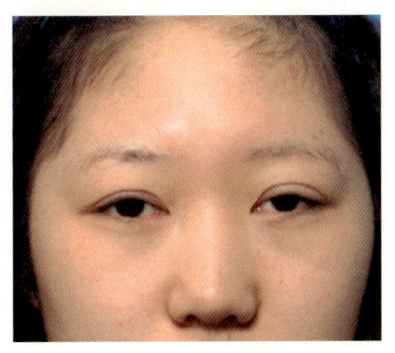
A

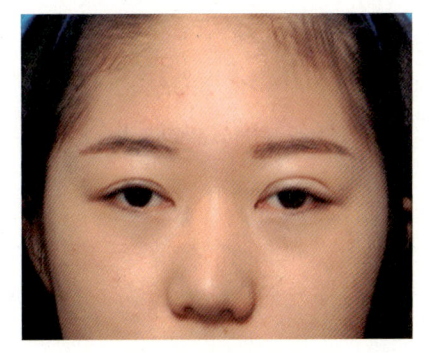
B

图 65-235　上睑成形术伴有眼睑松弛患者，矫正不足和重睑线高度的不对称案例
A. 术前　B. 术后 7 个月

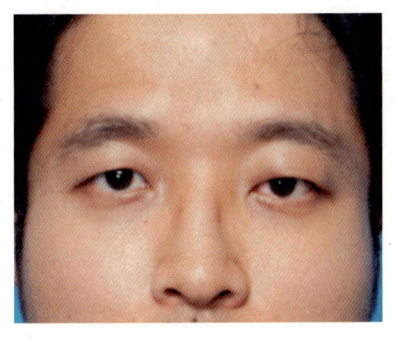
A

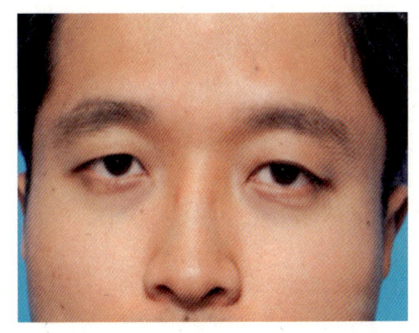
B

图 65-236　矫正过度患者案例
A. 术前　B. 术后 1 个月

7. 增生性瘢痕和感染　由于上睑或下睑的皮肤通常非常薄，除了特殊情况，很少出现增生性瘢痕的问题；并且在大多数情况下，经过大约6个月后即可自然缓解。增生性瘢痕可能在内眦和内眦周边的切口部位产生。如果缝线可以提前取出，就在手术后第三或第四天取出，并用胶布固定内眦区域以减少瘢痕。如果增生加重，可在局部注射少量类固醇并注意观察。虽然也可以通过局部注射2～3次类固醇激素（间隔10天）来治疗严重的增生性瘢痕，但是也可能存在类固醇治疗的并发症。因此在一些情况下可能需要进行眼科检查，包括眼内压测量。

[David Daehwan Park（朴大焕）（郭子懿、郭耐强译）]

第二十二节　泪槽畸形矫正术

一、临床表现与形成机制

矫正随衰老出现的睑袋已成为目前最常见的中老年面部年轻化项目。随着人们对手术效果的要求不断提高，关于下睑袋的研究也不断细化、深入。对于随衰老出现的眶下缘凹陷的研究是近年来研究的热点，也是存在争议最多的一个领域。Flowers于20世纪90年代初较早提出泪槽畸形的名称和整复的问题。目前多数的国际交流中，一般也认为眶下缘的自然凹陷是由内侧的泪槽（tear trough）和外侧的睑颊沟（palpbromalar groove）组成，睑颊沟亦称为睑颊结合部（lid-cheek junction）。在部分年轻人和多数老年人中，可以观察到这一由内眦向外下方延伸且与眶下缘平行的凹陷。为便于交流，笔者将其分别称为：泪槽畸形和睑颊沟。

目前对于泪槽畸形及睑颊沟的形成机制尚存在很多的争议，也因此导致了治疗方法的多样性，甚至出现治疗方法相互矛盾的情况。现有文献中对泪槽畸形成因的解释主要包括：①眶隔在弓状缘的附着以及眶内脂肪的疝出；②提上唇鼻翼肌与眼轮匝肌的间隙形成的凹陷以及凹陷处面部脂肪的萎缩；③眼轮匝肌下脂肪的萎缩；④皮肤和皮下脂肪的萎缩。最近的一项研究认为沿眶下缘附着的泪槽韧带是泪槽形成的主要原因。

笔者完成的一项针对老年人与年轻人下睑的对比断层解剖学研究发现：老年标本皮肤、眼轮匝肌较年轻标本萎缩、松弛，在眼睑较薄皮肤与颧颊部较厚皮肤的交界处形成泪槽与睑颊沟；年轻人颧脂肪垫上缘高于眼轮匝肌睑部与眶部的结合部，老年人颧脂肪垫上缘处于眼轮匝肌睑部与眶部的结合部，此处与泪槽及睑颊沟的位置相对应；眼轮匝肌限制韧带起于眶下缘并止于眼轮匝肌睑部与眶部的结合部及眶部眼轮匝肌，老年人较年轻人松弛；眼轮匝肌下脂肪在两组间无显著差异。因此，笔者认为：泪槽和睑颊沟的显现是衰老所致的各层组织松弛、萎缩和下移等综合因素共同作用的结果，尤其是颧部脂肪的萎缩与下移；眶隔及眼轮匝肌限制韧带限制组织下移的作用是泪槽及睑颊沟形成的关键因素，而眼轮匝肌限制韧带的松解也正是眶脂肪释放、眶隔重置下睑成形术中的关键步骤。

二、泪槽畸形与睑颊沟的治疗

由于学者们对泪槽畸形和睑颊沟在形成机制方面的认识不同，造成了矫正方法上的多样性。目前文献中提及的治疗方法主要有非手术和手术两大类。

（一）非手术治疗

以注射充填法最为常用。Hirmand认为充填治疗较适合年轻的患者和那些曾接受下睑成形术却仍可见泪槽畸形或泪槽畸形再次加重的患者。注射充填主要要解决两个问题，一是充填材料，一是充填的层次。

充填材料主要包括自体材料和人工材料，其中以自体脂肪和透明质酸最常用。1981年，Loeb就报道以自体脂肪充填眼睑凹陷。1993年，Loeb再次报道以脂肪组织充填鼻颧沟，也就是上面提到的泪槽，Shorr、Choo等很多学者也曾尝试用自体脂肪的颗粒作为下睑充填物。Lambros、Kane等学者通过局部注射透明质酸，充填组织矫正泪槽畸形获得了较为满意的效果。很多学者在努力尝试其他不同的材料用于充填泪槽及或睑颊沟。David等用一种新的高度纯化核糖交联猪胶原皮肤充填物矫正泪槽畸形并获得好的临床效果，10例患者中仅有1例出现治疗后瘀斑，3个月后随访，治疗效果持久，满意度高，未见肿胀结节等并发症；Brian等对一种新的同种异体皮肤的移植物做组织病理学评估，材料来源于人类尸体的皮肤，获得FDA的认证，材料注入泪槽发现注入区及周围有成纤维细胞渗透和胶原蛋白的生成，耐受性好，支持宿主组织的生长。相比而言，自体脂肪移植程序相对较为烦琐，脂肪微粒的流动性差，充填部位易形成结节或长期的水肿。而透明质酸的优点包括凝胶的相容性，适宜的流动性和可吸收性，发生并发症的概率较小（图65-237）。

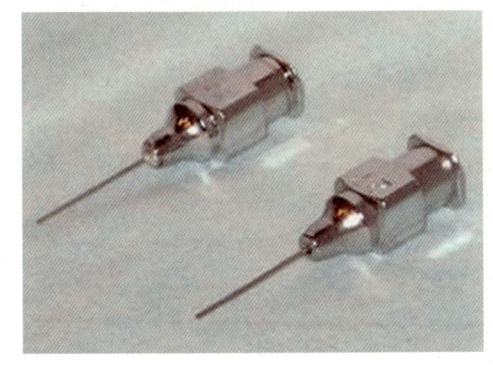 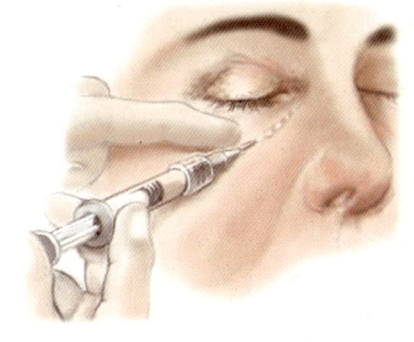

A　　　　　　　　　　　　　　　　　　　B

图65-237　自体脂肪或人工材料充填

对于充填的层次，Haddock结合对泪槽及睑颊结合部的解剖学研究认为，在睑颊结合部的眼轮匝肌下平面是最合适的注射平面，而在泪槽处皮肤非常薄，在皮肤与眼轮匝肌之间浅表平面的充填很容易引起下睑轮廓的不规则，泪槽处眼轮匝肌直接贴附于骨，不存在可以分离的平面，因此可以尝试将充填物注射于眼轮匝肌深面。Hirmand强调透明质酸矫正内侧泪槽应注射在眼轮匝肌深面骨膜上平面，且应间断注射，局部按揉，避免连续注射大量的充填物而引起局部的膨隆。虽然自体脂肪有很好的组织相容性，但是如果注射层次不合适也会引起并发症，Spector曾报道过一例因矫正泪槽将自体脂肪充填到下睑皮肤与眼轮匝肌之间而形成不规则形的结节，导致下睑畸形的患者，最终需通过手术，经皮肤切口取出脂肪移植物。除此以外，充填也可能出现下睑外翻、异物肉芽肿、感染、局部皮肤坏死、失明等并发症。

睑颊沟、眶颧沟或泪沟注射充填之所以会造成局部凹凸不平的原因是该部位较为坚固的韧带存在。尸体解剖证明了眼轮匝肌支持韧带的存在，后来的尸体解剖进一步证明该韧带起源于眶周骨膜，穿过眼轮匝肌止于整个眶周皮肤，为眶下缘韧带明显的存在，随着年龄的增长，韧带附着于皮肤区域的松弛远低于周围的结构，这是形成眶下缘沟槽及泪槽的主要原因，该韧带称为眶下缘韧带，又名眶颧韧带（orbitomalar ligament），20世纪90年代起称为眼轮匝肌支持韧带（orbicularis retaining ligament）。该韧带起自眶下缘骨膜，止于眶缘眼轮匝肌及其表面的睑颊皮肤。2000年后相关研究证明，该韧带存在于整个眶周。老年人皮肤、皮下组织和眼轮匝肌的松弛度大于眼轮匝肌支持韧带的松弛度，且该部位为少脂肪区，当下睑皮肤松弛和眶隔脂肪疝出下移时，眶颧韧带松弛"不足"，导致老年人眶下沟-睑颊沟（眶颧沟）明显，或眶鼻沟（泪沟）凹陷加深，继而使该部位失去S形曲线。

（二）手术治疗

下睑成形术主要包括提紧松弛的皮肤和眼轮匝肌并对眶脂肪做相应的处理。传统下睑成形术常以切除部分脂肪的方法矫正眶脂肪的膨出，但这并不能直接改善泪槽及睑颊沟，甚至可能因为脂肪去除过度而加重眶下区的凹陷。文献中提及的矫正方法有眼轮匝肌悬吊固定、眶内脂肪移植、结膜入路的脂肪重置、面中部提升悬吊、眼轮匝肌下脂肪垫的提升等。

Hamra针对随衰老出现的眶下缘凹陷提出了"弓状缘释放、眶脂肪保留、眶隔重置"的下睑成形术：即打开弓状缘，释放眶脂肪，将眶脂肪跨越弓状缘重新分布并缝合于眶下缘以下，术中也视情况去除过剩的脂肪（详见本章第二十节"睑袋与下睑皮肤松弛"）。利用重置的眶脂肪充填眶下缘的凹陷，从而矫正泪槽及睑颊沟。随着结膜入路术式的不断发展改进，经结膜入路眶脂肪重置术应用越来越多。Goldberg通过结膜切口，钝性分离在弓状缘水平暴露眶缘，自眶下缘向下在骨膜下分离1.5cm，形成空隙，将外侧和内侧的脂肪垫分开成带蒂脂肪充填入此间隙。Momosawa等经结膜入路重置眶脂肪矫正亚裔年轻人的泪槽畸形，获得较高满意率，未见下睑退缩、睑外翻、复视等并发症。该术式由于手术视野暴露受限，存在下睑错位的风险，并可能出现脂肪移位或去除不充分等潜在的缺点。此外，对于伴有皮肤皱纹明显、眼轮匝肌肥厚、眶脂肪显著疝出、下睑袋形成的患者，不适合采用结膜入路的矫正方法。de la Cruz等对下睑袋不明显的泪槽畸形患者采用来源于上睑的一整块自体脂肪通过眼轮匝肌下的隧道移植充填泪槽（图65-238），此方法组织损伤小，恢复快，满意率较高，但对脂肪分布的位置要求较高（此法手术适应证有其局限性，因为老年人上睑可切取的脂肪量有限，其次，眶下缘的颧颊沟和泪沟的矫正是一从外眦到内眦区的大范围的畸形矫正——韧带松解凹陷充填，因此，手术者选择该手术时需综合性考虑）。

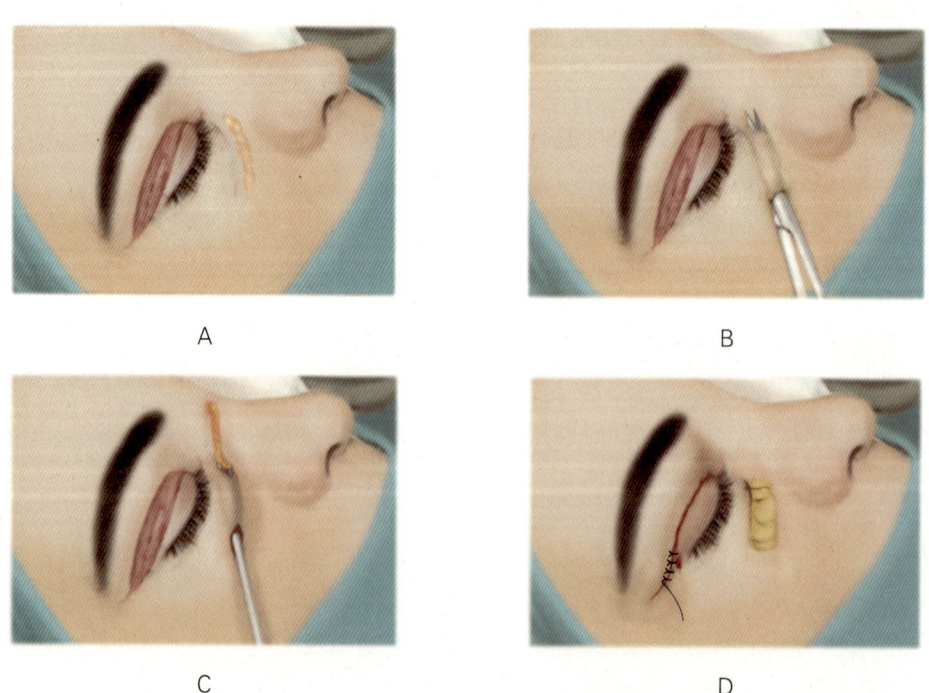

图65-238　隧道脂肪移植法泪槽畸形矫正术

下睑成形术常见的并发症有下睑退缩，严重者可出现下睑外翻、复视、干眼、失明等并发症。关于眶脂肪重置并发症的报道不多，主要有球结膜水肿消退延迟和重置脂肪的暂时性硬化。Robert曾报道过2例下睑脂肪重置后出现的眼球在向下凝视时活动受限并伴有垂直方向上复视的并发症，通过二次手术松解眶脂肪附着于眶下缘的纤维条索（术后6周）或拆除脂肪重置的缝线（术后2天）得以缓解。

有学者（Rizk）通过对100例下睑治疗患者的回顾，总结出各种下睑年轻化治疗办法的选择是建立在患者不同的解剖学特征及患者期望基础之上的，对于不同特征的患者要慎重选择针对性的矫正方法，充分做好术前评估工作，才能尽量避免并发症的出现。对于泪槽畸形及睑颊沟的治疗，同样需要对患者术前情况、专科状况及解剖特征进行详细准确的评估和掌握，选择适合的矫正办法，最终才能获得较好的手术效果。

参见第六十九章第一节"面部老化表现和年轻化手术应用解剖"。

（杨超　邢新）

第二十三节　下睑缘眼轮匝肌肥厚整形术

下睑缘睑板部位可见一条坎状隆起的软组织结构，没有解剖学的命名，却被研究美学者赋予了一个富有诗意的名字——"卧蚕"，足见此结构在眼部美学表现中的重要性。微笑时此结构更加分明，不仅增添了眼睑的立体感、层次感，还可暂时消除眼袋，显示青春的神采。蒙古人种的"卧蚕"较发达，此结构在防范保护性闭眼时会加强睑封闭的严密性，更好地保护眼睛。当然形态与功能是一致的，形态不良一定会影响它的功能。在形态上这条"卧蚕"过于臃肿肥大或过于窄小，甚至消失，都会影响睑部的功能和美学和谐。"卧蚕"形态过小甚至消失除先天性原因外多由睑退缩造成，而睑退缩多由下睑手术造成，或可以是衰老所致，若因手术或损伤而导致缺失，笔者认为其精致的皮肤组织结构难以恢复，游离的肌肉移植也不可能形成"卧蚕"，因为失神经的眼轮匝肌肌肉既无组织张力，也无足够的体积来支撑原有结构的形态与替代其功能。对"卧蚕"结构与功能的研究较少，有关重建的方法还没有成熟而规范的术式，或许在皮肤量充足条件下，加强"卧蚕"下方的肌张力，可重现"卧蚕"形态。阅读本书下睑缺损修复相关章节会获得启迪。本节仅就眼轮匝肌肥大的修复方法进行介绍。

下睑形态正面观，"卧蚕"在年轻人为下睑缘睫毛下一条坎状隆起，下方平坦，缓缓向颊部抬起，与"颊峰"相延续；在有衰老者或先天结构异常者，其下睑与颊部的层次形态消失，"眼袋"样组织膨出于眶上缘，与"卧蚕"并列，形成臃肿形态或老态。"卧蚕"结构主要由特殊形态皮肤结构和眼轮匝肌两部分组织构成，位于下睑上缘或颧骨皱襞上缘。眶上缘的组织结构主要由眼轮匝肌、下睑板、睑板缩肌、眶膈、眶脂肪组成。笑时因下睑缩肌收缩而挤压眶隔，眶脂肪被压缩，眼轮匝肌收缩向上、向两侧推拉提紧下睑，由于自身体积改变而使局部紧张平坦，眶下缘膨隆减轻。单纯眼轮匝肌肥厚者，微笑时在紧贴下睑缘下方即睑板前方有一条水平方向与"卧蚕"平行的膨隆臃肿，由过于发达的眼轮匝肌收缩所致的肌腹膨隆形成（图65-239）。它也可以与眼袋同时存在，但需与眼袋相鉴别，以保证矫正手术的精确性。

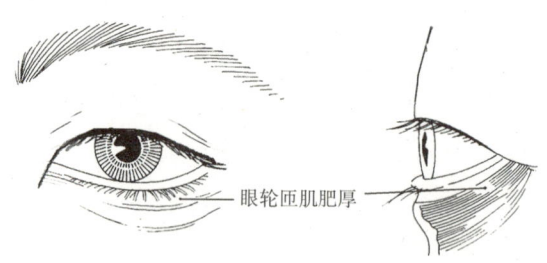

图 65-239　单纯性眼轮匝肌肥厚

手术操作：于睑缘睫毛下 2～3mm 做睑袋整形术样切口，切开皮肤，年轻者无须去除皮肤以保护"卧蚕"的皮肤结构形态，于眼轮匝肌浅层向下分离皮肤约 1～1.5mm，注意保留"卧蚕"皮肤结构下方的眼轮匝肌，在相当于睑缘下 4～5mm 处（"卧蚕"下方）沿眼轮匝肌走行，切除 3mm 宽的一条眼轮匝肌，注意下睑板上的眼轮匝肌要保持完整，眼轮匝肌两切缘不要缝合，使"卧蚕"较少受纵向牵拉控制，以增加层次感。可同时切除一条松弛皮肤（衰老皮肤松弛者）。如皮肤轻度松弛，皮肤可不去除。如有眼轮匝肌松弛者，可在近外眦部将肌肉纵向折叠紧缩缝合 0.5～1mm（图 65-240）。

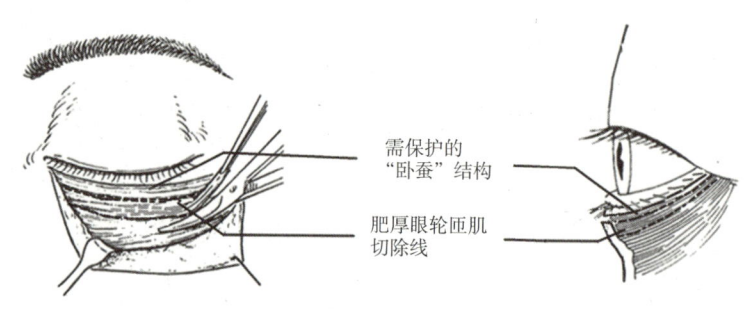

图 65-240　眼轮匝肌肥厚整形术示意

（刘晓燕）

第二十四节　眼睑和眼眶的重建

一、眼睑的重建

（一）眼睑重建的七个关键点

在眼睑外伤、缺损或变形时，治疗的重点是：从眼睑的功能、形态以及美观性角度考虑，制订重建手术的计划。下面是眼睑重建的七个关键点。

1. 眼睑重建的目的是保护眼球。
2. 尽量保留上睑提肌和眼轮匝肌，尽最大可能重建眼睑的开闭功能。
3. 尽可能重建睑板、外眦韧带和内眦韧带等眼睑的主要支持结构。
4. 重建内眦和外眦的位置及外形。

5. 眼睑组织不够时，应选择血供丰富、组织量充足且质地良好的局部皮瓣进行修复。
6. 局部皮瓣移植时，需注意皮瓣的回缩，避免组织量不足的情况发生。
7. 始终追求美观的术后效果。

（二）眼睑和眼眶的局部血管解剖

掌握皮瓣掀起部位的局部血管解剖，是非常重要的（图65-241）。此外，请注意不同的病例会有解剖学上的个体差异。特别是在计划使用知名血管的时候，需要事先使用激光多普勒血流计确认血管的状况，如此可以探知局部皮瓣的营养血管是否供养表情肌，皮瓣的蒂中是否包含穿过表情肌的穿支血管等；此外，还可有效掌握局部的血流方向、皮瓣的血供情况等，以确保局部皮瓣的成功移植。

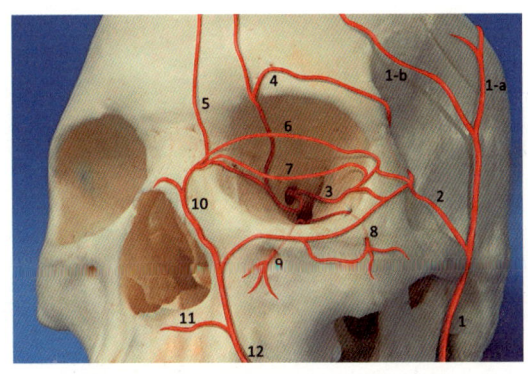

图 65-241　眼睑、眼眶的主要血管
1 为颞浅动脉，1-a 为颞浅动脉顶支，1-b 为额支；2 为颧眶动脉；3 为眼动脉；4 为眶上动脉；5 为滑车上动脉；6 为上眼睑动脉；7 为下眼睑动脉；8 为颧面动脉；9 为眶下动脉；10 为内眦动脉；11 为下鼻翼动脉；12 为面动脉

（三）局部皮瓣的选择及其特征

在眼睑重建中，将组织缺损按部位分为上、下眼睑和内、外眦角四个部位，如果将眼睑再分为前叶和后叶，就可以分为六个部位。适用于眼睑不同区域重建的十二种主要的局部皮瓣罗列于表65-4中，根据重建的部位，每个皮瓣都列出了"重建效果良好""适合重建"等，并列出了主要的营养血管和皮瓣的适用范围。并在正面部和侧面部图示了用于眼睑重建的十二种常用皮瓣（图65-242）。

表 65-4　用于眼睑重建的各种皮瓣

皮瓣		主要的营养血管	主要的重建部位						适用范围
			上眼睑		下眼睑		内眦角	外眦角	
			前叶	后叶	前叶	后叶			
1	前额皮瓣	滑车上动脉，颞浅动脉，颞动脉分支，眶上动脉	◎	○ #	○	○ #	◎	○ #	延迟皮瓣、扩张皮瓣，适用于二期手术
2	前额正中皮瓣	滑车上动脉	◎	○ #	○	○ #	◎ #		宽度2cm以下可直接缝合，2cm以上使用皮肤扩张器

续表

皮瓣	主要的营养血管	主要的重建部位						适用范围
		上眼睑		下眼睑		内眦角	外眦角	
		前叶	后叶	前叶	后叶			
3	眉间皮瓣	眶上动脉,滑车上动脉				◎ #		旋转,VY,岛状皮瓣,双叶皮瓣
4	上眼睑皮瓣	眶上动脉,眼轮匝肌穿支动脉	◎		○		○	○	推进,旋转,VY,潜行带蒂皮瓣
5	颞部皮瓣	颞浅动脉,颞动脉分支	◎		○			◎ #	岛状皮瓣,舌形皮瓣
6	眼眶外侧皮瓣	颧眶动脉,颧面动脉,眼轮匝肌穿支动脉	◎	◎ #	◎	◎ #		◎ #	岛状皮瓣
7	下眼睑皮瓣	眶下动脉,眼轮匝肌穿支动脉			◎	○	○		VY,潜行带蒂皮瓣,相对较小范围的重建
8	眼睑Switch皮瓣	上、下眼睑动脉,眼轮匝肌穿支动脉	◎	◎	◎	◎			对侧眼睑重建,可获取附有睫毛的皮瓣
9	颊部皮瓣	面动脉,眶下动脉,面横动脉			◎			○ #	推进,VY,潜行带蒂皮瓣,扩张皮瓣
10	颊部旋转皮瓣	面动脉,眶下(下眼睑动脉)	(◎)	(○)	◎ #			◎ #	从小范围至全范围的重建,可减张切开延长
11	内眦动脉皮瓣	内眦动脉	○	○ #	◎	○ #	◎ #		必须确认内眦动脉的存在后才能做,因为有缺如的病例
12	眼轮匝肌皮瓣	指向眼轮匝肌的动脉	◎		◎		○	○	附有睫毛,可实现睑缘的可动性重建

"◎"为重建效果良好(蓝色);"○"为适用于重建(黄色);"( )"为使用Mustardé颊部旋转皮瓣重建(10+8);"#"为口腔黏膜移植

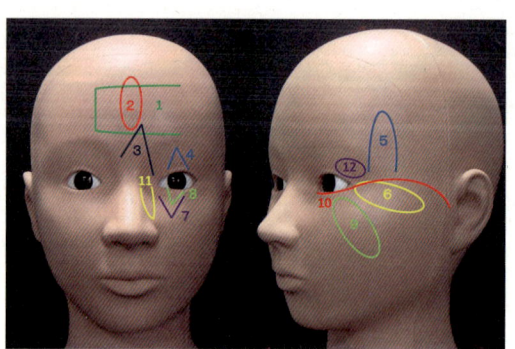

图 65-242　用于重建眼睑的各种皮瓣
1 为前额皮瓣,2 为前额正中皮瓣,3 为眉间皮瓣,4 为上眼睑皮瓣,5 为颞部皮瓣,6 为眼眶外侧皮瓣,7 为下眼睑皮瓣,8 为眼睑交叉皮瓣,9 为颊部皮瓣,10 为颊部旋转皮瓣,11 为内眦动脉皮瓣,12 为眼轮匝肌皮瓣

皮瓣选择的要点是准确评估变形或缺损的范围和组织。为了填补这些缺损,需要预先估计足够的量,包括:①皮肤组织;②软骨和韧带等支撑组织;③用于眼睑后叶重建的组织。此时,一个非常重要的考虑方式是,从三维空间视角判断眼睑缺损的组织量,并将缺损形状作为球体的一部分进行理解。因此,除了缺损表面的区域以外,可能还需要更多的皮肤和软组织。此外,需选择靠近血管走行和血供丰富的局部皮瓣。特别需要注意,当为了保护眼球而需要对眼睑后叶进行

游离黏膜移植时，为了确保游离移植的黏膜能够良好成活，皮瓣需要有可靠的血供，这非常重要。皮瓣选择的要点还有：对皮瓣供区损伤小、瘢痕处在不显眼的位置，以及供区皮肤的质地与重建部位相似。

（四）眼睑各部位重建的要点

1. 睑缘重建

（1）睑缘曲线平滑且能贴合眼球的表面。

（2）如有缺损，需要使用足够组织量的皮瓣修复。

（3）重建具有良好的支撑性的眼睑：如果使用水平方向的皮瓣（如眼眶外侧皮瓣、颞部旋转皮瓣、眼角皮瓣）转移进行重建，支撑性虽然好，但是用从尾侧移动过来的皮瓣实施的重建，也容易向尾侧退缩，这点需要考虑到。

（4）眼睑缺损不及眼睑宽度的1/4时，可以通过直接缝合实施重建；超过1/4时，需考虑使用外侧的皮瓣转移，或用耳软骨、鼻中隔软骨移植。

（5）睑板和移植软骨需要对合形状，严丝合缝地进行接合。采取皮肤面侧缝合，以减少对眼球的刺激。

2. 后叶重建

（1）眼睑后叶，就是眼睑的结膜层，其功能是保护眼球。重建的目标是使用黏膜制作一个宽敞深邃的半球形盖子。

（2）结膜缺损范围较小时，可直接缝合；缺损范围较大时，需行口腔黏膜移植。

（3）黏膜移植时，多从口腔前庭、颊黏膜和软硬腭交界处采集黏膜，但还需根据厚度和支撑性等进行综合考虑。

（4）为了保护眼球，应避免在眼球侧缝合黏膜和后叶的结膜，移植的黏膜应缝合固定于软组织和皮瓣的基底部。

3. 眦角重建

（1）眦角的形态是呈锐角的：从三维结构来看，上眼睑像和服的领口一样盖着下眼睑。如果眼角的构造仍然存留，则尽可能保留这种构造。如果眦角缺损，则需要重建眦角的正常形态。

（2）眦角的正确定位：眦角一旦错位，修复起来就非常困难。需要使用足够组织量的皮瓣转移，在无张力下实施修复。作为预防组织回缩的方法，可将外眦韧带固定于颧骨额突的骨膜和骨组织上。

（五）典型病例

1. 病例一　这是一位50岁左右的女性，从数月前开始，自觉下眼睑有肿物，缓慢增大，于附近诊所初诊，后经人介绍到笔者所在医院就诊。下眼睑的外眦角附近的皮脂腺癌切除术后，使用眼眶外侧皮瓣（lateral orbital flap，LOF）和游离黏膜移植实施重建（图65-243）。

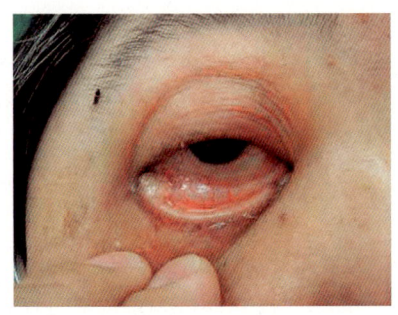
A

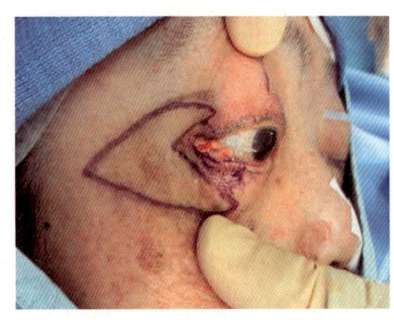
B

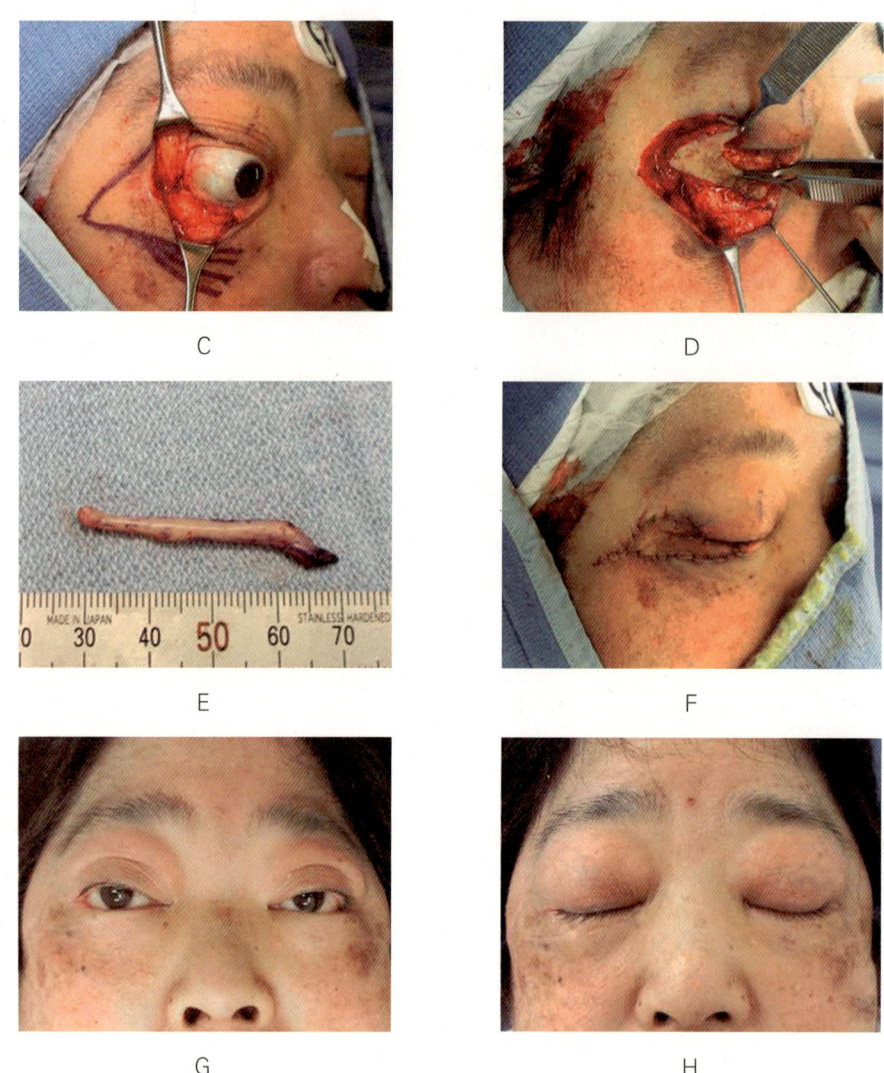

图 65-243 病例一

A. 右眼外眦部结膜侧发现肿瘤（皮脂腺癌），右眼睑全体肿胀。外翻下眼睑时，可在结膜面发现肿瘤　B. 距瘤体边缘 5mm，包括正常区域设计切除范围，并计划使用 LOF 实施重建，修复缺损　C. 包括正常区域在内，实施肿瘤切除　D. 将尾侧眼轮匝肌及贯穿眼轮匝肌的穿支血管作为蒂，分离掀起 LOF，将 LOF 的蒂部周围分离干净，确认皮岛可向内侧无张力移动　E. 从右上颌口腔前庭处，沿水平方向切取 1cm×4cm 全层口腔黏膜，缝合供区创面　F. 将去除底层脂肪的黏膜缝合于皮岛的内面，再将皮岛内面及黏膜最外侧与外眦韧带切断部分缝合，使上、下眼睑的断端与外眦韧带断端的缝合部位保持适度的张力　G. 术后 9 个月的睁眼像　H. 术后 9 个月的闭眼像，可自然地开闭眼睑，眼睑形态良好，且术后瘢痕不明显

2. 病例二　90 岁左右的女性，数年前右下眼睑出现黑色肿物，缓慢向左、右方向进展，于附近诊所初诊，后经人介绍到笔者所在医院就诊。下眼睑的基底细胞癌（BCC）切除术后，使用内眦动脉皮瓣（angular flap，AF）和游离黏膜移植实施重建（图 65-244）。

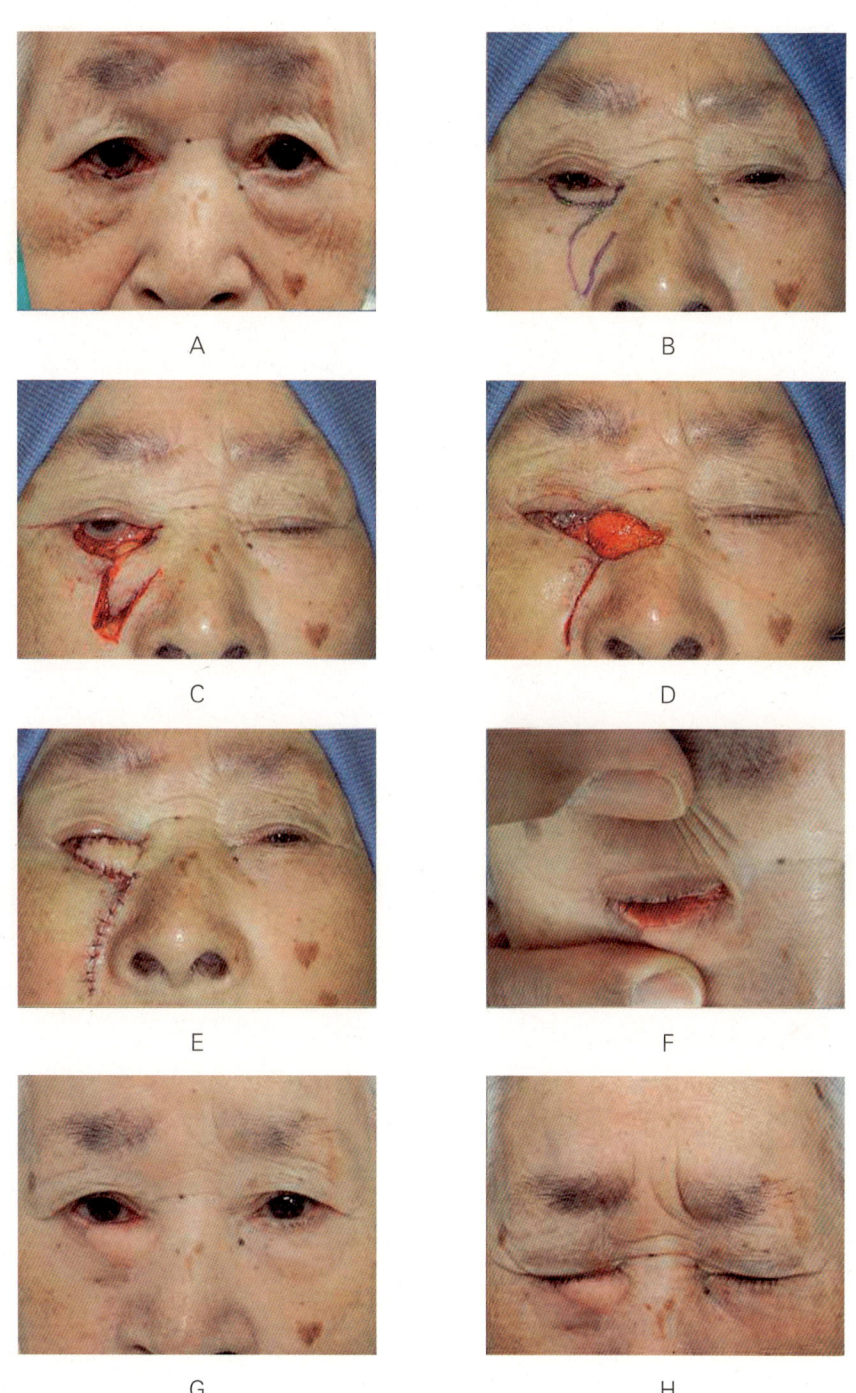

图 65-244 病例二

A. 检查发现涉及右下眼睑的睑缘和眼睑后叶的结膜面的黑色蚕食状 BCC　B. 距瘤体边缘 5mm 设计切除范围，包括正常区域及睑板，并计划使用 AF 实施重建，修复缺损　C. 切取皮瓣时，尽可能多地附上皮下脂肪，分离掀起 AF　D. 从下唇的前庭处切取口腔黏膜，缝合于眼睑后叶缺损处，同时与 AF 的内面进行缝合，对于皮瓣供区的缺损，同颊部旋转皮瓣，推进两侧组织，缝合闭锁创面　E. 将 AF 与移植的黏膜以及周围皮肤相缝合　F. 术后 8 个月，重建的下眼睑后叶的移植黏膜定着良好，此外，睑缘得到重塑，眼睑良好地贴合于眼球表面　G. 术后 8 个月睁眼像　H. 术后 8 个月闭眼像，可自然地开闭眼睑，睑缘附着在眼球上，下眼睑的位置和饱满度非常好

3. 病例三　70 岁左右的女性，左下眼睑发现肿物，缓慢增大，于附近诊所初诊，后经人介绍到笔者所在医院就诊。下眼睑的基底细胞癌（BCC）切除术后，颊部旋转皮瓣（rotation cheek

flap，RCF）和游离黏膜移植实施重建（图65-245）。

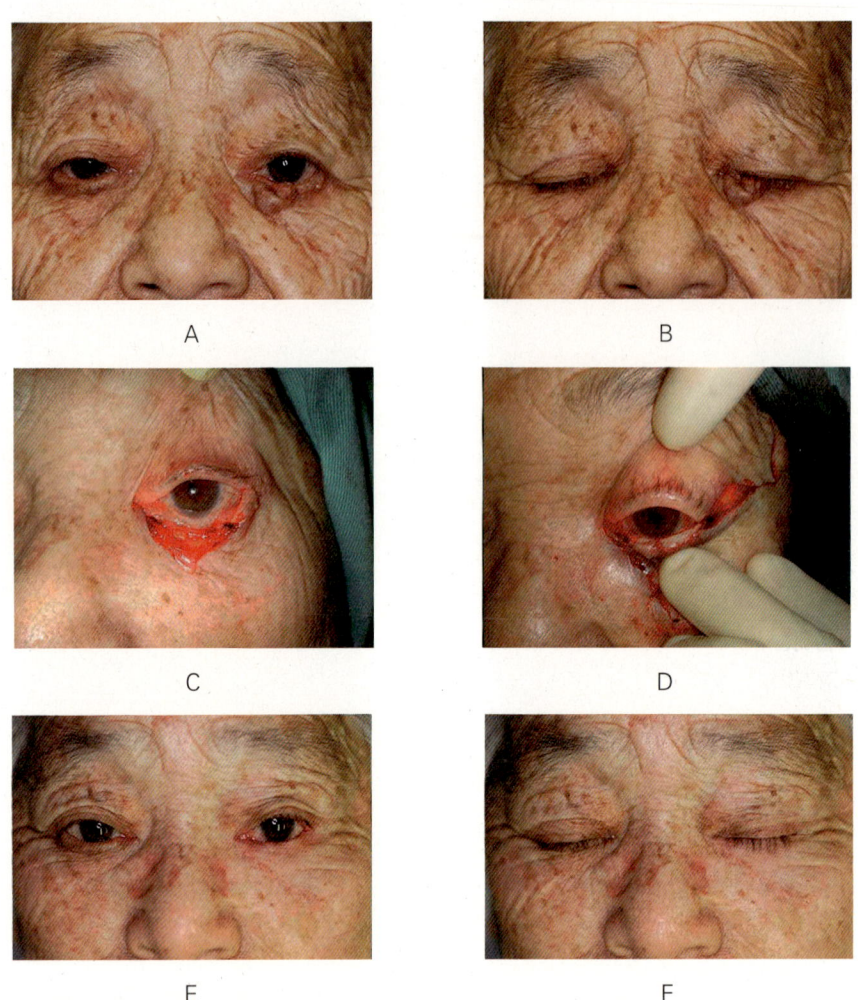

图65-245　病例三

A. 发现左下眼睑隆起性BCC　B. 虽可以闭眼，但是肿瘤隆起于皮肤表面　C. 距瘤体边缘5mm，包括正常区域及睑板在内，将肿瘤切除，造成下眼睑全层缺损　D. 从外侧制备RCF，切断下眼睑的外眦韧带，将皮瓣向内推进，眼睑后叶的缺损通过口腔黏膜移植进行修补　E. 术后10个月睁眼像，睑裂和外眦角形状良好，下眼睑的睑缘呈边缘状，与眼球贴附良好　F. 术后10个月闭眼像，可自然地开闭眼睑，眼球受到保护

（六）眼睑重建的总结

眼睑重建时，需要在恢复开闭睑及保护眼球功能的基础上，追求最细腻的形态，以及高度的美观性和对称性。在使用局部皮瓣进行重建时，皮瓣的供区可能位于颜面的显眼部位，此时皮瓣的选择极为重要。

使用皮瓣实施眼睑重建时，需从不显眼的部位采取皮瓣进行移植。为了进行眼睑后叶结膜的重建，以及维持重建所需的支撑性，需同时进行软骨移植和黏膜移植。此外，要时刻记住保护眼球，适当固定以防止组织回缩，重建正确的睑裂位置，同时还要考虑到美观性和对称性。在使用皮瓣进行眼睑重建时，遵从上述这些要点，将会获得良好的重建效果。

二 眼眶的重建

（一）眼眶的构造和功能

骨性眼眶内的主要结构包括：眼球、视神经、眼外肌（六条）、眶隔脂肪和泪道。眼睑作为上层结构，给眼睑、眼窝提供的功能包括：保持眼球位置的功能、视觉功能、眼球运动功能、眼睑开闭功能、排泪功能和角膜湿润功能等，维持表情和容貌也是其中一个重要的功能。对于该区域的外伤、各类肿瘤的切除、先天性异常引起的组织缺损和畸形等，需要实施包括眼眶在内的系统性重建。

（二）缺损的评估以及重建要点

在进行外伤或肿瘤切除后的二期重建时，存在两个主要问题：一是结构性的组织缺损，另一个是纤维化。

眼球、眶内容物缺失后，眼眶结构性组织的缺损（无眼球症）分为六种类型（表65-5），包括：眼球萎缩、眼球切除（或缺如）、眶内容物缺如（不完全型）、眶内容物缺如（完全型）、眶内容物缺如（含眼睑），以及构成眼眶的骨组织的缺损和变形。需正确评估这些结构性的组织缺损，从而制订重建方案。

表 65-5 眼球、眶内容物缺失后眼眶结构性组织缺损的分型

类型	名称
Ⅰ型	眼球萎缩
Ⅱ型	眼球切除（或缺如）
Ⅲ型	不完全型眶内容物缺如
Ⅳ型	完全型眶内容物缺如
Ⅴ型	眶内容物缺如＋眼睑缺如
Ⅵ型	眶内容物缺如＋眼眶缺如

此外，外伤或手术后形成的纤维化，在外部表现为瘢痕组织，许多情况下，内部组织也会在创伤愈合过程中发生改变，它们在急性期的炎症消退以后，随着纤维组织的增生，大约在半年到1年后产生变形或萎缩。因此，在重建时需要时刻意识到修复所需的组织量比看上去的组织缺损量多。

（三）眼眶重建的考虑方式

当需要重建眼眶时，许多时候面对的是多种组织的复合缺损，需要建立系统性的重建方案。重建眼睑和眼眶的修复流程如图65-246所示。第一步，检查骨性眼眶，如果存在缺损，则需行骨、软骨的移植及截骨术；第二步，评估眼眶内软组织的缺损，如果有组织不足，需在眼眶内实施骨、软骨及脂肪的移植，以填补组织缺损；第三步，如果眼球缺失，需考虑义眼床的重建及义眼的佩戴；第四步，针对眼睑缺损，如果缺损范围大，需使用游离皮瓣进行重建。部分缺失时，则根据上文眼睑重建所述，选择合适的局部皮瓣进行重建；第五步，可采用眼睑成形术，以针对各种眼睑的变形，如错位、内翻、外翻、退缩、下垂等。

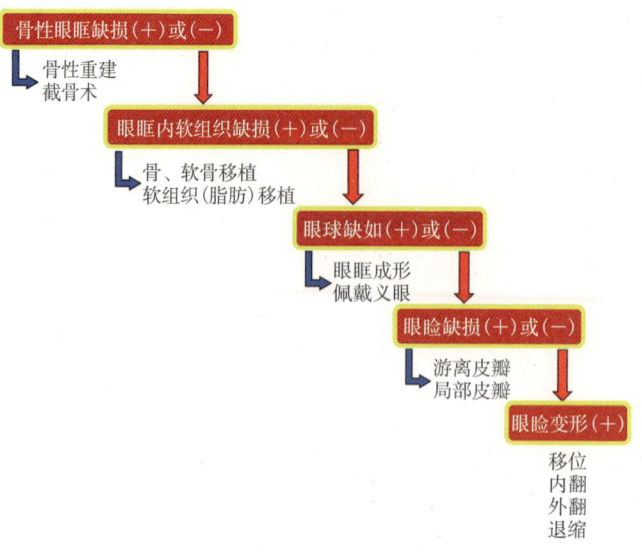

图 65-246　针对眼睑、眼眶缺损的修复流程
需按照骨、软骨、眼球和眼睑的顺序，系统性地进行分析，考虑必要的重建部位，以制订重建计划

（四）典型病例

病例四　30岁左右的男性，因右侧眼眶和面部变形，以佩戴义眼为目的，希望接受手术，来院就诊（图65-247）。年幼时被诊断为右眼视网膜母细胞瘤，右眼被摘除并接受放射线治疗。此后，根据患者生长情况，制作了好几次义眼，但是义眼经常掉落，结果患者平时更多的是佩戴眼罩。义眼不能适当地放入患者的右眼眶，并且表现为包含右侧眶骨发育不良在内的面部变形（Ⅲ型眼眶结构性组织缺损）。

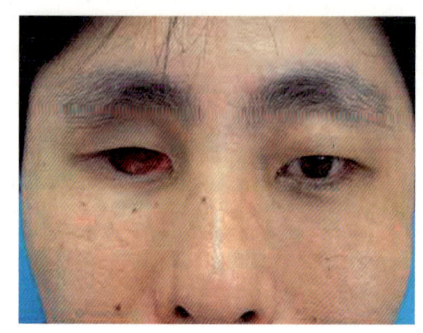
A

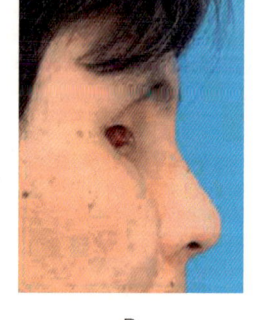
B

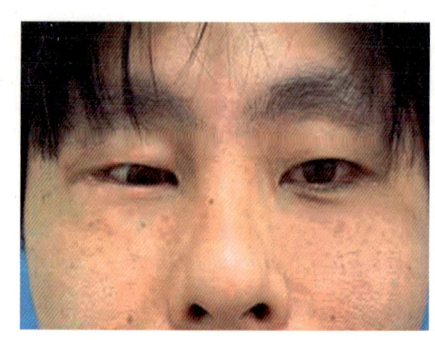
C

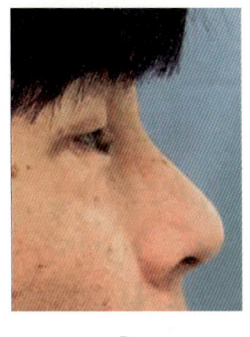 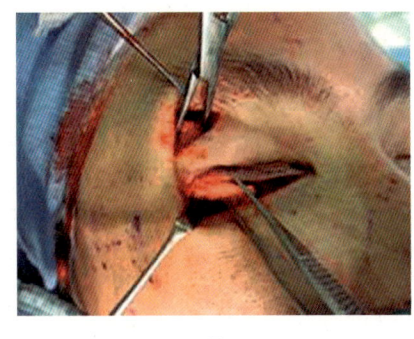 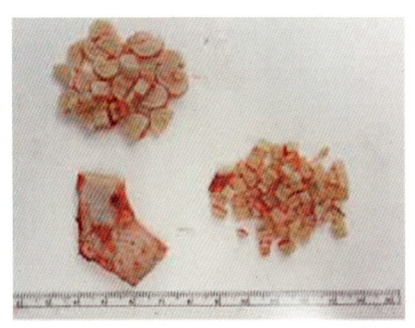

D　　　　　　　　　　　　　　　E　　　　　　　　　　　　　　　F

图 65-247　病例四

A. 术前正面：右侧眼睑、眼眶明显凹陷，眶外侧缘向正中偏斜　B. 术前侧面：可见右侧眼睑、眼眶明显凹陷　C. 术后正面：右侧眼窝扩大，新制作的义眼经调整佩戴于扩大后的义眼床内，容貌得到显著改善　D. 术后侧面：眼睑、眼眶明显向前推进　E. 通过在右眉外侧及右下睑睫毛下做切口，进行眶外侧截骨，之后将眶外侧缘的骨片向前外侧推进、定位，并用钛板进行固定　F. 包括骨性眼眶和软组织眼眶在内的眼眶全周被剥离、掀起，切取肋软骨一根，在手术产生的空隙中，实施骰子状肋软骨颗粒移植术（dice cartilage grafting）

（五）眼眶重建的总结

如果眼眶有缺损或变形，对于眼睑及容貌来说就是底线的问题，就不是单单修复眼睑那么简单了，而是需要实施大的重建手术。事实上，在许多情况下都存在复合的组织缺损。需在结构上对缺损进行正确的评价后，再考虑重建方法，以制订系统性的序列的重建方案，这是非常重要的。需要熟练掌握截骨术、骨移植术、软骨移植术等骨性重建技术，以及局部皮瓣、游离脂肪移植、脂肪注射等整形外科的手术技法，根据具体的目的进行应用。对于缺损和畸形较严重的病例，不是一期完成重建，而是将治疗划分为两期、三期，循序渐进地实施重建手术，以完善治疗，从而在形态方面维持良好的效果。这样，除了眼睑和眼眶的功能重建之外，最终在美观性方面也能获得一个令人满意的效果。

[楠本健司（来方远、吴溯帆编译）]

参考文献

[1] Desmond M. The naked man: a study of the male body[M]. London: Thomas Dunne Books, 2009.

[2] Joseph J. Why do people sing? Music in human evolution[M]. London: Logos, 2011.

[3] Sadr J, Jarudi I, Sinha P. The role of eyebrows in face recognition[J]. Perception, 2003, 32(3): 285-293.

[4] Knize D M. Anatomic concepts for brow lift procedures[J]. Plast Reconstr Surg, 2009, 124(6): 2118-2126.

[5] Omranifard M, Doosti M I. A trial on subcutaneous pedicle island flap for eyebrow reconstruction[J]. Burns, 2010, 36(5): 692-697.

[6] Kocer U, Ulusoy M G, Tiftikcioglu Y O, et al. Frontal scalp flap for aesthetic eyebrow reconstruction[J]. Aesthetic Plast Surg, 2002, 26(4): 263-266.

[7] Wang J, Fan J. Cicatricial eyebrow reconstruction with a dense-packing one- to two-hair grafting technique [J]. Plast Reconstr Surg, 2004, 114(6): 1420-1426.

[8] Goldman B E, Goldenberg D M. Nape of neck eyebrow reconstruction[J]. Plast Reconstr Surg, 2003, 111(3): 1217-1220.

[9] Mizuno H, Akaishi S, Kobe K, et al. Secondary vascularised hairy flap transfer for eyebrow reconstruction[J]. J

Plast Reconstr Aesthet Surg,2009,62(12):e625-e626.

[10] Hernandez-Perez E, Khawaja H A. A percutaneous approach to eyebrow lift: the Salvadorean option[J]. Dermatol Surg,2003,29(8):852-855.

[11] Codner M A, Kikkawa D O, Korn B S, et al. Blepharoplasty and brow lift[J]. Plast Reconstr Surg,2010,126(1):1e-17e.

[12] Rudolph R, Wolfe S A. Face lifts and brow lift after radiotherapy[J]. Plast Reconstr Surg,2003,111(7):2445-2448.

[13] Pascali M, Gualdi A, Bottini D J, et al. An original application of the endotine ribbon device for brow lift[J]. Plast Reconstr Surg,2009,124(5):1652-1661.

[14] Knize D M. Anatomic concepts for brow lift procedures[J]. Plast Reconstr Surg,2009,124(6):2118-2126.

[15] Mutaf M. Mesh lift: a new procedure for long-lasting results in brow lift surgery[J]. Plast Reconstr Surg,2005,116(5):1490-1499,1500-1501.

[16] Carruthers J. Brow lifting and blepharoplasty[J]. Dermatol Clin,2001,19(3):531-533.

[17] Cohen J L. Enhancing the growth of natural eyelashes: the mechanism of bimatoprost-induced eyelash growth[J]. Dermatol Surg,2010,36(9):1361-1371.

[18] Na J I, Kwon O S, Kim B J, et al. Ethnic characteristics of eyelashes: a comparative analysis in Asian and Caucasian females[J]. Br J Dermatol,2006,155(6):1170-1176.

[19] Wang J, Fan J, Chai J. Aesthetic eyelash elongation for Asians using a dense-packing single-hair grafting technique[J]. Dermatol Surg,2010,36(7):1155-1160.

[20] Thibaut S, De Becker E, Caisey L, et al. Human eyelash characterization[J]. Br J Dermatol,2010,162(2):304-310.

[21] Yoelin S, Walt J G, Earl M. Safety, effectiveness, and subjective experience with topical bimatoprost 0.03% for eyelash growth[J]. Dermatol Surg,2010,36(5):638-649.

[22] de Pochat V D, Costa T V, Castro M P, et al. Eyebrow composite graft for eyelash reconstruction: a case report and review of the literature[J]. J Plast Reconstr Aesthet Surg,2011,64(9):1232-1234.

[23] Epstein J. Facial hair restoration: hair transplantation to eyebrows, beard, sideburns, and eyelashes[J]. Facial Plast Surg Clin North Am,2013,21(3):457-467.

[24] Kwak T J, Lee S M, Cho W G. The character of eyelashes and the choice of mascara in Korean women[J]. Skin Res Technol,2002,8(3):155-163.

[25] Gandelman M, Epstein J S. Hair transplantation to the eyebrow, eyelashes, and other parts of the body[J]. Facial Plast Surg Clin North Am,2004,12(2):253-261.

[26] Paul L J, Cohen P R, Kurzrock R. Eyelash trichomegaly: review of congenital, acquired, and drug-associated etiologies for elongation of the eyelashes[J]. Int J Dermatol,2012,51(6):631-646,643-644,646.

[27] Cohen J L. Enhancing the growth of natural eyelashes: the mechanism of bimatoprost-induced eyelash growth[J]. Dermatol Surg,2010,36(9):1361-1371.

[28] Omranifard M, Ardakani M R, Abbasi A, et al. Follicular isolation technique with de-epithelialization for eyebrow and eyelash reconstruction[J]. Plast Reconstr Surg,2012,130(3):571-578.

[29] Woodward J A, Haggerty C J, Stinnett S S, et al. Bimatoprost 0.03% gel for cosmetic eyelash growth and enhancement[J]. J Cosmet Dermatol,2010,9(2):96-102.

[30] 孙志成,马凤娟. 带蒂皮瓣睫毛移位法治疗瘢痕性上睑内翻疗效观察[J]. 中国中医眼科杂志,2011,21(4):224-225.

[31] 王育红,张庆,涂惠芳,等. 带蒂皮瓣睫毛转位术矫正复杂瘢痕性睑内翻的疗效[J]. 国际眼科杂志,2013,13(6):1269-1271.

[32] 刘清,张余光,钱云良. 单位毛囊移植修复疤痕性睫毛缺损[J]. 上海第二医科大学学报,2004,24(8):615-617.

[33] 吴明瑞,陕声国,欧阳山蓓,等. 单株毛发游离移植治疗睫毛缺损[J]. 中国美容医学,2008,17(3):353-

354.

[34] 蒋文杰,景伟明,王小平,等. 单株自体毛发移植加密修饰睫毛[J]. 中华整形外科杂志,2011,27(2):111-113.

[35] 杨启雷,霍豫星,高丽萍. 睫毛移位术治疗睫毛乱生及重症内翻倒睫[J]. 眼科新进展,2003,23(5):376-376.

[36] 徐霞,孟梦,侯媛. 睫毛再造325例报告[J]. 整形再造外科杂志,2005,1:29-31.

[37] 伞光,宋佳. 毛囊移植睫毛种植术的临床体会[J]. 当代医学,2008,8:103-104.

[38] 吕旭东,杨安怀. 先天性睫毛后倾矫正术[J]. 临床眼科杂志,2010,18(6):555-556.

[39] 耿秀芹. 眼睑与睫毛位置异常患者的治疗[J]. 中外健康文摘,2011,8(17):160-161.

[40] 王冬梅,施晓江. 异位睫毛毛囊剖切法治疗双行睫及乱生睫毛睫临床观察[J]. 中国实用眼科杂志,2009,6:641-642.

[41] 李会民,章洁丽,邹岩,等. 应用自体毛囊移植睫毛80例[J]. 中华医学美学美容杂志,2004,10(5):312-312.

[42] Griepentrog G J,Diehl N N,Mohney B G. Incidence and demographics of childhood ptosis[J]. Ophthalmology,2011,118(6):1180-1183.

[43] Hu D N. Prevalence and mode of inheritance of major genetic eye diseases in China[J]. J Med Genet,1987,24(10):584-588.

[44] Jockin Y M. Blepharoptosis in childhood[J]. Int Ophthalmol Clin,2014,54(3):55-71.

[45] Sudhakar P,Vu Q,Kosoko-Lasaki O,et al. Upper eyelid ptosis revisited[J]. Am J Clin Med,2009,6(3):5-14.

[46] SooHoo J R,Davies B W,Allard F D,et al. Congenital ptosis[J]. Surv Ophthalmol,2014,59(5):483-492.

[47] 谢琰臣,许贤豪,张华. 上睑下垂的病因、诊断和鉴别诊断(综述)[J]. 中国神经免疫学和神经病学杂志,2004,11(2):115-121.

[48] Baik B S,Ha W,Lee J W,et al. Adjunctive techniques to traditional advancement procedures for treating severe blepharoptosis[J]. Plast Reconstr Surg,2014,133(4):887-896.

[49] Srinagesh V,Simon J W,Meyer D R,et al. The association of refractive error, strabismus, and amblyopia with congenital ptosis[J]. J AAPOS,2011,15(6):541-544.

[50] Griepentrog G J,Mohney B G. Strabismus in childhood eyelid ptosis[J]. Am J Ophthalmol,2014,158(1):208-210.

[51] 李冬梅. 眼部整形美容手术图谱[M]. 北京:人民卫生出版社,2008.

[52] Samimi D B,Erb M H,Lane C J,et al. The modified fasanella-servat procedure: description and quantified analysis[J]. Ophthalmic Plast Reconstr Surg,2013,29(1):30-34.

[53] Woo K I,Kim Y D,Kim Y H. Surgical treatment of severe congenital ptosis in patients younger than two years of age using preserved fascia lata[J]. Am J Ophthalmol,2014,157(6):1221-1226.

[54] Lai C S,Lai C H,Huang S H,et al. A new trend for the treatment of blepharoptosis: frontalis-orbicularis oculi muscle flap shortening technique[J]. J Plast Reconstr Aesthet Surg,2010,63(2):233-239.

[55] Liu F,Ma Y,Luo X,et al. Blepharoptosis reoperation with combining excision of tarsus and levator muscle[J]. Ann Plast Surg,2014,75(6):591-595.

[56] Ahmad S M,Della Rocca R C. Blepharoptosis: evaluation, techniques, and complications[J]. Facial Plast Surg,2007,23(3):203-215.

[57] Tianyi L,Haiyan S,Fei L,et al. Blepharoptosis correction by excision of levator muscle and tarsus in Asians[J]. J Craniofac Surg,2010,21(3):652-655.

[58] Liu F,Yang F,Luo X S,et al. A modified technique combining excision of the levator muscle and tarsus for blepharoptosis in Asians: a 6-year experience with 116 cases[J]. Aesthetic Plast Surg,2012,36(1):41-48.

[59] Holmström H,Santanelli F. Suspension of the eyelid to the check ligament of the superior fornix for congenital blepharoptosis[J]. Scand J Plast Reconstr Surg Hand Surg,2002,36(3):149-156.

[60] 潘贰,张毓,李琳,等. 翼状韧带悬吊矫正先天性重度上睑下垂[J]. 中华整形外科杂志,2011,27(4):253-256.

[61] 杨超,唐炜雅,戴海英,等. 上穹隆Check韧带悬吊法矫正先天性上睑下垂[J]. 中国美容整形外科杂志,2016,27(5):261-264.

[62] 潘贰,于建刚,张胜昌. 上睑翼状韧带悬吊修复额肌瓣矫正重度上睑下垂术后复发[J]. 中国美容整形外科杂志,2017,28(10):589-591.

[63] 王振军,谢立宁. 联合筋膜鞘悬吊术治疗提上睑肌缩短术后复发中重度上睑下垂[J]. 中国医疗美容,2016,6(3):21-24.

[64] 王炜. 整形外科学[M]. 杭州:浙江科学技术出版社,1999.

[65] 宋琛. 眼成形外科[M]. 北京:人民军医出版社,1990.

[66] 赵光喜. 眼部成形学[M]. 北京:人民卫生出版社,1995.

[67] 郑永生,孙强,马涛,等. 眶上动脉跨区供血的反流轴型耳前岛状皮瓣修复眼睑皮肤组织缺损[J]. 中华整形外科杂志,2001,17(5):12-14.

[68] 郑永生,孙强,马涛,等. 上睑眼轮匝肌蒂岛状皮瓣修复上睑黄色瘤切除后缺损并同期行重睑成形术[J]. 中华医学美学美容杂志,2003,9(2):69-71.

[69] 郑永生,陈宗基,孙强,等. 颞浅血管顺行与逆行岛状皮瓣的临床应用[J]. 中华整形外科杂志,2005,21(1):8-10.

[70] 郑永生,孙强,马涛,等. 眼轮匝肌蒂皮瓣在眼睑皮肤缺损修复中的应用[J]. 中华整形外科杂志,2006,22(1):77-78.

[71] 王炜. 整形外科学[M]. 杭州:浙江科学技术出版社,1999.

[72] 周晓,李赞,喻建军,等. 耳后皮瓣在眼睑恶性肿瘤切除术后缺损一期修复中的应用[J]. 现代肿瘤医学,2004,12(2):119-120。

[73] 周晓,李赞,喻建军,等. 耳后皮瓣在眼睑恶性肿瘤切除术后缺损一期修复中的应用[J]. 现代肿瘤医学,2004,12(2):119-120.

[74] Jack R. 眼眶疾病[M]. 第2版. 孙丰源,主译. 天津:天津科技翻译出版公司,2006.

[75] 宋国祥. 眼眶病[M]. 北京:人民卫生出版社,1999.

[76] 吴中耀,宋国祥. 重视我国甲状腺相关眼病的基础与临床研究[J]. 中华眼科杂志,2005,41(9):769-771.

[77] 夏成俊,宋海珊,康悦. 甲状腺相关性眼病改良式眶减压手术的临床治疗[J]. 中国美容整形外科杂志,2014,25(9):545-548.

[78] 潘叶,孙丰源,宋国祥. 眶脂肪脱出术治疗甲状腺相关眼病[J]. 中国实用眼科杂志,2002,20(1):41-42.

[79] 肖利华. 重新认识眼眶减压术对甲状腺相关眼病的治疗价值[J]. 中华眼科杂志,2012,48(8):673-675.

[80] 艾立坤. 甲状腺相关眼病限制性斜视的治疗[J]. 眼科,2012,21(6):367-370.

[81] 罗清礼. 重视有关眼眶脂肪组织在甲状腺相关眼病中作用的研究[J]. 中华眼科杂志,2006(12):1057-1059.

[82] Liao S L,Huang S W. Correlation of retrobulbar volume change with resected orbital fat volume and proptosis reduction after fatty decompression for Graves ophthalmopathy[J]. Am J Ophthalmol,2011,151(3):465-469.

[83] Jr Lelli G J,Duong J K,Kazim M. Levator excursion as a predictor of both eyelid lag and lagophthalmos in thyroid eye disease[J]. Ophthalmic Plast Reconstr Surg,2010,26(1):7-10.

[84] van der Wal K G,de Visscher J G,Boukes R J,et al. Surgical treatment of Graves orbitopathy: a modified balanced technique[J]. Int J Oral Maxillofac Surg,2001,30(4):254-258.

[85] Trokel S,Kazim M,Moore S. Orbital fat removal. Decompression for Graves orbitopathy[J]. Ophthalmology,1993,100(5):674-682.

[86] Shepard K G,Levin P S,Terris D J. Balanced orbital decompression for Graves'ophthalmopathy[J]. Laryngoscope,1998,108(11 Pt 1):1648-1653.

[87] Kikkawa D O,Pornpanich K,Jr Cruz R C,et al. Graded orbital decompression based on severity of proptosis[J]. Ophthalmology,2002,109(7):1219-1224.

［88］Richter D F, Stoff A, Olivari N. Transpalpebral decompression of endocrine ophthalmopathy by intraorbital fat removal (Olivari technique): experience and progression after more than 3000 operations over 20 years[J]. Plast Reconstr Surg, 2007, 120(1): 109-123.

［89］Kazim M, Trokel S L, Acaroglu G, et al. Reversal of dysthyroid optic neuropathy following orbital fat decompression[J]. Br J Ophthalmol, 2000, 84(6): 600-605.

［90］Goldberg R A. Advances in surgical rehabilitation in thyroid eye disease[J]. Thyroid, 2008, 18(9): 989-995.

［91］Mehta P, Durrani O M. Outcome of deep lateral wall rim-sparing orbital decompression in thyroid-associated orbitopathy: a new technique and results of a case series[J]. Orbit, 2011, 30(6): 265-268.

［92］Peyster R G, Ginsberg F, Silber J H, et al. Exophthalmos caused by excessive fat: CT volumetric analysis and differential diagnosis[J]. AJR Am J Roentgenol, 1986, 146(3): 459-464.

［93］Garrity J A, Fatourechi V, Bergstralh E J, et al. Results of transantral orbital decompression in 428 patients with severe Graves' ophthalmopathy[J]. Am J Ophthalmol, 1993, 116(5): 533-547.

［94］Kennedy D W, Goodstein M L, Miller N R, et al. Endoscopic transnasal orbital decompression[J]. Arch Otolaryngol Head Neck Surg, 1990, 116(3): 275-282.

［95］Adenis J P, Robert P Y, Lasudry J G, et al. Treatment of proptosis with fat removal orbital decompression in Graves' ophthalmopathy[J]. Eur J Ophthalmol, 1998, 8(4): 246-252.

［96］Roncevic R, Jackson I T. Surgical treatment of thyrotoxic exophthalmos[J]. Plast Reconstr Surg, 1989, 84(5): 754-760.

［97］Chang E L, Bernardino C R, Rubin P A. Transcaruncular orbital decompression for management of compressive optic neuropathy in thyroid-related orbitopathy[J]. Plast Reconstr Surg, 2003, 112(3): 739-747.

［98］McCann J D, Goldberg R A, Anderson R L, et al. Medial wall decompression for optic neuropathy but lateral wall decompression with fat removal for non vision-threatening indications[J]. Am J Ophthalmol, 2006, 141(5): 916-917.

［99］Rahman I, Cannon P S, Sadiq S A. Tonopen versus Goldmann applanation tonometry for detecting restrictive thyroid eye disease[J]. Ophthalmic Plast Reconstr Surg, 2010, 26(1): 36-38.

［100］Leong S C, White P S. Outcomes following surgical decompression for dysthyroid orbitopathy (Graves' disease)[J]. Curr Opin Otolaryngol Head Neck Surg, 2010, 18(1): 37-43.

［101］Chang H S, Lee D, Taban M, et al. "En-glove" lysis of lower eyelid retractors with AlloDerm and dermis-fat grafts in lower eyelid retraction surgery[J]. Ophthalmic Plast Reconstr Surg, 2011, 27(2): 137-141.

［102］Goldberg R A, Kim A J, Kerivan K M. The lacrimal keyhole, orbital door jamb, and basin of the inferior orbital fissure. Three areas of deep bone in the lateral orbit[J]. Arch Ophthalmol, 1998, 116(12): 1618-1624.

［103］Fatourechi V, Garrity J A, Bartley G B, et al. Graves ophthalmopathy. Results of transantral orbital decompression performed primarily for cosmetic indications[J]. Ophthalmology, 1994, 101(5): 938-942.

［104］Goldberg R A, Perry J D, Hortaleza V, et al. Strabismus after balanced medial plus lateral wall versus lateral wall only orbital decompression for dysthyroid orbitopathy[J]. Ophthalmic Plast Reconstr Surg, 2000, 16(4): 271-277.

［105］Burch H B, Wartofsky L. Graves' ophthalmopathy: current concepts regarding pathogenesis and management[J]. Endocr Rev, 1993, 14(6): 747-793.

［106］Bahn R S. Graves' ophthalmopathy[J]. N Engl J Med, 2010, 362(8): 726-738.

［107］Bahn R S, Heufelder A E. Pathogenesis of Graves' ophthalmopathy[J]. N Engl J Med, 1993, 329(20): 1468-1475.

［108］Brent G A. Clinical practice. Graves' disease[J]. N Engl J Med, 2008, 358(24): 2594-2605.

［109］Trokel S L, Jakobiec F A. Correlation of CT scanning and pathologic features of ophthalmic Graves' disease[J]. Ophthalmology, 1981, 88(6): 553-564.

［110］Gould D J, Roth F S, Soparkar C N. The diagnosis and treatment of thyroid-associated ophthalmopathy[J]. Aesthetic Plast Surg, 2012, 36(3): 638-648.

[111] Nishida Y, Tian S, Isberg B, et al. Significance of orbital fatty tissue for exophthalmos in thyroid-associated ophthalmopathy[J]. Graefes Arch Clin Exp Ophthalmol, 2002, 240(7):515-520.

[112] Boulos P R, Hardy I. Thyroid-associated orbitopathy: a clinicopathologic and therapeutic review[J]. Curr Opin Ophthalmol, 2004, 15(5):389-400.

[113] Liao S L, Huang S W. Correlation of retrobulbar volume change with resected orbital fat volume and proptosis reduction after fatty decompression for Graves ophthalmopathy[J]. Am J Ophthalmol, 2011, 151(3):465-469.

[114] Wu C H, Chang T C, Liao S L. Results and predictability of fat-removal orbital decompression for disfiguring graves exophthalmos in an Asian patient population[J]. Am J Ophthalmol, 2008, 145(4):755-759.

[115] Chang M, Baek S, Lee T S. Long-term outcomes of unilateral orbital fat decompression for thyroid eye disease[J]. Graefes Arch Clin Exp Ophthalmol, 2013, 251(3):935-939.

[116] Garrity J A. The surgical management of Graves'ophthalmopathy[J]. Curr Opin Ophthalmol, 1994, 5(5):39-44.

[117] Stan M N, Garrity J A, Bahn R S. The evaluation and treatment of graves ophthalmopathy[J]. Med Clin North Am, 2012, 96(2):311-328.

[118] Tsui S, Naik V, Hoa N, et al. Evidence for an association between thyroid-stimulating hormone and insulin-like growth factor 1 receptors: a tale of two antigens implicated in Graves'disease[J]. J Immunol, 2008, 181(6):4397-4405.

[119] van Zeijl C J, Fliers E, van Koppen C J, et al. Effects of thyrotropin and thyrotropin-receptor-stimulating Graves'disease immunoglobulin G on cyclic adenosine monophosphate and hyaluronan production in nondifferentiated orbital fibroblasts of Graves'ophthalmopathy patients[J]. Thyroid, 2010, 20(5):535-544.

[120] Bahn R S. Thyrotropin receptor expression in orbital adipose/connective tissues from patients with thyroid-associated ophthalmopathy[J]. Thyroid, 2002, 12(3):193-195.

[121] Adenis J P, Robert P Y, Lasudry J G, et al. Treatment of proptosis with fat removal orbital decompression in Graves'ophthalmopathy[J]. Eur J Ophthalmol, 1998, 8(4):246-252.

[122] Kazim M, Trokel S L, Acaroglu G, et al. Reversal of dysthyroid optic neuropathy following orbital fat decompression[J]. Br J Ophthalmol, 2000, 84(6):600-605.

[123] Boboridis K G, Gogakos A, Krassas G E. Orbital fat decompression for Graves'orbitopathy: a literature review[J]. Pediatr Endocrinol Rev, 2010, 7(Suppl 2):222-226.

[124] Gockeln R, Winter R, Sistani F, et al. Minimal invasive decompression of the orbit in Graves'orbitopathy[J]. Strabismus, 2000, 8(4):251-259.

[125] Jasarevic E, Ning J, Daniel A N, et al. Masticatory loading, function, and plasticity: a microanatomical analysis of mammalian circumorbital soft-tissue structures[J]. Anat Rec(Hoboken), 2010, 293(4):642-650.

[126] Olivari N. Transpalpebral decompression of endocrine ophthalmopathy (Graves'disease) by removal of intraorbital fat: experience with 147 operations over 5 years[J]. Plast Reconstr Surg, 1991, 87(4):627-641, 642-643.

[127] Graham S M, Brown C L, Carter K D, et al. Medial and lateral orbital wall surgery for balanced decompression in thyroid eye disease[J]. Laryngoscope, 2003, 113(7):1206-1209.

[128] Jr Leone C R, Piest K L, Newman R J. Medial and lateral wall decompression for thyroid ophthalmopathy[J]. Am J Ophthalmol, 1989, 108(2):160-166.

[129] 刘林嶓. 美容外科学[M]. 第2版. 北京:人民卫生出版社, 2011.

[130] 高景恒. 美容外科学[M]. 北京:北京科学技术出版社, 2003.

[131] 朴大焕. 现代韩国眼部美容成形术[M]. 郑永生,审译. 北京:人民军医出版社, 2009.

[132] 赵宏武,卢范,宋建星. 内眦赘皮的解剖成因探究[J]. 中国美容医学, 2001, 10(3):176-177.

[133] Jordan D R, Anderson R L. Epicanthal folds. A deep tissue approach[J]. Arch Ophthalmol, 1989, 107(10):1532-1535.

[134] Park J I. Z-epicanthoplasty in Asian eyelids[J]. Plast Reconstr Surg,1996,98(4):602-609.

[135] 张余光,杨群,汪希,等. 眼轮匝肌的解剖结构和力学方向对上睑形态的影响[J]. 中国实用美容整形外科杂志,2004,15(2):70-72.

[136] Lee Y,Lee E,Park W J. Anchor epicanthoplasty combined with out-fold type double eyelidplasty for Asians: do we have to make an additional scar to correct the Asian epicanthal fold?[J]. Plast Reconstr Surg,2000,105(5):1872-1880.

[137] 周孝麟. 横切纵缝法矫正内眦赘皮[J]. 中华医学美学美容杂志,2005,11(6):366-367.

[138] Ni F,Luo S,Yu D,et al. Scarless epicanthoplasty and concomitant double eyelidplasty in Chinese eyelids[J]. Aesthetic Plast Surg,2016,40(6):840-845.

[139] 倪福芳,祝仰东,陈依达等. 利用重睑切口无痕矫正轻中度内眦赘皮[J]. 中国美容整形外科杂志,2016,5:313-314.

[140] Knize D M. An anatomically based study of the mechanism of eyebrow ptosis[J]. Plast Reconstr Surg,1996,97(7):1321-1333.

[141] Sykes J M. Surgical rejuvenation of the brow and forehead[J]. Facial Plast Surg,1999,15(3):183-191.

[142] 刘凯,李青峰. SMAS层叠固定术在眉和上睑年轻化手术中的应用[J]. 中国美容医学,2005,14(3):307-308.

[143] 张诚,刘毅,刘萍,等. 部分眉切除加眼轮匝肌悬吊修复上睑松弛[J]. 中国美容医学,2006,15(2):158-159.

[144] 刘萍,刘毅,张晓萍,等. 眉美容整形的美学设计[J]. 中国美容医学,2004,13(6):701-702.

[145] 张安利,黄泽春,梁志为,等. 个性化切眉术56例的定点设计[J]. 中国美容医学,2007,16(10):1420-1422.

[146] 汪勇,刘燕红. 眉上提术在眼睑部整形中的应用[J]. 实用美容整形外科杂志,2000,11(4):181-182.

[147] 王宗学,王丽君. 文眉失败后提切眉同时去除鱼尾纹的方法与技巧[J]. 中国美容医学,2009,18(7):940-941.

[148] 聂婕. 切眉术150例[J]. 中华医学美学美容杂志,2005,11(5):270-270.

[149] 张敬德,邢新,杨超. 重睑成形术结合眉埋线固定法治疗上睑皮肤松弛[J]. 中国美容整形外科杂志,2007,18(3):195-196.

[150] 蒋海越,国冬军,潘博,等. 切眉术矫治不良文眉伴上睑松弛[J]. 中国美容整形外科杂志,2006,17(6):429-430.

[151] 林彪斌,范元涛,张海波. 切眉和去眶脂或矫正泪腺脱垂联合整形术[J]. 中国实用美容整形外科杂志,2004,15(1):19-20.

[152] 邵宏,刘菡. 眉缘切口治疗上睑皮肤松弛[J]. 中国美容医学,2004,13(4):456-457.

[153] 周捍东. 眶区皮肤松弛矫正术[J]. 中国美容医学,2007,16(5):660-661.

[154] 邱晓东,周兴亮,宫昔愿,等. 中老年人上睑松垂的治疗[J]. 中国美容医学,2003,12(1):84-85.

[155] 林茂昌,张琳. 下睑眼袋手术严重并发症分析及其预防处理[J]. 中国美容医学,2007,2:199-202.

[156] 杨晓惠,李健宁. 实用整容外科手术学[M]. 第2版. 北京:人民卫生出版社,2000.

[157] 胡志奇,高建华,罗盛康,等. 35岁以下女性上睑皮肤松弛去皮重睑术[J]. 实用美容整形外科杂志,2003,14(3):122-122.

[158] 麦慧,杨克敌,何敏. 中老年人上睑皮肤松弛矫正方法改进及标准化建立[J]. 中国临床新医学,2008,17(B12):54-56.

[159] 王丹丹. 中老年人上睑松弛手术方法的选择[J]. 中国医疗前沿,2009,4(3):83.

[160] 张选奋,郭树忠. 睑裂周围老化的防治进展[J]. 中国实用美容整形外科杂志,2004,15(4):206-208.

[161] 麦慧,黄欣,朱格非. 提眉术结合去皮重睑术治疗中重度中老年人上睑皮肤松弛134例[J]. 广西医学,2008,30(12):1865-1866.

[162] 王代双,陈艺明. 小切口埋线法眉下垂矫正术[J]. 中华医学美容杂志,1998,4(4):211-212.

[163] 陈兵,徐永成,王晋煌,等. 眉毛上提术的应用解剖[J]. 中华医学美学美容杂志,2001,7(6):314-316.

[164] 罗建国,咸可名,熊树明,等. 眉区、上睑的解剖及其在上睑下垂外科中的意义[J]. 中华整形烧伤外科杂志,1994,10(6):466-469.

[165] 颜祥志,刘丽华,颜祥丽,等. 切除不良文眉矫治上睑皮肤松弛[J]. 实用美容整形外科杂志,2001,12(4):199.

[166] 王炜. 整形外科学[M]. 杭州:浙江科学技术出版社,1999.

[167] 杜晓岩,谷永安. 经直接眉上提术综合矫治眶周区域老年样改变[J]. 中国实用美容整形外科杂志,2005,16(3):162-163.

[168] 亓发芝. 上睑除皱术[J]. 中国实用美容整形外科杂志,2006,17(2):128-129.

[169] 宋儒耀,方彰林. 美容整形外科学[M]. 第3版. 北京:北京出版社,2002.

[170] 王松. 切眉术的临床体会[J]. 中华医学美学美容杂志,2006,12(4):245-246.

[171] 鲁开化. 常用美容手术及并发症修复[M]. 上海:第二军医大学出版社,2005.

[172] Dingman D L. Transcoronal blepharoplasty[J]. Plast Reconstr Surg,1992,90(5):815-819,820.

[173] McCord C D,Doxanas M T. Browplasty and browpexy: an adjunct to blepharoplasty[J]. Plast Reconstr Surg,1990,86(2):248-254.

[174] Yun E S,Yun S H,Oh J W,et al. Sub eyebrow skin lifts in persons with tattoos[J]. The Journal of the Korean Society for Aesthetic Plastic Surgery,1996,2:32.

[175] CASTANARES S. Blepharoplasty for herniated intraorbital fat; anatomical basis for a new approach[J]. Plast Reconstr Surg(1946),1951,8(1):46-58.

[176] Castanares S. Classification of baggy eyelids deformity[J]. Plast Reconstr Surg,1977,59(5):629-633.

[177] Rees T D. The "dry eye" complication after a blepharoplasty[J]. Plast Reconstr Surg,1975,56(4):375-380.

[178] Jelks G W,Jr McCord C D. Dry eye syndrome and other tear film abnormalities[J]. Clin Plast Surg,1981,8(4):803-810.

[179] Rees T D,LaTrenta G S. The role of the Schirmer's test and orbital morphology in predicting dry-eye syndrome after blepharoplasty[J]. Plast Reconstr Surg,1988,82(4):619-625.

[180] Jr May J W,Fearon J,Zingarelli P. Retro-orbicularis oculus fat (ROOF) resection in aesthetic blepharoplasty: a 6-year study in 63 patients[J]. Plast Reconstr Surg,1990,86(4):682-689.

[181] Sugimoto T. Blepharoplasty in orientals for aging eyelids[J]. Plast Reconstr Surg,1991,1:510.

[182] Spinelli H M,Jelks G W. Periocular reconstruction: a systematic approach[J]. Plast Reconstr Surg,1993,91(6):1017-1024,1025-1026.

[183] 楠本健司. 眼瞼義眼床の再建[M]. 東京:文光堂,2010.

[184] 日原正勝,楠本健司. 眼手術学[M]. 東京:文光堂,2013.

[185] 楠本健司,小川豊. 眼周囲と口周囲、特に上口唇髭部再建に対する皮下茎皮弁の解剖学[M]. 東京:文光堂,1993.

第六十六章
鼻部整形美容

鼻整形的历史可追溯至公元前3000年，这是人类最早施行的手术之一。公元前800年，印度阿育吠陀医师Sushruta使用额部或者面颊部皮瓣进行鼻再造，这个技术沿用至今（图66-1）。公元前500年，被记录在 *Sushruta Samhita* 中，在公元11世纪由大马士革的阿拉伯医师Ibn Abi Usaibia翻译为阿拉伯文，并经由阿拉伯、波斯、埃及在15世纪时传到西欧，成为后人众所周知的"印度法"鼻再造（图66-2）。16世纪时，意大利的Gasparo Tagliacozzi（1545—1599）在他的著作 *Curtorum Chirurgia Per Insitionem* 里描绘了被称为"意大利法"的上臂带蒂皮瓣鼻再造（图66-3）。

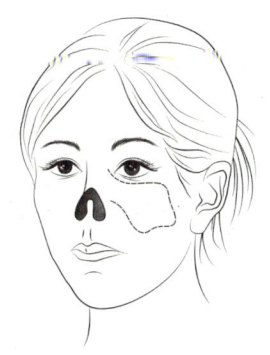

图66-1 Sushruta首先利用面颊部皮瓣进行鼻再造

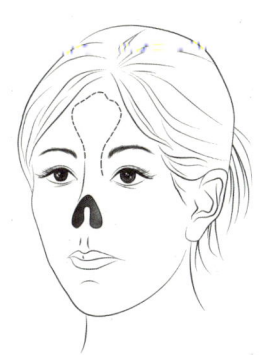

图66-2 额部皮瓣"印度法"鼻再造

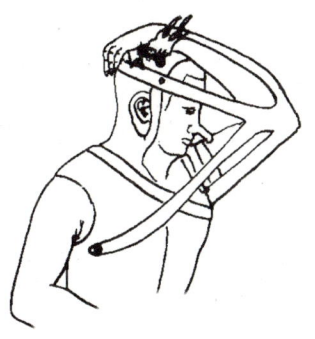

图66-3 被称为"意大利法"鼻再造的上臂带蒂皮瓣法

以求美为目的的鼻部手术，起自19世纪末至20世纪初期。1887年，纽约的耳鼻喉科医师John Orlando Roe（1849—1915）首次展示了经鼻内切口矫正鞍鼻畸形，并于1891年进行了首例驼峰鼻的矫正手术。同期，1898年，柏林的整形医师Jacques Joseph（1865—1934）展示了精湛的经鼻内切口巨鼻缩小术，这位鼻整形先驱指出，整容手术虽然不是身体上的必需品，但它对一个健康人的精神、个性和在世界上的角色产生积极的影响。至今100多年的鼻美学整形进程，从切口到移植物到鼻的亚单位，在争议中不断进步。关于鼻整形的切口，Freer（1902）和Killian

（1904）各自开创了黏膜下鼻中隔成形术矫正鼻中隔偏斜，他们选择了黏膜瓣切口，切除了中隔的软骨部分和骨性部分（包括犁骨和筛骨垂直板），提出了需要在背侧和尾侧分别保持1.0cm的中隔软骨作为支持，并成为鼻中隔成形术的标准术式。1947年，Cottle将鼻黏膜切口前移，用贯穿性的鼻穹隆切口矫正鼻中隔偏曲，从而保留鼻中隔的实用性。直到20世纪中叶，鼻内切口是常用的鼻整形的方法。开放式鼻整形术兴起于1921年，Rethi首次应用了切开鼻小柱以改善鼻尖的外切口技术。1957年，Sercer主张使用鼻小柱切口来开放鼻腔、暴露鼻中隔，主张"鼻剥脱术"，也就是分离皮肤罩的技术。1970年，Padovan开始倡导对首次鼻整形患者选择开放式切口，并得到Goodman和Gunter的支持。1987年，Jack P. Gunter率先报告了应用外切口控制二次鼻整形的手术效果，手术可视精准，从而确立了熟知的Dallas鼻整形的特点，而同期，Sheen重申了前人的方法，提倡封闭式鼻整形术，内外切口的争论持续至今。关于鼻背移植物，应用肋软骨进行移植手术的想法最早是在1935年美国旧金山的圣玛丽医院医护临床会议上报告的，1938年，O'Connor和Pierce选择异体肋软骨移植矫正鞍鼻畸形。1955年，Nishihata开展了人工假体隆鼻术。1985年由Burget和Menick首次提出鼻的亚单位整形，随后于2000年Yotsuyanagi T.提出了亚洲人的鼻部亚单位整形，鼻的美学再造向精细化发展。

我国的鼻整形技术也在不断进展。1948年，宋儒耀在《中华医学杂志英文版》发表了他在美国进行的鼻再造技术。1949年，倪葆春在此杂志发表了采用肋骨隆鼻的论文。在20世纪中期，只有少数影视工作者被允许进行隆鼻术，需要的移植物多来自自体或者受术医师手工制造；20世纪末期进入固体硅胶、膨体聚四氟乙烯（e-PTEE）、高密度聚乙烯（Medpor）等移植物广泛应用的时代；21世纪以来，随着东西方技术和文化的交融，鼻的修复再造和美学再造更是精细到每个亚单位。2005年，钱云良首次在《中华整形外科杂志》发表鼻部亚单位整形的文章，鼻的9个亚单位结构，从鼻根至鼻小柱流畅完整、表现点突出，任何一个亚结构出现问题，将会导致鼻的整体外形失调，从而引起求医者再次整复的诉求。

对于整形外科医师而言，要使变形的鼻达到理想的有美感的整形效果，需要从精细的亚单位以及鼻面比例综合考虑，比如，鼻缺损的患者再造鼻时，需与面部五官协调鼻的宽窄高低，不只是转移皮瓣、将鼻梁抬高就能完成鼻美学再造；再比如，一个主诉长鼻的患者，需除外驼峰、鼻尖肥大和下颌后缩等原因呈现的鼻子过长，选择去除驼峰、鼻缩短、缩小鼻头、隆颏的办法进行处理，会比单纯鼻梁垫高得到更好的美学效果。因此，对每一个面孔而言，面部的美学立体结构应具体情况具体分析，而不是将漂亮五官进行拼凑。

除了鼻再造和美容的实践之外，整形外科医师们从事的鼻生物力学研究、求美者心理学研究、微小组织瓣和超显微皮瓣鼻再造研究以及鼻美学整形的数字化评估等，使鼻美学整形再造的技巧达到精准的预构的高度。当今的美学鼻整形不仅是一项技术，更是一项人体艺术塑造，使数以百万计的求美者得到了容貌改善和新生活上的满足。

第一节　对整形医师的要求和对求医者的术前评估

一　鼻整形医师的责任和原则

极尽技艺和智慧"救死扶伤，并满足英俊、美丽的要求"，是整形美容外科医师的职责。下列责任和原则，是从事鼻部整形美容的医师们应该遵循的。

（一）热爱专业

热爱整形美容事业，不断阅读文献并保持与国际同行交流，为本专业的发展而不懈地学习、实践和创造。

（二）爱护求医者

每一次医疗行为，都是将医者的技巧、艺术修养、人格和名字雕刻在受治疗者身体上的过程，尊重和爱护每一个受治疗者，就是爱护医者自己。尊重和保护受治疗者的隐私。

（三）坚持利大于弊的治疗原则

任何诊断和治疗的行为都应该是客观的，要对求医者有帮助，在选择方案时，都必须是利大于弊；保持技术先进性和安全性，善于鉴别并拒绝炒作概念蒙蔽求医者。

（四）耐心听取求医者的叙述

依据求医者的诉求，专心评价鼻整形的细节，仔细解说整形美容手术和治疗的适应证及围手术的准备与处理。

（五）规范医疗行为

严格遵循治疗适应证、治疗原则和方法，没有最好的手术方法，只有符合手术适应证的最佳方案；选择合适的切口；使用合法的医用材料和器械。

（六）给予必要的心理帮助，有时需要对求医者说"不"

慎重接待携带明星照片的就诊者，区分是正常借鉴还是妄想，对于后者应予婉言谢绝。不接受对整形美容要求不确定的，或对整形美容效果要求过高的，或行为冲动的，或花言巧语和滋事的，或情绪低下和悲叹的，或对整形美容治疗结果无知又不能被解说而理解的受医疗者。特别注意：轻信夸张的赞扬，勉强完成不能承担的手术是不可取的。

（七）不轻易批判以前的医疗过程

对于收治的整形美容并发症的病例，不轻易表现出对以前医疗过程的批判。

（八）要有完善的图文记录

每位接受整形美容外科治疗的患者，必须有完整的影像、检验和病史文字等记录。

（九）应有完善的医患理解记录

对于每一个接受鼻整形的求医者，必须告知治疗方法、风险、效果和可能产生的并发症，以及会有治疗影像记录和被引用的可能。对于创新性的诊断和医疗行为，必须经伦理委员会通过，让受医疗者知情合作，一切应有书面记录和医患双方的签字。

一个良好的医疗效果，来自正确的治疗和手术设计；一个正确的手术设计，来自对医疗需求的正确解析和判断；一个对于医疗需求的正确解析和判断，来自对求医者心理需求的理解和掌握，来自对求医者鼻解剖结构的细致研究和分析，以及对其鼻的美学再造后三维效果的反复构思，并在手术过程中实践和完善，尚需要加上良好的围手术措施，只有这样，才是一个完善的鼻美学整形的医疗实践过程。

二 对鼻整形美容求医者的评估与运筹

鼻整形美容效果的好坏，源于丝毫之间的差异。好的手术效果，来源于准确掌握鼻整形求医者的实质需求、掌握其病史、准确获取局部解剖结构检查结果、对其可改造条件的综合评估，并根据就医者的具体条件，制订出适合的个性化手术方案。规划手术的每一细节时，还需要对鼻亚单位精确分析，进行恰当的术后处理，以取得医师和患者对于鼻整形外形和功能都满意的手术效果。

（一）对求医者的心理评估

在询问病史和体检时，手术医师应将患者的目标与期望值和在查体时发现的畸形相结合，在此基础上进一步判断患者是否适合进行手术。

1. 认知　了解求美者对鼻整形医学的认知和对自身条件的认知。大部分患者有切合现实的需求，并能认识到医疗和手术结果的局限性。患者应该明确地表述他（她）的鼻子哪一部分需要改形和再造，以及理解医疗过程的优先顺序、医疗美学整形的可能性和局限性。患者应该在不同视角上看到自己容貌的照片，这可以让患者从自身每个视角上表达自己对容貌特征的最大关注要点，并确立需改善的具体要求，例如侧面观见到的驼峰、鼻梁高度，以及正面容貌上的鼻尖形态和鼻梁的宽度、弧度等鼻三维美的需求。通过认知，深入理解鼻整形求医者的需求。

2. 病史　掌握其鼻部的病史，检查和分析鼻部形态和结构，这些是进行鼻美学整形设计的基本信息，了解之，则可帮助医师判断患者是否在心理上、对医学知识的理解上和身体上已做好进行手术的准备，以及判断求美者是否有条件施行鼻的美容整形手术。

3. 情绪　医师接待求医者之初，首先应认识和判断患者情绪是否稳定、对鼻部美化有何要求、对自身机体条件的认识和判断是否准确，深入了解求医者的真实心理需求，判断其健康的和不健康的需求之间的微小差异。有经验的医师常常有这样的医疗经验："有些不好的鼻美学整形效果，常常不是由于技术原因，而是由于求医者某些心理上的需求得不到满足。"医师在对求医者心理需求的精确评估上，还应考虑到求医者某些生活上和周围环境因素的影响，如家庭矛盾、纠纷，工作和社交上的失落，生活上的创伤和变迁如离婚、家庭重大事故或情感上的重大挫折等；尚有因求医者年幼不成熟，以及理想化的幻想等；因生活出现重大动荡或情绪紧张而求助于美容手术的患者不应接受手术，即使求医者的畸形可以手术矫正也不应急于进行，必须将手术推迟到他们生活其他方面都稳定下来后才能进行。求医者的这一切心理，手术者都应准确地把握并给予必要的心理疏导和援助，从而评估患者是否是一个可以进行鼻美学整形的适当人选。Gorney M.和Rohrich R. J.医师认为：安全、情绪稳定、对鼻整形术的限制有充分了解、期望值现实的，是理想的患者。有一个缩写词SYLVIA描绘的是那些适合鼻整形术的女性患者：可靠（secure）、年轻（young）、会倾听（listens）、语言流畅（verbal）、知性（intelligent）并且有吸引力（attractive）。相反，期望值不切实际、不可靠和（或）对极小畸形有不切实际或过度关注的患者，很可能会不顾术后的美学改善而表示失望，可用缩写词SIMON来概括说明这些患者：单身（single）、不成熟（immature）、男性（male）、预期值过高（overly expectant）和自恋（narcissistic）。情绪不稳定的患者会对医患关系造成不良影响，一般结果都较差。遇到那些对于以前的手术医师怀有怨恨，或是正与医师打官司，或是想要一个超出美学标准的效果的，还有那些控制欲强的，或易与人发生冲突的二次手术患者时，应极小心，尽量不要手术。应该在评估完成时做出决定，是否要发展或终止这一医患关系，尽早告诉那些不适合手术的患者。抱有幻想或再次咨询会使这种关系的终止变得越来越困难。鼻整形的医患关系要建立在良好沟通的基础上，不要给不喜欢的或者让医师心有顾忌的患者做手术。

笔者应用"求美认知评估系统"对鼻整形的患者进行人格、情绪和自我意识三个层面的术前评估，发现焦虑因子、抑郁因子、精神病性因子和生理自我与不满事件有相关性，在统计学上存在显著性差异，尤其是精神病性因子，要特别引起注意。

（二）对求医者的病史评估

1. 过去病史 应了解患者全身性疾病和局部呼吸道的病史，如鼻窦炎、哮喘和支气管炎病史，发作期不进行择期手术；有急性过敏、严重萎缩性鼻炎、鼻甲肥大等患者，可能在术后恢复期症状加重，特别是长期患有过敏性鼻炎的患者，鼻甲肥大或是中隔结构异常引起鼻阻塞出现，术后恢复期不适症状明显，因此手术者应延期此类患者的手术，甚至拒绝为之手术。另外医师应警惕和重视患者的鼻部感染史，一些要求美学鼻整形的患者，来就诊时鼻部外形并没有显著病变，但是患有发作性的酒糟鼻，或有反复发作的鼻尖疖病史，这些潜伏的鼻部感染史，会使鼻整形手术，特别是种植移植物的隆鼻手术在手术后出现不好的效果，例如，可能在手术后期引起局部感染或手术失败等较为严重的并发症，有时甚至在手术数月之后发生局部感染暴发。此类患者也需要医师重视，手术者宜对相应疾病予以治疗，并劝告患者避免选择种植移植物进行手术。

2. 手术史和用药史 应了解患者鼻外伤史、鼻整形的手术史，如中隔切取手术、中隔缺损修复手术和鼻窦手术史等，这些病史与是否选择手术或手术设计和时机选择有关。了解患者的吸烟、酗酒史，高血压及其他心血管病史，局部和全身用药史等，这些与手术时机的选择和围手术的处理有关。

询问患者血管收缩或扩张药物应用史及抗凝药物应用史等也很有必要，如应用醋酸水杨酸类药物可能会增加手术中和手术后出血的机会，应用人参、丹参或一些心血管扩张药物也会增加手术中和手术后出血的概率；其他如抗组胺制剂、局部血管收缩药以及不同类型的皮质类固醇制剂等药物应用史，也应引起医师的注意。手术前根据情况，选择停用或部分停用可能造成手术并发症的药物。

（三）对求医者的美学评估

1. 美学评估及其实践 美学评估的目的是治疗的策划、检验和最终的评定。"整形外科医师的鼻美学整形评估，是需要用知识及技能、艺术修养去估计什么手术能做，什么不能做，怎么去做，以及完成治疗后的评定。"这种判断是基于对每一患者在各项检查结果分析的预测，这种判断和预测来自对患者心理需求的理解、鼻的解剖结构的掌握，以及外科医师的美学涵养和多年临床经验及精湛技术技巧的积累，这个过程是分析、综合和实践的运筹过程。

评估的实践、精确的雕塑是必需的，鼻翼软骨改形和重新组合有时能得到意外良好的手术结果，这是近几十年来在鼻美学整形中取得的进展，特别是西方同行的研究成果值得借鉴。在鼻尖整形中，采取鼻翼软骨内外侧脚的改形、鼻尖软骨的再定位、中隔软骨或其他部位软骨的移植和鼻尖形态重塑，常常能达到预想的结果，包括鼻尖的槽沟、凹凸，各成分的大小、比例，以及在整形过程中手术医师要估计鼻翼软骨整形或加软骨移植后的动态退缩、旋转、聚合、分离所带来的效果。

2. 东、西方鼻美学评估和整形技术的异同 我国整形医师对鼻畸形整复与再造的临床实践较多，而亚单位的鼻美学整形的经验西方国家积累得较多，但是这些美学经验对我国学者来说是很不够的，因为国人多属蒙古人种，鼻部皮肤较厚，支架结构中的鼻骨及软骨明显与高加索人、尼格罗人不同。学习和借鉴他国的经验是一个从理论到实践的再创造的过程；迷信和照抄西方经验，或将其原封不动地用于国人的鼻整形中，会产生和医师及患者愿望不一致的结果。学习西方经验，更需要研究中西方鼻整形美容的差异。这些差异主要表现在：

（1）鼻锥体的鼻型大小差异。西方人种鼻锥体普遍较高。这决定了整形诉求不同。

（2）鼻宽度和拱顶弧度差异。西方人种鼻背较宽，拱顶弧度较大，立体感强。

（3）鼻梁、鼻背高度以及鼻尖弧度的差异。西方人种鼻梁、鼻背较高，鼻尖弧度较大。

（4）鼻尖、鼻翼、鼻孔、鼻尖表现点和鼻小柱形态与比例的差异。

（5）鼻尖鼻翼角大小的差异。东方人种鼻尖鼻翼角的角度较大。

（6）鼻锥体形态和整个东、西方面部轮廓比例协调的差异。

（7）结构差异。东、西方人鼻形态的差异是源于东、西方人种的鼻骨、鼻翼软骨、中隔软骨及其之间的连接结构，以及皮肤和相应的鼻尖组织垫的结构差异所致。

（8）东方人种鼻背、鼻尖皮肤较厚，皮下组织较为丰富；西方人种鼻背、鼻尖皮肤较薄。特别在鼻尖整形中，西方人种经过鼻翼软骨整形，手术后效果明显；东方人种单纯经鼻翼软骨整形后的鼻尖形态，效果出现时间常在手术后3~4个月，且效果不易显现。这决定了手术方式不同。

（9）东、西方人种鼻尖的畸形，即使是同样的畸形名称，鼻畸形的形态和矫正方法也各有其特殊性。例如，东、西方人球状或盒状鼻尖（boxy nasal tip），其形态、病理结构和整形、美学再造的方法都有明显区别（图66-4）。

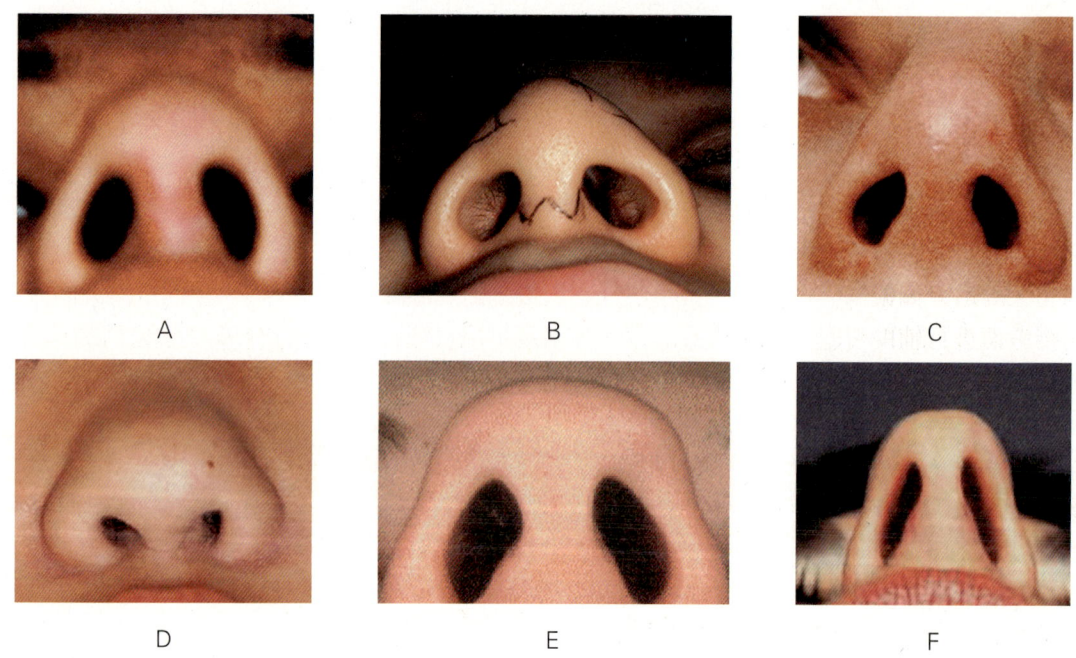

图66-4　东、西方不同人种鼻尖基底位形态的差异

A. 常见的鼻尖形态（鼻尖鼻翼角较大）　B. 国人正常鼻尖基底位的形态　C. 常见正常高加索人鼻尖基底位的形态　D. 东方人种常见的球状鼻尖（"Pinocchio"鼻）　E、F. 西方人的球状鼻尖和盒状鼻尖的形态，两者相应的组织结构有明显差别

（10）东、西方人种在鼻整形中采用的移植物也有差异。在东方人种鼻整形中，除了应用自体软骨、骨、真皮移植以外，硅橡胶、聚四氟乙烯（PTFE）、多孔高密度聚乙烯（Medpor）植入材料、异体真皮等的选择是有一定的使用空间的，这与东方人种鼻尖和鼻背皮肤较厚、皮下组织较为丰富有关，可以说这也是我们东方整形外科医师和鼻整形求医者的幸运。西方医师在鼻整形中常选择中隔软骨移植，而东方人种常见的鞍鼻、短鼻，其鼻中隔软骨常常菲薄，可供移植的软骨量很少，这是东方医师感到遗憾的。

（11）西方国家对鼻美学整形中的解剖学研究、组织学阐明、结构材料的选用、求美者心理学的剖析以及美学比例的研究和评估成果等，是值得我国学者学习和借鉴的，我们需要更精细的研究与分析。

(12) 关于二次鼻整形：西方多是对自体软骨材料进行形变的调整，东方多是假体、材料所致的并发症的处理。原手术方式、组织材料、皮肤的条件、鼻孔软三角变形以及挛缩鼻等问题是需要考量的。

3. 鼻整形美学评估是一门综合学问　每一位医师关于鼻整形的美学比例概念以及对鼻美学的判断能力，来自规范的培训、经验的积累、资料的收集和在实践中反复研究、总结，并伴随着对人体美、人体艺术的理解和深化，在肯定和否定的实践中不断思考、累积。一般来说，只有经受了规范的学习、实践的积累和学术上反复锤炼的过程，才能在创新性鼻整形中驾驭熟练，能就地取材而进行转移、再造，达到鼻部功能和美学的三维重建和创新，这是鼻整形外科医师达到成熟的标志之一。一个满足理想的美鼻精确的指标，是一个广泛的正常和符合美学比例的理想概念，人类的面部千差万别、异常复杂，只有医患之间相互信任、合作，整形医师的智慧和才能充分发挥，一个理想的和符合美学概念的设计构思才会浮现在医师的思考之中，鼻美学整形才可达到令人赏心悦目的效果。

对于整形外科医师而言，要使畸形鼻达到最理想的整形效果，应做到：①使各解剖部分彼此精确结合，整形后周围表面及各部分彼此之间不留手术痕迹。②求医者手术后，无论是在求医者的亲人、朋友还是同事看其面部时，只觉得求医者出现了美丽和魅力动人的外貌，没有注意鼻子是否经过美学整形，这才是理想成功的案例。

（四）综合运筹

1. 考虑颅颌面一体，评估面部对称性的工作应贯穿始终。大多数患者的面部都不是完全对称的，鼻位于中央，在手术后的一段时间不对称会被夸大，所以应在术前指出所有的不对称或其他瑕疵，以防止患者术后将其归因于手术；当面部有严重的不均衡和不协调存在时，要判断出面部骨骼有无畸形，如偏颌、上下颌骨前突或发育不全、梨状孔凹陷和颧骨凸出或凹陷等，如果有的话则要考虑进行辅助手术如正颌手术、梨状孔充填、颧骨截骨或充填等；务必在手术前和患者一起确认这些缺陷，综合考虑后再确定最佳的手术方法。

2. 唇的位置和轮廓在评价鼻尖高度和角度时很重要，所以应在分析鼻之前分析鼻唇颏的关系，上唇突出下唇约2毫米，正面观，鼻长占三停之一停；侧面看三者一线，在男性或者西方人颏部则需要显得更突出些。有些患者表现为"紧张嘴唇"，特征为鼻小柱-上唇角丰满而嘴唇较薄，唇红表面略显回缩，这种情况常见于鼻尖过高的患者，可通过降低鼻尖来减轻；紧张嘴唇也会偶见于鼻尖过低的患者，当遇到这样的患者时，游离鼻基底以减少张力，同时用移植物垫高鼻尖以获得稳定而正常的鼻唇角度。造成上唇外观异常的另一个原因是其后方的鼻中隔尾侧端突出，这会使鼻小柱-上唇连接处饱满，造成假性的鼻尖上翘，通过切除鼻中隔尾侧端的后方一部分进行矫正。唇、颌与鼻尖有表情肌相连，中切牙和上颌骨的发育也会影响鼻的形态，应和患者讨论这些部位的畸形，建议患者在鼻整形之前对其进行矫正。如果患者没有这样的想法，至少要让患者知道整体的手术效果会打折扣。

3. 应对鼻锥体亚单位的形状、比例及相互关系进行深入研究，比如采用常规的鼻缩小术还是增加鼻尖高度？隆高鼻梁？或延长鼻长度？

4. 通过直接检查和辅助检查，了解个体鼻部皮肤的质地、弹性、张力等特点，并了解相关面部肌肉运动对鼻形态及功能的影响，采集和分析必要的X线片、CT、磁共振等影像资料，掌握鼻部软骨、骨支架结构和韧带连接的三维状况。这些为手术者在思考手术设计中提供了真实的影像结构，使手术者对于鼻结构及颅面相互关系得以深入了解。当今，应用基于CT或MRI的面部和鼻部的三维重建技术，使外科医师对鼻或面部的美学再造设计有了准确和形象的重建模型作为借鉴，从而可更准确地根据患者局部解剖条件，拟定出矫正鼻部畸形和艺术重塑的技术方案，完善决策。手术前的模拟设计展示，对于医师和患者共同认识五官的比例、美的评判、手术判断都有一定的帮助，特别是它还提供客观数据，帮助评判术后效果和积累实现期望的能力，但这基于准确的临床数据。总之，美学鼻整形的基本要素，综合了外科医师的美学判断、患者的感觉和欲望、鼻子解剖结构基础，以及选择最佳的整形设计方案的实施和正确估计整形手术后在长期随访可能发生的动态变化结果。

鼻整形外科医师应在完成一系列评估后，知道怎么做可以使患者变得美丽。经验丰富的医师的手术设计，常借鉴于鼻的标准的美学参数，但是，事实上不存在一个简单的数据，能够涵盖变化多端的个体解剖变化的可能性；任何个体设计，也难以囊括整个鼻的美的含义。众所周知，一个非常美丽的短的鼻子，难以适合一个高个子的人的长面孔；同样，一个俊俏而窄的鼻子，也不能适合如弥勒大佛一样圆面孔的人。唯有手术医师的知识积累、临床经验的提炼，以及对受医疗者关心和了解的深度、术后动态变化的预测和掌控，才是构成良好手术设计的要素。

三、鼻整形美容的术前准备与术后指导

鼻整形求医者的心理状态比较复杂，是有经验的鼻整形医师们的共识，因此需要在首诊时筛选出那些期望不切实际的患者，否则后患无穷。术前评估包括：从求医者的体征进行鼻缺陷的评估、从求医者的诉求进行心理状态的评估，这两项评估需要医师在患者首次门诊咨询和体检时完成。细节见术前就诊流程表（表66-1）。

表 66-1　鼻整形术前就诊流程总览

方式		项目
初诊	门诊问诊	求医者的关注点，关注程度
	门诊问诊	情绪
	物理检查	畸形程度、鼻美学比例
根据初次的门诊及检查,评估求医者对鼻畸形、鼻美学的认知度,过高、过低或者情绪不稳者,需谨慎建立医患关系。有可能的情况下,进行智能求美认知评价,排除精神病性因子高的患者。对可以进行整形的患者进入下一步		
完善初诊	物理检查	皮肤厚度、类型、质地、鼻尖、鼻背、鼻翼、鼻孔、鼻小柱等形态
	物理检查	鼻腔检查鼻甲、中隔，评估鼻功能
	数码拍照	前后位、侧位和基底位，分析鼻面关系
	三维扫描	设计鼻的修正部位、模拟手术效果（做参考）
办理术前准备工作,患者的检查、影像资料、指导卡装入病历袋		
二次就诊		再次明确畸形（照片形式），确定手术方案，办理术前准备

在术前准备的过程中，医师有必要使用一些重要的辅助手段，比如：数码照片、3D数据采集等成像系统，帮助客观记录鼻部的术前状态，详见术前检查表（表66-2）；设计系统用直观图示，向患者解释畸形及手术矫形的目标；利用容易理解且详尽的图示、文字描绘整个手术过程的印刷品；手术指导（术前、术后注意事项，药物目录，术后用药）卡（表66-3）；最后，工作人员在手术前与患者进行规范的讨论、疏导，使患者充分知情。本节将从医师和患者两个角度讨论在整个术前准备过程中一些行之有效的策略。

表 66-2　术前检查表

患者姓名：	性别：	年龄：
民族：	婚姻：	出生地：
职业：	入院日期：	记录日期：
病史陈述者：		
病案号：	床号：	患者来源：

主诉：
伴随症状：□鼻塞　□鼻过敏　□喷鼻剂　□鼻充血　□鼻窦炎　□鼻外伤　□鼻流涕　□打鼾　□经口呼吸
　　　　　□鼻出血　□睡眠呼吸暂停　□头痛

现病史：

既往史：

个人史（包括过敏史、用药史、输血史、冶游史等）：

家族史：

全身体检：

专科检查：皮肤，鼻外形，功能
皮肤　　□厚　　□薄　　□颜色　　□毛细血管扩张　　□瘢痕　　□新生物　　□皮脂腺　　□黑头粉刺　　□皮肤类型
鼻外形
　　鼻背　　□鼻背隆起　□鞍鼻　□不规则　偏斜：□右　□左　宽大：□是　□否
　　侧鼻软骨塌陷　□右　□左
　　鼻尖　　□球状　□盒状　偏斜：□右　□左
　　鼻翼　鼻翼塌陷：□右　□左　□低型　□中型　□高型
　　鼻翼基底　□上　□下　□平
　　鼻孔　□圆形　□对角形　□水平形
　　鼻小柱　高度：□长　□中等　□短型　宽度：□细　□中等　□宽
　　鼻面角：　　鼻唇角：　　鼻颏角：　　鼻小柱-上唇角：　　鼻基底角：
　　鼻小柱-小叶角：　　鼻尖下小叶角：　　鼻尖角：　　鼻尖鼻翼角：
　　鼻孔长轴的夹角：　　鼻面长度比例：　　鼻面宽度比例：
　　其他：
鼻腔功能
　　阻塞：　　%右　　%左　　外侧鼻阀塌陷：□右　□左
　　中隔偏斜：□右　　□左　　鼻甲肥大：□右　□左
　　内侧鼻阀塌陷：□右　□左　　其他：
肋软骨移植软骨钙化　　□　　其他：

表 66-3　指导提示卡

手术前：1. 第一次就诊咨询时，需进行术前照相（有条件的拍摄 3D 影像），留下术前外貌，以帮助制订手术计划。咨询结束后，助理医师协助完善术前资料：知情同意书、必要的体检报告单、缴费收据、术前和术后指导印刷品及术后用药等
　　　　2. 术前 2 周避免使用阿司匹林或包含阿司匹林的药物以减少出血的并发症。所有术前和术后指导以及用药会提前交给求美者
　　　　3. 存在疾病的情况（如高血压等）需要先控制病情。任何类型的感染（例如感冒、局部皮肤伤口）均需治愈后再确定手术日期
　　　　4. 多数鼻部手术是在门诊进行。当多个鼻亚单位整形时，需接受全身麻醉
　　　　5. 全麻手术前夜 12 点后不可进食、饮水
　　　　6. 求美者需要在手术后出院时安排交通工具回家
手术中：1. 您将被镇静，然后鼻部注射局部麻醉药物
　　　　2. 所有的切口都在鼻内和鼻底，外部无明显瘢痕，术后 7 天拆除缝线以及外固定鼻模
　　　　3. 手术持续将近 3 小时
　　　　4. 局部麻醉时您在术中将体验到极轻微的不适
　　　　5. 术后将放置鼻模在您的鼻子上以维持理想的形状直至初步愈合。鼻模应保持干燥
　　　　6. 同样的原因，术后可能在鼻孔内放置敷料以维持理想的形状直至初步愈合
　　　　7. 术后需一段时间恢复，麻醉清醒，预防性抗生素应用后，大约 2 天办理离院
手术后：1. 为了减少肿胀，建议晚上保持头部垫高（垫 2 个枕头，头部超过心脏水平面即可）
　　　　2. 您需要止疼、消炎、消肿药物，请按用药指导服用
　　　　3. 鼻部手术后的肿胀比其他部位更明显、更持久。最初的 1~3 周内，肿胀将消退到足以显示鼻子的基本结构和形状，然而肿胀仍将持续很长一段时间，需要 6 个月甚至 1 年的时间显示细节
　　　　4. 手术经常伴随出现黑眼圈，将在 10~14 天内消失
　　　　5. 通常需要 7~10 天来恢复正常工作，但具体情况取决于个人
可能的并发症：和任何类型的外科手术一样，我们的手术存在可能的并发症：排异，出血，术后感染，瘢痕形成，不对称以及长时间肿胀或变色。幸运的是，这些在整形手术中的发生概率比其他外科手术更小

第二节　鼻的生理及解剖

一　鼻的胚胎学发展

在妊娠发育的第 4 周，神经嵴细胞（鼻前体）开始由其尾部向中部迁移。两个对称的鼻腔平面（未来形成嗅上皮）发育不良，使得鼻腔分成内侧和外侧鼻腔过程（未来形成上唇和鼻）。内侧逐渐形成鼻中隔、人中和前鼻；而后形成鼻子的侧面；并且口腔由消化道的前外胚层部分形成。鼻颊膜将口和鼻分开，分别为下口腔（口腔）和上鼻腔（鼻腔）。随着嗅觉窝深化，逐渐发育形成鼻孔，连接鼻腔和鼻咽的两个开口（与鼻腔通道连续的咽的上部）。喉管由最初的原始形式进一步发展为次级，最后发展成永久性喉管。在妊娠第 10 周时，细胞分化成肌肉、软骨和骨骼。如果这种重要的早期面部胚胎发生失败，可能会导致异常，如鼻孔闭锁（鼻通道缺失或闭合）、鼻裂、鼻发育不全以及多发性鼻肌炎。新生儿在生命的前 6 周内通过鼻呼吸，因此，当患儿双侧鼻孔闭锁、堵塞、骨组织或软组织异常，将会有窒息的危险。

二 鼻的生理结构及功能

(一) 通气功能

成对的鼻阀是鼻腔气流和阻力的关键性调节阀。每一侧都分为内部和外部。外阀由鼻翼、鼻前庭皮肤、鼻槛和鼻下外侧软骨内侧脚轮廓构成。吸气时，下鼻甲引导大部分气流进入中鼻道，进行加温加湿；呼气时，气流经下鼻道，在鼻内瓣膜区域形成一个屏障，与下鼻甲构成一个气体调节装置，将气流引入中鼻道。鼻腔过宽或过窄都会破坏气流屏障精巧平衡，造成空气不能与鼻腔黏膜充分接触，产生鼻塞的症状，此即为有些患者术后鼻腔已很宽敞，但仍抱怨有鼻塞症状存在的原因。

(二) 嗅功能

鼻包含嗅觉上皮细胞，含有嗅觉感受器神经元，能识别空气中的各种化学元素。嗅觉感受器官有两种感觉系统参与，即嗅神经系统和鼻三叉神经系统，其中前者发挥主要作用。嗅觉和味觉往往整合和互相作用。刺激嗅觉产生的物质，称为"嗅素"。嗅素作用于位于鼻腔顶部的嗅黏膜即嗅觉感受器后，产生神经冲动，冲动沿嗅神经传入大脑而引起嗅觉。当嗅觉传导通路受阻（鼻塞），或嗅觉黏膜病变（鼻窦炎、鼻炎），或大脑皮层感受嗅觉的神经功能减退（阿尔茨海默病）时就可出现嗅觉功能减退或异常（幻嗅）。当颅前窝严重创伤时，嗅球与嗅神经分离，或嗅神经被撕裂，将会导致嗅觉丧失。

(三) 引流功能

鼻旁窦和鼻泪管开口于鼻腔侧壁。鼻旁窦包括额窦、筛窦、蝶窦和上颌窦，它们均通过小孔开口于鼻腔侧壁，这些小孔保持了各个含气间隙之间的气体平衡，通过这些孔也使得鼻旁窦内的黏液经黏膜纤毛自动摆动清除到鼻腔。鼻泪管为膜性管道，上部包埋在骨性鼻泪管中，与骨膜紧密相结合；下部在鼻腔外侧壁黏膜深面，开口于下鼻道外侧壁的前部。因鼻泪管开口处的黏膜内含有丰富的静脉丛，感冒时，黏膜易充血和肿胀，导致鼻泪管下口闭塞，致使鼻泪液向鼻腔引流不畅，故感冒时常常有流泪的现象。

三 名词术语

(一) 鼻的方位表述

1. 尾侧（caudal） 用于鼻子时，与"下方"意思相同。
2. 鼻中隔尾侧端（caudal septum） 鼻中隔游离端（下端）。
3. 头侧（cephalic） 用于鼻子时，与"上方"意思相同（图66-5）。

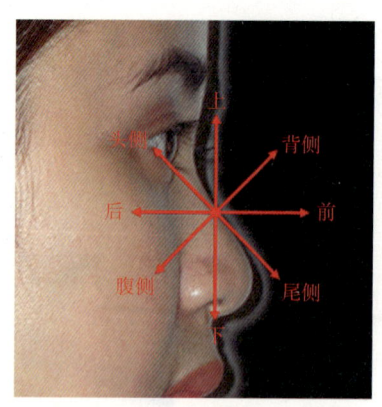

图 66-5 解剖方位图

（二）鼻的解剖名词

1. 鼻背（dorsum of the nose） 鼻上 2/3，侧面交于中线。

2. 鼻头 由鼻尖、鼻翼、鼻孔、鼻小柱共同构成。鼻头部的审美要素有鼻尖表现点、鼻翼沟、鼻唇角、鼻翼与鼻尖的形态搭配。

3. 鼻孔 由鼻小柱、基底和鼻翼构成，鼻孔的形态及大小因人而异，变化很大。两鼻孔外侧缘之间的距离相当于鼻长度的 70%。

4. 黎氏动脉丛/黎氏区（little's area） 由筛前动脉、筛后动脉中隔支、蝶腭动脉鼻腭支、上唇动脉中隔支及腭大动脉共同组成的网状血管丛，位于鼻中隔前端，由于其丰富的血供而成为最常见的前鼻出血部位，同时该部位与中隔前部偏曲密切相关。

5. 鼻骨（nasal bone） 鼻骨为两块长方形骨块，上厚下薄，上狭窄下宽，鼻骨向上与额骨鼻部相连，两侧与上颌骨额突相连。

6. 侧鼻软骨（upper lateral nasal cartilage） 又名上外侧软骨、上侧鼻软骨或隔背软骨、鼻背板，左右各一，呈三角形。其上缘与鼻骨下缘、上颌骨额突相连，内侧缘在中线会和并连接鼻中隔软骨的前上缘，下缘依靠籽状软骨固着于下侧鼻软骨上缘。

7. 鼻翼软骨（lower lateral nasal cartilage） 又名大翼软骨、下侧鼻软骨或下外侧软骨，左右各一，呈马蹄形，有内外两脚。两侧下侧鼻软骨的内侧脚相遇于中线，与鼻中隔软骨的前下缘接合而构成鼻小柱的支架。外侧脚呈片状，为鼻翼的主要支架。由外侧脚（lateral crus）、中间脚（middle crus）和内侧脚（medial crus）组成。

8. 鼻中隔软骨（septal cartilage） 单个，是构成软骨部鼻中隔的主要部分。

9. 籽状软骨（sesamoid cartilage） 位于上侧鼻软骨和下侧鼻软骨间的脂肪纤维组织内，其形状、数目不一，较小翼软骨为小。

10. 附件软骨（accessory cartilage） 为形状和数目不一的小软骨，位于下侧鼻软骨和上颌骨梨状孔缘之间的脂肪纤维组织之内。

11. 眉间点（glabella） 眉弓正中，平坦的额部向下的转折点。

12. 鼻根点（radix） 鼻根额骨与鼻背之间的区域，骨组织标记为鼻额缝和正中矢状面的交点。Steven Byrd 认为以软组织标记更具有可操作性，他定义的鼻根点为上睑皱襞水平线与鼻正中垂线的交点，或者上睑有疾患时，选择内眦连线上 6mm 为鼻根点，这个 6mm 的数据在亚洲人尚待临床验证。

13. 临床穹隆（clinical dome） 鼻翼软骨向前方突出的部分。穹隆向外凸出的部分为鼻尖表现点。

14. 鼻尖（tip） 中线上，鼻翼软骨穹隆的突出点。鼻尖由两侧鼻翼软骨构成，上接鼻背，两侧为鼻翼。鼻尖至鼻翼基底的距离相当于鼻深（图66-6）。

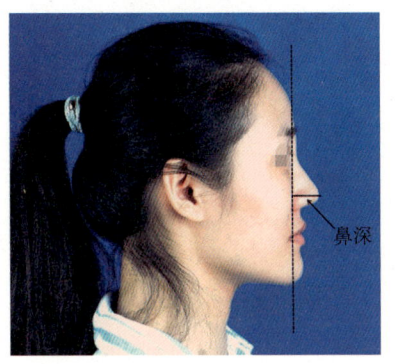

图66-6　鼻深

15. **鼻尖表现点（tip-defining points）**　鼻尖各侧最突出的区域，会对外源光产生反射。鼻尖表现点包括鼻尖上点、鼻尖点、鼻尖下点。鼻尖上点从侧面看是鼻翼软骨和侧鼻软骨交叉产生的，这个点是鼻梁的下部边缘又是鼻尖的起点。鼻尖点是鼻尖的转折点，鼻尖下点是鼻尖的最低点（图66-7）。

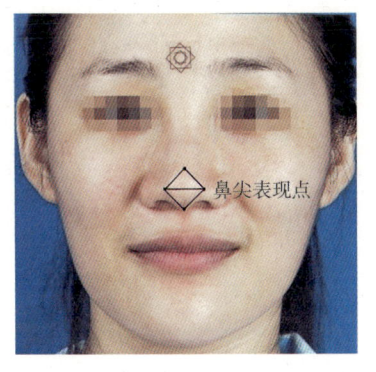
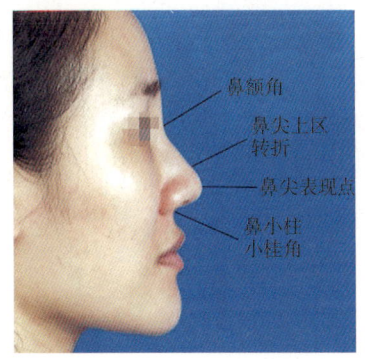

图66-7　鼻尖表现点

16. **鼻翼（alae）**　鼻孔外侧翼。从鼻尖延长至上唇的扇形隆起，形成鼻孔外侧壁。
17. **鼻下点（subnasal points）**　在正中矢状面上，鼻中隔与上唇皮肤所构成的角的最深点。
18. **鼻翼点（slar base）**　鼻翼最外侧点（图66-8）。

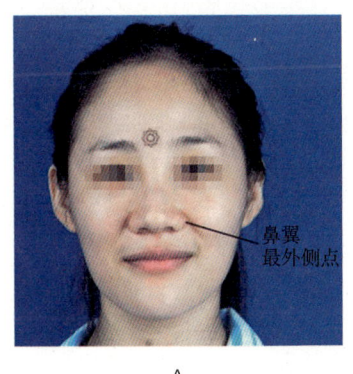
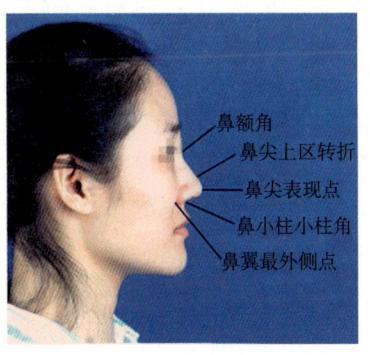

图66-8　鼻翼最外侧点
A. 鼻翼最外侧点正面观　B. 鼻翼最外侧点侧面观

19. 鼻翼沟（slar groove） 斜行的外侧皮肤凹陷。沿着外侧脚尾侧缘远离鼻翼缘向头走行。它将鼻尖和鼻翼分开，在颊-上唇交界处上方融入面部较厚的部分。

20. 解剖穹隆（snatomic dome） 鼻翼软骨内外侧脚交界区。

21. 口裂点（stomion） 自然闭口状态上下唇在面部中线的交点。

22. 颏下点（mentorl） 中线上，颏下缘最下方的点。

23. 颏前点（pogonion，gn） 正中矢状平面上，颏部的最突点。

（三）鼻的相关平面

1. 鼻翼基底面（ABP） 横向穿过鼻翼基底部，中面部与下面部的分割平面，是鼻高度的恒定的美学参考平面。

2. 角膜平面（CP） 与角膜表面相切的冠状面，是测量鼻根突出度的参考面。

3. 眼耳平面（natural horizontal facial plane） 直立姿势，头的位置保持在左右侧耳屏点和左侧眶下点相连的平面上，叫作眼耳平面，又因为1884年在德国法兰克福举行的测量方法协议会上得到确认，所以也称为法兰克福平面。

4. 鼻根平面（RP） 与鼻的最低点相切的冠状面。

5. 鼻翼颊连接平面（ACJ） 穿过鼻翼与颊部连接处的冠状面。

6. 鼻尖面（T） 通过鼻部尖端最突出点的冠状位。

7. 鼻-唇-颏面（NLCP） 侧面观时，它从理想鼻长度的一半（RTi）延伸穿过上下唇红。在西方人，上下唇红在一条垂直线上，此平面可以确定鼻长度、唇以及下颌突出度之间的美学关系；而东方人侧面观上唇突出下唇，鼻间、上唇中点、颏点在一条直线上为标准，帮助判断鼻尖突出度、下颌突出度。

8. 面部垂直平面（vertical facial plane） 与面部自然水平面垂直的平面。

（四）鼻的测量术语

1. 中面高（middle facial height，MFH） 眉点到鼻翼基底面的垂直距离。

2. 下面高（lower facial height，LFH） 鼻翼基底面到颏点的垂直距离。

3. 鼻高（height of the nose） 鼻根点到鼻下点之间的直线距离。

4. 鼻根高 鼻根点至两内眦连线的垂直距离。

5. 鼻深（nasal tip protrusion） 鼻下点至鼻尖点之间的投影距离，它可决定鼻尖前伸的程度，也有人称为鼻尖高（sn-prn）。

6. 鼻宽（nose width） 左右侧鼻翼点之间的直线距离。

7. 鼻尖突出度（tip projection） 从鼻尖到鼻-颊交界处的距离（从鼻尖到面部的距离）。

8. 鼻翼高度（height of the alar） 从侧面看从鼻下缘到鼻翼沟的最大垂直距离。

9. 鼻额角（naso-frontalangle） 前额与鼻背线之间的角度，侧面观最明显。由眉间点至鼻根点的连线与鼻根点至鼻尖点的连线相交而成。鼻额角为鼻梁线和前额线形成一个三角形，鼻根部的最凹陷点在此三角形的顶点。高鼻梁者此三角形的顶点在两眼内眦连线稍上方，低鼻梁者在此连线下方，多数人在此线水平位上。

10. 鼻面角 由眉间点至颏前点的连线与鼻尖至鼻根点的连线相交而构成。

11. 鼻小柱-上唇角（columellar-iabial angle） 鼻小柱与唇的弧线交界。

12. 鼻基底角 鼻基底角为鼻小柱与水平面的夹角。

13. 鼻小柱-小叶角（columellar-iobular angle） 鼻尖下小叶与鼻小柱之间形成的角。

14. 鼻尖下小叶（infra-tip lobule） 在鼻尖表现点和鼻小柱-小叶角之间的小叶部分。

15. 鼻唇角（nasolabial angle） 由鼻小柱和上唇构成。鼻唇角在侧面观角度上通过鼻孔最前点和最后点画线，与面部垂直平面形成的角度。

16. 鼻尖角（nasal tip angle） 鼻梁向下的延长线与鼻小柱向上延长线相交构成。
17. 鼻颏角 由鼻根点至鼻尖的连线与鼻尖至颏前点的连线相交构成。
18. 鼻尖鼻翼角（inter-alar angle） 沿两侧鼻翼所作切线在鼻尖附近形成的交角。
19. 鼻孔长轴的夹角 即轴间角（inter-axial angle），是两个鼻孔长轴相交的顶点形成的夹角。

四 鼻的解剖

鼻的解剖包括：亚单位和美学分区、鼻的皮肤肌肉等外背组织、血液供应的动静脉系统、鼻的淋巴系统、鼻的神经、鼻骨鼻软骨和韧带等支撑系统（图66-9～图66-11）。

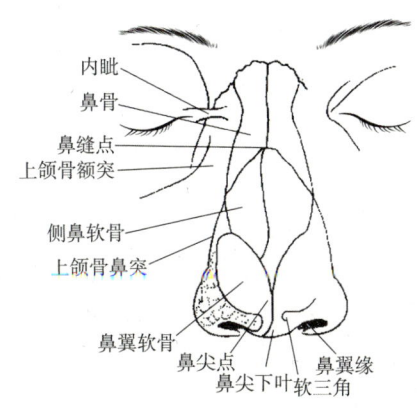

图 66-9　鼻部正面观

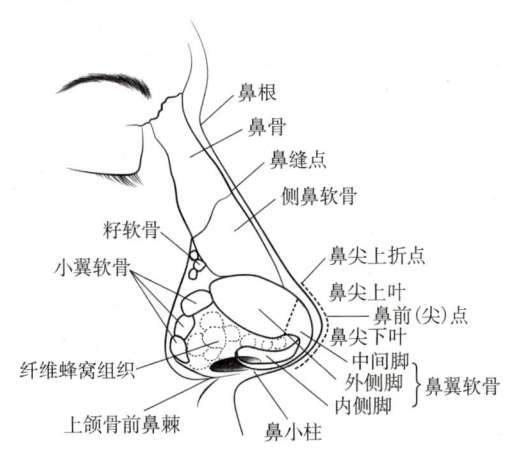

图 66-10　鼻部侧面观

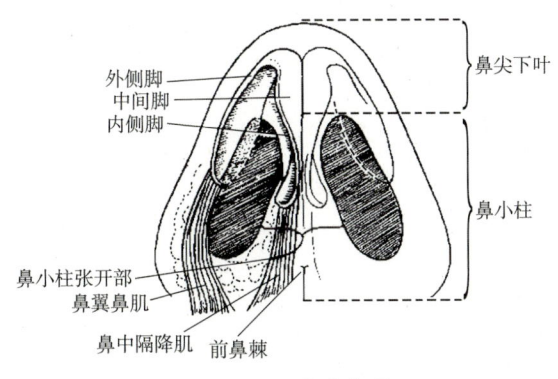

图 66-11　鼻底位观

（一）鼻的亚单位组成和鼻的美学分区

鼻（nose）由外鼻、鼻腔、鼻窦三部分构成，呈锥体样，位于面部中央。鼻锥体包括外被组织、支架结构和支撑系统。鼻的亚单位是指鼻锥体（nasal pyramid）的外观组成单位。在日常整形外科医师的临床中，外鼻的结构分为9个美学亚单位和7个美学分区，这为整形外科医师提供规划和设计鼻缺损或畸形的大小、范围和修复方案的依据。

9个鼻亚单位：鼻尖亚单位、鼻小柱亚单位、左鼻翼亚单位、右鼻翼亚单位、左鼻侧壁亚单位、右鼻侧壁亚单位、鼻背亚单位、右软三角亚单位、左软三角亚单位。

9个美学鼻亚单位被配置为7个美学鼻区，每个分区比鼻亚单位包括了更大的面积，常将鼻锥体分为鼻根区、鼻背区、鼻侧区、鼻尖区、软三角、鼻翼区和鼻小柱区。

进行鼻部整形手术时，依据分区进行精确的切开分离和修复，重塑外观比例和谐的功能鼻。如果因损伤、缺损或者破坏，某分区超过50%的面积丢失了，通常需要用从患者头面部或身体其他部位获取组织移植物，替换整个美学分区（图66-12）。

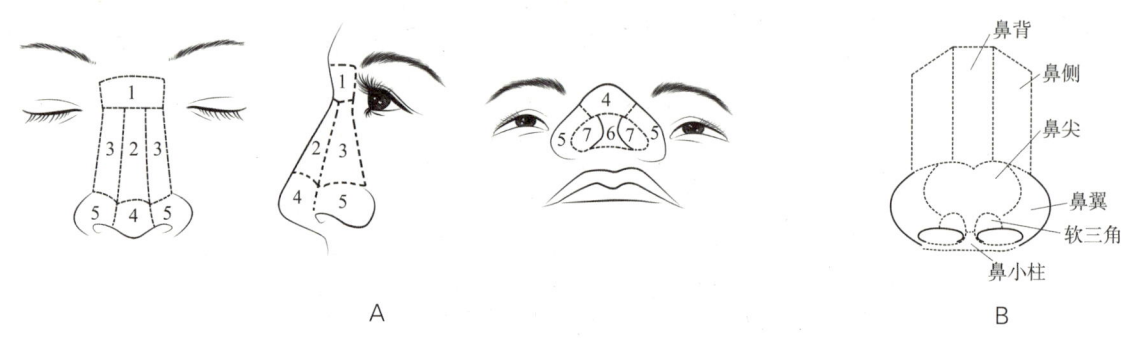

图66-12 鼻锥体亚单位及分区

（二）鼻的软组织

1. 鼻的外被组织　从浅到深分别为皮肤、皮下组织及肌肉。

根据组织特点，可分为3部分。

上部1/3：鼻部向额部延伸的区域，到眉间，皮肤厚，滑动性好，相对容易被扩张。

中部1/3：鼻骨和软骨交界，即鼻梁部分，皮肤较薄，因有鼻背筋膜而容易活动，但因为它大部分黏附在骨膜上，扩张性差。

下部1/3：鼻尖及鼻翼区皮肤厚，富含腺体，并在鼻翼区含有肌肉。这种解剖结构的鼻翼缘虽然没有软骨，但是其结构有弹性和挺实，立体形态稳定。

2. 鼻腔衬里　在鼻前庭，内衬为鳞状上皮，再向上转变成柱状上皮，含有假性纤毛组织，有丰富的浆液性腺体，保持鼻部湿润，从而保护呼吸道免受细菌感染和外来物的侵害。

3. 鼻部的肌肉　鼻子的运动是由面部和颈部肌肉群所控制的，分四个功能组，表情肌与鼻浅筋膜相连，构成鼻部的浅表肌肉腱膜系统（SMAS）。升肌群包括降眉肌和提上唇鼻翼肌，向上提鼻背鼻翼，缩短外鼻长度和开大鼻孔（图66-13）。下拉肌群包括鼻肌翼部和鼻中隔降肌，下拉鼻翼，下拉鼻尖甚至收紧上唇。压缩肌群包括鼻肌横部，鼻前庭鼻孔缩小。扩张肌群包括扩张鼻孔的鼻前肌和鼻后肌。

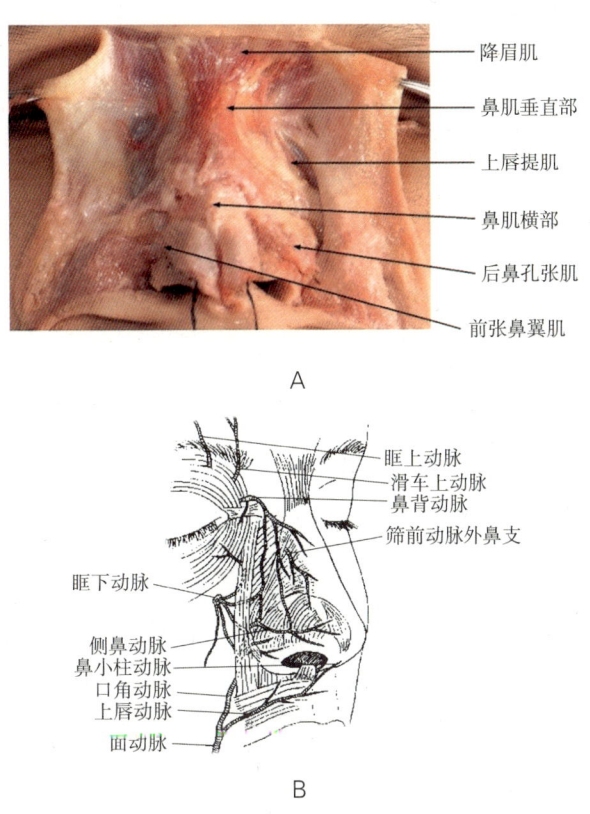

图 66-13 鼻部肌肉

（三）鼻部血供及引流

1. 鼻的动脉血供

（1）外鼻的动脉血供：鼻部血供的75%来自鼻外侧动脉或内眦动脉。

来自颈外动脉的面动脉发出上唇动脉后继续向上延续而成鼻外侧动脉。鼻外侧动脉在距鼻翼角0.5~1.0cm处发出鼻底动脉，沿鼻基底外侧行向内、前，最终至鼻黏膜；鼻外侧动脉在鼻骨与鼻软骨交界处和鼻翼角发出鼻翼动脉，该动脉在鼻翼向对侧走行并与对侧鼻翼动脉吻合形成一条动脉弓，该弓由优势侧鼻外侧动脉发出横跨鼻翼至对侧背外侧动脉形成，沿途发出许多细小的分支分别供应鼻软骨部的皮肤和鼻黏膜，并与鼻小柱动脉交通，是鼻软骨部皮肤血供的主要来源；双侧鼻翼动脉通过鼻中柱动脉与双侧上唇动脉的鼻底部交通支相连，构成两个围绕鼻两侧鼻翼的环状结构，当一侧面动脉受损时，可以经此结构由对侧代偿供血。

鼻外侧动脉沿鼻的外侧上行，沿途发出分支供应鼻部并与眶下动脉和面横动脉发出的分支相交通，末端称为内眦动脉或角动脉，并与眼动脉下行终末支相吻合。上唇动脉在上唇处常发出3~5小支，分支与上唇动脉主干几乎呈直角发出，在上唇垂直走行至鼻底，供鼻底的皮肤和黏膜，在鼻尖处成为终支，与对侧的终支相吻合。当鼻外侧动脉或内眦动脉缺如时，鼻部供血由眼动脉出内眦后的下行终末支、眶下动脉到唇颊部的分支、上唇动脉分支和对侧鼻外侧动脉或内眦动脉分支代偿。

来自眼动脉分支发出的鼻背动脉，从内眦角前行分为2支，较粗的分支沿鼻背向下行，并趋向中线，达鼻尖，与鼻外侧动脉吻合。

鼻中隔动脉分2支，升支起自于上唇动脉，该支是在口角处由面动脉发出的上唇动脉在人中部位向上发出的2~3支较粗大的分支，上行至鼻小柱基底部鼻翼软骨内侧基板下方转向前行，走行于皮下组织深层至鼻尖，与鼻翼动脉吻合；降支鼻外侧动脉和鼻翼动脉在鼻端吻合后，自吻合段向下发出的分支沿鼻翼软骨中脚的浅面和内侧角交界处，止于鼻前庭穹隆内壁的皮下。

鼻中隔前端的黎氏动脉丛，由于其丰富的血供而成为最常见的前鼻出血部位（图66-14），同时该部位与中隔前部偏曲密切相关。

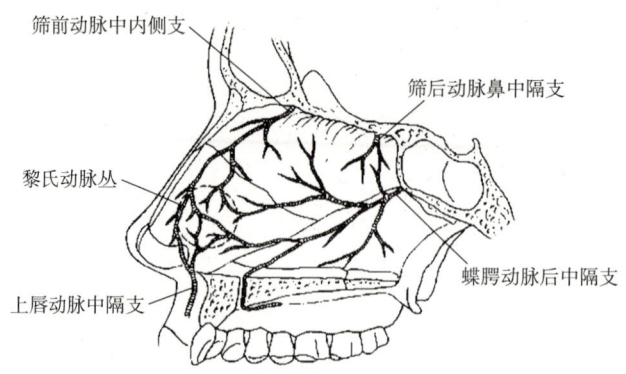

图 66-14　鼻中隔的动脉血供及黎氏动脉丛

（2）鼻腔内的动脉血供：主要来自颈内动脉的眼动脉分支筛前动脉和筛后动脉，及颈外动脉的颌内动脉分支蝶腭动脉、眶下动脉和腭大动脉。颈外动脉的终末支上颌动脉的分支为蝶腭动脉，蝶腭动脉经蝶腭孔入后鼻腔分为鼻后外侧动脉和鼻中隔后动脉。鼻后外侧动脉分为下鼻甲动脉、中鼻甲动脉和下鼻甲动脉3支。鼻中隔后动脉在鼻中隔后部分为上下2支，上支沿鼻中隔中部向前与筛前、筛后动脉及鼻后中隔动脉的下支吻合，下支分布于鼻中隔后下部和鼻底部。这些分支为鼻腔黏膜供血。

鼻部动脉在外鼻皮下形成广泛的血管网，由鼻尖网、鼻背网、鼻翼网和鼻根网组成。其中鼻尖网和鼻翼网最稠密，其次是鼻根网，以鼻背网最为稀疏。血管网多位于皮肤与肌层之间，所以手术时沿肌层下分离可减少出血（图66-15，表66-4）。

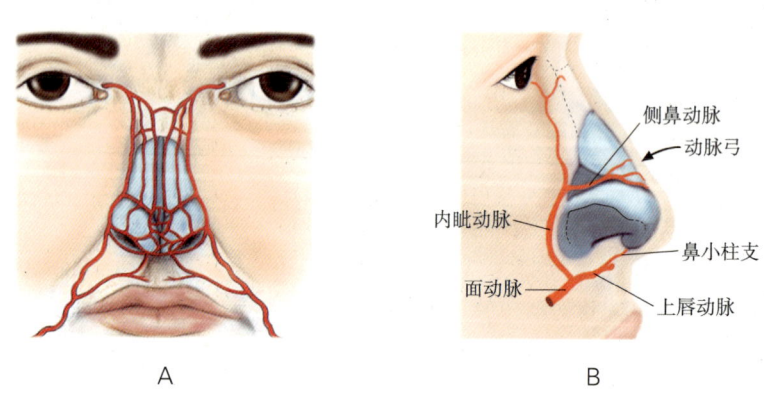

图 66-15　鼻部的动脉血供

表 66-4　鼻亚单位的血供

各亚单位	供应血管
鼻根和鼻背部	来自颈内动脉的眼动脉分支鼻背动脉分布
鼻侧壁	鼻外侧动脉和面动脉分支营养，同时眶下动脉补充
鼻翼	鼻翼动脉与鼻翼下缘动脉营养
鼻中隔部	鼻中隔动脉营养，同时包括筛状前动脉分支、筛状后动脉分支、鼻腭的上支、鼻窦动脉中支、鼻窦动脉下支、上唇动脉分支

续表

各亚单位	供应血管
鼻尖部	侧鼻动脉和鼻背动脉
软组织三角区	鼻小柱分支、鼻翼动脉和鼻翼下缘动脉
鼻小柱	鼻小柱动脉

2. 静脉回流　外鼻的静脉与动脉伴行，向上经内眦静脉至眼静脉回流入海绵窦，向外经面深静脉入翼静脉丛回海绵窦，向下可经面静脉回流入颈内和颈外静脉。临床上将鼻根至两口角的连线所围成的三角称为"危险三角"，该区静脉无瓣膜，当外鼻发生疖肿时，如果挤压，感染可经过面静脉、眼静脉至海绵窦引起颅内感染。鼻腔后部及下部的静脉最后汇入颈内及颈外静脉，上部静脉则可经眼静脉汇入海绵窦，亦可经筛静脉通入颅内的静脉和硬脑膜窦。

虽然这些静脉的解剖位置可能发生变异，但大部分血管都回流至下方的面静脉和（或）向眶内侧走行的内眦静脉。鼻部最重要的一个静脉是侧鼻静脉，其走行于中部穹窿的软骨膜上方。鼻小柱部位没有明显的静脉（图66-16）。

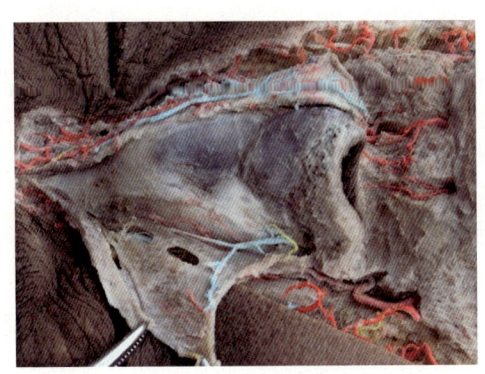

图66-16　侧鼻静脉

3. 淋巴回流　鼻腔前1/3的淋巴管与外鼻淋巴管相连，汇入耳前淋巴结、腮腺淋巴结及下颌下淋巴结。鼻腔后2/3的淋巴汇入咽后淋巴结及颈深淋巴结上群。以往的解剖学研究表明，淋巴回流系统也位于肌肉筋膜浅层。沿着鼻侧面向外侧脚头侧，引流至梨状孔和腮腺淋巴结。另外，鼻小柱部位无淋巴回流。

（四）鼻锥体支架结构

鼻锥体的支架结构包括软骨和骨组织，而结缔组织和韧带将骨组织连接到一起并起支撑作用。

鼻的支架结构由鼻骨和鼻软骨构成。其中鼻骨为两块，是鼻骨、上颌骨额突和额骨鼻部，构成鼻部的上2/3。鼻软骨包括侧鼻软骨两块、大翼软骨两块、鼻中隔软骨一块，构成鼻部下1/2；其中侧鼻软骨与中隔软骨紧密连接，其外覆盖肌肉和皮肤，内层为鼻黏膜（图66-17，图66-18）。

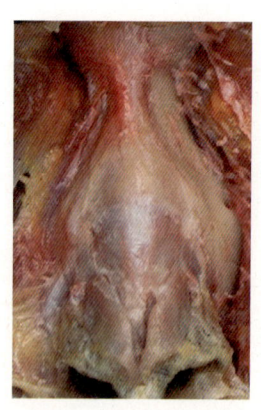

图 66-17 鼻锥体的支架结构及其连接结构（正面观）

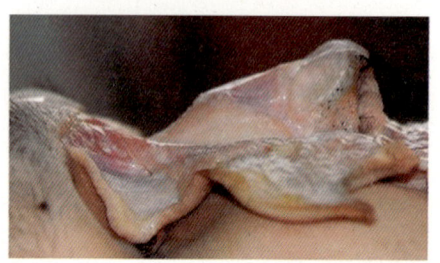

图 66-18 鼻锥体的支架结构及其连接结构（侧面观）

1. 鼻骨　与欧美人种相比，中国人的鼻骨相对较小、短和薄，拱顶夹角较大，鼻骨的上端距额骨的最前端较远，且鼻根部最凹点的位置稍稍偏下，行鼻整形术时应时刻注意差别。另外，行驼峰鼻整形术时，鼻骨去除不宜过多，否则会继发鞍鼻畸形；在行隆鼻术时，注意鼻骨-软骨结合处（礁石点）的突起，或去除之，或改变移植物的形态使之与鼻骨能够完全贴附，但是要保护礁石点的连接，不要损伤，防止术后的变形和移位；在施行鼻骨截骨时，应记住根据几何原理，截骨后鼻骨基底变窄，鼻梁高度可以增加2mm左右（图66-19，图66-20）。

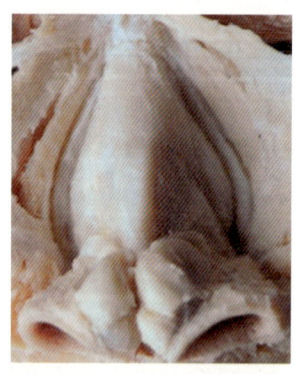

图 66-19　模拟鼻骨截骨后高度和宽度变化

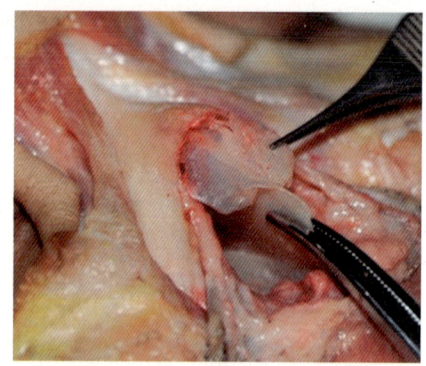

图 66-20　鼻骨、侧鼻软骨和中隔软骨的关系（注意礁石点）

2. 鼻尖软骨与形态　鼻翼软骨包括外侧脚、中脚和内侧脚三部分（图66-21，图66-22）。两侧鼻翼软骨在鼻小柱起始处借结缔组织相连，在与侧鼻软骨相邻处亦借结缔组织相连。在大翼软骨内侧脚的上缘，大翼软骨外侧脚与中隔软骨间也存在结缔组织形成的韧带（图66-23）。内侧脚的下方相互分离构成鼻小柱基底部分。大翼软骨的具体形态多种多样，与肌肉、皮肤组织一起参与鼻尖形态，是构成鼻锥体形态多样性的原因。国人的鼻尖形态和大翼软骨形态的关系，是需要我国学者继续研究的内容。

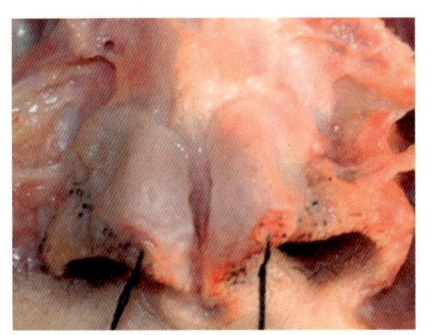

图 66-21 大翼软骨

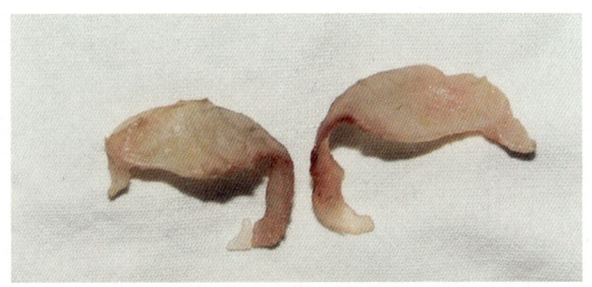

图 66-22 离体的大翼软骨外侧脚、中脚和内侧脚

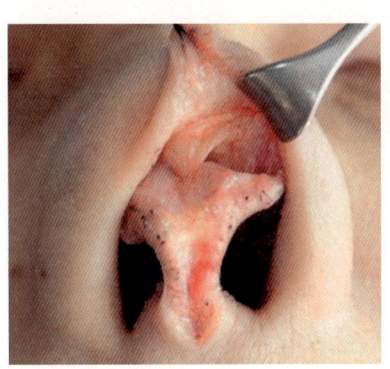

图 66-23 大翼软骨在鼻尖部分的形态、连接及鼻尖组织垫

3. 鼻中隔软骨 鼻中隔将鼻腔分为左右两个部分，由骨性和软骨两部分组成。骨性部分由筛骨的垂直板和犁骨组成（图66-24）。

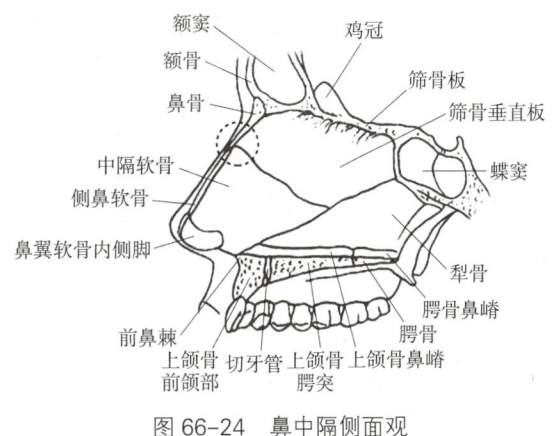

图 66-24 鼻中隔侧面观

骨性鼻中隔：位于鼻中隔后部，筛骨垂直板构成鼻中隔的上1/3，上方与筛骨筛板相续，

前、上方与额骨及鼻骨结合，后方与蝶骨嵴结合，后下方连接犁骨，前下方与鼻中隔软骨相连。犁骨位于鼻中隔的后下方，上方与蝶骨体及筛骨垂直板结合，下方与上颌骨鼻嵴及腭骨相接，前犁呈沟状接纳鼻中隔软骨。

鼻中隔软骨部：位于鼻中隔的前部，为一菲薄的四边形软骨，前方与外侧鼻软骨连续，后方伸出一个薄的突起，嵌入筛骨与犁骨之间，可运动。鼻中隔软骨是鼻整形手术中比较重要的软骨供区，对于中国人鼻中隔面积，徐海艇等在10例鼻中隔软骨解剖研究结果中描述：整个人体鼻中隔软骨平均总面积为$4.94\pm1.26cm^2$，长度为$2.83\pm0.47cm$，高度为$2.41\pm0.39cm$。如将鼻中隔软骨分为5区，每区的鼻中隔软骨厚度是有所区别的。国人的鼻中隔软骨不是鼻整形中丰富的软骨移植的供区，这一点是中国学者在学习西方鼻整形中应该认识到的差异。

鼻腔外侧壁：由鼻骨、上颌骨、泪骨、筛骨迷路、腭骨垂直板和蝶骨翼突等组成。一般有3～4个鼻甲。鼻甲下缘游离，其骨性突向外上方卷起，分别称为下、中、上和最上鼻甲，相应的鼻甲下方有3～4个鼻道，分别为下鼻道、中鼻道、上鼻道和最上鼻道。

籽骨：在侧鼻软骨、大翼软骨、中隔软骨之间或者周围，由连续的软骨膜连接的星点状软骨，其中大翼软骨外侧脚与连接梨状孔的籽骨形成鼻锥状体基部的3/4软骨环（图66-25）。

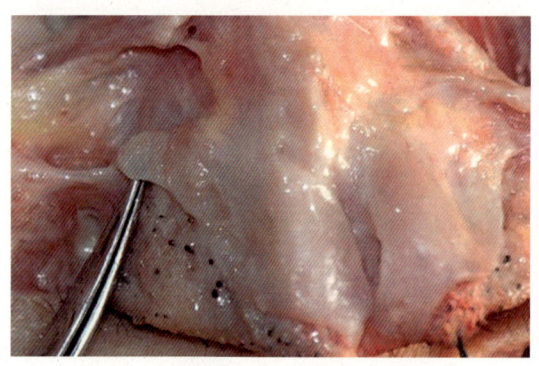

图66-25 籽骨

4. 上软骨穹隆与内鼻阀　上软骨穹隆最重要的组成部分是内鼻阀，其边界分别为鼻中隔（内侧）、鼻底（内下方）、下鼻甲（外侧）以及侧鼻软骨尾侧缘（上方）。

侧鼻软骨（上外侧软骨）与鼻骨和鼻中隔的交界处为关键区（keystone area），呈T形。实际上，鼻骨覆盖了6～8mm上侧鼻软骨的头侧部分，形成牢固附着，从而增强支撑力。

鼻中隔与侧鼻软骨连接处通常为10°～15°。侧鼻软骨尾端与大翼软骨外侧脚的头侧端相交处为软骨间交界区。大多数患者会有一些软骨重叠，可增加此处的支撑力，其间有致密韧带相接。以往的研究表明，鼻阀在鼻阻塞产生中的作用比先前所认识到的要大得多，而鼻中隔起的作用可能却较小。

因此，在鼻整形术中必须避免损伤和（或）松动keystone area，应引起注意的是，侧鼻软骨和鼻中隔之间正常的10°～15°角如被破坏将导致通过内鼻阀的气流减少。

举例来说，如果要使鼻背降低超过1～2mm，就应多去除一些鼻中隔，而避免上外侧软骨被切除过多。这样做可以保持内鼻阀，避免鼻背美学曲线的中断，预防倒V畸形出现和气道完整性被破坏。

如对存在这些畸形的患者进行修复，需应用移植物、截骨术和缝合等技术来增加内鼻阀的截面积，同时改善鼻功能和美学状态。

5. 大翼软骨穹隆与外鼻阀　外鼻阀位于鼻孔内侧面。它是由大翼软骨外侧脚尾侧端、软组织翼、膜性鼻中隔和鼻孔槛共同构成的。

鼻尖支架结构由大翼软骨的内侧脚、穹隆部和外侧脚构成。此外，附件软骨还将外侧脚与梨状孔连在一起。所有这些软骨均由连续的软骨膜连接到一起，它提供了软骨的稳定性，这也是它们能作为一个单一的结构和功能单位的原因。这一功能单位被称为外侧脚复合体。其形状与位置、外覆的皮肤厚度和相邻解剖结构之间的纤维连接相互作用并决定了鼻尖的外观。

外侧脚复合体由鼻尖悬韧带、大翼软骨头侧缘在鼻尖上区相互分离时之间的纤维连接，与鼻中隔前角之间和与上外侧软骨之间的纤维连接，并与梨状孔之间的纤维、韧带连接共同支撑。内侧脚则通过它们与鼻中隔尾侧端的弹力纤维连接，两内侧脚之间及与上颌骨前区之间靠软组织支撑。

大翼软骨及其相关的韧带和结缔组织连接，鼻中隔软骨、梨状孔及其致密结缔组织韧带连接，鼻中隔尾侧端和切牙骨之间的纤维连接，提供了鼻尖的支撑，并决定了鼻尖的位置、构型及其稳定性（图66-26）。

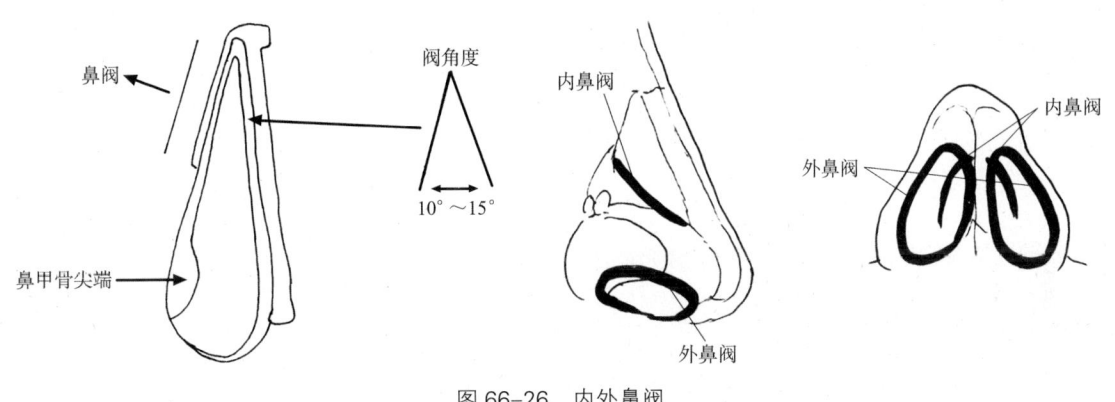

图66-26　内外鼻阀

（五）鼻的神经支配

1. 外鼻的神经支配　外鼻的神经主要由支配鼻肌运动的面神经分支和支配感觉的三叉神经（眼神经和上颌神经）分支组成（图66-27，图66-28）。

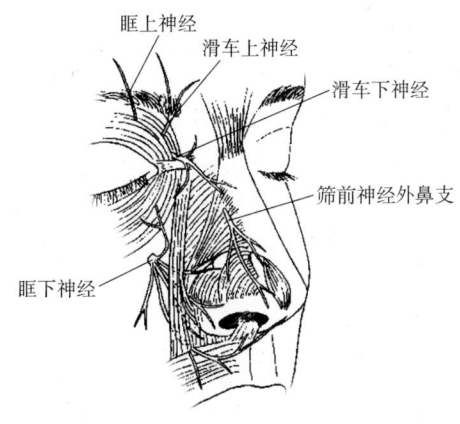

图66-27　外鼻的感觉神经

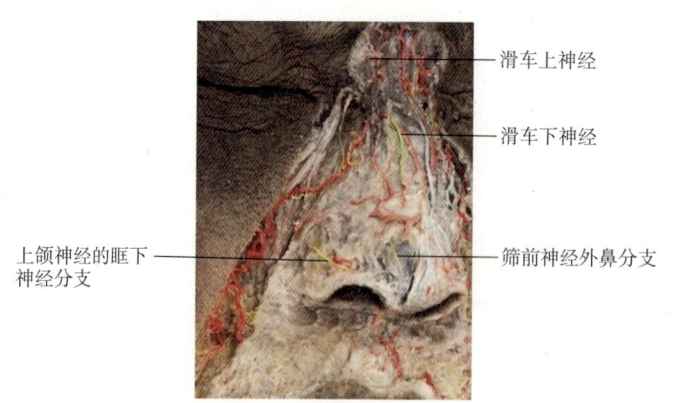

图 66-28　鼻神经分布，正面

（1）面神经分支：鼻肌的运动主要由面神经的颊支支配，面神经进入腮腺后，发出上、下两个颊支，分别经腮腺管的上、下方水平前行，支配所有鼻肌。

（2）三叉神经分支

1）滑车上神经：为眼神经分出的额神经在眶内的分支，穿过眶隔和眼轮匝肌，分布于鼻根部皮肤，还分布于额中线两侧和上睑内1/3的皮肤内。

2）滑车下神经：为眼神经的鼻睫神经终支之一，沿上斜肌和内直肌之间前行，经滑车下方出眶，分布于鼻根部皮肤和内眦部皮肤内。

3）筛前神经：由鼻睫神经分出后，向上穿眶颅管入颅前窝，沿鸡冠两侧在筛板与硬脑膜之间前行，伴筛前动脉入鼻腔，除分布于鼻腔上部黏膜外，鼻外支穿鼻骨与鼻软骨之间达鼻背，经鼻肌横部下方下降，分布于鼻背下部、鼻尖和鼻翼的皮肤内。其鼻外支在鼻整形手术中常被切断，引起术后早期鼻尖的感觉麻木，但约3个月可以恢复。

4）眶下神经：为上颌神经主干的直接延续，经眶下裂入眶后易名为眶下神经，伴眶下动脉，经眶下沟、眶下管出眶下孔，分布于睑裂和口裂之间的皮肤内；其鼻外支行向内侧，布于鼻外侧皮肤内；鼻内支行向下内，经鼻翼外侧达下缘，再向内钩绕鼻翼外下缘，分布于鼻前庭皮肤内。

2. 内鼻的神经分布　鼻腔的感觉神经为三叉神经第1支（眼神经）和第2支（上颌神经）的分支。嗅神经分布于嗅区黏膜中的嗅细胞，嗅神经的鞘膜由硬脑膜延续而来，故手术损伤嗅区黏膜继发感染可循此入颅，引起鼻源性颅内并发症（图66-29）。

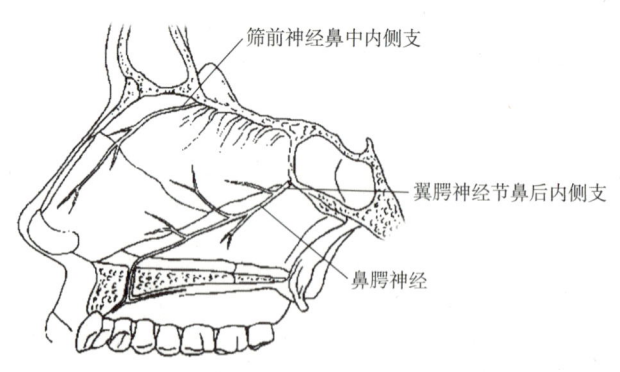

图 66-29　鼻中隔的神经分布

（六）临床应用意义

1. 血运问题　随着鼻整形外入路方法的逐渐普及，越来越多的医师担心经鼻小柱切口可能会影响鼻尖血供。不过，最近的解剖研究证明了这个手术入路的安全性。经鼻小柱切口只切断鼻小柱动脉，因此只要在手术中保留外鼻动脉，就可保证鼻尖有充分的血供。但是，对那些在术前已做过鼻翼基底切除，鼻翼基底切口在鼻翼沟上方超过2mm和双侧侧鼻动脉受损过的病例需要保持警惕。

2. 脂肪去除问题　存在危及鼻尖血供的可能。目前认为，在鼻尖手术中，医师应通过重建深层支架结构的办法改善鼻尖形态，而不是用去脂的办法。

3. 分离层次与肿胀问题　手术破坏鼻尖肌肉筋膜层浅层的静脉和淋巴管会加重鼻尖上区水肿。所以，鼻整形术中分离鼻部皮瓣时，应限制在软骨和骨上方的深层网状组织平面，而保持肌肉筋膜层完好无损；贴软骨膜、骨膜的分离对于皮瓣血运以及鼻中隔黏膜瓣的完整非常有利，这样可保护走行于肌肉筋膜层表面或内部的主要动脉、静脉和淋巴管系统，脉管系统的保留可确保组织存活和术后组织水肿尽快消退，并避免皮肤坏死、鼻中隔穿孔等并发症的发生。

在深层网状组织平面的分离并不能保证沿鼻中部穹隆软骨膜表面走行的侧鼻静脉完整，鼻尖部虽有多条静脉引流，但截断外鼻静脉还是会导致鼻尖上区肿胀加重，因此建议在鼻中部穹隆处钝性剥离软组织，以保护这些血管，最大限度地保证静脉回流，减少鼻尖水肿。

4. 截骨　临床上可通过截骨的方法缩窄或扩宽鼻基底，鼻背驼峰去除后修复开放式屋顶畸形，矫正对称或不对称骨畸形。可在上颌骨额突从梨状孔沿鼻腔外侧壁向鼻根走行的较薄移形区进行可靠并可预见的截骨。内眦水平以上极少做截骨，因为这部位已非常窄，而且骨也较厚。截骨禁忌证包括：鼻骨过短（最远端位于内眦连线下方1cm）；某些非高加索人种中过低和过宽的鼻子，因为存在拱顶坍塌和损害相关气道功能的风险。对鼻骨过薄的老年患者、戴较重眼镜的患者和鼻背皮肤较厚的患者应谨慎进行手术。

5. 鼻阻塞与鼻整形　在鼻整形患者中偶见因外鼻阀的原因引起鼻阻塞，特别是在那些鼻尖夹捏畸形修复的病例中。这种畸形一般由外侧脚塌陷引起，而后者多因软骨过度切除，支撑结构损伤，面部神经麻痹，下外侧软骨不稳定和前庭狭窄造成。

第三节　鼻的功能与检查

一、鼻的功能

鼻具有呼吸、嗅觉、调温调湿等生理功能及其他功能（包括呼吸道保护、免疫功能、发声共鸣等）。Egbert H. Huizing 在 *Functional Reconstructive Nasal Surgery* 中按照鼻的发育顺序叙述了六大功能：①嗅觉功能；②呼吸功能；③空气调节（调节温度、湿度）功能；④呼吸道保护功能；⑤语音形成功能；⑥面部表情及美观功能。

鼻的以上功能，术前需要详细检查，必要时，由耳鼻喉专科医师出具诊断结果作为诊疗依据，而表情肌与鼻的美观及功能的关系已逐渐为国内专家所接受并且日益受重视。

二、鼻和鼻腔的检查

（一）鼻的检查

1. 皮肤　因为鼻的皮肤表面解剖形态直接反映了内部的组织框架结构，因此外部的解剖学检查非常有意义。鼻皮肤的厚度和质地影响鼻整形的效果。厚的多脂肪的皮肤会增加手术后的水肿及瘢痕，但可以掩盖鼻尖骨架微小的畸形。相反，患者鼻部皮肤较薄，则手术后水肿很不明显，瘢痕形成小，恢复迅速。通常，鼻的皮肤越薄，头侧的滑动性越好，越厚鼻尖区的腺体越多。皮肤最薄的地方在骨软骨结合部位，最厚的地方在鼻根点和鼻背上点。东方人种常是以鼻尖皮肤厚实为特点，还有鼻尖组织垫的存在。反复炎症发作的"酒糟鼻"，使鼻尖皮肤增厚，毛孔粗大，形成"鼻赘"。外伤，特别是烧伤、先天性畸形、后天性疾病如硬皮病等，使鼻部皮肤出现不同程度的损害。反复的隆鼻整形手术失败或挤出综合征、液体硅橡胶隆鼻并发症，使鼻尖、鼻背皮肤瘢痕化或穿孔破溃，这些需要引起医师的注意。

2. 鼻锥体部的检查和测量　鼻锥体部的检查和测量可以评估鼻锥体的形态和对于畸形作出诊断。从显著的地方开始，先标记鼻额角的高度和深度，之后是骨锥体（bony pyramid）、侧鼻软骨（upper lateral cartilages）、鼻尖上点（supratip）的高度、宽度以及对称性评估，接着是鼻尖突出度、旋转度、对称性和鼻尖区域（tip-defining points）。检查鼻翼宽度、塌陷或者收缩的情况（increased width，collapse retraction），鼻翼与鼻孔的关系。测量鼻小柱长短，评估鼻小柱-鼻尖夹角（columellar-lobular angle）、鼻唇角等。

（二）鼻腔的检查

1. 检查前准备　主要是检查台椅、器械和药品。

目前各大医院都逐渐使用了耳鼻喉科综合治疗台。该设备由主机台、患者治疗椅和医师椅等组成。主机台上有器械盛放盒、药品瓶、负压吸引和数支药物喷枪等装置，也有控制患者治疗椅升降及转动的面板。高级的综合治疗台还能连接内镜监视仪等。

鼻科检查器械包括前鼻镜、枪状镊、棉片、间接鼻咽镜、鼻内镜等。

药品主要是1%丁卡因液和1%麻黄素液等。

2. 检查时的姿势

（1）医师的姿势：医师与患者面对面相距约30cm，头戴额镜，使光源发出的光线准确地照到额镜上，并恰当地照射到受检者的鼻部。注意医师的瞳孔、额镜中央的孔和受检部位三点在一直线上，否则的话，医师无法窥清受检部位。医师还要养成单眼检查的习惯。

（2）患者的姿势：患者正坐，两眼平视，颌稍内收，双膝并拢，两手置于膝上，以放松的姿势接受检查。幼儿可由家长或护士抱在怀中正坐，一手按住患儿额部，将其固定于胸前，另一手绕过患儿胸前按住其双臂，双膝夹住患儿双腿，便于鼻部的检查。

3. 检查方法

（1）望诊：观察外鼻的形态：鼻梁有无凸起、凹陷、歪斜；双侧鼻背是否对称、有无局限性凸起或凹陷；鼻根部塌陷或低平情况；鼻尖的形态有无偏斜、双鼻孔形态、鼻小柱有无异常等。

（2）前鼻镜检查

1）鼻前庭和内鼻孔情况。

2）应用患者头部的3个位置分别检查总鼻道，下鼻甲、中鼻甲和中鼻道，嗅裂和鼻中隔。鼻甲过大时可应用1%麻黄素收敛。正常鼻黏膜呈淡红色，稍湿润，下鼻甲收敛好，触之柔软有弹性，中鼻道通畅。鼻中隔着重观察有无偏曲、嵴突和距状突，外伤者注意有无穿孔和与鼻甲粘连等。

（3）间接鼻咽镜检查：主要查看后鼻孔和鼻咽部情况，但操作上有些困难，需患者的配合。检查者左手持压舌板压下患者的舌前2/3，右手持间接鼻咽镜（镜面已加热去雾）放置在软腭与咽后壁之间，通过额镜的反射光，从镜中看到后鼻孔和鼻咽部，可适当转动镜面。注意下鼻甲后端、中隔后端及咽扁桃体、鼻咽隐窝、咽鼓管圆枕和咽口等解剖部位，检查有无异常。

（4）鼻内镜检查：当前鼻镜和间接鼻咽镜无法进行理想的检查时，或须进行鼻腔细致的检查或须保留鼻腔检查的影像学资料时，可应用内镜系统进行鼻腔和鼻咽部检查。内镜有硬质镜（鼻内镜）和软镜（纤维镜和电子镜）两种。鼻科检查常用的是鼻内镜，因其有镜体细（有直径4mm和2.7mm两种）、多角度（0°、30°、45°、70°和110°镜面等）和光度强等优点。检查时可先行鼻腔黏膜表面麻醉，患者坐位，医师左手持镜，右手持枪状镊等，边观察边操作，监视器上可充分反映检查部位的影像，通过应用不同角度的镜子能最大限度地提供鼻腔的情况，必要时还可以将资料录像。

（5）鼻和鼻窦的影像学检查方法：鼻和鼻窦的影像学检查方法主要包括X线、CT和MRI。X线检查可显示含气空腔和骨质病变，但对软组织显示不佳。CT和MRI检查易于发现软组织病变，明确病变与邻近组织之间的关系，MRI对软组织显示尤佳，更能提示早期骨髓受累情况，但MRI对钙化和骨皮质改变不敏感，因此MRI常用于术前、术后评估及鼻窦恶性病变的检查。

1）X线检查

a. 平片检查：①头颅侧位：取头颅标准侧位，用于观察鼻骨、蝶窦、蝶鞍、前中颅窝和鼻咽。②华氏位（Waters位）：又称枕颏位、顶颏位或鼻颏位。取听眦线与X线床面成37°角位，用于观察上颌窦、额窦、筛窦和鼻腔。③柯氏位（Caldwell位）：又称枕额位、鼻额位或眼眶正位。取X线中心线向足侧倾斜23°角位，用于观察额窦和前组筛窦。④颅底位：又称颏顶位、头颅轴位。用于观察蝶窦和后组筛窦。

b. 特殊X线检查：特殊X线检查主要指X线体层摄影检查和X线造影检查。X线体层摄影检查主要有鼻窦后前位和侧位X线体层摄影检查。由于常规X线体层摄影检查的射线量大、所获X线图像质量差，目前其已被CT取代。X线造影检查主要指上颌窦X线造影检查。造影所用对比剂为碘油或有机碘液，经鼻腔穿刺上颌窦，注入10~20ml对比剂。如需观察额窦、筛窦和蝶窦，可采用置换法（以0.5%~1%麻黄素收敛黏膜，使鼻窦口开放后，将对比剂滴入鼻内，手捏住鼻腔发"K"音）。

2）CT检查

a. 平扫CT：常规包括轴位和冠状位。层厚、层距5mm。如需了解薄的鼻窦骨壁情况，可采用层厚1.5~2mm的薄层扫描。轴位基线为下眶耳线，扫描范围从上齿槽至额窦水平。冠状位扫描范围从额-上颌前缘至后组筛窦或蝶窦。采用软组织窗和骨窗分别观察软组织和骨质病变。对于鼻窦，冠状位比轴位扫描更有用。

b. 增强CT：使用非离子型碘对比剂，80~100ml，以1ml/s的速度注入。如怀疑有血管病变或恶性病变，都需做增强扫描。而对于炎性病变，增强扫描是非常规的。

3）MRI检查

a. 平扫MRI：采用头颅线圈，常规行轴位和冠状位T1WI和T2WI检查，层厚5mm，间距1mm。T1WI像是观察解剖的最佳图像，T2WI显示病变特性较佳。根据需要有时也可采用矢状面MRI检查。

b. 增强MRI：对比剂常用Gd-DTPA。增强扫描有助于区别肿瘤和炎症，确定病变范围及周围组织受侵情况。

（6）嗅觉功能的检查

1）主观检查：①T&T嗅觉计测试（T&T olfactometer test）；②宾夕法尼亚大学嗅觉识别试验（university of Pennsylvania smell identification test，UPSIT）；③五味试嗅液测试（中国半导体研究所研制）；④Sniffin sticks嗅觉测试（Sniffin sticks test）；⑤康涅狄格化学感觉临床研究中心嗅功能检查法（Connecticut chemosensory clinical research center，CCCRC）。

2）嗅觉的客观检测：客观嗅觉检测是指受试者接受气味刺激后被记录到的相关电生理变化。目前最具代表性的客观嗅觉检测研究是嗅觉事件相关电位（olfactory event-related potentials，OERP）。

第四节 鼻的测量和美学分析

一 鼻的测量

(一) 鼻的线性测量

1. 鼻高 为鼻根点(n)到鼻下点(sn)之间的直线距离。鼻的长度为颜面长度的1/3,即符合"三停五眼"的比例关系。中国成年男性的标准鼻长约为50mm,女性的标准鼻长约为48mm。中国成年男性的标准鼻长其他测量数值分别为50.15mm、53.50mm、53.39mm,女性的标准鼻长其他测量数值分别为46.93mm、51.70mm、49.14mm。

2. 鼻根高 平均为9mm,中国成年男性的标准鼻根高约为12mm,女性的标准鼻根高约为11mm。根据高度的不同,可以将鼻根诊断为以下四个等级:

(1) 低鼻梁:鼻根高度在7mm以内。

(2) 中高鼻梁:鼻根高度在7~11mm之间。

(3) 高鼻梁:鼻根高度在11~13mm之间。

(4) 超高鼻:鼻根高度在13mm以上。

3. 鼻深 鼻深的理想值相当于鼻长的1/3~1/2,中国成年男性约为20mm,女性约为17mm。中国成年男性的鼻深其他测量数值分别为17.68mm、16.10mm、15.88mm,女性的鼻深其他测量数值分别为16.69mm、15.40mm、14.32mm。

4. 鼻宽 理想的鼻宽为鼻高的2/3,中国男性标准鼻宽约为36mm,女性标准鼻宽约为35mm。中国成年男性的鼻宽其他测量数值分别为39.49mm、39.20mm、39.00mm,女性的鼻宽其他测量数值分别为37.63mm、37.20mm、37.15mm(图66-30)。

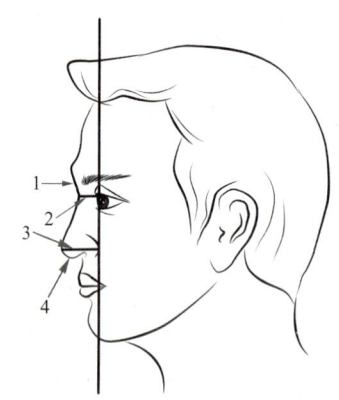

图66-30 鼻的线性测量
1. 鼻起点 2. 鼻根高 3. 鼻尖高 4. 鼻深

(二) 鼻的角度测量

鼻的角度:利用量鼻器或画线测量方法进行测量(图66-31)。

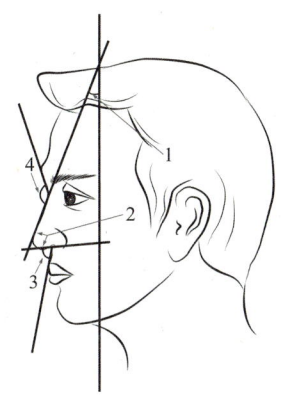

图 66-31　鼻的角度测量
1. 鼻突（面）角　2. 鼻尖角　3. 鼻唇角　4. 鼻额角

1. 鼻额角（naso-frontal angle）　鼻额角正常为125°～135°。中国成年男性的鼻额角其他测量数值分别为137.43°、134.50°，中国成年女性的鼻额角其他测量数值分别为139.09°、135.60°。

2. 鼻面角（naso-facial angle）　鼻面角正常为36°～40°。

3. 鼻小柱-上唇角（naso-labial angle）　鼻小柱-上唇角是鼻小柱与唇的弧线交界，即鼻唇角，鼻唇角在侧面观角度上是鼻孔最前点和最后点画线与面部垂直平面形成的角度。理想的角度在男性是90°～95°，在女性为95°～100°，平均为90°～120°。中国成年男性的鼻唇角其他测量数值为99.91°、86.90°，中国成年女性的鼻唇角其他测量数值分别为97.71°、88.50°。鞍鼻此角明显增大，将出现鼻孔朝天的畸形特征，且角度过大者鼻的长度明显缩短。

4. 鼻基底线角　鼻基底线角为鼻基底线与水平线的夹角，男性为5°～15°，平均为10°；女性为12°～15°，其美学范围为17°～18°。

5. 鼻小柱-小叶角　鼻小柱-小叶角为鼻尖下小叶与鼻小柱之间形成的角，正常为30°～35°，鼻中隔尾侧端突出则此部位饱满。注意即使鼻唇角在正常范围内，也可能出现过度旋转的外观。

6. 鼻尖角（nasal tip angle）　鼻尖角是鼻背与鼻小柱延长线形成的夹角，正常为85°～95°。中国成年男性的鼻尖角其他测量数值为82.55°、83.90°，中国成年女性的鼻尖角其他测量数值为83.87°、82.70°。

7. 鼻颏角　鼻颏角的正常范围为120°～132°。

8. 鼻孔长轴的夹角　鼻孔长轴的夹角即轴间角（inter-axial angle），正常成人男性为75.07°，成年女性为80.67°。

Ⅰ型者：两鼻孔长轴夹角在70°～90°。
Ⅱ型者：两鼻孔长轴夹角在55°～69°。
Ⅲ型者：两鼻孔长轴夹角在40°～54°。
Ⅳ型者：两鼻孔长轴夹角在0°，鼻孔呈圆形。
Ⅴ型者：两鼻孔长轴夹角在25°～39°。
Ⅵ型者：两鼻孔长轴夹角在10°～24°。
Ⅶ型者：两鼻孔长轴夹角在-50°～-20°，是反向交角。

二　鼻的美学分析

（一）三停五眼

典型的东方比例是"三停五眼"。面部的长度通过颏下水平线、鼻下点水平线以及眉点水平线将面部分为三停（即"三庭"）。按照一个眼睛的长度，面部的宽度被分为五只眼睛的比例关系，从中间看，鼻翼宽等于一个眼宽。

（二）大小三庭

如果我们把面部的长度看作大三庭，那么从鼻底到颏下线又有小三庭之分。以口角水平连线、颏前点水平连线为分界，可见小三庭。

（三）鼻骨性宽度与鼻宽比例

鼻子的骨性宽度与两鼻翼点宽度之比为70%～80%。

（四）鼻宽与鼻长比例

鼻翼宽和鼻长比为黄金比例0.67∶1。

（五）理想的鼻翼与小柱之间的关系

鼻孔的轮廓模拟为一个椭圆形，在外部皮肤与前庭皮肤交界的部位，鼻翼缘形成椭圆形的上半部，小柱缘形成下半部，根据鼻翼与小柱的悬挂或者回缩情况分为六种类型（图66-32）。

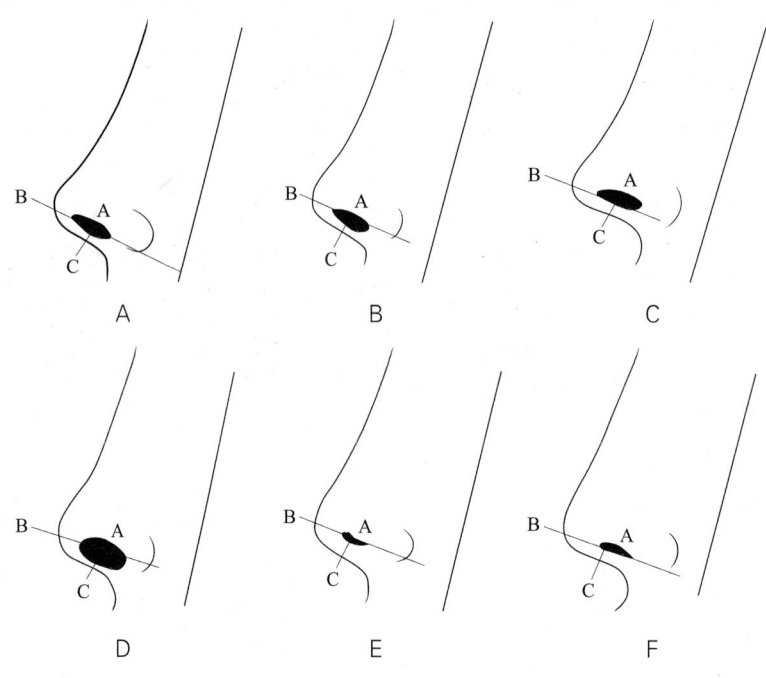

图66-32　鼻翼与小柱之间的关系

（六）侧面观

鼻尖点、上唇点、颏点在一条直线上。

（七）鼻颏唇关系

鼻尖点、上唇点、颏点在一条直线上。

（八）鼻耳关系

耳长轴与鼻背线平行（图66-33）。

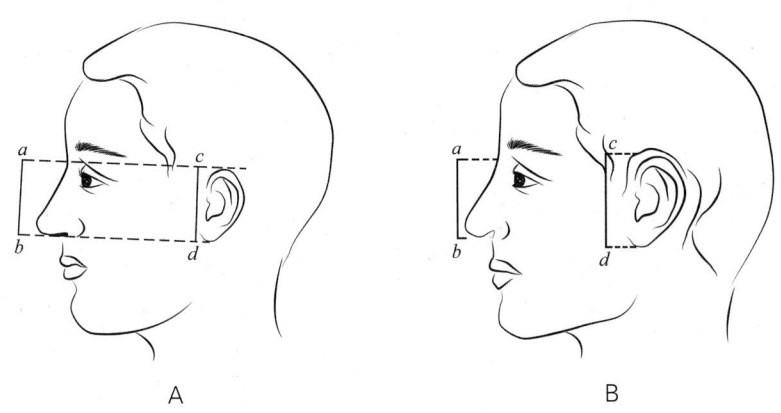

图66-33 鼻耳高度比例关系示意图
A. $ab=cd$ 者占 4.9% B. $ab<cd$ 者占 95.1%

（九）鼻眼关系

两内眦宽与鼻宽相等（图66-34）。

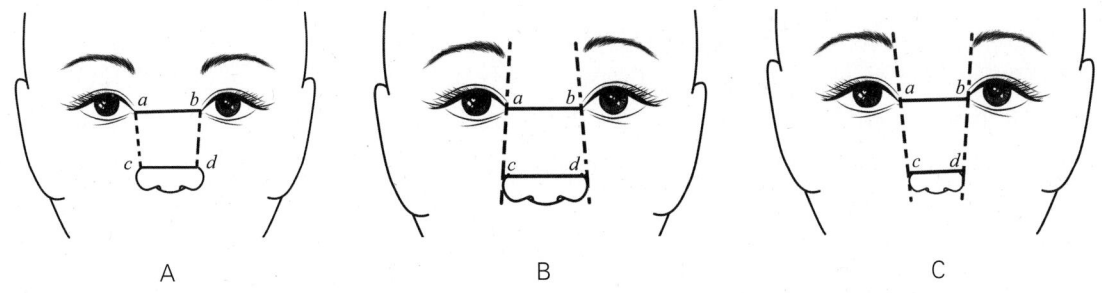

图66-34 内眦间距与鼻宽的比例关系示意图
A. $ab=cd$ 者占 44.4% B. $ab<cd$ 者占 34.1% C. $ab>cd$ 者占 21.5%

（十）口鼻关系

鼻宽与口裂宽的比例（图66-35）。

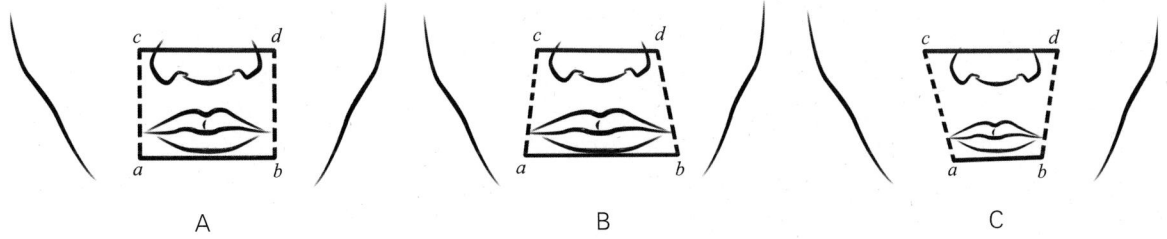

图66-35 鼻宽与口裂宽的比例关系示意图
A. $ab=1\frac{1}{2}cd$ 者占 20.4% B. $cd<1\frac{1}{2}ab$ 者占 60.2% C. $cd>1\frac{1}{2}ab$ 者占 19.4%

附录：Aung的测量定义图如下（图66-36）。

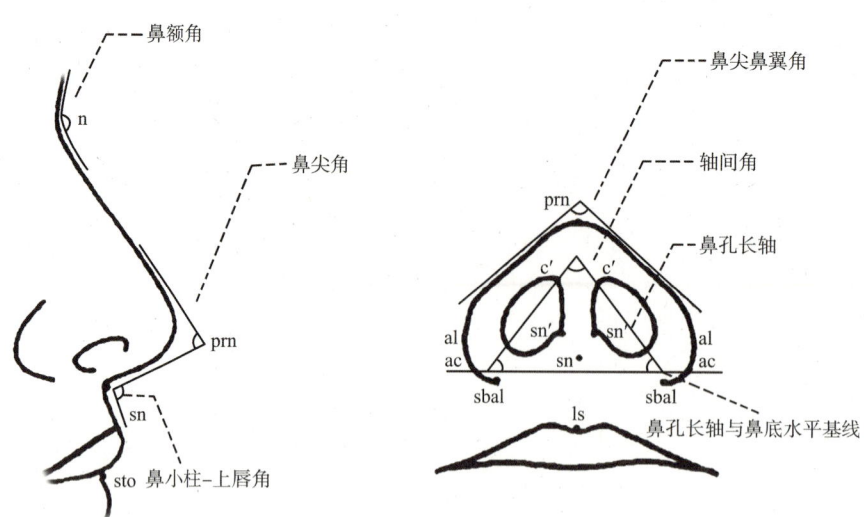

图 66-36 Aung 的测量定义图

n：鼻根点　prn：鼻尖点　sn：鼻下点　sto：口裂点　ac：鼻翼点　al：鼻翼曲线最外点
ls：上唇前点　sbal：鼻翼基底点　c'：鼻小柱最高点　sn：鼻下点　sn'：鼻小柱最低点

临床上测量评价鼻部美学关系的关键点：

中庭高等于或者略大于下庭高，即 MFH＝LFH 或者 MFH≥LFH。

理想鼻长度是中庭高或者下庭高的 2/3，即 RTi＝0.67×MFH 或 RTi＝0.67×LFH，以有无小颏畸形、长颏作为判断依据。

鼻尖突出度是理想鼻高的 2/3，即 0.67RTi。

鼻根突出度是理想鼻高的 0.28，即 0.28RTi，东方人以 9～11mm 为参照，尚未发现系数关系。

鼻唇颏在侧面观上三点连为一线，西方人理想鼻高的一半垂直穿过上下唇。

面部分析不应替代手术判断，它是一个很好的工具，为手术设计提供可靠的指标，消除疏忽和主观差异，帮助医师提高术前判断的水平。此外，它还提供了客观数据，可以用于术后效果评价和评判医师实现期望效果的能力。

三、计算机辅助鼻部美学测量与分析

（一）基于数码照片的测量分析

基于直尺的测量，受面部凸凹结构的限制，常测量得不全面，也难以准确，利用计算机辅助测量，具有可重复、快速、趋于智能的特点。多年来学者们一直在尝试，从二维到三维，逐步得到认可和推广。

（二）鼻部数码照片拍摄

进行容貌美学定量分析，首先要按照标准拍照要求，拍摄测量对象的正位、左右侧位、左右 45°斜位、鼻基底位和鼻顶位照片。

（三）基于数码照片的鼻部美学测量

1. 鼻部数码照片的测量点定义　基于数码照片的鼻部美学测量与评估，其测量点选择依据传统人体鼻部测量点，分析项目也基本是按照传统人体美学的分析项目，并根据最近的研究发展，及时补充了部分分析项目和评价标准。

在 Angel 定量分析软件系统向导提示下标注部分测量点（鼻部美学分析测量点 14 个），分别是：

（1）眉间点（glabella）：两侧眉弓之间在正中矢状面上最向前突出之点。
（2）耳屏点（tragion）：侧面耳屏基底的上下中点。
（3）鼻根点（sellion）：位于鼻上部，为额鼻缝和正中矢状面的交点。
（4）鼻尖点（pronasale）：头部固定于眼耳平面时，鼻尖最向前突出的一点。
（5）鼻下点（subnasale）：鼻中隔下与上唇皮肤部所组成角的顶点。
（6）鼻尖下点（highest point of columella, or columella breakpoint of daniel）：鼻尖点和鼻下点之间的鼻子轮廓曲线的转折点。
（7）鼻孔最上点（superior point of the nostril axis）：鼻孔长轴之最高点。
（8）鼻孔最下点（inferior point of the nostril axis）：鼻孔长轴之最低点。
（9）左、右鼻翼沟或左、右鼻翼点（ala curvature, or alar crest point）：正面观察左、右侧鼻翼最外侧点。
（10）鼻翼基底点（nasal alare crest）：鼻翼外脚最低点。
（11）上唇前点（labrale superius）：侧面上唇的最前缘点。
（12）下唇前点（labrale inferius）：侧面下唇的最前缘点。
（13）颏前点（pogonion）：颏部最突出处中点。
（14）颏下点（distant chin）：颏部在正中矢状面上的最低点。

2. 鼻部数码照片的测量项目（距离、角度）

距离：

（1）鼻宽（nasal breadth）：左右侧鼻翼点之间的直线距离。
（2）鼻高（nasal height）：鼻根点至鼻下点之间的直线距离。
（3）鼻长（nasal length）：鼻根点至鼻尖点之间的直线距离。
（4）鼻深（nasal depth）：鼻尖点到鼻下点之间的直线距离。
（5）鼻孔长径：鼻孔长轴最上点与最下点之间的距离。
（6）两侧鼻孔上间距：两侧鼻孔长轴最上点之间的距离。
（7）两侧鼻孔下间距：两侧鼻孔长轴最下点之间的距离。
（8）鼻翼基底宽：两侧鼻翼基底点之间的距离。
（9）根翼距：鼻根点至左、右两侧鼻翼点间的距离。
（10）尖翼距：鼻尖点至左、右两侧鼻翼点间的距离。
（11）下翼距：鼻下点至左、右两侧鼻翼点间的距离。

角度：

（1）鼻唇角（nasolabial angle）：鼻小柱前端至鼻底与鼻底至上唇红间的夹角。
（2）鼻面角（nasofacial angle）：鼻根垂线与鼻背线的夹角。
（3）鼻尖角（nasorostral angle）：鼻背线和鼻小柱线之间的夹角。
（4）鼻额角（nasofrontal angle）：鼻背与前额至鼻根间斜面的夹角。
（5）鼻翼角（alar angle）：两侧鼻翼之夹角，大致成直角。
（6）鼻翼上唇角（alar nasolabial angle）：鼻翼和鼻底或上唇的夹角，左右两侧相等，大小约为鼻翼角的 1/2。

四 基于数码照片的鼻部美学评估

从正面观、侧面观和仰头位综合判断。

（一）歪鼻（deviation of nose）畸形

C型歪鼻：鼻骨及鼻中部1/3侧向歪斜而鼻尖位于中线。在数码照片上表现为正面观鼻中线向左或向右弯曲，呈C形或反C形。

S型歪鼻：鼻骨与鼻中部1/3呈相反方向歪斜而鼻尖位于中线。在数码照片上表现为正面观鼻中线上段向一侧弯曲，下段向另一侧弯曲，呈S形或反S形。

侧斜型歪鼻：整个鼻部均偏离中线。在数码照片上表现为正面观鼻中线与正常位置完全偏离，无交点。

（二）鞍鼻（saddle nose）畸形

鼻梁骨性和软骨部分向内凹陷，鼻尖上翘，鼻孔朝前。在数码照片上表现为侧面观鼻背线向下弯曲，鼻尖点前移，同时鼻面角增大。

（三）驼峰鼻（hump nose）畸形

轻者鼻背部棘状突起，在数码照片上表现为侧面观鼻背线部分向上弯曲；重者鼻背部宽大，有成角突起，常伴有鼻尖过长并向下弯曲，在数码照片上表现为侧面观鼻背线部分向上弯曲成角及鼻唇角减小、鼻基底面观鼻翼角减小及鼻翼上唇角增大。

（四）阔鼻（platyrrhiny）畸形

特点是具有较大的上颌骨额突，两侧鼻外侧壁的位置相距过远或伴有眶距增宽。在数码照片上表现为正面观鼻宽及鼻翼基底宽增大、鼻基底面观鼻翼角减小。

（五）短鼻（short nose）畸形

轻者表现为鼻长度过短，在数码照片上表现为正面观及侧面观鼻长减小；重度可伴有鞍鼻畸形，在数码照片上表现为正面观鼻长减小、侧面观鼻长减小伴鼻背线向下弯曲，同时鼻面角增大。

（六）鹰钩鼻（aquiline nose）

表现为鼻尖过长、下垂，常伴有驼峰鼻畸形。在数码照片上表现为正面观鼻长增加、侧面观鼻深减小及鼻尖角减小，或伴有侧面观鼻背线部分向上弯曲成角及鼻唇角减小、鼻基底面观鼻翼角减小及鼻翼上唇角增大。

（七）三维测量分析

1. 鼻部三维图像的获取　　鼻整形三维图像的获取可以通过以下两种途径获得：

（1）三维扫描（三维照相）：利用激光三维扫描仪、可见光三维扫描仪等设备，可以获取求美者的三维软组织轮廓图像，并输入计算机。通过专用软件，例如GeoMagic等，进行图像拼合，经过套锁、减噪、建面、拼接、融合、打磨等步骤，合成一个完整的面部三维图像。

现激光扫描软件进一步升级，与单反相机组合，将获得的3D图形自动与数码照片贴合，使三维图形更加逼真直观，且可自动识别面部的各个特征点，生成求美者的美学报告，尤其适合于医美咨询。

（2）基于医学图像的三维重建：基于CT、MR等设备获得的DICOM医学图像资料，可以通过第三方的软件系统，如MIMICS、AMIRA等，将二维图像重建为三维图像。根据不同组织CT值或信号强度不同，既可专门重建骨组织的三维图形，也可重建软组织图形，尤其适合于骨科和颌面外科各类手术的模拟设计和评估。对于软组织，由于检查时体位改变，部分软组织轮廓变形，这种重建的模型在视觉真实性上尚不能满足求美者要求。

（3）鼻部三维测量与评估

1）三维测量项目：数字化三维模型的建立，极大地丰富了人体测量学的测量范围，克服了二维测量的许多局限性，并且测量结果更加精准。目前在鼻部美学测量中，基于三维数字模型的测量项目，除包含鼻长、鼻宽、鼻根高、鼻尖高、鼻额角、鼻唇角等传统测量的全部内容外，还包括以下三维测量特有的测量项目：

极点（最低点、最高点等）：某一区域最高点或最低点，例如：鼻眶窝最低点、鼻根最低点、鼻尖最高点等。

体积（容积）：某一区域范围内的三维体积，例如：鼻头体积、隆鼻前后体积变化等。

三维空间距离、角度、弧度：指三维空间内的直线距离、表面距离、角度和弧度等在二维数码照片上无法测量的项目，例如：鼻尖点至XY平面的距离、鼻梁与XY平面的夹角、鼻根点至鼻下点的表面距离等。

曲面形状：三维模型局部曲面的形状特征，例如：鼻头的曲面特征可以用于评价鼻头类型。

2）鼻部三维测量与评估：基于面部的三维数字模型，鼻部的三维测量主要有两种方法。第一种测量方法是先确定鼻部各个特征点，如鼻根点、鼻背最低点、鼻尖点、鼻下点、上唇点、鼻翼最外点等，然后连接各点即可获得相应的鼻部测量参数，例如鼻根点至鼻尖点连线为鼻长，两鼻翼最外点连线为鼻宽，而鼻额角为眉间点与鼻背最低点的连线和鼻背最低点与鼻尖点连线所构成的夹角（图66-37）。

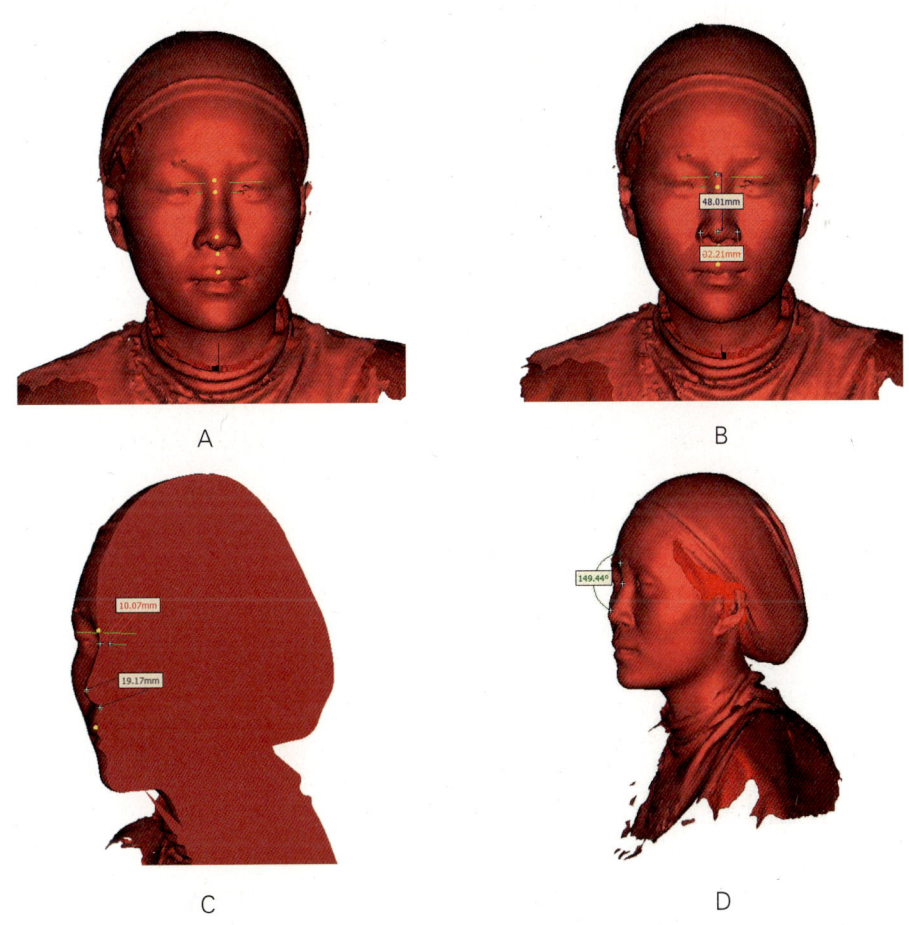

图66-37　测量患者鼻长、鼻宽、鼻高、鼻根高、鼻尖高及鼻额角

第二种测量方法需要建立头部三维图像的三维坐标系统，采用法兰克福平面作为XZ轴平面

（水平面），正中矢状面为YZ轴平面（矢状面），经过耳屏点（外耳门上缘点）的冠状平面作为XY平面（冠状面），然后测量以上鼻部各点至不同平面的距离，如鼻梁最低点测量，点击冠状面，选择内眦部最低点和鼻梁最低点，所获两个数据之差即鼻梁最低点高度，同法可测量鼻尖高度或鼻部任意点高度（图66-38）。

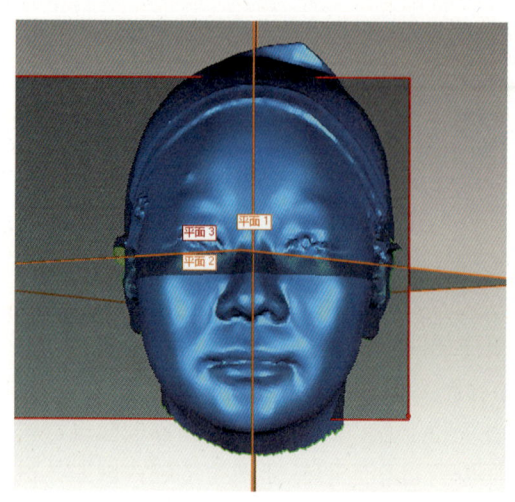

图66-38　面部三维坐标的建立

除了以上鼻部三维测量，还可对治疗前后的面部三维模型进行重叠对比，从而观察鼻部治疗前后局部容积的变化，或者生成相应的热图、曲面图对比容积变化最突出点（图66-39）。

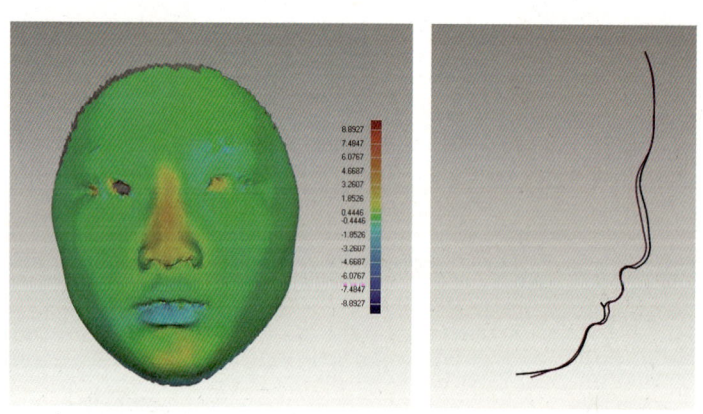

图66-39　透明质酸注射隆鼻前后鼻部三维模型的重叠比对

利用计算机辅助，首先对数码照片进行皮肤性质的分析，记录色泽、质地和厚度，从而对手术及术后效果给予判断。第二，利用软件测量的结果，对14个点、11个距离、6个角度进行分析，得出如下结果——正面观：鼻是否歪斜、鼻基底宽度与鼻翼宽度的比例、鼻背轮廓是否流畅、根据鼻尖表现点判断鼻头肥大与否；鼻小柱除了正面看其与鼻翼的海鸥线外，在仰头位，鼻基底的宽度与鼻翼的关系，鼻孔的形态；侧面观：鼻额角、鼻尖表现点和鼻唇角等，根据鼻小柱和鼻小叶的比例，确定是否需要抬高鼻梁，缩小鼻头和鼻翼，甚至延长鼻尖、抬高鼻小柱等。第三，确定鼻长度与鼻突出度的比例关系以及旋转度，确定鼻梁高度。如此进行计算机辅助鼻的整形设计。

对于三维的分析能帮助我们个性化地了解鼻锥体的体积变化，并有助于发现兴趣点、线、面，是值得深入挖掘的数据平台。除了完成科研工作，更需要将其转化为可以指导临床工作的工具。

第五节　鼻整形外科临床资料收集和记录

详细、完整、科学和真实的临床医学资料在医学实践中具有十分重要的意义。它可以为科学研究提供准确真实的素材，为著书立说提供确凿有力的论证，为学术交流提供高效方便的途径以及为医学教学提供生动直观的资料，并且在出现医疗纠纷时可作为重要的法律依据。

由于整形美容外科的专业特性，医学资料的收集更是不容忽视。其外科学资料的主要内容应包含摄影、病历记录和手术记录等。不同身体部位的治疗项目，其资料收集的具体内容有所差别，应特别制订，使之更具针对性和规范性，便于收集和整理，为医师提供便利。本章将就如何进行鼻部整形美容外科学资料的收集作一介绍。

一　摄影

出于医疗、科研和法律的目的，摄影已成为整形美容必不可少的一部分，也应成为每个整形美容医师必须掌握的技能之一。高质量的鼻部照片应是清晰、标准和统一的，可以使医师更加仔细地制订手术计划和更加准确地评价手术效果。

（一）摄影设备

1. 相机　135单镜头反光相机最为理想，有多种镜头和附件可供选择，并且无视差，胶片大小适合幻灯片的制作和专著插图制版的需求。一般选用28～105mm的变焦镜头即可满足大多数情况下的摄影要求。

2. 灯光　主辅双光源被证明是效果较好的一种灯光配置，可以做到明暗适度、层次丰富和立体感强。主光源一般选择碘钨灯，其色温高、亮度强。辅光源可选白炽灯，其亮度应弱于主光源。如果需在术中进行近距离的鼻部摄影，则最好选用环形闪光灯。

3. 三脚架　为了防止抖动，使照片更加清晰，三脚架是必不可少的设备。

4. 其他　如彩色胶卷、滤光镜等。

目前，数码相机也开始进入医学摄影领域。数码相机可以立刻看到拍照效果，并且不需胶片，便于存储，是一种很好的获得和共享照片的方式。但是数码相机成像效果离胶片相机仍有相当的差距，除此以外，可以利用计算机对数码照片进行加工和编辑，也使人们易于对数码照片的真实性产生疑虑，影响其学术和法律效用，这是对数码相机使用最主要的争议。但我们不应摒弃这种新型的科技设备，应将两者进行结合，取长补短，共同为医学摄影服务。

（二）摄影要求

为了更好地对比手术效果和得出可靠的结论，必须有相应的摄影技术要求。模糊、失真、变形的照片没有对比性，缺乏说服力，甚至对得出结论产生误导。获得高质量照片最基本的要求就是要合理使用摄影技术，并在以下方面做到术前和术后的统一：灯光、镜头和距离、背景和患者的体位。确保术前和术后的改变不是因为以上一个或多个因素变化的结果。

1. 用光　相机附带的单闪光灯如果角度掌握不好，很容易在面部形成阴影，遮盖面部的一些特征，如瘢痕或皱纹等。所以最好采用两个固定光源，与患者成45°角，置于相机两侧稍靠前方。其中一个为碘钨灯，亮度强；另一个为白炽灯，亮度应稍弱。另外也要注意合理的曝光时间。光线太强使皮肤变得发亮而苍白，略微的曝光过度使皮肤看起来比较鲜亮，而曝光不足则使皮肤看起来晦暗而苍老。以上的参数调试好之后，就应相对固定下来。术中摄影则应关闭无影灯，利用碘钨灯进行摄影。

2. 镜头和距离 镜头至关重要，中远焦距（90～105mm）的镜头最适合面部摄影，在1.2～1.5m的距离以内，可以最大限度减少面部的变形失真。

3. 背景 背景应颜色稍暗，能部分吸收光线但不能反射光线，以蓝色为首选。为了避免人体在背景上留下阴影，二者间的距离应在0.5m以上。距离太近则容易感觉人像是被"钉"在了背景上，缺乏立体感。术中摄影则应避免背景杂乱无章，应擦掉血迹，更换干净敷料，无关部位不要摄入画面，突出显示要摄影的部位。

4. 鼻部摄影的拍摄角度 因为鼻部具有精巧的立体外观，所以照相时应该全面而准确将其反映出来。多角度、标准化的拍摄才能达到上述目的。标准化的摄影角度应包括以下方面：

（1）正位：可以观察到鼻子的长度、宽度以及有无偏斜。假想的矢状面一定要居于正中，以便面部两边可以进行精确的对比。

（2）侧位：可以观察到鼻梁的挺拔度、鼻尖的高度以及鼻子与下颌和前额的关系。

（3）鼻底位：头后仰，从鼻孔方向拍摄。可以观察鼻中隔是否偏斜，以及鼻孔的形状和大小。

（4）逆向鼻底位：头后仰，从额头向鼻子拍摄。可显示鼻背是否偏斜。

（5）左右斜侧位：通常取侧45°拍摄。此角度常常被忽略，却是最重要的美学角度。因为日常生活中，鼻子是通常是以处于正位和侧位之间的角度示人，此时显示的轮廓信息更加重要。

（三）摄影协议书

如果在出版物或学术会议上公开使用患者的照片，就会产生肖像权的问题，因此拍照前必须征得患者的书面同意，即签订摄影协议书，避免产生肖像权纠纷。表66-5为一摄影协议书样本，可供参考。

表66-5 摄影协议书（样本）

姓名	性别	年龄	职业	病案号
诊断：				
摄影单位：				
协议内容：				
1. 本人同意在术前、术中和术后等医学治疗的全过程中由摄影单位进行照相。 2. 本人同意将照片作为医学资料保留和使用，可用于医学教育、出版专著、学术交流、非谋利的专业宣传等合法用途。 3. 本人自愿放弃索取报酬和版税的权利。				
签名	日期			

（四）鼻的标准照相

要获得良好和标准的照片记录，需要采取正确的摄影位置，用精密的相机、多种功能的镜头、良好的闪光灯或落地照明，在标准的技术和发展的摄影实验室环境下进行。一般而言，需要105mm镜头、单反数码相机、双向照明、蓝色或黑色背景。为了制订患者个案的鼻整形计划，除了细致的物理检查和分析外，也需要对标准的照片进行分析。

鼻的标准化照相包括：①前面（正面）；②正侧面（左右）；③斜面（左右）；④基底面；

⑤侧面微笑位。

直立姿势，头的位置保持在左右侧耳屏点和左侧眶下点相连的平面上，即眼耳平面（图66-40）。

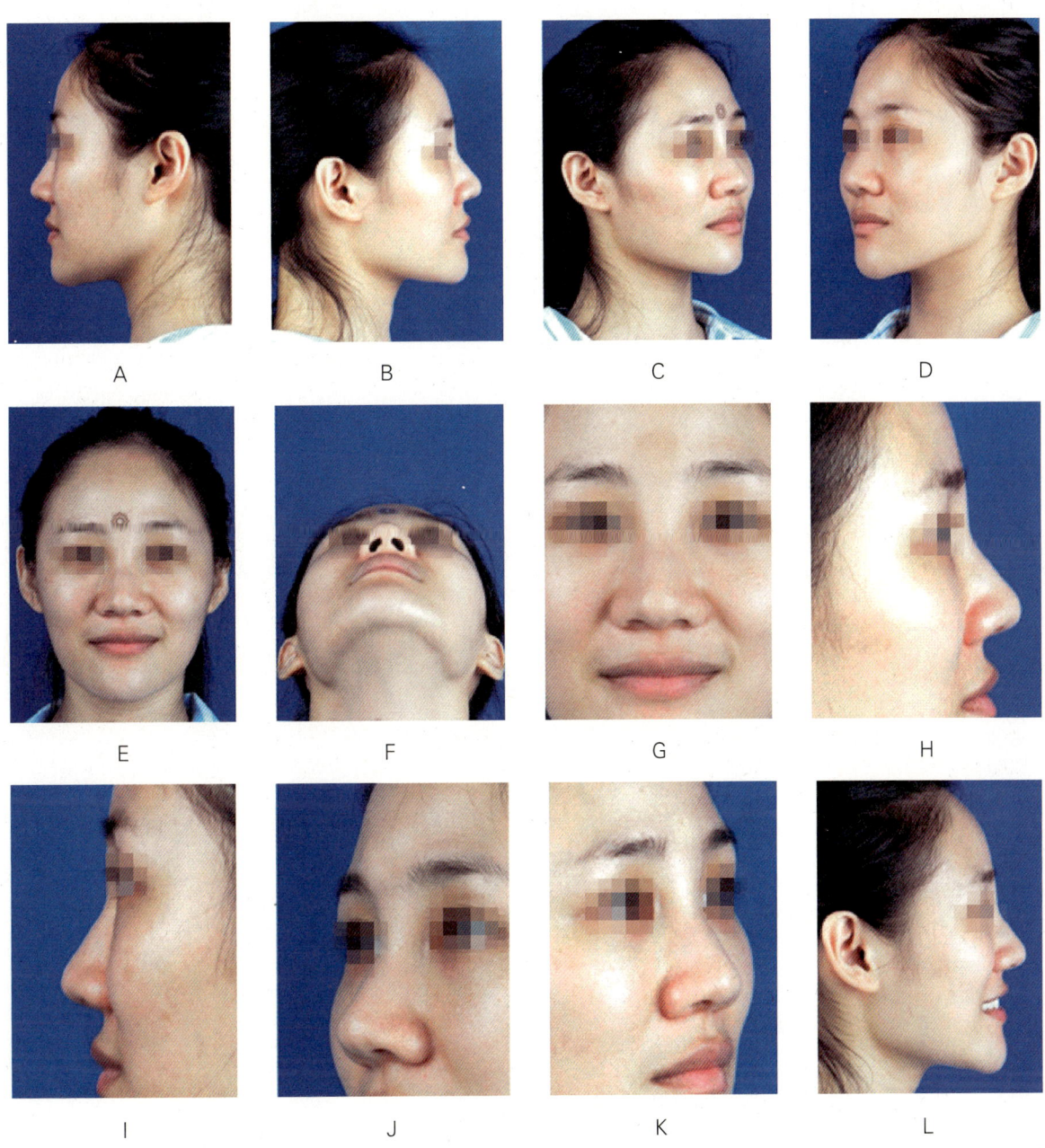

图66-40　术前和术后的鼻部整形照片：正位，左右侧位，45°斜位，基底位，侧笑位

二　规范化病历记录

鼻部整形美容的病历除了要遵守一般病历书写的基本规范以外，还应当体现出其专科特点。规范化的病历记录应包括：

（一）基本规范

1. 一般情况　包括姓名、性别、年龄、民族、婚姻状况、出生地、职业、入院日期、记录日期、病史陈述者等。

2. **主诉** 是指促使患者就诊的主要症状（或体征）及持续时间。
3. **病史** 包括现病史、过去史、家族史、药物过敏史、手术史，女性还要记录月经史和生育史。
4. **全身检查** 美容外科手术以局麻居多，但应按常规进行全面的检查。
5. **专科情况** 对拟实施手术的部位进行视诊、触诊和功能检查，特别注意检查嗅觉。
6. **化验检查** 三大常规、出凝血时间、肝肾功能等。
7. **特殊检查** 必要时行X线、心电图、B超、CT、MRI、造影和病检等。

（二）门诊记录

良好的记录是临床医疗、科学研究和教学的需要。鼻部美学整形记录是逐步改善的，包括文字记录、手术插图记录及手术前后摄影记录等（图66-41，图66-42，附术前检查表、手术规划表）。

"Sunny Record"　　　　Vol. 16

编号：16-　　　　日期：201 年 月 日　　　　爱好：文，体，艺
姓名：　　　男　女　　年龄：　　职业：　　身高：　　体重：
地址：
电话：
患者来源：
主诉：需求与症状（□鼻塞　□鼻过敏　□喷鼻剂使用　□鼻充血　□鼻窦炎　□鼻外伤　□鼻流涕
　　　　□打鼾　□经口呼吸　□鼻出血　□睡眠呼吸暂停　□头痛）
现病史：
既往史：（包括本次疾病相关病史、传染病史、外伤史、手术史、中毒史、过敏史、输血史、药物过敏史、
　　　　药物成瘾史、预防接种史及其他病史）
个人史：（包括社会经历、职业及工作条件、习惯与嗜好和冶游史等）
家族史：
系统回顾：
诊断：
检查：面形：□圆　□椭圆　□长圆　□长　□方　双距（　　）　上下三角（　　）
　　　上庭　　mm　中庭　　mm　下庭　　mm　眼宽（内外眦）　　mm
　　　鼻梁：EL-SN 低（?）　　mm　□平眼球　□小于5mm　□大于5mm
　　　鼻峰：□平　□高　□小于1mm　□大于1 mm　□不规则
　　　鼻尖：上、下点　　mm　侧点　　mm　鼻（翼）底宽：　　mm
　　　鼻宽：SN鼻根　　mm　BC鼻峰　　mm　TN鼻尖上　　mm
　　　歪曲：上　　mm　中　　mm　下偏斜　　mm
　　　鼻面角：　　鼻唇角：　　鼻尖鼻翼角：
　　　鼻腔（□阻塞：□右　□左　外侧鼻阀塌陷：□右　□左　中隔偏斜：□右　□左
　　　鼻甲肥大：□右　□左　内侧鼻阀塌陷：□右　□左　□其他）
手术名称和设计：
移植物：

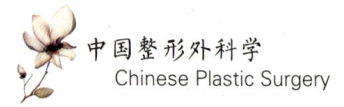

手术同意书：（略）

图 66-41　鼻美学整形文字记录

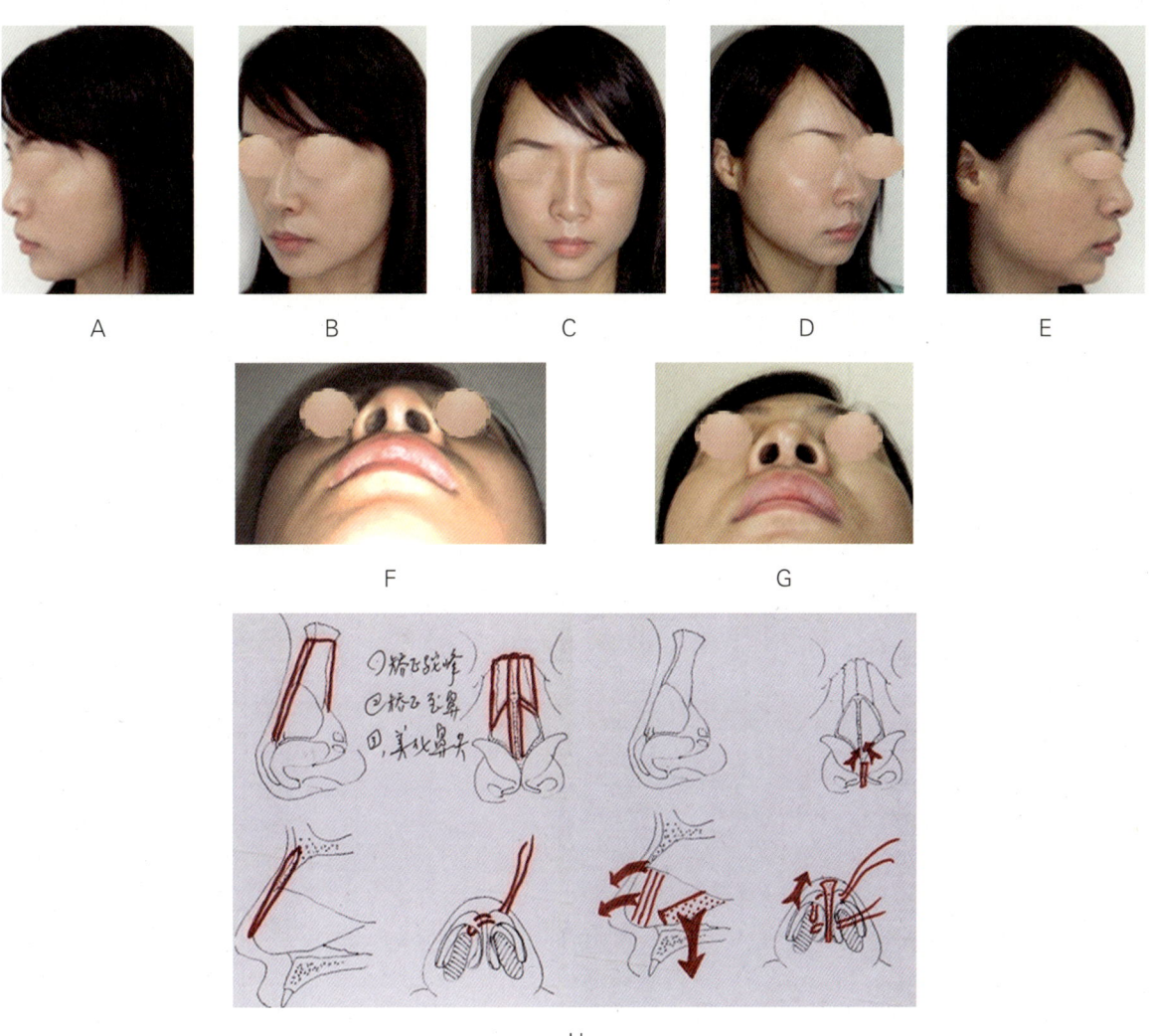

图 66-42 鼻整形摄影和手术记录举例

(三) 规范化手术记录

鼻部手术记录要求条理清楚、层次分明、步骤切实，如能借助线条画表明手术的关键步骤，则更具价值。规范化的手术记录有利于进行总结、分析和经验的积累，有助于提高理论水平和操作技能（表66-6，表66-7）。

表 66-6 手术记录

姓名		性别		年龄		床号		病案号	
手术时间									
术前诊断									
手术名称									
手术者				助手					
麻醉方法									

续表

手术过程

术后诊断

术者签名	日期

表66-7 手术规划表

手术时间:201 年 月 日　　病案号:自编号No.

姓名:　　　年龄:　　女/男　　未婚/已婚　　学历:　　职业(专业):　　　　电话:
籍贯:　　　住址:　　　　　　　身份证号:　　　　　微信:
沟通　　次,共计　　分钟,沟通难度:1 2 3 4 5　　陪人:有/无家属知情　　同意:－1 0 1
综合难度:1 2 3 4 5 6 7 8 9 10　　　麻醉:插管/静脉/基础/局麻　　备注:

续表

| 1. 手术类型
□初次鼻整形
□修复鼻整形（第　次）
2. 手术理由
□扭曲/偏斜/不对称
□假体外露/显形/皮肤薄
□高宽长/低窄短
□外观生硬/不美观
□其他
3. 主要畸形
□鞍鼻
□短鼻/朝天鼻
□梨状孔凹陷/Binder Syn
□歪鼻（偏斜型/C型/S型）
□鹰钩鼻/箭头鼻
□宽鼻
□鼻头肥大
□鼻翼宽大/肥厚/下垂
□鼻小柱短小/退缩
□疤痕挛缩鼻
□唇裂鼻
□其他
4. 既往史
□玻尿酸注射　次
□不明物注射　次
□硅胶隆鼻术　次
□膨体隆鼻术　次
□"鼻综合"　次
□取过耳郭/中隔/肋软骨
□其他 | 5. 切口入路
□鼻小柱goodman切口
□阶梯状切口
□软骨间切口
□鼻孔缘切口
□软骨下缘半贯穿切口
□软骨劈裂贯穿切口
6. 本次使用人工合成材料
□膨体
□硅胶
□PDS板
□Medpor
7. 软骨移植物
□鼻中隔软骨
□耳甲腔/甲艇/耳屏软骨
□肋软骨/异体肋软骨
□鼻翼软骨
□　mm Xmm
8. 膜性移植物
□耳后筋膜
□颞浅筋膜/颞深筋膜
□肋软骨膜/胸腹部筋膜
□自体真皮
□异体真皮
□疤痕组织/硅胶包膜
□自体脂肪 | 9. 鼻背
□降低/抬高　mm
□调整鼻额角度
□缩窄/加宽　mm
□撑开移植物
□皮下膜性衬垫加厚
10. 截骨
□截骨内推
□歪鼻矫正
□驼峰去除
□外侧弧形截骨
□内侧旁正中截骨
□双平面/多重截骨
□外侧经皮截骨
□完全截骨/青枝骨折
□既往截骨　次
11. 鼻尖
□鼻小柱支撑/SEG
□鼻翼软骨头侧切除
□跨/贯穿/穹隆间缝合
□Cap graft / Shield graft
□鼻中隔尾侧端切除
□鼻中隔降肌处理
□其他 | 12. 鼻尖变化效果
□延长鼻长度　mm
□增加鼻尖突出度　mm
□降低鼻尖突出度　mm
□鼻尖下旋度
□鼻尖上旋度
□调整鼻小柱–鼻翼关系
□调整小柱–上唇角度
□调整小柱–小叶角度
13. 鼻翼
□鼻翼内切/外切
□鼻翼缘alar graft
□鼻翼退缩矫正　mm
□宽大鼻翼缩窄　mm
□肥厚鼻翼收薄　mm
□下垂鼻翼上提　mm
14. 其他项目
□隆颏/颏成形
□鼻中隔矫正/鼻甲切除
□鼻基底软骨/假体填充
□面部脂肪填充
□重睑/内眦手术
□剩余软骨埋藏 |

三、鼻整形美容资料的数据库管理

数据库是指按照数据的结构来组织、存储和管理数据的仓库。简单来说，数据库可以看作是电子化的文件柜——存储电子文件的处所，用户可以对文件中的数据进行新增、截取、更新、删除等操作。它产生于距今50年前，随着信息技术和市场的发展，特别是20世纪90年代以后，数据管理不再仅仅是存储和管理数据，而转变成用户所需要的各种数据管理的方式。数据库类型多样，从最简单的表格到能够进行海量数据存储的大型数据库系统。整形外科鼻整形术前术后均涉及大量的数据，包括文字数据、图形图像数据等。随着整个外科领域数字化进程的加快及计算机数字处理技术在本专科应用的日益普及，数据库在鼻整形资料管理中的应用日益广泛。

（一）鼻整形数据库的资料类型

鼻整形数据库可以管理鼻整形涉及的各类数据，包括患者姓名、性别、出生日期等基本资料，以及就诊记录资料、数码照片资料、X线/CT/MRI/PET资料、三维重建模型数据、手术设计资料、手术视频资料、对鼻子进行各种测量分析的数据，还可以管理鼻假体的相关信息资料等。

（二）鼻整形数据库的管理功能

数据库的优势包括海量存储和快速检索，基于计算机数据库管理的鼻整形资料可以实现多种管理功能，包括：

1. 自定义分类管理功能　可以根据需要，对患者进行分类管理。例如按照咨询、手术、随访、VIP等进行分类管理。

2. 数据的录入、编辑、删除管理　可以对首次就诊、再次就诊患者进行资料录入，可以编辑已经录入的患者资料，也可以删除已经录入的患者资料。

3. 高级检索功能　可以对存储在数据库中的资料进行复合条件的快速检索，例如检索某一时段的使用某种材料的隆鼻患者。

4. 数据的备份、导出、合并等功能　可以将数据库进行备份保存，可以选择导出部分数据，可以将不同电脑录入的数据进行合并操作等。

（三）鼻整形数据库的应用

资料存放到数据库中后，除了可以实现方便的资料管理外，现在的应用系统还提供了基于数据库资料的应用功能。以MyPatients软件为例，系统提供了以下应用：

1. 自定义数据表　系统提供了强大的自定义数据表功能，可以自由扩展系统管理数据的范围，例如增加心理测评结果记录、手术麻醉数据记录等信息，可以随意增加需要保存的数据库（图66-43）。

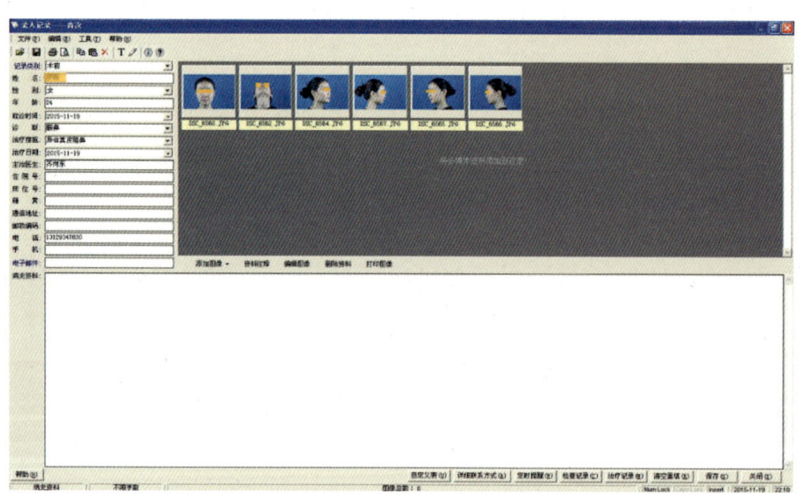

图66-43　数据录入、编辑、自定义表

2. 图像处理与分析　对于数码照片，系统提供了基本的处理功能，可以剪切、调整亮度和对比度等。系统还提供了对照片的基本测量分析功能，比如简单的美学分析等。

3. 自动对比显示　可以选择手术前后照片、数码照片与X线/CT/MRI/PET等图片进行同屏幕自动对比显示，以便明确诊断和对比治疗效果等（图66-44）。

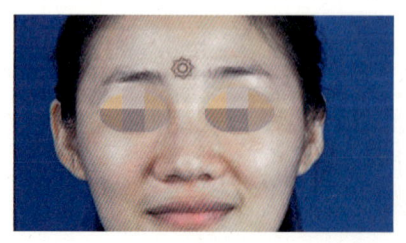
A

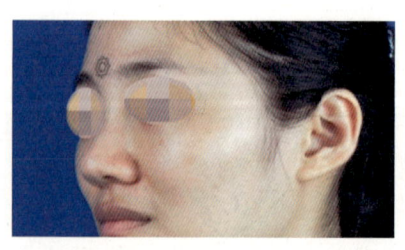
B

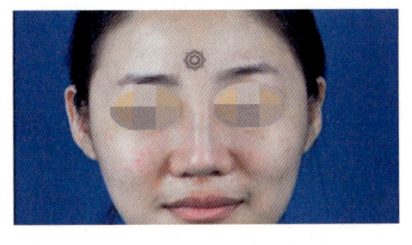
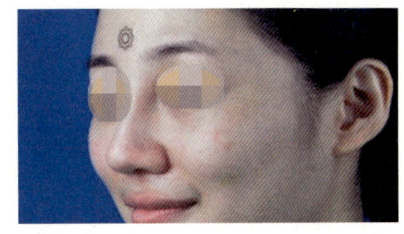

C　　　　　　　　　　　　　D

图 66-44　自动对比显示

4. 自动生成PPT　系统提供了图片自动生成幻灯演示文档（PPT）的功能，可以检索到需要的照片，直接导出到PowerPoint生成演示文档，系统自动调整图片大小，并可以将图片的注释文字插入相应的PPT中。

5. 医患沟通与患者随访　系统提供了通过手机短信进行医患沟通的功能，同时提供了扩展的患者随访功能，可以实现对患者的自动定时随访提醒。

6. 统计分析　可以通过高级检索，对数据进行初步汇总分析。系统还支持将数据直接导出到SPSS进行统计分析的功能（图66-45）。

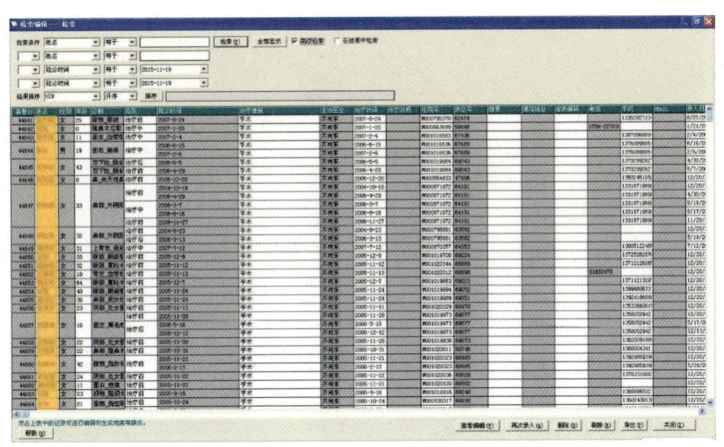

图 66-45　高级检索汇总分析

第六节　鼻整形手术器械、围手术期处理、手术入路和自体组织切取

一　手术器械

（一）额镜与头灯

额镜的镜面是一个能聚光的焦距为25cm的凹面反光镜，中央有一小孔。镜体借一转动灵活的双球状关节连接于额带上。头灯是在额镜上附加的光源，使对光较方便，或直接在额带上加纤维头灯，既适用于手术中使用，亦可用于术前对鼻内部情况的检查（图66-46）。

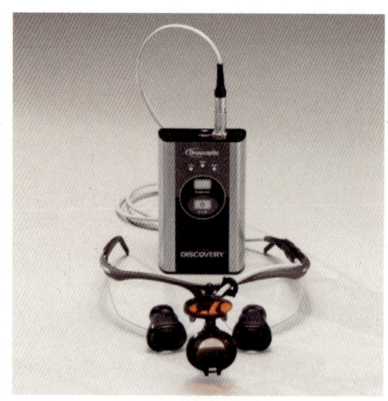

图 66-46　额镜与头灯

（二）前鼻镜

前鼻镜能较好地扩大观察视野，分大、中、小号，术前检查及术中均可使用（图66-47）。

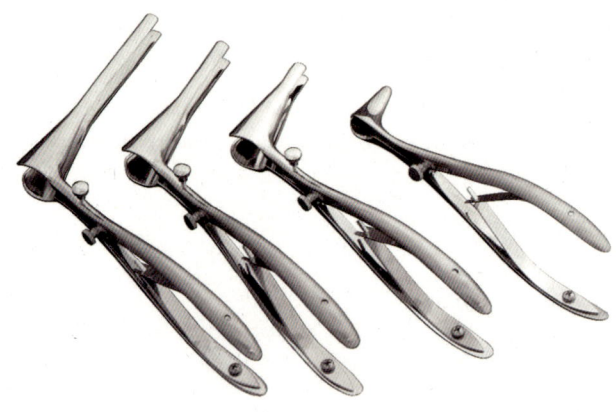

图 66-47　前鼻镜

（三）镊子

1. Brown Adson镊　软骨镊，是手术过程中的多功能镊子（图66-48）。

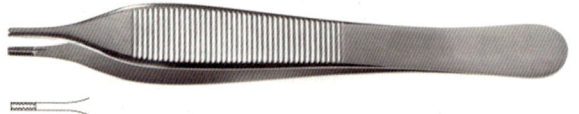

图 66-48　Brown Adson 镊

2. 枪状镊　用于放置或者取出鼻腔内麻醉用棉片或纱布（图66-49）。

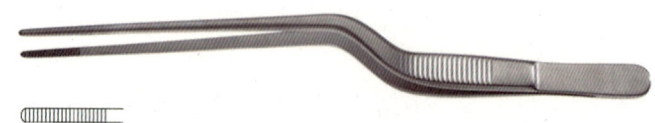

图 66-49　枪状镊

(四) 剥离器

1. 鼻骨剥离器　常用的鼻骨剥离器有双头型、枪状型、直凹型及直圆型,主要用于分离鼻骨骨膜(图66-50)。

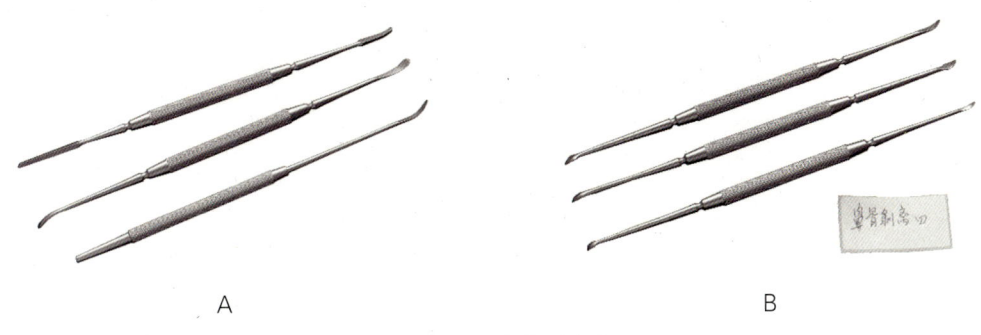

图 66-50　鼻骨剥离器

2. 鼻腔黏膜剥离器及吸引剥离器　常用的鼻腔黏膜剥离器及吸引剥离器有环切圆刀、双头型、梨状型、扁平型、月牙型等,主要用于鼻中隔、鼻底部、外侧壁鼻黏膜的分离(图66-51)。

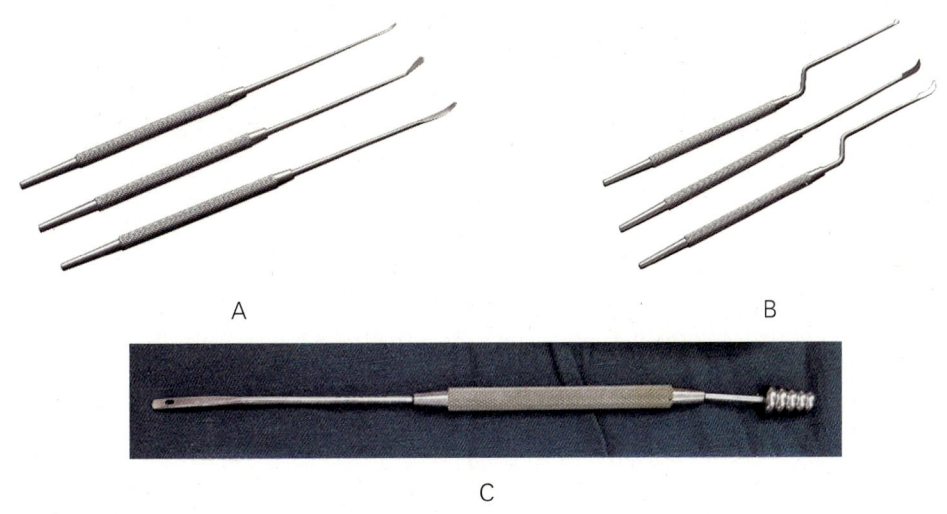

图 66-51　鼻腔黏膜剥离器及吸引剥离器

3. 骨膜剥离器　既可用于剥离中隔被覆,又可剥离鼻背部骨膜及软骨膜(图66-52)。

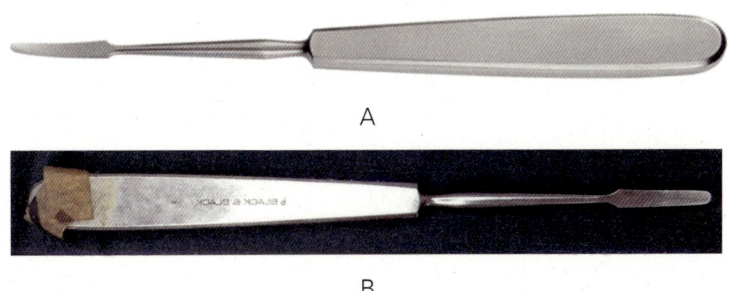

图 66-52　Joseph 剥离子

（五）组织剪

1. 曲形剪　用于分离软骨膜，去除过多的鼻翼软骨、中隔软骨及侧鼻软骨（图66-53）。

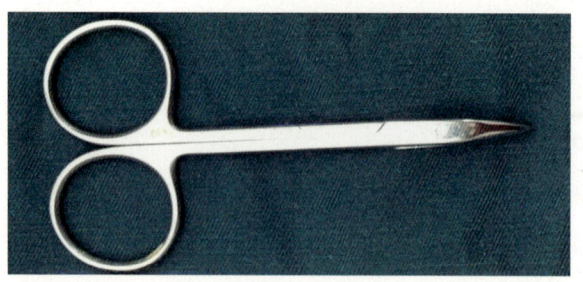

图66-53　曲形剪

2. Fomon氏剪　用于分离解剖鼻翼软骨上下及鼻背部的皮肤组织（图66-54）。

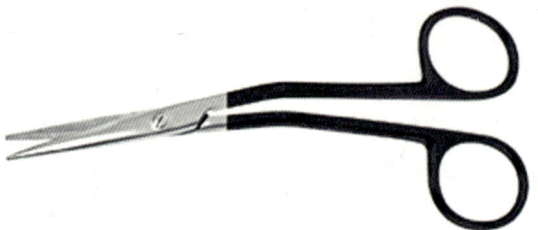

图66-54　Fomon氏剪

（六）拉钩

1. Fomon氏拉钩　用于协助鼻下1/3部位的手术（图66-55）。

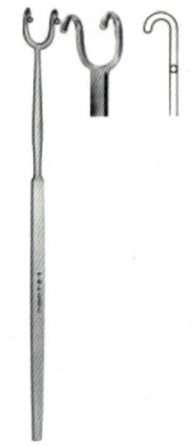

图66-55　Fomon氏拉钩

2. 单齿拉钩　用于暴露鼻翼软骨，以利解剖（图66-56）。

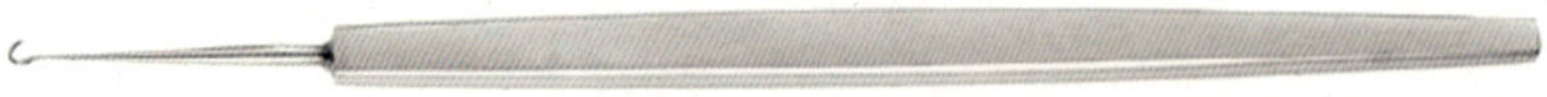

图66-56　单齿拉钩

3. 旋转拉钩　用于协助鼻尖部手术（图66-57）。

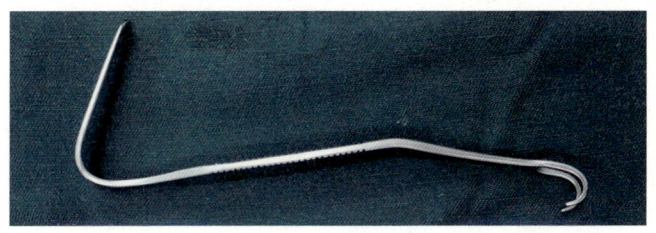

图 66-57　旋转拉钩

4. Gruber鼻整形拉钩　一个塑料的鼻结构模型，在鼻整形术中用于重塑鼻形状（图66-58）。

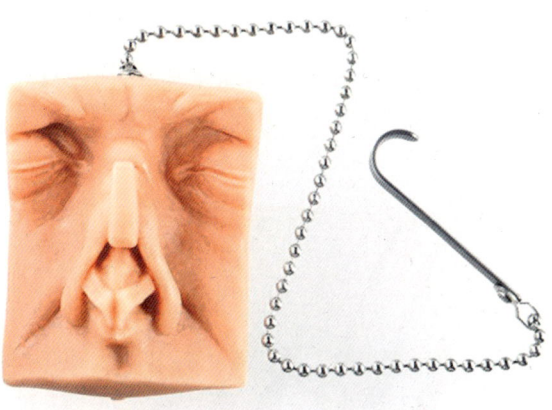

图 66-58　Gruber 鼻整形拉钩

5. Converse拉钩　用于防止软组织损伤，并在掀起鼻中隔瓣时显露软骨（图66-59）。

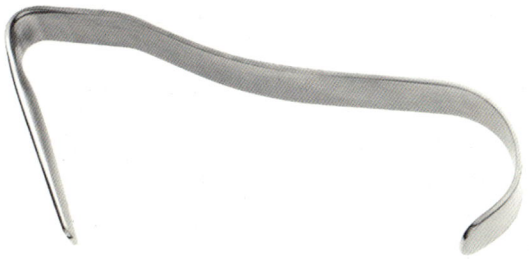

图 66-59　Converse 拉钩

（七）骨凿

常用的鼻骨凿有圆凿、半凿、左右保护型、双保护型、枪状型及铲型，常用于鼻骨增厚、驼峰鼻、外伤性畸形的整形等（图66-60）。

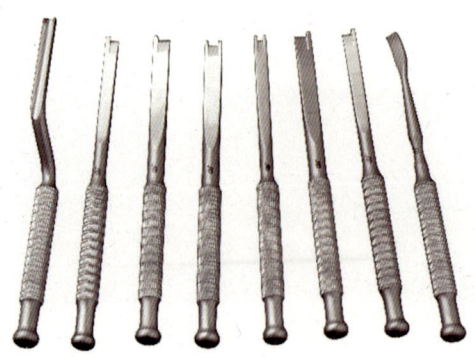

图 66-60　骨凿

（八）鼻骨锯、鼻骨锉及骨锤

1. 鼻骨锯　分为左侧锯及右侧锯，主要用于锯断或锯平鼻骨。鼻骨锉有直型和弯型及圆头和平头，头有大小，锉纹也有粗细之分，主要用于锉平、锉光鼻骨（图66-61）。

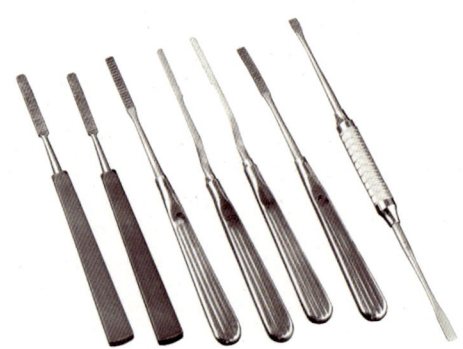

图 66-61　鼻骨锯

2. 骨锤　用于配合骨凿截骨（图66-62）。

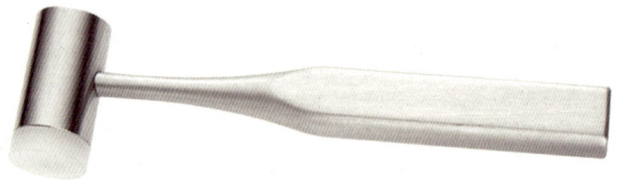

图 66-62　骨锤

（九）鼻骨矫正器

鼻骨矫正器主要用于早期鼻骨骨折的矫正及鼻骨的整形（图66-63）。

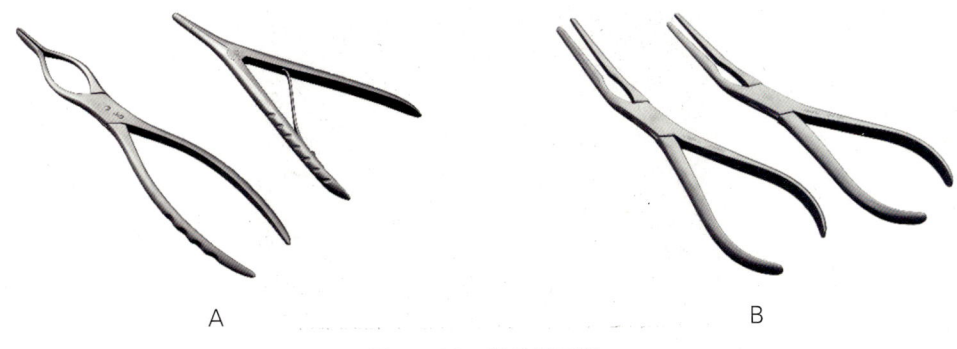

图 66-63 鼻骨矫正器

(十) 软骨塑形器械、放置钳及引导器

1. 鼻假体放置钳及引导器　常用于质地较软的假体的放置（图 66-64）。

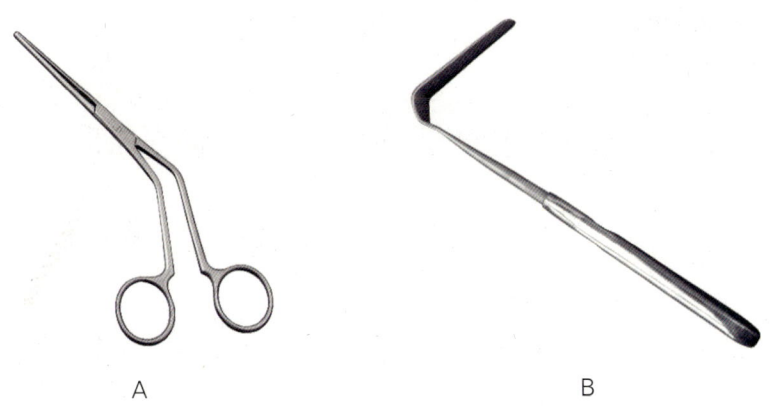

图 66-64 鼻假体放置钳及引导器

2. 软骨钳　用于对软骨或者筋膜进行塑形（图 66-65）。

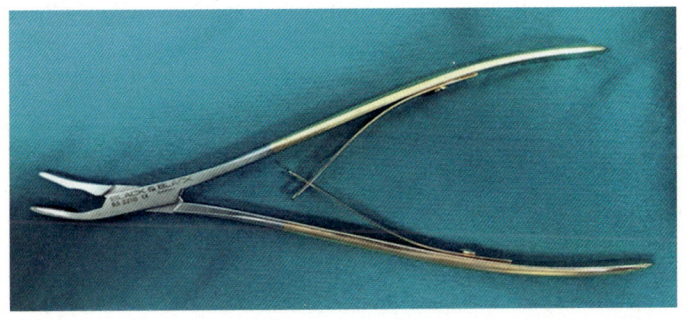

图 66-65 软骨钳

3. 软骨板（图 66-66）。

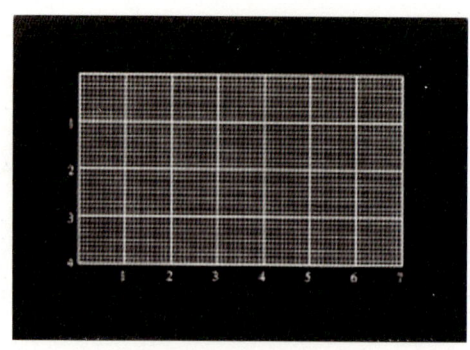

图 66-66 软骨板

(十一) 鼻软骨刀

1. 鼻软骨刀　用于切取形状完整的鼻中隔软骨（图 66-67）。

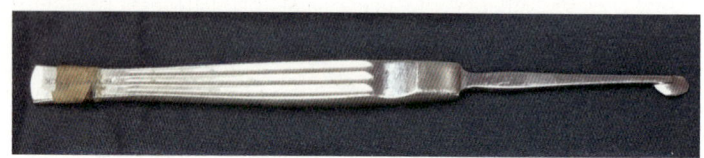

图 66-67 鼻软骨刀

2. Ballenger 旋切刀　用于切除整个变形的鼻中隔软骨，仅靠单向移动就能完成（图 66-68）。

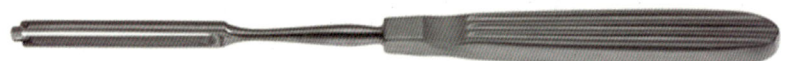

图 66-68 Ballenger 旋切刀

(十二) 缝针与缝线

无创伤针线的质量对提高微小血管缝合后的通畅率起重要作用。9-0 单丝尼龙无损伤血管缝针适用于 1.0mm 以上的血管吻合及吻合外膜的神经吻合，11-0 的缝线适用于 1.0mm 以下的血管吻合及神经束膜吻合。在吻合薄壁小静脉时可先用 9-0 针线缝合，作为支持线，然后用 11-0 缝线吻合。

不同规格的无损伤缝合针线见表 66-8。

表 66-8　不同规格的无损伤缝合针线

针号	缝针		缝线	
	直径(μm)	长度(mm)	直径(μm)	拉力(g)
5-0 普迪思	200	17	100	50
5-0 抗菌薇乔	150	13	100	50
4-0 抗菌薇乔	100	16	160	25
6-0 爱惜良	70	13	70	10

二 围手术期处理

（一）麻醉评估

美容手术是一类以美容为目的的整形外科手术。施行美容手术的患者多属青、中年，具有良好的身体状况，一般能较好地耐受手术与麻醉。另有部分属先天性畸形。这类患者需要在较早的时间进行及时的整复手术，年龄越小，手术麻醉风险也越大，早产儿术后出现窒息和心动过缓等严重并发症的发生率明显高于足月儿。许多先天性畸形除明显的头颅、颌面、四肢等部位畸形外，可同时存在一些需经特殊检查才能发现的畸形，详细检查患儿重要脏器功能，并作出正确评估。如Apert综合征除有突眼、眶距增宽、腭裂外，可伴有脑积水、心血管畸形、多囊肾等。有些先天性畸形还会引起严重并发症，如颅狭症者有发生颅内压增高、视神经萎缩和癫痫的可能。先天性颅颌面畸形可因同时存在小颌、短颈、鼻咽腔狭小、高腭弓、悬雍垂过长等畸形而造成气道困难，有些患者症状明显，表现为夜间睡眠后打鼾，甚至出现阻塞性睡眠呼吸暂停症。这些都应引起我们足够的重视，在麻醉过程中予以充分考虑，以免发生危险。

进行整形美容手术的患者往往存在一定的心理问题，术前应重视整形外科手术患者的心理状况，做好耐心细致的解释工作，与患者及家属建立起良好的医患关系，尽可能地取得他们的合作。有些整形外科手术患者有明显的身体缺陷或畸形存在，外观异常或丑陋，使他们在与人们交往中有意或无意地遭到排斥，严重地影响患者本人甚至家属的心理活动，造成其焦虑、抑郁、敏感等心理障碍。一部分已接受了多次手术治疗的患者，手术麻醉的痛苦体验与不良回忆常使其对再次手术存在极度恐惧、焦虑甚至拒绝心理。接受美容手术的患者则可能有夸大自身不良外形、害怕承担麻醉风险、对手术效果患得患失等心理活动。

（二）手术前准备

采集完整的病史和头颈部检查，重点关注鼻子功能与美学上的诊断，仔细检查鼻子及其周围面部结构特点，做好详尽的外鼻解剖形态的测量，明确患者外鼻形态的缺陷。确定患者的愿望，鉴别出患者的不现实期望，注意患者的精神状况，了解患者欲鼻整形的真实动机。制订手术方案，并向患者说明手术效果的局限性，以及手术所带来的负面后果，要强调术后可能的轻度不对称，要填写手术协议及风险，给患者介绍手术的主要原则和方案，回答患者提出的所有关于手术的问题，特别明确手术效果，反复细致地与患者讨论。安排计算机鼻气流测量和医学照相。如有指征，推荐过敏测试，以致能完成鼻功能的医学与手术安排。在知情同意书上记录外切口瘢痕位置，短期和长期的术后不适有个恢复的过程等，并有患者签名。皮肤软组织感染、早期瘢痕、严重器质性病变均为手术禁忌证。根据手术需要，术前进行必要的鼻腔清洁、剪鼻毛，并应用抗生素滴鼻液。

鼻整形手术能在插管全麻或局麻加静脉镇静下进行，无论用何种方法，麻醉关键是舒适、安全，保持气道通畅。

局部麻醉用含肾上腺素的1%～2%利多卡因或2%普鲁卡因局部注射，阻滞分布在鼻部的感觉神经（图66-69，图66-70）。若手术涉及鼻腔内组织，可用浸渍有2%～4%丁卡因的棉片或细纱条，内加少量1∶1000肾上腺素液，稍挤干后填塞于鼻腔黏膜中，约15分钟后取出，达到麻醉黏膜表面的目的。

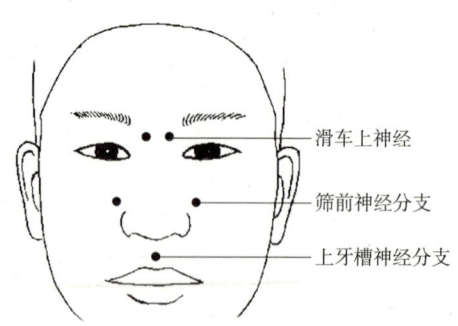

图 66-69　鼻部手术神经阻滞点

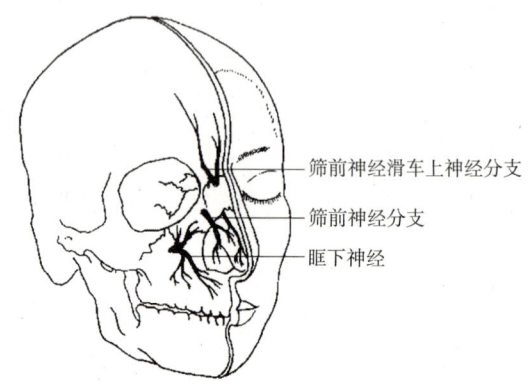

图 66-70　鼻部神经支配分布

如果患者已是第二次或多次手术、手术范围较大或涉及骨性组织，手术时间超过 1 小时、患者自己有要求者，可采用全身麻醉或根据情况予以基础麻醉加局部麻醉。基础麻醉要在麻醉师的监护下进行，常用镇静剂氟哌利多 5mg、止痛剂芬太尼 0.1mg 静脉缓慢推注，可达到满意的麻醉效果。

在欧美等国家，面部整形特别是鼻部整形，首选全麻。全身麻醉的优点是安全，施术者及受术者双方均感到舒适、手术能进行得更完美更到位、可控制术中出血（通过调节血压）等。近年来，随着人们生活水平的提高，鼻部手术的全麻率逐年增高。

三　鼻整形手术入路

鼻整形的手术切口很多，大致分为鼻内切口和鼻内、外联合切口两类。

自 Dieffenbach（1845）首次报道以来，采取各种鼻内手术入路较多，但因其操作不便，影响了手术治疗效果，故 Rethi（1934）、Padovan（1966）应用和发展了鼻外部入路手术。近来，美国 Anderson 与 Ries 采用鼻孔外入路全鼻整形术，获得了较好效果，但缺点是在鼻小柱中、下 1/3 交界处留有横行切口，尤其对瘢痕体质的人，可能会留下明显的瘢痕。近年来，国内开始推崇 Goldman 的鼻小柱改良切口进路，即做鼻小柱中、下 1/3 倒 V 形切开，并使其与双侧鼻孔缘、鼻前庭切口相连接，使手术野充分暴露，尤其有利于矫正鼻中隔。此方法不易损伤鼻翼软骨、侧鼻软骨及其间的结缔组织悬带，不致引起鼻尖下陷。

（一）鼻内切口

鼻中隔贯通切口即位于中隔前的纵行切口，常用于鼻中隔整形手术。软骨间切口即位于侧鼻软骨与鼻翼软骨之间的横行切口，用于鼻尖及鼻翼整形等。

软骨内切口即位于鼻翼软骨中央的横行切口，用于鼻尖及鼻翼整形等。

软骨下切口即位于鼻翼软骨下缘的横行切口,用于鼻尖、鼻翼及鼻背整形等。

鼻翼边缘切口即位于鼻翼缘稍内面的边缘切口,用于鼻尖、鼻翼、鼻骨及鼻小柱整形等。

(二) 鼻内、外联合切口

由横过鼻小柱的切口、鼻小柱边缘和鼻翼软骨尾侧缘切口或鼻翼缘切口组成,因鼻翼缘切口损伤软组织三角,已逐渐弃用。其切口变化主要在于鼻小柱切口的选择。

蝶形或飞鸟切口即位于鼻翼缘外面、鼻尖及鼻小柱表面的切口,已废弃。目前常用的切口包括:倒V切口、阶梯切口、V形切口、横行切口、下小叶切口、鼻小柱基底V形切口。

在上述切口中,阶梯切口、V形切口、横行切口最为常用,而其他几种切口有可能产生明显瘢痕,或者出现瘢痕凹陷,或者破坏软三角区形态,应避免使用。

目前,外入路鼻整形最为常用的切口是Goldman切口:横过鼻小柱的倒V切口、鼻小柱边缘和鼻翼软骨尾侧缘相连接的切口(图66-71)。

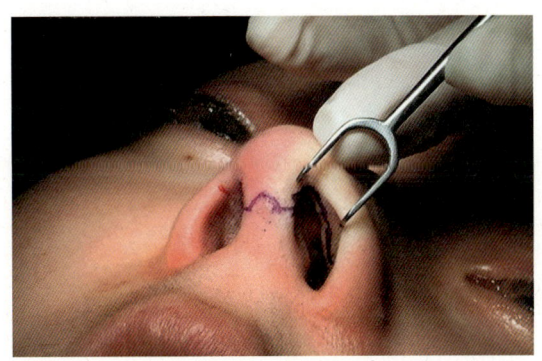

图66-71 Goldman切口示意图

四 术后指导

除了外科手术后的一些常规处理外,鼻整形手术的术后非常重要的一点就是术后局部固定。正确的固定可以保持手术预期的效果,否则可能影响手术效果或出继发畸形。单纯鼻部软组织的整形手术,可以仅在术侧鼻孔内填塞消毒纱布,吸收切口的术后少量渗血,也可根据具体情况做适当的外鼻固定,如纸胶带、热塑夹板、纱布卷、硅胶片、印模膏、石膏绷带等(图66-72,图66-73)。涉及鼻部骨性结构的复杂手术,术后固定尤为重要,可以选择铝夹板固定,原则是鼻内、鼻外均匀加压,以保持其设计的良好外形,防止继发畸形的产生。中隔部手术应在两侧鼻腔内均匀堵塞加压。术后应用碘仿或者凡士林纱布条缠裹胶皮管填塞鼻腔,使分泌物引流通畅,防止感染。一般在术后第3天无血性渗出物时抽出填塞物。鼻背部加压包扎需1~2周,以防鼻骨因外力或组织肿胀重新移动而脱离鼻正中线。在术后1周,肿胀明显减轻后取下热塑夹板,重新塑形,再次固定。尽早去除鼻腔填塞物,清洁鼻腔。术后7天拆除鼻外切口缝线,鼻外固定物可同时去除。提供患者术后应知手册,指导术后活动与注意点,建议患者4周内避免剧烈活动,8周内避免佩戴任何框架眼镜。

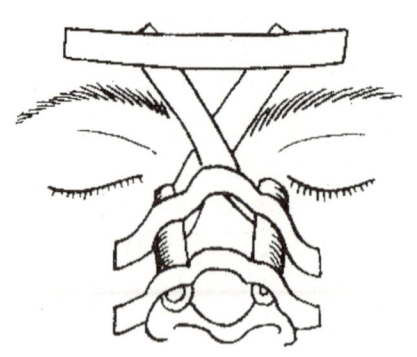

图 66-72　纱布卷外固定

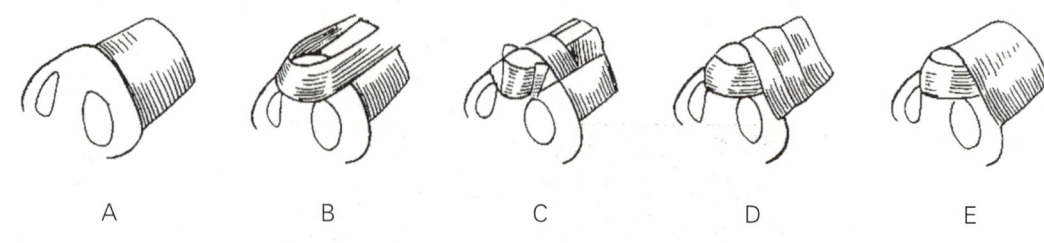

图 66-73　石膏绷带固定
A. 鼻背石膏条　B. 加鼻尖石膏条　C. 鼻尖石膏条固定　D. 加厚鼻背石膏条　E. 完成

全鼻再造手术以及鼻翼再造后，两侧鼻孔还需用橡皮管或塑料管固定3~6个月，以防止鼻孔收缩影响呼吸功能及外形。

由于眼睑部组织松弛，在鼻部整复手术后常引起眼睑水肿或出现皮下淤血斑，淤血斑甚至可以蔓延到结膜上，因此鼻成形术后宜将患者置于半坐位，并采用局部冷敷，以减轻术后水肿。

外鼻血供丰富，一般手术不易引起感染，口服应用抗生素即可。但鼻腔是可能污染的部位，如果鼻整形手术涉及人工植入体、鼻中隔软骨、自体组织移植、皮瓣等，容易发生感染，术后必须应用抗生素肌注或静脉点滴以防感染。

五　自体材料切取

在鼻整形外科中，具有较大应用优势的移植物是自体材料，其主要包括耳软骨、肋软骨、鼻中隔软骨等软骨性材料，以及筋膜、真皮等软组织。我们在考虑应用何种自体移植物的同时，也要重视选择供区应遵循的整形外科基本原则：①在供区不产生新的功能障碍；②不产生新的畸形；③瘢痕尽可能地隐蔽；④供区的自身修复不存在困难。

鼻部整复或美容手术中最为需要的材料是软骨。由于种族原因，东方人鼻中隔软骨较小，能提供的组织量相当有限，有些时候（如二期或修正鼻整形手术时）甚至没有鼻中隔软骨可用；而切取肋软骨手术较大，在胸前会留下瘢痕，患者的花费也较高，所以同意切取肋软骨的患者不多。因此，耳甲腔的耳软骨和耳郭复合组织成为最常用的自体软骨移植物。

（一）耳郭移植物的获取及供区处理

1. 耳软骨的获取及供区处理　在术前谈到应用耳软骨作为移植物时，患者最关心的是术后耳外形及瘢痕情况。就耳郭的结构而言，维系其外形的最重要支撑是对耳轮及其上下脚、耳轮，一般切取耳甲腔软骨不致影响耳郭外形，但如果把整个耳甲腔的软骨全部切除，则会对耳朵的形状产生较大的影响。另外，从功能方面讲，耳郭的功能是吸纳声波，此功能在切取耳甲腔软骨后不会受到影响。

获取耳软骨的切口方式包括：前入路（对耳轮内侧切口）、后入路、对耳屏内侧切口入路、耳屏后入路、颅耳沟入路等，这些切口各有优缺点。

（1）前入路（对耳轮内侧切口）：耳郭及其周边组织常规消毒后，在对耳轮内侧缘0.3cm处设计长2~3cm的切口线，然后在耳的前后两面分别用1%利多卡因液（含1∶100000肾上腺素）进行局部浸润麻醉。沿标记线切开皮肤，用剪刀分离耳前皮肤与软骨之间的粘连，大小稍超出切取软骨范围，再用手术刀切开软骨，用Adson Brown镊夹持软骨，剪刀插入耳后进行分离，待分离范围足够时，将软骨取下，对耳后的创面进行彻底止血。应用6-0的尼龙或者Prolene缝线缝合伤口。用3-0的尼龙或者Prolene缝线进行耳前、耳后的贯穿缝合，进针点应跨过切口和软骨的切取范围，上、下共缝合两针，耳前和耳后均用浸有消毒液的棉花卷或纱布卷穿入线圈中，轻轻拉紧打结，完成加压包扎，一般耳郭术区不需其他包扎。在术后5~7天，拆除敷料和缝线。

前入路的优点主要体现在：便于手术分离，可以准确确定切取软骨的范围，操作容易，不必将耳郭翻向前方，缝合时术者处在很舒服的位置，术后拆线、观察等都很直观。为了尽可能不影响耳郭外形并使瘢痕位于不明显的位置，一般切口设计在对耳轮内侧0.3cm处。当需要的软骨量较小的时候，也可以采取对耳屏内侧0.3cm处做切口，这个切口更为隐蔽，甚至比耳后切口还隐蔽。但前入路有三个缺点，其一是术后的瘢痕，虽然这个瘢痕并不明显，但对于要求完美的人来说，也许就是最大的美中不足；其二是切取软骨的量稍小于耳后入路；其三是所有的分离过程几乎都是盲视。

（2）后入路：与前入路相比，耳后入路在操作时可能更为烦琐，术者在确定切取软骨范围时要先进行标定，缝合也不像前入路舒服，就是拆线也比前入路更为麻烦。但是，耳后入路可以切取软骨的范围大于前入路，分离也均在直视下进行，最重要的是，耳后的切口瘢痕更为隐蔽。所以，尽管后入路有很多缺点，但仍有较多的人喜欢这种方式。

在对耳轮相对应的耳后部位设计弧形切口，长3~4cm，消毒和麻醉与耳前入路相同。将耳郭向前翻卷，沿切口标记线切开皮肤，分离耳后软组织和软骨，用美兰在耳后拟切取的区域进行标记，沿标记将软骨切开，分离耳前皮肤后，切取软骨，剩余的处理与前入路相同。

（3）对耳屏内侧切口入路：在软骨需要量较少时，比如仅仅为了作鼻尖的盾形移植和帽状移植，可在对耳屏内侧0.3cm处设计长1.5~2cm的切口，此切口的优缺点与前入路相同，但瘢痕更为隐蔽。具体手术操作与前入路完全相同。

（4）耳屏后切口：与对耳屏内侧切口的适应证类似。如果需要切取的软骨较平直，可选择耳屏作为供区。此处的切口瘢痕隐蔽，不影响整体的耳外形，操作也较为容易。

在对耳郭进行消毒完毕后，外耳道外口处使用消毒棉球填塞，在耳屏后方，距耳屏缘0.3cm处设计切口，耳屏前后两面分别用1%利多卡因液（含1∶100000肾上腺素）进行局部浸润麻醉，按设计线切开皮肤，分离方法与上述基本相同，只是缝合完毕后不必使用贯穿缝合。其余治疗与前入路相同。

耳郭手术最容易发生的并发症是积液和感染，二者都会影响剩余软骨的外形，甚至带来灾难性后果——耳郭软骨的全部吸收，因此手术后要严密止血，畅通引流，防止感染的发生。手术中将耳前、耳后用4-0的尼龙线做贯穿缝合，前后各置一消毒液的棉花卷或纱布卷穿入线圈中，缝扎加压。一方面可以减少血肿和血清肿等积液发生的可能，便于引流和创伤愈合；另一方面，对耳郭进行必要的支撑，防止术后变形，包扎也更容易。另一个并发症是切取耳软骨的边缘不光滑所引起的术后疼痛，这种疼痛有时比鼻手术的疼痛更甚，须向患者说明，而且在大约1年内会对温度比较敏感。

2. 耳郭复合组织的获取及供区处理　耳郭复合组织可用于修复鼻翼缺损、鼻尖缺损、鼻前庭狭窄、内鼻瓣塌陷、下降鼻翼缘，有时还可以用于延长鼻长度，是较为常用的一种复合组织移植。

耳郭复合组织使用时，可以是软骨带上耳前皮肤，可以是软骨携带耳后皮肤，也可以是耳郭全层。软骨带耳前皮肤时，皮肤面多用于修复鼻前庭皮肤的缺损，比如做鼻前庭狭窄修复、纠正内鼻瓣塌陷、下降鼻翼缘和延长鼻长度；带上耳后皮肤的复合组织多用于修复鼻翼外层的缺损，鼻尖、鼻小柱的缺损；全层移植则多用于鼻翼的全层缺损。

当切取软骨携带耳前皮肤的复合组织时，如果需要的量比较小，多使用耳甲艇做供区，供区可以直接拉拢缝合；需要量较大的话，还需要切取部分耳甲腔，此时多需对供区进行植皮修复。在切取软骨携带耳后皮肤时，一般采取耳后切口，以耳甲腔作为供区，遗留的创面在游离周围组织后拉拢缝合或者转移局部皮瓣修复。在切取全层组织时，多使用耳轮缘作为供区，但宽度一般不大于1.5cm，供区直接拉拢缝合。

（二）肋软骨的获取及供区处理

当鼻中隔与耳甲腔无法供应足量的软骨时，就需要切取患者的肋软骨来完成手术。自体肋软骨隆鼻的缺点是损伤较大，胸部遗留2~4cm的皮肤瘢痕，但只要把握细节，精细分层缝合，恢复多数会相当好。虽然这是手术的一个缺憾，但为了更大的利益也是值得和可接受的。

尽管肋软骨的切取不是一个复杂的手术，但应该切取哪一根肋软骨，为什么选择这根软骨，却是值得深究的问题。

Gunter等推荐使用第5、6、7肋软骨，而Sheen推荐使用第9或第10肋软骨，Daniel则习惯使用肋骨-软骨复合组织。这些都是西方人的一些观念，对东方人不一定适合。笔者通过自己对1000余例国人的肋软骨鼻整形进行总结后认为：第7肋软骨有以下优点：①第7肋刚好位于横膈膜最厚部分的上方，这点有利于避免术中最大的并发症——气胸或者血气胸；②肋间动脉主要在第1至第6肋软骨后方走行，在第7肋上方渐变为细小分支，发生血管损伤的概率较低；③第7肋软骨能够提供足够的软骨量，且该肋软骨较直，术后出现扭曲变形的情况较少。

肋软骨切取时，一般都取右侧，因为从左侧切取时有可能误伤心包（虽然只是理论上的可能）。通过触摸胸肋关节计数（胸骨角平对第2肋），在第7肋软骨表面用标记笔标记切口线，一般应和皮纹平行，手术切口一般为2~4cm长。对于女性患者来说，切口亦可采用乳房下皱襞设计，这个切口在患者穿比基尼时也能得到完全的覆盖。

手术一般在插管全麻下进行。常规消毒铺巾后，沿标记切口线切开皮肤。皮下筋膜层采用钝性分离技术，肌膜层一般直接用电刀切开，以减少出血和获得良好的手术视野。在肌膜显露以后，可以再次通过触摸确定拟切取肋软骨的位置，确保切开线的长轴直接位于肋软骨表面，以减少过多的分离损伤。切开肌膜之后，按照肌肉走行方向分开肌肉，暴露肋软骨的软骨膜和肋骨骨膜。一般来说，肋骨透过骨膜所显示的颜色为暗红色，而肋软骨则为白色；为了进一步确认，可以通过针刺的方法检验，肋软骨可以轻易地被刺入，而肋骨则很难被刺入（注意勿刺入太深，防止气胸的发生）。肋骨与肋软骨的交界对于能否获得足够长的软骨至为重要，所以手术中应该对这个位置进行准确的辨认。

在肋软骨表面的长轴近中线处，沿其轴向切开，并在确定切取长度的两端作垂直于肋软骨轴向的切口，使得切口呈"工"字形。用较钝宽的剥离子推拨开软骨膜，显露拟切取肋软骨部分全长的上下缘。注意有时存在软骨间联合，可使用15号刀片部分切开以利分离。使用钝的剥离子剥离后侧的软骨膜，插入肋骨膜剥离子，使用推拉的动作往复两次，可以将肋软骨彻底游离。在插入时一定要小心，既要防止穿透胸膜造成气胸，又要防止插入肋软骨，破坏软骨的完整性，造成软骨雕刻的困难。在肋软骨的游离完成后，将肋骨膜剥离子推至拟切断处作为衬垫，小心地用15号刀片切透肋软骨，直抵剥离子表面，即可将肋软骨取出。将肋软骨放入含抗生素的生理盐水中备用。部分切取肋软骨的方法可以参照此过程进行。

在肋软骨切取后，对术野进行严密止血，防止术后血肿的发生。止血后，提起创面周缘，灌入生理盐水，观察盐水的颜色，如果被染红，提示有出血点存在，须再次止血；如果清澈透亮，可让麻醉医师做"鼓肺试验"（肺内正压），观察有无气泡，如果有气泡，则提示存在气胸可能，为了避免灌水时混入空气导致的"假阳性"，可稍等片刻再次试验，如仍有气泡，则须仔细检查创面，修补破口，再次试验，直至无气泡出现为止，有时还须放置胸腔内负压引流。

软骨切取后的缝合时应当注意：软骨膜较厚且坚韧，此层的坚实缝合有助于减轻患者术后的疼痛和空虚感；肋软骨前方的肌肉、肌膜亦应缝合坚实，它对减少术后疼痛同样起作用；这三层都推荐使用较粗的2-0或者3-0的可缓慢吸收的缝线缝合。对于皮下的脂肪层、真皮层可分别使用3-0、5-0的可吸收线缝合，皮肤层则使用6-0的尼龙线行垂直褥式缝合和间断缝合。缝合完毕用碘伏或者酒精消毒，敷料包扎，术后推荐使用胸带作较紧的包扎固定，这样有助于减轻术后疼痛（图66-74）。

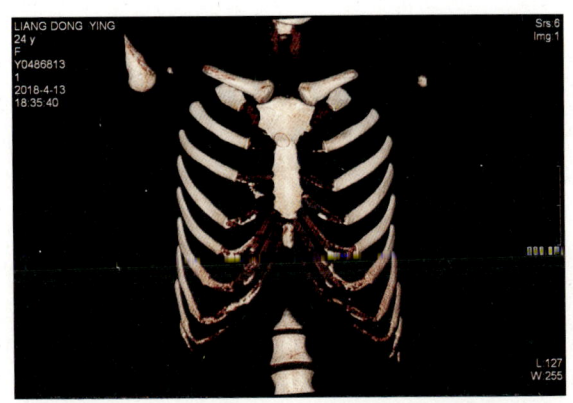

图66-74 第7肋软骨能够提供足够的软骨量，且该肋软骨较直（白色为钙化，术前检查提前了解）

（三）鼻中隔的切取及供区处理

切取鼻中隔是鼻整形手术的基本操作之一。鼻中隔软骨在鼻整形中具有很大的优势：其一，取材部位就在手术区范围之内，并且作为自体材料，不必考虑排异问题，也不必过于担心张力的影响；其二，鼻中隔软骨的适当切除不会影响鼻子的基本外形及功能，并且可以对鼻中隔偏曲进行矫正；其三，鼻中隔软骨的强度和厚度能够满足鼻尖手术所需。

鼻中隔软骨切取可以采用外入路鼻整形切口，也可以采用内入路进行，因本章讨论的多是外入路手术，下面就仅介绍外入路切取鼻中隔的技术。

鼻中隔切取一般在插管全麻下进行，常规消毒铺巾后，用1%利多卡因液（含1:100000肾上腺素）进行局部浸润麻醉。常规外入路切开并剥离完鼻尖和鼻背，用Converse剪刀或者弯头组织剪（钝头）在两侧鼻翼软骨中间垂直向下方剪开，边剪边观察有无鼻中隔前角的显露，也可以用剪刀触碰组织进行辨别。暴露鼻中隔前角后，在距离其尾侧缘约0.3cm处，用15号手术刀或D形刀切开软骨膜，切开的长度约1cm，刀与软骨垂直向两侧推剥，直至有亮白色或者亮蓝色的软骨出现。如为粉红色，提示只是切开了黏膜下组织或部分软骨膜，而非切开了全层软骨膜，在此层次分离会导致分离困难及黏膜破损，需再次切开至软骨表面。达到软骨表面后，由于软骨膜和软骨之间结合疏松，在软骨膜下分离极为容易。先用剥离子向鼻背侧分离软骨膜下腔隙，再用组织剪将鼻中隔软骨和侧鼻软骨的结合处剪开约1cm的距离，扩大手术视野。用中鼻镜撑开软骨膜和软骨的间隙，头侧方向剥离面一般应超过鼻中隔软骨和筛骨垂直板结合缝约0.5cm以上，向后段达与犁骨板结合部位之后，向尾侧则须达到与上颌嵴结合的部位以下。一般情况下，剥离鼻中隔软骨的后端近尾侧处出血较多，因该位置动、静脉血管丛丰富，常会有多个出血点，虽然会自行止血，但还是建议使用双极电凝，以获得较好的手术视野。

再次判断鼻中隔的形态，决定如何切取鼻中隔软骨，需重视的不是能切取多少，而是应该剩下多少。常规的做法是在鼻背侧和尾侧缘各留下1.5cm宽度的软骨，因为剩下过少会引起后期的塌鼻畸形。因为视野较深，判断需要借助经验和器械。对于经验较少的医师而言，推荐借助D形刀，D形刀的刀头宽度为0.5cm，可以在不影响手术速度的情况下准确切取软骨。

在切取鼻中隔软骨时，首先应在鼻中隔软骨与筛骨垂直板之间的缝连接处用剥离子压开。用D形刀在软骨拟切除的位置切开（勿损伤对侧黏膜），然后透过软骨切口，伸入剥离子，向后方和尾侧分离软骨与软骨膜，在达到与上颌嵴连接的位置时，将剥离子的头端向术者怀里带，以便软骨被完整取下。观察有无出血及黏膜破损，出血应该控制，否则容易形成血肿感染及鼻中隔穿孔。大的出血点需要止血，小的则以纱布填塞即可。黏膜破损一侧可以不管，但如为双侧破损，则需要缝合，有时还需要将软骨重新放回原位以防止鼻中隔穿孔。取出鼻中隔软骨的位置应用5-0可吸收线贯穿缝合数针，并应用凡士林纱条等填充双侧鼻腔，预防鼻中隔血肿。

（四）筋膜组织瓣、真皮组织瓣的切取

筋膜组织、真皮组织在鼻整形中常用于以下情况：①鼻部支架条件良好时，不同面积的筋膜或真皮组织可以单独作为鼻根、鼻背、鼻尖的置入材料使用；②鼻部皮肤软组织厚度薄弱、置入物易显形等情况下，可以在鼻部移植物的上方覆盖筋膜或真皮组织，使鼻部外形更为自然、顺滑，减轻硅胶的透明感，柔化植入物轮廓。

1. 真皮组织瓣的切取　真皮组织的供区选择有：臀沟部、臀下皱襞部、下腹部、脐窝部、腹股沟部等，其中以臀沟部最为常用，因其具有切口隐蔽、组织厚度较其余供区厚、对日常生活影响小等优点。自体真皮移植后吸收率不可控，主要用于二次鼻整形患者或者仅需少量垫高鼻背的患者，临床使用有所限制。

因切取方式类似，此处仅以臀沟真皮切取为例：患者取俯卧位，术区常规消毒铺巾，在臀沟一侧近中线处标记一梭形供皮区，范围约7.0cm×2.0cm大小，1%利多卡因液（含1：100000肾上腺素）局部浸润麻醉后，按设计切开皮肤至皮下脂肪层，并在该层分离取下标记的皮肤软组织。然后应用组织剪将皮瓣的表皮层及多余的脂肪组织修剪掉，并尽量保留所取真皮脂肪组织下毛细血管网的完整性，将其保存于湿盐水纱布内待用。创缘四周皮下游离后，分别应用3-0、5-0可吸收线缝合皮下各层，用4-0尼龙线缝合皮肤切口层，无菌敷料覆盖包扎。

2. 筋膜组织瓣切取　筋膜几乎不被吸收，但会被压缩变薄，体积减小（约20%）。其供区选择有耳后区、颞区等，其中以耳后区最为常用，因其具有组织厚度较颞区筋膜厚、切口较隐蔽、术区损伤小、手术风险小等优点。

患者取平卧头偏斜位，术区常规消毒铺巾，以耳后发际缘作切口设计线，长约5cm，插管全麻或0.5%利多卡因（含1：100000肾上腺素）局部浸润麻醉后，沿切口设计线切开达皮下脂肪层的深面，紧贴脂肪层深面分离，分离范围约7.0cm×2.5cm大小，沿分离范围边缘向下至骨膜层，并在该层掀起并取筋膜，创面彻底止血，预留引流条1根或负压引流管1根，应用4-0尼龙线直接拉拢缝合，无菌敷料覆盖，术区加压包扎。

颞区颞浅筋膜的切取与上述基本相同，术中需注意避免颞浅动脉、耳颞神经等损伤。

第七节 鼻外伤

一、鼻软组织损伤

(一) 损伤的分类及临床特点

鼻部外伤多见的是擦伤、挫伤、裂伤、刺伤、刀割伤、咬伤和爆炸伤，战争期间还有火器伤、医源性损伤等。按损伤的原因分类如下：

1. 擦伤　多发生于鼻尖部等较突起的部位，一般为表皮擦伤。
2. 挫伤　由碰撞、拳击等钝物打击引起，无开放性伤口，主要是皮下组织受伤，可累及深部肌肉、关节、骨膜等，常表现为皮下血肿或淤斑等。
3. 裂伤　较为严重的损伤，有开放性创口。特点是创缘不整齐，呈锯齿状，裂口较广，常有肌肉、血管、神经或骨的暴露，甚至伴有骨折、大量出血、易继发感染等。
4. 切割伤　锐器损伤，创缘整齐，多伴血管、神经断裂。
5. 刺伤　尖形锐器如刀尖、竹签等刺入软组织内，形成创口小而伤道深的非贯通伤，在鼻面部可能形成贯通伤。此类伤口内组织的损伤可能广泛而严重，应注意刺入物末端断裂后遗留在组织内形成异物的可能，清创时注意探查，继发感染的机会多，预后可能差。
6. 咬伤　鼠、宠物咬伤婴儿，或者打架撕咬所致，常伴有多层组织缺损，创缘有齿印。
7. 微创注射损伤　2008年微整形兴起后，不规范的医疗行为导致的鼻部血管栓塞、组织坏死缺损。

外伤的患者常主诉疼痛、局部出血、鼻梁歪斜等。查体时需要规范化流程：首先，要注意全面深入的生命体征评价，如有无出血、低血压甚至昏迷，有无其他重要脏器的损伤等，以抢救生命为首要任务；其次，伤口检查与评价，检查有无鼻组织缺损、鼻骨骨折等，检查鼻面部外伤是否合并有颅底、眶、上颌骨、口腔和颈部等周围脏器的复合损伤；第三，实验室检查与影像学检查、血常规、肝肾功能、X线、CT、MRI等帮助判断全身情况与局部损伤；第四，判断、计划与操作：明确诊断，设立治疗目标，确定检测指标。要注意的是，创伤的严重程度并不取决于伤口的大小，而是与外伤的性质有关。

(二) 治疗

如全身情况良好，或经急救处理后已好转，即应抓紧时间，依梯度重建原则，行早期外科处理，争取一期缝合，预防创口感染，促进创口愈合。

1. 局部处理

(1) 皮肤擦伤：局部1.5%~3%过氧化氢、0.9%氯化钠注射液、庆大霉素或氯霉素盐水三联冲洗清创后，外涂消炎药膏。注意如有尘土、煤屑异物存留，需用刀片刮除，防止出现异物染色。

(2) 挫伤：24小时内冷敷，鼻梁歪斜者及时复位。

(3) 裂口、刀割伤、刺伤和咬伤有开放性创口者依照下述步骤处理。

1) 冲洗创口：一般认为细菌在进入创口6小时以内尚未大量繁殖，反复冲洗或扩创可以清除细菌。在冲洗创口前，用肥皂水洗净创缘周围的皮肤；用1.5%~3%过氧化氢、0.9%氯化钠注射液、庆大霉素或氯霉素三联冲洗创面，尽可能清除创口内的细菌、尘土、异物等。

2）清理创口：再次消毒创口周围皮肤，铺巾，进行清创处理，处理鼻面部外伤组织时应尽可能保存有生机的组织，以减少组织缺损。清创过程中应避免损伤神经血管。如有金属异物可通过X线检查予以确诊，并及时清除。

3）缝合：表浅裂口可用细针细线对位平整缝合，针距3mm左右。如有鼻腔贯通伤，外鼻皮肤予以缝合后，鼻腔内可用凡士林纱条或抗生素纱条行前鼻腔填塞。缺损部位视具体情况给予皮片、邻近皮瓣覆盖；争取创缘一期愈合，择期再行外鼻整形治疗。

（4）微创注射引起鼻部栓塞：有溶解酶的，如透明质酸钠引起的栓塞可以用玻璃酸酶进行注射物溶解。急性期：镇静、止痛、扩容、解痉、改善微循环。亚急性期：高压氧、表皮生长因子、富含血小板血浆（PRP）等局部创面的保护，抗感染等对症处理。后期：根据鼻部的情况，进行萎缩瘢痕的点阵激光或等离子激光治疗，激光可联合PRP技术，还可以结合自体颗粒脂肪（Nanofat、SVF-gel等）治疗；鼻部组织缺损可以选择局部皮瓣、复合组织瓣甚至游离皮瓣移植，缺损超过半个亚单位的，考虑鼻再造。

2. 全身处理

在保证生命体征平稳，给予其他重要脏器相应治疗后，全身给予抗感染、抗疼痛和止血药物治疗。有开放性创口者予以注射破伤风抗毒素1500u。如被动物咬伤者注意给予相应的防疫处理。

3. 考虑因素

注意功能影响、治疗效果持久性问题，注意患者的个性化治疗（治疗期间对工作、经济的影响）和容貌外观的改变。手术方案以简单、规范为原则。

二 鼻骨骨折早期处理

（一）概述

外鼻突起于颜面部，首当其冲容易遭受到暴力损伤。外伤可以引起鼻骨骨折，伴有不同程度的外鼻软组织损伤或鼻腔黏膜损伤，严重者甚至伴有鼻中隔血肿、鼻中隔骨折和鼻额筛眶复合体骨折等。

鼻骨为一梯形骨片，上端窄厚、下端宽薄，左右各一，在中线处形成鼻骨间缝，其上较厚处与额骨鼻突以鼻额缝相连接，下端较薄处与鼻背侧鼻软骨相连接，其外侧与上颌骨额突以鼻颌缝相连接，其后面借助骨嵴与筛骨垂直板相连接。

（二）临床表现

鼻骨骨折的类型及程度取决于暴力的性质、方向和强度。暴力可有拳击伤、器械砸伤、运动时的碰撞或交通事故等。骨折可为闭合性或开放性，可伴周围组织器官的损伤，严重者可有颅底骨折等。鼻骨骨折可为纵向骨折或横向骨折、线形骨折或粉碎性骨折、错位性或无错位性骨折；单侧鼻骨或双侧鼻骨受累，前者多见于儿童，后者常见于成人。来自侧方的暴力，可使一侧凹陷，对侧凸起，形成鼻梁偏斜，鼻中隔亦可形成偏曲。来自正前方的暴力，可使鼻骨下端骨折，或鼻骨骨折内陷，双侧鼻额缝断裂，呈扁平状鞍鼻畸形。若暴力猛且直接击中鼻根部，可使鼻额部骨折伴筛、眶部骨折，同时鼻中隔亦断裂。任何方向的暴力，当暴力程度严重时，外伤骨折的程度也严重。当鼻黏膜、骨膜撕裂后，擤鼻时的气体可由此创口进入而发生皮下气肿，也可能累及眶壁、眼球。外伤致脑膜撕裂伤可导致脑脊液鼻漏。

根据鼻骨骨折的程度、对鼻梁外形的影响、累及鼻骨外结构的范围，可将鼻骨骨折分为四型：

1. Ⅰ型　单纯鼻骨骨折，影像学检查可见有一条或以上的骨折线，但无明显移位，鼻梁外形正常。
2. Ⅱ型　Ⅰ型基础上出现骨折线对位不良，鼻梁外观变形。
3. Ⅲ型　Ⅰ型、Ⅱ型的基础上伴鼻中隔软骨骨折、脱位、血肿或鼻黏膜严重撕裂损伤。
4. Ⅳ型　Ⅰ型、Ⅱ型或Ⅲ型的基础上伴有鼻骨周围骨质骨折，如上额骨额突、额骨鼻突或鼻窦骨折等。

在外鼻发生畸形的同时，可出现局部疼痛、鼻出血。外伤2小时后出现局部肿胀、鼻塞和通气不畅。

体检可见外鼻软组织青肿、皮下淤血。触之可有明确的压痛点，有凹凸不平感，或有骨擦感。鼻腔检查可见下鼻甲肿胀、鼻道内积血。鼻中隔外伤后可见肿胀、破裂、偏曲等。体检应注意有无眶、颅底骨折引起的眼球运动障碍、视力下降和脑脊液鼻漏等。

（三）诊断

根据鼻面部外伤史，鼻部的视诊、触诊和鼻腔的检查，结合鼻骨X线侧位摄片，诊断并不困难。如果一侧鼻骨骨折且无明显错位，则X线侧位片易出现对骨折的误诊，此时冠状面、矢状面和水平面的电子计算机断层扫描（computed tomography，CT）或CT三维重建可以明确判断有无骨折，而且CT多方位和多角度重建图像，易于显示鼻骨及上颌骨额突等骨折部位及脱位情况，CT的三维重建图像可进行任意方向旋转观察，有丰富的立体感，对手术方案的制订可提供很重要的帮助（图66-75～图66-77）。诊断时应注意是否伴有筛骨、眶骨甚至颅底骨折。

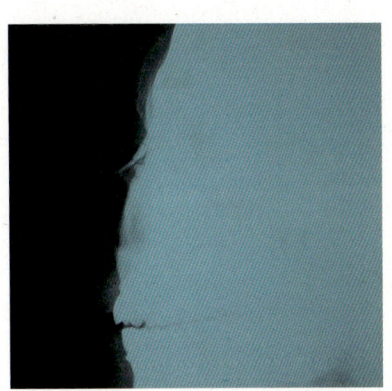

图66-75　X线平片示鼻骨骨折

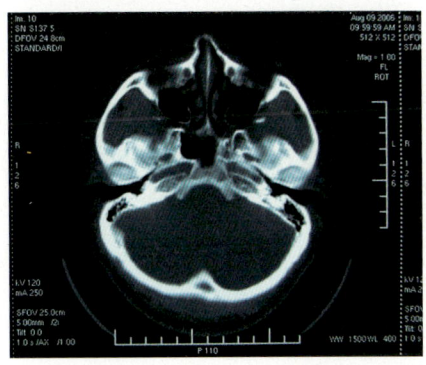

图66-76　CT片示鼻骨骨折

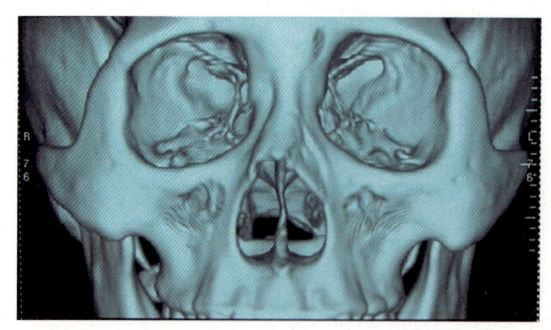

图 66-77　CT 检查三维重建示鼻骨歪斜

（四）治疗

急性期：鼻骨骨折、移位和鼻中隔外伤引起的歪鼻畸形，伤后即刻急诊治疗是有效的选择；亚急性期：未能急诊处理的，待组织肿胀消退、瘢痕组织尚未形成时，一般10～15天时，可在基础麻醉或局部麻醉下进行骨折复位，早期复位（1个月内）常常简单而快速，可避免做弯曲鼻骨截骨矫正手术；创伤后期，由于骨性结构之间纤维性增生和骨性愈合妨碍了手术解剖复位操作，须施行开放性或半开放性鼻整形术，松解瘢痕，修复歪鼻。

1. 一般治疗　依梯度重建原则进行止血、清创、复位，一期缝合及抗感染治疗。在行前鼻腔填塞时应排除脑脊液鼻漏。

2. 骨折复位术　如遇到合并有严重头面部外伤或全身其他重要脏器病变者，则鼻骨骨折复位可安排在生命体征稳定后进行。临床处理可按分级来决定：①Ⅰ型者：无移位时，因外鼻形态和鼻腔功能无影响，可不复位。②Ⅱ型者：鼻骨骨折需复位。复位的最好时机是在伤后3小时内，此时局部软组织尚无明显肿胀；如局部肿胀严重，出血不止，则安排在肿胀退清后进行，大约在1周后。时间较长的骨折因骨痂形成，复位较为困难。③Ⅲ型者：按Ⅱ型原则处理，同时整复鼻中隔及鼻腔内黏膜。④Ⅳ型者：鼻骨骨折复位不是临床首先考虑的重点，值得重视的是鼻骨邻近重要器官的创伤及严重的并发症。应在病情允许时才考虑骨折复位。

鼻骨骨折复位的目的是使外鼻形态上尽可能恢复原来的形态，解除因外伤而造成的鼻腔功能障碍。

骨折复位术有闭合式复位术和开放式复位术两种，临床上闭合式复位术已能适用于绝大多数的患者。开放式复位术主要针对复杂性骨折者，或需行钛钉、钛板固定者。

（1）闭合式复位术

1）成人用局麻，儿童可用全麻，平卧位。

2）用1%丁卡因麻黄素棉片收敛鼻腔，做黏膜表面麻醉。

3）用鼻骨复位钳伸入凹陷侧鼻腔，复位钳顶端抵住骨折凹陷处鼻骨，并注意其顶端不得超过内眦连线的高度（图66-78）。

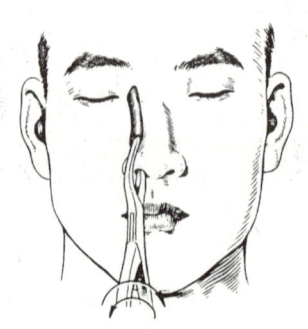

图 66-78　鼻骨复位钳将鼻骨骨折复位

4）用力抬起凹陷处骨片，能感觉出鼻骨复位时的移动，听到骨擦声。

5）若对侧鼻骨无异常，则不予处理。若对侧鼻骨凸起，则用手下压凸起处，手法复位鼻骨。

6）若对侧鼻骨亦呈凹陷，则将鼻骨复位钳伸入对侧鼻腔，抬起鼻骨。而后将鼻骨复位钳两叶片分别伸入两侧鼻腔，抬起鼻骨的同时用手法调整鼻骨复位后的形态，使鼻梁变直。

7）若鼻骨骨折合并鼻中隔骨折、脱位或偏曲者，可用鼻骨复位钳两叶片分别伸入两侧鼻腔，置于鼻中隔偏曲处的下方，夹住鼻中隔向前上抬起，使鼻中隔恢复正常位置（图66-79）。

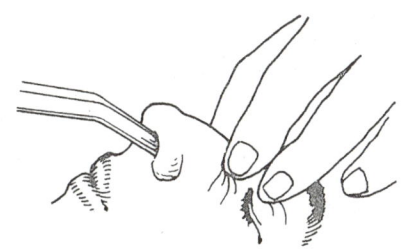

图66-79　鼻中隔复位方法

8）复位后双鼻腔给予填塞。视鼻腔出血情况选择填塞材料，出血少者可用膨胀海绵填塞，黏膜破裂出血多者应在明胶海绵或止血纱布保护下予凡士林纱条填塞，填塞时间为2～3天。

9）复位后外鼻可用铝夹板、热塑板或牙科打样膏等，给予1周的固定（切记这些材料不可直接与皮肤接触，常用3M纸胶布保护并固定皮肤）。

（2）开放式复位术

1）在局麻或全麻下止血、清创，清除游离的碎骨和软骨。

2）可利用原外伤创口，或沿鼻部皮纹延伸，或在骨折处行鼻侧切口。暴露骨折处，抬起或挑起凹陷骨片，若鼻骨与上颌骨鼻突断裂或鼻骨与额骨鼻突断裂则可用微型钛板、钛钉固定。

3）鼻腔填塞，外鼻保护固定。

开放式复位术主要针对复杂性骨折者，如Ⅳ型等，但应密切注意该型患者同时伴有的眶异常、眼球运动障碍和颅底骨折等情况。对皮肤无裂口的粉碎性鼻骨骨折，可在外鼻肿胀消退后再行复位，此时碎骨片之间有纤维组织连接，复位后不致重新塌陷，由此避免了开放式复位术导致的外鼻切口瘢痕。

外伤性歪鼻"亚急诊"处理临床病例举例：女性，31岁，右鼻骨外伤性凹陷性骨折3周，鼻梁呈倒C形弯曲，在局部麻醉下，做鼻前庭鼻翼软骨下缘切口，行两侧鼻骨骨折表面骨膜和深层黏骨膜有效分离，做右鼻骨凹陷性骨折复位，鼻腔置碘仿纱条用于鼻骨凹陷性骨折复位后的内支撑，外用石膏固定6天，术后鼻骨凹陷性骨折复位良好，倒C形鼻梁歪曲得到矫正（图66-80）。

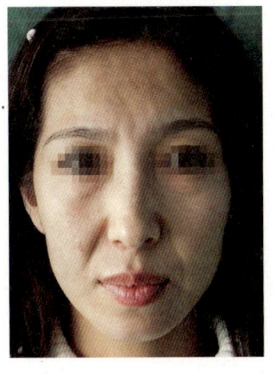　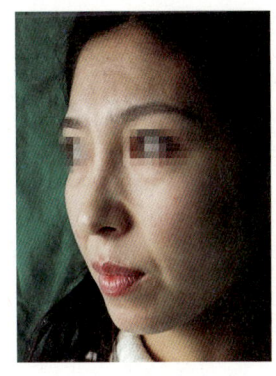　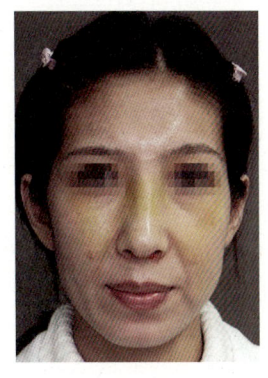

A　　　　　　　　　　　B　　　　　　　　　　　C

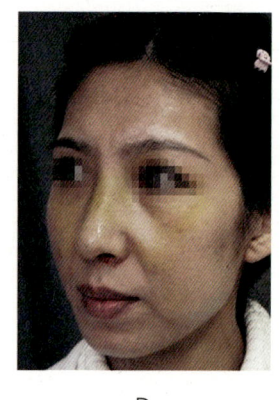
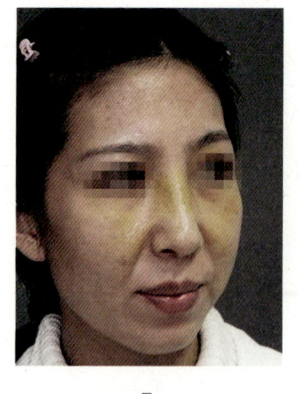
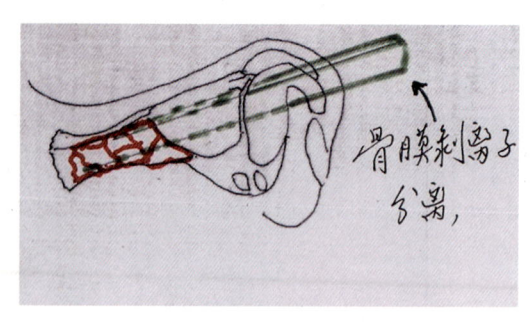

D　　　　　　　　　　　　E　　　　　　　　　　　　　　　　F

图 66-80　鼻骨骨折早期治疗病例

A. 手术前正位　B. 手术前左斜位　C. 手术后正位，鼻歪曲得到矫正　D. 手术后左斜位　E. 手术后右斜位　F. 术中行骨膜剥离子分离

三　鼻中隔外伤和鼻中隔血肿

（一）鼻中隔外伤

1. 概述　当鼻面部遭受到暴力撞击后，可直接或间接引起鼻中隔软骨的断裂、脱位和鼻中隔血肿的形成，引起鼻中隔筛骨垂直板的骨折，也可引起鼻中隔黏膜的撕裂、穿孔，甚至整个鼻中隔全层断裂。其损伤程度还与暴力的方向相关，左侧鼻面部遭击后鼻中隔呈右脱位，右侧鼻面部遭击后鼻中隔呈左脱位，鼻面上部遭击后可伴随鼻骨骨折，而鼻下部遭击后单独出现鼻中隔损伤。

鼻中隔软骨断裂或脱位时可表现为鼻背肿胀甚至皮下血肿、鼻塞和鼻出血等，如伴有鼻骨骨折时可有鼻梁歪斜或塌陷；外鼻可以缩短，出现鼻小柱偏斜、鼻尖部畸形。鼻腔检查可见鼻中隔偏曲或呈嵴突，鼻道狭小，鼻中隔黏膜肿胀，甚至鼻中隔穿孔等。

外鼻开放性损伤常同时伴有鼻中隔黏膜撕裂，检查可见鼻腔出血、鼻中隔黏膜撕裂，甚至鼻中隔全层断裂。

当鼻面部外伤时，应注意排除鼻筛骨折、眶外伤和颅底骨折。

鼻骨正、侧位片和鼻面部 CT 有助于确诊。

2. 治疗　对鼻中隔外伤的处理应综合在整个鼻外伤的治疗原则之中。

鼻中隔软骨脱位可即刻行闭合复位术，复位后予以双鼻腔填塞。鼻中隔血肿详见专题介绍。鼻中隔黏膜撕裂者可原位贴紧或缝合。鼻中隔软骨断裂、中隔全层断裂等鼻中隔开放性损伤者，应及时清创，清除淤血、断裂骨片和软骨片。

术后予以双侧前鼻腔填塞。鼻中隔外伤的手术探查应在外伤后 1 周内进行；如时间过长，外伤处易形成粘连，增加二期手术难度和并发症机会，故应及时处理。

（二）鼻中隔血肿

1. 概述　当鼻面部遭受到撞击伤，在发生鼻骨、筛骨和鼻中隔软骨脱位和断裂的同时，常可在鼻中隔软骨膜下或骨膜下积血，鼻中隔手术中止血不彻底也可以引起中隔术腔积血。外伤或手术损伤中隔软骨膜或骨膜的小血管或损伤犁骨的血管时，尤其是后者，可引起鼻中隔血肿。

单侧黏骨膜下血肿呈单侧鼻塞。外伤引起的常为双侧性鼻塞。积血产生的压力可引起鼻梁压迫感和头痛。鼻腔检查可见鼻中隔面呈半球状隆起，触之有弹性感，穿刺可抽出血液。

根据鼻外伤史和典型的症状、体征，特别是局部穿刺可助确诊。

2. 治疗　治疗以清除积血、鼻腔填塞压迫止血为主。较小的血肿可用粗针头穿刺吸出；较大、时间较长的血肿可在一侧鼻底部切开黏骨膜，以排除积血或淤血。术后予以双前鼻腔填塞。注意抗生素的应用，以防鼻中隔血肿转变为鼻中隔脓肿。

第八节　歪鼻畸形

一、歪鼻畸形矫正基础

（一）定义和病因

1. 定义　歪鼻（deviation of nose，twisted nose）是由于外伤、手术或先天性原因、后天性疾病造成的鼻歪斜畸形，包括鼻锥体正常位置偏离中央、鼻中轴偏斜、鼻中轴C形或者S形扭曲，或鼻锥体中轴两边的侧鼻软骨不对称等。歪鼻畸形造成鼻功能和形态两方面的损害，包括鼻部形态不良、鼻腔通道阻塞或部分阻塞。

2. 病因　外伤、手术、先天性畸形、发育缺陷、感染、疾病（如肿瘤）、放射性损伤等致病原因，造成鼻和周围组织解剖结构的破坏，或影响其正常发育，导致鼻骨及其拱顶结构受损，相邻的额骨、上颌骨畸形，中隔软骨损伤移位，鼻翼软骨异常，以及其相关联的韧带、肌肉、皮肤、皮下组织的结构病变，可导致歪鼻畸形。

最常见的歪鼻是外伤性歪鼻，外伤可造成面中央的鼻骨骨折、错位、弯曲、塌陷，可累及中隔软骨，也可造成中线旁的鼻翼软骨及软组织挫裂伤；伤后挛缩愈合，使鼻锥体显示全部或部分偏离中线、歪曲畸形；儿童早期轻微的面部创伤，随着软骨细胞的持续生长，可导致青春期严重的歪鼻畸形，应向家属阐明。

在先天性歪鼻畸形的病例中，可以是单纯性鼻部发育不良所致，也可以是颅面畸形伴发歪鼻畸形，如先天性颅面部血管瘤、血管畸形、淋巴管瘤、神经纤维瘤以及面部骨性纤维结构发育不良等，可能伴发有歪鼻畸形，甚至多块颅面部骨骼受累。

后天性疾病如严重的鼻甲肥大、鼻或者面部炎症、局部占位性疾病、半面萎缩和硬皮病等，都可引起歪鼻畸形（图66-81）。鼻部皮肤软组织及鼻周围软组织缺失、挛缩和结构异常，也会引起鼻的位置异常，这类歪鼻畸形不在本章叙述。

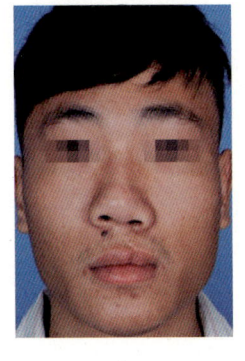
A

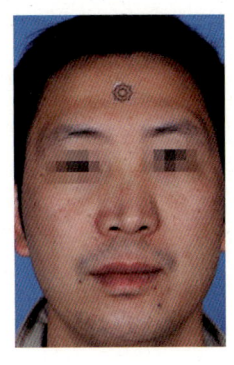
B

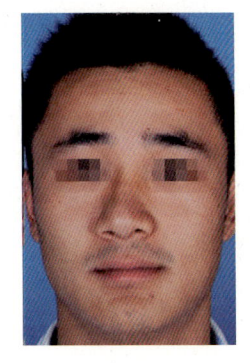
C

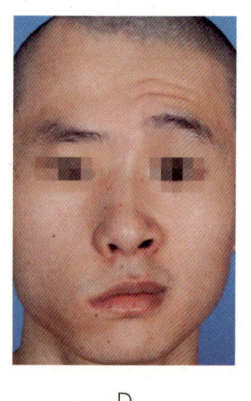
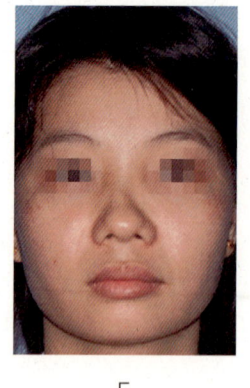
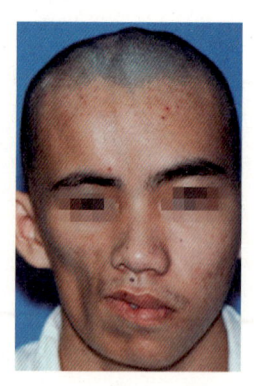

D　　　　　　　　　E　　　　　　　　　F

图 66-81　引起歪鼻的原因

A. 唇裂造成的鼻畸形　B. 无外部创伤史，疑是发育过程中致畸　C. 鼻骨骨折后偏位　D. 面瘫歪鼻　E. 鼻中隔软骨炎后继发鞍形偏位　F. 硬皮病引起的歪鼻畸形

在东方人中，隆鼻美容手术较为多见，因隆鼻手术引起的歪鼻畸形较为常见，详见本章第十节"隆鼻整形"。

（二）分类和诊断

1. 分类　歪鼻畸形可按照病因分类，但是临床上多以歪鼻的形态分类。Rohrich R. J. 根据歪鼻的结构性病因（骨、软骨）将歪鼻畸形按形态表现分为鼻尾部鼻中隔移位歪鼻（鼻中隔C型畸形、鼻中隔S型畸形）、鼻背凹陷歪鼻（鼻背C型凹陷畸形、鼻背反C型凹陷畸形）、鼻背凹陷和隆起性歪鼻三种类型，其中第一和第二两型又分成两个亚型。

（1）传统分类：根据不同的歪斜方向可分为C型、S型和侧斜型歪鼻。此分类未考虑鼻矢状面的凹凸情况，根据其鼻梁在矢状位上的形态也可分为：①歪鼻伴驼峰畸形；②歪鼻伴鞍鼻畸形；③上述两种情况同时存在。

C型歪鼻主要是鼻骨及鼻中1/3的侧向歪斜，鼻尖基本位于中线上。

S型歪鼻主要是鼻骨及鼻中1/3呈相反方向歪斜，而鼻尖仍位于中线上。

侧斜型歪鼻则整个鼻部均歪斜偏离中线。

提示：歪鼻矫正术前需要根据歪斜的情况判断需要手术矫正的畸形部位，C型和侧斜型歪鼻常常仅是鼻骨错位愈合所致，而S型歪鼻多伴有鼻中隔软骨歪斜。

（2）临床常用的分类方法

1）Ⅰ型（鼻尾部鼻中隔移位歪鼻）：这是以矫正鼻中隔歪曲为主要手术方法的歪鼻畸形。

a. Ⅰ-1型：鼻尾部中隔垂直方向翘起。鼻尾部的移位造成鼻尖部歪斜，但是鼻锥体位置往往正常而没有歪曲。中隔软骨尾部弯曲也会造成外鼻孔的移位和不对称，严重歪斜可引起呼吸通道的不畅。

b. Ⅰ-2型：鼻尾部鼻中隔软骨S形扭曲，鼻下部和鼻尖呈现S形弯曲。

2）Ⅱ型（鼻背凹陷歪鼻）：鼻锥体一侧凹陷畸形，需要做鼻骨支架歪斜矫正。

a. Ⅱ-1型：鼻背C形凹陷歪鼻，为左侧鼻梁凹陷畸形，凸向右侧。

b. Ⅱ-2型：鼻背倒C形凹陷歪鼻，为右侧鼻梁凹陷畸形，凸向左侧。

3）Ⅲ型（鼻背凹陷和隆起性歪鼻）：此型表现为鼻骨支架不规则弯曲畸形，常伴有通气功能损害，需要做鼻骨支架歪斜和鼻腔气道修复矫正。

4）Ⅳ型（鼻梁凹陷和隆起性歪鼻，合并有鼻尾部歪鼻）：此型兼有鼻骨锥体支架畸形和鼻中隔软骨弯曲畸形，需要做鼻骨支架、中隔软骨歪斜和气道矫正，或需伴有鼻翼软骨畸形矫正。

5）Ⅴ型（手术所致歪鼻畸形）：此型尤以隆鼻手术后歪鼻畸形较为多见，发生率不到1%。

隆鼻术后早期歪鼻可立即手术予以矫正，或在术后3月进行矫正。

其他鼻部手术或颅颌面手术如鼻腔手术、颅颌面部手术后也可能发生歪鼻畸形。这类手术后歪鼻畸形的矫正需根据病因来进行。

6）Ⅵ型（疾病所致歪鼻畸形）：面部和鼻腔肿瘤因占位性病变，以及鼻眶部的同位素敷贴、面部放射线照射治疗后，可造成面部骨和软组织损害或发育不良，引起歪鼻畸形；后天性原因不明的半面萎缩症、硬皮病等可引起歪鼻。

a. Cheng LH歪鼻分类：Ⅰ型：中下2/3鼻背软骨偏斜；Ⅱ型：全鼻侧斜型偏斜；Ⅲ型：全鼻曲线型偏斜（包含键石区），分为鼻背C型偏斜和鼻背反C型偏斜。

b. Yong Ju Jang歪鼻分类：Yong Ju Jang将歪鼻分为五型（图66-82），把歪鼻分为鼻背和软骨部分，依据各个部分偏离面部中轴线的方向进行分类。Ⅰ型：最常见的歪鼻类型，特征为鼻骨和鼻软骨部均偏离中轴线，且偏离方向相反。Ⅱ型：鼻骨和鼻软骨均偏向中轴线一侧，但鼻软骨部弯曲成C形，为第二常见的歪鼻。Ⅲ型：鼻骨位于颜面中轴线上，但鼻软骨呈一直线偏离中轴。Ⅳ型：鼻骨位于颜面中轴线上，鼻软骨背面呈偏曲样偏斜。Ⅴ型：鼻骨和鼻软骨均偏离颜面中轴线，且偏离方向一致。

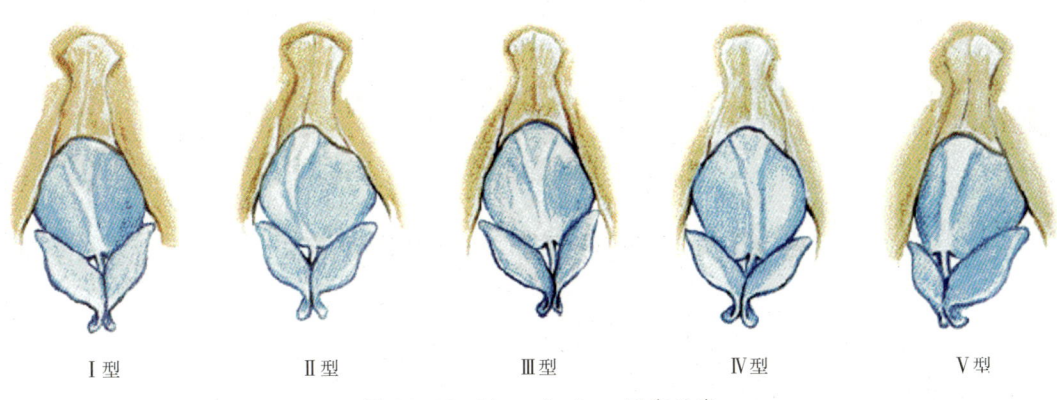

Ⅰ型　　　　Ⅱ型　　　　Ⅲ型　　　　Ⅳ型　　　　Ⅴ型

图66-82　Yong Ju Jang歪鼻分类

Ⅰ、Ⅱ、Ⅴ型以鼻骨偏位、软骨呈直线或曲线偏位为特征；Ⅲ、Ⅳ型以鼻骨位于中轴，而软骨呈直线或曲线偏位为特征

上述分类可用于设计手术方案。Ⅰ型偏斜，只用截骨术有时就可取得很好的手术疗效。截骨术不适用于Ⅲ型和Ⅳ型偏斜，因其不涉及鼻骨的偏位。Ⅱ型和Ⅳ型偏斜以软骨的严重偏移为特征，因此对软骨的处理成为决定手术成败的重要因素。Ⅴ型偏斜较为棘手，对鼻中隔尾部的适当矫正对手术的成功至关重要。术前可通过分析患者的正面相进行分类。然而，更为复杂的偏离可能在手术过程中才能发现，因此需要根据术中所见采取恰当的治疗手段。

（三）病理生理学

1. 引起歪鼻的作用力　歪鼻可由外力牵拉引起，如骨性锥体、侧鼻软骨、大翼软骨、鼻中隔等鼻骨或鼻软骨结构不对称地附着；其次，歪鼻可由先天性或获得性鼻中隔软骨畸形等鼻内病变引起。因此，歪鼻矫正术需首先分离鼻中隔软骨、侧鼻软骨和大翼软骨，以消除外在牵拉力，同时需行骨切开术分离鼻骨（图66-83）。

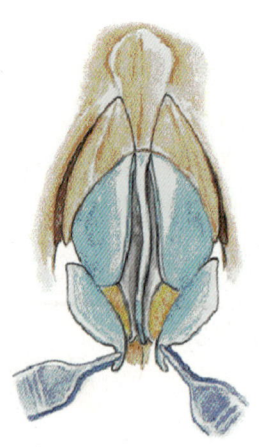

图 66-83 分离骨和软骨结构以解除外在牵拉力

外力作用引起的歪鼻需分离上述附着组织，解除张力后进行缝合或移植术恢复正常结构。鼻中隔的偏位也需进行矫正，详述见下文。

2. 歪鼻患者的鼻阻塞症状　几乎所有的歪鼻患者都有不同程度的鼻中隔偏移，但并非所有患者都有鼻阻塞的症状。据笔者调查，约80%的歪鼻患者诉有鼻阻塞。因此，手术医师需认识到有的歪鼻患者无鼻阻塞症状，术前要告知患者手术有引起鼻阻塞的可能。

歪鼻患者出现鼻阻塞症状最常见的原因是鼻中隔偏移。鼻中隔偏移有尾段偏移、背侧偏移、中部偏移和骨偏移四种类型。术者需根据不同类型的特点施行个体化的治疗（图66-84）。

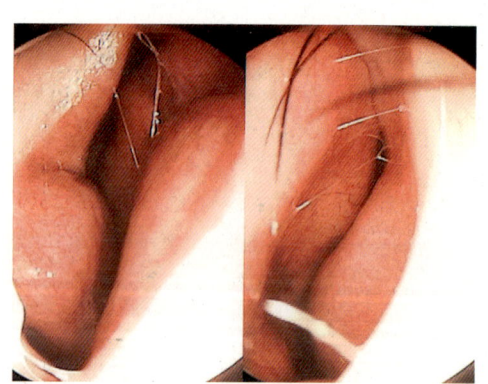

图 66-84　诉有严重左侧鼻塞患者的内镜检查，可见其鼻中隔严重左偏，这正是引起鼻塞的主要原因

其他引起鼻塞的原因有鼻甲肥大、侧鼻软骨塌陷和偏移引起的鼻内活瓣功能障碍（图66-85）、中隔尾部畸形引起的鼻孔偏斜和大翼软骨薄弱引起的吸气时塌陷（图66-86）。

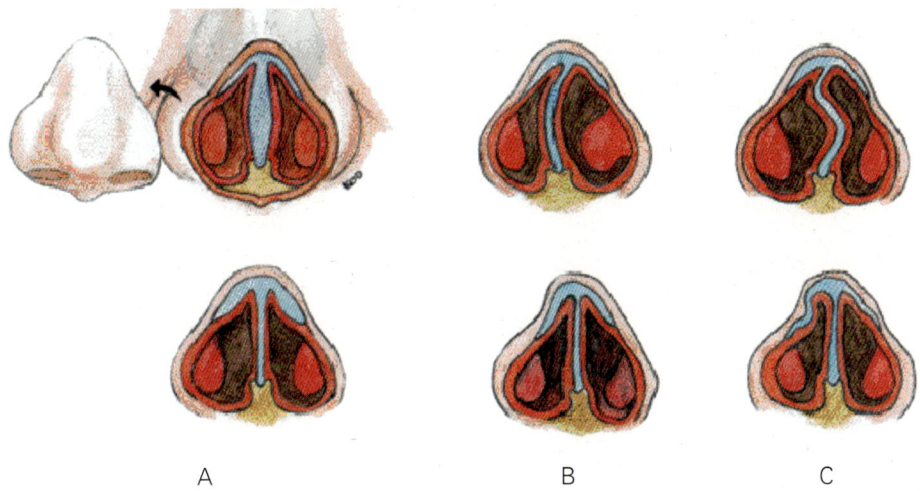

图 66-85　多种中隔（上）和侧鼻软骨（下）畸形均可引起鼻瓣膜缩窄
A. 肥厚　B. 偏曲　C. 扭曲

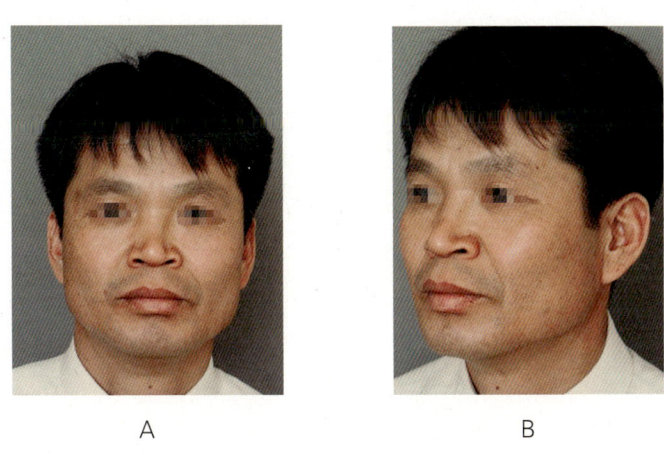

图 66-86　大翼软骨发育不良引起的鼻瓣膜在吸气时缩窄，进而导致患者鼻塞

术前需要明确患者鼻塞的病因，据此进行手术设计。术者需认识到治愈潜在的病因可能比单纯地矫正结构的异常更为困难。

（四）诊断

1. 病史　创伤性歪鼻畸形是因外伤造成鼻骨骨折，或鼻骨各缘结构连接移位、损害，或鼻中隔损伤和畸形愈合。先天性歪鼻是出生时即出现的鼻歪曲和发育不良的畸形。

2. 体检　针对歪鼻患者的体检，医师首先需要仔细采集病史、视诊并进行眉间至中切牙的触诊；还需行鼻腔内镜摄片、鼻声反射和嗅觉功能检测以评价鼻部的功能。

3. 摄影　术前拍摄脸面正位、斜位、侧位和鼻底部照片。

4. 外观判断　歪鼻形态的物理诊断是一目了然的，有时不易准确判断，可能整个鼻锥体移位，或鼻中轴移位、偏斜或扭曲，或鼻锥体中轴两边的侧鼻体不对称。歪鼻畸形的物理诊断受到较多主观因素的影响，而且摄影记录有时不容易反映歪鼻的真实情况，摄影效果和头的位置、方向、照明光线的来源方向、各方向光照的强弱不同，都可能影响歪鼻畸形的正确诊断。为此，在歪鼻病例照片上沿鼻的中轴画一直线，在鼻两边的三角体边缘画两直线或弧线，可使歪斜的鼻锥体、弯曲的鼻梁和不对称容易被觉察出来（图66-87）。

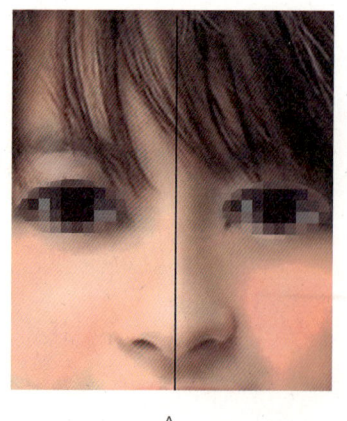 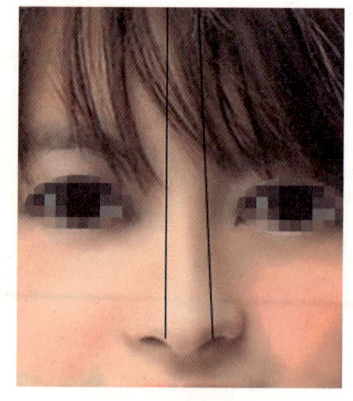

A　　　　　　　　　　　　B

图 66-87　为协助准确诊断歪鼻畸形，在病例照片上，沿鼻的中轴画一垂直线 A，在鼻梁两边的侧鼻体边缘画两垂直线或弧线 B

为了正确诊断，X 线检查是必需的。有时 X 线片难以准确判断鼻骨损伤，以至于难以了解损伤程度和分级。采取 CT、三维 CT 及磁共振（MRI）检查，对于鼻骨骨折及鼻中隔畸形、移位的诊断是必要的，鼻腔通气功能状况的检查诊断亦必须完善。

分析歪鼻病情时，将患者的鼻部分为上、中、下三个水平部分，评估各部分与颜面中轴的偏位角度。上部有骨性锥体结构，中部包括背正中隔和侧鼻软骨，下部有大翼软骨、中隔尾部和鼻翼基底结构。部分歪鼻患者有面部不对称，行歪鼻矫正术后会加大鼻部和颜面部的不协调。因此，告知患者术后可能的效果是非常有必要的（图 66-88）。

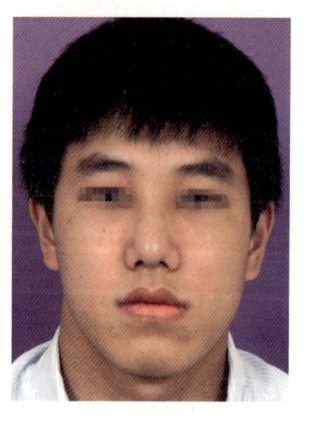 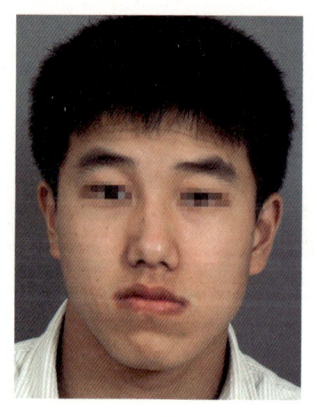

A　　　　　　　　　　　　B

图 66-88　对于双侧面部不对称的患者，术前应考虑到并要告知患者术后有面部表情不自然的风险
A. 术前　B. 术后

（五）术前设计和谈话

术前谈话时，需告知患者手术方法、术后并发症和手术费用。术者须明确患者是否有鼻塞，并根据患者情况设计手术方案。与患者沟通过程中最为重要的是必须使患者明白歪鼻矫正术在技术上很难达到尽善尽美的效果，矫正不完善和再发的可能性很高。过度乐观的态度在术后会给患者和医师带来争议；而过度保守的态度则很有可能使患者放弃手术。因此，医师采取认真的态度，给患者确定一个术后可以达到的目标相当重要。建议患者放弃完全治愈鼻塞这一不切实际的期望也是很好的办法。

目前多数医师采用的分科治疗方法不可取。许多缺乏鼻中隔成形术手术经验的医师通常会建议歪鼻患者先就诊于耳鼻喉科门诊接受鼻中隔成形术，然后于整形科进行二次手术矫正外部的偏移。这种做法使患者无故承受两次手术的痛苦，是非常不可取的。另外，多数耳鼻喉科医师行鼻中隔成形术时往往仅矫正中隔中部，虽能有效改善鼻塞症状，却忽略了对影响歪鼻形成的尾部和背正中隔部进行治疗。因此，这一术式不能有效地矫正歪鼻。此外，矫正歪鼻需使用许多类型的移植物，如扩展移植、中隔条状移植、帽状移植和隐匿移植等。然而，这种手术如果不能一次性完成，就会遗留L形支柱，分离的软骨也不能被很好地利用。

二、歪鼻畸形的治疗原则和基本手术方法

矫正鼻歪斜畸形，尽可能恢复鼻的正常形态，不仅恢复鼻的通气功能，还需要根据患者的不同心理需求，再造一个比创伤前更美丽的"美学再造鼻"。

歪鼻矫正手术有时是鼻整形的难题，手术的复杂性与歪鼻程度及组织损害、缺损程度有关。歪鼻矫正手术往往需要矫正整个歪斜、弯曲或扭曲的鼻锥体以及鼻中隔结构，并根据需要和可能，对鼻锥体及鼻软骨、鼻梁、鼻尖、鼻翼、鼻小柱、软三角等进行亚单位的美学再塑造。

歪鼻整形术的治疗原则及基本方法包括：

（一）早期处理

在条件允许的情况下，外伤早期对歪鼻进行处理是良好的选择。在创伤后1个月内完成的歪鼻矫正术均属于早期矫正手术。

（二）二期歪鼻矫正术的切口选择

1. 鼻皮肤切口　①内切口：鼻前庭大翼下缘的皮肤黏膜切口，尽可能采取此隐蔽的手术切口，避免留下切口痕迹，但是大多数歪鼻患者的矫正手术，特别是伴有鼻尖畸形的病例，需要采用开放性鼻整形切口。②开放切口：采取开放切口的歪鼻整形术，切口位于经过鼻小柱皮肤到鼻前庭鼻翼软骨下缘切口的位置，为倒V形、锯齿状、V形或阶梯形切口。

2. 鼻中隔黏膜切口　即在鼻小柱上方皮肤和黏膜交界处作平行鼻小柱切开，这是矫正鼻中隔弯曲的手术切口。

（三）暴露异常的解剖结构

广泛暴露造成歪鼻的解剖结构。通过鼻小柱开放性鼻整形切口或鼻前庭鼻翼软骨下缘切口，暴露结构和位置异常的鼻骨，分离鼻骨鼻腔侧黏骨膜，分离鼻翼软骨、侧鼻软骨以及中隔软骨等。

（四）使两侧鼻骨、上颌骨额突成一梯形骨块

在鼻背部凿断两侧鼻骨畸形愈合的鼻骨连接，凿开上颌骨额突根部至鼻根部，使两侧鼻骨、上颌骨额突成一梯形骨块。

（五）避免鼻侧方切口

在欧美国家的开放性歪鼻整形术中，为了彻底暴露和凿断畸形结构的鼻骨，多半加用鼻侧方和鼻梁侧方皮肤切口；对于东方人种的鼻整形，则应尽可能避免鼻侧方的皮肤切口，减少手术瘢痕。笔者采用鼻前庭切口，彻底分离鼻骨表面的皮肤和鼻骨深层的鼻腔黏骨膜，凿开鼻骨的鼻梁和上颌骨间的联合及其上缘鼻骨根部联合；当两侧鼻骨三面被游离后，手术者右手用血管钳夹持

三面游离的鼻骨，左手食指抵压鼻骨根部，持血管钳的右手则用血管钳完全稳妥夹持前后分离的鼻骨，轻轻摇动鼻骨上缘根部，能有效地分离，使畸形愈合的鼻骨游离，矫正歪鼻畸形。无须在鼻根部或鼻梁侧方增加皮肤切口，即可达到治疗目的。

（六）中隔软骨鼻黏膜分离

广泛有效地分离中隔软骨鼻黏膜的附着，为中隔歪斜矫正和切取鼻中隔软骨所必需。

（七）鼻骨鼻腔黏骨膜的分离和歪曲矫正

为了防止分离黏膜时黏膜破损，分离黏膜前分别在中隔黏膜下和鼻骨鼻腔侧黏骨膜下注射足量的1%~2%利多卡因肾上腺素溶液，既达到局部麻醉作用，又可减少鼻黏骨膜损伤，能局部止血。在中隔软骨分离后，予以切取或切割，矫正中隔软骨歪曲畸形。

（八）准备良好的头灯、电凝、冲洗和吸引设备

为使手术顺利进行，除准备常规手术器械外，良好的头灯能协助看到深部的中隔软骨、鼻阀，电凝能止血且组织的伤害小，冲洗和吸引等设备能帮助显露组织，这些都是必需的。

三 歪鼻畸形二期修复手术和美学再造

鼻损伤的严重性与手术矫正的难易性之间并不存在必然联系，但是歪鼻畸形的各结构之间都存在互动关系，必须将它们作为一个复合性整体来对待。歪鼻通常伴有鼻通气障碍，无论患者有无通气功能问题的主诉，在进行任何鼻整形术前，有意识地先行鼻中隔探查术非常重要。歪鼻畸形的外在表现形态多样，术前应判断引起歪斜的原因和部位，分析鼻骨、软骨及鼻中隔偏曲的情况。临床经验丰富的鼻整形专家提出，对于大多数歪鼻而言，应用植入体材料掩盖偏斜、凹陷或其他畸形的鼻骨结构，获得一个外观上笔直的外形，有时甚至可以不必进行畸形鼻骨结构的彻底矫正，就可以达到手术目的，简单、安全而且效果显著。

（一）手术切口设计

1. 半开放鼻整形术手术切口　这是一种改良的适合于东方人的开放性鼻整形术。笔者常采用的切口为鼻前庭鼻翼软骨外侧脚下缘切口，较为隐蔽。该手术切口可达到鼻骨歪斜矫正、鼻中隔歪斜矫正和驼峰鼻矫正的目的。

2. 开放鼻整形术手术切口　这是世界各地学者普遍采用的，最先由法国学者报告，适合于大多数歪鼻患者的手术矫正，特别是伴有鼻尖畸形的病例，需采用此类开放性鼻整形切口；开放切口可以在直视下进行鼻尖和鼻锥体的美学改造，操作精确。开放鼻整形术鼻小柱上的切口有多种选择，可采用鼻小柱近鼻底部的锯齿状切口、鼻小柱V形或阶梯形切口（图66-89）。

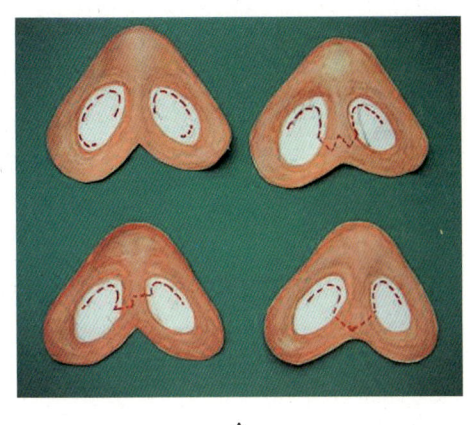
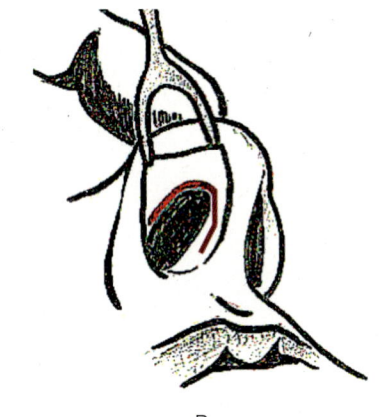

图 66-89 鼻整形手术切口

A. 手术切口设计：左上为笔者的半开放鼻整形术手术切口，即鼻前庭鼻翼软骨外侧脚下缘切口，可分离、暴露鼻骨和凿断鼻梁部歪斜鼻骨，下方鼻翼根部切口则便于凿断畸形的鼻骨上颌骨接合部；右上为鼻小柱基底部锯齿形切口，用于歪鼻矫正伴鼻尖整形美容手术的开放鼻整形术；左下和右下为鼻小柱阶梯状或V形开放鼻整形术切口，是国外常选用的手术切口 B. 鼻整形术切口暴露方法

（二）畸形鼻骨截骨

截断歪斜的鼻骨和其周围的连接结构，是歪鼻骨支架整复的重要步骤和前提。首先画出面部的鼻锥体中线和鼻锥体两侧底线，剥离子从切口进入做软骨膜、骨膜下分离，包括鼻骨、上颌骨额突部的骨膜及鼻腔侧黏骨膜；于鼻骨中缝处先行凿开，如伴有驼峰鼻畸形或鼻梁突出，可凿开两侧鼻骨连接处，削除突出的鼻骨连接，再从下鼻甲的附着部位开始，凿开上颌骨额突根部至鼻根部，使两侧鼻骨、上颌骨额突成一梯形骨块；截除过大一侧的部分骨组织或软骨组织，手法调整双侧鼻骨的对称性，使鼻背中线位于面部中线，行外鼻压迫止血（图66-90）。

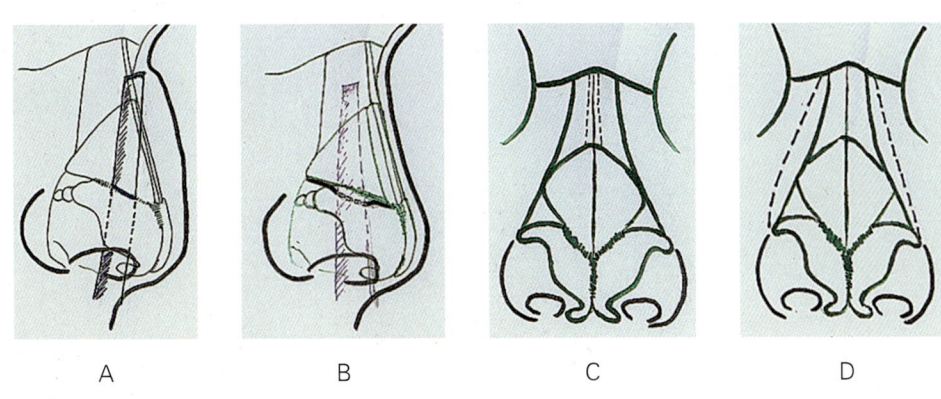

图 66-90 截骨术示意图

A. 剥离鼻骨上层骨膜 B. 剥离鼻腔侧黏骨膜 C. 中间截骨，凿开鼻骨中缝 D. 外侧截骨，凿断鼻背上颌骨额突

（三）矫正弯曲的鼻中隔

在歪鼻整复中，若不同时矫正鼻中隔，则很难达到预期效果。作经过鼻小柱皮肤的双侧鼻前庭黏膜切口，剥离和暴露鼻中隔及尾端、侧鼻软骨下部及鼻翼软骨上部，分开鼻中隔与鼻骨背侧和侧鼻软骨纤维连接部分；分离一侧鼻中隔的黏软骨膜，切断中隔与筛骨垂直板、犁骨的连接部，以使鼻中隔软骨整块松动；剪除过多的侧鼻软骨，使中隔复位后两侧鼻软骨的张力相等，切

除过长的鼻中隔尾部，使双侧鼻前庭对称；保留切下的软骨，必要时可作为矫正弯曲鼻中隔后的支架。若中隔呈不规则畸形，则切除畸形部位软骨；如果中隔软骨下缘脱出犁骨沟，则平行切除多余部分后置回犁骨沟，也可将软骨弯曲部位作连续纵向或棋盘状划开，不完全切透，便可使软骨伸直，严重者可以用直的骨片或软骨片加强固定。手术中只切除弯曲部分软骨和骨质，保持鼻中隔的硬度和支架，与术后维持鼻尖形态和鼻梁高度有关（图66-91）。

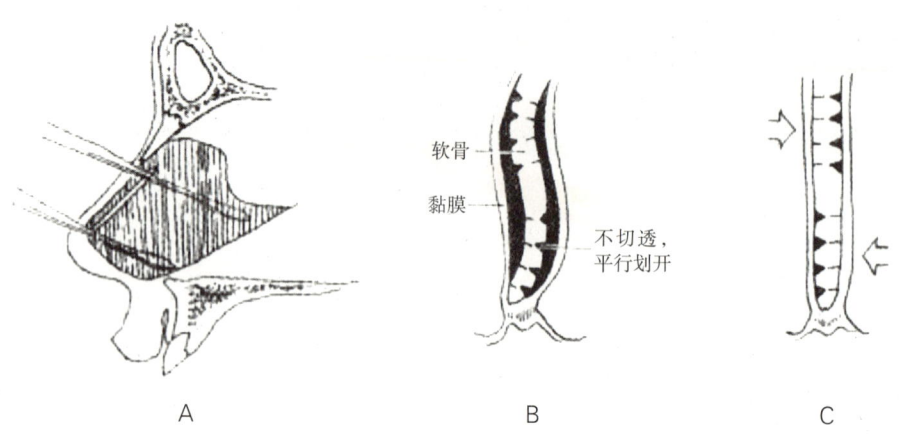

图66-91　鼻中隔成形术
A. 剥离黏软骨膜，游离鼻中隔软骨　B. 将鼻中隔软骨做不切透划开弯曲突出的一面，做角状截除，凹陷的一侧做松弛切开，但避免切穿　C. 矫正鼻中隔软骨

（四）歪鼻矫正术后固定

鼻骨截骨后，为使游离鼻骨愈合成对称的锥体形态，并使矫正的鼻中隔软骨垂直中位复位，双侧鼻腔内张力填塞碘仿纱条很重要，可使鼻骨框架和鼻中隔固定于下中位，在外观上显示两侧对称。除了内部支撑外，外用胶布、印模膏或石膏固定（图66-92）。

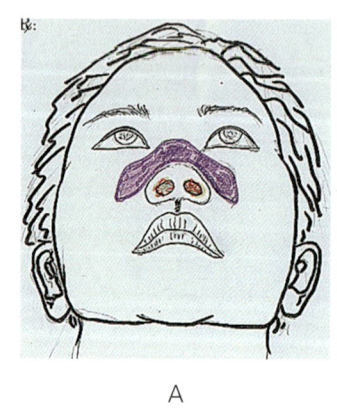 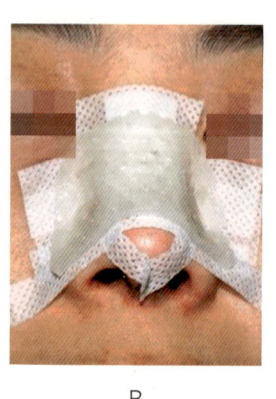 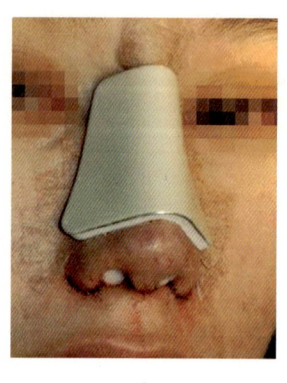

图66-92　术后固定

四　歪鼻矫正病例实例

（一）病例一

单纯性鼻中隔歪曲矫正和鼻中隔软骨移植，鼻尖美化鼻整形术。

1. 病况介绍　女性，37岁，外伤性歪鼻畸形，鼻中隔尾部弯曲歪鼻，Ⅰ-1型歪鼻，鼻尾部歪向右侧，并抱怨鼻尖有些圆钝，要求改善球形鼻尖（图66-93）。

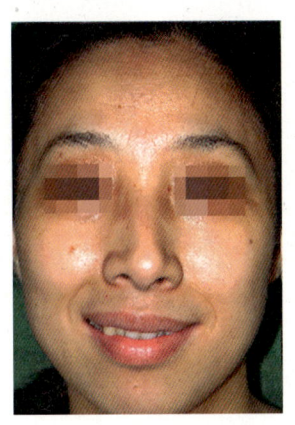

图66-93 女性，37岁，鼻中隔尾部弯曲歪鼻，Ⅰ-1型歪鼻，鼻尾部歪向右侧

2. 手术设计和手术过程　行歪鼻矫正和鼻尖美化鼻整形术。

（1）暴露鼻尖和鼻翼软骨：在局部麻醉下手术，做开放性鼻整形术手术切口，切口位于鼻小柱基底部和鼻翼软骨外侧脚尾部边缘，暴露鼻翼软骨外侧脚和鼻翼软骨内侧脚，使鼻翼软骨的穹隆区彻底游离暴露。注意东方人，特别是女性，鼻翼软骨不足1mm厚者，分离时宜在鼻翼软骨外侧脚黏膜面侧的黏膜和软骨之间注射1%～2%利多卡因肾上腺素溶液，既是局部麻醉，也使鼻翼软骨外侧脚容易分离，而且分离时可达到局部止血效果。

（2）鼻中隔偏曲矫正：用1%～2%利多卡因肾上腺素溶液做鼻中隔黏膜下注射（也可采用丁卡因纱条填塞，表面麻醉），在鼻小柱上方皮肤和鼻中隔黏膜交界处垂直切开黏膜，用4mm的骨膜剥离子分离中隔软骨表面两侧黏膜，将中隔软骨从上颌骨鼻脊上分离，在中隔软骨下部纵行切取5mm宽的中隔软骨，在弯曲一面的中隔软骨尾部做垂直鼻梁的纵行2/3层切开，切下的软骨可用于鼻尖塑形再造（图66-94，图66-95），可参考第十六节。

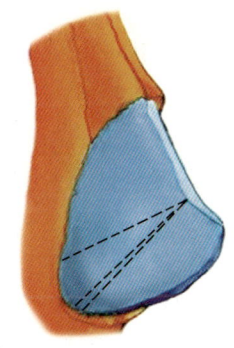

图66-94　在弯曲一面的中隔软骨尾部做垂直鼻梁的纵行部分切开，矫正弯曲

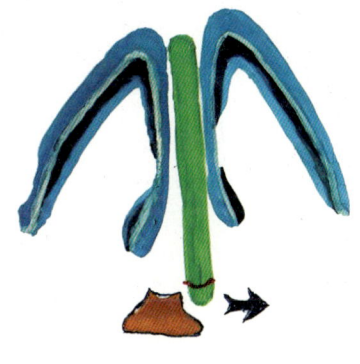

图66-95　在鼻中隔偏曲的基底部分离中隔、犁骨及鼻脊的附着处，切取一小条中隔软骨，使尾部弯曲的中隔软骨复位，矫正中隔软骨弯曲畸形，在两侧鼻腔填塞碘仿纱条，维持矫正弯曲的效果

（3）鼻尖美化塑造：将分离完成的鼻翼软骨外侧脚向中线移位缝合，移植中隔软骨片在鼻翼软骨内侧脚和鼻翼软骨外侧脚之间用5-0的尼龙线贯穿缝合塑造鼻尖。

（4）彻底止血，缝合皮肤，在两侧鼻腔填塞碘仿纱条，手术后鼻中隔偏曲矫正，畸形得到矫正，鼻和鼻尖形态得到改善（图66-96）。

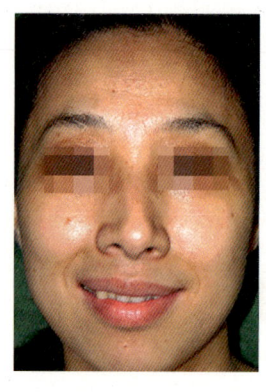 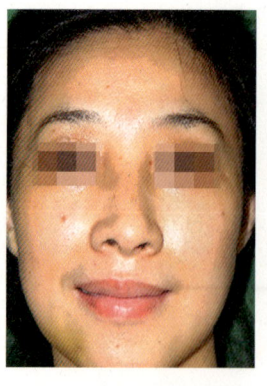 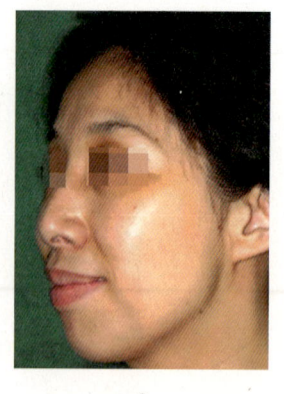 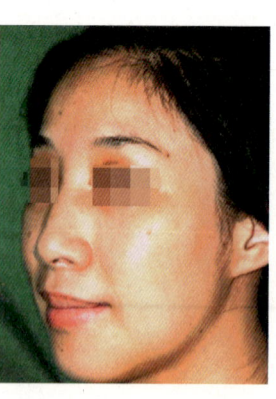

A　　　　　　　　B　　　　　　　　C　　　　　　　　D

图 66-96　外伤性歪鼻畸形，鼻中隔尾部弯曲歪鼻，Ⅰ-1 型歪鼻，鼻尾部歪向右侧，在局部麻醉下，经鼻中隔尾部弯曲矫正和鼻翼软骨移位鼻尖美化，手术后畸形得到矫正，鼻尖和鼻形态得到美化
A、C. 手术前　B、D. 手术后

（二）病例二

女性，外伤性歪鼻，C 型凹陷歪鼻，Ⅱ-1 型歪鼻，鼻骨骨折，经开放性畸形愈合鼻骨骨折矫正，手术后效果良好（图 66-97）。

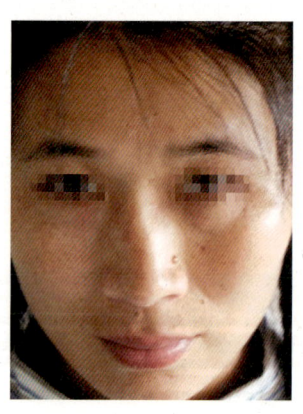 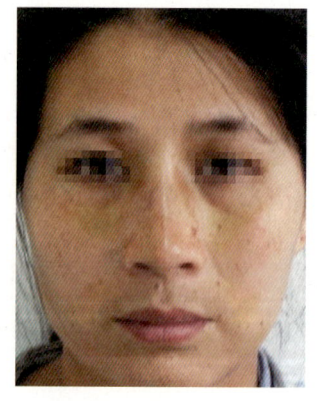

A　　　　　　　　　　　　B

图 66-97　外伤性歪鼻，C 型凹陷歪鼻，Ⅱ-1 型歪鼻，鼻骨骨折，经开放性畸形愈合鼻骨骨折矫正
A. 手术前　B. 手术后

（三）病例三

外伤性歪鼻多年，歪鼻Ⅲ型，伴有驼峰鼻畸形，做歪鼻矫正和鼻背驼峰鼻畸形矫正。

1. 病况介绍　男性，25 岁，外伤性歪鼻多年，歪鼻Ⅲ型，鼻骨骨折，鼻梁部右侧凹陷、左侧凸出，伴鼻背驼峰鼻，呈倒 C 形鼻梁弯曲歪鼻畸形，鼻中隔向左侧移位，左侧鼻腔通气不畅（图 66-98）。

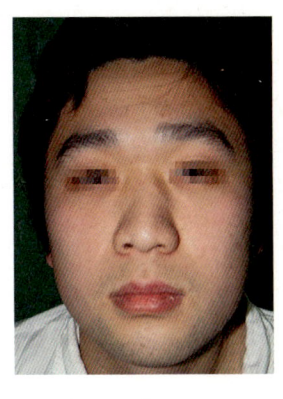 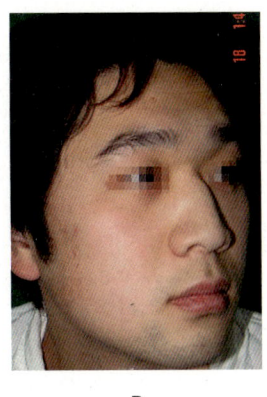 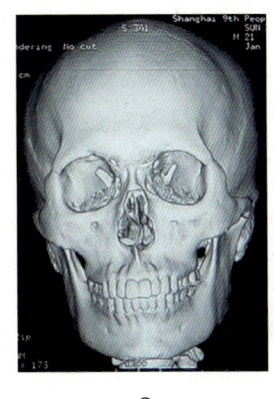 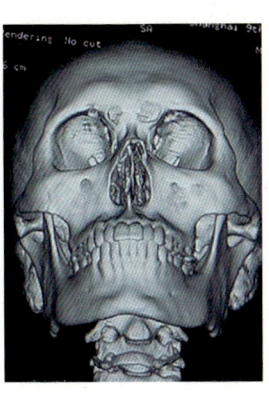

| A | B | C | D |

图66-98 外伤性歪鼻多年，鼻骨骨折，左侧鼻腔通气不畅

A、B. 手术前，正、斜位：显示鼻梁部右侧凹陷、左侧凸出，伴鼻背驼峰鼻畸形 C、D. 三维CT摄影显示鼻骨骨折愈合歪斜和中隔偏斜

2. 手术设计和手术过程 施行歪鼻矫正和鼻背驼峰鼻畸形矫正术。

(1) 切口选择：采取鼻前庭隐蔽切口作歪鼻矫正，在2%利多卡因肾上腺素溶液局部麻醉下手术，采取双侧鼻前庭鼻翼软骨下缘切口。该切口的手术野暴露虽然没有开放性鼻整形术手术切口清楚，但是这种切口在患者鼻小柱上不留瘢痕。取左右鼻翼软骨外侧脚下边缘的切口，也可广泛分离鼻骨，加鼻前庭内鼻翼基底部的切口，便于凿断鼻骨上颌连接处，凡是在无须做鼻翼软骨的鼻整形术时，笔者常选用该切口代替开放性鼻整形术切口（图66-99）。

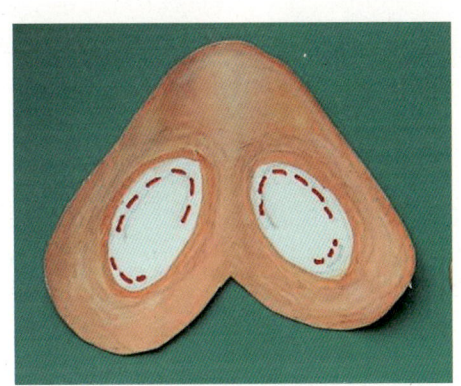

图66-99 采取鼻前庭隐蔽切口做歪鼻矫正。左右鼻翼软骨外侧脚下边缘的切口，可广泛分离鼻骨；鼻前庭内鼻翼基底部的切口，作为凿断鼻骨上颌连接处时较为方便

(2) 手术过程：歪鼻矫正和中隔弯曲矫正。①在充分浸润麻醉下，分离鼻背皮肤和鼻骨之间的连接。②在充分浸润麻醉下，分离鼻骨深层鼻腔黏骨膜和鼻骨的连接。③凿开两侧鼻骨连接处，削除突出的鼻骨连接；凿除造成驼峰鼻畸形的突出鼻骨，削下凸出的驼峰鼻骨片，再从下鼻甲的附着部位开始，凿开上颌骨额突根部至鼻根部，使两侧鼻骨、上颌骨额突成一梯形骨块；截断鼻骨和上颌骨连接区，使弯曲和移位的鼻梁得到矫正（图66-100）。④在鼻小柱前庭皮肤和鼻中隔黏膜分离交界处切开，分离鼻中隔黏膜，松解和部分切开弯曲的鼻中隔软骨，矫正弯曲的中隔畸形。⑤在两侧鼻腔填塞足够的碘仿纱条，缝合切口，外鼻用石膏固定。手术后1月，显示歪鼻畸形和驼峰鼻畸形得到矫正（图66-101）。

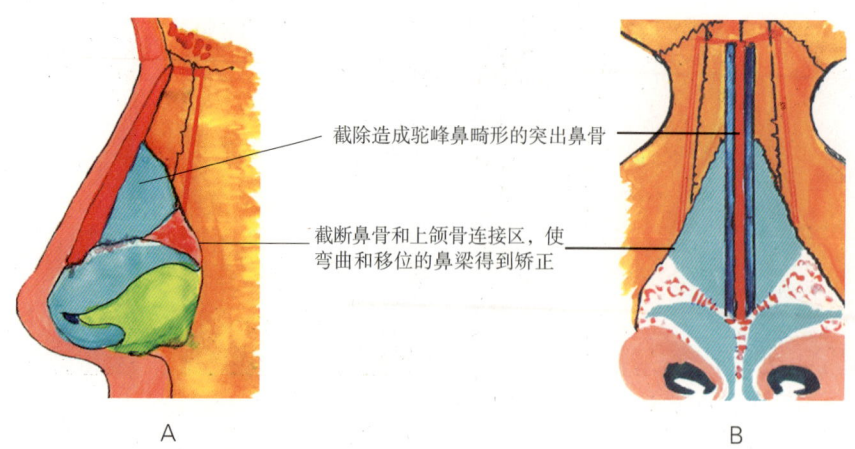

图 66-100　截除造成驼峰鼻畸形的突出鼻骨，两侧均行骨切开术，截断鼻骨和上颌骨连接区，使弯曲和移位的鼻梁得到矫正，广泛分离鼻中隔黏膜

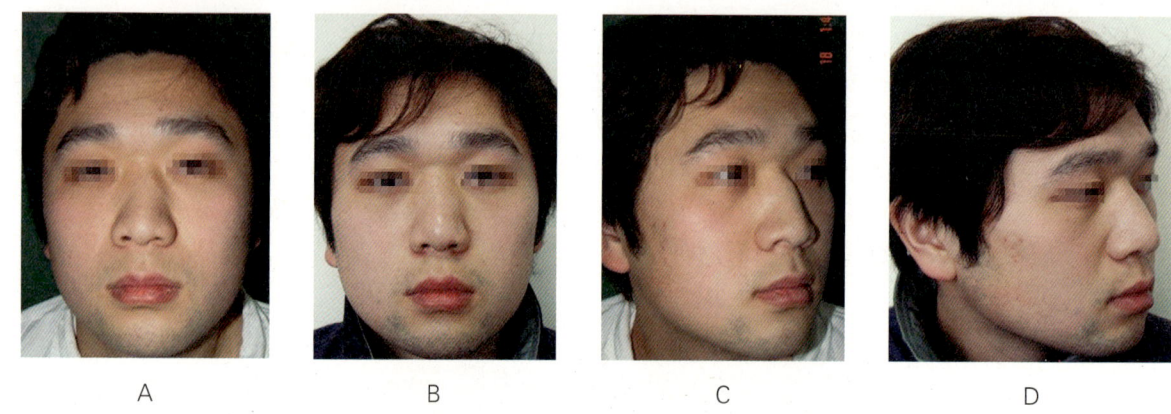

图 66-101　矫正弯曲的鼻骨，截除造成驼峰鼻畸形的突出鼻骨，矫正弯曲的中隔畸形。手术后 1 月，显示歪鼻畸形和驼峰鼻畸形得到矫正

A、C. 手术前　B、D. 手术后 1 月

（四）病例四

歪鼻矫正，鼻梁假体种植，鼻尖美化整形术。

1. 病况介绍　男性，26 岁，Ⅰ型 S 型歪鼻，手术前一侧呼吸困难，鼻背中 1/3 存在明显右偏，鼻梁低，鼻尖、鼻中隔左偏，经歪鼻矫正及鼻中隔软骨、硅橡胶假体隆鼻治疗。

2. 手术设计和手术过程　手术在全身麻醉下进行，做右中部骨切开术，两侧均行骨切开，获取鼻中隔软骨，切除偏曲骨性鼻中隔粘连，切除鼻尖部偏曲中隔软骨，用中隔软骨加强鼻尖软骨，鼻腔侧中隔黏膜分离后，行侧鼻软骨复位，用柳叶形硅胶假体增加鼻背高度（图 66-102，图 66-103）。

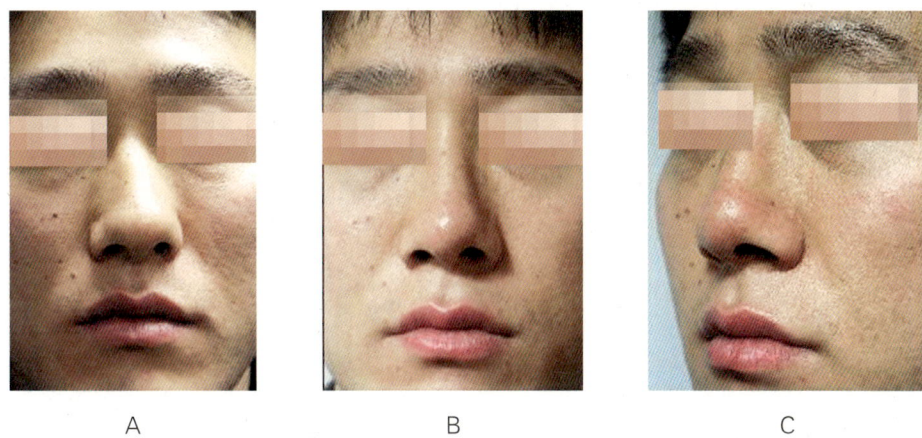

图 66-102　歪鼻矫正，鼻梁假体种植，鼻尖美化整形术
A. 手术前　B. 手术后正位　C. 手术后左斜位

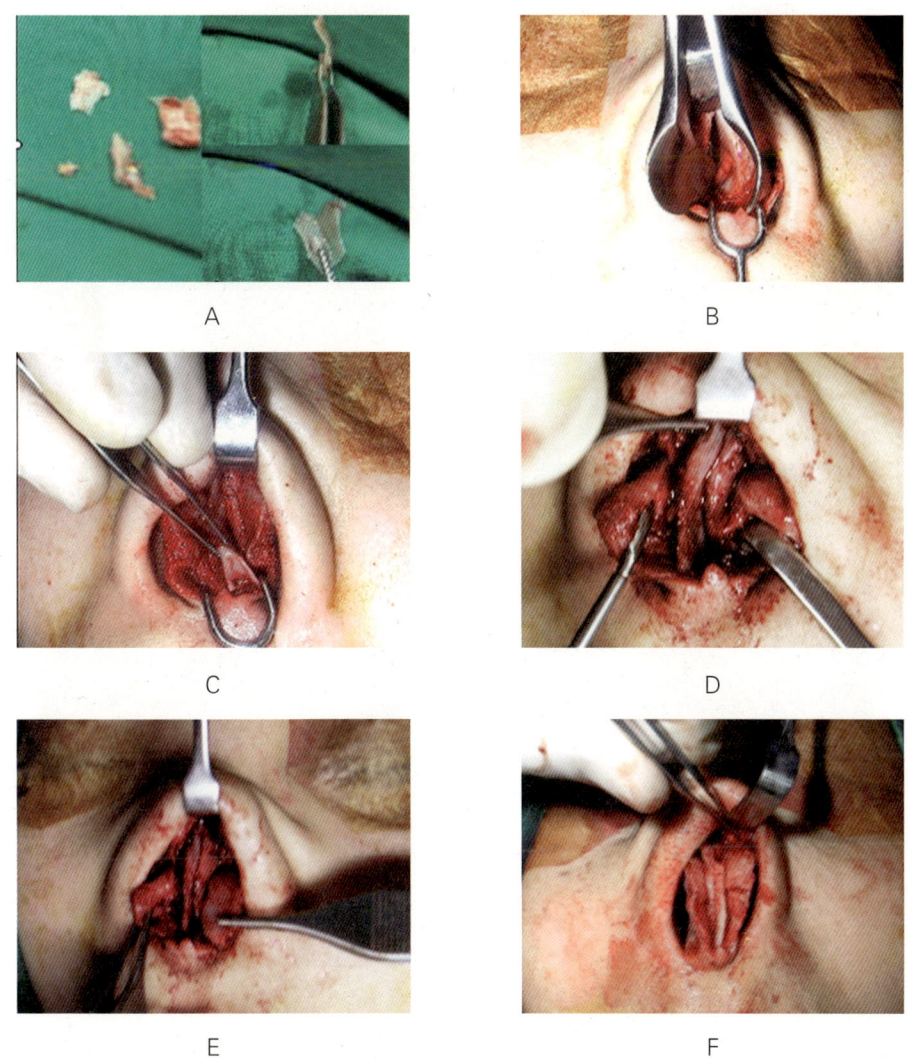

图 66-103　歪鼻矫正的手术方法，修复完成后种植柳叶形硅胶假体
A. 黏膜下切除突出的鼻中隔及犁骨连接　B. 松解偏曲的鼻中隔软骨　C. 切除底部中隔软骨，形成L形鼻小柱支撑　D. 分离中隔软骨后，修整鼻翼软骨外侧脚　E. 上部鼻翼软骨复位
F. 移植中隔软骨，加强和重塑鼻尖

(五)病例五

鼻梁歪曲和鼻中隔歪曲,Ⅳ型歪鼻,要求歪鼻矫正和球状鼻尖缩小,行鼻尖美化鼻整形术,取中隔软骨移植做鼻尖整形术。

1. 病况介绍 男性,32岁,外伤性歪鼻畸形,兼有鼻梁歪曲和鼻中隔歪曲,同时患者抱怨鼻尖太大、为球状鼻尖,并要求矫正下垂鼻尖。手术前CT检查显示鼻梁和鼻中隔歪斜,患者要求和手术计划为:①鼻梁歪曲矫正;②中隔歪曲矫正;③球状鼻尖美化。

2. 手术设计和手术过程 手术设计包括:①分离鼻翼软骨外侧脚;②切除鼻翼软骨外侧脚上部部分软骨;③在鼻翼软骨穹隆部缝合缩小的鼻尖;④切取中隔软骨,矫正中隔歪曲畸形,并移植中隔软骨支撑鼻小柱(图66-104,图66-105)。

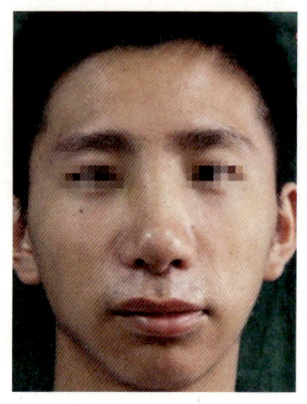
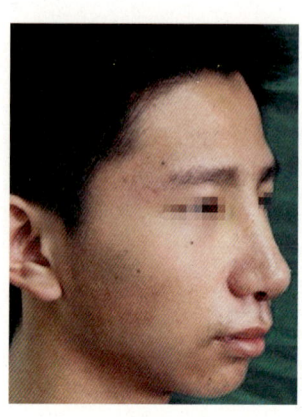

图 66-104 外伤性歪鼻畸形,兼有鼻梁歪曲和鼻中隔歪曲,同时患者要求矫正球状鼻尖畸形及下垂鼻尖

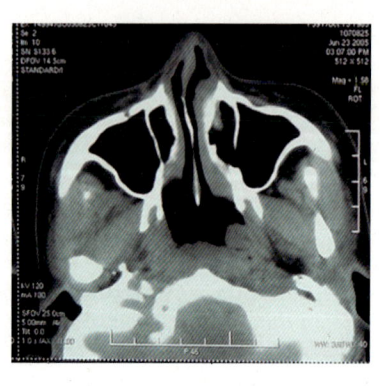
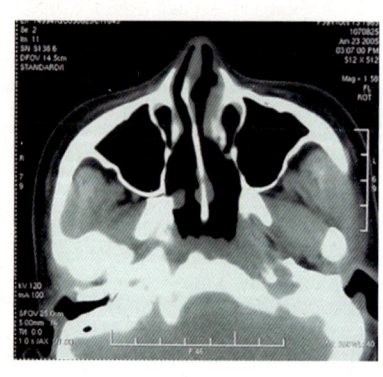

图 66-105 手术前CT检查显示鼻梁歪斜和中隔弯曲

手术过程包括:外鼻和鼻中隔歪鼻矫正,鼻翼软骨穹隆部向中央靠拢;鼻翼软骨外侧脚部分切除,球状鼻尖缩小鼻整形术,鼻翼沟整形术,鼻尖上提整形术,切下的鼻翼软骨外侧脚软骨鼻尖移植;切取中隔软骨,矫正中隔弯曲,并移植中隔软骨,支撑鼻小柱;鼻尖美化鼻整形术。

手术选择鼻小柱基底部锯齿形切口设计(图66-106),进行歪斜的鼻骨矫正(图66-107);切取鼻翼软骨外侧脚上缘,做球状鼻尖缩小整形术和鼻尖上移设计(图66-108);分离鼻翼软骨外侧脚,切除鼻翼软骨外侧脚上部部分软骨(图66-109);鼻翼软骨外侧脚分离,向中央靠拢缝合,切取部分鼻中隔软骨行鼻尖移植,矫正中隔歪曲,并使球状鼻尖美化,加高鼻尖,上提鼻尖(图66-110)。手术后效果良好(图66-111)。

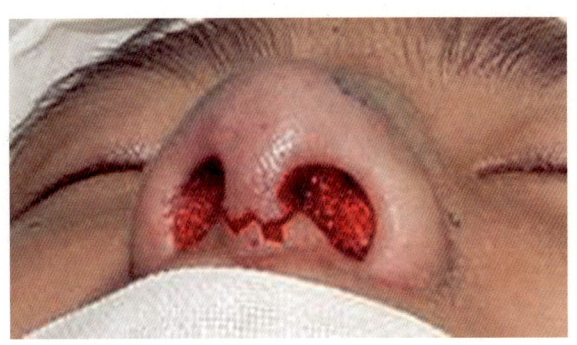

图 66-106　手术选择鼻小柱基底部锯齿形切口设计

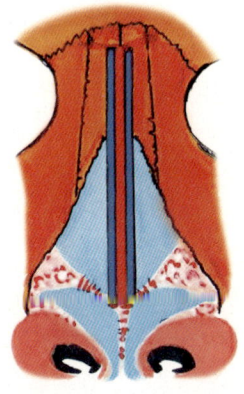

图 66-107　进行歪斜的鼻骨矫正：在鼻骨和上颌骨额突处截骨，行鼻背截骨，矫正鼻梁歪曲。红色线条为鼻骨截骨线

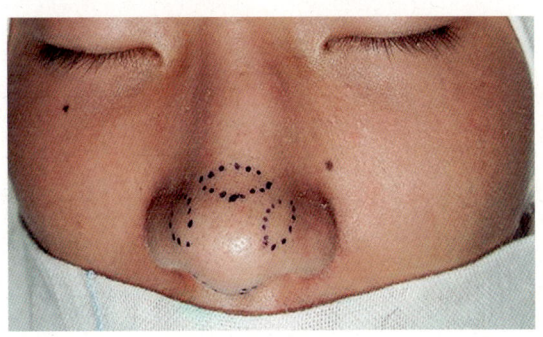

图 66-108　切取鼻翼软骨外侧脚上缘，做球状鼻尖缩小整形术和鼻尖上移设计

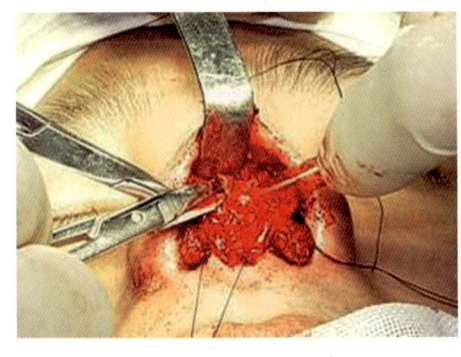
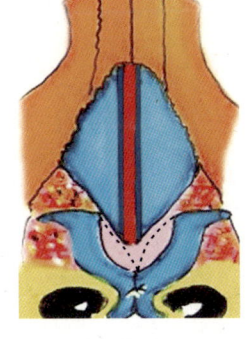
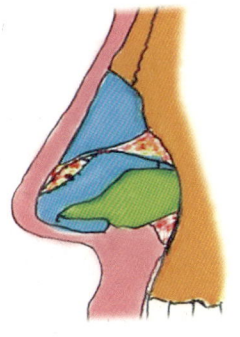

A　　　　　　　　　B　　　　　　　　　C

图 66-109　分离鼻翼软骨外侧脚，切除鼻翼软骨外侧脚上部部分软骨，鼻翼软骨外侧脚上方虚线为切除的鼻翼软骨外侧脚部分

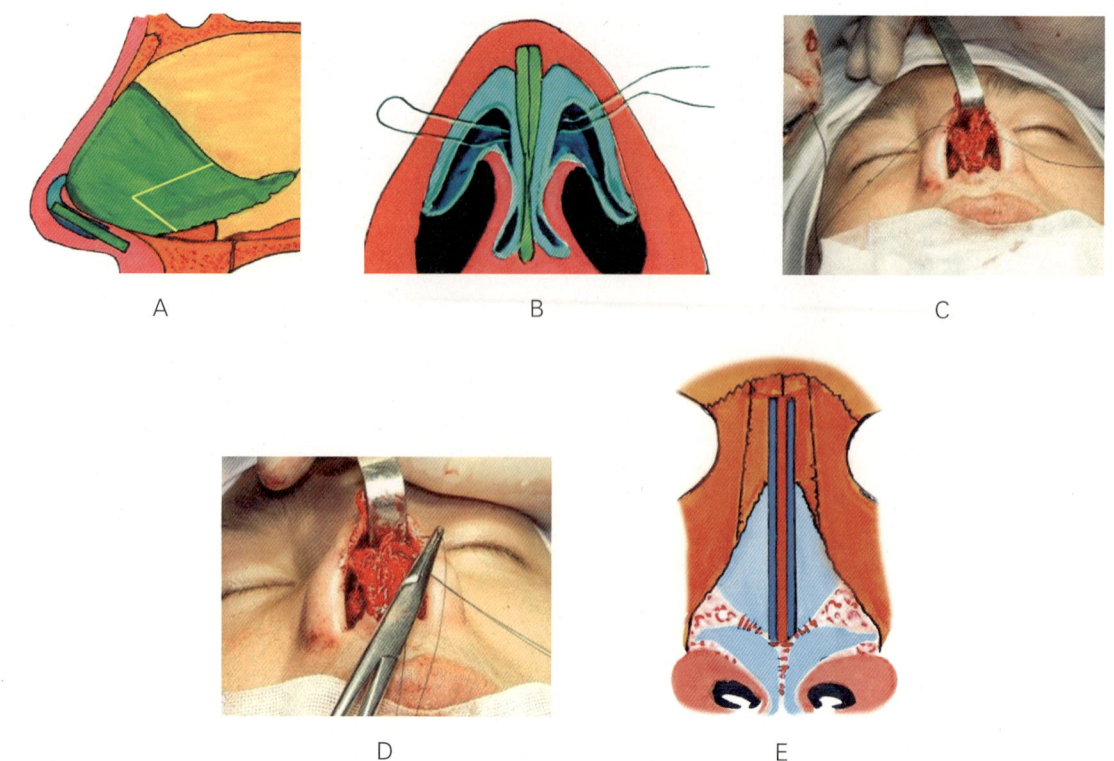

图66-110 鼻翼软骨外侧脚分离,向中央靠拢缝合,切取部分鼻中隔软骨行鼻尖移植,矫正中隔歪曲,并使球状鼻尖美化,加高鼻尖,上提鼻尖

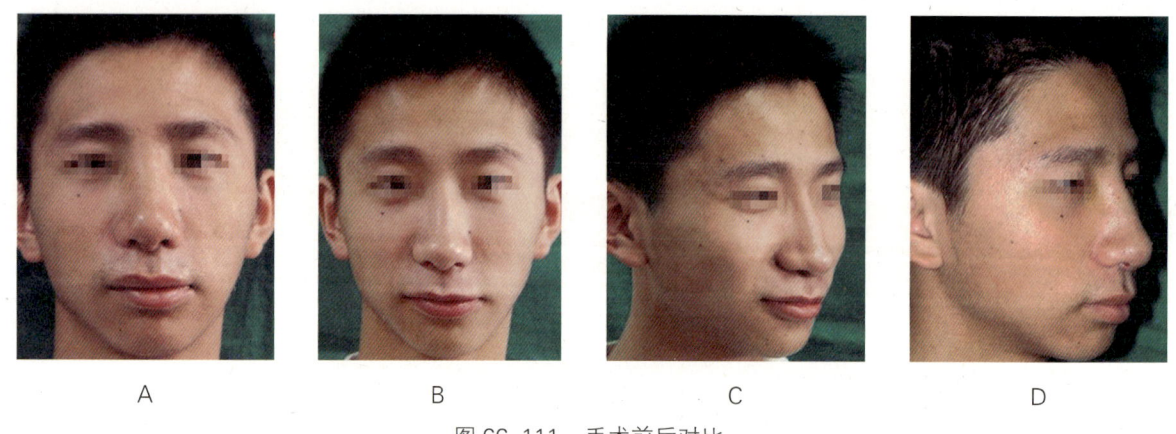

图66-111 手术前后对比
A. 手术前正面　B. 手术后1周正面　C. 手术前斜面　D. 手术后1周斜面

(六)病例六

女性,30岁,陈旧性外伤性鼻梁歪曲,Ⅱ-1型歪鼻,呈C形弯曲,轻度驼峰鼻,经半开放性鼻整形矫正歪鼻和驼峰鼻畸形以及鼻整形术,畸形得到矫正,鼻外形得到美化(图66-112)。

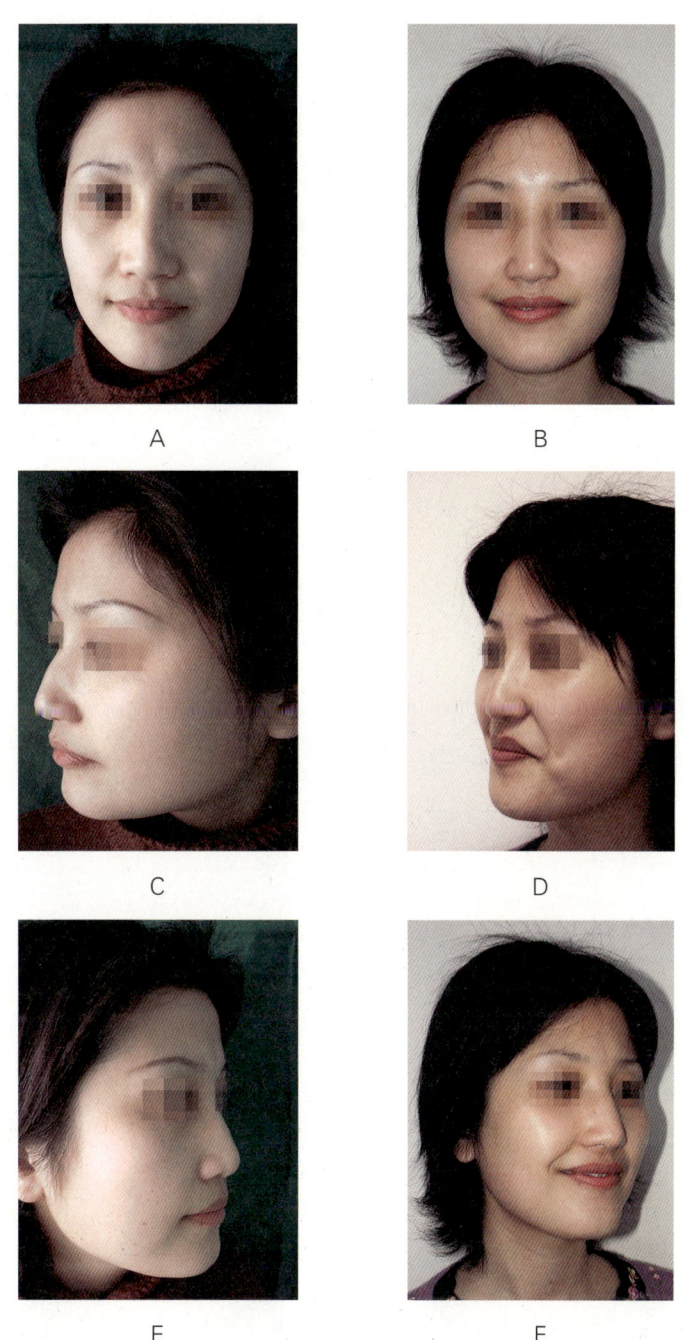

图 66-112　女性，30 岁，外伤性鼻梁歪曲，Ⅱ-1 型歪鼻，呈 C 形弯曲，轻度驼峰鼻，经半开放性鼻整形矫正歪鼻和驼峰鼻畸形以及鼻整形术，畸形得到矫正
A、C、E. 手术前正位、左斜位及右斜位　B、D、F. 手术后 3 个月正位、左斜位及右斜位

（七）病例七

女性，34 岁，车祸，面部多处外伤，Ⅲ型歪鼻，表现为双侧鼻梁弯曲隆起，患者同时抱怨鼻尖太大、形态不美。在局部麻醉下，进行歪鼻矫正、鼻尖和鼻梁整形术，凿断弯曲和凸出的两侧鼻骨，使其向中央复位，矫正凸出歪鼻畸形；鼻尖分离两侧鼻翼软骨穹隆部，使鼻翼软骨内侧脚移行部做贯穿缝合，矫正球形鼻尖，使鼻唇角加大，美化鼻尖；同时进行 L 形硅橡胶假体种植矫

正鼻梁轻度鞍鼻畸形（图66-113，图66-114）。

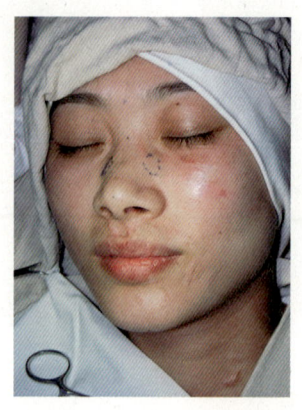

A

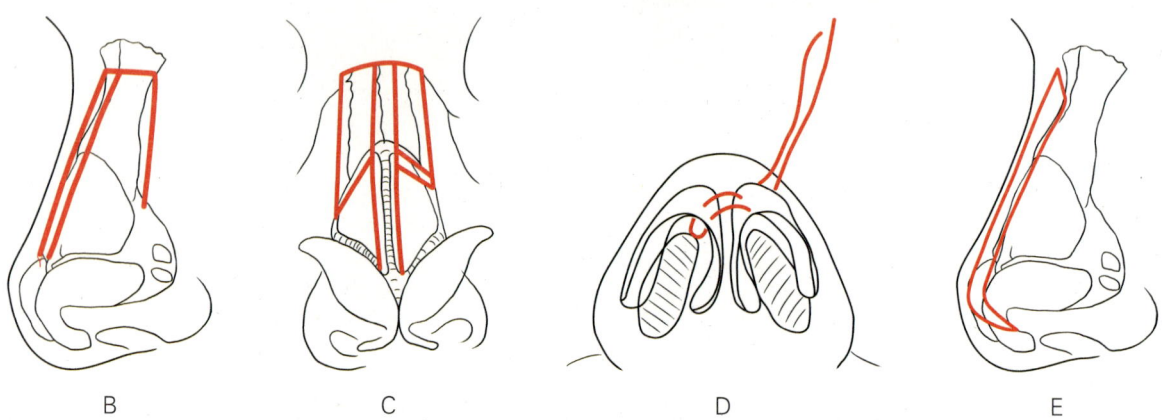

图66-113　女性，34岁，Ⅲ型歪鼻，双侧鼻梁弯曲隆起，患者要求鼻尖美化。在局部麻醉下，进行歪鼻矫正、鼻尖和鼻梁整形术，凿断弯曲和凸出的两侧鼻骨，使其向中央复位，矫正凸出歪鼻畸形；鼻尖分离两侧鼻翼软骨穹隆部，使鼻翼软骨内侧脚移行部做贯穿缝合，矫正球形鼻尖，使鼻唇角加大，美化鼻尖并使鼻翼缩小；同时进行L形硅橡胶假体种植矫正鼻梁轻度鞍鼻畸形
A. 手术前　B、C、D、E. 手术设计

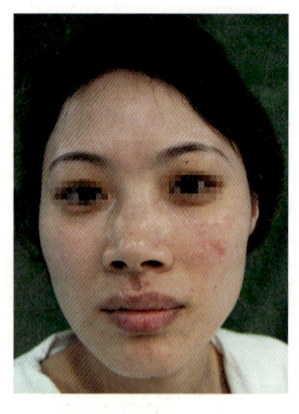 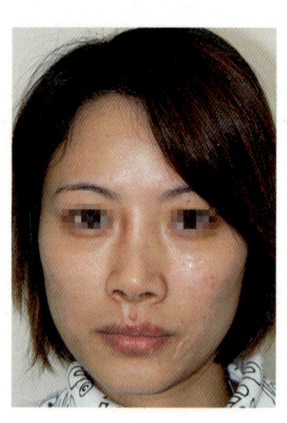

A　　　　　　　　B

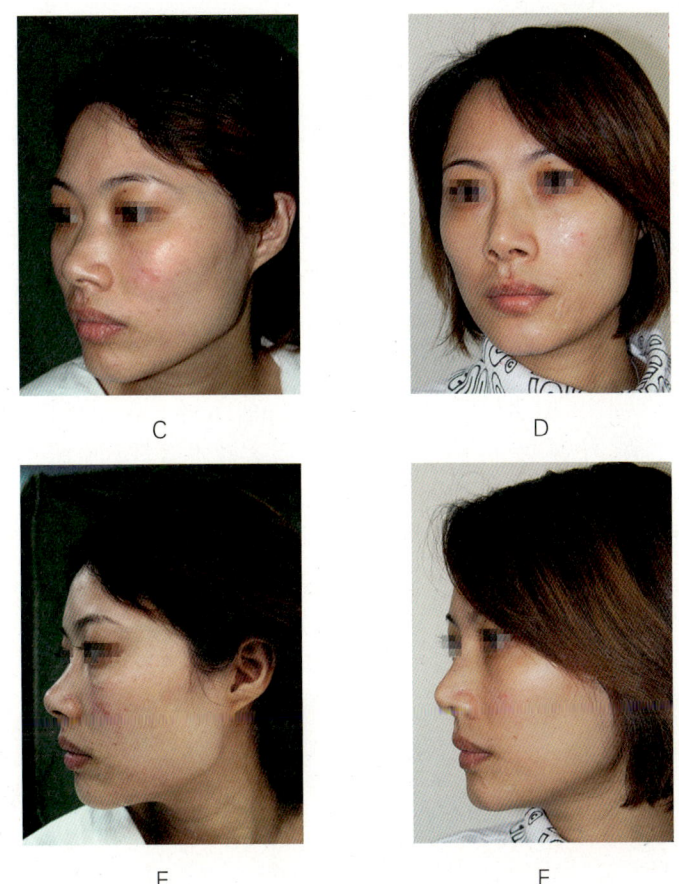

图 66-114　Ⅲ型歪鼻，双侧鼻梁弯曲隆起矫正，鼻尖美化，同时进行 L 形硅橡胶假体种植
A、C、E. 手术前　B、D、F. 手术后

（齐向东）

第九节　3D 技术在鼻整形中的应用

鼻部各亚单位及角度的细微改变往往直接影响鼻部及面部整体的术后效果。一直以来，医师缺少术前与求美者进行充分沟通后达成一致的精准美学设计，完全凭医师经验完成手术。如何能够使医师和求美者在术前看到术后预期效果，一直是困扰鼻整形医师的一大难题。传统的接触式测量方法速度慢、精度低，而 3D 技术带来了测量方式的变革，克服了传统测量方法的缺点，具有非接触、速度快、操作简便等优点，在临床应用上取得了良好的效果。随着技术的扩展、延伸，3D 技术正逐步应用于鼻整形美容的更多领域。

一 3D技术简述

（一）三维扫描技术

三维扫描技术根据扫描方式分为接触式和非接触式。接触式三维扫描在扫描过程中必须接触物体，可能造成组织形变或损伤，故应用范围较小。而非接触式三维扫描技术是集合了光、电及计算机技术于一体的新技术，其基本原理为通过各种不同光、射线的投射获得物体表面各点的空间坐标，再将这些信息输入计算机，并将这些三维信息放入已建立好的空间坐标轴内得到立体图像。根据扫描原理可分为计算机体层摄影技术（computed tomography，CT）、激光扫描技术、结构光（可见光）扫描技术、立体摄影测量技术，光栅投影技术等，其中激光扫描技术、结构光扫描技术及CT在整形外科均有应用。

1. CT扫描三维重建及MRI成像技术　CT、MRI作为成熟的影像学检查手段，在临床工作中有着广泛的应用，也是整形外科领域精确采集形态学数据、明确解剖关系的经典方式。CT、MRI据各自的成像原理得到人体组织的断层图像，并经过其内置或相关计算机软件的处理，输出各类断层乃至三维的重建图像。该方法的优点在于技术相对成熟，就设备及操作经验方面在各级医疗机构均有较好的易行性，图像能够反映组织内部的解剖关系并精确测量获取数据。但其缺点在于CT扫描技术是通过射线对人体进行扫描，对人体有辐射，可重复性较差；而MRI检查虽没有射线辐射，但检查时间长、费用较高且扫描层次多不连续，难以反映精细结构等；且两种检查方式均由于设备所限，要求被检查者取卧位检查，故不能获得软组织在患者立位时的自然形态。

2. 三维激光扫描技术　三维激光表面扫描是20世纪90年代中期以来兴起的新的三维影像记录方法，自Moss等于1989年提出将激光扫描技术应用于人脸的形态测量以来，面部三维数据的采集技术经历了从直接到间接、从接触式到非接触式、从人工到自动化的发展。随着技术的发展，该技术目前具有非接触、重复性好、扫描时间短、扫描精度高、误差小、成像逼真、处理软件操作简单、费用低等优点，已经逐步进入整复外科的临床工作，适用于整形外科人体形态的建模及三维数据测量。但激光扫描并不能完全还原面部皮肤颜色，尚待进一步研究。

3. 结构光扫描技术　结构光扫描技术的提出是因为早期的激光扫描技术并不能直接应用于面部软组织扫描，经过不断优化，格雷码和相移结合编码结构光技术可同时获得较高的精度和理想的空间分辨率，但是存在不可避免的物理光盲区问题，需要多角度多次扫描，对数据进行拼接处理耗时较长。

（二）快速成型技术

快速成型技术即通常所说的3D打印，最早起源于19世纪末的美国，是以数字模型文件为基础，在计算机控制下，经由计算机辅助设计（CAD）或是断层扫描（CT）的数据，按照逐层叠加原理，通过打印材料构建出三维立体精细结构。随着医学和其他各类学科的交叉应用发展，3D打印技术在医学领域，尤其在整形外科中取得了前所未有的发展，目前国内外已有学者将其应用于器官模型的制造与手术分析策划、个性化组织工程支架材料和假体植入物的制造中。通过快速成型系统将虚拟的数字模型制成实体仿真模型，使得手术沟通不仅仅是局限在三维数字模型上，从而方便并增强了术者与患者之间的沟通交流。

二 3D技术在鼻整形美容中的应用

(一) 美貌人群三维美学评估

美是反映在软组织的外形上的,通过对美貌人群软组织的测量可以发现美、提炼美,可以为整形医师提供参考。很多学者曾对各地区美貌人群面部软组织进行了测量:赵碧荣等对四川籍美貌青年进行了颜面比例的美学分析,陈小平等对杭州地区美貌女性进行了面型测定与分析。这些学者得出的结论不尽相同,但大多数学者强调面部比例的重要性。相比于颌面部线距测量,面部比例不易受种族、性别、地区、身高和胖瘦等个体因素等影响,更具稳定性和代表性。比例失调是产生形态变化的重要指标之一,唯有协调的比例才能产生美感。鼻作为中面部重要的美学单位,鼻面协调对整体美观至关重要,这也必将成为进一步研究的重点之一,而日益成熟的三维图像处理技术也将为此类研究提供帮助。

(二) 个性化术前美学设计与模拟手术

美容整形手术的目的是满足求术者的心理需求,而需求是因人而异的。美容整形手术的成功需要医师充分了解求术者的愿望和要求,同时让求术者了解美容整形手术能够满足哪些愿望以及达到何种程度。常规的术前咨询和设计均是定性的(非定量的)设计,医师与求术者的交流方式仍仅限于语言和简单的图片,术后效果有时难以达到求术者的预期,进而出现医疗纠纷,此类情况在鼻整形美容中尤为常见。采用数字化技术建立患者面部的立体数字图像并利用计算机三维辅助设计系统模拟手术效果,使术前设计直观、准确,并在求术者本人的参与下进行修改以达成双方的一致认识,最后根据设计参数指导手术中假体的修整,如此术前设计不但能提高疗效,满足求术者的心理需求,也增进了医师与求术者之间的交流,从而减少术后的医疗纠纷(图66-115)。

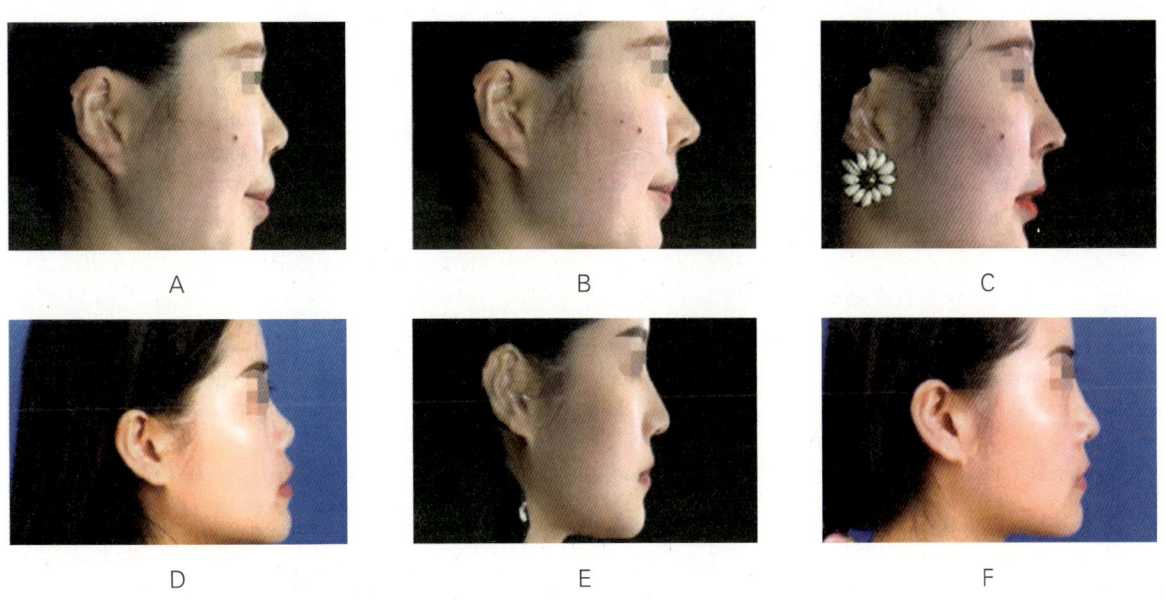

图66-115 鼻部3D美学设计及鼻整形手术前后对比

A. 术前(例1) B. 术前3D设计(例1) C. 术后3个月(例1) D. 术前(例2) E. 术前3D设计(例2) F. 术后3个月(例2)

(三)术后效果评估

整形美容外科的手术效果最终体现在软组织的形态变化上,所以针对软组织有效而精确的测量对于整形美容外科而言至关重要。鼻部是一个三维的实体,无论是鼻部的表情运动,还是手术后的外形和结构改变,都具有三维性。传统接触式人体学直接测量的优点是直观易懂,但是软组织和测量器械在接触过程中易发生形变,给测量结果带来不确定性,通常需要经验丰富的医师来完成。此外,重复测量加上过多的测量项目一般需要耗费较长的时间,这对测量者和患者均是一种考验,给临床工作带来诸多不便。基于三维图像处理技术的非接触测量则可以避免很多人体学直接测量的缺点。首先,无论是软组织还是硬组织,三维重建后不会出现任何形变,避免了因测量者经验不足造成组织形变而产生的误差;其次,在技术上实现了真正意义上的三维空间测量,具有良好的准确性,避免了因观察测量角度而产生误差;最后,非接触测量不受明显的时间、空间限制,只需一台安装有相关软件的计算机即可,为临床工作提供了便利。

三 3D技术在鼻整形美容中的应用实例

(一)鼻整复手术

1. 鼻再造 全鼻缺损是整形外科常见的疑难病,多为幼年时被动物咬伤或血管瘤等肿瘤切除术后所致,近年来由于交通事故增多等原因,外伤后的全鼻缺失也渐渐增多。重塑体积和外形接近正常的外鼻,对于恢复患者外貌、重塑患者自信、提升患者生活质量是至关重要的。鼻再造包括鼻衬里再造、鼻支架结构再造及外鼻软组织的再造,手术内容复杂、要求高。

Tsutsumi等最早将激光三维技术用于头面部缺损患者的治疗。他们于1997年利用计算机激光扫描技术扫描患者面部,获得面部三维扫描数据,然后将数据利用计算机三维程序进行处理以及构建,完成了患者面部缺损治疗的设计,初步实现了激光三维技术在修复重建上的应用。Chi-Mun等于2003年首次利用计算机辅助三维技术治疗了1例全鼻缺损的患者,制作出了其外鼻修复体模型。

外鼻术前参数的精确测量对于鼻再造术后的效果评估至关重要。蒋承安等利用激光扫描技术辅助鼻再造的术前设计,对额部皮瓣进行表面积扫描测量并进行形态设计,使皮瓣转移后能重建较好的外鼻部结构,并与实际术后形态进行对比,效果满意。三维扫描技术作为一种工具,术前可设计鼻再造的皮瓣大小、形状,术后可评估鼻再造的效果并获取鼻部形状的空间变化数据。

2. 唇裂/面中裂鼻畸形 唇腭裂是口腔颌面部最为常见的先天性畸形,常伴有严重的鼻畸形,术后也常遗留鼻部畸形,因此唇裂继发鼻畸形就成为手术整复的重点和难点。

针对鼻外形的测量,传统上有很多方法,但大多数只是对整个颌面部的笼统的、粗略的测量,而缺乏针对唇腭裂患者外鼻进行单独的、详细的定点测量研究。现已有多种三维图像测量技术被应用于畸形外鼻的测量。梁赟等利用螺旋CT扫描了正常人及唇腭裂患者的颌面部,并采用专用软件行三维重建和测量鼻外形数据。CBCT是在CT的基础上发展出的影像学技术,对颅面部骨骼及软组织有良好的成像效果。虎小毅等通过CBCT 3D测量了27例患儿在牙槽突裂手术前后的外鼻形态,并通过与传统的人体学直接测量方法对照,证实CBCT 3D测量结果与人体学直接测量结果无统计学差异。吴建中等对20例正常成年人及20例单侧唇腭裂二期鼻整形术前及术后6个月拍摄了CBCT,通过精确测量外鼻,可以明确外鼻的畸形程度,患、健侧组织不对称程度及评价术后效果。

在其他方面,安纲等应用数字化技术对面中裂鼻畸形患者进行术前设计,在虚拟截骨和植骨基础上进行整复手术,术前直观地预测截骨效果,提高了手术精确性、可控性,缩短了手术时间，减少了术中创伤。王涛等对72例单侧完全性唇裂患儿进行术后面部可见光三维扫描采集鼻部形态数据，分析证实单侧完全性唇裂同期鼻整形联合硅橡胶鼻撑矫形的方法能够减轻继发鼻畸形的程度，为鼻畸形整复治疗的时机选择提供依据。

(二) 鼻美容手术

鼻部美容手术设计及医患沟通相比创伤整复手术更为精细，因此往往需要采集高精度的面部数据，重建更高精度的三维模型。吴丹雯利用CT三维重建鼻部结构及立体三维照片分析了110名中国女性的鼻部特征，获得女性外鼻的20个指标，并在临床的鼻整形手术中验证了这些指标，取得了良好的临床效果。Szychta等采用新型的光学扫描仪对54例隆鼻求美者进行术前及术后6个月的扫描，比较了术前、术后鼻的比例、角度等空间参数，其结果差异有统计学意义，术后鼻部三维数据更接近美学标准。

1. 隆鼻术　隆鼻术是我国整形外科临床工作中最常见的手术之一，其主要方法是利用植入体从整体上抬高鼻背，以求改善其低平的状况，因此，植入体的形态在很大程度上决定了手术的效果。目前临床上对于假体的设计与雕刻主要依赖于术者的经验。

个性化医疗是现代医学的发展趋势，而现有的人工整形置入材料均为批量生产，无法在形态上满足求术者各种形态特点的个体需要。应用数字化技术、根据面部整体形象为求术者设计和定制符合求术者愿望和要求的个性化隆鼻假体，可以满足不同的个体需求。栾杰等研究建立的三维模拟系统允许在求术者本人的参与下进行修改，使术前设计直观、准确，增进术者与求术者双方的交流和理解。

在过去，尽管计算机设计十分精确，但最终的手术效果仍受限于医师对假体的雕刻水平。栾杰等在研究中应用螺旋CT扫描数据和图像处理技术重构求术者面部三维立体模型，将其鼻部的三维曲面按求术者期望的形态进行曲面编辑，模拟手术后效果并与术前进行比较，将比较结果进行数字化处理后得到鼻假体的数字模型，采用数控加工设备制备出假体模具，按常规工艺生产出特制鼻硅胶假体。这使得假体制备与模拟结果严格统一，保证了手术效果与模拟效果的一致性，避免了由于结果不一致引起的纠纷。吴华等研究建立计算机三维模拟与辅助制造系统，术前为6例求术者预演术后效果，设计并制备个性化的隆鼻假体，减少了较为复杂的术中手工雕刻假体环节，满足了患者个性化的要求，也为数字化导航手术的实现奠定了基础。

2. 鼻部自体脂肪/透明质酸注射　鼻部自体脂肪/透明质酸注射作为鼻部微整形的重要内容，三维图像处理技术所带来的精确术前评估、填充效果模拟及术后长期效果评估也同样适用。目前已有临床研究验证三维扫描技术可以用来长期测量评估鼻部及鼻唇沟透明质酸填充的术后效果。

四　3D技术应用展望

(一) 3D技术目前的不足及未来发展趋势

作为一种具有临床实用价值的颜面部影像数据记录方法，应当具有准确、客观、快速、直观、易于普及掌握等特点。三维扫描的出现突破了空间的限制，因其无放射性、简单、高效、价格低廉、可重复性好等明显优势，已有取代CT、MRI、造模法等传统三维测量方法的趋势。然而，疲劳或表情变化等因素造成的多次采样过程中的形态变化仍然是制约其所获取影像质量的一大难题。

另外，对于三维影像数据来说，目前依然存在着暂未得到解决的问题，尤其是测量定位的可重复性。传统的面部软组织标志点主要是基于人类学测量所提出的，很多是需要依靠触摸才能确定的，这在扫描的影像数据上并不能直观得到。同时，扫描数据也不具备CT数据那样的骨组织提示位置，而三维数据的定点又需要经过复杂的体-面-线-点的过程，传统投影测量的描述方法并不适合三维数据的应用。如何在单纯的扫描数据上依靠解剖结构和几何形态确定客观的软组织测量比较体系，始终还是一个未能解决的难题。因此，三维影像依然不可能取代二维数码摄影在整复外科的地位，而应当作为一种优秀的辅助采样手段在三维影像的处理领域发挥自身的作用。

（二）3D技术在鼻整形美容领域的应用前景

三维图像处理技术对于鼻整形美容的作用潜能是巨大的，随着各种先进的三维图像处理设备的更新换代及辅助软件的开发，3D技术的应用也越来越广泛，越来越为临床医师及患者所接受。除了现有应用的进一步完善和推广，3D技术将很可能帮助我们获取并建立区域人群形体外貌的标准化三维数据库，建立特定人群外在形态的测量参考系，对于疾病的分级、手术方式的选择、不同手术方式效果的比较等提供可靠的参考值。同时还可以对患者术后效果进行长期随访，获取动态三维数据资料，为临床工作提供更多的科学依据。有理由相信，3D技术在鼻整形美容外科领域的应用前景非常广阔。

（安阳）

第十节　隆鼻整形

一　中国隆鼻整形历史回顾

（一）定义

隆鼻是用自体组织或医用代用品移植提高和美化鼻梁、鼻背和鼻尖，达到鼻美学再造的目的。

（二）历史回顾

1. **早期记录**　早在20世纪30—40年代，隆鼻美容整形已经在上海、北平（北京）、扬州等地开展，石光海在20世纪40年代所进行的隆鼻整形记录是当时鼻美容整形的缩影（图66-116）。

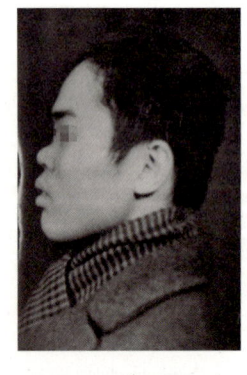
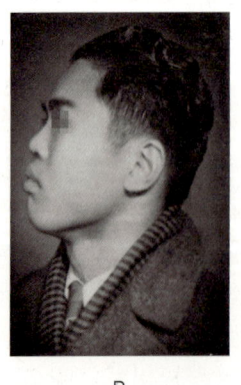
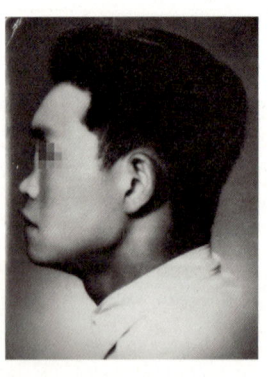
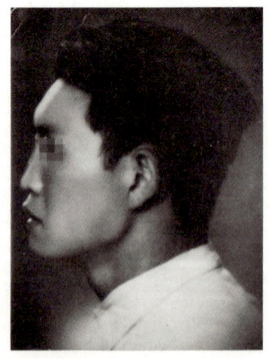

| A | B | C | D |

图66-116　石光海20世纪40年代隆鼻手术前后
A、C. 术前　B、D. 术后（石重明教授提供资料）

当年的隆鼻假体多选用象牙雕刻，也有人曾选用液体石蜡注射隆鼻后留下鼻背石蜡瘤等毁容性损害。倪葆春在《中华医学杂志英文版》（1949）发表了肋软骨移植隆鼻的论文。在中国，自体软骨移植隆鼻长时间以来一直被认为是安全、有效的选择。

2. **近代记忆**　20世纪50—60年代，隆鼻假体已较少选用象牙，摒弃液体石蜡注射隆鼻。1962—1965年期间，上海广慈医院整形外科张涤生、王德昭和笔者为演员等做隆鼻，笔者担当隆鼻假体形态设计和制备，并参加手术和术后观察。假体采用聚甲基丙烯酸甲酯（polymethylmethacrylate，PMMA，有机玻璃）制备。制备假体是个性化和精准化的过程：取蜡片（1mm厚），用蜡刀在求美者鼻背制备蜡片假体，求美者持镜参与假体形态的评估，以蜡片用石膏模烧结，制成有机玻璃隆鼻假体（图66-117，图66-118）。

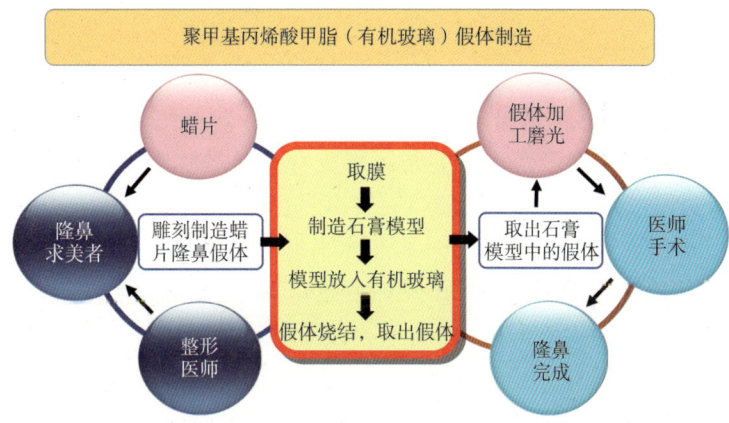

图66-117　聚甲基丙烯酸甲酯隆鼻假体制造流程（王炜）

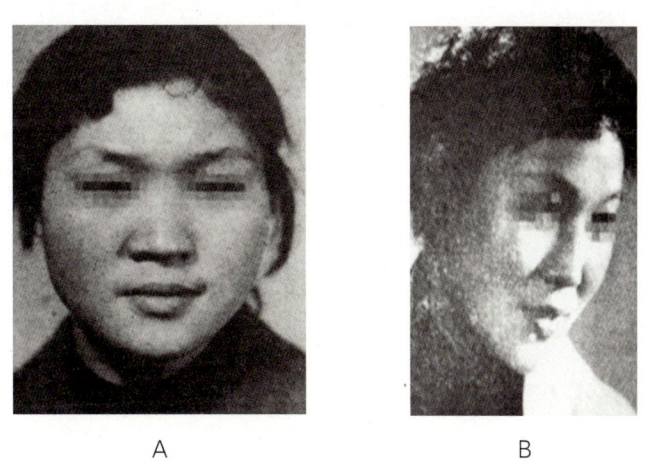

图66-118　1963年聚甲基丙烯酸甲酯假体隆鼻手术
A. 术前　B. 术后

3. **自体肋软骨移植隆鼻**　半个多世纪以来一直被国内同行认为是安全、有效的选择。但是，以前中国学者就观察到肋软骨移植隆鼻后软骨发生变形和弯曲。为防止移植后的肋软骨变形，20世纪50—60年代曾采用煮沸或用硫柳汞酊浸泡1～2周后移植，也有将移植软骨冷冻干燥或放射处理后移植，防止移植软骨变形。董淑芬（1973）曾报告用小牛的肋软骨经过灭活消毒等处理进行移植。

4. **固态硅橡胶隆鼻**　1974年后，张涤生、王炜应用上海橡胶研究所研制成功的医用级硅橡胶，包括海绵状硅橡胶和固体硅橡胶用于面部软组织缺损的充填或隆鼻。

5. **液态硅橡胶隆鼻**　20世纪80年代初期，有人应用室温下硫化的液体硅橡胶注射隆鼻，造成了类似于液体石蜡注射隆鼻所产生的鼻梁硅橡胶瘤或破溃等严重并发症，此方法已被摒弃和禁止。

6. 羟基磷灰石隆鼻　20世纪80年代后期，有人应用颗粒性羟基磷灰石或加赋形剂注射隆鼻，也有人应用羟基磷灰石加胶原隆鼻，还有人采用羟基磷灰石加树脂充填修复骨缺陷。笔者曾收治羟基磷灰石注射隆鼻引起并发症的患者，其鼻背形态不良或皮下粗糙不平。

7. e-PTFE隆鼻　1996年，笔者应用Gore聚四氟乙烯（e-PTFE）假体隆鼻。

8. Medpor隆鼻　20世纪90年代，笔者选用多孔高密度聚乙烯（Medpor）用于面中1/3凹陷矫正（蝶形面）以改善鼻形态，Medpor也曾用于隆颏和眶缺损的再造等，Medpor质地较硬，较少用于隆鼻。在选用Medpor充填面中1/3凹陷时，种植体应与梨状孔边缘有一定距离，防止穿破鼻腔黏膜，造成假体外露。选用髂骨或肋骨、肋软骨移植充填梨状孔周围，矫正面中1/3凹陷，改善鼻的形态，较为安全。

9. 阔筋膜隆鼻　1993年，笔者应用自体阔筋膜移植隆鼻，修复隆鼻挤出综合征，取得较好的效果。术后两年随访，移植的筋膜有部分被吸收的现象。

10. 真皮隆鼻　1992年，笔者选用少脂肪区真皮合并硅橡胶假体隆鼻或鼻尖修饰美学再造，或采用真皮移植修复硅橡胶假体隆鼻术后的鼻尖挤出综合征。

11. 耳郭软骨隆鼻　1994年，笔者用耳郭根部L形耳软骨移植美化鼻尖或矫正鼻尖塌陷畸形，特别是用于唇裂鼻畸形鼻翼软骨发育不良的修复。21世纪初，国内外广泛推荐应用肋软骨、鼻中隔软骨、耳甲腔软骨、耳郭软骨移植做隆鼻和鼻畸形的修复。

12. 用于隆鼻和鼻再造移植物评价（表66-9）。

表66-9　用于隆鼻和鼻再造移植物评价

	自体	异体	合成
注射	脂肪(可) 软骨粒(可)	胶原蛋白(可)	液体石蜡(禁) 液体硅橡胶(禁) 聚丙烯酰胺(禁) 有机玻璃微球加胶原(可)
手术	筋膜(可) 耳、肋、中隔软骨(佳) 骨、髂骨(佳) 真皮(佳) 脱细胞真皮(佳)	小牛软骨(不推荐) 象牙(不推荐) 异体筋膜(可) 冷冻干燥软骨(可)	塑料(禁) 有机玻璃(不推荐) 碳素纤维假体(不推荐) 羟基磷灰石加胶原(可) 高温硫化橡胶(佳) e-PTFE(佳) Medpor(佳)

二、鞍鼻和隆鼻术概述

（一）鞍鼻定义

鞍鼻（saddle nose）是由于鼻骨、鼻软骨以及上颌骨发育不良，造成鼻梁和鼻背凹陷如马鞍而命名。

（二）鞍鼻病因和症状

鞍鼻表现为鼻梁、鼻背低平或凹陷，常伴有鼻尖上翘、鼻孔朝前，是先天性发育不良或先天性梅毒，以及后天疾病、外伤损害所致。先天性遗传或种族性鞍鼻也常见。医源性鞍鼻在西方较为多见，大多是由于广泛的中隔切除手术造成中隔软骨支架塌陷所致畸形。

1. 先天性畸形　先天性面中部发育不良、面中部凹陷，称为Binder综合征，俗称"碟形面"畸形（dish face）。多种面裂常有不同程度的鞍鼻畸形。
2. 种族性　在蒙古人、马来西亚人和东亚人群中鞍鼻较为多见。
3. 先天性感染　先天性梅毒造成鼻骨、鼻中隔软骨等鼻支架结构发育不良。
4. 遗传性　因家族性或遗传因素造成鼻骨、额骨、上颌骨、鼻中隔软骨、鼻翼软骨等鼻支架结构发育不良。
5. 后天性疾病　幼年时的天花后遗症造成鼻腔完全性或部分性闭锁；或幼年时鼻腔吸入性灼伤、黏膜损害、瘢痕挛缩后遗症，影响鼻部骨支架的发育，造成继发性鞍鼻畸形。
6. 鼻骨上颌骨外伤性骨折后的畸形愈合会造成不同程度的鞍鼻和面中部凹陷。
7. 医源性　广泛的中隔切除术，中隔软骨术后的血肿、感染、穿孔均可造成鞍鼻畸形。

（三）隆鼻术

隆鼻是用自体组织或医用代用品移植矫正畸形，提高和美化鼻梁、鼻背和鼻尖，达到鼻美学再造的目的。隆鼻术是治疗鞍鼻的重要手段，更是服务于男女鼻美学再造的需求，本书主编（2004）统计上海交通大学医学院附属第九人民医院整形外科门诊美容手术，其中隆鼻整形7000余例，接受隆鼻手术者多半是正常人群的美容需求，病态鞍鼻隆鼻只占极少数（表66-10）。

表66-10　上海交通大学医学院第九人民医院整形外科隆鼻整形类别分布（2004）

手术名称	病例数	百分比(%)
首次隆鼻	6162	85.7
再次隆鼻	290	4.0
隆鼻术后假体取出	335	4.7
鼻尖鼻翼鼻背整形	402	5.6
合计	7189	100.0

三　鼻美学评估

鼻的美学技术评估见本章第四节。

四　隆鼻移植物的分类

隆鼻移植材料分为自身移植物（autografts）、同种异体移植物（homografts）、异种移植物（exnografts）和异质成形材料（alloplastics）。

理想的移植物应该生物相容性优良，稳定，无炎症反应或异物排斥，长期存留不易发生挤出反应，能持久保持它的外形和体积，易于雕塑，物质结构孔径的大小适合，生物稳定性好，抗降解和微粒化，价廉。

有研究表明，移植物物质结构成分的孔径大于$1\mu m$就可能潜伏细菌，而能使巨噬细胞进入产生抗菌环境的孔径则需大于$50\mu m$，所以理论上孔径在$1\sim 50\mu m$的移植物都有发生感染的危险（细菌早于机体免疫防卫细胞进入径隙）。为了保证一定程度的组织生长，移植物的孔径至少需要$20\sim 30\mu m$。

其次，移植材料的生物稳定性与移植物产生的颗粒碎屑有关，有害物质随着移植物的降解而释放，这是生物稳定性的另一个重要原因。它可导致慢性的炎症反应。巨噬细胞可以吞噬并移除直径小于20μm的颗粒，而不能吞噬大于100μm的颗粒。这样问题就发生了，当颗粒在20～60μm时，巨噬细胞只能吞噬这些颗粒但不能移除这些颗粒，所以会导致这些细胞的死亡并放出炎症介质，吸引更多的吞噬细胞吞噬颗粒，这样就出现了恶性循环。一个经典的例子就是四氟乙烯均聚物（protoplast，聚四氟乙烯碳种植体）应用于颞下颌关节植入，随着时间的推移，移植物在关节负荷下碎裂，逐渐变成了小颗粒，于是局部就出现了很强的异物反应，进而侵及关节和邻近的骨组织，偶尔还会导致颅中窝的穿孔。因此，它不再是颞颌关节种植理想的移植物。因为机械性的碎片引起炎症反应的恶性循环，e-PTFE在颞颌关节重建中禁用。但是，在面部非活动区域种植，如眶、颧等静止的部位还是较好的填充材料。

理想的假体，取材易、价低、惰性、无毒、无致癌性、可灭菌、易雕刻、类组织性质、能填充、具机械支撑、生物相容性好。

五 隆鼻医用生物材料

医用生物材料是应用较为广泛的移植物，包括硅橡胶制品、聚四氟乙烯制品、Medpor，PGA、PLA制品也有被选用。

（一）医用硅橡胶

医用硅橡胶（silicone rubber）是一种高分子化合物，是在高温下硫化的固态硅酮。固态硅橡胶假体是一种理化性能稳定的有机高分子材料。Nishihata于1955年首次将固态硅橡胶假体用于隆鼻术。笔者和张涤生老师在1974年应用国产硅橡胶于下颌骨修复和隆鼻。硅橡胶是临床首选的隆鼻材料之一。硅橡胶隆鼻可取块状硅橡胶雕刻后隆鼻，也可选用制成L形或柳叶形的假体隆鼻。当今，国产硅橡胶隆鼻假体有多种产品，包括L形假体和柳叶形假体两类，L形隆鼻假体用于鞍鼻鼻梁和鼻尖的整形。为改善鼻尖美学再造和减少隆鼻后挤出综合征，假体设计和制备中应避免假体对于鼻尖皮肤的压力。

1. 物质结构　固体硅橡胶是一种带二甲基团交链的长链有机硅聚合体（dimethylsialoxane）。聚合体的长度决定了移植物的硬度，因此移植物有软、中、硬等不同规格。化学上的惰性使它对组织产生最小的炎症反应，并在纤维囊中与组织不发生反应（图66-119）。

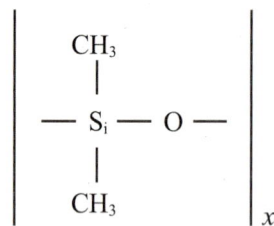

图66-119　硅橡胶结构

2. 无孔性　由于硅橡胶是没有腔隙的，所以不会潜伏细菌，但同时组织生长也不会发生，这样就会导致移植物的微小移动，增加了张力和挤出的危险。

3. 生物稳定性　硅与氧结合后是非常稳定的，不会被酶降解。然而，硅凝胶可以分解成为直径在20～60μm的颗粒，就会产生炎症反应的恶性循环，因此仅仅采用固体硅橡胶移植物是一个合适的选择。

4. 应用历史回顾　硅橡胶假体应用于鼻整形手术在中国已经有40多年的历史。笔者所做的硅橡胶隆鼻术并发症的发生率小于1%。

（二）膨体聚四氟乙烯（e-PTFE）

1. 聚四氟乙烯（PTFE）　有粉状、片状以及块状，聚四氟乙烯的分子式如图66-120。其稳定的分子结构及理化性质使之具有疏水性、不粘性、耐热性，从而成为应用范围极其广泛的人造生物材料。

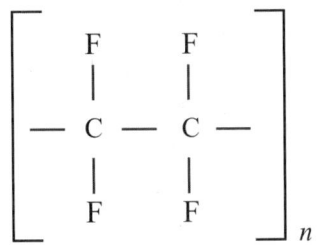

图66-120　聚四氟乙烯分子式

2. 膨体聚四氟乙烯（e-PTFE）　膨体聚四氟乙烯是利用聚四氟乙烯分散树脂通过特殊的加工工艺（即膨化）制成的，高温高压的加工过程可以规划其分子排列，形成有序的"结与纤维"的结构，这种结构可以根据临床需要而调节，从而产生有利于自身细胞长入和不利于自身细胞长入的两种不同特性，图66-121为膨体聚四氟乙烯人工血管的电镜结构。

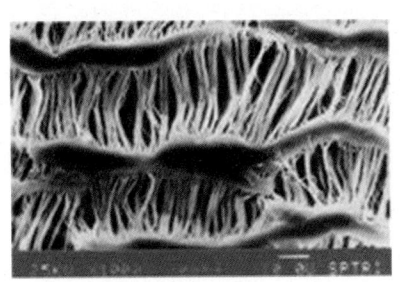

图66-121　膨体聚四氟乙烯人工血管的电镜结构

膨体聚四氟乙烯的历史：膨体聚四氟乙烯是在20世纪60年代由美国人Gore发明的，他将聚四氟乙烯膨化，形成一种有微孔的高分子软组织充填材料，理化性质稳定、无毒、耐高低温（-200℃～250℃）。20世纪70年代起，e-PTFE的人造血管就应用于临床，1996年，笔者将e-PTFE用于整形外科。

3. 物质结构　e-PTFE是一种新型的医用高分子材料，由聚四氟乙烯树脂经拉伸等特殊加工方法制成。白色，富有弹性和柔韧性，具有微细纤维连接而形成的网状结构，这些微细纤维形成无数细孔，使膨体PTFE可任意弯曲（>360°），相容性好，耐生物老化，用于制造人造血管、心脏补片、面部填充等医用制品。

4. 多孔性　原纤维的长度决定了孔径的大小，戈尔膨体孔径范围是10～30μm，平均为22μm。这个范围允许很少的组织生长、细胞黏附及最低限度的包囊形成。少量的组织生长及足够的稳定性实现了矛盾双方的完美结合。实验室研究发现，人体组织和纤维进入膨体后是呈螺旋式填充的，Surgiform膨体40μm孔径可以允许结缔组织及血管长入，从而保证了植入物的长期稳固性及良好的生物相容性；20μm的孔径仅允许胶原纤维及少量的细胞长入，故可以防止过度生长并保证了植入物的易去除性。e-PTFE具有组织生长的高密多形态微孔组织结构（每平方厘米140亿个孔，即半径48μm）。

5. 生物稳定性　e-PTFE是由碳和氟强力结合形成的，其结构是结节状和纤维状的稳定的网状结构，使它有机械稳定性和酶不可降解性。

（1）膨体植入人体后，浆液及白细胞（14～20μm）渗入假体内部，从而起到一定的杀菌作用。病理观察，成纤维细胞（15～50μm）在植入14～28天后出现在补片内部及周围，分泌胶原蛋白覆盖在补片表面，填充于补片内部空隙中。随着植入时间的增加，渗入到软组织补片间隙内的胶原也不断增加，胶原纤维（1～20μm）使补片与人体组织牢固生长为一体，显示出较好的生物相容性。人体组织在向补片内部间隙生长的过程中，新生小血管、成纤维细胞及各种炎性细胞可阻止细菌侵入。

（2）结缔组织主要由成纤维细胞（15～50μm）、巨噬细胞（14～20μm）、白细胞（14～20μm）、肥大细胞（5～25μm）、未分化间充质细胞等细胞以及胶原纤维（1～20μm）、弹性纤维等组成，膨体平均48μm孔径可以允许结缔组织及血管长入，20μm左右的孔径允许胶原纤维及少量的细胞长入。

（三）Medpor

Medpor是高密度聚乙烯的商品名，是由多孔高密度聚乙烯化合物制成的外科种植体材料，孔径范围在100～250μm之间，允许软组织和骨的长入，很少用于隆鼻。

六 骨和软骨移植隆鼻和鼻再造

自体骨移植主要可选供区是髂骨，多半用于全鼻再造的骨支架重建，很少会选用自体髂骨作为美容性隆鼻的移植物。自体软骨移植包括鼻中隔软骨移植、耳郭软骨移植、肋软骨移植等用于鼻美学再造。

（一）自体肋软骨移植隆鼻

自体肋软骨移植隆鼻要切取软骨，手术范围扩大，移植软骨术后可能弯曲变形，使其应用受到限制。

1. **防止移植肋软骨变形** 20世纪50—60年代采用了下列几种方式矫正移植软骨的变形：①移植肋软骨煮沸法，将切取的肋软骨放置在生理盐水溶液里煮沸30分钟左右备用。②反向叠合防止变形，2002年笔者将肋软骨切成1～2mm薄片，反向叠合缝合移植作为鼻梁支架，12年后随访，鼻梁形态良好，没有变形。③将肋软骨静置浸泡，将切取的肋软骨切成1～2mm片状，浸泡在生理盐水中10～20分钟，削成薄片的肋软骨会自然卷缩变形，然后将变形的肋软骨相反方向叠合缝合塑性移植；Daniel RK等（2008）也曾报告片状肋软骨移植。④田乐等（2017）综述"Clark JM，CookTA（2002）报道使用300万拉德的放射线照射灭活的异体肋软骨，来解决组织来源和变形的问题，但结果并不理想，仍有0～14.8%的变形率，与正常肋软骨差别无统计学意义"。⑤20世纪50—60年代，西安和上海的医师采用肋软骨冷冻干燥灭活处理肋软骨以及采用异体和异种肋软骨经过煮沸、放射线照射、硫柳汞酊浸泡等灭活处理，但缺少大样本和长时间临床应用结果的研究。

移植肋软骨变形并非必然，张如鸿向本书主编提供：自2005年至今完成肋软骨移植耳郭再造2500余例，30%得到2年以上的随访，有并发症者9例，耳郭外形没有破坏，在其随访案例中没有见到不同程度耳卷曲畸形。可以相信移植软骨的变形并非是不可克服的。章庆国向本书主编提供：从2001年至2016年完成外耳再造5000余例，其认为移植肋软骨耳郭再造手术后因移植软骨弯曲造成再造耳郭畸形不是主要的问题。同时期肋软骨移植做外耳郭再造在全世界已经积累了数以万计的报告，移植肋软骨耳郭再造的弯曲、变形并不是不可避免的，薄片或条状肋软骨移植是防止移植软骨弯曲变形的一个选择。

2. 移植肋软骨的应用解剖　肋软骨位于第2～6肋间近胸骨边缘处，该区域的肋软骨不适宜作为隆鼻肋软骨的供区，其原因是供区的瘢痕明显，切取肋软骨时容易造成胸膜的刺破，形成气胸、血胸甚至胸腔感染的并发症，这是隆鼻肋软骨切取的禁区。

第7～9肋软骨在季肋区融合形成片状，在20～25岁该区域的肋软骨为软骨状态，是隆鼻和耳郭再造肋软骨切取的供区。

3. 肋软骨的切取　以切取第7、8、9肋软骨为主，在季肋缘下皮肤切口即能顺利切取到肋软骨，根据需要决定切取肋软骨的数量。应注意的是，成年人有部分软骨钙化，手术前进行胸部摄片以评定肋软骨钙化状况。

Dong-Hak Jung等（2004）报告第7肋软骨可切取长度，右侧约为90.7mm，左侧约为89.6mm；软骨厚度，右侧约为17.6mm，左侧约为17.5mm，同一作者（2015）提到移植肋软骨的厚度应不低于2mm，以避免形变。

"土耳其软糖"颗粒肋软骨移植隆鼻受到广泛推荐，本书主编认为该隆鼻术式应谨慎使用。

（二）鼻中隔软骨移植

关于鼻中隔软骨，Jessica R. Gandy等（2016）分析认为25mm×8mm×1mm大小的鼻中隔软骨的支撑力最大，但是考虑尸体解剖与实际操作的差距，建议参考实际临床情况。一般情况下中国160cm高的女性鼻中隔软骨薄小，量有限，难以取到2mm厚的中隔软骨，多数只有1mm左右厚，也很难取到足够中隔的软骨用以隆鼻，中隔软骨移植多半用于部分鼻背和鼻尖整形。

对于中国求美者而言，鼻中隔软骨移植常用于短鼻延长、鼻小柱抬高、鼻尖整形或鼻尖小叶区盾牌中隔软骨移植等。

（三）耳软骨移植

自体耳郭软骨移植在美学鼻整形手术中是一良好选择，在唇裂鼻畸形的修复中选用耳郭根部软骨移植，切取0.6～0.8cm移植到鼻尖部，其弯曲的形态正好可修复发育不良的鼻翼软骨。1～1.5cm直径圆形的耳甲腔软骨移植在鼻尖美容整形中常被选用。

（四）异体或异种软骨移植

在20世纪60—70年代，我国也曾选用经过处理的异体骨移植或异种软骨移植，冷冻干燥处理的软骨移植，如今较少被认识和选用。Yigit等（2015）曾报道同卵双胞胎间的鼻中隔软骨移植手术，未发生感染、排异等并发症。

七　蝶形面隆鼻技术

面中1/3凹陷畸形俗称为蝶形面，是一类颅面部先天性畸形，称为Binder综合征（Binder syndrome）。

这类病例属于颅面畸形，需要按照颅面外科技术常规收治病例，在全身麻醉下手术，合作的成人也可取局部麻醉。手术切开上唇颊沟黏膜，骨膜下分离到梨状孔下方和鼻两侧方，鼻两侧方分离到内眦下方，种植U形植骨于梨状孔下方和鼻侧方，移植骨或Medpor做固定（详见颅面外科章节）。

八　假体置入隆鼻术

隆鼻是应用移植外科手术达到鼻部结构和外形的美学再造，或伴有功能性的改善，是一项移植外科手术，有成功、部分成功、并发症、后遗症或失败的可能。

隆鼻常选用硅橡胶假体、e-PTFE或自体软骨等，假体的形态根据需要可选择L形和柳叶形，有时会掺杂软骨、真皮等移植物。本段落以硅橡胶假体隆鼻为例。

（一）就医者选择

18岁以上成年和健康男女，有正常思维和交流能力，坚决要求隆鼻者。

小于18岁男女隆鼻求医者，应有监护人陪同，并签署知情同意书。

无心血管、肝肾功能、血液疾病。

无全身性感染或局部感染疾病。

精神正常，认知和交流正常。

有应用扩血管或抗血凝药物者，应在停药3天后给予手术。

女性应避免在月经期或孕期手术。

成年男性特别是中年或以上未婚男性，鼻外形正常者，非职业或特殊需求要求美容性隆鼻者常给予免术劝告，对于男性鞍鼻隆鼻也应慎重选择。

（二）术前评估

记录就医者的要求，了解职业、婚姻状况、文化背景和兴趣爱好等。

交流隆鼻技术利弊和移植物选择。

测量和评估分析鼻外形结构及鼻亚单位。

遇有严重鞍鼻、面中1/3凹陷（蝶形面）或外伤性鞍鼻患者需进行相应的X线、CT检查评估。

对于严重鞍鼻或面中1/3凹陷的患者需进行心、肝、肺、肾和血液的全面检查和评估。

对于单纯性隆鼻就医者在详细了解全身状况、排除手术禁忌证后，需进行血常规和出凝血时间检查，必要时增加心、肺、肝、肾功能检查。

所有案例都需有完整的病志、照片（包括面正位、正侧位、斜位及基底位）、移植物选择、手术方法、手术预计可能产生的并发症以及医疗资料可能作为教学研究非营利性应用等记录，并有医患双方的签字。

（三）手术室和手术设计

1. 手术室　正规医院手术室，配有医师或护士助手。

2. 体位及手术准备　取平卧位，肩下置条枕，枕区安放环形枕，头略高位5°～15°。

全面部和颏下部、鼻腔内消毒，如采取鼻腔内切口，在切口侧鼻孔安置消毒吸水纱布，防止手术出血流入咽腔。铺手术巾暴露全面部。

3. 手术设计　在印堂中点和鼻尖中点用美兰标志鼻中连线，和颏中点在同一连线上，防止安放假体偏斜，偏离中线，并设计眉间连线、鼻梁中点线以及内眦连线，作为假体种植高低的参考，设计鼻梁、鼻背侧方弧线作为制造假体种植腔隙宽窄的参考，制备鼻背筋膜下空间（图66-122）。

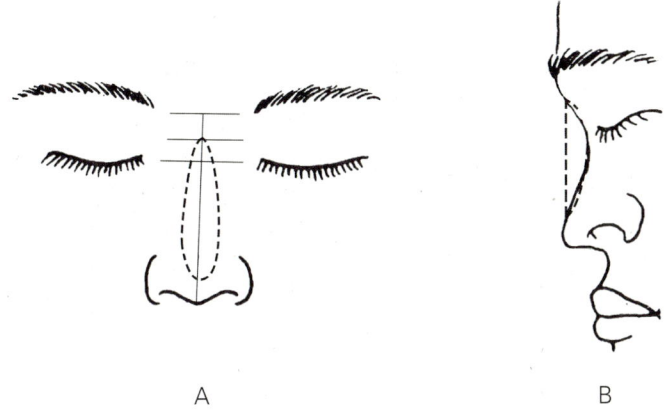

图 66-122　隆鼻整形术前设计，用美兰在鼻背绘制中线、鼻根线及鼻侧弧线，规划出假体种植的模拟区域

（四）隆鼻假体雕塑要点

根据术前评估及医师与求美者认同，选择相应型号的硅橡胶隆鼻假体或 e-PTFE、肋软骨——柳叶形或 L 形、鼻尖半球 L 形或鼻尖钝角 L 形假体，鼻尖美化可选择 L 形半球形假体，也可以选用块状硅橡胶雕刻成适合的假体。

根据鼻的形态和求美者的需求进行硅橡胶假体的厚薄、长短、宽窄的修整，特别注意 L 形假体鼻尖部的修整，注意假体的鼻尖部形态、宽窄、厚薄以及跨域鼻尖的弧度塑造，以适应鼻尖美学适合的再造，特别要注意假体种植后鼻尖部的张力和压力的恰当。

（五）隆鼻种植体的形态设计和艺术加工

1. 隆鼻假体雕塑　隆鼻种植物的设计和雕塑可采用 CT 资料、面部三维摄影资料、数字三维设计和三维打印，制成隆鼻假体的模板（sizer）。该设计过程医者和求医者共同参与，但是当今尚未普及用于临床，手术医师手工雕塑设计是主要方法。

隆鼻假体常选：①L 形或柳叶形硅橡胶假体；②高温下硫化的块状硅橡胶雕刻；③ e-PTFE 块状或制造成品的 L 形或柳叶形隆鼻假体；④自体肋软骨，这是常被选择和推荐的隆鼻假体。在本书主编几十年 5000 例以上非自体肋软骨假体隆鼻经验中，并发症远小于 1%。如果选用自体肋软骨隆鼻，我会预先用蜡片或硅胶雕刻制成隆鼻假体模板 2～3 种，作为自体肋软骨假体雕刻的样本，供就医者选择，以减少手术时间。

很少用自体髂骨或 Medpor 作为美容隆鼻假体。

所有用于隆鼻的假体必须根据求美者的需求和手术者的艺术构思进行设计和雕塑，制造成合适形态的假体种植在鼻背部的筋膜下或骨膜下，要求种植体周围组织健康，血供良好，稳定、对称、无张力种植，美化鼻梁、鼻背和鼻尖各个鼻单元。

雕刻硅橡胶 L 形隆鼻假体：

假体雕刻和艺术加工是塑造鼻形态美丽的重要程序，是整形医师手术过程的艺术构思的体现。

硅橡胶假体雕塑要达到：顶部圆薄，颈部宽厚，腰部略细薄，尾部圆钝，小柱下细扁，两边均等，无张力种植。

顶部圆薄：是指隆鼻假体的头部紧紧贴附于眉间额鼻角额窦下区。

颈部宽厚：移植假体的颈部一般厚 2～6mm，宽度、厚度根据鼻梁美学再造需求而定。由于颈部的假体较厚并且骑跨在内眦之间的鼻梁上，它的存在可以和两侧的眶上缘、鼻侧缘连线成半圆形弧度，其结果是鼻梁抬高，眼球位置显得相对低下，外观上达到鼻梁坚挺，以适应"欧式"容颜需求者。而对于一般求美者，只是要求微微提高鼻梁，则将假体颈部予以适当修薄。

腰部细薄：指假体的鼻背部分比颈部假体细薄一些，小 1～2mm，这有两个目的：①鼻梁和鼻背的坡度合适；②由于颈部较粗、较厚，腰部较细、较薄，在手术后期鼻背部形成了硅橡胶种植的纤维包囊，这样上宽下窄的 V 形纤维包囊减少鼻假体向下挤出综合征发生的概率。

尾部圆钝：L 形假体的尾部可选择 1/3 球形，有助于再造鼻尖的圆钝，安置在两下外侧软骨穹隆部之上。鼻尖 1/3 球形制作要密切注意减少手术后期假体对鼻尖皮肤挤压的张力。

柱下细扁：L 形假体鼻小柱部分应制成薄片，1～1.5mm 厚，2mm 宽，插入鼻小柱下外侧软骨内侧脚之间，稳定鼻假体的结构，减少鼻小柱术后宽大，缓解硅橡胶假体术后小柱区挤压综合征的下降压力。

高度无菌操作，修饰好的假体置于抗生素溶液中备用。

20 世纪 30—60 年代多半选用柳叶形假体，80 年代后多用 L 形。柳叶形美化鼻梁、鼻背，改善高度、弧度和额、眶、眼球、颊协调美。L 形假体隆鼻能增添移植物鼻尖修饰的美学效果，达到鼻尖微微上翘，小叶轻轻下垂，使鼻外形和面容有"飘逸感"。

2. 隆鼻术鼻尖鼻小柱的美化　隆鼻术为了达到鼻整体美化的目的，鼻下 1/3，特别是鼻尖、鼻小柱和鼻翼亚单位的美化至为重要，有多种移植物充填或改型，达到鼻下 1/3 美化的目的，包括下外侧软骨穹隆部缝合改形，鼻中隔软骨移植，耳郭软骨移植，真皮、同种异体真皮，多种自体筋膜移植等。

自体鼻中隔软骨移植：在隆鼻手术中，可合并采用鼻中隔软骨移植，包括伞形鼻中隔移植——将切取的鼻中隔软骨制成一个如伞盖的圆顶软骨片，置放在两侧下外侧软骨穹隆之上，以增加鼻尖的弧度和饱满度，再用一条鼻中隔软骨置于两侧下外侧软骨内侧脚之间支撑鼻小柱和"伞顶"，以增加鼻尖的饱满度和提高鼻尖的高度。

用鼻中隔软骨制成盾牌样，种植在鼻小柱和鼻尖小叶部分，以改善鼻尖小叶的轮廓，这在西方是较多被选用的。制造成盾牌的中隔软骨种植后可缩小鼻面角，使鼻尖小叶轮廓清晰。

自体耳甲腔软骨移植：在耳甲腔切取 1cm 左右直径的耳甲腔软骨种植于鼻尖，或种植于鼻尖小叶上区，作为改善鼻尖形态——增加鼻尖的高度、柔顺度和增加鼻尖小叶的饱满度的移植物。在采用耳甲腔软骨移植于鼻尖时，应注意将软骨边缘修薄，防止术后移植软骨边缘显露。

隆鼻时鼻尖小叶的塑造：隆鼻鼻尖小叶塑造是重要的手术环节：①L 形鼻尖部 1/3 球形体无张力安放在下外侧软骨穹隆之间；②可选择在鼻尖和小叶处移植耳甲腔软骨，贴附于假体和鼻翼软骨之间，并做必要缝合；③或同时移植小片自体真皮包裹 L 形假体的鼻尖部，或用脱细胞真皮贴合，达到鼻尖假体种植减张和鼻尖小叶的美学成形；④切取质地较为柔软的筋膜移植塑造和美化鼻尖也是可选择的，包括耳后筋膜、颞浅筋膜、腹壁筋膜等都是可供选择的。

隆鼻术鼻尖美化附加移植物的评估：为增加鼻尖美化，常添加隆鼻移植物，如自体真皮、脱细胞真皮、耳甲腔软骨、鼻中隔软骨等，笔者推荐小块自体真皮鼻尖移植，最能增加鼻尖小叶美感。西方推荐盾牌形鼻中隔软骨移植美化鼻尖，笔者感觉以真皮等软性移植物包裹和充填鼻尖，使鼻尖微微上翘，小叶柔顺下垂，使鼻尖显得更加柔顺。

3. 隆鼻术鼻面角、鼻唇角美化　隆鼻术假体的塑造除了提高和美化鼻梁、鼻背、鼻尖以外，尚有一项改善鼻面角和鼻唇角的需求。多大角度的鼻面角或鼻唇角才能称为美丽，至今仍是一个未知数，遇有需求时，多半选用自体软骨移植。美国同行曾应用公众评估法评估各种人群对于鼻唇角角度的美感评论，男女评论有别，有人喜欢 90°、95°，有人喜欢 100°，至今未有定论，这验证了隆鼻塑造的美学需求取得求美者和手术医师的共识很重要。

（六）隆鼻术的麻醉和手术切口

选择1%～2%的利多卡因加1:200000的肾上腺素溶液浸润麻醉。吸取局部麻醉药，从鼻尖向鼻梁部做皮下浸润麻醉，以及从鼻尖向鼻小柱根部浸润麻醉。

鼻前庭边缘切口：在鼻前庭离鼻孔外缘上3～4mm处、下外侧软骨下方用11号或15号刀片切开皮肤，到鼻小柱鼻尖结合部及鼻小柱上1/3切口，左侧或右侧均可。

开放性鼻整形切口：在下外侧软骨下缘，做鼻前庭下边缘和鼻小柱前方切口，根据需要选择（图66-123）。

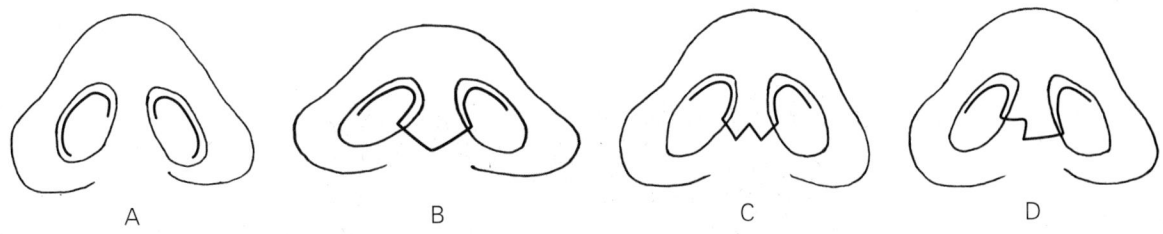

图66-123　隆鼻切口选择

A. 鼻前庭切口-闭合性切口隆鼻，左或右侧均可，位于下外侧软骨下缘　B、C、D. 三种开放性鼻整形切口设计，以B、C切口较为适合东方人群，B、C型切口可同时做V-Y鼻小柱延长术

（七）假体移植空间——鼻背筋膜（骨膜）下分离

鼻尖分离：用眼科弯头剪刀或12cm弯头整形剪刀，深入隆鼻鼻前庭切口下，鼻翼软骨上潜行分离扩展到鼻尖两侧，制造鼻翼软骨上方皮下空间。

鼻背皮下分离：用12cm弯头整形剪刀，从鼻尖向鼻背分离，到达鼻骨下缘。

鼻背骨膜下分离：用2.5～4mm骨膜剥离子，在鼻骨骨膜下分离，向鼻梁和鼻根部潜行分离向上，直到鼻额角，分离出6～8mm宽的空隙。也可在鼻背筋膜下分离制造空间。

假体种植床制备：用骨膜骨剥离子分离鼻背骨膜后，用16cm弯头细长整形剪刀或20cm弯头细长剪刀，在鼻骨表面扩大分离和修正鼻骨上空隙，制造隆鼻假体安放于骨膜下或鼻背筋膜下空间。

冲洗：一般情况下，鼻背和鼻骨上骨膜下分离手术过程没有出血或污染可能，虽然如此，笔者还是常规在空腔制成后用消毒生理盐水冲洗假体种植空腔备用。

（八）植入假体缝合切口

植入假体：用双齿拉钩或1cm宽直角拉钩提起前庭皮肤切口缘，用小弯血管钳或改良无创Andson镊子夹持假体，送入鼻背预制空腔内，用弯头蚊式血管钳将L形假体小柱部分送入下外侧软骨内侧角间隙内。

评估种植假体位置：反复核定假体安放的中线和皮肤上绘制的中线是否一致，与鼻中央画出眉间至鼻尖的纵轴线是否一致，或做必要调整。主刀医师应站立在就医者头顶部中央位置检查，反复验证假体位置，鼻根、鼻背、鼻尖、小柱区的张力是否恰当，并让求美者持镜观察，确认隆鼻假体是否位于中央，形态是否满意。

皮肤缝合：用5-0的尼龙线缝合皮肤切口。

夹板固定：一般无须术后固定，遇有鼻背皮下空腔制备较大，假体植入后位置不稳定者，可在鼻背安放塑料或石膏夹板外固定，维持3天。

术后处理：手术后3天随访，7天拆线。

九　膨体聚四氟乙烯假体的鼻整形

膨体聚四氟乙烯（e-PTFE）假体是一类和硅橡胶假体一样较多被选用的隆鼻假体，是一种组织相容性良好、质地和硬度类似于肌体的软组织。

病例选择、术前准备、麻醉、切口、分离等和硅橡胶假体隆鼻相似，但是，手术过程无菌操作更严格。

1. 切口设计　鼻前庭鼻孔内缘切口、鼻小柱旁切口或鼻小柱-双侧鼻前庭鼻孔内切口。

2. 假体修饰　e-PTFE 的假体修饰可应用块状的 e-PTFE 或成形的 e-PTFE 假体进行修饰（图66-124），假体形态修饰和植入定位与硅橡胶假体相似。

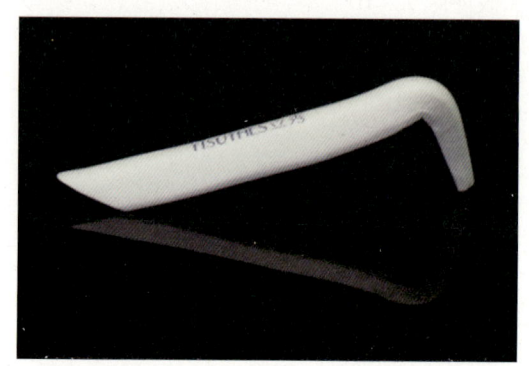

图66-124　L形 e-PTFE 隆鼻假体（索康）

3. 假体植入　将 e-PTFE 假体送至鼻背筋膜下，需用特制的索康假体植入钳将假体安放在鼻背筋膜下，平整两侧，对称安放（图66-125）。

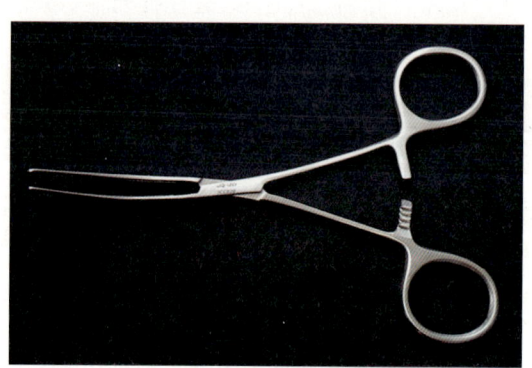

图66-125　索康 e-PTFE 隆鼻假体植入钳

4. 注意事项　应用 e-PTFE 的隆鼻者绝对避免局部有感染或局部血运不佳。

手术切口与植入区应保持一定距离，特别避免 e-PTFE 纤维接近切口的缝合部位。

深度种植，以鼻背筋膜或骨膜下为佳，鼻尖和小柱区深埋藏。

种植假体的空间应稍宽敞，大于假体1～2mm。

假体制作无张力种植，鼻尖尤为宽松。

防止局部出血，安放假体前常规应用无菌生理盐水或抗生素溶液冲洗移植床。

手术应严格无菌操作，移植假体以手术器械操作，避免接触滑石粉、棉纤维、消毒液等异物。

避免强力压迫材料，以免改变其微孔结构而影响组织长入。

林晓曦报告：高度无菌微创操作，避免异物接触假体，并将e-PTFE假体在移植前放入含有抗生素溶液的20ml针筒内，轻轻加压数次，作为e-PTFE移植前的准备。

放置假体时应用特制器械送入鼻背筋膜下的空腔内，避免材料边缘卷曲或折叠。

膨体假体的厚度在设计时需要比硅橡胶厚1mm，用以对抗组织压力导致高度的假体压缩。

在鼻尖区的假体应宽松置入，避免增加鼻尖压力。

植入柳叶形e-PTFE假体时，为改善鼻尖形态，可合并用自体软骨、真皮或筋膜移植等，以美化鼻尖、鼻小柱。

5. 术后处理　假体种植后仔细检查鼻背和鼻尖形态，是否处于中央位置，两侧是否对称，在远离假体的皮肤边缘用5-0尼龙线缝合切口，鼻背安放鼻外支架，3天后随访去除鼻背支架，7天后拆线，手术后数月或数年发生鼻尖感染者，立即取出假体消炎。

李东，曾高报告e-PTFE假体隆鼻1700例，是当今大样本的报告之一，感染率1%，假体外露3%，假体移位3%，93%的患者对术后效果表示满意（表66-11）。

表66-11　硅橡胶和e-PTFE隆鼻随访比较

	硅胶	e-PTFE	
	Tham C(2005)	L.D(2010)	Yap FC(2011)
病例数	355	1700	1054
外露(%)	2.8%	3%	0.47%
感染(%)	5.4%	1%	0.37%
移位(%)	5.1%	3%	1.04%
畸形(%)	2.8%		
无并发症(%)	83.9%		97.72%
患者满意度(%)		93%	99.62%

十　筋膜移植或真皮隆鼻

（一）适应证

自体阔筋膜、真皮、耳后筋膜移植作为隆鼻辅助移植物，或用于鼻尖美化整形，也多用于再次隆鼻的患者，适应证包括：①硅橡胶假体在鼻尖即将穿破外露；②假体鼻尖疝出，上述2类称为"隆鼻挤出综合征"；③隆鼻手术后效果不良，隆鼻假体取出后鼻尖部凹陷畸形；④各种注射隆鼻并发症；⑤羟基磷灰石、象牙或碳素纤维隆鼻后挛缩并发症。

（二）自体耳后筋膜隆鼻

Hong等（2012）对耳后筋膜应用于鼻梁填充以及筋膜分层的解剖学进行了报道，提出在鼻整复术中，可采用有足够供区的耳后筋膜。耳后筋膜游离移植也可作为隆鼻的移植材料或隆鼻手术后鼻背挛缩修复的手术选择。筋膜移植切取时，注意保护耳大神经不受损伤。Cho等（2013）报道了33例耳后筋膜移植鼻梁修复术。齐向东等（2013）用耳后筋膜为36例二次鼻整形的患者重塑了鼻梁外形，切取筋膜15mm×40mm，该区域筋膜厚3～5mm，必要时为了增加厚度，筋膜折叠应用。

(三) 真皮移植隆鼻

1992年本书主编应用臀下皱襞的真皮移植作为隆鼻鼻尖美化的移植物。土耳其作者1993年报告真皮隆鼻移植真皮常取自腹股沟，本书主编提示移植真皮应取自身体少脂肪区，随访发现腹股沟或腹部切口瘢痕边缘真皮移植隆鼻后期皮下脂肪增长失控，留下"肥胖"畸形鼻梁。本书主编推荐臀下皱襞或两臀间皱襞尾骨下方真皮移植，也可选用脱细胞异体真皮移植。

笔者多将真皮隆鼻用于假体隆鼻辅助组织移植以及隆鼻挤出综合征治疗，真皮隆鼻用于鼻尖美化效果良好。1992年上海九院率先创用自体真皮移植医治隆鼻挤出综合征和合并假体移植隆鼻50余例，并在手术后10多年随访效果满意，经验如下：

1. 很少选用完全真皮移植隆鼻，因为造型不易。
2. 真皮加假体隆鼻，美化鼻尖和小叶效果良好。
3. 真皮供区选择少脂肪区。
4. 用于假体隆鼻挤出综合征的修复。

真皮移植美化鼻尖是良好的选择，有助于塑造鼻尖小叶。一般取（1.0～1.5）cm×（3.0～4.0）cm，包裹缝合在L形假体的鼻尖部分，连同假体一并移植到两下外侧软骨穹隆之间。为防止移植真皮移动，采用5-0可吸收缝线与假体缝合固定（图66-126～图66-128）。

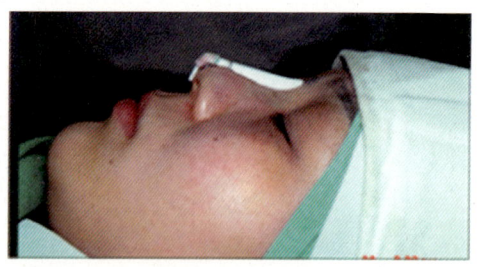

图66-126　真皮包裹假体鼻尖部分的隆鼻

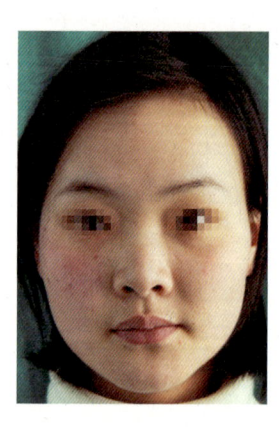 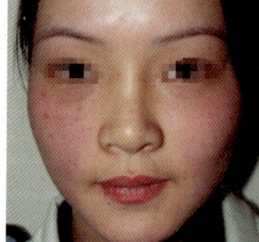 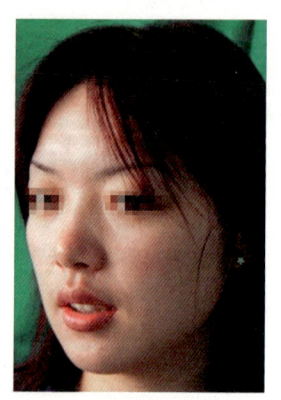 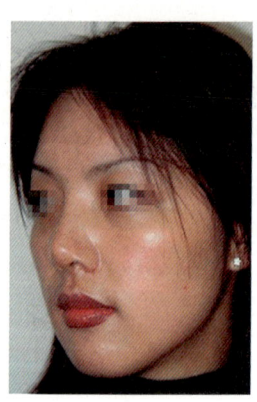

　　　A　　　　　　　　　B　　　　　　　　　C　　　　　　　　　D

图66-127　假体加鼻尖真皮移植，鼻尖得到美化，减少挤出综合征发生率，手术前和手术后半年随访
A、B. 正面手术前、后　C、D. 斜面手术前、后

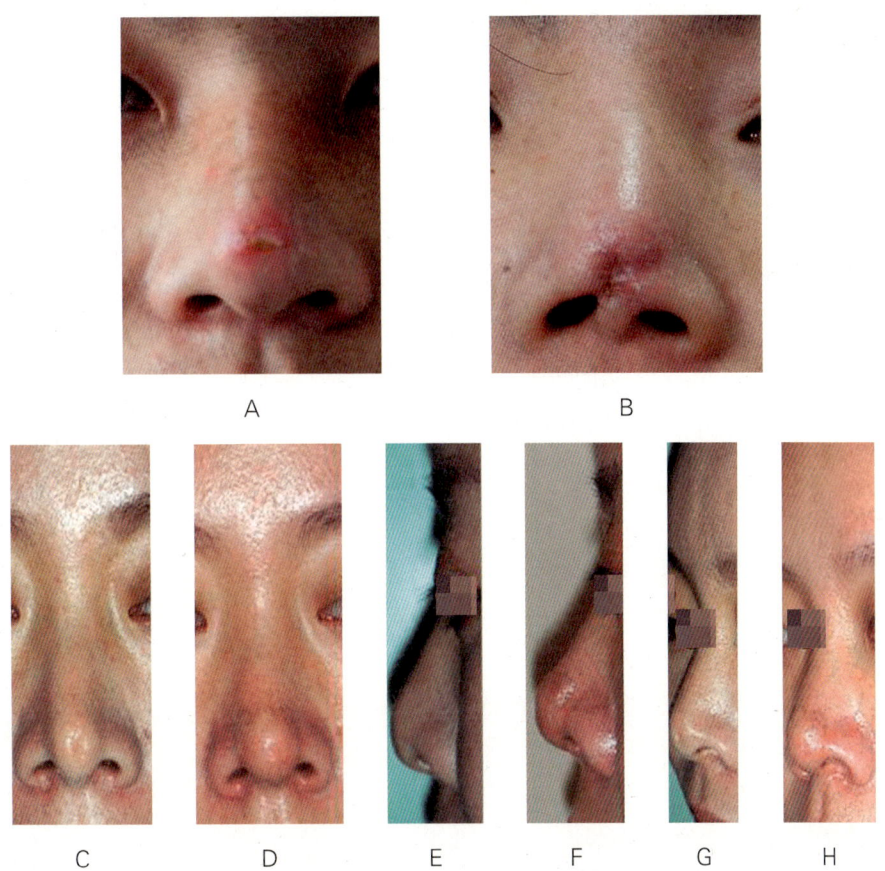

图 66-128 假体隆鼻手术后假体挤出综合征施行真皮移植鼻尖整形再造手术前后对比
A、B. 假体隆鼻手术后假体挤出综合征留下鼻尖塌陷和鼻尖凹陷畸形　C、E、G. 施行真皮移植鼻尖整形再造手术前　D、F、H. 施行真皮移植鼻尖整形再造手术1月后

美国PRS杂志登载完全真皮隆鼻，用于整个鼻背抬高增大，推荐取大于所需实际体积10%～30%的真皮脂肪，(1.0～1.5) cm×(3.0～3.5) cm的组织，厚度4～5mm，必要时折叠缝合（图66-129）。

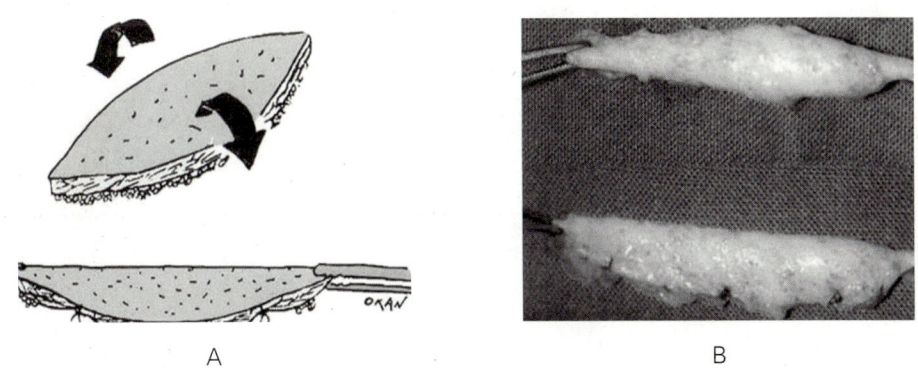

图 66-129 真皮隆鼻（取自土耳其作者发表在 PRS 杂志上的插图）

本书主编提示：这种真皮隆鼻应慎重选择。

东方人种不推荐完全采用真皮移植隆鼻。

不推荐在多脂肪区切取带脂肪的真皮移植隆鼻，因为脂肪移植成活后其生长无法控制，随着人体肥胖，鼻梁也会肥胖丑陋。

真皮隆鼻应取自身体少脂肪区，选臀下皱襞或两臀间皱襞尾骨后真皮较好。

腹股沟真皮或腹部切口瘢痕边真皮隆鼻不是最佳选择,该区域真皮下脂肪在肉眼下无法完全剪除,随访发现手术后当患者肥胖时隆鼻的真皮下脂肪也同样增长。借助于手术放大镜协助切除真皮下脂肪是一选择。

(四) 脱细胞异体真皮隆鼻

采用2~3层脱细胞异体真皮移植用于鼻根部的塑形。有人选用4~5层移植,其存活多少是个未知数。脱细胞异体真皮用可吸收缝合线叠加缝合,应使基底膜面对真皮面,避免基底膜面对基底膜面对合,然后修剪成柳叶状植入物,放入生理盐水中备用。由于移植物较软,移植时可于上下端各缝一牵引线,上端从鼻根部皮肤引出,以利于移植物的摆放、调整,移植后用生理盐水冲洗间隙,排净间隙内液体,缝合皮肤后适当加压包扎。

移植物要比期望厚度稍大,约10%。因为移植物会有约10%的回缩量。移植物组织相容性好,不会出现穿透皮肤外露的现象,也可移植于血供良好的皮下,有利于成活。

(五) 耳后筋膜和阔筋膜移植隆鼻案例报告

这是一辅助隆鼻的良好选择。耳后筋膜为颅耳沟向枕部的耳后皮下脂肪、筋膜层,厚度3~4mm,质地柔软,可用于增加鼻背、鼻尖皮肤的高度,美化鼻尖,预防鼻假体外露;对于二次鼻整复,特别用于挤压综合征鼻尖皮肤变薄的修复。耳后筋膜移植具有切取容易、供区隐蔽、移植成活率高、取材容易、可供移植组织量大等优点。

耳后筋膜切取:选择一侧耳后,设计耳颅窝自然皱褶线长3cm,局部浸润麻醉成功后,皮下分离2cm×5cm耳后筋膜区,切取深达骨膜的筋膜组织1.5cm×4cm,厚度3~5mm。止血后,用6-0尼龙线关闭创面(图66-130,图66-131)。

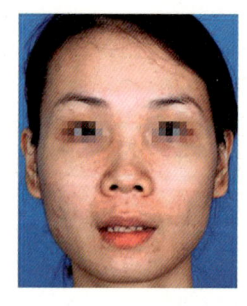
A
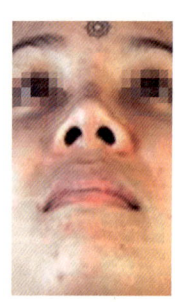
B
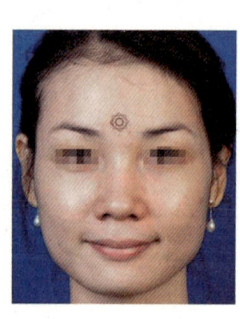
C
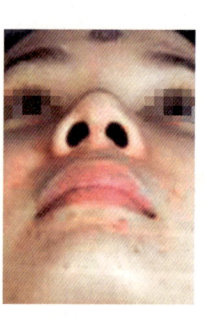
D
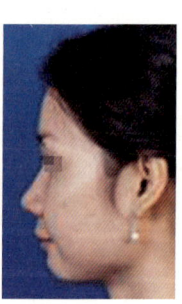
E

图66-130 女性,28岁,鞍鼻,注射不明物质取出后6个月,耳后筋膜鼻梁抬高,中隔软骨鼻尖整复
A. 术前正位 B. 术前鼻基底位 C. 术后正位 D. 术后鼻基底位 E. 术后侧位

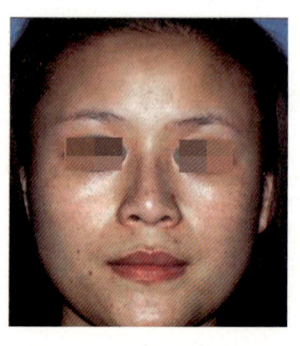
A
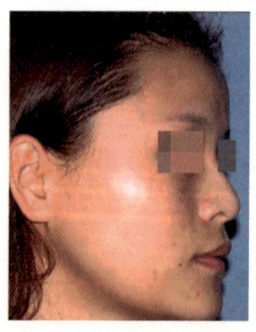
B
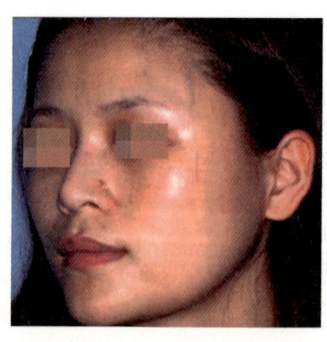
C

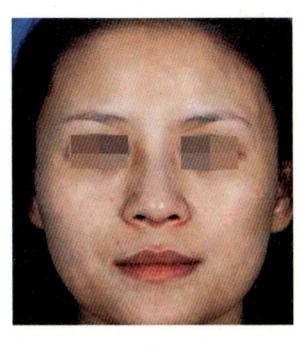 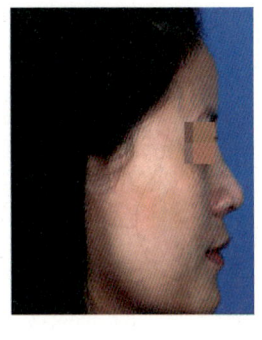 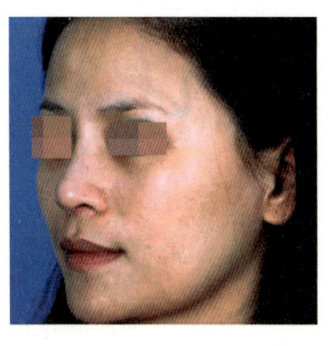

图66-131 女性，37岁，鞍鼻，硅橡胶假体取出后6个月，耳后筋膜鼻梁抬高，中隔软骨鼻尖整复
A、B、C. 术前　D、E、F. 术后

（六）阔筋膜移植隆鼻

自体或异体阔筋膜移植可用于隆鼻或假体隆鼻并发症治疗，移植后可以长期在体内成活保存。阔筋膜也被用于修补鼻中隔穿孔。

阔筋膜切取：大腿外侧皮下及深层组织浸润麻醉，大腿外侧膝关节上约5～8cm处横行切开皮肤长2～2.5cm，分离皮下组织及脂肪组织，见白亮厚韧的阔筋膜，沿阔筋膜纵轴切开1.5cm，组织钳夹起阔筋膜，套入筋膜切取器，向近心端推进，切取1.5cm×（12～15）cm阔筋膜备用，将其制成0.8cm×5cm 5～6片。用4-0爱惜康缝线缝合阔筋膜，放入生理盐水中备用。笔者将此法用于4次硅橡胶隆鼻失败导致挤出综合征的治疗（1994），取自体阔筋膜5层移植于鼻背筋膜下，术后效果良好，2年后有部分吸收（图66-132）。

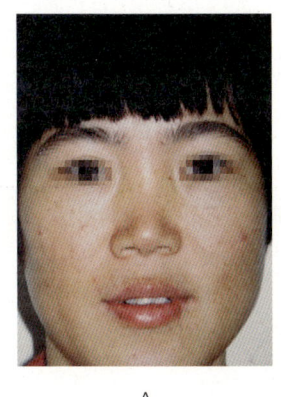 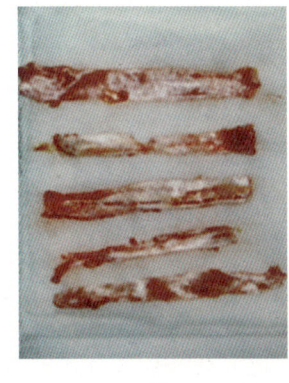 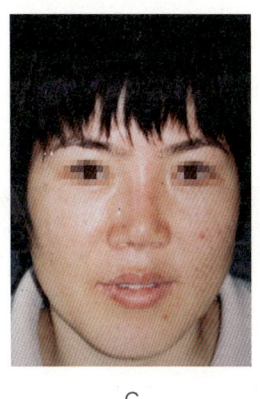

图66-132 阔筋膜移植隆鼻
A. 硅橡胶充填隆鼻后4次手术失败，术前　B. 切取的准备移植的阔筋膜　C. 阔筋膜移植隆鼻手术后

十一　土耳其移植物（Turkish delight，氧化纤维素包裹的软骨）隆鼻

Martin H. Kelly（2007）报告的粉碎软骨外加颞深筋膜包裹隆鼻术，引起国内外同行的关注和扩展应用。移植物用土耳其制品制备，消毒的氧化纤维素制品（止血纱布）是由土耳其医师Erol发明的一项技术，用来克服移植软骨形态不佳的缺点，使移植软骨具有柔滑的表面。

移植物的制备过程包括：切取软骨（包括鼻中隔软骨、耳甲腔软骨、肋软骨等）。用11号刀片将其切成宽为0.5～1mm的片段，加入1.0～2.0ml的亲代血，使片段集中在一起，为软骨片创造较好的生理环境。根据缺损的垂直距离剪裁好一片消毒的氧化纤维素制品（是一种止血纱布制品——本书主编注），宽度要足以覆盖软骨移植体，并且双层包裹移植体。

主编评述：这是一种发表在世界著名整形外科杂志上，又曾为国内同行广为推广应用的技术。笔者不建议这种技术在中国广泛推广，虽然作者有数千例的报告和多年随访结果。

1. Erol（2000）报告了止血纱布包裹颗粒肋骨隆鼻10年2365例，这是一项创造，被多人推荐，笔者不推荐该技术用于东方人群隆鼻研究。

2. 李芯等（2016）报告的《闭合入路肋软骨颗粒游离移植隆鼻术的前瞻性临床对照研究》一文中提到Erol技术，并称为"土耳其软糖"，因其较好地避免了肋软骨移植后卷曲的发生，临床效果良好。2015年，Yu等发表了以纤维蛋白黏合剂将压碎的肋软骨黏合于垫高鼻背的技术。2016年，Cerkes和Basaran报道利用腹直筋膜包裹切碎的肋软骨颗粒用于垫高鼻背。李芯等的研究结果认为，粉碎肋软骨隆鼻的外形塑造效果和假体隆鼻相比，不具有明显的优势。

3. Martin H. Kelly（2007）报告的颞深筋膜包裹粉碎软骨隆鼻术20例2年随访结果，近年来引起了国内外多学者的广泛关注和推荐。

主编认为，粉碎软骨加颞深筋膜（或颞浅筋膜、止血纱布）包裹的隆鼻技术，手术繁杂，创伤大，要切取肋软骨和颞深筋膜，筋膜包裹的肋软骨颗粒隆鼻移植物造型不易，颗粒软骨移植后多少被吸收、多少能成活是一项有待中国同行研究的课题。

十二 隆鼻并发症及处理

（一）禁用和弃用的隆鼻移植物并发症及其处理

1. 液体石蜡注射石蜡瘤，严重者需要切除石蜡瘤做部分或全壁再造。

2. 象牙假体隆鼻或有机玻璃假体隆鼻术后20年左右容易发生种植假体的折断和虫蚀样改变，需要取出假体或进行二次隆鼻。

3. 液体硅橡胶注射隆鼻术后10余年、20年会发生注射区域橘皮样改变及鼻背软组织挛缩，一般采取注射液体硅橡胶清除术，术后3~6个月进行鼻外形的修复和再造（图66-133）。

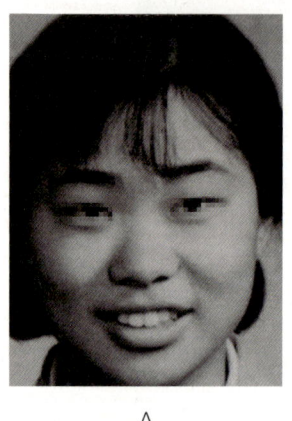
A

B

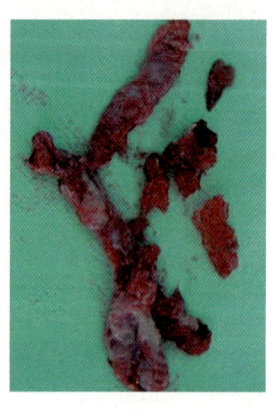
C

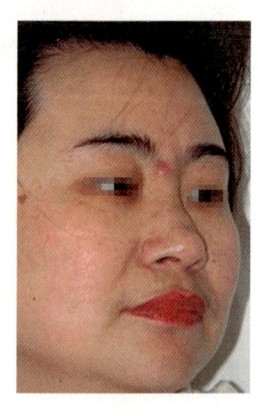
D

图66-133 女性，44岁，1985年液体硅橡胶隆鼻，注射液体硅橡胶引起鼻背硅橡胶瘤的处理
A. 1985年做液体硅橡胶注射隆鼻手术前（26岁） B. 2003年1月16日，因鼻背硅橡胶瘤就诊，在局部麻醉下做鼻前庭鼻翼软骨下缘切口，予以鼻背硅橡胶瘤清创切除 C. 清除的部分病理组织 D. 2003年4月23日随访所见

4. 不明物体注射性隆鼻引起的鼻部纤维瘤样改变，需清除瘤样组织进行化验，排除恶性肿瘤后进行鼻背缺损的修复重建。

5. 聚丙酰胺、氨鲁米特注射隆鼻后引起的注射物流窜，需进行切开或冲洗取出异物，择期进行二期鼻形修复再造。

（二）常见隆鼻并发症及其处理

1. 注射隆鼻并发症　玻尿酸、羟基磷灰石、胶原混合有机玻璃微粒等注射性隆鼻的并发症及处理详见本章第十一节"注射隆鼻"。

2. 硅橡胶、e-PTFE等隆鼻的并发症　假体偏移，弯曲变形，假体边缘或尖端弯曲，柳叶形假体翻转，需取出假体，立即或择期进行再次隆鼻。

血肿：除非因血凝障碍，一般是少见的并发症。遇有明显的局部血肿发生，并有波动和感染可能者则需再次手术，止血清除血肿，术后加用抗生素防止感染。在术后发生的鼻部和眶周的轻度淤血淤斑一般在几天内可以吸收消失。

早期感染：表现为鼻背或鼻尖红肿压痛，轻者全身抗生素应用，维持3～5天；重者应取出假体，大剂量冲洗和引流，待3～6个月后重新进行隆鼻术。

后期感染：隆鼻术后1～2年内，鼻尖发生鼻疖，表现为鼻尖红肿、热痛。鼻疖可以发生在鼻尖部或鼻前庭部，发生在鼻尖部的鼻疖常常在应用全身性抗生素3～5天后也难以控制，因此应劝告这些患者选择早期取出假体，充分地冲洗和引流，并全身应用抗生素3～5天，以控制感染，避免可能造成鼻尖疖的破溃，留下后患。这类感染可发生在应用e-PTFE假体的术后。

假体漂浮：常常是由于假体放置位置较浅，需取出假体3～6个月后进行二次隆鼻术。

假体透光：这是一种常见的硅橡胶隆鼻假体的缺陷，需选用不透光的隆鼻假体进行隆鼻。

3. 鼻背筋膜挛缩综合征　这是用生物材料假体隆鼻可能产生的并发症，也可是自体组织移植隆鼻术后反复感染引起的并发症。

症状：鼻背挛缩，鼻尖上翘，鼻唇角增大，超过100°～110°，额鼻角至鼻尖距离短缩，有时在鼻背皮肤上可呈现皱褶，触诊可扪及皮下坚硬，这是因为多次假体隆鼻后产生的鼻背筋膜和皮下组织瘢痕挛缩所致，或因反复的非特异性感染留下的后遗症，命名为"隆鼻后鼻背筋膜挛缩症"。本书主编曾收治多例，一例为24岁女性经12次隆鼻，包括硅橡胶及其他假体隆鼻术后留下的鼻背筋膜挛缩症，取出假体，用消毒生理盐水充分冲洗后缝合创口，6个月后再进行自体组织移植修复。如遇取出假体后鼻背塌陷严重畸形者，也可考虑同时移植带有血供的自体的筋膜，例如跨区血供的颞浅筋膜耳后筋膜瓣带蒂移植到鼻背皮下或筋膜下，该手术是一项复杂的显微外科手术，需要熟练的技巧和熟悉解剖，通过颞颊部皮下隧道，用鼻开放切口引领移植物到鼻背皮下。

4. 隆鼻假体挤出综合征　隆鼻假体挤出综合征发生率报告不一，一般在1%～2%，常见于应用坚硬的假体隆鼻后发生的假体从鼻尖挤出，或在下外侧软骨穹隆下边缘挤出，或在鼻小柱区挤出。轻度的鼻尖挤出综合征表现为鼻尖假体凸出，皮肤菲薄，可以在鼻尖皮下触摸到假体尖部轮廓，鼻尖形态犹如"鹦鹉嘴"样，称为"鹦鹉嘴"畸形。严重的鼻尖挤出综合征表现为假体穿破皮肤，假体暴露在鼻尖外部或鼻小柱区。假体挤出综合征的预防可在种植假体时注意使雕刻的假体颈部厚宽，腰部细薄，小柱部薄短（详见本节假体雕塑相关内容）。假体挤出综合征的治疗方法是及时取出假体，有效消炎冲洗鼻背空腔，缝合穿孔处，3～6个月后再对症处理。

5. 隆鼻鼻挛缩损毁鼻畸形　这是一种十分罕见的多次隆鼻术后的并发症，是多次隆鼻、多次感染造成的鼻畸形。笔者曾收治一名中年男性在十多年中因经过几十次隆鼻和多次感染，留下的鼻背皮肤严重挛缩，鼻尖上翘，鼻唇角大于120°，鼻背塌陷，鼻尖部分皮肤缺损，不得不进行额部皮瓣转移的全鼻再造，术后取得了较好的效果。

6. 自体组织移植隆鼻并发症　应用自体软骨或骨、自体真皮（或异体脱细胞真皮）移植隆鼻术，也会发生多种并发症，例如：①自体耳甲腔软骨鼻尖移植后软骨边缘清晰显示；②软骨、骨、真皮隆鼻术后形态不良；③移植软骨或骨不同程度的吸收、移位；④移植软骨弯曲变形，歪鼻畸形；⑤真皮移植区域局部脂肪增殖、肿胀；⑥骨移植隆鼻挤出综合征或破溃糜烂；⑦自体移植物局部感染；⑧移植物供区感染，如耳软骨炎，甚至发生菜花耳畸形等。

隆鼻并发症举例：女性，28岁，2007年3月21日在外院做e-PTFE隆鼻。2007年9月5日发生鼻尖疖，检查鼻尖疖红肿仅限于鼻尖皮肤，直径约0.8cm，皮肤没有破损，整个鼻部没有红肿，假体周围没有压痛；广谱抗生素静脉点滴1周，加局部处理，但患者失访，2周后才来院，见鼻尖疖加重，皮肤破溃、流脓，鼻背和鼻尖有压痛，轻压鼻背、鼻尖皮肤破损处有脓流出；在局麻下，取出e-PTFE假体，予以囊腔广泛彻底清洗，置引流，数日愈合，鼻尖留有凹陷瘢痕；1年余后再次就诊要求矫正鼻尖畸形，见鼻尖瘢痕挛缩、鼻尖腹部缩小、梨状鼻孔形态扭曲，取自体真皮移植修复缺损，手术后畸形得到矫正（图66-134）。

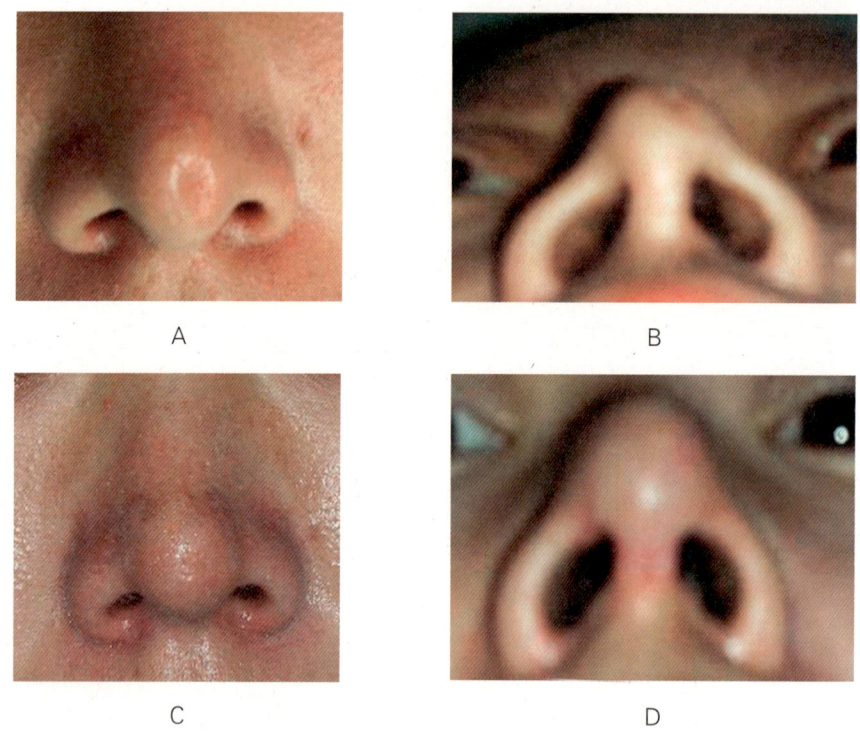

图66-134　e-PTFE隆鼻手术后，鼻尖疖继发感染，取出假体后鼻尖凹陷畸形，鼻尖瘢痕挛缩，鼻尖腹部缩小，梨状鼻孔形态扭曲，取自体真皮移植修复缺损，手术后畸形得到矫正

A、B. 手术前　C、D. 手术后

笔者相信，只要手术者有足够的临床实践经验，选择优良和适合的移植物隆鼻，手术后并发症应是较为少见的。也因为如此，在中国，这类隆鼻整形手术得以在各地普遍展开，得到受治疗者的接受和欢迎。隆鼻手术发生并发症者较为少见，手术医师大多有多年临床经验，熟悉假体隆鼻手术操作的每一步骤，进行准确的无菌操作、微创手术，将假体安放在一个低张力的空间中，深埋在组织中，并给予良好的围手术处理，这些是中国隆鼻手术并发症较少的重要原因。选用自体软骨或其他自体组织移植隆鼻也是良好的选择，原则是：适应证恰当，外科技术优良，就医者条件良好。

（王炜　齐向东　薛志辉　杨则安）

第十一节 注射隆鼻

一 概述

注射隆鼻起源于20世纪30年代，曾选用液体石蜡、液体硅橡胶、聚丙酰胺、羟基磷灰石等注射隆鼻，引起了无数的并发症，近年来，软组织充填剂的面部注射得到广泛应用，成为注射隆鼻的新秀。注射隆鼻虽然技术操作容易掌握，但是近年来屡屡发生严重的并发症，包括局部软组织栓塞坏死、失明、脑栓死、肺梗死等严重并发症，必须引起治疗者的重视。

二 注射隆鼻的应用范围

（一）低鼻

鼻梁低平，整个面部缺乏立体感。

（二）鞍鼻

鼻梁和软骨多半凹陷，鼻尖向上，形如马鞍。

（三）轻度驼峰鼻

鼻背中份骨性隆起，可以通过注射改善。

（四）歪鼻

轻度鼻背中轴线歪斜不流畅。

三 注射材料种类

注射材料种类繁多，包括临时性填充材料、半持久性填充材料和持久性填充材料。持久性填充材料如颗粒脂肪、软骨颗粒等，多为自体来源；已被临床所否定并曾在临床应用的材料有液体硅胶、聚甲基丙烯酸甲酯（polymethy lmethacrylate，PMMA）、聚丙烯酰胺水凝胶（氨鲁米特）等人工合成类的半持久或持久性填充材料，还有医师在临床上继续使用PMMA。当今人们选择羟基磷灰石、透明质酸类、胶原蛋白类、纤维蛋白等作为隆鼻的填充材料。

目前，透明质酸在注射隆鼻中的应用无疑是最多的，通过国家食品药品监督管理总局（CFDA）认证的透明质酸产品包括：瑞典的瑞蓝2（Restylane），美国的乔雅登（Juvéderm），国产的逸美、润百颜、爱芙莱（IFRESH）、舒颜、海薇、欣菲聆（Singfiller），中国台湾的肤美登（Formaderm）、法思丽（FACILLE），韩国的伊婉（YVOIRE）、艾莉薇（Elravie）；还有2种非单一透明质酸品牌分别是国产逸美（EME）系列（医用羟丙基甲基纤维素-透明质酸钠溶液）和宝尼达（医用含聚乙烯醇微球的透明质酸钠-羟丙基甲基纤维素凝胶）。而颗粒脂肪、软骨粒、硅胶、羟基磷灰石钙凝胶和胶原蛋白等材料也有较长的应用历史，注射的多种并发症被越来越频繁地报道出来，值得引起警惕。

四 鼻部注射的基本技术

适应证：鼻梁凹陷、歪斜，鼻形不美，鼻头上翘或扁塌。

注射量：1～2ml。

进针角度：30°～45°，或者从鼻尖向鼻根方向直线形进针。

注射角度：10°～15°。

注射层次：软骨膜、骨膜以上。

注射技法：隧道技术，三层立体注射。①鼻梁凹陷者就在凹陷部位注射，拉起两眼间鼻梁，测量需植入的量；②鼻梁改造：以线性注射搭配点状注射，注射量0.6～2.0ml；③鼻尖塑形：鼻尖点状注射。

避免并发症的操作技巧：须避免注射入血管。如果意外进入面动脉、眼动脉分支，由于交通支存在，可能导致局部皮肤坏死、失明甚至脑动脉栓塞、死亡。栓子可进入颞浅动脉，经颞浅动脉额支进入眶上动脉，最终阻塞眼动脉造成失明；或从面动脉、角动脉逆流进入眼动脉；还可进入上颌动脉（颞深动脉），经脑膜中动脉、脑膜回返动脉和泪腺动脉，最终栓塞眼动脉造成失明。栓子进入颈外动脉系统后，可通过交通支进入眼动脉，并随血流进入颈内动脉，最终到达Willis环，造成脑梗死；也可经颈外动脉逆流至颈总动脉，然后随血流进入颈内动脉，最终造成脑梗死；注射进入颞浅动脉的栓子也可能通过颅顶进入颅内，造成脑梗死。为减低注射入血管的可能，注射填充物前进行生理盐水、局麻药物的实验性回吸，了解面部血管解剖，并掌握针头边后退边行线形注射的动态特性。其他措施还包括：采用小注射器（1～3ml），以便更精确地控制注射压力；微量注射（0.1ml或更少）；如有可能，使用钝性套管替代尖锐套管或针管，减少刺破血管壁的概率，推荐使用长度37mm、外径27 G且针头带侧孔、可弯曲的柔性钝性针管（图66-135，图66-136）。

在注射过程中，密切注意隆鼻的形态和就医者的点滴反应。

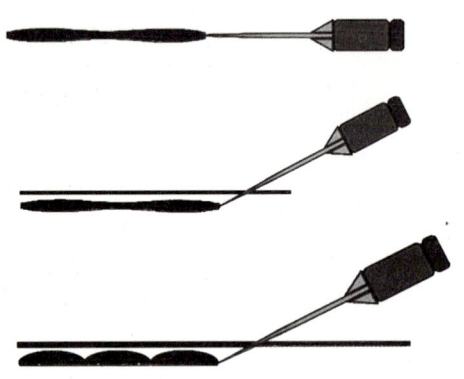

图66-135　线状注射法、点状注射法图示

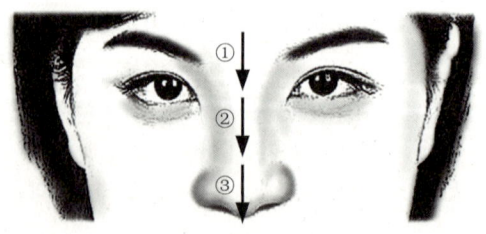

图66-136　注射标识图

五 注射前准备

患者准备：注射前患者应保持心理安定，生理上避开月经期，避免和停止应用抗凝血药物。依不同产品的特性，有些软组织填充剂产品注入后会有不同程度的吸收，故术前应向患者讲明，以取得患者理解。注射前告知患者预期的效果和可能的风险，签署知情同意书。

治疗地点：注射应在常规消毒的治疗室内施行。

术区准备：取记号笔在鼻背中部描绘出鼻背中线及鼻根点，常规消毒，消毒范围包括鼻面部、颏颈部、鼻腔等部位，标准铺巾。

六 鼻部注射后并发症

（一）并发症表现

目前，注射隆鼻并发症的报道增多，除了由于技术原因导致的欠矫、过矫和不对称，最常见的并发症如分布不均匀、吸收、出血、淤青、肿胀、硬结、感染、钙化、纤维化、鼻尖麻木和发红等，可进行常规处理；严重并发症如过敏反应、炎症、异物肉芽肿，甚至皮肤坏死、失明、脑梗死、休克死亡等引人担忧。

并发症按发生时间可分为：急性期、亚急性期、后期；按发生部位可分为：局部和全身并发症。淤伤、肿胀、发红、压痛和（或）瘙痒为常见的急性期并发症，硬结、外观不良、不平整、丁达尔现象、异物肉芽肿、感染为可见的亚急性期并发症，严重不良事件如血管栓塞常常需要后期的处理。

以下症状为血管栓塞的表现，需要术者异常警惕。动脉栓塞表现为：①疼痛：往往是急性动脉栓塞最早出现的症状，一般疼痛很剧烈。②皮色和温度改变：栓塞远侧肢体皮肤苍白，温度降低。③动脉搏动减弱或消失：栓塞平面远侧的动脉搏动减弱、消失，其近侧的动脉搏动反较增强。④感觉和运动障碍：栓塞远侧的组织包括神经均遭受缺血，常常显示感觉异常，甚至丧失。运动障碍包括趾（指）活动困难，程度不等的足（手）下垂。⑤全身影响：栓塞的动脉管腔越大，全身反应越严重，如果心脏不能代偿这种血流动力学变化，就会出现血压下降、休克和左心衰竭，甚至死亡。栓塞发生后，受累发生大面积坏死，引起严重的内环境紊乱，如高钾血症、代谢性酸中毒，最终导致肾功能衰竭。静脉栓塞表现为：初期肢体明显肿胀、疼痛、变色、局部皮温高或伴有静脉曲张等表现，如不及时治疗，病情进一步发展，会出现活动后患肢肿胀及疼痛加重，部分血管呈条索状曲张及硬块结节，形成淤积性皮炎，重者局部溃疡。

（二）发生原因

并发症的发生通常与注射物或术者操作有关，非法执业、解剖层次不熟悉、注射技巧不佳和处理不得当等情况均是并发症发生的主要原因。

鼻部注射后并发症主要有两种情况：①使用正规产品、进行规范操作下的轻微不良反应。在严格消毒、操作规范、产品正规的情况下，仍有少数患者出现过敏、肉芽肿、鼻尖麻木等情况。过敏和异物肉芽肿可能与生物性注射材料中含有少量杂质或外源性蛋白等有关。肉芽肿的治疗主要采用皮质类固醇治疗，强调第一次剂量要足够，深部肉芽肿可采用手术治疗，完整切除病灶，术后感染也极少发生。注射物对血管形成压迫导致鼻尖血流减少是鼻尖麻木的可能原因，Huang等（2015）认为大多数患者在3个月内可以恢复。②操作不规范、产品不正规导致的并发症。注射技法不当可能导致的不良反应包括：丘疹或结节、表面不平整、过度矫正、不对称。如果注射过浅，则可能出现表面不平整或（和）丘疹；若注射层次适当，但注射量过大（快速注射），则可能导致塑形不规则或（和）结节。对于注射过浅或过量注射，应立即按摩。早期按摩有利于填充剂平顺、均匀分布。对于小的丘疹或结节，有时可通过浅表切开和引流、低剂量皮损内激素注射或注射软组织填充剂酶等方法治疗。对于持久性丘疹和浅表性表面不平整，可通过局部磨皮、射频或激光等磨削方法治疗。目前中国注射整形材料的市场较为混乱，许多假冒的、被禁用的或者非法进口的注射材料充斥市场，这些材料的安全性没有任何保障，而注射操作者多为没有注射整形资格的非法从事者，在对解剖不熟悉、操作不规范的情形下，可能导致感染、皮肤坏死甚至血管栓塞等严重并发症。鼻部，尤其接近额头、鼻翼处，是血运比较丰富的地方，并有血管网分布，在此区域注射可因填充剂压迫血管导致血流灌注减少或填充剂进入血管形成栓塞，从而导致鼻部及周围部位的皮肤软组织坏死，栓子甚至可以随血流进入眼动脉和大脑，造成失明和脑梗死。

笔者总结了34例注射隆鼻后发生血管阻塞患者的临床特点和治疗经过，认为逆行栓塞机制是导致动脉栓塞的重要原因。首先，必须有动脉壁破损。其次，施加在注射器活塞上的力能够显著扩张这些小动脉，使其大于正常口径很多倍并能引起逆流。患者先天血管发育畸形以及血管交通支的存在与开放也导致了血管栓塞的可能性。当不同血管发生栓塞时，出现坏死的部位不同。滑车上动脉发生栓塞时通常表现为鼻根至额部的网状坏死。内眦动脉发生栓塞时鼻背及两侧鼻梁可发生坏死。角动脉栓塞时鼻翼、鼻尖及唇部均可能发生坏死。此外，还有眼动脉乃至颅内动脉阻塞的情况发生。面部动脉远端分支和眼动脉之间丰富的血管吻合使得视网膜动脉阻塞容易在面部动脉壁破损时发生。滑车上动脉和眶上动脉是眉间区域可能的血管逆流入口。眼动脉、角动脉、面动脉分支的侧鼻动脉与鼻背动脉的吻合都是鼻唇沟和鼻部可能的血管逆流入口。颅内血管栓塞的途径可能是栓子从面部终末动脉逆行，经颈外动脉、颈总动脉进入颈内动脉，随后顺动脉血压进入大脑动脉。因此，皮下注射时要注意注射压力不要超过正常血管（动脉）压力，操作要轻而仔细进行，以防万一发生，尤其二次注射需要特别注意此类并发症的发生。

（三）并发症处理

目前常用的治疗手段为：眼球按摩，由注射针孔挤出过量注射物，必要时可进行局部酒精湿敷、红光治疗、高压氧治疗，并进行血管内溶栓、前房穿刺、扩血管治疗及抗菌治疗、支持治疗等。对透明质酸注射隆鼻发生动脉栓塞的情况可等体积注射透明质酸酶（150u/ml），但是失明和组织坏死的预后不容乐观。因此，注射隆鼻的操作者对填充剂特性的把握、对注射部位的选择和对解剖的熟练掌握缺一不可，并且应具有意外发生时的判断、急救能力。

此外，隆鼻手术对术者的技术要求较高，否则可能导致鹦鹉嘴样畸形、鼻背骨或软骨过低、倒V畸形、鼻翼回缩和鼻尖低平等后遗症，影响患者面部美观。局部注射修复避免了二次手术的风险，且可以对微小缺陷进行精细调整，无疑是最佳选择，但手术可能导致鼻部的解剖层次、血管结构改变，增加注射风险。因此，需要操作者有足够的经验，并谨慎操作。注射隆鼻后，术者应观察患者是否出现血管栓塞表现。在血管栓塞发生后，应尽早取出或溶解填充区域注射的软组织填充剂，均应24小时内进行，并尽可能早地进行局部按摩、湿敷，给予抗凝、溶栓、扩容、抗感染等治疗，高压氧在改善皮肤坏死患者血供方面效果良好，推荐尽早开始使用。

（四）避免严重并发症的方法

为避免血管栓塞这种严重的并发症，需要术者熟悉面部解剖，且注射时最好选择钝针，以免注射物入血管，造成血管栓塞、皮肤坏死等并发症出现。鼻部血运丰富，眉间区域有许多滑车上动脉分支走行，故术者需要对血管解剖熟悉，并避免在鼻部两侧、鼻翼、鼻基底等部位进行注射。注射时应注意药品推注速度不宜过快，力量不宜过大，不应过量推注，注意"宁少勿多"，避免过量注射物压迫血管造成局部组织坏死。

医师应引导患者选择正规医疗机构有资质的从业者注射合格的注射材料，并且有责任告知患者注射存在的风险及发生严重并发症的可能。并发症一旦发生，应及时进行正确的救治。

七 软组织填充材料

表 66-12 可降解填充材料

商品名称	化学名及成分	临床应用	维持时间	试敏	产地
Plasma Gel	自体血浆乳剂及维生素C复合剂	填充各种体表凹陷等	3个月,有7%~10%长期存在	不需要	FDA未查到
Restylane	非动物性交联的透明质酸凝胶	唇增厚,填充皮肤凹陷,去除皱纹等	多数3~6个月,有的报告维持1年	不需要	瑞典 Q-Med 公司生产,FDA 2003年批准,欧洲、美洲、亚洲40多个国家应用
Perlane	透明质酸（与Restylane相似）	去除鼻唇沟、眉间纹,唇增厚等	3~9个月,英国报道可维持1年	不需要	瑞典 Q-Med 公司生产,FDA 2007年批准,世界各国应用
Macrolane	非动物性交联的透明质酸凝胶	乳房增大,唇增厚等	瑞典正在研究应用于隆乳,瑞典报道增大乳房可维持2年	不需要	瑞典 Q-Med 公司生产,FDA尚未批准
Zyderm 1	牛胶原悬浮液	填充体表凹陷,唇增厚等	3~6个月	需要	Allergan-Inamed公司生产,FDA 1981年批准,世界各国应用
Zyplast	母牛胶原悬浮液	填充体表凹陷,唇增厚等	3~6个月	需要	Allergan-Inamed公司生产,FDA 1985年批准,世界各国应用
Hylaform	提取自鸡冠的交联的透明质酸凝胶	去除皱纹,填充体表凹陷,唇增厚等	多数3~6个月,英国报道可维持1年	不需要	英国 Inamed 公司生产,FDA 2004年批准
Resoplast	牛胶原悬浮液（与Zyderm和Zyplast相似）	填充体表凹陷,唇增厚等	3~6个月	需要	欧洲生产,FDA未批准
Rofilan Hylan (Gel)	稳定的透明质酸凝胶（非动物来源的交联制剂）	唇增厚,填充体表凹陷等	维持时间比胶原长,取决于分子量大小	不需要	欧洲 Laboratoires-Filorga公司生产,美国在用,FDA未查到
Fibrel	注射性猪胶原	唇增厚,填充体表凹陷等	3~6个月	需要	美国 Mentor 公司,FDA未批准
Juvéderm	透明质酸凝胶（非动物来源的交联制剂）	去除皱纹,唇增厚,填充体表凹陷等	3~6个月	不需要	FDA 2006年批准,美国、法国、加拿大应用,CFDA 2015年批准
MacDermol	透明质酸（由动物或非动物透明质酸组成）	填充皮肤凹陷,唇增厚,去除皱纹等	比牛胶原持续时间长	不需要	法国在用,FDA未查到
Achyal	非动物来源性透明质酸钠	填充皮肤凹陷,唇增厚,去除皱纹、关节炎等	3~9个月	不需要	日本 Meiji Seika Kaista. Ltd 公司生产,英国、意大利、亚洲应用,FDA未查到
CosmoDerm 1	人的真皮胶原	去除皱纹、小凹陷	3~6个月	不需要	Allergan-Inamed公司生产,FDA 2003年批准

续表

商品名称	化学名及成分	临床应用	维持时间	试敏	产地
CosmoDerm 2	人的真皮胶原，浓度是1型的2倍	去除皱纹,填充小凹陷	3～6个月	不需要	Allergan-Inamed公司生产,FDA 2003年批准
Cosmoplast	交联的人真皮胶原	去除皱纹,唇增厚	3～6个月	不需要	Allergan-Inamed公司生产,FDA 2003年批准
DermiCol	交联的胶原	刺激骨生长,治疗瘢痕疙瘩、骨缺损、软组织缺损	0.5～2年	需要	Colbar R&D. Ltd生产,欧洲,CE认可,FDA未批准
Fibroquel	紫外线照射过的猪胶原，混有聚甲基吡咯烷酮	软组织填充	1～1.5年	需要	墨西哥ASPID公司生产,FDA未查到
Hyal 2000(1%,1.5%)	医用级非动物来源透明质酸钠	软组织填充	不知道	不需要	韩国LG Life Science公司生产,CE认可,FDA未查到
Hyacell	由透明质酸、胚胎组织，不同金属和非金属元素组成的水凝胶	软组织增大,刺激胶原生长	不知道	不需要	瑞士Kuhra Vifal Gmbh Lucerne Dermabiol研究院生产,FDA未查到
Hyruan	非动物来源透明质酸钠	骨关节炎(膝关节)	不知道	不需要	韩国LG Life Science公司生产,FDA未查到
Permacol	牛的真皮胶原基质	填充小凹陷,唇增厚	1～2年	不需要	美国组织工程实验室生产,FDA 2002年批准
Rhegecoll	牛胶原、甲基丙烯酸共聚物混合	不知道	最少2年	不需要	瑞士Kuhra Vifal Gmbh,Lucerne,Dermabiol学院生产,FDA未查到
Bioinblue	高纯度的聚乙烯醇	填充软组织缺损	12～18个月生物降解,从体内排出	不需要	意大利生产,欧洲、南美洲应用,FDA未查到
HylanDex	聚乳酸、非动物透明质酸组成的粘胶	填充小缺损	不知道	不需要	法国生产,与德国的Matridur相同,FDA未查到
Matridur或Matridex	与HylanDex相似	填充小缺损	不知道	不需要	德国生产,FDA未查到
Belotero Balance	透明质酸	注入面部,抚平皱纹和皱褶,尤其是鼻子和嘴的周围(鼻唇沟)	不知道	不需要	Merz Pharmaceuticals公司生产,FDA 2011年批准
Evolence	胶原	矫正中度到深度的面部皱纹和褶皱(如鼻唇沟)	不知道	不需要	Colbar Life Science公司生产,FDA 2008年批准

表 66-13 半永久性填充材料

商品名称	化学名及成分	临床应用	维持时间	试敏	产地
DermaCellagen 或 DermaCollagen	自体组织工程产物,部分吸收	去除皱纹,增大凹陷容量	部分吸收,可刺激胶原增生	不需要	欧洲应用,美国 FDA 未查到
New-Fill 或 New-Fillä 或 Sculptra	聚乳酸凝胶+胶原	去除皱纹,增大凹陷容量	全部吸收,可刺激胶原增生	不需要	2002 年 Dermik 实验室生产,欧洲应用 20 年以上,2004 年 CE 及 FDA 认证
Reviderm Intra	透明质酸 20mg,右旋糖酐微粒 25mg,磷酸缓冲液 1mg,盐水 1ml	体积增大,刺激成纤维细胞和胶原增生	大部分吸收	不需要	美国 FDA 未查到
Isolagen	培养人自体成纤维细胞	体积增大,刺激胶原增生	大部分吸收	不需要	美国 Isolagen 公司生产,FDA 2009 年批准,欧洲、澳大利亚应用
CYMETRA 或 MieronizedAlloDerm	脱细胞微粒真皮基质	体积增大,刺激胶原增生	大部分吸收	不需要	美国 LifeCellwc 公司生产,FDA 未查到,世界各国应用
Fascian	脱细胞阔筋膜基质	体积增大,刺激胶原增生	大部分吸收	不需要	美国 LifeCellwc 公司生产,FDA 未查到
Dermalogen	注射性的人皮肤脱细胞的细胞外基质(胶原)	体积增大,刺激胶原增生	大部分吸收	不需要	美国 LifeCellwc 公司生产,FDA 未批准
Apligraf	双层皮肤替代利用,由新生儿皮获得角细胞和成纤维细胞培养	唇增厚		不知道	美国生产,FDA 2004 年批准
Dermaplant 异体外科移植物	人的脱细胞真皮基质	同 Alloderm		不需要	美国生产,FDA 未查到
Surgisis 软组织移植	猪的脱细胞基质黏膜下组织	同 Alloderm	数年	不需要	美国 CookBiotech 公司生产,FDA 未批准
SurgisisEs 软组织移植	猪的脱细胞基质,经 Surgisis 增加厚度	同 Alloderm		不需要	美国 CookBiotech 公司生产,FDA 未批准
Autologen	人的自体胶原,切除皮肤精制的	软组织增大		不需要	美国生产,FDA 2007 年批准
Radiance	羟基磷灰石钙悬浮在多糖凝胶中(微粒直径 75～125μm)	替代骨缺损,类似 HA	2～5 年	不需要	美国 Bioform 公司生产,美国临床试用,FDA 未批准
Radiance FN	羟基磷灰石钙混在多糖凝胶中(微粒直径 25～40μm)	骨缺损	2～5 年	不需要	美国 Bioform 公司生产,美国临床试用,FDA 未批准
Procell	包含最多的弹性蛋白、透明质酸和 PM-MA 纤维化人工合成聚合物	填充小的软组织缺损	2 年	不需要	Kuhravital Dermabiol 学院发明,FDA 未批准

此类植入物是人工合成的可降解物质、生物再生材料和组织工程研究产物。生物性脱细胞的或称无细胞的细胞外基质随时间而降解吸收,同时刺激组织和胶原增生或再生,起到部分填充作用,其定量效应还需要临床观察总结。

表 66-14　注射性永久填充材料

商品名称	化学名及成分	临床应用	维持时间	试敏	产地
Metacrill 或 Metacrylathe	聚甲基丙烯酸甲酯（PMMA）	去除皱纹	永久性	不详	巴西、墨西哥生产，FDA未查到
Artecoll 升级产品 Artefill	聚甲基丙烯酸甲酯（PMMA），悬浮在3.5%的胶原中	填充皮肤凹陷，唇增厚，乳头增大，颊颏增大，去除皱纹	永久性	需要	1990年在德国生产，欧洲、亚洲、南美洲、加拿大应用，FDA 2006年批准
Arteplast	PMMA，悬浮在牛胶原中	填充皮肤凹陷，唇增厚，乳头增大，颊颏增大	永久性	需要	1991年在德国生产，FDA未批准
Evolution	聚乙烯微粒悬浮在聚丙烯酰胺水凝胶中	填充各种体表凹陷	永久性	不需要	法国 ProCytech 公司生产，欧洲、亚洲应用，FDA未批准
OutLine	注射性聚丙烯酰胺水凝胶	填充各种体表凹陷	永久性	不需要	中国禁用，美国、法国应用，FDA未批准
Formacryl	注射性聚丙烯酰胺水凝胶（单体含量0.04%）	隆乳等各种软组织增大	永久性	不需要	中国禁用，俄罗斯Bioform公司生产，欧洲应用，FDA未查到
Bioformacryl	聚丙烯酰胺水凝胶（单体含量0.04%），与Formacryl成分相似	各种软组织容量增大	永久性	不需要	中国禁用，意大利Progen公司生产，FDA未查到
Amazing(Gel)	注射性聚丙烯酰胺水凝胶（单体含量在1×10^{-7}以下）	各种体表容积增大，如隆乳、面部填充等	永久性	不需要	FDA未批准，中国禁用（CFDA）
Interfall	注射性聚丙烯酰胺水凝胶（单体含量在1×10^{-5}）	各种体表容积增大，如隆乳、面部填充等	永久性	不需要	乌克兰生产，FDA未查到
Bioplastigue	硅胶微粒悬浮在聚乙烯吡咯烷酮内	填充体表小凹陷	永久性	不需要	FDA未查到
Profill 或 Profil	聚乙烯小珠悬浮在盐水和胶原中	填充体表小凹陷	永久性	不需要	欧洲生产，FDA未批准
Aquamid	注射性聚丙烯酰胺水凝胶	增大体表容积，如隆乳	永久性	不需要	丹麦Contura公司生产，俄罗斯、澳大利亚、东南亚等应用，FDA未批准
Bio-Alcamid 或 BioAlcamid	注射性聚丙烯酰胺水凝胶	增大体表容积，矫正大的缺损，如漏斗胸和Poland综合征等	永久性	不需要	法国Progen公司生产，亚洲、意大利应用，FDA未批准
DermaLive/ DermaDeep	40%丙烯类水凝胶，60%羟乙基甲基丙烯酸盐（HEMA）、乙基甲基丙烯酸（EMA）悬浮在透明质酸中	去除皱纹，填充鼻唇沟，唇增厚	永久性	不需要	德国Dermatech公司生产，法国应用，FDA未批准
Biopolymere	可能是聚甲基硅氧烷（PDMS）	填充体表凹陷		不知道	瑞士、巴黎、德国、荷兰应用，FDA未批准
Dermagen	自然硅石和氧聚合复合物	填充体表凹陷	永久性	不知道	墨西哥应用，FDA未批准
Kopolymer 4E	聚甲醛脂肪酸和弹性蛋白共聚凝胶	填充体表凹陷	永久性	不需要	瑞士的卢思塞州、Kuhra Vital GmbH Dermabiol学院发明，FDA未批准

续表

商品名称	化学名及成分	临床应用	维持时间	试敏	产地
Metrex	20%丙烯酸和甲基丙烯酸等组成	填充体表凹陷	永久性	不需要	瑞士Dermabiol研究院生产,FDA未批准
Silicone 1000	注射性液体硅胶	填充小的软组织缺损,不能作为美容材料应用	永久性	不需要	美国得克萨斯州Alcon实验公司、加利福尼亚州Bausch公司等生产,FDA未批准,在临床上因并发症严重而被摒弃
Adatosil 5000	注射性液体硅胶	填充小的软组织缺损,不能作为美容材料应用	永久性	不需要	美国加利福尼亚州Bausch & LOMB公司生产,FDA未批准
Siliskin	纯的1000cs硅胶油	面部软组织增大	永久性	不需要	Richard-James公司生产,正在临床试用,FDA未查到
Biopolimero	医用级甲基硅油	填充小的软组织缺损	永久性	不需要	瑞士卢塞恩州Kuhra生命GmbH Dermabiol学院发明,墨西哥、美国应用,FDA未查到
Rhegecoll	异丁烯酸酯或甲基丙烯酸酯和共聚4-G悬浮在牛的胶原中	新的软组织填充	永久性	不需要	瑞士Dermabiol学院发明,FDA未查到
Vorexin Lipexplosion	法国、美国两项专科技术的复合凝胶	唇增厚,刺激上、下唇胶原再生	永久性	不需要	法国、美国生产,FDA未查到

编者注:此表列举的多种聚丙烯酰胺水凝胶制剂,因为感染、破溃以及游走性的发生率不明确,而在2006年被我国的食品药品监督管理局禁用。

表66-15 透明质酸

商品名称	化学名及成分	临床应用	维持时间	试敏	产地
Restylane	非动物性透明质酸	唇增厚,填充皮肤凹陷,去除皱纹等	多数3~6个月,有的报告维持1年	不需要	瑞典Q-Med公司生产,FDA 2003年批准,欧洲、美洲40多个国家应用
Perlane	透明质酸(与Restylane相同)	去除鼻唇沟、眉间纹,唇增厚等	3~9个月,英国报道可维持1年	不需要	瑞典Q-Med公司生产,FDA 2007年批准,世界各国应用
Macrolane	非动物透明质酸凝胶	乳房增大,唇增厚等	瑞典报道增大乳房可维持2年	不需要	瑞典Q-Med公司生产,FDA未批准
Hylaform	透明质酸凝胶(与Restylane相似)	去除皱纹,填充凹陷,唇增厚等	多数3~6个月,英国报道可维持1年	不需要	英国Inamed公司生产,FDA 2004年批准
Rofilan Hylan (Gel)	稳定的透明质酸凝胶(非动物来源的交联制剂)	唇增厚,填充体表凹陷等	维持时间比胶原长,取决于分子量大小	不需要	欧洲Laboratoires-Filorga公司生产,FDA未查到
Juvéderm	透明质酸凝胶	去除皱纹、鼻唇沟,唇增厚,填充体表凹陷等	3~6个月	不需要	法国、美国、加拿大应用,FDA 2006年批准,CFDA 2015年批准

续表

商品名称	化学名及成分	临床应用	维持时间	试敏	产地
MacDermol	透明质酸(由动物或非动物透明质酸组成)	填充皮肤凹陷,唇增厚,去除皱纹等	比牛胶原持续时间长	不需要	法国应用,FDA未查到
Achyal	非动物性透明质酸钠	填充皮肤凹陷,唇增厚,去除皱纹、关节炎	3~9个月	不需要	日本Meiji Seika Kaista.Ltd公司生产,英国、意大利、亚洲应用,FDA未查到
Hyal 2000 (1%, 1.5%)	医用级非动物透明质酸钠	软组织填充	不知道	不需要	韩国LG Life Science公司生产,CE、FDA均未认可
Hyacell	由透明质酸、胚胎组织、不同金属和非金属元素组成的水凝胶	软组织增大,刺激胶原生长	不知道	不需要	瑞士Kuhra Vifal Gmbh Lucerne Dermabiol研究院生产,FDA未查到
Hyruan	非动物透明质酸钠	骨关节炎(膝关节)	不知道	不需要	韩国LG Life Science公司生产,FDA未查到
HylanDex	聚乳酸、非动物透明质酸组成的粘胶	填充小缺损	不知道	不需要	法国生产,与德国的Matridur相同,FDA未查到
Matridur或Matridex	与HylanDex相似	填充小缺损	不知道	不需要	德国生产,FDA未查到
Vaioderm	纯交联透明质酸	填充深浅缺损和皱纹	6~12个月	不需要	第三代德国产品,FDA未查到
Prevelle Sick	纯的透明质酸加利多卡因	填充深浅缺损和皱纹	3个月	不需要	德国生产,FDA未查到
Puragen	双交联透明质酸	填充深浅缺损和皱纹	12个月	不需要	英国Mentor公司生产,FDA未批准
Puragen Plus	双交联透明质酸加利多卡因	填充深浅缺损和皱纹	12个月	不需要	英国Mentor公司生产,CE认可,FDA未批准
Idune(伊都乐)	纯透明质酸生理缓冲液,分子量100万道尔顿,接近人体自然透明质酸	填充深浅缺损和皱纹	逐渐吸收	不需要	法国Laboratoires IBSA公司生产,FDA未查到
VarioDerm	纯透明质酸交联制剂	填充小缺损	6~12个月	不需要	德国Addderm Gmbh公司生产,FDA未批准

表66-16 中国CFDA批准的软组织填充剂

商品名称	化学名及成分	临床应用	维持时间	试敏	产地
瑞蓝2(Restylane)	非动物性交联的透明质酸凝胶	唇增厚,填充皮肤凹陷,去除皱纹等	多数3~6个月,有的报告维持1年	不需要	瑞典生产,2008年SFDA批准
乔雅登(Juvéderm)	透明质酸凝胶(非动物来源的交联制剂)	去除皱纹,唇增厚,填充体表凹陷等	3~6个月	不需要	美国,2015年CFDA批准
逸美(EME)	医用羟丙基甲基纤维素-透明质酸钠溶液	面部真皮深层至皮下浅层之间注射填充,以纠正额部皱纹及中重度鼻唇沟皱纹	不知道	不需要	中国生产,2009年SFDA批准

续表

商品名称	化学名及成分	临床应用	维持时间	试敏	产地
润百颜	注射用交联透明质酸凝胶	面部真皮组织中层、深层注射,以纠正中重度鼻唇沟皱纹	3~6个月	不需要	中国生产,2012年SFDA批准
爱芙莱(IFRESH)	整形手术用交联透明质酸钠凝胶	面部真皮组织中层、深层注射,以纠正中重度鼻唇沟皱纹	不知道	不需要	中国生产
舒颜	注射用修饰透明质酸钠凝胶	面部真皮组织中层、深层注射,以纠正中重度鼻唇沟皱纹	3~6个月	不需要	中国生产,2015年CFDA批准
海薇	注射用交联透明质酸凝胶	面部真皮组织中层、深层注射,以纠正中重度鼻唇沟皱纹	3~6个月	不需要	中国生产,2013年CFDA批准
欣菲聆(Singfiller)	注射用交联透明质酸凝胶	面部真皮组织中层、深层注射,以纠正中重度鼻唇沟皱纹	不知道	不需要	中国生产,2015年CFDA批准
肤美登(Formaderm)	注射用交联透明质酸凝胶	面部真皮组织中层注射,以纠正中重度鼻唇沟皱纹	不知道	不需要	中国台湾生产,2016年CFDA批准
法思丽(FACILLE)	注射用修饰透明质酸钠凝胶	面部真皮组织中层、深层注射,以纠正中重度鼻唇沟皱纹	不知道	不需要	中国台湾生产,2014年CFDA批准
伊婉(YVOIRE)	透明质酸钠凝胶颗粒混悬液	面部真皮组织深层至皮下组织层之间注射填充,以纠正重度鼻唇沟皱纹	3~6个月	不需要	韩国生产,2013年CFDA批准
艾莉薇(Elravie)	透明质酸钠凝胶颗粒混悬液	面部真皮组织深层至中层之间注射填充,以纠正中重度鼻唇沟皱纹	3~6个月	不需要	韩国生产,2015年CFDA批准
宝尼达	医用含聚乙烯醇微球的透明质酸钠-羟丙基甲基纤维素凝胶	面部真皮深层至皮下浅层之间注射填充,以纠正中重度额部皱纹及中重度鼻唇沟皱纹	不知道	不需要	中国生产,2012年SFDA批准
双美I号	胶原蛋白植入剂	用于面部真皮组织填充,以纠正额部动力性皱纹(如眉间纹、额头纹和鱼尾纹等)	3个月	不需要	中国台湾生产,2014年CFDA批准

(齐向东)

第十二节 阔鼻、宽鼻和大鼻缩小整形

一 定义

阔鼻（platyrrhiny）是指鼻的宽度大于正常鼻的异常形态。阔鼻常由先天遗传因素、种族性因素所致，也可由后天因素如外伤、肿瘤等引起。

宽鼻（wide nose）是指鼻的中位宽度超过了眼裂的宽度，鼻子形态较大。阔鼻和宽鼻应属于同一类畸形。

大鼻（big nose）是指整个鼻的高度和宽度大于正常，在阿拉伯人群中能够见到。

阔鼻、宽鼻和大鼻的定义至今较为模糊，在不同国家、不同地区和不同种族有着不一样的审美观和不同的判断标准。至今，我国也没有为大家公认的诊断标准。鼻部宽大、宽鼻和大鼻为了美容目的而要求缩小者，在我国还时时能够见到。

二 病因

阔鼻的常见原因有：①先天性颅面畸形，如多种面裂畸形、眶距增宽症、先天性脑膜脑膨出、多种伴有鼻畸形的颅面畸形等；②外伤性损害，包括鼻骨、上颌骨、额骨骨折错位；③局部肿瘤，包括鼻部、上颌区域的软组织和骨肿瘤，其中骨纤维结构发育不良的阔鼻畸形较为多见；④医源性阔鼻畸形，即由于鼻部手术，包括整形术后的继发畸形；⑤其他如鼻息肉等，也会引起阔鼻畸形。

在整形外科范畴里，较为多见的是鼻部整体形态较为宽大，和面部轮廓不协调，或是鼻锥体的一部分或几部分较为宽大，要求行鼻形态缩小整形的。

宽鼻或大鼻畸形大多由先天因素决定，与种族、地域、遗传关系密切，一般北方寒冷气候地带原住民的鼻子多为长而窄，而南方湿热环境原住民鼻子短而宽者很普遍。

要求美容手术的宽鼻或大鼻，通常是单纯鼻宽大，有较大的上颌骨额突，表现为整个鼻锥体宽大，是鼻梁和侧鼻（侧壁）宽大，鼻锥体不是"五眼"之一的宽度；或是鼻下部肥大宽阔；或是两侧鼻翼沟距离较宽，鼻尖鼻翼角宽大，鼻锥体形似如蛙状，匍匐在面部中央（图66-137）。宽鼻或大鼻缩小，在东方人种的美学整形中与西方鼻整形相比较为少见，但是东方人种中要求鼻翼缩小的求美者是较为常见的。

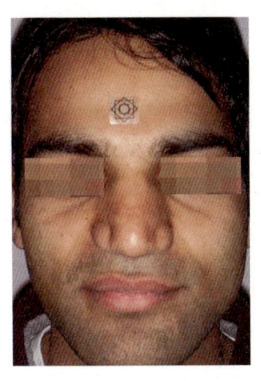 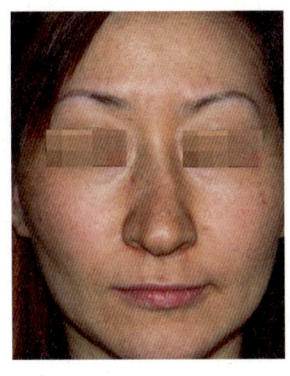 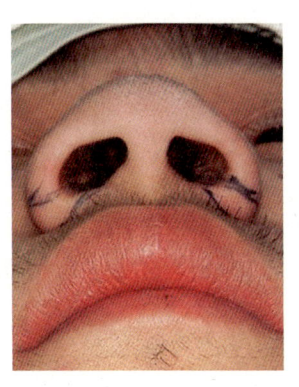

A   B   C

图 66-137 要求美容手术的宽鼻或大鼻，通常是单纯鼻宽大，有较大的上颌骨额突
A. 整个鼻锥体宽大，是鼻梁和侧壁宽大，鼻锥体不是"五眼"之一的宽度　B. 鼻下部肥大宽阔　C. 两侧鼻翼沟距离较宽，鼻尖鼻翼角宽大

三、诊断和评估

（一）诊断

阔鼻、宽鼻或大鼻的诊断是一目了然的。重点是了解其先天和后天的病因，以及有没有手术、外伤史。具体则需要仔细的物理检查和影像学检查资料，包括头颅的X线片、CT平扫及三维重建的影像学检查，对诊断和手术前后的评估是很有价值的。配合物理检查及鼻面部图像分析，能判断鼻宽的程度，皮肤、软骨、鼻骨及上颌骨结构和鼻部形态形成的关系。

（二）手术前评定

从正前位观，鼻背由两条平滑微弯的弧线构成，起始于眉弓水平，起始部位的中间即为眉间区域，向下延伸终止于两侧鼻尖表现点。理想的鼻背线条平滑对称，其最窄处的宽度应近似于人中宽度。检查和判断鼻骨、软骨结合的穹隆的宽度及和上颌骨骨性基部宽度，理想的应接近于鼻翼基部宽度的70%～80%（图66-138），而鼻翼基部宽度约等于内眦间距，或比内眦间距稍宽

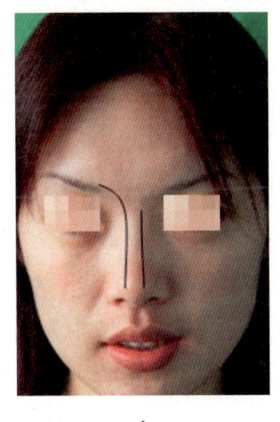 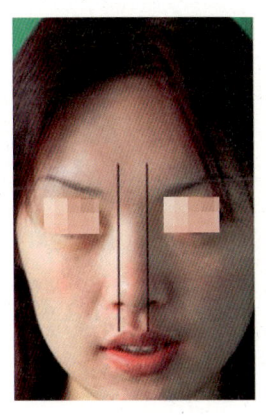

A   B

图 66-138 理想的鼻背线条及鼻骨软骨穹隆的骨性基部宽度
A. 理想的鼻背两侧线条平滑对称，其最窄处的宽度应近似于人中宽度　B. 鼻骨软骨穹隆的骨性基部宽度，理想的应接近于鼻翼基部宽度的70%～80%

1.0～2.0mm。如果骨性基部宽于内眦间距的80%，表明有截骨缩窄术的指征，而鼻翼过宽则需行鼻翼缩小术。此外，两侧鼻骨或鼻翼宽度的不对称也是上述手术的适应证。

手术前鼻腔的检查与评定同样重要，排除鼻腔内病因如鼻甲肥大等引起的阔鼻畸形，这类畸形的治疗与单纯的美容性宽鼻缩小的治疗不同，应引起注意。

四 颅面畸形伴阔鼻畸形及美容性宽鼻或大鼻的术前评估

由于先天性或后天性因素引起的阔鼻，可以是整个鼻形和结构宽大，可能伴有鼻甲肥大、隐藏的脑膜膨出或是由于骨纤维结构发育不良造成的鼻和面部畸形，可以是颌面部创伤骨折错位畸形愈合造成的大鼻或宽鼻畸形，也可以是某些不恰当的鼻部结构手术后留下的畸形。这些原因与单纯的美容性大鼻或宽鼻缩小手术不同，需要手术者在术前仔细检查、分析和判断。

美容性宽鼻或大鼻整形适用于单纯性鼻锥体宽大；对于鼻锥体的组织结构，除了宽大外，没有其他病变，鼻腔呼吸通道正常，或按比例增大。这类宽鼻缩小或大鼻缩小后，不会产生鼻呼吸通道的损害。

常见的美容性宽鼻或大鼻分成下列3种类型：

第一类为鼻锥体整体宽大：包括鼻梁、鼻背和鼻下部整体宽鼻或大鼻（图66-139）。

第二类为鼻下部宽鼻：鼻根和鼻梁形态良好；鼻中下部宽鼻，是指鼻骨支架结构正常，侧鼻软骨和鼻翼软骨及其相连的组织结构异常（见图66-139）。

第三类为鼻尖鼻翼宽大：表现为鼻翼和鼻尖角增大，为钝角，鼻翼外侧沟距离中线较远。这类鼻尖部宽鼻在东方人种中十分多见，常常伴有球状鼻尖畸形，或鼻翼沟饱满，或鼻孔和鼻尖腹部（小叶）比例失调，其比例失去"黄金分割"。

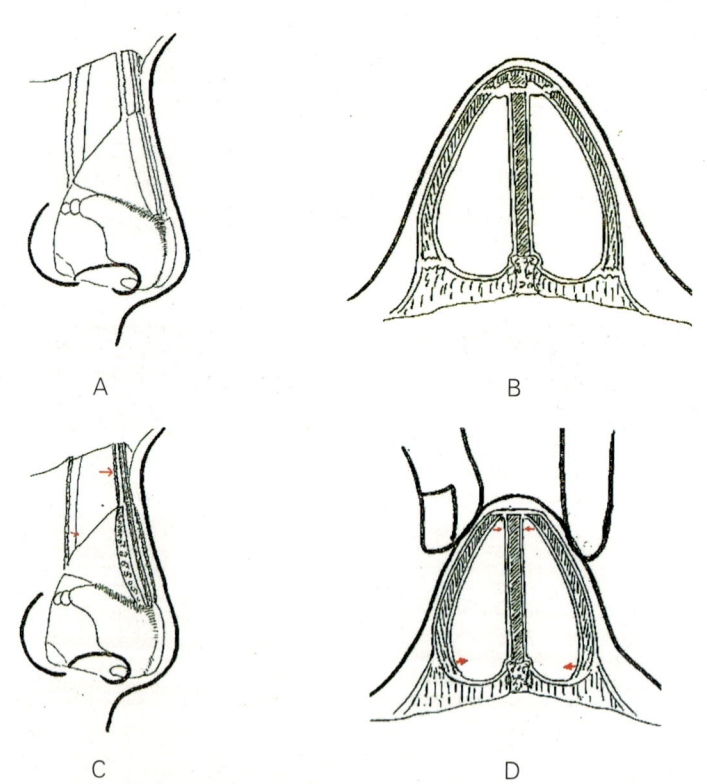

图66-139 两侧鼻旁正中截骨，侧鼻面截断上颌骨额突，手法将鼻骨推向中线

五 宽鼻或大鼻的矫正和美学重塑

宽鼻或大鼻矫正手术包括鼻骨支架、软骨支架和皮肤韧带皮肤、皮下组织的整形。

（一）麻醉选择

在我国，对于第一类宽鼻或大鼻整形，宜选择全身麻醉；对于第二类宽鼻或大鼻整形，可选择全身麻醉，也可局部麻醉；对于第三类宽鼻或大鼻畸形，大多数在局部麻醉下完成，对于需要做梨状孔韧带松解的缩小鼻基底部宽度的病例，则以全身麻醉较为适宜。

（二）手术切口

对于第一类和第二类宽鼻或大鼻整形，常规选择开放性鼻整形切口，即在鼻小柱上做阶梯形或V形或W形皮肤切口。也可选择在两侧鼻孔内鼻骨与侧鼻软骨交界处前庭皮肤上做切口，以达到鼻缩小的目的。

而对第三类宽鼻或大鼻畸形，则选择鼻翼角切除切口（见图66-139）；如需要同时做梨状孔韧带松解，则需加鼻前庭手术切口。

（三）组织分离

在用1%～2%的利多卡因加1∶200000的肾上腺素局部有效浸润麻醉后，充分防止出血的情况下行组织分离，包括鼻翼软骨和侧翼软骨上的分离，以及鼻骨上颌骨额突骨膜下分离，必要时进行鼻骨下黏骨膜和梨状孔韧带的分离。率先分离鼻尖组织垫和鼻翼软骨、侧鼻软骨（侧翼软骨），然后分离鼻骨骨膜下，直达鼻根部上方鼻额角处，在侧鼻软骨和鼻骨之间用鼻膜剥离器将上颌骨额突与其表面的骨膜等软组织分离。鼻骨鼻腔的黏骨膜分离，可用6～7号注射针头在骨、软骨交界处刺入鼻骨深层的黏骨膜下，注射含有肾上腺素的1%～2%利多卡因局部麻醉溶液，或含有肾上腺素的生理盐水0.5～1ml，目的是在分离鼻骨深层黏骨膜时防止出血，也有利于黏骨膜的分离。用鼻骨膜剥离器将鼻骨和上颌骨额突与其表面的骨膜等软组织分离。

（四）鼻骨截骨

鼻骨截骨适用于第一类宽鼻或大鼻缩小。鼻骨截骨是宽鼻缩小的主要步骤，也是决定手术成败和手术效果的重要步骤。

1. 正中截骨 是降低鼻梁和鼻背的高度，于鼻梁中线两侧定点，从上颌骨额突到鼻梁两侧定点的距离将成为再造鼻的预计高度。通常采用双侧保护的鼻骨骨凿，在侧翼软骨的上方截除两侧鼻骨鼻背的联合区域，手术者需要注意鼻背缩小的范围，不可影响鼻腔的通气功能。伴有鼻翼下半宽大时，可在鼻翼沟鼻翼基底部做皮肤切口，切除过多的软组织。

2. 鼻侧截骨 与治疗驼峰鼻一样，在两侧鼻面交界处截断上颌骨额突，尽可能使两侧截断基部的上颌骨额突大小对称（详见本章第十三节"驼峰鼻畸形"）。

3. 横向截骨 鼻骨上方基部横向截骨后方可使过宽的鼻骨块完全游离，方能将鼻骨推向中线，使鼻背鼻梁的宽度缩小，达到大鼻缩小的目的。如果截骨太多，造成鼻梁高度不够，可用术中截除之骨块，或其他部位自体骨，或硅胶鼻模充填，以纠正畸形。术者应避免这样截骨过多的操作（见图66-139）。

鼻根部的横向截骨西方医师多半在内眦区做2～4mm的皮肤切口，用以横向截断鼻骨根部，鼻根部的2～4mm切口容易在内眦区留下瘢痕，本书主编不推荐这样的皮肤切口，而采用在鼻侧截骨以后有效和微创地分离鼻骨的黏骨膜，用左手持一血管钳夹持已经截断的鼻骨和上颌骨联合区，轻轻摇动和扭转，用右手食指在内眦区鼻骨根部评估直到鼻骨的根部造成青枝骨折为止（详见本章第十三节"驼峰鼻畸形"）。

4. 术后固定　包括鼻腔内充填碘仿纱条支撑固定和外鼻塑料夹板或石膏固定，鼻腔内固定在术后3～5天内去除，鼻背外支架固定在手术后7～10天移除，术后3周内禁止对外鼻支架的挤压、碰撞和外伤。

（戴传昌　王炜　刘林嶓）

第十三节　驼峰鼻畸形

一　定义

驼峰鼻（nasal dorsal hump）是由先天性原因、后天性疾病或外伤引起的鼻骨下段异常凸起，或伴有上外侧软骨、中隔软骨畸形凸出，鼻背形如驼峰而命名。东方人驼峰鼻畸形的发生率远低于高加索人。

二　症状

驼峰鼻轻者仅表现为鼻梁鼻背交界处棘状凸起，重者为鼻背中部严重凸出成峰，鼻背的美学弧线受到破坏。先天性驼峰鼻多半只表现为鼻形态丑陋，没有功能障碍，因外伤或肿瘤引起的驼峰鼻畸形常常伴有鼻腔的损害。驼峰鼻有时伴有鼻尖过长并向下弯曲，形如鹰嘴，称为"鹰钩鼻"。

驼峰鼻的治疗是去除鼻背异常凸起，重建鼻背三角形形态，达到眶脊、鼻侧缘美学弧线的再现，并两侧平衡，是鼻畸形修复的美学重建。

三　驼峰鼻评估治疗美学设计和术前准备

（一）术前评估和手术准备

选择确有畸形并真实求医的就诊者，准确评估就医者的要求和对治疗过程、结果的认知。

临床评估：对患鼻进行仔细的测量和记录，包括：①鼻驼峰的部位；②鼻背驼峰高度、宽度，额鼻角、鼻面角测量；③鼻美学线的评估，含美学线的宽度以及是否流畅；④鼻腔常规检查，排除鼻腔内阻塞性疾病，X线片了解鼻骨畸形状况和鼻腔形态功能评估。

全身健康评估，肝、肾、心、肺功能良好，没有血凝障碍和血液病。

了解求美者的职业、文化及精神健康状况，对于中年以上的男性就医者需更深入的交流，交流畸形诊断，畸形评估，治疗方法、过程，伤痛，治疗效果和可能发生的并发症等，予以详细阐述和沟通，取得准确的共识。

详细地记录病志，包括鼻正面、侧面、斜面和基底位摄影，手术方法、手术预期效果、围手术处理过程注意事项，康复过程以及可能产生的并发症，并得到医患双方（含保护人）理解和认同的签署。

（二）鼻背美学评估

1. 鼻背美学弧线　正面观察鼻背轮廓中线垂直，两侧鼻背美学弧线流畅。该线起自眶上脊，沿眉间区向内侧汇集，在内眦韧带内侧沿鼻两侧向下，在键石区（鼻中部）开始轻微分开，继续沿鼻背两侧下行，止于鼻尖表现点。鼻背美学线过窄、过宽、不流畅均属于异常。一般而言，高加索人、阿拉伯人两侧的鼻背美学弧线距离较宽。鼻背美学弧线间的宽度应和鼻尖表现点之间的宽度或者人中宽度相配。

鼻整形术中保持或重建鼻背美学线是关键（图66-140）。驼峰鼻畸形是鼻中线弯曲凸起，鼻美学弧线受到破坏。

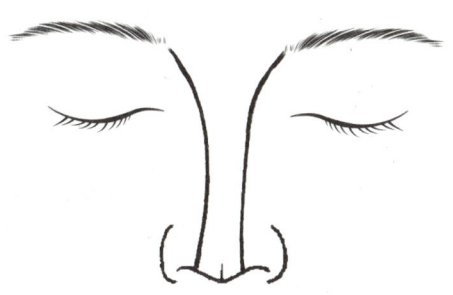

图66-140　鼻美学弧线示意图
眶上脊-内眦区鼻梁（内眦韧带内侧）-鼻尖侧点

2. 鼻额角鼻面角　鼻根的侧面形态由鼻额角决定。此角度是经过软组织鼻根点（N）与眉下方眉间点（G）相切的直线和鼻背（D）向上方延长画出的直线交叉形成的。一般高加索人种的变化范围为128°～140°，女性理想的鼻额角角度为134°，男性为130°，随人种而有所变化，而且随人而变化，有人喜欢角度偏大，有人喜欢角度偏小，上述角度的论述不能作为正常或美与否的标准。从侧面观测，鼻额角的顶点位于上睑睫毛和睑板上皱襞之间。西方人种鼻根点约在内眼角之前15mm或在角膜平面之前11mm。东方人种鼻梁远低于此。侧面的鼻长度和突出度直接受鼻额角位置影响。如鼻额角比正常更靠前和靠上，鼻会显得较长，鼻面角减小，鼻尖突出度减小（黄线）。相反，如果鼻额角位置太靠后和（或）靠下，鼻会显得较短，鼻尖更突出（红线）。鼻面角由鼻背和面部垂直平面连接构成，理想角度为32°～37°。

鼻额角顶点位于睑板上皱襞和睫毛线之间，其位置会影响鼻在侧面上的长度和突出度（图66-141，图66-142）。

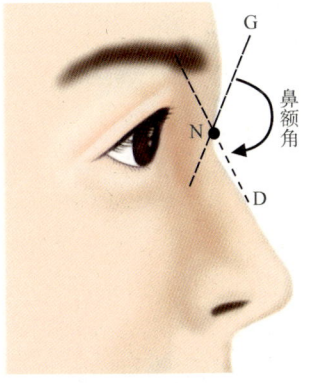

图66-141　鼻根的侧面形态由鼻额角决定。此角度是经过软组织鼻根点（N）与眉下方眉间点（G）相切的直线和鼻背（D）向上方延长画出的直线交叉形成的。高加索人一般变化范围为128°～140°，高加索女性理想的鼻额角角度为134°，男性为130°。从侧面观测，鼻额角的顶点位于上睑睫毛和睑板上皱襞之间。鼻根点约在内眼角之前15mm或在角膜平面之前11mm，这是高加索人的数据，东方人远低于此，至今没有公认的数值

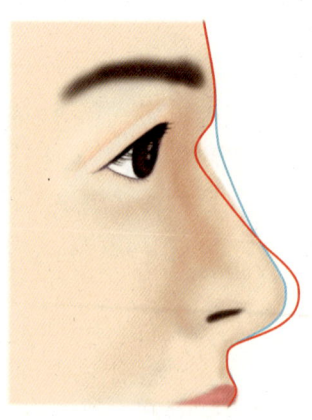

图 66-142　侧面的鼻长度和突出度直接受鼻额角位置影响。如鼻额角比正常更靠前和靠上，鼻会显得较长，鼻面角减小，鼻尖突出度减小（黄线）。相反，如果鼻额角位置太靠后和（或）靠下，鼻会显得较短，鼻尖更突出（红线）。鼻面角由鼻背和面部垂直平面连接构成，理想角度为 32°～37°

3. 鼻驼峰区结构及评估　正常骨软骨鼻拱的骨性基底宽度应等于内眦间距的75%～80%，或等于正常鼻翼基底宽度。一般认为，当骨性基底约宽于内眦间距的80%时，需截骨以缩窄鼻背。在鼻骨截骨设计时，必须保护键石区处的鼻背宽度，只有键石区过宽畸形时，才考虑截骨重置。

驼峰鼻术前设计时首先应观察鼻额角是否正常，键石区鼻拱部的基底宽度以及鼻背中线是否凸出，并观察是否伴有鼻尖小叶区下垂。鼻尖小叶区构成的鹰钩鼻畸形在高加索人驼峰鼻畸形中是常伴有的，东方人种也会有类似畸形，发生率较低。

在驼峰鼻矫正手术的设计中，在侧面观时女性的新鼻背线在鼻骨下端应略低于鼻额角和鼻尖表现点（TDP）连接线，而在男性则可稍高一点。在驼峰鼻矫正的手术选择中，医师和求美者需求的协调共识是重要的。

四　驼峰鼻矫正术分类

驼峰鼻的矫正手术分为下列6种（王炜）：
1. 驼峰畸形锉平矫正术。
2. 驼峰畸形锉平加假体植入隆鼻术或单冲隆鼻驼峰遮盖矫正术。
3. 驼峰鼻拱顶截骨矫正术加假体植入隆鼻术。
4. 驼峰鼻拱顶截骨矫正术或加隆鼻术。
5. 驼峰鼻拱顶截骨矫正术和畸形软骨畸形矫正术。
6. 驼峰鼻拱顶截骨矫正术和上颌骨额突鼻骨截骨矫正术，或伴畸形软骨凸出矫正术。该技术在西方人种常有选择，东方人种严重的驼峰鼻畸形者选择，驼峰鼻伴有歪鼻畸形或宽鼻畸形的患者也选择这类手术方法。

1～4类手术称为"单纯驼峰鼻矫正术"，5～6类手术称为"复合型驼峰鼻矫正术"。

鼻骨驼峰矫正注意事项：
1. 驼峰畸形加假体植入隆鼻术选用的假体包括硅橡胶、肋软骨或其他软骨等，考虑到手术过程中鼻腔黏膜可能受损，较少选用e-PTFE。
2. 对于驼峰鼻的凿平，本书主编喜欢用骨锉和骨锯，很少选用电动球钻或立钻，也很少应用摆动锯，这是由于驼峰鼻的矫正多半是在盲视下完成的，电钻和电锯容易造成周围组织和黏膜创伤，而且用流水使锯和锉降温不便。
3. "三指评估法"（下详）是驼峰鼻矫正的重要手术评估步骤。

五 驼峰鼻矫正手术技巧

(一) 驼峰锉平矫正术或驼峰锉平加假体植入矫正术

适应证：用于驼峰拱顶畸形较轻、鼻梁鼻背宽度和美学弧线良好的患者。通过磨削术或驼峰拱顶畸形截骨术矫正畸形，根据求美者需求决定是否要同时进行隆鼻假体置入。

1. 体位　平卧位，双手平置于体侧，头部垫高5°～15°。
2. 消毒铺巾　去除鼻毛，全面部含颏下和鼻腔内消毒，铺巾。
3. 麻醉　全身麻醉或局部麻醉，取1%～2%利多卡因加1：200000肾上腺素局部浸润。遇有需要鼻骨上颌骨额突截骨矫正者，需加用鼻腔黏膜麻醉，采用2%丁卡因纱条填塞数分钟，达到黏膜表面麻醉，并在鼻骨骨黏膜下做浸润麻醉。
4. 切口　取鼻前庭鼻内切口或开放鼻外切口，1、2、3、4类矫正称为单纯性驼峰鼻矫正，可选择鼻前庭手术切口，也可选开放性切口。初次进行驼峰鼻整形术的医师首选开放鼻整形入路，驼峰鼻需要截骨加中隔软骨和侧翼软骨部分切除矫正者，必须采用开放性切口（见图66-89）。
5. 皮下分离　用Fomon双圆头拉钩牵开一侧鼻孔，在下外侧软骨下缘用11号或15号刀片切开皮肤。软骨上鼻背筋膜下微创潜行分离；用无创整形镊提起切口上缘皮肤（图66-143），插入12cm或16cm弯头微创整形剪刀，在上外侧软骨拱顶上向鼻骨下缘分离，在下外侧软骨、上外侧软骨上方的筋膜下潜行分离，直达驼峰畸形下缘，开放切口用直角拉钩，微创暴露软骨和鼻下区（图66-144）。

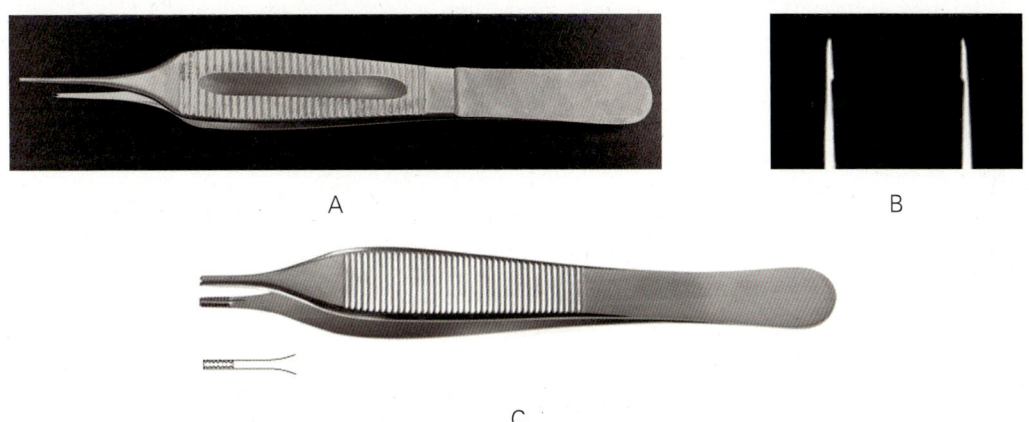

图66-143　微创整形镊子（改良Adson镊子），手柄精细加槽，便于稳定握持，分为有齿镊和无齿镊两种，有齿镊子为微创细齿，无齿镊镊尖部铸造防滑平台，尖嘴持物部分犹如仙鹤嘴，精致，优美，微创，稳定（王炜设计，沈善征制造于1990年前后）
A. 微创有齿整形镊　B. 微创无齿整形镊　C. Adson镊子

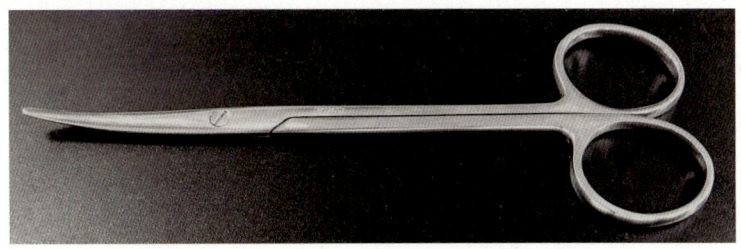

图66-144　微弯12cm（或16cm）细长整形剪刀（王炜设计，沈善征制造于1990年前后）

6. 鼻骨骨膜下分离　在鼻骨下缘用Joseph骨膜剥离子或2.5～5mm骨膜剥离子，将鼻骨表面顶部及两边侧壁的骨膜分离，骨膜下扩大分离，上端分离至鼻额角鼻根部，两侧分离至上颌骨额突。

7. 驼峰锉平或截骨术的三指评估技术　右手持骨膜剥离子深入鼻背皮下，由鼻骨下缘向上至鼻骨额鼻角分离鼻骨骨膜，并从鼻骨拱顶向两侧上颌骨额突接合处分离骨膜，左手三指法触摸评估骨膜分离操作，即拇指、中指骑跨于鼻骨两侧，食指架于鼻背鹰嘴驼峰凸出处，通过触摸感觉鼻背骨膜剥离子移动判断：骨膜分离情况，鼻骨驼峰高度、硬度、宽度、畸形形态及其结构稳定状况，以获得鼻骨、中隔及下外侧软骨畸形的状况，以此设计截骨方案和判断是否需要扩大切口合并部分切除中隔软骨和部分上外侧软骨。这是一项医师经验的评估技巧，虽然可借用内镜视频将骨膜分离过程、驼峰畸形状况包括鼻骨畸形和软骨畸形的状况在视频上展示，使手术能在直视下准确操作，但是医师手感评估更为需要。

8. 鼻骨拱顶驼峰磨平或削平　如果鼻骨下端隆起不严重，用Fomon拉钩或用直角拉钩暴露，插入锋利骨锉，锉平鼻骨拱顶驼峰，并作鼻背两侧适当锉平，借助于骨膜剥离子在鼻背下的移动，用三指评定法感觉鼻驼峰矫正情况及中隔和上外侧软骨的形态是否异常，评估驼峰顶及两侧磨平的效果，达到设计效果后继续下一步。

9. 冲洗创口　完成驼峰锉平后，检查鼻支架结构稳定，形态良好，鼻腔无损害，用含抗生素溶液或生理盐水冲洗创口。

10. 种植假体　根据医患术前的商定，决定是否植入隆鼻假体，如硅橡胶、软骨、e-PTFE、真皮、同种异体真皮或筋膜等都可被选用，硅橡胶柳叶形假体是较多被选用的。

11. 缝合创口　用5-0尼龙线缝合皮肤。

（二）驼峰鼻拱顶截骨矫正术和驼峰鼻拱顶截骨矫正加隆鼻术

麻醉、切口、皮下分离、骨膜分离等同驼峰锉平术。

驼峰畸形较为严重，不能应用鼻骨骨锉锉平的驼峰鼻畸形，需要进行鼻骨截骨矫正。采用双侧保护的鼻骨骨凿截骨（图66-145），用三指评估法评估截骨过程是否准确，包括截骨刀置放驼峰拱顶的位置和截骨刀的方向，以评估鼻骨驼峰的截骨量。需注意的是，驼峰截骨逐步进行，以免一次截骨过量。每一次截骨后，均用三指评估法评估，直到驼峰鼻完全去除，鼻梁、鼻背和鼻尖在一条水平线上。最后，用鼻骨骨锉锉平鼻骨截骨边缘，同样冲洗缝合皮肤，根据术前医患双方的共同协议，决定是否安放假体隆鼻。

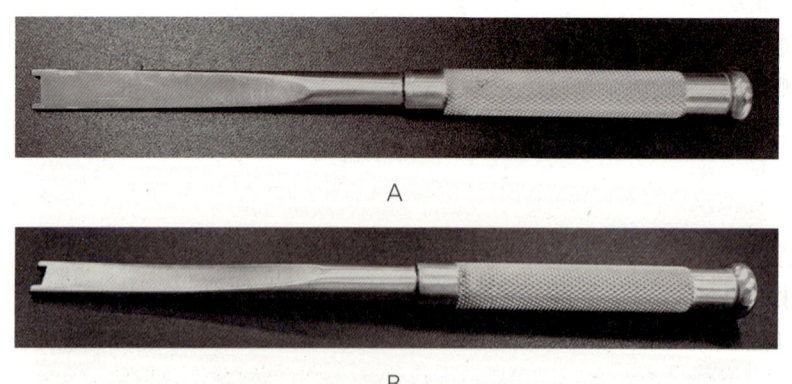

图66-145　双侧保护的鼻骨骨凿

(三)复合型驼峰鼻矫正术

复合型驼峰鼻矫正术包括：①驼峰鼻鼻拱顶截骨矫正术；②上颌骨额突鼻骨截骨矫正术；③畸形软骨切除矫正术。

适应证：应用于重度的驼峰鼻畸形，或伴有宽鼻或歪鼻畸形矫正。手术包括骨支架和上外侧软骨鼻中隔软骨畸形矫正。

1. 体位　同上。
2. 麻醉　可选择全身麻醉，多半选用局部麻醉加镇静剂，用1%～2%利多卡因加1：200000肾上腺素，鼻背部浸润注射麻醉。鼻骨上颌骨额突区截骨时尚需做鼻腔黏膜麻醉，选用2%～4%丁卡因纱条鼻腔填塞（宽8～10mm、厚约1mm的长纱条）置放在鼻腔内3～5分钟进行黏膜麻醉，追加鼻骨黏骨膜下层用细长针头注入局部麻醉。
3. 切口　开放性鼻整形切口为主，有经验者也可以选择闭合性切口加鼻前庭鼻翼基底部切口（图66-146）。

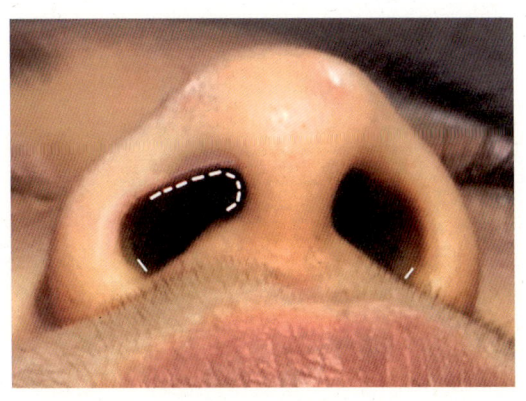

图66-146　复合型驼峰鼻鼻前庭切口设计：鼻前庭鼻翼软骨下缘切口，延伸到鼻小柱上1/3，用以暴露驼峰骨畸形和驼峰鼻骨截除，在鼻前庭鼻翼基底部设计4～5mm切口，用于鼻骨上颌骨额突截骨术。该切口设计适用于技术较熟练的医师

4. 皮下分离　用12～16cm的微弯整形剪刀分离鼻翼软骨拱顶上的鼻尖皮下，继续前行至上外骨表浅的皮下组织。
5. 鼻骨骨膜下分离　在鼻骨下缘先用Joseph骨膜剥离子或2.5～5mm骨膜剥离子，将鼻骨表面顶部及两边侧壁的骨膜分离，骨膜下扩大分离，上端分离至鼻根部，两侧分离至上颌骨额突。
6. 驼峰鼻骨截骨　用两边保护的鼻骨骨凿置于驼峰鼻骨拱顶下方，用榔头轻轻敲击骨凿，截除驼峰鼻鼻骨拱顶，准确、适量地截除驼峰鼻骨拱顶。可以分次凿除，并不断以三指法评估驼峰鼻鼻骨拱顶截骨是否恰当，截骨完成后用鼻骨骨锉锉平截骨骨面。遇伴有阔鼻畸形或歪鼻畸形的患者，鼻背鼻骨的截骨不仅仅截除驼峰畸形部分，截骨的范围扩大到驼峰鼻以上的鼻梁区。
7. 驼峰鼻拱顶区鼻中隔软骨切除　在开放性切口直视下，用鹤嘴整形剪剪除造成驼峰鼻拱顶的鼻中隔软骨（图66-147），或者在直视下用15号刀片削除鼻中隔软骨造成驼峰畸形的部分。

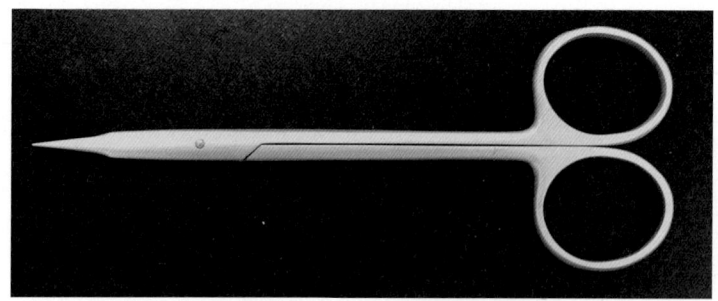

图 66-147　鹤嘴整形剪

8. 驼峰鼻拱顶区上外侧鼻软骨修整　在直视下对于造成驼峰鼻畸形的上外侧软骨上缘用 15 号刀片做一长 3～5mm 的切口，然后在切口下方注射生理盐水，分离软骨下黏骨膜，切除突出造成驼峰的上外骨。在上外侧软骨切除后如遇有过宽畸形，可用 5-0 可吸收缝线将两侧上外侧软骨的顶部缝合 1～2 针，使分离的上外侧软骨向中线靠拢。手术需要直视和左手三指判断精确完成，避免伤及周围的组织及鼻腔黏膜。

9. 上颌骨额突鼻骨截骨术式　多半在伴有宽鼻畸形或歪鼻畸形患者中采用。

有 2 种术式：①用曲颈鼻骨骨锯锯断鼻骨上颌骨额突结合处；②用直鼻骨骨锯锯断鼻骨上颌骨额突接合处。

10. 上颌骨额突鼻骨截骨前准备和麻醉　黏膜麻醉：2%～4% 丁卡因鼻腔填塞纱条置入鼻腔 3～5 分钟，使鼻腔黏膜麻醉。为了完善麻醉和黏骨膜分离，用细长针头吸取 1% 或 2% 的利多卡因 1：200000 肾上腺素做鼻骨黏骨膜下注射麻醉，其方法是将细长针头从鼻尖插入到鼻骨下缘，由鼻骨下缘插入到鼻骨黏骨膜下方，注入利多卡因 0.5～1ml，左右相同。该手术操作用三指评估法协助，使麻药准确地注射在鼻骨的黏骨膜下。

11. 上颌骨额突鼻骨截骨手术　在黏骨膜下麻醉完成后，用锐利的曲颈鼻骨骨锯或有侧向保护的直鼻骨骨锯锯断鼻骨（图66-148）。用骨锯在鼻骨上颌骨接合的鼻侧方皮下，对着鼻骨基底结合部，准确有力地往复移动鼻骨骨锯4～5次，用三点感觉法感觉截骨的方向、部位、鼻骨截骨的上端和下端界限，评估鼻骨截骨的部位、进度，一般而言，锐利的骨锯做4～5次往复后，就能完成3/4的截骨厚度，必要时可重复一次。然后左手持小弯血管钳深入夹住被部分锯断的鼻骨上颌骨额突区域的鼻骨，轻轻摇动，完成鼻骨截骨。这种截骨过程主要适用于东方人种的上颌骨额突鼻骨截骨，医师应用手工比用来复锯截骨更踏实，因为东方人种的鼻骨厚度只有1～2mm。对于高加索人种来说，为完成额鼻角区的鼻骨截骨常常需要在内眦区做一4～5mm的皮肤切口，用骨凿凿断额鼻角的鼻骨接合，显然西方的这种截骨术会造成东方人种内眦区的显著瘢痕。笔者不采用这种术式，而是左手持一把小弯钳夹住从上颌骨额突分离的鼻骨，右手抵压内眦上方鼻骨和额骨相连处，轻轻加压保护，并感觉鼻骨和额骨相连部分，摇动和扭转左手夹持的鼻骨，就能使截断的鼻骨完全从额骨相连部分游离，从而避免使用内眦上方的皮肤切口，减少面部皮肤的瘢痕。

截骨手术也可选用电动来复锯完成，因为锯刀锋利，手术者密切用三指评估法控制截骨深度，但是电动锯过快易伤及周围组织并且需要盐水冲洗降温。

根据需要在截骨前做中隔软骨和上外侧软骨驼峰截除修正，截骨后根据需求安放假体。

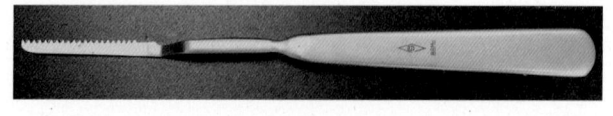

A

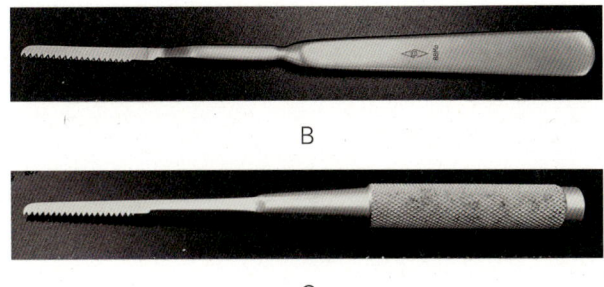

图 66-148　鼻骨骨锯

A. 曲颈鼻骨骨锯（用于锯左边的鼻骨）　B. 曲颈鼻骨骨锯（用于锯右边的鼻骨）。第一套国产鼻整形手术器械和骨锯由王炜引进设计，曹工程师设计，山东新华医疗手术器械厂于1984年前后制造　C. 直鼻骨骨锯，是第二套国产鼻整形手术器械，由王炜引进设计，沈善征设计，上海手术器械厂于1986年前后制造

12. 鼻腔内支撑　鼻骨截骨后，查无出血，无鼻腔黏膜损伤，鼻腔内填塞碘仿油纱布作为内支撑，保持鼻骨截骨后鼻背侧方的形态和角度符合鼻骨美容线的弧度，防止鼻腔狭窄。

13. 清洁创口　检查创口下没有出血，无鼻腔黏膜损伤，用生理盐水或含抗生素的溶液冲洗鼻背皮下，如遇有渗血，需用纱布加压填塞数分钟，即可止血。

14. 缝合皮肤　用5-0尼龙线缝合鼻开放性切口或鼻前庭切口。

15. 鼻骨支架固定　用石膏或塑料夹板块制成倒V形板块置于鼻背，并用胶布X形贴服，作为鼻骨截骨后的外支架。

16. 术后处理　术后3天去除鼻腔内填塞的碘仿油纱布，术后6~7天去除鼻背部石膏或塑料夹板，7天拆除缝线，术后在截骨后骨纤维愈合之前的3周内防止鼻背的挤压造成鼻骨截骨后畸形愈合。

六　驼峰鼻矫正注意事项

（一）对于复合型驼峰鼻矫正

在分离上外侧软骨和中隔软骨时，需沿鼻中隔软骨两边分离形成双侧向上的软骨膜下隧道，然后从尾侧向头侧游离背侧鼻中隔的黏软骨膜直到剥离子抵达鼻骨为止，再将上外侧软骨从与鼻中隔的连接处锐性分开，注意不要破坏黏膜，软骨与黏膜之间注射盐水或麻醉药溶液有助于分离手术，保护黏膜的完整。这一方法使得在去除骨性和软骨驼峰的同时黏膜可保持完整。骨和软骨部分黏膜外切除是关键和细致的操作，在东方人种中有时只要削除鼻中隔软骨突出于鼻背的部分就能矫正驼峰的软骨部分。继发瘢痕性缩窄的可能性降到最低，同时也可预防蹼状前庭的出现。黏膜的完整性保留也维持了鼻中隔重建后的稳定性。去除驼峰之前，分离双侧上外侧软骨膜下层隧道以预防内鼻阀瘢痕性缩窄。

（二）逐步去除鼻中隔背部

形成软骨膜下隧道后，取直角拉钩牵开鼻背皮肤，用12cm鹤嘴剪或整形剪刀将部分上外侧软骨横向从鼻中隔分离，形成3片软骨驼峰：中间的鼻中隔和外侧的上外侧软骨横向部分。分离后用15号刀片或鹤嘴剪，沿突出的鼻中隔去除驼峰，在直视下用刀片顺次剃除鼻中隔软骨背部，注意上外侧软骨的保护。等量切除上外侧软骨和鼻中隔软骨，鼻中隔软骨切除后上外侧软骨两侧分离，会形成圆形鼻背，可将其向中心缝合1~2针。注意过度切除上外侧软骨会导致鼻背凹陷成倒V畸形，在东方人种的驼峰鼻矫正中，较少需要切除部分上外侧软骨。

（三）逐步去除骨性鼻背驼峰

用一锐利的菱形齿向下的骨锉去除骨性驼峰。通过逐步磨锉的方法通常可完成小到中度的驼峰去除（3~5mm以下）。锉骨时，保持略斜行，以减少将上外侧软骨从鼻骨撕脱的风险。磨锉时应按照先左右沿鼻背美学线方向，然后中间的顺序进行，锉时单次位移距离要短，同时用三指触摸评估和控制。对于严重隆起的驼峰，需要用一两边带防护的8mm骨凿去除较大的骨性驼峰。截骨方向从鼻骨尾侧缘开始到鼻根处，截骨量应控制到矫正畸形为止。截骨后用骨锉锉平，也可用带鼻背皮肤保护装置的电驱振荡球钻磨削边磨削边冲水降温，在直视下去除较大的近端骨性驼峰。一般而言，电动磨头磨削鼻骨驼峰需要保护皮肤，而且要冲洗降温，影响视野准确操作，笔者还是愿意选择骨凿截骨，能够准确定量去除驼峰骨质。手术者一定要避免侧翼软骨被过度切除，以防止出现内鼻阀塌陷和远期鼻背的不规则，特别是那些术前就发现鼻骨较短和骨软骨支架高且窄的患者，每个步骤完成时都要反复用三点鼻背触摸测试法检查鼻背，用以判断和评估驼峰修整状况。

（四）上外侧软骨-鼻中隔缝合与鼻背撑开支架

适当保留的上外侧软骨的横向部分可以作为自体撑开移植物来支撑内鼻阀和鼻背美学线。如患者鼻部皮肤较厚时可行上外侧软骨-鼻中隔缝合。此缝合将上外侧软骨对合到鼻中隔来重建鼻背和鼻背美学线的完整性。保留上外侧软骨的横向部分以维持内鼻阀通畅和鼻背美学线形态。如患者特别是高加索人种严重鼻背驼峰，行较大的驼峰去除（超过4mm），就有必要应用撑开移植物。开放式鼻整形入路中放置撑开移植物的作用包括：保持或重建鼻背顶部，重建和（或）维持内鼻阀，调直偏曲鼻中隔背侧并提供支撑，重新形成鼻背美学线弧。

（五）键石区

上外侧软骨头侧部分与鼻骨远端下方连接的重要解剖区域被命名为键石区。此部位对支撑中鼻拱很重要，在截骨时其有可能被过度缩窄。

（六）鼻骨两侧截骨

截骨主要是用于矫正宽大的鼻骨基底，调整不对称的鼻骨或关闭鼻背去除后出现的拱顶开放畸形。对于鼻骨两侧截骨，东方和西方医师手术方法不同，西方医师采用内眦区经皮外侧截骨技术，他们认为如此有很好的可控性和稳定的远期效果，而且比鼻内截骨术后恢复时间短。尸体解剖研究发现，用经皮截骨技术可显著减少对鼻黏膜的损伤。本书主编忌讳在内眦区制造皮肤切口做鼻骨截骨术，鼻腔黏膜下有效注水可防止撕裂。西方医师将经皮截骨放在最后，注射1%~2%利多卡因，用2~4mm骨凿穿破皮肤，在平行于眶缘水平的上颌骨面将骨凿沿骨膜下平面上行到鼻锥中间部分，再向外向下移到鼻面连接处的预定截骨位置。此操作应注意截骨路径要远离内眦动脉，向外移行，以预防截骨部位出血。手术医师应小心地沿预定截骨路径引导骨凿，同时助手用小的截骨锤敲击骨凿形成2mm凿孔，从尾侧的梨状孔向头侧鼻额突每次间隔2mm重复。注意保留Webster三角以提供外鼻阀支撑。截骨时，一开始先引导骨凿低位向上，然后在内眦附近斜行向高位。在每个位置轻敲骨凿直到声音出现变化，并且通过骨凿感觉是否完全贯穿骨质。这一操作会形成多个2mm截骨凿孔，同时每个凿孔之间还有2mm正常骨。沿整个鼻骨走行完成凿孔后，在对侧做同样的操作。用大拇指和食指轻压，会在各截骨部位产生青枝骨折，然后将鼻骨推至预定位置。经皮截骨部位不用缝合，因为出血很少。手术完成后，对截骨部位皮肤进行相应处理。本书主编认为西方人的手术创伤大、费时、手术复杂，这一操作只适用于高加索人和阿拉伯人，对于东方人群的鼻骨截骨完全可以采取较为简单的鼻骨锯完成截骨，详见"复合型驼峰鼻矫正术"。

（七）截骨注意

鼻截骨术被用来缩窄宽的骨性鼻底，矫直鼻骨外展畸形，矫直和（或）修整变形或偏曲的鼻骨，关闭医源性顶板开放畸形。对鼻拱狭窄的患者要避免截骨，而应用其他闭合鼻背的技术如鼻背移植物和撑开移植物等。

（八）对鼻骨短的非洲人、亚洲人和美洲土著

老年患者尤其是鼻骨薄的、戴较重眼镜或鼻部皮肤较厚的患者，截骨时应慎重考虑。

七 并发症

并发症有水肿和软组织肿胀、出血、淤斑、血肿形成。行外侧截骨时，如头侧延伸超过内眦韧带内侧，可能破坏泪管导致溢泪。其他的医源性并发症，包括嗅觉丧失和鼻腔内出血等少见。

软组织移动过多或截骨位置不当可能导致鼻锥不稳定。外侧截骨必须从梨状孔上低位开始，以预防阶梯样畸形。外侧截骨可能会导致鼻锥过窄，进而导致气流减少。因此，本书主编在进行这一手术操作时在鼻腔内安置鼻腔纱条填塞，防止鼻骨过度内倾造成鼻腔狭窄，而且手术结束后要填塞碘仿油纱条防止鼻腔通道狭窄，在术后第4天方考虑予以去除。

八 术后护理

（一）术后护理个体化

对于单纯的骨锉磨平的驼峰鼻矫正患者，术后静卧1小时后即可离院休养；而对于驼峰截骨矫正并伴有鼻骨上颌骨额突截骨矫正的患者，需要留院观察或回家静养，我们推荐将床头升高，术后3天使用抗生素治疗，口服或静脉给药，偶尔单次使用类固醇激素（甲泼尼龙），限制活动，一般不需应用止痛药。

（二）对于鼻骨截骨和鼻骨上颌骨额突截骨的患者

宜静卧3天，头部垫枕抬高，保持鼻腔内填塞的碘仿油纱布有效，鼻外安置石膏或塑料夹板保护，防止外伤。术后3~4天可以拔除鼻腔内充填的碘仿油纱条，并继续防止任何对鼻外的挤压和撞击。

（三）鼻背石膏和塑料支架

可在术后3~4周移除，3周内防止对鼻骨支架的碰击和挤压，术后3个月内防止对鼻骨支架的外伤。

九 病例举例

病例1：女性，19岁，不满其鼻部外观，主诉鼻气道阻塞。无既往治疗史和手术史。否认面部外伤史。临床分析显示面部轮廓和比例良好，鼻背偏宽，骨性鼻底较宽，鼻尖肥大，鼻根过

高,短鼻,鼻尖突出度不足。

手术计划包括:鼻延长、增加鼻尖突出度、缩窄鼻背宽度、修整和矫正肥大鼻尖。

采用开放式鼻整形入路,以便提供必要的术野暴露并便于鼻尖修整。用磨头降低过高的鼻根。矫正潜在的轻微鼻中隔偏曲,切除的中隔软骨用作延伸撑开移植物。鼻尖皮肤广泛游离,使之能覆盖延长的软骨支架,松解鼻翼软骨与侧翼软骨附着处以延长鼻。鼻翼软骨穹隆头部边缘部分切除(保留6mm宽的条带)以减少鼻尖丰满度和缩窄鼻尖。鼻尖缝合(穹隆间和贯穿穹隆)进一步修整肥大鼻尖。进行经皮低到低外侧截骨和内侧截骨以缩窄鼻背。然后用硅胶鼻中隔夹板和外鼻背夹板固定。

注意事项:无论是在美容性,还是在功能性鼻重建手术中,截骨都是非常有用的技术。外侧截骨的目的是缩窄较宽的鼻外侧壁、关闭顶板开放畸形和纠正骨性鼻锥体偏曲。

经皮外侧截骨技术使用2mm的锋利骨凿,可对骨性鼻锥提供极好的控制,减少对鼻腔黏膜的创伤。

病例2:驼峰鼻伴发短鼻。

28岁,驼峰鼻,短鼻。开放切口;用骨锉锉平或者骨凿凿平突出的鼻骨;软骨部分用15号刀片切除,切除驼峰导致鼻背中央的关键点连接弧度变平,采用2mm骨凿经皮下自下向上行骨凿断术,两侧的下外侧软骨分离,黏膜面、骨膜面分别褥式缝合;中隔软骨制成延伸瓣(ESG),用L形软骨瓣移植(图66-149)。

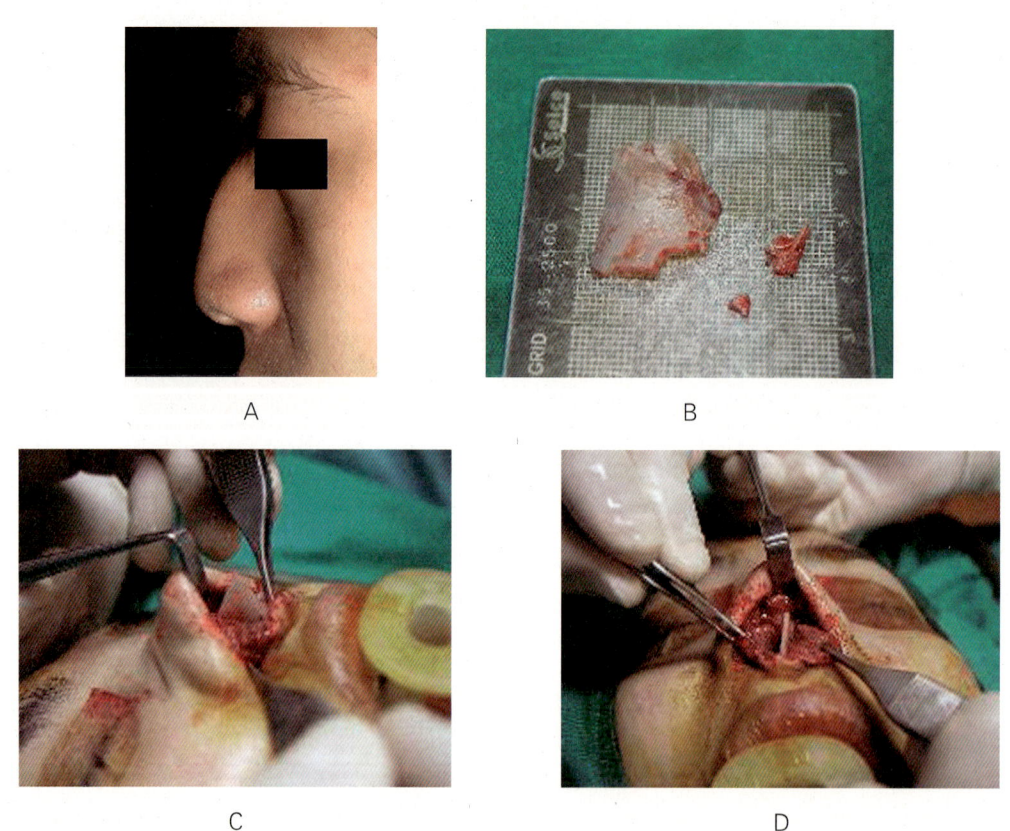

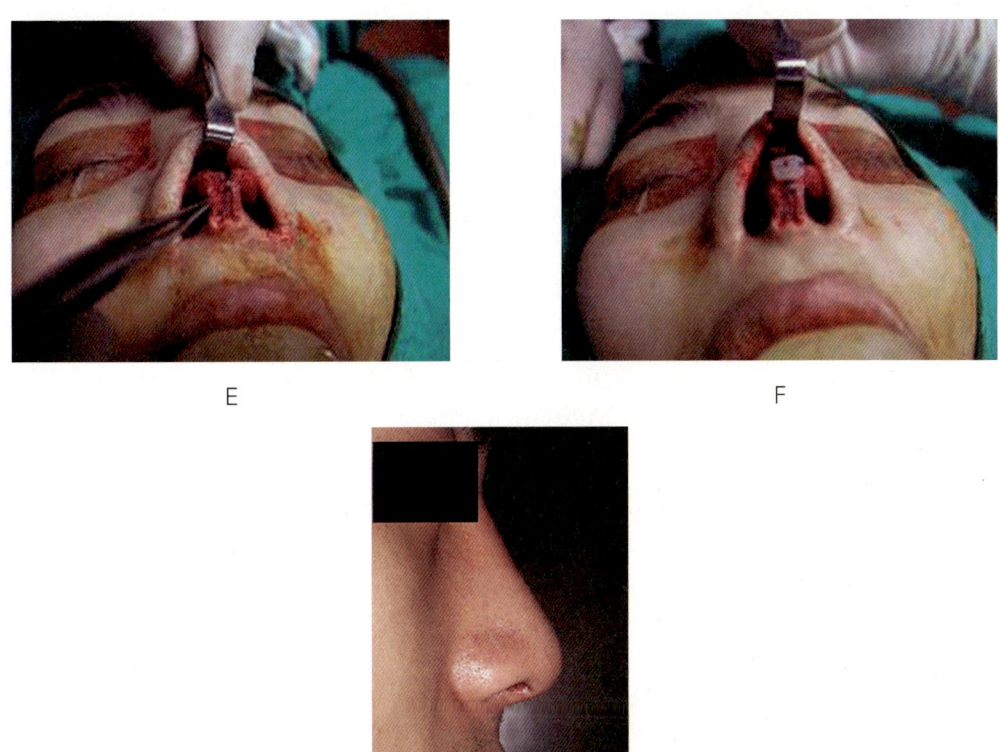

图 66-149 驼峰鼻伴发短鼻矫正术

A. 术前　B. 获取鼻中隔软骨　C、D. 用 5-0 丝线将延伸瓣固定于残存的 L 形软骨上　E. 低位侧鼻软骨固定于延伸瓣　F. 嵌入瓣增加鼻高度　G. 术后

（齐向东　王炜）

第十四节　鼻尖结构和鼻尖整形技巧基础

一　鼻尖美学再造的基本概念

（一）概述

外鼻的形态是由鼻锥体多种组织结构的不同的三维联合构成而决定的。鼻外形美丽与否，主要是以鼻梁和鼻尖形态为主体，并且是否能与面部其他结构形成整体协调而匀称。执行亚洲东方人群鼻美化的整形美容外科医师，常常将鼻整形外科工作的侧重点放在鼻梁垫高的隆鼻整形技术上，这是由于在东方人群中，鼻梁低平缺陷者较为多见。隆鼻是一项技术和设备要求较低，并容易达到美化目的的外科手术。在东方人群中，要求隆鼻的人几乎占到鼻整形美容外科手术的80%～90%。以上海交通大学医学院附属第九人民医院整形外科门诊部为例，近年来，每年接受整形美容外科手术者有50000多例次，其中各类隆鼻手术达到6000～7000例次。由于隆鼻美容整形术兼顾了鼻梁、鼻尖整形美容，只要手术医师接受过正规的训练，又有一定的临床实践经验，

手术成功率是较高的，手术效果容易使受术者满意，手术后隆鼻假体挤出等并发症发生率低于1%。在整形外科临床实践中，上海交通大学医学院附属第九人民医院整形外科门诊部接受的纯粹鼻尖美容整形病例相对较少，每年几百例次。众所周知，鼻尖整形术是鼻整形术中技术要求较专业化的项目。

（二）东方人种和高加索人种鼻尖整形术的异同

东方人种的鼻尖整形术和高加索人种的鼻尖整形术，无论是在鼻整形受诊人数的比例上，还是在畸形的类型及发病率上，都是有明显区别的，这是由于各自不同的解剖特点所致。高加索人（包括非洲人和阿拉伯人），他们的鼻骨常常较厚、大，两鼻骨之间的夹角较小，下外侧软骨也较大、较厚，下外侧软骨的穹隆顶部较宽，穹隆平台较大，因此，在这些人种中，大鼻、球形和方形大鼻尖比东方人要多见。但是，在鼻整形外科技巧的种类上，东、西方人种的鼻尖整形美容外科的原则和机制还是相类似的。在移植物选择方面，西方国家的整形美容外科医师在鼻整形术中以选用自体组织移植为多；而东方整形外科医师在鼻整形术中，除了选用自体组织移植外，不忌讳选择硅橡胶、PTFE（聚四氟乙烯）等制品，多孔聚乙烯也有一定的使用空间，其具有生物相容性较好、能在体内长期保存、手术操作方便等优点。自体移植物鼻整形虽然手术创伤增加，但是从长远临床观察，自体移植物优于高分子化合物制品是无疑的。

鼻尖整形美容外科主要包括对鼻尖、鼻翼、鼻小柱、鼻孔的形态、比例及其相互关系的美化和整形术，如对球状鼻尖、方形（盒形）鼻尖、鼻尖下垂、裂鼻、鼻尾扁平、鼻翼平覆、鼻腹部宽大、鼻唇角狭窄等进行整形和美化。在东方人鼻尖形态中，鼻尖部扁平、鼻小柱短低、鼻翼平覆、鼻唇角狭窄是较为常见的，这些在高加索人中较少见到。在西方，有关鼻尖整形美容外科有价值的文献报告数以百计，而在东方则相对较少，西方人种鼻尖整形美容外科的治疗原则和手术方法是值得东方同道借鉴的。

（三）鼻尖整形美容外科的内容和原则

鼻尖整形术是鼻整形术中的高端技术。在鼻尖整形中，球状鼻尖、方形（盒形）鼻尖、鼻尖下垂、裂鼻、鼻尾扁平、鼻翼平覆、鼻尖腹部宽大、鼻唇角狭窄等是鼻整形术中常见和变化多端的鼻尖整形项目。它要求整形美容外科医师在手术前进行全面鼻尖整形术的三维立体的手术设计和手术后鼻尖形态的立体美化效果的构思，因此，只有经验丰富的鼻整形医师才具有鼻尖整形外科的知识和技能。显著的鼻尖畸形的修复和再造，是容易达到医患沟通目的的；而单纯的鼻尖美化整形术，由于医患之间对于鼻尖美的理解的差异，则是手术后容易引起医患纠纷的项目。整形外科医师对于鼻尖整形的求美者需要深入了解和掌握其心理需求，必须仔细观察其鼻尖各部分的大小、位置、比例及其相互关系，做出能否和怎样完成美化手术的设计；一旦手术设计成立，应得到受术者的充分理解和认可，并签署同意书。为了保证手术设计方案的准确性，了解求美者的文化、工作和生活背景也很重要，这可以帮助手术医师判断要求鼻尖美化者的真实心理需求，并在思考中分析、勾画出构成此鼻尖形态的相关解剖结构和对原有解剖结构改变后美学再造的鼻尖的三维图形的思维重现。只有这样，整形外科医师才能做出准确的是否做手术的决定，并制订出恰当的手术方案。有些鼻尖整形术的手术效果，特别是鼻尖缩小整形术，手术后早期不能立即显现，需要手术后数周或数月才能显现，也应获得患者的理解。一个手术的良好医疗效果，来自正确的手术设计；一个正确的手术设计，来自对于医疗需求的正确解析和判断；一个对于医疗需求的正确解析和判断，来自对求医者心理需求的理解和掌握，对受医者鼻解剖结构的细致调查研究，以及对其鼻解剖结构美学再造后的三维效果的反复构思，并在手术过程中不断实践和完善美学再造的医疗设计，加上在手术后维持手术效果细致的医疗实施。只有这样，才能算是一个完善的鼻美容整形术的医疗实践过程。

因此，对鼻尖整形术前后的鼻尖各部分结构改变所带来的美学再造效果需要有熟练的估量，只有这样，才能取得满意的医疗效果。

二、鼻尖支持结构的解剖和鼻尖整形的基本技术

（一）鼻尖的解剖

1. 鼻尖的构成　鼻尖整形术与改造鼻部软骨结构密切相关，构成鼻尖的相关软骨有：上外侧软骨、下外侧软骨、籽骨和鼻中隔软骨。鼻尖是由下外侧软骨的内侧脚、外侧脚、穹隆部（顶部或拱顶），鼻中隔软骨的尾部以及鼻翼和相关的软组织结构所构成。上外侧软骨的形态及其下部的连接结构也影响着鼻尖的形态和功能。鼻尖支持结构包括下外侧软骨、上外侧软骨及其连接结构，下外侧软骨外侧脚和梨状孔的连接结构，两片下外侧软骨外侧脚在鼻尖顶部的连接结构，下外侧软骨内侧脚和鼻尾部鼻中隔的连接结构以及皮肤软骨韧带等。

下外侧软骨和上外侧软骨之间的连接称为软骨间韧带，是韧带样的结缔组织。下外侧软骨和梨状孔的连接结构属于纤维连接，或称韧带纤维组织。两片下外侧软骨外侧脚在鼻尖顶部的连接称为鼻尖顶间韧带（interdomal ligament），或顶间支持带（suspensory ligament），或顶间致密不规则纤维结缔组织（dense irregularly interwoven connective tissue），也有称此结构为鼻尖支持带（suspensory ligament of the tip）。在下外侧软骨内侧脚之间和鼻中隔的连接是疏松组织。

Han（2004）研究东方人种的鼻连接结构证明：在两侧上下外侧软骨之间的连接充满了胶原纤维，呈规则平行排列；在下外侧软骨外侧脚和梨状孔之间有丰富的胶原纤维和肌肉纤维相连接，有些是规则排列，有些是不规则的，也有一些弹力纤维和一些不定型的组织参与构成。鼻尖拱顶的双侧下外侧软骨的连接为疏松结缔组织，在显微镜下是一些不定型的组织参与构成，穿插了少量的胶原纤维和弹力纤维组织。下外侧软骨内侧脚和中隔的连接，并没有特殊的组织结构（图66-150）。

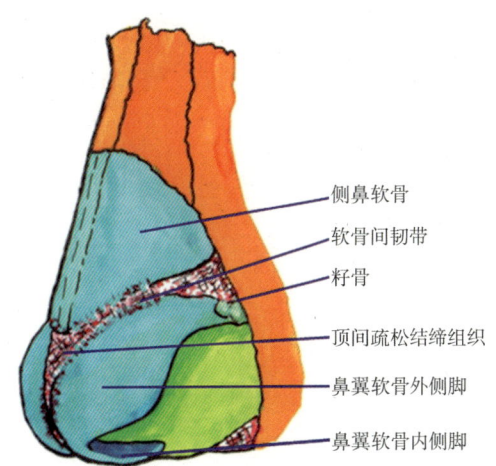

图66-150　鼻尖和鼻锥体的解剖显示，鼻骨和上颌骨及其连接（橙黄色）、上外侧软骨（天蓝色）、下外侧软骨外侧脚（天蓝色）、下外侧软骨内侧脚（天蓝色）、中隔软骨（绿色），以及下外侧软骨顶部连接组织、软骨间韧带、籽骨和纤维肌肉组织

2. 下外侧软骨和鼻尖

（1）鼻尖相关软骨：由上外侧软骨（upper lateral cartilage）、下外侧软骨（lower lateral cartilage）和籽骨（accessory cartilage）、中隔软骨所组成（图66-151）。

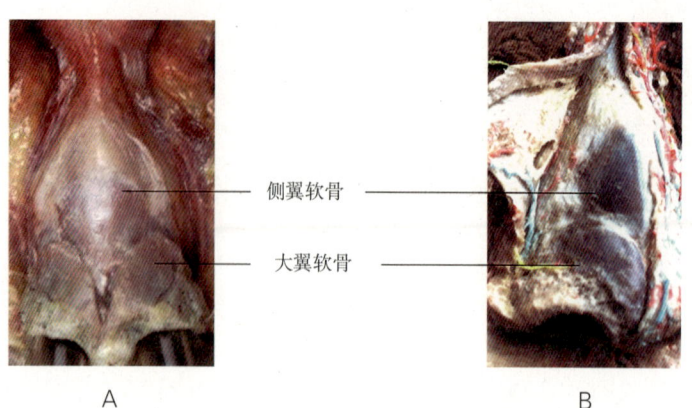

图66-151　下外侧软骨大体标本所见：上方为上外侧软骨，下方为下外侧软骨

（2）下外侧软骨和鼻尖形态：下外侧软骨的三角形态结构变化是鼻尖形态变化的要素。

下外侧软骨的分区：下外侧软骨形态变化多端，是构成鼻尖变化的要素之一。为了解下外侧软骨的变化，需对下外侧软骨的结构进行分析，下外侧软骨的结构分成如下几部分：①下外侧软骨外侧脚；②下外侧软骨内侧脚；③下外侧软骨穹隆部，是下外侧软骨内、外侧脚结合部分，或称为下外侧软骨拱顶部；④下外侧软骨内、外侧脚交界线，称为子午线；⑤下外侧软骨外侧脚分成下外侧软骨外侧脚移行部、下外侧软骨外侧脚体部和下外侧软骨外侧脚尾部；⑥下外侧软骨内侧脚分成下外侧软骨内侧脚移行部和下外侧软骨内侧脚垂直部（图66-152，图66-153）。

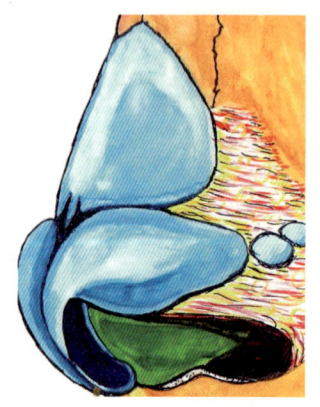

图66-152　鼻背和鼻尖软骨：上方为上外侧软骨；下方为下外侧软骨、下外侧软骨外侧脚；外侧为籽骨；下方绿色部分为鼻中隔软骨

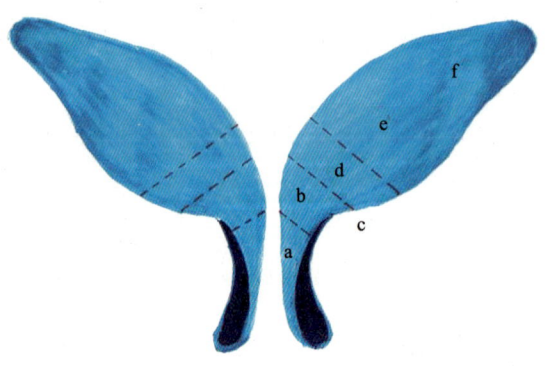

图66-153　下外侧软骨的分区：为了鼻尖整形术的描述和表达，将下外侧软骨大致分成下列区域：下外侧软骨外侧脚尾部（f）、下外侧软骨外侧脚体部（e）、下外侧软骨外侧脚移行部（d）、下外侧软骨内侧脚移行部（b）和下外侧软骨内侧脚垂直部（a）。c线为子午线，是下外侧软骨的拱顶界线，即穹隆部界线，是下外侧软骨外侧脚和下外侧软骨内侧脚结合移行部

下外侧软骨的大小，软骨各部分和穹隆部的宽度，两侧下外侧软骨各部分和穹隆部的弧度、旋转方向和程度，以及两侧下外侧软骨内侧脚移行部之间的夹角等，都会直接影响到鼻尖的形态。还有鼻翼的形态、鼻尖部软组织的厚度及结构，也直接影响到鼻尖的形态。进行鼻尖整形术的医师对于这些结构的特殊性的掌握和对其可塑造程度的熟悉，是把握这类手术成功的要素。

(二)鼻翼和鼻翼沟

鼻翼和鼻翼沟与鼻尖形态密切相关。Ali-Salaam P. 等(2002)在研究鼻翼和鼻翼沟的15例尸体大体解剖和显微解剖观察中发现,该区域的真皮层有错综复杂的肌肉穿插其中,由上至下到鼻翼缘,是构成鼻翼立体形态的要素。这个研究成果说明了为什么鼻翼的形态总是像含有软骨一样挺拔的原因(图66-154)。

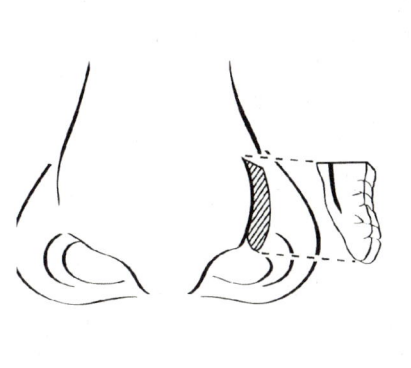 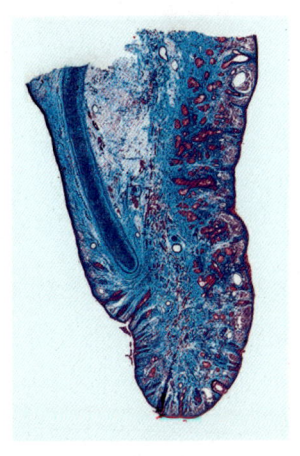

A   B

图66-154 切取鼻翼组织切片
A. 对鼻翼组织切片进行显微镜观察 B. 马森三色染色,红色为肌肉,蓝色为胶原,注意从前庭到鼻翼外表的皮肤,包括鼻翼缘都有纵横交错的肌肉纤维

下外侧软骨外侧脚的长度各不相同,籽骨出现的情况在数量和形态上也各不相同,下外侧软骨和周围皮肤有纤维脂肪和肌肉相连的状况,均可造成鼻尖形态各异。鼻翼沟是鼻尖形态的重要组成部分,位于外侧的鼻翼和内侧的下外侧软骨外侧脚之间。

(三)鼻尖的形态和外形分析

1. 鼻尖组成　鼻尖两侧下外侧软骨结构的接合,是鼻尖形态的主要支架;软骨和梨状孔之间以及和中隔软骨之间,附着有相应的韧带、肌肉和结缔组织,覆盖以厚厚的质地较致密的皮肤和皮下组织垫。鼻尖由鼻尖顶部、鼻尖侧壁和鼻尖腹部[通常称为小叶(lobule)]组成,三者构成一个类半球面。鼻尖腹部是鼻翼鼻小柱在鼻尖的汇合处,鼻尖上方连接鼻梁,下方移行鼻小柱,侧方连接鼻翼。鼻尖各部分的结构、形态、相互比例和鼻尖的形态美感有密切关系,这些结构的变化和鼻尖整形有关(图66-155)。

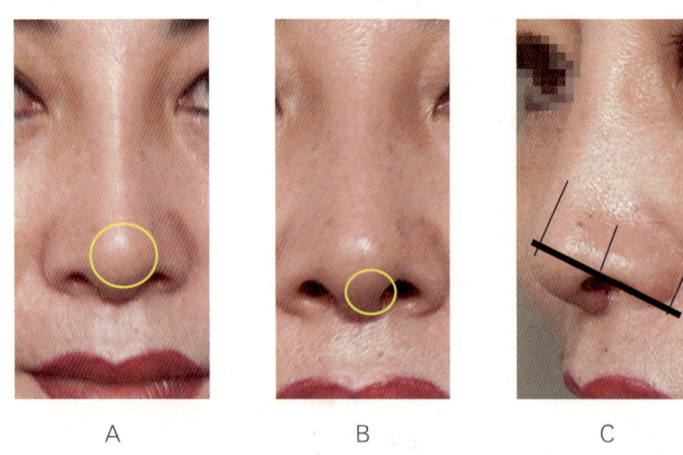

图 66-155 鼻尖形态分部
A. 鼻尖顶部　B. 鼻尖腹部小叶　C. 鼻尖（鼻尖腹部）和鼻孔的比例

2. 鼻尖鼻翼夹角　东方人鼻整形术的形态和对于鼻尖理想形态的期望是与高加索人有明显区别的。一个显著的特征是高加索人的鼻尖鼻翼夹角为60°左右，而东方人的鼻尖鼻翼夹角往往在70°～80°，这和东、西方人种鼻翼下外侧软骨三维形态的不同有关（图66-156）。

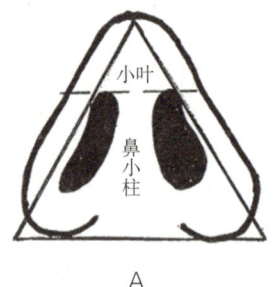 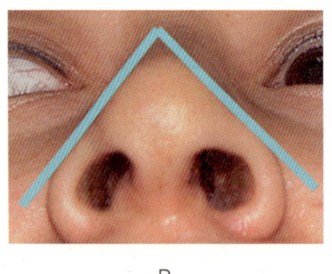 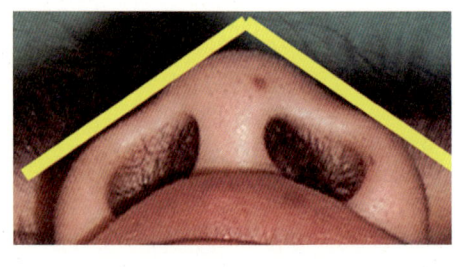

图 66-156 鼻尖鼻翼夹角
A. 高加索人的鼻尖鼻翼夹角为60°左右，而东方人的鼻尖鼻翼夹角往往在70°～80°或更大　B. 一东方女性的鼻尖鼻翼夹角　C. 一东方男性的鼻尖鼻翼夹角（该病例的鼻尖鼻翼夹角是110°）

3. 鼻尖、鼻翼和鼻孔比例　鼻尖各部分的大小、形态、弧度、相互间的角度，以及鼻尖和鼻翼的比例、鼻孔和鼻尖腹部的比例、鼻尖腹部和鼻小柱的比例、鼻尖鼻翼夹角和鼻唇角等，都是鼻整形术中应引起医师们关注的，这些都是构成鼻形美丽与否的要素。对于东方人种是什么样的比例才算理想，至今还没有相关文章进行详细阐述。Daniel RK.对于西方人鼻尖、鼻翼和鼻孔的美学比例的叙述可供我们参考；同时，他提出三种畸形是应该予以关注的：①下外侧软骨高位分开；②鼻尖腹部短小；③下外侧软骨的穹隆部扁平。这些都是鼻尖解剖和形态变化的特征（图66-157）。下外侧软骨高位分开形成裂鼻畸形或盒形鼻尖；鼻尖腹部小叶即小叶缺失，形成"朝天鼻"畸形；下外侧软骨穹隆部扁平形成盒形鼻畸形。

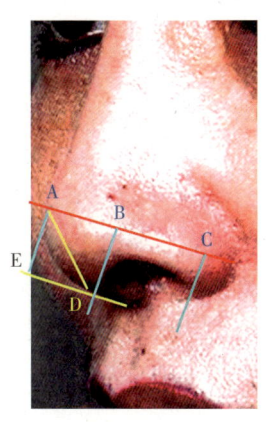

图66-157 鼻尖、鼻翼和鼻孔比例：测量鼻尖，鼻尖的实际长度是从鼻小柱顶点到鼻尖上点（D-A），鼻尖角（EDA）以40°较为理想，此次理想的鼻孔（B-C）和鼻尖（B-A）的水平测量比例是55：45～60：40。鼻尖太小、鼻孔太大时，比例可达20：80；而鼻尖太大、鼻孔太小时，比例可为60：40。D-A构成自然鼻尖

（四）鼻尖和鼻翼畸形的发生机制及治疗对策

鼻尖和鼻翼畸形的发生机制总是和下外侧软骨的发育状况或受损情况相关。下外侧软骨外侧脚发育不良可能引起鼻翼的凹陷畸形，严重病例甚至鼻翼缘塌陷，造成鼻孔呼吸困难。如果下外侧软骨外侧脚软弱，鼻翼的外侧和中间边缘就会塌陷，这是由于支持此边缘的下外侧软骨的外侧脚发育不良所致。虽然鼻翼缘没有软骨支持，但由于鼻翼边缘有厚厚的皮肤和坚实的皮下组织、肌肉，可维持鼻翼缘的形态，如果这些结构软弱，在呼吸时就可能发生鼻前庭鼻翼活阀样扇动，或产生鼻孔呼吸困难。为加强鼻翼缘的强度和改善鼻翼缘的形态，有的学者推荐在鼻翼缘种植软骨作为支撑（下节叙述）。下外侧软骨的支架作用除了功能性外，其形态和结构，包括体积、大小、位置都对鼻尖的美感起着重要作用，因此对下外侧软骨外侧脚穹隆部及内侧脚的修复和再造是鼻尖美学再造的关键。

（五）切口选择和手术原则

鼻尖整形术是鼻整形术的一部分，有关基本技术将在各分节中叙述。鼻尖整形的切口多半采取开放性鼻整形术手术切口，鼻下外侧软骨外侧脚下缘通过鼻小柱的切口，这是鼻尖畸形矫正最常用的切口。采取这一切口，手术野的暴露也较好。许多学者常常通过下外侧软骨外侧脚的部分切除矫正鼻尖畸形和美化鼻尖，但是在鼻尖缩小的手术中，有文献报告，下外侧软骨外侧脚头部的切除缩小了下外侧软骨外侧脚，可能会减弱鼻翼缘的支撑，严重者可引起鼻翼塌陷。笔者相信，这种状况较少会发生在东方人的鼻尖整形手术之中，因为宽大的下外侧软骨外侧脚畸形在东方人种中很少见到，但是对于东方人种的鼻尖整形术，亦需注意防止切除过量的下外侧软骨。

在唇裂鼻畸形的美学再造中，鼻软骨的结构、形态再造是重要的。

三 鼻尖美容整形基本技术——缝合技术

鼻尖整形美学再造技术有三：切除改形、移植充填改形、缝合改形，三者可同时采用。本节重点叙述缝合技术在鼻尖整形中的应用。这是近年西方鼻尖整形的发展，的确取得了显

著的效果，但是在笔者的实践中发现，这项技术对东方人种的鼻整形，特别是鼻尖整形效果，没有西方人取得的效果显著。这是由于东方人种鼻尖皮肤厚实、皮下组织丰富、鼻软骨小而薄等先天性因素所致。但是多种变化的缝合技术可作为鼻整形的有效技术之一，特别是对于一些鼻尖整形有用，故较为详细地介绍如下。

鼻尖美容整形是鼻美容整形外科的重要内容，其基本技术是采用切除、移植修复重建和缝合等基本技术，达到对于鼻尖位置、轮廓形态、鼻尖凸度、鼻尖各成分的比例等结构实现改造，取得整形和美化的目的。其中缝合技术是近年来国内外广为介绍和推荐的技术，在对于东方人的鼻尖整形技术中，缝合技术多半用于唇腭裂鼻畸形的矫正，也用于美容性鼻尖整形术中。众所周知，缝合技术在唇腭裂鼻畸形的修复中已应用多年，许多有经验的医师都能感受到在唇腭裂鼻尖畸形的修复中，缝合法有时有效，有时也令人失望，因此，缝合技术在鼻尖整形美容术中的应用尚需要组合其他移植、修复重建技术，并需要医师们在研究和随访中予以充实和提高。

缝合技术改造鼻尖的形态已有很长的历史，早期多用于唇裂鼻畸形的矫正，不过真正有显著进展是近20多年。有关鼻尖缝合技术的诞生、发展以及鼻尖缝合的各种技术，Guyuron B. 和 Behmand R. A. 等（2003）进行了非常有益和系统的报告，虽然有人对此缝合效果提出异议，但缝合技术是鼻尖整形美容中常用而且有效的技术之一是应予以肯定的。鼻尖下外侧软骨是一三角形结构，缝合一处会涉及整个三角形软骨移行，其效果往往是滞后的，手术者应充分预计其随访效果。

早期的鼻尖鼻整形术往往是通过牺牲下外侧软骨外侧脚、增大下外侧软骨内侧脚及提高鼻尖凸度和高度来达到治疗目的，其后果可能是破坏了鼻尖部的支撑，造成手术后效果不良，术后的表现是鼻尖上部饱满、鼻尖不对称和鼻尖下垂。现代的鼻尖整形术不仅仅是切除部分下外侧软骨，还在于对鼻尖支撑结构、形态和位置的再塑造。鼻尖缝合技术是采用下外侧软骨内侧脚之间的缝合、下外侧软骨穹隆部缝合、下外侧软骨穹隆部贯穿缝合、下外侧软骨外侧脚的缝合、鼻尖旋转缝合、下外侧软骨内侧脚踏脚板式缝合以及下外侧软骨外侧脚凸度控制缝合等，达到鼻整形美容的目的，这是鼻美容整形术的近代进展之一。

鼻尖缝合技术仅仅是鼻尖整形技术之一，有一定的效果，但有时其效果是有限的。鼻美容整形医师应根据每个个体的需要选择缝合方法和增加其他手术选择，达到治疗效果。

缝合技术在西方鼻尖整形术中广为推荐，适应证选择恰当时，很多西方作者的论文以丰富的临床实践案例证明缝合技术在鼻尖美学再造中效果的确良好。但是对于东方人种而言，由于下外侧软骨较小、较薄，鼻尖皮肤较厚，鼻尖垫组织常有臃肿，单纯鼻尖缝合技术有时不能奏效，必须采取综合性治疗措施方能有效。笔者综合文献报告，结合个人实践，将鼻尖缝合技术的多种实践叙述如下。

（一）下外侧软骨内侧脚缝合技术

下外侧软骨内侧脚缝合技术（the medial crura suture or medial crura fixation suture），是采取两侧下外侧软骨内侧脚之间的环圈缝合，缝合线位于下外侧软骨内侧脚的上部，或中部，或下部，或全部。缝合线位于下外侧软骨内侧脚的中1/3，可使下外侧软骨内侧脚向中央靠拢，使鼻小柱变窄，并使下外侧软骨内侧脚上部夹角变小，加强了鼻小柱的支撑；如果在两侧下外侧软骨内侧脚之间加鼻小柱移植物，可使鼻小柱得到加强，用于鼻尖顶部过宽的矫正则可使鼻尖顶部变窄、鼻小柱变窄，如果顶部的软组织予以保留，则使鼻尖腹部体积（lobule volume）得到增大、长度得以增加，使两侧的下外侧软骨内侧脚顶部靠拢。这种缝合技术在唇裂鼻畸形的二期修复中常常被选用，唯有唇裂鼻畸形存在两侧下外侧软骨发育状况不同、患侧的下外侧软骨发育不良，应予矫正，才能达到治疗目的。下外侧软骨内侧脚缝合的缝合线在下外侧软骨内侧脚的位置不同，会取得不同的治疗效果。如果采用下外侧软骨内侧脚缝合为基础，同时合并应用下外侧软骨穹隆部缝合，并在下外侧软骨内侧脚之间种植软骨或其他移植物，就可达到鼻尖整形和再造的多种治疗目的（图66-158）。

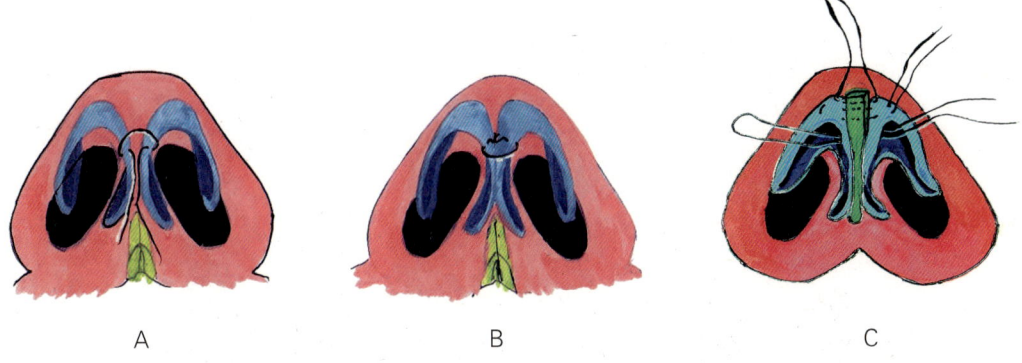

图66-158　下外侧软骨内侧脚缝合

A. 显示鼻尖顶部较宽，采用下外侧软骨内侧脚缝合，使鼻尖变窄，增加鼻尖腹部　B. 显示下外侧软骨内侧脚缝合后使下外侧软骨穹隆部靠拢，鼻尖得到缩小　C. 采用下外侧软骨内侧脚及下外侧软骨穹隆部和下外侧软骨内侧脚间与移植软骨间的多种缝合，可用于多种鼻尖形态的矫正和塑造

（二）下外侧软骨内侧脚移行部缝合技术

下外侧软骨内侧脚移行部缝合技术（the middle crura genu suture），是下外侧软骨的缝合线位于下外侧软骨内侧脚移行部，或称位于下外侧软骨膝部（medial genu），即缝合位于下外侧软骨内侧脚的上部。缝合线的线结位于软骨之间。其手术效果和下外侧软骨内侧脚缝合相比，鼻尖顶部更能变狭窄。在矫正鼻尖球形畸形中，这种缝合方法较下外侧软骨内侧脚缝合法更有效，并且能使鼻尖腹部（lobule）加大，增加其向下凸度，改善和增强鼻尖和鼻小柱上部的支撑（图66-159）。

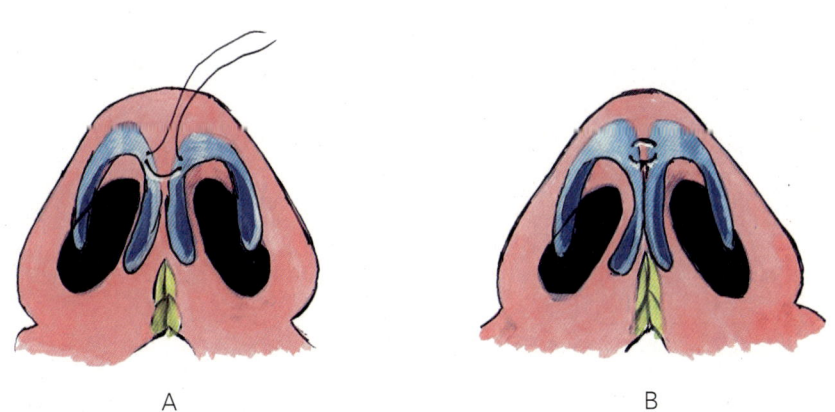

图66-159　下外侧软骨内侧脚移行部缝合技术，Guyuron B. 等称这种缝合技术为下外侧软骨中间脚缝合技术

（三）下外侧软骨穹隆部缝合技术

下外侧软骨穹隆部（或顶部）缝合技术（the interdomal suture），是在两侧下外侧软骨顶部采用"8"字形缝合，或是单纯环圈缝合，其缝合效果类似于下外侧软骨顶部贯穿缝合，在缝线结扎后，使鼻尖得到提高、变窄，鼻尖腹部饱满和加长。然而下外侧软骨穹隆部缝合与下外侧软骨顶部贯穿缝合相比较，可以使下外侧软骨有较大的角度改变，其关键在于缝合线位置的选择，因

为缝合线的位置不同，可以得到不同的手术效果。当缝合线位于下外侧软骨穹隆部靠近头部边缘时，下外侧软骨外侧脚被微微地牵向头部；当缝合线位于下外侧软骨穹隆部的中部时，可以使两侧下外侧软骨穹隆部的距离靠近，不会造成下外侧软骨外侧脚的转位；当缝合线位于下外侧软骨穹隆部的尾部时，其结果使下外侧软骨外侧脚向头部旋转。这种缝合技术常常用于唇裂鼻畸形的矫正（图66-160）。

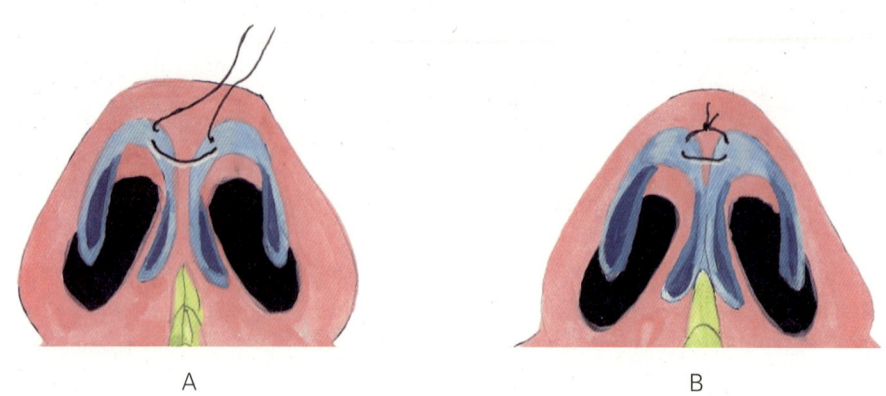

图 66-160　下外侧软骨穹隆部缝合，缝合线接近顶部，使两侧下外侧软骨的穹隆部向中央靠拢，使方形鼻尖缩小。在鼻基底位时，鼻尖峰明显显示

（四）下外侧软骨穹隆部（或顶部）贯穿缝合技术

下外侧软骨穹隆部（或顶部）贯穿缝合技术（the trangdomal suture），是将下外侧软骨内外侧脚的拱顶相对水平方向缝合，缩小下外侧软骨穹隆部之间的距离，使鼻尖变尖、变窄和提高，增加鼻尖突度，增加鼻尖腹部（图66-161）。

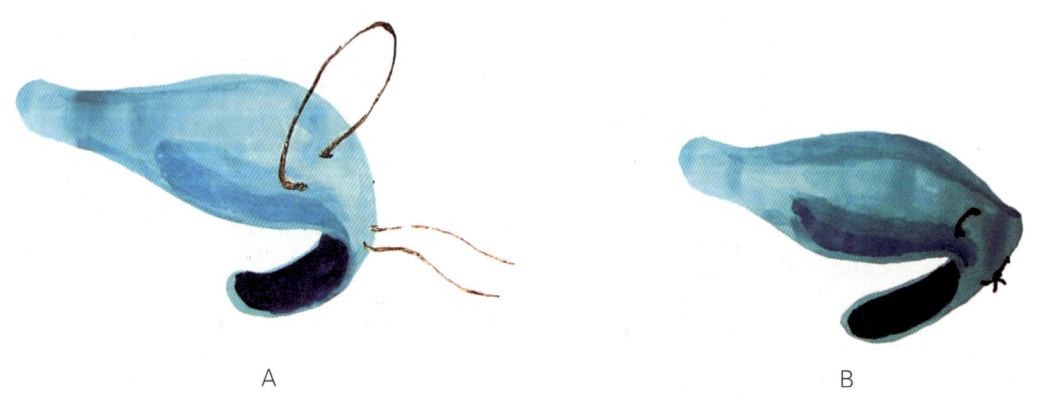

图 66-161　下外侧软骨穹隆部贯穿缝合，使顶部夹角变狭窄

由于缝合线贯穿于下外侧软骨穹隆部，不但使下外侧软骨顶部变狭窄、靠近，而且使下外侧软骨外侧脚的位置旋转；穹隆部贯穿缝合的位置直接影响到下外侧软骨外侧脚的位置（图66-162）。

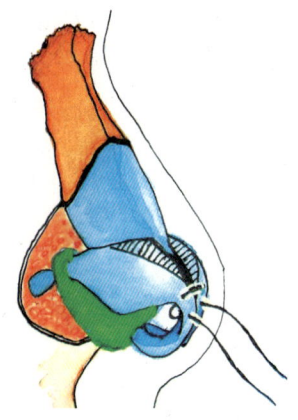

图 66-162 两侧下外侧软骨穹隆部贯穿缝合的效果：贯穿于下外侧软骨穹隆部的缝合线，使下外侧软骨外侧脚向头部得到一定程度的旋转。其缝合效果可接近于下外侧软骨外侧脚缝合

旋转的幅度和缝合线的位置相关，这种处理方法适用于宽阔的鼻尖拱顶的治疗。此种缝合技术也常常应用于唇裂鼻尖鼻翼畸形的修复。缝合线在下外侧软骨穹隆部的不同位置，可使鼻尖形态的改变得到不同的效果。在下外侧软骨内侧脚移行部缝合，可能减弱鼻小柱的支撑，需要鼻小柱区种植移植物加强鼻小柱。值得注意的是，应用下外侧软骨穹隆部贯穿缝合后，可能造成下外侧软骨外侧脚区域的凹陷，此时可在鼻翼缘移植一软骨片给予加强，以避免鼻翼缘的回缩和变形（图66-163）。

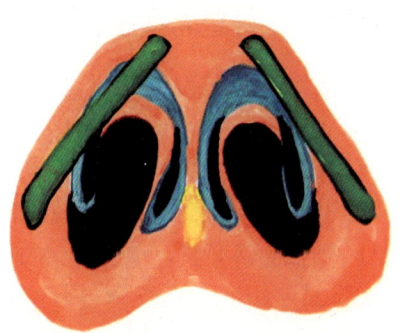

图 66-163 鼻翼缘支撑物移植：应用下外侧软骨穹隆部贯穿缝合后，可能造成下外侧软骨外侧脚区域的凹陷，此时可取中隔软骨制成约 4mm 软骨条，经开放鼻整形切口插入鼻翼缘皮下，使鼻翼缘加强，避免鼻翼缘的回缩和变形

该术式在东方很少被选用。

（五）下外侧软骨外侧脚（横越）缝合技术

Tebbetts（1994）报告了下外侧软骨外侧脚（横越）缝合技术（the lateral crura suture or the lateral crura spaning suture），即采用在下外侧软骨靠近顶部的水平方向贯穿缝合。其缝合线位于下外侧软骨外侧脚的中部，从一侧缝合到对侧，采用贯穿软骨的横褥式缝合，缝合线在中间打结，

避免缝合结过紧（图66-164）。根据缝合结的松紧，可调整降低下外侧软骨外侧脚下部的凸出程度。缝合线打结后，下外侧软骨外侧脚被牵引向中央，下外侧软骨穹隆部可被下降，使鼻翼缘被收紧，或可能使鼻翼缘凹陷，需要在鼻翼缘加软骨移植矫正其凹陷，其手术效果是使整形鼻变长和变窄；如果缝合线接近于下外侧软骨穹隆部，则起到下外侧软骨穹隆部分开的作用。

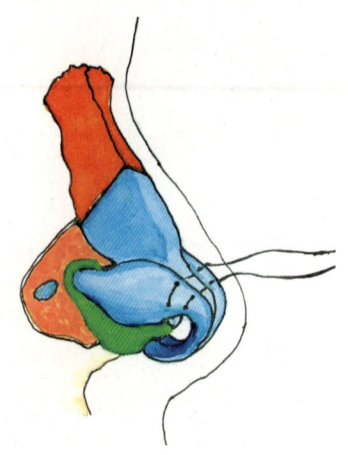

图66-164　下外侧软骨外侧脚缝合：在下外侧软骨外侧脚上缘中央2/3做水平方向贯穿缝合，然后将缝合线穿向对侧，打结，从而使下外侧软骨向中央靠拢，缩小鼻尖，使鼻尖鼻翼夹角缩小

（六）下外侧软骨内侧脚-鼻中隔软骨缝合技术

下外侧软骨内侧脚-鼻中隔软骨缝合技术（the medial crura-septal suture）的缝合线是为了增加或降低鼻尖的凸度。在进行鼻整形术开放性切口后，暴露下外侧软骨内侧脚基底部，将内侧脚基底部和鼻中隔缝合。根据在下外侧软骨内侧脚和中隔上缝合线的位置，可取得不同的手术效果，增加或减少鼻尖的凸度，或是使鼻小柱提高。如果缝合线位于下外侧软骨内侧脚的后面和中隔软骨的前下部，可使下外侧软骨内侧脚头位旋转，并增加两侧下外侧软骨穹隆部间的距离，使鼻尖增加凸度，这种手术效果在鼻尖下外侧软骨穹隆部没有施行缝合时才能达到（图66-165）。如果想避免下外侧软骨穹隆部间的距离增加太多，可在下外侧软骨内侧脚的中部加缝一针，若将中间的一针和中隔相缝合，可减少鼻尖增加的凸度。由于与鼻中隔软骨缝合的缝合线位于下外侧软骨内侧脚上缘或下缘，其手术结果也可以不同。

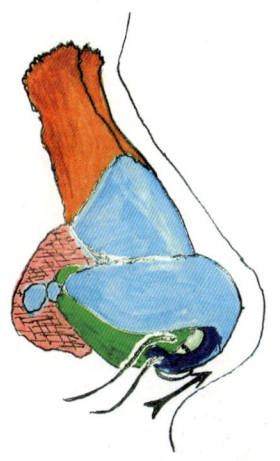

图 66-165 下外侧软骨内侧脚和鼻中隔软骨缝合增加鼻尖凸度：采用下外侧软骨内侧脚缝合线穿过中隔软骨，缝合线位于下外侧软骨内侧脚基底部，然后将下外侧软骨内侧脚缝合锚定到中隔软骨的前尾部，达到下外侧软骨整体向鼻尖移动，以增加鼻尖凸度

缝合线位于下外侧软骨内侧脚的前缘，然后和中隔软骨下部近鼻脊缝合，结果不仅仅是降低了鼻尖凸度，而且使鼻唇角缩小，并使下外侧软骨穹隆部间距离缩小。当缝合线位于下外侧软骨内侧脚的前部和基底部时，可使鼻尖凸度降低，增加鼻唇角的角度（图66-166）。如果使缝合线位于下外侧软骨内侧脚前后部分，其手术效果是使鼻小柱上提。如果缝合线位于下外侧软骨内侧脚的上部和中隔软骨的下部，可以矫正鼻小柱过宽和扁平。

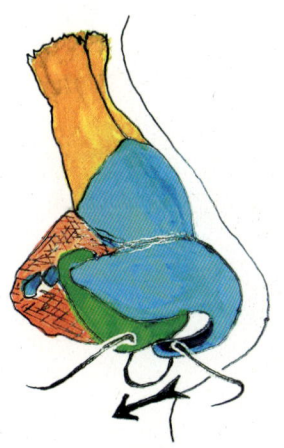

图 66-166 降低鼻尖凸度的缝合方法：将缝合线穿过下外侧软骨内侧脚基底部，将下外侧软骨内侧脚缝合到近鼻脊部的中隔软骨上，其手术效果是降低鼻尖凸度

根据缝合线在下外侧软骨内侧脚和鼻中隔尾部的不同位置，可达到增加或减少鼻尖凸度的目的，或单纯为了鼻小柱的提升。如果将缝合线穿过下外侧软骨内侧脚的基底部或后缘，以及鼻中隔前尾部，其手术效果由于下外侧软骨头部旋转和两下外侧软骨顶部距离增加，可达到使鼻尖凸度增加的目的；如果已经在下外侧软骨顶部进行缝合，则手术效果不一样。

(七) 鼻尖旋转缝合技术

鼻尖旋转缝合技术 (the tip rotation suture), 是将缝合线穿过下外侧软骨内侧脚上部或移行部 (膝部, medial genu), 拴住下外侧软骨下部, 缝线后穿过鼻中隔前尾端 (前上部), 其缝合效果不仅使鼻尖向上旋转, 而且可增大鼻尖腹部, 使鼻小柱前上部增大 (图66-167)。

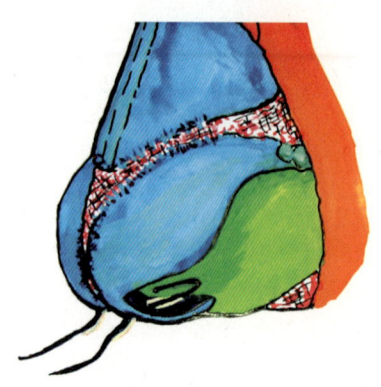

图 66-167 鼻尖旋转缝合：缝合线穿过下外侧软骨内侧脚上部，然后穿过鼻中隔前上部，拴住下外侧软骨下部，从而使鼻尖向上旋转，增大鼻尖腹部

(八) 下外侧软骨内侧脚基底部缝合技术

下外侧软骨内侧脚基底部缝合技术 (the medial crura footplate suture), 是通过鼻中隔黏膜区的U形贯穿缝合, 手术效果是使鼻小柱变窄, 改善鼻孔形态 (图66-168)。

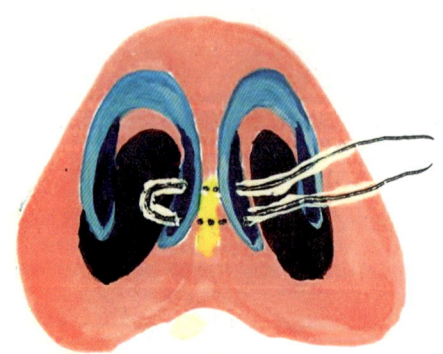

图 66-168 下外侧软骨内侧脚基底部缝合

(九) 下外侧软骨外侧脚凸度控制缝合技术

Guyuron B. 等 (2003) 描绘的下外侧软骨外侧脚凸度控制缝合技术 (the lateral crura convexity control suture), 是一简单而可被选择应用的技术。顾名思义, 此项技术是通过下外侧软骨外侧脚的缝合矫正下外侧软骨外侧脚的形态, 从而达到改变鼻尖形态的目的 (图66-169)。其实这是不容易控制其效果的一种缝合技术, 但可供选择。

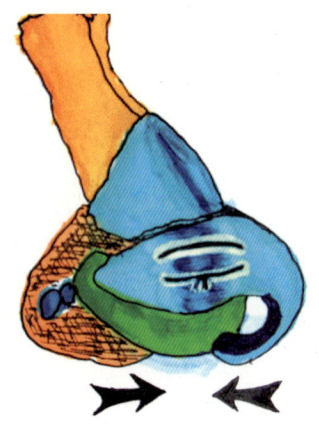

图 66-169 下外侧软骨外侧脚凸度控制缝合技术，采用下外侧软骨外侧脚体部贯穿缝合，使其凸度得到控制

（十）下外侧软骨外侧脚阶梯缝合技术

下外侧软骨外侧脚阶梯缝合技术（the lateral crural stairstep technique）是由 Boccieri A., Raimondi G.（2008）报告和描述的下外侧软骨外侧脚切削整形缝合的鼻尖整形术，是 Kridel 下外侧软骨外侧脚覆盖技术的改进，是一种下外侧软骨外侧脚部分切削和缝合的鼻尖整形技术，是下外侧软骨整形的较为规范的技术。根据下面的图解，可以理解这是使鼻尖降低并使下外侧软骨外侧脚旋转达到手术者期望的手术效果，是鼻尖整形和美化手术中常可选用的技术（图66-170，图66-171）。

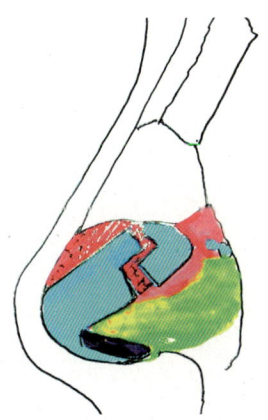

图 66-170 下外侧软骨外侧脚阶梯缝合技术：将下外侧软骨体部予以切断、松解，根据不同需要，将其缩短延长或旋转移位

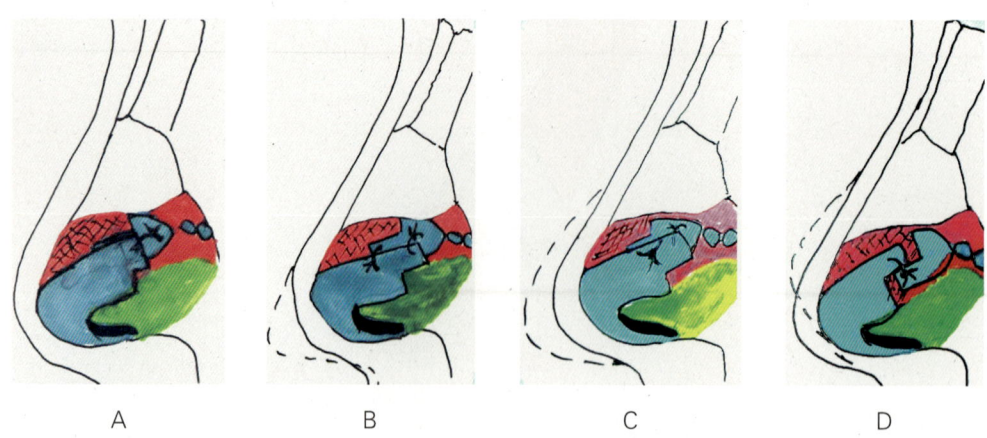

图 66-171 应用下外侧软骨外侧脚阶梯缝合技术的手术效果

A. 矫正圆形鼻尖方法之一,将下外侧软骨切断,予以重叠缝合 B. 将下外侧软骨外侧脚切断,向下旋转重叠缝合,矫正鼻尖凸出和下垂畸形 C. 应用下外侧软骨外侧脚阶梯切削,予以后移重叠缝合,矫正鼻尖凸出畸形 D. 应用下外侧软骨外侧脚阶梯缝合技术,使其前移,并向上旋转缝合,矫正鼻尖凸出、过度旋转畸形,使鼻唇角形态得到改善

(十一) 四种缝合法鼻整形术

四种缝合法鼻整形术 (four suture tip rhinoplasty) 是鼻尖整形手术采用的多种缝合技术的综合应用,是下外侧软骨内侧脚和下外侧软骨穹隆部的几种缝合结合的灵活应用。Leach JL. 和 Athré RS. (2006) 报告了应用这种手术技术于77例鼻整形术,经过平均3.8个月的随访,手术效果良好。四种缝合法鼻整形术包括下外侧软骨穹隆内缝合、鼻小柱移植物支撑缝合、下外侧软骨内侧脚缝合和穹隆间U形贯穿缝合四种缝合的联合应用 (图66-172)。

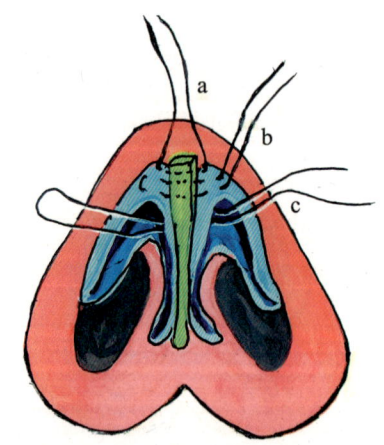

图 66-172 四种缝合法鼻整形术:包括下外侧软骨穹隆内缝合

a. 穹隆间U形贯穿缝合 b. 鼻小柱移植物支撑缝合 c. 下外侧软骨内侧脚缝合 d. 四种缝合的联合应用

(王炜 张莉 杨则安)

第十五节　鼻尖整形术

随着时代进步和审美水平的提高，患者对鼻整形手术的要求已不满足于仅仅垫高鼻背，而是要求对鼻部整体进行塑造，以期获得与面部和谐平衡的美貌。鼻尖整形术的重要性随之得到了极大程度的提升，成为鼻整形手术中最重要的组成部分，"谁掌握了鼻尖整形，谁就掌握了鼻整形"。

鼻尖整形手术的实质是通过改变鼻尖现有解剖结构，获得与目标外形相匹配的解剖结构。目前国内常用的鼻整形技术多来源于西方，但西方人与国人的解剖结构有很大不同，简单的"拿来主义"并不能从根本上解决国内鼻整形医师所面临的问题。深入研究国人解剖，学习国外技术的本质，将其合理应用于国人，将技术"本土化"，才是解决之道。

与任何疾病治疗一样，清晰和详尽的诊断有助于治疗方案的制订，鼻尖整形也不例外。但目前国内关于鼻尖畸形的诊断较为杂乱，不利于手术方案的系统化制订。医师应将不同位置解剖结构的异常进行系统化分析，并将其与美学相结合，做出更为详细、精确的诊断，并依据诊断，有的放矢，制订出了更为系统的手术方案。

手术方案的实施应有先后，因为任何一项操作都可能对前项操作产生影响。为了最大化手术效果，最小化操作之间的相互影响，本书作者阐述了自己手术流程化的原因和常用流程，本章最后将按此顺序详述各个操作的要点。

一　相关解剖

（一）皮肤软组织

鼻部皮肤特征是影响鼻整形效果的一个重要因素。不同种族、性别、地域、个体的皮肤状况各不相同，即使是同一患者，鼻子的不同区域及不同年龄段，其皮肤情况都会有很大不同，这些差异都直接并显著影响着鼻整形手术的最终效果。厚皮肤（同时也具有较多的皮脂腺）患者的鼻部结构界限不清，术后水肿严重，持续时间长，皮肤与支架结构的贴合过程较缓慢，皮肤不易回缩，瘢痕（尤其在鼻尖部和鼻尖上区）较明显，但此类患者的支架结构可承受更大的侵入性调整。与之相反，薄皮肤的患者术后恢复快，水肿轻且时间短，皮肤回缩快，但薄弱的皮肤缺乏掩盖鼻部支架结构或移植物的不规则形态，可能在术后早期即暴露支架或移植物的不对称、凸起、凹陷、偏斜等不规则外观，也更易发生鼻尖下垂。

鼻尖上区的皮肤含有丰富的皮脂腺，在不同性别、不同年龄段，活跃程度都不相同。青少年时期的男性，痤疮的反复发作会导致皮下瘢痕增生，与鼻整形术后鼻尖上区的瘢痕一样，质地坚硬，可塑形性差，呈"龟甲"样改变，不易与深部支架贴合，很难做出理想的鼻尖轮廓。术后多需进行加压包扎促进贴合。鼻尖和鼻翼的皮脂腺最明显，是痤疮、疖肿及酒渣鼻的好发部位。

鼻尖下小叶和鼻小柱区域的皮肤厚度较鼻尖明显变薄，皮脂腺也较少，这个区域的切口愈合后，瘢痕多不明显。

（二）鼻尖部肌肉

鼻部肌肉在行使鼻部功能和维持鼻部外形上有着不可替代的作用，但鼻部肌肉很薄，纤细而精巧，与深、浅脂肪层之间有纤维间隔相互交叉，术中不容易被暴露，一旦被破坏，将不可避免地影响鼻子功能的发挥与外形的维持。

鼻尖部的肌肉主要包括鼻孔开大肌、鼻孔压肌和降鼻中隔肌。鼻孔张（开大）肌起自下外侧软骨外侧脚，走行在鼻翼部皮肤深面，止于鼻翼缘皮肤，与鼻肌翼部协同，共同外展鼻翼，扩张鼻孔。鼻孔压肌起自下外侧软骨外侧脚，走行在鼻尖皮肤深面，止于鼻孔内上缘皮肤。降鼻中隔肌起自上颌骨切牙窝上方，与鼻肌基底部的肌纤维相邻，附着于下外侧软骨内侧脚、膜性鼻中隔，少部分肌纤维顺鼻翼软骨两内侧脚向前移，分布于下外侧软骨穹隆处。少许起自上颌骨前鼻棘和口轮匝肌的肌纤维也参与此肌束的形成（图66-173）。

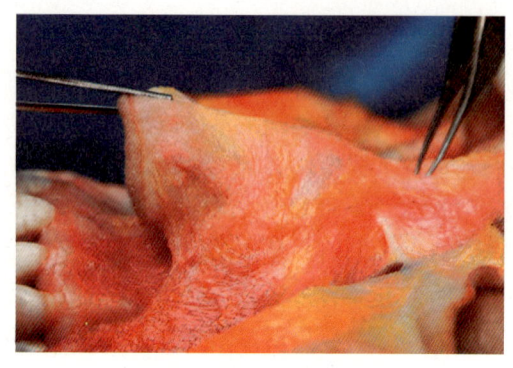 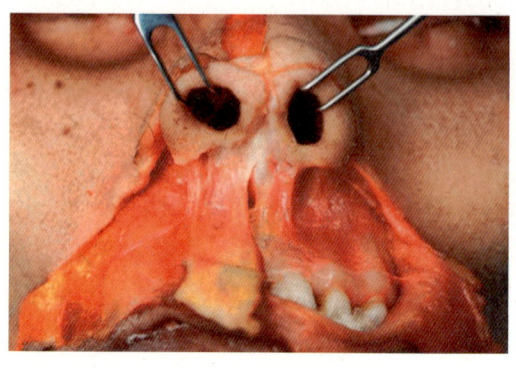

A　　　　　　　　　　　　　　　　　　B

图 66-173　鼻孔开大肌、鼻孔压肌和降鼻中隔肌

（三）鼻尖部血供

鼻尖的血供是一个由多条动脉参与形成的动脉网，这些动脉主要包括侧鼻动脉和鼻小柱动脉，尚有部分翼下缘动脉的细小分支参与。侧鼻动脉起自内眦动脉，在经过鼻外侧时发出侧鼻动脉，主要分布于鼻背和鼻翼，在其走行过程中，发出多条分支与邻近动脉分支和对侧动脉相吻合。鼻小柱动脉起自上唇动脉。上唇动脉在口角水平由面动脉发出，在人中区向上发出2~3条较粗大分支，上行至鼻小柱基底部转向前行，称为鼻小柱动脉，走行于皮下组织深层至鼻尖（图66-174）。

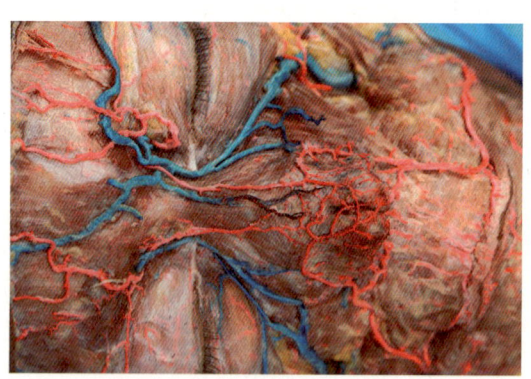

图 66-174　鼻尖动脉网

（四）鼻尖支架结构

鼻尖的形态和位置取决于鼻内结构的相对位置，下外侧软骨通过纤维组织、肌肉附着于两块

上外侧软骨、中隔软骨,使鼻尖悬浮并保持位置稳定,且具有一定程度的活动度。此外,鼻中隔的长、短、高、低,下外侧软骨的长、短、凸度,鼻小柱的长度,鼻骨和上颌骨鼻额突的形态,上颌骨鼻棘,周边肌肉和纤维结缔组织的张力、方向都在一定程度上影响着鼻尖的形态和位置。

与西方人相比,国人的下外侧软骨短小薄弱,支撑力不足,但仍然是鼻尖的主要支撑结构,与软组织结合,共同行使着支持鼻尖外形功能并维护着鼻部功能。下外侧软骨常规被分为内侧脚、中间脚和外侧脚三段。内侧脚紧密地贴合在皮肤深层,其足踏板段向两侧伸展的长度、周围疏松结缔组织的量以及降鼻中隔肌的附着位置、区域大小决定了鼻小柱基底的宽度。内侧脚头侧,尤其是足踏板段与鼻中隔紧密结合,但很多国人并无此结构,足踏板与中隔连接并不紧密(图66-175)。

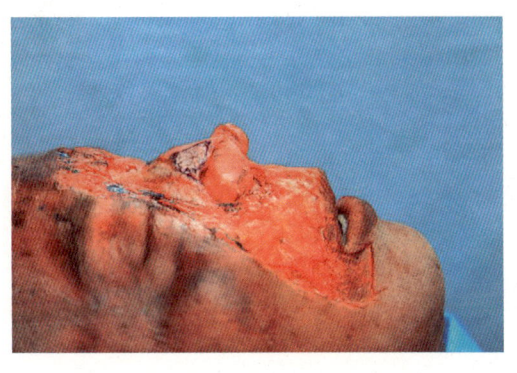 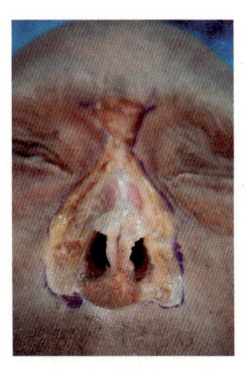

A   B

图66-175　鼻支架结构
A. 内侧脚和内侧脚足踏板与中隔尾侧缘的关系　B. 下外侧软骨底位观

下外侧软骨中间脚小叶段的形状因宽度与长度的不同而各不相同,其形状对鼻尖的外形有很重要的影响。穹隆段由内膝延伸至外膝形成,可分为凹、平、凸三种不同形态,形成一个长度和角度可变的过渡部分,是鼻尖轮廓的基本结构。穹隆段内膝由小叶下段过渡而来,而外膝是中间脚与外侧脚的连接点,内膝与外膝共同撑开固定着软组织三角(鼻顶切迹),它不但对鼻孔的形态和对称性具有重要的手术学意义,对鼻孔在不同情况下产生形变也起着决定作用。中间脚最重要的手术学标记是下外侧软骨的"鼻尖表现点"(最突出的位置),由穹隆段的头侧部分组成。

外侧脚起始处的鼻顶连接线可能彼此紧靠或与鼻中隔尾侧缘平行,并位于鼻中隔前角之上(之前),向侧面行进一小段距离,软骨在上下方向变宽,并平行于鼻孔边缘。然后,在将近鼻翼长度一半处离开鼻翼缘,斜向上朝向梨状孔走行。在尾侧,外侧脚的下缘逐渐远离前鼻孔缘向后外走行。

二　鼻尖动力学分析

在鼻整形手术中,最难把控的是鼻尖的形态,而鼻尖的形态与鼻尖内部的解剖结构及支撑机制密切相关,鼻尖的位置、轮廓、旋转度和对称性等特征性表现都由鼻尖动力学的作用方式决定。西方人鼻尖支撑机制研究较多且基本成熟,但东方人的鼻部解剖与西方人有很大差别,与之相匹配的支撑机制也会随之而改变,应引起足够的重视,不能完全把西方人的鼻尖支撑机制套用在东方人的鼻整形手术中,否则会出现不可预测的后果。

在西方人的研究中,鼻尖部的突出形态并不完全是由下外侧软骨结构独自支撑决定的,而是与周围筋膜组织、肌肉、韧带等结构都存在密切关联,这些结构共同支撑鼻尖、维持鼻尖的位置和形成鼻尖轮廓。目前,被普遍接受的、可确定三个恒定的、具有重要意义的鼻尖支撑机制是

（图66-176）：①下外侧软骨的力量、厚度、尺寸和轮廓；②附着在上外侧软骨尾侧缘和下外侧软骨头侧缘的连接结构；③内侧脚足踏板与中隔软骨尾侧缘的紧密连接。除上述连接结构外，鼻尖支撑结构还包括：下外侧软骨外侧脚内缘与中隔前角之间的连接，下外侧软骨外侧脚外缘与梨状孔之间的连接，两侧下外侧软骨穹隆部之间的连接，两侧下外侧软骨内侧脚之间及其与鼻中隔膜部之间的连接。

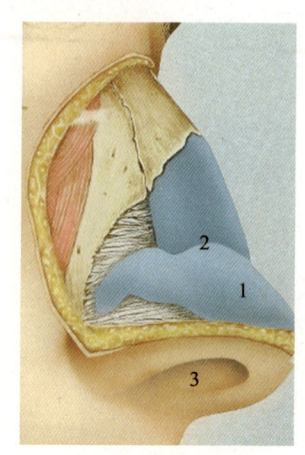

图66-176　鼻尖的三种重要支撑结构

笔者在对国人上述结构的组织学观察后发现，下外侧软骨外侧脚头缘与上外侧软骨尾缘之间为软骨韧带连接，下外侧软骨外侧脚内缘与中隔角之间为疏松结缔组织连接，下外侧软骨外侧脚外缘与梨状孔之间为含有籽骨的纤维肌肉组织连接，两侧下外侧软骨穹隆部之间为致密纤维连接，两侧下外侧软骨内侧脚之间头侧及与鼻中隔膜部之间为致密结缔组织连接。国人的软骨与西方人相比较短小纤弱，但软组织较为强韧，起到了相对更强的支撑作用。

国人下外侧软骨厚度较薄，术中单纯通过拉拢、缝合等手段改善鼻尖部形态和抬高鼻尖的作用有限。

鼻尖部解剖学发生变异时，一些次要的支撑机制因素可转变为更主要的支撑结构，如：中隔软骨的过度发育可悬吊鼻尖部皮肤并"拉紧"鼻尖，造成一个假性鼻尖突出度外观。治疗原则上，可手术降低中隔软骨以减轻其对鼻尖的张力支撑，通过剩余的鼻尖支撑机制，更精确地评估真实的鼻尖突出度。

鼻尖支撑机制还包括小柱-小叶长度、鼻棘的大小和坡度、鼻尖上区的筋膜韧带等。另外，鼻尖皮肤和附属皮下组织相关厚度也可影响鼻尖支撑力，尤其是某些下外侧软骨发育较差的患者。了解这些结构有助于预测鼻尖细化和塑造理想角度的操作结果。

简而言之，下外侧软骨是多变而精细的三维空间结构，它影响并决定鼻尖部形态、位置和容积，因此，术中应尽可能地保护下外侧软骨的完整性，对维持良好的术后长期外观有重要意义。

三　术前评估

鼻尖整形术目的是获得与面部、鼻部和谐美观的鼻尖，因此，评估患者术前鼻尖的位置、轮廓、突出度和旋转度等美学参数的过程必不可少。通过评估，明确这些参数与符合美学标准（或患者要求）之间的差距，这个差距就是我们手术要实现的目标。但是，人体不是橡皮泥，并非可随意塑形。原始的支架结构和皮肤软组织情况限制了手术所能达到的极限，所以术前对患者局部解剖结构和组织特性的评估也同样不可或缺。当然，外鼻不只具有维持外形的作用，也同样承担着实现鼻部生理功能的责任，鼻功能性评估的重要性甚或会超出美学评估。鼻整形患者就医的心理动机不一，了解患者的心理，既有助于手术方案的制订，也可最大限度避免对体象障碍患者实施手术，减少不必要的纠纷发生。因此，鼻尖手术之前，一个详尽的评估是至关重要的，通常包括美学评估、解剖学评估、鼻功能评估和心理学评估几个部分。本章仅从前三方面做出讨论。

（一）美学评估

鼻尖通常和鼻小柱及其基底构成鼻尖复合体，与周边组织相连，因此与鼻尖美学相关的基本分析主要涉及对称性，鼻小柱基底点位置，鼻尖点位置，鼻尖表现点间距，外侧脚区域的外凸程度、宽窄和形态，鼻小柱-上唇角，鼻小柱-小叶角，鼻唇角，鼻翼缘-鼻小柱关系等几个方面。

1. 对称性（图66-177）　面部具有对称性，但每个人的面部不是绝对对称的，这种轻微的不对称反而使人更有灵气，美丽。但就鼻尖局部而言，却并非如此，无论是凸度还是宽度，1mm的差别将会导致整体协调性的丧失。

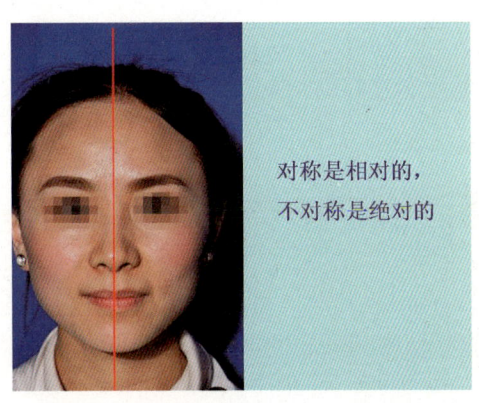

图66-177　面部具有对称性，但对称是相对的，而不对称是绝对的，鼻尖同样如此

2. 鼻小柱基底点的位置　从三维角度上看，鼻小柱基底点的位置在前后、左右、上下几个方向都可能存在偏差。左右的偏差可依据面部中线来评定，与对称性密切相关；前后方向上，由于国人中面部发育不足，鼻小柱基底点通常位于通过上唇游离缘的面部垂直平面之后，多需进行纠正；上下方向上，鼻小柱基底点的位置应依据三庭五眼的规律，位于中下面部的中点水平，但国人的中面部及下外侧软骨发育不良，多呈现鼻小柱退缩，位于此水平面之上。

3. 鼻尖点的位置　与鼻小柱基底点位置一样，鼻尖点同样具有三维特性。上下方向上，鼻尖点的位置与鼻长度密切相关，可根据鼻长度与颏部长度基本一致、鼻根点的位置来界定；前后方向上，鼻尖点的位置决定了鼻尖凸度，从鼻尖点和翼面沟最后点到经上唇游离缘垂直平面的距离之比为0.55∶0.45左右；左右方向上，两侧鼻尖表现点之间的距离与唇峰点间距基本一致。

4. 外侧脚区域　外侧脚的宽度、横轴方向的凸度以及被覆软组织的厚度都会影响鼻尖视觉上的形态，临床上患者主诉的鼻尖肥大实际上就是指该区的软骨凸度过大、软骨过宽或者软组织过厚（图66-178）。

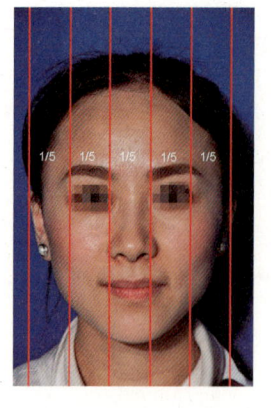 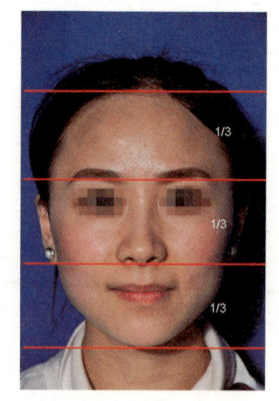

A　　　　　　　　B

图 66-178　三庭五眼示意图

5. 鼻尖相关角度

鼻小柱-上唇角：鼻小柱与上唇之间的夹角，一般为90°～95°。

鼻小柱-小叶角：鼻小柱与鼻尖下小叶之间的夹角，一般为30°～45°，该角度越大，侧面观显得鼻尖越翘。

鼻唇角：面部垂直平面和鼻孔前后端连线之间的夹角，通常为110°～130°，该角度综合反映了鼻尖的旋转。

6. 鼻翼缘-鼻小柱关系　Gunter医师的九宫图反映了二者关系的各种情况，但应在鼻小柱基底点确定后再进行评估。西方人认为二者之间间距为2～4mm，但国人对鼻孔显露关注度高，一般应在2～3mm以内。

（二）解剖学评估

鼻尖解剖学评估的内容包括：鼻尖皮肤软组织情况，鼻中隔前角的位置，下外侧软骨的支撑力，鼻中隔尾端的状况和鼻翼缘情况。

鼻尖皮肤软组织的解剖学评估内容包括：皮肤颜色、质地和厚度，皮脂腺分布，毛孔情况，周围有无感染灶等。皮肤颜色深、质地韧、厚，提示术后与支架间的帖服能力差，塑形不易；皮脂腺密度高提示术后易出现皮下瘢痕增生，并且易并发感染；毛孔粗大与否与手术关系并不密切，术后毛孔变得粗大、细小或不变的可能均存在；周围15cm内如果有感染灶，应列为相对禁忌证，可能诱发术后感染。

鼻中隔前角和下外侧软骨代表了鼻尖的支撑力，触诊"回弹机制"可明确鼻中隔前角的位置、弹性和支撑力；而下外侧软骨被压下后，回弹速度的快慢反映了下外侧软骨的支撑力度（图66-179）。

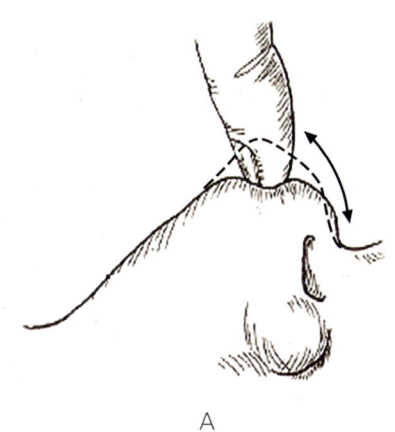 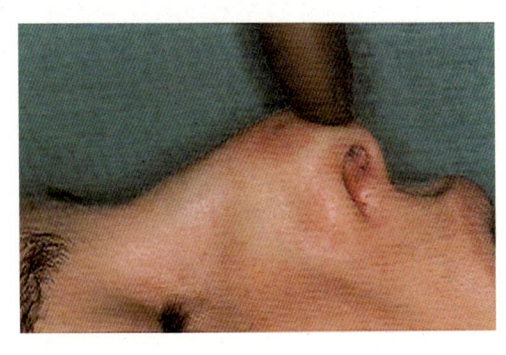

图 66-179　鼻尖触诊的"回弹机制"反映了鼻中隔前角的位置和支撑力，回弹速度反映了下外侧软骨对鼻尖的支撑力度

鼻中隔尾端的评估内容主要是有无偏斜、膜性鼻中隔有无异常、鼻中隔尾端对鼻小柱的支撑力度几个方面。

鼻翼缘的评估主要是厚度、支撑力、和鼻小柱之间的关系等内容。

（三）鼻功能评估

鼻腔生理功能极为复杂，且存在着很多动态变化，其最主要作用体现在呼吸、嗅觉功能，另外还有共鸣、反射和吸收等功能，对维持生命体征发挥着极其重要的作用。外界空气需经过鼻腔处理后，才适合人体的生理需求，否则易引起下呼吸道不适。

鼻尖部与鼻部功能的发挥有关的结构有外鼻阀、鼻腔前庭和鼻小柱。外鼻阀指的是鼻孔周围结构，这些结构的异常，会直接影响鼻通气功能，在软骨软化时，翼缘支撑力不足，可能影响气流的通过；鼻腔前庭内，下外侧软骨尾侧缘所形成的嵴状突起、下外侧软骨的横向凸度、下鼻甲前端的大小、鼻中隔位置的偏曲与否都会对气流的阻力产生影响；穹隆部的狭窄与否直接与分泌物引流是否畅通相关，也可能进而影响气味；鼻小柱过宽也同样会缩窄鼻孔，影响其呼吸功能。

通过对鼻尖结构和功能关系的详细评估，有助于我们制订正确的治疗方案，在保护或改善鼻部功能的同时，获得令人满意的鼻尖外形。

四　手术计划

手术计划的制订来源于详尽的诊断，鼻尖整形术前的诊断来源于术前详尽的美学评估、解剖学评估和功能评估。手术的目的就是针对这些诊断异常或者不足进行相应的解剖学调整。

解剖决定外形，解剖也决定功能，因此，我们可以通过对外形的诊断设定手术目标，决定所需的手术方式。

既往的鼻尖诊断分型方式实际上是鼻尖部不同结构异常中一种或几种的组合，笔者认为并不科学。笔者认为，鼻尖是一个复合体结构，包括鼻小柱基底、鼻小柱、鼻尖下小叶、穹隆和外侧脚区域几部分，根据鼻尖部不同部位解剖及美学的异常分区记录重新组合，才是更为科学化、体系化的诊断方式，既有利于档案记录的提取，也有利于手术方案的制订。

根据美学评估内容，我们有很多种对应的手术技术进行调整，具体的技术也将在本章稍后详细阐述。

1. 鼻小柱基底异常　①前后方向：国人鼻小柱基底过于靠前的极为少见，多数存在鼻小柱退缩、位置偏后，解决方案为鼻小柱基底填充、鼻中隔延伸移植物、下外侧软骨内侧脚足板段的前移和基底组织与延伸移植物的缝合；②上下方向：国人鼻小柱基底点过于靠下者罕见，多数偏上，解决方案为鼻小柱基底填充和鼻中隔延伸移植物，对于少见的靠下者，手术方式包括鼻中隔尾端切除、鼻棘凿除等；③左右方向：鼻小柱基底点偏离中线的原因多为鼻中隔偏曲，尤其是尾端偏曲，治疗措施为鼻中隔尾端偏曲纠正。

2. 鼻小柱异常　①位置异常：偏斜或者偏曲，解决方案为加强内侧脚，使用内侧脚脚间缝合技术或者鼻小柱支撑移植物平衡两侧力量；②形态异常：过宽对应内侧脚靠尾侧的脚间缝合，过窄对应鼻小柱支撑移植物使用或者软组织填充，过长罕见，过短提示内侧脚与中间脚过渡区域靠后，可采用渐进的内侧脚间缝合或者使用鼻小柱支撑移植物。

3. 鼻尖下小叶异常　①长度异常：鼻尖下小叶的长度为鼻底位观鼻尖凸度的1/3左右，过长多提示与鼻小柱比例关系失调，可使用延长鼻小柱的方法纠正，过短提示鼻小柱与穹隆间距过短，可使用中间脚脚间缝合、盾形移植物或者鼻尖盖板移植物；②宽度异常：多提示中间脚处的分离角异常，可使用盾形移植物调整角度，控制其宽度；③饱满度：过于饱满者可去除部分中间脚的尾侧缘，饱满度不足时，使用下小叶移植物予以补偿。

4. 鼻尖穹隆异常　鼻尖穹隆是一对，决定了鼻尖表现点的位置。也正由于是对称的一对，其异常的内容更为复杂多变。①穹隆凸度：凸度不足可使用贯穿穹隆缝合、盖板移植物予以纠正，过凸少见，可使用穹隆部切断重叠缝合技术；②穹隆跨度异常：跨度过大显得鼻尖圆钝，可使用贯穿穹隆缝合纠正，跨度过小则可能形成鼻尖夹捏畸形，需使用穹隆后移植物纠正；③穹隆间距异常：穹隆间距过大是盒状鼻尖或者球形鼻尖的发病机制之一，可使用穹隆间缝合缩窄，穹隆间距过小则可使用帽子移植物或者盾形移植物撑开，亦可使用穹隆后移植物纠正；④穹隆不对称：以凸度正常、轮廓正常侧为基准，使用单侧穹隆凸度调整技术或使用盾形移植物控制其对称性。

5. 外侧脚异常　外侧脚的宽度、长度、凸度、与中线之间的角度和与上外侧软骨之间的关系都直接影响鼻尖区域的形态和功能。①外侧脚宽度异常：过宽国人少见，过窄可能影响鼻翼缘位置，需予以加强，使用外侧脚支撑移植物或者外侧脚盖板移植物；②外侧脚长度异常：外侧脚过长使鼻尖下移，出现长鼻和鼻尖下垂表现，行外侧脚横断重叠缝合技术纠正，外侧脚过短则需使用外侧脚支撑移植物或者外侧脚盖板移植物；③外侧脚凸度异常：过凸是形成盒状鼻尖的解剖学基础，使用头侧切除、软骨凸度控制缝合予以纠正，过凹可能影响通气，多使用外侧脚支撑移植物纠正；④与中线夹角异常：角度过大可能出现鼻尖圆钝，使用外侧脚跨越缝合纠正，角度过小可能影响鼻翼缘形态，出现鼻翼缘退缩，使用外侧脚间撑开移植物纠正。

6. 皮肤软组织异常　鼻尖皮肤过薄是术后鼻尖轮廓或移植物轮廓线显现的原因，多需补充软组织；皮肤软组织过厚的修薄则须充分重视其程度和控制出血。

7. 降鼻中隔肌异常　降鼻中隔肌过强是鼻尖下垂、长鼻复发的原因，多需对该对肌肉予以切断。

系统的诊断对应系统的治疗方案，只有做出体系化的诊断，才能制订体系化的治疗技术组合。

五　手术程序设定

鼻尖整形手术复杂多变，所涉及的变量多，每个操作之间都存在相互影响，因此，合理的手术程序是保证手术效果的基础之一。充分暴露，渐进性调整解剖结构及其相互关系，后续的调整或技术要保全已完成技术的塑形效果，才能获得鼻整形术的最佳掌控。程序化有以下优点：提高精确度；减少矫枉过正的风险；减少某一技术对已塑形区不良影响的风险；按需适度调整，更能保护结构的完整性。因此，循序原则对鼻尖整形术的掌控及预估而言至关重要。

鼻尖整形术犹如建楼，鼻小柱基底位置的定位及稳定犹如地基，所以，鼻小柱基底相关的操作必须放在首位，才能在后续操作中有一个稳定的力学支撑点。鼻小柱部分的操作紧随其后，决定了鼻尖凸度的直接支撑；外侧脚的处理对鼻尖穹隆和鼻尖下小叶影响深远，假如放在二者之后处理，必然会影响穹隆和鼻尖下小叶的定位，因此，在处理好鼻小柱内侧脚之后，应优先处理外侧脚区域；穹隆的塑形是鼻尖轮廓的基础，因此单个穹隆的塑形紧随外侧脚处理之后；穹隆和鼻尖下小叶的细化处理是鼻尖支架结构的终末，最终成形鼻尖支架。

皮肤软组织的处理应放在最后阶段，因为有时可以将鼻尖上区肥厚的软组织带蒂转移，对鼻尖穹隆或者鼻尖移植物予以覆盖，预防后期的张力性显形。

六　麻醉

鼻尖整形术可在局部麻醉或者全身麻醉下实施，但无论采用局麻还是能令患者感觉更为舒适的全麻，都推荐局部使用含有1：100000肾上腺素的局麻药予以注射。麻药注射的位置通常位于切口处和软骨表面。麻药注射的水分离作用有助于后续操作，而肾上腺素的血管收缩作用能使整个手术过程基本处于"无血手术"状态。出血控制是获得优良效果的基础，既能使视野清晰，便于观察、评估和操作，也能避免后期的纤维化和瘢痕挛缩。推荐在麻醉药注射后至少10分钟，注药区域血管收缩，药物令皮肤发白之后再开始手术。

七　切口与分离

外入路切口一般由双侧软骨下缘切口（下外侧软骨尾侧缘切口）和横过鼻小柱的切口组成。横过鼻小柱的切口有多种，有人偏好阶梯状切口，有人偏好V形切口，也有人偏好倒V形切口（Goodman切口），但无论何种切口，都是为了将切口做成折线，避免愈合后的直线瘢痕发生挛缩，导致鼻小柱的凹陷性瘢痕。因为倒V形切口既能兼顾瘢痕最小化，又因设计对称有助于指导缝合，便于观察鼻小柱形态，所以最为常用。

倒V形切口一般选择在鼻小柱最窄处，基本位于鼻小柱中段，此处内侧脚尾侧缘位于皮下，可为切口愈合提供足够的支撑，防止凹陷性瘢痕；鼻小柱侧方的切口设计在鼻小柱皮肤皱褶头侧2mm处；外侧脚尾侧缘切口多设计在软骨缘尾侧1mm处（图66-180）。

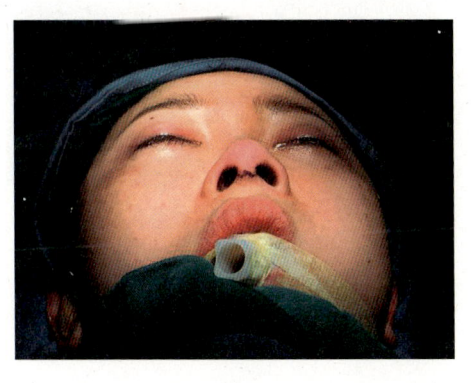
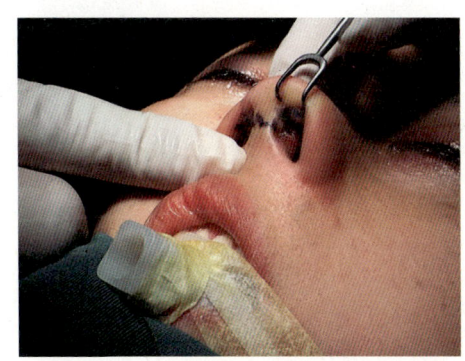

A　　　　　　　　　　　　　　　　B

图66-180　鼻小柱横切口及软骨尾侧缘切口

1. 切口的切开　左手持10mm双齿拉钩，将鼻小柱皮肤绷紧，右手持刀，小指或无名指位于上唇进行对抗，注意刀刃与皮肤垂直，仅切透皮肤，不可过深，以防损伤内侧脚，尤其是两侧的短切口。鼻小柱两侧的下外侧软骨内侧脚尾侧缘切口：通过宽双齿拉钩方向的旋转，该切口比较容易显露，浅浅切开，以免损伤下外侧软骨内侧脚。下外侧软骨外侧脚下缘切口的切开：使用

8~12mm双齿拉钩拉开鼻翼缘，中指顶住鼻尖部外侧脚区域，下外侧软骨的尾侧缘轮廓即清晰可见，切开不可过深，避免过度损伤。

2. 鼻小柱皮瓣的掀起　使用锐利的剪刀，从右侧鼻小柱侧方切口轻轻刺入，向头侧轻压，感受鼻翼软骨尾侧缘，注意勿伤及软骨，撑开剪刀，将切口扩开；同样的操作在左侧鼻小柱侧方切口实施。剪刀从右侧切口进入，经过内侧脚间区域，与对侧切口贯通。再在左侧用另一把剪刀进入该隧道，向上抬起，可将鼻小柱横切口适度分离，有时可见明显的鼻小柱动脉，使用双极电凝止血后，将鼻小柱横切口剪开，形成鼻小柱皮瓣。

3. 下外侧软骨的分离、暴露　用3~5mm的双齿拉钩拉起鼻小柱皮瓣，在软骨膜表面分离内侧脚和中间脚，在下外侧软骨外侧脚软骨膜表面向头侧、外侧探入，推开软组织，显露鼻翼软骨外侧脚，再将外侧脚尾侧缘切口处的软组织粘连剪开；在软骨膜表面分离，不但能减少血管损伤，避免过多的出血，还可将穹隆间韧带、脚间韧带等软组织连接打开，使鼻翼软骨在该区域获得充分的松解。

4. 上外侧软骨的显露　助手使用双头拉钩向头侧牵拉皮瓣，术者左手用软骨镊牵拉右鼻翼软骨外侧脚尾侧部分，继续用剪刀小心地在外侧脚头侧卷轴区沿软骨膜表面分离，剪开与SMAS层连接的卷轴区垂直韧带，暴露上外侧软骨尾端，同样暴露左侧；在中线部位，剪开软组织，暴露鼻尖上区域的薄弱三角，用棉签推动软组织，进入鼻中隔背侧区。

5. 鼻中隔尾端的暴露　双头拉钩向头侧牵拉皮瓣，助手和术者各持一把软骨镊，夹持双侧下外侧软骨的中间脚区域，向前下方提拉，用剪刀剪开脚间韧带，向后分离直达鼻棘，向头侧剪开膜性鼻中隔，使用剪刀尖端碰触的方式感知鼻中隔尾端，继续使用锐性剪开技术，暴露鼻中隔尾端的前、中、后角，在鼻中隔尾端两侧黏膜下继续剪开2~3mm，完全暴露鼻中隔的尾侧端，充分止血。

6. 在鼻中隔前角后方1cm处，使用15T刀片或者D形刀切开黏软骨膜，达鼻中隔软骨表面，在此层次向头侧和后侧分离，如有必要，亦可同样分离对侧（图66-181～图66-184）。

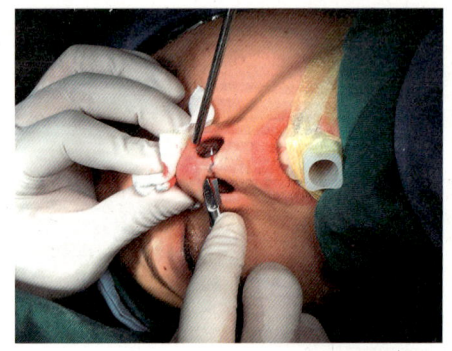

图66-181　鼻小柱皮瓣分离

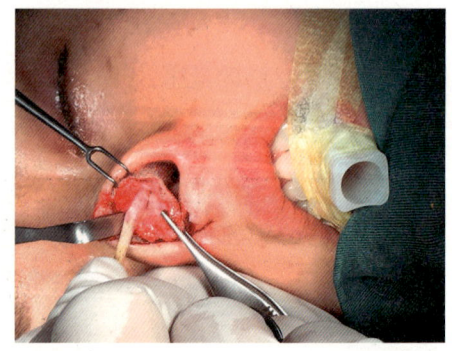

图66-182　分离外侧脚

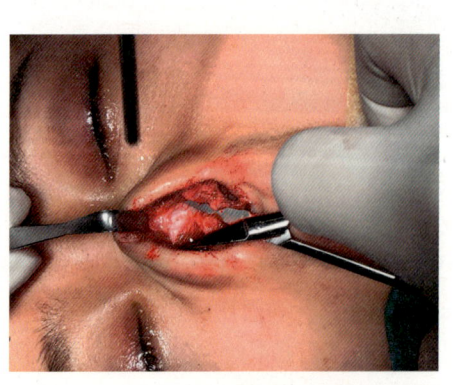

图66-183　显露软骨鼻背

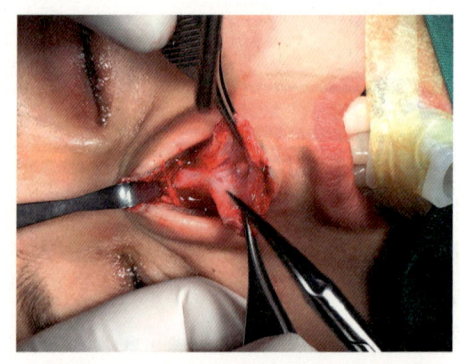

图66-184　鼻中隔尾端的显露

八　鼻小柱及其基底的定位与稳定

鼻小柱及其基底的定位与稳定是鼻尖整形术的基础。在鼻部支架结构显露之后，通过对局部解剖结构的再次评估，确定鼻小柱基底的位置，根据合适的鼻小柱-上唇角大小调整鼻小柱的位置和形态。

调整鼻小柱基底位置的方法主要是对鼻中隔尾端的形态结构进行处理，所涉及的临床技术包括尾端切除（国人极少应用）、鼻中隔延伸移植物、内侧脚足板部的缝合。

尾端切除技术主要应用于鼻小柱位置偏下、出现悬垂时的纠正。可根据具体情况选择切除鼻中隔软骨尾端的前角、中角或后角。因临床应用极少，不做详细描述。

鼻中隔延伸移植物是国人鼻整形术中应用最为广泛的技术，因为该移植物不直接与皮肤软组织接触，极少会出现移植物显形等并发症，属于隐形移植物，使用限制相对较少。Byrd将其分为三种类型：第一种与撑开移植物类似，但长度进一步向下延伸，并在尾端增宽，向前方突起，形成一个"曲棍球棒样外观"，其增宽的起始位置是鼻尖上转折的位置，角度大小可根据皮肤厚度调整，一般为45°～60°；转折上方应足够长以担负其足够的力量，这种移植物在起到撑开移植物的作用的同时，延长了鼻中隔的尾端，一般称为延伸型鼻中隔撑开移植物（extended spreader grafts）。Byrd使用的是双侧。笔者的使用的经验是：当有充足的软骨可以提供时，使用双侧的，更有利于鼻中隔中线的维持，但应注意双侧力量的调整；否则使用单侧，必要时另一侧以小片软骨加强。但有时须与鼻小柱支撑移植物联合使用，形成新的稳定的鼻中隔尾端。第二种是一对板条形移植物，成对角状穿过鼻中隔L形支架的尾侧缘-鼻背连接处，伸入鼻尖小叶复合体中。其作用弱于第一种类型，但在软骨量不足时亦可以使用，称为鼻中隔板条形移植物（septal batten grafts）。第三种是直接附着于鼻中隔前角下缘起到延长作用的软骨片。Toriumi称之为鼻中隔尾端延伸移植物（caudal extension grafts）。它有时兼具鼻小柱支撑移植的作用，还可用于纠正鼻小柱退缩和鼻唇角过小。使用时注意保持鼻中隔始终应位于正中线上（图66-185）。

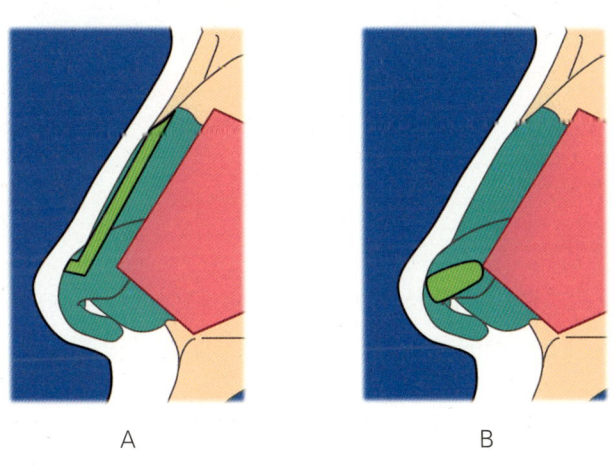

图66-185　鼻中隔延伸移植物

临床上，有时我们需要在鼻中隔后角使用一对小的软骨片，下推鼻小柱基底，笔者称之为后角延伸移植物。

鼻中隔软骨虽然是此移植物的最佳来源，具有足够的强度，近位移植，容易成活，但国人中隔软骨量不足，切取后可能会影响支架的稳定性。也可用耳软骨和肋软骨来替代，但耳软骨的强度相对不足，使用时要使凹面相对，缝合固定；肋软骨偏硬，易扭曲变形，需注意预防。

上颌前移植物向前下方推挤鼻小柱基底，作用直接有效，但可能会影响患者表情，笔者并不做推荐。

新的鼻中隔尾端形成后，鼻小柱基底上下方向的定位基本完成。为了在前后方向上对鼻小柱基底进行重新定位，需将下外侧软骨内侧脚尽力前拉，直至鼻小柱基底位于经上唇游离缘的垂直平面，先用长针头固定，再使用5-0 PDS缝线将内侧脚足板部与前述操作形成鼻中隔尾端缝合。注意左右力量的对称，预防术后鼻小柱基底左右方向上的不对称或偏曲。

使用何种移植物并不重要，重要的是形成新的稳定居中的鼻中隔尾端形态。

鼻小柱基底定位和稳定之后，重新评估内侧脚的位置、形态和支撑力。如果双侧不对称，可能需要进行内侧脚的加强，使用内侧脚脚间缝合或鼻小柱支撑移植物，有时亦可使用软骨片对薄弱的内侧脚分开进行加强。

在下外侧软骨的发育和力量尚可时，尽可能采用缝合技术。使用5-0 PDS缝线将双侧内侧脚缝合于一起，注意位置多在内侧脚中段，缝线打结后，线圈内组织多数应为内侧脚头侧部分，但在鼻小柱过宽时，可将缝线置于更靠尾端的位置。

鼻小柱支撑移植物的作用是加强内侧脚力量，平衡双侧力量的不对称。根据与鼻棘相接与否分为固定型和飘浮型，前者力量强，但术后鼻尖偏硬，后者术后弹性略好。注意无论是哪种类型，移植物前端不得超过穹隆部，否则术后移植物末端与皮肤软组织接触易显形。该移植物最佳材料是鼻中隔软骨，亦可使用其他软骨替代，但应注意软骨特性及弯曲变形的影响（图66-186）。

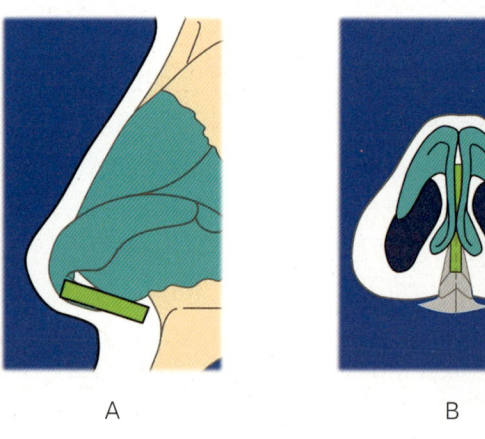

图66-186　鼻小柱支撑移植物

九　外侧脚及卷轴区手术

鼻小柱及其基底定位与稳定后，手术的重点转向外侧脚区域。外侧脚与上外侧软骨尾侧缘的连接部位卷轴区是提供鼻尖支撑力的重要部分，对国人而言，也是鼻延长手术的重点处理部位。外侧脚的尺寸及形态同样也是鼻尖整形术的重中之重。

卷轴区是外侧脚与上外侧软骨的连接部分，有卷轴区水平韧带和垂直韧带存在，其中垂直韧带将支架与皮肤软组织固定，在手术分离过程中已被分开离断，水平韧带则限制了外侧脚与上外侧软骨之间的移动，其分离或者外侧脚头侧部分切开或切除是松解该区域，使外侧脚获得更大活动的操作。笔者推荐进行韧带松解或将外侧脚头侧部分与尾侧部分切开但不去除，外侧脚头侧切除只在需要较大程度改善盒装鼻尖、球状鼻尖时采用。

头侧切除时应注意软骨保留6mm以上的宽度，以避免过度损害鼻尖支撑力。头侧切除的作用：①缩小外侧脚区域的体积；②增加外侧脚活动度；③缩窄鼻尖。但同时它的副作用也同样明显，减弱外侧脚支撑力，降低鼻尖突度，术后瘢痕挛缩可能影响鼻翼缘形态。因此，应有严格的手术适应证才能切除。

外侧脚凸度异常的纠正主要是使用凸度控制缝合。外侧脚凸度控制缝合可缩小鼻尖体积，改善鼻头肥大。外侧脚凸度控制缝合是一个在外侧脚上的水平褥式缝合。外侧脚的凸度由缝线的拉紧程度所控制，根据位置、方向和缝线拉紧的程度不同，可能出现其他的改变。如果仅简单拉直外侧脚，缝线只会产生轻度的鼻尖前突和穹隆的尾向旋转。明显拉紧缝线可能导致外侧脚凹陷，进一步减少外瓣开放程度，甚至可能会影响鼻的功能。所以，缝合时注意不可打结过紧，以免引起呼吸问题。如果缝合后使外侧脚基本处于平面状态，则可以延长外侧脚，使外侧脚向尾侧旋转，有轻度延长鼻尖和抬高鼻尖（假如内侧脚已获得良好的支撑）的作用（图66-187）。

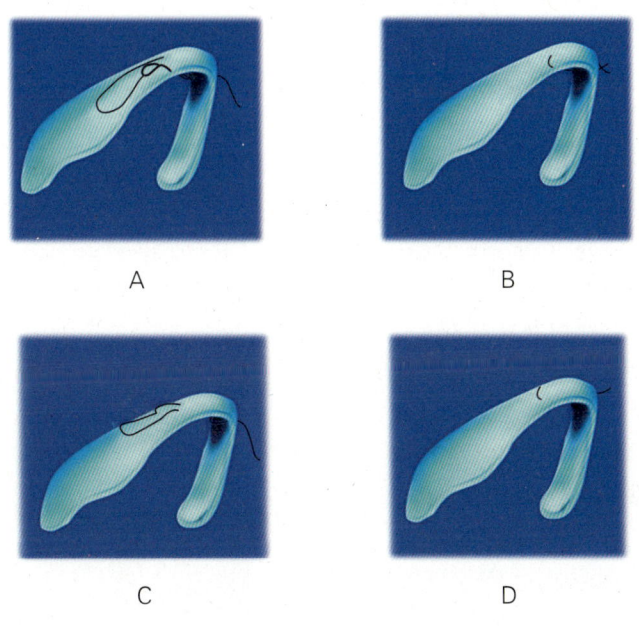

图66-187　外侧脚凸度控制缝合

当外侧脚过短、过薄、过弱时，需要对外侧脚整体进行加强，通常使用的移植物是外侧脚撑开移植物或外侧脚盖板移植物。使用外侧脚盖板移植物对鼻翼软骨外侧脚进行加强或者重建时，将一片状软骨移植物置于外侧脚表面，矫正因完整的软骨变形而出现的不规则轮廓。此类移植物既可用于加强力量，改善外形，也可用于改善外鼻阀的功能。移植材料一般采用鼻中隔软骨和肋软骨，耳软骨有时也可以使用。应当注意的是：移植物置于外侧脚浅面可能会在前部末端和边缘看到"台阶"样外观。因此，必须将移植物的边缘做成斜面，避免此现象出现（图66-188）。

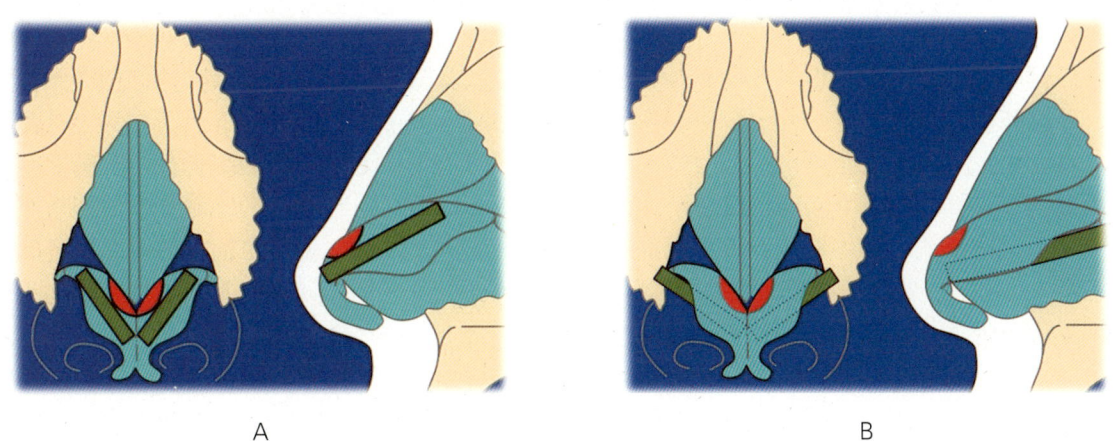

图66-188　外侧脚盖板移植物和外侧脚支撑移植物

外侧脚支撑移植物是将一个长条形的软骨放置在鼻翼软骨外侧脚下方和前庭皮肤之间的组织间隙内，通过缝合将其固定在外侧脚上以加强和支撑外侧脚，主要用来矫正鼻翼退缩、鼻翼环塌陷以及外侧脚的凸出、凹陷和异位等。移植物的外侧末端通常被放置在梨状孔边缘浅面以避免移植物向中移位。潜行的外侧组织间隙应在鼻翼沟下方以避免移植物外端显形，此间隙越靠下方，鼻翼环的下端越易被移位。此移植物的最佳材料是鼻中隔软骨，对于中隔软骨已被使用或者量过少的患者，也可用肋软骨替代。耳软骨因强度不足，难以胜任这种移植物的要求。

外侧脚与中线夹角过大时，可使用外侧脚跨越缝合予以纠正，改善鼻尖宽大。

外侧脚跨越缝合是一置于穹隆头侧、外侧脚内侧的水平褥式缝合，通常置于一侧外侧脚的中1/3处，横跨鼻背尾侧到对侧外侧脚，结被打在鼻背正中位置上方。环状缝合虽然简单，但可能会撕裂软骨，或者着力点过于集中，有时会引起外侧脚变形，不推荐使用。为避免打结张力过度，可用一无齿镊控制。缝合的结果是鼻延长、穹隆间距缩窄（鼻尖缩小）和鼻翼沟内移。缝合越靠近穹隆的前方，对穹隆间距的作用越大，鼻延长作用越小，鼻翼沟内移较少，鼻孔外露概率较小。缝合越靠近头侧，鼻延长作用越大，穹隆间距影响较小，鼻翼沟内移较多，鼻孔出现外露概率越大（图66-189）。

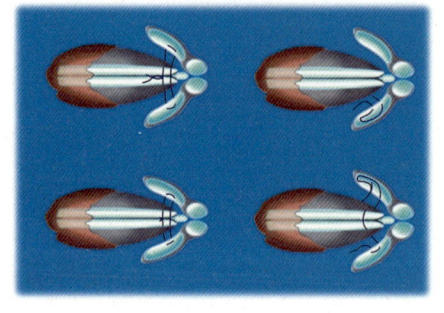 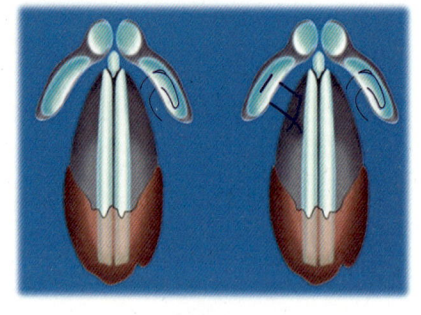

A　　　　　　　　　　　　B

图66-189　外侧脚跨越缝合和外侧脚-上外侧软骨间缝合

如果是单侧出现该角度过大，则使用外侧脚-鼻中隔间缝合。将外侧脚头侧与上外侧软骨尾端之间进行缝合，可以缩窄鼻尖，下推或上移鼻翼软骨，使鼻尖向尾侧或头侧旋转，其作用与缝线连接的位置不同相关。如果将上外侧的外侧脚与内下侧的侧鼻软骨缝合，则可明显缩窄并轻度延长鼻尖，同时使鼻尖向尾侧旋转。注意缝线的结不可打得过紧，否则易出现夹捏畸形。

外侧脚与中线夹角过小，易出现鼻翼缘退缩及夹捏畸形，多使用外侧脚撑开移植物予以纠正。外侧脚撑开移植物是一种长条状移植物，在外侧脚间形成一个桥梁连接，其尾端置于外侧脚和前庭皮肤之间的皮下组织间隙内，缝合固定在外侧脚上。该移植物通过控制两侧外侧脚之间的距离和提供外侧脚支撑力以矫正或预防继发的鼻尖夹捏畸形，并通过矫正外侧脚的塌陷来改善内、外鼻阀的功能。具体形状和大小根据畸形的严重程度来调整。移植物植入时需要一定的技巧，通常先在软骨最塌陷处或回缩处游离前庭面软组织，用一个针头从软骨和皮肤穿过，达到既定位置后固定缝合。移植物不宜过大，否则会导致鼻尖上区突出。材料多用中隔软骨，但亦可用三角形或者梯形的耳软骨替代，相对于长条形的中隔软骨而言，操作上更容易控制（图66-190）。

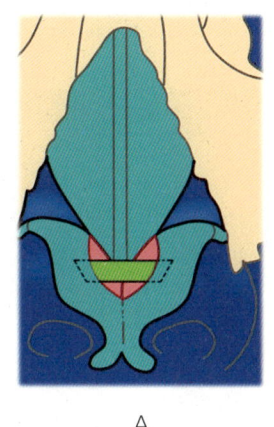 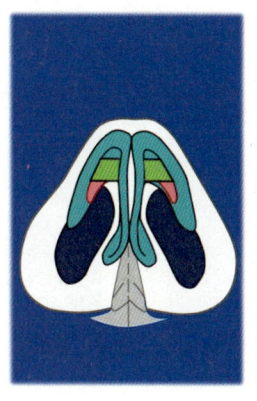

图 66-190　外侧脚撑开移植物

十　穹隆部处理

下外侧软骨穹隆部由中间脚形成,是外部鼻尖表现点的解剖学基础。国人下外侧软骨中间脚部分薄弱、窄而扭曲较为常见,无明显的内侧膝和外侧膝,但国人皮肤软组织较为发达,部分弥补了软骨支撑力的不足。

临床上需要解决的穹隆部问题一般是凸度、跨度、穹隆间距等几个方面。

穹隆突出不足可使用中间脚缝合结合鼻小柱支撑移植物或者贯穿穹隆缝合解决;跨度过大可使用贯穿穹隆缝合缩窄,形成轮廓清晰的鼻尖穹隆;国人穹隆间距很少发生过小,绝大多数是穹隆间距过大,使用穹隆间缝合技术可以解决。

中间脚缝合可为左右方向水平的水平褥式,也可是一个方向是前后的水平褥式缝合,一般选择5-0 PDS缝线,缝合线结置于中央。与内侧脚缝合相比,这一缝合结果引起更明显的穹隆间距减少,增加鼻尖下小叶体积和鼻尖前突,但可能导致鼻小柱的缩窄。通常将其与鼻小柱支撑移植物缝合在一起,既可以增加支撑力,又能防止鼻小柱缩窄。

穹隆贯穿缝合是横跨穹隆弯曲弧度的前方和前庭线的水平褥式缝合。一般使用5-0 PDS缝线进行缝合。穹隆弯曲弧度增宽是贯穿缝合的指征。缝合时,需要注意内侧脚和外侧脚是在不同的头尾平面上,缝合的位置会进一步影响外侧脚的位置。当缝合位于穹隆尾侧时,会出现外侧脚尾部的旋转。当缝合位于穹隆头侧时,会出现外侧脚的头向旋转。缝合完成后,同一软骨的内外侧脚被拉近。如果内侧脚已得到充分的支撑,结果会出现鼻尖缩窄,小叶体积增加,鼻尖突出增加和穹隆间距减小,外侧脚凸度变小、内移。如果鼻翼软骨的中央膝状弯曲部支撑不足,该部位会出现凹陷,需使用盾形移植物加强。穹隆贯穿缝合是鼻整形中最常见的缝合方法,其作用不单纯是缩窄鼻尖,还能够轻度抬高鼻尖,但是应该注意的是,有可能导致术后软三角区的畸形,出现鼻孔外露。穹隆贯穿缝合过紧,可能会影响鼻腔分泌物的引流,引发异味,亦可能导致通气障碍,需引起足够重视。

穹隆间缝合指的是穹隆之间的"8"字形或简单的环状缝合。一般来说,当穹隆弯曲的弧度较理想,但两侧分开较多时,可采用这一缝合方法纠正。当结被打上时,穹隆被拉拢,鼻尖被收窄,小叶的长度和体积可能增加。注意:是结被打上,不是收紧。线圈的长度决定了术后的穹隆间距。与穹隆贯穿缝合相比,这种缝合方法拉拢穹隆的程度更大,但对穹隆缩窄的作用较小。缝线的位置不同,结果会有很大不同。沿着穹隆的头部边缘缝合,外侧脚会轻微地向头侧中央移动,术后的外观表现为鼻翼沟的内收和加深,鼻尖缩窄较明显;在穹隆的中央部缝合时不会伴有外侧脚的旋转,仅拉拢穹隆间距,术后外观主要是鼻尖表现点间距的缩短;沿着穹隆的尾侧缘缝合时,外侧脚会向尾部旋转,术后外观表现为鼻翼沟外扩、变浅,鼻翼缘的下推;缝线放置于穹隆内侧面时，会减小外侧脚的凸度，并缩小穹隆弯曲的弧度，轻度抬高鼻尖（图66-191）。

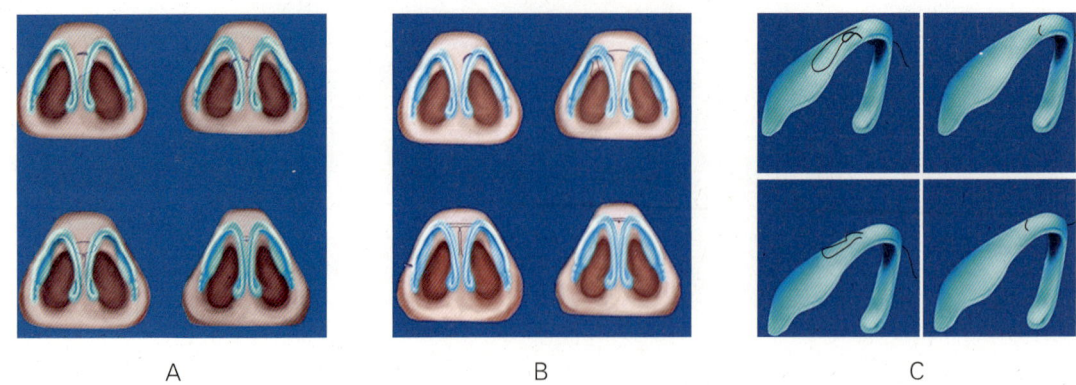

图66-191　中间脚缝合、穹隆间缝合和穹隆贯穿缝合

十一　鼻尖移植物

在前述操作完成后，评估鼻尖形态，然后处理鼻背。一个恰当的鼻背手术完成后，需再次评估鼻尖的位置、凸度、旋转度和轮廓，假如仍存在部分不足之处，可考虑使用鼻尖移植物来进行细化。但鼻尖移植物直接与皮肤接触，无论使用何种材料，都会对皮肤软组织产生压迫，与皮肤软组织之间的相互作用导致后期软组织变薄，移植物轮廓显形，因此，应尽可能避免使用此类移植物，少量的凸度不足可使用软组织填充予以纠正。

临床上最为常用的鼻尖移植物包括帽状移植物、盾形移植物和鼻尖盖板移植物，使用材料多数为自体软骨（包括耳软骨、鼻中隔软骨和肋软骨）。如前所述，无论何种材料做移植物，都应在移植物固定好位置之后，覆盖一层软组织，尽最大努力避免移植物显形。

盾形移植物是由Sheen设计的放置在鼻尖下小叶区的一类移植物，由于形如古代武士使用的盾牌而得名。Johnson和Juri对此类移植物进行了改良，形成了现在的使用方法。事实上，盾形移植物的形状并不统一，可长可短，可宽可窄，可单层亦可多层。其顶端的宽度依据所期望的鼻尖表现点之间的距离而定；长度则依据使用的目的而定。如果为了突出鼻尖，应使用较长的移植物，如果为了增加鼻尖下小叶的丰满度，则使用较短的移植物。多层盾形移植物可增加鼻长度。笔者在增加鼻尖凸度的病例中，为了防止移植物向头侧移位，在鼻尖穹隆表面加用一块小的软骨作为衬垫来增加其稳定性。移植物的边缘需要被打薄或轻度压碎使之更柔软，更不明显，多数还在表面覆盖一块软组织来柔化边缘，避免显形。

帽状移植物是放在解剖穹隆之间的小移植物。此类移植物主要用于修正、柔化和充填那些皮肤较薄的患者鼻尖处的裂隙，另外也可少许提升鼻尖的凸度，偶尔改善鼻尖下小叶处外观。其最好的来源是下外侧软骨头侧切除所得到的边角料，中隔软骨、耳软骨或肋软骨也可以应用，但应注意将其压碎后使用，避免棱角的出现。

鼻尖盖板移植物是一单层或多层的软骨片，被放置于穹隆表面，可以少量提升鼻尖凸度，加强鼻尖，但无法替代下外侧软骨自身的作用及外形，主要是用于掩饰鼻尖的不规则外观。移植物的边缘必须被做成斜面或压碎以防止术后显形。此类鼻尖移植物的材料多选用耳甲软骨，形状多为椭圆形，使用时应注意充分利用耳甲的固有曲度，并使耳甲的后表面对着皮肤，利用其后表面的一层软骨膜作良好的衬垫。当将鼻尖盖板移植物向两侧延伸，跨过软三角区域后，其作用将发生明显改变，可纠正软三角区和鼻翼缘的退缩（图66-192）。

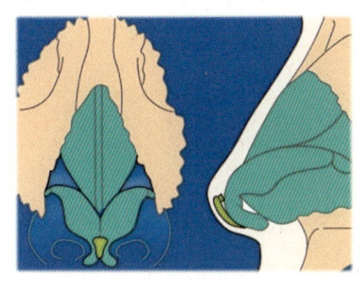 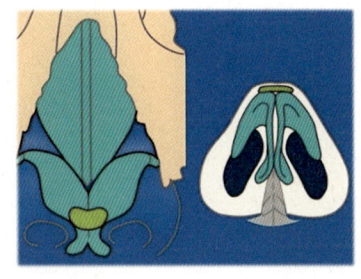 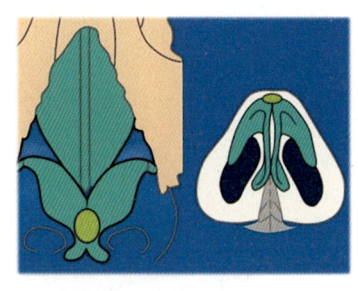

A　　　　　　　　　　　B　　　　　　　　　　　C

图 66-192　盾形移植物、鼻尖盖板移植物和帽状移植物

十二　切口关闭、包扎固定及术后处理

切口关闭和包扎固定看似简单，但对鼻整形而言有着不可取代的作用，如果做得不好或者不到位，会直接影响手术效果，一定要谨慎对待。

切口关闭不仅仅是将切口缝合，使切口两侧的组织对位愈合，还可以调整使其他内部组织错位愈合，调整鼻孔形状，调整鼻孔边缘的圆润度。因此，按顺序关闭切口是必要的。切口关闭的第一针始于倒 V 的尖端，一般使用 5-0 的薇乔线进行埋入式皮下缝合。此针在其他缝合未完成时承受着最大的张力，因此应注意打结时让助手将鼻尖皮肤下推，以免撕裂组织。然后用 5-0 的薇乔线缝合鼻小柱皮瓣的两侧远端。第三步是缝合外侧脚处的软骨下缘切口，推荐使用 13mm 长的 1/2 弧圆针，易于操作，在缝合打结时，观察鼻翼和鼻尖连接处的变化，可以明显看到鼻翼沟的成形。一般每侧须缝合 3~4 针，在穹隆顶处的缝合注意不可打结过紧，以免破坏软三角区的形态。鼻小柱横切口的皮肤缝合推荐使用 6-0 的 Prolene 缝线，可使瘢痕最小化。

缝合完毕之后，局部清洗、消毒，进行包扎固定。术后的固定有助于消肿，外形定型，保护刚刚手术好的鼻子。但包扎永远无法替代精准的手术操作，不要期望利用包扎技术获得长久满意的手术效果。

手术后使用纸胶布压迫包扎有助于皮肤软组织的帖附，消灭无效腔。外用热塑夹板固定塑形（图 66-193）。

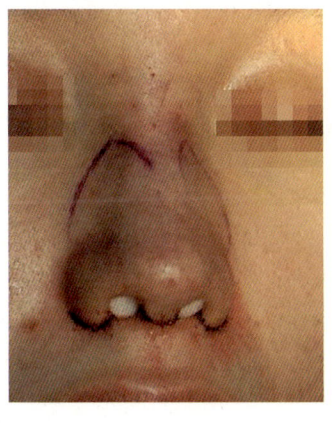 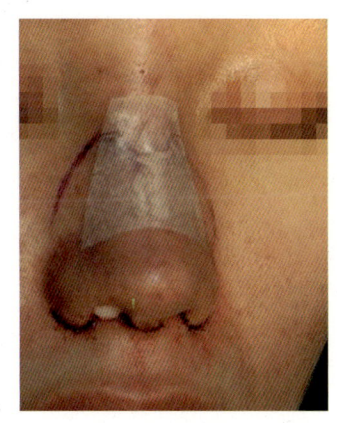

A　　　　　　　　　　　B

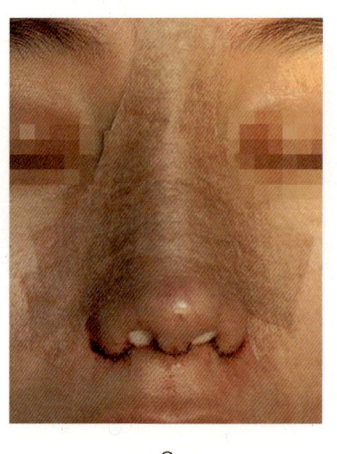 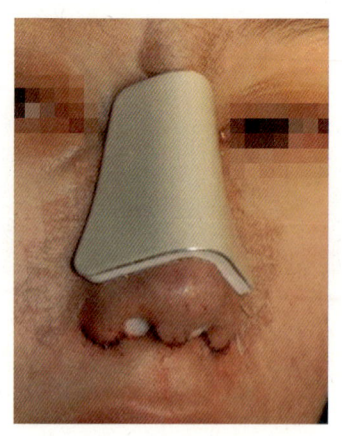

| C | D |

图66-193 鼻整形术后的包扎固定

引流的放置与否应根据手术出血情况而定，多数不需放置引流，但在行软组织修薄或者截骨术后，推荐使用细管负压引流，减少积血、积液，促进愈合。如果放置引流，应在术后48小时内予以去除。

鼻腔内夹板或者填塞根据医师习惯和实际情况而定。如有填塞，可于24小时后拔除。

术后可予以抗生素抗感染，止血药物和消肿药物亦可视情况使用，术后7天拆线，并嘱患者于术后1个月、3个月、半年、1年和2年及时复诊。

十三　常见并发症

鼻尖整形术处理不当、患者自身愈合能力差异等原因可能会引发一些并发症，包括功能方面的和美学方面的。

（一）通气不畅

可能与鼻中隔延伸移植物的大小、位置相关，也可能与存在原发鼻中隔偏曲、下鼻甲肥大、鼻腔黏膜疾病等情况相关，贯穿穹隆缝合的位置、力量不当导致穹隆过窄、鼻小柱过于宽大、鼻孔周边组织支撑力薄弱等也可能引起通气不畅。

鼻整形手术不仅仅是外形的整复，鼻腔内结构和表面形态也必须引起足够关注。鼻腔内整形是维持或改善鼻通气功能的关键。

（二）嗅觉异常

包括嗅觉减退或丧失、过于灵敏和嗅觉错位。可能与原发疾病相关，也可能是手术损伤了嗅区或者鼻通气异常导致气流无法到达嗅区。一般可于6个月后逐渐恢复，但也有患者终身无改变，应引起注意。

鼻尖整形术后的异味，可能与鼻腔分泌物引流不畅、细菌滋生有关。

（三）感染

鼻腔和外界连通，有鼻毛存在和黏液分泌，因此完全的无菌基本做不到。鼻腔切口属于Ⅱ类切口，术前准备不充分，比如鼻毛修剪不合格、消毒不充分，都是感染的诱因；鼻整形术中可能会使用异物或者移植物，也是感染产生的原因。因此，严格消毒规范，术中注意再次消毒，术后使用合理的抗生素，才能最大限度避免感染的发生。

(四) 出血

手术中出血会遮蔽视野，影响手术操作时评估的精确性；术后出血或者血肿会导致移植物移位，肿胀过度，恢复缓慢；出血也是感染的诱发因素之一。操作中沿正确的分离层次，避免出血的发生，如有出血，及时彻底止血，术后根据情况放置引流，都是应对出血的措施。如术后有严重的出血导致血肿，及时清除血肿也许是唯一的正确选择。

(五) 瘢痕增生

鼻尖部皮肤软组织较厚，容易出现瘢痕增生，尤其易发生于鼻尖上区，导致"鹦鹉嘴样"畸形。围手术期的出血、术中组织损伤过度、软组织修剪、遗留无效腔等情况也是出现瘢痕增生的原因。所以，应严格控制出血，减少组织损伤，消灭无效腔，促进组织间贴附，是避免瘢痕增生必要的预防措施。在术后早期，及时合理应用曲安奈德等激素可促进瘢痕成熟和抑制瘢痕增生。

(六) 鼻尖、鼻小柱偏斜，鼻孔不对称

鼻整形术后的美学并发症常见的有鼻尖、鼻小柱偏斜，鼻孔不对称。其发生原因如下：①术前结构不对称；②术中未注意结构力量的平衡；③术中移植物固定不确实，未置于中线；④术后鼻腔内夹板使用不规范，填塞不对称；⑤术后血肿、感染的发生导致移植物不均匀吸收等。

注意术前评估，术中保持左右两侧力量平衡，术后预防出血、感染，正确使用鼻内夹板和填塞技术，具备预防重于治疗的思维，是避免此类并发症发生的基础。

(七) 鼻尖凸度不足

术后早期的鼻尖凸度不足多与术中评估不详尽、采用的手术方式不合适相关，而术后远期的鼻尖凸度不足可能与移植物的吸收、之间力量减弱、皮肤软组织张力过大有关。为了预防这种情况出现，详尽的术前术中评估、合理的技术采用、预防性鼻尖过凸1~2mm、不做过于夸张的鼻外形是解决问题的根本之道。

(八) 鼻尖移植物显形

事实上，除非仅使用不和皮肤软组织直接接触的隐形移植物或者用软组织做鼻尖移植物，其他无论使用假体还是任何类软骨（耳软骨、鼻中隔软骨和肋软骨），术后远期都存在显形的可能。国人鼻尖整形术的最常见目的是增加凸度、增加长度，实现这些手术目标，必然对软组织产生压迫。在张力情况下，软组织萎缩是出现显形问题的最重要原因，而局部不规则显形与移植物雕刻不佳、固定不确实有关。

(九) 鼻尖上下方向的位置异常

上下方向的位置异常主要是指鼻长度的异常。产生的原因可能有：①皮肤软组织弹性限制，先天的皮肤厚、紧或者挛缩鼻纠正时较为常见；②皮肤回缩不彻底或者长鼻较严重；③支架结构长度不准确；④瘢痕增生。应针对原因制订相应的措施进行预防。

(十) 鼻翼缘位置异常

鼻翼缘位置异常与下外侧软骨发育不佳，位置异常，术中操作时外侧脚过度切除、过度内移、缝合时打结过紧，术后瘢痕挛缩等因素相关，只有了解了影响鼻翼缘位置的病因，才能对因治疗。

（十一）其他

鼻尖整形是效果最难控制的整形手术，围手术期任何的评估不仔细，操作不正确、不到位，术后护理不规范，回访不及时，都可能导致不可预知的并发症出现，因此，"战战兢兢，如履薄冰"地对待所有手术、体系化地评估、制订正确的手术方式、按照合理的程序操作、科学规范地进行术后管控，才能减少并发症的发生。

（牛永敢）

第十六节　鼻尖小叶美学再造

鼻尖小叶又称鼻尖腹部，主要和下外侧软骨穹隆部下边缘形态有关，其大小和中隔尾部下降程度成正比。鼻尖小叶的存在与鼻形美感有十分密切的关系。鼻尖小叶的适当存在是男女"智慧鼻尖"的标志，鼻尖小叶的过度存在就构成了鹰钩鼻畸形。美丽的鼻尖小叶需要美学再造（图66-194），而过度存在构成鹰钩鼻畸形需要进行矫正手术。

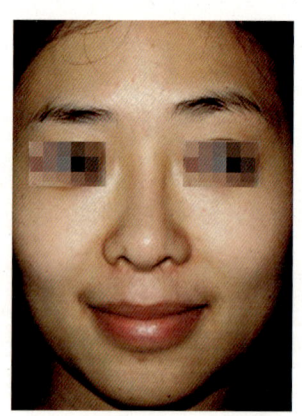

图 66-194　再造鼻尖小叶的女青年

鼻尖小叶的再造可以通过下列几种手术进行：

1. L形隆鼻假体种植，在L形假体鼻尖部分制成半球形，种植于双侧下外侧软骨穹隆之间。
2. 自体真皮或脱细胞异体真皮移植加L形假体种植。
3. 单纯性自体真皮移植或脱细胞异体真皮鼻尖移植于双侧下外侧软骨穹隆区。
4. 耳甲腔软骨移植于鼻尖。采取耳甲腔椭圆形软骨1～2片，直径8～10mm，边缘削薄，种植于鼻尖区，并和下外侧软骨穹隆部做适当固定。根据需要耳夹腔软骨可以选择一片移植即可达到小叶再造的目的，有时需要两片重叠移植。手术者应注意耳夹腔软骨的边缘削成坡形，以防术后移植的耳夹腔软骨在鼻尖形成移植软骨边缘。
5. 下外侧软骨穹隆部上部缝合或在鼻中隔区下降缝合，使鼻尖下降。
6. 鼻小柱区盾牌软骨或伞形软骨移植。多半取自鼻中隔软骨，种植于鼻尖和鼻小柱区域。

（王炜）

第十七节　短鼻及其延长整形

短鼻（short nose）俗称"朝天鼻"，是东方人常见的一种美容缺陷或畸形，也是鼻美容整形修复中最为棘手的一种畸形。典型的短鼻常涉及皮肤、骨架及其内面衬里的短缺，成功的手术常能使患者鼻形甚至面貌都得到显著的改观。需要强调的是，我们说的短鼻在东方人常常指鼻中线上的短缩，鼻翼短缩不在本节讨论范畴内。

一　病因

1. 人种因素　不同人种鼻长度不同，短鼻在东方人及非洲人种中是相当常见的，因此，除非严重的短鼻，一般短鼻我们也可能并不作为一种畸形来看待。东方人相较于西方人鼻部软骨薄而软，甚至发育不良，鼻尾短宽，故常呈现鼻梁塌陷、鼻尖上翘、鼻尖柔软塌陷，从美学来说可能是一种缺陷。

2. 创伤　对西方人来说，短鼻的常见病因是创伤。鼻部正面冲击力致使鼻骨骨折塌陷，中隔软骨也可能碎裂、感染坏死、弯曲塌陷，侧鼻软骨失去支撑使鼻尖上翘，疤痕的收缩可能加重短鼻形成。同时还可能表现为鼻翼软骨外扩、鼻尖塌陷变宽或左右不对称。

3. 医源性　不成功的鼻整形手术如鼻中隔软骨切取过多致使脆弱的鼻背支撑软骨塌陷，侧鼻软骨下陷带动鼻尖上翘。反复鼻整形导致的疤痕挛缩也可能成为病因之一。

4. 可卡因　长期吸食可卡因的人中有4.8%的人可能出现鼻中隔穿孔。可卡因是一种强烈的血管收缩剂，可引起局限性鼻黏膜炎，导致鼻黏膜干燥、结痂、出血，软骨膜坏死继而软骨暴露坏死，慢慢地出现中隔软骨成块破坏，进而鼻背坍塌，鼻尖上翘。

5. 感染　一些感染性疾病也可引起类似病理改变，一个不明原因的鼻中隔血肿可能引起感染，导致鼻骨架结构坍塌，鼻硬结病、梅毒、麻风病也是较罕见的病因。Wegener肉芽肿病是一种自体免疫性疾病，可引起脉管炎，可致鼻中隔糜烂破坏。

6. 肿瘤　如嗅神经母细胞瘤、内翻乳头状瘤、鳞状细胞癌都可导致短鼻畸形。血管中心性免疫增生性疾病是另一类损伤，如多形网状细胞瘤、淋巴瘤样肉芽肿、假性淋巴瘤、破坏性中线肉芽肿等都可导致短鼻畸形。

7. Binder综合征　这是一种上颌骨发育不良的先天性畸形，上颌骨前后径短缩、鼻突缺如，但咬合关系（occlusion）正常或接近正常，可有家族性，并可能有某些种族高发倾向。这种畸形不仅是美学上的缺陷，也对鼻的功能造成一定影响，低矮的鼻梁、鼻孔限制了通过鼻腔的气流。

二　病理生理

鼻腔具有加温和湿润吸入的空气的作用，一个成年人每天通过狭窄的抛物线形的鼻腔通道传输着约7000L气体。鼻腔在使空气加温的同时，也使空气变得湿润以保持肺的正常工作状态。通过鼻腔的气流则是靠着前庭的鼻阀（limen nasi）调节的。

鼻阀是由鼻翼软骨外侧脚头端、侧鼻软骨尾端、中隔软骨组成，有鼻外肌肉调节鼻阀大小。短鼻患者的鼻阀可能移位或疤痕形成，出现气道阻塞，形成湍流，引起局部鼻黏膜干燥、结痂乃至鼻衄。

三 发病机制

Anderson 1969年用三脚架原理来描述鼻尖的突起、支撑、旋转，为我们在鼻整形中对鼻尖动态变化的理解提供了很大帮助。两侧鼻翼软骨外侧脚即为三脚架上方的两条腿，其内侧脚在中间融合形成下方的第三条腿，上腿的长度、刚度及形态差别都会产生支撑鼻尖的扭力差异，从而影响鼻尖的空间位置。东方人由于鼻骨及软骨发育不良，常表现为上脚软弱、短缩，从而形成鼻尖上翘的短鼻特征。而西方人的短鼻常常是由于鼻中隔软骨损伤塌陷导致与其相连的鼻翼软骨上两条腿后缩，软骨及骨发育明显较东方人好，因此上面两条腿一般较长，当上腿较短、较软或中隔软骨失去支撑，则鼻尖向上旋转，鼻尖鼻翼上翘，形成短鼻外观；下腿一般较短，其后方与中隔软骨尾端借韧带相连，其力量强度同样也会影响鼻尖的空间位置。

鼻尖是鼻最突出的部分，纵向上从鼻尖上区到鼻小柱分界点，横向上位于两侧穹隆切迹之间。

四 临床表现

典型的短鼻常伴有鞍鼻，鼻背低平，鼻尖上翘，平视下鼻孔外露。更明确地说，表现为鼻长度短缺，也常有鼻尖凸度不足。严重短鼻常出现在Binder综合征患者，由于面中1/3发育不良，中线上鼻骨乃至上颌骨、鼻中隔软骨及皮肤软组织均呈现发育不良，患者常呈"蝶形脸"（dish face）。

在临床中我们还常见到一种短鼻畸形，上颌骨发育基本正常或稍有不足，但是中隔软骨及中线上皮肤发育严重不足致使鼻尖严重退缩上移，而鼻翼发育正常，形成火箭尾部结构样的鼻尾，我们称之为"箭尾鼻"（图66-195）。

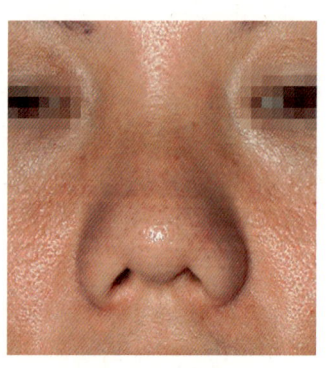

图66-195　箭尾鼻

五 诊断与分型

（一）短鼻诊断

到目前为止，国内外并没有一个短鼻的诊断标准，实际上也很难有一个刚性诊断标准。

高加索人鼻长一般为6.0~7.5cm，但国人中南方人仅4.2~5.2cm，中部和北方长一些，在5.5cm左右，但这是一个群体的鼻长分布范围，对每一个个体来说，更重要的是看鼻子在面部的比例关系是否和谐匀称。一般来说，理想的面型符合"三庭五眼"的审美原则，理想的鼻长（眉间到鼻尖）约等于面长（发际到颏下缘）的1/3。

一般依据此测量可做出初步诊断，但这一评估方法只是一个大体的比例关系，常不够精确，受发际线高低、眉毛位置及颏部长度影响较大。笔者认为，由于人的视野有限，审美上有个局部优先问题,就是说人的视觉容易发现局部某一器官内部结构是否比例匀称、和谐,至于这一器官在面部比例是否匀称、和谐,则要仔细观察比较后才能被发现。因此从局部视觉效果上看,描述鼻尖鼻翼位置关系的鼻尾三角(nasal caudal triangle,NCT),即在平视下鼻尖下表现点与两侧鼻翼最低点组成的三角,更能体现鼻尾端的美学特性。据笔者研究发现,时下一个比较公认的美女的鼻尾三角为倒三角形,而短鼻则由于鼻尖上翘,这一三角形成为正三角形或三点成为一直线(图66-196)。后一种情况在圆面型的东方人中非常多见并视为正常,但从现代审美角度看可能略显欠缺。

因此我们认为平视下鼻尾三角不是倒三角的即可称为短鼻。

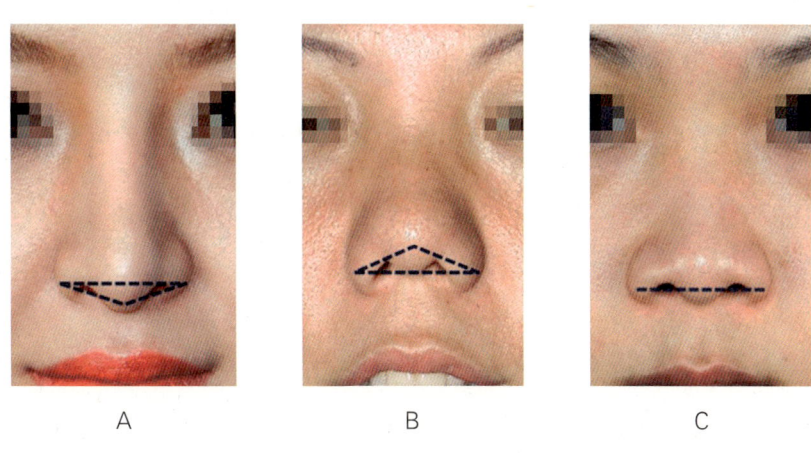

图 66-196　鼻尾三角
A. 理想鼻子鼻尾三角呈倒三角形　B. 短鼻表现鼻尾三角呈正三角形　C. 许多东方人呈现一条直线,尤其是圆面型的南方人

(二) 短鼻分型

我们虽然确定了什么是短鼻,但是短鼻能否获得适当延长还要看皮肤软组织条件。我们引入鼻皮肤黏膜的最大可延展度(nasal maximum extensible length,nMEL)这一指标,nMEL可用来帮助我们大致判断患者皮肤软组织延展性,指导我们选用何种材料才能够维持理想效果。因为东方人短鼻患者骨软骨发育不良常常带来继发性的皮肤短缺,一些皮肤质地较坚硬的人尤为严重,这种病例的皮肤可能像疤痕一样坚固或者像牛皮纸一样缺乏弹性,因此nMEL是判断手术效果的一个重要指标,大多数中国人nMEL在5~11mm之间。此外,鼻最大可延展度还可分为反映膜部中隔弹性的内延展度(septal maximum extensible length,sMEL)和反应鼻背皮肤弹性的外延展度(图66-197)。

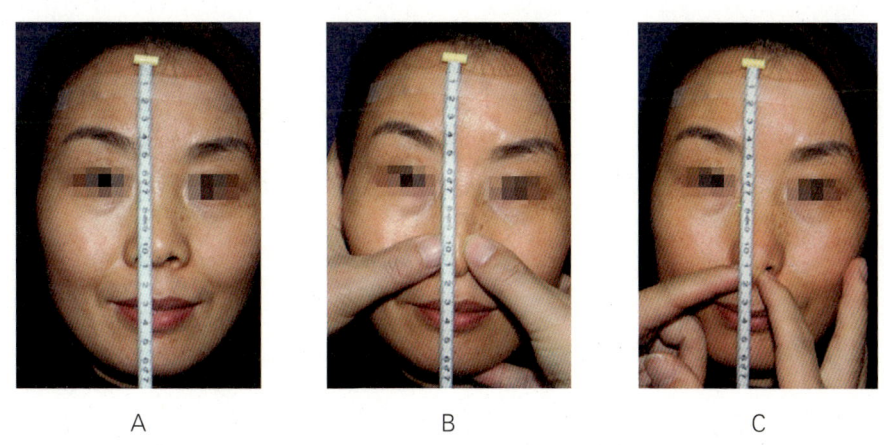

图 66-197　鼻最大可延展度与鼻中隔最大可延展度
A、B. 外延展度(鼻最大可延展度,nMEL):最大力量拉伸鼻尖,测量鼻尖下表现点的最大位移　C. 内延展度(鼻中隔最大可延展度,sMEL):最大力度牵拉鼻小柱,测量鼻小柱最低点的最大位移

因此笔者根据NCT和nMEL这两个参数将短鼻分为如下三型，其中二型又分为三个亚型。

Ⅰ型：NCT（鼻尾三角）直线，鼻孔稍外露，鼻尖皮肤可延伸。

Ⅱ型：NCT呈正三角形，鼻孔明显外露，但是鼻尖皮肤可以牵拉到美学位置。

Ⅱa型：nMEL＞8mm。

Ⅱb型：4mm≤MEL≤8mm。

Ⅱc型：MEL＜4mm。

Ⅲ型：NCT呈正三角形，鼻尖皮肤不能牵拉到美学位置。

六　术前设计与交流

随着国际交流增加，东西方文化包括审美观相互交融，东方人也希望拥有一个修长高挺的鼻子，但是短鼻延长一定要结合求美者或患者的综合因素，包括地域、种族、文化、职业、个人喜好、性格特点，也要结合求美者自身条件和脸型特点。设计不能只是停留在鼻子上，需要有一个整体风格的全面美学设计。因此，良好的沟通是手术成功至关重要的因素。

七　手术治疗

（一）适应证

短鼻的影响可能是功能性的，也可能仅仅是美学上的，Ⅰ型、Ⅱ型短鼻一般只是美学上的问题，手术只是考虑到其美学需求，可能还包括鼻尖上翘或者合并鞍鼻。Ⅲ型则可能出现呼吸受阻、鼻衄、结痂、干燥、感染和疼痛，对鼻的功能有一定影响，是一种很有必要手术治疗的鼻畸形。

Ⅰ型短鼻在东方人尤其是我国南方人为正常鼻或称欠美的鼻子，是否有必要手术需要综合考量，如果其为短圆面型，而平视下又没有明显的鼻孔外露，可以不必手术矫治，如果是一个长面型求美者而鼻长小于面长1/3，可以手术；Ⅱ型则是有美学缺陷的鼻子，是需要矫治的，在美容门诊中最常遇到的是Ⅰ～Ⅱ型求美者；Ⅲ型为畸形鼻，应视为病理状态，具有较强烈的手术指征。所以从个性化美容角度上看，Ⅰ型短鼻有弱手术指征，Ⅱ型、Ⅲ型手术指征依次增强。

（二）禁忌证

有严重器质性疾病者及心理问题者为手术禁忌证，多次鼻整形手术失败者为相对禁忌证，有活动性感染、自体免疫性疾病的应治愈后才可手术。

（三）治疗原则

像所有其他的美容手术一样，短鼻整形手术一定要遵循医师提出建议、由求美者最终选择的原则。医师要有良好的审美观，为求美者提出合理化建议，并要与求美者充分沟通，然后做出适当选择。

不同严重程度的短鼻要采取不同的手术方法。Ⅰ型短鼻常常通过简单方法就能达到美学效果，不一定需要支撑移植物。Ⅱ型短鼻皮肤常常较为紧张，需要有较强支撑，材料选取上要充分评估皮肤回缩力与材料支撑力之间的平衡，肋软骨支撑力度最强，中隔软骨次之，耳软骨个体差异很大且弯曲，一般不适于作支撑移植物。常用人工材料中，Medpor支撑力度最强，膨体材料有一定压缩性，而且每个产品可压缩性也不同，加强型膨体可以作为良好支撑移植物使用。Ⅲ型短鼻为畸形鼻，常常有皮肤黏膜的缺损，仅有支撑是不够的，需要有增量软组织才能解决，可以选择皮瓣或扩张器来修复，在鼻缺损章节中详述。

Ⅱ型短鼻中，Ⅱa型、Ⅱb型是较轻度的短鼻，常常可以采用假体支撑或中隔软骨、耳软骨移植支撑，手术方法很多，限于篇幅，这里就不一一介绍了；Ⅱc型短鼻的鼻背皮肤回缩力很强，常常需要肋软骨或Medpor一类坚固支撑物。由于国人中隔软骨发育普遍欠佳，Guyuron的中隔软骨的舌隼法很难满足严重短鼻患者的美学要求。

Ⅱ型以下的短鼻治疗重在支架构建，皮肤软组织通过分离松解往往能够达到满意效果，常见手术治疗步骤包括切口选择、皮肤组织彻底分离松解、支撑移植物构架搭建、缝合、包扎固定。

八 肋软骨短鼻延长术

术前准备：患者常规检查排除全身禁忌证，评估皮肤可延伸度，做好美学设计与交流，同时做肋软骨三维CT、磁共振检查是否钙化和空心化。

（一）鼻部准备

1. 短鼻延长最常用的是经鼻小柱M形型飞鸟开放切口，鼻小柱切口尽可能靠近鼻小柱基底，注意两侧鼻孔内切口一定要沿着鼻翼软骨下缘走行，避免伤及鼻翼软骨，两侧延伸至鼻孔中份。

2. 切开皮肤后用小剪刀在两侧鼻翼软骨膜表面钝性分离，软组织尽量留在鼻尖皮瓣上，两侧鼻翼分离范围最好不要超过鼻翼软骨的外侧脚缘或设定的鼻翼沟，并做到两侧分离位置对称。

3. 充分松解铰链区软骨间韧带，对于二次鼻整形者充分离断或剥除假体包膜，在侧鼻软骨和鼻骨膜表面的鼻背筋膜下分离出一个充分大小腔隙，腔隙宽度要略大于植入软骨宽度，注意离断软硬骨交界处韧带连接，以使鼻背皮肤充分松弛，下方锐性分离鼻翼软骨内侧脚之间纤维连接，游离2mm宽中隔软骨尾端，切断鼻中隔降肌。

4. 凿平可能歪斜的鼻前棘尖顶端，上颌骨中线处凿出3mm宽纵向骨槽，以安插鼻小柱支撑移植物，防止其侧向或纵向滑行歪斜。

5. 键石区下方中线切开侧鼻软骨，剔除一块三角形中隔软骨，在两侧侧鼻软骨之间造出一腔穴以安插鼻尖延展支撑移植物。

（二）肋软骨切取与裁剪

1. 取右侧第6、7肋软骨，尽量取直的软骨。注意：有条件的进行术前CT断层扫描，排除有钙化或空心化的肋软骨状况，如未检查，要有预案与患者交代。

2. 肋软骨移植物构件加工（图66-198）：分为4～6个组件。①鼻尖延展支撑移植物，剖面呈倒"凸"字形，末端剖面呈长方形，长约35毫米。②鼻小柱支撑移植物，2～3mm厚、30mm长的肋软骨片，最终长度根据软组织可延展长度来调整。③鼻尖小帽，增强鼻尖表现点，同时通过两侧翼展与鼻翼软骨缝合防止鼻翼退缩。④鼻背垫高移植物修成柳叶形，适于鞍鼻较重者，如有变形应在背腹侧交替半切改变材料应力结构。⑤鼻基底充填移植物（一对），用于同时有鼻基底凹陷患者，单侧唇裂患者只用一只。

3. 裁剪时注意，软骨尽量取芯材、对称切取，尤其是①、②构件较薄，容易变形。

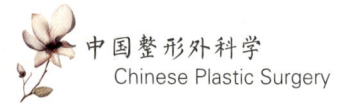

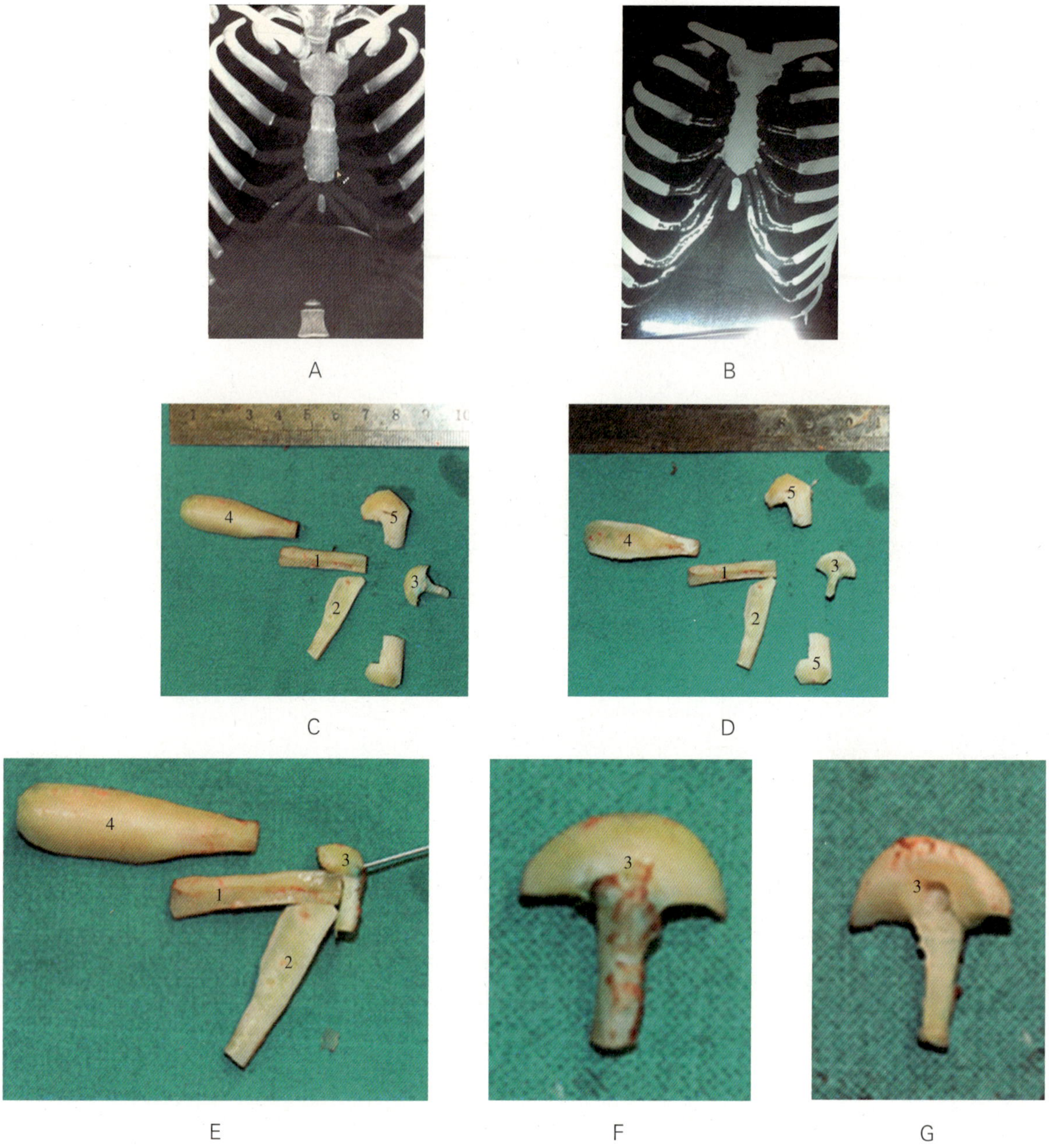

图 66-198 肋软骨移植物构件加工

（三）缝合固定

1. 将鼻背（尖）延展支撑移植物的一端插入鼻背备好的腔穴，令其与鼻骨相接，将鼻小柱支撑移植物插入鼻前棘平台，调节两软骨角度到预想的美学位置，同时满足鼻翼软骨膝部能够缝合在两软骨交汇点的顶端，切除多余的软骨，用3号细钢丝固定，缝合两侧鼻翼软骨膝部，注意两侧张力相等，防止鼻尖歪斜。植入鼻背垫高移植物，顶端覆盖T形小帽，两侧与鼻翼软骨各缝合2~3针，鼻小柱鼻翼软骨内侧脚之间缝合1针，用6-0可吸收线缝合皮肤。

2. 术后鼻孔塞支撑管2周，鼻背贴鼻膜鼻夹固定1周，防止积血。

（四）鼻延长材料选择

目前短鼻延长的材料很多，常见的有人工合成材料如PTFE、Medpor和自体材料如中隔软骨、耳软骨、肋软骨或骨性，严重短鼻延长还是以肋软骨为最佳（图66-199）。

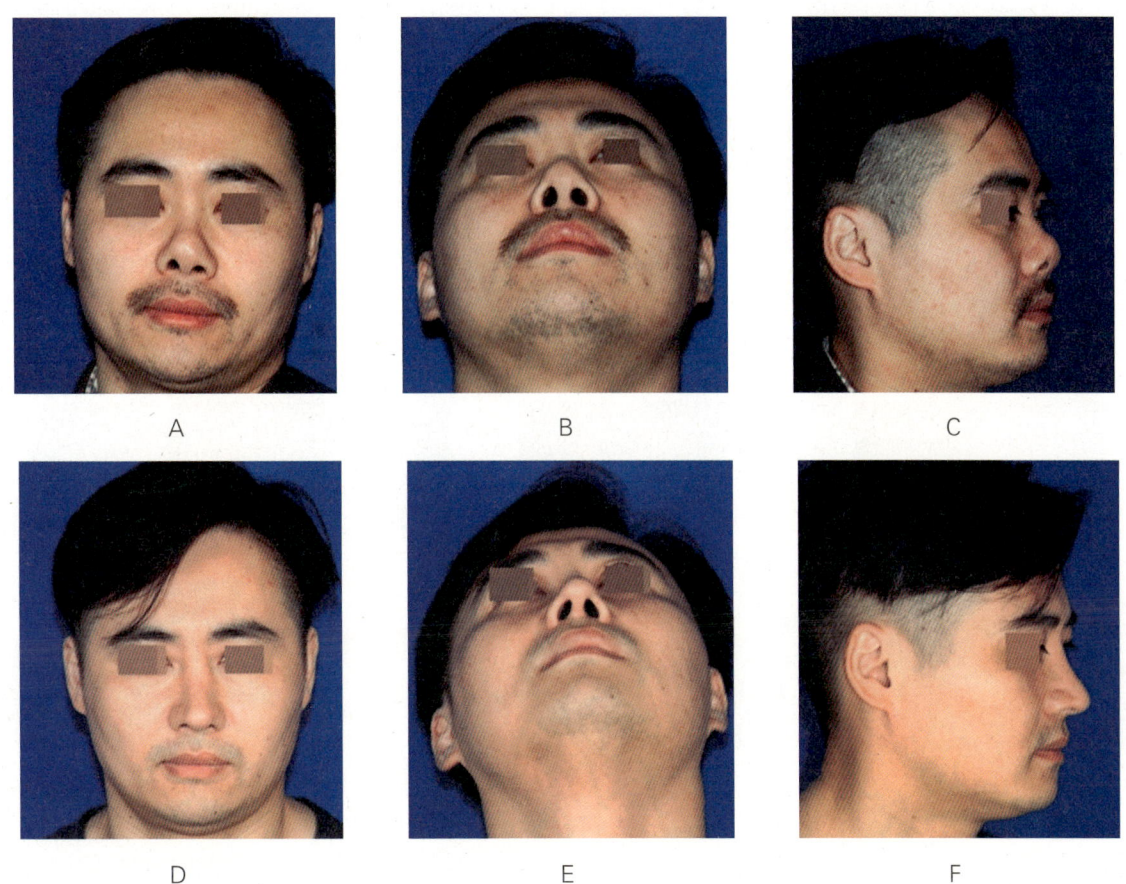

图66-199　男，36岁，先天性短鼻，颗粒肋软骨鼻整形术后不对称挛缩4年，取出颗粒软骨，鼻尖用一加一支架加蘑菇头构件，鼻背用柳叶形肋软骨盖板，为防止翘变盖板背腹侧做交互半切处理以释放材料应力
A～C. 术前　D～F. 术后7个月，鼻型稳定，患者满意

（戴传昌）

第十八节　盒形鼻尖和球形鼻尖

一　概述

盒形鼻尖（the boxy nasal tip）又称"方形鼻尖"，球形鼻尖（the ball nasal tip）又称"球茎鼻尖"（the bulbous nose），因鼻尖方形如盒或宽阔如球，或球形如块茎而命名。这类鼻尖及鼻尖腹部呈矩形或球形，或伴有鼻基底部宽阔，在鼻尖处于基底位观察时更为明显。在有些球形鼻尖的案例中，鼻尖脂肪垫丰富，鼻尖和鼻翼之间沟槽饱满，下外侧软骨的穹隆部增宽，旋转角度较小，鼻尖为球形，这种鼻尖的形态与西方童话中的Pinocchio的鼻尖相似，因此这种鼻尖常被称为"Pinocchio鼻"。

鼻尖畸形整形和美化技巧因人而异，因为鼻尖变化多端，对于鼻尖整形和美化常常是一人一种术式，其畸形的矫正和美化是鼻整形中最具有挑战性的项目之一。盒形鼻尖畸形或球形鼻尖畸形常见于高加索人种和阿拉伯人种，西方作者关于球形鼻尖或盒形鼻尖的整形常有数百例临床经验报告，这种大样本的球形鼻尖整形的报告在亚洲整形学界是较为罕见的。

盒形鼻尖和球形鼻尖畸形在东方人种中有时能够见到。在东方，轻型球状鼻尖是富贵、吉祥的象征，因此整形外科医师在选择手术对象时，要深刻琢磨求医者的需求和当地人群的文化习俗，不要为了美丽而损了求医者的"富贵"容貌及其文化习俗。

在东方，要求整形的盒形（方形）鼻尖的患者，其外观上表现为鼻尖宽大、鼻尖左右侧峰点之间的距离增宽、鼻尖上下点之间的距离增长，或突出成球，或增宽如盒，或天真如Pinocchio。为描述鼻尖形态，记录鼻尖上下点距离和侧点距离、鼻尖上下点的高度、鼻尖腹部宽度、鼻翼基底宽度、鼻尖鼻翼夹角、鼻唇角、鼻孔鼻尖腹部比例等是必要的（图66-200，图66-201）。

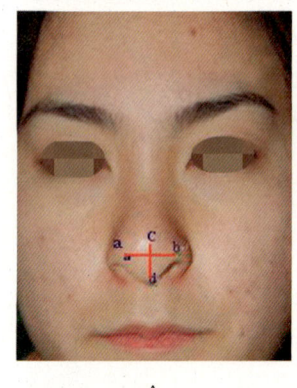
A

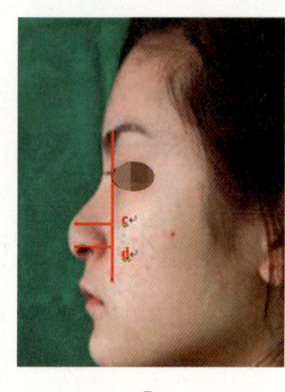
B

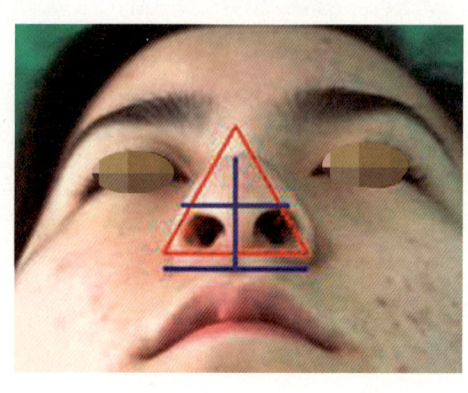
C

图66-200　东方人种盒形鼻尖正侧位和基底位

A. 正面观：a点和b点为鼻尖侧峰点，c点和d点为鼻尖上下点　B. 侧面观：垂直线为上睑缘和鼻翼垂直线，c点和d点分别是鼻尖上下点　C. 红线标志为鼻尖和鼻翼夹角，蓝线分别为鼻尖腹部宽度、鼻底宽度和鼻尖高度

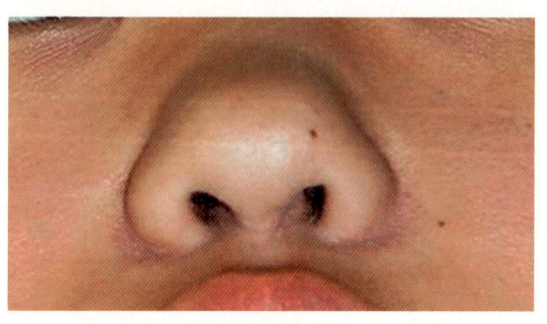

图66-201　东方人种的类Pinocchio鼻尖

西方作者报告了较多的盒形鼻尖或球形鼻尖的分类、矫正技巧，是有参考价值的，但是东、西方在鼻尖整形中是有区别的。首先，在亚洲黄种人中，球形鼻尖畸形与鞍鼻畸形相比较为少见；其次，这类鼻尖产生的组织结构解剖基础，东、西方人种也有区别，东方人的球形鼻尖，软组织肥厚常是较为突出的病因，而高加索人或阿拉伯人常以鼻尖软骨畸形为主要病因；其三，东方人的鼻尖整形手术中，其鼻翼软骨和中隔软骨都较薄、细小，在手术方法的选择上也明显区别于高加索人或阿拉伯人。

二 发病机制

(一) 下外侧软骨形态和结构变化

下外侧软骨形态和结构变化是球形鼻尖和盒形鼻尖畸形的重要原因。盒形（方形）鼻尖、球形（球茎）鼻尖是由于下外侧软骨形态，特别是与下外侧软骨外侧脚穹隆部扁平增宽和外旋相关，也与下外侧软骨内侧脚移行部外展外旋过度有关，表现为两侧下外侧软骨拱顶部较宽，形成如平台样鼻尖部，使鼻尖呈现不同程度的球形或盒形。Constantian M. B. (2005) 报告的200例球形鼻尖和盒形鼻尖畸形整形中，下外侧软骨畸形是主要致因，其中在一期鼻整形（原发性鼻整形）中，下外侧软骨畸形占68%；在二期鼻整形中，下外侧软骨畸形占87%，下外侧软骨翼轴向内眦方向的比向外眦方向的多；而且下外侧软骨内侧脚位置异常更为多见，在二期鼻整形中，下外侧软骨内侧脚畸形明显多于一期鼻整形的案例。在盒形鼻尖和球形鼻尖中，一期鼻整形下外侧软骨错位占74%，二期鼻整形占72%，包括下外侧软骨扁平等；在一期球形鼻尖畸形或盒形鼻尖畸形鼻整形中，最为常见的是鼻尖不够突出，占54%。国内虽然没有相似的报告，但是笔者近50年的临床实践经验提示，在国人中，类同于高加索人或阿拉伯人中典型的盒形鼻尖或球形鼻尖很少见，但是盒形鼻尖和球形鼻尖还是有一定的发病率，其发病机制也类似于西方。在鼻尖畸形中，国人鼻尖不够突出的比例可能更高（图66-202，图66-203）。

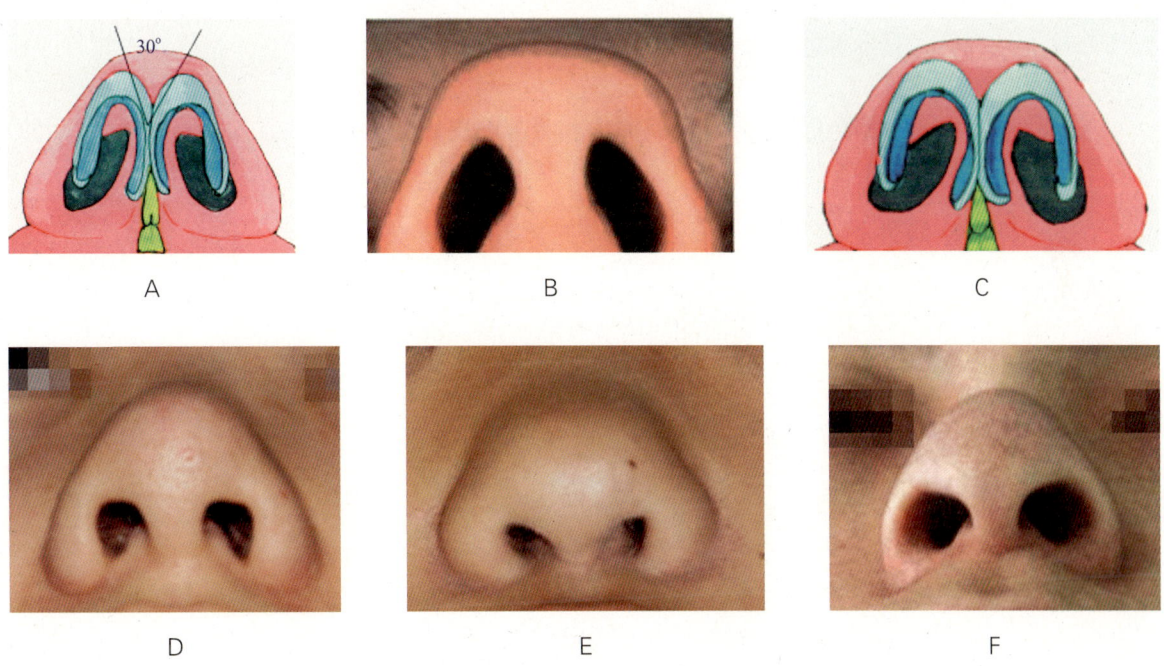

图66-202　高加索人盒形鼻尖畸形与国人球形鼻尖和盒形鼻尖

A. 正常鼻尖结构分析：两下外侧软骨穹隆间夹角约为30°（Rohrich RJ，2001）　B. 高加索人盒形鼻尖　C. 盒形鼻尖的解剖结构示意图：下外侧软骨内侧脚外旋，下外侧软骨穹隆部和下外侧软骨的子午线外展，显现鼻尖呈盒形或球形　D、E. 国人的球形鼻尖（Pinocchio鼻尖）　F. 国人的盒形鼻尖

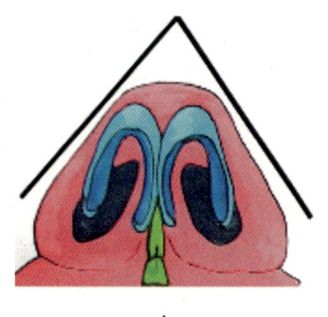 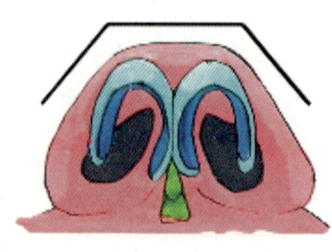 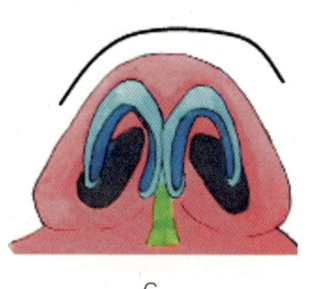

图 66-203　盒形和球形鼻尖下外侧软骨构造基底位比较示意图

A. 正常鼻尖，三角形，下外侧软骨穹隆部之间角度良好，形态美观　B. 盒形鼻尖，下外侧软骨穹隆部增宽，表现为鼻尖宽、方，形态不佳　C. 球形鼻尖，鼻尖圆钝，下外侧软骨穹隆部圆钝，影响鼻尖美观

（二）鼻尖软组织成分和结构变化

鼻尖皮下的软组织垫过大和过厚也是球形鼻尖畸形的重要致因，特别是类Pinocchio鼻尖形成的原因。土耳其作者Copcu E.（2004）的鼻尖部大体解剖和超声波测定证实，鼻尖部存有一脂肪垫，命名为鼻尖脂肪垫（the interdomal fat pad），位于下外侧软骨穹隆部之间，正常鼻尖的脂肪垫大小为1.2mm×2.4mm～3.6mm×5.2mm。笔者相信，鼻尖脂肪垫准确的描述应不是独立存在的，它属于鼻部表浅肌肉腱膜系统（SMAS）的一部分，包含鼻尖皮肤和鼻翼软骨的连接结构，其中包括连接下外侧软骨穹隆部的下外侧软骨穹隆间韧带在内，该韧带位于下外侧软骨内侧脚的移行部。

东方人种中，不仅有鼻尖脂肪垫，而且鼻尖和鼻翼的皮肤也明显较西方人要厚实坚硬，因为含有肌肉纤维于鼻翼皮肤之中。

（三）鼻尖疾病性肥大畸形

酒渣鼻，病程长的鼻甲肥大，鼻尖部的血管瘤、血管畸形、淋巴管畸形、鼻部肿瘤等，也是造成鼻尖肥大的病因，其治疗方法是去除病因和鼻尖美化。

三　盒形和球形鼻尖的分类

盒形和球形鼻尖是由于下外侧软骨内侧脚之间的夹角增大，下外侧软骨内侧脚外旋，下外侧软骨穹隆部和下外侧软骨的子午线外展，显现鼻尖呈盒形或球形。良好的盒形鼻尖和球形鼻尖的分类有利于治疗方法的选择及信息的交流和传播。Rohrich和Adams（2001）根据下外侧软骨内侧脚移行部之间的夹角大小以及下外侧软骨的穹隆宽度，将盒形鼻尖分为三类，这是一种简易和有参考价值的分类方法。第一类两侧下外侧软骨内侧脚之间夹角增大，其夹角＞30°，但是下外侧软骨拱顶宽度≤4mm；第二类两侧下外侧软骨内侧脚之间夹角正常，为30°，但是下外侧软骨拱顶宽度＞4mm；第三类两侧下外侧软骨内侧脚之间夹角＞30°，下外侧软骨拱顶宽度＞4mm。依靠单纯的物理学检查，这种分类方法在临床手术前难以准确判断，但是根据形态分析的分类，还是可供临床医师进一步研究和思考（图66-204）。

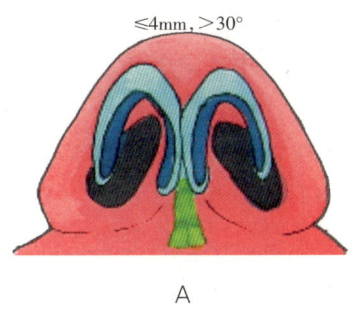 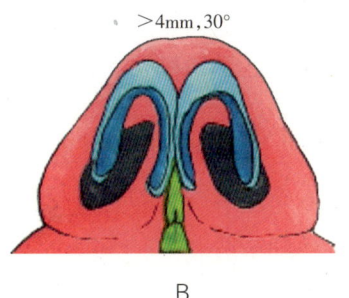 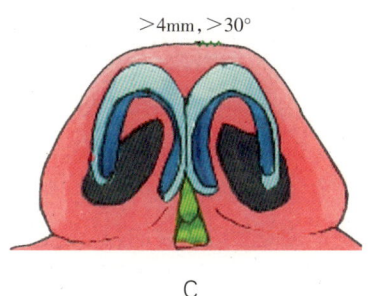

图 66-204　盒形鼻尖分类

A. 第一类：两侧下外侧软骨内侧脚之间夹角增大，其夹角＞30°，下外侧软骨拱顶宽度≤4mm　B. 第二类：两侧下外侧软骨内侧脚之间夹角正常，为30°，下外侧软骨拱顶宽度＞4mm　C. 第三类：两侧下外侧软骨内侧脚之间夹角＞30°，下外侧软骨拱顶宽度＞4mm

四　外科技术

（一）球形和盒形鼻尖治疗前评估

球形及盒形鼻尖畸形矫正，国外文献报告很多，国内只查阅到邢新等（2002）的报告。

1. 就医者选择和告知：选择身体和健康的求美者，对中年男性轻度鼻尖畸形者，特别是未婚者宜慎重。

2. 盒形和球形鼻尖畸形矫正常选用下外侧软骨缝合矫正术，手术后畸形矫正效果逐步呈现，即"滞后"出现，应让就医者知晓。

3. 球形及盒形鼻尖畸形矫正有时需要再次手术矫正，术者及就医者应取得共识。

4. 测量鼻上点和下点距离、右侧峰点和左侧峰点距离（图66-205）。

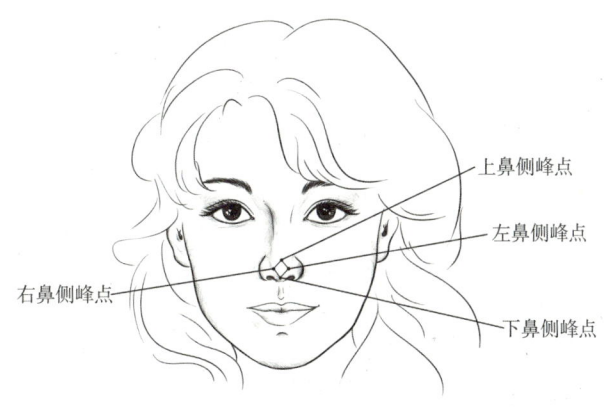

图 66-205　鼻尖标志点

5. 术前超声波检测下外侧软骨穹隆部宽度及外展角度、穹隆部上下距离作为手术设计的参考，该项测量尚未查阅到相关文献报告。

（二）球形和盒形鼻尖整形术技术概述

球形鼻尖和盒形鼻尖的整形术技术复杂，变化多端，而且鼻尖整形几乎是一个案例一种术式，因此鼻尖整形常常是对手术医师知识和技能的挑战。国人的鼻尖整形与西方人种的鼻尖整形有相似之处，但区别也是显著的，有关国人鼻尖整形的报道很少，结合国外经验，笔者认为国人的球形鼻尖畸形和盒形鼻尖畸形的整形有下列事项应引起同行的注意：

1. 国人的下外侧软骨无论是形态，还是长度、宽度和厚度，以及穹隆部旋转方向、角度、三维形态，都和高加索人种有很大的区别，单纯模仿西方鼻尖整形技术，套用于国人的鼻尖整形和美化之中，是不可取的。

2. 国人的球形鼻尖，最为常见的是鼻尖皮肤和皮下组织垫肥厚，鼻翼皮肤肌肉层肥厚也较为常见，鼻尖鼻翼圆浑、坚挺是东方人鼻尖所特有的，单纯鼻尖软骨塑形手术效果不明显，或完全不能达到治疗目的，改变软组织结构是必需的，因此国人鼻尖整形手术适应证的确定和方法的选择与西方人种有明显区别。

3. 在鼻尖整形中，常借助于鼻中隔软骨的移植，以改善鼻尖支撑、美化鼻尖形态、矫正鼻尖各成分的比例，但是国人的中隔软骨菲薄，常常不足1mm厚，特别是一些短鼻畸形的女性，中隔软骨可供移植量较少、菲薄、质软，这些状况，手术者应在手术前有所认识。西方的经验是常使用中隔软骨移植，作为较为丰富的软骨移植来源，但是只适用于西方人种和阿拉伯人种，有时也能有效地用于国人之中。西方经验可以借鉴，但切不可"原装不变"地采用西方鼻尖整形经验于东方人种的鼻尖整形之中。

4. 在国外，鼻尖整形的手术重复性是能得到理解的。McKinney和Cook（1981）报道，他们进行的这类鼻整形术中，几乎有一半的病例需要再次整形，这一经验应特别引起中国同行的重视，并采取一定的方式，让求医者理解这种手术有重复的可能是必要的。

5. 对于鼻尖整形，在西方，常常只要鼻尖缩小即可达到治疗目的；而在东方人种的鼻尖整形中，整形外科医师较少有这样的好运气，必须配合其他治疗才能达到目的。鼻尖整形的同时移植移植物是常有的手术内容，在移植移植物中，以自体软骨移植为最佳，特别是采取自体中隔软骨、耳郭软骨、肋软骨移植，有时也应用聚四氟乙烯（PTFE）。在东方，除了上述的移植物，医用硅橡胶制品也是常选用的安全和能被较长期存留于机体的植入物。如上所述，东方人的鼻中隔软骨薄、软，可供使用移植的软骨量较少，因此在手术设计上，切不可将西方经验完全不变地用于中国人的鼻尖整形。国人鼻尖整形有待中国学者的深入研究和发展。

6. 由于世界各地的人来中国求医的情况时有发生，中国医师掌握对不同人种的鼻尖整形技术是必需的。

盒形鼻尖和球形鼻尖的整形术是当今鼻尖整形术有显著发展的项目之一。在其发展过程中，由下外侧软骨横切和部分切除术，逐渐发展成现代的可逆的下外侧软骨整形术技术，如下外侧软骨塑形技术、下外侧软骨缝合技术。这些技术或单独应用，或联合应用，均根据不同的病例特征而"量身定制"。其应用与鼻尖的形态、鼻翼软骨结构、三维轮廓、鼻尖的皮肤、皮下组织结构相关。这些技巧是盒形或球形鼻尖整形术的技巧，也是其他鼻尖整形可以借鉴的手术方法，即通过鼻翼软骨的整形术，改变鼻尖软组织结构，或移植软骨、真皮，或切除软骨、软组织，或植入假体等，达到鼻尖轮廓形态美学再塑造的目的。Rohrich RJ.等（2001）关于盒形鼻尖整形的叙述，对我国同行是有参考价值的。

（三）鼻翼软骨横切或切除术

盒形鼻尖的整形术是在发展的。Joseph（1931）首先报告下外侧软骨穹隆部横断鼻整形术，是全层楔形切断下外侧软骨穹隆部治疗盒形鼻尖，后来学者们采用下外侧软骨分离加缝合进行鼻尖形态的再塑造，达到鼻尖整形术目的。这种技术在我国较为广泛地被用于唇裂鼻翼塌陷畸形的矫正，也是我们在国人球形鼻尖和盒形鼻尖整形中首先选择的外科技术，并采取下外侧软骨分离后再缝合，可以使下外侧软骨穹隆顶部平坦得到矫正，从而有效地通过下外侧软骨穹隆部的整形，使球形鼻尖或盒形鼻尖得到矫正。

McKinney和Stalnecker改进了Goldman的下外侧软骨分离和缝合技术，部分切除下外侧软骨穹隆部，卷折下外侧软骨内侧脚和下外侧软骨外侧脚，使下外侧软骨的可见边缘部分得到缩小，但是对于皮肤薄的病例，可能其效果会受到影响。为防止这种下外侧软骨轮廓显露，可以在鼻尖移植切下的软骨覆盖鼻尖，或移植自体真皮，或用制作的异体真皮移植覆盖，达到鼻尖美化的目的。横切或切除部分下外侧软骨，对鼻尖轮廓变窄，进行外形的再塑造有时也会取得疗效，具体应根据畸形特点个别采取治疗措施。

（四）软骨的雕塑技术

应用下外侧软骨削薄和雕刻技术，达到纠正球形鼻尖或盒形鼻尖的目的，是常用于西方人种鼻尖整形的手术方法。由于国人的下外侧软骨穹隆部都较菲薄，其球形鼻尖畸形以及盒形鼻尖畸形多半不是由于下外侧软骨肥厚所致，而是下外侧软骨穹隆部过宽和内外侧脚之间旋转角度较小、穹隆部平坦如板之故，因此，除非特殊畸形病例，这种术式在东方人种鼻尖整形中很少被采用。虽然如此，中国学者亦应了解和掌握这项技术，因为中国整形外科医师近年来接收了来自世界各国的患者。

对于西方人的大鼻尖塑形，采用下外侧软骨穹隆部的削薄塑形术，是一种鼻尖轮廓塑形的有效手术选择。Sheen（1987）描述了采用下外侧软骨内侧脚和下外侧软骨穹隆部削薄塑形，矫正盒形鼻尖整形术，后来他还报告了下外侧软骨穹隆部分切除或加以鼻尖移植物，为了鼻尖有良好的凸度。有人采用广泛游离下外侧软骨外侧脚，削薄下外侧软骨外侧脚和下外侧软骨穹隆部等，达到盒形鼻尖的塑形，或同时采用缝合法作鼻尖形态的再塑形。下外侧软骨外侧脚的削薄整形应以其前面削薄为好，因为下外侧软骨外侧脚后面的削薄整形术会造成下外侧软骨变薄和软弱塌陷。但是，在鼻尖下外侧软骨的削薄塑形中，至少应保留5mm宽的下外侧软骨穹隆部，预防下外侧软骨变薄和软弱塌陷，同时还需手术者引起重视的是，这种削薄整形术是适用于鼻尖皮肤较厚的盒形鼻尖整形术，而且手术者应估计到在下外侧软骨削薄整形术后能保持其弹性，不至于引起手术后鼻翼因失去支撑而塌陷畸形，或引起呼吸时鼻翼扇动。为防止这种并发症，如笔者在鼻尖整形基本技术中所叙述的，采用鼻翼缘插入移植中隔软骨，增加鼻翼支撑力度，防止呼吸时鼻翼扇动。

（五）下外侧软骨穹隆部的边缘切除技术

为了矫正球形鼻尖畸形和盒形鼻尖畸形，对于高加索人，采用下外侧软骨穹隆部雕塑切削进行矫正，是一有效和实用的技术。削薄下外侧软骨穹隆部，或部分切除内侧脚其头部边缘，并进行下外侧软骨内侧脚移行部缝合，方可达到改形的目的。对于东方人，这一技术是常用的鼻尖整形技术，也是医师用于治疗下垂鼻尖（鹰钩鼻尖）、长鼻畸形的技术之一，还是用于增加鼻翼沟深度的手术方法。而对于盒形鼻尖，单纯使用这一技术是难以奏效的，需配合下外侧软骨塑形和缝合技术，或加移植物移植。笔者常常采用下外侧软骨外侧脚体部上缘及下外侧软骨外侧脚和内侧脚移行部上缘软骨切除。为切除部分下外侧软骨外侧脚上缘，笔者常常采用隐蔽的鼻腔前庭切口即能达到目的。如果要连同内侧脚也同时切除部分，则需要采用开放性鼻整形切口，方能有较好的下外侧软骨暴露，手术医师可以在直视下准确地完成治疗计划（图66-206）。为矫正盒形鼻尖，对于国人而言，下外侧软骨穹隆部的上部边缘切除之后，尚需改变下外侧软骨穹隆部旋转方向，较多的病例合并采取下外侧软骨划痕样切开，再加缝合技术达到治疗目的。前者划痕切开是为了改变下外侧软骨穹隆部旋转弧度，经过缝合后，穹隆部软骨平坦构成盒形或球形鼻尖的软骨支架外形，可得到解剖学上的矫正。

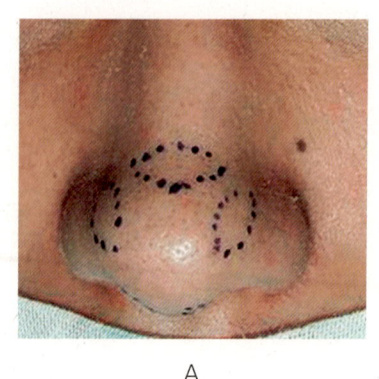 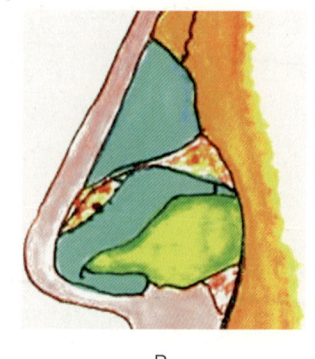 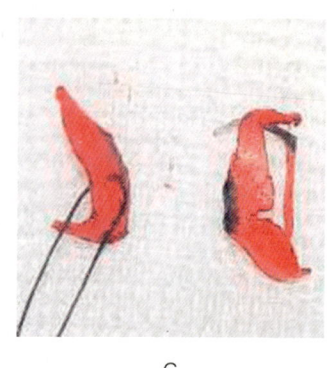

A　　　　　　　　　　　　　　B　　　　　　　　　　　　　　C

图66-206　下外侧软骨体部上缘及下外侧软骨外侧脚和内侧脚移行部上缘软骨切除，以达到美化鼻尖的目的
A. 两侧鼻翼上方拟作下外侧软骨内、外侧脚上方软骨切除示意　B. 下外侧软骨内、外侧脚上方软骨切除后
C. 切下的下外侧软骨内、外侧脚上方软骨放大图像

（六）下外侧软骨缝合

下外侧软骨缝合技术是盒形鼻尖畸形和球形鼻尖畸形整形广泛选用的技术之一，也是矫正球形鼻尖畸形和盒形鼻尖畸形有效的手术选择。在下外侧软骨缝合技术中，因缝合在下外侧软骨的部位不同，可取得不同的手术效果。下外侧软骨内侧脚移行部的缝合是最常选用的缝合技术，下外侧软骨外侧脚贯穿缝合和两侧下外侧软骨靠拢缝合也是有效的选择。

（七）鼻尖软骨或假体移植技术

如前强调指出东方人的球形鼻尖或盒形鼻尖整形与西方高加索人的鼻尖整形有很大区别：其一，高加索人球形鼻尖和盒形鼻尖畸形的整形，常常以缩小鼻尖和鼻尖美学再塑造为主要手术技巧；而东方人的球形鼻尖或盒形鼻尖整形主要是以改形美化技术为特征，少数鼻尖肥大者也采用鼻尖缩小技术。其二，东方人的球形鼻尖或盒形鼻尖整形中，软骨或假体移植的应用常常是必需的，而不是如高加索人或阿拉伯人，仅做鼻尖缩小就能达到美化鼻尖的治疗目的。对于远东的亚洲人种的球形鼻尖和盒形鼻尖畸形，仅仅做鼻尖缩小，常常只是完成了治疗需求的一半，而使受术者和医师都不能感到满意，需要移植移植物，对鼻尖形态进行美学再塑造。其三，在西方人鼻尖缩小中，植入体很少考虑选择硅橡胶制品，也较少应用聚四氟乙烯等制品；而在东方人的球形鼻尖或盒形鼻尖畸形的整形中，受术者如果鼻中隔软骨不能被切取，耳郭软骨移植组织量又不足时，对于切取和应用自体肋软骨移植往往顾虑重重，硅橡胶等制品的应用就有选择的余地。笔者自1974年起，应用医用硅橡胶植入修复鞍鼻或下颌骨发育不良充填，有数千例之多，数十年来硅橡胶植入物挤出或排出并发症的发生率是小于1%的。从临床应用经验可知，只要取材和手术方法得当，这是一种人体组织相容性较好的鼻部种植物。

在鼻尖整形中，自体组织移植、自体软骨移植无可非议是首选的。在鼻尖整形中，从20世纪60年代以来，我们采用耳郭复合组织移植物修复鼻翼缺损，有较多的成功经验；20世纪90年代以来，笔者开始选用切取耳郭耳甲腔弹性软骨片移植，或耳郭根部有自然弧度的耳软骨移植，修复和美化鼻尖，特别是用于唇裂鼻畸形的修复中，取得了较为满意的效果。

在球形鼻尖或盒形鼻尖畸形的修复和美化手术中，耳郭软骨移植可用于鼻尖的充填，也可用于鼻小柱的支撑，但是对于鼻尖皮肤菲薄的案例，单纯应用耳甲腔圆形软骨移植充填鼻尖，手术后数月，有时在鼻尖区可观察到移植软骨的环形边缘，使医师和患者都感到遗憾，所以在耳软骨移植的雕塑上，应注意避免可能产生耳软骨移植痕迹后遗症。

在鼻尖整形的软骨移植选择中，国外学者较为广泛推荐的是鼻中隔软骨移植。相比耳郭软骨，软骨移植来源组织量较为丰富，移植软骨的形态较为适宜雕塑，它可用于鼻尖塑形或充填、鼻小柱支撑、鼻体延长等，特别是西方以及阿拉伯地区的医师，常选用中隔软骨作为鼻尖鼻翼整形中最常选用的软骨供区。笔者于20世纪80年代后期，吸取西方研究成果，进行中隔软骨移植修复鼻畸形或鼻尖美化的探索，但是其结果有时令人失望。国人鼻中隔软骨切下后，常常很薄、很软，软骨厚度小于1mm者较为常见，而且可切取软骨量不能像西方文献和书籍所描述的那样，可作为鼻整形中自由和顺利切取的良好软骨供区；特别是对于一些身材较为矮小和鼻体短小的女性病例，可供移植的中隔软骨薄而量少，因此国人鼻整形，手术者在手术设计中，对于可利用的中隔软骨不要寄予过高的期望。由于国人鼻整形中，自体中隔软骨移植可使用量有限，手术者在设计鼻整形手术时，不可复制国外的手术程序，照搬到国人鼻整形之中，而要有一个再创造的过程。徐海艇（2009）等人关于"国人鼻中隔软骨的解剖学研究"结果，可给予中国同行有益的参考。徐海艇在10例鼻中隔软骨解剖研究结果中描述：整个人体鼻中隔软骨平均总面积为4.94±1.26cm²，长度为2.83±0.47cm，高度为2.41±0.39cm。如将鼻中隔软骨分为五区，每区的鼻中隔软骨厚度是有所区别的（图66-207，表66-17）。

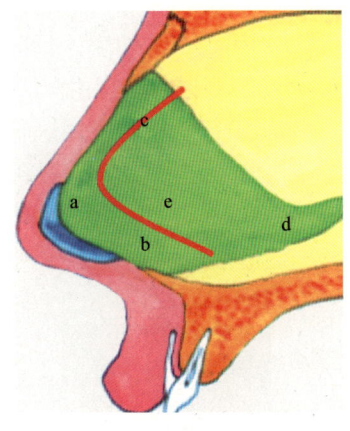

图66-207 鼻中隔软骨安全切取部位和分区：红线左、下为中隔软骨保留部分，a、b、c、d、e为鼻中隔软骨的分区

表66-17 鼻中隔软骨厚度（mm）

区域	均数±标准差
a	0.81±0.27
b	1.41±0.26
c	1.09±0.37
d	1.00±0.24
e	0.83±0.22
平均厚度	0.97±0.15

注：本表摘自徐海艇，严晟，吴溯帆等：国人鼻中隔软骨的解剖学研究，中国美容整形外科杂志，2009，20（5）：267～270。

（八）软骨或假体种植位置和技术

假体植入位置和大小不同，治疗效果也有所区别。笔者相信，我国学者和西方学者在鼻尖整形术移植软骨或植入植入体的形态、位置方面有很多经验；而Guyuron B.等（2007）将鼻尖整形术关于软骨移植的经验进行分类描述，他们将鼻尖部软骨移植描述为三种形式和位置，这对于我国同行是可以借鉴和思考的。

1. 鼻尖盾牌样软骨移植　移植柳叶样软骨片，其上端如八卦，下部如长条，移植软骨正好覆盖于鼻尖腹部和鼻小柱下方，即位于下外侧软骨内侧脚下方，目的在于美化和支撑鼻尖、加强鼻小柱，这是在西方常选用的鼻中隔软骨移植美化鼻尖的手术方法，被命名为鼻尖盾牌样软骨移植（sheen shield graft）。该软骨片移植方法在鼻尖扩大或缩小后，是鼻尖形态重塑的有效方法。笔者在鼻尖整形术中有时采用此种软骨移植方法，手术简单而且有效，但遗憾的是国人中隔软骨较薄，切取一块盾牌样软骨不易，手术者术前应有所估计。这一手术方法在西方应用十分普遍，这一鼻尖软骨移植手术方法，几乎在大部分现代西方有关鼻整形术的专著中都有叙述（图66-208）。

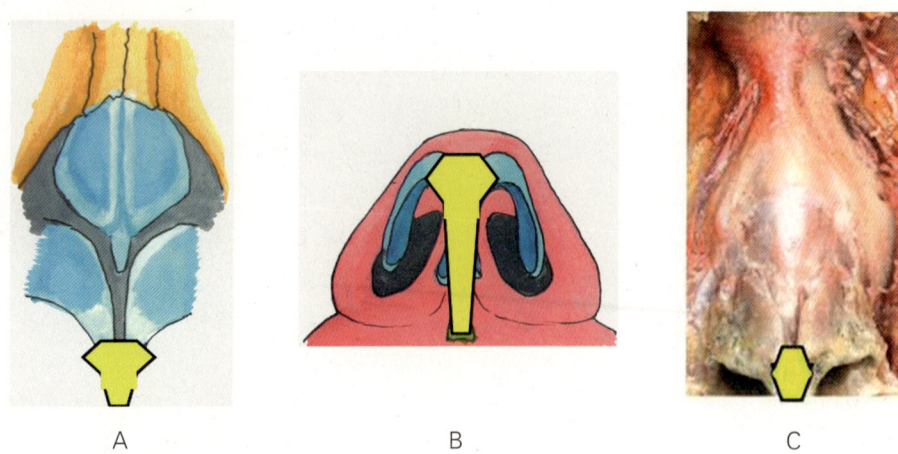

图 66-208　鼻尖盾牌样软骨移植，即移植柳叶样软骨片，位于下外侧软骨内侧脚下方，以美化鼻尖和支撑鼻尖

2. 鼻尖盖帽小柱支撑软骨移植法　鼻尖盖帽小柱支撑软骨移植法（peck on-lay graft），是指采用一块软骨移植在下外侧软骨内侧脚之间，支撑鼻小柱，另一软骨片加载在下外侧软骨穹隆部上面，以增加和调整鼻尖凸度及美化鼻尖形态（图66-209）。这同样是鼻尖支撑和美化整形术中常常选用的方法，国内整形外科医师已经较多选用此种手术方法，韩国同行也不时采用这种手术方法作为鼻尖美化的手术。该法可明显改善鼻尖耸立状况，使鼻尖高度得到提高，改善鼻尖腹部和鼻孔的比例，再在鼻尖下外侧软骨表面移植块软骨以重塑鼻尖形态，可取得鼻尖整形良好的手术效果；如果移植的鼻中隔软骨量不够，可在耳甲腔切取软骨以补充之。

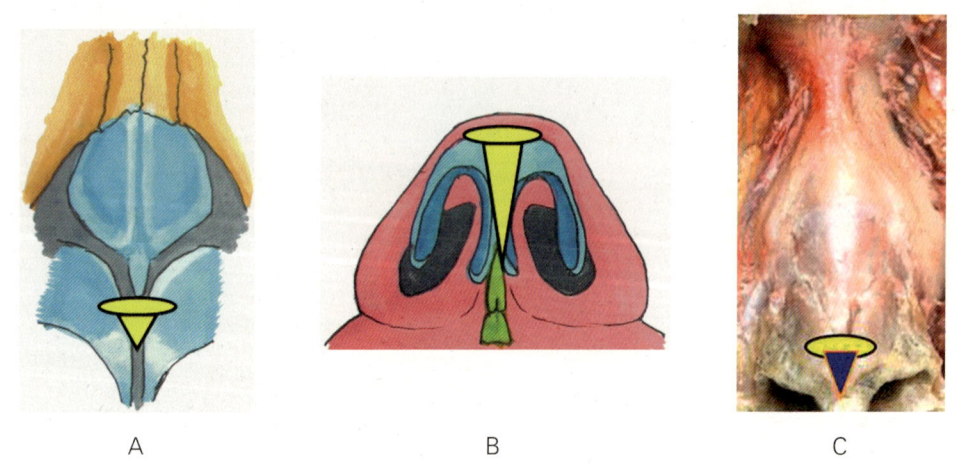

图 66-209　鼻尖盖帽小柱支撑软骨移植法，即采用一块软骨移植在下外侧软骨内侧脚之间，支撑鼻小柱，另一软骨片加载在下外侧软骨穹隆部上面，增加和调整鼻尖凸度及形态

3. Guyuron B.鼻尖塑形改良软骨移植法　Guyuron B.鼻尖塑形改良软骨移植法，是在鼻尖腹部和鼻小柱下方各移植一块软骨，以进行鼻尖形态的再塑造。从Guyuron B.（2007）论文中可见到其移植软骨片的形态是经过使用模具特殊预制的，构成鼻尖形态重塑的软骨移植物，这是一件典型的鼻尖移植软骨的雕塑术，很显然，只有移植软骨较为充分时，可制造这种软骨移植体（图66-210）。

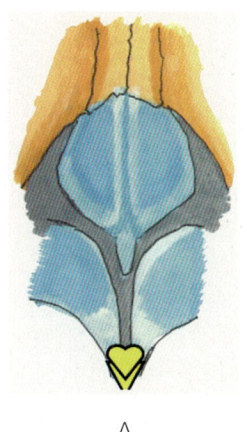 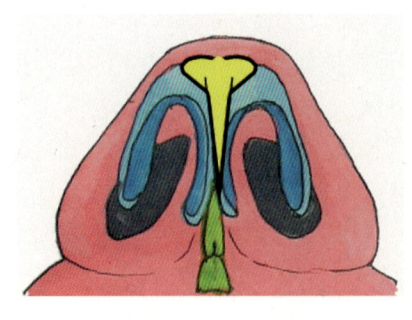 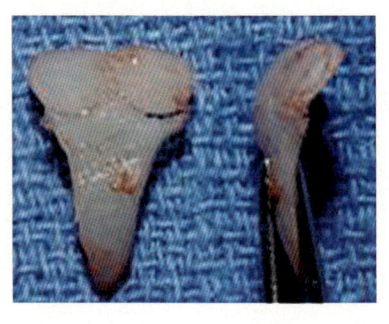

图 66-210　Guyuron B. 改进软骨移植方法，即在鼻尖腹部和鼻小柱下方各移植一块软骨，进行鼻尖形态的再塑造

A、B. 黄色图标为软骨移植位置示意图　C. Guyuron B. 改进的鼻尖移植软骨片塑形后的形态

这三种移植方法，除了 Guyuron B. 鼻尖塑形改良软骨移植法，都已经被国内学者所接受，并用于临床实践，但是对于国人鼻尖整形的患者，在鼻尖部皮肤和皮下组织良好的情况下，以及在患者的理解和要求下，也可以采取硅橡胶或强化 PTFE 等组织相容性优良的植入体替代，或部分替代。

五　盒形（方形）鼻尖整形临床病例举例

如前所述，西方人种的盒形鼻尖畸形是由于下外侧软骨畸形所致，以通过下外侧软骨削薄、雕塑、缝合等方法达到治疗目的；而国人的盒形鼻尖畸形，无论是鼻尖的形态、病理解剖还是手术方法，都是和西方有明显区别的。

（一）病史

女性，22岁，鼻尖塌陷、下垂，要求鼻尖整形；其鼻尖侧点和上下点之间距离增宽，鼻尖腹部和鼻尖几乎处于同一平面，鼻尖如盒形，伴有鼻尖下垂，鼻唇角小于90°（图66-211）。

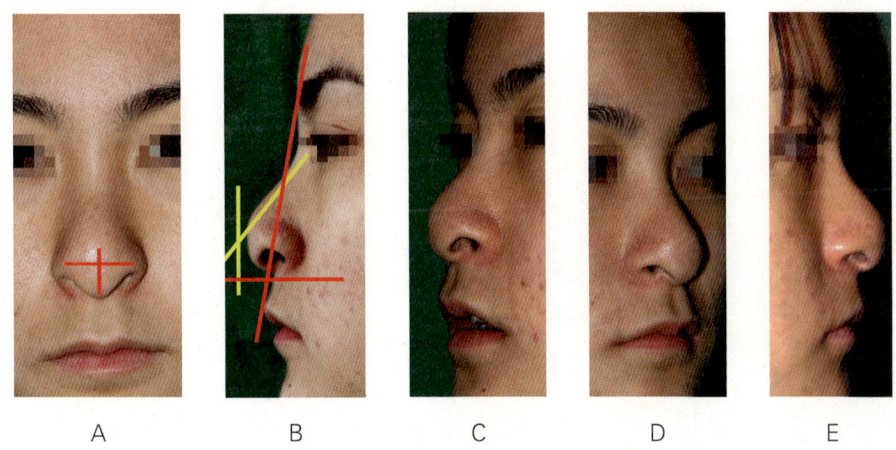

图 66-211　女性，22岁，鼻尖塌陷、下垂，要求鼻尖整形

A. 鼻尖塌陷如盒，鼻尖侧点和上下点之间距离增宽　B. 鼻尖腹部和鼻尖几乎处于同一平面（黄线），鼻尖方形，伴有鼻尖下垂，鼻唇角小于90°（红线）　C、D、E. 不同角度侧面观

（二）病理结构分析

下外侧软骨畸形表现为下外侧软骨内侧脚移行部外旋、下旋，下外侧软骨外侧脚移行部外旋、向下旋转，下外侧软骨翼轴指向外眦。下外侧软骨内侧脚移行部、下外侧软骨外侧脚移行部和下外侧软骨穹隆部共处于一个低平的平面上，表现为下外侧软骨穹隆部转角平坦如平台样，因此鼻尖腹部和鼻尖处于一个平面上，鼻尖塌平，鼻尖下垂，如同盒形。

（三）治疗

局部麻醉，采用开放性鼻尖整形术，做改良鼻小柱鼻前庭切口，暴露下外侧软骨，分离部分下外侧软骨内侧脚，完全分离下外侧软骨穹隆部和部分下外侧软骨外侧脚，切除下外侧软骨内侧脚移行部下缘2mm宽的软骨，切除下外侧软骨外侧脚上缘约3.5mm宽的软骨，在下外侧软骨外侧脚体部做Z形切断，使切断的鼻尖端下外侧软骨上边缘向下旋转、鼻翼端的下外侧软骨向下旋转，可迫使鼻尖端的下外侧软骨向鼻尖和向上旋转，重叠缝合，两侧下外侧软骨内侧脚移行部的下边缘向中央缝合，两侧下外侧软骨穹隆部相对缝合，使鼻尖向上、向前提高，鼻尖腹部和鼻尖之间呈直角分界，并植入约2mm厚的L形硅橡胶假体提高鼻梁，手术后即刻鼻尖形态有所改善，鼻尖和鼻尖腹部有近乎直角的分隔，但是盒形鼻尖畸形还没有全部矫正，手术后3周盒形鼻尖明显改善。由于国人鼻尖皮肤较厚，下外侧软骨支架矫正手术后鼻尖形态的最佳效果不能立刻呈现，手术效果常常在术后两三个月显现，该患者在手术后1年随访时，盒形鼻尖得到彻底改变（图66-212～图66-214）。

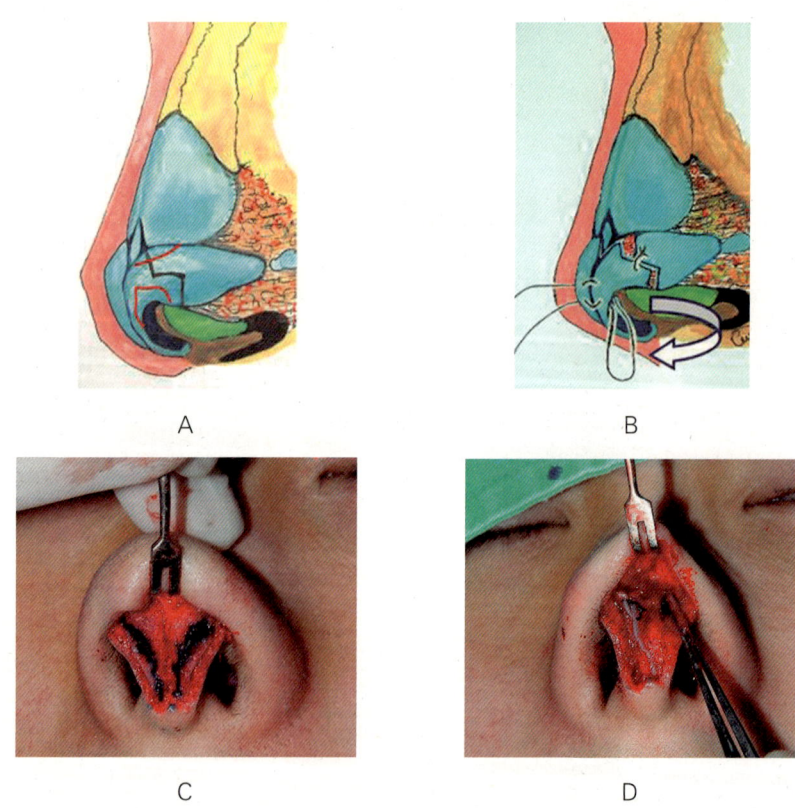

图66-212 盒形鼻尖矫正手术设计

A. 切除下外侧软骨内侧脚移行下缘2mm宽的软骨，切除下外侧软骨外侧脚上缘约3.5mm宽的软骨，在下外侧软骨外侧脚体部做Z形切断　B. 使切断的鼻尖端下外侧软骨上边缘向下旋转、鼻翼端的下外侧软骨向下旋转，可迫使鼻尖端的下外侧软骨向鼻尖和向上旋转，重叠缝合，两侧下外侧软骨内侧脚移行部的下边缘向中央缝合，两侧下外侧软骨穹隆部相对缝合，使鼻尖向上、向前提高，使鼻尖腹部和鼻尖之间呈直角分界　C、D. 两侧下外侧软骨内侧脚边缘软骨部分切除，改善鼻尖下垂

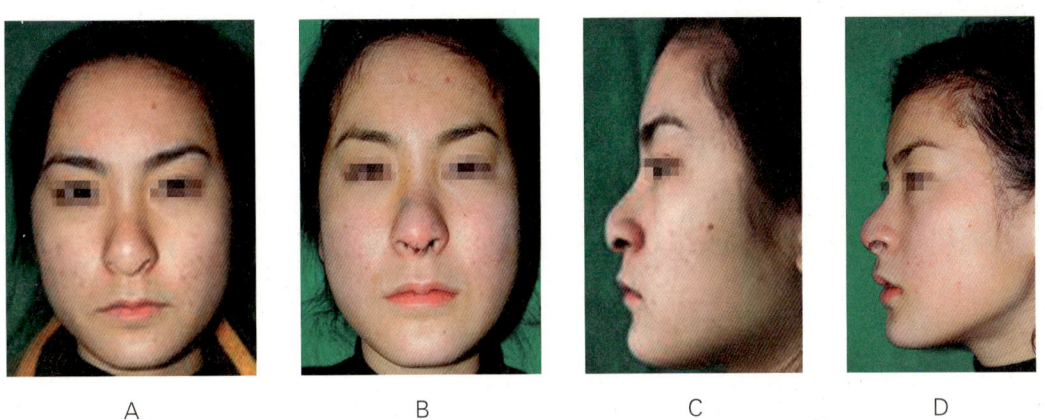

图66-213 手术后即刻鼻尖形态有所改善,鼻尖和鼻尖腹部近乎直角,但是盒形鼻尖畸形还没有全部矫正

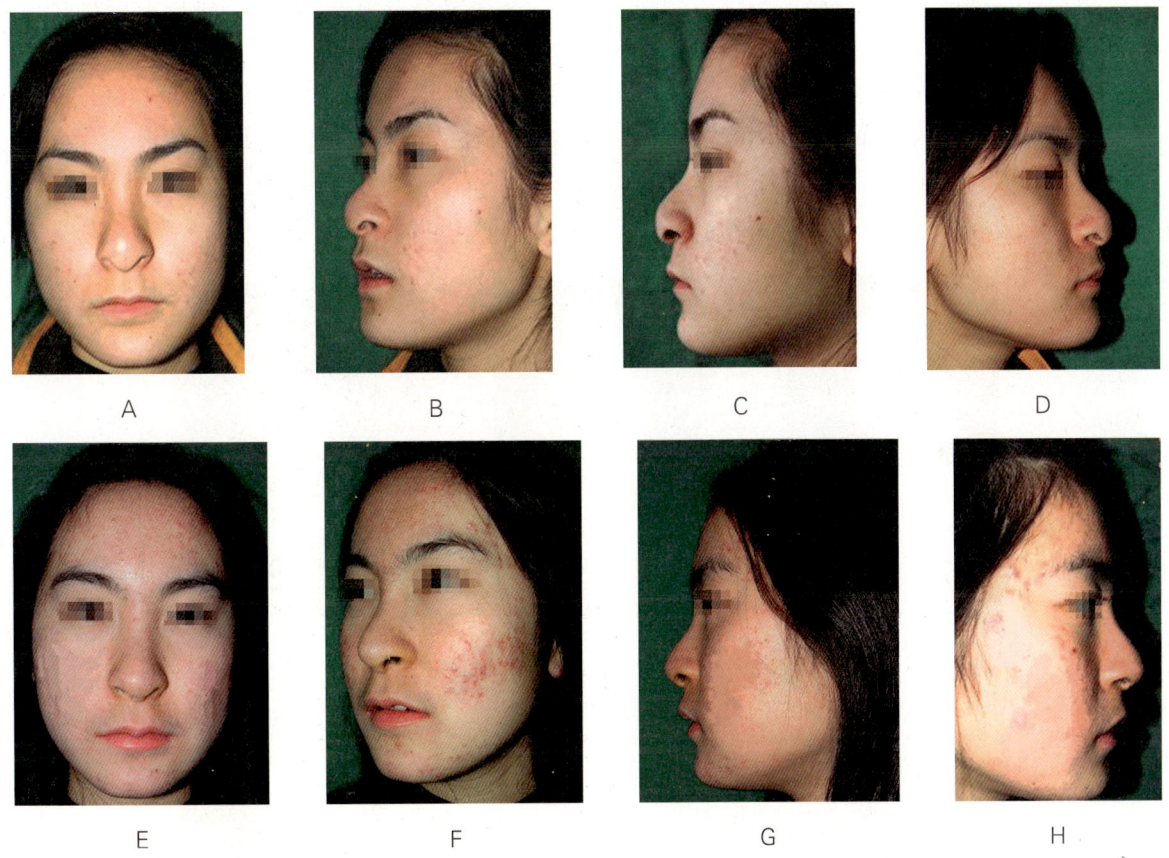

图66-214 盒形鼻尖手术后1年,盒形鼻尖得到较为彻底的改变和美化
A～D. 手术前　E～H. 手术后1年

六　球形(球茎)鼻尖整形临床病例举例

(一)概述

在国内,类同西方或阿拉伯人一样的典型的球形(球茎)鼻尖是较为少见的。国人的球形鼻尖畸形是以鼻尖"肉团样"为特征,除了鼻翼软骨三维形态的畸形之外,常常伴有鼻尖软组织肥厚和组织坚硬双重病理因素,同时常伴有鼻翼肥厚和鼻翼沟浅短,呈现鼻尖"结构线条模糊"的

外观。因此，在国人的球形鼻尖畸形治疗中，与西方人的鼻尖缩小和美学整形相比，国人的球形鼻尖肥大缩小不容易，而且鼻翼肥厚矫正难以奏效。下外侧软骨畸形矫正和采取缝合方法改善鼻尖支架结构后，手术效果常常在手术后数月才能明显出现，这是由于国人鼻尖皮肤较为肥厚而且质地坚挺，不容易塑形之故；在东方人的鼻尖和鼻翼区，皮肤组织中含有较多的肌肉纤维成分，这正如Ali-Salaam P.（2002）研究东方人鼻尖鼻翼组织学所证明的结果一样（详见本章第十四节"鼻尖结构和鼻尖整形技巧基础"），这一典型东方人种鼻尖组织结构的特点，手术前施术者和受术者应有共同的认识。但是，国人鼻尖的组织结构近于西方人的也常常可以见到，这类人的鼻尖球形整形相对较为容易，采用下外侧软骨结构改形，采取缝合方法和软骨移植或组织代用品植入等手段，手术效果出现较早，也比较容易使受术者满意。

（二）病例一

1. 病史　女性，19岁，2007年7月来院，上睑皱褶缺失，轻度上睑下垂，球形鼻尖，要求做上眼睑和鼻尖整形美化，并希望球形鼻尖和重睑整形分次进行；同月稍后，只要求做重睑整形，希望重睑皱褶不能太宽；2008年7月，来院做球形鼻尖整形。

2. 病理结构分析　鼻尖如球形，鼻尖皮肤肥厚，鼻尖上下点之间距离为15.5mm，左右点之间距离为21.5mm，鼻尖拱起如Pinocchio鼻尖，鼻翼肥厚，鼻翼沟饱满，下外侧软骨畸形，表现为下外侧软骨内侧脚移行部外旋，两下外侧软骨内侧脚移行部之间距离增宽，下外侧软骨穹隆部平坦（图66-215）。

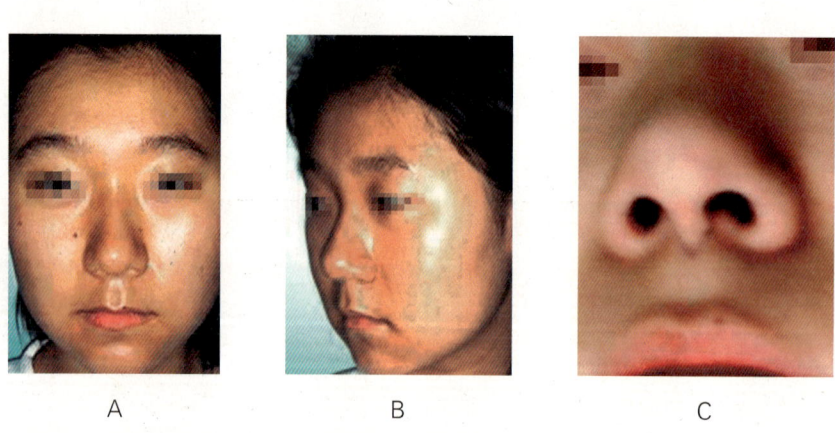

图66-215　女性，19岁，鼻尖如球形，鼻尖皮肤肥厚，鼻尖上下点之间距离为15.5mm，左右点之间距离为21.5mm，鼻尖拱起如Pinocchio鼻尖，鼻翼沟饱满，要求做重睑整形和球形鼻尖整形

3. 治疗　局部麻醉，作开放性鼻尖整形皮肤切口，在良好的暴露下切除鼻尖组织垫，修薄鼻尖皮肤，暴露下外侧软骨，分离部分下外侧软骨内侧脚，完全分离下外侧软骨穹隆部和部分下外侧软骨外侧脚，切除下外侧软骨外侧脚上缘3mm宽的软骨，在下外侧软骨内侧脚近子午线处，将两下外侧软骨缝合，缩小鼻尖，缝合皮肤，结束手术。随访时间距离手术时间较近，在术后4周和5周得到随访，鼻尖形态已得到明显改善（图66-216，图66-217）。

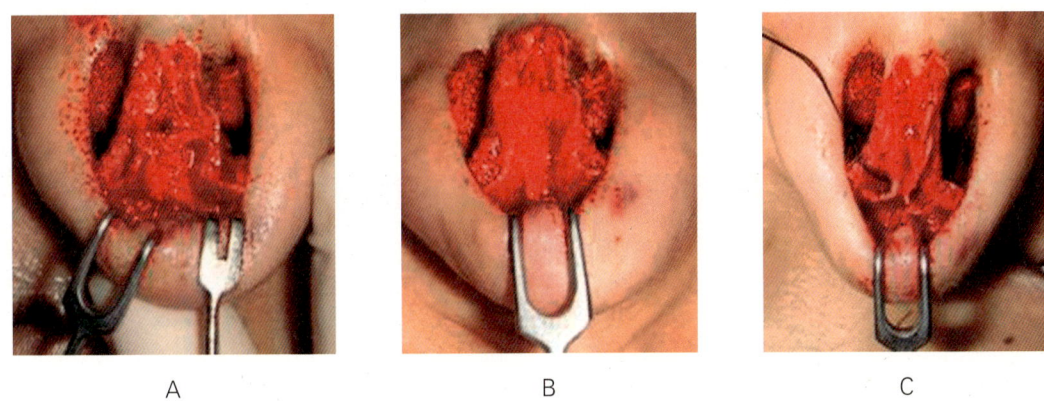

图 66-216　行局部麻醉，做开放性鼻尖整形皮肤切口

A. 切除鼻尖组织垫　B、C. 切除鼻尖脂肪组织垫后，暴露下外侧软骨，分离部分下外侧软骨内侧脚，分离下外侧软骨穹隆部，切除下外侧软骨上缘 3mm 宽的软骨，在下外侧软骨内侧脚近子午线处，将两下外侧软骨靠拢缝合

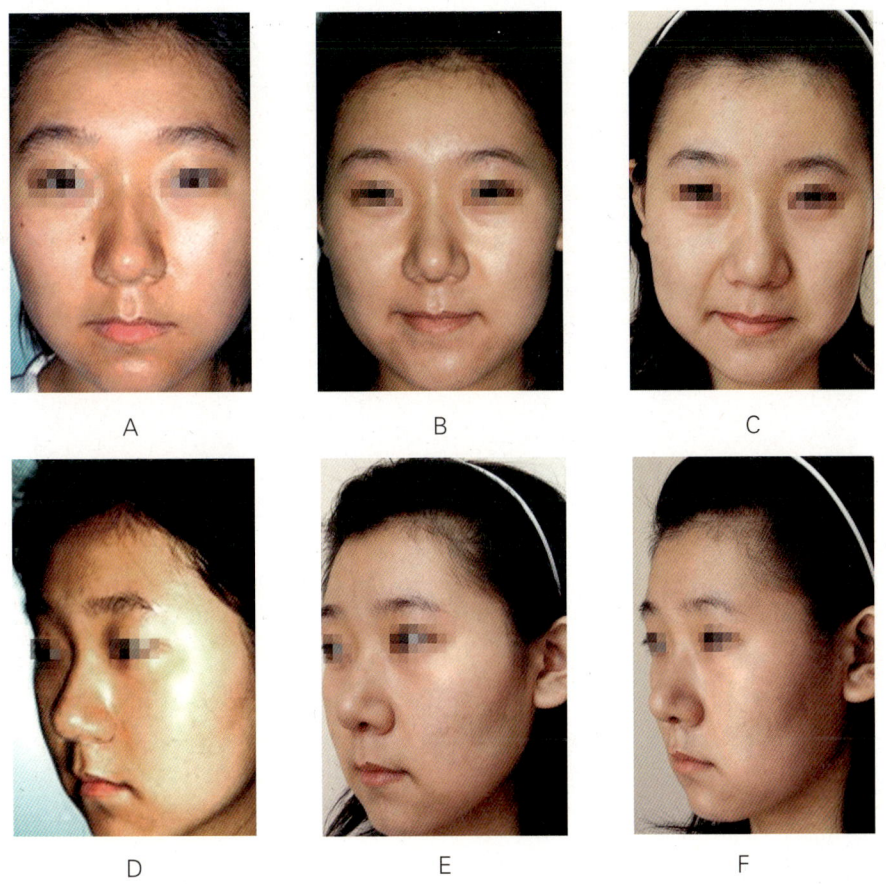

图 66-217　女性，19 岁，2007 年 7 月来院，上睑皱褶缺失，轻度上睑下垂，球形鼻尖，要求重睑皱褶再造，但不能太宽，并希望鼻尖整形美化和重睑整形分次进行；2007 年 7 月做重睑整形；2008 年做球形鼻尖整形

A、D. 鼻尖整形手术前　B、E. 手术后 4 周　C、F. 手术后 5 周

（三）病例二

女性，鼻尖拱起如 Pinocchio 鼻尖，鼻翼肥厚，鼻翼沟饱满，鼻尖鼻翼夹角大，鼻尖梨状孔尖

端位于鼻小柱下部，下外侧软骨畸形，两下外侧软骨内侧脚移行部之间距离增宽，下外侧软骨穹隆部平坦，2005年6月就诊，要求整形。经过类似病例一的手术方法，鼻尖脂肪组织垫切除，鼻尖皮肤修薄，下外侧软骨上下分离，两侧下外侧软骨内侧脚近子午线处靠拢缝合，鼻尖凸度得到提高，鼻尖形态和鼻尖鼻翼夹角形态得到改善（图66-218）。

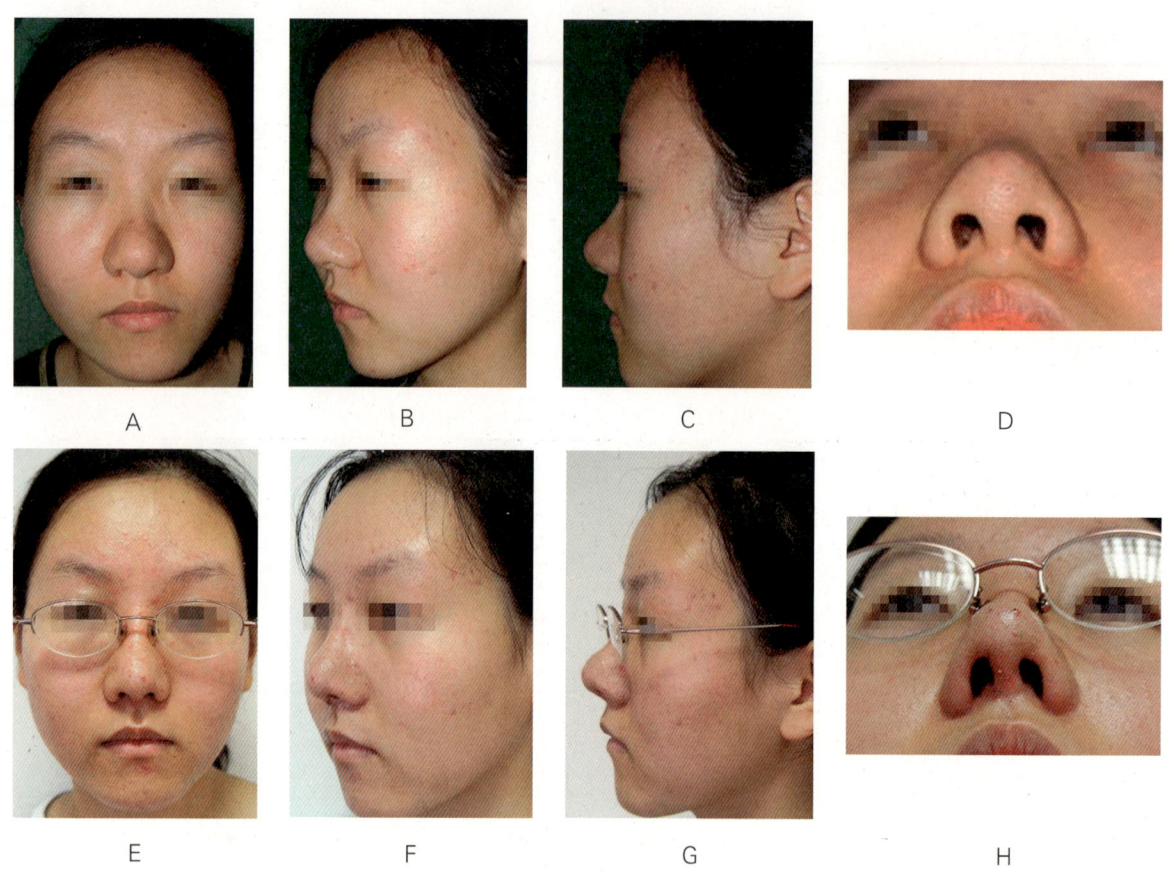

图66-218　女性，鼻尖拱起如Pinocchio鼻尖，鼻翼肥厚，鼻翼沟饱满，鼻尖鼻翼夹角大，鼻尖梨状孔尖端位于鼻小柱下部，经过类似病例一的手术方法，鼻尖凸度得到提高，鼻尖形态和鼻尖鼻翼夹角形态得到改善
A～D. 手术前　E～H. 手术后3周

（王炜）

第十九节　鼻孔狭窄或闭锁整形

鼻孔狭窄与闭锁治疗的重要性在于既直接关系到维护人体生理平衡的鼻腔通气，又涉及外观，其发生部位可见于鼻前庭、鼻腔和后鼻孔。前部或后部的鼻孔狭窄有先天性的，通常发生在外侧角。更多见的则是由于外伤、烧伤、感染或手术、肿瘤切除、放疗后等引起，还可继发于天花、狼疮、梅毒所致的鼻孔边缘溃烂等。医源性的鼻孔狭窄可见于鼻唇整形术后及鼻再造术后的组织收缩。在唇裂患者一期治疗术后，亦可见到不同程度的鼻孔狭窄。在部分或全鼻孔再造的患者中，组织收缩的概率很大，有的需经数次手术。

后鼻孔狭窄或闭锁造成患者张口呼吸、语音不清，不易治疗。术前可借助于造影、纤维鼻咽镜、BMR等对后鼻孔狭窄、闭锁的部位及范围有所了解。笔者采用咽后壁黏膜瓣转移修复后鼻孔闭锁或狭窄。本节重点讨论鼻前庭处前鼻道的鼻孔狭窄与闭锁。

鼻前庭衬里及软骨的缺损形成瘢痕性收缩是前庭狭窄的常见原因，瘢痕往往累及前庭底部外侧角或鼻翼缘。手术方法的选择应根据前庭狭窄的部位、隆起壁的厚度及鼻翼的情况而决定。一般来说，单纯切除隆起组织是不合适的，术后将再度出现环形瘢痕，应将缩窄环彻底打开，解除挛缩后修复缺损的黏膜和皮肤。在鼻前庭狭窄的修复中，如果鼻的软骨支架不受损害，只要将挛缩的瘢痕完全和彻底地清除，用鼻塞模具外包游离皮片或黏膜移植，修复鼻前庭的软组织缺损。对于单纯性的鼻前庭环形瘢痕挛缩，可采取两种术式，狭窄环比较窄，周围的皮肤和黏膜还健康存在时，可进行多Z黏膜和皮肤瓣交叉整形以矫正狭窄环，这种手术以后常规安放鼻腔模具3～6个月，以防止挛缩再发。对于部分狭窄和鼻前庭、鼻翼缺损者，可以采用耳郭复合组织或鼻外侧带蒂皮瓣转移修复。

一 鼻前庭部分组织缺损引起鼻孔狭窄

1. 鼻前庭内层皮肤及软骨部分缺损引起切迹瘢痕挛缩突向鼻前庭腔，可形成内侧或外侧狭窄。Meyer提出通过前庭内切口去除隆起处的部分皮下纤维组织，将切取的中隔软骨片置入鼻翼软骨缺损处，软骨处贯穿鼻翼，褥式缝合固定（图66-219）。此法适用于软骨缺损不大、鼻孔轻度狭窄者。

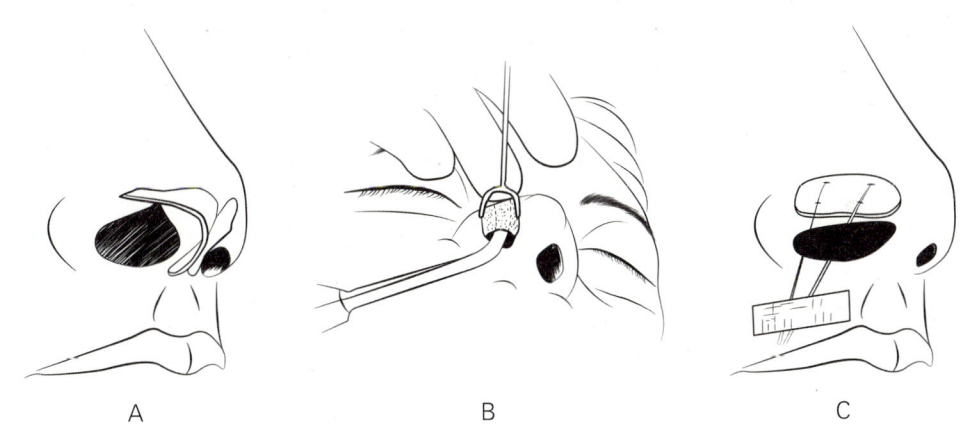

图66-219 鼻前庭部分软组织缺损的修复
A. 鼻翼上缘部分软组织软骨缺损　B. 经前庭内切口切除部分皮下瘢痕组织，分离扩大前庭腔隙　C. 将切取的中隔软骨片置入鼻翼软骨缺损处，贯通软骨，鼻翼褥式缝合固定

主编提示：鼻中隔软骨移植在鼻尖美化和改善鼻小柱的支撑，以及增加小叶的饱满度方面是有益的，但是在治疗鼻孔和鼻前庭狭窄中有一定的局限性，游离的中隔软骨移植到鼻前庭后往往在鼻腔侧缺少有良好血供的皮肤和黏膜覆盖，不易取得移植软骨的成活，仅仅在有良好血供的鼻前庭皮肤覆盖时作为一种选择。

矫正鼻前庭狭窄的关键技巧在于：①彻底切除和松解引起鼻前庭狭窄的瘢痕挛缩；②尽可能采用带有血供的超薄的皮瓣移植修复，例如采取耳后跨区血供的颞浅筋膜瓣移植外加中厚皮片移植覆盖；③采取中厚皮片游离移植覆盖鼻前庭的创面，并有效地加压包扎，采用游离皮片移植覆盖创面手术后需安放鼻孔支架3个月，3个月后可以白天不用，夜晚安放鼻前庭支架，再维持3个月；④采用复合的耳郭组织瓣或耳甲腔软骨伴有部分皮肤"复合皮肤软骨瓣"移植修复鼻前庭软骨和黏膜缺损区，也是一种可考虑的选择。一般而言，移植的耳郭复合组织瓣或耳甲腔皮肤软骨组织瓣的直径在1cm左右，而且要求受区的血供良好，术后有效地对移植的皮肤软骨瓣打包加压，维持加压12～14天以上，只要受区血供良好，并有效地加压10～14天以上，移植的耳郭复合组织瓣是能够成活的。

2. 鼻翼部分缺损造成鼻孔狭窄，可利用耳郭复合组织修复鼻翼（参见本章第十五节"鼻尖整形术"）。

3. 鼻小柱部分缺损造成鼻孔狭窄，亦可利用耳郭复合组织修复鼻小柱（参见本章第二十节"鼻缺损和再造术"）。

4. 前鼻孔狭窄及鼻前庭内层皮肤大部分缺损者，可在鼻孔处做切口，将鼻孔内的瘢痕组织全部切除直至完全通气，恢复正常鼻翼形态，然后在创面上做中厚皮片移植（图66-220），术后需用硅胶管支撑固定3～6个月。如果前鼻孔边缘有膜性瘢痕，应尽量利用，可做狭窄部位环形切开，两侧行对偶三角形皮瓣交叉穿插整形，术后安放鼻孔支架3～6个月。

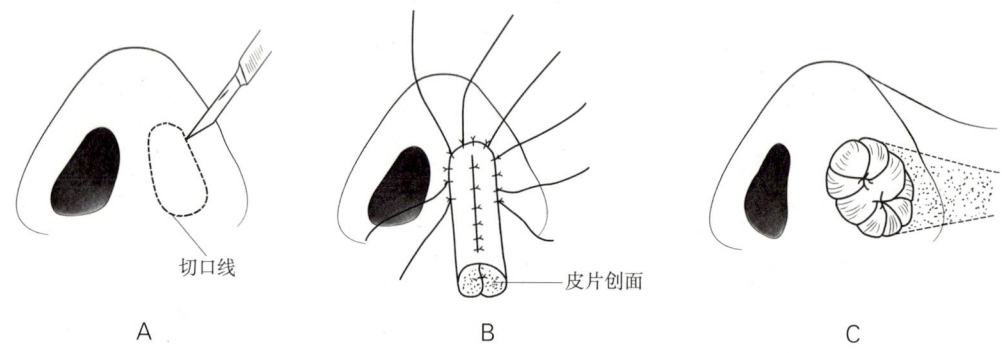

图 66-220　前鼻孔狭窄及鼻前庭内层皮肤大部分缺损的修复
A. 切除阻塞鼻孔的瘢痕组织，解除挛缩，恢复鼻孔和鼻前庭的正常大小　B. 切取略大于鼻孔内创面的中厚皮片，将移植皮片于鼻翼缘创面缝合后推入鼻孔，以覆盖鼻前庭创面，填塞凡士林纱布于鼻前庭内，使移植皮片密切覆盖鼻前庭的创面　C. 打包固定

二、鼻前庭蹼状瘢痕挛缩鼻孔狭窄

鼻前庭蹼状瘢痕是鼻孔缘的蹼状瘢痕，覆盖在前鼻孔缘，可造成前鼻孔缩小及形态不良。若蹼状瘢痕无法利用，可切除蹼状瘢痕，利用上耳轮复合组织修复创面（图66-221）。

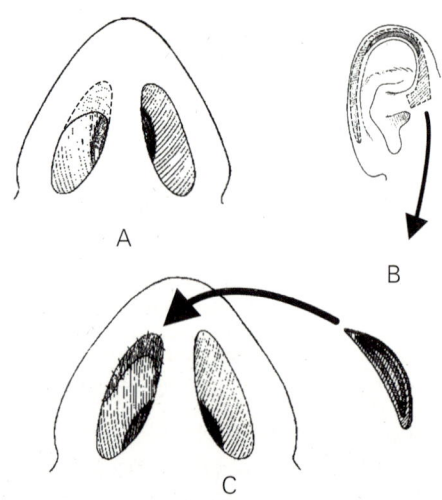

图 66-221　鼻前庭蹼状瘢痕修复
A. 鼻孔蹼状瘢痕切除　B. 切取耳郭复合组织　C. 修复创面

鼻前庭前部的蹼状瘢痕,可利用内折技术将瘢痕蹼修整后内翻重建鼻翼缘(图66-222)。严重者可在内折的同时,行皮肤或复合组织移植来增加鼻前庭衬里。

若要形成鼻孔中央一小孔的环形蹼状瘢痕,可将瘢痕蹼内外层设计成反向的S形切口,以小孔为中心,外层及内层上下形成4个半月瓣,将内层瓣向外翻转,缝于鼻孔边缘侧面,将外层瓣向里卷,缝于鼻孔内创面(图66-223)。

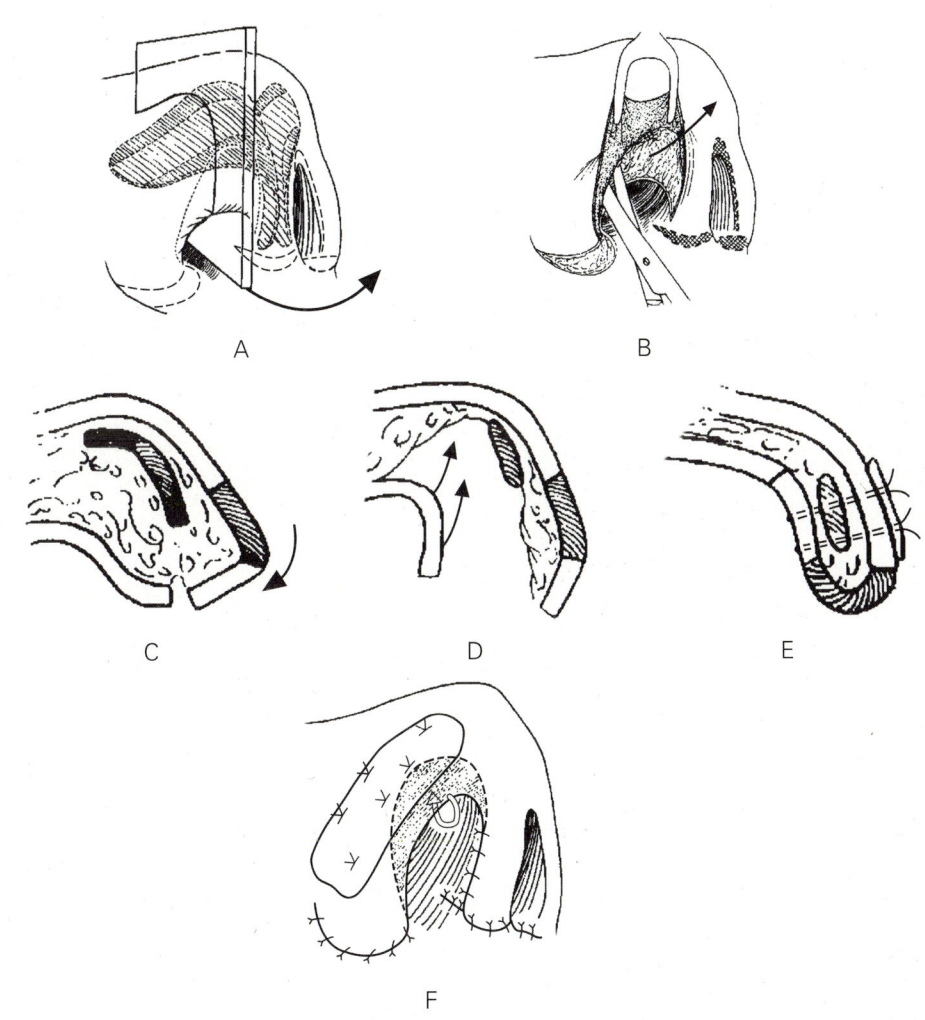

图66-222 鼻前庭狭窄新月瓣修复
A. 鼻孔蹼状瘢痕纵切面示意 B. 蹼内外两层潜行分离 C、D、E. 切面显示去除蹼内纤维结缔组织,将外层组织内卷覆盖创面,贯通褥式缝合固定 F. 缝合后示意

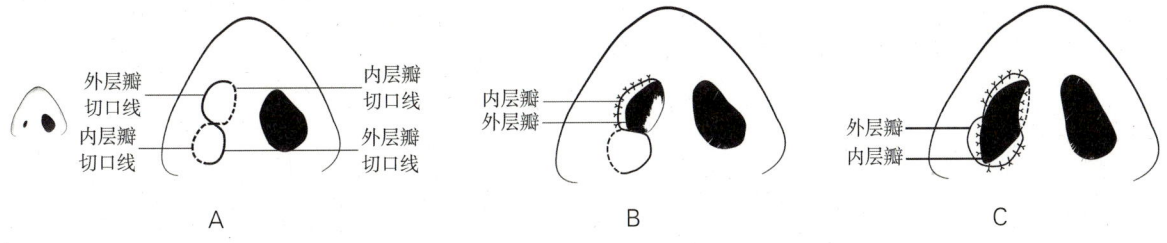

图66-223 鼻孔缩小双向S瓣整形
A. 设计双层反向S瓣切口 B. 上部瓣缝合后示意 C. 下部瓣缝合后形成与健侧对称的鼻孔

三 鼻孔基部瘢痕挛缩引起鼻孔狭窄

1. 可利用鼻旁带皮下组织蒂之岛状皮瓣，经鼻翼基部隧道转移至鼻孔内瘢痕松解后的创面（图66-224）。

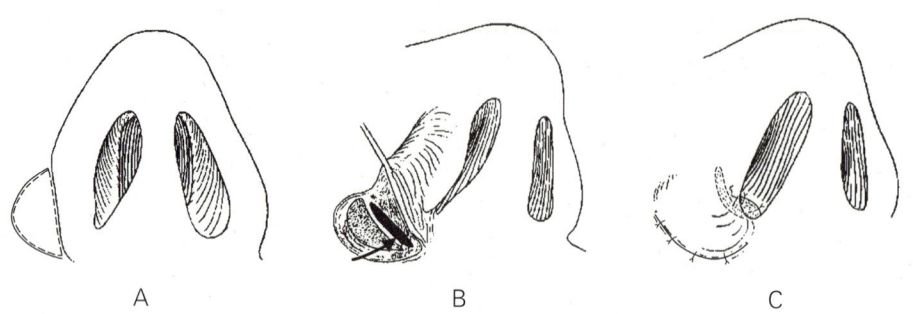

图66-224　鼻唇沟皮下蒂岛状皮瓣修复鼻孔狭窄
A. 鼻旁皮下蒂之岛状皮瓣　B. 切开鼻翼基部，松解鼻内瘢痕　C. 鼻翼皮瓣移植修复后皮肤缝合

2. 鼻孔基底部瘢痕伴环形收缩者可采用鼻翼旁蒂在下方的三角皮瓣，将其与鼻翼基部交叉转位，中隔部的创面可予以游离植皮以开大鼻孔。

（戴传昌　刘林嶓　王炜）

第二十节　鼻缺损和再造术

一 鼻缺损的修复方法

鼻部分缺损及全部缺损多源于外伤或肿瘤切除术后。在3000年前就有了"印度鼻"修复法，经过人类在实践过程中的经验积累，治疗方法亦越来越多。由于缺损范围、层次、毗邻结构的不同，修复方法千变万化。原则上，术前应明确缺损的组织量和缺损涉及的组织结构，然后制订切实可行的修复方法，即缺多少补多少，缺什么组织结构补什么组织结构。鼻的再造不仅再造外鼻，尚须再造鼻腔衬里；另一方面，鼻的位置在颜面中较为显著，鼻的立体结构和外形轮廓较为精细，单纯的修复组织成活并非整复成功的标志。手术医师必须在保证整复组织成活和重塑精细鼻外形并有良好功能的矛盾中，探索一条极为艰难的道路，艺术的天分和扎实的整形外科操作技术是成功的关键。

（一）皮肤移植

皮肤移植是一种传统且较简单的方法，仅用于外鼻皮肤缺失、皮下组织良好的病例。中厚或刃厚皮片由于其色泽较周边组织深且收缩率高，仅适用于全身情况衰弱且局部创面条件差的患者，其优点是容易成活。全厚皮片移植适用于基底血供良好的创面。在人体表面，不同部位皮肤的厚度是不同的，有学者报告：男性鼻背皮肤厚度约为1.3mm，而鼻尖部约为2.4mm，女性皮肤明显较男性薄。常用来作为供皮区的皮肤厚度经测量，鼻唇沟处约为2.9mm，颏下部约为2.5mm，锁骨上部约为1.8mm，耳后部约为0.8mm。

在临床上用来作为全厚皮片供区的首选部位是耳后。切取直径为4～5cm的全厚皮肤，在成人是完全可行的，供区创面可直接拉拢缝合。若两侧耳后取皮，其量足以覆盖整个外鼻的表面。耳前、鼻唇沟及颏下部可切取直径为2cm的皮肤。而锁骨上区是头颈部面积最大的供皮区，可提供整个鼻背表面的皮肤。值得注意的是，植皮区术后3个月应避免日照以防色素沉着。

皮肤移植仅适用于急诊的鼻皮肤挫伤、肿瘤切除（基底细胞癌）后的皮肤缺损等。应注意的是，鼻背部皮肤相对较厚，游离皮片移植虽能覆盖创面，但可遗留局部凹陷畸形，有时需行二期皮瓣修复。

（二）复合组织移植

鼻的下部缺损包括皮肤和软骨的缺损，需用复合组织移植。早期鼻部皮肤和软骨的缺损，经清创或边缘修整后，可用耳郭等复合组织（皮肤和软骨）即期移植。晚期鼻部皮肤和软骨的缺损，多已有组织结构的挛缩和异位，术前不易精确估计缺损量，故应在术中松解挛缩的瘢痕，使缺损的组织复位，然后测量修复的复合组织量。

1. 皮肤和软骨供区的几种选择　Koenig（1902）首次报道利用复合组织移植进行鼻再造。鼻翼与耳郭组织解剖结构的相近，使耳郭成为修复鼻缺损的复合组织移植的首选供区（图66-225）。鼻翼部较小的缺损，Argamaso（1975）认为首选部位是耳轮脚，该部位在无发区可切取2cm的复合组织，创面可利用颊部推进皮瓣修复。而目前认为复合组织游离移植的成活机制是：血供丰富的耳、鼻等组织含有较其他组织更致密的真皮下血管网，更易吸渗受植床的组织液，使移植组织保持湿润，直至建立新的血供。现在游离的耳郭移植修复鼻部分缺损能取得较好的效果，早年Rees及其助手们（1963）用立体显微镜发现，人体复合组织移植后48小时，其组织边缘有血流出现，之后逐渐向组织中央扩展；同时还注意到若将温度降至5～10℃，72小时后仍有94%的离体复合组织是成活的。

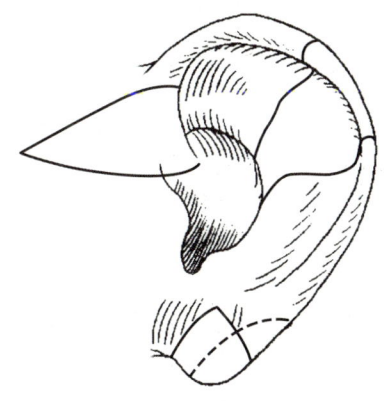

图66-225　耳郭复合组织移植供区的几种选择

复合组织上的任何一点，原则上说应不远离有血供的组织5mm，这样切取的最大组织量可控制在1cm范围内；但若有正常组织翻转作为衬里，切取范围可扩展达3cm。

2. 皮肤和脂肪组织　Dupertuis（1946）报道采用耳垂皮肤脂肪复合组织移植，修复鼻尖部、鼻翼内侧及鼻小柱的小范围缺损，术前需考虑其术后皱缩率。另外，经过10年的随访观察发现，儿童的复合组织修复后能随着其生长发育而同步生长，即能与正常侧鼻翼保持对称。

(三)皮瓣移植

鼻部较大的缺损或全层缺损（包括皮肤、软骨和黏膜），如半鼻缺损、全鼻缺损，应选择皮瓣修复，可以衬以骨性支架，或二期行骨支架植入术。鼻部邻近皮瓣质地和颜色与鼻部相近，是最佳选择，其缺点是供区遗留瘢痕，在颜面部较为明显。软组织扩张器的应用，可以使供区较大的植皮创面变成线状瘢痕，目前应用较广，效果也较为理想。

1. 局部鼻部皮瓣　鼻上半部及侧面的皮肤相对疏松些，根据这一特点，鼻部直径小于2cm的缺损，均能利用局部邻近鼻部皮瓣修复（图66-226）。这类皮瓣的缺点是，供区缝合在缺损大时会引起鼻翼缘上抬。

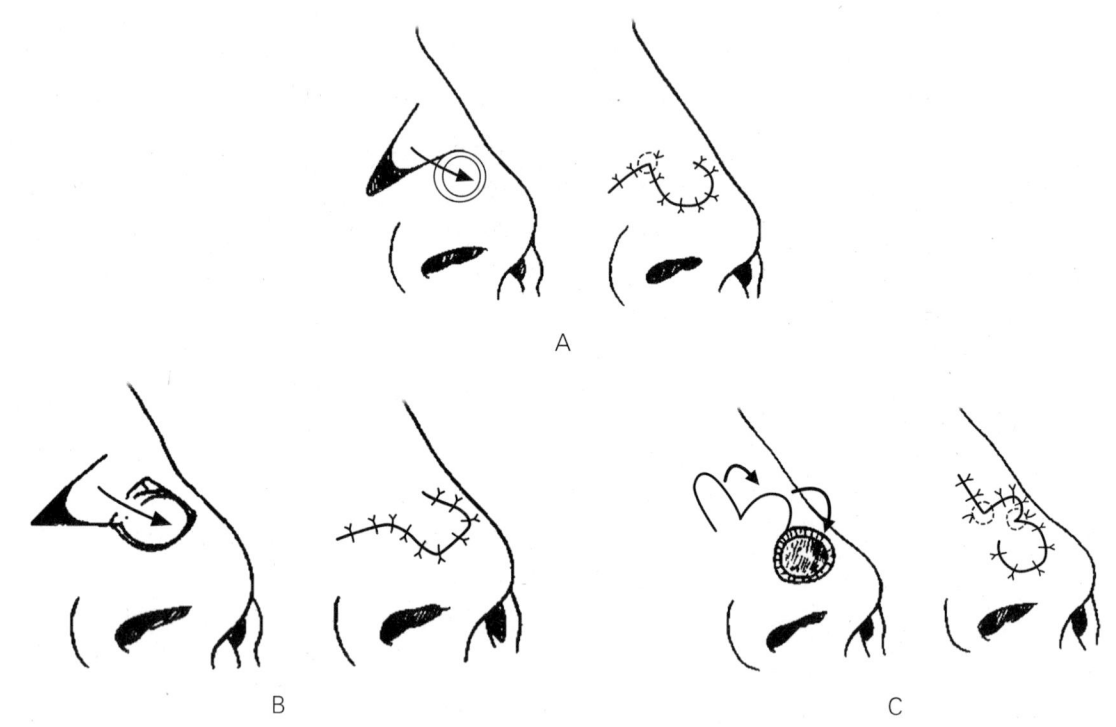

图66-226　局部皮瓣修复鼻背缺损

鼻尖部较大的缺损，可利用整个鼻背的旋转皮瓣，该皮瓣以内眦动脉为蒂，可旋转修复鼻尖缺损。鼻翼缘部分缺损也可利用同一原理予以修复（图66-227）。这些方法在鼻背遗留较多瘢痕，有色人种有时难以接受。

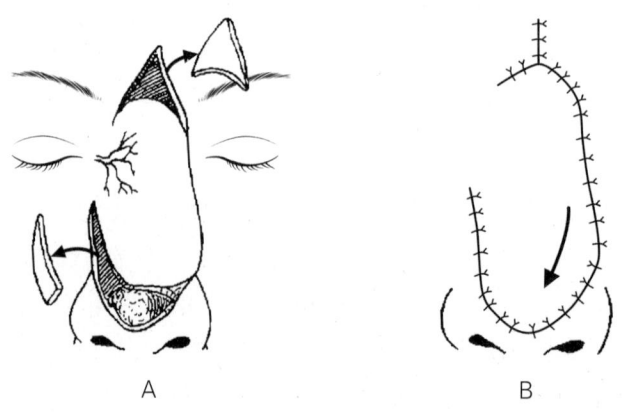

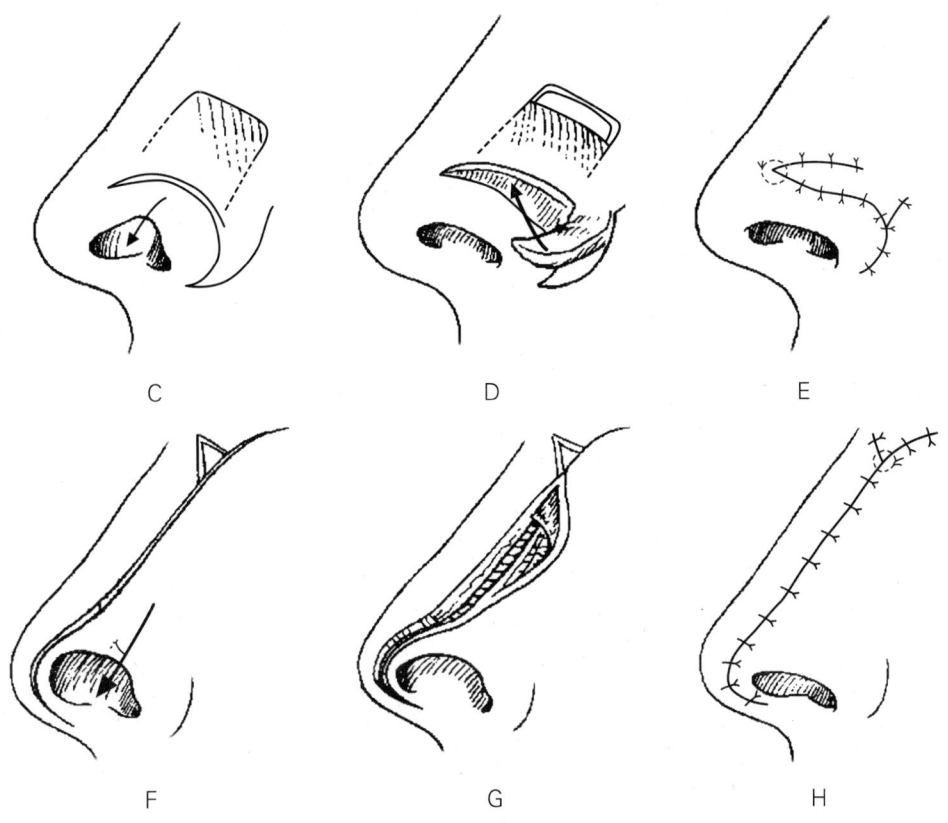

图 66-227　皮瓣移植修复缺损
A、B. 滑车动脉皮瓣移植　C、D、E. 鼻唇沟皮瓣移植　F、G、H. 鼻侧方旋转推进皮瓣移植

2. 鼻唇沟皮瓣

（1）皮下蒂皮瓣：在19世纪，欧洲的外科医师们首先提出利用鼻两侧颊面部组织来修复鼻部缺损。鼻唇沟处2～3cm的皮肤切取对面部器官的位置无明显影响，利用皮下组织作为皮瓣的营养蒂可修复鼻部缺损（图66-228～图66-230）。

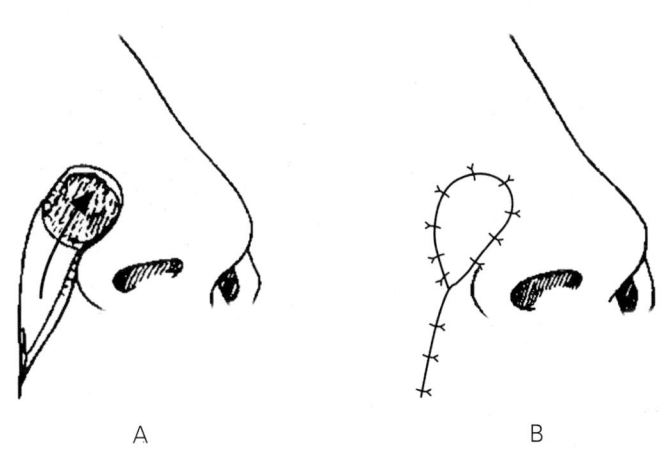

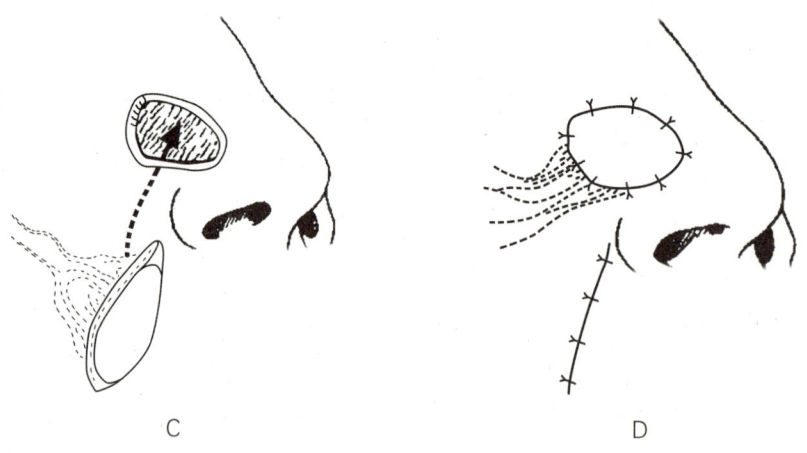

图 66-228 皮下蒂鼻唇沟皮瓣修复鼻缺损之一

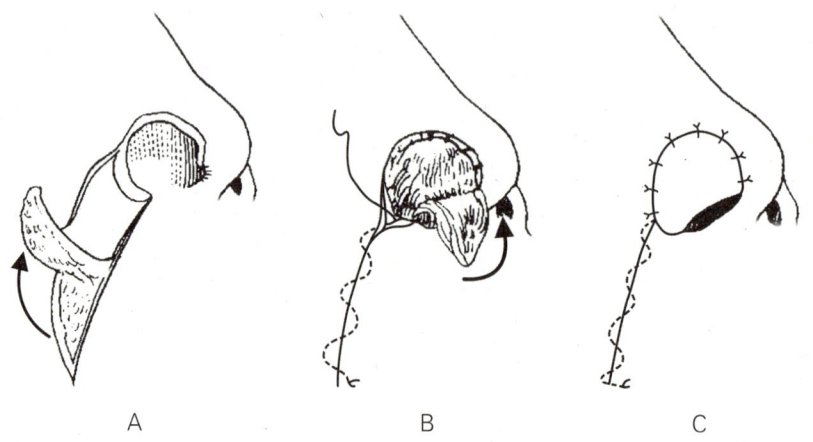

图 66-229 皮下蒂鼻唇沟皮瓣修复鼻缺损之二

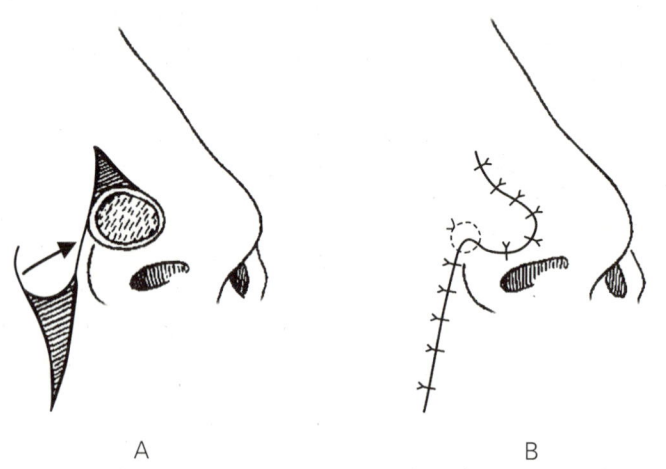

图 66-230 皮下蒂鼻唇沟皮瓣修复鼻缺损之三

（2）旋转皮瓣：Dieffenbach（1845）提出鼻唇沟旋转皮瓣，其蒂在上方或下方，可局部转移修复鼻部缺损（图66-231）。

（3）推进皮瓣：Twyman（1940）提出可利用鼻唇沟处的颊部推进皮瓣修复鼻部缺损。

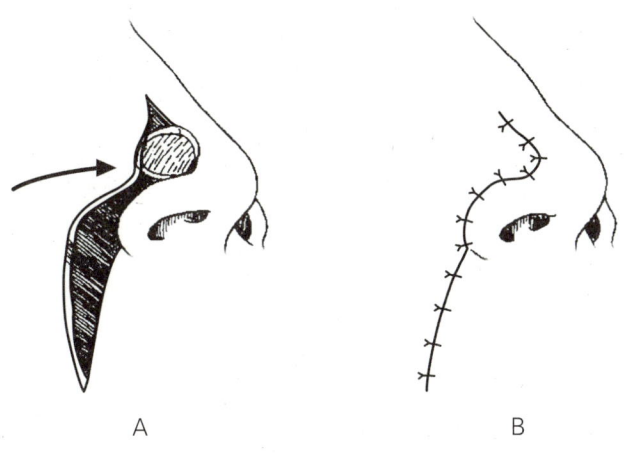

图 66-231　鼻唇沟旋转皮瓣修复鼻缺损

3. 额部皮瓣　Blair（1925）在总结比较鼻缺损的各种修复方法时，提出额部皮瓣是修复鼻部较大缺损的首选皮瓣。切取宽度为 2.5～3cm 的皮瓣，额部创面可以直接拉拢缝合，这样的宽度足可修复半鼻缺损。额部发际低者可设计斜形额部皮瓣或将蒂部尽可能下移以增加皮瓣长度，但蒂部必须包含滑车上血管束。额部皮瓣蒂在下，一侧至鼻根边缘，另一侧则以不切断滑车上血管束为度。皮瓣远端在发际边缘设计成三叶状，中部一叶，翻转后成为鼻小柱，两侧两叶翻转后卷起，成为两个鼻翼。全鼻再造应注意是否有足够的鼻衬里组织，尤其是一期行鼻骨架植入的病例，应有良好的衬里组织覆盖。没有良好的支架，再造的鼻形态不良；没有良好的鼻再造的衬里，易致植入支架暴露后感染。植入的鼻支架材料有自体骨、人工合成材料等。衬里可用鼻中隔黏膜、鼻背骨膜甚至是残余的鼻背瘢痕组织翻转而成，应起到覆盖鼻腔创面、帮助支撑鼻部结构的作用。额部皮瓣全鼻再造，供区缺损范围较大，可用游离皮片移植修复。供区缝合的方法有：①帽状腱膜纵行切开法，使两侧额部皮肤向中央靠拢，便于缝合，但本方法易损伤支配额肌的面神经；②双额推进皮瓣；③双颞旋转推进皮瓣（图66-232）。利用额部皮瓣修复鼻下半缺损的病例，效果常较满意（图66-233，图66-234）。

随着软组织扩张术的发展，额部皮瓣经扩张后可达到修复全鼻缺损的宽度，且额部创面能直接拉拢缝合（图66-235）。

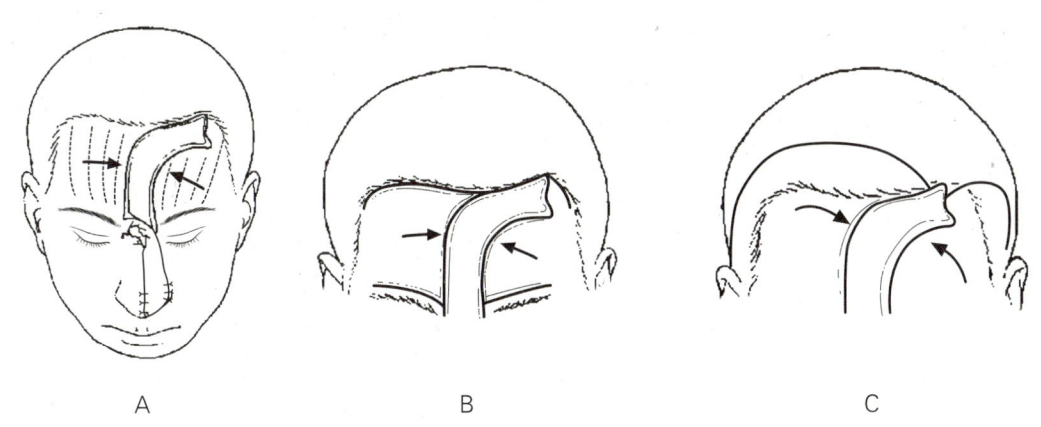

图 66-232　额部皮瓣部分鼻再造后供区的处理
A. 帽状腱膜切开法　B. 双额推进皮瓣　C. 双颞旋转皮瓣

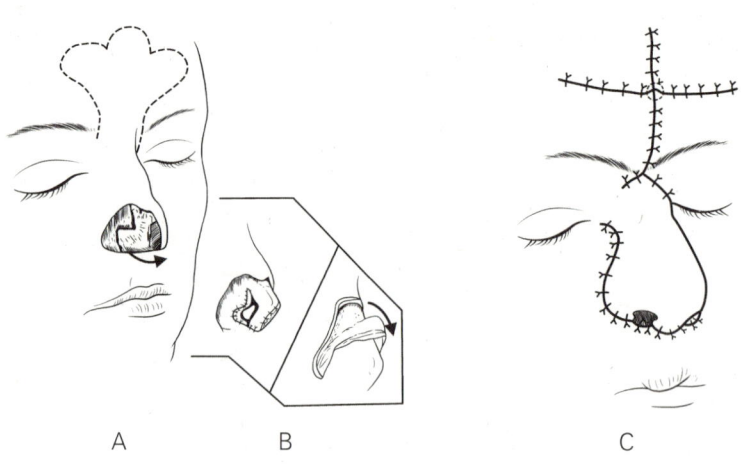

图 66-233　额部皮瓣鼻再造

A. 额部设计三叶皮瓣，长 6.5～7.5cm，远端宽 6.5～7.5cm，三叶皮瓣，每叶皮瓣宽 2.2～2.5cm，中叶窄一点，两叶宽一些　B. 用鼻背健康皮瓣做衬里，并置入支架　C. 手术结束，额部创面植皮修复，皮肤松弛者或西方年长患者可拉拢缝合

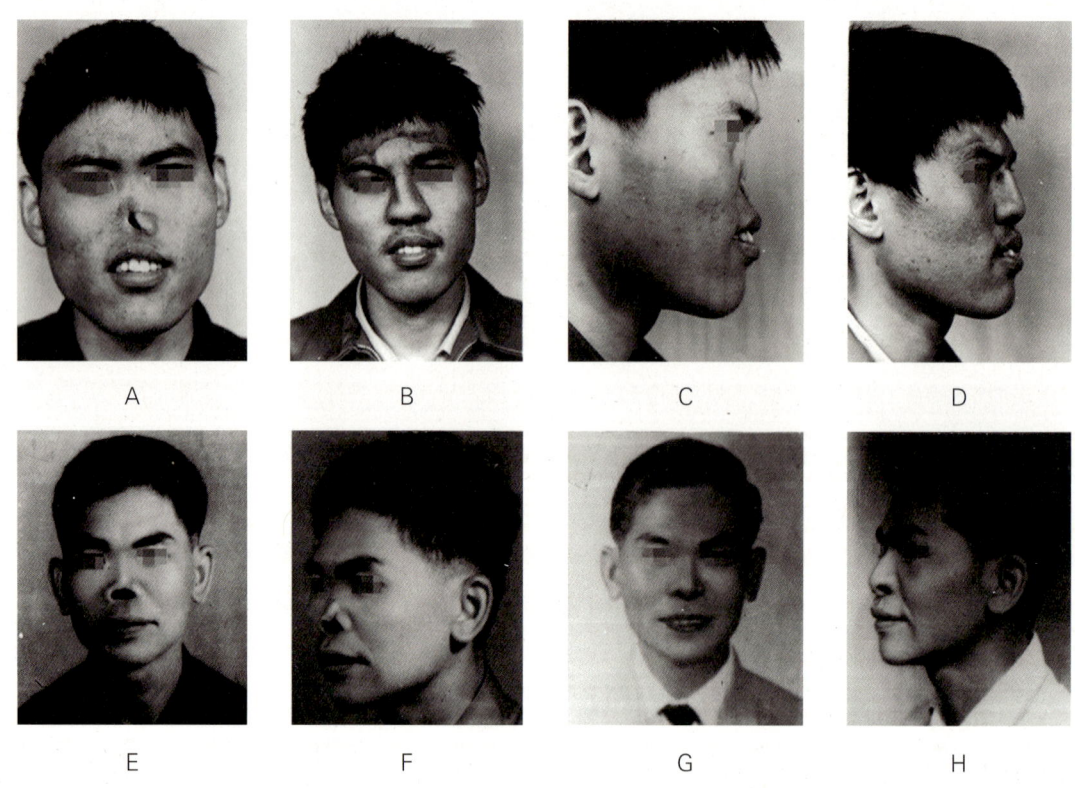

图 66-234　额部皮瓣全鼻再造术前、术后比较

A. 男性，22岁，鼻缺损　B. 额部三叶皮瓣全鼻再造术后 3 月，额部供区游离植皮修复，鼻再造应用髂骨制成 L 形支架　C. 术前侧面　D. 术后侧面　E、F. 男性，23 岁，先天性梅毒后鼻部分缺损，鼻小柱缺损术前　G、H. 术后

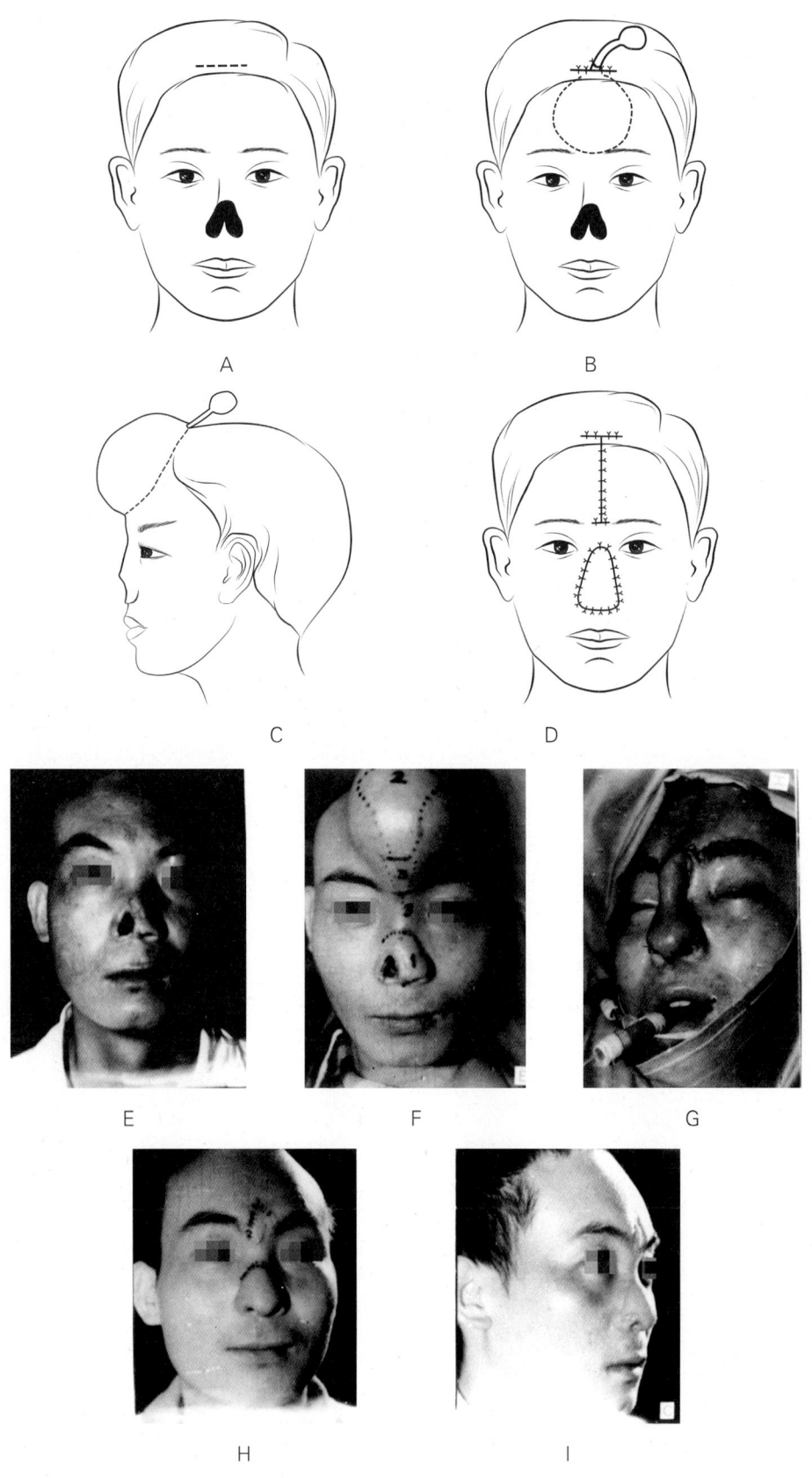

图 66-235 额部组织扩张器鼻再造

A. 术前切口设计　B. 置入组织扩张器 80～125ml　C. 组织扩张后静置数周　D. 鼻再造，额部创面拉拢缝合　E. 右半鼻缺损　F、G. 额部组织扩张器及额部皮瓣鼻再造　H、I. 术后

4. 头皮镰状皮瓣　这是一种传统的鼻再造术式，较多地为苏联学者所推荐。过去较多采用额部横行皮瓣转移，以颞部筋膜血管为蒂，为取得足够大的额部皮瓣，皮瓣切口超过中线，到对侧额部。为保证移植皮瓣成活，先做对侧额部皮瓣延迟，并在皮瓣下植皮，以作为移植皮瓣鼻再造的衬里。该手术较多用于严重畸形的鼻全缺损。当今则较多采用耳后皮瓣，以颞部筋膜血管为蒂修复鼻部分缺损。

以带血管、筋膜的头皮为蒂，将额部、耳后皮瓣转移至鼻缺损处，待其成活后（3周）断蒂，然后将头皮缝回原处（图66-236）。该法适用于不愿在额面遗留瘢痕或额面部组织无法利用者。

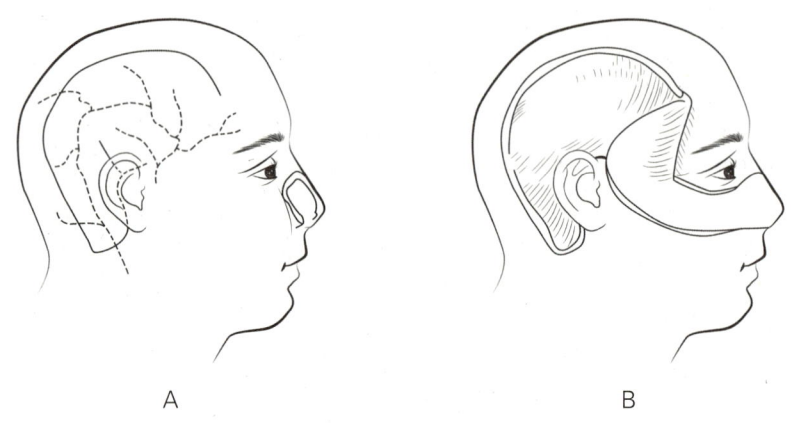

图66-236　额部镰状皮瓣移植鼻下部再造
A. 设计耳后皮瓣，以颞浅血管为蒂的镰状皮瓣　B. 皮瓣移植鼻再造

5. 颞浅动脉蒂耳后皮瓣　颞浅动脉蒂耳后皮瓣是一类交叉血供的皮瓣移植，利用颞浅动脉为蒂，通过颞浅动脉穿支与耳后动脉的相互吻合支携带一块耳后的皮肤和皮下组织修复面颊部或鼻部缺损。这是一处血供良好的移植后容易成活的皮瓣供区，其手术方法：率先解剖好颞浅动静脉向头皮的分支，取其向耳后皮瓣的吻合支，制成一块带有较长的动静脉蒂的岛状皮瓣，通过颧颊部隧道修复鼻部缺损。这是一块皮肤质地、色泽良好的供区，目前在国内已经较为广泛地被采用。该皮瓣用于修复鼻的缺损或面颊部缺损较不带血供的复合组织瓣移植为佳，也较采用皮管法、局部皮瓣法或游离皮瓣法修复鼻缺损有较多的优越性。

6. 远位皮瓣　远位皮瓣移植修复鼻缺损是手术者必须熟悉的手术方法，包括需经多次手术移植的皮管移植以及游离皮瓣移植等。手术虽然繁复，当临近皮瓣无法选择时是一种选择。

（1）皮管鼻再造：适用于头面部组织无法利用者，或者用于不愿造成额部供区瘢痕的患者。可采用上臂内侧、胸肩峰或腹部皮管移至前臂，再移至鼻部，或直接用上臂带蒂皮管修复鼻部缺损（图66-237）。

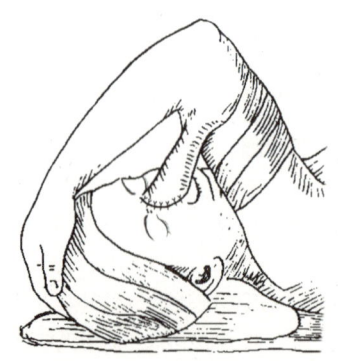

图66-237　上臂内侧皮管鼻再造

全鼻再造皮管制备，(7～8) cm×12cm。第一次制备皮管，第二次皮管转移至鼻梁区，第三次切断上臂皮管蒂部，行鼻再造肩胸部及上臂皮管移植后，颜色强于腹部皮管。经前臂将腹胸部皮管携带转移需行4次手术。第一次是肩胸部或腹部皮管成形；第二次为皮管一端跳接在前臂；第三次是腹部另一端皮管断蒂，经手臂带至鼻部，上臂则于此时用石膏帽固定于头部；第四次为上臂部皮管断蒂，铺开后皮管覆盖于鼻部缺损创面。此法手术次数多，与额部皮瓣鼻再造相比，颜色并不十分理想，但对白色人种，该手术仍是良好选择。该法术后外形臃肿，可再进行一次手术将皮瓣修薄。其主要适应证是外伤或烧伤后期的鼻尖、鼻背缺损，有较好的鼻支架，但周围组织条件较差，邻近皮瓣的血管蒂可能受损，或缺乏良好的受区血管供显微游离移植之用。

(2) 游离皮瓣：王德昭和本书主编等早在1979—1980年就采用前臂游离皮瓣移植鼻再造，对于东方人种而言，显然这是一个优良的全鼻再造的供区。本书主编早在1975—1976年间就选用足背游离皮瓣移植修复四肢创伤缺损，效果良好，但是该皮瓣用于面部创伤的修复术后留下了明显的皮肤色泽差异，对于东方人种面部缺损的修复，足背游离皮瓣不是一个良好的供区。

Ohmori等(1979)报道应用带第2跖骨的游离足背骨肌皮瓣进行全鼻再造(图66-238)。这是一个设计良好的手术，但是术后颜色丑陋，而且移植跖骨不易塑形，供区损害较大。对于东方人而言，前臂游离皮瓣移植全鼻再造是一良好选择。笔者进行了数十例前臂皮瓣游离移植鼻再造，手术方法简单易行，皮瓣易于塑形，易于成活，供区损害不大，可用游离植皮修复。其缺点是再造鼻的颜色与额部皮瓣相比，仍不令人满意。但手术后2年，皮瓣的颜色会逐渐变浅，与周围皮肤相近(图66-239，图66-240)。近年来有应用腹部或前臂预制皮瓣，即在腹部或前臂预制一个需修复的鼻外形皮瓣，内植入衬里及软骨或骨性支架，然后将预制皮瓣经血管吻合游离移植至鼻缺损处。

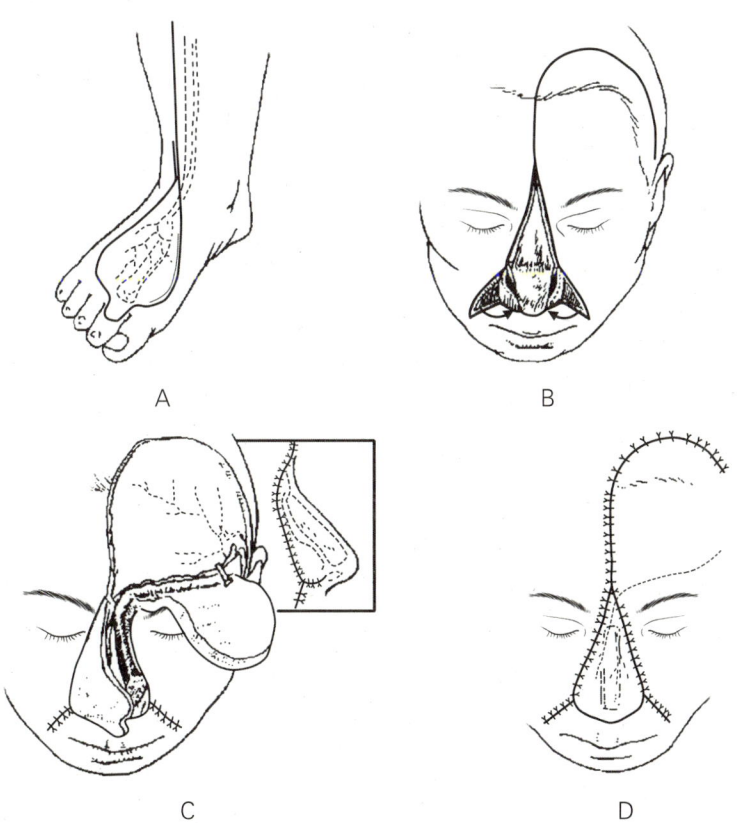

图 66-238 足背皮瓣及跖骨移植鼻再造
A. 足背供区 B. 面部受区制造鼻腔衬里 C. 足背皮瓣血管与颞浅血管吻合 D. 手术完成

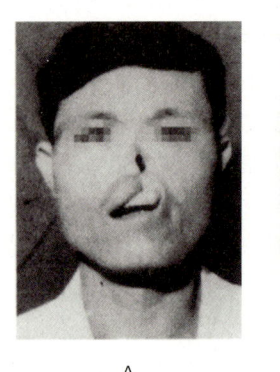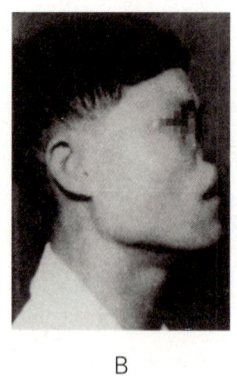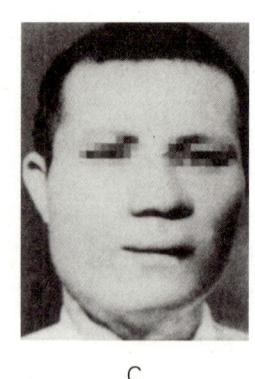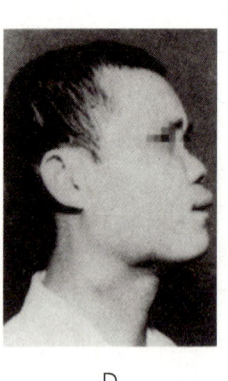

图 66-239　前臂游离皮瓣移植鼻再造之一
A、B. 走马牙疳后遗症，鼻缺损及唇颊缺损术前　C、D. 前臂游离皮瓣移植鼻再造及唇颊缺损修复术后

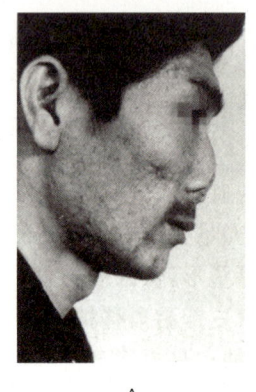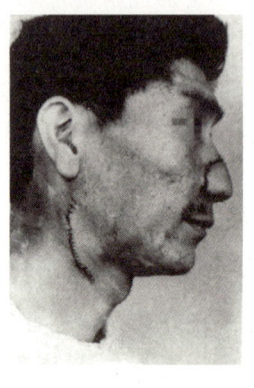

图 66-240　前臂游离皮瓣移植鼻再造之二
A. 男性，30岁，鼻部分缺损　B. 前臂游离皮瓣移植鼻再造，术后 1 周，桡动脉及头静脉与甲状腺上动脉、颈外静脉吻合

二　鼻再造术

鼻再造术是应用于各种原因造成的鼻大部分或全部缺损的修复和重建。鼻是包括鼻腔黏膜、鼻骨与软骨及外被皮肤的三维器官，所以，对于鼻缺损（nasal defect）的修复，就要实现三层结构的完整修复。鼻衬里的修复方法包括鼻部残留组织的翻转、局部皮瓣及远位皮瓣、植皮以及预制等；鼻支架的修复一般采用自体软骨或骨移植及生物材料等替代；外被皮肤的修复方法主要有植皮、局部和远位皮瓣、皮管法等。鼻再造（nasal reconstruction）有各种方法，包括额部皮瓣（forehead flap）、前臂或足背皮瓣、上臂皮管等。由于额部皮瓣具有质地好、颜色与鼻部皮肤色泽接近等优点，使其成为鼻再造的首选供区，所以鼻再造的发展历史在某一程度上来说即是额部皮瓣的应用、研究和发展历史。

（一）概述

在叙述整形外科历史的书中，常以鼻的再造作为整形外科起始的标志，其确切年代难以查考，有记录表明鼻部整形的历史起于约3000年前，这是最早有记载的手术之一。组织移植鼻再造技术则大约起始于公元前600年，Sushruta 医师应用颊部皮瓣做鼻再造。随后几个世纪，皮瓣和组织移植主要用于闭合创口。在15世纪，Gustavo Branca 和他的儿子 Antonio——两个西西里岛的外科医师，应用皮瓣和组织移植制造了漂亮的鼻子，不仅创造了意大利上臂皮瓣鼻再造术，而且叙述了额部皮瓣鼻再造的经验。在1597年，意大利Bologna大学解剖学教授Gaspare Tagliacozzi出版了有上臂皮瓣技术应用细则的图谱。在后来的200年间，整形外科缓慢地发展，原创的额部皮瓣鼻再造术也失传了。Kanghiara声称他的祖先应用额部皮瓣鼻再造是在印度的Kangra，大约起于1440年。第一个用英语记载有关印度的额部正中皮瓣鼻再造术的是1793年的Madras Gazette。在1794年出版的《绅士杂志》中，英国外科医师Joseph Carpue记述了这样的事实，但是直到1810年前，他都没有实践过这种手术。1816年，Carpue报道了两例成功的额部皮瓣鼻再造术。1850年，Auvert提出用额部斜行皮瓣进行鼻再造，皮瓣与额部中线成45°角；同年一位德国医师设计了额部水平皮瓣，该皮瓣利用一侧的眶上血管为蒂。1935年，Gillies记载了一种先上后下走向的皮瓣，该皮瓣以眶上血管为蒂，进入头皮后下降到额部。Gillies在1920年出版的《面部整形外科》一书中，详细叙述了皮瓣鼻再造的原则，至今仍有参考价值。这些原则，后来在他1957年出版的《整形外科原则和艺术》一书中予以再次阐明。1942年，Converse将这种上下式皮瓣通过延长蒂部进行了改良。然而所有这些皮瓣的设计仅仅是为了提供额外的长度，它们所造成的额部供区的缺损却很难闭合。虽然具有这些限制性，但利用远端皮瓣折叠作为衬里，尤其是头皮瓣翻转作为衬里进行鼻再造，在20世纪的大多数时间里仍占有重要的地位。

额正中皮瓣主要用来修复小的鼻缺损，如果患者是秃发或高发际，才可利用较大的额部垂直皮瓣修复较大的鼻缺损。在1960—1970年，Millard发表了大量有关额部旁正中皮瓣用于鼻再造的文章。他认为该皮瓣因位于额旁正中，这样切口就可以延伸到眶下缘以获得额外的皮瓣长度。这种方法同样得到Burget和Menick的认可，他们认为通过将切口向下延长就可以不需要通过弯曲皮瓣或者使其达到发际来实现鼻尖的修复。旁正中皮瓣利用一侧滑车上动脉为蒂，设计成轴型皮瓣，这样就可以缩窄蒂部的宽度并且极大地增加旋转的弧度，从而使得可利用的皮瓣的长度增加，同时使额部供区更容易闭合。自从出现扩张器以后，用额部扩张皮瓣进行全鼻再造的手术也逐渐增多，这种方法可以一期实现供区的关闭，缺点主要是术后皮瓣的收缩、手术周期长。

在新中国成立后早期的整形外科发展过程中，许多学者应用多种皮瓣移植方法进行鼻再造。1959年由朱洪荫等编著出版的《成形外科学概要》中，较详细地叙述了应用皮瓣移植进行鼻再造的原则和方法，包括采用额部皮瓣、上臂皮瓣、胸肩峰皮瓣、腹部皮瓣等移植手术进行鼻再造，取得了较好的效果。在书中有应用皮瓣进行全鼻再造和部分鼻再造的详细论述，其典型病例手术前后的照片资料，虽然至今已经过去了半个多世纪，但仍然值得同行们借鉴。

1979年杨果凡发明的前臂游离皮瓣移植是修复重建外科发展的一个里程碑，促成了国内外众多学者以前臂为供区的多种皮瓣游离移植方法的发明问世。在20世纪80—90年代，应用前臂皮瓣移植或多种游离皮瓣移植进行全鼻再造或部分鼻缺损再造，在国内外成为医患们的选择。

2004年笔者报道了采用额部超薄皮瓣或额部肌皮双瓣法进行鼻再造，利用一侧滑车上动脉和对侧滑车上动脉的交通支作为皮瓣的供应血管，蒂部设计在一侧眉头部位，皮瓣斜行。这一方法适用于额部较窄的患者，超薄皮瓣和肌皮双瓣的应用提高了鼻再造的外观效果。

从文献报道来看，利用额部皮瓣进行鼻再造是目前的主要方法；对于额部有损伤的病例，则远位皮管和游离皮瓣是必然的选择。近期亦有学者报道了在前臂预构鼻体，游离移植于受区的方法，也不失为一种选择。

（二）额部皮瓣的解剖学研究

额部皮瓣因其具有良好的质地以及与鼻周围的皮肤颜色更为接近等优点，成为鼻再造的首选供区。到目前为止，已有大量的文献报道有关额部皮瓣在全鼻再造中的应用，并且手术方法在不断改进，这些改进绝大多数是建立在对额部皮瓣的血液供应的研究基础上的。多少年来，对于额部皮瓣鼻再造血液供应方式的研究已经较为详细，常规应用额部皮瓣的鼻再造，其血供来源主要有三类：以颞浅血管为蒂的"镰刀状皮瓣"鼻再造，以眶上血管为蒂的额部皮瓣鼻再造，以及当今大多数学者所选择的以滑车上血管为蒂的额部岛状皮瓣鼻再造等。当然，以内眦血管和鼻背血管为供养的额部皮瓣，或以枕血管为蒂的额部皮瓣，在一定条件下也可选择。

对于额部皮瓣的血液供应，经过了众多学者很多年的研究和实践，阐述是较为深入的。Millard认为额部皮瓣是由单侧的眶上血管或额支来供血的，由此设计了额旁正中皮瓣，皮瓣的切口可以延续到眶缘下方，以保证皮瓣有额外的长度。这种方法用于全鼻再造，明显改进了原先皮瓣长度有限的缺点。Mangold则主张额部正中皮瓣是由鼻背动脉供血的；而Converse则认为它是由双侧的滑车上动脉来供血的。这样就设计了额部正中垂直皮瓣，切口从眉头到发际，以避免损伤眶上血管神经束。Burget和Menick同样认为额部皮瓣主要是由滑车上动脉来供血的，设计了旁正中皮瓣，可以向下延长切口而不需要使皮瓣到达发际来保证皮瓣能达到鼻尖的位置，该皮瓣的蒂部很窄，更利于供区的闭合。Joseph通过面动脉灌注对额部皮瓣的血液供应进行研究后指出，额部皮瓣的血液仅仅依靠面动脉的终末支——内眦动脉来供应。综上所述，可以发现额部皮瓣的血供来源可包括眶上动脉、滑车上动脉及内眦动脉三者，但是在临床鼻再造手术中由于蒂部多选择在额部正中或旁正中位置，就使滑车上动脉成为其主要供血动脉。因此，对于滑车上动脉的研究也就构成了额部皮瓣改进的解剖基础。

在鼻再造初期，由于对皮瓣血供的研究较少，所以采用全层皮瓣法。随着对皮瓣血供研究的发展，到了1989年，Burget在术中发现滑车上动脉的末梢行于额肌上的浅筋膜浅面，靠近真皮，但他只是在皮瓣远端2cm范围内去除脂肪和肌肉，没有对其观察到的现象进行深入研究。1992年，Shumrick对额部皮瓣的血管解剖进行了研究，提出滑车上动脉于距中线1.7～2.2cm的眶上缘出眶，穿过眶隔向内上走行在皱眉肌上眼轮匝肌下，相当于眉毛内侧端的位置，然后垂直向上走行于距中线1.5～2.0cm的额部，通过横行的无名血管与对侧相吻合，与眶上血管及颞浅动脉的额支也有吻合支。Shumrick把额部皮瓣分成三个水平，分别进行组织切片观察滑车上动脉的走行，发现：在第一水平，滑车上动脉位于眼轮匝肌和皱眉肌之间；在第二水平，滑车上动脉穿出额肌，在皮下走行；在第三水平，滑车上动脉在距中线1.5～2.0cm处于皮下向上走行（图66-241）。根据这一发现，笔者设计了额旁正中皮瓣进行全鼻再造。该皮瓣的特点为：切口可以向下延长到眉头下水平，但仍在眶缘上方；蒂部窄；由于该皮瓣只利用一侧滑车上动脉为供血动脉，因此可以根据实际同时获取双侧额旁正中皮瓣；因皮瓣远端部分血管走行在皮下，这样就可以将该处修薄，既保证了鼻尖及鼻轮廓的良好重建，也不需要或减少了术后的修整手术。

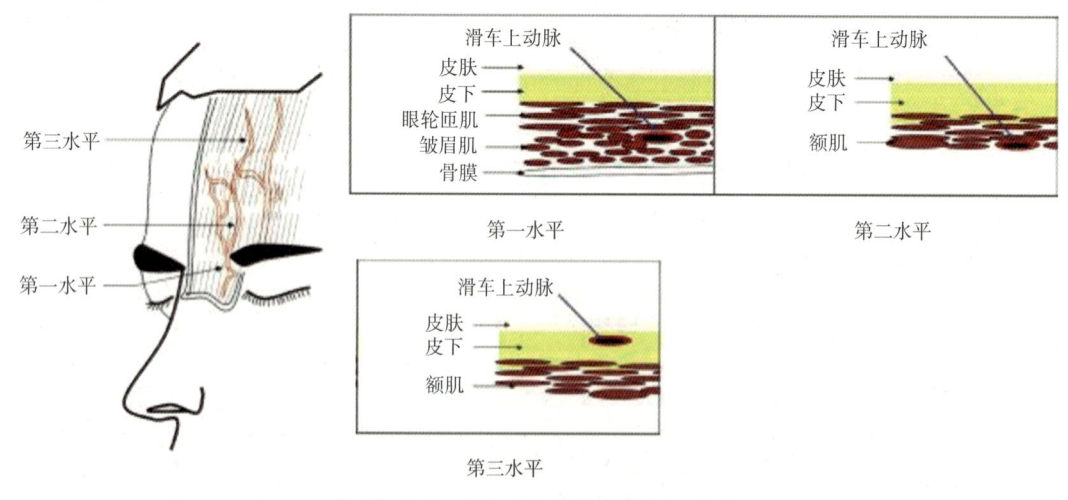

图66-241　滑车上动脉局部解剖示意图

2004年，李青峰等在进行手术时于术中观察发现，滑车上动脉在眶缘上1.0～2.0cm的位置均出现同走向的皮支，且与对侧有交通支，主干在此位置仍走行于肌下层。根据这一发现进行了相应的尸体研究表明,滑车上动脉在额部的走行可以分为两种情况:第一种情况是滑车上动脉出眶缘后走行在眼轮匝肌和皱眉肌之间,在距眶上缘1.18±0.36cm、距中线1.35±0.34cm处,即眉头处,发出固定皮支,直径为0.81±0.04mm,主干继续走行在额肌深面(图66-242)。第二种情况是滑车上动脉主干在接近眉头处浅出额肌,走行在皮下(图66-243);在额部中下1/3走行于脂肪深层和额肌之间,并逐渐浅出,到上1/3区域则基本在脂肪层浅层紧贴真皮层走行;并且与肌支或眶上动脉及对侧滑车上动脉皮支有广泛交通支;在上1/3处,皮支基本上紧贴真皮层,且与对侧有丰富的交通支,交通支主要分布在中上2/3区域(图66-244,图66-245)。这一解剖结果的意义在于:①可以设计以皮支为蒂的超薄皮瓣或以滑车上动脉及其皮支分别为蒂的肌皮双瓣;②由于其主要交通支在中上2/3区域,这样就可以设计成以一侧滑车上动脉为蒂,利用丰富的交通支为血液供应的额部斜行皮瓣。

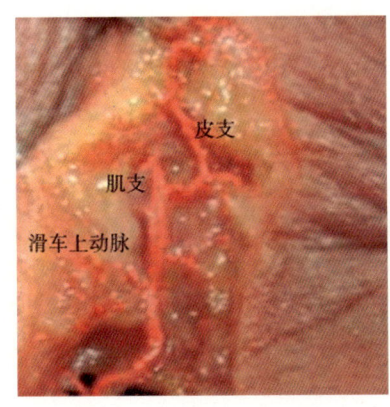

图66-242 李青峰、王会勇发现的滑车上动脉及其分支走行

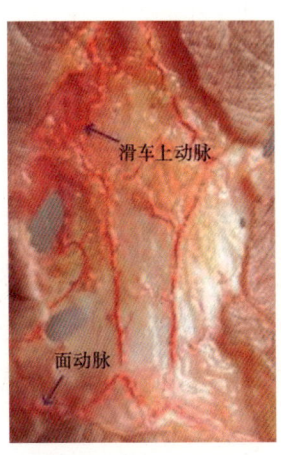

图66-243 李青峰、王会勇发现的滑车上动脉无肌支发出

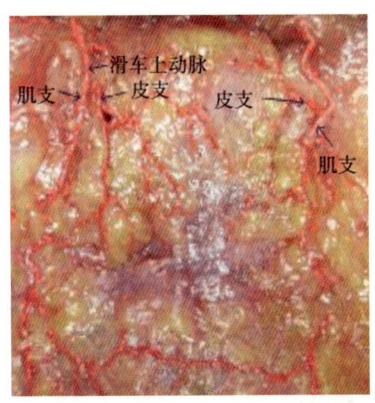

图66-244 李青峰、王会勇发现的额部皮支

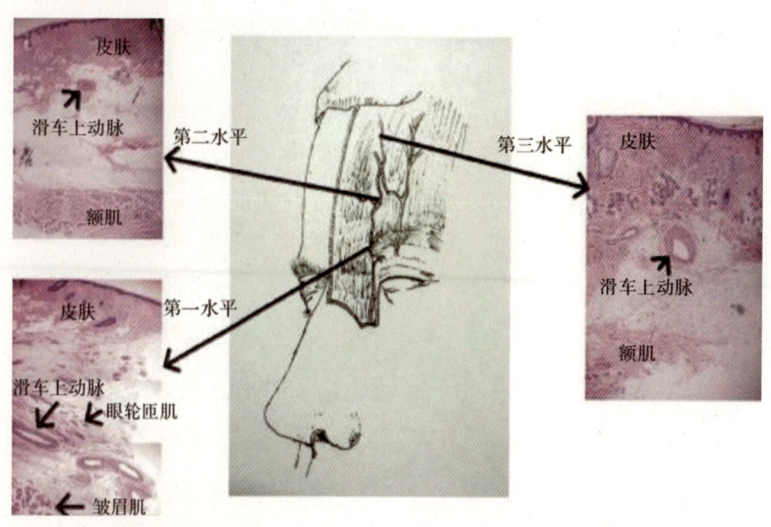

图 66-245　不同水平的组织切片显示滑车上动脉的位置

从滑车上动脉的解剖特征来看，由于额部皮瓣主要是由皮肤、皮下脂肪层及肌层构成的，因此根据手术中所用组织的不同可以分为：①超薄皮瓣，主要包括皮肤及部分皮下脂肪层。其优点是皮瓣薄，易于塑形鼻部各亚单位，不需要多期修整。②全层皮瓣，包括以上三层结构。其优点是可以修复组织缺损严重的鼻缺损，缺点是皮瓣厚，难以塑形，术后需要多期修整手术。③肌皮双瓣，是将皮肤及皮下脂肪层与肌层分开，肌层用于修复缺损的中隔组织，皮肤及皮下脂肪层用来修复外层缺损。其优点是可以修复严重的组织缺损并可同时良好塑造鼻亚单位外形，克服了全层皮瓣塑形难、术后需要多期修整手术的缺点。

（三）额部皮瓣鼻再造术

鼻不仅是人类用来通气的器官，而且对于人类社交也很重要。鼻的结构精细、清晰，如鼻尖、鼻翼、鼻小柱及游离的锐利鼻翼缘等结构尤为突出。鉴于鼻部皮肤的厚度、质地、颜色等与身体其他部位不同，适合鼻再造的组织非常有限，造出逼真的鼻子十分困难，因此，对于整形外科医师来说，鼻再造便成为一项具有挑战性的工作。目前最常用的方法是利用额部皮瓣进行鼻再造，根据皮瓣所包括的组织不同，可以分为全层皮瓣、超薄皮瓣及肌皮双瓣三种。本节主要介绍额部皮瓣的解剖学研究及额部超薄皮瓣、肌皮双瓣法鼻再造术。

1. 额部皮瓣鼻再造术

（1）临床适应证：依据鼻的形态学特征，鼻体可分为鼻尖、鼻翼、鼻小柱、软三角、鼻背及侧壁共九个亚单位；若鼻部缺损范围超过两个亚单位，就要进行全鼻再造。

鼻部肿瘤术后、外伤及烧伤后造成的鼻部缺损，缺损范围小、鼻残留组织多者均可采用超薄皮瓣法全鼻再造。

外伤或肿瘤术后鼻部组织缺损面积超过2/3、中隔组织缺损者，可采用肌皮双瓣法全鼻再造。

在额部皮瓣血供存在问题时，如有外伤等情况，或额部皮肤与皮下组织较菲薄时，可用全层皮瓣法代替超薄皮瓣。

（2）手术方法

1）手术设计：按常规鼻再造术设计，将鼻背及鼻侧壁残留的皮肤软组织翻转180°。形成鼻衬里，取自体肋软骨或硅胶假体做鼻支架。根据缺损大小设计样板，再根据样板大小以一侧滑车上动脉在眉头处的搏动点为蒂，斜向外上设计额部皮瓣，蒂宽1.5~2.0cm，构建鼻小柱和鼻翼的三叶瓣依据缺损情况设计大小，位置在另侧额部；如蒂部至三叶瓣尖的距离短于蒂部至再造鼻小柱的距离，三叶瓣可延长至发际线以上（图66-246）。

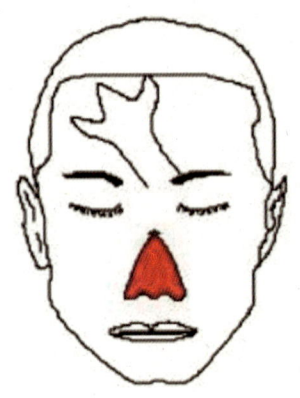

图66-246 三叶额部皮瓣

2）手术方法

①额部肌皮瓣切取方法：根据设计的皮瓣范围，从上往下进行皮瓣剥离，剥离的层次为额肌和骨膜之间；到达蒂部后，将皮瓣向下旋转修复鼻背下段、鼻尖、鼻翼、鼻小柱。

②超薄皮瓣切取方法：根据设计的皮瓣范围，从上往下进行皮瓣剥离，剥离的层次为额肌和皮下脂肪之间。正中皮瓣，特别是未经扩张的病例，可在皮瓣远端切取真皮下血管网薄皮瓣，用来修复鼻尖、鼻翼、鼻小柱。然后继续在皮下脂肪与额肌间分离皮瓣，在距眶上约2cm处进入额肌下，于骨膜上切取蒂部，形成阶梯状肌皮瓣，向下旋转修复鼻背下段、鼻尖、鼻翼、鼻小柱（见典型病例一）。

③肌皮双瓣切取方法：根据设计的皮瓣范围，在额肌下骨膜上切取全层皮瓣，然后于皮肤与额肌间进行分离，将其解剖分为肌瓣和皮瓣。但注意不要过度分离或避免不必要的肌瓣和皮瓣分离，保持更多的血供，以利于恢复及减少并发症。肌瓣用于包裹软骨支架或假体，以增加鼻背和鼻侧壁的体积，特别是对于残鼻组织较少、再造鼻需有一定高度、鼻支架与衬里间有较大空隙，即缺少中隔组织的病例，此时可用肌瓣填充支架与衬里间的空隙构建中隔结构。皮瓣同上，用于再造外鼻各组成结构（见典型病例二）。

蒂部供区能直接缝合，三叶瓣供区需植皮片修复创面。旋转的蒂部两侧用切开的眉间皮肤覆盖封闭创面，3周后断蒂，将蒂部还纳于眉间，使眉间距恢复正常。鼻尖、鼻翼缘、鼻小柱一次成形。

部分患者发际较低，采用额部皮瓣扩张的方法，就能避免三叶瓣设计时超过发际，造成皮瓣远端带有毛发，同时供区可以一期关闭。但是由于担心扩张皮瓣术后可能存在皮瓣收缩的问题，所以有人建议尽量不要采用一期扩张的方法，而是先用额部皮瓣进行鼻再造，供区植皮，二期行扩张器修复额部畸形。从笔者目前的经验看，采用扩张皮瓣，如扩张持续时间超过3个月，皮瓣术后收缩较少见。因其可一期修复额部供区，故临床应用较多见并受欢迎。

（3）围手术期的处理

术前要对患者的个人期望值进行评估，了解患者的期望是否合理；同时还要了解患者对于术后瘢痕的接受程度，毕竟术后在额部及鼻两侧会有较长瘢痕。为了准确进行血管走向的定位，可以采用多普勒检查并定位。对于额部扩张的皮瓣，术前可以采用透光试验协助判断血管走行。术前还要充分对鼻缺损的程度进行准确评估，包括衬里、支架及皮肤的缺损程度。

术后鼻部敷料包扎压力适中，以免造成静脉回流障碍，但是额部可以采用压力包扎。术后要加强抗感染治疗，一般静脉用抗生素5天。术后3天拔除负压引流管，创面敷料包扎5天左右，术后10天拆线。6个月内尽量减少阳光照射术区，以避免造成色素沉着。鼻孔可根据情况进行软管支撑。

（4）常见并发症的预防及处理：术后并发症包括早期并发症及晚期并发症。

1）早期并发症主要包括

①血管危象：包括动脉性和静脉性危象两种。动脉性血管危象表现为皮瓣温度低，颜色苍白。静脉性血管危象表现为皮瓣温度高，颜色呈暗紫。在临床上静脉问题更为常见，其对于一些简单的处理反应较好，如拆除部分缝线、医用水蛭治疗或者采用连续的针刺放血疗法。对于动脉供血不足造成的皮瓣远端部分坏死，术前要对皮瓣血供进行准确判断，术中保护好滑车上动脉及其分支，以避免出现皮瓣供血动脉的损伤。高压氧对于增强边缘组织的活力被证明是有效的，尤其在术后24小时以内，主要是通过高的压力保证氧能扩散到组织边缘。

②术后血肿：术后血肿的出现会延迟血管长入皮瓣，且会增加感染机会。一旦出现血肿要及时进行穿刺抽吸处理，并加强抗生素的应用。

③鼻出血：主要发生在用鼻内黏膜瓣修复全层缺损的患者。局部涂抹硝酸银有效。

④切口感染：首先要加强术中无菌操作及避免粗暴操作，尽量减少组织的损伤，术后加强抗感染治疗并保持切口干燥。

2）晚期并发症主要包括

①皮瓣收缩：多发生在用扩张的额部皮瓣进行鼻再造的病例，皮瓣收缩造成鼻部外形畸形或过小。预防措施为尽量不采用扩张皮瓣，若在术中则适当放大皮瓣面积。

②植入物外露：多发生在扩张额部皮瓣进行全鼻再造时，主要原因是术中设计过小，造成鼻支架处皮肤张力过大，而使皮肤变得菲薄甚至破溃。处理方法为削除部分支架，减少张力；对于皮肤破溃者，应取出外漏软骨或假体，待创面愈合且皮瓣稳定后二期植入。

③缝线外漏：术中尽量采用可吸收缝线进行皮下缝合，且离切口边缘要远一些。如果术后出现外漏，要及时拆除，防止感染及增加瘢痕形成。

④术后瘢痕增生：术中确保创面无张力缝合；术后如果瘢痕增生明显，可以采用激素局部注射，或根据情况在3~6个月后进行修整。

（5）典型病例

1）病例一：女性，烧伤后鼻部及口周瘢痕挛缩畸形2年，可见鼻背广泛瘢痕挛缩，双侧鼻翼缺损（图66-247A、B）。手术采用额部超薄皮瓣行全鼻再造。先将设计好的皮瓣的远端三叶瓣处在额肌上切取真皮下血管网层厚皮瓣，再深入到脂肪层深层进行分离，在接近眶上缘约1.7cm处即接近蒂部时保持蒂宽1.5~2.0cm，继续深入到额肌深层进行切取，以防止损伤滑车上动脉的皮支，形成超薄皮瓣（图66-247C、D）；然后将皮瓣向下旋转180°，以修复鼻背下段、鼻尖、鼻翼、鼻小柱，供区行中厚植皮。术后7天见切口愈合良好，无渗出及皮瓣的坏死，鼻尖、鼻翼、鼻小柱形态良好；术后3周断蒂并行蒂部复位，以回复眉头位置；术后随访11个月，见鼻部外形良好，皮瓣没有挛缩，鼻部各个结构外形满意（图66-247E、F）。

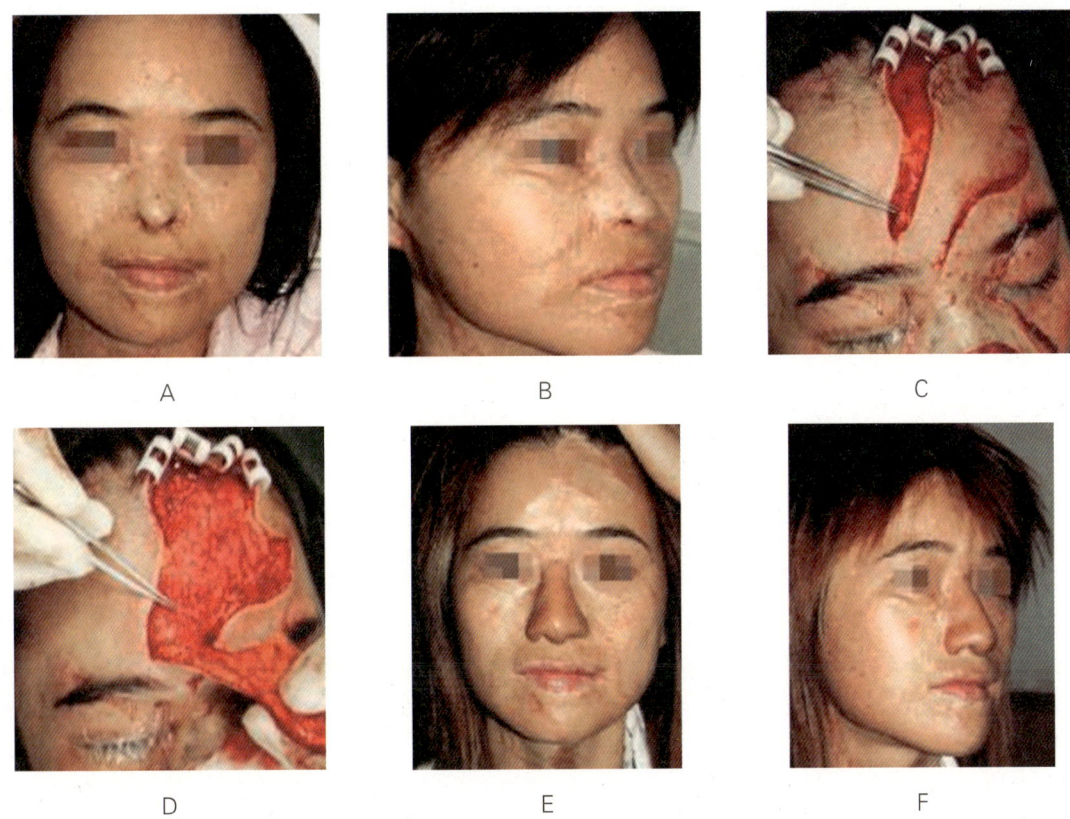

图 66-247　超薄皮瓣全鼻再造的手术过程及术后效果
A. 术前正位　B. 术前斜位　C. 超薄皮瓣的切取，在三叶瓣处将皮瓣修薄成真皮下血管网层厚度　D. 皮瓣蒂部在额肌深层，以保护皮支的完整性　E. 术后 11 个月正位　F. 术后 11 个月斜位

2）病例二：男性，外伤后右鼻翼、软三角、鼻尖缺损 5 年（图 66-248A、B）。手术采用额部肌皮双瓣法进行全鼻再造。先将设计好的皮瓣从远端在额肌下骨膜上进行全层皮瓣切取，再从皮瓣远端三叶瓣及两侧将皮瓣和额肌进行分离，形成皮瓣和肌瓣（图 66-248C），将肌瓣包裹中隔，以提高中隔部分的厚度（图 66-248D）；然后将皮瓣向下旋转 180°，以修复鼻背下段、鼻尖、鼻翼、鼻小柱，供区行中厚植皮。术后 7 天见切口愈合良好，无渗出及皮瓣的坏死，鼻尖、鼻翼、鼻小柱形态良好；术后 3 周断蒂并行蒂部复位，以恢复眉头位置；术后随访 8 个月，见鼻部外形良好，皮瓣没有挛缩，鼻部各个结构外形满意（图 66-248E、F）。

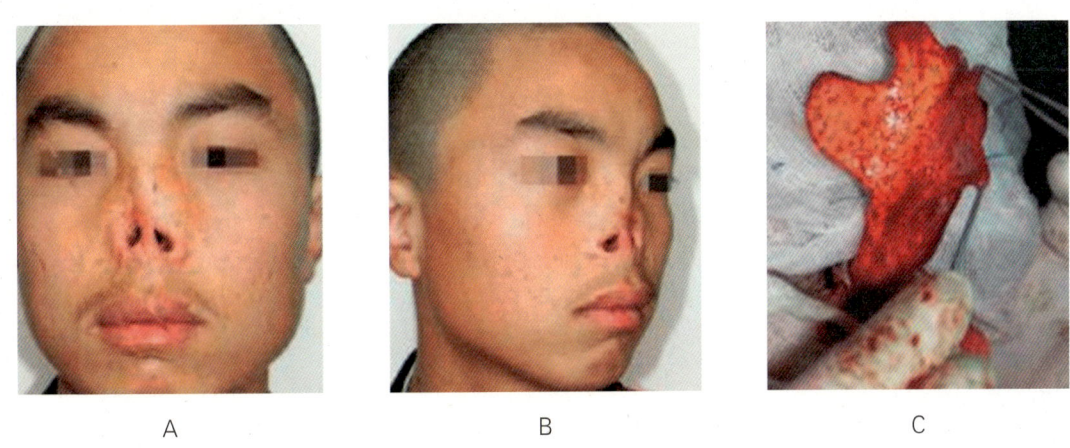

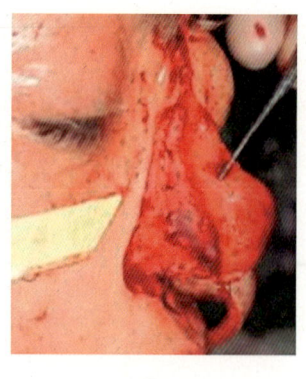 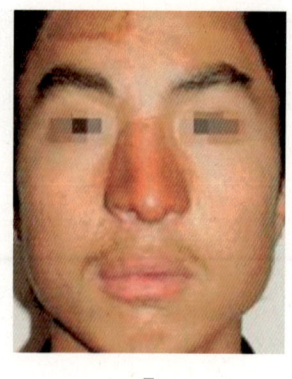 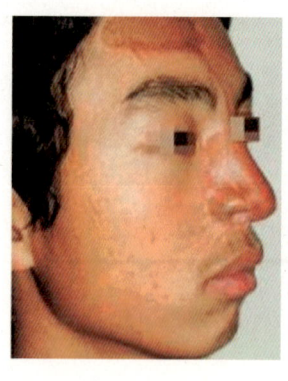

图 66-248　肌皮双瓣全鼻再造的手术过程及术后效果
A. 术前正位　B. 术前斜位　C. 形成的肌皮双瓣　D. 用肌瓣包裹中隔后观　E. 术后 8 个月正位　F. 术后 8 个月斜位

2. 扩张额部皮瓣鼻再造术　传统额部皮瓣鼻再造术额部皮瓣转移后，额部供区难以直接缝合，需要移植皮片修复，致使后期颜色与额部皮肤不协调以及继发的额部凹陷畸形是其主要缺点。扩张额部皮瓣修复鼻部缺损具有传统额部皮瓣造鼻的优点，且供区得以直接缝合，从而避免了遗留皮片移植痕迹的缺点；另外，扩张后扩张皮瓣血运更加丰富，额肌等组织变薄，更有利于修复时的塑形。

（1）临床适应证：全鼻或鼻下部缺损者为手术适应证。额部浅Ⅱ度烧伤、深Ⅱ度烧伤愈合后萎缩性瘢痕和Ⅲ度烧伤植皮区额肌仍保留者均可应用，并非禁忌证。

（2）手术方法

1）术前设计：术前准确测量鼻部组织缺损面积和形状，选择适当容积和形状的扩张器备用。一般选用容积为 80~100 ml 长椭柱形扩张器行前额区皮肤扩张，可超量注水至 250~300ml。皮瓣宜设计在额上区，以增加蒂长度，便于皮瓣顺利转移。

2）手术方法

①扩张器置入术：切口选在发际中部 5cm 长；在帽状腱膜及额肌下剥离前额区皮肤，下界至眉上缘，注意勿损伤轴型血管；置入扩张器，切口分层缝合，术区放置负压引流，以预防手术后继发出血及切口裂开等并发症。

②全鼻再造术：在注水扩张完成 2 周后行二期手术，取出扩张器，行鼻再造术。选择一侧滑车上血管为蒂的额上区扩张皮瓣，将皮瓣旋转 180°，行全鼻再造手术。根据缺损的情况设计扩张皮瓣，其长宽径均需增加 1.5~2.0cm，使皮瓣在切取和扩张器取出后尺寸大小合适。全鼻再造术前再次用超声多普勒血流仪或采用透光试验协助判断前额扩张皮肤一侧的滑车上血管起始及走向，用亚甲蓝标出，以其为轴型血管设计皮瓣。切开皮肤和皮下组织，可切取全层皮瓣，也可切取超薄皮瓣，但在分离皮瓣近端及蒂部时应包括额肌，以防损伤血管，从远端向鼻根方向作钝性分离至滑车上血管起始处，即可试行旋转皮瓣。鼻再造的形态好坏以及能否持久，与软骨支架植入及塑形有直接关系。因为软骨支架不仅能建立鼻的主体外形，还能对抗扩张皮瓣收缩，故多主张采用自体肋软骨塑形支架植入。额部供区创面可利用扩张皮肤直接缝合。缝毕后两前鼻孔内置入用油纱布包裹的橡皮管支撑前鼻孔形状，以利于保持鼻腔通畅；鼻外侧应用纱卷适当压力固定。为便于观察皮瓣组织血运，在纱卷固定时宜使鼻背正中及鼻尖、鼻翼皮肤外露，两侧前鼻孔需用塑形管支撑 3 个月。

③皮瓣断蒂术：鼻再造术后 2~3 周行额部扩张皮瓣断蒂术，修整鼻根部，并将多余的蒂部组织复位，矫正眉间异常。

3）围手术期的处理：术前应准确测量鼻部缺损的面积和形状，充分扩张额部皮肤以满足组织量的需要。在额部皮肤扩张前及扩张完成后,均应用超声多普勒血流仪测定滑车上动脉的起始、行径,做好标记,以便于轴型皮瓣的设计,并可防止二期手术时误伤血管,发生血运障碍的并发症。术后常规使用抗生素3~5天。

4)常见并发症的原因及防治

①血肿:术时止血不彻底,又未放置引流,渗血积聚在扩张器周围可形成血肿。预防应注意术中止血,额部术区放置负压引流,血肿出现后应积极通过外置的连接导管通道冲洗,每天一次,直至血肿完全清除。

②感染:多系局部污染或继发于血肿形成,偶尔继发于身体其他部位的感染。预防应加强术中无菌操作及微创操作,尽量减少组织的损伤。术后常规使用抗生素3~5天。出现血肿要及时进行冲洗处理。

③皮瓣血运障碍:在扩张过程中,注射量过多导致皮肤张力过大,会引起皮肤局部缺血坏死;及早发现,回抽减压可恢复。全鼻再造术前再次用超声多普勒血流仪或采用透光试验协助判断前额扩张皮肤一侧的滑车上血管起始及走向,用亚甲蓝标出,以其为轴型血管设计皮瓣,可以防止手术时误伤血管,发生血运障碍的并发症。

④扩张器外露:其原因可为早期一次注射量过多导致切口胀裂;其次可继发于感染或外伤后。积极的处理是对裂开的伤口清创缝合,延期注水扩张。

⑤扩张器渗漏:可由扩张器的质量问题及穿刺注液时误伤扩张器所致。要选用质量可靠的扩张器,在置入前应打进空气,检查无漏气后置入。扩张器外置法可有效避免穿刺注液时误伤扩张器。

5)典型病例:患者,女性,因有半鼻黑毛痣20余年入院(图66-249A)。入院后行额部扩张器埋置术,注水3个月后行二次手术。术中首先切开病变区域的皮肤及皮下,将病变组织完整切除后,根据病变区域设计额部皮瓣大小和形状(图66-249B);在额肌上切取额部扩张皮瓣,切取成功后,向下旋转180°,覆盖受区,供区直接缝合。术后1周拆线;术后3周断蒂;术后6个月显示再造鼻外形良好,各个亚单位结构满意(图66-249C)。

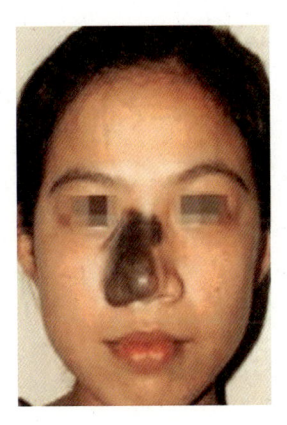 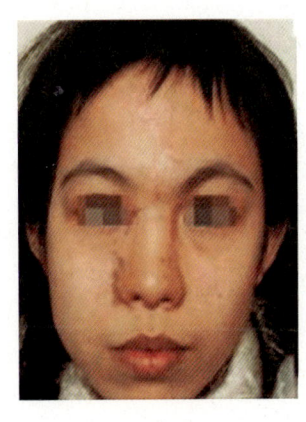

A   B   C

图66-249 扩张额部皮瓣全鼻再造术
A. 术前正位 B. 术中设计 C. 术后6个月正位

(四)远位皮瓣鼻再造术

鼻再造历史悠久,方法甚多,额部皮瓣鼻再造是近年较理想的手术方法;而对额部有损伤的患者和不愿接受此法治疗者,则要采用其他方法,一般可选择远位皮瓣进行鼻再造,包括游离皮瓣和远位皮管鼻再造术。常用的皮管有上臂内侧皮管、肩胸皮管和腹部皮管。

1. 远位皮管鼻再造术　上臂内侧皮管可供组织量较大，而且在手术操作上较为方便；但此处皮肤较薄，质地松软，后期收缩多，造型和色泽上亦较差。这一治疗通常需要3周左右时间将上臂固定于头部，整个疗程较长。

肩胸皮管的颜色不如上臂内侧皮管，但胸部供皮充足，皮肤较厚而富有弹性，对鼻翼和鼻小柱的造型较好，易保持鼻的外形。

腹部皮管的皮肤颜色和质地均比上面两种皮管更差，在手术过程中肢体固定时间和次数亦多。因腹部皮肤过厚，对鼻翼和鼻小柱的成形颇难，因而鼻孔较小，不易保持鼻孔的畅通。腹部皮管尽可能不予采用。

（1）临床适应证：本法适用于额部组织条件差而无法利用者，或者缺乏良好的受区血管供显微游离移植之用者，或者不愿造成额部供区瘢痕的患者。

（2）手术方法

1）用肩胸皮管两次手术完成鼻再造：第一次手术，于左或右侧胸肩区设计皮瓣，形成以胸骨端为蒂的皮管，即刻将断端移植到鼻根部，供瓣区直接缝合。头稍向取皮管侧前倾，以绷带固定，2周后行皮管延迟训练。常用方法为夹压训练，单纯皮瓣可用肠钳夹压，或将两根套以橡皮管的细木棒在皮瓣蒂部用橡皮筋夹压；皮管以特制断蒂夹或细橡皮管束紧蒂部后用止血钳夹紧。所加的压力以刚超过患者血压的收缩压为宜，不必过紧。开始训练时可加压15分钟，注意观察皮瓣或皮管的颜色及温度改变，每日1~2次；以后逐日增加时间，直至夹压持续到1小时。如皮瓣（皮管）颜色不变，此时可手术切断蒂部进行转移。注意皮瓣（皮管）多次受压部分不宜再作修复组织之用，因此在夹压训练时要尽量靠近蒂部和减少夹压次数。这样大约3周后可断蒂以行鼻再造成形术，将皮瓣去脂，切除鼻缺损区的瘢痕，于上唇鼻小柱基底部形成接受创面；捏折皮瓣远端，形成鼻翼、鼻尖、鼻小柱及鼻前庭衬里，与缺损创缘缝合，完成鼻再造。

2）用上臂内侧皮管三次手术完成鼻再造：第一次制备皮管，通常在上臂内侧形成桥状皮管，经2周皮管训练，第3周行第二次手术；第二次手术是将皮管一端切断并与鼻部局部创缘缝合；同样完成2~3周训练后，第三次切断上臂皮管蒂部行鼻再造和成形术（图66-250）。

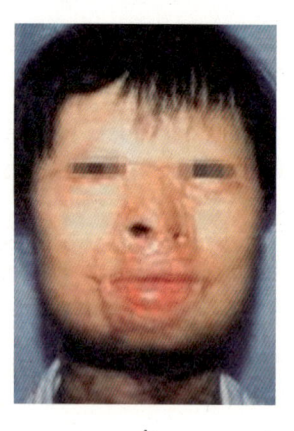 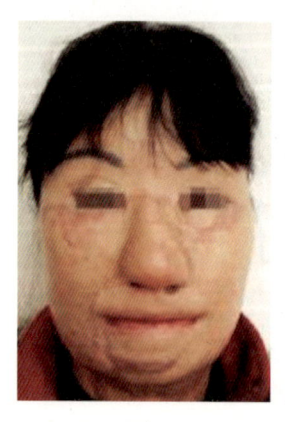 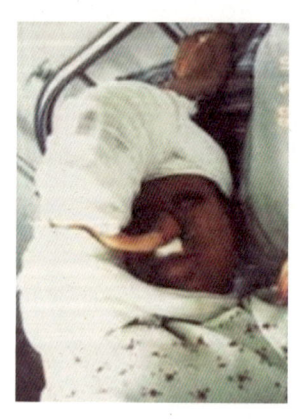

A　　　　　　　　　　B　　　　　　　　　　C

图66-250　上臂内侧皮管法全鼻再造术
A. 术前正位　B. 再造术后正位　C. 经上臂皮管一端缝合于鼻部创面，术后固定位

3）经前臂将腹部皮管携带转移需行四次手术：第一次是腹部皮管成形；第二次为皮管一端跳接在前臂；第三次是腹部另一端皮管断蒂，经手臂带至鼻部，上臂则在此时用石膏帽固定于头部；第四次为前臂皮管断蒂，铺开后皮管覆盖于鼻部缺损创面。

（3）围手术期的处理

1）术前处理：术前要充分评估，选择好供区，遵循皮管设计的原则设计皮管。应详细向患者说明手术的全过程，特别是皮管转移后肢体固定的姿势、体位的不适，使患者在思想上做好准备，在术中及术后很好地配合，以达到预期效果。

2）术后处理：术后应有良好可靠的体位固定及合适的敷料包扎，避免出现张力或撕脱皮管。定时观察皮管的血运情况，出现血运障碍的要做及时的对症处理。为使皮管在断蒂后不致因血供骤然减少而产生不良影响，宜在断蒂前做一段时间的皮管血运训练，要确保皮管已从另一端获得足够的血液供应，方可进行断蒂手术。

(4) 常见并发症的预防及处理

1）血运障碍：皮管的动脉供血不足时表现为组织呈苍白色，静脉回流迟缓时表现为组织呈青紫色。预防措施是在设计皮管时要确保皮管有一定的宽度，同时对于皮下脂肪厚的可适度修剪，确保在卷成皮管时张力要小。

2）感染：在术中应有效降低感染的发生；在术后应对皮瓣进行及时检查和更换敷料。如已经发生感染，则应及早将创口敞开引流，以防止扩散，必要时逐日更换敷料和换药。

3）皮管撕脱：在皮管转移过程中都要有妥善的固定和制动，以防止肢体或头颈活动而造成撕脱。

4）鼻外形臃肿：一般需多次手术进行鼻的塑形。

2. 游离皮瓣鼻再造术　游离皮瓣鼻再造有多种皮瓣可供选择，但报道较多的是前臂皮瓣与足背皮瓣。Ohmori等（1979）报道应用第2跖骨的游离足背皮瓣进行全鼻再造。这是一个设计良好的手术，但是术后颜色差异过大，而且移植跖骨不易塑形，供区损害较大，故未能得到推广。对东方人而言，前臂皮瓣移植全鼻再造是一良好选择。前臂皮瓣的供区血管恒定，口径与面部血管相近，皮瓣易于成活、易于塑形，手术成功率高，供区损害不大，可用游离植皮修复。其缺点是再造鼻的颜色与额部皮瓣相比，仍不能令人满意。但手术后随着时间延长，多年后皮瓣的颜色会逐渐变浅，与周围皮肤相近。近年来有应用腹部或前臂预制皮瓣的，即在腹部或前臂预制一个需要修复的鼻外形皮瓣，内植入衬里及软骨或骨性支架，然后将预制皮瓣经血管吻合游离移植至鼻缺损处。这是鼻再造的一个新的方法，适用于某些特殊情况。在此主要介绍前臂游离皮瓣法全鼻再造术。

(1) 临床适应证：本法适用于额部组织损伤而无法利用的患者，或者不愿造成额部供区瘢痕者，但需有良好的受区血管供显微游离移植吻合之用。

(2) 手术方法

1）皮瓣设计：一般应用左前臂。按常规准备鼻部受区，根据缺损的鼻形状及大小在前臂远段掌桡侧设计三叶状皮瓣，尾端向掌心侧，三叶状瓣向桡侧，并在前臂设计S形切口。

2）皮瓣切取：手术在驱血止血带下进行。切开皮瓣周缘及S形切口，结扎切断桡动脉及伴行静脉和头静脉远端，在血管深面掀起皮瓣，继续向上游离桡动脉与伴行静脉及头静脉12～15cm，随时切断细小肌支，松止血带，游离皮瓣以盐水纱布覆盖。

3）皮瓣移植：鼻成形在咬肌前缘和下颌缘交界处做切口，显露并游离面动脉、面前静脉，在鼻颌创口间剥离形成一宽敞的皮下隧道。切断前臂皮瓣血管蒂近端，取下前臂皮瓣，前臂创面行中厚皮片移植后加压包扎；将前臂皮瓣置于鼻部，血管自皮下隧道引至颌部创口，分别吻合动、静脉，观察皮瓣血运良好后进行鼻成形，两鼻孔内各放一橡皮管支撑通气，鼻翼两侧同时用凡士林纱布卷固定。

(3) 围手术期的处理：与一般的游离皮瓣移植相同。

(4) 常见并发症的预防及处理：早期并发症及其预防和处理同一般的游离皮瓣移植，主要是针对血管危象的预防和治疗。

（五）鼻再造衬里的重建

目前鼻再造的修复方法很多，但无论采用何种方法修复，都必须具备足够的组织覆盖、良好的衬里和鼻支架，才能取得满意的效果。再造鼻外形和功能不佳的常见原因之一就是忽视了鼻腔衬里的修复。良好的衬里为再造鼻提供了具有正常通气功能的通道，并给移植的鼻支架提供了良好的支撑，可抵抗外层组织覆盖的挛缩和扭曲。

1. 临床诊断与适应证　通常全层的鼻缺损都需修复鼻衬里。衬里材料是取得鼻再造成功和良好外形的重要因素。在选择修复方法和皮瓣供区时，应正确评估鼻部缺损范围和程度、鼻周残留组织量以及毗邻结构，以决定相适应的衬里修复手术方案。理想的鼻衬里应该具有薄、柔软和血供丰富等特点。衬里组织过于肥厚必然会引起气道的堵塞；过硬的衬里组织难以达到良好的再造鼻形态；血供不良的衬里无法营养移植的软骨，最终可导致软骨坏死。

（1）对于小范围的鼻前庭衬里缺损传统的解决方法有：游离皮片移植，将皮片和缺损区边缘缝合，皮肤表面朝向鼻腔内侧，做鼻腔衬里。但衬里皮片不仅增加了供区瘢痕，且后期萎缩明显使鼻腔缩小，难以达到功能与外形上的良好效果。Gillies采用永久性的鼻内假体包埋在移植的皮片下方，以减少皮片的挛缩。

也有人使用额部皮瓣远端折叠做衬里，但由于皮瓣折叠使皮瓣远端的坏死率增加，折叠后皮瓣臃肿，术后外形较差。Menick改良了这种手术方法，形成分三期进行的手术方案：第一期进行全厚肌皮瓣转移手术；第二期术后3周，在远端至中端去除部分肌肉和脂肪，同时置入支架；第三期术后6周断蒂，并进行修整。采用这一方案后，大部分病例获得了良好的效果。

当鼻翼和鼻中隔尚有部分残留时，可使用局部组织例如邻近鼻前庭或鼻中隔黏膜瓣、口腔黏膜瓣等。然而对于这些小的、随意的皮瓣来说，血运仍然是一个不可确定的因素。

对于一些动物咬伤的鼻缺损患者，通常情况下其残留的鼻旁皮肤完好，因此多适宜采用翻转鼻旁部的皮肤形成衬里，由于具有良好的组织覆盖，可一期置入支撑材料。其创伤小，再造的鼻外观良好。

对于大部分的烧伤患者，鼻孔外侧及鼻背部广泛瘢痕，周围无正常的皮肤供利用，可采用鼻背瘢痕翻转皮瓣，皮瓣以鼻孔外侧及鼻背部残留瘢痕缘为蒂向下翻转而形成衬里。由于烧伤患者的瘢痕时间一般较长，处于稳定期，故术后衬里皮瓣挛缩不明显。但是瘢痕翻转时皮瓣有折叠缘向鼻腔内突起，可造成鼻腔入口截面积减小，使术后通气受限，此为该术式疗效不佳的主要原因，多需二期手术以扩大鼻孔直径。

（2）范围较大的鼻全层缺损及复合缺损：先天性鼻缺损患者和一些因外伤致鼻全层缺损范围较大的患者，往往有鼻中隔、鼻甲组织的缺失，多个鼻部亚单位全层组织缺失，甚至有累及面部亚单位结构的缺失。如果缺损范围涉及面部几个亚单位，则称之为复合缺损。由于这些缺损的组织量较大，故可采用局部带蒂皮瓣重建衬里；也可采用分期手术，先行游离皮瓣移植重建鼻衬里，再行鼻再造手术。

因多个鼻部亚单位全层组织缺失，缺损范围大且外伤后要求一期再造者，可采用预构皮瓣修复鼻腔衬里。1994年，Pribaz提出将血管植入形成的轴型皮瓣称为预构皮瓣，而在皮瓣中加入软骨、骨等称为预制。预构皮瓣是通过将知名血管或含有知名血管的筋膜、肌肉等组织移植于本来没有知名血管的部位的某一层次，或将游离皮片移植于含有血管束并有丰富血运的筋膜、大网膜等组织上，通过重新血管化形成轴型皮瓣；而其他广义的预构皮瓣则称为预制皮瓣，其优点是"定制"皮瓣或复合组织瓣。

2003年，Moore报道用游离前臂皮瓣作衬里：切取前臂桡侧皮瓣，以桡动脉和浅、深静脉系统为蒂，游离后与面动、静脉进行吻合作为鼻腔衬里。

2005年，Robert报道用前臂皮瓣预制鼻腔衬里的方法：在一期手术时辅助于薄的金属片，用全厚植皮制作出通气管道，然后把通气管道埋在卷起的前臂筋膜下。二期对鼻中隔、鼻小柱和上唇部分进行延迟手术。三期将延迟的皮瓣分离到新形成的鼻小柱的基底并移位形成鼻小柱和中隔，暴露筋膜管并纵向劈开，与刚形成的中隔处的皮瓣缝合，以形成三维通气结构，同时行鼻中隔和鼻翼处软骨移植，用掌侧皮肤或脂肪推进皮瓣覆盖创面。到鼻再造时期，将已构建好的衬里游离，携带桡动脉移植到面动脉。这种方法的缺点是增加了供区的畸形，创伤大且治疗周期长。

2. 常用手术方法与设计

(1) 全厚皮片移植：在临床上用来作为全厚皮片供区的首选部位是耳后，游离耳后皮片和缺损区边缘缝合，皮肤表面朝向鼻腔内侧，做鼻腔衬里，同时包埋耳软骨条可减少皮片挛缩。

(2) 鼻背皮肤及鼻周残留瘢痕组织翻转：烧伤鼻部缺损患者，采用鼻旁皮肤翻转皮瓣，皮瓣以鼻孔外侧及鼻旁、背部残留皮肤缺损缘翻转而形成衬里；或采用鼻背瘢痕翻转皮瓣，皮瓣以鼻背瘢痕缘为蒂向下翻转形成衬里。

(3) 口腔黏膜瓣：口腔黏膜瓣重建鼻腔衬里是以口轮匝肌为蒂，在上唇黏膜设计黏膜瓣，通过隧道转至鼻腔侧修复鼻中隔与鼻腔缺损。

(4) 鼻唇沟皮瓣翻转：准确测量鼻翼缺损范围，依据缺损大小在患侧鼻唇沟区设计鼻唇沟皮瓣，以纸片取样模拟设计转移，根据情况调整皮瓣长宽和角度，确保皮瓣转移后有适当的张力和角度，重塑良好的鼻翼三维拱形结构。衬里的修复采用翻转鼻唇沟皮下组织蒂皮瓣，其皮面向内翻转到鼻孔内替代鼻前庭的皮肤，皮瓣翻转远端缝合于鼻翼边缘创面，使再造侧半鼻与健侧半鼻在对称与协调性上能取得满意效果。

鼻唇沟区存在多种类型的血供，有以面动脉为主型、眶下动脉为主型、面横动脉为主型、多源型（眶下动脉、面横动脉、面动脉、内眦动脉等）四种类型。由于血供来源丰富，设计较为方便，皮瓣质地柔软而可以随意扭转来适应缺损区的位置和形态。

在临床应用中值得注意的是：年轻患者鼻唇沟较紧，鼻唇沟皮瓣的宽度一般宜限制在1cm以下；术中应注意减少鼻唇沟皮瓣转移后的张力，充分向两侧游离，否则会导致术后鼻唇沟处瘢痕增生；切取皮瓣时，注意不要损伤面神经的颊支。

(5) 预构皮瓣一期手术：以一侧滑车上血管为轴型血管的三叶瓣行鼻再造术，在额肌下剥离额部皮瓣，掀起皮瓣，取中厚皮片游离移植于皮瓣背面及额部创面上，打包固定植皮区。3周后行二期手术，因内有成活的皮片为衬里，且经过一段时间重新血管化而形成轴型皮瓣，将这一预构皮瓣由中间劈开，中间置入肋软骨作鼻支架，3周后断蒂。

3. 围手术期的处理

(1) 术前处理：术前应与患者充分沟通交流，听取患者的意愿。考虑患者年龄、对手术的耐受能力、其他限制住院时间的因素、是否有长期吸烟史等方面，选择适合患者的衬里修复手术方案。

通常鼻部皮肤和软骨的缺损多存在组织结构的挛缩和异位，术前不易精确评估缺损量，故应在术中松解挛缩的瘢痕，恢复面部、鼻部组织的正常解剖位置，然后测量修复的复合组织量。

值得注意的是：再造鼻应该建立在良好的基础和平台之上。对于那些面部亚单位结构缺失的患者，应当先进行面部亚单位结构的修复，使之恢复正常结构，再进一步行鼻再造术。

(2) 术后处理：术后需用橡皮管支撑鼻孔，以防止由于皮片或皮瓣的挛缩而导致气道狭窄甚至是通气障碍。

瘢痕瓣有折叠缘向鼻腔内突起，可造成鼻腔入口减小，使术后通气受限。这是疗效不佳的主要原因，多需二期手术以扩大鼻孔直径。

4. 常见并发症的预防　依据衬里组织薄、柔软和血供丰富的设计原则，结合患者的自身情况，术前进行正确的评估和设计，选择最合理的衬里修复手术方案，是减少术后并发症产生的最好方法。

5. 典型病例

(1) 病例一：男性，15岁，先天性左侧半鼻缺损，左侧鼻翼大部分缺如，前鼻孔及鼻道闭锁。一期手术行额部扩张器埋置术；二期进行额部扩张后皮瓣半鼻再造术，采用L形肋软骨构成鼻翼软骨拱形支架，采用鼻唇沟皮瓣翻转做衬里（图66-251）。

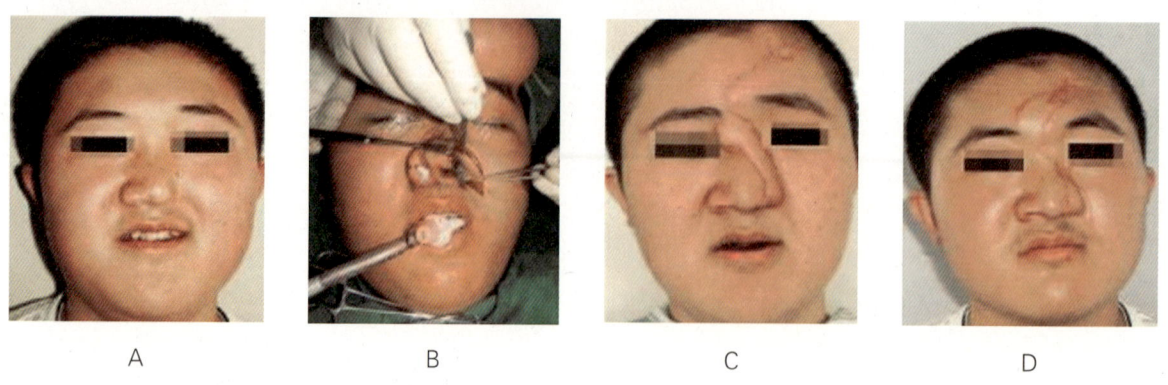

图66-251　病例一

A. 先天性半鼻缺损术前正位　B. 术中皮瓣设计（鼻唇沟皮瓣翻转做衬里）　C. 术后3周（未断蒂）　D. 术后半年

（2）病例二：男性，10岁，车祸后不同程度的鼻下端复合组织缺损，鼻背、鼻尖、鼻翼、鼻小柱形态残缺，双侧鼻翼仅有少许残留，创面为新鲜肉芽组织。患者一期手术以一侧滑车上血管为轴型血管的三叶瓣行鼻再造术，取中厚皮片游离移植于皮瓣背面及额部创面上；3周后行二期手术，将预构皮瓣由中间劈开，中间置入肋软骨做鼻支架，3周后断蒂（图66-252）。

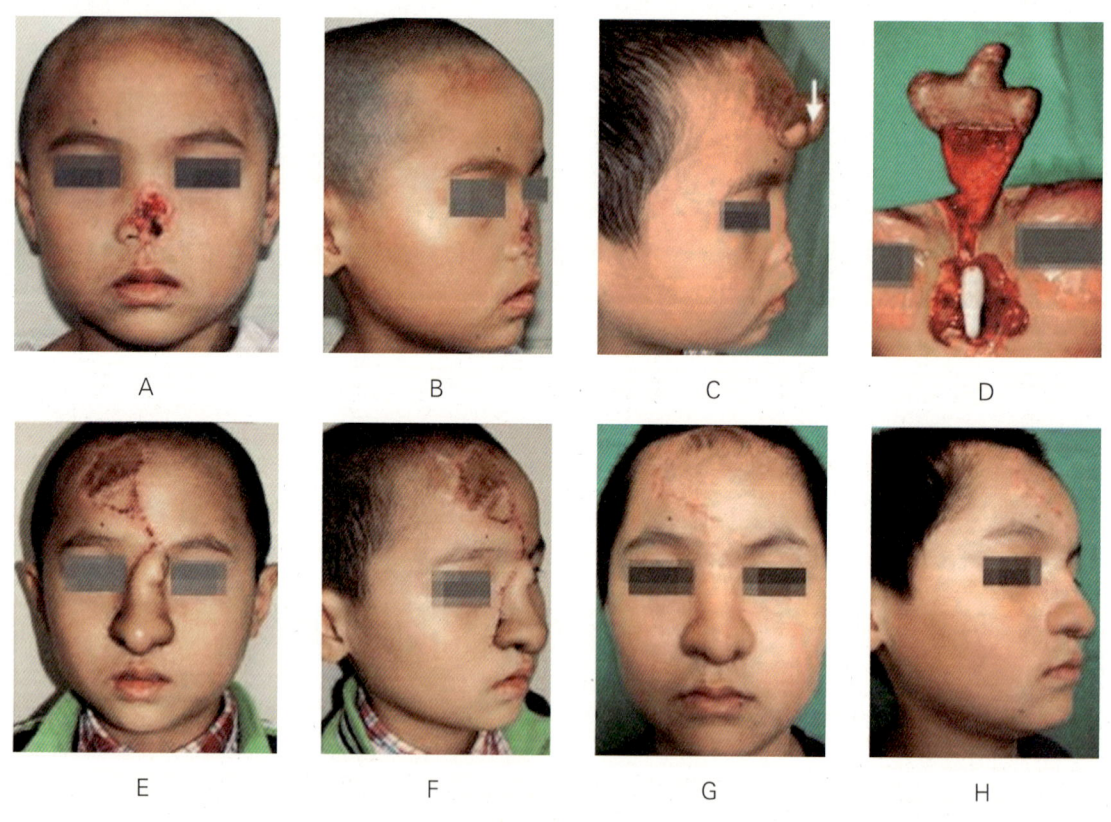

图66-252　病例二

A. 外伤后鼻缺损术前正位　B. 术前侧位　C. 一期术后2周侧位，植皮存活（箭头处为预构皮瓣衬里）　D. 二期术中皮瓣设计　E. 二期术后正位（未断蒂）　F. 二期术后侧位　G. 术后8个月正位，额部瘢痕已采用额部皮肤扩张修复　H. 术后8个月侧位

（戴传昌　李青峰　刘林嶓）

第二十一节　鼻尾亚单位缺损与再造

鼻尾端亚单位包括鼻尖、鼻翼、鼻小柱、软三角。

一　鼻翼缺损和再造

（一）鼻翼缺损

鼻翼由皮肤、皮下致密的纤维结缔组织、鼻翼软骨构成。由于其突出于面部，因此在日常生活中成为较易受伤的部位。

（二）常见分类

鼻翼缺损病因主要分为先天性和后天性。先天性鼻翼缺损主要由于发育畸形引起，如面裂、半面萎缩等；后天性主要由外伤、烧伤、肿瘤切除术后等所致。可根据其缺损大小、层次、范围等进行分类。

根据鼻翼缺损的层次和范围，临床上通常将其分为以下四类：

Ⅰ类：鼻翼皮肤缺损。鼻翼表面覆盖的皮肤缺损，衬里组织完整，鼻翼形态尚属正常。主要见于后天性病因所致，如外伤、烧伤、肿瘤切除等。

Ⅱ类：部分鼻翼全层缺损。鼻翼下缘或鼻翼纵行全层缺损，鼻孔变形。见于先天性和后天性病因。

Ⅲ类：全鼻翼全层缺损。多见于后天性病因。

Ⅳ类：全鼻翼伴其他鼻亚单位结构的破坏，如伴有邻近鼻侧壁、鼻软三角、鼻尖、鼻小柱的缺损和畸形。见于先天性和后天性病因。

（三）手术治疗

临床上由于鼻翼组织结构的特异性，其纤维结缔组织非常致密，因此鼻翼缺损一般不能直接缝合，需行组织移植修复。同时，由于鼻翼的形态、皮肤颜色等的对称性要求，需要选择相应的个性化修复方式，以最大限度地恢复鼻部外观。

1. 全厚皮片游离移植法　主要适用于单纯鼻翼皮肤缺损的Ⅰ类患者，供区皮肤主要源于耳后、锁骨上或耳前的全厚皮片。其优点在于手术简单，受区无辅助切口；缺点是移植皮片色素深和远期挛缩，皮肤质地与正常皮肤有较明显区别，故此，尤其适合面部烧伤瘢痕者。

2. 局部皮瓣法　主要适用于较小面积的鼻翼皮肤缺损或小范围的全层组织缺损的Ⅰ/Ⅱ类患者。常用的局部皮瓣包括三叶瓣、Z形皮瓣、邻近旋转皮瓣、鼻唇沟皮瓣等。其优点在于组织质地和色泽与鼻翼组织较为相似。术前按照健侧鼻翼位置，对称性计算患侧鼻翼缺损范围。根据创面大小、邻近软组织的松弛程度，设计局部皮瓣的位置。

3. 鼻唇沟皮瓣法　鼻唇沟皮瓣也属于局部皮瓣的一种，主要适用于面积较大的皮肤或全层组织缺损Ⅰ/Ⅱ类者。由于该部位血供丰富，可以将其设计为顺行或逆行皮瓣，长宽比例可达3∶1。手术具体方法：按照鼻翼缺损的大小，在同侧鼻唇沟处设计皮瓣的位置。沿设计线切开皮肤，于SMAS层下游离皮瓣，并将其直接转移到鼻翼缺损处直接覆盖创面（图66-253）。对于鼻翼全层缺损者,需将附近鼻翼翻转作衬里,鼻唇沟皮瓣转移至鼻翼覆盖,设计接口应尽量处于鼻亚单位分界处。该皮瓣的优点在于,对于鼻唇沟处皮肤较松弛的患者,可获得较宽皮瓣,并且皮瓣转移后供区创面能够直接缝合,术后切口瘢痕也较隐蔽。但其组织较为肥厚,需要二期修整,是该皮瓣修复鼻翼的主要缺点之一。

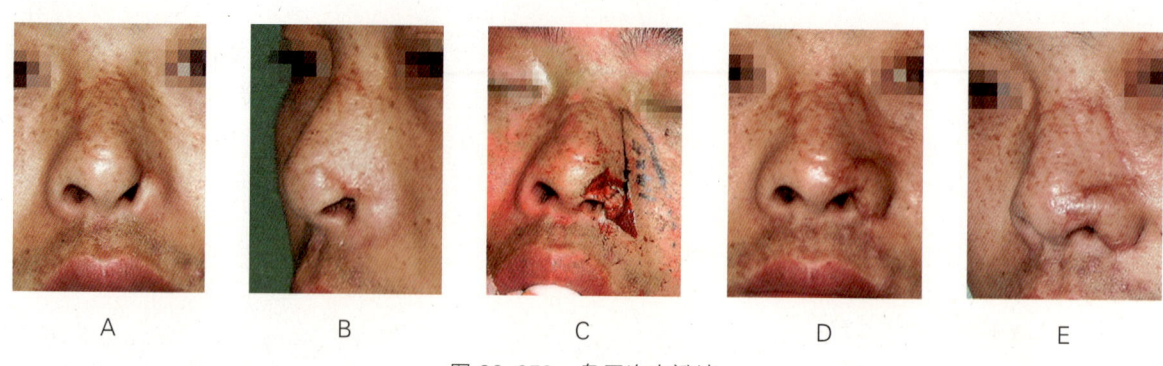

图 66-253　鼻唇沟皮瓣法
A、B. 外伤后鼻翼部分全层缺损　C. 术中鼻唇沟设计　D、E. 术后 33 个月

4. 耳郭复合组织游离移植法　主要适用于鼻翼全层缺损的 Ⅱ 类患者,并且鼻翼缺损周边组织正常、血供良好是游离移植成活的主要条件之一。因此,对于该类患者,此重建方法可以作为首选。其主要优点在于组织质地、结构、形态和色泽与鼻翼组织较为相似,并且其毛细血管网丰富,移植后血管化程度较高,容易成活。据文献报道,耳郭复合组织游离移植修复鼻翼缺损的最大面积为 1cm×1.5cm。亦有学者报道其可修复更大面积的缺损,且供区可直接缝合。

手术操作：首先在缺损鼻翼周缘切除瘢痕组织,也可在缺损边缘皮肤面切开,向内翻转形成部分的衬里,以扩大边缘创面,增加移植组织与受区的接触面而增加血供。然后对照对侧正常的鼻翼,计算面积并制成缺损模型。在外耳轮上段切取相应的耳郭复合组织移植于缺损处。供区耳郭创面应分层次缝合,并避免术后产生外耳轮凹陷切迹。移植耳郭复合组织被缝合到受区时,应采用无创伤技术,使用无创伤的细缝线和精细的分层次皮肤衬里缝合法,使移植组织与受区创缘紧密结合。缝合完成后用橡皮鼻塞和细纱布充填鼻腔,行外敷料固定。术后应用抗生素,以防止感染和严重炎症反应。术后 2 周拆除敷料,检查移植组织的成活情况。通常 2 周时间,成活的耳郭复合组织表现为粉红的皮肤色泽。

5. 岛状皮瓣移植法　主要适用于鼻翼全层缺损面积较大的 Ⅲ/Ⅳ 类患者颞浅血管蒂皮瓣,包括耳后皮瓣、扩张后的额部颞浅血管蒂皮瓣等。术前需多普勒超声探测颞浅及耳后血管走行。

耳后皮瓣的优点在于供区位置隐蔽,皮肤组织量较为丰富,可直接缝合。但因其所需血管蒂较长,尚不能同时修复过中线的鼻尖和鼻翼缺损,因此其应用逐渐减少。

扩张后皮瓣修复鼻翼缺损时,在术前首先沿颞浅动脉额支走行方向和位置于头皮体表标出血管蒂投影线。按照受区鼻翼缺损,在额部设计所需的皮瓣形状和面积,然后沿血管蒂体表投影线切开头皮深至颞浅筋膜浅面。在此平面向两侧分离头皮,小心防止损伤血管和头发毛囊。血管蒂分离完成后按术前设计掀起皮瓣,并从远端向近端切开和掀起皮下血管蒂直至耳前。在鼻翼缺损处切除边缘瘢痕形成新鲜创面,或做一翻转皮瓣作为衬里组织,然后在耳前皮瓣蒂部与鼻翼缺损之间面部皮下形成隧道。隧道的宽度应能轻松通过皮瓣,并防止挤压扭曲血管蒂。皮瓣穿过皮下隧道转移至鼻翼缺损处后,将皮瓣塑形折叠,或直接覆盖衬里皮瓣创面,同时应用耳甲腔软骨埋置于之间作为鼻翼支持结构。该皮瓣的优点在于,使额部伤口能直接缝合,供区手术瘢痕隐蔽,可直接缝合,并且皮肤颜色、质地与受区也较为相似。

6. 游离皮瓣移植法　主要适用于全鼻翼甚至结合其他亚单位缺损的 Ⅲ/Ⅳ 类患者。对于该类缺损,目前最多选用的是耳郭复合组织游离皮瓣。因其形态、颜色接近鼻翼组织,并且其组织学特点（提供相似的三层组织皮肤、衬里和中间的软骨支架）与鼻翼最为相似。

受区血管可选择鼻唇沟部的动脉（角动脉）和皮下浅静脉。如该血管不确切，可选择血管移植的方法，如旋股外侧血管与面动静脉、颞浅动静脉吻合。

手术操作在全麻下进行，受区切除缺损组织周围的瘢痕组织，恢复缺损鼻翼周围组织的解剖关系和解剖分离出受区血管。对照对侧正常鼻翼的形态和面积，做出缺损模型，在耳轮脚设计耳郭复合组织瓣。解剖供区时，首先分离出颞浅血管，然后切开血管和耳郭瓣之间的皮肤，完整保留皮下筋膜组织。全层切开耳郭瓣组织，在颞浅筋膜深层掀起耳郭复合组织瓣。将组织瓣移植至受区，塑形缝合到位后，在显微镜下吻合血管。术后在再造鼻翼的鼻孔内置支架，常规进行显微外科术后处理（图66-254）。

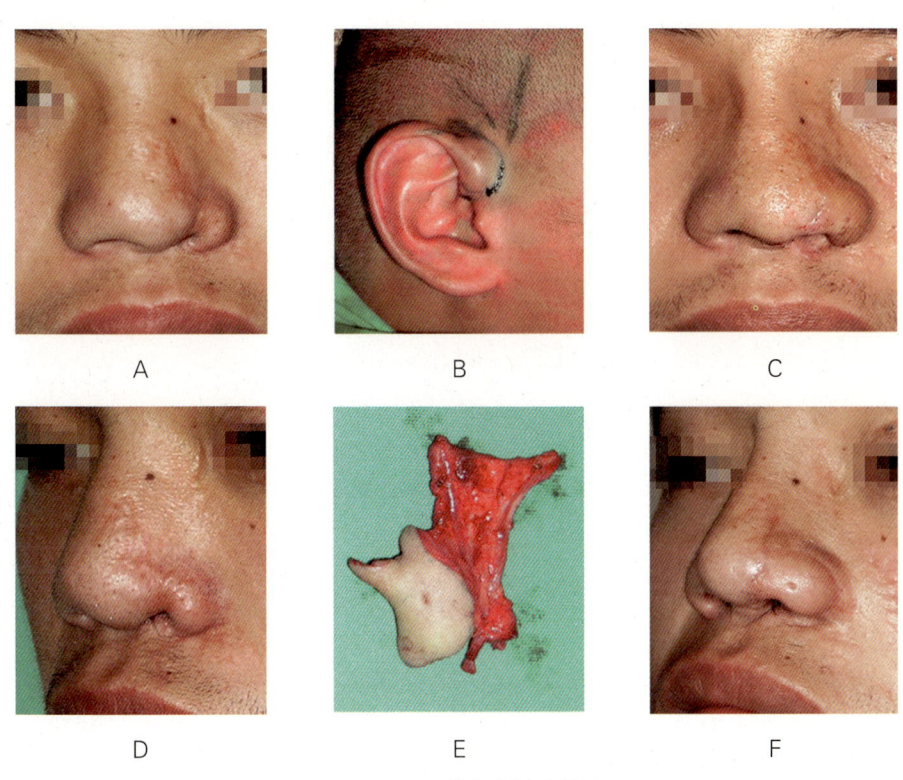

图66-254　游离皮瓣移植法
A、D. 术前　B、E. 术中，耳郭复合组织游离皮瓣　G、F. 术后6个月

其他游离皮瓣包括前臂皮瓣、足背皮瓣等。这类皮瓣修复技术方法比较简单，成功率高，但需分期手术，吸收率较大，再造的鼻形态、质地、色泽与正常鼻翼有较大差异，主要应用于其他方法无法使用的患者。

二 鼻尖鼻小柱缺损与再造

鼻尖、鼻小柱与鼻翼的不同之处在于它位于鼻中央区域，结构精细，难以通过附近皮瓣转移修复，常常需要外来组织补充修复。常用的有额部皮瓣、上臂皮管或者游离皮瓣等。

额部皮瓣除了常用的滑车动脉为蒂的额部扩张皮瓣，还可以采用颞浅血管为蒂的额部岛状瓣，但是颞浅血管额支常常没有伴行静脉，转移前常常需要延迟或者提前预制以防静脉回流障碍（图66-255）。

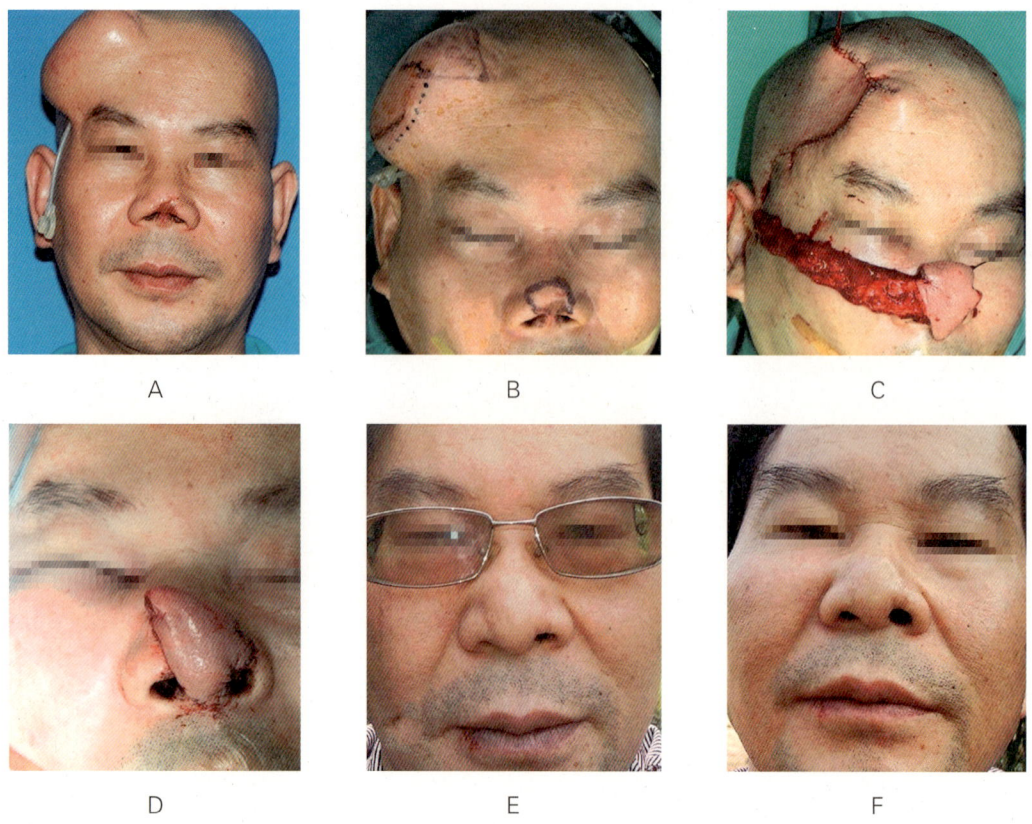

图 66-255 颞浅血管为蒂的额部扩张皮瓣修复鼻尖鼻小柱缺损
A. 术前　B、C、D. 术中　E、F. 术后 14 个月

耳前游离皮瓣是修复鼻尖、鼻小柱的良好供区，但是要注意，选择该法时最好选择鼻翼皮肤较细腻患者以获得更好的颜色、质地的匹配，该皮瓣可以顺行，也可以逆行。顺行需要血管移植，常常取旋股外侧动静脉桥接于皮瓣与面动脉之间；逆行则是直接将颞浅血管动静脉分别与鼻旁的角动脉与内眦静脉相吻合，所需血管蒂长度在 3～6cm。笔者所做 40 余例病例中，内眦静脉仅有一例半面萎缩病例不能使用，其余都在内径 1mm 以上，角动脉有些病例较细小，多数都在 0.5mm 左右，术前需要做超声诊断确定血管口径与位置（图 66-256）。

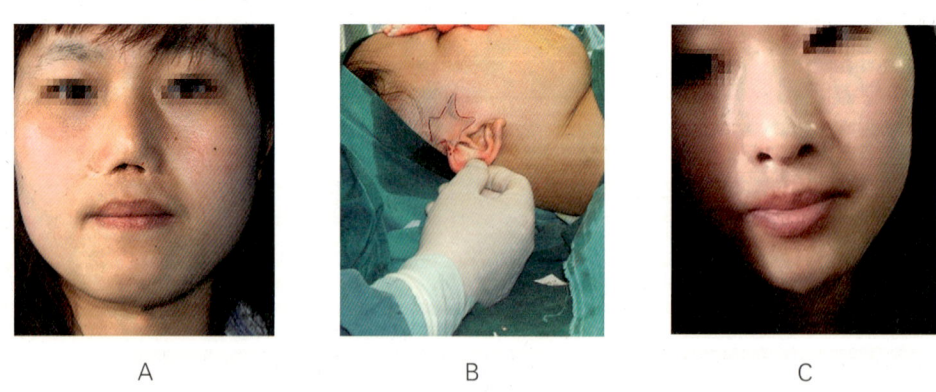

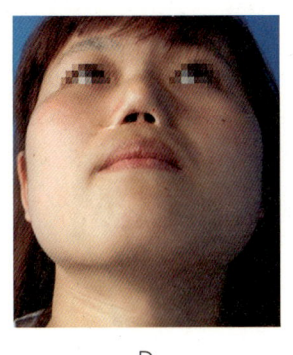 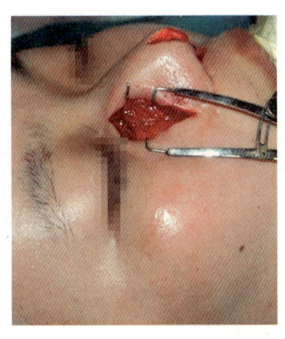 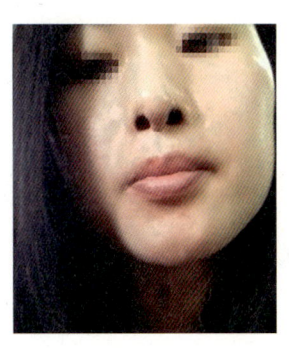

图 66-256　耳前皮瓣修复鼻尖鼻小柱缺损
A、D. 术前　B、E. 术中　C、F. 术后 3 年

三　全鼻再造

包括鼻翼并大于三个亚单位以上的鼻缺损患者，最好选择全鼻再造（详见全鼻再造内容）。

第二十二节　鼻小柱整形及美容

一　鼻小柱畸形

常见的鼻小柱畸形有鼻小柱过短、鼻小柱内陷、鼻小柱下垂、鼻小柱偏斜等，可由先天性畸形或后天性创伤、炎症所致，也可是美容手术术后感染反复多次手术留下的后遗症。

（一）鼻小柱过短

根据鼻小柱过短的程度及伴随症状，可采用不同的治疗方法。

1. 鼻小柱顶端延长法　鼻小柱过短但鼻尖高度良好者，可切除两侧鼻翼与鼻小柱交界处边缘的部分组织，以延长鼻小柱（图66-257），切缘可用5-0、6-0的尼龙线连续缝合。

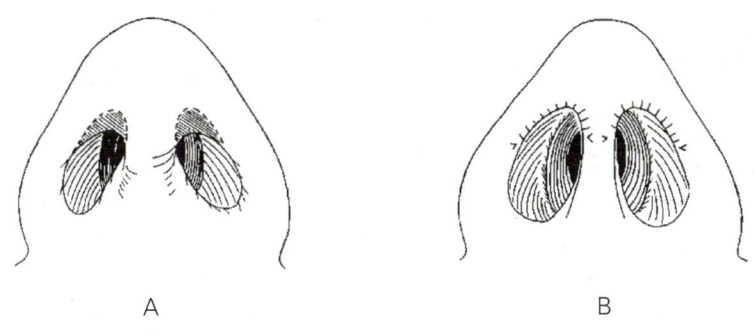

图 66-257　鼻小柱延长

2. 鼻翼软骨外侧脚切断延长或Z形延长　鼻小柱过短合并鼻尖低平者，可利用鼻翼软骨外侧脚切断做Z形延长，并在两侧内侧脚缝合，使部分的外侧脚替代鼻翼软骨的内侧脚，该法为软骨

切断法。

（1）应用鼻翼软骨外侧脚阶梯切割，在两侧鼻翼软骨的穹隆部向中央缝合，提高鼻小柱，采用穹隆部上方离中点较外侧的部位相对缝合，还可以改善和矫正鼻尖凸出畸形。

（2）应用鼻翼软骨外侧脚阶梯（Z形）切割，在两侧鼻翼软骨的穹隆部近外侧方向向中心对合缝合以延长鼻小柱，也可在鼻翼软骨穹隆部中点的下方张力缝合，使鼻翼软骨前移并向上旋转，可改善鼻尖下垂畸形（图66-258）。

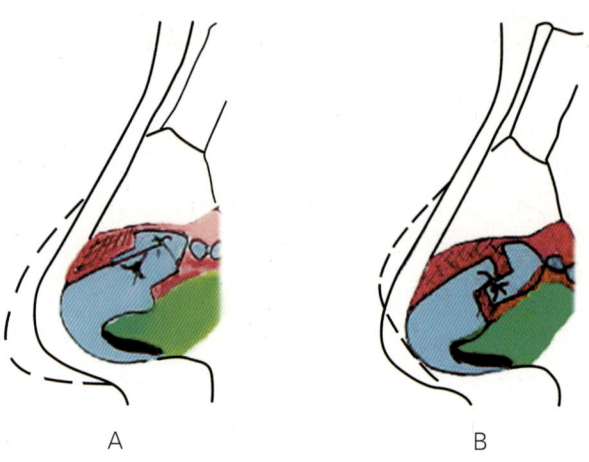

图66-258　鼻翼软骨外侧脚阶梯缝合和移位缝合，改善鼻尖形态，提高鼻小柱的示意图
A. 应用鼻翼软骨外侧脚阶梯切割，在两侧鼻翼软骨的穹隆部向中央缝合，采用穹隆部上方离中点较外侧的部位相对缝合　B. 应用鼻翼软骨外侧脚阶梯（Z形）切割，在两侧鼻翼软骨的穹隆部近外侧方向向中心对合缝合以延长鼻小柱

如果软骨和软组织结合较为紧密，可游离外侧脚的尾部，并用缝线贯穿间断对侧缝合来纠正上述缺陷（图66-259）。

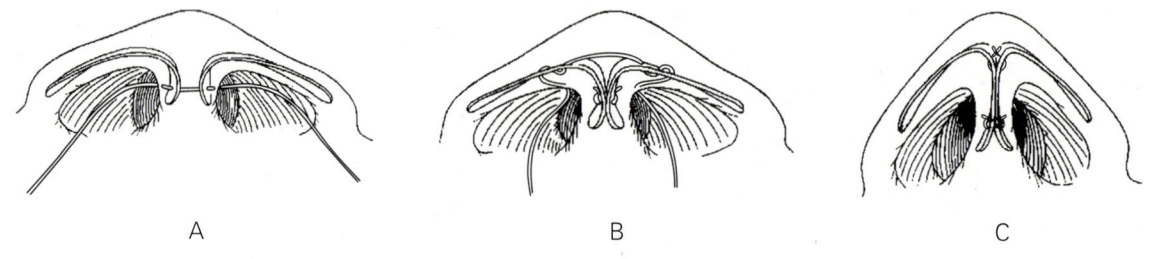

图66-259　鼻尖低平、鼻小柱过短的修复

3. 鼻小柱V-Y延长　鼻小柱过短合并鼻翼基部过宽者，可在鼻小柱基底部V-Y推进的同时，贯通鼻小柱基部及鼻翼软骨内侧脚褥式缝合，以延长鼻小柱，缩窄鼻翼基部的宽度（图66-260）。

4. 唇裂鼻小柱过短者，可利用上唇组织多个V-Y推进，延长鼻小柱（图66-261）。

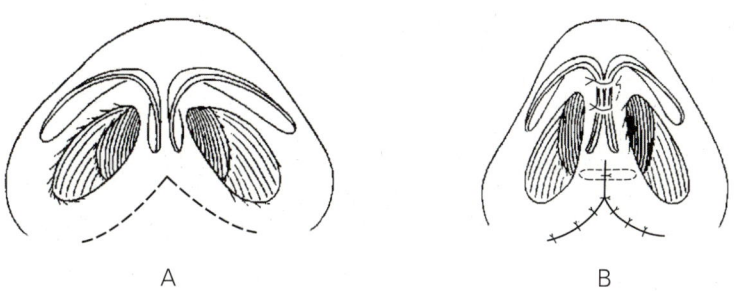

图 66-260　采用鼻翼软骨内侧脚缝合及鼻底 V-Y 成形修复鼻小柱过短

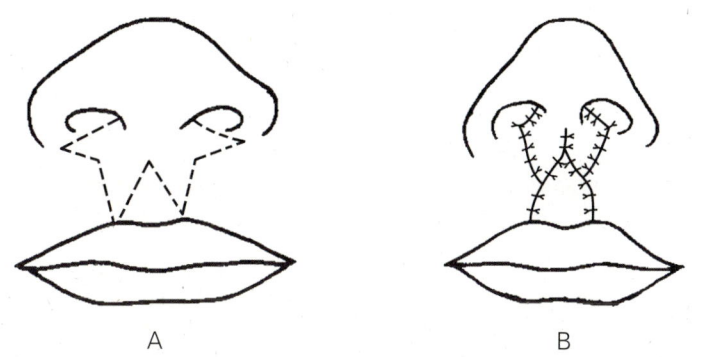

图 66-261　上唇多方向 V-Y 鼻小柱延长术修复唇裂鼻小柱过短

（二）鼻小柱内陷

鼻小柱内陷在国外多见于鼻中隔过长整形术后，该现象在鼻的侧面观时明显影响鼻的外形美，其治疗方法分 3 类。

1. 鼻小柱内陷但鼻尖高度正常者，可利用鼻中隔软骨或耳甲腔软骨卷曲移植充填内陷的鼻小柱。先在中隔前缘做纵行贯通切口，潜行分离鼻小柱，使其形成一能容纳软骨支撑的腔隙，按鼻小柱长度切取耳甲腔软骨，将其卷曲缝合以增强支撑力，然后置入分离的鼻小柱腔隙内，缝线贯通固定（图 66-262）。

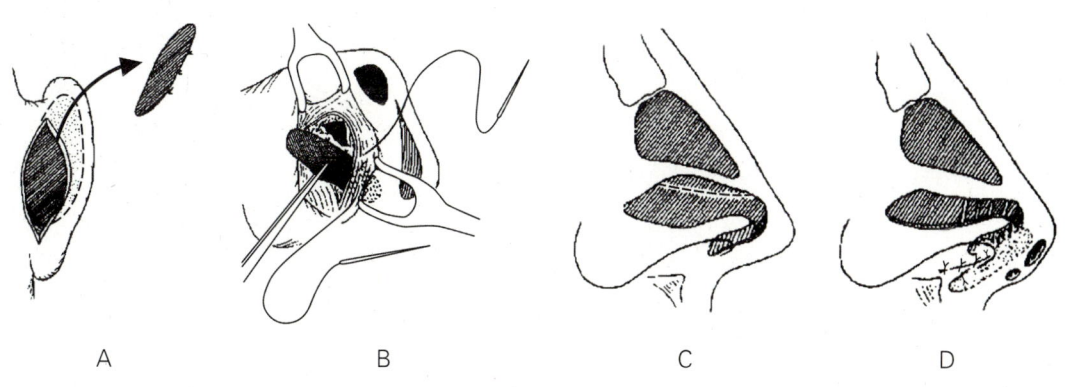

图 66-262　耳软骨移植修复鼻小柱内陷
A. 取耳软骨　B. 鼻小柱充填　C. 外侧脚部分切除　D. 术毕

2. 鼻小柱内陷合并鼻尖低平者，可用自体骨或代用品雕塑成 L 形，同时纠正上述两种畸形。
3. 鼻小柱内陷合并中隔组织紧缩者，可行鼻中隔松弛切口，上部组织向下滑行，鼻棘部分凿除，以松弛中隔下部组织，同时以鼻小柱软骨植入（图 66-263），也可行单纯鼻中隔矩形瓣推进（图 66-264），或鼻中隔全层 V-Y 推进（图 66-265）。

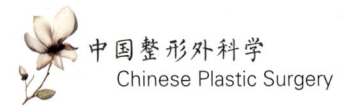

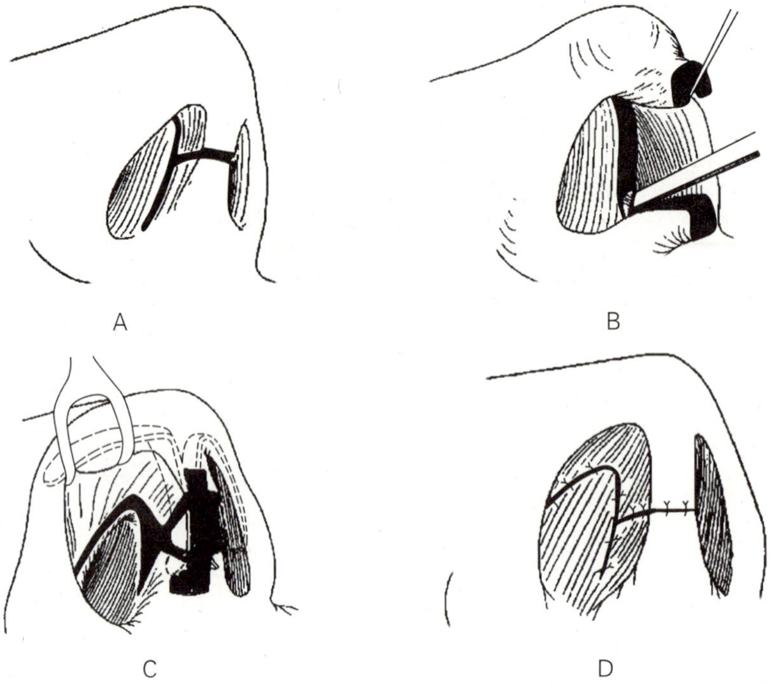

图 66-263　鼻中隔软骨移植修复鼻小柱内陷

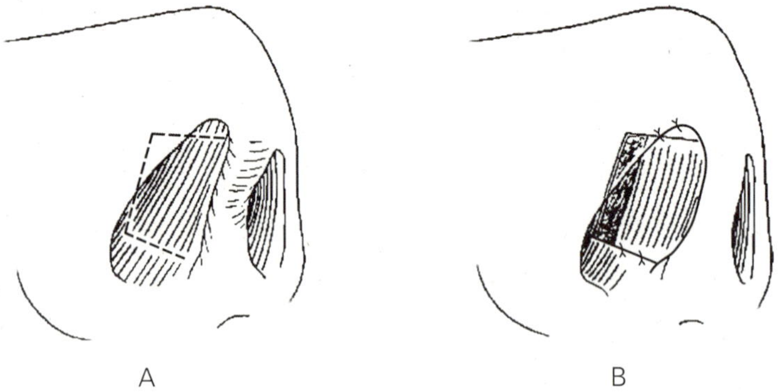

图 66-264　鼻中隔矩形黏软骨膜瓣滑行推移修复鼻小柱内陷

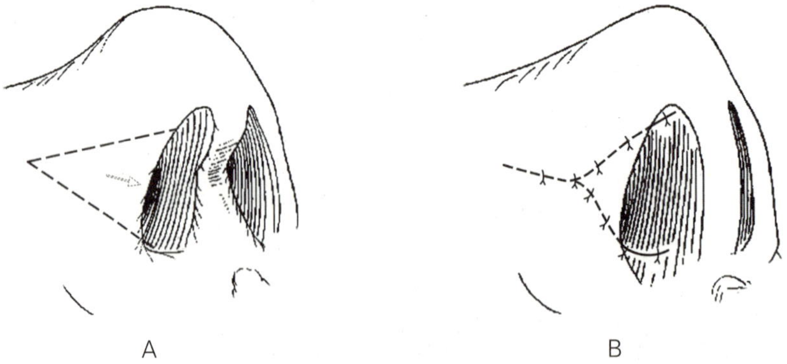

图 66-265　鼻中隔黏软骨膜 V-Y 成形

(三) 鼻小柱下垂

鼻小柱下垂同样也影响外鼻的侧面观，其主要原因是中隔组织量过多，因此可以梭形切除全层中隔组织来上提鼻小柱（图 66-266），也可行鼻小柱边缘切口切除部分皮肤软组织（图 66-

267)。若伴有鼻小柱过宽,切口可设计在鼻小柱的前外侧,切除部分软组织以纠正上述畸形(图66-268)。

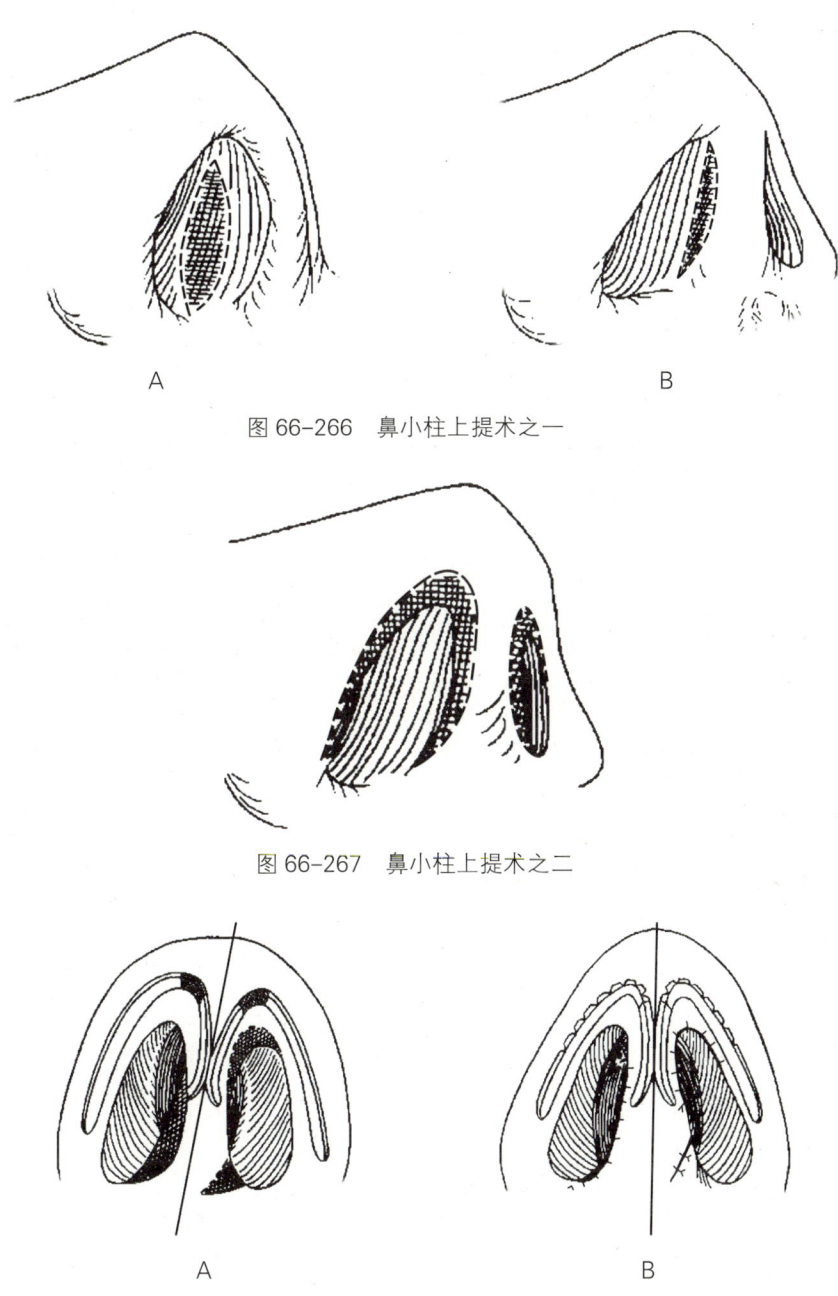

图 66-266　鼻小柱上提术之一

图 66-267　鼻小柱上提术之二

图 66-268　鼻小柱上提术之三

(四) 鼻小柱歪斜

鼻小柱歪斜可以由外伤性、医源性或先天发育异常的唇裂鼻引起。鼻小柱歪斜往往伴有鼻孔、鼻尖甚至鼻翼的畸形,需综合治疗。在纠正鼻小柱的同时,还需纠正鼻尖的位置、鼻孔的对称性及整个鼻下部的平衡。

(五) 鼻小柱缺损

1. **耳郭复合组织游离移植修复鼻小柱缺损**　鼻小柱缺损多系外伤或肿瘤切除造成。若缺损仅累及鼻翼软骨内侧脚而鼻中隔完整者,可利用耳郭复合组织游离移植,在耳轮的边缘切取条状移植物,或切取一三角形楔形耳郭复合组织游离移植,修复鼻小柱的缺损。为了保证耳郭复合组织游离移植的成活,耳郭复合组织游离移植原则上不宜过宽、过长,控制在1~1.5mm的宽度或长度以内,并移植在受区血供良好的区域。耳郭复合组织移植物与移植床有较大的接触面,移植缝合后打包适当加压,术后加压10~14天。

2. 合并鼻中隔缺损的鼻小柱修复　可利用邻近的皮管或皮瓣移植修复,首先可考虑选择耳后的颞浅动脉滋养的跨区血供皮瓣带蒂移植一期修复鼻小柱缺损,该手术操作需应用显微外科技术,以颞浅动静脉为蒂携带耳后皮瓣,穿过颧颊部皮下隧道,再造鼻小柱。如果鼻小柱缺损范围较小,也可考虑鼻唇沟皮瓣修复。遇有缺损范围较大的鼻小柱和鼻中隔缺损,可利用额部岛状皮瓣修复,鼻唇沟皮管作为鼻小柱缺损的供区。上唇人中区皮瓣修复鼻小柱不是优良的供区,因为皮瓣移植后破坏了人中的形态,只有在人中部已有畸形的状况下可考虑以此区域作为供区。

二　手术方法

(一) 耳郭复合组织修复法

在鼻尖、鼻中隔及鼻小柱基部做"工"字形切口,分离皮肤、黏膜瓣,充分松解瘢痕,增加受区的接触面。按缺损创面大小,切取耳轮下方或耳垂部皮肤脂肪复合组织,供区创面修整后直接缝合。将耳郭复合组织面略行剖开,以增加其宽度,缝合于受区创面,局部加压包扎(图66-269)。

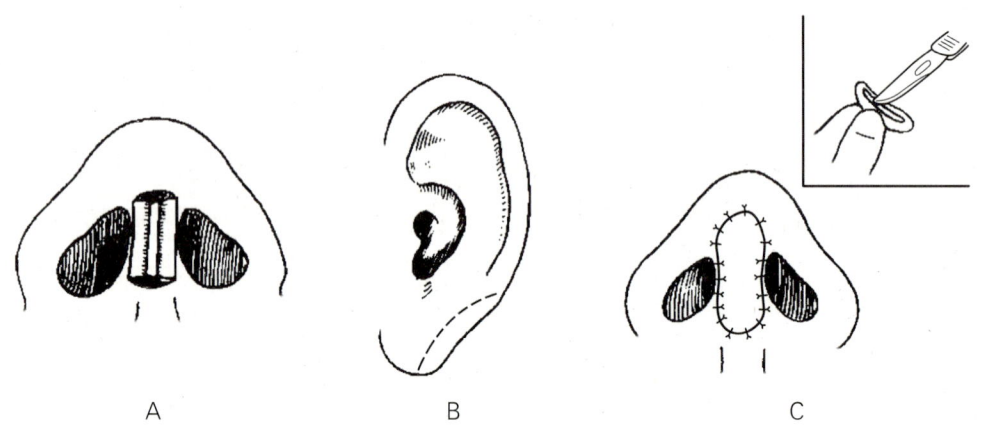

图 66-269　耳郭复合组织游离移植修复鼻小柱缺损

(二) 鼻唇沟皮管法

沿鼻唇沟设计皮管,宽1.8~2cm,长约5cm,男性患者皮管下段设计在无须区。第一期手术先形成皮管。3周后行第二期手术,即切断皮管下端,移植至鼻尖部,受区鼻尖部应切除或松解瘢痕组织,使其与皮管有较大的接触面。再过3周行第三期手术,即将皮管断蒂缝合于鼻小柱基部,形成鼻小柱,皮管后面切开,分别与鼻中隔两侧组织缝合(图66-270)。

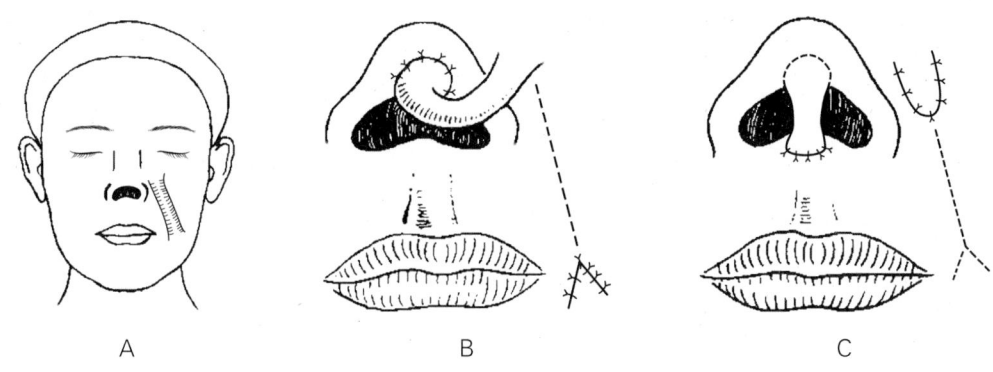

图66-270 鼻唇沟皮管法修复鼻小柱缺损

该手术方法适用于老年患者及高加索人种皮肤松弛的患者。笔者应用耳后皮管、上臂内侧皮管、颈部皮管移植，用手臂携带转移修复鼻小柱缺损，效果良好。

（三）人中带蒂皮瓣法

人中带蒂皮瓣法包括上蒂法及下蒂法。

1. 皮瓣蒂部在上，位于鼻小柱基部，两侧位于人中嵴部，皮瓣长度视鼻尖高度而定，鼻尖部做U形切口。将人中皮瓣的远端去除表皮组织，向上翻转，与鼻尖U形皮瓣创缘缝合，人中皮瓣创面全厚植皮，供区创面可直接缝合或全厚植皮（图66-271）。

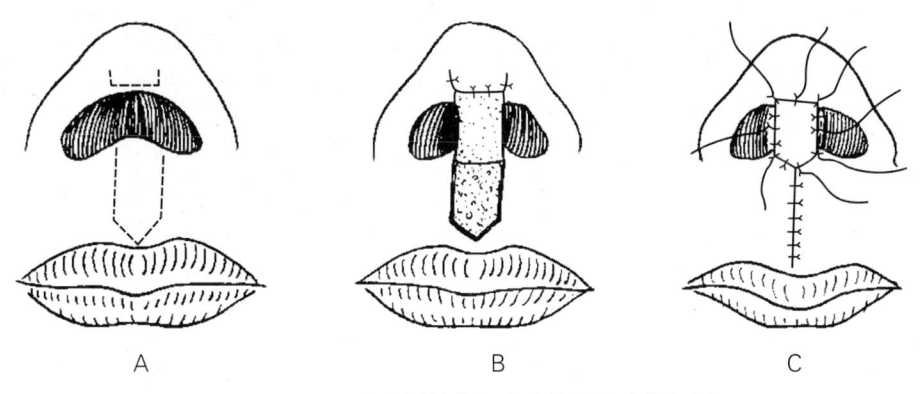

图66-271 人中皮瓣法修复鼻小柱缺损（蒂在上）

2. 皮瓣蒂部在下，位于唇红峰谷处，沿鼻小柱基部向下形成皮瓣，皮瓣掀起后组织面植以中厚或全厚皮片。鼻尖部形成半圆形皮瓣，将上唇外翻，上提皮瓣与鼻尖创面瓦合，缝合创缘。3周后断蒂，将皮瓣下端缝合于鼻小柱基部，使上唇复位（图66-272）。该方法的目的是再造鼻小柱体的表面更接近面部肤色，但男性有须区则不能使用该法，或需后期激光脱毛处理。为防止皮片、皮管、皮瓣收缩，鼻小柱重建术后均应行鼻孔内橡胶管支撑3~6个月。

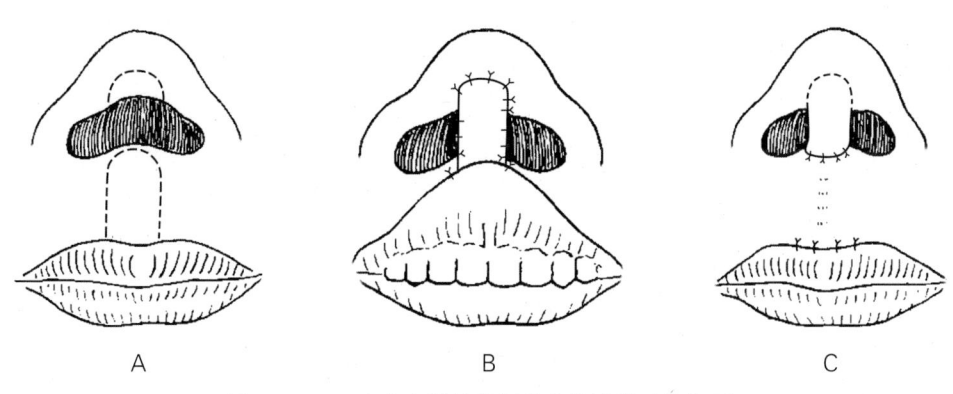

图66-272 人中皮瓣法修复鼻小柱缺损（蒂在下）

3. 颞浅动脉跨区血供耳后皮瓣修复鼻小柱（详见皮瓣移植内容）。
4. 额部皮瓣移植修复鼻小柱（详见全鼻再造内容）。

第二十三节　鼻基底凹陷畸形

一　概述及临床表现

鼻基底指鼻与上唇相连的基底部，又可分为鼻小柱基底和鼻翼基底（梨状孔周围）。鼻基底凹陷多见于蒙古人种，主要由上颌骨、鼻骨、鼻软骨发育不良所致，表现为鼻旁相对或绝对凹陷，多伴有鼻背和鼻尖低平，鼻小柱短缩，牙槽骨突出，鼻唇角呈锐角，上颌骨相对或绝对后移。轻度患者一般不伴有功能障碍，但常常影响面部美观（图66-273）。其主要治疗方法可以通过Le Fort I 截骨实现。但若患者尚未达到手术指征或者无法接受截骨治疗，面中部填充治疗则为一个很好的选择。

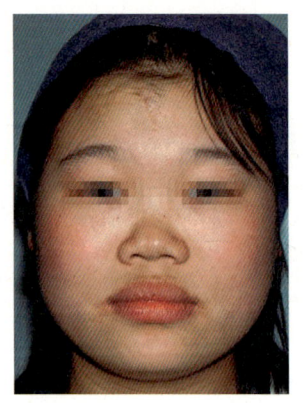
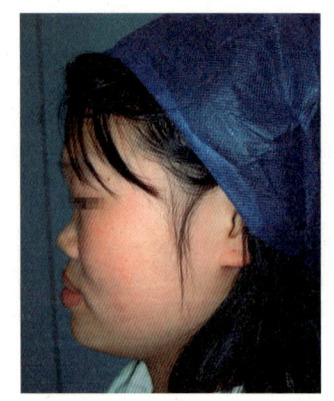

A　　　　　　　　　　B

图66-273　鼻基底凹陷畸形

二　治疗

（一）假体的制备

植入物的形状与大小按照患者面中部的凹陷程度进行设计与雕刻。一般设计的假体形状是倒m形。植入物的两侧宽度略超过鼻翼外缘约1cm。其厚度及高度决定于面中部凹陷的严重程度及范围。其中间脊固定于鼻前脊（图66-274，图66-275）。

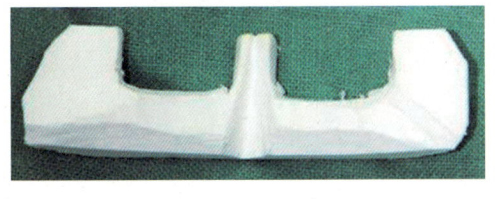
A

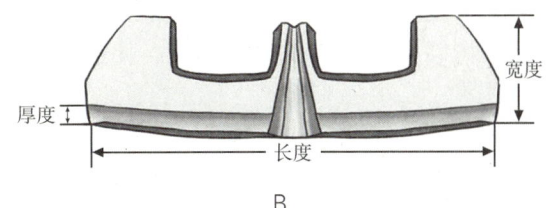
B

图 66-274　植入假体形状

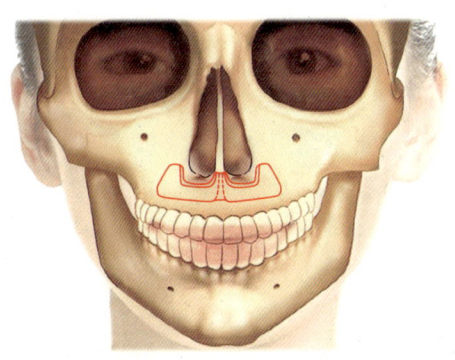

图 66-275　植入假体位置

(二) 手术步骤

1. 颅骨矫正　可采用上颌骨截骨或骨牵引的方式彻底纠正骨骼发育异常，从而改善鼻基底凹陷。手术的优点在于从根本上改善鼻基底凹陷，但因其创伤较大，治疗及恢复期较长，有时不被患者接受。同时该治疗方法对术者要求较高，术前设计极其重要。

2. 假体植入填充　适用于拒绝骨骼矫正、自体组织移植等方法的患者。仅用于改善外观，恢复较快，容易被较多患者接受。采用假体（如硅胶、膨体、人工骨等材料）植入鼻基底凹陷位置。术前与患者及家属充分沟通，对手术效果做出预测，取得其充分理解，达成共识后实施手术。

手术方法：面部及口腔消毒铺巾，以2%利多卡因及肾上腺素混合液自眶下孔神经阻滞麻醉，上牙龈黏膜局部浸润麻醉，切口选择于牙龈缘上方5mm左右。黏膜切口3～4cm，骨膜剥离子逐层剥离至骨膜下层。均匀地剥离腔隙，范围略大于事先雕刻好的植入物。无须固定。冲洗口腔切口，逐层缝合切口。

手术可采用全麻或局麻。根据患者鼻基底凹陷范围与程度，个性化雕刻假体。切口一般选择口内，牙龈上方，将假体放置于骨膜下方。术中彻底止血。口内切口紧密缝合。术后嘱患者漱口水漱口。使用抗生素预防感染（图66-276）。

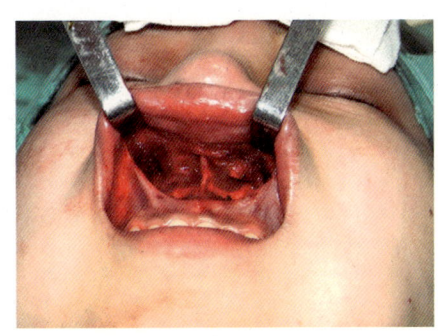
A

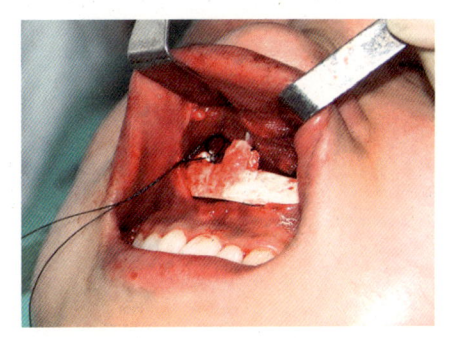
B

图 66-276　假体植入填充修复鼻基底凹陷畸形

运用膨体填充（见图66-274）有如下优点：①ePTFE化学结构稳定，在体内不降解；②在膨化过程中，产生多孔的超微结构，使血管和纤维组织能够长入到膨体材料内，假体置入体内后，不易移位；③具有良好的生物相容性，组织反应轻微。

（三）自体组织移植

适用于拒绝颌骨纠正或假体植入手术的患者。可根据鼻底凹陷的严重程度进行自体组织移植（如口轮匝肌瓣、脂肪、筋膜、肋骨肋软骨等）。上唇黏膜肌瓣、鼻小柱基底皮瓣转移亦有相关文献报道。

值得注意的是，鼻底凹陷的患者往往同时伴有鼻背鼻尖低平、鼻小柱后缩，因此此类患者同时需要改善鼻背鼻尖从而达到比较满意的效果。此时需要术前与患者充分沟通，使患者进一步理解同时改善鼻部轮廓，抬高鼻尖鼻背，才能获得满意的面部轮廓效果。

植入填充手术还可能获得如下效果：①矫正嘴唇前突；②改善鼻唇沟轮廓；③改善鼻唇角角度，增加唇部魅力；④通过植入假体同时矫正齿龈外露，因为如果齿龈外露是由于过度的嘴唇外翻偏移位引起而非上颌骨偏长所致，植入假体可起到阻挡作用，防止嘴唇过度抬高（图66-277）。

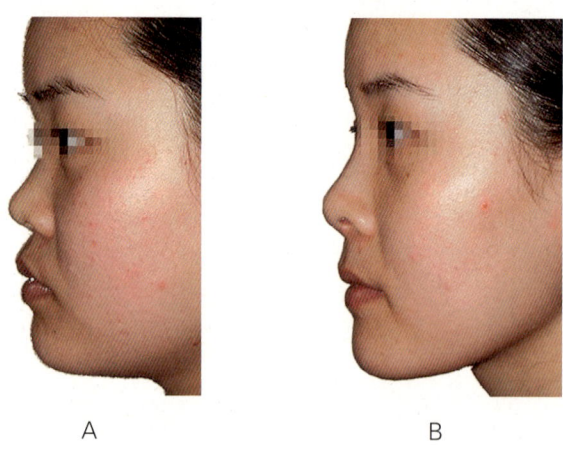

图66-277　自体组织移植修复鼻基底凹陷畸形

（戴传昌　刘林嶓）

第二十四节　酒渣鼻的诊治

酒渣鼻（brandy nose）又名玫瑰痤疮（rosacea），俗称"红鼻子"或"红鼻头"，是发生在面部的一种慢性炎症。目前大多数学者认为毛囊虫感染是发病的重要因素，但不是唯一的因素。嗜酒、辛辣食物、高温及寒冷刺激、消化与内分泌障碍等也可促发本病。酒渣鼻常见于中年以上的患者，男女比例约为7∶3，尤其是肥厚性鼻赘型酒渣鼻更以中老年男性为多见，可以明显影响容貌。

一　临床表现

颜面中央的弥漫性潮红，伴有丘疹、脓疱及毛细血管扩张，到后期表现为组织增生肥大，成为鼻赘（rhinophyma）。尽管早在古希腊希波克拉底时代就有关于该病的报告，但首次将其命名的是Hebra医师（1845）。另有冠其"威士忌鼻"的，也有冠其"鼻部橡皮病"及"增生性痤疮"等，至1863年，众多学者认为应称其为"玫瑰样痤疮"（acne rosacea）或"酒渣样痤疮"。酒渣鼻系鼻局部血管运动神经失调引起的慢性皮肤疾病，病因目前尚未明了。国外有酒渣鼻恶变的报告，按其发生率的多少排列，依次为基底细胞癌、鳞状细胞癌及血管肉瘤。

二 病因

本病的发病原因不明，可能和有些因素有关，比如油性皮肤、遗传因素、自主神经功能紊乱、长期辛辣食品的刺激以及毛囊蠕形螨的寄生等综合作用的结果。甚至还有学者研究发现，在巨大的鼻赘组织中有较多的淋巴细胞浸润，上海曙光医院皮肤科对酒渣鼻患者的血清IGE检测结果提示，酒渣鼻患者的IGE明显升高（见《上海医科大学学报》1988年第3期），意味着有局部免疫机制的异常。

关于毛囊蠕形螨在酒渣鼻发病原因中的地位，已经争论很久，上海曙光医院在1984年与上海医科大学寄生虫教研室合作，通过对300例酒渣鼻患者和300例正常人鼻部蠕形螨感染的调查发现，前者的感染率为80.6%，而正常人的感染率为68%，两者有明显差异。毛囊蠕形螨可能是酒渣鼻发病原因之一，或者说是条件致病因素。有些人虽然感染了蠕形螨，但可以不发病，可能是个体的免疫差异所决定的。（此研究获得1985年上海市教卫科技进步二等奖）

三 临床分期

一般文献均将酒渣鼻分为三期：

1. 红斑期　集中在脸面中部，特别是鼻尖及两个面颊部，出现边界不清的潮红。当吃了较多的辛辣食品后，或者外界温度升高，以及精神兴奋时，潮红更为明显。初期可能为短暂性潮红，几年后随着毛细血管的扩张，潮红可以持续不退。

2. 丘疹脓疱期　在红斑的基础上反复出现毛囊性丘疹脓疱，但是没有黑头粉刺，毛细血管扩张更明显，呈现纵横交错网状外形。

3. 鼻赘期　常见于中年以上男性，鼻部结缔组织增生肥厚，皮脂腺明显增生扩大，导致鼻尖部肥大，形成大小不等的结节状隆起，称为鼻赘。

本病的三期表现在同一个患者身上可以不完全按顺序逐一出现，其中最常见的是先出现红斑期，未经治疗，数年后演变成丘疹脓疱期，但并不一定发展成鼻赘。也可能遇到这样的患者，他并没有出现过红斑脓疱期，而一开始就出现增生肥厚，逐渐变成鼻赘，这样的患者为数还不少，究其原因可能与患者的免疫异常有关。

四 诊断与鉴别诊断

本病的临床特点是仅发生于面部中央，主要为红斑、丘疹、脓疱反复发作，部分患者可演变成鼻赘。

一般需要与以下疾病相鉴别：

1. 痤疮　好发于15～35岁的青春期男女，皮损除了侵犯面部以外，常可侵犯胸背部，并有黑头粉刺，鼻部皮疹较不明显，而以两颊部、前额、下颌为多见，皮疹发作常与休息不好、学习紧张（学生考试前后）、辛辣食品及月经周期有关。

2. 脂溢性皮炎　分布广泛，不局限于面部，有油性鳞屑，不发生毛细血管扩张，可以伴有瘙痒，不会发生肥厚增生。

3. 玫瑰痤疮　顾名思义，发生在面部两颊部的玫瑰色红斑，常见于中年以上的成年人，所以有的教科书上称为酒渣性痤疮或者鼻外酒渣鼻。它的发病年龄要比痤疮大，而且几乎没有痤疮所特有的黑头粉刺；另一个特点是，这类患者两个眼眶及口腔周围的皮肤常有一个环形的正常肤色带，和面颊部的玫瑰色有显著差别。女患者面部的玫瑰色可以随着月经周期的变化而变化。严格说来它就是一种面部酒渣鼻（红斑期）。

五　治疗

根据不同的临床表现，采取不同的治疗方法。

红斑期主要是内科治疗和调整工作节奏，保证充分的休息，避免辛辣食品及酗酒，往往能够收到较好的效果。

（一）内科药物治疗

1. 适当补充B族维生素　维生素B_1、B_2、B_6或复合维生素B。

2. 控制厌氧菌感染　因为酒渣鼻患者毛囊蠕形螨的感染率较高，蠕形螨就寄生在毛囊口，导致毛囊口内外可以有较多厌氧菌滋生，表现为反复丘疹脓疱，因此口服甲硝唑或替硝唑常常能够收到控制炎症、红斑消退的效果。具体方法和剂量：甲硝唑200mg，每日3次；或替硝唑500mg，每日2次。无论哪种药连服7～10天即可。

3. 米诺环素或四环素类药物口服7～10天，以控制脓疱性感染。米诺环素500mg，每日2次；四环素250mg，每日4次；多西环素也是同类药物，200mg，每日2次。均有一定效果。

4. 维生素A类药物　酒渣鼻患者常有面部油脂增多和皮脂腺扩大，在早期可以口服异维A酸或维胺酯，可以明显减轻红斑丘疹的症状，但是必须告知患者服药期间和停药后半年内要避孕，以免影响胎儿骨骼发育。剂量：异维A酸10mg，每日2次；维胺酯，50mg，每日2次，可以连服4～6周，有效后剂量减半，再服2～4周。

5. 其他控制油脂分泌的药物　近年来发现利尿药螺内酯有对抗雄激素的作用，可以用于男性痤疮和酒渣鼻的早期治疗。剂量：40mg，每日2次，连服3～4周，可以明显减少面部油脂分泌及潮红，也可控制鼻部皮脂腺增生。服药4～6周后有人会出现男性乳房处触痛，意味着螺内酯已发挥作用，可以减半剂量或停药，乳房触痛即可消失。

6. 中医中药　红斑期多系肺胃积热，故宜清泄肺胃积热，用枇杷清肺饮加减；如伴丘疹脓疱者，可用五味消毒饮或黄连解毒汤加减。

（二）外用药物治疗

1%甲硝唑霜、5%过氧化苯甲酰乳剂及各种硫黄制剂均有一定疗效。

（三）外科手术治疗

1. 手术适应证
（1）局限于鼻部的持续不退的红斑或者血管已有明显扩张的患者。
（2）因反复发作的丘疹脓疱而导致鼻部皮肤组织增生或肥厚者，但必须是脓疱在药物控制下有2个月没有新发的患者。
（3）鼻外形已明显增生肥厚成鼻赘者。

2. 手术禁忌证
（1）有高血压病或糖尿病，而且血压或血糖尚未控制在正常水平者。

(2) 有慢性肝肾疾病而且血液化验结果异常者。
(3) 有血液系统疾病或凝血四项异常者。
(4) 有心肺功能不良或代偿不全者。
(5) 其他不适于手术的患者，例如对麻药过敏者。

3. 手术步骤

(1) 取平卧位，鼻部及周围皮肤常规消毒（包括术前剃须、修鼻毛等），铺巾。

(2) 局部浸润麻醉，用1%~2%利多卡因加1：200000肾上腺素做浸润麻醉，致鼻部皮肤轻度肿胀发白。注射在鼻部的麻药容易吸收，在局麻药中含有肾上腺素，应常规在手术过程中观察血压的变化。

(3) 调节好为酒渣鼻特制的五刃刀的刀锋外露的长度，一般对仅以红斑为主或伴有轻度血管扩张或轻度增生的患者刀锋外露控制在0.8~1mm为佳，但是，如果患者鼻部皮肤明显增生肥厚，甚至为鼻赘，刀锋外露长度可以为1~1.2mm（注意！刀锋外露的长度是该手术成功的关键之一，刀锋外露太短，达不到手术效果，太长可能造成瘢痕！！图66-278）。

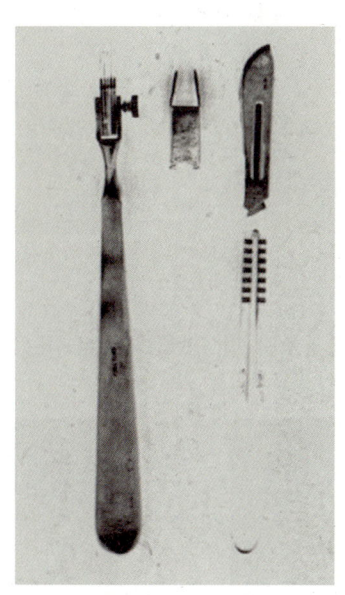

图66-278　酒渣鼻划痕五刃刀及普通22号刀片

(4) 划痕术过程：左手拿着纱布，右手持住已调节好刀锋外露长度的酒渣鼻划痕刀在鼻部皮肤上反复做十字划痕术（先作横向划行10~15次，再做竖向划行10~15次，用纱布压迫止血一次；再做斜行左上右下和左下右上的十字划行各10~15次，再止血一次；如此反复多次，直到创面出现许多丝状乳头，酷似草莓样为止）。因为患者是取仰卧位，而手术者站在他的头顶前，这时患者的鼻子犹如一个小山包在你面前，划破术可以分成三块来做。先让患者头向右转30°，使左鼻翼向上，便可以在左鼻翼上做划痕，反复十字交叉划痕10~15次，用纱布止血一次，直到创面表现为草莓样改变即可停止划痕。再让患者将头回到正位，做鼻尖部位的划痕术到第二块草莓样创面形成。然后让患者将头左转30°，使右鼻翼向上，再做右鼻翼皮肤划痕，直到第三块草莓样创面形成。最后可以在三块创面之间做一些轻柔的划痕，以免三块创面之间有明显的界线差别。

(5) 划痕后鼻尖创面处理：经过上述划痕术后，创面可能出血较多，必须即时用纱布压迫止血。只要划痕刀的刀锋长度在控制范围之内，创面出血大约在5分钟内可以停止。如见到创面上有较活跃的出血点，可以用电凝止血或用50%三氯化铁棉签止血。止血后即可在创面上覆盖凡士林纱布，然后外包8~12层干纱布。

(6)术后护理:术后24小时更换外敷料,创面在术后会有少量渗血和较多的渗液,所以24小时后外敷料常常是黄红色发硬的块状,可以逐层揭开外敷料,保留凡士林纱布(以免再次出血),再用4~6层干纱布覆盖。

(7)术后处理:术后72小时可以揭去外敷料,暴露凡士林纱布(此时凡士林纱布早已变成咖啡色干布紧贴在创面上),如果患者觉得有损形象,可以再包2~4层薄纱布。术后7~10天,划痕创面上皮基本开始愈合,往往先从边缘开始,凡士林纱布会翘起来,可以剪去翘起部分。一般不超过14天,所有凡士林纱布可以全部脱落,显露出粉红色的新生上皮,比手术前光滑平整,而且没有扩张的血管。大约2个月左右,新生的鼻部表皮能恢复到正常肤色(图66-279,图66-280)。

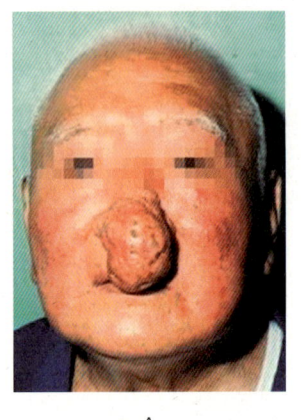
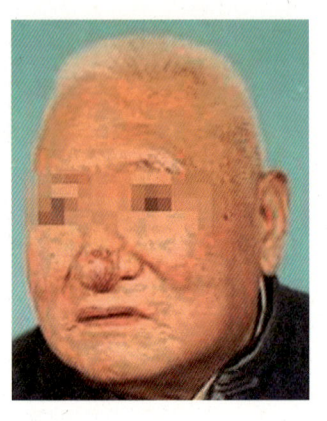

A   B

图66-279 划痕法治疗酒渣鼻
A. 鼻赘术前 B. 鼻赘术后12天痂皮未脱

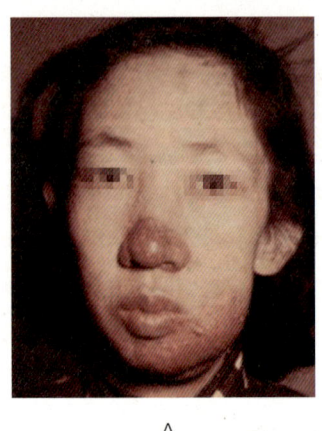
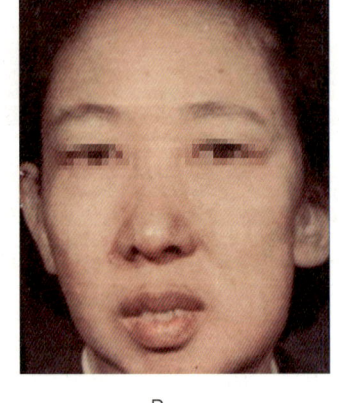

A   B

图66-280 划痕法治疗酒渣鼻,病例一:女性,40岁,酒渣鼻病史5年,经过划痕术3年后随访,红斑基本消失

4. 鼻赘手术创新研究回顾 上海曙光医院石光海教授在20世纪50年代采用划痕术成功治疗1000余例酒渣鼻的基础上,又从20世纪70年代起,采用"削除大部肥厚组织,再做创面划痕术"的方法,治疗肥厚形鼻赘获得成功,并于1984年荣获国家卫生部科学技术成果乙等奖。

具体步骤:在局部麻醉下,用22号手术刀片逐层削除增生肥厚的鼻赘组织,直到鼻部的外形基本接近正常鼻外形(这时最好参考患者发生鼻赘前的照片或根据患者鼻孔的大小决定要削除多少增生组织,否则削除太多会造成瘢痕),可以比正常的鼻子大5%~10%,然后在削除了肥厚组织的创面上,用调好刀锋的划痕刀反复做划痕术(方法如上所述)。需要说明的是:①这时划痕刀的刀锋可以外露1～1.2mm。②要控制划痕的深度,因为增生肥厚的鼻赘组织是比较脆弱的,很容易刮除,而正常的鼻组织具有一定的韧性,当医师持刀的手有这种坚韧感时,便可以停止划痕,否则就会划痕太深而造成瘢痕(图66-281)。

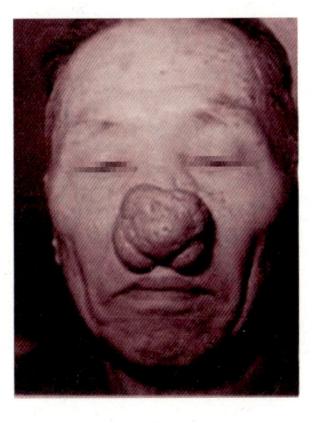 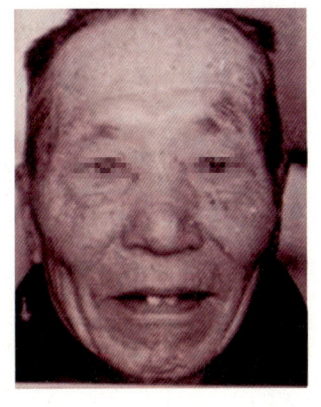

A   B

图66-281 划痕法治疗酒渣鼻,病例二:男性,75岁,鼻赘15年,夜间呼吸困难,术后7年随访痊愈

六 酒渣鼻手术成功的关键

1. 把握好手术适应证 早期红斑或丘疹脓疱尚未控制的患者不宜手术,应该以内服和外用药物治疗为主,脓疱消退不足2个月者也不宜手术。

2. 严格控制五刃刀刀锋露出的长度 对于一般性红斑或伴有血管扩张的酒渣鼻,刀锋控制在0.8～1mm,如有肥厚增生,甚至形成鼻赘的,可以放到1.2mm左右。

3. 控制划痕的深度 虽然术前已经调好了刀锋外露的长度,但是如果在同一个部位反复作划痕也可以加深进刀的深度。宁可一次手术稍浅点,半年后再做一次手术,也不要一次手术造成瘢痕,无法挽救!所以宁可增加手术次数,也不追求一次结束治疗。

4. 术后创面要仔细止血 如果创面有出血而没有及时止血,直接覆盖凡士林纱布会造成纱布下积血,增加创面感染的机会,影响创面上皮愈合,甚至出现瘢痕。

(石重明 杨希鏸 刘林嶓)

第二十五节 外鼻肿瘤

外鼻部肿瘤可分为外鼻部良性肿瘤和外鼻部恶性肿瘤。外鼻部良性肿瘤见皮肤良性肿瘤有关章节。常见的外鼻部恶性肿瘤可分为基底细胞癌、鳞状细胞癌、黑色素瘤等。三种肿瘤可依据皮损表现进行临床鉴别诊断,诊断的金标准为病理学检查。

一　外鼻肿瘤的分类

鼻部皮肤的恶性肿瘤较常见的有三种。

（一）基底细胞癌

基底细胞癌发展慢且一般不转移，初起多为一隆起的灰色或黄色结节，由鳞屑覆盖，不红不痛，逐渐发展成一溃疡，再扩展破坏外鼻、面颊及上唇。除侵蚀性溃疡型外，尚有结节型。溃疡边缘较硬，与健康皮肤分界明显，有时呈火山口样。癌肿可沿骨膜、软骨膜扩展，远远超出肉眼可见范围。多与脂溢性角化病外观相似，需进行病理检查来进行鉴别诊断。

（二）鳞状细胞癌

早期为浸润性的硬块，以后可发展为斑块、结节或疣状病灶，表面或形成溃疡，或呈菜花状，触之有坚实感，基底部有浸润，边界不清。发展较快，易出血，可向深部发展及发生早期转移，但少伴随血源转移。

（三）黑色素瘤

较为少见，早期表现为正常皮肤出现黑色损害，或原有的黑痣于短期内扩大，色素加深，随着病灶的增大，损害隆起呈斑块或结节状，也可呈菜花状，表面易破溃、出血，周围可有不规则的色素晕或色素脱失。

二　鼻部恶性肿瘤的治疗

（一）鼻部基底细胞癌的治疗

鼻部基底细胞癌的治疗办法为外科手术切除，强调手术彻底切除病灶。基底细胞癌切除范围应在病灶周围约5mm的正常组织内，鼻部组织较为特殊，深度可至软骨层。术中可行快速冰冻病理检查，了解切除深度及范围，这对手术诊断及术后预后的评价十分重要。术后皮肤局部缺损可采用植皮或局部皮瓣转移术修复。鼻部基底细胞癌复发概率较高，一般无血液转移等，且不适合放疗化疗。术后数月需密切观察有无局部复发。

（二）鼻部鳞状细胞癌的治疗

1. 手术切除　这是鳞状细胞癌的首选治疗，切除范围应在病灶周围0.5～2.0cm正常组织内，因鼻部组织的特殊性，深度切除范围可至软骨层。术中可行快速冰冻病理检查，了解切除深度及范围，这对手术诊断及术后预后的评价十分重要。肿瘤切除后创面可采用皮片移植修复，如病灶侵犯鼻部全层，手术重点是鼻肿瘤切除后的鼻外形重建或创面覆盖，详见本章第二十节"鼻缺损和再造术"。

2. 放射治疗　适合于年老体弱及手术禁忌证患者，或因鼻部解剖位置特殊，术中不能完全切除病灶患者可术后采用局部放射治疗。

（三）黑色素瘤的治疗

1. 尽早进行根治手术是最理想的治疗方法，切除范围应以病灶周围1.5～3.0cm为度，但因鼻部部位特殊，切除后需考虑鼻部切除后的鼻外形重建或创面覆盖。

2. 黑色素瘤对化疗多不敏感，一般采用免疫治疗。免疫治疗通过提升自体的免疫功能来对抗肿瘤，涉及规律地使用白介素、干扰素等治疗。

（刘林嶓）

参考文献

[1] 王炜. 整形外科学[M]. 杭州:浙江科学技术出版社,1999.
[2] 王炜. 鼻整形美容外科学[M]. 杭州:浙江科学技术出版社,2011.
[3] 达勒瓦. 艺术史与艺术理论[M]. 李震,译. 杭州:中国美术学院出版社,2014.
[4] 李咸龙,温湘玲. 鼻中隔偏曲治疗的沿革和现状[J]. 临床耳鼻咽喉科杂志,2004,18(11):701-704.
[5] Huizing E H,De Groot J A M. 功能性鼻重建外科学[M]. 韩德民,译. 北京:人民卫生出版社,2005.
[6] 郑东学. 现代韩国鼻整形术[M]. 尹卫民,译. 沈阳:辽宁科学技术出版社,2005.
[7] 陈文文,钱炜. 鼻和鼻窦显微外科学[M]. 上海:上海医科大学出版社,2000.
[8] 王正敏. 耳鼻喉科学新理论与新技术[M]. 上海:上海科技教育出版社,1997.
[9] 卜国铉. 耳鼻咽喉科全书:鼻科学[M]. 第2版. 上海:上海科学技术出版社,2000.
[10] 邵象清. 人体测量手册[M]. 上海:上海辞书出版社,1985.
[11] 苏振忠. 耳鼻咽喉创伤学[M]. 北京:人民卫生出版社,2004.
[12] 耿波. 整形外科摄影标准的建立及实践[J]. 中国医学教育技术,2001,15(1):61-62.
[13] 马立敏,齐向东,李勤,等. 不同照相参数对整形外科数码摄片的影响[J]. 中国美容整形外科杂志,2010,21(5):318-320.
[14] 钱云良,章一新,杨军,等. 鼻部分缺损畸形的显微外科技术修复[J]. 中华整形外科杂志,2005,21(6):457-460.
[15] Navarro J A C. 鼻腔和鼻窦外科解剖[M]. 曹志伟,魏宏权,译. 沈阳:辽宁科学技术出版社,2003.
[16] Preedy V R. Handbook of anthropometry: physical measures of human form in health and disease[M]. New York:Springer,2011.
[17] Gürlek A,Ersoz-Ozturk A,Celik M,et al. Correction of the crooked nose using custom-made high-density porous polyethylene extended spreader grafts[J]. Aesthetic Plast Surg,2012,30(2):141-149.
[18] Guyuron B,Behmand R A. Nasal tip sutures part II: the interplays[J]. Plast Reconstr Surg,2003,112(4):1130-1149.
[19] Howard B K,Rohrich R J. Understanding the nasal airway: principles and practice[J]. Plast Reconstr Surg,2002,109(3):1128-1146.
[20] Brown L A. Intralaryngeal arytenoidectomy with observations in three cases[J]. Laryngoscope,1951,61(4):332-340.
[21] Burget G C,Menick F J. The subunit principle in nasal reconstruction[J]. Plast Reconstr Surg,1985,76(2):239-247.
[22] Cain W S,Goodspeed R B,Gent J F,et al. Evaluation of olfactory dysfunction in the connecticut chemosensory clinical research center[J]. Laryngoscope,1988,98(1):83-88.
[23] Mitchell C,Oeltjen J,Panthaki Z,et al. Nasolabial aesthetics[J]. J Craniofac Surg,2007,18(4):756-765.
[24] Cheng L H,Lee J C,Wang H W,et al. Twisted nose: a new simple classification and surgical algorithm in Asians[J]. Eur Arch Otorhinolaryngol,2012,269(2):551-556.
[25] Chung C,Lee Y,Park K H,et al. Nasal changes after surgical correction of skeletal class III malocclusion in koreans[J]. Angle Orthod,2008,78(3):427-432.
[26] Katz A E. Manual of Otolaryngology: head and neck therapeutics[M]. Philadelphia:Lea & Febiger,1986.
[27] Achauer M D,Bruce M. Plastic Surgery: indications, operations, outcomes, volume 3: head and neck surgery

[M]. Maryland Heights:Mosby Inc.,2000.

[28] Kim D W,Egan K K. Metrics of nasal tip rotation: a comparative analysis[J]. Laryngoscope,2006,116(6): 872-827.

[29] Toriumi D M. New concepts in nasal tip contouring[J]. Arch Facial Plast Surg,2009,8(3):156-185.

[30] Jung D H,Choi S H,Moon H J,et al. A cadaveric analysis of the ideal costal cartilage graft for Asian rhinoplasty[J]. Plast Reconstr Surg,2004,114(2):545-550.

[31] Copcu E,Metin K,Ozsunar Y,et al. The interdomal fat pad of the nose: a new anatomical structure[J]. Surg Radiol Anat,2004,26(1):14-18

[32] Ducut E G,Han S K,Kim S B,et al. Factors affecting nostril shape in Asian noses[J]. Plast Reconstr Surg, 2006,118(7):1613-1623.

[33] Farkas L G,Hreczko T A,Deutsch C K. Objective assessment of standard nostril types—a morphometric study [J]. Ann Plast Surg,1983,11(5):381-389.

[34] Farkas L G,Katic M J,Forrest C R,et al. International anthropometric study of facial morphology in various ethnic groups/races[J]. J Craniofac Surg,2005,16(4):615-646.

[35] Nahai F R. A surgical algorithm using open rhinoplasty for correction of traumatic twisted nose[J]. Aesthetic Plast Surg,2005,31(6):757-758.

[36] Chen F,Chen Y,Yu Y,et al. Age and sex related measurement of craniofacial soft tissue thickness and nasal profile in the Chinese population[J]. Forensic Sci Int,2011,212(1-3):272.

[37] Gorney M. Recognition and management of the patient unsuitable for aesthetic surgery[J]. Plast Reconstr Surg,2010,126(6):2268-2271.

[38] Galdino G M,DaSilva And D,Gunter J P. Digital photography for rhinoplasty[J]. Plast Reconstr Surg, 2002,109(4):1421-1434.

[39] Gruber R P,Nahai F,Bogdan M A,et al. Changing the convexity and concavity of nasal cartilages and cartilage grafts with horizontal mattress sutures: part I. experimental results[J]. Plast Reconstr Surg,2005,115(2):589-594.

[40] Gruber R P,Nahai F,Bogdan M A,et al. Changing the convexity and concavity of nasal cartilages and cartilage grafts with horizontal mattress sutures: part II. clinical results[J]. Plast Reconstr Surg,2005,115(2):595-608.

[41] Gunter J P,Rohrich R J,Adams W P,et al. Dallas rhinoplasty: nasal surgery by the masters[M]. 2nd ed. Boca Raton:CRC Press,2007.

[42] Guyuron B,Behmand R A. Caudal nasal deviation[J]. Plast Reconstr Surg,2003,111(7):2449-2457.

[43] Springer I N,Zernial O,Nölke F,et al. Gender and nasal shape: measures for rhinoplasty[J]. Plast Reconstr Surg,2008,121(2):629-637.

[44] Kang J G,Ryu J. Nasal tip surgery using a modified septal extension graft by means of extended marginal incision[J]. Plast Reconstr Surg,2009,123(1):343-352.

[45] Nahai F. The art of aesthetic surgery: principles and techniques[M]. 2nd ed. St. Louis: Quality Medical Publishing,2011.

[46] Porter J P,Olson K L. Analysis of the African American female nose[J]. Plast Reconstr Surg,2003,111(2): 620-628.

[47] Kim J K,Lee J S,Lee H M,et al. A simple technique for correcting the hump on a deviated nose[J]. Aesthetic Plast Surg,2003,30(6):686-688.

[48] Tebbetts J B. Nasal tip sutures part I: the evolution nasal tip sutures part II: the interplays[J]. Plast Reconstr Surg,2003,112(4):1146-1149.

[49] Ingels K,Orhan K S. Measuring nasal tip and lobule width: effect of transdomal and lateral crura suturing[J]. Rhinology,2007,45(1):79-82.

[50] Chait L A,Widgerow A D. In search of the ideal nose[J]. Plast Reconstr Surg,2000,105(7):2561-2572.

[51] Farkas L G,Katic M J,Forrest C R,et al. Surface anatomy of the face in Down's syndrome: linear and angular

measurements in the craniofacial regions[J]. J Craniofac Surg,2001,12(4):373-380.

[52] Farkas L G, Katic M J, Forrest C R. Anthropometric proportion indices in the craniofacial regions of 73 patients with forms of isolated coronal synostosis[J]. Ann Plast Surg,2005,55(5):495-499.

[53] Farkas L G, Eiben O G, Sivkov S, et al. Anthropometric measurements of the facial framework in adulthood: age-related changes in eight age categories in 600 healthy white north americans of european ancestry from 16 to 90 years of age[J]. J Craniofac Surg,2004,15(2):288-298.

[54] Bashour M. An objective system for measuring facial attractiveness[J]. Plast Reconstr Surg,2006,118(3):757-774.

[55] Bashour M. History and current concepts in the analysis of facial attractiveness[J]. Plast Reconstr Surg,2006,118(3):741-756.

[56] Nishihata T. Radical surgery on os temporale on: a study based on newer concept of pathological changes in infection of temporal bone[J]. Arch Otolaryngol Head Neck Surg,1955,62(6):586-590.

[57] Fernández-Riveiro P, Smyth-Chamosa E, Suárez-Quintanilla D, et al. Angular photogrammetric analysis of the soft tissue facial profile[J]. Eur J Orthod,2003,25(4):393-399.

[58] McKinney P. Management of the bulbous nose[J]. Plast Reconstr Surg,2000,106(4):906-917.

[59] Parodi P C, De Biasio F, Cordaro E R, et al. Frontonasal myocutaneous flap based on the transversus nasalis muscle[J]. Plast Reconstr Surg,2005,115(6):1684-1688.

[60] Behmand R A, Ghavami A, Guyuron B. Nasal tip sutures part I: the evolution[J]. Plast Reconstr Surg,2003,112(4):1125-1129.

[61] Harshbarger R J, Sullivan P K. The optimal medial osteotomy: a study of nasal bone thickness and fracture patterns[J]. Plast Reconstr Surg,2001,108(7):2114-2121.

[62] Rohrich R J, Muzaffar A R, Gunter J P. Nasal tip blood supply: confirming the safety of the transcolumellar incision in rhinoplasty[J]. Plast Reconstr Surg,2000,106(7):1640-1641.

[63] Gruber R P, Peck G C. Rhinoplasty: state of the art[M]. Maryland Heights:Mosby Inc.,1993.

[64] Rohrich R J, Bolden K. Ethnic rhinoplasty[J]. Clin Plast Surg,2010,37(2):353-370.

[65] Rohrich R J, Gunter J P, Deuber M A, et al. The deviated nose: optimizing results using a simplified classification and algorithmic approach[J]. Plast Reconstr Surg,2002,110(6):1509-1523.

[66] Aung S C, Liam F C, Teik L S. Three dimensional laser scan assessment of the oriental nose with a new classification of oriental nasal types[J]. Br J Plast Surg,2000,53(2):109-116.

[67] Lam S M, Williams E F. Anatomic considerations in aesthetic rhinoplasty[J]. Facial Plast Surg,2002,18(4):209-214.

[68] Scadding G K, Darby Y C, Austin C E. Acoustic rhinometry compared with anterior rhinomanometry in the assessment of the response to nasal allergen challenge[J]. Clin Otolaryngol,1994,19(5):451-454.

[69] Rhee S C, Kang S R, Park H S. Balanced angular profile analysis[J]. Plast Reconstr Surg,2004,114(2):535-544.

[70] Han S K, Lee D G, Kim J B, et al. An anatomic study of nasal tip supporting structures[J]. Ann Plast Surg,2004,52(2):134-139.

[71] Sung R R Y. Total nasal reconstruction; the standardized and simplified Indian method[J]. Chin Med J (Engl),1948,66(5):243-246.

[72] Hubbard T J. Leave the fat, skip the bolster: thinking outside the box in lower third nasal reconstruction[J]. Plast Reconstr Surg,2004,114(6):1427-1435.

[73] Vannier M W, Marsh J L. Three-dimensional imaging, surgical planning, and image-guided therapy[J]. Radiol Clin North Am,1996,34(3):545-563.

[74] Dawei W, Guozheng Q, Mingli Z, et al. Differences in horizontal, neoclassical facial canons in Chinese (Han) and North American caucasian populations[J]. Aesthetic Plast Surg,1997,21(4):265-269.

[75] Liao W C, Ma H, Lin C H. Balanced rhinoplasty in an oriental population[J]. Aesthetic Plast Surg,2007,31

(6):636-642.

[76] Mühlbauer W, Holm C. Computer imaging and surgical reality in aesthetic rhinoplasty[J]. Plast Reconstr Surg, 2005, 115(7):2098-2104.

[77] Yi J S, Jang Y J. Frequency and characteristics of facial asymmetry in patients with deviated noses[J]. JAMA Facial Plast Surg, 2015, 17(4):265-269.

[78] Yotsuyanagi T, Yamashita K, Urushidate S, et al. Nasal reconstruction based on aesthetic subunits in orientals [J]. Plast Reconstr Surg, 2000, 106(1):36-44.

[79] Hsiao Y C, Kao C H, Wang H W, et al. A surgical algorithm using open rhinoplasty for correction of traumatic twisted nose[J]. Aesthetic Plast Surg, 2007, 31(3):250-258.

[80] 齐向东, 张斌, 袁文达, 等. 透明质酸对中面部年轻化的疗效分析与3D评价[J]. 中国美容整形外科杂志, 2015, 26(10):586-588.

[81] Doty R L, Shaman P, Dann M. Development of the university of pennsylvania smell identification test: a standardized microencapsulated test of olfactory function[J]. Physiol Behav, 1984, 32(3):489-502.

[82] 孙安纳, 柳端今, 蔡新霞, 等. 五味试嗅液的研制及健康年轻人嗅阈测试[J]. 中华耳鼻咽喉科杂志, 1992, 27(1):35-38.

[83] Wolfensberger M. Sniffin'sticks: a new olfactory test battery[J]. Acta Otolaryngol, 2000, 120(2):303-306.

[84] Cain W S, Goodspeed R B, Gent J F, et al. Evaluation of olfactory dysfunction in the connecticut chemosensory clinical research center[J]. Laryngoscope, 1988, 98(1):83-88.

[85] Cain W S. Testing olfaction in a clinical setting[J]. Ear Nose Throat J, 1989, 68(4):316-328.

[86] Huart C, Legrain V, Hummel T, et al. Time-frequency analysis of chemosensory event-related potentials to characterize the cortical representation of odors in humans[J]. PLoS One, 2012, 7(3):e33221.

[87] 王珍珍, 周秦, 李生斌. 3D扫描技术在口腔修复专业应用的研究进展[J]. 临床口腔医学杂志, 2014, 30(2):126-127.

[88] Moss J P, Linney A D, Grindrod S R, et al. A laser scanning system for the measurement of facial surface morphology[J]. Opt Lasers Eng, 1989, 10(3-4):179-190.

[89] 熊耀阳, 焦婷, 张富强. 结构光三维测量轮廓技术及快速成型技术在颌面赝复中的应用[J]. 中国组织工程研究与临床康复, 2008, 12(9):1705-1708.

[90] 贺超良, 汤朝辉, 田华雨, 等. 3D打印技术制备生物医用高分子材料的研究进展[J]. 高分子学报, 2013, 6(1):722-731.

[91] 归来, 夏德林, 张智勇, 等. 三维模型技术在颌面创伤修复中的应用[J]. 中华创伤杂志, 2004, 20(4):213-216.

[92] 唐高荣. 医学图像三维规划系统辅助面部整形设计的研究[J]. 组织工程与重建外科杂志, 2009, 5(4):208-211.

[93] Levine J P, Patel A, Saadeh P B, et al. Computer-aided design and manufacturing in craniomaxillofacial surgery: the new state of the art[J]. J Craniofac Surg, 2012, 23(1):288-293.

[94] 赵碧荣, 李立, 白玉兴, 等. 四川籍美貌青年颜面比例的美学分析[J]. 华西口腔医学杂志, 1997, 15(2):135-137.

[95] 陈小平, 宋建良, 孙豪, 等. 杭州地区美貌女性面型测定与分析[J]. 中华医学美学美容杂志, 2004, 10(3):180-182.

[96] 安阳, 李东, 薛红宇, 等. 3D照相技术辅助精准美学设计在鼻整形术中的应用[J]. 中国整形美容外科杂志, 2016, 27(12):735-737.

[97] Chen L H, Tsutsumi S, Iizuka T. A CAD/CAM technique for fabricating facial prostheses: a preliminary report[J]. Int J Prosthodont, 10(5):467-472.

[98] Cheah C M, Chua C K, Tan K H, et al. Integration of laser surface digitizing with CAD/CAM techniques for developing facial prostheses. Part 1: design and fabrication of prosthesis replicas[J]. Int J Prosthodont, 2003, 16(4):435-441.

[99] 蒋承安,李青峰,刘凯,等. 术前三维扫描及三维模拟在鼻整形术中的应用[J]. 组织工程与重建外科杂志,2013,9(4):204-207.

[100] 梁赟,杨育生,张勇. 螺旋CT三维重建在外鼻形态测量上的初步研究[J]. 口腔颌面外科杂志,2008,18(5):323-327.

[101] 虎小毅,屠军波,蒋菲,等. CBCT3D测量在牙槽突裂手术前后鼻外形评价中的应用研究[J]. 中国美容医学,2013,22(12):1283-1285.

[102] 吴建中,万林忠,钱小洁. CBCT三维重建在单侧唇腭裂二期鼻整形应用中的近期效果评价[J]. 中国美容医学,2015,24(11):28-33.

[103] 安纲,牛峰,归来,等. 采用数字化技术辅助治疗面中裂鼻畸形[J]. 组织工程与重建外科杂志,2014,10(1):47-48.

[104] 王涛,封兴华,张浚睿,等. 三维扫描技术对单侧完全性唇裂同期鼻整形并行鼻撑矫形的效果分析[J]. 中国美容医学,2011,20(12):1902-1906.

[105] Szychta P,Witmanowski H,Rykala J. Assessment of the usefulness of three-dimensional scanner in aesthetic evaluation of post-traumatic rhinoplasty[J]. J Plast Surg Hand Surg,2013,47(2):106-112.

[106] 栾杰,李彦生,刘晨. 鼻整形假体的数字化三维模拟与辅助设计[J]. 中国美容整形外科杂志,2004,15(1):29-31.

[107] 栾杰,李彦生,刘晨,等. 个性化隆鼻假体的数字化模拟设计、制备与应用[J]. 中华整形外科杂志,2004,20(2):110-112.

[108] Mah J,Hatcher D. Current status and future needs in craniofacial imaging[J]. Orthod Craniofacial Res,2003,6(Suppl 1):10-16.

[109] Harrell W E,Hatcher D C,Bolt R L. In search of anatomic truth: 3-dimensional digital modeling and the future of orthodontics[J]. Am J Orthod Dentofacial Orthop,2002,122(3):325-330.

[110] Gateno J,Teichgraeber J F,Xia J J. Three-dimensional surgical planning for maxillary and midface distraction osteogenesis[J]. J Craniofac Surg,2003,14(6):833-839.

[111] Coward T J,Watson R M,Scott B J. Laser scanning for the identification of repeatable landmarks of the ears and face[J]. Br J Plast Surg,1997,50(5):308-314.

[112] 俞哲元,穆雄铮,赵嘉琦,等. 面部单镜头三维激光扫描的临床应用与操作经验[J]. 中国美容医学,2007,16(8):1107-1111.

[113] 陈祎,熊猛. 三维扫描技术在整形外科中的临床应用研究进展[J]. 东南大学学报(医学版),2015,34(4):670-673.

[114] Kelly M H. Bulstrode N W,Waterhouse N. Versatility of diced cartilage-fascia grafts in dorsal nasal augmentation[J]. Plast Reconstr Surg,2007,120(6):1654-1659.

[115] Erol O O. The Turkish delight: a pliable graft for rhinoplasty[J]. Plast Reconstr Surg,2000,105(6):2229-2243.

[116] Daniel R K. Diced cartilage grafts in rhinoplasty surgery: current techniques and applications[J]. Plast Reconstr Surg,2008,122(6):1883-1891.

[117] Dong L,Hongyu X,Gao Z. Augmentation rhinoplasty with expanded polytetrafluoroethylene and prevention of complications[J]. Arch Facial Plast Surg,2010,12(4):246-251.

[118] Yap E C,Abubakar S S,Olveda M B. Expanded polytetrafluoroethylene as dorsal augmentation material in rhinoplasty on southeast Asian noses: three-year experience[J]. Arch Facial Plast Surg,2011,13(4):234-238.

[119] Han S K,Lee D G,Kim W K,et al. An anatomic of nasal tip supporting structures[J]. Ann Plast Surg,2004,52(2):134-139.

[120] Pitanguy I. Revisiting the dermocartilaginous ligament[J]. Plast Reconstr Surg,2001,107(1):264-266.

[121] Ali-Salaam P,Kashgarian M,Davila J,et al. Anatomy of the Caucasian alar groove[J]. Plast Reconstr Surg,2002,110(1):261-271.

[122] Sheen J H. Aesthetic rhinoplasty[M]. St. Louis:Mosby Inc.,1978.

[123] Han S K,Lee D G,Kim J B,et al. An anatomic study of nasal tip supporting structures[J]. Ann Plast Surg, 2004,52(2):134-139.

[124] Daniel R K. Aesthetic plastic surgery:rhinoplasty[M]. 1st ed. Boston:Little,Brown and Company,1993.

[125] Tellioglu A T,Cimen K. Turn-in folding of the cephalic portion of the lateral crus to support the alar rim in rhinoplasty[J]. Aesthetic Plast Surg,2002,31(3):306-310.

[126] Gunter J P,Rohrich R J. Correction of the pinched nasal tip with alar spreader grafts[J]. Plast Reconstr Surg,1992,90(5):821-829.

[127] Gunter J P,Friedman R M. Lateral crural strut graft:technique and clinical applications in rhinoplasty[J]. Plast Reconstr Surg,1997,99(4):943-955.

[128] Teichgraeber J F,Wainwright D J. The treatment of nasal valve obstruction[J]. Plast Reconstr Surg,1994, 93(6):1174-1184.

[129] Daniel R K. Rhinoplasty:large nostril/small tip disproportion[J]. Plast Reconstr Surg,2001,107(7):1874-1883.

[130] Gunter J P,Rohrich R J,Adams W P,et al. Dallas rhinoplasty:nasal surgery by the masters[M]. 2nd ed. Boca Raton:CRC Press,2007.

[131] 郭耐强,殷佳鹏,车圭浩,等. 自体鼻中隔软骨短鼻延长及鼻尖成形术326例报告[J]. 福建医药杂志, 2007,29(3):50-51.

[132] 杨晓松. 鼻尖整形美容手术研究进展[J]. 实用医学杂志,2008,24(8):1283-1285.

[133] Behmand R A,Ghavami A,Guyuron B. Nasal tip sutures part I:the evolution[J]. Plast Reconstr Surg, 2003,112(4):1125-1129.

[134] Guyuron B,Behmand R A. Nasal tip sutures part II:the interplays[J]. Plast Reconstr Surg,2003,112(4): 1130-1149.

[135] Tebbetts J B. Shaping and positioning the nasal tip without structural disruption:a new,systematic approach [J]. Plast Reconstr Surg,1994,94(1):61-77.

[136] Gruber R P. Suture correction of nasal tip cartilage concavities[J]. Plast Reconstr Surg,1997,100(6): 1616-1617.

[137] Baker S R. Suture contouring of the nasal tip[J]. Arch Facial Plast Surg,2000,2(1):34-42.

[138] Fontana A,Muti E. Alar lateral crus in nasal tip surgery[J]. Aesthetic Plast Surg,1997,21(1):43-47.

[139] Neu B R. Suture correction of nasal tip cartilage concavities[J]. Plast Reconstr Surg,1996,98(6):971-979.

[140] Rohrich R J,Adams W P. The boxy nasal tip:classification and management based on alar cartilage suturing techniques[J]. Plast Reconstr Surg,2001,107(7):1849-1868.

[141] Vuyk H D. Suture tip plasty[J]. Rhinology,1995,33(1):30-38.

[142] Berman W E. Surgery of the nasal tip[J]. Otolaryngol Clin North Am,1975,8(3):563-574.

[143] Adamson P A. Refinement of the nasal tip[J]. Facial Plast Surg,1988,5(2):115-134.

[144] Tardy M,Patt B,Walter M. Transdomal suture refinement of the nasal tip:long-term outcomes[J]. Facial Plast Surg,1993,9(4):275-284.

[145] Briant T D,Paradisgarten A,Jansen V. Surgery of the nasal tip[J]. Can J Otolaryngol,1973,2(3):217-223.

[146] Guyuron B,Uzzo C D,Scull H. A practical classification of septonasal deviation and an effective guide to septal surgery[J]. Plast Reconstr Surg,1999,104(7):2202-2212.

[147] Guyuron B. Footplates of the medial crura[J]. Plast Reconstr Surg,1998,101(5):1359-1363.

[148] McIndoe A,Rees T D. Synchronous repair of secondary deformities in cleft lip and nose[J]. Plast Reconstr Surg,1959,24(2):150-162.

[149] Spira M,Hardy S B,Gerow F J. Correction of nasal deformities accompanying unilateral cleft lip[J]. Cleft Palate J,1970,7(5):112-123.

[150] Tajima S,Maruyama M. Reverse-U incision for secondary repair of cleft lip nose[J]. Plast Reconstr Surg,

1977,60(2):256-261.

[151] Tebbetts J B. Primary rhinoplasty: a new approach to the logic and the techniques[M]. St. Louis: Mosby Inc.,1998.

[152] Boccieri A, Raimondi G. The lateral crural stairstep technique[J]. Arch Facial Plast Surg,2008,10(1):256-261.

[153] Lo S, Rowe-Jones J. Suture techniques in nasal tip sculpture: current concepts[J]. J Laryngol Otol,2007,121(8):e10.

[154] Leach J L, Athré R S. Four suture tip rhinoplasty: a powerful tool for controlling tip dynamics[J]. Otolaryngol Neck Surg,2006,135(2):227-231.

[155] Anderson J R, Johnson C M, Adamson P. Open rhinoplasty: an assessment[J]. Otolaryngol Neck Surg,1982,90(2):272-274.

[156] Anderson J R. A reasoned approach to nasal base surgery[J]. Arch Otolaryngol,1984,110(6):349-358.

[157] Behrbohm H, Tardy M E. Essentials of septorhinoplasty: philosophy, approaches, techniques[M]. Stuttgart: Thieme,2004.

[158] Behmand R A, Ghavami A, Guyuron B. Nasal tip sutures part I: the evolution[J]. Plast Reconstr Surg,2003,112(4):1125-1129.

[159] Byrd H S, Andochick S, Copit S, et al. Septal extension grafts: a method of controlling tip projection shape [J]. Plast Reconstr Surg,1997,100(4):999-1010.

[160] Daniel R K. Aesthetic plastic surgery: rhinoplasty[M]. 1st ed. Boston: Little, Brown and Company,1993.

[161] Gruber R P, Friedman G D. Suture algorithm for the broad or bulbous nasal tip[J]. Plast Reconstr Surg,2002,110(7):1752-1768.

[162] Gunter J P, Landecker A, Cochran C S. Frequently used grafts in rhinoplasty: nomenclature and analysis[J]. Plast Reconstr Surg,2006,118(1):14e-29e.

[163] Gunter J P, Rohrich R J. Management of the deviated nose. The importance of septal reconstruction[J]. Clin Plast Surg,1988,15(1):43-55.

[164] Hamra S T. Crushed cartilage grafts over alar dome reduction in open rhinoplasty[J]. Plast Reconstr Surg,1993,92(2):352-356.

[165] Hubbard T J. Exploiting the septum for maximal tip control[J]. Ann Plast Surg,2000,44(2):173-180.

[166] Johnson C M, Toriumi D M, Daniel R K. Open structure rhinoplasty[J]. Plast Reconstr Surg,1990,86(3):594.

[167] Kamer F M, Churukian M M. Shield graft for the nasal tip[J]. Arch Otolaryngol,1984,110(9):608-610.

[168] Kuran I, Tümerdem B, Tosun U, et al. Evaluation of the effects of tip-binding sutures and cartilaginous grafts on tip projection and rotation[J]. Plast Reconstr Surg,2005,116(1):282-288.

[169] Pastorek N J, Bustillo A, Murphy M R, et al. The extended columellar strut-tip graft[J]. Arch Facial Plast Surg,2005,7(3):176-184.

[170] Rich J S, Friedman W H, Pearlman S J. The effects of lower lateral cartilage excision on nasal tip projection [J]. Arch Otolaryngol Head Neck Surg,1991,117(1):56-59.

[171] Rohrich R J, Adams W P. The boxy nasal tip: classification and management based on alar cartilage suturing techniques[J]. Plast Reconstr Surg,2001,107(7):1849-1868.

[172] Romo T, Millman A L. Aesthetic facial plastic surgery[M]. Stuttgart: Thieme,2000.

[173] Tardy M E. Rhinoplasty: the art and the science[M]. Philadelphia: Saunders,1997.

[174] Sheen J H. Tip graft: a 20-year retrospective[J]. Plast Reconstr Surg,1993,91(1):48-63.

[175] Vuyk H D. Suture tip plasty[J]. Rhinology,1995,33(1):30-38.

[176] Constantian M B. The boxy nasal tip, the ball tip, and alar cartilage malposition: variations on a theme—a study in 200 consecutive primary and secondary rhinoplasty patients[J]. Plast Reconstr Surg,2005,116(1):268-281.

［177］ Rohrich R J, Adams W P. The boxy nasal tip: classification and management based on alar cartilage suturing techniques[J]. Plast Reconstr Surg, 2001, 107(7): 1849-1868.

［178］ Peck G C. Tripod resection for "pinocchio" nose deformity[J]. Plast Reconstr Surg, 1974, 53(6): 674.

［179］ Fredricks S. Tripod resection for "Pinocchio" nose deformity[J]. Plast Reconstr Surg, 1974, 53(5): 531-533.

［180］ Guyuron B, Jackowe D. Modified tip grafts and tip punch devices[J]. Plast Reconstr Surg, 2007, 120(7): 2004-2010.

［181］ 徐海艇, 严晟, 吴溯帆, 等. 国人鼻中隔软骨的解剖学研究[J]. 中国美容整形外科杂志, 2009, 20(5): 267-270.

［182］ 尹卫民, 高建华, 鲁锋, 等. 应用鼻中隔软骨治疗先天性短鼻畸形[J]. 南方医科大学学报, 2008, 28(5): 889-891.

［183］ 郭耐强, 殷佳鹏, 车洼浩, 等. 自体鼻中隔软骨短鼻延长及鼻尖成形术[J]. 组织工程与重建外科, 2007, 29(3): 50-51.

［184］ Jang T Y, Choi Y S, Jung Y G, et al. Effect of nasal tip surgery on asian noses using the transdomal suture technique[J]. Aesthetic Plast Surg, 1974, 31(2): 174-178.

［185］ Sheen J H. Aesthetic rhinoplasty[M]. 2nd ed. St. Louis: Mosby Inc., 1987.

［186］ Copcu E, Metin K, Ozsunar Y, et al. The interdomal fat pad of the nose: a new anatomical structure[J]. Surg Radiol Anat, 2004, 26(1): 14-18.

［187］ Saban Y, Andretto Amodeo C, Hammou J C, et al. An anatomical study of the nasal superficial musculoaponeurotic system: surgical applications in rhinoplasty[J]. Arch Facial Plast Surg, 2004, 10(2): 109-115.

［188］ McKinney P. Management of the bulbous nose[J]. Plast Reconstr Surg, 2000, 106(4): 906-921.

［189］ Peck G. The difficult nasal tip[J]. Clin Plast Surg, 1977, 4(1): 103-110.

［190］ McCollough E G, English J L. A new twist in nasal tip surgery. An alternative to the Goldman tip for the wide or bulbous lobule[J]. Arch Otolaryngol, 1985, 111(8): 524-529.

［191］ Chait L, Ritz M. A new approach for the refinement of the very broad nasal tip[J]. Br J Plast Surg, 1985, 44(8): 572-574.

［192］ McKinney P, Cook J Q. A critical evaluation of 200 rhinoplasties[J]. Ann Plast Surg, 1981, 7(5): 357-361.

［193］ Gates G A. Current therapy in otolaryngology: head and neck surgery[M]. 6th ed. St. Louis: Mosby Inc., 1998.

［194］ Goldman I B. Mesial crura: importance in nasal tip reconstruction[J]. Eye Ear Nose Throat Mon, 1955, 34(11): 753-755.

［195］ Lipsett E M. A new approach surgery of the lower cartilaginous vault[J]. AMA Arch Otolaryngol, 1959, 70(1): 42-47.

［196］ McKinney P, Stalnecker M. Surgery for the bulbous nasal tip[J]. Ann Plast Surg, 1983, 11(2): 106-113.

［197］ Hamra S T. Crushed cartilage grafts over alar dome reduction in open rhinoplasty[J]. Plast Reconstr Surg, 1993, 92(2): 352-356.

［198］ Webster R C, White M F, Courtiss E H. Nasal tip correction in rhinoplasty[J]. Plast Reconstr Surg, 1973, 51(4): 384-396.

［199］ Ali-Salaam P, Kashgarian M, Davila J, et al. Anatomy of the Caucasian alar groove[J]. Plast Reconstr Surg, 2002, 110(1): 261-271.

［200］ 邢新, 宋建星, 欧阳天祥, 等. 应用鼻翼软骨缝合技术矫正球形与方形鼻尖[J]. 实用美容整形外科杂志, 2002, 13(6): 283-285.

［201］ 王炜. 整形外科学[M]. 杭州: 浙江科学技术出版社, 1999.

［202］ Mathes S J. Plastic surgery[M]. 2nd ed. Philadelphia: Elsevier, 2005.

［203］ 朱洪荫, 王大玫, 孔繁祜, 等. 成形外科学概要[M]. 北京: 人民卫生出版社, 1959.

[204] 裘法祖,张涤生. 中国医学百科全书:外科学基础[M]. 上海:上海科学技术出版社. 1987.

[205] Burget G C, Menick F J. Nasal support and lining: the marriage of beauty and blood supply[J]. Plast Reconstr Surg, 1989, 84(2):189-202.

[206] Menick F J. The use of skin grafts for nasal lining[J]. Otolaryngol Clin North Am, 2001, 34(4):791-804.

[207] Gillies H. A new free graft applied to the reconstruction of the nostril[J]. Br J Surg, 1943, 30(120):305-307.

[208] Menick F J. A 10-year experience in nasal reconstruction with the three-stage forehead flap[J]. Plast Reconstr Surg, 2002, 109(6):1839-1855.

[209] Kazanjian V H. Reconstruction of the ala using septal flap[J]. Trans Am Acad Ophthalmol Otolaryngol, 1937, 42:338.

[210] Millard D R. The versatility of a chondromucosal flap in the nasal vestibule[J]. Plast Reconstr Surg, 1972, 50(6):580-587.

[211] Weisman R A. Septal chondromucosal flap with preservation of septal integrity[J]. Laryngoscope, 1989, 99(3):267-271.

[212] Baker S R. Nasal lining flaps in contemporary reconstructive thinoplasty[J]. Facial Plast Surg, 1998, 14(2):133-144.

[213] Murakami C S, Kriet J D, lerokomos A P. Nasal reconstruction using the inferiorturbinate mucosal flap[J]. Arch Facial Plast Surg, 1999, 1(2):97-100.

[214] Park S S, Cook T A, Wang T D. The epithelial 'turn-in' flap in nasal reconstruction[J]. Arch Otolaryngol Head Neck Surg, 1995, 121(10):1122-1127.

[215] Pribaz J J, Fine N A. Prelamination: defining the prefabricated flap—a case report and review[J]. Microsurgery, 1994, 15(9):618-623.

[216] Moore E J, Strome S A, Kasperbauer J L, et al. Vascularized radial forearm free tissue transfer for lining in nasal reconstruction[J]. Laryngoscope, 2003, 113(12):2078-2085.

[217] Walton R L, Burget G C, Beahm E K, et al. Microsurgical reconstruction of thenasal lining[J]. Plast Reconstr Surg, 2005, 115(7):1813-1829.

[218] Rojananin S, lgarashi T, Ratanavichitrasin A, et al. Experimental study of the facial artery: relevance to its reverse flow competence and cutaneous blood supply of the neck for clinical use as a new flap[J]. Head Neck, 1996, 18(1):17-23.

[219] Ohtsuka H, Shioya N, Asano T. Clinical experience with nasolabial flaps[J]. Ann Plast Surg, 1981, 6(3):207-212.

[220] Hosaka Y, Tsukagoshi T, Sasaki E, et al. The use of otherwise redundant skinto provide nasal lining in the reconstruction of full-thickness alar defects by nasolabial flaprepair[J]. Br J Plast Surg, 1999, 52(1):29-32.

[221] Zuker R M, Capek L, de Haas W. The expanded forehead scalping flap: a new method of total nasal reconstruction[J]. Plast Reconstr Surg, 1996, 98(1):155-159.

[222] Adamson J E. Nasal reconstruction with the expanded forehead flap[J]. Plast Reconstr Surg, 1988, 81(1):12-20.

[223] Apesos J, Perofsky H J. The expanded forehead flap for nasal reconstruction[J]. Ann Plast Surg, 1993, 30(5):411-416.

[224] Mutaf M, Ustuner E T, Celebioglu S, et al. Tissue expansion-assisted prefabrication of the forehead flap for nasal reconstruction[J]. Ann Plast Surg, 1995, 34(5):478-487.

[225] Furuta S, Hayashi M, Shinohara H. Nasal reconstruction with an expanded dualforehead flap[J]. Br J Plast Surg, 2000, 53(3):261-264.

[226] 乌继光,孙广慈,冯越蹇,等. 应用额部扩张皮瓣行全鼻再造术[J]. 中华耳咽喉科杂志, 2000, 35(4):304.

[227] Menick F J. Nasal reconstruction: forehead flap[J]. Plast Reconstr Surg, 2004, 113(6):100e-111e.

[228] Ullmann Y, Fodor L, Shoshani O, et al. A novel approach to the use of theparamedian forehead flap for nasal reconstruction[J]. Plast Reconstr Surg, 2005, 115(5): 1372-1378.

[229] Boyd C M, Baker S R, Fader D J. The forehead flap for nasal reconstruction[J]. Arch Dermatol, 2000, 136(11): 1365-1370.

[230] Rohrich R J, Griffin J R, Ansari M, et al. Nasal reconstruction—beyond aesthetic subunits: a 15-year review of 1334 cases[J]. Plast Reconstr Surg, 2004, 114(6): 1405-1416.

[231] Potter J K, Ducic Y, Ellis E. Extended bilaminar forehead flap with cantilevered bone grafts for reconstruction of full-thickness nasal defects[J]. J Oral Maxillofac Surg, 2005, 63(4): 566-570.

[232] Singh G C, Withey S, Butler P E, et al. Forehead flap method for total nasalreconstruction[J]. Asian J Surg, 2006, 29(2): 101-103.

[233] Millard D R. Various uses of the septum in rhinoplasty[J]. Plast Reconstr Surg, 1988, 81(1): 112-128.

[234] Mangold U, Lierse W, Pfeifer G. The arteries of the forehead as the basis of nasalreconstruction with forehead flaps[J]. Acta Anat(Basel), 1980, 107(1): 18-25.

[235] Converse J M. Reconstructive plastic surgery, Volume II: the head and neck[M]. 2nd ed. Philadelphia: Saunders, 1977.

[236] Burget G C, Menick F J. Nasal reconstruction: seeking a fourth dimension[J]. Plast Reconstr Surg, 1986, 78(2): 145-157.

[237] Burget G C. Aesthetic restoration of the nose[J]. Clin Plast Surg, 1985, 12(3): 463-480.

[238] McCarthy J D, Lorenc Z P, Cutting C, et al. The median forehead flap revisited: the blood supply[J]. Plast Reconstr Surg, 1985, 76(6): 866-869.

[239] Shumrick K A, Smith T L. The anatomic basis for the design of forehead flapin nasal reconstruction[J]. Arch Otolaryngol Head Neck Surg, 1992, 118(4): 373-380.

[240] 陈光宇, 乔群, 滕利, 等. 前臂游离皮瓣行儿童鼻再造二例[J]. 中华整形外科杂志, 1999, 15(4): 249.

[241] 邓恩, 黄木平, 彭友林, 等. 前臂游离皮瓣全鼻再造6例报告[J]. 右江民族医学院学报, 2002, 24(2): 223.

[242] 张涤生. 张涤生整复外科学[M]. 上海: 上海科学技术出版社, 2002.

[243] 郑信民, 杨壮群, 侯成群, 等. 皮管法鼻再造术[J]. 中华烧伤外科杂志, 1990, 6(4): 250-251.

[244] 冷永成, 荣国华, 张志升, 等. 胸肩部皮管鼻再造术的再认识[J]. 口腔颌面外科杂志, 1998, 8(3): 215-216.

[245] 李金荣, 秦霞南, 李小丹, 等. 全鼻再造手术方法的探讨[J]. 中华整形外科杂志, 2004, 20(4): 245-247.

[246] Burget G C, Menick F J. The subunit principle in nasal reconstruction[J]. Plast Reconstr Surg, 1985, 76(2): 239-247.

[247] Menick F J. Artistry in aesthetic surgery. Aesthetic perception and the subunitprinciple[J]. Clin Plast Surg, 1987, 14(4): 723-735.

[248] Millard D R. Reconstructive thinoplasty for the lower two-thirds of the nose[J]. Plast Reconstr Surg, 1976, 57(6): 722-728.

[249] Gonzalez-Ulloa M. Restoration of the face covering by means of selected skin inregional aesthetic units[J]. Br J Plast Surg, 1956, 9(3): 212-221.

[250] Menick F J. Nasal reconstruction—beyond aesthetic subunits: a 15-year review of 1334 cases[J]. Plast Reconstr Surg, 2004, 114(6): 1417-1419.

[251] Singh D J, Bartlett S P. Aesthetic considerations in nasal reconstruction and therole of modified nasal subunits[J]. Plast Reconstr Surg, 2003, 111(2): 639-651.

[252] Yotsuyanagi T, Yamashita K, Urushidate S, et al. Nasal reconstruction based on aesthetic subunits in orientals[J]. Plast Reconstr Surg, 2000, 106(1): 36-46.

[253] 李青峰, 雷华, 顾斌, 等. 额部阶梯状皮瓣与肌、皮双瓣鼻再造术[J]. 中华整形外科杂志, 2004, 20(5): 351-353.

第六十七章
唇部整形美容

口唇是面部特殊的器官，具有功能和容貌的双重作用。口唇不仅是发音及进食必需的生理器官，还是构成面部美学的主要器官，具有重要的表情功能，通过口唇周围十余块肌肉，可以做出各种复杂而精细的表情。因此，口唇部的整形需要兼顾功能和容貌两个方面，体现了整形外科既强调功能重建，又注重美学修复的学科特点。

一 唇部的解剖

（一）唇部的组织构成

唇部属于软组织，主要由皮肤、口轮匝肌、疏松结缔组织和黏膜组成。

（二）唇部的血供

唇部的血供主要来自面动脉。上唇动脉和下唇动脉均在口角附近发自面动脉（FA），分别于颧大肌和降口角肌的深面转入口轮匝肌，此后大部行走在口轮匝肌的深面，靠近唇红缘，与对侧的同名动脉形成动脉弓，分别营养上唇和下唇。

（三）唇部的神经

口唇部的运动神经来自面神经的分支，主要是面神经的颊支（BF）和下颌缘支（MF），分别分布于上唇区域和下唇区域，支配着口唇周围众多细小肌肉的运动，以表现各种精细的口唇动作。口唇部的感觉神经主要来自三叉神经的分支——眶下神经和颏神经，其主干分别从眶下孔和颏孔内穿出，分布于上唇区域和下唇区域。

（四）唇部的肌肉

口唇具有张闭及复杂的表情功能，其相关肌肉较多。口唇的关闭功能由口轮匝肌实现，此肌肉起自口角轴，插入对侧的人中嵴，圆形分布于口周。口唇的张开功能由上下唇的不同肌群实现：张开上唇的肌肉主要有提上唇肌、提上唇鼻翼肌、颧小肌；下拉下唇的肌肉主要有降下唇肌。对于口角来说，上提口角的有提口角肌和颧大肌，下拉口角的有降口角肌和颈阔肌。颏肌可以使下唇向前突出，笑肌可以将口角向外侧牵拉（图67-1）。

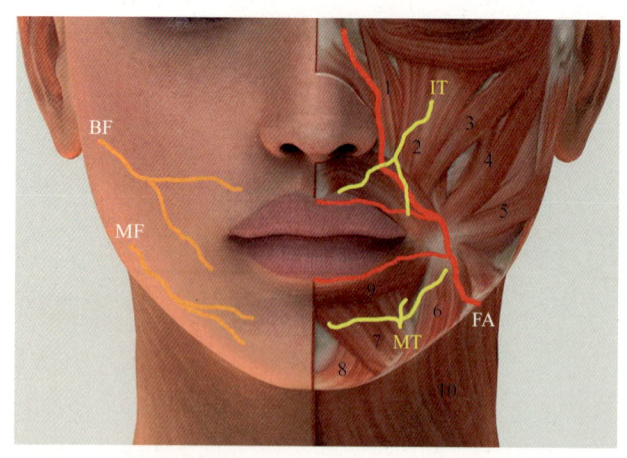

图 67-1 唇部相关的解剖。唇部的血供主要来自面动脉（FA）的分支，上唇动脉和下唇动脉均发自面动脉，分别营养上唇和下唇。唇部的运动神经来自面神经的颊支（BF）和下颌缘支（MF），分别分布于上唇区域和下唇区域。唇部的感觉神经主要来自三叉神经的分支眶下神经（IT）和颏神经（MT），分别负责上唇区域和下唇区域的感觉。与口唇活动有关的肌肉有提上唇鼻翼肌（1）、提上唇肌（2）、颧小肌（3）、颧大肌（4）、笑肌（5）、降口角肌（6）、降下唇肌（7）、颏肌（8）、口轮匝肌（9）、颈阔肌（10）

二、唇部的美学评估

唇除了发音、进食及容貌功能之外，在人类，还具有亲吻的特殊功能，体现了性感和爱，被称为"面容魅力点"和"爱情之门"，在人体美学中具有独特的地位。唇的外形有明显的种族差异，白人的嘴唇较薄，黄种人稍厚，黑人最厚。对唇的审美标准是对称、丰满、红润、柔软。唇的美学评估和所有其他部位一样，并不具备单一的标准，除了有个体差异之外，还需要与面部轮廓和其他器官相协调，如此才能产生美感和魅力。此外，随着时代的变迁，人们审美观念的转变，美的标准也有所不同。东西方文化的差异，对唇的大小、厚薄的审美标准有所不同。我国古代以"樱桃小口"为美，而现今的审美观在逐渐接近西方，认为丰满稍大的口唇为美。唇部的静态美主要体现在大小、质感、色彩及外形上；动态的口唇更是表情的重要组成部分，细微的动作即可表达丰富的心理活动。

唇的审美需要和整个面部轮廓及五官相协调，很难从单个的嘴唇中挑选出最漂亮的。图 67-2 展示了随意挑选的 20 个中国年轻女性的嘴唇，笔者请数位同事从中挑选一个最美的，遗憾的是结果非常不一致，几乎每一个人的答案都与其他人不同。相对来说比较一致的是，有显著唇峰的唇比较容易被选中。单从美学标准来看，笔者认为图中的 c3 唇比较符合各种美学标准。

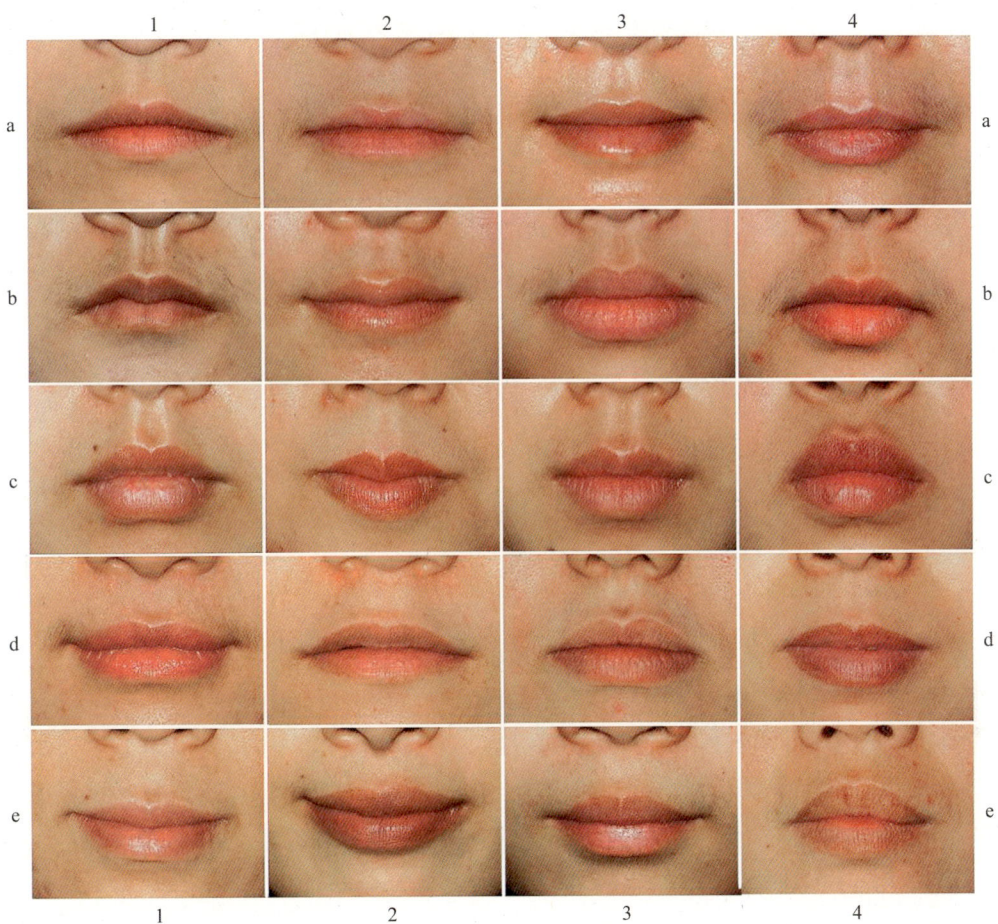

图 67-2 中国年轻女性口唇形态收集。图中展示了任意 20 位中国年轻女性的口唇形态，a、b、c 三行是具有显著唇峰和人中的，d、e 两行是没有明显唇峰和人中的，依据嘴唇的厚度从薄向厚排列

（一）唇的美学单位

1. 唇的范围　唇的上界为鼻底，下界为颏唇沟，外界为两侧的唇面沟。

2. 唇的美学标志　其美学标志有人中、人中点（人中切迹）、人中嵴、唇红缘、唇珠、唇峰、口角、干性红唇和湿性红唇等（图 67-3）。

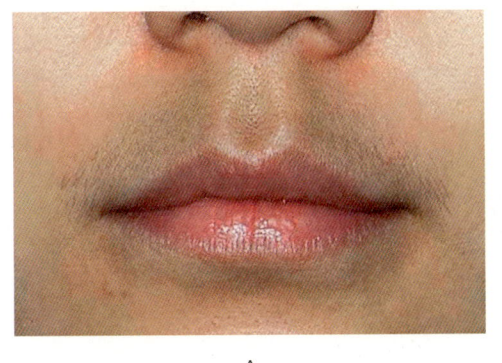
A

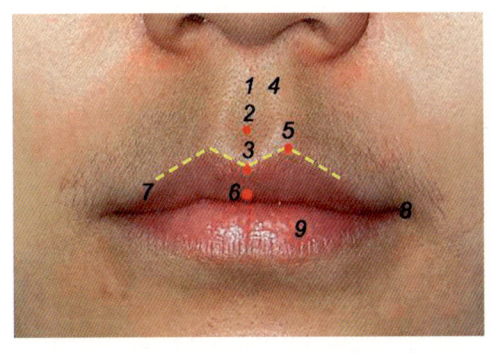
B

图 67-3　口唇的美学单位。年轻中国女性的唇，从图上可以观察到：呈现为梯形的人中（1）、位于人中下部的人中凹（2）、人中最下方的人中点（3）、人中两侧突起的人中嵴（4）、唇弓上缘两个突起的唇峰（5）、上唇正中红唇部最向外突起的唇珠（6）、红白唇交界的唇红缘（7）、口角（8）、露在口唇外面的干性红唇（9）等美学单位和标志，图中的黄色虚线为上唇唇弓的"丘比特弓"（Cupid's bow）

3. 唇的分区　上下唇的表面均可分为皮肤部（白唇）、唇红部、黏膜部三部分：一为皮肤部；二为唇红部，皮肤极薄，没有角质层和色素，故其深面组织内的血液颜色清晰显露而呈现红色；三为黏膜部，在唇的内侧为口腔黏膜的一部分，色泽较唇红部深，且有光亮感并具有分泌功能。

4. 人中　在上唇的中部有一条深浅因人而异的纵沟，称为人中，这是人类特有的结构，也是构成理想上唇外观的重要组成部分。人中呈现为一个上小下大的梯形结构，并在人中嵴间稍凹陷，位于两个唇峰之间，其最低点称为唇弓凹。

5. 唇弓　正面观上唇皮肤与黏膜交界处是一条弓形的曲线，称为唇弓；唇弓上有两个等高的最高点，称为唇峰；唇中部的唇红呈结节状突出称唇珠，它的存在使唇红的形态更趋生动，富有美感。唇弓呈M形，有两个高点和三个低点，从唇峰向中间汇聚于人中点，向两侧延伸下降至外侧与下唇交汇于口角点，整个唇弓形似一把弯弓，也被称为"爱神之弓"或"丘比特弓"（Cupid's bow，见图67-3）。唇弓的形态在个体间、种族间存在较大差异，一般可分为弓形、桥形和弧形，其中最符合大众审美标准的是弓形。

（二）唇的美学测量

1. 唇的宽度一般为45～55mm　唇的宽度指的是上下唇轻度闭合时，两侧口角间的距离。唇的宽度与鼻翼间距（鼻底宽度）的比例符合黄金比例。唇的宽度和眼内眦间距之比约为3∶2，其宽度等于两侧瞳孔中点的间距（即口角垂线通过瞳孔中央）。

2. 唇的厚度　指上下唇轻闭时红唇的厚度，上唇厚度为5～8mm（男性比女性厚2～3mm），下唇厚度为10～13mm，上、下唇的厚度之比符合黄金比例。

3. 唇峰点比人中切迹高出3～5mm，并具有明显的"丘比特弓"。

4. 人中宽度为7～10mm。

5. 上唇高度　鼻底至唇峰的距离为13～22mm，鼻底至上唇下缘为19～26mm。

6. 下唇高度（下唇上缘到颏唇沟）　为16～21mm。

7. 唇处于放松状态时，上切牙应微微露出；微笑时，上切牙露出2/3，下切牙露出1/2。

8. 侧面观唇的最前突点应该位于鼻尖点和颏下点的连线上。

9. 上唇下1/3部微微前翘，侧面观时，以鼻尖、唇珠、下颏尖成直线，并符合黄金比例。

10. 下唇唇红中央厚度为10mm，中线处比两侧高1～2mm。

三　厚唇变薄整形

唇的厚度是指口轻轻闭合时上、下红唇的厚度。一般认为女性美唇标准应为上红唇5～8mm，下红唇10～13mm，男性比女性稍厚2～3mm。唇厚度随年龄变化很明显，40岁以后唇厚度明显变薄。另外，人种不同，唇厚度也不同，非洲人的口唇较厚，北欧、北美人较薄。所谓"厚唇"是指上、下唇厚度超过参考值，并与脸形不相配，与五官不协调。

部分人在厚唇的同时也伴有唇组织的增厚和外翻，通常与人种和遗传有关，也可因唇黏膜与黏液腺的慢性炎症增生导致，有时是由经常用牙齿咬嘴唇的坏习惯导致的。厚唇从审美的角度来看，总是给人一种"愚钝"的感觉，可以通过厚唇变薄术进行改善。

（一）梭形切除术

厚唇变薄术需要根据患者的实际情况先进行术前设计，根据需切除红唇组织的宽度设计切口，用亚甲蓝在湿性红唇上标出过多的唇组织。外侧切口选择在干、湿红唇交界处，内侧切口依切除的宽度选择在外侧切口内侧4～6mm处（图67-4）。为维持术后上唇的外形美感，切口线应设计成弧形，与唇缘平行。楔形切口切除湿性红唇黏膜及黏膜下组织，切口深度为5～6mm，必要时可适量切除口轮匝肌。切口的两端可适当地延长到颊侧，以免口角出现"猫耳朵"，并保持口角的形态自然（图67-5～图67-7）。

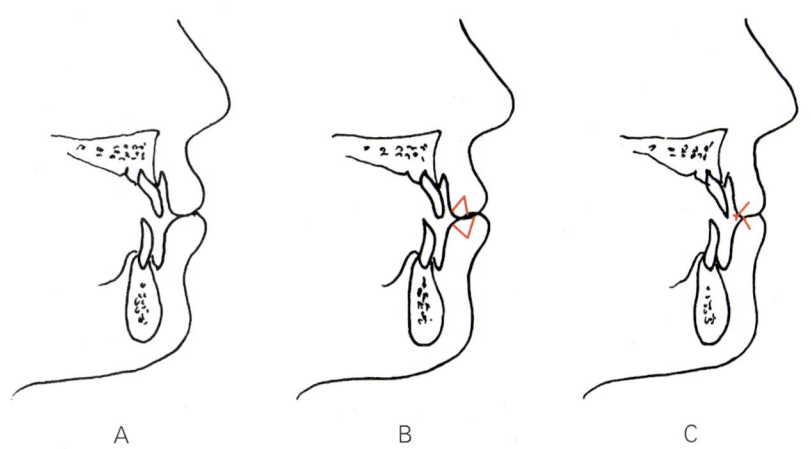

图67-4　厚唇改薄术示意图

A. 从侧面观外凸的上下唇　B. 梭形的楔状切口设计在湿唇上，外侧切口选择在红唇的干湿黏膜交界处，内侧切口依切除的宽度选择在外侧切口的内侧4～6mm处　C.切除缝合后，伤口位于不易暴露的湿性红唇上

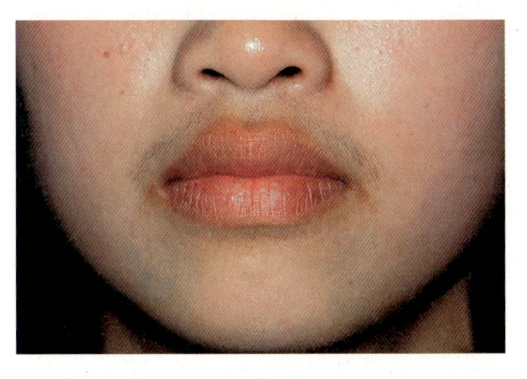 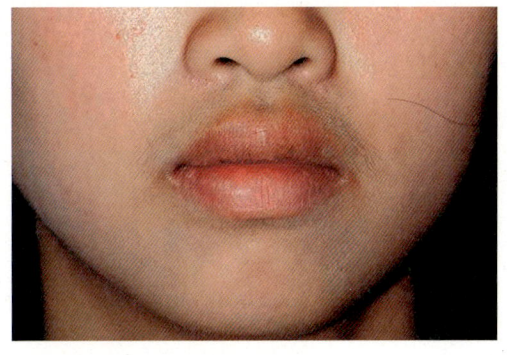

图67-5　上唇厚唇改薄术案例：25岁女性，因上唇过厚要求手术整形

A. 术前　B. 局麻下行上唇楔形切除术，切除5mm×5mm上唇黏膜一条，术后7天拆线，可见上唇较术前略薄，待肿胀消退后将会进一步缩小

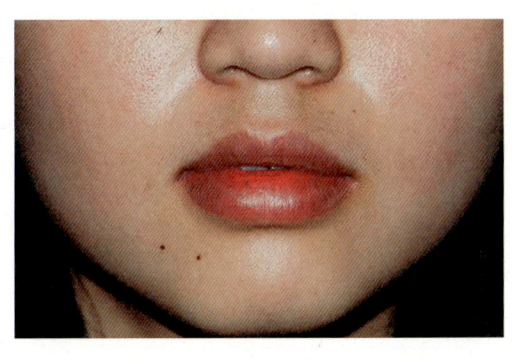 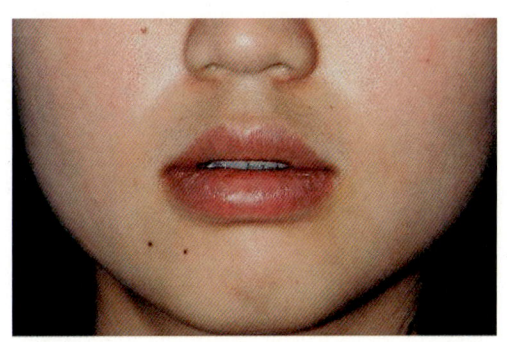

图67-6　下唇厚唇改薄术案例：21岁女性，因下唇过厚要求手术整形

A. 术前　B. 局麻下行下唇楔形切除术，切除6mm×5mm下唇黏膜一条，并附带少量口轮匝肌，术后7天拆线，可见下唇较术前略薄，与上唇的比例接近黄金比例，外形改善

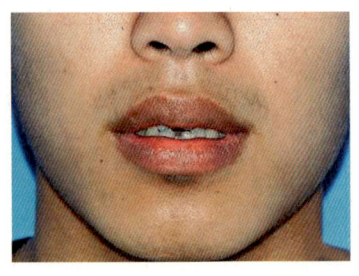 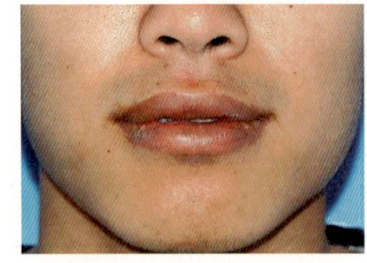 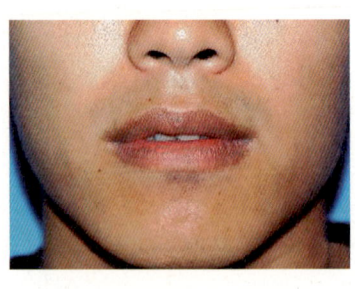

A　　　　　　　　　　　B　　　　　　　　　　　C

图 67-7　上、下唇厚唇改薄术案例：24 岁男性，自觉上下唇过厚，要求手术整形
A. 术前　B. 局麻下行上、下唇楔形切除术，切除 5mm×5mm 黏膜一条，并附带少量口轮匝肌，术后 7 天拆线，可见上、下唇均较术前略薄，此时还有些肿胀，唇弓线有些不自然　C. 术后 8 个月复查，见上、下唇外形均已趋于自然，外形良好

（二）"bikini" 式切除术

在缩小上、下唇厚度和体积时，与传统术式相比，"bikini" 式唇部缩小术会更多地考虑上、下唇部各个解剖结构的特点，以及相互间的比例。"bikini" 式唇部缩小术及其改良术式也越来越被人们所接收。顾名思义，"bikini" 式唇部缩小手术的设计，来自女性的"比基尼"。手术中，上唇需要被切除的红唇黏膜就如同比基尼上半部分（由两个近椭圆形的乳房杯罩和中间连接带构成），手术过程除定点外与梭形切除类似。

四　薄唇变厚整形

薄唇变厚整形一般采用自体脂肪移植或皮肤充填剂注射的方法，通过增加唇部组织量使唇部的体积增大。如果同时伴有人中偏长，可以在鼻基底处切除一条 W 形皮肤，以达到缩短人中及增厚上唇的效果（图 67-8）。

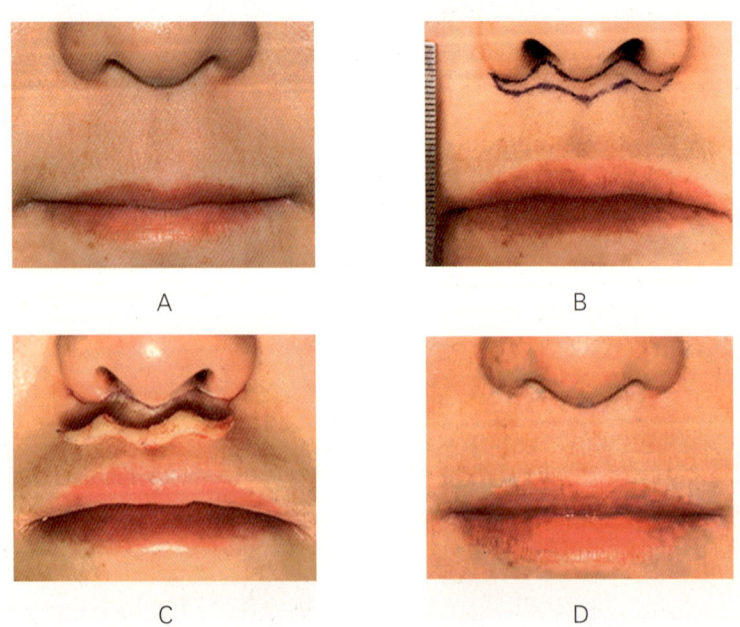

图 67-8　鼻基底切除法上唇增厚。如果上唇过薄同时伴发人中过长，可以在鼻基底处切除一条 W 形皮肤，以达到缩短人中并增厚上唇的效果

五 唇部年轻化治疗

符合美学标准的年轻化唇部应具有以下特征：唇部组织丰满、口角微翘、唇缘线条流畅、各种美学标记（唇峰、人中等）清晰可见、唇色红润、唇珠微前突、颏唇沟深度适中、上唇稍厚于下唇、侧面观上唇微翘而覆盖部分下唇。

（一）唇部的老龄化表现

随着年龄的增加，唇部也将逐渐衰老，唇部的解剖学、形态学及美学都将发生改变。牙尖窝和梨状孔周围出现骨吸收、鼻唇沟和上唇部的软组织萎缩，可导致鼻至上唇距离被拉长；下颌骨的骨吸收和牙齿的萎缩，可致下唇组织下垂及颏部前移，呈现老年性的"缺齿"外观；唇部本身的软组织及水分流失，导致了唇容积的减少，可致双唇变薄，人中嵴、唇弓、唇珠等美学标记不显而失去了原有形态；此外，光老化和口轮匝肌长期收缩造成了口周不易消退的静态皱纹，称为"吸烟者线"；由于长期重力和表情的作用，以及组织的松弛，口角的形态出现下挂甚至下垂。

（二）唇部的年轻化治疗

在进行唇部的年轻化治疗时，应综合考虑上述唇部老龄化改变的各种因素，可通过注射、激光光电和整形手术等不同的方法或联合应用，进行治疗。

1. 丰唇术　针对老年性的唇部变薄，可通过注射丰唇术进行治疗。目前一般首选透明质酸注射，这种注射材料较自体脂肪细腻，又具有一定的支撑力，可以表现唇部的各种细节。自体脂肪移植也可应用，但有报道由于唇部血供过好，导致了移植的脂肪出现过度生长的情况。

2. 缩短上唇长度　老年性的上唇过长，可以通过手术切除的方法进行改善。其治疗方法有下列几种：①上唇皮肤组织切除术。在上唇的最上方，即口唇与鼻底的交界处切除一条全层的上唇组织，使上唇向上缩短。②白唇皮肤肌肉组织切除术。在上唇的下方，即红唇与白唇的交界处似唇红缘弓的形态切除一条皮肤肌肉，使上唇缩短。瘢痕体质患者，切除后容易留下明显的瘢痕，除非不得已，最好不要轻易采用此方法。③口腔黏膜组织切除术。在唇红缘（表面有细纹）与口腔黏膜（表面光滑）交界处的口腔侧切除一条黏膜肌肉，使上唇向上缩短，然后将伤口直接缝合。这样做的切口瘢痕不暴露在外，是比较安全的手术方法。

3. 改善唇部皱纹　唇部皱纹的产生将会破坏唇部美学，增加唇部衰老感。针对唇部皱纹的治疗，可通过手术进行下面部除皱或者注射肉毒毒素（图67-9）及透明质酸等皮下充填剂进行改善。

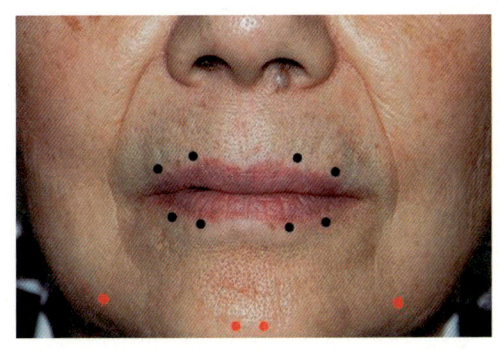

A

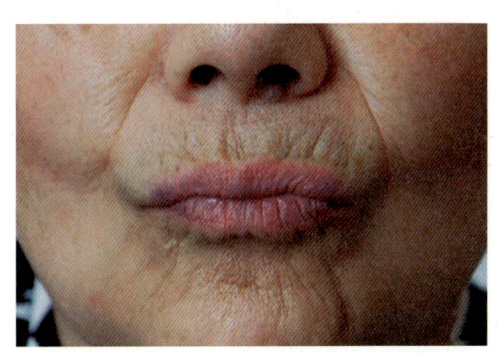

B

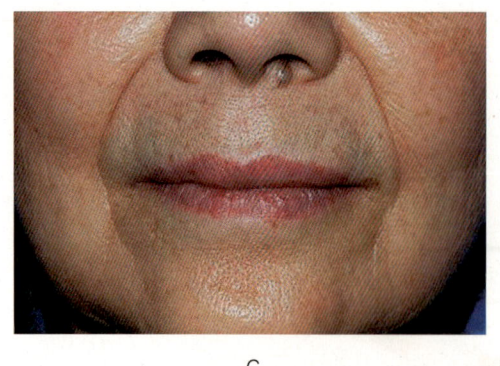
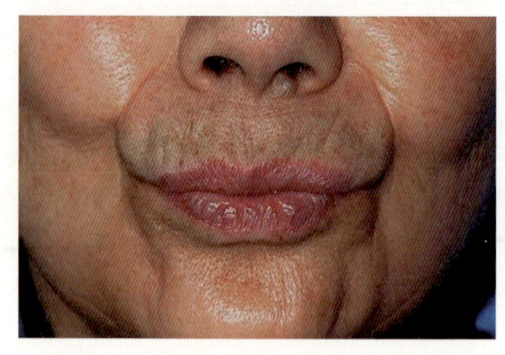

C   D

图 67-9　口周纹肉毒毒素注射案例：女性，70 岁，自觉口周皱纹较多，要求肉毒毒素注射　A. 在口周的红、白唇交界线外侧的白唇位置（图中黑点）做深度达 3mm 的口轮匝肌内注射，每点 1.5u。同时给予颏肌和降口角肌的注射　B. 注射前嘟嘴以显示更多的口周皱纹　C. 注射后 18 天复查，平静位，可见口周皱纹减少，口唇宽度略有增加，口唇纹路平坦，口角略高。整个口唇的表情较注射前愉悦　D. 注射后 18 天复查，嘟嘴动作，可见口周皱纹较注射前减少，尤其是下唇和颏部的皱纹明显减少，口角较注射前上翘，红唇丰满度有所增加

4. 唇弓、唇珠修复的美容手术　唇部衰老在唇弓、唇珠上主要表现为唇弓消失、唇珠不明显，在唇部年轻化治疗时往往需要进行重建。

六　露龈笑及整形

微笑是人类最常见的表情，其动作和唇、牙齿、牙龈有关，这其中的任何一部分不和谐，均可影响正常的微笑动作。上唇下缘曲线与上颌切牙龈缘平齐协调一致的微笑是和谐美丽的。就微笑的美学特征而言国内外学者都曾做出不同的定义。通常认为美丽的微笑是：显露上前牙的大部分长度，近乎整个牙冠，并且不暴露牙龈；上切牙曲线与下唇内曲线平行；上切牙切缘与下唇刚接触或轻微不接触；显露上前牙和前磨牙。

露龈微笑是指高位微笑，即微笑时暴露上切牙的全部牙冠和部分牙龈；普通微笑是暴露上切牙临床牙冠的 75%～100%；低位微笑指上切牙临床牙冠暴露少于 75%。从美学的观点来看，微笑时上切牙牙龈暴露在 2mm 以内为正常，超过 2mm 则为露龈笑，不符合大众审美，需要做适当的整形调整。

露龈笑常见的原因为上颌（或双颌）前突、颅底角增大、提上唇肌功能亢进、上下牙槽骨高度过大、上唇组织长度过短等。对于上颌牙槽骨垂直向过长的求美者，可采用 Le Fort Ⅰ型截骨术来矫正。上颌骨前段截骨术可以同时解决上颌骨矢状向过长及垂直向不调的问题，术中上颌前份骨块水平后缩，同时向内上旋转，改善深覆盖、深覆𬌗和前牙唇倾，是一种有效的外科矫正手段。提上唇肌群的功能亢进也是露龈笑常见的原因之一，其临床表现为上颌骨颅底角形态正常，在静态状况下，唇间隙大概在 2mm，微笑时暴露过多的牙龈。

参与微笑时提拉上唇的肌肉主要是提上唇鼻翼肌，此外，提上唇肌也参与了这一动作。使用肉毒毒素注射提上唇鼻翼肌、提上唇肌、降鼻中隔肌，可降低提上唇肌群的张力，从而矫正露龈笑。注射方法：主要的目标肌肉是提上唇鼻翼肌。由于上唇周围的肌肉数目较多，分布复杂，为了将肉毒毒素类制剂准确注射到提上唇鼻翼肌内，一般选择注射在此肌肉的起点附近，可以避免影响其他肌肉。注射点设计在鼻骨椎体和上颌骨交界线处，左、右各一点，每点 1～2u（图 67-10）。1～2 周后观察效果，如果上唇的松解不足（图 67-11A，B），可以在鼻翼两侧做浅层的补充注射，在进一步松解提上唇鼻翼肌的同时，也部分松解提上唇肌。但要注意两侧的精准对称，以防上唇歪斜。对于口角外阔明显的患者还可同时加注颧大肌，以达到增加效果的目的（图 11C，

D），对于上唇中央部为主的露龈笑，可以仅注射提上唇鼻翼肌及降鼻中隔肌（图67-11E，F）。对于单侧的露龈笑只需注射患侧的肌肉（图67-12）。对于上唇位置左、右不对称的情况，需要针对具体的情况，注射提上唇鼻翼肌、提上唇肌、提口角肌等，而对侧的口角也可进行适当的调整。

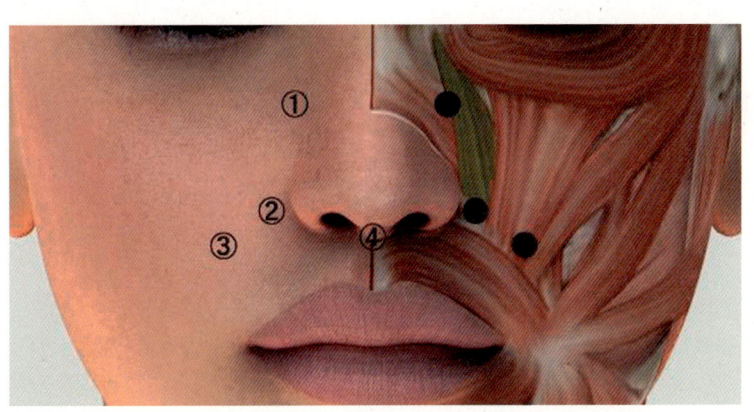

图 67-10　露龈笑的注射点设计

图中绿色部分为提上唇鼻翼肌，注射点首先选择在提上唇鼻翼肌的起点附近①，可以避免影响其他肌肉，位于鼻骨椎体和上颌骨交界线处，左、右各一点，每点1～2u。对于严重的露龈笑，可以增加点②和点③，作用在提上唇肌和颧小肌的止点附近，进一步减弱提上唇的力。上唇中部的可以通过注射点④缓解鼻中隔肌的力量来增强效果

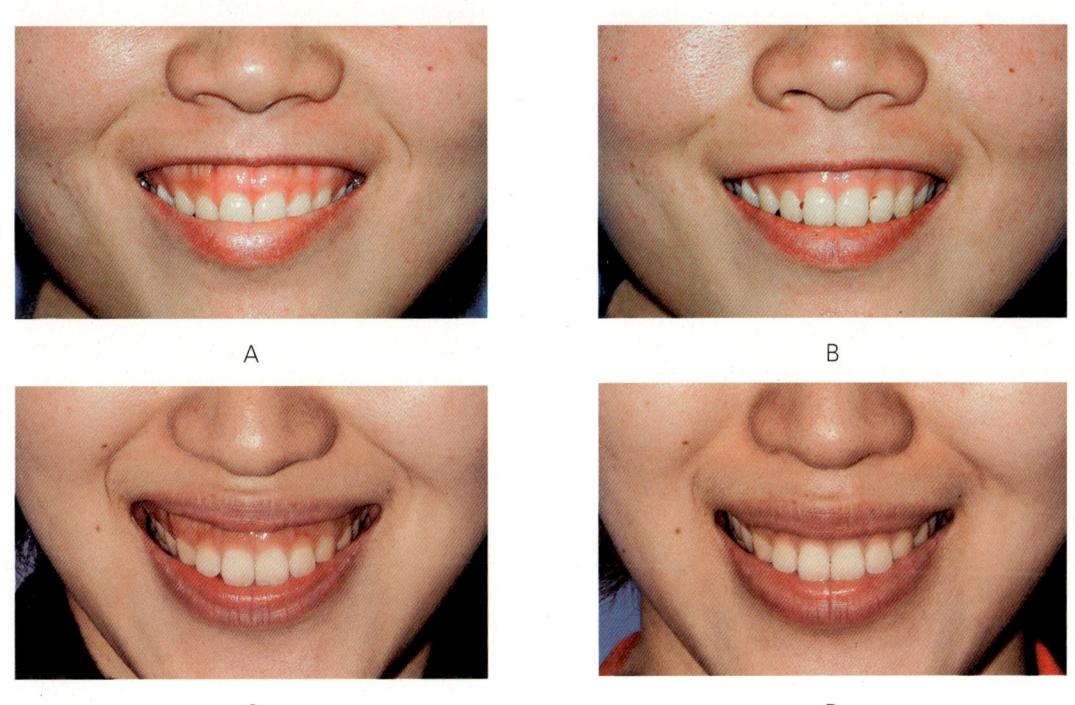

A　　　　　　　　　　　　B

C　　　　　　　　　　　　D

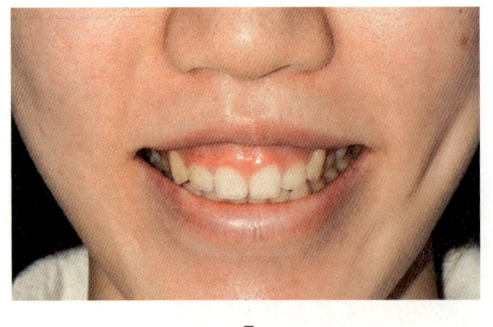
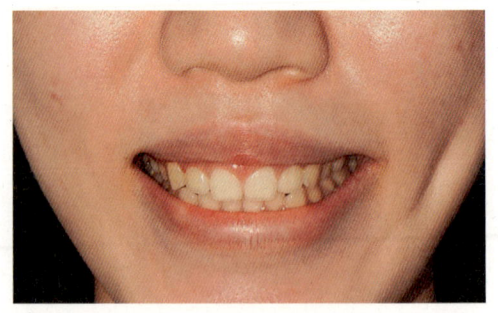

E　　　　　　　　　　　　　　　　F

图 67-11　露龈笑肉毒毒素注射效果

A. 女性 23 岁，先天性上唇露龈笑，行肉毒毒素注射提上唇鼻翼肌，仅注射点①，每点 1u　B. 注射后 1 周，露龈笑情况得到改善，但上唇（尤其是左侧）的松解不足，需要进一步做点②和点③的补充注射　C、D. 女性 30 岁，家族性露龈笑，行肉毒毒素注射图 67-10 中的 7 个点之外，还增加了双侧颧大肌的注射，达到了明显的纠正效果　E、F. 女性 25 岁，中央型露龈笑，注射点①、②、④，可以达到满意的效果

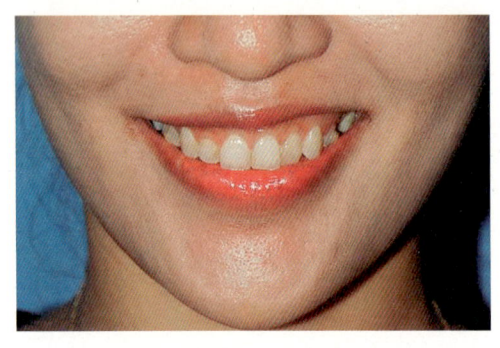
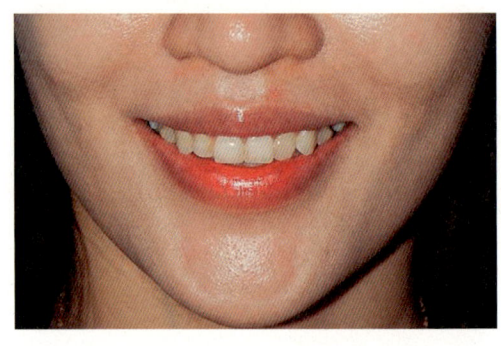

A　　　　　　　　　　　　　　　　B

图 67-12　单侧露龈笑肉毒毒素注射案例：女性，30 岁，先天性笑容时上唇歪斜，左上唇偏高。针对提上唇鼻翼肌、提上唇肌、提口角肌进行点①、②、③的注射

A. 注射前　B. 在注射后 1 周开始出现症状的改善，20 天后达到双侧在微笑时的完全对称

七　唇部缺损的修复重建

唇部的缺损可以由外伤、先天性畸形，以及唇裂术后继发畸形等各种原因造成，可分为皮肤层、皮下层、贯通性三类，缺损的部位可分为上唇、下唇及口角。根据不同的缺损深度和缺损部位，其修复原则如下。

（一）直接缝合

对于少于 1/3 的上下唇缺损，基本上可以在松解周围组织后直接缝合。缝合时需要特别注意精细对合红白唇缘，以免术后出现唇缘不齐。

（二）皮片修复

对于仅有皮肤层缺损或少量皮下组织缺损的损伤，可以使用皮片移植修复。

（三）皮瓣修复

对于超过 1/3 的全层缺损或超过 1/3 的红唇缺损，无法使用直接缝合或皮片修复，需要考虑使用皮瓣法修复。常用局部皮瓣法修复，如滑行瓣、推进瓣等。有时需要动员整个上下唇的软组织进行滑行推进。

（四）上下唇交叉瓣

上下唇交叉瓣（Abbe瓣），这是一种特殊的皮瓣修复方法，可以有效应用于上、下唇的重建。其原理是利用上、下唇的质地和材料近似的特点，通过以唇动脉为蒂的全层健唇组织转移修复患唇缺损，可以达到良好的修复效果（图67-13，图67-14）。

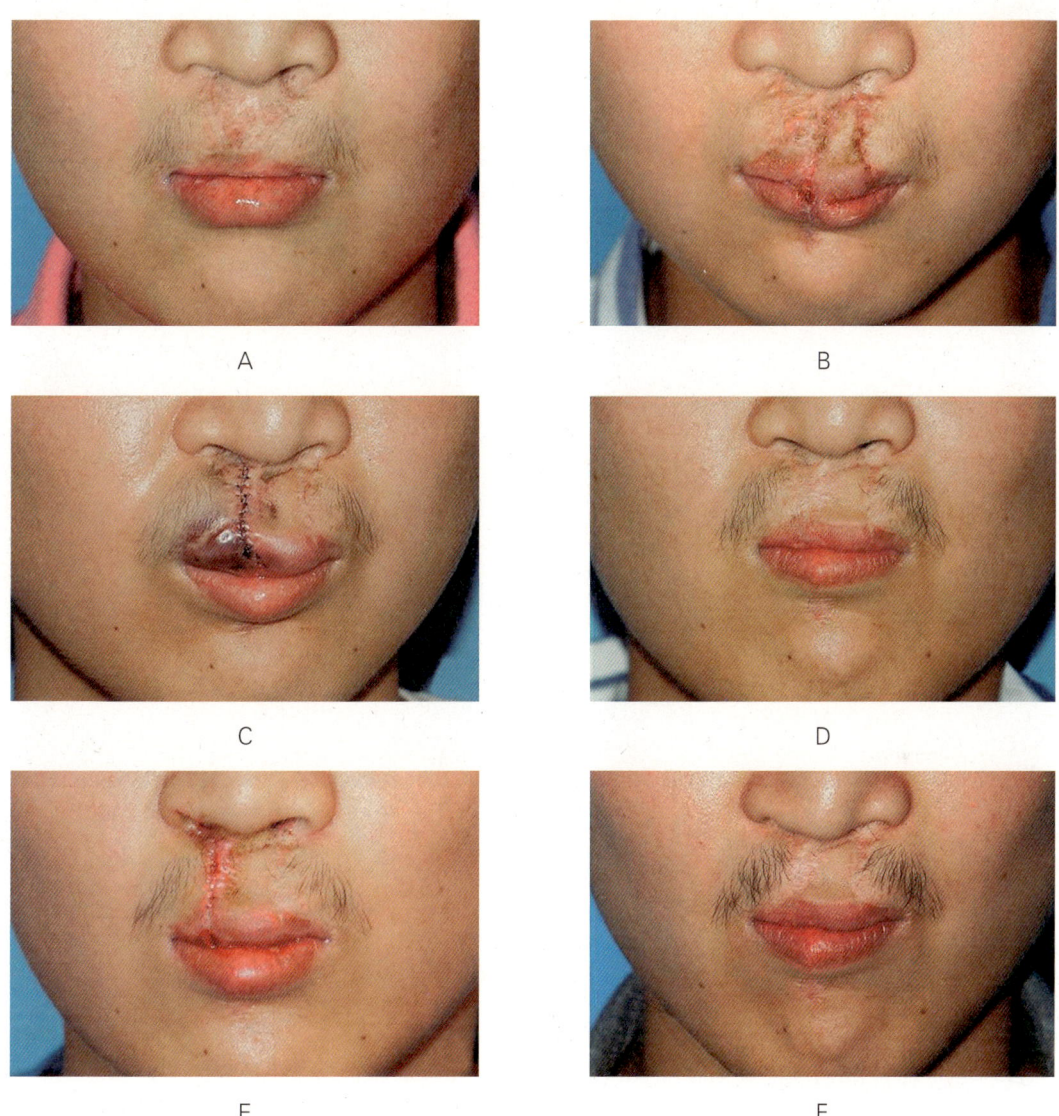

图67-13　下唇复合组织瓣修复上唇缺损案例：16岁男性唇腭裂患者，因唇裂术后继发畸形入院整复　A. 体检可见上唇瘢痕密布，唇组织缺失导致外形畸形　B. 实施下唇上转的交叉瓣（属Abbe瓣）术，使用下唇组织修补上唇，此时尚未断蒂　C、D. 术后1年　E. 术后2年　F. 之后再经过2次瘢痕的整复手术，最后呈现比较满意的外形

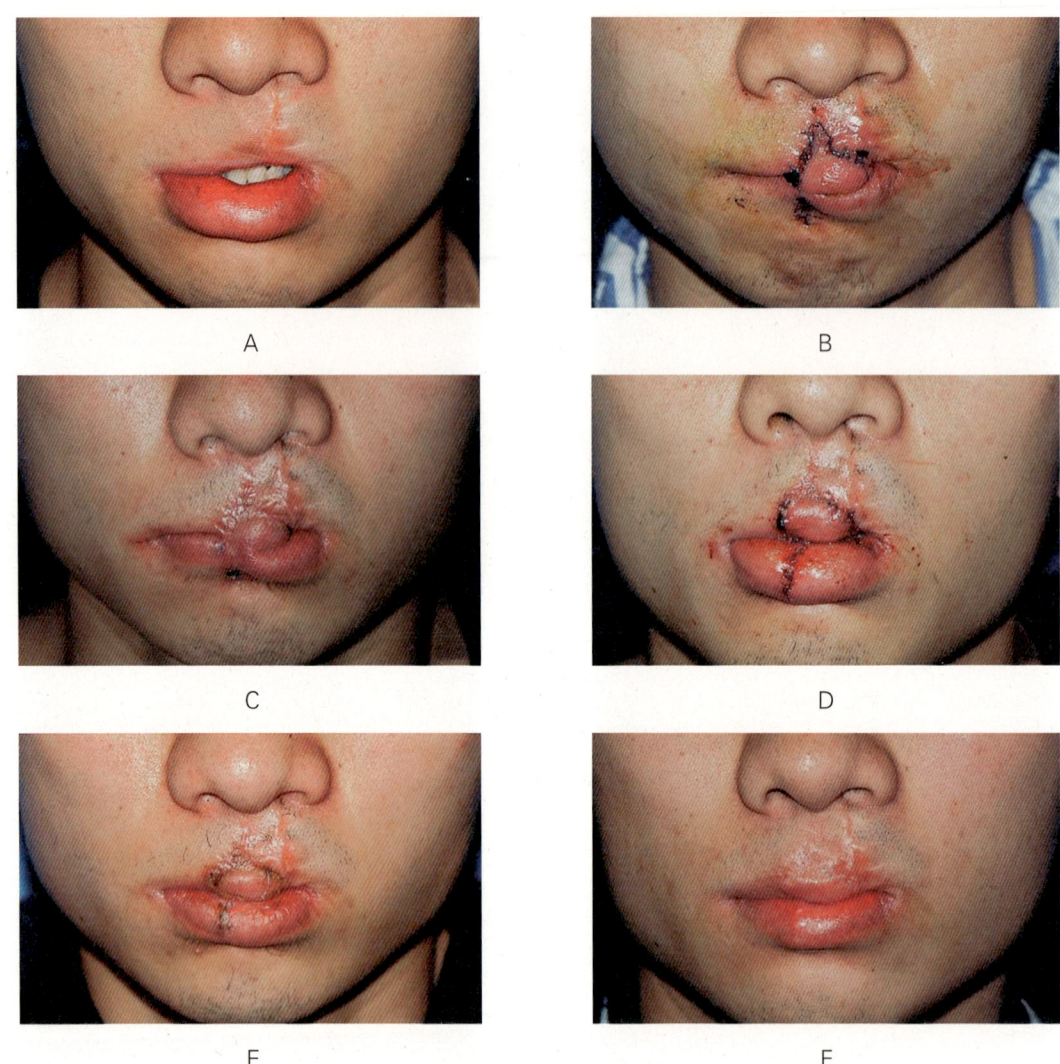

图 67-14　下唇复合组织瓣修复上唇缺损案例：26 岁男性唇腭裂患者，因唇裂术后继发畸形入院　A. 体检可见上唇严重组织缺损畸形　B. 使用下唇带蒂复合组织瓣（属 Abbe 瓣）上转修复上唇，术后第三天，可见皮瓣血供良好　C. 术后 1 个月时皮瓣的血供可以完全依赖上唇创面　D. 断蒂及皮瓣的上唇整合术后　E. 术后 1 周拆线　F. 术后 8 个月时的外观，可见上唇得到了足够的松解，外形明显改善

（五）全唇缺损的再造

全唇缺损的再造是很大的挑战，一般来说需要通过动员健唇和口腔黏膜一起进行修复。

（吴溯帆　朱保　曾海峰）

第六十八章
耳郭整形美容

第一节　应用解剖

　　耳郭位于头颅两侧，左右对称，通常其上端与眉上的水平线齐平，下端位于经过鼻底的水平线上，耳郭平面与颅侧壁构成的耳颅角平均为30°角，长轴与垂直线约有20°夹角。

　　耳郭分前外侧面（腹侧面）与后内侧面（背侧面），耳郭前外侧面皮肤较薄，皮下组织少，与软骨膜紧密粘连，皮肤的移动性较差；后内侧面皮肤稍厚，皮下结缔组织稍多，皮肤有一定的移动性。前后侧面皮肤中间为耳郭软骨，耳郭软骨为弹性软骨。正是由于这种薄皮肤和耳郭软骨的紧密相连才构成了耳郭的立体结构外形，使得耳郭再造变得难度较大。耳郭软骨形状几乎与耳郭形态一致，仅耳垂部没有软骨组织的存在，取而代之的是脂肪和结缔组织。组织结构的差异给耳垂再造增加了难度，单纯采用软组织重建耳垂往往难以得到良好的外形和长期稳定的效果，目前常用的方法是在雕刻耳支架时在支架底部添加耳垂形状的软骨支架。

　　耳郭后面隆凸，前面凹陷，前外侧面中央的前方有一大孔称外耳门，外耳门向内与外耳道相接。耳郭游离缘向前卷曲形成耳轮，其卷入外耳门上后侧的部分为耳轮脚。耳轮前方的纵行长凹称为耳舟，与其平行的隆起称为对耳轮，对耳轮前的深凹称为耳甲。耳甲被耳轮脚分为上、下两部分，上方小部分称为耳甲艇，下方大部分称为耳甲腔。对耳轮逐渐向上、向前下分成两叉，分别称为对耳轮上脚和下脚，两脚之间的凹陷称为三角窝。外耳门前外方有一小三角形突起称为耳屏，与耳屏相对的对耳轮下端的隆起部分称为对耳屏。耳屏与对耳屏间的凹陷称为耳屏间切迹（图68-1）。

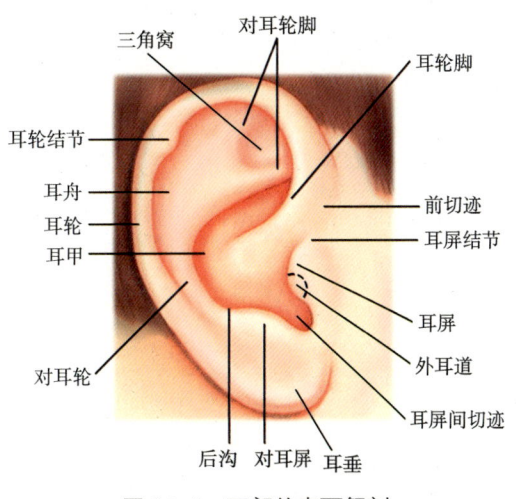

图68-1　耳郭的表面解剖

耳郭软骨借韧带固定于颞骨上，主要有耳前韧带和耳后韧带。耳前韧带起自颞骨颧弓根部，止于耳轮和耳屏软骨板；耳后韧带起自乳突，止于耳郭后面的耳甲隆起。耳郭的肌肉可分为耳外肌和耳内肌。耳内肌为细小的横纹肌，一般有6块，耳轮大肌、耳轮小肌、耳屏肌和对耳屏肌位于耳郭的前外侧面；耳横肌和耳斜肌位于耳郭的后面。耳外肌有3块，即耳上肌、耳前肌和耳后肌。耳上肌始于帽状腱膜，连接耳郭后上面，它可提拉耳郭向上；耳前肌亦始于帽状腱膜，止于耳轮脚的前下部，它牵拉耳郭向前；耳后肌始于乳突，连接耳郭后的耳甲腔隆起，它牵拉耳郭向后。耳肌的运动受面神经支配。一般认为人类的耳外肌属退化性肌，活动甚微，功能几乎完全丧失。但目前这种看法正在改变，作为器官的一个组成要素，它们在维持耳郭的位置及预防其下垂方面均起着一定的作用。

耳郭的血液供应十分丰富，来自颈外动脉的颞浅动脉、耳后动脉和枕动脉。颞浅动脉分出3～4个耳前支，供给耳郭前面。耳后动脉沿耳郭根部上行，发出数个耳后支分布于耳郭后内侧面；另外亦发出数条分支，分别穿过耳轮、三角窝、耳甲艇等处的软骨至耳郭的外侧面。枕动脉也常发出分支分布于耳郭后内侧面。耳郭的静脉较细小，位于动脉浅面，在三角窝等处形成静脉网，最后汇集成数条耳前静脉，注入颞浅静脉。耳郭后内侧面的静脉，汇成3～5条耳后支，注入耳后静脉。耳郭淋巴回流，特别是后内侧的淋巴，少数汇入腮腺淋巴结，大部分汇集于耳后淋巴结（图68-2）。

耳郭的神经分布非常丰富，有些区域受双重神经支配。来自颈丛的耳大神经为耳郭的主要感觉神经。耳大神经从胸锁乳突肌后缘中点穿入皮下浅层，沿颈侧方上行，于耳垂水平发出耳前支和耳后支。耳前支走行于耳郭前外侧面，分布于耳舟、耳轮中部、对耳轮、三角窝尖部、耳甲艇、耳轮脚的一部分和耳屏间切迹下方的耳垂皮肤；耳后支则分布于耳郭后内侧面中部的皮肤。耳颞神经来自三叉神经的下颌支，它发出3～4条分支，分布于耳郭前外侧面上部分的皮肤。耳郭后内侧面上部分的皮肤则有枕小神经的分支分布。面神经的耳支和迷走神经的耳支亦分布于耳甲和三角窝等处。总之，耳郭的神经分布很复杂，迷走神经、面神经、耳颞神经、耳大神经等在耳甲艇、耳甲腔和三角窝等处形成稠密的网；神经纤维在真皮、皮下、毛囊、软骨膜等处形成多种感觉末梢，即游离神经末梢、毛囊神经冠、梭形神经末梢和环层小体（图68-2）。理解耳郭神经分布有助于更好地进行局部麻醉。

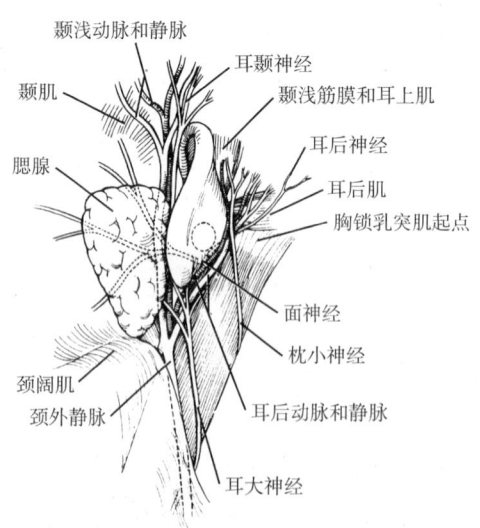

图68-2　耳部的血管、神经和肌肉的解剖

（庄洪兴）

第二节 胚胎发育障碍与耳畸形

一、耳郭的胚胎发育

在胚胎学上,耳郭是由第1鳃弓(下颌弓)和第2鳃弓(舌骨弓)组织衍化而来的(图68-3A)。

在第6周的胚胎(11mm,38天),围绕着下颌弓和舌骨弓的光滑表面,开始出现6个小丘状隆起(hillocks),3个小丘出现于下颌弓尾部,3个小丘出现于舌骨弓头部(图68-3B)。

至第6周末,6个分开的小丘开始融合(图68-3C、D),其位置也从最初的腹侧向背外侧方向移动。虽然小丘和耳郭各部结构形成之间的关系相当模糊,有人甚至认为小丘仅为暂时现象,因为它们在无耳郭的爬行类和鸟类动物中亦出现,但多数研究似乎表明小丘和耳郭各部分结构的形成有一定的联系。一般认为,来自下颌弓的3个小丘形成耳轮前缘小部分、耳轮脚及耳屏,来自舌骨弓的3个小丘形成耳轮后缘大部分、对耳轮及耳垂(图68-3E)。位于两弓之间的第1鳃沟则形成外耳道。

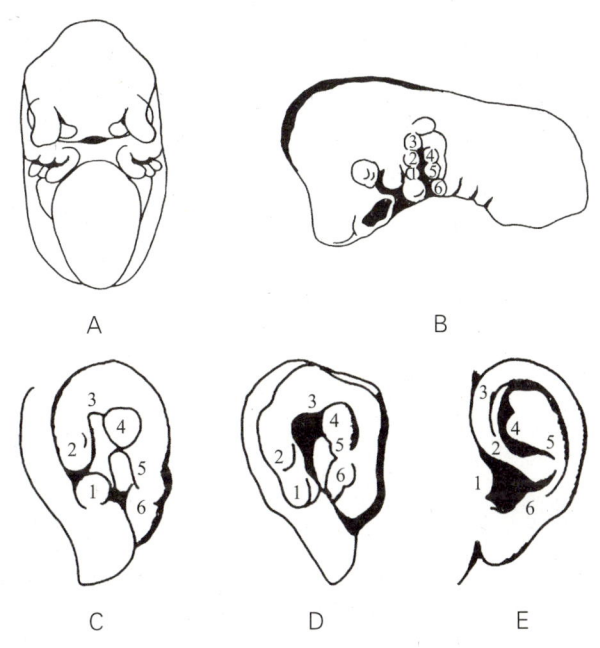

图68-3 人类耳郭发育(Arey)
A. 胚胎前面,长12.5mm B. 侧面,11mm C. 侧面,13.5mm D. 侧面,15mm E. 侧面,出生后

二、胚胎发育障碍与耳颌畸形

耳郭仅是第1、2鳃弓组织发育而来的一部分。除耳郭外,由第1鳃弓衍生的结构有上颌骨、下颌骨、颧骨、锤骨头、砧骨体、蝶下颌韧带、鼓膜张肌、腭帆张肌、二腹肌前腹、下颌舌骨肌、咀嚼肌、三叉神经等。由第2鳃弓衍生而来的结构有颞骨茎突、锤骨柄、砧骨长突、镫骨、舌骨小角、茎突舌骨韧带、镫骨肌、茎突舌骨肌、二腹肌后腹、耳肌、表情肌、面神经等。

人类面部生长发育最迅速的时期发生在胚胎4~8周，这个时期也是产生发育畸形的关键时期。在人类胚胎39天的腹侧面，左、右耳区域占有相当大的表面，其间只有很小的组织间隔，而下颌骨和有关的软组织将由此衍生。此时的胚胎，这两个区域组织上的相似，使它们能对任何病原体、遗传因素或其他因素产生共同的影响，致使耳面颌部常同时存在畸形。这样的畸形习惯上称为第1、2鳃弓综合征。第1、2鳃弓综合征包括外耳、中耳、下颌支、髁突、颧弓和颧骨的畸形，颞骨除岩部外亦常累及，咀嚼肌、表情肌、腮腺和舌也会受到不同程度的影响，有时伴有面神经麻痹等，也可能有附耳、耳前窦道等。该综合征常常为单侧不对称性，偶尔亦有双侧性，但常以一侧更明显。

临床学家常根据某一突出的症状，或其本人在某方面的特殊兴趣而给予某疾病相应的名称和治疗。譬如文献中对第1、2鳃弓综合征就出现许多名称（表68-1）。

表68-1　第1、2鳃弓综合征的各种名称

使用鳃弓的名称	形态的名称	病因的名称
第1鳃弓综合征（Stark，1962）	半面短小症与小耳畸形（Braithwaite，1949）	面部发育不良（Keith，1909）
第1、2鳃弓综合征（Grabb，1965）	耳下颌发育不良（Francois，1961）	先天性耳发育不良（Hanhart，1949）
耳鳃发育不全（Garonni，1971）	半侧小颌、小耳综合征（Stak，1962）	子宫内面部坏死（Walker，1961）
口-下颌-耳综合征（Stark，1962）	半面短小症（Gorlin，1964）	耳颞下颌发育不良（Meulen，1983）
颅耳综合征（Pruzansk，1971）	颅面短小症（Converse，1973）	

第1、2鳃弓综合征的命名易和另外一些由于第1、2鳃弓发育障碍引起的综合征（如Treacher Collins综合征）相混淆，且第1、2鳃弓综合征中累及的颞骨大部分也并不来源于鳃弓组织。Gorlin和Pindborg回顾文献上各种名称，根据患者外耳畸形、上下颌发育不全、半侧面部短小等特点，提倡应用"hemifacial microsomia"这一名称，即半面短小症。Converse赞同Gorlin的意见，但考虑到该综合征尚有颅骨畸形，也有双侧性等因素，因此他对单侧者应用单侧颅面短小症（hemifacial microsomia）或单侧颅面短小综合征的名称，对双侧者则用双侧颅面短小症（bilateralcraniofacial microsomia）这一名称。目前欧美文献上普遍应用"hemifacial microsomia"这一名称，简称HFM。由于来自第1、2鳃弓的组织累及程度不同，HFM的表现形式多种多样。许多患者耳畸形最突出而颌畸形不明显，相反也有颌畸形突出而耳畸形较轻的病例（图68-4）。

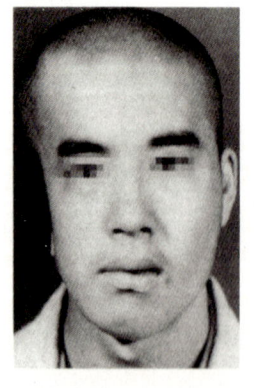
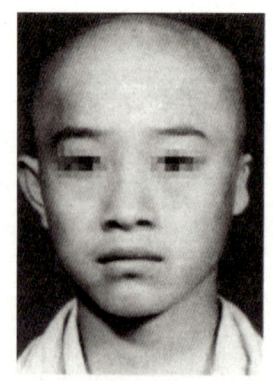

A　　　　　　B

图68-4　单侧颅面短小症
A. 右小耳，右颌畸形　B. 左小耳，伴轻度颌畸形

还有不少患者存在于这两个极端之间，因此，在进行耳再造时要全面考虑。小耳畸形是HFM

的一部分，除耳畸形之外，对于面部不对称者也要仔细评估颅颌面部骨和软组织的发育情况，制订全面合理的治疗计划。

三 先天性耳郭畸形的分类

先天性耳郭畸形从临床表现来说是多样的，分类方法多种，目前国际上应用较多的是 Tanzer 分类法，该分类方法根据治疗方式和胚胎发育特点将先天性耳郭畸形分为五类，具体如下：

1. 无耳畸形　略。
2. 完全性耳郭发育不良（小耳畸形）
（1）伴有外耳道闭锁。
（2）不伴有外耳道闭锁。
3. 耳郭中 1/3 发育不良　略。
4. 耳郭上 1/3 发育不良
（1）杯状耳畸形。
（2）隐耳畸形。
（3）耳郭上 1/3 完全发育不良。
5. 招风耳畸形　略。

（庄洪兴　蒋海越）

第三节　新生儿先天性耳郭畸形

新生儿先天性耳郭畸形是整形外科较常见疾病，包括招风耳、隐耳、杯状耳、垂耳、Stahl's 耳、耳轮畸形等。有报道先天性耳郭畸形（不包括小耳畸形）的发病率约为 11.5/10000。尽管耳郭畸形矫治的手术已比较成熟，但这些手术的实施通常要等到患儿 1 岁后或年龄更大一些，给患儿家长造成较大的心理压力，与手术并存的全身麻醉风险也使家长心存顾虑。无创的非手术支具矫正近年逐渐开展起来，其治疗原理可追溯到古代，如国外早在公元前治疗新生儿头颅扁平、我国古代妇女的缠足陋习等。现代医学中应用外部持续恒定轻力装置进行组织器官矫正已成为现代口腔正畸、髋关节脱位和畸形足等的常用临床方法。

新生儿耳郭软骨柔软，易塑形。近年采用耳郭畸形矫正支具矫正耳畸形取得了较显著的临床效果，且能最大限度上缓解患儿家长的心理压力。早期非手术矫正方法逐渐成为有效的、无创的治疗新生儿耳郭畸形的首选方法。

一 耳郭畸形矫正支具的发展历史

最早对耳畸形进行非手术矫正报道的是 20 世纪 80 年代的几位日本整形专家，后来又有不少医师陆续做了相关研究。医师们多自行选择材料进行矫正，主要有牙科复合材料、束带、胶带、带金属丝的硅胶管、骨蜡等，非手术矫正疗法的长足进展与塑性材料的不断研发密切相关。综合起来，塑形材料大致可分为四类：①Ⅰ类，只用外科胶带或绷带。Matsuo 等（1984）仅用绷带疗法矫正新生儿招风耳取得了良好成效。②Ⅱ类，可塑性合成物＋胶带或绷带。可塑性合成物配合胶带、绷带外固定的疗法，使耳畸形的塑形更加持久（图68-5）。③Ⅲ类，钢丝夹板＋胶带或绷带，简称夹板疗法。不少学者选用可弯曲、灵活性好的丝状支架，并外套一硅橡胶管或吸导管定位于舟状窝，既可将耳轮及对耳轮分别定位，又可作为一个向上的支撑力矫正垂耳及杯状耳畸形（图68-6）。Tan等（1997）将其发展为具有商业前景的"Ear Buddies"塑形材料。之后，Fabrizio S.（2007）、Leonardi A.（2012）、Anstadt E. E.（2016）等应用夹板疗法治疗新生儿耳郭畸形都获得了良好效果。④Ⅳ类，耳郭畸形矫正器。Byrd等（2010）研发了新生儿佩戴的耳畸形矫正器系统（Ear Well Infant Ear Correction System），2010年通过FDA审批，使耳郭畸形矫正产品商品化，逐步得到较广泛的应用（图68-7）。

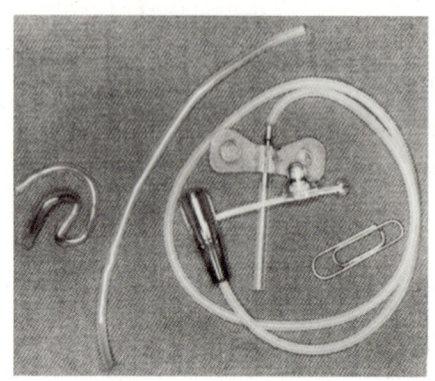

图68-5　可塑性合成物

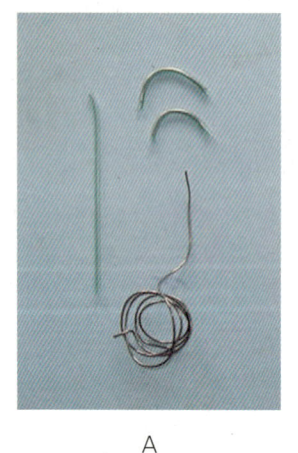 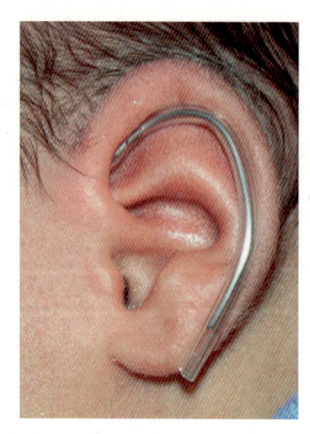 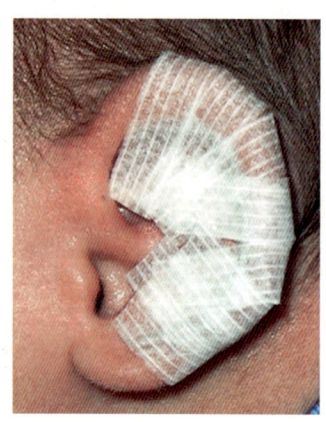

A　　　　　　　　　　B　　　　　　　　　　C

图68-6　夹板疗法治疗新生儿耳郭畸形

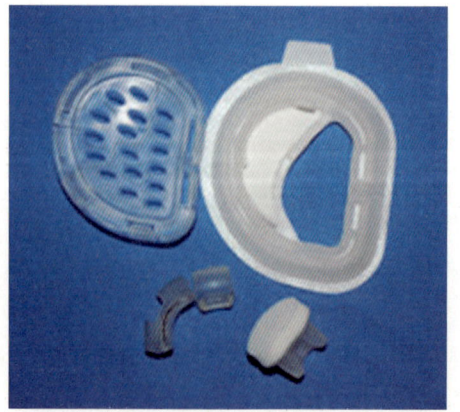

图68-7　新生儿佩戴的耳郭畸形矫正器系统

中国医学科学院整形外科医院外耳再造中心团队在此基础上，根据临床需要进行了改进，研发设计了更适合新生儿和婴幼儿佩戴的耳郭畸形矫治器，根据耳郭畸形的变化需要，通过适时个性化调整，达到矫正耳郭畸形的目的，历经5年的临床应用，取得了比较显著的治疗效果，并得到推广应用（图68-8）。

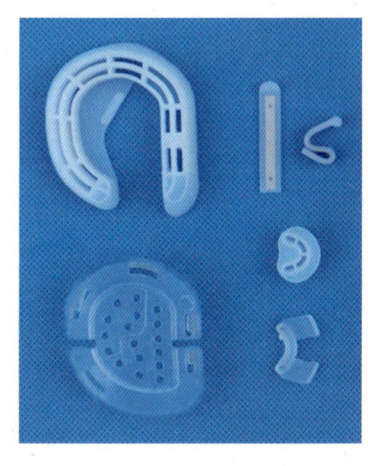
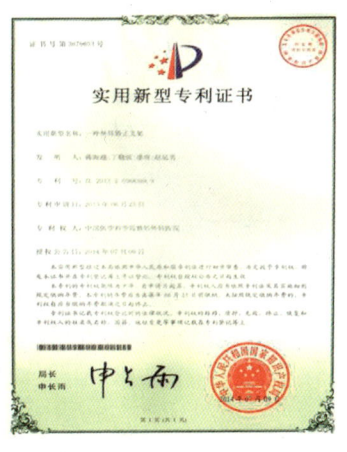

A　　　　　　　　　　　　　　　B

图68-8　中国医学科学院整形外科医院外耳再造中心研发的耳郭畸形矫正器（A图包括矫正器基托1个、固定盖1个、条形耳轮牵拉矫正弹片2个、U形耳轮矫正片1个、耳甲腔扩张弓1个）

二、耳郭畸形早期非手术治疗原理

耳郭畸形矫正的核心问题就是解决畸形耳郭复位、助长、塑形的过程，早期非手术治疗的主要原理为新生儿血循环中具有高水平的母源雌激素，维持了耳软骨中含有相对高水平的透明质酸，耳郭延展性好，耳软骨易塑形；随着6周后母源雌激素的消失，软骨中透明质酸下降，耳软骨变硬而形态固定。软骨主要是由软骨细胞、细胞外基质及纤维组织等构成，软骨的延展性如何主要取决于细胞外基质，特别是透明质酸的量，它部分参与了细胞外基质中蛋白聚糖分子的构成。鉴于雌激素能上调透明质酸的水平，在新生儿出生后的前72小时内，体内游离的母源雌激素水平较高，之后几天内循环系统中雌激素的水平快速下降，至6周时则已降到与年长孩子大致相同的水平。因此，利用新生儿早期耳软骨弹性小、可塑性强的特点，及早采用非手术法矫正耳郭畸形是可行的。

综上所述，新生儿早期行非手术治疗耳郭畸形是一种安全、有效的方法（或技术）。其无创、操作简便的优点避免了手术创伤，同时也减轻了患儿家长的心理压力及患儿成长过程中的心理压力。因此，这种非手术治疗的理念与方法可视为产科、儿科的公共健康事业与整形外科的结合，需要鼓励整形医师与新生儿科、产科医师及父母一起努力，尽早发现畸形并在有效的治疗时限内及时矫正。

三、早期非手术治疗时机

目前关于耳郭畸形的非手术治疗的开始年龄颇有争议，不少学者认为在新生儿时期治疗才有效，有学者则认为最大治疗年龄应在3～6月龄。大部分临床研究显示年龄越小治疗效果越好。非手术治疗效果与治疗持续时间、起始时间、耳畸形种类相关。Yotsuyanagi等（1998）成功矫正了平均年龄3.6岁（1～14岁）的隐耳儿童，平均塑形2.1个月后成功率达76%。Byrd等（2010）对出生后5~7天的新生儿经Ear Well模型进行矫正，平均矫正率高达90%，如果在出生3周之后才开始矫正，则其平均矫正率为50%。一部分耳畸形婴儿在出生后前几个月有可能会出现自行矫正，特别是垂耳畸形，其随时间增长耳软骨逐渐变硬，这种自行修复必将影响垂耳畸形的真实治疗结果。van Wijk等（2012）研究结果显示，开始矫正时间同成功率呈负性相关，持续治疗时间与年龄呈正性相关。笔者经过对近6年千余例新生儿、婴儿早期非手术矫正治疗总结，认为新生儿期的治疗效果是确切的，婴幼儿期也是可以进行矫正的，但随着月龄的增大效果会降低，这与患儿不能坚持长时间佩戴矫治器有关。由于各种耳郭畸形患儿受个体差异、遗传、环境等因素的影响，我们还需要进一步科学地探索其矫正的机制，但有一点是可以肯定的：新生儿出生后早发现，及时矫正，临床效果越理想。

四 耳郭畸形早期非手术治疗的临床治疗

适合用这种非手术法矫正的耳畸形有一个共同点：无明显耳软骨缺损的轻度耳郭畸形。包括招风耳、隐耳、杯状耳、Stahl's耳、耳轮畸形等。根据耳郭畸形的具体表型，采用相应的个体化佩戴方法，依耳轮、耳周、颅耳角、耳甲腔等的具体形态个性化应用矫正器配件，将耳郭调整到正常的位置并固定适当的时间。

（一）招风耳畸形矫正

治疗要点主要需注意矫正其耳舟位置及缩小颅耳角。具体方法：先将矫正器基托于耳周固定，将条形耳轮牵拉矫正弹片依据耳舟到基托内圈的距离从尾端进行适量弯折调整，牵拉弹片头端固定于耳舟内，尾端插进耳郭外上方的基托内孔内，调节弹片弯曲度以降低患耳的颅耳角。固定盖插入基托外圈，再用弹力网套进行固定（图68-9）。

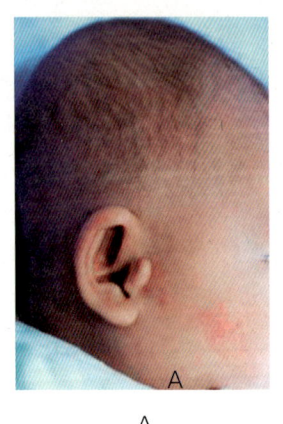 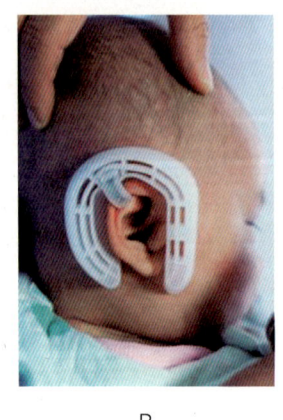 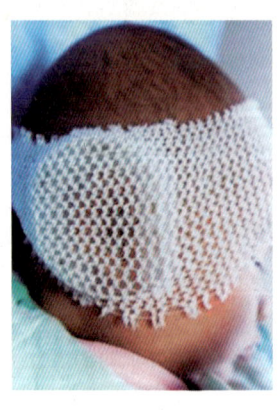

A　　　　　　　　　　B　　　　　　　　　　C

图68-9　招风耳治疗

（二）杯状耳畸形矫正

治疗要点需注意耳轮、耳舟的塑形，同时向斜上方提拉固定。具体方法：将矫正器基托于耳周固定，条形耳轮牵拉矫正弹片，依据耳舟到基托内圈的距离从尾端进行适量弯折，牵拉弹片头端固定于耳舟内，尾端插进耳郭外上方和（或）正上方的基托内孔内，调节弹片弯曲度，将下垂的耳轮牵拉上抬起来。固定盖覆盖（图68-10）并用弹力网套固定。

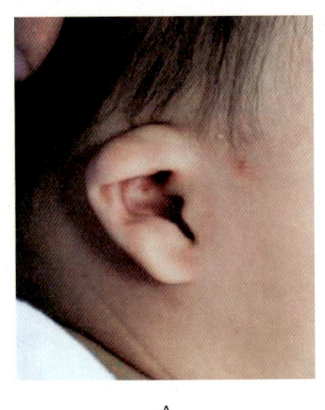 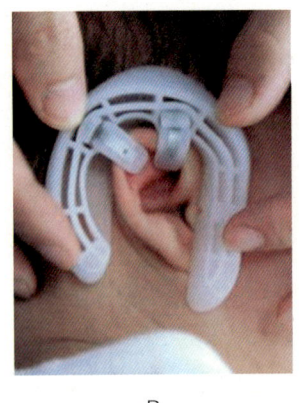 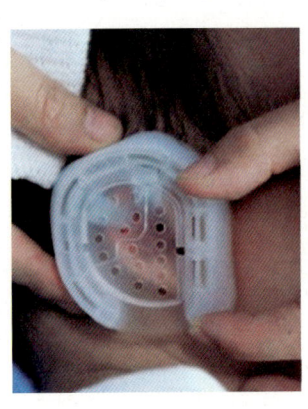

图 68-10　杯状耳畸形矫正

（三）隐耳畸形矫正

佩戴时需先将缩于颅侧皮下的耳软骨牵拉出来，用基托底部抵住颅耳沟，然后再用条形矫正弹片牵拉固定耳舟或对耳轮处，使耳郭上部保持完全牵拉出来的状态。牵拉处的皮肤张力较大，要注意观察，避免局部皮肤压红。隐耳畸形治疗效果最明显，但疗程通常较其他耳畸形时间长，可达3～6个月。伴有耳轮软骨卷曲异常的隐耳，不能通过非手术治疗完全矫正时，耳轮畸形部分仍需手术矫正（图68-11）。

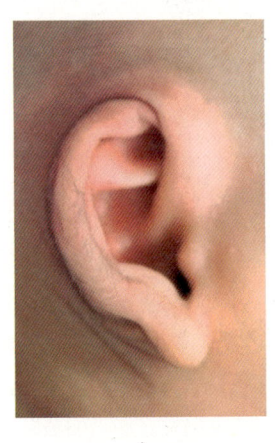 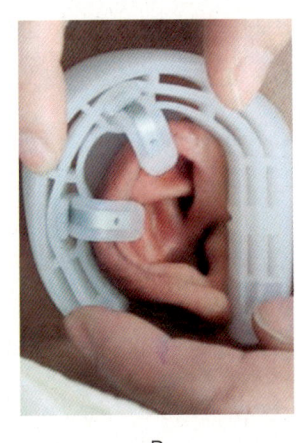 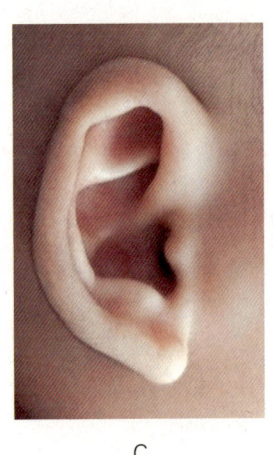

图 68-11　隐耳畸形矫正

（四）单纯耳轮畸形矫正

单纯耳轮畸形在新生儿耳畸形中相对多见，有小部分可以随年龄增长自行矫正，出生后可先观察3周，如无自愈倾向则需佩戴矫正器。根据耳轮畸形的具体部位，可用条形牵拉矫正弹片或U形牵拉矫正弹片将耳轮畸形处牵拉出来，使耳轮形态圆滑（图68-12）。

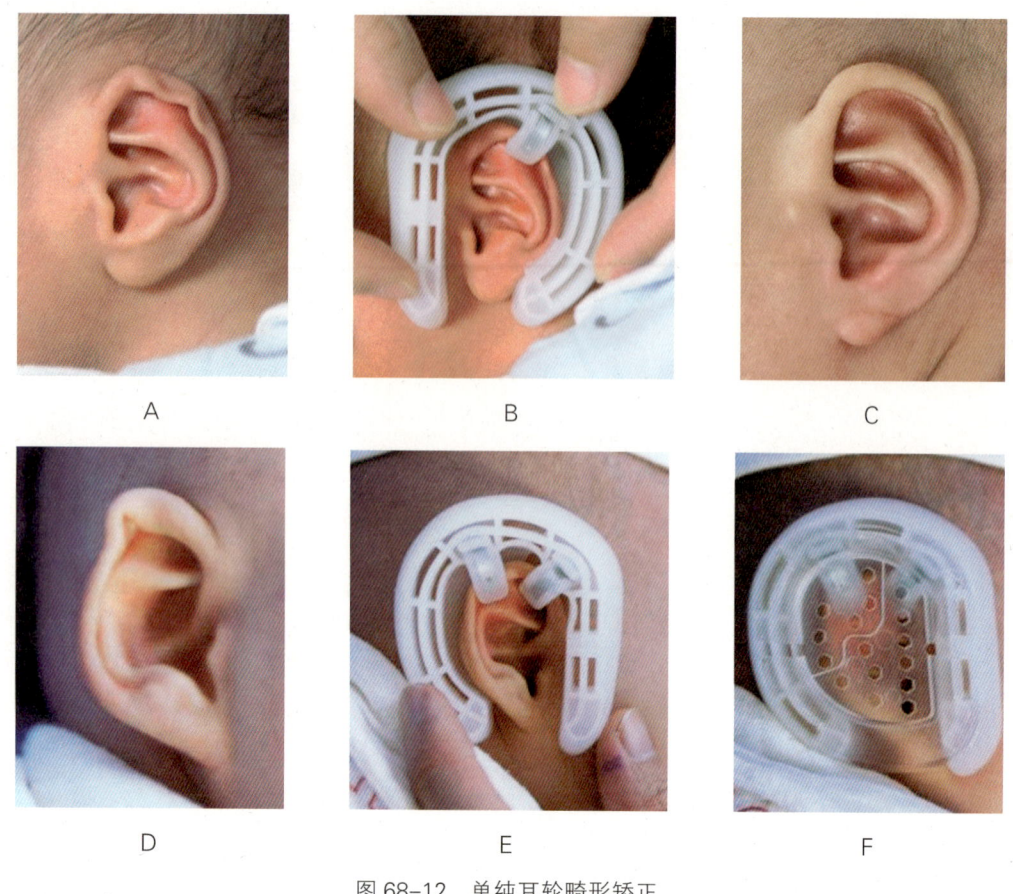

图 68-12 单纯耳轮畸形矫正

(五) 小耳畸形的非手术治疗

小耳畸形的耳郭软骨有明显发育缺陷,佩戴矫正器主要以助长为目的,不是非手术治疗的绝对适应证,但出生后早期佩戴矫正器治疗可为将来手术做准备,对患儿家属也有一定的安慰作用。佩戴矫正器时用条形牵拉矫正弹片向外上方牵拉耳郭,并用耳甲腔扩张成型弓扩大耳甲腔。耳甲腔扩张成型弓灵活应用,可根据患儿耳甲腔的大小选择佩戴,并可做必要的修剪(图68-13)。

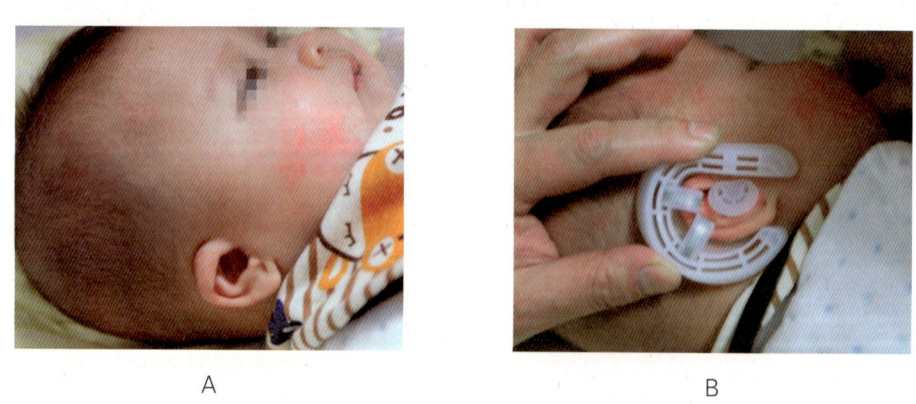

图 68-13 小耳畸形的非手术治疗

五、耳郭畸形早期非手术治疗的注意事项

耳郭畸形早期非手术治疗的临床操作相对简便,并发症也很少,临床治疗时医师指导患儿家

属正确掌握佩戴耳郭畸形矫正器是非常必要的，治疗效果与患儿家属的配合及依从性密切相关，同时叮嘱在佩戴过程中要注意观察，避免局部皮肤的压红、磨破等问题，一旦出现就需先暂停佩戴，并对症治疗，待恢复后再继续佩戴治疗。一般治疗时间为6~8周，佩戴年龄越晚，畸形越复杂，需要治疗的时间就越长，可达6个月以上。

六 耳畸形矫正术后的辅助治疗

对于错过非手术治疗窗口期的患儿可做手术来进行相应的耳畸形矫正，如招风耳、Stahl's耳等不限制耳郭软骨发育的耳郭畸形可于6岁以后手术治疗，而隐耳、杯状耳等患儿应选择尽早手术治疗，以解除软骨生长发育受限的问题。耳畸形矫正术后也可佩戴矫正器辅助塑形一定的时间，以预防复发。

（蒋海越　林琳）

第四节　先天性小耳畸形

先天性小耳畸形（microtia），是头面部较常见的畸形之一，是我国四种体表重大出生缺陷之一。其发生主要受遗传因素和环境因素共同影响。绝大多数患儿为散发，其发生机制尚未阐明，致病原因仍不明确。临床表现为不同程度的耳郭畸形，常伴外耳道闭锁或狭窄、中耳畸形等。

一 发生率与发病原因

（一）发生率

国内外报道先天性小耳畸形的发病率差异很大，先天性小耳畸形在右侧、左侧，甚至双侧均可发生，在一项全球66个不同地区的出生缺陷研究中，4327万例新生儿中共诊出8917例小耳畸形，其全球的发病率为2.06/10000。朱军等报道中国人群的总发病率为1.40/10000，男性多于女性，男、女比例约为2∶1，以右侧畸形较多见，双侧者在10%左右。而日本学者的数据是右侧、左侧、双侧比为5∶3∶2。

（二）发病原因

1. 环境因素　目前的研究多基于以人口调查为基础的病例对照与队列研究，已报道的可增加畸形风险的因素包括：男性易感、低出生体重、多胞胎、母亲的基础性疾病（如胰岛素依赖性糖尿病）、母亲的药物使用（如视黄酸、镇静剂、免疫抑制剂、麦考酚酸吗乙酯等）、父母年纪过大、人种等。

2. 遗传因素　从遗传学研究角度来看引起小耳畸形的重要遗传学证据要基于以下方面（表68-2）：

（1）双生子研究显示同卵双生较异卵双生具有更高的一致性。
（2）常染色体隐性或显性遗传家族病例。
（3）家族聚集性。

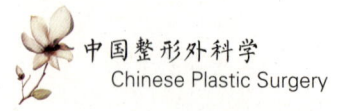

表68-2 人类伴发小耳畸形的主要综合征、小耳畸形发生率和致病基因

综合征或异常	耳部临床表现		其他	小耳畸形发病率（%）	已鉴定的基因
	外耳	耳其他表现			
耳-髁突综合征（auriculo-condy-lar, ACS）	问号耳，杯状耳，外耳道狭窄，耳前赘	中耳畸形，传导性听力障碍	小颌畸形，颞下颌关节畸形，突出的面颊，小口畸形，面部不对称，腭裂	100	PLCB4,GNAI3
Bixler综合征（眶距过宽-小耳-面裂综合征）	杯状耳，贝壳型，耳垂型，外耳道狭窄	中耳畸形，传导性听力障碍	眶距增宽，唇腭裂，心脏或肾脏畸形	100	/
Bosley-Salih-Alorainy综合征（BSAS）	外耳畸形	内耳畸形（共同腔畸形，耳蜗发育不全），重度双侧感觉神经性耳聋	水平凝视障碍，脑血管畸形，心脏畸形，发育迟缓，自闭症	33	HOXA1
鳃-眼-面（branchio-oculo-facial, BOF）综合征	向后成角的耳丘，耳轮发育不全，对耳轮突起，向上翘的耳垂，招风耳（>80%），耳或耳后小凹	中耳（听小骨畸形），内耳，和（或）岩部畸形（先天性耳蜗畸形，前庭导水管扩大），听力障碍（70%，传导性、感觉神经性、混合性）	腮部（颈部，耳上部或耳下部）皮肤异常，眼睛畸形（小眼畸形，无眼畸形，眼缺损，鼻泪管狭窄或闭锁）；面部畸形[眶距增宽，内眦距增宽，鼻尖宽大，向上倾斜的脸裂，唇裂或腭裂，上唇凹，下面部缺陷（不对称的哭脸或第七对脑神经缺陷）]	重度20，轻度>80	TFAP2A
鳃-耳-肾（branchio-oto-renal, BOR）综合征或鳃-耳（branchio-oto,BO）综合征	轻微的畸形至严重的小耳畸形，耳前回陷，耳前赘，外耳道狭窄（30%）	听小骨畸形，内耳畸形；听力障碍：传导性（30%），感觉神经性（20%），混合性（50%）	通常是双侧腮部瘘管或腮裂囊肿，肾脏畸形	30~60或80~90	EYA1,SIX1,SIX5
CHARGE综合征（眼缺损，心脏畸形，鼻后孔闭锁，智力、生长发育迟缓，生殖器异常，耳畸形）	耳轮缺损，对耳轮突起，对耳轮与对耳屏不连续，耳垂发育不全或缺失，三角形甲	听骨链固定或畸形，镫骨肌或前庭窗缺失，圆窗消失，先天性耳蜗畸形，半规管缺失或发育不全（>90%），听神经发育不全；轻到重度听力障碍	单侧或双侧虹膜、视网膜脉络膜缺损，伴或不伴有小眼畸形，单侧或双侧鼻后孔闭锁或狭窄，颅神经功能障碍（嗅觉减退或缺失，单侧或双侧面部运动减退，吞咽困难），男性隐睾症，性腺功能减退症，发育迟缓，心血管畸形，发育不足，唇腭裂，气管食管瘘	80~100	CHD7(SEMA3E)

续表

综合征或异常	耳郭临床表现			小耳畸形发病率（%）	已鉴定的基因
	外耳	耳其他表现	其他		
Fraser综合征	畸形的，低位的，小的，偶尔耳轮融合到头皮；外耳道闭锁或狭窄	听小骨畸形；传导性听力障碍	隐眼畸形（93%），并指（54%），肾缺失或多囊肾，高腭弓，鼻孔和舌沿中线分裂，睑距过宽，喉部软化，狭窄，发育不全或囊肿，趾骨联合广泛分离，脐和乳头移位；总肠系膜，阴唇融合或阴蒂肿大，双角子宫，女性输卵管畸形，隐睾症或男性阴茎短小伴尿道下裂	75～85	FRAS1, FREM2, GRIP1
Kabuki综合征	大的突出的杯状耳，耳垂突出，对耳轮发育不全；耳凹	听小骨畸形；复发性中耳炎，传导性听力障碍；先天性耳蜗畸形，少见的耳蜗缺失或前庭畸形，感觉神经性耳聋	长的睑裂，下睑外翻，宽隔，拱形侧向稀疏的眉毛，鼻尖低平，唇腭裂，骨骼异常（短指症Ⅴ，脊柱畸形），皮纹（增加的尺侧纹，小鱼际纹），智能缺陷，侏儒症，牙齿，心脏异常	80～85	MLL2, KDM6A
Klippel-Feil综合征	不同的小耳畸形，向下斜的耳朵，外耳道狭窄	中耳或内耳畸形；听力障碍（高达80%）：传导性（20%），感觉神经性（43%），混合性（29%）	脖子短且固定，后发际线低，颈椎，上胸椎融合，高位肩胛骨，面部不对称，喉软骨畸形，声音嘶哑	60	GDF6
先天性耳聋-内耳发育不全-小耳畸形-小牙（labyrinthine aplasia, microtia, and microdontia, LAMM）综合征	耳郭上部缩短，某些病例前倾，大的皮赘，耳郭上部分叶	大多数双侧迷路发育不全；重度感觉神经性听力障碍前庭异常	小牙，牙外经降低，牙齿排列稀疏	100	FGF3
泪腺-耳-牙-指（lacrimo-auriculo-dento-digital, LADD）综合征	杯状的小的低位的耳朵，耳轮短小，耳屏缺失，对耳轮发育不全	听小骨畸形，前庭窗狭窄或缺失，耳蜗发育不全，共同腔畸形，听力障碍（40%～50%）：传导性，感觉神经性，混合性	鼻泪管，泪小点或唾液腺发育不全（结膜炎，口干症，龋齿），牙发育不全或小牙畸形，肢体畸形（通常累及拇指）	70～80	FGFR2, FGFR3, FGF10
下颌面骨发育不全（mandibulofacial dysostosis, MFD）综合征	小耳畸形，外耳道闭锁	中耳腔发育不全，听小骨畸形，面神经前移，传导性听力障碍	腭裂，下眼睑缺损，鼻唇沟明显，小颌畸形，后鼻孔狭窄或闭锁，上颌骨发育不全	100	HOXD

续表

综合征或异常	耳郭临床表现		其他	小耳畸形发病率(%)	已鉴定的基因
	外耳	耳其他表现			
MFD伴小头畸形	各种程度的畸形，皮赘，外耳道闭锁或狭窄，耳轮和对耳轮上部缺陷，直角形的后下侧耳垂边缘	中耳畸形，传导性听力障碍；半规管缺失或畸形	小头畸形，智力障碍，食管闭锁，远端气管食管瘘，气管软化，后部喉气管食管裂，颧骨或上颌骨发育不全，眉间突起，大口孔，下嘴唇外翻，面部不对称，先天性心脏病，拇指畸形，身材矮小	98	EFTUD2
Meier-Gorlin综合征（小耳-髌骨缺失-颅面畸形-发育迟缓）	小耳畸形从1度（轻微的缩小）到2度（形成异常，低位，后方旋转）；某些外耳道狭窄	某些传导性听力障碍	宫腔内或产后生长迟滞，小头畸形，髌骨发育不全，各种骨骼畸形，乳房发育不良，泌尿生殖器畸形，喂养困难，面部特征随着年龄增长改变（婴儿通常是小嘴和厚嘴唇，小颌畸形，小颌前突，成人颌前突，更加显著的弯鼻子，宽鼻梁）	97~100	ORC1, ORC4, ORC6, CDT1, CDC6
Meier-Gorlin综合征（ear-patella-short stature）	双侧小耳畸形（Marx Ⅱ型），镜像复制耳（多耳畸形）	中耳畸形，某些病例内耳畸形，混合性的重到极重听力障碍	腭裂	100	HOXA2
Miller综合征（轴后性）	小的简单的杯状的低位的耳朵，某些外耳道狭窄	某些中耳畸形，传导性听力障碍	颧骨发育不全，下睑外翻，下眼睑缺损，鼻子突出，小颌畸形，尺骨发育不全，第5指（趾）缺失，唇腭裂，喂养困难，下斜视的眼睛，并指	100	DHODH
Nager综合征（轴前性）	低位的杯状耳，向后成角的耳轮，对耳轮，耳屏或对耳屏发育不全，耳蒙，耳道狭窄或闭锁	中耳畸形（听小骨发育异常或缺失，镫骨底固定；传导性听力障碍，肉耳畸形（半规管退化）；混合性耳聋	颧骨发育不全，小颌畸形，腭裂，软腭缺失，下斜的眼睛，睫毛缺失，下眼睑缺损，智力正常，拇指畸形或缺失，指弯曲，并指，桡骨畸形，关节灵活性受限（肘部）	80	SF3B4
眼耳综合征（oculo-auricular syndrome, OA）	耳屏间切迹变窄，耳垂缺损或发育不全，低位耳，耳轮折皱，外耳道狭窄，某些异常分离的耳舟和耳甲	无听力障碍报道	眼部异常（白内障，硬化性角膜，眼球震颤，斜视，眼组织缺损，鼻泪管阻塞，视力减退，小眼畸形，视网膜发育不良）	100	HMX1

2802

续表

综合征或异常	耳郭临床表现 外耳	耳郭临床表现 耳其他表现	其他	小耳畸形发病率(%)	已鉴定的基因
Pallister-Hall综合征	隆起的低位的向后方成角的耳朵,耳垂小或缺失	无听力障碍报道	下丘脑错构瘤,轴后多指,会厌分叉,喉裂,中面部短小,会厌小,小颌畸形,小舌,肛门闭锁,肾脏、心脏畸形,四肢短小	90	GLI3
Townes-Brocks综合征	过度折叠的耳轮,小耳,耳前赘或耳前凹	感觉神经性听力障碍;中耳畸形(听小骨畸形);混合性听力障碍	肛门闭锁,拇指畸形(三指节拇指畸形、轴前性多指),肾功能不全,心脏畸形,足畸形(扁平足、足趾弯曲重叠),生殖泌尿系统畸形	88	SALL1
Treacher Collins综合征	各种程度的小耳畸形,外耳道狭窄或闭锁,耳赘或耳瘘管	各种程度的中耳畸形(听小骨畸形,鼓室、乳突发育不全或缺失),某些内耳畸形;传导性听力障碍(至少55%)	向下倾斜的睑裂,颧骨或下颌骨发育不全,下睑缺损,小颌畸形,巨口,腭裂	60~80	TCOF1,POL1RC,POL1RD
Wildervanck综合征(颈-眼-听神经综合征)	低位耳,耳郭赘,颊部赘,外耳道闭锁或狭窄	内耳畸形,敞发耳郭(>30%),中耳畸形,传导性听力障碍,以及混合性听力障碍	Klippel-Feil综合征,外展神经麻痹及眼球后退(Duane综合征),腭裂,半面缺陷,脑干发育不全	25~50	FGF13

(4）小耳畸形可以单独存在或同时合并其他畸形而成为各种综合征的局部表现，单基因缺失或者染色体断裂可以导致包括小耳畸形在内的症状。

(5）小鼠模型表明：特定基因变异可以导致小耳畸形。

先天性小耳畸形患者中65%为非综合征型，但目前的遗传学研究均未在编码区发现热点突变。而对于综合征型小耳畸形的研究发现，多种小耳畸形相关综合征具有单基因突变或者染色体异常。

二、临床表现及分型

先天性小耳畸形主要表现为不同程度的耳郭畸形，常伴外耳道闭锁或狭窄、中耳畸形，也会伴有同侧颅面组织发育不良和颜面短小等。除严重影响外观之外，通常伴有以气导性为主的听力障碍，对患儿的早期言语发育和社会适应也造成一定影响。

先天性小耳畸形分型：先天性耳郭畸形形态多变，Max（1926）、Rogers（1977）、Tanzer（1978）、Weerda（1988）、Nagata（1993）、庄洪兴（1999）等的分型描述了小耳畸形残耳的形态及严重程度；Hunter（2009）、Luquetti（2013）的分型更侧重于细节与标准化，为遗传学研究提供了很好的依据（表68-3）。

表68-3 耳郭畸形常见临床分型

作者	耳郭畸形分型
Max(1926)、Rogers(1977)	Ⅰ度：异常耳郭，各解剖标志可辨认。Ⅱ度：异常耳郭，部分解剖标志可辨认。Ⅲ度：非常小的皮赘。Ⅳ度：无耳
Tanzer(1978)	Ⅰ型：无耳畸形。Ⅱ型：完全性耳郭发育不良（小耳畸形，a为伴外耳道闭锁，b为不伴外耳道闭锁）。Ⅲ型：耳郭中1/3发育不良。Ⅳ型：耳郭上1/3发育不良（a为杯状耳畸形；b为隐耳畸形；c为耳郭上1/3完全发育不良）。Ⅴ型：招风耳畸形
Weerda(1988)	Ⅰ度：大部分耳郭结构可辨认，a为大耳畸形，b为招风耳，c为隐耳，d为耳轮上部缺如，e为耳垂畸形，f为杯状耳等。Ⅱ度：部分耳郭结构可辨认，a为杯状耳Ⅲ型，b为小耳（mini ear）。Ⅲ度：没有正常耳郭结构，a为单侧，b为双侧，c为无耳
Nagata(1993)	通常把小耳畸形分为四种类型：①耳垂型小耳畸形：有耳垂但没有耳甲、耳道及耳屏。②小耳甲腔型小耳畸形：有耳垂和小耳甲。③耳甲腔型小耳畸形：有耳垂、耳甲腔、耳道、耳屏和耳屏间切迹。④无耳：耳朵形态完全消失
庄洪兴(1999)	Ⅰ度：耳郭的大部分解剖结构存在，但轮廓较正常侧小。Ⅱ度：耳郭的多数解剖结构消失或无法辨认，残留的结构尚存部分耳垂，形态各异，但大多数外观呈现花生状、腊肠状或舟状，大多伴耳道闭锁、耳甲腔消失，此类型最多见。Ⅲ度：残留的组织仅仅呈现小的赘皮、凸起。Ⅳ度：无耳
Hunter(2009)、Luquetti(2013)	Ⅰ度：正常耳郭结构全部存在，中间纵向长度（median longitudinal length）低于平均值[>2倍标准差（standard deviation，SD）]。Ⅱ度：部分正常耳郭结构存在，中间纵向长度低于平均值（>2SD）。Ⅲ度：存在的一些耳郭结构不可辨认。Ⅳ度：无耳

中国医学科学院整形外科医院外耳再造中心团队（2013）根据多年治疗耳郭畸形的临床经验，将先天性小耳畸形分为四种临床类型，便于针对不同类型采取相应的治疗策略。

Ⅰ型：耳郭的各解剖结构基本存在，可辨认，耳甲腔存在但稍小，耳郭总体轮廓（纵、横径线）稍小，有时合并杯状耳或招风耳等耳畸形。

Ⅱ型：耳郭的部分解剖结构存在，可辨认，耳舟与三角窝融合，耳郭上部分形态明显缩窄，耳甲腔狭小较明显。根据耳郭软骨卷缩量与临床治疗方法，可分为：Ⅱₐ型，耳郭上部分横径较宽，折叠的软骨量较多，舒展后预计耳郭扩大明显并可恢复部分解剖结构；Ⅱ$_b$型，耳郭上部分横径较窄，折叠的软骨量较少，无耳郭软骨可供舒展或预计即使舒展了软骨耳郭扩展也不明显。

Ⅲ型：耳郭解剖结构无法辨认，残耳形态不规则，主要近似花生状、舟状、索条状和腊肠状等。

Ⅳ型：患侧仅为小的皮赘或分散的丘状隆起，耳郭完全缺失，局部无任何解剖痕迹（图68-14）。

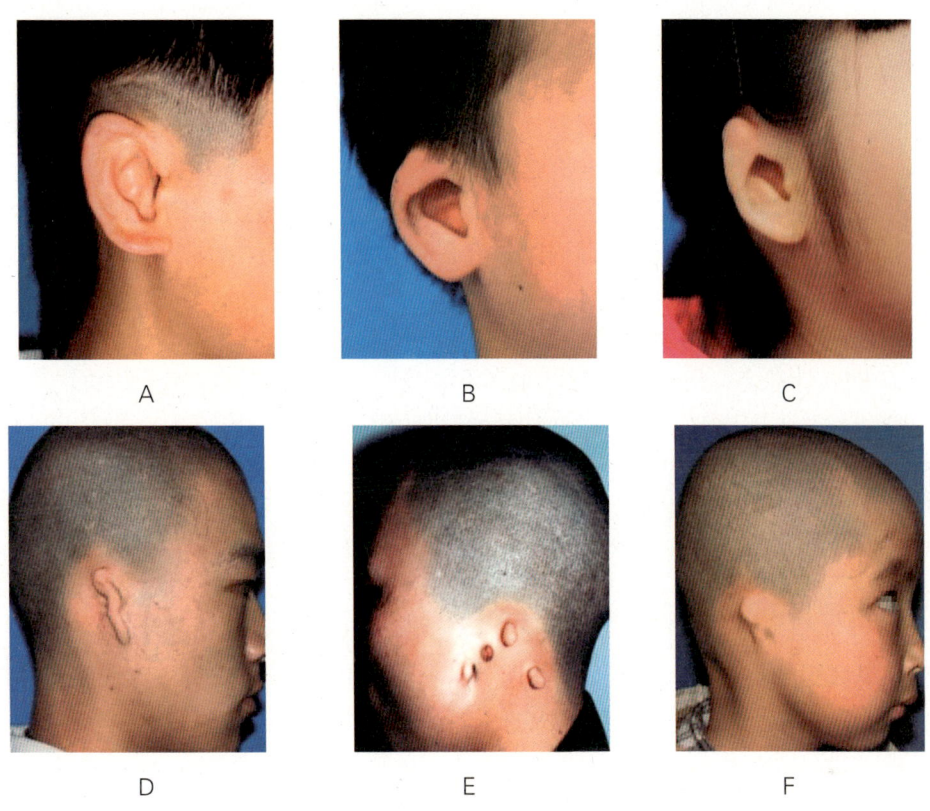

图 68-14 先天性小耳畸形分型
A. Ⅰ型 B. Ⅱ$_a$型 C. Ⅱ$_b$型 D. Ⅲ型 E、F. Ⅳ型

三 先天性小耳畸形的治疗

先天性小耳畸形由于耳郭部分或全部缺失、耳道闭锁或狭窄及中耳畸形导致的听力障碍、部分伴有半面短小症等。其治疗包括了耳郭再造、外耳道及中耳重建恢复部分听力或听觉植入手术，部分患者包括颌面畸形矫正，其治疗过程复杂、周期长。对于先天性小耳畸形伴有同侧耳道闭锁的患者治疗的顺序，如果是单侧，多数学者认为应优先考虑进行耳郭再造术，然后再考虑患侧是否进行外耳道、中耳重建或听觉植入来提高听力；但再造耳的定位一定要注意，否则也会影响耳道手术；对于耳道狭窄伴有胆脂瘤破坏中耳甚至内耳的患者，应优先考虑耳科手术治疗。如果是双侧，应尽早戴骨导助听器，耳郭再造完成后再施行耳道和中耳重建手术或听觉植入，也可在耳郭再造手术的最后一期共同完成。对于外耳道骨性闭锁者，实行外耳道及中耳重建改善听力的效果欠佳，且并发症多，目前耳科医师多持慎重态度。对于小耳畸形伴有同侧颜面短小畸形的患者，进行下颌骨延长或颧骨延长的手术可以与耳郭再造术同时进行，也可以与颌面外科医师探讨，根据具体情况决定耳郭再造和骨延长术的先后顺序。针对患侧面部软组织发育不良的矫正手术如自体脂肪移植等，从患者的发育和供区组织量方面考虑，最好在成年后进行。半面短小畸形的治疗需要制订系统的计划方案。

对中年以上患者，年老体弱并出现肋软骨钙（骨）化而失去弹性的患者，耳郭周围皮肤和筋膜组织已经破坏到不能利用的患者可以考虑佩戴赝复体义耳；目前国内外学者也在进行非创伤性暂时佩戴的赝复体义耳的研究，主要针对手术时机不成熟的幼儿，以最大限度减轻患儿心理压力，待手术时机成熟后再进行耳郭再造；也可作为患者根本不愿意接受手术时的无奈之举。

（一）手术时机的选择

对于先天性小耳畸形患者何时选择耳郭再造术，要从心理方面和生理方面考虑。从心理方面，小耳畸形患儿及家长对此种缺陷均存有心理负担，同时患儿上学后也容易引来同学的嘲讽，很容易影响患儿的心理发育，造成患儿性格孤僻、自卑等，使患儿的身心健康受到很大的伤害，因此手术应尽早，最迟应在学龄前进行；而从生理方面，3岁儿童的耳郭已达成人的85%，儿童期耳郭生长迅速，6岁儿童的耳郭略小于成人，儿童耳郭一般在9～10岁时就接近成人耳郭的大小。另外从肋软骨发育的组织量上考虑，年龄6岁、身高1.2m以上儿童的肋软骨基本可以满足雕刻耳郭支架的需要。综上所述，结合国内外学者多年的临床经验，大多数患儿可以考虑6岁进行耳郭再造术。

Tanzer和Brent等也认为手术年龄在6岁左右；Nagata选择的手术年龄是10岁或胸围超过60cm，充足的肋软骨肯定有利用制作更完善的耳郭支架。但6周岁左右孩子的肋软骨发育并非都能够满足耳郭再造手术的需要，如果孩子发育比较差或者健侧耳郭比较大，手术可适当延后。进入青春期，部分患儿的肋软骨中心区会出现不同程度的蜂窝状改变，不利于耳郭支架的雕刻，因此建议10岁以内完成耳郭再造术。

当然手术方法的不同对肋软骨要求也有差别，因此也会影响手术时机的选择。

（二）适应证

先天性小耳畸形的患儿无其他严重的先天性疾病或（和）器质疾病；可以耐受全身麻醉；患者肋软骨发育良好无较大范围钙化；患儿和家长能够理解并接受再造耳郭形态与正常耳郭之间的差异；小耳畸形伴有半面短小症时可同期进行矫正，伴有耳道闭锁者优先考虑耳郭再造。

（三）耳支架材料的选择

耳郭再造术的耳郭支架材料的选择也是耳郭再造术的关键，国内外的学者也进行了大量的研究和临床应用，主要包括软骨类，如同种异体肋软骨和异种软骨，替代的材料如尼龙编织物、硅胶类等，均由于软骨吸收、材料类支架的外露、感染等问题而未能普及。目前，国际上绝大多数学者认为选择自体肋软骨作为构建耳郭再造的支架是最安全可靠的首选材料。

一些研究者对多孔高密度聚乙烯（商品名为"Medpor"）支架抱有极大的热情，这种材料不吸收变形，容易塑形加工，可避免取肋软骨带来的创伤及其并发症，其缺点为不耐摩擦和压迫，排异的问题也无法避免，支架外露和感染等发生率较高。通常根据患者的意愿，在肋软骨钙化而无法利用的情况下，Medpor耳支架可作为补充选择。

预制人耳郭形状组织工程支架的工作最早由我国的曹谊林教授完成，可以在实验室培养软骨细胞并把它们种植到一个人造的可降解的耳模型支架上，然后将其移植到小鼠皮下，这个实验得到了非常好的结果。经过近二十年的不断探索研究和反复实验，利用患儿自体残耳软骨细胞作为"种子"构建的组织工程耳郭支架已经在国际上率先应用于临床，并取得初步理想的效果，虽然仍处于临床起步阶段，在"种子"细胞来源和形成的耳支架软骨的生物力学方面还有很多问题需要进一步探讨，组织工程耳郭支架的临床应用瓶颈的突破势必会为耳郭再造开辟美好的应用前景。

（四）手术方法及其历史

严重的小耳畸形手术治疗首选耳郭再造。目前，常用的全耳郭再造技术主要包括：①Nagata

4. 健侧耳的评估 测量健侧耳的长度、宽度及高度是需要的，不仅为再造耳提供必要的参数，还便于确定肋软骨组织量是否能满足耳郭再造支架的要求。

5. 伴发畸形的评估 常见的伴发畸形有同侧面部发育短小、面神经发育不良、巨口畸形、唇腭裂、脊柱畸形、心血管畸形等，因此术前要进行全面的体格检查及辅助检查，详细记录并告知患儿及家属。

6. 听力的评估 由于先天性耳郭畸形多伴耳道闭锁或狭窄，应请耳科医师会诊，对患儿行听力学检查及听力的评估，以决定是否尽早进行助听干预。

四 耳郭再造术

（一）常规术前准备

1. 术区备皮及外观像 患者术区周围10~15cm剃除头发，同时认真用棉签清理残耳局部凹陷处的污垢。根据临床需要采集不同角度的外观像，并保留资料。

2. 耳郭模型的制作 根据健侧耳郭大小形状用X线胶片剪取耳郭模型。对健侧耳郭进行三维（3D）扫描，镜像后，并3D打印耳郭模型，以备手术中参照（图68-16）。双侧小耳畸形的患儿可以参照其父母的耳郭采取模型。

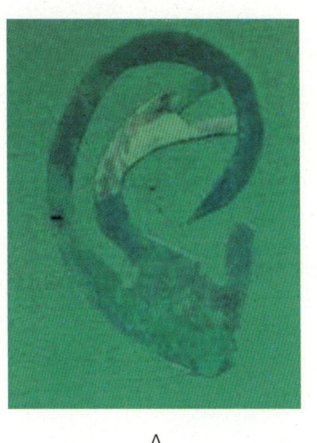
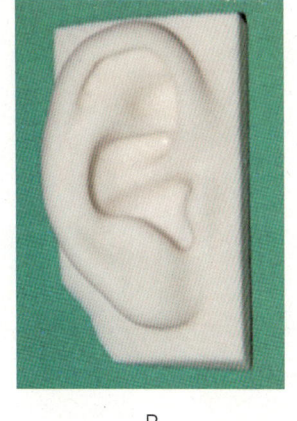

A　　　　　　　　　　　B

图68-16 耳郭模型的制作
A. X线胶片耳郭模型 B. 3D耳郭模型

3. 再造耳郭的位置 再造耳郭的定位较复杂，包括上下位、前后位、倾斜度及耳屏的位置。首先要观察患侧残耳的下极点，再造耳郭下极的定位应该与健侧耳垂的水平线一致，残耳下极点的高低与健侧不在同一水平线时，可以采用手术调整。前后位置确定首先要参考患侧局部条件和可利用的残耳情况，同时考虑再造耳郭耳轮前点距眼外眦角的距离。在两侧画出面部的垂直线，根据健侧耳与垂直线的角度画出再造耳的向后倾斜的角度。对于患侧面部较健侧明显短小者，我们可以利用数字化重建技术辅助确定再造耳郭的位置。耳屏位置的确定主要应考虑与再造耳郭位置的匹配和残耳的利用。

4. 麻醉方式 绝大部分患儿宜选择在全麻下进行手术，较少部分成年患者亦可选择局麻下手术。

（二）Nagata及其改良的二期法耳郭再造术

1. 一期手术 取出肋软骨，制作和移植三维软骨支架，耳垂转位。

（1）三维肋软骨耳郭支架的制作：根据年龄及肋软骨的发育、健侧耳郭的大小和竖立的高度确定切取肋软骨的量，通常第7、8肋完整切取，部分成人第7肋软骨就能满足耳郭支架的制作要求，第6、9肋软骨根据需要可以完整或部分切取（图68-17）。

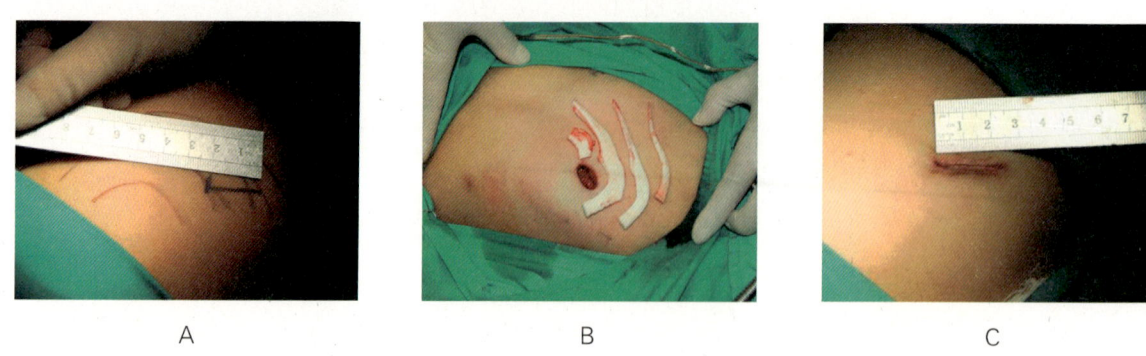

图 68-17　取肋软骨
A. 标出切取肋软骨的切口，长度为3cm左右　B. 切取第7、8、9肋，部分第6肋　C. 切口闭合

根据切取的肋软骨长度、宽度和厚度的差别，以及残耳大小和是否有耳甲腔，支架的具体制作方法是不一样的，一般根据健侧耳郭模型，用第7肋软骨的弯曲部分和第6肋软骨的最宽的部分拼接形成支架的底板，在底板上雕刻出耳舟和三脚凹，形成对耳轮及上下脚，修薄和修细第8肋拼接在底板上形成耳轮和耳轮脚，取一段软骨雕刻成耳屏支架直接与底板的下端拼接，对于软骨比较薄的取第9肋软骨雕刻成对耳轮拼接在底板对耳轮的位置，加高对耳轮的凸度，同时加深耳舟和三角窝。Nagata会在底板拼接薄的软骨形成部分耳甲弓形后壁。软骨的拼接用5-0钛丝或钢丝固定。如果残耳有大小不等的甲腔，通常支架不需要拼接耳屏部分。剩余软骨根据健侧耳竖立的高度拼接成C形，作为支架的基座，埋于切取肋软骨的切口皮下，留到二期手术时使用（图68-18）。制作的支架强度要足够。

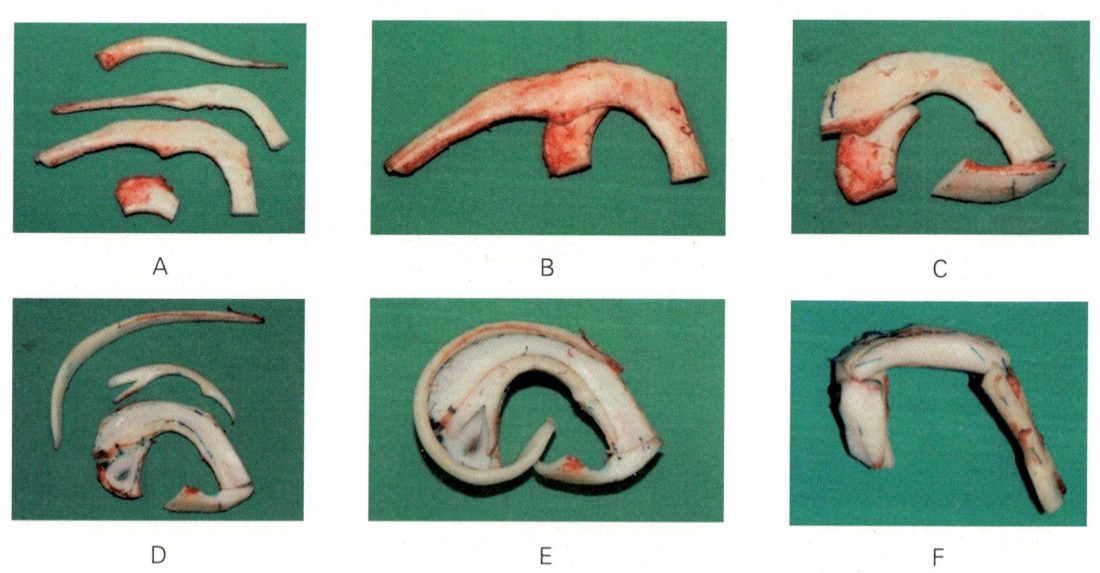

图 68-18　肋软骨耳郭支架的制作
A. 从患耳对侧切取的第7、8、9肋软骨及部分（大于2cm）第6肋软骨　B、C. 第7肋和第6肋拼接支架底板，第7肋切取一段拼接耳屏　D. 第8肋修剪后拼接耳轮、第9肋修剪后拼接对耳轮、在底板上雕刻出耳舟和三角凹、第7肋一段雕刻成耳屏　E. 耳支架主体拼接完成后　F. 剩余软骨拼接出耳支架的基座

（2）耳垂转位、皮下腔隙的形成及三维支架的植入

1）有耳垂型小耳畸形：耳垂前面由其后面延伸至乳突表面的W形切口，形成四个皮瓣——

耳屏前皮瓣、耳垂前皮瓣和后皮瓣（通常前皮瓣宽，后皮瓣窄）和乳突皮瓣。完全去除残耳软骨，在乳突区皮下分离形成的皮肤口袋区域要大于外耳轮廓。将耳垂后皮瓣和乳突皮瓣缝合成为一个锯齿状的锥体，作为支架及耳屏间切迹部位的皮肤覆盖。保持耳垂后下部皮瓣和乳突皮瓣联结区域的皮下蒂的完整对于维持瓣的血运是非常重要的。将三维支架插入皮肤口袋中心，用皮瓣覆盖并缝合，放置负压引流管在耳舟部位，在负压下形成再造耳的轮廓，并判断需要切除残耳和耳屏间切迹处多余皮肤的量以获得光滑的轮廓（图68-19～图68-21）。

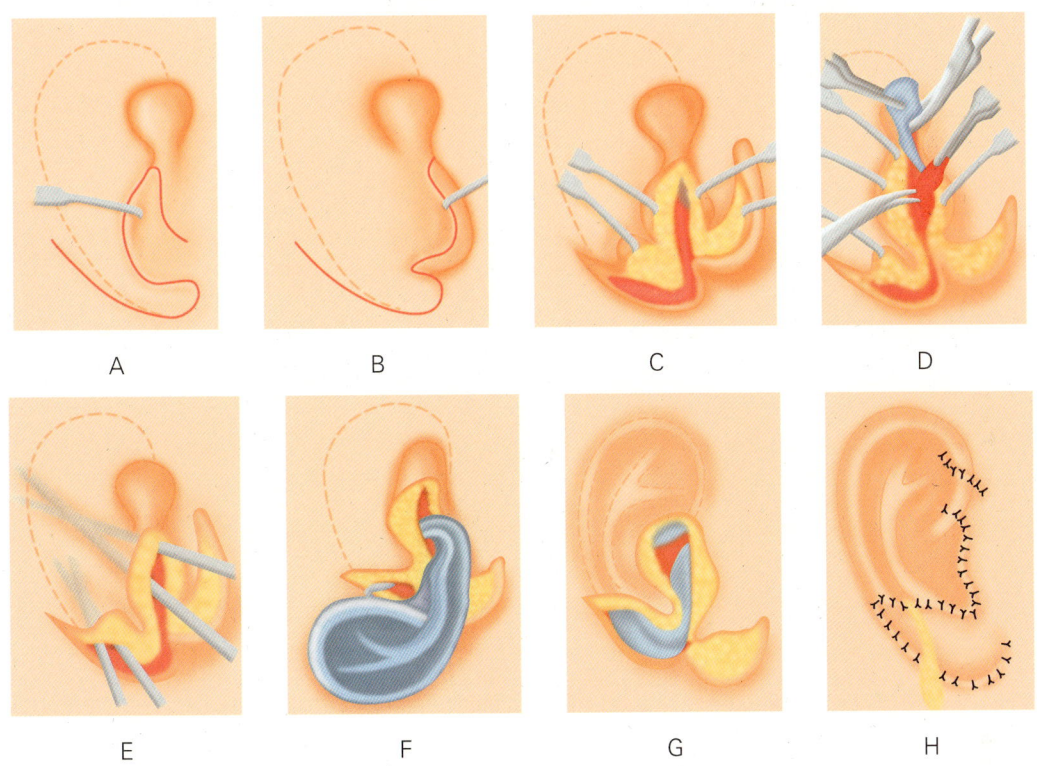

图68-19　有耳垂型小耳畸形的一期手术步骤

A. 重建耳郭和耳垂前面切口线标记　B. 耳垂后面和乳突表面W形切口的标记　C. 形成四个皮瓣：耳垂前皮瓣、耳垂后皮瓣、耳屏前皮瓣和乳突皮瓣　D. 完全移除残存耳软骨　E. 形成皮肤口袋，注意分离的边界须超出外耳轮廓1cm，在耳垂后面下半部分皮瓣及乳突皮瓣与耳后筋膜之际形成皮下蒂　F、G. 将三维支架从耳屏处植入耳后皮肤囊袋中　H. 术中可通过抽吸明确轮廓调整缝合后的皮瓣关闭创面后的术后观

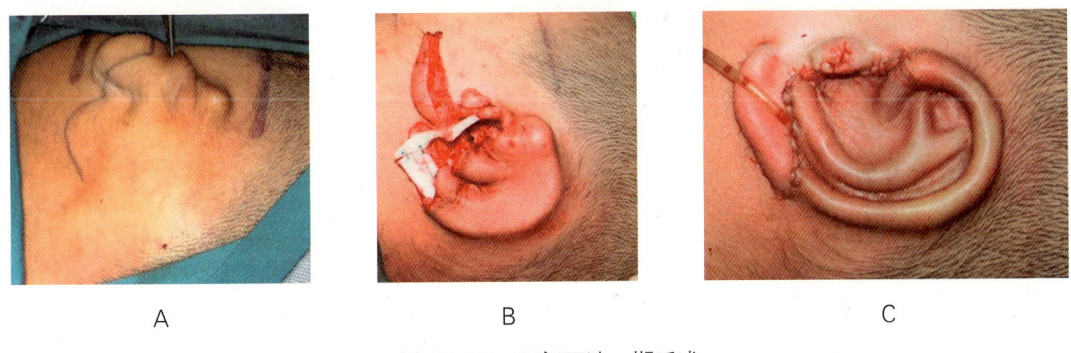

图68-20　耳郭再造一期手术

A. 手术切口设计　B. 肋软骨耳支架植入　C. 耳垂转位、耳屏成形

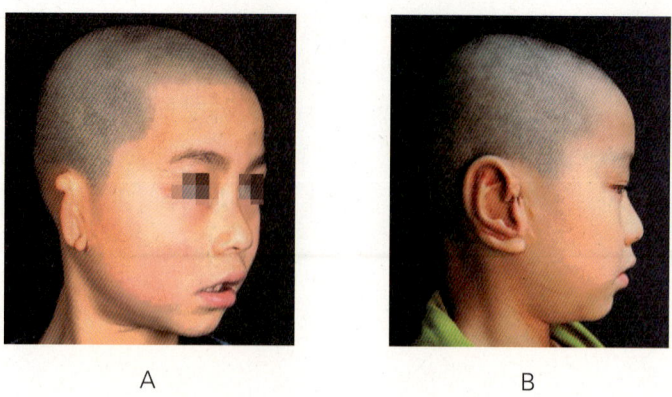

图 68-21 男孩，8 岁，有耳垂型小耳畸形，肋软骨耳支架二期法耳郭再造一期手术
A. 手术前　B. 一期肋软骨耳支架植入术后 4 个月

2）有耳甲腔型小耳畸形：这种畸形在外耳下部外观正常，三维支架无须重建耳屏部分。残余软骨的剥离应达外耳道口，同时应将组成外耳轮及耳轮脚的残耳软骨剔除，以便再造耳支架与残耳拼接自然（图68-22）。

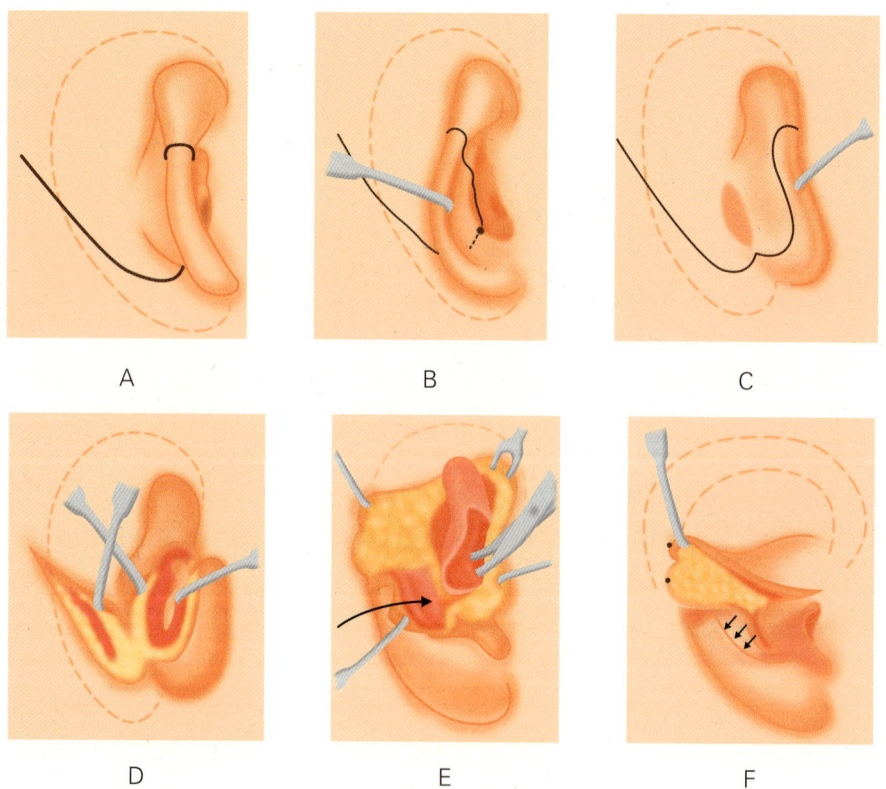

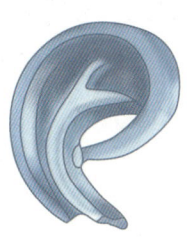
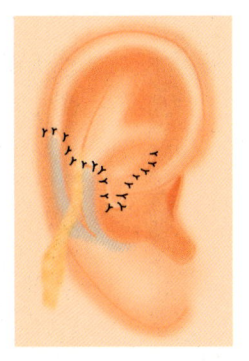

G　　　　　　　　　　H

图 68-22　有耳甲腔型小耳畸形一期手术步骤

A. 再造耳标记及切口标记　B. 前面的切口标记　C. 耳垂及乳突后面的 W 形切口标记　D、E. 切开后，移除耳软骨而保留外耳下部　F. 切除耳软骨的部分如图箭头所示　G. 耳甲腔型小耳畸形的三维支架。注意无须再造其耳屏部分　H. 将皮肤贴合至三维支架后的术后观

（3）术后处理：手术按清洁手术要求，预防性应用抗生素。观察负压引流是否通畅及引流量，观察皮瓣及转位耳垂颜色及皮下囊袋内是否有积血，引流管3～5天拔除，皮肤缝线术后10天拆除。

2. 二期手术：再造耳郭掀起，肋软骨支撑，颅耳角成形。

（1）再造耳主体部分的竖立：沿耳轮的外缘切开皮肤达耳后筋膜浅层，在支架底板与耳后筋膜之间分离，掀起再造耳。将埋置的C形基座衬垫在底板与耳后乳突区筋膜之间，测量再造耳最高点与健侧耳郭最高点的距离是否一致，用5-0钛丝或钢丝将基座固定于底板后内侧上对耳轮和耳轮下脚背面的位置。依据健侧的高度确定衬垫基座的高度，一般再造耳竖立的高度最好不超过2.5cm，健侧高于2.5cm的考虑到对称性可降低健侧高度。在头皮与耳后筋膜之间分离，分离至耳后筋膜能覆盖再造耳后内侧面大小，切开耳后筋膜，在乳突区骨膜表面掀起蒂在前的耳后筋膜瓣，在筋膜瓣的下方、胸锁乳突肌腱膜的表面予以分离，将筋膜瓣远端用可吸收线缝合于耳轮上缘，取长8.5cm左右、宽4.5cm左右的断层皮肤游离移植于筋膜表面，打包固定。断层皮可取自头皮、胸部（取肋软骨部位）、腹股沟等（图68-23，图68-24）。

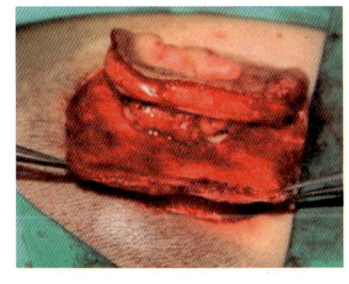
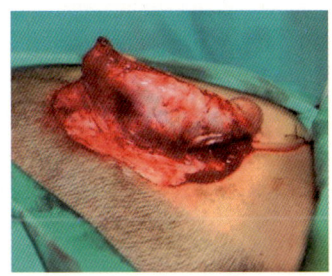
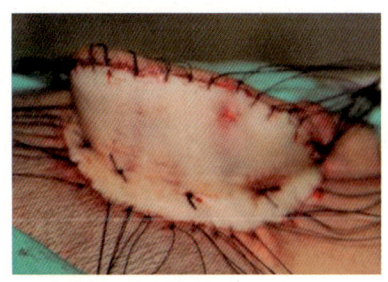

A　　　　　　　　　　B　　　　　　　　　　C

图 68-23　再造耳竖立

A. 耳后筋膜瓣掀起，软骨基座衬垫　B. 耳后筋膜覆盖　C. 中厚皮片移植

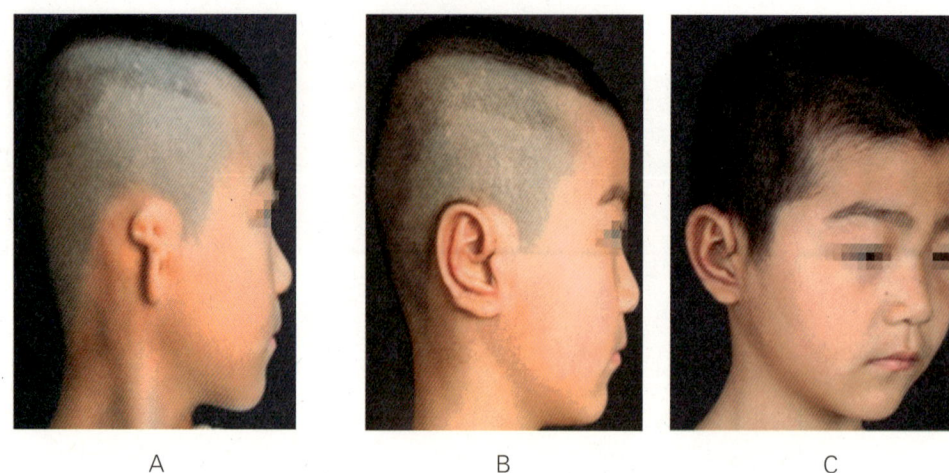

图 68-24　男孩，8 岁，小耳畸形，肋软骨耳支架二期法耳郭再造
A. 手术前　B. 一期手术后 6 个月　C. 二期手术后 6 个月

Nagata 医师通常用颞顶筋膜瓣（TPF）覆盖再造耳后内侧面，筋膜表面移植断层头皮（图 68-25）。

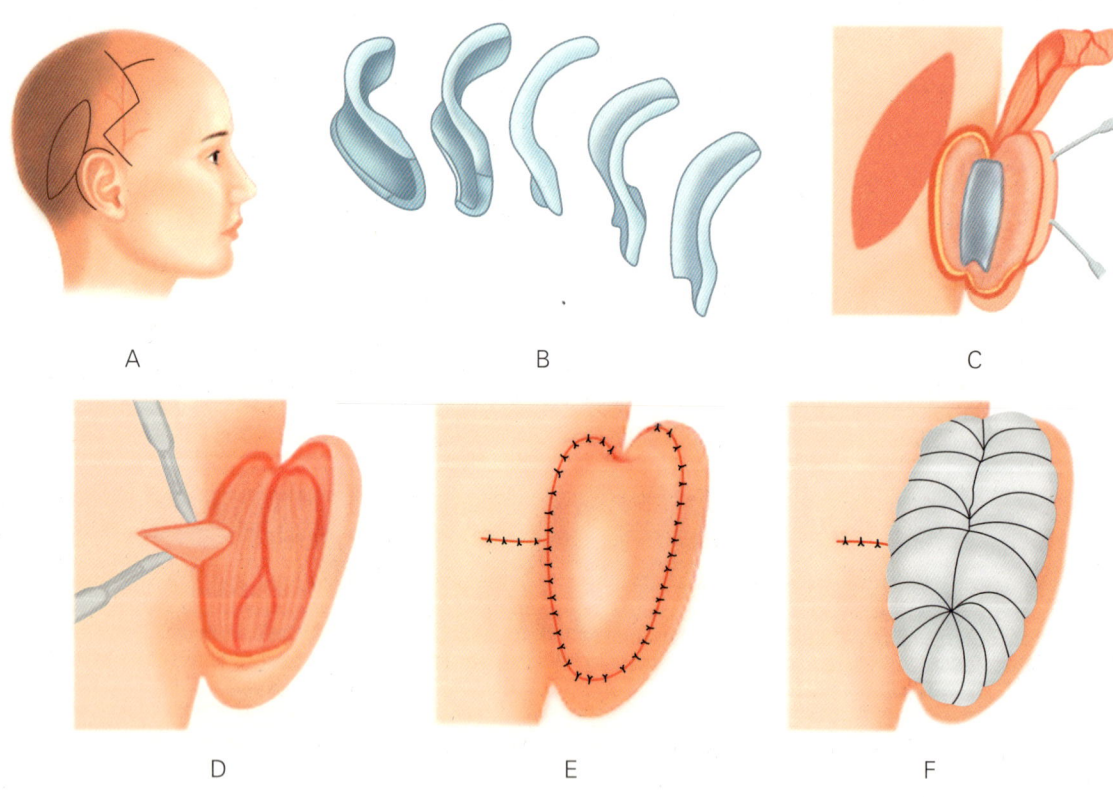

图 68-25　再造耳的竖立

A. 再造耳掀起、颞顶筋膜瓣和头皮片切取的切口设计线　B. 肋软骨基座结构简图，其下部结构被改造成反转的 L 型以增加稳定性。软骨块由多层组成，用丝线缝合固定　C. 从头部掀开再造耳，切除耳轮缘附近带毛囊的皮肤，掀起颞顶筋膜瓣，在颞部和乳突区皮肤下形成隧道，将颞顶筋膜瓣穿过皮肤隧道并闭合切口，用 4-0 的尼龙线将多层软骨块固定至三维支架的后部、颞部和乳突区　D. 用颞顶筋膜瓣覆盖暴露的耳轮缘，再造耳的后面，以及术后颞部和乳突处。颞部和乳突处皮肤较接近，对多余的皮肤可在被毛区呈三角形切除以避免形成猫耳朵　E. 切取的断层头皮移植于筋膜表面　F. 移植皮片打包固定

（2）术后处理。二期手术可在支架与耳后筋膜支架间放置负压引流，引流管 2 天拔除，术后 10 天拆线。

(三)扩张两瓣法(部分扩张皮瓣法)

皮肤软组织扩张技术与耳郭再造手术的结合,不仅增加了残耳后乳突区皮肤的"量",更为重要的是使皮瓣变"薄",对于乳突区皮肤厚紧、发际线较低的患者,可提高手术效果。

1. 一期　皮肤定量扩张。切口位于发际线后0.5cm,长约3cm。剥离范围设计上窄下宽的肾形外观,约6cm×4cm。以0.5%浓度的利多卡因行局部肿胀麻醉。自切口线全层切开皮肤,以15号小圆刀在浅筋膜锐性剥离,创面用双极电凝仔细止血后,将50ml特型扩张器置入皮下已剥离形成的囊腔中(图68-26),其下放置带有侧孔的引流管一根。切口缝合采用双层缝合技术,皮下组织褥式缝合于发际线深面组织,皮肤行单纯间断缝合。术后3天拔除引流管。扩张器埋植术后7天行注水治疗,常规每周注水3次,第一次注水量约10ml,其余各次注水约5ml,注水总量为60ml左右。注水治疗完毕后(图68-27),需要进行维持扩张1个月,其间佩戴专用的耳罩进行保护。

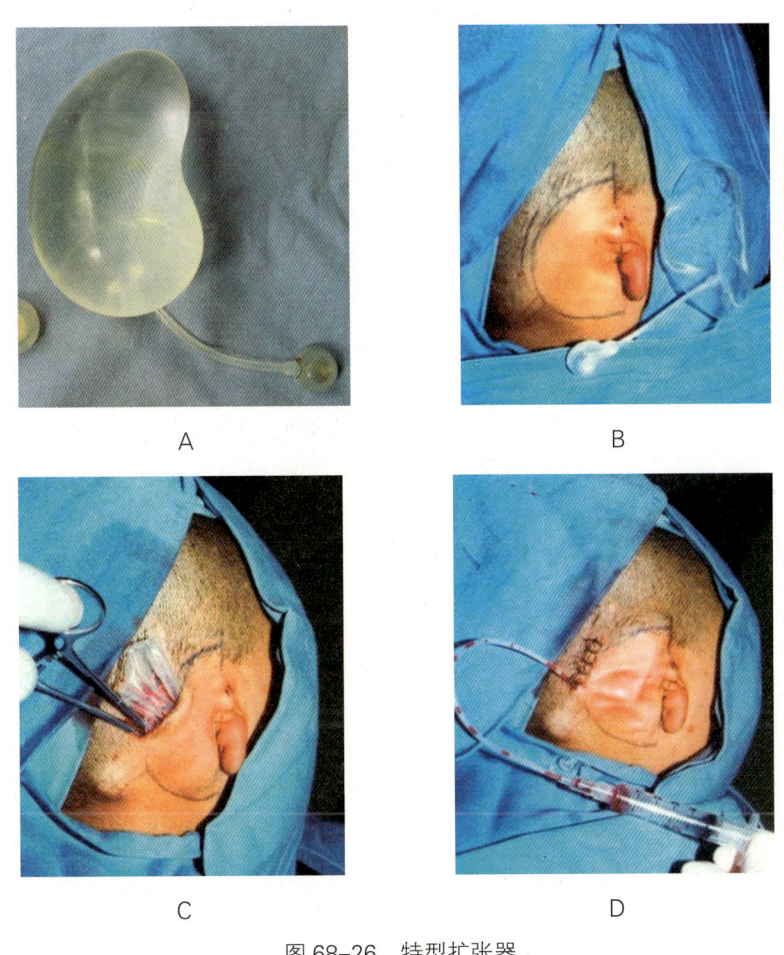

图68-26　特型扩张器

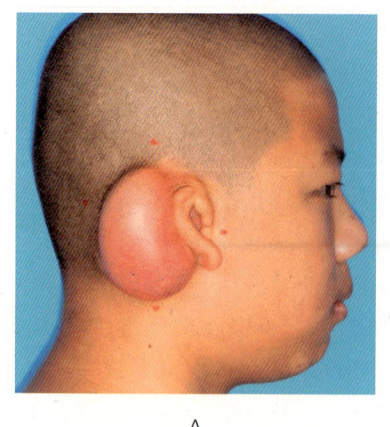 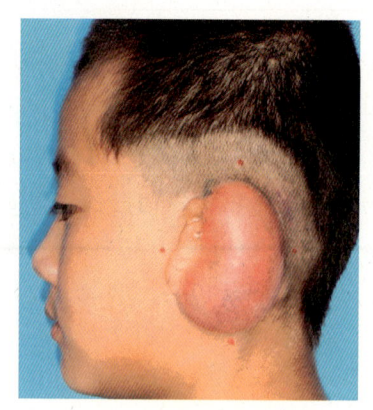

图 68-27 皮肤扩张器注水结束

一期术后常见的并发症及处理。

感染：一期手术后、扩张期间均可发生感染，多为创口愈合不佳或继发于身体其他部位的血行感染所致。初期表现为扩张的皮肤充血、皮温升高、局部疼痛等。一旦发现扩张器周围有脓液形成，就应及时向腔内置入导管持续负压引流，并做药敏试验辅以抗生素治疗，常可控制感染继续扩张。如感染仍得不到控制，就必须取出扩张器，待半年后再重新置入。

扩张器外露：扩张器置入时未能舒平而出现的成角、扩张速度过快造成的局部皮瓣坏死、扩张后期皮瓣出现的局灶性血栓皮肤坏死、皮肤疖肿、外伤等均可导致扩张囊外露。防治的方法是术中尽量展平扩张器，避免成角，如在扩张过程中发现扩张囊成角，应抽出部分盐水调整扩张囊，再继续注水扩张。适当控制注水扩张速度，避免过快。及时处理局部感染灶并暂停注水。注意佩戴保护罩。

扩张皮瓣血供障碍：易发生于注水后期，此时期皮肤已变薄，对再增加的压力变化适应性较低，注水量过大时极易引起皮瓣血供障碍。临床表现为注水后皮肤变白，数小时后该处出现水泡。因此，在后期注水过程中，如出现较大范围的皮肤苍白现象，应立即回抽减压。

切口裂开：常与注水扩张过早、速度过快有关。初次注水应该待切口愈合良好后进行。

2. 二期　扩张器取出，双瓣形成，三维肋软骨支架移植，耳垂转位。

首先设计残耳及扩张皮肤的切口，并切开取出扩张器（图68-28）。

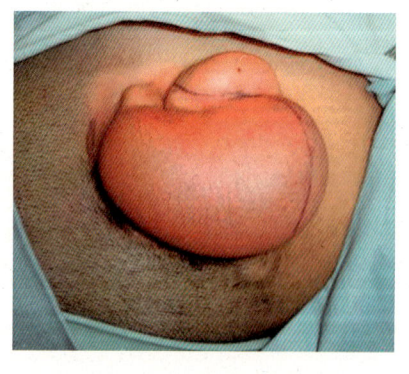 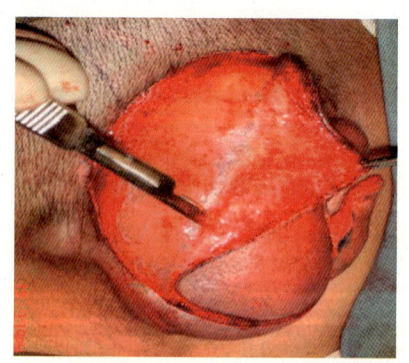

图 68-28 扩张皮肤切口设计，切开取出扩张器

从胸部切取皮肤和肋软骨，通常以右胸第7肋软骨走行方向为轴线，亚甲蓝标记设计切取的梭形皮肤切口，切取的皮肤组织量为9cm×4.5cm（35～45cm²），把切取的皮肤修剪成全厚皮片或厚中厚皮片备用。肋软骨多采取右侧，切取的肋软骨量可以根据耳郭的大小并结合CT片观察肋

软骨发育情况而定（图68-29）。

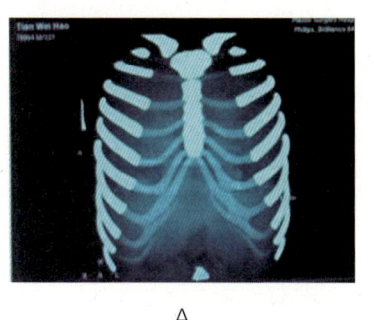
A
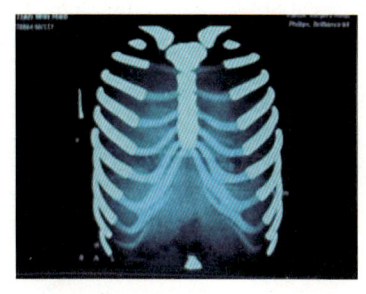
B

图 68-29　胸部 CT 观察肋软骨情况

笔者利用肋软骨雕刻耳郭支架的方式与国外同行有很大差别，最大的优势就是节省肋软骨，利用肋软骨雕刻耳郭支架相对灵活，通常第6、7肋软骨作为主体形成耳舟较多，第8肋软骨呈细长的锥体形外观，适合用来进行耳轮的雕刻。主体形成耳舟时切取的新月形的软骨组织条，经过修整后固定在耳舟内侧缘上的软骨就构成了对耳轮上脚和对耳轮。将一根小的L形软骨条（来源于第6、7、8肋软骨外端）倾斜放置在对耳轮内侧，用以构建对耳轮下脚。如果患者的对耳轮较为突出，可将形成耳舟去除的新月形软骨组织反转放置在对耳轮位置。第6肋软骨较为短粗，主要用于构建基座。第6肋软骨雕刻成楔形，维持耳郭支架的高度和前倾形态。如果患者第6肋软骨发育特别好，可以将第6肋软骨沿纵轴剖开，只采集半根第6肋软骨构建耳郭基座，将以上各个软骨块应用4-0钛丝缝合组装成牢固的立体支架备用（图68-30）。

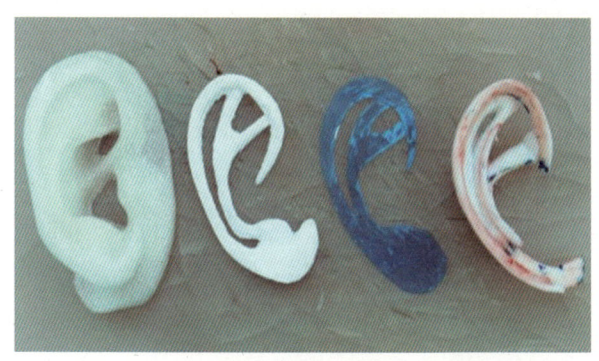
A
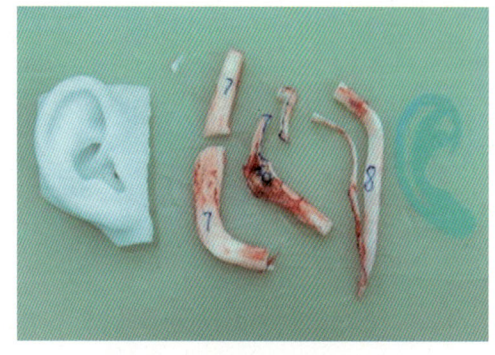
B
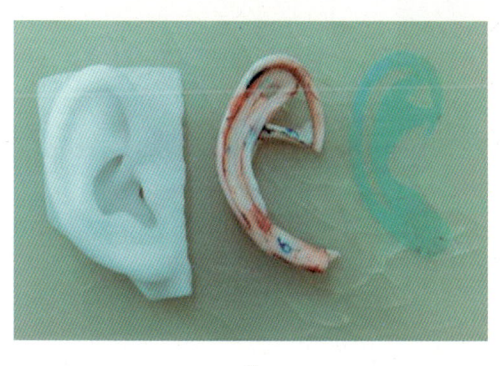
C
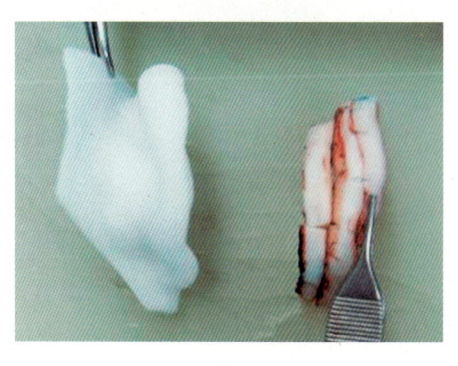
D

图 68-30　雕刻肋软骨，组合耳郭支架

双瓣形成，耳前皮瓣和耳后筋膜瓣均呈C形，蒂在前方。耳前皮瓣上方和后方切口沿扩张皮肤的上缘和后缘切取；下方切口要依据残耳切开向后下方转位形成的耳垂位置来对应，多呈弧形

向后延伸于后缘切口。全层切开扩张皮肤，形成耳前皮瓣，通常在不影响皮瓣血运的情况下去除纤维包膜，有利于皮瓣的舒展，同时有利于软骨支架的供养。耳后筋膜瓣的剥离范围为扩张器外周2.5cm左右。切取时耳后筋膜瓣上部在颞深筋膜浅面掀起，下部在胸锁乳突肌浅面掀起，前面与耳前皮瓣共蒂。软骨支架放置在耳前皮瓣和耳后筋膜瓣之间，形成了三明治样结构。耳前皮瓣从前面包裹覆盖耳郭支架，皮瓣和耳支架间放置带侧孔的负压引流管；耳后筋膜瓣从后面包裹覆盖耳郭支架，固定于支架的耳轮部分；筋膜瓣后方表面和颅侧壁的创面行游离植皮（图68-31）。术后通常负压维持5天后拔除，术后10天拆线。

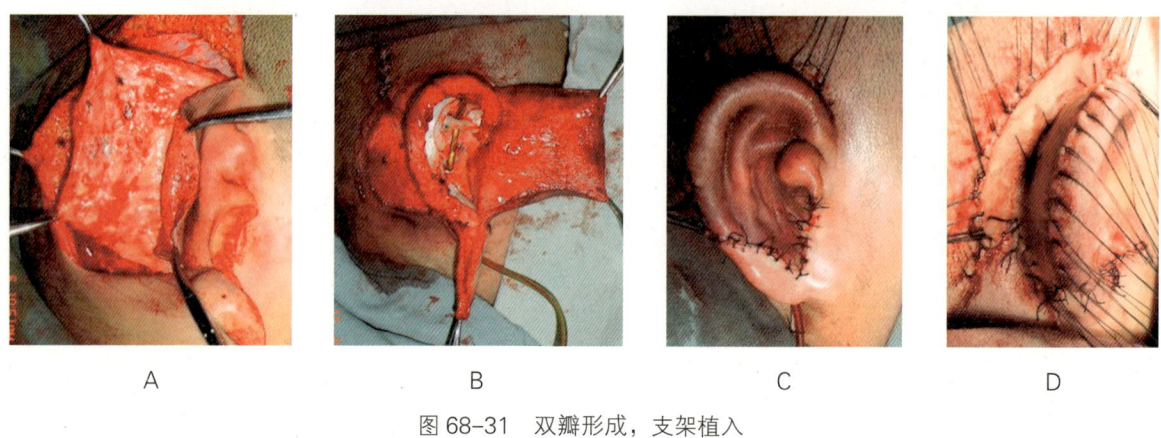

图68-31 双瓣形成，支架植入

二期术后常见并发症及处理：参见二期法耳郭再造的并发症及处理。

3. 三期　耳屏成形和耳甲腔加深。

再造耳郭的耳甲腔区域设计半径1cm的半圆形切口，全层切开皮肤，在浅筋膜层次剥离形成局部皮瓣；将中央部分约1/4面积的皮肤组织去除，形成燕尾形的耳屏皮瓣；将耳屏皮瓣中央部分的皮肤向内折叠后缝合形成耳屏，形成耳屏时可以利用残耳软骨进行内支撑，这样塑形的耳屏更加逼真且不易回缩。耳甲腔区域存在残耳软骨及其软组织，可以将其完整切除，用以加深耳甲腔；也可以形成蒂在后方的软骨筋膜组织瓣，通过掀起的再造耳郭基底隧道，向后翻转固定达到再次抬高再造耳郭的目的，继发性创面游离植皮覆盖（图68-32）。

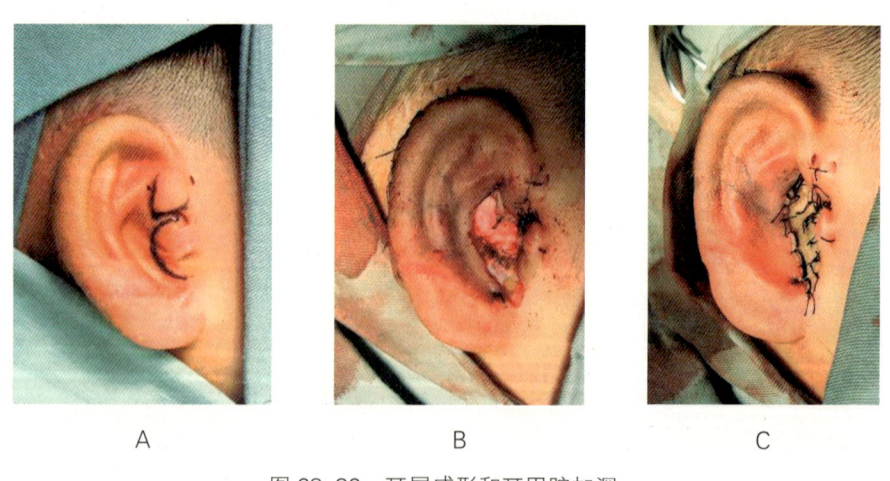

图68-32 耳屏成形和耳甲腔加深

通常情况下，为了提高听力而进行的外耳道重建、中耳成形等耳科手术也可同期完成。

（四）扩张单瓣法（完全扩张皮瓣法）耳郭再造术

这种方法是完全用扩张的耳后皮肤组织瓣覆盖耳郭支架，不需要在再造耳后内侧面及乳突区植皮，避免了供皮区和植皮区的瘢痕，再造耳色泽一致。手术需三期完成。

1. 一期　皮肤扩张器的选择和埋置。

（1）切口设计及扩张器埋置范围标记：标记扩张器埋置的范围下界在健侧耳垂下方1cm以内，前界在残耳前方。放置抽空的扩张囊，在扩张囊底盘缘上1～2cm标记为上界，扩张囊后缘向后1～2cm标记为后界，后界向后上1cm标记4cm长切口线。标记扩张壶埋置的位置在头皮切口的后下方，也可以外置扩张壶。

（2）扩张器置入腔隙的分离：按标记线切开头皮达耳后筋膜表面，通常在头皮与筋膜之间分离至发际线后进入耳后筋膜下分离，如果耳后皮肤厚，也可在耳后筋膜浅层分离。在手术设计范围内分离，对于皮肤厚的患者，也可考虑完全的耳后筋膜上分离。止血必须彻底。在切口下后方头皮与筋膜之间分离埋置扩张壶的腔隙。

（3）扩张器的置入：将80cm肾形扩张器的囊和壶分别置入分离的腔隙内，皮下腔隙内置负压引流，切口分两层缝合，局部加压适度包扎（图68-33）。

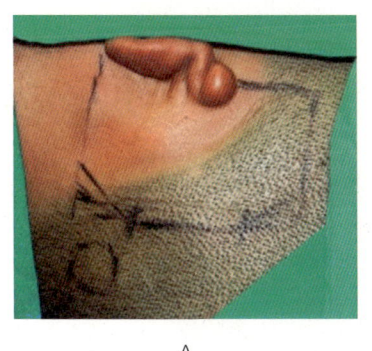 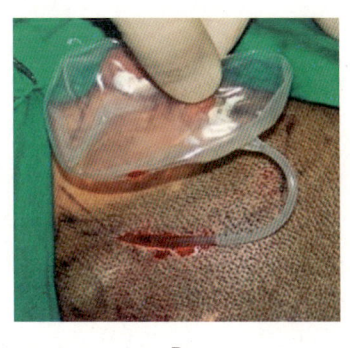 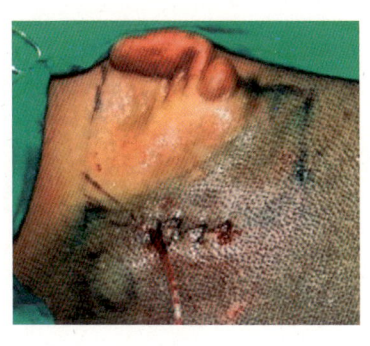

A　　　　　　　　　　　B　　　　　　　　　　　C

图68-33　皮肤筋膜法扩张器的埋置
A. 手术设计　B. 扩张壶的埋入　C. 扩张器埋置术后

术后处理同乳突区皮肤扩张法（两瓣法）。

（4）扩张器注水：手术后3天开始扩张器注水，一周3次，总注水量130ml左右。一般2个月左右完成，停止注水1～2个月后可安排二期手术（图68-34）。扩张头皮激光脱发一般注水80ml后用激光脱去扩张头皮的毛发，间隔1个半月再脱发1次。手术并发症及处理同乳突区皮肤扩张法（两瓣法）。

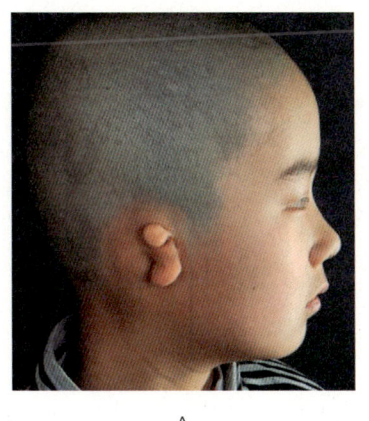 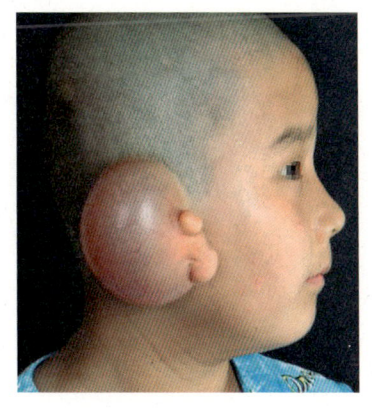

A　　　　　　　　　　　B

图68-34　皮肤筋膜法注水
A. 男孩，10岁，小耳畸形　B. 扩张器注水140ml后

2. 二期　扩张器取出，扩张皮瓣处理，肋软骨耳支架的制作和植入。

（1）扩张器取出及扩张皮瓣的处理：在扩张囊后上方设计V形切口，抽出扩张器内的生理盐水，取出扩张器，根据触捏扩张皮瓣的厚度，剥去厚的部位的包膜或筋膜组织。

（2）支架的雕刻制作及支架的植入：这种方法要求制作的肋软骨支架要更加牢固，为抵抗扩张皮瓣对支架的挤压，支架竖立的高度应比健侧高5mm以上。耳郭支架的制作方法类似扩张两瓣法。将制作完备的肋软骨耳支架植入扩张的皮瓣囊袋内，将负压引流管盘在支架上（图68-35），负压下标记耳垂转移的位置，旋转并拼接耳垂，耳垂也可在三期手术时转位。切除部分颅耳沟内多余的皮肤后直接缝合。

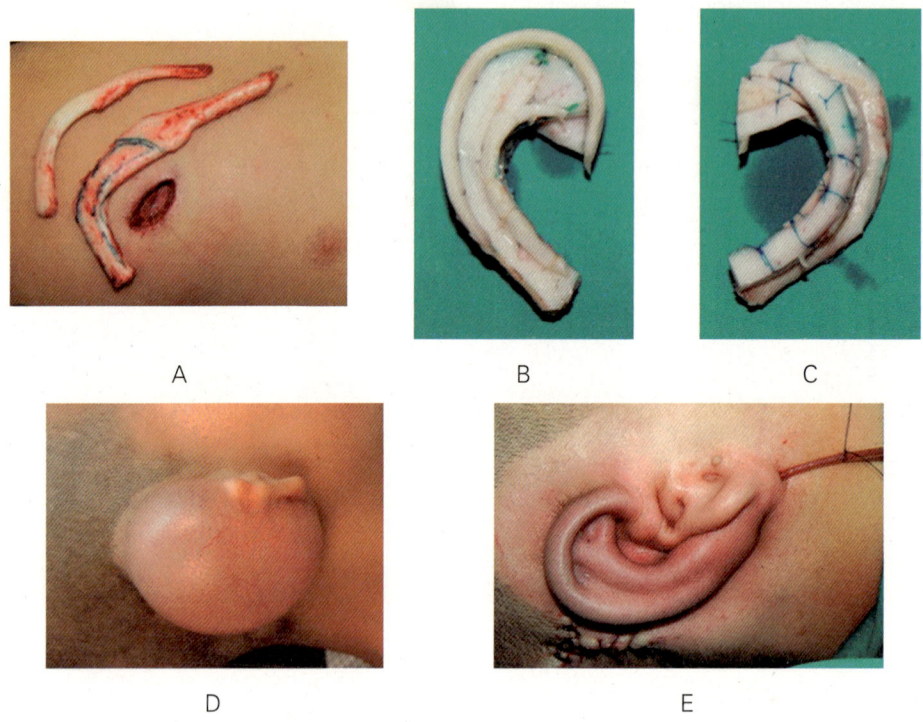

图68-35　扩张单瓣法二期
A. 3cm切口切取肋软骨　B、C. 制作的三维肋软骨耳支架　D、E. 将耳支架植入扩张的皮肤囊袋内，负压引流

（3）手术后及并发症的处理：同扩张两瓣法。扩张皮肤筋膜瓣的回缩易导致皮肤覆盖支架过紧，影响再造耳颅耳沟的深度，个别出现支架皮瓣覆盖过薄，这种情况可以利用以颞浅血管为蒂的筋膜瓣转移＋游离植皮进行修复。

3. 三期　同扩张两瓣法（图68-36）。

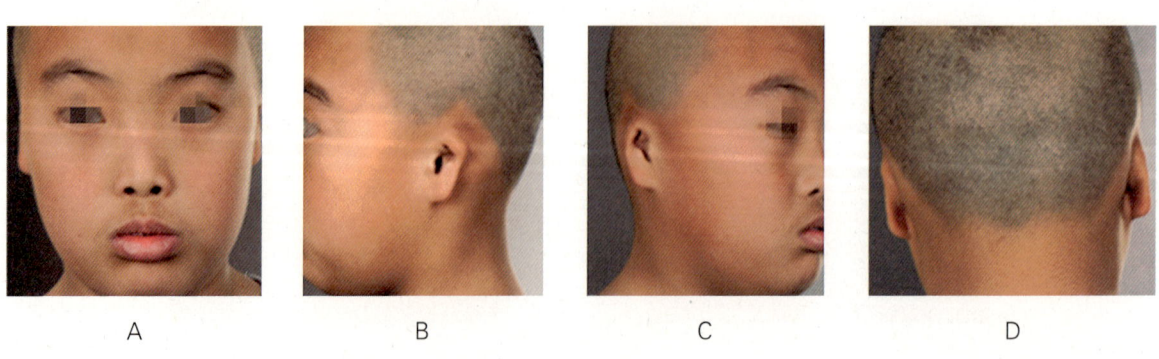

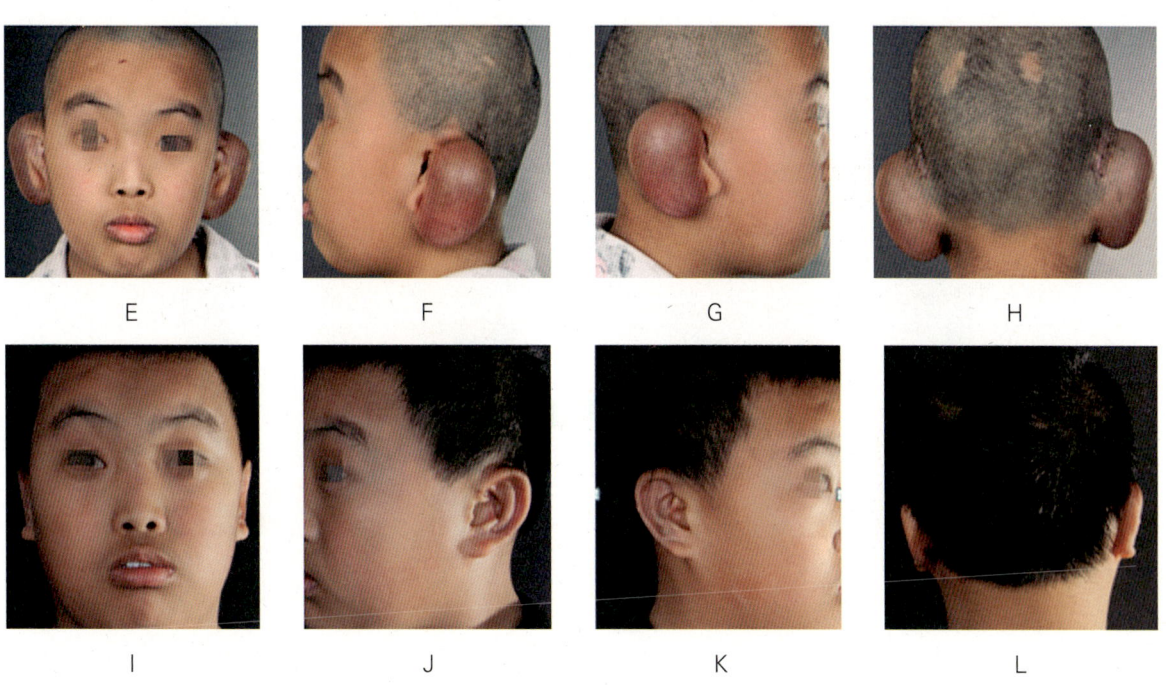

图68-36　男孩，11岁，双侧小耳畸形，全扩张皮瓣法耳郭再造

（五）颞顶筋膜瓣一次耳郭再造术

对于没有可利用的耳后乳突区皮肤的患者，采用颞顶筋膜加皮片移植来覆盖耳郭支架也是比较常用的一种耳郭再造方法，该方法可以一次完成耳郭再造手术。

手术方法：颞顶筋膜瓣是含有颞浅血管的轴型筋膜瓣，大小可达17cm×14cm。颞顶筋膜切取前先用超声多普勒血流仪探查清楚颞浅动脉在颞顶部的走行，并用龙胆紫标记清楚，顺着动脉走行来设计手术切口，可以是Z形或弧形切口。在筋膜浅层注射局麻肿胀液，以便于分离。沿设计线切开头皮达筋膜浅层，紧贴头皮毛囊分离，不要损伤毛囊以避免脱发。根据耳郭支架的大小切取长10~12cm、宽10~12cm的带蒂颞顶筋膜瓣，掀起后翻转覆盖耳郭支架，覆盖一定要松，然后在筋膜表面覆盖乳突皮瓣，不够的部分采用游离植皮，植全厚或中厚皮片，打包包扎，包扎要均匀，打包力度要合适。筋膜下放置负压引流管，3天后拔除。10天后开包拆线（图68-37）。

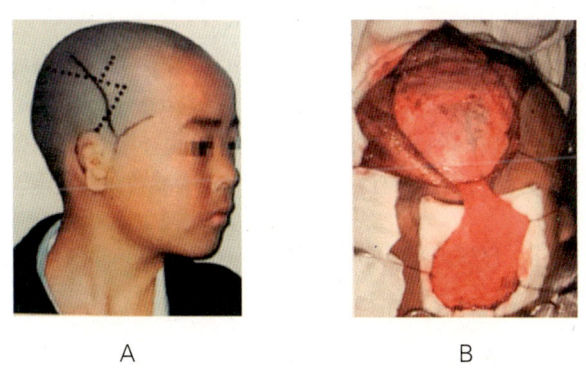

图68-37　颞浅血管的标记及顶筋膜瓣切取的切口线设计（B图展示的是掀起颞顶筋膜）

五　伴小耳畸形的半面短小畸形的耳郭再造

半面短小畸形（hemifacial microsomia）包括以颞骨为中心的颅面骨发育不良，以上下颌骨短

小畸形表现更为显著。除此以外，皮肤、筋膜和肌肉等软组织也存在发育不良，多伴有小耳畸形（图68-38）。

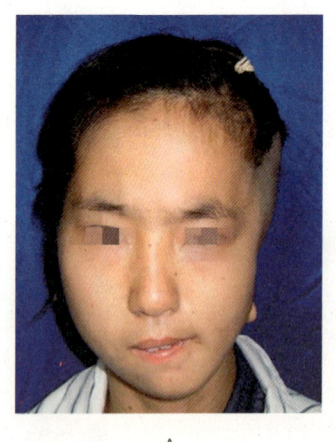
A

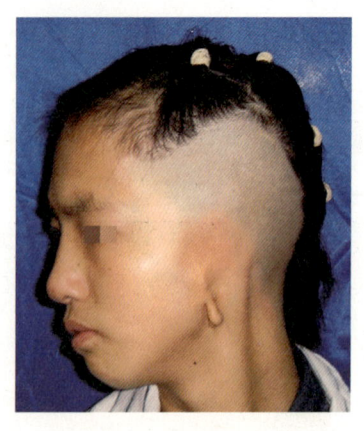
B

图68-38 半面短小伴小耳畸形

半面短小伴小耳畸形的患者，下颌骨（主要是下颌支）短小明显，偏向内侧；颏部偏向患侧，颜面正中矢状线和下颌正中矢状线不一致。下颌骨的这种畸形并非表现在同一平面，而是三维空间上的变化。因下颌健侧与患侧生长的不均衡，导致面部的不对称随患儿的发育而日趋加重。下颌骨畸形的三维改变随着时间的延长而更为复杂。上颌骨除固有的发育不良外，其正常的向下生长的过程也会由于下颌骨的发育不良而受到阻碍。上、下颌骨及其牙槽突的发育不良，可导致殆面向患侧倾斜和健侧开殆。下颌骨延长术是儿童期患者治疗的一种主要方法，通过下颌骨的延长来增加骨量，同时促进上颌骨的生长发育，通常最早的手术年龄在6周岁。半面短小畸形患者耳后乳突区发际线较低，无毛发区皮肤面积小且软骨支架固定部位的颞骨乳突往往发育短小，甚至高低不平。对这类患者，笔者通常采用皮肤扩张法再造耳郭，手术将无发区皮肤和部分头皮一起扩张。如果患者家属接受颌骨延长手术，则颌骨延长与耳郭再造同期完成。具体操作步骤如下：

1. 一期 下颌骨延长器置入并同期完成耳后皮肤扩张器埋置 亚甲蓝标记下颌下缘下方1.5cm处平行于下颌下缘约3cm的切口。切开皮肤、皮下脂肪层，显露颈阔肌，切开颈阔肌，在颈阔肌深层向上分离至下颌骨下缘，电刀切开咬肌及其筋膜，显露下颌骨下缘，剥离子在骨膜下分离，显露下颌角区、下颌支骨质。将下颌骨延长器导板置入，做好截骨线、钉孔位置标记，取出导板后，沿截骨线截透下颌骨外板，在下颌神经管上方仅截透下颌骨外板骨质，保留下颌神经管深面的部分内板骨质。骨凿插入截骨线稍用力将截骨线两端骨质游离，将延长器按照之前标记的位置置入（图68-39），用钛钉固定。将延长器杆部从切口处穿出，稀释碘伏冲洗术区，分层缝合肌肉及皮肤。

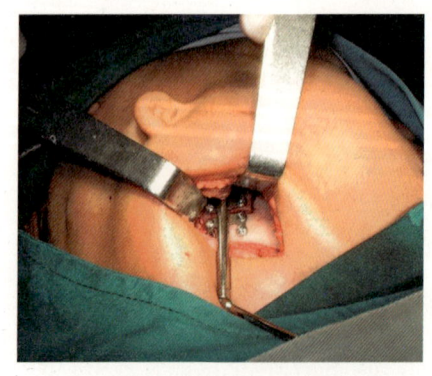

图68-39 置入下颌骨延长器

半面短小畸形患者由于颞骨、颌骨等的发育短小使得再造耳的定位比较困难,上下位要根据颞骨的发育和位置来确定。如果颞骨位置高,再造耳上下位就会高于健侧,因此有必要在三期手术时将健侧位置调高来取得两侧的对称;前后位可根据残耳垂蒂部的位置来定位,是相对比较适合的位置。根据再造耳的定位来设计扩张器埋置的位置。如果耳后皮肤面积小可以带头皮扩张,并在二期时部分应用头皮,头发在扩张过程中用激光脱发。一期手术方法同皮肤扩张法耳郭再造(图68-40)。

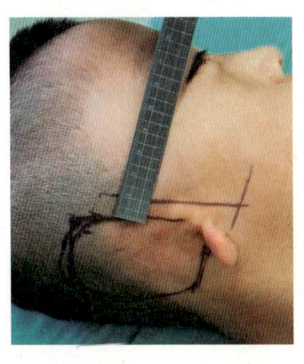
A

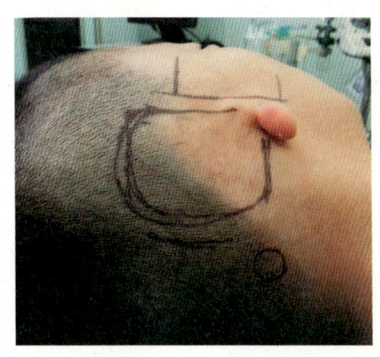
B

图68-40　与延长器埋置同期完成耳后扩张器埋置,采用皮肤扩张法

术后1周开始行下颌骨牵引及耳后扩张器注水。下颌骨牵引通常按每天1mm的速度延长,耳后扩张器注水同皮肤扩张法。

2. 二期　耳郭再造二期同皮肤扩张法耳郭再造。

3. 三期　延长器取出同期完成耳郭再造三期,二期术后6个月可行延长器取出术及耳郭再造三期手术(图68-41)。

Nagata对这类畸形的耳郭再造一般通过两次手术完成。一期耳后皮肤面积不够覆盖支架的患者,采用颞顶筋膜瓣覆盖并行皮片移植;二期再造耳竖立时采用颞深筋膜瓣,覆盖再造耳后内侧面。这种方法给头皮带来更多的损伤和瘢痕,且再造耳前外侧面植皮后色泽偏深。

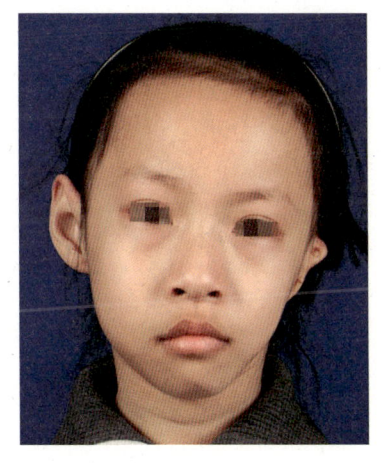
A

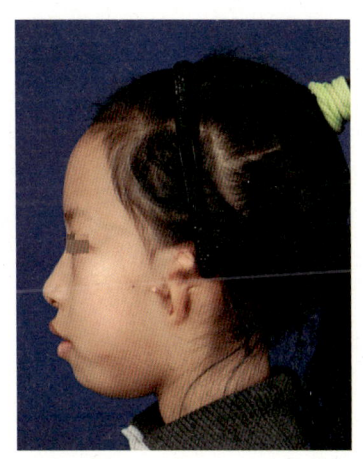
B

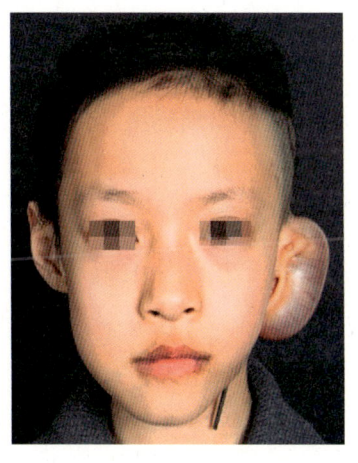
C

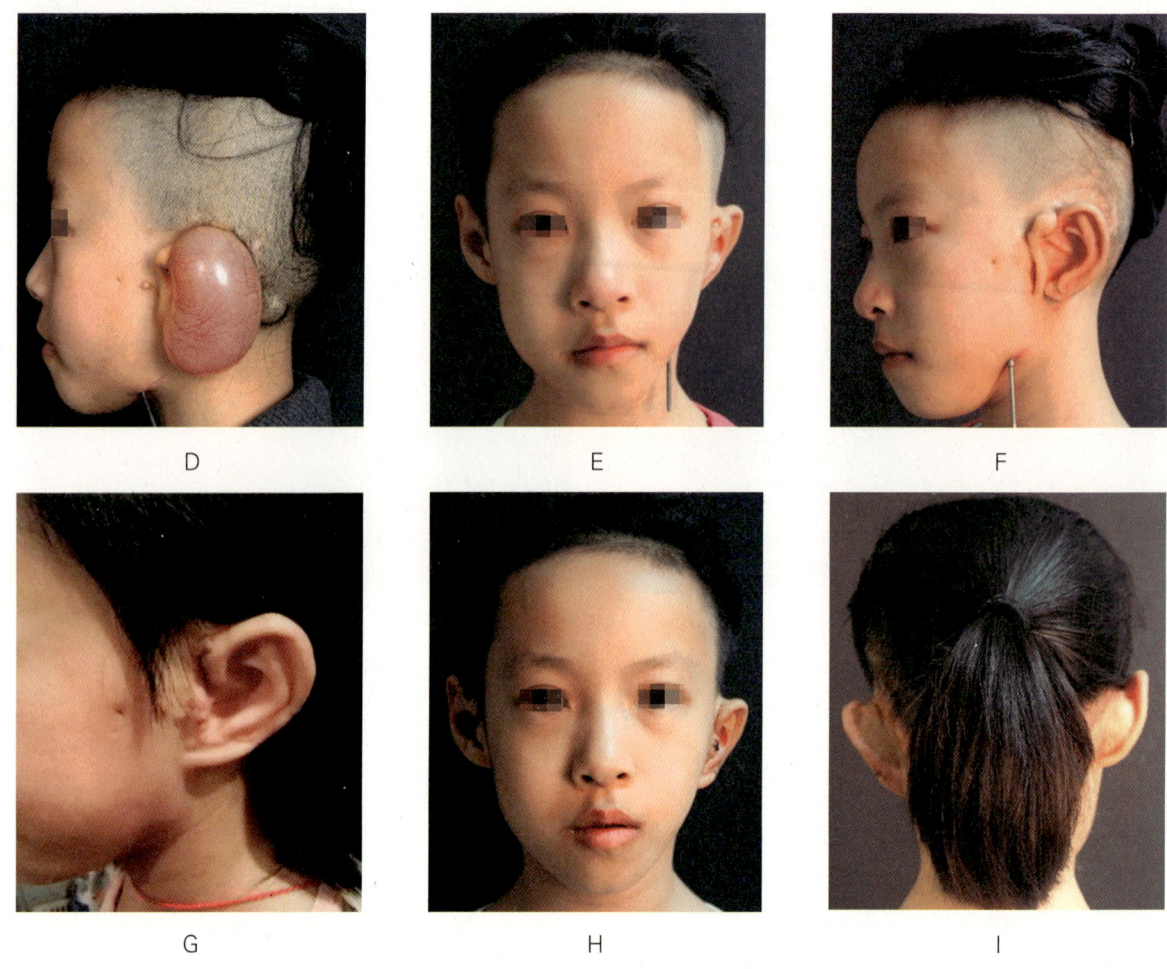

图 68-41　女孩，10 岁，半面短小伴小耳畸形，皮肤扩张法耳郭再造与下颌骨延长同步施行

六　先天性小耳畸形外耳道成形与中耳畸形听力重建策略

伴有外耳道闭锁或狭窄（congenital aural atresia）和（或）中耳畸形、存在传导性听力损失的先天性小耳畸形患者，需要通过手术重建听力。目前有两类方法：一类是外耳道（congenital aural atresiaplasty）及鼓室成形术；另一类是人工听觉植入，包括骨锚式助听器（bone-anchored hearing aid，BAHA）、振动声桥（vibrant sound bridge，VSB）和骨桥（bone bridge，BB）等。

（一）外耳道成形、中耳畸形听力重建手术

1. 外耳道成形术　1883 年，Kiesselbach 施行了世界上第一例外耳道成形术，但术后发生了面神经麻痹，由于当时仅能到达鼓窦，而无法常规进入中耳腔，故无法提高患者听力。1947 年，美国的 Pattee 发现镫骨的固定源于闭锁板与锤骨和砧骨的融合，将锤骨和砧骨取出后，镫骨活动良好，术后听力提高。随着 Wollstein 和 Zollner（1952）将现代鼓室成形术引入外耳道成形手术中，越来越多的耳科医师开始施行这类手术。Altmann（1955）将外耳道闭锁或狭窄分为三型，其后 de la Cruz、Schuknecht 等学者又提出不同的分型，作为手术选择的参考依据。对于双侧外耳道闭锁，学者们一致认为应尽早干预，以减少双耳听力障碍对言语发育的影响，但对于一侧听力正常的外耳道闭锁患者是否应该进行干预，尤其是手术治疗，则一直存在争议。部分学者认为正常的单耳听力不影响言语和智力的发育，应该等到患儿成年后由自己决定是否施行手术，但外耳道狭窄者或存在胆脂瘤破坏中耳（甚至内耳）者应尽早手术治疗。目前多认为单侧听力下降仍会影响

部分言语发育，需早期进行听力干预和言语矫治。Jahrsdoerfer（1978）和de la Cruz等（1985，2003）对轻度畸形的单侧外耳道闭锁或狭窄患者施行了手术，并取得良好的效果，这类患者手术成功的概率较大。对于外耳道骨性闭锁者，施行外耳道再造手术有效改善听力的机会较小，且并发症多，目前多持慎重态度。

2. 术前评估　包括查体、纯音测听和中内耳薄层CT等。依据Jahrsdoerfer评分系统对患者进行术前评估，6分以上可考虑行外耳道成形术（评分愈高，术后听力提高机会愈多），5分及5分以下者不建议手术。Lambert则对Jahrsdoerfer评分7分及7分以上的患者才实施外耳道成形术。对于单侧外耳道闭锁或狭窄伴有对侧重度感音神经性聋，以及不适合或不愿施行该手术的双侧外耳道闭锁或狭窄患者可以植入或佩戴软带BAHA（BAHA softband）。

3. 手术时机　多数学者认为应该选择在6岁以后，因为此时颞骨气化已大部分完成，患急性中耳炎机会减少，可以获得准确的听力结果来指导术前评估等，术前、术后也容易配合，但如发现合并外耳道胆脂瘤，就需要在6岁之前手术。如果需要进行耳郭再造手术，应先施行耳郭再造手术，这是近年来整形外科和耳外科医师达成的重要共识。因为耳郭整形手术的成功依赖于周围皮肤、皮瓣和筋膜的血运，而耳道手术的切口会破坏耳郭周围组织的血运。

4. 外耳道成形的手术径路与方法　手术径路分为前方径路和经乳突径路。前方径路由Jahrsdoerfer在1978年首次报道，又称为上鼓室鼓窦切开径路，该径路的优点包括重建的外耳道形态接近正常状态，能最大限度地减少乳突气房的开放，循上方的硬脑膜和前方的颞下颌关节窝作为标志，可以避免损伤锥区段走行异常的面神经；经乳突径路与开放性鼓室成形术相似，多已不再应用。手术切口的选择取决于外耳道闭锁或狭窄的分型及手术径路的选择，耳郭内耳甲切口应作为首选方案。再造外耳道要比正常外耳道大，以减小术后发生外耳道再狭窄的概率，通常直径约1.5cm。采用裂层皮片植皮覆盖听骨链和外耳道为最常用的方法。术后听力提高的效果会随时间延长而有所降低，总体来讲效果比植入BAHA差。

5. 手术并发症　严重并发症包括面神经麻痹和感音神经性听力损失，常见并发症包括外耳道感染、鼓膜外移、外耳道狭窄、听骨链固定等，少见并发症有颞下颌关节功能障碍、涎腺瘘管等。外耳道感染是术后最常见的并发症，新造外耳道的移植皮肤缺乏耵聍腺分泌的耵聍的保护和正常外耳道的自净功能是术后容易发生感染的诱因。由于术后外耳道再狭窄、外耳道感染、鼓膜外移、听骨链固定伴传导性聋等原因，30%～50%的患者需要修正手术。修正手术面临与首次手术相同的风险且效果较差。

（二）人工听觉植入技术

1. BAHA　将声音信号收集并放大后经植入颅骨的钛合金植入体振动颅骨，通过骨传导的方式刺激耳蜗毛细胞，从而提高植入者听力。BAHA分为植入部分和体外部分：植入部分是钛合金植入体和基座，其钛合金植入体可以与颅骨发生骨性融合，体外部分则固定在基座上。BAHA的主要适应证是传导性聋、混合性聋及单耳全聋，而且患者无法佩戴气导助听器或无法通过佩戴气导助听器提高听力。几乎所有外耳道闭锁或狭窄伴传导性聋（或混合性聋）的先天性小耳畸形患者都是BAHA植入的合适人选，具体要求为骨导阈值≤45dBHL，言语识别率≥60%。单侧和双侧外耳道闭锁或狭窄均是植入BAHA的适应证，双侧标准是双耳骨导差值小于10dBHL，单侧标准是健康耳骨导≤20dBHL。

BAHA植入手术时机：因为钛合金植入体的植入深度要求达到3～4mm，所以儿童颅骨厚度要发育到3mm以上才能植入BAHA。正常儿童3岁以后颅骨的厚度才能发育到3mm以上。美国和加拿大批准的BAHA植入的最低年龄是5岁，法国虽然没有明确规定植入年龄，但要求患儿的颅骨厚度至少要达到3mm。对于Treacher Collins综合征，因常常伴有颅骨发育迟缓，需要等到4岁或5岁以后才能手术。在3～5岁植入BAHA前，需要使用软带BAHA来改善听力，避免因听力障碍影响言语发育。软带BAHA与传统骨导助听器相比，具有稳定、舒适、易被患儿接受等优点。BAHA植入对声音定位功能的改善仍存在争议，有研究认为单侧外耳道闭锁或狭窄患者患侧植入BAHA后，声音定位能力并无提高。BAHA植入术后的并发症主要有植入体脱落和皮肤并发症，其他还有术中出血、硬脑膜或乙状窦损伤等，罕见并发症有硬脑膜脓肿、局部神经瘤等。

2. VSB 是一种中耳植入式助听装置（也称人工中耳），是通过电磁感应原理将声音信号收集后转化为飘浮金属传感器（floating mass transducer，FMT）的振动信号，经听骨链、前庭窗或圆窗将声音信号传入内耳的一种装置。如果患者中耳腔解剖条件允许，建议将植入的FMT放置在可振动的听骨链上。2008年国际专家共识公布的儿童和成人VSB植入适应证包括感音神经性、混合性或传导性听力损失。先天性外耳道闭锁或狭窄患者VSB植入的术前评分可采用Jahrsdoerfer评分系统，4～9分的患者均可以成功植入，Frenzel等提出的新评估标准也是重要的参考。研究表明，先天性外耳道闭锁或狭窄患者植入VSB后听力有明显改善。

3. 骨桥 目前在我国还处于临床验证阶段，被认为是BAHA和VSB的一种替代方案或新的补充技术。

七　耳郭再造与听觉重建联合分期重建手术

小耳畸形多伴有先天性耳道闭锁（congenital aural atresia，CAA）和（或）中耳畸形等，临床表现为传导性听力损失，部分出现外耳道胆脂瘤和耳周感染或瘘管等严重并发症，需要及时处理。同时，为改善听力，需要进行外科手术重建外耳道和中耳。先天性外耳道发育不良的成形或再造是充满挑战性的耳显微外科手术之一。近年来相关临床研究成果进一步明确，对于骨性闭锁的外耳道，即使中耳发育良好，由于新建外耳道缺乏健康的耳道上皮，也难以获得理想的听力恢复和健康的外耳道。根据长期的外科手术随访结果和听力康复技术的进展，将CAA分为狭窄和闭锁两类，分别采用外耳道成形手术和人工听觉植入手术，将会成为未来的发展方向。

近年来植入式人工助听装置包括BAHA、VSB和BB的应用，有效地拓展了小耳畸形传导性声康复的手段和效果。同时需要高度重视和关注的是由于0～6岁是言语发育的最重要阶段，在植入BAHA前需要使用软带BAHA来改善听力，避免因为听力障碍影响言语发育。双侧CAA患儿使用软带BAHA后，言语发育明显改善，生活质量也获得明显改善。VSB的临床研究也表明，CAA患者植入VSB后听力明显改善，植入越早，听力改善效果越好。

本节重点介绍耳郭再造与听觉重建联合手术的技术进展。

（一）术前评估

1. 听力学评估　通常包括耳科专科检查、纯音测听和中内耳薄层CT，并进行Jahrsdoerfer中耳发育评分（表68-4）。

表68-4　Jahrsdoerfer中耳发育评分

参数	分数
镫骨存在（stapes present）	2
前庭窗开放（oval window open）	1
中耳腔（middle ear space）	1
面神经（facial nerve）	1
砧锤关节（malleus-incus complex）	1
乳突气化（mastoid pneumatization）	1
砧镫关节（incus-stapes connection）	1

续表

参数	分数
蜗窗（round window）	1
外耳形态（appearance of external ear）	1
总分（total available points）	10

通常对于双侧CAA，由于双耳听力损失对言语发育的影响，应该尽早进行助听干预。对单侧听力正常的单耳CAA的外科干预一直存在争议，但听力和言语康复应尽早开始。

2. 耳郭再造手术　如果需要进行耳郭再造手术，应该先施行耳郭再造手术，因为耳郭再造整形手术的成功依赖于耳周围皮肤和皮瓣的血运。耳道手术的切口（尤其是耳后切口）会破坏耳郭周围的皮瓣血运。此时，需要进行相应的耳部皮肤质地的评估、畸形程度的评估、肋骨发育情况的评估、是否有面部发育不良的评估等。如果发现合并外耳道胆脂瘤或耳周瘘管或感染，应尽早（或首先）完成耳道成形和胆脂瘤的切除，以减少感染的机会和对中耳结构与听力的破坏。

（二）全耳郭再造与听觉重建联合手术

1. 改良Brent或Nagata三期手术技术　适应证是外耳道狭窄伴有胆脂瘤或耵聍堵塞（图68-42）。禁忌证是耳道或耳周急性感染期，以及其他不适合耳郭再造的情形。

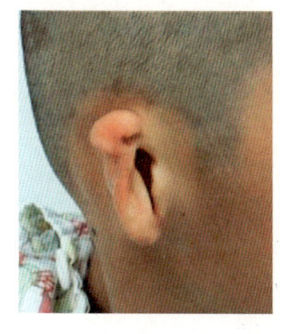

A

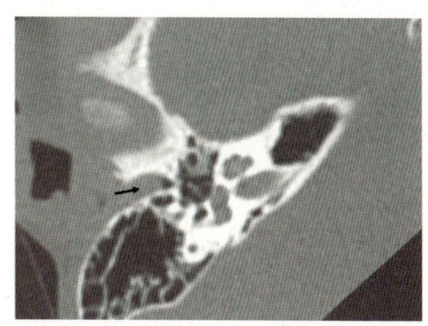

B

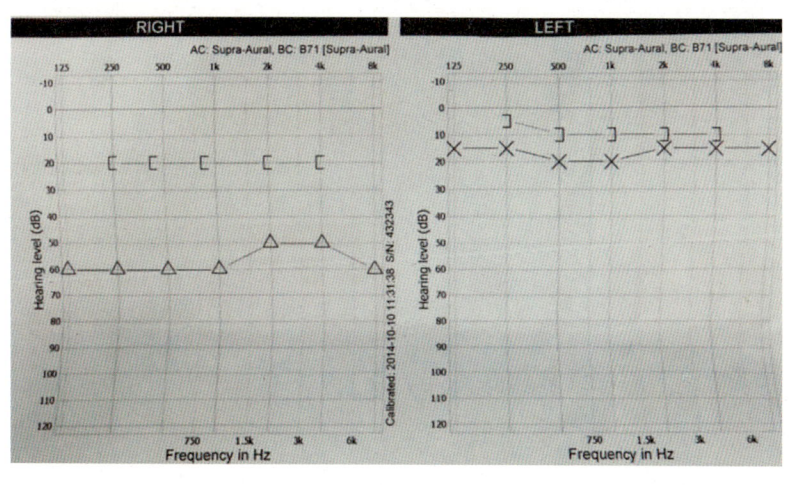

C

图68-42　外耳道狭窄伴耵聍堵塞行改良三期手术案例的术前资料

A. 耳郭2~3度畸形，发际低位皮肤松薄型，小耳甲腔并外耳道狭窄　B. CT提示外耳道耵聍阻塞（箭头），Jahrsdoerfer中耳发育评分＞8分，面部对称　C. 纯音测听提示右耳传导性听力损失

（1）一期耳郭支架植入：常规采用Brent或Nagata技术，切取自体肋骨，根据畸形耳郭形态，雕刻成不同类型的耳郭支架，一期耳郭支架植入，术后常规处理与随访（图68-43）。

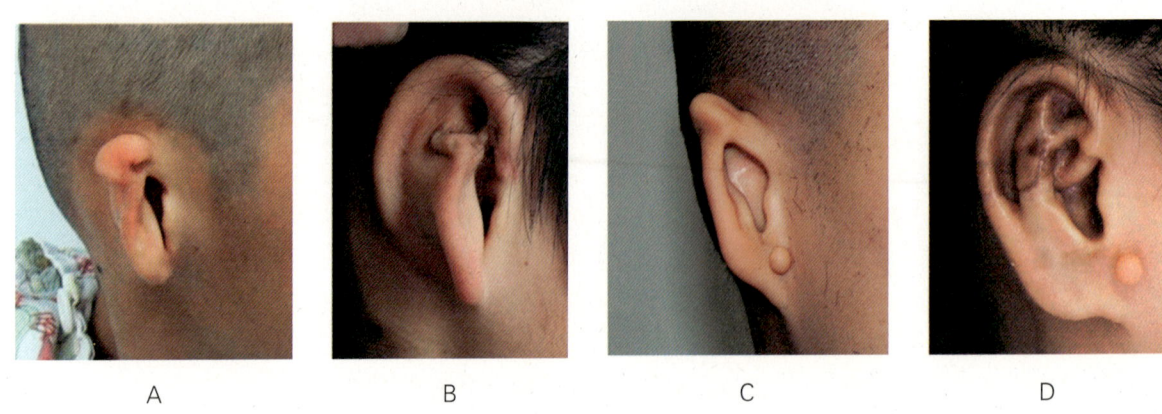

图68-43　一期耳郭支架植入
A、B. 改良Brent技术前后对比　　C、D. 改良Nagata技术前后对比

保留或扩大耳甲腔，耳轮脚必要时需要牺牲。狭窄外耳道留待3个月到半年后二期处理。二期术前需要CT检查外耳道情况。

（2）二期外耳道成形或再造与鼓室听骨链成形术，手术过程如下：①耳甲腔内切口，形成新外耳道直径1.2～1.5cm。②外耳道采用刃厚游离皮片植皮。③开放的上鼓室和乳突气房采用自体耳甲残余软骨或骨膜等组织修复后再植皮。④使用抗生素油膏纱条填塞外耳道，压迫固定植皮。持续至少1周，如无感染可持续1个月，避免换药刺激。一旦感染，及时取出填塞纱条即可。⑤术后耳道保持清洁，每3个月随访1次，进行清洁护理（图68-44，图68-45）。

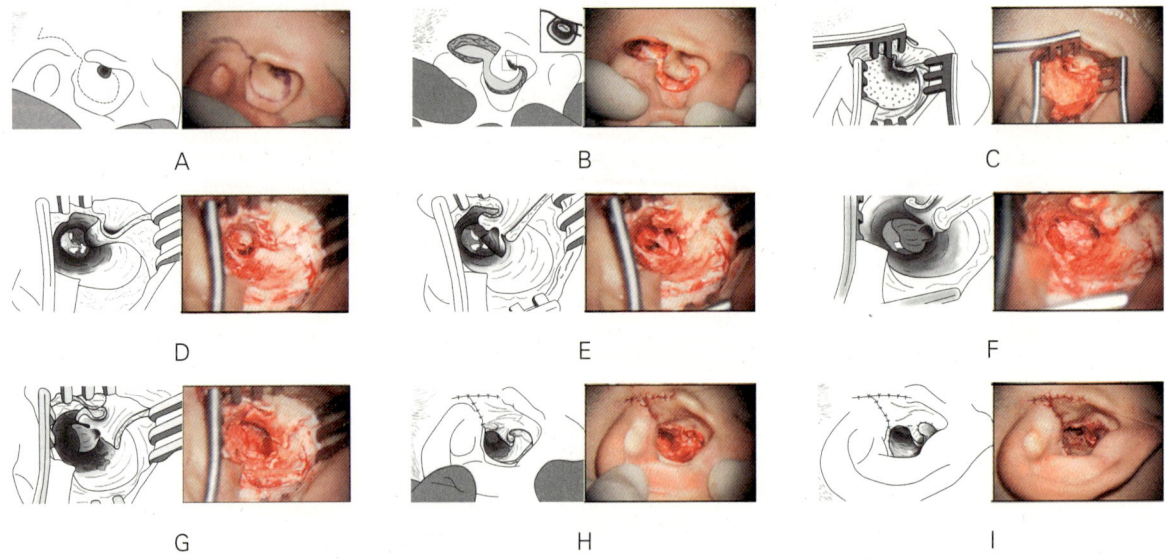

图68-44　耳内耳甲切口外耳道鼓室成形技术过程
A. 耳甲腔内切口　B. 耳甲皮瓣处理　C. 暴露骨性外耳道入口　D. 扩大骨性外耳道　E～G. 鼓膜重建（同时可行鼓室成形术）　H. 耳甲皮瓣缝合　I. 外耳道植皮（刃厚头皮）

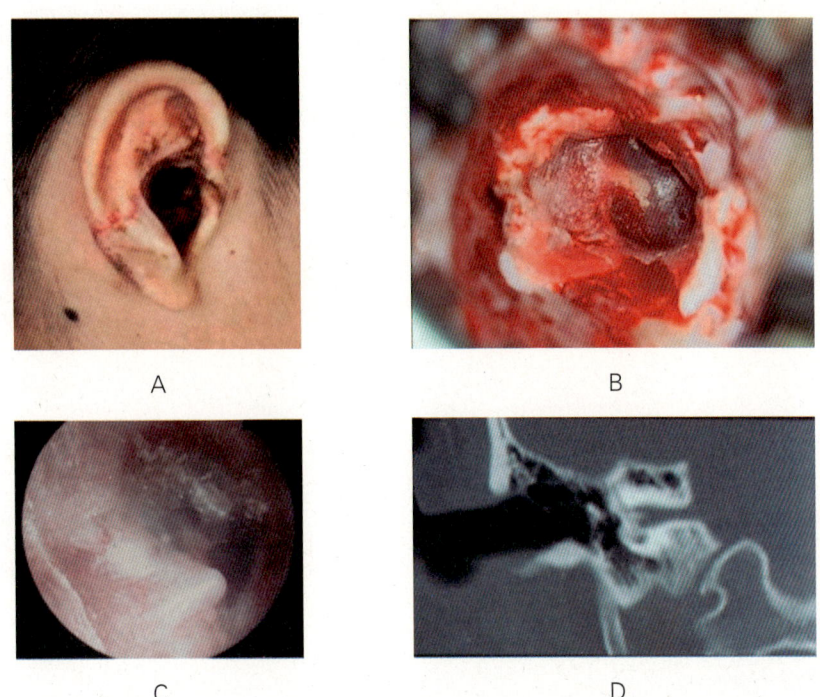

图 68-45　二期狭窄外耳道成形、鼓室成形、听骨链松解或重建术后长期随访结果

A. 改良 Brent 技术，扩大耳甲腔，需牺牲部分耳轮脚　B、C. 术中、术后新鼓膜的形态　D. 术后 CT 显示新外耳道形态

（3）三期立耳术：立耳术后整体评价指标，项目包括耳后沟、耳后瘢痕、耳郭高度。立耳的高度受到外耳道后壁的限制，通常高度达1.5～2.0cm，角度在15°～30°之间，单耳患者如果对侧耳过高，需要通过缩窄健侧耳耳后沟的方法来获取双侧的对称性（图68-46）。

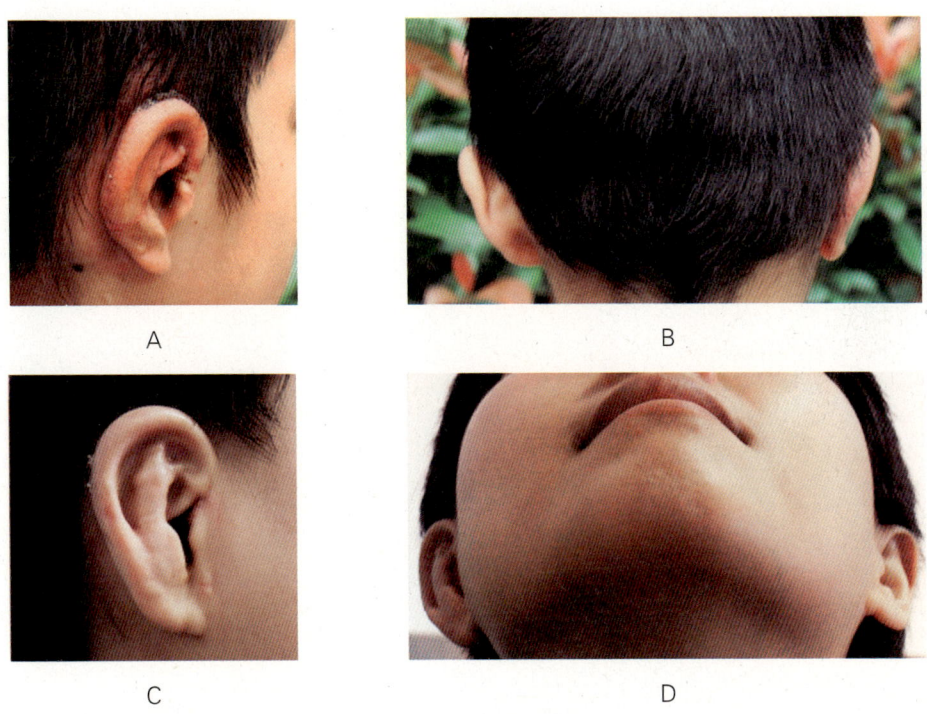

图 68-46　三期立耳术

A、B. 改良 Brent 技术，术后立耳形态　C、D. 改良 Nagata 技术，术后立耳形态

优点：健康外耳道，听力有效改善（70%），对于30%听力恢复不理想者，可佩戴耳道助听器改善听力。缺点：并发症风险大，手术难度高。

2. 改良Brent三期手术技术　适应证为外耳道闭锁，Jahrsdoerfer中耳发育评分＞7分，骨传导听力＞25dBHL（图68-47）。禁忌证为Jahrsdoerfer中耳发育评分≤7分，以及其他不适合耳郭再造的情形。

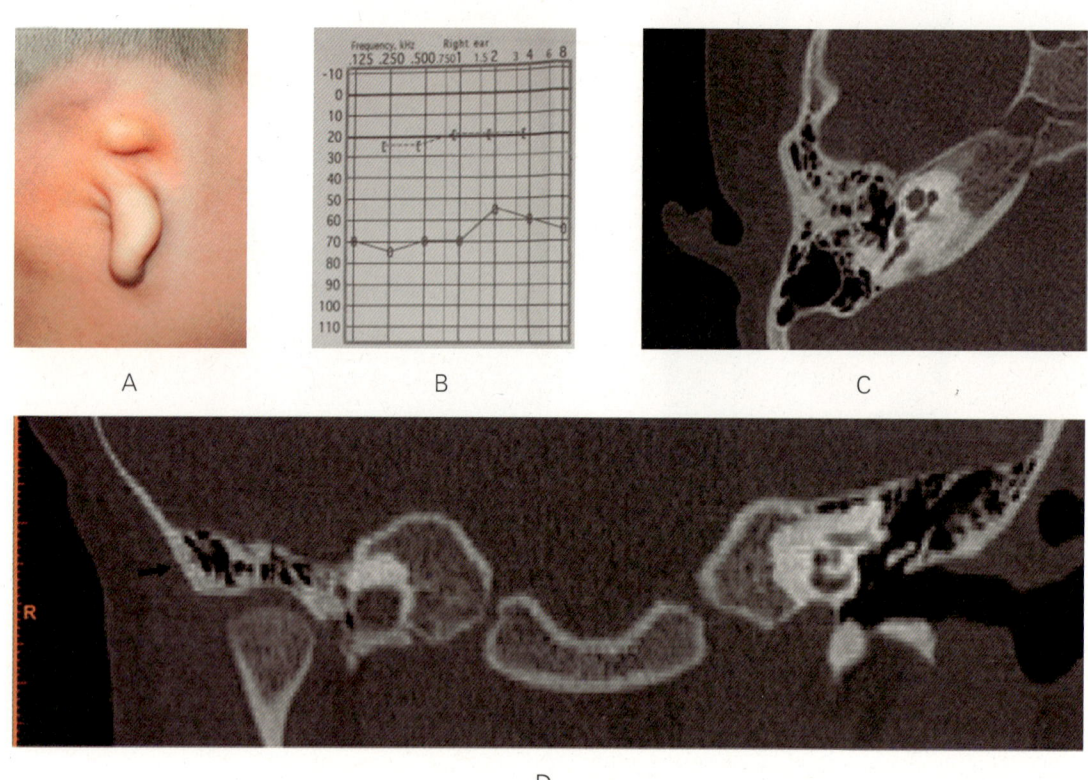

图68-47　耳郭3度畸形并外耳道闭锁（皮肤松薄型）行改良Brent三期手术术前资料
A. 术前外观　B. 纯音测听提示右耳传导性听力损失　C、D. CT显示右侧外耳道闭锁（箭头），Jahrsdoerfer中耳发育评分＞8分，面部对称

（1）耳郭支架植入（图68-48）。

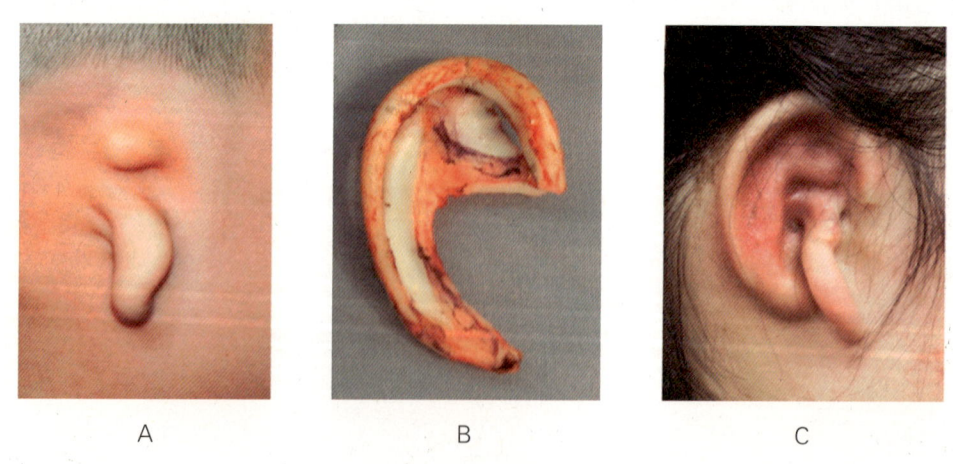

图68-48　一期耳郭支架植入
A. 术前　B. 术中耳郭软骨支架　C. 术后3个月耳郭形态

（2）耳垂转位、耳道再造及鼓室听骨链成形：①直入式径路，新外耳道直径在1.2～1.5cm。②外耳道采用刃厚游离皮片植皮。③开放的上鼓室和乳突气房采用自体耳甲残余软骨或骨膜等组织修复后再植皮。④使用抗生素油膏纱条填塞外耳道，压迫固定植皮。持续至少1周，如无感染可持续1个月，避免换药刺激。一旦感染，及时取出填塞纱条即可。⑤术后耳道保持清洁，每3个月随访1次，进行清洁护理（图68-49，图68-50）。

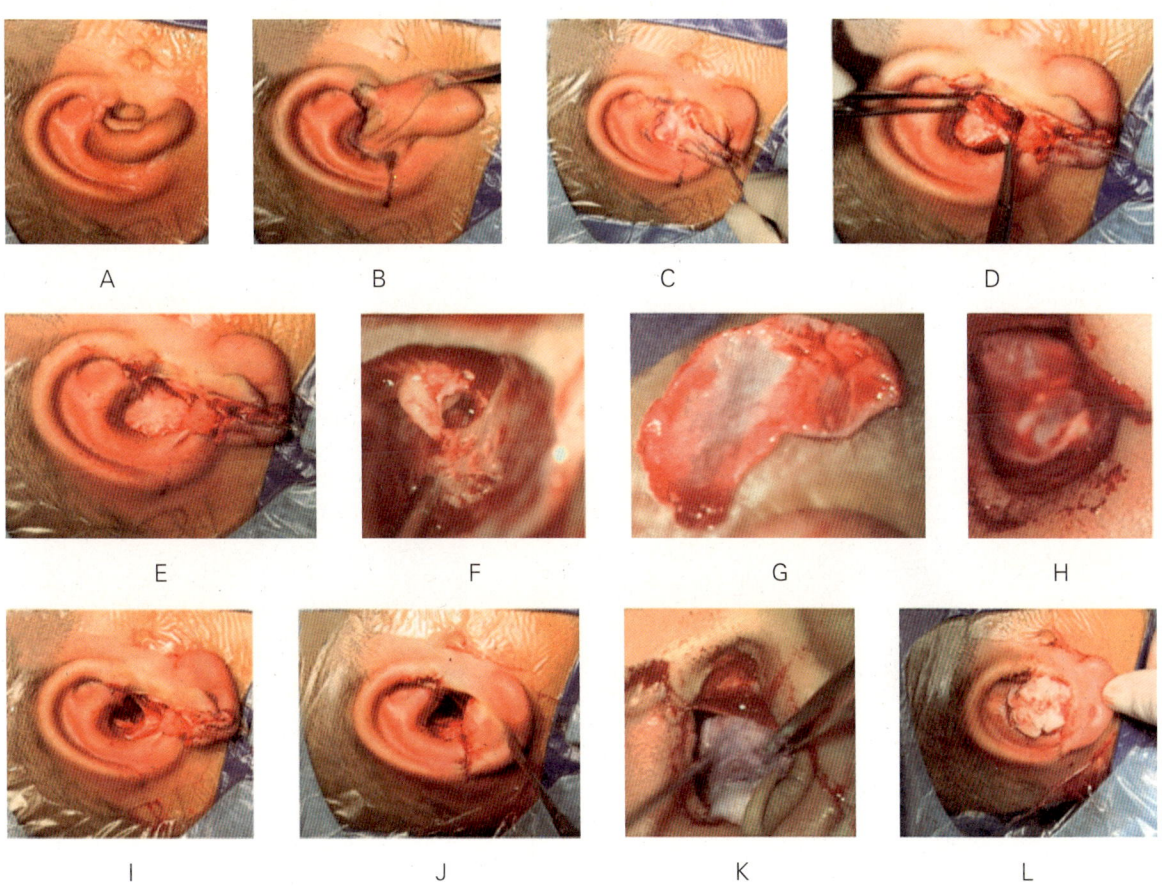

图68-49　二期耳垂转位、耳道再造及鼓室听骨链成形术
A. 术前　B、C. 切口　D. 取出皮下筋膜备用　E. 暴露骨性外耳道入口　F. 鼓室听骨链成形　G. 取出的皮下筋膜　H. 用取出的皮下筋膜重建鼓膜　I、J. 耳垂转位缝合　K. 替尔式皮片　L. 油纱条填塞耳道

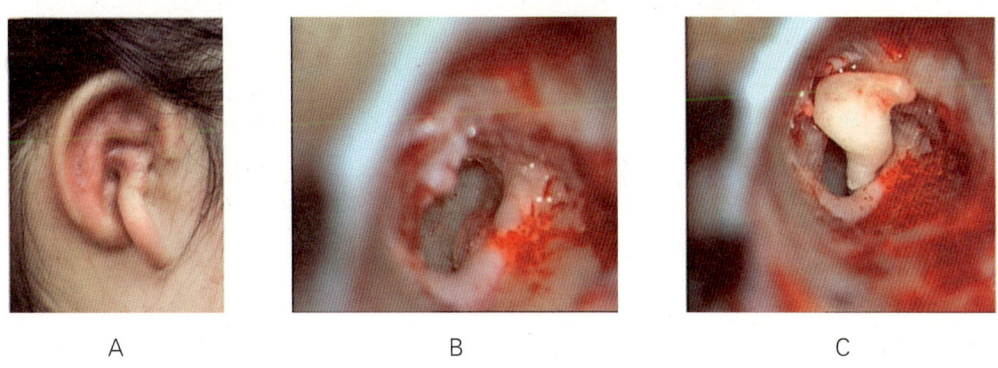

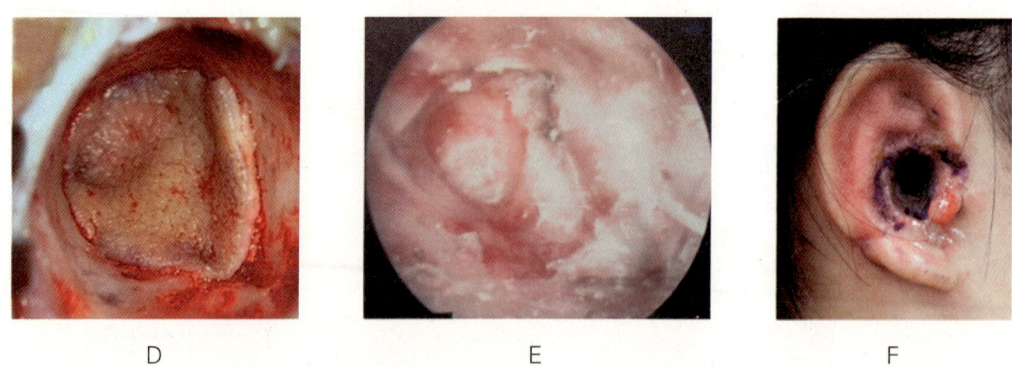

图 68-50　二期耳垂转位、耳道再造及鼓室听骨链成形术
A. 术前外形　B、C. 术中自体听骨链重建　D. 术中鼓膜重建　E. 术后鼓膜形态　F. 术后 4 周外形

（3）立耳：立耳术后整体形态评价指标包括耳后沟、耳后瘢痕、耳郭高度（图 68-51）。

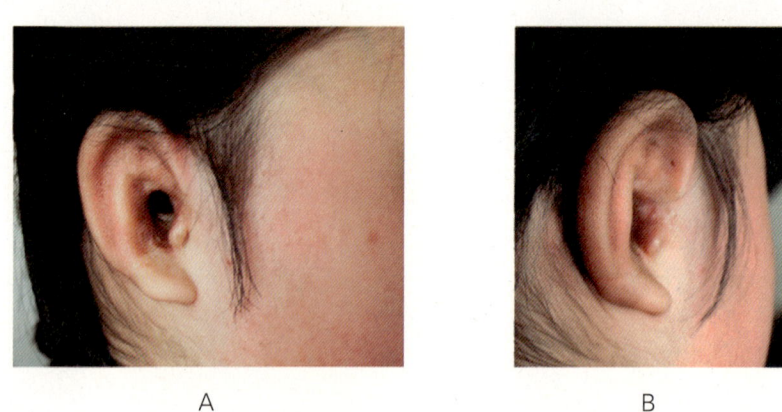

图 68-51　三期立耳术
A、B. 立耳术后 3 个月外形。由于耳道后壁限制，耳郭高度受限，耳后沟不足

（4）特殊情况：全耳郭再造术后，仍可行外耳道成形术，但需牺牲部分耳轮脚（图 68-52）。

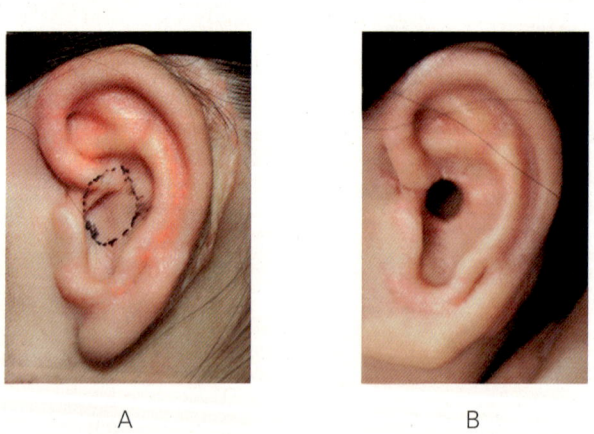

图 68-52　耳郭再造术后行外耳道成形术
A. 全耳郭再造术后（张如鸿教授病例）　B. 行耳道成形术后形态，牺牲部分耳轮脚

骨性闭锁耳道成形术（CAAP）的优点为：①术后可以恢复外耳道和耳道口，外观接近正常状态，美学效果改善，听力学效果部分改善。②部分不需佩戴外在助听装置。

缺点有：①只有Jahrsdoerfer中耳发育评分7分及7分以上的患者可以手术，即只有约50%的患者符合该手术适应证。②手术效果依赖于畸形的程度，即Jahrsdoerfer中耳发育评分8分及8分以上的患者术后才会获得较好的听力效果。③术后听力提高的效果和比例远低于BAHA植入手术，并随术后时间延长可能进一步降低。④手术难度高，不容易掌握。⑤术中容易损伤面神经造成面瘫，容易损伤内耳造成感音神经性聋。⑥术后并发症比例高，如外耳道狭窄或闭锁、鼓膜外侧移位、外耳道慢性感染的发生率可达到20%~40%。⑦大约1/3的患者需要接受修正手术，效果更差。⑧部分因术中发现面神经遮盖前庭窗或前庭窗闭锁而无法重建听力。显而易见，CAAP患者承受了更多的风险，手术难度和并发症高，风险大且效果并不确定，需要慎重地做出手术决策。

3. 全耳郭再造与听觉植入联合手术　适应证为外耳道骨性闭锁不适合进行耳道成形或再造，Jahrsdoerfer中耳发育评分<7分，骨传导听力>25dBHL。禁忌证为狭窄耳道或耳周急性感染期，以及其他不适合听觉植入的情形。

手术过程与分期：耳郭再造（包括所有常用耳郭再造技术方法）完成后，根据Jahrsdoerfer中耳发育评分<7分、中耳乳突发育，可选择骨传导助听器（穿皮BAHA、磁力隔皮BAHA或Sophono的BAHA；BB；VSB）等（图68-53）。

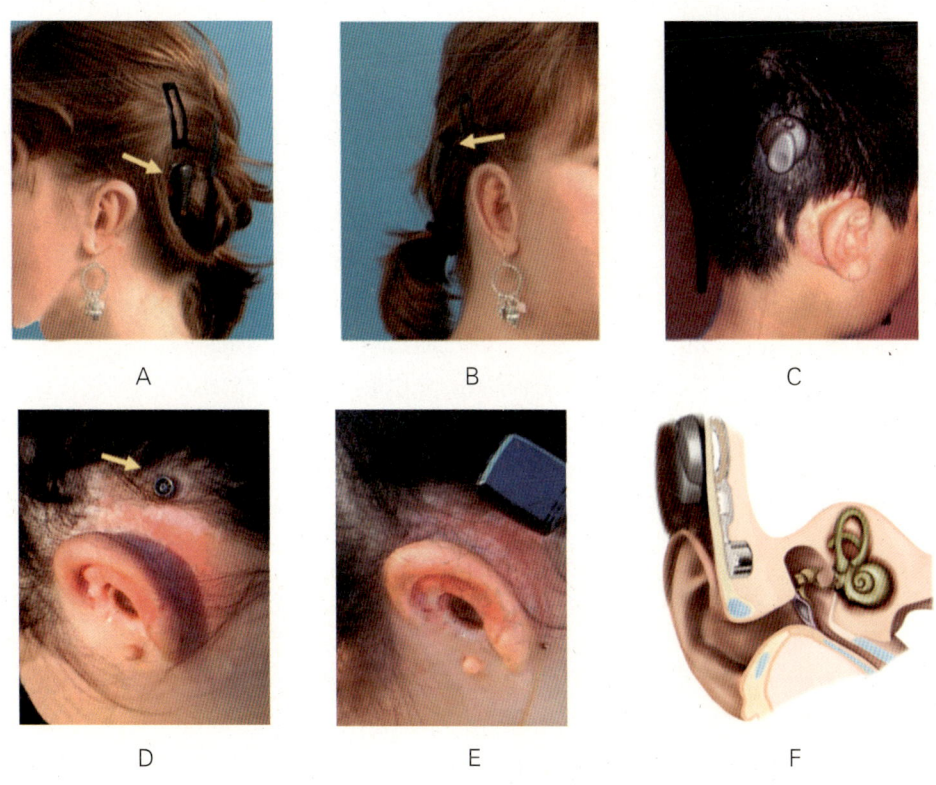

图68-53　全耳郭再造与听觉植入联合手术
A、B. 双侧全耳郭再造联合双侧植入式Sophono（Ralf Siegert教授E-mail授权图片）　C. 全耳郭再造术后行振动声桥植入（MED-EL、赵守琴教授供图）　D、E. 全耳郭再造及植入（BAHA）　F. 骨桥示意图（MED-EL供图）

优点：植入式人工助听装置包括BAHA、VSB、BB，植入术后听力改善理想，患者的生活质量明显改善。双侧外耳道闭锁患者双侧植入后，声音定位能力提高，言语识别率提高。与外耳道成形术相比，BAHA的优点有手术简单，术后听力提高效果好，无损伤面神经的危险，无耳道感染、耳道狭窄或闭锁的情况，术后不需长期清理外耳道。

缺点：价格昂贵，VSB植入手术难度高，风险大，植入BAHA皮肤并发症多，还有影响外观等人工听觉共同的缺点。

八　上海九院耳再造经验

外耳的整复和再造是整形外科器官重塑领域中最具挑战性的工作。在整形外科中，没有一个领域比耳再造更需要关注细节。简而言之，细节决定成败，这是全耳再造最主要的特点。耳再造的发展主要经历了三个阶段：一是从无到有的阶段，即再造耳拥有基本的形态、大小和位置，但缺乏良好的亚单位结构的构建。二是追求亚单位结构构建的阶段，即在第一阶段的基础上，再造的亚单位结构越来越多，再造耳越来越逼真，但和健侧相比，显得比较僵硬，缺乏柔和自然的感觉。三是追求再造耳的美学标准阶段，即再造耳除拥有和健侧一致的大小、形态、位置和亚单位结构的重建之外，整个再造耳的轮廓因为自然、柔和而给人以美的感受。

（一）先天性小耳畸形的手术方法和改良

上海九院主要是在Nagata法上进行改良，同时吸取了Brent和Firmin的软骨雕刻方法，并进行了改进。

1. 手术方法

（1）一期手术切取患耳对侧第6～8肋软骨，共3根，为防止肋软骨切取后胸廓发育畸形，需保留联合部的上缘及胸骨柄的连接部分，以防止残余的肋软骨外翘。偶尔在年龄小而对侧耳较大的患者，需要取第9肋软骨。雕刻支架时将联合部作为再造耳支架的底板，在支架较厚的患者，修薄耳舟、外耳轮和三角窝区域，使对耳轮、对耳轮脚凸现于底板上；在支架联合部较薄的患者，切取部分肋软骨单独构建由对耳轮及对耳轮脚构成的Y形结构，与底板上相对应的结构固定，突出该部分结构的解剖形态。将浮肋逐渐修薄后，沿底板外侧的弧度固定，构建外耳轮及耳轮脚，应用残余的软骨构建耳屏和对耳屏。需要注意的是，构建外耳轮、耳轮脚、对耳轮及对耳轮脚的软骨边缘必须圆钝、光滑，以避免覆盖的皮肤过度受压而导致坏死。此外，若肋软骨厚度不够，为了再造和加深耳甲腔，应在底板的背后沿耳甲腔的弧度再附加一小块软骨，用细钢丝完成软骨之间的拼接并固定，所有钢丝结都置于支架的背面。同时要将残余软骨剔除（残余软骨剔除的层次位于软骨膜上）。对于耳甲腔型的小耳畸形，残余软骨的剥离应达外耳道口，同时应将组成外耳轮及耳轮脚的残耳软骨剔除，使再造耳支架与残耳的拼接更自然。有时，为取出全部残耳软骨，甚至需要延长皮肤切口。在一期手术中，要行耳垂转位和乳突区皮瓣的转移，转移耳垂的同时应将耳垂劈开，以方便软骨支架插入，使耳垂与再造耳支架平滑拼接。分离乳突区皮瓣时应保留真皮下血管网，同时在耳甲腔部位保留一皮下蒂，大小应以不阻碍耳支架顺利旋转到位为标准，宽度尽可能大，这样才能保证皮瓣远端血供。对于耳甲腔型的患者，覆盖耳支架的皮肤会有多余，应根据皮瓣的血供进行综合判断，切除多余的皮肤。

（2）二期手术主要为颅耳角的重建，以健侧颅耳角的角度为标准重建再造耳的颅耳角；对于双侧畸形的患者则在术中测量掀起后外耳轮最高点与颅骨之间的垂直距离，以1.8cm为宜。沿再造耳外耳轮旁开5mm处切开皮肤，紧贴再造耳的深面向耳甲腔方向剥离，将再造耳掀起。当再造耳与颅骨间的夹角达到要求时（即目测其大小与健侧基本对称，通常为30°左右），将事先制备好的月牙形软骨或HE支架（羟基磷灰石树脂材料）嵌入夹角中，用钢丝固定。月牙形软骨或HE支架的厚度一般为1.3～1.5cm，长度为整个再造耳的1/2，软骨或HE支架内侧制成楔形。沿颞浅血管顶支的走向剥离颞筋膜或直接在耳后分离耳后筋膜，应用含颞浅血管的岛状筋膜瓣或颞浅筋膜任意型皮瓣覆盖月牙形软骨或HE支架。取健侧耳后的游离皮片覆盖再造耳后的创面，取胸部的游离皮片覆盖乳突区的创面，两块皮片的连接处应位于颅耳沟处，或者切取头皮断层皮片覆盖耳郭翻起后形成的创面。植皮后，按常规打包加压，头皮内放置负压引流。

2. 手术改良　　上海九院法耳再造的改进在于以下几个方面：

（1）采用个性化的方案构建自体肋软骨支架。为了再造理想的耳郭结构，肋软骨支架的雕刻技术起到决定性的作用。根据测量学研究，耳郭可均分为三个平面，上1/3结构中，外耳轮要凸于对耳轮，中1/3部分对耳轮则比外耳轮更凸显，因而附加Y形软骨条的对耳轮和对耳轮脚复合体可以达到上述效果。对于成年患者，肋软骨一般较厚（>5mm），可直接在底板上雕刻出形态满意的对耳轮、对耳轮脚、耳周和三角窝结构；对于儿童患者，肋软骨一般较薄（<5mm），可将残余软骨雕刻出Y形软骨条固定于对耳轮和对耳轮脚的位置，从而使这些结构更加清晰；对于一部分第6和第7肋软骨联合部分离的患者，虽然肋软骨厚度足够，但也需要在对耳轮和对耳轮脚处增加较薄的Y形软骨条，以防止对耳轮和对耳轮脚在原软骨联合分离处呈现凹陷切迹或台阶畸形。考虑亚洲人种的皮肤特点，并未同时在底板下附加一块软骨以抬高此区域结构，同时也降低了引起台阶状畸形和皮瓣因张力过大而坏死的风险。

（2）提出了再造自然耳郭形态的理念。耳郭再造早期无法呈现足够亚单位结构细节，导致耳郭结构不清晰，形态不佳。后续由于支架雕刻技术的不断改进，从而过度追求细节，各个结构太过凸显，再造耳郭结构形似浮雕，给人以虚假的感觉。良好的重建结果不仅要复制足够的亚单位结构，更强调复制结构的自然平滑，这是重建再造到美学再造理念的转变，也是今后耳郭再造发展的方向，引导耳郭再造走向完美。其中对耳轮复合体的形态对整个耳郭的自然呈现极为重要，会影响周围的三角窝、耳周和耳甲腔形态。在耳郭15个亚单位结构中，对耳轮、上脚、下脚、耳周、三角窝和耳甲腔这六个亚单位结构位于耳郭正中位置，对耳郭形态的呈现起到至关重要的作用，此处结构雕刻过高显得不够真实，过低又无法呈现足够的亚结构，如何在两者之间取得平衡是一门艺术，对耳轮复合体技术的改进可使这些结构得以自然呈现。对耳轮复合体采用底板残余软骨雕刻而成，同时在底板挖槽以实现对耳轮复合体与底板的自然过渡与衔接。依据健侧耳郭形态，在雕刻对耳轮上脚时应避免高而窄的状况，而对于部分健侧耳郭对耳轮上脚明显患者，可适当增加上脚的高度以实现个性化耳郭形态。通过增加对耳轮上脚的宽度，同时在上脚软骨两侧雕刻成斜坡使其平滑过渡，软骨两侧边缘的厚度与底板凹槽的深度一致。对耳轮下脚的宽度约为上脚的1/3，下脚尽量凸显。对耳轮两侧也雕刻成斜坡状，使对耳轮"稳坐"于底板，并与底板自然衔接。对耳轮复合体的添加和底板的凹槽不仅遮盖了第6和第7肋软骨联合处的切迹，避免了对耳轮的台阶和不连续外观，使对耳轮复合体与底板自然衔接，也增加了其稳定性，进而使对耳轮、对耳轮脚、耳周、三角窝和耳甲腔形态更加自然，增加再造耳郭整体的美观效果。

（3）强调构建稳定的耳支架，避免后期耳支架变形影响再造耳形态及大小。国内外很多学者随访了再造耳术后大小的变化，发现耳支架有松散和过度生长的趋势。究其原因，未达到稳定固定的耳支架，在植入体内后不足以抵抗多种复杂因素（如皮瓣收缩、不恰当的压迫、感染等）的影响，产生支架变形、弹开、松散等情况，影响远期效果，耳支架本身固定的牢固性在很大程度上决定了其在植入体内后的稳定性。对于软骨量充足的患者，可通过一块残余的软骨条固定于耳屏和耳轮脚底板之间，使C形的耳支架变成闭合性结构，从而避免耳支架弹开，同时还能增加耳屏高度，使耳屏形态更完美；当软骨量不足时，通过编织线将耳屏与耳轮脚固定于基底，以实现耳支架闭合性结构。测量学研究证实这些改进使耳支架变得更加稳固，足以承受因正常皮肤收缩而产生的压力，同时配合适当宣教和术后护理可避免再造耳受到不恰当外力的影响，减少感染发生，从而使再造耳形态稳定、结构美观。

（4）耳屏的构建在腊肠型和耳垂型患者中至关重要，稳定自然的耳屏重建较为困难是：当软骨量充足时，可将耳屏固定于连接耳屏与耳轮脚的底板软骨块上；当软骨量不足时，可利用残余软骨雕刻一耳屏样结构，并在雕刻的耳屏下垫一块V形凹槽软骨块，使耳屏"稳坐"于软骨块内。软骨块的加垫可凸显耳屏结构，使其更加稳定，并防止因负压引流抽吸和远期皮肤收缩而引起的结构倒覆。耳屏结构自然地呈现也使耳甲腔更深，从而忽略了外耳道的缺失对整体结构的影响，使再造耳更加逼真。

（5）在耳再造二期颅耳角成形时，通过改良支撑材料，设计出适合亚洲人耳郭形态特点的羟基磷灰石颅耳角支撑支架：羟基磷灰石为临床常用的生物材料，价格便宜，且具有良好的组织相容性和较高的抗压强度，操作方便灵活，制作定型及使用快捷方便，可减少手术时间，使患者康复时间及住院时间缩短，节省公共卫生资源，同时形成的颅耳角稳定牢靠，形态自然，更符合亚洲人的审美标准。可避免切取更多肋软骨做颅耳角支撑材料，从而减少胸廓畸形的发生，减小因长期受压或瘢痕增生引起的颅耳角缩小的概率。

（6）在整形外科国际权威期刊PRS杂志上首次提出并被国际认可的耳再造成功的标准：①从不同角度看，再造耳郭形态、大小、轴向、位置与健侧耳郭对称。②再造耳郭需复制10个以上的解剖结构。③稳定、持久和适宜的颅耳角。④从各个角度比较，再造耳郭与健侧有很好的相似度。⑤切取肋软骨后仅轻度或无胸廓畸形。⑥患者、患者家属和医师中至少有两者对再造的耳郭满意。

（二）并发症及处理方法

耳郭再造是目前修复小耳畸形最可靠的方法，但由于耳郭复杂的组织结构及解剖学特点，要再造一个逼真的耳郭外形极其困难。近百年来，耳郭再造术已取得很大的进步，但手术并发症的出现仍成为影响耳郭再造成功的重要因素。因此，分析和研究并发症出现的情况、原因、特点及相应预防处理，对手术最后的成功至关重要。

1. 气胸　在切取肋软骨时损伤胸膜，会造成气胸或血气胸。为了更多地保留软骨膜，尤其为了保留肋软骨后侧软骨膜，气胸发生的概率较大。切取肋软骨时，操作不仔细也是并发气胸的原因之一。因此，切取肋软骨时在软骨膜下剥离保留肋软骨前面和侧面软骨膜，同时谨慎操作，可以防止此情况发生。另外，手术时一旦发生气胸，应及时给氧，缝合破损胸膜，必要时放置闭式引流。

2. 胸壁畸形　如果切取肋软骨过多，特别是第6和第7肋软骨联合处切除较多，易引起胸壁畸形。据统计，在10岁或更小年龄做耳再造时，胸壁畸形率可达64%，年龄再大些儿童的发生率约为20%。因此保留肋软骨联合处的上缘嵴及胸骨柄的连接处，可以防止残余的肋软骨外翘；如果切取肋软骨时骨膜完全去除的话，会引起胸部凹陷和畸形。因此，要在切取肋软骨的供区保留一部分软骨膜，最好保留完整的软骨膜，有利于软骨的再生，同时减少胸壁畸形。

3. 感染　感染是最严重、最难处理的并发症，比较少见。主要有以下原因：无菌操作不严格、血肿形成、筋膜瓣坏死、支架外露等。典型表现为耳部红斑、水肿或少量的渗液或流水，少数情况会出现疼痛或发热。防治原则：术前细致地清洁外耳；术中严格无菌操作，避免血肿形成；术后预防性应用抗生素；发生严重感染应及时引流，并立即应用抗生素；避免再造耳受压。一旦感染不能控制，软骨就会液化、外露。

4. 软骨外露和断裂　早期主要与皮瓣、筋膜瓣、皮片坏死或感染有关，晚期主要与外伤、持久压迫、筋膜瓣（或皮片）收缩、支架组织相容性不良（或排异）有关。另外，手术后不适当包扎等因素也是导致软骨外露的原因之一。软骨表面不光滑导致其与皮肤之间张力过大，可将皮肤顶破，这种软骨外露往往发生在外耳轮缘；另外，局部皮肤瘢痕导致血运障碍也是软骨外露的常见原因。软骨断裂主要发生在外耳轮，尤其对于年龄较大、肋软骨钙化严重的患者，应用浮肋再造外耳轮较易断裂。对于小于1cm的小面积软骨外露，同时无感染征象，可通过局部伤口换药配合高压氧治疗等保守处理。如果较大的软骨外露，一定要用局部皮瓣或筋膜瓣覆盖暴露的软骨支架，注意扩大原有创面面积，使创口边缘血供健康良好，转移覆盖的皮瓣与创面的缝合应无张力。

5. 筋膜瓣坏死　颞浅动脉和颞浅静脉存在的变异是导致颞浅筋膜瓣坏死原因之一；另外，颞浅筋膜瓣在解剖至头颅顶部时，筋膜瓣与头皮间非常致密，给解剖带来极大困难，如果术中损伤血管，也可导致颞浅筋膜瓣远端坏死；术中设计不当，筋膜瓣面积没有足够大，缝合后筋膜瓣过紧，导致包裹耳支架时张力过大也可导致筋膜瓣坏死；同样，筋膜瓣上植皮打包，包扎固定不当，加压过紧，压迫筋膜瓣或血管蒂，也是原因之一；止血不彻底导致血肿形成也会使筋膜瓣坏死。为防止此并发症发生，术前仔细探测筋膜瓣轴心血管走向；操作仔细，避免损伤主要血管；筋膜瓣要足够大，防止缝合后筋膜瓣过紧；包扎固定适中，避免血管蒂部受压；彻底止血，充分引流，防止血肿形成；筋膜瓣坏死，皮片往往不能成活，应及时处理，一旦发生，修复方法与软骨外露并发症处理相同。

6. 结扎钢丝或缝线的外露　应用耳软骨支架进行全耳再造，固定耳支架的钢丝或缝线有时会外露，其原因是钢丝或缝线断开，钢丝结位没有隐藏在耳支架后面。一旦发生钢丝或缝线外露，如没有感染，只需剪去外露钢丝或缝线。

7. 皮肤坏死　设计的皮瓣长宽比例不当、转移后张力大、皮瓣供养血管损伤、术后皮瓣蒂部扭转、筋膜瓣血运不良或坏死、术后皮片固定不佳、血肿形成都会导致皮肤坏死。遵守皮瓣设计原则，保证皮瓣良好血供；确保筋膜瓣的良好血供；彻底止血，良好固定，避免血肿形成；皮瓣或皮片表层坏死时，应保留泡皮，避免干燥。全层坏死时，应及时清创，皮瓣转移或游离植皮覆盖创面。

8. 颅耳角的外形欠佳　主要表现为二期颅耳角再造后期颅耳角回缩。主要原因有：二期支架固定时未形成正常颅耳角，或术后变形、移位、颅耳角改变；皮瓣或筋膜瓣过紧影响颅耳角稳定；术后未良好塑形；术后筋膜、皮片或皮瓣挛缩；耳支架吸收变形等。解决方法有：在二期颅耳角再造时，皮瓣或筋膜瓣应有足够的大小；选用较厚的断层皮片或全厚皮片移植；使用稳定不易变形的支架材料以防再造耳回缩。

9. 再造耳的解剖轮廓欠佳　再造耳解剖轮廓包括耳轮、对耳轮脚、三角窝、耳甲腔、耳屏和对耳屏等，解剖轮廓欠佳主要原因是耳支架雕刻粗糙，立体感不强，负压吸引不充分或局部皮肤弹性欠佳，覆盖组织过多，使再造耳臃肿，或与耳垂处衔接不自然等。因此，耳支架雕刻技术、皮瓣剥离层次及负压吸引的有效管理是全耳再造成功的关键。

10. 再造耳异位畸形　再造耳异位畸形主要原因有：术前未准确定位；术中因组织移位致标记线位置相对改变；术中固定不可靠，术后移位；标记线因手术操作而消失；术中健耳暴露差，对比困难等。防治措施有：术前仔细设计，准确定位；术中不受设计线移位的影响，并与健侧耳对比，准确定位后固定；进行不在一条直线上的三点固定，对于残耳位置不当应进行移位。

11. 软骨支架吸收、变形或排异　外力压迫或感染是软骨支架发生吸收的主要原因。为避免上述情况发生，雕刻肋软骨时应尽量顺自然弧度，厚度适中；避免将软骨置于瘢痕受区，避免缝线过紧，软骨避免受压，预防感染发生。

12. 再造耳色素沉着　游离皮片移植，皮瓣血运不佳，二期愈合后可导致色素沉着，供区的皮肤距离受区越远，色差就越大。因此，游离植皮时应选用较厚的中厚皮片或全厚皮片；尽量选择邻近区域作为供皮区，用皮瓣覆盖，愈合后颜色变化较小；确保植皮或皮瓣的一期愈合；术后避免强阳光直接照射；避免局部使用类固醇激素；早期的色素沉着者不必急于治疗，部分病例随着时间推移可有所好转。

13. 再造耳毛发残留　再造区域耳部无发区面积偏小，术后耳轮缘可有毛发残留。后期可采用毛囊电解、激光脱毛或手术去除毛囊，但需多次治疗。

14. 毛发脱落　主要是切口边缘或头皮瓣区域毛发脱落。原因可能为：切取筋膜瓣时过浅，损伤毛囊；皮瓣边缘血供不良，毛囊缺血坏死；包扎过紧，受压迫。手术操作时要仔细，分离头皮时不可过浅，避免损伤毛囊。

15. 头皮瓣部分坏死　主要是切取筋膜瓣时剥离层次过浅，皮瓣设计不合理，尖端过尖，术后血肿形成、感染，术后过度压迫。术中注意分离不要过浅，合理设计皮瓣，彻底止血，防止血肿形成，避免感染，适度加压包扎。

16. **皮下出血或血肿形成** 主要原因为术中止血不彻底、术后引流不畅或凝血功能障碍。术中应注意止血，保持术后引流通畅，应用止血药物，出现活动性出血或明显血肿者应及时探查。

17. **面神经损伤** 很少发生，可能原因为切取颞浅筋膜瓣时损伤面神经颞支或面神经主干。术前认真设计，术中精细操作，完全可避免此类情况发生。

18. **病理性瘢痕形成** 主要是耳部、切口或供皮区瘢痕增生，尤其是伴有感染、愈合不良或瘢痕体质者。防治同增生性瘢痕的防治措施。

耳郭再造是复杂的整形手术之一，要做出一个逼真的耳郭，手术方式的选择、耳支架的精细雕刻、乳突部足够的皮肤提供等都至关重要，但手术并发症的出现是影响手术成功不可忽视的重要因素。分析和了解不同术式出现并发症的特点，可以有效地做好并发症的预防工作，更有利于手术的成功。

（三）小耳畸形伴发其他畸形的临床表现和治疗原则

在胚胎发育的过程中，耳与其他重要器官如心、肝、肾的发育是同步的，在小耳畸形的患者中常常伴发其他畸形。中耳及外耳道缺如常与小耳畸形并发，表现为听力减退。下面就介绍常见的小耳畸形伴发其他畸形的临床表现及治疗原则。

1. **耳道缺失** 根据手术方法的不同，小耳畸形分为耳垂型、小耳甲腔型、耳甲腔型、无耳等类型，在耳垂型及无耳中，耳道是缺失的；而在小耳甲腔型、耳甲腔型中，耳道是存在的。先天性小耳畸形常伴有外耳道闭锁、听力障碍等症状，患者要求通过手术重建外耳道。外耳道成形很少是单纯为了改善外观，而是以恢复和改善听力为目的。一般认为单侧外耳道闭锁不必做外耳道成形，因为单侧小耳畸形患侧有一部分听力，健侧听力正常，对语言发育及平时生活影响不大，即使手术重建外耳道，除易有面神经损伤等并发症外，听力提高也不明显。双侧小耳畸形伴外耳道闭锁者，主张在早期耳再造之前先行一侧耳道成形以提高听力。术前根据CT检查判断中耳和内耳的发育程度，如果乳突气化良好，行耳道成形术后可提高听力，从而改善患者的听力和语言能力。

外耳道闭锁的术式也是灵活多样的，必须根据患者自身情况设计手术方案。有原始耳道的，可做耳内切口、十字切口；如残耳向前下方移位，做Z形切口后移耳郭，并应用前移的耳后皮瓣覆盖部分创面。手术入路分为乳突、乳突前、直入式径路和鼓窦上鼓室径路等。乳突入路的优点在于解剖标志明显，不易损伤面神经，能较早分离骨性闭锁板与听骨链，减少内耳损伤；其缺点在于手术遗留开放的乳突腔，易于导致不干耳。乳突前入路不破坏乳突，有利于听力重建，术后并发不干耳的概率小，但由于面神经的移位，增加了手术的难度和危险性。直入式径路术式简单，可以与耳郭、鼓室成形同期进行，术后发生外耳道狭窄的概率也较小。鼓窦上鼓室径路适用于有原始耳道，但在相应部位未见中耳关于耳道缺失的治疗。

2. **半面短小** 先天性单侧的颅面骨短小及耳郭畸形，在以前的文献中常以第1、2鳃弓综合征来命名。先天性以骨性发育障碍，系由于第1、2鳃弓和位于其间的咽囊和第1鳃裂，以及颞骨原基的发育不良导致的严重面部两侧不对称畸形。患侧颜面骨骼发育不良是导致畸形的主要因素，骨骼畸形以下颌骨发育不良最常见也最严重，表现为下颌支发育不良或缺失，体部也在各个方向均有发育不良，个别患者髁突明显发育不良，甚至关节缺失。畸形的下颌骨会影响上颌骨的正常向下生长，并波及颞骨、颧骨、蝶骨，甚至颞下颌关节，形成上、下颌骨及颧弓发育不良，两侧面部明显不对称，颜面部表情肌、咀嚼肌及皮下组织发育不全，以及面神经麻痹等，从而导致继发的面中部畸形。

本病的治疗，以外科手术修复畸形为主，应根据畸形的部位及程度、患者的年龄及发育选择适当的手术时机、手术原则和手术疗法，实行分期、综合的序列手术治疗。其修复目标为：重建外耳，恢复面形对称和面部生机，保证上呼吸道通畅，保存正常牙髓足够的牙槽骨，达到合适的咬合关系，达到患者可以接受的自我形象和身心健康。生长期患者的治疗：第一阶段治疗是功能上的刺激，待患者牙齿萌出后，嘱患者患侧多咀嚼，使患侧咬肌发达，刺激下颌骨的发育。第二阶段，在适当的时间做颌骨牵引，早期做可以达到良好的效果。6岁左右可以做颌骨牵引，基本方法是在患侧口内做半边的下颌骨截骨术，再以长骨钉固定于截骨的近端及远端，避免伤及牙齿或牙胚。手术后4~5天开始每天延长1mm，为了刺激生长，可每半天伸长0.5mm，由家长在家自行操作。实际需要延长的距离由临床医师依咬合面、颜面歪斜度来决定。当延长达到预期目的后，再固定4~8周，使所延长的下颌骨固定，外固定器在期满后于门诊复诊时取出。通过下颌骨牵引，使患者在恒牙萌出过程中找到比较好的咬合关系。成年或生长期发育停止者的手术治疗是待颌骨发育成熟后做颌骨充填或截骨，至少在18岁以后，行上颌骨水平面截骨矫正上颌骨歪斜，做骨移植以改善上颌歪斜，患侧下颌骨用肋软骨-硬骨移植来重建单侧的颞下颌关节及下颌支，用多层骨移植来改善其脸形不正。对侧下颌支则以前后向截骨术来调整咬合面的不正，有些患者最后以颏成形来改善颏偏斜，还可以配合软组织的治疗。

以往在治疗这类小耳畸形患者时，往往只进行外耳再造，而对颌面畸形不做矫正。但对于一些重度的半面发育不良患者，由于其患侧面部明显短小，再造耳离面中线的距离过近，容易产生耳郭紧贴面颊部的感觉，术后两侧面部在视觉上的差异仍较明显，手术效果不佳。因此，对先天性小耳畸形伴有严重面部发育不对称的患者，在再造耳郭的同时进行患侧颧弓及下颌骨的充填，可以改善手术效果，使两侧面部更加接近，有效地恢复患者的面容。

3. 面神经麻痹 小耳畸形伴发面神经麻痹是最常见的并发症，可能是颜面肌肉的发育不良、面神经在颅骨内的径路异常或在脑内的径路异常所致。患者可表现额部平坦、光滑，无法做皱额、皱眉、眉毛上举等动作。双侧眼裂可能不在一个水平面上，患侧外眦角下垂，两侧睑裂大小不等，患侧明显大于健侧。患侧下眼睑不同程度外翻，下眼睑泪点有时不能紧贴泪埠，有溢泪。患侧下眼睑眶筋膜松弛，呈"眼袋"外观。当患者做闭眼动作时，眼睑不能完全闭合。如果是不完全性面瘫，眼睑虽能够轻微闭合，但用手指撑开睑裂时，眼睑缺少张力抵抗。鼻部表现为患侧鼻唇沟消失，鼻翼下降或塌陷，人中嵴偏向健侧，鼻孔不能缩小或扩大，不能皱鼻。患者颊部皮肤和皮下组织臃肿、松弛、下垂。患侧上下唇肌肉萎缩，唇变薄，闭合不全，口角下垂，口裂向健侧歪斜。做鼓气动作时患者口角漏气，不能吹口哨，不能闭口鼓气，颈部臃肿，不能自主地下降口角及下唇，颈阔肌不能收缩，使下唇偏向健侧。不完全面瘫患者常有不自主的面部肌肉痉挛及抽搐。

先天性小耳畸形患者伴随的一般是不完全性面瘫，无须特殊治疗。如有完全性面瘫，修复参考面瘫的治疗。

九 不同耳郭再造方法的评价

半个多世纪的发展，耳郭再造技术逐渐趋于成熟。目前，临床常用的肋软骨耳郭再造方法主要有：Nagata及其改良的二次法（Nagata法）、扩张两瓣法（部分扩张皮瓣法）、扩张单瓣法（完全扩张皮瓣法）、颞顶筋膜瓣法一次耳郭再造术。

Nagata法中，日本Nagata医生在Tanzer和Brent耳郭再造方法的基础上，对肋软骨支架雕刻制作和支架的皮肤覆盖技术等做了比较大的改进，成为国内外应用最广泛的经典耳郭再造方法。手术2次就可以完成，每次10天左右，不仅治疗时间短，且再造耳的亚结构更加完善和美观。这种方法把控容易，手术效果稳定起伏小，再造耳远期效果也稳定，较之扩张法更容易学习和掌握。耳郭背面和乳突区植皮区色沉和瘢痕是这种方法的不足，耳后乳突区皮肤过紧和过厚都会影响这种方法的手术效果。皮肤过紧往往会带来覆盖皮肤的不足，增加手术风险。

扩张两瓣法（部分扩张皮瓣法）是中国医学科学院整形外科医院庄洪兴教授等创建的耳郭再造方法，也被称为"八大处耳郭再造法"，这种方法适应范围广，无论皮肤松紧、厚薄都可以获得比较好的手术效果。手术需要3次才能完成，尤其第一次是扩张耳后乳突区皮肤，因此治疗时间长。耳后乳突区皮片的移植仍然会带来比较多的手术瘢痕和色沉。另外，这种方法学习难度比较大，学习周期长。由于技术把控难度比较高，容易造成再造耳郭效果比较大的起伏。

扩张单瓣法（完全扩张皮瓣法）可以获得美观的手术效果，由于避免了耳后乳突区植皮，是目前瘢痕最少的耳郭再造方法，且再造耳色泽均匀一致。郭树忠、章庆国等教授经过大量病例的临床应用，使得该技术逐渐趋于成熟。不足之处是治疗周期长，也是目前治疗周期最长的方法，手术一般要3次完成。这种方法的技术把控难度也比较大，一个是支架的制作难度大，获得能够与支架匹配，面积、厚薄合适的扩张皮瓣，技术要求高，需要比较长的学习周期。乳突区皮肤紧而薄者，扩张后皮肤回缩比例高，容易出现皮量不足，造成皮瓣覆盖支架过紧，不仅影响外形轮廓，还可出现支架覆盖过薄，尤其是在张力最高点的耳轮部位，因此对这类人用这种方法要慎用。

总体来看，扩张法在我国用得比较多，其他国家用这种方法的很少，估计与技术把控难度大以及人种等因素有关。

颞顶筋膜一次耳郭再造法是完全用颞顶筋膜加皮片移植覆盖耳支架的方法，可以一次完成耳郭再造，具有治疗周期短的优点，但用肋软骨支架采用这种方法再造耳郭手术效果没有前面介绍的方法好，且瘢痕多，再造耳前外侧面植皮后的色素沉着和皮肤回缩对效果的影响也非常明显。但小耳畸形患者发际线很低，乳突区没有无发的皮肤可利用，或者耳后乳突区皮肤破坏，这种方法也是一种选择。用多孔聚乙烯材料再造耳郭一般是一次完成，需要用颞顶筋膜覆盖支架，并可增加支架覆盖的安全性。

（章庆国　张天宇　张如鸿　蒋海越）

第五节　附耳及耳前瘘管

一　附耳

附耳（accessory ear），俗称"小耳朵""拴马桩"等，为位于耳屏前方的赘生组织，常出现于耳屏至口角的连线上，是由第1鳃弓发育异常引起的。附耳的形状、大小多种多样，多数还含有软骨组织，有的与耳软骨相连，有的则伸入面颊部皮下组织或深及腮腺筋膜上方。

治疗方法是将附耳切除，并切除其内的软骨组织，适当调整创口缝合。附耳患者偶伴有同侧面部发育不良，因此在切除软骨时可仅将其隆起部分切除，面部皮下部分则保留，以免加重面部畸形。对位于耳屏前方，并与耳屏融合在一起的附耳，要特别注意，切除时可以利用其再造耳屏，避免过多切除造成耳屏区域的缺损，影响外观。

二　耳前瘘管

耳前瘘管（preauricularfistulap）是一种较常见的耳部先天性疾病，是形成耳郭的第1和第2鳃弓的小丘状结节融合不全，或其间的第1鳃裂封闭不全所致。此病常有家族史，可一侧或双侧同时存在。瘘管口很小，可位于耳前或耳周的各个不同部位，但以耳屏前方接近耳轮脚的部位最常见。耳前瘘管一般不发生于耳后内侧面。

瘘管经皮下向深部迂曲伸展，时有长短不一的分支。瘘管多属盲管，止于耳郭软骨或外耳道软骨，有时深及腮腺筋膜，少数与鼓室或咽腔相通。瘘管壁内衬复层鳞状上皮，瘘管内经常有少许乳酪样有异味的分泌物溢出，用手指常可以挤出。因瘘管口狭小，管道走行曲折，因此分泌物常排流不畅，导致化脓性感染，时有急性发作，局部红肿疼痛，最后形成脓肿而破溃。急性发作的间隔时间长短不一，有的患者甚至经数年才会发作一次。经常发作者，其瘘管口附近组织带有瘢痕。

耳前瘘管的治疗方法是完整彻底手术切除，手术应在炎症完全消退的静止期内进行。儿童患者的手术宜在全麻下进行，成人在局麻下进行。深在的耳前瘘管切除时，应防止损伤面神经。

手术时先用留置针头将亚甲蓝液经瘘管口缓缓注入，使管壁着色，围绕瘘管口做梭形切口，分离瘘管周围组织，术中止血要确切，分层缝合。一般术后伤口可一期愈合，手术过程中尽量保持切除瘘管的完整性，避免污染术区，引起感染。

第六节　招风耳

招风耳（prominent ear）是一种较常见的先天性耳郭畸形，在儿童中有5%的发病率。最典型的临床表现是过度发育的耳甲后壁和不够明显的对耳轮（舟甲角>90°）及上脚，它们可以单独或同时存在（图68-54）。正常耳郭后内侧的耳甲与耳舟成90°角，而招风耳患者的耳甲与耳舟间的角度大于90°，对耳轮及对耳轮上脚亦完全消失者，整个耳郭平面与头颅面成90°角。极严重的，其耳轮缘亦不卷曲，整个耳郭无卷曲回旋部分，形成茶碟样外观，因此亦常将这种极严重形式的招风耳称为"贝壳耳"（shell ear）。招风耳以双侧性较多见，但两侧畸形程度常有差异。

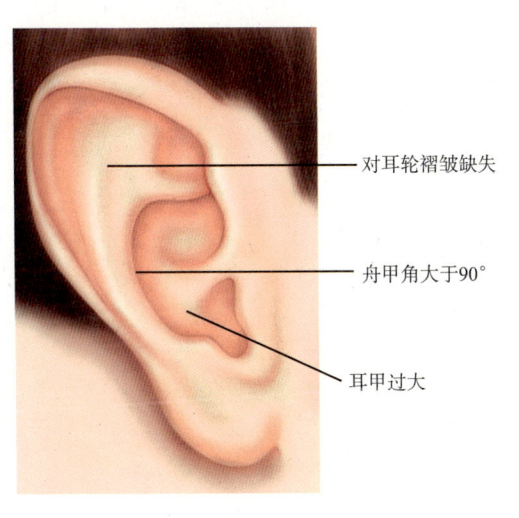
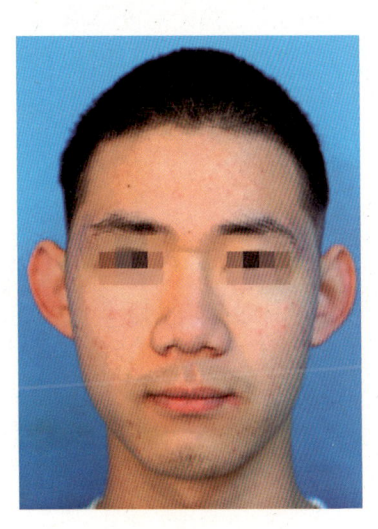

A　　　　　　　　　　　　　B

图68-54　招风耳畸形

一　招风耳的非手术矫正

新生儿招风耳畸形可以进行早期非手术耳郭矫正器治疗，通常效果明显。

二 招风耳的手术矫正

（一）手术时机

招风耳手术时机的选择仍有争议，多数医师倾向于5岁以后进行手术，笔者认为成年后手术矫治与耳的生长发育更相符合。耳部大小可发育在最初10年较迅速，在婴儿的第一年，耳部大小可达到75%的30岁预期长度和88%~94%的30岁预期宽度。10岁时可以达到93%的预期长度和97%~99%的预期宽度。耳的宽度在人的一生中变化不大，而耳的长度由于耳垂生长以及软骨的少量生长一直增加。由于耳生长的原因，很多学者认为4~6岁前不宜进行耳整形手术。支持延期手术的意见认为，过早手术可能影响耳郭生长发育。Gosain看法则不同，他证实了4岁前手术技术上可行，且不会造成耳郭生长受限。

（二）手术方法

招风耳的整形手术方法较多，原则是重新形成弧线连续、圆滑的对耳轮及对耳轮上脚，降低耳甲后壁高度，矫正过分前倾的耳垂。

形成对耳轮及对耳轮上脚、降低耳甲后壁和矫正耳垂同时进行，折叠耳郭软骨的手术方法较多，原理主要是改变耳郭软骨前外侧表面生物力学张力（强度），使其反折成平滑自然的拱形，反折的耳郭软骨可以向下延伸到与耳垂交界处，达到同时降低耳甲后壁和耳垂前倾的目的。

术前对耳郭准确检查并测定所形成对耳轮及对耳轮上脚的位置尤为重要，术者用手指向后轻压耳轮处，使耳郭和颅侧壁恢复到理想位置，可见自然正常的对耳轮及对耳轮上脚，让患者利用镜子观察并征求其意见，达成共识。通过检查可以初步确定耳后切口的位置和应该去除多余皮肤的范围。以下术式具有一定的代表性。

1. Mustardé法　此法是将缝线穿过软骨，在耳后内侧面应用褥式缝合形成对耳轮折叠。此法对耳郭软骨薄的儿童较适用，因为软骨薄，容易弯曲成形，对软骨厚的受术者则不适用。它的优点是由于软骨未被切开，形成的对耳轮弧形自然。缺点是易复发，现已较少有医师采用这种术式（图68-55）。

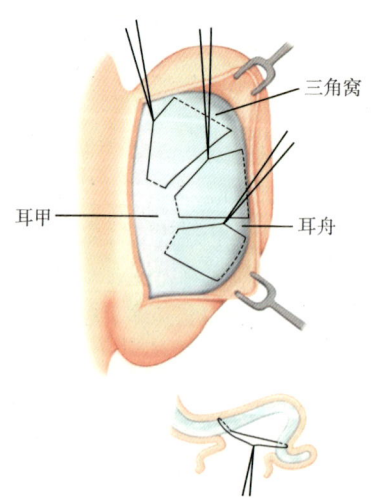

图68-55　Mustardé法缝合位置最上面的缝合从耳舟到三角窝，下面两处缝合从耳舟到耳甲

2. Stenström法 此法也称软骨前外侧面划痕法。软骨膜对维持软骨的形状起重要作用,如果切除软骨膜和部分表面软骨,则会释放软骨表面的自然张力,使软骨向着未切开骨膜的一面弯曲。根据这一原理,Stenström通过耳后内侧面耳轮尾部的小切口潜入类似锉刀的短齿器械,在耳前外侧面相当于对耳轮及对耳轮上脚部位进行往复磨削,去除部分软骨膜和薄层表面耳郭软骨使其自然弯曲形成对耳轮。本法产生的对耳轮较平滑,因为软骨未全层切开,复发的比例较大,如效果不理想可再次改用其他手术方法矫正。

3. 耳郭软骨单弧切开反折法 在借鉴Converse法等基础上,是在耳后内侧面软骨沿对耳轮长度做单一纵弧形切开。操作步骤如下:①术前设计对耳轮及对耳轮上脚位置,耳后内侧面设计纵行梭形切口,亚甲蓝标记。②梭形切除皮肤,将皮肤和皮下组织在软骨膜表面向两侧分离。③亚甲蓝标记耳软骨的切口线,注意软骨纵行切开线距耳轮软骨外缘需留有0.5~1.0cm宽度(可变量),弧线形切口应与将要形成的对耳轮及对耳轮上脚一致,向前内方锐性剥离软骨0.5~1.2cm(图68-56),暴露反折软骨时注意勿剥透皮肤,以免耳郭前面遗留痕迹,对将反折软骨的前外侧面软骨膜和软骨表面做划切,减小软骨的回弹力,切忌切透软骨,防止出现术后对耳轮锐凸嵴而欠平整,然后用5-0可吸收线将反折的软骨缘与相应耳后位置的筋膜和软骨膜缝合数针,修剪软骨切口上下端,形成良好弧线的对耳轮及对耳轮上脚(图68-57)。④如果需要降低耳甲后壁,软骨的弧线切口可以向下适当延长,反折的软骨宽度可适当增大。⑤分层对应缝合切口。油纱充填固定耳舟,用棉垫及绷带加压包扎,以维持所需外形轮廓及位置,预防血肿形成,伤口不放置引流条。常见的并发症有血肿、感染等。术中仔细止血和严格地无菌操作,术毕包扎要可靠,10天左右去除敷料,拆线(图68-58)。

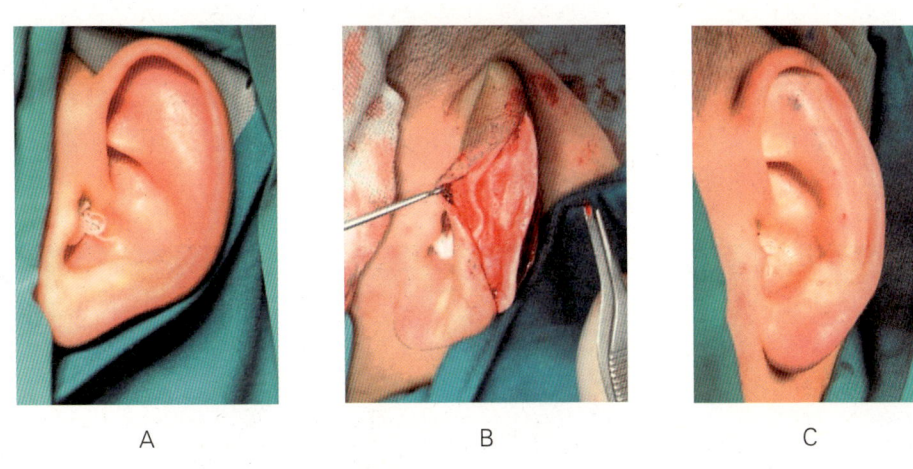

图 68-56 左耳耳郭软骨单弧切开反折法术前、术中、术后

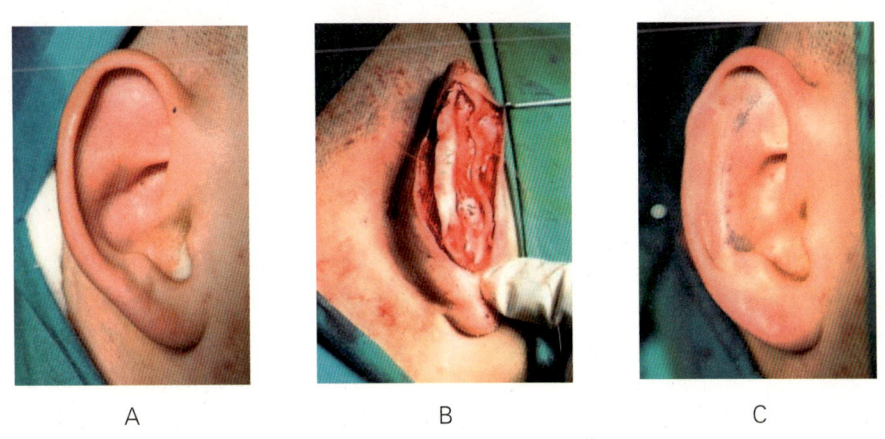

图 68-57 右耳耳郭软骨单弧切开反折法术前、术中、术后

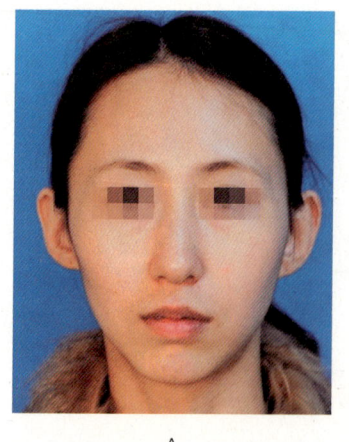
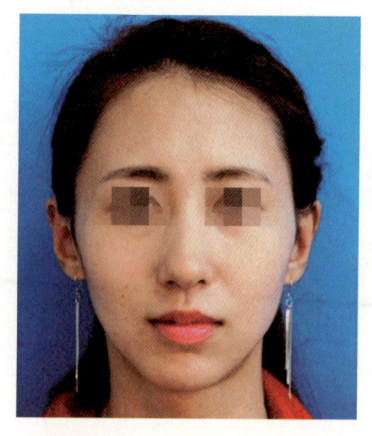

图 68-58　招风耳耳郭软骨单弧切开反折法术前、术后正面观

第七节　杯状耳

杯状耳（cup ear）又名垂耳（lop ear）、卷曲耳、环缩耳（constricted ear），是一种主要以耳郭上半部分前倾、卷曲、位置偏低等为特征的复杂耳郭畸形（图 68-59），严重者常常伴有患侧颌面部发育不良畸形。杯状耳约占各种先天性耳畸形的 10%，有一定的遗传性。杯状耳畸形对患者外形影响较大，需早期治疗。早期非手术矫正治疗主要适用于患侧耳郭与正常侧大小相近并将卷起的部分向上后方翻起后呈现的解剖结构与正常侧相似的新生儿、婴儿，佩戴耳郭畸形矫正器固定矫正 6～12 周，部分患儿可以得到良好的矫正。

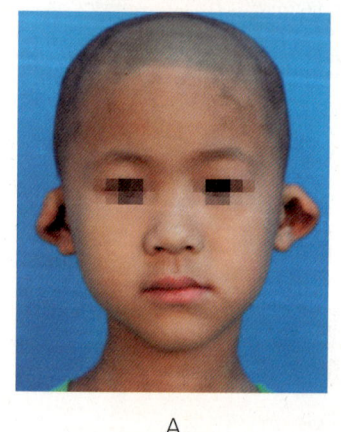
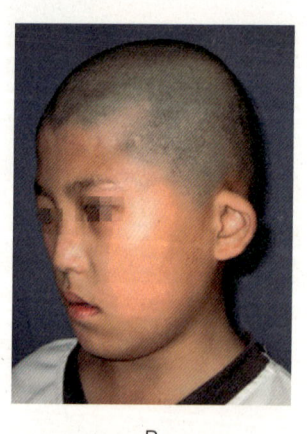
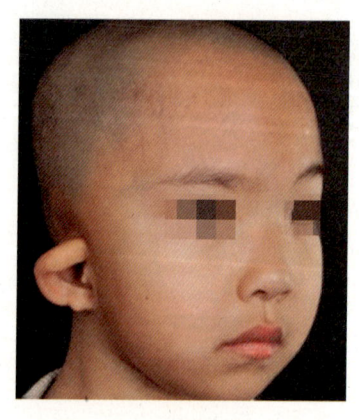

图 68-59　杯状耳案例

一般 6 岁后即可手术，双侧可在一次手术中完成。有关矫正杯状耳畸形的手术方法很多，值得注意的是，杯状耳的手术方式需根据其畸形严重程度进行个性化治疗。原则如下：对于耳郭卷曲和耳郭长度减少均不明显的杯状耳畸形，较常用的方法是在耳郭背侧面距耳轮缘 1～2cm 处做平行于耳轮缘的切口，皮肤脱套分离暴露卷曲的耳郭软骨，将软骨适当舒展，前移皮肤，矫正畸形；对于耳郭卷曲显著而耳郭长度减少不明显的杯状耳畸形，可以采用在皮肤脱套舒展卷曲耳郭软骨的基础上，加用矫正招风耳的方法（即部分反折耳郭软骨形成具有较强纵向支撑力的对耳轮

及对耳轮上脚的方法）矫正（图68-60）；对于患侧耳郭小于正常侧耳郭不超过1/4者，可以采用耳郭软骨舒展＋单根肋软骨条移植矫正（图68-61）和（或）对侧耳郭复合组织游离移植来增加患侧耳郭的大小（图68-62）；对于患侧耳郭伴有明显小耳畸形者，进行部分耳郭再造术是理想的选择。通常切口10天后去除敷料，拆除缝线。

较严重的杯状耳畸形矫正是比较复杂的手术，常常几个术式组合进行才能取得满意的效果，术前对杯状耳畸形程度的准确评估是非常必要的，特别是对耳郭大小和解剖结构的准确判断，对选择相应的术式尤为重要。

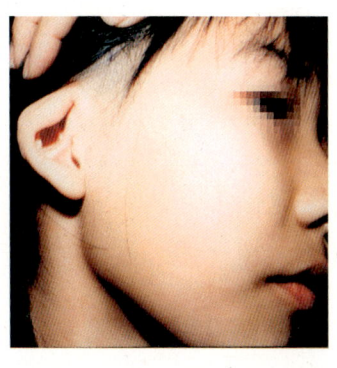
A

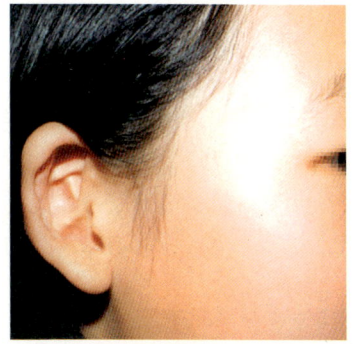
B

图68-60　耳郭软骨舒展＋反折

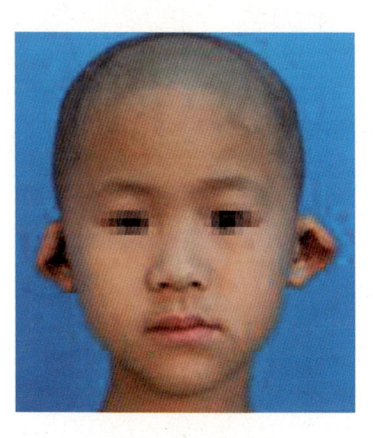
A

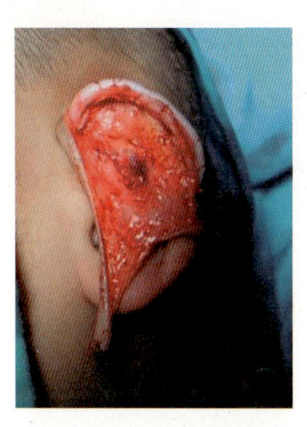
B

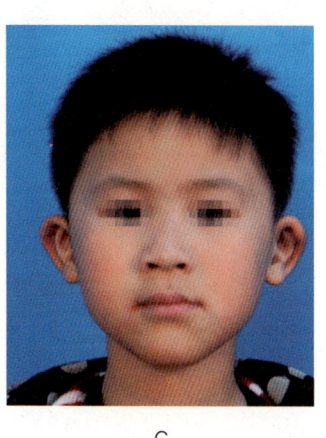
C

图68-61　耳郭软骨舒展＋肋软骨条支撑

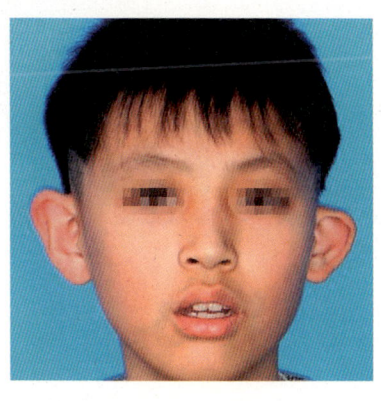
A

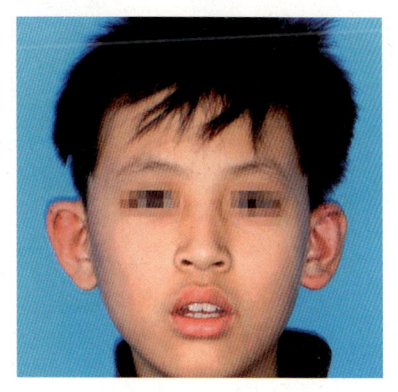
B

图68-62　耳郭软骨反折＋复合组织移植

（蒋海越　潘博）

第八节 隐耳

隐耳（cryptotia）又称埋没耳、袋耳，为较常见的先天性耳郭畸形。其主要表现为耳郭上半部埋入颞部头皮的皮下，无明显的耳颅沟，如用手指向外牵拉耳郭上部，则能显露耳郭的全貌，但松开后，因皮肤的紧张度和软骨的弹性又使其回复原状。轻度隐耳畸形者，耳软骨的发育基本上不受影响；重度畸形者，除皮肤严重短缺外，耳郭上部的软骨也明显发育不良，耳轮软骨向前卷曲、舟状窝明显缩窄、对耳轮及对耳轮上脚过度凸起，耳郭上部宽度变窄呈近似三角形态。畸形以男性居多，男、女之比约为2∶1；右侧多见，右侧、左侧之比约为2∶1，双侧畸形者约占40%左右。隐耳除对容貌产生一定的影响外，由于无耳颅沟，因此患者无法戴眼镜，淋浴时水亦容易流入耳道内，给患者生活带来诸多不便，应及早治疗（图68-63，图68-64）。

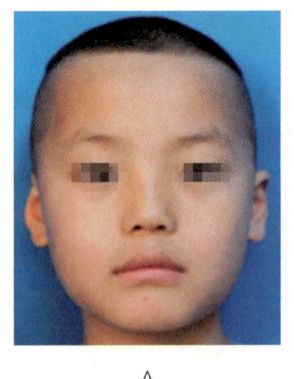 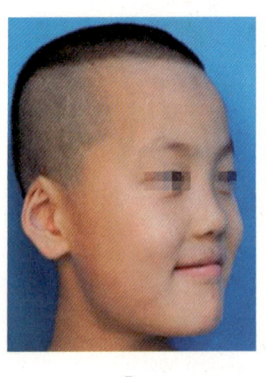 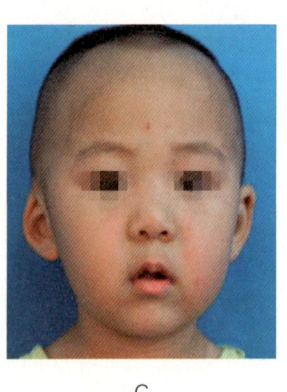 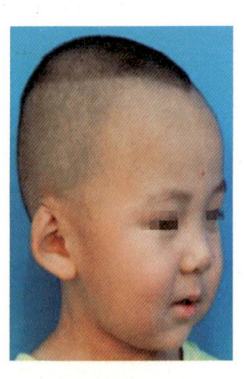

　A　　　　　　　　　B　　　　　　　　　C　　　　　　　　　D

图68-63　隐耳畸形患者术前正、侧位
A、B. 病例一　C、D. 病例二

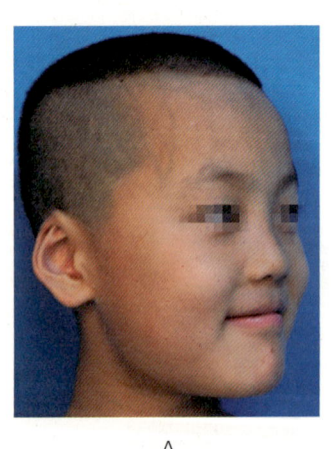 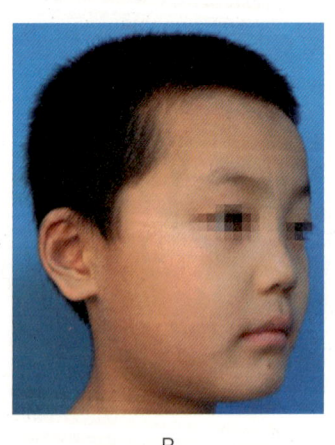 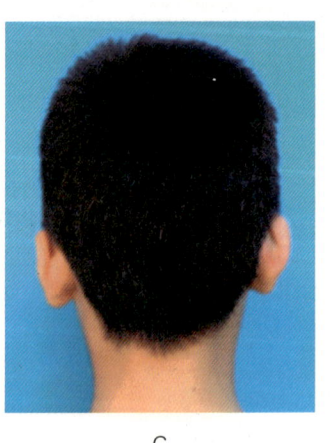

　　A　　　　　　　　　　　B　　　　　　　　　　　C

图68-64　隐耳畸形手术前、后对比
A. 术前　B、C. 术后

1岁以内的婴儿可采用佩戴耳郭畸形矫正器的非手术方法治疗，其中以出生1个月内的新生儿佩戴耳郭畸形矫正器治疗效果最佳。

1岁以后的患者多需要采用手术治疗的方法。手术治疗的关键是解决耳郭上部皮肤量不足和耳郭软骨与深层组织的纤维结缔组织粘连。显露埋入皮下的耳郭软骨，并充分松解造成耳郭软骨与颅侧面粘连的纤维结缔组织和未退化的耳后肌内组织，同时将造成耳郭软骨背屈的纤维结缔组织也进行充分松解，由此产生的创面通过局部皮瓣旋转和游离植皮进行覆盖。合并有其他畸形者也应进行矫正。

目前多采用局部皮瓣转移加游离植皮的方法治疗隐耳畸形，以局部皮瓣转移为首选，是否游离植皮要根据局部皮肤组织缺损程度而定，通常轻度的隐耳畸形选用局部皮瓣转移就可以得到完全矫正的效果；而对较严重的隐耳畸形，除了局部皮瓣转移外，还需附加游离植皮才能充分矫正隐耳畸形，切忌勉强缝合，造成隐耳畸形矫正不彻底。手术方法如下：

旋转三角皮瓣加植皮法，本法适用于各种类型的隐耳畸形，充分形成良好稳定的耳颅沟形态，手术易操作。首先在颅侧耳郭后上方沿发际下缘设计蒂在前的三角形皮瓣，耳郭后内侧上方对应对耳轮及对耳轮上脚的位置设计一纵向斜行切口，与三角形皮瓣下缘衔接并形成耳郭后面皮肤的三角形皮瓣，两个三角形皮瓣为非对称性三角形皮瓣。

在耳后颞浅筋膜下方掀起三角皮瓣，沿对耳轮后沟切开皮肤达耳郭软骨膜表面，并从软骨膜表面掀起皮瓣，充分暴露耳郭软骨与颅侧壁挛缩粘连的纤维结缔组织，彻底松解粘连的纤维结缔组织，松解的范围可以下达对耳轮下脚，同时对耳轮及对耳轮上脚对应的后沟也应充分松解，使耳郭软骨舒展，耳郭上部复位。对于伴有耳轮软骨卷曲者，可以同时皮肤脱套舒展，以可吸收缝线于耳后将对耳轮下脚与颅侧壁深筋膜和骨膜固定，将颅侧壁皮肤形成的三角形皮瓣旋转覆盖耳郭后内面对耳轮及对耳轮上脚的后沟处，5-0可吸收线将筋膜与对应软骨膜固定缝合。耳郭皮肤形成的三角形皮瓣向后上与发际线皮肤分层缝合，切忌勉强拉拢缝合，遗留的颅侧壁皮肤缺损处全厚皮片游离植皮覆盖（图68-65）。

用局部皮瓣转移法者术后1周拆线，用皮瓣加植皮法者术后12天拆线。

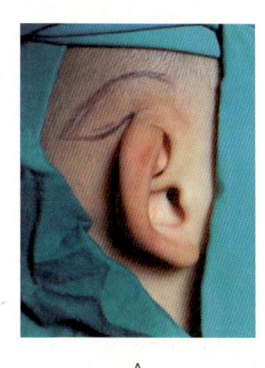 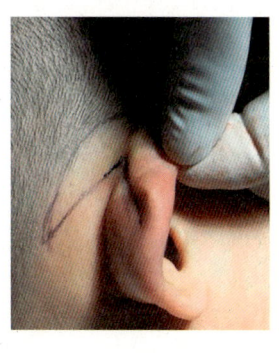 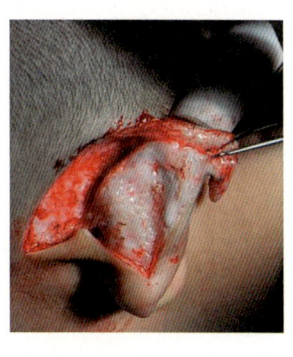 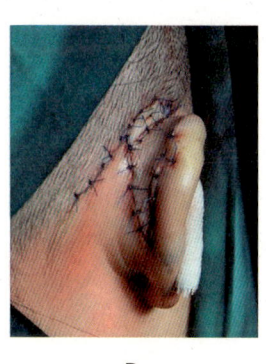

A　　　　　　　　　　B　　　　　　　　　　C　　　　　　　　　　D

图68-65　旋转三角形皮瓣加植皮法
A、B. 颅侧壁和耳后设计切口　C. 彻底松解组织粘连　D. 颅侧壁植皮

（蒋海越　何乐人）

第九节　猿耳

猿耳（satyrear）也叫尖耳、猩猩耳、妖耳。其特征是耳郭上部尖角状突起，此部位耳轮扭曲，耳轮沟消失，耳轮缘与对耳轮缘之间的耳舟窝成为一窄沟。猿耳为先天性发育畸形，系胚胎

初期耳郭形成过程中第四个小丘发育异常所致。猿耳畸形在形态上可分为两类：①梭形猿耳。是典型的猿耳畸形，耳郭上部尖形如梭，耳轮及部分对耳轮存在，但扭曲（图68-66）。②扇形猿耳。耳郭上部尖形，但耳轮及对耳轮结构消失，类似于招风耳、隆突耳或贝壳耳外观（图68-67）。

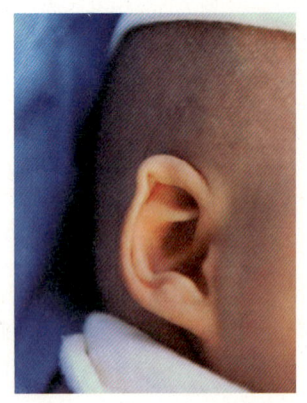 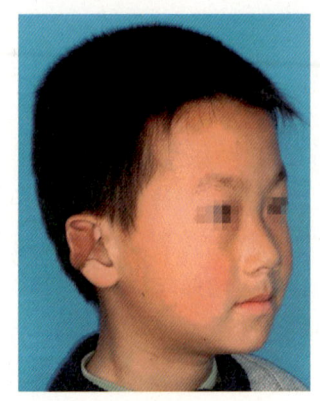

图68-66　猿耳（案例一）　　　　图68-67　猿耳（案例二）

猿耳也常与招风耳、隐耳等耳郭先天性畸形同时存在，因此在治疗上要全面考虑。新生儿、婴儿期可选择佩戴矫正器做非手术治疗。对于轻度猿耳畸形一般无须治疗，重度者则须行手术矫正。猿耳畸形的治疗原则是：①对梭形猿耳需缩短耳轮、减少尖角畸形，以耳轮软骨舒展为主。②对扇形猿耳需矫正尖形畸形及招风耳畸形，以耳郭软骨反折形成对耳轮及对耳轮上脚、耳轮缘软骨向前卷曲皮肤固定为主。

常用的手术方法：沿耳轮舟的折痕处切开皮肤，在软骨膜表面掀起皮瓣，于耳郭后内侧面广泛潜行分离皮瓣直至耳后沟。仔细解剖耳舟、耳轮软骨，分别在耳舟软骨的前外侧面、耳轮软骨的后内侧面划痕或纵行切开，但不切透对侧的软骨膜，使它们分别向相反方向卷曲，如此耳轮的弯度会自然矫正。最后将皮瓣向前推进，缝合固定，耳舟部用油纱卷曲压迫，塑形包扎（图68-68）。

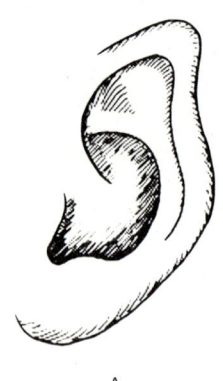 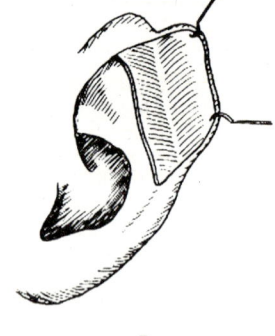

A　　　　B

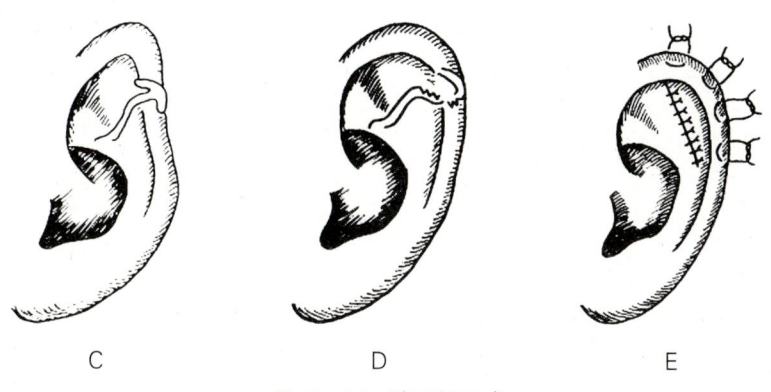

图 68-68 猿耳矫正术
A. 术前　B. 切开耳轮皮肤，耳轮软骨划痕整形　C、D. 切除部分耳轮，缩小尖角耳郭畸形　E. 耳轮及对耳轮沟加压固定

术后常规应用抗生素3天，1周后拆除缝线，拆线后最好塑形包扎，在耳轮沟即耳舟内加压数月，以利于维持矫正后的耳郭形状。

第十节　耳垂畸形

耳垂的形态变异较大，耳垂的形状大致可以分为圆形、扁形和三角形三类，其附着于面部皮肤的程度亦不同，从完全游离、部分相连，到完全相连。其与面部所成角度的变异亦很大。

先天性耳垂畸形主要有耳垂过大、过长，以及耳垂尖角、耳垂粘连、耳垂裂、耳垂缺失等（图68-69）。而获得性耳垂畸形，则主要为耳垂缺损和佩戴耳饰不当引起的耳垂裂、耳垂瘢痕疙瘩等（图68-70）。

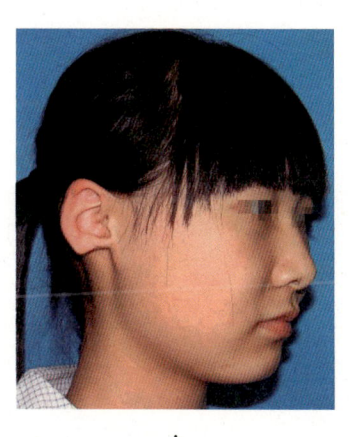
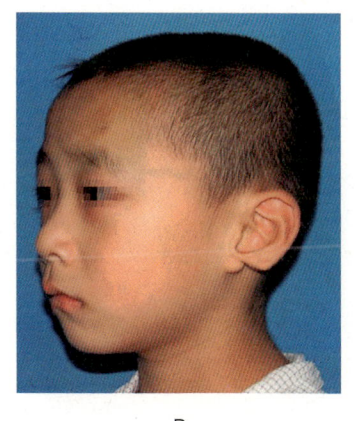

A　　　　　　　　　　B

图 68-69　先天性耳垂畸形

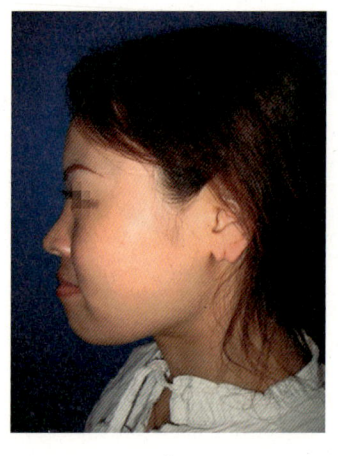
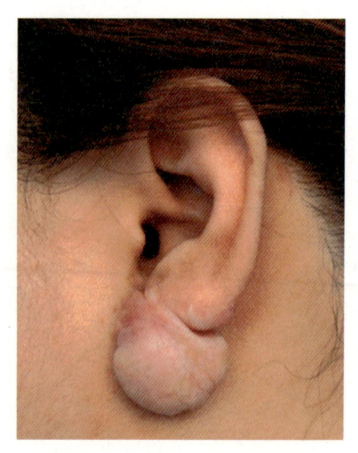

A　　　　　　　　　　　　B

图 68-70　获得性耳垂畸形

耳垂畸形或缺损虽无任何功能障碍，但因影响美观，且耳垂为妇女佩戴耳饰的部位，因此，对要求耳垂整形或再造的患者，除瘢痕增生倾向者外皆可手术。在东方民族中，耳大被认为有福，因此耳垂过大、过长畸形在男性，国内几乎没有人来要求修复，仅有少女耳垂过长者要求整形修复。

一　耳垂尖角畸形、粘连

耳垂过尖、粘连在临床上表现为耳垂过小或缺失，需采用局部皮瓣转移进行耳垂再造。单纯性粘连而存有耳垂的患者，手术方法简单，只要在耳垂与面部粘连处切除一块三角形皮肤及脂肪组织后直接缝合即可。

二　耳垂裂

耳垂裂的修复也较简单，可切开裂缘形成新鲜创面后直接拉拢缝合；亦可将裂缘锯齿状切开，交叉对合后拉拢缝合。对于要求保留耳垂穿孔者，可以从一侧边缘掀起皮瓣卷曲成耳垂孔，缝合切口时可应用Z改形缝合，以延长耳垂和避免直线瘢痕（图68-71）。

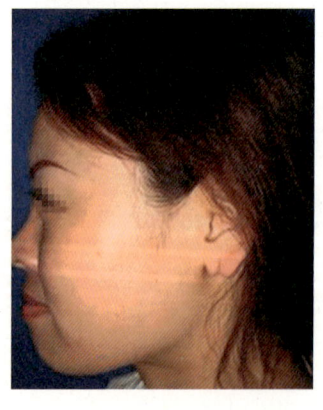
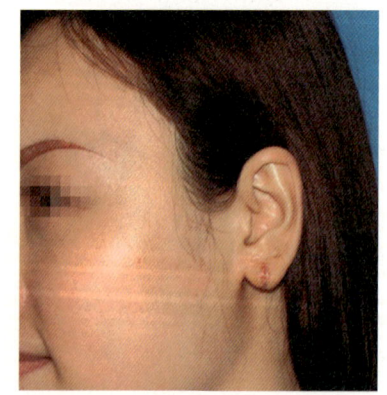

A　　　　　　　　　　　　B

图 68-71　耳垂裂手术前后对比

三、耳垂缺损

耳垂缺损的修复再造方法很多，需根据缺损大小灵活掌握不同的术式，个性化的治疗才会取得良好的效果，术前充分评估缺损，合理设计尤为重要。切忌在耳后乳突区与颈上部遗留明显瘢痕。主要的修复与再造方法有以下几种。

（一）应用耳后乳突区皮瓣折叠的方法耳垂再造

在耳后乳突区设计一双叶皮瓣，为防止术后收缩，每叶均要比健侧耳垂稍大些，后叶要更大些。然后掀起此皮瓣，将其折叠形成耳垂，再切除耳郭下部缺损缘处的瘢痕组织，将创缘与新形成的耳垂上缘缝合。掀起皮瓣后遗留的创面，可以直接拉拢缝合（图68-72）或移植全厚皮片。

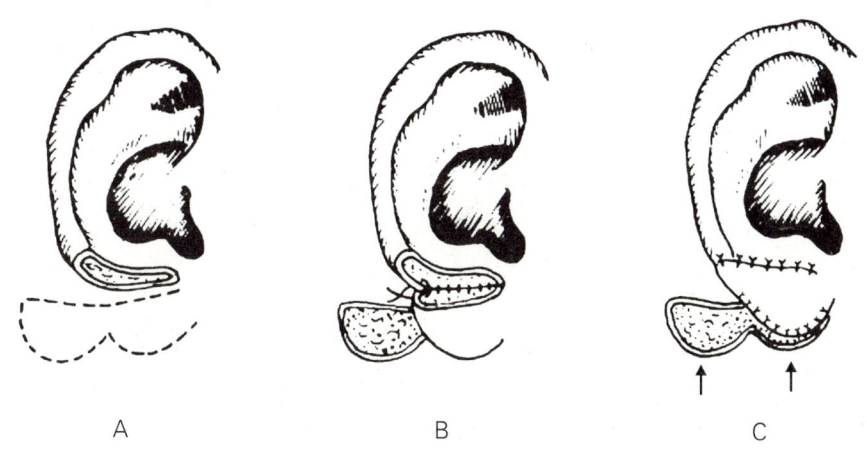

图 68-72　耳垂缺失，耳后乳突区皮瓣折叠耳垂再造
A. 乳突区设计双叶皮瓣　B. 折叠双叶皮瓣，再造耳垂　C. 供区创面拉拢缝合

（二）Converse法耳垂再造

在耳后乳突区设计一个皮瓣，皮瓣应大出健侧耳垂的1/3。掀起皮瓣后，将其后上部分与耳轮缘上创面缝合，然后在皮瓣背面及乳突区创面上进行全厚皮片移植。术后由于皮片收缩，会将皮瓣边缘卷向耳后内侧面，而形成较自然的耳垂形态（图68-73）。

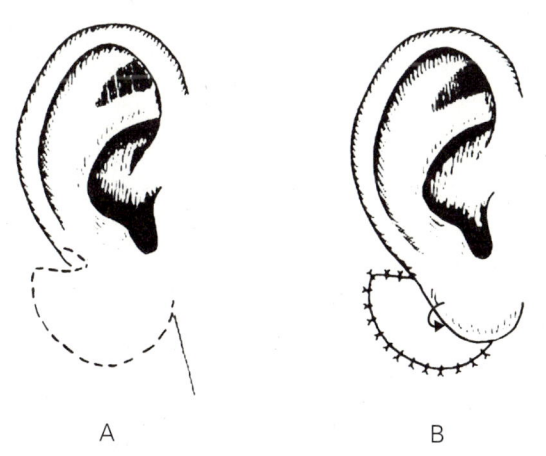

图 68-73　耳垂缺失，Converse法耳垂再造
A. 设计乳突区皮瓣　B. 掀起皮瓣形成耳垂，创面植皮修复

（三）Brent法耳垂再造

按健侧耳垂的大小、形态，在耳的乳突区设计一个尾状分叉皮瓣，皮瓣可稍大些。将皮瓣向前上方掀起，相互折叠缝合形成耳垂。乳突供瓣区创面可直接拉拢缝合，耳后部分创面行全厚皮片移植（图68-74）。

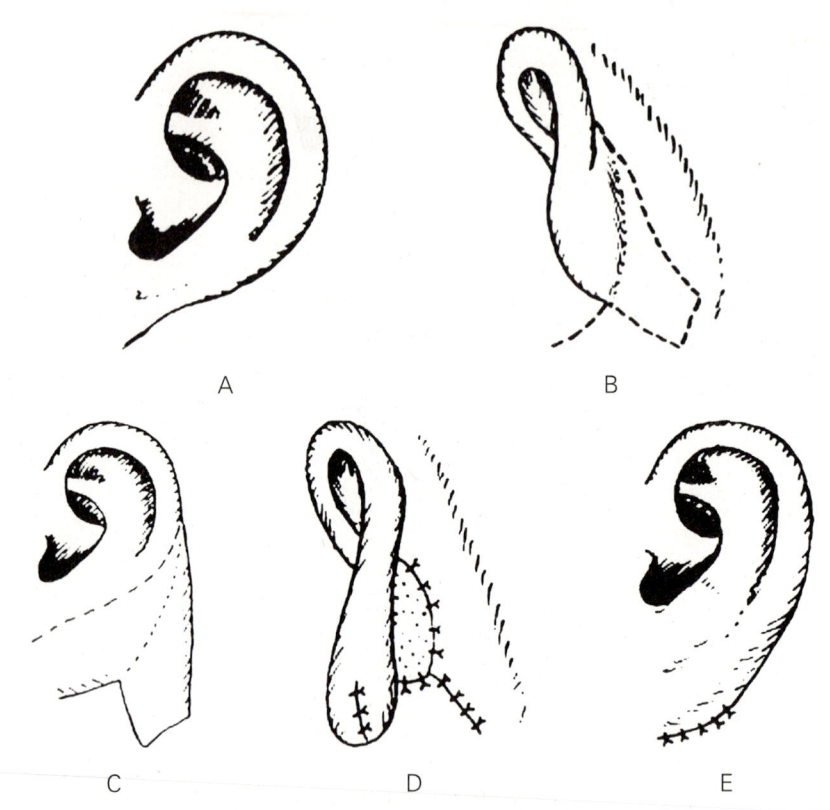

图 68-74　耳垂缺失，Brent 法耳垂再造
A. 耳垂缺损　B. 皮瓣切口设计　C. 掀起皮瓣　D. 形成耳垂，创面植皮　E. 手术完成

（四）Zenteno Alanis法耳垂再造

按健侧耳垂大小与形态，在相当于耳垂位置的下方，设计一个蒂在上方的纵向皮瓣，使弧线bd与ab等长、弧线ca与cd等长，然后掀起皮瓣，将皮瓣前上方旋转形成耳垂，掀起皮瓣形成的创面直接拉拢缝合（图68-75）。

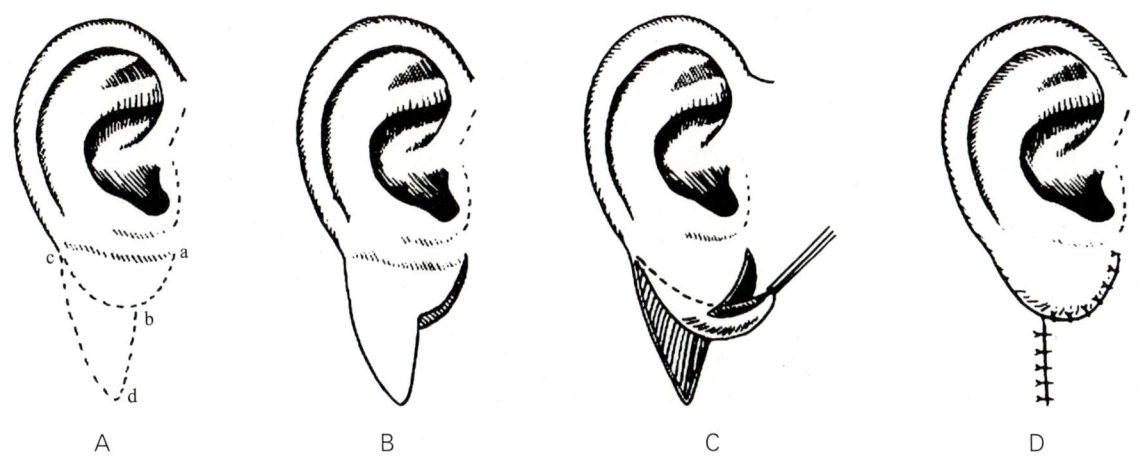

图 68-75　耳垂缺失，Zenteno Alanis 法耳垂再造
A. 皮瓣设计：bd＝ab，ca＝cd　B. 切开皮肤　C. 形成皮瓣并旋转推进　D. 手术完成

（庄洪兴　蒋海越）

第十一节　耳郭外伤与耳郭缺损

一　耳急性外伤的早期处理

耳为听觉器官，在头面部创伤中占有重要地位。据统计，仅中外耳创伤就占头面部外伤发病率的10%，而面部烧伤中约90%涉及外耳。采用整形外科原则对耳外伤的急症处理可减少组织的损失，最大限度保留耳郭的正常外形，并可为后续修复创造条件。

（一）耳郭挫裂伤

轻者组织损伤轻微，皮肤可有擦伤，皮下有紫斑，软骨与软骨膜间无渗血，自觉耳痛，多可自愈。重者皮下瘀血或血肿形成，有较严重的胀痛。由于皮下及软骨膜下破裂，血液积聚则形成血肿，耳郭皮肤呈紫红色丘状隆起，表面柔软光滑，触痛，有波动感。穿刺可抽出血性或淡黄色液体，软骨坏死或血肿机化可致耳郭畸形。大的血肿可继发感染，引起化脓性耳郭软骨膜炎。

治疗原则是立即进行清创缝合。在全身情况允许时力争早期施行，以伤后8小时内实施最好，但24小时内清创者仍有获得一期愈合的可能。用消毒盐水彻底冲洗，严格无菌操作，切除坏死组织，保留尚有生机的软骨和皮肤，不允许有裸露的软骨。如存在皮肤缺损可应用局部皮瓣或皮片覆盖。缝合时需注意耳郭结构的对齐，尽可能避免或减少愈合后遗留畸形。如畸形不可避免，早期处理应以覆盖闭合创面、减少损伤为主，畸形可留待后期处理。耳郭血肿早期可用冷敷，小血肿多自行吸收。急性期尚可触及波动感的血肿可在严格无菌条件下抽出积血，加压包扎。对于已凝固纤维化的血肿或复发的血肿，应切开清除，放置引流。如果血肿已导致耳郭形态改变，应切开清除纤维化组织和新生异常软骨，矫正耳郭形态。

（二）耳郭撕裂伤

耳郭撕裂伤根据损伤程度分三类：①轻度撕裂。皮肤、软骨膜和软骨部分或全层裂伤，但无组织缺损。②中度撕裂。耳郭有全层组织缺损，不能保持耳郭正常状态。③重度撕裂。完全性的耳郭撕脱，或仅有部分的皮肤相连。

处理原则：①耳郭撕裂伤与头皮撕裂伤同时发生，如仍有少许头皮相连，特别是耳后动脉主干未切断时，可进行原位缝合，一般有望成活。②小块完全离断的耳郭组织，如无挫伤且伤口较整齐，如长度不超过1cm可行原位回植术，术后打包固定。③大块耳郭组织或全耳离断，如情况允许可通过显微外科技术吻合血管回植。

（三）耳郭软骨炎

由于耳郭皮下组织缺乏，耳软骨位置表浅，受损伤后易继发感染并发耳软骨炎，造成耳郭畸形。因此，在治疗时要防止耳软骨炎发生，应早期处理，彻底清创，全身应用足量有效抗生素控制感染。早期可理疗，平卧或侧卧以避免耳郭受压。脓肿形成后应切开引流，彻底清除脓液、肉芽组织和坏死软骨。后遗严重畸形有碍外貌时，可做整形修复术。

（四）耳郭烧伤

据统计面部烧伤中约90%涉及耳郭，耳郭烧伤治疗急性期最重要的是防治耳郭软骨炎，治疗包括清除坏死组织、局部及全身应用抗生素、覆盖创面等。耳郭缺损的修复可待后期处理。

（五）外耳道外伤

伤后自觉耳内疼痛，有少量出血，继发感染后可有耳漏、外耳道肿胀、表皮糜烂、血迹、血痂、皮肤撕裂。重者可见皮肤呈皮瓣状掀起。若有感染，则有肉芽组织增生，常遗留外耳道瘢痕性狭窄。轻者可自行愈合，且不遗留可见性瘢痕。如有伤口，应将外耳道口周围皮肤与乳突皮肤对位缝合，以免外耳道口狭窄。如合并软骨或骨部骨折可致外耳道狭窄，外耳烧伤也可导致外耳道口及外耳道狭窄，常需后期处理。

二、耳郭缺损的晚期修复处理

外伤性耳缺损按缺损部位可分为：①耳轮缺损；②耳上1/3缺损；③耳中1/3缺损；④耳垂缺损；⑤大部或全耳缺损。

（一）耳轮缺损

较小的耳轮缺损可切开缺损边缘，适当增加附加切口后直接拉拢缝合。较大的耳轮缺损，可应用Antia Buch双向推进耳轮的方法来拉拢缝合缺损（图68-76）。此法成功的关键是充分游离整个耳轮及耳轮沟的耳轮复合组织瓣。

切口要切透软骨，但不要破坏耳后面的皮肤，耳郭后内侧面的皮肤要在软骨膜面潜行分离，使其缝合后无张力。

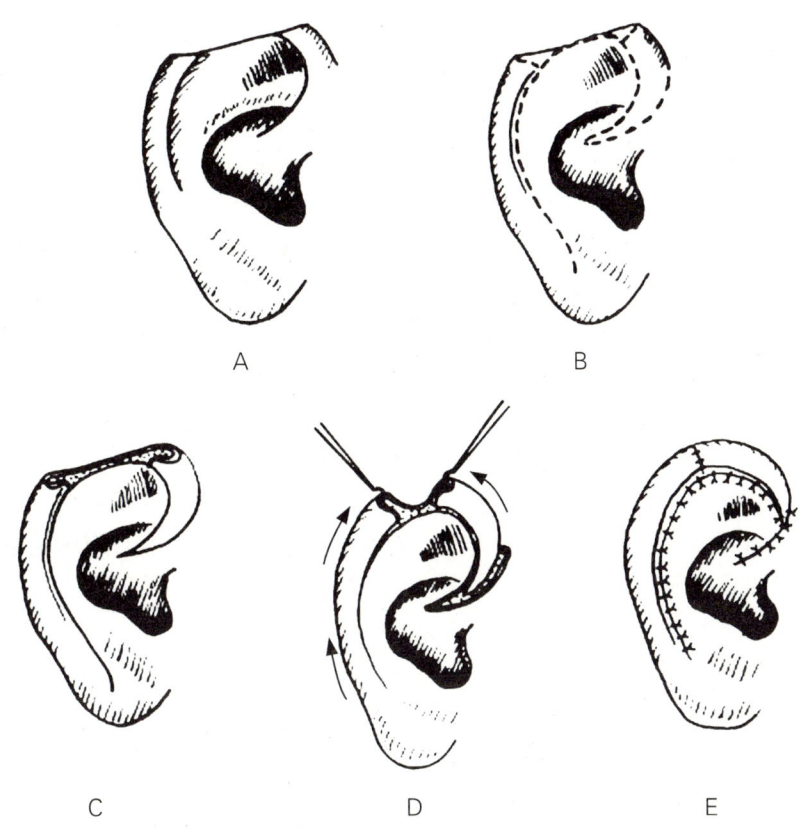

图68-76 耳轮部分缺损，Antia Buch双向推进耳轮手术方法

（二）耳郭上1/3缺损

耳郭上部小块缺损，可应用对侧耳郭复合组织块游离移植来修复，游离移植的复合耳郭组织，其长度、宽度一般均不能超过1.5cm。耳郭上部稍大的缺损，如果患者原来的耳甲腔发育良好，则可以应用Davis耳甲皮肤软骨复合组织瓣转移来修复（图68-77）。

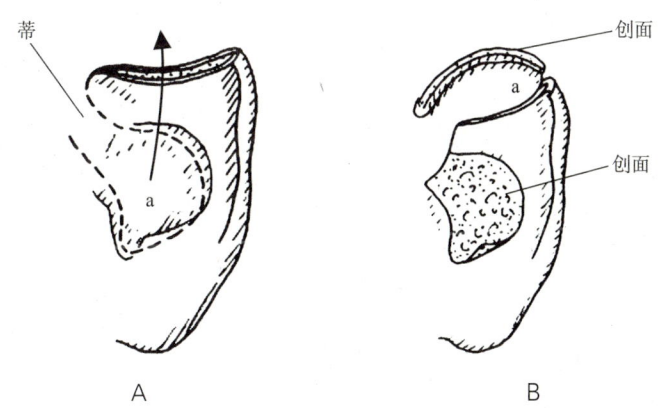

图68-77 Davis耳甲皮肤软骨复合组织瓣修复耳上部缺损
A. 耳甲区复合组织瓣设计，蒂在耳轮脚区 B. 耳甲区复合组织瓣旋转修复耳轮，供区创面植皮

（三）耳郭中1/3缺损

耳中部1/3为耳郭缺损最常见的部位，修复方法较多，一般均需软骨（取自健侧耳或肋软

骨）做支架。临床上按如何应用皮肤覆盖软骨支架，将手术方法分为五种。

1. 耳后乳突区皮瓣法　适合耳后乳突区无瘢痕的患者，在耳后乳突区设计一个推进皮瓣，根据蒂的位置又可分为：

（1）蒂在前的耳后乳突区皮瓣法：以缺损缘部为蒂，根据缺损的大小在耳后及乳突区设计皮瓣。将皮瓣由后向前掀起推向缺损缘部，折叠包裹支架，乳突区创面用游离皮片移植覆盖。其支架可取自体软骨，也可采用组织代用品。此法修复耳郭中部缺损虽简单省时，但皮瓣血供不能完全保证，缺损缘蒂部还要行二期修复切除瘢痕。

（2）蒂在后的耳后乳突区皮瓣法：根据缺损的大小，设计一个蒂在乳突区、较缺损区略宽的推进皮瓣。其手术步骤是：切除耳郭缺损缘的瘢痕组织，在耳后乳突区设计一蒂在发际区的皮瓣，由前向后掀起皮瓣，向前方推进后覆盖软骨支架，并与缺损周缘的皮肤缝合。术后3～4周行皮瓣断蒂术，连同移植的软骨一同掀起折叠后缝合。乳突区的皮瓣供区行全厚皮片游离移植。Converse描述的方法与此相似。

2. 带蒂皮瓣移植修复耳郭缺损——隧道法　适用于耳郭上部较大的缺损、乳突区皮肤完好无瘢痕者，取肋软骨做耳郭软骨支架。

（1）Converse隧道法之一：将耳郭连同缺损处压向乳突区皮肤，用亚甲蓝按缺损缘大小在乳突区皮肤上画出切口线。按标记线做切口切开皮肤，在乳突区皮下潜行分离出比耳郭缺损面积略大的口袋，切开缺损处边缘，尽量切除瘢痕组织，将耳郭缺损处切口的后内侧缘缝合于乳突区皮肤切口的前缘。取肋软骨雕刻成耳轮缺损的形状，将其缝合于耳缺损缘上、下端的软骨上，并置放于剥离的腔内，然后将乳突区皮肤切口的后缘与耳缺损缘切口的前外侧缘缝合。术后经常用棉签清洁隧道，3～6周后沿移植外缘5mm处切开皮肤（即断蒂），在软骨底面的皮下组织层中进行分离，注意软骨底面要尽量多地留有皮片下组织，不可外露软骨。最后在软骨底面的皮下组织上与乳突区创面上行中厚或全厚皮片游离移植（图68-78）。

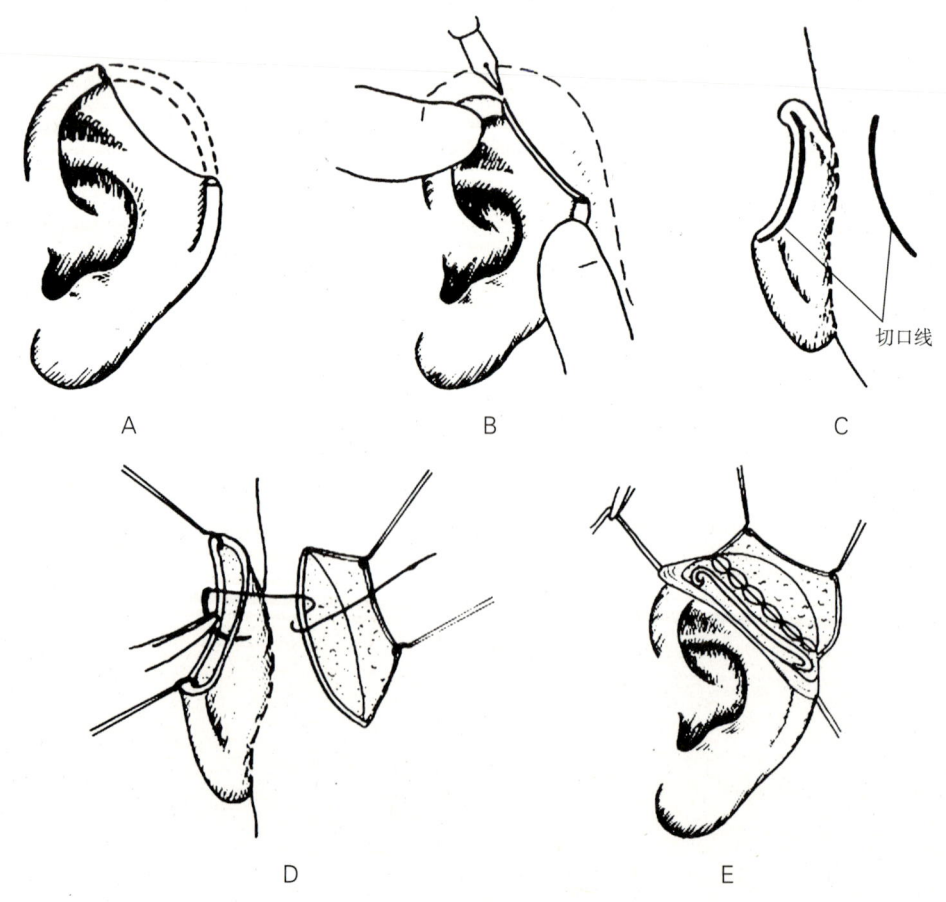

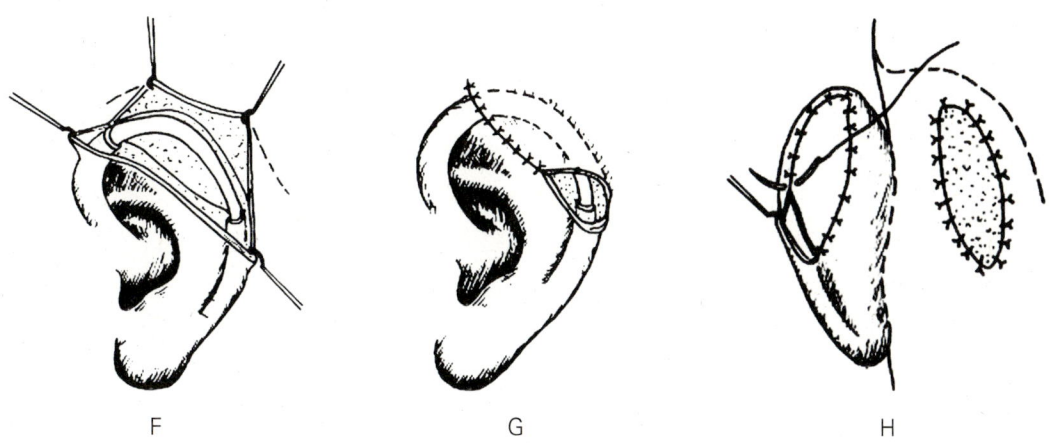

图 68-78　Converse 隧道法之一，耳郭上部缺损皮瓣移植
A. 术前，虚线为耳郭设计线　B. 设计耳郭创缘瘢痕切除　C. 耳后切口设计　D. 缝合耳郭后方创缘　E. 后方创缘缝合完成　F. 移植软骨　G. 缝合前方创口　H. 3～6 周后断蒂，手术完成

（2）Converse 隧道法之二：切取肋软骨，雕刻成耳郭缺损部位的支架备用。在缺损缘的上、下方做切口，在乳突区皮下潜行剥离形成皮下隧道。将乳突区上方切口的上缘与缺损区上方切口的后缘、乳突区下方切口的下缘与缺损区下方切口的后缘互相缝合。将软骨支架埋植于乳突区的皮下间隙内，并将其上、下端分别与耳郭软骨的断端缝合固定，最后缝合切口（图 68-79）。

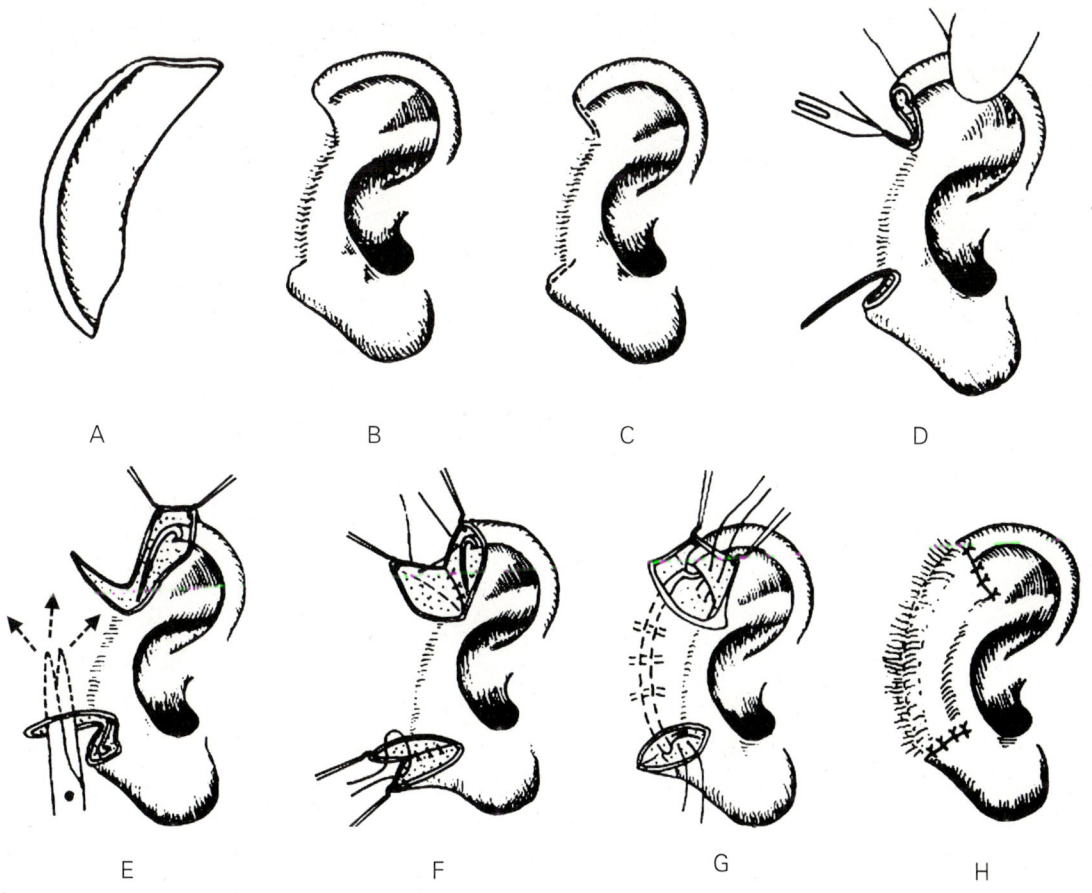

图 68-79　Converse 隧道法之二，修复耳郭中部缺损
A. 再造耳软骨支架　B. 术前　C. 在缺损缘上、下方做切口　D、E、F. 在耳后皮下做隧道，并于隧道后缝合　G. 植入耳软骨支架　H. 缝合皮肤

二期手术于一期术后2~3个月进行，沿耳轮边缘做切口，自移植的软骨深面剥离，将耳郭连同软骨掀起，形成合适的颅耳角后，耳后乳突区创面行中厚或全厚皮片游离移植。

3. 皮肤扩张法　当缺损较大时，耳后乳突区皮肤常不够应用，此时可用皮肤扩张器扩张耳后乳突区皮肤，再应用皮瓣推进法覆盖包裹支架。扩张方法参见本章第四节"先天性小耳畸形"的扩张法内容。

4. 皮管法　如耳后乳突区为瘢痕组织，无正常皮肤可应用时，可采用颈部皮管修复。于颈侧部乳突下制备细长皮管，皮管的大小视所需皮肤多少而定。皮管制备后3周，切断它的下端并转移到耳郭缺损端的上方。再经3周后断蒂，将断端修整后缝合于下方耳郭缺损端。如耳郭缺损较大，则可在上臂内侧制备皮管来修复，并根据需要切取肋软骨作为支架。

5. 颞浅血管筋膜瓣法　如耳后乳突区和颈部皮肤均为瘢痕不能应用时，可掀起颞浅血管筋膜瓣向下翻转，覆盖软骨支架来修复耳郭中部缺损，筋膜瓣表面行游离皮片移植。

（四）耳郭下1/3缺损

耳郭下部的缺损常包括耳垂缺损，修复方法参见本章第十节"耳垂畸形"。为了保持修复后外形的稳定，有时还要移植软骨以维持耳下部的形状。

（五）大部或全耳郭缺损

需行耳郭再造术，详见本章第四节"先天性小耳畸形"的耳郭再造术内容（图68-80）。

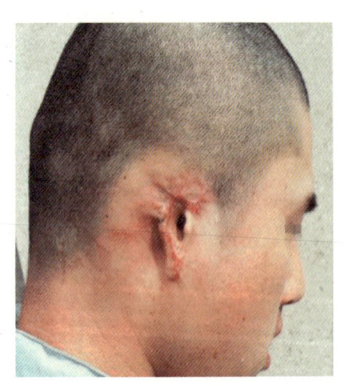
A

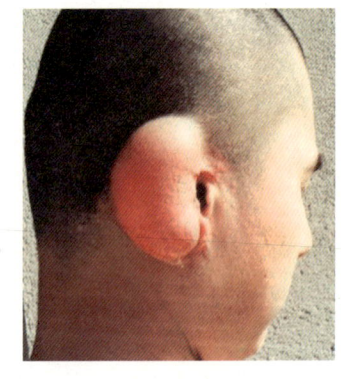
B

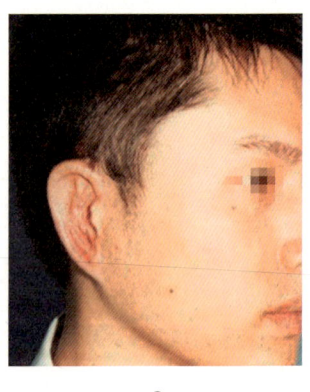
C

图68-80　大部耳郭缺损以皮肤扩张法行耳郭再造

三　耳赝复体的制作及佩戴

对于局部条件较差，不具备采用耳郭支架植入耳郭再造术同时也无法接受远隔部位耳郭再造再转移的患者，也可采用佩戴义耳来装饰。义耳（prosthetic ear）是利用人工材料制成的形态、质感、颜色仿真的人造耳郭，用来掩饰因耳郭畸形或缺损导致的美容方面的缺陷。伴随赝复体的发展，纸、皮革、铁、铜、金、乳胶、硬塑料、软塑料等多种材料都曾经用于制作义耳。20世纪70年代后，硅橡胶以其弹性佳，化学性质稳定，逐渐取代了其他材料，成为耳赝复体制作的主流材料。制作方法：种类很多，目前广泛使用并最具有代表性的是Brane Mark等使用的"三步"灌注法：一是制作模具，根据对缺损部位的构思，制作出一个带有钛移植物的缺损部位的工作台石膏模具，以对侧健耳的印模为蓝本，指导缺损耳蜡模的雕刻；对于双耳缺失的患者，根据患者面部形态选择适合的耳形，然后从蜡膜翻制成石膏模具，这个石膏模具就是以后翻制硅胶铸型的模具，它可以保留来供以后翻制同样的铸型之用，高级硅胶赝复体的着色是在硅胶固化以前加入颜料完成的。二是制作框架。框架是接受义耳的部分，棒夹框架一般用金合金棒制成。三是丙烯酸树脂涂膜，丙烯酸树脂涂膜用于包裹夹子或磁铁，把这种丙烯酸树脂整合到义耳中固定于框架上。随着计算机技术在现代医学中应用范围的扩大，费时费力且仿真度较差的传统手工雕刻逐渐为计算机辅助快速成型技术所取代。佩戴义耳需要牢固固位，能够适应剧烈活动。金属钛可以产生持久的骨整合，而且可穿过皮肤而不发生软组织感染，因此现在临床上均采用钛合金骨整合种植体支持固位。骨整合种植体由固定装置、桥基和中心螺丝钉三部分组成。

临床操作包括固定装置植入和桥基及义耳赝复体安装。术前行CT以确定植入骨的骨床厚度及硬膜与乙状窦的分布位置，了解面神经管的行程，减少植入前钻孔时穿入乙状窦、硬膜，以及损伤面神经的可能，并准备好患耳的压模、诊断性蜡模和透明外科模板。术中切口右侧多选择在8点和11点的位置，左侧一般在4点和1点的位置，于外耳道口后方约3cm处做切口，分离皮肤及皮下组织，直至骨骼；先钻一小骨孔以评估骨质情况及骨的厚度，触及软组织即应停止，避免伤及乙状窦和硬膜，如果骨质合适，完成钻孔；选择钛植入体，旋转固定装置进入并扭紧，然后将螺丝帽旋入固定装置与其内的螺纹相接合，关闭切口。桥基安装在一期手术3个月后进行，在原植入体旁切开皮肤暴露固定装置，在植入体上面的皮肤做切口，以使桥基能够旋入固定装置内。二期手术4~6周以后，待组织愈合后安置赝复体。上述骨整合程序可视具体情况而定，一、二期手术可以合并完成，桥基安装后，可以使用中心螺钉将框架固定，义耳赝复体可以当时安置，也可以延迟安置。适用范围：用于烧伤、外伤等造成的全耳郭缺失，耳后乳突区皮肤局部瘢痕严重者；先天性或后天性耳郭缺失经手术再造形态不良或失败者；耳部肿瘤切除术后经过放疗的患者；年老体弱不能耐受重大手术或不愿接受多次整形手术者；不愿意接受自体组织耳郭再造的耳缺损患者。注意事项：由于可能并发皮肤软组织感染，种植体松动、脱落，皮炎，因此应指导患者每天清洁桥基周围皮肤，定期清洁义耳；告知患者晚上睡眠时应取下义耳；义耳的颜色与周围皮肤难以一致，而且患者的肤色是随情绪、气温、季节的变化而变化的；义耳的色泽会随着使用而褪色、发黄；义耳有脱落的可能；不能进行潜水等运动，以避免发生感染；后期费用较高，每1~2年需要更换义耳1次。

（蒋海越　杨庆华）

第十二节　菜花耳

耳郭受挤压、捻挫等闭合性创伤或烧烫伤后，常可导致软骨膜下浆液渗出、出血形成血肿、细菌感染等，导致耳郭浆液性软骨膜炎或耳郭化脓性软骨膜炎，并引起耳软骨缺血坏死、机化为结缔组织。纤维结缔组织增生和收缩病理变化，使耳郭逐渐增厚、皱缩，表面呈现许多不规则形的突起，突起间为深浅不等的皱褶缝隙，类似菜花，因此将其称为菜花耳（cauliflowerear）。

菜花耳畸形的整形是一个十分困难的手术，一般在炎症完全消散、病情稳定后进行。手术方法的选择需要根据菜花耳的轻重程度而定，通常较为局限的轻度菜花耳可以通过局部纤维结缔组织修整进行治疗，耳郭前外侧面沿耳轮边缘0.5cm处做切口，小心地在高低起伏的皮肤与机化的纤维组织和软骨间进行剥离，以形成皮瓣，暴露变形的纤维组织和软骨。然后将增厚的纤维组织和软骨适当削薄，并松解平整或雕刻塑形，使其符合原有的解剖形态。最后将翻开的皮瓣舒平覆盖在经切削的软骨面上，并切除过多的部分。缝合切口后，按耳郭的形态用棉球及松软纱布填塞妥帖后加压包扎。由于皮瓣的剥离范围不能过大，否则会因血供障碍而发生坏死，因此常常要分数次手术才能完成菜花耳的整形。而对于严重的菜花耳畸形，软骨坏死较多，耳郭解剖结构几乎无法辨认，皮肤组织尚完整，一般应用切取自体肋软骨雕刻成支架的耳郭再造方法来修复。由于其耳后乳突区的皮肤常完好无缺，且其耳垂部分因无软骨而常不累及，因此索性切除皮肤软骨及增厚变形的耳郭上部，保留未累及的下部及耳垂，在耳后乳突区植入50ml肾形皮肤扩张器，扩张皮肤后二期行耳郭再造术（方法参见本章第四节"先天性小耳畸形"）。

（庄洪兴　蒋海越）

第十三节　瘢痕性耳道狭窄与闭锁

外耳道部位烧伤、创伤或感染后的瘢痕挛缩，会引起外耳道狭窄甚至闭锁。狭窄或闭锁一般发生在耳道口或近耳道的部位。如为酸碱烧伤，则耳道深部也会狭窄，除影响外形及听力传导外，因耳道深部的分泌物不能及时排出，会引起炎症甚至外耳道胆脂瘤。

外伤等引起的耳道口较单纯的瘢痕性狭窄，可切除瘢痕条索后行Z改形等修复。烧伤等引起的较广泛的瘢痕，则须在狭窄或闭锁的耳道口切开，切除耳道口的瘢痕组织，必要时可切除部分耳甲软骨，使外耳道口比正常的略大些。然后逐步进入耳道，切除所有瘢痕组织，直至正常管腔部位。切取中厚皮片一块，使其肉面向外包裹于粗细合适的橡皮管或硅胶管上，塞入耳道内。内侧端的皮片缘因与耳道深部的正常皮肤很难缝合，所以可多留些，让其重叠在耳道深部的正常缘上，外侧端的皮片缘可与耳道口创缘缝合数针。包扎固定，术后10天左右拆线。拆线后耳道内必须坚持放置橡皮条半年左右，以防再次狭窄。

（庄洪兴）

第十四节　烧伤后耳郭畸形

单纯的耳郭部位的烧伤并不多见，一般为耳轮缘部烧伤，愈合后遗留耳轮部瘢痕或缺损。严重的耳郭烧伤常与面颊部烧伤一起发生，伤愈后遗留耳郭畸形及其周围面颊部瘢痕。耳郭部常见的畸形是外耳皮肤瘢痕增生，瘢痕可为条索状至片块状不等，常影响耳郭外形。其表现为耳轮缺损、部分或整个外耳缺损，耳垂甚至整个耳郭的粘连，面颊部的瘢痕与耳郭的瘢痕连在一起会形成隐耳或桥状瘢痕粘连，特别是耳垂与乳突部之间的皱褶处常有部分皮肤幸免于烧伤而残留，创面瘢痕愈合后由于瘢痕挛缩形成深的囊袋，皮脂腺的分泌、排出受阻，易引起反复感染。颈部的瘢痕也会牵拉耳郭向下，加重耳郭的畸形。治疗应根据不同的畸形部位区别对待。

1. 单纯的耳轮部瘢痕或轻微耳轮缺损　一般无须修复。严重的耳轮缺损，可在颈部或上臂内侧预制细长皮管，分期移植于耳轮边缘。当耳后乳突区皮肤完好、耳轮中间部缺损较大时，亦可在皮肤扩张后采用皮瓣推进并插入软骨条的方法修复。

2. 外耳皮肤上的增生性瘢痕　如果不是瘢痕疙瘩，可将增生性瘢痕切除直达软骨膜面，然后行中厚皮片移植。如果为瘢痕疙瘩，也可将其切除后行中厚皮片移植修复，术后做放射治疗，以防瘢痕疙瘩的复发。

3. 对于范围较小的条索状或蹼状瘢痕粘连　只要乳突区还有小部分正常皮肤存在，可采用改形或V-Y推进等方法矫正。对于范围较大的耳郭粘连，则需切除瘢痕组织，彻底松解粘连，注意切勿暴露耳软骨，使耳郭复位，形成的创面行全厚皮片移植。术后要较长期应用模型压迫所形成的耳后沟，以防止皮片收缩、粘连复发，但实际上这很难为患者接受，也不易做到。因此在手术时要尽可能分离颅侧壁组织，甚至可以伸入耳甲底部以形成深沟，创面尽量移植较厚的皮片以减轻日后的收缩。

4. 对于耳垂部粘连、瘢痕中有窦道或囊腔者　松解粘连时需彻底切除窦道或囊腔的上皮壁。如果耳垂下部、颈部皮肤的瘢痕挛缩明显，则须同时切除松解后行皮片移植或转移皮瓣（或经扩张后的皮瓣）修复，使耳垂向上复位。

5. 烧伤后耳郭缺损的患者　多数乳突区皮肤也为瘢痕组织，无法利用；颞区头皮亦为瘢痕组织，严重者瘢痕与颅骨粘连，颞部动、静脉不复存在。这种情况应用远位皮管转移行耳郭再造是一种选择（图68-81）。

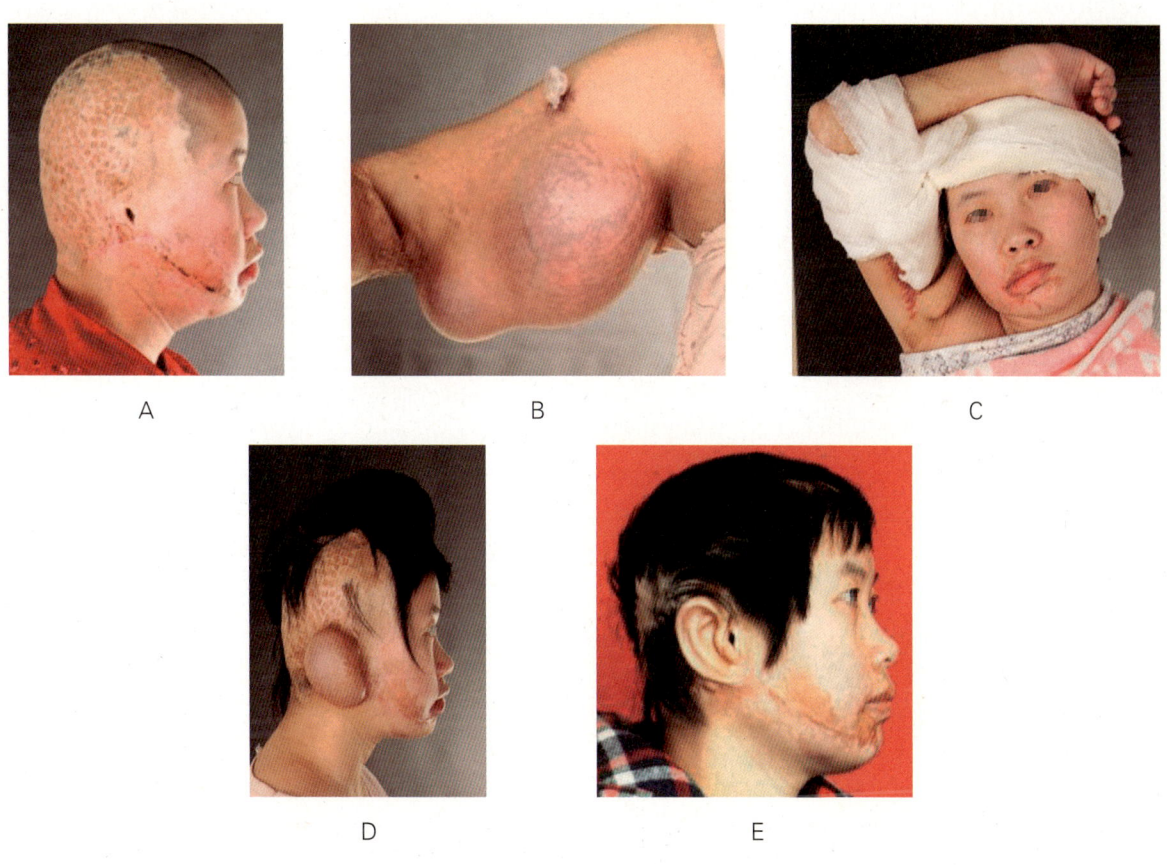

图68-81　上臂内侧扩张皮瓣转移后再扩张全耳郭再造
A. 烧伤后全耳郭缺损，耳后乳突区、颞枕区贴骨瘢痕，筋膜烧伤　B. 上臂内侧皮肤扩张　C. 上臂皮瓣转移到乳突区
D. 再次扩张转移皮瓣　E. 植入肋软骨耳支架术后1年

（庄洪兴　章庆国）

参考文献

[1] Ullmann Y, Blazer S, Ramon Y, et al. Early nonsurgical correction of congenital auricular deformities [J].

Plast Reconstr Surg,2002,109(3):907-915.

[2] 吴荣薇,潘博. 耳廓畸形的非手术治疗研究进展[J]. 中国美容整形外科杂志,2012,23(12):757-759.

[3] Limandjaja G C,Breugem C C,Mink van der Molen A B,et al. Complications of otoplasty: a literature review[J]. J Plast Reconstr Aesthetic Surg,2009,62(1):19-27.

[4] Matsuo K,Hirose T,Tomono T,et al. Nonsurgical correction of congenital auricular deformities in the early neonate: a preliminary report[J]. Plast Reconstr Surg,1984,73(1):38-51.

[5] Yotsuyanagi T,Yokoi K,Urushidate S,et al. Nonsurgical correction of congenital auricular deformities in children older than early neonates[J]. Plast Reconstr Surg,1998,101(4):907-914.

[6] Kurozumi N,Ono S,Ishida H. Non-surgical correction of a congenital lop ear deformity by splinting with Reston foam[J]. Br J Plast Surg,1982,35(2):181-182.

[7] Tan S T,Shibu M,Gault D T. A splint for correction of congenital ear deformities[J]. Br J Plast Surg,1994,47(8):575-578.

[8] Matsuo K,Hirose T. A splint for nonsurgical correction of cryptotia[J]. Eur J Plast Surg,1989,12(2):186-187.

[9] Schonauer F,La Rusca I,Molea G. Non-surgical correction of deformational auricular anomalies[J]. J Plast Reconstr Aesthet Surg,2009,62(7):876-883.

[10] Lindford A J,Hettiaratchy S,Schonauer F. Postpartum splinting of ear deformities[J]. BMJ,2007,334(7589):366-368.

[11] Leonardi A,Bianca C,Basile E,et al. Neonatal molding in deformational auricolar anomalies[J]. Eur Rev Med Pharmacol Sci,2012,16(11):1554-1558.

[12] Anstadt E E,Johns D N,Kwok A C M,et al. Neonatal ear molding: timing and technique[J]. Pediatrics,2016,137(3):e20152831.

[13] Byrd H S,Langevin C J,Ghidoni L A. Ear molding in newborn infants with auricular deformities[J]. Plast Reconstr Surg,2010,126(4):1191-1200.

[14] Van Wijk M P,Breugem C C,Kon M. Non-surgical correction of congenital deformities of the auricle: a systematic review of the literature[J]. J Plast Reconstr Aesthetic Surg,2009,62(6):727-736.

[15] Smith W,Toye J,Reid A,et al. Nonsurgical correction of congenital ear abnormalities in the newborn: case series[J]. Paediatr Child Health,2005,10(6):327-331.

[16] Matic D B,Boyd K U. Nonsurgical correction of Stahl's deformity: an inexpensive, short-term, reproducible method of splinting[J]. Plast Reconstr Surg,2010,126(4):183e-185e.

[17] Sorribes M M,Tos M. Nonsurgical treatment of prominent ears with the Auri method[J]. Arch Otolaryngol Head Neck Surg,2002,128(12):1369-1376.

[18] Chang C S,Bartlett S P. A simplified nonsurgical method for the correction of neonatal deformational auricular anomalies[J]. Clin Pediatr(Phila),2017,56(2):132-139.

[19] Doft M A,Goodkind A B,Diamond S,et al. The newborn butterfly project: a shortened treatment protocol for ear molding[J]. Plast Reconstr Surg,2015,135(3):577e-583e.

[20] Luquetti D V,Heike C L,Hing A V,et al. Microtia: epidemiology and genetics[J]. Am J Med Genet A,2012,158A(1):124-139.

[21] 张天宇. 先天性外中耳畸形外科治疗的现状与展望[J]. 中国眼耳鼻喉科杂志,2012,12(z1):439-442.

[22] 张如鸿,曹谊林. 全耳再造的过去、现在和将来[J]. 组织工程与重建外科杂志,2005,1(2):109-114.

[23] Zhang L,He A,Yin Z,et al. Regeneration of human-ear-shaped cartilage by co-culturing human microtia chondrocytes with BMSCs[J]. Biomaterials,2014,35(18):4878-4887.

[24] Lee J S,Hong J M,Jung J W,et al. 3D printing of composite tissue with complex shape applied to ear regeneration[J]. Biofabrication,2014,6(2):024103.

[25] Luquetti D V,Leoncini E,Mastroiacovo P. Microtia-anotia: a global review of prevalence rates[J]. Birth Defects Res A Clin Mol Teratol,2011,91(9):813-822.

[26] 朱军,王艳萍,梁娟,等. 1988—1992年全国先天性无耳和小耳畸形发病率的抽样调查[J]. 中华耳鼻咽喉科杂志,2000,35(1):61-64.

[27] Alasti F,Van Camp G. Genetics of microtia and associated syndromes[J]. J Med Genet,2009,46(6):361-369.

[28] Ng S B,Buckingham K J,Lee C,et al. Exome sequencing identifies the cause of a mendelian disorder[J]. Nat Genet,2010,42(1):30-35.

[29] Dauwerse J G,Dixon J,Seland S,et al. Mutations in genes encoding subunits of RNA polymerases I and III cause Treacher Collins syndrome[J]. Nat Genet,2011,43(1):20-22.

[30] Beleza-Meireles A,Clayton-Smith J,Saraiva J M,et al. Oculo-auriculo-vertebral spectrum: a review of the literature and genetic update[J]. J Med Genet,2014,51(10):635-645.

[31] Lee K T,Yang E J,Lim S Y,et al. Association of congenital microtia with environmental risk factors in South Korea[J]. Int J Pediatr Otorhinolaryngol,2012,76(3):357-361.

[32] Li X,Hu J,Zhang J,et al. Genome-wide linkage study suggests a susceptibility locus for isolated bilateral microtia on 4p15.32-4p16.2[J]. PLoS One,2014,9(7):e101152.

[33] Monks D C,Jahangir A,Shanske A L,et al. Mutational analysis of HOXA2 and SIX2 in a Bronx population with isolated microtia[J]. Int J Pediatr Otorhinolaryngol,2010,74(8):878-882.

[34] Feinberg A P. Phenotypic plasticity and the epigenetics of human disease[J]. Nature,2007,447(7143):433-440.

[35] Luquetti D V,Saltzman B S,Lopez-Camelo J,et al. Risk factors and demographics for microtia in South America: a case-control analysis[J]. Birth Defects Res A Clin Mol Teratol,2013,97(11):736-743.

[36] Ma C,Carmichael S L,Scheuerle A E,et al. Association of microtia with maternal obesity and periconceptional folic acid use[J]. Am J Med Genet A,2010,152A(11):2756-2761.

[37] Tanzer R C. Microtia—a long-term follow-up of 44 reconstructed auricles[J]. Plast Reconstr Surg,1978,61(2):161-166.

[38] Rueckert F,Brown F E,Tanzer R C. Overview of experience of Tanzer's group with microtia[J]. Clin Plast Surg,1990,17(2):223-240.

[39] Brent B. Microtia repair with rib cartilage grafts: a review of personal experience with 1000 cases[J]. Clin Plast Surg,2002,29(2):257-271.

[40] Firmin F. State-of-the-art autogenous ear reconstruction in cases of microtia[J]. Adv Otorhinolaryngol,2010,68(2):25-52.

[41] Firmin F,Marchac A. A novel algorithm for autologous ear reconstruction[J]. Semin Plast Surg,2011,25(4):257-264.

[42] Nagata S. Modification of the stages in total reconstruction of the auricle: part I-IV[J]. Plast Reconstr Surg,1994,93(2):221-268.

[43] Baluch N,Nagata S,Park C,et al. Auricular reconstruction for microtia: a review of available methods[J]. Plast Surg(Oakv),2014,22(1):39-43.

[44] Li D,Zhang R,Zhang Q,et al. A novel method of naturally contouring the reconstructed ear: modified antihelix complex affixed to grooved base frame[J]. Plast Reconstr Surg,2014,133(5):1168-1174.

[45] Park C,Yoo Y S,Hong S T. An update on auricular reconstruction: three major auricular malformations of microtia, prominent ear and cryptotia[J]. Curr Opin Otolaryngol Head Neck Surg,2010,18(6):544-549.

[46] Romo T 3rd,Presti P M,Yalamanchili H R. Medpor alternative for microtia repair[J]. Facial Plast Surg Clin North Am,2006,14(2):129-136.

[47] Reinisch J F,Li W Y. Medpor ear reconstruction: a twenty-three year experience with 1042 ears[J]. Plast Reconstr Surg,2014,133(4S):974.

[48] Wallace C G,Mao H Y,Wang C J,et al. Three-dimensional computed tomography reveals different donor-site deformities in adult and growing microtia patients despite total subperichondrial costal cartilage harvest and

donor-site reconstruction[J]. Plast Reconstr Surg,2014,133(3):640-651.

[49] Constantine K K,Gilmore J,Lee K,et al. Comparison of microtia reconstruction outcomes using rib cartilage vs porous polyethylene implant[J]. JAMA Facial Plast Surg,2014,16(4):240-244.

[50] Neumann C G. The expansion of an area of skin by progressive distention of a subcutaneous balloon: use of the method for securing skin for subtotal reconstruction of the ear[J]. Plast Reconstr Surg,1957,19(2):124-130.

[51] 王炜. 整形外科学[M]. 杭州:浙江科学技术出版社,1999.

[52] 杨娴娴,高晓燕,张如鸿,等. 耳垂型小耳畸形的肋软骨全耳郭再造[J]. 上海交通大学学报(医学版), 2006,26(5):527-531.

[53] 晋培红,许枫,张群,等. 126例全耳再造术取自体肋软骨的体会[J]. 组织工程与重建外科杂志,2007,3(1):40-43.

[54] 许枫,晋培红,张如鸿. Nagata法全耳再造的临床应用研究[J]. 浙江大学学报(医学版),2007,36(6):604-609.

[55] Zhang Q,Zhang R,Xu F,et al. Auricular reconstruction for microtia: personal 6-year experience based on 350 microtia ear reconstructions in China[J]. Plast Reconstr Surg,2009,123(3):849-858.

[56] Chin W,Zhang R,Zhang Q,et al. Modifications of three-dimensional costal cartilage framework grafting in auricular reconstruction for microtia[J]. Plast Reconstr Surg,2009,124(6):1940-1946.

[57] Zhang Q,Zhang R,Xu F,et al. Firm elevation of the reconstructed auricle with a retroauricular fascial flap wrapping an EH (a mixture of epoxide acrylate malelic and hydroxyapatite) composite wedge[J]. J Plast Reconstr Aesthet Surg,2010,63(9):1452-1458.

[58] Wu J,Zhang R,Zhang Q,et al. Epidemiological analysis of microtia: a retrospective study in 345 patients in China[J]. Int J Pediatr Otorhinolaryngol,2010,74(3):275-278.

[59] Li D,Chin W,Wu J,et al. Psychosocial outcomes among microtia patients of different ages and genders before ear reconstruction[J]. Aesthet Plast Surg,2010,34(5):570-576.

[60] Chin W,Zhang R,Zhang Q,et al. Techniques for improving tragus definition in auricular reconstruction with autogenous costal cartilage[J]. J Plast Reconstr Aesthet Surg,2011,64(4),541-544.

[61] Xu Z,Zhang R,Zhang Q,et al. An analysis of quantitative measurements of drainage exudate using negative suction in 96 microtia ear reconstructions[J]. Can J Plast Surg,2012,20(4):218-222.

[62] Li D,Zhang R,Zhang Q,et al. Titanium mesh strut: a novel instrument for firm elevation of the reconstructed auricle[J]. Aesth Plast Surg,2012,36(3):746-749.

[63] Li D,Zhang R,Zhang Q,et al. A novel method of naturally contouring the reconstructed ear: modified antihelix complex affixed to grooved base frame[J]. Plast Reconstr Surg,2014,133(5):1168-1174.

[64] Xu Z,Zhang R,Zhang Q,et al. The importance of costal cartilage framework stabilization in microtia reconstruction: anthropometric comparison based on 216 cases[J]. J Plast Reconstr Aesthet Surg,2014,67(12),1651-1658.

[65] 张如鸿. 先天性小耳畸形患者耳廓再造的美学重建研究[J]. 中华耳鼻咽喉头颈外科杂志,2015,50(3):189-193.

[66] Xing W,Kang C,Wang Y,et al. Reconstruction of microtia using a single expanded postauricular flap without skin grafting: experience of 683 cases[J]. Plast Reconstr Surg,2018,81(6):669-674.

[67] Zhang Q,Zhang J,Yin W. Pedigree and genetic study of a bilateral congenital microtia family[J]. Plast Reconstr Surg,2010,125(3):979-987.

[68] Zhang Q G,Zhang J,Yu P,et al. Environmental and genetic factors associated with congenital microtia: a case-control study in Jiangsu, China, 2004 to 2007[J]. Plast Reconstr Surg,2009,124(4):1157-1164.

[69] Zhang Y B,Hu J,Zhang J,et al. Genome-wide association study identifies multiple susceptibility loci for craniofacial microsomia[J]. Nat Commun,2016,7:10605.

[70] Xing W,Kang C,Zhang Q,et al. Reconstruction of microtia using a single expanded postauricular flap without

skin grafting: experience of 683 cases[J]. Plast Reconstr Surg,2018,142(1):170-179.

[71] Qian J,Li Z,Zhang Q,et al. Auricular reconstruction in hemifacial microsomia with an expanded two-flap method[J]. Plast Reconstr Surg,2017,139(5):1200-1209.

第六十九章
面部年轻化和抗衰老

第一节　面部老化表现和年轻化手术应用解剖

认识面部解剖结构及其衰老表现是面部年轻化手术安全有效的基础。在笔者《整形外科学》（1999年版）中，王志军对解剖的论述有参考价值，本书以Mendelson B. 等新近著作的内容为主。

一　面部的分区

面部分区：分为面上1/3、面中1/3和面下1/3，也可沿眶外缘垂线将面部分为正面部和侧面部两区（图69-1）。该分界线深层还分布着一组面部支持韧带。垂线形的支持韧带（红色）将面部分为前面部和侧面部（阴影）。支持韧带的分布位置由上而下分别为颞部、眶外侧、颧部、咬肌部和下颌。颊中部凹槽（虚线）将颊中部倾斜地分为两部分：眶周（蓝色）和口周（黄色）。

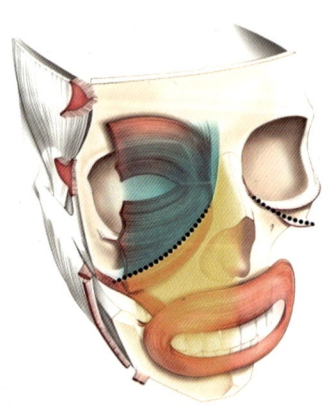

图 69-1　面部区域

正面部高度进化，主要特征是面部表情的交流，大多数表情肌分布于眼周和口周的筋膜浅层。该区活动度多且精细，也是最容易出现组织松弛老化的部位。

正面部的软组织分为骨性结构上的软组织和骨性腔隙（眼眶和口腔）上的括约肌及软组织。后者无深筋膜层的支持。被覆于骨性腔隙周围的软组织支撑物来源于腔隙缘。软组织从腔隙外缘向中央过渡，在年轻人外观上为平整光滑C-S形或呈苹果缘样，但随着年龄增加，失去张力支撑而逐渐显现沟槽，成为面部衰老的表现。

侧面部是相对静止的部位，主要功能为咀嚼。该部位的解剖结构为位于深筋膜深层的颞肌、咬肌、腮腺及其导管。此区唯一的浅层肌肉是位于面下1/3的颈阔肌，该肌向上延续至口角。

二、面部的五层软组织结构

面部软组织分为五层：皮肤层、皮下组织层、肌肉腱膜层、网状组织层、深筋膜层或骨膜（图69-2）。五层组织结构在头皮和前额部非常清晰，因此这两个部位也是面部解剖层次学习的最佳部位。疏松的网状组织层（第四层）使得皮肤层、皮下组织层、肌肉腱膜层和深筋膜层的组织之间可以滑动。网状组织层为血管通过提供了重要的空间。沿上颞线和眶上缘，头皮和前额的软组织被各种韧带紧密地附着在骨性组织上（图69-3）。

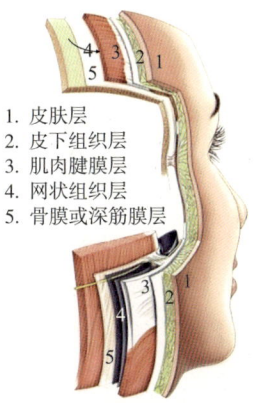

图 69-2 面部五层结构

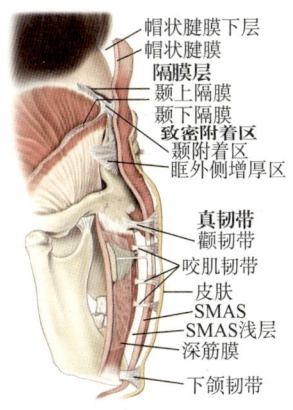

图 69-3 面部韧带

（一）皮肤

表皮层富含多种细胞，主要包括分化的角质细胞、黑色素细胞和朗格汉斯细胞。真皮层富含血管网，其厚度与皮肤活动度成反比。前额和指尖的真皮最厚，而眼睑部的真皮最薄。真皮越薄，意味着皮肤的老龄化越严重。

（二）皮下组织

皮下组织由脂肪和皮肤纤维韧带组成。脂肪主要提供组织容积，纤维韧带用于连接真皮及其深层的SMAS筋膜。头皮的皮下组织厚度均匀，并与浅层真皮牢固结合。面部皮下组织的厚度和附着有明显的差异。某些特殊部位如眼睑和唇部，皮下组织非常薄。鼻唇沟周围的皮下组织较厚。通常，在一些皮下组织层较厚的部位，纤维韧带会被明显拉长。

皮肤纤维韧带是指穿过皮下组织向浅层走行的支持韧带。在面部不同部位其数量、比例和分布也不尽相同。皮下组织与浅层的真皮附着较紧密，而与深层的SMAS筋膜附着较薄弱。原因在于数量较少的粗大纤维韧带穿过SMAS筋膜后，会分成许多细小的"微韧带"止于真皮。这也解释了紧贴SMAS筋膜的深面分离很容易，而近浅面真皮层的分离难度较大。根据纤维韧带深面解剖结构的不同，其在方向和密度上也有所差别。第四层组织中纤维韧带呈垂直分布，为浅层的软组织提供了致密和有效的支撑。因此，在上述部位进行手术松解需锐性分离，比如颧骨体表面的韧带结构。

第四层组织中支持韧带之间存在组织间隙。组织间隙保证了浅筋膜层的活动度。皮下脂肪通常位于组织间隙的浅层，纤维韧带比较疏松，且与其方向平行。因此，术中用手指将其钝性剥离即可。最近提出的新观点是：皮下层纤维韧带的不同密度和方向，是划分皮下脂肪区域的解剖学基础。随着年龄的增加，纤维韧带会逐渐弱化和失去张力。

（三）肌肉腱膜层

绝大多数的表情肌位于肌肉腱膜层，并且分布于眶周和口周。额肌可使前额的软组织产生移动，与深层的帽状腱膜之间有一个滑动层（第四层）。该层因肌肉的不同，各区筋膜的名称也不同：头皮部称为帽状腱膜，颞部为颞浅筋膜，眶周为眼轮匝肌筋膜，面中下部为SMAS筋膜，颈部为颈阔肌筋膜。

该层组织内的扁平肌位置较表浅，额肌、眼轮匝肌、颈阔肌分别被覆于面上部、中部和下部。通常肌肉未直接附着于骨骼，而是借助于垂直分布的支持韧带与骨骼相连。额肌沿上颞线经颞浅筋膜隔（superior temporal septum）固定；眼轮匝肌的外侧增厚部与颧韧带固定；颈阔肌上缘经咬肌韧带固定。深层肌肉位于骨性开口周围，提供了重要的括约肌功能。面上部有皱眉肌和降眉间肌；口周的提肌肌群包括颧大肌、颧小肌、提上唇肌和提口角肌，降肌肌群为降口角肌、降下唇肌、口轮匝肌和颏肌。

（四）网状组织层

该层为面部除皱术剥离的SMAS筋膜深层，内含重要、复杂的结构：①软组织间隙；②支持韧带；③某些起于深层骨骼的肌肉经该层止于浅层软组织；④面神经分支（由深至浅穿过该层）。面部的软组织间隙有两种：①骨性腔隙的表面，如眶隔前间隙和口腔前庭间隙；②骨骼表面的间隙，为其表面浅层筋膜的移动提供了保证。从功能上讲，该层的组织间隙确保了眼周和口周肌肉的表情运动，以及表情肌深层的咀嚼功能。组织间隙周围有面部支持韧带围绕，起到了加强其外围的作用（图69-4）。

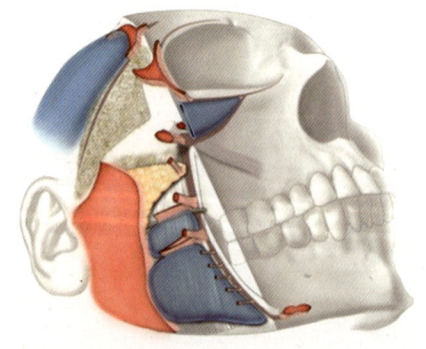

图69-4　侧面部的四层解剖学形态
蓝色为间隙，红色为韧带，斑点状为重要的解剖区域

外耳正前方25～30mm的颈阔肌后缘是韧带附着的过渡区。Furnas医师将其描述为颈阔肌耳前筋膜（platysma auricular fascia，PAF）。该部位的真皮、皮下组织、SMAS筋膜及腮腺薄膜紧密连接，融合成了支持韧带。

骨性开口表面和周围的活动度较大，韧带紧密地围绕在其周围。此处边缘是韧带的附着位置，并位于深筋膜的深层，以便于支撑眼睑和唇的开闭动作。此外，支持韧带也与面神经分支伴行由深至浅入肌，这对于外科医师来说非常重要。

（五）深筋膜

深筋膜是面部软组织的最深层，由覆盖骨骼的骨膜形成。侧面部的咀嚼肌（颞肌和咬肌）被覆于骨骼表面。深筋膜代替了腱膜覆盖在肌肉表面，颧弓上方是颞深筋膜，颧弓下方是咬肌筋膜。腮腺筋膜也是深筋膜的一部分。封套筋膜是颈部的深筋膜，被覆于肩胛舌骨肌表面。分开后形成了下颌下间隙，内含颌下腺。深筋膜较薄但结实，为支持韧带提供了牢固的附着。某些有开闭动作的骨性开口部位无深筋膜，代之以源于骨性腔隙的睑结膜或以口腔黏膜构成的活动衬里。

三 面部骨性腔隙相关的解剖

眶部、口腔和鼻腔周围的组织结构与其他部位不同，通常只有浅面三层，其中SMAS层含有括约肌（轮匝肌）。这些肌肉向中央分布，直至软组织开口的边缘，如眼睑和唇。为了支撑该部位的软组织，支持韧带沿骨性开口的边缘分布，并变得致密、紧缩，如眶缘（图69-5）。这也是眶周韧带的解剖学基础。例如，下睑部位的眼轮匝肌支持韧带，可以使眼轮匝肌附着于眶缘的骨膜上。口腔周围的韧带起自颧骨体和咬肌表面的深筋膜。

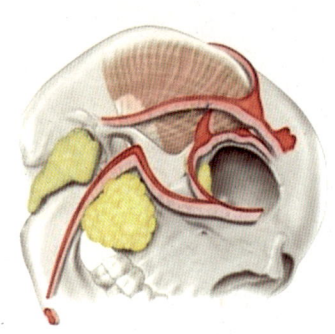

图69-5 位于骨性开口周围的支持韧带系统稳定开口上的软组织

从胚胎发育来看，眼睑和唇部的深层软组织来源于骨性腔隙部分，而不是来自面部软组织。眼睑区的深层肌肉、腱膜（上睑提肌和睑囊筋膜）和脂肪等组织的支撑，依赖于眶隔筋膜系统。上下睑游离缘的支撑来自与睑板之间的韧带，以及内外眦韧带和眶缘的附着。

上睑睑板前的浅、深层组织结构（前片和后片）相互融合。但眶缘和下睑板前的前、后片是分离的，即睑板前的眼轮匝肌未与眶隔相互附着。这是下睑睑板前间隙的重要应用解剖。上睑无睑板前间隙，这是因为此处的肌下脂肪垫被覆于眶上缘和眶隔表面，并与浅层筋膜（眼轮匝肌的深筋膜）相连，直至上睑提肌插入眼轮匝肌的位置。

口腔前庭包括上颌骨和下颌骨。随着年龄的增加，其范围和表面软组织范围出现明显缩小的趋势。组织间隙深层的骨骼也不能再提供韧带附着，用以支撑大面积的浅层软组织。唇部及其邻近颊部区的组织活动性较高，老化后松弛性改变也较明显。因而，下面部拉皮手术可以较大程度改善此类老化状况。

四 面部的组织间隙

第四层组织位于SMAS筋膜的深面，其间大部分是组织间隙。间隙四周巧妙地分布着一些加固的支持韧带。间隙内无重要的组织结构穿过，并且所有的面神经分支位于其外，因此解剖学上称这些间隙为组织分离的"安全间隙"。与其周围的坚固韧带相比，间隙的被覆组织最缺乏支撑，年老时也最容易形成组织松垂。术中将某些移位的组织间隙正确复位，才可以在直视下将其周围的支持韧带精准松解。此外，注意保护紧贴韧带周围的重要解剖结构。下面将详细简述具有外科意义的重要组织间隙。

（一）颞上间隙

颞上间隙（upper temporalspace）将颞顶筋膜和颞深筋膜分离，间隙内有重要的解剖结构。颞上隔（superior temporal septum，STS）是其与前额的分界线（图69-6）。该间隙在前下部被颞下隔（inferior temporal septum，ITS）和颞部下三角区分离。在三角区组织间隔融合粘连，形成了颞（眶）韧带。该组织间隙的上界为颞上隔（STS）和颞下隔（ITS），上述延伸形成了颞韧带融合（TLA）。颞间隙内无重要结构穿过。上部颞间隙为眉外侧和上颊部提供了安全的手术路径，术中可以很容易地将其钝性分离。解剖结构明确，也可以将间隙周围的韧带精准地锐性分离松解。

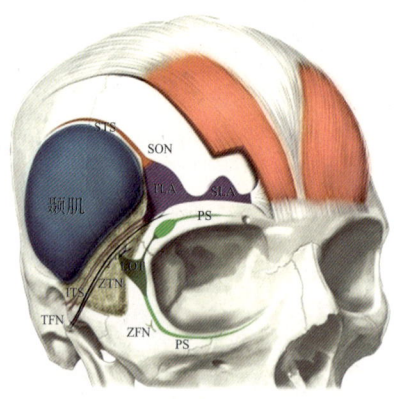

图 69-6 上部颞间隙和颞支持韧带
SLA 为颞上韧带融合；ZTN 为颧颞神经；TFN 为面神经颞支；PS 为眶周间隔；ZFN 为颧面神经；LOT 为外侧眶膜增厚区；SON 为眶上神经

颞上隔锐性分离时，注意保护沿其内侧0.5cm处走行的眶上神经的侧（深）支。颞下隔是一个重要的解剖标志，此处面神经颞支平行于其下方走行。松解颞下隔时，须将上部颞间隙顶部的被覆组织掀起。从三维立体上显露间隔，也为底部组织松解做好了准备。面神经颞支位于间隙顶部的颞顶筋膜下缘和颞下区底部深层。一旦松解后，就可以看到哨兵静脉。注意该静脉不能作为确定面神经颞支的标志，因为神经走行于静脉头侧，在静脉与颞下隔之间又在颞顶筋膜下的脂肪层内走行。

（二）颧前间隙

颧前间隙（prezygomatic space）指颧骨体浅面有一个三角形的间隙（图69-7），其深面是颧肌的起点。该间隙的存在保证了眶下部眼轮匝肌可以在颧肌表面自由活动。浅层眼轮匝肌的收缩提升了颊部软组织，形成鱼尾纹下方的"颧部微笑线"（zygomatic smile lines）。随着年龄增加，间隙基底部逐渐松垂，导致眼轮匝肌发出更大的收缩力和运动度，继而加重了颧线。老年人的颧前间隙畸形，在临床上称颧部堆积、颧袋和颧新月畸形等，其解剖学本质是间隙部位的组织堆积、臃肿。这种畸形表现为严重的组织松弛，治疗方法是将其基底部收紧。

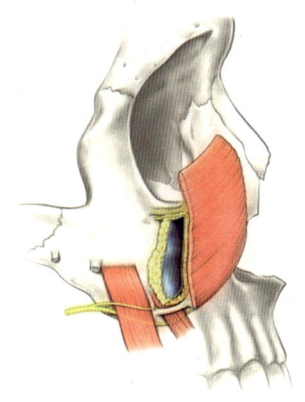

图 69-7　颧前间隙位于颧骨体上

（三）上颌前间隙

上颌前间隙（premaxillary space）是上颌骨表面的四边形空间，位于颧前间隙内侧，基底部由提上唇肌构成。该间隙的存在保证了间隙顶部的眼轮匝肌与底部的提上唇肌运动无干扰（图 69-8）。临床意义：随着老龄化，间隙顶部逐渐松弛，鼻唇沟加深。

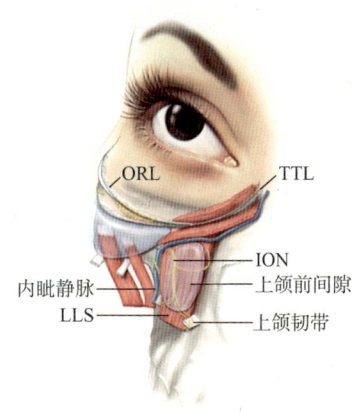

图 69-8　上颌前间隙的解剖结构
LLS 为提上唇肌；ION 为眶下神经；
TTL 为泪槽韧带；ORL 为眼轮匝肌支持韧带

（四）下部咬肌前间隙

下部咬肌前间隙（lower premasseter space）位于咬肌下半部浅层（图 69-9），被覆于咀嚼肌深筋膜上。顶层由颈阔肌构成，该层移动的软组织确保了张口时表面软组织无牵拉或扭曲。下颌韧带为咬肌前间隙的前下角提供了相对牢固的附着，因此该处通常会显现酒窝。临床意义：随着年龄增大，下颌部出现老年性的解剖学变化，即间隙顶部逐渐松弛，出现木偶纹和下颌袋。

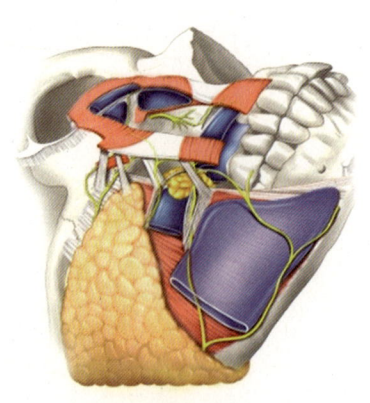

图 69-9 下部咬肌前间隙位于咬肌下半部

(五) 中间咬肌前间隙

中间咬肌前间隙 (middle premasseter space) 是一个矩形空间,位于腮腺凹陷内 (图 69-10),近心端位于下部的咬肌前间隙,基底部是咬肌,顶部是SMAS筋膜。SMAS下除皱术中,该间隙是分离的安全平面,面神经分支都走行于间隙上缘或下缘,腮腺及其导管也紧贴其上缘走行。

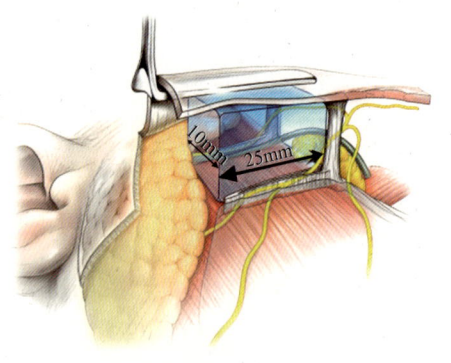

图 69-10 中间咬肌前间隙

(六) 颊间隙

颊间隙 (buccal space) 位于咬肌前缘内侧的深筋膜深层 (第五层),内含颌下腺。该间隙的位置在年轻人的口角上方。内部的颊脂肪垫保证了颊部和鼻唇沟软组织的自由活动,以及缓冲下颌过度活动对该处组织的影响。颊脂肪垫被覆于咬肌下部表面,下垂后导致木偶线和下颌松垂。临床意义:随着年龄增加,间隙周围组织尤其是其下方的咬肌韧带逐渐磨损,颈阔肌和咬肌之间的组织连接松弛,继而导致间隙空间增大,颊脂肪垫下垂,并低于口角连线水平。

五 面部的脂肪间隔

面部皮下脂肪存在于不同的解剖间隔内。脂肪间隔离断、移位与容积的变化是软组织移位的原因之一。随着年龄增加,脂肪间隔的变化决定了面部老化外观。这里将详细描述面部重要的脂肪间隔。

（一）鼻唇脂肪间隔

鼻唇脂肪间隔位于内侧颊脂肪间隔前，并与下颌脂肪重叠。眼轮匝肌支持韧带为其上界，眼轮匝肌下脂肪为外界。颧大肌下缘附着于鼻唇脂肪间隔（图69-11）。不同个体的间隔容积无明显差别，但其与内侧颊脂肪间隔的被覆程度有所不同。

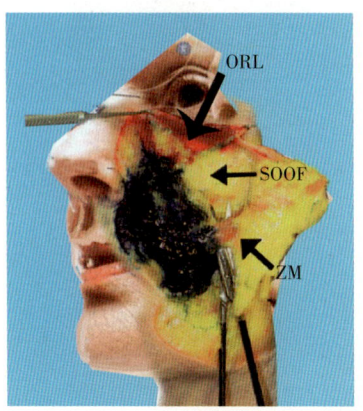

图 69-11　鼻唇脂肪间隔
ORL 为眼轮匝肌支持韧带；SOOF 为眼轮匝肌下脂肪；ZM 为颧大肌

（二）颊脂肪间隔

颊脂肪间隔由三个间隔构成：内侧颊脂肪间隔、中间颊脂肪间隔和外侧颞-颊脂肪间隔。内侧颊脂肪间隔位于鼻唇沟外侧，其上界为眼轮匝肌支持韧带和外侧眶间隔，下界为下颌脂肪，外界为内颊隔（图69-12）。内侧脂肪间隔邻近中间脂肪间隔的部位，对应着腮腺咬肌韧带的位置。

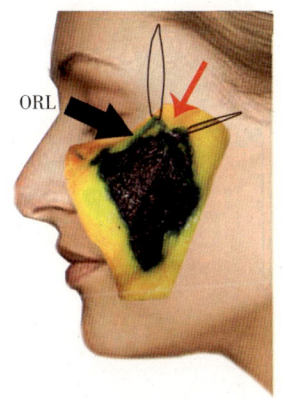

图 69-12　内侧颊脂肪间隔
ORL 为眼轮匝肌支持韧带

中间颊脂肪间隔位于内侧颊脂肪间隔与外侧颞-颊脂肪间隔之间，上界为上部颊间隔（SCS）。该间隔上部与颧大肌附着，内侧和中间脂肪间隔相交，形成了一个致密的筋膜系统（图69-13）。

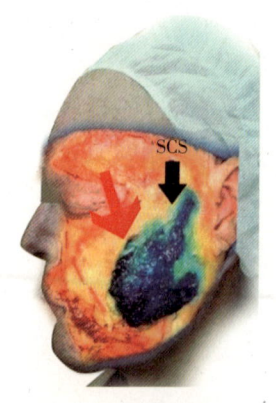

图 69-13　中间颊脂肪间隔

外侧颞-颊脂肪间隔是颊脂肪间隔的最外侧。该间隔位于腮腺浅面，并与颞脂肪和颈部皮下脂肪相连。

（三）前额和颞部脂肪间隔

前额由三个脂肪间隔组成：中央脂肪间隔、中间脂肪间隔和外侧颞-颊脂肪间隔。前额中央脂肪间隔位于前额中线处（图69-14），邻近中间脂肪间隔，下界为鼻背，外界是致密的筋膜层（中央颞隔）。

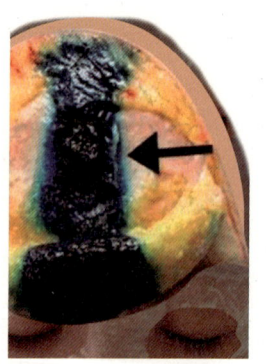

图 69-14　前额中央脂肪间隔

前额中间脂肪间隔位于中央脂肪间隔的外侧（图69-15），下界为眶上的眼轮匝肌支持韧带，外侧为颞上隔（STS）。

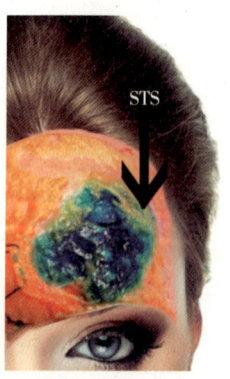

图 69-15　前额中间脂肪间隔

外侧颞-颊脂肪间隔为前额的第三个脂肪间隔，是颊脂肪间隔的最外侧，跨前额与颈区（图69-16）。上界为颞上隔和颞下隔，内侧的隔膜屏障称为外颊隔（LCS）。

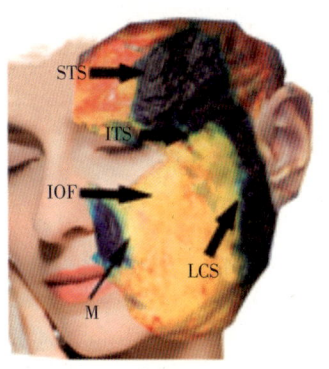

图 69-16　外侧颞-颊脂肪间隔，跨前额与颈区
LCS 为外颊隔；STS 为颞上隔；ITS 为颞下隔；IOF 为眶下脂肪；M 为颊内侧脂肪

（四）眶周脂肪间隔

眶周包括三个脂肪间隔：眶上脂肪间隔、眶下脂肪间隔和眶外脂肪间隔。眶上脂肪间隔以眼轮匝肌支持韧带为界，并围绕眶上缘走行。眼轮匝肌支持韧带呈圆形结构（跨上、下眶），并融合进入内眦和外眦。

眶下脂肪间隔较为薄弱，下界为眼轮匝肌支持韧带或颧隔。该脂肪间隔是临床上出现眶周瘀斑的主要部位。

眶外脂肪间隔的上界为颞下间隔，下界是颊间隔上部。颧大肌与其附着（图69-17）。值得注意的是，颧肌附着于多个脂肪间隔。

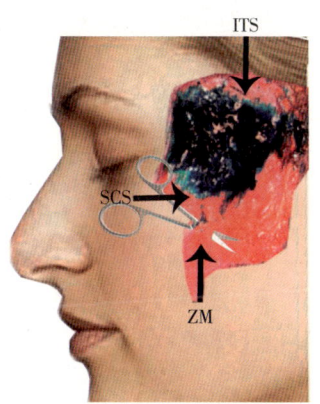

图 69-17　眶周脂肪间隔
ITS 为颞下隔；SCS 为上部颊间隔；ZM 为颧大肌

（五）下颌脂肪间隔

下颌脂肪间隔是面部脂肪的最下部，与鼻唇脂肪间隔分离，并附着于降口角肌（图69-18）。该脂肪间隔的上界为唇部的降肌，下界为颈阔肌的膜状融合，内界为降口角肌。解剖横断面可以明确显示鼻唇脂肪间隔和下颌脂肪间隔的差别。

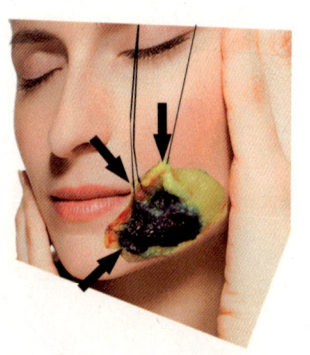

图 69-18 下颌脂肪间隔
DAO 为降口角肌;NLF 为鼻唇沟脂肪间隔;M 为颊内侧脂肪

六 面部的支持韧带

面部皮肤支持韧带与手指 Grayson 韧带和 Cleland 韧带的功能相似,是皮肤和 SMAS 与周围组织结构的固定装置。Furnas(1989)描述了颧弓韧带、下颌骨韧带、颈阔肌-耳韧带和颈阔肌-皮肤前韧带。除皱术中,有必要通过离断和重建某些韧带,以达到最大限度的提紧效果(图 69-19)。

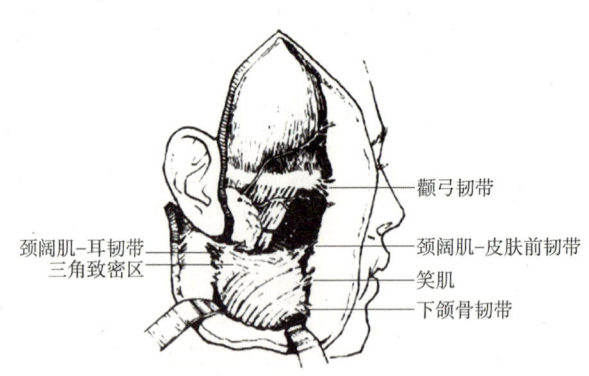

图 69-19 面部皮肤支持韧带

(一)颧弓韧带

颧弓韧带(zygomatic ligament,ZL)为 2~3 束腱性致密结缔组织束带,位于耳屏间切迹游离缘前方 4.3cm 处,恰好在颧小、大肌起始部后方,始于颧弓前端下缘,穿过各层软组织而止于真皮。神经血管和 ZL 毗邻关系密切:①面神经颧支通过 ZL 下方,到达韧带前方的颧小、大肌和眼轮匝肌深面;②面横动脉多数经过 ZL 的下方,少数穿过韧带中部,如经过下方则距离韧带下缘不超过 1.0cm;③细小的感觉神经支和面横动脉分支伴随 ZL 斜向浅面的皮下、皮肤。面神经颞、颧支和面横动脉走行于 ZL 附近时,位于 SMAS 的深面。

除皱术中分离无论是在皮下,还是在 SMAS 下进行,都需在皮下将 ZL 剪断,才能获得较充分的提紧。在韧带存有血管时,常常需要在直视下止血。

(二)下颌骨韧带

下颌骨韧带(mandibular ligaments,ML)位于下颌体前 1/3 的条状区域,在下颌骨下缘上 0.6cm,距下颌角点 5.3cm。ML 起始于下颌体骨面,穿过肌层和皮下脂肪而止于真皮。ML 由平均

12束（8～15束）的结缔组织小带组成，小带呈双排平行并列。如欲矫治颌下颈阔肌松垂和"火鸡颈"畸形，需剪断和重置下颌骨韧带。

（三）颈阔肌-耳韧带

颈阔肌-耳韧带（platysma-auricular ligament，PAL）是指颈阔肌后上缘连于耳附近的一层薄而坚韧的结缔组织结构。该结构在颈阔肌后缘、上缘均与面部SMAS、腮腺包膜、胸锁乳突肌腱纤维、颈阔肌悬韧带等组织结构紧密融接，在耳垂下后方形成一略呈尖向下的三角形致密区。将联结于颈阔肌后上缘与致密区的那部分SMAS称为PAL。SMAS及PAL等各层组织紧密愈着，需锐性分离。将PAL离断后，须将断端重新拉紧固定在三角形致密区或乳突区的筋膜、骨膜上。此即韧带的重建技术，以保持颈阔肌的弓状后上缘形态，提紧颈阔肌。

（四）颈阔肌-皮肤前韧带

颈阔肌-皮肤前韧带出现率低，约为20%，起于颈阔肌前上缘，斜向前上止于浅层的真皮。皮下潜行分离时，颈阔肌-皮肤前韧带可能将分离平面导向分离层次过浅，致使分离层次错误。

（五）SMAS-颧颊部韧带

SMAS-颧颊部韧带（SMAS-malar ligament，SMAS-ML）也称咬肌皮肤韧带。该韧带纵向排列于咬肌前缘。最上一组偏后，位于耳下基点前4.2cm的咬肌起始部表面，其余的均位于下颌角点前3.9cm的垂线上。SMAS-ML由多条致密结缔组织束带组成，平均6.8束，粗细不等，长短各异，最上和最下两组短而粗韧，中间的较细长薄弱。最上一组多为1束（1～2束），起于近咬肌起始部的咬肌筋膜表面，斜向前、浅方向，止于SMAS。最下一组多为2束（1～3束），起自下颌体近上缘骨面，斜向上、浅方向，止于颈阔肌。中间的几束起于咬肌筋膜前缘和（或）颊咽筋膜，分别在颊脂肪垫的上、后、下缘走向浅面的SMAS。SMAS-ML与神经、血管的关系较密切。最上一组的上方紧邻面神经颧支和面横血管分支。少数情况下，血管经过韧带的下方。腮腺管也横行于最上一组的附近。最下一组的上方有面动脉、面前静脉经过，下方有面神经下颌缘支经过。有时血管、神经通过韧带的束与束之间，中间的几束排列于咬肌前缘，因此，面神经颊支由后向前通过这种栅栏样结构到达前方的颊脂肪垫浅面（图69-20）。

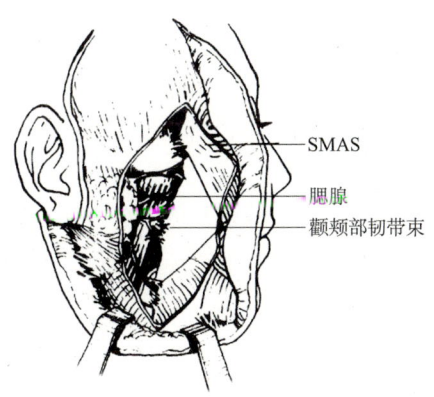

图69-20 SMAS-颧颊部韧带

国外已有文献报道，除皱术中离断SMAS-颧颊部韧带，证实对矫治面内侧区老化征象非常有效，包括鼻唇沟。同时，应注意切勿损伤面神经分支。

(六）颈阔肌悬韧带

颈阔肌悬韧带（suspensory platysma ligament，SPL）位于腮腺、颌下腺与胸锁乳突肌前缘之间，上段位于腮腺与胸锁乳突肌之间，附着于颊部SMAS的深面；下段位于下颌角、颌下腺与胸锁乳突肌之间，附着于颈阔肌深面。颈阔肌悬韧带由双层纤维性筋膜构成，前层为腮腺包膜与颌下腺包膜相互移行部分，后层是增厚的胸锁乳突肌纤维鞘。深面从上到下分别起始于茎突下颌骨韧带表面，以及茎突舌骨肌、二腹肌后腹表面；浅面附着在SMAS（上段）和颈阔肌（下段）的深面（图69-21）。颈阔肌悬韧带和附近的神经、血管关系密切：①面神经颈支出腮腺叶下极，紧贴韧带前面下降一段距离后，分支入颈阔肌；②颈外静脉在韧带后方的胸锁乳突肌浅面下降；③耳大神经在韧带后方前上行，距耳垂点2.0～3.6cm范围内斜穿颈阔肌悬韧带上段，分支入腮腺等；④面前静脉沿颌下腺上缘后行，穿过颈阔肌悬韧带中、下段，汇入颈外静脉。另外，颈丛的部分皮神经也向前穿过颈阔肌悬韧带下段。颈阔肌悬韧带的作用似乎是在下颌角上下方向深面牵拉悬吊颈阔肌-SMAS，保持了颈侧区具有的从低到高的圆滑美感曲线。皮肤和颈阔肌的松垂会破坏此区域的曲线。

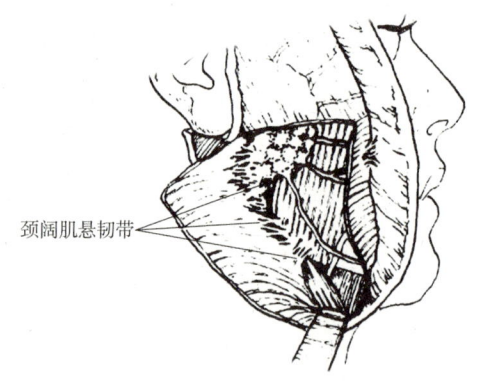

图69-21　颈阔肌悬韧带

（七）眼轮匝肌支持韧带

眼轮匝肌支持韧带又称下眶缘韧带，20世纪后期称眶颧韧带（orbitomalar ligament），21世纪有多人对其进行研究和报告。目前称为眼轮匝肌支持韧带（orbicularis retaining ligament），位于眶下缘，起于眶下缘骨膜，止于眶缘的眼轮匝肌，并通过眼轮匝肌止于睑颊联合的皮肤。Kun Hwang（2008）的研究证明，该韧带不但存在于下眶缘，而且存在于整个眶周。由于老年人皮肤、皮下组织和眼轮匝肌松弛度大于眶颧韧带的松弛度，加上眶颧韧带区是少脂肪区，下睑皮肤松弛和脂肪疝出，眶颧韧带会阻止松弛的皮肤及脂肪下移，造成老年人眶下沟-睑颊沟（眶颧沟）明显或眶鼻沟（泪沟）凹陷较深，使该区失去S形曲线（详见本章第二节）。

（八）泪沟韧带

泪沟韧带（tear trough ligament）是一个真实存在的骨皮韧带，起自上颌骨，穿过并连接面部的五层软组织，止于泪沟部的真皮。如前所述，这是一条支持韧带，是泪沟畸形的解剖学基础（图69-22）。泪沟韧带在外侧面延续为眼轮匝肌支持韧带，后者已经被证实是形成眶颊沟（palpebromalar groove）的解剖学基础。泪沟韧带和眼轮匝肌支持韧带的延续解释了该部位的老年性变化：泪沟和眶颊沟连在一起，形成了一个明显的皮肤沟槽，有时这个沟槽被称为睑颊沟（lid-cheek junction），这说明了面部软组织支持韧带在形成面部皮肤沟槽的过程中具有重要的作用。王炜认为，眼轮匝肌支持韧带和泪沟韧带本质上是一类结构，是围绕眶腔外缘周边的韧带支持结构，从骨膜起始，经过眼轮匝肌，止于皮肤。

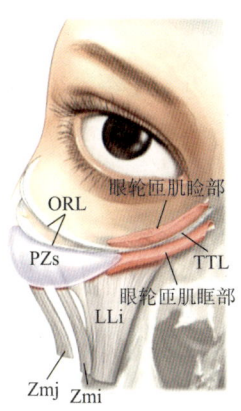

图 69-22　泪沟韧带，泪沟畸形的解剖基础
TTL 为泪槽韧带；ORL 为眼轮匝肌支持韧带；PZs 为颧前间隙；LLS 为提上唇肌；Zmj 为颧大肌；Zmi 为颧小肌

（九）眶肌筋膜韧带

眶肌筋膜韧带（obcularis fascia lifment）又称眼轮匝肌韧带，位于下眼睑眼轮匝肌下脂肪（SOOF）表面，是下睑眼轮匝肌外侧深层的一层筋膜韧带结构。该韧带起始于下眶缘外侧骨膜，向上至于下睑眼轮匝肌深面下外方，王炜于1996年发现，2000年报告，查阅文献未见其他报道，称之为"王韧带"。切断该韧带后，可使松弛、老化的眼轮匝肌、下睑皮肤有效地提紧，改善下眶区年轻化手术效果（详见本章第二节）。

七　面神经及其分支

面神经的危险区在许多文献中有描述，但仅限于面神经在体表投影标志点走行路线的二维描述。面神经分支从腮腺穿出后在前面部走行于第五层组织内，并穿过第四层组织而止于表情肌的深层（图69-23）。在第四层组织移行处，特别在颧弓下、腮腺前、颞区和下颌缘区，容易损伤面神经分支。但组织移行位置较为规律，通常面神经分支都靠近支持韧带附近。

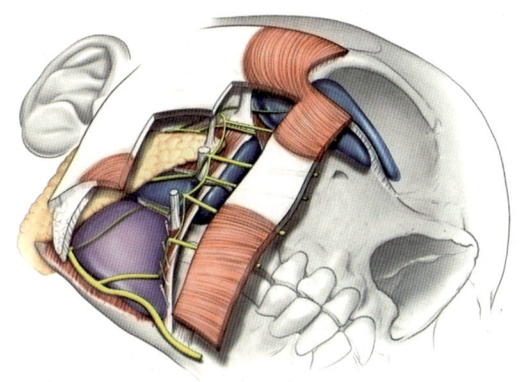

图 69-23　面神经分支、组织间隙和支持韧带的解剖关系

(一) 颞支

从面部皮肤上标记面神经的颞支：沿Pitanguy线走行，从耳屏下0.5cm至眶上缘外1.5cm。传统的教材认为，颞支穿出腮腺后紧贴深筋膜走行，位于耳前SMAS筋膜的深面，并横跨颧弓走向颞额部。颞支有4～5支不等，向上行进分别支配额肌及眼轮匝肌，由于颞支在此走行表浅，术中不主张把SMAS筋膜横断，称为SMAS筋膜的高位横断（即位于或高于颧弓）。Pitanguy称该区域为"无人区"（见本章第五节）。事实上，颞支横跨颧弓的层次较深。颞支在颧弓下方穿出腮腺，并于其上2cm进入颞浅筋膜的深面。在该区域，颞支走行于颞浅筋膜与颞深筋膜之间（第四层）。整条神经由筋膜和脂肪层保护，并沿腮腺咬肌筋膜向上延续，被称为腮腺颞肌筋膜。

(二) 颧支

面神经颧支穿出腮腺后走行于SMAS深面，紧贴颧骨下方1cm区前行。其于面横动脉水平走行于咬肌表面。颧支在颧大肌和颧小肌下方走行，在颧弓韧带附近移行到肌肉深面，支配该肌。在颧大肌外缘常发出一个分支，支配眼轮匝肌，并在其下外侧入肌。用剪刀在该部位将组织垂直分离时，注意预防损伤该分支。

(三) 颊支

上颊支穿出腮腺前缘后，沿腮腺导管上方浅面走行，进入咬肌筋膜，并紧贴中部咬肌前间隙上缘。到达咬肌前缘后，上颊支与咬肌筋膜深面分离而靠近咬肌韧带的上点。

下颊支穿出腮腺后在腮腺导管下方走行，约在耳垂水平走行于咬肌筋膜深面，接近中部咬肌前间隙下缘。在咬肌前缘下颊支从深部移行至SMAS筋膜的深面，靠近咬肌韧带的下点。面神经进入第三层后，各神经分支之间相互连接，最终进入各自支配的表情肌。王炜从数百例面神经瘫痪治疗经验中发现上、下颊支分布变异大，上、下颊支可单独出现在腮腺导管上、下方，也可在上下颊支之间，腮腺前缘出现1～3支交通支，或有面神经中颊支出现，其支配的表情肌肉有相互交叉，因此在其末梢远端断其一支，并不会造成表情肌瘫痪，或早期虽然可发生部分面部表情肌瘫痪，多半在3～6个月后能代偿恢复表情活动，虽然如此，面部年轻化手术保护面神经完整而丝毫不受损伤是基本原则。

(四) 下颌缘支

下颌缘支支配的目标肌缺少其他神经分支的交叉支配，因此损伤后果最为严重。下颌缘支位于颈阔肌-耳筋膜（platysma auricular fascia，PAF）内，走行于下颌韧带前。多数情况下，该分支位于咬肌前间隙下缘，并具有一定的活动度。在此处下颌缘支走行的路径变化较大，有时位于下颌骨的下方。一般情况下在该神经分支附近无须进行组织分离。

(五) 颈支

其在刚浅出腮腺的一段距离内是垂直下降走行，浅面与颈阔肌之间有薄层疏松结缔组织。越过面前静脉的浅面斜向前下到达颌下腺鞘膜与颈阔肌之间，陆续分支进入颈阔肌。颈支在下颌角至颌下腺的一段距离位于邻近颈阔肌悬韧带的前面。

八 面部组织结构的老化改变

年轻面容通常圆润、饱满，而老年面容有萎缩和松垂特征，紧张性和含水性明显降低，外观松垂、褶皱、疲惫，失去光泽和饱满感。面部老化表现在各个面部解剖层次，最先始于骨骼。浅层组织的变化不易直接测量，通常根据经验判断。第二到第四层组织相关的老化改变，主要表现为组织间隙表面软组织的堆积、松垂，以及周围皮肤沟槽的组织缺失。此类沟槽是组织间隙周围和插入真皮的支持韧带收缩所致。组织松垂的程度反映了组织退化、松弛所致的组织延长，但尚不清楚多少组织容量（骨骼和软组织）才能引起明显的组织松垂。对于老化改变相关解剖的综合理解，是进行合理面部年轻化治疗的基础。

（一）皮肤

皮肤老化受基因、环境、激素变化和新陈代谢等各种因素的影响。随着老龄化的进程，柔软的皮肤变薄变平，逐渐丧失了弹性和结构规律。细胞外基质的萎缩表现为真皮内成纤维细胞数量、胶原含量（Ⅰ型和Ⅲ型胶原为主）和弹性纤维的减少。光老化和自然的皮肤老化都有重要的分子生物学水平特征，如信号转换的变化、促基质金属蛋白酶（MMP）的表达，以及胶原合成减少和结缔组织损伤等。但两者很容易区别。氧化应激是皮肤老化的重要过程，可以引起过氧化氢和其他活性氧族（ROS）的增加，以及抗氧化酶的减少，上述变化又导致了基因和蛋白质的结构发生变化。加快皮肤老化的环境因素，比如吸烟，可以使皮肤老化提前10～20年，主要机制可能是胶原酶的增加和皮肤血循环的减少。面部表情肌的收缩，是一种独特的皮肤褶皱方式。随着皮肤深层的胶原弱化和厚度变薄，真皮逐渐丧失对抗肌肉收缩的坚韧度，导致皱褶线永久地停留在皮肤上，即使无面部表情，皱纹也仍然存在。

（二）皮下组织

皮下组织内的纤维组织和脂肪的分布形式有所不同。在某些特殊部位，皮下脂肪堆积、隆起，可以形成特殊的解剖结构，比如颧脂肪垫和鼻唇脂肪（nasolabial fat）。皮下结构的边界和支持韧带的位置相关，支持韧带向浅层走行并插入真皮内。年轻时，结构移行是平滑过渡的，不易被察觉。随着老化，这些结构部位出现明显的凸凹不平。一系列的原因导致了上述脂肪结构的错位，比如脂肪下垂、选择性的萎缩或增生、支持韧带的弱化等。目前已经证实，皮下脂肪是非活动层，不会随着年老而下垂，因此老年人的脂肪下垂较轻微。此外，明确分区的支持韧带可以将脂肪固定至相应位置。

（三）肌肉的老化改变

随着老化，骨骼肌会缩小约50%，这可能也适用于咀嚼肌（颞肌和咬肌）。年老时面部表情肌仍被持续使用，因此其退化进程不如四肢、躯干骨骼肌明显。年老时眼轮匝肌无明显的组织学变化和肌纤维减少，以及与周围组织粘连、下垂等改变。上唇的提肌肌群（如颧大肌、提上唇肌）的长度、厚度和体积等，也基本保持不变。相对来说，上唇的口轮匝肌会出现厚度减小、肌束变小和肌膜增厚等改变。

（四）面部软组织间隙和支持韧带

各种纤维连接系统逐渐变细，韧带强度下降，松弛性增加。组织间隙也逐渐扩大，但间隙空间的增加量要大于松弛度的增加量。韧带位于组织间隙的周围，因此固定部位的组织常出现臃肿、膨出。老年人的组织间隙很容易分离，并且间隙边界也随着韧带松弛而扩大；年轻人的组织间隙不容易打开或钝性分离。

（五）骨骼的老年性变化

随着年龄增加，面部骨骼会出现老化变化，这对面容老化的改变起到了决定性作用（图69-24，图69-25）。出生时面部骨骼发育尚不完全，因此婴儿和儿童常出现短暂的中颊部隆起（midcheek segments）。但随着成长，这一特征逐渐消失，骨骼的突起部分逐渐出现。此后，随着一些部位的继续扩展，某些特定部位的骨骼出现明显的吸收，比如眶上缘内侧、眶下外侧部、面中部的骨骼，尤其是上颌骨，包括梨状孔和下颌骨的颏部等部位。

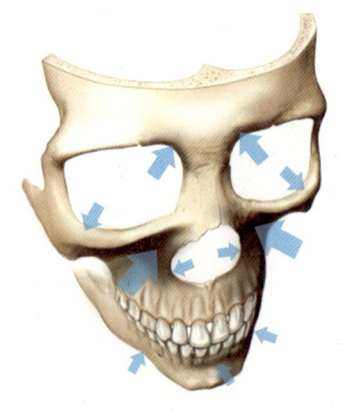

图 69-24　易出现吸收、老化的颅面骨骼（箭头所指处）

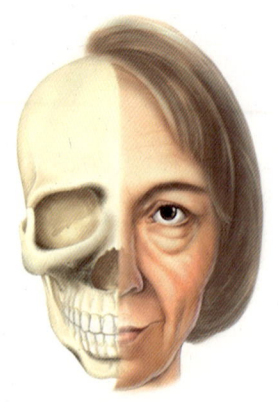

图 69-25　图左侧的骨骼暗区代表骨丢失最严重的部位。图右侧反映面部软组织老化特征

骨骼形成不足对表面软组织会产生重要的影响。尤其在面中部，上颌骨的后缩会加重泪沟和鼻唇沟。面中部骨骼后缩伴外突消失，会产生明显的组织下垂老化。面部骨骼后缩导致许多支持韧带的起点继发性错位，同时还造成皮肤内缩。面部突起区之间的凹陷部位的面积会逐渐扩大。先天性的骨骼结构弱小或不足，相关畸形部位的深层骨骼整形是矫治此类早衰面容的首要目标。

九　老化面容的各区改变

（一）颞部和额部

颞部的皮肤较薄，并且缺少深层坚固组织的支撑，组织附着较松弛，这也表明深层存在颞间隙。颞间隙的范围广泛，周边有呈中隔状的颞韧带。该韧带不延续至松弛的皮下组织层（第二层）。这与其他的面部韧带附着于真皮有所不同。因此，除皱术中颞深层分离对皮肤的提紧效果不如其他部位好，比如颊部。颞部肌肉筋膜年老退化、萎缩，表现为颞部凹陷明显，使颧弓和颊部失去"苹果弧"形态。颞部年轻化治疗常有并发症报告，其解剖在"眶上区年轻化"中叙述（详见本章第三节）。

眉间皱眉肌收缩会表现悲伤或愤怒的表情。其横头止于眉中部，收缩时产生纵行的眉间纹。皱眉肌的斜头、降眉肌和眼轮匝肌内侧纤维的联合作用，产生斜行的眉间纹伴降眉头。降眉间肌可以在鼻根部产生横行皱纹。眼轮匝肌外侧部和皱眉肌横头可以降低眉尾。眉尾下垂伴局部皮肤松弛，导致假性的上睑皮肤过多。

额肌附着于眉外侧皮肤，可以提眉。该肌收缩形成横行的额纹。其拮抗肌群是皱眉肌、眼轮匝肌、降眉间肌。相对而言，眉内侧段很少出现老化下垂，而是表现为逐渐上升的趋势。机制是额肌的慢性激活，额肌力量的增加可以在上睑提肌的肌力减弱时提升眉和眼睑部的组织。解剖学上，额肌的外侧终止于颞融合线（上颞间隔），眉外侧也无提肌来拮抗降眉肌，加之重力的作用，这就解释了为何眉外侧段首先出现下垂。

（二）中颊部

光滑、饱满C-S形轮廓的中颊部（midcheek）是年轻的标志。中颊部老化是面部老化显著特征，东方人群要求面部年轻化时，整形外科医师往往将中颊部年轻化作为选择。中颊部是面中部的前面部分，呈倒三角形。其上侧是下睑的睑板前部分，是睑颊部，内侧是鼻外缘和鼻唇沟鼻唇部，外侧是颊部。随着年龄增大，中颊部最早出现老化改变，并被三条皮肤沟槽分隔：鼻颊沟、眶颊沟和中颊沟，分隔面容表现为松垂和疲劳的外观。

中颊部的软组织由三处隆起构成，每处都覆盖于一特定的中颊部骨骼（图69-26）。睑颊区位于眶下缘的突起上，颧区位于颧骨表面，鼻唇区位于上颌骨表面。骨骼边缘是三个骨性开口，分别位于眼眶、鼻腔和口腔。

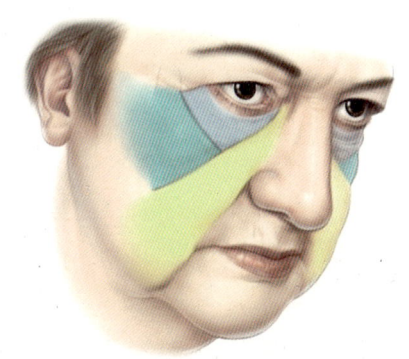

图 69-26　中颊部
蓝色的是睑颊部，绿色的是颊部，黄色的是鼻唇部

中颊部存在很多空腔，并且缺少骨性支持，因此具有先天的弱势。中颊部老化改变有三个诱发因素：①中颊部软组织呈楔形，上薄下厚。②骨骼先天性后倾，上部是眶下缘，外突较明显。③上颌骨逐渐出现骨吸收，导致重度后缩。此种退缩不均匀，在上颌骨的内侧和下侧尤为显著。④年老颞部凹陷，增加了颊部松垂外观。⑤鼻唇部肌肉、颊脂肪的萎缩和韧带的松弛使面中部老化外观尤其引人注目。老化早期，上颌骨退缩伴中颊部软组织轻度下降，继而导致上颊部的容积减小。覆盖眶下缘的少量眶脂肪逐渐疝出，韧带、皮肤、筋膜松弛，尤其是眼睑中央的深层脂肪团疝出和沟槽显露，视觉印象表现为下睑"被拉长"。此外，较为肥胖者，中颊下部的软组织团块增厚，可以掩饰部分上颌骨吸收外观，但仍表现为明显的软组织下垂。

上述三个部位中、下睑区的老化改变最显著。该部位存在两条横跨下睑的沟槽，不同时期的老化表现也不尽相同。上方为下睑板沟（infratarsal groove），位于睑板和眶隔的交界处，是下睑板突起的下界。该突起在年轻人清晰可见。眼睑位于其上而颊部位于其下，又称为高睑颊沟（high lid-cheek junction）。笔者将年轻人下睑睑板前眼轮匝肌肥厚而使睑裂增加立体感，称为"笑丘"，这有别于下睑板沟。下睑板沟的位置不会随着老化而改变，只会加深。下睑板沟下方是睑颊联合（lid-cheek junction），又称睑颊沟，和泪沟相延续，位于眶隔下缘和颊部之间。随着老化，逐渐显现、加深，并下移。

早期将睑颊沟描述成C形，由于其逐渐下移，尤其是中央部分下移较重，逐渐变成V形。内侧是由逐渐加深的鼻颊沟和眶颊沟构成的。V形的中央最低点，是鼻颊沟向颊部延续变成中颊沟的部位。此沟槽将中颊部分为颧部和鼻唇部。这种区域性的变化不伴皮肤下垂。眶颊沟日益显现，逐渐取代了下睑板沟，成为下睑和颊部之间一个新的分界线，以往对此描述为"随着老化，眶颊沟逐渐加长"。为了矫正老化的睑颊部下垂，需要矫正下垂的眶颊沟和过长的下睑，以获得"睑颊一体化成形"（blending the lid-cheek junction）的效果。

（三）面下部

随着年龄增大，面下部逐渐出现下颌松垂和木偶纹，该区域老化表现东方人种较西方人种轻微。下颌松垂是下咬肌前间隙顶部扩张伴下颌骨体部组织松垂所致。咬肌间隙的顶部逐渐出现松弛，间隙前缘和下缘变薄。对于这种松弛，附着于咬肌和下颌骨的支持韧带却相对非常坚固，并且浅筋膜与深筋膜也牢固附着。咬肌前间隙前缘和颊脂肪下方的咬肌韧带变弱、扩张，是形成木偶纹的解剖学基础。下颌韧带是木偶纹（上方）和下颌松垂（下方）的分界线。下颌松垂外突越显著，下颌韧带牵拉皮肤的位置也越清晰。因此，改善颊脂肪垫的下移和咬肌前间隙顶部的收紧，是矫正此类老化的解剖学方法。

十 基于解剖学特点的面部年轻化手术设计原理

（一）分离层次

1. 皮下分离（第二层） 是除皱术中最常用的分离平面（图69-27）。该平面分离在面神经分支浅层进行，因此安全性较高，但是浅层分离除皱不宜广泛分离或高张力提紧，否则会造成皮肤血供不足而使皮肤坏死。皮下分离可以在浅层，也可以在深层。浅层有较为致密的网状纤维组织；深层位于SMAS筋膜的浅面，纤维组织较少但较粗大。皮下组织深层的坚固度不均匀：某些部位，比如面部间隙的表面比较疏松，剥离也较为容易；但支持韧带周围的组织附着致密，需要锐性分离，如颧突部的颧韧带（McGregor's patch）处。相比之下，下面部咬肌前间隙的皮下层分离非常容易，用手指钝性分离即可。

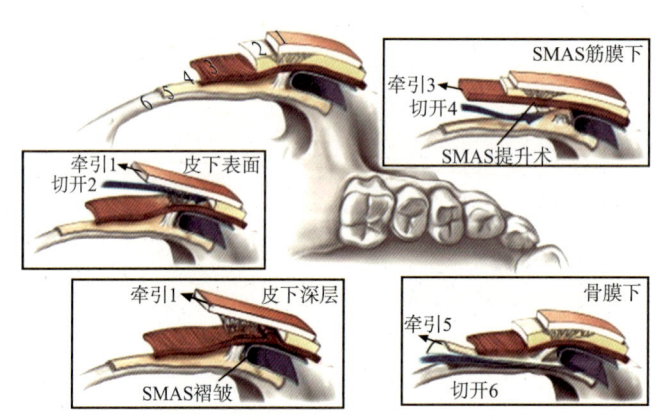

图 69-27 除皱术皮下分离的分离平面
皮下（2），SMAS筋膜下（4），骨膜下（5）

2. SMAS筋膜深层（第四层）的分离 头皮区通常使用此分离平面。但该层是面部剥离的最危险层次，因为面神经分支走行其内。神经分支从第五层穿出，到达第三层的目标肌。对面部三维解剖结构充分理解，可以在第四层进行安全分离。该层的重点是组织间隙，由于间隙是预先剥离好的，可以使操作快速、无创、便捷。术中保持颈阔肌-耳筋膜（PAF）结构完整（详见本章第五节），便于缝线的悬吊、缝合。如果组织分离超过了PAF（颈阔肌后缘），需将SMAS筋膜切开，以便进入咬肌前间隙内。用手指将间隙钝性分离，才能清晰暴露间隙周围的组织结构。前述组织间隙的周围分布着坚固的支持韧带，这是一个重要的解剖学特征。将支持韧带精准分离、松解，消除其对组织的牵拉作用。但年轻人中此种操作非常困难。为了获得最佳的面部提升效果，应直视下对组织间隙进行操作。SMAS筋膜深面的某些组织间隙可以安全和无创地应用，包括眉外侧的颞深间隙、下睑的眶隔前间隙和中颊部的颧前间隙。

再次除皱术中，将更紧致的各种韧带精确地暴露，以将其安全地松解分离。而面神经分支可能偏离了原来的路径，不会受到牵拉的影响，但是认识和保护面神经分支是面部除皱的第一要素。

3. 第五层的组织分离　即"骨膜下除皱术"。一般认为该层次手术不易，其实，面神经的危险区位于该层浅面，因此组织分离很安全。该层累积的老化改变可以被部分骨膜下除皱术改善。为了补偿软组织增厚、松弛所致的"提升滞后"现象，需过度矫正以达到预期的组织外形和皮肤弹性。骨膜下除皱术适合组织致密的部位，因为这些部位的"提升滞后"程度较轻。比如眉部和鼻唇沟等部位，"提升滞后"均不严重，年轻化效果较好。鉴于骨膜坚硬的特点，术中应做广泛的骨膜下剥离，可以超过设计的分离范围。

（二）缝线的位置

组织松解后将移位组织重新定位，通常沿支持韧带分布区进行缝合。韧带周围的浅筋膜比较坚韧，是理想的缝合部位。前面部在SMAS筋膜深面缝合。PAF是侧面部一个融合的韧带区，也是最适合的缝合部位。从这个角度出发，应使用不可吸收线缝合，刺激胶原和弹性纤维沉积于缝线周围，以形成类似韧带的结构。

（Chin-Ho Wong　吴溯帆　石冰　王炜）

第二节　面部年轻化术前评估与治疗路径甄选

一、面部年轻化术前评估

对于需求面部年轻化的咨询者，需要进行程序化评估，包括全身状况、面部老化状况判断，实施恰当的医疗处置，需要谨慎、全面、系统评估和决策。

（一）需求评估

在不有损于求美者自尊心的前提下，直接或间接地深入了解和评估要求面部年轻化治疗的求美者：做什么、为什么、治疗目标、治疗结果期望值、承受治疗能力和选择、期望年轻化信息来源等，医师必须耐心细致地分析和评估。

（二）健康评估

全身健康状况，疾病病史，过敏病史评估。有无高血压病史，控制状况如何。有无糖尿病，控制状况如何。有无凝血功能障碍，有无抗凝血药和活血化瘀药物（如丹参）应用史，是否大量食用影响凝血的食物药物，如大量的海鲜。长期服用人参类滋补、扩血管药物史等（表69-1），也是扩大面部年轻化手术的禁忌，必须处理和选择适当手术日期。

表 69-1　可能影响面部年轻化手术治疗的药物和食物

影响麻醉的药物	影响凝血的药物	可能影响凝血的食物
	阿司匹林	
	水杨酸制剂	杏仁
四环素	硫酸氢氯吡格雷（波立维）	浆果
多塞平	布洛芬	樱桃
阿莫沙平	非固醇类抗炎药	黄瓜
卡马西平	地西泮	葡萄干
氯氮䓬（利眠宁）	鱼油	咖喱粉
盐酸丙咪嗪	甲硝唑	果冻
多西环素	双嘧达莫	油桃
羟哌氯丙嗪（奋乃静）	西咪替丁	橙子
阿昔洛韦	维生素C、维生素E（大量）	李子
	丹参、丹参酮	西红柿
	人参、山参	

（三）面部衰老表现及评估

随着年龄增大，人体的皮肤、皮下组织、肌肉、韧带与组织间隙与骨骼均先后发生老化，表现为皮肤软组织的松弛、皱纹的产生、沟槽的出现、容积的不断丢失，以及皮肤质地、色泽改变等（图69-28）。科学地将面部各部位衰老程度进行评估、分级、分度，无疑对治疗方式的选择至关重要，也为不断完善规范化治疗路径提供必要的依据、信息及建立正规化治疗体系的培训预案。

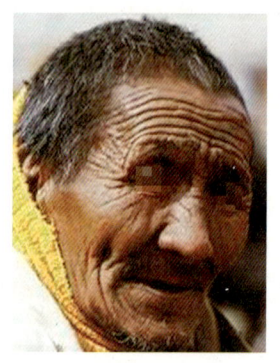

图 69-28　面部衰老的表现

面部衰老评估目前尚未形成一致的评价标准。目前所能检索到的评价方法大多是以白色人种为基础设计的，目前，黄色人种面部衰老的评价研究偏少，有些评价方法也是从白色人种的基础上修改而来的，因此，需建立一种适合黄色人种面部衰老的评价标准。笔者综述如下：

1. 面部皱纹评估——Alexiades-Armenakas设计　Alexiades-Armenakas在对患者行微创点阵射频与手术提升时，将整体面部皱纹的0～4.0分划分为八个等级，分别为：

（1）0分：无皱纹。
（2）1.0分：面部活动时，少量表浅皱纹。
（3）1.5分：面部活动时，大量表浅皱纹。
（4）2.0分：面部静止时，存在少量局部表浅皱纹。
（5）2.5分：面部静止时，大量局部表浅皱纹。
（6）3.0分：面部静止时，大量前额、眶周、口周表浅皱纹。
（7）3.5分：面部静止时，大量表浅的、少量深部的皱纹。
（8）4.0分：面部静止时，广泛分布的大量深部皱纹（图69-29）。

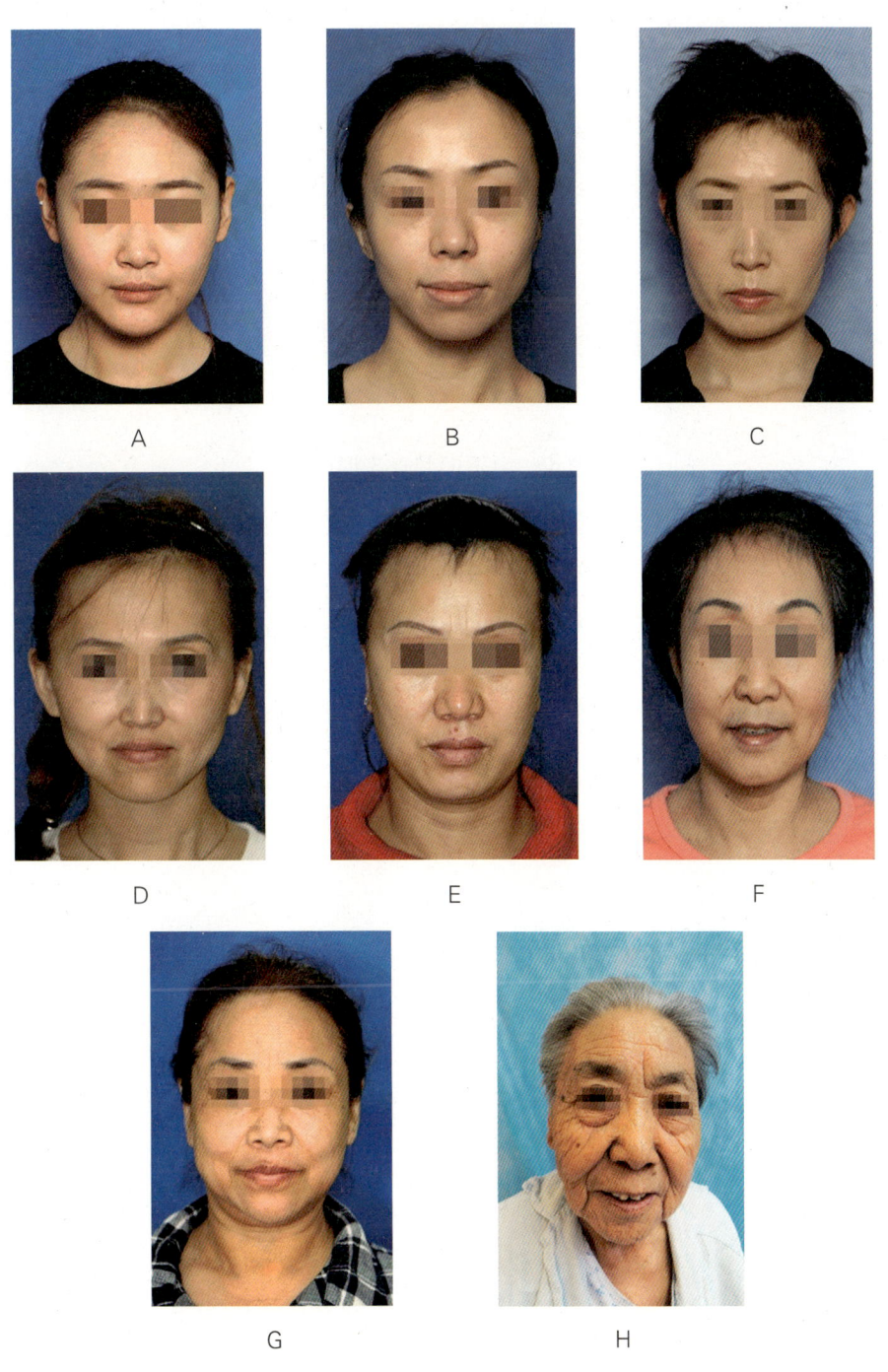

图69-29 面部皱纹评分示例
A. 0分 B. 1.0分 C. 1.5分 D. 2.0分 E. 2.5分 F. 3.0分 G. 3.5分 H. 4.0分

2. 面部沟槽评估——面部沟槽评估之一（杨柠泽等的设计）　杨柠泽等通过查阅大量文献及科学的照片评估观察，归纳出以下衰老特征，分别有：泪槽畸形（tear trough deformity，TTD）、眶颊沟（orbit-malar fold，OMF）、颊中沟（mid-cheek fold，MCF）、鼻唇沟（nasolabial fold，NF）、口下颌沟（labiomandibular fold，LF）、颊沟（cheek groove，CG）、下颌缘形态（submaxilla line，SL）、面颊部皱纹（cheek stripe，CS）八项。并对中下面部衰老程度用上述八项特征进行综合量化评价，制定成人中下面部衰老量化评分标准表，共有八项条目，包含四个分量表，总分15分（图69-30，表69-2）。

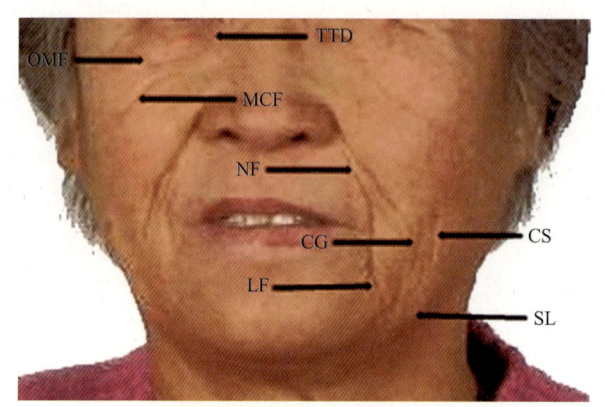

图69-30　中下面部衰老特征标志图

表69-2　中下面部衰老评分量表

评分项目	标准	分值
泪槽畸形（TTD）	泪槽畸形形成	1分
眶颊沟（OMF）	眶颊沟水平部出现（OMF1）	1分
	眶颊沟垂直部出现（OMF2）	1分
颊中沟（MCF）	颊中沟形成	1分
鼻唇沟（NF，将鼻翼外侧至口角外侧的鼻唇沟平均分为上、中、下三段）及延续段	上段鼻唇沟皱褶或嵴的出现（NF1）	1分
	中段鼻唇沟皱褶或嵴的出现（NF2）	1分
	下段鼻唇沟皱褶或嵴的出现（NF3）	1分
	鼻唇沟皱褶或嵴向颊沟延续（NF4）	1分
颊沟（CG）	颊沟的出现	1分
口下颌沟（LF，将口下颌沟平均分为上、中、下三段）	上段口下颌沟的出现（LF1）	1分
	中段口下颌沟的出现（LF2）	1分
	下段口下颌沟的出现（LF3）	1分
下颌缘（SL）	下颌缘曲线不流畅（SL1）	1分
	下颌缘出现囊袋样改变（SL2）	1分
面颊部皱纹（CS）	面颊部皱纹的出现	1分
	总计	15分

分度标准为：①无衰老，总分＝0分；②轻度衰老，0＜总分≤5；③中度衰老，5＜总分≤10；④重度衰老，10＜总分≤15。其中无衰老者主要发生在25岁以下，轻度衰老者主要发生在26～45岁，中度衰老者集中在46岁以上，而重度衰老者主要集中在56岁以上。

由于面部年轻化治疗一般分区域分部位进行，各亚区域衰老程度的不同则直接影响治疗方式的具体选择，因此分部位、区域的评估更具有实际意义。

3. 下睑部及面中部评估——面部沟槽评估之二　睑部及面中部的衰老主要表现在"三沟"的

形成、容量的丢失、皮肤的松弛及颧点的移位。

（1）眶颧沟（包含泪槽及睑颊沟）：眶颧沟的内1/3称为泪槽或称眶鼻沟，中外侧为睑颊沟或称睑颊联合。

（2）颊中沟：颊中沟即为颧骨内下侧的凹陷，是由于颧骨前区的软组织松弛坠积和脂肪筋膜隔老年性变（颧前间隙的存在），而形成的新月体样畸形，它的上界即眶颊沟，下界被称为颊中沟，即颧弓韧带的浅表止点连线。

（3）鼻唇沟：表情肌长期反复运动使得皮肤皮下组织与表情肌之间产生剪切应力及向下移位，鼻唇沟部位上、下两种组织结构分布密度相差较大，组织间产生相对运动，形成了鼻唇沟褶皱。

鼻唇沟是上唇表情肌活动的产物，多条面肌参与鼻唇沟的构成，按其对鼻唇沟形成机制方面的重要性，依次为：提上唇鼻翼肌、提上唇肌、颧小肌、提口角肌、颧大肌、颊肌、笑肌等。正是由于这些表情肌长期、持续的活动，以及年龄增长，才加深了鼻唇沟。

鼻唇沟代表着两个皮肤区域的结合线，鼻唇沟外上侧区域不含有表情肌附着，没有肌肉支持；在沟的内下侧，表情肌伸入皮肤，支持该区域抵抗重力和老化过程中的松弛效应。老化过程中，没有受到支持的鼻唇沟外上侧皮肤和软组织的下降速率，远大于内下侧的皮肤和软组织。正是这种两个相邻皮肤区域下降速率的差异，才产生并加深了鼻唇沟。

在脂肪分布差异观察中，发现鼻唇沟内下、外上侧分别为无脂肪区和多脂肪区。鼻唇沟内下侧，口轮匝肌和提上唇鼻翼肌表面，几乎无皮下脂肪，真皮与肌纤维紧密连接；鼻唇沟外上侧区域为多脂肪区，皮下脂肪最厚，其皮下有颧脂肪垫，其深面又是颊脂肪垫。因此认为，鼻唇沟内下、外上侧脂肪分布的差异，也是鼻唇沟产生并加深的机制之一。

随着年龄增长，表情肌的收缩使鼻唇沟的形态结构发生变化。

鼻唇沟形态的评分标准分为四个分值（图69-31）。

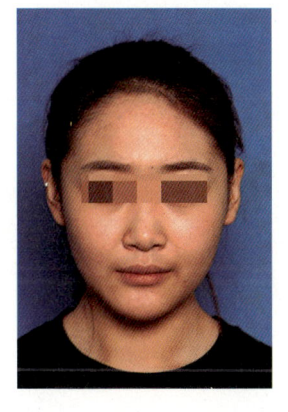 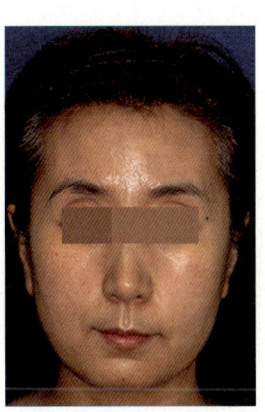 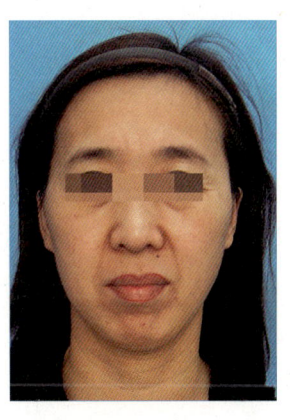 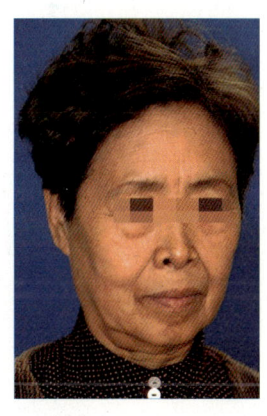

A　　　　　　B　　　　　　C　　　　　　D

图69-31　鼻唇沟评分示例
A. 0分　B. 1分　C. 2分　D. 3分

0分：微笑时，仅见轻微的鼻唇沟折痕。

1分：静态时，未见明显的鼻唇沟折痕和鼻唇沟嵴；微笑时，可见明显的折痕。

2分：静态时，可见明显的鼻唇沟折痕及鼻唇沟嵴，但鼻唇沟嵴不超过鼻唇沟。

3分：静态时，可见较深的鼻唇沟，鼻唇沟嵴向下超过鼻唇沟。

4. 额、眉及上眶评估　面上部的提肌（额肌）与降肌（皱眉肌、降眉肌、降眉间肌及眼轮匝肌眶部）肌力间平衡的改变，会导致眉下垂。为对抗下垂，出现额肌的过度活动而产生早期为动态、后期为持续性的额纹。由于眉内中2/3有致密的结缔组织与骨膜紧密相连，而外1/3缺乏上述的联结,并且额肌对眉的上提作用主要集中于眉内中2/3,眉下垂主要表现为眉外侧下垂。皱眉肌将眉向内下牵拉,导致眉间纵行或斜行皱纹的出现。降眉间肌则导致鼻根部水平皱纹的出现。

关于此区域皱纹的分级描述可分为文字描述、图片描述及两者结合。

1971年,Daniell介绍了一种皱纹分级标准,后有人适当改进和修正。

0级:无皱纹。

Ⅰ级:2~3条浅皱纹,长度<1.5cm。

Ⅱ级:2~6条浅皱纹,长度<3cm。

Ⅲ级:数条较深皱纹,长度达4cm,同时伴有浅皱纹。

但是由于皱纹的数量、长度、深度的测量标准较难界定,而且也不够直观。更多学者主张文字与图片描述相结合的方式。以下是谭军自行界定并应用的鱼尾纹分级方法(图69-32)。

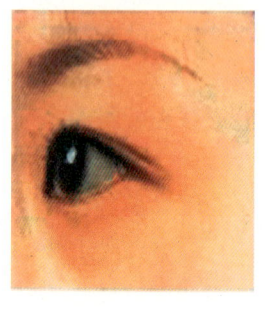 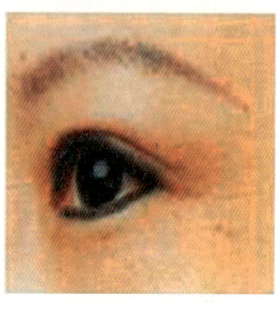 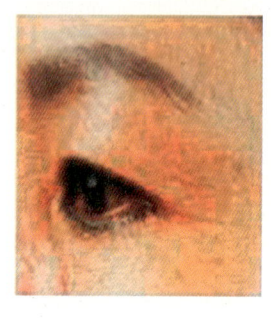 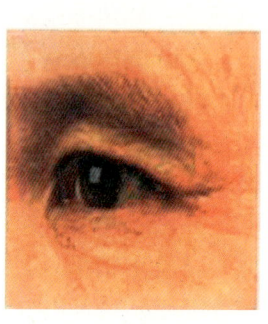

A　　　　　　　　B　　　　　　　　C　　　　　　　　D

图69-32　谭军鱼尾纹分级判定标准

A. 0级　B. 1级　C. 2级　D. 3级

同样,以下的分级标准亦很实用,有利于具体治疗方案的制订。

将额纹、眉间皱纹、鱼尾纹的评分标准分为四个分值(图69-33)。

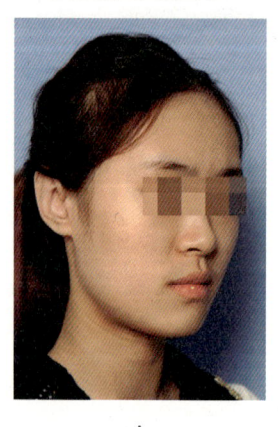 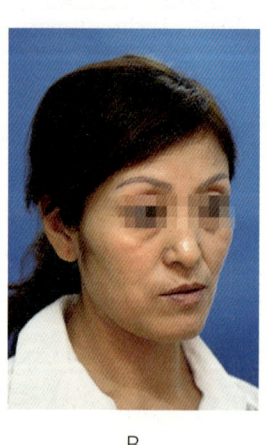 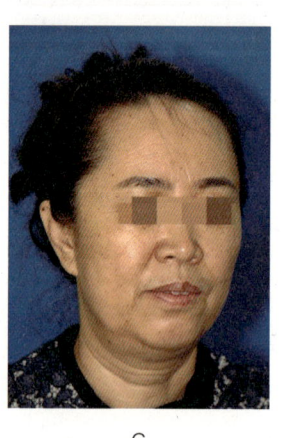 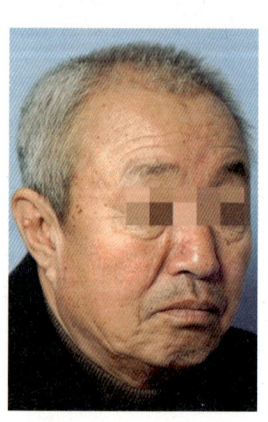

A　　　　　　　　B　　　　　　　　C　　　　　　　　D

图69-33　额纹、眉间皱纹、鱼尾纹的评分示例

A. 0分　B. 1分　C. 2分　D. 3分

0分:面部肌肉活动时亦无皱纹出现。

1分:面部肌肉活动时可见细而浅的皱纹,活动停止皱纹也随之消失。

2分:静态时已能看到皱纹,但牵拉和伸展皱纹两侧皮肤时皱纹消失。

3分:静态时皱纹粗深,牵拉两侧皮肤时也不消失。

5. 面部容积缺失评估　面部老化首先表现为皮下脂肪萎缩,硬度降低,厚度变薄,皮肤松弛、冗长；其次表现为肌肉、骨及软骨的吸收和萎缩，容积丢失，皮肤失去深部组织的支撑，松弛更加严重。

面中部松弛评分标准分为八个分值（图69-34）。

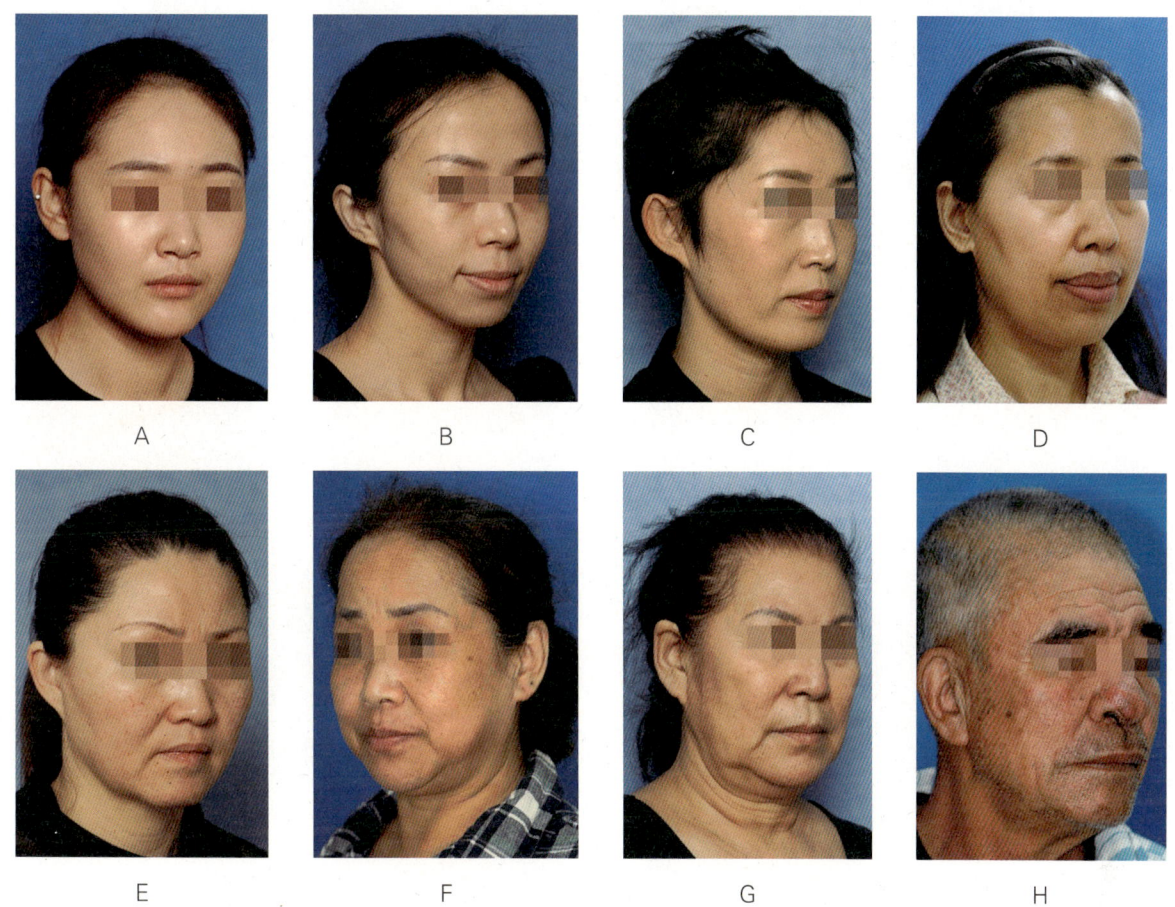

图 69-34　面中部松弛评分示例
A. 0分　B. 1.0分　C. 1.5分　D. 2.0分　E. 2.5分　F. 3.0分　G. 3.5分　H. 4.0分

0分：无。
1.0分：局部，鼻唇部。
1.5分：局部，鼻唇部和颊唇部早期褶皱。
2.0分：局部，鼻唇部、颊唇部、下颊、颏下早期褶皱。
2.5分：局部，鼻唇部、颊唇部、下颊、颏下明显的褶皱。
3.0分：鼻唇部、颊唇部、下颊、颏下明显的褶皱，颈部早期松弛带。
3.5分：鼻唇部、颊唇部、下颊、颏下明显的褶皱，颈部松弛带。
4.0分：明显的鼻唇部、颊唇部褶皱，下颊、颏下、颈部冗余和松弛带。
其中1.5～2.0分为轻度，2.5～3.0分为中度，3.5～4.0分为重度。

6. 颧突突起度评分标准设计　①颧突的凹陷区低于颧弓；②中等突起；③颧突的凸起区低于颧骨（图69-35）。

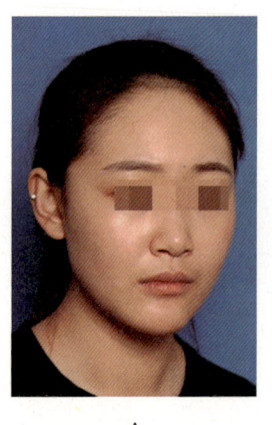 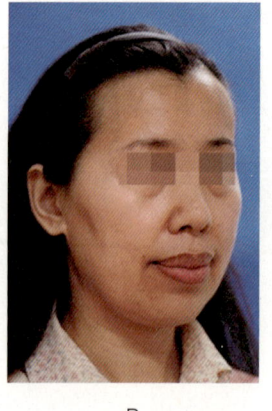 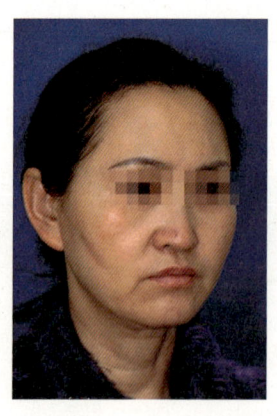

图 69-35 颧突突起度评分示例
A. 1分　B. 2分　C. 3分

7. 面下部年老评估　面下部老化表现为腮腺及下颌部软组织向内下方移位、下颌脂肪堆积、颈阔肌松弛、颌颈角变钝。

下颌缘形态的评分标准设计（图69-36）。

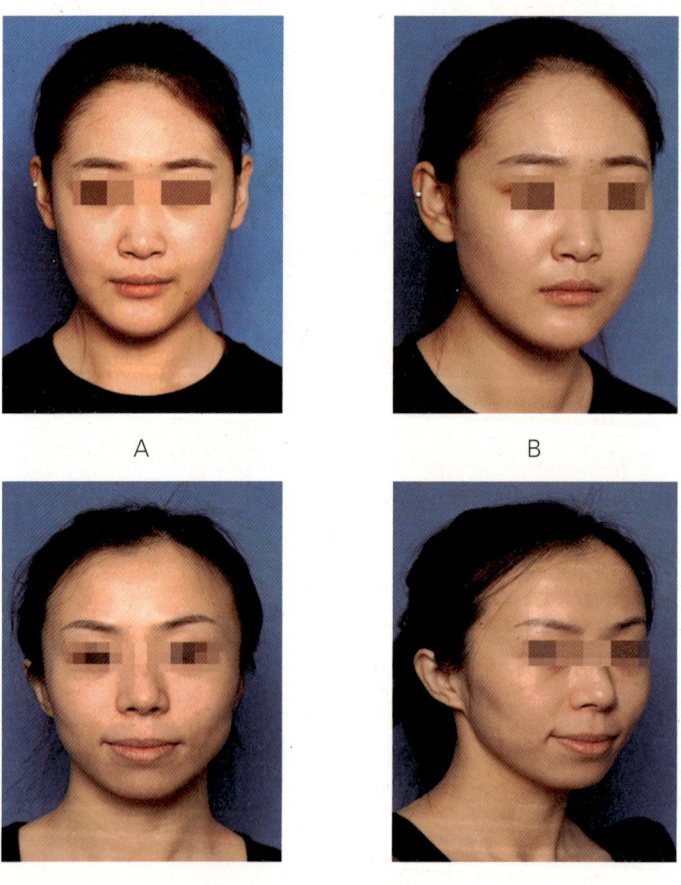

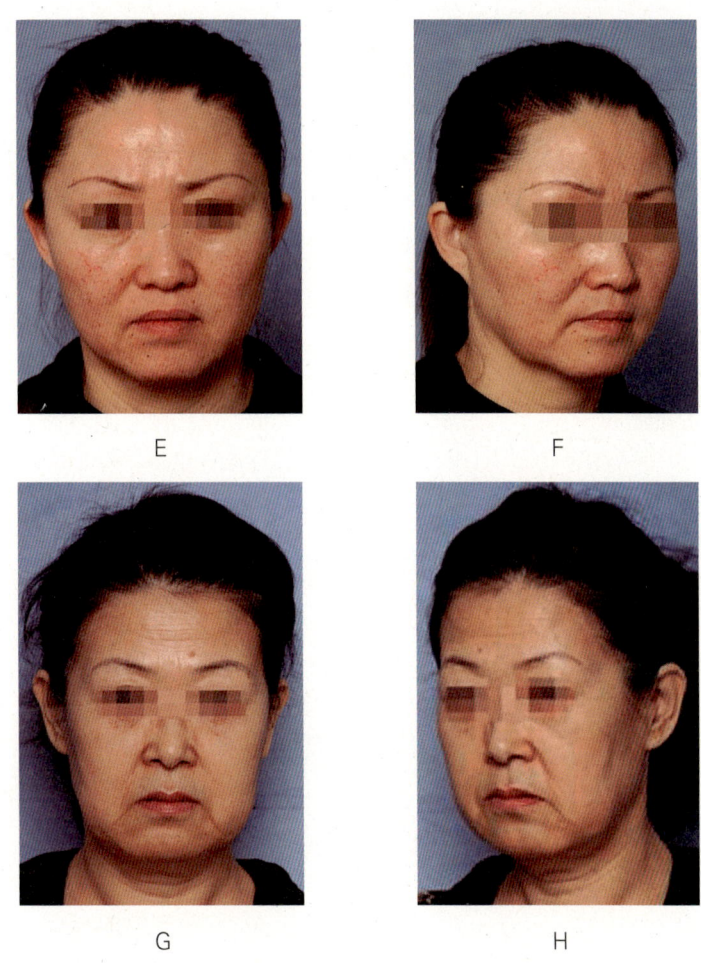

图 69-36 下颌缘评分示例
A、B. 0分　C、D. 1分　E、F. 2分　G、H. 3分

0分：端坐平视和低头位时下颌缘处均无皱纹。
1分：端坐平视时下颌缘清晰，皮肤无皱纹。
2分：端坐平视时下颌缘不明显，皮肤有细而浅的皱纹。
3分：端坐平视时下颌缘赘肉明显，皮肤有粗深的皱纹。

8. 颈部年老评估　颈部下垂是衰老过程中的必然结果，也是整形医师经常遇到的问题。与年龄有关的解剖学因素包括：①皮肤松弛；②颏下区脂肪堆积；③颈阔肌前段或后上段松弛和分离（或僵硬）；④颌下腺下垂或肥大。术者必须在评估以上因素以后才能实施手术，年老的颈部松垂表现，往往是西方人种比东方人种更为显著。

不同患者的皮肤弹性、皮下脂肪量及颈阔肌松弛度不尽相同。衰老造成的下颌骨体积与形状改变也会导致颈部轮廓存在差异。

低位舌骨是导致下颌角圆钝的常见原因。下颚缩退症也常见于下颌角圆钝的患者。以上两点都是传统面部提升术不能解决的。不过，辅助术式，如隆颏术，对这些症状有所改善。颏下区域臃肿的病因还包括二腹肌肥大、二腹肌深层脂肪堆积、下颌下腺下垂等。

一般年轻患者的皮肤更紧致，弹性更好。医师必须仔细检查患者的颈前部是否存在臃肿。这种臃肿是由单侧或双侧皮下脂肪堆积引起的。检查时，可以令患者用舌头顶住硬腭，这会引起舌骨上肌和颈阔肌收缩。此时，医师可以用手指将这一部位夹住，由此估算出颈阔肌浅层脂肪的量。

颈阔肌的结构能影响颈前部的外观。存在颈阔肌交叉的患者会在上颈中部表现颈阔肌赘余，不存在这一交叉的患者则会表现为颈阔肌束（双侧颈阔肌内缘及其浅层筋膜突出可见）。这两种表现都会在患者收缩颈阔肌时加重。颈阔肌深层的一些结构有可能会被脂肪掩盖。如果术者考虑实施颈前部吸脂术，就必须考虑到这一点。

术者必须明确告知患者，所有切除颈前部皮肤的术式都会留瘢痕，尤其是术后早期。另外，瘢痕可能会变大，可能需要进一步治疗。

如果患者赘皮严重，就不适合微创除皱术。如果患者的皮肤缺乏弹性，术后皮肤可能就不能顺利收缩。适合微创术式的是那些受日光损伤较轻、皮肤层较厚、胶原蛋白和弹性纤维丰富的年轻患者。

颈部形态评估分类及分级设计：

研究表明，年轻颈部的特点是下颌角尖锐（105°～120°）、下颌下缘清晰，以及胸锁乳突肌明显。清晰的甲状软骨和甲状腺下方凹陷也能为颈部增加魅力。根据不同年龄段患者面颈部的特点，学术界提出了许多分类方法，比如基于解剖层面的Dedo分类法（图69-37）。

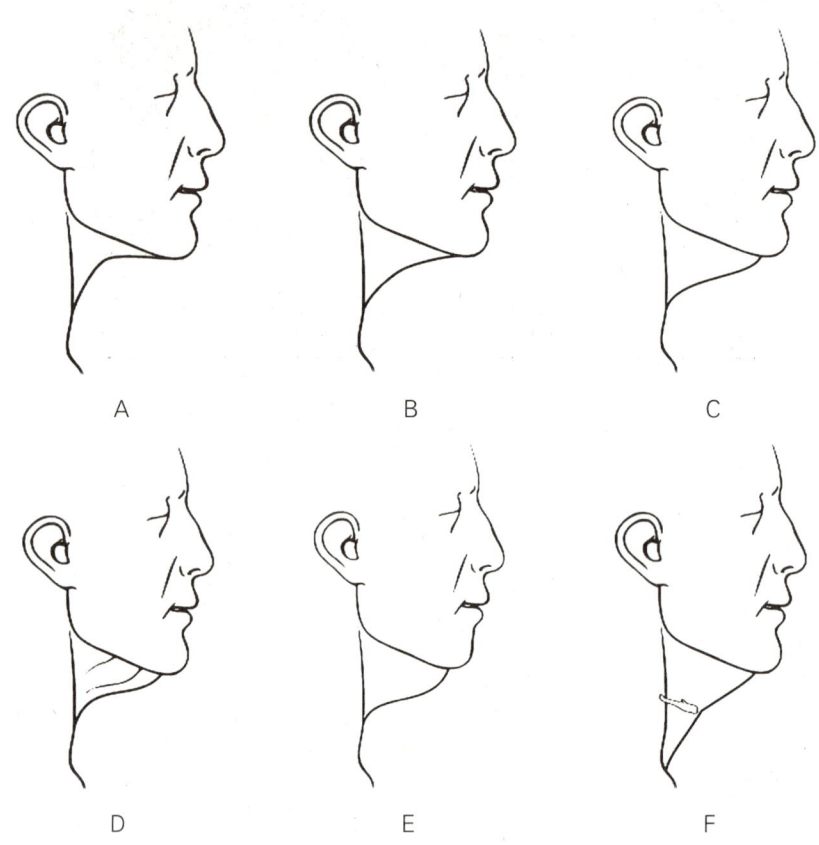

图69-37　Dedo颈部分类法

A. Ⅰ类，下颌角优美　B. Ⅱ类，单纯皮肤下垂　C. Ⅲ类，颏下皮肤下垂和脂肪堆积　D. Ⅳ类，存在严重皮肤松弛，伴颈阔肌束　E. Ⅴ类，下颌退缩症　F. Ⅵ类，低位舌骨

Ⅰ类：下颌角优美、颈阔肌纹理良好，不存在颏下脂肪堆积的年轻颈部。

Ⅱ类：单纯皮肤下垂，不存在颏下脂肪堆积或颈阔肌纹理下降。

Ⅲ类：存在颏下皮肤下垂和脂肪堆积。

Ⅳ类：存在颈阔肌束。

Ⅴ类和Ⅵ类是基于骨性疾病而言。Ⅴ类代表存在下颌退缩症的患者，Ⅵ类代表存在低位舌骨的患者。

Steven H. D. 参照前述标准和目前可以开展的治疗手段及已取得的一些进展，将患者分为不同程度的五级，并给予了治疗建议。

Ⅰ级：患者只是皮肤松弛，或轻或重（也被称为"火鸡脖"）。治疗：程度轻者只需观察；若有多余皮肤，常需除皱术及面部提升。极少数情况下，有大量赘皮需要直接手术切除。患者脂肪堆积很少，颈部解剖结构也较好。

Ⅱ级：患者患有先天性颈部脂肪堆积和弹力性皮肤。治疗：该级患者可能需要做0.5cm颌下小切口吸脂术，不需要行皮肤切除术。

Ⅲ级：特点为颈阔肌下垂和（或）中度索带，有多余皮肤，可伴下颌多余脂肪。治疗：需要进行联合面颈部提升，但可能不需要下颌切开。下颌若有多余脂肪可进行小切口吸脂术。

Ⅳ级：明显可见中重度颈阔肌索带，有多余皮肤，可伴下颌脂肪堆积。治疗：面颈部联合提升术，采用2.5cm下颌切口和颈阔肌内侧边界折叠缩短术。

Ⅴ级：特点是解剖结构不理想［赘皮、多余脂肪、低位舌骨、高位二腹肌、下颌下腺下垂、短颈和（或）胖颈］。治疗：需要面颈部联合提升术及重悬吊术。

二 面部年轻化手术治疗评估

自从充填注射和面部肌肉神经动力治疗面部老化技术推广以来，面部年轻化手术治疗需求明显减少，但是前者不能替代手术治疗。Ramanadham S. R.(2015)报告，美国得克萨斯大学达拉斯西南医学中心 Rohrich R. J.自1990年至2013年，24年中施行面部除皱1089例，每年平均45例。这一数字只是比笔者团队略微多一些。

（一）面部老化状况外形评估

面部年轻化手术前后评估对于求美者和医师都很重要，Klassen A. F.(2015)等设计的"Face-Q"较为简捷（图69-38）。笔者面部老化体态状况评估见表69-3和图69-39。

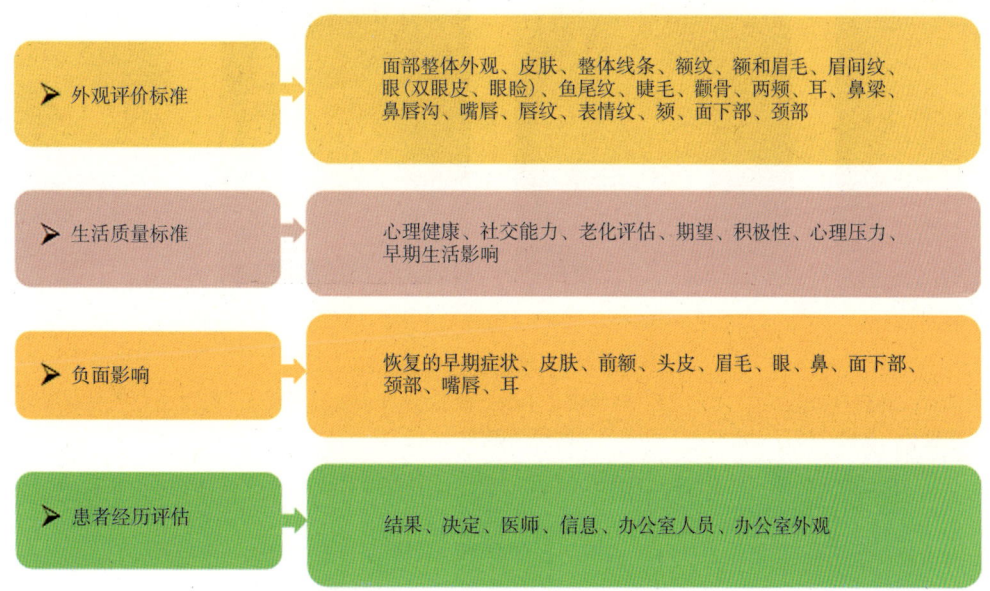

图 69-38　Klassen A. F. 等设计的面部"Face-Q"

表 69-3　面部老化体态状况评估量表

部位和外形	求美者评级	医师评级
额、眶上皱纹	0、1、2、3	0、Ⅰ、Ⅱ、Ⅲ（注释1）
额、眶区皮肤干涩，暗淡无辉	0、1、2、3	0、Ⅰ、Ⅱ、Ⅲ（注释2）
眶周鱼尾纹	0、1、2、3	0、Ⅰ、Ⅱ、Ⅲ（注释2）
颧、眶骨感，颊部凹陷	0、1、2、3	0、Ⅰ、Ⅱ、Ⅲ（注释2）
眉松弛下垂	0、1、2、3	0、Ⅰ、Ⅱ、Ⅲ（注释2）
眉间纹和鼻根皱纹	0、1、2、3	0、Ⅰ、Ⅱ、Ⅲ（注释2）
上睑松弛下垂	0、1、2、3	0、Ⅰ、Ⅱ、Ⅲ（注释2）
下睑松弛下垂	0、1、2、3	0、Ⅰ、Ⅱ、Ⅲ（注释2）
眶下脂肪疝出	0、1、2、3	0、Ⅰ、Ⅱ、Ⅲ（注释2）
睑颊沟、泪沟	0、1、2、3	0、Ⅰ、Ⅱ、Ⅲ（注释2）
颧颊皮肤肌肉松垂而有沟槽	0、1、2、3	0、Ⅰ、Ⅱ、Ⅲ（注释2）
鼻唇沟褶皱	0、1、2、3	0、Ⅰ、Ⅱ、Ⅲ（注释2）
鼻梁皱纹	0、1、2、3	0、Ⅰ、Ⅱ、Ⅲ（注释3）
耳前皱纹	0、1、2、3	0、Ⅰ、Ⅱ、Ⅲ（注释3）
唇周、颊唇下皱纹	0、1、2、3	0、Ⅰ、Ⅱ、Ⅲ（注释3）
下颌缘、颏下、颈松垂	0、1、2、3	0、Ⅰ、Ⅱ、Ⅲ（注释3）
肥胖	0、1、2、3	0、Ⅰ、Ⅱ、Ⅲ（注释2）

注：①注释1：此为额部皱纹评级标准。0级：无皱纹（求美者评级标准），额部静态无皱纹（医师评级标准）。1级：轻皱纹（求美者评级标准）。Ⅰ级：额部2~3条横行浅皱纹（医师评级标准）。2级：明显额部皱纹（求美者评级标准）。Ⅱ级：额部4条以上横行皱纹（医师评级标准）。3级：额严重皱纹（求美者评级标准）。Ⅲ级：额部横行伴侧额部下垂皱纹，密集细皱纹（医师评级标准）。②注释2：0级为正常无沟槽；1级、Ⅰ级为轻度；2级、Ⅱ级为中度；3级、Ⅲ级为重度。③注释3：0级为正常无沟槽；1级、Ⅰ级为笑时有皱纹；2级、Ⅱ级为静态时有1~2条皱纹；3级、Ⅲ级为静态时有3条以上皱纹或多条细皱纹。

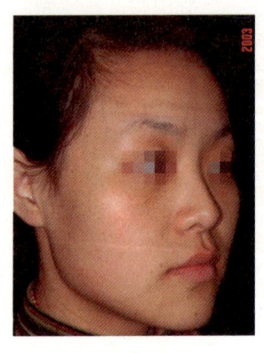
A

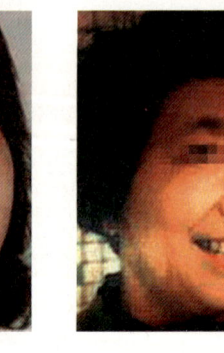
B

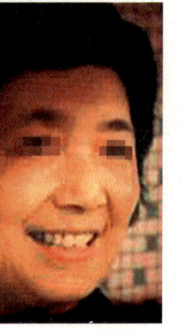
C

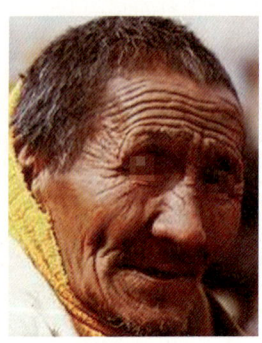
D

图 69-39　额部皱纹评级示例

A. 0级：无皱纹，额部静态无皱纹　B. 1级：轻皱纹。Ⅰ级：额部2~3条横行浅皱纹　C. 2级：明显额部皱纹　D. 3级：额部严重皱纹。Ⅲ级：横行伴侧额部下垂皱纹，密集细皱纹

（二）求美者生活质量自我评估

求美者在面部年轻化手术前后也可根据表69-4自我评估生活质量。

表 69-4　求美者生活质量自我评估

评估项目	评估分类		
	优	中	差
日工作时间	≤4 小时	5～8 小时	≥9 小时
周工作天数	≤3 天	4～5 天	≥6 天
化妆和服饰	重视	一般	不
社交能力	良好	一般	差
老化自我忍受感觉	良好	一般	差
心理期望值	稍加改善	明显改善	新人新貌
心理承受压力能力	良好	一般	差
吸烟嗜好	无	≤20 支	≥21 支
嗜酒	无	偶尔	酗酒

（三）求美者年轻化手术承受能力评估

这一评估包含的项目有：求美信息来源，包括自选、网络和媒体、环境压力等；选择医师信息，包括自选、网络和媒体、周围介绍等；求美者期望，包括强烈要求、期望、犹豫等；求美者伴侣期望，包括强烈要求、期望、犹豫等。

（四）年轻化治疗选择决定

年轻化治疗选择决定包括：手术除皱（内镜，用或不用）、骨轮廓整形、充填、激光、射频、化学剥脱等。

（五）手术及附加治疗后效果评估

1. 面部年轻化手术后总体评估，见表69-5。

表 69-5　面部年轻化手术后总体评估

时间	手术医师	求美者	伴侣	医疗同行
手术后拆线后	A、B、C、D、E	A、B、C、D、E	A、B、C、D、E	A、B、C、D、E
手术后3～6个月	A、B、C、D、E	A、B、C、D、E	A、B、C、D、E	A、B、C、D、E
手术后1年	A、B、C、D、E	A、B、C、D、E	A、B、C、D、E	A、B、C、D、E
手术后3～5年	A、B、C、D、E	A、B、C、D、E	A、B、C、D、E	A、B、C、D、E
手术后超过10年	A、B、C、D、E	A、B、C、D、E	A、B、C、D、E	A、B、C、D、E

注：A 为年轻化效果超过 20 岁；B 为年轻了 10～20 岁；C 为年轻了 5～10 岁；D 为年轻了 5 岁以内；E 为错误和并发症。

2. 面部年轻化手术后面部评估，见表69-3。

（六）面部年轻化治疗分级路径甄选

1. 面中上部衰老综合分级评估，见表69-6。

表69-6 面中上部衰老综合分级评估

	面上部	面中部（眶周）	面中部
轻度	动态皱纹：额纹、眉间纹	轻度上睑松弛（眉下移） 遗传性眼袋（脂肪疝出） 动态鱼尾纹	轻度鼻唇沟
中度	静态皱纹 眉改变 （形态、位置）	上睑松弛明显 松弛性眼袋 静态鱼尾纹出现	容积分布改变（欠饱满） 出现三沟征（眶颧沟、鼻唇沟、颊颏沟）
重度	静态皱纹增多、加深 额、眉下垂明显	眼形改变（"三角眼"） 眶周横竖交错细纹 鼻根部静态横纹	容积量明显减少，颧点下移，出现三凹征（眼窝凹陷、颞部凹陷、颧弓下凹陷）

细节关注：额部发际线较高会破坏整个面部的美感，这点对于要在额部做切口进行面部除皱术的患者非常重要（图69-40A）。如果患者额部发际线较高，医师需要放弃冠状切口或采用额部发际线切口，以降低前额发际线高度。

仔细分析面部三个解剖区域的侧面图，可以帮助医师在颞部区域定位外眦角的位置。如果患者颞部区域发际线也靠后（图69-40B），医师可以选择颞部发际线前小切口，而不在颞部发际区域内做切口。

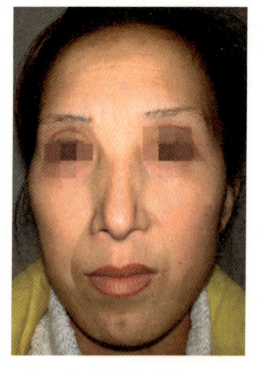
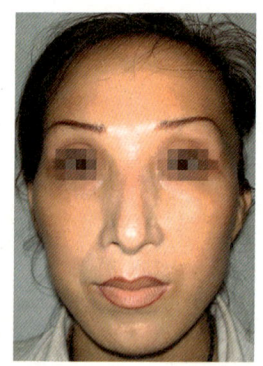

A　　　　　　　　　B

图69-40　面部年轻化手术患者发际线细节

图中患者前额较宽，眉下垂，更适合选发际缘切口，不适合前额提升术或内镜提升术，否则手术会造成额部发际线上移及颞部发际线的后移。

2. 面部年轻化治疗路径建议

（1）路径建议一：图69-41。

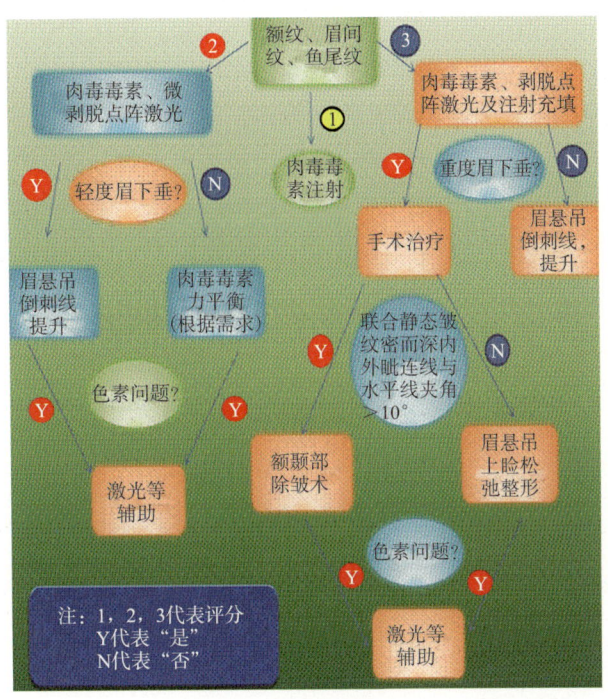

图 69-41　路径建议一

检查时需要充分考虑皱眉肌、降眉肌与降眉间肌的肌肉功能及其对所在区域表面皮肤的牵拉作用，在手术过程中要慎重选择最佳方法。对于较深的纵行眉间皱纹，需要松解降眉间肌，同时进行皮下充填，或者局部激光修复治疗。而过度减弱降眉肌的力量也可以导致眼轮匝肌内侧力量代偿性增加，导致眉毛向内侧歪斜。

王炜评论：不推荐眶区及眉间注射充填年轻化治疗，因其并发症较多且严重。

（2）路径建议二：图69-42。

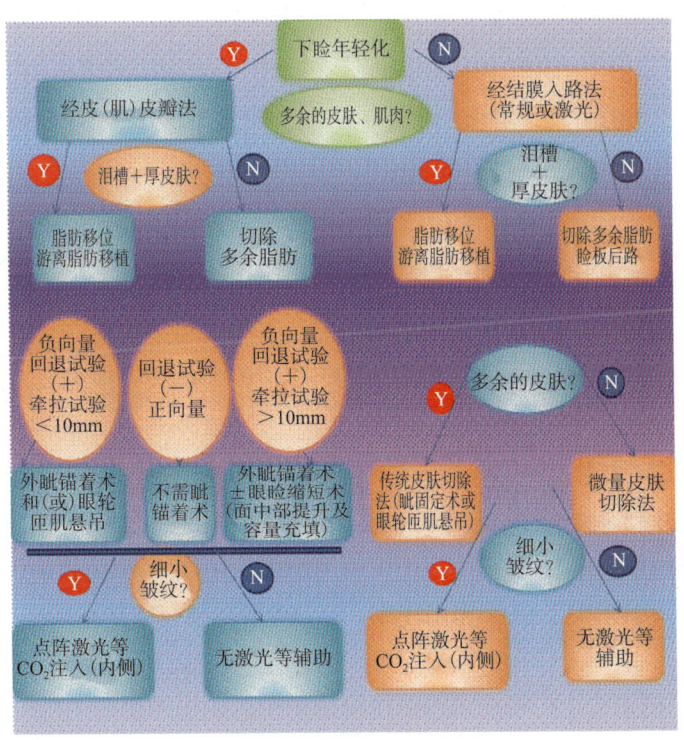

图 69-42　路径建议二

王炜评论：①国内外文献有"肌皮瓣"法睑袋整形术，不推荐东方人种下睑睫毛下"肌皮瓣"入路睑袋整形手术，这可能使下睑"笑丘"破坏；②国内外文献常有用眼轮匝肌"外眦锚定（着）"的，这是误将手术步骤作为手术名称，不妥，应用"外眦固定术"和"外眦成形术"手术方法命名更为准确；③Rohrich等将下睑疝出脂肪移位作为睑袋整形的固有步骤之一，不能如此，王炜数以千计的睑袋整形案例经验中，结论是只有5%～10%的东方人下睑睑袋成形需要采取疝出脂肪移位手术步骤（见本章第四节）。

（3）路径建议三：图69-43。

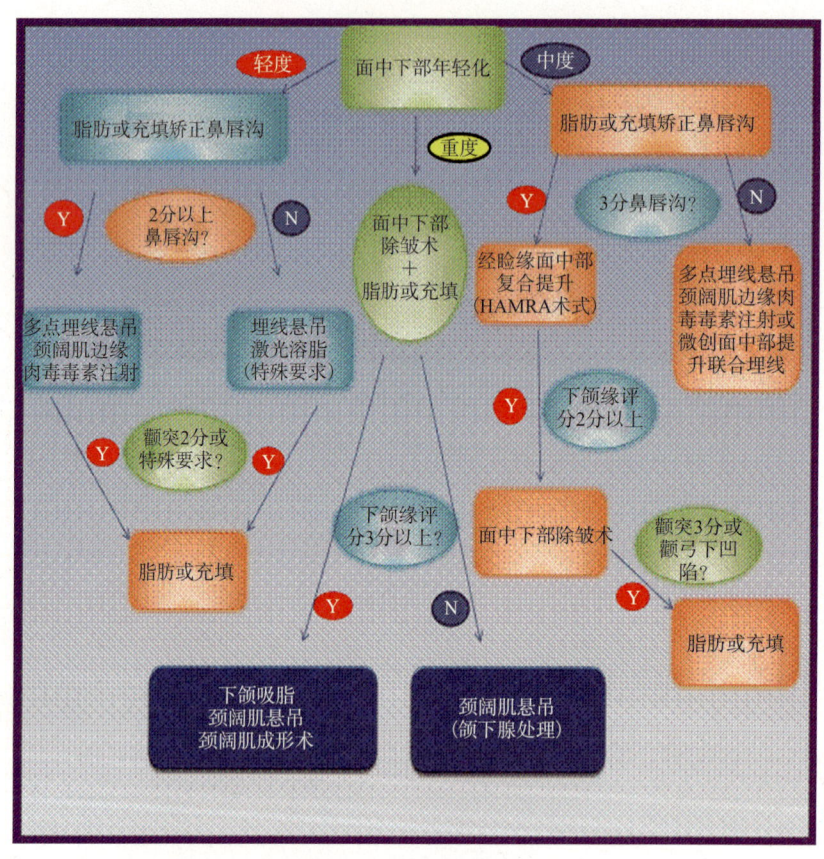

图69-43 路径建议三

（4）路径建议四：表69-7。

表69-7 下颌成形术（颈部年轻化）的分类定向解决路径

分类	解剖异常	术式选择
Ⅰ级	仅有皮肤松弛	面颈部提升术或选择性直接切除术 （T-Z字成形术或W字成形术） ±隆颏术
Ⅱ级	弹性皮肤 单独颏下脂肪性松垂	颏下小切口脂肪切除术 ±隆颏术
Ⅲ级	多余皮肤 ±颏下多余脂肪 中度颈阔肌下垂及索带	面颈部提升术 伴或不伴颏下小切口脂肪切除术 ±隆颏术

续表

分类	解剖异常	术式选择
Ⅳ级	多余皮肤 ±颏下多余脂肪 中重度颈阔肌下垂及索带	面颈部提升 2~3.5cm颏下切口 下颌部脂肪切除术 颈阔肌折叠缩短术±隆颏术
Ⅴ级	颈部短小 多余皮肤 下颌多余脂肪 颈阔肌严重下垂 二腹肌肥厚 下颌下腺下垂 颏下垂 低位舌骨	面颈部提升 2~3.5cm颏下切口 下颌脂肪切除术 颈阔肌切除术及折叠缩短术 颈阔肌以下深部脂肪切除术 ±隆颏术和(或)悬吊术

(石冰 杨大平 公美华 谭军 杨柠泽 王炜)

第三节 眶上区年轻化

一、定义及分区

眶上区包括额部、上眶区-眉区、眉间区、上睑、上眶周区以及颞区几部分。

二、眶上区年轻化需求从众性发展

近年来，眶区年轻化需求已成为市场需求。美国美容整形外科学会统计，2012年额部和眉部提升手术近25000人次，非手术注射充填和神经肌肉运动年轻化治疗案例近500万人次。中国缺少统计，如按人口比例估计，我国每年眉、额区年轻化治疗手术和非手术治疗人次更是可观。由于注射充填和神经肌肉运动眶区年轻化治疗创伤小，效果显著，技术相对容易掌握，非专业者争相进入这有利可图的市场，已造成多例求美者失明、死亡等惨痛事故。

三、应用解剖和治疗手术概述

眶上区为上眶区-眉区以上区域，包括额部、上眶区-眉区、眉间区、上睑及其眶外侧颞区。上睑松弛整形在眼部整形美容章节叙述。颞区年轻化在注射美容整形和面部除皱中叙述，颞部注射和充填常有严重并发症报告，应高度谨慎。

眶上区年轻化手术一般采取发际内切口、额部发际边缘切口或颞部发际内切口，将松弛组织提紧，达到额区、颞区、眉区、上睑处松弛下垂的年轻化目的。这类手术也可采用内镜协助手术，但是对于上睑松弛和下垂的矫正效果不佳，20世纪80年代，中国同行在实践中发现切除丑陋的文眉后能有效改善上眶区年轻化，因此，切眉、提眉、提上睑术成为一项简单流行而且有效的提紧眶上部的手术方法，大、小城市的整形外科医师均能完成。其实，Passot（1919）、Gonzalez-Clloa

（1962）、Vasconez等（1994）也有类似报告。

（一）前额区应用解剖

前额和眉弓随着年龄增长而下垂、褶皱、松弛和暗淡，和皮肤、肌肉松弛有关。

额肌起自帽状腱膜，止于眼轮匝肌上眶部，下外方止于颅骨颞上线，沿着眶上嵴外上方边缘，可见扁平的支持韧带，在帽状腱膜层面只有松解该韧带，才能取得提眉的效果（图69-44）。在分离该区域时，其一，需注意防止面神经额支损伤，面神经额支位于眶外侧1～1.5cm的帽状腱膜浅层；其二，需防止哨兵静脉损伤，该静脉位于颞浅筋膜浅层，外眦外方1.5cm的层面。这两个结构损伤在内镜手术时应予注意。在该区分离提紧时，笔者主张多采取骨膜下分离，即可全层面提紧松弛额部和上眶区，又可避免损伤面神经额支和哨兵静脉损伤。

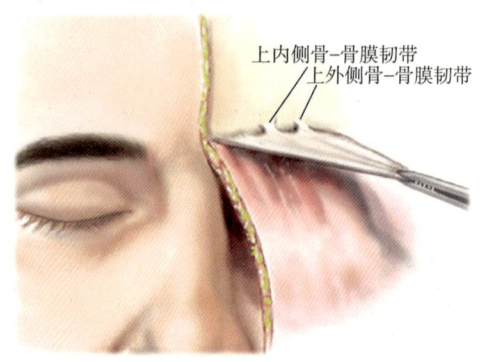

图69-44 眶上嵴外上方韧带解剖

（二）颞区应用解剖

颞区年轻化治疗是面部年轻化的"多灾地区"。颞区凹陷者常常要求做颞区充填，注射充填屡屡出现严重事故的报告，直视下充填相对安全。

颞区缺乏皮下脂肪，颞区浅层是少脂肪区。在皮肤和颞浅筋膜之间，仅有少量的薄层脂肪分布。为此，如颞区除皱的手术选择颞浅筋膜浅面分离，就需注意如下问题：①在发际内皮下分离时略偏向深层，以保护头皮毛囊不受损伤；②达发际外颞部分离时，不宜在颞浅筋膜深层向额眶部扩展分离，以免损伤面神经颞支。

颞区的颞浅筋膜在颧弓水平移行为SMAS，再向上移行为帽状腱膜。颞浅筋膜前下部接眼轮匝肌，前上部接额肌，后部接耳后肌及其腱膜，并通过耳后肌、帽状腱膜与枕肌相连。镜下见颞浅筋膜由致密结缔组织构成，其中有连续的肌层。颞浅筋膜符合SMAS的结构特征，也称为颞浅筋膜SMAS。颞浅血管、耳颞神经及其分支由下向前上走行过程中，开始在颞浅筋膜的深面、深层，逐渐到中层、浅层及皮下，即边走行、边分支、边斜向浅层。上述各筋膜性区域致密坚韧耐牵拉。

SMAS与颧弓骨膜间存在着颞中筋膜、颞深筋膜浅层。

颞浅筋膜深面的组织结构以颞浅动脉额支为界，上、下有所不同：上方是帽状腱膜下疏松结缔组织，下方是颞中筋膜及其中的面神经颞支。颞浅筋膜容易被钝性分离。颞浅筋膜与颞中筋膜只是结构上的不同，颞浅筋膜是致密结缔组织，颞中筋膜是疏松结缔组织，两者之间无明显的分界。

颞区筋膜结构特点：在颞区的皮下组织和颞肌之间存在着由浅入深的结构，依次为颞浅筋膜、颞中筋膜、颞深筋膜浅层、颞浅脂肪垫、颞深筋膜深层、颞深脂肪垫、颞肌等（图69-45）。

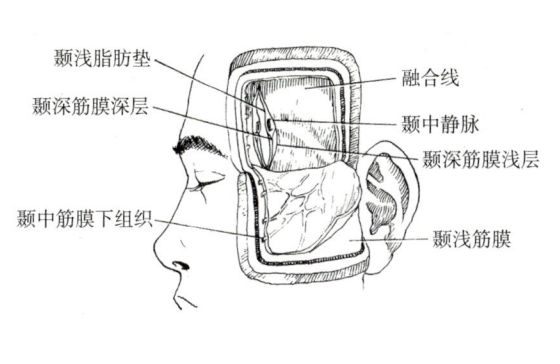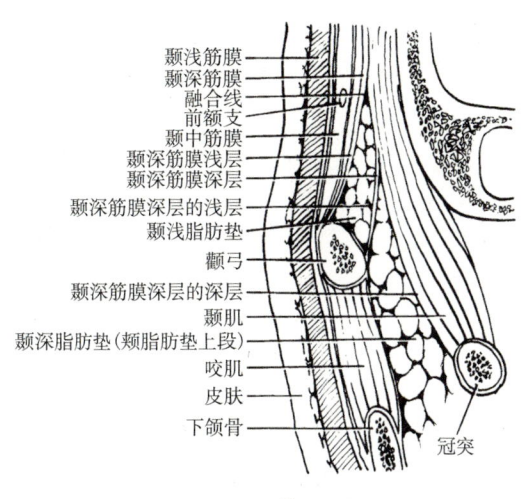

图 69-45　颞区筋膜结构

1. 颞浅筋膜　颞浅筋膜位于颞部头皮之下，和皮肤相连较为紧密，特别是在有头发区域，分离头皮和颞浅筋膜时注意不要损伤毛囊。

颞浅筋膜是SMAS过颧弓向颞区的延伸，因为它是致密结缔组织性筋膜并含有肌性成分，所以是颞部的SMAS层。

颞浅筋膜富含血管，其浅面在耳、眼的真皮之间有少量皮下脂肪组织。两层之间大部分需锐性分离。在颞浅动脉及其额支的前下方，颞浅筋膜深面是颞中筋膜，两者容易锐、钝性分离，但有面神经后位颞支（颞支Ⅰ、Ⅱ）在颧弓上方1.0~1.5cm跨越两层之间，从颞中筋膜进入颞浅筋膜的耳前肌，发出分支支配耳前肌和在耳前肌中前上行到达额肌深面。在颞浅动脉及其额支的后上方，颞浅筋膜借腱膜下疏松结缔组织与颞深筋膜相隔，极易钝性分离，而不会跨越神经血管。

2. 颞中筋膜　颞中筋膜是一层含较多脂肪的结构，由疏松结缔组织构成。至颞浅动脉及其额支的后上方时消失在腱膜下疏松结缔组织中。眼轮匝肌外缘附近亦较薄，移行为眼轮匝肌深面的筋膜。颞中筋膜来自腮腺筋膜。从腮腺上缘起始，包覆着面神经颞支及其他各支的脂肪，走向前上方。颞支先是在其中偏深层，斜向前上方时渐浅出。后位颞支先浅出到耳前肌和额肌；前位颞支在眼轮匝肌外缘稍外方浅出到眼轮匝肌和与眼轮匝肌相接处的额肌。其他各支至眼轮匝肌深面才浅出进入肌层，后位颞支浅出颞中筋膜进入耳前肌（颞浅筋膜中）的位置不恒定，在颧弓上方1.0~1.5cm。它们的分支均分布于耳前肌和额肌。颞中筋膜的浅面是颞浅筋膜，深面与颞深筋膜浅层之间隔有帽状腱膜下疏松结缔组织的延续部分，极易钝性分离。颞中筋膜的重要临床意义在于面神经颞支行于其中。

3. 颞深筋膜浅层　颞深筋膜起始于颞上线，向下覆盖颞肌。在颞浅脂肪垫上缘处，颞深筋膜劈分为浅、深两层，位于颞浅脂肪垫浅面的称为颞深筋膜浅层（superficial layer of deep temporal fascia，以下简称浅层）。它在颞浅脂肪垫上缘与深层愈着处称融合线（fusion line）。因脂肪垫上缘形态不同，融合线可呈斜向后下的直线状、弓向上的弧线状和曲线状。最高点距颧弓上缘3.7cm。浅层沿脂肪垫浅面向下，过颧弓浅面后与咬肌筋膜相连。于颧弓骨膜间小心剥离可分开。向前方，在眶上缘和外缘处，与颞深筋膜深层融合后移行为骨膜，向后至颞窝后界骨膜。浅层在颧弓上1.0~1.5cm范围内较薄弱。浅层的浅面隔着腱膜下疏松结缔组织与颞中筋膜相接，两者极易分离。深面是颞浅脂肪垫，可被钝性分开。但是，脂肪垫中有横行的脂肪间隔，它间断地附着在浅层的深面。

4. 颞浅脂肪垫　颞浅脂肪垫（superficial temporal fat pad，STFP）位于颞深筋膜的浅、深层之间。其前上大部分由脂肪组织构成，后下部分是致密结缔组织筋膜板，它来自STFP中的横行脂肪间隔。颞浅脂肪垫上界和融合线一致，下界是颧弓上缘，前界到达颞窝的前界，后方至耳屏点前2.4cm时移行为上述致密结缔组织筋膜板。浅垫的后、上部较薄，前、下部较厚，最厚处位于眼轮匝肌外缘附近，眼轮匝肌外缘点深面厚度为0.42cm。颞浅脂肪垫中有两种特别成分：①横行脂肪间隔；②较粗的弓形颞中静脉。和其他部位的脂肪间隔不同，颞浅脂肪垫中的间隔致密坚韧，呈板片状横行，一般有1~2片。它们起于颧弓浅面和上缘特殊增厚的骨膜，进入颞浅脂肪垫后向上延伸，往往在有血管阻挡处停止，然后斜向浅面或深面，附着在颞深筋膜浅层或深层。这些横行间隔向后下延伸就成为颞浅脂肪垫中非脂肪成分——结缔组织筋膜板。颞浅脂肪垫中总是有较粗的颞中静脉，扁径0.45cm，由前上呈弓形走向后下，斜穿颞深筋膜深层，并有可能进入颞深脂肪垫，最后注入颞浅静脉中。弓形颞中静脉的最高点距颧弓上缘2.4cm，整个情形如同框架围绕着STFP，它接受眼轮匝肌、颞肌，以及颞浅、深脂肪垫的静脉属支，最后注入颞浅静脉。此外，颞浅脂肪垫中有较多的微小动脉分支。

5. 颞深筋膜深层　颞深筋膜深层由融合线向下，颞深筋膜分出颞深筋膜深层（deep layer of deep temporal fascia，以下简称深层）。它向下分隔颞浅、深脂肪垫，在颧弓上缘移行为颧弓深面和上缘的骨膜。深层向前至颞窝前界和眶上、外缘，与颞深筋膜浅层融合后移行为骨膜，向后至颞窝后界，与前界情况相同。深层为致密的筋膜性组织，较浅层厚。深层的浅面是颞浅脂肪垫，本应很容易分离，但因有前述的横行脂肪间隔附着，故需锐、钝性结合才能分离。其深面是颞深脂肪垫，常有薄层颞肌间隔。有些部位因血管、神经穿透，深层出现比神经血管束粗的缺损，颞浅、深脂肪垫通过这些缺损、孔洞而相通。

6. 颞深脂肪垫　颞深脂肪垫（deep temporal fat pad，DTFP）与颞浅脂肪垫相比，较薄较小，其中混杂有颞肌肌束。颞深脂肪垫上界最高处距颧弓上缘1.8cm，前界近眶外缘，后界至耳轮脚附近。向下过颧弓深面与颊脂肪垫相连。耳前有3.0~4.0cm，颧弓上0.8~1.0cm范围内较厚，厚度为0.36cm。颞深脂肪垫的浅面是颞深筋膜深层，两者之间有薄层颞肌，深面是颞肌和颞肌肌腱。颞深脂肪垫中有较丰富的细小动脉网，近上缘附近有较多的静脉支，回流到颞浅脂肪垫中的弓形静脉。

（三）面神经颞支

面神经颞支出腮腺上缘进入颞区后有多分支向颞额方向上行，出腮腺筋膜时有来自腮腺筋膜的包覆，各神经支之间围有亮黄色的脂肪。此层结构即颞中筋膜。各颞支在颞中筋膜中斜向前上，开始是后前排列关系，渐转变成上下排列关系。颞中筋膜愈向上前愈薄，各颞支也渐走向浅层，这种趋向浅层的速率，后位颞支大于前位颞支。光镜下显示在颧弓上0.5cm，各颞支仍位于颞中筋膜深层中，距离浅面的颞浅筋膜0.3~0.5cm，距皮面0.7~0.8cm。在颧弓上1.5cm，颞浅筋膜中出现耳前肌，颞中筋膜已较薄，后位颞支渐浅出颞中筋膜，到达耳前肌深面，并有分支进入该肌，前位颞支仍在颞中筋膜中但偏浅层走向前上。到达额肌、眼轮匝肌外缘附近，后位颞支及其分支由耳前肌进入额肌深面；前位颞支及其分支陆续浅出颞中筋膜，进入眼轮匝肌深面（图69-46）。

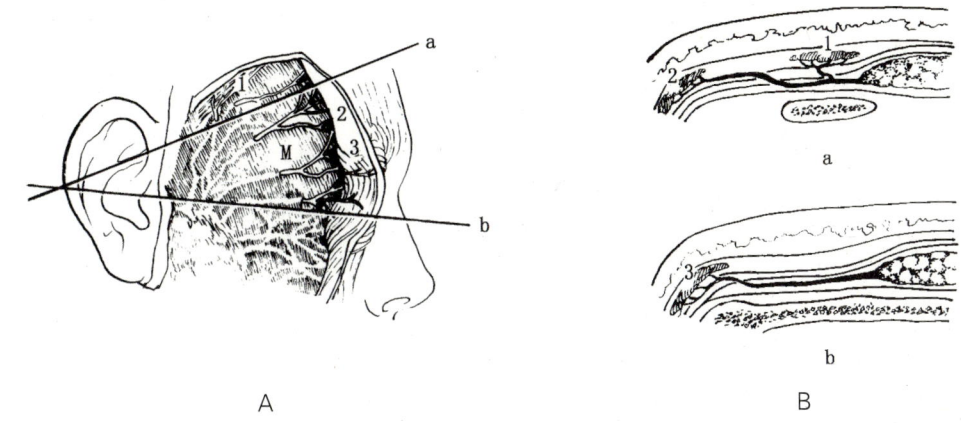

图69-46 面神经颞支与颞中筋膜的关系
A. 前位颞支穿出并发出分支到眼轮匝肌，M为颞中筋膜，箭头示颞支 B. 后位颞支提前穿出颞中筋膜，发出分支到耳前肌和额肌，1为耳前肌，2为额肌，3为眼轮匝肌

（四）眼轮匝肌

眼轮匝肌（orbicular muscle of eye）围绕眼裂周围的皮下，为椭圆形扁肌，深面紧贴于眶周骨膜和睑筋膜的浅面。分眶部、睑部及泪囊部。

眶部：为三部中最大的，位于最外周的部分，在眼眶的前面。肌纤维起自睑内侧韧带及其周围的骨性部，肌束呈弧形，弓向外侧。在外眦处，上、下部肌纤维相互交错止于皮肤，部分肌纤维移行于邻近诸肌（额肌和上唇方肌）。作用是使眶部周围皮肤产生皱纹（包括鱼尾纹），使眉下降，上提颊部皮肤，使睑用力闭合。

睑部：位于眼睑皮下。起自睑内侧韧带及其邻近的骨面，肌纤维弓向外侧，在睑外侧韧带附近，上、下睑的肌束相互会合，止于睑外侧韧带。肌束很薄，其深面穿插着上睑提肌。作用为眨眼，并能舒张额部皮肤。

泪囊部：位于睑部的深面，起自泪骨的泪后嵴和泪囊的深、浅面，弓向外侧，与睑部肌纤维结合。作用为使眼睑紧贴于眼球上，防止外来异物侵入和藏于结合膜囊内，同时使泪囊扩大，囊内产生负压，以促进泪液流通。眼轮匝肌受面神经的颞支和颧支支配。

（五）皱眉肌

皱眉肌（superciliary corrugator muscle）：位于眼轮匝肌眶部和额肌的深面，两侧眉弓之间。起自额骨鼻部，肌纤维斜向上外，终于眉部皮肤。收缩时牵眉向下，使鼻根部皮肤产生纵沟，出现皱眉的表情。皱眉肌受面神经颞支支配。

（六）降眉肌

降眉肌（depressor glabellar muscle）：是额肌的延续部分。起自鼻根部，向上终于眉间部皮肤。收缩时牵引眉间部皮肤向下，使鼻根部皮肤产生横纹。

四 眶上区年轻化手术

眶上区的年轻化手术治疗的效果兼顾额部、颞部、眉和上睑松垂组织的矫正。通常采用发际线内切口、额部发际边缘切口或颞部发际线内切口，将额、眶、颞、睑提升。

（一）额部内镜提升术

在中线两侧发际上方1~1.5cm处各做一个倒三角形切口，在内镜下进行帽状腱膜下或骨膜下分离提紧。

（二）盲视下额颞部提升和颞部凹陷充填术

盲视下额颞部提升详见本章第五节。颞部凹陷年轻化治疗，可采用自体组织、脱细胞真皮，或组织代用品充填。

盲视下颞部充填注射操作简单，但是避免并发症不易，故更应深刻熟悉解剖，严格选择适应证，谨慎、准确操作。

（三）切眉、提眉和提上睑术

切眉术是切除丑陋的眉毛、文眉的手术，兼顾眶上部松弛矫正和年轻化目的。

手术前进行切眉前后上睑结构、形态和功能变化的评价，以及眉形态再造预制评价。

手术在局部麻醉下进行，手术过程类似下述的提眉术，切眉后期需要重建眉形。

提眉术在眉上方切除松弛的皮肤、筋膜或肌肉组织，以提升和美化眉毛外形。该手术应谨慎选择适应证，因为术后可能并发眉上瘢痕或色素减退等并发症，男性尤为明显。

手术在局部麻醉后，按术前设计将皮肤、皮下组织和部分眼轮匝肌切除，外侧宜保留眼轮匝肌，防止损伤面神经颞支及其分支，仔细止血。用5-0可吸收缝线将肌肉和筋膜对合缝合。针距和缝合深度准确到0.1mm。皮肤用5-0尼龙线或钛合金缝线皮内缝合，用减张胶布将伤口包扎，术后8~9天拆除皮肤缝线。

眉上切除提眉注意事项：①眉上切口紧贴眉毛上缘；②眉梢切口勿进入眼轮匝肌，避免面神经颞支损伤；③皮肤黝黑、眉弓突出者及男性求美者尽量避免选择该手术，术后局部可能留有瘢痕或色素减退；④适合眶部轻度老化的求美者（图69-47）。

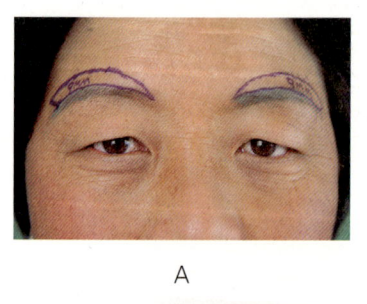

A

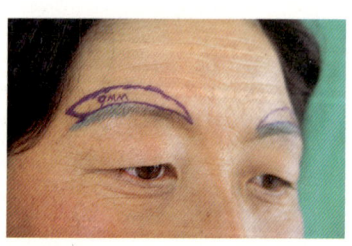

B

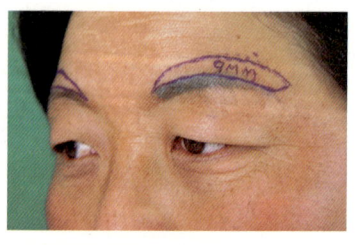

C

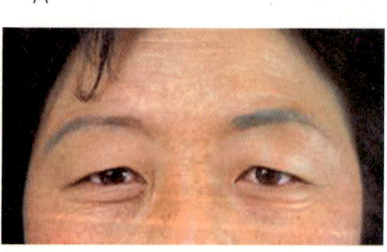

D

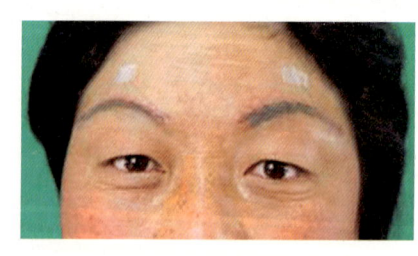

E

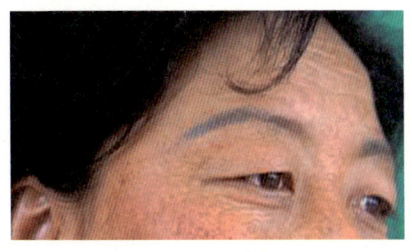 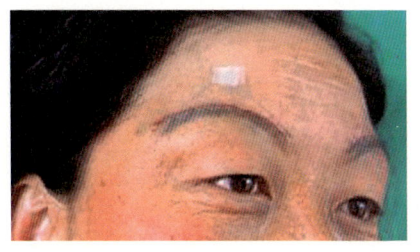

F G

图 69-47 患者女，42岁，眶上松弛要求美学整形，在眉上方设计一个柳叶形的切口，在眉梢处设计一个三角形的皮瓣。三角形皮瓣的底边宽度根据求美者的需求及手术医师的判断而定。手术后眉形及上睑松弛有所改善
A～C. 手术设计 D、F. 手术前 E、G. 手术后

（四）眉下提上睑术设计

眉下提上睑术包括上睑皱襞松弛矫正和眉下切除松弛组织，以达到上睑提紧的目的，后者简单易行，效果良好。

眉下提上睑术的手术设计：医师用无齿镊夹持眉下上睑松弛皮肤，分别测试眉下外、中和内侧松弛皮肤的可切除的最佳宽度。通常切口呈柳叶形，外侧略宽，用记号笔标出。一般而言，40～50岁求美者，皮肤切除范围在（0.5～0.8）cm×（5～6）cm。

手术取局部麻醉，按术前设计将皮肤、皮下组织和部分眼轮匝肌切除，仔细止血。再用5-0可吸收缝线将肌肉和筋膜对合缝合。针距和缝合深度准确到0.1mm。皮肤用5-0尼龙线或钛合金缝线皮内缝合，用减张胶布将伤口包扎，术后8～9天拆除皮肤缝线。

眉下切除提上睑注意事项：①手术前仔细测定上睑内、中、外侧皮肤松弛状况，设计切除范围，眉下切口紧贴眉毛。②手术兼顾上睑松弛矫正和重睑形态美化。③该手术仅仅适合眶部轻度老化的求美者，手术后改善虽然轻微，但是由于手术创伤小，年轻化常常不留痕迹，受到求美者的欢迎。④精细准确的缝合极为重要（图69-48）。

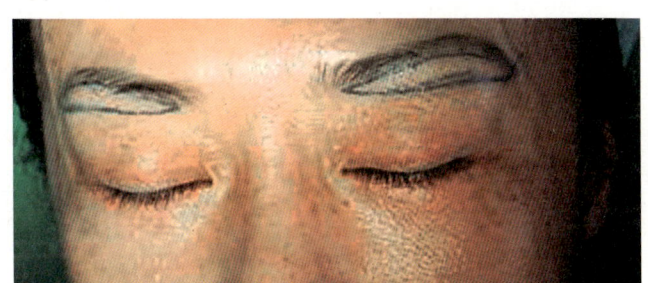

图 69-48 43岁，女性，眉下提上睑的皮肤手术切口设计

（王炜 马文熙 林蔚茜）

第四节　眶下区年轻化

一　眶下区年轻化——睑袋整形历史回顾

眶下区年轻化矫正一直备受关注，而且始终争议不断。许多整形外科作者进行了许多有效研究，使其老化得到有效矫正，也有人把矫正该区域老化治疗的关注点放在以提紧颧眶下垂以及消除眶颧沟为主要内容的研究方面，手术效果虽然得到明显提高，可是也使眶下区松弛的整形外科手术，越做范围越广。

眶下区年轻化术式回顾：①眶隔疝出脂肪去除睑袋整形（Castanares）；②保留眶隔脂肪睑袋整形（Plaza）；③下眶缘韧带松解，眶隔脂肪释放移位移植，眶颧沟充填睑袋整形（Hamra）；④颧眶部和下眶缘骨膜下分离提紧、眶下垂组织提紧（Hamra）；⑤网状韧带眶外侧缘固定提紧睑袋整形（Fagien）；⑥睑袋整形五步法（Rohrich）；⑦保留或部分摘除眶隔脂肪，眶肌筋膜韧带松解提紧睑袋整形（王炜）；⑧眼轮匝肌折叠，眼轮匝肌提紧；⑨伴有外眦成形或外眦固定睑袋整形（Flower）；⑩综合老化评级眶肌筋膜韧带松解提紧等（王炜、Hester）。

眶颧区的老化是多方面的，每一个个体面部解剖结构老化的情况各有差异，而且面部组织结构的老化是动态的变化过程，人们对于面部组织老化的动态解剖学研究还在继续。眶区老化包括下眼睑的松弛、眶隔脂肪疝出和鱼尾纹的增加，包括该区域皮肤、皮下筋膜脂肪隔、腱膜、肌肉、韧带等组织的老化、松弛，以及骨骼结构的老化等。表现为组织松垂、皱纹增加、软组织萎缩、颞部凹陷、颧骨轮廓突出、眶隔脂肪移位疝出、眶区沟槽、睑裂松弛、眼睑露白等，因此年轻化的手术治疗是多方位的，采取创伤较小的手术取得眶区年轻化效果，是医师和求美者的共同希望。

Hamra报告的眶隔脂肪移位眶下区年轻化术式，是睑袋手术跨越性的发展成果之一，为同行广泛推荐。Rohrich（2011）将该手术操作划分为四个步骤：眶颧区充填、眶隔脂肪取出、眼轮匝肌支持韧带松解以及多余皮肤去除。1996年至今，王炜应用Hamra眶隔脂肪释放移位充填技术，发现对于中国人而言，该手术设计很好，但是有一定适用范围。经过多年研究与实践，发现下睑眼轮匝肌的外侧1/3明显增厚，在眼轮匝肌下外方，存在一层筋膜韧带组织，并将其命名为"眶肌筋膜韧带"（眼轮匝肌韧带），将其切断和提紧，对于绝大多数求美者而言，能有效改善眶下区年轻化手术的效果，并有利于预防睑袋手术后眼睑外翻，手术范围较小，创伤较小，是眶下区年轻化整形的新思路。经文献检索，过去未见相似的报道，故将"眶肌筋膜韧带"简称为"王韧带"。

二　眶颧区解剖和组织结构老化机制

（一）眶颧区的老化形态改变

1. 年轻人的眶部轮廓　由多个圆钝的曲线构成，下睑、眼轮匝肌、眶脂肪和眶下缘的骨缘构成了一个光滑的弧形轮廓，称为面部C-S形轮廓。

2. 老年人的眶部轮廓　缺少圆钝的曲线，眶隔脂肪疝出，骨缘显露，睑颊沟明显，缺失C-S形轮廓。Little将面部圆钝线条称为ogee线，将其年轻化手术称为"ogeeplasty"。

3. 眶颧的老化表现　重力性和松弛性皱纹增加，眼球凹陷、下降，眼睑松垂，下睑缘弧度增加，巩膜外露增多，眶颧区软组织下垂，睑板下沟显现，眶下沟凹陷加深，眶鼻沟明显，外眦凹陷，眶颧骨缘显露，颞部凹陷等（图69-49）。

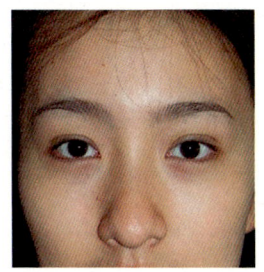 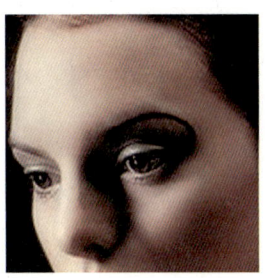 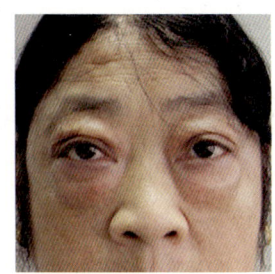 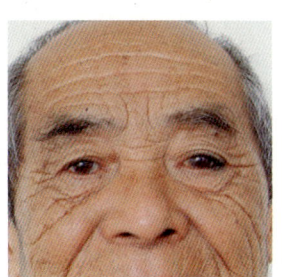

A　　　　　　　　　　B　　　　　　　　　　C　　　　　　　　　　D

图69-49　年轻和年老面容的最显著区别表现在眶周
A、B. 年轻人眶部平整、光滑，没有沟槽皱纹　C、D. 老年人失去平整、光滑，沟槽皱纹聚集

（二）眶隔脂肪及眶隔脂肪疝出

睑袋是眶隔筋膜松弛引起的眶隔脂肪移位、疝出所致（图69-50）。眶隔脂肪分为内、中、外三部分。曾经有人报告，年长下睑眶隔脂肪疝出是眶隔脂肪易位造成的，笔者的经验和现在的研究证实，东方人的眶隔脂肪随年龄增加而逐渐增长和移位，两者兼而有之。重度的老年性眶隔脂肪疝出，摘除2～3ml的眶脂肪后无明显的眼球凹陷和下降，视为佐证。笔者认为眶隔脂肪释放下移术式适用于眶下区脂肪疝出严重和睑颊沟明显的人群，多数眶下区老化的东方求美者，选择眶隔疝出脂肪部分摘除，以及眶肌筋膜韧带切断和提紧，能获得良好效果。

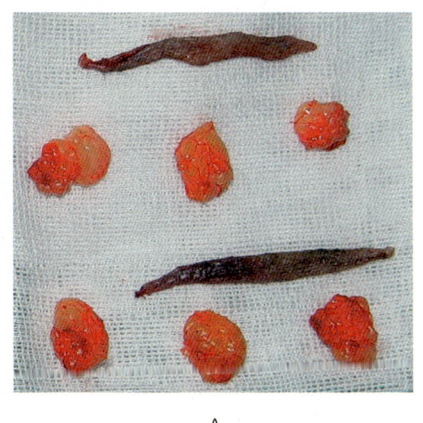 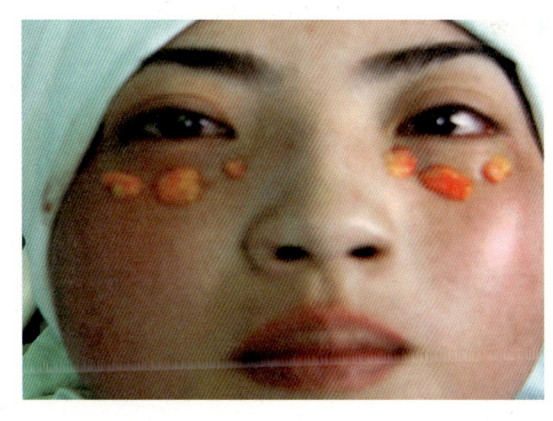

A　　　　　　　　　　　　　　　　　　　　B

图69-50　眶下区脂肪疝出
A. 40岁女性睑袋患者，经睑外皮肤切口摘除内、中、外部分眶隔脂肪，切除松弛下睑松弛皮肤。图为术后切除的皮肤和脂肪　B. 25岁女性，取睑内切口，摘除内、中、外部分眶隔脂肪

（三）眶下区老化相关的韧带结构

1. 眼轮匝肌支持韧带　下眶缘韧带又名眶颧韧带（orbitozygomatic ligament），近来称为眼轮匝肌支持韧带（orbicularis retaining ligament，ORL）。该韧带起自眶下缘骨膜，止于眶缘眼轮匝肌及其表面的睑颊皮肤。研究证明，该韧带不仅存在于下眶缘，还存在于整个眶周。老年人皮肤、皮下组织和眼轮匝肌松弛度大于眶颧韧带的松弛度，且该部为少脂肪区，当下睑松弛皮肤和疝出

的脂肪下移时，眶颧韧带不能有效"阻止"，导致老年人眶下沟-睑颊沟（眶颧沟）明显或眶鼻沟（泪沟）凹陷加深，继而使该部位失去S形曲线（图69-51）。

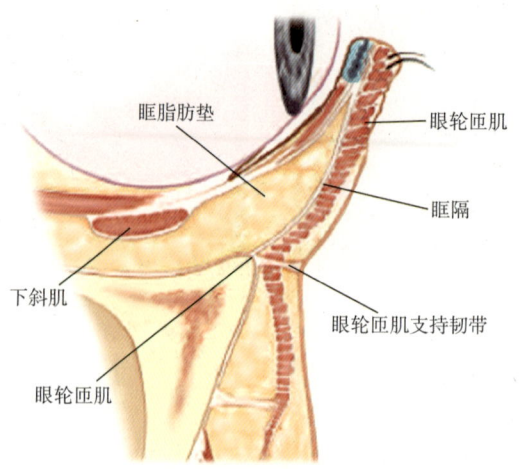

图69-51 眼轮匝肌支持韧带解剖示意图

2. 下睑门栓悬韧带 下睑门栓悬韧带即Lockwood's悬韧带（Lockwood's suspensory ligament），是下睑囊状筋膜（capsulopalpebral fascia）的增厚部分。该部分又是下直肌鞘的延伸部分，附着于内、外侧网状筋膜，止于睑板下缘、眼轮匝肌及皮肤。该韧带的平均长度为43mm，宽度为3～5mm，厚度为1mm，是眼球的重要支持结构，也是内、外眦韧带的重要支持结构。下睑门栓悬韧带若先天性薄弱和松弛，会导致眶内眼球下降，继而引起眶隔脂肪疝出，这也是年轻人发生下眶区脂肪疝出的原因之一（图69-52，图69-53）。

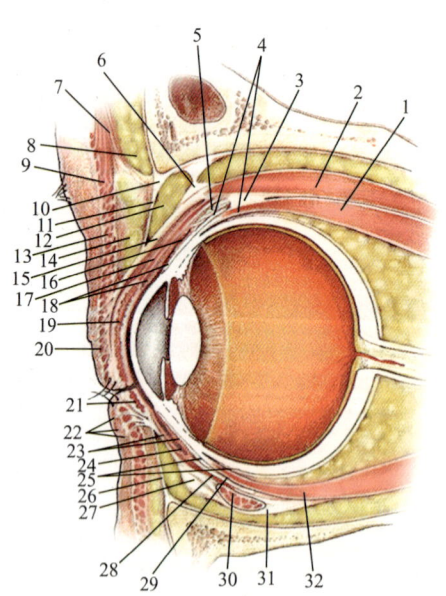

图69-52 下睑门栓悬韧带和下睑囊状筋膜解剖矢状位，显示前眶结构
1为上直肌；2为提肌；3为上直肌和提肌鞘联合；4为Tenon's囊；5为上穹隆悬韧带；6为Whitnall's韧带；7为额肌；8为眉脂肪垫；9为眼轮匝肌；10为弓形边缘；11为眶隔；12为前腱膜；13为隔膜前轮匝肌；14为眼轮匝肌筋膜；15为提上睑肌腱膜；16为结膜上穹隆；17为Müller's肌；18为结膜；19为上睑板；20为睑板前轮匝肌；21为下睑板；22为皮肌回折止点；23为结膜；24为结膜下穹隆；25为Tenon's囊；26为下眶隔；27为下睑门栓悬韧带；28为下睑板肌；29为下穹隆悬韧带；30为下斜肌；31为睑囊状筋膜；32为下直肌

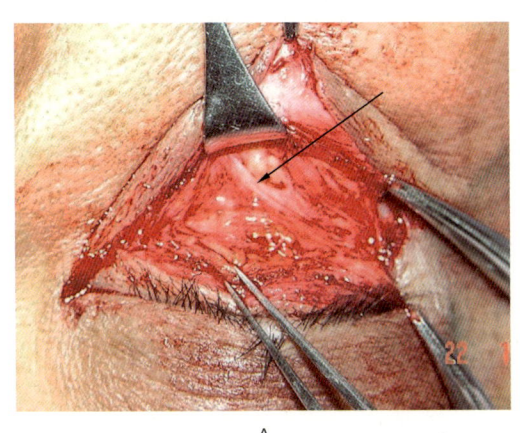 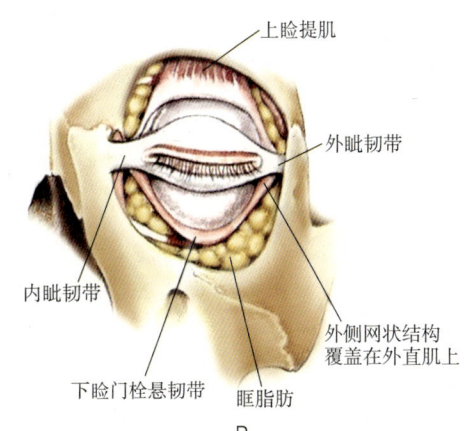

图 69-53　下睑门栓悬韧带
A. 箭头所指为下睑门栓悬韧带　B. 解剖示意图

3. 内眦韧带和外眦韧带　内眦韧带较厚，外眦韧带较弱。外眦韧带是可活动的动力性组织结构。随着颧脂肪垫和颊部组织的重力，以及受眼轮匝肌垂直纤维的拉力等，外眦韧带会松弛和下降。

4. 眶肌筋膜韧带（"王韧带"）　下睑外侧的眼轮匝肌明显增厚，呈双层结构，深层是眶筋膜融合的结缔组织结构，称为眶肌筋膜韧带（orbicularis occuri fascial ligament），即眼轮匝肌筋膜韧带。冠状面上，眶肌筋膜韧带位于外眦韧带内下方，浅面紧贴眼轮匝肌深面。在下睑缘下将眼轮匝肌切开，用蚊式血管钳在外眦角下方插入横行切开的眼轮匝肌深面，轻巧撑开分离，即清晰可见一束联结眼轮匝肌和下睑板的韧带。

眶肌筋膜韧带起自下睑眼轮匝肌深面下外象限的眶下缘骨膜，止于下睑板下缘外侧，长为12～15mm，宽为10～12mm。一旦切断，就可使附着于骨膜上的眼轮匝肌组织及其表面松弛的皮肤、皮下组织得以释放。因此给予提紧，使其张力重置，可以获得下睑、部分眶颧组织和眶隔的提紧效果（图69-54～图69-57）。

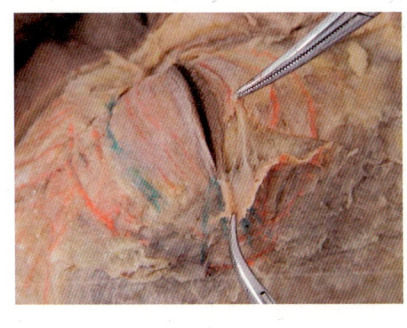 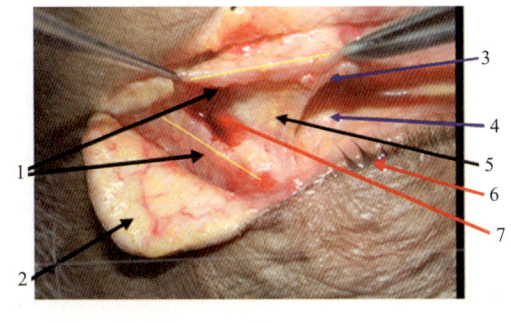

图 69-54　眶肌筋膜韧带解剖

A. 陈旧尸体解剖所见眶肌筋膜韧带，位于眼轮匝肌深面　B. 新鲜尸体（谢峰医师制作的新鲜尸体解剖标本）解剖眶肌筋膜韧带所见：1 为被纵行切开的下睑眼轮匝肌（上、下黄线间为下睑外侧切断眼轮匝肌切口）暴露下方眶肌筋膜韧带；2 为眼睑外下方纵向切开掀起的下睑皮肤；3 为眶肌筋膜韧带在眼轮匝肌深面附着处；4 为眶隔筋膜；5 为眶肌筋膜韧带；6 为睑裂；7 为眶肌筋膜在眶下缘骨膜的止点处

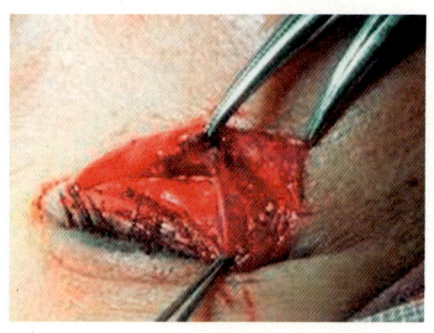 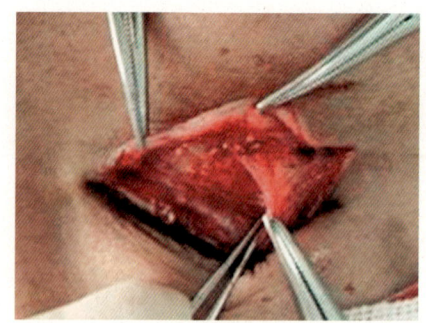

图 69-55　切开下眼睑眼轮匝肌后可见肌下的眶肌筋膜韧带

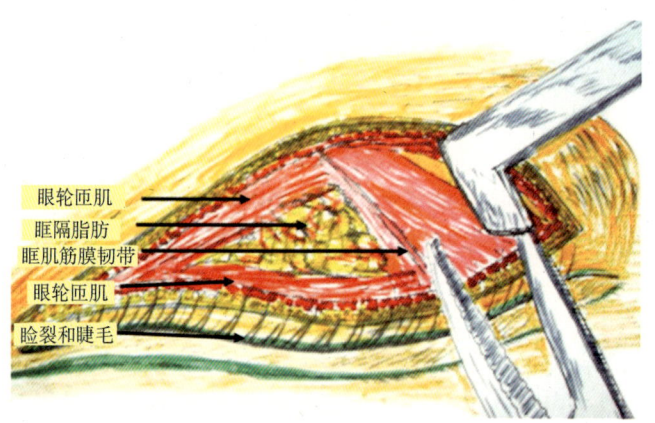

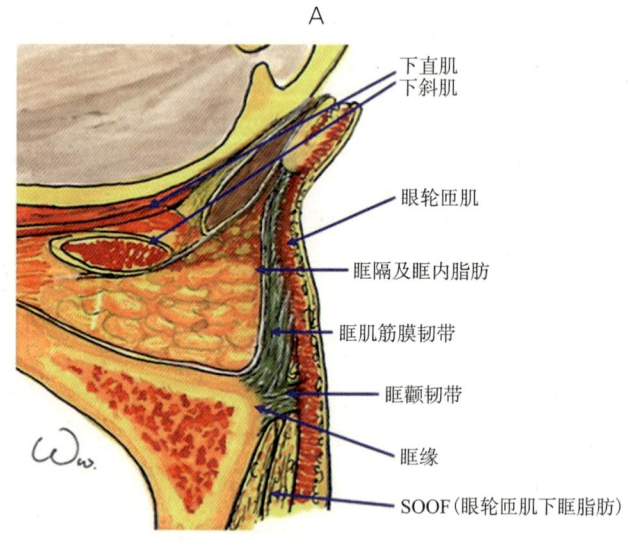

图 69-56　眶肌筋膜韧带解剖
A. 眶肌筋膜韧带解剖正面观示意图　B. 眶颧部矢状位解剖眶肌筋膜韧带示意图

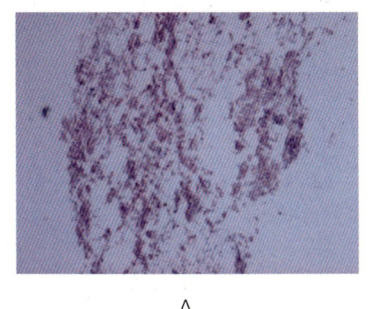 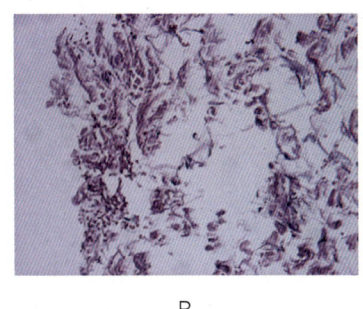 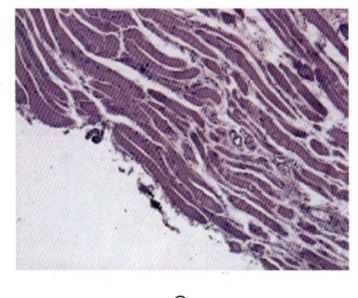

图 69-57　眶肌筋膜韧带组织和眼轮匝肌组织切片
A、B. 眶肌筋膜韧带组织　C. 眼轮匝肌组织

5. 外眦皮肤韧带　当前文献尚无外眦皮肤韧带的报道。王炜经过临床研究认为该韧带存在，并将其命名为"外眦皮肤韧带"。外眦皮肤韧带位于外眦角外，起自眶缘骨膜，止于外眦区皮肤，直径0.5～1.0cm。该部位属于少脂肪区，年老时表现为外眦角外凹陷畸形（图69-58）。

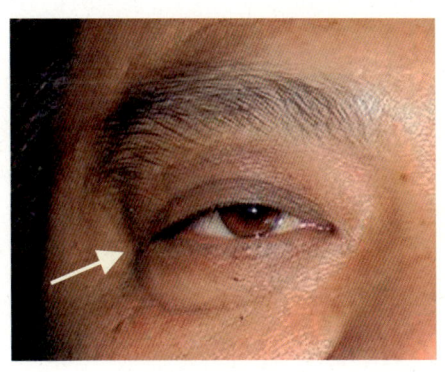

图 69-58　外眦皮肤韧带位于外眦外凹陷区

提示：外眦角外凹陷畸形比较常见，特别易发生在老年男性。造成这一畸形的原因是特定结构的存在，王炜定义为"外眦皮肤韧带"；而Mendelson认为是"眶外侧增厚区"（假性韧带）。进一步的解剖学研究有助于最后的确认。

注意保护面神经额支，该分支在外眦外1.0～1.5cm，如果在骨膜下分离面神经额支就不会造成损伤，解决的方法推荐为用4mm骨膜剥离子，将此结构从骨膜下剥离，制造间隙，再将下睑切下的疝出眶隔脂肪转移填平凹陷，有望理想解决此畸形。

（四）眶下区老化和沟槽

随着年龄的增长，面部皮肤、皮下组织、筋膜、腱膜和韧带松弛移位，并且各部位的老化程度不一致。眶下区的沟槽分别是下睑板下沟、眶鼻沟（泪沟）和眶下沟（眶颧沟、睑颊沟）。年轻人丰满的眼轮匝肌沟位于下睑缘下方。微笑或眼轮匝肌收缩时更为明显，称为笑丘。笑丘是年轻、和悦面容的特征。为了预防笑丘形态被破坏，不推荐睑缘下直接进入眶隔的肌皮瓣法入路（图69-59，图69-60）。

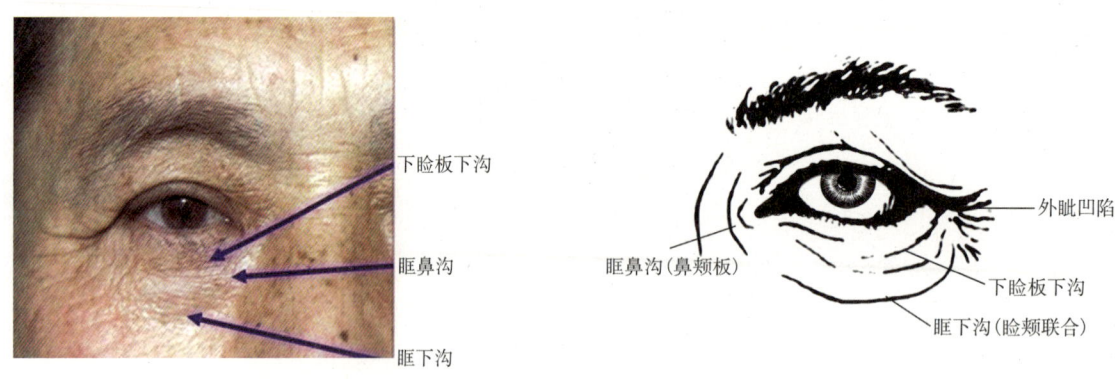

图 69-59　眶下沟、眶鼻沟、下睑板下沟
A. 实际人体眼睑表现　B. 解剖示意图

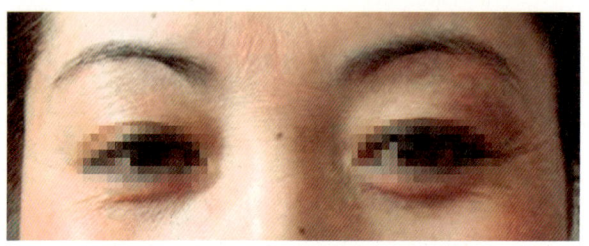

图 69-60　笑丘

三　眶周和下睑老化评定和分型

（一）Hister 下睑老化评定法

眶下区松弛老化分为四型：Ⅰ型，下睑皱纹出现；Ⅱ型，睑颊联合轻度下降；Ⅲ型，睑颊联合明显下降，鼻唇沟明显；Ⅳ型，泪槽、颧袋出现，巩膜显露（图 69-61）。

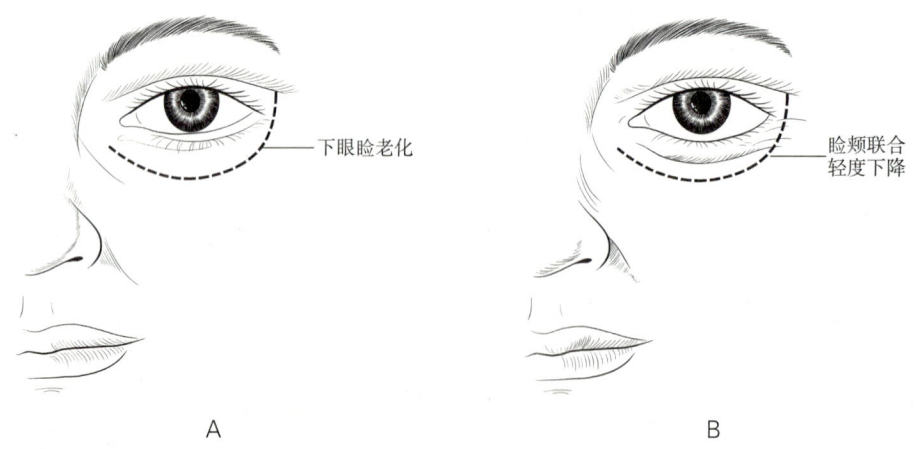

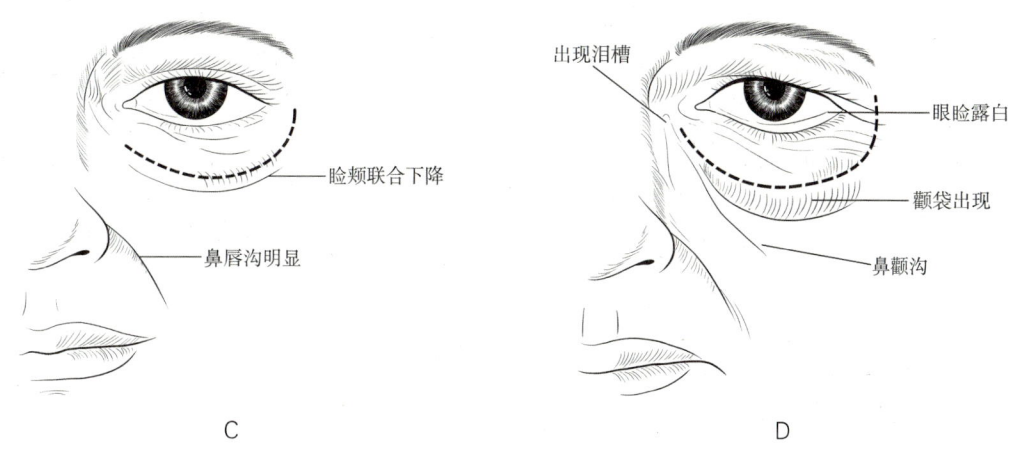

图 69-61　Hister 眶下区松弛老化分型
A. Ⅰ型　B. Ⅱ型　C. Ⅲ型　D. Ⅳ型

（二）王炜眶下区松弛老化分型

王炜根据皮肤及肌肉松弛、眶隔脂肪疝出和下眼睑"沟壑"的状况进行眶下区松弛老化分型：①睑袋Ⅰ型，即单纯疝出型（先天性为主），小沟槽；②睑袋Ⅱ型，即轻度松弛疝出型，小沟槽；③睑袋Ⅲ型，即中度松弛疝出型；④睑袋Ⅳ型，即重度松弛疝出型。

1. 睑袋Ⅰ型（单纯疝出型）　下睑眶隔脂肪疝出和眶颧沟（或睑颊沟）明显，不伴下睑皮肤松弛，无眶周老化表现（图 69-62）。该型是下睑门栓悬韧带发育不良所致，仅见于年轻人群（≤25岁）。

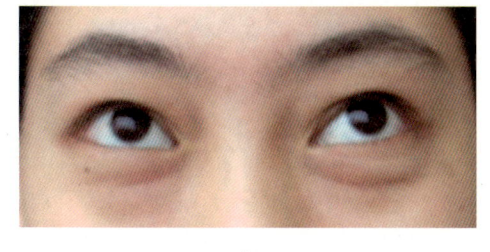
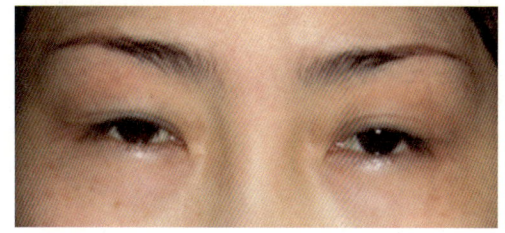

A　　　　　　　　　　　　　　　　　　　　B

图 69-62　睑袋Ⅰ型（单纯疝出型）
A. 17岁女孩，笑丘下的下睑饱满，眶隔脂肪疝出，无下睑皮肤松弛　B. 23岁女性，下睑饱满，眶隔脂肪疝出，无下睑皮肤松弛

2. 睑袋Ⅱ型（轻度松弛疝出型）　下睑眶隔脂肪轻度疝出，皮肤轻度松弛，伴轻微的下睑沟槽。该型又分为轻度松弛疝出睑缘正常型和轻度松弛疝出巩膜显露型，一般见于26～40岁的人群（图 69-63）。

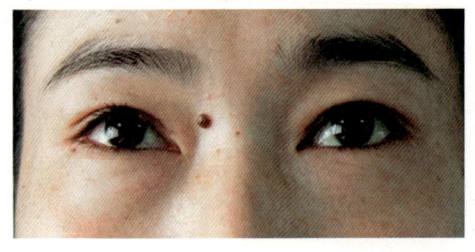
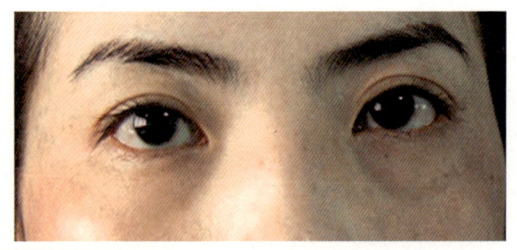

图 69-63　睑袋Ⅱ型（轻度松弛疝出型）

3. 睑袋Ⅲ型（中度松弛疝出型）　眶隔脂肪疝出和皮肤松弛较明显，颧颊沟和眶鼻沟凹陷，伴巩膜显露。该型又分为：①中度疝出松弛单沟型，眶下的眶颧沟（或睑颊沟）和内侧泪沟明显；②中度疝出松弛双沟型，除了眶下的眶颧沟（或睑颊沟）和内侧泪沟以外，尚出现下睑板下沟。下睑眶隔脂肪疝出和下睑皮肤松弛明显，下睑沟槽明显。多见于30～60岁的人群（图69-64）。

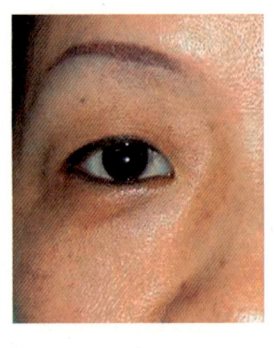
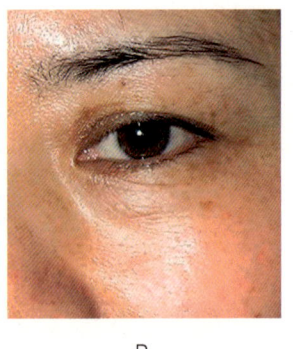
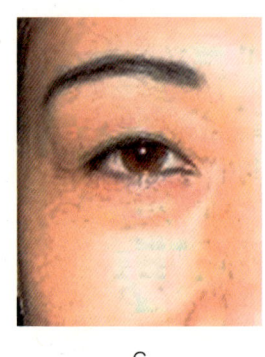
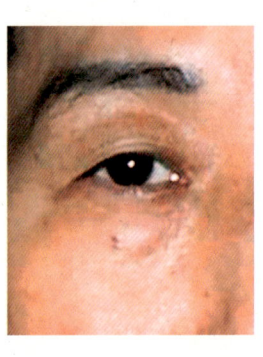

图 69-64　睑袋Ⅲ型（中度松弛疝出型）
A、B. 中度疝出松弛单沟型　C. 女性，48岁，中度疝出松弛双沟型　D. 男性，61岁，中度疝出松弛双沟型

4. 睑袋Ⅳ型（重度松弛疝出型）　以眶隔脂肪疝出和皮肤松弛重度为特征，伴眶鼻沟和眶颧沟凹陷，巩膜外露。该型又分为重度松弛伴轻度脂肪疝出的重度松弛疝出型和以脂肪疝出为主并伴松弛的重度疝出松弛型。多见于40～60岁及以上的人群（图69-65）。

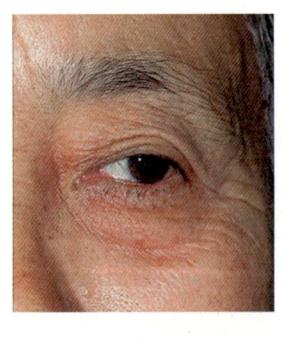
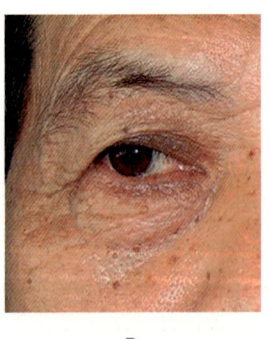
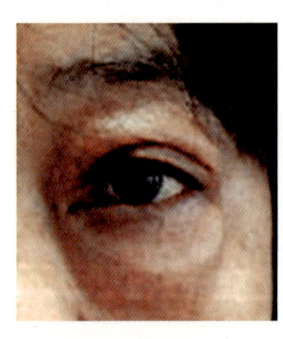
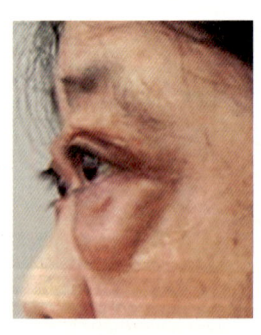

图 69-65　睑袋Ⅳ型（重度松弛疝出型）
A. 男性，61岁，重度松弛疝出型　B. 男性，62岁，重度松弛疝出型　C. 女性，57岁，重度疝出松弛型　D. 女性，57岁，重度疝出松弛型

四 眶下区年轻化和睑袋手术选择和进展

（一）眶下区年轻化治疗的跨越式发展

鉴于对眶隔脂肪疝出和眶区解剖深入研究，眶下区的年轻化手术经历了四个发展阶段：①单纯疝出脂肪摘除。提出将疝出眶隔脂肪摘除治疗眶下区老化。②疝出脂肪复位的眶隔加固治疗。以Plaza等为代表提出。③疝出脂肪移位。Hamra提出的韧带松解和疝出眶隔脂肪转移。④眶下区老化的综合评定——王炜（2000）提出的组织松解、轮廓年轻化重置，即将眶下区老化的皮肤、肌肉和韧带等结构松解、重置，根据综合评定来决定去脂、留脂或释放重置，称为"眶下区年轻化治疗策略"。

经过眼睑美容手术的实践和解剖学研究发现：下睑外侧1/3的眼轮匝肌明显增厚，在眼轮匝肌外下方存在一层筋膜韧带组织。经多年反复临床实践和解剖研究后，将其命名为眶肌筋膜韧带。若将该韧带切断和提紧，可以有效地改善眶下区年轻化的效果，并有利于预防下睑外翻，手术范围和创伤明显降低，这是眶下区年轻化整形的新思路。当时的文献检索尚无相似韧带的报道，故将眶肌筋膜韧带简称为"王韧带"。

（二）基于复合除皱术的眶周年轻化技术

在国内外睑袋老化结构和临床整形矫正的研究论文数以千计，本章表69-4叙述的下睑眼袋的整形进展分为几个历史阶段：

1. 眶隔脂肪摘除睑袋整形术　如下睑眶隔疝出脂肪摘除睑袋整形术，以Castanares术式（1951）为代表。

2. 保留眶隔脂肪睑袋整形术　通过眶隔筋膜提紧，使疝出脂肪得到矫正，以Plaza术式（1988）为代表。

3. 韧带松解　如眶隔脂肪释放移位术，以Hamra术式（1996）为代表。

4. 睑袋整形五步法　Rohrich将睑袋眶隔脂肪释放移位移植，眶颧沟充填固定为"五步法"之一。

5. 睑袋综合整形术　笔者（2000）和Hester等主张睑袋的整形是应该按不同的病理状况选择简单或者复杂的整形手术，矫正内容包括：疝出脂肪、睑袋沟槽、睑裂松弛和松弛组织矫正四要素。求美者老化只有完成这四要素矫正之后，才能达到眶部年轻化的目的。因此，不同的病例应选择不同的治疗方法，治疗方法选择的前提是应有眶下区老化的综述评级，再根据评级的结果选择不同的手术方法，这一过程称为"眶下区年轻化治疗策略"。显而易见，不同睑袋矫正不能采用固定的术式。

国外对睑袋临床矫正路径的研究广泛普及，Rohrich以及其他学者对于下睑年轻化路径的研究成果有借鉴作用。此经验被认为较为系统、全面，目前临床路径的研究开始普及，不过笔者认为它仅仅可作为参考（图69-66）。

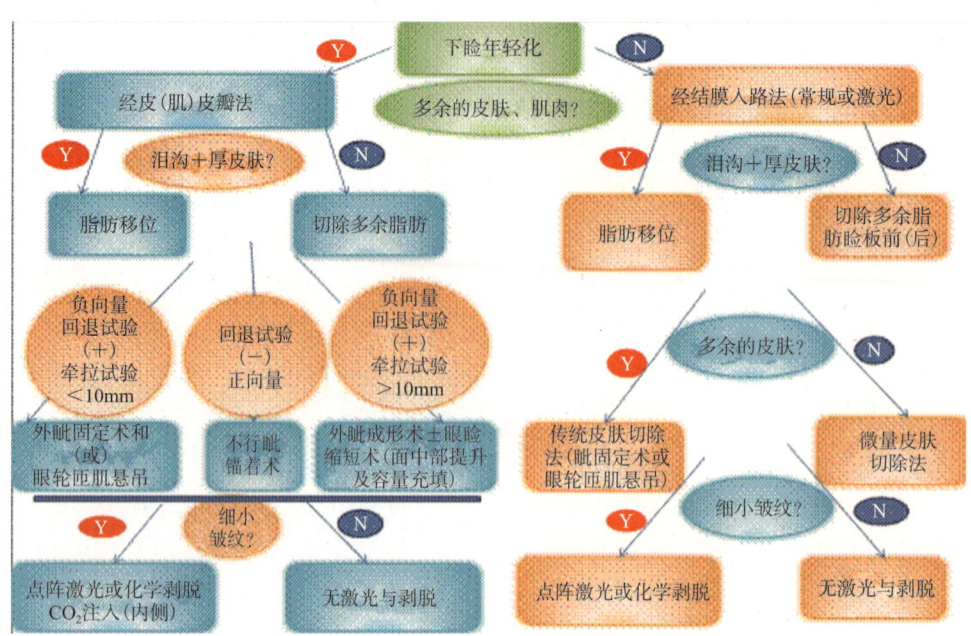

图 69-66　睑袋整形国外 Rohrich 等的问答式路径示意图

笔者认为睑袋治疗不要复杂，需要"对症下药"，需要简单、创伤小、时间短，达到结构、功能和美学再造，Hamra 术式"眶隔脂肪释放移植"+眼轮匝肌支持韧带松解是一创造性手术技巧和理念，但是创伤较大，手术较费时，不是每一台睑袋手术所必需的手术步骤，采用该技术在笔者数以千计的睑袋整形中，只占5%～10%（图69-67）。

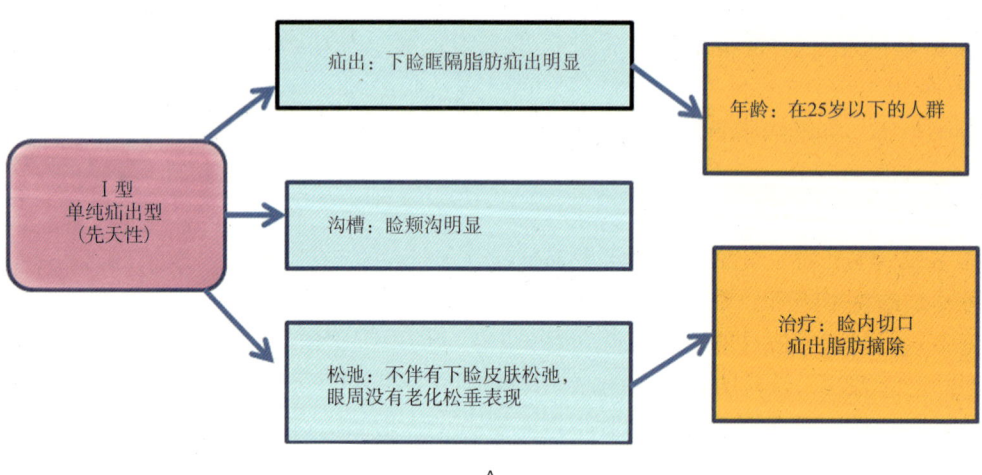

A

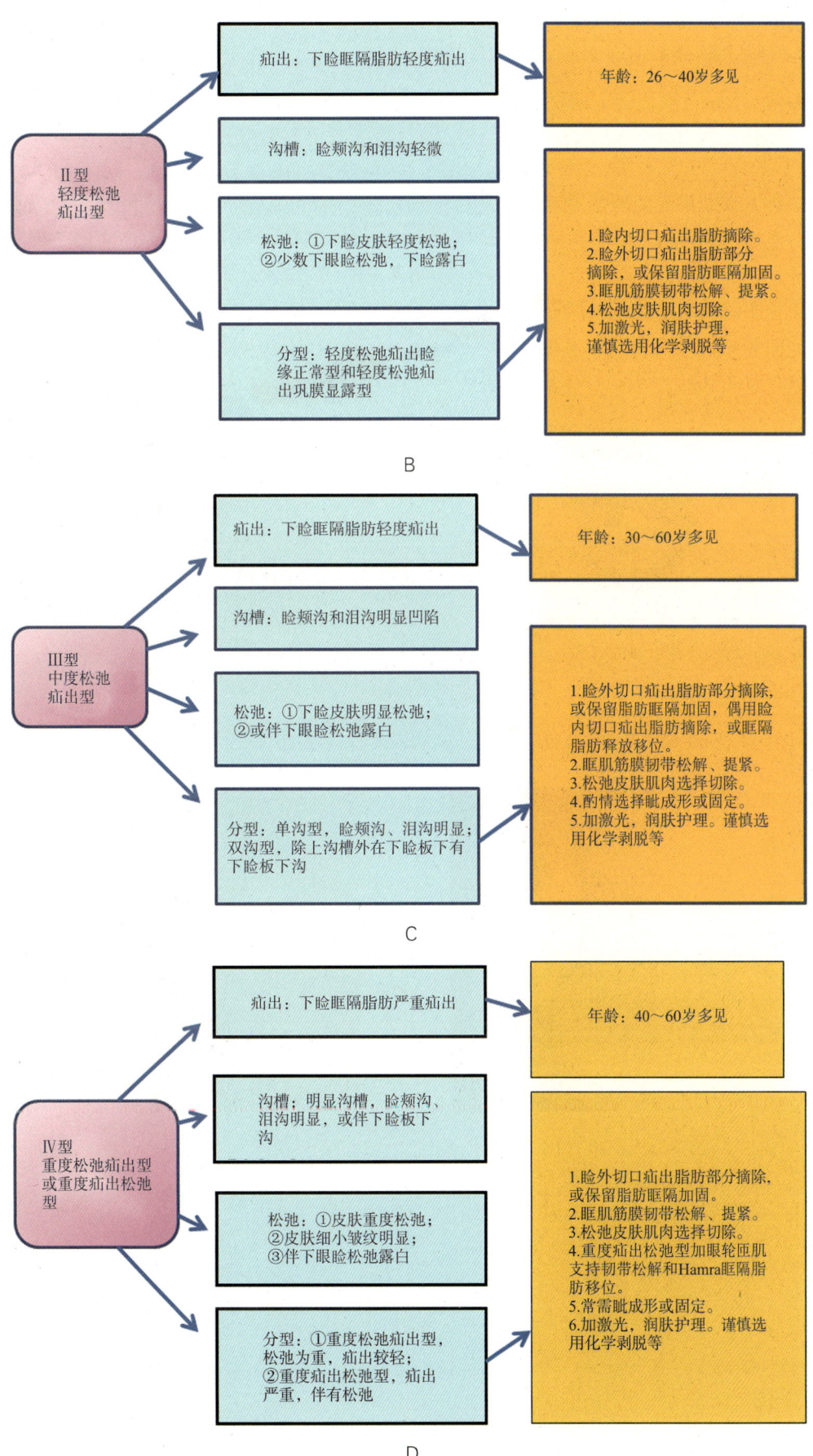

图 69-67　下睑区年轻化策略——睑袋分型与治疗选择（王炜）

（三）眶下区年轻化手术（Hamra技术）

1989年，Hamra在面部皮瓣提升术中加入了眼轮匝肌、面颊脂肪和颈阔肌，取名为复合除皱术。因为眼轮匝肌、面颊脂肪、颈阔肌在皮瓣中连接紧密，类似于鼻再造中所使用的耳复合移植物。

对年轻人与老年人的睑颊交界轮廓进行区别比较，Hamra认为单纯将下睑脂肪切除会加速下睑凹陷。他提出了保留下睑脂肪的弓状缘释放方法，即保留下睑脂肪，并将所有脂肪平铺于眶缘上，再将眼轮匝肌上提、重新定位，有效地预防了下睑凹陷畸形。随后，他又尝试在骨膜上将面颊部脂肪和眼轮匝肌上提至颧肌起点，并命名为颧肌-眼轮匝肌皮瓣的面部提升术。该方法真正地实现了面颊脂肪向内上提升。2004年，Hamra与Barton一起发表了眶隔重置技术，即将下睑脂肪与骨膜前的软组织一起置于眶缘下（图69-68～图69-71）。

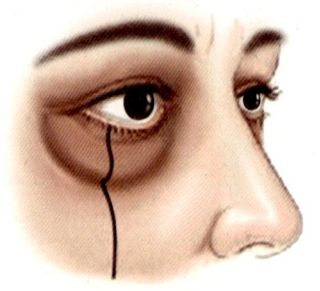
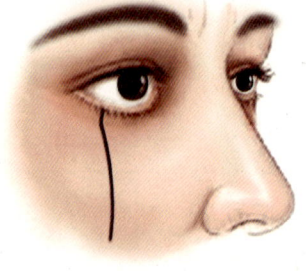

A　　　　　　　　　　　　B

图69-68　老化眼睑有两层凸起；年轻眼睑有一层凸起，且无明显的睑颊交界

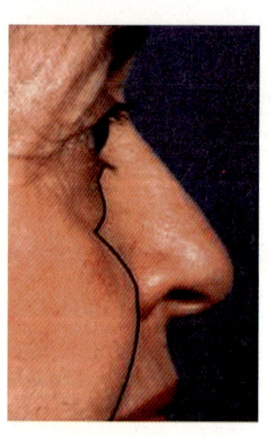
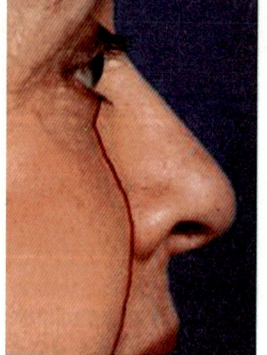

A　　　　　　　　　　　　B

图69-69　保留下睑脂肪的弓状缘释放前后对比

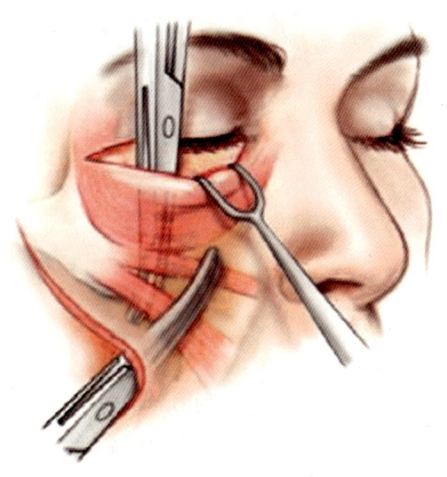

图 69-70 经睑袋切口在颧肌-眼轮匝肌复合体下剥离至颧肌的起点，但不破坏起点

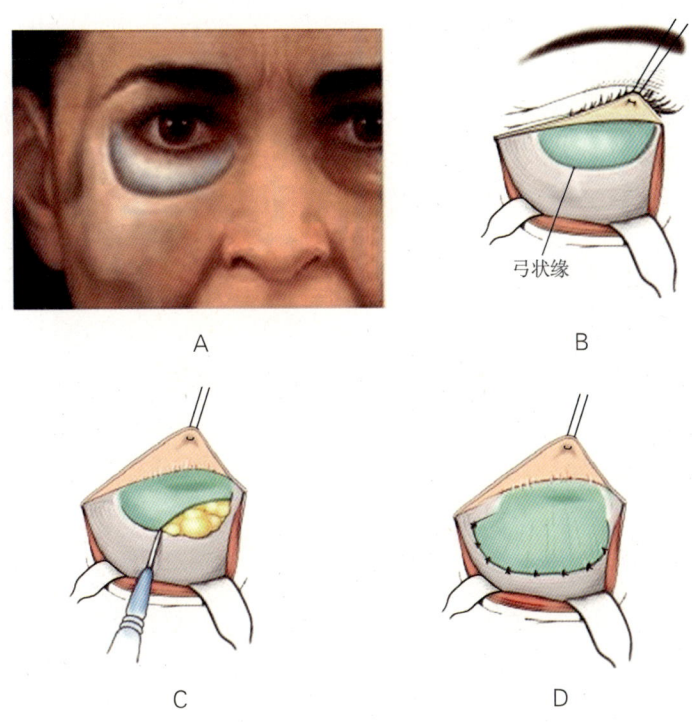

图 69-71 打开弓状缘，保留眶隔，并将其重置于眶缘上

1. 眶周年轻化复合除皱术的适应证

（1）初次受术者：复合面中部提升术包括眶隔重置和颧肌-眼轮匝肌皮瓣向内上方提紧，通常适用于所有的有面部年轻化需求者。新月形颧部（或称颧袋、肿眼泡）是眼轮匝肌组织过多所致，经颧肌-眼轮匝肌皮瓣重新定位可以显著改善（图69-72）。

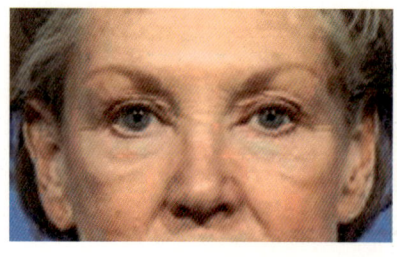
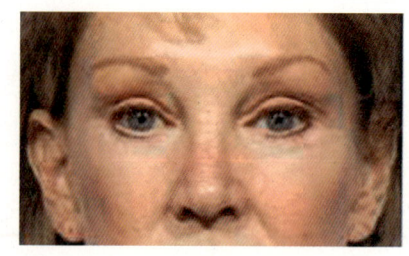

图 69-72　颧袋患者初次受术术前、术后图

（2）二次受术者：整容后外貌，可以是脂肪去除后导致的下睑凹陷，也可以是面下部被牵拉至外侧（"面部横移"）所致。此类患者接受颧肌-眼轮匝肌皮瓣提升术和眶隔重置术，术后年轻化效果令人兴奋。

2. 手术流程　首先在颈阔肌前层进行分离，并用剪刀将皮下多余脂肪去除。面部进行深平面除皱术时，不提升SMAS层。颧前脂肪的分离必须在直视颧大肌下操作，确保所有的面中部脂肪都附着于皮肤。睑袋切口是颧肌-眼轮匝肌皮瓣的入路，可以在面中部提升术时进行，也可以在全面部提升术的耳屏前切口入路至深平面分离后再进行。将前额向内上方提升，预防颞部皮肤不平整。颈阔肌前缘应用Feldman收紧时，无须逆张力将面下部的颈阔肌向耳前提拉。眶隔重置术可以使面中部的脂肪保持在高位（图69-73），且通过下睑上提的力量缩短了下睑高度。眶隔重置几乎可以矫正所有眶周凹陷畸形。术后睑颊交界区的年轻化效果最持久。

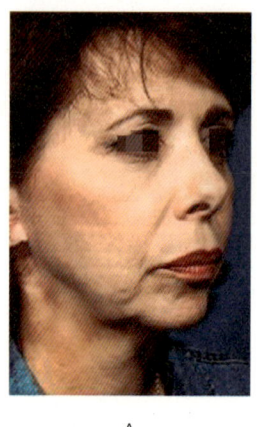
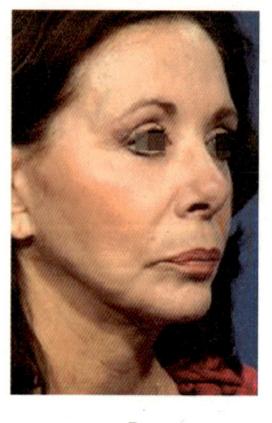

图 69-73　初次除皱术患者，术后13年面中部组织仍维持于较高位置

提示：Hamra通过多年的临床观察与实践发现，既往多数的医师在行眶周以及面中部年轻化治疗时，会或多或少造成两个继发畸形或不和谐外观，即眶颧沟加深和面部横移（颧脂肪垫向外上移位，或称面具式拉皮）。因此，首先他反对常规使用SMAS分离技术，认为这是造成横移的主要原因；其次他认为无论是初次受术，还是二次修复的患者，颧肌-眼轮匝肌皮瓣提升术和眶隔重置术都可以很好地解决眶周年轻化问题。这里最重要的是对眶周的和谐自然年轻化的理解。

而王炜主要倡导"眶区年轻化综合治疗策略"，即眶下区老化的皮肤、肌肉（眼轮匝肌）和韧带（眼轮匝肌筋膜韧带）等结构松解、重置，根据综合评定去脂、留脂或释放重置。

（四）睑外切口眶区年轻化的睑袋整形术（王炜技术）

1. 受术者选择

（1）精神健康，能理解和合作完成手术的求美者，再次受术者应注明。

(2) 身体健康，无心血管、肝、肾等的严重疾病。

(3) 无出血性疾病。

(4) 停用抗凝剂5天以上。

(5) 无青光眼等眼压增高疾病。

(6) 非瘢痕体质，且无感染性皮肤疾病。

2. 麻醉　用含1∶200000肾上腺素的2%利多卡因局麻，或静脉麻醉＋局麻。

3. 手术步骤

(1) 手术切口：沿下睑睫毛下1mm做平行于睑缘的皮肤切口，于外眦角外2mm向下做斜行切口，与鱼尾纹方向一致。外眦外切口的最高点称为切口的关键点，此点作为切除下睑松弛皮肤宽度的测量点。

(2) 局部组织的处理：①眼轮匝肌处理。在皮肤切口下5～6mm处将眼轮匝肌切开，注意保留睑缘下眼轮匝肌形成的笑丘。根据下睑松弛情况，不切除或切除宽3～8mm的眼轮匝肌条。②摘除或保留疝出的眶隔脂肪。切开眼轮匝肌将眶隔筋膜分离，分别摘除部分下睑中、内和外侧疝出的脂肪。脂肪疝出不明显者不予摘除，可用眶隔筋膜加固保留，手术方法是在眶隔筋膜表面将眼轮匝肌从眶隔筋膜表面分离，暴露眶隔筋膜，将眶隔筋膜纵向收紧缝合2～3针，使眶隔脂肪疝出得到矫正，注意缝合张力不应过大，以免造成下睑下降、睑球分离或睑外翻。③眶肌筋膜韧带（眼轮匝肌带-"王韧带"）松解切断眼轮匝肌切开后，用蚊式血管钳深入眼轮匝肌外下1/3的深面进行分离。暴露该韧带的中部，并将其剪断。少数求美者用3-0线将剪断的"王韧带"提紧，并与外眦韧带或眶外缘骨膜处的软组织缝合（眦固定），以改善松弛老化的眶颧区。④眶颧韧带松解眶下沟明显的患者，将眼轮匝肌支持韧带松解，并将眶下区和颧颊肌的皮肤向上提紧。注意使用此种手术时，须做外眦固定或外眦成形术，否则术后可能并发下睑外翻。眶隔脂肪严重疝出，伴明显眶颧缘沟及眶鼻沟凹陷（Ⅳ型睑袋）者应行扩大手术，将眶颧韧带松解，使部分疝出的眶隔脂肪下移、固定于眶下缘下4～5mm的骨膜上，眶隔脂肪不予切除或部分切除。⑤外眦外凹陷充填。外眦外凹陷畸形，可将摘除的眶隔脂肪充填于此（图69-74）。⑥下睑松弛皮肤的切除。在外眦外关键点处将切口下方的皮肤上提，并用适当张力剪除多余皮肤。为预防术后巩膜外露或下睑外翻，皮肤切除时应重复测试：轻轻提起切开的下睑皮肤，嘱受术者向上注视，以下睑无巩膜外露为度，分别在卧位和坐位观察。如果采用眶肌筋膜松解切断的下眶区年轻化技术，可以将松弛皮肤多切除5～10mm（图69-75）。⑦眦成形术（canthoplasty）或眦固定术（canthopexy）。适用于下睑重度松弛或下睑外翻者（图69-76）。眶肌筋膜韧带外眦固定也是可选择的一种方法。

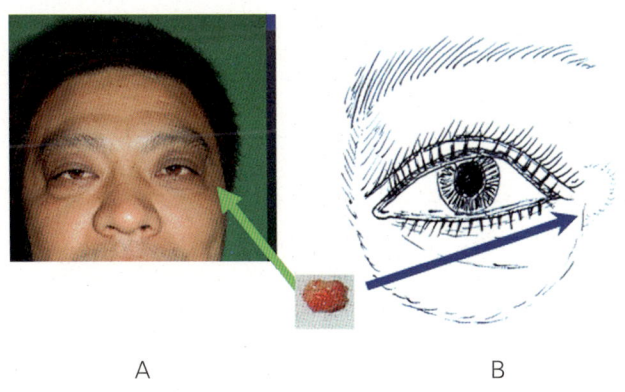

A　　　　　　　　　　　B

图69-74　脂肪移植充填外眦凹陷区

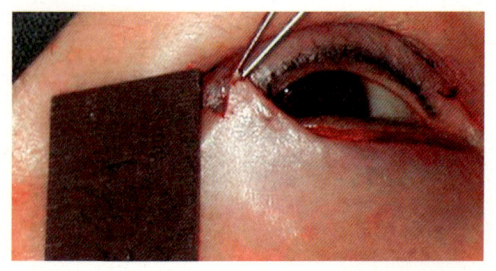
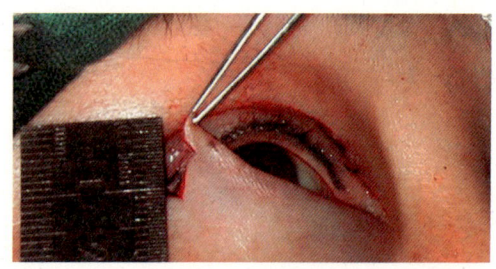

图 69-75　松解、提紧"王韧带"的皮肤和皮下组织的提升范围
A. 切断"王韧带"前可以切除 5mm 松弛的下睑皮肤　B. 切断和提紧"王韧带"后可以多切除 7mm 松弛的下睑皮肤

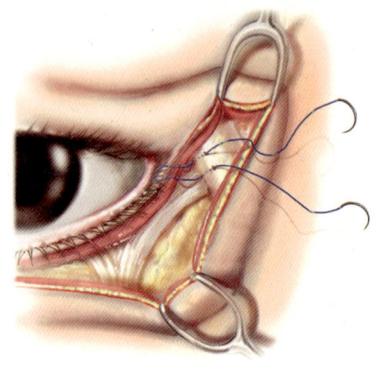
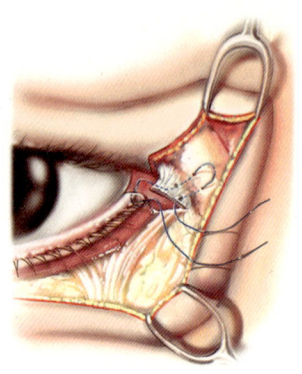

图 69-76　眦固定术和眦成形术
A. 眦固定术　B. 眦成形术

（3）组织缝合和术后护理：用 6-0 可吸收线缝合肌肉 2~3 针，用 8-0 缝线关闭皮肤切口。术后静卧 1 小时，防粘轻包扎 24 小时。嘱患者避免操劳、活动，5~7 天后拆线。

（4）术后效果：随访 2 周到 2 年，眶下区美容效果较显著（图 69-77，图 69-78）。①下睑皮肤紧致度明显改善。②下睑眶筋膜的提紧效果显著，下睑缘的沟槽变为光滑的弧线形。③凹陷明显的眶鼻沟、眶颧沟及松弛的睑袋得到矫正。④松解和提紧"王韧带"的效果接近于眶颧区的部分软组织松解提紧的效果。术后无下睑露白或下睑外翻等并发症。⑤鱼尾纹明显改善。

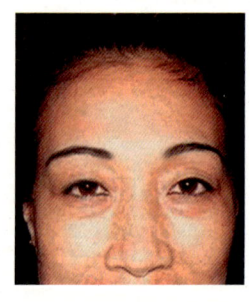
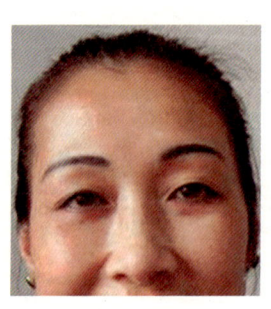
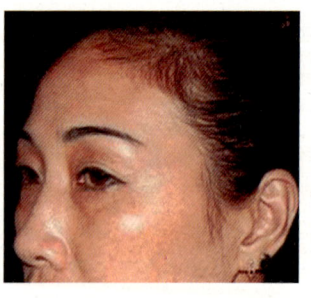
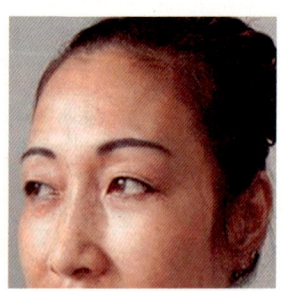

图 69-77　"王韧带"松解、提紧的睑袋整形，术前和术后 1 年随访，未做眶隔脂肪移位和外眦成形术
A. 术前正位　B. 术后 1 年正位　C. 术前侧位　D. 术后 1 年侧位

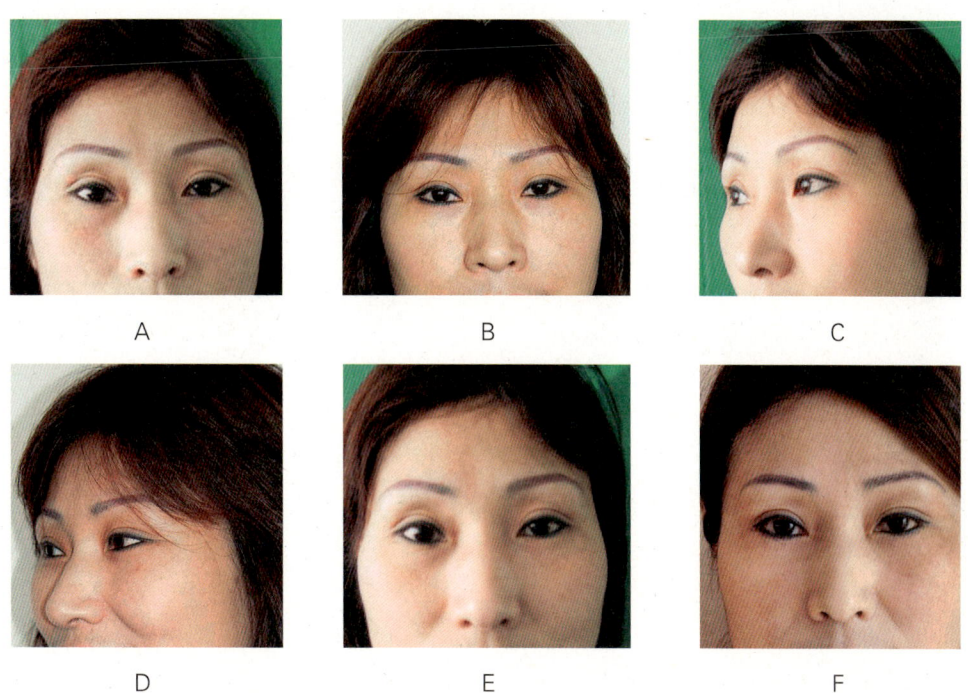

图 69-78　王炜术式睑袋整形术术前和术后 3 个月、3 年又 6 个月随访，未做眶隔脂肪移位术和外眦成形术
A. 术前正位　B. 术后 3 个月正位　C. 术前侧位　D. 术后 3 个月侧位　E. 术前正位　F. 术后 3 年又 6 个月正位

经验推介：眶周年轻化的最终效果可以用三个距离和一个角度来衡量，分别是瞳孔至下睑缘距离、瞳孔至眶颧沟距离、眶颧沟宽度，以及内外眦连线与水平线夹角。理想的效果是距离均有缩短，角度由负角度变为正角度（图 69-79）。

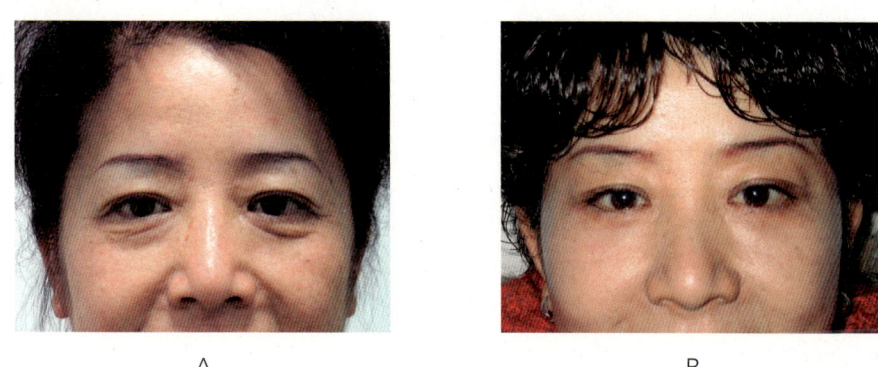

图 69-79　眶周年轻化术前与术后

［王炜　王卫峻　Sam T. Hamra（仇雅璟、林晓曦译）　石冰整理］

第五节　SMAS双向提紧、颞眶颧骨膜下除皱和现代面部除皱术

当今神经动力医疗和软组织充填剂在面部年轻化治疗中迅速发展，手术治疗占据比例明显降低，但面部年轻化手术治疗效果不能被内科治疗代替。

面部年轻化手术历史久远，第一例面部除皱术是何时做的已无从考证。20世纪初，外科医师开始面部年轻化的手术，包括面部松弛皮肤的小面积切除等，手术效果有限，采用的是不连续的切口，而且没有潜行分离皮肤。1920年，Bettman介绍了连续的颞部-耳旁切口除皱设计，成为当时术式的典范，也使得以后的手术更加广泛和有效。1927年，Bames认识到潜行分离皮肤，能对手术效果有影响。这些改进形成了经典面部提紧术的基础，在此后的四十多年里没有进一步的大发展。

瑞典外科医师Torg Skoog于1974年介绍了对面部和颈部浅筋膜下方进行分离的术式后，现代面部提紧术的时代开始了。该层次被此后的Mitz和Peyronie命名为表浅肌肉腱膜系统（SMAS）。通过分离无弹性的SMAS层，可以使面部下垂的深层组织复位到一个更年轻的位置，同时张力也远离皮肤层，分解了皮肤提紧的张力，使提紧的面部组织形态更加自然，减少了皮肤张力，同时使手术效果更加持久。

Marten曾经概括：许多方法对Skoog的技术进行了改进，但是SMAS的处理方式都是这些方法的核心技术。SMAS是最容易发生老化下垂改变的层次，应采用最合理的符合解剖复位年轻化的方法来纠正，这就成为现代面部提紧手术的基础。

到了20世纪80年代，出现了骨膜下除皱术，20世纪90年代内镜除皱技术问世，后有了SMAS下扩大分离除皱技术。2000年，Little J. W.报告三维面部年轻化除皱，又将其年轻化手术命名为"ogeeplasty"。几乎是每十年一个台阶，在面部年轻化结构美学重建中，用较小切口、较少创伤把松弛的皮肤、韧带、肌肉、筋膜脂肪间隔、腱膜等的张力进行重置，从而达到持久有效的目的。

王炜的临床经验纪要如下：

随着多种面部年轻化治疗方法迅速创新发展，全面部除皱手术的比例在下降。

除皱手术治疗是面部年轻化治疗中不可缺失的，是其他如注射、激光、射频等手段无法替代的。

SMAS双向提升除皱术+颞深部眶颧骨膜下除皱术，是一有效的全面部年轻化手术，是内镜面部年轻化手术难以完成的治疗手段。

面部年轻化手术设计因人而异。应对每一个求美者设计针对性手术方案。

由于皮肤、皮下脂肪、筋膜脂肪间隔、腱膜、肌肉、骨膜等众多结构出现不同程度松弛、变形、移位，失去张力和弹性，从而使面部轮廓老化和松垂。外科医师重建其年轻状态的过程，是对老化的结构不断认识而进行有效改造的过程。

SMAS以及颈阔肌的提紧，能有效使面中、下部和颈部皮肤、肌肉的张力转移，使老化结构重置，达到年轻化张力和轮廓重建的目的。

采取SMAS提紧可以防止仅做皮肤提紧术形成的张力提升不匀、轮廓不佳。因为SMAS系统为低弹性筋膜和腱膜层次，可以提供有效而持久的提紧支持。

仅认为颊部是面部唯一下垂的部位，没有兼顾整个面部轮廓老化改变的治疗，可导致术后求美者和医师的失望。

在临床上，只表现为面中部明显老化而颊部与颌部无明显组织下垂的患者很少。因此面中部提紧需和其他面部提紧同时进行。

Marten T. J.提出，传统的在颧弓下方掀起颊部下部SMAS的方法具有明显的缺点，对于面中部，口周以及眶下部的组织松弛没有提升作用。沿着颧弓上边缘设计一个更高的SMAS瓣可以克服上述缺陷，以达到较好的外形。

高位SMAS手术可与面中部脂肪注射一起进行，是一种面部年轻化容积重建的手段，如同Little J. W.命名的"三维面部年轻化"和"ogeeplasty"。

将皮肤与SMAS分层分离提升，使皮肤和SMAS可以按不同的方向进行不同程度的推移。采取向后、向上双向提升，有助于每一层按照各自的条件进行处理，从而产生更自然的年轻化状态。

颞深部额眶颧骨膜下除皱，是使面上中部，特别是额眶颧区、颧颊区的松垂组织得到张力性重置，创伤小，保护面神经不受侵犯，效果良好且持久。

SMAS双向提升及颞深部眶颧骨膜下除皱，是向上、向后双方向提升，更能达到组织结构年轻化张力重置的目的。

颞深部额眶颧骨膜下除皱，对于颧骨肥大、颧弓高耸的求美者应慎重选择，有时效果欠佳。如兼做颧弓缩小手术，效果会较为显著。

一 术前准备

（一）受术者准备

（1）精神健康，能理解和合作完成手术的求美者。
（2）身体健康，无心血管、肝肾等严重疾病。
（3）无出血性疾病。
（4）停用抗凝剂7天以上。
（5）非瘢痕体质，无感染性皮肤疾病。
（6）吸烟嗜好者停烟2周。
（7）避免为2周内接受过肉毒毒素或软组织充填注射者手术，再次受术者应注明。
（8）术前对面颈部老化状况给予准确静态和动态评估，完善常规心、肺、肝、肾体格检查，做血尿常规、血生化、出凝血试验、血肝肾功能检查。留存文字、图像记录。

（二）麻醉

气管插管全身麻醉。为了减少手术出血，将含1：200000肾上腺素的0.25%～0.5%利多卡因局部皮下浸润注射。

二 皮肤切口设计和SMAS、骨膜下分离技术

手术技术包含切开、分离、缝合、张力重建，以及用组织或其代用品充填轮廓塑形等。

（一）切口设计

皮肤切口要求微创、隐蔽，少留瘢痕，少损伤毛发毛囊。

1. 传统的手术切口　一般是指在环形切口面部除皱术（round-facelift）中采取头皮半环形冠状切口和面部环耳皮肤切口。耳后延伸至耳郭上，再转向耳后枕部发际（图69-80）。

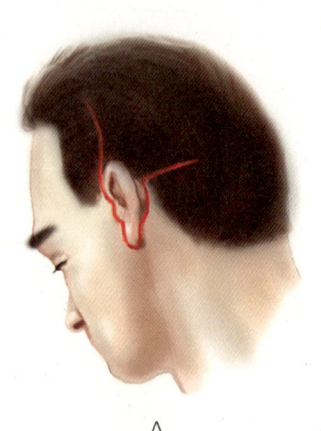 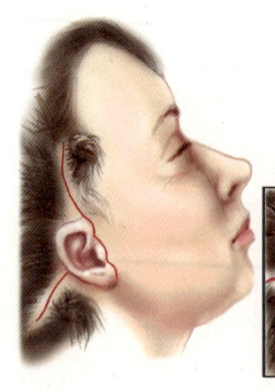 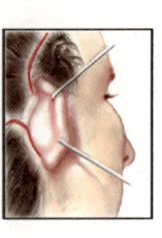 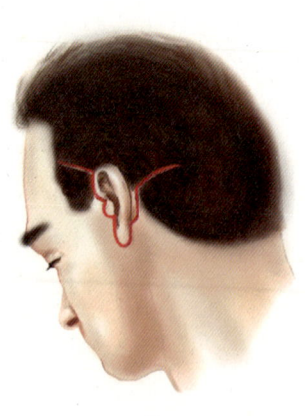

A　　　　　　　　　　　　　B　　　　　　　　　　　　　C

图 69-80　环形切口面部除皱切口设计

A. 冠状切口和环耳切口　B. 环耳切口，耳前和耳后　C. 增加耳郭上三角形皮肤切口，三角尖端向前，是 Pitanguy 的改进技术

2. 定位除皱切口设计　王炜一般用定位冠状切口加低环耳皮肤切口（图69-81）。可选择：①头顶中央设计一定位三角形切口，尖端指向枕部。优点：防止提紧缝合皮肤和帽状腱膜时发生左右偏移。②双耳上方1cm处，各设计一尺寸相同的三角形切口，尖端指向枕部。优点：改善SMAS向上、向后的提紧效果，并有利于双侧SMAS双向提紧固定的位置两侧对称。③环耳切口在耳后中部转向发际，不用耳后高位切口。优点：耳后皮肤分离范围减小，术后局部瘢痕隐蔽。

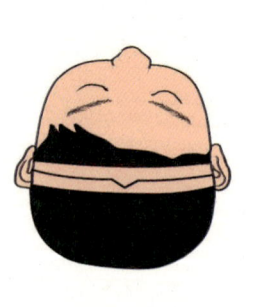　　　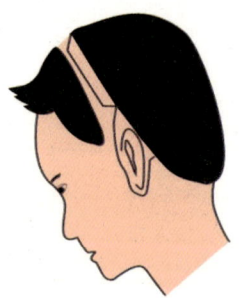

A　　　　　　　　　　B

图 69-81　王炜定位冠状切口加低环耳皮肤切口设计

A. 头部冠状切口，在头顶中央设计一三角形切口，尖端向枕部
B. 双耳上方 1cm 处，设计一尺寸相同的三角形切口，尖端向枕部；环耳后低位切口，在耳郭中部转向发际

（二）分离和提紧除皱技术

根据不同的治疗目的，采取皮下分离、SMAS下分离、扩大SMAS下分离和骨膜下分离等。皮下分离范围从颧弓上缘至下颌缘及颈阔肌表面（图69-82）。SMAS分离或扩大SMAS下分离是术中常选步骤。

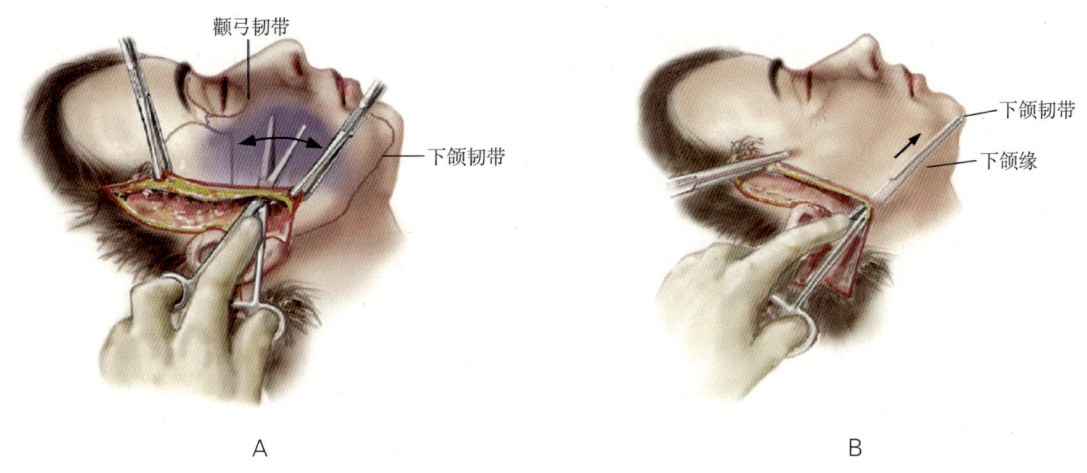

图 69-82　面部皮下分离示意图
A. 皮下分离颧弓韧带　B. 分离下颌韧带

面颈部皮下分离和SMAS下分离，应注意保护面神经分支。

1. 皮下分离　头顶在头皮帽状腱膜下分离，耳前在腮腺前和颈阔肌前分离，在耳下后深筋膜表面进行皮下分离。

关于"无人区"：Pitanguy提出面部除皱的"无人区"概念。该区结构变化大，容易损伤面神经（图69-83）。如果在"无人区"内颞浅筋膜和眼轮匝肌上的皮下分离是安全的，就应该可进行眼轮匝肌折叠提升，在该区做骨膜下分离提紧也就是安全的，不会损伤面神经颧支、额支等分支。

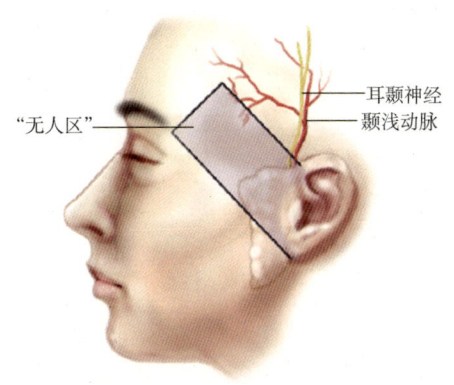

图 69-83　面部皮下分离 Pitanguy "无人区"

2. 头部和面上部骨膜下分离除皱技术　颞深部、额、眶、颧颊部骨膜下除皱术的适应证是年龄大于40岁，眶颧部组织松弛明显，迫切要求面部年轻化。

关于骨膜下除皱，还有以下观点：

Tessier（1980）、Psillakis（1988）提出的骨膜下除皱概念，对东方人是否适用？

一种观点认为东方人皮肤、筋膜、肌肉较高加索人紧，骨膜下除皱技术对东方人没有适用性。另有较多外科医师担心骨膜下分离手术似乎有些大动干戈……

Marten T. J.在赞同骨膜下除皱的同时还提出："骨膜下分离，从直觉及概念上看，对于全面部年轻化是一种不合理的方法。因为骨膜紧密地附着在颅面骨之上，随着年龄的增长不会发生明显的退化。而且骨膜与面部那些发生明显老化改变的中层结构关系不密切。"

王炜则认为正是由于骨膜下分离，在眶腔部骨膜下分离深入眶腔内0.8cm，可以轻易地将各层松弛的组织，从"根部"全层提紧，进行年轻化张力重置，这是一项安全的操作提升方法。只要有颅面外科手术经验，能深刻认识面神经分布，在规范的手术入路范围内，额眶部骨膜下除皱手术不是创伤大，而是创伤小，不是出血多，而是出血少，是能有效控制危险并发症的入路。

颞深部、额、眶、颧骨膜下除皱，在去除额部、眉间皱纹，眉弓上提，眼角上扬，上下眼睑提紧，颧颊部皮肤、筋膜脂肪间隔、颧颊部肌肉整体匀称提紧，以及减轻鼻唇沟皱襞等方面，是其他方法难以达到的。

对于颧弓高耸的东方人方形面孔的求美者，采取骨膜下除皱提升软组织效果不很明显，但若同时做颧弓缩小手术，则可取得良好效果。

骨膜下分离除皱步骤如下：

（1）帽状腱膜层下分离：经头皮冠状皮肤切口，在头顶帽状腱膜层下分离至眉弓嵴。将帽状腱膜瓣掀起、翻转，用低功率电刀在额肌中央切除一条横行 1.0cm×5.0cm×(0.1～0.2)cm 的额肌瓣，眉间纹明显者在眉中部切除约 1.0cm×1.0cm×(0.1～0.2)cm 的皱眉肌与降眉肌瓣。注意保护肌下软组织。

（2）前额和眶上骨膜下分离：经头皮冠状切口，用组织钳将头皮掀起、翻转。帽状腱膜下分离至眉弓嵴韧带，在此区进入骨膜下，将颅骨膜切开。用 6mm 的骨膜分离子在骨膜下分离至眶上缘。如果眶上神经血管束阻碍眶内骨膜分离，换用 4mm 的骨凿轻轻地凿断眶上孔下缘的骨桥。再用 4mm 的骨膜分离子分离血管、神经束。眶上血管神经束松动游离后，向眶内的上壁、外侧壁和下外侧眶缘的眶腔骨膜分离深入 0.5～0.8cm。此类深入眶腔的骨膜下分离，适用于眶周老态明显并有较高要求的求美者。

（3）颞深部及颧、眶周骨膜下分离：切开颞浅筋膜，入颞深筋膜，以颞深筋膜的深、浅两层之间为入路，分离颅骨骨膜。从眶前外侧壁入路容易，然后深入外眦韧带下区，颞窝内颧弓后方的眶外侧壁骨膜下，分离颧弓的上、下缘及前、内侧面，以及上颌骨的眶下区外侧壁骨膜。此类分离术和国外同类手术骨膜下分离范围相比，笔者骨膜分离范围比国外同行分离范围略小。

具体途径：经冠状切口侧方掀起颞浅筋膜，在颞浅筋膜下方的疏松结缔组织内分离。此结缔组织的深层为颞深筋膜。颞深筋膜与颞肌腱膜同时向颧弓移行，并逐步分为颞深筋膜浅、深两层，两层之间有脂肪、血管。近颧弓的颞深筋膜与颞肌腱膜之间有脂肪组织，先在颞、颧骨交界处的颞肌前缘分离骨膜。将颞深筋膜浅层附着点切开，分离颧弓前骨膜。再在颞深筋膜深层分离颧弓后骨膜。沿颞肌前骨膜附着区进入颧弓后方的眶外侧壁骨膜下、颧弓下和上颌骨前外侧壁骨膜下，注意切勿损伤眶下神经。分离中若骨营养血管断裂出血，可以用骨蜡或羟基磷灰石树脂填塞止血。

经上述骨膜分离后，面上、中部肌肉附着的骨膜均被分离，形成了一个眶颧部和颧颊部的肌肉腱膜瓣（图69-84～图69-87）。

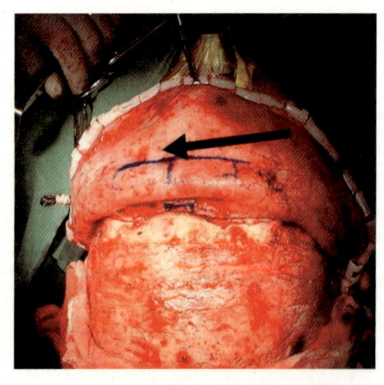 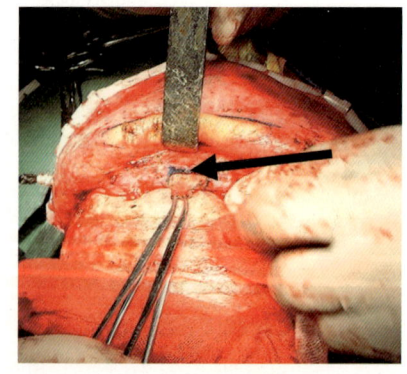

A　　　　　　　　　　　　　　　　B

图69-84　面部除皱，冠状切口在帽状腱膜下掀起头皮所见

A. 在帽状腱膜翻转后，切除一条额肌瓣，为 1.0cm×5.0cm×(0.1～0.2)cm（箭头所指）
B. 在帽状腱膜下两侧眉间切除皱眉肌、降眉肌（箭头所指）

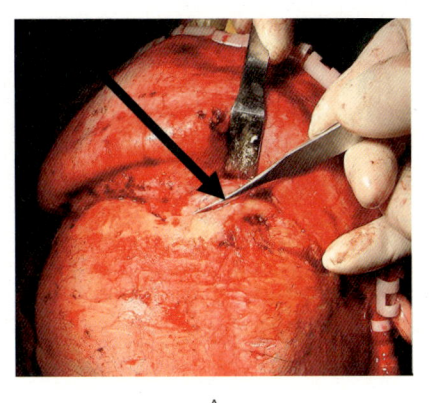
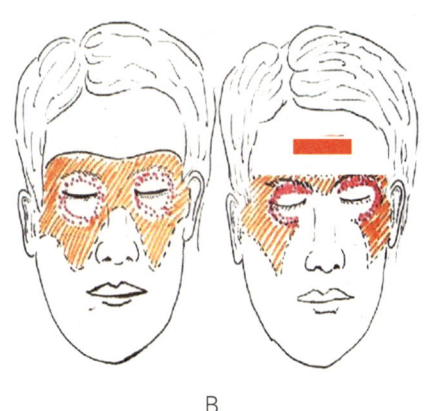

图 69-85 面部除皱，冠状切口在帽状腱膜下掀起头皮皮瓣，做骨膜下分离
A. 进行眶腔内骨膜下分离，凿断眶上孔下缘骨桥，箭头所指和 4mm 骨膜下分离子深入眶腔内骨膜下分离 B. 显示国内外骨膜下分离范围的区别，左为国外报告的骨膜下分离范围，右为王炜骨膜下分离范围，前额红框表示切除一条额肌瓣，眶腔红色标识眶腔骨膜下分离

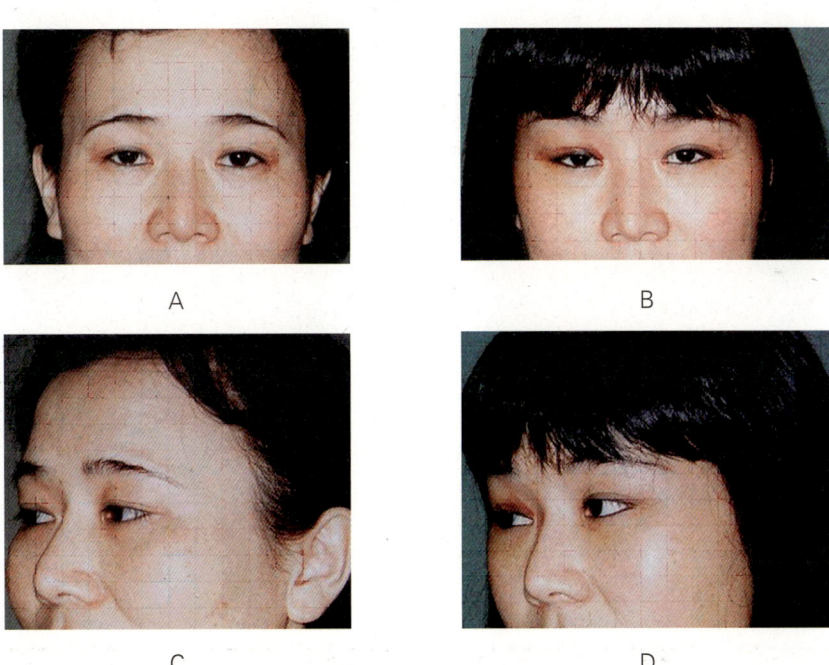

图 69-86 颧弓缩小，面部骨膜下提升，仅仅面上部年轻化手术，手术后医师和求美者都较满意。因效果显著，旁观者感觉手术前后几乎相差 20 岁，因外眦韧带和眶腔外下壁部分骨膜下分离，术后双眼裂及双下眼睑均被提紧，加之眼外角略有上扬，增加了术后的美感
A、C. 手术前 B、D. 手术后

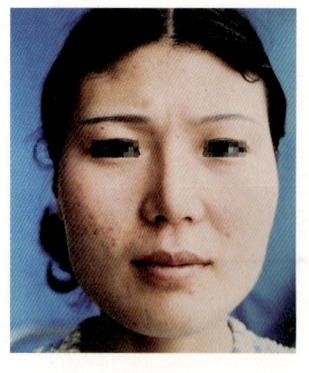 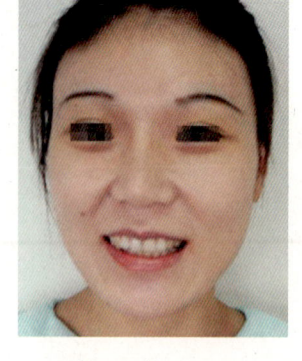

图 69-87　颧弓缩小，面部骨膜下提升，面部年轻化效果显著
A. 手术前　B. 手术后 6 年随访

（4）小切口骨膜下分离技术和除皱：颞部和顶部三角形小切口骨膜下分离的除皱效果较好，避免了横过头顶的冠状切口。经过两颞部和头顶的三角形切口入路至顶额部骨膜下分离，三角形切口边长为 1.5～2.0cm（图 69-88）。用 6mm 或 10～12mm 的骨膜分离子在额骨表面分离至眉弓下。充分分离后，缝合提紧额颞部头皮。术后额部、颞部和眶部的年轻化效果显著。如果辅助使用内镜，手术难度和缺陷明显降低。但是这项技术也存在缺点，如进入深层次结构的路径受限，不能切除部分额肌和多余的皮肤。随时间推移，手术效果没有直视下全分离提紧好。但是，在适应证范围内的案例，手术效果令手术者和求美者均满意（图 69-89）。

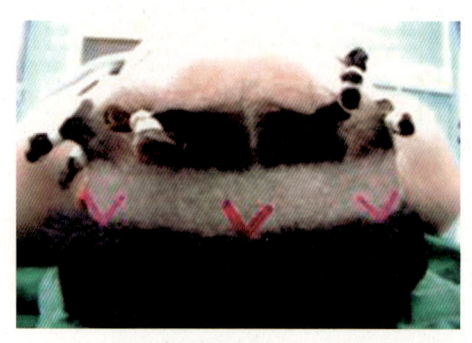 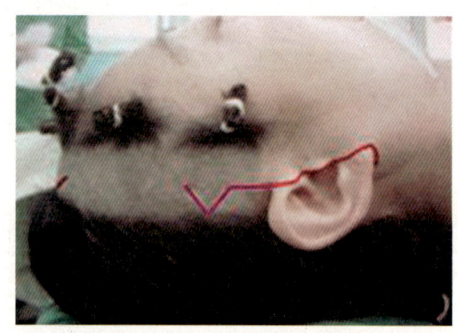

图 69-88　头顶部及颞部小切口，做骨膜下除皱或帽状腱膜下除皱
A. 头顶部中央三角形切口　B. 颞部三角形切口，连接耳前半环耳面部除皱切口，做面颈部除皱，或单纯做三个三角形切口，做面中上部除皱，或内镜下做面中上部除皱

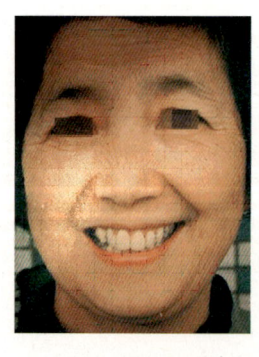 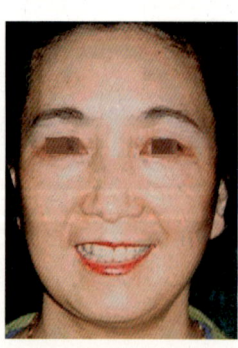 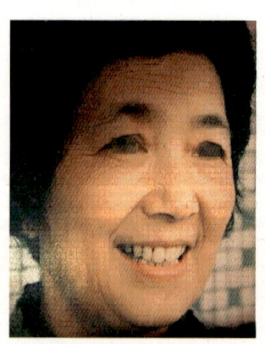 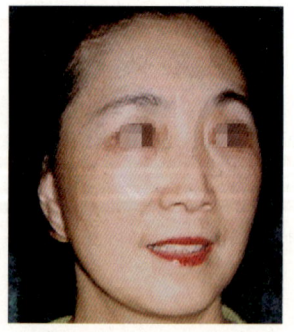

图 69-89　女性，60 岁，经头顶部及颞部三角形小切口骨膜下分离除皱技术，加面部环耳皮肤切口，皮肤和 SMAS 提紧面部年轻化，手术前后 2 年对比
A. 手术前正位　B. 手术后 2 年正位　C. 手术前侧位面部　D. 手术后 2 年侧位面部

3. 面中下部的皮下分离　首先，用含1:200000肾上腺素的0.25%的利多卡因皮下局部浸润注射，以减少出血。经环耳皮肤切口，用22cm细长剪刀或16cm整形剪刀在面部皮下边剪边分离。在腮腺外SMAS表面分离至腮腺前缘1~2cm，该区是面神经分布处，预防神经分支损伤。皮下分离上至颧弓上缘，下至下颌缘下，充分暴露颈阔肌。

4. 面中下部的SMAS分离和提紧　面部SMAS分离及双向提紧技术如下：

（1）SMAS分离注意事项：①精确解剖分离SMAS；②颧弓和颧弓下耳前精确、微创分离SMAS，避免面神经损伤；③借助手术放大镜分离颧弓下SMAS，预防神经损伤；④腮腺前分离SMAS时，预留1/3的附着区；⑤颧弓下SMAS分离时，前方预留一定的附着区。在提升悬吊颧颊组织时，避免将其撕裂。

（2）预防面神经损伤：SMAS分离时有几处容易损伤面神经分支，宜直视下仔细操作。①颧弓下1cm与鬓角垂线相交前1cm范围内面神经颧支穿过，此处使用放大镜更为安全。②耳前切开SMAS时，在腮腺筋膜表面潜行分离。腮腺前缘致密的结缔组织内有上、下颊支或上、中、下颊支经过。③颈阔肌下分离至下颌缘时，面动脉搏动处前、后1cm处有下颌缘支经过。④腮腺前缘有面神经分支入肌，需细致操作。

（3）SMAS双向提紧的设计：中年以上面部除皱者，常规使用SMAS双向提升设计。

具体操作如下（图69-90）：①SMAS切开分离。S形实线，为SMAS的分离范围；S形虚线，表示扩大的SMAS下分离范围。SMAS表面做一倒L形的切口，上限位于颧弓上，垂线位于耳前腮腺前。在SMAS深面向前分离。②SMAS的分离范围（灰色区域）。即颧弓下、腮腺前和下颌缘下的颈阔肌下，注意SMAS前缘附着区应保留一定范围。③SMAS瓣双向提紧的切口设计。在分离的SMAS瓣设计耳垂前斜向下颌切迹的斜行切口，使SMAS分为上、下两瓣。④将SMAS上瓣向后上提升固定至颞浅筋膜或颞深筋膜浅层。⑤将含有颈阔肌的SMAS下瓣向后上提升固定于耳后筋膜和枕部帽状腱膜。将SMAS两瓣向后上提紧后形似张开的剪刀，又称为"SMAS剪刀提紧术"。

双向提升SMAS瓣，能有效地提紧面中下部和颈部的软组织，呈现面中下部年轻化轮廓。

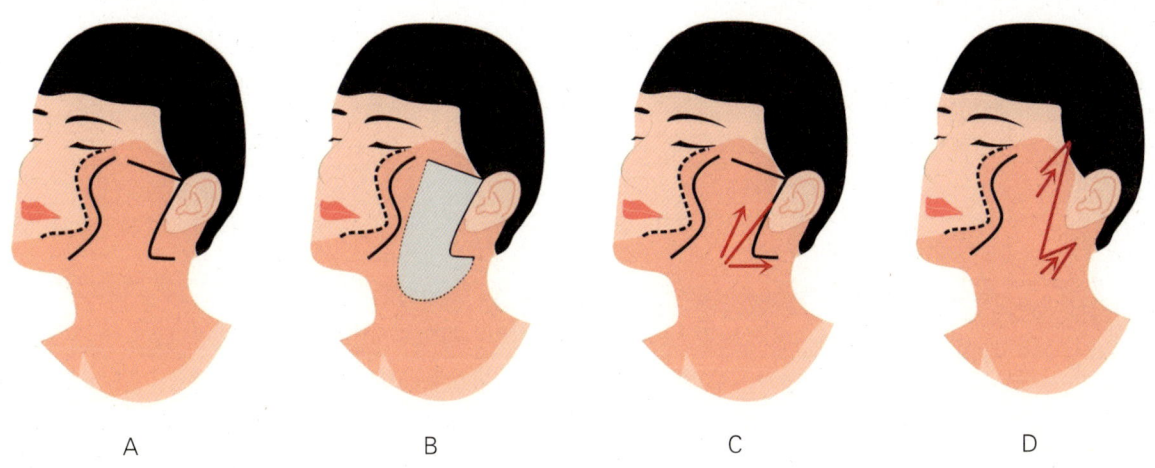

图69-90　SMAS的切开、分离、双向提紧

A. S形实线为SMAS的分离范围，S形虚线表示扩大的SMAS下分离范围，SMAS表面做一倒L形的切口，上限位于颧弓上，垂线位于耳前腮腺前　B. SMAS的分离范围（灰色区域）　C. SMAS瓣双向提紧的切口设计（红色线和箭头）　D. 将SMAS两瓣分别向后、上提紧，形似张开的剪刀形态

三　分区、分层的面部年轻化技术

面部不同部位提升有不同年轻化效果，王炜将头面部分为六区（图69-91），根据不同衰老状况、不同求美者要求，采取不同范围的年轻化手术（图69-92），各个区域手术内容见表69-8。

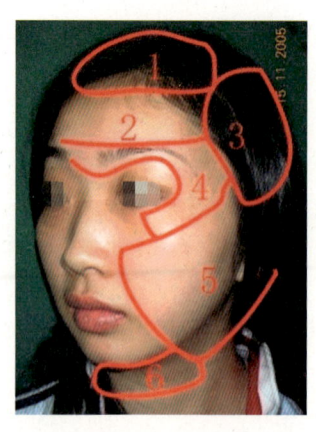

图 69-91　王炜面部年轻化手术分区

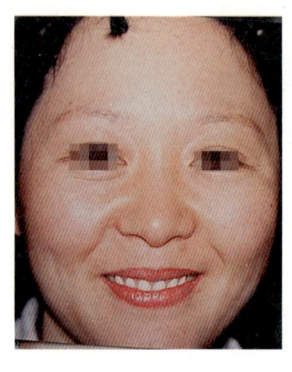 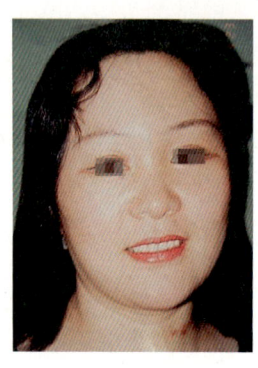 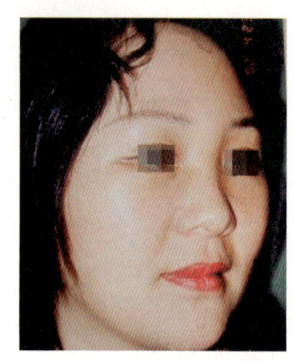 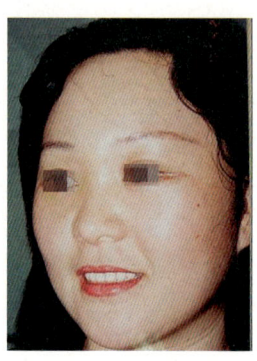

|A|B|C|D|

图 69-92　女性，54 岁，在 1、2 区进行帽状腱膜下除皱，切除一条额肌、一块皱眉肌和降眉肌，3 区颞浅筋膜上分离提紧，5 区做 SMAS 双向提升

A. 术前正位　B～D. 术后半年正侧位，面颊部鼻唇沟明显年轻化。患者感觉手术后年轻了 10～20 岁

表 69-8　头面部年轻化治疗分区及手术内容

分区	解剖部位	手术治疗内容以及分离层次
1 区	额部发际内	帽状腱膜下或骨膜下除皱
2 区	额部	帽状腱膜下或骨膜下除皱
3 区	颞部	颞浅筋膜上提升，颞浅筋膜下颞浅筋膜提升，或颞深筋膜浅层入骨膜下除皱；颞部充填
4 区	眶部	骨膜下除皱，眉、眼睑年轻化治疗，也可仅做眼轮匝肌折叠、提紧、提眉、提上睑、上睑松弛矫正、下睑松弛疝出矫正、眶隔疝出脂肪转移、眶外侧凹陷充填
5 区	颧颊颈部	SMAS 双向提紧，SMAS 下扩大分离除皱，颊部充填，颈阔肌提紧
6 区	颏颈部	SMAS 颈阔肌提紧，颈阔肌中央缝合，颏下脂肪抽吸

四　SMAS 切除缝合术

SMAS 切除术是由 Daniel Baker 提出并推广的。该项技术的要点包括了扩大的皮下潜行分离，SMAS 没有被掀起，腮腺前方的一条 SMAS 被斜行去除，去除范围从侧颈上部到同侧的颧部侧方。剩余的 SMAS 边缘重新进行对位缝合以支持下颌与口周组织。SMAS 切除术的优点是不需要进行 SMAS 层次分离，皮肤和 SMAS 层可以按照不同的方向进行移动，皮肤提紧的张力可以变得很小，可以避免鬓角错位或颈部皱纹移位到面部。

另有观点认为 SMAS 切除术只能单方向提紧，操作费时，且有可能损伤面神经。Marten T. J.

也认为该技术需要进行广泛的皮下分离,对求美者的皮肤血运产生危害,在SMAS切除和缝合过程中,可能损伤面神经分支,如果切除SMAS条带后,其边缘不做仔细的对位缝合,就会导致不规则的外形,面中部的改善也会不明显。

但是Rohrich认为在临床实践中,可以根据局部衰老以及组织萎缩的情况适当考虑切除部分SMAS。如在颊脂肪垫处理过程中,一方面可在相应脂肪间隔内行游离脂肪移植,以改善容量,另一方面则根据面型、颧部外展情况分别采用SMAS折叠以及部分切除缝合,以进一步改善外形。因此,结论上还是应该具体问题具体分析。

五、SMAS深层分离和SMAS扩大分离除皱术

SMAS深层分离和SMAS扩大分离的除皱术,是近年来国外同行推崇的一种新手术方法。扩大分离的SMAS系统这一概念是由Stuzin等人提出,Baker、Gordon等进行了推广和不同的诠释。这一术式将皮肤和SMAS分别分离,再在上颊部和面中部进行SMAS层下的潜行分离,以松解眼轮匝肌支持韧带。同时,从提上唇肌上缘将颊脂肪垫分离。优点:SMAS层更广泛的分离,使面中部以及眶下区获得较好的年轻化效果,还改善了对下睑的支撑作用。缺点:技术要求更高,时间花费更多,组织瓣更加薄弱,面神经损伤的可能性更大。笔者对于面神经瘫痪的治疗中,除了进行肌肉的动力再造外,患侧采取SMAS深层分离和扩大SMAS分离的提紧,效果良好(图69-93)。

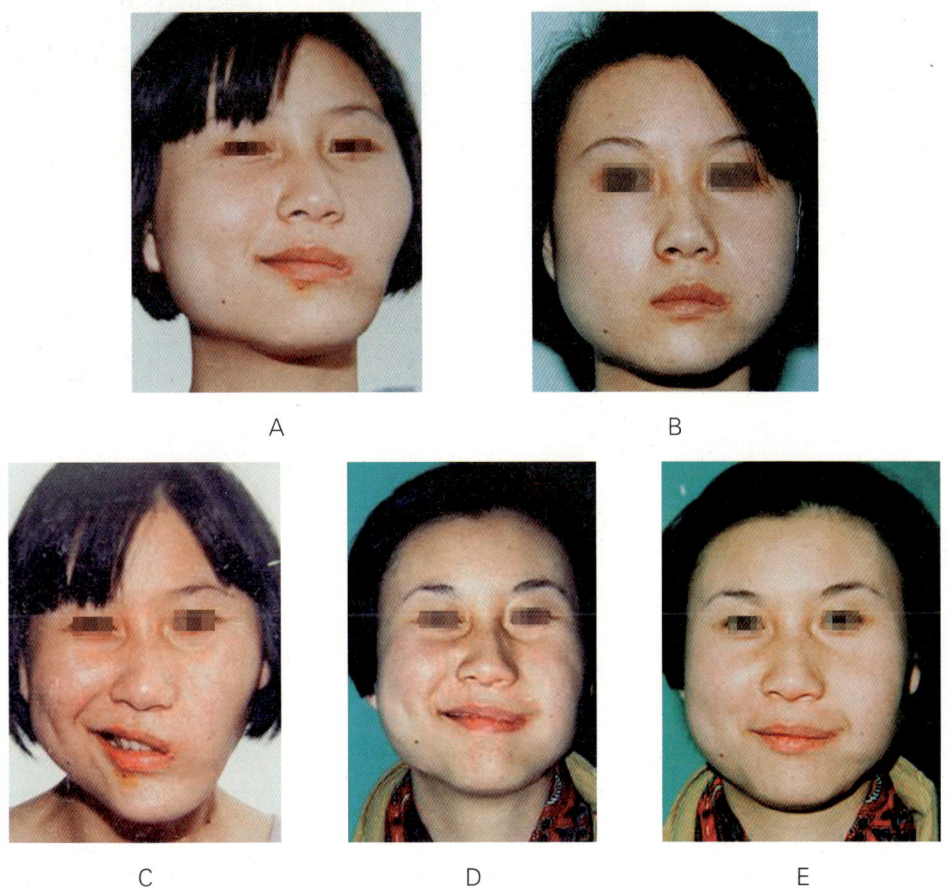

图69-93 左侧面神经瘫痪13年患者,做左侧面部肌肉动力再造,同时进行SMAS深层分离和SMAS扩大分离除皱术,颧弓下SMAS折叠提紧,上唇肌群和口角肌肉提紧,面部松弛提紧

王炜认为SMAS深层分离和SMAS扩大分离除皱术对大多数东方人来说没有必要，远离面神经是面部年轻化的重要原则。该术式创伤偏大，费时较多，风险增加，而且手术效果并不是不可替代。对于多数医师应首选简单手术加美容内科注射手段而达到年轻化目的。面部4区骨膜下除皱可将整块面中部肌群、颧颊脂肪筋膜间隔及相关脂肪垫匀称、整体提升拉紧，容易操作且更安全。

Marten T. J.概括了深层面部提紧术的优点：与多层次分离相比，单一的层次使得组织更厚，血供更好，对抽烟以及微循环不良的患者更安全。缺点则包括：皮肤和SMAS层只能沿同一个方向进行相同程度的移动，这将导致过度的组织移位，将颈部的细纹移到面部，组织瓣过度的张力会导致组织的变形和外表的不自然，面神经和其他解剖结构有受损的可能。

Hamra已经放弃了这种深层面部提紧术，转而进行基于眶周年轻化的复合除皱技术。事实上同时行下眶周年轻化手术和面中部提升，面部总体年轻化效果会更好。

六 面部除皱复合手术

面部除皱复合手术包括组织提紧、折叠、移位，以及下垂部位的吸脂、凹陷处脂肪移植或代用品植入等方法（图69-94）。

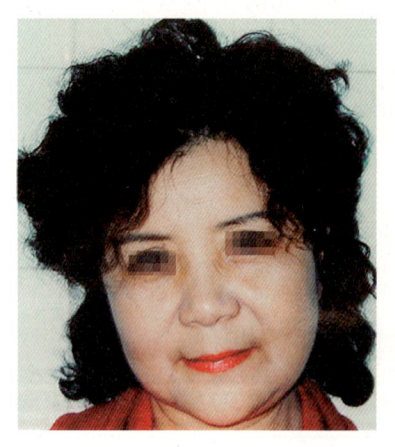
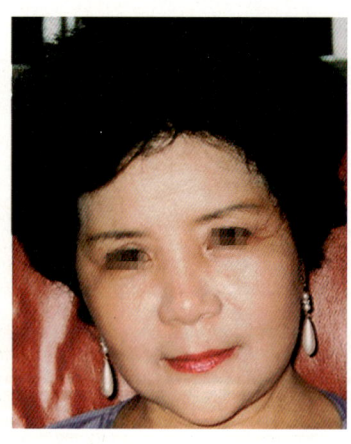
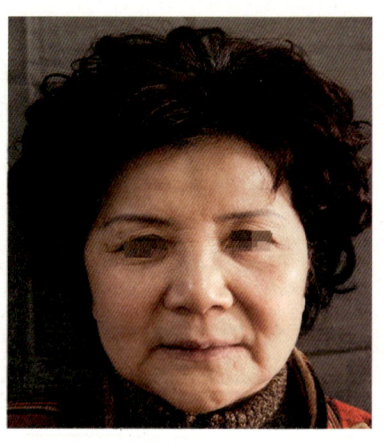

A　　　　　　　　　B　　　　　　　　　C

图69-94　女性，60岁，全面部老化，颌下区"双下巴"，显得老态，进行了额颞部帽状腱膜下提紧、环耳切口面部除皱、SMAS中部切开、向上后双向提紧、颌下脂肪抽吸的复合手术
A. 手术前　B. 手术后　C. 手术后10年

七 准确切除松垂皮肤及微张力对合技巧

笔者松弛皮肤切除的测量方法源自1981年美国Spira M.及Cronin T. D.等的面部除皱手术（图69-95）：用一把Allys钳（A钳）轻张力夹持、提紧松弛皮肤。再加用另一把类似Allys钳样的定位标志钳（B钳），将定位针刺入面部缝合皮缘。定位标志钳上瓣蘸有亚甲蓝，下瓣有锐利的定位针。A钳提紧皮肤后，轻轻闭合B钳，将皮肤上亚甲蓝色印标志作为皮肤切除的宽度记号。耳后松弛皮肤也需准确定位、低张力切除。

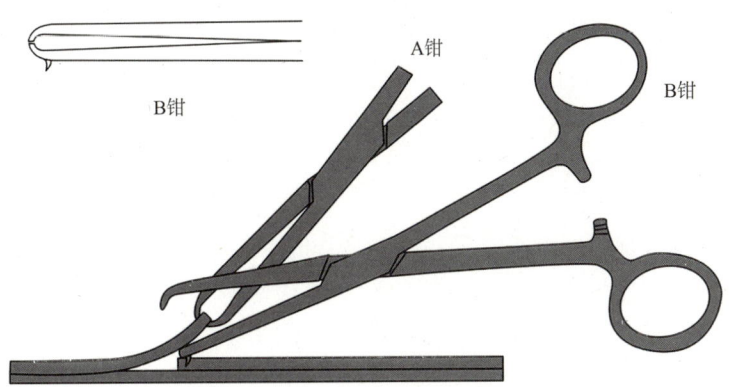

图 69-95　王炜松弛皮肤切除测量方法示意图

值得注意的是，注重细微是面部年轻化所必需的。

面部除皱缝合技术中要求少张力、微创伤、无出血、良引流、准对合，两侧对称，针距、边距精确到不相差0.1mm的准确对合缝合，缝合是手术的重要步骤。因此，要求缝合面部皮肤的助手由有缝合1mm以下微血管经验的医师担任。缝线采用5-0 Prolene可吸收缝线缝合皮下组织，6-0单丝尼龙线或聚丙烯缝线缝合皮肤。缝合时先缝皮内，再缝皮肤。缝合皮肤的针距与边距要做到一致，低张力打结。

皮肤缝合前需准确检查：①SMAS缝合是否到位、准确、牢固；②皮肤组织瓣血供是否良好；③是否有效制止皮下出血；④面神经是否完整而未损伤；⑤创口内无异物。

生理盐水冲洗创口，准备皮肤缝合。

八　准确定位三关键点缝合术

为使面部皮肤平整对合、耳郭不变形且两侧对称，除头顶三角形切口的定点缝合，面部和颞部皮肤缝合还有三个关键点（图69-96）：①关键点1是耳上三角瓣定点定位缝合；②关键点2是耳屏中点缝合，耳郭、鬓角的位置和形态要准确安置；③关键点3是耳垂下定点微张力缝合。

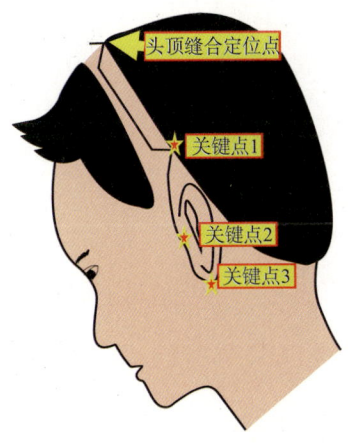

图 69-96　皮肤缝合对合三个关键点

（1）关键点1缝合为基础，使松弛的面上部皮肤，向上、后两方向提紧。在耳上1.5～2.0cm的三角形切口处定点缝合，一般而言，可以使皮肤上提2.5～4.0cm，向后提紧2～4cm。

（2）关键点2是使耳郭保持正常形态，两侧对称。

（3）关键点3是将面下部皮肤向上后提紧并保持耳垂形态良好，两侧对称。

（4）关键点缝合先皮内缝合，用5-0 Prolene可吸收缝线。皮内悬吊缝合，需要牢固有效，再缝合皮肤。

（5）皮肤缝合用5-0～6-0单丝尼龙线，间断缝合，或皮内连续缝合。在关键点1缝合皮肤可采用3-0单丝尼龙线。

（6）缝合完成前，安置皮下引流。

（7）皮瓣切口以及耳垂成形是重要的步骤，操作时一定要小心以避免产生张力不平衡移位和手术后瘢痕。

（8）枕部切口的修剪以及缝合应该在耳后切口修剪、缝合后进行。使用3-0～4-0尼龙线进行间断缝合，关闭切口。该区域缝合往往是最后缝合，不宜轻视，以防留有猫耳畸形。

典型案例见图69-97。

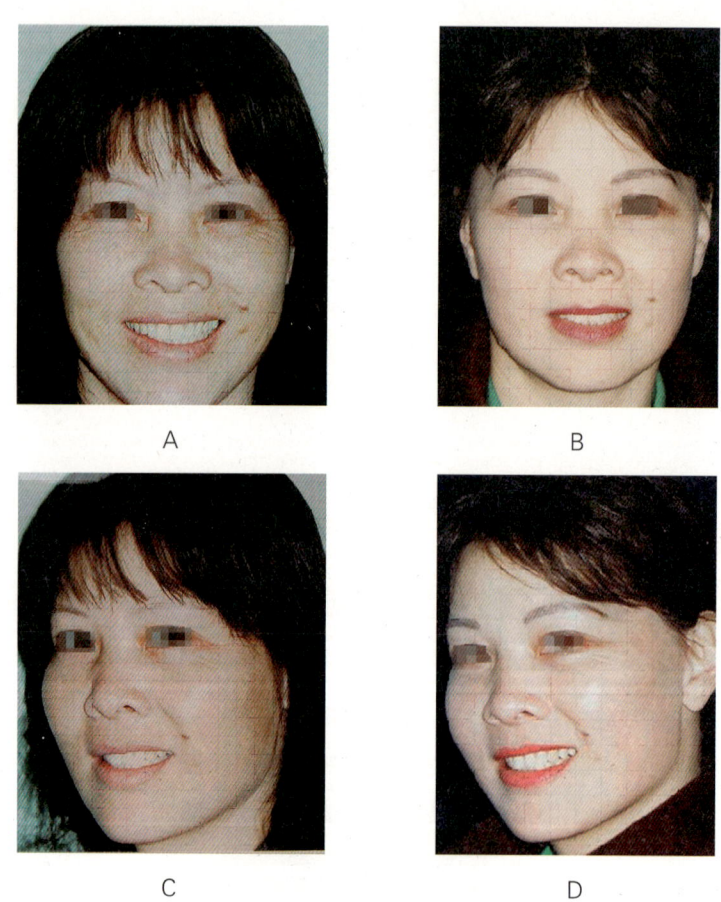

图69-97　女性46岁，行帽状腱膜下额眶部提紧，颧颊部SMAS双向提升，面上部和面下部皮肤提升

A、C. 术前　B、D. 术后半年

九　伤口包扎和术后处理

伤口包扎和术后处理措施主要有：①皮肤缝合后，在耳前和耳后皮缘处用消毒减张粘贴胶布包扎；②轻敷料包扎，引流区加层包扎；③切口关闭后，保护创口为患者清洗头发，这是术后务必要完成的护理步骤；④术后4～6个小时主刀医师或助手检查缝合创口，检查有无异常引流或血肿；⑤术后3天在护理人员指导和帮助下洗澡和洗头，有助于去除缝线上结痂；⑥术后3天去除面部和颈部的引流管；⑦术后7天将皮肤缝线分两次拆除，术后8～9天将头皮缝线拆除。

十　面部除皱常见并发症

面部除皱术后常见并发症：①组织提紧固定不良，手术效果不满意；②继发性畸形，颞部、鬓角、耳垂或枕部的发迹线移位；③脱发以及皮瓣坏死；④术后包扎太紧，压迫导致额颊下颌区皮肤损伤坏死，出现瘢痕；⑤血肿、感染；⑥面神经损伤等。

十一　不同面部年轻化提紧手术方法的优缺点评述

面部提紧年轻化手术技术多种多样，本章节将详细论述各种除皱技术的优缺点（表69-9）。

表69-9　不同面部提紧术的优点和缺点

面部提紧术名称	优点	缺点和并发症
皮肤提紧	理论和技术上比较简单	皮肤张力不适导致继发性畸形，皮肤提紧张力过大，可造成皮肤部分坏死
SMAS折叠术	SMAS下层不予分离，技术要求较低，手术时间相对更少	需要对皮肤进行广泛分离；缝线放置不当，可能导致外形不规则或上、下不对称；面神经分支和腮腺及其导管损伤；外形改善不明显
SMAS切除缝合术	不需要进行SMAS层次的分离；皮肤和SMAS层可以按照不同的方向进行移动，皮肤的张力可以变得很小，可以避免鬓角错位或颈部皱纹移位到面部	面神经分支和腮腺及其导管损伤；外形改善不明显
SMAS扩大除皱术	SMAS扩大分离，面神经入肌清晰可见，鼻唇沟的改善效果好	面神经分支和腮腺及其导管损伤的可能性增加
深层分离	与多层次分离相比，单层分离使得提升简单，花费的时间更少；单一层次使得组织更厚，血供更好	潜在的鬓角过度移位；颈部皱纹移位到面部；过大的张力导致不自然的面部外形；面中部的改善达不到预期的效果；面神经以及其他结构的损伤
复合组织技术	具有与深层分离相似的优点，此外还具有使眼轮匝肌复位及抬高睑颊沟的优点	具有与深层分离相似的缺点，眶周水肿持续时间延长，可能损伤眼轮匝肌的支配神经
板层状SMAS分离和双向牵拉	皮肤、SMAS可以在两个方向上牵拉和不同张力下悬吊；改善皮肤张力、发际线移位及难看皱纹移动等现象	技术要求更高；组织瓣脆弱；面神经较易损伤。王炜教授：近面神经区分离SMAS时在手术放大镜下操作，能有效预防面神经损伤
扩展的SMAS	面中部及眶下区效果改善；下睑支撑增强	技术要求更高，时间更长；组织瓣更加脆弱；容易损伤面神经
高位SMAS	恢复上颊部的年轻面容；眶下区更饱满；下睑支撑增强；鼻唇沟改善；能同时进行面中部脂肪充填	该技术的缺点与其他SMAS分离技术相同
骨膜下分离	骨膜下分离可以避免面神经损伤；避免单纯皮肤提紧的缺点。一些病例中，可以很好地改善眶下区及面中上部的形态	技术要求更高；术后恢复的时间更久；下颌缘矫正和改善较难
内镜技术	瘢痕小	下颊部及下颌区形态改善不明显，仍有皮肤切口
面中部提紧	改善面中部形态	陡峭的切口曲线并且可能并发各种并发症。特别是采用睑整形术切口时，可引起睑退缩、睑外翻、眦角移位以及干眼症等

续表

面部提紧术名称	优点	缺点和并发症
缝合悬吊	看起来很简单;容易推广;局麻下操作;未受过专业训练的年轻医师也可以操作,切口较小,血肿、伤口裂开及其他并发症较少	不能准确预测面部形态改善的效果;感染、挤压、牵拉出现凹陷;可见弓形畸形;神经损伤;面部运动失调;慢性疼痛综合征;面部运动时有异常表现;颈部使用缝合悬吊时,有可能出现过紧的不适感觉,继而导致说话或咀嚼困难;可触及的皮下缝线会引起表面皮肤受损
MACS提紧术(小切口入路颅部悬吊)	无正式的SMAS分离;局麻下操作;瘢痕小;手术时间短	技术要求高;形态可能会欠佳;出现坚固缝线缝合面部浅层组织的各种问题;损伤腮腺腺体、导管、面神经以及其他结构
骨膜下除皱	看起来复杂,实际简单;创伤小,出血少;眶区及面上中部提升改善效果显著	经验不足的外科医师不宜选择;颧弓及颧骨肥大者不宜选用;术后恢复时间稍长
分层分区年轻化手术	根据术前准确评价来选择	需准确选择手术方法,综合处理
SMAS皮肤双向提紧技术	改良的SMAS皮肤提紧技术;无SMAS广泛分离,创伤小;双向提升有利于颧颊、鼻唇沟、口角、颏、颈年轻态;效果好,手术费时少	需要熟悉SMAS解剖和精细熟练的手术技巧
小切口	吸引患者	深层次结构的路径受限;不能沿适当的方向去除多余的皮肤,因此形态不柔和
小范围提紧	吸引患者	改善效果不明显
倒齿(弹力)锯齿线皮下埋置	吸引患者,效果好,创伤小	异物埋于皮下,久之可能扪及皮下索条

十二 总结

在SMAS和皮肤提紧面部年轻化手术评价中,笔者认为Marten T. J.的下述叙述反映了现代面部除皱的经验。

在面部除皱中,皮肤拉紧在承受张力时会发生变形,因此皮肤对于支撑下垂的深层组织是有限的;皮肤过紧会损害皮肤的覆盖功能,导致不自然的外形,人越老,皮肤弹性越差,出现上述情况的可能越大,张力过大会造成拉紧皮肤局部坏死。皮肤不能为下垂的面部深层组织提供持久的支撑作用,尽管单纯皮肤切除术术后即刻的效果不错,但是时间稍长后由于其具有的弹性,皮肤会被牵拉,改善的形态也会丧失。

拉紧皮肤的张力会导致面部继发畸形。几乎所有的面部提升术的继发畸形,如瘢痕增生、发际移位、耳屏变形、耳垂错位,都可以追溯到皮肤张力重置不当。绝大多数面部老化表现是由皮肤深层组织下垂引起的,而不是皮肤引起的。SMAS是最容易发生老化下垂改变的层次,也是最应该进行纠正的层次。SMAS不像皮肤,它没有弹性可以提供较长久的支撑作用,它将张力从皮肤层次转移开去,因此避免了绝大多数的继发畸形。通过SMAS提紧术,面部年轻化提紧可以重复进行,而在皮肤上不会产生过多的张力。

[王炜　石冰　Chin-Ho Wong（吴溯帆、林晓曦译）]

第六节　埋线微创面颈部提升术

一　不可吸收锯齿线微创面颈部提升术

（一）锯齿线发展历史

锯齿线在俄罗斯称为Aptos线，它是"Anti"的"A"和"ptosis"的复合词，自1976年Mitz和Peyronie提出面部表浅肌肉腱膜系统（superficial musculo-aponeurotic system，SMAS）的概念后，面部年轻化手术得到了快速发展。后来，俄罗斯整形外科医师Marlen Sulamanidze经过研究，提出了使用锯齿线矫正面部松弛的方法。

1998年，莫斯科维什涅夫斯基外科研究所Adamyan等在《整形、修复和美容外科》杂志上发表了《以特殊的外科缝线进行面颈部提升的可能性》的论文。随后，在第四届"研制临床有效包扎材料、缝合材料和聚合充填材料"国际会议及其他相关会议上，Sulamanidze及Adamyan等先后做了锯齿线植入后的组织学反应、形态学依据等报告。

锯齿线是不可吸收线，线体中央有呈放射状向外的小突起。在临床应用中由于线的长度以及突起的长度、方向、角度的不同，有很多种类与名称。例如，轮廓线是通过切割2-0的聚丙烯线使表面形成小的突钩，钩尖都朝同一个方向并螺旋状地围绕在线轴周围。锯齿线的线轴等同于4-0的聚丙烯线。缝线植入组织内，与倒钩开伞方向相反。没有挂到组织就会发生滑动，但若向相反方向牵拉，线上倒钩就会挂在纤维脂肪组织内，并将力量转移到真皮和皮肤，从而获得提拉效果。锯齿线锚定在组织内并维持悬吊。这种技术操作简单、恢复快。不需全麻，术后效果明显，并发症发生率低，患者满意度高。

1. Aptos线　在2002年，Marlen Sulamanidze发明了这种缝线，并将其放置在皮下进行松垂组织悬吊。Aptos线可用来提升眉、面部、颈部的松垂组织。在局麻下操作，不需要分离组织。Aptos线是2-0或3-0的蓝色聚丙烯线，长12～15cm。双向倒刺，放置在皮下组织而不需要固定在深部组织（如颞深筋膜），也不需要打结，双向倒刺指向线的中央。当提升时，组织向线的中央聚拢，线必须接触到真皮才有效。同年，Sulamanidze报道了对186例患者的研究结果，年龄21～77岁，133例单独使用悬吊线，53例同时复合其他手术治疗，效果显著。2005年再度报道157例患者，130例单独使用锯齿线悬吊，总体结果一致。虽然一些患者随访2.5年，但还不清楚需随访多长时间及长期效果如何。虽然没有客观测量提升颧脂肪垫的量，但作者注意到术后早期避免咀嚼运动的患者，效果持续了相当长的时间。Sulamanidze和Adamyan先后在《整形、修复和美容外科》杂志上发表了他们在几年间用锯齿线提升面部软组织下垂的报告，并向国外推广、介绍他们的新技术，受到较多医师的关注，并陆续开展了此项手术。

Lycka应用此Aptos线共350例，随访发现348例患者对面部年轻化的效果完全满意，198例获得非常好的效果。117例随访了24个月，这些患者维持了最初纠正效果的70%；96例患者随访了36个月，维持了最初纠正效果的60%。Lycka建议理想的适应证应是年轻而没有皱纹，或曾做过面部提升术遗留了轻度松垂的患者。

2003年，美国Nicanor Isse发明了一种新型带倒刺的聚丙烯线，它可以使手术效果不断进行调整，开创了面部提升术发展的新阶段。从2003年9月至2004年10月，Isse应用这种方法治疗了患有上睑松弛、眶周围老化、眼周皱纹、鼻唇沟皱褶、下颌部赘肉及面中部下垂的30名患者。衰老严重者可在颞部和面颊部联合进行，患者在术后4天至1周即可恢复。

2011年，Sulamanidze回顾了Aptos技术使用。他们在12年间共做了12788例面部提升术和6098例颈部提升术，总结了手术方法和效果。由于新的手术器械的研发和植入技术的改进，软组织的提升变得更为有效和持久，并发症的发生率也相应减少，文章的结论指出Aptos技术是简单的、安全的技术，施行得当，可以获得较好效果，可最大限度地减少并发症，在临床上可以替代一部分传统的开放性手术技术。

2013年至2014年，韩国有关学者在使用锯齿线行面部提升手术时，为了加强拉紧皮肤的力量，增加持久力，使得效果更为显著，所使用的锯齿线的数量比其他国家多。

在国内，2004年，马文熙教授率先引进了该技术，并在临床实践中积极开展并大力推广。根据临床效果的随访观察以及术者和求美者的综合判断，显示效果满意，总有效率达90%以上。认为此方法治疗面部皮肤松弛具有效果好、操作简便、安全、省时、创伤轻、痛苦小和费用低等优点，值得推广应用。

2. Woffles线　Woffles Wu从2002年开始应用Woffles线进行面部年轻化手术。此线长60cm，中央有4cm长的光滑区，在这个区的两侧各有20cm朝向中央的螺旋形排列的倒刺，线的两端各有8cm长的光滑区。通过18-0腰椎穿刺针将Woffles线放置在松垂的面部组织内，形成吊带，它的末端固定在颞部头皮下。倒刺牢固、致密地固定在颞部头皮组织上，有效地悬吊了面部松垂组织。2004年，Wu报道了112例患者的有效治疗结果。他发现面中部和下颊部的提升和传统除皱术的效果类似。术后3个月，大约30%的效果消失，平均维持效果1年。

3. 轮廓线　在2004年，Gregory引进了轮廓线。轮廓线是FDA批准的首个改良线。产品主要用在开放或闭合的面部美容手术中。轮廓线是非吸收性的2-0聚丙烯线，中央具有带刺区。闭合轮廓线提升术在局麻下进行。患者取直立位，标记出软组织的提升方向，沿提升线处的皮肤和皮下组织局部浸润麻醉。从颞部发际线或耳后发际线插入导引针，插入过程中，将针通过牢固的颞深筋膜。当提升靶组织时，把线固定在这些组织上。直针向远侧沿着标记线在皮下层前行直至标记线的末端。线的另一边用同样方式放置，移除远侧针端，暴露远侧线结。切开两根线间的组织并向上提拉线的两端。该技术也用于眉部、额部、颈部，但各部位放置缝线数量不一样。

2006年，DeLorenzi报道了在闭合手术中应用另一种改良的聚丙烯线。他注意到过大的张力能使倒刺断裂，进而推测倒刺的减少会导致把持组织不充分。在80%的病例中，患者对术后效果很满意，20%的病例效果改善不明显。长期随访时间大约为1年；除此之外，他不能够预测哪些患者的效果好。Malcolm Paul将聚丙烯锯齿线应用于开放的手术中。2006年，他报道了通过颞部或口内切口的开放手术放置该线来改善面中部。随访了50例，随访期为1年。有1例患者感觉颞部固定点处不舒服，要求将线移除。还有1例，透过皮肤可见倒刺也被移除。

4. Silhouette Lift线　2006年，FDA批准了一种改良的聚丙烯缝线——Silhouette Lift线用于面部美容外科。此线为带有生物可吸收性椎体和多个结的3-0聚丙烯线，它的远端连接一个20.3cm长的20号直针，近端连接一个弦长26mm的半弧形针。2009年5月，Gloria Mabel Gamboa报道了此线的临床应用。作者共为17例患者做了手术，平均随访时间为9个月。面中部埋线提升术使面颊部变得饱满，提升了口角。通过眶缘上眉提升术改善了眉的外侧1/3。患者对颈颌角的改善很满意。9个月后，90%的患者对术后效果十分满意，10%的患者中度满意。

5. Quill SRS线　2007年，新一代锯齿线——Quill SRS无结线问世。Quill SRS线是双向倒刺线，混合微小的倒刺在空间上均衡地螺旋环绕缝线长轴。倒刺面在中点呈相反方向。装置本身带2个针，一端一个。它是蓝色尼龙或聚丙烯（非吸收）或紫色的聚二恶烷酮（可吸收性）线。非吸收聚丙烯线类似先前的轮廓线，只是针线的长度不等。Quill SRS线的设计允许外科医师不用打结缝合，组织张力均匀分布在线体的周围，而不是在打结处。它的优点是减少了线对组织的切割。

（二）锯齿线植入后相关组织学变化及实验研究

植入皮下的悬吊线会发生一系列的变化，理论上，每个锯齿线周围形成的纤维鞘会与周围组织产生粘连，包括真皮和皮下组织。一个用过Aptos线的患者，线材在放置1年后被移除，组织学上证实了线材周围确实形成了纤维鞘，这种线材纤维组织反应提高了线材的对抗作用，有利于维持面部的提升。如果没有纤维鞘，锯齿线可能对面部运动和不注意的创伤引起的局部生物力对抗不足，很快就会从组织上滑脱。Jeong等用1-0的非吸收性聚丙烯线评估悬吊额肌的效果，证实术后第8周炎症反应几乎消失。除此之外，术后56天，线材周围有肉芽组织存在，所有的样本中聚丙烯线没有融入或紧紧结合在周围的组织内。尽管线材周围有成纤维细胞围绕，但没有胶原组织替代。2005年，有研究报道Aptos线在大鼠身上的组织形态学和断裂强度的改变，研究揭示4周时聚丙烯锯齿线周围的肌成纤维细胞和纤维鞘的厚度比不带刺线材要多，而在术后2周时这种区别不大。目前一致认为面中部松垂与颧脂肪垫的松垂下移密切相关。锯齿线通过提升真皮并将力量通过其下相连的纤维鞘传递给颧脂肪垫，从而减少松垂面容。此效果的长期性有赖于抗松垂力的纤维鞘结构的完整性。面部软组织的慢性炎症反应由倒刺与周围纤维鞘间的微量运动引起，但结果未知。其中蛋白水解酶和溶酶体的反应可引起组织重吸收，增加了瘢痕形成、色素沉着及植入体排出的可能性。

2007年，Richard报道了固定SMAS的缝线在组织学和超微结构上的改变。研究结果表明线材的外壳包裹着密集的胶原和弹力蛋白，而且每股丝线之间都有胶原基质的浸润。超微结构显示线材的每股丝线间都有显著的胶原基质黏合。埋线刺激纤维组织增生并融合到周围组织中，从而减少了环形缝合线的切割作用。

2009年，Gloria Mabel Gamboa报道了Silhouette Lift线提升术，对术后6个月的埋线进行活组织检查，可见聚丙烯结和椎体周围有纤维增生。

这些缝线组织反应在一定程度上增加了效果的持久性，但也增加了排异反应。这与缝线生物相容性有关，进一步的临床和实验室研究有助于阐明产品的安全性。

（三）锯齿线提升术技术上的优势

（1）创口微小，创伤轻，手术时间短，局部肿胀轻微。

（2）材料柔软，组织相容性好，炎性反应较轻微，张力大，因此安全、可靠，效果持久。

（3）线形材料倒刺部位可使组织获得多点均衡提升，效果强而持久，且不会影响面部表情。

（4）改变以往面部提升的方式，不用切开手术，采用导针穿入，避免血管神经损伤的可能性，降低了组织损伤。

（5）线形材料可以有效地穿过并提紧结构较为致密的颧脂肪垫，可以承受向上悬吊的高牵张力，从而达到面部有效提升的目的。

（6）线形材料可在面部任何部位穿刺，直接到达希望提升的部位（如鼻唇沟），从而对松垂部位选择性地进行直接而有效的提升。

（7）进行过埋线面部提升手术的受术者，随着时间推移，面部组织若再次松垂，可以再次手术，在穿刺源头寻找原结扎线，再次提紧固定，重新获得提升效果。

（四）适应证与禁忌证

适应证：①眉下垂；②前额、面颊部松垂；③鼻唇沟皱褶；④面中部下垂，下颌及颏部清晰度的消失；⑤早期颈阔肌的修正以及颈部皮肤的松弛。

禁忌证：①面部皮下脂肪组织量少；②面部皱纹明显，皮肤组织量过多；③面部皮肤患有囊性痤疮、湿疹、牛皮癣或其他皮肤疾病；④对手术的预期效果过高；⑤患有严重的全身性疾病；

⑥正在应用抗凝药物；⑦有瘢痕疙瘩或增生性瘢痕史。

（五）外科技术

1. 材料　锯齿状线（Aptos线）是由2-0聚丙烯缝合线制作而成，该线具有良好的生物相容性、柔韧性及抗牵拉性。制作时将两侧制成细微的末端比较锋利并向中央倾斜的锯齿，这些锯齿可以使该线在软组织里只能顺利地向一个方向行进，反方向行进时，线上的锯齿张开，从而阻止其回退，线上的每一个小齿都恰巧紧贴并支撑着软组织的某一特定性部位，使面部软组织得到支撑和提升，从而矫正松弛的面部形态，经过一段时间植入的锯齿线周围形成纤维鞘，达到面部提紧的目的。

2. 手术方法

（1）锯齿线面部提升的手术操作：常规消毒铺巾，1%利多卡因局部浸润麻醉，用特制的内含有针芯的空心导引穿刺针，从预先准备提升的部位的一端进针，在皮下穿行，从另一端出针，拔出针芯，将锯齿线从导引穿刺针的一端插入，手术者用左手把组织及锯齿线固定，右手将针抽出，将线留置皮下并绷紧，确定拉紧后，再进行另一条线的穿刺、置入。两线相距1cm以上，调整两侧至对称，再剪去两端多余缝线，将线端完全置于皮下。

（2）不同部位提升的手术操作

1）颧部提升：适合颧部低平、鼻颧间隙凹陷者，能同时进行的手术方式有经下睑的面中部纵向组织提紧术，包括下睑皮肤、眼轮匝肌去除收紧。全面松解分离后的面颊组织侧向缝合在眶缘骨膜或束状提升在颞肌筋膜上。在颧面两侧，各用两根锯齿线固定皮肤，两根线平行，相距0.8～1cm，从外眦外下方的颧弓部位进入，沿颧部下方皮下进行。在鼻翼沟处穿出，将鼻颧间隙组织向上提紧而变丰满（图69-98）。

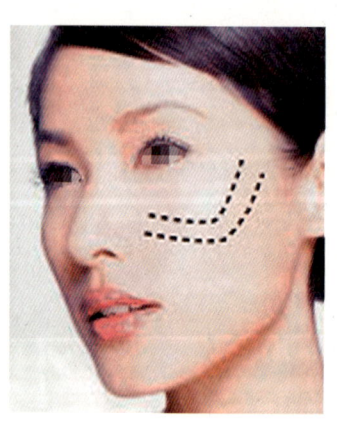

图69-98　颧部提升示意图

2）面颊部提升：适合面颊皮肤比较薄、松弛、易垂、易推动，鼻唇沟深而皮肤弹性好者，同时进行的手术可以有颞部小切口束状提升术、鼻翼沟去除或充填。在面颊两侧，分别用3根锯齿线，从鼻翼旁、鼻唇沟旁、口角旁沿双面颊波浪式行进，在颞部发际穿出，相距1.5～2cm，使双面颊向后上方提紧（图69-99）。

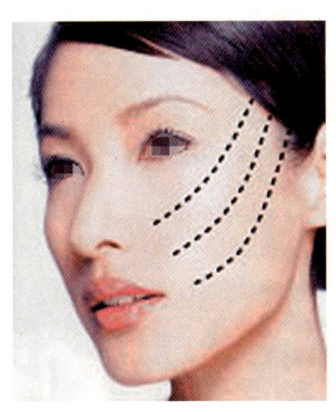

图 69-99　面颊部提升示意图

3）下颌部提升：可配合手术如面部轮廓修整、下颌角截骨和隆颏等，也可以单独进行。主要针对下颌处皮肤松弛或下颌缘曲线不美者。在两侧下颌缘各用2根锯齿线，由耳垂前进针，沿下颌缘方向行至口角下方出针，波浪式行进。两线相距约1cm，将皮肤向上方提升（图69-100）。

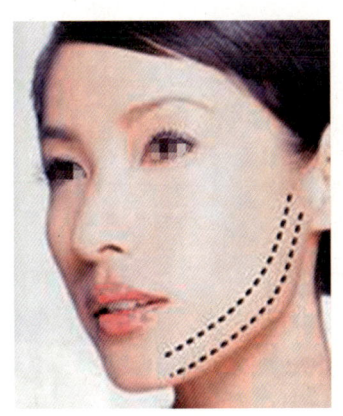

图 69-100　下颌部提升示意图

4）眉外端提升：主要改善"八字眉""三角眼"、上睑皮肤松弛。可配合的手术有额部除皱术、正中纹祛除术。在眉外端，斜向外上方，分别在皮下置1~2根锯齿线（图69-101）。

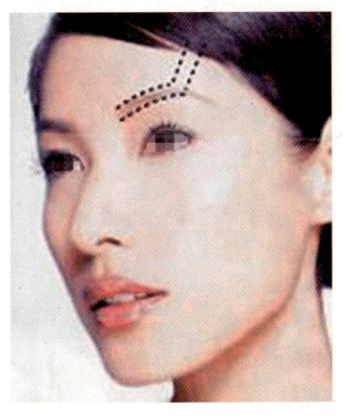

图 69-101　眉外端提升示意图

操作过程注意：①眉峰的位置是锯齿线转弯的位置；②额部组织皮下脂肪少，表情丰富，易松弛，需配合筋膜悬吊线（可用吸收线或非吸收线），待锯齿线纤维鞘形成后不易掉下。

3. 术中与术后注意事项　主要有：①注意解剖层次，过浅会看到缝线痕迹，过深又易损伤血管神经，为避免线的移动、滑脱而以波浪式行进，即成一深一浅的行走方式。②注意面部两侧对称，设计与置入锯齿线时，掌握深浅动作要轻盈，入针与出针掌握分寸，力求两侧一致。③术中注意无菌操作，注意止血、防止血肿。④为加强固定，可在进、出针口返回一针，远端在浅层，近端可挂在帽状腱膜或颞肌筋膜上，以加强悬吊效果。⑤术后2周内避免面部大幅度运动（如大笑、咀嚼），2个月内，不做面部按摩。⑥额部皮下脂肪较少，皮肤与深层组织附着紧密，额肌深面无神经、血管的主干，锯齿线宜置于深面。⑦颞部皮下有一薄层脂肪组织，在皮肤、皮下组织与深层组织之间疏松附着，颞浅筋膜内有颞浅动、静脉和颞神经颞支走行，因此锯齿线在颞部宜置于颞浅筋膜浅面。⑧面颊部皮下脂肪较丰富，在皮肤、皮下组织与深层组织之间疏松附着，面横动脉、面神经走行于SMAS深面，因此锯齿线在面颊部宜置于SMAS浅面。

4. 效果　此方法对提升面部松弛近期效果较为理想，有效率达95%以上（图69-102～图69-105）。

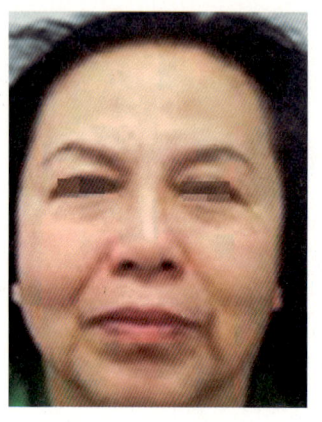 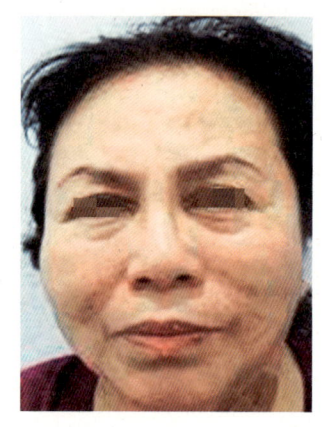

图69-102　女性，66岁，锯齿线面中部提升术
A. 术前　B. 术后1年

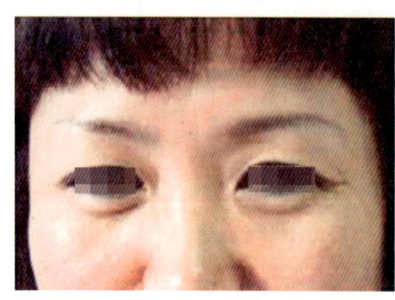 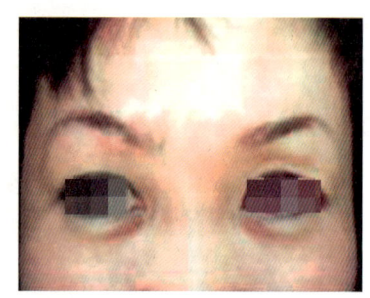

图69-103　女性，44岁，锯齿线提眉术
A. 术前　B. 术后3年

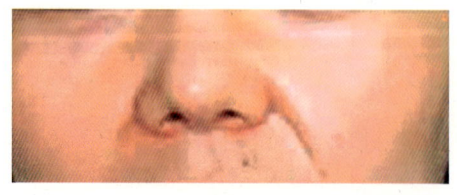 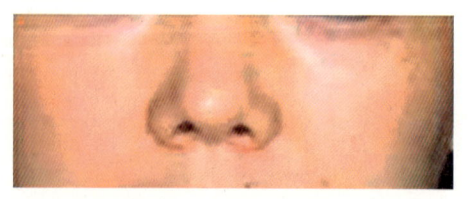

图69-104　女性，49岁，锯齿线面中部提升术
A. 术前　B. 术后2年半

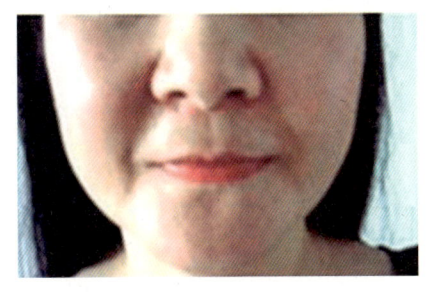 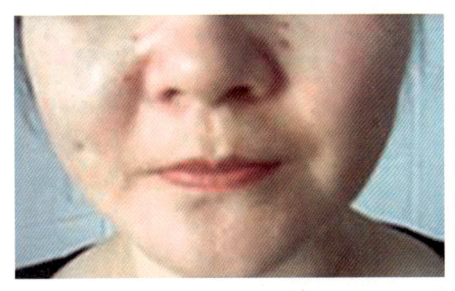

图 69-105　女性，45 岁，锯齿线面中部提升术
A. 术前　B. 术后 3 年

（六）并发症及预防

（1）并发症：①局部肿胀、血肿；②线头外露、脱出；③术后局部不平整、表情肌活动时出现锯齿线轮廓，有时可明显扪及；④两侧不对称、瘀斑、红斑、轻微不适。

（2）预防

1）手术技巧的改进：①加强手术熟练程度，掌握穿刺深度和方法，力求两侧对称。②根据早期锯齿线在体内还不能与软组织密切结合的特点，可以与其他手术相结合，譬如与筋膜悬吊手术相结合来完成面部提升的效果，Adamyan 在著作中就称与其他手术相联合的效果比单纯 Aptos 线提升还要好一点。③简化颧部、颊部和下颌部位的手术路径。可以圆弧少一些，直线多一些，这样会使手术更加方便，提高成功率，并且便于初学者掌握。

2）加强与求美者沟通：术前、术后要多次与求美者加强沟通，交代注意事项。比如，术后不可用手抚摸手术区域，术后 1 个月内不做面部按摩，1 个月内不可过分用力咀嚼、大笑等，以避免疗效下降或失效。

3）材料的选择：Sulamanidze 使用的线材有 4 种；同一方向锯齿的 Aptos 线、两个方向锯齿的 Aptos 线、集中型锯齿 Aptos 线及具有双向交替锯齿的 Aptos 线。另外，美国加州大学洛杉矶分校 Isse 和加州 Methods Inc. of Corona 公司合作发明了一种单向的远端聚合的聚丙烯线，在其末端有螺旋或直线状倒刺，称为 Isse 内部改良面部提升线（IEAS）。近几年，韩国也推出几种不同齿形锯齿线。

在选择使用锯齿线方面，可以根据不同部位、不同要求以及与其他整形手术联合开展情况进行选择，以争取良好的手术效果。

随着传统和现代的面部提紧术及其他相关的微创年轻化技术的快速发展，锯齿线微创面颊部提升术日渐受到关注，单纯锯齿线面颈部提升、额颞部小切口联合锯齿线悬吊除皱术的应用以及锯齿线在面部综合整形中的应用广泛受到关注，并为国内很多医师所采用。

二　PPDO 可吸收缝线在面部微创提升中的应用

（一）可吸收缝线发展历史

医用可吸收线材是生物材料的一种，它主要用于消化系统外科和整形外科等需要内缝合的手术。它既能为机体提供暂时的支架或屏障，又能在完成使命后，通过降解成为机体可吸收的物质而消除，避免体内因长期存在外来异物而产生炎症反应及其他一些不良影响，同时也避免了二次手术，因而，它与其他手术缝线相比具有明显的优势，得到了广泛的应用，是一种极具发展潜力的可吸收型植入材料。

理想的线材应满足下列条件：①可以进行彻底的消毒杀菌处理；②有一定的机械性能，如适当的机械强度，20%左右的延伸度，有一定的柔软性和弹性，有一定的湿润强度和摩擦系数；③缝合、打结时操作方便，打结后持结性能良好；④线材在体内一定时间内保持一定的强度；⑤对机体组织有适应性，不致因异物反应而发生炎症；⑥产品质量稳定可靠，制作容易，价廉易得。

目前，在需要内缝合的外科手术中，广泛采用的可吸收缝线可分为天然可吸收缝线和人工合成可吸收缝线。主要分为以下几类：

第一代可吸收缝线，即羊肠线，特点是强度小、丝面粗糙、生物相容性差。

第二代可吸收缝线，为聚羟基乙酸（PGA）或聚乳酸（PLA）编制缝合线，提高了第一代可吸收线的强度，有较好的生物相容性，但细菌容易栖身。相关文献报道，被吸收的时间随植入组织的不同而不同，一般在30~60天之间被吸收。有报道认为，PGA的机械强度在体内的损耗较快，降解速率大，一般只适合2~4周愈合的外科手术。

第三代可吸收缝合线，为聚对二氧杂环己酮（PDS）单丝缝线。丝面光滑利于操作，不利于细菌栖身（图69-106），抗张强度大，生物相容性更好；PDS引起的组织反应小，单丝PDS的抗张强度比PGA和PLA大，PDS在生物体组织中强度保留率大，对于缝合愈合时间较长的伤口特别有用，但对于愈合较快的伤口来说，缝合线在失去支持作用时则成为组织的累赘。

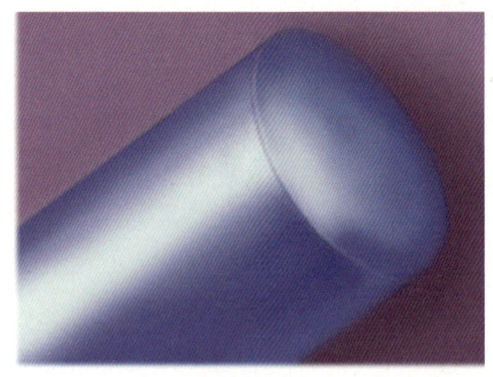
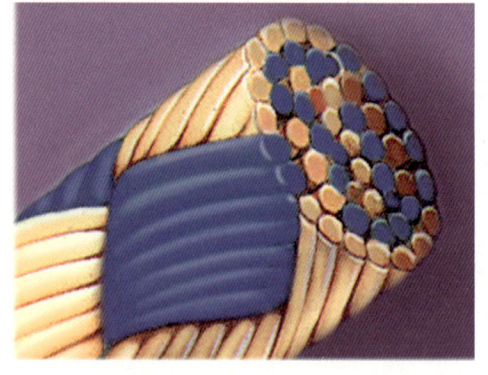

图69-106　单丝与编织缝线的结构区别
A. 单丝缝线　B. 编织缝线

新一代可吸收缝合线，为对二氧环己酮（PDO）或聚对二氧环己酮（PPDO）材料。PDO具有优越的理化性能，分子链中具有独特的醚键，具有良好的柔韧性，是理想的缝合和组织修复材料。其单丝纤维强度高，且柔顺性佳，是为数不多的几种可用于制备单丝缝线的可降解材料，PPDO为PDO聚合物（图69-107），制成单丝缝合线，具有更好的生物相容性，吸收期180天，更高的抗张强度，持结性能更好，临床使用更加安全可靠。

图69-107　PPDO化学结构

（二）可吸收材料植入后相关组织学变化

龚志云等人通过观察PDO网状人工补片在体内降解情况发现，单纯PDO网植入2~8周，PDO网状材料结构完整，未见明显降解吸收。至12周，PDO网可见明显吸收并减小，降解呈加速趋势；至16周时，PDO材料已大部分降解吸收，结构破坏，仅有少量材料残余痕迹存留；术后24周，植入材料完全降解吸收。

植入体内2周后，在组织-材料界面即见纤维结缔组织包绕PDO网并向材料网孔间隙内部渗透生长；4周时新生组织生长穿透网状材料，与材料紧密结合，形成紧密附着的组织包覆体，难以分离；8周时网孔间隙结缔组织长入增加，组织-材料完全融为一体。后期PDO网逐步降解吸收，周围组织继续长入材料内部，PDO纤维为组织所分割、包绕，最终完全降解并被周围组织吸收。

组织学检查显示：PDO网植入后，以纤维细胞、成纤维细胞为主的纤维结缔组织逐步向材料网孔间隙生长，逐步穿透材料，与材料融合为整体结构。材料周围少量炎性细胞浸润，2周时以中性粒细胞为主；4~8周时中性粒细胞逐渐减少，淋巴细胞数目增加；植入12周后，PDO网状材料降解吸收趋于明显，逐步降解裂解为小颗粒状，逐步为长入的纤维组织所分割、包围，大量毛细血管亦随结缔组织长入，其间出现散在巨噬细胞、浆细胞等。电镜检查见材料植入位点周围成纤维细胞分泌大量胶原纤维，巨噬细胞功能活跃，吞噬大量PDO降解颗粒，形成吞噬小体，PDO降解颗粒在组织细胞内完成最后降解过程，最终植入材料被纤维结缔组织取代。从中可以看出：PDO网植入体内炎症反应轻，材料周围未见变性、坏死或肉芽异常增生现象。

此材料在植入早期可以修复缺损，提供支撑，可以替代传统应用的非可降解材料，植入后期则随着自体组织的生长而在体内逐步降解吸收，最后完全降解吸收而为自体组织取代，从而避免传统材料可能带来的远期并发症。此外，可降解材料最终可以完全降解吸收，有助于清除感染，具有一定的抗感染能力，在污染的切口，甚至是轻度感染的切口需要修复材料时具有重要作用。

2014年，周双琳等通过对照试验研究观察了面部埋置可吸收线疗法对女性老化皮肤的作用效应。选取60例面部皮肤老化的女性志愿者，随机分为埋线组和假埋线对照组，每组各30例。埋线组接受埋线治疗；对照组同样接受埋线针刺入，但不注线。分别于治疗前后用VISIA皮肤检测仪、图像分析仪和CK皮肤性质检测仪对志愿者面部皮肤进行定量分析和评价。结果埋线组面部皮肤皱纹、纹理、毛孔、水分、弹性改善明显。从而得出结论，面部埋线疗法可一定程度地改善女性面部皮肤老化，无明显不良反应，可以作为改善面部皮肤老化的方法之一。

（三）适应证及禁忌证

基本同锯齿线埋置提升，同时对于细小皱纹、粗大毛孔、肤色及皮肤弹性不佳也有相当程度的改善。对于皮肤过度松弛者建议行微创开放式手术，同时联合PPDO线埋置提升；对于动力性皱纹较重者可以联合使用肉毒毒素；对于中等程度松弛而拒绝行开放性手术者也可同时进行下颌缘肉毒毒素注射；对于容积丢失严重者，建议同时注射透明质酸等充填剂。

（四）外科技术

1. **材料** 所用缝线为PPDO可吸收双向倒刺悬吊线（图69-108）。

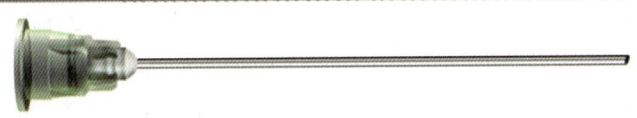

图69-108　PPDO可吸收双向倒刺悬吊线的内置线与穿刺针

该材料的特点为：
（1）使用更安全：钝针设计，不易损伤血管、神经。为单丝线材，不易感染（图69-109）。

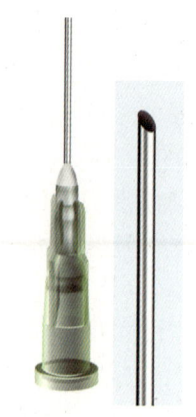

图 69-109　钝针设计

（2）提拉效果好：双向倒刺，倒刺呈三维螺旋状排列，刺长、刺距、刺角不同于普通倒刺线，抓持力更强，提拉、固定的效果更好（图69-110）。

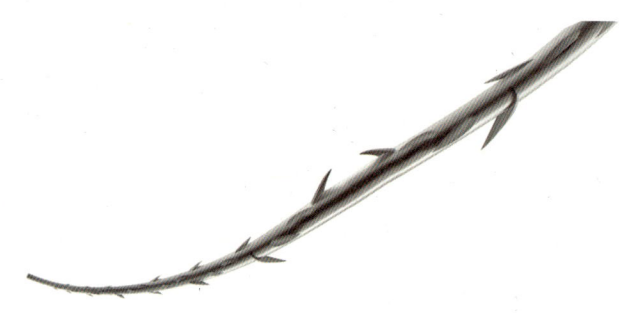

图 69-110　倒刺示意图

（3）无副作用：PPDO为高分子聚合材料，180天后分解为水和二氧化碳，对机体无刺激、不致敏。

（4）效果持久：PPDO是吸收期最长的可吸收医用材料，植入人体后能作为胶原蛋白生长的支架，在其被吸收后，胶原蛋白支架可持久地发挥美容作用。

（5）可重复治疗：经水解代谢，无个体差异，吸收时间可预见，在体内无残留，可重复治疗。

（6）无色隐形：线体无色透明，治疗后更为隐蔽。

2. 手术方法

（1）PPDO倒刺线面部提升的手术操作：建议患者在坐位评估与画线，术中采用半卧位。常规消毒铺巾。可用全面部1%利多卡因溶液进行8条神经的神经阻滞麻醉（图69-111，图69-112），亦可采用含1∶200000肾上腺素的0.5%利多卡因溶液局部皮下浸润麻醉（颧脂肪垫区域需注射到其中），等待15分钟后，手术开始。按照预先标记的埋置通道，将不同型号和粗细的穿刺针，从发际边缘以及耳前区域进针，在皮下穿行，到达指定穿刺点后再向前推进1cm，而后回退1cm左右，术者用右手将线向前推送同样距离，左手牢固按压针尖末端，将突出于针尖外的倒刺线固定，而后用右手迅速将针抽出，将线留置皮下，用左手轻压埋线区域，使线与组织确切贴合后，右手轻用力向进针点提升绷紧。确定拉紧无法上提后，仔细检查确认无凹陷与不平后，再进行另一条线的穿刺埋置。线线间距根据具体情况应控制在1cm以上，检查调整两侧对称后，剪去皮外多余缝线，将倒刺线完全埋置于皮下。

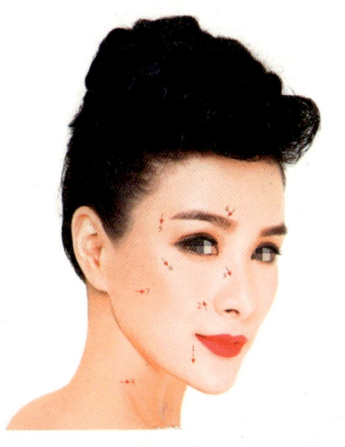

图 69-111　8 条阻滞神经侧面观

1 为颏神经；2 为眶下神经；3 为鼻背神经；4 为眶上神经束；5 为颧颞神经；6 为颧面神经；7 为三叉神经的下颌支；8 为耳大神经

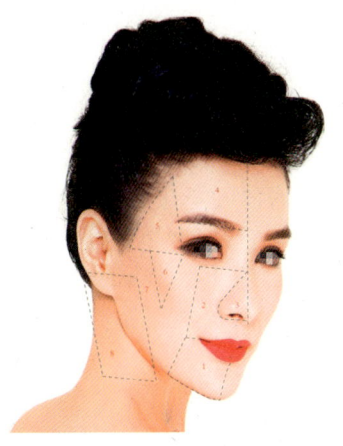

图 69-112　8 条神经阻滞范围

（2）埋置相关解剖

1）Rohrich 提出的面部脂肪分割理论对于埋线提升具有深远的指导意义。而 Mendelson 的面部组织间隙理论对各个脂肪间隔松垂甚至萎缩的原因都给出了科学的解释。这两个理论相辅相成，为提升线的具体埋置位置、数量、方向提供了理论依据。

下颌脂肪间隔从咬肌前间隙的表面下滑，形成了口角囊袋或木偶纹；鼻唇脂肪间隔从上颌前间隙表面下滑，加重了鼻唇沟的形成；内侧颊脂肪间隔（颧脂肪垫）从颧前间隙表面松垂与萎缩，又和颧点下移、颧袋形成、眶颧沟加深以及颧新月形畸形的出现息息相关。

因此，多数操作在皮下层、SMAS 层表面以及部分 SMAS 层的埋线悬吊方法就应该遵循不同脂肪分割的区域来决定。

笔者结合以上观点总结了半侧面部的 10 个脂肪间隔分区（图 69-113）。

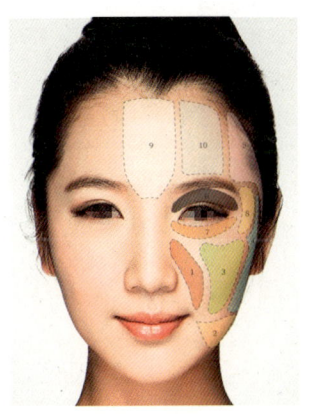
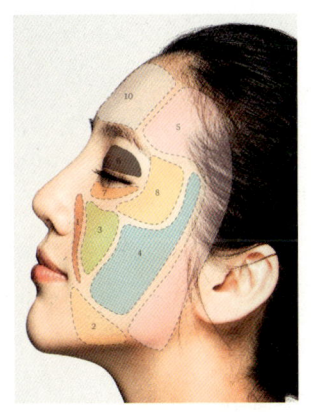

A　　　　　　　　　　B

图 69-113　面部脂肪分区示意图

1 为鼻唇沟区；2 为下颌区；3 为内侧颊区（颧区）；4 为中间颊区；5 为外侧颊区；6 为上睑区；7 为下睑区；8 为眶外侧区；9 为额内侧区；10 为额中间区

2）从功能的角度考虑，面部应该划分为正面部和侧面部：正面部是高度进化的，主要用于面部表情的交流；侧面部的主要结构和作用是咀嚼。这两个区域的分界线是沿着眶外侧缘的垂直线。在这条线的深层,分布着一组面部支持韧带(见图69-3),而重要的神经血管等总是紧贴着支持韧带。上述脂肪间隔的划分正是由于这些韧带,因此埋线路径应尽量避开这些韧带以及血管、神经,特别是颧弓韧带以及颞、眶外侧增厚区。

(3) 各部位提升方法建议:虽然按照上述划分,可以较为清楚地明确各个提升部位,但是在实际操作中往往需要联合几个部位共同完成,才能使效果更为可靠与协调。为了较为清楚地描述,现将各部分埋置线的方向与数量介绍如下:

1) 外侧颊区:主要用于下颌缘区皮肤与软组织松弛。此部位进针点可以取颞区发际内,远处穿刺点不要超过颈阔肌耳韧带,否则会影响提升效果。一般需要0号线2~3根(图69-114)。

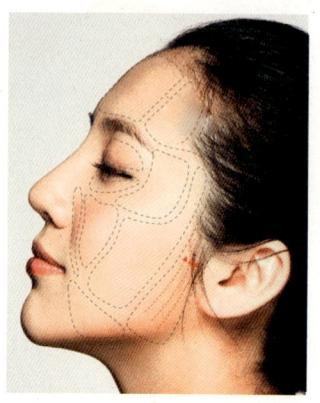

图69-114 外侧颊区提升示意图

2) 口角区:主要用于解决口角囊袋(木偶纹)。此部位进针点可以取耳垂前0.5~3cm内,远处穿刺点可达口角外侧以及下方2~3cm处,接近口角处进针可略深,但注意不可损伤降口角肌。一般需要0号线3根(图69-115)。

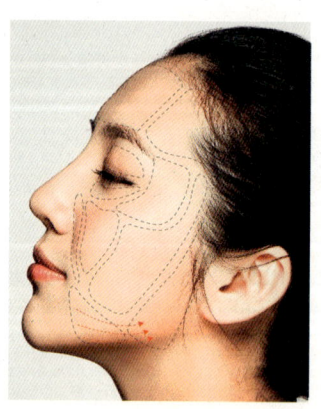

图69-115 口角区提升示意图

3) 鼻唇沟区:主要用于解决鼻唇沟(法令纹)。此部位进针点取颧脂肪垫内侧三角顶端,可以走行在脂肪间隔内,沟外侧0.5~1cm处,下端穿刺点可达下颌脂肪间隔上缘,注意勿伤及鼻唇沟区血管。一般需要0号线2根(图69-116)。

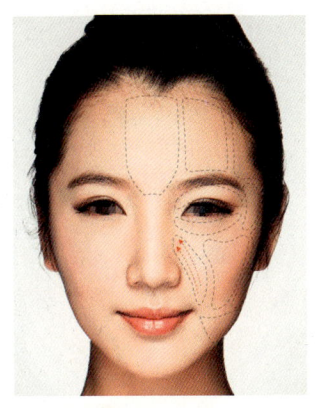

图 69-116　鼻唇沟区提升示意图

4）眶外侧区：主要用于眼角下垂以及颧脂肪垫外侧三角顶端的下移。此部位进针点取颞部发际内，远端到达眶外侧韧带外缘，注意走行勿过深。一般需要2-0线3根，同时可用1号线走行于颧脂肪垫内1～2针（图69-117）。

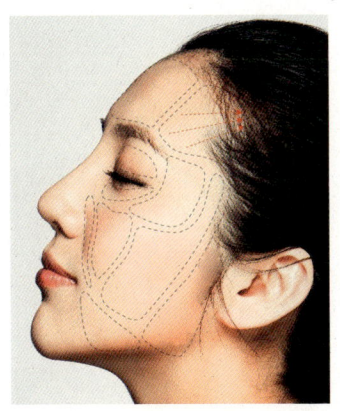

图 69-117　眶外侧区提升示意图

5）内侧颊区（颧脂肪垫）：主要用于解决颧脂肪垫下移以及鼻唇沟加深。此部位进针点取颞区边缘或发际内，下端穿刺点可达鼻唇沟脂肪间隔上缘，走行于SMAS浅层以及颧脂肪垫内，一般需要0或1号线3～4根（图69-118）。

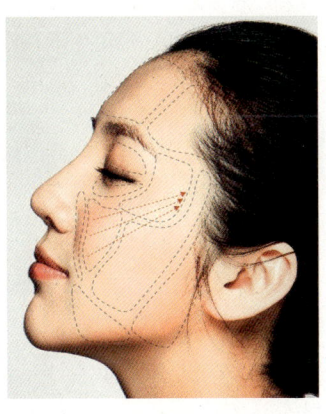

图 69-118　内侧颊区提升示意图

6）中间颊区：主要用于解决中颊部松弛，可以辅助解决外侧口角囊袋。此部位进针点取鬓角边缘或发际内，下端穿刺点可达下颌脂肪间隔上缘，走行于SMAS浅层，一般需要0号线3根

（图69-119）。

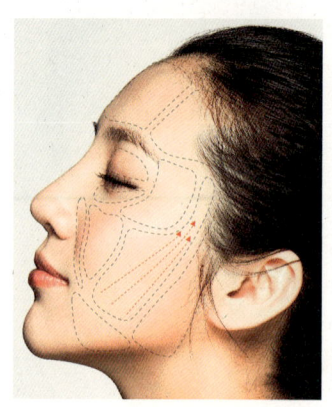

图69-119　中间颊区提升示意图

7) 眉外侧区（外侧颊区上部）：主要用于纠正眉外侧缘下垂，此区位于外侧颊区上部，在一个脂肪间隔内。进针点可在颞上隔发际缘，层次在皮下，远端一定要到达眉下脂肪垫处，最远点可到眉下1cm。提升角度以及力度需要事先沟通，以达到理想眉形。可用0号线2～3针，可用2-0线间隔埋置微调（图69-120）。

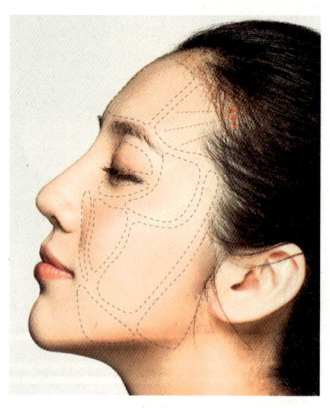

图69-120　眉外侧区提升示意图

8) 额内侧区及额中间区：适用于眉头下垂及整体眉下垂，眉眼间距较近，额纹较重者。进针点在额头发际内，走行于额肌下，远端可达眉下脂肪垫。可选用0号线或2-0线5～6根（图69-121）。

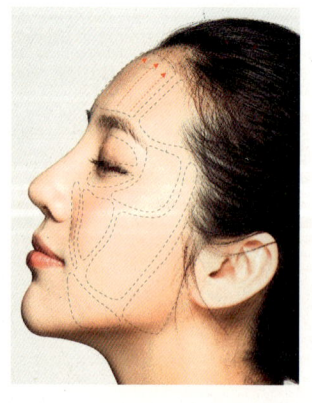 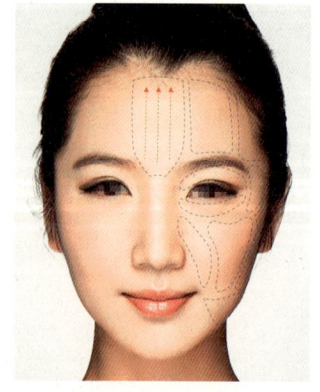

图69-121　额内侧区及中间区提升示意图

面部各区域总体埋线提升示意图如下（图69-122）。

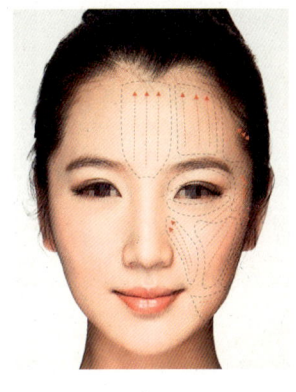
A

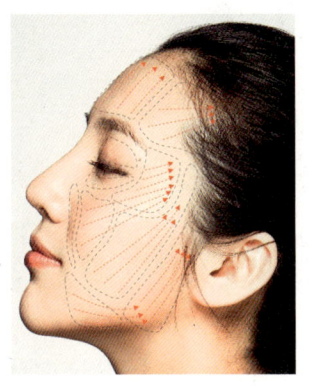
B

图69-122　面部提升总体埋线示意图

3. 操作经验及注意事项

（1）术前可在局部用冰敷片刻，减少局麻疼痛以及减少出血可能。

（2）局麻药注入后，等待7～10分钟，使药中肾上腺素充分起作用。

（3）进针时，局部捏起皮肤有助于针头轻松穿入皮下，而避免突入深层组织。

（4）在穿刺过程中可以清楚地感觉到层次：过浅则局部凹陷明显；过深则完全感觉不到针的走行，不利于提升。若感觉层次错误，千万不可将线送进而退针，因线有倒刺，无法抽出，用力提拉会更紧，撕脱将造成组织严重损伤。

（5）术后即可评估效果，轻度不对称可以局部加线微调。

（6）术后12小时内建议冰敷可减少水肿与疼痛。

（7）术后1周内避免用力咀嚼以及给出夸张的表情。

（8）术后1个月禁止用力按摩以及做皮肤护理。

4. 临床效果　手术一般采用局部麻醉，相对简单、快速，全脸手术时间约40分钟。术后即可见明显提拉效果。手术创伤小，恢复期短。基本不影响日常生活，无毒副作用。效果可维持2年左右，可以重新埋置（图69-123～图69-126）。

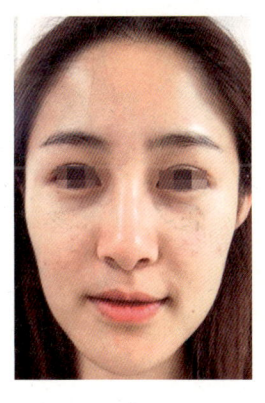
A

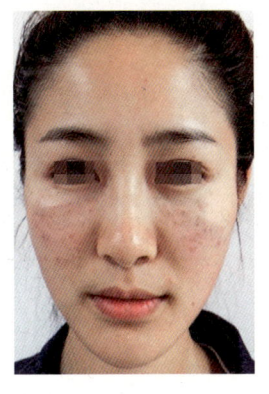
B

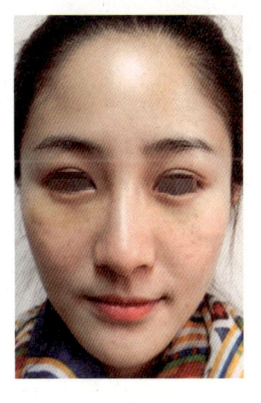
C

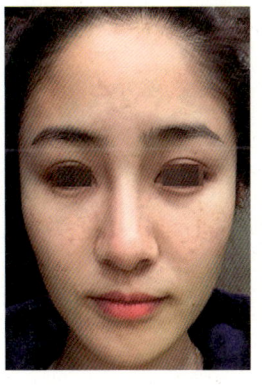
D

图69-123　女性，28岁，面中部提升，可见"V"脸改变，颧点上移，颧脂肪垫饱满
　　A. 术前　B. 术后即刻　C. 术后2周　D. 术后1年

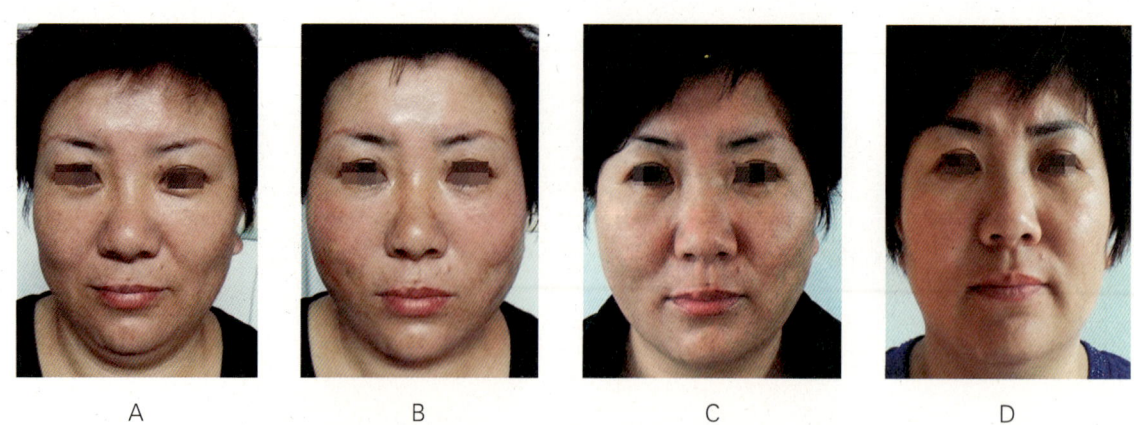

图 69-124　女性，36 岁，面中部、眶外侧部、颈部提升，可见 "V" 脸改变，颧袋及双下颌改善
A. 术前　B. 术后即刻　C. 术后 1 个月　D. 术后 1 年

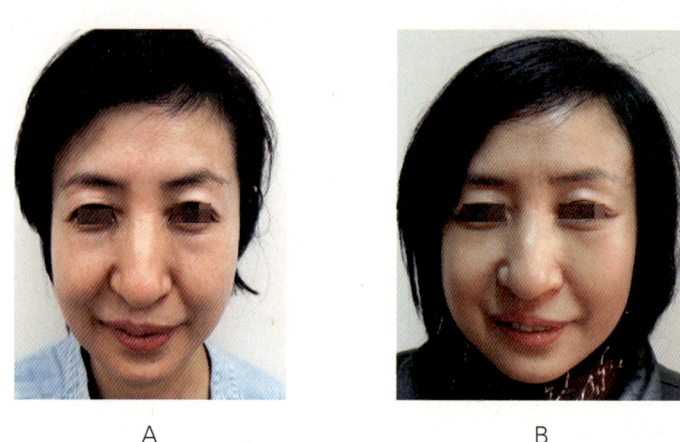

图 69-125　女性，47 岁，眶外侧部、颞部提升，可见眼角及眉外侧上扬，睑袋及鼻唇沟改善
A. 术前　B. 术后半年

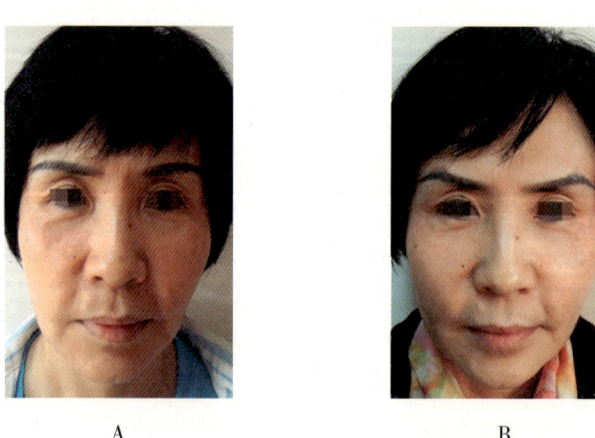

图 69-126　女性，56 岁，眶外侧部、颞部、眉外侧及面中部提升，可见眼角及眉外侧上扬，鼻唇沟改善
A. 术前　B. 术后 1 年

（五）并发症及预防

（1）局部肿胀、皮肤瘀斑、红斑：不同程度的肿胀十分常见，一般 2～3 天即可消失。如果术

中损伤较大血管，可以引起小血肿或局部瘀斑、红斑。局部热敷理疗一般7～10天可完全吸收。充分了解局部解剖（含血管、神经走行）可以减轻这些问题，局麻药中加入肾上腺素，也可减少出血可能。

（2）局部紧绷、刺痛感及轻微不适：仅限于初期的1周内，无须处理，可自然恢复。

（3）部分线齿滑脱：一般患者会感觉"线断裂"，事实上只是由于面部运动而造成的个别倒刺滑脱与小移位，一般1周后稳定。术后1周内避免长时间过度咀嚼或进行大笑等剧烈表情肌活动。

（4）术后局部不平整：一般由走行层次较浅造成，也可由靠近或穿进面部支持韧带引起。严格按照各部分走行层次穿刺，充分了解与评估患者皮下脂肪厚度，同时明确韧带相关解剖。出现轻度不平整一般2周到1个月可自行恢复，严重者可以局部注射透明质酸或自体脂肪矫正。

（5）两侧不对称：多数由双侧标记的穿刺层次、数量与方向不同造成。术前设计一定要做到双侧对称，术中一定要不断对比，仔细小心操作可以避免；术前也要正确评估患者两侧面部的对称性以及松弛的一致性。若存在则提前提出与交流，可以进行不对称设计，也可避免纠纷。轻度不对称可在1个月左右恢复，否则可以加埋线或充填治疗。

对于埋线悬吊提升术的研究及临床应用是一个备受关注的话题，从单丝线发展到锯齿线，再发展到可吸收双向倒刺线，是一个循序渐进的过程，为微创年轻化术式提供了新思路。在线性悬吊提升术线材的选择上，PDO材料理化性能优越，编织性能良好，生物相容性良好，在体内保持力学时间较长，降解速度与组织修复相匹配，用于埋线提升具备一定优越性，PPDO为PDO聚合物，为单丝线，具有更好的生物相容性，吸收期180天，有更高的抗张强度，持结性能更好。所以PPDO双向倒刺埋线悬吊提升的方法非常具有应用前景。远期临床效果的评价还需大量病例长期随访观察。

注：埋线微创面颈部提升术"近年来发展较快，主编将其命名为线技术，请石冰编写了第一百章"线技术面部年轻化及形体塑造"（王炜）。

（马文熙　林蔚茜　谭谦　石冰）

第七节　化学剥脱术

一　化学剥脱术的背景及简介

化学剥脱术（chemical peeling）又称化学换肤术、化学削皮术、皮肤化学提紧术，是一项控制性地去除皮肤表皮和部分真皮，通过表皮和真皮的再生，达到去除面部色素斑，改变皮肤色泽、光滑度与张力，减少面部细小皱纹等美容目的的一种治疗方法。这一疗法是利用某些具有腐蚀性物质的细胞毒性以及蛋白质凝固溶解作用，将其涂于皮肤表面后使皮肤角质层分离和蛋白凝固变性、坏死、变干、结痂、脱落，从而达到治疗或美容的效果。

化学剥脱术起始于19世纪后期。1882年，德国皮肤病学家Unna首先使用酚脱皮。同期，Fox、Hebra等皮肤科医师也采用酚、升华泥敷剂、间苯二酚、水杨酸和三氯醋酸行化学剥脱术。20世纪前期，化学剥脱术的应用范围有了一定扩展。1903年，皮肤病学家Mackee利用酚对痤疮后瘢痕进行化学剥脱治疗。20世纪30—40年代，美国的一些学者将化学剥脱术用于治疗皱纹；20

世纪50年代，纽约大学研制出了Jessner液；20世纪60年代，Baker和Gordon又研制出了内含苯酚的Baker-Gordon液，有效应用于临床，此后苯酚脱皮术被医学家接受，并广泛应用于临床。1986—1994年，Brody、Monheit、Coleman等人在学术期刊上最早描述了三种中等深度的化学剥脱方案，由此化学剥脱技术开始进入渐进成熟阶段。

化学剥脱术在白色人种的疗效明显，且并发症少。由于黄色人种皮肤对日光照射的色素反应较强，剥脱术后容易出现色素沉着等不良反应，因而限制了化学剥脱术在亚洲各国的广泛开展。随着人们对皮肤美容的关注和重返青春容颜的追求日益高涨，日本、韩国等国家分别寻找到了适合本国人皮肤的化学剥脱剂，使得化学剥脱术在整形外科和皮肤科得到了比较广泛的推广和应用。同期，我国学者也纷纷报道了该技术的应用成果。1992年赵启明首先报道了采用酚剥脱治疗700多例面部雀斑，并对患者的尿酚进行检测及安全性研究。1996年桑海霞应用不同浓度的苯酚制剂对2000例面部皮肤病进行治疗，均获得满意疗效。随着化学剥脱术的应用逐步得到开展，其组织病理学的研究也得到进一步深入。2001年赵启明等对苯酚化学剥脱术后雀斑皮肤组织的病理变化进行了研究，发现酚剥脱不仅使皮肤表皮层内黑色素颗粒明显减少，还使皮肤真皮层增厚，从组织学上证实了化学剥脱术可以使皮肤年轻化，同时提供了治疗雀斑的病理学依据。2002年文献报道，陈智勇等于1987—1998年期间随访苯酚化学剥脱术治疗6805例雀斑患者的远期疗效，发现90%以上患者获得满意效果。

除了传统的酚剥脱以外，近年来还比较流行采用温和的果酸剥脱。1974年美国皮肤病学家Scott教授和Yu博士从水果中发现了一系列α位有羟基的羟酸，统称为果酸，1983年美国的Herald大药厂成为第一家被授权合法生产果酸系列产品的厂家，提供用于浅层"换肤"美容的果酸产品，广泛受到美容外科医师的欢迎。1991年无需处方的美容专业护理全系列产品问世，1993年后该产品在全世界流行。目前，化学剥脱术在我国的整形美容外科及皮肤科得到了广泛应用，不但成为"换肤"美容的方法之一，而且也是皮肤病的治疗方法之一。

化学剥脱术可使皮肤表面重新塑形，呈现更加均匀一致的外观，这是一般外科手术难以达到的。然而，该技术也受到化学剥脱制剂的种类、浓度，以及皮肤解剖厚度、治疗前后用药及术后护理等因素的影响，可能产生一些并发症。因此，必须详细了解化学剥脱术的治疗方法及其注意事项。术前严格掌握适应证，术中规范操作，术后严密观察并随访受术者，及时对症处理以减少并发症的发生。尽管化学剥脱术存在一定的风险，但它具有其他药物和手术难以替代的优势，目前仍然是皮肤美容外科的新热点。2013年，美国整形医师协会（American Society of Plastic Surgeons，ASPS）统计显示，化学剥脱术的治疗例数列非手术治疗的第三位，此方法同时也赢得了广大爱美者的青睐。

二 化学剥脱术的分类

根据化学剥脱剂对组织的损伤深度，从组织学上可将其分为三类：浅层剥脱、中层剥脱和深层剥脱（表69-10）。浅层剥脱深度可达到真皮乳头层；中层剥脱深度可达真皮网状层上部；深层剥脱深度达到真皮网状层中部。此外，还有学者提出极浅层剥脱，即深度仅达表皮颗粒层的剥脱。一般认为，浅层换肤的安全性较高，恢复时间短，但是临床上能达到的效果也较为有限；越深层的剥脱，其引起的副作用越大，恢复期越长，但效果也越明显。

表 69-10 化学剥脱分类及深度

类型	深度 (μm)	作用层次	剥脱剂	适应证
极浅层	<100	表皮颗粒层	低浓度果酸 水杨酸 10%～20%三氯乙酸(TCA) 维A酸	黄褐斑 日晒斑 痤疮 炎症后色素沉着 轻度光老化 细纹
浅层	100	真皮乳头层	40%～70% 甘醇酸/果酸 25%～30% 三氯乙酸(TCA) Jessner液 干冰	日光性角化症 日晒斑 痤疮 轻度光老化 黄褐斑 炎症后色素沉着
中层	200	真皮网状层上层	35%～50%三氯乙酸(TCA) Jessner溶液-35% TCA 70% 甘醇酸-35% TCA 苯酚 干冰-35% TCA	黄褐斑 中度光老化 瘢痕 日光性角化症 日晒斑 炎症后色素沉着
深层	>400	真皮网状层中层	Baker-Gordon 溶液 >50%TCA	重度光老化 真皮型黄褐斑 痤疮瘢痕 日光性角化症 炎症后色素沉着

化学剥脱术的原理就是有控制性地损伤、去除与再生重建皮肤组织。为了达到这一目的，必须正确掌握使用剥脱剂的种类、浓度、用量和pH值，以及皮肤厚度与穿透皮肤时间等，否则可引起色素沉着消退时间延长或瘢痕形成等不良反应。

三、皮肤剥脱药物及配制

目前通常将皮肤剥脱药按剥脱损伤的程度分为三类，即浅层、中层和深层剥脱药。浅层剥脱药主要有果酸、10%～30%三氯乙酸（TCA）、Jessner液等；中层剥脱药有20%～50%苯酚、30%～50%三氯乙酸；深层剥脱药有50%～88%苯酚、50%～60%三氯乙酸。除以上几种常用剥脱药外，近年来实验研究表明，中药剥脱剂（斑蝥、鸦胆子、硼砂、儿茶、蒲公英、芦荟、大黄、生石炭、安息香、枇杷叶、巴豆油、丁香油等）也显示了良好的研究和应用前景。

目前，国内外大多数学者建议浅层剥脱使用果酸，中层和深层剥脱使用苯酚。

（一）常用剥脱药物与机制

1. 果酸 果酸又称α羟酸（AHAs），是一类存在于自然界的无毒化合物，主要来源于各种水果，故俗称果酸。它是目前最温和的浅层剥脱剂，也是目前应用最广泛的换肤试剂，由于其有保湿和抗角化作用，因此很多护肤品中也含有低浓度的果酸。

（1）果酸的种类：果酸共有37种，分子结构简单，分子量小，水溶性好，无臭无毒，具有强渗透性，能透过角质层被皮肤吸收。按其分子结构的不同，分子量由小到大依次是甘醇酸（又称甘蔗酸，羟基乙酸）、乳酸、苹果酸、酒石酸、枸橼酸、杏仁酸等。甘醇酸分子量最小，对皮肤的渗透最快，乳酸其次；但浓度高时，酒石酸能使皮肤最快松解脱皮，其次是甘醇酸和乳酸。在促进细胞更新方面，则以乳酸效果最好，其次是甘醇酸。在医学美容界中最常被用到的成分主要是甘醇酸和乳酸。常用不同分子结构的果酸见表69-11。

表69-11 常用不同分子结构的果酸

果酸种类	来源	功能特点
甘醇酸	甘蔗	去角质，促进肌肤再生
乳酸	酸奶	滋润保湿，修复舒缓，去角质
苹果酸	苹果、葡萄	去角质，保湿，抗自由基，美白
酒石酸	葡萄酒、覆盆子	去角质，保湿，抗自由基
柠檬酸	柑橘（含柠檬）	较温和地去角质，促进细胞更新
杏仁酸	杏仁	较温和地去角质，促进细胞更新

果酸对皮肤的作用，除了受果酸种类不同影响之外，浓度及pH值也起到重要作用。一般认为，极低浓度的果酸对皮肤只有保湿效果；浓度稍微提高时才可以破坏角质形成细胞间的粘连，促进皮肤新陈代谢，起到去角质作用；在更高浓度下可使表皮层从真皮上完全剥脱，起到化学剥脱作用，但此时副作用也会随之增加。

（2）果酸的作用机制

1）使角质形成细胞间的粘连性减弱：许多研究表明，角质层粘连增加，角质形成细胞脱落减慢可致细胞堆积，进而导致皮肤干燥，毛囊口角化，皮肤失去光泽而粗糙，是皮肤老化的重要原因。低浓度（5%～20%）的果酸通过降低角质形成细胞间的粘连性，来减小过度角化的角质层厚度，使皮肤外观和质地得到明显改善。毛囊漏斗部角化物堆积，可造成毛孔堵塞，皮脂腺不能通畅排泄，进而发生粉刺、炎性丘疹、脓疱、囊肿等。果酸溶解毛囊漏斗部过多的角质，使其通畅，达到治疗痤疮的目的。

2）增强表皮的解离性：果酸可作用于角质形成细胞桥粒连接部位，干扰细胞表面的结合力，还可增加细胞凋亡；当70%高浓度果酸涂抹皮肤时，可使表皮松解、脱落，表皮与真皮分离，这就是果酸所谓的化学剥脱术的机制。由于果酸是一种天然的有机酸和皮肤营养剂，在剥脱的同时对皮肤还有滋润、养护作用，可促进角质层细胞重新排列，皮肤光洁，色素沉着淡化，皮肤外观改善，从而达到年轻化的效果。

3）改善皮肤色泽：果酸进入真皮深层后，可促进真皮内的肥大细胞颗粒释放多种炎性介质，使毛细血管扩张充血，皮肤色泽得到明显改善。

4）良好的保湿作用：果酸作用于真皮浅层，可促进真皮内保湿因子透明质酸（HA）增加，从而使皮肤含水量增加，皮肤显得润泽而富有弹性。

5）消除皮肤老化：皮肤老化表现为表皮层变薄，真皮内胶原纤维断裂、变性，而果酸可使表皮层厚度恢复正常，真皮内胶原增多，弹性纤维恢复正常，黏多糖含量增加，皮肤皱纹变浅，色素斑减退。

6）防止皮肤细菌滋生：果酸能保持皮肤的正常微酸性，可防止细菌滋生，增强皮肤屏障作用。

7）刺激作用：果酸可刺激角质形成细胞有丝分裂，使代谢增强，皮肤更具活力。

2. 苯酚 苯酚可看成一种酸性比较弱的有机酸，其含有一个直接连接到苯环上的羟基。苯酚是所有化学剥脱制剂中临床使用最多、治疗效果最好的一种。

（1）作用机制：苯酚对组织蛋白有凝固作用，是一种凝固蛋白的原生毒剂。皮肤使用苯酚后，角蛋白和细胞蛋白结构的－S键被破坏，蛋白质发生变性。当苯酚和角蛋白化合后形成大分子物质，可改变脂类溶解度，限制苯酚的穿透力，使其穿透深度仅为0.3～0.4mm，即破坏的层次位于表皮层和真皮浅层。虽然苯酚可穿透至真皮乳头层，但完整地保留了深层的网状层。苯酚接触皮肤后引起组织蛋白凝固而形成厚痂，能防止药液继续向深部组织侵蚀，皮肤表面则产生继发性炎症反应。痂皮待炎症反应消退后脱落，病损也随之消失，此病理过程类似于浅Ⅱ度烧伤。另外，苯酚除了对黑色素细胞有选择性的破坏作用外，其在空气中被氧化成苯醌后还可增加脱色活性。

（2）组织病理：苯酚接触皮肤后，表皮和部分真皮乳突最上层发生坏死，损害不超过基底细胞层，术后第2天新的表皮细胞开始再生，术后第4天表皮再生基本完成（面部需5～7天，颈部10天或更久）。真皮的中上层胶原纤维重新排列，弹性纤维和胶原纤维再生；再生来自真皮乳头层的成纤维细胞、毛囊和皮肤附件。再生的情况因人而异，年龄越小、健康状况越好，则再生能力越强，再生速度也越快。

为观察苯酚对皮肤组织形态的影响，赵启明等对酚剥脱术术前以及术后15天、90天、5年、10年患者的皮肤分别进行皮肤活检发现：①术后表皮基底层细胞内的黑色素颗粒数量明显减少。②术后真皮层胶原结构发生均质变，增厚。③术后可见真皮层中被特殊染色的弹性纤维量明显增加。④电子显微镜观察到术后表皮基底层细胞内黑色素颗粒体积明显减小，数量明显减少；真皮层胶原纤维、弹性纤维增多。⑤免疫组化显示，术后成纤维细胞增生活跃。这些结果说明苯酚导致的这种组织学变化是永久性的。

（3）体内代谢：皮肤苯酚的吸收速度较快，在30分钟之内可吸收70%，24小时内的吸收量达到99%，其吸收率取决于接触面积与接触时间。在体内，部分苯酚被氧化为焦二苯醇及对苯乙醇，部分与硫酸盐葡萄糖醛酸结合；血液中也可存在游离酚，它以原型或代谢产物形式经肾排出。研究表明，苯酚治疗后6个小时以内尿酚的含量达到最高，随后逐渐下降，24小时后基本接近正常。体内少量苯酚（0.05～0.06g/kg）在2天内可经尿液排泄。因此，人体接触苯酚后0.5～6小时内其毒性反应达高峰，为预防苯酚毒性反应的关键期，术前或术后30分钟内大量输液可以促进其从尿液中快速排泄。

（4）毒性反应：苯酚是一种毒性制剂，成人如果口服苯酚8.5～15g，在24小时内即会致命。当大面积外用苯酚溶液时，对心、肝、肾功能均会造成影响，少数患者可出现窦性心动过速、房性期前收缩、室性期前收缩，甚至心脏骤停。赵启明已采用苯酚行面部皮肤化学剥脱术逾万例，观察其中200例患者手术前后肝肾功能情况均未见明显变化，心电监护发现部分患者心动过速或过缓，个别特异质的患者出现频发室性期前收缩，经治疗后恢复。因此，在用苯酚实施剥脱术时，剥脱面积不宜过大，全面部剥脱宜分两次进行，操作不宜过快，同时应监测心电图、血压、脉搏以及血氧饱和度，以防止意外发生。

（二）常用剥脱药物的配制

1. 复方酚液

（1）药物组成：晶状苯酚500g、达可罗宁10g、樟脑1g、无水乙醇50ml、甘油50ml（含苯酚浓度81.83%）。配制后摇匀，避光保存备用。

无水乙醇具有加强蛋白凝固的作用，甘油能减轻对皮肤的刺激，达克罗宁可以止痛，樟脑有兴奋皮肤的作用。

（2）苯酚浓度：苯酚配方浓度国内外各有不同，有20%、25%、30%、58.9%或81.83%。常用有效浓度为60%～80%，浓度升高会增加并发症的发生率，浓度过低则会降低疗效或提高复发率。也有人提出酚液的浓度应根据年龄、肤色、病损深浅而加以调节，一般临床所选浓度多凭个人应用经验而定。

2. 三氯醋酸　三氯醋酸为卤代酸，具有很强的酸性和腐蚀性。常用浓度为30%～50%，较安全，且用药后色素沉着较轻，但疗效不显著；60%～70%浓度时效果显著，但风险增加。该方法主要优点在于三氯醋酸对肝、肾、心脏无不良反应。

（1）复方三氯醋酸溶液的配方为：甲液含三氯醋酸70g（加少量水溶解）、醋酸泼尼松龙0.05g（溶于甘油）、甘油10ml，水加至100ml。乙液是丙二醇（化学试剂）。

（2）用法：方法一，涂甲液后即涂乙液，能迅速止痛。方法二，待甲液稍干后涂5%氢氧化钾（KOH）水溶液，用于中和三氯醋酸，以免药物渗透太深。

上述两种化学剥脱剂中以复方酚液最常用，其愈后不留瘢痕。三氯醋酸的腐蚀性较强，使用不当易产生瘢痕，不宜大面积应用。复方酚液可单独使用，亦可与其他药物混合，如添加巴豆油和肥皂液等可增强其剥脱效果。苯酚作为一种剥脱溶液活性剂，是非常有效的蛋白凝固剂；巴豆油是一种刺激剂，可促进表皮和真皮起疱和糜烂，还可改善增殖上皮的质量；经肥皂液皂化乳化作用后，酚液更易渗透角化的表皮细胞，达到更好的剥脱效果。

3. 果酸　必须根据果酸成分活性要求，搭配合适的原料，以达到促进果酸成分在皮肤吸收的效果。果酸配方设计时，主要依据果酸的种类、浓度、pH，并适当使用添加剂进行配制。

（1）低浓度果酸：1%～4%果酸有滋润、保湿作用；5%～7%果酸有轻微剥脱作用；8%～9%果酸可剥脱角质，加速新陈代谢，促进角质形成细胞再生。

（2）中浓度果酸：10%～30%果酸可渗透真皮组织，对于消除青春痘、淡化黑斑及改善皱纹有良好效果。

（3）高浓度果酸：30%～70%果酸具有相当强的渗透力，可将老化角质一次性剥脱，具有很强的祛斑、除皱效果。

酸性环境下有利于果酸保存，在偏碱性环境下，果酸会被解离而失去作用。例如浓度15%的果酸，在pH大于5的溶液中，大多数的果酸分子都已经解离，失去活性。在pH为2.5～3的酸性范围内，果酸的疗效较好，但刺激性也增大。目前市场上化妆品专柜的保养品，果酸的浓度在5%以下，pH都在3以上，主要起去角质及保湿作用，对于除皱、美白没有明显疗效。

（三）新型剥脱药物及混合剥脱剂

1. 新型剥脱药物

（1）丙酮酸：丙酮酸（pyruvic acid）作为一种具有亲脂特性的角质分离剂和抗菌剂，可刺激胶原增生和弹性纤维形成。由于电离常数较低和分子量较小，丙酮酸可迅速渗入并穿透皮肤，因此被认为是一种有应用前景的化学剥脱剂。目前，丙酮酸已被应用于痤疮、浅表瘢痕、皮肤光老化及色素性皮肤病等多种病损的治疗。应用丙酮酸时可引起强烈的灼伤感，剥脱后期常出现红斑、脱屑，偶尔伴有结痂。

（2）β-十八碳烯氨酸：β-十八碳烯氨酸（β-Lipo-hydroxy acid）又称脂羟酸，是水杨酸的衍生物，具有亲脂性，促进角质分离的作用比水杨酸强。其pH与皮肤相似，不需要中和，副作用较小，具有抗炎、抗菌、抑制粉刺形成的作用。有报道10%的β-十八碳烯氨酸可作为浅层剥脱剂治疗痤疮。

（3）杏仁酸：杏仁酸（mandelic acid）来源于杏仁，在果酸系列中分子量最大，皮肤渗透力较其他果酸慢，因此其剥脱深度较好控制，且其分子结构中的芳香烃使其具有亲脂性。在酸性环境中，具有抑制细菌繁殖和杀菌的作用，尤其对金黄色葡萄球菌、变形杆菌、大肠杆菌、产气杆菌等有较好的抑菌作用。对痤疮、痘印、色素沉着亦有治疗作用。此外，杏仁酸可与其他剥脱剂联合使用，如与水杨酸联合使用，可加快其皮肤渗透速度。

2. 混合剥脱剂　为尽可能避免并发症的发生，在选择剥脱剂时可选择混合剥脱剂。常用的剥脱剂有：

（1）Monheit组合：Monheit组合（Monheit's combination）由Monheit首次提出，该组合由Jessner

液和35%三氯乙酸组成。洁面后，先使用Jessner液均匀涂抹，当皮肤出现红斑和结霜后，再涂抹35%三氯乙酸。Jessner液是将间苯二酚（14g）、水杨酸（14g）、85%乳酸（14g）加入95%乙醇至100ml。改良的Jessner液是由水杨酸（17g）、乳酸（17g）和柠檬酸（8g）加入乙醇溶液中。Jessner液使用后会有烧灼感，结霜后不适感开始缓解，剥脱后冷敷可以适当缓解疼痛。

（2）Brody组合：Brody组合（Brody's combination）由干冰和三氯乙酸组成，使用时先用干冰冷冻皮肤，以增强三氯乙酸的皮肤渗透力。Brody组合的主要适应证为痤疮后萎缩性瘢痕、脂溢性角化病和细纹。干冰冷冻皮肤的深度由接触时间决定，通常为5~15秒。

（3）Coleman组合：Coleman组合（Coleman's combination）由70%甘醇酸和三氯乙酸组成。先使用70%甘醇酸，2分钟后用碳酸氢钠溶液中和，然后使用三氯乙酸，此种组合剥脱后色素沉着的风险较小。

四 不同层次剥脱术的临床应用

（一）化学剥脱术术前评估

在选择剥脱剂时，必须考虑患者的皮肤类型和光损伤程度。Fitzpatrick日光反应性皮肤分型可帮助评估患者皮肤的耐受力及对各种剥脱剂的反应（表69-12）。Glogau分型可量化皮肤光老化分型（表69-13）。根据患者的Fitzpatrick和Glogau分型选择化学剥脱剂的种类以及需要剥脱的深度，可达到最佳的化学剥脱效果，并减少并发症的发生。

表69-12 日光反应性皮肤分型（Fitzpatrick分型）

皮肤类型	日晒红斑	日晒黑化	未曝光区肤色
Ⅰ	极易发生	从不发生	白色
Ⅱ	容易发生	轻微晒黑	白色
Ⅲ	有时发生	有些晒黑	白色
Ⅳ	很少发生	中度晒黑	白色
Ⅴ	罕见发生	呈深棕色	棕色
Ⅵ	从不发生	呈黑色	黑色

表69-13 皮肤光老化临床分型（Glogau分型）

分型	皮肤皱纹	色素沉着	皮肤角化	毛细血管	光老化阶段	年龄（岁）	化妆要求
Ⅰ	无或有	轻微	无	无	早期	20~30	无或少用
Ⅱ	运动中有	有	轻微	有	早~中期	30~40	基础化妆
Ⅲ	静止中有	明显	明显	明显	晚期	50~60	厚重化妆
Ⅳ	密集分布	明显	明显	皮肤灰黄	晚期	60~70	化妆无用

Fitzpatrick Ⅰ、Fitzpatrick Ⅱ型患者剥脱后色素沉着风险较小，可以进行浅层、中层或深层剥脱。而Fitzpatrick Ⅳ~Ⅵ型患者色素沉着或色素减退的风险较高，因此需避免深层剥脱。Glogau Ⅰ型患者光老化程度较轻，浅层剥脱就能达到较好的效果；Glogau Ⅱ型患者可选择中层剥脱；Glogau Ⅲ型患者可选择中层、深层剥脱，并可结合磨削术、激光治疗；Glogau Ⅳ型患者可联合行深层剥脱、磨削术、激光治疗，且必要时可行除皱术、眼睑整复术等整形美容手术治疗。

实施化学剥脱术术前进行评估十分重要。在了解患者的期望后，操作者必须评估患者的皮肤类型、皮肤状况、近期服药、治疗史、手术史及有无增生性瘢痕或瘢痕疙瘩病史。根据皮肤类型、光损伤程度、愈合时间、近期治疗史和可能发生的并发症选择剥脱剂。营养状况差、吸烟、近期服用免疫抑制剂都会影响皮肤修复，是化学剥脱的禁忌。此外，明确既往病史也十分重要，如酒渣鼻、脂溢性皮炎、过敏性皮炎、银屑病、白癜风、光感性皮炎等，忽略后均可能导致严重并发症的发生。

（二）浅层剥脱术

目前临床上主要应用的浅层剥脱剂为果酸，下面就以果酸类剥脱剂为代表讲述浅层剥脱的临床应用。

1. 适应证

（1）皮肤皱纹：深部皱纹可连续使用高浓度果酸数个月，一周1次，使角质细胞核分裂增加，表皮角质重新排列组合。同时增加真皮内黏多糖、透明质酸含量，促进真皮乳头层的胶原形成，使真皮变厚、皱纹消退。

（2）痤疮：低浓度果酸对治疗轻度痤疮有明显的效果，高浓度果酸可治疗脓疱型痤疮（图69-127）。

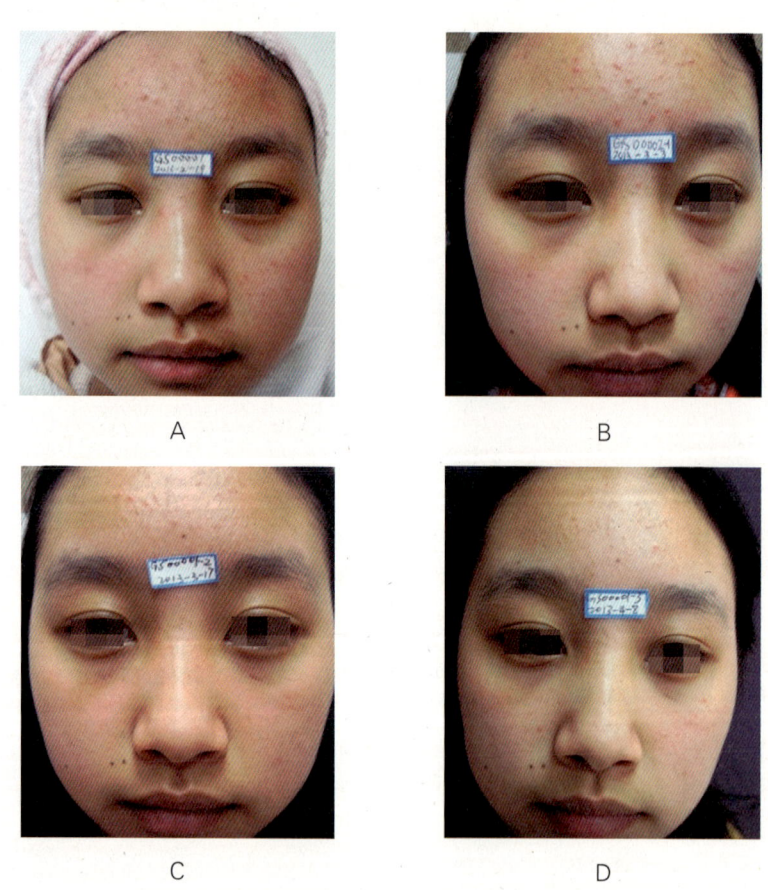

图69-127 痤疮（粉刺）果酸治疗前后对比（四次）
A. 第一次 B. 第二次 C. 第三次 D. 第四次

（3）黄褐斑：果酸能有效治疗色素沉着皮损，现已广泛用于治疗黄褐斑，其机制可能为表皮重塑、脱落加速和抑制黑色素形成（图69-128）。

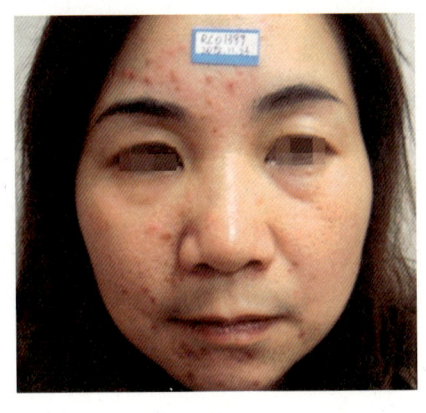 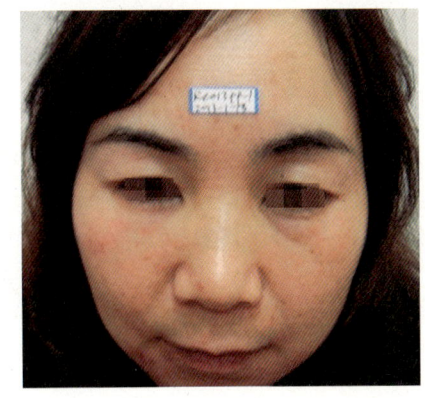

A　　　　　　　　　　　　　　　B

图 69-128　炎症后色素沉着果酸治疗前后对比，淡化色沉（三次）

（上述图片由重庆医科大学附属第一医院皮肤科陈瑾教授提供）

(4) 脂溢性角化：这是利用果酸对表皮角质的分解作用达到治疗目的，低浓度治疗时间长，高浓度治疗时间短，但刺激性大。

(5) 其他：对各种类型鱼鳞病和毛发苔藓有很好的疗效，对足部的胼胝、跖疣也有效。利用其降低角质层粘连性的特点，可辅助治疗银屑病、甲真菌病。果酸与5-氟尿嘧啶联合使用可有效地治疗日光性角化病，也可与微晶磨削术、蓝光联合使用，提高果酸的疗效。

2. 禁忌证

(1) 对果酸过敏者。

(2) 治疗部位有过敏性皮炎的患者。

(3) 面部有细菌或病毒感染性皮肤病（单纯疱疹、扁平疣、寻常疣）者。

(4) 有免疫缺陷性疾病的患者。

(5) 在6个月内口服或外用过维A酸类药物者。

(6) 正在服用抗凝药或吸烟者。

(7) 近期接受过手术（有正在愈合的伤口）者。

(8) 近期接受过放射治疗的患者。

(9) 对光防护不够或有日光晒伤者。

(10) 在6个月内局部做过冷冻治疗者。

(11) 妊娠期妇女。

(12) 有炎症后色素沉着或色素减退病史者。

3. 操作方法

(1) 技术操作：①给受术者介绍化学剥脱术的疗效、安全性及受术时的感受。②治疗前、中、后均应拍照，以便判定疗效。③准备材料与器械，包括20％、35％、50％、70％的果酸换肤液，2％~4％的碳酸氢钠溶液，凡士林纱布，秒表，冷喷机。④操作。给受术者常规洁面、铺巾、戴帽子；将凡士林抹于眼睑、鼻孔和口唇周围用来保护；用美容刷蘸取果酸换肤液，按额部→鼻背→脸颊→下巴的顺序涂抹，停留1.5~3分钟；当患者皮肤出现红斑、白霜或刺痛时，以4％碳酸氢钠溶液中和，然后冷喷20分钟，接着涂上营养霜保护。⑤治疗周期。每2周进行1次，4~5次为一疗程，逐渐延长果酸在皮肤上的停留时间，或提高换肤液的浓度（图69-129，图69-130）。

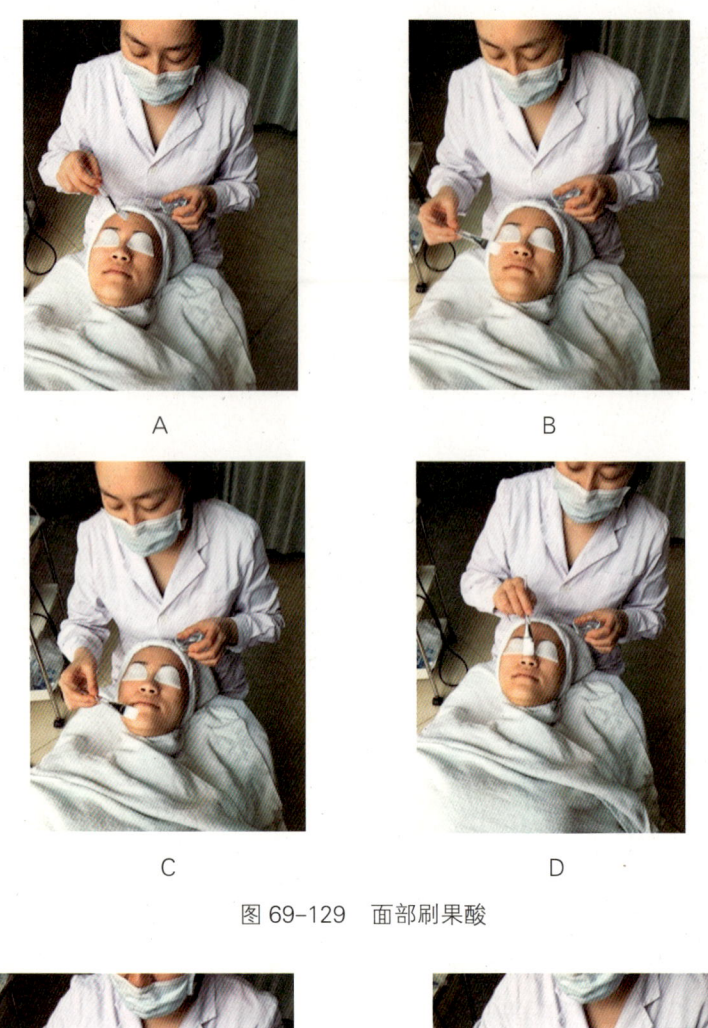

图 69-129 面部刷果酸

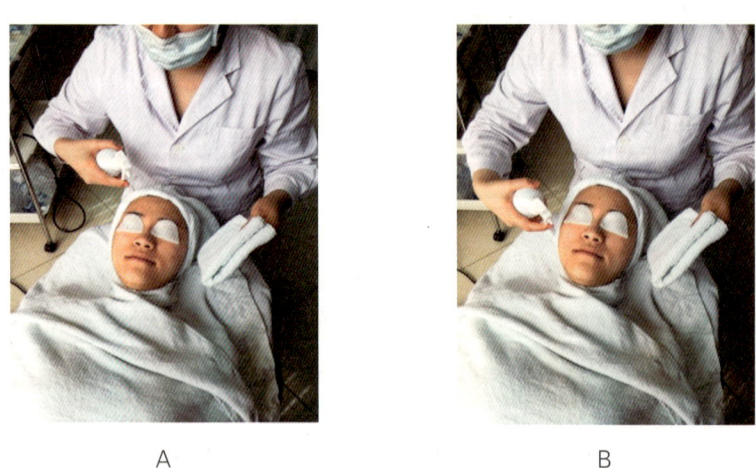

图 69-130 中和

（2）副作用：①灼伤性损害。直接的灼伤表现为皮肤发红、水肿、刺痛、紧绷、脱屑等；间接灼伤主要是指日光对治疗区皮肤的刺激（使用含果酸的护肤品，会增加皮肤对紫外线的吸收）。②过敏反应。以红斑、水肿、渗出、糜烂或发痒等局部反应为表现。但也有少数患者可有全身性反应，如哮喘、喷嚏、会阴水肿等。

（3）注意事项：①不得外出吹风、晒太阳、淋雨，外出时使用日光防护系数（SPF）大于15的防晒霜；②不得用毛巾、纸巾擦脸，更不能用肥皂、洗涤剂，可涂抹营养霜；③不能同时使用对皮肤有刺激性的外用药，如维A酸类药物等；④治疗部位应避免搔抓，不可自行剥除结痂或脱屑；⑤出现严重过敏反应者应及时停用果酸并对症治疗。

(三) 中、深层剥脱术

中、深层剥脱剂中以苯酚应用最为广泛,下面就以苯酚剥脱剂为代表讲述中、深层剥脱术的临床应用。

1. 适应证

(1) 雀斑:对于广泛密集的面部雀斑,可行全面部化学剥脱术;对于局限性或散在性者,可行点状剥脱,疗效好,且复发率低。

(2) 咖啡斑:剥脱后咖啡斑可完全消退,虽易复发,但黑色素色素沉着处变淡。

(3) 表浅性痤疮瘢痕:剥脱后瘢痕有改善。

(4) 面部细小皱纹:可单独用于除皱,尤其适用于唇部的纵行皱纹,以及鼻唇沟、颌部、颞部、额部、眼周等处的细小皱纹;也可与面部皮肤提紧术联合应用,但绝对不能在做皮肤提紧术的同时行化学剥脱术,而必须在手术除皱后3~6个月才能施行,否则会引起严重的并发症,导致全层皮肤坏死。

(5) 放射性皮肤色素沉着:用剥脱术治疗放射性皮肤色素沉着,远期效果较好。

(6) 面部泛发性白癜风:将面部白癜风仅存的正常皮肤岛剥脱后变白,使其面部白癜风肤色一致。

(7) 皮肤移植后的表面分界线:剥脱后肤色可以接近。

(8) 脂溢性角化病、睑黄瘤等。

2. 禁忌证

(1) 全身状况:患者有严重的肝肾疾病或免疫缺陷性疾病者。

(2) 病变性质:①皮肤恶性肿瘤,如皮肤原位癌、基底细胞癌患者;对于疑似恶变的色素痣要采用手术切除,以防化学试剂刺激而引起恶性变。②皮肤感染性病变,如单纯疱疹、扁平疣等。③皮肤免疫性病变,包括湿疹、接触性皮炎、特应性皮炎等。

(3) 过敏:化学剥脱制剂过敏者或敏感体质者。

(4) 药物:服用维A酸类药物超过6个月者,应先停用一段时间后再施行剥脱术。

(5) 治疗史:近6个月内治疗区曾行手术或局部冷冻治疗者。

(6) 妊娠、哺乳期妇女。

(7) 精神失常、情绪紊乱及神经质者。

(8) 大面积瘢痕组织或瘢痕体质者。

(9) 不能坚持避光者。

(10) 黄褐斑非绝对禁忌,但应慎重。因其远期效果不佳,且容易遗留长期色素沉着。

(11) 其他:如色素痣、太田痣、毛细血管扩张症。

3. 操作过程

(1) 术前准备:治疗前应与患者充分沟通与交流,为了增加医师和患者之间的信任感以及避免术后纠纷,术前患者本人必须签署手术知情同意书。另外,术前还要详细询问患者的既往病史和用药史,对于过敏体质、皮肤敏感者,不宜行化学剥脱术。化学剥脱术后,皮肤存在一个炎症恢复期,因此一定要让患者了解该治疗的适应证和风险,对于治疗效果也要有一个合理的期望值。在使用苯酚进行面部化学剥脱术时,为减少患者术中疼痛等不适症状,可于术前半小时肌注哌替啶(杜冷丁)50mg和异丙嗪(非那根)25mg,并开通静脉通道,给予心电监护监测心电图、血压、脉搏以及血氧饱和度。

(2) 操作过程:①清洁面部。首先以洁面乳、中性肥皂水清洗面部,去除皮肤表面的油腻、分泌物及化妆品。②消毒和麻醉。用75%酒精消毒清洁面部。为减轻患者术中疼痛感,必要时可以采用利多卡因及"654-2"混合液纱布覆盖面部,并用塑料薄膜封闭包裹30分钟。③药物涂抹。根据病损面积大小，选择合适的操作工具。全面部剥脱术者，可选用消毒棉签蘸上剥脱剂，均匀地滚涂于病损及施术区域；点状病损者，如数颗雀斑的处理，可以用牙签尖蘸上少许药液，均匀地涂布于皮损处，切勿超出皮损范围，以免导致正常皮肤损伤而加重患者的痛苦。必要时可反复涂布1～2次，待皮肤变为霜白色时，用消毒干棉球吸附掉残余的药液。约半小时后，皮肤变为淡褐色伴局部红肿，于10天后消退。

以全面部苯酚剥脱治疗雀斑为例：用棉棒蘸取少许苯酚液涂抹整个面部，涂布顺序为额部→鼻根部→左、右眼睑→面颊部→双侧下颌缘。范围上至发际，两侧至耳前，下至下颌缘下1cm。涂药动作应缓慢均匀，反复涂抹至面部皮肤呈现霜白色时即可停止。如图69-131A～G所示为化学剥脱操作过程。④结痂与脱痂：涂药后第2天结痂，7～10天痂皮逐渐脱落，皮损随之消失，创面光洁（图69-131H）。皮损初期呈肉红色，约20天时部分患者于皮肤脱痂处逐渐出现继发性色素沉着，一般2～6个月后可逐渐恢复正常肤色（图69-132）。

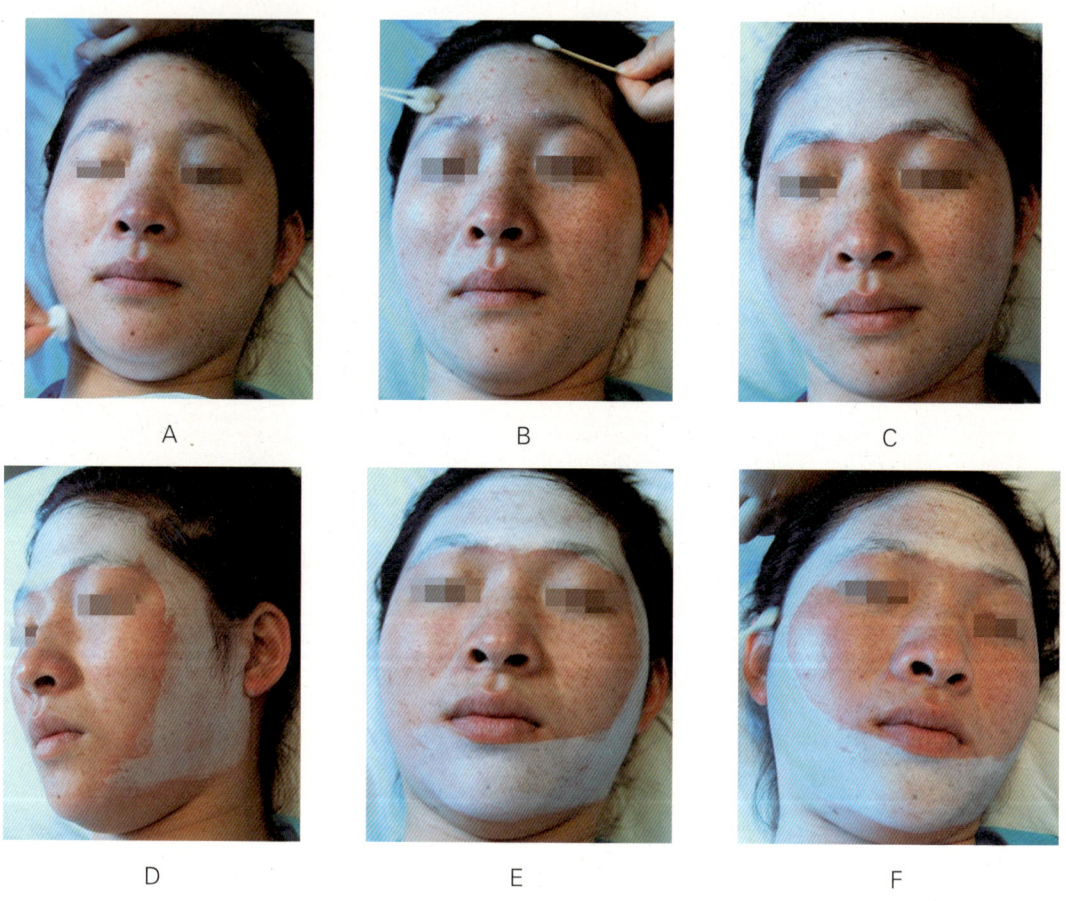

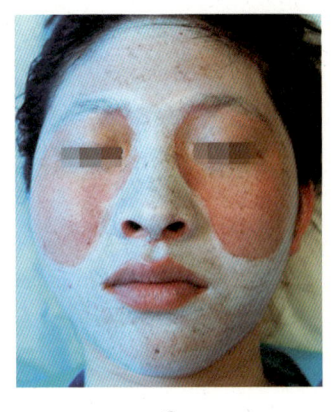
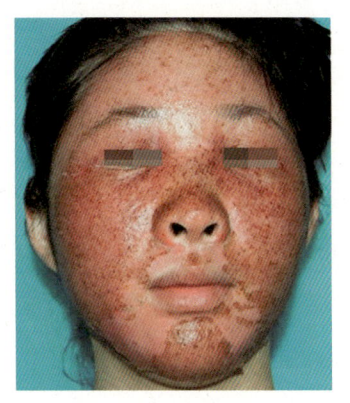

图 69-131　面部化学剥脱
A. 全面部消毒　B. 额部涂抹　C. 呈现霜白色　D. 左侧面颊部涂抹　E. 颏部涂抹　F. 右侧面颊部涂抹　G. 鼻部涂抹　H. 术后第 6 天，痂皮开始脱落

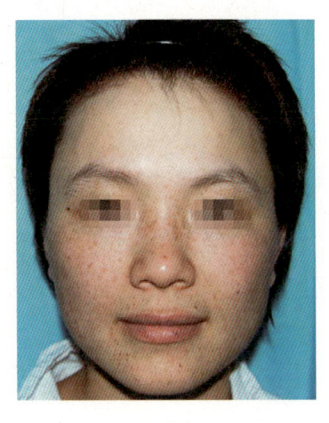
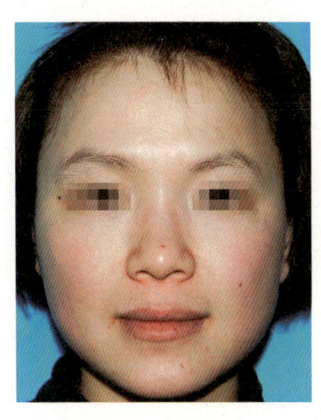

图 69-132　雀斑术前与术后比较
A. 术前　B. 术后 4 个月

（3）操作注意事项：化学剥脱术操作时，应根据具体皮损特征掌握治疗深度和面积，遵循"宁浅勿深""酌情分次"的治疗原则，并且操作速度宜缓慢。①涂于皮肤表面的剥脱剂可被部分吸收，有时会产生毒副作用。当大面积使用剥脱制剂时，药物对心、肝、肾功能可能有影响，严重者可致心律失常。因此，对于大面积皮肤病损患者可采取分次剥脱治疗，如全面部剥脱患者可分两次操作，且操作前可口服泼尼松片剂等药物以减轻组织肿胀等不良反应。苯酚制剂剥脱时应采取心电监护措施。②用棉签或牙签蘸药液时量要适中，不可过多。涂药时应准确无误，勿将药液溢到或涂到正常皮肤上，以免损坏正常皮肤。对于深度剥脱，涂药时注意避开毛发区，如头发、眉毛等，以免损伤毛囊。在邻近唇红缘部位的皮肤病损处涂药时，勿将药液涂到唇红部。涂眼周和下颌部皮肤时，切勿反复涂布，以免剥脱层次过深。如果在治疗过程中，药液不慎接触了病损范围以外的组织，应立即用酒精或水冲洗，以减轻药液的腐蚀作用。③操作时嘱患者闭眼，以免药液流入眼内。药液一旦不慎进入眼内，或眼泪流出将药液引入眼内，应立即用生理盐水冲洗角膜和结膜。④对于凸出于皮面的病损，如汗管瘤、睑黄瘤，可采用60％的三氯醋酸点涂；而对于平覆于皮肤的病损，则不能使用三氯醋酸溶液，以免出现表浅性瘢痕，此时宜选用苯酚溶液外涂治疗，一般不会留下瘢痕。⑤化学剥脱术在功效和作用上与磨削术极其相似，甚至在某些适应证的选择上都是一致的。因此，在实际治疗中两者可以联合应用、互相补充，以达到更好的效果。磨削术磨削的深浅掌握全凭术者经验，化学剥脱术的深浅度则由药液的浓度和剂量来控制。

对于面部某些磨削深度不易掌握的部位，如眼睑部、口周、发际处等，由于皮肤较薄或处于交界线处，采用化学剥脱术较安全。在行全面部的磨削或冷冻术后，往往在唇红缘、发际等部位出现肤色反差区，此时可联合应用化学剥脱术，以使反差区色泽趋于一致。⑥不良反应及对策。化学剥脱剂是一种具有腐蚀性的化学药物，患者涂抹后往往出现一些不良反应。据临床观察，剥脱过程中可能出现刺痛、灼热、瘙痒、水肿、红斑、水泡、糜烂、结痂、干裂、脱屑、色素变化、瘢痕形成、诱发感染、暂时性痤疮加重等不同程度的皮损与不适。为预防这些不良反应发生，涂药后即应给予抗感染、抗过敏、抑制色素沉着等对症处理，术后口服维生素C、维生素E及氨甲环酸持续1个月。

（4）术后护理：化学剥脱术后的护理非常重要，与术后疗效及并发症的发生关系密切。护理过程中的主要注意事项如下：①术区结痂后让痂皮自行脱落，切忌强行撕脱或以粗质毛巾擦脱，否则易出现色素沉着或加重色素沉着；若损伤新生皮肤，可能遗留瘢痕。在临床治疗中为缩短疗程，可作高压氧治疗使痂皮提前脱落，且可以减轻术后色素沉着。②施行片状剥脱的区域，在痂皮完全脱落之前应保持清洁干燥。若术区结痂后出现干裂疼痛等不适，可外涂一薄层软化剂，如红霉素软膏、凡士林或新霉素软膏以缓解局部症状。③施行点状剥脱者，术后24小时内应保持脸部清洁干燥，24个小时以后可正常洗脸，但应动作轻柔，勿用粗质毛巾擦拭。④术后24～48小时内尽量避免食用海产品及刺激性食物。⑤忌服避孕药、含雌激素药物和光敏性药物，如磺胺类、四环素类、避孕药、补骨脂、白芷及利尿剂等。⑥术后坚持对皮肤进行保湿，且至少半年以内（潮红皮肤未退色之前）避免强烈日晒，外出时应配用具有强效日光防护作用的化妆品。

4. 术后并发症

（1）色素沉着：化学剥脱术后出现的色素沉着反应与剥脱深度、皮肤质地、术后护理等因素密切相关。临床观察显示，色素沉着在东方人群更多见。因此，有人提出黄色人种皮肤宜施行浅层化学剥脱术。青年人比中年人的色素反应重，但恢复快；而经常日晒及皮肤黝黑者反应较重，且恢复慢；肤色白及室内工作者则反应轻。色素沉着的程度还与病变本身的性质有关。如表皮基底层遭受破坏的疾病（扁平疣、老年斑），其术后常发生色素过度沉着。

因皮肤表浅层结痂脱落后，新生皮肤处于粉红色的愈合阶段，在此期间如果接触日光照射就容易产生色素反应，其颜色接近于深棕色。为防止色素沉着反应，必须坚持避免日光照射。

据统计，术后6个月内一过性色素沉着的发生率达30%～60%，但由于剥脱术后表皮基底层细胞内的黑色素颗粒数量明显减少，当皮肤完全愈合后将不再呈现棕色。

（2）粟丘疹：上皮再生时，上皮和皮肤附件形成的小颗粒状的上皮囊肿即称为粟丘疹，常发生于剥脱术后1个月，其发生率不高。如有发生，可用软而多孔的湿海绵轻轻擦洗，1天2～3次，如果无效，可用针尖或11号解剖刀刀尖挑除。

（3）瘢痕：轻、中度化学剥脱损伤仅限于表皮及真皮浅层，一般不留瘢痕。但如果操作不当而损伤真皮深处，或局部皮肤结缔组织增生能力异常，术后常遗留萎缩性或增生性瘢痕。

文献报道，化学剥脱术后增生性瘢痕的发生率为1%～2%，一般发生于术后3～4个月。瘢痕好发于上唇和颊部。笔者采用苯酚化学剥脱术治疗雀斑1万余例，未发现瘢痕现象，可能与药物配方的选择与调制或操作方法有关。

为防止瘢痕产生，应严格掌握适应证并选择合适的剥脱剂，操作应规范且仔细。受术者在脱痂阶段均不可强行撕痂，应待局部组织修复后令痂皮自行脱落。如果产生增生性瘢痕，可局部外用类固醇皮质激素软膏、抗瘢痕凝胶或局部注射激素治疗，使瘢痕消失或减少到最低程度。

（4）复发：化学剥脱术后的复发率较削皮术、冷冻术、电灼术、激光术等方法低，雀斑等易复发。术后复发可能与室外工作或在施行化学剥脱术的操作中涂布不均匀、药液渗透不到位等因素有关。患者的术后复发时间90%为2年后，且复发皮损的数量少、程度轻。

(5）其他：术后皮肤潮红，皮肤对风、紫外线和温度变化敏感性增加，潮红可达数周至数月之久。

（赵启明）

第八节　抗衰老应用技术及进展

衰老是机体组织、器官功能随年龄增长而发生的退行性变化。抗衰老是指为延缓、阻断甚至逆转衰老相关的现象并延长寿命所采取的措施。目前，随着老龄化问题的日益突出，衰老和抗衰老的相关研究已经成为医学研究领域关注的焦点。近年来，在 Science、Nature、Cell 等顶级医学专业期刊上，已经有越来越多关于衰老和抗衰老的文章。2013年已有学者在 Cell 上提出衰老的九个重要因素，这些因素又可以根据其与衰老的关系密切程度分为三级：其中基因组不稳定、端粒缩短、表观遗传学改变、蛋白稳定性改变为一级因素，对营养物质的反馈失衡、线粒体功能障碍、细胞衰老为二级因素，干细胞衰竭、细胞通讯发生变化为三级因素。相对于这些微观上发生的变化，在宏观上则可具体体现为皮肤老化、肌肉萎缩、骨钙沉积减少、性功能减退、思维和情绪的改变等一系列衰老的表现。

如何才能有效地抗衰老，其实也一直是医学领域所探讨的一个终极问题。当前从临床角度开展抗衰老工作的关键，在于使人们能够健康老化、延长健康预期寿命和提高老年人的生活质量以及降低衰老相关疾病的发生率。本文通过对目前逐步应用于临床的主要抗衰老技术进行述评，初步分析目前抗衰老临床技术的应用现状，并对抗衰老技术的发展作出展望。

一、衰老相关标记物的检测

如何评价人体的衰老程度，早期发现衰老相关的疾病显得尤为重要。因此对合适的衰老相关标记物进行检测，及时判断人体衰老状况，可以尽早对衰老进行干预，从而获得更好的抗衰老效果。目前报道的可通过血液、尿液、唾液、粪便和头发等标本检测的衰老相关标记物有很多，主要包括激素类、免疫细胞类、肿瘤基因以及其他衰老相关标记物。其中最著名的案例就是美国好莱坞某知名女星进行了BRCA1基因检测后，发现其有87%患乳腺癌的风险，为了降低乳腺癌风险，而选择切除双侧乳腺并行乳房再造手术。下一步针对种类繁多的衰老相关标记物仍需开展深入研究，明确不同标记物对评价衰老状况的相关性和准确性。

二、自体细胞活性物质（血小板浓缩制剂）抗衰老技术

自体细胞活性物质，是指通过一定的分离、浓缩、提取等技术，按照规范化的操作流程，从人体自身血液获取的，经科学验证具有治疗或美容作用的血液浓缩制品。通过在患者或求美者的特定部位注射或外用细胞活性物质，促进局部组织修复、再生以改善衰老征象，可达到年轻化、治愈疾患及延缓衰老等目的。目前的自体细胞活性物质主要包括：富血小板血浆（platelet-rich plasma，PRP）、富血小板纤维蛋白（platelet-rich fibrin，PRF）及浓缩生长因子（concentrate growth factor，CGF）。

（一）PRP

将自体外周血经梯度离心后所得的血小板浓缩制剂，通常认为血小板浓度达到静脉血 4 倍及以上才能称为 PRP。血小板可释放三十余种生长因子，主要包括 TGF-β、PDGF、IGF、bFGF、VEGF 及 EGF 等，这些生长因子通过促进细胞分裂增殖、刺激胶原合成、促进组织血管化、诱导细胞分化，从而加快创面修复和组织再生。同时，PRP 还含有白细胞，具有诱导免疫细胞、抗感染作用。

（二）PRF

将自体血通过一次离心得到富含血小板的纤维蛋白凝胶，是由法国学者 Choukroun 等在 2001 年开发出的第二代血小板浓缩制品。PRF 凝胶为疏松的纤维蛋白网络结构，可将大量的血小板和白细胞聚集其中，从而渐进地释放细胞因子及抗感染，其释放生长因子在 1~2 周达到高峰期。

（三）CGF

于 2006 年由 Sacco 提出，是指利用特制的变速离心机，依靠不间断物理性加速和减速，充分激活血小板中的 α 颗粒，产生富含更高浓度生长因子和 $CD34^+T$ 淋巴细胞的自体血液浓缩制品，表现更佳的骨组织、软组织及皮肤的再生能力。

目前，自体细胞活性物质已广泛应用于创面修复、骨折愈合、口腔种植、整形美容及运动医学等多个领域，但在抗衰老领域的应用尚缺乏长期疗效报道。相信随着基础及临床研究的不断推进，自体细胞活性物质，尤其是 CGF，在美容及抗衰老领域的应用将会有更大的潜力可供挖掘。

三、肠道菌群与抗衰老

按照肠道菌群对健康的影响，可将其分为有益、有害和中间三类。有益菌的代表是双歧杆菌，它通过产生有机酸抑制肠道腐败，发挥免疫调节作用，促进菌群平衡。而有害菌是腐败菌，其代表是梭菌。它虽不是病原菌，但其代谢产物对健康的危害不容忽视。而中间派菌在正常情况下于健康无害，但若过度繁殖，对健康也会产生不良影响。随着年龄的增长，肠道内双歧杆菌和乳酸杆菌数量明显减少，大肠埃希菌等腐败菌增多，腐败产物中的氨气、胺类、硫化氢、酚类和内毒素等有害物质产生增多，会加快老化的进程。一项发表在 Science 上的研究证实不同年龄段的老年人以及不同健康状态的老年人肠道菌群分布存在明显差异。另有研究表明，双歧杆菌作为肠道益生菌，可以使实验鼠寿命延长，且可以改善老年鼠的健康状况，为益生菌用于人体延缓衰老提供了实验依据。

粪菌移植（fecal microbiota transplantation，FMT）的出现，为肠道菌群治疗提供了一种新的方式。粪菌移植是将健康人粪便中的功能菌群，移植到患者胃肠道内，重建新的肠道菌群，实现肠道及肠道外疾病的治疗。迄今，全世界已有约 10000 例患者接受粪菌移植。2013 年，美国将粪菌移植首次写入临床指南，用于治疗复发性艰难梭菌感染。但是由于粪菌移植疗法当前只能通过结肠镜或管道将粪便输入肠管内，具有一定创伤性，长期治疗缺乏可行性，阻碍了其应用于抗衰老治疗。目前，美国首家粪便银行"OpenBiome"正与美国多家医院共同合作研发粪便胶囊。该胶囊的制成将使粪菌移植抗衰老治疗成为可能。

四、热量限制治疗

早在 20 世纪 30 年代，McCay 等人在 Science 首先描述了热量限制（caloric restriction，CR），并

证实其能够延长实验动物的寿命。其原理是限制热量摄入，导致代谢过程优化，基因控制程序运行减慢，从而影响衰老过程。此外，热量限制也引起各种生理变化，如激素水平、蛋白质组水平的改变。热量限制相关的代谢途径及信号通路，包括AMPK通路（adenosine monophosphate-activated protein kinase）、胰岛素或胰岛素样生长因子通路（insulin or insulin-like growth factor signaling，IIS）、mTOR通路及Suituins通路等。SIRT1信号分子是通过热量限制调节衰老过程中的重要营养感应器分子。最新实验研究提示，可以通过"鸡尾酒疗法"达到类似热量限制而延长寿命的目的。研究者通过二甲双胍抑制糖代谢途径，同时应用雷帕霉素抑制mTOR途径，联合治疗保证了治疗的安全性和平稳性。

目前，可以实施的热量控制措施还需要首先从控制调节日常饮食摄入入手。《中国居民膳食指南》（2016版）建议平均每天摄入谷薯类食物250~400g，烹调油不超过50g。食不过量，控制总能量摄入，保持能量平衡。坚持日常身体活动，每周至少进行5天中等强度身体活动，累计150分钟以上，主动身体活动最好每天6000步。减少久坐时间，每小时均应起身活动。

五 激素替代治疗

激素替代疗法被认为是延缓衰老的重要组成部分。女性的一生有1/3的时间处于雌激素缺乏的状态，而男性由于其雄激素的下降较为平缓，有许多男性更年期症状处于未能及时诊断并治疗的状态。当激素缺乏引起的不适已经影响日常活动和睡眠时，合理应用性激素是必要的。目前在德国采用的最新个体化治疗方法是：首先测定患者体内性激素浓度，然后将含有天然类性激素成分的药膏涂抹在皮肤或口腔黏膜上，性激素成分透过皮肤和黏膜缓慢渗透到体内，模仿自然的内分泌过程，从而降低激素治疗的副作用。《新英格兰医学期刊》（*the New England Journal of Medicine*）、美国医学会杂志（*JAMA*）等权威杂志已经证实了应用性激素和生长激素进行激素替代抗衰老治疗的有效性。

此前，激素替代治疗的指征和安全性在临床上尚有争议，妇女健康倡议（Women's Health Initiative，WHI）的研究提示乳腺癌、中风及心血管疾病的风险均有增加。但此研究结果仅限于特定剂量的雌、孕激素的组合治疗，对于小剂量激素替代治疗并不适用。因此，在临床上进行激素替代治疗倾向于使用最少剂量和最短时间达到效果。

六 抗AGEs治疗

晚期糖基化终末产物（advanced glycation end-products，AGEs），是一组由还原糖与蛋白质、脂肪或核苷酸经非酶促糖化反应产生的异质物。非酶促糖化反应最初由Maillard于1912年提出，至今已有系列研究证实该反应存在于人体内部，且与诸如衰老、糖尿病等病理过程密切相关。实验证实，摄入高AGEs食物可导致组织损伤，反之则有保护作用。已有许多药物被证实为AGEs相关通路的阻滞剂，其中"ALT-711"被认为是最有前景的下一代抗衰老药物，它能够破坏AGEs交联，减轻衰老相关疾病。然而，其真实效应及副作用仍有待进一步研究。

此外，体育锻炼亦能够减轻AGEs的作用，Delbin报道，体育锻炼能够降低AGEs，进而保护血管。通过大鼠实验发现，8周以上中等强度的有氧运动（每周3~5次，每次20~60分钟，心率为最大心率55%~90%的连续运动）能够显著降低血清AGEs浓度。另有研究表明，12个月以上每周两次太极运动也可显著降低血清AGEs浓度。

七 清除自由基抗衰老治疗

Harman 在 1956 年第一次提出了线粒体自由基衰老理论（mitochondrial free radical theory of aging, MFRTA）：衰老是由含有自由基的活性氧（ROS）毒性造成的。由于 ROS 能够造成线粒体成分的损伤，从而产生更多的 ROS，这一恶性循环导致了衰老。超氧化物歧化酶的发现使该理论得到了进一步支持。同时，在机体代谢过程中产生的这些具有高度化学活性的自由基，极易对组织细胞的生物大分子（核酸、蛋白质、多糖和脂类）造成损伤。

目前，褪黑素被认为是新兴有效的抗氧化剂，它能与氧化磷酸化的复合体 I 结合，稳定呼吸链，减少 ROS 的产生，但其抗衰老作用仍值得研究。此外，还有基础研究发现，白藜芦醇（RSV）能够有效延缓，甚至预防衰老相关的疾病，实现抗衰老，但目前还没有日常补充 RSV 的推荐。此外，新一代抗氧化剂，如质体醌（SkQ）和甲磺酸米托醌（MitoQ），能够直达产生氧自由基的源头——线粒体内部清除氧自由基，从而达到调控细胞衰老的目的。

八 靶向抗衰老治疗

随着基因工程技术的迅猛发展以及对衰老相关基因和信号通路研究的不断深入，医学抗衰老已逐渐步入靶向治疗的时代。研究发现，降糖药物二甲双胍不仅能增加小鼠对胰岛素的敏感性，还能显著延长小鼠寿命，证实了 GHRHGH-IGF-1/insulin 信号通路在抗衰老领域的应用前景，相关研究结果已经在 Nature 等权威杂志发表。2015 年，FDA 批准了一项称为 "Targeting Aging With Metformin"（TAME）的人体药物研究，有 3000 名 70～80 岁老人参与试验，全美 15 个医学中心参与，需历时 5～7 年，用于评价是否能将二甲双胍作为抗衰老药物应用于人类。此外还有研究发现，培维索孟（Pegvisomant）因其能够抑制 GH/IGF-1 轴，而具有抑制衰老相关疾病及延缓衰老的潜力，应用 mTOR 抑制剂雷帕霉素可以显著延长小鼠的寿命。此外，白藜芦醇及生物合成的药物 SRT1720 等都可激活 NAD^+-Sirtuin 通路而延长高脂模型小鼠的寿命。其他细胞周期相关基因如 P53、E2F、P16、P21，细胞骨架相关基因 DOC1、PAI-1，以及 MAPK/Ras-Raf-MEK-ERK 信号通路相关基因 MKK3、MKK6、p38HOG 等的功能及其在衰老调控中所起的作用也日益引起学术界的关注，为靶向抗衰老治疗带来新的曙光。

九 基于端粒的治疗

端粒（telomere）是存在于真核细胞线状染色体末端的一小段 DNA-蛋白质复合体，它与端粒结合蛋白一起构成了特殊的"帽子"结构，起到保持染色体的完整性和控制细胞分裂周期的作用。端粒 DNA 由简单的 DNA 高度重复序列组成，端粒酶可用于给端粒 DNA 加尾，DNA 分子每次分裂复制，端粒就缩短一点，端粒的缩短和缺失致使 DNA 损伤反应、染色体异常和基因组不稳定，最终导致细胞衰老和死亡。如果能够增强或重新激活端粒酶，则可延长或维持端粒长度，达到延缓衰老的目的。目前已有一款端粒酶激活剂——TA65 上市，其为黄芪中提取的小分子端粒酶活化剂，尽管尚未证实其能够延长寿命，但对于免疫重塑、代谢、骨骼、心血管健康均有正面效应。

十 干细胞治疗

目前，干细胞治疗已被应用于许多临床问题，包括衰老相关的黄斑病变、神经再生、肝脏修复，此外还应用于治疗运动功能障碍，以及衰老相关的肌肉萎缩和皮肤老化。因此干细胞对于衰老相关疾病和年轻化的应用也已为期不远。但仍有许多技术环节存在困难，有待攻克，特别是储备干细胞的技术有待完善。总的来说，干细胞治疗仍处于起步阶段，仍有大量的科研工作需进一步开展，特别是在分子水平，众多特殊机制和信号通路将影响干细胞的抗衰老效应，需要进一步阐释明晰。

十一 心理与抗衰老

压力能够对人体的身体和精神造成刺激，破坏内稳态。为了应对精神压力，人体会通过一系列应激机制维持内稳态，包括交感-肾上腺髓质通路（SAM）、肾素-血管紧张素通路（RAS）、下丘脑-垂体-肾上腺轴（HPA）等。而在长期压力刺激下这些通路不断激活将导致自由基的累积和损伤，炎症因子的持续表达和分泌，最终表现为各个组织器官的衰老。而另一方面，老年人由于精神与生理机能的退化，相比年轻人更难处理压力。同时在老年生活中，由于某些负性生活事件（如丧偶、疾病等）更易发生，老年人也会更多地生活在慢性压力之下，更容易受到压力的影响。衰老在心理上的特征主要包括伴随年龄增长的记忆力衰退、语言表达能力的减弱以及自我评价能力的降低等。目前，心理学领域已有许多心理测量方法，包括建立模型及量表等，如衰老期望调查量表（ERA-12）、老年人心理健康量表（ASRSQ）等。研究表明，积极情绪能够增加人体的抗压能力，加速人们从负性生活事件中恢复的过程，缓解负性事件导致的心血管改变。同时发现由于老年人更易面对负性和慢性的生活事件，积极情绪对于此类人群的积极效应更为明显（图69-133，图69-134）。因此，我们可以这样认为：良好的情绪、年轻的心态是预防衰老、保持健康的重要秘诀之一。

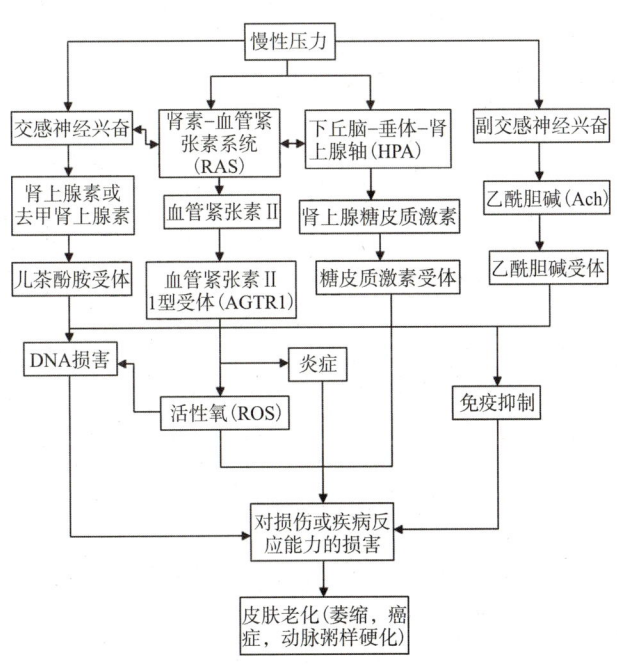

图 69-133　慢性压力与衰老的关系模型

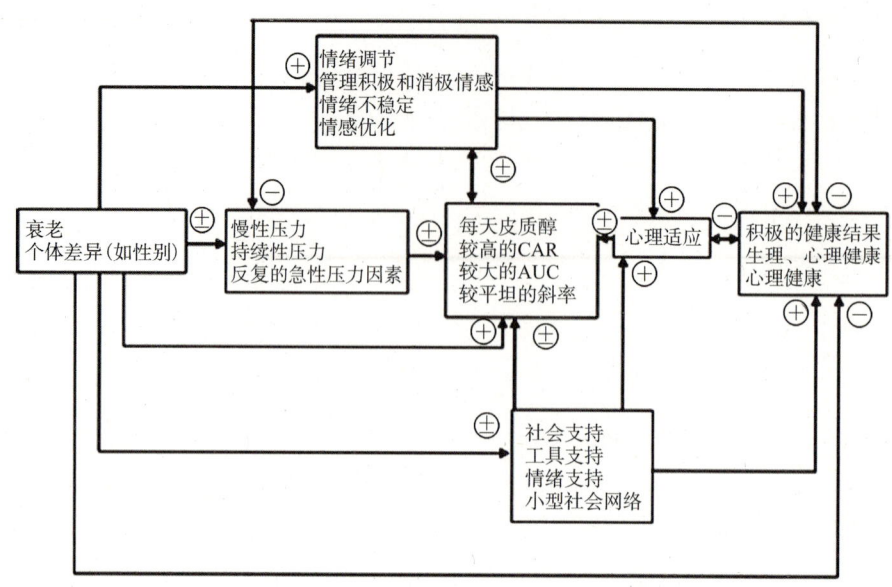

图 69-134　衰老、压力与心理适应模型
CAR 为皮质醇觉醒反应；AUC 为皮质醇分泌曲线下面积

抗衰老是一项长期而艰巨的课题，衰老本身不可逆转，世上没有"长生不老药"。但是，研究有效的抗衰老技术和药物可以预防或者推迟衰老相关疾病的发生，能够显著提高老年人的生活质量，降低家庭、社会、国家的负担，对于老龄化问题严重的中国具有深远的意义。未来的抗衰老技术，必须综合考虑其经济、社会和伦理因素，其临床应用必须经过严格临床前试验以及伦理委员会评估和国家药品监督管理局的认证。随着老龄化程度的加深，对于抗衰老的需求会越来越大，更多的有识之士会加入抗衰老研究的队伍中来，从基础到临床再到基础的转化医学研究是未来抗衰老医学蓬勃发展的重要实践途径，抗衰老医学从业人员任重道远。

（赵启明　丁寅佳）

参考文献

[1] Wong C H, Mendelson B C. Facial anatomy and ageing[J]. Plast Reconstr Surg, 2015, 19(2): 921-939.

[2] Rohrich R J, Pessa J E. The fat compartments of the face: anatomy and clinical implications for cosmetic surgery[J]. Plast Reconstr Surg, 2007, 119(7): 2219-2231.

[3] 王炜. 整形外科学[M]. 杭州: 浙江科学技术出版社, 1999.

[4] Alexiades-Armenakas M, Rosenberg D, Renton B, et al. Blinded, randomized, quantitative grading comparison of minimally invasive, fractional radiofrequency and surgical face-lift to treat skin laxity[J]. Arch Dermatol, 2010, 146(4): 396-405.

[5] Barton F E. Rhytidectomy and the nasolabial fold[J]. Plast Reconstr Surg, 1992, 90(4): 601-607.

[6] Rohrich R J, Ghavami A, Constantine F C, et al. Lift-and-fill face lift: integrating the fat compartments[J]. Plast Reconstr Surg, 2014, 133(6): 756e-767e.

[7] 田雅光, 刘晓燕, 陶凯, 等. 脂肪来源干细胞辅助下的面部年轻化治疗[J]. 中国组织工程研究, 2012, 16(49): 9257-9264.

[8] 袁志伟, 杨佩瑛, 冯光珍. 鼻唇沟除皱术的局部解剖学与临床应用研究[J]. 中华整形烧伤外科杂志, 1999, 15(4): 271-273.

[9] 闫迎军, 乔群, 王晓军, 等. 个性化治疗面部老化的观察研究[J]. 中国实用美容整形外科杂志, 2006, 17

(3):164-166.

[10] Guyuron B, Eriksson E, Persing J, et al. Plastic Surgery: indications and practice[M]. 1st ed. Philadelphia: Saunders, 2008.

[11] Jordan J R. Direct cervicoplasty[J]. Facial Plast Surg, 2012, 28(1):52-59.

[12] Dayan S H, Bagal A, Tardy M E. Targeted solutions in submentoplasty[J]. Facial Plast Surg, 2001, 17(2):141-149.

[13] 谭军. 激光皮肤再生美容[M]. 长沙:湖南科学技术出版社, 2014.

[14] Klassen A F, Cano S J, Schwitzer J A, et al. FACE-Q scales for health-related quality of life, early life impact, satisfaction with outcomes, and decision to have treatment: development and validation[J]. Plast Reconstr Surg, 2015, 135(2):375-386.

[15] Drolet B C, Phillips B Z, Hoy E A, et al. Finesse in forehead and brow rejuvenation: modern concepts, including endoscopic methods[J]. Plast Reconstr Surg, 2014, 134(6):1141-1150.

[16] Carruthers J D A, Glogau R G, Blitzer A, et al. Advances in facial rejuvenation: botulinum toxin type a, hyaluronic acid dermal fillers, and combination therapies—consensus recommendations[J]. Plast Reconstr Surg, 2008, 121(5 Suppl):5S-36S.

[17] Vasconez L O, Core G B, Gamboa-Bobadilla M, et al. Endoscopic techniques in coronal brow lifting[J]. Plast Reconstr Surg, 1994, 94(6):788-793.

[18] Isse N G. Endoscopic facial rejuvenation: endoforehead, the functional lift. Case reports[J]. Aesthetic Plast Surg, 1994, 18(1):21-29.

[19] Trinei F A, Januszkiewicz J, Nahai F. The sentinel vein: an important reference point for surgery in the temporal region[J]. Plast Reconstr Surg, 1998, 101(1):27-32.

[20] Castanares S. Blepharoplasty for herniated intraorbital fat: anatomical basis for a new approach[J]. Plast Reconstr Surg, 1951, 8(1):46-58.

[21] Hester T R, Codner M A, McCord C D, et al. Evolution of technique of the direct transblepharoplasty approach for the correction of lower lid and midfacial aging: maximizing results and minimizing complications in a 5-year experience[J]. Plast Reconstr Surg, 2000, 105(1):39-408.

[22] Hamra S T. Repositioning the orbicularis oculi muscle in the composite rhytidectomy[J]. Plast Reconstr Surg, 1992, 90(1):14-22.

[23] Hamra S T. Arcus marginalis release and orbital fat preservation in midface rejuvenation[J]. Plast Reconstr Surg, 1995, 96(2):354-362.

[24] Hester T, Codner M, Mccord C. The "Centrofacial" approach for correction of facial aging using the transblepharoplasty subperiosteal cheek lift[J]. Aesthetic Surg J, 1996, 16(1):51-58.

[25] Fagien S. Algorithm for canthoplasty: the lateral retinacular suspension: a simplified suture canthopexy[J]. Plast Reconstr Surg, 1999, 103(7):2042-2058.

[26] 王炜,王卫峻,林晓曦,等. 眶肌筋膜韧带提紧——睑袋整形的新思路[J]. 中华医学美容杂志, 2000, 6(6):284-287.

[27] 王炜,王卫峻,林晓曦,等. 眶肌筋膜韧带提紧睑袋整形及下睑外翻的分类和预防[J]. 实用美容整形外科杂志, 2001, 12(6):295-298.

[28] Wang W, Wang W, Lin X. Fascia ligament of orbital muscle sling—a new ideal for lower eyelid blepharoplasty[J]. ANZ J Surg, 2003, 73(2 Suppl):A218.

[29] Little J W. Three-dimensional rejuvenation of the midface: volumetric resculpture by malar imbrication[J]. Plast Reconstr Surg, 2000, 105(1):267-289.

[30] Little J W. Volumetric perceptions in midfacial aging with altered priorities for rejuvenation[J]. Plast Reconstr Surg, 2000, 105(1):252-266; discussion 286-289.

[31] Camirand A, Doucet J, Harris J. Anatomy, pathophysiology, and prevention of senile enophthalmia and associated herniated lower eyelid fat pads[J]. Plast Reconstr Surg, 1997, 100(6):1535-1546.

[32] Carter S R, Seiff S R, Grant P E, et al. The Asian lower eyelid: a comparative anatomic study using high-resolution magnetic resonance imaging[J]. Ophthal Plast Reconstr Surg,1998,14(4):227-234.

[33] Gunter J P, Hackney F L. A simplified transblepharoplasty subperiosteal cheek lift[J]. Plast Reconstr Surg,1999,103(7):2029-2041.

[34] Tenzel R R, Buffam F V, Miller G R. The use of the "lateral canthal sling" in ectropion repair[J]. Can J Ophthalmol,1977,12(3):199-202.

[35] Lee J M, Lee H, Park M, et al. The volumetric change of orbital fat with age in Asians[J]. Ann Plast Surg,2011,66(2):192-195.

[36] Stampos M. Lower lid blepharoplasty: the use of Lockwood's ligament for orbicularis oculi suspension and orbital fat preservation-a new technique[J]. Aesthetic Plast Surg,2011,31(6):680-687.

[37] Hwang K, Nam Y S, Kim D J, et al. Surgical anatomy of retaining ligaments in the periorbital area[J]. J Craniofac Surg,2008,19(3):800-804.

[38] Rohrich R J, Ghavami A, Mojallal A. The five-step lower blepharoplasty: blending the eyelid-cheek junction [J]. Plast Reconstr Surg,2011,128(3):775-783.

[39] Pitanguy I, Machado B H. Facial rejuvenation surgery: a retrospective study of 8788 cases[J]. Aesthetic Surg J,2012,32(4):393-412.

[40] Eisenmann-Klein M, Neuhann-Lorenz C. Innovations in plastic and aesthetic surgery[M]. Berlin:Springer,2008.

[41] Seckel B R. Facial danger zones: avoiding nerve injury in facial plastic surgery[J]. Can J Plast Surg,1994,2(2):59-66.

[42] Ruess W, Owsley J Q. The anatomy of the skin and fascial layers of the face in aesthetic surgery[J]. Clin Plast Surg,1987,14(4):677-682.

[43] Dingman R O, Grabb W C. Surgical anatomy of the mandibular ramus of the facial nerve based on the dissection of 100 facial halves[J]. Plast Reconstr Surg Transplant Bull,1962,29(4):266-272.

[44] Nelson D W, Gingrass R P. Anatomy of the mandibular branches of the facial nerve[J]. Plast Reconstr Surg,1979,64(4):479-482.

[45] Stuzin J M, Wagstrom L, Kawamoto H K, et al. Anatomy of the frontal branch of the facial nerve: the significance of the temporal fat pad[J]. Plast Reconstr Surg,1989,83(2):265-271.

[46] Trussler A P, Stephan P, Hatef D, et al. The frontal branch of the facial nerve across the zygomatic arch: anatomical relevance of the high-SMAS technique[J]. Plast Reconstr Surg,2010,125(4):1221-1219.

[47] Agarwal C A, Mendenhall S D, Foreman K B, et al. The course of the frontal branch of the facial nerve in relation to fascial planes: an anatomic study[J]. Plast Reconstr Surg,2010,125(2):532-537.

[48] Montagna W, Carlisle K. Structural changes in ageing skin[J]. Br J Dermatol,1990,122(Suppl 35):61-70.

[49] Lambros V. Observations on periorbital and midface aging[J]. Plast Reconstr Surg,2007,120(5):1367-1377.

[50] Knize D M. Anatomic concepts for brow lift procedures[J]. Plast Reconstr Surg,2009,124(6):2118-2126.

[51] Mendelson B C. Surgery of the superficial musculoaponeurotic system: principles of release, vectors, and fixation[J]. Plast Reconstr Surg,2001,107(6):1545-1561.

[52] Castanares S. Blepharoplasty for herniated intraorbital fat: anatomical basis for a new approach[J]. Plast Reconstr Surg,1951,8(1):46-58.

[53] Peterson R A, Johnston D L. Facile identification of the facial nerve branches[J]. Clin Plast Surg,1987,14(4):785-788.

[54] Byrd H S, Andochick S E. The deep temporal lift: a multiplanar, lateral brow, temporal, and upper face lift[J]. Plast Reconstr Surg,1996,97(5):928-937.

[55] Mitz V, Peyronie M. The superficial musculo-aponeurotic system (SMAS) in the parotid and cheek area[J]. Plast Reconstr Surg,1976,58(1):80-88.

[56] Hamra S T. The deep-plane rhytidectomy[J]. Plast Reconstr Surg,1990,86(1):53-63.

[57] Hamra S T. The zygorbicular dissection in composite rhytidectomy: an ideal midface plane[J]. Plast Reconstr Surg,1998,102(5):1646-1657.

[58] Gunter J P, Hackney F L. A simplified transblepharoplasty subperiosteal cheek lift[J]. Plast Reconstr Surg, 1999,103(7):2029-2041.

[59] Hamra S T. Prevention and correction of the "face-lifted" appearance[J]. Facial Plast Surg,2000,16(3): 215-229.

[60] Hamra S T. The role of the septal reset in creating a youthful eyelid-cheek complex in facial rejuvenation[J]. Plast Reconstr Surg,2004,113(7):2124-2124.

[61] 周双琳,张聪,林殷,等. 面部埋线对女性老化皮肤的作用效应[J]. 中华医学美学美容杂志,2014,20(2):117-120.

[62] Zhao Z J,Lu Y,Liang W Z,et al. Treatment of postblepharoplasty lower eyelid malposition by Aptos thread[J]. Ann Plast Surg,2013,71(1):13-15.

[63] 暴志国,张建文,陈旻静,等. 额部小切口除皱联合弹力线中面部提升术42例[J]. 郑州大学学报(医学版). 2012,27(4):587-588.

[64] Sapountzis S,Kim J H,Li T S,et al. Successful treatment of thread-lifting complication from APTOS sutures using a simple MACS lift and fat grafting[J]. Aesthetic Plast Surg,2012,36(6):1307-1310.

[65] Sulamanidze M, Sulamanidze G, Vozdvizhensky I, et al. Avoiding complications with Aptos sutures[J]. Aesthetic Surg J,2011,31(8):863-873.

[66] 亓发芝,冯自豪,张勇,等. 改良颧脂肪垫悬吊中下面部除皱术[J]. 中国美容整形外科杂志. 2010. 21(3):140-142.

[67] Gamboa G M, Vasconez L O. Suture suspension technique for midface and neck rejuvenation[J]. Ann Plast Surg,2009,62(5):478-481.

[68] Sulamanidze M,Sulamanidze G. APTOS suture lifting methods: 10 years of experience[J]. Clin Plast Surg, 2009,36(2):281-306.

[69] Sasaki G,Komorowskatimek E,Bennett D,et al. An objective comparison of holding, slippage, and pull-out tensions for eight suspension sutures in the malar fat pads of fresh-frozen human cadavers[J]. Aesthetic Surg J, 2008,28(4):387-396.

[70] Sulamanidze M,Sulamanidze G. Facial lifting with Aptos Methods[J]. J Cutan Aesthet Surg,2008,1(1):7-11.

[71] 许艳文,秦鹏,许丽文. 锯齿线在面颈部除皱术中的应用[J]. 中国美容医学,2008,17(7):1075.

[72] 陈海珍,范志宏. 面颈部除皱术的研究进展[J]. 中国美容整形外科杂志. 2007,18(5):390-393.

[73] 黄艳军,马文熙. 锯齿线皮下置入联合E光技术治疗中面部老化[J]. 中国美容医学,2008,17(2):268-269.

[74] 李丹. 改良的锯齿线面部提紧术[J]. 中国美容整形外科杂志,2007,18(4):271-272.

[75] 姜向海,杨磊,苏春英,等. 锯齿线面部皮肤微创美容提紧术[J]. 中国美容整形外科杂志,2007,18(5):335-336.

[76] 龚志云,徐志飞,秦雄,等. 可降解聚对二氧环己酮网的制备、优化及体内降解研究[J]. 第二军医大学学报,2007,28(3):237-241.

[77] Huggins R J,Freeman M E,Kerr J B,et al. Histologic and ultrastructural evaluation of sutures used for surgical fixation of the SMAS[J]. Aesthetic Plast Surg,2008,31(6):719-724.

[78] 邓艳雯,马文熙. 颞部小切口联合锯齿线悬吊除皱术[J]. 中国美容医学,2007,16(6):770-771.

[79] 马文熙,谭谦,邵立,等. 锯齿状缝线皮下置入面部提升术临床应用中的若干问题探讨[J]. 中国美容医学,2006,15(7):784-786.

[80] 张立言. 倒钩线应用于额面部除皱的初步探讨[J]. 中国实用美容整形外科杂志,2006,17(2):98-99.

[81] 闫迎军,黄渭清,方伯荣,等. 从解剖学探讨应用锯齿线行面部提升术的可行性[J]. 中国美容医学,2006,15(8):900-902.

[82] Paul M D. Using barbed sutures in open/subperiosteal midface lifting[J]. Aesthetic Surg J,2008,26(6):

725-732.

[83] 杜萍,穆宝安,侯圣光. 额面部小切口除皱面颊部锯齿线提紧术38例[J]. 中国美容医学,2005,14(3): 356-357.

[84] 甘国端. 锯齿线在面部综合整形中的应用[J]. 组织工程与重建外科杂志,2005,1(3):143-144.

[85] Hamra S T. Barbed polypropylene sutures for midface elevation[J]. Arch Facial Plast Surg,2005,7(1):55-61.

[86] Sulamanidze M A,Paikidze T G,Sulamanidze G M,et al. Facial lifting with "APTOS" threads:featherlift[J]. Otolaryngol Clin North Am,2005,38(5):1109-1117.

[87] Silva-Siwady J G,Díaz-Garza C,Ocampo-Candiani J. A case of Aptos thread migration and partial expulsion[J]. Dermatol Surg,2005,31(3):356-358.

[88] Badin A Z,Forte M R,E Silva O L. Scarless mid- and lower face lift[J]. Aesthetic Surg J,2005,25(4):340-347.

[89] Lycka B,Bazan C,Poletti E,et al. The emerging technique of the antiptosis subdermal suspension thread[J]. Dermatol Surg,2004,30(1):41-44.

[90] 马文熙,谭谦,邵立. 锯齿状缝线皮下埋置面部提升术(附168例临床应用观察)[J]. 中国美容医学, 2004,13(6):681-683.

[91] Yang K K,Wang X L,Wang Y Z. Poly (p-dioxanone) and its copolymers[J]. J Macromol Sci Part C Polym Rev,2002,42(3):373-398.

[92] Sulamanidze M A,Fournier P F,Paikidze T G,et al. Removal of facial soft tissue ptosis with special threads[J]. Dermatol Surg,2002,28(5):367-371.

[93] Jeong S,Ma Y R,Park Y G. Histopathological study of frontalis suspension materials[J]. Jpn J Ophthalmol, 2002,44(2):171-174.

[94] 汪忠镐,费立民. 可吸收合成线——聚羟基乙酸线[J]. 中华外科杂志,1984,22(6):377-380.

[95] Binstock R H. Anti-aging medicine and research:a realm of conflict and profound societal implications[J]. J Gerontol A Biol Sci Med Sci,2004,59(6):523-533.

[96] López-Otín C,Blasco M A,Partridge L,et al. The hallmarks of aging[J]. Cell,2013,153(6):1194-1217.

[97] Sclafani A P,Azzi J. Platelet Preparations for use in facial rejuvenation and wound healing:a critical review of current literature[J]. Aesthetic Plast Surg,2015,39(4):495-505.

[98] Anitua E,Sánchez M,Orive G,et al. The potential impact of the preparation rich in growth factors (PRGF) in different medical fields[J]. Biomaterials,2007,28(31):4551-4560.

[99] He L,Lin Y,Hu X,et al. A comparative study of platelet-rich fibrin (PRF) and platelet-rich plasma (PRP) on the effect of proliferation and differentiation of rat osteoblasts in vitro[J]. Oral Surg Oral Med Oral Pathol Oral Radiol Endod,2009,108(5):707-713.

[100] Kim J M,Sohn D S,Bae M S,et al. Flapless transcrestal sinus augmentation using hydrodynamic piezoelectric internal sinus elevation with autologous concentrated growth factors alone[J]. Implant Dent,2014,23(2): 168-174.

[101] Mueller S,Saunier K,Hanisch C,et al. Differences in fecal microbiota in different European study populations in relation to age, gender, and country:a cross-sectional study[J]. Appl Environ Microbiol,2006,72(2): 1027-1033.

[102] Round J L,Mazmanian S K. The gut microbiota shapes intestinal immune responses during health and disease[J]. Nat Rev Immunol,2009,9(5):313-323.

[103] O'Toole P W,Jeffery I B. Gut microbiota and aging[J]. Science,2015,350(6265):1214-1215.

[104] Matsumoto M,Kurihara S,Kibe R,et al. Longevity in mice is promoted by probiotic-induced suppression of colonic senescence dependent on upregulation of gut bacterial polyamine production [J]. PLoS One, 2011,6(8):e23652.

[105] Smits L P,Bouter K E,De Vos W M,et al. Therapeutic potential of fecal microbiota transplantation[J]. Gastroenterology,2013,145(5):946-953.

[106] Surawicz C M, Brandt L J, Binion D G, et al. Guidelines for diagnosis, treatment, and prevention of Clostridium difficile infections[J]. Am J Gastroenterol, 2013, 108(4):478-499.

[107] McCay C M. Iodized salt a hundred years ago[J]. Science, 1935, 82(2128):350-351.

[108] De Magalhães J P, Church G M. Genomes optimize reproduction: aging as a consequence of the developmental program[J]. Physiology(Bethesda), 2005, 20(2128):252-259.

[109] Kim J H, Lee Y, Kwak H B, et al. Lifelong wheel running exercise and mild caloric restriction attenuate nuclear EndoG in the aging plantaris muscle[J]. Exp Gerontol, 2015, 69(2128):122-128.

[110] Baumeier C, Kaiser D, Heeren J, et al. Caloric restriction and intermittent fasting alter hepatic lipid droplet proteome and diacylglycerol species and prevent diabetes in NZO mice[J]. Biochim Biophys Acta, 2015, 1851(5):566-576.

[111] Mendelsohn A R, Larrick J W. Dissecting mammalian target of rapamycin to promote longevity[J]. Rejuvenation Res, 2012, 15(3):334-337.

[112] Samaras N, Papadopoulou M A, Samaras D, et al. Off-label use of hormones as an antiaging strategy: a review[J]. Clin Interv Aging, 2014, 9(3):1175-1186.

[113] Liu H, Bravata D M, Olkin I, et al. Systematic review: the safety and efficacy of growth hormone in the healthy elderly[J]. Ann Intern Med, 2007, 146(2):104-115.

[114] Nair K S, Rizza R A, O'Brien P, et al. DHEA in elderly women and DHEA or testosterone in elderly men[J]. N Engl J Med, 2006, 355(16):1647-1659.

[115] Rossouw J E, Anderson G L, Prentice R L, et al. Risks and benefits of estrogen plus progestin in healthy postmenopausal women: principal results From the Women's Health Initiative randomized controlled trial[J]. JAMA, 2002, 288(3):321-333.

[116] Rossouw J E, Prentice R L, Manson J E, et al. Postmenopausal hormone therapy and risk of cardiovascular disease by age and years since menopause[J]. JAMA, 2007, 297(13):1465-1477.

[117] Hersh A L, Stefanick M L, Stafford R S. National use of postmenopausal hormone therapy: annual trends and response to recent evidence[J]. JAMA, 2004, 291(1):47-53.

[118] Feng J X, Hou F F, Liang M, et al. Restricted intake of dietary advanced glycation end products retards renal progression in the remnant kidney model[J]. Kidney Int, 2007, 71(9):901-911.

[119] Poulsen M W, Hedegaard R V, Andersen J M, et al. Advanced glycation endproducts in food and their effects on health[J]. Food Chem Toxicol, 2013, 60(9):10-37.

[120] Van Puyvelde K, Mets T, Njemini R, et al. Effect of advanced glycation end product intake on inflammation and aging: a systematic review[J]. Nutr Rev, 2014, 72(10):638-650.

[121] Delbin M A, Davel A P C, Couto G K, et al. Interaction between advanced glycation end products formation and vascular responses in femoral and coronary arteries from exercised diabetic rats[J]. PLoS One, 2012, 7(12):e53318.

[122] Goon J A, Aini A H N, Musalmah M, et al. Effect of Tai Chi exercise on DNA damage, antioxidant enzymes, and oxidative stress in middle-age adults[J]. J Phys Act Health, 2009, 6(1):43-54.

[123] Muller F L, Lustgarten M S, Jang Y, et al. Trends in oxidative aging theories[J]. Free Radic Biol Med, 2007, 43(4):477-503.

[124] Poeggeler B, Sambamurti K, Siedlak S L, et al. A novel endogenous indole protects rodent mitochondria and extends rotifer lifespan[J]. PLoS One, 2010, 5(4):e10206.

[125] Apostolova N, Victor V M. Molecular strategies for targeting antioxidants to mitochondria: therapeutic implications[J]. Antioxid Redox Signal, 2015, 22(8):686-729.

[126] Skulachev V P. Cationic antioxidants as a powerful tool against mitochondrial oxidative stress[J]. Biochem Biophys Res Commun, 2013, 441(2):275-279.

[127] Mattison J A, Roth G S, Beasley T M, et al. Impact of caloric restriction on health and survival in rhesus monkeys from the NIA study[J]. Nature, 2012, 489(7415):318-321.

[128] Check Hayden E. Anti-ageing pill pushed as bona fide drug[J]. Nature,2015,522(7556):265-266.

[129] Giustina A,Chanson P,Kleinberg D,et al. Expert consensus document: a consensus on the medical treatment of acromegaly[J]. Nat Rev Endocrinol,2014,10(4):243-248.

[130] Kopchick J J. Lessons learned from studies with the growth hormone receptor[J]. Growth Horm IGF Res,2016,28(4):21-25.

[131] Harrison D E,Strong R,Sharp Z D,et al. Rapamycin fed late in life extends lifespan in genetically heterogeneous mice[J]. Nature,2009,460(7253):392-395.

[132] Kaeberlein M. Rapamycin and ageing: when, for how long, and how much?[J]. J Genet Genomics,2014,41(9):459-463.

[133] Minor R K,Baur J A,Gomes A P,et al. SRT1720 improves survival and healthspan of obese mice[J]. Sci Rep,2011,1(9):70.

[134] Fridman A L,Tainsky M A. Critical pathways in cellular senescence and immortalization revealed by gene expression profiling[J]. Oncogene,2008,27(46):5975-5987.

[135] Harley C B,Liu W,Blasco M,et al. A natural product telomerase activator as part of a health maintenance program[J]. Rejuvenation Res,2011,14(1):45-56.

[136] Harley C B,Liu W,Flom P L,et al. A natural product telomerase activator as part of a health maintenance program: metabolic and cardiovascular response[J]. Rejuvenation Res,2013,16(5):386-395.

[137] Nazari H,Zhang L,Zhu D,et al. Stem cell based therapies for age-related macular degeneration: the promises and the challenges[J]. Prog Retin Eye Res,2015,48(5):1-39.

[138] Faroni A,Terenghi G,Reid A J. Adipose-derived stem cells and nerve regeneration: promises and pitfalls[J]. Int Rev Neurobiol,2013,108(5):121-136.

[139] Christ B,Brückner S,Winkler S. The therapeutic promise of mesenchymal stem cells for liver restoration[J]. Trends Mol Med,2015,21(11):673-686.

[140] Mochizuki H,Choong C J,Yasuda T. The promises of stem cells: stem cell therapy for movement disorders [J]. Parkinsonism Relat Disord,2014,20(Suppl 1):S128-S131.

[141] Bose B,Shenoy P S. Aging induced loss of stemness with concomitant gain of myogenic properties of a pure population of CD34(+)/CD45(-) muscle derived stem cells[J]. Int J Biochem Cell Biol,2016,70(11):1-12.

[142] Peng Y,Xuan M,Leung V Y L,et al. Stem cells and aberrant signaling of molecular systems in skin aging[J]. Ageing Res Rev,2015,19(11):8-21.

[143] Hara M R,Kovacs J J,Whalen E J,et al. A stress response pathway regulates DNA damage through β2-adrenoreceptors and β-arrestin-1[J]. Nature,2011,477(7364):349-353.

[144] Goto M. Inflammaging (inflammation + aging): a driving force for human aging based on an evolutionarily antagonistic pleiotropy theory?[J]. Biosci Trends,2008,2(6):218-230

[145] Akase T,Nagase T,Huang L,et al. Aging-like skin changes induced by ultraviolet irradiation in an animal model of metabolic syndrome[J]. Biol Res Nurs,2012,14(2):180-187.

[146] Sarkisian C A,Steers W N,Hays R D,et al. Development of the 12-item expectations regarding aging survey [J]. Gerontologist,2005,45(2):240-248.

[147] Chow D S K,Au E W M,Chiu C Y. Predicting the psychological health of older adults: interaction of age-based rejection sensitivity and discriminative facility[J]. J Res Pers,2008,42(1):169-182.

[148] Ong A D,Bergeman C S,Bisconti T L,et al. Psychological resilience, positive emotions, and successful adaptation to stress in later life[J]. J Pers Soc Psychol,2006,91(4):730-749.

[149] Dunn J H,Koo J. Psychological Stress and skin aging: a review of possible mechanisms and potential therapies [J]. Dermatol Online J,2013,19(6):18561.

[150] Gaffey A E,Bergeman C S,Clark L A,et al. Aging and the HPA axis: Stress and resilience in older adults[J]. Neurosci Biobehav Rev,2016,68(6):928-945.

第七十章
面部轮廓美学评估及个性化整形美容

第一节 面部轮廓概述

一、面部轮廓定义及影响因素

面部是人体外在的首要表象，其不仅涉及人体呼吸、摄食、视觉、听觉等许多重要生理功能，同时也是人体认知、气质及美观程度最重要的体现。面部轮廓（face contour）即通常所说的面型，指从正面、侧面或斜面观察颜面外形时，各突出点相连所形成的轮廓线，各部分轮廓线相组合形成特定脸型（图70-1）。

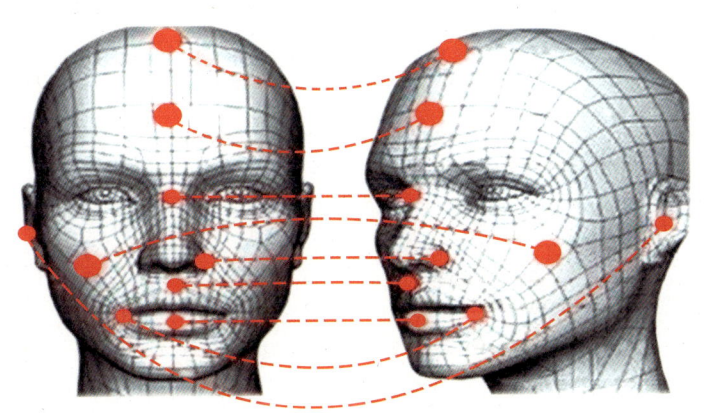

图 70-1 面部轮廓模式图

决定面部轮廓的因素众多，从大体上可分为骨性组织与软组织两大类。骨性组织主要包括额骨、上颌骨、下颌骨、颧骨、颞骨、鼻骨等；软组织包括构成面部轮廓的皮肤、皮下脂肪、肌肉、SMAS、韧带等。有学者经研究认为，决定面部轮廓形态的比例，硬组织约占70%，软组织约占30%，且部分研究者认为，软、硬组织之间存在一定的相关性。

从另一个角度而言，影响面部轮廓的因素包括遗传、年龄、环境、营养、健康状态等。其中，遗传是面部轮廓形态的重要决定因素之一，通常所说的子女长相随父或随母就是遗传因素在面部轮廓影响中的通俗表达，而同卵双胞胎长相十分相近也是这一因素的最佳佐证。此外，因年龄不同，皮肤、皮下组织的容量、弹性、紧张度、保水锁水能力，以及骨骼吸收、萎缩或移位等不同，促使面部软、硬组织处于不断动态变化之中，面部轮廓也就呈现阶段性特点。环境是影面部轮廓最为重要的后天性因素，经常性的日晒可明显加重皮肤的光老化，皮下胶原纤维及弹性纤维变性、断裂、序列紊乱，软组织缺乏有效连接，下垂现象日趋严重，导致面部组织下移堆积，甚至形成"双下巴"征象。外伤、吸烟、空气污染等外部环境也可以通过不同方式或机制影响面部轮廓形态。营养及健康状况对面部轮廓也有一定的影响，长期营养过剩或库欣综合征等疾病可致面部"婴儿肥"或"满月脸"，而长期营养不良或慢性肾病等疾病可致"骷髅脸"或"面黄肌瘦"。

毛发在面部轮廓美学评估中的作用是近年来提出的新理念，包括发际线位置在面上部的美学评估，眉毛、睫毛及鬓角位置在面中部的美学评估，胡须变化在面下部的美学评估。其中，发际线对面部轮廓美学的评估显得尤为重要，若发际线低窄，则反衬颧骨高耸，整体面部轮廓下沉；若发际边缘毛发过多，则显得前额过窄，轮廓幼稚。因此，在评判面部轮廓美学时，毛发的位置、数量、形态等也是必须考虑的因素。

二 面部轮廓外科学的发展概况

面部轮廓外科学属于颅颌面外科学的重要组成部分，法国整形外科学家Tessier于20世纪60年代提出并创立现代颅颌面外科学。按照颅颌面外科学的基本原则和方法，20世纪80年代，Whitaker等首先提出了以美容为目的的面部轮廓改型术或重塑的新概念——面部轮廓外科学（facial contouring surgery），其目的在于对患者或求美者进行骨性组织或软组织的改造，或联合两者的改造，使之更加符合时代审美的面型。以面部轮廓改型、重塑为目的的各种手术或非手术治疗方案随即在临床开展并不断发展。

事实上，许多涉及面部轮廓改型的治疗方法是早于该学科创立的。早在1948年，Adams首先应用口外切口在直视下行方型脸改型术（口外入路行下颌角截骨及咬肌部分切除术），随后因面部瘢痕明显及损伤面神经、腮腺导管风险较大而被弃用；1951年，Converse改用口内切口，上述问题得到一定程度的解决；之后，手术方式不断改进，包括直线截骨、多段直线截骨、弧形截骨、下颌角外板矢状劈除、下颌角铣骨术等，手术入路有口外入路、口内入路或口内口外联合入路等多种方式。颧骨增大术于1949年由Straith等实施，当时用肋软骨移植充填纠正颧骨过小，取得一定效果，随后多种其他自体组织移植物被应用于这一手术；随着材料学的发展，硅胶、膨体聚四氟乙烯（expanded polytetrafluoroethylene，e-PTFE）、高密度多孔聚乙烯（high-density porous polyethylene，商品名为Medpor）、羟基磷灰石（hydroxyapatite，H）等也被不断应用和改进；之后兴起的颧骨截骨扩展术（zygomatic osteotomy）、牵引成骨术（distraction osteogenesis）等技术为这一手术的效果起到了明显的改善作用。1983年，Onizuka等首先报道了口腔切口及骨凿颧弓方式缩小颧弓的颧弓缩小术，之后Cho及Beck等学者对这一手术方式进行了改进；我国学者王炜等自1991年开始采用颧弓缩小的方法对眶颧颊部轮廓进行美学再造，并应用"苹果弧"这一美学概念来准确地评判其美学效果；1994年，在中国命名并开展的"面部轮廓整形美容外科"，是以面部骨轮廓的美容整形为主要内容的，在美容整形外科临床发挥了积极作用。而现代意义的隆颏术出现相对较晚。1934年，Aufrieht将驼峰鼻整复术中截除的鼻背部骨及软骨作为自体充填材料，移植于颏部以增加颏突度。尽管这一手术的效果有限，却开创了自体组织隆颏术的先河。自体骨及软骨的游离移植常会出现骨吸收，而且术中很难使移植骨块的形态自然逼真，手术效果无法预测。1966年，SAF.AN将康宁公司开发的硅胶植入颏部进行隆颏术，获得成功；与颧骨增大术相似，e-PTFE与Medpor也被广泛应用于该手术；手术方式经历了横切口、环系带U形切口、正中纵切口、口内垂直切口、单侧侧方切口、双侧纵切口、双侧横切口等多种变化；其中，经口内黏膜切口因其入路隐蔽、瘢痕不外露等优点而成为当下广泛采用的手术入路。

随着时代的发展，CT三维重建技术、超声截骨刀、内镜技术、3D打印技术与计算机定位导航系统等在临床不断应用,面部轮廓手术无论是在安全性、精确性,还是术后效果方面都得到了质的提升。

除了传统的手术方式之外,注射微整形在面部轮廓整形美容领域后来居上,已经成为面部轮廓整形美容名副其实的中坚力量。据2015年7月8日国际美容整形外科学会(ISAPS)公布的数据显示,肉毒毒素注射(4830911次)与透明质酸注射(2690633次)不仅稳居2014年非手术整形项目的前两位,甚至透明质酸的注射次数接近于在手术整形次数上排名第一位的眼睑手术(1427451次)与第二位的抽脂手术(1372901次)之和。

自1994年Moore与Symth等提出应用A型肉毒毒素治疗肥大咬肌以来,该方法在全球范围内迅速受到了广大求美者(尤其是其中的年轻女性)的青睐。肉毒毒素在除皱、咬肌缩小等方面获得了空前的成功。与肉毒毒素堪称"临床姊妹"的透明质酸于1934年由纽约哥伦比亚大学的科学家Karl Meyer和John Palmer发现,因其安全、有效的充填作用在临床得到了肯定,其在"丰颞,增加上面宽""充填苹果肌,优化'Ogee line'""充填颏部,重塑Ricketts美学平面"等方面发挥着重要作用。当然,脂肪充填也是目前的主流充填方式之一,与透明质酸在临床充填方面形成了良好的协同局面。

面部轮廓外科学涉及方方面面,既包括对相应部位做"加法",也包括对特定部位做"减法",既包括对相应部位做"提拉",也包括对特定部位做"放松",目的在于向美丽面型不断接近。

三 面部轮廓解剖学基础

头面部总称为颅,从解剖学可分为前下部的面颅与后上部的脑颅,两者以眶上缘与外耳门上缘连线为分界线,这通常也是神经外科与面部轮廓外科学关注区域的分界线(图70-2,图70-3)。根据解剖学特点及临床需要,通常将头面部划分为十一个区域,包括头顶部、枕部、额部、颞部、眶部、眶下部、颧部、鼻部、口部、颊部、颏部。

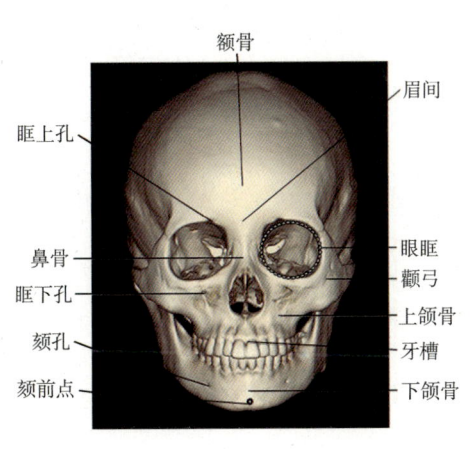

图70-2 颅正面观

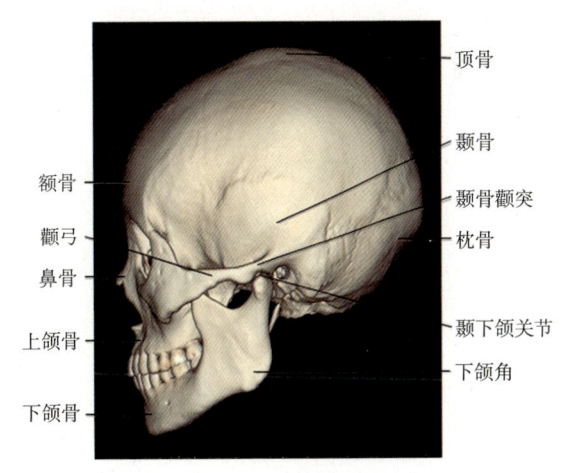

图70-3 颅侧面观

(一)骨性结构

颅由23块颅骨围成(中耳的3对听小骨未计入内),这些骨骼是形成面部特定形态特点的主导因素,主要体现在凹凸有致的变化上,如额突、颧突、鼻尖、颏前点、下颌角、颞下颌关节等处凸出,而眼窝、人中区、颏唇部内凹(图70-4)。

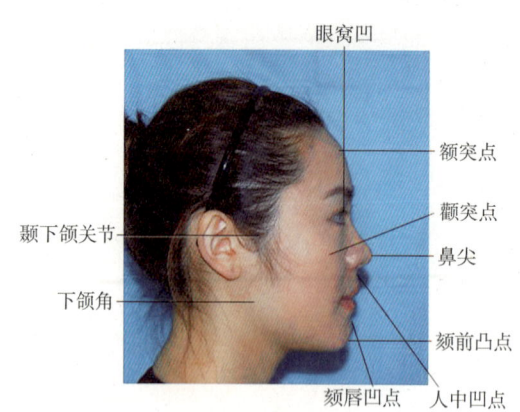

图 70-4　面部轮廓表面凹凸点标记

脑颅骨共8块，包括不成对的额骨、筛骨、蝶骨、枕骨，以及成对的颞骨、顶骨。

面颅骨共15块，包括不成对的犁骨、下颌骨、舌骨，以及成对的上颌骨、腭骨、颧骨、鼻骨、泪骨、下鼻甲。面颅骨围成三大腔，即眶腔、鼻腔、口腔。

鉴于面部轮廓外科学的临床手术需要，通常将上颌骨、颧骨、下颌骨作为关注重点，分述如下，其他骨性组织从略。

1. 上颌骨　上颌骨由第1鳃弓的上颌突、侧鼻突和中鼻突共同发育而成；上颌骨与颅骨相连，主要是向下、向前及向外生长。上颌骨居颜面中部，左、右各一，互相连接构成中面部的支架。上颌骨由体部和四个邻近骨相连的骨突构成，即"一体四突"，额突与额骨相连，颧突与颧骨相连，腭突在上腭中缝部左右对连组成骨腭前部，牙槽突向下深处，其下缘为牙槽，容纳牙根。上颌骨的上面参与构成眼眶的下壁，下面参与构成口腔顶部，其内侧面参与构成鼻腔的外侧壁，其后下部分呈粗糙的圆形隆起，称为上颌结节，上牙槽后神经、血管由此进入上颌骨内。上颌骨的前面有眶下孔（距眶下缘中点下方5～7mm），眶下神经、血管由此孔穿出。上颌骨的下面即硬腭部，在上颌中切牙的腭侧约5mm处有切牙孔，鼻腭神经、血管从此孔通过。在上颌第2、3磨牙的腭侧约1cm处有腭大孔，左、右各一，腭前神经、腭大动脉从此孔穿出，临床手术时需注意相关结构。

从面部轮廓美学的角度而言，鉴于上颌骨不规则的形态结构及其周围毗邻组织的复杂性，目前对于上颌骨的整形多集中在修复、畸形矫正等方面。

上颌骨过度生长，可造成上颌前突（maxillaryprotrusion），是上颌骨最常见的发育畸形；其次，上颌后缩（maxillaryretrusion）在临床上也颇为多见。

2. 下颌骨　下颌骨分为一体两支，两侧体部在正中联合，整体呈弓状，有上、下两缘及前、后两面，其前正中突向前，为颏隆突，前外侧面有颏孔，由第1、第2前磨牙牙根之间向外穿出。下颌支后上方有两个骨性突起，前方称冠突，后方称髁突，两者之间的凹缘称为下颌切迹；下颌支后缘与下颌底相交处称为下颌角。下颌支内侧面中部有一个孔称下颌孔，下牙槽神经、血管从下颌孔进入下颌管向前走行，在颏孔处分出颏神经及血管。

1880年，Logg首先对方脸进行了描述，下颌角肥大（图70-5）是部分女性方脸形成的重要因素。因此，下颌角整形也是临床开展较早的手术之一。颏部短小也是影响美观的重要因素，部分人群是由于颏部骨骼发育不足，隆颏术很好地解决了这一问题。

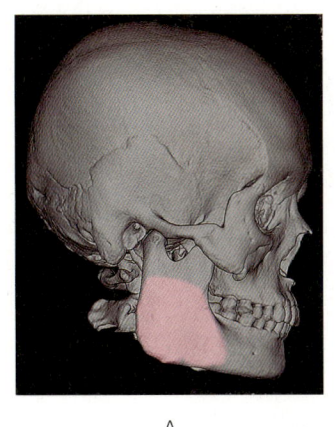 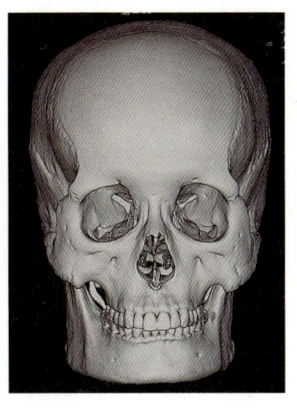

图 70-5　下颌角肥大

3. 颧弓　颧弓位于眶外下方，呈菱形，为面颊部骨性突起，颧骨前方与上颌骨颧突相连，后方与颞骨颧突相连，共同形成颧弓。尸体标本测量表明，颧弓深度是颧弓突度的主要决定因素，而并不是颧弓厚度。若颧弓突出明显，面部线条不够柔和，若同时伴颞部凹陷或下颌角过宽，则面型趋近方形，偏离东方女性的面部轮廓美学标准（图70-6）。

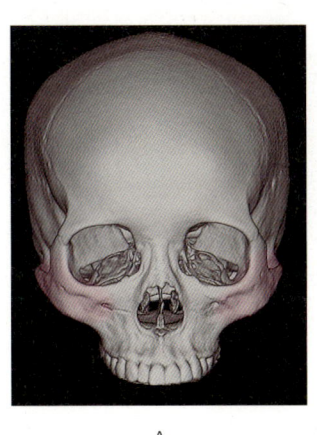 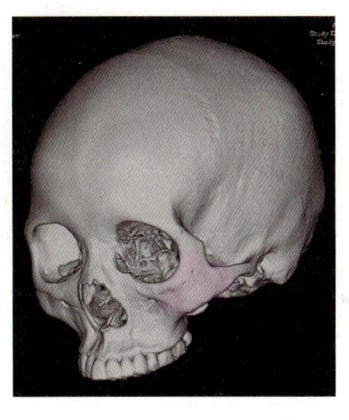

图 70-6　颧弓肥大、突出

（二）软组织结构

面部软组织组成要素与人体其他部位大同小异，包括皮肤、皮下组织、肌肉、骨膜等，皮下组织又包含脂肪、筋膜、韧带、血管、神经、淋巴管等。其中在面部需重点关注SMAS、肌肉及相应主要血管、神经走行、分布及特点。对这些组织层次的了解与掌握是面部轮廓手术实施的基础，同时也是保证手术安全的必备知识点。

1. 面部浅表肌肉腱膜系统（SMAS）　于1976年由Mitz和Peyronie提出，位于皮肤深层，为一连续性解剖结构，由肌肉、腱膜组织排列组成，通常将皮下脂肪分为深、浅两层。

SMAS向上越过颧弓，与颞浅筋膜相延续，并与颧弓深面脂肪组织及骨膜紧密结合；向前上方与眼轮匝肌和额肌相连续；向后上方与耳上肌、耳后肌及帽状腱膜相延续；向下逐渐移行为颈阔肌。颧、颊区的SMAS向前连接眼轮匝肌和颧肌外侧；耳垂下方颈阔肌后缘以后SMAS移行为胸锁乳突肌浅层的颈部浅筋膜；耳前SMAS向后变薄融入耳-面移行的皮下、耳郭和外耳道的软骨膜。腮腺表面的SMAS与腮腺咬肌筋膜和浅面少量的致密组织紧密结合，形成一纵行致密带，连于耳垂下后方的三角形致密区。在咬肌表面，SMAS与咬肌筋膜之间结合相对疏松，有脂肪组织分布，可钝性分离（图70-7）。

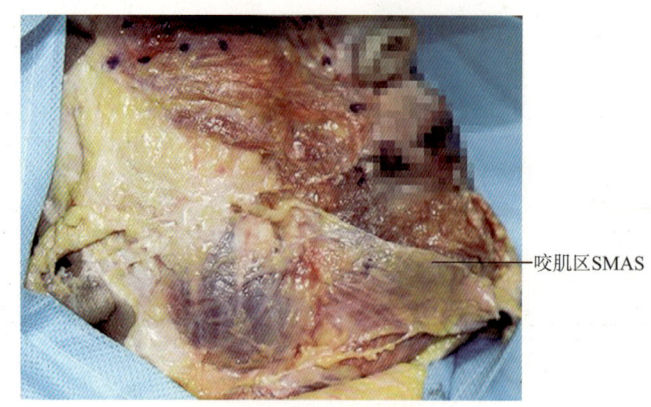

图70-7 咬肌区SMAS（该图由浙江省人民医院吴溯帆教授提供）

2. 面部肌肉 头面部肌肉可分为面肌与咀嚼肌两大类（图70-8，图70-9）。

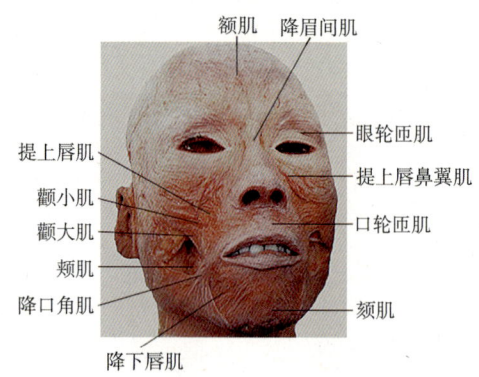

图70-8 面部肌肉和面部轮廓正面观

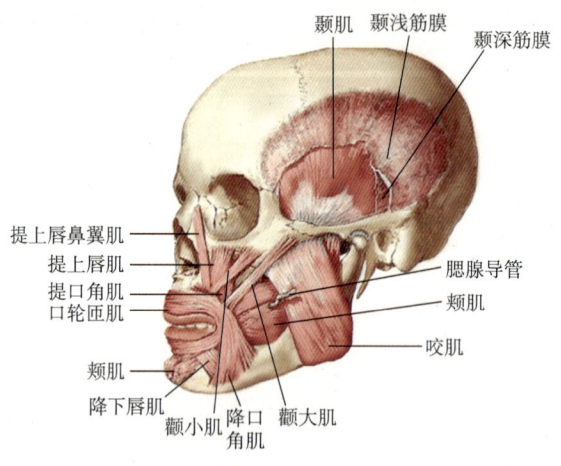

图70-9 面部肌肉和面部轮廓侧面观

面肌多为扁薄的皮肌，位置表浅，起自颅骨的不同部位，止于皮肤，主要分布于口、眼、鼻等孔裂周围，具有开大、闭合孔裂作用，并同时牵动面部皮肤，传递喜、怒、哀、乐等表情，故又称为表情肌（表70-1）。

表 70-1　面肌起止点及其作用

肌名	起点	止点	作用	神经支配
额肌	帽状腱膜	眉部皮肤	提眉，上拉皮肤	面神经
眼轮匝肌	环绕眼裂周围		闭合眼裂	
口轮匝肌	环绕口裂周围		闭合口裂	
提上唇鼻翼肌	上唇上方的骨面	口角或唇的皮肤	提口角或上唇	
提口角肌				
颧大肌				
颧小肌				
降口角肌	下唇下方的骨面		降口角或下唇	
降下唇肌				
颊肌	颊部深层		使唇颊紧贴齿面，协助吸吮及咀嚼，牵拉口角向外	
颏肌	下颌侧切牙及中切牙的牙槽		上提颏部皮肤前送下唇，改变下颏弧线形态	
笑肌	腮腺咬肌筋膜、鼻唇沟附近皮肤	口角皮肤、黏膜	牵拉口角向外，呈现微笑	

咀嚼肌比面肌相对更粗大，包括咬肌、颞肌、翼外肌、翼内肌，主要作用在于参与咀嚼运动（表70-2）。

表 70-2　咀嚼肌的分类及其作用

肌名	起点	止点	作用	神经支配
咬肌	颧弓	下颌骨咬肌粗隆	上提下颌	三叉神经
颞肌	颞窝	下颌骨冠突		
翼内肌	翼窝	下颌骨内面翼肌粗隆		
翼外肌	蝶骨大翼下方及翼突外侧面	下颌颈及颞下颌关节的关节盘等处	双侧同时收缩拉下颌向前，单侧收缩拉下颌向对侧	

3. 面部主要血管走行特点　头面部血供丰富，其动脉来源主要为颈外动脉与颈内动脉。颈外动脉供应口腔颌面及硬脑膜，颈内动脉供应脑及视器（表70-3，图70-10）。颈总动脉：左侧发自主动脉弓，右侧起于头臂干。

表 70-3　颈外动脉分支及其分布

分支	分布
甲状腺上动脉	分支分布于甲状腺和喉
舌动脉	分支分布于舌、口底组织和喉
面动脉	分支分布于下颌下腺、面部、腭扁桃体
颞浅动脉	分支分布于腮腺、额、颞、顶部软组织
上颌动脉	分支分布于外耳道、鼓室、牙、牙龈、鼻腔、腭、咀嚼肌、硬脑膜等处。分布于硬脑膜者为脑膜中动脉

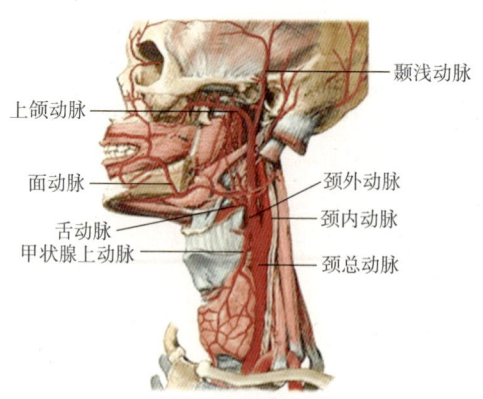

图 70-10 面部动脉解剖

面动脉在面部轮廓外科学中具有重要意义，无论传统手术还是微创注射，熟悉该动脉的走行是医疗安全的前提。面动脉约平下颌角起始处，向前经下颌下腺深面，于咬肌止点前缘绕过下颌骨下缘至面部，沿口角及鼻翼外侧走行，迂曲上行至内眦部，易名为内眦动脉（图70-11）。

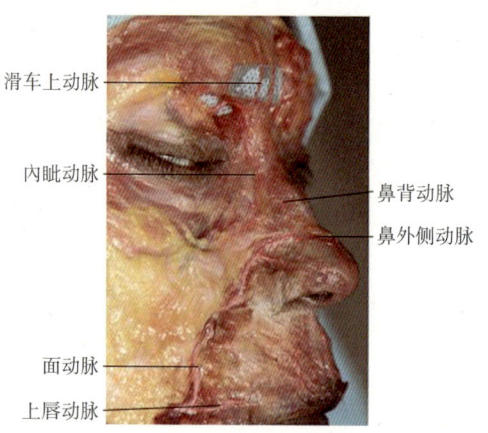

图 70-11 面动脉走行及其分支（该图由浙江省人民医院吴溯帆教授提供）

颞浅动脉于外耳门前方上行，越过颧弓根部至颞部皮下，走行于颞浅筋膜，在颞部分为顶支和额支（图70-12）。

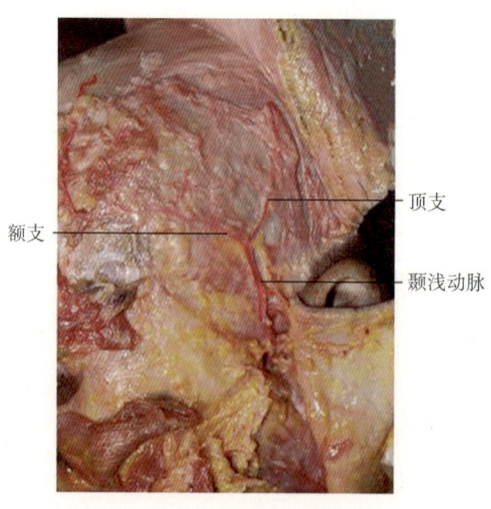

图 70-12 颞浅动脉走行及其分支（该图由浙江省人民医院吴溯帆教授提供）

第二节 面部轮廓测量及美学评估

一 概述

美是客观物质所具有的能够愉悦人的感官和心理的特性。人作为自然界的一部分，其本身也含有美的规律和内涵。不同种族、不同地域的人们对美的认知既有共性的一面，又有个性的一面。对自然界的一切事物，人们都有美的判断标准。简单事物的判断标准简单，复杂事物的判断标准复杂。人体是一个经过长期劳动演变而来的复杂的立体结构，决定人体美的美学参数不是单纯的几个角、几条线段、几个弧度能够表达的。迄今为止，尚没有一套有限的参数系统可以充分表达容貌美。但是，容貌美却有其基本特征，这些特征可以帮助美容外科医师将一个畸形的面部形态修复到相对正常的形态，或者把一个正常的面容改变得更美。这些特征组成了美容外科手术的参照系。

二 面部测量

（一）面部测量技术

面部测量可以用传统的手工方法在求美者面部或图像（照片）上直接测量，也可以获取面部图像后使用计算机软件进行测量。测量技术包括二维测量和三维测量，使用不同的测量技术，选择的测量内容也有所不同。

1. 二维测量　二维测量就是在水平和垂直向量上的测量（即平面的测量）。常用二维测量技术主要有X线正、侧位片头影测量分析和照片测量分析。二维测量只能获取平面信息，如平面的线距、角度、面积等，而人的面部为复杂的三维结构，其表面并非平面，因此二维测量不能完全精确地反映人的真实结构，存在局限性。

2. 三维测量　三维测量除了在水平和垂直向量上测量外，还有前后向量的测量（即立体的测量）。三维测量技术包括摩尔云纹法、立体摄影测量术、超声波三维影像术、CT三维影像术、三维激光扫描测量术等。三维测量可以得到空间线距、空间角度、曲面面积、体积等准确的三维信息，因此三维测量的应用更加广泛。目前，三维激光扫描、CT等技术设备，已经在面部测量领域得到应用，这些技术的应用极大地方便了面部测量和术前设计，也使手术效果预测成为可能。

3. 法兰克福平面　法兰克福平面（Frankfurt horizontal plane）测量的结果与被测者的姿势有密切关系。如果姿势不正确，将无法获得统一可靠的数据。进行测量时，除不能站立的被测者外，一律采用直立姿势，头的位置保持在左、右侧耳门上点（Po）和左侧眶下缘点（Or）三点处于同一个水平平面上，当左侧眶下缘点破损时以右侧眶下缘点代替。这三个点所确定的平面叫作眼耳平面，因其是1884年在德国法兰克福举行的测量方法协定会议上得到确认的，所以也称法兰克福平面（图70-13）。

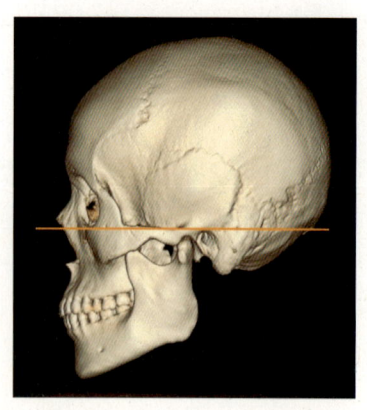

图 70-13　法兰克福平面

（二）头面部测量参数

1. 头面部骨性测量点

(1) 眉间点（glabella, G）：额骨两侧眉弓内侧端之间在正中矢状面上最向前突出的一点。

(2) 眉间上点（ophryon, On）：左、右两侧额骨颞嵴相距最近处的连线与正中矢状面的交点。

(3) 额中点（metopion, M）：左、右侧额结节最高点的连线与正中矢状面的交点。

(4) 颅顶点（vertex, V）：颅骨在正中矢状面上的最高点。

(5) 颅后点（opisthocranion, Op）：颅骨在正中矢状面上向后最突出的一点。

(6) 枕外隆凸点（inion, I）：枕骨上项线与正中矢状面的交点。

(7) 额颞点（frontotemporale, F）：额骨上左、右两侧颞嵴弧最向内侧的两对称点。

(8) 颅侧点（euryon, Eu）：颅侧面最向外突出之点。

(9) 耳点（auriculare, Au）：颞骨颧突根部与通过耳门上点垂线相交最向外侧突出的一点。

(10) 耳门上点（porion, Po）：外耳门上缘中点。

(11) 乳突点（mastoideale, Ms）：在乳突尖端最向下外侧方突出的一点。

(12) 鼻根点（nasion, N）：额鼻缝和正中矢状面的交点。

(13) 鼻尖点（rhinion, Rhi）：鼻骨下缘与正中矢状面的交点。

(14) 鼻棘点（nasospinale, Ns）：梨状孔左、右两半的下缘的最低点的切线与正中矢状面的交点。

(15) 上齿槽前点（prosthion, Pr）：上颌骨左、右中门齿间的齿槽间隔上最前突的一点。

(16) 颏下点（gnathion, G）：下颌骨下缘与正中矢状面的交点。

(17) 颏前点（pogonion, Pg）：下颌骨颏隆凸在正中矢状面上最前突的一点。

(18) 眶下点（orbitale, Or）：眶下缘的最低点。

(19) 颧点（zygion, Zy）：也称颧弓点，颧弓最向外侧突出的一点。

(20) 下颌角点（gonion, G）：下颌体下缘与下颌支后缘的相交处最向外、向下和向后突出的一点。若下颌角区呈弧形转折，则可做下颌体下缘与下颌支后缘所组成夹角的二等分线，此线延长线与下颌角区边缘的交点，即为下颌角点。

头面部骨性测量点见图 70-14。

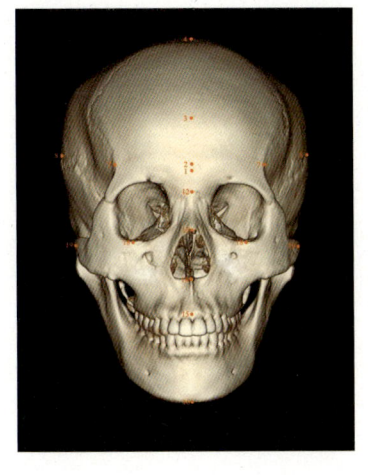 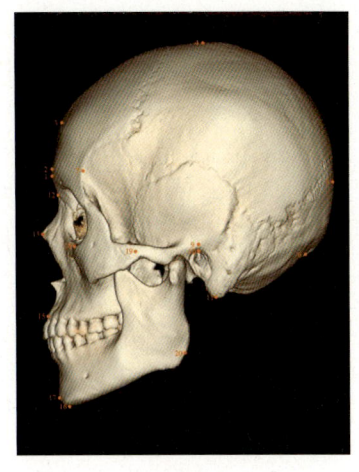

A　　　　　　　　　　　B

图 70-14　头面部骨性测量点

1 为眉间点；2 为眉间上点；3 为额中点；4 为颅顶点；5 为颅后点；6 为枕外隆凸点；7 为额颞点；8 为颅侧点；9 为耳点；10 为耳门上点；11 为乳突点；12 为鼻根点；13 为鼻尖点；14 为鼻棘点；15 为上齿槽前点；16 为颏下点；17 为颏前点；18 为眶下点；19 为颧点；20 为下颌角点

2. 头面部软组织测量点

（1）眉间点（glabella，G）：两侧眉毛间的隆起部在正中矢状面上最向前突出的一点。

（2）眉间上点（ophryon，On）：左、右眉毛上缘的切线与正中矢状面的交点。

（3）额中点（metopion，M）：左、右侧额结节最高点的连线与正中矢状面的交点。

（4）发缘点（trichion，Tr）：前额发际中点，位于前额发际与正中矢状面的交点上。当前额发际呈两个凹弧时，则以连接此两发际弧的切线与正中矢状面的交点为发缘点。

（5）头顶点（vertex，V）：头顶部在正中矢状面上的最高点。

（6）头后点（opisthocranion，Op）：头部在正中矢状面上向后最突出的一点，即离眉间点最远的一点。

（7）枕外隆凸点（inion，I）：位于枕外隆凸的尖端。

（8）额颞点（frontotemporale，F）：额部两侧颞嵴弧最向内侧的两对称点。

（9）耳屏点（tragion，T）：外耳道前方耳屏软骨上缘起始部向耳轮脚基部的头侧部皮肤移行的一点。

（10）头侧点（euryon，Eu）：头的两侧最向外突出之点。

（11）鼻根点（nasion，N）：位于鼻的上部，为额鼻缝和正中矢状面的交点。

（12）鼻下点（subnasale，Sn）：鼻中隔下缘与上唇皮肤部所组成的角的顶点。

（13）鼻尖点（pronasale，Prn）：鼻尖最向前突出的一点。

（14）龈点（prosthion，Pr）：上颌左、右中门齿间齿龈在正中矢状面上最向下突出的一点，较颅骨相同点约低 1 mm。

（15）口裂点（stomion，Sto）：上、下唇闭合时口裂的正中点。

（16）上唇中点（labrale superius，LS）：上唇移行部两弧的切线与正中矢状面的交点。

（17）下唇中点（labrale inferius，LI）：下唇移行部下缘与正中矢状面的交点。

（18）口角点（cheilion，Ch）：在口裂的两侧外角上，上、下唇移行部在外侧端相接之点。

（19）颏下点（gnathion，G）：颏部在正中矢状面上最低的一点。

（20）颏上点（supramentale，Sm）：颏唇沟最深处与正中矢状面的交点。

（21）颏前点（pogonion，Pg）：颏部在正中矢状面上最前突的一点。

（22）眼内角点（entocanthion，En）：在眼内角处，上、下眼睑缘相接之点。

（23）眼外角点（ectocanthion，Ex）：在眼外角处，上、下眼睑缘相接之点。

（24）眶下点（orbitale，Or）：眶下缘最低的一点。

（25）颧点（zygion，Zy）：颧弓上最向外侧突出的一点。

（26）鼻翼点（alare，Al）：鼻翼最外侧点。

（27）下颌角点（gonion，G）：下颌角最向外、向下和向后突出的一点。

（28）耳上点（superaurale，Sa）：耳轮上缘最高的一点。

（29）耳下点（subaurale，Sba）：耳垂最向下的一点。

（30）耳后点（postaurale，Pa）：耳轮后缘向后最突出的一点。

（31）耳上基点（otobasion superius，Obs）：耳郭基线（即耳郭与头颅连接处的轮廓线）的最上端，即颅耳角的最低点。

（32）耳下基点（otobasion inferius，Obi）：耳郭基线的下端。

（33）耳前点（praeaurale，Pra）：耳郭基线上与耳后点等高的一点。

（34）耳结节点（tuberculare，Tu）：达尔文结节的尖端。

（35）乳突点（mastoideale，Ms）：乳突外表上最低的一点。

头面部软组织测量点见图70-15。

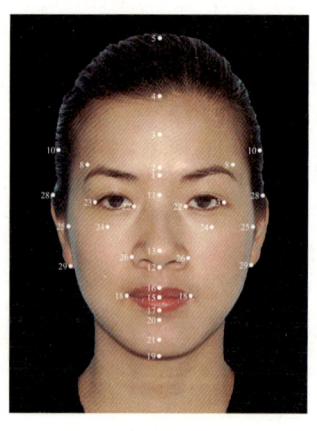 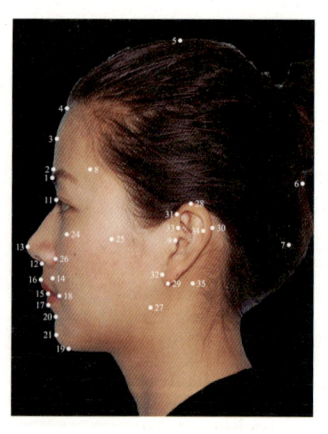

A　　　　　　　　B

图70-15　头面部软组织测量点

1为眉间点；2为眉间上点；3为额中点；4为发缘点；5为头顶点；6为头后点；7为枕外隆凸点；8为额颞点；9为耳屏点；10为头侧点；11为鼻根点；12为鼻下点；13为鼻尖点；14为龈点；15为口裂点；16为上唇中点；17为下唇中点；18为口角点；19为颏下点；20为颏上点；21为颏前点；22为眼内角点；23为眼外角点；24为眶下点；25为颧点；26为鼻翼点；27为下颌角点；28为耳上点；29为耳下点；30为耳后点；31为耳上基点；32为耳下基点；33为耳前点；34为耳结节点；35为乳突点

3. 头面部测量

（1）头最大长（maximum head length）：即眉间点至头后点之间的直线距离。中国男性头最大长平均为187.76±0.24mm，女性头最大长平均为180.12±0.28mm。

（2）头最大宽（maximum head breadth）：即左、右头侧点之间的直线距离。中国男性头最大宽平均为154.83±0.85mm，女性头最大宽平均为146.82±0.01mm。

（3）额最小宽（minimum frontal breadth）：即左、右侧额颞点之间的直线距离。中国男性额最小宽平均为104.94±0.20mm，女性额最小宽平均为99.13±0.26mm。

（4）两耳屏间宽（bitragion breadth）：即左、右侧耳屏点之间的直线距离。

(5) 两乳突间宽（bimastoidal breadth）：即左、右侧乳突点之间的直线距离。

(6) 面宽（bizygomatic breadth）：即左、右侧颧点之间的直线距离。中国男性面宽平均为142.71±0.22mm，女性面宽平均为136.39±0.22mm。

(7) 两下颌角间宽（bigonial breadth）：即左、右侧下颌角点之间的直线距离。中国男性两下颌角间宽为108.67±0.6mm，女性两下颌角间宽为103.76±0.27mm。

(8) 两眼内眦宽（inter-canthic diameter）：即左、右侧眼内眦角点之间的直线距离。

(9) 两眼外眦宽（extra-canthic diameter）：即左、右侧眼外眦角点之间的直线距离。

(10) 瞳孔间距（interpupillary distance）：即两眼正视时，左、右瞳孔中心之间的直线距离。

(11) 睑裂宽（palpebral fissure breadth）：即同一眼的眼外角点至眼内角点之间的直线距离。

(12) 容貌耳宽（physiognomic ear breadth）：即耳前点至耳后点之间的直线距离。

(13) 形态耳宽（morphological ear breadth）：即耳上基点至耳下基点之间的直线距离。

(14) 鼻宽（nasal breadth）：即左、右侧鼻翼点之间的直线距离。中国男性鼻宽平均为37.90±0.11mm，女性鼻宽平均为34.84±0.13mm。

(15) 口裂宽（mouth breadth）：即左、右侧口角点之间的直线距离。中国男性口裂宽平均为51.74±0.16mm，女性口裂宽平均为47.34±0.22mm。

(16) 头耳高（vertex to tragion height）：即头部固定于眼耳平面时，自头顶点至耳屏点之间的投影距离。

(17) 全头高（total head height）：即头部固定于眼耳平面时，自颏下点至头顶点之间的投影距离。

(18) 容貌面高（physiognomic facial height）：即发缘点至颏下点之间的直线距离。

(19) 容貌额高（physiognomic frontal height）：即发缘点至鼻根点之间的直线距离。

(20) 形态面高（morphological facial height）：即鼻根点至颏下点之间的直线距离。中国男性形态面高平均为122.16±0.40mm，女性形态面高平均为114.64±0.43mm。

(21) 形态上面高（morphological upper face height）：即鼻根点至龈点之间的直线距离。

(22) 容貌上面高（physiognomic upper face height）：即鼻根点至口裂点之间的直线距离。

(23) 鼻高（nasal height）：即鼻根点至鼻下点之间的直线距离。

(24) 鼻长（nasal length）：即鼻根点至鼻尖点之间的直线距离。

(25) 鼻深（nasal depth）：即鼻下点至鼻尖点之间的直线距离。

(26) 唇高（höhe der schleimhautlippen）：即上唇唇红与皮肤交界中点至下唇唇红与皮肤交界中点之间的直线距离。

(27) 颏高（höhe der undergesichts）：即口裂点至颏下点之间的直线距离。

(28) 容貌耳长（physiognomic ear length）：即耳上点至耳下点之间的直线距离。

(29) 形态耳长（morphological ear length）：即达尔文结节至耳屏上方耳前切迹凹陷部最深点之间的直线距离。

(30) 头水平围（horizontal circumference of head）：即经眉间点和头后点头水平面的周长。

(31) 角度的测量。

1) 侧面角（profile angle of face）：鼻根点至龈点的连线与眼耳平面相交的角。

2) 颅耳角（cranioauricular angle）：耳郭与头颅侧面的角。正常值为30°～45°。

3) 鼻唇角（nasolabial angle）：鼻小柱前端至鼻底与鼻底至上唇红之间的角。正常值为90°～105°。

4) 鼻额角（nasofrontal angle）：鼻背与前额至鼻根间斜面的夹角。正常值为115°～140°。

5) 鼻面角（nasofacial angle）：鼻根垂线与鼻背线的夹角。正常值为30°～50°。

6) 鼻尖角（nasorostral angle）：鼻背线与鼻小柱线的夹角。正常值为85°～95°。

7）下颌角（mandibular angle）：下颌支后缘与下颌体下缘所成的夹角。正常值约为男性118°，女性126°。

角度的测量见图70-16。

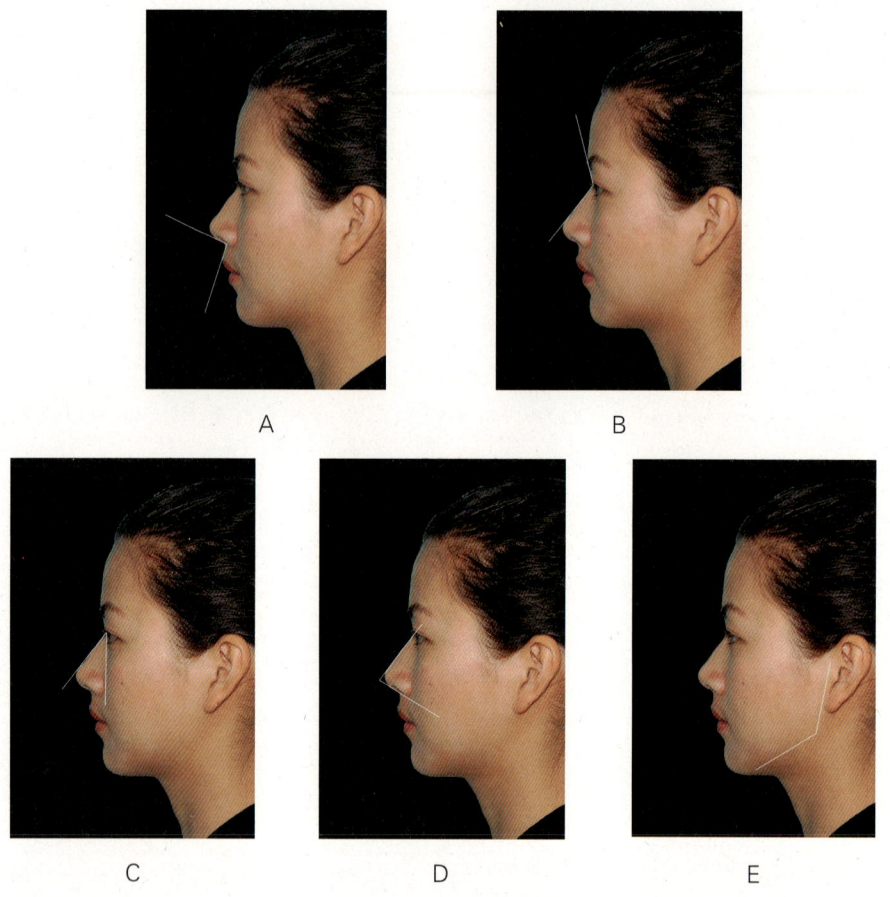

图70-16 面部角度测量
A. 鼻唇角 B. 鼻额角 C. 鼻面角 D. 鼻尖角 E. 下颌角

4. 头面部指数

（1）头长宽指数（length-breadth index of head）：头长宽指数或头指数＝头最大宽/头最大长×100，此指数的分级如表70-4。

表70-4 各种头型的头长宽指数

型别	指数
特长头型（hyperdolichocephaly）	≤70.9
长头型（dolichocephaly）	71.0～75.9
中头型（mesocephaly）	76.0～80.9
圆头型（brachycephaly）	81.0～85.4
特圆头型（hyperbrachycephaly）	85.5～90.9
超圆头型（ultrabrachycephaly）	≥91.0

（2）头长高指数（length-height index of head）：头长高指数＝头耳高/头最大长×100，此指数的分级如表70-5。

表 70-5　各种头型的头长高指数

型别	指数
低头型（chamaecephalic type）	≤57.6
正头型（orthocephalic type）	57.7~62.5
高头型（hypercephalic type）	≥62.6

（3）头宽高指数（breadth-height index of head）：头宽高指数＝头耳高/头最大宽×100，此指数的分级如表70-6。

表 70-6　各种头型的头宽高指数

型别	指数
阔头型（tapeinocephalic type）	≤78.9
中头型（metriocephalic type）	79.0~84.9
狭头型（acrocephalic type）	≥85.0

（4）额顶宽度指数（transverse fronto-parietal index）：额顶宽度指数＝额最小宽/头最大宽×100。

（5）容貌面指数（physiognomic facial index）：容貌面指数＝容貌面高/面宽×100。

（6）形态面指数（morphological facial index）：形态面指数＝形态面高/面宽×100，此指数的分级如表70-7。

表 70-7　各种头型的形态面指数

型别	指数
超阔面型（hypereuryprosopy）	≤78.9
阔面型（euryprosopy）	79.0~83.9
中面型（mesoprosopy）	84.0~87.9
狭面型（leptoprosopy）	88.0~92.9
超狭面型（hyperleptoprosopy）	≥93.0

（7）容貌上面指数（physiognomic upper facial index）：容貌上面指数＝容貌上面高/面宽×100。

（8）形态上面指数（morphological upper facial index）：形态上面指数＝形态上面高/面宽×100，此指数的分级如表70-8。

表 70-8　各种头型的形态上面指数

型别	指数
超阔上面型（hypereuryen）	≤42.9
阔上面型（euryen）	43.0~47.9
中上面型（mesen）	48.0~52.9
狭上面型（lepten）	53.0~56.9
超狭上面型（hyperlepten）	≥57.0

(9) 鼻指数（nasal index）：也称鼻高宽指数（height-breadth index of the nose），鼻指数＝鼻宽/鼻高×100，此指数的分级如表70-9。

表70-9 各种头型的鼻指数

型别	指数
特狭鼻型（ultraleptorrhiny）	≤39.9
超狭鼻型（hyperleptorrhiny）	40.0～54.9
狭鼻型（leptorrhiny）	55.0～69.9
中鼻型（mesorrhiny）	70.0～84.9
阔鼻型（platyrrhiny）	85.0～99.9
超阔鼻型（hyperplatyrrhiny）	100.0～114.9
特阔鼻型（ultraplatyrrhiny）	≥115.0

(10) 鼻宽深指数（nasal breadth-depth index）：鼻宽深指数＝鼻深/鼻宽×100。

(11) 口指数（oral index）：口指数＝唇高/口宽×100。

(12) 容貌耳指数（physiognomic ear index）：容貌耳指数＝容貌耳宽/容貌耳长×100。

(13) 形态耳指数（morphological ear index）：形态耳指数＝形态耳宽/形态耳长×100。

(14) 额面高度指数（fronto-facial index）：额面高度指数＝容貌额高/容貌面高×100。

(15) 面上面高度指数（facial-upper facial index）：面上面高度指数＝容貌上面高/容貌面高×100。

(16) 颧下颌宽度指数（zygomatic-mandibular index）：颧下颌宽度指数＝两下颌角间宽/面宽×100。

(17) 颧额宽度指数（zygomatic-frontal index）：颧额宽度指数＝额最小宽度/面宽×100。

(18) 头面高度指数（vertical cephalo-facial index）或头面垂直指数：头面高度指数或头面垂直指数＝形态面高/头耳高×100。

(19) 头面宽度指数（transverse cephalo-facial index）或头面横指数：头面宽度指数或头面横指数＝面宽/头最大宽×100。

三 面部轮廓美学特征

（一）面部正面的美学特征

面型的构成主要取决于颅面骨骼的形状和面部软组织的丰满度。面部可分为上、中、下三部分，面部长度即容貌面高可被发缘点、眉间点、鼻下点和颏下点分为基本相等的三部分，上面部宽度指双侧额颞嵴点之间的距离，中面部宽度指左右颧点之间的距离，下面部宽度指双侧下颌角点之间的距离。

1. 正面面型分类

（1）根据波契（Boych）分类法：可将面型分为十种，即椭圆形、卵圆形、倒卵圆形、圆形、方形、长方形、菱形、梯形、倒梯形、五角形（表70-10）。一般认为椭圆形脸是最理想的面型，从测量来看，头高（颅顶点至颏下点）与面宽（两颧点间宽）的比例为1.618∶1。

表 70-10　波契面型分类模型、特点及气质

面型	面型模型	面型特点	面型气质
椭圆形		符合古典"三停五眼"美学标准，上面部与中面部基本等宽，比下面部稍宽，面宽约为面长的 2/3，面部线条平滑、细腻，过渡柔和	该面型给人以唯美、清秀、端正、典雅、成熟、稳重的印象，故被认为是东方女性最理想脸型
卵圆形		呈卵圆形，相对于椭圆形脸大而圆，额部稍显圆润宽大，中面部饱满，颏部稍窄而圆，比例协调，但面部特征不明显	该面型给人以文静、柔和、平易近人的印象，在面型中仍然属于美感较强的一种
倒卵圆形		呈倒卵圆形，与卵圆形脸相反，额部稍窄而圆润，下颌及颏部稍显圆润宽大	该面型给人以成熟、老成持重、富有智谋的印象
圆形		上、中、下面宽基本一致，面长与面宽相近，上、下颌骨较短，面颊部脂肪较多，五官集中，整体轮廓圆润饱满，面部曲线缓和	该面型给人以可爱、温柔或者活泼、乐天派的印象，故又被称为"娃娃脸"，容易让人产生稚嫩、不成熟的感觉

续表

面型	面型模型	面型特点	面型气质
方形		上面部、中面部及下面部基本等宽，面宽与面长基本相等；多数人存在不同程度的咬肌或下颌角肥大	该面型给人以棱角分明、干净利索、性情硬朗的印象，与东方女性的阴柔之美相差较大
长方形		该面型上面部、中面部及下面部基本等宽，面宽等于或小于面长的2/3，面部线条存在一定程度的转折，凹凸点区别显著	该面型给人以粗犷、刚毅、成熟但缺乏灵气的印象，属于国字脸，与男性的阳刚气质相符，而偏离女性的美学标准
菱形		该面型中面部较宽，自中面部向上面部及下面部逐渐变窄，部分人存在一定程度的颧骨高耸或肥大，中面部向前或向两侧突出，颏部尖削	该面型给人以尖锐、个性突出、玲珑可爱的印象，因形似钻石，故又被称为"钻石脸"
梯形		该面型下面部相对较宽，两颊部组织肥厚外突，面部线条转折明显，上窄下宽	该面型给人以镇静、城府较深、不苟言笑、呆板而不善于交流的印象

面型	面型模型	面型特点	面型气质
倒梯形		上面部较宽，颧骨突出外展，上颌骨较窄，颏部尖削	该面型给人以略显自傲、清高、不易与人交往的印象
五角形		面部轮廓棱角分明，呈五角形，下颌角小且外展，下颌角转折处过渡突然	该面型给人以阳刚、大气的印象，男性较为常见，若女性为此种面型，则显得"男性化"过重，不符合东方女性的曲线柔和之美

指数分类法：即通过形态面指数（morphological facial index）对面型进行分类，形态面指数＝形态面高/面宽×100。超阔面型（hypereuryprosopy）：小于78.9；阔面型（euryprosopy）：79.0~83.9；中面型（mesoprosopy）：84.0~87.9；狭面型（leptoprosopy）：88.0~92.9；超狭面型（hyperleptoprosopy）：大于93.0。

赵启明等对现代汉族女性面型进行研究，通过量化分析颞宽、颧宽、下颌角间宽、上面高、中面高、下面高，以及颏前点、下颌角点连线等数据，将现代汉族女性面型分为八种：圆形脸、椭圆形脸、方形脸、长方形脸、菱形脸、三角形脸、倒三角形脸、梯形脸（图70-17，图70-18）。其中椭圆形脸和倒三角形脸的美学评分最高，是最理想的面型（表70-11）。

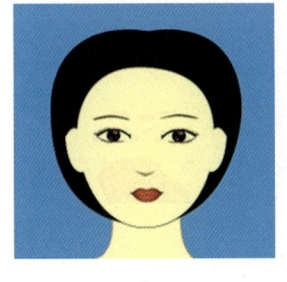 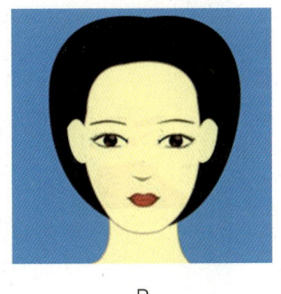 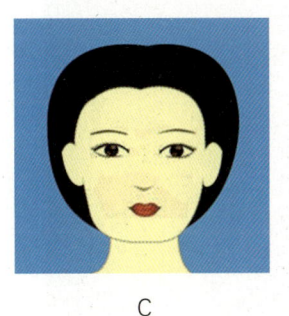 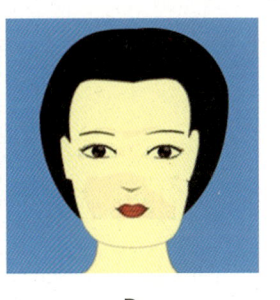

A　　　　　　　　　　B　　　　　　　　　　C　　　　　　　　　　D

E　F　G　H

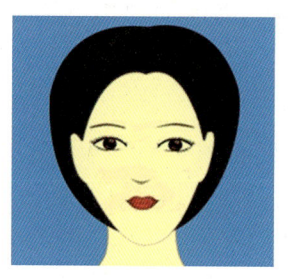

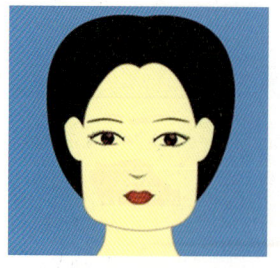

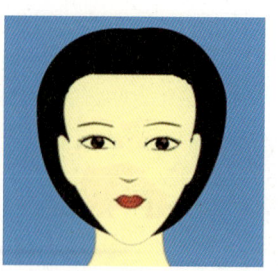

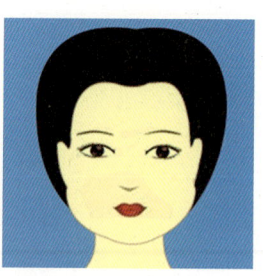

图 70-17　现代汉族女性八种面型分类

A. 圆脸　B. 椭圆脸　C. 方脸　D. 长方脸　E. 菱形脸　F. 正三角形脸　G. 倒三角形脸　H. 梯形脸

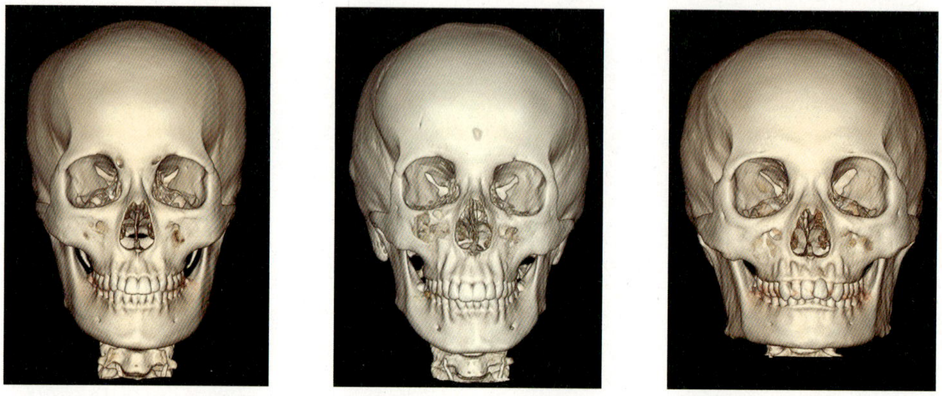

A　B　C

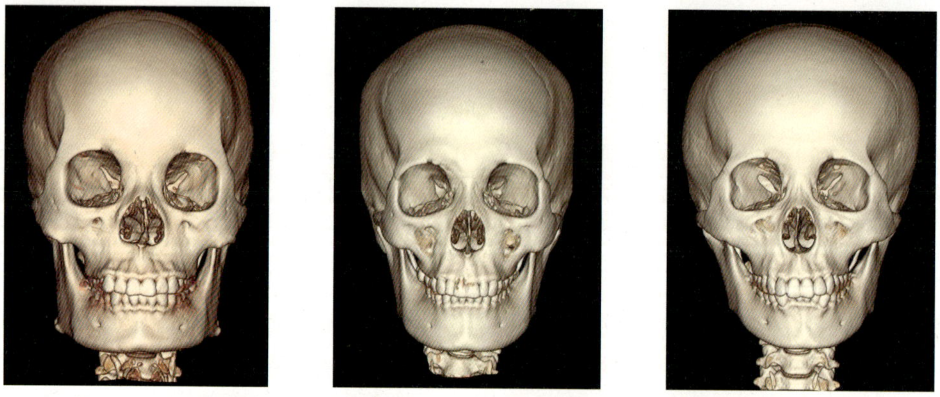

D　E　F

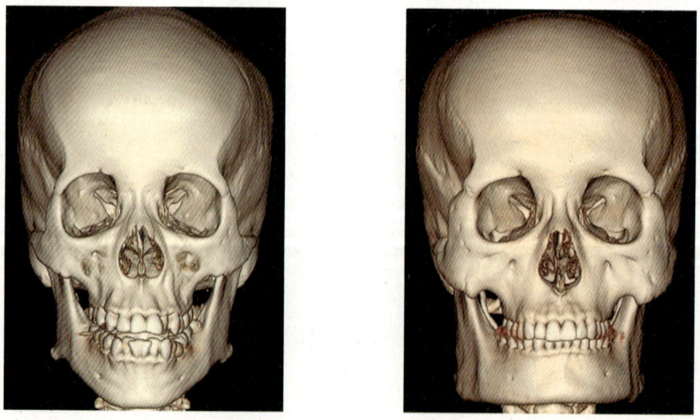

G　H

图 70-18　现代汉族女性八种面型 CT 三维重建

A. 圆脸　B. 椭圆脸　C. 方脸　D. 长方脸　E. 菱形脸　F. 倒三角形脸　G. 正三角形脸　H. 梯形脸

表 70-11　现代汉族女性八种面型分型图像、特点及气质

面型	面型图像	面型特点	面型气质
圆形脸		上、中、下面宽基本一致，面长与面宽相近，上、下颌骨较短，面颊部脂肪较多，五官集中，整体轮廓圆润饱满，面部曲线缓和	该面型给人以可爱、温柔或者活泼、乐天派的印象，故又被称为娃娃脸，容易让人产生稚嫩、不成熟的感觉
椭圆形脸		符合古典"三停五眼"美学标准，上面部与中面部基本等宽，比下面部稍宽，面宽约为面长的2/3，面部线条平滑、细腻，过渡柔和	该面型给人以唯美、清秀、端正、典雅、成熟、稳重的印象，故被认为是东方女性最理想的面型
方形脸		该面型上面部、中面部及下面部基本等宽，面宽与面长基本相等；多数人存在不同程度的咬肌或下颌角肥大	该面型给人以棱角分明、干净利索、性情硬朗的印象，与东方女性的柔美相差较大
长方形脸		该面型上面部、中面部及下面部基本等宽，面宽等于或小于面长的2/3，面部线条存在一定程度的转折，凹凸点区别显著	该面型给人以粗犷、刚毅、成熟但缺乏灵气的印象，属于国字脸，与男性的阳刚气质相符，而偏离女性美学标准
菱形脸		该面型中面部较宽，自中面部向上面部及下面部逐渐变窄，部分人存在一定程度的颧骨高耸或肥大，中面部向前或向两侧突出；颏部尖削	该面型给人以面型尖锐，个性突出，玲珑可爱的印象，因形似钻石，故又被称为"钻石脸"

续表

面型	面型图像	面型特点	面型气质
三角形脸		该面型上面部窄，自上面部向中面部及下面部逐渐变宽	该面型给人以不拘小节、具有较强爆发力的印象，此种面型较少见
倒三角形脸		上面部宽，自上面部向中面部及下面部逐渐变窄，下颌线条柔和迷人，且颏部尖翘	该面型给人以秀气灵动、妩媚性感、妖娆动人的印象，又被称为"瓜子脸"，是现代流行的漂亮面型之一
梯形脸		该面型下面部相对较宽，两颊部组织肥厚外突，面部线条转折明显，上窄下宽	该面型给人以镇静、城府较深、不苟言笑、呆板而不善于交流的印象

2. 美学比例关系

（1）"三停五眼"："三停"指面型高度，从发缘点至颏下点之间的长度可被眉间点和鼻下点分为基本相等的三部分。"五眼"指面型宽度，双耳间正面投影的宽度为五个眼裂的宽度，内眦角间距为一眼裂宽度（图70-19）。

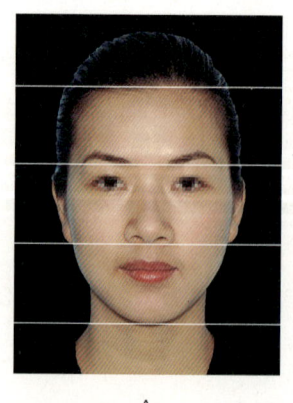   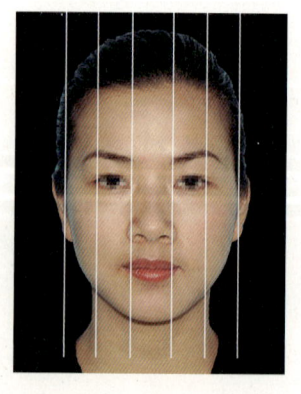

A   B

图70-19　三停五眼

（2）面长二等分：经上睑缘的水平线可将头部（颅顶至下颏缘）分成两等分（图70-20）。

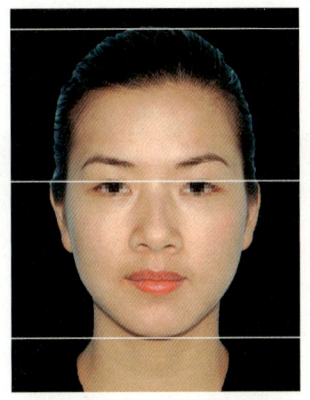

图70-20　面长二等分

（3）面宽四等分：从面部中线向左、右各通过虹膜外侧缘和面部外侧界做垂线，纵向分割成4个相等的部分（图70-21）。

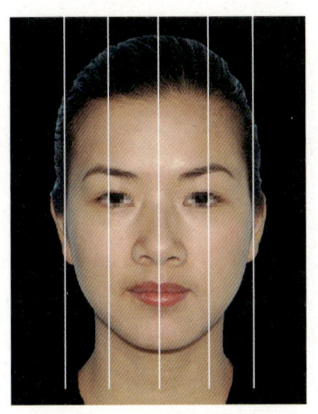

图70-21　面宽四等分

（4）鼻宽（鼻翼两侧间距）：略大于内眦间距，为面宽的1/4。当直立位并平视前方时，口角位于虹膜内缘垂线上。口裂宽度为面宽的1/3（图70-22）。

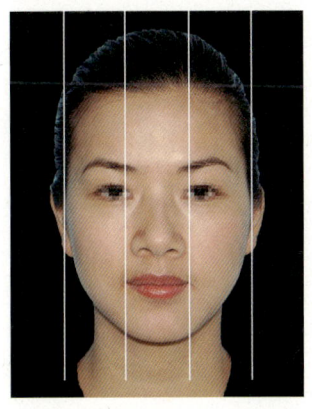

图70-22　口裂宽度为面宽1/3

近年，赵启明等研究发现，上面部、中面部、下面部比例要符合现代审美观，需具有更加精细和个性化的美学比例。具体来说，在纵向上，"三停"并不完全等长，中面部长度较上面部和下面部长度略增加，面部的美观程度将增加，理想的面部其上面长/中面长为0.999，下面长/中面长为0.984；在横向上，最小额宽/面宽比例略增大，下颌角间宽/面宽比例略缩小，正面面型的美观程度亦增加，理想的面部其最小额宽/面宽为0.827，下颌角间宽/面宽为0.869（图70-23）。

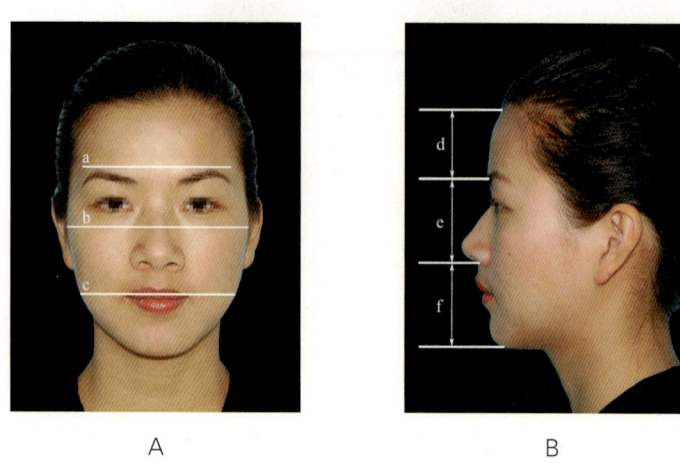

图 70-23　面长比例与面宽比例
a 为最小额宽；b 为面宽；c 为下颌角间宽；d 为上面长；e 为中面长；f 为下面长

3. 中线结构和对称特征　人的面部是以中线为轴的高度对称的结构。中线的一些标志点包括鼻根点、鼻尖点、鼻下点、上唇点、下唇点、颏下点，共同组成了中线结构。鼻根点是颜面骨相交结合处在面部体现出来的标志点，相对比较稳定，一般不受面部畸形的影响，因此确定经过鼻根点做眼耳平面的垂线为标准中线。各个中线结构与标准中线的距离为中线结构的偏差。正常人群中线结构偏差平均小于2mm。其中鼻下点的偏差最小（0.8±0.05mm），颏下点偏差最大（1.66±1.00mm）。中线结构两侧的眼、鼻孔、耳、面颊等结构基本上完全对称。有时中线两侧结构会有轻微不对称，但如果两侧结构相差程度小于6%，即可视为对称，也就是说这种程度的不对称是可以被接受的。

（二）面部侧面的美学特征

额骨、颧骨、上颌骨、鼻骨和下颌骨是构成面型侧面的框架和基础。其中外鼻、颧部和颏部的形状对中面部和下面部的侧面轮廓起着重要作用。

1. 侧面面型分类　人的侧面轮廓可归纳为四种面型，通过眉间点至颏前点之间的连线作为基准进行分型：①直面型，鼻下点在该连线上；②凹面型，鼻下点位于该连线后方；③微凸型，鼻下点稍位于该连线前方；④凸面型，鼻下点位于该连线前方较远处。

2. 美学比例关系

（1）侧面"三停"：即以耳屏中点为圆心，耳屏中点到鼻尖的距离为半径，向前画圆弧。再以耳屏中点分别向发缘点、眉间点、鼻尖点和颏前点做四条线，将面部侧面分为三个扇形（图70-24）。最理想的夹角为：∠α在男性为27°～32°，在女性为25°～30°；∠β在男性为22°～25°，在女性为23°～27°；∠γ在男性为32°～35°，在女性为31°～35°。

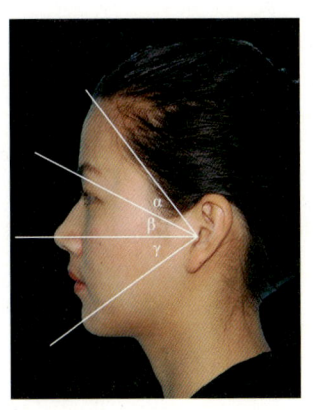

图 70-24　侧面"三停"

(2) 从眶后缘到耳的距离与耳等长，也是面高的 1/3。

(3) 睑颊轮廓线：为下睑至颊部的侧位表面轮廓连线，在理想的面部，该线应仅有一个突起且变化柔和（图 70-25）。若存在下睑凹陷，则该突起将加剧，若存在下睑脂肪膨出，则会出现两个突起，这些均不是理想的表现。

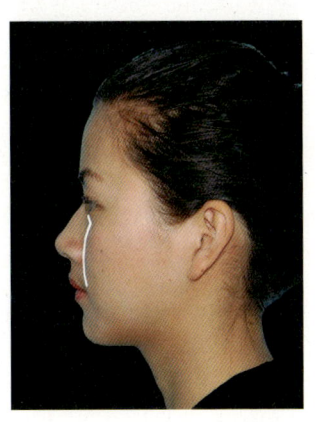

图 70-25　睑颊轮廓线

(4) 鼻部外形：鼻背与额部夹角（即鼻额角）为 130°～140°，鼻背与鼻根点垂线夹角（即鼻面角）为 25°～30°，鼻背与鼻小柱夹角（即鼻尖角）为 85°～90°，鼻小柱与上唇夹角（即鼻唇角）为 90°～105°。

(5) 下颌角角度：即下颌支后缘与下颌体下缘所成的夹角，王兴等通过研究测量中国美貌人群头颅侧位 X 线平片，发现理想的下颌角角度在男性约为 122.84°，在女性约为 123.97°。

3. 审美平面

(1) Ricketts 审美平面：从鼻尖点至软组织颏前点连线的审美平面（又称 E 线）。上唇距此线较下唇距此线略远，一般认为上唇约距 4mm，下唇约距 2mm。Ricketts 认为，理想面型的白人上、下唇均应位于平面后方，上唇更靠后些；黄种人下唇恰与平面相切，上唇略后缩于该平面；黑人上、下唇向前突出于平面（图 70-26）。

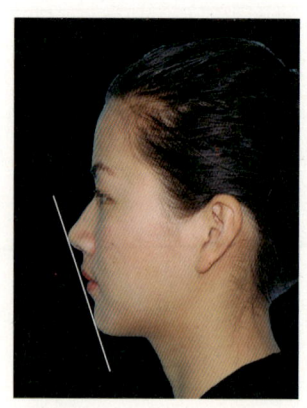

图 70-26 Ricketts 审美平面

（2）Steiner审美平面：鼻尖至人中呈S形曲线，该曲线的中点与颏前点的连线就是Steiner审美平面。目前认为，理想的容貌应是上、下唇突点恰与该平面接触，若前突或后退过多，均为不美（图70-27）。

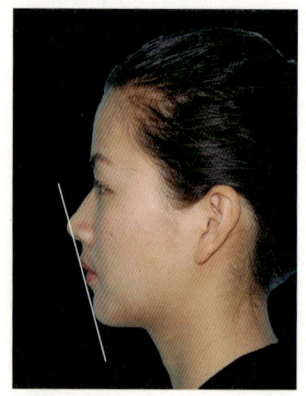

图 70-27 Steiner 审美平面

（三）面部斜面的美学特征

1. 二维特征（Ogee线） 始于13世纪末哥特式建筑。在美学上，用于描述颧部突起过渡到颊部凹陷的S形曲线。中面部的S形曲线饱满，是人面部年轻的表现之一（图70-28）。

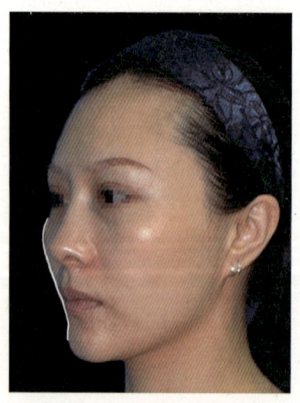

图 70-28 中面部 S 形曲线

2. 三维特征 王炜等研究后提出面部苹果弧理论为斜面美学参考，即鼻侧-颧-耳前点连线弧，形似侧面苹果弧；颞-颧-颊连线弧，形似冠状面苹果弧（图70-29）。

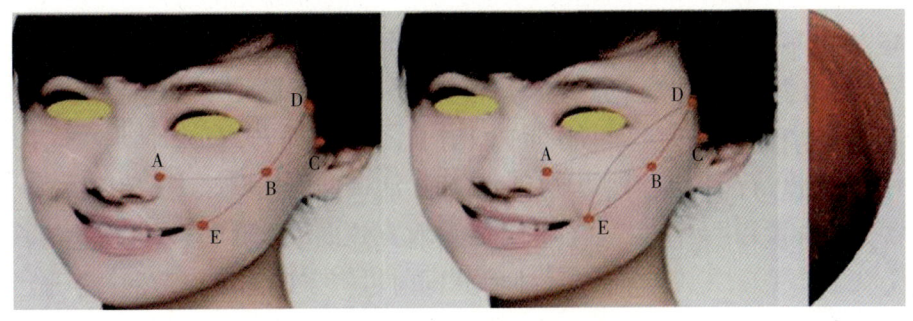

图 70-29　面部苹果弧

A 为眶下孔鼻侧水平线；B 为颧突中点；C 为颞颌关节中点；D 为耳前颞窝中点；E 为上颌第 1 磨牙上点

3. 反光与阴影　自颧突反光点向上、下、前柔和过渡，无明显凹陷阴影，颧部反光点偏内上方（图 70-30）。

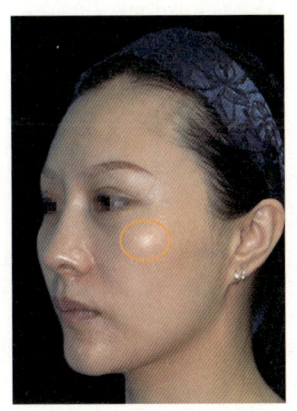

图 70-30　颧部反光点

4. 下颌缘长度　有学者研究发现，容貌面高/"下颌角点至颏前点距离"与面部容貌美观程度有密切关系，理想的面部其容貌面高/"下颌角点至颏前点距离"为 1.830（图 70-31）。

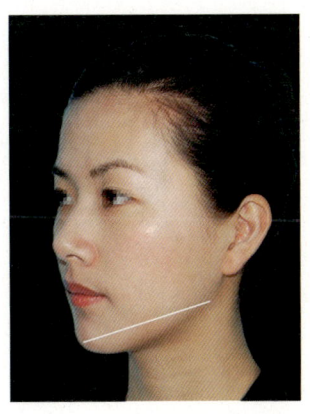

图 70-31　下颌角点至颏前点距离

第三节 衰老对面部轮廓的影响

衰老是指生命体发育成熟后，机体随着年龄增长而发生机能减退、应激能力下降、结构退行性变等不可逆的现象。细胞构成组织，组织、器官构成生命体。衰老的基本原因是细胞活性降低，导致细胞、组织和器官衰老的三大过程，一般始于20～25岁。面部衰老是多种因素共同作用的结果，包括皮肤本身老化，软组织萎缩、松弛、下垂，重力作用的长期影响产生的改变及骨组织的吸收、退化和移位等。此外，还与年龄、营养、遗传、环境、身体状况等因素有关。从生物学角度来说，衰老是生物体必然发展的过程，也是一种复杂多变的过程。

目前国际上关于衰老的理论主要包括九大因素。一级因素（首要因素）包括：基因组不稳定、端粒酶缩短、表观遗传学改变、蛋白内稳态丧失。二级因素包括：营养感应管制解除、线粒体功能障碍、细胞衰老。三级因素包括：干细胞耗竭、细胞间通信障碍。

随着衰老进程的推进，面部轮廓也在逐渐发生着可视的变化，如：皮肤变薄、变色，色斑显现，皱纹加重；颞部凹陷，上面部宽度和丰满度降低；颧颊脂肪垫消融、移位，中面部宽度和丰满度降低，并同时引起下面部脂肪堆积、组织下垂；面部特征清晰度下降（眉、鼻、嘴、颏），面部轮廓转型等（图70-32，图70-33）。

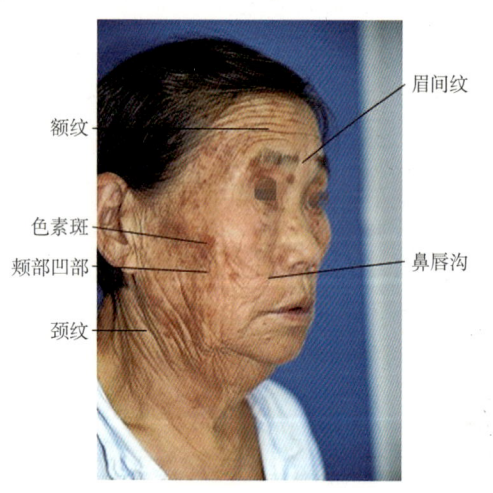

图70-32 面部轮廓的年龄特征侧面观

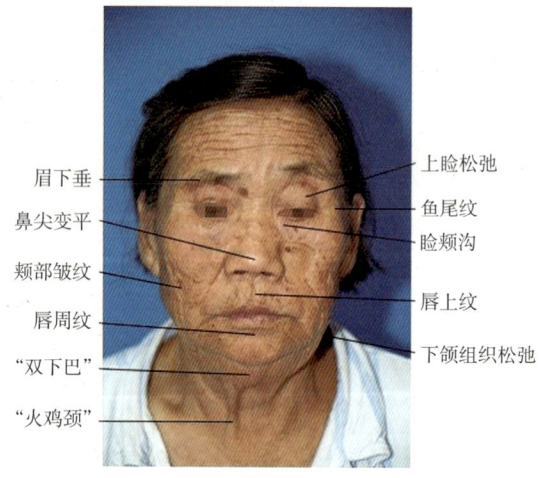

图70-33 面部轮廓的年龄特征正面观

从大体上可将衰老对面部轮廓的影响分为软组织衰老、骨骼衰老对面部轮廓的影响两大部分。

一 软组织衰老对面部轮廓的影响

面部软组织衰老主要表现在皱纹增多、加深，皮下脂肪消融、移位，皮下胶原纤维、弹性纤维断裂及肌肉萎缩，组织下垂等方面。

面部脂肪在年轻时保持着一定的丰满度，位置相对固定（图70-34）。随着年龄的增长，面部脂肪会发生消融、移位，受重力作用，面部脂肪会逐渐向下面部及颈部移位，如颊脂肪垫下垂，导致颧颊沟出现和鼻唇沟加深，口角外上和外下方的垂袋形成"双下颏"畸形等，并可导致下面宽逐渐增大，中面宽逐渐变小，进而影响面部轮廓。

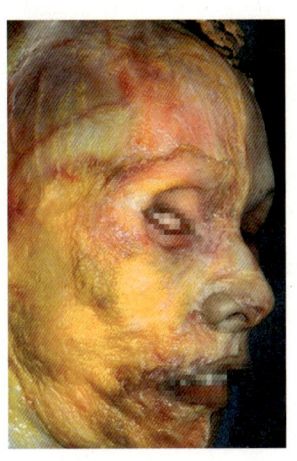

图 70-34　面部皮下脂肪（该图由浙江省人民医院吴溯帆教授提供）

Rohrich 认为，面部皮下脂肪是以彼此分隔开的脂肪室的解剖形式存在的。当面部衰老时，脂肪室的变化是其特征之一，并指出这些脂肪不是流动到别处或堆积成团，而是脂肪室之间的间隔膜断裂（破损），进而导致面部软组织易位。

皮下胶原纤维、弹性纤维断裂及序列紊乱，可致皮肤与深层组织的联结牢固性降低，引起皮肤松弛、下垂。此外，提上唇肌、颧大肌、颧小肌、提口角肌等表情肌起自颧骨及眼眶下部，止于口周，可将相关组织固定于适当位置；随着衰老的加重，肌肉的萎缩及力量减弱，致使局部牵拉或松弛失衡，引起面部皱纹及形态改变（图70-35）。

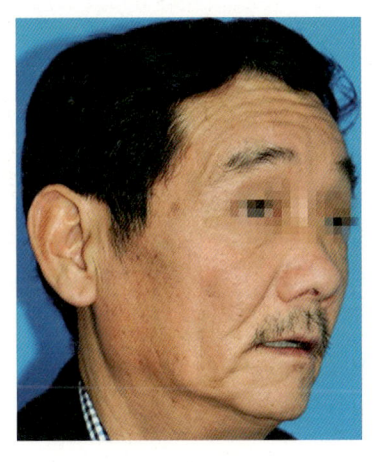
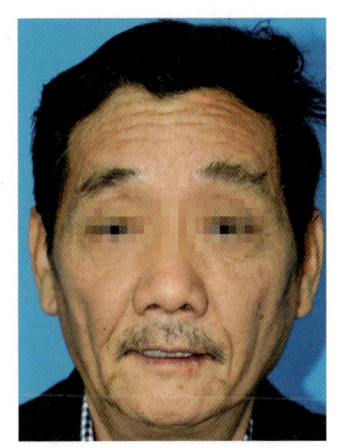

A　　　　　　　　　　　　　　B

图 70-35　面部衰老

面部年轻曲线这一概念最早由 Little 提出，并认为年轻个体的中面部应是柔和的凸出曲线，软组织的凸出曲线与骨骼的凸出曲线重合在一起；但随着年龄的增长，面部软组织下垂，中面部单一曲线发生改变，呈现衰老的形态，面部除皱的方式可将下垂的部分组织上提，使颧骨隆凸处与软组织隆凸处重合，恢复面部轮廓清晰的外形（图70-36）。

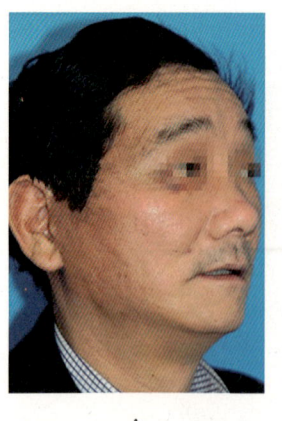
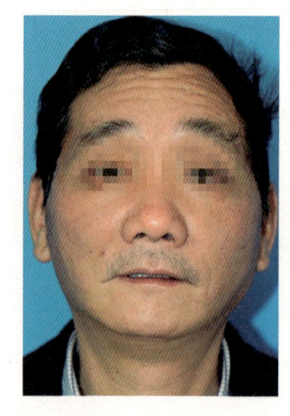

图 70-36　中下面部除皱术后

二　骨骼衰老对面部轮廓的影响

正如上文所提，骨骼在决定面部轮廓方面约占比七成。因此，骨骼衰老是面部衰老及面部轮廓转型的重要因素。目前，多数学者认为，面部骨骼容量、形态、位置在人的一生中都发生着持续的变化，即使是年轻时也处于动态变化之中。当然，面部骨骼衰老在不同年龄、不同的面部区域及不同人种间有着一定的差异。目前关于骨骼衰老对面部轮廓影响的研究主要集中在眶区、上颌骨、下颌骨等部位。

（一）眶区老化对面部轮廓的影响

眼眶是由额骨、上颌骨、颧骨、蝶骨、泪骨、筛骨及腭骨这七块颅面骨组成的四棱锥形，眶区老化主要体现在眼眶纵横径延长、眼眶形状改变、眼眶容积和深度增大，以及眶下缘后移等方面。这些变化对面部轮廓的影响主要体现在：①眼眶眶区向下外侧及上内侧逐渐扩大，眶区由年轻时的四棱锥形逐渐变为衰老时的菱形。②眶口及眶腔增大，加之眶区软组织萎缩，两者容积比例失调，致使眶隔脂肪突出、眼袋及泪沟加重等。③眶区骨骼吸收导致局部软组织缺乏支撑，使上睑下垂、眉下垂愈发明显（图70-37）。

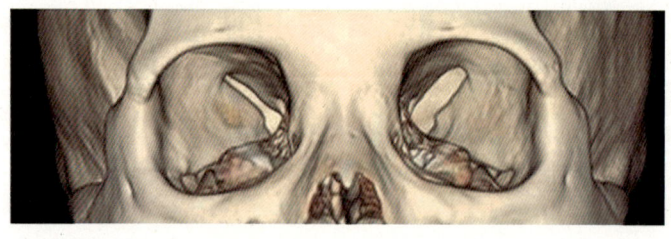

A

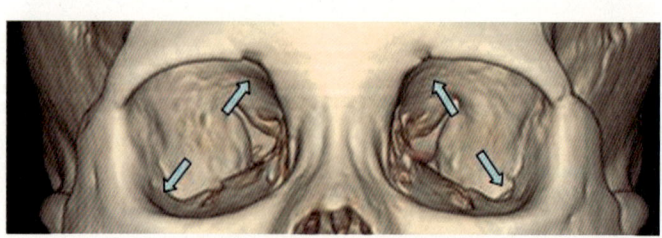

B

图 70-37　眶区老化对比图
A. 22 岁女性眶区　B. 66 岁女性眶区

(二)上颌骨衰老对面部轮廓的影响

上颌骨在中面部形态中有着重要作用,因此上颌骨衰老对中面部轮廓有着至关重要的影响。随着衰老的进展,上颌骨的变化主要体现在骨骼面积与体积缩小、骨骼后缩和凹陷,以及上颌角缩小上,合并眶下缘后移,下颌角变圆钝等。这些变化使附着于上颌骨的软组织缺乏坚实的支撑作用,导致局部支持韧带松弛、软组织下垂而加重鼻唇沟,并使得下面部组织堆积加重,造成下面宽增大与中面宽缩小的表象,面部衰老突显。

(三)下颌骨衰老对面部轮廓的影响

下颌骨是下面部的最重要组成部分,也是面部唯一能独立活动的骨骼。许多学者研究认为,上面部及中面部在形态上具有相对稳定性和同质性,但下面部有较大的个体变异,说明下面部是面部轮廓中最富个性与特征的部位,尤其是颏部更被誉为容貌美的黄金部位。下颌骨由下颌突深部的组织发育而来,首先在下颌突的中心形成一条下颌软骨,即麦克尔软骨(Meckel's cartilage),当发育至17~18岁时,下颌骨发育进入稳定期。研究表明,下颌骨体长度在青春期后期至成人期仍有较明显的生长,其生长期可持续到25岁以后,甚至40岁。随着年龄的增长,骨质吸收与丢失的量逐渐超过生长的量,骨骼缩小、形态改变也就是必然趋势了。

下颌骨衰老主要表现在骨骼缩小及形态变化两大方面。在老龄化的过程中,下颌骨长度与高度均有缩小,尤以在唇颏沟及两侧下颌骨体前中部较明显。而在衰老进程中下颌骨形态的改变主要为两侧下颌骨体倾斜度减小、颏部变突及下颌角增大。这些变化导致的结果是:①下颌骨缩小,下面部软组织及颈阔肌附着松弛,是"双下巴"形成的重要因素。②下颌骨缩小,下面部高度降低,面部比例失调。③下牙槽牙齿脱落、缺损,上、下颌间距变小,下面部变短,唇颊部因失去骨组织支持而向内凹陷,面部皱褶增多,使面容变得苍老。④唇颏沟部骨吸收使颏部更前突,部分中老年妇女的"巫婆下巴(witch chin)"即此种情况(图70-38)。

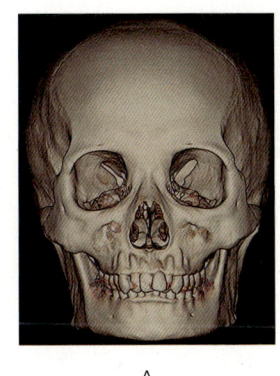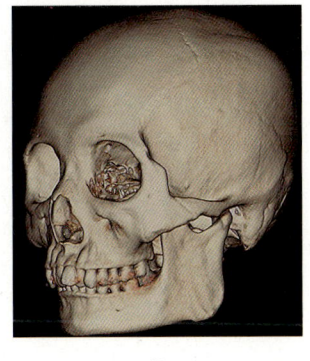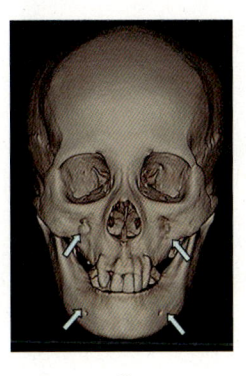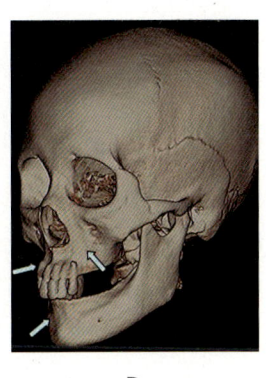

A B C D

图 70-38 上、下颌骨衰老对比图
A、B. 年轻女性 C、D. 老年女性

通过年轻女性、老年女性上颌骨及下颌骨的对比可见:随着衰老的进展,上颌骨骨质吸收,骨体缩小、凹陷并向后移动;下颌骨骨质吸收,两侧骨体缩小,唇颏沟骨质吸收使骨体向内凹陷,颏部更前突;同时受牙齿脱落影响,下颌骨高度降低。

面部轮廓当然不止受上述骨骼衰老的影响,面部其他骨骼的衰老也起着一定的作用,只不过上述骨骼衰老对面部轮廓的影响相对而言更为显著。事实上,目前关于面部骨骼衰老的研究仍然处于探索阶段,骨骼衰老对面部轮廓的影响规律尚不明了,有待进一步探究。需要指出的是,面部在不同的年龄阶段会表现为不同骨骼的衰老,一般而言,上颌骨面积、体积缩小及后移,以及眶腔扩大主要发生在25~40岁；而在40~60岁，上述现象继续发展，同时下颌骨逐渐出现萎缩（图70-39）；进入老年后，下颌骨及牙槽弓萎缩及形态变化成为影响面部轮廓的主要因素，此时，因骨质密度及咬合力均降低，尤其是牙槽嵴顶区骨硬板因咬合力减小、受到的刺激降低，骨板逐渐消失，使上颌骨及下颌骨高度降低，直接导致中面部及下面部比例缩小（图70-40），即使是在面部CT三维重建图像上，也能够清晰反映衰老的特征。

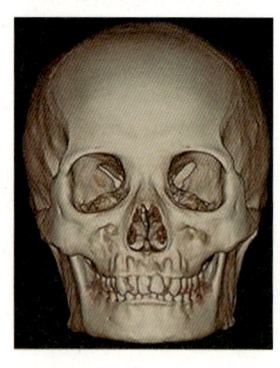
A
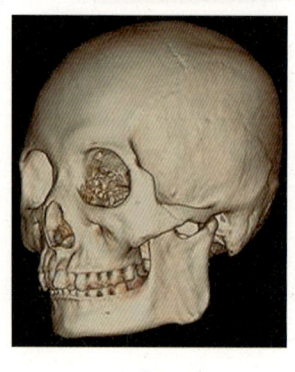
B
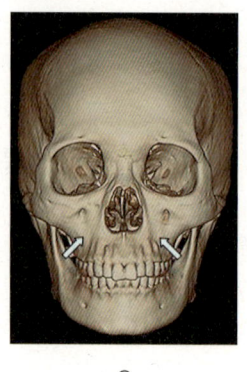
C
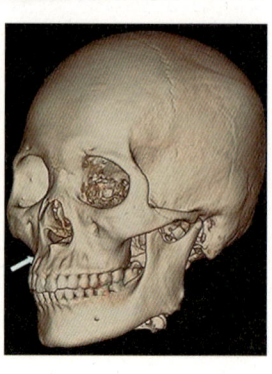
D

图70-39　年轻女性和中年女性上颌骨对比：随着年龄的增长，上颌骨逐渐萎缩及后移
A、B. 年轻女性　C、D. 中年女性

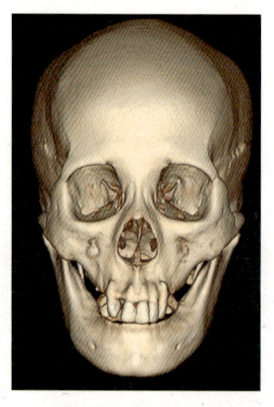
A
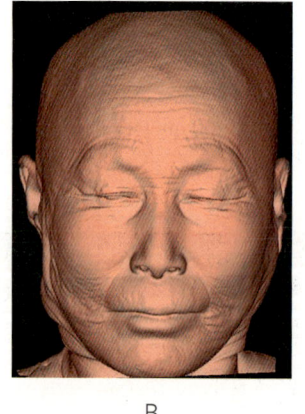
B

图70-40　老年女性骨骼和面部CT三维重建图像：骨骼老化对面部轮廓的影响显著

第四节　面部轮廓重塑

一、术前准备及评估

（一）临床资料的收集及评估

面部轮廓重塑术前的临床资料收集和辅助检查与其他外科手术类似，要求资料记录和相关检

查应尽可能完整详细。不同的是重点了解求术者心理状态、对面部轮廓的审美倾向及其他影响术后求术者自我评价的因素。另外，还要详细记录其面部轮廓的美学特征。

1. 主诉　求术者对面部轮廓的不满和要求面部改型的意愿及持续时间。

通过询问的方式收集的主诉就是弄清楚求术者就诊的主要原因。对于面部轮廓有缺陷的求术者，典型的答案往往是美观方面的问题（"我的下巴不好看"），很少有功能性问题（下颌后缩所致的"打鼾"），但因为也有些面部轮廓缺陷求术者会有意淡化美观问题，认为以美观作为求诊原因不能享受医保待遇，或另有一些隐私原因，所以需要仔细询问与交谈，才能知道求术者要求的到底是什么。

2. 现病史　重点了解令人不满的面部轮廓的出现时间、院外咨询情况、同部位同类手术情况、不理想面型对生活及工作造成的影响、要求改善的迫切程度、此次手术的直接促成原因和希望达到的效果等。

上述关键内容的收集需要重点关注：

（1）求术动机和对术后效果的期望：求术动机是指促使其求助于美容外科医师的动力性心理因素，美容求医者动机可分为美容性、非美容性、病因性，有些求医者动机并非出自美容要求，如受封建迷信思想的影响（颧骨过大有"克夫"相）或为了某种特定目的而整容。有些求医者是心理障碍所产生的求医动机，如体像障碍患者，这类求术者歪曲了自己面部轮廓的形象，即面部轮廓本身没有缺陷，而认为自己面部轮廓存在严重缺陷，对具有病因性动机的患者勿轻易实施改型手术。美容性和非美容性动机又分为内部动机和外部动机。内部动机来自求术者自己（"我自己需要做面部轮廓改型，使我自己满意，因此才来就诊"）。外部动机最初来源于他人的劝说，未成年求术者见美容医师的原因是"妈妈让我来垫下巴"，成年者则说"我丈夫希望我矫正过突的颧骨"，也有求术者自己曾经就想过来就诊，现在又因为配偶同意和鼓励而来，有的在别人建议手术以前从未考虑过就诊。

提出足够的问题来寻找求术者的动机，可以提示医师：与内部动机求术者相比，具有外部动机求术者对手术以及手术过程的合作程度较低，而且容易对术后的效果不满意。具有内部动机的求术者术后发生不满的情况较少；混合动机尤其是内部动机占据主导地位时也比较理想；病因性动机或纯粹外部动机是手术前应该发现的危险信号。

动机与期望密切相关，但是医师需要弄清求术者的真实期望如何。面部轮廓重塑后，求术者可能期望获得更好的容貌，但是有些期望可能很难达到，如不对称的面部轮廓期术后面部轮廓完全对称是无法实现的。重要的是让求术者理解这些，不能期望外观改善了就能找到一个好丈夫，或者能大大提高交际能力，甚至就业竞争力。这些期望需要依靠其他因素，包括性格、受教育程度、生活方式等。因此，必须在制订手术方案时就与求术者进行充分沟通。

面部轮廓缺陷可能对人的性格有多重影响。给求术者定位的最佳办法就是深入探索其希望的手术结果。期望越是现实，与缺陷关联的性格障碍就越少。反之，期望的手术结果过高、面部缺陷不明显而要求的手术结果过于离谱，往往提示求术者可能有体像障碍。一些试图通过手术解决社会问题、大大提高社会地位的求术者，与那些具有自知之明、长时间苦恼后终于可以实现矫治的求术者相比，治疗中及治疗后都更容易出现问题，对这类求术者的处理也比较棘手，甚至产生医疗纠纷。因此，需要拒绝一些动机不理性的求术者的手术要求。

（2）求术者对手术并发症和局限性的认知度：传统的临床外科以治病为目的，即使是整形外科也是以恢复功能为主要目标的，故出现这样或那样的并发症，只要术前予以说明，受术者表示理解，术后纠纷发生率就较低。面部轮廓改型的求术者纯粹是为了锦上添花的求美目的而来，而面部轮廓外科与其他外科一样，并发症是客观存在的。如果求术者能对面部轮廓改型术的风险有一定的了解，术后出现了并发症也就能有一定程度的理解。对手术风险一无所知的求术者，一旦出现并发症，就会对改型后的面部轮廓变形难以接受。另外，手术不是随心所欲的雕塑，受很多条件所限，若求术者的期望值过高，往往很难满足求术者的期望。面部轮廓改型手术是否成功，除了医师的技术水平、临床经验和医院的设备条件外，还与求术者对于手术风险和手术局限性的认知度有关。对手术风险和局限性缺乏认识、人格偏执者，原则上不考虑手术。

3. 体格检查　首先需要观察的项目包括：营养状况、发育情况、衣着、化妆、装饰、步态、语调语速、注意力等。衣着、化妆、装饰异于常人者需了解其审美倾向，而表现步态异常、语调语速过高过慢、注意力涣散者需警惕有心理障碍。其次，按临床体格检查顺序，检查生命指征，以及心、肺、腹部、脊柱及四肢情况。

4. 专科检查

（1）面部器官检查：①头部皮肤与毛发。面部皮肤颜色、弹性、色素沉着及异常色素痣。头皮毛发生长情况，有无瘢痕、肿块、异常突起和凹陷。②眼。眼平面是否倾斜，内眦间距、眼球活动度、睑裂长短、眼球突度等是否正常。③鼻。鼻正中线有无偏斜、鼻梁有无低平、鼻基宽窄、鼻孔形状、鼻尖及鼻小柱高度等。另外，有无鼻腔阻塞、血性分泌物和脑脊液漏。嗅觉功能是否正常。④耳。耳郭大小、是否畸形、有无外耳道闭锁。听力是否正常。⑤口腔。上下唇部高度、有无开唇露齿、口角位置是否正常等。开口度、开口型，有无颞颌关节弹响、疼痛及压痛等。

（2）面部美学检查：①面部各器官的外形及对称性。两侧不对称者，应注意区别是一侧颜面肥大膨隆，还是另一侧颜面萎缩得过小（图70-41）。②面部各部分之间比例是否协调（图70-42）。③侧面轮廓。如下颌缘线、下颌角度、Ricketts审美平面（图70-43）。

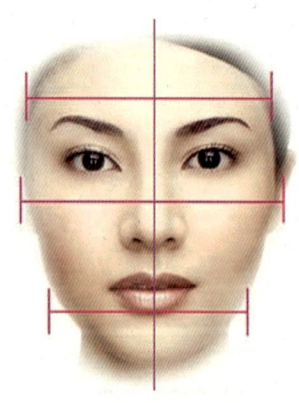

图70-41　面部对称性

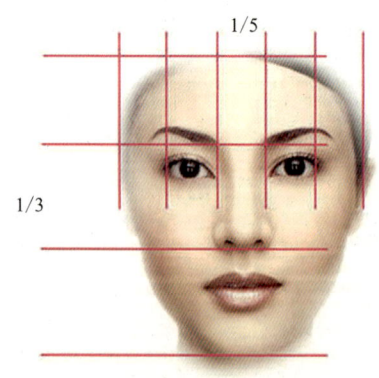

图70-42　面部比例

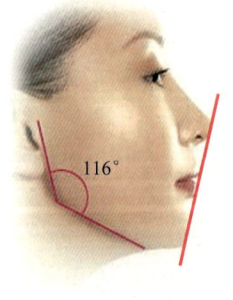

图70-43　侧面轮廓

（3）求术者审美观和对手术效果的要求：通过面型图片（见图70-17）等工具对求术者进行测试，以了解求术者的审美观、对手术效果的要求等。面型图片测试：测定求术者认可的面型。通过该图片也可大致了解到求术者的审美观。

通过图70-44可了解求术者是否认同中国美女。

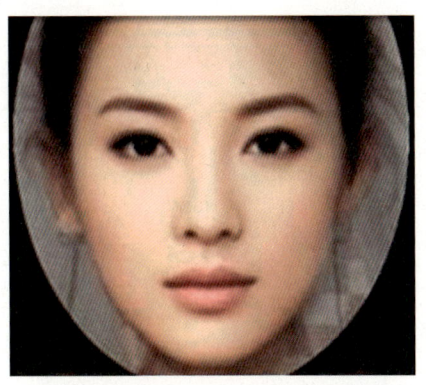

图70-44　中国美女图

通过图70-45可知道求术者对面型比例的了解程度。

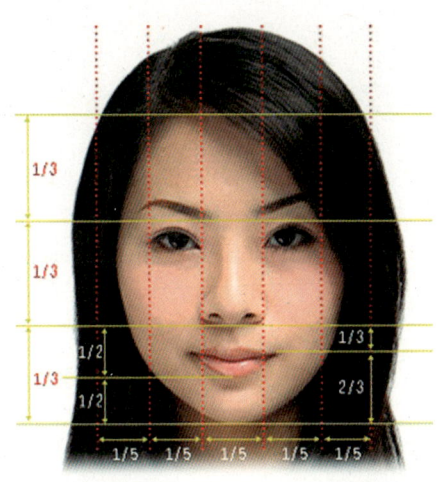

图70-45　面部比例

（二）面部轮廓测量

面部测量是面部轮廓重塑术前诊断和术后效果评价的重要内容。以往人们多凭直觉和经验来判断求术者的面部轮廓，这显然不太严谨，不太科学，也不能满足美容外科的临床需要。对畸形面型的判断需要定量的数据，在正常人或美貌人群中存在的轻微缺陷，也应予以定量的评价。因此，选择适当的测量技术及合适的测量指标，对面部轮廓进行测量和评价是极其必要的。面部轮廓测量和美学评价的常用测量技术、测量点、线距及角度详见本章第二节。

二　面部轮廓重塑的常用方法

针对面部轮廓进行重塑的方法主要包括骨性组织改型和软组织容量形态塑造。下面列举几种常用手术方法及手术前后的效果对比。

（一）下颌角缩小术

下颌角缩小术示意图见图70-46，案例见图70-47。

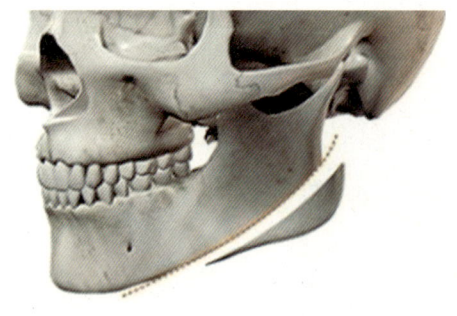
A

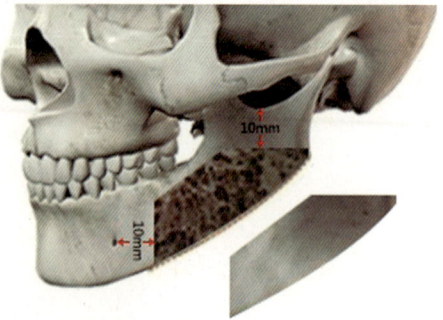
B

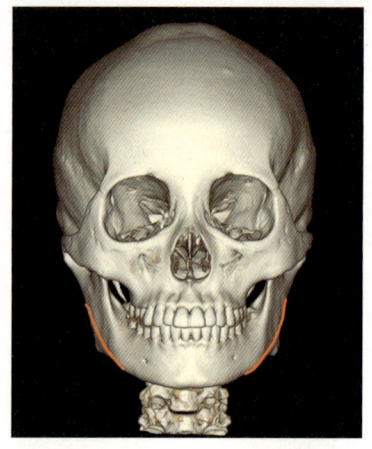
C

图70-46 下颌角缩小术
A. 下颌截骨术　B. 下颌外板劈除术　C. 下颌截骨术前设计（三维重建图像）

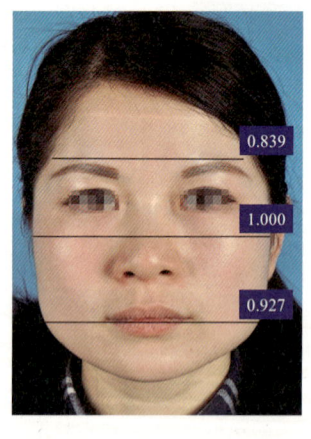
A

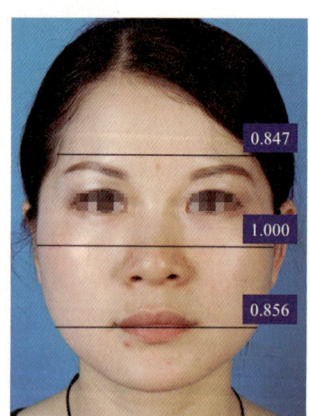
B

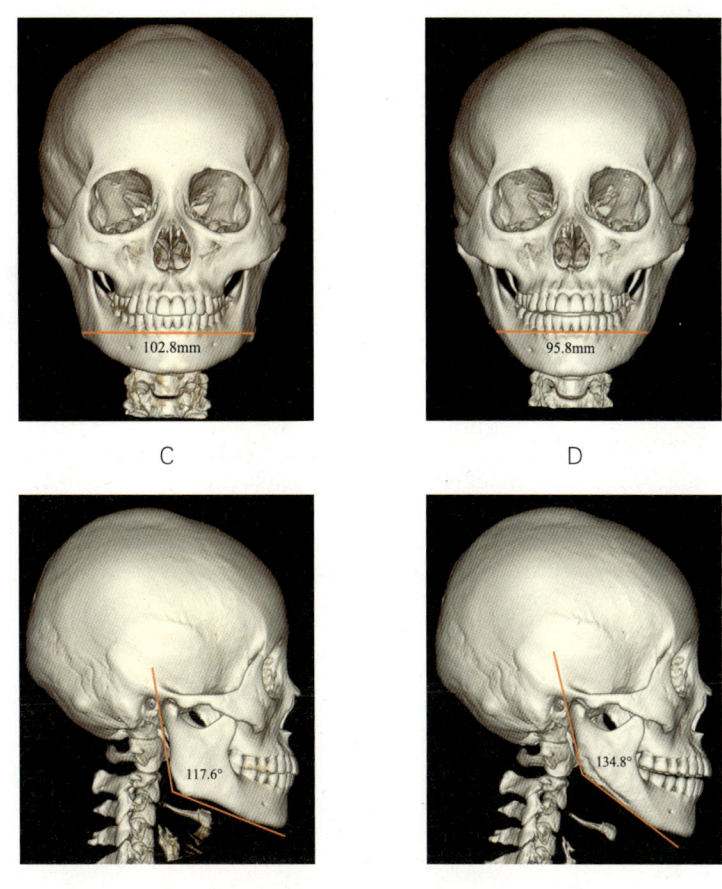

图 70-47 下颌角缩小术案例
A. 术前 B. 术后 1 年（下颌角间宽/面宽比例减小） C. 术前正位 CT 三维重建 D. 术后 1 年正位 CT 三维重建（下颌角间距减小） E. 术前侧位 CT 三维重建 F. 术后 1 年侧位 CT 三维重建（下颌角角度增加）

（二）颏部整形术

颏部整形术（这里主要指颏水平截骨术）示意图见图 70-48，案例见图 70-49。

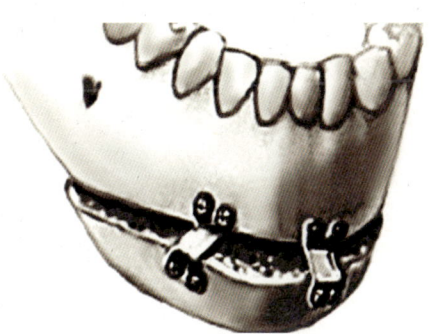

图 70-48 颏水平截骨术

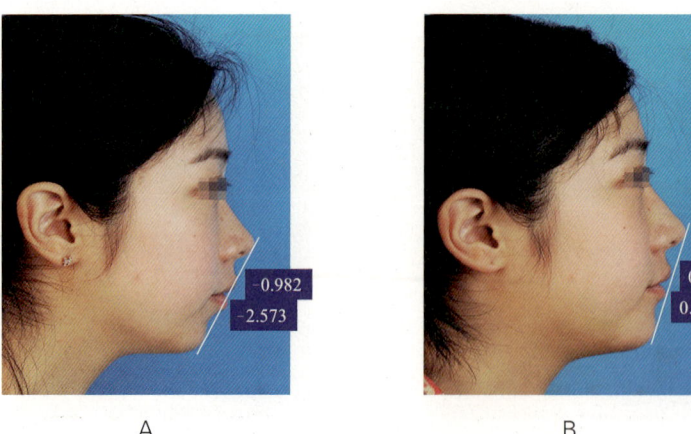

图 70-49 颏水平截骨术案例
A. 术前　B. 术后 1 年（上、下唇距 Ricketts 审美平面距离增加）

（三）面部轮廓复合改型术

1. 颧骨复合体缩小＋下颌截骨缩小术案例见图 70-50。

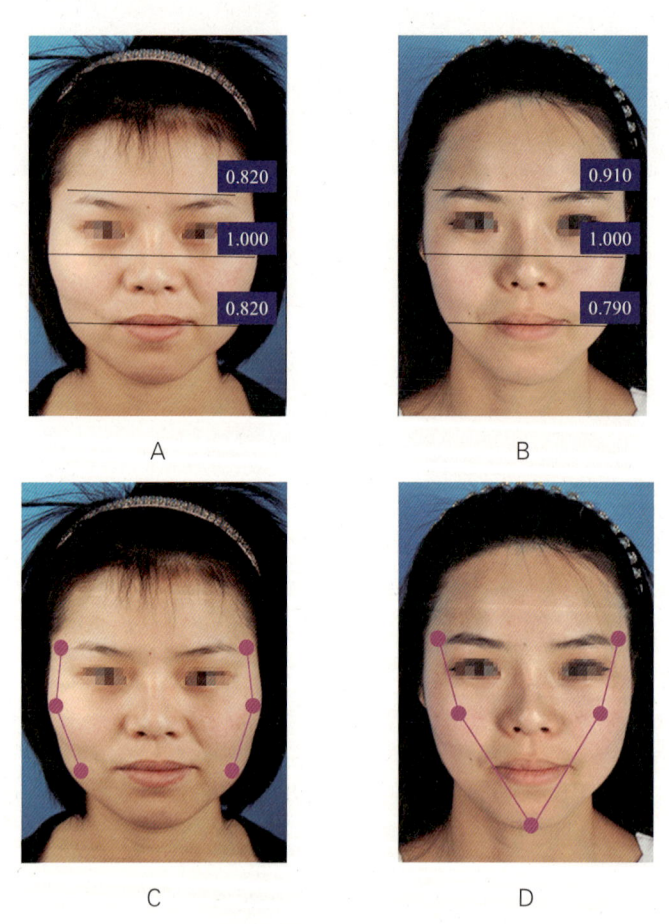

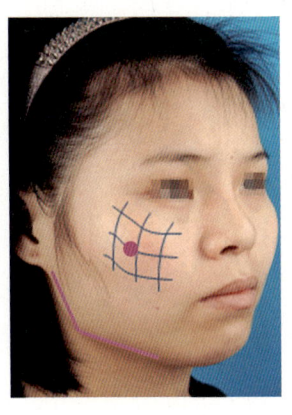
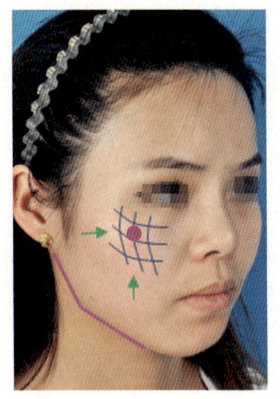

E　　　　　　　　　F

图70-50　颧骨复合体缩小＋下颌截骨缩小术案例
A、C、E. 术前　B. 术后2年（最小额宽/面宽比例增加；下颌角间宽/面宽比例减小）　D. 术后2年（面部轮廓反光点内移）
F. 术后2年（颧部反光点向上向内移；下颌角角度增大）

2. 颧骨复合体缩小＋下颌截骨缩小＋颏截骨成形术案例见图70-51。

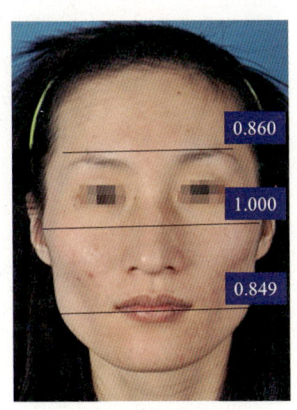
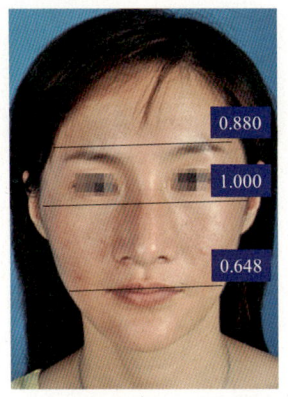

A　　　　　　　　　B

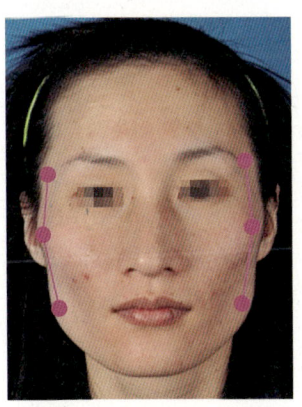
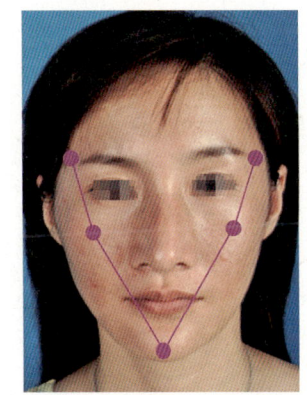

C　　　　　　　　　D

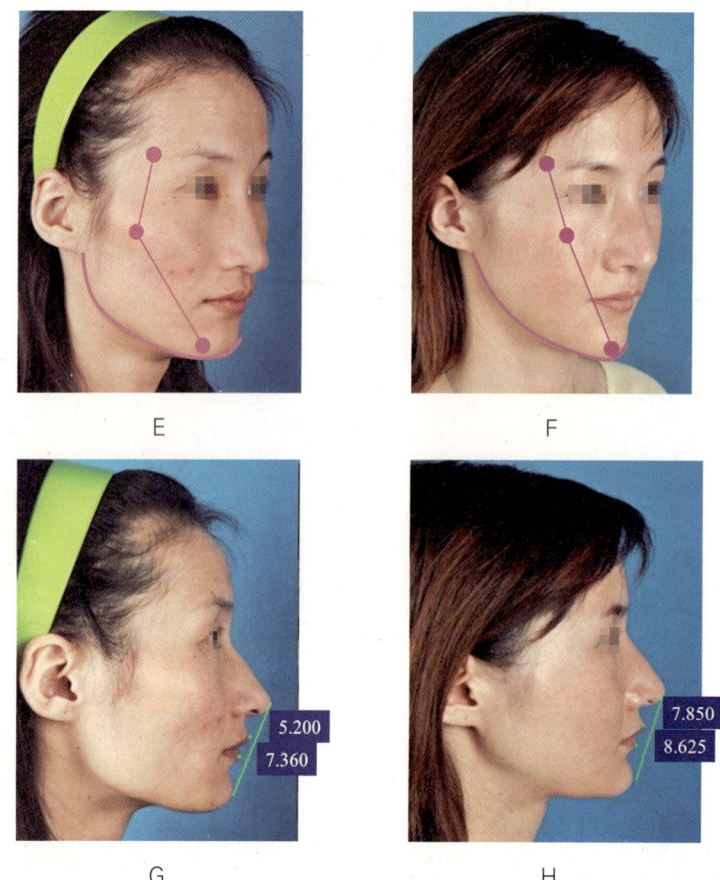

图70-51 颧骨复合体缩小+下颌截骨缩小+颏截骨成形术案例
A、C、E、G. 术前 B. 术后16个月（最小额宽/面宽比例增加；下颌角间宽/面宽比例减小） D. 术后16个月（面部轮廓反光点内移）
F. 术后16个月（颧部反光点内移；下颌角角度增大） H. 术后16个月（上、下唇距Ricketts审美平面距离增加，塑造个性化Ricketts审美平面）

（四）自体脂肪移植面部充填术

自体脂肪移植面部（颞部、睑颊沟、颧部、颏部）充填术案例见图70-52。

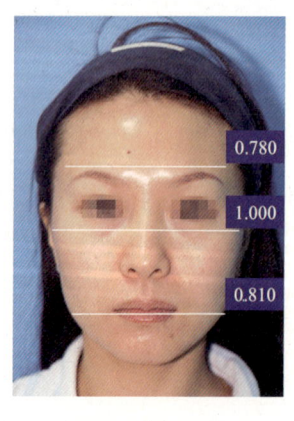
A

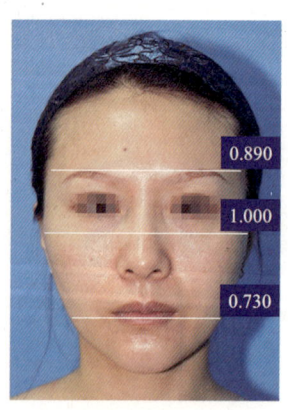
B

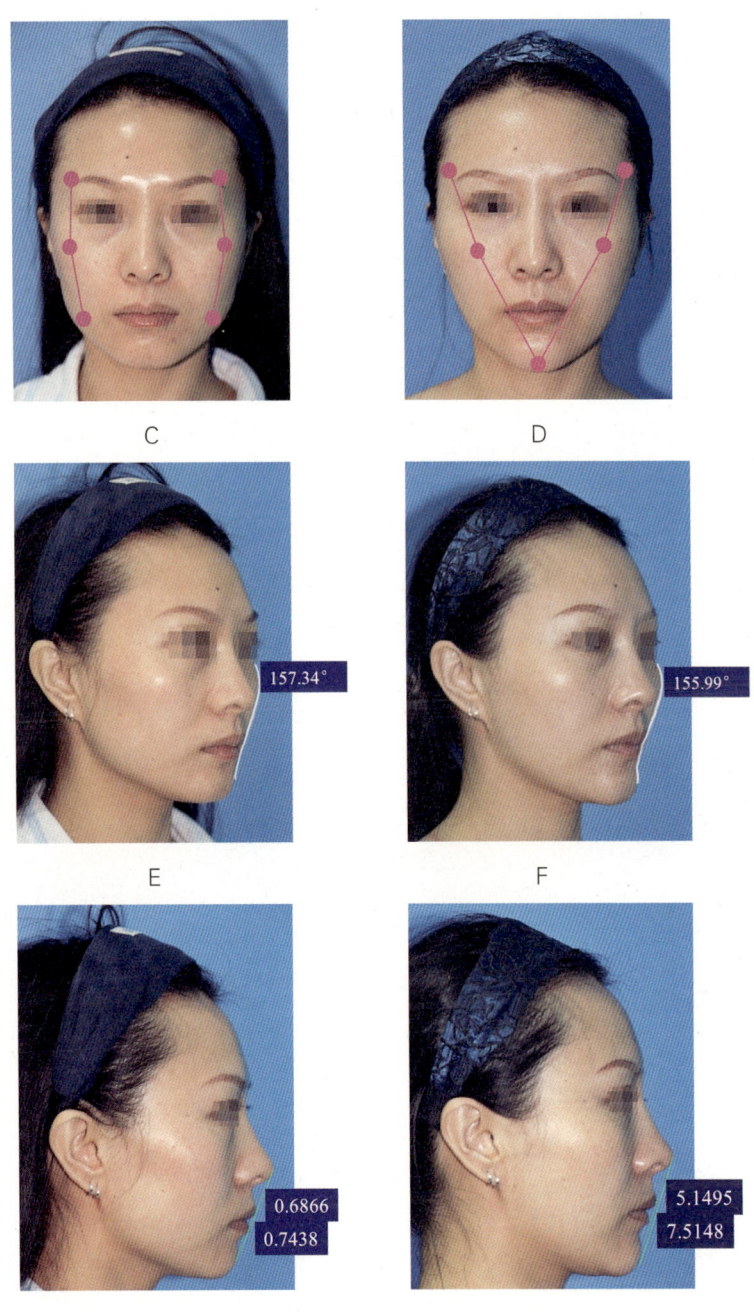

图 70-52 自体脂肪移植面部（颞部、睑颊沟、颧部、颏部）充填术案例

A、C、E、G. 术前　B. 术后 8 个月（最小额宽/面宽比例增加；下颌角间宽/面宽比例减小）　D. 术后 8 个月（面部轮廓反光点内移）　F. 术后 8 个月（颧部更加饱满）　H. 术后 8 个月（上、下唇距 Ricketts 审美平面距离增加）

第五节　面部轮廓美学评价及美学重塑进展

现代科学技术的发展，促进了面部轮廓美学评价和美学重塑新方法的出现。这些新方法的使用，可以使整形美容外科医师更加精准地评价和重建面部轮廓美学。

一　面部轮廓骨性结构美学评价及美学重塑进展

（一）CT三维重建

CT扫描和三维重建技术不同于以往的X线平片检查，避免了图像中出现许多骨性结构的重叠，可以直观地观察立体的颅颌面三维成像图，从多个角度观察骨性结构的异常和畸形，有利于直观地认识和分辨畸形的程度。同时，还可以直接进行相关畸形程度的量化测量，并在计算机上进行模拟截骨、移位、修补等过程，最终能在纠正后的骨性结构上重新添加软组织结构，判断术后容貌效果。目前，CT设备已基本在各级医院普及，该技术的广泛开展已经具备成熟的条件。在颌面骨性畸形的修复中，CT三维重建将给整形美容外科医师提供极大的帮助。

（二）3D打印技术

CT扫描和三维重建虽然可以使整形美容外科医师直观地观察颅颌面骨的立体结构，但毕竟只是屏幕上或者平面纸张上的形象视觉认识。3D打印技术可以根据电脑扫描得到的数据和资料，打印立体和精细的实物结构，可以让整形美容外科医师真实地观察患者的骨性结构状态。该技术的优势是不仅能够直观地看到颌面骨性结构，以及表面的畸形或异常，还可以对骨性结构进行直接测量，并应用实体模型进行模拟手术。

（三）实体模型应用

通过3D打印得到的实体模型，可以进行切割、移位、充填和固定等实际操作，能够在体外模拟整个骨性结构的修复过程，如凹陷和发育不足部位的填补、移位骨块的复位固定、突出骨性结构的切割和磨削等。目前可以提供给临床医师的实体模型材料还不同于人体骨骼，如果能够研制出一种较为接近实体骨性硬度和脆性的打印材料，就可以试用微板和螺钉验证固定的位置、数量和强度等，这将会为手术提供更加切实的帮助。

（四）内镜技术的应用

自从1983年内镜首次应用于阑尾切除术并取得成功以来，内镜技术已经广泛应用于临床多个学科，但在面部轮廓整形方面一直未得到广泛的应用，其最大的障碍在于面部缺少天然的操作腔穴，而腔穴又是内镜操作的必备条件之一。1992年，美国整形美容外科医师Vasconez和Isse报告了将内镜技术应用于面部除皱术之后，一些专家开始了将内镜应用于面部轮廓改型、面部骨折、面部除皱及年轻化等方面的探索。实践表明，内镜技术具有创伤小、出血少、手术视野清楚、组织分离精确度高、操作准确、术后康复快、手术并发症发生率低等优点，且相对于传统手术往往可以取得更好的临床效果。相信随着临床经验的不断积累与内镜器械的不断改进，内镜技术在整形美容外科领域的应用也将愈来愈广泛。

（五）机器人外科的应用

在面部实施手术对容貌可产生较大的影响，因此需要慎重地设计手术切口，以切口隐蔽且暴露充分为佳。经口机器人外科（transoral robotic surgery，TORS）的创立，为此提供了另一种解决途径。目前手术机器人主要用于显微血管吻合、皮（肌）瓣的切取，以及经口机器人外科的口咽和喉部肿瘤切除，尚未见用于颌面骨性结构的处理。目前，通过口腔切口已经可以完成很多整形修复和美容手术，如下颌角切除术、颏部成形手术、颧骨成形术等，笔者相信随着手术机器人设备的进步，以及整形美容外科医师对手术机器人了解的深入，机器人极有可能在颌面骨性结构修复和重塑中发挥巨大作用。

（六）导航定位辅助技术

在颌面骨的修复重建手术中，对骨性畸形的切割、磨削、移位和固定，仍然难以达到精准无误的程度，而颌面骨性结构的任何微细差别，都可能对容貌产生重大影响，造成双侧不对称等问题。由于手术切口限制，往往无法充分暴露，只能观察到一个局部的骨面，无法与周边的结构进行充分对比判断，计算机导航定位辅助技术可以针对性地解决这一难题。目前在骨科创伤和脊柱手术中，该技术已开始得到应用。可以设想，当该技术得到广泛应用，将使手术操作更加精准，手术效果更加可控。

二、面部轮廓软组织美学评价及美学重塑进展

（一）面部软组织轮廓三维重建

CT三维重建虽然可以比较完整地反映整个头面部的骨性结构，但是对于表面软组织的重建往往效果不理想。因此，研究者们发明了莫尔条纹图（Moiré topography）、光栅投影测量法（grating projection）、形态分析法（morphanalysis）、结构光（structured light）、立体摄影测量（stereophotogrammetry）、三维激光扫描法（terrestrial laser scanning）等一系列技术，希望可以更好地反映面部轮廓的软组织形态特征。但是，在这些方法中，早期的方法往往测量精度不高、可重复性较差，而后期的方法虽然可以重建较为精细的表面轮廓图像，且能够进行精细的测量和手术设计评估，但是因为测量仪器昂贵、重建测量程序烦琐等原因，相关测量方法一直未能得到普及。相信随着相关设备技术的不断改进，随着对面部软组织轮廓数据化分析需求的增大，面部软组织轮廓三维重建技术必将在面部轮廓整形美容外科领域得到愈来愈广泛的应用。

（二）射频、激光等物理技术

射频是一种微创治疗方式，具有安全性高、效果良好等特点。该技术利用发射极作用到皮肤及皮下脂肪层，通过促使脂肪酸分解和热效应，致使脂肪细胞凋亡，达到消减局部脂肪的目的。同时，可通过热效应引起皮肤纤维隔收紧，成纤维细胞增生，胶原蛋白显著增加，最终达到重塑面部轮廓美学的目的。目前，以以色列生产的BodyTite系统为代表的射频溶脂（radio frequency-assisted liposuction，RFAL）技术已开始逐渐在临床展开应用，对面颈部脂肪堆积治疗效果较好，具有切口小、损伤小、无明显瘢痕等特点。此外，激光溶脂（laser-assisted liposuction，LAL）以及聚焦超声溶脂（focused ultrasound liposuction）也正逐步应用于临床，其安全性和临床疗效仍需进一步探究加以证实。

（三）PPDO 缝线面部软组织重塑

聚对二氧环己酮（PPDO）具有良好的生物相容性，其单丝纤维强度高，可制成有良好抗张强度的可吸收单丝缝线，不仅可降低感染发生率，还具备较好的持结性能。目前，临床正在探索应用 PPDO 缝线进行面部轮廓重塑，如果能证实其安全性和有效性，相信将来该方法能够成为一种新的微创面部轮廓重塑方法，并得到广泛应用。

虽然上述各种技术已具备了坚实的科学和理论基础，有些也已经在临床得到了一定的应用，但是临床实践探索仍然是一项长期的工作，每一个环节、每一个步骤的实际验证和改进都是攻克临床难题必不可少的。笔者期待多学科之间的广泛合作和共同努力，在不远的将来在面部轮廓的美学评价和美学塑造方面取得更大的进步。

（赵启明　丁寅佳　汪淼　陈小平）

第七十一章 面部轮廓整形美容

面部轮廓外科（facial contouring surgery）是用外科手段对面部软组织和骨支架进行修整，达到治疗创伤、疾病和先天性畸形，或满足社会和情感需求，达到面部美化的目的。寻求面部轮廓的美化，自古有之，进入20世纪，国内外同行给予了较多的关注，1974年，上海第九人民医院王炜和张涤生教授应用海绵状硅橡胶充填，治疗半面萎缩症。20世纪80年代初期，进行下颌角肥大面部轮廓美容整形。1991年，进行颧弓缩小面部轮廓美容整形。1994年，将面部轮廓美容整形定义为"应用外科医疗手段，对头面部骨支架进行结构性的重组，达到面部轮廓的美化，称为面部轮廓美容外科"。1995年，上海第九人民医院正式将"面部轮廓美容整形"申报为上海市医学重点学科和国家医学高等学校211工程重点发展项目，使面部轮廓美容整形外科正式成为整形学科发展的分支。2006年，将《面部轮廓整形美容》列为"整形美容外科学全书"的一个分册，于2015年出版。

广义而言，面部轮廓美是人类形体美的首要条件及最显著的标志，也可作为一个人文明行为、文化特征的外表征象。面部轮廓与人面部软组织特别是骨组织的结构及形态相关，有人将蛋形面孔、柳叶眉、新月眼、秀鼻、樱桃口作为女性妩媚、清秀、怡静、和善、温柔面容的标志，而将方形面孔、宽额、蚕眉、大眼、耸鼻、大口、方形下巴作为男性刚强、威武面容的标志。面部轮廓形态美在不同的民族、不同年龄层次有不同的美学内涵，并随不同的时代文化背景而有一定的变迁。面部轮廓的形态也可因为先天性原因或后天性因素而破坏，包括骨结构及软组织结构及功能的破坏。

面部轮廓整形及美容是用外科技术进行面部软组织、骨组织的整形修复，使其恢复正常形态、功能或变得更加美观，近年来称为面部轮廓外科（facial contouring surgery）。检索查阅1990—2000年美国国立医学图书馆MEDLARS数据库中的面部轮廓外科相关的文献共计205篇，其中有面部先天性畸形、外伤后畸形、肿瘤切除后面部轮廓畸形的修复，还有面部轮廓的美容整形等，因此从目前使用面部轮廓整形及美容名词的实质内容而论，它几乎包含了面部整形的各个方面。随着颅面外科、面部显微修复外科及面部美容外科的发展，面部轮廓外科的概念将会进一步深化及发展。

第一节 面部轮廓结构美学特征与整形美容应用解剖

一、面部轮廓结构美学评价

随着美容整形外科技术的发展，正常的或可接受的面部形态的研究愈来愈受到重视。而且，有许多研究是探讨"富有吸引力（attractiveness）"或"超正常（superanormal）"美丽面容的。

面部形态是由颅面骨架基础和覆盖其上的软组织综合构成的。软组织解剖标志能用来确定需要美容整形的骨骼区域，当颅面骨架整形手术完成后，又可通过这些软组织表面解剖来观察美容整形效果。

在许多面部美学研究中，Farkas及其同事所进行的面部形态美学分析研究最具代表性，但所做的仅仅是颜面皮肤软组织的分析。颅面美容外科医师则要分析皮肤软组织表面解剖与颅面骨架之间的相互作用或关系。

Farkas等人的研究仍沿用文艺复兴时期的学者所创用的面部比例划分方法，虽然在人群中不常观察到这种严格的比例关系，但是它作为检查面部形态的一般基准线仍然实用。

面部形态分析既要分析局部区域的形态和对称性，又要将局部区域与整体结构相关联。理论上无论正面观还是侧面观，面上部、面中部和面下部的高度一致，各占颅面整体高度的1/3（图71-1）。实际上，下面高常略大于上面高，两者又都大于中面高。在面下部，鼻底点（sn）到口裂点（sto）的距离为1/3，而口裂至颏下点（gn）的距离占下面高的2/3。

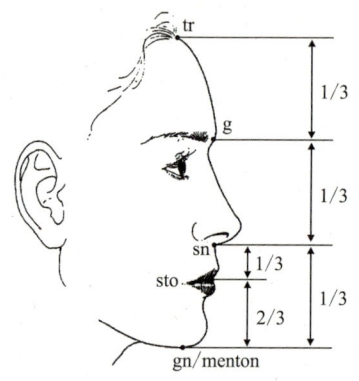

图71-1　颅面部比例（侧面观）

正面观察分析，面部最宽线位于两侧颧弓之间，两侧颞间距与下颌角间距（bitemporal and bigonial distances）相等，并且较颧弓间距（bizygomatic distance）小10%。内眦间距常等于鼻基底部宽，略大于1只眼的宽度（图71-2）。

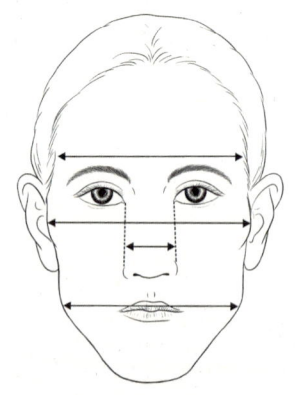

图71-2　颅面部比例（正面观）

面部侧貌评价着重于颏、唇、鼻的关系。当头颅固定水平位时，经过眉间点（g）、鼻底点（sn）的垂线，应能通过颏前点（pg）或相距2mm之内。Rickett's审美平面限定唇应在连接鼻尖和颏前点的连线之后，方能显出颏、鼻、唇形态的协调（图71-3）。

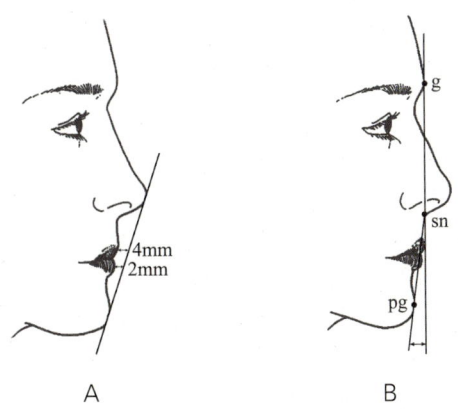

图 71-3　Rickett's 审美平面与面部突度角

二　额部及颞区结构美学

从发际线到眉间的额区构成全面高的1/3。额部从眉间到发际线形成一轻微的弧度，男性约10°，女性约7°。同样，横向形成一弧度延伸至颞部，以眉毛中央处前突最著。额部与颞部结合处为一明显的颞嵴（颞上线），颞嵴与眶外上缘融合而将额部分成冠状和矢状两个平面并形成颞窝。

在具有正常比例的面部，两侧颞间距与两侧下颌角间距相近（图71-4）。男性额窦发育较好，在额区中央形成明显饱满状。侧面观额鼻角形成鲜明标志，测量值为130°～135°，男性此角度更锐利明显。图71-5显示额、眶、颞区特征的测量值。

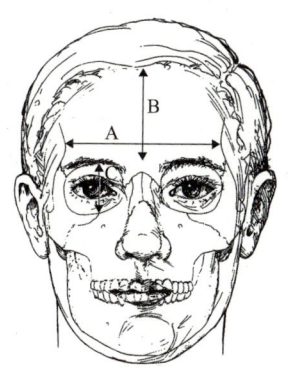

图 71-4　额–眶–颞区特征测量（正面观）

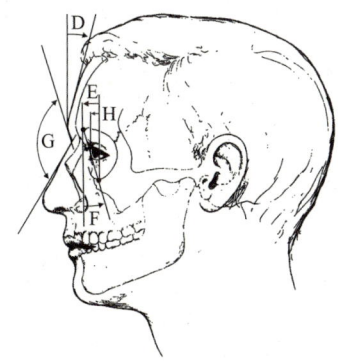

图 71-5　额–眶–颞区特征测量（侧面观）

三　眶区美学结构特点

额眶交界处恰是眉毛，它从内向外延伸形成一个向上的弧形，其最高点位于眉中、外1/3交界处。在外眦部眉斜向颞嵴。眶上缘紧邻眉下方，在年轻的有良好比例的面部显出一可见的隆突。在下方，眶与下睑结合部平滑过渡，不出现任何可见的骨性隆突。

两内眦间距约等于眼裂长度，虽然实际情况是只有1/3患者属于这种情况。外眦相对于内眦的上下位置关系值得注意，在正常男性，外眦较内眦高约2.1mm，而在女性此距离约4.1mm，因此，眼裂从内向外逐渐向上倾斜。

在侧面观，眶上缘和眶外缘与角膜表面前极的关系是一重要的参照点。正常情况下，眶上缘突出于角膜前方8～10mm，而眶外侧缘则位居角膜前极的后方12～16mm（图71-6）。

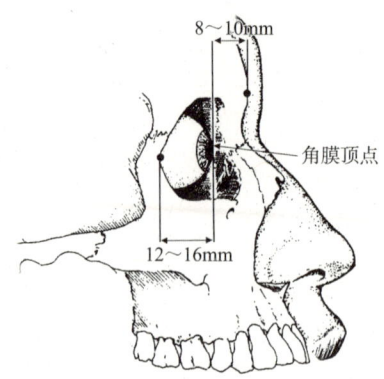

图 71-6　眶-眼关系测量值（角膜-眶外缘间距12～16mm；角膜-眶上缘间距8～10mm）

四　颧-面中部区域美学特点

颧-面中部是一个富于变化的区域，当面部保持正中水平位时，颧-面中部从颧颞缝到鼻大翼基底部约倾斜45°（与头颅垂直中轴的夹角）。其三个亚区（subregion）鼻旁区（内）、颧骨体区（中）、颧弓区（外）相互融合为一整体。颧骨、颧弓交会处前内侧的颧突点，是颧骨突出最高点（图71-7），是术前测量分析、手术截骨的关键标志点。正常人颧面宽度与眶宽度、颞宽度及下颌宽度之间存在着协调的比例关系，这些部位的手术需综合考虑，有时需同时行颞部丰隆、颧骨及下颌角修整整形手术。

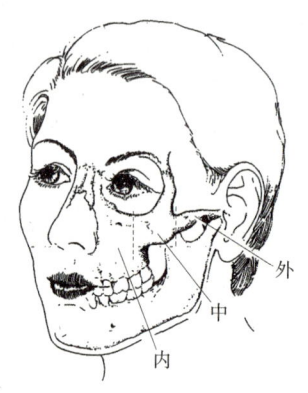

图 71-7　颧-面中部三个亚区及颧弓与下颌骨体的倾斜度

五　面下部区域美学特点

位于面中部下方的面下部复合体（lower face complex）由上、下颌骨及毗邻软组织构成。一般情况下，双侧下颌宽度约等于双侧颞部宽度，两者又都小于面部最宽的双侧颧弓间距。面下部宽度变异较大，这不仅由于双侧下颌角骨结构变异较大，还由于覆盖其上的肌肉软组织厚度变异较大。因此，下颌角的宽度、形态对容貌的个体特征或差异影响较大，下颌角嚼肌部位的整形手术能引起整个容貌的改观。

从鼻下点到颏点间的下面高为全面高的 1/3。从颏点开始，下颌骨柔和地斜行向上到达下颌角点（gonion），后者常因覆盖其上的软组织面不鲜明，其倾斜度也变异较大，但在比例协调的面部，下颌骨下缘倾斜度与颧骨倾斜度相近。

决定前部上颌与下颌的正常比例关系的一个关键因素是唇齿关系。上、下唇在静息位时轻微接触或相距 3~4mm，上颌切牙约显露 2mm，微笑时上唇缘与龈缘平齐。上颌前牙过多或过少显露常与上颌骨垂直向过长或过短有关，这类畸形需行正颌外科手术。垂直方向下颌过长表现为上下唇不能闭合，伴下前牙暴露，用力闭唇则可致颏唇沟变平、颏肌紧张、软组织颏点上移。在垂直向前部下颌发育不足时，唇颏距离缩短，下唇外翻，出现过深的颏唇凹，处于一种过度闭合的姿态。下颌骨发育不足或过度发育往往需要行正颌手术或颏成形手术。

六　颅面骨性基础结构与外覆软组织之间的相互关系

如前所述，任何面部形态分析都依靠体表解剖标志，这些标志点同时反映骨性基础架构及其上覆软组织的特征。虽然正颌外科文献中包含大量有关面下部截骨手术与相应的软组织变化的内容，但对于面中部、面上部测量分析的报道甚少。

颅面部软组织和骨架之间既存在静态的相互关系，又有着动态的相互关系。即在静态下颅面骨架结构与皮肤软组织共同形成颅面外观形态；在动态变化时，即颅面骨架轮廓结构改变时（颅面截骨手术），颅面皮肤软组织也将发生相应变化。一般而言，皮肤软组织"封套"越厚实，颅面截骨、植骨手术改变面部轮廓形态作用就越不显著，反之亦然。

颅面部不同部位的软组织厚度是不同的。额部软组织厚度较为均匀，从上向下逐渐增厚，以眶上缘处最厚。眶下方软组织较薄，向颧骨移行时逐渐增厚，而移行至颧弓后再行变薄。在颧-面中部所有三个亚区中从上到下，软组织厚度逐渐增加。在颏区，从颏唇沟向颏突移行，软组织厚度逐渐增加，在颏下方软组织明显减薄，下颌角部软组织是面部各区中最厚的。

七　超常或富有吸引力的容貌特征

东方人和西方人的传统美学标准是不同的，但在一个拥有发达的通讯、新闻媒体的现代社会中，一个面庞是否美丽不仅由某个民族或种族的美丽标准来判定，更要由一个为其他民族或国家都认同的美丽标准来衡量。由于现代东方人的美学观念在改变，大众媒体（电视、电影、书报等）、文化教育交流、移民人口流动的广泛影响，东、西方容貌审美的标准正在逐渐靠拢，年轻一代的东方人已不再固守传统文化，他们已开始利用医学技术改善自身的容貌体态。

虽然以往对于正常面部形态分析的研究较多。但存在一些明显的局限性。许多观察测量反映的是人群中的平均情况。未能将普通容貌与"超常"或"富有吸引力"的容貌区分开来。为了确定美貌人群的人类学测量特征，Farkas 对美貌女性的侧貌结构倾斜度和线性比例做了研究分析。令人惊奇地发现：在美貌组、平均组和平均以下组中，许多测量值、比例、角度均保持一致。有一些区域在美貌组与无吸引力组之间则显示明显差异，比如在美貌组，相对于面宽有较宽大的眼睛，有丰满突出的颏部、红唇丰满而宽阔的口唇。在颅面美容整形外科工作中，需重视这些显示美貌的特征部位，通过这些部位的美容整形创造"超常"或"富有吸引力"的容貌。不过，外科医师应时刻牢记外科手术改变容貌的有限性，以及患者原来的容貌基础，有时手术难以实现患者心目中的"富有魅力的容貌"。

八　颅面部形态分析的方法

为了能准确描述个体的面部形态，外科医师必须进行有步骤、合逻辑的面部形态分析，各个区域结构的分析必须与整个面部有机结合在一起进行。

常规专科体检时，医师与患者取坐位，双眼在同一水平，可移动光源应置于医师背后。患者应去除面部所有化妆及首饰，头发向后梳整齐。患者可以手持一面镜子以便于告诉医师自己不满意的部位。需要从额部到颈部全面系统检查颅颌面部，从正面、侧面和45°斜面三个角度仔细检查，不仅检查分析各区域之间的关系，还要分析全面部结构与部分结构之间的关系，两侧颅面结构的对称性。

随着三维数字化技术的迅速发展，颅面部软组织三维扫描可获取容貌的三维生物信息，颅面部骨组织结构可以用CT的DICOM数据三维重建，将两者融合即可重建颅颌面部三维骨、软组织、皮肤的形态结构，进而可以三维立体测量骨结构和软组织的真实解剖、空间关系、比例大小等。

上述检查应详细记录或绘制成表格（表71-1，表71-2），参照这种表格，外科医师可以用系统的形式描述求美者的颅颌面硬、软组织结构特征，美学比例失调但可以手术整形美容的区域，以及可以选择的手术术式。然后与患者讨论治疗细节并拟定外科手术方案。

表71-1　三维重建影像测量标志点及释义

序号	英文缩写	中文名称	序号	英文缩写	中文名称	序号	英文缩写	中文名称
1	N	鼻根点	13	ft	额颞点	25	Cg	筛骨鸡冠点
2	d	眶内缘点	14	Sph-k	翼点	26	S	蝶鞍中心点
3	fmo	眶额颧点	15	Zyg	颧弓最突点	27	Se	蝶筛联络处
4	Co	冠缝点	16	Ju	颧骨点	28	Ba	颅底点
5	eu	颅侧点	17	Zm	颧颌点	29	Mmor	眶内壁中点
6	ns	前鼻棘点	18	Zyv	颧突点	30	EC	垂直板与筛板交点
7	rhi	鼻骨下点	19	Po	外耳道上点	31	Ors	眶顶壁中点
8	Pr	上牙槽前点	20	ida	下牙槽前点	32	Ori	眶下壁中点
9	gn	颏顶点	21	g	眉间点	33	Pc	腭板中点
10	go	下颌角点	22	m	额中点	34	Cf	额崤点
11	Ors	眶上缘中点	23	b	前额点	35	Sp	蝶骨后界点
12	Ori	眶下缘中点	24	fmt	颞额颧点			

表71-2　正常男、女颅颌面三维结构特征比例参数比较（%，$\bar{x}\pm s$）

项目	眶高宽指数	中面部高宽指数	颅宽长指数
男	0.969 ± 0.012	0.576 ± 0.012	0.862 ± 0.018
女	0.967 ± 0.013	0.575 ± 0.011	0.859 ± 0.020
t值	0.318	0.247	0.415
P值	>0.5	>0.5	>0.5

恰当的面部美容截骨手术计划，外科医师不但需要综合有关知识和可利用的技术，而且必须懂得何时使用及如何使用这些技术。颅颌面外科手术治疗术前必须进行面部形态分析。

在面部轮廓截骨美容外科中，颅颌面皮肤软组织与深层骨架结构之间的静态及动态关系仍然是一个值得深入研究的课题。应用人体测量学、激光扫描技术、CT、MRI进一步深入研究这一问题的前景广阔。应用这类研究结果和资料来分析骨架结构与皮肤软组织间是如何相互作用构成面部外观形态，在外科手术后或年龄增长过程中这种关系又是如何变化和影响容貌等问题，均有着重要的临床意义。

（祁佐良　杨斌　王炜）

第二节　颞部与颧骨复合体及面中部整形

颞窝、颧弓和颧骨由于联系紧密，通常将其一起考虑。颞窝的变化对于颧骨-面中部视觉印象有着直接影响。针对其中一个部位的手术必须考虑毗邻解剖结构及它们与整个面部的关系。

一　局部解剖与手术设计

颞窝是颅面部的低凹区之一（low light area），其上界为起自眶外上缘的颞上线由前向后弓形走行，前界为眶外侧壁，下界为颧弓，后方淡入发际。颞窝充满颞肌，两侧颞部间距（两侧之间的距离，颞上线与眶外上缘交会处）约等于两侧颧突间距和两侧下颌角间距。在理想的正常颅面部，两侧颞部丰满度略小于两侧颧弓间距（面部最宽横径）。

颧弓是面部最突出的三个部位之一。颧弓起自颞骨颧突，像桥一样呈弧形跨越颞肌向前方走行，前方与眶外侧壁交会，于最突出的颧突点处与颧骨体交会。颧弓构成颧骨-面中部复合体三部分之一——外侧部，在正常面部可以看到其骨性突出，改变其骨性结构的手术会改变覆盖其上的软组织形态，颧弓一般厚3～5mm，其中部和前部较薄，却又是适合进行结构美容整形的部位。

颞部凹陷的治疗方法是在颞区植入自体骨或生物材料以使其显得丰满。以自体骨为好，并发症较少。生物材料可用硅胶、有机玻璃、羧基磷灰石人工骨等。

目前研究结果表明：颞部宽度与颧面宽度之间存在着协调的比例及相互依存的数学规律。手术设计时，可以仅做颞部或颧骨的手术，亦可以同时进行颞部手术与颧骨手术，以求恢复这两部分解剖结构间协调匀称的美学关系。

二　手术操作

采用冠状切口入路。头皮瓣自骨膜表面掀起，头皮瓣向前剥离翻起达两侧眶上缘。两侧颞区，在颞筋膜表面翻瓣，达颧弓上3cm处。在此处横行切开颞筋膜，继之在颞肌表面分离，组织剪由此深入颞筋膜深面，直接向下分离达颧弓上缘，将筋膜自眶外侧壁掀起，与头皮瓣一起翻向下方，掀起筋膜由颧弓上缘抵达其下缘，如此可减小损伤面神经的风险。用骨膜剥离子将颧弓全长剥离，并剥离显露眶外侧壁、颧骨体。骨膜下剥离继续向前、向下进行，游离眶下孔四周，保留眶下神经血管束，剥离直达梨状孔边缘和上颌龈颊沟区域。

在眶外侧壁后方颞上线处，切开颞骨及颞深筋膜附丽，将颞肌瓣自颞窝骨面翻起。此时，可将适当厚度的自体骨或生物材料置入眶外侧壁的后方，用可吸收线或钢丝固定于眶外侧壁，颞肌瓣复位包埋植入物缝合，植入材料需修整好，使之与骨面贴合，其上、后边缘应保持平整，与四周骨面弧度一致。

此时可在直视下进行颧骨磨改修整，颧骨-颧弓缩小截骨整形术，操作同时需用Langenbeck拉钩或有弹性的护板或拉钩保护软组织。一侧颧弓可缩小3～4mm，两侧颧弓间距可缩小6～8mm。须保持两侧对称。颧突（颧骨最突点）切除、磨除时，与上颌窦之间常常仅有薄层骨质，甚至进入上颌窦，操作必须谨慎，磨除面要逐渐呈斜面过渡到内侧颧骨前面，上方至眶下缘，下方至颧弓后方。

由于老年人，特别是绝经期后妇女，颅面骨骼因骨质疏松而体积缩小，因此，在行面部年轻化手术时，可在做面部上提除皱术的同时行颧骨-颧弓增大手术。可将自体骨或生物材料修整得与颧骨、颧弓形态一致，贴附于颧弓表面，用钢丝或钛钉将植入材料固定于颧弓骨面（图71-8）。

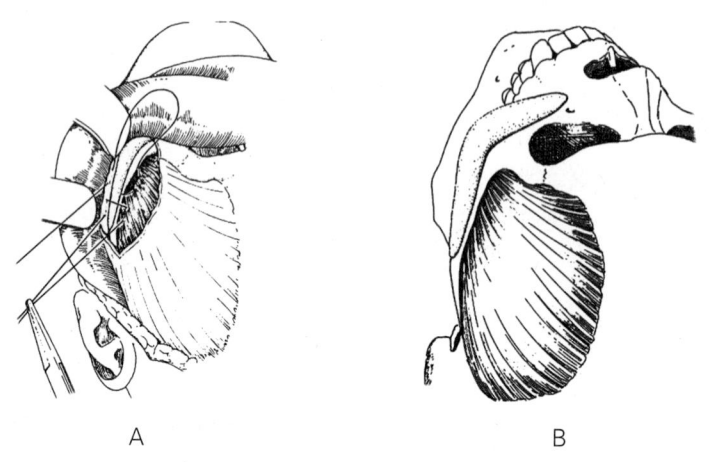

图71-8　颞部颧骨-颧弓美容整形术＋生物材料植入术

颞窝、颧弓及颧骨-面中部复合体手术需做综合考虑，颞区丰隆术常需要与颧弓缩小术同期进行；骨膜下剥离面部上提手术可以与颧骨-面中部复合体增大术同期进行，如此可获得比例协调的颅面结构，或增强面部年轻化手术的美容效果。

（杨斌）

第三节　颧弓缩小整形

在面部轮廓形态中，蛋形面孔轮廓是人们认为给人以慈祥、和蔼的美感，颧弓的肥大或高耸正好破坏了上述的美貌。用外科手术方法可使面部骨骼轮廓改形。颧弓高耸或肥大、突出，显示面部中1/3向前或向两边突出，面部上1/3及下1/3凹陷低平，使面部显示粗犷，失去和谐的美感，这种面形在东方人群中较为多见，常有人要求改变这种面形，特别是女性颧弓肥大、高耸，有男性化的倾向，常引起这些女性的伤感，在一些地区内，视女性颧弓肥大为不好的面容，因此要求进行颧弓缩小整形的女性远比男性多，人们要求将颧弓的肥大棱形面部轮廓变成蛋形。

颧弓高耸、肥大以先天性者居多，而外伤、面部血管瘤、淋巴管瘤及骨纤维结构发育不良等可引起一侧或双侧颧弓良性肥大畸形，而致两侧不对称，需进行手术矫正。

一、适应证

1. 颧弓良好肥大引起面部轮廓不良。
2. 外伤性或骨纤维结构发育不良，造成一侧或双侧颧弓肥大或两侧不对称。
3. 可医治的血管瘤、淋巴管瘤、神经纤维瘤引起的颧弓肥大。
4. 没有心、肾、肝、肺等重要脏器及血液系统疾病的患者，心理状况良好，年龄在50～60岁或以下。

二、禁忌证

1. 颧弓区恶性肿瘤引起颧弓肥大。
2. 伴有心、肺、肝、肾或血液系统疾病的患者。
3. 年龄超过60岁，这不是手术的绝对禁忌证，这是手术的相对禁忌证。
4. 伴有心理障碍的患者。

三、手术设计

颧弓缩小设计的测量目前是较难的，我们可采用电脑模式图与受术者取得共同意见后再进行手术，手术前做下列测量是必要的，包括两侧颧弓最高点的距离，两侧颞窝、额骨、颧骨间距离及两侧上颌骨颧骨缝间的距离等，便于术前、后的对比。

四、手术种类

颧弓缩小整形的手术方法以日本、韩国及我国作者报告较多。手术方法的种类是以手术切口的改进及截骨方法的改进而区分的。

（一）手术切口种类

冠状切口、口内颊沟切口、口内切口加耳前小切口、冠状切口加口内颊沟切口等。

（二）颧骨截骨方法

颧骨截骨移位、颧突削平、颧突磨平、颧骨上颌骨三次截骨移位法等。对于30岁以上的患者，颧弓缩小整形可与面部骨膜下除皱同时进行。

五、术前准备

1. 全身体格检查，排除手术禁忌证。
2. 女性应该在月经期后进行手术。
3. 常规术前肌注维生素K_1 10mg。
4. 头颅正侧位摄片及颧弓位片，有条件的地方可进行颧弓三维CT摄片。
5. 测量颧弓宽度、面上1/3宽度及颧弓凸度。
6. 皮肤准备：采取冠状切口或耳前切口者，术前常规用1∶5000洁而灭液洗头3天；口腔内切口者，术前洁齿、漱口准备3天。

六　双侧颧弓缩小的手术方法及步骤

手术方法以笔者的截骨缩小整形方法为例。

（一）麻醉

取气管内插管，全身麻醉，鼻腔插管。

（二）切口

1. 颧弓缩小加面中上部骨膜除皱患者取冠状切口。
2. 颧弓向侧方及前方突出严重，或需要进行骨膜下除皱者，采用冠状切口加口内切口。
3. 单纯性颧弓向侧方突出明显的或伴有向前方突出者，采用耳前切口加口内切口。
4. 颧弓突出不严重，只需削除或磨平部分颧骨者，采取口内切口。
5. 切口下做局部膨胀法浸润麻醉，以便于减少出血和利于手术操作，采用0.1%～0.25%利多卡因加1:200000肾上腺素浸润切口周围皮下或黏膜下。

（三）暴露颧骨

冠状切口暴露颧骨切开头皮，从一侧耳轮脚到另一侧耳轮脚，直达帽状腱膜下掀起头皮，两侧在颞浅筋膜深层掀起头皮。

1. 在两侧眉弓嵴切开骨膜，进入额骨骨膜下。用骨膜剥离子分离颅骨膜，直达眶上缘，凿断眶上孔下缘骨桥，游离眶上血管神经束。
2. 继续分离眶内骨膜，达眶内1.0cm。
3. 在额骨颧突处，切开颞深筋膜浅层，在颞深筋膜深、浅层之间进入颧骨弓的骨膜下，分离颧骨的外表面及内表面和下缘的骨膜。
4. 颧骨弓分离的前缘达眶外侧缘，颧骨弓分离的后缘在颞下颌关节前方。
5. 颧骨下边缘的骨膜与咬肌附着点相连，分离不易，需用弯形骨膜剥离子剥离。
6. 在颧弓与上颌骨相连处的后方用骨膜剥离子，分离上颌骨颧突后的骨膜及部分上颌骨翼突部分的骨膜。
7. 在眶下外侧，分离上颌骨颧突前方的骨膜。

本术式的5～7步骤的骨膜分离操作不易，可采用口内切口。特别是患有淋巴管瘤、血管瘤或骨纤维结构发育不良的颧弓肥大患者。采用口内附加切口对于颧弓下缘及上颌骨颧突内、外侧骨膜分离的暴露较为方便。在上述操作完成后，颧弓前面、内面、下面及上颌骨膜颧突的前面及内面骨膜沟已被分离，颞肌前方附着区被游离（图71-9）。

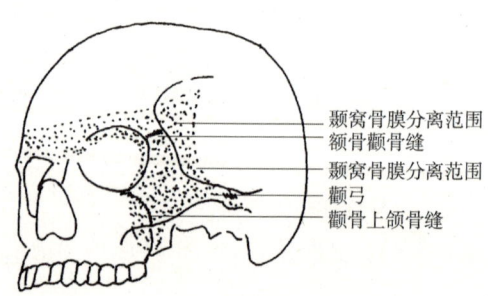

图71-9　颧骨及其周围骨膜分离范围

(四)颧骨截骨,颧弓缩小

1. 颧弓前方截骨 在额骨颧突及上颌骨颧突中部,距离眶腔外侧缘0.6~0.8cm处,垂直方向截断颧骨。

2. 颧弓后方截骨 在颞下颌关节前方0.6~0.8cm处,截断颧弓后方。完成上述步骤截骨后,颧骨已完全游离。有时颧弓下缘骨膜不完全分离,则颧骨下方有软组织相连的蒂部,提供切断颧骨的血供。

3. 上颌骨颧突截骨 在完成上述步骤截骨后,有时颧弓下部尚显得突出,即面中1/3前突矫正尚不明显,笔者常再进行上颌骨外侧方截骨使面部轮廓美化,但需注意勿切开上颌突,勿损坏眶下神经(图71-10)。

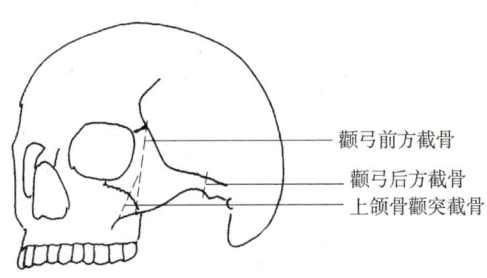

图71-10 颧弓截骨设计

4. 颧骨旋转移位及固定 将截下的颧骨向上提起1~1.5cm,用部分颧弓骨充填颞窝,并向后旋转15°~30°,用颧弓骨充填颞窝后,凹陷的颞窝部分显得平坦、自然。从上颌骨颧突取下来的一块楔形骨片可遗弃,或插到旋转的颧弓骨及额骨颧突截区之间,用细钢丝或微型钢板螺丝钉固定上提及旋转的颧骨。

(五)经口内入路颧骨颧弓L形截骨降低内收手术

可以仅经口内入路施行颧骨截骨降低手术,避免较大的冠状头皮切口,剥离范围小、创伤少、出血少、不留皮肤瘢痕。经上颌前庭沟切口,在颧上颌缝处做两条截骨线(L形短臂),并根据拟降低颧骨的程度确定此两条线间的宽度,即去除骨质宽度,再做一条从颧骨体到眶外侧壁的斜行截骨线,如此两道截骨线恰好形似L形,截断颧骨,去除多余骨质将颧骨颧弓内推,紧靠上颌骨断端,用微型钛板坚固内固定(图71-11)。

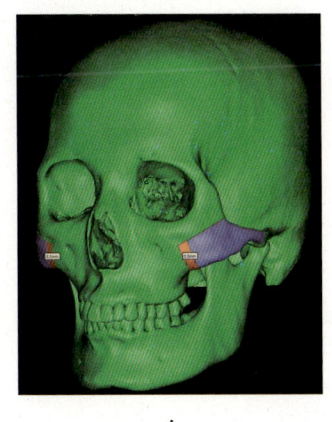 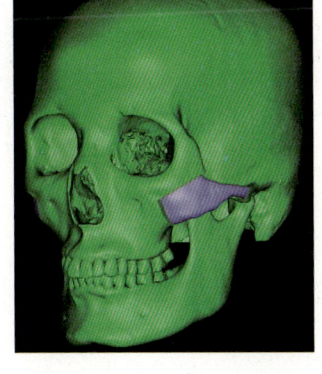

A   B

图71-11 颧骨L形颧弓截骨术式

（六）颧骨颧弓截骨同期骨膜下除皱术

完成颧骨截骨、颧弓缩小的操作后，提紧上半面部皮肤、SMAS、骨膜，剪除多余头皮皮肤，达到骨膜下除皱的目的。颧弓缩小加骨膜下除皱的手术效果远比一般性骨膜下除皱效果好，这是由于颧弓缩小手术进行了上半面部的广泛骨膜下分离，使上半面部皮肤、肌止点、SMAS松弛得到矫正，而且，由于颧弓上移，颧弓下缘附着的软组织也提紧，因此，达到了全面部提紧的效果（图71-12）。

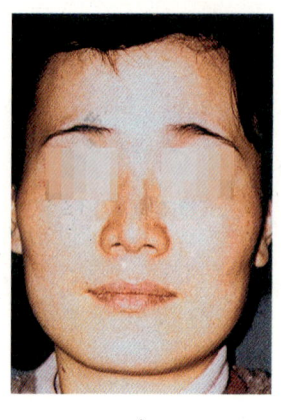
A
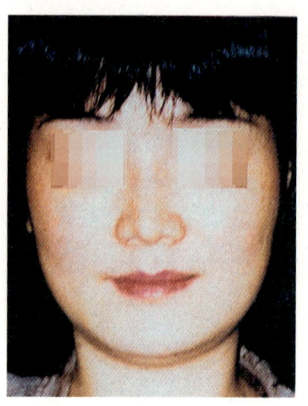
B

图 71-12　颧弓缩小整形、骨膜下除皱术前后比较

七　单侧性颧弓肥大的缩小整形

单侧性颧弓肥大是由半面肥大、血管瘤、淋巴管瘤、骨纤维异常增殖等导致的，这需要缩小患侧颧骨颧弓，同时切除血管瘤、淋巴管瘤或骨纤维异常增殖病变骨。对这类患者术前应仔细进行X线平片、CT片及CT三维重建片分析，了解血管瘤侵犯骨的范围后再进行手术，必要时做被侵蚀颧骨的截除。

先天性半面肥大、上颌骨和颧骨的骨纤维异常增殖症，常引起一侧颧骨颧弓肥大，两侧面部不对称，在确诊后可采用冠状切口加口内切口，做肥大侧颧弓截骨缩小整形，同时对患侧上颌骨前突部分进行片状截骨，手术效果良好，手术过程中遇有出血，可采用纱布填塞、骨蜡及止血纱布进行有效止血（图71-13）。

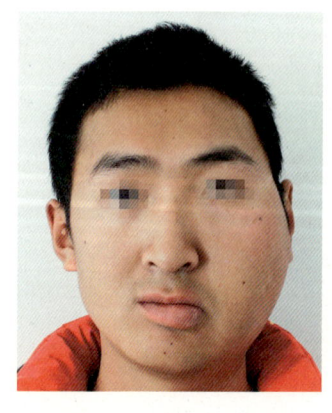
A
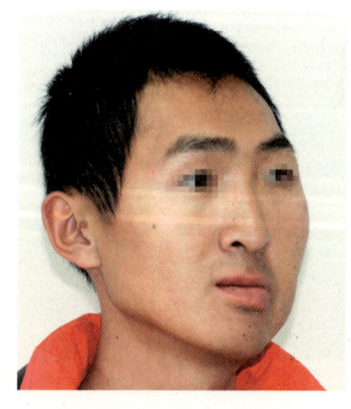
B
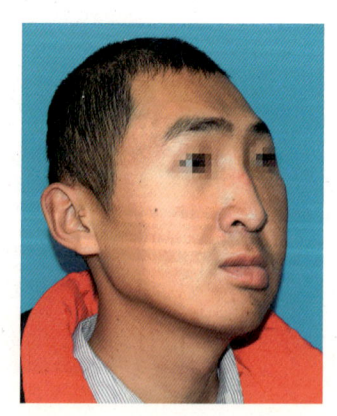
C

图 71-12　颧弓缩小整形、骨膜下除皱术前后比较

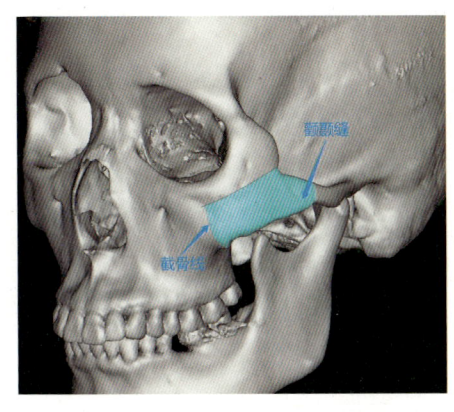
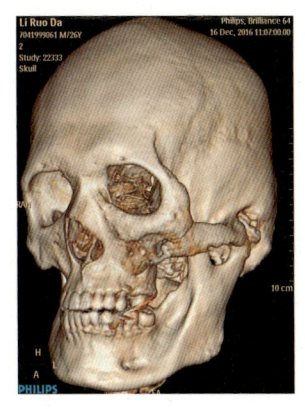

D　　　　　　　　　　　　　E

图 71-13　单侧颧骨颧弓肥大的缩小整形
A. 术前正位　B. 术前侧位　C. 术后侧位　D. 单侧 L 形颧骨截骨　E. 术后 CT 三维重建

八　术后处理

头皮帽状腱膜下、口腔黏骨膜下放置负压引流管，并包扎 3 天，术后常规使用抗生素 5 天，8～10 天拆线。

九　并发症的预防及处理

（一）出血

颧弓缩小整形手术的出血可发生于头皮切开及颞浅血管切断后，这些出血表浅，易于控制，在分离颧弓前后骨膜及颧弓截骨时，也容易发生出血，多半发生在颞深筋膜深、浅两层分离时，易发生颞深静脉损伤出血，应予控制，遇有出血较多而不易控制时，可采用明胶海绵充填或纱布充填。

（二）面神经损伤

在笔者的数百例颧弓缩小整形案例中，没有发生过面神经损伤的并发症。因此，只要手术医师了解面神经解剖，是可以避免的。面神经颞支或颧支容易发生损伤，只要注意头皮切口在耳前起始，在颞浅筋膜下及帽状腱膜下分离头皮，颞支即不会损伤。颧支损伤往往是在分离颧骨骨膜时损伤了颧弓下方 1cm 范围内的软组织，颧支在此横行向前方。因此在分离颧弓骨膜时，用骨膜剥离子仔细分离骨膜，不要损伤下方的神经。

（三）术后张口困难

由于颧弓截骨或骨膜分离时伤及颞下颌关节，或由于截骨后骨固定不良，影响颞下颌关节的行动。待术后 2 周口内切口愈合拆线后，即可进行张口锻炼。

（四）术后面部轮廓不良

颧弓高耸肥大的受术者，常伴有下颌角肥大，虽然颧弓缩小，下颌角肥大仍存在，面形是倒梯形，令人不快。应同时设计进行下颌角缩小整形。

（祁佐良　杨斌）

第四节　颧弓扩大与面中部扩张整形

一　概述

颧弓扩大整形早先为西方民族施行的一种美容术式，由于西方人面中1/3常没有明显标志性突出，有人要求进行颧弓扩大整形。在我国则可用于外伤性颧骨骨折，进行颧骨扩大及再造整形，也用于颅面畸形Treacher Collins综合征畸形的矫正，也用于颧骨扩大整形及发育不良的眶扩大和再造。在美容整形方面颧弓及面中部扩大整形与面部年轻化上提手术同时施行效果显著，手术方法分为生物材料植入术、截骨术和截骨面中部骨扩张术。

二　手术切口及手术方法

颧弓扩大整形可用口内切口、耳前切口或冠状切口，也可采用睑下缘切口等。

（一）组织代用品移植植入颧弓扩大整形

可采用耳前小切口及下睑缘切口，在眶下缘骨膜下分离放置组织代用品，常用的植入假体有硅胶颧弓假体、膨体聚四氟乙烯（PTFE）以及多孔聚乙烯（MEDPOR）假体，上述三种高分子材料都有颧弓修复体成品出售，也可用块状材料根据所需的形态进行塑形后植入。

（二）颧骨截骨扩大术（augmentation malarplasty）

颧骨发育不良、过于狭小者或老年人颧骨-面中部骨质吸收者，可行颧骨截骨扩大术，使得面中部圆润丰满，或与面部除皱术同期进行以获得年轻化的面容。

1. 手术设计　按照颧骨颧弓L形截骨术式设计截骨线（见图71-11）。
2. 手术步骤　采用上颌前庭沟入路，骨膜下剥离显露直达眶下缘，切勿损伤眶隔筋膜和眶骨膜，外侧剥离直达颧骨额突和颞突。用来复锯自颧颌缝下端开始垂直截开颧骨体，向上直达距眶下缘4mm处；再由颧骨颞突向内水平截骨，与垂直截骨线交会。用骨凿撬动颧骨向外扩展形成预定宽度的骨间隙，在颧颞缝造成青枝骨折，将预计宽度的梯形自体骨或羟基磷灰石人工骨楔入垂直截骨间隙中，借颧弓骨段的回弹力量固定。颧骨段向外旋转的结果使颧面区显得丰满圆润（图71-14）。

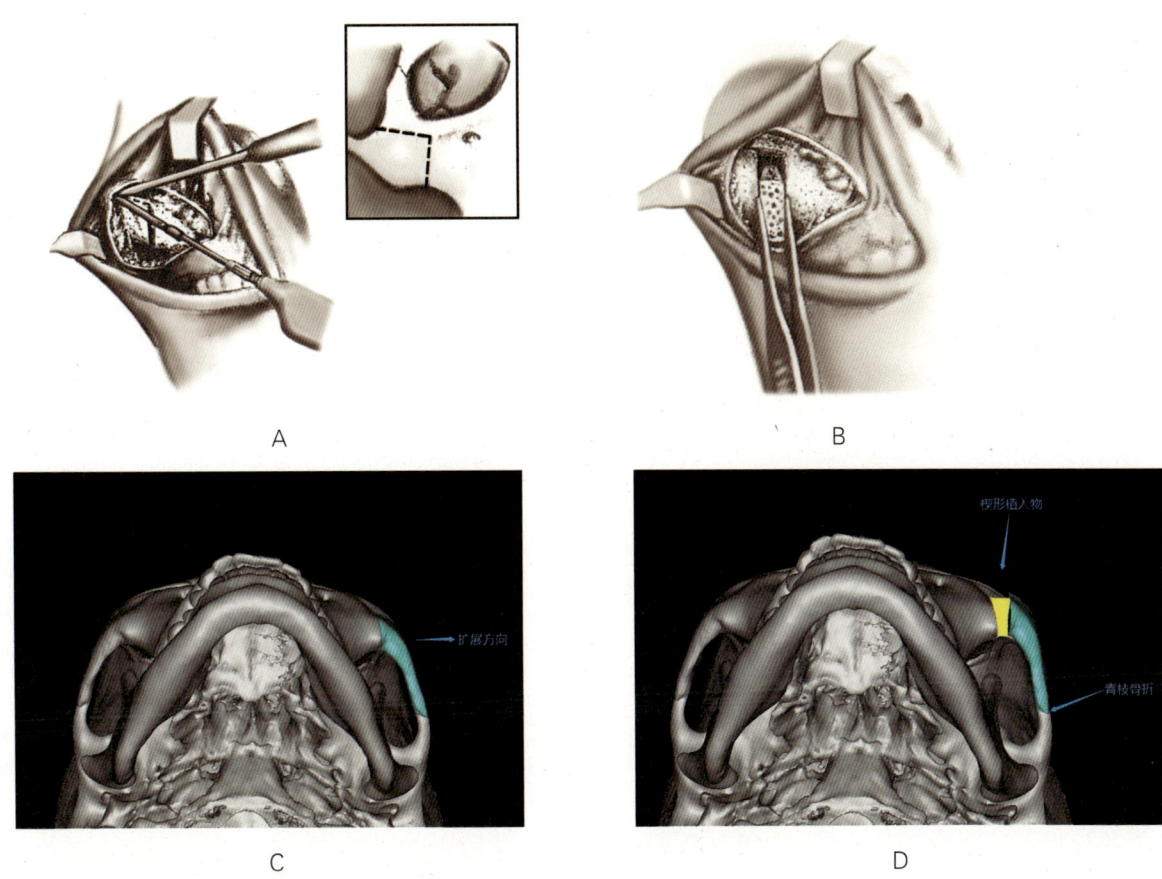

图 71-14　颧骨截骨扩大术
A. 经上颌前庭沟入路截骨　B. 人工骨植入扩展间隙　C. 颧骨颧弓截骨线　D. 颧骨截骨扩展间隙植骨 3D 图像

（三）颧骨-上颌骨截骨扩大面中部

颧骨-上颌骨截骨面中部扩张术是将上颌骨、颧骨前壁骨板截开后向前、向外扩展增大面中部骨架体积，重塑其三维形态（图71-15）。

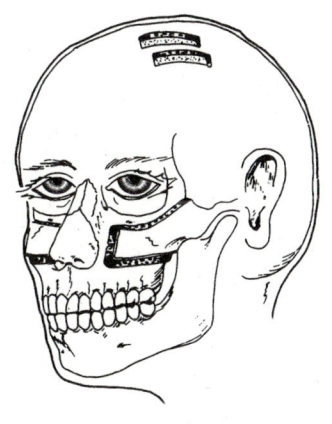

图 71-15　颧骨-上颌骨截骨面中部扩张术

面部软组织和骨结构都会受到衰老的影响，骨扩张术能增大面中部骨体积，手术基本方法是：截骨劈开面中部外骨板，扩张骨架结构，用颅骨板植入充填扩张后的骨间隙。骨扩张术恢复了因增龄性骨质疏松吸收而失去的骨骼体积，当此手术与面部上提除皱手术同期施行时，不仅是减少面部皱纹，还产生一个更为年轻的容貌。

1. 技术原理　近来的研究表明，中老年人颅面骨骼随年龄增长而脱钙、体积缩小，上颌骨、颧骨区表现为前壁骨质吸收而上颌结节、颧骨后壁骨质沉积。面中部1/3前后径突度逐渐减小，眶上缘的突度增加。这些变化加重了软组织"面罩"松垂老化状态。任何一个要求面部年轻化美容整形的患者都可考虑行骨扩张术。骨扩张术正逐渐成为面部年轻化手术中的一个组成部分。

2. 手术原则　在进行冠状切口入路面部上提术的同时，做上颌前庭沟横贯切口，骨膜下剥离上颌骨、颧骨直到眶下缘。将颧弓前后侧骨膜剥离。用来复锯自颧骨颞突向内做水平截骨截开皮质骨外板，再于上颌尖牙突上方做水平骨皮质外板截骨直达颧颌角，在梨状孔外侧做垂直截骨线将上述两条截骨线连通。形成以颧弓为蒂的面中部骨外板（midface lamellar bone），将其轻柔向前外扩展，取颅骨外板游离骨块植入骨外板扩展后遗留的空隙内，借颧弓蒂的弹力使植骨块固定。与面部软组织提紧手术同期施行以增强面部年轻化手术效果。

3. 手术步骤

（1）切口与显露：该手术与面部上提手术同期进行。当完成面部上提术后，在上颌龈颊沟做横行切口，显露整个上颌骨前面。自上颌骨和颧骨复合体表面掀起骨膜，直到显露眶下缘为止。须保护眶下神经管束的完整性。骨膜下剥离继续进行，将颧骨颧弓前、后面骨膜均掀起。

（2）截骨：用来复锯从后方颧弓开始向上颌骨方向斜行锯开颧、上颌骨前壁，在此截骨线前端做一纵行截骨线，使之与犬牙突平行、垂直于梨状孔下缘，然后将截骨线折向颧骨-颧弓角，上述截骨线仅锯开颧-上颌骨前外侧骨板。用一弯骨凿撬开骨间隙，置入5～8mm宽的植骨块，最好采用颅骨外板移植，因为颅骨比肋骨或髂骨吸收少。外骨板供颧弓蒂部的弹力，可将植骨块稳固固定，不必加用其他固定方法。

（3）缝合：截骨植骨完成后，缝合口腔黏膜创口。

（4）术后处理：宜给予广谱抗生素、口腔清洁护理2周，以预防感染。

三　并发症及其处理

1. 常见的并发症为面中部骨外板骨折。一旦发生，就必须用钢丝、钛板固定骨折的颧弓，并保持其正常形态。

2. 眶下神经受干扰或损伤，致眶下区、鼻旁、患侧上唇暂时性或永久性麻木。眶下神经分布区的麻木感，一般情况下可于4～6个月后不治自愈。

3. 感染。很少出现，若出现，宜采用术后抗生素预防性用药防止感染。

4. 两侧面部不对称，可因骨外板外移扩张程度及植入骨块大小不同导致。

（杨斌）

第五节　颏成形和下颌角肥大

一　颏成形

轮廓鲜明的颏部是人类进化过程中形成的颅面结构特征之一。颏部和鼻一样，占据着面部的突出位置，任何改变面部轮廓的整形手术计划都必须考虑颏部并进行评价。

颏成形术用于因颏部后缩、前突、过长及偏斜等而来求治者，可采用假体植入颏成形或下颌骨颏部截骨颏成形等。

颏整形术可与其他美容手术，如面部除皱术、颏下区脂肪切除术、鼻整形术同期进行，使得颏部突出，轮廓分明，鼻-唇-颏结构关系更为协调，能获得更佳的面部轮廓美容效果。颏部水平截骨前徙术同SMAS提紧术产生的效果一样，都可以拉紧颈部肌肉，矫治颈部软组织松垂。

不伴有殆畸形的颏部形态异常是美容整形外科常见的问题。McCarthy对这类颏畸形进行了详尽分类并制订了相应的手术方案，可供临床医师参考借鉴。

(一) 颏畸形

1. 单纯小颏　①颏矢状径缩小。采用颏部水平截骨滑行前徙术（horizontal advancement sliding osteotomy）。截骨平面与殆平面平行，保存颏下肌肉附丽和血供。②颏垂直径缩小或矢状径和垂直径同时缩小。采用间置增高截骨术（interposition augmentation osteotomy），水平或斜行截取颏部骨段，向前下方移动，截骨间隙植骨，钛板坚固固定。

2. 单纯巨颏　颏矢状径或垂直径增大。首选楔形切骨术（wedge ostectomy）：在颏中部截除一楔形骨段，将颏部骨段上移关闭切骨后所留间隙，缩短颏高度及矢状径值。钛板坚固固定（见第七十三章"下颌角肥大整形美容"）。

3. 矢状轴向短缩和垂直向过大　轻度畸形可用斜行截骨术（oblique osteotomy）。一般多采用跳跃式截骨颏成形术（jumping genioplasty），其特点为将截下的颏部骨段连其下方附丽的舌骨上肌一起向前、向上移动，使骨段后面贴附于下颌正中联合前面骨皮质上，钛板螺钉固定，在减小垂直颏高度的同时增加了矢状轴向颏突度。

4. 水平方向上两侧不对称　采用水平截骨、水平方向移动颏骨段，使颏顶点移至正中矢状面内。

5. 在水平和垂直方向上均存在不对称　这类畸形较复杂，手术需截取颏顶部分和中间部分两个骨段，中间楔形骨段180°翻转后间置再植，颏顶部分骨段水平、垂直方向移动关闭截骨间隙，使颏顶点居中。钛板坚固固定。

颏整形术还可以与其他美容整形手术联合应用。Wider等总结了20年中50例颏部截骨成形术与面颊部皮肤松弛提紧术同时施行的经验，指出联合手术的优点在于：颏及舌骨上肌群前徙不但获得了形态良好、轮廓清晰的颏部和颌颈角，而且消除了颈部皮肤软组织的松垂，增强了面颈部SMAS提紧术的美容效果。

(二) 颏部截骨前移颏成形手术步骤

1. 麻醉　用1%~2%的利多卡因加1：200000的肾上腺素双侧下齿槽神经阻滞麻醉。

2. 切口　切开颏部唇颊沟黏膜，直达肌肉及骨膜在齿龈边缘所留有的1.0cm黏膜及其下方的肌肉，便于手术结束创口闭合时的缝合。

3. 截骨前移颏成形　用骨膜剥离子分离颏部骨膜，达颏部下缘，造成左、右5~6cm长的下颌骨的暴露，用来复锯或摆动锯做颏部截骨，使颏部截骨前移，用微型钛板、钛钉固定，或用钢丝结扎固定。颏部前移范围根据患者缺陷情况而随机设计，遇有颏部后缩又短小者，可采用颏延长，即在颏部截骨及在截骨间隙中植入骨片，用微型钛板、钛钉固定，或用钢丝结扎固定，缝合肌肉及黏膜，加压包扎（图71-16）。

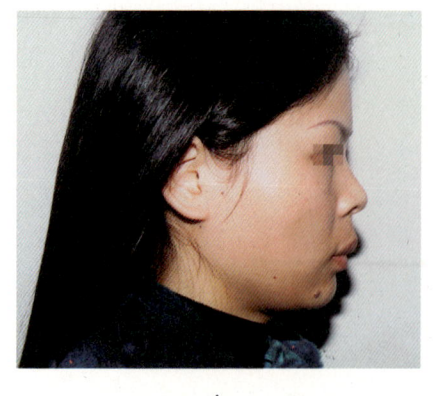
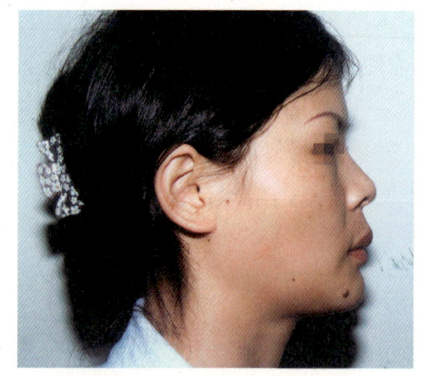

图 71-16　颏部水平截骨前移成形术

（三）假体植入颏成形

除了截骨前移颏成形外，还采用植入假体颏成形。

1. 麻醉　用1%～2%的利多卡因加1：200000的肾上腺素双侧下齿槽神经阻滞麻醉。
2. 切口　切开颏部唇颊沟黏膜，直达肌肉及骨膜在齿龈边缘所留有的1.0cm黏膜及其下方的肌肉，便于手术结束创口闭合时的缝合。
3. 将制造的颏部假体植入间隙　用骨膜剥离子分离颏部骨膜，达颏部下缘，造成左、右5～6cm长的下颌骨的暴露，植入假体，假体有硅胶颏成形假体、PTFE颏成形假体以及多孔聚乙烯颏成形假体等，缝合肌肉及黏膜，加压包扎（图71-17）。

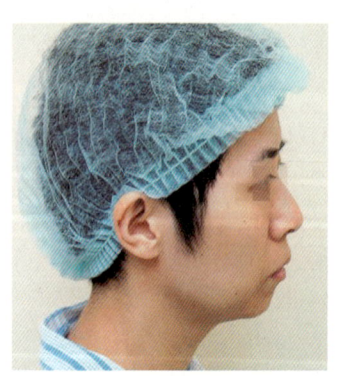
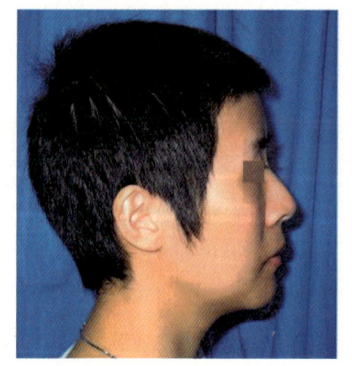

图 71-17　颏部假体（Medpore）植入隆颏术

二　下颌角肥大

详见第七十三章"下颌角肥大整形美容"。

（祁佐良　杨斌）

参考文献

[1] Ramirez O M. Aesthetic craniofacial surgery[J]. Clin Plast Surg,1994,21(4):649-659.

[2] Whitaker L A,Barlett S P. Aesthetic surgery of the facial skeleton[J]. Perspect Plast Surg,1991,2(1):23-61.

[3] Caronni E P. Craniofacial surgery[M]. 1st ed. Boston:Little,Brown and Company,1985.

[4] Whitaker L A,Bartlett S P. Skeletal alterations as a basis for facial rejuvenation[J]. Clin Plast Surg,1991,18(1):197-203.

[5] Ortiz Monasterio F. Aesthetic surgery of the facial skeleton: the forehead[J]. Clin Plast Surg,1991,18(1):19-27.

[6] Ousterhout D K. Feminization of the forehead: contour changing to improve female aesthetics[J]. Plast Reconstr Surg,1987,79(5):701-713.

[7] Guerrero Vicuña R, Salazar Giottonini A. Bone expansion in facial rejuvenation[J]. Aesthetic Plast Surg, 1994,18(1):85-90.

[8] Mommaerts M Y,Abeloos J V,De Clercq C A,et al. The "sandwich" zygomatic osteotomy: technique, indications and clinical results[J]. J Craniomaxillofac Surg,1995,23(1):12-19.

[9] Baek S M,Chung Y D,Kim S S. Reduction malarplasty[J]. Plast Reconstr Surg,1991,88(1):53-61.

[10] Ousterhout D K. Mandibular angle augmentation and reduction[J]. Clin Plast Surg,1991,18(1):153-161.

[11] McCarthy J G,Ruff G L,Zide B M. A surgical system for the correction of bony chin deformity[J]. Clin Plast Surg,1991,18(1):139-152.

[12] Wolfe S A,Hu L,Berkowitz S. In search of the harmonious face: Apollo revisited, with an examination of the indications for retrograde maxillary displacement[J]. Plast Reconstr Surg,1997,99(5):1261-1272.

[13] McCarthy J G. Plastic Surgery[M]. Philadelphia:Saunders,1990.

[14] Wider T M, Spiro S A, Wolfe S A. Simultaneous osseous genioplasty and meloplasty[J]. Plast Reconstr Surg,1997,99(5):1273-1281.

[15] Whitaker L A, Morales L, Farkas L G. Aesthetic surgery of the supraorbital ridge and forehead structures[J]. Plast Reconstr Surg,1986,78(1):23-32.

[16] Artz J S,Dinner M I,Foglietti M A. Planning the aesthetic foreheadplasty[J]. Ann Plast Surg,1990,25(1):1-6.

[17] Whitaker L A. Temporal and malar-zygomatic reduction and augmentation[J]. Clin Plast Surg, 1991, 18(1):55-64.

[18] Mommaerts M Y, Abeloos J V, De Clercq C A, et al. The "sandwich" zygomatic osteotomy: technique, indications and clinical results[J]. J Craniomaxillofac Surg,1995,23(1):12-19.

[19] McCarthy J G,Ruff G L,Zide B M. A surgical system for the correction of bony chin deformity[J]. Clin Plast Surg,1991,18(1):139-152.

[20] Edwards E F. Facial skeletal surgery in the aging face[J]. Facial Plast Surg,1996,12(3):285-292.

[21] Munro I R,Sabatier R E. An analysis of 12 years of craniomaxillofacial surgery in Toronto[J]. Plast Reconstr Surg,1985,76(1):29-35.

[22] Bucky L P,Bartlett S P,Whitaker L A. Avoiding pitfalls and managing complications of aesthetic contouring of the craniofacial skeleton[J]. Clin Plast Surg,1997,24(3):613-622.

[23] Vannier M W, Marsh J L. Three-dimensional imaging, surgical planning, and image-guided therapy[J]. Radiol Clin North Am,1996,34(3):545-563.

[24] 杨斌,韦敏. 医学三维影像技术在颅面整形外科的应用研究进展[J]. 现代诊断与治疗,1997,18(5):290-292.

[25] 杨斌,张涤生,冯胜之. 颅面外科计算机辅助手术系统技术进展及应用[J]. 中华整形烧伤外科杂志,1999,15(2):149-150.

[26] 杨斌,张涤生. 颅面外科三维诊断分析和手术设计系统的建立[J]. 腔颌面外科杂志,2000,10(4):288-291.
[27] 杨斌,黄洪章,张涤生,等. 颅面三维CT影像测量分析研究Ⅰ、方法与原理[J]. 口腔颌面外科杂志,2000,10(2):115-117.
[28] 王兴,张震康. 中国美貌人群的X线头影测量研究[J]. 中华口腔医学杂志,1991,26(1):3-6.
[29] 于晓惠,常明毅. 正常颌北京人颅面结构的后前位X线头影测量研究[J]. 中华口腔医学杂志,1990,25(1):38-41.
[30] David D J. Aesthetic surgery of the bony facial skeleton[J]. Asian J Surg,1997,20(1):2-6.
[31] Farkas L G,Kolar J C. Anthropometric guidelines in cranio-orbital surgery[J]. Clin Plast Surg,1987,14(1):1-16.
[32] Ricketts R M. Divine proportion in facial esthetics[J]. Clin Plast Surg,1982,9(4):401-422.
[33] Bartlett S P,Wornom I,Whitaker L A. Evaluation of facial skeletal aesthetics and surgical planning[J]. Clin Plast Surg,1991,18(1):1-9.
[34] Whitaker L A,Pertschuk M. Facial skeletal contouring for aesthetic purposes[J]. Plast Reconstr Surg,1982,69(2):245-253.
[35] 杨斌,黄洪章,张涤生. 汉族青年正常颅面结构三维测量分析[J]. 中山医科大学学报. 2002,23(z1):15-17.
[36] 杨斌,黄洪章,张涤生. 20例正常颅颌面立体结构美学的研究[J]. 中华医学美学美容杂志. 2002,8(4):178-181.
[37] 杨斌,穆雄铮,冯胜之. 美容颅面外科手术进展[J]. 中国医学美容杂志,2001,6(3):163-164.
[38] 杨斌,冯胜之. 骨膜下剥离"面罩上提"和面部美容雕塑整形[J]. 临床医学美容学杂志,1999,5(4):210-212.
[39] Ortiz-Monasterio F,Barrera G,Olmedo A. The coronal incision in rhytidectomy—the brow lift[J]. Clin Plast Surg,1978,5(1):167-179.
[40] Krastinova-Lolov D. Mask lift and facial aesthetic sculpturing[J]. Plast Reconstr Surg,1995,95(1):21-36.
[41] Psillakis J M,Rumley T O,Camargos A. Subperiosteal approach as an improved concept for correction of the aging face[J]. Plast Reconstr Surg,1988,82(3):383-394.
[42] Ramirez O M,Maillard G F,Musolas A. The extended subperiosteal face lift: a definitive soft-tissue remodeling for facial rejuvenation[J]. Plast Reconstr Surg,1991,88(2):227-228.
[43] Ramirez O M. The subperiosteal rhytidectomy: the third-generation face-lift[J]. Ann Plast Surg,1992,28(3):218-234.
[44] Ramirez O M. Classification of facial rejuvenation techniques based on the subperiosteal approach and ancillary procedures[J]. Plast Reconstr Surg,1996,97(1):45-55.
[45] Ramirez O M. The anchor subperiosteal forehead lift[J]. Plast Reconstr Surg,1995,95(6):993-1006.
[46] Satoh K. Mandibular contouring surgery by angular contouring combined with genioplasty in orientals[J]. Plast Reconstr Surg,1998,101(2):461-472.
[47] Hirohi T,Yoshimura K. Lower face reduction with full-thickness marginal ostectomy of mandibular corpus-angle followed by corticectomy[J]. J Plast Reconstr Aesthet Surg,2010,63(8):1251-1259.

第七十二章
颧骨缩小面部轮廓苹果弧整形美容

一 面部轮廓美学评定的演变

黄金分割是公认的点、线面部轮廓评定的美学定律，历史悠久，准确有效，但仅是点和线的美学分析，隶属于"一维"的评定。

1995年，Hamra S. T.提出的C形眶部轮廓评定曾为世界同行广泛推荐，也仅仅是"一维"和"二维"的，没有设计骨软组织定位。2014年，Hamra S. T.送交给中国眶区年轻化的著述再次以C形眶部轮廓作为眶区轮廓年轻化的评定标准。

Little J. W.(2000)曾提出一C～S形面部轮廓年轻化整形，并命名"Ogeeplasty"。该评定也是平面的无数字测量和解剖标志的评定，Little命名面部美丽圆浑线条为Ogee形（流线型），将其年轻化手术也称为"Ogeeplasty"。

王炜教授于1991年开始颧弓缩小面部轮廓美容实践，1994年在中华整形外科第二次全国学术交流会上号召：用颅面外科、显微外科和整形外科技术创建东方"面部轮廓美容外科"，在数以百计的临床实践经验总结的基础上，首创"苹果弧面部轮廓整形"概念。

本文描写的苹果弧面部轮廓整形，是一种面部轮廓美的评定方法，并以颅面区的解剖为依据，同时以多年的实践证实：面部苹果弧轮廓整形不仅是一个全新的概念，是可以三维立体、数字化模拟设计的面部轮廓美学评定方式，更是一个创新的整形手术。

二 面部轮廓苹果弧美学再造概述

颧弓缩小美容整形由Onizuka T.(1983)最先报告，口腔切口，用骨凿使颧弓缩小。Beak S. M.(1991)颧弓缩小用冠状切口，颧骨的截断和上移在可视的情况下完成。

上海九院下颌角缩小美容整形始于20世纪80年代初期，颧弓缩小美容整形始于1991年。1994年在上海召开的中华整形外科学会第二次全国学术交流会总结中笔者提出："用整形外科、显微外科、颅颌面外科技术，发展面部轮廓外科学和眶颧外科学。1995年学科被列入上海市医学重点学科和国家"211工程"重点学科发展项目。进入21世纪以后，全国面部轮廓美容整形发展迅速，仅以国内期刊发表的论文统计，可看出其发展轨迹（表72-1）。

表72-1　1991—2013年头面轮廓美容整形中文类期刊论文（篇）

年份	面部年轻化	颧弓缩小	下颌角缩小	肉毒毒素、透明质酸注射
1991—1995	1	0	0	0
1996—2000	2	1	0	55
2001—2005	27	5	17	462
2006—2010	103	15	45	598

续表

年份	面部年轻化	颧弓缩小	下颌角缩小	肉毒毒素、透明质酸注射
2011—2013	100	14	25	445
合计	233	35	87	1560

注：据万方数据网站不完全统计。

三、临床资料及手术技术

上海第九人民医院整形外科1991年起进行颧弓缩小美学整形，1993年改良了Beak S. M.术式，在颧弓截骨后进行颧弓及其表面软组织美学再造，至今已在临床上积累百余例，带教了多名博士研究生，有数十名医师和进修医师参加过手术，有关经验通过多人多次在国内外进行学术交流时做了分享，或手术示教，部分经验介绍如下：

（一）颧骨截骨旋转向上后移面部轮廓美容、年轻化技术原理

女性方形面轮廓是面部美学大忌，采用常规冠状切口，眶外侧壁颧骨截骨，和眶外下直角三角形截骨，截骨的颧骨体旋转向上后移，直角三角形截骨片，移植到上提的颧骨与眶外侧缘之间，达到颧弓缩小，颞颧部凹陷充填，使颞-颧-颊连线弧形似冠状面苹果弧，鼻侧-颧-对耳轮脚耳前点连线弧类似苹果侧面弧，矫正方形或菱形轮廓，使面部轮廓类似苹果弧的形态、弧度、张力和柔顺度，减少骨性质感，达到面部轮廓美容整形（图72-1）。对于25岁以上的求美者，在有需求和充分沟通后，同时完成额眶骨膜下面部骨膜下除皱，向上向后剪力提升年轻化治疗，达到额、眶、颞、颧、颊年轻化，达到面部美化和年轻化效果（图72-2）。

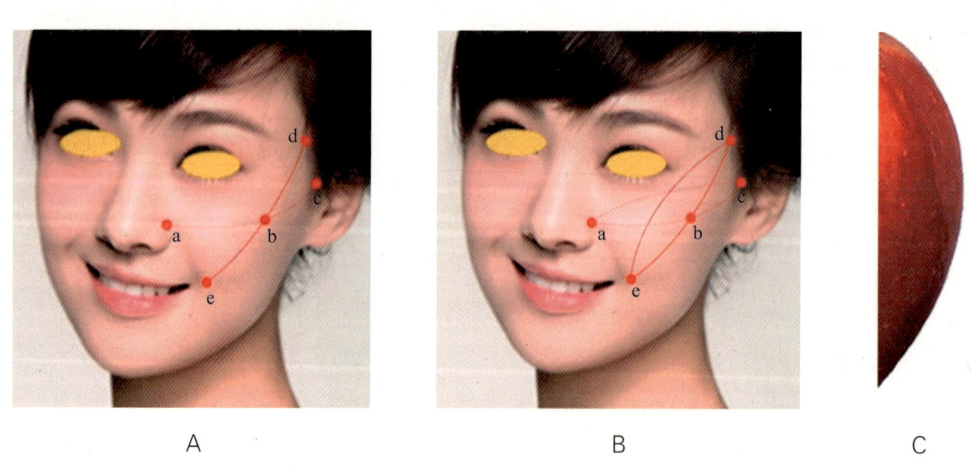

图72-1 面部轮廓苹果弧：鼻侧-颧-对耳轮脚耳前点连线弧（abc），形似苹果侧面弧，颞-颧-颊连线弧（cbe），形似冠状面苹果弧

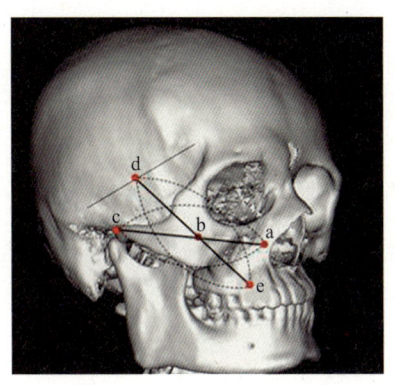

图 72-2 面部苹果弧骨性定位
a. 眶下孔鼻侧水平线　b. 颧凸出中点　c. 颞下颌关节中点　d. 颞窝中点　e. 上颌第一磨牙上点

（二）颧弓截骨缩小技术要点

1. 切口设计　头部发际内2～2.5cm冠状切口，从一侧耳前到耳上发际内向后做一个三角切口，转向顶部，延伸到对侧耳前（图72-3）。

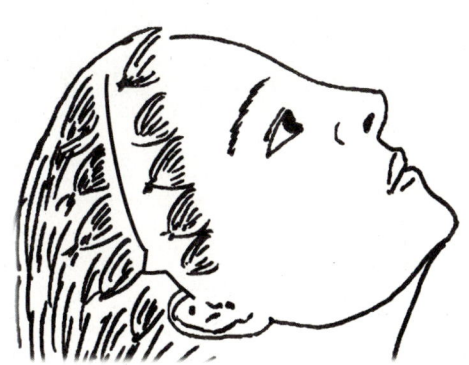

图 72-3　冠状头皮皮肤切口设计，和耳上发际内三角形皮肤切口

2. 颞部分离骨膜　在颞窝上进入颞深筋膜表面，分离眶外侧颞窝骨膜下，延伸到颞窝前外侧颧骨深面骨膜下分离；在颧弓颧骨体骨膜下分离。

3. 额部分离骨膜　在额部帽状腱膜表面分离，进入眉弓下方入骨膜下分离，必要时并凿断眶上孔下缘骨桥，入上眶腔上方和外侧眶腔骨膜下分离。深入0.5～1cm，此术式比较适合25岁以上面部松弛者。

4. 截骨　在颧弓关节结节前方，颧骨颞窝外侧0.5cm，和颧骨、上颌骨结合处用微型来复锯截骨，水柱降温（图72-4）；在颧弓下方的上颌骨结合处，加以截骨，为直角三角形骨片，缩小面轮廓横径，防止损伤上颌窦（图72-5）。

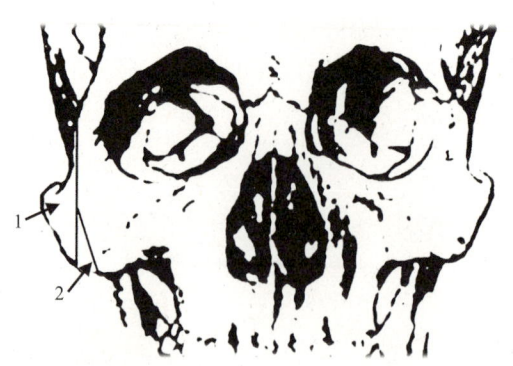

图 72-4 颧骨截骨设计，正面观
1. 颧骨垂直截骨设计；2. 直角三角形截骨设计

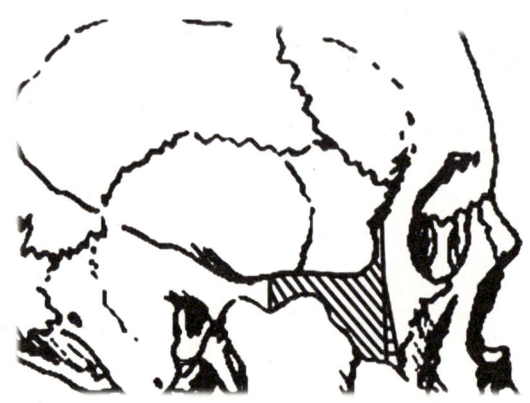

图 72-5 颧骨截骨设计，侧面观
斜线部分为颧骨截骨设计，横线部分为直角三角形截骨设计

5. 截骨旋转固定　将截下的颧骨向上内后旋转，在眶外侧缘，插入直角三角形骨片，使移植颧骨有效后旋并充填凹陷颞窝，钢丝或微型钢板用螺丝钉固定，遇有截骨固定后突出的眶外缘，予以磨平（图72-6）。

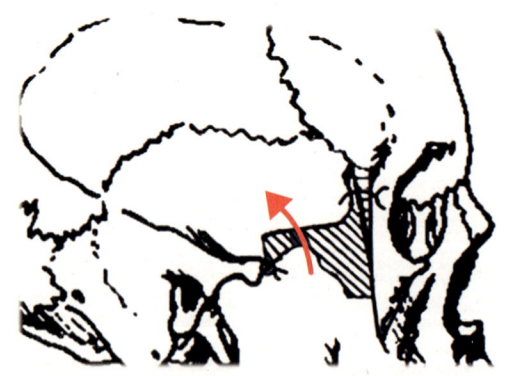

图 72-6 颧骨截骨向上后内旋转，侧面观
斜线部分为颧骨截骨旋转上移，横线部分为直角三角形截骨移植到眶外侧缘，结扎固定或微型钢板固定

6. 缝合　将头皮向上后牵引，切除多余松弛头皮，放置引流，缝合头皮。

7. 典型案例

（1）典型案例一：女性25岁，1994年入院，强烈要求改变方形面孔形态，按照上述手术步骤手术，手术后颧弓缩小，达到面部轮廓美化和显著额、眶、颞、颧、颊年轻化的目的（图72-7）。

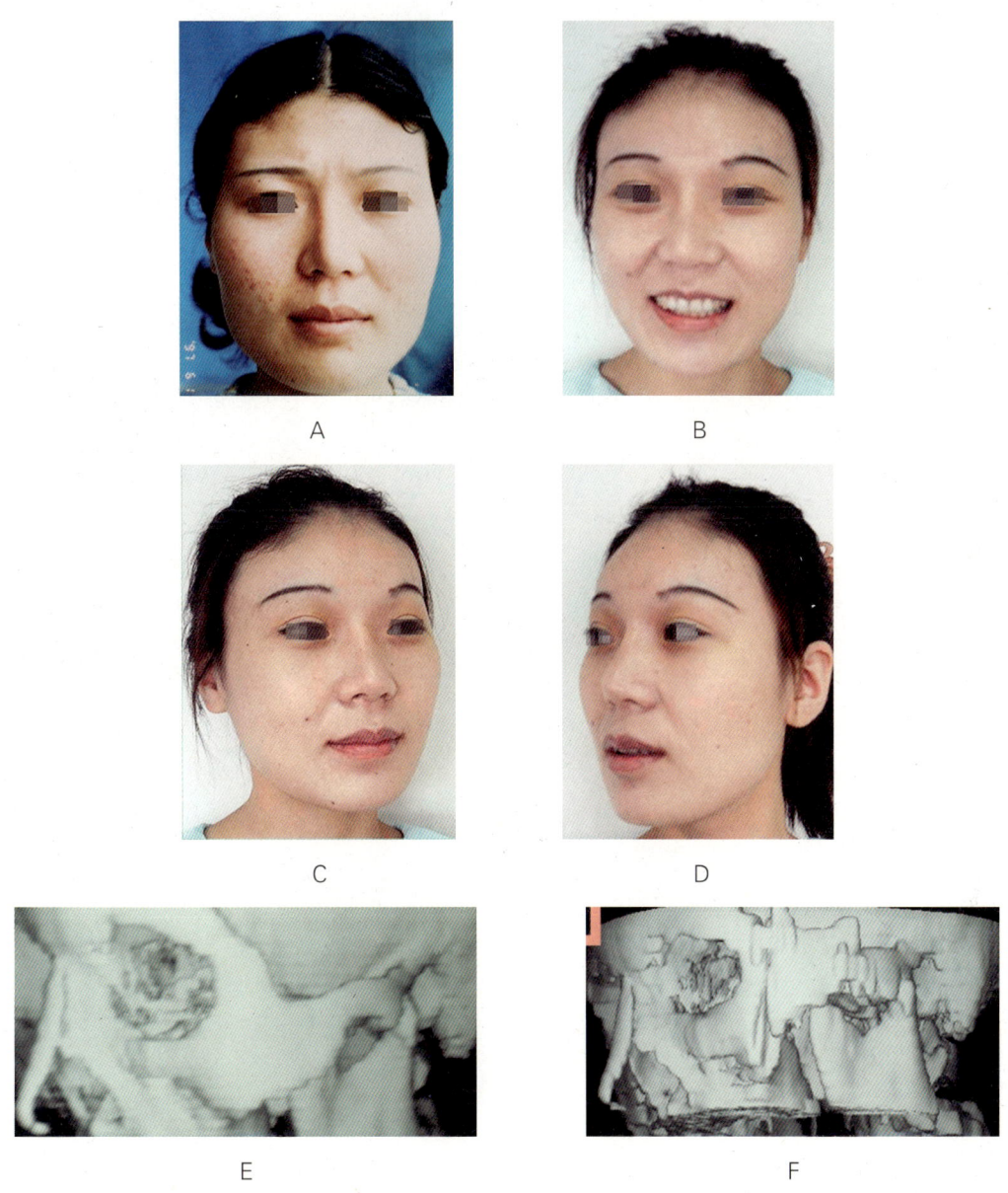

图72-7 颧骨旋转，向内上移来行颧骨缩小术，术后颧弓缩小，面部美化和年轻化
A. 术前正位 B～D. 术后6年随访正、侧位 E. 术前右侧颧骨侧位CT F. 术后右侧颧骨侧位CT，可见移植的直角三角形骨片移植影像

（2）典型案例二：女性35岁，约50岁外貌，方形面孔，面容老化，因挫折坚决要求美容整形，做颧骨截骨，上移，向内后旋转，同时做额、眶骨膜下面部提升，手术后颧弓缩小，面部美化和年轻化。手术后面部轮廓呈长圆形，由于达到额、眶、颞、颧、颊年轻化，显得和悦亲近，手术前、后对比，几乎年轻了20岁（图72-8）。

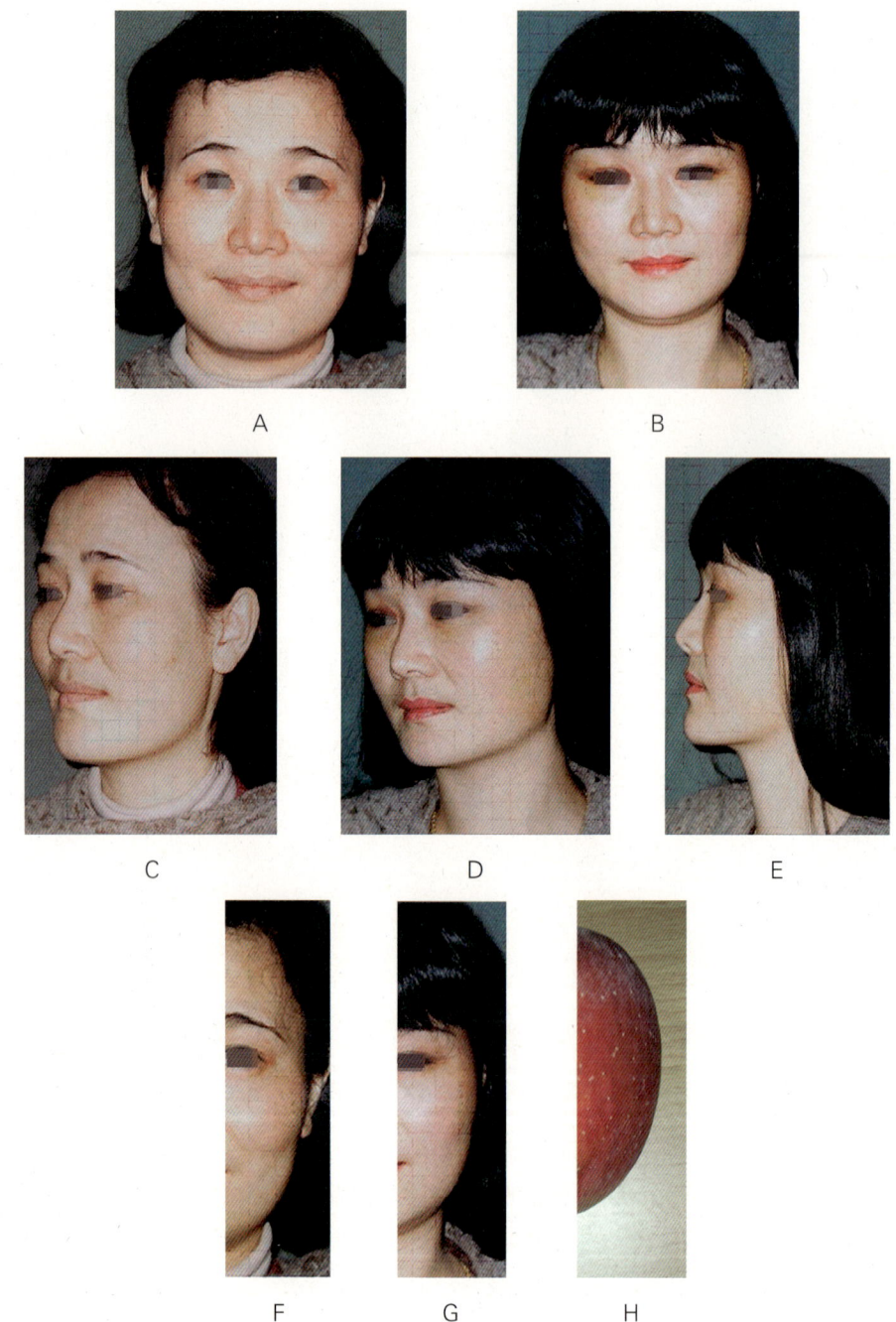

图72-8 女性35岁，术前外观如同50岁左右，方形面孔，经第一类术式，颧弓缩小，面部年轻化，手术后面部轮廓呈长圆形，面部年轻了20岁左右

(三) 颧骨磨削颧弓缩小术技术

对于颧骨轻度突出者，采用颧骨磨削面部轮廓美容整形，取上唇颊沟入路，颧骨磨削整形，于1995年后设计和实践，技术要点如下：

1. 手术前全身准备和口腔清洁准备，气管插管全身麻醉或局部麻醉。
2. 拉钩牵张暴露上颊沟，切开上颊沟，暴露颧弓和上颌骨外侧缘。
3. 在眶外侧颧弓突出处匀称磨削颧骨上、下，磨削骨面3～4mm厚，谨防过度磨削。
4. 仔细冲洗颧骨表面，缝合黏骨膜。

典型案例：女性27岁，面容俏丽，皮肤嫩白，唯颧弓突出影响镜面效果，要求颧弓缩小美容整形，在全身麻醉下手术，口腔入路颧骨磨削颧弓缩小术，按上述手术过程操作，手术后颧弓突出情况改善，在左、右斜位时对比，颧骨突出情况得到明显改善（图72-9）。

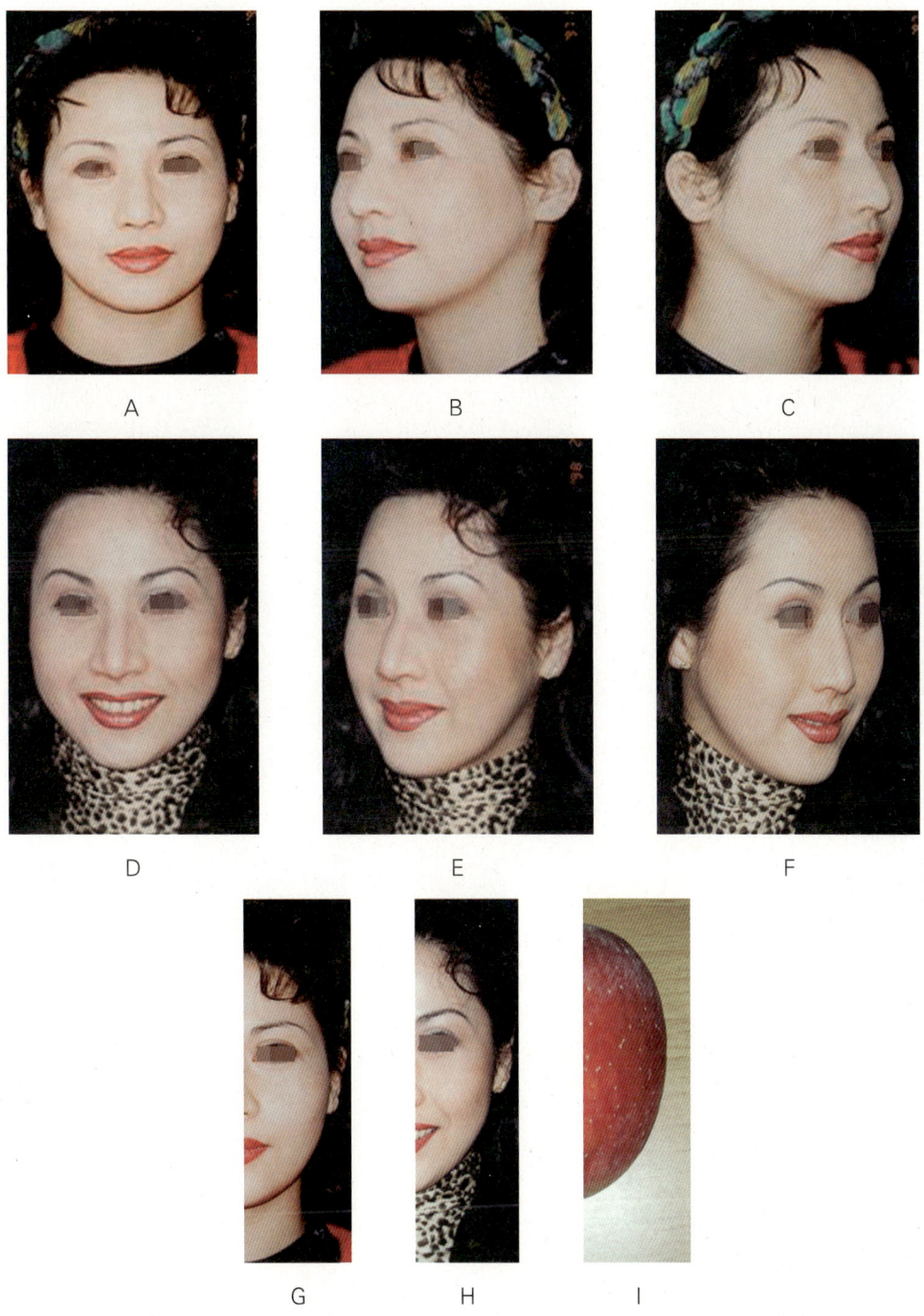

图72-9　女性面容俏丽，皮肤嫩白，颧弓突出，手术后左、右斜位时对比，颧骨突出得到明显改善

（四）颧弓缩小轮廓整形技术演变和选择评述

高加索人颧弓狭窄、平坦或凹陷，缺乏立体感，要求颧弓区提高或增宽，选用假体充填。东方人，特别是女性，欣赏和期望有高加索人的长圆形面部轮廓，颞-颧-颊连线柔和，呈圆弧形。东方女性颧骨厚宽、肥大、突出、外展，颞部凹陷，如伴宽阔外展的下颌角，面方如男性，缺柔

顺线条而令人不喜，有时感到生不如死，愿冒风险求改善，颧弓缩小手术在东方应运而生，面部骨结构改造的美容手术，不论是对于医师，还是对于求美者，都是勇敢者的选择。这类唯美的大创伤美学整形手术的尝试，起源于我国周边国家。

Onizuka T. 最先取口腔上颊沟切口，颧弓截骨用宽扁骨凿，其创伤和手术难以控制风险度是可想而知的，最初实践者可谓是"勇敢者"。显然如今这种术式已经不复应用。

Sumiya N.（1997）应用耳前小切口加口内切口颧弓缩小手术，手术创伤较小，显然截骨的颧骨体的上移自由度，以及固定的随意性的选择，没有冠状切口方便和准确，另外耳前留有皮肤切口瘢痕，同时需防面神经损伤，对于伴面部松弛的求美者，术后可能出现颧颊软组织松垂。

Cho B. C. 等（1998）报告采用冠状切口，前额眶周以及颧骨前方骨膜分离，颧弓后方骨膜和表面不分离，和周围软组织相连，以提供血供，暴露颧骨体，眶外侧截骨在颧额缝眶外侧进行，向内跨过上颌骨颧骨线，保护眶外侧缘，截骨的颧骨向上后固定，由于骨膜未分离完善，使颧弓上移幅度受限。

Beak S. M.（1991）报告的颧弓缩小术笔者认为是当今最优秀的报告之一，笔者对其做了面部轮廓美学再造改进如下：①颧眶骨结构美学再造。不仅使颧弓缩小，还将截骨后再造的颧弓，即鼻侧-颧-耳前点的眶颧弧，塑造得形似苹果弧；截骨纠正颧弓突出，植骨增加轮廓圆润度，颧骨上后移，填补颞部凹陷，使颞-颧-颊弧，塑造得形似苹果弧，美化面部轮廓，减少骨性质感。②颧颊部软组织提升苹果弧美学再造——展平颧颊软组织复合。③颧颊复合体软组织张力重置，剪力提升——向上后提升，形成苹果弧形态。④眉弓下骨膜分离眶上孔下缘凿断深入眶腔约1cm，使面额部和颞部软组织骨膜下年轻化提紧，该手术能达到：矫正中面部突出，美化上面部轮廓，颧颊区软组织复合美化和面部年轻化。

采用冠状皮肤切口，可同时提升上面部，防止口腔切口颧弓缩小后中面部下垂缺陷；若加耳上三角皮肤切口，能使面部提升向上后，呈剪力双方向提升，能有效使面部匀称年轻化，而且三角形切口缝合时能使两侧皮肤张力准确对称；冠状皮肤切口，缝合时务必采取有效皮下减张缝合，能有效防止缝合区脱发并发症。

颧弓截骨缩小术能同时进行颞部充填，颞、额、眶、颧、颊部提升，有效地达到面部年轻化，并且手术后维持效果良久。

采用口腔上颊沟切口颧弓磨削缩小，适用于仅眶颧角处颧弓凸出且较为轻型和年纪较轻的案例。

采用口腔上颊沟切口颧弓截骨缩小，应选择适当案例，防止手术后颧颊松垂并发症。

（王炜　祁佐良　韦敏）

第七十三章
下颌角肥大整形美容

第一节 下颌角肥大的致病原因

当今的东方年轻人以面部轮廓呈椭圆形或者瓜子形的"瘦"脸为美。下颌角肥大显示方形面部轮廓，被认为是女性容貌的一种缺陷，要求矫正者逐渐增多。

下颌角肥大（hypertrophic mandibular angle）或者（prominent mandibular angle）一词被用于描述下面部轮廓（contouring of the lower face）的宽大。我们观察到，因下颌角肥大来就诊的求美者其下颌骨轮廓的骨性形态特征不只是单纯的下颌角突出肥大，还有很多是下颌体肥厚和外翻者，有些甚至是整个下颌骨弓的形态异常。下颌角肥大的病因目前仍不完全清楚，但其病理改变为下颌骨的生长发育异常和咬肌肥厚。我们知道，上颌骨在10岁左右几乎不再生长，而下颌的生长时间一直到青春期末，其生长很大程度上受功能需要的影响。关于咬肌肥大的病因与遗传有关，还与咬肌过度工作刺激下颌角区的肌肉和骨骼发育有关。

第二节 下颌角肥大的诊断及分类

关于下颌角肥大的诊断目前还没有统一的标准，其判断往往受患者、医师主观因素以及不同地域和文化背景的影响。一些统计表明：国人正常的下颌角为120°左右，双下颌角间距比双颧间距短19%。所以有人提出下颌角小于110°，正位像的下颌角宽度等于或者大于颧骨宽度为下颌角肥大的诊断依据，为很多临床医生所接受。

1989年，Baek S. M.等提出3种下颌角肥大的分类方法；2001年，Kim等主张4型分类方法。以此为基础，笔者结合多年的临床实践，根据下颌骨肥大突出的范围，将其分为：Ⅰ型，下颌角型，肥大突出主要累及下颌角；Ⅱ型，下颌体型，肥大突出累及下颌角和下颌体；Ⅲ型，伴有颏部宽大型，肥大突出累及下颌角和下颌体，还伴有颏部宽大或者畸形。此外，根据有无骨性外展突出（外翻）、有无软组织相伴又分为3个亚型：A型，单纯下颌角肥大，外展突出不明显；B型，伴外展突出；C型，伴有咬肌明显肥大。在多年的临床实践中见到Ⅱ型B，即下颌角、下颌体肥大伴下颌骨外展突出者最多。最近5年来Ⅲ型，即要求同时颏部宽大矫正者显著增加。

第三节　分型与矫治手术方法

一　Ⅰ型肥大

Ⅰ$_A$型：单纯下颌角（弧形）截骨术。
Ⅰ$_B$型：增加下颌骨外板（皮质）劈除术。
Ⅰ$_C$型：咬肌的处理。部分切除术、A型肉毒毒素注射或者射频消融术（radiofrequency）。

二　Ⅱ型肥大

Ⅱ$_A$型：下颌角、下颌体（弧形）截骨术。
Ⅱ$_B$型：增加下颌骨外板（皮质）劈除术。

三　Ⅲ型肥大

Ⅲ型：联合颏成形术（如V-line截骨术）等。

第四节　下颌角肥大口内切口矫治术

下颌角肥大的面部轮廓形态包括下颌角肥大、下颌体和下颌角外翻以及颏部肥大前突等。咬肌肥大和颊部脂肪垫肥大也是造成方形面孔的原因。手术者必须全方位地进行手术设计，才能达到下半面部轮廓美化的目的。

一　口内入路下颌角肥大弧形截骨术

（一）手术适应证和术前准备

面部轮廓手术前全面的身体检查，充足的心理、生理准备，对于完成好手术至关重要。
1. 适应于身心健康，主动要求治疗者。未成年人需要得到保护人的支持。
2. 术前交流。认真听取求美者的要求，告知手术方案、预计效果、手术风险和术后的恢复过程等。
3. 无严重的精神障碍及心理疾病。
4. 无心、肝、肾重要脏器的功能不全。
5. 无严重的出血性疾病及出血倾向。
6. 无全身感染及面部感染。

7. 无未被控制的高血压，糖尿病，心、脑血管疾病。
8. 无妊娠。
9. 无吸毒。
10. 术前检查。进行全身检查、局部检查及实验室检查。
11. 根据需要拍摄全口曲面断层片（下颌全景片）、头颅X光片及CT片。
12. 拍摄正位、侧位、斜位、仰位等术前照片。
13. 解释说明"手术术前告知暨知情书"内容并要求受术者签字。

（二）麻醉

气管内插管全身麻醉被认为是最佳麻醉方式，许多医生采用经鼻腔（或者口腔）气管内插管全身麻醉，加常规局部注射0.25%利多卡因副肾上腺素混合液（1∶20万）。

（三）手术方法

切口起自口内下颌骨升支下前缘的外侧，沿前庭沟外侧黏膜向前延伸至下颌第一双尖牙，用圆刀片切开黏膜深达骨面。在骨膜下剥离，充分暴露下颌骨升支的中下部、下颌角和下颌骨体。用弯头的骨膜剥离器分离骨膜，直剥至升支后缘，小心、细致、完全剥离准备截除下颌角骨内侧附着的翼内肌骨膜。注意适当游离解剖颏神经并妥善保护。对侧行同样操作后完整显露术区。

按术前设计的截骨线用小圆球钻或裂钻，或者用短锯片摆锯（6mm），即摆动锯在下颌骨外板做多处截骨设计标记，然后弧形连接。再用长锯片（11mm）即来复锯截透内板，将截除的肥大的下颌骨角和下缘完整取出（图73-1）。将截骨边缘和外板的凸出部位用球钻打磨，存留下颌骨缘修整至光滑。用同样的方法完成另一侧下颌角截骨。内置引流管，常规缝合口内切口。外置下颌角部和颏部棉垫纱布，颌周加压包扎。术后1天应用抗生素预防感染。负压引流24~48小时后拔除引流管。7天拆线。

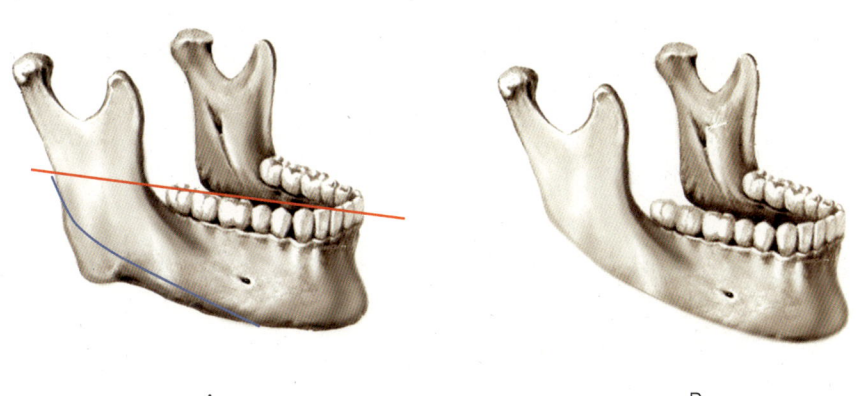

图73-1 弧形截骨术手术设计与手术效果

（四）手术注意要点

1. 在良好的照明和拉钩暴露下手术。
2. 采用脱套技术在骨膜下剥离，准确分离咬肌和内侧的翼内肌附丽，特别是翼内肌附着区骨膜分离要准确完全。
3. 截骨线设计和摆动锯截骨范围和方向定位。
4. 用长来复锯在升支后缘弧形截骨时，方向要向后方，切记不要过早转向上方，以免造成下颌角陡峭甚至髁状突骨折。

5. 仔细截透下颌角外板和内板，切忌在下颌角未明显截透之前用骨凿凿开。

截骨时可用口镜结合光导拉钩（或者内镜）来时时观察截骨线的走行（图73-2）。

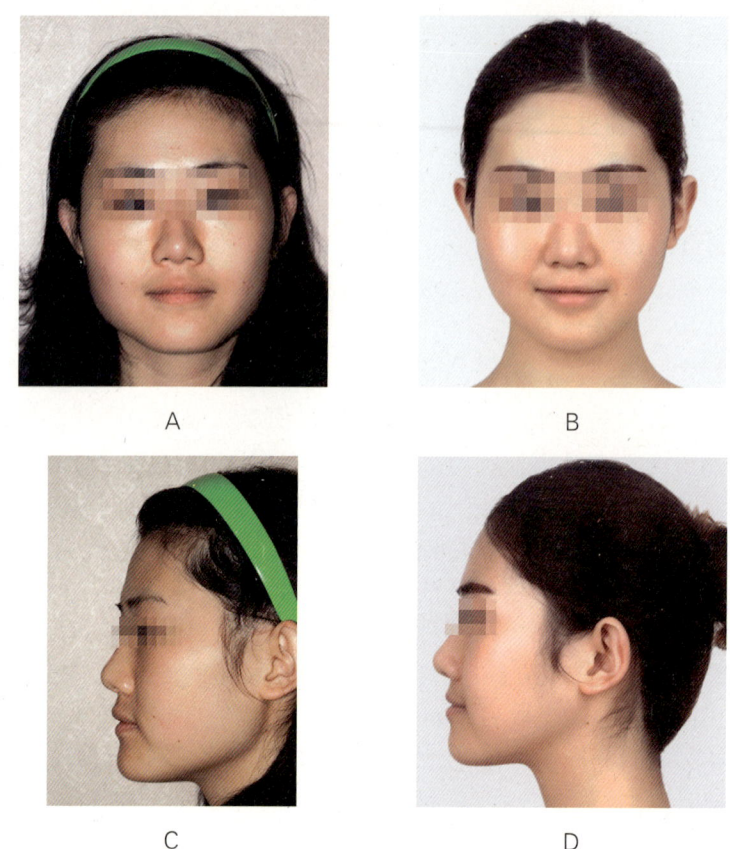

图 73-2　术后随访照片
A、B. 术前术后正位对比　　C、D. 术前术后侧位对比

二　口内入路下颌外侧骨板劈除

（一）手术适应证和准备

同"口内入路下颌角肥大弧形截骨术"。

（二）麻醉

同"口内入路下颌角肥大弧形截骨术"。

（三）手术方法

切开与显露：同"口内入路下颌角肥大弧形截骨术"。

在下颌支中段的咬合平面，以来复锯或长裂钻从升支前缘到后缘做一水平骨切口标志线，深度以切透颊侧皮质骨板为度，不可切割过深，以免伤及下颌神经管。根据患者具体情况，于颏孔后做一垂直的骨皮质切开，达下颌下缘，深度以切透颊侧皮质骨板为度。用裂钻沿下颌支外斜线水平骨切口至颏孔后的垂直骨切口钻一排骨孔，深达髓腔，将水平骨切口与垂直骨切口相连，消除所有切骨线之间的骨皮质连接后用电钻沿此相连，做斜行劈骨引导沟。以薄刃骨刀插入骨切口内，将骨刀刀刃紧贴骨外板内面，轻轻敲击骨刀，逐渐劈开下颌骨外板，并将其摘除（图73-3）。

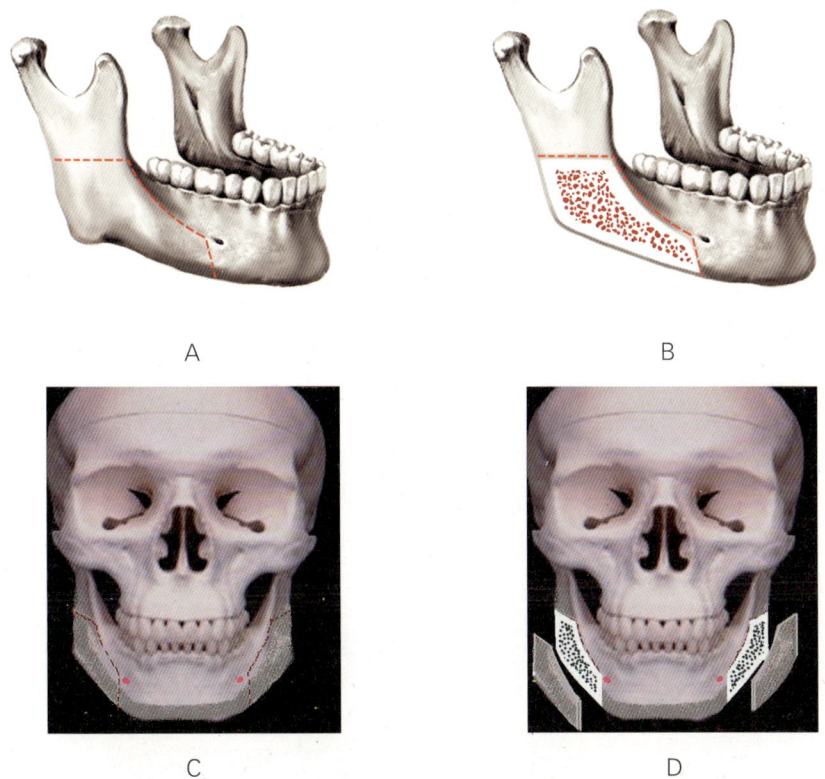

图 73-3 下颌外侧骨板劈除手术设计与手术效果

修整塑形：在劈除下颌角外侧骨板后，用电动骨锉、来复锯或球钻磨平垂直截骨处的台阶，确保轮廓线自然流畅。咬肌特别肥大者可同期去除部分内层咬肌，颊部丰满者适当去除部分颊脂垫。

引流、包扎、拆线等同"口内入路下颌角肥大弧形截骨术"。

（四）手术注意要点

1. 劈除下颌外侧骨板时，切透颊侧皮质骨板或达到皮质厚度即可。不必强求整块劈除下颌外侧骨板，可分段去除。

2. 整个截骨或咬肌切除过程应在暴露和照明良好的条件下进行，并在及时有效的止血下完成。

3. 如果骨创面有明显的骨髓腔出血点，可用骨蜡或者骨胶原止血。

三、下颌角联合颏成形术——下颌V-line截骨术

1989年，Satoh提出在进行下颌骨缩小手术时，要将颏部形态也同时整体考量，这样才能取得良好的美容效果。2000年以后，下颌骨缩小手术和颏部成形手术同时进行的频率大幅增加，并称之为V-line手术。2010年开始，V-line这一词汇出现在专业期刊上。

（一）术前准备

手术适应证和准备同"口内入路下颌角肥大弧形截骨术"。

拍摄下颌骨全景片及头颅正、侧位片或者三维CT片，以显示颏孔、下颌神经管的位置和走行，以及下颌的骨骼结构。根据测量的数据对比，设计下颌角、下颌体、颏区截骨的拟切除范围及数据。

（二）切开与显露

下颌角和下颌骨体部同"口内入路下颌角肥大弧形截骨术"。颏部：在下唇前庭沟的颏部弧形切开黏骨膜，于骨膜下分离，全程暴露下颌骨体和颏部中段，纵行向下颌下缘分离宽12～16mm，于颏孔下方水平横行分离至下颌下缘，将颏神经束适当游离松解。对侧行同样操作后完整显露术区。

（三）截骨设计

见图73-4、图73-5。

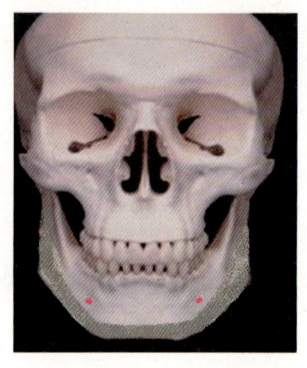
A
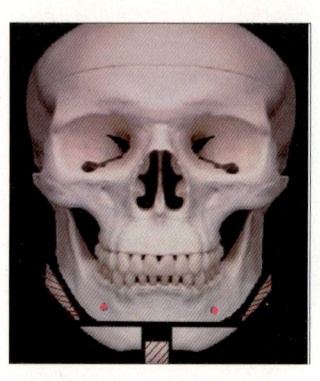
B

图73-4　下颌V-line截骨术手术设计与手术效果

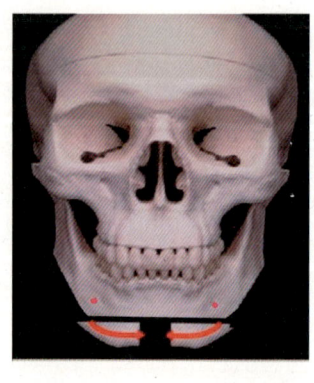
A
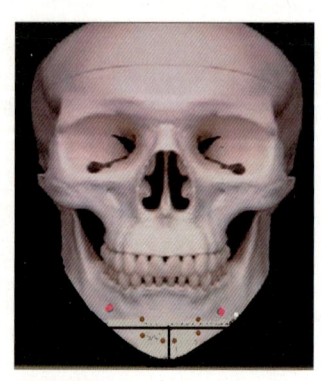
B

图73-5　将截下的颏部矩形骨块及两侧下颌骨的长弧形骨块取出（图A），重新排列颏部骨块并加以固定（图B）

（四）颏部T形截骨

颏部T形截骨也称颏部正中截骨下颌下缘内缩矫形术。颏部水平截骨在下颌管最低处以下2～3mm平面下方，颏中部垂直截骨宽度在6～12mm，下颌骨的长弧形截骨要延伸至颏孔水平以下，下颌角的截骨角度约120°为好。

（五）截骨方法

首先对颏部行T形截骨，然后对双侧下颌角、下颌体行长弧形截骨，可酌情进行下颌骨外板（皮质）劈除术。按设计在下颌骨上画出切割线，用电锯沿画线截骨；将截下的颏部矩形骨块及两侧下颌骨的长弧形骨块取出后，重新排列颏部骨块（图73-6，图73-7），并用钛板、钛钉或钢丝加以固定（见图73-4、图73-5）。可将颏部舌侧骨板附着的肌肉行再悬吊缝合处理。

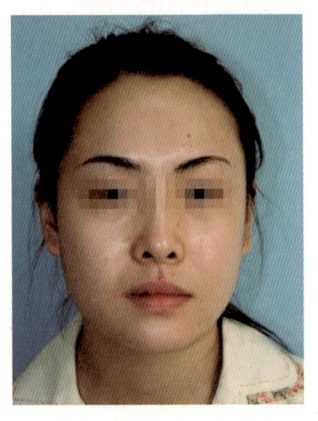
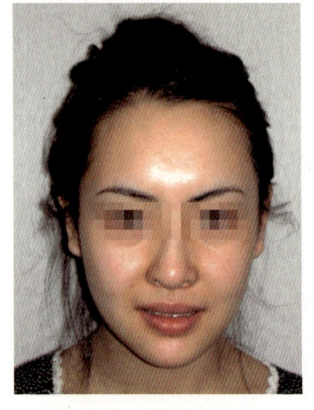

图73-6　下颌"V-line"截骨术术后随访照片
A. 术前　B. 术后1年

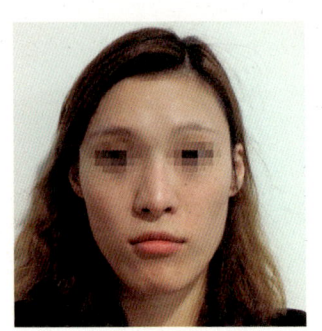
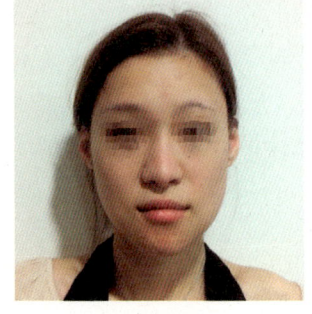
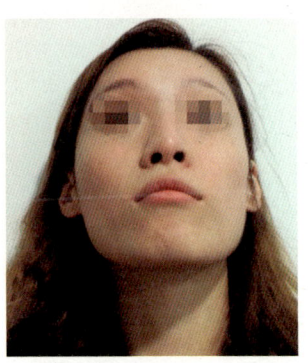
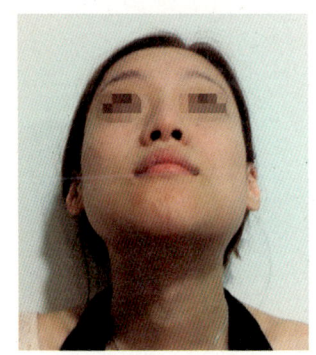

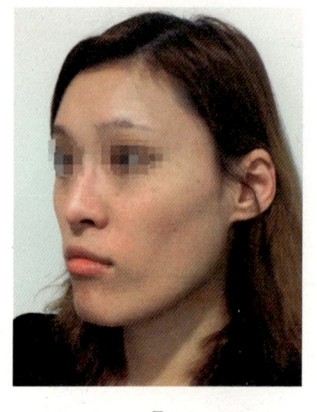
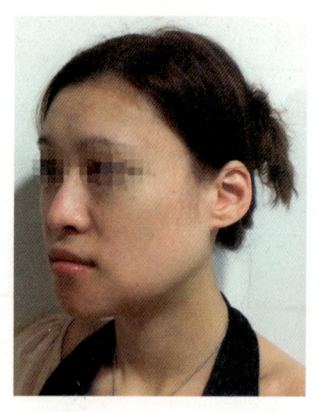

图 73-7　下颌 "V-line" 截骨术手术　术后随访照片
A、C、E. 术前　B、D、F. 术后 3 个月

（六）引流、包扎、拆线

同"口内入路下颌角肥大弧形截骨术"。

四　部分咬肌切除

可采用直视下切除或射频切除部分咬肌。

在下颌支前方龈颊沟区切开黏膜，直达下颌角骨膜下，长 3～4cm，在骨膜下用骨膜剥离子分离咬肌，在下颌支后缘、下颌角后缘及下颌体近下颌区的咬肌附着处进行分离。用长血管钳夹住内层咬肌的上下部分，分段、分块切除，务必控制咬肌的切除量，防止损伤咬肌内血管引起大出血，密切注意两侧是否对称，严格止血，加压包扎，可安放橡皮片引流。

射频是治疗咬肌肥大的方法之一，可以在下颌角切除手术的过程中使用，也可以在术前或术后使用。肉毒毒素的应用是治疗咬肌肥大的有效方法，可以在下颌角切除前或切除后予以选用。

五　颊脂垫摘除

少数患者可进行颊脂垫摘除术，在部分咬肌切除后，或在下颌角骨性肥大截除下颌角后暴露颊脂垫，予以摘除。

（李志海　王炜）

第五节　耳后切口入路下颌角截骨术

20世纪80年代早期，上海九院曾取下颌缘下切口，在直视下完成下颌骨肥大矫正，操作方便、准确、安全，但手术后留有瘢痕而被口内切口矫正所代替。耳后切口入路下颌角截骨术属口外切口入路的改进，切口瘢痕较隐蔽，由艾玉峰于1996年首创应用，于1998年在全国第四届整形外科大会上报道，近几年逐渐得到推广应用。其最大的优点是截骨可在直视下进行，切口至截骨区域距离最近,操作能在直视下完成,比较简单,截骨较为准确;可对下颌角肥大、双侧下颌角不对称、咬肌肥厚等进行截骨或咬肌部分切除治疗。耳后切口入路下颌角截骨术的另一个优点是对年龄偏大者(35岁以上),在截除下颌角的同时可以对下面部、颌颈部皮肤提紧,起到年轻化的作用。

一　术前准备

1. 常规术前病史采集及实验室检查。
2. 拍摄X线(下颌骨全景片)曲面断层,以了解健侧下颌骨形态大小、对称情况。
3. 术前与患者谈话,签署手术同意书。

二　手术方法

(一)手术切口设计

1. 颅耳沟下端切口　耳后沿颅耳沟走向自耳垂向上设计长2.5～3cm与颅耳沟平行的纵向切口,必要时切口下端可向耳垂前延伸0.5～1cm。

2. 耳后至发际缘切口　自耳垂后缘基部向上,沿颅耳沟行至耳后中、上1/3交界处横行走向发际缘,沿发际缘向下行走至下颌角下缘平面(图73-8)。

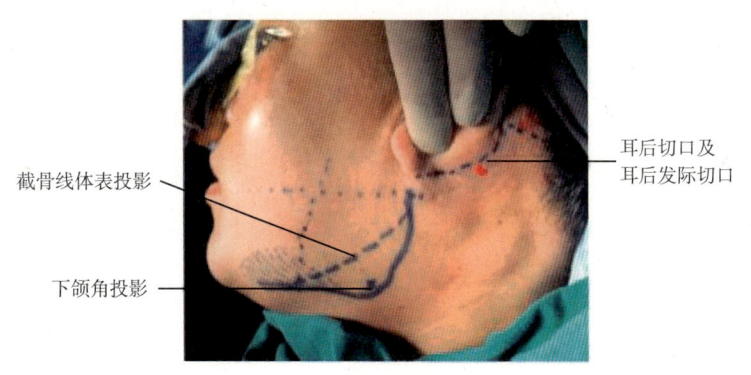

图 73-8　耳后切口的术前设计

(二)下颌角截骨线的设计

体表投影设计:在颌颈部按下颌角体表投影,依触及的下颌升支后缘及下颌角向前下至下颌水平支下缘,用画线笔或亚甲蓝标记,再以Kamiishi法(上石法)在下颌升支前缘平行标记一条垂线A线,其下端与下颌水平支下缘相交;在咬合平面向后延伸标记一条水平线B线,其后端与下颌升支后缘相交;再将A线与下颌下缘交点及B线与升支后缘交点两点相连,形成C线。A、B、C三条线形成的三角区是下牙槽神经主干血管走行区域,此区称为Kamiishi安全三角。C线又称为Kamiishi安全截骨线。截除下颌角时一定不要进入C线以上区域,可将下颌角截骨线设计在C线或线以下,并设计成网钝的弧形(图73-9)。

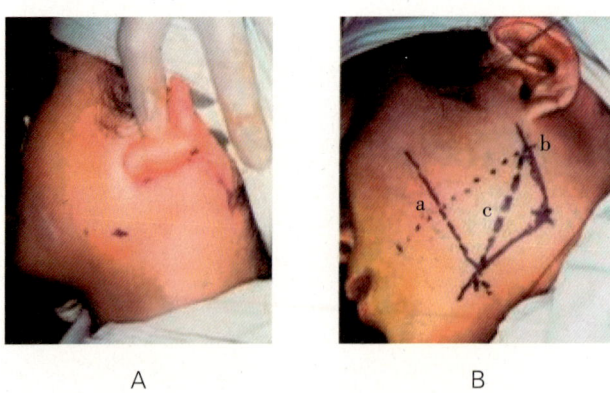

图 73-9 耳后切口的截骨线设计
A. 耳后入路切口设计　B. 下颌角截骨线体表标示
a. 下颌升支前缘垂线　b. 咬合平面平行线　c. 安全截骨线

设计时可以在曲面断层（全景片）或 X 线头面侧位片上标出 Kamishi 截骨线安全三角区。

（三）麻醉

手术可以在全身麻醉或静脉复合麻醉加局部麻醉下进行。

（四）下颌角的显露

沿切口线切开皮肤及皮下组织达耳后筋膜浅层。在此平面用小剪刀边分离，边用双极电凝止血。翻开耳后皮瓣，到达胸锁乳突肌前缘比较疏松的位置时，可用剥离器沿皮下向下颌下缘前方钝性剥离至截骨线前端。该剥离腔隙以能置入直角拉钩即可。用直角拉钩拉起剥离后皮肤及皮下组织，在拉钩深面用食指触及下颌角顶端，用手术刀对准下颌角顶端切开筋膜组织达骨膜，切口长 1.0～1.5cm，切口走行方向与下颌缘升支后缘平行。用骨膜剥离器在骨膜下剥离截骨区的下颌角、外板、内板及下颌水平下缘和升支后缘，用双齿钩将位于下颌升支后缘的外骨膜尽量向后上方提起，用反角拉钩自骨膜下沿下颌骨平行方向置入，并利用反角作为支点将骨膜拉起，此时可以将下颌角截骨线位置完全显露。用画线笔准确地标定截骨线，如显露不充分时，可以适当将骨膜、筋膜组织切口分别沿升支后缘或下颌下缘向后上及前方延长 0.5～1.0cm（图 73-10）。

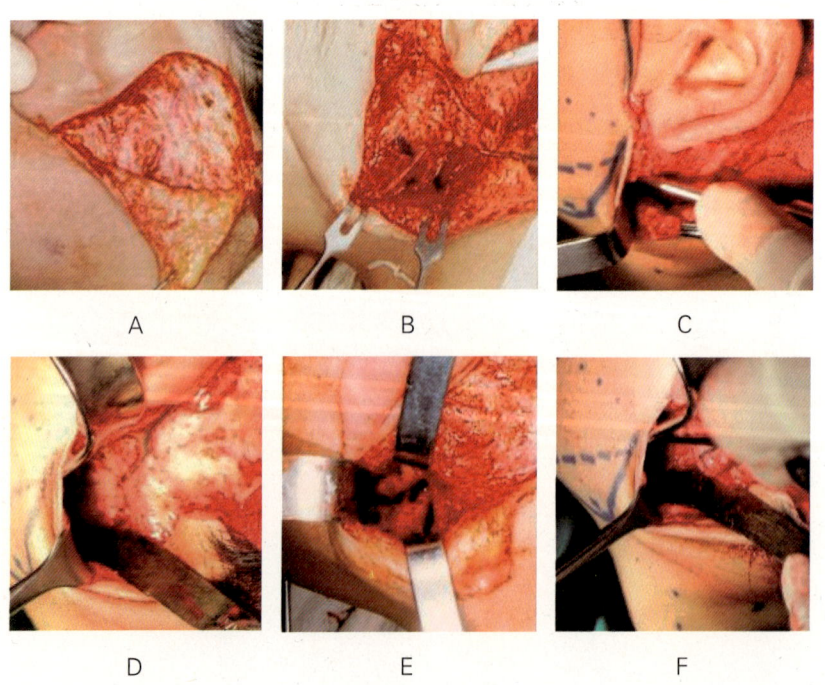

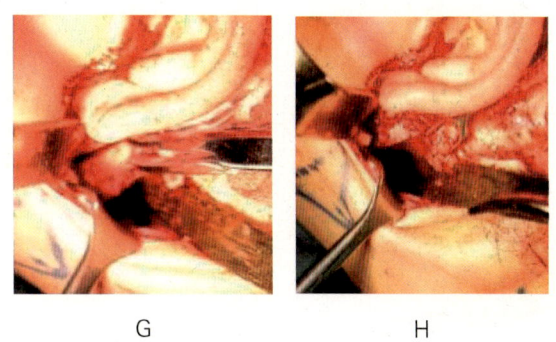

图 73-10　截骨全过程
A. 翻开耳后皮瓣　B. 沿下颌角顶点进入骨膜下　C. 骨膜下剥离　D. 显露下颌角顶点　E. 标记出下颌角截骨线　F. 放置脑压板保护　G. 显露截骨线全长　H. 下颌角截除后

（五）截骨

依标记的截骨线用微型来复锯或裂钻、爪头钻将肥大的下颌角截除，截骨时注意保持截骨线的圆滑、截骨面平整。如用裂钻截骨时，注意保护好周围的软组织，切勿卷入高速旋转的钻头，否则会造成不必要的软组织撕拉伤（图73-11）。

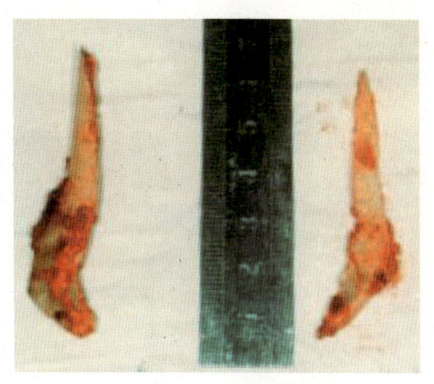

图 73-11　截取下颌角

对截骨部分的断面应适当用骨锉给予打磨，打磨后的骨屑要用生理盐水反复冲洗干净。如遇截骨面骨髓质腔出血，可以用咬肌组织进行充填止血，尽量避免使用较多的骨蜡止血。

（六）切除咬肌部分

如需同时进行部分咬肌切除时，可用组织钳提起下颌角处游离下端的咬肌附着点，在咬肌后缘中段用组织钳提起咬肌，钝性剥离，显露咬肌后缘，而后用两把组织钳从咬肌后缘下端提起，在咬肌中层与浅层之间钝性向前缘分离。这是容易引起出血的操作，务必彻底止血后将咬肌中层及深层分离出的片状咬肌切除。切除咬肌时注意如遇活动性出血，给予结扎或电凝止血。

（七）缝合

缝合咬肌骨膜筋膜层、皮下组织及皮肤。

(八) 包扎

适度加压包扎，放置引流，24小时拔除引流，3天后去除包扎，改用弹性颌托带，5~7天后去除。

三 手术后处理

1. 术后7天拆线。
2. 如有耳后切口瘢痕增生，可以局部注射曲安奈德。
3. 定期随访，术后2个月随访拍照（图73-12）。

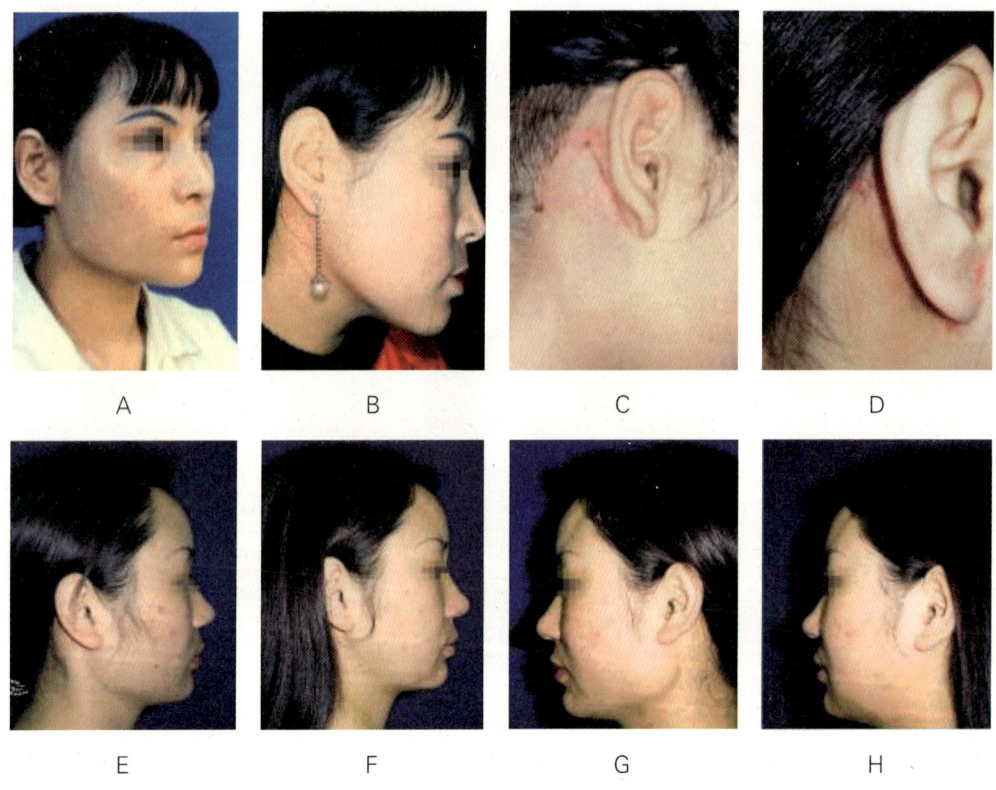

图 73-12 术后随访照片
A. 术前 B. 术后 C. 术后侧面 D. 术后切口瘢痕 E. 术前 F. 术后2个月 G. 术前 H. 术后2个月

四 并发症

(一) 切口瘢痕

耳后切口最常见的问题是由于术中牵拉过度而损伤皮肤，造成术后瘢痕增生。

预防方法：术中牵拉时不要用力太大或切口适当扩大，可以使显露更容易些。在缝合时可以将切口缘皮肤进行适当的修剪，尽量使用5-0尼龙线，拆线后局部给予防瘢痕增生的外用药或拆线后预防性局部注射曲安奈德，每侧20mg。

（二）截骨量及形态不对称

此类并发症较少，主要是由于截骨线标定得不准确或截骨时未严格按照标记线进行而导致。术中一旦发现截骨量不对等时，应及时给予矫正。

（三）面神经下颌缘支牵拉伤

发生下颌缘支牵拉伤后，术后会出现口角向健侧偏斜，出现该种并发症的主要原因是对下颌缘支的牵拉过度，导致神经牵拉伤，轻者2～3周内恢复，重者要3个月左右才能恢复。

（艾玉峰　王炜）

第六节　口内外联合入路下颌角截骨术

下颌角截骨术的手术入路有口外入路、口内入路和口内外联合入路等。口外入路下颌角截骨术的优点是视野清楚、操作容易、不需要特殊的手术器械便可完成，缺点是遗留切口皮肤瘢痕。口内入路下颌角截骨术的优点是避免了遗留皮肤瘢痕，不易损伤面神经下颌缘支，但口内操作视野受限，截骨线的准确定位不易掌握，而且手术并发症较多，对手术医师的临床经验要求较高。口内外联合入路集中了口内、口外入路的优点，是采用口内切口加口外0.5cm切口，口内切口剥离咬肌及翼内肌在下颌角内外侧的附着区，再通过口外切口约0.5cm用于伸入截骨的来复锯，并在来复锯柄外包有隔热橡皮圈，防止来复锯运动时产热而灼伤口外切口的皮肤。口内外切口联合截骨术的优点是截骨定位准确，手术者易于操作，创伤小，且术后口外皮肤切口准确地用5-0可吸收缝线缝至皮下，6-0尼龙线作小切口外皮内缝合，手术后局部瘢痕几乎难以显现，且不会损伤面神经下颌缘支。该手术设计是1988年由穆雄铮在王炜处学习时创造和实践的。手术方法如下：

（一）麻醉

经鼻插管全身麻醉或基础麻醉联合局部麻醉。对于能深度合作者，在应用镇静剂后也可采用局部麻醉完成手术。局部麻醉采用1%利多卡因加1：200000肾上腺素，在下颌缘和下颌角的唇颊沟、咬肌下、翼内肌下浸润麻醉。全身麻醉应在下颌角附近咬肌及翼内肌附着部位给予0.25%利多卡因（含1：200000肾上腺素）局部浸润麻醉，可加强麻醉效果和减少术中出血。

（二）口内切口

位于第2前磨牙至下颌升支前缘的下颊龈沟内，长3～4cm，深达骨膜。在骨膜下将下颌升支外侧中下段和下颌体的骨膜彻底剥离，尽量向下颌角内侧缘剥离，并剥离翼内肌的部分附着点。剥离范围：前至截骨线前端，后至下颌升支后缘，下至下颌角和下颌体的下缘。

（三）口外切口

位于截骨线前端，平行于下颌体下缘，距下缘1.5～2cm做长约0.5cm的皮肤小切口，避开面神经下颌缘支，用血管钳分离，直至与口内骨膜下的剥离面相通。

口外切口也可选择在耳后颅耳沟下1/3处口外切口，详见本章第五节"耳后切口入路下颌角截骨术"（图73-13）。

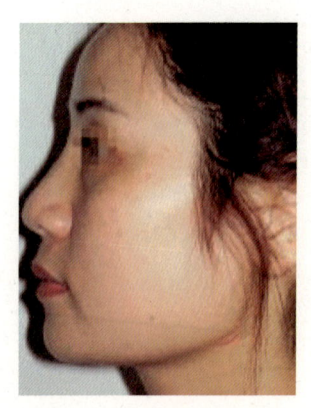

图 73-13　口内外联合入路下颌角截骨术口外切口的设计

（四）截骨

截骨线的设计与口内入路下颌角截骨术相同。在来复锯柄上套一段橡胶导尿管，防止截骨时皮肤灼伤，将来复锯片经口外小切口插入，直达骨膜下已剥离的区域，沿下颌角截骨线在口外和口内下颌角骨面作向上、向后的截骨。截骨过程中如有部分下颌骨内板未完全离断，可经口外小切口置入小骨凿，沿截骨线凿开。凿骨过程中，术者可用手托扶下颌体，防止下颌骨意外骨折。从口内切口夹持取出离断的下颌角骨片。

（五）咬肌和颊脂垫的处理

对于咬肌肥大者，可在截骨完成后切除部分深层咬肌并去除颊脂垫。切除咬肌时，根据术前设计的切除肌肉范围，预计需切除的肌肉厚度，用组织剪、电刀或直接用血管钳夹除紧贴升支外侧面的深层咬肌，切除时常因切断咬肌的营养血管而发生出血，可予结扎或电凝止血。去除颊脂垫时，用血管钳在口内切口外侧端向上外侧略分离，即可夹出膨出的颊脂垫。注意综合对比术前脸形的对称程度，预计两侧咬肌和颊脂垫去除的量，确保术后面部对称。

（六）冲洗和包扎

术中用稀释的碘伏盐水冲洗术野，确认无活动性出血后，经口外切口置入负压引流，术后24小时拔除。口内外切口分层缝合，下颌角术区给予棉垫、绷带加压包扎。

（柳大烈　黄进军）

第七节 并发症及预防

一 意外骨折

（一）致病原因

意外骨折是下颌角截骨术较常见的一种并发症，多发生在髁状突下骨折、下颌骨下颌支骨折和下颌体骨折等。

下颌角肥大截骨造成的意外骨折，总是和适应证选择不准确、手术设计不当、手术器械和手术照明不合适，以及手术者技术不熟练、解剖知识较浅、手术操作粗暴等有关。

在行下颌角截除时，由于截骨线设计失误或在骨锯开不完全，尤其在升支后缘处还有骨皮质相连时，就强行用骨凿敲击离断下颌角，会造成截骨线不从升支后缘截断而从相对薄弱的乙状切迹处断开，造成髁状突下骨折或下颌骨下颌支骨折。在手术中遇到意外骨折是十分棘手之事，手术者应特别注意下颌角后方截骨线的走向，务必将升支后缘的骨质完全锯开后再用骨凿轻轻地敲击，如骨凿截断不易，宜借助裂钻在切骨线上连续打孔后，再使用骨凿截骨或来复锯截骨，切忌使用暴力。由于下颌角后上方升支后缘骨质厚实，在截骨不完全时就使用骨凿强烈敲击，会造成髁状突下骨折或升支骨折等棘手的并发症（图73-14）。

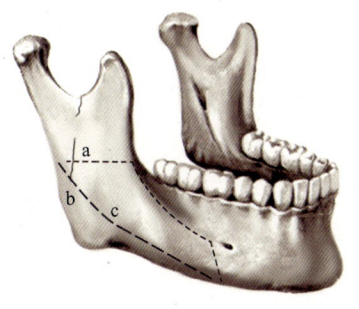 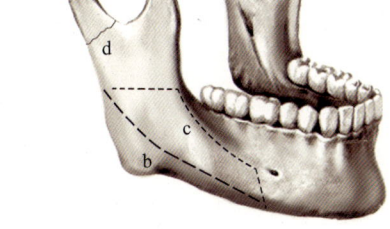

A　　　　　　　　　　　　B

图73-14　下颌角肥大切除造成下颌骨意外骨折
a. 下颌骨升支骨折的骨折线　b. 下颌角肥大骨切除设计线的一种
c. 下颌角肥大骨切除设计线的又一种　d. 髁状突下骨折的骨折线

（二）诊断

判断下颌角切除是否造成下颌骨骨折并发症，检查方法是当下颌角截断后，手术者用Kocher钳夹持截骨的骨块，同时用手触摸耳屏前髁状突，轻轻摇动截下的下颌角，感觉髁状突活动度。如果髁状突随下颌角骨块一起活动，说明发生了意外骨折。如果出现这种情况，切忌摘除切开的下颌角骨段，否则将连同髁状突一并摘除，造成严重后果。这时候应仔细探明下颌角后上方原截骨线位置，用来复锯或摆动锯彻底离断此处的骨连接后再将下颌角去除。手术中立即拍头颅正侧位片、下颌骨全景片，以确诊下颌骨骨折状况。

（三）治疗

一旦发生下颌支或下颌骨髁状突下骨折，应及时处理。如有困难，立即报告上级医生或请口腔颌面外科专科医生协助处理。首先，确诊下颌骨骨折部位和移位情况，下颌支和下颌体的固定可采取刚性内固定，包括肽微型钢板螺钉固定、加压夹板固定等。对下颌支骨折，通常采用肽微型钢板螺钉固定，需在直视下准确地进行对合复位。对于髁状突下骨折，常采用牙弓夹板殆间固定，在上、下颌牙列上栓结牙弓夹板，从术后第1~2天开始用橡皮圈牵引固定4~5周即可。下颌骨骨折的修复需注意的是除了使骨折愈合之外，重要的是恢复正常的咬合关系。在颈状突下骨折，可考虑切开骨折复位，钢板螺丝钉固定。但是，在口内狭窄术野中实施骨间固定，不仅操作困难，而且可能使髁状突移位，因此常选用牙弓夹板。一般而言，下颌角截除遇有下颌骨骨折时，应请专科医师和上级医师协助和指导为要。已有多个下颌角切除造成下颌骨骨折的案例报告，由于早期处理不当，造成骨折错位愈合，留下严重的后遗症（图73-15）。

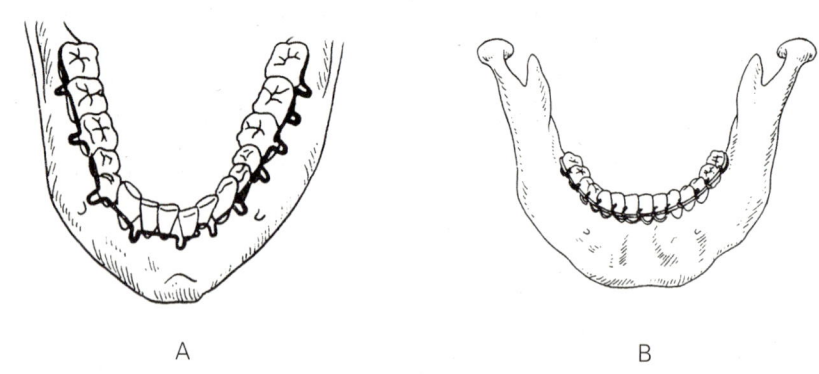

图 73-15　在上下颌牙列上栓结牙弓夹板
A. 显示下颌骨分段式牙弓夹板　B. 显示牙弓夹板，上颌牙弓夹板类同

二　出血和血肿形成

出血可导致休克、窒息甚至死亡，必须高度重视。截骨时，咬肌前缘的面部动静脉最易受到损伤，其直径约2mm，一旦损伤则须行可靠的结扎。在切除咬肌内层时，应注意避免损伤咬肌中的动静脉深支。动脉源于颈外动脉，在下颌角上30mm处进入咬肌后缘中部，分深、浅两支，深支分布于咬肌内层，直径粗达1.23mm，损伤后足以造成致命性出血。在下颌角截骨和下颌升支劈除术中也易受到损伤。下颌外侧骨板劈除时不应该超过5.5mm厚度，以免损伤下牙槽血管和神经。在下颌外侧骨板用摆动锯劈除时，必须喷水降温，以防长时间使用电锯产生高热而损伤下齿槽血管神经。

下颌后静脉（retromandibular vein）及其属支与下颌支后缘紧密相邻，静脉壁与骨皮质仅隔以菲薄的骨膜，而此处正是下颌角截骨线的位置，无论是剥离还是截骨时都容易损伤该静脉。下颌后静脉损伤表现为下颌升支后缘快速溢血，常是器械损伤沿升支后缘走行的面后静脉，也可能造成较明显的静脉性出血，一旦损伤将造成术野溢血。为防止意外，此区域的手术操作应在骨膜下严格进行。如遇静脉损伤，可采用胶原蛋白止血海绵，或止血纱布，或填塞碘伏纱布止血，24~

48小时取出纱布，缝合切口。

在国内外，因下颌角截除手术、颏部下颌截骨前置，造成多起因术中或术后大量出血以及出血水肿造成窒息，使就医者心跳停搏、死亡、变成植物人或脑缺氧术后致残等严重事故，其发生频率超过许多颅面外科手术，甚至发生在十分有经验的医师手下。因此必须高度重视防止和有效处理手术中和手术后出血引起的休克或窒息。

在下颌角截除前，于唇颊沟颊黏膜下用1：100000肾上腺素和0.5%利多卡因的混合液10ml在切开部位附近注射，是减少切口出血、保持术野清晰所必需的，可减少周围血管的伤害。

完善的手术照明，良好的拉钩暴露，助手配合默契，准确地剥离咬肌在下颌角的附着区，准确完整地用弯头骨膜剥离器紧贴下颌角内侧面分离翼内肌在下颌角内侧粗隆的附着区（注意分离不要超过下颌角内侧面的斜线），在肌肉附着区分离完成后使用裂钻标志下颌角切除范围设计线，用锐利的摆动锯或来复锯熟练地截骨，是手术过程中防止误伤出血的必要条件。

在下颌角截除后，有时需要对截骨断端与边缘用球钻进行磨平修整，此时容易将咬肌缠绕卷入球钻中，在咬肌稍前方的下颌下缘处有面动脉经过，宜选用宽大的骨膜剥离器或小儿压长板将钻头与软组织隔开，以免伤及血管；或选用电动骨锉进行准确修整，可以避免损伤面部动静脉。

手术过程中遇到上述血管损伤、出血时，出血常如泉涌，手术者必须沉着，冷静，准确地填塞纱布，在下颌角处用手有效地加压数分钟，多半能控制出血。此时，术者应分析出血可能的来源，然后取出充填纱布，探查出血来源并进行止血。静脉出血常常在加压止血数分钟后得到控制，动脉出血需准确结扎，切忌盲目使用电凝烧灼。

下颌骨截除手术后的出血，另一个原因是下颌骨截骨缘骨髓腔的渗血。对于这种渗血的处理也应慎重，可运用电凝止血，但常难以达到止血目的，需采用骨蜡填塞或止血纱布充填等手段，且一定要等到出血控制后再关闭创口。采用骨蜡填塞止血时，过多的石蜡充填骨腔，手术后数月可能发生骨蜡穿破皮肤溢出，造成下颌缘皮肤溃破、术后瘢痕等后遗症，手术者应有所认识，慎重处理。

手术后严密观察24~48小时，特别是大范围的下颌角截骨手术，切勿因"顺利"而放松术后护理。颏部截骨前移、手术后局部出血或术后水肿阻塞呼吸道都是严重的并发症，甚至可能危及患者生命，故术后必须严密观察。

三 矫治效果不满意

下颌角截骨术的整形效果如何取决于两个因素：一是手术适应证的选择和求美者的自身条件；二是手术者的技术水平。一些求美者不仅有下颌角发育过度和咬肌肥大而导致的面下部过宽，面上部也有颧弓突出、颞窝凹陷呈菱形面孔，单纯行下颌角成形术不能达到理想的治疗效果，必须同时进行颧弓凸出矫正、颞部凹陷充填整形。术前应对求美者面部轮廓缺陷进行准确的评估并对面部轮廓进行美学整形设计，和求美者取得共识，以免日后造成医患对手术结果的分歧或纠纷。

从口内入路完成下颌角截除术是一个有一定难度的颌骨整形术，从事这种手术的医师需要接受比较系统而严格的培训，熟悉头面部解剖和颅面外科手术，掌握截骨器械、面部钢板螺钉的应用，并在具备良好照明的条件下进行，才能获得比较满意的美容效果。

四 面神经与腮腺导管损伤

经口内入路行下颌角成形术不易伤及面神经，但术中分离咬肌过于表浅或者错将外层咬肌切除时，有可能损伤面神经颊支和下颌缘支。进行长曲线截骨术时，应通过拍摄X线片来计算下牙槽神经的神经管高度，在手术时至少应确保离下牙槽神经3mm以上的安全距离进行手术，才能避免损伤下牙槽神经。实行皮质截骨时，术前应拍摄面部骨骼CT来确认冠状面离下牙槽神经管及外侧皮质之间的距离，避免术中损伤下牙槽神经。在不能拍摄面部骨骼CT的情况下，假设下牙槽神经紧挨外侧皮质前行的情况进行外侧皮质截骨。如果术中发现已经损伤下牙槽神经，可用7-0无损伤线进行神经吻合术。假使不能在显微镜下进行神经吻合术，也应用肉眼进行缝合，经过一段时间后可以恢复一定程度的感觉。

下牙槽神经经过下颌形成颏神经，应注意术中剥离过程中不要损伤及牵拉该神经。如果发现术中神经断裂，应进行神经吻合术。若离颏孔较近而神经吻合难度较大时，应使用薄的剥离子保护神经，用1～2mm直径的切割钻削掉颏孔周围的骨骼，露出神经末端，可有助于进行神经吻合术。

某些患者即使在没有直接损伤神经的情况下，也会由于术中的牵拉、肿胀、包扎压迫等原因，在术后出现下唇及前颏皮肤、下颌前部及牙齿和牙龈的感觉迟钝；极少数患者术后偶见刺痛感，触摸皮肤时有触电的感觉。

一般来说，大部分患者感觉减退或者感觉异常的情况在1年左右会逐渐好转，但个别患者有唇周感觉异常而较长时间不恢复的情况。

虽然上述症状不会对日常生活造成明显障碍，但对患者来说会引起不便，所以术前与患者交流时应明确说明这一点，让患者在充分了解手术风险的情况下自愿接受手术。分离与切除咬肌位置过高和过于表浅，还可能损伤腮腺导管。因此，在手术操作时要求只做内层咬肌的切除，且切除肌肉的范围仅限于下颌支下半部，以免伤及面神经和腮腺导管。

五 口角与周围软组织损伤

在口腔内施术时视野受限，有时为了充分暴露截骨部位而过度牵拉软组织可能造成口角拉伤，涂抹少许凡士林油膏（可用眼膏代替）于口唇四周，可有效防止和减轻此种并发症。另外，术中使用截骨器械如骨锯、骨钻、电刀、电凝等不当都可能误伤嘴角、舌和口腔黏膜。因此，在使用这些工具时要掌握好支点，主刀医师与助手必须时刻注意保护好手术区域周围的软组织。

六 感染

由于口内的环境特殊，与外界相通且要进食，所以保持伤口清洁显得十分重要。另外，违反整形外科基本操作原则也可能产生感染。处置方法是引流、冲洗、应用抗生素等。

七 其他

意外骨折偶有发生。一旦出现骨折，可用钛板、钛钉做坚固内固定和颌间结扎。涎瘘较罕见，给予阿托品口服和局部加压包扎即可缓解。

（李志海　艾玉峰　王炜）

参考文献

[1] Yang D B, Park C G. Mandibular contouring surgery for purely aesthetic reasons[J]. Aesthetic Plast Surg,

1991,15(1):53-60.

[2] Baek S M,Baek R M,Shin M S. Refinement in aesthetic contouring of the prominent mandibular angle[J]. Aesthetic Plast Surg,1994,18(3):283-289.

[3] Roncević R. Masseter muscle hypertrophy: aetiology and therapy[J]. J Maxillofac Surg,1986,14(6):344-348.

[4] 米罗若. Peterson 口腔颌面外科学[M]. 第2版. 北京:人民卫生出版社,2011.

[5] Converse J M. Reconstructive plastic surgery: principles and procedures in correction, reconstruction, and transplantation[M]. Philadelphia:Saunders,1977.

[6] Yang D B,Song H S,Park C G. Unfavorable results and their resolution in mandibular contouring surgery[J]. Aesthetic Plast Surg,1986,19(1):93-102.

[7] 陈小平,宋建良,谭晓燕. 方型脸改型术[J]. 中华整形烧伤外科杂志,1998,14(3):169-172.

[8] Newton J P,Cowpe J G,McClure I J,et al. Masseteric hypertrophy?: preliminary report[J]. Br J Oral Maxillofac Surg,1999,37(5):405-408.

[9] 傅民魁. 口腔正畸学[M]. 北京:人民卫生出版社,2000.

[10] 陈小平,宋建良,孙豪,等. 杭州地区美貌女性面型测定与分析[J]. 中华医学美学美容杂志,2004,10(3):180-182.

[11] 王侠,李健宁,马勇光,等. 下颌角测量与下颌半盲视下改良截骨术[J]. 中华整形外科杂志,1998,14(3):166-168.

[12] 陶宏伟,宣元庆. 口外切口下颌角肥大整形术[J]. 中国美容医学,2003,12(3):291-292.

[13] Baek S M,Kim S S,Bindiger A. The prominent mandibular angle: preoperative management, operative technique, and results in 42 patients[J]. Plast Reconstr Surg,1989,83(2):272-280.

[14] Kim S K,Han J J,Kim J T. Classification and treatment of prominent mandibular angle[J]. Aesthetic Plast Surg,2001,25(5):382-387.

[15] Gui L,Yu D,Zhang Z,et al. Intraoral one-stage curved osteotomy for the prominent mandibular angle: a clinical study of 407 cases[J]. Aesthetic Plast Surg,1989,29(6):552-557.

[16] 袁继龙,柳大烈,石杰,等. 口内入路精确骨皮质劈除的面部轮廓重塑术[J]. 中国美容整形外科杂志,2009,20(6):359-362.

[17] 张余光,杨军,王丹茹,等. 女性下颌角肥大截骨范围的量化及手术方法的选择[J]. 中国美容整形外科杂志,2007,18(1):6-8.

[18] 李志海,孙沣,秦瑞雨,等. 口内入路下颌骨截骨面下部轮廓整形术[J]. 中国美容整形外科杂志,2010,21(6):345-347.

第七十四章 乳房整形美容

第一节 女性乳房应用解剖

一、位置和结构

女性乳房位于上胸部，发育完善时呈半球形、圆锥形或水滴形，发育不完全时呈扁平形、下极狭窄型或管状。两乳房之间的谷区称为乳沟。半球形或水滴形的标准乳房，外侧至腋前线，内侧至胸骨旁线；锁骨中线上位于第2~6肋间隙之间，或第3~6肋骨之间。乳房的上内3/4部分附着于胸大肌筋膜和前锯肌筋膜表面，下外1/4部分附着在腹直肌和腹外斜肌筋膜的表面。

乳房由皮肤、乳腺、浅筋膜脂肪囊及乳头乳晕复合体所构成。

乳腺是乳房的主要功能部分，是一种变化的皮下腺体。它为胸部浅筋膜的深浅两层所分隔并包绕，从上部起至锁骨肋骨结合处，外侧最远可分布达腋中线，内侧弧形至胸骨旁线，下部至乳房下皱襞。中老年妇女的乳房，或是增大的乳房，乳房下皱襞可降到第7肋间隙。乳腺的基本功能单位是乳腺小叶，每个小叶由10~100个末端导管的扩大部分——腺泡构成。20~40个乳腺小叶汇合形成大的导管，最终形成乳腺导管。15~20个乳腺导管在乳晕区形成乳腺窦，以输乳孔开口于乳头。

乳头是乳房最前突的部分，直径一般为0.8~1.2cm，有15~20个乳腺导管开口。半球形或圆锥形乳房，在站立位时乳头位于乳房中心，体表位置在第4肋间隙或第5肋间隙水平与锁骨中线交界处。当皮肤松垂时，乳头位置下移。利用体表标记，有许多评估乳头相对位置的方法，如胸骨上切迹至乳头的距离，一般为18~24cm，平卧位时升高2~3cm；乳头间距，平均为18~24cm；胸骨中线至乳头的距离，一般为9~12cm；乳房下皱襞至乳头距离5~7cm为常见数值，肥大或皮肤松弛时可以延展至10~12cm或更多。

乳晕位于乳头外围，一般呈棕褐色，直径3.5~4.5cm，介于乳头肌与腺体之间。乳晕区有许多小圆形凸起，为乳晕腺。乳晕下方为乳房的无脂区，浅筋膜脂肪在乳晕周围开始消失。

乳房的实质组织中有结缔组织、血管、神经及淋巴组织。乳房的纤维结缔组织从乳腺小叶表面到乳房前面的浅筋膜的浅层，构成乳房的悬韧带，即Cooper韧带。该层结构对乳腺起支撑作用，表面附着于皮肤，深层扩展附着于胸肌筋膜。

乳房的脂肪分布主要为包绕乳腺的前后脂肪囊及夹杂在乳腺小叶之间的脂肪组织。包绕乳腺的前后脂肪囊分别是浅筋膜的深浅两层脂肪，这两层脂肪又合称为乳房囊（breast capsule）。前层乳房囊是皮下浅筋膜浅层脂肪，这层脂肪在乳头乳晕复合组织区是局部缺失的，缺失区主要被腺体导管和皮肤真皮替代。乳房囊后层是很薄的脂肪，这层脂肪使得乳房可以在肌肉表面相对滑动。脂肪囊起于第2肋水平，结束于下皱襞水平。

二 血液供应

乳房的血液供应主要来自胸廓内动脉的肋间穿支、胸外侧动脉、胸肩峰动脉的胸肌支和肋间动脉外侧穿支，以及肩胛下动脉的分支等，这些丰富的血管在乳房内互相吻合形成血管网。

胸廓内动脉的肋间穿支是乳房血液供应的第一来源，主要供养乳房内侧及中央部分。胸廓内动脉的第1～4肋间穿支，在胸骨旁穿过肋间隙，于胸骨外缘穿过胸大肌附着部，进入乳房的内侧缘，提供乳房50%以上的血液供应。胸廓内动脉的第2～6肋间穿支从距胸骨旁1.0～2.0cm处穿过胸大肌。在怀孕及哺乳时，乳房增大，胸廓内动、静脉较正常者成倍增粗。

胸外侧动脉和肋间动脉的外侧穿支是乳房血液供应的第2来源，主要供养乳房的外侧部。胸外侧动脉是腋动脉的分支，在胸外侧壁下降到胸小肌及前锯肌表面，在浅筋膜层发出数条乳房动脉分支供养乳房外侧部。

胸肩峰动脉的胸肌支，在胸大小肌间下降，穿过胸大肌筋膜到乳腺的分支，自乳腺后方穿入乳腺，成为乳房来自后表面的血液供应。

乳头乳晕区血液供应直接依赖乳晕下动脉网。该网距乳晕表皮0.3～0.5cm。该网的血液供应主要来源于胸外侧动脉和胸廓内动脉或第2～4肋间穿支的乳头乳晕分支。

乳房的静脉有浅、深两层分布，深静脉与同名动脉伴行，汇入胸廓内静脉、肋间后静脉，进而汇入奇静脉或半奇静脉和腋静脉。当乳房肥大，乳房的动、静脉也相应增粗，其直径可达5～6mm。

乳房的上述血液供应，在乳房皮下及乳腺内交织成网。这是乳房缩小整形中虽有多种切口设计及皮瓣、乳腺组织瓣移植，但不易造成乳房组织坏死的原因（图74-1）。

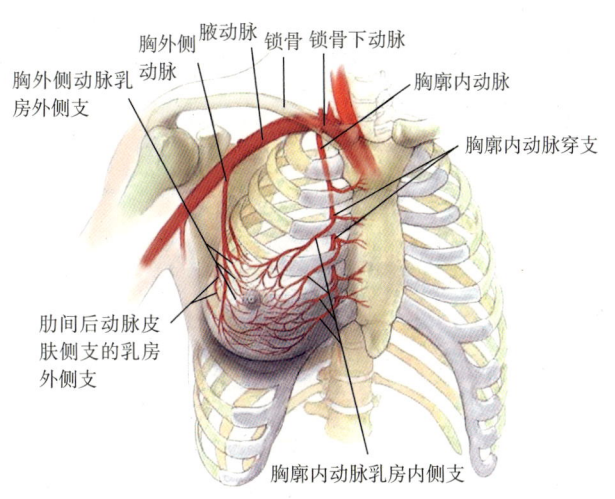

图 74-1 乳房的血管

三 神经支配

第2～6肋间神经的外侧皮支的前支和前皮支，为乳房的支配神经。皮支主干在走行过程中沿途向各个方向发出细小分支达乳腺体及皮肤，呈立体发散状分布。一般情况下，两者的延伸范围以锁骨中线为限，但也有部分分布范围出现互补性，即部分肋间神经外侧皮支的前支超过锁骨中线支配更大范围，此时其前皮支的外侧支分布范围会相应缩小；反之，部分肋间神经前皮支的外侧支超过锁骨中线支配更大范围,其外侧皮支的前支分布范围会相应缩小。

乳房中部及乳头乳晕的神经支配,来自T3、T4、T5肋间神经的外侧皮支的前支和前皮支。第4肋间神经外侧皮支和前皮支较粗大,在乳房中分布范围较其他神经明显占优势,且分布于乳头和乳晕。第4肋间神经的乳房深支沿深筋膜浅面走行,从乳腺后方进入乳腺,伴随乳腺导管走行并到达乳头。浅支走行于乳腺腺体表面浅筋膜层内,最终进入乳晕皮肤。第6肋间神经主要支配乳房下部,主干不朝向乳头方向走行(图74-2)。

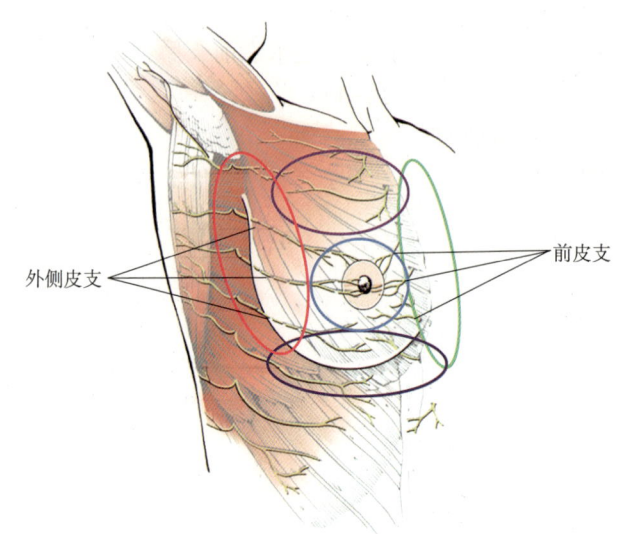

图74-2 乳房的神经支配

其交感神经与胸外侧动脉乳房支及肋间动脉乳房支相伴行进入乳腺,支配皮肤、血管、乳头、乳晕的平滑肌及腺体组织等。

第2肋间神经的皮下分支外侧皮支,向外侧及末端,经过腋部与正中神经的上臂皮神经及第3肋间神经构成神经丛,称为肋间臂神经。乳房扩大整形术(即隆乳术)后引起上臂疼痛,与该神经受压或损伤有关。

腋窝入路的假体隆胸术在操作时,需要考虑一些感觉神经和肌支可能受损伤的问题,主要有肋间臂神经、上臂内侧皮神经、胸内侧神经。肋间臂神经受损会产生隆胸术后上臂内侧麻木的症状。胸外侧神经和胸肩峰动、静脉穿出于肋间隙,向前走行于胸大肌深面脂肪垫中,最终进入胸大肌。胸内侧神经的位置不是固定的,有时会进入胸小肌而不是从肌肉侧缘穿出。在临床上,该神经的粗细差异也很大。大多数情况下,术者在分离胸肌下腔隙时都会保护胸内侧神经,但当神经从更靠胸小肌下部的位置穿出时,继续保留胸内侧神经会妨碍假体植入腔的形成,此时需要离断该神经。离断胸内侧神经虽然不够理想,但不会造成胸大肌肌力的明显减弱。

四 淋巴回流

乳房的淋巴网非常丰富,腺体内各小叶间有着稠密的淋巴网。女性乳房淋巴回流丰富,分浅、深两组。浅组位于皮下和皮内,深组位于乳腺小叶周围和输乳管壁内。两组之间广泛吻合。除乳头、乳晕和腺体中部的小部分淋巴管汇集形成乳晕下淋巴丛外,绝大部分的腺体内淋巴管都汇集到胸大肌筋膜,形成深筋膜淋巴丛。乳房的淋巴输出有四个途径:①约75%的淋巴沿胸大肌外缘流向腋窝淋巴结,继而达锁骨下淋巴结。但亦有少量淋巴(多来自乳房上部)流向胸大、小肌间淋巴结（Rotter's 淋巴结），直达锁骨下淋巴结。②约25%的淋巴（多来自乳房中央区和内侧）沿肋间隙流向胸骨旁淋巴结，沿着胸廓内动、静脉排列，一侧仅有3~4个。③乳房深部淋巴网还沿着腹直肌鞘和肝镰状韧带通向横膈和肝。④乳房皮肤淋巴网与胸壁、颈部、腹壁的皮肤淋巴网有广泛的联系。因此，一侧乳房的淋巴不仅可以流向对侧乳房，还可流向对侧腋窝，甚至两侧腹股沟的淋巴结。

五 乳房的内部支撑结构

具有一定重量的半流体乳腺在空间上的位置是依靠前、后、上、下、内、外六个方向上广泛的韧带和韧带样结构固定的（图74-3，图74-4）。前、后方是依靠Cooper韧带的固定，向上有锁骨韧带浅束和深束，向内有内侧胸骨韧带，向外有胸小肌悬韧带、胸大肌外缘韧带、胸外侧融合筋膜，下方有下皱襞区韧带。这些韧带对乳房起着悬吊作用。所有的韧带样结构随着年龄增长而延长，力量上逐渐减弱，乳房随之下垂。

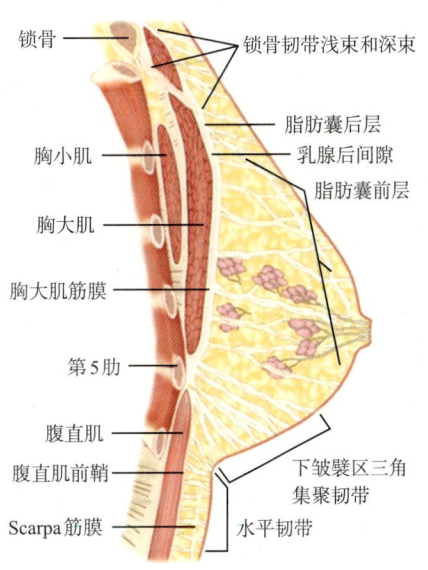

图 74-3　乳房的韧带结构之一

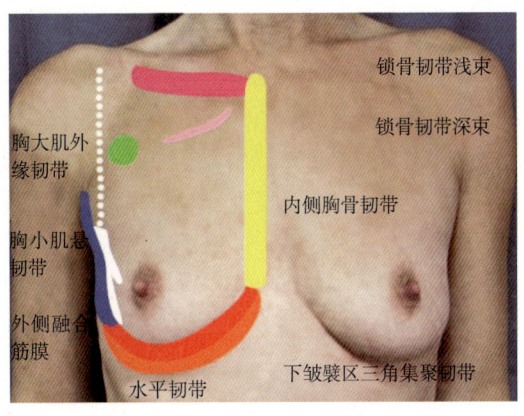

图 74-4　乳房的韧带结构之二

Cooper韧带又称乳房悬韧带，其一端连于皮肤和浅筋膜浅层，一端连于浅筋膜深层及胸壁深筋膜，韧带两端固定，无伸展性。Astley Cooper对乳房韧带的研究可以追溯到1840年。他是最早的描述乳房部位的韧带分布情况的学者。因此乳房悬韧带至今还有Cooper韧带这个名字。下皱襞下方的水平韧带也是自那时起就沿用至今的。

内侧胸骨韧带：随着脂肪囊前后两层向内移行，在胸骨边缘出现致密纤维组织，这些致密纤维组织从胸骨骨膜发出至真皮，很短但很牢固。内侧胸骨韧带承担着浅筋膜和深筋膜融合并锚定在胸骨上的重要作用。致密和牢固的另一个原因是这里很少有脂肪分布，更没有乳腺分布。这个韧带构成了乳房内侧最牢固的固定黏合区。

锁骨韧带：有浅深两束，浅束止于锁骨前上缘，深束止于锁骨的下深缘。

胸大肌外缘韧带：位于胸大肌外缘与乳房外界的交会处，韧带致密。这是乳房外上方主要的坚固且锚定的韧带。此处已经可以观察到胸大肌肱骨附着的部分腱性组织。

胸外侧融合筋膜（lateral fascial confluence）：这由胸大肌、胸小肌和前锯肌三块肌肉的筋膜会合而成。筋膜向上与腋窝悬韧带相延续，向下内与下皱襞韧带相延续。筋膜向深面有纤维穿过前锯肌肌束、肌间隙，止于第4肋、第5肋、第6肋肋骨骨膜。

胸小肌悬韧带：是起于胸小肌筋膜而分布在胸外侧的束状致密韧带。从胸小肌起始后，向下走行，其间掺入了胸大肌外侧筋膜和前锯肌筋膜的部分纤维，顺势向腺体方向深入，距乳头外侧4cm处渗入下半部乳房腺体。

下皱襞区三角集聚韧带：学者Simone A. Matousek通过尸体解剖的组织学观察发现，此区存在三角形分布的聚合度很高的纤维密集区。从第5肋骨膜起始，向浅面发散并且垂直深入皮肤真皮的致密纤维聚集区，在矢状面上呈三角形态，故命名为三角融合体（triangular fascial condensation）。部分纤维在由深入浅的过程中，经过胸大肌和腹直肌交界处，部分嵌入乳房的下极。乳房的体表特征源于内部的组织分布和构造。下皱襞的位置和状态，基于纤维组织结构精细的配准。不同的乳房韧带类型致密程度不同，下皱襞越明显、乳房下极越膨隆的个体，韧带纤维越密集、越多。该韧带区可视为乳房结束区，其下方是一些水平方向的短韧带组织，从腹直肌发出而止于浅筋膜，未再向皮肤浅出。下皱襞下1cm处上腹部的筋膜结构开始呈现，重新出现Scarpa筋膜。

乳房横膈：这是学者Würinger在1998年对28个乳房进行精细解剖研究后的发现和描述。所有标本均呈现致密的横行纤维隔，该纤维隔起自第5肋水平的胸大肌筋膜，由内自外水平走行，直至乳头中央，将乳房分割为头侧与足侧两个解剖单位。该纤维隔在乳房的内侧缘和外侧缘变厚形成垂直走向的韧带，止于胸壁。此描述与2014年Simone A. Matousek的描述有表达上的差异。产生差异的原因可能来自解剖的顺序和方式以及研究方法的不同。但是在第5肋存在致密的韧带起始点，以及乳腺在内外有垂直向韧带的内涵是一样的。

临床上有很多涉及韧带的问题，如手术继发畸形产生原因的探讨。隆胸继发的双乳合一（symmastia）是指乳房假体跨越胸骨边缘向内异位。此类畸形的内在原因是乳腺内侧的韧带被突破，导致乳房假体的疝出。隆胸继发的双泡畸形是指乳房下方在弧度上不呈单一的曲线，而呈不协调的双重曲线。乳房外侧韧带没有适当松解是造成双泡畸形的重要原因之一。

（郑丹宁　余力）

第二节 假体隆乳术

一 概述

坚挺而丰满的乳房是女性妩媚的象征。追溯到公元前8000年的新石器时代，在许多发掘的史前古器皿中，乳房就已经是一种特征性功能符号，代表女性独具的女性气质和性欲。到了公元前3000年，女性开始使用一种类似于现在的胸罩或紧身衣的支撑物外置于乳房外，以获得更坚挺丰满的乳房外观。这表明在人类文化的发展长河中，开始逐渐突显乳房形态、外形的生理评判标准。另一方面，不同的文明会建立各自独特的乳房外形标准。在西方文化的历史长河中，数百年均以赞扬女人美丽动人的外貌为中心，在这外观标准之中，乳房的大小和形态亦是重要的组成部分。维多利亚时代的早期，西方上流社会流行的是娇小的乳房，甚至逐渐极端到流行平的乳房，如同男性化的胸部。然而到了19世纪，又开始追求大而坚挺。20世纪以来，完美的美人胴体表现为身材高挑而身体轮廓曲线优美，在优美的S形轮廓弧线中，上翘而圆滑的臀部构成了曲线的下半部分，不可或缺的上半部分弧线即由乳房轮廓外形构成。上凸下翘，这一词语简单明了地概括了坚挺、丰满的乳房在形体轮廓中的重要性。同时，各类时尚媒体亦在推波助澜，大众的审美亦在此逐渐追随乳房的挺与大。许多诸如VOGUE、COSMOPOLITAN等时尚杂志提醒女性：在万众瞩目的女人身材线条中，不完美的腰上线条会破坏女性的第一印象，影响女性的情感感知。媒体和时尚文化如此关注乳房，长期以来女性就一直在寻求增大乳房，改善身体的比例关系，以获得更女性化的外观，从而进一步提升自我形象。我们不难理解为何许多女性，尤其是那些乳房不发育或发育不良的女性会义无反顾地选择隆乳术，以获得丰满坚挺的乳房。

从1962年发明了硅凝胶假体以及1963年Cronin和Gerow报告世界上第一例应用硅凝胶假体的隆乳术以来，隆乳术已经成为最常见的美容整形手术之一。据不完全统计，在美国，超过1%的成年女性做了隆乳术。如此高的手术普及度，在某种程度上表明隆乳术的满意度较高。许多调查表明，总体而言，隆乳术后，女性增强了自我形象，增强了自信心，同时可能获得了更好的人际关系。

二 隆乳术患者的心理评估

有许多研究表明，隆乳术患者是一个心理同构化的群体，对各自乳房的评估均有不同程度的不满意。这种不满意可以追溯到洞穴时代，人类就把小乳房或乳房畸形和低自尊、没有女性气质联系在一起。另一方面，隆乳术患者不是心理不正常，而是她们对自己体态吸引力的评估是负面的。

研究表明，隆乳术女性和总体人群比较，情感不良问题发生率较高，离婚和不愉快婚姻比例较高。她们自认为缺少女性魅力，有较高水平的抑郁表现。1981年，Goin在所著的书中指出，许多隆乳术患者有抑郁病发作的病史。同时他提出这些患者具有以下三个方面的特点：①这些患者有潜在的抑郁倾向，而这种倾向被患者本人对乳房的关注掩盖；②患者往往痴迷于关注她们的外表并且喜好从身材比例的标准来评价自身价值标准；③她们将自己描述为没有魅力、没有吸引力、性格不外向的群体。但这种举止是一个保护壳，用来保护她们根本上缺乏的自尊和自信，而缺乏自尊又导致她们的社会关系常常存在问题。

笔者在实践中感受到，寻求隆乳手术的女性大多怀疑她们的女性魅力，或是她们已具有相当的女性魅力，而要求达到更好和最好，这就是她们寻求隆乳手术的主要动机。这一想法的逐渐显现大多可以追溯到其青春期或儿童期。Edgerton 和 McClary 认为，隆乳术女性常见困难的童年。她们的家庭通常存在父母感情不和，甚至父母间的争斗，从而导致她们的不安全心理。她们在儿童期缺少安全感。从青春期开始，她就开始关注自己乳房外观。在30岁时开始关注她们的躯体外观以及乳房大小问题。一些隆乳术患者看上去自信、迷人，穿着时髦且通常穿戴有垫文胸，这在一些学者看来是为了掩饰自身内心的不安全感和自尊的缺乏。当医师询问她们做隆乳手术的动机时，通常的回答是穿衣漂亮或看上去身体比例更自然协调。Thompson 认为身体形象的扭曲程度是和自尊有密切相关性的。身体形象扭曲越明显，自尊程度就越弱。因此，这些女性对身体形象的改变非常敏感，同时激发了她们对一些身体部位的高度关注。

有学者对女性寻求隆乳术的原因做过研究，原因有：①增大现在太小的乳房；②当由于生育和（或）体重增减而失去紧实感时，想获得较好的身材比例；③获得自信；④穿衣漂亮；⑤改善生理外观；⑥更女性化；⑦获得更好的身材比例；⑧增加性吸引力和裸体时看上去更富有魅力等。同时，在评估潜在的隆乳术患者时，需要涉及她们的手术动机，讨论她们对手术效果的期望，讨论她们的生活满意度，识别抑郁或焦虑的信号。Anderson 提议需考虑并评估潜在的困难患者。Matarasso 认为这些潜在问题患者为有不切实际的期望、行为粗鲁、有强迫症倾向、一时心血来潮而又优柔寡断的患者，是过度奉承的患者、可怜的历史学家、不合作或不满足手术条件的患者、抑郁症患者、有整形恐惧症的患者及有诉讼倾向的患者等。

Schlebusch 和 Mahrt 通过一个研究表明，许多患者心理上从隆乳术中获益，同样在身体影像上和心理机能上有改善。这个结果表明，术后患者可能会减少焦虑和抑郁的倾向。有许多文献表明，即使一些存在原有心理问题的患者，通常也满意隆乳术的效果。虽然不是所有患者都能达到她们的期望值，同时基本个性并没有改变，但大多数女性没有怨言，并指出她们会向有同样状况的女性推荐这个手术。她们认为手术后她们更具吸引力，性关系得到改善。手术的积极性超出了她们的预期。手术后虽然个性没有改变，但患者感到困扰和害羞的情况减少了。Hetter 报告96%的患者达到她们的期望，88%满意这个结果，97%认为她们可以再做这个手术。然而，Schlebusch 和 Mahrt 发现，大多数女性并没有认真考虑术后出现不满意的可能性。因此，需要术前医师和患者之间的充分沟通和了解，以获得更加正面的反馈和手术效果。

三 乳房假体的演变

1895年，Czerny 报道了第一例隆乳术，这个手术使用的隆乳材料是脂肪瘤，将一个脂肪瘤充填到乳房腺瘤切除后形成的缺损处，完成了世界上最早以美容为目的的隆胸手术。20世纪50年代，Longacre 尝试使用自体组织作为充填材料增大乳房体积。当时主要以整块游离的脂肪组织作为充填材料，但术后效果欠佳，脂肪大部分被吸收。同一时期，有学者建议应用真皮-脂肪，或真皮-筋膜-脂肪组织作为充填物，以减轻组织的吸收程度。但充填物依然被吸收一半以上，部分患者甚至因脂肪组织坏死液化而形成慢性窦道。当时的这些方法因为隆乳效果欠佳、瘢痕较大，很快被淘汰。几乎在同一时期，人们开始尝试在隆乳术中应用各种能注射的物质，如石蜡、凡士林、蜂蜡、虫胶漆、油灰和环氧树脂等。1942年出现了石蜡油（液体石蜡）注射隆乳术（图74-5），很快由于其对人体的危害而被停止使用。同样在20世纪50—60年代，各种固体人工材料被广泛应用于隆乳手术中，包括玻璃球、橡胶、古塔胶、聚氨酯、聚四氟乙烯和聚乙烯醇海绵等。这些方法在当时获得了一定的满意度，但是随之出现了各种并发症。例如，当时手术中植入的海绵，术后其周围会形成坚硬的纤维囊并发生挛缩，海绵内的空隙也被纤维组织充填，整个乳房挛缩变硬、形态不良且移动性差。人工海绵随即被禁止继续应用于临床。1961年，Uchida报道了使用可注射硅胶的隆乳手术。这种没有瘢痕且简单易行的方法很快流行开来，且于80年代中期也开始盛行于中国。然而在随访中发现，液体硅胶注射术后许多乳房形态不佳，还出现大量乳房结节、钙化、感染、囊肿、慢性非特异性炎症、皮肤和腺体组织坏死、肉芽肿、ARDS等并发症，甚至有导致死亡的病例报道。而且这些并发症的处理也十分棘手，有时不得不行乳房全切手术。美国内华达州于1976年就禁止手术中应用液体硅胶材料。目前几乎所有的国家都已禁止使用液体硅胶注射隆乳。从以上的历程可以发现，隆乳术发展的轴线是隆乳材料的艰难选择过程，而这一抉择始终伴随着两个问题：材料是用人工材料还是自体组织，填充方式是选手术植入还是注射。经过长时间的探索，直到1962年，Cronin和Gerow报道了世界上第一例硅凝胶假体隆乳术，才开始了现代隆乳术的新纪元。

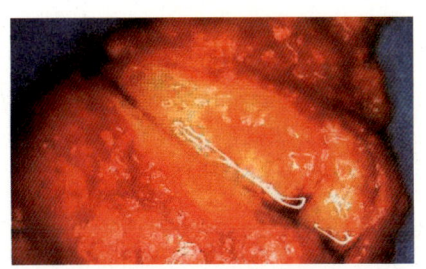

图74-5　石蜡注射后乳房组织大量浸润油性液体

在"第二次世界大战"期间，航空工业飞速发展带来了许多新技术和新材料，其中有机硅获得了广泛应用。由于其柔软的特性和惰性的特质，激起了医疗产业的兴趣而被广泛应用在医疗领域，例如人工胆总管、人工尿道、硅胶管等。很快引起了整形外科医师的关注，研究认为它是一种可植入的医用材料。Dow Corning公司生产了世界上第一款硅凝胶假体，而Cronin和Gerow完成了第一例植入硅凝胶假体的隆乳术。假体是将黏性硅凝胶充填于厚厚的硅壳中的，假体呈现泪滴状（图74-6）。Cronin假体的特点是，假体的周边有接缝，底板中有涤纶固定片，以便使纤维组织长入而起到固定假体作用，以确保假体位置稳定。当时的假体壳较厚，充填物是稠厚硅油。在美国就有多达240种型号。这些早期假体包膜挛缩发生率非常高，不久就被淘汰。当时推测认为乳房很硬的原因是硅胶袋太厚，在20世纪70年代中后期就出现了新一代的硅胶植入物，这些植入物是圆形的，硅胶壳是薄而无缝的、光滑的。没有固定片，厚度更薄，达到0.13mm。和第一代假体相比，充填物更加有流动性而更不黏滞。手术后随访发现包膜挛缩的发生率有一定改善，但提高了硅胶的"渗出"和壳破裂的发生率。在20世纪70年代，随着科研的深入，发现凝胶渗漏现象——通过硅橡胶壳，硅凝胶渗出或泄漏的是低分子量的颗粒，表现为壳表面黏黏的感觉，被认为能促进包膜挛缩的发生。

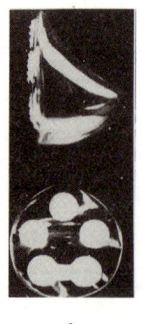
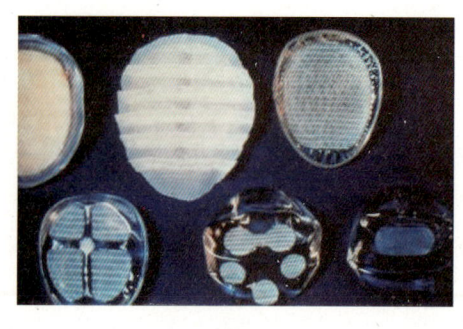

图 74-6　Cronin 乳房假体

为了最大限度地减少硅凝胶渗漏，20世纪80年代研发了第三代的光面硅凝胶假体。研发和生产上专注于提高硅壳的强度和抗渗漏性。最大特点是在两层"高性能的弹性硅薄膜之间加入了一约0.01mm的"阻挡层"（主要生产厂商有McGhan Medical、Dow Corning。有数据表明，这些改变延长了假体壳的寿命，同时减少了纤维囊挛缩的发生率。毛面或纹理面的第三代硅凝胶假体如果充填了较为黏滞的硅凝胶，就会被称为第四代硅凝胶假体，而第五代硅凝胶假体则充填了高交联的硅凝胶（图74-7）。

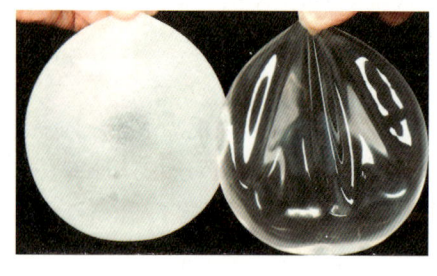
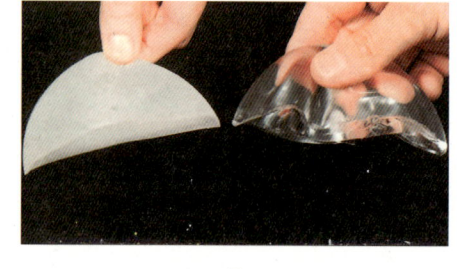

图 74-7　高交联硅凝胶。当假体破裂时，高交联硅凝胶仍然保持它自身的整体性、不流动性

1992年左右，由于怀疑硅凝胶乳房假体可能导致系统性红斑狼疮等自身免疫性疾病，FDA曾限制应用硅凝胶乳房假体（临床研究除外）。到1999年，许多独立研究机构，例如美国医学研究院（IOM）等，包括独立法官任命的临床研究机构，开展的临床多中心研究和统计学研究表明，硅凝胶乳房假体与自身免疫性疾病的发病率之间并无必然联系。美国FDA遂于2006年11月同意两大美国假体生产公司（Mentor和McGhan Medical）获得上市前许可（PMA）。目前硅凝胶乳房假体隆胸仍是世界范围内的主流隆胸手段。

四　毛面隆乳假体

毛面隆乳假体是目前最常用的乳房假体之一。最早的乳房假体是有底板固定片的光面假体。其较高的纤维囊挛缩发生率一直困扰临床应用。到了1970年，Ashlev发现在硅凝胶假体表面覆盖一薄层聚氨酯泡沫能明显降低包膜挛缩发生率，获得了良好的临床效果。聚氨酯面能与周围组织黏合，然后逐渐降解，最后形成一个不再缩小的囊腔。光面假体需要通过在囊腔中移动以获得柔软度，而聚氨酯覆盖的假体即使不移动也是柔软的。在1990年左右，这种产品获得了空前的知名度，尤其是在南美国家。然而聚氨酯膜体内降解的产物甲苯二胺（TDA）在动物实验中发现有潜在致癌性，这导致FDA颁布禁令，禁止其临床应用。这个突如其来的产品安全问题导致市场上聚氨酯假体消失了。拥有Surgitek假体品牌的Bristol-Myers Squibb公司撤出了乳房假体市场。然而看到聚氨酯面假体的良好临床疗效以及在商业上的成功，美国假体生产厂商推出了毛面乳房假体，期望获得类似的效果。在1986年，美国麦格公司推出了Biocell毛面假体和扩张器，Mentor公司推出了Siltex毛面假体（图74-8）。在1990年，Dow Corning推出MSI"结构面"假体，但2年后因爆发的硅凝胶假体安全性事件而撤出了市场。

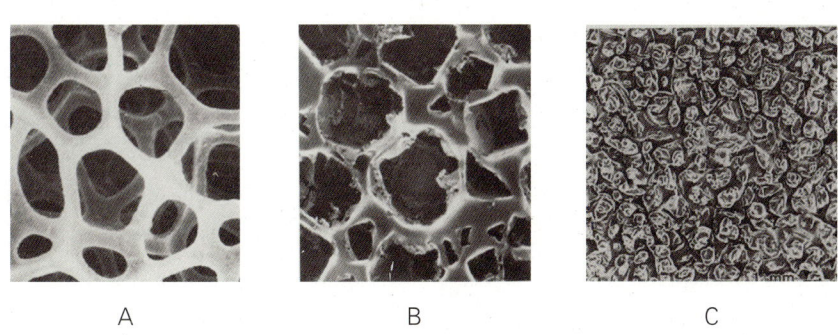

图74-8　电镜下三种不同类型的毛面硅胶面
A. 聚氨酯面　B. Biocell面，每平方毫米3.1个孔，孔大小为289μm　C. Siltex面，不规则结节高度为65～150μm，宽度达60～275μm

　　Biocell面是通过盐蚀技术形成的毛硅胶面，由不规整的孔组成，毛糙度高，密度为每平方毫米平均有3.1个孔。孔的平均大小为289μm。这些不相连的孔促进其和周围组织间的粘连。通过附着作用形成纤维囊。这种组织的粘连特性类似于聚氨酯泡沫面假体。然而不是整个假体周围或所有使用Biocell技术的乳房植入物都存在这种组织粘连。Biocell面摩擦系数较高，它们相对静止不动。因此，Biocell面假体的特征是柔软且不移动。前瞻性临床研究已经表明，无论是硅凝胶假体还是充注式盐水假体，在包膜挛缩的发生率上，Biocell面的假体显著比光面假体低，尤其是在胸肌表面植入假体的情况下。

　　Siltex面通过压印技术形成，是一个毛糙度不是很高的毛面硅胶面，呈现为凸起而密集的不规则结节，高度在65～150μm之间，宽度为60～275μm。Siltex不会和周围的组织紧密附着，不像聚氨酯面和Biocell面那样具有相当的附着性。前瞻性临床研究同样表明其纤维囊挛缩发生率与光面假体比明显降低。

　　另一方面，在硅凝胶假体安全性受到质疑的时期，市场上出现了一些其他充填物。有聚乙烯吡咯烷酮，是一种低分子量的生物胶，其特点是放射性透光性比硅凝胶更好，曾在1991年进入市场。Lipo Matrix公司生产过以甘油三酯为充填物的乳房假体。1999年由于出现假体渗漏后的组织刺激问题、腐臭或臭味问题，很快撤出了市场。1991年由法国的PIP和Arion公司生产过的水凝胶假体，是一种充填了有机聚合物、黏多糖和水的聚合物的乳房假体。有报道警示由于渗透压的原因，其水凝胶会膨胀。英国医疗器械监管机构于2000年对此材料发出过警告。目前，市场上主流的假体充填材料仍为硅凝胶。

五　解剖形隆乳假体

　　以假体的形态划分，有圆形假体和解剖型假体。第一代由Cronin和Gerow生产的硅凝胶假体就是水滴形的。由于其较高的纤维囊挛缩发生率而退出了市场。随后的一段时间，生产厂家以设计和生产圆形光面低突度假体为主。这些圆形光面假体占领市场达20年之久。只有当固定的柔软性受到推崇时，才出现了解剖性假体。最早的解剖性假体是1980年诞生的聚氨酯面假体，Silimed推出的聚氨酯面解剖型黏性硅凝胶假体，在南美等市场上获得了推崇。这是一种理念的改变，人们在用Biocell面扩张器时观察到组织黏附性，这种黏附性让人联想到黏附好的聚氨酯面的低纤维囊挛缩率，促使McGhan公司推出了解剖型扩张器及之后的153型解剖型假体。两者均获得了良好的临床效果，后又推出了133型扩张器和410型硅凝胶假体。后者就是由Allergan公司生产的410型假体（图74-9）。

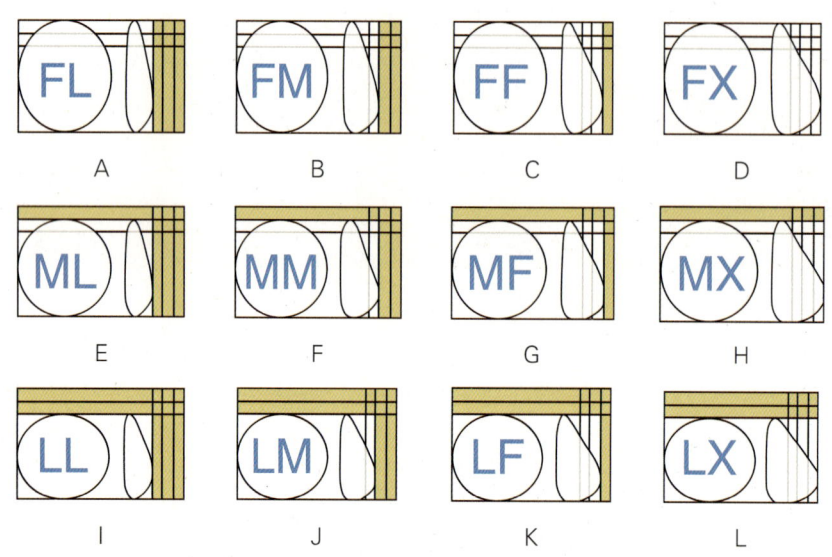

图74-9　Allergan公司410型解剖型假体

Mentor公司相继在1997年和2003年推出了中高系列及其他系列的Siltex解剖型组织扩张器。随后推出不同高度和突度的解剖型硅凝胶假体（图74-10）。

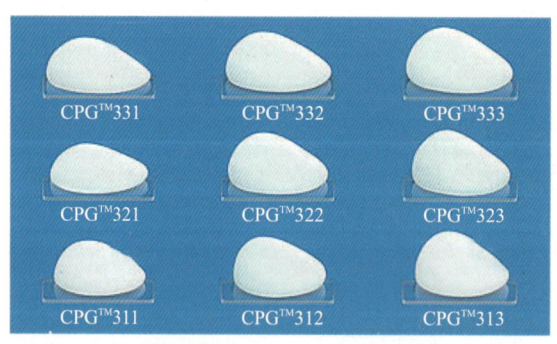

图74-10　Mentor公司生产的CPG解剖型假体系列

以上解剖型硅凝胶假体中灌注的硅凝胶都是交联的，以维持胶的稳定性。硅凝胶交联程度的不同，会导致胶呈现不同的物理性状。例如，如果增加交联度，原呈液态感的凝胶的均质性和坚硬度会改变，而如同一块软果冻。这些充填高交联硅凝胶的假体形态稳定，因此英文也叫"form stable gel"，意味着假体都能维持它原有的形状。

六　隆乳假体的体积

选择合适的假体体积对乳房的形态很重要。许多患者由于缺乏有关的美容知识，经常出现一些不切实际的极端追求，或"越大越好"，或"有一点就行"，其要求往往带有很大的盲目性。事实上，假体与患者组织的相互作用（假体-软组织动力学）对隆乳术的短期和长期效果有重要影响，其副作用如皮肤变薄、皮下组织和腺体萎缩、下垂、假体边缘显露、假体边缘触及、肌肉收缩压痕、乳房不对称等都与假体-软组织动力学直接或间接相关。据研究，患者或术者的因素都可以影响隆乳手术效果，目前没有一个假体选择系统可以兼顾所有这些因素。对于一个临床上应用的假体选择系统，必须简便而有效，考虑到决定假体体积的关键因素，充分充填乳房腔穴。现有腺体或乳房的基底径、乳房皮肤的牵拉度、现有腺体对于牵拉腔穴的充填度是三个确定最佳腔穴充填的量化参数。

乳房的牵拉度是最重要也是最容易忽略的参数，决定了达到最佳隆乳效果的足够充填量。腔穴牵拉的影响因素包括性别、年龄、怀孕、哺乳、激素、乳房体积、既往植入体尺寸等。既往曾怀孕、哺乳及植入体牵拉的腔穴需要足够的体积才能达到足够的充填上极。若充填不够，就会导致上极凹陷或平坦。紧致、未生育者的腔穴，通常顺应性更差，不容易伸展，因此需要的最佳充填体积较小。若过大的体积被植入未生育者或相对较紧的腔穴以达到特殊的效果，机械性牵拉力量使皮肤和皮下组织变薄、萎缩，压迫腺体、皮下组织，甚至胸廓，将会造成上述组织萎缩。如果同时考虑最佳美学效果、最小风险和再次手术，最佳乳房充填体积是达到足够但不是过度的充填上极，同时不会带来过大的体积和假体-软组织动力学因素，因为这两个因素影响长期效果。隆乳术中的充填规律是首先充填下极，直至牵拉极限，然后是上极。上极的美观由充填量和下极组织的牵拉度决定。适度充填会带来外观的自然，3~6个月后上极皮肤会牵拉完成。上极的过度充填将导致上极的更多和更长时间的突起，这是很多患者希望的。不幸的是，这增加了额外的重量，最终导致下极的更大牵拉，由此导致上极丢失以及产生肌肉收缩痕迹的风险。假体基底径大于现有腺体的基底径时，患者须被告知假体边缘仅被皮肤和皮下组织覆盖，增加了边缘可见、触及和出现收缩痕迹的风险。目前临床上应用的假体选择方法主要包括以下几种：

（一）公式计算法

手术医师通过对需要手术患者的乳房、胸廓及部分体型数据进行体表测量，并将测得的结果代入乳房假体选择公式或选择图表中，求出所需乳房假体的体积。

目前应用较多且比较简便的是Tebbetts于2001年发表的TEPID法。组织（tissue，T）、腔穴（envelope，E）、腺体（parenchyma，P）、假体（implant，I），以及假体-软组织动力学（dynamics，D）是影响隆乳术后美学效果、并发症以及再手术率的重要参数，简称为"TEPID"。TEPID乳房假体选择系统（表74-1）基于以上重要参数，同时考虑到了影响隆乳术长期效果、并发症和再手术的软组织覆盖这一因素。

表74-1　TEPID法乳房假体选择系统

乳房测量	参数
APSS	APSS<2.0，-30ml，APSS>3.0，+30ml；APSS>4.0，+60ml
STPTUP	<2.0cm，肌肉后
STPTIMF	<0.5cm，肌肉后，IMF处保留肌肉起点

续表

乳房测量	参数							
A/N:IMFmaxstr	N1 IMF>9.5,+30ml							
PCSEF%	PCSEF<20%,+30ml							
	PCSEF>80%,−30ml							
IDFDD	根据患者要求,调整假体体积;根据假体体积,确定最佳乳房下皱襞水平							
基底径(cm)	10.5	11.0	11.5	12.0	12.5	13.0	14.0	15.0
假体体积(ml)	200	250	300	300	325	350	375	400
A:IMF(cm)	5.0	5.0	5.5	6.0	6.0	6.5	7.0	7.0
N:IMF(cm)	7.0	7.0	7.5	8.0	8.0	8.5	9.0	9.5

注：APSS 为皮肤向前牵拉度；STPTUP 为上极皮肤掐捏厚度；STPTIMF 为下皱襞皮肤掐捏厚度；A/N:IMFmaxstr 为最大牵拉下乳晕或乳头至下皱襞距离；PCSEF% 为腺体对乳房的充填比例；IDFDD 为假体径与充填动力学；IMF 为乳房下皱襞；A:IMF 为乳晕至 IMF 的距离；N:IMF 为乳头至 IMF 的距离

参数测量：①乳腺基底径；②乳房皮肤向前牵拉度；③乳房上极皮肤掐捏厚度；④乳房下皱襞处组织掐捏厚度；⑤乳头至乳房下皱襞最大牵拉长度。术者需同时明确现有腺体量占乳房腔穴最佳填充量的百分比，且考虑到假体-软组织动力学因素。腺体基底径指测量乳房从内侧开始突起至乳房外侧的直线距离，这一测量的目的是确保假体有确实的软组织覆盖。为确保软组织覆盖，选择假体直径时宁可比基底径短0.5cm，也不要长0.5cm。乳房皮肤向前牵拉度指测量乳晕处皮肤最大可向前牵拉的长度。

根据患者腺体基底径初步确定假体体积。例如，基底径为10.5cm，初步确定假体体积为200ml，依次类推。

根据皮肤松紧度调整假体体积。如果乳房皮肤向前牵拉长度为2cm（皮肤非常紧），上述体积减30ml；如果乳房皮肤向前牵拉长度为3cm（皮肤中度松弛），上述体积加30ml；如果乳房皮肤向前牵拉长度为4cm（皮肤非常松弛），上述体积加60ml。如果乳头至乳房下皱襞最大牵拉长度为9.5cm，额外再加30ml（这意味着乳房下极存在非常多的多余皮肤，例如重度腺性下垂患者需要更多的充填量）。如果判断现有腺体对乳房腔穴的充填少于20%，加30ml（实际上术前基本无腺体存在）；如果现有腺体对乳房腔穴的充填多于80%，减30ml（腔穴术前已经基本被腺体充填）。

假体参数及充填分布动力学导致可变的体积。对于不同的假体形状和充填材料，术者可以通过增加或减少来补偿特殊的假体参数和充填动力学。如果充填材料无黏滞性，应充分充填，防止假体直立放置时上极空虚；否则减去30ml，因为高黏滞性植入体在较小体积时会保证上极获得更多充填。

然后根据测量结果得到的新的假体体积，再根据患者的要求和术者的意见，再次修正体积。

确定最佳乳房下皱襞位置。检查与乳房体积对应的最大牵拉下的最佳乳头-下皱襞距离或乳晕-下皱襞距离的数值。若测量值等于此值，保留原有下皱襞位置。若测量值小于此值，标记最大牵拉下的最佳乳头-下皱襞距离或乳晕-下皱襞距离。记住必须在最大牵拉下，乳头-下皱襞距离和乳晕-下皱襞距离都是准确的。但乳晕过大的患者，乳头-下皱襞距离更为准确。

根据临床特点调整新下皱襞位置。例如，胸大肌下隆乳，若胸肌起点留在乳房下皱襞，额外的压力经常使假体下极不能置于腔穴的最下方。此时，依据假体突度和外壳特点，可将下皱襞向下移0.5~1cm来弥补。若上极软组织厚度小于2cm，考虑假体置于胸大肌下或以双平面来获得最佳软组织覆盖。

该系统的缺点在于没有包括乳房基底径在15cm以上及基底径非常窄（如10.5cm以下）的情况。如在筒状乳房畸形以及其他下极紧缩的特殊情况下，术者可根据测量结果权衡挑选假体体积。

高建华等2005年提出McGhan解剖型乳房假体参数系统，该方法是对Tebbetts经验参数系统的改进。通常西方患者身材高大，术前以B罩杯为多，FM型选用最普遍；而东方患者身材中等，70%属A罩杯大小，发育不良的小乳者甚至几乎为平胸者，以MM型使用较普遍。其方法是"先定大小、突度和长宽，后根据胸廓做加减"。原则上：①以215g左右为起点，多数为215~240g；②中突为主，高突其次，低突少用；③两条线定长宽，身高作为参考。乳头至中线和乳头至胸骨上切迹两线是最有意义的两条线。SN-N：19cm以上多选全高（FL、FM、FF），17~19cm多选中高（ML、MM、MF），17cm以下多选低高（LL、LM、LF）。ML-N：ML-N宽度+2cm=假体宽度，如ML-N=9cm时，假体的宽度一般取11cm左右。身高165cm以上者多选高长，165~160cm者多选中长，160cm以下者为低长。胸肌上部较发达者多选中高假体。Tebbetts的TEPID乳房假体选择系统告诉我们，乳晕至乳房下皱襞的距离是判断罩杯与假体大小关系的重要参数。而专家或学者考虑东方人小乳或平胸者比例较大，通常无明显下皱襞，且乳晕大小差异很大，故乳头至中线的距离对确定假体大小更为重要。它是影响乳房美感的两个最重要的参数，即乳内的间距（乳间沟）和乳房的侧宽。理想的乳房应是乳房的侧宽等于或略大于胸宽，并与臀宽平齐。

刘立刚根据122例要求隆乳的中国女性的手术前测量结果得出：将患者需要的乳房假体大小的数值（ml）作为应变量，其余测量数据作为自变量，经过统计学软件做多元逐步回归分析，并列出直线回归方程为乳房假体选择公式。该公式曾试用于数十例接受隆乳术的患者，经验证明效果良好，假体体积计算较准确。

乳房假体体积大小（ml）=1.2×身高（cm）+1.8×体重（kg）+6×胸廓横径（cm）-2.4×胸纵径（cm）-2.5×乳房下胸围（cm）+0.5×经乳头胸围（cm）+9×乳房下弧线（cm）-100

此公式较适合瘦长体型和中间体型，对于矮胖体型，假体体积还要增加10~20ml。体型判断可根据皮-费（Pignet-Rvaeck）氏体型数据公式：[体重（kg）+胸围（cm）]/身高（cm）×100，求得体型指数，查体型分类表得出。

另外张波等提出了植入假体体积的计算方法，即：单侧乳房假体体积（ml）=7.8×身高（cm）-865-术前乳房体积（ml）。

上述公式中一些测量指标的测量方法是患者取站立位，上肢自然下垂，在平静呼吸的呼气末测量相应的数据。测量的工具是人体身高测量仪、卷尺、体重计、乳房体积测量仪等。乳房假体的选择还受患者主观愿望影响，可根据患者对隆乳的要求（稍有改善或尽量大些），适当将假体体积增大或缩小。

（二）扩张器观察计算法

患者取站立位，以皮尺测量经乳房下皱襞胸围，作为术后胸罩的胸围尺寸，根据患者需要、自身条件及术后乳房所要达到的胸罩杯型（乳房体积大小以胸罩杯型A、B、C、D、E来表示），初步选出术后最适合的胸罩。患者佩戴后将圆形扩张器放在胸罩内，向扩张器中注入生理盐水，随着注水量的增加，胸罩被逐渐撑起。患者于镜前观察，当胸部突起达到令自己满意的程度时，圆形扩张器中的注水体积（ml）即为所选乳房假体体积。

在量取扩张器注水体积后再根据患者的胖瘦不同，将所选假体体积适当增减25~50ml。对于两侧乳房不对称要求行单侧隆乳的患者，以健侧乳房大小为标准，方法同前。最后，根据乳房基底大小、乳房形态及松垂情况和患者的喜好，选出圆形或解剖型（水滴形）假体。

（三）佩戴观察法

乳房假体的生产厂家可以提供不同体积大小的乳房假体模具，在患者佩戴好胸罩后，将乳房假体放在胸罩中并让患者戴上，实地观察乳房大小是否合适。医患双方相互协商，所共同认为具有美感的乳房的体积即为需要选择的假体大小。由于不同生产厂家生产假体的基底与突度不相同，而且厂家难以向每个医师提供各种型号的乳房模具，因而这种方法也是存在一定的局限性的。

以上方法都为乳房假体的选择提供了有益的帮助，但也存在测量及运算较烦琐、术后效果不直观、患者处于被动地位等弊病。而传统的佩戴法要求备有不同种类假体的各种型号模具供患者试戴，这对医师和生产厂家来说都较困难，故在临床上难以推广。目前假体体积的选择仍以医师根据患者的要求凭经验及目测粗略估计为主。假体植入隆乳术开展已数十年，但对假体选择及术后乳房大小的预测，仍无一种简单、经济、直观、有效的方法。乳房周围，特别是乳房上极、腺体及皮下脂肪厚度大于2cm的患者放置任何假体均可取得良好效果。对于这些患者，轻微不对称、皱褶及轻度假体移位均可被腺体自身体积掩盖。另外，当假体占乳房总体积的百分比小于75%时，其对乳房最终形状的决定作用较小。但是，若患者身材消瘦或乳房下垂较重，假体选择在乳房塑形方面的作用就会很明显，因而个性化的假体选择更加重要。

对于东方女性来说，隆乳假体一般选择250～350ml之间，对于身体较为高大和胸围宽大的乳腺组织较为厚实、乳房皮肤显得较为松弛者，可选择更大的假体。笔者曾见到一名身高170cm的女性采用350ml的硅胶假体隆乳术后3年仍有乳房松垂，要求更换假体，一位医师为其再次手术取出原假体，安放了650ml的硅胶假体，术后检查无论是裸胸检查的胸部形态，还是穿戴衣服后的胸部形态，就医者和手术者以及旁观陪伴者都对手术效果表示满意。

七 乳房假体的安全性

对女性乳房植入物安全性问题的关注始于1964年的日本。当时主要涉及石蜡注射和结缔组织病的关联性疾病。1976年，美国国会通过了《医疗器械修正案》，是针对食物、药品和化妆品的法案，授权FDA有权管理医疗器械。同时以1976年为界，实行"老人老办法，新人新办法"，意味着市场上目前流通的假体以及实质上和1976年以前上市假体一样的假体仍然可以流通。同时将医疗器械分为三类：第一类是不植入人体内的，第二类是暂时植入人体内的，第三类是永久植入人体内的。在1988年FDA将乳房假体从两类发展为三类。这意味着大大提高了乳房假体的准入要求。同时建立了要求生产厂商提供有详尽数据的上市前准许应用申请（PMA）制度。1980年，有一些报告怀疑硅凝胶假体和不同胶原血管疾病的关联性。问题在于是否是硅进入身体引起的病理性改变，没有发现针对硅的特殊抗体。虽然在囊周围组织和淋巴结中硅的水平有所增加，但并不能因此判定其与一些症状或者任何疾病间存在关联性。1991年，FDA成立了专家顾问团并举行公众听证会评估厂商数据。顾问团要求厂商提供更多的研究以确定假体的安全性和有效性。同时推荐市场上继续使用现有的假体，直到此研究有结论。但在1992年1月，FDA专员在没有听从顾问专家建议的情况下，呼吁自愿终止硅凝胶假体的使用。当年4月，FDA专员认定：虽然硅凝胶假体不是一定不安全，但是法律要求提供更多的证据以证实它的安全性和有效性。至此，硅凝胶假体被严格地限制使用，只适用于临床试验研究。

由于乳房这一器官的特殊性，加上媒体的狂热，这一规定被媒体和公众放大为确定硅凝胶假体不安全而被禁止使用。同时，几个法院的判决认定硅凝胶假体和女性的某种病理状态有关，进一步激发和加重了对于假体安全性的质疑，导致针对假体生产厂商的数千例产品责任诉讼，其中一个集体诉讼涉及400000多名女性。Dow Corning公司由于无法承受高昂的集体诉讼的财政压力而申请破产保护。最终在美国市场上硅凝胶假体生产厂商就只剩下Mentor和McGhan这两个美国公司。在随后的12年中，硅凝胶假体在美国隆胸市场上消失了。

到了20世纪90年代末，科学数据开始受到关注，约有20个流行性病学研究和其他科学调查发现：有乳房假体的女性没有增加出现结缔组织疾病的风险。这表明了硅凝胶的安全性以及它和任何疾病或病理状态没有关联性。一些知名的独立科学研究团队，例如英国的独立评审组、医学研究所和由集体诉讼的法官任命的国家科学委员会，在大量详尽研究后均认为硅凝胶假体和结缔组织疾病没有相关性。

近年来，随着学界加深了对乳房假体相关的间变性大细胞淋巴瘤（breast implant-associated anaplastic large cell lymphoma，BIA-ALCL）的了解，并形成统一认识后，2011年FDA发表了一份乳房假体与BIA-ALCL的潜在关联的安全告知文件。2012年，美国整形外科医师学会（ASPS）、整形外科基金会（PSF）和FDA联合签发了基于BIA-ALCL患者的流行病学和病因学的病案登记汇报项目（profile）。在随后的几年中，确诊患者逐渐增多。2019年2月7日，法国国家药品与健康产品安全局乳房假体专家委员会建议停止Biocell毛面假体在法国销售。当年2月23日，Siltex毛面乳房假体经CE认证更新后，在4月的4~5日，ANSM在法国禁止13种毛面假体销售并召回。5月28日，加拿大卫生部暂停Biocell毛面假体的注册证。7月24日，FDA要求Biocell乳房假体的生产商——美国艾尔建（Allergan）有限公司自愿召回Biocell毛面假体和扩张器。

现已明确BIA-ALCL的发生与部分毛面假体有一定的相关性，而与光面假体无明确关联。在关联的部分毛面假体中，绝大部分是Biocell毛面假体，占90%以上。目前，学界普遍认为BIA-ALCL是一种低发生率疾病，在中国至今没有病例报告。中国的整形专家从很早就一直在密切关注BIA-ALCL的国际动态及国内情况。中华医学会整形外科学分会分别于2017年和2019年发表了《BIA-ALCL中国专家共识》和《对BIA-ALCL与毛面乳房假体安全性相关问题的认识和建议》，认为鉴于国内当时仍然无BIA-ALCL疾病报告，没有预防性移除乳房假体的客观依据，目前对于没有症状的患者，仍然不主张做预防性取出或更换。同时，没有其他任何一种隆乳方式像假体隆乳那样拥有长期大量的随访数据，假体隆乳术仍然是安全的隆乳手术。

八 隆乳术的目的和术前评估

隆乳术的目的应该是以最可预期、最可控的方式，用最少的并发症可能改善乳房的大小和形状。手术后乳房的最后形态是经过一段时间，多种因素相互作用的最终结果。主要涉及的因素有：软组织覆盖的顺应性、乳房实质的质地和均质性，以及乳房假体的尺寸、体积和特性。手术需要考虑到患者现有的乳房尺寸和乳房组织特征，确定为达到患者的理想手术效果所可以选择的适当尺寸、特性和体积的乳房植入物。手术方式的可控性和可预期性也是达到手术目的的不可或缺的条件。

每年有大量的女性接受隆乳手术治疗。女性寻求隆乳术，往往极其强调她们的生理外形，但是医师需要花时间来了解她们的手术动机，因此手术前的交流和沟通是非常有必要的。虽然许多患者有恰当的动机和切合实际的目标，但是手术前的交流和沟通仍是非常有必要的，需术前花时间区分和辨认那些有不切实际期望的人或者通过手术来达到其他的非手术目的的人。

术前评估中需注意如下几点：

1. 选择身体健康，心、肝、肺、肾、血液和代谢等正常，精神和心理健康的就医者，避免在月经期内及其前后手术，服用活血药物和抗凝药物者应在停药3天后再考虑手术。深入地了解隆乳需求的目的性、迫切性，以及所期望的隆乳术后乳房形态、大小。了解就医者的文化、职业、婚姻状况、生育史。必要时通过了解就医者的兴趣爱好等评估其对生活的态度。

2. 局部检查评估。在一个温暖祥和的环境下进行体格检查，男医师应配有女护士在检查室里陪伴。

3. 视诊。双侧乳房的位置、饱满度、乳房上节和下节间的坡度、乳头的位置、乳晕的形态，以及双侧是否对称、表面是否有瘢痕或手术遗留的痕迹。

4. 触诊。检查皮肤和皮下组织的厚度和饱满程度、乳腺组织的量、乳房的容量。一般而言，外科医师的手如果能够饱满地把握一侧乳房，该侧乳房的体积就在300～350ml，检查双侧乳房的左右上下活动度、乳房内有无包块。让患者收缩胸大肌后，触摸以确定胸大肌的力量、厚度。

5. 测量胸骨切迹-乳头间距、锁骨中线-乳头间距、胸骨中线-乳头间距，用数字摄影测量双侧乳房的体积。

6. 对于再次隆乳或者有乳腺疾病的患者要求隆乳者，需进行相应的超声波、钼靶等检查。

7. 医患双方共同确定乳房假体的品种、体积、突度、底盘直径，以及乳房假体安放的层次。

8. 医患双方的共识有文字和影像记录。

九　隆乳术的麻醉选择

隆乳术可以采用全身麻醉（全麻）、高位硬膜外麻醉和局部麻醉（局麻）。较多地选择全身麻醉。

（一）全身麻醉

全身麻醉是最常用的麻醉方式。有采用静脉麻醉的，目前大多数隆乳术均采用气管内插管麻醉。

（二）高位硬膜外麻醉

高位硬膜外麻醉也是一种较为安全、易用于外科医师手术操作的麻醉方式。但是手术中的麻醉平面控制需要由有经验的麻醉医师把控。

（三）局部麻醉

局部麻醉是一种安全、有效的能减少术中出血的麻醉方法。由手术医师自己操作。分为肋间神经阻滞麻醉和局部浸润麻醉两种。局部麻醉应有术前用药，如哌替啶、异丙嗪、地西泮等。此麻醉常伴全身麻醉一起使用，以减少全身麻醉用量。

1. 肋间神经阻滞麻醉　采用1%利多卡因加1∶10000肾上腺素，在腋中线的第3～7肋间进行肋间神经阻滞。肋间神经阻滞麻醉能减少全麻麻醉药的用量，同时能改善术后疼痛感。但肋间神经阻滞有一定的并发症，如气胸、血肿、感染和神经痛等。

2. 局部浸润麻醉　是一种安全、并发症少的麻醉方法。采用肿胀麻醉配方，做手术切口浸润麻醉以及切口入路到乳腺下、胸大肌下通路的浸润。同时做胸大肌下或乳腺下浸润肿胀麻醉。穿刺点为：①腋窝前皱襞、胸大肌外缘进针，向第2肋间胸骨旁线方向穿刺；②在乳房外侧中部、腋前线，向第3肋间方向穿刺；③在乳房下部，平乳房下皱襞。每个穿刺点注入20ml。用注水管较为安全，确保注射在胸廓表面，以防止气胸发生。

十　手术入路

隆乳术常用的入路为腋窝入路，包括腋窝横皱襞入路、腋窝前皱襞入路。腋窝横皱襞入路手术后长期随访，局部常常不留痕迹。腋窝前皱襞入路和皮纹相交叉，术后易留下痕迹或瘢痕。乳晕入路、乳房下皱襞入路和脐孔入路也都有其适应范围。目前由于乳房假体都是硅凝胶假体，脐孔入路置入假体没有可行性。过去尚有腋前线入路，因瘢痕明显外露且凹陷，现在已经很少采用。医师和患者在选择手术入路切口时，应该以获得最佳手术效果为前提，同时考虑瘢痕的隐蔽性。隆胸术良好的效果取决于许多重要的因素。医师在选择切口位置时需优先考虑以下内容：①医师的手术技巧和操作能获得稳定的手术效果，尤其在术中有可能出现不确定情况时能灵活应对；②能够在手术中彻底止血，保持手术视野清晰，将组织损伤减少到最小；③对选用的乳房假体影响是最小的；④患者了解可供选择的所有切口，并愿意接受此切口瘢痕。

一般而言，只要没有明显的瘢痕增生、色素沉着或能造成局部组织异位的切口瘢痕挛缩，大多数接受过隆乳术前教育、获得理想效果的隆胸患者不会太介意瘢痕的位置。患者大多能理解瘢痕是隆乳术的必要"代价"，但是对于整形外科医师而言，有必要尽可能选择不留瘢痕痕迹的隆乳切口。但另一方面，由于东方人种瘢痕增生程度的差异及皮肤质感的不同，对东方人瘢痕位置的选择应采取更为审慎的态度。这就需要术前医师和患者有足够的沟通，考虑患者对瘢痕的诉求及担忧。在切口选择和瘢痕之间达到最佳平衡，同时术中医师对瘢痕做最优化的处理。不管皮肤类型如何，让瘢痕最小化需要考虑的因素主要有以下几个方面：①留出足够的切口长度，减少植入假体时切缘反复摩擦所导致的创伤；②优化切口设计位置，减少术后切缘张力；③手术操作中避免切缘有较大创伤；④优化手术缝合技巧，减少术后皮缘张力，同时尽可能减少伤口内缝线的炎性刺激。

（一）腋窝横皱襞入路

隐藏腋窝切口瘢痕的关键是切口应位于腋窝的皱褶上，一般采用距离腋顶最近的胸侧皱襞（横切口）。切口与皮肤皱襞线一致，同时且尽可能隐藏在腋窝有腋毛的梭形区域。长度根据假体放置的大小、患者皮肤的弹性等因素而有所调整。一般在正常皮肤张力下的4～5cm。太短的切口入路会导致假体置入使用过多时间、过大暴力，以及使假体和切口之间有过多的摩擦，假体易受挤压而导致假体损伤或交联硅凝胶断裂，甚至假体囊袋破裂。

此入路术后瘢痕较为隐蔽，切口远离乳房部位，乳房上不遗留瘢痕。对于那些要求切口远离乳房部位的患者是最合理的选择。但是此入路需经皮下隧道到达胸大肌外缘，再进入假体植入腔隙，经切口入路到胸大肌外缘的整个分离过程如果是盲视下操作的，不但可能出现皮下隧道进入胸大肌下间隙定位不准确，胸大肌外侧肌束被横向劈开而导致胸大肌损伤、切口松弛度不够、张力过大，假体放置困难，而且由于胸大肌内下方及外下方组织紧密和（或）肌肉强健而分离不够彻底、离断不准确、离断位置偏高而使术后假体放置不到位，会有乳房外形欠美观等现象。因此，腋窝入路隆乳建议在内镜辅助下操作，直视下电凝剥离腔穴，同时彻底止血，减少组织创伤和组织内血肿的可能性。经腋窝入路隆乳术，为精确剥离腔隙并彻底止血，获得稳定良好的效果，通常需要内镜辅助操作及直视分离切口入路通道。

目前许多植入的新一代假体是高交联假体，有一误区认为，经腋窝入路不能准确地植入解剖型假体，尤其是那些高交联硅凝胶的解剖型假体。其实，只要分离腔隙精准，技巧娴熟，运用适当的操作技巧或辅以假体植入袋，必要时术中将患者的体位抬高至半卧位，术者和助手准确地反复评估假体的位置是否恰当，就能够准确地通过腋窝入路植入目前各种类型和大小的假体。可以经腋窝入路实现将目前的任何假体植入任何腔穴层次。当然在植入假体后，需要通过触摸假体底盘上的不同形态标志点，来确定假体的位置是否准确定位。

（二）乳晕入路

乳晕入路是在所有入路中，最能提供完美直视视野的通路。乳晕入路位于乳房四周边界的中心点，从切口到腔穴的任何位置的距离都是相等的，因此它也是到达各点距离较短的入路。通过光导拉钩能够在直视下充分分离胸大肌下腔隙、胸大肌的附着点，彻底止血，手术操作较容易把控。对于隆乳同时需要矫正乳头乳晕位置不对等、有高低的患者，可以通过乳晕入路轻度调整乳头位置，此入路就显得更有优势。同时乳晕入路更是乳房二次手术相当常用的手术通路之一。

乳晕切口最确切的位置应该在乳晕3点钟到9点钟方向之间。如果乳晕颜色较浅，设计在乳晕有色区域内，可不影响乳晕自然的渐变颜色区。如果乳晕颜色较深，一般切口瘢痕设计在乳晕交界处为好。当乳晕皮肤呈褐色时，通常此处瘢痕不甚明显。但瘢痕恢复后的白色和褐色乳晕之间会有一定的色差，另一方面术者要了解乳晕手术的通路无论是从乳腺上层分离，还是直接切开乳腺进入，相对于下皱襞和腋窝入路而言，其总是会造成乳腺组织损伤的。同时术者需要考虑，乳晕入路会有各种假体暴露于乳腺组织的内源细菌的可能。当然没有文献确切证明乳晕入路会导致更高的感染和包膜挛缩发生率。同时尚无有效的证据表明，乳晕入路会造成更长时间的乳头感觉消失。当然，就植入假体而言，乳晕直径足够大的话，可以植入任何类型的假体。但是如果乳晕直径过小（小于3.5cm），而植入的假体是直径过大的高交联硅凝胶假体的话，易造成假体过度挤压，硅凝胶的交联断裂而损伤假体，这时，这一入路就不一定是最佳选择了。

（三）乳房下皱襞入路

在不使用内镜的情况下，下皱襞入路亦能提供相当好的直视视野和手术可控性，能将许多手术变量控制到最理想的程度。这些变量主要有：手术中出现组织损伤和出血、腔穴分离的精细度、假体植入的无创程度。当然这要求术者熟练掌握手术操作技巧，以及拉钩、电刀、视野配合的关系。

下皱襞入路最主要的缺点是在切口瘢痕，并伴或不伴有色素沉着。下皱襞的另外一个缺点是，为了让术后瘢痕在最佳位置——新下皱襞的线上，术前设计的新下皱襞位置必须和切口位置吻合。如果不考虑新下皱襞位置，在原下皱襞处做切口的话，术后瘢痕会高于新下皱襞而位于乳房上，这样由于乳房下极皮肤张力较大，可能会导致瘢痕增宽。有学者认为下皱襞入路不适合严重增生性瘢痕体质患者，或特别在意乳房上瘢痕的患者。笔者认为，如果采取足够的切口长度，避免切缘损伤和应用精细缝合技巧，任何入路都会得到同样质量的瘢痕。关键看患者愿意把瘢痕留在哪个位置上。同时需要考虑的是二次手术及术后假体位置的改变（图74-11）。

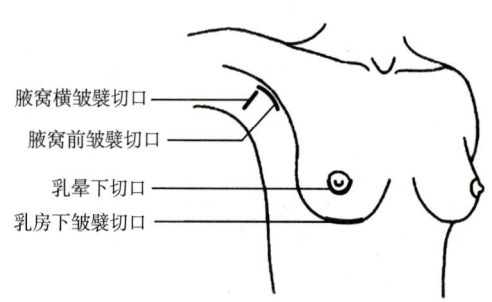

图 74-11 手术切口选择

（四）经脐切口入路

经脐切口入路最主要的优点是瘢痕远离乳房，通路上远离重要的神经和血管。但是经脐入路需采用特殊的分离套筒、钝性分离管芯，并应用特殊的高尔夫球杆式器械剥离假体腔隙。内镜在脐孔入路隆乳中的应用主要涉及对乳房假体位置和盐水假体阀门盖关闭与否的确认检查。手术中出血较少，一般不放置引流，且术区极少见到瘀青，不能排除有血液渗入通道软组织中。有文献指出，经脐入路很难做到精确的腔穴预测以及精确定位。同时采用此入路植入的假体仅限于充注式盐水假体。和高交联的解剖型假体比,充注式假体有一定的破损率。同时,此操作也较为困难,由于脐孔不能作为再手术的入路,即使置换充注式盐水假体,也不可能做纤维囊的切除和分离。

在中国,较多的医师和求美者愿意选择腋下切口隆乳,腋窝横皱襞切口入路隆乳术后2~3年随访,几乎不留瘢痕痕迹。乳房下皱襞切口及乳晕下切口隆乳是一个较好的选择,中国第一例假体隆乳是在1983年完成的,就是采用乳房下皱襞切口,术后多年随访乳房下皱襞的瘢痕不明显,这可能是由于安放的假体较小,另外一个原因是切口的缝合采用了微创无张力缝合,即切口缝合时将皮下组织轻微外翻缝合,对合的皮肤轻度外翻,皮肤缝合采用5-0或6-0尼龙线皮内缝合,在缝合的针距和间距要求小于5mm,每一进出皮缘的距离准确到0.1mm,术后皮肤缝合处贴敷减张硅胶贴片。隆乳手术的入路是综合就医者本身的条件和期望,由手术医师和求美者取得共识后选择的,Nahai主编的《美容外科学》有一张可供读者参考的简表(表74-2)。

表 74-2　隆乳手术入路

项目		切开				
		腋窝	乳晕周围	经乳晕	乳房下	脐
乳房皱襞	轮廓清晰					
	轮廓不清	√	√		√	√
乳晕	大小 宽度		√	√		
	大小 窄度				√	
	颜色 深色		√	√		
	颜色 浅色				√	
患者偏好		√	√	√	√	√

十一　术前设计

在良好的光线下,受术者于站位,显示手术切口及手术分离范围,标记胸骨中线、胸骨旁线、腋前线、胸骨切迹中点-乳头线、锁骨中点-乳头线、乳房下皱襞-原有乳房下皱襞、假体种植后乳房下皱襞,测量乳房外下方皮下组织厚度、乳房下方皮下软组织厚度和乳头到下皱襞的距离(N-IMF)等(图74-12)。根据这些测量和标记出的数据,直观地评估受术者乳房体积和形态的对称性、乳头的对称性、乳房下皱襞的对称性等。主要的评估内容如下:

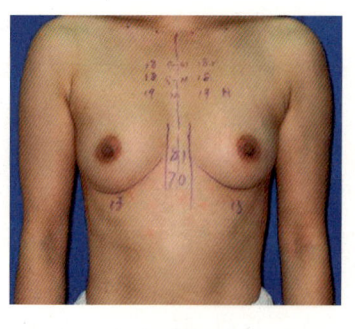 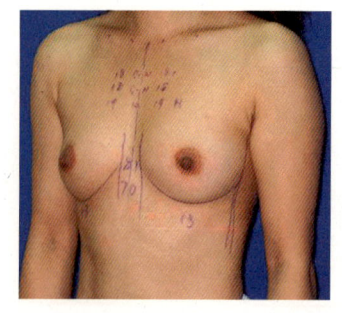

　　　　　A　　　　　　　　　　　B

图 74-12　术前标记

1. 如果肉眼整体观感知晓受术者乳房体积和形态有不对称，需做三维扫描，以确定两侧乳房体积的差别，为评估并植入不同大小乳房假体做准备。同时应当告知患者其两侧乳房存在的不对称及差异，并写入病史记录以归档。

2. CN-N线、S-N线和N-N线的测量结果可判断乳头的对称性和乳头一侧或两侧位置是否存在外扩，以及乳头平面与胸部垂直线的相对位置关系。如果乳头有高低位置差，或者其位置有外扩，需告知患者这些差异难以通过隆乳术纠正。根据乳头水平面在胸部的相对位置，可以选择中高或全高的水滴形乳房假体，以平衡乳头上部组织过于空虚的情况。

3. 乳房皮下组织的厚薄是评估受术者软组织覆盖是否能满足掩盖可触及性假体需要的主要考量指标。如果乳房皮下组织厚度较薄，手术后就较容易触及假体边缘，尤其是在乳房外下方区域。如果合并腺体较薄，在乳头下方的整个乳房区域就都较容易触及假体。

4. 乳头-下皱襞距离（N-IMF）。隆乳术后新乳头-下皱襞距离和原术前的乳头-下皱襞距离没有关联性，主要与植入的乳房假体的大小及其覆盖的软组织厚度有关。但是原有乳头-下皱襞距离的对称性有助于评估术中下皱襞处分离的方式。在有下皱襞位置高低不一的受术者中，高的一侧下皱襞常伴有下皱襞韧带过紧。在手术中需认真评估是否应在原下皱襞位置彻底松解过紧的韧带以彻底舒展乳房下极软组织。

十二　手术步骤

根据患者的组织覆盖条件，假体可以安放在乳腺下或胸大肌下。但前提是假体要有良好的组织覆盖，同时手术分离出的假体放置囊腔应大小适宜且具有良好的对称性。这些是手术后乳房形态良好、效果稳定的重要条件。

受术者取平卧位，双上肢外展80°。在术前设计时，已经标记好手术入路的位置、原下皱襞位置、新下皱襞位置、胸骨旁线、胸中线、腋前线等位置。由于患者躺平和站立位软组织的相对移动幅度有相当的个体差异，在全身麻醉、患者平卧位后，仍需确认上述标记线，尤其是新乳房下皱襞线，以最终确定假体放置的位置。

（一）腋窝入路

腋窝入路主要有两种方法：一种是沿用已久的盲视钝性分离，由于不在直视下操作，同时每个患者腋窝胸大肌外侧缘的位置、张力以及肌膜厚度都不同，手术中极容易在胸大肌和（或）肌膜被钝性分离剪劈开后，再深入胸大肌下间隙。然而这样一来，在通道中常有一肌腹伴肌膜组织横跨在通道中央。从而易出现出血、疼痛，甚至切口松弛不够而使假体难以植入等状况（图74-13）。笔者推荐采用直视下腔隙分离，沿切口用电刀分离，逐层切开皮下组织、浅筋膜。

沿浅筋膜向胸大肌缘方向分离，至接近胸大肌缘时，分离层次转向下方，直至胸大肌外缘。切开胸肌筋膜，进入胸大肌下疏松间隙。

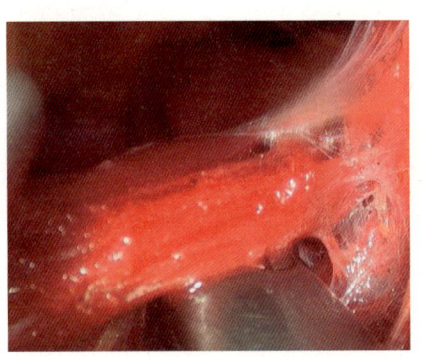

图74-13　胸大肌和（或）肌膜被钝性分离剪劈开后，在假体植入通道中有一肌腹伴肌膜组织横跨在通道中央，阻碍假体植入

通过S形拉钩的导引，引入内镜，进入胸大肌下疏松间隙，在乳头上平面，这个间隙为疏松结缔组织构成，内镜下此间隙组织呈现泡沫状。此处分离较为容易，可以在此进行内镜镜头焦距的调整与确认，以及电刀能量的调整与确定，分离时电刀不要触及上方胸大肌和下面的胸小肌。避免过度炭化而出现条索及损伤到胸肌而出血。从乳头上平面逐渐向远端分离，到达乳头下平面时，出现层层叠叠的肌肉附着点，胸大肌附着于肋骨膜和肋间外肌上（图74-14）。建议在起点根部略上方离断，同时此处有许多穿支血管，通常隐藏在起点后方，需要小心离断，以达到彻底止血的目的。操作中需要找对层次，步步为营，层层推进。宜采取"抢先抑制"的策略，即在血管离断之前，先给予凝结及阻断，以防止出血而出现组织血染，不能分清组织层次。整个胸大肌下平面分离完成后，分离位置转为内侧，内侧需保留胸大肌起点，不能离断，避免损伤胸廓内动脉穿支。分离要保守，避免暴力大范围切割。然后是外侧分离，外侧分离点组织弹性较大，需要调整拉钩牵拉方向，确定前锯肌肌膜表面和深筋膜之间的关系，明确层次，仔细分离，同时要控制分离范围，既要彻底分离出腔隙的宽度，又要控制范围，以避免损伤到肋间神经外侧前皮支（图74-15）。最后处理下皱襞。每位患者的胸大肌起点位置高低各不相同，有文献报道，起点在下皱襞水平的占61%，在下皱襞水平上一肋的占36%，在下一肋的达到3%。在大多数情况下，隆胸手术腔隙缘常常需下移原皱襞，胸大肌起点已被离断。但是胸大肌的长头起点非常低，可到达腹肌筋膜。在内镜下通常需要在新的下皱襞水平离断胸大肌长头。分离时，注意平面，避免掀起腹肌筋膜（图74-16）。最后需确认两侧分离腔隙的对称性。

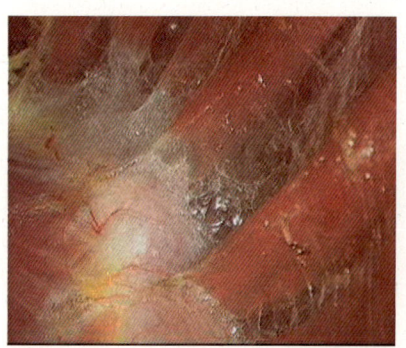

图 74-14 内镜下显示清晰的肋骨以及肋间外肌附着的胸大肌止点

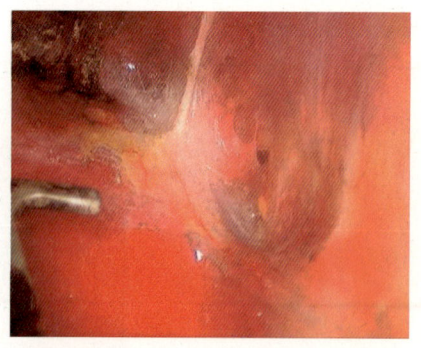

图 74-15 胸外侧腔隙分离时可见第 4 肋间神经及其分支走行，尽可能避免其受到损伤

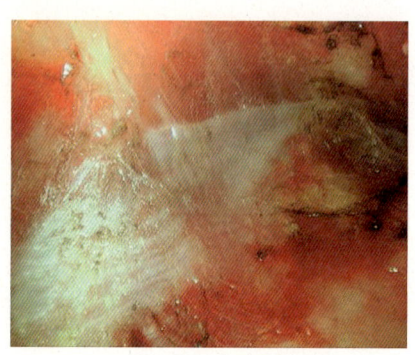

图 74-16 分离乳房下皱襞腔隙，可见胸大肌下皱襞处止点和腹肌筋膜（白色）交会附着。内镜下分离能避免分离腔隙进入腹肌筋膜下方而导致植入假体难以到位

（二）乳晕入路

乳晕入路切开皮肤后，助手拉开皮肤和皮下组织，电刀切开皮下组织并于6点钟处潜行分离乳腺包膜表面。沿乳腺组织放射状垂直切开乳腺组织，直到乳腺下间隙、胸大肌表面。在胸大肌表面做钝性的小范围分离。错开皮下组织和腺体入路通道，大约于乳晕12点钟位置水平钝性分开胸大肌肌腹——分离前可以灌注生理盐水，以获得良好组织层次。应用手控电凝镊或手控电刀，在胸大肌下间隙分离腔隙，拉钩提起胸大肌，电刀划切肌肉，避免误入胸膜腔。剥离顺序可以先为下皱襞方向，到乳房内下方剑突区域，再到乳头下，最后到外侧区域。保护好胸大肌内侧起点，如遇到沿胸骨缘走行的胸大肌肌腹外侧不连续的肌腱起点，可以剥离这些白色肌腱起点，保留内侧胸大肌起点的完整性。

乳晕切口尽可能降低乳晕外方切口的高度，这是考虑到支配乳头的神经是由外侧方进入乳头的，避免采用该部位的切口是为了防止手术后支配乳头的神经损伤，造成手术后乳头的感觉丧失和乳头竖立功能受损。

（三）下皱襞入路

下皱襞入路的切口位置应该在术前定位的新设计的下皱襞最深皱襞上。当然这一点不是完全能预计准确的。即使切口正好放在了新设计的下皱襞上，由于术后乳房下极皮肤有不同程度的延伸，或者出现无须手术治疗的轻度纤维包膜挛缩，或者下极组织支持力薄弱等情况，在术后6个月左右，切口瘢痕也可能会上移到新的下皱襞以上0.5cm或更高的位置。手术根据术前标记用手术刀切开皮肤，拉开组织向上提起皮下浅筋膜和深筋膜分开，避免剥离过深。暴露出胸肌筋膜，在胸肌筋膜浅层分离少许。避免剥离无意间进入肋间肌或前锯肌的深层而可能刺破胸膜进入胸腔引起气胸。进入胸大肌下空间后，用单极电凝器横扫胸大肌，在起点0.5cm上方离断胸大肌，剥离顺序为先剥离向乳晕内侧，避免从腔隙外侧的胸大肌外侧缘剥离时，无意中从深层进入前锯肌，然后可以从腔隙内侧显露和离断胸大肌下缘起点。胸大肌下缘起点的剥离止于下皱襞与胸骨相交位置处。如果胸小肌和胸大肌筋膜粘连紧密，可以通过肌肉向外侧牵拉或提升，显现胸大肌和胸小肌间层次。

剥离完成后，检查腔隙区域，不建议用纱布擦拭，其会导致小血管破裂出血。且易出现纱布纤维残留而导致异物反应，增加挛缩可能。应用抗生素溶液冲洗，吸出多余液体。准备放置假体。

隆乳术中安放假体的空间制备是术后形态和功能良好的重要环节，隆乳术后的效果要求达到：①乳房隆起；②乳房的体积增加；③乳房的外形两侧饱满，乳头的中心位置突起；④立位时乳房呈水滴型，前倾位时乳房轻松下垂；⑤运动时乳房能自然地波动；⑥无论是假体安放在乳腺下或胸大肌下，容放乳房假体的空间基底直径应比乳房假体直径大，术前应在胸部皮肤上标记出假体安放范围。

假体安放空间的文献报告有多种，其实只有两种得到外科医师的共识，即乳腺下放置假体的空间和胸肌下放置假体的空间，由于胸大肌是一块覆盖在胸前壁的扇形肌肉，胸大肌只能部分地覆盖假体表面，该空间制造时其表层必然是双平面的。

有学者曾报告了胸肌筋膜下植入假体，考虑到胸大肌的血管和神经都是经过胸肌筋膜进入肌肉的，胸肌筋膜下植入假体是否有可能造成支配神经血管损伤，同时筋膜下隆乳无法提供更多的组织覆盖，目前不是一种主流的植入层次。

植入假体空间的止血是一重要的手术步骤，必须彻底止血，为达到此目的，无论何种手术入路都需在直视下电凝止血，腋窝入路比较准确的方法是在内镜下彻底止血。由于在止血过程中用电凝器电凝时会有烟雾，因此止血时拉钩需有吸烟雾装置；在笔者早年的隆乳术中，采用光洁的用热生理盐水浸泡过的有带的纱垫完全地填塞于假体空腔中，静置几分钟，帮助止血和检查有无活跃的出血，有时该光边纱垫填塞可进行2~3次，注意一定要选择纱布纤维不会遗落在空腔内的纱垫。

（四）植入假体

假体在植入前，不建议打开假体的内层包装。在准备植入假体前，可以用抗生素溶液浸泡假体。此溶液有各种配方，主要由三种抗生素组成：1g头孢唑啉、80mg庆大霉素和50000u杆菌肽（表柔比星）。有学者通过6年回顾性临床研究发现：隆乳术纤维囊挛缩从9.5%降低到1.8%。植入假体前建议更换清洁手套，检查假体有无渗漏。确认切口入路以及通道顺畅无条索阻隔时，可植入假体。用S形或L形拉钩，拉开入路通道，提起胸大肌，充分显露植入通道或腔隙，用食指逐渐将假体推入腔隙内。在置入假体时，动作要轻柔，切忌使用暴力强力挤压，不然容易导致假体袋受机械力损伤而改变形态，硅凝胶内容物交联断裂，甚至出现假体破裂等情况。

（五）确认两侧假体放置位置

根据假体的类型不同，确认的内容及重点各不相同。如果植入的是光面或毛面圆形假体，确认点主要是在植入假体新乳房下皱襞的对称性上。术中轻轻推压假体，观察两侧新乳房下皱襞是否在同一水平线上，评估两侧乳房假体在下皱襞的推压力及抵抗力是否近似，以确保术后两侧乳房的对称性。如果植入的是毛面解剖型假体，首先要评估假体的位置是否有偏转，通过手指触摸假体底面或表面的隆突点（条），评估假体位置。腋窝入路隆乳术中，触摸假体上半部底面的两个水平位置的圆点，评估两圆点是否在水平位置，以确定假体是否存在偏转。乳晕入路和下皱襞入路的确认方法是触摸或观察假体表面下方6点钟处的垂直线是否位于乳房垂直轴线上。确认假体没有偏转后，再确认假体水平位置的对称性。

（六）引流和关闭切口

乳晕入路的隆乳术，先在假体囊腔放置负压引流管，再植入假体。腋窝入路隆乳在放置假体后，放置负压引流管，引流管通常放置在假体的下方或外下方，以方便引流。确认无活动性出血后，采用6-0的VICRYL线依次关闭植入通道、皮下组织和皮肤，固定引流管。

隆乳术后切口的缝合是减少术后痕迹的重要步骤，准确定位、微创减张后皮内缝合、术后缝合区贴敷硅胶贴膜等措施均有利于获得良好效果。

（七）隆乳术后处理

术后常规使用广谱抗生素3～5天，酌情使用止血药。术后除切口应用敷料之外，乳房区域不必用许多敷料包扎固定。可以应用自黏绷带固定乳房上极，以避免术后假体向上移位。负压引流管放置时间在不同患者之间各不相同，通常放置3～5天不等。引流球内24个小时引流液总量小于40ml时，可以考虑拔除引流管。如果24个小时引流量不小于40ml，但是引流液主要是清亮的血清渗液，血性液体较少时，亦可以考虑拔出。拔出引流管后，同时去除乳房上所有自黏绷带。术后7天拆线。术后1个月内不建议剧烈上肢运动，一个半月内不建议佩戴胸罩。术后定期随访。如果植入的是毛面硅凝胶假体，不建议做乳房按摩。隆乳手术假体安放的位置是在就医者整体的条件和期望的基础上由手术医师和求美者达成共识后决定的，Nahai主编的《美容外科学》有简表可供读者参考（表74-3，表74-4）。

表74-3 假体规格和位置选择

可选假体方案		假体位置			
		肌下(全)	肌下(部分)	乳腺后	乳腺后筋膜下
外壳	光面	++++	++++	++	+++
	毛面	++++	++++	++++	++++
充填	盐水	++++	++++	++	+++
	硅凝胶	++++	++++	++++	++++
形状	圆形	++++	++++	++++	++++
	解剖型	++++	++++	++++	++++

注：用加号表示有效性程度。

表 74-4 组织特征和假体位置选择

组织特征		假体位置			
		肌下(全)	肌下(部分)	乳腺后	乳腺后筋膜下
皮肤	正常弹性	√	√	√	√
	无弹性,被拉伸				
乳腺组织厚度	<2cm	√	√	√	√
	>2cm				
下垂	下垂				
	无下垂	√	√	√	√

十三 隆乳术的并发症及其处理

(一) 出血及血肿

隆乳术中及术后出血是常见的并发症。有文献报道出血血管常见于胸浅动脉，其位于胸大肌外侧缘，来源于胸外侧动脉者占42%，来源于胸肩峰动脉者占38%，来源于腋动脉者占19%（图74-17）。术后血肿的即刻症状表现为疼痛和乳房局部形态改变。量较大会有失血表现。血肿不及时清除，远期会导致纤维囊挛缩。出血及血肿的最佳治疗是预防。预防措施包括：不在月经期内手术；手术前的常规出凝血时间、PT及APTT检查，以排除出凝血疾病的可能；腔隙分离避免使用暴力，手术尽可能在直视下操作；术中假体植入腔隙的彻底止血是避免术后出血的重要方法。经腋窝入路的隆乳术建议在内镜下操作，腋窝入路也只能依托内镜才能做到直视下止血，彰显其直视下止血的独特优势。术后常规放置负压引流球也是非常有必要的，尤其是在盲视隆乳术后。出血和血肿的处理原则是及时处理。处理方法主要是取出假体，冲洗腔隙，即刻、彻底清除血肿，找出活动性出血点，仔细确切止血。

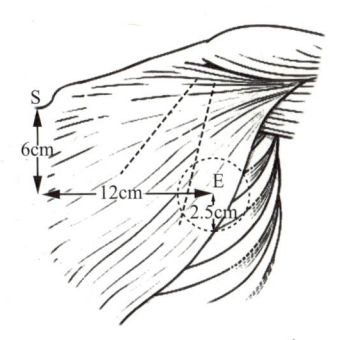

图 74-17 胸浅动脉的体表投影（E）

(二)假体相关感染

假体相关感染可以分为围手术期感染和迟发性感染。前者一般为术后30天内,而后者可以在手术后数年发生。常见于非条件致病菌,例如表皮葡萄球菌、痤疮丙酸杆菌、金黄色葡萄球菌等。这些细菌通常是乳房皮肤的正常菌群。假体相关感染尚可涉及厌氧菌、结核分枝杆菌等。迟发性假体周围感染常继发于其他组织器官的感染,菌血症后导致假体周围感染,感染源可以是口腔感染、呼吸道炎症、泌尿道感染、消化道炎症,甚至哺乳等。可能增加感染的风险因素包括:手术时间过长、假体反复进出腔隙、假体暴露于空气中时间过长、乳腺下隆乳等情况。切口感染的表现是局部红肿热痛。假体周围感染则主要表现为:局部红肿、乳房肿大、发热,甚至寒战、精神不振,以及休克表现。及早治疗是其金标准。假体周围感染的处理原则是:全身应用抗生素,去除假体,放置引流,延后酌情考虑假体再植入。纤维囊的处理需要根据患者当时具体情况而定,由于感染导致纤维囊炎性水肿,组织较脆且炎性充血组织的手术操作易于出血,损伤较多,则其难以完整去除。假体再植入的时间最早为感染治愈6个月后。

(三)血清肿

手术后假体周围血清集聚一般在1周内吸收。如果是持续的、顽固性血清肿,有学者建议在超声监控下抽吸,但此操作有损伤假体的可能,尤其是当放置的是和纤维囊黏合较紧密的Biocell类型假体的情况下。因此笔者不建议抽吸血清。抽吸需慎重决策。顽固性血清肿建议放置引流,同时进行纤维囊壁和血清液的细胞学CD30和ALK检查,以排除纤维囊发生间变性大细胞淋巴瘤。

(四)乳头感觉改变

乳头感觉改变一般和隆乳路径有一定的相关性,发生率一般在3%~5%。较容易发生的入路是乳晕切口。避免乳头感觉改变或缺失的重点是要保护好第4、5肋间外神经。此神经通常和动静脉伴行。在手术时,不使用过宽大的乳房假体,在直视下分离外侧假体腔隙,避免暴力过度剥离胸外侧腔隙,都是避免损伤肋间神经外侧皮支的方法。

(五)Mondor氏病

Mondor氏病是一种浅表性血栓性静脉炎,通常出现在乳房下极的静脉上或上臂内侧。在隆乳术中的发生率一般在1%~2%,最常见的是下皱襞切口。它是一种自限性疾病,通常可能通过热敷等理疗措施在数周后缓解(图74-18)。

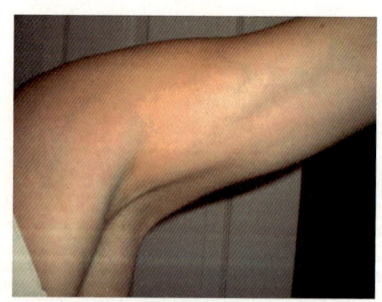

图74-18 腋窝Mondor氏病表现

(六)形态不良

隆乳术后形态不良是第二大不满意的原因。通常发生术后乳房形态不良的原因有乳房假体移位、假体植入腔隙不到位和（或）假体位置不确切。特别是胸大肌下植入假体时，如果胸大肌附着点分离不充分，术后由于胸大肌不断收缩牵拉向上，乳房会如同发达的胸肌，上极过度饱满而失去乳房自然形态。形态不良又可以根据假体在乳房腔隙位置错位的不同，分为四个方面：假体位置过高、过低及假体过于内侧、假体外移等。假体移位导致的形态不良，大多数须通过手术纠正。

1. 假体位置过高　其原因主要有：术前下皱襞定位错误；术中下极分离不充分、胸大肌附着点游离不充分；术后发生纤维囊挛缩也会导致假体上移、位置过高。治疗方案根据假体植入的层次而不同。如果假体是在腺体下挛缩的，手术将纤维囊切除，假体改为胸大肌下植入。如果假体植入的层次是胸大肌下，那原因主要是没有充分剥离胸大肌下止点，或下方腔隙分离不足，或纤维囊挛缩，需切开纤维囊，分离下腔隙，下移假体到新的下皱襞位置（图74-19）。

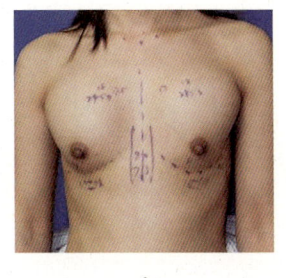 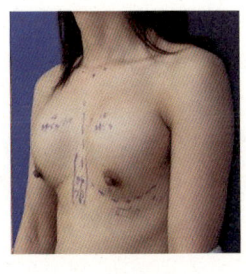 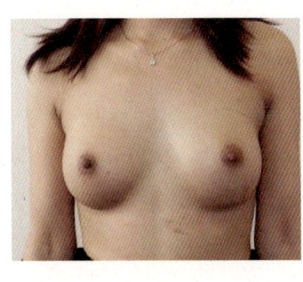 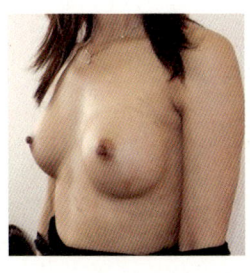

A　　　　　　　　B　　　　　　　　C　　　　　　　　D

图74-19　经腋窝入路纠正隆乳术后假体过高，假体置换为215ml假体
A. 隆乳术后假体过高正位　B. 右斜位　C. 纠正术后正位　D. 纠正术后右斜位

2. 假体过于内侧　病因是假体腔隙的内侧分离过多。在人体审美误导的宣传下，成为隆胸手术常见的并发症。原因是为了获得狭窄的深乳沟而过多分离胸大肌内侧止点，甚至完全剥离胸大肌内侧止点。临床表现为乳丘过于接近胸骨，同时乳头不在乳丘的最高点。此畸形很像戴紧身胸罩时的乳沟表现，而不是正常自然状态下的乳房自然外观。严重者可导致乳沟消失，胸骨表面皮肤浮起，呈现双乳合一畸形。要避免此类畸形，必须在手术前设计中严格限定内侧分离界限，两侧腔隙最内端各离胸骨中线1.5cm。

3. 假体位置过低　其病因主要有：新下皱襞位置定位过低、乳房下极组织支持力薄弱，假体过大和（或）过重等。其治疗方案是闭合下方过度分离拓展的腔隙，提升假体位置。手术通常采用的入路是下皱襞或乳晕入路。在内镜辅助下，可以经腋窝入路完成假体位置过低的手术矫正。纤维囊的处理和多余下极腔隙闭合是纠正此并发症的关键，一般闭合的方法有：需行纤维囊的重叠缝合、折叠缝合或囊瓣提升固定缝合，后者操作需要纤维囊有一定的抗张力度，不然不能达到良好的对称效果。假体首选毛面假体。对于那些手术难度高且难以纠正的，没有良好组织支撑的假体位置过低的患者，建议去除假体，二期再酌情考虑是否放置假体。

4. 假体外移　假体外移主要是指假体位置水平方向向外偏移，乳丘最高点在乳头点外方。假体腔隙外缘已近或越过腋中线。治疗的原则是，首选毛面假体，以增加假体和腔隙贴合固定作用。如果原假体太大，超过了患者胸廓宽度，需置换为小假体。外侧太大的腔隙纤维囊尽量除去，也可以考虑折叠缝合。减弱外侧过大腔隙的组织牵张力是治疗的关键。

5. 双乳畸形　常见于收缩性乳房（constricted breasts）。乳房直径较小而下皱襞紧且较高。治疗方案需要彻底松解导致下皱襞紧密收缩的组织结构，舒展乳房下极的覆盖组织，让乳房下半部软组织的张力获得充分释放。可考虑同时行乳房悬吊术。

6. 皱褶和波纹感　皱褶和波纹感的产生和假体植入区域软组织覆盖有很大关系。在隆乳术中，软组织覆盖是优先考虑的因素。如果假体放置的层次在乳腺下，其表面的软组织覆盖至少要有2cm的厚度。比较不同假体的皱褶和波纹感的发生率，盐水假体和厚壁毛面假体的皱褶波纹感发生率较高。胸大肌下是优先考虑的假体植入层次以增加软组织覆盖。此并发症的治疗以增加软组织覆盖为原则，考虑改换为胸大肌下层次植入乳房假体，盐水假体改换为硅凝胶假体，硅凝胶假体首选全充盈、高交联凝胶假体。光面硅凝胶假体也是一较佳选择。脂肪充填注射于乳房外下方，较易出现皱襞和波纹感的位置，也是一个较佳选择。

7. 假体破裂　有许多因素综合影响假体的使用寿命，如假体的类型和使用年限、纤维囊挛缩的程度、假体囊是否有褶皱、充填材料和外力损伤情况等。超声和MRI均可检查假体的破损情况，首选MRI。如确定假体破裂，需更换假体。

8. 纤维囊挛缩　乳房假体植入后纤维囊挛缩是假体隆乳术特有的并发症，因为挛缩程度不一，分别对乳房的形态造成不同程度的损害，轻者表现为乳房的波动受限，重者可出现隆乳后的乳房犹如一个"馒头"贴在胸部，这是人体对非自身材料的过度反应，是最常见的并发症。发生率的报告各不相同，在0.5%～30%之间。纤维囊挛缩发生的理论有两种：瘢痕增生理论和亚临床感染理论。纤维囊挛缩常继发于术中创伤，植入假体的空间过于狭窄，接受隆乳的乳房软组织不够丰满，出现术后血肿、血清肿、假体内容物渗漏或异物反应等。有动物实验证明术后血肿导致纤维囊挛缩。同时一些异物如粉尘、纱布纤维、滑石粉，也是纤维囊挛缩的诱发因素。亚临床感染理论认为，在隆乳手术过程中，在正常皮肤表面的菌群通过某种方式被带入假体植入的腔隙中，从而导致亚临床感染，增加纤维囊挛缩的发生率。有临床研究表明在假体植入的腔隙中局部使用抗生素能降低早期纤维囊的形成，提示亚临床感染和纤维囊挛缩的相关性，笔者在假体植入前常规地进行隆乳腔隙的抗生素溶液的冲洗，假体植入后在空腔内注射适量的抗生素以防止感染和减少纤维囊挛缩的并发症。纤维囊挛缩是多种与假体周围炎性反应相关的因素共同作用的结果，是促进炎性反应和抑制炎性反应的作用综合作用的结果。纤维囊挛缩根本的病因与假体的植入和存留密切相关，因此，没有彻底避免纤维囊挛缩的根本方法，只有通过选择优质的假体，微创手术操作等，才能降低纤维囊发生率。以假体因素来考虑，盐水假体的纤维囊挛缩发生率低于硅凝胶假体。毛面假体纤维囊挛缩的发生率较低。肌肉下植入硅凝胶假体能降低挛缩的发生率。某6年回顾性临床研究表明：使用抗生素腔隙灌注能降低隆乳术（从9.5%降低到1.8%）和乳房再造（从27.5%降低到9.5%）的纤维囊挛缩发生率。在操作中采用不接触（no-touch）技术，使用无粉手套、抗生素处理假体等方法都有益于预防纤维囊挛缩。同时需要控制术中出血，避免血肿形成，完善彻底止血，直视下分离腔隙，盐水冲洗剥离腔隙等。由于激素可能导致伤口延迟愈合、真皮菲薄等，不建议在手术腔中灌注激素。术后假体内外推移按摩通常用于光面假体，不建议用于毛面假体。

曾有人尝试应用挤压假体使纤维囊破裂来治疗挛缩，显然这是十分错误的选择，该方法可能导致术后纤维囊加重，以及发生假体创伤，甚至破裂。目前手术是治疗纤维囊挛缩的最佳选择。需要严格掌握手术指征。手术指征主要是针对Backer分级Ⅲ级和Ⅳ级的患者。手术操作的金标准是置换假体并改变原有腔隙组织状况，以保证新植入的假体植入有良好血供的新鲜组织腔隙中。同时根据不同的手术条件，采用部分或全部囊切除术。根据原有假体植入腔隙层次的不同，有如下手术操作组合：

（1）乳腺下隆乳术后挛缩：切除纤维囊＋胸大肌下植入＋假体置换。

（2）胸大肌下隆乳＋软组织覆盖大于3cm：部分切除纤维囊＋乳腺下植入＋假体置换。

（3）胸大肌下隆乳＋软组织覆盖小于3cm：纤维囊部分或全部切除＋胸大肌下植入＋假体置

换（图74-20）。

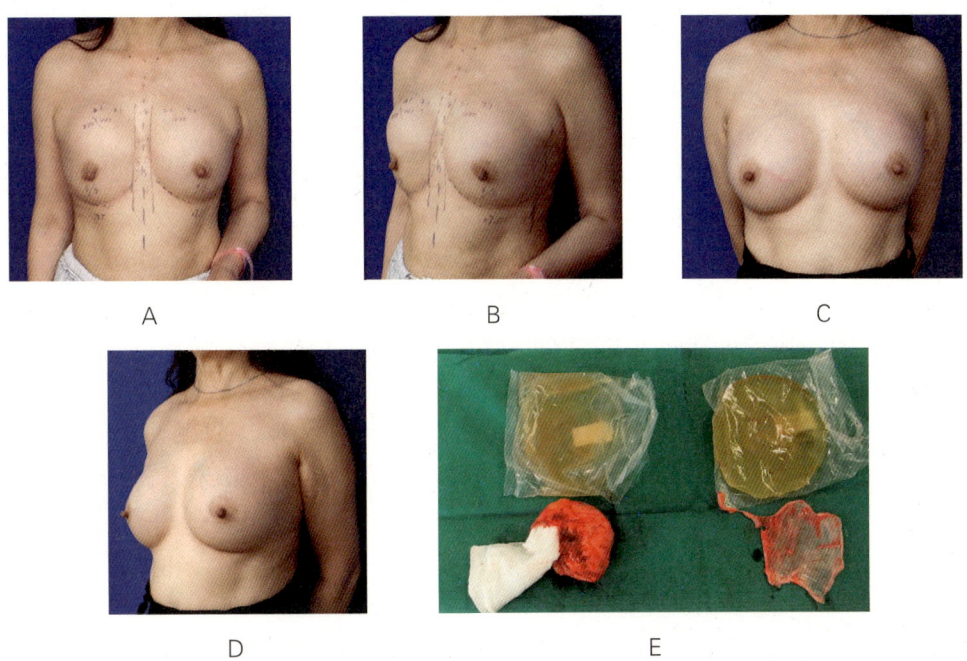

图74-20　腋窝入路纤维囊挛缩治疗，两侧假体均破裂，左侧完整取出纤维囊，右侧切除纤维囊穹隆部
A. 隆乳术后包膜挛缩正位　B. 右斜位　C. 二次修复后正位　D. 二次修复后右斜位　E. 取出的假体和剥除的纤维囊

十四　乳房假体相关的间变性大细胞淋巴瘤

乳房假体相关的间变性大细胞淋巴瘤（BIA-ALCL）是一种具有多形性细胞核且呈CD30阳性的T细胞淋巴瘤，该细胞的间变性淋巴瘤激酶（ALK）蛋白表达阴性或细胞核在染色体2q23处涉及ALK基因的易位。该疾病最早在1997年由Keech和Creech报道，但直到2008年由Roden等人报道了4例假体周围血清肿的案例后才引起学界的广泛关注。WHO定义BIA-ALCL为一种渗出性的惰性恶性淋巴瘤，进展期可表现为假体包膜肿块形成并呈浸润性生长。

在这里，笔者将讨论BIA-ALCL的流行病学特征、临床表现和诊断方式，以及恰当的治疗手段，从而使整形外科医师或乳腺外科医师等在应对该疾病时能合理处理并治疗。

（一）流行病学

乳房区域的淋巴瘤占所有淋巴结节外淋巴瘤的2%，大部分涉及乳房的淋巴瘤为B细胞淋巴瘤，以弥漫性大B细胞淋巴瘤及结节外边缘区淋巴瘤最为常见。在学界对BIA-ALCL这一疾病逐渐形成统一认知后，大量的病例报道出现，引起FDA的重视并在2011年发表了一份乳房假体与BIA-ALCL之间潜在关联的安全告知文件。随后在2012年，美国整形外科医师协会（ASPS）、整形外科基金会（PSF）和FDA联合签发了一项名为"PROFILE"的从BIA-ALCL患者的流行病学及病因学出发的疾病案例登记及结果汇报的项目。所有美国医师向该机构注册后都需要上传已确诊的BIA-ALCL案例。截止到2019年8月28日，全球总上报的BIA-ALCL病例数量为781例。

虽然BIA-ALCL的报道病例数量逐年增长，它仍是一个发病率低的罕见疾病。在De Jong等人基于荷兰人口的病例对照研究中50岁时的发病率为每35000人中有1人发病，70岁以上年龄段发病率升高至每12000人有1人发病，75岁以上年龄段每7000人有1人发病，进一步的统计学分析得出在所有假体植入患者中该疾病在75岁前的发病率为1/6920。Doren等人发布了一份以美国人口数为基数的BIA-ALCL发病率评估报告，报告显示每年BIA-ALCL发病率为每百万女性中有2.03人发病。尽管发病率不高，但在对年迈患者进行假体植入的乳房再造或乳房增大术时，仍然应将该风险告知患者或主刀医师，慎重衡量利弊。

在BIA-ALCL病例报道中，值得关注的是，大量病例集中在有毛面假体植入史的患者群。以Doren的报道为例，毛面假体的女性一生中的患病率为1/30000，而且植入毛面假体比光面假体的发病率高。截止到2018年3月，FDA收到的414例BIA-ALCL病例报道中，只有30例植入物为光面假体，而这些光面假体植入时患病的患者群，追溯病史均可发现有毛面假体植入史。进一步的统计分析发现，在不同的表面制作工艺的毛面假体之间BIA-ALCL的发病率也存在差异，盐蚀技术毛面假体的发病率较压模技术、聚氨酯拓印技术所生产的毛面假体要高得多，有全球风险评估认为：Biocell假体发病风险是1∶3345。而Siltex假体发病风险为1∶86029。这些数据的分析结论引起整形外科医师的关注，并影响着其对假体选择的决策，也可能影响着未来假体制作工艺的改良。

在地域及人种分布上，发病率也存在差异。Brody等人对全球BIA-ALCL病例的地域分布差异进行了分析，结果显示欧元区、巴西的相对发病率最低，发病率最高的是澳大利亚和新西兰，同时BIA-ALCL在亚洲、非洲和美洲土著后裔中极为罕见。到笔者撰写本文为止，在中国，包括台湾和香港地区，均无BIA-ALCL的病例报道。在亚洲，泰国、新加坡、日本、韩国各有1例病例获得确诊。以上这些地域发病差异性，以及由于欧元区国家中，70%～80%患者所植入的乳房假体为毛面假体，但BIA-ALCL发病率低于澳大利亚、新西兰，因此有学者认为BIA-ALCL的发病中遗传易感性和种族不同可能也起到重要作用。

（二）临床症状和体征

BIA-ALCL主要临床表现为迟发的缓慢出现的假体周围积液。积液特征与血清肿不同，表现为坏死的淋巴细胞中细胞含量高、蛋白含量高。当临床发现有乳房假体植入史，术后7～10年间出现过自发性假体周围积液，且积液持续时间大于1年者，就需高度怀疑BIA-ALCL。积液症状是BIA-ALCL最常见的临床表现，约2/3的患者会出现该症状。有学者认为单纯出现假体周围积液这一临床表现是BIA-ALCL处于早期的表现，在出现该临床表现时能及时对疾病做出准确诊断和鉴别诊断，对改善疾病预后有很大帮助。

BIA-ALCL常见的另一临床表现为乳房肿物。根据多个文献报道的统计数据，8%～24%的患者出现了该症状。患者通常自身的感觉为乳房可触及一质硬肿物并且该肿物体积随时间持续增大，偶伴有患处疼痛。

约20%的患者伴有淋巴结肿大的症状，最常累及的淋巴结为腋窝下淋巴结，其次为伴发锁骨下或锁骨上淋巴结肿大。出现淋巴结肿大需高度怀疑淋巴结转移。

其他少见的症状（发生率<5%）为局部皮疹、Ⅲ～Ⅳ级包膜挛缩、系统性症状（如发热、夜间盗汗及体重下降）。有少部分（<3.5%）未表现上述任何临床表现。

（三）诊断方法

1. **影像学诊断** 影像学检查主要的目的是探查假体周围积液，以及是否伴有肿块形成。B超检查为检查假体周围积液最敏感的检查之一，它经济、快捷、无创，应作为首选的检查方式。在Adrada等人的研究中，B超对于假体周围积液的敏感度为84%，准确性为75%，MRI的敏感性和准确性分别为82%和50%。如B超对于诊断存在模棱两可的情形，可加做MRI作为参考。PET-

CT对于假体周围积液的检测不敏感，不应作为疾病的首选检查，但当高度怀疑或已确诊为BIA-ALCL时，为了评估假体周围包块的性质、淋巴结转移，以及远处转移发生与否，PET-CT的准确率最高。

2. 细针抽吸检查　细针抽吸假体周围积液是获取积液标本的最直接手段。该技术可以在B超或者CT引导下进行，以免损伤假体导致医源性的假体破裂。获取的积液量应尽可能多，不应小于50ml，以便于获取阳性的细胞学结果。积液获取后应尽快送细胞学检查，若获取积液量充足，还应送细菌学检查以排除感染所引起的积液。若条件不允许及时送检，则将标本储存于冷藏柜中，并在24个小时内送检。病理学检查结果若为阳性，即送检细胞CD30阳性的数量≥10%就可以确诊患者为BIA-ALCL。

3. 肿瘤分期　非霍奇金淋巴瘤临床常用的肿瘤分期为Ann Arbor分期。但若BIA-ALCL使用该方法，疾病谱分布为I_E期患者（83%～96%）及II_E（3.6%～18.8%），大部分患者的分期均在疾病早期，导致疾病发展、预后与临床分期不符，实用价值不高。

使用TNM分期对BIA-ALCL进行分期所产生的疾病谱分布较为匀称［I_A（35.6%），I_B（11.5%），I_C（13.8%），II_A（25.3%），II_B（4.6%），III（9.2%），IV（0～9%）］，各肿瘤分期对应的疾病预后也相较一致。具体分期见表74-5。临床观察证实疾病I_A期为惰性病程，这一阶段可能更类似于淋巴增生性疾病。然而，II_B～IV期BIA-ALCL可以进展为侵袭性淋巴瘤，并在疾病晚期出现远处转移。目前还无法确定早期渗出性淋巴瘤（I_A）向侵袭性淋巴瘤的进展率，因为TNM分期需要手术切除标本进行病理学检查，而这其实就是对于BIA-ALCL的治疗手段，但需要肯定的是，在该疾病的任何阶段，都应将其认定为是一种恶性肿瘤，并积极地进行干预。

表74-5　BIA-ALCL的TNM分期

TNM分期	表现	总体分期	对应关系
T_1	慢性积液局限于假体包囊内	I_A	$T_1N_0M_0$
T_2	早期包膜侵犯	I_B	$T_2N_0M_0$
T_3	细胞聚集呈团块状或渗透进包膜,但局限在包膜内	I_C	$T_3N_0M_0$
T_4	肿块浸润至包膜外	II_A	$T_4N_0M_0$
N_0	没有淋巴结转移	II_B	$T_{1\sim3}N_1M_0$
N_1	1个区域淋巴结转移	III	$T_4N_{1\sim2}M_0$
N_2	多个区域淋巴结转移	IV	只要发生M_1
M_0	没有远处转移		
M_1	远处转移		

（四）治疗方法

1. 手术治疗　早期明确诊断和完全手术切除是治疗BIA-ALCL的最佳途径。手术的目标为移除假体、切除所有包膜，以及所有与包膜相邻的和可疑的肿块。不宜再次植入假体，不宜残留包膜，否则会导致肿瘤复发率增高。

根据前文所述的TNM分期，对于不同分期的患者需采取不同的手术方案。对于胸大肌下隆乳患者，包膜的下壁切除难度较大，应避免损伤肋间肌。若肋间内肌受损，易发生气胸。操作困难时可借助局部的肿胀技术，在包膜下壁与肋间肌的间隙之间注射肿胀液，以增大组织间隙，便于操作。关于术中积液的播散对肿瘤转移是否有影响的问题，从目前的临床观察病例报道来看，尚未发现由此导致的肿瘤复发。如包膜手术无法完全切除，则需要附加化疗等辅助治疗。若存在可疑淋巴结转移，则需切除并送病理检查。

在术后随访中发现4.6%的患者双侧乳房假体均有发病，因此，手术治疗中进行双侧假体取出是必要的。目前，乳腺癌根治术或前哨淋巴结活检的疗效暂不确切，尚无证据表明多个淋巴结转移患者需要全腋窝淋巴结清扫。

2. 化疗及其他辅助治疗　当手术中包膜无法完全切除或疾病处于进展期时（Lugano 分期 Ⅱ~Ⅳ期；TNM Ⅱ$_B$~Ⅳ），术后需要进一步化疗。一线化疗方案为标准的非霍奇金淋巴瘤所使用的 CHOP 方案（环磷酰胺、阿霉素、长春新碱和泼尼松），小部分患者采取了更为激进的化疗方案，如 Hyper-CVAD 方案或 CHOEP 方案（在上述 CHOP 方案中添加依托泊苷）。

另一种一线辅助治疗方案以"brentuximab vedotin"作为靶向治疗一线用药。"brentuximab vedotin"是一种 CD30 单抗，在难治性系统性 BIA-ALCL 患者的临床Ⅱ期试验中取得了显著的疗效。病例报道称在出现远处转移时使用"brentuximab vedotin"治疗患者可以获得完全缓解。此外，当术前肿块难以切除时，可术前采用新辅助化疗，缩小肿块体积，帮助减少手术难度。

当存在局部包膜残留、手术后病理提示切缘阳性或肿块、包膜无法切除时，添加辅助放疗是有必要的，放疗的剂量为24~36Gy，具体放疗方案建议肿瘤科医师参与。

3. 术后随访　术后随访应由肿瘤科医师进行，并评估是否存在肿瘤复发，决定后续的辅助治疗方案。术后应每3~6个月复查一次，并建议每6个月复查一次 PET-CT 或全身增强 CT，随访周期为2年，2年随访结果无殊则可视为肿瘤无复发。

（五）预后

BIA-ALCL 的患者预后总体良好，显著优于系统性 ALCL 及原发性皮肤 ALCL。

当疾病获得早期诊断并手术完全去除假体和完整切除包膜后，患者可获得良好的预后，93%的早期病例获得了完全缓解。目前没有一例病例报道 BIA-ALCL 可以不经外界干预而自愈的。目前总共有25例病例报道因 BIA-ALCL 死亡。

（余力　孙家明　王炜　安娟　郑丹宁）

第三节　管状乳房

管状乳房畸形（tuberous breast deformity）是最具挑战的先天性乳房畸形。1976年，Rees 和 Aston 首次使用了管状乳房这个术语，从形态上定义了管状乳房。其他的一些术语也相继用于此类畸形的描述，包括乳头乳晕复合体疝、史努比（Snoopy）畸形、收缩乳房、下极萎缩、乳房基底狭窄等。管状乳房是一种乳房的形状和生长发育障碍的畸形，乳房表现为一个收缩的、受限制的形状。大约有1∶200女性存在不同程度的管状乳房畸形。2005年，DeLuca-Pytell D. M. 进行了跨度为10年的单中心回顾性研究，在375名女性乳房患者中，81.1%的患者双侧乳房不对称，在乳房不对称患者中88.8%存在不同程度管状乳房畸形。而在双侧乳房对称的患者中，只有7%的患者存在管状乳房畸形。研究结果表明在乳房整形患者中管状乳房畸形与乳房不对称有高度的相关性。畸形产生的病理原因与乳房组织乳头乳晕复合体（nipple areolar complex，NAC）疝、乳房下极收缩相关。由于乳腺组织的下垂，通常乳头乳晕复合体也是低垂的。双侧乳房通常同时累及并伴有两侧不对称，甚至表现为明显的不对称和严重的乳房畸形。

目前，大部分学者认为管状乳房畸形具有以下特征：①乳房皮肤水平向和垂直向收缩；②乳房基底退缩、狭窄；③乳房实质组织容量减少；④下皱襞异常抬高；⑤乳房实质组织从乳晕处疝出。

一 病理机制

管状乳房畸形的发病机制目前尚无定论，目前文献中存在两大主流理论：皮肤收缩理论和乳头乳晕复合体组织薄弱理论。2010年，Mandrekas A. D.等通过研究管状乳房发生早期的乳腺组织标本，发现浅层胸肌筋膜发育异常。手术中切除的乳腺组织标本组织化学染色切片中可以看到紊乱、异常分布的纤维结构（图74-21）。但由于临床上很多患者并不存在收缩环的现象，该理论存在缺陷。

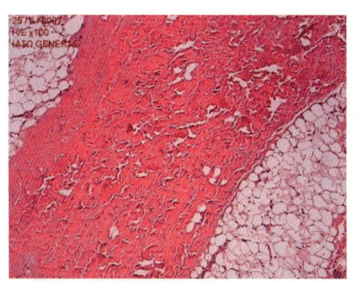

图74-21 临床上可触及的纤维环（HE染色，100×），注意它是致密纤维，间质增厚，胶原纤维和弹性纤维排列较紧密

另一种理论由Pacifico M. D.于2007年最先提出，他认为管状乳房最主要的畸形是乳腺组织的疝出，认为管状乳房形成机制在于乳头乳晕复合体处皮肤薄弱，青春期乳房发育时腺体从最薄弱处疝出，最终形成管状乳房畸形。这个观点基于两点临床现象：首先，根据他们的临床经验，单纯应用乳头乳晕复合体缩小并做收紧手术可以改善所有类型的管状乳房畸形；其次，在巨乳缩小术中可以看到人为造成的乳房管状畸形，聚拢的乳房实质从乳晕创口疝出，外形与管状乳房一致。2009年，Bach A. D.等人也提及相似的理论，认为乳腺组织的疝出，也是形成乳房下极组织缺乏的原因（图74-22）。2013年，Costagliola M.提出单纯乳头乳晕复合疝型管状乳房概念，也佐证了该理论。如果这个理论成立，就为青春期前乳晕大小正常者罹患管状畸形的现象提供了一种可能的解释。这些患者乳晕皮肤可能变薄或弹性衰减，造成乳腺组织疝出。这个理论可以解释各种临床症状，但缺乏组织学证据。

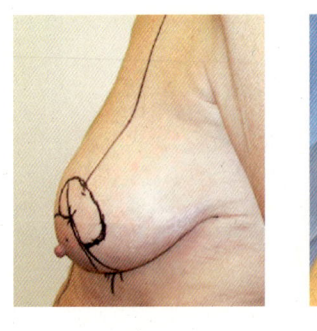 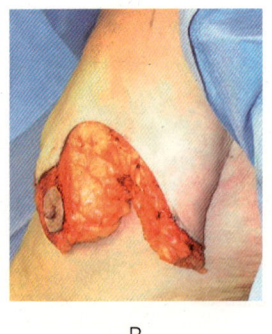 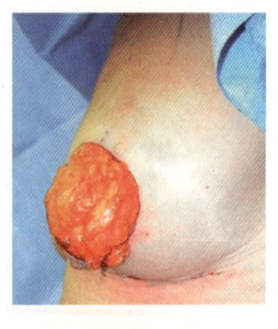 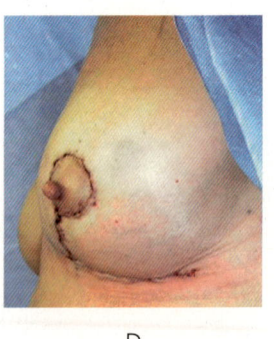

A　　　　　　　　　　B　　　　　　　　　　C　　　　　　　　　　D

图 74-22　乳房缩小的照片说明一个正常的非管状乳房，在乳头乳晕复合体插入之前，呈现一管状乳房样改变。这种乳头乳晕复合体的突出状态证实了作者关于管状乳房的病理生理异常是复合体疝出的理论

　　两种理论表面看起来是相互对立的，但仔细分析发现，两种理论可以相互结合，并不矛盾。乳房组织来源于胚胎时期浅筋膜层的间质组织。乳房悬韧带（即Cooper韧带）位于浅筋膜层内，连接胸肌筋膜与皮肤。浅层胸肌筋膜发育异常导致青春期乳房单方向或多方向发育受限，发育的乳房必然寻求某一个突破口以增大体积，乳头乳晕复合体的薄弱组织成为一个现成的突破口，从而导致乳腺组织的疝出。纤维组织的限制成为乳房实质组织疝出的动力（图74-23）。诚然，更为完善的病理机制仍有待深入研究。

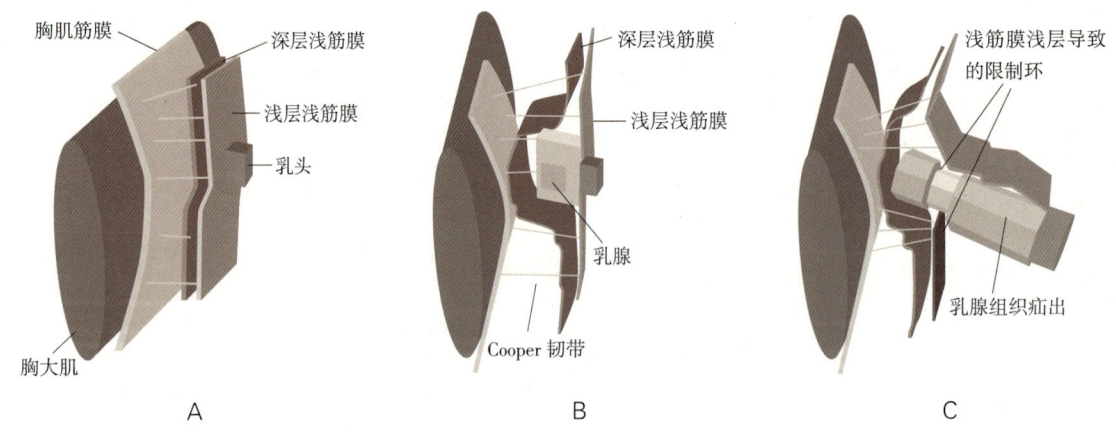

图 74-23　纤维组织的限制使乳房实质组织疝出
A. 青春期乳房组织发育形成正常的乳房形态　B. 管状乳房畸形中，乳晕深面的浅筋膜浅层组织缺如　C. 乳晕周围厚实的浅筋膜层形成限制环。此外，这些位置的悬韧带更为坚韧。限制环阻止了乳腺组织的正常发育，因而腺体组织无法向周边扩展，最终从乳晕这个薄弱点疝出

二　管状乳房分型

　　1996年，von Heimberg D. 提出三类分型法。1999年，Grollrau J. L. 对这种三分法进行了进一步的细化补充（表74-6）。目前Grollrau三分法是应用最为广泛的管状乳房分类方法（图74-24，图74-25）。

表 74-6 管状乳房畸形 Grollrau 三分法

类型	乳房基底	乳房下皱襞	皮肤罩弹性	乳房容积	乳腺下垂	乳晕
Ⅰ型	轻度收缩	下皱襞外侧正常，内侧轻微上提	皮肤弹性充足	无明显不足（甚至过多）	无下垂	增大
Ⅱ型	中度收缩	内侧明显的上提，伴随外侧轻度上提	乳房下部皮肤弹性不足	轻度到中度不足	轻度到中度	正常、轻度或中度疝出
Ⅲ型	重度收缩	整个下皱襞明显大幅度上提	整个圆周皮肤弹性不足	严重不足	严重下垂	严重疝出

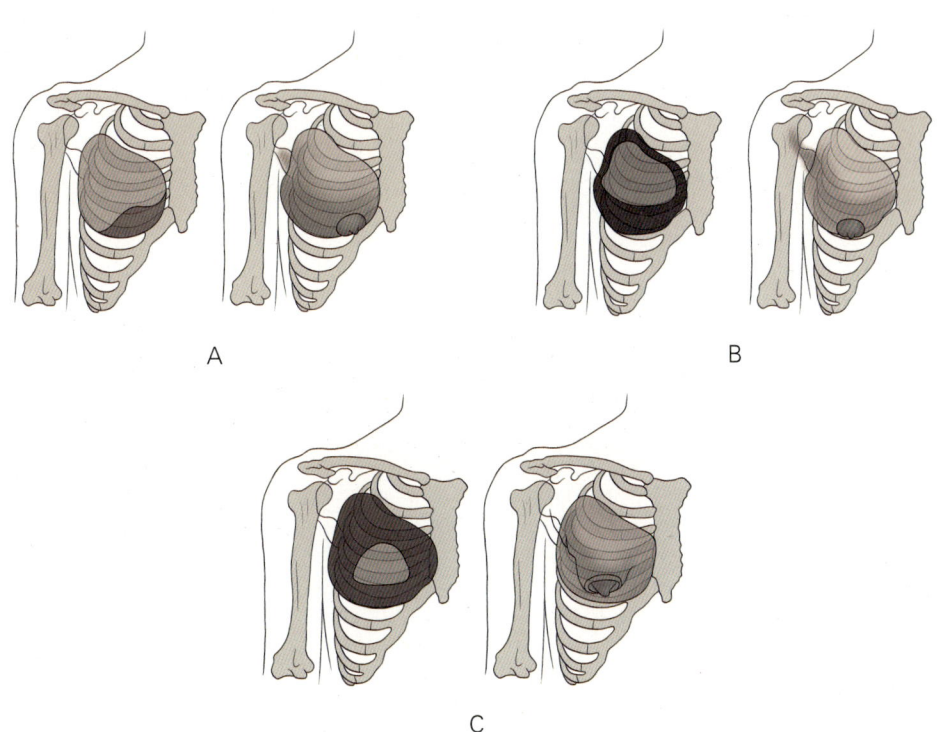

图 74-24 管状乳房畸形 Grollrau 三分法
A. Ⅰ型 B. Ⅱ型 C. Ⅲ型

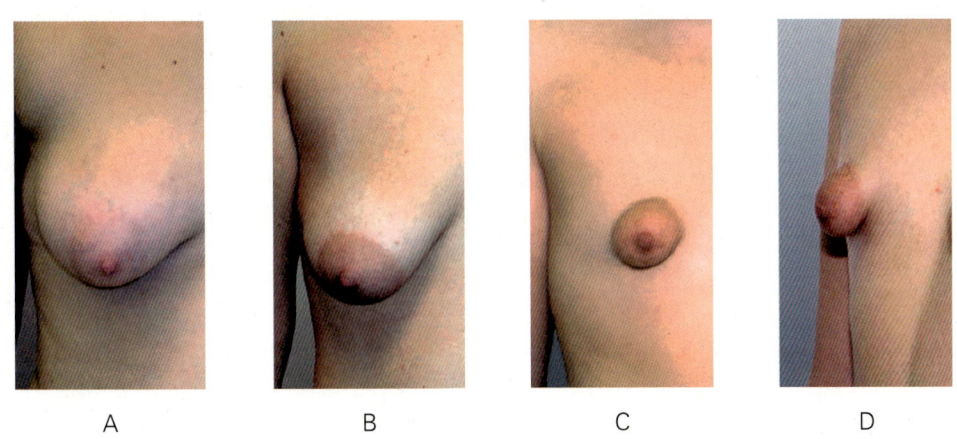

图 74-25 Grollrau 等描述的管状乳房的分类
A. Ⅰ型，下内侧缺失 B. Ⅱ型，下极内外侧缺失 C、D. Ⅲ型，所有四个象限都缺失

Pacifico基于乳腺组织疝出程度,制定了一种新的管状乳房诊断标准。在这种定义管状乳房方法中,根据乳晕复合体乳腺疝出指数(乳晕疝出程度与乳晕直径的比值)即可判断乳房是否存在管状畸形。乳腺疝出指数,即诺斯伍德指数(Northwood index,NI),指疝出组织突度(前后位时乳晕基底到乳头顶点的垂直距离)与乳晕直径的比值(图74-26)。对25例正常乳房和20例管状乳房进行测量对比分析,结果显示两组间NI指数存在显著差异性,正常乳房NI均值为0.19(0.07～0.35),而管状乳房NI均值为0.54(0.41～0.66)。当NI>0.4时,定义为管状乳房畸形。NI指数分类法将"0.4～0.5""0.51～0.6"">0.61"分别定义为轻度、中度和重度管状畸形。与von Heimberg分类法比较,将其中的Ⅱ、Ⅲ归纳为同一组。乳房容积充足的患者,只需要矫正乳腺组织的疝出,即可矫正乳房的管状畸形。

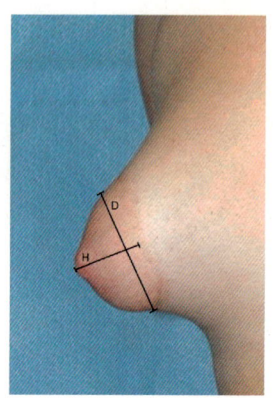

图74-26 疝出组织突度H与乳晕直径D的比值为NI

三 治疗方法

根据Grollrau三分法表格可以找到对应的病理基础,对患者进行公式化的评估。获得美观、对称的治疗结果,必须基于恰当的术前评估和正确的治疗计划。此外,一个标准化的治疗原则和恰当的手术操作也同样重要。

术前评估内容与治疗计划包括乳房基底收缩程度、乳房下皱襞水平、皮肤罩弹性、乳腺组织容积,以及乳晕形态(位置、大小和组织疝出)。每一个病理畸形都可以分别处理。

治疗原则如下:扩张收缩的乳房基底;降低下皱襞;适当增加皮肤覆盖量;适当增大乳房容积;减少乳晕下乳房组织疝出,必要时缩小乳晕大小。不同类型的管状乳房治疗原则如下:Ⅰ型管状乳房采用乳房悬吊术或假体隆乳术。Ⅱ型管状乳房,大部分需要联合乳房悬吊和假体隆乳术。Ⅲ型管状乳房,在进行乳房悬吊和假体隆乳术前,必须先进行组织扩张术来松解组织的收缩。

(一)下皱襞纤维挛缩治疗

1. 辐轴状切开 依据纤维收缩理论,管状乳房患者乳房下部组织存在纤维束带,腺体组织收缩在原下皱襞处。因此,处理乳房收缩可从乳腺的辐轴状切口以放射状切开乳房基底的乳腺组织瓣(图74-27),从而松解腺体的挛缩。

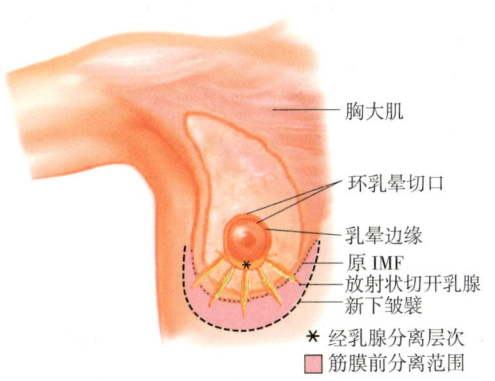

图 74-27　辐轴状切开

2. 皮肤软组织扩张器使用　与腺体体积相匹配的充足的乳房皮肤罩是矫正管状乳房的关键。在Ⅰ型管状乳房中下皱襞皮肤是充足的，局部的扩张和补充是不必要的。但在Ⅲ型管状乳房中，必须处理下皱襞皮肤严重不足的问题。有学者曾应用局部组织瓣和组织扩张处理下皱襞。随着扩张技术的发展和进步，局部皮瓣被认为是没有必要的。在扩张技术的应用中，对收缩皮肤带应进行过度扩张，以避免双泡畸形乳房的出现。此外，腺体松解、局部腺体组织瓣的调整也是重要的步骤。

（二）容量不足矫正

对乳房容积大小的判断首先需要遵从患者的意愿。对乳房体积大小的认识，个体差异非常大。一般情况下，欧美人群要求乳房较大，而在东方人群中对乳房的体积要求偏小。根据患者的要求来对乳房容积进行调整，选择隆乳术、乳房缩小术等。乳房缩小术术式同常规巨乳乳房缩小术。乳房容积增大可选择乳房假体植入、自体脂肪移植、组织瓣移植等方法。

1. 乳房假体植入增加管状乳房容积　乳房假体植入是矫正管状乳房容积不足的首选方法。通常经环乳晕切口处理乳腺组织瓣后，在胸大肌表面钝性分开肌纤维，将假体置入胸大肌下。通过腺体位置的调整或乳房假体的置入，形成一个新的乳房下皱襞。因此，假体大小的选择、位置的放置非常重要，不恰当的选择可能造成术后乳房的双泡畸形。

2. 自体脂肪移植增大管状乳房容积　自体脂肪移植为乳房容积不足提供了新的治疗方法。2013年，Emmanuel Delay报道了单独使用自体脂肪移植矫正管状乳房畸形的回顾性研究。Emmanuel采用直径3.5mm单孔抽脂管及10ml注射器采集脂肪组织，脂肪组织500g离心力（每分钟3000转）离心20秒。14G针头在注射区域穿刺形成切口，直径2mm单孔注脂管进行脂肪移植。脂肪组织首先充填在体积缺失最严重的部位，再向周边区域进行注射移植。此外，在注射前需要对张力明显部位进行筋膜松解术。Emmanuel用双钩牵开器将最大张力处牵开，然后采用14G套管针在皮下切开此处的纤维桥，进行筋膜松解。研究中31例管状乳房患者接受了1~2次的自体脂肪移植，第一次移植平均体积为158ml，第二次移植平均体积为226ml，55%的患者接受了第二次治疗。随访时间平均6.5年，患者满意度较高。25%的患者在术前和术后1年的乳房影像学检查中发现有油性囊肿的存在。自体脂肪移植是一种可靠的矫正管状乳房畸形的方法。

（三）乳房腺体处理

管状乳房腺体处理的方法多种多样，总的原则是松解乳腺束带，形成乳腺组织瓣，将腺体组织瓣重新分布在新的乳房基底上。腺体组织瓣形成的入路包括乳晕上入路、乳晕下入路和经下皱襞入路。形成乳腺组织瓣的方法可以分为两大类，前蒂法和后蒂法。前蒂法：术中保持乳头乳晕复合体深部腺体连续性，腺体组织瓣从胸肌筋膜上剥离，以前部腺体为蒂。后蒂法：术中保持腺体组织瓣基底与胸肌筋膜的连续性，腺体组织瓣与周围腺体组织离断，以胸肌筋膜处腺体为蒂。

1. 前蒂法　一般是Pucket法，乳房下部腺体组织从胸肌筋膜前翻起，冠状位剖开乳腺组织，下方乳腺腺体形成蒂在前的乳腺腺体瓣，组织瓣向下翻转（图74-28）。

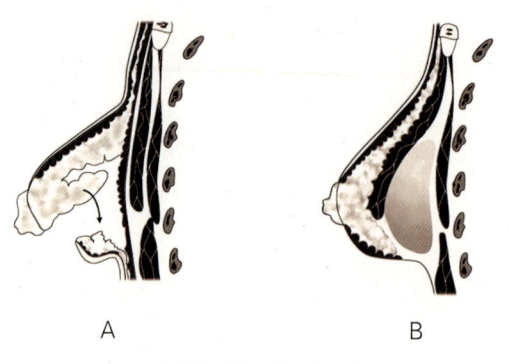

图74-28　Pucket法

2. 改良Pucket法　2007年，Sohet对Pucket法进行改进。从管状乳房腺体组织基底面进行十字形切开，从水平向和垂直向分别松解腺体。管状乳房畸形的乳房基底内侧、下方回缩，内侧象限、下部象限腺体组织相应覆盖不足。水平向切开，乳房下部腺体可以向下移位，改善乳房下部象限腺体不足。垂直向切开，乳房内侧腺体可以向内移位，改善乳房内侧象限腺体不足（图74-29～图74-31）。

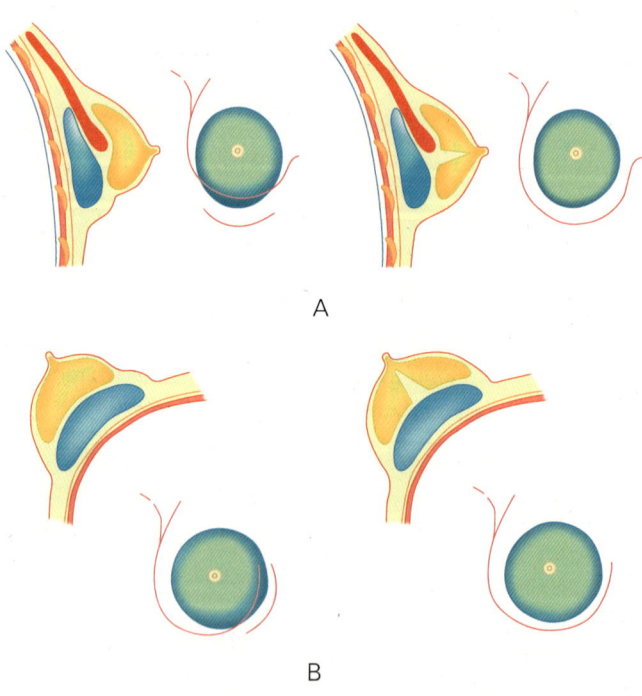

图74-29　改良Pucket法（一）

A. 侧面观，术中将乳腺组织从水平位切开，乳腺下部象限腺体向下松解，改善乳房下部基底腺体不足　B. 俯视观，术中将乳腺组织做矢状位切开，乳腺内侧象限腺体向内松解，改善乳房内侧基底腺体不足

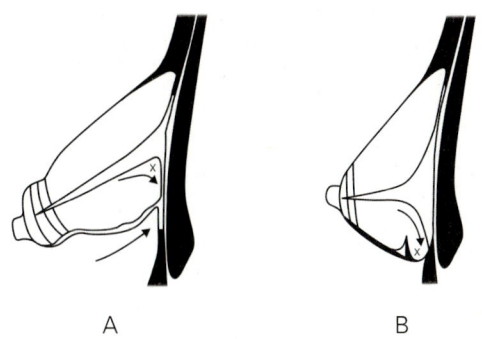

图 74-30　改良 Pucket 法（二）
A. 术前腺体位置　B. 术后腺体位置，乳房腺体向下转位，形成新的乳房下皱襞

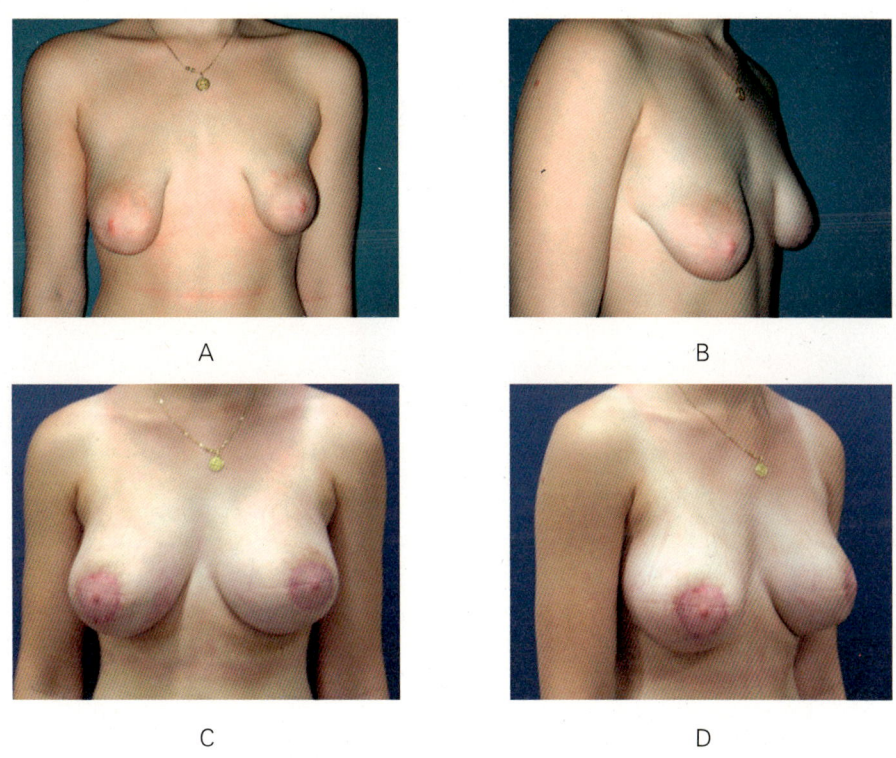

图 74-31　改良 Pucket 法病例
A、B. 术前　C、D. 术后 6 个月，355ml 假体植入胸大肌后

Mandrekas 治疗管状乳房畸形时，在 Pucket 法基础上，将乳房下方腺体纵向剖开，复位重塑乳房形态（图 74-32，图 74-33）。经乳晕下切口，潜行分离皮下组织，在腺体表面至新的下皱襞线。从胸肌筋膜前面分离乳腺组织，将乳房下半部分腺体向外翻出，只保留上半部分腺体与乳房基底相连。腺体组织翻出后，纵向剖开腺体，形成两个腺体瓣，彻底打断乳腺组织纤维收缩带。两侧腺体瓣做松弛对位缝合，边缘可以游离或交互折叠，补充乳房下部组织容积。

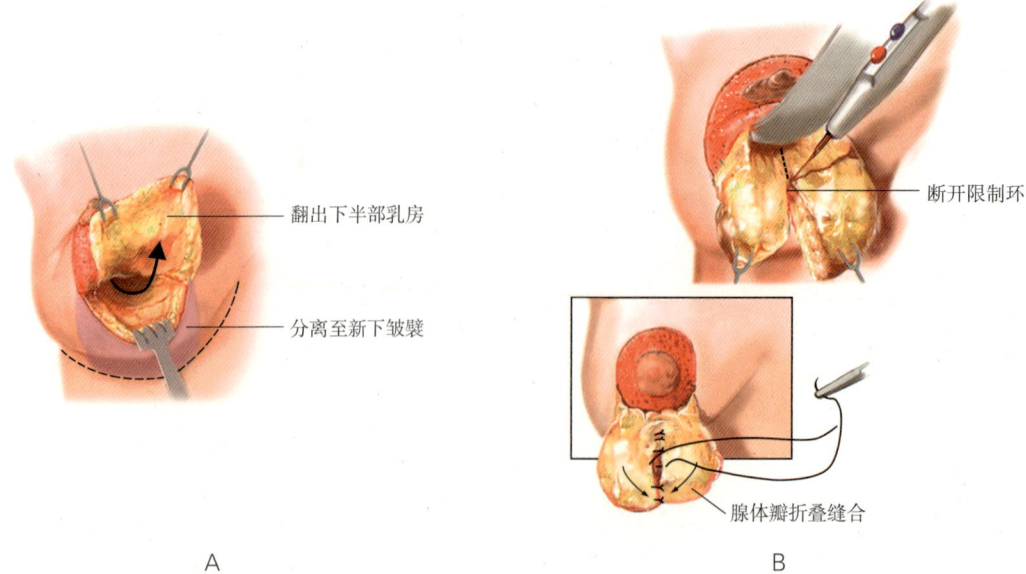

图 74-32　Mandrekas 治疗管状乳房畸形方法

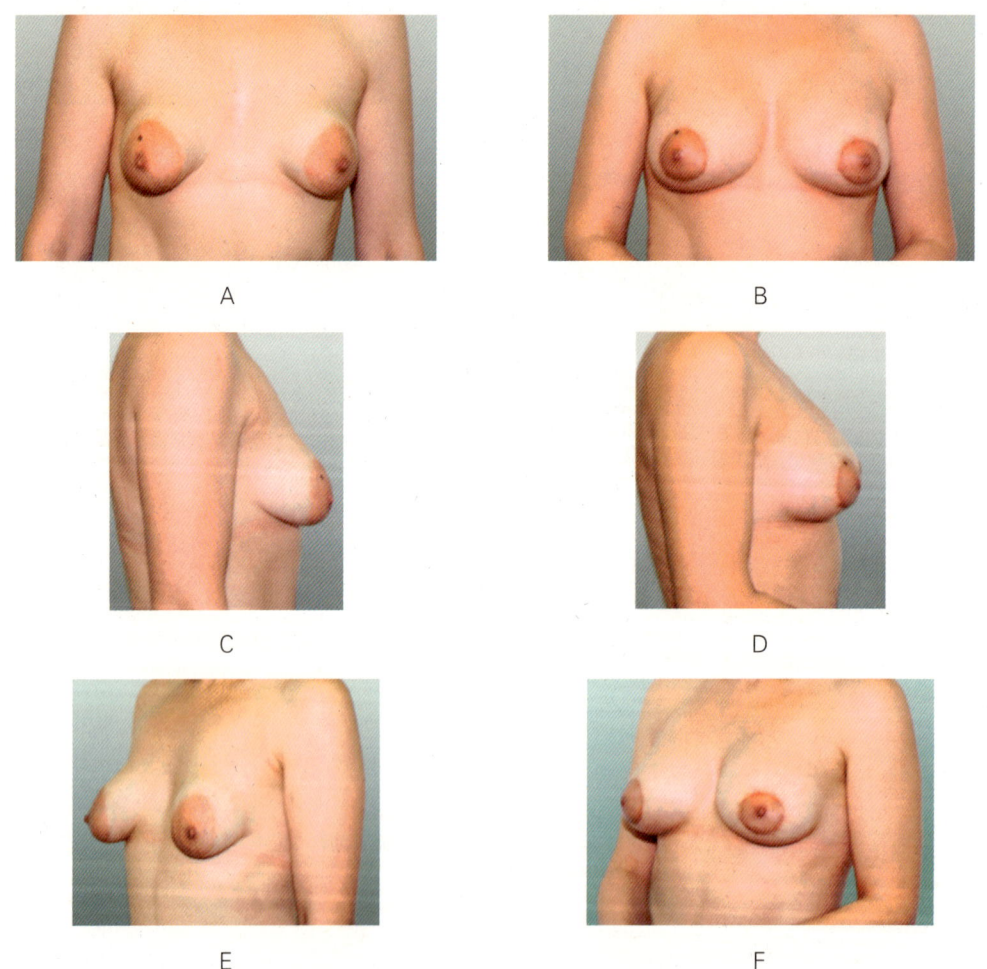

图 74-33　Mandrekas 治疗管状乳房畸形病例

A、C、E. 46 岁女性患者，Grollrau Ⅱ 型患者，曾行双侧腺体下 100ml 硅凝胶假体置入手术，仍存在乳房内侧、下方腺体收缩。乳腺组织自乳头乳晕复合体疝出，乳晕过大　B、D、F. 术后四个月随访照片。环乳晕切口，去除原乳房假体，纤维包膜囊。Pucket 法处理腺体，同时纵相剖开下方象限腺体。原腔穴重新植入 275ml 假体

3. 后蒂法　一般是Ribeiro法，乳房下部腺体组织从腺体前方冠状位剖开，下方乳腺体形成蒂在后的乳腺腺体瓣，形成新的下皱襞组织瓣向下翻转（图74-34）。

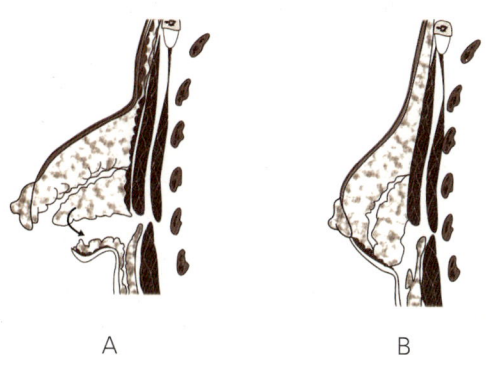

图74-34　Ribeiro技术，腺体组织瓣蒂部位于胸肌筋膜

（四）乳头乳晕复合体疝矫正

在管状乳房的治疗中，乳头乳晕复合体疝矫正是非常必要的。环乳晕切口是矫正乳头乳晕复合体疝最常用的切口，用来缩小乳晕大小，新的乳晕大小设计为直径4cm。在乳头位置有偏移的患者中，可以通过特定的切口设计来调整乳头位置。新的乳晕组织边缘与皮肤重新对位缝合，新的乳晕组织具有一定张力，不再呈现疝出状态。在Pacifico的理论中，管状乳房是由于乳晕组织松弛引起的，手术治疗时仅仅进行乳头乳晕复合体疝的矫正（图74-35）。

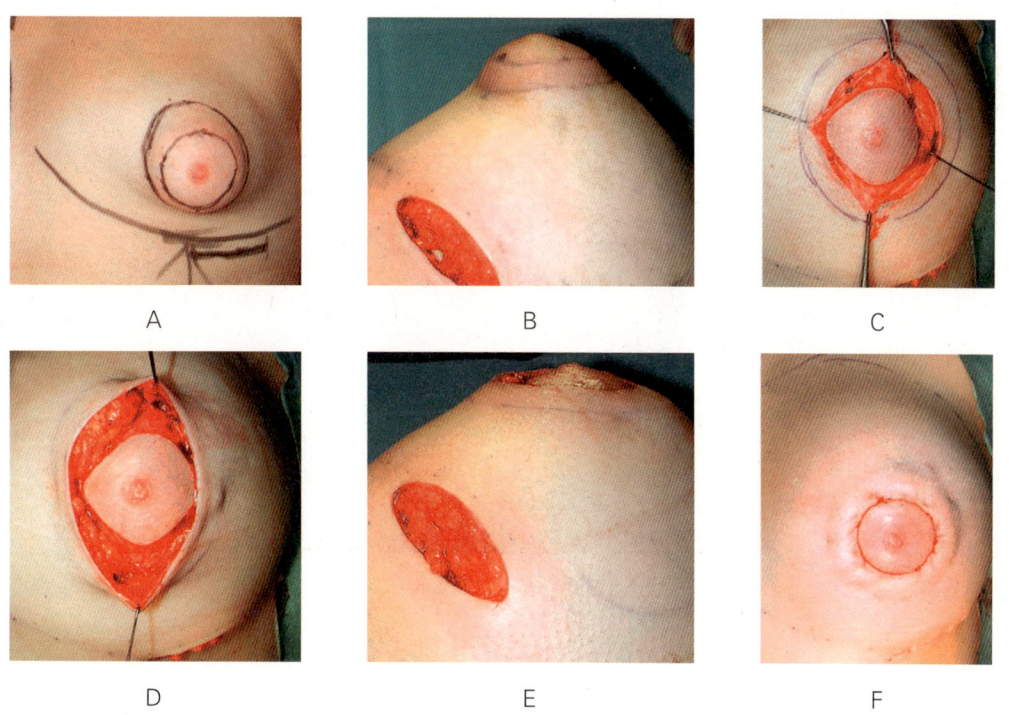

图74-35　乳头乳晕复合体疝矫正手术步骤
A. 术前设计　B. 腺体下植入假体　C. 环乳晕去表皮并作环状皮下分离到画线范围　D、E. 植入深部减张缝合线　F. 关闭切口

四 并发症

管状乳房治疗是非常困难的，并非仅仅是单纯的隆乳术、乳房提升术或乳房缩小术，需要对患者的体征进行特异性分析，通常还需要二次手术的微调。管状乳房术后一般性并发症同其他乳房整形手术，如出血、感染、包膜挛缩、瘢痕增生等；管状乳房术后特异性并发症为乳房双泡畸形。这与腺体处理方法、新的下皱襞的定位和乳房假体的选择密切相关。出现双泡畸形时，严重者需要重新手术再次处理腺体组织，轻度者可采用自体脂肪移植进行掩盖。

（余力　周佳）

第四节　内镜在乳房整形中的应用

一 概述

内镜是已经在临床广泛应用的外科微创手段。1992年，内镜辅助手术治疗理念在美国整形修复外科年会上，首次引入整形外科领域。美国整形外科医师Core，报告了他在面部除皱手术中辅助应用内镜的成果和经验。自此，内镜的应用尝试在整形外科的多个领域丰富起来，尤其是在隆乳术的过程中应用内镜辅助，大大降低了传统隆乳术的风险。但是有了内镜设备和器械（图74-36）的辅助后，传统手术步骤和过程必然会相应变化，这不仅需要对整形外科医师进行内镜设备和器械使用的培训，还要求手术医师具备丰富的临床手术经验，熟悉实践技术，才能使手术安全而有效，真正发挥内镜在微创外科方面的优势。

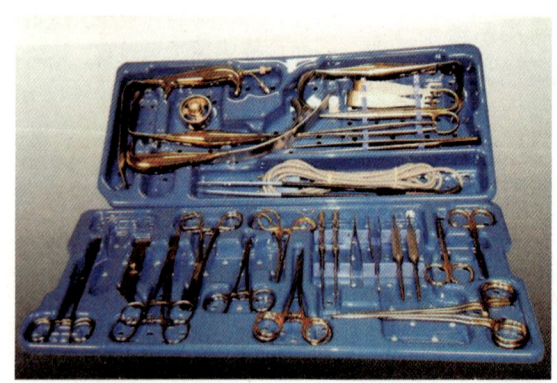

图74-36　隆乳术内镜手术器械

二 内镜在假体隆乳术中的应用

传统的手术切口中的腋窝切口存在手术入路长、视野不可见、完全盲视操作的局限性，现已被内镜的辅助应用打破。这不仅扩大了腋窝入路的应用范围，还为假体隆乳术植入物放置腔隙剥离环节降低了难度，提高了精准度、精细度和安全性保障。

随着双平面隆乳术优势的显现，选择这一术式的医师和患者越来越多，但是也有潜在的问题需要面对，即在乳房下皱襞水平离断胸大肌后，肌肉断端的出血问题。内镜的引入，使手术医师通过内镜视频传输设备连接的显示器，不仅可以精确预止血，还可以快速找到已经存在的出血点，还能精确地在镜下分辨组织性质，防止误切重要的神经血管分支，也能为双平面的构建带来指导和帮助。因此，双平面隆乳术有了内镜的帮助，极大地提高了手术效率和远期效果，如更短的平均住院天数、更快的恢复期、更自然逼真的乳房形态和远期效果，以及非常高的医患满意度等。

三 内镜辅助双平面法假体隆乳术

为了改善单一层面乳腺后间隙和胸大肌后间隙隆乳术的局限性，Tebbetts引入了双平面的概念，即对胸大肌后间隙和乳腺后间隙联合剥离，根据乳房软组织厚度和肌肉张力，在不同位置离断胸大肌，为假体充分减压，综合"乳腺组织-硅凝胶假体-胸大肌"之间的动力学关系的协调性。他的设计原则是假体表面获得最大软组织覆盖，在胸大肌后间隙基础上做了改良，实现了组织覆盖与假体植入后乳房自然活动度之间的平衡，是现今认可度很高且很有前景的方式。Tebbetts双平面设计方法的描述和胸大肌后间隙法的设计方法最大的不同是：由乳房下皱襞切口入路，离断胸大肌下极后，对暴露在前方的乳腺后间隙的分离。完全离断横过乳房下皱襞的胸大肌腹部起始点后，在下皱襞内侧，他总结了三种不同的双平面设计分型（表74-7，图74-37）。

表74-7 Tebbetts的双平面分型

类型	设计原则	适应证	目的	缺点
I	离断腺体下方-胸大肌水平，不分离乳腺后间隙	多数适用	减小假体表面张力	假体位置过高
II	离断腺体下方-胸大肌水平后，将腺体后间隙上行分离至乳晕下缘	乳房活动度偏大	减小张力或避免双重乳房	
III	离断腺体下方-胸大肌水平后，将腺体后间隙上行分离至乳晕上缘	下垂乳房	下极的最佳充填	

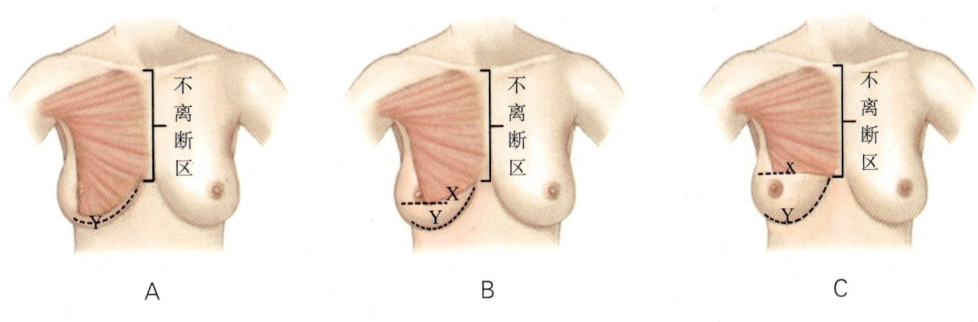

图74-37 Tebbetts双平面隆乳术
A. I型双平面 B. II型双平面 C. III型双平面 X为分离乳腺后间隙的水平；Y为胸大肌下极离断水平

随后又有学者在Tebbetts的基础上进行了诸多改良，以期适应不同人种、审美及手术入路。随着临床实践经验的积累，双平面的设计出现了多种样式，如Bosch等的双平面法：胸大肌十字切开法，选择乳晕入路，获得了满意临床效果，尤其适用于锥型乳房的患者。2009年栾杰等设计的双平面法：不同水平离断胸大肌，经腋窝入路，内镜辅助应用，在中国女性中取得良好效果。Esposito和Keramidas等在他们的研究中总结了"逆向双平面隆乳术"：即首先采用乳腺后间隙，将假体上部置于乳腺后间隙，下部位于胸大肌筋膜后，与标准的双平面术式相反。这种方法适用于有足量乳房软组织覆盖假体的患者，以及活动量大易改变假体外形的患者。在随访中也得到了很好的效果。2016年，郝立君等在Tebbetts下皱襞入路的三型双平面分类基础上，秉承着协调"乳腺组织-假体-胸大肌"动力学关系及获得假体最大软组织覆盖的理念，设计了适合国人乳房特点的经腋窝入路Ⅰ、Ⅱ两型双平面法，既保证了无瘢痕乳房，又降低了并发症发生率，最终获得了手感逼真、良好活动度、自然丰满的远期效果。

该双平面方法适用于大多数乳房上极薄的中国女性，尤其是乳房上极指捏厚度＜2cm者。乳房下极组织指捏厚度＞2cm，乳头至乳房原下皱襞距离＞6cm者，选用Ⅰ型双平面法：设计胸大肌离断水平线距乳头水平线垂直距离6～6.5cm（Ⅰ型双平面的胸大肌最佳离断位置：新乳房下皱襞长度×3/4）。乳房下极组织指捏厚度≤2cm，乳头至原乳房下皱襞距离≤6cm者，选用Ⅱ型双平面法：设计胸大肌离断水平线距乳头水平线垂直距离3～4cm（Ⅱ型双平面的胸大肌最佳离断位置：新乳房下皱襞长度×1/2，图74-38）。

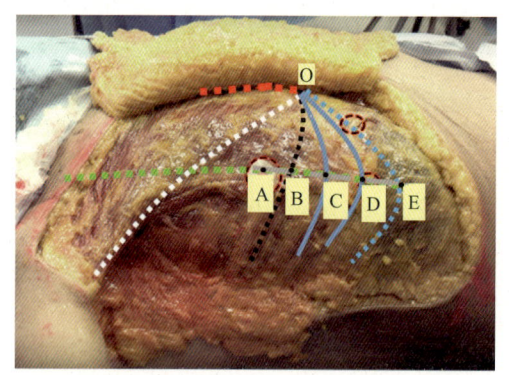

图74-38 胸大肌最佳离断位置的设计依据

AE为新的乳房下皱襞长度，A点为乳头位置，E点为新下皱襞最低点。O点为胸大肌胸骨部肌束最低附着点，将下皱襞均分为四份：AB、BC、CD、DE。OB是避免离断胸大肌功能肌束的安全线，也是避免损伤乳头乳晕复合体血供的安全线。基本平乳晕下缘。因此，AB内不做分离。DE内离断胸大肌，不能为假体下缘提供足够组织覆盖。因此，BC和CD区域可作为胸大肌离断位置。下极组织量多者，选择D点，组织量少者选择C点

关于离断部分胸大肌后是否会影响胸大肌的功能是很多隆胸求美者担忧的问题。从胸大肌解剖图（图74-39）来看，双平面法离断胸大肌的位置是其功能最小的位置，因此不必担心双平面法隆乳术影响胸大肌的功能。但是一旦误入胸小肌后间隙，并将胸小肌起点离断，从图74-40可以看出胸小肌牵引肩胛骨向前下方、旋转肩胛骨、上抬肋骨协助吸气的功能就将受损。因此准确分离胸大、小肌间隙非常重要。

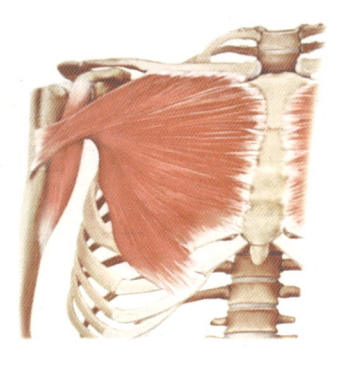 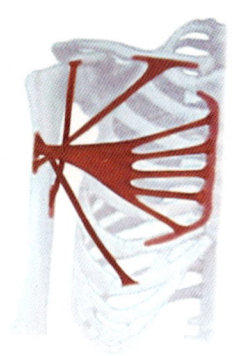

图 74-39　胸大肌解剖

A. 胸大肌的起止点。胸大肌起自锁骨内侧半、胸骨和上位第 1～6 肋软骨和腹直肌鞘的前壁，肌腹呈扇形集中，止于肱骨大结节嵴　B. 胸大肌的三个起点。①锁骨部，②胸肋部，③腹部。因为双平面构建的解剖需要，可将②分为②a 胸骨部和②b 肋骨部（第 5～6 肋附着点）。①和②a 对胸大肌功能起关键作用，手术中务必避免损伤；而②b 和③不参与胸大肌的主要运动，因此构建双平面时可根据剥离范围的需要酌情离断

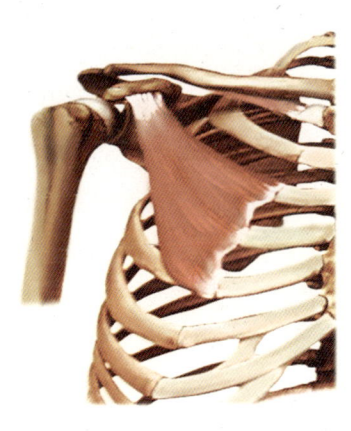 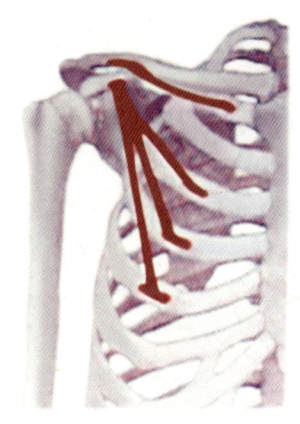

图 74-40　胸小肌解剖

A. 胸小肌的起止点。胸小肌位于胸大肌深面，起自 3～5 肋的前面及肋间肌表面的筋膜，止于肩胛骨的喙突　B. 胸小肌起止点的模式图

四　手术过程

双平面法假体隆乳术的手术过程如下：

（一）测量、设计

隆乳术中，在科学有效的数据上做决定的过程，是取得最佳术后效果的基础。

隆乳术前需测量的五项关键指标如下：

1. 乳房基底宽度（BW）　指胸骨外缘至腋前线之间的最大水平距离，是乳房最重要的测量指标。此距离（0.5～1.0cm）约等于乳腺实质的基底宽度。此数据可辅助选择假体的底盘宽度（图 74-41）。

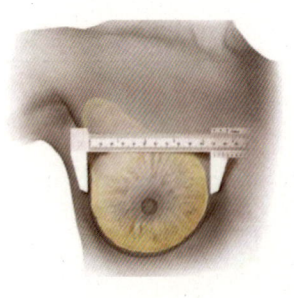 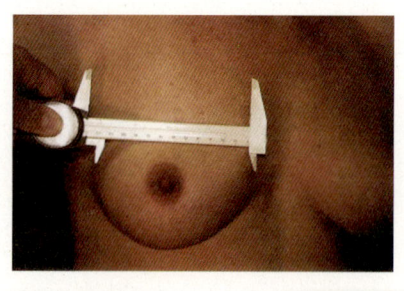

图 74-41　乳房基底宽度
A. 测量乳房基底宽度实际是为测量乳房腺体的直径　B. 乳房基底宽度的体表测量范围

2. 乳头-乳房下皱襞距离（N-IMF max stretch）　由乳头处向上最大拉伸下皱襞测得的距离。包括原乳房下皱襞和新乳房下皱襞。它量化了乳头到下皱襞皮肤的最大距离，反映了乳房下极的皮肤松弛程度（图74-42）。

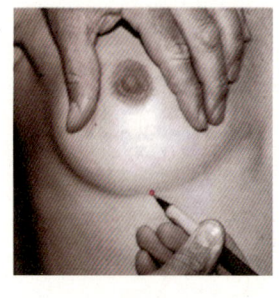 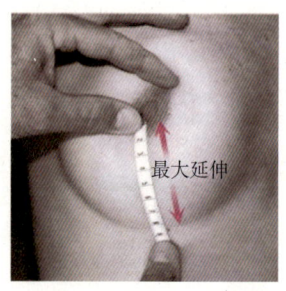

图 74-42　乳头-乳房下皱襞距离
A. 标记乳房下皱襞的最低点　B. 捏住软尺及乳头根部，将皮肤向上提起并最大拉伸，即可测得乳头到下皱襞的距离。

3. 乳房上极软组织指捏厚度（STPTUP）　是乳腺实质上极的皮肤和皮下组织的厚度。乳房上极软组织指捏厚度＜2cm时，为了保证长期的假体软组织覆盖，术者应当优先考虑传统的胸大肌后或双平面腔隙，而不是乳腺后间隙或胸大肌筋膜后间隙（图74-43）。

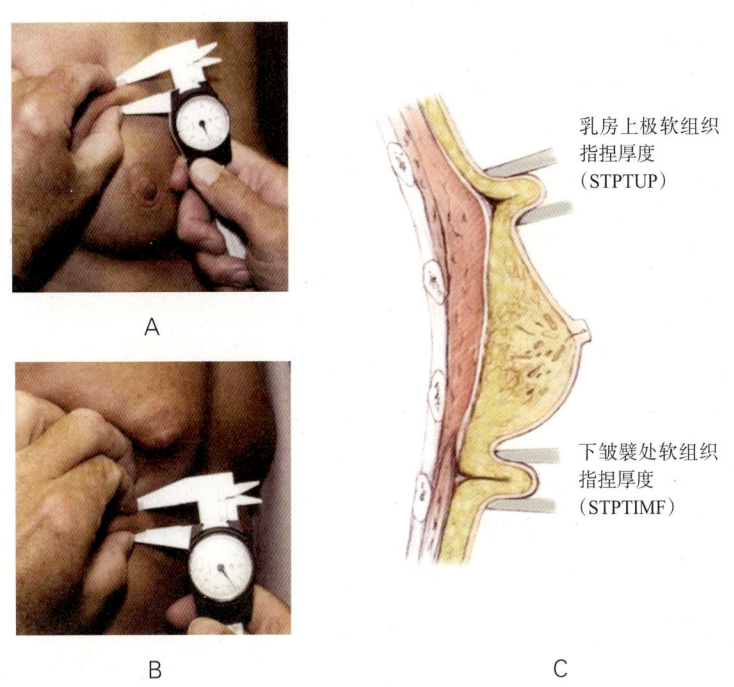

图 74-43　乳房上下极软组织指捏厚度测量
A. 乳房上极软组织厚度测量方法　B. 乳房下极软组织厚度测量方法
C. 乳房上下极软组织指捏厚度测量模拟

4. 乳房下极软组织指捏厚度（STPTIMF）　是乳房下极周围捏起后的软组织厚度（见图74-30）。该测量数据结果，决定了选择双平面的Ⅰ或Ⅱ型。

STPTIMF＞2cm：选择Ⅰ型双平面。STPTIMF≤2cm：选择Ⅱ型双平面。

5. 乳房皮肤向前拉伸度（APSS）　量化了用手向前牵拉乳晕皮肤的最大拉伸度（图74-44）。它是对皮肤覆盖的客观测量。

APSS＜2cm：皮肤紧张。APSS＝2～3cm：皮肤弹性正常。APSS＝3～4cm：皮肤松弛。APSS＞4cm：伴有一定程度的乳房下垂，在这种情况下，常需要同时施行乳房上提手术。

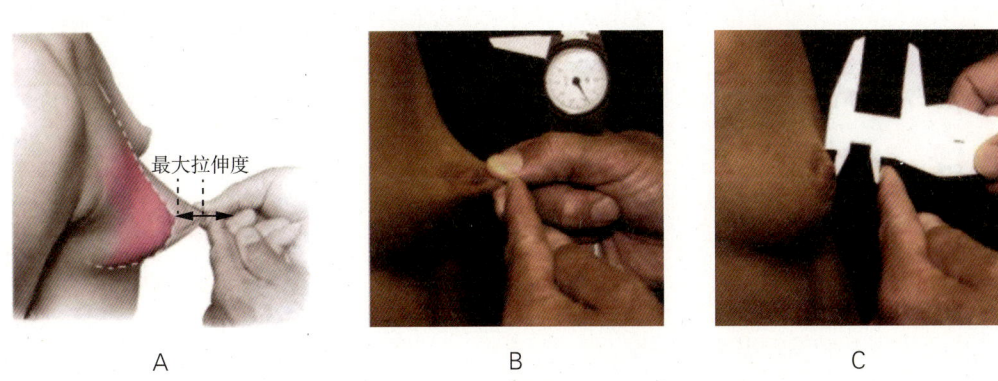

图 74-44　乳房皮肤向前拉伸度
A. 最大拉伸度测量演示　B. 乳房皮肤向前最大拉伸位置　C. 最大拉伸度测量距离

（二）假体选择

参考 TEPID 系统和 High Five 系统，并对照不同型号假体建议参数，结合术者经验综合对比，选择合适假体（表74-8）。

表74-8 假体体积预估方法

参数	预估原则
乳房横径，即基底宽度(cm)	根据测量数据在相应数据表中选择对应假体
乳房皮肤延展度(cm)	如果<2.0cm（皮肤覆盖紧），减少30ml；如果>3.0cm，增加30ml；如果>4.0cm，增加60ml
乳头到下皱襞距离(cm)	如果>9.5cm，增加30ml
乳腺实质充盈度(%)	如果<20%，增加30ml；如果>80%，减少30ml
患者要求	不违背原则情况下的要求

标记剥离范围（图74-45），包括内侧缘（距前正中线1.5～2.0cm）、乳头至新的乳房下皱襞（乳房基底宽度－3.5cm）、外侧缘（腋前线，乳腺腺体外侧缘）、上缘（第2肋上缘）。

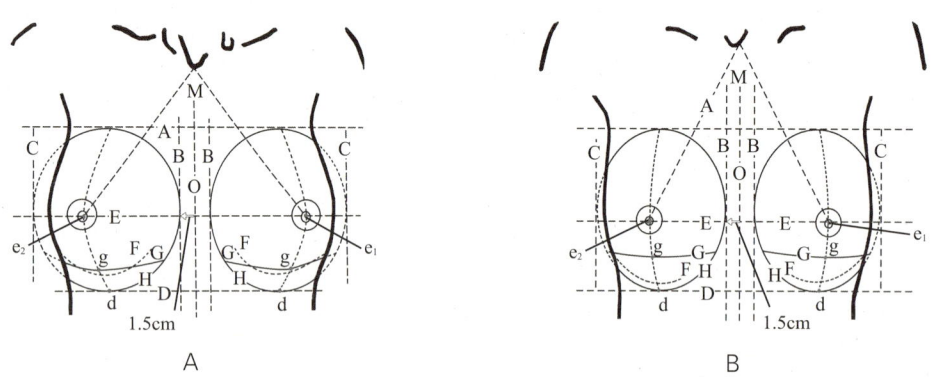

图74-45 双平面法的设计示意图

A. Ⅰ型双平面法 B. Ⅱ型双平面法 虚线 A、B、C、D 为假体设计放置腔隙的四个边界，虚线 O 为前正中线，OB 之间距离不能低于1.5cm。虚线 A、E、D 分别为经乳房上极水平、经乳头水平和经新乳房下皱襞水平。弧线 F 为原乳房下皱襞，弧线 H 为新的乳房下皱襞，弧线 G 为 PMM 的离断水平，eg 为乳头到 PMM 离断水平之间的距离。在Ⅰ型病例（A）中，eg 设计为6～6.5cm；在Ⅱ型病例（B）中，eg 设计为3～4cm。弧线 Me 为胸骨上凹到乳头的距离，e_1e_2 为两侧乳头间距，这两个测量指标在假体高度的选择上有参考意义

术前准备完毕后，患者仰卧于手术台上，双上肢外展90°～100°。插管全麻满意后，常规消毒铺单。设计平行于腋窝皱襞皮肤切口，长3～4cm。

切口处局部麻醉（2ml麻醉液含0.75%利多卡因＋1:200000肾上腺素），沿切口设计线，切口皮肤及皮下组织，钝性分离入口通道至胸大肌外侧缘，进入胸大、小肌间隙，用25cm长的16G注水针将30～40ml肿胀液（生理盐水500ml＋2%利多卡因注射液12ml＋5%碳酸氢钠注射液6ml＋1mg/ml肾上腺素注射液0.6ml）注入乳房下极的胸大肌后间隙。用U形拉钩辅助，插入10mm的30°内镜及电刀或超声刀进行手术操作（图74-46）。

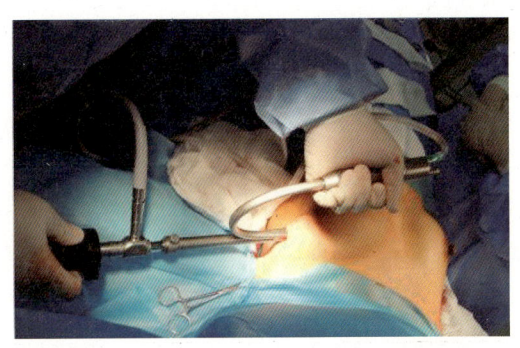

图 74-46　腋窝切口和拉钩内镜放置位置

视野内需分离的组织清晰可见（图74-47，图74-48）按体表标记充分剥离上方、内外侧胸大肌后腔隙，向下剥离至新的乳房下皱襞（图74-49）后，按术前体表标记的胸大肌离断位置切断所投影的胸大肌肌束，至白色的乳腺组织层显现（图74-50），检查腔隙松解彻底后，剥离结束，不再对前方乳腺后间隙进行额外剥离。胸大肌在胸骨上的附着点保留完整。

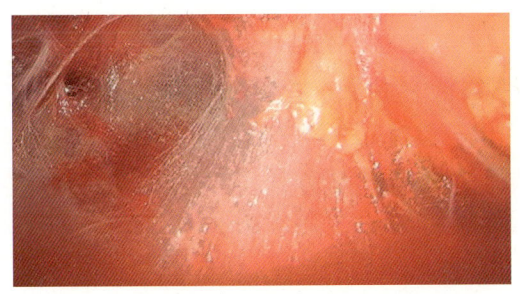

图 74-47　内镜下显示清晰可见的剥离间隙内疏松泡沫层

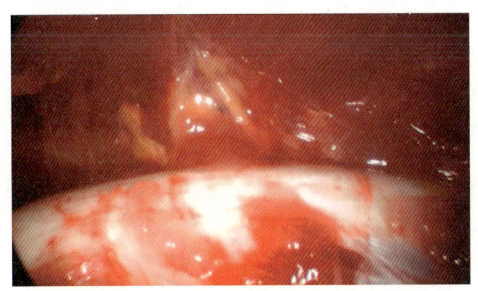

图 74-48　乳房下极原乳房下皱襞处

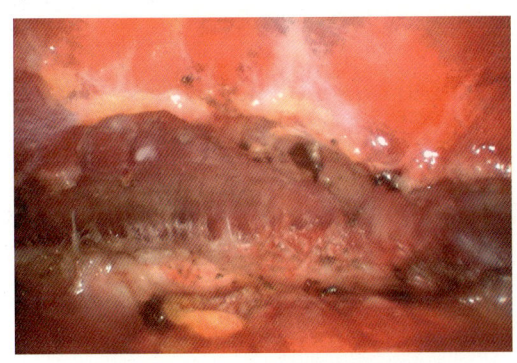

图 74-49　剥离至新乳房下皱襞

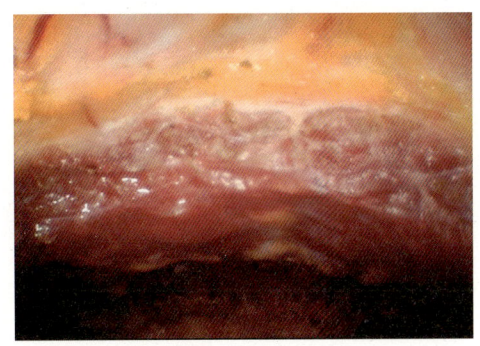

图 74-50　胸大肌离断至乳腺组织层

检查腔隙内已确切无出血后，植入假体并调整位置，放置负压引流管。4-0可吸收线逐层缝合切口，并适度包扎7天。术后每天单侧引流量＜25ml时拔除引流管。术后随访手术效果（图74-51）。

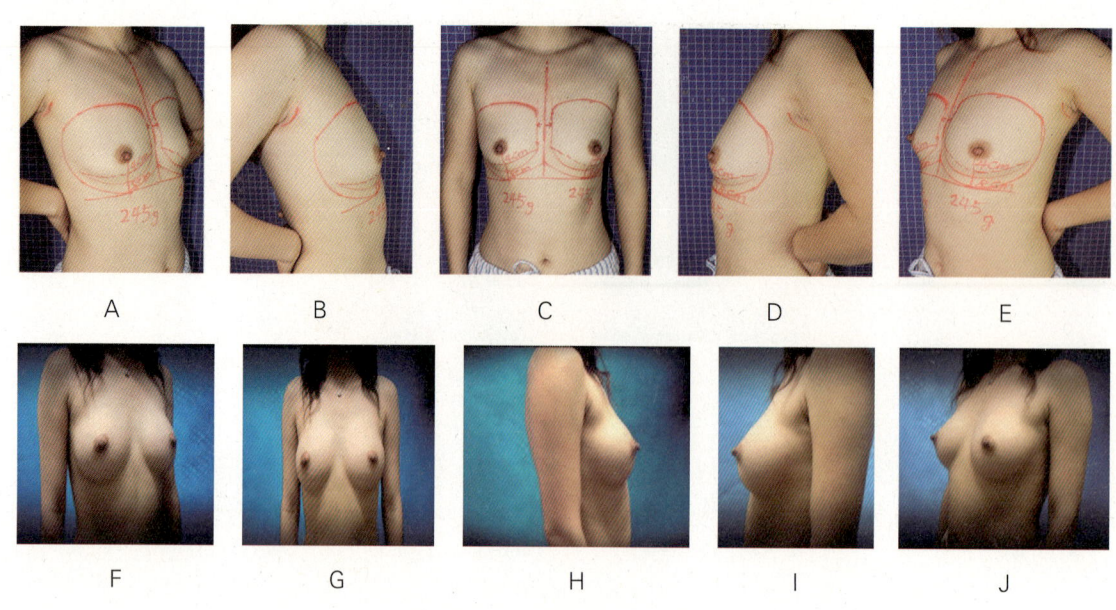

图 74-51 隆乳术前和术后
A～E. 隆乳术前设计　F～J. 隆乳术后 10 个月

双平面腔隙即剥离胸大肌后间隙，并向下剥离到新的下皱襞，根据不同乳房组织量选择Ⅰ或Ⅱ型胸大肌离断水平，离断胸大肌暴露前方腺体，由于假体部分位于胸大肌下，部分位于乳腺下，成为双平面腔隙。它最大的优点是减小了软组织对假体的张力，优化了乳房上极和下极组织对假体边缘的覆盖，同时避免了单一层面乳腺后间隙和胸大肌后间隙的缺点和局限性。对于乳房上极指捏厚度＜2cm 的患者，双平面腔隙是实现软组织最优覆盖的选择。根据乳房下极指捏厚度是否＞2cm，将双平面分为两型。设计Ⅰ型（STPTIMF＞2cm）离断水平在乳头下 6～6.5cm，Ⅱ型离断水平在乳头下 3～4cm。在乳头上方离断胸大肌，易导致乳头乳晕下移，仅适用于乳房下极狭窄和管状乳房，笔者通常不采用。

腔隙的内侧面通常设计在距胸骨体中线 1.5～2.0cm 处。解剖研究表明胸廓内动脉的第 2～6 肋间穿支从每一肋间距胸骨旁 0.5～1.0cm 处穿出，进入胸大肌及乳房内侧缘，而女性胸骨体宽度为 3.0±0.5cm（图 74-52）。因此，切不可为了追求形成乳沟而过分剥离胸大肌内侧缘，其风险远大于可能的受益。

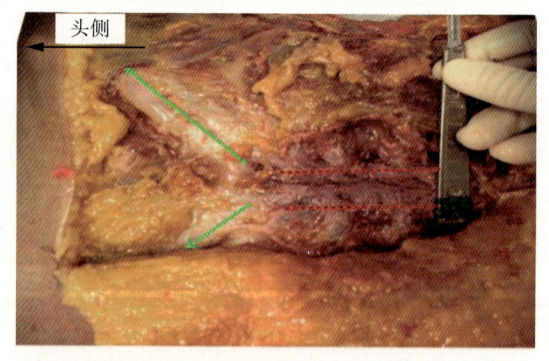

图 74-52 胸骨体宽度为 3.0±0.5cm

腋窝剥离入路长，腋窝解剖结构复杂，难度随之增加。潜入胸大肌后间隙前，分辨胸大、小肌外侧缘及分开其间隙是至关重要的，它避免了误入胸小肌后间隙易损伤胸内侧神经和血管束（图74-53）。

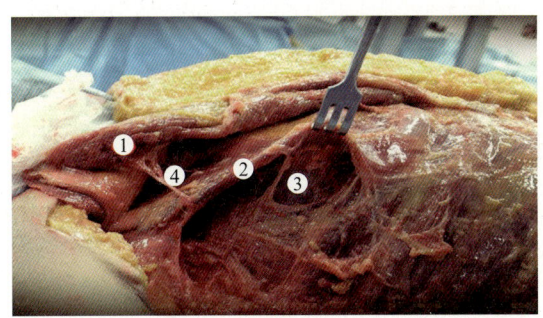

图74-53　胸大小肌肉周围复杂的神经血管走行
①为胸大肌，②为胸小肌，③为胸小肌下方血管神经束，④为胸大小肌肉间血管神经穿支

在剥离胸大肌后间隙时，2~4肋间连接疏松，类似"泡沫层"，易剥离，但4~7肋间是胸大肌与肋骨的附着处及与腹直肌鞘、腹外斜肌腱膜等的联结处，直到新的下皱襞水平，此区血管穿支多，易出血，剥离难度大（图74-54）。

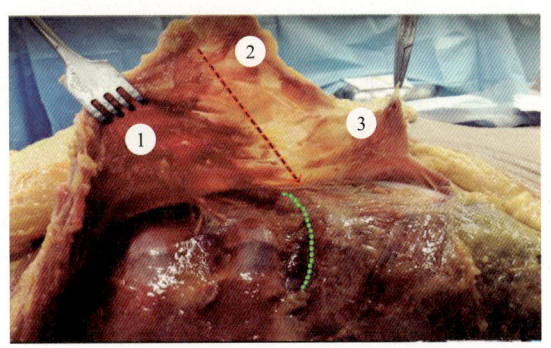

图74-54　胸大肌与腹外斜肌腱膜及腹直肌鞘互相移行为联合腱膜
①为胸大肌腹部附着端，②向下延续为腹外斜肌腱膜，③为腹直肌鞘

因此，术者在剥离前，应利用肿胀麻醉的优势，预先进行间隙扩张并收缩小血管，创造清晰术野，便于剥离和前进。在内镜直视下，剥离呈扇形向前扫动，对可见血管行电凝预止血。在离断胸大肌时，内侧起至胸肋角附着处，沿外部皮肤标记线由胸大肌羽状起点向外切断胸大肌，直达前方乳腺后间隙。外侧至腋前线。

Tebbetts认为腔隙内的局部麻醉液会增大电阻，降低电凝效率，不提倡使用。也有学者不加用利多卡因，只用肾上腺素的止血功能。在实际操作中，笔者发现，应用经典肿胀液后，术野清晰度有了很好的改观，出血量减少。尽管肿胀液渗出在一定程度上降低了电凝效率，但及时擦拭渗出液后，剥离时间并没有明显增加，术后早期疼痛减轻，因此笔者仍建议使用。

术后引流是必要的。一方面，组织肿胀液会在术后早期渗出；另一方面，假体腔内创面不同程度存在渗血。及时将渗出液引出是组织尽快恢复的关键。引流通常持续2~3天，视引流液性质和量决定，当每侧少于25ml，且引流液呈澄清淡黄色时，拔出引流管。

术后指导包括：术后饮食及活动、术区护理、可能遇到的问题及对策、组织恢复过程等。及时耐心的术后康复指导能改善患者术后焦虑等不良体验，是患者对医疗过程是否满意的一个评估参考。

随访材料是宝贵的医疗资源，不仅能及时解答患者疑问、体现对患者的关切，还能长期评估某项医疗技术的利弊，是加快医学进步的有效手段。定时的电话随访或回院复查都是确切的途径。乳房形态随访宜选用回院复查，并实时采集图像和测量数据，一般持续6～12个月即趋于稳定。乳房并发症的随访可延长到2～3年，电话随访即可完成。过于频繁的随访并不会带来更大的效益，而且增加了成本，降低了患者的依从性。

经验说明，以科学客观的数据为前提，医患共同参与决策，双方目标明确，选择先进的技术支持是取得理想手术效果的根本。

（郝立君　徐海倩）

第五节　乳房缩小整形基础

一　概述

东方女性每侧乳房体积一般在250～350ml，小于250ml可称为"小乳房"，而大于350ml每侧不宜称为"巨大乳房"。对于体型匀称的165cm以上身高的女性，即使每侧乳房体积大于400ml或500ml，外观上胸部饱满，乳房坚挺，乳头乳晕良好的女性也不宜称为"巨乳症"。在临床实践中曾见到一位身高172cm的中年女性安放了650ml的假体隆乳，术后就医者、手术者及术后参与评估者都感到满意。

乳房缩小整形适用于乳房肥大而有失女性特征美、乳房肥大伴有不适，以及乳房下垂或双侧不对称的就医者。

早在1960年，Suyderman和Ligarde及后来的作者观察到乳房肥大与乳腺癌发生有相关统计结果，但也有人不予支持。

二　乳房缩小整形历史

乳房缩小曾作为妇科病最先报告于6世纪，Schalle曾报告采用乳房切除治疗乳房肥大，1948年有人报告做乳房下极切除治疗乳房肥大。

中国现代整形外科在组织器官缺损的修复重建，以及眼、耳、鼻、面部美容和整形中具有丰富经验及创新性研究成果，但是在乳房整形中，和世界同行相比，特别是与欧美同行相比，有差距，乳房缩小整形的手术技巧多半来自西方。

中国乳房整形何时起始，难以查询。在20世纪50年代曾见到报告，巨大乳房的治疗采取全切除。上海广慈医院（现上海交通大学医学院附属瑞金医院）整形外科于1964年收治了一例双侧乳房肥大要求整形的中年妇女，在全身麻醉下施行外侧部分乳房切除，剩余乳房组织带蒂旋转移植，修复缺损。1981年笔者在美国多次参与Spira M.等教授进行的隆乳、乳房缩小及再造手术。1982年回国后率先开展隆乳术和乳房缩小手术等，1983年采用背阔肌肌皮瓣转移加假体植入进行乳房再造。

三 乳房肥大的界定及分类

一般而言，160cm左右身长的女性每侧乳房体积大于350ml可称为乳房肥大。
乳房肥大的分类常以手术的切除量来界定。
Jomes G.在美国 *Plastic Surgery*（2006）中做了乳房肥大的分类（表74-9）。

表74-9　Jomes G. 乳房肥大分类（2006）

乳房肥大分类	乳房缩小整形每侧切除量
轻度乳房肥大	每侧＜500ml
中度乳房肥大	每侧501～1000ml
重度乳房肥大	每侧1001～1500ml
特重度乳房肥大	每侧＞1500ml

在东方人种女性中，乳房体积巨大的案例十分罕见。

四 乳房缩小整形适应证

乳房的大小、形态、位置、结构、饱满度、波动状况与皮肤皮下组织及乳腺的紧张度都是女性十分关注的，特别是中青年女性期望乳房美丽是生活质量的重要内容。乳房肥大给妇女带来体型缺陷和伴有症状是要求进行乳房缩小的重要原因。

乳房肥大是否会引起乳腺癌高发也是医师和就医者所担心的。

Dupont及Pace（1987）研究发现，在10000名妇女的病理切片中，乳房肥大的乳腺癌发生率为2.6%～3.0%，而小、中乳房的发生率为1.6%～1.8%。

乳房缩小整形是乳房整形中最具有挑战的手术之一，严格选择就医者，严格做围手术期处理，选择精准设计，精准选择确当术式，精准完成每一个切除手术，以及艺术化重塑乳房的结构、外形都尤为重要。

未经过长时间学习和实践，没有30～50例以上乳房缩小手术经验的积累，不能称为在乳房缩小手术上很有经验的医师。

乳房缩小整形的适应证有：①青春期乳房肥大；②乳房肥大形态不佳，饱满过度，不匀称，不对称，乳头乳晕形态不良或伴有乳房下垂；③乳房肥大引起颈、背、胸部不适，负担沉重；乳沟及乳房下皱襞有湿疹、感染等并发症。

乳房肥大伴有乳腺癌高危风险的妇女，采取乳房切除者屡见报告。

五 乳房缩小相关解剖

熟悉乳房位置、结构、血供及神经支配是乳房缩小整形成功的关键。

（一）乳房乳头的位置及支撑结构

正常乳房位于第2～6肋间隙之间，或第3～6肋骨之间，通过悬韧带附着于胸肌筋膜表面，该筋膜是一层不致密的韧带结构，即Cooper韧带（1840年报告），该韧带延伸到腋前壁。

发育中的女性乳房锥体匀称、坚挺，随着年龄增长，乳房锥体下半饱满，上半常呈流线型坡度下移。

乳头乳晕位于乳房饱满位的中心点，在第4肋间部位、锁骨中线略外方，距离胸骨切迹的中心点，西方年轻女性为21～22cm，东方女性为20～21.5cm，在实践中乳房缩小后常见移植的乳头乳晕位置偏高，是与手术后乳房缩小、乳房下垂皮肤张力减小有关。

乳头乳晕位于乳房下皱襞中点的乳房表面投影处。

（二）乳房的神经支配

乳房神经支配来自第2～6肋间神经，外侧由第3～6肋间神经支支配，内侧由第2～6肋间神经前皮支支配。

乳头是由第3、4、5肋间神经的前支及外侧支支配的。Courtiss E. H. 和 Goldwyn R. M.（1976）认为主要是第4肋间神经。

Sarhadi N. S.（1996）报告乳头的神经支配来自第3～5肋间神经外侧皮支和第2～5肋间神经的前皮支。

乳房缩小整形有多个手术步骤，包括切除多余组织后将存留组织移植和塑形再造，为完成这项操作，研究和认识乳房的血供来源及去向是重要的。

（三）乳房血供

乳房血供丰富，内侧主要来源于胸廓内动脉穿支，以第2～5肋间动脉穿支为主，其中第2肋间穿支较为粗大，胸廓内动脉在已哺乳过的女性直径可在2mm以上。乳房外侧的血供来源于胸外侧动脉。

乳房上方的胸上动脉以及下方的前外侧肋间动脉穿支和前内侧肋间动脉穿支也参与对乳房供血。

在文献和书本中较少记录乳房血供和胸肌筋膜及胸肌血供之间的关系，在笔者的乳房缩小手术中见到乳腺深层和胸肌筋膜之间的血管呈网状分布和相互交通，其血管较大者直径在2mm以上。在乳腺部分切除时，注意保护乳腺上1/2和胸肌筋膜之间血管的连接，有利于保护存留乳腺的血供，并防止术后提升移植的乳腺部分坏死和液化。

乳腺缩小整形注意保护乳房上方的浅表血供，即胸廓内动脉肋间穿支，主要是第2、3肋间穿支，以及来自胸外侧动脉和乳房上方肋间动脉前外侧穿支，并严格保护来自上方乳腺深层和胸肌筋膜之间的蒂部血管网不被破坏，保护血供是灵活设计存留乳房组织移植成活和形态重塑的要素（图74-55）。

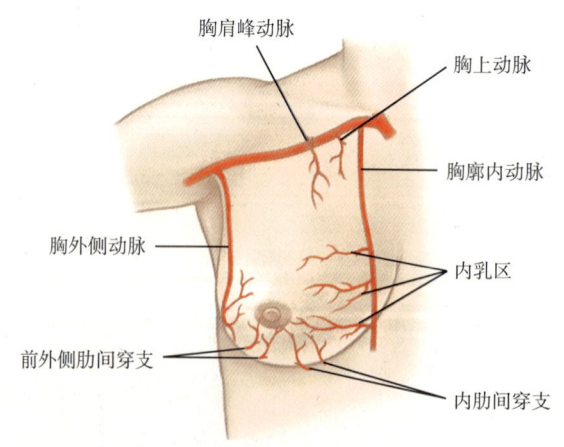

图74-55　乳房血供

六 乳房缩小整形麻醉

巨大乳房缩小整形是一项综合性技术,手术过程中常出血较多,多选用全身麻醉。在乳房缩小的皮肤切口及乳腺缩小的切口周围加用肿胀麻醉液浸润注射,以减少手术过程中的出血,也可用1000ml林格氏液＋2%利多卡因200～250mg＋1:1000肾上腺素1ml替代肿胀麻醉液。

选择脂肪抽吸乳房缩小则采用肿胀麻醉。

七 脂肪抽吸乳房缩小术

脂肪抽吸辅助乳房缩小最先由Grager(1984)和Teimouran(1985)在美国整形外科杂志上报告。

Matarasso及Courlis在1993年报告了9例仅仅采用脂肪抽吸乳房缩小,不做任何乳房切除的病例。条件是乳房皮肤弹性好,乳头乳晕位置正常,没有下垂,初报告每侧抽吸了835ml,在记录这结果中未标明肿胀液每侧注射量。

Gray报告了45例脂肪抽吸乳房缩小病例,术中抽吸量达2250ml,且表明脂肪抽吸后乳房皮肤回缩,乳房松垂恢复良好,但是Lejour等的报告中提及脂肪抽吸乳房缩小术后要担心发生脂肪坏死及钙化。

八 乳房缩小整形要点

1. 乳房肥大矫正。
2. 乳头乳晕位置提升及整形。
3. 多余乳腺组织切除、锥体提升,以及结构、形态重塑。
4. 多余乳房皮肤皮下组织切除及形态重塑。
5. 乳房下皱襞提升。
6. 双侧乳头、乳晕及乳房锥体对称。
7. 双侧乳房饱满,呈水滴形,能随身体运动而波动。
8. 切口瘢痕小而隐蔽。

九 乳房缩小关键技术一般概念

乳房缩小整形有着乳房整形中较为复杂、内容较多的外科技术,几年前笔者在为美国PRS杂志审稿时,有一篇《乳房缩小手术并发症分析》是哈佛医学院等合作撰写的,其中有的作者只有10余例,笔者建议退稿重新修订,因为没有30例以上乳房缩小手术经验,论述并发症发生率分析经验是欠准确的。

(一)切除多少,切口部位

具体包括:①乳房肥大程度,需切除多少;②切除乳腺组织多少;③切除皮肤多少;④切口设计在何处。

笔者赞成Marchac估计切除肥大乳房组织量的"推移估计法"(下详),按照Marchac法可较为可靠地估计出切除的组织量、切除的肥大乳房的部位,笔者赞成切除乳房中下部即4～8点钟方向间的部位,Lejour、McKissock、Wise模板法都选择切除乳房中下部位。

笔者较少选用L形切口，因为该部位正是乳头神经支配的主要径路区。

（二）乳房肥大切口形态

具体包括：①倒T形的Wise模板法及McKissock法等；②乳房下直线切口的Lejour法等；③三瓣法缩小术；④L形切口法；⑤双环切口法。

笔者建议选用倒T形或乳房下极直线切口较好，倒T形乳房下极切口的好处在于：①切除组织量容易准确控制；②皮肤切口较为隐蔽；③皮肤切除量容易准确控制；④因术野敞开，能准确控制皮肤下乳腺组织切除量，术野暴露好，止血彻底。

笔者较少选择L形切口，双环切口只用于轻度肥大和轻中度乳房下垂的患者，对于中度肥大患者双环切口不作为首选。

（三）乳头乳晕整形及移植

乳房肥大总伴有一定程度的乳头乳晕过大或形态不美，需要提升和缩小整形，这是容易产生乳头乳晕部分或全部坏死的操作。没有组织移植功夫的外科医师常常在这一手术操作过程中失误，给患者带来损害。为保证移植乳头乳晕的血供良好，其蒂部设计有多种，具体包括：①上方蒂；②内上方蒂；③中央蒂；④外侧蒂；⑤水平蒂；⑥上下方蒂；⑦下方蒂；⑧乳头乳晕游离移植。

乳房缩小最好不用乳头乳晕游离移植，其结果是凶多吉少。

中央蒂较多用于双环切口乳房缩小，下方蒂在Nahai《美容外科学》（第二版）中被推荐为北美常用的方法，笔者更多选用上方蒂、内上方蒂和中央蒂，因为乳头血供来源以胸廓内动脉及乳腺组织来源的血供为主。保证乳头乳晕的血供不仅要选择蒂部所在位置，还要重视蒂部的宽度，为保证移植乳头乳晕的血供，笔者限制蒂部长宽比例在2.5∶1以内或2∶1，在条件不允许的情况下也严格控制在3∶1，而且蒂部最好附着于血供良好的皮下筋膜组织。缝合过程中不宜高张力缝合，应不断地检查乳头乳晕的毛细血管。

十　乳房缩小整形术前设计要点

对于非常熟练的医师而言，中、轻度乳房肥大的患者只要术前做好必要的测量设计，采用Wise模板就能顺利地完成乳房缩小整形手术。但对于绝大多数医师而言术前仔细测量和设计，清晰标记是必需的。

术前设计要点有：①乳头、乳晕再定位和形态整形；②乳房位置提升，乳腺切除及提升设计；③乳房皮肤切除切口设计及切除量设计；④乳房下皱襞再定位；⑤尽可能保留乳头乳晕移植存留感觉。

乳房缩小整形术并发症有乳头乳晕移植后部分或完全坏死，形态不良，两侧不对称。造成这类并发症的原因主要是：①术前设计不良；②乳头乳晕带蒂移植时血供不良；③乳头乳晕移植后和周围皮肤对合缝合时张力太大或不匀；④乳头乳晕移植时其蒂部的血供被刀剪误伤，或因使用的电刀功率过大而造成损伤；⑤乳头乳晕蒂部扭曲、折叠；⑥乳晕周围广泛放射状瘢痕，是不当选择双环切口所致。

十一　乳房缩小术前评估和设计

术前完成手术设计，用记号笔绘制完成，并加以固定，以防被消毒液擦去。

受术者端坐进行测量设计，特重乳房肥大者取立位设计，进行乳房测量和绘制测量线、点和手术切口设计，作为评估和手术设计。

具体包括：①胸骨上切迹中点；②胸骨上切迹中点-剑突连线；③乳房宽度测量；④乳房下垂测量；⑤乳房体积估测；⑥锁骨中线，锁骨中点-乳头乳晕中点-乳房下皱襞中点-上腹壁乳房下皱襞中点延伸线；⑦胸骨切迹中点-乳头中心点距离；⑧锁骨中点-乳房下边缘中点距离；⑨乳晕下缘中点-乳房下皱襞距离；⑩乳房锥体中心点距离第4肋间距离；⑪乳房下皱襞与第6肋下缘的距离。

乳房测量及标记包括：

1. 乳房锥体高度、宽度、厚度测量。患者取前倾胸部下垂位，测量乳头基底部到胸壁第4肋间的距离，该线约为乳房体的高度（H），用骨盆测量器测量乳房基底部的直径（d）。测量乳房宽度（breastwidth，BW）、乳房厚度（breast thickness，BT）。

2. 胸骨中线标志。胸骨切迹中点-剑突。

3. 锁骨中线标志。锁骨中点-乳头中点（C-LN）-乳房下皱襞中点-上腹壁延伸线（NC-A-LC）。

4. 锁骨中点-乳晕距离（midclavicularto areola，MC-A）。

5. 胸骨上切迹-乳头距离（suprasternalnotch to nipple，SSN-N）。测量记录胸骨上切迹中点-乳头位置（图74-56，图74-57）。

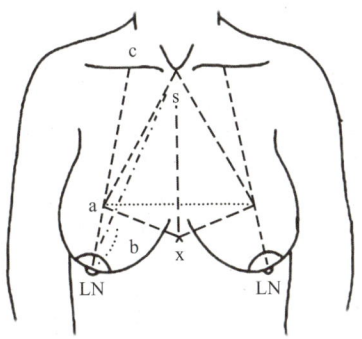

图74-56　乳房缩小整形标记胸骨中线、锁骨中线与乳头乳晕的关系

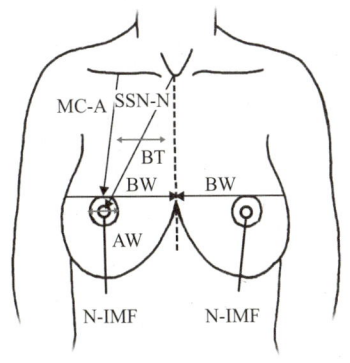

图74-57　乳房缩小整形标记线
AW为乳晕直径，N-IMF为乳头-乳房下皱襞距离

十二　乳头乳晕移植定位

1. 绘制锁骨及胸骨上切迹中心点。

2. 绘制锁骨中线，锁骨中点-乳头乳晕中点-乳房下皱襞中点，并延伸标记到上腹部（图74-58）。

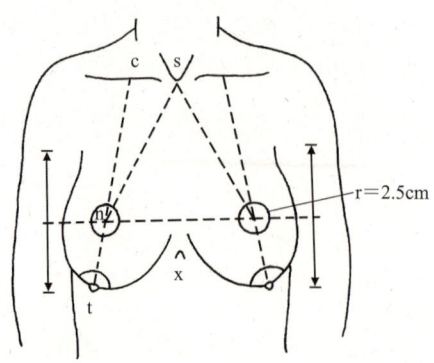

图74-58　乳房缩小整形乳头乳晕移植定位
c为锁骨中线，s为胸骨上切迹中点，x为剑突中点，t为原乳头的位置，r（2.5cm）为新乳头乳晕位置和乳晕的直径

3. 在锁骨中线上，设计新乳头乳晕的位置。正常情况下新乳头乳晕位置的中点在锁骨中线的略外侧。

新乳头乳晕位置的参考值如下：

（1）乳房下皱襞中点在乳房表面锁骨中线上的投影处（图74-59）。

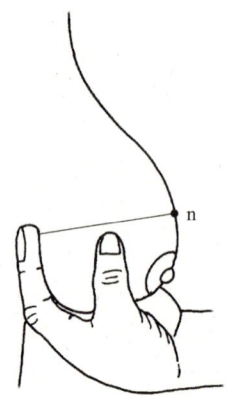

图74-59　乳房缩小整形，新乳头定位方法：医师食指定位
在乳房下皱襞中点，其乳房表面投影处为新乳头的定点处

在设计该点时将肥大乳房托起，减少下垂张力，防止新建乳头乳晕因巨大乳房下垂而过高。

（2）按身高比例设计乳头位置，以身高的12%～12.5%设计，例如身高165cm的女性，19.8～20.625cm作为胸骨上切迹中点-锁骨中线上新建乳头位置的距离。西方女性为21～22cm，东方人多为19～21cm，作为参考。

（3）上臂中点或稍下方，做新乳头位置设计的参考。具体包括：①乳晕直径为3.0～3.5cm，正圆形；②新建乳头的中心点距离剑突9～11cm，两侧相等；③乳晕下边缘中心离乳房下皱襞中心5～5.5cm。

以上述因素综合设计新乳头位置的定点，两侧乳头在一个平面上（图74-60）。

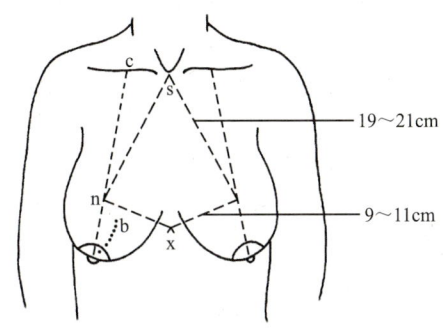

图 74-60　乳房缩小整形,新乳头乳晕定位
c 为锁骨中点,s 为胸骨上切迹中点,x 为剑突中点,n 为新乳头的位置,b 为乳房下皱襞中点

十三　乳头乳晕移植手术方法种类

乳房缩小手术中乳头乳晕带蒂移植的基本技术是"皮瓣带蒂移植"。其要点为:①移植的乳头和乳房组织成活;②存有感觉;③结构、形态、位置良好,两侧对称(表74-10)。

表 74-10　常用乳房缩小技术

方法	报道者和时间
乳头乳晕水平双蒂法	Strömbeck,1960
乳头乳晕上方蒂法	Pitaguy Weiner,1962
乳头乳晕上外方蒂法	Skong,1963)
乳头乳晕垂直双蒂法	McKissock,1972
乳头乳晕内侧蒂法	Courtiss,Goldwyn,Ribiero,Robbins Georgiade,1975—1977
乳头乳晕上内侧蒂法	Oriando,1975
乳头乳晕中央区血供法	Biesenber,1928;Hister,1985
Wise模板乳房缩小,乳头乳晕可根据不同大小乳房选择	
垂直瘢痕加下皱襞短瘢痕	Marchac Peixoto,1980—1982
B或J形瘢痕乳房缩小	Regmauit,Chiari,1970—1974
垂直瘢痕乳房缩小	Lassus,Lejour,Hammond SPAIR,Hail Fimdiay,1970—1999
环乳晕乳房缩小	Hester T. R. Jr.,Bostwick J. 3rd,Miller L. 等,1985;Benelli,Sancao-Coes,1990—1996

1. 乳头乳晕上方蒂法　乳头乳晕上方蒂是运用大多数肥大乳房缩小技术,乳头乳晕的血供通过上方蒂部提供血供,上方蒂血供来自真皮、真皮下血管网和皮下组织,蒂部越宽,血供越丰富,术后乳头乳晕成活的可能性越大(图74-61,图74-62)。

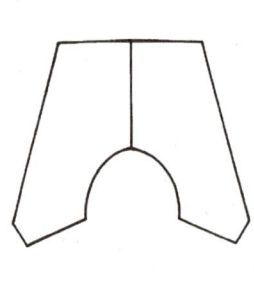 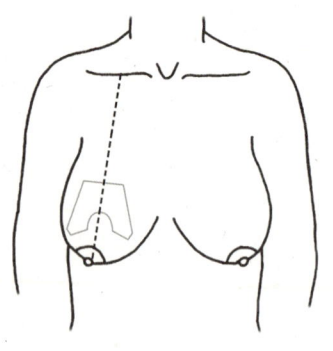

图 74-61　乳头乳晕上方蒂：Wise 模板乳房缩小术
A. Wise 模板　B. Wise 模板在乳房缩小整形中的应用

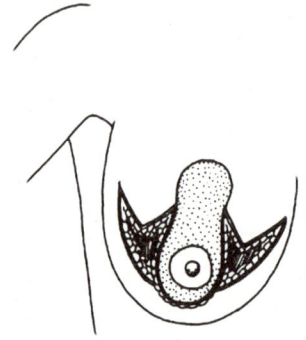

图 74-62　乳头乳晕上方蒂移植

手术设计提示：①乳头乳晕蒂宽于乳晕直径；②乳头乳晕蒂去表皮；③蒂长为乳晕直径的2.5倍。

2. 乳头乳晕上内侧蒂法　乳头乳晕血供由内上方蒂的真皮、真皮下血管网及皮下筋膜层，以及内上方的乳腺供血，该术式较多用于乳头乳晕提升距离不大的轻度和中度乳房肥大（图74-63，图74-64）。乳头乳晕蒂的血供丰富，乳头乳晕需旋转移植，手术后乳头乳晕形态易塑形。

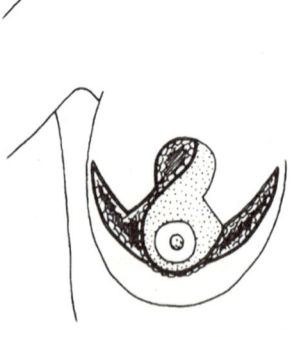

图 74-63　乳头乳晕内上方蒂移植蒂部制备方法

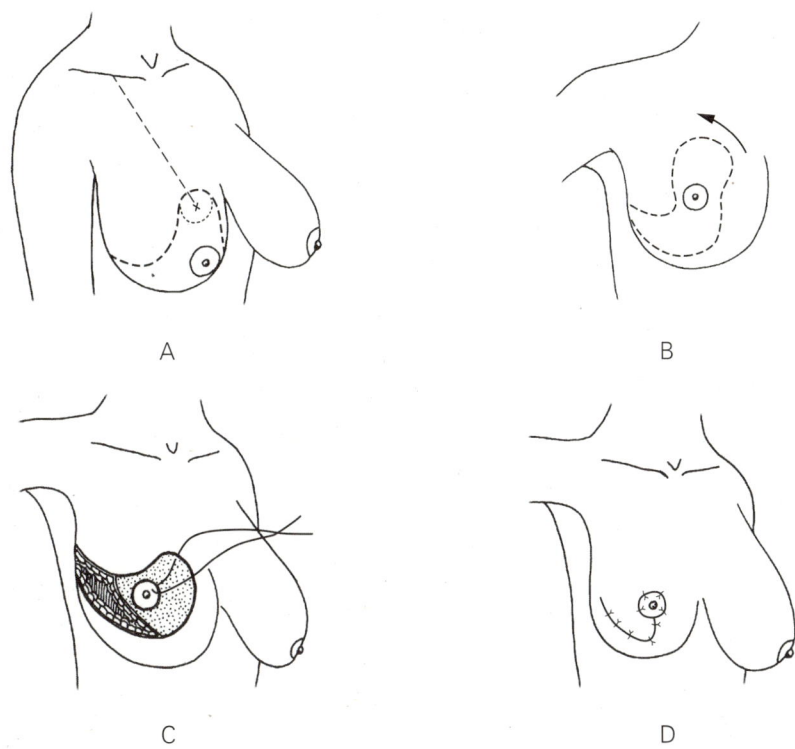

图 74-64　L 形切口第一型

A. L 形乳房缩小整形皮肤切口设计　B. 将乳房推向上方，见到乳房下方切口设计形态　C. 切除乳房皮肤、皮下组织，进行乳腺切除塑形，乳头、乳晕皮瓣蒂去上皮移植　D. 皮肤缝合

3. 乳头乳晕垂直双蒂法　McKissock 的垂直上下方双蒂乳头、乳晕移植。乳头乳晕垂直双蒂法是用于重度和特重度乳房缩小的技术。乳头乳晕提升的距离在 8～10cm 或以上，为保证移植乳头乳晕的血供足够，采取双蒂血供和增加蒂部宽度（图 74-65，图 74-66）。

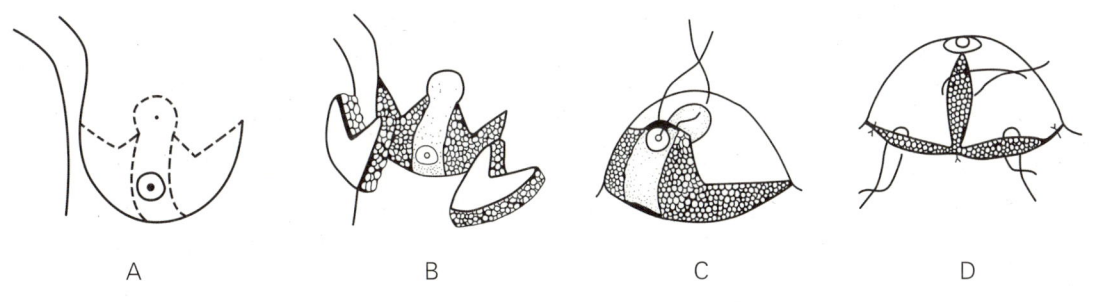

图 74-65　McKissock 乳头乳晕双蒂法

A. 皮肤切口设计　B. 切除乳房皮肤、皮下组织，乳头乳晕垂直双蒂去上皮，准备移植　C. 乳头乳晕双蒂移植　D. 皮肤缝合

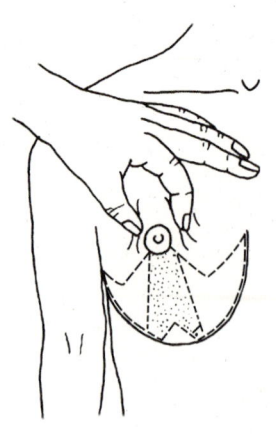

图 74-66　乳头乳晕垂直双蒂法

上方蒂被遮盖,只显示下方蒂,为增加乳头乳晕下方蒂的血供和减少乳房皮肤缝合时在下皱襞中点的张力,设计乳房下皱襞三角皮瓣,乳头、乳晕垂直双蒂移植,笔者将蒂部基底三角形皮瓣的底边宽度增加到3cm左右,用于特重巨乳缩小(改良McKissock法)。

乳头乳晕的蒂部包括乳房上方及乳房下皱襞的部位,蒂的宽度足够提供移植乳头乳晕的血供。

4. 乳头乳晕上方及水平蒂法　见图74-67。包括Lejour法、Marchac法乳房缩小的术式,以及Wise模板法、Biesenber法、Hister法、Peixoto法等多种手术方法,均类似于图74-54的设计,通过双环形乳腺皮肤切口围绕乳头和乳晕做大范围的去表皮操作,在乳房下部切除多余的乳腺组织,下垂的乳腺有效地在第4肋间固定,完成乳房缩小整形术。这是较多选用的术式。

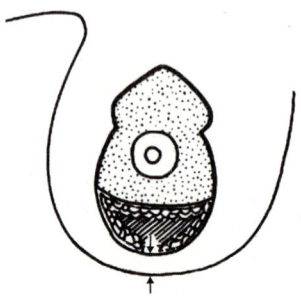

图 74-67　乳头乳晕上方及水平蒂,乳头乳晕去上皮皮瓣蒂制备,乳房皮肤及部分乳腺组织切除

5. 乳头乳晕双环形缩小法　乳头乳晕环形缩小是乳房缩小整形及乳房下垂矫正常选的术式,多适用于轻度和中度乳房肥大。双环形缩小手术可选圆形双环,也可先用葫芦形双环缩小,后者可用于重度或特重度乳房缩小整形,Lejour术式、Marchac术式与葫芦形双环缩小属于同一类型(图74-68,图74-69)。

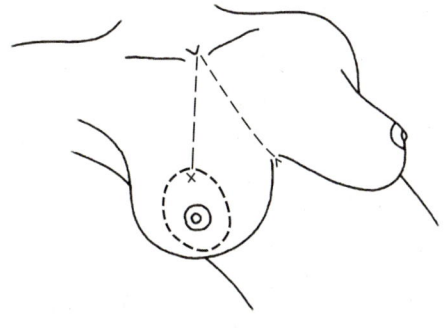

图 74-68 环形切口乳房缩小整形，皮肤切口设计

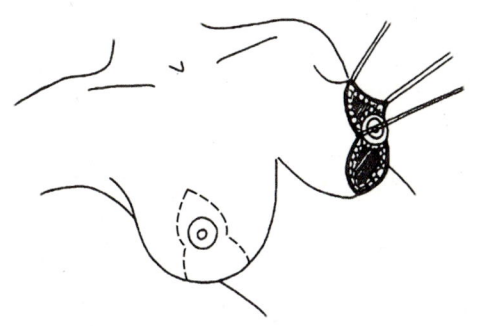

图 74-69 葫芦形双环形切口乳房缩小整形，皮肤切口设计类似 Lejour 法，乳头、乳晕的移植血供来自乳腺组织的附着区

6. 乳头乳晕下方蒂法　乳头乳晕下方蒂法乳房缩小术在临床上有一定适用范围的限制，主要用于较轻的乳房肥大和乳房下垂，因为乳房肥大患者常伴有乳房下皱襞位置降低，超过第6或在第6肋间，以乳房下皱襞为蒂进行手术的话，在肥大乳房切除后，乳房形态的重建以及乳头乳晕血运和感觉的保护不易，所以笔者较少推荐其作为首选的乳房缩小方案（图74-70）。

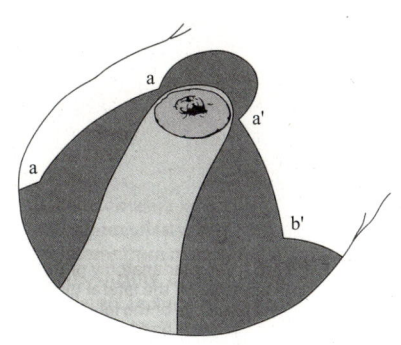

图 74-70　乳头乳晕下方蒂法采用一种改良的乳头乳晕内上方蒂合并乳头乳晕下方蒂移植的术式，在乳晕周围保留真皮蒂宽 1～2cm

十四　乳头乳晕真皮蒂制备

用11号刀片在乳晕边缘做皮肤切口直达真皮上，蒂部的区域用11号或15号刀片去表皮，如果是中央蒂或环形则在乳晕周围去表皮。为了方便手术，常在乳房基底部用橡皮止血带将乳房扎紧，增加皮肤紧张度，便于准确切除表皮，保证真皮及真皮下血管网完整。乳头乳晕蒂制备完成后用温湿纱布擦拭检查乳晕边缘出血状况，仔细检查乳头乳晕血供良好后，妥善保护以备移植。

十五　乳头乳晕带蒂移植注意事项

1. 乳头乳晕移植蒂设计是提供移植乳头血供的保证。
2. 乳头乳晕蒂部长度设计。乳头乳晕带蒂移植安全长度是乳晕直径和蒂部长度之比等于 2∶1～2.5∶1，例如乳晕直径为3cm，其蒂部宽度在3cm时，则蒂长为6～7.5cm。

3. 蒂部包含真皮、真皮下血管网及其下方的皮下组织血管网应完整地保留，以保障乳头乳晕的良好血供及神经支配。

4. 乳房外侧的乳头乳晕蒂或中央为蒂时，乳头乳晕的神经支配更能得到保证。

5. 乳头乳晕垂直上蒂是较多选用的术式，移植的乳头乳晕提升高度超过7~10cm时，不得不增加下蒂并存移植，称为双蒂法移植。双蒂法需谨慎制备，只在必需时选用。为避免下蒂制备不良，在下方蒂部制备一较大的三角形皮瓣，以增加下方蒂部的血供，其三角瓣的底边在3cm左右，这是笔者的改良三瓣法乳房缩小整形术。虽然该手术设计增加了局部瘢痕，但能保证特重乳房肥大缩小整形后乳头乳晕成活。手术结束皮肤缝合采用微创减张缝合要求每针对合精确，对合精度达到0.1mm，以减少术后瘢痕。

十六 乳房缩小皮肤切口设计

（一）乳房缩小皮肤切除部位

乳房缩小整形多半选择切除下半乳房的皮肤，相当于在4~8点钟方向之间的部位，乳房缩小手术多采用此原则，有作者推荐外侧胸部L形皮肤切口乳房缩小，L形切口可能会造成乳头支配神经的损伤，环形切口多半被用于轻和中度乳房肥大和乳房下垂的矫正。

（二）肥大乳房切除量的估计

采用Marchac的乳房皮肤切除量的推挤设计法，具体包括：

1. 患者处于站立位，在锁骨中点下方绘制锁骨中线，即锁骨中点-乳头中点-乳房下皱襞中点-乳房下方上腹壁连线。

2. 右侧乳房外侧皮肤切口线设计。手术者左手将巨大乳房轻轻推向内侧，在乳房锥体表面绘制锁骨中点和乳房下皱襞中点延长线的连接线，该连接线近似于乳房外侧皮肤切口。

3. 乳房内侧皮肤切口线设计。手术者右手将巨大乳房轻轻推向外侧，在乳房锥体表面绘制乳房皮肤切口线（图74-71）。

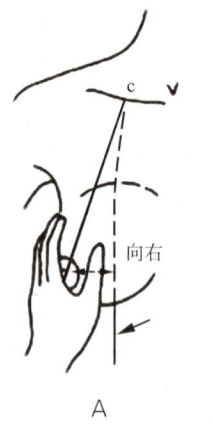
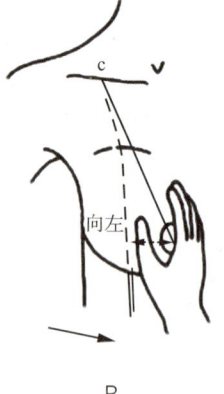

图74-71 右侧乳房缩小皮肤切口术前预计：直线及下皱襞短横瘢痕乳房缩小整形术（Marchac法）
A. 将右侧乳房推向外侧，绘制锁骨中线和乳房下皱襞连线，作为预估的乳房内侧皮肤瓣切口　B. 将乳房推向内侧，绘制锁骨中线和乳房下皱襞的连线，作为预估的乳房外侧皮肤瓣切口，左侧采用相同设计

（三）直线瘢痕乳房缩小整形技术

直线瘢痕乳房缩小整形技术是当今世界同行推荐较多的技术，适用于各种乳房，手术后瘢痕存在乳晕周围及乳房下方。众多作者报告，远期效果很好，但在手术处理时乳房下皱襞的提升及固定需要准确、匀称和有效。由于下皱襞提升，在乳房下皱襞会存有"猫耳"畸形，该畸形术后数月会消失。该技术由Lejour最先推荐和设计，笔者见到Lejour医师的许多案例报告，手术效果是十分成功的（图74-72）。

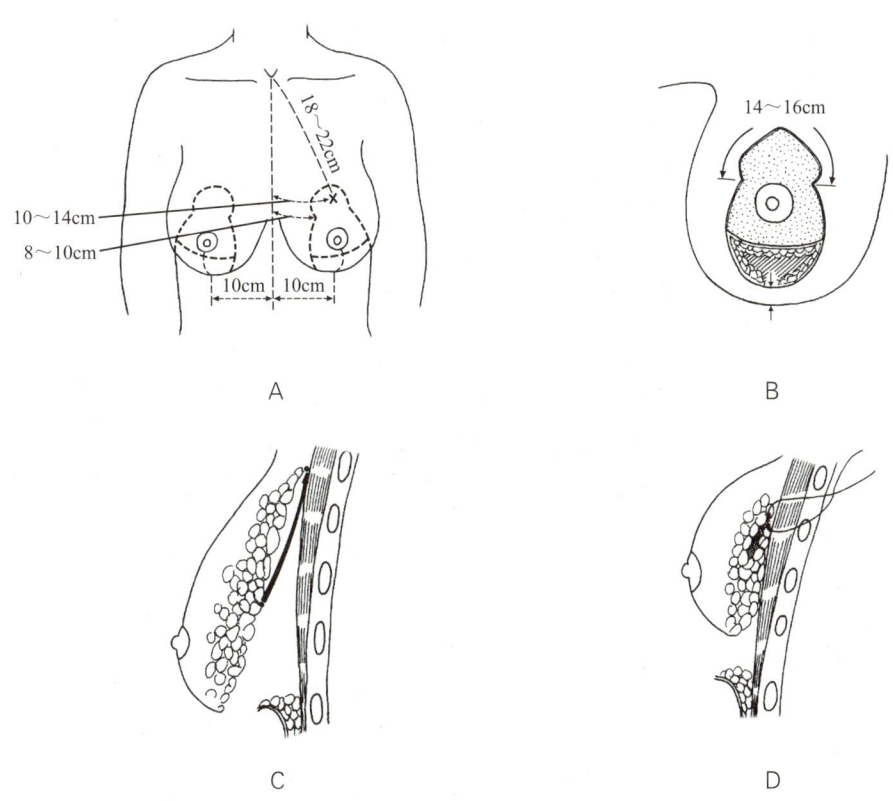

图74-72　直线瘢痕乳房缩小整形（Lejour法）
A. 新乳头定位及乳房皮肤切口设计　B. 乳头、乳晕去上皮皮瓣蒂制备，乳房皮肤及部分乳腺组织切除　C、D. 乳腺组织悬吊及再塑形

（四）环乳晕乳房缩小整形技术

1. **历史**　环乳晕乳房缩小整形技术是采用乳头乳晕中央蒂的乳房缩小整形技术。最早由Hister T. R. Jr., Bostwich J. 3rd 及 Miller I. 等于1985年在美国整形外科杂志上报告，后多人报告。乔群（1992）报告双环形切口乳房缩小整形术28例。手术以环乳晕真皮帽为乳头乳晕供血，即中央蒂作为乳头乳晕的血供，在乳房外侧及环乳晕外做皮肤全层切开，进行适当的乳房乳腺切除（图74-73）。先在乳晕及其外围设计两个同心的环形切口，内环以乳头为中心，直径3~4cm。外环较内环直径增加2~3cm，根据乳房肥大和下垂的具体情况，可以灵活设计成同心圆或椭圆形。

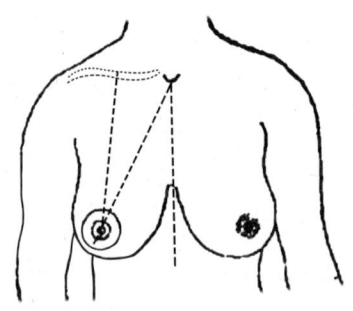

图 74-73 乔群双环形切口设计，以乳头为中心的双环形切口

自外环至腋中线设计近似 S 形的切口，其外侧最高点与外环最高点平齐，中间最低点与乳头水平一致，内侧向上与外环延续（图 74-74）。

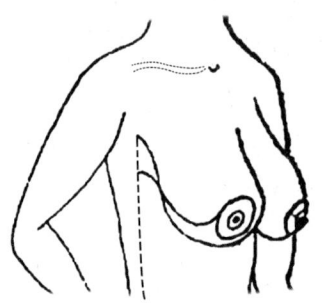

图 74-74 由外环至腋中线的 S 形切口

根据乔群报告的图示，实际上不是典型双环法，而是类似 L 形外侧乳腺切口法。笔者不推荐该术式。

2. 双环法乳房缩小整形分类及注意事项 双环法乳房缩小在国内较多被采用，其手术方法包含两类：

（1）外侧 L 形切开双环乳房缩小整形术类似于本书介绍的 L 形切口乳房缩小整形，该 L 形外侧皮肤切口术中可能损伤乳头支配神经，术后瘢痕位置显露。

（2）环乳晕真皮帽乳房缩小整形术，即乳晕周围真皮帽保留做乳房缩小整形。在手术中常取乳晕真皮帽下或下外方切口进入乳房皮下及乳房腺体组织做乳腺部分切除。图 74-55 显示的手术皮肤切口设计，常用于轻度乳房肥大及乳房下垂的案例，手术设计及操作方便，术后效果良好。

笔者收治过多例环乳晕真皮帽的"双环乳房缩小术"的手术后并发症。表现为乳晕周围广泛放射状瘢痕宽者达 5cm、乳房锥体形态不良、乳晕不规则圆形等。这是由于手术错误和双环乳晕周围切口缝合时张力太大、乳房缩小的多余皮肤切除局限于乳晕周围、未做乳腺锥体缩小等。

为避免"双环法乳房缩小"后多发的乳晕周围放射状瘢痕，宜注意以下几点：①单纯性环乳晕真皮帽"双环法乳房缩小"，只适用于乳房中、轻度下垂矫正；②双环乳晕真皮帽皮肤缝合时需做分层减张缝合，内层用 1-0 可吸收缝线做乳晕周围真皮帽的荷包口缝合，该缝合要多方向地张力均衡地向乳晕周围对合，再做乳晕周围真皮层环乳晕切口皮肤荷包口缝合，术后局部用减张胶带贴敷；③术后戴适合的胸罩。

十七 乳房缩小乳腺切除塑形

1. 肥大乳腺的部分切除多半是进行乳房下极乳腺组织切除，即在4～8点钟方向之间的部位。
2. 切除采取斜坡样切口，以便切除后剩余乳腺组织做大衣纽扣样重叠对合缝合，使剩下的乳腺做锥体形态再造。
3. 重建的乳腺锥体提升固定，在乳腺部分切除做锥体成形后在其中心部分用1-0可吸收缝线将乳腺中心胸肌筋膜缝合在第4肋骨下缘部位的胸肌筋膜上，可缝三针，中间一针应在锁骨中线位置，侧方各缝合一针予以加固。国外同行有人反对做此固定缝合，理由是上肢活动时乳房形态改变。

十八 乳房缩小的皮肤缝合

在所有切除手术操作完成后检查乳头乳晕血供状况，用生理盐水仔细冲洗创口，清除血块及失活组织，细微止血，缝合皮下组织及皮肤，皮肤缝合注意事项有：①准确对合，分层缝合皮下、皮内及皮肤；②乳房下皱襞的定位缝合，在第6肋骨下缘区域做乳房下皱襞定点缝合，先缝合锁骨中线第6肋下缘中点，再缝合剑突下肋缘的筋膜层，做可吸收缝线固定；③采用Lejour技术做乳房缩小整形常见乳房下皱襞区存留"猫耳"畸形，一般术后数月可自行消失；④采用Wise模板法等做乳房下皱襞及乳房下极皮肤切除缝合时，需做等弧度缝合；⑤采用三瓣法时，则先缝合三角皮瓣的尖顶，将存留的乳房外侧和内侧皮瓣做减张缝合；⑥皮内缝合多选用3-0可吸收缝线，采取等弧度对合缝合；⑦皮肤缝合采用5-0尼龙线在皮内缝合；⑧乳房缩小后在易出血区放置引流；⑨术毕用减张胶布及敷料贴敷和包扎；⑩术后用合适的胸罩托起。

十九 注意事项

1. 双环法适用范围有限，Lejour的哑铃式双环法不算在"双环法"内。
2. 伴有明显下垂的巨乳缩小，做2～3针胸肌筋膜固定是笔者常选择的手术步骤。
3. 乳头乳晕蒂部去上皮不用电刀。
4. 乳头乳晕蒂制作不用肿胀液注射。
5. 身高150～160cm的南方女性乳晕直径较少超过4.0cm。
6. 乳晕下缘到下皱襞中点距离多半在5～6cm以内。
7. 下皱襞中部设计一三角形皮瓣可防止术后创口裂开并减少瘢痕。
8. 缝合前用500～1000ml温盐水冲洗创口是必需的。
9. 彻底止血后，放置引流是多余的，皮下引流片安置常常无效。
10. 东方女性较少愿意在术后早期看到下皱襞留有"猫耳"畸形。
11. 总是选择皮内缝合皮肤。
12. Wise模板法和笔者提出的三瓣法是较易掌握的技术。

（王炜）

第六节　上内侧蒂垂直乳房缩小术

使用上内侧蒂的乳房缩小术能取得良好手术效果的原因在于：此方法在提升乳头乳晕复合体的同时行垂直切口皮肤切除。它的关键在于去除乳房下极及外侧所有厚重的腺体组织，内外侧腺体组织瓣无张力下对拢缝合。皮肤不像胸罩一样能托起整个乳房，因此最终皮肤仅仅覆盖于新的乳房形态的表面。无论是腺体的缝合还是皮肤的缝合，在没有张力的情况下，都几乎不会出现伤口愈合的问题。

采用内侧蒂垂直乳房缩小术的外科医师经常评论这项技术是多么的"简单"或"容易"。在笔者临床实践的前10年，采用下蒂倒T形瘢痕的术式，而在之后的25年，笔者改为采用上内侧蒂垂直瘢痕的术式，此术式能获得更好的外形且并发症也更少。

一　关键概念

（一）Wise模型

图74-75所展示的Wise模型（"钥匙孔"是其中一部分）有助于外科医师用来模拟乳腺（非皮肤）切除后哪一部分腺体可以保留下来。Robert Wise以胸罩结构为基础，研发了这个模型。当模型收起闭合时，它能变成一个美丽的锥形乳房形态。他利用它来作为皮肤模型，但是此模型更适合作为腺体的操作样板。

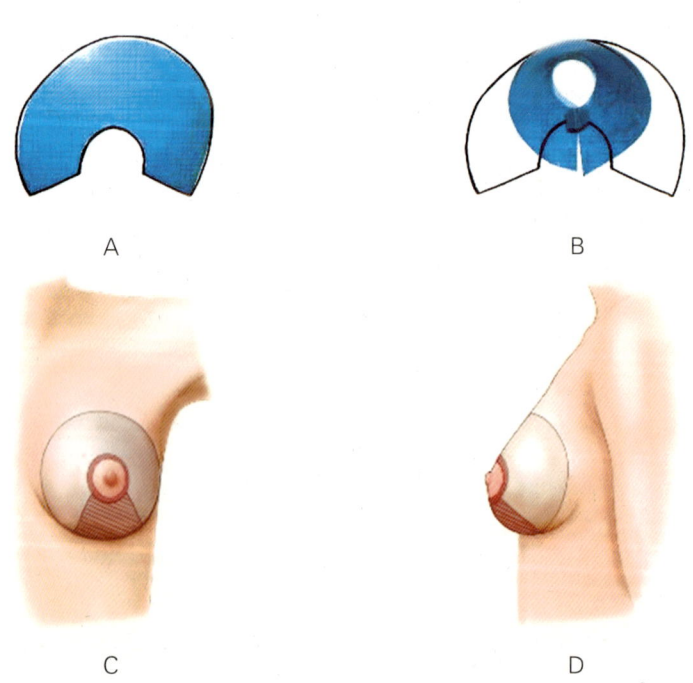

图 74-75　Wise 模型

A、B. Wise 模型以胸罩为设计灵感，当模型收起闭合时，它将变成一个漂亮的锥形乳房形态　C、D. Wise 模型在乳房上的展示图，下极垂直楔形区域的皮肤以及组织将被去除

切除超过Wise模型的所有组织。去除下方垂直楔形区域的乳房组织以及皮肤，并且包括任何其他多余的超过Wise模型的组织，然后利用抽脂来调整形态。最终柱状组织瓣（在无张力的情况下）靠拢合并，能为余下的乳房组织带来良好的乳房突出度。需要注意的是，乳房下皱襞的提升借助了事先处理好的乳房下极组织（图74-76）。

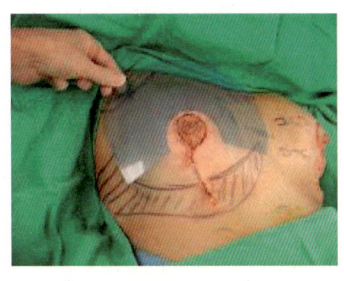 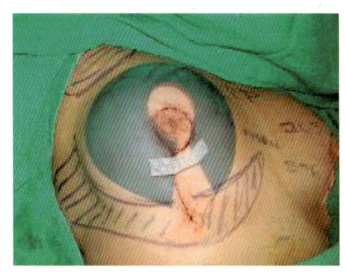

A B

图74-76 在乳房缩小术后，笔者在乳房上展示此模型概念，Wise模型范围之外的腺体被直接切除或通过抽脂来调整（以交叉线标记阴影的区域）

任何成功的整形外科医师，都知道比起向上拉起多余的组织（面部除皱术），他们更擅长向下拉并去除多余的组织（腹壁整形术）。要做好一个成功的乳房整形手术，术者首先必须意识到：不能在胸壁上"抬起"乳房。大多数的长期结果表明，当去除厚重的乳房下极后，乳房上极就能保留锥形形态。年轻且富有弹性的皮肤就像一件好的胸罩，但是医师们经常遇到的是质量差的皮肤。好的衣裳是由质量好的布料做成的，但在手术中，又不得不面对质量差的材料（皮肤）。术者必须要做的工作不是对抗重力，而是去除乳房下极多余的组织，不要总试着提高、抬起或是把组织向上推。

（二）高位乳房、低位乳房

有些患者是"高位乳房"，而有些则是"低位乳房"（图74-77）。重要的是，术者（和患者）需要认识到：唯有假体置入（或脂肪充填）才能提高乳房上边界。

在这两位患者身上，隆乳术带来了极为不同的结果。患者A的乳房上方边界（以粗箭头表示）明显更高。乳房"印迹"的概念由Blondeel首次描述，其为乳房上介于腋前皱襞及肘窝皱襞（小箭头表示）之间的区域（印迹可以理解为乳房上方的边界）。这两位患者的乳房"印迹"极为不同，是不能轻易改变的。隆乳术旨在以乳头为中心，在其后方"集中堆起"乳房。通过假体隆乳术，可使乳房上方的边界（粗箭头）平均向上移动2cm。而当乳房上方的边界高于腋前皱襞时，乳房会显得不自然。尽管术者可以在第二位患者的胸壁上置入更高位的乳房假体，但会显得非常不自然。

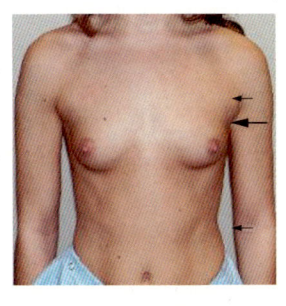 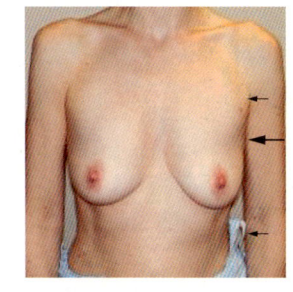

A B

图74-77 高位乳房和低位乳房
A. 患者A有更高的乳房印迹 B. 患者B有较低的乳房印迹，可以注意到她的乳房下皱襞非常接近于她的肘窝皱襞

当术者面临乳房缩小术或乳房悬吊术时，在决定移动乳头位置前，需要知晓能对乳丘做些什么。患者A为极高位乳房，患者B为极低位乳房。患者A乳房上方边界接近腋前皱襞，无论通过乳房缩小术，还是乳房悬吊术，术后乳房上方边界都不会因此而改变。但是，必须注意，此患者的乳房下皱襞相当低，不适合将下皱襞作为定义新乳头位置的标记点，患者B的乳头位置只需要稍微做变动，通过楔形切除下极，着重于缩小丰满的乳房下极。术者必须控制这位患者对手术的期待，她的胸壁很长很平，其乳房上方边界（粗箭头表示）不会得到改变，并且乳房无法在胸壁前被提起，无论通过乳房缩小术，还是乳房悬吊术，都无法解决此问题。乳房缩小术是"去除"下垂的腺体，而乳房悬吊术是"移动"下垂的腺体，她的乳房仍将处于低位。乳房上方边界（粗箭头表示，即乳房印迹）在术后也不会发生改变（图74-78）。

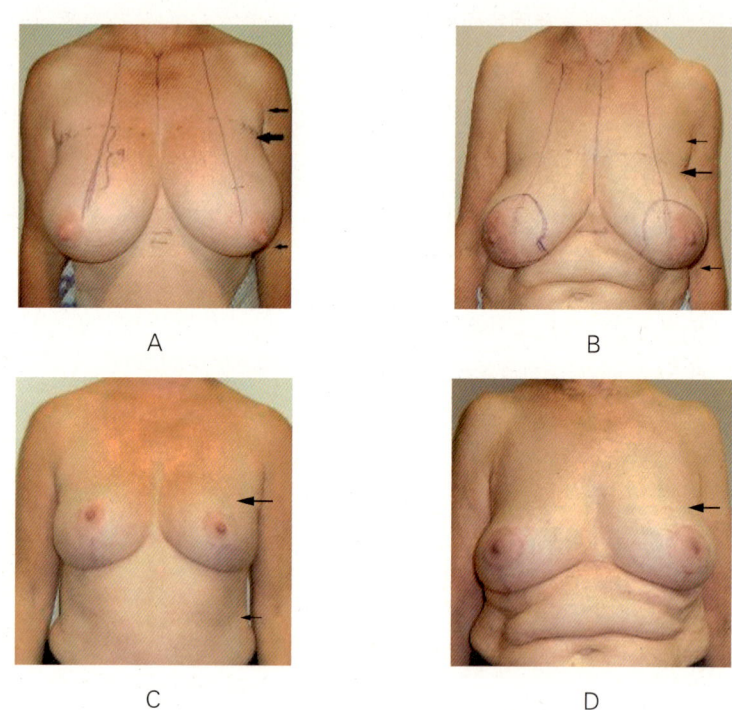

图74-78 极高位乳房和极低位乳房

A. 患者A有较高的乳房印迹 B. 患者B有较低的乳房印迹 C. 患者A术后1年效果。她的右侧乳房去除了460g组织，左侧乳房去除了435g组织，并做了600ml的脂肪抽吸。通过减少乳房的重量，注意乳房下皱襞被抬升了多少（从中线上所标记的IMF到箭头标记的肘窝皱襞处的距离）。同时注意乳房上方边界（粗箭头）在术后未得到改变 D. 患者B术后1年效果。图中显示较低的乳房印迹在术后依然保持低位。她的右侧乳房去除了182g组织，左侧乳房去除了178g组织，另外做了225ml的脂肪抽吸

上图展示了乳房缩小术后的结果，说明缩小术后，乳房上方边界不会有改变。图中也说明，即使是高位的乳房印迹也不会被改变（见图74-78A、C），而只是明显提升了乳房下皱襞。

（三）把乳腺当成皮下组织器官结构

把乳腺当成位于皮下的组织器官结构，在乳头水平紧贴皮肤。而它与后方的胸大肌筋膜的附着是疏松的（图74-79），这就是为什么能用手指轻易地分离乳腺下间隙来置入乳房假体。

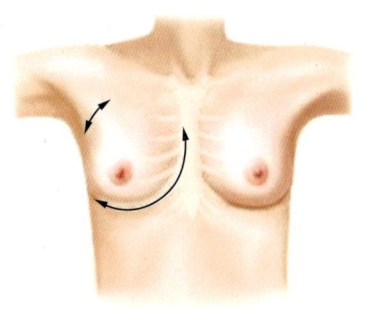
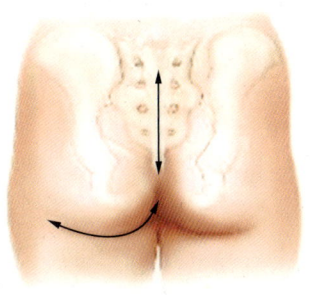

图 74-79 把乳房当成皮下组织器官，于乳头处紧贴皮肤，并疏松地附着于胸肌筋膜。通过皮肤-筋膜附着（粘连的区域）维持乳房位置并固定于胸壁上。IMF 以及固定于胸骨上的附着就如同股沟于骶骨上的附着，它们不是乳房结构

乳房于胸壁上的附着是非常疏松的，但在乳房下皱襞和胸骨旁线处通过皮肤-筋膜粘连附着固定乳房位置（这有点类似于臀部的股沟与骶骨间的关系）。当女性取侧卧位时，上方乳房滑向并覆盖胸骨，下方的乳房向外侧滑动。当女性取倒立位时，乳房滑向她的下巴。在乳房的外侧和上方没有确切的皮肤-筋膜粘连。乳房的附着区域为其内侧和下方——这些附着区域并不是来自乳房，而是独立的皮肤-筋膜附着。

尝试缝合乳腺组织至胸大肌筋膜不太可能获得成功。然而，任何筋膜上的确切的粘连都会导致瘢痕挛缩，从而在肌肉运动时造成乳房组织收缩。McKissock 曾阐述这样一个观点，将乳腺组织缝合于胸壁上是非常诱人的办法，许多人有过屡败屡试的经历。而另一方面，乳房缩小术（见图74-78A、C）或是二次乳房缩小术能在IMF之上做彻底的切除，去除乳房下极重量从而提升乳房下皱襞。

乳腺的血供主要来自第4肋间的动静脉系统，在第5肋上方，从乳房轴线内侧进入乳房后表面（图74-80）。而其余乳房的血供来自皮下组织，在乳腺实质的前面走行。静脉的走行相对独立于动脉，主要向乳房的内上方回流。乳房的外侧血供由胸廓外侧系统的浅层分支系统提供，但主要的血供还是来自乳房内侧血供系统。

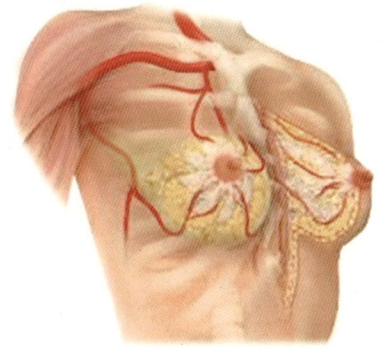

图 74-80 乳房的血供，主要位于皮下组织层，蜿蜒遍布乳房腺体的浅层。大多数的血供来源于胸廓内系统，同时有部分胸外侧动脉浅支汇入。仅有的深部动脉（和静脉并行）通常来源于第4肋间隙的乳内动脉，并沿着内侧胸壁走行，穿过肋间隙和胸肌及腺体，以供应乳头乳晕复合体。部分外侧分支（于Wuringer's 水平纤维隔）有血液供应乳腺本身。其余的血供起源于胸骨缘周围深面，然后走向皮下组织，而不是穿过腺体。静脉的走行不同于动脉，它们仅走行于真皮下（当蒂部去表皮时能看见）

乳头的神经支配不仅有外侧的第4肋间神经（浅支和深支），还包含内侧的肋间神经。对接受垂直切口乳房缩小术的患者进行的一项感觉分析认为，接受内侧蒂和下蒂的乳房缩小术患者的乳房感觉能力无明显差别（85%患者恢复到正常感觉或接近正常感觉），而此明显高于外侧蒂（76%）和上蒂（67%）。

乳房缩小术直接切断了乳腺导管，但是许多导管能自行恢复。Cruz-Korchin仔细研究了内侧蒂乳房缩小术的哺乳情况，发现其与未行手术治疗的巨乳症患者的结果是一样的：约60%的患者有能力哺乳，约25%的患者需要使用婴儿配方奶粉辅助。

二　手术技巧

已经有许多关于倒T形切口和垂直切口乳房缩小术的技术描述，各有各的优点。最好的乳房缩小术效果是由手术医师做到最好来实现的。以下所描述的手术方法，是笔者在实践过后认为最好的。笔者相信，在乳腺组织多余的部位（下方和外侧方）去除多余的乳房组织是极为重要的。另一非常重要的方面是，在乳房缩小术中"移除"下垂的腺体，而在乳房悬吊术中"移动"下垂的腺体。

三　标记

（一）乳房上方边界

与乳房下皱襞比较而言，乳房上方边界标记更有利于确定新的乳头位置。Scott Spear和笔者持相同的观点。无论是行乳房缩小术还是乳房悬吊术，乳房上方边界在术后将依然如同术前而不会改变。下皱襞在不同患者之间有相当的差别（图74-78A、B，图74-80）。有的患者有较长垂直的乳房印迹而有的患者有短的垂直印迹。虽然乳房上方边界在乳房缩小术后仍然保持不变，但是乳房下皱襞通过乳房缩小术能得到提升（图74-78D、E）。

乳房上方边界（小的垂直的箭头）是胸壁和用手托起乳房时其间形成的连接（图74-81）。它起始于腋前鼓出的组织（粗箭头）和外侧乳房的弧面。如果不明显，那么可通过将乳房向上折叠（不尽是向上推）以显现，并且这条界线可以变得更清晰（小箭头所示）。可以看到的是，乳房上方边界在术后（18个月后）依然如同术前位置，不会有改变。

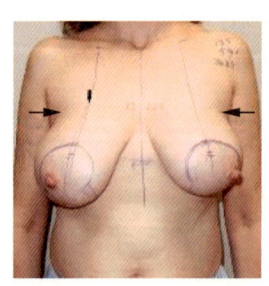 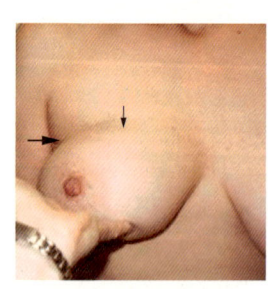 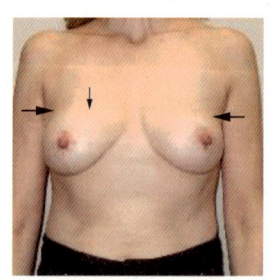

A　　　　　　　　　　B　　　　　　　　　　C

图74-81　乳房上方边界

A. 用虚线（和箭头）标记乳房上方边界。同时要注意，不是通过原有的乳头位置来标记出乳房最高点（轴线），而是通过设计的新乳头位置来标定。利用原有的乳头位置作为标记将会带来错误的结果　B. 当乳房向上折叠（而不是推动），可以更好定义乳房上方边界。在饱满的腋窝至乳房中间形成一条折线　C. 乳房缩小术后表明，乳房上方边界（箭头所指）不会改变。新的乳头位于理想的位置，这与原乳头位置差别很大。乳房缩小术不会在胸壁上抬起乳房，但是能够移动下极（外侧）下垂的腺体

（二）乳房最高点

新的乳房最高点不应通过原有的乳头位置来确定，而是通过乳头理想的位置来确定，这位置通常距胸正中线8～10cm（标记时必须是悬空的，而不是贴着乳房）。使用倒T形乳房缩小术时，新的乳房最高点应该稍微靠向外侧，因为乳房基底最后会比大多数垂直乳房缩小术前宽些。

在图74-68A中可见，乳头位置非常不对称并且非常靠近外侧。新的乳房最高点不经过原有的乳头位置，否则乳头仍将不对称且过于靠外。

（三）新的乳头位置

因为术后乳房上方边界不会有变化，所以这对于外科医师来说可以简单设想出最终结果（看图74-82中右乳已画好的线）。平均乳房大小为C罩杯的患者，其大多数的理想乳头位置在乳房上方边界下8～10cm、距离正中线8～10cm（标记时必须是悬空的，而不是贴着乳房）。以此作为起始点，外科医师退后几步来设想其他标记点的理想位置。在8～10cm之间做出最终决定，取决于患者的身高、乳房大小以及患者渴望的结果。外科医师应该测量术前及术后的患者数据以制定出个性化的测量方法。

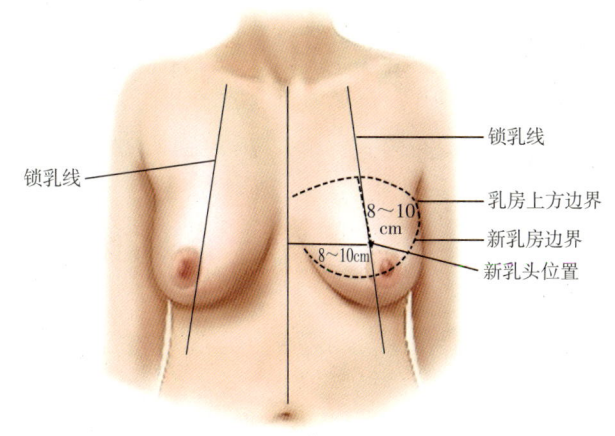

图74-82 理想的乳头位置应该根据患者的身高及其乳房的大小来确定。大多数患者的理想乳头位置在乳房上方边界下8～10cm、距离正中线8～10cm（标记时必须是悬空的，而不是贴着乳房）

新的乳头位置应该在最终乳丘的上1/3～1/2的位置，否则乳晕会滑向上方，当穿上泳衣或是内衣时会显露出来。虽然下皱襞可很好地作为标记新的乳头位置的标志点，但它会存在误导。乳房上方边界在术后不会发生改变，因此它可作为更精确的标志（图74-83）。

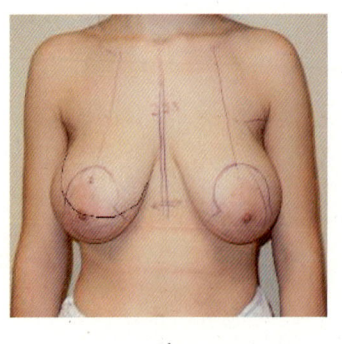
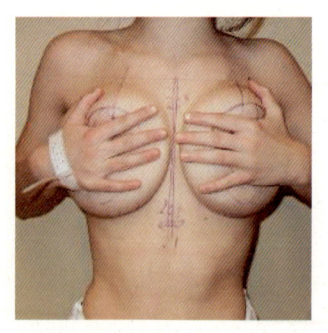

图 74-83　患者 17 岁，乳房缩小术前标记
A. 用虚线标记乳房上方边界，并在其下方约 8.5cm 处标记新的乳头位置。右侧乳房上所标记的黑线表示为外科医师设想好的术后结果。乳头的位置应该在最终隆起的乳房上 1/3 的位置　B. 此患者有非常长的乳房，她的下皱襞不适合作为制定新的乳头位置的标志

（四）乳晕的开口

在新的乳头位置上方 2cm 处标记新的乳晕开口。直径为 5cm 的乳晕，其周长应该为 16cm。周长为 14cm 的乳晕，其直径应为 4.5cm。标记乳晕本身并不是最关键的，而是当术者做标记时，乳晕皮肤容易拉伸以与皮肤开口相匹配。注意，在标记较大乳房时，其新的乳头乳晕位置应稍靠下。

用虚线标记乳房上方边界。标记乳房最高点的理想位置，在此患者身上接近于原本的最高点位置（图 74-84）。右侧乳房上所标记的黑线表示为外科医师设想好的术后结果。

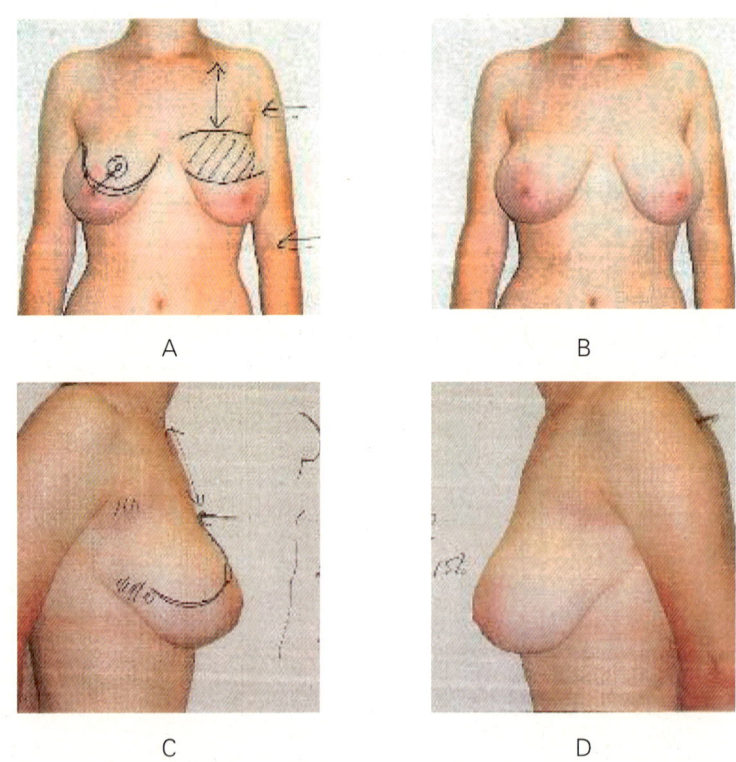

图 74-84　在与患者的术前讨论中，笔者摄取了这组正面及侧面的照片，其中包含了术后可能的结果

在与患者的术前讨论中笔者拍下了这组照片，并在照片上画出结果以告知患者术者大致预期的术后外观。下方的图片（图74-85）所展示的术后结果，可观察到，这与术前术者画的可能结果是很接近的。

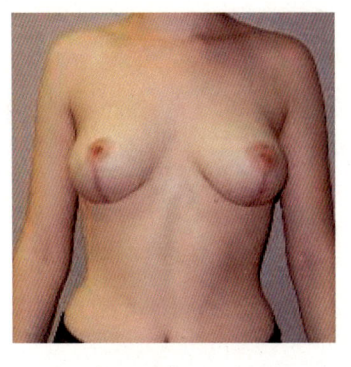
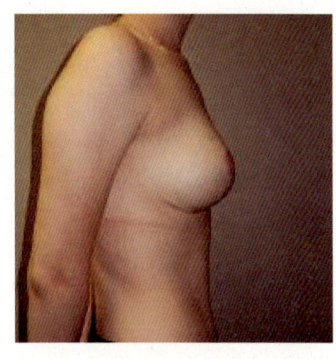

图 74-85　术后 6 个月的结果几乎与术前讨论所画下的乳房外观一致，乳房上方边界没有改变，而乳房下皱襞得到提升

（五）皮肤切除样式

皮肤切除的垂直切口类似于倒 T 术式的垂直切口，但不必追求精确，毕竟这不是一个关注皮肤罩的手术。它的设计思路类似于将其当成一个雪人，在乳房下皱襞上 2~4cm 处做两个垂直切口，将其连接在一起。图 74-84 所示的患者乳房垂直方向上较长，因为术后乳房下皱襞将会提升，所以应在乳房下皱襞之上标记将被切除的皮肤区域。在患者乳房下皱襞水平之上标记好新的乳头位置，在有些患者身上需要在乳房下皱襞之下标记乳头位置。比起 IMF，乳房上方边界更适合作为制定新乳头位置的标记。

无论是垂直切口乳房缩小术（图 74-86A），还是倒 T 乳房缩小术（图 74-86B），都可利用上内侧蒂。对于乳房非常大的患者更适合利用倒 T 形的皮肤切除样式，但是皮肤必须无张力对合。因为过于广泛的皮肤切除术式会去除多余的皮肤，也无法像胸罩那样能提起乳房下极厚重的组织。

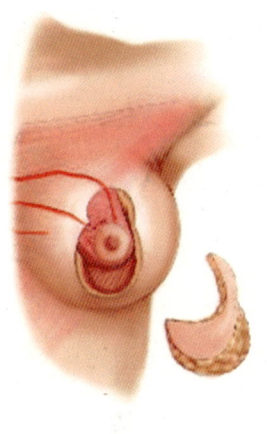
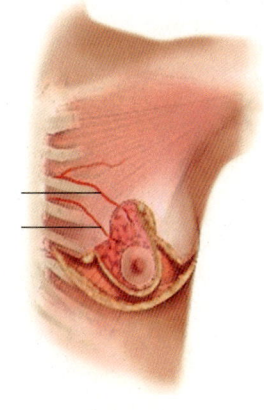

图 74-86　垂直切口乳房缩小术和倒 T 乳房缩小术

A. 上内侧蒂乳房缩小术的标准术式。此蒂有两支血供（通常）来自第 2、第 3 肋间。垂直切口与 IMF 之间至少保留 2~4cm 的距离，才能保证乳房下皱襞上移（以及当切口关闭时椭圆形垂直臂的延长）　B. 上内侧蒂倒 T 乳房缩小术的标准术式。上内侧蒂富有良好的血液供应，能切除下极多余腺体（受重力影响）。去除不需要的乳房腺体能够获得长期的术后结果，减少乳房下极的膨出（乳房下极的膨出通常是由于腺体切除不充分造成的）

（六）上内侧蒂的设计

图74-86为上内侧蒂的标准设计，它由两条动脉作为其血液供应，从第2和第3肋间穿出并向下外方走行。插入一个标准的上内侧蒂比单纯的内侧蒂（其更易于旋转）要难得多，必要时要去除深部组织，避免蒂插入时受到挤压。从第2肋间穿出的动脉下行，在皮下组织层接近乳房轴线处，进入设计的乳晕开口（在85例患者中做了笔形多普勒测试），并且只位于皮肤表面下约1cm深，因此可以安全修整更深的组织。唯一的穿过乳房腺体并到达乳头的血供是从第4肋间发出的（供应下蒂，而对内侧蒂和上内侧蒂不是必要的），其余的血供在皮下组织层穿行于乳房腺体浅层和周围。

在患者身上画出内侧蒂（图74-87），并另画出交叉阴影区来表示标准的上内侧蒂。内侧蒂的基底延伸到乳房最高点之外的范围确保包含了从第2肋间发出的强大的下行动脉。

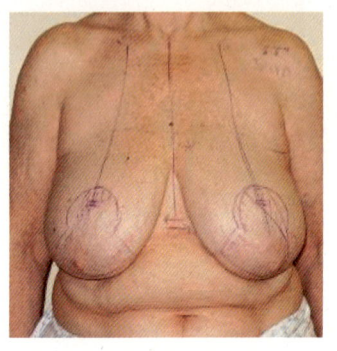
A

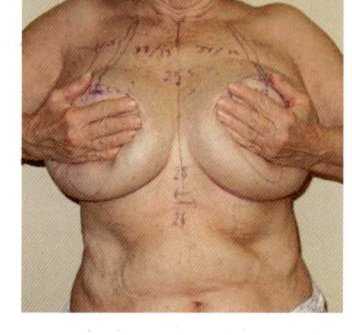
B

图74-87　术前标记。新的乳房轴线接近于原有的乳头位置（此病例）。在乳房上方边界（虚线标记）下方约10cm处标记新的乳头位置。距胸骨上切迹25.5cm处标记新的乳头位置

四　外科技术

（一）浸润

仅对要实施抽脂术的部位进行浸润麻醉。肥胖患者需要大范围抽脂时，应使用肿胀液。注意，切口处皮肤不做浸润麻醉，以防损伤血管。图74-88中标示了上内侧蒂的血供来自两个血管，"标准的"上内侧蒂包括了图中的阴影区域（不只有内侧蒂）。注意，垂直的皮肤切除不延伸至乳房下皱襞。在皮肤缝合后，使肿胀液通过小切口浸润至腋前和侧胸壁区域，再对此区域进行脂肪抽吸。

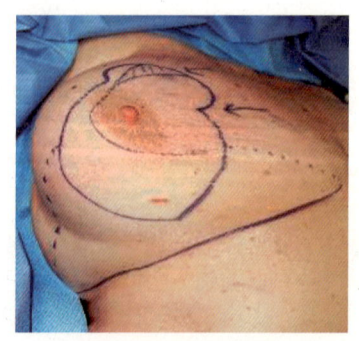

图74-88　术中标记

(二)上内侧蒂去表皮

沿术前标记切开皮肤（图74-89）。这不是依赖皮肤罩的手术，注意不要切过多的皮肤，否则无法在无张力下缝合。必要时，之后可切除更多皮肤，但更重要的是，要意识到不能通过皮肤来撑起乳房。如果有很多赘余的皮肤，可在皮肤切除样式中加入倒T形、J形或L形设计。为了防止腺体插入后乳头向后退缩，先在外侧留下一个腺体平台。注意，画好的倒T形设计表明哪部分乳腺需要切除，而非皮肤。

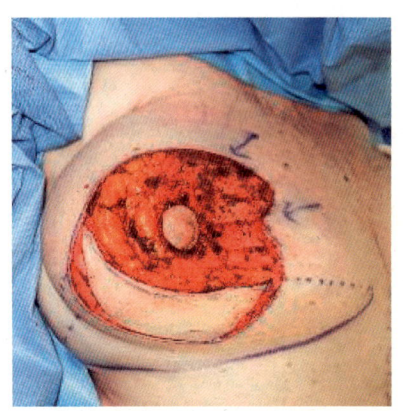

图74-89 上内侧蒂去表皮

(三)造蒂

使用手术刀和电刀形成全厚内侧蒂或上内侧体蒂。最好保留全层组织厚度，以便进行最后的塑形，同时也有利于感觉的保留。但有时为了方便蒂的插入，也可做一定的修薄。靠近胸骨处血管位于较深位置，但接近乳晕部位就比较浅表。外侧第4肋间神经不是赋予乳头知觉的唯一神经，不过全厚蒂能保护深层的分支。内外侧均有大量神经分布，但上方神经分布最少。

标准的上内侧体蒂需纳入从第2肋间下行的动脉分支。如果蒂很短，就可采用单纯内侧蒂，基底设计为一半在乳晕开口内，另一半在皮肤切除的垂直臂上。

内侧蒂下缘变成内侧柱状组织瓣的一部分。使用上蒂时通常需要将其削薄，以便在无挤压的情况下插入。这在乳晕下方形成了一个空心区域，乳房会因此下凹，需要好几个月才能恢复。然而，内侧蒂在手术台上就能形成漂亮优雅的曲线和良好的形状。

在乳晕开口外侧部留下一些乳腺来帮助支撑蒂是一个不错的主意。即使在蒂全层保留的情况下，乳晕下方区域也会很薄（因为切除了下蒂），在外侧留下一个小腺体平台有助于防止乳头术后回缩。

(四)乳腺切除

乳腺采用下方楔形切除，延伸到外侧皮瓣下方（图74-90）。需谨记将Wise模型作为模板，指导哪些组织需要留下。柱体组织瓣长约7cm，柱体组织瓣至乳房下皱襞之间区域中的组织均需要切除。可从外侧面斜向切除需去除的组织，多余的部分随后可利用抽脂术来进行调整。下方皮瓣的厚度应至少为1cm，皮瓣应附着有足够的脂肪，以防瘢痕挛缩。

外侧皮肤切除法的垂直臂至少保留2cm的组织，从而形成侧方的柱状组织瓣。该侧方柱状组织瓣长约7cm，厚度从内向外逐渐减小。

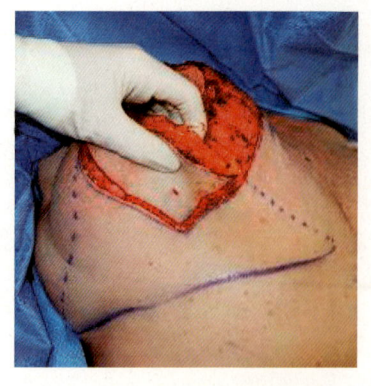 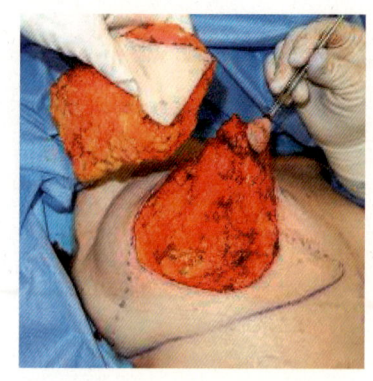

图 74-90　下方楔形切除

A. 去除乳房下方楔形组织。外科医师以单手抓住乳腺是最简单的去除方法。虚线标记处以下的腺体（倒 T 样式）都需要切除。注意，在皮肤下方留一些脂肪以避免"魔鬼区域"发生瘢痕挛缩　B. 当去除乳房下方楔形组织时，外侧瓣下方的部分乳房组织也随之去除。图中显示的是全厚蒂（相对于血运，更有利于保护第 4 肋间神经的深层分支）

采用垂直法切除大量的乳房组织是很困难的，因为有大量多余的组织用于增加乳房突度。多数乳房缩小术患者有多余的外侧组织，这些都需要切除（图 74-91）。当乳房腺体组织较为致密时，需小心切除乳房组织的突出部分（许多青少年有这种情况）。

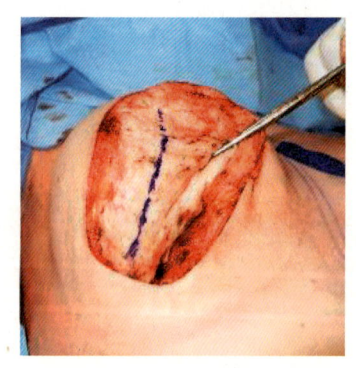 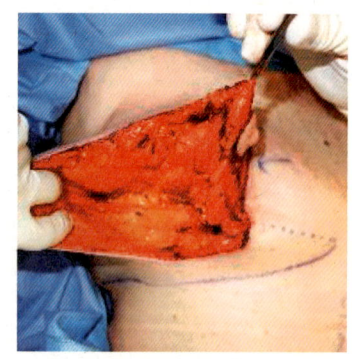

图 74-91　外侧组织切除

A. 外侧柱状组织瓣至少保留 2cm 的厚度，在外侧皮瓣下斜向切除。此患者（少女）较不一样，需要小心切除多余的腺体　B. 此患者外侧皮瓣下方的区域（这组图中）已经被去除。在大多数患者，多余的乳房组织常位于乳房下极和外侧，需要去除所有多余的组织

应切除 Kerrigan 所述"魔鬼区域"的腺体——Wise 设计之上的区域。大量切除加上抽脂能提升乳房下皱襞（见图 74-78A、C），但也会增加术后产生顽固性褶皱的手术修复率。

（五）柱状组织瓣的缝合

内侧蒂的下缘成为内侧柱状组织瓣。如果缝合时内侧蒂是朝头部方向提升的，柱状组织瓣就很容易靠在一起（图 74-92）。首先缝合位于内侧蒂基底下方和外侧蒂基底下方的组织。缝合柱状组织瓣时只需要几针即可，以便在无张力的情况下愈合。任何有张力下将外侧组织拉向中间的尝试都会失败。关键是去除乳房组织下方的楔形区域，去除外侧皮瓣下多余的乳腺，宽松无张力地

缝合柱状组织瓣，去除超过 Wise 模型边缘外的任何组织，可直接去除或进行抽脂。

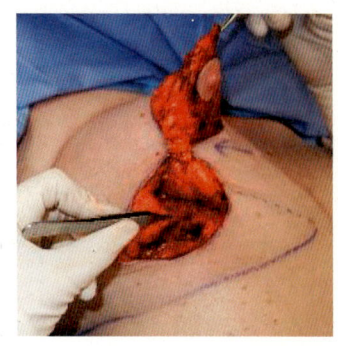
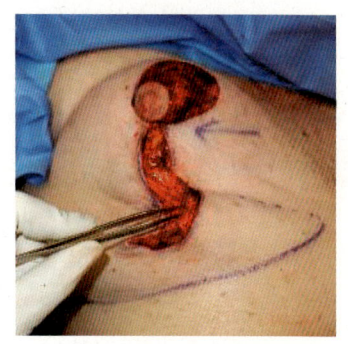

图 74-92　柱状组织瓣的缝合

A. 最好首先关闭乳晕的下方（所有的缝合都是用 3-0 Monocryl Plus 缝线），以评估切除量和形状。关闭柱状组织瓣的最好方法是向上拉起蒂，而柱状组织瓣就能较好地落在一起。注意，内侧蒂的下缘变为内侧的柱状组织瓣。当拉起蒂时，最好先在侧方柱状组织瓣柱的底部（以镊子夹持）缝合，以和内侧柱状组织瓣的底部合拢　B. 柱状组织瓣的缝合只需全长合拢即可（通常是 3~4 针）。深、大（收缩）的缝合是不必要的。这些柱状组织瓣一般始于皮肤开口的一半的位置，不是在底部。乳房缩小的柱状组织瓣平均长 7cm。可以用抽脂术来调整柱状组织瓣下方的多余组织

柱状组织瓣不应在尾部向下延伸至皮肤切除处或乳房下皱襞处。柱状组织瓣下端应与 Wise 状皮肤切除位置处于同一水平上（上方虚线，见图 74-92B）。

（六）皮肤的缝合

随后采用间断缝合法将皮肤无张力缝合。只需让皮肤对合即可。皮肤缝合无须太紧绷，因为皮肤并不是胸罩。皮肤不必"聚拢"或"紧凑"。用足够的缝线合拢真皮边缘，皮肤会随之闭合，而不需要任何聚拢或荷包式缝合。这种缝合法不会减少垂直瘢痕，不会出现伤口愈合问题（图 74-93）。

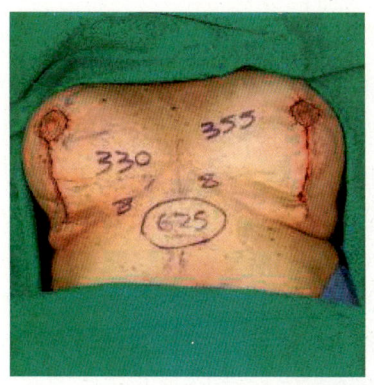

图 74-93　这种缝合法不缩短垂直长度，聚拢或荷包式缝合会使皮缘血供受到挤压而造成伤口愈合出现问题。此病例中，患者右乳房切除了 330g，左乳房切除了 355g。另外脂肪抽吸了 625ml，分别在乳房下极、外侧胸壁和腋窝前区域

检查是否需要进行T形皮肤切除的一种好办法是，将乳房从胸壁提起然后下推（图74-94A、B）。只将乳房下推不会起作用，乳房还需要先向上提。如果皮肤紧缩，就没有必要水平切除皮肤。做更长的垂直切口就能适应其突出部分隐藏在柱状组织瓣后（图74-94C）。

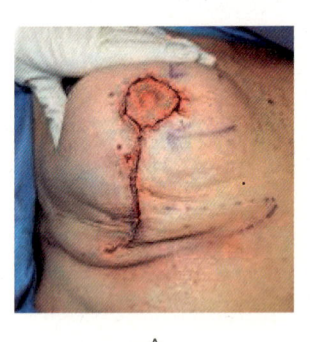
A

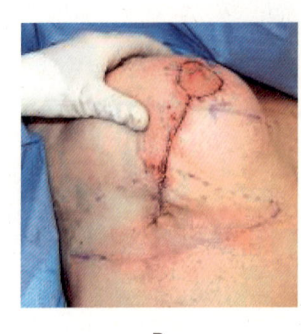
B

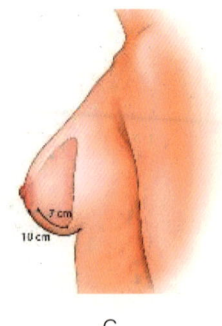
C

图74-94　外科医师检查是否需要进行倒T形皮肤切除的一种办法是将乳房提起并下推
A. 将乳房下推　B. 如何做这个测试：将乳房从胸壁提起然后下推，如果下方皮肤如图那样收起，就没有必要切除皮肤　C. 此图展示了皮肤如何在柱状组织瓣周围收起。柱状组织瓣的长度通常有7cm，皮肤的长度却超过了10cm。这额外的长度是容许垂直椭圆样式切除乳房组织而增加乳房突度的结果

然而，在皮肤深面留下足够的脂肪是很有必要的，这可以避免形成瘢痕挛缩。皮肤需要能随意在深层组织上滑动。将褶皱向下缝合至胸壁或许很吸引人，但是这会引起粘连，几个月后需要行修复手术进行松解。

（七）周围的抽脂术

缝合真皮后，评估任何需要移除的残余组织就变得更简单了。任何多余的乳腺组织需要直接切除，但任何多余的脂肪组织可通过抽脂术去除。在原乳房下皱襞和期望的（弯曲的）新乳房下皱襞之间的侧方抽吸非常重要。这样，术后形成的任何皱褶通常都是过多的皮下组织造成的，很少是皮肤松弛引起的。

（八）皮肤的缝合

随后采用皮内缝合闭合皮肤。无须收拢皮肤，因为这会导致伤口愈合问题，这对于缩短垂直瘢痕无济于事。它要么随着时间推移逐渐伸展开来，要么形成隆起褶皱而需要修正。对于皮肤弹性良好的患者，在改为一个倒T形皮肤切除样式之前，可容许15cm的垂直距离。在皮肤弹性较差的情况下，如果皮肤垂直距离为12cm，最好改为J形、L形或T形的皮肤切除样式。

读者需要知道，一个乳头到下皱襞的垂直距离长度需要和乳房突度相适应。当使用下蒂倒T切口术式时，由于会出现下极膨出（bottoming out），需要保留5~7cm长的垂直臂。但是这种设计的原因是腺体和乳房用皮肤托住，而垂直切口术式的任何下极膨出是由于腺体切除不充分。一个丰满的B罩杯的乳晕下缘到下皱襞的距离是7cm。C罩杯的垂直距离是9cm，而D罩杯的垂直距离是11cm。不推荐收拢垂直切口皮肤的方法。垂直皮肤切口下方的皱褶随时间推移会平复。起初会肿起，但在几周后就会逐渐消失。

如果改为倒T形皮肤切除样式，向上勾画切除曲线并确保瘢痕完全位于下皱襞上方是非常重要的。术后下皱襞会上移，让瘢痕位于乳房下极而非胸壁上是非常重要的。

(九)引流

引流通常是不必要的。引流并不能预防血肿。找到已知动脉并确保安全止血非常重要。会发生血清肿,但无须抽吸也可轻易缓解。如需处理一些可能的血清肿,引流条需在适当的位置上至少保留1周。

(十)胶布、绷带和胸衣

用微孔胶布固定覆盖切口。鼓励患者第2天淋浴,并拍干胶布。在原位保留胶布3~4周,无须进行更换。最初可使用绷带,利用手术胸衣将绷带保持在适当的位置。绑带和胸衣均不用于挤压乳房或塑形乳房。外科切除术自然会让乳房形成最终的形状,而不是通过皮肤、绑带或紧身衣。

下图展示了接受此手术步骤的患者,其术后第1天(图74-95A,有瘀青和肿胀)、术后1个月(图74-95B,结果良好)、术后6个月(图74-95C)和术后1年(图74-95D,与术后初期结果相比,变化微乎其微)的情况。

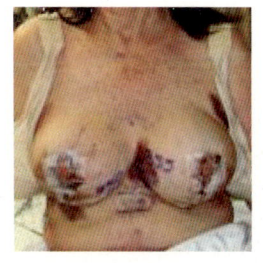
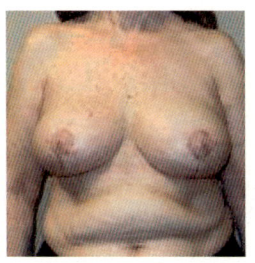
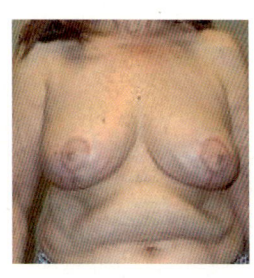
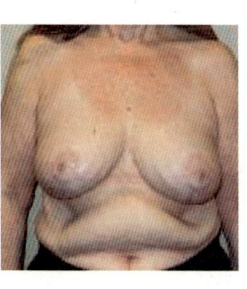

A B C D

图 74-95 患者术后第1天、术后1个月、术后6个月和术后1年的情况。垂直法因术后定型缓慢而经常受到批评,但是这些照片显示,如果手术方法正确,术后形状可以很快稳定下来
A. 术后第1天显现出瘀青和肿胀 B. 术后1个月结果良好 C. 术后6个月 D. 术后1年,与初期结果相比,变化微乎其微

五 并发症

因在无张力情况下闭合皮肤,除了伤口愈合问题更少见之外,上内侧垂直乳房缩小术的并发症与其他类型的乳房缩小术非常相似。

(一)血肿或血清肿

需去除明显的血肿,但血清肿可以任其自行吸收。较大的血肿可能会压迫蒂部。通常情况下,不容易找到活动性出血点。血肿的发生率应小于1%~2%。

(二)感染

乳腺导管内含有细菌,因为它们与外界相连。需要术前服用头孢菌素,笔者发现使用Monocryl Plus缝线(覆有抗菌剂二氯苯氧氯酚)有助于防止切口裂开。感染率在1%~2%或以下。

(三)伤口愈合问题

张力会导致伤口的愈合问题,尤其是在倒T乳房缩小术中的T形切口交叉处,因为此处的皮

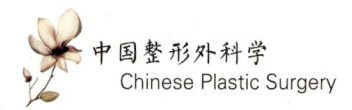

肤是被用来支撑乳房而张力较大。由于上内侧蒂垂直乳房缩小术除去了厚重的乳房下极（不需要的）组织，没有皮肤张力，伤口愈合的问题很少见。通过自行愈合来使伤口愈合通常是最好的选择。

（四）下极突出

切除量不足可能再出现腺体下垂，和手术术式没有关联。有时，尽可能多去除所需要切除的乳房组织量有困难，但是如果外科医师能设想好术后的结果，就可以在术前先评估乳腺的切除量。

（五）乳头坏死

乳房缩小手术中最令人担心的并发症是乳头坏死。一个标准的上内侧蒂有良好的血液供应，因为它有两支动脉供应，而且大部分的静脉引流都是上内侧的。如果存在组织压迫或者因为静脉受压而导致乳晕肿胀，就应该进行干预。当乳头坏死不可避免时，最好让其自然转归，除非绝对必要，一般情况下不行清创术。乳头和乳晕似乎有特殊性，关注并等待也许可以带来比预期更好的结果。

（六）皱褶

垂直的乳房缩小术最常见的并发症是过量的皮肤和皮下组织。如果外科医师使用图74-81中所示的测试方法，皱褶的出现频率就会被最小化。这一测试不仅会显示是否有多余的皮肤需要被去除，还会显示需要被移除的多余皮下组织。大多数皱褶是由多余的皮下组织造成的，但皮下充足的脂肪可防止瘢痕挛缩。把皮肤缝合到胸壁上不是一个好方法，因为它会粘连，需要后期修复。虽然乳房是由皮肤-筋膜附着于胸壁上的，但乳房应能自由地在胸壁上滑动。将垂直的皮肤切口聚拢或收紧不是一个好主意，因为实际上这会导致皮肤皱褶，需要二期修复。

六 总结

笔者已经有能力做好一个标准的上内侧蒂乳房缩小术，术后结果良好且效果持久。与下蒂倒T切口乳房缩小术相比，这个手术更容易、更快，术后结果稳定且不需要花较长时间。它的关键是去除下极和外侧的多余乳腺。如果有重量附加在皮肤上，皮肤就会被拉伸并导致下极膨出，必须要知道，使用上内侧蒂乳房缩小术时，不能将皮肤当成胸罩来使用。这个术式取决于腺体组织的重塑。通过切除下极垂直椭圆区域的组织，靠拢两侧柱状组织瓣，从而缩小乳房基底的直径，并增加乳房突度。为了适应所增加的乳房突度，需要一段长的、垂直的皮肤切口。这样当无张力下缝合皮肤时，就很少发生伤口愈合的并发症，而当乳腺是在无张力下愈合时，术后效果就更持久。

[Elizabeth Hall-Findlay（林怀安、余力译）]

第七节　乳房肥大及其缩小技术

乳房缩小整形是矫正乳房肥大和乳房形态不良的综合性技术。乳房肥大是表现为因组织过度增生导致乳房过度增长的一类疾病，给患者的生理和心理均带来较严重的不适。肥大乳房不仅影响外观，作为一种疾病（巨乳症）还需要治疗（图74-96）。本节从乳房肥大的分类、病因、诊断、治疗方法选择，以及术后并发症的防治等方面详细地进行了讲解，对于临床医师合理选择术式、为患者提供较好的治疗方式具有非常重要的指导意义。

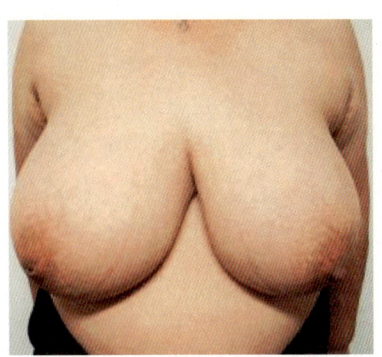

图74-96　巨乳症

一　乳房肥大及其分类

（一）乳房肥大的概念

关于乳房肥大的诊断标准，目前还没有完全统一的认识。早在100多年前，就有人描述："真正要说乳房发育到什么程度属正常、什么时候为病态是一件很困难的事情。因此，当一名女性在身体其他部位均已停止生长发育、未曾妊娠、乳房也未经吸吮的情况下，乳房体积仍在无意间明显持续增大，身体其他部位无病态表现，我们就可以称其为乳房肥大。"但没有具体的对乳房体积的描述。为了测得"正常乳房"的体积，许多学者应用不同方法对乳房体积进行了测量。但是因为女性乳房的形态、体积、宽度、高度、突出度、组织致密度、组织成分及位置、人与人之间以及每一个体生命的不同时期都在不停地发生变化，因此很难找出一种精确而可重复的客观测量方法。

Penn应用体积置换法于1955年对20例从美学角度被认为是完善的乳房进行了测量，但他并没有指出选择"完美乳房"的标准。通过测量分析，他虽然得出了较为理想的乳房各标志点的相对正常值，但并没有提出乳房肥大的参考值，也没有对乳房的正常体积予以描述。由于乳房的体积决定乳房的大小，测量乳房的实际容积远较测量各标志点与身体的比例关系更合乎逻辑，但由于乳房是一个顺应性很强的器官，其实际范围远较肉眼所观察到的范围大，许多人在乳房体积的测量方法上进行了改进。Grossman和Roandner应用一个可塑形的锥形装置进行乳房体积的测量，然后通过测量充满同样大小的锥形体内砂粒的体积获得所测乳房的体积。但如果乳房太大或太硬，就不能充满锥形体的顶端，乳房外侧部分也不能纳入锥形体内，因此测量结果的准确性受到怀疑。Palin应用此法和乳房容积模具法测量15名女性的乳房体积，其总量从170到610ml不等，没有提供平均值，而且所测量的15名女性均为准备进行乳房手术的患者，难以作为正常乳房的体积标准。另外，样本量较小也是其不足之处。Smith应用模具技术对18～31岁的55名女性进行乳房体积和体表结构的测量学研究，所得乳房平均容积右侧为275.46±172ml，左侧为291.69±168ml（两者之间没有显著性差异）。虽然他所选择的对象并不限于从美学角度属完美的乳房，但通过数字分析可以看出，至少有1/3为明显的肥大、下垂或两者兼有之，最大达893.9ml。Westreich认为，要想得到正常乳房的平均体积，不应将这些数字包括在内，否则难以确定何为正常，何为乳房肥大。他选择了50例从美学角度属完美的17～38岁的女性的乳房进行测量，并将下垂乳房排除在外，结果发现，平均单一乳房体积为283±67ml。这与乔群的结果（325.36±12.66ml）以及Lalardrve与Jougland的结果（275ml）基本一致。目前大家比较公认的正常乳房体积为250～350ml。

（二）乳房肥大的分类

到目前为止，因种族、地域、文化以及生活习惯的不同，人们对正常乳房形态和大小的标准还没有达成统一认识，关于正常乳房和肥大乳房的界限还没有统一定论。

Elsdhy根据体积大小将女性乳房分为五类：①正常体积乳房（250～350ml）；②轻度乳房肥大（350～500ml）；③中度乳房肥大（500～750ml）；④重度乳房肥大（750～1000ml）；⑤巨乳症（大于1000ml）。

Lalardrve和Jougland认为，当乳房体积超过"正常"或"理想"的乳房体积的50%时，就说明有一定程度的乳房肥大。他们按乳房体积将其分为五类：①正常体积乳房（250～300ml）；②轻度乳房肥大（400～600ml）；③中度乳房肥大（600～800ml）；④重度乳房肥大（800～1000ml）；⑤巨乳症（大于1500ml）。

Regnault根据术中乳腺组织切除量将乳房肥大分为四类：①轻度乳房肥大，切除量小于200g；②中度乳房肥大，切除量为200～500g；③重度乳房肥大，切除量为500～1500g；④巨乳症，切除量大于1500g。

国内学者对此看法相同。王炜认为，组织切除量超过500g即应属于重度乳房肥大。由于乳房体积的测量比较烦琐，重复性差，目前很少有人在乳房缩小术前进行乳房体积的测量，而多采用乳房经线测量和乳腺组织切除量的分类方法。手术后对切除的乳房组织称重是最常用的方法。

二 乳房肥大的病理

正常乳房由腺体、脂肪及纤维结缔组织组成，而腺体由导管、小叶和腺泡组成，脂肪及纤维结缔组织为其提供支撑并将乳房保持在一定的形状。乳房肥大可分为生理性乳房肥大和病理性乳房肥大，两者的组织病理学有所不同。

（一）生理性乳房肥大

生理性乳房肥大是指没有明确的原发性疾病，在机体生长发育过程中表现出来的特发性的乳房肥大，主要发生于乳腺生长发育的两个时期，表现为青春期乳房肥大和哺乳后乳房肥大。

青春期乳房肥大多为乳房对激素的反应异常所致，表现为青春发育期开始，乳腺即出现快速增长，青春期结束时已增大至超过正常体积。Haagensen认为正常青春发育期的乳房肥大最为常见，但显微镜下观察并无特殊异常结构：上皮成分不太明显，过度生长的组织为纤维结缔组织和脂肪。从显微镜下很难区分各成分的相对比例和组织特征。

哺乳后乳房肥大多为雌激素性肥胖的伴发症状，可发生于各年龄段，多伴有肥胖，但肥胖并不总伴有乳房肥大。此型乳房肥大也可不伴身体肥胖，但乳腺以脂肪组织增多为主，并伴有明显的下垂，其原因不甚清楚。临床表现为乳房体积增大，伴有皮下和腺体间大量的脂肪沉积。Spira对100例乳房缩小术后的组织标本进行病理分析，试图寻找组织病理与年龄和乳房肥大程度之间的关系，但没有发现有明显统计学意义的结果。100例中，63例为正常乳腺组织（15～76岁），15例为纤维囊性乳腺病（17～30岁），13例为正常乳腺组织伴纤维化（16～39岁），3例为纤维腺病（均大于35岁），3例为单纯肥大，1例为良性导管增生（52岁），1例为脂性增生，1例为灶性顶泌化生（55岁）。另一份对乳房缩小组织标本上皮、间质和脂肪成分的定量分析中用同年龄段正常大小乳房标本做比较，也没有发现两者间存在明显差异。因此得出结论：在无其他乳房疾病的情况下，肥大乳房组织病理学特征与年龄、体重有关，而与乳房大小无关。Thorek广泛回顾了著名病理学家关于肥大乳房组织标本的显微镜下所见，所引用的LeDouble的描述为：乳腺的基本成分是由成熟的结缔组织组成而不伴有弹力纤维，在其内部为一些管状结构的腺体成分，其管状结构的末端为盲端，或呈单一管状，或呈分叉状，其内充满上皮细胞。

尽管上述研究没有发现乳房肥大组织标本的腺体组织有何特殊改变，但Bostwick在其《乳房美容再造外科》一书中注意到了这样一个事实："乳房内含有不同含量的脂肪，这些脂肪与乳房大小和形状密切相关。"Prechlel在低倍镜下对117例尸体乳房标本进行了组织学检查，分析组织中各成分的比例后发现：从青春期到40岁，其乳腺实质含量不断增加，最高可达总量的32%，其后逐渐下降至仅占10%左右，60岁以后更少。30~40岁之间脂肪占乳腺总量的1/4~1/3。但该研究的测定方法存在较大的不精确性，也没有对个体间的差异做出评价。Strombeck研究了1032例乳房缩小患者的病例资料后得出结论：因肥胖造成的整个乳房重量的增加，平均为每千克体重2g；有6例的肥胖患者出现巨乳，2/3的巨乳表现为脂性巨乳，其中45%的患者体重超重10kg以上，67%的患者超重5kg以上。乳房肥大的程度也与并发症的发生密切相关，术后脂肪坏死的发生率，肥胖患者为25%，单纯大乳房者为21%。Lejour的一份资料也显示，术后伤口延迟愈合的百分比平均为4%，而大乳房者为10%，非常大的乳房者为23%，较丰满者为17%，肥胖者为24%，肥胖且乳房非常大时其百分比可高达56%。

因此，虽然肥大乳房的病理学没有特殊性，但为了减少并发症的发生，术前正确评价乳房内脂肪所占的百分比非常重要。为了解乳腺组织内脂肪含量与年龄、体重以及乳房大小的关系，Lejour用微波加热法对33例肥大乳房内的脂肪含量进行了测量后发现：乳腺组织内，脂肪占全部切除组织总量的2%~78%不等，平均48%；水分占5%~80%，平均31%；其他占4%~61%，平均21%。由此他得出结论：随年龄增长，脂肪含量增多，而腺体和结缔组织含量相应减少；体重指数对乳腺组织内脂肪含量影响较年龄更大；纯腺性乳房是不常见的。因此，现在单纯脂肪抽吸或作为辅助手段行乳房缩小整形术已成为一种较普遍的手术，手术并发症的发生率大大降低。但乳房肥大患者乳房内出现过量脂肪沉积的原因还不清楚。

（二）病理性乳房肥大

病理性乳房肥大是指继发于某些原发疾病的乳房肥大，是某些疾病的部分临床表现，如继发于内分泌异常的乳房肥大。从组织病理学上来分，乳房肥大包括内分泌异常性乳房肥大、少女性乳房肥大（图74-97）和妊娠性乳房肥大（图74-98）。

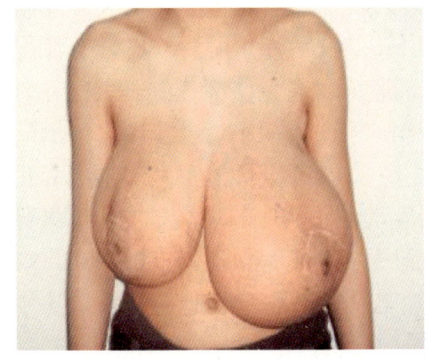

图74-97 少女性乳房肥大

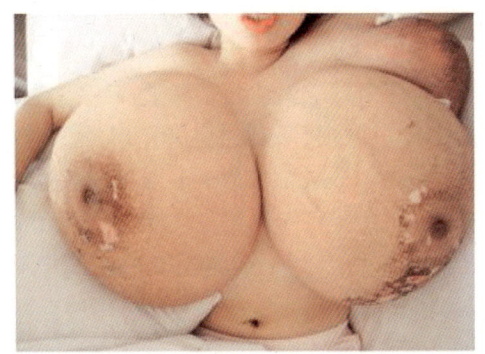

图74-98 妊娠性乳房肥大

内分泌异常性乳房肥大多伴有性早熟的相关症状和体征，其治疗方案中除手术缩小乳房体积外，应针对引起内分泌异常的病因进行有针对性的治疗，如垂体、肾上腺、卵巢肿瘤的切除等。少女性乳房肥大通常表现为一侧或两侧乳房快速生长至巨大体积，可在青春发育期的任何年龄发生，有时在乳房刚刚发育时就可发生。初期往往有6个月的快速生长期，其后持续、缓慢生长。如果不予以治疗，可持续至育龄期。严重肥大者可表现为乳头乳晕膨大，浅表静脉明显扩张，皮肤变薄或因张力过大而致皮肤溃烂或坏死、乳房硬化或呈弥漫结节状，但不伴有腋窝淋巴结肿大和泌乳。实验室检查结果中，血中雌激素、孕激素和促性腺激素多在正常范围之内。雌激素受体的量并不升高，尿原17羟、尿17原酮也无紊乱。个别患者除伴有轻度的甲状腺功能亢进外，很少伴有其他内分泌异常。但Kyan和Pernoll曾报道一例3年内共进行过4次手术的患者，双侧乳房切除总量达8240g，第一次手术时，乳腺组织内有较高的雌激素受体。组织学显示，其乳腺内有不同程度的基质和导管增生，通常伴有导管扩张。基质的典型变化为胶原性纤维化，也可出现细胞黏液样增生，导管周围及细胞间质出现特征性水肿，导管上皮明显增生，有时伴有囊状变性。Page和Anderson认为，少女性乳房肥大的乳腺小叶数较正常乳腺少，而上皮呈增生性改变，从细胞层到透明层都有过量的纤维组织排列。

妊娠期乳房肥大是妊娠时发生的一种特发性乳房肥大，并不一定发生于第一次妊娠。但如果初次妊娠时发生，则于以后每次妊娠时均可发生。其组织学特征与少女性乳房肥大有类似之处，表现为纤维囊性改变或纤维腺瘤。

三 乳房肥大的病因学

乳房的正常发育与雌激素和孕激素等激素的作用相关。很多研究表明，对于绝大多数乳房肥大的患者来说，其血清雌激素、孕激素和泌乳素水平一般均在正常范围之内。迄今为止比较一致的观点认为，乳房肥大的发生与血循环中的激素水平没有关联，其机制被认为可能与乳腺组织局部的雌激素增多和（或）靶细胞对雌激素的敏感性增强有关。与内分泌激素相关的乳房肥大多发生在青春期和妊娠期的女性，因为其体内激素水平处于较敏感的变化时期。病理性乳房肥大患者需要在乳房整形美容手术的同时针对原发性疾病进行病因学治疗。

（一）乳腺组织局部的雌激素增多

目前虽尚无直接测定乳腺组织局部雌激素水平含量的研究，但关于乳腺组织局部雌激素合成酶和（或）代谢酶等雌激素性腺外相关酶以及其他一些蛋白的研究进展，使人们认识到这些雌激素性腺外相关酶和蛋白的改变可使乳腺组织局部雌激素水平升高，并促使乳腺等发育，从而产生病变，是乳房肥大发生的重要原因之一。张勇等采用免疫组织化学SP法，检测28例肥大乳房和12例正常体积乳腺组织中芳香化酶P450的表达情况，结果发现，芳香化酶在肥大乳房组的阳性表达率明显高于正常体积乳房组，且组间比较差异有统计学意义（$P<0.05$），提示芳香化酶P450在肥大乳房内过度表达，必然造成组织局部的雌激素含量显著增高，由此推测其可能在乳房肥大的发生和发展中起一定的促进作用。杨艳清等采用免疫组织化学Envision二步法，检测雌激素硫酸转移酶（estrogen sulfotransferase，EST）在32例肥大乳房和15例正常体积乳房中的表达，以及不同类型肥大乳房（19例腺性肥大乳房和13例脂性肥大乳房）中EST的表达状况。结果显示，32例肥大乳房和15例正常体积乳房中EST阳性表达率分别为34.4%（11/32）和93.3%（14/15），组间比较差异有统计学意义（$P<0.01$）；EST在19例腺性肥大乳房和13例脂性肥大乳房中的阳性表达率分别为10.5%（2/19）和69.2%（9/13），组间比较差异有统计学意义（$P<0.01$）。得出结论：EST的表达减少或缺失，对肥大乳房的形成，尤其与腺性肥大乳房的关系较为密切。雌激素受体相关受体（estrogen receptor-related receptor，ERR）是一种与雌激素系统密切相关的孤儿核受体，可以多种途径参与雌激素信号传导系统，从而发挥其生理学效应。有研究者通过免疫组织

化学的方法，选择28例乳房肥大患者和12例乳房发育正常者做比较，检测两组乳房标本中乳腺组织ERR的表达情况。结果表明，ERR在乳房肥大患者乳腺组织内的阳性表达率明显高于乳腺发育正常组，两者之间差异有统计学意义（$P<0.05$）。由此认为，乳房肥大患者乳腺组织中雌激素受体相关受体呈过度表达，可促进雌激素合成增多，造成局部雌激素含量显著增高，进而促进乳腺导管内皮细胞的分化增生，最后导致乳房肥大的发生。上述酶和受体蛋白含量在肥大乳房的改变，均可造成乳腺组织局部的雌激素增多，是乳房肥大发生和发展的重要原因之一。

（二）靶细胞对雌激素的敏感性增强

关于乳房肥大的病因，有部分学者认为是腺体组织对正常性腺激素水平的高反应性所致。Wechselberger等也认为，包括肥大乳房在内的许多乳腺疾病均是乳腺组织对正常性激素水平的高敏反应，其在青春期肥大乳房中是广泛性的，而在纤维腺瘤中是局限性的。这种高反应性或高敏感性主要是通过腺体组织局部的雌激素受体（estrogen receptor，ER）含量相对升高实现的。虽然局部雌激素水平可能处于正常，但由于靶细胞受体的含量升高，可以结合更多的雌激素，同样会过度刺激乳腺导管内皮细胞的分化增生，从而导致乳房肥大。孙家明等选用葡聚糖包裹活性炭液单点吸附法，分别测定乳房肥大患者和小乳房患者各13例乳腺组织内雌激素受体的含量，结果发现，肥大乳房组和小乳房组乳腺组织内雌激素受体含量分别为5.33 ± 5.7mol/mg和1.16 ± 0.86mol/mg，两组间差异的比较具有统计学意义（$P<0.05$）。其他学者采用免疫组织化学的方法，分别测定肥大乳房和小乳房乳腺组织中雌激素受体的表达状况，结果表明，雌激素受体在肥大乳房腺体组织的表达明显增高，提示乳房肥大的发生可能与乳腺组织中ER的表达增强有关。

四 乳房肥大的诊断和鉴别诊断

（一）乳房肥大的临床表现与诊断

正常女性乳房的重量为250~350g，呈半球形，超出此范围称为乳房肥大，表现为乳房外形改变和颈肩疼痛等功能性影响两个方面。肥大的乳房由于重量大，站立位时都有程度不等的下垂。肥大的乳房除了外形丑陋外，垂在胸前还会引起颈部和胸部的疼痛，重度肥大的乳房可造成驼背和胸廓畸形。为了将下垂的乳房托起，胸罩带在肩部常勒出较深的沟痕。乳房肥大而下垂者，由于乳房下的皮肤与胸部皮肤相贴，汗液不能完全蒸发，可引起湿疹、糜烂等皮肤病。肥大的乳房还给患者带来严重的精神痛苦，导致自卑、抑郁、羞涩，甚至对自己的身体产生厌恶感，进而影响社交与择业等社会活动。

乳房包括三种类型的组织：脂肪、结缔组织和腺体。增生可以三种组织中的任何一种为主，也可见几种组织混合增生。乳房肥大主要见于青春期和妊娠期的女性，前者表现为青春期乳房的过度增长，并以单侧或双侧乳房肥大为特征，快速大量增长的开始常常出现在月经初潮前后的一段时间，一般在10~16岁。而后者发生在孕期，临床表现与青春期乳房肥大基本相似，乳房的快速增长常出现在妊娠的前期。对于乳房肥大的诊断，主要根据其体积的大小来确定。临床实验室检查一般行性激素水平测定，包括雌激素和孕激素等在内的激素水平绝大部分均在正常范围以内。关于乳房肥大的病理学检查：青春期乳房肥大肉眼观表现为乳腺组织为增生的脂肪细胞和纤维结缔组织，切面均一，无结节，灰黄色，质地柔软；镜下观表现为乳腺组织主要由过度增生的脂肪和腺体构成，导管稀少，部分导管呈现扩张状态。而妊娠期乳房肥大镜下观主要表现为大量疏松纤维结缔组织的增生，腺泡扩大，部分腺泡有分泌反应。肥大乳房按组织增生的程度不同又可分为腺性肥大乳房（组织以腺体增生为主）、脂性肥大乳房（组织以脂肪增生为主）和混合性肥大乳房（腺体和脂肪混合增生）。肉眼观：腺体增生为主的肥大乳房组织以白色为主，质地较硬；而脂肪增生为主的肥大乳房组织以黄色为主，质地较软。还可结合术中切割组织时的质感进行综合判定：腺性肥大乳房质地较硬，而脂性肥大乳房质地较软。

（二）乳房肥大的鉴别诊断

需要与乳房肥大进行鉴别诊断的疾病主要包括纤维腺瘤、乳腺叶状肿瘤、恶性肿瘤（如肉瘤、淋巴瘤）等。

1. 纤维腺瘤　纤维腺瘤一般发生在单侧，为界限清楚、可移动和有弹性的病变，其直径平均为2~3cm。巨大的纤维腺瘤常常易与乳房肥大相混淆，因为它也可快速增长至较大的体积，其直径可达到5cm以上。组织学上，纤维腺瘤被认为是腺体组织的新生物，为间质的增生和纤维化。

2. 乳腺叶状肿瘤　乳腺叶状肿瘤可快速增长至巨大的体积，直径可达20cm，可出现皮肤改变和静脉扩张，肿块质地较实，边界清楚。青春期肥大乳房则表现为弥漫性和质地中等硬度的肿块。

3. 恶性肿瘤　恶性肿瘤主要包括肉瘤和淋巴瘤，组织活检有助于鉴别诊断。乳房X线片对于该类肿瘤和青春期乳房肥大的鉴别诊断意义不大，因为青春期乳房的间质组织密度较大，与肿瘤组织区别较困难。

五　乳房缩小整形术的适应证与禁忌证

现代乳房缩小和乳房悬吊的概念是腺体塑形与无张力缝合，其包括：用乳房腺体塑形以恢复乳房的形态，而不是用皮肤胸罩塑形；将乳头带蒂移位至正常位置；用最小的张力去除多余的皮肤，并尽量缩小术后的瘢痕。每位医师对乳房缩小整形术的操作方法有很大的不同，但都面对一些共同的因素，包括乳房的大小和形状、皮肤松弛度以及乳房的下垂程度。任何手术都由这四个技术要素组成，可以用特定的手术方法处理，并可以将这些因素集中进行组合，以达到理想的手术效果。

（一）乳头乳晕带蒂移位

现在的乳房缩小术除特殊情况外已基本不采用乳头乳晕游离移植的方法。乳头乳晕的移位都必须形成某种类型的蒂，以维持乳头乳晕的血供。这些蒂由腺体或真皮-腺体组织构成，蒂中必须有足够的血管及其交通支，以保证乳头乳晕的安全转移。已经成功报道的蒂包括下方蒂、上方蒂、外侧蒂、内侧蒂、中央蒂、垂直双蒂、水平双蒂等，每种蒂各有其优缺点。蒂的选择可依据手术计划而定。

（二）多余腺体的处理

乳房肥大者都存在腺体的增生下垂，多余腺体的切除应该在不影响蒂部血供、保障乳头乳晕复合体成活的基础上围绕蒂部进行，同时为乳房腺体的塑形打下基础。

（三）多余皮肤的处理

多余而且下垂的皮肤必须通过某种方式切除，应尽量缩小手术后的瘢痕，并将瘢痕隐藏在理想位置。多余的皮肤切除塑形后，应承担较小的张力或不承担张力。

（四）乳房塑形

一个成功的乳房缩小手术要缩小乳房的体积，更重要的是达到美观的外形。乳房的外形依赖于切除后的腺体或皮肤进行塑形，切除的东西并不重要，重要的是保留的东西。目前已经报道的塑形方法包括单纯依靠皮肤塑形和依靠腺体缝合来塑形，或两者兼而有之。现代乳房整形原则认为，乳房的塑形应通过腺体塑形来完成。

六 乳房缩小整形术的适应证

乳房肥大患者要求行乳房缩小整形术的原因包括生理和心理两个方面。生理方面，主要有：下垂过重的乳房会导致肩背痛、头痛、尺神经感觉异常；内衣压迫导致乳头凹陷，甚至会发生乳房自发性疼痛；乳房下皱襞皮肤因慢性刺激被浸润（擦烂），并导致反复的真菌感染和乳腺炎；脊柱偏曲（脊柱侧凸或后凸），生理活动会受到限制。心理方面，过大的乳房会使青少年甚至成年女性感到窘迫和难堪，在选择衣服时也会受限，同时由于运动受限而导致肥胖。单侧乳房肥大造成的双侧不对称对患者的心理影响更为明显。这些都将导致患者自信心的丧失和抑郁症的发生。乳房缩小整形术最好在发育完成后进行。但对于青少年特发性乳房肥大，早期手术切除仍是目前唯一的治疗方法。在发育未成熟前施行手术，对术后患者正常的心理发育所带来的益处将远远超过手术本身造成的心理创伤。对于60～70岁的老年人来说，手术不但可以从根本上解决其终身的遗憾，而且有益于她们已经脱钙的骨骼系统。最近几年，有关乳房缩小整形术为患者带来益处的报道屡见不鲜，包括患者的满意度以及躯体症状的改善，如颈、肩、背部疼痛的缓解。对于肥胖患者，虽然减肥可使乳房的体积有相应程度的缩小，但难以达到较为理想的效果，乳房缩小整形术仍能使其获得益处。

因此，对于一侧或双侧乳房肥大、过重并有乳房明显下垂的患者，无论处于哪个年龄段，如果身体状况良好，手术动机正确，没有明显的手术禁忌证，都可行乳房缩小整形术。

七 乳房缩小整形术的禁忌证

1. 患有心、肝、肾疾病和全身系统性疾病未能控制者，如高血压、糖尿病、急慢性肾功能不全、心功能不全等。
2. 凝血功能障碍或有血栓病史者。
3. 乳房或其附近有皮肤感染病灶存在者。
4. 乳房有性质不明的肿块者。
5. 妊娠或哺乳期女性。
6. 过度肥胖者。
7. 有精神疾病或对手术需求犹豫不决者。

乳房疼痛、硬结、周期性疼痛以及乳腺癌家族史不是手术禁忌证。糖尿病和原发性高血压者术前应控制好病情。超重患者建议考虑术前进行减肥，直至术后可以维持的体重，因为术后过度减肥容易导致乳房下垂。同时，减肥可使并发症的发生率降低，如伤口裂开、感染、深静脉血栓等。术前须告知吸烟患者，术后发生皮瓣坏死的可能性较大，要求其至少在术前30天开始戒烟，不戒烟者不予手术。建议患者在术前2周停用影响伤口愈合和血液凝固的药物，如阿司匹林和其他前列腺素抑制剂。患者的选择是获得医师、患者均满意的手术效果的最重要的条件之一，因此，在术前一定要进行详细的病史询问，以排除手术禁忌证。选择具有充分手术适应证的患者，避免术后发生各种并发症，以求得到更好的手术效果。

乳房缩小整形术是乳房体积缩小和其形体的美学再造过程，其目的是：缩小乳房体积；重建一个两侧对称的具有水滴形突度和波动感的乳房形体；尽可能减少皮肤外表的瘢痕；乳头乳晕大小适当，突度和位置良好，两侧对称，能够保持乳头乳晕的正常感觉也是术者和患者都期望得到的结果；手术过程中，乳腺组织在胸壁的重新定位固定也是很重要的技巧，能纠正乳房下垂并长期保持乳房的锥体形态。乳房缩小整形术是乳房整形手术中技术较为复杂和对美学重建要求较高的手术，必须引起手术医师的高度重视。

乳房缩小整形术涉及下列几个要素：乳头乳晕的提升和再定位；乳腺组织切除量的设计；乳腺组织的锥体再造和良好的胸壁固定；乳房过多皮肤的切除，尽量减少手术后瘢痕和使瘢痕处于隐蔽区；两侧乳房锥体的位置以及乳头乳晕的对称；组织切除、移植时，应保证移植组织的良好血供。世界上众多学者为此付出了努力，目前比利时的Lejour直线瘢痕乳房缩小术是公认较为广泛应用的手术方法，而McKissock法和多种改良McKissock法是公认最容易掌握的手术方法之一。对于刚开始进行乳房缩小整形术的医师来说，采用后一种术式较容易掌握乳腺组织切除量、皮肤切除量以及乳房锥体再造等。另外，Marchac的手术方法在术前预计乳腺切除量方面对术者也是有帮助的。

八　手术方式的分类与选择

文献报道的乳房缩小手术方法很多，根据手术方法创造者的命名可以分为McKissock法、Pitanguy法、Strömbeck法、Lejour法等；按乳头乳晕的移位方式分类有乳头乳晕游离移植和带蒂移植两大类，后者根据真皮腺体蒂的不同又可分为水平双蒂、垂直双蒂、上方蒂、下方蒂、外侧蒂、内侧蒂、中央蒂等方法；按切口形态分类有双环形、垂直直线形、倒T形、Y形、L形、乳房下皱襞弧形等方法。

由于乳房缩小的方法众多，初学者容易混淆，对手术方式的合理选择颇感困惑。笔者将常用的手术方法介绍如下，以期对临床工作有更强的指导性：抽吸法乳房缩小术、乳晕双环形切口乳房缩小术、垂直切口乳房缩小术、倒T形切口乳房缩小术。轻、中度乳房增生，以及乳房形态良好、下垂不明显者宜选用抽吸法乳房缩小术；伴有下垂的轻、中度乳房增生或单纯乳房悬吊者，可选用双环形切口乳房缩小术；对中、重度的巨乳，可选用减少瘢痕的垂直切口乳房缩小术；对重度巨乳，则以倒T形手术为首选，可以选择Pitanguy上方蒂、垂直双蒂或下方蒂等方法。对于年轻未婚女性，乳房缩小手术应慎重进行。由于该类患者对手术瘢痕反应非常敏感，术前应对术后瘢痕有明确的交代，尽量选用切口隐蔽、瘢痕较小的手术方式，如单纯脂肪抽吸术，可做可不做者应推迟到结婚哺乳后进行。

九　巨大乳房缩小整形术

巨大乳房缩小整形术是乳房形体美学再造的手术。巨大乳房给患者带来的心理、生理上的创伤是巨大的，要求医师如同父母亲一样地关爱、善待患者。手术前应充分了解患者的具体要求、心理状况、体重指数、文化背景、职业以及对手术预期的理解。这一手术包括乳头乳晕的移位、乳腺组织和松弛皮肤的切除，以及乳头乳晕、乳腺组织和皮肤带血运的移植等过程，没有经历过训练的医师不要单独尝试这一系列综合性的乳房缩小整形术，而应在有经验的医师指导下完成。同时，乳房缩小整形术也是女性形体再塑造的手术，因此手术医师在术前和术后应对患者的形体有充分的估计，在术前能制订具体的实施方案，只有这样，才能取得一个比较理想的效果。

（一）病例选择

笔者常以改良的Strömbeck法及改良McKissock法作为乳房缩小整形的基本技术，即三瓣法乳房缩小整形。该方法不是最佳的术式，但是较易掌握的术式。其他还有多种乳房缩小整形的手术方法。所有乳房缩小整形手术都有其基本的手术目的，有关内容叙述如下。

（二）适应证

1. 轻度或中度乳房肥大及下垂者　可考虑选择Lejour法、Marchac法、Hester Bostwick双环法、改良Strömbeck法等。

2. 中度或重度乳房肥大及下垂者　可考虑选择Lejour法、Marchac法、L形乳房缩小术——Meyer技术（也就是乳头乳晕外侧蒂乳房缩小整形）以及改良McKissock法等。

（三）术式评价

1. 上述手术设计较为规范，易被初学者掌握。手术操作和步骤也较为规范，易于推广。
2. 上述手术可用于乳房肥大、乳房下垂或双侧乳房不对称者的乳房美学再造。
3. 手术后乳房下面留有横行瘢痕（三瓣法）或纵行瘢痕（二瓣法）。这种手术的遗憾是术后瘢痕较为明显，但是对于巨乳患者，这是能机动灵活地缩小乳房的方法之一。Lejour法的直线切口乳房缩小术是现代较多整形医师愿意选择的手术方法。
4. 由于乳腺导管常会被切断，导致术后失去部分泌乳功能，对于未婚未孕者，术前应予以告知。

（四）麻醉选择及体位

1. 麻醉选择乳房缩小整形术可采用高位硬膜外麻醉或全身麻醉，全身麻醉以气管内插管麻醉最为安全。
2. 体位可取平卧位，也可采用30°半卧位，便于准确地进行乳房缩小后的锥体塑形。对于后者，只能采用气管内麻醉。也有人喜欢采用半卧位手术，这在部分巴西医师的手术选择中可见到。

（五）手术中出血量的控制

轻、中度的乳房缩小术中都有一定的出血量，术前应有充分的估计。为减少手术过程中的出血，应在乳房的基底部扎以止血带，并在切口周围用0.25%利多卡因加1:200000肾上腺素做局部浸润。

除了在切口周围注射含有肾上腺素的0.25%利多卡因外，还应注意结扎可见的血管，手术过程中采用电凝和电刀切开并止血。遇有巨大乳房缩小手术，特别是青春期巨乳病例，由于手术过程中出血量可能较大，必要时应准备输血。

（六）对术者技术的要求

乳房缩小术是一项技术要求较高的手术，初学者单纯依靠阅读书籍较难掌握该手术的技巧。要能熟练掌握乳房缩小的技巧，在手术中能得心应手地塑造一个形态、位置、隆起度良好，并有波动感和两侧对称的乳房，常常需要经历二三十例乳房缩小术的临床实践积累，特别是对于巨大乳房的缩小整形。

（七）术前巨大乳房的测量和记录

1. 乳房高度的测量。患者取前倾胸部下垂位，测量乳头基底部到胸壁第4肋间的距离，该距离约为乳房体的高度（H），用骨盆测量器测量乳房基底部的直径（d）。
2. 乳头位置的测量。以胸骨切迹的中点为起点，到达乳头的位置。
3. 锁骨中线（乳头中线）的设定。锁骨中央定点c，下降穿过乳头到乳房下皱襞中点，构成锁骨中线cb。
4. 乳头高度、乳晕直径的测量。
5. 其他测量。

（八）乳房缩小手术设计的基本技巧

1. 巨乳缩小的术前设计　患者取坐位，绘制锁骨中线到乳头的位置（cLN），绘制胸骨切迹中点到新建乳头乳晕中点的位置（sn），绘制胸骨中线（sx）。根据上述结果，可测量出巨大乳房的乳头距离胸骨切迹的长度（sLN）。设计出乳房缩小后的乳头位置（n）。sLN减去sn即等于乳头乳晕应提升的距离（图74-99）。

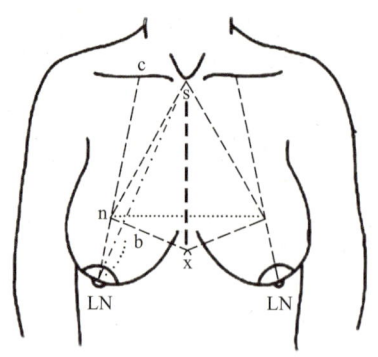

图74-99　术前设计

2. 乳头乳晕移植定位　乳房肥大或乳房下垂者，其乳头乳晕的位置低于正常。设计位置恰当、有良好形态及突度的乳头乳晕，是手术成功的一个重要因素。

患者取坐位，设计乳头乳晕的上移位置。重建乳头定位的参考方法有下列几种：

（1）在锁骨中线定点新乳头的位置。手术医师用手托在乳房下皱襞中点，将乳房表面的投影n点作为新乳头的中点位置。由于每个患者乳房肥大的程度不一样，可考虑新建的乳头乳晕位置在n点下方1cm左右。

（2）按照身高设计新乳头乳晕位置。设计sn连线，作为新建乳头距离胸骨切迹的长度。该长度是一个变数，根据患者的身高、胸围的不同而变化。决定sn的长短有以下方法可供参考：身高的12%～12.5%±1cm为sn的长度，也就是新建乳头的中点距离胸骨切迹中点的距离。例如一名身高160cm的女性，重建的乳房在250～350ml之间时，其sn等于160×12.5%±1（一般是19～21cm，平均20cm）或160×12%±1（一般是18.2～20.2cm，平均19.2cm）。新建乳头距离胸骨中线以9～11cm为参考值。然后结合具体因素综合定出点灶的位置。

（3）以双侧上臂中点连线和锁骨中线（乳房中线）的交会点下2cm为新乳晕的上缘，新乳头的位置为交会点下方4cm（图74-100）。

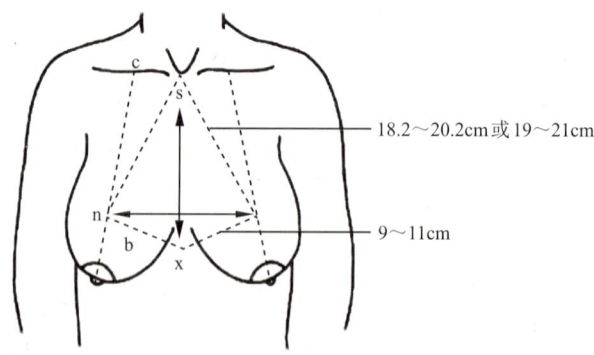

图74-100　新乳头位置设计

（4）乳晕大小的设计。一般身高160cm左右的女性乳晕直径可设计为2.5～3.5cm。上述所有设计均用亚甲蓝在患者身上标出，并用2%碘酊固定。

3. 巨大乳房缩小切除量的术前估计　巨大乳房缩小的关键之一是术前准确地估计切除乳腺和乳房皮肤的组织量和部位。绘制出乳房下皱襞线，再将乳房向上推移，可见到乳腺实体的上缘。手术医师可以感觉到乳腺组织的丰满程度，结合乳腺体积的测量，可预算出应切除的乳腺量。巨大乳房皮肤切除量的估计（Marchac法）可作为手术医师的参考。具体方法如下：在乳房表面绘制锁骨中线、乳头、乳房下皱襞中点连线，然后将巨大乳房推向外侧，从c点经过乳房表面到达乳房下皱襞中点画一虚线，再将巨大乳房推向内侧，从c点到乳房下皱襞中点画一虚线，两条虚线的间距即为巨乳缩小术中皮肤切除量的估计。

上述巨乳缩小乳头乳晕定位方法、乳房组织切除量的估计可作为大多数乳房缩小术式的参考，包括Lejour法、Marchac法、McKissock法、Strömbeck法以及双环法等。

4. 巨大乳房缩小的皮肤切口设计（改良Strömbeck法）　乳房肥大的皮肤切口设计是乳房缩小整形的又一关键点。切除乳房中、下部分的多余皮肤，然后进行周围皮瓣转移整形。为减少两侧皮瓣旋转之后在中线区缝合的张力，于乳房下皱襞中部设计一个小的三角形皮瓣，以缓冲乳房内、外侧皮瓣向中间缝合时的张力，可防止术后创口愈合不良或创口裂开。

对乳房皮肤切除量的估计，上述的Marchac法是较为简易的方法；也可用拇指、示指对捏的方法估计皮肤切除的量；还可在麻醉情况下，用三把血管钳分别夹住准备制成外侧、内侧和下方三个皮瓣的顶部，使其靠拢，根据靠拢的张力及乳房形态决定要切除的乳房皮肤量。

乳房内、外侧皮瓣的设计以新设计的乳头中点为中心，分别设计乳房内侧皮瓣及乳房外侧皮瓣。

乳房内侧皮瓣的设计：在乳房内下方设计一个三角形皮瓣，从新设计的乳头中点n出发，设计一条向内下的斜线，斜线与垂直线的夹角为30°～65°，终止于乳房内下象限的m点上，nm长8～8.5cm。nm线构成乳房内侧三角形皮瓣的外侧缘。该皮瓣下缘的设计是从m点出发，向乳房下皱襞的内侧终点a画一弧度向上的弧形线，构成内侧皮瓣的下缘，即ma线（图74-101）。

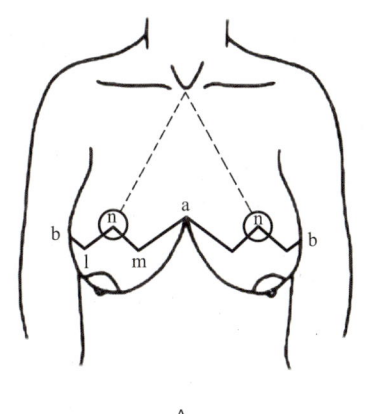 

A　　　　　　　　　　　　　　B

图74-101　乳房皮肤切除范围

乳房外侧皮瓣的设计：在乳房外下方设计一个可旋转移植的三角形皮瓣，从n点出发，设计一条向外下的斜线，终止于l点，斜线与垂直线的夹角也为30°～65°。nl长8～8.5cm，为外侧皮瓣的内侧缘。皮瓣的下缘是从l点出发，于乳房下皱襞外侧前线设计b点，画一条弧形线，构成外侧皮瓣的下缘，即lb线。

乳房内、外侧皮瓣的内侧缘等长，即nm＝nl＝8～8.5cm，这是构成缩小后乳房下半中线的长度。因为乳晕的半径设计为2.5～3.5cm，所以该线从乳晕边缘到再造乳房下皱襞的距离应是（8～8.5）cm－2.5cm＝5.5～6cm。该线相当于乳晕中点的下缘到乳房下皱襞中点的距离。如果该线太长，手术后显示乳头乳晕位置就会过高；如果该线太短，乳头乳晕位置就会过低。

内、外侧皮瓣之间的夹角设计，即nm与nl之间的夹角宜控制在60°～130°之间，这是根据乳房的肥大程度及皮肤松弛情况而定的。乳房皮肤松弛及乳房肥大严重者，由于切除组织较多，夹角较大，反之则较小。

5. Wise模板在乳房缩小整形术中的应用　Wise于1956年设计的乳房缩小整形皮肤切口模板是一种简易的乳房内、外侧皮瓣的设计图样，可作为部分乳房缩小手术设计的参考。

6. 乳房下方三角形皮瓣的设计　这是Strömbeck法及McKissock法改良的手术切口，即在乳房下皱襞中部设计一底边为2～3cm的三角形皮瓣，皮瓣可为等腰三角形或等边三角形，其蒂部在乳房下皱襞上。乳房皮肤切除后插入乳房内、外侧皮瓣之间。该设计的优点是可使乳房内、外侧皮瓣对合时张力降低，使创口愈合良好，减少创口裂开的发生率，同时也使再造的乳房下皱襞较为饱满；缺点是术后瘢痕较为明显。

7. 乳头乳晕带血供蒂的移植　为了保证乳头乳晕带血供蒂的移植，制造乳头乳晕瓣是重要的一步，需要去除乳头乳晕瓣的上皮。用15号刀片切除乳头乳晕瓣蒂部表面的上皮，以见到蒂部有点状出血为佳。切忌切除过深，损伤蒂部真皮下血管网，同时应保护蒂部下的筋膜层血管网。乳头乳晕瓣的蒂部宽度也很重要，蒂部的宽长比例在1∶5～1∶1情况下，乳头上移超过7cm时，单蒂移植常常可能造成乳头乳晕血供不良。因此，乳头乳晕提升超过7cm者，可考虑选择带有内侧蒂或外侧蒂移植或双蒂移植，以防止乳头乳晕提升后血供不良。

8. 乳头乳晕带蒂移植　为保证巨乳缩小后乳头乳晕正常成活，带有血供的蒂部移植是乳头乳晕成活的关键，也是保持乳头乳晕良好形态的保证。乳头乳晕带蒂移植的形式有以下几种：乳头乳晕中央蒂；乳头乳晕上方蒂，如Lejour法、Marchac法、双环法、Strömbeck法等；乳头乳晕内侧蒂；乳头乳晕外侧蒂，如L形法；乳头乳晕上下双蒂等，如McKissock法、外侧蒂法。

（九）乳晕周围双环形切口乳房缩小术

仅从瘢痕的大小看，单纯乳晕周围切口应是一种可选择的手术方法，特别是对瘢痕明显的东方女性有着巨大的诱惑力，许多人曾采用该切口行乳房缩小及乳房悬吊术，但其适应证有一定的局限性。1990年，Benelli的Round Block技术拓宽了该项技术的应用范围，将其用于各种类型的乳房下垂和乳房肥大、筒状乳房畸形、男性乳房发育以及乳房病理性损害的切除，取得了较好的效果。但因为未行腺体塑形，缓解乳晕周围切口张力仍依靠荷包缝合技术，术后仍可继发乳晕周围瘢痕变宽，所以未能被广泛接受。Felicio的乳晕周围切口技术虽然一侧乳房最多可以切除1000g乳腺组织，但其本人仍认为该项技术有明显的局限性，许多患者往往在术后1年再次修整才能达到理想的效果，继发下垂也不可避免。Davidson认为该项技术的乳房塑形效果不佳，切口闭合后其皮肤的内在张力仍使乳房呈扁平状。

由于腺体的重力作用，乳晕周围瘢痕通常增宽、增生而变得不规则。Davidsion认为该技术不适合明显乳房肥大及下垂患者，其乳头上提高度不应超过4～5cm，而且由于在乳腺四周切除腺体，仅保留部分中心腺体营养乳头乳晕，乳头乳晕的血管神经支配受到威胁。

Goes为了减轻乳腺组织对皮肤胸罩的重力作用，防止乳晕周围切口变宽及继发下垂，应用双层皮肤环形荷包缝合技术加混合网片悬吊，但由于添加了网片异物，受到了很多学者的反对，该方法并没有得到广泛推广应用。有学者则保留双环切口之间的真皮组织，形成真皮帽，利用乳房的真皮组织进行塑形。该方法由原来的一层皮肤变成双层真皮组织塑形，但没有摆脱用皮肤塑形的缺点，而现代乳房缩小术的原则是利用腺体组织进行乳房塑形，皮肤不承担或仅承担较小的张力。

(十)双环形切口真皮乳罩技术乳房缩小整形术

乳房缩小整形术的目的主要是满意的乳房突出度、持久的效果、最不明显的瘢痕、最少的并发症和保持乳头乳晕复合体的成活和原有感觉。乳房缩小整形术虽有多种术式，但尚无一种术式能够完全达到上述要求。孙家明、乔群等在尸体解剖的基础上提出了改良的双环形切口乳房缩小整形术，取得了较好的效果。

1. 术前标记　于站立位沿锁骨中点向下经乳头延伸至乳房下皱襞为乳房经线，即锁乳线；自胸骨外侧缘第4肋间开始弧形向外，经原乳头中点（o）至腋前线与第4肋间相交处为乳房纬线，即第4肋间神经外侧皮支和前皮支的体表投影。于乳房下皱襞中点在乳房前面锁乳线上的投影点上方2cm定点a，为新乳晕的上缘。此点距锁骨中点的距离为18～22cm。在两侧乳房下皱襞位置不对称时应使两侧锁骨中点距a点的距离相等。于乳房下皱襞中点沿锁乳线向上5～7cm定点d。自胸骨中线沿乳房纬线向外9cm定点c。测量oc的距离，继续沿乳房纬线向外定出b点，使ob等于oc减去2cm，目的是减少最后缝合时乳晕外侧缘切口的张力。弧形连接acbd，或为圆形或为椭圆形。张开乳晕，以o点为圆心画直径为4cm的圆，为新乳晕的范围（图74-102）。

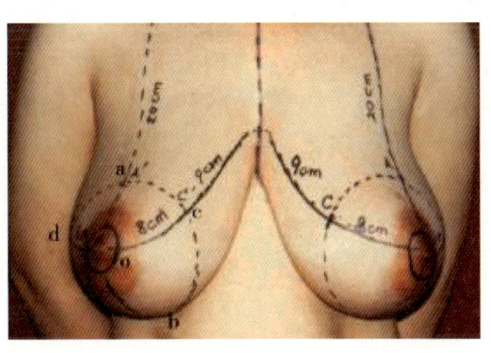

图74-102　改良双环形切口乳房缩小整形术术前设计

2. 手术操作　于乳房皮下注射0.06%利多卡因肾上腺素混合溶液，以减少术中出血，有利于剥离平面的完整。去除新乳晕外缘与acbd连线间的表皮。沿真皮外缘切开至乳腺包膜，沿此平面向内、上、外三个方向剥离至腺体边缘，于乳腺上部设计腺体切除范围。外侧最低点不应超过乳头水平。如为巨大乳房，可增加内侧乳腺组织切除量。用亚甲蓝标记后，垂直于胸壁切除标记范围的腺体，注意保留腺体后疏松结缔组织。剩余乳腺组织自内向外形成a、b、c三个乳腺组织瓣与基底相连。a瓣位置不动，将b、c两瓣向内上方旋转，将腺体塑形，使乳房呈圆锥形。

剥离乳房下极皮肤至乳房下皱襞。将真皮边缘向外围牵拉，固定于胸肌筋膜上。调整乳头乳晕的位置，使其位于第4肋间距胸骨中线9～11cm处，距胸骨上缘15～17cm处。向乳头方向牵拉各个方向的皮瓣，使其到达乳晕边缘的张力大致相等，标出多余皮肤的切除范围。用生理盐水冲洗创腔，3-0单丝尼龙线荷包缝合外环并收紧，使之与新乳晕的大小相当，分皮下、皮肤两层缝合切口。

3. 术后并发症

（1）血肿。血肿主要由术中止血不恰当导致。应用含肾上腺素的盐水做乳房皮下注射可使术中术野出血少，有利于操作。但术后部分因为肾上腺素闭塞的小血管容易反弹性开放，导致血肿发生。应在关闭切口前进行彻底的止血。另外，应该在乳腺包膜外层次分离乳房瓣和乳腺，分离层次的不均容易伤及较粗血管，引起术后出血。术后包扎时应该达到一定压力，起到压迫止血的作用。

（2）切口愈合不良。常表现为拆线后切口即刻裂开或拆线后短期内切口瘢痕破溃裂开。主要原因为荷包收拢程度不够，导致乳晕边缘和周围皮肤缝合张力较大，或缝合乳晕与周边皮肤时遗留了无效腔。某些患者存在对合成线过敏现象，表现为多发的瘢痕部位破溃。术前设计时应注意：od＜oc；a点宁低勿高；保留皮肤量充足；外环为圆形、横椭圆形或纵椭圆形，切忌橄榄形、菱形或不规则形。较小的切口愈合不良的情况，换药后可自行愈合；而宽度大于0.3cm的裂口，推荐再次缝合。

（3）乳晕不圆。出现乳晕不圆的主要原因是术前设计错误，或收拢荷包时未调节各个方向的张力来使之均衡。术前设计时应在各个方向上留够皮肤，收拢荷包时对各个方向的松紧程度进行检查。

（4）乳头乳晕感觉减退或消失。主要表现为乳头乳晕对触觉、压觉不敏感，可能是术中牵拉神经或神经受损所致。大部分患者在术后1年内能恢复乳头乳晕的感觉。为了避免神经损伤，在巨乳需要切除较多的乳腺组织时，外侧腺体的切除也不宜超过左乳4点和右乳8点的位置，可增加乳房内侧的切除范围，使保留的腺体大部分位于下外侧。这样就以牺牲第3～5肋间神经前皮支可能进入腺体的乳腺深支（笔者未发现这些分支）为代价，最大限度地保护了第4肋间神经的外侧皮支。

（5）瘢痕。少数患者术后1年内出现明显的瘢痕增生，部分患者伴有乳晕增大。主要原因包括：腺体固定不牢；真皮帽不足；保留皮肤量不够；荷包缝合线打结不紧、过浅、外露，或人为去除、切割真皮失去作用、缝线过细而活动断裂等；应用可吸收缝线维持时间过短。对于切口愈合良好、乳晕大小正常的瘢痕增生患者，推荐接受6～8个月的硅酮凝胶抗瘢痕增生治疗，大部分都能得到有效抑制。对于乳晕增大伴瘢痕增生的患者，多由于荷包缝合线断裂，导致乳房皮肤回缩、牵拉乳晕，应切除瘢痕，再次行荷包缝合以收拢皮肤。

（6）继发下垂。少数患者术后2年内出现继发性腺体下垂，主要表现为乳头乳晕位置降低、乳房下极膨出。其原因为腺体固定不牢和乳房再次增大。应再次行乳头乳晕缩小、W形腺体切除和腺体旋转固定。

（十一）倒T形乳房缩小术

1. 上方垂直单蒂瓣法　1967年，巴西里约热内卢的Pitanguy提出了上方垂直单蒂瓣法巨乳缩小术。该方法适合中等程度以下的巨乳缩小，对乳腺切除量巨大或伴有重度下垂者，以选用垂直双蒂瓣或下方垂直单蒂瓣为宜。Pitanguy的方法具有很多优点，它维持了保留腺体皮肤部分的连续性，蒂部无严重扭曲、牵拉，术后乳房形态良好，效果持久，保留了乳头乳晕的感觉和泌乳功能，避免了皮肤广泛分离的缺点。Pitanguy认为其手术方法简单、操作容易，但大多数整形外科医师不同意此观点，认为他的方法过于灵活，不易被初学者掌握。

（1）术前标记。Pitanguy不主张术前就把缩小后新乳房的形状和大小确定好并在手术中按预定的画线严格执行；他主张术前仅有个大概的规划，手术中视具体情况进行处理。①患者平卧，标画出乳房下皱襞。②术者用左手食指自乳房下皱襞的中点f点，将巨乳向上推至顶，示指在乳房的体表投影为a点，为新乳头的大致位置。初学者也可参照测量的方法，初步确定新乳头的位置。③术者用右手的示指和拇指捏紧巨乳的下半部，相互靠拢，以缝合后无过大张力为度，两指间所在处为b点和c点。b点和c点的位置必须低于巨乳的乳晕下缘2cm，ab、ac的长度为6～7cm。④在乳房下皱襞的两端分别定点d和e，连接a、b、d、f、e、c（图74-103）。

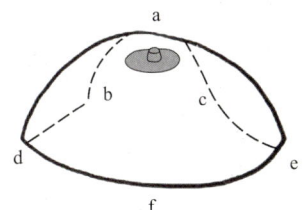

图 74-103　Pitanguy 法定点

（2）手术操作。具体包括：①助手用双手将乳房的基底握紧，以乳头为中心，用乳晕模型标画出乳晕的直径大小。然后按新乳晕的大小切开表皮达真皮层，将除乳晕以外的 bac 画线范围以内的表皮去除。去表皮的范围必须低于乳晕下 1～2cm。为了减少出血，切开皮肤时，可在乳房基底应用乳房止血夹托；也可用橡皮管环绕巨乳基底，用止血钳夹紧，便于手术操作。②放松止血带，切除部分增生的腺体组织。腺体的切除包括巨乳的下极，bdfec 部分的皮肤、皮下组织和腺体，乳晕下的部分腺体。③用可吸收缝线缝合 b、c 和 f 点，缝合时下垂的乳头乳晕自然向上方移动。④修整多余的皮肤，分皮下和皮肤两层缝合。先将乳晕下方的垂直切口缝合，然后将乳房下皱襞的水平切口缝合，形成倒 T 形。如放置引流管，应将引流管经切口外侧引出。⑤在新形成乳房的顶部，按乳晕模型切除该处皮肤，将乳晕与周围皮肤用尼龙线缝合。

（3）术后处理。术后局部应用胸带适当加压包扎，帮助止血和避免无效腔形成。引流管一般留置 48 小时，引流量少于 10ml 时拔除。术后给予抗生素和镇痛药物。如一侧乳房有剧烈疼痛，多提示有血肿形成，需打开敷料检查，及时排出积血，必要时再次止血。手术缝线一般在术后 9～10 天拆除，过早全部拆线易致伤口裂开。

2. 下方垂直蒂瓣法　1977年，Robbins 将垂直双蒂瓣的上方蒂切断，以下方真皮腺体瓣为蒂进行巨乳缩小术。1979年，Georgiade 将下方蒂改为真皮-腺体锥体组织蒂。下方蒂巨乳缩小术适用范围广泛，可用于从轻度到重度增生、下垂的患者。该方法保持了乳头乳晕良好的血液供应，蒂的移动范围大，保持了乳头的感觉；缺点是形成的新乳房易呈方形，而且随着时间延长，乳房下极易膨出。

（1）术前标记。与垂直双蒂瓣相同，蒂的宽度为 6～8cm，大于乳晕的直径。蒂部的两垂直线超过乳晕上方 2cm 呈弧形相交，其他设计与垂直双蒂瓣相同。

（2）手术操作。具体包括：①助手用双手将乳房的基底握紧，以乳头为中心，用乳晕模型标画出乳晕的直径。然后按新乳晕的大小切开表皮达真皮层，将乳晕以外蒂部表面的表皮去除。为了减少出血，切开皮肤时，可在乳房基底应用乳房止血夹托；也可用橡皮管环绕巨乳基底，用止血钳夹紧。②切除部分增生的腺体组织。腺体的切除包括蒂部两侧的三角形皮肤、皮下组织、腺体、蒂部与乳晕边缘之间的腺体组织、两翼瓣下的腺体组织。将两翼瓣修薄，有助于术后乳房的锥体塑形。值得注意的是，蒂部基底要有足够厚度的腺体组织，以保持乳头乳晕的血液供应。③用可吸收缝线缝合 b、c 和 f 点，缝合时下垂的乳头乳晕自然向上方移动。④修整多余的皮肤，分皮下和皮肤两层缝合。先将乳晕下方的垂直切口缝合，然后将乳房下皱襞的水平切口缝合，形成倒 T 形。放置引流管，将引流管经切口外侧引出。⑤在新形成乳房的顶部，按乳晕模型切除该处皮肤，将乳晕与周围皮肤用尼龙线缝合。

（十二）乳房缩小整形术的并发症和处理

尽管乳房缩小整形术有较高的满意率，但仍有许多不应出现的问题。乳房的性学意义这一特性决定了这一手术结果的不同满意度。有些问题可能较为轻微，如线结反应；但有些并发症可能较为严重，甚至难以原谅，如乳头乳晕坏死。本节将对这些并发症的原因及预防进行描述。

1. 乳头乳晕血运障碍 如果术中检查乳头乳晕的血供是正常的，而术后逐渐出现乳头乳晕肿胀、瘀血和变蓝，就表明有发生乳头乳晕坏死的可能。主要是静脉回流欠佳所致，应去除几针缝线减张。如果仍不能改变乳头的颜色，应返回手术室，去除可能存在的蒂部扭转或乳头乳晕下方的血肿。如效果不明显，仍有瘀血，可应用水蛭进行治疗。国外有较多成功的例子。但因水蛭携带有单胞菌，有可能引起感染，可预防性地应用四环素或其他敏感抗生素。该细菌对青霉素和氨苄西林耐药。

2. 感染 乳房缩小整形术后发生感染的机会较少，但并不是没有。如果患者出现发热和切口出现红肿，应静脉内应用抗生素。一般不主张预防性应用抗生素。多数情况下，致病微生物为金黄色葡萄球菌。但Ransjo在25例乳房随访中采集的标本做细菌培养显示，主要是表皮葡萄球菌和厌氧性痤疮丙酸杆菌。它们大多是乳腺导管内的正常菌群。Roud和Bostwick曾报道一例术后4天出现坏疽性脓皮病的患者，尽管术后早期曾应用头孢菌素，但仍出现发热，细菌培养阴性，组织切片显示为非特异性感染，最后经局部清创、静脉内应用球蛋白和泼尼松而痊愈。

3. 血肿、血清肿 任何手术都有发生血清肿的可能，乳房缩小术后虽较少见，但一旦发生就较为明显。大多发生于剥离范围较广的术式。Perpere等曾报道一例38岁女性术后2小时出现严重出血，没有发现任何特殊原因，最终诊断为肾上腺素反跳。Strömbeck回顾了671例患者，报道血肿的发生率为2.7%；McKissock报道360例患者，血肿的发生率为2.21%，平均切除腺体量为724g。血肿大多在术后24个小时内出现，而血清肿可能延迟到术后9天才出现。其可能的原因包括自主和不自主的活动增加、服用阿司匹林和其他不可知的凝血异常。在血肿、血清肿未造成压力增加引起皮肤坏死、体液过多丢失以及可能影响乳头乳晕成活之前，应尽快予以引流、止血。如果出现血肿，即使排除也会增加感染的可能性，因此应加用或延长抗生素的应用时间。

4. 切口愈合不良 在倒T形切口手术中，如果缝线拆除太早（早于术后12～14天），其倒T形切口的交界处较易发生切口裂开。因此缝线不宜过早拆除，必要时拆除缝线后可应用减张胶布和创口胶保持创口接合。如手术中创口缝合太紧，患者有时可能会有创口突然崩裂的感觉。如创口已分开，应立即缝合，否则可能会产生明显瘢痕。

5. 隐性乳腺癌 如果在术前检查中并没有发现有乳腺癌，患者也没有乳腺癌家族史，而于术中或术后病理检查中发现有一恶性肿瘤，这对患者来讲应该是幸运的。此时应找乳腺外科医师、肿瘤专家、病理学家等会诊，大多数患者应行乳房切除术后再行乳房重建。

如果在手术中发现乳腺组织内有肿瘤存在，在不能完全确定属良性肿瘤的情况下，应行快速冷冻切片检查，如为恶性，应立即结束乳房缩小术而改行乳房切除术。有时遇此情况术前并未通知患者，这将是医师比较难以决断的事情。因此术前仔细检查是非常必要的。假如遇到上述情况，在患者麻醉的情况下，应通知患者家属，并与普外科医师会诊决定手术方案。因为在大多数医院，乳腺癌并不在整形外科医师的治疗范围内。

6. Monder病 Monder病是一种良性、自限性的胸前静脉的血栓性静脉炎，可于术后3～7周发生。一般表现为可以看到的、垂直的、可触及的皮下索条，位于乳房下区，当患者双上肢上举使皮肤紧张时表现得更为明显，有时伴有压痛。随时间延长，静脉内血栓胶原化后症状随即消失，不需进行任何治疗。但有时因疼痛或美容问题而需去除栓塞的静脉。

7. 全身性并发症 乳房缩小整形术与其他外科手术一样，术后可能会出现一些内科和外科问题，如肺不张、肺炎、尿路感染、心肌梗死、心肌缺血、深静脉炎和肺梗死等。这要求整形外科医师具有多学科的基本知识和扎实的临床基本技能，才能做到早期预防和及时治疗。

8. 严重的切口瘢痕 虽然切口瘢痕不可避免，但有些患者瘢痕较为严重。瘢痕的轻重程度受很多因素的影响，这在大多数整形外科书籍中已有说明，在此不再赘述。乳房缩小整形术后瘢痕较易增生的部位大多位于乳房下皱襞的两端和乳晕周围。年轻患者如出现乳晕部分坏死，乳晕周围瘢痕将更为明显，且易于出现增生、变厚。在倒T形切口的中间交界处，有时切口愈合不良而出现二期愈合，但通常不会出现增生，也易被乳房遮盖。

出现增生性瘢痕可行去炎松药物注射治疗。伴有痒、痛的增生性瘢痕是去炎松注射的最好适应证，通常能得到很好的缓解。瘢痕再修整不适用于没有感染而一期愈合的年轻患者。McKissock曾报道65例患者出现一定程度的瘢痕增生，外科修整无一例成功。一般主张在9个月前不做瘢痕修整；即使需要修整，也应在局麻下做小范围的修整而不做范围较广的手术。如果因其他问题需要再次手术，可同时修整再次手术范围内的瘢痕。

9. 乳房形态不佳或不对称　评价乳房的形态需要等待足够的时间，通常为18个月甚至更长。如需手术修整，通常需去除部分组织。通常在局麻下手术，可通过吸脂术，也可行手术切除。一般情况下，如果属形态问题，大多可通过吸脂手术处理。

10. 脂肪坏死　如果所保留的乳腺组织有部分超出蒂部血管所供应的范围，这部分就有可能发生液化坏死；也可发生于过度剥离而不平整的皮下脂肪，如不处理可形成无菌性脓肿，甚至形成硬块。到此阶段，尽管原病理检查正常，但持续几个月的硬块都应进行组织学检查以明确诊断。应时刻牢记，任何时候、任何情况下乳房都有发生乳腺癌的可能。Strömbeck曾报道在肥胖患者中切除乳腺组织在1000g以上时，有10%的患者发生脂肪坏死。如伴有切口愈合不良，可自切口处进行引流，否则很难自行吸收。如果蒂部出现液化坏死伴有切口愈合不良，需清创以缩短患者恢复时间，待二期再行乳房不规则的修整。

11. 乳头乳晕坏死和切口不愈合　判断乳头乳晕完全坏死多在术后10天。此时保守治疗有时已难以得到改善，需清创处理。如果同时伴有蒂部坏死，往往需几个月才可恢复。过早清创有时难以保证正常组织不被破坏，大多靠其自行坏死脱落。局部可应用湿性敷料湿敷。通常患者应用自来水淋浴可帮助清洁创口而促进基底肉芽组织的生长。坏死组织脱落干净后可先行创面拉拢缝合，或待肉芽组织生长填满创腔后再行创面植皮。如乳头乳晕均已完全坏死缺如，则需重建。各种乳房再造手术中关于乳头乳晕再造的手术方法均适用。如已行局部植皮，可在此基础上利用各种方法行乳头重建。否则需先切除局部瘢痕后再行植皮，供区可选自股上内侧，然后再行乳头重建。文身将有助于更好地协调局部的颜色，使之与对侧相近。

12. 乳头内陷　乳房缩小手术本身就可能造成乳头内陷，如果患者术前就存在乳头内陷，术后更不可避免。通过手术本身纠正原已存在的乳头内陷的手术方法还没有报道，有些手术方法本身就有造成乳头内陷的可能性。如McKissock的垂直双蒂技术，由于上部蒂较宽，随乳房下垂蒂的牵拉作用而造成乳晕回缩。可于上外侧围绕乳晕做切口以减轻这一牵拉作用而纠正。除此之外，一旦乳头内陷已成定势，就需用其他技术纠正乳头内陷。

13. 乳头乳晕突出　有时乳房缩小术后乳头乳晕过大而突出，有时术中即已出现。可于乳头乳晕下方去除过度的脂肪或腺体予以纠正，但最好不要予以修整，否则可能影响乳头乳晕的血运。术后6～8个月，如一侧乳晕较另一侧小，可通过增加其周围锁孔的直径而改善；如一侧乳晕较另一侧大，可去除过多一侧的乳晕。如同时伴有乳头突出，可用不可吸收尼龙线于乳头乳晕深面向深部组织牵拉缝合，以纠正较为严重的乳头突出。

14. 乳头乳晕会聚　如果乳头乳晕太向内并相互向内指，称乳头乳晕会聚。这是一种较难处理的畸形，可于乳头乳晕外侧做半环形皮肤切除而纠正。如果乳头乳晕距离胸骨中线太近，内侧存在皮肤组织量不足则难以处理。有人曾描述于乳头乳晕下方做一弧形皮瓣纠正，但难以达到非常满意的效果。也可做一单纯的真皮脂肪瓣充填于内侧，通过改变乳头的指向来改善。

15. 乳头乳晕位置太高　乳头位置太高是最具挑战性、最难处理的一种并发症。可于乳房下皱襞上缘切除一弧形皮肤腺体组织，将皮肤向下牵拉使腺体上推而纠正。如乳头位置太高又不想在乳房上部留下瘢痕，可于乳晕上方埋置一肾形扩张器，行皮肤扩张。二期取出扩张器时，可于乳晕下方去除一弧形皮肤，降低乳晕位置，上部创面用扩张的皮肤覆盖。

16. 乳头乳晕位置过低　乳头乳晕位置较低往往对患者影响不大，但有时也是令人不满意的一个因素。如不严重，可于乳晕上方做一半月形皮肤切除就足以解决问题。如需提高很多，可做Z成形术。单侧手术时，一定要注意Z形臂的长度和角度，以与对侧对称。

17. 不能哺乳　初期是由乳头本身的因素（如乳头内陷）造成的。乳房缩小术后不能哺乳大多由单纯真皮瓣做蒂的手术导致，因此，如果患者术后有哺乳要求，应尽量选用腺体蒂或真皮腺体蒂手术，以保证剩余腺体乳腺管与乳头的连续性。另外，产后应鼓励母亲哺乳婴儿，增强哺乳信心也至关重要。

18. 溢乳　已有人报道乳房缩小术后出现溢乳的情况，分析其原因包括：术后泌乳素（属紧张激素）分泌增加；如果患者在服用某些激素类药物，中断后反跳现象可引起孕激素减少，泌乳释放因子增加；吸吮反射可引起泌乳素增加，乳房缩小术中以蒂携带乳头乳晕可能有类似作用；手术给患者造成的精神压力可造成血中激素水平升高，激活泌乳素受体；泌乳素受体过度敏感。很明显，上述所有原因都是猜测。治疗可选用溴隐亭、泌乳素抑制剂等药物，以减少泌乳的产生。

（孙家明）

第八节　乳房下垂提升术

一　乳房的美学评估

1. 正常乳房是两个悬垂水滴形锥体附着于胸前，在第2、3肋间与第6肋间之间，其锥体主体部分位于下半乳房。
2. 乳头和乳晕位于锥体的顶端。
3. 东方人乳房的体积在250～350ml之间。乳腺和乳房皮下脂肪分布匀称，轮廓坚挺。
4. 乳房表面皮肤紧张，富有弹性，紧紧包裹乳腺，随着身体跳动能上下波动。
5. 乳头坚挺，刺激能够挺立，乳晕直径2～3cm，乳头和乳晕粉红或棕褐色。

丰满且位置正常的乳房是女性美的特有象征，也是女性魅力的重要标志。乳房松弛下垂使女性失去体形匀称的线条美，两侧乳房失去在胸壁向前突出耸立的外形，女性为此会产生自卑心理。乳房下垂还会造成其生活和工作上的许多不便。如由于一侧或两侧的乳房下垂较重，特别是伴有肥大时，就会使其行动不便、颈肩部不适、两侧乳房皱褶处有糜烂或湿疹等。因此，乳房下垂的矫正术是患者的需求，既可以恢复女性的自信，消除心理障碍，又可医治下垂带来的不适。

二　乳房下垂分类

乳房皮肤松垂、乳腺组织松垂均造成乳房美感的丧失，构成乳房下垂，为了便于交流和记录，Regnault将乳房下垂分成三类：轻度下垂、中度下垂、重度下垂。在临床上还见到一类是萎缩乳房下垂，表现为乳房下垂，伴有乳腺腺体和皮下组织严重缺失（表74-11）。

表 74-11　改良 Regnault 乳房下垂分类

分类	描述
轻度下垂	乳头乳晕位于乳房下皱襞等高，或在上下1cm以内，并高于乳房隆起部位的最低弧线
中度下垂	乳头乳晕位于乳房下皱襞下方1～3cm，但仍高于乳房隆起部位的最低弧线
重度下垂	乳头乳晕位于乳房下皱襞及乳房隆起部位的最低弧线的下方
萎缩乳房下垂	乳房下垂，伴有不同程度的乳腺组织萎缩或缺失，在矫正下垂时，需同时隆乳

三　乳房下垂原因分析

原因有以下几种：①乳房和乳腺发育不良而乳房下垂；②哺乳、经产妇乳房下垂；③高龄妇女乳房萎缩下垂；④体重减轻后乳房下垂；⑤瘦弱而乳房下垂，严重者乳腺和皮下脂肪萎缩皮肤贴近肋骨；⑥乳房疾病乳房手术后乳房下垂；⑦皮肤松弛症引起的乳房下垂。

1. 哺乳女性停止哺乳后，体内孕激素等性激素水平减低，乳房内的乳腺导管、腺体及脂肪组织等均可以发生萎缩，而乳房的皮肤及支撑组织却相对较多，因此导致乳房下垂。

2. 中老年人由于年龄因素，包括内分泌在内的各种生理功能都有不同程度的减退，故而其乳房的皮肤、支持组织、脂肪和腺体都明显退化、萎缩，最终导致乳房表现为空囊状松垂。

3. 女性减肥后，身体多处的脂肪组织明显减少，包括乳房在内的脂肪组织也可减少，因此出现皮肤松弛，最终导致乳房下垂，多见于中青年女性。

4. 某些疾病体重骤减，乳房内的腺体和脂肪组织减少，皮肤松弛，进而出现乳房下垂。

正常乳头的位置一般位于第4肋间水平，乳房下垂后其位置就下降至第4或第5肋间水平以下。

四　乳房提升术适应证

1. 坚决要求进行乳房下垂矫正手术就医者。
2. 身体健康、没有凝血机制障碍且心理健康者。
3. 服用抗凝剂和血管活性药物者以及嗜好吸烟者应在停止服药或停止吸烟3～7天后考虑手术。
4. 未婚或已婚妇女乳房下垂要求整形者，应获得保护人或配偶的理解。
5. 排除乳腺疾病，排除肿瘤。
6. 萎缩乳房下垂者理解同期进行相应隆乳术的必要性和手术预测的利弊。

五　乳房下垂矫正要点

1. 提升乳头中点位于离胸骨切迹中点19.5～21.5cm处。
2. 切除松垂的乳房皮肤，重建水滴形乳房外观。
3. 双侧乳头乳晕和乳房形态良好、对称，乳头乳晕血供和感觉良好。
4. 乳腺锥体提升或重建，达到饱满、有波动感。
5. 伴有胸壁畸形的乳房下垂者可有鸡胸、漏斗胸、脊柱侧弯，需同时矫正。

六 术前准备

(一) 术前一般准备

包括选择身体、精神健康且能够合作的就医者。排除乳腺疾病和肿瘤，对于乳房下垂，医患双方应取得选择手术和隆乳方法的共识。

乳房下垂矫正术要点包括：①上提乳头乳晕，距离胸骨切迹中点19.5～21.5cm；②恢复乳房下皱襞的正常位置位；③将下垂的乳腺组织上移，固定在较高位置；④缩短乳头至乳房下皱襞的距离为5～5.5cm；⑤切除内外侧松弛皮肤，再造乳房的锥体形态。

对于不同情况的下垂乳房，应是上述几种方法的有机结合。对于任何程度、任何类型的乳房下垂，只要患者有手术要求，在无明显手术禁忌证的情况下均可施行手术。但整形外科医师术前应对患者的求医动机和心理活动有充分的了解，不可盲目从事，否则会引起不必要的麻烦。严重瘦弱乳房下垂矫正即使同时假体植入，手术后效果也常不佳，需术前告知。

乳房下垂矫正术的适应证为：无心理障碍的各种乳房下垂患者；因美容目的要求手术者；中重度乳房下垂产生躯体症状者，伴有乳房肥大者会产生颈、肩、背疼痛，乳房下皱襞糜烂等；因乳房下垂影响其特殊职业表现而要求手术者，如时装模特、运动员等。

乳房下垂矫正术的禁忌证为：有心理障碍或精神病者；心、肝、肾功能不全者；有不能控制的内分泌疾病者；已明确有瘢痕体质者；有明显凝血功能障碍者，如血友病、血小板减少症等；对医师不信任者；有全身性感染病灶者。

(二) 术前测量和手术设计

用三维摄影数字化评估乳房和体形，用记号笔绘制手术设计方案。

1. 身高、体重和指数。
2. 乳房大小、位置测量，确定乳腺提升幅度，是否合并隆乳术。
3. 乳头定位。测量锁骨中点-乳头的距离、胸骨切迹中点-乳头的距离。以身高的12%～12.5%长度，为锁骨中点到新乳头的距离，新建的乳头中点在锁骨中线上，距离胸骨切迹中点19.5～21.5cm，用记号笔标记，测量乳头抬高距离。
4. 乳房下皱襞中点-乳头距离，新建距离为7～7.5cm。
5. 测量乳晕的形态和直径，根据需要缩小直径，控制在4～4.5cm。
6. 设计乳房松弛皮肤切除的范围和切口，用记号笔标记，乳房皮肤切除量的估计可参考巨乳缩小Marchac法。
7. 对于萎缩乳房下垂，检测乳腺存有量、皮下组织厚度，选择假体的容积、形状、突度、底盘宽度。
8. 选择麻醉和手术方法，医患取得共识。
9. 所有术前检查、影像记录、医患双方对手术选择和风险所达成的共识，以文件形式存储。

七 乳房下垂矫正手术方法

乳房下垂手术方法矫正类似于巨乳缩小，只是后者需要做肥大乳腺的切除。

(一) 乳房下垂提升术概述

乳房下垂提升术应包括乳头乳晕提升、松弛乳腺组织提升、乳腺锥体再造、松弛皮肤切除、乳房外形塑造，必要时合并乳房假体植入。

乳房下垂提升术类似于巨乳缩小手术，常采用双环法皮肤切口、环乳晕乳房缩小（Hester T. R. Jr., Bostwick J. 3rd, Miller L.等，1985；Benelli, Sancao-Coes, 1990—1996），也可采用Lejour乳晕下直线瘢痕乳房缩小技术或McKissock法的皮肤切口。

（二）双环法乳房下垂矫正

1. 术前标记　站立位标记胸骨上切迹中点、锁骨中点、乳房下皱襞。标出乳房经线和纬线。沿锁乳线向下延伸至乳房下皱襞为乳房经线；以胸骨外侧缘第4肋间开始弧形向外，经乳头至腋前线与第4肋间相交处为乳房纬线，也为第4肋间神经皮穿支走行的体表投影。新乳头位置定点O，位于乳房下皱襞中点在乳房前面锁乳线上的投影点，或在乳房经线上标记，在锁骨中线上，距离胸骨切迹中点19.5～21.5cm为新乳头中心定点。在两侧乳房下皱襞位置不对称时应使两侧锁骨中点距O点的距离相等。自O点沿锁乳线向上2cm为A点，于乳房下皱襞中点沿锁乳线向上6～7cm为B点。自胸骨中线沿乳房纬线向内8cm为C点，测量乳头到C点的距离。继续沿乳房纬线向外定出D点，使乳头到D点的距离等于乳头到C点的距离减2cm。弧形连接A、B、C、D四点，为乳房真皮环的外环。患者取平卧位，以乳头为圆心，画直径为3～4cm的圆作为新乳晕，也为真皮环的内环（图74-104）、外环线的C、D点的定点，还可以借助于Marchac的乳房内外推挤法，参考乳房缩小一节的内容，能较为准确根据乳房大小设计外环皮肤切口。图74-91中O为乳头新定位，A为新建乳晕上缘中点，B为新建乳晕下缘中点，C为新建乳晕内侧中点，D为新建乳晕外侧中点。

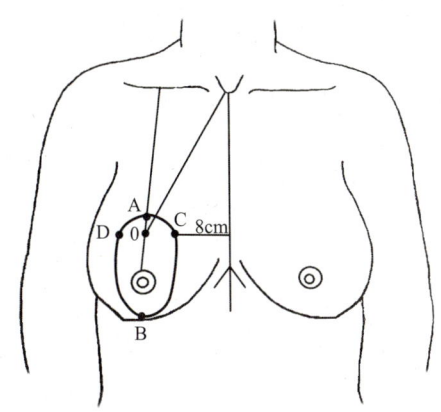

图74-104　双环法乳房下垂矫正术定点切口设计

在实践中双环法的概念可扩大到圆形双环法和哑铃形双环法乳房皮肤缩小技术，而后者类似于Lejour乳房缩小技术，是为了减少皮肤缝合的张力，减少术后乳晕周围瘢痕。

2. 乳头乳晕真皮帽提升　乳头乳晕采用真皮蒂移植提升。采用11号或15号手术刀片去除外环内和乳晕外缘的表皮，表皮去除后可见到真皮表面点状出血（图74-105）。图74-92中X为新建乳头位置的中心点，位于锁骨中线上距离胸骨切迹中点19.5～21.5cm。外环虚线标记皮肤切口，内环直线标记环乳晕周围皮肤切口，内外环之间虚点为去表皮区域，存留真皮作为乳头乳晕带蒂上移。

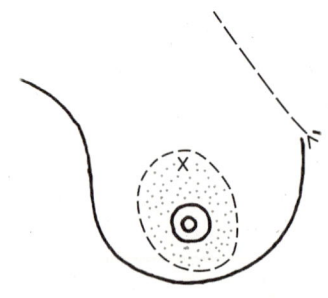

图 74-105　乳房下垂真皮帽提升

笔者认为乳头乳晕提升 4～5cm 以上，应避免选用双环法，选用 Lejour 切口设计方案，避免术后乳晕周围放射状瘢痕发生。

3. 下垂腺体提升固定　乳房下垂多伴有乳腺下垂，需要进行下垂乳腺锥体成形和上移，为减少乳腺塑形手术过程中的出血可在设计切口线区注射肿胀麻醉溶液；在双环皮肤切口的下边缘切开皮下组织暴露乳腺组织；在下垂的乳腺组织中点的下方做乳腺组织切开，将其像大衣式纽扣样重叠塑形，构成锥体样形态（图 74-106）。将乳头中心部分的乳腺深部组织固定在第 4 肋和第 4 肋间的胸肌筋膜表面。

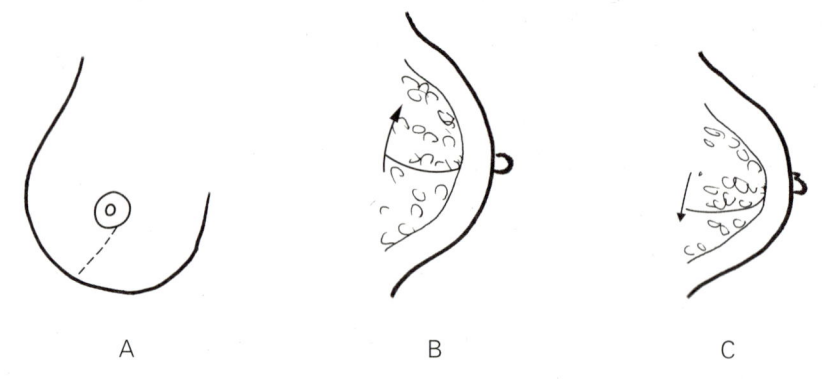

图 74-106　乳腺组织锥体重建

A. 在乳头下方将平坦和下垂的乳腺做斜劈切开　B. 将劈开的乳腺 A 瓣插入 B 瓣的深层　C. 将切开乳腺的 B 瓣覆盖在 A 瓣的表面，使平坦的乳腺组织构成锥体形态

4. 假体植入　遇有乳腺组织萎缩的案例，常选用胸肌下制造间隙，植入假体。

5. 外环皮肤的荷包缝合　双环法乳房下垂手术后留有乳晕周围放射状瘢痕是常见后遗症，外环皮肤减少张力缝合是关键。

将外环收拢，根据其与乳晕周径的大小决定是否再次去除多余的皮肤。在外环皮下应用 3-0 单丝尼龙线做荷包缝合，使其口径与新的乳晕直径相当，然后打结固定。最后分层缝合皮肤，术后加压包扎。为减少手术后环乳晕瘢痕，可在尼龙线皮下荷包缝合之前，加用 1-0 皮内荷包口缝合，以减少张力。

当然，任何手术都有它的优点和缺点，要求手术医师根据个体差异，具体问题具体分析，掌握多种手术方法，以便用于不同的个体。另外，应用自己较为熟练的手术方法往往比某种创新或生硬照搬别人的手术方法更佳。

为了预防环乳晕切口术后瘢痕的发生，皮肤和乳晕周围的环状荷包口缝合的减张缝合十分重要，切忌双环高张力切口缝合。

八 乳房下垂矫正术的并发症和处理

由有经验的医师进行手术是减少并发症的主要方法。

（一）血肿

单纯乳房上提术发生血肿的概率较小。但如果同时行乳房缩小术或隆乳术，则可因腺体的切除或腔隙的剥离，在不能完全直视止血的情况下，也可能发生血肿。血肿的预防措施：手术中严密止血，用生理盐水冲洗创口。对有出血倾向者，术前1天、术中和术后均应用止血药；缝合时不留无效腔，术后加压包扎；创伤较大的手术，术中应放置引流管。早期如发现引流量较多、颜色呈鲜红色，应加压或手术探查。对乳头乳晕附近的血肿应争取及早发现、及早处理，不能等待其自然吸收，因为此处血肿造成的局部张力可影响乳头乳晕的血运。血肿吸收后，局部机化形成的纤维条索牵拉将造成乳头移位和不对称等畸形。

（二）感染

发生感染的原因：手术中污染，术前没能完全清除乳头皱褶内积存的污垢；手术创伤大，电刀电流过大，影响了组织的活力；皮瓣剥离时破坏了皮瓣内的血管网，皮瓣抗感染能力下降；术后发生脂肪液化、坏死，继发感染；术后血肿继发感染。

感染的预防和处理：严格进行无菌操作；术中操作轻柔，严密止血；术毕用有效的生理盐水冲洗，预防应用抗生素；及时行血肿清创，发生感染时要打开切口引流。

（三）乳头乳晕坏死

发生乳头乳晕坏死的原因：剥离表皮时破坏了真皮下血管网；皮瓣或真皮瓣剥离层次不当，破坏了皮瓣内血管的连续性；设计皮瓣或选择手术方法不当，使皮瓣超出长宽比例，直接造成动脉供血不足或静脉回流不畅，致皮瓣缺血或淤血，造成乳头乳晕坏死；做乳晕周围切口或剥离乳头乳晕时，切口深度掌握不好或局部应用电凝、电刀反复切割止血；术后局部血肿压迫血管，造成血供不足。

乳头乳晕坏死的预防和处理：选择适当的手术方式，对严重乳房下垂者不能只用单蒂，应尽量选择垂直双蒂或水平双蒂，如应用单蒂应选择较宽的蒂；术中轻柔操作，严密止血；出现乳头乳晕周围血肿应立即清除；术后早期如发现有血供不足，可配合使用扩血管药物，如丹参注射液和低分子右旋糖酐，以改善微循环，扩张血管；还可配合高压氧治疗；如发生坏死，在坏死组织脱落后或手术清除坏死组织后进行乳头乳晕重建。

（四）皮肤坏死

皮肤坏死多为皮下潜行剥离范围较广泛且层次不一致，或在关闭切口时皮下组织修剪过度所致。因此，应根据乳房下垂的类型和程度选择合适的手术方式，注意剥离层次的完整性，关闭切口时不宜过紧。

如发生皮肤坏死，应予以切除后重新缝合，或行皮肤游离移植暂时封闭创面，二期再行修整。如直接缝合，将会使已塑形好的乳房改变原来的形状而造成乳房不对称，使患者极不满意。因此预防皮肤坏死尤为重要。

（五）乳房不对称

术后乳房不对称的原因：术前设计测量不准确，术后瘢痕牵拉使乳头乳晕移位；术前就已存在不对称，术中虽切除不等量的乳腺组织，但难以把握每侧需切除的确切组织量；术前乳房较大时两侧不对称情况不明显，等量的组织量切除、乳房缩小后两侧不对称显现出来；切除的乳腺组织形状和部位不同，或两侧手术非同一手术者完成，如楔形切除时楔形块的形状不完全一致；两侧悬吊不对称，悬吊固定的位置有所不同，造成两侧形态不一致。

乳房不对称的预防和处理：手术应由同一医师主刀完成，特别是关键步骤（包括腺体的切除、悬吊和固定等），避免上述各种错误的发生；针对上述原因进行预防，如严密止血、轻柔操作、充分引流、术后应用抗生素等；术前尽量确切估计两侧乳房不对称存在的差异，力求使剩余的乳腺组织相等；术前站立位测量，使乳头乳晕固定于锁骨中点至乳头的连线上，切记不能使乳头乳晕的位置偏向上内；如术后出现乳头乳晕位置不正确，按巨乳缩小整形术后乳头乳晕移位调整的方法予以调整。

（六）形态异常

1. 乳头乳晕异常　①乳头指向上，多因皮下乳腺组织悬吊上提不足，乳头未位于乳房的最高点而是偏上，应重新行乳腺下方乳腺组织的折叠和悬吊；②乳晕不圆，多为环形切口缝合时张力不均所致，多发生于荷包缝合时一侧皮肤较多、一侧较少，乳晕未位于荷包口的中央。

2. 乳房外形异常　多因乳房悬吊固定不足或切除乳腺组织形状不规则，或术后随乳房的重力作用继发乳腺下垂，而部分已充分固定的组织不能随之移动，从而造成各种畸形；因剩余皮肤较多，皮肤不能与下方组织紧密相贴，加压包扎时造成皮肤不规整地堆积于某处，形成局部隆起而致外形不整。这两种情况均应行二次手术矫正，重新悬吊下垂的乳腺组织，修复皮肤皱褶。术后早期佩戴支持胸罩，以防继发下垂。

（七）切口瘢痕

乳房上提术后也可发生瘢痕变宽、增生，主要原因是患者早期过多和剧烈的活动对切口形成一种牵拉作用。另外，缝合切口时张力过大也可引起瘢痕。

瘢痕的预防和处理：乳晕周围环形切口最好行荷包缝合。缝合切口时各层严密对合，将有助于减少对切口的牵拉作用，预防增生性瘢痕的形成。瘢痕较宽时应考虑二期手术修整。

（孙家明　王炜）

第九节　乳房再造

一　乳房再造时机选择

乳房再造是一系列以自体组织和（或）假体置入恢复乳房缺失患者乳房形态的整形外科手术的统称。乳房再造时机分为即刻乳房再造和后期乳房再造。传统上认为应在乳腺癌手术切除2年后，对无复发迹象者进行乳房再造。随着研究的深入，证明在乳腺癌根治手术同时进行乳房再造，手术安全可行，在并发症、癌复发率及死亡率等方面与单纯乳腺癌根治术相比并无差异，Ⅰ、Ⅱ期乳腺癌乳房再造后的局部复发率低于5%。目前在欧美等国家，约60%的患者在切除乳腺癌的同时进行乳房再造。因此，乳房再造的时机已不是影响乳房再造的主要因素，近年来即刻乳房再造呈现明显增加的趋势。另一方面，任何手术后都有一恢复过程，临床实践中很少在乳腺癌根治术后3个月内要求再造者。一般认为Ⅰ、Ⅱ期乳腺癌患者在切除乳腺癌的同时可以进行乳房再造，或根治术后半年、化疗结束后3个月进行后期再造。即刻乳房再造的优点是患者只需一次手术，而且术后没有乳房变形的体验，精神上遭受的痛苦少。后期再造的优点是患者对乳房缺损有着切身的体验，对是否要求乳房再造能够做出理性的判断，术后满意度较高。缺点是需要二次手术，所需费用也较即刻再造高。

另外，年龄也不是影响乳房再造的主要因素。有些患者由于宗教信仰因素，要求去世时身体完整，比如有报道为96岁高龄的女性施行乳房再造手术，而也有五十多岁的患者不愿接受手术的。

二 适应证

1. 因感染、烧伤、X线照射、异物、肿瘤切除造成的一侧或两侧乳房缺失。
2. 患者有乳房再造要求，身体主要器官无器质性病变，如糖尿病、严重心肺功能不全、高血压及凝血功能不全等，可以耐受手术创伤。
3. Ⅰ、Ⅱ期乳腺癌，要求即刻再造乳房者。
4. 乳腺癌切除术后半年以上，化疗结束3个月以上，要求乳房再造者。
5. 先天性乳房发育不良者。和其他所有的手术一样，应尽量避开月经期，对于长期服用扩血管药物或避孕药物者，术前应停药2~3天。

三 乳房再造术的内容

目前，乳房再造的手术方法有假体植入和自体组织移植两大类。自1992年FDA限制使用硅凝胶乳房假体隆乳以来，应用自体组织移植再造乳房成为主流，有下腹壁横行腹直肌肌皮瓣（简称TRAM皮瓣）、腹壁下动脉穿支皮瓣（简称DIEP皮瓣）、背阔肌肌皮瓣、臀大肌肌皮瓣和局部胸腹部皮瓣等方法。近年来，应用假体进行即刻乳房再造的比例有明显上升趋势。

乳房再造方法的选择应根据患侧和健侧乳房的情况决定。首先应检查患侧乳房切除后瘢痕的形态、方向与增生程度，皮肤的松紧度和质地，胸大肌是否保留，其质量如何，锁骨下区及腋窝部组织缺损情况，腋前襞形态是否保留等。同时应检查健侧乳房丰满和下垂程度、乳房的形态，以及患者的年龄、一般身体状况、腹部和背部以前的手术瘢痕。考虑患者对健侧乳房是否有增大、缩小、下垂矫正等要求。一般情况下大部分患者拒绝对健侧乳房进行任何的手术操作。

TRAM皮瓣乳房再造手术可以满足几乎所有类型的乳房再造要求，其组织量大，再造乳房的形态自然，有一定的丰满和下垂程度，可以达到和健侧完全对称，对乳腺癌根治术后或扩大根治术后，组织缺损量大，胸部仅留一层皮肤，不能应用假体等其他再造方法者，TRAM皮瓣尤为适用。缺点是手术创伤较大，有时会造成严重的手术并发症。DIEP皮瓣组织量与TRAM皮瓣相似，但供区损伤较小，缺点是显微外科技术要求较高。

对健侧乳房体积中等或较小，无明显下垂，患侧胸大肌保留，皮肤覆盖条件良好者，特别是不愿接受较大手术创伤，寻求简便的手术操作时，可以应用乳房假体或先行皮肤扩张，再植入乳房假体进行再造。

背阔肌肌皮瓣或扩大背阔肌肌皮瓣适合乳房良性肿瘤、保乳治疗手术后乳房部分缺损、保留胸大肌的改良根治术后以及健侧乳房中等大小的患者。只有当以上方法不能使用时，才采用背阔肌肌皮瓣和人工乳房假体联合应用进行乳房再造。

乳房再造前应进行一次全面的肿瘤学方面的检查。乳房再造手术不应妨碍肿瘤学治疗。如发现有全身转移或局部复发，则不宜进行乳房再造手术。

四 背阔肌肌皮瓣移植乳房再造

传统的背阔肌肌皮瓣不携带周围脂肪组织，组织量小，多需要联合应用乳房假体进行乳房再造，达到与健侧乳房对称的目的。乳房假体作为异物，有假体渗漏破裂、包膜挛缩等并发症，成为人们关注议论的焦点之一。为了避免使用乳房假体，Bohme（1982）和Hockin（1983）提出单纯应用背阔肌肌皮瓣，不使用乳房假体进行乳房再造。经不断改进，被越来越多的人采用。扩大背阔肌肌皮瓣乳房再造传统上是指携带背阔肌周围的脂肪组织一并转移进行再造，最近有学者在此基础上携带部分前锯肌，以增加乳房再造的组织量。扩大背阔肌肌皮瓣乳房再造对中等大小的乳房是一种良好的手术方法，尤其适用于东方女性。

（一）术前检查与皮瓣设计

除去常规进行有关肿瘤全身复发的检查外，重点检查健侧乳房和供区的情况。

1. 背部可以利用的组织　将示指和拇指置于背阔肌前缘，将皮肤捏起，估测可以利用的脂肪厚度。注意观察髂嵴上方脂肪厚度与范围。背部瘦削者仅能再造体积较小的乳房，体态中等者可以用来再造中等大小的乳房，脂肪肥厚者可以再造较大的乳房。

2. 测量背阔肌的功能　患肢外展，检查者用手托起患肢，嘱其内收，观察背阔肌肌腹收缩情况，背阔肌收缩功能丧失表明胸背神经受损，同时也意味着胸背血管遭到损伤。乳腺癌根治手术时，损伤胸背神经，背阔肌失神经萎缩，背阔肌肌皮瓣的组织量缩小，应采用TRAM皮瓣等其他方法进行乳房再造。背阔肌功能良好者意味着胸背血管神经保持完整，未被损伤。

皮瓣部分的设计有三种方法，为横行、外上内下的斜行，以及内上外下的斜行（图74-107）。由于横行的瘢痕为胸罩所遮盖，瘢痕不明显，较为常用。外上内下的斜行皮瓣造成背部纵行瘢痕，有碍美观，但方便手术操作，特别是便于五区脂肪的切取。内上外下的皮瓣设计符合背部的皮纹方向，既便于皮瓣的切取又有助于术后瘢痕的美观。

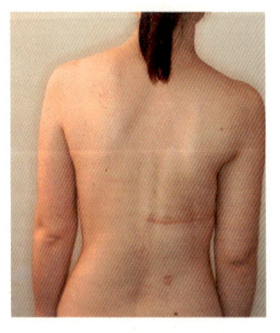
A
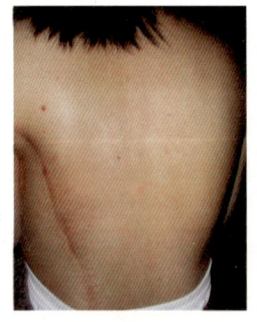
B
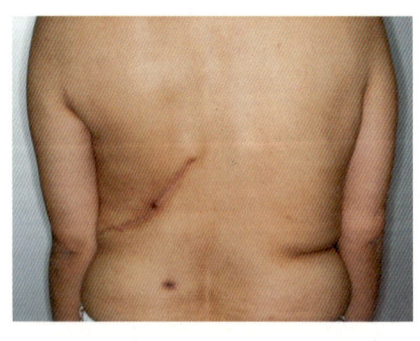
C

图74-107　背部皮瓣不同设计方式的遗留的瘢痕，以横行和内上外下的斜行瘢痕为佳

患者站立位或坐位标记出胸部分离范围腔隙和背部脂肪皮瓣的切取范围（图74-108）。皮瓣部分呈新月形，向头侧弯曲，新月形皮瓣内侧离背部正中线3cm，外侧到腋前线，皮瓣宽度7cm余，以能直接拉拢缝合为度。皮瓣过宽增加的脂肪组织量有限，反而会造成供区严重并发症。

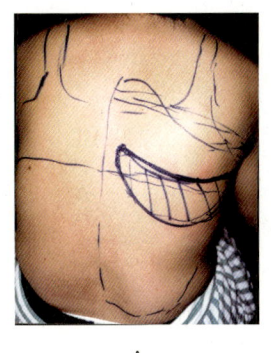 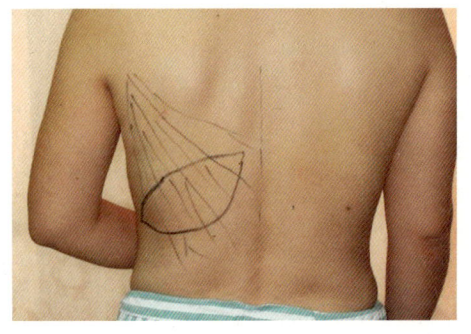

图 74-108　患者站立位或坐位标记出胸部分离范围腔隙和背部脂肪皮瓣的切取范围，皮瓣的两种设计方法

患者取坐位或站立位，做手术前标记线：①与健侧对称的乳房下皱襞；②手术侧的背阔肌轮廓；③肌皮瓣设计。首先在背部大致标出胸罩轮廓，在胸罩下缘设计椭圆形皮瓣。皮瓣位于背阔肌上缘肌质部位，呈横行或斜行。皮瓣大小要求既满足乳房再造要求，又能直接拉拢缝合供区。如果采用保留皮肤的乳腺癌根治术，则只需要很少的皮肤。

(二) 手术操作

取患侧在上的侧卧位。胸部瘢痕切除和皮瓣游离均可在此体位下进行。术区消毒铺巾后，患侧上肢用无菌单包扎，便于术中移动。

切除胸部瘢痕，在皮瓣下胸大肌表面分离腔隙至术前的标记范围，止血后填塞盐水纱布。

沿背部标记线做皮瓣切口，切开皮肤后，保留皮下0.5cm厚的脂肪，其余脂肪保留在肌肉表面，潜行剥离肌肉、脂肪瓣的切取范围。潜行剥离时，应保持一定的皮下脂肪厚度，保护真皮下血管网，防止供区皮肤部分坏死。于皮瓣前缘在肌筋膜表面分离，显露背阔肌前缘。在背阔肌前缘底面确认血管走行。按所需肌肉的多少切断背阔肌的起点，采用由远及近的皮瓣切取方法，在肌肉深层分离（包括胸背血管），将肌皮瓣掀起，向腋窝方向分离。胸背血管在进入背阔肌以前，发出分支进入前锯肌。特殊情况下，肩胛下血管遭到破坏时，背阔肌肌皮瓣依靠该分支可以维持血供。因此，应尽可能保留前锯肌的血管分支，一方面，一般情况下保留该分支不影响背阔肌肌皮瓣的转移，必要时可以适度游离血管分支的周围组织，增加该分支的长度；另一方面，即使肩胛下血管良好，保留前锯肌的分支，也有助于背阔肌的血供。背阔肌的止点可以保持完整、部分切断或切断后重建腋前襞，一般情况下背阔肌的止点全部切断，这样可以防止再造乳房由于肌肉收缩引起的变形。

在胸前、后两切口间，靠近腋窝做皮下隧道，将背阔肌肌皮瓣经此皮下隧道转移到胸前，暂时固定。供区创缘两侧游离后，放置负压引流，直接拉拢，依次缝合皮下、皮内及皮肤。

调整患者于仰卧半坐位，进行皮瓣塑形。将背阔肌置于分离的胸前腔隙，皮瓣折叠，将脂肪瓣置于皮瓣下。首先将肌皮瓣尽量靠下，与胸部肌肉、肋软骨膜和乳房下皱襞皮瓣固定，然后将背阔肌止点分别与锁骨内侧、胸骨旁线缝合固定。在腋前线处肌瓣与侧胸壁固定，缝合在前锯肌筋膜上。胸大肌部分缺如时，将肌瓣与胸大肌缝合固定。调整并使其与健侧对称，去除多余的表皮，沿乳房下皱襞放置引流管，缝合皮肤切口。术后当时再造乳房体积应稍大于健侧，术中保护胸背神经，减少以后的肌肉失神经萎缩。伤口包扎时为防止蒂部受压，术后上肢局部制动72～96个小时（图74-109）。

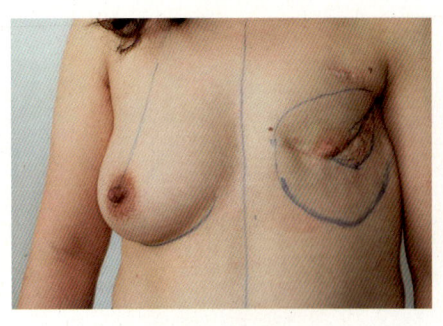
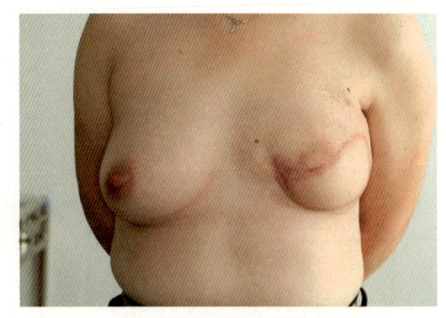

图 74-109　扩大背阔肌后期乳房再造前后

（三）背阔肌肌皮瓣联合乳房假体乳房再造

乳房切除术后胸大肌部分或全部缺如，胸部瘢痕增生，皮肤过紧过薄，锁骨下区凹陷，腋前襞形态消失者，置入乳房假体前，需要弥补胸前组织缺损。背阔肌肌皮瓣可以携带扇形肌肉组织，提供良好的胸部覆盖组织。但背阔肌肌皮瓣本身面积大、体积小，除乳腺组织部分缺如或健侧乳房中小者外，单纯应用背阔肌肌皮瓣进行乳房再造，组织量不足，难以两侧对称，需要在肌皮瓣下置入乳房假体，补充再造乳房的体积。

1. 适应证　适用于胸部皮肤过紧，瘢痕挛缩严重，缺乏良好的组织覆盖，不能直接放置乳房假体或扩张器，不适合或患者不愿采用 TRAM 皮瓣乳房再造者。术前应检测背阔肌功能。患肢外展，检查者用手托起患肢，嘱其内收，观察背阔肌肌腹收缩情况。个别情况下，在行乳腺癌根治手术时，损伤胸背神经和胸背血管，背阔肌失神经萎缩，此时背阔肌肌皮瓣的组织量会进一步缩小，血液供应受到影响，应尽量采用其他方法进行乳房再造。

2. 术前设计　患者取站立位，画术前标记线：①与健侧对称的乳房下皱襞；②手术侧的背阔肌轮廓；③肌皮瓣设计首先在背部大致标出胸罩轮廓，在胸罩下缘设计椭圆形皮瓣。皮瓣位于背阔肌上缘肌质部位，呈横行或月牙形。皮瓣大小要求既满足乳房再造要求，又能直接拉拢缝合供区。如果采用保留皮肤的乳腺癌根治术，则只需要很少的皮肤。

3. 手术操作　取患侧在上的侧卧位。乳房切除和皮瓣游离均可在此体位下进行。术区消毒铺巾后，患侧上肢用无菌单包扎，便于术中移动。

切除胸部瘢痕，在胸大肌下分离腔隙备用。沿标记线做皮瓣切口，于皮瓣前缘在背阔肌筋膜表面向前分离，显露背阔肌前缘。在背阔肌前缘底面确认血管走行，由背阔肌前缘向下切断该肌部分起点。在背阔肌筋膜表面，潜行分离皮瓣上方和后方，按所需肌肉的多少切断背阔肌的起点。在所需肌肉范围的上缘劈开肌纤维，采用由远及近的皮瓣切取方法，在肌肉深层分离，将肌皮瓣掀起，向腋窝方向分离。胸背血管在进入背阔肌以前，发出分支进入前锯肌。找到该分支后，先暂时阻断，确认不影响胸背血管血供时，再结扎切断。背阔肌的止点可以保持完整、切断或切断后重建腋前襞。

在胸前、后两切口间，靠近腋窝做皮下隧道，将背阔肌肌皮瓣经此皮下隧道转移到胸前，暂时固定。背部供区放置负压引流，直接拉拢缝合。

调整患者体位至平卧位，重新消毒铺巾。将背阔肌置于分离的胸前腔隙，首先将肌皮瓣尽量靠下，与胸部肌肉、肋软骨膜和乳房下皱襞皮瓣固定，然后将背阔肌起点分别与锁骨内侧、胸骨旁线缝合固定。在腋前线处将肌瓣与侧胸壁固定，缝合于前锯肌筋膜上，防止肌瓣回缩和限制乳房假体外移。胸大肌部分缺如时，将肌瓣与胸大肌缝合固定。皮瓣大部分缝合后，留外侧切口，以便经此放入乳房假体。调整体位至半坐位，在肌瓣后置入乳房假体，调整两侧对称后，放置负压引流，关闭切口。术后上肢局部制动72～96个小时（图74-110）。

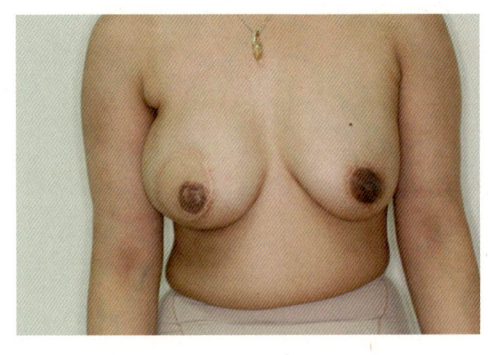
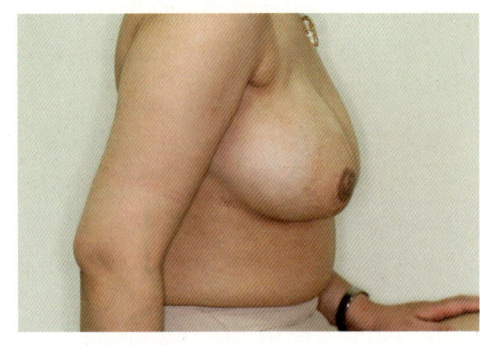

图74-110　背阔肌肌皮瓣联合假体乳房再造病例，正、侧位照片

联合应用背阔肌肌皮瓣和人工乳房假体具有自体组织移植和乳房假体异物两方面的缺点。有关乳房假体的并发症与隆乳术相同，主要为假体周围包膜挛缩。供区血肿和血清肿是最常见的并发症。术中仔细止血，于最低点放置负压引流，维持引流通畅是预防的关键。血清肿发生后，需要多次穿刺抽吸，加压包扎。个别情况下，需要在皮瓣最低点重新戳洞放置负压引流管。供区瘢痕位于胸罩下，可以被胸罩遮盖。还有个别情况下，瘢痕可能增生。

（四）并发症

主要的并发症是供区血肿和血清肿，发生率高达30%～50%。术中仔细止血，于最低点引出负压引流管，维持引流通畅是预防的关键。其他并发症有供区皮瓣部分坏死、胸部剥离皮瓣边缘愈合不良、部分坏死等。和传统的背阔肌肌皮瓣联合乳房假体进行乳房再造相比，减少了人工乳房假体有关的并发症。因供区分离范围较广，相对增加了供区血肿、血清肿以及供区部分坏死的可能性。

顽固性的血清肿持续时间长，反复处理不愈，个别患者术后1～2年不愈，给患者造成巨大的心理压力。血清肿发生的早期需要反复多次穿刺抽吸，必要时于最低位戳洞重新放置负压引流管，加压包扎。持续时间长的血清肿，周围可能已经形成假膜，需要对假膜进行处理方能愈合。具体包括：①放出血清液后，用无水酒精10～15ml冲洗囊腔，腐蚀假膜造成新鲜创面后，放入负压引流管，加压包扎，必要时可以重复操作。②重新打开切口，切除囊壁，形成新鲜创面，放置负压引流管重新缝合切口。该方法需要重新麻醉，创伤加大。③局麻下打开皮肤切口，用刮匙搔刮囊壁，填塞碘仿纱条，伤口开放引流，二期愈合；或待创面缩小，肉芽组织长出后清创缝合。

五　应用乳房假体的乳房再造

目前，乳房再造的手术方法有乳房假体植入和自体组织移植两大类。乳房假体可以用于即刻乳房再造或后期乳房再造，可以直接置入，也可以组织扩张后置入。应用乳房假体的乳房再造，其创伤小，手术操作简便，特别适用于全身状况不适合复杂手术的患者。缺点是再造乳房缺乏一定的乳房下垂，特别是对中老年妇女、健侧乳房下垂明显者而言，如果不做必要的调整，两侧很难完全对称。

应用乳房假体再造乳房适用于胸大肌保留的改良根治术后，胸部覆盖组织良好，健侧乳房轻中度下垂的患者。否则，需要与背阔肌肌皮瓣联合应用，提供额外的覆盖组织。一般情况下，由于乳房再造患者的胸部皮肤较隆乳患者贫乏，使用的假体以水滴形毛面硅凝胶乳房假体为首选，也可以使用圆形毛面假体。假体的大小一般为300~450ml，较隆胸的乳房假体大。应用乳房假体再造时根据患者胸部组织的状况有三种手术方式可以选择，具体为：①由于乳腺癌手术后局部皮肤缺损，一般需要先行扩张器皮肤扩张后植入乳房假体；②对于行保留皮肤的改良根治术或皮下乳腺切除者，由于胸部皮肤完全或大部分保留，可以直接植入乳房假体；③对于锁骨下组织缺损或不愿意接受组织扩张的患者，可以联合背阔肌肌皮瓣转移假体植入乳房进行再造。

应用假体乳房再造时，需要明确手术后可能出现的并发症及其处理方法。应用假体最难预料和处理的是假体周围的包膜挛缩。对于严重的包膜挛缩患者，经过多次手术切除或切开，假体置换后有时仍不能避免挛缩的发生，最后不得不再次实行自体组织移植乳房再造手术。术前应告知患者这种可能性，避免产生不必要的纠纷。

对于胸部接受过放疗，以及再造术后需要放疗的患者，是假体乳房再造的相对禁忌证。虽然有文献报道使用假体成功进行乳房再造，仍应慎重选择。采用自体组织乳房再造对这类患者更为恰当。

任何人工组织代用品植入体内都需要一定的健康组织覆盖，植入的层次相对越深越安全，越不容易发生并发症，相反，植入的层次过浅，覆盖的组织菲薄则容易出现假体外露等并发症。为了增加假体覆盖的组织，新近有学者将脱细胞人工真皮覆盖在假体表面，弥补肌肉组织不能完全覆盖的缺点，提高了手术的安全性和再造的效果，成为假体乳房再造的主要进展之一。

（一）假体直接置入乳房再造

不经过皮肤软组织扩张，假体直接置入乳房再造手术的适应证要考虑两个因素：一是胸部覆盖组织的质量和组织量，主要是皮肤的量；二是对侧乳房的大小与形态，对侧乳房属于中小程度大小、下垂不明显的患者或者对侧乳房接受乳房缩小等改形手术者是手术的良好适应证。

假体直接置入乳房再造适用于皮肤切除量相对较少，胸部皮肤质地和组织量充足的改良根治术或保留皮肤的乳腺癌改良根治术（skin-sparing mastectomy）后，以及预防性乳房皮下切除术（subcutaneous mastectomy）后的即刻再造者。对于极少数后期乳房再造的患者，如果胸部皮肤的量足够的话也可以直接将假体置入乳房进行再造。对于大部分改良根治手术的患者，往往需要先行皮肤扩张，二期更换乳房假体。另一方面，对原来乳房巨大、增生下垂者，皮下乳腺切除后常伴有乳房皮肤过多，假体与过多的乳房皮肤不相称，需要在切除乳房腺体的同时，对多余的皮肤进行缩小。

假体直接置入乳房再造手术的优点是手术时间短、操作简单、不需要第二次手术、不另外增加新的手术瘢痕、胸部皮肤的色泽良好、没有皮瓣移植供区的损伤等。

乳腺癌切除手术完成后，应首先检查皮瓣的血供情况。皮瓣边缘任何怀疑有血供不良的部分，都应彻底切除，必要时改变手术方式，如采用扩张器或假体植入的方法。假体植入的层次有两个位置，一是完全肌肉下层次置入假体，在胸大肌下以及前锯肌筋膜下剥离腔隙，假体完全被肌肉覆盖（complete muscular coverage）。优点是防止术后因皮瓣边缘部分坏死或切口愈合不良导致假体外露，以及假体放置在肌肉下可以降低包膜挛缩的概率；缺点是它在一定程度上限制了假体的隆突。二是将假体植入胸大肌下，将胸大肌的内下起点离断，对假体不能完全被肌肉覆盖的部分用脱细胞真皮覆盖。

手术操作根据原来乳房的大小及是否需要进行皮肤缩小有两种方法。

1. 皮下腺体切除后假体直接置入　采用乳晕边缘或乳房皮肤切口（图74-111），皮下乳房腺体切除后，在胸大肌下分离至标记范围，剥离层次在肌肉深面，即胸大肌、前锯肌、腹外斜肌和腹直肌前鞘的深面。剥离范围上至第2肋间，内达胸骨旁线，外至腋前线，下至乳房下皱襞。胸大肌的内下起点往往需要切断或剥离，检查腔内无遗漏的纤维条索后，仔细止血，用生理盐水冲洗伤口，置入乳房假体。调整体位至半坐位，检查两侧对称后，放置引流，缝合分离的肌纤维和切口皮肤。也可以将胸大肌不能覆盖的部分假体用脱细胞真皮或去表皮的自体真皮覆盖。值得注意的是，乳房下皱襞在乳腺癌切除时如果被游离，需要重新将乳房下皱襞缝合固定在胸壁，重塑乳房下皱襞。

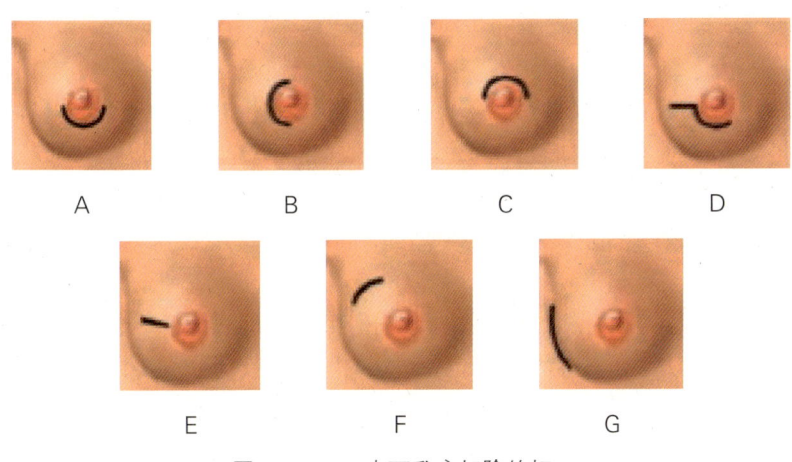

图 74-111　皮下乳房切除的切口

2. 乳房皮肤缩小，腺体切除后假体直接植入　依据垂直瘢痕巨乳缩小的原则，选用乳头乳晕下方梭形切口，在皮下切除腺体的同时纵行切除多余的皮肤（图74-112）。如果3个月后乳房下皱襞有横行多余的皮肤，可以二期通过小的乳房下皱襞切口予以切除。有作者采用Wise切口同时去除横行和纵行多余的乳房皮肤，术后遗留倒T形的手术瘢痕，在垂直瘢痕巨乳缩小手术得以推广后，这种方法已较少使用。

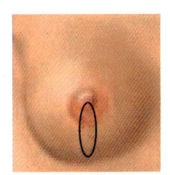

图 74-112　在皮下切除腺体的同时纵行切除多余的皮肤

假体直接置入乳房再造手术的并发症除活动性出血、血清肿、感染等一般外科并发症以外，主要是假体外露和严重的包膜挛缩。假体外露的直接原因是切口裂开，除去感染的因素外，多由切口皮瓣血供不良或假体过大导致切口承受较高的张力而引起。为了防止假体外露，放置假体前要检查皮瓣的血供，切除可疑血供不良的部分，避免假体过大，术中放置引流。

假体直接放置在皮下时容易发生严重的包膜挛缩，表现为质地变硬、乳房变形、皮肤皱褶明显。包膜挛缩的分级采用隆胸术后的Becker分级。值得注意的是，根据笔者的经验当皮下腔隙过大而假体过小时，特别容易发生严重包膜挛缩。当组织腔隙与假体不能很好匹配时，放置扩张器是很好的方法。扩张器可以作为临时性的器具为假体表面的皮肤起到适应、塑形的作用，同时可以调节切口承受的张力，减轻严重包膜挛缩和假体外露的并发症。

应用乳房假体另一个常见的并发症是出现假体皱褶，严重者通过皮肤肉眼可见，并可以用手触及。发生的原因是假体周围包膜挛缩和假体与皮肤胸罩形成的囊腔不相匹配。可以通过松解包膜挛缩、缩小囊腔、更换高黏度内容物的假体、用脱细胞真皮增加组织厚度等方法纠正，严重者需要应用自体组织进行乳房再造。

（二）组织扩张术后假体置入乳房再造

再造过程分两期进行。一期是置入软组织扩张器，经一定时间扩张，组织量充足后，二期手术取出扩张器，置入永久乳房假体。手术创伤小，患者恢复快，手术可在局部浸润麻醉或全麻下进行，乳房再造可以在乳房切除手术时即刻再造，也可后期再造。在乳房切除手术同时植入扩张器可以调节胸部皮瓣的张力，增加皮瓣的适应性，便于两侧乳房对称，降低包膜挛缩的概率。

随着扩张器的发展，可调节的扩张器与永久假体结合在一起，当扩张完成后，可以调整扩张囊到一定体积，在远处做小的皮肤切口，直接拔去扩张器的注射壶，扩张囊作为永久假体植入体内，完成再造。但这种扩张器仅适用于盐水型的假体，随着对硅凝胶假体的重新认识，传统意义上的扩张技术重新占据了主流。

以往在将扩张器放置在胸大肌后，由于胸大肌的内下方起点的限制，该处肌肉的张力较大，扩张时容易导致扩张器上移（图74-113），导致胸部上方的皮肤扩张过度，而内下方扩张不足。为了防止这种畸形的发生，有两项重要的进展，一是扩张器的表面由光面改为毛面设计，减少扩张过程中的移位；二是将胸大肌内下方的起点部分切断，减少此处肌肉的张力（图74-114），缺乏肌肉覆盖的部位用人工真皮覆盖。另一方面，如果没有毛面的扩张器可供选择，而必须使用光面的扩张器时，放置位置应适当降低，乳房下方剥离的范围应较健侧乳房下皱襞低1～2cm。

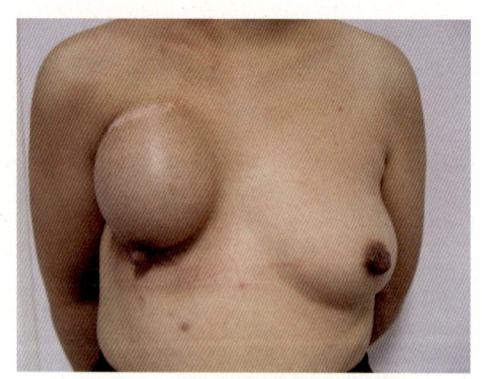

图74-113　扩张器位置上移

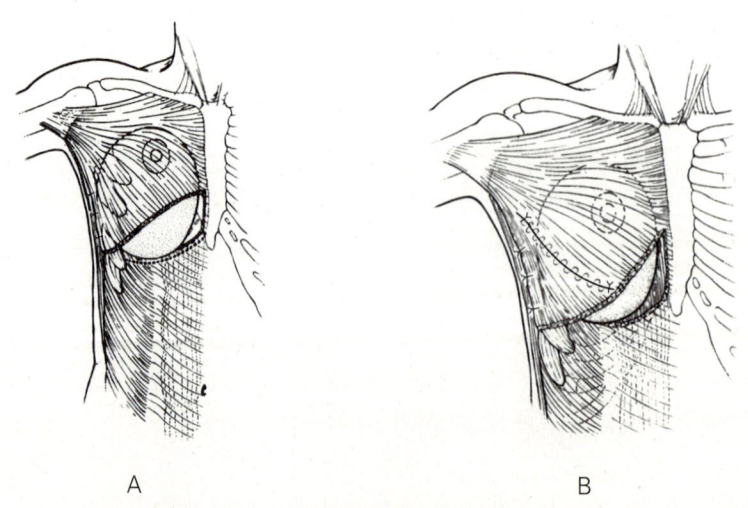

图74-114　切断胸大肌的内下方起点可以防止扩张器上移，增加扩张的效率

扩张器形状选用圆形。扩张器的容量根据健侧乳房体积选定，应大于永久乳房假体150ml以上。术前标记胸部分离腔隙的范围，上至第2肋间，内至胸骨旁线，外至腋前线，下至乳房下皱襞下方2cm。扩张器应置入胸部肌肉深面，以减少假体外露等并发症，以利于后期乳头乳晕再造。

1. **手术操作**　手术在局麻、硬膜外麻醉或全麻下进行。患者平卧，双上肢固定在身体两侧，外展90°固定在托板上会导致胸大肌紧张，不利于扩张器的放置，体位端正，不要扭曲，否则易导致两侧不对称。手术入路选择乳房切除时原有胸部瘢痕切口，只需切开外侧4~5cm即可，不需切开瘢痕全长。瘢痕较宽者，在不影响切口张力的前提下，可以将原有瘢痕一并切除。

切开皮肤，在切口内向深层分离，显露胸大肌，经胸大肌外侧缘在胸大肌下方分离腔隙，至术前标记出的分离范围，至乳房下皱襞下方2cm。分离腔隙完成后，冲洗伤口，仔细止血，置入扩张器，扩张囊与注射壶应分开，保持一定的距离，防止注水扩张时损伤扩张囊。放置扩张囊时应舒展，避免成角畸形，防止扩张过程中皮肤裂开。放置负压引流管，缝合真皮层和皮肤。局部加压包扎。

扩张器置入当时注入一定量的生理盐水（100~150ml）。保留皮肤的乳腺癌改良根治术（skin-sparing mastectomy，SSM）即刻扩张器置入后，应扩张到与健侧乳房相同大小体积。术后2~4周首次注水扩张，每次注水量视皮肤扩张程度而定，为30~50ml，最终扩张容量应大于乳房假体50%~75%（over-expansion）。注水时用左手扪及注水壶，上下左右触及注水壶的边缘，确定注水壶的中心位置，用细针头垂直刺入壶内至壶底的金属片，稍稍后退针头，开始注水。每周1~2次注水扩张。扩张到最终容量后尽可能长地维持扩张一段时间，维持扩张时间越长，术后包膜挛缩的概率越低。一般情况下注水扩张完成后4~6周进行第二次手术，取出假体后置入永久乳房假体。

2. **调整扩张囊**　二期手术取出扩张器，置入永久乳房假体。患者站立位标出乳房下皱襞，沿原手术瘢痕做切口，取出扩张器，扩张囊周围的包膜一般不需要去除，扩张良好的囊腔大多不需要大的调整。值得注意的是，如果扩张后的皮肤下缘与乳房下皱襞不一致，置入永久乳房假体前需要重新塑造乳房下皱襞。对于扩张时间短暂（一般不超过3个月）的患者，重塑乳房下皱襞在相应的位置可以用埋置缝线直接缝合固定。但对于时间较长的患者，需要将乳房下皱襞下方的包膜切除，在与健侧乳房下皱襞对应的部位，将皮肤与胸壁缝合固定，形成新的乳房下皱襞，否则形成的假膜不易愈合。扩张不到的部位需切开包膜，在肌肉下分离，经切口植入假体，放置负压引流管，加压包扎（图74-115）。

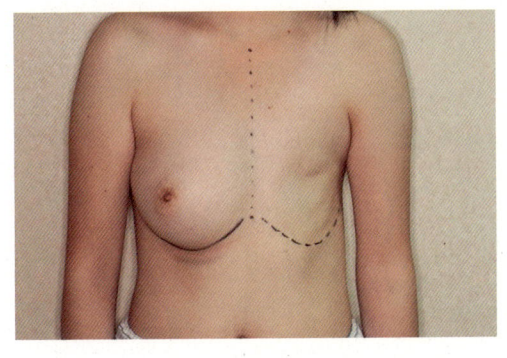 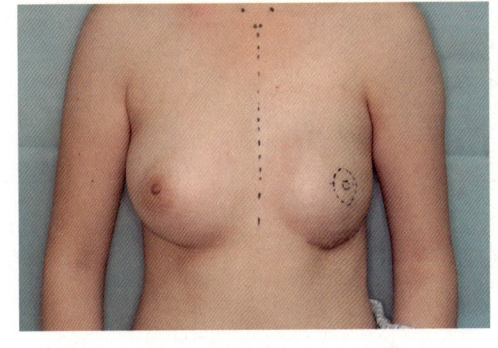

图74-115　扩张器假体置入先天性乳房缺损乳房再造病例

3. **3个月后行乳头乳晕再造**　为了克服单纯假体置入再造乳房下皱襞过浅、缺乏下垂形态以及增加胸前组织量，弥补组织量不足的缺点，可以将胸腹部皮瓣滑行上移后再置入乳房假体。这些方法只有在特殊的情况下适用，目前已经不常使用。为增加假体浅面软组织厚度，防止中远期假体外露发生，可采用腹直肌筋膜瓣和前锯肌筋膜瓣翻转等方法。

（三）并发症

应用假体乳房再造常见的并发症有血肿形成、假体周围包膜挛缩以及皮瓣部分坏死导致假体外露等。和假体有关的其他少见并发症有假体破裂、假体移位、感染、外露，以及对假体的过度担心等。

预防血肿形成，术中应尽可能彻底止血，放置负压引流管，保持通畅，术后适当加压包扎。术后发现有血肿形成，应及时清除积血，再次止血，放置引流管，加压包扎。

应用乳房假体再造硬化率高的原因有二：一是血肿发生率高，血肿机化后导致假体周围包膜挛缩；二是覆盖假体的组织量有限，胸前皮肤张力大，皮瓣薄，限制假体的活动，会促使假体周围包膜形成、增厚。预防或减轻包膜挛缩需要：防止血肿形成；选择毛面乳房假体，有资料表明毛面假体的包膜挛缩程度明显低于光面乳房假体；增加胸前组织量，对组织量不足者，应联合肌皮瓣转移或软组织扩张后进行乳房再造。

为了防止因皮瓣边缘部分坏死导致假体外露，造成手术失败，假体应植入胸部肌肉组织后方，特别对即刻再造的患者，假体应争取完全植入肌肉组织后方，至少切口部位应有肌肉组织覆盖。

应用乳房假体另一个常见的并发症是出现假体皱褶，严重者肉眼可以通过皮肤看到，并可以用手触及。发生的原因是假体周围包膜挛缩和假体与皮肤胸罩形成的囊腔不相匹配。可以通过松解包膜挛缩、缩小囊腔、更换高黏度内容物的假体、用脱细胞真皮增加组织厚度等方法纠正，严重者需要应用自体组织乳房再造。

假体乳房再造后假体的表现与自体组织不同，一方面，随着年龄的增长，假体不能和正常的乳房一样逐渐下垂，而健侧乳房会下垂加重。另一方面，周围环境温度过低而保暖措施不佳时，部分患者会感觉假体凉，但大部分患者不认为是问题。

六 横行腹直肌肌皮瓣移植乳房再造

Hartrampf于1982年报告应用TRAM皮瓣再造乳房以来，已有近三十年的历史，仍是目前乳房再造较常用的一种手术方式，曾被称为乳房再造的"标准术式"。

（一）横行腹直肌肌皮瓣的应用解剖

腹直肌位于腹部正中线两侧，上宽下窄，上端起于剑突及第5～7肋软骨处，下端止于耻骨联合及耻骨嵴。腹直肌位于腹直肌鞘内，有3～4个腱划，左右两鞘间为腹白线。腹直肌前鞘完整，后鞘在脐下5.8cm处形成半环线，此线以下无后鞘。

横行腹直肌肌皮瓣的血液供应主要来自腹壁上、下动脉与伴行静脉。腹直肌的上1/3主要由腹壁上血管，中、下部由腹壁下血管供血，腹壁上、下血管吻合的个体差异很大，一般认为两者间在肌肉内有直接吻合支存在（图74-116）。Milloy报道60%无直接吻合支，Satto研究20例尸体解剖结果，在显微镜下均观察到吻合支，Moon应用血管灌注法分别从腹壁上、下血管灌注，5/89无吻合支。Moon根据血管灌注的压力观察血管吻合开放的顺序，认为腹壁上、下动脉间迂曲的细小吻合支为闭塞吻合（choke anastomoses），平时不开放，以区别于直接吻合血管（true anastomoses）。因此Satto所认为的肌肉内有直接吻合支的存在可能夸大了实际情况。

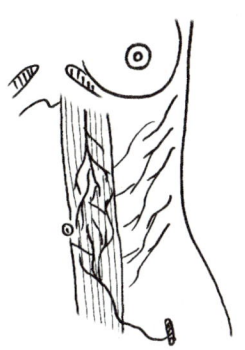

图 74-116　TRAM 皮瓣腹直肌内的血管吻合支

（二）单蒂横行腹直肌肌皮瓣乳房再造

单蒂 TRAM 皮瓣根据血供的优劣分为四个区域：Ⅰ区位于腹直肌蒂表面，血液供应最好；Ⅱ区位于蒂部对侧腹直肌表面，血供次之；Ⅲ区位于腹直肌蒂的外侧，与肌肉蒂同侧，血供又次之；Ⅳ区位于蒂部对侧腹直肌的外方，位于肌肉蒂的对侧，与Ⅲ区对称，血供最差（图74-117）。

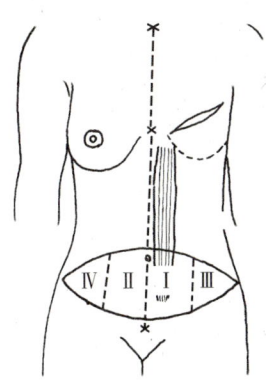

图 74-117　单蒂 TRAM 皮瓣的血供分区

1. 病例选择　以一侧腹壁上血管为蒂的 TRAM 皮瓣的安全供血范围约为皮瓣的60%，即Ⅰ、Ⅱ区和部分Ⅲ区。有下腹部正中瘢痕的患者，蒂部对侧的血液供应受到影响，阑尾切口瘢痕不影响皮瓣血供，腹直肌横断切口瘢痕则不能行带蒂转移。因此，保留胸大肌的乳腺癌改良根治术后，除阑尾切口外无其他腹部瘢痕的患者是单蒂 TRAM 皮瓣的良好适应证。

乳腺癌根治术后或扩大根治术后，组织需要量大、单蒂 TRAM 皮瓣组织量不足、有下腹部正中瘢痕的病例，单蒂 TRAM 对侧的血供受到影响，应选择双蒂 TRAM、垂直腹直肌肌皮瓣（VRAM）或附加血管吻合（super-charge）、游离移植（free TRAM）等术式。以附加血管吻合的手术方式为首选。

2. 手术设计　术前站立位画出标记线：①前胸部组织缺损的范围，大范围的组织缺损需要从锁骨下开始充填；②与健侧对称的乳房下皱襞；③剑突正中点；④阴毛上部正中点。TRAM 皮瓣的设计首先确定皮瓣的上缘，由于脐部周围的血管穿支最为粗大和丰富，TRAM 皮瓣的上缘应位于脐上0.5~1cm。TRAM 皮瓣下缘通过阴阜的稍上方，要考虑到供区能够直接缝合，特别是对年轻患者，腹部皮肤本来就紧张，松垂少，皮瓣的下缘要适度上移，以防止供区伤口裂开或皮肤部分坏死，阴毛内的切口容易导致上腹部围裙样皮瓣正中部分坏死。皮瓣呈纺锤形，范围限制在两侧髂前上棘内，即限制在腹壁下血管和腹壁浅血管供血的范围内，超出该范围，会将旋髂浅血管的供血区域带进皮瓣，成为皮瓣部分坏死的原因。皮瓣转移时为了减少蒂部的扭曲，一般选择重建侧的对侧腹直肌作为肌肉蒂（图74-118）。最近也有利用同侧腹直肌作为肌肉蒂的报道。

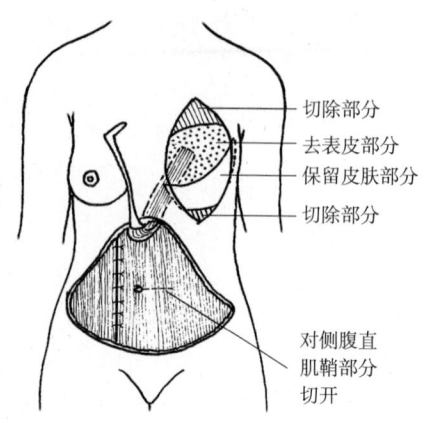

图74-118 TRAM乳房再造运用对侧腹直肌示意图

3. 手术操作　手术在全麻下进行，术前插导尿管。首先切除胸部瘢痕，分离前胸部皮瓣，上到锁骨下，外到腋中线，内到胸骨旁，向下分离到乳房下皱襞。于胸部正中向腹部做皮下隧道。制作皮下隧道时，应防止患侧乳房下皱襞过多分离和破坏乳沟形态。

切开肚脐周围皮肤，将脐部从皮瓣分离。然后切开TRAM皮瓣上缘，脂肪层切开时向头部斜行进入，这有利于在皮瓣中多带入脂肪组织和脐周主要穿支血管。于腹直肌鞘膜表面向头侧分离围裙样皮瓣，越过肋弓边缘，与胸部创面皮下隧道相通。分离腹部皮瓣时，腹直肌鞘膜表面保留部分脂肪组织，有利于淋巴回流。切开TRAM皮瓣下缘，于蒂部对侧自外侧开始在筋膜表面剥离至腹部正中，然后在蒂部同侧从外向内剥离至显露腹直肌外侧皮肤穿支为止。腹直肌外侧缘有肋间动脉的穿支发出，予以切断。

于皮瓣中下1/3交界处，皮肤穿支的外侧切开腹直肌鞘膜，分开腹直肌找到腹壁下动静脉，确认血管的走行，最小限度地将肌肉带进皮瓣。为了准备必要时血管吻合，腹壁下血管分离至股动静脉，尽可能长地采取备用。由于腹壁疝多发生在下腹部，为了防止术后腹壁疝形成，该部位应尽量多保留腹直肌及其鞘膜。即脐下部分切取中央约3cm宽的腹直肌及其鞘膜，保留内外两侧的部分腹直肌及其鞘膜。脐上部分则优先保证皮瓣的血液供应，仅保留腹直肌的外侧1/3，切取中间2～3cm宽的腹直肌前鞘，将内侧约2/3的肌肉带进腹直肌蒂（图74-119）。向上分离肌肉蒂至肋弓缘，确认自肋软骨下进入肌体的腹壁上动静脉，将皮瓣旋转移植到胸部，暂时固定。仅切取部分腹直肌，腹部尽可能多地保留部分腹直肌及其鞘膜是防止腹部软弱和腹壁疝等腹部并发症的重要措施。

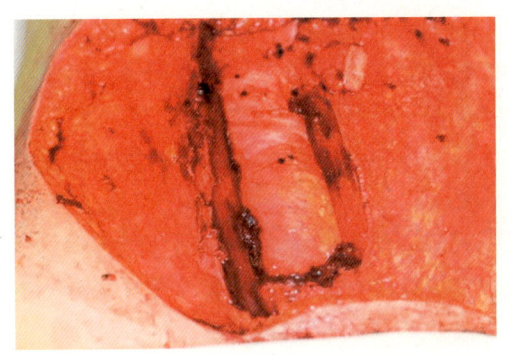

图 74-119　肌肉内分离技术，保留两侧的部分腹直肌

腹直肌前鞘的闭合自上而下进行，用2号丝线8字双层缝合。对侧腹直肌前鞘同样部分缝合，维持腹壁紧张性对称（图74-120），将脐部与腹直肌前鞘固定，使脐部位于正中位置。或切开部分对侧腹直肌前鞘，将脐部固定于正中位置。调整患者体位至半坐位，于皮肤正中"开洞"，剪除皮肤内面洞穴周围的脂肪组织，使新形成的肚脐有较深的凹陷。于脐上腹部正中脂肪层做纵行切开，反转皮瓣，剪除纵行切口边缘部分脂肪组织，形成一皮下凹陷。皮瓣复位，于腹部正中凹陷处和两侧肋腹部与前鞘固定数针，模拟青年女性腹部的形态。放入引流管，耻骨上创口自外向内调整缝合，避免两侧形成猫耳朵，最后缝合脐周。

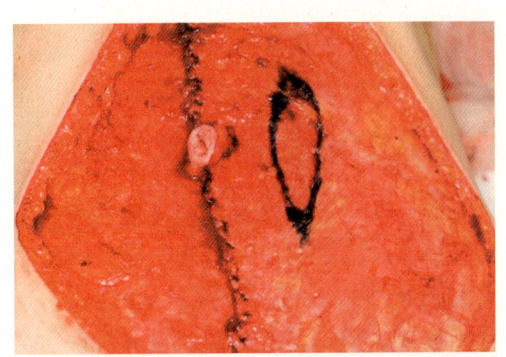

图 74-120　对侧腹直肌前鞘部分缝合，维持腹壁的对称性

应用TRAM皮瓣进行乳房再造的同时，对腹部供区也起到腹壁整形的作用，对中年女性尤为明显，因此腹部供区的处理原则和腹壁整形一致。闭合腹直肌前鞘时，对侧腹直肌前鞘同样部分缝合，维持腹壁紧张性的对称，使脐部位于正中位置。手术中将脐部与腹直肌前鞘固定，于皮肤正中线脐部Y形"开洞"，剪除皮肤内面"洞穴"周围的脂肪组织，使新形成的肚脐有较深的凹陷。术中剪除上腹部正中部分脂肪，形成一皮下凹陷，于腹部正中凹陷处和两侧肋腹部与前鞘适当固定，模拟出青年女性腹部的形态。

根据乳腺癌切除术式的不同，乳房的塑形方法有所差异。皮瓣的设置有横行和纵行之分，单蒂TRAM多为纵行设置。首先切除皮瓣的上外侧1/4，即皮瓣的Ⅳ区。将皮瓣的上端缝合固定于前胸部腔隙的上缘，模拟乳房尾叶和腋前襞，然后固定乳房内侧、下方和外侧，切除多余的皮肤，折叠塑形，缝合创缘。注意做出乳间沟，以及与健侧对称、适当下垂和隆突的乳房形态。改良根治术的患者，胸大肌胸小肌保留，腋前襞的形态完整，皮瓣内上外下设置，重点突出再造乳房的外侧弧线。根治术或扩大根治术后的患者，胸大肌被切除，胸部组织缺损严重，胸部的重建需要充填锁骨下和腋窝部的凹陷和塑造乳房球形体，皮瓣外上内下设置，重点突出腋前襞和乳房的弧线。胸部组织严重缺损的患者，需要将皮瓣固定于上臂内侧，模拟胸大肌的止点和形态。

术后用腹带包扎腹部，使供区皮瓣与基底贴附，同时加强腹壁，防止腹壁疝形成。剑突部位有蒂部通过，应注意防止局部受压，影响皮瓣血液供应。

麻醉技术尤为重要，应在麻醉清醒前吸痰，清醒后及时拔除气管内插管，拔管时助手按压腹部，防止拔管时呛咳，导致腹壁缝线崩裂。笔者所在医院开展喉罩全身麻醉技术，将喉罩罩在会厌喉部，气管内不插管，可以防止拔管时呛咳和手术后气管内不适。术后防止便秘和咳嗽，4～5天拔除引流管，开始步行，10天左右拆线，如无特殊情况，患者可以出院。

术后3个月，皮瓣肿胀消退稳定后，应用局部星状皮瓣手术进行乳头乳晕再造，以后文身着色，完成乳房再造的整个过程（图74-121，图74-122）。

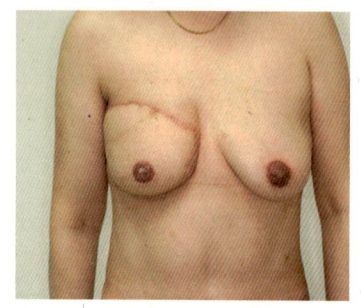
图74-121　TRAM 乳房再造术后（一）

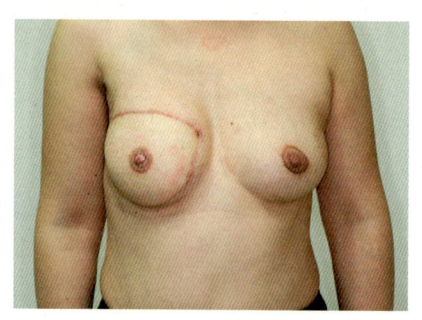
图74-122　TRAM 乳房再造术后（二）

（三）双蒂横行腹直肌肌皮瓣乳房再造

双蒂 TRAM 对腹部有正中瘢痕和乳腺癌根治术后需要应用整个 TRAM 皮瓣再造的患者是一种切实可行的治疗方法。由于双蒂 TRAM 皮瓣切取两侧腹直肌，对腹壁功能影响较大，术中切取部分腹直肌鞘膜，采用肌肉内分离技术（intra-muscular dissection）显得格外重要。注意操作方法，一般情况下不需要人工合成补片加强腹壁。对于腹直肌鞘膜和腹直肌切除过多者，术中应用自体筋膜、真皮组织或人工补片（涤纶网）等加强腹壁。

术前设计和手术操作基本上和单蒂 TRAM 相同。自皮瓣两侧向内分离，至显露外侧血管为止。然后在脐部和皮瓣下缘正中腹白线处做深筋膜上隧道，注意防止损伤腹直肌内侧的穿支血管。于穿支血管外侧切开腹直肌前鞘，首先找到腹壁下动静脉，确认血管走行后，劈分外侧腹直肌和内侧腹直肌，剪开腹直肌内侧鞘膜，逐步向头侧分离，和单蒂皮瓣一样，脐上部分仅切取中间2～3cm宽的腹直肌前鞘和内侧2/3腹直肌，保留外侧1/3，脐下部分仅切取中间部分腹直肌，保留内外两侧部分鞘膜和肌肉，以防腹壁软弱（图74-123）。

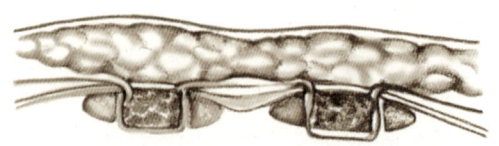
图74-123　保留部分腹直肌，以防止腹壁软弱

皮瓣转移到胸部后多为横行设计，去除多余表皮，充填锁骨下凹陷，塑造腋前襞形态和乳房外形（图74-124）。

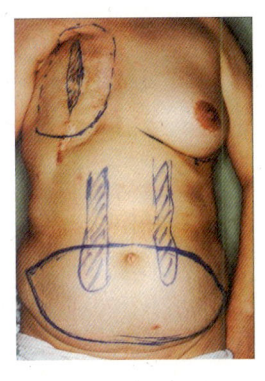
A

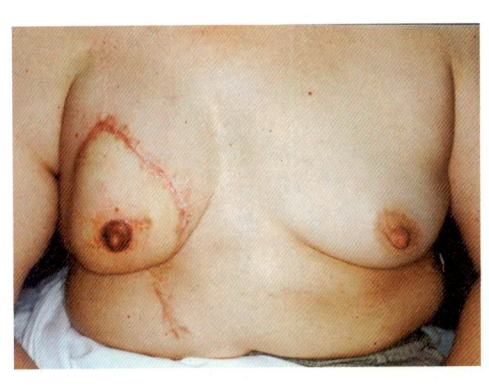
B

图74-124 双蒂TRAM乳房再造前后

（四）吻合血管的TRAM皮瓣

正常状态下腹直肌及其表面皮肤由腹壁上血管和腹壁下血管双重供血，腹壁下血管占有优势。单蒂TRAM皮瓣形成后，皮瓣血供由腹壁上血管供给，其结果造成以下三个方面：①腹直肌肌皮瓣由正常状态的双重供血变成腹壁上血管单一供血，和生理状态下的血供方式不符；②单蒂TRAM皮瓣的安全使用范围为整个肌皮瓣的60%，超出此范围，皮瓣会有部分坏死的可能；③皮瓣易发生静脉回流不畅、皮瓣淤血、皮下脂肪变性，形成局部硬结。为了改善血液循环，恢复生理状态下的血供方式，在单蒂皮瓣的基础上附加血管吻合，可提高皮瓣的安全性，防止皮瓣坏死和皮下组织变性。可吻合的血管有蒂部同侧腹壁下血管、蒂部对侧腹壁下血管、蒂部同侧或对侧腹壁浅静脉等。Hartrampf最早将附加吻合血管的皮瓣统称为"super-charged TRAM"（增加动力的TRAM）。Yamamoto等为了区分不同的手术方式，将附加吻合血管的皮瓣分为"super-charged"皮瓣和"turbo-charged"皮瓣。

"super-charged TRAM"：将蒂部对侧腹壁下动静脉和胸背动静脉或腋动静脉的分支吻合。适用于胸部缺损量大伴有锁骨下区凹陷和腋窝组织缺损，需要整个皮瓣组织进行再造者，或有腹部正中瘢痕，蒂部对侧受影响的患者（图74-125）。

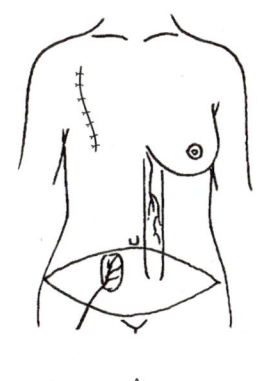
A

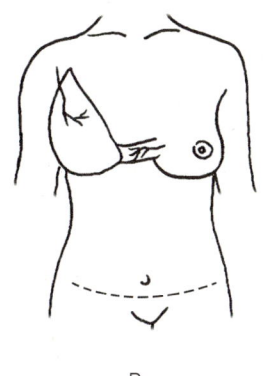
B

图74-125 "super-charged TRAM"：蒂部对侧腹壁下血管和胸背动静脉的分支吻合

"turbo-charged TRAM":将蒂部同侧的腹壁下动静脉和胸背血管吻合。适应证和单蒂TRAM相同(图74-126)。

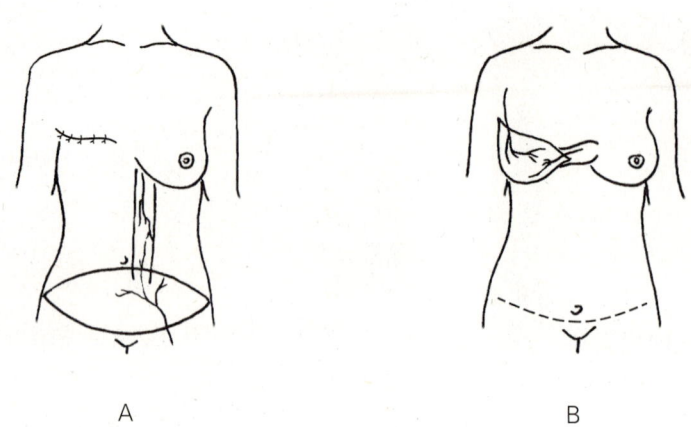

图74-126 "turbo-charged TRAM":蒂部同侧的腹壁下动静脉和胸背血管吻合

"super-drainage TRAM":TRAM皮瓣移植后最主要的问题是静脉回流不畅,皮瓣瘀血。为此单纯将腹壁下静脉与胸背静脉吻合,不吻合动脉。尽管很多临床医师都曾应用过该方法,但是,是Yanago(1999)首次将其称为"super-drainage TRAM"(加强引流的TRAM)的。

(五)腹壁软弱的预防方法

采用TRAM皮瓣再造乳房,为尽可能维持腹壁张力,应采用肌肉内分离血管蒂的方法,即切取腹直肌内含有血管蒂的中间部分,尽可能多地保留腹直肌内外侧的肌肉部分,一般脐部以下腹直肌两侧各保留1/3;脐部以上为了防止皮瓣血管蒂及血管网的破坏,则将腹直肌的中内侧的大部分肌肉组织和其前鞘膜约1cm宽带走,只保留外侧的1/3的肌肉。DuChateau等认为肋间神经自腹直肌的中部进入肌肉,即使保留腹直肌两侧的肌肉,肌肉也会不可避免陷入失神经萎缩。随后的解剖学研究和临床经验表明腹直肌外部也有神经支配,保留部分腹直肌有利于加强腹壁的紧张性。肌肉内分离的技术是防止腹壁张力下降的重要措施。

关闭腹直肌前鞘采用双层双侧缝合的方法,即先用7号丝线8字缝合,外面再加固一层,对侧也同样缝合,以确保腹壁张力和腹部外形对称。必要时使用自体真皮、筋膜或人工补片(prolene mesh;gortex mesh)等加强腹壁。术后局部弹力腹带加压包扎3个月。

麻醉技术也与腹壁张力有一定的关系。全麻苏醒吸痰时,患者呛咳致腹压增高,引起腹直肌前鞘缝合处崩裂,需要重新打开分层缝合关闭伤口。手术可采用全麻加"连硬外麻醉",在麻醉未清醒之前吸痰,拔管前不再吸痰而是直接拔除,防止吸痰刺激引起呛咳,腹压突然增加而导致伤口裂开。

术后应保持折刀位,防止咳嗽和便秘导致腹压增高而引起缝线裂开。1周后逐渐下床活动,2周后可挺直行走。术后3个月内弹力腹带加压包扎以加强腹壁张力。事实证明采用肌肉内分离的技术、正确的手术操作方法以及术后恰当的处理是维持腹壁张力的关键。

(六)并发症

TRAM乳房再造术后的最主要并发症是皮瓣坏死以及供区腹壁疝形成。和应用乳房假体再造手术的并发症取决于假体本身的组织生物学特性不同,TRAM乳房再造术后的并发症主要取决于适当的病例选择和手术者的操作方法和经验。应该充分认识到,绝大多数TRAM术后并发症是可以避免的。

TRAM皮瓣应用早期,手术并发症的发生率在20%～30%之间(Scheflan 1983;Hartrampf,1987)。Waterson(1990)分析了346例TRAM乳房再造的并发症,1981—1984年单纯腹部并发症发生率为16%,而随着手术经验的积累,1985—1990年腹部并发症发生率降到4%。Hartrampf(1987)报道300余例手术并发症发生率,皮瓣部分坏死为6%,完全坏死为0.3%,腹壁疝为0.3%。到了1991年,其报道皮瓣部分坏死发生率为3.0%,完全坏死为0%。并发症的减少归功于手术经验的积累和对危险因素的充分认识。据欧美国家的资料,和并发症有关的危险因素有肥胖、吸烟、以前接受过放疗、高血压及严重的全身性疾病等,并特别强调肥胖因素。Kroll(1989)按肥胖程度分为四个等级:消瘦、标准、肥胖、重度肥胖,其TRAM皮瓣并发症的发生率分别为15.4%、22.7%、31.4%和41.7%。

1. 皮瓣坏死　处理皮瓣坏死的最佳方法是避免发生。临床实践证明单蒂TRAM所能安全携带的面积约占整个皮瓣的60%,选用单蒂TRAM时,应将皮瓣的Ⅳ区和部分Ⅲ区切除。术中预计会发生皮瓣坏死时应将腹壁下血管与腋部血管吻合。TRAM皮瓣血运障碍早期仅表现为静脉回流不畅、皮瓣瘀血花斑,术中应显微吻合血管,如果术后第二天发现静脉瘀血时,应再次在手术室打开切口,将腹壁下血管与腋窝部血管吻合。

皮瓣坏死发生后,待坏死界限明显,彻底清创,去除坏死组织,重新塑形。值得注意的是清创时应将皮瓣重新舒展,切除坏死组织后,重新乳房塑形。如果在塑形状态下切除坏死组织,常因顾忌损伤蒂部而清创不够彻底,伤口较长时间不能愈合(图74-127)。

清创塑形后,再造乳房体积有所缩小,大部分患者能接受,对坏死组织范围较大,塑形后再造乳房体积过小的患者,二期可以皮瓣下置入乳房假体。

在坏死界限尚不确定时,应等待坏死界限清楚后,再清创,期间局部涂敷抗生素软膏,如金霉素软膏、SD-Ag霜等,防止因继发感染或痂下积液而加重组织坏死。

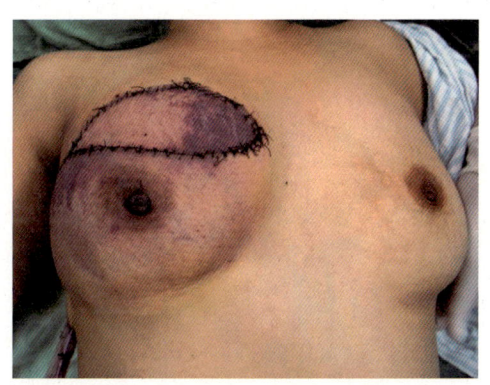

图74-127　TRAM乳房再造后皮瓣伤口久久不能愈合

2. 腹壁软弱和腹壁疝　腹壁软弱表现为腹壁整体膨隆,腹壁疝则因腹壁局部张力过低,腹内组织经此部位疝出。TRAM皮瓣应用早期,强调注意皮瓣的血供,过多将肌肉和鞘膜组织带入皮瓣,腹壁疝的发生率较高,随着皮瓣血供的研究和操作技术的改进,发生率已显著降低。在一组34例TRAM乳房再造病例中,仅最初一例发生腹壁疝。注意采用肌肉内分离技术,保留较多的腹直肌前鞘,鞘膜双重缝合,清醒前吸痰,及时拔除气管内插管,防止因呛咳造成肌肉缝合口崩裂,术后防止便秘、咳嗽等能引起腹内压急剧增高的动作,腹部加压包扎,以及术后3个月至半年内穿弹力绷裤等措施，有助于防止腹壁软弱和腹壁疝的发生。

为了防止腹壁疝的发生，有作者主张应用人工补片（有涤纶网、尼龙网等）、自体筋膜、真皮组织等加强腹壁（图74-128）。Hein（1998）将皮瓣塑形时切除的皮肤组织去表皮后，移植到腹直肌前鞘，加强腹壁，"废物利用"，取得了良好的效果。再造方法的选择方面，应选用单蒂TRAM皮瓣或游离移植，尽量避免双蒂TRAM皮瓣。

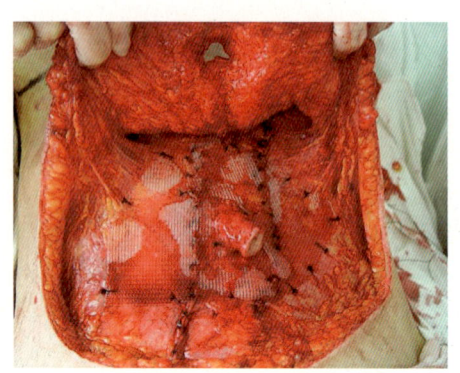

图74-128　应用人工补片加强腹壁

腹壁软弱或腹壁疝发生后，患者应穿加强型弹力绷裤，直到二期手术矫正。腹壁疝修补术可以和其他局部调整手术一起进行，经腹部原手术切口，分离腹壁软弱或疝出部位，回纳疝出组织，应用组织补片，固定在周围健康的腹直肌前鞘和肌肉上，或固定在两侧髂嵴上。术后3个月内严格执行穿着弹力绷裤，避免腹部剧烈运动。

3. 脂肪硬结液化　TRAM皮瓣携带大量的脂肪组织，而脂肪组织脆弱，血供较差，因血供不良或组织挫伤，易发生缺血变性或坏死液化。多量脂肪液化时可扪及波动感，需要用注射器将其抽出，加压包扎，常需多次进行。少量的脂肪液化可自行吸收。脂肪变性硬结大部分随时间延长被吸收，个别情况下形成孤立性脂肪硬性结节，可在其他修整手术的同时予以切除。

孤立的脂肪硬结有时易与肿瘤复发相混淆，局部穿刺病理检查有助于鉴别诊断。

4. 切口裂开　切口裂开的部位多位于受区皮瓣边缘和缝合时张力过大的供区。在设计供区皮瓣时，应以供区能够直接拉拢缝合为度。受区的瘢痕组织边缘应尽量切除。边缘有部分坏死时，应保留缝线，避免过早拆除，起到拉拢伤口的作用，防止创面扩大。切口裂开后伤口换药，二期愈合；较大的创面，肉芽组织长出后，创面植皮修复，也可根据情况，切除瘢痕组织，制造新鲜创面直接缝合。

5. 其他并发症　其他少见的并发症有：①皮瓣下局部积液，可穿刺抽吸或局部引流；②供区瘢痕增生常见于VRAM，TRAM较少发生，处理同瘢痕的治疗——二期瘢痕切除、皮质激素瘢痕内注射、硅凝胶贴剂外敷等；③再造乳房形态不良，主要由皮瓣塑形方法不当造成，二期针对不同的畸形，适当调整。

七　显微外科组织移植乳房再造

显微外科技术已在临床上得到广泛开展，其在乳房再造中的应用范围很广，包括应用游离TRAM、DIEP、臀大肌肌皮瓣、股薄肌肌皮瓣等移植再造。

(一)腹壁下血管穿支皮瓣

Koshima 和 Soeda(1989)首先报道完全不带腹直肌的腹壁下血管穿支皮瓣(deep inferior epigastric perforator flap,DIEP)。Allen 和 Treece(1994)率先将 DIEP 应用于乳房再造。DIEP 皮瓣是以腹壁下血管为血管蒂,以其在脐周的主要血管分支为滋养血管的下腹部皮瓣。皮瓣形状的设计与 TRAM 皮瓣相同。手术首先在蒂部一侧寻找腹壁浅血管,注意腹壁浅静脉的粗细,当腹壁浅静脉直径大于 1.5mm 时应保留吻合该静脉,一般情况下腹壁浅静脉粗大时往往腹壁下静脉较细。然后在腹直肌前鞘表面找到腹壁下血管的外侧和内侧穿支,确认直径大于 1mm 的主要营养穿支血管,有时没有明显的主要穿支时需要带入 2 或 3 个穿支血管。在穿支周围切开前鞘,向上、下延长前鞘切口,用橡皮带套入穿支,用来轻轻牵拉,提起周围的腹直肌,沿其走行分开腹直肌,追踪到腹直肌后腹壁下血管主干。分离过程中为了保护血管,可以借助放大镜完成。必要时为了保护供血穿支血管,可以在血管周围保留少许肌肉组织。蒂部完成后,再进行对侧皮瓣的分离,这样当穿支血管有问题时,可以改用对侧带蒂转移。皮瓣形成后与胸部受区血管在显微镜下吻合。

该方法的优点是最大限度地保留了腹直肌的形态与功能,将腹壁的损伤程度降到最低水平。缺点是手术操作相对烦琐,手术时间较长,分离血管时易损伤穿支血管,特别是完全不带腹直肌时,增大了皮瓣失败的概率。与带部分肌肉组织的 TRAM 相比,其安全供血的范围较低(图 74-129),皮瓣发生硬结等缺血现象的概率增加。

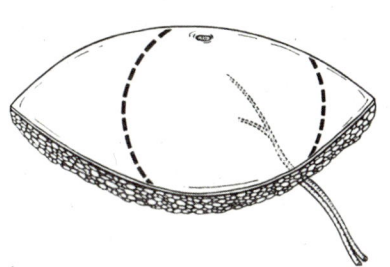

图 74-129 DIEP 皮瓣的安全供血范围,术中去除两侧供血可疑区域,增加手术的安全性

(二)腹壁浅血管下腹部游离皮瓣

以腹壁浅血管为蒂的腹壁浅血管下腹壁游离皮瓣(superfecial inferior epigastric arterial flap,SIEA)是指以腹壁浅血管为蒂进行转移,皮瓣位于腹直肌表面,完全不破坏腹直肌,腹壁的功能得以最大限度保留。但是,腹壁浅血管的变异较多,大约只有 20% 的患者可以采用该方法。

皮瓣设计与 TRAM 皮瓣相同。首先切开皮瓣的下缘,仔细寻找腹壁浅血管,如果血管直径大于 1.5mm,则可以进行 SIEA 皮瓣手术。如果没有合适大小的腹壁浅血管,则改用 DIEP 皮瓣。如果也没有主要的穿支血管,则建议改行保留部分腹直肌的 TRAM 皮瓣转移。如果一侧皮瓣分离时蒂部受损,多数情况下为了安全起见,建议改行对侧的带蒂移植。

(三)臀大肌肌皮瓣乳房再造

臀大肌肌皮瓣乳房再造有两种方法:一是以臀上血管为蒂,携带部分上部臀大肌肌肉和脂肪皮肤组织游离移植进行乳房再造;二是以臀下血管为蒂,携带下部臀大肌部分肌肉和脂肪皮肤组织游离移植进行乳房再造。该复合组织瓣组织量大,不需要乳房假体,供区瘢痕较腹直肌肌皮瓣和背阔肌肌皮瓣隐蔽,是一种切实可行的乳房再造方法。但可能是由于术中变换体位等原因,不如TRAM和背阔肌肌皮瓣应用广泛。

1. 臀上血管臀大肌肌皮瓣乳房再造　患者取站立位，标画出两侧乳房下皱襞和胸部分离范围。取同侧臀大肌肌皮瓣进行移植。用多普勒血流探测仪测定臀上血管走行，以臀上血管走行为轴心标画出上部臀大肌肌皮瓣。肌皮瓣呈梭形，长轴是骶骨上缘和髂嵴的连线。用实线标出皮瓣范围，用虚线标出皮下脂肪切取范围（图74-130），皮下脂肪切取范围大于皮肤范围，以利于充填胸部皮下组织缺损。

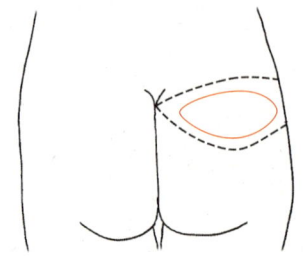

图74-130　臀上血管臀大肌肌皮瓣乳房再造设计示意图

患者取侧卧位，患侧向上。先切开皮瓣上缘和外侧缘，于臀大肌外侧股骨大转子上方，钝性分开臀大肌，在臀大肌和臀中肌之间向骶骨方向钝性分离，于臀中肌和梨状肌之间确认臀上血管的走行，然后全部切开皮肤游离肌皮瓣。通常有一条动脉、两条静脉。切取肌皮瓣，缝合供区，调整体位平卧，将皮瓣转移到胸部受区，在显微镜下吻合动静脉。皮瓣塑形，去除多余的表皮。

受区用于吻合的血管有胸廓内血管、胸肩峰血管和腋血管的其他分支，以胸廓内动静脉最为常用。胸廓内动静脉一般离胸骨旁线约1cm，紧贴肋软骨膜。显露血管时应先用骨膜剥离器剥开第5肋软骨前面的肋软骨，用咬骨钳咬去肋软骨，然后用小剪刀剪开后面的肋软骨膜，显露胸廓内动静脉，不应和一般切除肋软骨的方法一样，先剥开四周的肋软骨膜，再整段切取肋软骨，否则易损伤血管。有时胸廓内静脉较细，不宜做血管吻合时，应取下肢隐静脉移植到腋静脉，或取上肢头静脉移位来与皮瓣血管吻合。

2. 臀下血管臀大肌肌皮瓣乳房再造　如图74-131所示标画出臀大肌肌皮瓣范围，皮瓣下缘位于臀沟处，上缘位于臀大肌表面，皮瓣宽约10cm，呈纺锤形或新月形，皮瓣下缘长于上缘，以便供区缝合时瘢痕呈弧形，并与臀沟一致。

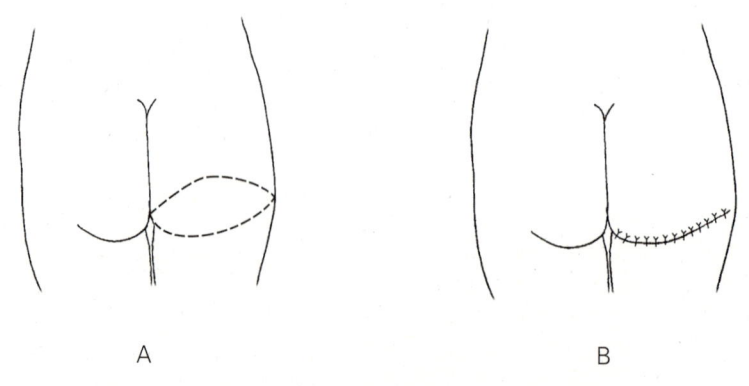

图74-131　臀下血管臀大肌肌皮瓣乳房再造设计示意图

患者俯卧位切开皮瓣下缘，切取部分臀大肌，防止臀大肌切取过多而引起功能障碍，自远及近分离皮瓣，注意防止损伤坐骨神经。皮瓣切取后，供区拉拢缝合，调整体位至仰卧位，重新消毒铺巾。将肌皮瓣移植到胸部受区，在显微镜下吻合动、静脉。受区血管可以选择胸肩峰血管、胸背血管和胸廓内血管，必要时上肢头静脉也可移位到胸部来与皮瓣静脉吻合。

3. 术后处理　密切观察皮瓣血运，发生血运障碍时及时处理。处理方法同一般显微外科手术，必要时清除吻合口血栓，重新吻合。

患者术后取平卧位，压迫臀部供区。术后根据引流量多少而在48～72个小时后拔除引流管。术后5天在包扎完好的情况下可采用坐位。臀部垫软坐垫，术后1周可自由活动，不受限制。

4. 并发症　游离移植手术的最严重并发症是动静脉吻合口血栓形成，造成皮瓣血运障碍。如不及时处理会导致整个皮瓣坏死。虽然其发生率较低，但是后果会是再造手术失败。正确的皮瓣设计，熟练的显微镜下吻合技术是手术成功的关键。

臀大肌肌皮瓣移植后，个别患者术后早期有下肢活动障碍，经功能锻炼后，大多会消失。

（四）股薄肌肌皮瓣乳房再造

股薄肌肌皮瓣乳房再造是近年来报道的一种新的方法，其应用日益广泛。股薄肌位于大腿内侧皮下，是一条扁长带状肌，主要营养血管是股深动脉的分支，约在耻骨结节下8cm，肌肉的中上1/3交界处，由深面入肌。股深血管变异较少，恒定出现，便于切取。股薄肌肌皮瓣乳房再造多采用大腿内侧上方的横向设计，位置隐蔽，切取后瘢痕不明显，对功能的影响小。股薄肌的切取可以和胸部手术同一个体位分组同时进行，不需要变换体位，缩短手术时间。

该方法适用于大腿内侧上方脂肪组织较多的患者，特别是年长者和体重增加后的减肥者。术前患者取站立位，用捏提法估测可以使用的组织量，以及皮瓣可以切取的宽度，皮瓣的宽度以供区可以直接缝合为度。

于站立位画线，包括：①首先用记号笔标出耻骨结节与膝内侧半腱肌之间的连线，该连线为股薄肌的前缘，股薄肌在连线的后方；②在耻骨结节下8cm的大腿处标出皮瓣血管蒂的位置；③标出皮瓣的切取范围，皮瓣上界位于大腿与会阴部臀部的交界处，下界位于大腿内侧上方，皮瓣一般宽7～10cm，长约12cm，后方不超过大腿后方中线，以站立时看不到瘢痕为限。

手术上下同时进行，胸部组分离胸部皮瓣和受区吻合的血管。患者取截石位，常规消毒铺巾，切开皮瓣边缘，自前向后沿肌肉表面分离，显露股薄肌前缘，牵拉肌肉，找到营养血管，逆行追踪血管，尽量增加血管蒂的长度。皮瓣切取后供区直接拉拢缝合。

受区血管一般选用胸廓内血管，用咬骨钳咬出第3或第4肋软骨，用小剪刀剪除肋软骨后侧软骨膜，显露受区血管，在显微镜下吻合血管。受区血管尽量不用肩胛下血管，虽然也有学者使用，肩胛下血管是背阔肌肌皮瓣的营养血管，笔者一般把背阔肌肌皮瓣作为显微外科再造失败后的补救措施，作为"救命皮瓣"使用。

股薄肌肌皮瓣乳房再造的优点是瘢痕隐蔽，对供区功能的影响小；缺点是部分患者皮肤颜色较深，与受区有一定的色差，个别患者大腿上方有毛发生长，可以在皮瓣成活后用激光脱毛治疗。年轻瘦削的患者大腿上方可利用的组织量受限，可以联合假体再造。

（孙家明）

第十节 乳腺癌切除后立即乳房再造

一 概述

根据世界卫生组织的数据，乳腺癌在全球女性中的发病率和死亡率均位列恶性肿瘤首位。全球肿瘤流行病统计数据认为乳腺癌是中国女性最常见的癌症，年龄标化率（ASR）为每100000人21.6例。中国癌症中心2012年公布的数据显示，乳腺癌占女性全部恶性肿瘤发病的16.81%。从20世纪90年代以来，中国乳腺癌发病率增速是世界平均水平的2倍多，城市地区尤为显著。照此速度，2021年中国乳腺癌患者将高达2500000，发病率将从不到60/100000女性（年龄在55岁到69岁之间）增加到超过100/100000女性。

根据中国国家肿瘤登记中心的数据，乳腺癌是城市女性最常见的癌症，是农村女性第四大常见癌症。城市地区的ASR（34.3/100000女性）是农村地区的2倍（17.0/100000女性）。社会经济发达的沿海城市发病率最高，广州乳腺癌ASR为46.6/100000女性。相反，在中西部欠发达地区，乳腺癌ASR可低于7.94/100000女性。持续走低的生育率水平、生活方式的西化、女性初潮年龄提前、绝经年龄延后，以及绝经后妇女的肥胖等因素都是导致城市乳腺癌持续高发态势的诱因。

在中国，诊断乳腺癌的平均年龄在50岁，中位年龄在48岁，比欧美国家更加年轻。中国女性患者中57.4%的人不到50岁就被诊断为乳腺癌，62.9%的女性被诊断为乳腺癌时还未绝经。乳腺癌发病的年轻化越来越明显，尤其对家族性乳腺癌患者，发病年龄常常小于40岁。

乳房对于女性而言，在功能、美学、心理以及社会学上具有重要意义。传统的乳腺癌改良根治术使患者遭受失去一侧甚至双侧乳房所带来的生理和心理上的巨大创伤。随着人类生活水平的提高，乳房已不仅仅是哺乳的工具，也是一个女性形体美的标志，并关系着一个家庭的和谐。有研究显示，接受传统乳腺癌根治术的患者婚姻质量降低，在婚姻满意度、夫妻交流、性生活三个方面得分明显低于常模。92.3%的青年乳腺癌患者认为该疾病对婚姻有负面影响。

城市乳腺癌持续高发，年轻的乳腺癌患者越来越多，乳房对女性生理、心理和社会生活的重要意义日益突显，这些因素使得越来越多的乳腺癌患者要求重建乳房。假体重建的优点在于的手术创伤相对较小、患者恢复较快、手术瘢痕较小。对于很多早期乳腺癌患者，甚至Ⅰ期就可完成乳房再造。随着假体植入乳房重建技术日益完善，许许多多的乳腺癌患者的生存质量得到了显著提高。

欧洲临床肿瘤协会（european society for medical oncology，ESMO）有项数据显示，欧洲2014年乳房假体的消耗量大约是前十年的总和。我国假体乳房重建开展的规模也在迅速扩大。一方面，随着乳腺癌知识的普及，患者对乳房重建的接受程度大大提高。另一方面，乳腺外科跟整形外科的结合越来越紧密，在技术上，许多医院能够为患者提供乳房重建的服务。吴炅教授在一个调研中，曾对全国30多家省会城市的三甲肿瘤专科医院和综合医院进行统计，发现在2012年中完成的24000多例的乳腺癌里面，乳房重建的例数是1100多例，还不到5%。而在2014年，有些医院假体重建率已经上升到60%。

乳腺癌的治疗倾向于一种多学科的合作模式，它包括乳腺外科、乳腺内科、放疗科、化疗科、病理科、乳腺影像科等，在国外还包括心理科。这种团队合作的模式可以为患者提供个体设计的精准治疗。

（一）历史和现状

随着乳腺癌综合治疗手段的不断发展，其治疗目的正逐步由单纯提高生存率向提高生活质量转变。应用假体进行乳房重建最早在1963年由Cronin和Gerow报道。Snyderman和Guthrie在1971年报道了一例将假体植入胸部皮下的乳房再造。接下来的几年内乳房再造大多采用这种方法。该方法利用胸部皮肤覆盖假体，优点有很多，如皮肤的颜色和质地与对侧基本一致、供区不增加新的手术瘢痕、操作起来较为简单。但由于乳腺癌根治术中皮瓣较薄，乳房假体覆盖物的量较少且质量较差，该方法也存在诸多缺点，如皮瓣容易坏死、无法植入较大的假体、难以塑造自然下垂的乳房形态、存在腋窝和锁骨下区组织缺损、容易发生假体外露和包膜挛缩等并发症。20世纪70年代后期，人们开始使用局部皮瓣转移联合乳房假体植入的方法进行乳房再造，这在很大程度上弥补了之前的不足。当时，人们尝试过的局部皮瓣主要有Lewis（1979）报道的腹部上移推进皮瓣、Bohmert（1976）和Davis（1977）报道的胸腹部横行局部皮瓣、Drever（1977）报道的胸壁外侧皮瓣和上腹部正中皮瓣，以及Amold（1976）报道的上臂内侧皮瓣、大网膜等。此后，有学者发现将假体置于胸大肌下可以降低包膜挛缩的发生率（Gruher，1981）。1982年，Radovan首先报道应用一期扩张器扩张胸部皮肤，再于二期植入乳房假体，他同时主张尽量避免健侧乳房手术，调整再造乳房，以达到与健侧乳房形态对称、避免增加患者心理负担的目的。该方法经历几次小的改进后沿用至今，是目前常用的乳房再造方法之一。在我国，亓发芝等2000年率先在国内开展了保留皮肤的乳腺癌改良根治术加即刻乳房重建，在当时称为"乳房腺体置换治疗"。近年来乳房重建在国内逐渐得以推广应用，手术技巧不断完善，人们也逐步总结出了术后并发症的防治和处理方法。

（二）安全性讨论

1. 假体安全性　硅凝胶假体20世纪80年代在欧美国家极为流行。1992年FDA公布硅凝胶乳房假体对人体有害，会引起免疫系统失调，导致各种自身免疫性疾病，如硬皮病、类风湿关节炎、红斑狼疮、脉管炎和甲状腺炎等，并怀疑硅凝胶假体中含有致癌物质，会增加乳腺癌的发生率，该假体一度被限制使用，这促进了盐水假体的发展和应用，加上自体组织重建技术的进步，硅凝胶假体的使用在当时逐步减少。

然而，另一批整形外科专家对此进行了大量研究，他们认为到目前为止还没有任何证据说明硅凝胶假体可以直接引起上述疾病。美国整形外科教育基金会主席Brody等强调指出：①有强有力的证据证明乳房硅凝胶假体不会致癌；②理论上推测乳房假体植入后会影响乳腺癌的早期发现，现在已经证实只要进行乳房影像学检查，及时由医师或患者自己检查，这种危险性是较低的；③硅凝胶假体植入会引起免疫性疾病及风湿病类疾病是没有足够证据的，近年来流行病学资料证明该假体是安全可靠的；④外科手术将假体取出后证明，过去描述的由假体引起的身体组织的异常，大多数是不能确定的；⑤实验证明，硅凝胶不会引起与免疫相关及毒性相关物质扩散的疾病；⑥不存在因为假体植入而引起不明原因疾病的可能；⑦硅凝胶致畸或致突变是没有根据的；⑧没有发现在母乳内存在硅的证据；⑨硅凝胶假体内的硅凝胶，即使在假体破裂后也不会向远处扩散。因此可以认为硅凝胶假体仍是一种隆乳假体的安全选择。2000年5月，FDA取消了对它的限制。

几十年来，为了使术后的乳房能够拥有更加自然和丰满的形态，人们不断改进硅凝胶假体的设计和制作工艺。第一代硅凝胶假体是厚外壳，内含硬质凝胶，这一代假体存在不够柔软，通过触摸可感知和可视性的问题。自20世纪70年代末期开始，人们引入了第二代假体，外壳更薄，使用的凝胶也更加柔软。但更薄的外壳也引发了人们对于破裂率的担忧。在20世纪80年代中期，出现了第三代假体，外壳和凝胶更厚，但同样柔软。

由于硅凝胶假体曾被限制使用，盐水充注式假体得到了很大发展。该假体植入人体是比较安全的，但假体渗漏、假体破裂难以完全避免，同时有个案报道因充注的盐水被手术室空气污染后而发生真菌感染等并发症。其囊内液体与体液等渗平衡，因此假体内的盐水并不会因时间的推移而消失，可保证乳房术后的形态。

乳房假体应用于乳房重建仍有一定的并发症，如包膜挛缩、假体破裂、渗漏、感染等。曾有国外报道硅凝胶假体应用10~15年后假体破裂的发生率大于20%。但随着制作工艺的提高，乳房假体的质量也有很大提高。我国已有实验证明，在普通人能承受的外力、负压、温差变化条件下，合格的硅凝胶乳房假体不会发生爆裂。

2. 手术方式的安全性　为了保证乳房重建术后的美容效果，行乳房重建术通常需采用保留皮肤的乳房切除术（SSM），随着外科技术的发展以及对于乳房重建术美容效果的更高要求，还出现了保留乳头乳房切除术（nipple-sparing mastectomy，NSM）或保留乳头乳晕乳房切除术（nipple-areola complex-sparing mastectomy，NACSM）。皮肤和乳头乳晕的保留是否能够做到无瘤化曾引起广泛争论。近年来的研究表明，乳腺癌术后局部复发主要来自遗留的乳腺导管上皮而不是乳房皮肤组织，保留皮肤的乳房切除术和传统根治术的术后局部复发率相同，局部复发与肿瘤分期、大小、淋巴结状态以及肿瘤的分化程度等因素有关，与保留乳房皮肤无关，因此对早期乳腺癌患者行保留皮肤的全乳切除术在肿瘤学上是安全的。

3. 对局部复发诊断的影响　假体乳房重建术后，应该尽量选择敏感度较高的设备进行术后局部复发的随访。有人担忧皮瓣或假体掩盖肿瘤局部复发而耽误补救治疗的时机。对此，Nedumpara等和McCarthy等研究了行乳房重建术与不行乳房重建术的两组患者发现局部复发病灶的时间，差异无统计学意义。还有许多学者对重建术后局部复发率进行了回顾性研究，证明该术式不会影响乳腺癌术后局部复发率。在未来，笔者十分期待能有一项大样本、多中心的前瞻性临床试验能够真正证明术后乳房重建术本身并不能影响局部复发率。

（三）假体的分类和选择

乳房假体类型较多，按照内容物可分为硅凝胶假体、盐水假体以及可调式双囊假体（外层腔内为硅凝胶，内层腔内为生理盐水）；按照形态可分为圆形假体和解剖型假体；按照表面类型可分为光面假体和毛面假体。根据切除乳房的体积选择体积相当的假体（如果术中使用背阔肌作为补充，假体体积应相应减少）。同时要测量乳房的基底宽度和高度，选择适当的乳房假体，实际工作中选择假体体积大小、形状，也应参考健侧乳房来确定。

圆形假体有两个参数：基底径和突度。当体积恒定时，随着突度由低到高，假体基底径逐渐缩小。随着突度增加，乳房上极的轮廓会更为明显。健侧乳房较小而又没有下垂者，宜应用圆形假体。

解剖型假体有三个参数：基底径、高度和突度。高度有低高、中高、全高三种，突度有低突、中突及全突。该假体呈水滴形，下极比圆形假体更饱满、突出，使乳房最突出部降低至解剖部位，更符合乳房的解剖形态。同时，毛面有助于假体的固定，并可降低纤维包膜挛缩的发生率。笔者认为，不论是圆形还是解剖型假体，选择合适的突度对于乳房的塑形是最重要的，其次才是高度、基底径和体积。

1. 盐水假体　盐水假体包膜挛缩的发生率较硅凝胶假体低，但破裂和渗漏的发生率高于硅凝胶假体。当假体未完全注满、软组织覆盖不足时，盐水假体形态的稳定性就略差。

2. 硅凝胶假体　术后形态和手感较盐水假体更真实、自然，但包膜挛缩发生率高于盐水假体。

3. 毛面假体　假体表面粗糙有摩擦感，目的在于减轻包膜挛缩。解剖型假体通常是毛面假体。

4. 光面假体　假体表面光滑，易造成假体异位，可通过较小的切口植入体内。当光面假体植入直径大于其基底径的腔穴中时，乳房的手感更加自然。

5. 可调式双囊假体　此类假体在国外应用较多，可用于单囊乳房假体所适用的所有患者。对于原有乳房体积较大，估计胸大、小肌间腔隙不足的患者，若直接植入较大假体，胸大肌不能充分拉伸，往往会因植入假体扁平不能隆起而造成术后外观差。可调式双囊的假体术中仅注入1/2左右的容量，术后通过注水阀继续注入，使胸大肌得以更好拉伸，从而避免上述缺点。此外，对于各种原因引起的胸部皮肤缺损较多的患者，单囊假体的植入往往受限。除了先行植入组织扩张器后二次手术置换假体外，也可选用可调式双囊假体，通过注水阀扩张假体，进而扩张皮肤。

与国外不同，我国假体的消耗大多在于隆胸美容手术，因此供货商对于大规格的假体常常不进行备货或出现规格型号不全的情况。若假体规格不符，就会影响重建乳房与对侧乳房的对称性。

（四）术前谈话

术前应向患者介绍乳腺癌相关知识，告知患者此术式不影响复发转移率，且能够显著提高患者生活质量。告知患者可能发生的并发症，以及通过良好的护理可以避免短期及远期并发症的发生。为避免患者术前期望值过高引起的术后的不满意情绪，应让患者理解有时不能达到双侧乳房的完全对称，仅达到双乳大小、形态和位置基本对称，佩戴胸罩后无明显差别。鼓励患者选择高蛋白、高热量、高维生素饮食，以提高患者手术耐受性，但饮食增加不应超过平时的10%，以避免短期肥胖引起的雌激素变化。

（五）手术原则和再造术的基本内容

目前，国内乳房重建只是乳房形态的恢复和重建，包括以下几个方面的内容。

1. 乳房皮肤缺损的修复　乳腺癌切除术在切除病灶的同时，常常需切除一定范围内的皮肤，造成不同程度的皮肤缺损。目前，修复皮肤缺损常用的方法主要有：①应用皮肤软组织扩张器，使皮肤扩张，增加皮肤面积；②各种肌皮瓣转移，如背阔肌肌皮瓣转移等。

2. 乳房形态的重建与恢复　通过乳房假体植入，弥补乳房组织量的不足，恢复乳房形态与体积，要尽力塑造出乳房的正常形态，并注意两侧乳房的对称。

3. 胸部及腋部组织缺损的修复　乳腺癌根治术或手术后放疗可造成胸部和腋部大范围的组织缺损，遗留胸部凹陷、腋前皱襞缺失及锁骨下区空虚等畸形。修复这些畸形可以使乳房形态显得更加自然。

4. 乳头乳晕的再造　目前再造的乳头乳晕并不能做到功能的重建，但可使再造乳房的外形更加逼真。

5. 矫正双侧乳房的不对称性　包括再造侧乳房自体脂肪充填术，对侧乳房缩乳术、上提术、缩乳加上提术等。

（六）手术时机和假体植入层次

对于重建的时机，一般分为两大类：一类是即刻重建，也叫一期重建，即在乳腺癌切除术的同时，进行一些修复或者乳房重建手术；另外一类是延期重建，也叫二期重建，即在乳腺癌切除术一段时间后再考虑乳房的重建，这个时间因人而异，在辅助治疗结束以后，身体状态允许时即可进行，一般为2年。两者各有利弊，近年来选择即刻重建的患者数呈上升趋势。

假体植入的层次有皮下假体植入、胸大肌后假体植入和双平面假体植入。皮下假体植入因为有很高的皮瓣坏死、创口裂开、假体暴露和移位、感染、假体周围包膜挛缩等并发症的发生率，现已很少使用。胸大肌后假体植入可以很好地避免上述不足。双平面法目前使用也相当广泛，此法将胸大肌的部分止点打断，因此假体的下部是由胸部皮肤和皮下组织覆盖的。胸大肌后假体植入和双平面假体植入弥补了被覆肌肉组织的不足和腋区空虚，常与背阔肌肌皮瓣联合进行乳房重建。

二、即刻假体植入乳房重建

在乳腺癌切除术的同时植入假体进行乳房重建，称为即刻假体植入乳房重建。即刻假体植入乳房重建除了在手术后就能达到两侧乳房形式上的对称，重建其优美的外形外，还可迅速重建乳房应有的生理和心理的感觉。

保留皮肤的全乳切除术（SSM）是指术中切除全部腺体组织、乳头乳晕、活检瘢痕及任何距肉眼可见肿瘤1cm以内的皮肤，正常皮肤包括乳房下皱襞应予以保留。Lim等回顾性分析了897例美国癌症联合会（AJCC）分期为 II$_B$～III 期乳腺癌行乳房切除术的患者，其中行乳房重建术87例，平均随访期分别为62.52个月和64.97个月，行SSM患者和未行此术的患者局部复发率分别为4.6%和2.5%（$P=0.28$），差异无统计学意义，可以认为SSM手术方式是安全的。

乳头乳晕区在某些情况下也是可以保留的，此时为保留乳头乳晕复合体的乳房重建（NSM）。该术式保留了乳头乳晕复合体（nipple-areola complex，NAC），使重建乳房更加完美，极大地提高了美容效果。Mustonen等对66例乳房重建术患者的研究表明，切除乳头乳晕复合体组的局部复发率为8.3%，保留乳头乳晕复合体组的局部复发率为7.1%，差异无统计学意义，证明NACSM在肿瘤学上是安全的。有文献证明术中对乳晕区进行电子束照射（ELIOT）可以提高保留乳头乳晕复合体的比例而不影响局部复发率。因此，对于行NACSM的适应证有进一步放宽的趋势。但放疗可能对乳头乳晕成活率有所影响。

若肿瘤累及皮肤或乳头乳晕，则需要将受累皮肤切除并经病理结果证实切缘阴性，造成的皮肤缺损可由自体皮瓣代替。目前最常用的是背阔肌皮瓣，分为部分背阔肌肌皮瓣，完整的背阔肌肌皮瓣和扩大的背阔肌肌皮瓣。当联合假体 I 期重建时，常用部分背阔肌肌皮瓣。背阔肌肌皮瓣同时可修复乳腺癌手术后的锁骨下区凹陷及再造腋前皱襞。不论是即刻还是 II 期乳房重建，背阔肌肌皮瓣转移联合假体植入都是可靠且常用的术式。

（一）适应证与禁忌证

从安全考虑，I 期假体植入乳房再造最好选择临床分期较早（原位癌或 I 期肿瘤直径小于等于2cm，无淋巴结及远处转移）的患者；由于放疗会加重包膜挛缩，最好是患侧乳房未曾接受过放疗或术后无须辅助放疗的患者（笔者认为，放疗并不是假体植入的绝对禁忌）；不宜或不愿接受自体组织移植的患者。

SSM主要适用于乳腺原位癌或部分早期乳腺癌患者，包括0期、I 期、II 期（含 II$_A$期）肿瘤。结合术前的临床体检、病理和影像学检查，绝大部分乳房皮肤没有肿瘤侵犯。经术中多点取材证实肿瘤未累及表切缘。

NSM手术时，保留乳头乳晕复合体的条件一般为：肿瘤长径小于3cm，肿瘤边缘距乳晕边缘距离小于2cm，肿瘤临床分期早于 II$_A$期，同侧腋窝无淋巴结转移，无乳头凹陷、溢液，术中冰冻病理证实NAC下无癌浸润。

若肿瘤累及表面皮肤，或距离乳头乳晕较近，需切除部分皮肤或乳头乳晕复合体，可以使用背阔肌肌皮瓣弥补胸部皮肤的缺损。此外，不宜使用横行腹直肌肌皮瓣（TRAM）者，如：既往下腹部手术史、下腹部软组织量有限、再造术后希望妊娠等，亦可考虑背阔肌肌皮瓣。但以下情况应视为背阔肌肌皮瓣转移的禁忌：①经检查行乳腺癌根治腋窝淋巴结清扫时胸背血管和神经已损害者；②曾行膝关节融合术或因创伤、脊髓灰质炎造成下肢力量减弱的患者，如果再切取背阔肌可能造成半侧骨盆抬高而影响步态；③背阔肌在轮椅的运动上起协同作用，它的丧失将对截瘫患者的轮椅活动带来不便，这些患者应考虑选用其他组织瓣代替；④曾有开胸手术造成胸后部外侧瘢痕可能预示肌肉供血受到损害者，为严格禁忌证。

（二）优缺点

即刻乳房再造有许多优点：①减轻了患者乳房缺失造成的心理上的痛苦；②减少了手术次数，降低了治疗费用；③乳房切除后遗留的组织没有受到瘢痕的影响，质地柔软，再造乳房形态好于二期再造的乳房；④没有受过放射影响的背阔肌肌皮瓣及腹直肌肌皮瓣血供有保证。然而，与二期再造相比，由于即刻重建乳房的患者没有经历过乳房缺失后的痛苦，对再造乳房的满意度不及二期再造的患者；适应证相对严格，不适合Ⅱ期以上的乳腺癌患者。

接受一期再造的患者常可以保留全部或大部分乳房皮肤。保留皮肤的乳房再造，其表面皮肤的色泽、质地接近对侧，弥补了转移皮瓣颜色差异的缺陷。保留了完整的乳房下皱襞，增强了双侧乳房的对称性和重建乳房的自然度，能获得更好的美容效果。减少了手术瘢痕，胸部切口位置隐蔽，对供区皮肤取材少。保留了皮肤感觉，有助于重建乳房的感觉恢复。

背阔肌肌皮瓣与其他部位肌皮瓣相比的优点：①靠近乳房和胸大肌部，容易塑造出乳房和腋窝皱襞形态；②肌皮瓣的血液循环安全可靠；③对供区影响不大；④供区瘢痕不显眼；⑤与腹直肌皮瓣的腹部皮肤相比，背部皮肤稍厚，在重建乳房的背阔肌皮瓣上掀起真皮皮瓣重建乳头时，能形成坚挺的乳头；⑥手术操作简单。

（三）术前标记和切口设计

不管采用哪种方式进行乳房再造，均需术前站立位或坐位进行标记。胸部分离范围：上至第2肋间，内至胸骨线（对于备内乳区放疗患者应至胸骨线内侧1.5cm），外至腋前线。按健侧乳房下皱襞的位置，在患侧相应位置标出乳房下皱襞线，在其下方2～3cm处画第二条线，即为胸肌下剥离的下界。这样再造乳房的下皱襞位置较深，形态较佳。

手术切口的设计因人而异，因肿瘤大小、部位而异，在无瘤原则下兼顾方便、隐蔽，尽可能多地保留乳房原有皮肤。在即刻重建时，对于不保留乳头乳晕复合体的患者，可设计梭形切口切除乳头乳晕；对于保留乳头乳晕者，如果肿瘤位于乳房外侧半，多采用以乳房外侧轮廓线不切除皮肤的侧方切口，如果肿瘤位于乳房内侧半，则可取沿乳晕边缘绕过乳头乳晕的弧形切口，尽量不切除或少切除皮肤。肌皮瓣的形状和大小应与胸部皮肤缺损一致。穿刺活检部位皮肤沿皮纹方向做小的梭形切除。

对于乳房巨大、下垂的患者，特别是健侧也需要整形者，在切除乳房的同时需要缩减多余的乳房皮肤，以达到两侧对称。可采用垂直切口缩减横向皮肤，亦可水平方向缩减纵向皮肤。对于特别巨大的乳房，需要切除纵、横两个方向的皮肤时，一般建议分次手术。先采用垂直切口，进行乳房重建；半年后，在乳房下皱襞做切口，切除多余的纵向皮肤。分次切除的优点是可以减少乳房下皱襞切口的长度，减少瘢痕的形成。

（四）手术过程

1. 切除皮下乳腺组织及腋窝淋巴结清扫　手术在全麻下进行，不转移背阔肌皮瓣者取平卧位；转移背阔肌皮瓣者取患侧在上的侧卧位，腰部和背部垫软垫以固定体位，患侧上肢全部消毒后，以无菌手术巾包扎以便于术中移动，铺手术巾单后将该上肢抬高置于托手架上，游离完肌皮瓣并缝合背部缺损后改仰卧位。

首先按照术前设计剥离乳房皮瓣，然后皮下切除乳腺组织，继而根据情况清扫腋窝淋巴结。皮瓣剥离时要注意找准间隙，既要切除所有的乳腺组织，又要有一定的厚度，还要避免电刀的过度组织损伤，保持皮瓣的良好血供。乳头底部保留适量的组织，可以防止乳头坏死。清扫淋巴结时要注意保持胸背血管的完整。需要时可另作腋下弧形切口清扫腋窝淋巴结。

2. 植入腔隙的游离　假体植入的层次有皮下、胸大肌下和双平面三种。皮下假体植入因为包膜挛缩等并发症较多，假体取出率高，现使用较少。笔者认为，这一层次可以很好地体现假体的下垂感，因此并不是严格禁忌，但被覆的皮肤和皮下组织在安全无瘤的前提下要有足够的厚度。与其他两种层次相比，将假体直接置于皮下时切口张力较大，为此可在最后缝合时，将皮下和筋膜重叠缝合。皮下的重叠缝合加表皮对齐缝合，可以有效减少假体与空气接触的可能性。一旦假体暴露于切口外，应立即取出。胸大肌后假体植入应按照术前标记的范围准确游离胸大小肌之间的腔隙，可以有效防止术后的假体移位：上至第2肋间，内至胸骨线（对于备内乳区放疗患者应至胸骨线内侧1.5cm），外至腋前线，下至下皱襞下方2～3cm处。双平面法目前使用也相当广泛，此法将胸大肌的部分止点打断，因此假体的下部是由胸部皮肤和皮下组织覆盖的。胸大肌后假体植入和双平面假体植入弥补了被覆肌肉组织的不足和腋区空虚，常与背阔肌肌皮瓣联合进行乳房重建。确切止血，塞入干净纱布压迫。

3. 侧壁的加强　为了更好地覆盖假体，弥补腋区空虚感，可对侧壁进行加强（图74-132）。

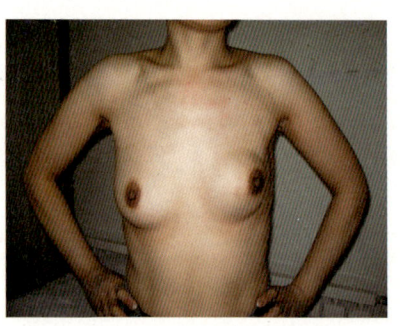

图74-132　未加强侧壁，腋区空虚感明显

真皮组织瓣加强下壁用于较大的乳房，可同时起到缩乳的作用。将乳房下部部分皮肤去表皮，连同皮下筋膜、肌肉一起，与打断的胸大肌下缘缝合固定（图74-133）。

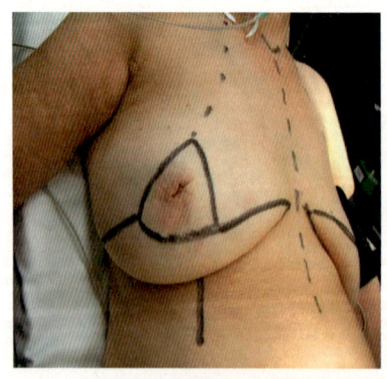

图74-133　真皮组织瓣加强下壁

背部皮下软组织瓣可用于外侧壁的加强。游离部分前锯肌肌瓣，向内翻转与胸大肌缝合可用于外侧壁的加强（图74-134）。

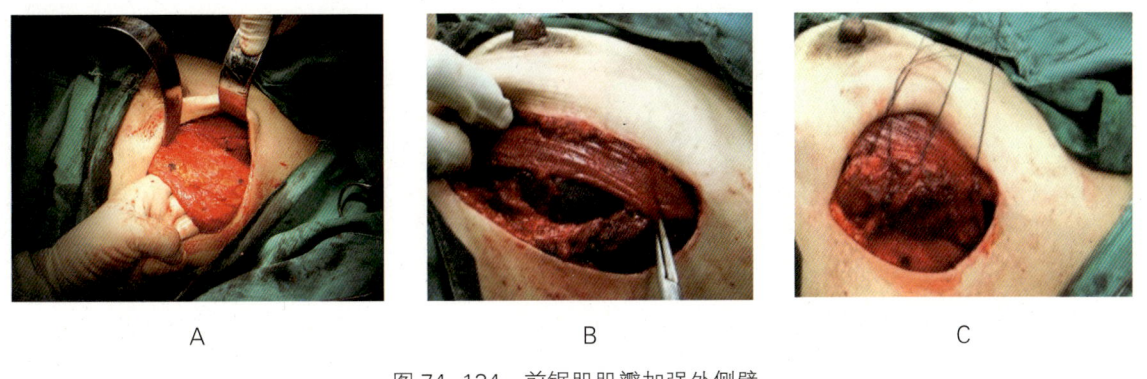

图 74-134　前锯肌肌瓣加强外侧壁

用背阔肌肌瓣进行外侧和下壁的加强是较为常用的（图74-135）。

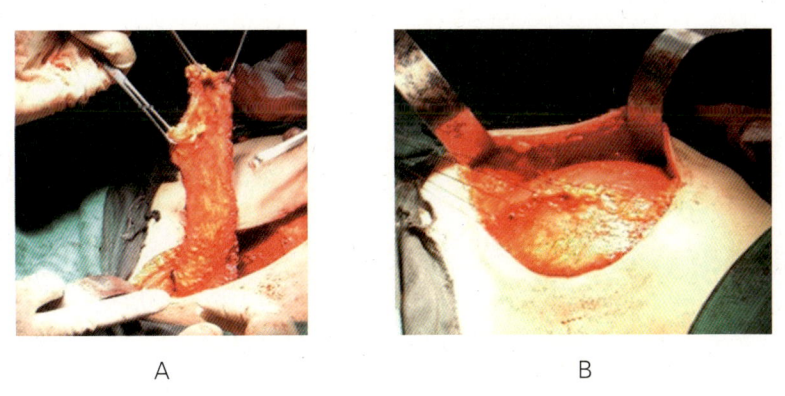

图 74-135　背阔肌肌瓣加强下、外侧壁

人工补片（TiLOOP® Bra）是一种生物材料，可用于外侧、下壁加强。它具有良好的组织相容性，不会产生瘢痕和异物感（图74-136）。

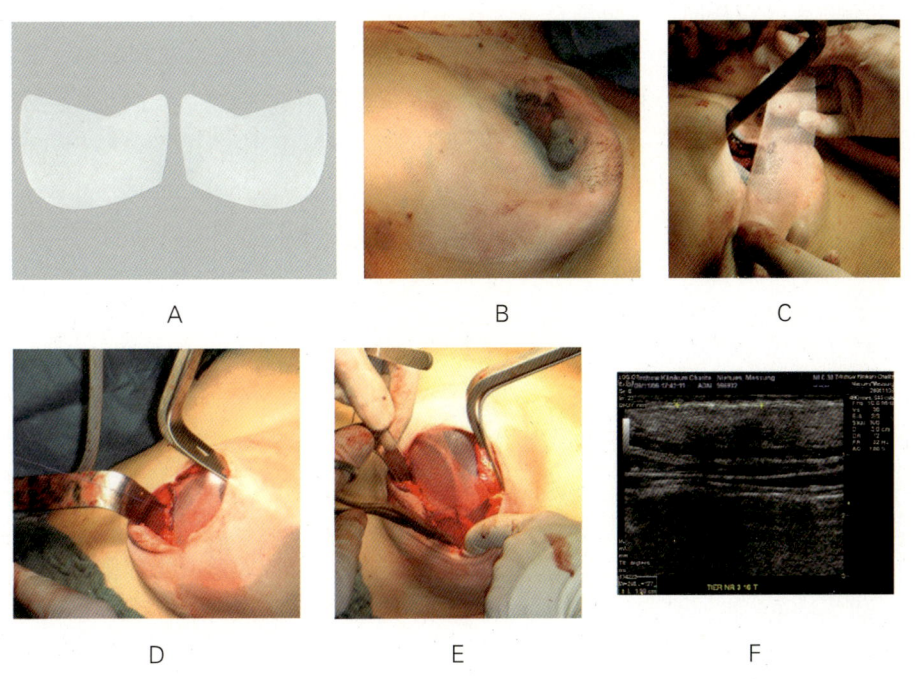

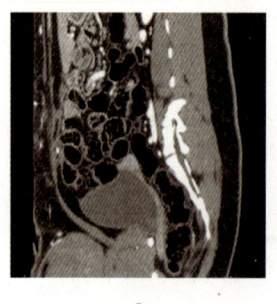
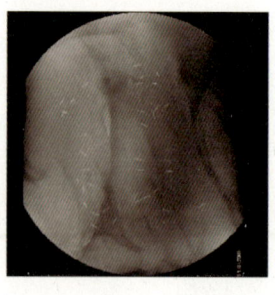

G　　　　　　　　　　H

图74-136　人工补片加强下、外侧壁及补片在影像学检查中的表现

4. 移植皮瓣的制备　以背阔肌肌皮瓣为例，沿术前设计切口切开背部皮肤，向近端、远端分离背阔肌肌皮瓣。应注意的是，背阔肌转移后将发生废用型萎缩，一年后体积会缩小1/3左右。因此，不管是联合假体还是单纯背阔肌重建乳房，所取得组织量应大于实际需要量。将肌皮瓣轻轻转移至分离的胸前腔隙，其前缘和后缘分别与胸大肌外侧缘前锯肌筋膜缝合固定，防止肌皮瓣回缩和限制乳房假体外移。大部分缝合后留外侧口，经此植入乳房假体。背阔肌肌皮瓣供区确切止血，将两创缘直接拉拢一期缝合，调整体位至仰卧位。

根据经验，背阔肌肌皮瓣在移植后，其颜色、质地会渐渐与周围皮肤相似，在术后1年基本接近周围组织。

5. 假体的植入　以胸大肌下层次为例。根据阿基米德排水法测量患侧乳房体积，由于转移了部分背阔肌肌皮瓣，所选用假体体积应略小于患侧乳房体积。此外，应综合考虑术前双侧乳房大小差异，争取使再造乳房的大小和形态接近健侧。经之前所留外侧口植入乳房假体，缝合外侧口以固定假体位置。确切止血后放置负压引流，逐层关闭切口。为使组织贴附性更好，起到塑性和减少渗出的作用，胸前和供区术后应适当加压包扎。最好采用暴露皮瓣的环形包扎，以便观察皮瓣血运情况，也可以限制假体移位。术后上肢局部制动72~96个小时。

以上为直接植入假体的情况，当皮肤量不足时，也可以先植入组织扩张器，4~6个月后，将扩张器置换为乳房假体。

手术后的护理有几点需要特殊注意的地方：①一般引流液24个小时内应小于30ml，连续2天，可考虑拔管。供区引流时间尽可能长。为避免负压过大造成假体显露，胸骨旁的内侧引流管可提前拔除。若术中有用生物补片，拔引流管时间要适当延长。②注意观察皮瓣或肌皮瓣血运情况，如果出现紫红色应立即进行相应处理。③术后避免患侧上肢过度活动引起术区肿胀加重和出血。④手术后应避免佩戴有钢圈的胸罩。⑤建议预防性口服抗生素治疗2~3天。⑥重视患者的心理护理。

关于皮肤和乳头乳晕的感觉，一般来讲，由于皮瓣与基底广泛剥离，乳房皮肤感觉出现一过性消失，术后2周触觉首先开始恢复，术后4周开始有痛觉，半年后除两点辨别觉稍差外，感觉已基本上恢复到与健侧相同水平，而乳头乳晕皮肤半年后仅能恢复轻微的触痛觉。

三　二期假体植入乳房重建

二期假体乳房再造术适用于乳腺癌根治手术后2年以上，经过了系统的放、化疗等辅助治疗后，无局部复发及远处转移者。同时也适用于各种原因的乳房缺损者。相对于即刻重建，二期乳房再造更复杂，再造的效果也差一些。胸部皮肤和软组织较硬，形成瘢痕或纤维化。由于缺损的组织量大，需采用组织量丰富的肌皮瓣或皮瓣来覆盖假体，且常常需要长期扩张后再植入假体。

(一) 术前标记和切口设计

取站立位或坐位进行标记。测量健侧锁骨中点到乳头的距离、乳头到乳房下皱襞中点的距离、胸骨中线到乳头的距离以及乳头到腋前线的距离。测量患侧锁骨中点到乳房下皱襞中点的距离，以及相当于乳头水平的胸骨中线到腋前线的距离。将健侧测量结果减去患侧测量结果，可作为设计肌皮瓣的长宽及选择扩张器或乳房假体体积的参考。胸部分离范围：上至第2肋间，内至胸骨线，外至腋前线，下至乳房下皱襞下2~3cm。

一期行改良根治术的患者一般选择原手术的切口；一期行保乳手术的患者除了原乳房切口，还可以选择乳房下皱襞切口。供区一般选择背阔肌肌皮瓣、腹直肌肌皮瓣或腹壁下动脉穿支皮瓣（图74-137）。对于组织缺损较大的患者，甚至需要扩大的背阔肌肌皮瓣（还包括肩胛下和髂后上棘的脂肪等）。

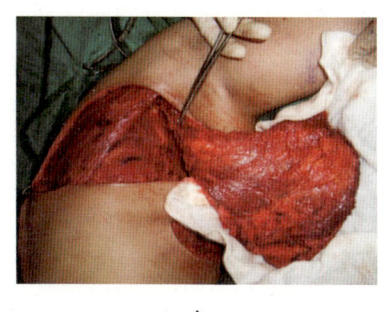
A
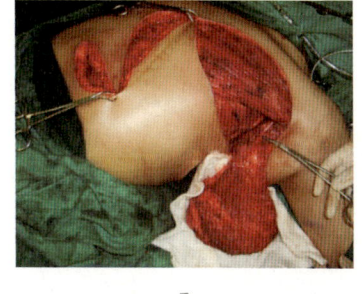
B
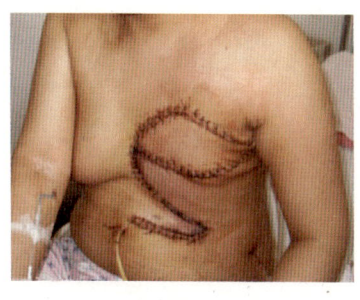
C

图74-137　腹直肌肌皮瓣

设计背阔肌肌皮瓣时将患侧上肢抬起，将手置于耳后。背阔肌的前缘顺着腋窝后皱襞背部画出背阔肌上缘，大致从肩胛骨下缘上>3cm左右通过。乳腺癌手术的伤口瘢痕是纵行、横行或自前胸部正中斜向外下方时，则背部背阔肌上皮瓣的方向也画成横行或斜行，也可用纸片或胶片印模后在背部设计，如果离旋转轴点的距离够充分的话，因皮瓣方向还可部分调整，供区皮瓣设计可有一定的机动余地。有可能的话，尽量考虑能将背部的供区创面隐于胸罩下，但过分强调是不必要的。根据患者背部皮肤松弛的情况，尽量使背部供区能一期拉拢缝合，一般皮瓣设计宽度是10cm的话，一伸展可增加10%~20%，达到12cm左右。前胸部的手术瘢痕纵行时，背部皮岛也可纵行采取。用手指抓起皮肤就能确认能切取的宽度。设计时应注意从胸骨旁乳房切除部的皮下凹陷到创缘的距离，在背部则是背阔肌前缘到皮岛的宽度。在靠近髂嵴和腰背正中线，背阔肌移行为腰背筋膜，此处皮下脂肪少，不可能采取较厚的组织，故必须注意皮岛不要太靠近后正中线。对纵行皮瓣，皮岛的长度要比由旋转轴点到前胸部设计的乳房下皱襞线距离长些，这样能获得充分的组织量，即使不应用硅胶假体也能形成乳峰。

(二) 手术过程

对于一期行保乳术的患者，一期再造时假体植入的层次除了皮下、胸大小肌之间，尚可选择腺体下层次，即假体置于腺体与胸大肌之间。此外，由于胸部皮肤的量相对充足，常无须转移皮瓣，直接植入扩张器或假体。以下介绍乳腺癌改良根治术后二期行背阔肌肌皮瓣转移联合假体植入的手术方法。

1. 皮瓣及植入腔隙的游离　手术在全麻下进行，取患侧在上的侧卧位，腰部和背部垫软垫以固定体位，患侧上肢全部消毒后，以无菌手术巾包扎，以便能在术中移动，铺手术巾单后将该上肢抬高置于托手架上，游离完肌皮瓣并缝合背部缺损后改为仰卧位。

掀起皮瓣，找到胸大肌外缘，进入胸肌下间隙，剥离达手术前标记的范围。剥离应在胸大肌、前锯肌、腹外斜肌及腹直肌筋膜下，使假体完全位于肌肉下。腔隙剥离完成后，冲洗伤口，确切止血。

2. 肌皮瓣的游离　沿标记线做皮瓣切口，并向皮下脂肪组织内倾斜，尽可能将肌皮穿支包括在内（图74-138）。解剖腋窝时，腋血管和背阔肌前缘显露，在背阔肌前缘底面确认血管走行，于背阔肌筋膜表面疏松组织中潜行分离皮瓣上方和后方。解剖过程中会看到从椎旁和肋间后穿出的大的肌皮穿支血管，应小心结扎。确认进入肌肉后面的胸背神经血管束，进入点约在肌肉肱骨止点下10cm处，当让上臂外展90°时，约在腋窝中点。如需增加皮瓣的活动度，可保护好血管束，切断肌肉止点。按所需肌肉的多少切断背阔肌的起点。肌瓣的长度应足够，以便在下皱襞处与胸壁组织缝合固定。设计肌瓣的宽度时，应综合考虑胸大肌的组织量和再造乳房的基底宽度，肌瓣与胸大肌缝合后，至少应能够完整覆盖假体，多余的宽度可用于外侧的塑形。以上为条索状的部分背阔肌肌皮瓣，随着所需组织量增大，可选用整个背阔肌甚至扩大的背阔肌肌皮瓣（除背阔肌还包括肩胛下角深面和髂后上棘深面的脂肪组织）。

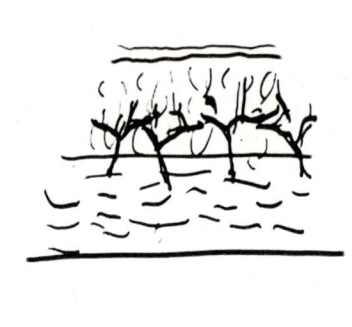
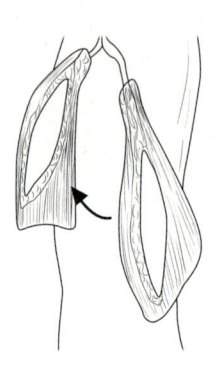

A　　　　　　　　　　　　B

图74-138　肌皮瓣的游离

3. 扩张器或假体的植入　如果乳房切除术后局部皮肤数量不足时，可先用软组织扩张器，使局部组织扩张至足够的面积时再植入永久性假体。判断方法是测量健侧和患侧乳房垂直方向和水平方向的长度，如果两者相差5cm以上时，则缺损组织较大，不宜单纯植入假体，应先行皮肤扩张或采用自体组织移植进行再造手术。最好选用等于或大于乳房基底直径的扩张器。扩张器的体积应大于所需假体的体积。如估计假体体积为150ml时，可选用250ml的扩张器，初始注水量为100～150ml。1～2周后开始定期通过注射壶注入生理盐水。具体方法为：用手指触及注射壶并固定，局部消毒后，用4号短细针头穿刺，经皮肤刺入注射壶，针尖至壶底时（有明显的阻挡感），注入生理盐水。一般每1～2周推注一次，每次注入量为扩张囊容量的20%，以表面皮肤稍呈苍白时为度，避免注入量过小起不到逐渐扩张的作用，又不能压力过大而影响血运。平均扩张时间需4～8周。注入的生理盐水体积大于将要植入的硅胶囊乳房假体50～150ml即达到扩张的目的。达到要求后再维持2～4周。这样可为将来植入乳房假体留有足够的腔隙，并可防止因囊壁挛缩造成乳房硬化。扩张完成后取出扩张器，去除其周围的包膜，植入永久性假体。

若转移皮瓣后胸部皮肤和组织量充足，也可直接植入永久性假体。其优点是手术时间短、操作简单、不需再次手术、不另外增加新的手术瘢痕等。

4. 假体植入术后乳房下皱襞的重建　乳房下皱襞的外形和对称对于获得外形美观的重建乳房很重要。按健侧乳房下皱襞的位置，在患侧乳房相应位置标出乳房下皱襞线，在其下方2～3cm处画第二条线，分离胸肌下腔隙时应到达第二条线。这样再造乳房的下皱襞位置较深，形态较佳。手术完成后一段时间内，假体受到重力作用略有下降，胸大肌受到假体的张力作用较前松弛，背阔肌发生失运动萎缩。这些因素使乳房的下皱襞有一个自然下降的过程。下降程度因人而异，其位置到2年时达到稳定，一般可下降1cm左右。

尽管单纯剥离腔隙和植入假体后可能形成乳房下皱襞，但有一些患者需要手术重建乳房下皱襞。经皮肤切口用去表皮皮瓣或内部缝合使滑行推进的腹部软组织附着于胸廓前壁。

5. 假体植入术后乳头乳晕的重建　乳头乳晕重建并不是必不可少的，但能起到画龙点睛的作用。乳头乳晕重建的要点是：位置与健侧对称，颜色与健侧相近，有适当的乳头突起。乳头的感觉和功能则难以恢复。乳头乳晕重建的时机宜在乳房体再造完成后6个月以上，组织经过了吸收、变形等过程，乳房体形态基本定型后进行。

乳头再造常用的方法有局部皮瓣法和自体组织移植法。局部皮瓣法常用的有三叶瓣法、改良的三叶瓣法和S形皮瓣法等。该法简单易行，但再造的乳头随时间推移，会因吸收回缩而变小，甚至消失。因此，为使双侧乳头随时间的迁延渐趋对称，应用此法再造乳头应"矫枉过正"。自体组织移植法的供区可选用健侧乳头乳晕、小阴唇、大腿内上部、耳垂、第5趾等。此法的优点是再造的乳头形态和大小比较恒定，但对供区造成了损伤，特别是健侧乳头和小阴唇部位，不易被患者接受。乳晕再造过去一直采用与乳晕颜色相近的供区皮瓣，近来则多采用文身法，避免了对供区的损害。

(1) 三叶瓣法乳头乳晕重建：按照健侧乳头乳晕的大小，在患侧相应位置画两个同心圆分别对应乳头和乳晕。以乳头直径为a瓣的宽度，在其两侧分别设计两个小瓣（b、c瓣）。切开皮肤，将a皮瓣以及皮下脂肪组织掀起，然后将两侧的皮瓣掀起，交叉缝合再造乳头。b、c皮瓣下组织缝合，乳晕区剩余皮肤去表皮，以备植皮再造乳晕（图74-139）。

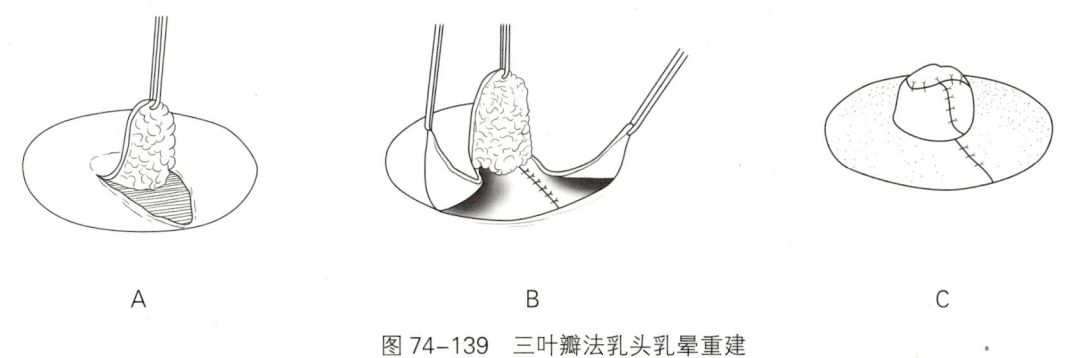

图74-139　三叶瓣法乳头乳晕重建

(2) 改良三叶瓣法乳头乳晕重建：皮瓣设计与三叶瓣乳头乳晕重建方法类似。掀起三个皮瓣及皮下脂肪组织，交叉缝合。直接拉拢缝合皮瓣供区皮肤（图74-140），乳晕部位皮肤文身着色。

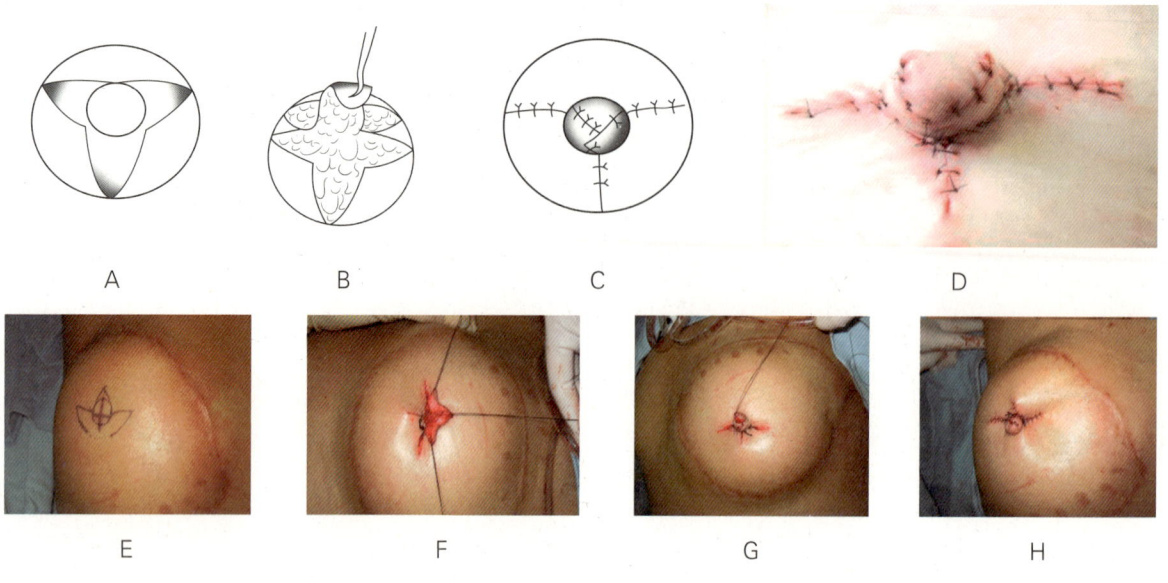

图 74-140　改良三叶瓣法乳头乳晕重建

(3) S形皮瓣乳头乳晕重建：该方法于1988年由Cronin等首先提出，和三叶瓣皮瓣单蒂供血不同，皮瓣改用双蒂供血，增加了手术的安全性，减少皮瓣血运不良的概率。

先根据健侧乳头乳晕的大小，设计S形的皮瓣，S形一侧皮瓣的高度，相当于重建乳头的高度，皮瓣基底的宽度是重建乳头周长的1/2。不要将皮瓣的宽度设计为乳头的直径，否则会使重建乳头过小。切开皮肤，包含皮肤和皮下脂肪组织，将S形的2个皮瓣掀起，交叉缝合。直接拉拢缝合皮瓣供区皮肤（图74-141），乳晕部位皮肤文身着色。

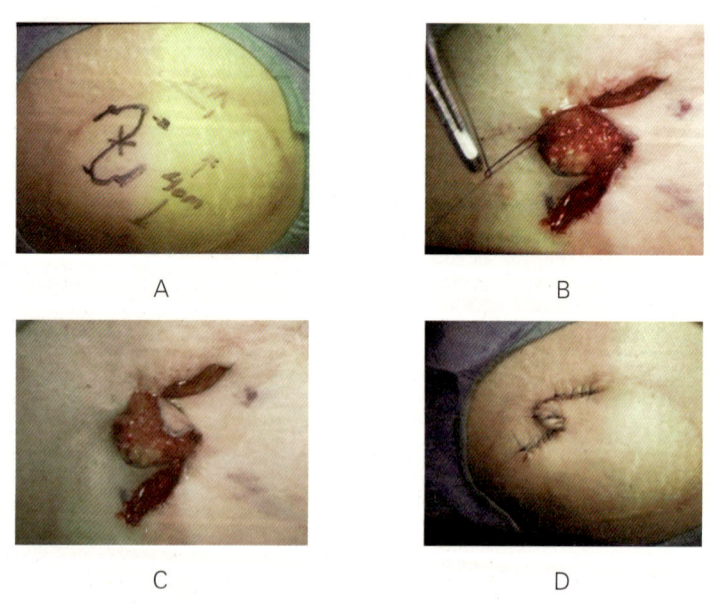

图 74-141　S形皮瓣乳头乳晕重建

(4) 其他乳头乳晕重建术式：①对侧乳头游离移植乳头再造。侧乳头在11mm左右，可从顶端横断截取5mm厚的乳头组织游离移植至患侧。当对侧乳头＞7mm时，取其顶部3～4mm供游离移植，在与对侧相对称的位置，制造乳头重建受区创面，密切缝合，并打包加压缝合（图74-142）。

②耳垂、小阴唇等其他组织瓣游离移植乳头再造，供区直接闭合。

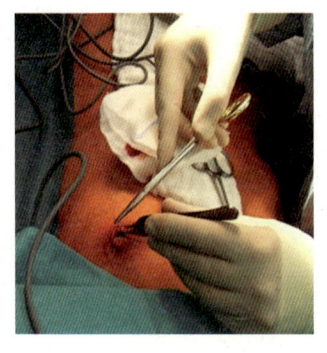
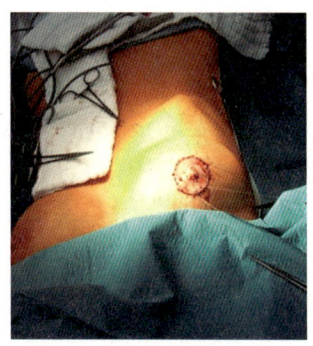

图74-142　乳头乳晕重建术式

其他乳晕重建的方式有：①健侧部分乳晕游离移植乳晕再造，适用于健侧乳晕直径＞56mm者。②大腿内侧等其他部位皮肤移植乳晕再造。③义身法乳晕再造术。

除了这些传统的术式，近年来还尝试了新的重建方式。比如有些患者乳晕较大，在保证切缘阴性的前提下，切除乳头和部分乳晕，利用保留的部分乳晕重建乳头。术中注意保留乳晕下少量皮下组织。这样做最大的好处是不需二期手术重建乳头，不会对供区造成损害，瘢痕少，患者容易接受。术后可用文身技术再造乳晕，由于再造的乳头色泽接近对侧，也有很多患者对自己此时的乳头已十分满意，认为不需要文身重建乳晕。另有患者不选择重建乳头乳晕，而是直接在乳房皮肤上加上自己喜欢的文身图案，也十分具有美感（图74-143）。

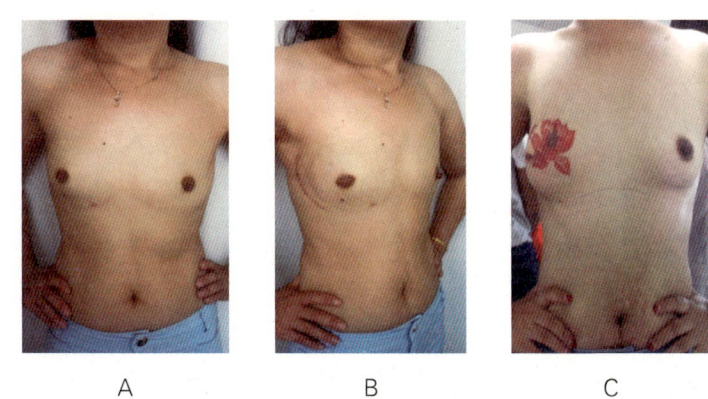

图74-143　不选择重建乳头乳晕，直接在乳房皮肤上加自己喜欢的文身图案

6. 双侧对称性的调整　对称性的调整一般在术后2年，乳房形态稳定后进行。包括再造侧乳房自体脂肪充填术，以及对侧乳房缩乳术、上提术、缩乳加上提术等。

随着整形外科技术的发展，自体脂肪移植成了近几年开展得非常好的一项乳房修复和重建技术。该技术可以用于假体乳房重建前：对于胸壁皮肤很薄，又做过放疗的患者，国外的医师会在放疗的皮肤下注射一层脂肪，进行游离脂肪移植，为后面假体重建创造一定的组织条件。也可以用于假体乳房重建术后：有些凹陷的部位可以进行脂肪注射充填，可以使再造乳房的轮廓更加自然、完美。此外，游离脂肪还可进行乳房的再造，这个技术已在国外开展，不需身上其他组织提供皮瓣，但需腹部、臀部、大腿有足够的脂肪细胞。它需要配合外带式复吸装置，将胸壁的皮肤利用真空吸起，在下方注射脂肪，通过反复多次游离脂肪移植，重建出一定体积的乳房。

脂肪抽吸和注射的过程：供区局部浸润麻醉，通过1mm的吸脂针采集脂肪细胞。用离心机将所采集的脂肪细胞同脂肪油滴分离。然后用1ml的注射器吸出漂浮于上层的脂肪组织，通过14号针注射到目标区域。脂肪呈线状注射入凹陷组织内，不能使脂肪聚集成团块状。自体脂肪移植后会出现一定程度的吸收。通常可在移植手术4～6个月后进行再次移植。在移植物的吸收过程中，也会出现微小钙化的现象，但是其外观通常很容易与恶性肿瘤的微小钙化相区别。

对侧乳房的调整包括缩乳和（或）上提整形。对于打算后期进行对侧乳房调整患者，在设计初次手术时即应有所考虑。如乳房巨大的患者在患侧初次手术时，可以适量去除乳房皮肤，实现缩乳，后期再调整健侧与之对称。

7. 假体植入乳房重建术的并发症及其预防和处理要点　手术后并发症有出血及血肿、血清肿、感染、包膜挛缩、假体外露、假体肉芽肿、假体破裂或假体渗漏、上臂疼痛、假体异位、气胸或脓胸、褶皱和双泡畸形等。

出血及血肿的成因多为术中止血不确切、止血后的血凝块从血管脱落、使用阿司匹林类药物、月经来潮。最常见的出血来源是胸廓内动脉、胸外侧动脉或肋间动脉的小分支。表现：患侧乳房肿胀、瘀斑以及张力增大等。措施：可给予抗生素、止血药，轻者予抽吸治疗，重者需手术清除血肿并放置引流。

血清肿并不少见，其成因：乳房切除术中分离皮瓣或腋下大范围分离，或术后患侧上肢长时间不恰当活动。侧胸壁或扩张器侧面发生的血清肿，是因为发生了淋巴瘘。措施：抽吸或手术。

（1）感染：为预防感染，术后可预防性口服抗生素3天。一旦发生感染就必须积极处理。如果感染局限于浅层软组织，经过积极处理常有可能挽救乳房假体。患者应积极使用广谱抗生素。致病菌常为革兰阳性球菌（如链球菌或金黄色葡萄球菌），半合成青霉素、氨基糖苷类、林可霉素等抗生素均可使用，还可以选用氨苄西林。使用抗生素后，应该在72个小时内出现临床疗效。如果没有任何好转迹象，需重返手术室寻找原因。如果静脉抗生素使用有临床疗效，可以让患者在家中连续使用10～14天，此后可以继续给予1～2周抗生素治疗。

（2）包膜挛缩：这是一种胶原纤维过度沉积的形式，当乳房假体植入后，会作为一种机体产生的异物反应，出现在所有患者身上。放疗、感染等因素常常可加重包膜挛缩。关于病因的假说常见的有增生性瘢痕的形成和亚临床感染两种。另外，包膜的厚度与所感觉到的假体的硬度之间没有固定一致的关系。根据严重程度不同，James Baker将包膜挛缩分为四级。严重的包膜挛缩易产生假体变形，导致乳房不对称，严重者可产生乳房疼痛（表74-12）。

表74-12　James Baker包膜挛缩分级

分级	表现
Baker Ⅰ	乳房柔软，无包膜挛缩表现
Baker Ⅱ	检查者及患者可很容易地触及假体
Baker Ⅲ	有包膜挛缩迹象，乳房硬并呈圆形外观
Baker Ⅳ	乳房坚硬、变形，可感到疼痛或冰冷

目前，如何消除包膜挛缩的发生尚不明确，但是有些措施似乎可以降低它的发生率，最大限度地减少它的出现。关于包膜挛缩发生的大量文献似乎一致认为胸大肌后间隙乳房假体植入可降低其发生率。假体置于胸大肌后间隙可降低包膜挛缩发生的确切原因尚不清楚，很可能是由于肌肉的收缩产生一种持续的使假体和包膜尽可能柔软的作用。栾杰认为假体置于胸大肌后间隙使包

膜挛缩的形成更加困难，尤其是对于拥有一定量乳腺组织的患者而言。

盐水假体的包膜挛缩发生率低于硅凝胶假体。毛面假体，尤其是置于乳腺后间隙时，会减少包膜挛缩发生率。然而，当假体置于胸大肌后间隙时，毛面假体似乎并没有优势。

手术中双手接触假体前应更换手套并用生理盐水冲洗，假体以500ml生理盐水冲洗。相当多的学者认为通过假体移动训练，维持与假体运动相一致的腔穴的最大尺寸和可扩张性有助于增加假体的柔软性。临床工作也发现，尽可能早指导患者进行"大把抓"式的假体移动训练是有效的。此外，应用大剂量维生素E（每天1000IU，6周）也有一定效果。估计将来人们可以找到更有效的方式来避免包膜挛缩，假体植入的美容效果也将大大提升。

（3）假体破裂或假体渗漏：①假体渗漏。盐水假体植入后假体渗漏率为每年2%，光面和毛面假体渗漏率并无差异。一旦发现假体渗漏应该尽早解决，如果不在第一周内予以治疗，假体周围包膜就会发生挛缩。如果包膜挛缩发生，必须通过包膜切除术来恢复包膜腔的大小和体积，这对于保持和重塑在假体渗漏前的对称性将会更加困难。②假体破裂。硅凝胶假体破裂后应取出假体，并尽可能取净硅凝胶。如果是包膜内假体破裂，可行包膜切除术（TPPC），这样可以取净肉眼所见的所有硅凝胶。然后可同时置入新假体。包膜内假体破裂是包膜切除术的适应证。包膜外假体破裂不仅需要行TPPC，取出硅凝胶，还需要切除肉芽肿，因此可能需要切除部分乳腺组织。

（4）假体异位：为避免异位，在游离假体植入腔隙时应特别注意，尽量使腔隙大小与假体大小相匹配，为假体建造合适的"房子"。

假体向上移位可行下极包膜切开和向下分离。体积较大的假体（>450ml）由于重力作用会自行下移，发生假体的向下异位。如果假体位置过低，最好的办法是折叠缝合包膜以提升乳房假体水平。包膜侧壁缝合可限制和纠正假体外侧异位。乳房假体内侧异位是假体异位中最难矫正的一种。常常需要很多方法来处理，包括外侧包膜松解、更换假体及做平行于胸骨外侧缘的包膜缝合。

与圆形假体不同，解剖型假体除了以上几种异位外，还可以发生旋转异位，造成乳房形态的畸形。一旦发生就应尽快调整，必要时切开纠正。在植入解剖型假体时，应使假体下方的纵行标记与下皱襞所在的水平线垂直。植入圆形假体时，应使假体背面的圆形标记基本位于乳头水平。此外光滑面的假体比毛面假体更易发生异位。

术后分别以3～5块纱布置于患侧乳房外侧及上方，采用暴露乳头乳晕区周围的环形包扎，可在一定程度上限制假体向外侧和上方异位，但应避免压力过大引起肌皮瓣的缺血坏死。为避免假体内侧异位，在术前标记分离腔隙时，最好将胸骨线内侧1.5cm处设为内侧缘，分离时不要超过此标记。

8. 假体植入与放疗、化疗的相互影响　假体并不影响放疗的进行，而放疗可对乳房假体产生一定影响。放疗对乳房重建的影响主要来自：①使胸壁软组织纤维化、弹性丧失、挛缩。②放射线对皮瓣血管蒂的影响。普遍认为，放疗后自体组织重建的美容效果优于假体重建。假体或扩张器行及时重建的患者，放疗后的并发症高达30%。随着治疗手段的进步，笔者认为，术后放疗并不是植入乳房假体的严格禁忌。比如，对于准备做内乳区放疗的患者，放置假体位置可稍偏向外侧1～2cm。另外，术后伤口感染或伤口裂开等并发症者须延迟放疗。

乳房重建术的并发症（如皮瓣坏死、供区伤口等）可能会明显延误术后化疗开始时间，但是该延误是否会影响复发率，甚至存活率，仍需要进一步的研究。Caffo等的回顾性研究也证明了同时行乳房重建术和化疗并不会影响化疗副反应发生率和剂量强度。虽然术后的辅助化疗会使伤口感染的概率增加，但不会增加伤口并发症的发生率，如再次手术、假体的取出，以及供体部位的并发症。

9. 假体植入对复发转移的影响　乳房重建术后局部复发的危险因素：Luminal B、HER2阳性、三阴性乳腺癌及体重指数（BMI）≥25，肿瘤分期为Ⅱ或Ⅲ期、直径>2cm、区域淋巴结阳性以及肿瘤低分化的病理分期。这些因素均与乳房重建术本身没有关系，而是与肿瘤本身的生物学特征或诊断时的分期等有关。

肿瘤局部复发是患者不良预后的独立高危因素。前面已经提及，假体本身并不会增加局部复发率和远处转移率，但需要通过敏感度高的方式对乳房重建术后局部复发进行监测。硅凝胶假体对乳腺X线诊断的影响是客观存在的，其影像质量由于X线不能透过硅凝胶假体而变差。因此不推荐行乳腺X线检查来进行术后随访。一般来讲，乳腺癌患者接受假体乳房重建术后的局部复发监测应该以查体为基础，可结合乳腺超声、乳腺MRI或者直接病理活检。

对于术后局部复发患者的治疗及处理方法主要包括手术、放疗和全身治疗。在切除局部复发灶的同时是否应该将植入的假体取出，这是一个争议较大的问题。笔者认为此时并非一定要移除植入的假体。根据Howard的经验，在决定是否移除移植物前需要充分考虑移植物在肿瘤切除以及接受后续辅助放疗之后是否还能保证患者获得可以接受的乳房美容效果，因为有时移植物的移除造成的外形缺失反而要比放疗对移植物外形、手感及愈合方面的影响更能让患者接受。

10. 假体植入乳房重建术后的美学评价

（1）美容效果评价：采用Harris标准评价重建乳房的美容效果。优：重建乳房与健侧乳房相比，大小基本相等，位置对称，患者非常满意。良：重建乳房与健侧乳房相比，大小、位置相差不多，着装后双乳无明显差别，患者较为满意。一般：双侧乳房明显不对称，着装后双乳区别较明显，患者不满意。差：重建乳房严重变形。

（2）患者满意度评价：采用美国密歇根乳房重建效果研究的调查表评估患者总体和美容满意度。前五个问题回答均为"满意"时，将总体满意度定义为"满意"，最后两个问题回答均为"满意"时，将美观满意度定义为"满意"。

11. 假体植入乳房重建术的展望　随着医学技术的发展，乳腺癌综合治疗手段也在不断进步，放疗、化疗、内分泌和分子靶向治疗的应用使乳腺癌术后的患者生存期显著延长。与此同时，人们的生活水平也在不断提高，对于乳房在生活、心理学、美学以及社会学等方面的认识不断深入。乳腺癌术后即刻和二期乳房重建正在被越来越多的患者接受。在国外，有些有明显家族遗传倾向的健康人，甚至会选择预防性切除乳房腺体并植入假体重建乳房，例如某国外著名演员，BRCA1阳性的她通过三步手术完成了重建：重建乳头区的侧支循环；移除乳房腺体并暂时充填；植入乳房假体。目前的乳房重建仅达到了形态学上的模拟，而乳房功能和感觉上的重建也应该受到学者们的重视，这将是以后乳房重建需要攻克的难题。

四　乳腺癌切除技术与即刻乳房再造

即刻乳房再造是指对早期发现的乳腺癌，在乳腺癌根治手术同时进行乳房再造，手术安全可行，在并发症、癌复发率及死亡率等方面与单纯乳腺癌根治术相比并无差异，即刻乳房再造的优点是患者只需一次手术，接受一次麻醉，而且术后没有乳房变形的体验，精神上遭受的痛苦少，经济上和后期再造相比也具有明显的优势。

乳腺癌治疗术后即刻乳房再造由乳腺癌切除和乳房再造两部分组成。需要乳腺外科医师和整形外科医师合作。手术可以分切除组和再造组两组同时进行，也可以两组先后进行。关于即刻乳房再造手术，要重视肿瘤学上的安全和美容形态的满意两方面的因素。肿瘤外科在行乳腺癌根治时，重点考虑肿瘤切除的彻底性，手术后的综合治疗和定期随访，及时发现肿瘤复发表现等，防止因顾虑美容整形效果，造成手术不彻底。手术过程中要重视无瘤原则，防止因手术不当操作导致肿瘤种植播散。整形外科重点考虑再造乳房的形态美容效果，增强皮瓣的血液供应，减少供区并发症。

另一方面，随着对乳腺癌高危因素的认识和基因检测技术的进步，双侧或单侧预防性乳房切除的病例开始增加，对有家族乳腺癌史或一侧乳腺癌，同时有BRCA1或BRCA2基因变异者，现在临床上推荐进行预防性皮下乳房切除手术。这类患者需要在预防性切除的同时进行乳房再造手术。

改良根治术的手术方法虽然大同小异，但每个人都有所不同，包括切口的位置、方向、大小、切除的顺序、腋窝淋巴结清扫的范围、引流管的放置、术后包扎等各个环节。正如Silen所说："之所以称为改良根治术，是因为每个人在Halsted的基础上都有自己的改良之处。"国内比较一致的观点是将改良根治手术分为保留胸大肌和胸小肌的乳腺癌I式改良根治术和保留胸大肌切除胸小肌的乳腺癌II式改良根治术。目前最常用的是I式改良根治术，一般情况下改良根治术是指保留胸大肌和胸小肌的I式改良根治术。

乳腺癌的手术治疗经历Halsted乳腺癌根治手术、扩大根治术、改良根治术的变迁，向肿块切除或象限切除辅以放射治疗的保乳手术方向发展，局部切除范围日趋缩小。在我国由于东方民族特有的谨慎和对肿瘤不能完全切除的恐惧，保乳治疗未得到普遍接受，大部分患者仍然接受乳房改良根治手术。传统的乳腺癌改良根治手术切除乳腺组织的同时，切除包括乳头乳晕在内的大块椭圆形乳房皮肤。随着乳腺癌的治疗进展，对乳房皮肤的认识有了质的变化，乳腺癌是发生于乳房腺体内的恶性肿瘤，早期归属于全身系统性疾病，很少累及乳房皮肤。对局部早、中期肿瘤，未累及局部皮肤者，是否切除乳房皮肤对患者的生存率没有影响。因而，自20世纪90年代初开始逐步开展保留皮肤的乳腺癌根治手术（SSM），目前保留皮肤的乳腺癌根治手术在欧美国家已广泛开展。

Hidalgo将完全保留皮肤的乳腺癌根治术定义为切口位于乳晕边缘，而将在此基础上切口的变化，如离开乳晕一定距离，切口向内、外方向延长等称为近乎完全保留皮肤的乳腺癌根治术。为了彻底切除乳晕部位乳腺导管上皮组织，有人认为应离开乳晕边缘3mm，有人推荐5mm。笔者主张离开乳晕边缘5mm。一方面可以保证切除乳晕部位乳腺导管上皮组织，另一方面，再造的乳晕较健侧稍大一些，便于二期乳头再造时有调整乳晕大小的余地。

Jensen将保留皮肤的乳腺癌根治术后即刻乳房再造手术称为"乳腺体置换疗法"（glandular replacement therapy），并和保乳手术进行了比较。肿块切除放射治疗后局部肿瘤复发率随着时间的延长而增加，每年约增加1%，术后10年随访结果显示局部肿瘤复发率在15%～25%，另外有10%的患者放疗后乳房纤维化、乳房变硬、挛缩或疼痛；而保留皮肤的乳腺癌根治术后局部复发率为1%～5%。Jensen认为"乳腺体置换疗法"的开展将会改变目前乳腺癌的治疗原则，成为乳腺癌治疗的首选方法。

（一）适应证

适用于有再造要求，原位癌或I、II期的早期乳腺癌，无严重心肺疾病、糖尿病等一般手术禁忌证的患者。

（二）再造方法

即刻乳房再造的方法和二期乳房再造相同。每种再造方法各有优缺点，依据患者的情况和手术者的经验加以选择。再造的方法有扩张器假体植入、扩大背阔肌肌皮瓣、TRAM皮瓣、DIEP皮瓣等方法，对于乳房中等大小的东方女性来说，扩大背阔肌肌皮瓣是良好的方法之一。应用自体组织移植进行乳房再造时，笔者喜爱下腹直肌肌皮瓣、DIEP皮瓣或扩大背阔肌肌皮瓣。

由于改良根治手术保留完整的胸大肌，不破坏腋前襞形态，锁骨下区不需要充填，因此组织需要量相对不大，切除皮瓣血供欠佳的IV区和部分III区的单蒂TRAM皮瓣可以满足再造要求。术中发现静脉回流障碍、皮瓣瘀血、紫斑，单纯附加吻合一条静脉即可。扩大背阔肌肌皮瓣供区严重并发症较TRAM皮瓣轻而少，组织量充分，尤其适合中、小乳房的再造，对于东方女性是良好的手术方法。

（三）术后处理

1. 术后患者取"折刀位"，以减小腹壁张力。

2. 腹部用腹带加压包扎，胸部上端近腋窝处用棉垫衬垫，用胸带以适当压力包扎，使腋窝皮瓣与基底贴附。

3. TRAM皮瓣带蒂转移时，应防止剑突部位压迫蒂部，造成皮瓣血运障碍。采用雾化吸入和祛痰药，并采用通便措施防止便秘，避免腹压过度增高。

4. 全身应用抗生素。开始时进流质饮食，以后根据食欲逐渐增加。

5. 术后上肢短时间内制动，可以减少血肿或血清肿的形成。待渗出停止，伤口基本愈合后，加强上肢功能锻炼。也有人主张上肢不应制动，鼓励早期活动。另外防止血清肿形成的重要措施是术后缝合腋窝皮下筋膜层，然后缝合真皮、皮肤。发现局部皮下积液，应穿刺抽吸后，重新加压包扎。

6. 负压吸引要确实。引流量24个小时内小于15ml后，拔除负压引流管。术后引流量较多时，引流管应放置较长时间，有报道术后放置30天者。

7. 若切口皮肤坏死，一般不应过早剪除坏死组织，防止伤口裂开，减少感染机会。切口边缘小部分皮肤坏死，可于伤口愈合后自行脱落。

（四）即刻乳房再造术后的有关肿瘤学因素

1. 即刻乳房再造的肿瘤安全性　传统上，选择在乳腺癌根治术后2~3年，局部无复发和远处转移的情况下，进行乳房再造。随着乳腺癌治疗的进步，早期乳腺癌的5年生存率已达到80%以上，另外，由于科普知识的推广，以及群体防癌意识的普及和定位穿刺技术的提高，乳腺癌的早期发现成为可能，20世纪80年代后期和90年代初期，欧、日、美等国家相继开展即刻乳房再造。Webster报告85例在乳腺癌切除的同时再造乳房，并且与单纯做乳腺癌根治性切除做了比较，表明即刻乳房再造安全有效，不但没有增加并发症和死亡率，而且又获得了乳房的形态，有利于上肢的淋巴回流和伤口愈合，实践表明在乳腺癌切除的同时可以进行再造。

2. 肿瘤复发的监测　乳房再造术后是否影响肿瘤复发的检测和早期发现，成为议论的焦点之一。实践证明应用乳腺钼靶和超声检查可以早期发现再造乳房内的肿块，选择有经验的乳腺外科医师并定期随访，是早期发现肿瘤复发的关键。单蒂TRAM皮瓣再造乳房后有25%~50%的患者因血供不稳定发生脂肪变性，形成局部硬块或结节，一般随着时间逐渐吸收，个别的结节可以在乳头再造时一并切除。肿块穿刺有助于鉴别变性脂肪结节和肿瘤复发。

3. 乳房再造术后的化疗与放疗　即刻乳房再造术后不影响术后化疗的进行。Hidalgo应用TRAM皮瓣即刻乳房再造的28例患者中，有8例术后病理检查显示腋窝淋巴结阳性，其中4例有3枚以上淋巴结阳性，术后11例接受化疗，1例接受放疗，5例同时接受化疗和放疗。

五　保乳治疗与即刻乳房再造

随着乳腺癌的治疗进展，现在认为早期乳腺癌属于全身性疾病，远处转移与肿瘤的生物学特性密切相关，手术切除乳腺组织的目的在于切除肿瘤组织，控制肿瘤的局部生长与复发，手术切除范围呈缩小趋势。近年来国外逐步推广以乳房部分切除配合术后放疗为主的保乳治疗。在欧美国家保乳治疗占到早期乳腺癌的70%，在日本仅占到20%左右。国内上海、北京、天津等地区也逐步开展了这方面的工作。但由于东方民族特有的谨慎，对肿瘤的恐惧和对肿瘤复发的容忍度差，以及对乳腺癌的科普宣传教育不足，就诊时多属于中、晚期等因素，保乳治疗在国内尚未普及。据2010年12月25日上海市抗癌协会乳腺癌分会会议资料，上海市保乳手术约占乳腺癌手术治疗的7%～9%，仍以改良根治手术为主。

保乳治疗的目的有三个：①完整切除包括部分正常乳腺在内的肿瘤组织；②满足女性形体美的要求；③尽可能保持乳房的感觉。目前为止保乳治疗的手术切除方法报道很多，有肿块切除（lumpectomy）、区段切除（segmental resection）、局部病灶切除（segmental tylectomy）、象限切除（quadrantectomy）、乳房部分切除（partial mastectomy）等方法。除象限切除手术以外，其他方法都没有具体限定周围正常乳腺组织的切除范围。因此称为"乳腺部分切除术"（partial mastectomy）较为恰当。其内涵为切除肿瘤组织和周围部分正常的乳腺组织。保乳治疗定义为乳腺部分切除，配合局部放射治疗。对肿瘤位于乳房外上象限者，应同时行腋窝淋巴结清扫术。对早期乳腺癌患者，象限切除配合术后放疗，其生存率和局部复发率与乳房切除术相同，但对乳房体积较小的部分患者，象限切除手术切除乳腺组织过多，影响到乳房的美观。目前为止，肿瘤周围正常组织的最佳切除量还没有明确标准，有待进一步临床研究。

（一）保乳手术适应证

主要适用于有保乳要求的早期乳腺癌，包括0期、Ⅰ期、Ⅱ期（尤其是Ⅱ$_A$期）肿瘤。最佳适应证为局灶性原位导管癌和$T_1N_0M_0$、$T_1N_1M_0$期浸润性癌。

对同一乳腺癌不同象限存在两个以上病灶，患乳有弥漫性钙化灶、弥漫性导管癌以及治疗单位不具有放疗条件者，应视为手术禁忌证。保乳治疗患者应定期随访，保乳治疗失败随时进行手术切除，因此，缺乏定期随访保证者，也应慎用保乳治疗。

（二）手术操作

1. 乳房部分切除首先用亚甲蓝标记手术皮肤切口和乳腺切除范围，对有活检切口者，应尽可能将活检切口瘢痕一并切除。两侧游离皮瓣，充分显露肿瘤，整块切除肿瘤周围1～2cm的乳腺组织，深度达胸大肌，包括部分胸大肌筋膜。如果底部和胸大肌较近，应切除部分胸大肌，即切除深度和改良根治术一致。切除的标本用缝线标志。尽管理论上冰冻切片不能完全反映切缘的情况，临床实践中仍需要冰冻病理检查，如果边缘有累及，应扩大切除范围。

2. 乳房部分切除术后乳腺组织的缺损借助重力作用可自行对合，大部分不需要缝合。乳房正中上、下方的切口由于重力的作用不仅不能闭合伤口，反而会使伤口裂开，因此该部位乳腺组织需要缝合。选择缝合腺体组织时，建议使用可吸收缝线，对合时避免线结过紧或组织扭曲，否则对合后可扪及局部硬结。术中采用半卧位，观察是否有局部凹陷或变形，发现变形时应及时调整，最后放置引流，缝合皮肤。

3. 腋窝淋巴结清扫。除原发灶位于乳房尾部者外，腋窝淋巴结清扫应另选切口。常取腋窝顶部S形或腋皱襞切口，具体方法同腋窝淋巴结清扫。

4. 保乳术后的即刻乳房再造。可分为两类：一类是原有乳腺组织的调整手术，一类是组织充填手术。

乳腺组织调整手术适合乳房体积较大的患者。手术方法取决于乳房体积和乳腺切除范围。

（1）对乳房较大而切除范围较小的患者，不需要做特殊的调整。

（2）乳房体积较大而切除范围中等的患者游离切口两侧皮瓣，然后将两侧乳腺基底稍分离，将乳腺体重新缝合。近乳晕处乳腺组织较厚，应做两层缝合。近外侧乳腺变薄，只需缝一层。

（3）切除范围较大的患者，可以应用乳房缩小手术的原则。乳房上半部分的缺损应用下蒂瓣，乳房下半部分的缺损应用上蒂瓣修复。

组织充填手术适用于乳房体积较小，切除组织量相对较大的患者。由于原有组织量小，缺乏调整的余地，需要进行组织移植充填，常用的移植物为局部腋下皮瓣、背阔肌肌皮瓣（图74-144）。

根据皮肤缺损的多少,可以去除整个皮瓣的表皮,也可以保留部分皮瓣的皮肤(手术方法参阅有关章节)。多数作者认为TRAM皮瓣应该用于整个乳房切除术后的再造,不应该使用TRAM皮瓣修复部分乳房缺损。值得注意的是,对于乳房体积较小、切除的乳腺组织量相对过多、乳房变形严重的患者,和保乳手术相比,保留皮肤的乳房改良根治术配合乳房再造的形态效果会更好。

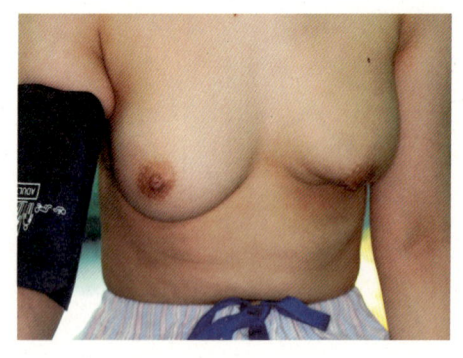
A

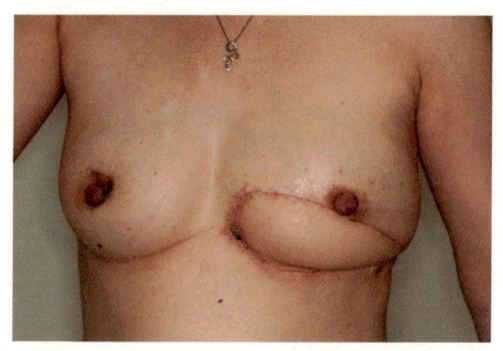
B

图74-144　保乳治疗术后畸形,应用背阔肌肌皮瓣修复术后

六　乳房部分切除术后的二次手术治疗和并发症

正规保乳治疗后局部肿瘤复发对患者和医师都带来巨大的精神压力,大都选择经典的改良根治术,切除整个乳房组织,放弃或配合乳房再造术。

再次乳房切除常见于第一次术后病理检查提示边缘有肿瘤细胞的患者,为第一次手术乳房部分切除范围不足所致。二次手术在第一次手术石蜡切片报告后或保乳治疗局部复发时进行,术中应将第一次手术造成的空腔或缝合组织完整切除,重新调整缝合。

血肿和血清肿是乳房部分切除术后最常见的并发症,预防的方法是术中止血要彻底,术后放置引流条,用适当的压力加压包扎。乳房内小的血肿可自行吸收,较大的血肿需要反复穿刺抽吸加压包扎或重新放置引流。有的作者认为乳房内血肿或血清肿的形成有助于改善和维持乳房的形态,这实际上是一个误区。血肿的形成导致痛性炎症反应,造成局部纤维增生和瘢痕形成,放疗会进一步加重纤维化,造成部分患者乳房变形。腋窝淋巴结清扫术后并发症处理详见有关章节。

(吴珊　孙家明)

第十一节　乳头及乳晕的再造

一　乳头乳晕的位置及结构

(一)乳头

乳头基底部直径一般为0.8～1.2cm。。未婚妇女与未育妇女的乳头一般较小,在妊娠期,乳房与乳头受到体内雌激素与孕激素的作用，乳腺小泡与乳腺管增殖，乳头渐渐增大，变得更为突起，为哺育孩子做好准备。

多数学者主张应用几个数据一起确定乳头的位置：胸骨上切迹至乳头的距离，一般为18～24cm，平卧位时升高2～3cm；乳头间距为18～24cm，胸骨中线至乳头的距离为9～12cm；乳房下皱襞至乳头的距离为5～7cm，平均6cm。Frederick提出，乳头位置在锁骨中线上，上臂中点下方1cm处。Skoog和Ress根据临床经验指出，缩乳术中的乳头位置最好设计在理论位置之下，以避免术后乳头位置过高。以上臂中点作为确定乳头位置的参考点，实际包括了身高因素。

由于种族差异，西方学者研究的这些数据不一定符合东方女性的乳房特点。国内学者姚榛祥1985年对16～40岁的210名女性的乳房进行了体表解剖和形态学的各项测量，得出结论：乳头位置随年龄变化，年轻妇女乳头位于第5肋间、锁骨中线外1cm；中年妇女乳头位于第6肋间、锁骨中线外1～2cm。冷永成1986年对17～43岁的77名女性的乳房进行测量，得出结论：乳头位置不仅与体型胖瘦、乳房发育程度有关，还与身高关系密切，即乳头与胸骨上凹间距（cm）＝1/10×身高（cm）＋2。赵平萍亦认为乳头与胸骨切迹间距与身长有关，为身高的11%～11.5%。

乔群医师结合对中国未婚女性250个乳房体积的测量，对乳房的体表解剖学进行了深入的研究，科学地论证了乳头的位置是受乳房体积影响而与身高无关，即乳头位置受乳房体积影响向外下方移位，乳房体积大约每增重300ml，乳头向外下方移位1.0cm。

（二）乳晕

乳晕是乳头周围皮肤色素沉着较深的环形区。乳晕多为圆形，直径一般为3.5～4.5cm。乳晕皮肤有色素，一般青春期呈玫瑰红色，皮肤较白者为粉红色，乳晕相对着色比乳头深。在妊娠期、哺乳期，色素沉着加深，呈深褐色，这种改变以后不易消退。乳晕区有许多小圆形凸起，为乳晕腺，亦称蒙哥马利腺。人的乳晕腺有5～12个，是汗腺与乳腺的中间过渡型，乳晕腺为一种皮质，可分泌脂状物，润滑乳头及乳晕，对乳头乳晕有保护作用，在妊娠及哺乳期时特别发达。乳头、乳晕皮肤薄弱，神经末梢丰富，哺乳期易发生乳晕皲裂，疼痛剧烈。

二、乳头内陷

乳头内陷（nipple inversion）是指部分或全部乳头不正常地低于乳晕平面。由Copper于1840年首先报道。1879年，Kehrer报道了第一例手术纠正乳头内陷病例，同时Sellhein也报道了他的经验。乳头内陷通常是先天性畸形，也可能因外伤、炎症、肿瘤及手术造成。反复乳腺炎症、巨乳缩小整形术后等易有乳头内陷并发症。先天性乳头内陷并不十分少见，Park等报道先天性乳头内陷的发病率大约为3.26%，其中86.79%是双侧，而13.21%是单侧。乳头内陷除了不能哺乳等功能问题，乳头深陷于乳晕之中，凹陷乳头内可积存污垢或油脂，造成奇痒、湿疹或炎症。婴儿难以吮吸乳汁，给患者带来心理上的压抑或生活上的不便。

（一）临床表现

乳头内陷可以表现为乳头"完全缺失"，其实是反向深陷在乳晕之中。轻者乳头失去突度，部分乳头凹陷于乳晕之中，可以用手挤出内陷乳头，或用负压吮吸而使乳头突出于体表。重者乳头外观缺失，完全陷于乳晕平面之下，呈"火山口"畸形。乳头无法被挤出。内陷乳头被挤出后，一般较为细小，而且常常没有明显的乳头颈部。

临床上可将乳头内陷分为三类：①Ⅰ型乳头内陷，乳头部分内陷，乳头颈存在，能轻易挤出内陷的乳头，挤出后，乳头大小和常人相似；②Ⅱ型乳头内陷，乳头全部凹陷在乳晕中，但可以用手挤出乳头，乳头较正常者小，没有乳头颈部；③Ⅲ型乳头内陷，乳头完全埋在乳晕下方，无法挤出凹陷的乳头。

前来就诊的乳头内陷患者中，既有青春期女性，也有已婚或已育妇女，在不少Ⅰ、Ⅱ型乳头内陷的已育妇女中，内陷乳头还可哺育儿女，但婴儿较难吮吸，需要吸奶器辅助。

乳头内陷的病理表现为乳腺管短缩，乳头内肌肉发育不良，乳头下较少有纤维肌肉组织，乳头下组织空虚，缺少支持组织，并在乳腺管间充塞有短缩的纤维束。

（二）治疗原则

乳头内陷以手术治疗为主。一般患者有物理治疗的历史，因无效而就诊于整形外科医师。对轻度患者，物理治疗是一个可能有效的方法，持续负压吸引有助于内陷矫正。乳头内陷整形手术的美学目的是获得充分的乳头突度。最常用的手术操作原则有充分松解乳头下的乳腺导管及其周围纤维束、通过组织移植充填空虚的乳头以及缩窄乳头颈，以免充填到空虚乳头内的组织疝出。根据这些治疗原则，在采用各种方法移植组织充填乳头下空虚处和缩窄乳头颈的同时，许多医师会为了充分松解牵拉而切断乳腺导管。解剖学上，乳头的感觉神经支配主要来源于第4肋间神经的外侧皮支，通常是沿着主要导管系统走行的。因此，乳腺导管需要尽可能保留，不但可以最大限度上保护乳头感觉，而且使哺乳存在一定可能。

乳头内陷的整形手术方法有二十多种，并且不断有新方法被报告，有些手术方法容易复发。有学者认为，单纯施行乳头部分切除的乳头内陷整形手术，术后易复发。Broadbent和Woolf手术、新月形乳晕瓣手术、改良的Pitanguy手术、组织瓣转移乳头内陷整形术、对偶交叉真皮瓣法都是较易操作且复发率低的手术方法。

（三）手术成功的原则

1. 松解引起乳头凹陷的纤维束，必要时切断部分或大部分短缩的乳腺导管。
2. 组织移植充填空虚的乳头。
3. 在乳头颈部制造一狭窄环，防止被充填到空虚乳头内的组织疝出，可采用荷包口缝合，或做乳头颈部部分皮肤切除，以缩窄乳头颈。
4. 术后做一定时间的乳头牵引，以避免内陷复发。

（四）组织瓣转移乳头内陷整形术

适用于Ⅰ、Ⅱ、Ⅲ型乳头内陷整形的手术方法。1992年王炜教授命名为新月形瓣乳头凹陷矫正术。可适用于多种类型的乳头内陷畸形。

1. 麻醉　用1%利多卡因加1∶200000肾上腺素做乳头根部浸润麻醉。
2. 牵引乳头　用1号丝线或3-0尼龙线在乳头处缝合两针，使内陷乳头被牵出乳晕表面。
3. 切口设计　分三种。①乳头、乳晕下新月形切口；②乳头、乳晕S形切口；③乳头、乳晕横切口。前两种切口适合乳头颈缺失及乳头细小的患者，可利用旋转乳晕皮瓣转移加大乳头。
4. 乳晕皮瓣的设计　①新月形乳晕瓣；②双侧新月瓣；③单侧或双侧乳晕三角瓣。
5. 切断乳头纤维束　在乳头切口内分离乳腺导管，切断乳腺导管间短缩的纤维束。如果还不足以放松乳头牵引线，检测乳头内陷被矫正的情况，常常需要切断部分或大部分乳腺导管，这样畸形就可得到矫正。
6. 乳腺组织瓣制备　在切断乳腺导管间纤维束及部分乳腺导管后，有时不能矫正乳头内陷，需要在乳头下方及乳晕下方设计乳晕组织瓣充填乳头和乳头颈。设计(0.6～1.0)cm×(1.5～2.0)cm的组织瓣。此瓣尖端要求切断乳腺导管的下方。乳腺组织瓣的蒂在远方，因此设计要注意血供，避免出现坏死。
7. 缝合　将新月形乳晕皮瓣插入乳头颈部，颈部做荷包口缝合，防止移植充填乳头的乳腺组织瓣回纳，造成内陷复发。

8. 固定于拆线　固定乳头牵引线，术后7天拆线。

（五）改良Pitanguy方法

改良的这个方法是一种简易的乳头内陷矫正手术。适用于Ⅰ型和Ⅱ型乳头内陷畸形。王炜教授对此方法做了一定的改良，以适合Ⅲ型乳头内陷。

1. 麻醉　手术在局部麻醉下进行，采用1%利多卡因加1∶200000肾上腺素做乳头根部浸润麻醉。

2. 牵引　将内陷乳头挤出，用1号丝线或3-0尼龙线在乳头处缝合两针，使内陷乳头被牵引出乳晕表面。

3. 横切口　沿乳头中央横轴处切开乳头，切口线部分进入乳晕区。

4. 切断纤维束　沿上半及下半个乳头的乳腺管周围彻底分离乳头纤维束，使之剪断，放松乳头牵引线，评估内陷的乳头是否得以矫正。对于Ⅰ型乳头内陷，分离、切断纤维束后，加外翻缝合，常能矫正乳头内陷畸形。但对于Ⅱ、Ⅲ型乳头内陷，常还需进行下面的几种改良。

5. 乳腺组织瓣转移　分别在2、8点部位的乳晕下方设计乳腺组织瓣，大约0.8cm×1.5cm，蒂在乳头部位，切断一半或大部分乳腺导管，其中一块乳腺组织瓣翻转充填空虚的乳头，另一组织瓣充填切断乳腺导管后留下的乳头颈区空虚。

6. 缝合　在乳腺瓣供区的空虚处做乳头颈部的紧缩缝合，防止移植的乳腺瓣回纳，或采用乳头颈部荷包口缝合，缩窄乳头颈部。

7. 辅助三角乳晕皮瓣移植　一般而言，上述手术已能矫正乳头内陷畸形，但有时用手挤压已经突出的乳头，还会回纳内陷，此时可在乳晕2点或8点处制备0.5cm高的三角形乳晕皮瓣，插入乳头颈部，目的是制造乳头颈部及缩窄乳头颈部。

8. 固定与拆线　用胶布固定乳头牵引线，防止乳头回纳而凹陷。术后1周拆线，去除乳头牵引线。

（六）Broadbent和Woolf手术

此手术适用于Ⅰ、Ⅱ、Ⅲ型乳头凹陷的整形。

1. 麻醉　用1%利多卡因加1∶200000肾上腺素做乳头根部浸润麻醉。
2. 牵引　用1号丝线在乳头处缝合两针。
3. 横切口　做乳头、乳晕横切口。
4. 移植　做乳头下乳晕组织瓣移植。

（七）对偶交叉真皮瓣法

手术在局麻下进行，首先在乳晕周围以及乳头下方浸润注射含有1∶200000肾上腺素的1%利多卡因局麻药。撑开内陷处，于乳头顶部用3-0丝线缝合一针牵引线，提拉出乳头，显现相当于乳头颈以及乳头缘的位置，用亚甲蓝标记，呈两个同心圆。分别于3、6、9和12点方向设计四个直线切口。切口跨过乳头颈标记线，远端不超过乳晕边缘，近端不及乳头边缘。以切口线为长轴，设计四个真皮瓣。每一个瓣的短对角线位于乳头颈部的弧线上，长4~5mm。长对角线的两端不超过皮肤切口线。设计完成后，切开皮肤达真皮浅层，两侧潜行分离2~3mm，沿表皮和真皮的交界，全层切开皮肤至皮下，以真皮瓣长轴方向乳晕处为蒂，形成两个方向上的四个真皮瓣。然后，用眼科剪刀在乳头下方沿着真皮瓣方向分离两个成90°夹角的隧道，穿过乳腺导管至对侧。充分松解乳腺导管周围的纤维组织。用5-0尼龙线穿过真皮瓣远端，牵引经隧道到对侧缝合于对侧真皮瓣的基底部，对侧同法操作。供区分层缝合，除去牵引线。避免乳头受压，术后10

天拆线（图74-145，图74-146）。

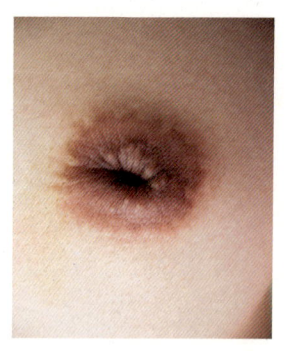
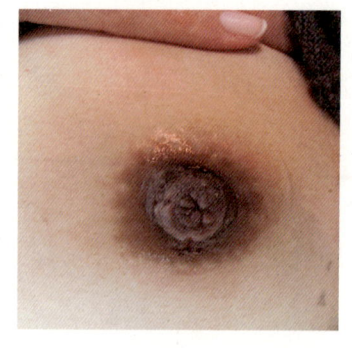

图74-145　对偶交叉真皮瓣法。Ⅲ度乳头内陷术前、术后

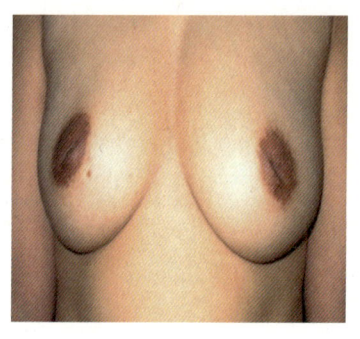
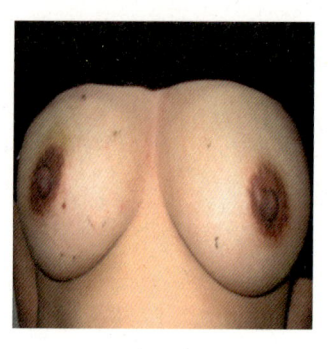

图74-146　对偶交叉真皮瓣法。双侧Ⅲ度乳头内陷术前、术后

（八）非手术治疗乳头凹陷的非手术治疗——微创渐进牵拉法

此方法无须手术，但需要4～6个月佩戴牵引器。其方法是利用直径1cm或1.5cm的5ml或10ml的一次性注射器制作牵引器，同时根据患者的乳头基底直径选择相应直径大小的牵引器。长度为1.3～1.5cm，在3、6、9、12点位置的牵引器顶端分别钻直径1mm的孔。乳头基底局麻后，牵引出乳头。将直径1mm的针头作为导针，用直径0.6mm的钢丝穿过两乳头基底并固定于牵引器上。手术后患者可以正常穿胸罩。一月1次随访，并根据需要调整钢丝。通过复诊收紧内陷的乳头达到一定张力。在拉紧乳头时，必须确保足够的血液供应，这是至关重要的，以防止乳头坏死。根据乳头内陷的严重程度。于治疗后4～6个月去除牵引装置。

乳头缩小整形：乳头肥大或过长，可采用乳头缩小整形。可采用乳头中央部分切除，或乳头一侧做楔形切除，也可选用乳头顶部分楔形切除。

三　乳头乳晕再造术

乳头乳晕再造是乳房再造过程中的一部分，能起到画龙点睛的作用，但部分患者要求不高，仅希望穿衣时达到两侧对称，拒绝进行乳头乳晕再造。乳头乳晕再造也可以用于外伤、感染等造成的乳头乳晕破坏和缺损。乳头乳晕再造一般在乳房再造后3个月，组织经过了吸收变形等过程，再造乳房形态相对稳定后进行。在保留皮肤的乳腺改良根治术后即刻再造的患者中也有即刻行乳头乳晕再造的报道。

乳头再造常用的方法有复合组织移植再造和局部皮瓣法再造两大类。复合组织的供区已报道的有健侧乳头乳晕、小阴唇、耳垂、第5趾等，再造的乳头形态比较恒定，缺点是再造乳头有时突出度不够，破坏了供区的正常组织形态，特别是健侧乳头和小阴唇部位，不易被患者接受。局部皮瓣法乳头再造简单易行，缺点是再造的乳头随时间的推移，逐渐回缩或吸收从而变小甚至消失，因此应用皮瓣法再造乳头应"矫枉过正"，再造乳头术后随时间的迁延渐趋对称。乳晕再造过去一直采用游离皮片移植的方法，供区采用与乳晕皮色相近的部位，如小阴唇、大腿和腹股沟部位等。自Becker等应用皮肤文身法着色取得逼真的效果后大大扩展了供区的范围。

（一）再造时机

一般在乳房再造后3个月，再造乳房形态相对稳定后进行。

（二）术前定位

各种乳头乳晕再造方法的术前定位基本相同，要求再造乳头乳晕的大小形态与健侧相同，位置对称。患者取站立位或坐位，双上肢自然下垂，肩部位于同一水平。首先标画出胸部正中线和健侧锁骨中点与乳头中点连线，在健侧乳头同一水平线，按对称原则确定患侧乳头的中心位置；然后用记号笔参照健侧乳头大小，标画出再造乳头和乳晕的大小。

值得注意的是当两侧乳房不对称的时候，乳头乳晕的位置应位于乳房隆突的最高点，不能机械性地要求两侧对称。当两者发生矛盾时，乳头在最高点是第一原则，对称性是第二原则。乳头位置正常而大小、位置稍有差异的乳房要优于乳头对称而位置不对的乳房。

（三）麻醉

乳房再造术后3个月，局部感觉恢复尚未完全恢复，乳头再造手术一般不需麻醉。若需要麻醉，可采用0.5%利多卡因局部浸润麻醉，一般不使用肾上腺素。

（四）乳头再造

1. 改良星状皮瓣（skate flap）乳头乳晕再造

（1）皮瓣设计：先根据健侧乳头乳晕的大小，在再造区画两个同心圆，中间小圆圈的直径等于乳头的大小，外面大圆圈的直径等于乳晕的大小。以乳头直径为下方瓣的宽度，在其两侧分别设计两个小瓣，皮瓣的宽度是再造乳头的高度，一般为1.5cm（图74-147）。

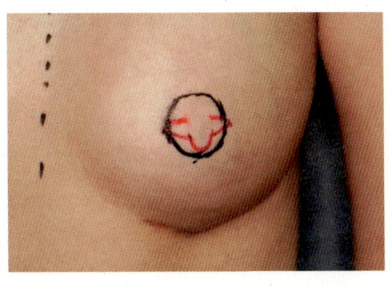

图74-147　改良星状皮瓣乳头乳晕再造术前设计

(2) 手术操作：切开皮肤，先将下方瓣掀起，皮瓣包含皮肤和皮下脂肪组织，然后将两侧的两个皮瓣掀起，皮瓣不包括皮下脂肪组织，将三个皮瓣做交叉缝合，缝合皮瓣供区皮下组织创面，便于植皮。

乳晕区剩余的皮肤去除表皮，从 TRAM 皮瓣供区一侧取"猫耳朵"或从腹股沟切取中厚皮片，游离移植于乳晕区，局部加压包扎（图 74-148）。皮片成活后文身着色，文身后随着时间的推移色素变淡，部分患者需要二次文身补加颜色。

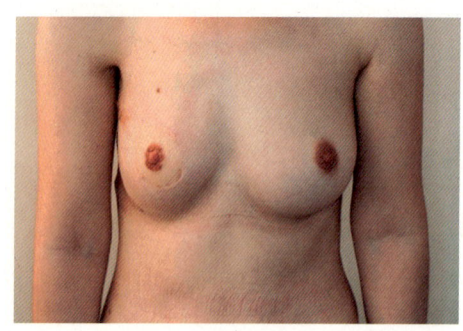

图 74-148　改良星状皮瓣乳头乳晕再造术后

2. **平分对侧乳头乳晕法**　如一侧乳头、乳晕缺失，而健侧良好且较大者，可取健侧乳头、乳晕的 1/2 再造患侧乳头、乳晕，此类术式中有半分法、同心环法、螺旋缝合法等。

螺旋缝合法：为将乳头横分为二，于乳头上缘和乳晕上缘间的中点定点 a，同法在下方定点 b，然后分别由 a、b 点向乳头横切口的两端和向乳晕缘的 3、9 点的位置画出弧线切口。将其一半切下以供移植之需，旋转缝合再造乳头乳晕，另一半留于原位，同法缝合（图 74-149）。

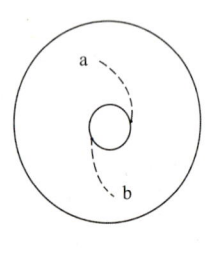 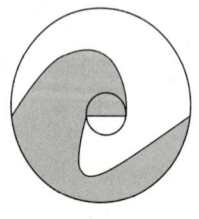 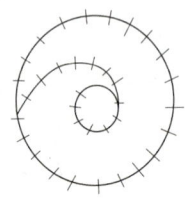

A　　　　　　　　　　B　　　　　　　　　　C

图 74-149　螺旋缝合法
A、B. 切口设计，缝合前　C. 缝合后

有研究表明，在各种类型的皮瓣乳头再造术中，术后 6 个月内，乳头的突度丧失 40%～50%，之后趋于稳定。在乳头再造时需注意：①要比正常的乳头大出约 40%；②术后 1 个月内防止乳头受压，纱布剪洞进行包扎；③防止皮瓣血供障碍；④拆线要适当延后，约 3 周再拆线；⑤乳晕文身要等瘢痕可以承受一定的张力后再进行，切忌术后 2 周就进行文身，导致伤口重新裂开。

3. **乳晕再造**　尽管之前有人采用组织移植等方法再造乳晕，目前来看，文刺是简单易行、创伤最小且能被患者接受的再造方法。文刺指将染料用针刺的方法刺入皮肤真皮内，正确地调配染料的染色是成功的关键，文刺文身要考虑到远期染色的变化，咖啡色的染料文刺后往往会变成黑色，有时染色会随着时间的变化变淡，有时需要补充着色。另外，再造乳房的皮肤较厚，与眼睑菲薄的皮肤不同，与文眉毛相比不容易着色。

（余力　王炜）

第十二节　男性乳房发育症

正常男性乳腺组织仅有少数不发育的乳腺管及少量结缔组织，乳头小，乳晕呈褐色或浅褐色，外表平坦。如果乳腺出现异常发育，即称为男性乳房发育症（gynecomastia，GYN），是指男性乳房的良性扩大。

GYN，又称为男性乳房肥大症或男子女性型乳房，乳腺及结缔组织增殖，乳头增大，乳晕色素加深，乳房突起，呈女性样，通常表现为单侧或双侧乳房无痛性进行性增大，或乳晕下区域触及痛性肿块，影响患者美观和心理健康。

一　病因

GYN的发生和雌激素（E）/睾酮（T）的比值增高有关，通常表现为血清激素水平的变化，但某些患者仅发生乳腺局部酶活性的改变或激素受体的变化。同时，遗传和环境因素的共同作用在男性乳房发育症发病中也起到一定的作用。通常药物诱导与疾病伴发是男性乳房发育症的常见原因，但仍有不少患者找不到明确的原因。临床上对于GYN的病因学研究尚未达到一个满意的程度。

目前，对于男性乳房发育症的病因研究主要包括以下几个方面。

（一）药物

药物是最常见的能够明确引起男性乳腺发育的原因，包括：

1. 雌激素或雌激素前体物质　临床常见于长期应用雌激素治疗的前列腺癌等患者。某些病例血清雌激素水平增高不明显，但应用洋地黄类药物具有雌激素效应，海洛因也具有植物性雌激素作用，均会促进男性乳房发育。肿瘤化疗药物，特别是烷基化物通过直接作用于睾丸而使血清中卵泡刺激素（FSH）和黄体生成素（LH）增高，睾酮浓度降低；另一些药物如氟他胺，可依靠影响雌激素对靶组织的活性作用而提高雌雄激素比值，均可引起男性乳房发育。

2. 抗雄激素类药物　临床上常见于螺内酯用于心衰或肾衰的治疗时。大剂量应用胃酸分泌抑制药物如西咪替丁、奥美拉唑等，以及抗真菌药酮康唑等，均可通过降低雄激素效应而相对提高雌激素活性，使雌雄激素比值增高，而引起男性乳房发育。大麻等毒品和抗寄生虫药物苯氧司林等可产生对抗雄激素作用，也成为男性乳房发育的原因之一。

3. 刺激催乳素水平升高的药物　如甲氧氯普胺、舒必利、吩噻嗪，以及多塞平等三环类抗抑郁剂等可通过刺激催乳素水平升高造成男性乳房发育。

有些药物可通过几种机制产生此症，如大剂量螺内酯能阻止雄激素产生并降低雄激素活性。其他药物如钙通道阻抑剂氨氯地平及地西泮也有类似作用。

总之，许多药物与此症有关，药物是引起GYN的常见原因之一。

（二）雄激素缺乏性疾病

1. 性腺功能减退症　如克兰恩费尔特综合征（Klinefelter's syndrome）、睾丸功能衰竭等。在原发性睾丸退化引起继发性性功能不全的病例，一方面，雄激素分泌不足，使雌雄激素比值升高；另一方面，由睾丸退化致垂体促性腺激素水平增高，后者刺激睾丸分泌较多的雌激素，使雌雄激素比值更高，从而引起乳房增大。

另外，与酶遗传性缺陷有关的先天性疾病如真两性畸形，有些病例虽不属两性畸形，但因有一种相关酶缺乏而引起本症。隐睾症、外伤、辐射、感染（腮腺炎、麻风）、肾衰亦为常见原因。Rhoden等（2004）报道因性功能减退患者接受芳香化酶抑制剂阿那托唑进行雄激素替代治疗，可出现乳房发育的病例。

2. 雄激素敏感性降低　机体对雄激素的敏感性降低，也可造成GYN，该类患者常伴有青春期性发育延迟。

3. 垂体功能减退或促性腺激素（包括FSH、LH）缺乏　如垂体的肿瘤可干扰正常的促性腺激素代谢，雄激素缺乏，是GYN发病的原因之一。

（三）雌激素相对增多性疾病

由肿瘤诱发的本症只占少数，乳房肥大作为症状而发现肿瘤的情况则较常见。能引起乳房肥大的肿瘤一般可分为两种类型：一类是肿瘤细胞能分泌雌激素或其前体；另一类是肿瘤细胞以旁分泌形式产生绒毛膜促性腺激素（hCG）和雌二醇（E_2）等。第一类肿瘤主要是睾丸间质细胞（Leydig cell）肿瘤，一般为良性，能大量分泌雌激素引起男性乳腺增生。Loy等报道引起乳房肥大最常见的睾丸肿瘤都和hCG有关。hCG能刺激睾丸间质细胞产生睾酮和雌激素，睾酮则在周围组织和肿瘤中转化为雌激素。塞尔托利细胞（Sertoli cell）肿瘤即滋养细胞肿瘤，能使雌激素前体芳香化；肾上腺肿瘤由于产生过多的雄激素及后转化产生的雌激素等均可引起乳房肥大，这些肿瘤通常属恶性。此类肿瘤患者血清雌激素水平升高，而黄体生成素和卵泡刺激素水平反而降低。第二类肿瘤可见于绒毛膜癌、肺癌、纵隔肿瘤及胃肠道恶性肿瘤。肝脏肿瘤也可致本症，据研究表明其机制和肿瘤自身的芳香化酶活性增高有关。

（四）体内其他激素含量异常性疾病

如"甲减"、"甲亢"、高催乳素血症等。10%～40%的男性甲亢患者可伴发此症，部分患者以男性乳房发育作为首发症状而就诊，其可能是由肾上腺分泌的雌激素产生过多和雄激素在周围组织中大量芳香化为雌激素所致。研究表明甲状腺激素可引起睾酮-雌激素结合球蛋白（testosterone estrogen binding globulin，TEBG）增加，结合睾酮增加，游离睾酮减少大于E_2，加上外周芳香化合酶活性增强，使T转化为E_2增多。此外，甲亢可使睾丸间质细胞功能下降，造成雌雄激素比值增高也是GYN发病的可能原因。随着甲亢药物治疗，甲亢症状的好转，乳腺发育及血清学检查中不正常的内分泌指标也随之转为正常。

（五）其他疾病

如肝脏疾病时，由性激素结合球蛋白（sex hormone binding globulin，SHBG）增高所致的游离雌激素含量相对增高。肝硬化为男性乳房肥大的重要原因之一，是由于肝脏对雄激素灭活能力下降，使更多的雄激素在周围组织中转化为雌激素及雌激素在肝内灭活障碍，而致雌激素与雄激素的比例失调。

结核病是一种慢性消耗性疾病，由于人与致病菌之间长期相互作用可导致身体各系统（包括内分泌腺）的损害。当其处于活动期，性腺功能在一定程度上受到抑制，从而造成T及E_2分泌减少，血清T及E_2浓度降低或者T/E_2比值减低，伴随PRL增高。另外，结核患者需要长期服用异烟肼、利福平等抗结核药物（最短化疗方案达6个月），利福平为肝药酶的强诱导剂，可影响雌激素的灭活，从而导致内分泌紊乱；异烟肼引起乳腺发育的机制可能与异烟肼影响B族维生素的代谢而导致内分泌平衡失调有关。这两类药物因干扰性激素代谢均可以导致男性乳房发育。

在患有肾功能衰竭和进行透析治疗的患者中，由于肾衰时睾丸机能受抑制而在透析时逐渐恢复，约30%的患者在治疗后4周至数月出现男性乳房肥大，症状常在1年内消失。HIV感染也能诱发本症。

（六）特发性

特发性GYN是排除药物诱发、并存疾病等原因，目前尚无明确病因的男性乳房发育。最新研究认为其可能与环境污染有关。环境污染物中有一些是类雌激素样化合物，如烷基苯酚类、双酚类、邻苯二甲酸酐类、多氯联苯类、有机氯等，可进入人体内而产生性激素样作用。

二 分类、诊断及鉴别诊断

（一）分类

目前，GYN的分类方法主要为按病因分类和按乳腺与脂肪组织比例分类：

1. 按病因分类　按照GYN发病原因不同，其可分为生理性、病理性两大类。

（1）生理性GYN：比较多见，可发生于各个年龄阶段，但多见于新生儿期、青春期和中年后期这三个阶段，往往找不到明确的病因，又被称为特发性GYN。

新生儿乳房受胎盘高雌激素水平的影响，发生率高达60%~90%，表现为乳房增大结节，出生后随雌激素水平迅速下降乳房发育逐渐消退，但亦可持续几个月。

青春期男孩50%~75%可发生本症，临床表现为乳腺结节与胀痛，乳头下可触及圆盘状肿块，较硬，多有轻微触痛，单侧或双侧发生。常常从10岁左右开始发育，13~14岁时达到高峰，约75%在2年内自行消退，8%可持续3年以上，一般持续1~2年，也可终生不消退，可能与生长激素、性激素及肾上腺激素的刺激，肥胖等因素有关。

中年男性约30%出现本症，以后发病率逐渐增高，70岁左右可达60%以上。老年人发生本症主要是由于睾丸功能退化，体内雄激素水平的全面下降，导致雌/雄激素比值升高有关，还有一些老年期倾向性因素如性激素、黄体激素及睾丸间质细胞对促性腺激素的反应性降低。

（2）病理性GYN：是指能够找到病因的GYN。

一是能找到原发性病变，GYN是原发性病变的一个临床表现。常见于：①肿瘤，一类是睾丸源性和肾上腺源性肿瘤，肿瘤细胞能分泌激素或其前体；另一类是肺癌、纵隔肿瘤、膀胱移行细胞癌及胃肠道肿瘤（胰腺癌、胃癌）等，肿瘤细胞可以以旁分泌形式产生绒毛膜促性腺激素和雌二醇。②性机能低下性疾病，多见于继发性性腺机能减退、雄激素不敏感综合征、染色体异常、睾丸缺陷及两性畸形。③其他，如肝硬化、甲亢、甲减、HIV感染等。

二是药物性GYN，多与治疗疾病有关，很多药物可导致此症。①激素类药物，常见的有雌激素、促性腺激素、可芳香化的雄激素和生长激素等；②具有雌激素效应的药物，如洋地黄、海洛因等；③抗雄激素类药物，如烷基类肿瘤化疗药、抗真菌药酮康唑，以及抗溃疡制剂西咪替丁、奥美拉唑和雷尼替丁等；④有些药物可通过几种机制产生此症，如大剂量螺内酯能阻止雄激素产生并降低雄激素活性；⑤有些药物与此症有关，但作用机制还不清楚，如钙通道阻滞剂硫氮䓬酮及地西泮等。

2. 按照发育的乳腺组织中乳腺实质与脂肪组织的比例分类　按照乳腺组织中乳腺实质与脂肪

组织比例的多少，可将GYN分为以下三种：①增大的乳房以乳腺实质增殖为主；②增大的乳房以脂肪组织增殖为主；③增大的乳房中乳腺实质和脂肪组织增殖情况相当。

该分类方法由Cohan于1987年提出，故可称为Cohan分类法。根据这种分类方法，外科医师可以在术前决定患者需要采取何种手术方式：如增大的乳房以乳腺实质增殖为主的，需要采用锐性切除的方法；如增大的乳房以脂肪组织增殖为主的，可采用单纯抽吸方法治疗。因为单纯靠术前查体难以准确区分乳腺实质和脂肪组织的确切比例，所以该法实际应用价值有限。

临床工作中，可以采用触摸、B超、磁共振等方法帮助医师判定乳腺实质的类型，以指导治疗方法的选择。笔者在临床工作中发现术前性激素测定也有助于对乳腺实质组织的判断，如雌激素增高明显，乳腺组织以乳腺实质组织纤维增生为主；如孕激素增高明显，乳腺组织以脂肪组织增生为主。

（二）诊断

目前多数学者主张诊断男性GYN时乳腺肿块直径应在2cm以上，而有些人认为0.5cm以上即可确诊。

GYN可见于各个年龄阶段，临床方面以乳房发育为典型表现，但乳房发育程度不一，从乳晕下可触及结节至如成人女性样乳房，多为双侧，也可为单侧，可两侧对称发育或不对称发育，一般无明显症状，但也可出现局部的胀痛、压痛或触痛，乳晕部色素可加深变大，有时乳头可出现溢乳。此外，因乳房肥大而导致的患者苦恼和精神压抑也是主要症状之一，年轻患者表现更突出。根据这些临床表现，大多可以诊断GYN，但要明确其病因，需要有完整的病史询问、全面的体格检查及一定的辅助检查方法。

1. 病史　应仔细询问患者有无持续的乳房增大病史，是否有乳房胀痛及性功能异常史，是否有别的女性化改变，是否有体重改变，是否有甲亢、肝病等病史，是否有乳房发育家族史，是否有服药史、肝炎接触史、性激素药物接触史，询问乳房增生肥大的生长速度等情况。

2. 查体　首先应注意检查乳房的发育情况。GYN患者乳房发育表现不一，多数为双侧，亦可为单侧，且两侧发育程度可以不等，尤其是注意检查乳房是否有恶性肿瘤相关改变，如有无乳腺肿块，按压乳头仔细观察有无血性分泌物溢出等。

同时应注意检查患者的身高、体重、第二性征、阴茎大小、睾丸肿大和肿块情况、甲状腺增大情况，腹部触诊是否有肾上腺肿物或肝肿大，观察全身毛发和患者声音情况有无异常等。

3. 实验室检查　目的是了解患者体内性激素水平和寻查病因，包括血清E_2、T、LH、FSH、性激素结合蛋白、hCG、催乳素、肝肾功能及甲状腺功能测定等。LH、FSH及T水平的测定能进一步确定性功能不全的诊断；血清b-hCG值对排除肿瘤异位hCG的产生有帮助；其他实验室检查方法如免疫组化法测定VI型胶原蛋白、载脂蛋白D也有助于乳房肥大及肿瘤的诊断。在临床上可根据病情有选择性地进行检查。

4. 超声波检查　乳腺超声波（US检查，可较直观显示乳腺大小、形态和内部回声，可为GYN的诊断、治疗及鉴别诊断提供重要依据。原发、继发GYN的病理改变多半是乳腺导管增生和（或）脂肪堆积，可通过超声检查帮助判别以哪种情况为主，然后依不同情况选择不同术式。采用超声辅助下的细针抽吸术进行细胞学检查，对乳房各类肿块的鉴别诊断有一定的实用性，但由于其侵入性和准确性，仅在怀疑有恶性变的时候使用。

乳房X线造影术及超声检查在诊断GYN及鉴别肿瘤、脂肪组织方面各有其使用价值，虽然乳房X线造影术能够增加诊断的准确性，但超声波检查仍为推荐的首选检查方法。

5. 组织病理学检查　组织病理学检查是确诊GYN的最重要方法，也是研究GYN发病机制的重要手段。GYN乳腺近似青春期前的女性乳腺，有纤维脂肪组织内衬以上皮、肌上皮两层细胞的导管构成，既无输乳窦，又无末梢导管小叶单位。镜下早期可在疏松结缔组织中见有丰富的乳小管，以后则代之以致密的透明样纤维组织。

三 男性乳房发育症的治疗

GYN的治疗主要包括病因治疗、药物治疗和手术治疗。

(一) 病因治疗

凡能找到病因的GYN，均应首先进行病因治疗，彻底去除病因。如为因肿瘤引起的GYN应手术切除肿瘤，药物引起的应停服有关药物，肝脏疾病引起的应行护肝治疗，生理性GYN可暂观察待其自然消退，或给予药物治疗促进其消退。

一般情况下，对于因药物应用所致或其他疾病并发的男性乳腺发育，在停用相关药物及原有基础疾病治疗好转后，乳腺发育症状也可相应减轻或消失。

(二) 药物治疗

药物治疗，主要是靠药物调节内分泌进行治疗。在排除了明确病因导致的GYN的前提下，可以使用激素类药物治疗，目的是缓解疼痛、促进发育的乳腺组织消退。临床上常用的有抗雌激素药物（如枸橼酸氯米芬、三苯氧胺），雄激素（如达那唑），芳香化酶抑制剂（如睾内酯）等。

1. 双氢睾酮庚烷盐　可直接作用于靶细胞，不受芳香化酶的作用，疗效较好。用法：200mg肌注，每2～4周1次，共16周。

2. 枸橼酸氯米芬　为雌激素拮抗剂，可减轻中年人的乳房发育，作用明显，但本身可导致乳房发育，副作用较大。用法：口服，每天100mg，疗程1～6个月。

3. 三苯氧胺　为雌激素拮抗剂，疗效优于枸橼酸氯米芬，70%患者使用了之后可以恢复，是治疗生理性GYN有效的药物，对于减轻疼痛等症状和乳房发育的程度效果较好，尤其适合肿块型的患者，虽然其对脂类代谢和凝血功能产生一定的影响，但仍为一种安全有效的药物。用法：口服，每天20mg，疗程2～4个月。

(三) 手术治疗

病理性GYN待病因去除1～2年后乳腺大小仍不能恢复正常的，或生理性GYN观察或药物治疗2年后仍不能恢复较满意效果的，均应给予手术治疗。手术主要适应证如下：①乳房增生肥大持续24个月不消退，影响体型者；②局部症状较重，乳房体积过大，胀痛明显者；③有恶变危险者；④成年后发病，无病因可查，非手术治疗无效者；⑤影响美观，精神负担重，要求手术者。

GYN手术治疗的目标是切除多余的脂肪和乳房纤维腺体组织，如有必要去除多余皮肤，则以最小的瘢痕为代价重建正常的胸廓外形。手术方法应依据病变的大小及特点进行选择，在大多数病例的治疗中均采用了多种技术联合应用的形式。

抽吸加锐性切除法是近年来国内外治疗GYN比较流行的手术方法。该方法在抽吸去除乳房脂肪的基础上，锐性切除乳腺实质，可以达到去除大量乳腺组织、减少术中出血、术后并发症少、胸部外形恢复较好的目的，体现该两种术式的优点。具体的方法有Smoot的吸脂加偏心圆切口和Gasperoni等的吸脂加乳晕半环形切口法，Bauer等的吸脂加乳晕周围切口法和Voigt等的吸脂加乳房下皱襞切口法。

抽吸法治疗GYN的依据是利用吸脂术原理，采用负压吸引的方法，去除乳房皮下脂肪和乳腺实质。抽吸法具有简便快速、容易控制胸部外形、并发症少、患者恢复快等优点，但也存在去除乳腺实质不彻底、不能去除多余的乳房皮肤等不足。Goes等（2002）提出用超声波辅助吸脂治疗GYN，认为这种方法与传统的吸脂方法相比具有损伤小、皮肤回缩快、瘢痕不明显等特点，可以治疗大多数的GYN。近年来，国内外广泛开展的水动力吸脂技术似乎更有优势。它能够减轻手术医师在乳腺纤维间隔中抽吸脂肪的体力消耗，加快吸脂，减少手术所需要的时间。这些都是对吸脂方法的改进，可根据各单位自己的条件选用。

锐性切除法，采用手术刀或剪刀，既去除增生的乳腺组织，又保留乳头乳晕的血运，达到治疗要求。1946年，Webster报告了乳晕下入路切除男性乳腺的方法，这种方法目前在治疗GYN中仍然具有很重要的地位，并且如果实施得当，能够取得较好的效果。

锐性切除法常用切口为乳晕内半环形切口：在乳晕内设计乳头上方或乳头下方的半环形切口，如果乳房较大而乳晕较小，可以在乳房下皱襞外侧做一附加小切口，用长叶片剪刀伸入乳腺组织下，从胸筋膜表面剥离乳房。然后用剪刀从乳晕半环形切口进入，在乳腺组织的表面分离开乳腺组织与皮下组织，完全将乳腺组织游离后整块或切成2～4份后从切口提出。对乳房皮肤组织量较多的，可以采用乳晕上部半环形切口，切除乳腺组织以后在切口上方切除一块新月形的皮肤，上提乳腺组织，最后关闭切口。如Peters等（1998）报道：在乳头下方的乳晕内1mm做半环形切口，皮下分离乳腺组织，在12点和6点位置切开乳腺组织，保留胸筋膜表面厚0.5cm的一层乳腺组织，以保持胸部外形，并且在乳头乳晕复合体下保留一定量的乳腺组织，与胸筋膜相连为蒂，以保证乳头和乳晕的血运。如果有多余皮肤，则在乳晕上半部去表皮，保留真皮，切除下半部全厚皮肤，以保证术后乳头有来自乳头上部真皮蒂与乳头基部乳腺蒂的双重血供。该方法不但考虑到了术后瘢痕和胸部外形的问题，而且考虑到了乳头血运的问题，因此术后效果比较令人满意。该法具有暴露好、瘢痕小、可以去除多余皮肤等优点。

近来，有学者介绍了内镜皮下乳房切除术治疗，该法适合较小的GYN乳腺切除，切口小，术后瘢痕不明显，但行内镜皮下乳房切除术不能去除多余的皮肤，不适合乳房皮肤松弛下垂的患者。

（四）麻醉方式选择

GYN手术视乳房大小和医院的工作条件可选用局部麻醉、全身麻醉或硬脊膜外麻醉，笔者主张GYN手术时应当应用肿胀局麻技术。肿胀局麻技术简称为肿胀技术（tumescent technique），指1987年Klein用大剂量稀释的含有肾上腺素的利多卡因溶液浸润皮下作为脂肪抽吸的局部麻醉方法。该法明显增强了局麻效果，使手术易于进行解剖间隙的分离，明显减少了术中的出血，增加了手术的安全性，获得广泛应用和好评。将肿胀局麻技术推广应用于GYN手术操作中，术中沿切口标记线注射0.05%～0.3%利多卡因和1：200000肾上腺素肿胀液，每侧100～500ml，重点注射于皮下组织与乳腺组织深层，至乳腺组织表面明显肿胀或呈现橘皮样改变，可以取得较好的手术效果。

四 男性乳房发育症术后并发症及处理

GYN患者往往希望在留下最不明显切口瘢痕的情况下获得一个平坦正常的胸部。目前笔者常用的手术方法虽然创伤小、瘢痕小、并发症较少，但临床上仍然会有并发症出现。

统计文献资料，GYN手术后并发症发生率在3%～20%，常见的并发症是切口皮缘坏死、裂开、出血、血肿、皮下积液、感染、乳头乳晕坏死、乳头乳晕区感觉减退、双侧不对称和切口瘢痕，其中部分并发症需要再次手术治疗。

（一）出血和血肿

GYN术后出血和血肿多发生在术后48个小时内，临床表现为局部胀痛明显、引流管引出较多鲜红色血液、皮肤瘀斑和压痛。检查可触及术区张力较大。

主要原因：术中止血不彻底，包扎压力不够，引流不畅或活动过度。

处理措施：术后48个小时内应注意保持引流管通畅，观察引流量及其性质，适当制动。小的血肿可给予局部穿刺、全身应用止血药物、局部加压包扎观察，多可自行吸收消退；大的血肿一旦发生或引流量较大，确认有活动性出血时，就应及时再次进入手术室进行止血和清除血凝块，放置引流，术后配合全身应用止血药物、局部加压包扎治疗，严密观察治疗效果。

（二）皮下积液

GYN术后皮下积液多在术后换药时发现，临床表现为术区可触及波动感。其原因往往与不适当的术后引流和包扎不确切等因素有关。

处理：术后换药查看术区，注意术区有无波动感。如有积液，可给予局部穿刺抽液和局部加压包扎观察，经2~3次穿刺抽液多可治愈。

（三）感染

GYN手术后感染发生率很低，可表现为感染局部及其周围红、肿、热、痛等炎性反应，严重者感染可向皮下蔓延，波及整个术区，导致皮肤坏死，甚至发展成严重的全身感染，伴有全身发热、体温升高，患者食欲不振，精神萎靡。其原因主要是术中无菌操作不够严格、术后创面出现血肿及患者抵抗力较差等。

处理：如患者术后出现体温升高、切口疼痛等情况，应及时检查血常规并进行切口换药，确认有感染现象；应及时加用或改用抗生素，配合理疗，尽快控制感染，促进创面愈合。术后3~5天是切口感染的高发期，更要重视对切口感染的早期发现和防治。

（四）乳头乳晕坏死

乳头乳晕坏死是GYN较为严重的术后并发症，比较少见，多发生于需要切除部分乳晕周围皮肤的Ⅲ度乳房发育症患者。主要是由乳头乳晕的血运受到破坏、动脉供血不足、静脉回流障碍引起的。

处理：术中应尽量多保留乳头乳晕及其真皮蒂下的皮下脂肪，包扎时避免压力过大。术后24个小时内应打开敷料观察乳头乳晕血运情况，如发现乳头乳晕瘀血，可用针头局部穿刺引流；如发现乳头血运不佳，可予高压氧治疗；如乳头乳晕皮肤坏死面积较小，可予清创换药；如乳头乳晕坏死面积较大时，可行清创植皮术，后期可行乳头再造术。

（五）乳头乳晕区感觉减退

比较常见，常因麻醉、组织水肿、瘢痕牵拉压迫等造成，常可在3~6个月恢复，无须特殊处理。

（六）双侧不对称，外形不佳

比较常见，常因两侧乳房手术时切除组织量不均匀、乳腺组织切除不充分、皮瓣分离厚薄不一等原因造成，表现为局部凹陷、隆起，两侧不对称，外形欠佳。

处理：术前应合理估计双侧乳房体积，精确设计手术中的去除量；术中应有条理地操作，尽可能使术后效果达到对称和一致。如不太明显，可以先观察，待半年后再做出诊断和处理；如双侧不对称明显，可在术后3个月左右再次行手术矫正。对于局部凹陷者，可采用自体脂肪移植充填。

（孙家明）

参考文献

[1] Cooper A P. On the anatomy of the breast[M]. London:Harrison and Company,1840.

[2] Scarpa A. Sull'ernie memorie anatomico-chirurgiche[M]. Milan:Reale Stamperia,1809.

[3] Colles A. A treatise on surgical anatomy[M]. Dublin:Gilbert and Hodges,1811.

[4] Lockwood T E. Superficial fascial system (SFS) of the trunk and extremities: a new concept[J]. Plast Reconstr Surg,1991,87(6):1009-1018.

[5] Hammond D C. Atlas of aesthetic breast surgery[M]. 1st ed. Philadelphia:Saunders,2009.

[6] Wueringer E,Tschabitscher M. New aspects of the topographical anatomy of the mammary gland regarding its neurovascular supply along a regular ligamentous suspension[J]. Eur J Morphol,2002,40(3):181-189.

[7] Matousek S A,Corlett R J,Ashton M W. Understanding the fascial supporting network of the breast: key ligamentous structures in breast augmentation and a proposed system of nomenclature[J]. Plast Reconstr Surg,2014,133(2):273-281.

[8] Foad Nahai. 美容外科[M]. 第2版. 曹谊林,祁佐良,译. 北京:人民卫生出版社,2015.

[9] Collins M S,Miranda R N,Medeiros L J,et al. Characteristics and treatment of advanced breast implant-associated anaplastic large cell lymphoma[J]. Plast Reconstr Surg,2019,143(3S):41S-50S.

[10] Keech J A,Creech B J. Anaplastic T-cell lymphoma in proximity to a saline-filled breast implant[J]. Plast Reconstr Surg,1997,100(2):554-555.

[11] Swerdlow S H,Campo E,Pileri S A,et al. The 2016 revision of the world health organization classification of lymphoid neoplasms[J]. Blood,2016,127(20):2375-2390.

[12] Clemens M W,Horwitz S M. NCCN consensus guidelines for the diagnosis and management of breast implant-associated anaplastic large cell lymphoma[J]. Aesthetic Surg J,2017,37(3):285-289.

[13] Miranda R N,Medeiros L J,Ferrufino-Schmidt M C,et al. Pioneers of breast implant-associated anaplastic large cell lymphoma: history from case report to global recognition[J]. Plast Reconstr Surg,2019,143(3S):7S-14S.

[14] Talwalkar S S,Miranda R N,Valbuena J R,et al. Lymphomas involving the breast: a study of 106 cases comparing localized and disseminated neoplasms[J]. Am J Surg Pathol,2008,32(9):1299-1309.

[15] McCarthy C M,Loyo-Berríos N,Qureshi A A,et al. Patient registry and outcomes for breast implants and anaplastic large cell lymphoma etiology and epidemiology (PROFILE): initial report of findings, 2012—2018[J]. Plast Reconstr Surg,2019,143(3S):65S-73S.

[16] De Boer M,Van Leeuwen F E,Hauptmann M,et al. Breast implants and the risk of anaplastic large-cell lymphoma in the breast[J]. JAMA Oncol,2018,4(3):335-341.

[17] Doren E L,Miranda R N,Selber J C,et al. U.S. epidemiology of breast implant-associated anaplastic large cell lymphoma[J]. Plast Reconstr Surg,2017,139(5):1042-1050.

[18] Brody G S,Deapen D,Taylor C R,et al. Anaplastic large cell lymphoma occurring in women with breast implants: analysis of 173 cases[J]. Plast Reconstr Surg,2015,135(3):695-705.

[19] Clemens M W,Medeiros L J,Butler C E,et al. Complete surgical excision is essential for the management of patients with breast implant-associated anaplastic large-cell lymphoma[J]. J Clin Oncol,2016,34(2):160-168.

[20] Clemens M W,Brody G S,Mahabir R C,et al. How to diagnose and treat breast implant-associated anaplastic large cell lymphoma[J]. Plast Reconstr Surg,2018,141(4):586e-599e.

[21] Ferrufino-Schmidt M C,Medeiros L J,Liu H,et al. Clinicopathologic features and prognostic impact of lymph node involvement in patients with breast implant-associated anaplastic large cell lymphoma[J]. Am J Surg Pathol,2018,42(3):293-305.

[22] Miranda R N,Aladily T N,Prince H M,et al. Breast implant-associated anaplastic large-cell lymphoma:

long-term follow-up of 60 patients[J]. J Clin Oncol,2014,32(2):114-120.

[23] Adrada B E, Miranda R N, Rauch G M, et al. Breast implant-associated anaplastic large cell lymphoma: sensitivity, specificity, and findings of imaging studies in 44 patients[J]. Breast Cancer Res Treat,2014,147(1):1-14.

[24] Di Napoli A. Achieving reliable diagnosis in late breast implant seromas: from reactive to anaplastic large cell lymphoma[J]. Plast Reconstr Surg,2019,143(3S):15S-22S.

[25] Clemens M W, Nava M B, Rocco N, et al. Understanding rare adverse sequelae of breast implants: anaplastic large-cell lymphoma, late seromas, and double capsules[J]. Gland Surg,2017,6(2):169-184.

[26] Brody G S. Brief recommendations for dealing with a new case of anaplastic large T-cell lymphoma[J]. Plast Reconstr Surg,2012,129(5):871e-872e.

[27] Miranda R N, Aladily T N, Prince H M, et al. Breast implant-associated anaplastic large-cell lymphoma: long-term follow-up of 60 patients[J]. J Clin Oncol,2014,32(2):114-120.

[28] Pro B, Advani R, Brice P, et al. Brentuximab vedotin (SGN-35) in patients with relapsed or refractory systemic anaplastic large-cell lymphoma: results of a phase II study[J]. J Clin Oncol,2012,30(18):2190-2196.

[29] Zimmerman A, Locke F L, Emole J, et al. Recurrent systemic anaplastic lymphoma kinase-negative anaplastic large cell lymphoma presenting as a breast implant-associated lesion[J]. Cancer Control,2015,22(3):369-373.

[30] White C P, Guay N A. Single stage tuberous breast reconstruction: the medical wedge technique[J]. J Plast Reconstr Aesthet Surg,2014,67(2):275-277.

[31] Bach A D, Kneser U, Beier J P, et al. Aesthetic correction of tuberous breast deformity: lessons learned with a single-stage procedure[J]. Breast J,2009,15(3):279-286.

[32] Mandrekas A D, Zambacos G J. Aesthetic reconstruction of the tuberous breast deformity: a 10-year experience[J]. Aesthet Surg J,2010,30(5):680-692.

[33] Mandrekas A D, Zambacos G J, Anastasopoulos A, et al. Aesthetic reconstruction of the tuberous breast deformity[J]. Plast Reconstr Surg,2003,112(4):1099-1108; discussion 1109.

[34] Dessy L A, Mazzocchi M, Corrias F, et al. Correction of tuberous breast with small volume asymmetry by using a new adjustable implant[J]. Eur Rev Med Pharmacol Sci,2013,17(7):977-983.

[35] Panchapakesan V, Brown M H. Management of tuberous breast deformity with anatomic cohesive silicone gel breast implants[J]. Aesthetic Plast Surg,2009,33(1):49-53.

[36] Costagliola M, Atiyeh B, Rampillon F. Tuberous breast: revised classification and a new hypothesis for its development[J]. Aesthetic Plast Surg,2013,37(5):896-903.

[37] Foustanos A, Zavrides H. Surgical reconstruction of tuberous breasts[J]. Aesthetic Plast Surg,2006,30(3):294-300.

[38] DeLuca-Pytell D M, Piazza R C, Holding J C, et al. The incidence of tuberous breast deformity in asymmetric and symmetric mammaplasty patients[J]. Plast Reconstr Surg,2005,116(7):1894-1899; discussion 1900-1901.

[39] Pacifico M D, Kang N V. The tuberous breast revisited[J]. J Plast Reconstr Aesthet Surg,2007,60(5):455-464.

[40] Dinner M I, Dowden R V. The tubular/tuberous breast syndrome[J]. Ann Plast Surg,1987,19(5):414-420.

[41] Delay E, Sinna R, Ho Quoc C. Tuberous breast correction by fat grafting[J]. Aesthet Surg J,2013,33(4):522-528.

[42] Kolker A R, Collins M S. Tuberous breast deformity: classification and treatment strategy for improving consistency in aesthetic correction[J]. Plast Reconstr Surg,2015,135(1):73-86.

[43] Vasconez L O, Core G B, Gamboa-Bobadilla M, et al. Endoscopic techniques in coronal brow lifting[J].

Plast Reconstr Surg,1994,94(6):788-793.

[44] 杨云霞,李静林,谈宇腾,等. 内窥镜双平面假体隆乳术的临床应用[J]. 中国美容医学,2011,20(9):33-36.

[45] 李高峰,吕宁,刘志刚. 内窥镜辅助下腋窝入路隆乳术的临床体会[J]. 中国美容医学,2013,22(1):148-150.

[46] Kolker A R, Austen W G, Slavin S A. Endoscopic-assisted transaxillary breast augmentation: minimizing complications and maximizing results with improvements in patient selection and technique[J]. Ann Plast Surg,2010,64(5):667-673.

[47] Tebbetts J B. Dual plane breast augmentation: optimizing implant-soft-tissue relationships in a wide range of breast types[J]. Plast Reconstr Surg,2001,107(5):1255-1272.

[48] Lee S H, Yoon W J. Axillary endoscopic subglandular tunneling approach for types 2 and 3 dual-plane breast augmentation[J]. Aesthetic Plast Surg,2014,38(3):521-527.

[49] Ji K, Luan J, Liu C, et al. A prospective study of breast dynamic morphological changes after dual-plane augmentation mammaplasty with 3D scanning technique[J]. PLoS One,2014,9(3):e93010.

[50] Gryskiewicz J. Dual-plane breast augmentation for minimal ptosis pseudoptosis (the "in-between" patient)[J]. Aesthetic Surg J,2013,33(1):43-65.

[51] Bosch G, Jacobo O. The double pocket technique: aesthetic breast augmentation[J]. Aesthetic Plast Surg,2002,26(6):461-464.

[52] Luan J, Mu D, Mu L. Transaxillary dual-plane augmentation mammaplasty: experience with 98 breasts[J]. J Plast Reconstr Aesthet Surg,2009,62(11):1459-1463.

[53] Esposito G, Gravante G, Marianetti M, et al. "Reverse" dual-plane mammaplasty[J]. Aesthetic Plast Surg,2006,30(5):521-526.

[54] Keramidas E. Reverse dual-plane mammaplasty[J]. Aesthetic Plast Surg,2006,31(5):612-615.

[55] Tebbetts J B, Adams W P. Five critical decisions in breast augmentation using five measurements in 5 minutes: the high five decision support process[J]. Plast Reconstr Surg,2006,118(7 Suppl):35S-45S.

[56] Sajja L R, Mannam G. Internal thoracic artery: anatomical and biological characteristics revisited[J]. Asian Cardiovasc Thorac Ann,2015,23(1):88-99.

[57] Achauer B M, Eriksson E, Guyuron B, et al. Plastic surgery: indications, operations, and outcomes[M]. Maryland Heights:Mosby Inc.. 2000.

[58] Mathes S J, Hentz V R. Plastic sugery[M]. 2nd ed. Philadelphia:Saunders,2005.

[59] 乔群,凌诒淳,宋儒耀,等. 双环形切口乳房缩小整形术[J]. 中华整形烧伤外科杂志,1992,8(3):171-173.

[60] Hall-Findlay E J. A simplified vertical reduction mammaplasty: shortening the learning curve[J]. Plast Reconstr Surg,1999,104(3):748-59;discussion 760-763.

[61] Hall-Findlay E. Aesthetic breast surgery: concepts & techniques[M]. St Louis:Thieme,2010.

[62] Hall-Findlay E J, Shestak K C. Breast reduction[J]. Plast Reconstr Surg,2015,136(4):531e-544e.

[63] Wise R J. A preliminary report on a method of planning the mammaplasty[J]. Plast Reconstr Surg,1956,17(5):367-375.

[64] Blondeel P N, Hijjawi J, Depypere H, et al. Shaping the breast in aesthetic and reconstructive breast surgery: an easy three-step principle. Part II—breast reconstruction after total mastectomy[J]. Plast Reconstr Surg,2009,123(3):794-805.

[65] Hall-Findlay E J. The three breast dimensions: analysis and effecting change[J]. Plast Reconstr Surg,2010,125(6):1632-1642.

[66] Mathes S J, Nahai F, Hester T R. Avoiding the flat breast in reduction mammaplasty[J]. Plast Reconstr Surg,1980,66(1):63-70.

[67] Mistry R M, MacLennan S E, Hall-Findlay E J. Principles of breast re-reduction: a reappraisal[J]. Plast

Reconstr Surg, 2017, 139(6): 1313-1322.

[68] Van Deventer P V, Graewe F R. The blood supply of the breast revisited[J]. Plast Reconstr Surg, 2016, 137(5): 1388-1397.

[69] Würinger E, Mader N, Posch E, et al. Nerve and vessel supplying ligamentous suspension of the mammary gland[J]. Plast Reconstr Surg, 1998, 101(6): 1486-1493.

[70] Schlenz I, Kuzbari R, Gruber H, et al. The sensitivity of the nipple-areola complex: an anatomic study[J]. Plast Reconstr Surg, 2000, 105(3): 905-909.

[71] Cruz-Korchin N, Korchin L. Breast-feeding after vertical mammaplasty with medial pedicle[J]. Plast Reconstr Surg, 2004, 114(4): 890-894.

[72] Skoog T. A technique of breast reduction: transposition of the nipple on a cutaneous vascular pedicle[J]. Acta Chir Scand, 1963, 126(3): 453-465.

[73] McKissock P K. Reduction mammaplasty with a vertical dermal flap[J]. Plast Reconstr Surg, 1972, 49(3): 245-252.

[74] Robbins T H. A reduction mammaplasty with the areola-nipple based on an inferior dermal pedicle[J]. Plast Reconstr Surg, 1977, 59(1): 64-67.

[75] Courtiss E H, Goldwyn R M. Reduction mammaplasty by the inferior pedicle technique. An alternative to free nipple and areola grafting for severe macromastia or extreme ptosis[J]. Plast Reconstr Surg, 1977, 59(4): 500-507.

[76] Marchac D, De Olarte G. Reduction mammaplasty and correction of ptosis with a short inframammary scar[J]. Plast Reconstr Surg, 1982, 69(1): 45-55.

[77] Lassus C. Breast reduction: evolution of a technique—a single vertical scar[J]. Aesthetic Plast Surg, 1987, 11(2): 107-112.

[78] Lejour M, Abboud M, Declety A, et al. Reduction of mammaplasty scars: from a short inframammary scar to a vertical scar[J]. Ann Chir Plast Esthet, 1990, 35(5): 369-379.

[79] Lejour M. Vertical mammaplasty and liposuction of the breast[M]. St Louis: CRC Press, 1994.

[80] Lejour M. Vertical mammaplasty and liposuction of the breast[J]. Plast Reconstr Surg, 1994, 94(1): 100-114.

[81] Lejour M, Abboud M. Vertical mammaplasty without inframammary scar and with breast liposuction[J]. Perspect Plast Surg, 1996, 4(2): 67-90.

[82] Asplund O A, Davies D M. Vertical scar breast reduction with medial flap or glandular transposition of the nipple-areola[J]. Br J Plast Surg, 1996, 49(8): 507-514.

[83] Lassus C. A 30-year experience with vertical mammaplasty[J]. Plast Reconstr Surg, 1996, 97(2): 373-380.

[84] Hammond D C. Short scar periareolar inferior pedicle reduction (SPAIR) mammaplasty[J]. Plast Reconstr Surg, 1999, 103(3): 890-902.

[85] Lassus C. Update on vertical mammaplasty[J]. Plast Reconstr Surg, 1999, 104(7): 2289-2304.

[86] Mottura A A. Circumvertical reduction mammaplasty[J]. Clin Plast Surg, 2002, 29(3): 393-399.

[87] Spear S L, Howard M A. Evolution of the vertical reduction mammaplasty[J]. Plast Reconstr Surg, 2003, 112(3): 855-869.

[88] Ribeiro L, Accorsi A, Buss A, et al. Creation and evolution of 30 years of the inferior pedicle in reduction mammaplasties[J]. Plast Reconstr Surg, 2002, 110(3): 960-970.

[89] Kerrigan C L, Slezak S S. Evidence-based medicine: reduction mammaplasty[J]. Plast Reconstr Surg, 2013, 132(6): 1670-1683.

[90] Matthews J L K, Oddone-Paolucci E, Lawson D M, et al. Vertical scar breast reduction: does gathering the incision matter?[J]. Ann Plast Surg, 2016, 77(1): 25-31.

[91] 王炜. 整形外科学[M]. 杭州: 浙江科学技术出版社, 1999.

[92] 汪良能, 高学书. 整形外科学[M]. 北京: 人民卫生出版社, 1990.

[93] 陈言汤,萧庆昌,卫连坤. 美容外科学[M]. 南昌:江西高校出版社,2000.
[94] Balch C R. The central mound technique for reduction mammaplasty[J]. Plast Reconstr Surg,1981,67(3):305-311.
[95] Baroudi R,Lewis J E. The augmentation-reduction mammaplasty[J]. Clin Plast Surg,1976,3(2):301-308.
[96] Erol O O,Spira M A. A mastopexy technique for mild to moderate ptosis[J]. Plast Reconstr Surg,1980,65(5):603-609.
[97] Fígallo E. Surgical treatment of mammary ptosiswithout hypertrophy[J]. Plast Reconstr Surg,1977,60(2):189-196.
[98] Georgiade N G,Serafin D,Morris R,et al. Reduction mammaplasty utilizing an inferior pecicle nipple-areolar flap[J]. Ann Plast Surg,1979,3(3):211-218.
[99] Goulian D J. Dermal mastopexy[J]. Clin Plast Surg,1976,3(2):171-175.
[100] Lewis J R. The reduction mammaplasty-a combined technique[J]. Clin Plast Surg,1976,3(2):217-226.
[101] Regnault P. Breast ptosis: definition and treatment[J]. Clin Plast Surg,1976,3(2):193-203.
[102] Seitchik M W. Augmentation of the minimally ptotic breast[J]. Ann Plast Surg,1980,5(6):460-463.
[103] Frey M. A new technique of reduction mammaplasty: dermis suspension and elimination of medical scars[J]. Br J Plast Surg,1999,52(1):45-51.
[104] Exner K,Scheufler O. Dermal suspension flap in vertical-scar reduction mammaplasty[J]. Plast Reconstr Surg,2002,109(7):2289-2230.
[105] 乔群,孙家明. 乳房整形美容外科学[M]. 郑州:郑州大学出版社,2004.
[106] 仇晓霞,郭艳,钟卫菲,等. 乳癌根治术病人婚姻质量的调查研究[J]. 上海护理,2010,10(2):35-39.
[107] 陈玲,赵春樱. 李涌涛,等. 青年乳癌病人术后婚姻质量调查[J]. 护理研究,2012,26(4C):1076-1077.
[108] Nedumpara T,Jonker L,Williams M R. Impact of immediate breast reconstruction on breast cancer recurrence and survival[J]. Breast,2011,20(5):437-443.
[109] Mccarthy C M,Pusic A L,Sclafani L,et al. Breast cancer recurrence following prosthetic, postmastectomy reconstruction: incidence, detection, and treatment[J]. Plast Reconstr Surg,2008,121(2):381-388.
[110] Lim W,Ko B S,Kim H J,et al. Oncological safety of skin sparing mastectomy followed by immediate reconstruction for locally advanced breast cancer[J]. J Surg Oncol,2010,102(1):39-42.
[111] Mustonen P,Lepistö J,Papp A,et al. The surgical and oncological safety of immediate breast reconstruction[J]. Eur J Surg Oncol,2004,30(8):817-823.
[112] Destounis S,Morgan R,Arieno A,et al. A review of breast imaging following mastectomy with or without reconstruction in an outpatient community center[J]. Breast Cancer,2011,18(4):259-267.
[113] Cronin E D,Humphreys D H,Ruiz-Razura A. Nipple reconstruction: the S flap[J]. Plast Reconstr Surg,1988,81(5):783-787.
[114] Baker D E,Schultz S L. The theory of natural capsular contracture around breast implants and how to prevent it[J]. Aesthetic Plast Surg,1980,4(1):357-361.
[115] Alderman A K,Wilkins E G,Lowery J C,et al. Determinants of patient satisfaction in postmastectomy breast reconstruction[J]. Plast Reconstr Surg,2000,106(4):769-776.
[116] Lee H B,Roh T S,Chung Y K,et al. Correction of inverted nipple using strut reinforcement with deepithelialized triangular flaps[J]. Plast Reconstr Surg,1998,102(4):1253-1258.
[117] Kim J T,Lim Y S,Oh J G. Correction of inverted nipples with twisting and locking principles[J]. Plast Reconstr Surg,2006,118(7):1526-1531.
[118] Teimourian B,Adham M N. Simple technique for correction of inverted nipple[J]. Plast Reconstr Surg,1980,65(4):504-506.
[119] Yanai A,Okabe K,Tanaka H. Correction of the inverted nipple[J]. Aesthetic Plast Surg,1986,10(1):51-53.
[120] Han S,Hong Y G. The inverted nipple: its grading and surgical correction[J]. Plast Reconstr Surg,1999,

104(2):389-397.

[121] Kim D Y, Jeong E C, Eo S R, et al. Correction of inverted nipple: an alternative method using two triangular areolar dermal flaps[J]. Ann Plast Surg, 2003, 51(6):636-640.

[122] Lee K Y, Cho B C. Surgical correction of inverted nipples using the modified Namba or Teimourian technique[J]. Plast Reconstr Surg, 2004, 113(1):328-338.

[123] Schlenz I, Kuzbari R, Gruber H, et al. The sensitivity of the nipple-areola complex: an anatomic study[J]. Plast Reconstr Surg, 2000, 105(3):905-909.

[124] Montagna W, Macpherson E E. Proceedings: some neglected aspects of the anatomy of human breasts[J]. J Invest Dermatol, 1974, 63(1):10-16.

[125] Burm J S, Kim Y W. Correction of inverted nipples by strong suspension with areola-based dermal flaps[J]. Plast Reconstr Surg, 2007, 120(6):1483-1486.

[126] Becker H, Prysi M F. A new technique for reconstructing Montgomery's tubercles[J]. Plast Reconstr Surg, 1990, 86(1):147-148.

[127] Little J W, Spear S L, The finishing touches in nipple-areolar reconstruction[J]. Perspect Plast Surg, 1988, 2(1):1-17.

[128] Spear S L, Convit R, Little J W. Intradermal tattoo as an adjunct to nipple-areola reconstruction[J]. Plast Reconstr Surg, 1989, 83(5):907-911.

[129] Wellisch D K, Schain W S, Noone R B, et al. The psychological contribution of nipple addition in breast reconstruction[J]. Plast Reconstr Surg, 1987, 80(5):699-704.

[130] Park H S, Yoon C H, Kim H J. The prevalence of congenital inverted nipple[J]. Aesthetic Plast Surg, 1987, 23(2):144-146.

[131] Mu D, Luan J, Mu L, et al. A minimally invasive gradual traction technique for inverted nipple correction[J]. Aesthetic Plast Surg, 2012, 36(5):1151-1154.

第七十五章
脂肪抽吸和体形整形美容

20世纪70年代开始，现代脂肪抽吸术逐渐形成雏形，在过去的40年间，脂肪抽吸术无论是技术发展本身、患者的安全性方面，还是最终的效果，都取得了长足的发展，目前已经成为全世界最为普遍的美容外科手术之一。无论是美国美容整形外科协会（the American Society for Aesthetic Plastic Surgery，ASAPS）还是美国整形外科医师协会（the American Society of Plastic Surgeons，ASPS）的统计资料，都显示脂肪抽吸术长时间位列美容整形手术的前三位。特别是近20年，一系列新的技术如激光辅助溶脂紧肤和射频溶脂紧肤技术的加入很大程度上解决了脂肪抽吸术后松弛皮肤回缩不足的问题，使得脂肪抽吸术更加安全、有效。这一技术不再局限于局部脂肪的抽取，理念上逐渐向着形体雕塑转变。通过合理运用各项技术，精细操作，结合自体脂肪移植技术的日益广泛使用，脂肪抽吸术在今后很长的一段时间内仍将是包括面颈部、胸部美容及全身形体塑造方面的一项有力武器。

第一节 脂肪抽吸和体形雕塑历史及进展

一 历史回顾

脂肪抽吸术的历史可以追溯到20世纪初。伴随着新技术的不断应用，该领域的发展始终具有十分重要的科学价值并被大家所重视，因此一直处于快速的发展之中。1921年，法国医师Charles Dujarier是第一个尝试做脂肪抽吸术的外科医师。他当时用锐性的子宫刮匙为一个芭蕾舞女演员进行膝盖和小腿部位的脂肪刮除术，但不幸的是，术中损伤了一侧下肢的股动脉，最终导致损伤侧下肢截肢。这一事故导致了脂肪抽吸术四十余年的弃用，直到20世纪60年代由德国外科医师Schrudde和美国医师Wilkinson重启脂肪抽吸术。不同的是，他们采用抽吸刮匙，通过小切口来吸除局部堆积的脂肪组织，这样相应地提高了手术的安全性。但尽管有所改进，脂肪抽吸术的应用还是因为其伴随的严重副作用，诸如大量失血、广泛的血清肿和血肿形成以及术后高低不平等，受到了严重的阻碍。大约在同一时期，Pitanguy采用皮肤和皮下组织整体切除的方法治疗大腿脂肪堆积，但术后有难看的瘢痕形成，因此这一术式未能得到推广应用。到了20世纪70年代（1974年），以美籍意大利妇科医师Arpad Fischer和Giorgio Fischer父子发展的技术为代表，诞生了真正意义上的现代脂肪抽吸术。他们在意大利罗马开发出了一种全新的脂肪抽吸方法，就是采用中空的抽吸管连接到一个负压吸引器上，部分抽吸管内部含有锋利的刀刃用来切割进入管腔的脂肪组织，然后通过负压将切割下来的脂肪组织吸除。他们将他们发明的仪器称为"cellusuctiotome"。除了发明了这样一种新的抽脂仪器之外，Fischer父子也是多点交叉隧道抽脂技术的倡导者。这些革命性的技术创新和新仪器的使用远胜于单纯应用刮匙的技术，获得了更好更稳定可靠的脂肪抽吸效果，同时大大降低了术后并发症的发生率。尽管如此，脂肪抽吸术后血清肿和血肿的发生仍促使人们谋求更好的技术来替代。受Fischer父子发明的抽脂技术的启发，两位在巴黎工作的医师分别发明了截然不同的脂肪抽吸技术，带领我们进一步接近现代脂肪抽吸模式。

二、从干性到湿性脂肪抽吸技术

Pierre Fournier发明了干性脂肪抽吸技术，Yves-Gérard Illouz发明了湿性脂肪抽吸技术。Illouz的技术从1982年进行的一次演讲开始崭露头角。随后在1983年，Illouz在*PRS*上报道了5年3000多例湿性脂肪抽吸技术经验，他强调采用隧道技术以保护供养皮肤的神经血管和淋巴管组织，抽吸管从抽吸口成自行车轮辐样放射状散开，抽吸脂肪后形成的小空腔随着脂肪的吸出自然塌陷，从而保护了神经和大血管免于损伤。之所以称为湿性技术，是因为Illouz在抽脂前先将液体灌注进抽吸区域以"软化"脂肪组织方便其抽出。他将这种液体灌注称为分离水刀（dissecting hydrotomy）。和他的前辈相比，Illouz将湿性技术和隧道技术结合起来，得到了更加可靠稳定的抽吸效果，并发症也少很多。和Illouz相反的是，Fournier则提倡干性脂肪抽吸技术，也就是说，他在抽吸前不提前注入液体。但事实证明湿性抽吸技术更有利于脂肪抽吸及减少出血等并发症。后来，Fournier也认识到肿胀麻醉后血管收缩在脂肪抽吸术中的重要性，最终他放弃了他的干性技术而改用低温盐水作为灌注液。和隧道技术的倡导者Fischer父子和Illouz一样，Fournier强烈推荐采用交叉隧道技术以减少抽脂后高低不平的发生。

三、针筒抽吸脂肪技术

在整个20世纪80年代，Fournier在脂肪移植方面做出了很大的贡献。他发明了针筒抽吸技术，无须负压机器泵，将细抽吸管直接连接到针筒上通过手控进行负压抽吸。针筒抽吸技术大大简化了脂肪抽吸和脂肪移植，这在进行少量脂肪移植时显得尤为重要。Fournier最终成为世界上著名的脂肪抽吸和脂肪移植大师，他在全世界各地指导外科医师们采用这项技术，使得这一技术很快得到了大家的认可并得以在全世界推广。

当Illouz和Fournier在巴黎和世界其他地方逐步推广他们的抽吸技术时，一些美国医师对此项技术表现了浓厚的兴趣，许多人前往法国学习并出席相关的学术会议。

四、脂肪抽吸的麻醉和肿胀技术

1977年，Lawrence Field——一位来自美国加利福尼亚州的皮肤外科医师，首先将该项技术带回美国。随后不久，Julius Newman——一位耳鼻喉科及美容外科医师，首创"脂肪抽吸"（liposuction）一词，他协同其他几位皮肤科医师，包括Claude Caver和Arthur Sumrall，组建了美国脂肪抽吸外科协会。1983年，在美国加利福尼亚州，该协会召开了首次会议，并在会上进行现场专题讲座指导参会者如何进行脂肪抽吸手术。全世界大约有50名代表参会，其中包括了10名皮肤科医师。1983年，在旧金山举行的美国皮肤科学会年会上，在一个"皮肤整形外科"的专题中向与会者介绍了脂肪抽吸术，其中播放了一段抽脂录像。脂肪抽吸领域在随后的几年中不断发展并且慢慢地被引入美国住院医师培训计划以及私人诊所的诊疗中。这一时期的脂肪抽吸术通常需要在全麻下进行，阻碍了其在仅能提供局部麻醉的商务楼型诊所中开展手术。但这一状况很快得以改变，标志是Jeffrey Klein发明的局部肿胀麻醉技术，这是脂肪抽吸领域最重要和伟大的创新

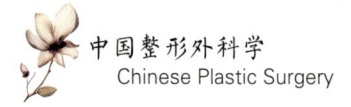

发明之一。

Klein首先于1986年6月在美国费城举行的第二届世界脂肪抽吸大会上做了报告，随后将肿胀麻醉技术发表于1987年的《美国美容外科杂志》(American Journal of Cosmetic Surgery)上。全麻抽脂时在抽吸部位通常不使用含肾上腺素的液体浸润的情况下，严重的失血，大面积的瘀青和血清肿形成十分普遍，Klein改进了湿性技术以期将上述抽脂并发症降低到最低限度。应用他的方法后，单纯局部麻醉可以完全替代全麻，患者可以在清醒状态下进行抽脂手术，而没有特别明显的不适。根据Klein的描述，肿胀麻醉技术就是在需要抽脂的部位灌注大量的含有非常稀释的利多卡因和肾上腺素的肿胀液，直到该部位完全肿胀和结实为止。他认为，抽吸区域达到这种肿胀状态后，抽吸会更精准，术后高低不平的概率也会大大降低，同时利多卡因和肾上腺素可以大大减少出血量，减轻术后瘀青，缓解术后术区痛感。他在26个病例上应用了他设计发明的独特的肿胀液输注系统。该系统包含了新设计的钝头肿胀液注射管（大家熟知的Klein针管）附带一个中空的可以连接60ml注射器的手柄。通过静脉输液皮条将60ml注射器和含有肿胀麻醉液的1L输液瓶连接起来，这样就可以通过钝头注射管将肿胀液按抽脂的路径注入皮下组织层。肿胀液的配方是每1L生理盐水中加入1%利多卡因100ml和0.1%的肾上腺素1ml。这样的话，肿胀液中利多卡因浓度是将近0.1%。当然，随着后期脂肪抽吸术的发展和技术的熟练及进步，有经验的医师的单次抽吸面积逐渐增大，肿胀液的灌注量也随之增大，在不增加注入利多卡因总量的前提下，势必需要降低肿胀液中利多卡因的浓度才能满足要求，笔者在临床实践中逐步将肿胀液中利多卡因浓度降低至0.052%，临床实践证明，这一浓度的肿胀液完全能满足麻醉需求，利多卡因中毒的可能性进一步降低。为保证麻醉效果，Klein的做法是术前在抽吸区域画好格子线，这样在灌注肿胀液时可以做到均匀注射。有趣的是，Klein决定测量肿胀液灌注后1个小时和48～72个小时的静脉血利多卡因浓度。在此之前，普遍认为利多卡因的最高安全剂量为7mg/kg体重，且血清浓度超过5～6mg/L即被认为是利多卡因中毒。但在他这组26个病例中，平均利多卡因用量达到了18.4mg/kg，但血清利多卡因浓度仅仅为0.336mg/L。此外，Klein发现利多卡因浓度血峰值大约出现在肿胀液灌注后12个小时。这个研究结果颠覆了既往有关利多卡因安全性及中毒的结论。他注意到在应用肿胀麻醉技术的情况下，尽管注入了大量的利多卡因，但吸收入血的利多卡因是非常稀少的。Klein据此得出以下结论：和湿性技术相比，肿胀麻醉技术更加有效，由于肾上腺素的缩血管作用可以显著地减少手术失血量，术后恢复更快，利多卡因中毒的风险显著降低。

此外，单纯应用局部麻醉的好处是患者可以避免全麻相关并发症的发生。在Klein肿胀麻醉有关利多卡因研究的基础上，许多医师期望进一步探明在肿胀麻醉下利多卡因用量远远大于大家所认可的安全剂量的机制。和Klein理论认为绝大部分利多卡因随抽吸物一起吸出不同的是，无论是Skouge的研究结果，还是Bridenstein的研究结果都显示，在大量脂肪抽吸的情况下，在抽吸物中利多卡因量仅占注入利多卡因总量的5%。笔者在类似的研究中也发现，抽吸物中利多卡因量占注入总量的7.5%。Klein在后续研究中发现，脂肪抽吸仅仅能平均降低血液利多卡因峰值浓度的10%～30%，峰值血浆利多卡因浓度更多地与注射速度有关，注射速度越快，峰值浓度就越高，到达该浓度的时间也就越短。

另一个重要的发现是Patrick Lillis在肿胀麻醉脂肪抽吸术中注入了多达90mg/kg体重的利多卡因，但没有发现患者有任何利多卡因中毒的证据。另外，相较于Illouz和其他早期医师采用较大口径的抽吸管，Lillis发现在肿胀麻醉下，由于组织间阻力降低，采用3～4mm较小口径的抽吸管吸脂效率更高。较小口径的抽吸管对组织损伤较小，术后不平的概率也降低了，这样就进一步提高了脂肪抽吸术的疗效。随后的研究集中在确定利多卡因安全剂量上限的判定上。Klein证明当利多卡因剂量达到35mg/kg体重时，99%的患者的利多卡因浓度血峰值在中毒浓度水平以下。

1996年，为了明确确切的利多卡因安全剂量上限，Ostard和Moy进行了一项十分重要的实验——观察利多卡因剂量大于35mg/kg时肿胀麻醉的安全性。他们评估了60例肿胀麻醉脂肪抽吸术患者，他们的平均利多卡因用量达到了57mg/kg，术后连续观察24个小时，看是否有任何利多卡因中毒的症状和体征出现。同时，另一组10例患者在接受55mg/kg的利多卡因肿胀麻醉脂肪抽吸术后，进行了一系列血浆利多卡因浓度以及抽吸物中利多卡因量的测定。他们发现，无论是患者主观上，还是血液测量实际结果上，都没有利多卡因中毒的任何证据。另外，脂肪抽吸物中利多卡因量只占注入总量的很小一部分（1%～10%）。这些结果和先前的Skouge和Bridenstein研究结果以及笔者后来的发现相符合。在Ostard和Moy的研究中，血浆利多卡因浓度在肿胀液注入后的4～8个小时达到峰值，这表明这一时段最有可能发生利多卡因中毒。Klein的研究表明，利多卡因浓度血峰值出现在注入后的12～14个小时，Ostard认为，他们研究中利多卡因浓度血峰值提前出现可能的原因是他们注入的利多卡因总量较多。我们的研究结果显示，利多卡因浓度血峰值出现在肿胀液注入完成后的16个小时以后，这表明灌注较低浓度（0.0252%）利多卡因的肿胀液，可以延缓利多卡因的吸收，研究中在平均注入40.7mg/kg利多卡因总量（平均2528mg）的前提下，利多卡因浓度血峰值仅为2.18mg/L，远低于利多卡因中毒阈值，提高了肿胀麻醉的安全性。

五 脂肪抽吸设备的改进

当Klein、Lillis、Moy等致力于完善肿胀麻醉液使用时，许多医师聚焦于如何改进抽吸器械，也就是说，如何选择脂肪抽吸术中的抽吸管。在Fischer父子以前，脂肪都是用锐利的刮匙来去除的，不可避免地伴随着大量的血清肿、血肿的形成及术后高低不平外观的发生。从1975年发明中空的抽吸管开始到21世纪初，绝大部分的脂肪抽吸手术都是采用这种抽吸管，只是逐渐地趋向于运用较细口径的抽吸管以进行更为精致的形体雕塑。

六 超声辅助脂肪抽吸

医师们在应用传统钝头抽吸管的基础上，提高脂肪抽吸技术的努力一直没有停止过。1992年，意大利的Michele Zocchi将超声引入脂肪抽吸术中，首创超声辅助脂肪抽吸术（ultrasound assisted liposuction，UAL）。Zocchi在发表他的结果前积累了280例的治疗经验。超声辅助脂肪抽吸术主要由三个基本的步骤组成：第一步，治疗区域进行大容量的"特殊肿胀液"的灌注；第二步，应用特殊设计的钛金属探头发射超声能量溶解术区脂肪；第三步，通过手工吸出脂肪细胞破碎形成的脂肪酸。Zocchi认为，应用超声能量具有以下几个优点：可以在选择性地破坏脂肪细胞的同时保护神经血管组织免受损伤。另外，超声脂肪抽吸技术的应用可以大大降低手术医师的工作强度，降低手术带来的疲劳程度。尽管超声脂肪抽吸术一开始在欧洲和南美洲受到了欢迎，但很多医师在应用过程中发生了较严重的并发症，诸如烧伤、血清肿和蜕皮等，使得许多皮肤外科医师不再使用这项技术。1998年，美国皮肤外科医师协会的一个特别小组将超声辅助脂肪抽吸术定为试验性技术而不予推广。但是，包括Rosenberg和Cabrera在内的整形外科医师却不这么认为，他们认为超声辅助脂肪抽吸术是安全有效的，他们于2000年发表了160例的治疗经验总结，都无并发症产生。但超声辅助脂肪抽吸术由于相较于传统的负压抽吸术缺乏特别的优点，这项技术最终渐渐淡出大多数整形外科医师的视野。2015年12月在北京召开的国际整形与再生外科协会（the International Society of Plastic Regenarative Surgery，ISPRES）第四届大会上，就这一问题请该技术发明者Zocchi分析了原因，他总结认为目前该技术应用较少有几个原因：一是设备的价格较高；二是掌握驾驭该技术比较困难，需要一定的时间来学习，同时培训相关的工作人员也会比较吃力；三是该设备在应用于大容量或巨量脂肪抽吸时会较有技术优势，但显然随着抽吸量的增加，风险也会明显提高。因此，目前大家的共识是单次手术中并不提倡有过大的抽吸量，大容量或巨量抽吸者明显减少了，这也影响了该技术的应用。

七 动力辅助脂肪抽吸技术

脂肪抽吸领域下一个主要的进展是大约在2000年引入的动力辅助脂肪抽吸术（power assisted liposuction，PAL）。这个原始创意由美国弗吉尼亚大学的一位耳鼻喉科医师Charles Gross于1995年首先提出。他将一个带内刀刃的小抽吸管用于小关节成形术，并加以改造，将其连接到一个电动手柄上。由于抽吸管内的锋利旋转的刀刃可以切割分离脂肪，他将这类手术称为脂肪切削术（liposhaving）。1997年，人们发明了摆动抽吸管（oscillating cannula）。和Gross的开放式抽吸相比，新的摆动抽吸管可以在闭合状态下对软组织进行再塑形。随后头部带不同数量细小开口的各种抽吸管被生产出来，这类抽吸管引起的创伤要低于单一大口径开口的抽吸管。Coleman首先使用这类抽吸管于85例患者，认为管子够轻巧，当马达达到最高3000转时使用起来非常方便。他发现即使将抽吸管静止于组织中不动也能将脂肪抽吸出来，这点大大优于传统的非动力辅助的抽吸管，可以对一些易受伤害的部位如脐孔周围进行更为精准的雕塑。另外，动力辅助脂肪抽吸术并没有像大家预期的那样会带来额外的出血，而且其对纤维组织致密部位如男性乳房发育及男性侧胸季肋部的抽吸更为有效。动力辅助脂肪抽吸术的进一步发展是以来回运动的来复抽吸管替代早期的摆动管。来复抽吸管短促的来回运动和传统的手动中空抽吸管相比可以更精准地进行形体雕塑。2001年，Katz和Bruck采用患者自身对照的方法，分别比较了动力辅助抽吸术和传统的负压抽吸术的抽吸效率和利弊，他们发现，使用动力辅助抽吸技术可以显著缩短手术时间、减轻患者术中痛感和手术医师疲劳感，同时可以提高每分钟的脂肪抽吸量。另外，动力辅助抽吸侧术后疼痛、瘀青、水肿及患者满意度均优于对照侧。后来在2003年，他们回顾总结了207例连续应用动力辅助抽吸术治疗的患者，没有发现全身并发症，只发现3例局部血清肿，并发症发生率为1.4%，这远低于全麻下传统脂肪抽吸术的并发症发生率；但如果和局部肿胀麻醉下进行的传统抽吸术相比，则两者没有显著性差异。因此他们得出结论，从术后发生并发症方面来讲，肿胀麻醉下动力辅助抽吸术完全可以媲美传统局部肿胀麻醉下的负压抽脂术。

八 激光辅助溶脂脂肪抽吸

将激光应用到脂肪抽吸术中这一理念首先由Dressel于1990年提出。1994年，Apfelberg和同事报道应用激光辅助溶脂（laser assisted lipolysis，LAL），他们将一种Nd:YAG光纤置入细管道内以避免光纤直接和脂肪组织接触，设定功率40W，0.2秒的脉冲，治疗结果显示可以减轻治疗区域疼痛感、瘀青和水肿等，但和对照组相比未发现有差异。这一激光辅助溶脂仪没有得到FDA的批准，该技术最终被赞助商放弃。此后激光溶脂技术停滞不前，直到2002年，Goldman和同事使用一种更先进的1064nm波长的脉冲Nd:YAG激光进行溶脂（smartlipo）。他们所显示的激光能量对脂肪组织及相关真皮组织和血管产生的正面效应奠定了激光辅助溶脂技术发展的基石。随后Badin和同事等进一步从组织学上显示激光辅助溶脂可以破坏脂肪细胞膜、凝固血管和胶原纤维，这和临床上观察到的瘀斑减轻、失血少和皮肤收紧的效果相符。随后几年，Goldman和Ichikawa的研究结果支持了Badin等的发现。2006年，Kim和Geronemus使用MRI评估激光辅助溶脂术后脂肪减少量，发现脂肪体积降低了17%并伴随有很好的皮肤回缩，患者满意度也很高。Katz和McBean评估了537例激光辅助溶脂术患者的并发症发生率，只有1%的患者有轻微的并发症，只有3.4%的患者需要进行两次修补手术，远低于先前脂肪抽吸术文献报道的数字。2006年10月，美国FDA批准了第一台商用激光溶脂机（美国赛诺秀公司研发、意大利DEKA公司生产的Smartlipo），其功率为6W，激光波长为1064nm。随后，赛诺秀公司进一步开发出了二代产品

Smartlipo MPX（1064nm，1320nm）和三代产品 Smartlipo TPX（1064nm，1320nm，1440nm）。这代表了激光溶脂仪器在短短十余年时间里快速发展的过程。

九 皮肤紧致技术

在过去的近二十年间，无论是医师，还是患者，都一直在追求创伤更小的外科手术方式来收紧皮肤，这催生了各种促进皮肤紧致的非手术替代方法。这些方法尤其适合那些面颈部轻中度松弛下垂的患者。最初的仪器是各种单极射频和远红外设备，通过其产生的热能选择性地作用于真皮从而收紧组织并促进胶原新生。第一个多中心针对热玛吉（thermage）的研究显示可以收紧额部皮肤，提升上睑和眉毛。热能刺激引发的成纤维细胞胶原增生在术后3～4个月显现。后续研究显示患者鼻唇沟减轻、面颈部外形改善、下颌垂肉收紧变小。但是在临床上这些效果有时很难复制，这在很大程度上取决于手术医师的临床经验。近年来双极射频辅助溶脂紧肤技术又有新的发展，以色列Invasix公司开发的"BodyTite"双极射频辅助溶脂紧肤仪除了具有溶脂作用外，通过插入皮下脂肪层中的内电极，配合皮肤表面的外电极，可以加热内、外电极电流环路之间的所有组织，全面促进皮肤真皮层、皮下筋膜层及纤维隔膜的收缩，同时促进新生胶原组织形成，因此可以达到更好的皮肤紧致作用。

十 无创和微创技术

除了上述这些有创的脂肪抽吸及辅助吸脂方法外，近年又逐渐开发出了一些无创或微创的溶脂紧肤技术，如高能聚焦超声（high-intensity focus ultrasound，HIFU）溶脂系统及冷冻溶脂（cryolipolysis）等，初步的研究及临床应用表明这些技术具有一定的疗效。虽然这些技术从疗效上说仍不能和传统的脂肪抽吸术相提并论，也不可能在短期内取代传统的脂肪抽吸术，但鉴于其无创的特点相较于传统的手术具有其特定的优势，可以作为脂肪抽吸塑形术有益的补充。

第二节 脂肪抽吸术的基本设备及技术

一 前言

据ASPS等统计，抽脂手术长期位居美国美容整形手术前列。ASPS从1992年起开始系统统计美国美容和重建整形外科手术资料，2000年起更是全面系统统计包括ASPS成员及美国医学专科委员会（the American Board of Medical Specialties，ABMS）及其下属分支机构美国整形外科委员会（the American Board of Plastic Surgery，ABPS）认证医师所做的美容整形及重建外科手术，是目前最详尽、覆盖范围最广、误差最小的统计资料。2000年统计数字显示，脂肪抽吸术数量达354015人。近几年虽然随着微创技术的盛行，总的手术数量有所下降，但仍维持在每年20万人次左右。难能可贵的是，2014年和2013年相比，前五大整形美容手术中，在其他四项手术——隆乳术、鼻塑形术、眼睑手术及面部提升手术都负增长的情况下，脂肪抽吸术是唯一正增长的美容整形手术，2014年的210552人次较2013年的199817人次增长了5.37%以上。而在国际美容整形外科医师协会（the International Aesthetic Plastic Surgeons，ISAPS）于2011年进行的包括美国、巴西、中国等国在内的全球美容整形手术统计显示，2010年美容整形手术数量前十大国家占总数的将近七成，83%的手术是全球主要的20个国家完成的，86.8%的手术由全球25个国家完成。美国、巴西、中国占据手术数量前三位，手术数占比分别为21.1%、9.8%和7.1%，三国合计占手术总数的38%。而细分统计资料显示，脂肪整形术总数为1268287例，高居榜首，占总数（6371070例）的19.9%。以国家为单位统计，美国以223066例位居第一（国内美容手术总数中仅次于隆乳术的284351例，排名第二），巴西以211108例紧随其后（国内排名第一），中国以83240例排名第三（国内排名第一）。因此无论是在国际上，还是在国内，脂肪抽吸整形术无疑是进行得最广泛的美容整形手术之一。现代脂肪抽吸整形术通过40余年的发展，从早期的单纯去除皮下脂肪逐渐演变成形体雕塑手术，手术通过合理去除皮下脂肪这样一个手段最终达到重塑形体的目的，如操作得当，具有创伤小、恢复快、疗效良好的特点，相信仍是当前甚至将来很长一段时间内最安全有效的美容整形手术之一。在本节，笔者将全面介绍常规脂肪抽吸术的基本设备要求和操作技巧等。

二 脂肪抽吸术的基本设备

要进行脂肪抽吸术，一些基本的设备是必需的。自20世纪70年代现代脂肪抽吸术发明发展至今，基本原理和发展方向并无太多的改变，一根中空的金属抽吸管通过硅胶管连接到一台负压抽吸泵上是进行脂肪抽吸术的基本设备。

（一）抽吸管的选择

脂肪抽吸管根据不同的标准有各种类型及分类方法。

最基本的分类是根据抽吸管的外径和抽吸管长度来进行自由组合以适应不同脂肪抽吸量的需要及不同部位的要求。从外径来分，一般大体分为粗（5~6mm及以上）、中（3~4mm）、细（2~3mm及以下）。粗的抽吸管优点是抽吸效率高，省力，短时间内就可以抽吸出大量的脂肪；缺点是不够精准，容易局部抽吸过度，造成皮肤高低不平。因此粗的抽吸管一般用于皮下脂肪层较厚时先进行深层脂肪的快速减容，相对浅层脂肪的抽吸一般慎用粗管。反之，细的抽吸管其优点是精准，主要用于浅层脂肪的抽吸、精细脂肪雕塑及调整。临床上最常用的显然就是中等外径的抽吸管了，其平衡了粗管和细管的优缺点。当然，一个有经验的医师会根据手术需要随时调整而采用合适外径的抽吸管，兼顾抽吸效率和预防并发症的发生。抽吸管的长度选择主要根据切口部位及需要到达的抽吸部位来确定，同时需要兼顾手术医师操作时的舒适度。常用的抽吸管长度在30~50cm，过长的抽吸管容易导致手术医师的疲乏，同时会增加操作难度，降低操作精度。但是在某些特殊部位如膝盖内上方等部位抽吸时，患者又不希望在局部留有瘢痕，必须从腹股沟隐蔽部位入路，此时就需要一根更长的抽吸管来达到目的。

根据头部形态主要可以分为尖头和钝头，尽管有人喜欢使用尖头抽吸管，认为其穿透力强，使用起来比较省力，但总的来说使用钝头抽吸管抽吸已基本成为共识，其使用较为安全，术后抽吸部位平整度等掌控较好。

根据抽吸管和手柄连接方式分为一体式和分离式，一体式的优点是医师使用方便，缺点是相应的总长度会延长，同样数量的抽吸管总重量也会增加不少，清洗起来也会困难，这在消毒、转运等实际使用过程中会带来诸多不便，因此现在更多的是选择抽吸管和手柄分体式的（图75-1）。

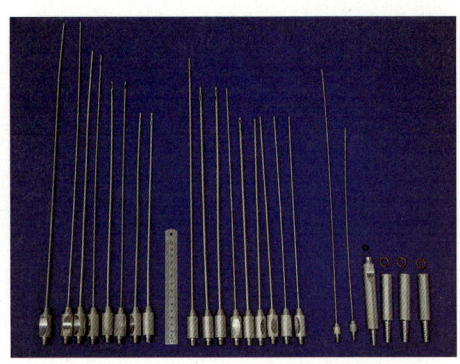

图 75-1 不同类型的抽吸管和手柄

根据抽吸管上开口数量分为单孔和多孔。单孔者优点是抽吸时可以较精准地把握需要抽吸的部位及脂肪抽吸量,缺点是抽吸效率相对较低,而多孔的抽吸管则正好相反。

根据抽吸管的形态可分为直抽吸管和弯曲抽吸管。所谓的弯曲抽吸管指靠近抽吸管头部的一段有一定的弧度,这样可以较方便地进行一些特殊部位的抽吸而不必增加切口数量,如应用这样的弯曲抽吸管可以从脐孔的切口抽吸侧腰甚至部分后腰部位的脂肪。但由于现在工艺的改进,抽吸管材料普遍具有较好的金属延展性,这样可以较方便地将直管按需要临时弯曲成一定的弧度以适应抽吸的需要,因此现在直管可以覆盖弯曲抽吸管绝大部分用途,专门用于某些特殊部位抽吸的弯管已经很少生产了。

(二) 抽吸负压泵的选择

抽吸负压泵是抽吸时必需的设备之一。只要能达到抽吸所需的负压,任何形式的负压真空抽吸机都能满足要求。早期的机器特别强调需要达到近似真空 -1 个标准大气压的标准,也就是通常所说的"脂肪沸腾"。但在实际应用过程中发现,脂肪抽吸时最主要并不是依靠负压的强度来吸除脂肪,负压所起的作用仅是将进入抽吸管中切割分离下来的脂肪吸出到收集瓶中即可。一般 $100 \sim 300$ mmHg 的负压即能完成此任务,当然更强的负压可以更快速地移除抽吸脱落的脂肪颗粒。随着近年脂肪移植的普遍进行,为了降低负压值过大可能导致的脂肪细胞损伤,提高术后脂肪成活率,除了采用针筒抽吸术外,在需要大容量脂肪移植时如采用机器抽吸,一般强调抽吸时将负压控制在 $400 \sim 500$ mmHg 以下。

(三) 硅胶连接管

这里所指的连接管是指用于连接脂肪抽吸管和负压泵的专门管道,通常需满足以下需求:既有一定的柔软性和弹性,方便脱卸,又有足够的张力对抗负压导致的塌陷,保持使用过程中管腔不闭合,可以将负压泵产生的负压传导到抽吸孔;由于大部分的连接管是重复使用的,因此还需要便于清洗、能耐高温高压消毒灭菌。市面上能满足上述要求的一般是外径在 1.5cm,管壁厚度在 3.5mm 的硅胶管(图 75-2 中的粗管)。

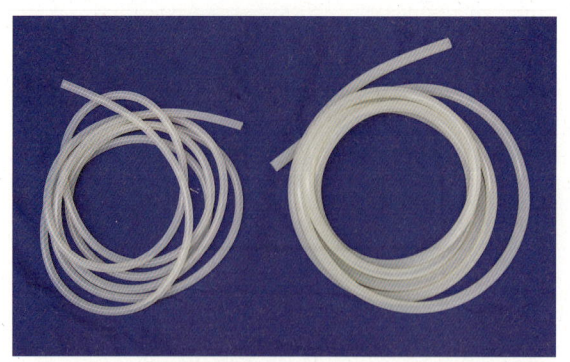

图75-2　肿胀液注射和脂肪抽吸用的硅胶连接管

（四）其他辅助设备

脂肪抽吸时其他相关辅助设备主要是用于肿胀液注射的蠕动泵（图75-3），肿胀液注射速度可以在每分钟0～300ml自由调节，使用蠕动泵可以显著提高肿胀液注射效率，减少总的手术时间。和蠕动泵配套使用的还有外径在1cm、管壁厚度在2.5mm左右的硅胶管（见图75-2中的细管）和通常外径在1.5～2mm的多孔肿胀液注射管。

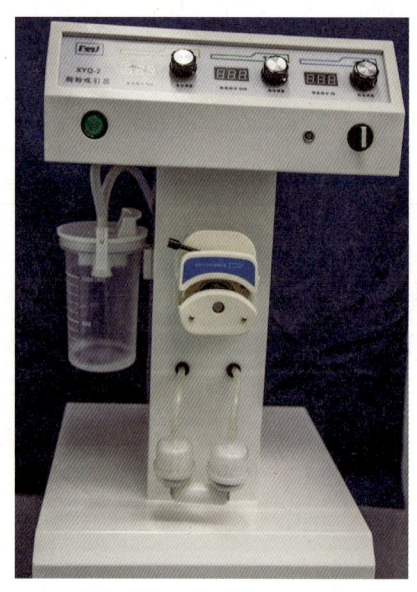

图75-3　带有蠕动注射泵的传统负压脂肪抽吸机

三　特殊的脂肪抽吸设备

随着现代脂肪抽吸技术的发展，一些特殊设备不断被开发出来并用于临床，接受实践的检验。根据时间的大体先后次序，有电子溶脂设备、超声辅助溶脂、动力辅助抽吸、激光辅助溶脂、水动力辅助吸脂、射频辅助溶脂紧肤，以及高能聚焦溶脂、冷冻溶脂等一些微创或无创的溶脂紧肤仪器设备。相关仪器设备的应用会在后续内容中介绍。

四 脂肪抽吸术基本技术

（一）麻醉方法

根据手术的范围、部位、医师的喜好及患者的要求不同等，脂肪抽吸术可以在单纯局部麻醉下或结合静脉基础麻醉或气管插管全麻下进行，连续硬膜外麻醉也有应用但有数量逐渐减少的趋势。一般来说较小范围或少量的抽吸塑形单纯局部麻醉足够了，当抽吸范围较大、大容量抽吸或患者特别害怕手术且耐受性较差时，从手术的舒适性及安全性考虑可以结合静脉基础麻醉或气管插管全麻，具体在术前由手术医师和患者商定。

通常所说的脂肪抽吸术指的就是传统的肿胀技术（tumescent technique）或超湿技术（super-wet technique）下的负压抽吸术。这两者的共同特点是都需要在抽吸前在皮下脂肪层中注入大量含稀释利多卡因和肾上腺素的生理盐水或乳酸林格氏液，主要是注入液体量上有所差别，肿胀技术较超湿技术注入液体更多一些。应用肿胀技术时，注入量和抽吸量比在3∶1左右，而超湿技术时注入量和抽吸量比在1∶1左右。

每个医师所采用的肿胀液配方可以各不相同，但肿胀液的主要成分都一样，通常包含生理盐水、利多卡因、肾上腺素和碳酸氢钠。利多卡因是主要的麻醉剂，可以减轻脂肪抽吸时的疼痛感，同时低浓度（0.05%）的利多卡因肿胀液具有抗菌特性。根据美国皮肤外科学会的建议，55mg/kg是肿胀麻醉的最大用量，也有医师以35mg/kg为最大用量，还有人用到90mg/kg，没有引起利多卡因中毒症状。初期脂肪抽吸术肿胀液中利多卡因浓度多为0.1%，现在部分术者喜欢在相对敏感部位延用这一浓度。过去十余年间，经过笔者不断努力，逐步降低肿胀液中利多卡因浓度，以适应手术范围逐步扩大的需要，这样保证了在大范围抽脂的同时利多卡因不会超量。目前笔者采用的利多卡因浓度为0.0252%，同时采用相对浓度较高的肾上腺素浓度。临床实践证明即使在不采用辅助镇静药的情况下，单用肿胀麻醉效果也确切。笔者肿胀麻醉的配方为：40ml 2%的利多卡因＋5ml 0.1%肾上腺素＋125ml 5%碳酸氢钠，加入3L生理盐水中。当然，在控制总量的前提下，当预估肿胀液注射量低于6L时，可以适当增加利多卡因浓度到0.03%~0.05%，对某些敏感部位（如上腹部等）的麻醉效果会更好一些。

术中大剂量的利多卡因注射之所以安全，基于多个原因：肿胀液的稀释、缓慢注射、注射部位血管少、肾上腺素的血管收缩作用等减弱和（或）延缓了利多卡因的入血。血浆或血清利多卡因的峰值一般出现在术后6~24个小时，这可能与利多卡因和肾上腺素的浓度、利多卡因注射总量、肿胀液用量不同有关。肾上腺素的主要作用为血管收缩，从而起到止血的作用。在肿胀麻醉中，因大量应用肾上腺素的缘故，只有1%~3%的吸出物为血液，而在早期非肿胀麻醉中血液占比高达40%。同时肾上腺素减缓了生理盐水进入微循环的速度，从而避免了容量过高的风险。较高的肾上腺素浓度，理论上可以降低利多卡因的吸收速度，同时应用较低浓度的利多卡因，保证利多卡因峰值浓度不会太高，有效防止利多卡因中毒的发生。肾上腺素中毒在肿胀麻醉中很少碰到，我们通常在单次抽脂手术中会应用多达10mg左右的肾上腺素。有时在大范围抽脂时，需要总量超过15mg，所有病例没有发现肾上腺素中毒症状。当然，在这种情况下，分次注射是较好的选择。肾上腺素中毒症状包括焦虑、激动、心慌、血压高、心率快、心律不齐，当大量肾上腺素应用时需特别当心。碳酸氢钠可以缓冲肿胀液的酸度，从而减少注射肿胀液时的烧灼感，同时可以增强肿胀液中利多卡因的抗菌活性。肿胀麻醉抽脂术中吸出物和所需肿胀液体积之比为1∶3~1∶1，因此在大容量吸脂时肺水肿的风险还是存在的，此时围手术期的液体管理十分重要，须有效管控患者的液体平衡。肿胀液的用量主要和抽吸范围有关，此外和局部的脂肪量及其他相关局部因素相关，其中最需要评估的是局部皮肤的松弛程度。如果患者的皮肤非常松弛，最好适当缩小抽吸范围，这样可有效控制一次手术时肿胀液的注射总量，这是出于对液体平衡和患者安全的考虑。以笔者的经验，总量6L的肿胀液一般可以一次注射完成，如在一次手术中需要注射更多量的肿胀液的话，尽可能分批注射。

以腰腹部吸脂为例，常规消毒铺巾后，切口通常可以放在脐孔内侧壁皮肤皱褶里及髂部，切开之前在切口周围注射少量1%～2%利多卡因使局部皮肤成橘皮状，用11号刀片做2～3mm的切口；然后应用钝头的注射针在蠕动泵的协助下注射肿胀液，速度控制在每分钟100～180ml，按次序进行注射，先注射一侧腰腹部，再注射另一侧。注射针应该在皮下同一层次移动，并保持与皮肤表面和深筋膜层平行，这样可以保护深层结构并防止针头顶向真皮层以减轻患者的不适。注射针应根据不同部位的形状变化适度弯曲，注射针的运动应该缓慢，以保证每个部位都注射到位。笔者注射层次一般仅在皮下表浅脂肪层，其他层次可以少注射或者不注射，这样做是因为：①真皮内感觉神经的末梢相比皮下脂肪组织层丰富得多，浅层注射越靠近真皮，最终的麻醉效果就越好。②尽管肿胀液仅仅注射在较浅层次，但皮肤变得坚硬后，肿胀液会自动向下渗，这样肿胀液会浸润中层及深层皮下组织。注射时当注射针在皮下缓慢移动时，可以看到注射部位立即呈橘皮现象，一般15～30分钟后，皮肤变得坚硬苍白，表明肿胀液已在皮下全层均匀分布。

根据注射部位的不同和患者对疼痛敏感度的不同，完成肿胀液注射通常要花30～60分钟。对于单纯局麻且对疼痛耐受性较差的患者，需要减慢注射速度以减轻刺激。当皮肤变得坚硬、发凉，同时由于肾上腺素收缩血管的缘故，皮肤呈苍白色时，表明肿胀麻醉效果已完全达到。对于部分患者担心手术并想减轻手术注射肿胀液时疼痛的情况，或者进行大范围抽脂塑形的情况，我们通常推荐患者采用肿胀麻醉合并静脉基础麻醉或气管插管全麻的方法，并由专职麻醉师实施全麻或基础麻醉。通常在术前和患者商定，并明确选择哪种麻醉方法。

（二）脂肪抽吸术相关解剖

通过脂肪抽吸术能移除的只能是皮下脂肪，因此要获得良好的抽吸塑形效果，首先必须熟悉相关部位的脂肪分布特点。因为皮下脂肪的分布在全身并不是均匀一致的，且无论是在躯干，还是在四肢，男性和女性皮下脂肪分布都有很大的差异，尤其是在腹部、髋部和四肢。一般来说男性脂肪更多地堆积于躯干，较少堆积于四肢。男性其浅表筋膜系统的附着点在髂嵴，男性过多的腹腔外脂肪囤积于髂嵴上，从而形成"轮胎畸形"。此外，需要特别注意区别腹腔内脏脂肪和皮下脂肪，通常情况下男性内脏脂肪多，通常被戏称为"啤酒肚"，这通过简单的指捏或收腹后放松就可以区别。当患者按要求收腹时，腹部膨隆减轻，但指捏厚度通常没有大的变化，这个患者腹部膨隆多半是由于腹腔内脂肪囤积的缘故，一般来说肌肉松弛和运动少的患者容易导致内脏堆积脂肪。腹腔内脏脂肪是无法通过吸脂手术去除的，这在术前必须鉴别清楚。如果判断不清楚，将腹腔内脏脂肪错当为皮下脂肪而进行抽脂手术，容易发生内脏穿孔。总体上讲，男性腹腔内脏脂肪比较多，引起腹部膨隆，外加腰部通常有皮下脂肪堆积，因此外形更像苹果形。和男性不同的是，女性脂肪除了分布于躯干部位，四肢特别是大腿、上臂，也会有明显的脂肪堆积。在躯干部位，女性浅表筋膜系统的附着点较男性附着点稍低一些，一般在髂嵴下几厘米，女性脂肪通常堆积于腹部、臀部和大腿，体形更像梨形（图75-4）。通常情况下，大部分女性为达到好的穿衣效果，经常习惯性地保持收腹状态，这样的话腹腔内脂肪就不易堆积，身体合成的脂肪就会堆积到皮下组织层。此外，女性皮肤由于怀孕、更频繁的体重波动及相对较多的皮下脂肪堆积等因素都会导致皮肤弹性纤维断裂，从而产生妊娠纹或膨胀纹，这些变化互为因果，结果就是皮肤可能会更加松弛，脂肪就更易堆积到松弛的皮下组织间隙，从而形成一个恶性循环。

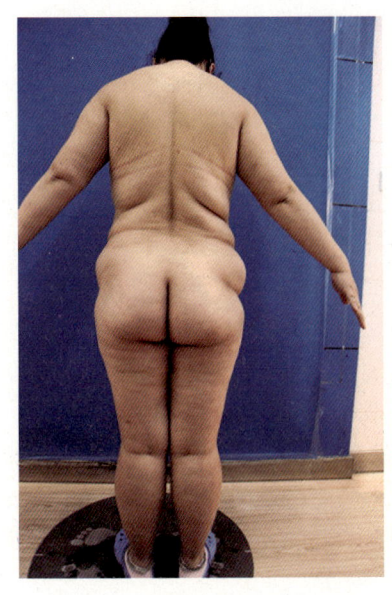 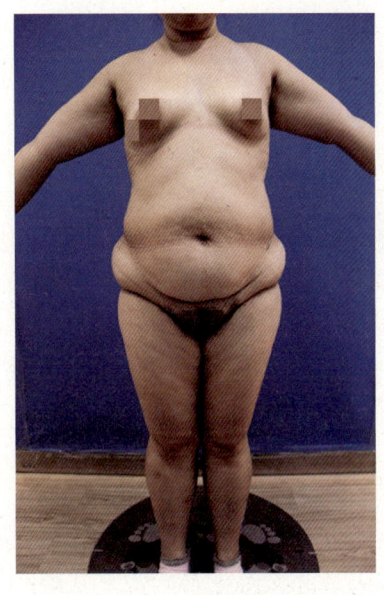

图 75-4　女性肥胖时脂肪堆积呈梨形身材，腰腹部、髂部等处横行纤维隔致脂肪不均匀沉积，形成游泳圈样畸形

（三）脂肪抽吸术的适应证和禁忌证

理论上讲，凡是有皮下脂肪堆积的部位都可以进行脂肪抽吸塑形术，只要是身心健康的成人，由于皮下脂肪堆积引起的身体外形的变形或不理想都可以通过脂肪抽吸术来改善。特别是对女性朋友来说，那些有明显局部脂肪堆积且锻炼或节食也无法改善外形的部位，如大腿或上臂等，特别适合通过脂肪抽吸术来完成塑形。当然，随着技术及抽吸理念的进步，人们逐步认识到，脂肪抽吸本身只是一个重要的手段，而根本目的是要通过脂肪抽吸来达到形体雕塑，最终达到理想人体曲线的效果。这就对抽吸技术提出了更高的要求。通俗地讲，作为手术医师需要精准地控制某一特定部位的抽吸量，保留适当厚度的皮下脂肪层，这样既防止了术后高低不平等并发症的发生，又保证术后形体曲线的自然完美。

相对于较广泛的适应证来说，脂肪抽吸术的禁忌证主要包括以下几个方面：第一是心理不健康或者说是对脂肪抽吸术抱有不合理期望的患者。人体能量摄入过多或消耗过少最终只能以脂肪的形式储存于人体各部位，除了内脏外，皮下组织层是主要的脂肪沉积区域。而脂肪抽吸术只是将储存于皮下组织层的脂肪通过机械的手段去除，是治标不治本的方法。如果个人不能从根本上扭转人体能量摄入与消耗之间的关系，多余能量会源源不断地转换成甘油三酯沉积到抽吸部位或身体其他部位的脂肪细胞内，导致术后抽吸部位复发或所谓的"脂肪转移"现象。所谓的"脂肪转移"现象其实不是真正的脂肪从抽吸部位转移到了其他部位。脂肪沉积在人体的部位有一个基本的规律，首先总是沉积在腰腹部、大腿、上臂等部位，这些部位的脂肪细胞由于储存越来越多的甘油三酯而变得越来越大，达到一定的极限后就无法再储存更多的甘油三酯，此时人体会将甘油三酯储存到其他部位的脂肪细胞中。而腰腹部、大腿、上臂等这些部位也是我们最常进行抽吸的部位，抽吸术后这些部位由于脂肪细胞数量大大减少，无法继续储存甘油三酯，这也就是抽脂部位术后一般不易反弹的原因；此时人体消耗利用后剩余的能量转化成的甘油三酯只能沉积到人体其他部位的脂肪细胞内，导致这些部位明显肥大变胖，给人的感觉好像是将抽吸部位的脂肪"转移"到了非抽吸部位。因此，如果一个人不能正确认识合理控制饮食及适当的锻炼控制体重的重要性，而是一味地指望医师来帮她（或他）达到减肥的目的，这类患者即使不是脂肪抽吸术的绝对禁忌，也需要谨慎考虑是否手术（第一个禁忌证）。脂肪抽吸术的第二个禁忌证指的是身体条件不佳者。凡是有全身心、肺、肝、肾、血液系统等主要脏器或系统器质性疾病或功能障碍者，术前详细全面的检查以排除相关疾病显然是十分重要的。脂肪抽吸术的第三个禁忌证是皮肤特别松弛下垂者，单纯通过脂肪抽吸术很难达到满意的效果，此时需要结合松垂皮肤的切除提拉才能取得较好的效果，进行松垂皮肤切除术前须和患者确认继发瘢痕等一系列问题。

简单总结如下：除了上述及一些特殊的禁忌之外，只要身心健康，对手术预期合理，皮肤弹性较好的局部或全身脂肪堆积者都是脂肪抽吸塑形的良好适应人群。在这里需要特别强调的是，既往大家对肥胖患者是否进行抽脂塑形手术抱有很大的疑问，通常会告知患者先进行减肥再考虑塑形手术。主要的顾虑还是担心肥胖患者不能很好地控制体重，即使减肥成功也容易反弹，最终导致手术的满意度降低。作为体形雕塑手术，吸脂虽然不能作为单独的减肥手段，然而，对于轻中度肥胖的人，如果她们可以接受节食和运动并能长期坚持，也有望通过吸脂手术获得较为理想的体形。笔者根据近几年的实践经验证明，只要患者减肥的决心足够大，先行抽脂塑形再降低体重会达到事半功倍的效果，而且这样做的最大好处是皮肤能更有效地同步回缩，很大程度上免除了肥胖患者减肥成功后皮肤明显松弛下垂的问题，而解决这样的问题必须施行大范围的松弛皮肤切除整形术，对东方的黄种人来说，术后瘢痕也是必须考虑的因素之一。

（四）术前评估及手术设计原则

术前评估主要包括对患者的心理和身体的评估。心理评估的原则就是确认患者对手术结果是否有合理的预期；身体的评估包括全身和局部两方面的因素。回顾病史，了解是否有异常出血、感染、栓塞、肺水肿、术区手术史等潜在风险因素，仔细核查所有实验室检查数据。在体检时，患者通常取站立位，可以评价患者总体健康是否适合手术，同时也可以观察重力作用对于过于松弛的皮肤的影响。局部检查时最需要考虑的是脂肪的量、分布和过多并松弛的皮肤。由于真皮和深筋膜之间的纤维间隔，皮下层脂肪并非均匀分布，相邻纤维间隔之间局部囤积过多的脂肪组织引起局部膨隆，而对应的纤维间隔真皮连接部位无法同步扩张导致该部位凹陷，这样可以导致明显的体型走样并形成局部畸形如下腹部的游泳圈样畸形（见图75-4）。

（五）术前设计原则

术前设计原则主要基于两方面考虑：手术医师的评估和受术者的个人意愿。对于较小范围的脂肪抽吸术来说，简单遵循美学单位原则进行塑形就可以。美学单位原则指的是在抽脂塑形过程中，相邻的数个部位同时进行抽吸可以更好地衔接和移行，术后躯体曲线更自然完美。如进行传统的腰腹部塑形时除了包括上下腹部及两侧前腰部外，应同时包括侧腰、季肋部及部分中背部及臀上髂嵴脂肪堆积部位。而对于准备做全身塑形的患者来说，如果局部皮肤弹性较佳，则可以在单次手术中将多个美学单位进行组合抽吸塑形。如很多患者要求一次完成大腿360°环形抽吸，皮肤弹性较好时是完全可行的，但如果皮肤较松弛，则分次抽吸为好，否则容易引起皮下积液等并发症。另外，大腿360°环吸需要术中翻身会浪费一些时间，因此对一些全身抽吸塑形的患者来说，笔者通常会推荐系列抽吸组合：在仰卧位完成腰腹部360°环吸加上大腿前膝盖内、外的抽吸塑形（图75-5）；在俯卧位进行大腿后内外、臀下的抽吸塑形同时组合小腿或臀上后腰的塑形；或者在进行上臂塑形时组合肩背项部等。这样可以在较短的时间内完成全身的形体雕塑，同时免除了单次手术中翻身重新消毒的麻烦，也相对减少了手术时间。当然，如何进行组合抽吸塑形要全面评估，条件合适才可进行。同时要强调的是，随着单次手术抽吸范围的扩大以及抽吸量的增加，相应的风险也会成倍增加，因此并不提倡在单次手术中无限扩大抽吸面积或提高单次抽吸量，如已经进行了大腿、臀部的360°环吸者就不提倡再增加其他部位的手术塑形。根据笔者的经验，将单次抽吸范围控制在体表面积的30%以下较为安全。

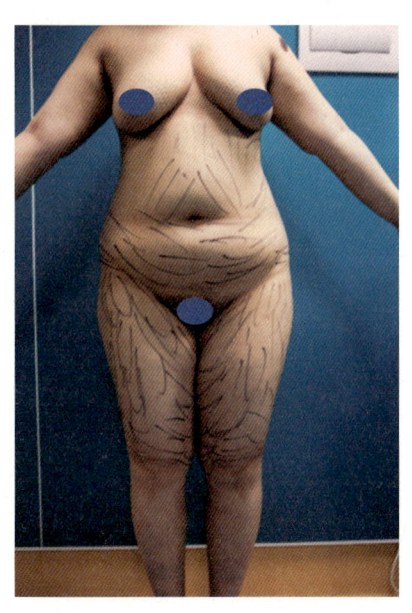 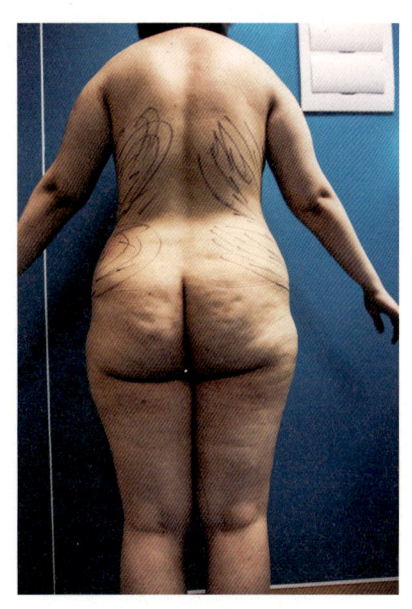

图 75-5　腰腹部 360° 环吸、大腿前内外及膝周抽吸术前设计
A. 正面观　B. 背面观

（六）手术技术

1. **画线标记**　患者接受术前的咨询和评估后决定手术，需签署知情同意书。患者需要在光线较好的房间进行手术部位设计并拍照，通常会在正前、左前、正左、左后、正后、右后、正右、右前八个方位行拍照记录，特殊情况下可同时进行录像记录相关情况。用记号笔对手术区域进行标记划线设计，通常可以用不同颜色分别标记需要彻底去除脂肪的区域、保守去脂的区域、避免去脂的区域以及切口选择等。根据笔者的习惯，黑色记号笔标记的是需要重点去除脂肪的区域，根据脂肪分布的厚度相应地以同心圆的形式表示；蓝色标记的区域是纤维间隔附着部位，脂肪沉积较少，需要保守去脂的部位；红色标记手术小切口。如需同时进行脂肪充填的话还可以用其他颜色进行标记。好的记号笔应该具有不易褪色的优点，可以耐受消毒及肿胀液注射的过程，这样对手术者吸脂时操作具有很好的指示作用。

患者通常取仰卧位或俯卧位，部分术者喜欢侧卧位进行体形雕塑。笔者认为，仰卧和俯卧适合多个部位手术，当需要对比两侧是否对称时，无须患者变换体位。俯卧位可以针对上臂、背部、髋部、侧腰、大腿后内外、臀部、小腿等部位的塑形，仰卧位则可以完成乳房、男性乳房发育、躯干腹部、大腿前内外、上臂等部位的塑形。

2. **肿胀麻醉**　抽脂塑形手术根据抽吸范围不同、是否合并进行其他手术、患者耐受性不同等可以选择单独应用肿胀麻醉或结合气管插管全麻或静脉基础麻醉。不管怎样，抽脂前局部肿胀麻醉都是必不可少的程序，小范围的肿胀麻醉可以使用针筒连接注射针进行手动注射，而较大范围的肿胀麻醉通常使用蠕动泵来进行，可以较快速高效地完成肿胀液注射。肿胀液注射速度可以根据需要在每分钟 0～300ml 内调节，通常的速度一般设定为每分钟 100～180ml。具体肿胀麻醉技术细节详见上述麻醉方法。

一般来说注射全部完成后即可以吸脂，根据注射的次序依次抽吸。这样安排，每一个部位的注水和抽吸相隔 30～60 分钟，保证了足够的麻醉和止血效果。此外，当大范围吸脂塑形时，应该分次注射肿胀液，两次之间时间间隔应该至少 1 个小时，这样可以减少利多卡因及大量液体快速入血，有效防止利多卡因中毒和液体过量的风险。

3. 技术操作 早期直径6~10mm的抽吸管已基本不用了，目前最常用的抽吸管的直径为3~5mm。为了避免凹凸不平及保证平整的外形，只有经验丰富的医师可以选择较大管径的抽吸管抽吸，这样效率较高。实际操作中，通常用较大管径的抽吸管先抽吸深层较大的板状层脂肪颗粒，然后挑选较小管径的抽吸管逐渐向浅层过渡，最后对于较小的脂肪团块通常需用直径为2.4mm左右的抽吸管进行最后的修整。

手术方案通常会根据手术部位和患者的个人特点做适当的调整，但是基本原则是相同的，并且是经典的。传统经典的抽脂塑形手术除了必需的技术外，还需要一定的体力，特别是上肢肌肉的力量作为支撑。骨骼肌的特点是收缩有力快速，但容易疲劳。此外对同一术者来说保持合适的肌肉收缩初长度或前负荷，有助于发挥肌肉收缩的最佳效率，从而提高抽吸精度和速度，这点对肌肉力量相对较小的术者来说尤为重要。根据骨骼肌收缩特点，必须合理交替使用各组肌群，以降低手术导致的疲劳感。具体在操作上主要是学会主控手（抽吸）和辅助手角色的经常转换，同时注意交替进行辅助手按压、提拉、握持、挤压等动作。通常来说主控手握持抽吸管做前后往复运动，辅助手则控制住抽吸部位，通过各个动作协助主控手精确、轻松、快速、有效地抽吸脂肪并塑形。两个手经常互换角色，方便一些特殊部位及角度的抽吸，同时减轻术者疲惫。从一个切口中可以同时完成浅、深层的扇形抽吸，通过身体不同的开口部位完成交叉，使抽吸区域达到均匀、平整、三维立体塑形的效果（图75-6）。总之，深层脂肪和浅层脂肪都应该适当抽吸，以达到较好的美容效果。浅筋膜和深筋膜之间的深层脂肪应该通过较大的抽吸管先吸，尽可能地快速减容；然后逐渐换成较细的抽吸管向浅层的脂肪层抽吸，以去除皮下浅筋膜系统和真皮下血管网之间的脂肪组织（图75-7）。任何部位紧靠真皮下都应留有一薄层脂肪组织，保证真皮不和深层的组织结构形成粘连而导致不平等畸形发生，为此抽浅层脂肪时一定要用直径较细的抽吸管，术中术者应不时地检查抽吸区域外形和剩余皮下组织的厚度。

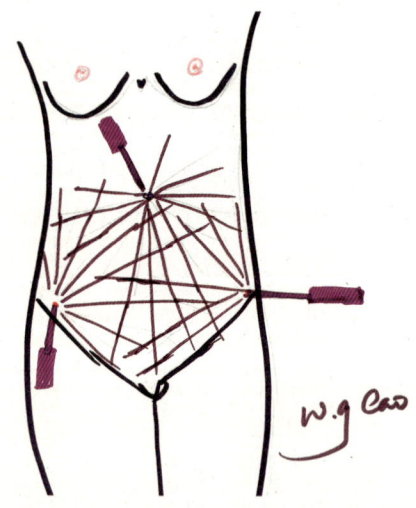

图75-6 不同入路交叉抽吸有利于抽吸区域的均匀平整

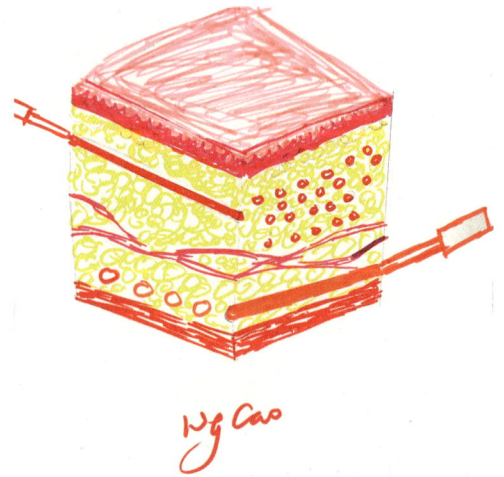

图75-7 脂肪抽吸时深层较粗管径的抽吸管进行快速减容，然后较细管径的抽吸管浅层精雕细琢

至于抽脂手术到什么时候结束，虽然有一些重要的标准，但具体需要通过经验的不断积累来获得。术者首先通过观察外形，也就是"看"（第一个标准），来判断是否完成抽吸，手术部位的塑形是否达到预期的目标。在整个塑形过程中，术者要清楚身体凹凸的自然过渡，以及皮肤与深层组织结构、身体肌肉骨骼框架的相称性，并注意术区和非术区的过渡是否流畅自然，避免继发

性台阶样畸形的发生；同时要注意两边是否对称，以达到完美塑形。如果脂肪抽吸不足，可以方便地通过二次抽吸达到效果，但是如果是脂肪抽吸过度，就需要做脂肪移植回补凹陷畸形，这样修复就会困难很多。总的原则是脂肪去除宁少勿多，要避免主观上进行过度的脂肪抽吸。如果不能确定抽吸多少为合理，一般是少抽为妙。抽脂手术是否完成的第二个重要的评判标准为"捏"，即指捏皮肤及皮下组织的厚度。由于每个部位的真皮厚薄不一样，相应的不同抽吸部位所需保留的薄层真皮下脂肪层厚度也不同，一般来说，保留脂肪层的厚度和局部真皮层厚度成正比，真皮厚的地方，如上腹部等，需保留较厚的真皮下脂肪层；反之，真皮薄的地方，如上臂前内侧等，仅需保留2～3mm厚度的真皮下脂肪层即可。但对于同一片区域来说，皮肤及皮下组织层厚度捏起来都应该是均匀一致的。抽脂手术完成的第三个标准是"摸"，即用手触摸手术区域。手摸的感觉非常重要，小的脂肪团块和轻微的凹陷通常看不见，特别是在手术有肿胀液注射的情况下，只有在抚摸的时候才能被发现。这些小的团块及凹陷可以通过较细抽吸管抽吸或脂肪均衡术加以修复。具体操作时可以通过应用外径5mm左右的钝头抽吸管或特制的篮拱形（basket）抽吸管（图75-8）在没有负压吸引的情况下将细小的脂肪团块打碎游离，再通过轻柔按摩，游离的细小的脂肪颗粒就可以自动滑入邻近的轻微凹陷部位，这样达到使轻微不平处均衡的目的。此外，也可以通过将抽吸管经切口伸入皮下后提起抽吸管来观察是否有细小的团块或者轻微的不平。最后，在吸脂过程中，术者应该注意抽吸物颜色的变化，刚开始抽吸时抽吸物绝大部分都是脂肪和肿胀液的混合物，呈现淡黄色或金黄色，随着手术进行，抽吸物中血性成分会逐渐增多，当抽吸物颜色变红变深，而脂肪较少时，就应该停止抽吸。

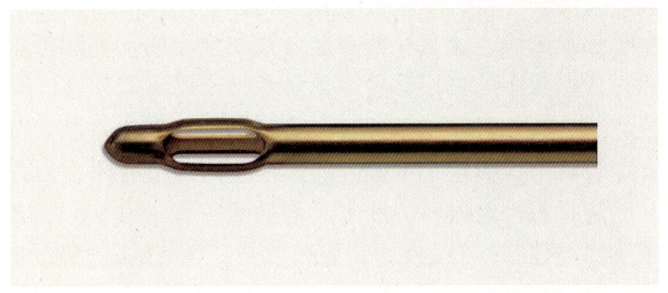

图75-8　抽吸管顶端后方设计成爆炸样膨胀的篮拱形（basket）抽吸管，方便将脂肪团块捣碎成细小的颗粒

最后的塑形结束后，将皮下积液尽可能挤干净，然后快速地用5-0可吸收线皮内缝合和6-0尼龙线皮外缝合。一些外科医师推荐切口不缝以方便引流，然而持续引流通常会降低患者术后舒适度，也会引起患者不必要的担心。笔者的经验是不放引流，这样患者没有血性液体的渗漏，术后的体验会较好，切口上覆盖少量外敷料即可。当然这样做的前提是术中出血较少，抽吸物中液体比例较少，且颜色不深。小切口缝好后，弹力服要迅速穿上，可以有效防止液体的进一步渗出或出血，减少抽吸后皮下组织间隙形成血清肿或血肿的可能性。如果是单纯局麻下进行脂肪抽吸术，一般术后观察30分钟左右，患者如果没有特别不适，就可以立即出院。如果是在静脉基础麻醉或气管插管全麻下手术，按麻醉要求通常是术后观察6个小时左右，需要患者完全清醒，全身情况稳定。如抽吸范围不是特别广，抽吸量未达到大容量抽脂标准，而且没有特别的不适也可以同意其回家休养。反之，较大范围的大容量抽吸手术后，如果患者感到恶心、困倦，或有其他不舒服，一般建议患者留观过夜，待第二天完全恢复后才可以回家休息。对于回家休养的患者，必须保持通信渠道畅通，这样有任何情况都可以及时得到准确有效的反馈，需要时可进行必要的指导和处置。

（七）术后护理

术后3~5天常规口服消炎药即可，通常只有在大量吸脂合并大量脂肪移植或其他手术时才会考虑静脉输注抗生素。切口缝好后，患者马上穿上弹力服。弹力服需要全天24小时一直穿着，3~5天后换药时可以更换小一号的弹力服以保持合身。腰腹部抽吸后需特别注意加用带有垂直支撑杆的弹力束腰带，方便塑形的同时可以有效预防腹部横行折痕的形成。术后7~10天可以拆线。当水肿逐渐消退时，患者可以洗澡并调整弹力服尺寸以保证塑形效果。患者手术后当天就可以活动，术后3~5天水肿逐渐消退后可以逐步增加活动量。术后早期活动可以减少并发症，如深静脉血栓的形成。经过4周，水肿、瘀青等都减轻后，患者可逐步恢复正常活动。

（八）不同部位抽脂的技术特点

通常来说，由于男性和女性的脂肪堆积特点不同，男性和女性最常抽吸的部位也是完全不同的。男性最常抽吸的部位依次是两侧腰部、季肋部、腹部、颌颈部和乳房，而女性最常抽吸的部位依次是腹部、大腿、上臂、髂腰臀部和颌颈部。除了遵循一些基本的操作原则以外，在某些特殊部位进行脂肪抽吸时，需要运用一些特别的技巧来辅助提高抽吸术疗效。

1. 面颈部　无论是肥胖，还是衰老后皮肤松弛引起的继发性面颈部脂肪堆积，都可以通过脂肪抽吸术来改善。对于单纯因为肥胖而局部皮肤弹性尚佳的面颈部脂肪堆积，单独应用脂肪抽吸术就能获得较好的塑形效果，这通常适合年轻人群。反之，对于大部分中老年人群来说，面颈部的脂肪堆积通常伴有不同程度的皮肤松弛，单纯脂肪抽吸术不能取得很好的效果，此时需要结合激光或射频溶脂紧肤或切皮提拉才能取得较满意的效果。

单纯从面颈部的脂肪抽吸来说，还有一些要点需要注意。面颈部的特点决定了该部位的抽吸塑形必须做到精雕细琢，任何微小的失误都可能给患者带来严重的伤害。同时面颈部的解剖特点完全不同于躯干和四肢，脂肪层相对较薄，同时又有丰富的神经血管等，特别是有掌控面部表情的面神经主干及其分支走行其中，留给手术医师的操作空间十分有限，因为一旦损伤面神经引起面瘫，后果十分严重。为防止面神经损伤，抽吸时将抽吸管保持在SMAS层浅层十分重要。抽吸时侧孔向上，面向真皮层，但同时须注意均匀保留真皮下1~2mm厚度的薄层脂肪以防止术后高低不平的发生。因此，面部抽吸时，通常需要采用2mm以下的细小面抽吸管连接10ml左右带螺纹的针筒来完成手术，操作时手控1~2ml体积的低负压将脂肪吸出。抽吸时注意分别记录左、右两侧抽吸量以保证术后两侧的对称性。对于伴有皮肤松弛者，可考虑同时进行激光或射频辅助溶脂紧肤。术后即刻戴好面罩以保持皮肤在上提位置，并坚持佩戴一段时间，保证皮肤在正确的位置回缩收紧。理论上，激光或射频溶脂紧肤后在术后3~4个月内都能有持续的皮肤回缩紧致作用（图75-9）。

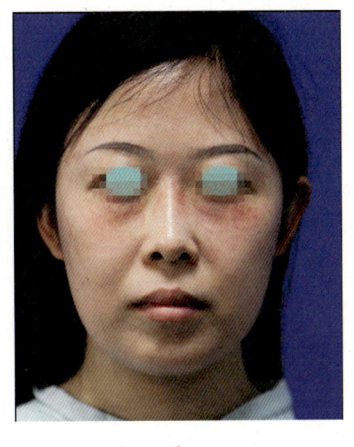 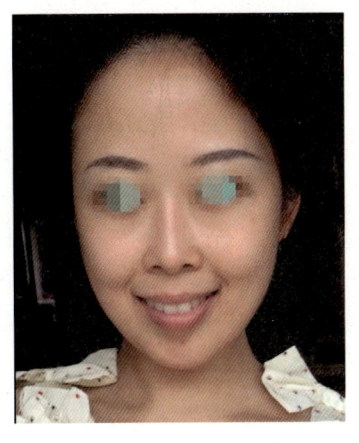

A　　　　　　　　　　B

图 75-9　面颊部下颌缘激光辅助溶脂抽吸术后 4 个月紧肤效果
A. 术前　B. 术后 4 个月

2. 腰腹部　腰腹部是常见的抽脂部位，熟悉腰腹部皮下脂肪及筋膜纤维隔的解剖特点对制订手术方案及提高塑形效果十分重要。腰腹部皮下脂肪位于真皮和深筋膜之间，其中有浅筋膜将其分隔成浅层的网状层和深层的板状层。浅筋膜又可分为相对浅层的 Camper's 筋膜和相对深层的 Scarpa's 筋膜。腰腹背部脐孔等平面真皮和深筋膜之间有横行的纤维连接区域，这些连接区域组织结构相对致密，脂肪不易沉积于此而更倾向于堆积在此区域上下的较疏松的皮下组织间隙内，当肥胖时，上下腹部、腰背部就呈现节段性的膨隆和凹陷形成游泳圈样畸形（图 75-10，并见图 75-4）。在这些部位进行抽脂手术时，脂肪堆积较多的膨隆部位需要尽可能多地去除多余的脂肪，而在脂肪较少的凹陷区域及筋膜附着区域就必须少抽或不抽，这样保证术后形体曲线流畅。在腰腹部抽吸时，除了上下腹部和两腰需要抽吸，为保证达到良好的美学效果，相关的美学单位同时进行抽吸塑形十分重要，如肩胛部位上外侧隆突脂肪堆积部位，即通常所称呼的"胸罩带下隆突"畸形必须同步抽吸，否则会加重肩背隆突和腰部凹陷之间的反差，形成很奇怪的形体曲线。同理，髂嵴部的脂肪堆积突起也需同步抽吸以获得更好的腰背臀曲线（图 75-10，图 75-11）。

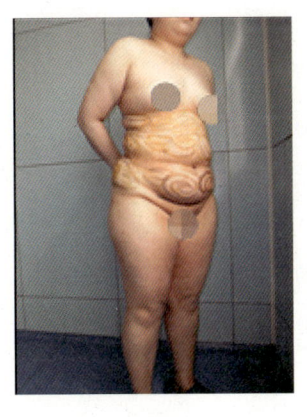 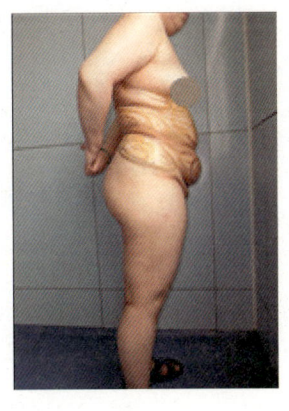

A　　　　　　　B

图 75-10　腰腹部环吸时同步抽吸包括胸罩带下隆突及髂嵴部隆突畸形

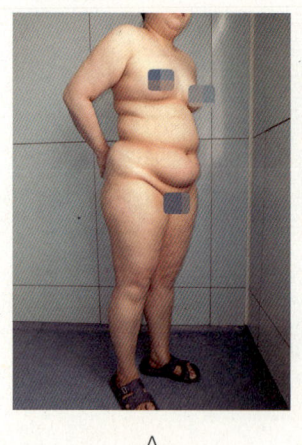 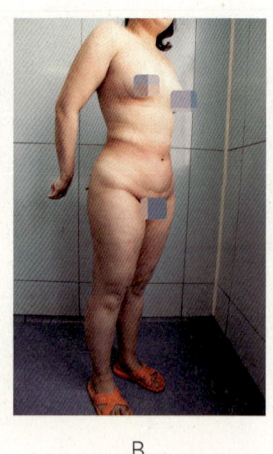 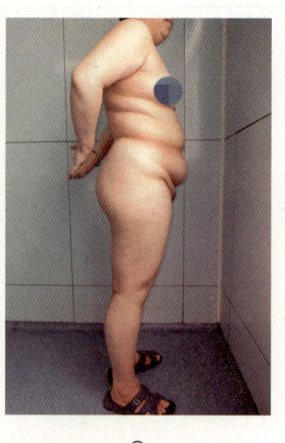 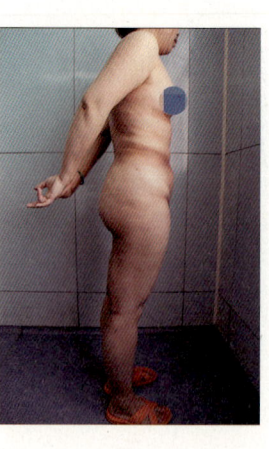

图 75-11 腰腹部环吸及大腿后内外、臀下抽吸塑形术后 8 个月效果
A、C. 术前　B、D. 术后 8 个月

3. 上臂和肩背部　上臂和肩背部可以分别进行抽吸塑形。对于上臂脂肪堆积并不严重的病例，脂肪通常仅仅堆积在上臂的下方和后外侧及三角肌区域，此时仅需从腋后侧入路就可以完成抽吸塑形，患者通常在俯卧位完成手术。当患者较肥胖时，上臂其他部分往往也有不同程度的脂肪沉积，此时往往需要通过腋前线增加一个辅助切口来完成上臂360°环吸。对伴有副乳的患者，还可以利用腋前线的切口同时完成副乳的抽吸。在进行上臂环吸时，笔者现在进行了改良，将患者体位改为仰卧位，同时在肘部后外侧的地方增加一个小切口，这样做的好处是可以提高抽吸质量及效率，有效进行腋窝后外侧及三角肌区域的塑形；同时术中患者不需要进行翻身变换体位，节约了手术时间。缺点是肘部增加一个小瘢痕，少部分患者有增生倾向，需要进行对应的处理，此外在术中需要一个助手帮忙固定上臂体位方便抽吸。在笔者的全身系列塑形手术中，为减少手术次数，通常将上臂后外侧下方等处和项、肩背、后腰等处作为美学相关单位一期完成抽吸（图75-12）。这样进行抽吸塑形既可以达到躯干背侧的整体塑形效果，又能综合兼顾肩背和上臂的良好衔接，一期完成上半身的塑形，同时有效利用了腋下切口，只需在背部中央增加一个切口就可以兼顾上臂和整个背部的抽吸（图75-13）。

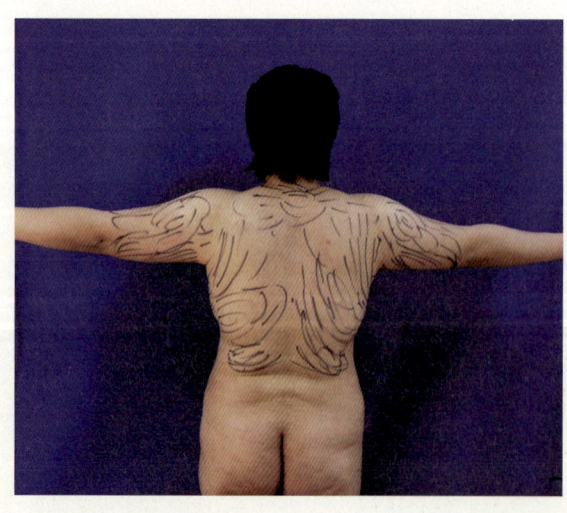 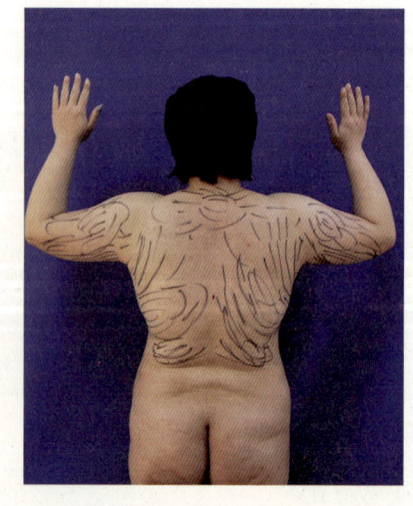

图 75-12 上臂、项部、肩背、后腰等处一期完成抽吸塑形

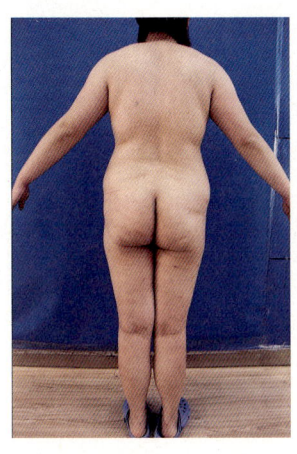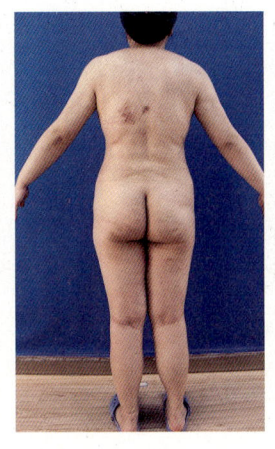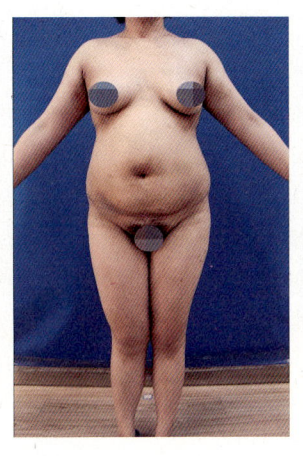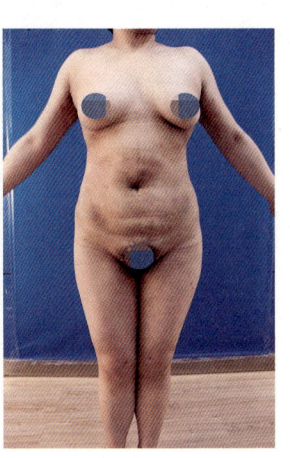

图 75-13 腰腹部、大腿前内外、上臂肩背抽吸后效果对比
A、C. 术前　B、D. 术后 2 个月

4. **男性乳房发育**　随着近年肥胖发病率的提高以及环境激素污染形势的加剧等，男性尤其是青少年男性，乳房发育的比例有很大程度的上升，对患者生活、学习、工作等带来了不小的影响，因此而引起部分患者不同程度的心理障碍。纠正这种畸形不仅是形体上的改善，对解除患者的心理负担也起到决定性的作用。依据乳腺组织中乳腺实质与脂肪组织增生程度的不同，Cohen 将其分为以下三型：①腺体型，增大的乳房以乳腺实质增生为主；②脂肪型，增大的乳房以脂肪组织增生为主；③腺体脂肪型，增大的乳房中乳腺实质和脂肪组织均有增生。

对于男性乳房发育的治疗，首先必须通过详细的病史、体检及辅助检查来排除药物、激素水平异常及恶性肿瘤等可能。到目前为止，手术治疗仍是解决该病症的主要手段。Simon 主要根据乳房肥大程度及有无皮肤松弛，分为轻、中、重度三类（及亚型）。Rohrich 提出了类似的四类分类原则，根据乳房大小分为Ⅰ类轻度肥大（<250g）、Ⅱ类中度肥大（250～500g）、Ⅲ类重度肥大伴有轻度下垂（>500g）和Ⅳ类重度肥大伴有重度下垂。同时，根据引起肥大的组织结构类型分为两个亚型：A 腺体为主；B 纤维脂肪为主（表 75-1）。

表 75-1　男性乳房发育症的 Simon 和 Rohrich 分类比较

Simon 分类	Rohrich 分类
Ⅰ类轻度乳房增大，没有多余皮肤	Ⅰ类轻度肥大没有下垂（<250g） Ⅰ$_A$类以腺体为主，Ⅰ$_B$类以纤维脂肪为主
Ⅱ$_A$类中等程度乳房增大，没有多余皮肤	Ⅱ类 中度肥大没有下垂（250～500g） Ⅱ$_A$类以腺体为主，Ⅱ$_B$类以纤维脂肪为主
Ⅱ$_B$类中等程度乳房增大，伴有多余皮肤	Ⅲ类重度肥大伴轻度下垂（>500g） 腺体或纤维脂肪
Ⅲ类重度乳房增大，伴明显多余皮肤，类似于下垂的女性乳房	Ⅳ类重度肥大伴重度下垂 （Ⅱ类或Ⅲ类） 腺体或纤维脂肪

这些分类原则为男性乳房发育手术方式的选择提供了重要的临床依据。作为整形外科医师，在选择手术方式时，不仅要考虑到患者的发病原因、乳房的大小、肥大乳房的组织构成及有无多余皮肤等情况，还要考虑到患者对形体美观的要求，尽可能减少术后瘢痕。早在 1933 年，Menvill 已经提出根据整形外科原则来治疗男性乳房发育。现代的男性乳房发育整形术大体可以分为三

种，即单纯的脂肪抽吸术、开放性乳腺脂肪切除术，以及脂肪抽吸联合开放式乳腺切除术。为减少术后瘢痕，开放性手术一般都采用环晕入路切除乳晕下乳腺组织。近年也将腔镜技术应用到男性乳房发育的乳腺切除领域。范林军等应用腔镜技术治疗65例男性乳房发育患者，发现在全腔镜下进行乳房皮下腺体切除手术并发症少、美容效果好，该方法对于传统的开放性切除法来说，对于以乳腺增生为主的男性乳房发育应是较好的选择。Rohrich报道使用超声辅助吸脂的方法治疗男性乳房发育，对乳房轻中度肥大的患者手术成功率都达到了100%，而对于重度男性乳房发育患者，通常由于伴有下垂及皮肤松弛，部分患者需要二期进行皮肤切除手术才能获得较好的疗效。近年来一些新的技术如激光辅助溶脂、射频辅助溶脂紧肤等方法仅需通过1～2个微小切口，首先将脂肪和乳腺腺体消融，然后用吸脂管吸出，克服了传统脂肪抽吸术无法有效去除腺体组织的缺点，同时可以有效促进术后多余皮肤的回缩，降低了二期皮肤切除手术的比例，这样大大缩小了术后瘢痕，使治疗效果不断优化，从而提高了疗效和患者术后的满意率（图75-14）。

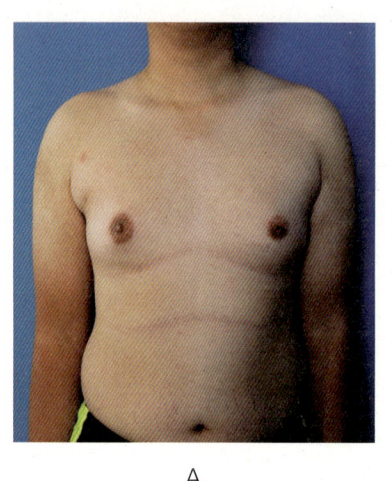 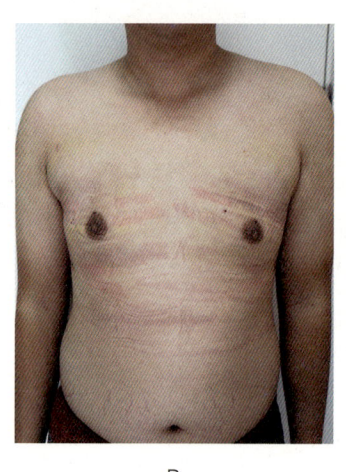

A   B

图75-14 激光辅助溶脂抽吸术可以有效溶解乳腺组织和脂肪，通过微小切口完成男性乳房发育治疗

A. 术前　B. 术后8天

5. 大腿和臀部　大腿和臀部也是常见的脂肪堆积部位，是临床上常见的抽吸部位。大腿脂肪堆积的程度和两大因素有关。一个是遗传因素，经常会看到上身非常纤细，腰身苗条，但大腿、臀部十分肥大，上下比例严重失调的患者。处理此类情况也相对简单，进行抽吸塑形去除大腿、臀部过度堆积的脂肪即可。另外一种情况是由后天肥胖引起的，其大腿、臀部脂肪堆积是全身肥胖表现的一环。除了进行局部或全身的抽脂塑形之外，必须让患者结合适当的运动锻炼及饮食控制来减肥才能保持好的手术疗效，在术前须提前做好患者的教育。具体到抽吸塑形本身，根据大腿脂肪堆积程度及部位可以进行局部的抽吸或360°环吸。大腿最常见的局部抽吸范围为大腿后外侧的马裤腿畸形或前内侧脂肪堆积向内膨隆外形，这种膨隆通常会造成大腿内侧过度摩擦，不但引起裤子不必要的损耗，严重者引起内侧皮肤破损，夏天患者通常无法穿裙子，给患者造成很大的困扰。对于大腿脂肪堆积严重的患者来说，360°环吸会是更好的选择，可以对患者从大腿根部向下直到膝盖内侧及上方这个区域进行全方位的抽吸塑形，同时结合臀下部脂肪抽吸塑形，可以使臀部圆润，显著缩小大腿根部周径，大腿显得修长直挺，有效改善臀部和大腿的连接曲线和外形（图75-15）。

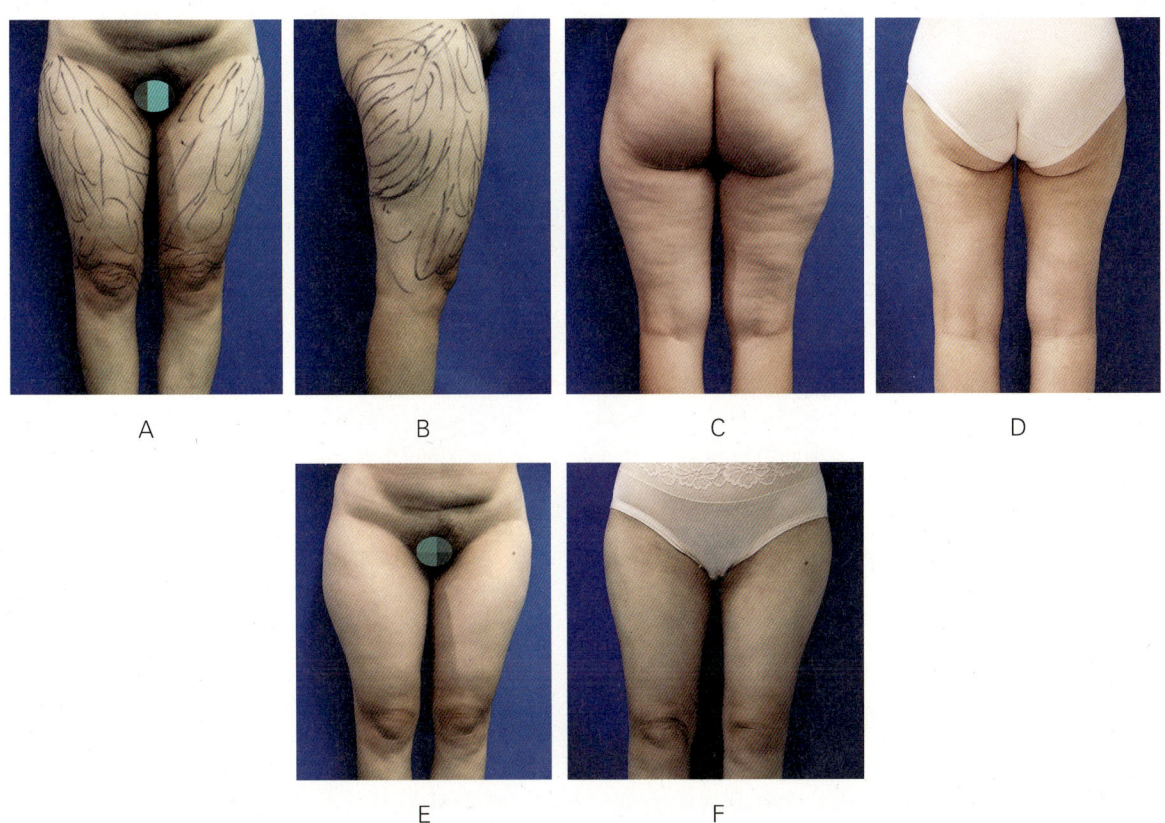

图 75-15　大腿 360° 环吸及臀下抽吸塑形术手术设计、手术效果对比
A、B. 术前设计　C、D. 背面观术前和术后 2 个月对比　E、F. 正面观术前和术后 2 个月对比

对于臀部来说，东方人的臀部普遍呈现为扁平松弛下垂的外形，同时臀部和大腿在后外侧方向连成一体，无明显界限，形成马裤腿畸形。相对于西方人热衷于拥有一个丰满圆润的臀部，东方人的要求要保守含蓄得多，她们不希望因为一个过度丰满的臀部而引人注目。因此笔者更多遇到的要求是在大腿纠正马裤腿畸形的同时适当缩小臀部、改善臀部下垂的状态，因此臀下部下垂部分的脂肪通常和大腿后内外侧抽吸塑形同步进行。但需要注意的是，臀部抽脂缩小本身可以加重松弛下垂，臀部只有在容量较充足的情况下才能达到丰满挺拔而不下垂的状态，要让东方人逐渐接受这样的理念还需要一段时间。当然我们在大腿臀部的抽吸塑形过程中，需要适当保留大腿后侧臀沟下方部位的脂肪柱作为支撑，以防术后加重臀部下垂（图 75-16）。

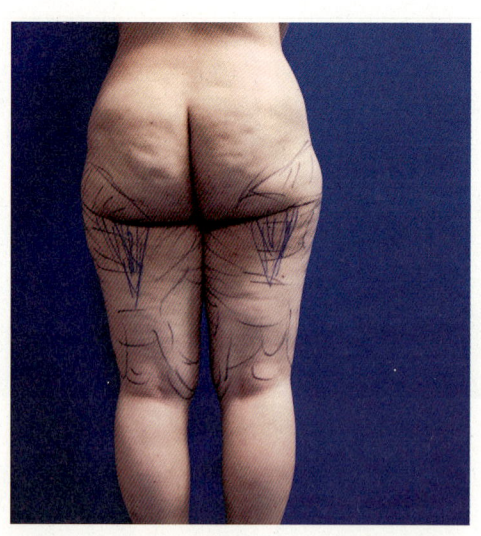

图 75-16 臀沟下方的大腿后侧区域抽吸时需要保留脂肪柱（蓝色标记）作为臀部的支撑，防止术后加重臀部下垂

臀部上方及后腰下半部分脂肪堆积也可以和臀部及大腿抽吸同时进行，以雕出良好的背、臀、大腿的S形曲线。

6. 小腿及踝　小腿腹侧的膨隆肥大绝大部分是由小腿腓肠肌及比目鱼肌肥大引起的，而脂肪沉积所占比重相对较轻，因此首先需要鉴别的是小腿膨隆是由肌肉肥大、脂肪堆积各自引起的，还是两者兼而有之。简单的方法是让患者双脚后跟离地，看小腿三头肌肥大程度，通过指捏判断皮下脂肪的厚度。如果皮下脂肪的厚度在0.5～1.0cm或以上，一般就可以进行抽吸手术，但在进行脂肪抽吸手术时需要相对更保守一些，否则极易引起局部的高低不平等并发症。小腿抽吸手术切口一般置放于腘窝皮肤皱褶线内以及内外踝凹陷处，总体来说由于局部皮肤张力较高，术后较易引起增生，恢复也相对较慢，在术前需和患者做详细说明。具体到操作层面，小腿抽吸时需要控制抽吸管管径，一般不超过3mm为好，抽吸时负压控制在50kPa以下，以防局部高低不平发生。在足踝部抽吸时可以采用直径1.6～2mm的面抽吸管连接10ml螺口针筒，手控回抽1～2ml低负压抽吸（图75-17）。针筒抽吸的优点是切口小瘢痕不明显，缺点是抽吸效率相对较低，也没有传统负压抽吸来得彻底。

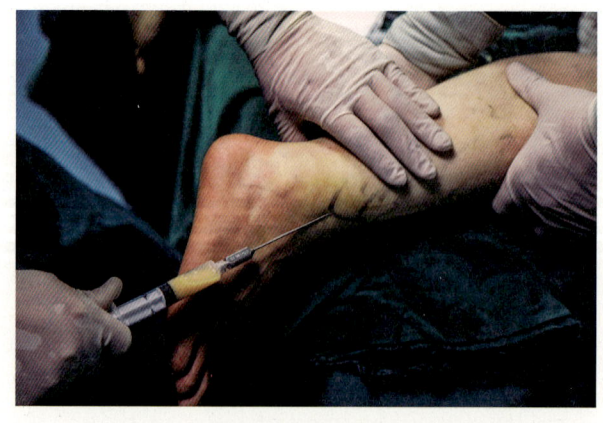

图 75-17 踝部采用针筒手控低负压抽脂雕塑

为减少瘢痕困扰以及防止术后局部高低不平的发生,也可以采用激光溶脂辅助抽吸的方法,如果应用得当,可以有效提高塑形效果,提高患者满意率。

(九)手术成功的技巧和关键

术前和患者深入细致交流非常重要,需要具体到每一个相关的细节,包括手术风险、操作细节、麻醉选择、恢复时间、经济花费及二次修复的可能性,特别注意的是不要为有不切实际要求的患者做手术。在腰腹部进行抽吸时一定要注意脂肪分布特点,区别清楚是腹腔内脂肪堆积,还是皮下脂肪堆积,男性腹部吸脂特别要注意这一点,因为绝大部分男性患者腹部膨隆是由腹腔内脏脂肪堆积引起的,无法通过脂肪抽吸术来纠正及改善。遵循公认的原则,普遍认为肿胀麻醉吸脂相当有效、安全度高,耐受程度也较好,是一个长远的身体塑形的方法。当然这通常是指较小范围或较小容量的吸脂术,大部分这样的肿胀麻醉下吸脂可以在门诊做,不会产生严重的并发症。肿胀液注射和脂肪抽吸之间的时间间隔应该在30~60分钟,这是为了减少术中出血和患者不适。肿胀液加热到37℃可以减少患者不适并预防体温过低。当大量吸脂或大范围吸脂塑形时,情况会大大不同,首先是麻醉选择通常会选择全身静脉基础麻醉或气管插管全麻辅助再结合局部肿胀麻醉,这主要是提高受术者术中的舒适度,但全麻的实施、手术范围的扩大及手术时间的延长等可能会相应地带来一系列的手术并发症。因此合格的施术者必须具有掌控手术的综合能力,除了手术操作本身的技能外,特别需要注意避免液体量过多而导致肺水肿发生、利多卡因中毒、深静脉血栓(DVT)形成或失血过多等不良事件。在和其他手术,特别是腹壁整形术同时进行时,要注意并发症的发生率可能会显著提高,在全身抽吸塑形时应该进行分次手术以降低相关风险。

五 并发症的预防与治疗

脂肪抽吸术虽然被证明是一个十分安全有效的美容手术,但如果选择及操作处理不当也会伴有各种并发症,有些还十分严重,甚至危及生命。总的来说,脂肪抽吸术后并发症根据其严重程度及影响范围等,分为波及全身的严重并发症及相对局限的有碍美观的局部并发症。

(一)严重并发症的防治

1. 肺动脉栓塞(pulmonary embolism,PE) 脂肪抽吸术选择及操作不当可引发不少严重并发症,甚至最终导致患者死亡。Grazer F. M.、de Jong R. H. 于2000年对1200名活跃的ASAPS认证整形外科医师所进行的一项回顾性问卷调查中发现,在1994年到1998年共4年半时间内496245例脂肪抽吸整形术中共有95例死亡,死亡率近似于每5224例手术中发生1例死亡,也即19.1/100000的死亡率,这个死亡率和1997年美国整形重建外科医师协会(the American Society of Plastic and Reconstructive Surgeons,ASPRS)脂肪整形特别调查小组所得的调查死亡率结果20.3/100000相仿,而其中最高的就是肺动脉栓塞,占比达23.1%(表75-2)。

表75-2 脂肪整形术后死亡原因分析

死亡原因	死亡/人数	占死亡数的百分比
血栓形成	30	23.1
腹壁或脏器穿孔	19	14.6
麻醉及药物	13	10.0
脂肪栓塞	11	8.5
心肺衰竭	7	5.4
严重感染	7	5.4

续表

死亡原因	死亡/人数	占死亡数的百分比
出血	6	4.6
其他未知原因	37	28.5
总数	130	100.0

肺动脉栓塞的原发因素大多是深静脉血栓（deep venous thrombosis，DVT）脱落，因此最近几年，很多学者开始关注深静脉血栓的问题。这是一个连续变化的过程，一般首先在下肢深静脉中形成血栓，如血栓脱落，则顺血液回流，经右心房、右心室到肺动脉，最终进展为严重的肺动脉栓塞，死亡率很高，是脂肪抽吸术后最高发的严重并发症，须高度重视。

肺动脉栓塞主要临床特点有：①发生率是0.2%～0.3%；②除急性呼吸窘迫综合征（Acute Respiratory Distress Syndrome，ARDS）外尚有胸痛和昏迷；③常发生在术后5天以后；④肺动脉栓塞的死亡率是10%；⑤死亡的病例中2/3发生在栓塞后30分钟内；⑥危重的紧急患者的唯一救治办法是在体外循环下取出栓子。

由于PE起病急，一般没有预兆，发病后十分凶险，死亡率高，有效的救治方法是急诊溶栓取栓术，而在绝大多数情况下，很难在短时间内完成。因此从源头上有效预防深静脉血栓的形成显得尤为重要。对于患者有凝血功能障碍者，特别是怀疑有血液高凝状态者，有必要在术前增加下肢等多普勒超声检查排除深静脉血栓。对于每个抽脂手术患者，鼓励患者术后早期活动是防止深静脉血栓形成的重要步骤。只要患者有能力，就应该鼓励他们术后早期活动，必要时可安排人员陪护完成。这些方法可以推荐给所有的患者。在局麻情况下，大部分手术在2个小时内可以结束，如果在全麻或区域阻滞下超过1个小时，或者基础麻醉下超过2个小时，注意防止腘窝部长时间受压，术中施术者结合抽脂操作可以帮助患者经常变换体位。如有条件可采用预防血栓形成的装置，如间歇气压治疗等，这样可以降低DVT形成的风险。在吸脂合并腹壁整形或其他手术中，且在全麻下进行时，针对此类DVT高危患者，国外有报道认为应该采用药物治疗，如低分子肝素（low molecular weight heparin，LMWH）等。Newall G.等提出LMWH用于预防DVT高危患者，如大容量抽脂术和其他塑形手术术后DVT形成，在18个月的时间段内，共有291名患者进行了296例次的手术，没有一例患者发生DVT，作者认为采用LMWH在预防高危患者DVT形成上取得了较好的效果。当然这些措施是针对白种人所提出的，因为白种人的凝血状态和亚洲的黄种人相比普遍呈现高凝状态，对于亚洲黄种人来说，是否有必要采用这样的预防措施还是值得商榷的。另外，鉴于应用肝素等抗凝治疗后有增加出血和血肿形成的风险，这些担心也阻碍了医师们在大容量吸脂中广泛应用此类药物的决心和信心。预防性应用抗凝药物的利与弊需要进一步更大样本的观察。至少对于笔者经治的患者群体来说，目前并没有进行相应的药物治疗及预防治疗，术后也并未发现有DVT形成的患者，究其原因，很大程度上来说是由于手术适应证掌握得当，绝大部分是健康人群，没有明显的高危因素，同时做好围手术期管理，有效地防止了DVT的发生。当然，对于一些血栓形成高危人群来说，在进行抽脂塑形，特别是需要联合进行腹壁整形术等其他手术时，DVT发生率会显著提高，此时非常有必要进行对应的风险评估，具体可以参考美国胸科医师协会推荐的Davison-Caprini风险评估模型，评估并做好对应的处理。

根据对血栓形成的影响程度，将各因素评分为1、2、3、5分，分别记录。

归类为1分的危险因素如下：①41～60岁；②小手术；③1个月内的大手术史；④静脉曲张；⑤炎症性肠病史；⑥小腿有肿胀；⑦肥胖，BMI＞25；⑧急性心肌梗死；⑨1个月内的充血性心力衰竭；⑩1个月内的败血症史；⑪严重肺部疾病，包括1个月内的肺炎；⑫肺功能异常，如慢性阻塞性肺病（chronic obstructive pulmonary disease，COPD）；⑬患者目前卧床；⑭其他可能的危险因素。

归类为2分的危险因素如下：①60～74岁；②关节镜手术；③现在或以前有恶性肿瘤；④大手术（时长大于45分钟）；⑤腹腔镜手术（时长大于45分钟）；⑥患者卧床（大于72个小时）；⑦石膏固定（小于1个月）；⑧中心静脉置管。

归类为3分的危险因素如下：①>75岁；②既往有DVT史或PE史；③家族性血栓形成史；④V因子Leiden阳性；⑤凝血酶原基因20210突变阳性；⑥血清同型半胱氨酸升高；⑦狼疮抗凝物阳性；⑧抗心磷脂抗体浓度升高；⑨肝素诱发的血小板减少症；⑩其他先天性或获得性的血栓形成倾向。

抗心磷脂抗体ACA是一组自身免疫抗体，其靶抗原是膜表面的磷脂，当ACA与内皮细胞和血小板表面的磷脂结合后，通过影响凝血和抗凝的平衡使机体处于高凝状态。

凝血酶原基因20210突变，也称为Ⅱ因子突变或凝血酶原突变。该基因被发现于20世纪90年代，几乎仅见于高加索人群。2%～3%的高加索人携带此突变基因，可以增加2～3倍的静脉内血栓形成概率，如果有抗凝蛋白C和蛋白S缺乏，则静脉血栓栓塞（venous thromboembolism，VTE）概率提高5～10倍。除了非O型血、V因子Leiden外，凝血酶原20210A是最常见的VTE遗传因素。

V因子Leiden的突变可以引起血栓形成倾向。其原理是V因子Leiden不能被活化蛋白C所灭活，从而导致血栓形成。V因子Leiden是欧洲高加索人群中最常见的遗传性高凝态疾病，由于首先于1994年由Bertina R.教授发现于荷兰的城市Leiden而命名。5%的北美高加索人携带此基因，其次是拉丁美洲人，再次是非洲裔美国人，亚洲人中则十分罕见。大约30%的DVT或PE人群中发现携带有此基因，携带有一个突变基因的杂合子DVT发生的风险增加4～8倍，而携带有2个突变基因的纯合子则DVT发生风险较正常人高80倍。

狼疮抗凝物（lupus anticoagulant，LAC）是抗磷脂抗体（APL）之一，另一类就是抗心磷脂抗体。

归类为5分的危险因素如下：①选择性下肢关节大手术；②1个月之内的骨盆、髋关节、股骨骨折；③1个月之内的脑卒中；④1个月之内的多发性创伤；⑤1个月之内的急性脊髓损伤麻痹。

另针对女性的补充危险因素各1分：①口服避孕药或激素替代疗法；②妊娠或产后1个月；③死胎、习惯性流产、妊娠中毒症、早产儿或发育受限。

根据上面各因素对照具体患者得出风险评估总得分，再对照表75-3进行对应的预防处理。

表75-3　不同风险患者的DVT预防方法

风险评估总分	0～1	2	3～4	5或更多
DVT发生率	<10%	10%～20%	20%～40%	40%～80%，其中1%～5%死亡
风险水平	低	中等	高	极高
预防方法推荐	无特殊；早期活动即可	ES、IPC、LDUH或LWMH	IPC、LDUH、LMWH或联合应用ES、IPC	药物应用：单独应用LDUH、LMWH，华法林，或Fac Xa，也可结合应用ES或IPC

注：ES为弹力袜，IPC为间歇性气压治疗，LDUH为低剂量常规肝素，LWMH为低分子肝素，Fac Xa为X因子抑制剂。

Pannucci C. J.等对2006年3月到2009年6月通过Caprini风险评估模型测评分数≥3，且在全麻术后住院的共1126例整形重建外科手术患者进行进一步分析，发现这些患者在不使用药物预防的前提下，总的VTE发生率为1.69%，其中评分>8的患者组VTE发生率达11.3%，显著高于Caprini评分3~4分（$P<0.001$）、5~6分及7~8分组（$P=0.015$）。在Caprini评分7~8及>8两组高危病例中，50%以上的患者VTE发生于手术后期（术后15~60天），因此在进行药物预防时，有必要延长服药时间到术后的4~5周，可能会更好地达到目的。

Hatef D. A.、Kenkel J. M.等在利用改良Davison-Caprini风险评估模型评估切除性形体雕塑患者时发现，对于环形腰腹部皮肤脂肪切除整形术患者，其DVT的发生率高达7.7%，因此对此类患者特别需要给予LMWH等药物预防。到目前为止，尚没有应用类似的风险评估模型来专门针对大容量抽吸患者做DVT或VET发生的评估及对应的预防措施。根据笔者近5年1000多例脂肪抽吸塑形患者情况分析，绝大部分是年轻的健康人群，通过术前筛查基本排除了各类器质性疾病，如果按照Caprini风险评估模型测评的话应该属于低中度风险以下，通过鼓励术后早期活动、术后穿戴紧身衣裤、弹力袜套等可以有效地预防VTE的发生，术后无一例发生有症状的VTE也在情理之中。

2. 脂肪栓塞综合征（fat embolism syndrome，FES） 早在340年前，Lower将牛奶注入狗的静脉中并描述了首个脂肪栓塞的动物模型。Magendie则进行了更为详尽的研究，发现静脉内注射油脂后小血管发生了机械性堵塞。Virchow报道静脉内注射油脂可引发肺水肿。当时这些实验是在不知晓人脂肪栓塞综合征的情况下进行的。1862年，Zenker报道首例创伤后脂肪栓塞病例，患者严重挤压伤后发生了脂肪栓塞，最终死亡，尸检时在肺部毛细血管内发现了脂肪颗粒。早期人们认知到脂肪栓塞综合征的情况较多见于长骨骨干骨折，Myers 1977年就提出诊断骨折后脂肪栓塞综合征的几个诊断标准，除了病史外，重要的体征为：①睑结膜下、腋下、季肋或胸部等处3处以上的瘀斑或瘀点；②从嗜睡、意识混乱、烦躁不安、谵妄、昏迷等各种意识改变；③发热37.8℃及以上；④$PaO_2<60mmHg$，呼吸急促，大于30次/分钟；⑤血小板<15万/mm^3，血红蛋白低于3~4g/ml。Myers发现100例长骨骨干骨折后脂肪栓塞综合征发生率高达17%，其中16例为车祸外伤所致。主要原因是由于长骨骨折后，紧贴于骨质的静脉一并撕裂破损又无法闭合，导致髓腔内油脂很容易进入血液循环。一个有趣的发现是患者血液中酒精浓度高的患者其脂肪栓塞综合征发生率降低。脂肪抽吸术后实际的脂肪栓塞综合征发生率很难统计，有人认为很高，他们认为脂肪抽吸操作过程中会造成部分静脉血管的破裂和脂肪细胞的破碎，这样不可避免地有部分脂肪颗粒及游离脂肪酸会进入静脉，最终回流到肺部引发一系列的反应。特别是在抽脂术开展的早期，往往是采用较粗的抽吸管，抽吸负压大，要求达到所谓的脂肪沸腾压，较大的血管损伤机会较大，同时早期抽脂术未采用超湿法或肿胀麻醉技术，血管一旦破裂，裂口就相对不易闭合，这也是早期抽脂术后较多脂肪栓塞发生的原因。就目前情况来说，技术不断改进提高，常用抽吸管管径已经降到3~4mm，也不再强调过大的负压压力，更加重要的是手术医师意识到手术操作中微创理念及技术的运用，所有这些对较大血管的损伤明显减轻，而且采用的是肿胀麻醉或超湿技术，皮下组织间隙灌注了大量的肿胀液可以有效地闭合可能破损的血管，也在一定程度上减少了脂肪颗粒进入血循环的机会，因此抽脂术后真正发生脂肪栓塞的概率是很小的。

抽脂术后脂肪栓塞虽然罕见，但一旦发生并引发FES，就会引起较严重的后果。重症患者如爆发性FES可在短时间内导致患者死亡，因此很有必要搞清楚FES的发病机制。早在20世纪20年代，有关脂肪栓塞的理论已经建立并沿用至今。Gauss创建了脂肪栓塞的机械阻塞理论，认为有三个因素导致脂肪栓塞发生：脂肪组织的损伤，受伤区域静脉破裂，以及某些原因或机制可引起游离脂肪通过静脉裂口进入血管内。破碎的脂肪颗粒经心脏回流到肺部，堵塞了直径在10~40μm的小血管，最终导致肺动脉压力提高，推动脂滴进入体循环，最终沉积到肺部以外的其他脏器中，从而引发一系列的脏器损伤反应。Lehman则提出了生物化学理论来解释FES，认为血浆介质可以将脂肪从身体的储藏部位转移到血管内形成大的脂滴。目前许多证据支持生物化学理论，脂肪栓塞后脂肪酶分解脂肪形成游离脂肪酸（free fatty acids，FFAs），而这些FFAs对肺泡细胞和血管内皮细胞有毒性作用，它们损害血管内皮细胞、激活肺泡表面活性剂，毛细血管弥散性增加，从而增加肺组织间隙及肺泡出血水肿，最终导致急性呼吸窘迫综合征（ARDS）。创伤导致的激素水平改变也会提高脂肪酶和脂蛋白脂酶活性并抑制机体对FFAs的利用，从而诱发促进FFAs入血造成全身其他脏器的损伤。爆发性的FES发病机制有可能不同于FES，其主要是脂肪阻塞后引起的急性心血管系统及肺的阻塞反应，短时间突然的大量脂肪入血可引起血小板聚集、释放大量血管活性物和形成血栓，导致肺动脉高压和水肿，而这反过来又加重肺部血管的阻塞，最终导致严重的右心衰竭、休克、死亡，往往起病急，患者很可能在起病后1～12个小时内就死亡。

目前FES诊断主要还是根据临床表现来进行。1970年，Gurd提出脂肪栓塞综合征临床诊断标准（表75-4），Gurd和Wilson于1974年对标准进行了修订（表75-5）。

表75-4　脂肪栓塞综合征Gurd诊断标准

主要指标	次要指标
腋窝或睑结膜下瘀斑,通常在50%～60%的患者中发病后4～6个小时一过性呈现	心动过速(每分钟110次)
低氧血症（PaO₂ 60mmHg；FiO₂ 0.4）	发热（38.5℃）
和低氧血症和肺水肿不相称的中枢神经系统抑制	眼底镜检查发现视网膜栓子形成
	尿液中有脂滴
	无法解释的红细胞比容或血小板数量突然降低
	红细胞沉降率增加
	痰中带脂滴
	骨骼损伤后72个小时内出现症状
	气短
	神志精神改变
	偶然的上运动神经元综合征和异常体位
	尿失禁

表75-5　脂肪栓塞综合征Gurd和Wilson诊断标准

主要指标	次要指标
呼吸机能不全伴有放射检查阳性体征	发热(通常达39℃)
和脑部损伤无关的脑部症状	心动过速(每分钟120次)
皮肤黏膜瘀斑红疹	视网膜改变(脂肪栓子或瘀斑)
	黄疸
	尿液中发现脂肪颗粒、无尿或少尿
	贫血(和入院时相比血红蛋白降低20%以上)
	血小板减少(和入院时数值相比降低50%)
	红细胞沉降率升高（ESR 每小时71mm）
	痰中带脂滴

表75-5中有1项主要指标＋4项次要指标＋脂肪巨球蛋白血症即可诊断为FES，后人大多建议将脂肪巨球蛋白血症从诊断中去除，同时也有主要指标和次要指标的各种组合，但不管怎

样，要确诊FES目前并无特异性手段，主要还是以临床诊断为主。Schonfeld则提出了FE指数（表75-6），认为5分或以上即可诊断为FES。

表75-6 Schonfeld脂肪栓塞诊断指数

临床表现	评分
弥散性瘀斑	5
肺泡渗出	4
低氧血症（＜70mmHg）	3
思维和行为混乱	1
发热达38℃	1
心率达每分钟120次	1
呼吸频率达每分钟30次	1
FES	总分≥5

目前对FES并无特效的治疗手段，而且FES是一种自限性疾病，主要是各种对症支持治疗保持，保证患者有足够的气体交换，维持一定的血氧分压。药物治疗有2%碳酸氢钠、胆碱、特斯乐（美国拜耳公司生产的一种抑制胰液酶分泌的抑肽酶，但2007年后由于相关安全性问题已暂停美、欧和中国市场销售）、氯贝特（又名安妥明、冠心平等，主要通过抑制腺苷酸环化酶，使脂肪细胞内cAMP含量减少，抑制脂肪组织水解，使血中非酯化脂肪酸含量减少，导致肝脏VLDL合成及分泌减少。同时它可使脂蛋白脂酶的活性增强，加速VLDL及TG的分解代谢，这些终使血中VLDL、TG、LDL-C及TC的含量减少。另外，它还可通过抑制肝细胞对胆固醇的合成及增加胆固醇从肠道的排泄，使血中TC含量减少）。乙醇和肝素现在认为没有明显作用，已很少使用。静脉肝素注射后，会促进脂蛋白脂肪酶释放入血清除脂肪TG，称为"肝素效应"。低分子右旋糖酐可以降低血液黏滞度，降低血小板黏附，逆转血小板减少，降低细胞聚集。最后，当FES发生时，激素广泛应用于临床，脂肪水解成FFAs和甘油导致血中的FFAs显著升高，FFAs作用于局部使毛细血管床弥散性增加，摧毁肺泡结构，损伤肺泡表面活性物，出于此种考虑，大剂量应用氢化可的松可能有助于减轻上述损害。甲基泼尼松龙可限制FFAs的增加，减少炎症反应，抑制补体介导的白细胞聚集，保护毛细血管完整性，稳定溶酶体膜以及减轻组织间隙水肿的积聚，因此其也广泛应用于临床FES治疗，但其治疗剂量及最佳治疗时机则需进一步研究阐明。

综上所述，FES可发生于包括脂肪抽吸术在内的许多手术，预防措施包括仔细筛选患者、选用合适的技术、术者精细的操作（能减少损伤）及良好的术后监护，总的来说尽可能减少单次手术时间，控制单次抽吸范围及抽吸量。治疗方面主要是对症处理及各种支持疗法。

3. 体温过低 在抽脂术中，患者体温过低往往会被医师忽略，特别是在进行大范围或大容量抽脂时更容易发生体温过低的情况。体温过低是指身体核心体温低于36.4℃。在全身麻醉时，体温过低的病理生理学与体温调节中枢的内在阈值变化有关。大容量或大范围脂肪抽吸患者，手术时间长，同时身体暴露的面积大，此时体温过低的风险就会增大。预防的措施主要是综合考虑细化围手术期各个环节的温度控制：术前画线拍照最好在温暖的手术室中进行，消毒液加热，肿胀液加热到37℃，术中大范围抽吸时分区域进行，减少体表暴露面积。手术时适当提高手术室温度，手术医师不能因为自己的舒适度而将手术室温度降得太低，一般建议不低于25℃，必要时可在术中使用身体保温装置，手术即将结束时提前升高室温，减少患者麻醉苏醒后寒战。术后注意保暖。

4. 大出血、低血容量休克及液体失衡 早期由于抽吸技术及器械等原因，脂肪抽吸术后失血量较多容易引起失血过多甚至休克死亡，因此早期的干性抽脂通过限制抽吸量低于2000ml及术后必须输血保证患者安全。现代脂肪抽吸技术的应用，特别是超湿法及肿胀麻醉技术的应用大大降低了脂肪抽吸术中的失血量，相应地提高了手术的安全性。但尽管如此，医师在手术过程中除了全面监测患者基本生命指标如心率、血压、呼吸、血氧饱和度等变化外，应时刻关注抽吸物中血液量的多少，如抽吸物含有较多深色的血性物，则应及时停止该部位的抽吸，特别是在大范围及大容量抽脂时更要关注总的失血量，如出血量较多，需及时调整或终止原手术方案，必要时输血以纠正失血过多。超湿法及肿胀麻醉技术的应用带来手术失血量明显降低的同时，也带来了围手术期体液异常转移的风险。在大范围或大容量抽脂时，由于大量的肿胀液注入，可能会诱发体液过多与肺水肿，预防的方法是结合手术部位分期分批注入肿胀液。笔者的经验是对一个60kg左右的健康成人通常一次性注入不超过6L的肿胀液，对于超出部分可以等待第一部分抽吸手术完成后，一般间隔2个小时左右再注入第二部分，这样在一个手术中依次先进行第一部分的注射、抽吸，然后进行第二部分的注射、抽吸。在进行大容量肿胀液灌注的病例中，严控静脉输液量，一般单次手术中静脉晶体补充量在500~1000ml即可，术中术后保持静脉通道的开放，必要时可以留置导尿，根据尿量多少随时调整静脉补液量，防止血容量减少或液体过载。最关键的是手术医师在开展大容量或大范围吸脂手术前必须接受液体管理与大容量抽脂相关生理变化的全面培训，同时建议由非常有经验的医师来实施手术，充分知晓并熟悉相关并发症的发生机制、防治方法及策略。

5. 腹壁及脏器穿孔　早期腹壁及脏器穿孔的并发症报道较多，这往往是手术医师经验不足，不熟悉相关解剖特点等引发的。一旦发生此类并发症往往就会有严重后果，许多患者因此死亡。主要预防措施是熟悉相关解剖，在不断实践中丰富经验，提高对脂肪、肌肉不同组织手感的鉴别能力，养成良好的塑形方法，保持在同一层面操作的习惯，抽吸管头稍稍弯曲向外，可以有效防止腹壁穿透。

6. 坏死性筋膜炎及大面积皮肤坏死　坏死性筋膜炎是吸脂术后严重的并发症，一旦发生后果严重，轻者大面积的皮肤皮下组织坏死，严重者危及患者生命。其发生主要还是由消毒隔离等措施不良引起的，预防措施有严格执行的无菌操作规范、必要的围手术期抗生素预防性应用等。笔者曾接诊过一例外院进行腹部抽脂术后发生急性坏死性筋膜炎的病例。腹部皮下组织的引流物细菌培养显示为绿脓杆菌感染。究其原因，可能是由于抽脂器械术前1个小时在75%的酒精中浸泡、消毒不彻底，吸脂手术时通过器械将绿脓杆菌带入皮下。坏死的只有皮肤皮下脂肪组织和浅筋膜，深层肌肉和深筋膜未明显波及。及时诊断、立即手术清创同时广谱抗生素应用挽救了患者，但大面积的创面需要植皮修复，术后腹部畸形及中厚皮片供区的增生性瘢痕无论对患者还是当事医师来说都是一个永远的伤痛。

为防止抽脂术后严重并发症的发生，笔者结合自己临床工作中数千例的实践及国际上著名脂肪抽吸专家Illouz、Rohrich R. J.、Toledo L. S.等人的经验，总结如下：

1. 良好完善的术前准备

（1）挑选合适的患者（美国麻醉医师协会评估为Ⅰ级，体重不超过理想体重的30%）。

（2）患者身体健康，包括总体健康情况、既往病史、身高、体重、全面详细的体检及化验检查。

（3）患者心理健康，对手术效果有合理的预期。

（4）对患者的教育：抽脂塑形手术并不能纠正肥胖。

（5）术前照相录像及签署知情同意书。

（6）为防止患者受凉感冒，尽可能在手术室拍照。

（7）有完善的手术室及麻醉相关设备，如氧饱和度仪、断开报警、连续心电监护设备、喉罩和气管插管设备。

2. 手术期间控制要素

（1）选择合理的术式控制肿胀液注入量、速度和温度（37℃），肿胀液总注射量在6L以上者，分次进行注射；应用低利多卡因浓度肿胀液，控制利多卡因总量低于35mg/kg。

（2）提高医师个人抽吸相关技术，减少创伤，提高抽吸效率，控制手术时间，根据患者局部和全身情况确定合理的抽吸范围（单次＜30%体表面积）及单次抽吸量。

（3）术中持续监测患者氧饱和度、呼吸、循环系统及体温，仔细监测患者外周血血容量情况，留置导尿，非侵入性血流动力学监测，随时保持和麻醉师的有效沟通。

（4）正确的补液方案：静脉补液量需根据术中肿胀液注射量和抽吸量综合考虑。

1）对抽吸量＜5L者，在皮下肿胀液灌注的基础上给予生理需要量即可。

2）对抽吸量＞5L者，除了上述补液量外，每抽出1ml（5L以上的超出量）需要额外静脉补充0.25ml的晶体。

3）对术中肿胀液注射量＞10L者，适当控制术中静脉补液量，一般补充500～1000ml即可，术后根据尿量情况适当补充1000ml左右。

（5）保证手术无菌操作及预防性抗生素应用。

（6）注意术中患者体位，对于DVT高危患者使用气动挤压按摩设备。

（7）对于超过5L的大容量抽脂患者最好在条件合适的医疗机构留观过夜。

3. 术后处理

（1）良好的术后监护。

（2）术后当天及第二天随访。

（3）术后弹力压迫，穿合适的紧身衣裤。

（4）术后早期活动，预防深静脉血栓形成。

对于单次脂肪抽吸量的标准，不同时期有不同的标准，一般认为不超过体重的6%～8%较为安全。20世纪80年代初，在当时的技术水平及认知情况下，Illouz提出单次抽吸量超过3000ml时会造成严重的全身性并发症，通常需要复苏及输血，既往认为脂肪抽吸量≥1500ml就可以称为大容量脂肪抽吸术，其原因是早期采用干性技术，抽吸物中有20%～45%为血液，如果抽脂量达到1500ml，失血量也会很高，因此必须进行输血。后来Klein采用了局部肿胀麻醉技术，抽脂量达到1500ml并不需要进行任何的输血复苏了，是非常安全有效的方法。

随着技术的不断进步，单次绝对的抽吸量不再是唯一因素，目前ASPS推荐的大容量脂肪抽吸术的单次抽吸量为≥5L。Gilliland将超过5L的大容量抽脂术进行进一步的细分定义如下：抽吸量在5～8L者称为大容量（large volume）脂肪抽吸术；抽吸量在8～12L者称为巨量（mega volume）脂肪抽吸术；抽吸量超过12L者定义为超巨量（giganto volume）脂肪抽吸术。当然也有报道单次抽吸量达到20L甚至25L以上者。Dhami L. D.2008年报道8年870例抽吸患者，其中65%的患者抽吸量超过了5L，最高者单次抽吸量达25L，平均抽吸量达到了15.5L，而注射肿胀液量在1000～12500ml之间，由于抽吸量较大，对于伴有皮肤松弛者，24%的患者同时进行了腹壁整形术以切除部分或全部的松弛皮肤脂肪。通过大量抽吸皮下脂肪及切除松弛皮肤，6个月后平均降低患者体重9.5kg（1～25kg），减轻的体重达患者原来体重的4%～10%。在巨量及超巨量脂肪抽吸术中，术后患者体重减轻达7%～10%，最大达到25kg。1例患者由于服用阿司匹林及在术中使用低分子肝素导致失血较多进行了输血。由于抽吸量及抽吸面积巨大，Dhami报道的并发症发生率也较高，其中血清肿为10.8%、皮肤坏死为2.4%、抽吸区域皮肤高低不平为5.7%，另有1.7%的患者有持续性的皮下硬结需要处理。显而易见的是，单次抽吸量不可能无限制提高，抛开手术医师的技术和经验不谈，单单随着抽吸量的增加及手术时间的延长等，患者发生各种并发症的概率会显著提高。当下普遍的观点认为，患者的安全是第一位的，现在需要综合考虑抽出量、抽吸范围、术中的失血量及患者的体重等因素，大范围或大容量的全身抽吸建议分次进行手术为好，况且脂肪抽吸手术本身是个手段，最终的目的是取得良好的形体塑造。因此，在患者安全的前提下，适当地扩大单次手术抽吸范围，提高单次抽吸量，以最短时间完成全身的脂肪抽吸塑形这个大目标还是提倡的。

（二）抽吸术后局部并发症的防治

随着脂肪抽吸术的日益普及和技术设备的逐步完善，手术医师的经验也得到不断提升，相应的抽吸术后严重并发症的发生率总体来说逐年下降。但由于手术总人数的提高，手术医师的水平也是参差不齐的，一些抽吸术后局部并发症还是不少的，每年都有不少患者到门诊来寻求修复。脂肪抽吸术作为一种有创手术，术区术后肿胀、瘀青、水肿都是属于正常的恢复过程表现，一般来说都会在数天至数周内恢复，早期术区皮下愈合后有硬结、硬块等也会随着瘢痕软化、瘀血吸收等在 2～3 个月内恢复；术后暂时性的感觉障碍也是常见的，感觉一般在 2～3 个月内会恢复正常，这些和手术本身创伤及愈合有关的变化一般并不归纳到手术并发症的范畴内，在术前和患者进行必要的良好沟通有助于患者理解。除了上述的常见术后变化，我们将一些因为各种原因引发的异常情况归纳到并发症的范畴之内，除了前述的严重并发症之外，最多见的局部并发症分为早期的血肿、血清肿、小块皮肤坏死、伤口裂开、局部感染及后期并发症如皮肤高低不平、外形不规则、两侧不对称、瘢痕增生、色素沉着等。下面就一些常见的抽吸术后局部并发症处理阐述如下：

1. 皮肤高低不平及局部畸形　皮肤高低不平、不规则及继发畸形是脂肪抽吸术后最常见的局部并发症，表现形式多种多样，Illouz 将其归纳为以下十余种类型，这些畸形有些单独存在，有些是多种畸形混合存在于一个患者的单个或多个抽吸部位：①残留性突起；②阶梯样畸形；③单一或多发性浅凹；④犁沟样畸形；⑤波浪样畸形；⑥火山口样凹陷；⑦法式甜馅饼样畸形，多见于腹部；⑧垫子样突起的血清肿，常见于上腹部；⑨深部肌筋膜粘连；⑩法式甜馅饼样细纹，多见于附近 LFD 抽吸后局部皮肤的轻微冗余；⑪双臀沟畸形或称香蕉样畸形；⑫假性下垂致皮肤冗余造成的手风琴样改变；⑬皮下血清肿导致的局部下垂（或皮肤滑动）；⑭臀部"百慕大三角"过度抽吸导致的扁平臀；⑮臀下部过度抽吸导致的臀下垂；⑯残留色素沉着，多见于小腿、踝部等皮肤菲薄部位。

笔者根据多年临床上的修复经验，归纳总结脂肪抽吸术后引起的抽吸部位高低不平及体表畸形类型原因如下：

（1）手术设计不良：最常见的例子是腰腹部抽脂时单纯局部抽吸下腹部，和周边衔接不良，特别是后期当患者体重增加时，抽吸区域和附近非抽吸区域过度不佳，反差过大。图 75-18 显示单纯抽吸下腹部及脐周，患者体重增加后造成上腹部膨隆，形成阶梯样畸形。处理原则就是上腹部及腰部等未抽吸区域进行脂肪抽吸术去除多余的脂肪，缩小差距，术后 3 年显示效果良好。

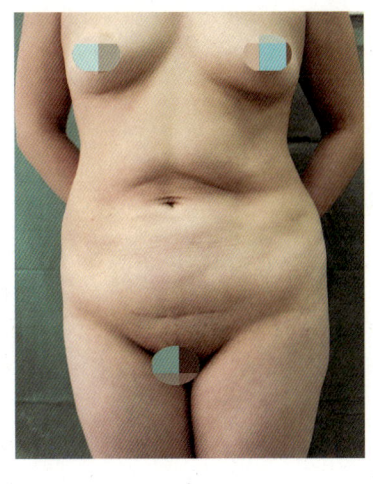
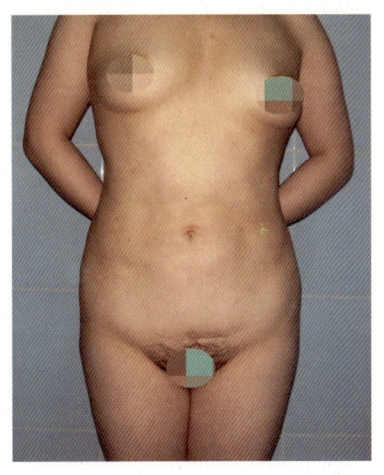

A　　　　　　　　　　　　B

图 75-18　腹部抽吸设计不良导致脐周凹陷畸形经修复性腰腹部抽吸术后效果
A. 术前　B. 术后 3 年

（2）抽吸过浅：皮下脂肪层被Scarpa浅筋膜分为浅部的网状层和深部的板状层两层。浅层脂肪（指真皮层和浅筋膜间的脂肪）被无数连接于浅筋膜和真皮的垂直纤维隔分隔成许多小的腔隙，结构上非常致密（图75-19），因此此部分脂肪体积变化较小。当肥胖时，浅层脂肪体积增大同时受到垂直纤维隔的限制，在纤维隔和真皮连接的部位不能同步膨胀而形成凹陷，而在没有纤维隔连接的部位膨隆，从而形成皮肤表面凹凸不平的橘皮样脂肪团（图75-20）。

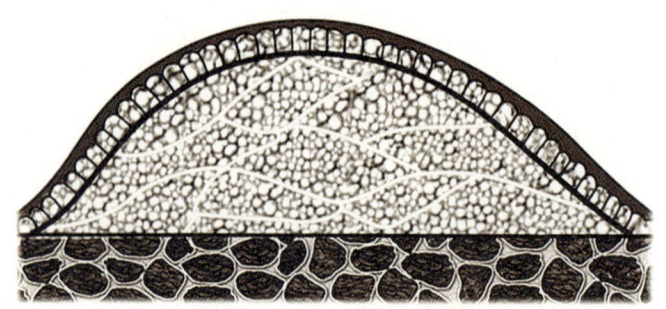

图75-19　皮下脂肪层浅层脂肪被垂直纤维隔分隔开；深层脂肪位于浅筋膜层和深层肌筋膜层之间，被斜行或水平的疏松纤维隔分隔

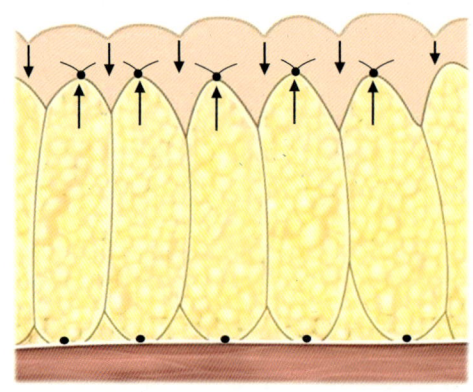

图75-20　显示橘皮样脂肪团形成机制

为了吸脂与身体塑形的目的，皮下脂肪层又被人为地分为浅层、中层和深层（图75-21）。

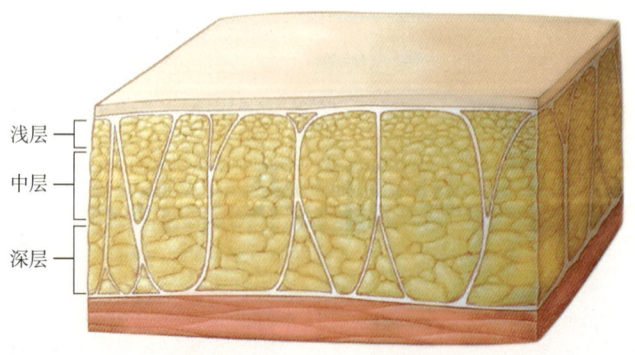

图75-21　皮下脂肪层人为分为紧邻真皮的浅层、靠近肌肉的深层及中间的中层

对于抽吸层次，普遍认为可以抽吸的部位主要是深层的板状层及中层脂肪（或浅层脂肪的深层靠近浅筋膜层的部分）。这样做的主要目的是保留真皮下浅层一薄层脂肪完整，可以有效地防止高低不平并发症的发生，同时可以保证真皮下血管网的完整，避免皮肤缺血坏死的发生。1989年，Gasperoni提出真皮下浅层脂肪抽吸的概念，通过应用更加精细的直径在1.8～3.0mm的抽吸管，在保持平整的前提下，可以将部分浅层脂肪去除，能获得更好的精细塑形效果，特别是对减轻Cellulite脂肪团等有其优点。但不管应用何种技术，紧邻真皮下的薄层脂肪层还是尽可能保持完整。不同部位保留的厚度不尽相同，一般和真皮层的厚度成正比。笔者在进行面部及足踝部等部位吸脂时，一般采用1.6～2.0mm直径的单孔面抽管，通过针筒手控低负压抽吸精细雕塑，在有效去除浅层脂肪的同时防止了高低不平的发生。当然对于这些特殊部位的抽吸，一定是在医师充分掌握技术的前提下进行的，因为稍有不慎，很容易导致皮肤不规则及不平的发生。术中如发现不平的现象，须当即用局部脂肪均衡术或自体脂肪移植纠正，后期一旦愈合形成瘢痕粘连等，再次进行瘢痕松解脂肪移植修复等则会困难得多。此外，人体皮下脂肪层的分布及厚度并不是均匀连续一致的。Lockwood T. E.提出解剖学上的"附着区"，主要指的是在身体的某些部位，真皮和深面深筋膜之间有比较致密的纤维组织直接或间接相连，以维持必要的身体形态和曲线。这些附着区既有共性的地方，又有个体差异，而且同一附着区男女有别。这些部位通常来说脂肪沉积量少或几乎没有，在身体塑形时需要注意这个特点，在附着区上下脂肪堆积量多的部位要多吸，而在附着区部位要少吸或不吸，确保达到过渡自然、曲线弧度优美的最终塑形效果（图75-22）。

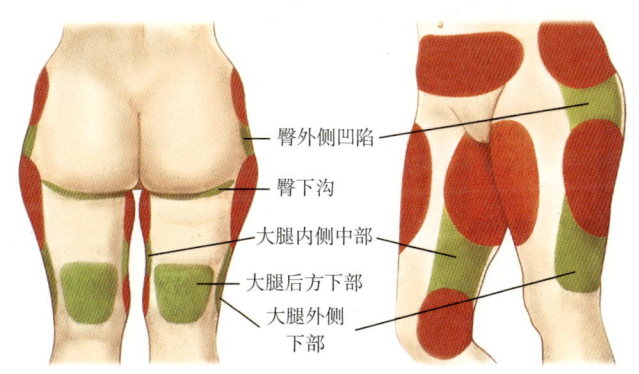

图 75-22　大腿、臀部附着区分布

当抽吸过浅时而波及真皮层时，可引致各种皮肤表面的沟槽、犁沟、凹陷畸形（图75-23）。

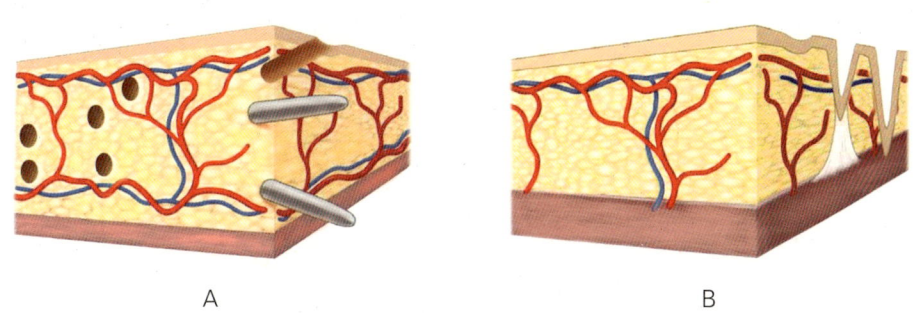

图 75-23　皮肤表面高低不平形成机制
A. 正常情况下抽吸中层脂肪部分，如果抽吸过浅波及真皮层，容易引起皮肤凹陷畸形　B. 反之如果抽吸过深，损伤了深筋膜和其下的肌肉，则会导致纤维化粘连变形

下面的病例（图75-24）为抽吸过浅导致真皮损伤并和下层组织异常粘连造成的表浅不平畸形，通过V形分离器松解瘢痕粘连，并进行重新抽吸后得到较大的改善。

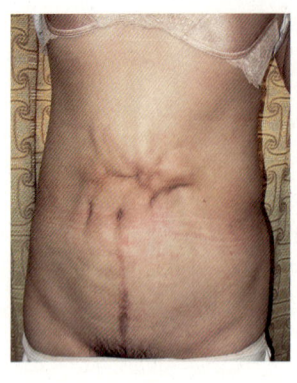 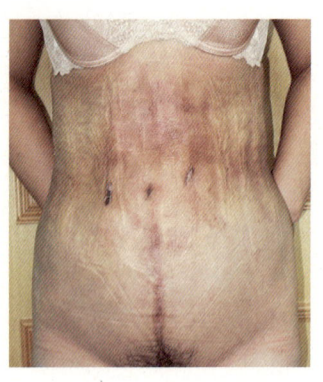

A　　　　　　　　　B

图75-24　腹部抽吸过浅造成真皮损伤、错位愈合、粘连不平、瘢痕松解，并重新抽吸修复

A. 术前　B. 术后3周

对于抽吸过浅造成严重的粘连凹陷，单纯松解不能完全解决问题，通常只有在松解后的真皮下进行脂肪移植才能防止粘连凹陷的复发。

（3）抽吸不足：抽吸不足造成的局部残留脂肪隆突处理相对简单，将局部隆突部位再次抽吸即可。

（4）抽吸过度：和抽吸不足对应的就是抽吸过度，指的是局部脂肪抽吸过多，通常伴有抽吸过浅损伤真皮层及抽吸过深损伤肌筋膜和肌肉，结果除了局部出现较大的凹陷大坑以外，常伴有由异常皮肤深筋膜粘连造成的继发畸形。如为单纯的局部抽吸过度，而凹陷周围脂肪残留较多，则可以通过去除凹陷周围多余的脂肪来修复；如果伴有皮肤深筋膜间的粘连或者通过去除凹陷周围的脂肪仍不足以修复，凹陷粘连部位进行脂肪移植就是必需的手段。严重者需要多次移植修复才能解决。

（5）复合畸形：临床上更多见的是抽脂术后形成的伴有各种畸形的复合型畸形，往往同时伴有上述多种异常情况。

图75-25显示的是一例外院腰腹部抽吸后形成极端皮肤不规则的病例，包含了设计不良、抽吸过度、抽吸过浅，以及真皮及深层组织的较重损伤。针对此类畸形，修复方法需要多管齐下才能最终改善。这个病例是早期修复病例，早期仅仅进行了凹陷周围上腹部及腰背部未抽吸部位的二次抽吸及凹陷区域的脂肪均衡术，但当时脐周畸形最严重的部分未进行脂肪移植修复，随访发现局部凹凸不平有了明显的改善，5年后患者再次就诊，对不平区域进行瘢痕粘连松解结合脂肪充填修复，目前正在随访之中。

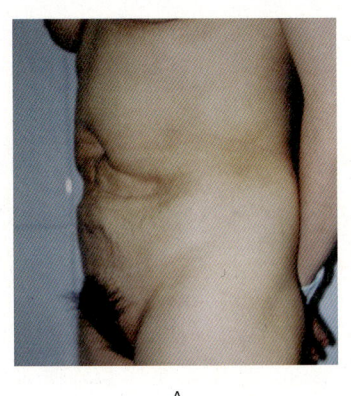 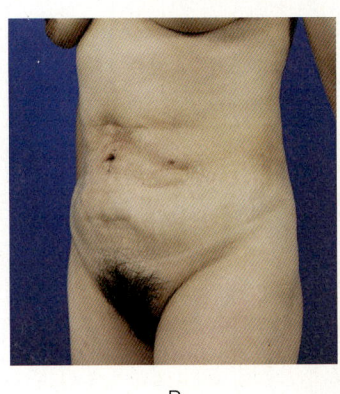 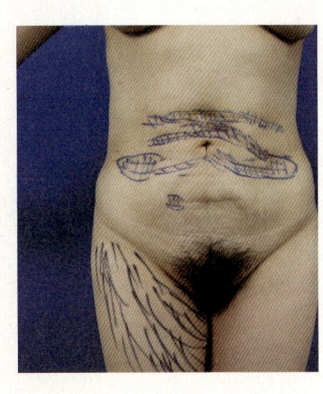

图 75-25 腹部抽吸术后严重复合畸形
A. 术前　B. 修复性腰腹部抽吸术后 5 年改善明显　C. 二期脂肪移植进一步修复局部凹陷畸形术前设计

下面是另一个较复杂的病例（图 75-26），外院腰腹部抽吸术后广泛的高低不平及台阶样畸形，分析该患者特点发现总体来说抽吸过度，局部少量地方有小的脂肪团块残留高出，为该患者设计了以严重凹陷部位（蓝色"#"区域）脂肪移植充填为主，小块脂肪残留团块部位（黑色等高线"◎"区域）应用光纤溶脂为辅的治疗原则。采用光纤溶脂的形式而不是常规方法，主要是考虑到小脂肪残留团块数量多，范围小，且大部分由凹陷区域间隔分开，光纤溶解可以就近针对性解决，减轻了二次损伤，对附近需要脂肪移植的部位的影响可以大大降低，术后半年随访显示腹部不平整明显改善。对右上腹严重凹陷台阶畸形的修复除了尽可能将凹陷上方区域皮下脂肪抽出，从而减少因重力作用引起的继发畸形外，重点在凹陷、皱褶线下方进行多层次脂肪充填的基础上，同时用 22G 的细针进行皱褶线处真皮断裂层中脂肪注射，保证了充填效果。患者在首次手术后 6 个月进行第二次的溶脂及脂肪充填修饰性手术，以期得到更好的修复。

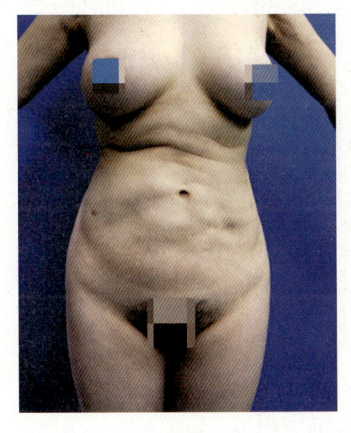 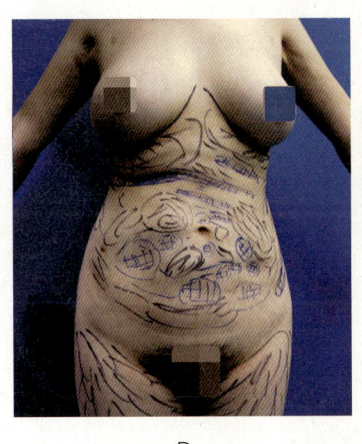 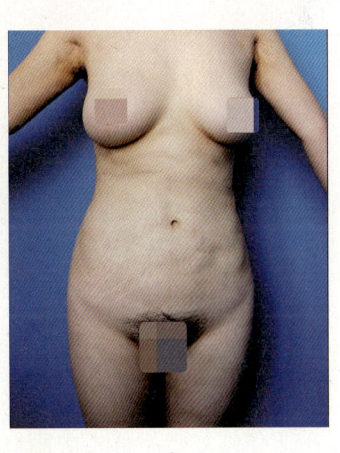

图 75-26 复杂性腰腹部抽吸术后高低不平修复
A. 术前　B. 设计原则　C. 术后 6 个月高低不平明显改善

在进行抽吸后不平整修复时，一般遵循几个基本的原则：一是就近原则；二是"削峰填谷"原则。也就是说，对于某一部位的畸形及凹凸不平，首先通过邻近区域的抽吸和（或）抽取邻近部位的脂肪来移植，就近调节需矫正部位的皮肤平整度及身体曲线的流畅性，这通常可以起到事半功倍的效果。如果附近没有脂肪可供吸取，再考虑远位脂肪供区。"削峰填谷"原则指的是将同一部位的高出部分的残留脂肪抽离，同时向低洼凹陷处转移或移植，对高低反差不太严重的区域可以通过脂肪均衡术（或称原位脂肪移植法）来完成。具体做法是需修复区域少量注射肿胀液后，在没有负压的情况下，借鉴Wall S. Jr. 在"安全脂肪抽吸术"中后两步的做法将隆起部位的脂肪通过特殊的basket抽吸管（见图75-8）或较粗的钝头抽吸管进行捣碎分离，然后将游离的脂肪颗粒向附近经过粘连松解的低洼凹陷处转移，通过轻柔的按摩使脂肪均匀分布，达到手术区域原位脂肪移植的目的。

这例患者（图75-27）是外院抽吸后典型的大小腿广泛的高低不平，大腿后外侧阔筋膜区域明显的搓衣板样或犁沟样畸形及多发性凹陷；小腿部位更是由于抽吸过度，真皮层和其下的肌筋膜广泛粘连伴有不平。由于不平畸形范围广，手术修复分期分批进行，一期手术修复大腿部位畸形，应用削峰填谷的原则和就近原则，抽吸调整凹陷不平周围隆起区域脂肪并将部分抽吸脂肪移植到凹陷特别明显的区域，抽吸时按美学区域一体化原则同时进行大腿后内外及臀下的塑形，防止继发畸形的发生；二期手术设计时从患者形体塑形的角度出发，选取了后腰背臀上区域作为脂肪移植的供区，大腿修复区域进行修饰性补充，主要对小腿不平凹陷部分进行脂肪移植修复。该患者从2009年7月首诊经过前后近6年时间共6次手术修复，最终取得了较为满意的效果，患者本人也是感慨万千，终于可以像正常人一样穿短裙上街了。

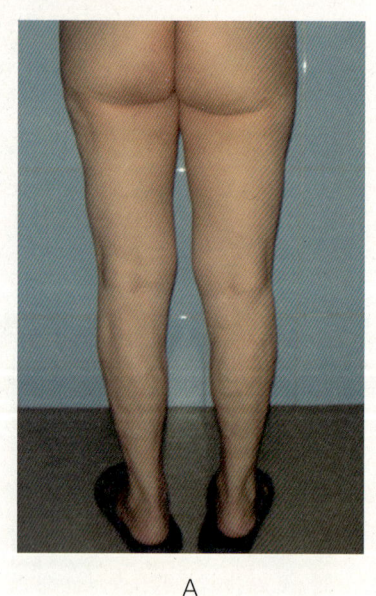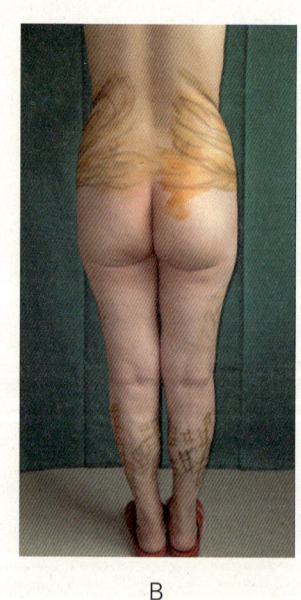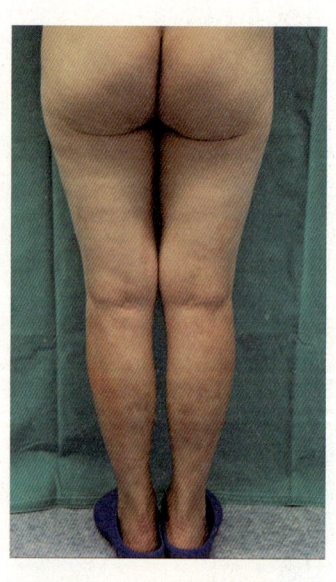

A　　　　　　　　　　B　　　　　　　　　　C

图 75-27　多次系列修复大小腿抽吸术后大范围高低不平畸形
A. 术前　B. 修复原则　C. 大腿3次及小腿4次修复术后最终效果

在凹陷修复脂肪移植的病例中，有一类特殊的群体可以说是特定历史时期的案例。在20世纪70年代，青霉素作为治疗细菌感染的"主力军"被广泛应用，但由于注射时疼痛较明显，因此采用2%苯甲醇作为青霉素G的溶媒，以减轻注射时的痛感，但大量应用后发现注射此类青霉素后臀部肌肉内形成硬结十分普遍，而且后期进一步发现臀大肌挛缩症的形成，多数由于药物注射局部的刺激而进行性发展，造成局部纤维组织变性及瘢痕组织形成，特别对幼儿易导致严重后果，必须经外科手术才能矫正。臀大肌的纤维化挛缩及后期手术瘢痕的挛缩造成了臀部严重凹陷畸形，对于此类畸形，可用类似于抽脂后不平修复的方法，就近去除腰背部脂肪堆积区域的脂肪，并将脂肪移植充填到经瘢痕松解的臀部凹陷区域，这样可以获得非常良好的畸形矫正及形体雕塑美化效果，可谓一举两得（图75-28）。

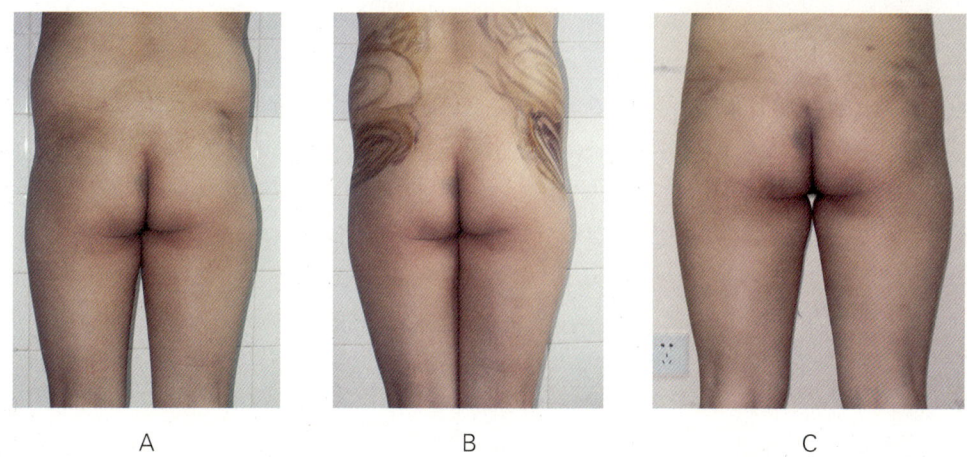

图 75-28　臀肌挛缩凹陷经瘢痕松解后取后腰背脂肪移植塑形效果
A. 术前　B. 设计　C. 术后 1 年

还有一类伴有皮肤深陷或严重松弛下垂的瘢痕挛缩畸形，在修复时需全层切除下垂或深陷的皮肤脂肪才能达到形体雕塑的目的。图 75-29 显示的病例为严重车祸外伤后左侧臀部、髂腰部、腹股沟及大腿等处的严重瘢痕挛缩畸形患者，右臀部凹陷深至臀肌，常规皮下瘢痕挛缩松解无法达到彻底松解挛缩的目的。治疗方案为将深陷部分瘢痕及内陷皮肤等全部切除，一次性解决了严重挛缩畸形，对髂腰部、腹股沟等处的瘢痕挛缩相对较浅的区域，则常规采用皮下 V 分离器切割瘢痕粘连，局部脂肪移植防止粘连复发，术后 1 年随访畸形得以明显纠正。两侧不对称则根据就近及"削峰填谷"原则，二期手术抽取健侧大腿、臀下部堆积脂肪，移植到左侧臀部及大腿等区域，进一步缓解两侧不对称畸形。

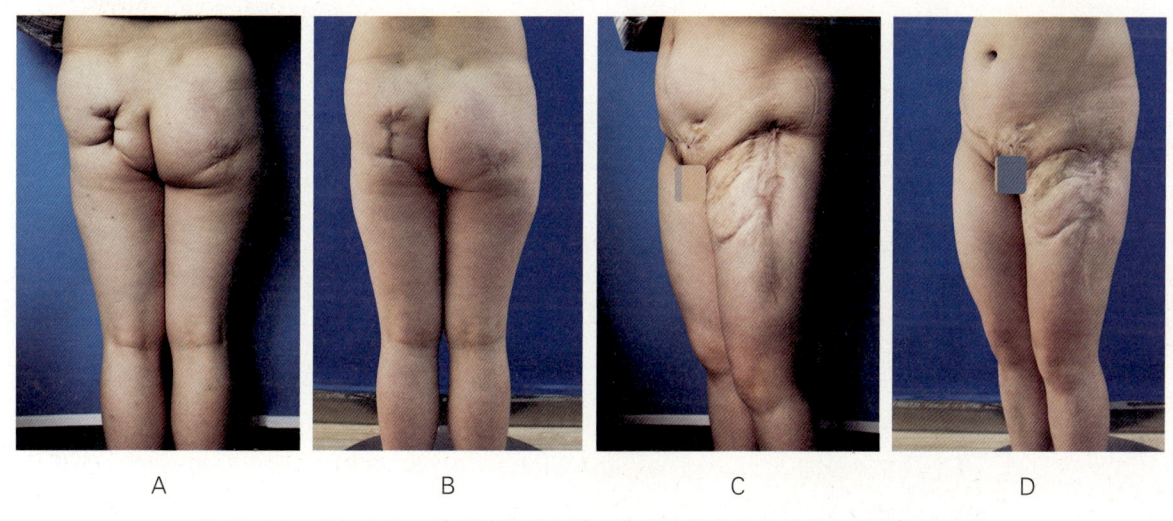

图 75-29　臀部内陷皮肤瘢痕整体切除及瘢痕挛缩松解等修复车祸后严重畸形
A、C. 术前　B、D. 术后 1 年

2. 伤口裂开及增生性瘢痕　相对于白种人而言，黄种人的切口瘢痕较容易增生，我们在切口设计时应该将其放在隐蔽的皱褶或者隐蔽的部位，而且切口数量要尽量少。有些情况，如患者有反复体重波动史或近期减肥体重明显降低，或者是在一些具有致密纤维结缔组织的部位（如项部、肩背部、男性乳房）抽吸，抽吸操作难度很高，需要运用很大的力量方能完成抽吸，此时抽吸管对切口的摩擦损伤也较大，在手术结束缝合伤口时要检查局部的损伤情况，如判断伤口血运不佳，需先将伤口边缘无血运部分切除，分皮下、真皮层减张，再全层缝合皮肤，否则伤口很可能无法正常愈合，拆线后很容易裂开，或者后期容易形成增生性瘢痕。另外，在腹股沟等皮肤菲薄部位的切口，抽吸时很容易造成切口撕裂扩大，在抽吸时需要保护切口。有人提倡使用切口保护套，但从笔者的经验来看，使用切口保护套后会不同程度影响抽脂操作。现在笔者使用的改良方法是在切口的两端用4号丝线各缝合全层的皮下组织和皮肤，进、出针边距离切口线各0.5cm左右，尽可能多包含一些组织在内，这样在抽吸时，切口两端对抗撕裂的力量可以分散到较多的组织及区域上，局部撕裂的可能性大大降低。切口瘢痕增生时按常规处理，可进行瘢痕内曲安奈德（确炎舒松）注射和（或）结合5-FU注射，外用液态硅酮涂抹或硅酮贴膜保护，促进瘢痕消退。

3. 色素改变　色素沉着是由于过度脂肪抽吸损害真皮下血管网，引起皮肤缺血所致，特别是在小腿，因此预防方法是术中避免损伤真皮下血管网。还有一个情况是局部可能有血肿形成或在淤血较重的情况下，在吸收过程中瘀血分解形成大量的含铁血黄素，也会加重局部色素沉着。幸运的是大部分色素沉着经过一段时间后都会变淡（图75-30），术后4～6个月损伤组织修复时，色素消退。其治疗可采用超声按摩并避免曝晒，也可利用4%的对苯二酚（hydroquinone），又称氢醌，对顽固性病例是有效的。

色素消退比色素沉着更为少见，偶尔与白斑病有关。可利用晒太阳和联合使用三甲呋色素进行治疗。

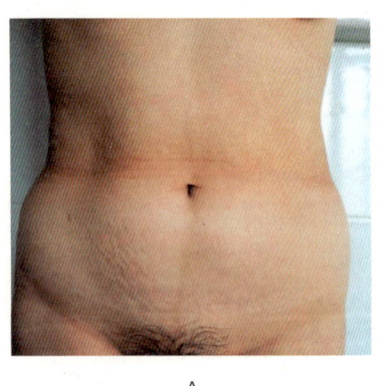
A
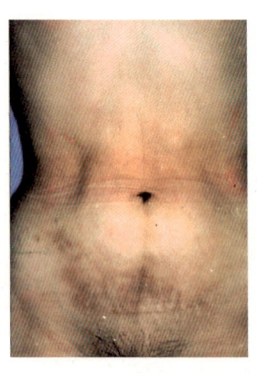
B
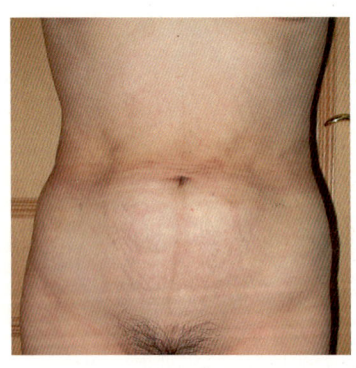
C

图75-30　腹部脂肪抽吸术后色素沉着随着时间推移而改善
A. 术前　B. 术后3个月　C. 术后2年

4. 血清肿、血肿和假性囊肿　血肿或血清肿的形成主要是由于术中粗暴操作、过度损伤血管及组织造成的；与术后处理不良、没有及时妥善地穿戴紧身衣裤压迫也有一定的关系；患者本身皮肤弹性较差、术后回缩力弱也容易导致术后皮下积液。笔者曾遇到过2例皮肤松弛的患者做大腿360°环吸后有皮下积液，处理原则是及时抽干净积液，积液区域立即用棉垫包裹弹性绷带均匀加压包扎，彻底闭合腔隙，防止渗出而形成新的积液。一般这样连续处理几次后，皮下腔隙逐渐闭合，积液量会慢慢减少，直至最终愈合。对于应对不当导致的顽固性长期皮下积液，由于时间久长，皮下腔隙已有纤维样假性囊腔形成者，单纯抽吸积液及加压可能作用有限，此时需要重新抽吸去除纤维囊腔，以形成新的皮下创面，才能加快愈合。有些严重者甚至需予以囊壁切除。

5. 其他并发症　抽脂手术由于其操作特点，对切口部位的组织往往有一定的损伤，愈合能力会低于一般手术切口。因此笔者的经验是缝合前对组织愈合提前预判，如切口缘血运欠佳，将失活组织切除后再缝合，同时参考不同部位正常的拆线时间适当延迟2~3天比较保险，否则拆线后一旦伤口开裂，需要重新缝合的话，就会给患者增加不必要的麻烦。

大范围的皮肤坏死很少见，小范围的皮肤坏死偶见于切口部位，多半是粗暴操作过度损伤皮肤及皮下组织（特别是真皮下血管网）等引起的。作为无菌手术，抽脂时注射的大量弱碱性的肿胀液理论上有抑菌作用，因此抽脂后发生感染的概率很低。无菌消毒隔离不严是感染的直接原因，此外抽脂时操作不当致组织损伤较重也容易导致感染的发生。因此为减少感染发生，除了遵守无菌操作规范外，良好的操作减轻组织损伤是重要的一环。此外，按常规给予抗生素有助于预防感染的发生，小范围抽脂术一般口服抗生素3~5天，较大范围的手术或同时进行大容量的脂肪移植患者，建议术前、术中和术后常规静脉输入抗生素3~5天。其他慢性伤口愈合不良，如瘘管形成，甚至发生淋巴瘘等罕见，至少笔者的数千例患者中没有发生，这多半也和组织损伤过度有关，一旦发生，常规局部加压，经换药等处理多半可以愈合。如果经久不愈，则需彻底切除坏死组织后重新缝合。

第三节 激光辅助溶脂紧肤抽吸术

一、发展背景及历史

传统的脂肪抽吸术仍然是当今热门的美容外科手术。此类技术可以高效地吸除皮下脂肪组织，但对覆盖其上的皮肤的回缩相对作用有限。如果患者皮肤弹性不佳，则术后皮肤回缩不佳，会大大影响抽吸术的最终效果。为解决脂肪抽吸术后松弛皮肤的回缩问题，人们不断开发新的辅助设备以期获得更好的治疗效果。激光辅助溶脂紧肤抽吸术或光纤溶脂紧肤抽吸术是当今脂肪抽吸领域新的成果之一。使用激光技术治疗局部肥胖在1994年由Apfelberg首次提出，2002年Goldman和Badin分别发表了相关经验，发现激光辅助溶脂具有促进组织收缩的能力。鉴于激光辅助溶脂技术在临床前期实验中的良好表现，FDA于2006年10月31日批准第一台激光辅助溶脂仪Smartlipo［意大利Deka公司生产，美国赛诺秀（Cynosure）公司分销］上市，现已为医师和患者所熟知。从那时开始，各种类型的激光辅助溶脂设备如雨后春笋般进入市场。目前主要的激光波长为980nm、1064nm、1320nm、1450nm、1470nm等。值得一提的是，赛诺秀公司的全球首款双波长激光辅助溶脂仪Smartlipo Multiplex（简称"Smartlipo MPX"）已经由CFDA批准并引入中国，其在混合功能模式下可以序列发射1064nm和1320nm的光波，将两个波长的光波有机结合起来，发挥1320nm激光的溶脂和1064nm激光紧肤的双重作用（图75-31）。

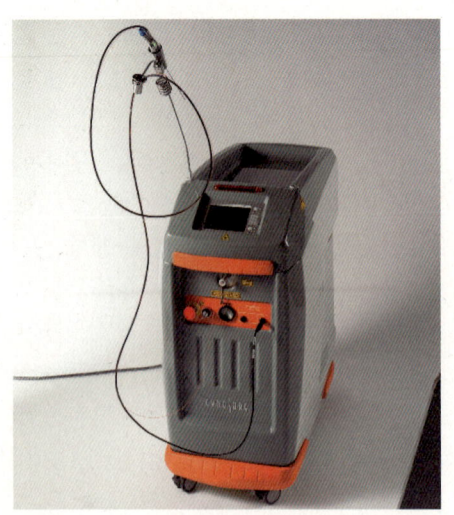

图 75-31　美国赛诺秀公司双波长激光辅助溶脂紧肤仪（Smartlipo MPX）

激光辅助溶脂的作用机制一般归结为激光的光热效应和光机械效应。激光的这个性能可以产热、破坏脂肪细胞、重塑胶原、凝固血管，从而起到止血的作用。

从临床实践来看，激光的光热效应和光机械效应可产生以下作用：①通过加热和破裂脂肪细胞达到降低局部脂肪堆积的作用；②凝固真皮胶原，促进皮肤紧致；③凝固血管，起到止血作用，从而减少出血和术后皮肤瘀青的发生。

激光辅助抽脂术的目的是在治疗局部脂肪堆积的同时收紧术区皮肤，以减少患者停工时间及降低并发症发生率。在应用过程中我们必须知晓它并不能完全替代传统的负压吸脂，但可以作为一种很好的辅助手段来提高脂肪抽吸术的最终疗效。

二　激光辅助溶脂治疗策略

（一）技术操作

根据不同直径的光纤和导管，可用12～16号针头扎孔或用11号尖头刀片在治疗区域附近皮肤开1～3mm的小切口，切口通常放置于隐蔽部位或自然皱褶线内，以尽可能地减少术后瘢痕的形成。在面颈部等暴露部位，可以不用光纤导管引导而直接插入光纤进行操作，这样的话一般单用12号针头扎孔就可以了，通常术后不会留下任何瘢痕。根据治疗要求及功能不同，产品的光纤直径也有所不同，较早期的激光辅助溶脂仪由于额定功率较小，通常配备的光纤直径也较细，大部分在300～600μm之间。Smartlipo MPX输出功率较高，最大功率达到了46W，配备了600μm和1000μm直径的两种光纤。同以往较小功率，配备较细光纤，通常只适用于较小范围的溶脂塑形的激光辅助溶脂设备相比，Smartlipo MPX所配光纤直径较粗，可以承受激光发射时产生的高能量，因此可以进行大范围和大容量的脂肪溶解，基本可以满足全身各部位的激光辅助溶脂需求。

（二）术前评估及准备

同常规抽脂塑形及其他任何手术一样的是，激光辅助溶脂手术前必须进行相关的术前检查和评估，患者必须身心健康，对手术效果有合理的心理预期，通过术前详细询问病史、体格检查及进行相关的术前化验检查证实为健康人群。

（三）手术适应证

早期的激光辅助溶脂仪由于功率较小，因此只能应用于较小范围的局部雕塑。随着大功率激光辅助溶脂仪的出现，理论上可以完成全身各部位所有的脂肪抽吸塑形。激光的高能量可以有效地穿透纤维结缔组织和瘢痕等，对传统脂肪抽吸手术中操作困难的部位，如颈项、肩背、男性乳房等，具有特别明显的优势（见图75-14）。对于那些去除脂肪后有潜在性皮肤松弛、回缩不佳的区域，如颏颈部、下颌缘垂肉区、上臂、腹部、背部、大腿内侧及膝盖周围等，有良好的紧肤作用（图75-32～图75-34，见图75-9）。另外，对于那些脂肪抽吸术后遗留表面高低不平畸形的患者，术后皮下组织层有程度不同的粘连，常规抽吸管直径较粗，在瘢痕中操作困难，也不够精准，此时采用直径1000μm左右的光纤可以进行非常精确的塑形修复，采用激光辅助溶脂可以很方便地穿透瘢痕组织，这样就大大降低了抽吸难度，因此此类抽吸后不平（见图75-26）也是激光辅助溶脂的特优适应证。

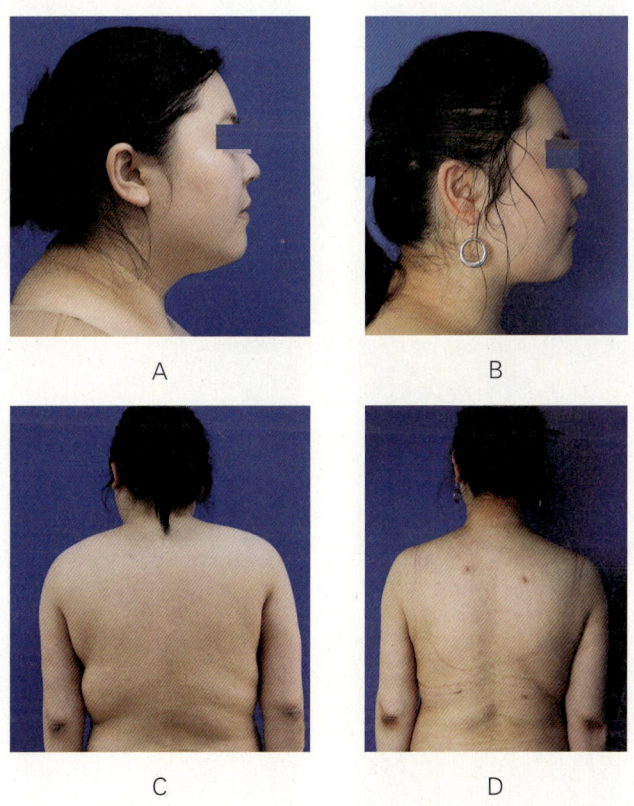

图 75-32　激光辅助溶脂抽吸治疗颏颈部、肩背部、后腰部脂肪抽吸术后再次修整

A、C. 术前　B、D. 术后7个月随访

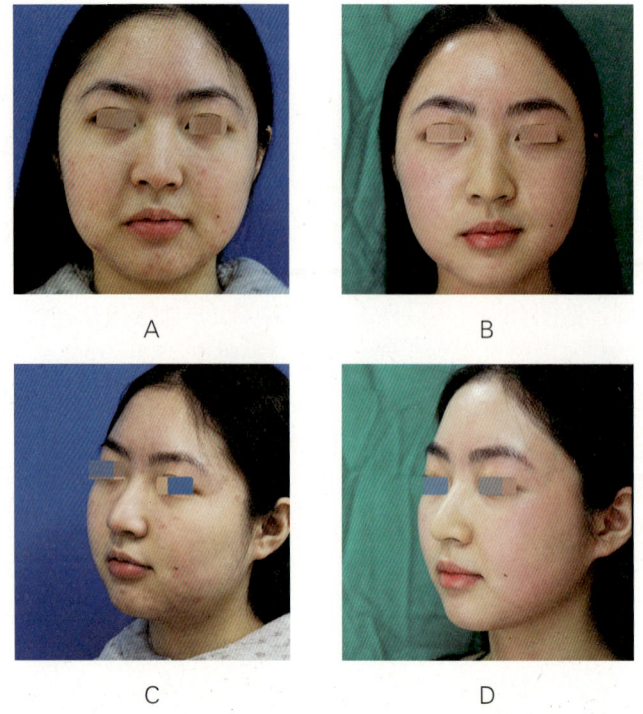

图 75-33 激光辅助溶脂抽吸术治疗面颊部、下颌缘脂肪堆积
A、C. 术前正位、斜位 B、D. 术后 6 个月显示面颊部皮肤收紧作用及下颌缘轮廓改善明显

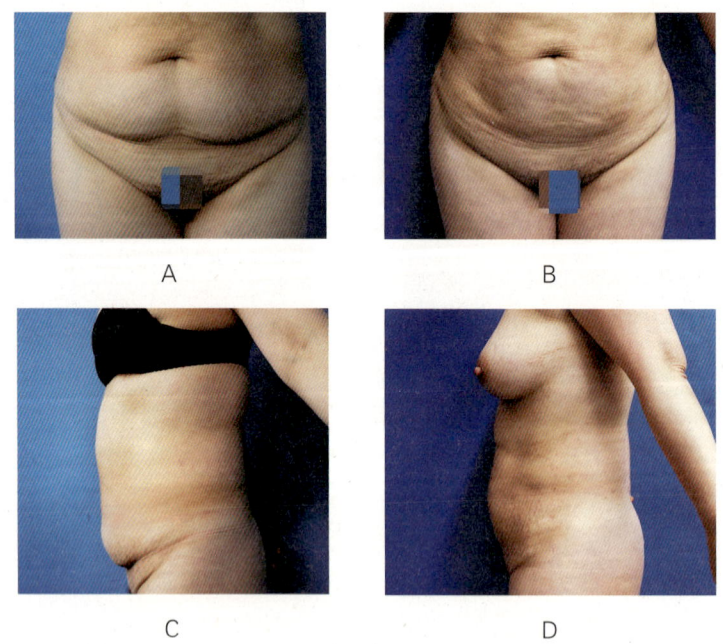

图 75-34 腰腹部激光辅助溶脂抽吸术前下腹部皮肤松弛明显，术后 10 个月松弛皮肤明显回缩上提紧致
A、C. 术前 B、D. 术后 10 个月

（四）治疗流程

患者经门诊交流，检查确认局部脂肪堆积及皮肤松弛程度适合做激光辅助溶脂紧肤手术，随

后进行相应的实验室检查，在排除心、肝、肾、肺各器官及血液系统等的严重疾病可能性后，确定手术日期。术前进一步详细告知相关手术情况并签署手术知情同意书，确定麻醉方式，可以是单独肿胀麻醉下手术，也可以结合全麻或静脉麻醉辅助下进行手术。术前测量身高、体重，并做相应的记录，常规拍照或摄像记录以利于手术前、后对比。根据手术部位及范围预估所需肿胀麻醉液的体积，其中利多卡因的浓度和总量等同于传统抽脂塑形术。

（五）手术技巧

1. 麻醉准备　术前准备完毕后，根据不同部位要求进行常规的消毒铺巾，无论是局麻手术，还是在全麻或静脉基础麻醉辅助下进行手术，常规的肿胀麻醉液注射必不可少，当然具体肿胀液中利多卡因浓度和肾上腺素用量会有所不同，这里不一一展开。绝大部分较小范围的手术完全可以在单独肿胀麻醉下完成，而且有非常高的安全记录，当然如果患者特别怕疼或担心手术过程，或者手术范围较大、预期手术时间较长，可以由专职的有良好经验的麻醉师行全麻或静脉基础麻醉。切口一般选择在较隐蔽的部位或皮肤皱褶中，局部先用含1∶100000肾上腺素的1%～2%利多卡因皮内浸润麻醉。对面颈部等精细雕塑，在选择较纤细的300μm直径光纤的情况下，在面部正面进行操作时，可以直接用光纤而不用光纤套管，这样可以用12号针头在方便操作的任何部位扎孔作为光纤入口，一般情况下不会留有瘢痕。在身体其他部位，需要用较粗光纤及使用光纤套管时，可用16号针头或11号尖刀片开2～3mm的小切口作为入路。肿胀液注射完成后通常等待20～30分钟，待看到局部皮肤发白、变冷，表明肾上腺素的血管收缩效应完全起效后即可进行后续的激光辅助溶脂及抽吸。

2. 手术操作　术者和患者在激光辅助溶脂操作过程中需要佩戴防护眼镜。通常情况下，光纤套管保护下的光导纤维从切口导入皮下组织层中，缓慢进行前后运动，同时通过脚控开关控制激光发射。光纤路径按扇形及不同入口交叉原则进行皮下脂肪消融，在操作时需要注意层次，确保全程在皮下脂肪层中进行。尤其是在面部精细雕塑时，考虑到面部特殊的解剖结构，需要在面部SMAS筋膜浅层进行，以防损伤面神经。浅层真皮下激光照射同时也可以获得更好的紧肤作用。

手术结束标准和激光能量记录：何时停止激光能量发射并确定结束手术的时间点需要经验的积累，当然具体到操作层面上还是有一些标准的，主要的参考指标有激光辅助溶脂仪参数的设定和记录。以目前比较智能化的Smartlipo MPX来说，除了具有常规的治疗目标温度及警示温度的设定外，额外配备了智能加速度感应器（smartsense），能感应到术者操作时手柄的运动速度，并同时将运动的速度和幅度反馈到主机电脑，相应地调整激光发射的能量大小。一旦感应到手柄停止活动，机器激光发射就会停止，可有效防止局部激光能量过度堆积导致的烫伤的发生。Smartlipo MPX另一保障性技术部件为即时温度感应器（thermaguide），该传感器置于光纤套管顶端后方1cm的内壁，可以将光纤顶端部位也就是治疗区域的即刻温度变化即时传到主机，结合预先设定的治疗警示温度和终止温度，机器会相应地报警及停止激光发射。有了这两个安全阀门，即使是新手也能较为安全地进行溶脂紧肤的操作。当然，不同部位、条件下如何设定合理有效的参数还是需要术者具有良好的经验作为保障。譬如在面颈部进行手术操作时，通常情况下，该部位皮下脂肪及真皮层相对较薄，因此在设定参数时一般需要将额定发射功率控制在6～10W甚至更低一些以确保安全，同时可以将报警温度设定在50℃以下，这样可以有效地减少烫伤等并发症。在肩背项部等具有较厚的真皮层或有较厚皮下脂肪层的部位，为提高手术效率，可以将激光功率设定为其峰值（46W），温度感应器的温度报警阈值也可提高到65～70℃，以免经常因为治疗区域温度超过设定温度而导致机器自动停止激光发射。

至于何时结束手术，这通常需要医师自身经验的不断积累。当包含有激光光纤的导管在发射激光操作下前进时感觉不到特别的阻力时，通常认为已达到溶脂的目的，这时应该停止继续进行激光发射。停止激光发射的另一个重要指标是治疗区域的温度达到治疗目标，而该目标除了机器设定的相关参数外，医师对治疗区域皮肤温度的感知也是十分重要的参考，而且从某种程度上讲这种感知会更直接、可靠。因此在进行激光辅助溶脂操作时，手边随时准备一个冰袋或冷的敷料以备不时之需是十分重要的，一旦手感到皮肤表面太烫，有皮肤烫伤可能时，就马上用冰袋或冷敷料降低治疗区皮肤温度。如果治疗区温度已经达到设定数值，而医师感觉还需继续溶脂紧肤，可以先进行其他部位的溶脂紧肤操作，等该治疗区域温度降低后，进行再次的激光发射操作，直到达到治疗要求。整个治疗结束后，可以看到操作界面上有详细的参数记录，通常拍摄一张数码照片来记录所有设定的治疗参数及最终完成的总的能量发射情况。这样的记录是非常有必要的，因为激光辅助溶脂技术在不断进步，为了达到理想的治疗效果，我们可能会发现手术中总发射能量通常会大于激光辅助溶脂仪制造厂商所推荐的剂量，而相应的记录及经验的积累有助于手术医师确定后续类似治疗部位的激光能量发射基准。当激光辅助溶脂操作完成时，不同部位可以使用不同的抽吸管将液化的脂肪抽出，在面部等精细部位通常是用较细的1.4～2.0mm直径的面抽管通过注射器手控低负压吸出，在身体其他部位通常用直径3～4mm的常规抽吸管连接负压泵，将液化的脂肪吸出，并进一步塑形。

3. 术后处理　光纤导管的入口通常用6-0尼龙线缝合一针。手术结束后，将术区用无菌生理盐水清洗干净，外敷料包裹后穿好紧身衣裤或戴好面罩至少1周。建议患者在可能的情况下，特别是原来皮肤松弛下垂者，尽可能地延长穿戴时间，这样更有利于术后塑形及皮肤回缩紧致。术后1个月左右基本定型后可以临时脱卸紧身衣裤、面罩等。在术后的3～4个月之内，尽管没有明确的研究证明，但在不少病例中我们可以看到仍有持续的紧肤作用，因此在此时间段之内，在不影响工作生活的前提下，仍可以继续穿弹力塑形衣裤或戴面罩。

（六）如何优化激光辅助溶脂紧肤效果

要获得良好的术后效果，挑选合适的病例是第一位的，最主要的适应证应该是局部的脂肪堆积伴有轻到中度的皮肤松弛。对于重度的皮肤松弛并有较明显的下垂者，单独通过激光辅助溶脂紧肤的手段是很难达到完全纠正畸形的目的的，这时通常需要结合皮肤切除收紧的措施。要获得良好效果的另一重要因素是使用合适的激光波长和确定合理的发射能量，在保护其他组织安全完整的前提下最大限度地溶解脂肪和收紧皮肤。

三　总结

激光辅助溶脂或称光纤辅助溶脂是近年在负压脂肪抽吸技术基础上发展起来的新技术，其主要优点在于操作省力、目标精准，并有良好的促进皮肤回缩紧致的作用。对于面颈部等需要精细"雕塑"的部位，和肩背项部、男性乳房等具有致密纤维结缔组织的部位，以及抽脂术后需要二次修整的部位，初步研究结果显示其疗效确切，并发症发生率低，具有明显的优越性，是对传统负压抽脂塑形技术有益的补充和发展。

第四节　射频溶脂紧肤

和激光溶脂紧肤抽吸术一样，射频溶脂紧肤抽吸术（radiofrequency assisted liposuction，RFAL）的诞生是传统脂肪抽吸术的发展所需，它旨在解决脂肪抽吸术后松弛皮肤不能有效回缩的问题。人们期望通过其物理生物效应达到溶脂、凝血、紧肤等作用，从而扩大吸脂术的最佳适应证,并降低手术并发症及风险。

通常将无线电发射的频率称为射频(radiofrequency,RF),射频电流是高频交流变化电磁波的简称,频率范围从300kHz到300GHz,是介于声频(从20Hz到20kHz)与红外线频谱(>300GHz)之间的电磁波,是高频电流的较高频段。1920年,Lakhovsky提出的活细胞是一个完整电路,以固有的频率振动、发射和接收电磁波的理论引起了医学界极大的兴趣。近年来,射频技术在医学领域得到了飞速的发展。1999年3月,FDA批准射频技术用于美容,并迅速普及。目前射频技术广泛应用于皮肤科、妇科、美容整形外科,以及肝肿瘤微创治疗和血管疾病治疗等领域。无创射频紧肤技术最早应用是在20世纪中期,它最大的局限性在于需要通过表皮将射频能量传至真皮深层,为了防止皮肤浅层烫伤,需要控制皮肤表面温度低于45℃,但此温度显然无法达到能使胶原收缩的温度阈值,故其紧肤作用效果较为温和。现代射频溶脂技术中将射频电极直接置于皮下脂肪层,大功率高频变化电磁波作用于人体组织,使组织内水分子瞬间产生快速振荡,在振动过程中互相摩擦或与周围的介质摩擦,产生的热能可将真皮及皮下纤维组织直接加热至55~65℃的收缩温度,因而可以有效促进皮肤胶原纤维收缩(即紧肤作用)。有研究表明,脂肪组织被射频能量作用后的组织学改变主要包括:皮下血管的凝固、脂肪组织的快速液化、胶原纤维的重组及新生。

首次将射频技术应用于溶脂的设备为BodyTite系统,它是以色列Invasix公司的研究成果,它使用射频辅助吸脂专利技术,可以达到双层加热三维紧肤的目的。其可产生功率范围为20~75W,可使皮肤表面温度达到35~42℃。它主要由操作手柄及计算机控制系统组成(图75-35,图75-36)。

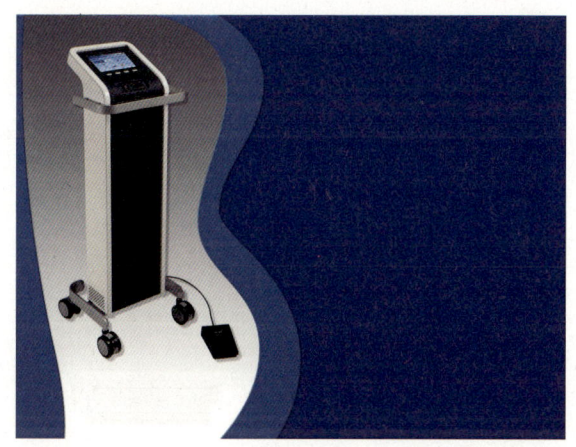

图75-35 以色列Invasix公司开发的双极射频辅助溶脂设备BodyTite

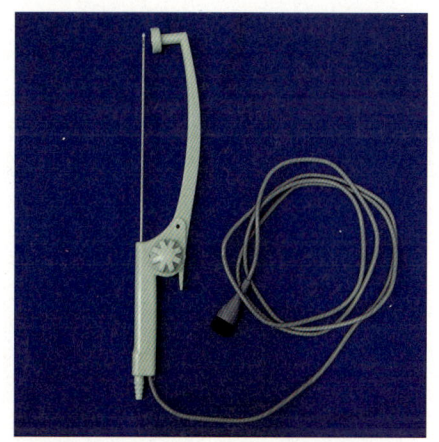

图75-36 BodyTite手柄

操作手柄上有内、外电极,分别置于体内皮下脂肪组织内及对应部位的皮肤表面,形成一闭合环路。内电极裹以绝缘硅胶,只留尖端一点裸露,用以发射射频电流,因而可以精准控制需要溶脂的部位,而外电极具有较大的面积,可降低作用在皮肤上的能量密度。外电极和皮肤之间涂以适量的耦合剂以增加贴合度。肿胀麻醉完成后将内电极插入皮下脂肪层,射频电流产生于内电极的尖端和紧贴皮肤的外电极之间,使得内、外电极之间的脂肪组织被加热到设定的温度,从而使脂肪细胞破裂溶解,同时使皮肤真皮层、皮下筋膜层、纤维隔膜层三维收缩,皮肤紧致提升可达40%。此外,外电极还整合了传感器,以实时监测皮肤温度变化、电极贴合程度以及组织阻抗高低,并根据监测结果调整射频发射能量。如达到预设温度上限时可以发出报警甚至切断电流传导,既保证了溶脂的效能,又可以防止灼伤皮肤(图75-37)。

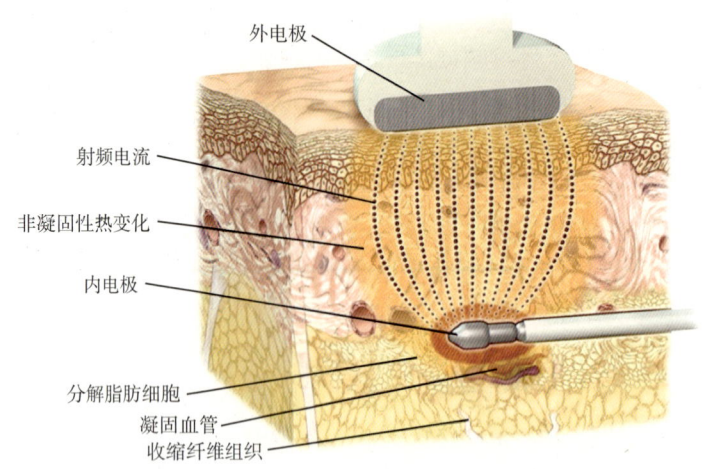

图 75-37 BodyTite 手柄电极工作原理示意图

BodyTite 系统有三个不同的操作手柄可以满足身体不同部位溶脂紧肤的不同需求，分别是用于面部等特殊部位精雕的 FaceTite 手柄、用于颈部的 NeckTite 手柄和用于身体其他部位的 BodyTite 手柄。皮下脂肪组织凝固及溶解后的产物可随手柄内中空的导管同步吸出。对于较精致的 FaceTite 手柄，内电极较细且非中空结构，因此溶脂后的产物可以用直径 1.6～2mm 的面抽管吸出。

射频两电极之间环路电流导致组织升高到设定温度从而使脂肪细胞破裂溶解。Paul 等使用 BodyTite 系统对 20 例患者 40 个处理区进行了治疗，参数设定 $100J/cm^2$，使局部温度达到 40℃后维持 1～2 分钟，各处理区均达到满意的效果。

溶脂作用是射频技术的两大主要特点之一，另外一项为临床医师所称道的特点为紧肤作用。各型胶原在被加热至特定温度区间时可以引起胶原收缩而不致热损伤，据文献报道胶原收缩温度在 60～80℃之间，达到此温度阈值，将引起胶原纤维的即刻收缩。文献报道这种即刻收缩可减少总体积的 10%。笔者所做类似测定发现即刻收缩效应在 13% 左右（图 75-38）。

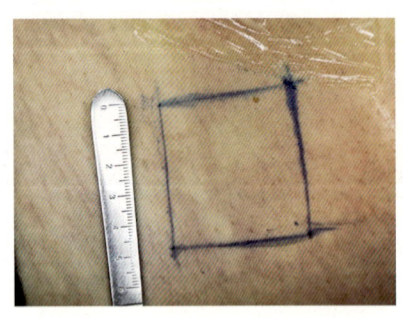 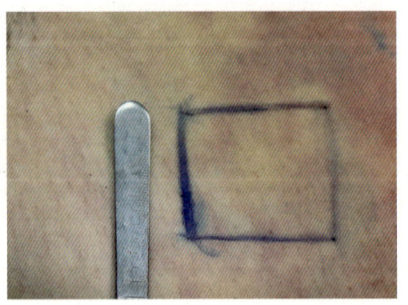

A   B

图 75-38 "文身法"对比 BodyTite 腹部治疗后皮肤边长从治疗前的 4.8cm 缩小到治疗后的 4.2cm，约缩小了 13%
A. 治疗前　B. 治疗后

除了即刻收缩效应外，射频紧肤的机制主要是远期的皮下组织中纤维间隔的热收缩效应。近期一项研究表明，射频辅助吸脂在术后 12 个月软组织收缩率可达到 35%，而对照组传统吸脂术只有 8.1% 的收缩率。Yoshimura 等研究发现尽管脂肪层大部分由脂肪细胞占据，但 80% 的脂肪细胞处于纤维间隔网中，射频热刺激纤维间隔网可以导致皮肤收缩高达 45%。

射频溶脂主要具有以下优势：
1. 快速均匀地加热目标组织。
2. 通过直接监测温度和组织的阻抗来控制组织受热后的温度。
3. 脂肪细胞的溶解和治疗区血管的凝固，减少出血和损伤。
4. 射频治疗后有明显的胶原变性。
5. 治疗后有显著的皮肤回缩效果。
6. 安全性较高。尽管有温度控制的负反馈系统，由于射频能量较高，这种溶脂方法引起Ⅱ度烧伤、永久性红斑、瘢痕、水肿及脂肪萎缩的并发症也是不容忽视的，在学习使用的初期需要特别注意。笔者自2014年下半年起共100多例的使用经验表明其紧肤效果良好（图75-39，图75-40），特别是对面颈部等需要精细"雕塑"和紧肤而身体其他部位伴有轻、中度皮肤松弛的患者，在脂肪抽吸术中结合使用BodyTite有明显的优势，值得推广该项技术。

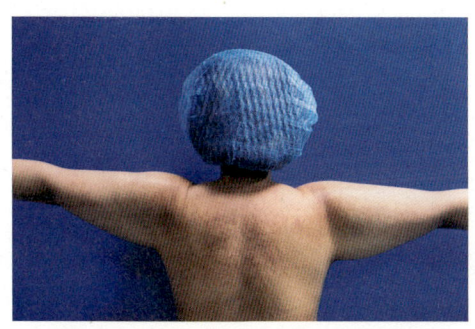
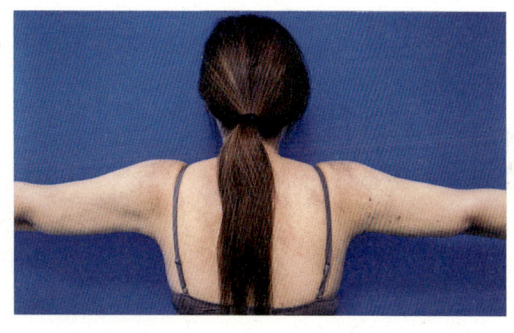

图75-39　减肥体重减轻15kg后上臂明显松垂，BodyTite射频溶脂紧肤抽吸术后可见上臂皮肤明显收紧

A. 术前　B. 术后12天

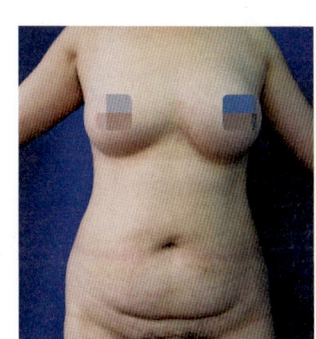
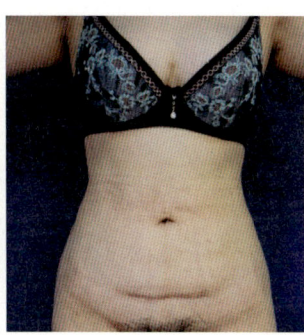
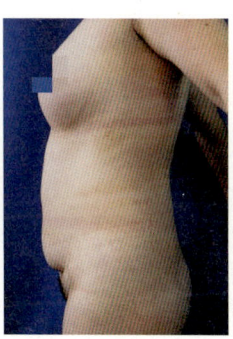
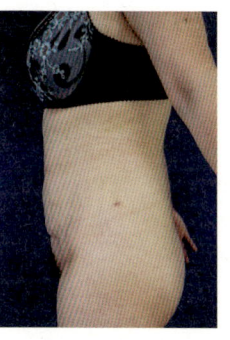

图75-40　腰腹部脂肪堆积伴下腹部皮肤松垂，BodyTite射频溶脂紧肤抽吸术后皮肤收紧明显
A. 术前正位　B. 术后5个月正位　C. 术前侧位　D. 术后5个月侧位

第五节 超声辅助吸脂和高能聚焦超声溶脂紧肤

超声辅助吸脂（ultrasound assisted liposuction，UAL）技术是现代社会溶脂塑形较新观念。在20世纪70年代，超声辅助抽脂术概念首先由Kloehn引入，随后在90年代由Zocchi发展并使这一技术渐渐为大家熟悉。超声波（以下简称"超声"）是一种高频机械波，具有可聚焦性、组织穿透性及能量沉积性，利用聚焦换能器将超声聚焦于生物体，通过超声与生物组织相互作用产生微机械效应、热效应及微空泡效应，发挥相应的生物学作用：①微机械效应，是由直线运动的超声直接作用于细胞内有机分子引起的破坏，此种效果较微弱；②热效应，主要来源于超声导管通过脂肪时摩擦和超声通过附近组织时转化而成；③微空泡效应，细胞膜细小分子之间有间隙，超声波波峰到达这个间隙时可以使该间隙膨胀，而当超声波到达波谷时，间隙开始被动回缩，这样在超声波的作用下，分子间隙重复这样一个主动膨胀和被动回缩的循环。但是，如果这样的循环频率够快，回缩还没进行或完成，新一波的膨胀又开始了，这样就造成了间隙不断膨胀直到达到120μm并向内破裂，最终造成细胞膜的破裂，造成脂肪细胞内的脂质成分外流到细胞外基质环境中。

第一代超声辅助吸脂设备于20世纪80年代末期由Zocchi研发，基于连续的超声能量通过一个直径4~6mm的钝头实心的金属探头发射，选择性地破碎化和乳化脂肪，然后用常规吸脂的方法将乳化脂肪吸出。

第二代超声辅助吸脂设备改进了金属导管，将其从实心改为脂肪抽吸管样中空的形态，以利于超声乳化脂肪的同时通过此管将脂肪吸出，但由于导管的内径只有2mm左右，因此其效率并不理想。

第二代产品设备使用不当，如长时间地将探头停留于某一部位，易造成组织烫伤的发生等，这就促使人们研发第三代超声辅助吸脂设备，以期更加高效安全地去除脂肪。威塑（VASER）设备应运而生。威塑系统使用较小直径的钛棒作为超声能量的传导介质，并在钛棒顶端后方加上了环形的沟槽以增加超声破碎脂肪细胞的效能。这些沟槽的位置起到重新调节超声能量的作用，将头部的一部分超声振荡能量转移发散到头部周围，这样的好处是可以以较小的超声功率达到较好的脂肪细胞破裂乳化的作用。在连续超声发射模式下采用这种特殊的超声传导设计在发射功率降低50%的情况下同第一、二代机器相比还有乳化效率的提升。据此进一步设计出了威塑模式，就是可以采用脉冲超声发射的模式进一步降低发射功率而不降低超声乳化脂肪效率。和第二代超声辅助吸脂产品相比，威塑的手柄更细小轻便，便于操作，功能上可以将超声功率降低达2/3而仅仅降低少许乳化效率。

使用超声辅助吸脂的常见并发症是血清肿、持久性的感觉迟钝、烫伤、硬结、形态不规则、色素沉着、蜂窝织炎和长久的水肿，这些可能和过度使用仪器并使用过多的能量有关。如果有神经损伤的话，相比于超声能量来说，可能和神经暴露于超声下的时间长短有关系。第三代产品使用后使超声能量降低，相应的并发症也显著减少了。文献上报道的烫伤等并发症更多的是操作不当所致，一般导致烫伤最常见的原因是探头在运动到底时停留时间过长以及将探头接触到真皮所致，因此医师在操作时必须保持探头在皮下组织层并和皮肤平行，持续缓慢地来回移动探头，不在任何部位做任何停留。

超声能量可以以非聚焦或聚焦的方式传导或发射。当以非聚焦形式传导时，超声波能量随着深度增加逐渐衰减，因此，表浅的皮肤是承载最大超声能量的地方。与此相反的是，聚焦超声可以将最大的能量聚焦到皮下特定的层次从而产生选择性的溶脂作用，同时对血管、神经、纤维结缔组织及其下的脏器不产生明显的伤害。超声聚焦就是利用超声波作为能源，很多束超声波从体外发射到身体里去，在发射透射过程中间发生聚焦，聚焦在一个目标点上，通过声波和热能转化，将目标区域的温度在短时间内提升到所需治疗标准。此机原理类似于太阳灶聚阳光于焦点处产生巨大能量。2005年，以色列UltraShape公司首先发明了一种聚焦超声波发射仪器——"Contour Ⅰ"，临床应用证明可以选择性地溶解脂肪细胞，降低皮下脂肪体积，同时没有明显的副作用。而意大利General Project公司生产的Med-2Contour则使用了另外一种不同的模式，它基于2个非聚焦超声波发射器，各自发射的超声波交叉汇集于皮下某一特定的区域从而产生一个较弱的聚焦超声波场来起到溶脂作用。通过应用Med-2Contour超声对人体皮肤皮下脂肪组织作用显示，可以显著降低皮下脂肪和脂肪细胞的体积，这和以前的临床观察结果吻合。该研究提供了超声作用于脂肪细胞的详尽的证据，提供临床治疗中相同剂量的超声照射后（2个短周期，每次6秒），皮下脂肪细胞体积降低23%。超微结构分析显示超声引起的微空泡效应可以降低脂肪细胞细胞膜和包绕脂滴的浆膜的稳定性，引发直径$0.5\sim1.5\mu m$的细胞膜破裂，导致油脂脂滴从脂肪细胞内溢出到组织间隙中。皮下组织中脂肪细胞的平均大小经超声照射后显著缩小，超微结构分析可以看到脂肪细胞中脂滴排出后的空虚现象，而且可以在脂肪基质内看到散在分布的脂滴。但此种脂肪细胞的脂滴外溢现象并不伴有脂肪细胞的死亡或形体结构的瓦解及组织间隙的炎症反应。而且，超声导致的微空泡效应似乎局限于脂肪细胞，其他与血管相关的细胞如内皮细胞、周细胞和肥大细胞等结构正常。研究结果表明，只要超声照射的剂量和时间合适，其所产生的微空泡效应不会引发局部组织损伤所致的炎症、纤维增生等副作用，超声微空泡效应选择性地缩小脂肪细胞而对皮肤、血管、神经和结缔组织无损伤。2008年，我国李文志等研究了国产聚焦超声溶脂仪辐照活猪皮下脂肪产生的组织学改变，同样发现脉冲输出的聚焦超声可以选择性地破坏脂肪细胞。2009年，美国Medicis Technologies公司生产了一种应用新型高能聚焦超声波技术（high-intensity focused ultrasound，HIFU）的溶脂设备——LipoSonix系统，并通过全世界多中心研究证明了聚焦超声溶脂技术的安全性及有效性。在皮肤及美容医学领域，HIFU技术可以用非侵入性的方式，应用于破坏目标区域皮下脂肪，也就是所谓的"超声波溶脂"或"无创溶脂"。LipoSonix系统国内称为"热立塑"聚焦超声溶脂系统，具体操作是使用体外超声波探头，放置于皮肤表面，将超声波能量送到皮肤的皮下脂肪层，超声波可设定对焦于某一特定深度（如13mm的皮下脂肪层），并通过精密的调控，以热能与机械能破坏此焦点位置上、下方各5mm的脂肪组织（图75-41），此即所谓的"热机械过程"（thermomechanical process）。脂肪细胞在加热至56℃，并维持1秒后，会产生不可逆的脂肪细胞破坏现象。在热立塑聚焦超声溶脂系统机器探头的焦点附近，温度会在1~2秒内升高到65~70℃，并在治疗后马上降温，这样的急转会对目标区域进行破坏，让脂肪细胞发生凝固性坏死的变化，但周边的区域却不受影响，在治疗后进行组织学检查，发现神经与小动脉基本保持完整，未受破坏。热立塑聚焦超声溶脂系统产生的热能，除了破坏脂肪组织外，当超声聚焦于真皮或SMAS筋膜层时，也会使胶原蛋白收缩与再生，从而让皮肤更加紧实（图75-42）。此外，HIFU在软组织内可造成幅度细小的剪切力变化，并以摩擦方式产生热效应。

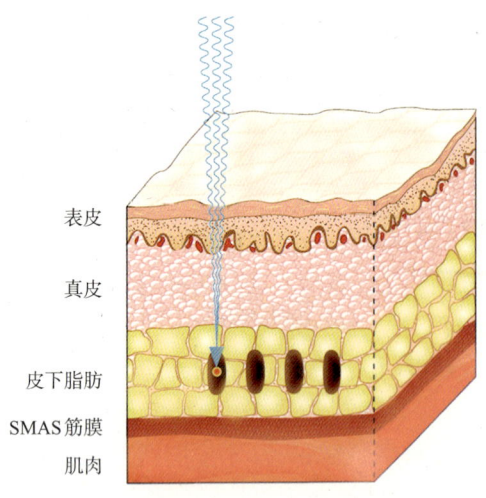

图75-41 LipoSonix 或 UltraShape 超声溶脂示意图显示发射的超声能量聚焦在皮下脂肪层，仅仅破坏脂肪细胞而对邻近组织不造成损伤

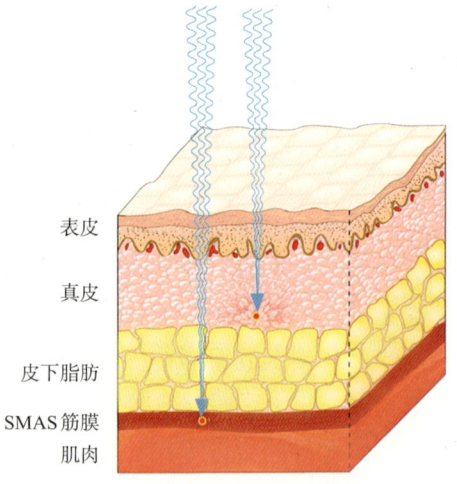

图75-42 使用超声刀紧致和提升皮肤，超声能量可以聚焦于真皮中下层到SMAS筋膜，产生的热能诱发胶原收缩，同时保护表皮真皮和邻近组织结构免受损伤

聚焦超声溶脂过程中，裂解的脂肪细胞由吞噬细胞转入肝脏进行代谢。国外Fodor P. B.等使用LipoSonix溶脂设备进行临床研究，观察患者治疗后的血生化变化，发现血脂（包括游离脂肪酸、总胆固醇、低密度脂蛋白、极低密度脂蛋白、高密度脂蛋白及甘油三酯）在4周内无显著临床变化，其他临床、实验室检查结果均保持在正常范围内，但更长期的血脂变化仍有待研究。

聚焦超声溶脂术作为一种无创减肥塑形方法，从表75-7和表75-8统计中可以看到，近年来的应用证明其安全性及有效性已得到初步的临床证实，但鉴于其作用原理及技术特点，其显然存在一定的局限性和缺点，在临床应用中的诸多问题尚有待研究。例如：高能聚焦超声波的热能与机械能仅仅破坏焦点位置上、下方各5mm的脂肪组织，也就是说对于超出这10mm厚度的脂肪组织将无能为力，因此对于比较肥胖、皮下脂肪较厚的患者相对于传统抽脂术来说效果有限，可能需要多次治疗才能提高疗效，且理论上最终疗效应无法和传统脂肪抽吸术相比，因此它不可能替代传统的脂肪抽吸术。高能聚焦超声技术的特点也决定了其对位于焦点上、下5mm范围内的组织均有可能造成损伤、凝固坏死，这就要求操作人员必须熟悉治疗区域局部解剖特点，避免医源性的神经、血管等损伤，对聚焦超声溶脂过程中定位深度及如何通过实时影像学监控治疗区域提出了更加严格的要求。此外，高能聚焦超声溶脂技术作为无创操作，皮下脂肪裂解后并未吸出，全部靠机体自身细胞吞噬转运到肝脏代谢，短时间大量吸收入血的甘油三酯是否对肝脏和肾脏产生损害需要进一步的研究，在结果未知之前势必对单次治疗的范围和时间有较大的限制，这样也会增加治疗的次数。目前高能聚焦超声溶脂技术的多项研究均针对患者腹部、侧腹部及大腿进行，主要是这些部位脂肪堆积相对较多，皮下脂肪结构相对连贯一致，不易造成其他重要组织的不必要的损伤，而对身体其他部位及内脏器官等是否有其他不良影响尚缺乏相应研究。其他方面：患者术中出现的局部皮肤刺痛等不适通常需要麻醉止痛药的帮助。如何鉴别术中是否出现神经损伤也需要细化研究。对于合并高脂血症、年龄较大、腹部皮下脂肪厚度不足2cm，既往腹部手术史等存在多项禁忌证，是否可以部分扩大其适应证，使其不仅成为减肥塑形方法，还成为可以辅助治疗内科疾病的一种手段。超声溶脂紧肤设备作为一种无创安全的方法，用以降低局部脂肪堆积和收紧皮肤是非常有希望的，但目前其疗效观察大部分来源于主观的评判，此类设备更适合那些BMI不高，但对形体要求较高以及有皮肤轻中度松弛需要细微调整改善的特殊客户群体。

表 75-7 低能量、低频 UltraShape I 型塑身仪溶脂分析

作者	发表年份	病例数	治疗区域	治疗方案 200±30kHz，17.5W/cm²	是否使用麻醉	结果	副作用
Teitelbaum	2007	164	腹部、大腿、季肋部	单次 60～120 分钟	2.5%利多卡因和 2.5%丙胺卡因乳膏	周径缩小 1.9cm；脂肪厚度减小 2.9mm	轻微刺痛 1 例、红斑 3 例、紫癜 1 例、小水泡 2 例
Moreno-Moraga	2007	30	腹部、大腿内侧和外侧、季肋部、膝盖内侧、男性乳房	3 次，间隔 1 个月	无	周径缩小 3.95±1.99cm；脂肪厚度减小 2.28±0.8cm	一过性水泡 1 例，30 人中 28 人无痛感
Shek	2009		腹部、季肋部	1～3 次，每次 2～3 个小时，间隔 1 个月	无	无显著改变	无
Ascher	2010	25	腹部	3 次，每次 30～90 分钟，间隔 2 周	无	周径缩小 2 周：2.47cm 56 天：3.51cm 112 天：3.58cm	无 25 人中 23 人无痛感

表 75-8 不同研究 LipoSonix 高能聚焦超声（HIFU）溶脂结果比较

作者	发表年份	病例数	麻醉	治疗部位	治疗方案单次 HIFU	结果/腰部周径减少(cm)	副作用/人次
Fatemi	2009	282	未提及	前腹部、季肋部	能量：137J/cm² 层次：2 个 深度：1.1～1.8cm	3 个月：4.7	持久压痛 10 例，水肿 6 例，硬块 3 例，瘀斑 28 例，治疗时疼痛 5 例
Fatemi 和 Kane	2010	85	未提及	前腹部、季肋部	能量：104～148J/cm² 层次：2 个 深度：1.1～1.6cm	3 个月：4.6±2.4	持久压痛 3 例，瘀斑 3 例，硬块 2 例，水肿 1 例，严重疼痛 1 例，终止治疗
Jewell	2011	180	止痛药：对乙酰氨基酚、布洛芬、萘普生	前腹部、季肋部	能量：分三组，177、141、0J/cm² 层次：3 个 深度：未提及	12 周：2.52（177J/cm² 组）；2.1（141J/cm² 组）	大部分为一过性疼痛、瘀青、水肿。141J/cm² 组：严重疼痛 3 例。177J/cm² 组：严重疼痛 6 例，严重瘀青 1 例
Solish	2012	45	1～2 片 5mg 羟考酮和 325mg 对乙酰氨基酚复合制剂	前腹部	能量：每组分别为 141、156、177J/cm² 层次：3 个 深度：1.6cm、1.3cm、1.1cm	12 周：2.51	大部分患者为腹部一过性的瘀青和红肿，和能量成正相关
Gadsdan	2011	152	静脉麻醉（前 120）口服止痛剂（后 32）		1 次 HIFU（138 例），2 次 HIFU（14 例）。能量：47～331J/cm²，单层或多层次	30 例后期（2 周后）行腹部整形术的患者病理切片证实损伤区域局限于皮下脂肪组织，邻近组织无影响	703 例次，大部分为一过性疼痛、瘀青、水肿、感觉异常；能量为 47～59J/cm² 时大部分患者耐受良好；超出此能量副作用明显增加而效果没有同步提高

尽管高能聚焦超声溶脂术尚有上述的种种不足，目前临床尚缺乏长期疗效随访，但不可否认，其无创操作的特点可以在很大程度上弥补其各种不足，高能聚焦超声溶脂术在不久的将来可能成为应用广泛的形体雕塑及减肥方法的有力补充手段。必须指出的是，超声溶脂和紧肤既不是脂肪抽吸术的替代疗法，也不可能成为切除性和上提性手术的替代疗法。今后的研究需要获得治疗后更加精准的脂肪减少的数据和更长的随访观察结果及治疗后组织学改变的证据。

第六节　冷冻溶脂

冷冻溶脂（cryolipolysis）是一种新型的非侵入性的选择性溶脂技术。它是利用人体脂肪细胞内的甘油三酯在特定的低温下转化成固体这一特性，通过非侵入性冷冻能量提取装置将精确控制的冷冻能量输送到指定的待溶脂部位，有针对性地消除指定部位的脂肪细胞。指定部位的脂肪细胞在受冷达到特定的低温后，甘油三酯由液态转化为固态，结晶老化后开始天然的分解代谢清除过程，令脂肪层逐渐变薄，从而达到局部溶脂塑形的目的。冷冻溶脂的历史不长，最早的起因是1970年Epstein和Oren发现一例婴儿因吮吸棒冰而致面颊部一小块脂肪液化坏死，因而创造了"寒冷性脂膜炎"一词。随后在成人中也陆续发现有该现象。人们由此总结得出富脂肪组织相较于其周围富水分组织对寒冷会更加敏感。2007年，Manstein等人据此原理发明了一种新型非手术冷冻溶脂法，即冷冻溶脂术。具体是将设定好工作温度及时间后的设备电极置于目标区域，即可产生冷冻溶脂效果，同时可以避免损伤皮肤、神经、血管和肌肉等组织。冷冻溶脂因其操作简便、效果良好、非侵入性等优点而成为当今较受欢迎的局部定点溶脂技术。

冷冻溶脂技术的机制尚未完全研究清楚，目前主要有两种推测机制：①冷冻后阻断了局部血流导致脂肪组织内结晶。冷冻对于真表皮组织的影响为可逆性的，然而对于脂肪组织的损伤却是不可逆的，可以导致细胞膜钠钾泵失活、细胞肿胀、乳酸堆积、线粒体自由基释放等。2009年，Manstein等应用Zeltiq系统对猪皮下脂肪进行组织特异性冷损伤处理，3.5个月后观察发现皮下脂肪减少了数毫米但没有发现皮肤损伤、瘢痕形成以及明显的血清脂质变化。脂肪组织丢失可能和炎症反应相关，在早期的炎症反应阶段，脂膜炎可能发挥破坏脂肪作用；在晚期，细胞吞噬作用则更明显。②冷冻导致结晶后会伴随缺血再灌注损伤，导致活性氧类物质增加以及激活细胞凋亡，其中细胞凋亡的作用较细胞坏死的作用更为显著。在术后的几周内机体炎症反应会清除治疗部位损伤的组织及细胞。组织学研究发现术后3个月内，体内巨噬细胞一直负责清除死亡细胞及残片。系列研究表明冷冻溶脂后患者的胆固醇、甘油三酯、低密度脂蛋白、总胆红素、血糖等未超出正常水平，也不会引起皮肤、脂肪周围结构的变化。Coleman等发现人体腰部脂肪堆积部位经冷冻处理6周后观察到显著疗效，虽然早期部分患者有红斑反应和局部麻木现象但并未见神经以及皮肤损害。推测进行冷冻溶脂操作可能会导致末梢神经的可逆性损伤。目前冷冻溶脂的确切作用机制有待进一步研究。

冷冻溶脂技术出现的时间尚短，很多影响因素有待进一步研究，包括冷冻溶脂术的最佳适应证以及禁忌证。Ferraro认为冷冻溶脂的最佳适应证群体为只有少量及中等程度脂肪组织沉积的患者或者需要去除脂肪团的患者，而禁忌证为一系列寒冷诱发的疾病，如冷球蛋白血症、寒冷性荨麻疹、阵发性寒冷性血红蛋白尿等。此外，冷冻溶脂术应当避免在有静脉曲张、皮肤炎症以及皮损的部位使用。目前为止，FDA已经批准冷冻溶脂用于腹部、大腿和颏下等部位，但哪一个部位对冷冻溶脂术最为敏感仍无确切的结论。因为很多因素会影响冷冻溶脂的作用效果，包括局部的血管密度、细胞组织结构以及局部脂肪堆的代谢活性。因而未来需要更多的临床对比研究来发现哪些身体部位使用冷冻溶脂术相对更有效。

由于冷冻溶脂是一项新兴技术，目前仍未有统一的最优化操作步骤。Boey 和 Wasilenchuk 研究了治疗后即刻给予手动按摩对溶脂效果的影响，组织学检查发现术后 2 个月时按摩组有显著性差异而 4 个月时两组差异不明显。推测按摩能增加溶脂效果的原因是溶脂术后给目标区域的脂肪增加了机械破坏，可能加重了缺血再灌注损伤。组织学检查发现溶脂部位接受按摩后并未增加坏死或纤维化成分，因而冷冻溶脂术后进行按摩对于增强溶脂效果是安全有效的。Sasaki 研究发现冷冻溶脂后接着给予预设的 5 分钟机械自动按摩可以获得良好的效果。另一项对同一部位的多次重复的冷冻溶脂治疗的疗效研究表明第二次治疗可以再次减少脂肪，但是第二次的脂肪减少量远不及第一次多。推测其机制为第二次溶脂时脂肪组织更靠近肌肉层，肌肉组织有丰富血供从而使得邻近的脂肪组织难以达到预设的有效溶脂温度。此外，还有假设认为二次溶脂时的脂肪组织是第一次溶脂后幸存的，对低温具有一定的抵抗力。

副作用小是冷冻溶脂的一大优势，尤其相比较于侵入性治疗而言。它的常见副作用有短期轻度的水肿、瘀斑、感觉异常及疼痛。Coleman 等研究发现患者溶脂区域出现感觉减退的平均恢复时间是 3~6 周。在术后 3 个月时进行神经活检发现神经组织并未受到长期的损害，表明冷冻的温度和时程并不会对神经组织产生永久性伤害。此外，冷冻溶脂还有一些罕见并发症，包括血管迷走神经反应以及反常性脂肪组织增生。

总体上，冷冻溶脂和传统的脂肪抽吸塑形术所获效果无法相提并论，但由于该技术无创的特点，以及无须进行手术也能瘦身这一点对患者来说还是具有很大吸引力的，因此是一项较有前景的非侵入性溶脂技术。需要明确的是，该技术溶脂作用温和，仅仅适用于少量局部的非手术溶脂，短期内有一定效果，副作用较小，但是该技术为新兴技术，仍需要大量的临床实践以形成规范的操作指南，需要大量的实验室研究以进一步阐明冷冻溶脂的作用机制，长期效果也有待进一步观察。

（曹卫刚）

参考文献

[1] Apfelberg D B, Rosenthal S, Hunstad J P, et al. Progress report on multicenter study of laser-assisted liposuction [J]. Aesthetic Plast Surg, 1994, 18(3):259-264.

[2] Badin A Z, Moraes L M, Gondek L, et al. Laser lipolysis: flaccidity under control [J]. Aesthetic Plast Surg, 2002, 26(5):335-339.

[3] Coleman W P. Powered liposuction [J]. Dermatologic Surg, 2000, 26(4):315-318.

[4] Coleman W P, Katz B, Bruck M, et al. The efficacy of powered liposuction [J]. Dermatologic Surg, 2001, 27(8):735-738.

[5] Fischer A, Fischer G. First surgical treatment for molding body's cellulite with three 5mm incisions [J]. Bull Int Acad Cosmet Surg, 1976, 3:35.

[6] Fournier P F, Otteni F M. Lipodissection in body sculpturing: the dry procedure [J]. Plast Reconstr Surg, 1983, 72(5):598-609.

[7] Goldman A, Shavelzon D E, Blugerman G S. Laserlipolysis: liposuction using and Nd-YAG laser [J]. Rev Soc Bras Cir Plást, 2002, 17(1):17-26.

[8] Ichikawa K, Miyasaka M, Tanaka R, et al. Histologic evaluation of the pulsed Nd: YAG laser for laser lipolysis [J]. Lasers Surg Med, 2005, 36(1):43-46.

[9] Illouz Y G. Body contouring by lipolysis: a 5-year experience with over 3000 cases [J]. Plast Reconstr Surg,

1983,72(5):591-597.

[10] Katz B E, Bruck M C, Coleman W P. The benefits of powered liposuction versus traditional liposuction: a paired comparison analysis[J]. Dermatologic Surg,2001,27(10):863-867.

[11] Katz B, McBean J. Laser-assisted lipolysis: a report on complications[J]. J Cosmet Laser Ther,2008,10(4):231-233.

[12] Klein J A. The tumescent technique for lipo-suction surgery[J]. Am J Cosmet Surg,1987,4(4):263-267.

[13] Klein J A. Tumescent technique for regional anesthesia permits lidocaine doses of 35 mg/kg for liposuction[J]. J Dermatol Surg Oncol,1990,16(3):248-263.

[14] Lillis P J. Liposuction surgery under local anesthesia: limited blood loss and minimal lidocaine absorption[J]. J Dermatol Surg Oncol,1988,14(10):1145-1148.

[15] Ostard A, Kageyama N, Moy R L. Tumescent anesthesia with a lidocaine dose of 55 mg/kg is safe for liposuction[J]. Dermatologic Surg,1996,22(11):921-927.

[16] Ruiz-Esparza J, Gomez J B. The medical face lift: a noninvasive, nonsurgical approach to tissue tightening in facial skin using nonablative radiofrequency[J]. Dermatologic Surg,2003,29(4):325-332.

[17] Zocchi M. Ultrasonic liposculpturing[J]. Aesthetic Plast Surg,1992,16(4):287-298.

[18] Wang G, Cao W. Tumescent liposuction: partitioning of lidocaine at a lower dose (252 mg/l)[J]. Dermatology,2011,222(3):274-277.

[19] 曹卫刚. 腹部抽吸术后合并坏死性筋膜炎[J]. 组织工程与重建外科杂志,2007,3(5):241-243.

[20] 李青峰. 自体脂肪移植技术[M]. 北京:军事医学科学出版社,2014.

[21] 王刚,王勤,曹卫刚. 脂肪抽吸术中肿胀麻醉液留置时间和温度多出血量的影响[J]. 中华医学美学美容杂志,2012,18(1):1-4.

[22] 王炜. 整形外科学[M]. 杭州:浙江科学技术出版社,1999.

[23] Katz B E, Sadick N S. Body contouring[M]. Philadelphia:Saunders,2009.

[24] Alegría Perén P, Barba Gómez J, Guerrero-Santos J. Total corporal contouring with megaliposuction (120 consecutive cases)[J]. Aesthetic Plast Surg,2011,23(2):93-100.

[25] Lee L Q Pu. Aesthetic plastic surgery in Asians: principles and techniques[M]. Florida:CRC Press,2015.

[26] Coldiron B, Coleman W P, Cox S E, et al. ASDS guidelines of care for tumescent liposuction[J]. Dermatologic Surg,2006,32(5):709-716.

[27] Dhami L D. Liposuction[J]. Indian J Plast Surg,2008,41(Suppl):S27-S40.

[28] Gilliland M D, Coates N. Tumescent liposuction complicated by pulmonary edema[J]. Plast Reconstr Surg,1997,99(1):215-219.

[29] Gilliland M D, Commons G W, Halperin B. Safety issues in ultrasound-assisted large-volume lipoplasty[J]. Clin Plast Surg,1999,26(2):317-335.

[30] Haeck P C, Swanson J A, Gutowski K A, et al. Evidence-based patient safety advisory: liposuction[J]. Plast Reconstr Surg,2009,124(2):28S-44S.

[31] Illouz Y G. Complications of liposuction[J]. Clin Plast Surg,2006,33(1):129-163.

[32] Iverson R E, Lynch D J. Practice advisory on liposuction[J]. Plast Reconstr Surg,2004,113(5):1478-1490.

[33] Klein J A. Tumescent technique for local anesthesia improves safety in large-volume liposuction[J]. Plast Reconstr Surg,1993,92(6):1085-1098.

[34] Lockwood T E. Superficial fascial system (SFS) of the trunk and extremities[J]. Plast Reconstr Surg,1991,87(6):1009-1018.

[35] Myers R, Taljaard J. Blood alcohol and fat embolism syndrome[J]. J Bone Jt Surg,1977,59(7):878-880.

[36] Newall G, Ruiz-Razura A, Mentz H A, et al. A retrospective study on the use of a low-molecular-weight heparin for thromboembolism prophylaxis in large-volume liposuction and body contouring procedures[J]. Aesthetic Plast Surg,2006,30(1):86-95.

[37] Mathes S J. Plastic surgery[M]. 2nd ed. Philadelphia:Saunders,2006.

[38] Rohrich R J, Ha R Y, Kenkel J M, et al. Classification and management of gynecomastia: defining the role of ultrasound-assisted liposuction[J]. Plast Reconstr Surg, 2003, 111(2): 909-923.

[39] Grazer F M, De Jong R H. Fatal outcomes from liposuction: census survey of cosmetic surgeons[J]. Plast Reconstr Surg, 2000, 105(1): 436-448.

[40] Tabbal G N, Ahmad J, Lista F, et al. Advances in liposuction: five key principles with emphasis on patient safety and outcomes[J]. Plast Reconstr Surg Glob Open, 2013, 1(8): 1-9.

[41] Toledo L S, Mauad R. Complications of body sculpture: prevention and treatment[J]. Clin Plast Surg, 2006, 33(1): 1-11.

[42] Wall S. SAFE circumferential liposuction with abdominoplasty[J]. Clin Plast Surg, 2010, 37(3): 485-501.

[43] Wang G, Cao W G, Li S L, et al. Safe extensive tumescent liposuction with segmental infiltration of lower concentration lidocaine under monitored anesthesia care[J]. Ann Plast Surg, 2015, 74(1): 6-11.

[44] Wang G, Ren Y, Cao W, et al. Liposculpture and fat grafting for aesthetic correction of the gluteal concave deformity associated with multiple intragluteal injection of penicillin in childhood[J]. Aesthetic Plast Surg, 2013, 37(1): 39-45.

[45] Chia C T, Theodorou S J. 1000 consecutive cases of laser-assisted liposuction and suction-assisted lipectomy managed with local anesthesia[J]. Aesthetic Plast Surg, 2012, 36(4): 795-802.

[46] DiBernardo B E, Reyes J, Chen B. Evaluation of tissue thermal effects from 1064/1320-nm laser-assisted lipolysis and its clinical implications[J]. J Cosmet Laser Ther, 2009, 11(2): 62-69.

[47] DiBernardo B E. Randomized, blinded split abdomen study evaluating skin shrinkage and skin tightening in laser-assisted liposuction versus liposuction control[J]. Aesthetic Surg J, 2010, 30(4): 593-602.

[48] McBean J C, Katz B E. A pilot study of the efficacy of a 1064 and 1320 nm sequentially firing Nd: YAG laser device for lipolysis and skin tightening[J]. Lasers Surg Med, 2009, 41(10): 779-784.

[49] Prado A, Andrades P, Danilla S, et al. A prospective, randomized, double-blind, controlled clinical trial comparing laser-assisted lipoplasty with suction-assisted lipoplasty[J]. Plast Reconstr Surg, 2006, 118(4): 1032-1045.

[50] Woodhall K E, Saluja R, Khoury J, et al. A comparison of three separate clinical studies evaluating the safety and efficacy of laser-assisted lipolysis using 1064, 1320 nm, and a combined 1064/1320 nm multiplex device[J]. Lasers Surg Med, 2009, 41(10): 774-778.

[51] Blugerman G, Schavelzon D, Paul M D. A safety and feasibility study of a novel radiofrequency-assisted liposuction technique[J]. Plast Reconstr Surg, 2010, 125(3): 998-1006.

[52] De Felipe I, Del Cueto S R, Pérez E, et al. Adverse reactions after nonablative radiofrequency: follow-up of 290 patients[J]. J Cosmet Dermatol, 2007, 6(3): 163-166.

[53] Doshi S N, Alster T S. Combination radiofrequency and diode laser for treatment of facial rhytides and skin laxity[J]. J Cosmet Laser Ther, 2005, 7(1): 11-15.

[54] Duncan D I. Nonexcisional tissue tightening: creating skin surface area reduction during abdominal liposuctionby by adding radiofrequency heating[J]. Aesthetic Surg J, 2013, 33(8): 1154-1166.

[55] Emilia del Pino M, Rosado R H, Azuela A, et al. Effect of controlled volumetric tissue heating with radiofrequency on cellulite and the subcutaneous tissue of the buttocks and thighs[J]. J Drugs Dermatol, 2006, 5(8): 714-722.

[56] Scuderi N, Tenna S, Spalvieri C, et al. Power-assisted lipoplasty versus traditional suction-assisted lipoplasty: comparative evaluation and analysis of output[J]. Aesthetic Plast Surg, 2005, 29(1): 49-52.

[57] Graf R. Ultrasound-assisted liposuction: an analysis of 348 cases[J]. Aesthetic Plast Surg, 2003, 27(2): 146-153.

[58] Hsu T S, Kaminer M S. The use of nonablative radiofrequency technology to tighten the lower face and neck[J]. Semin Cutan Med Surg, 2003, 22(2): 115-123.

[59] Iverson R E, Pao V S. MOC-PS(SM) CME article: liposuction[J]. Plast Reconstr Surg, 2008, 121(Suppl):

1-11.

[60] Mayoral F A. Skin tightening with a combined unipolar and bipolar radiofrequency device[J]. J Drugs Dermatol,2007,6(2):212-215.

[61] Mulholland R S. An in-depth examination of radiofrequency assisted liposuction (RFAL)[J]. J Cosmet Surg Med,2009,4(3):14-19.

[62] Mulholland R S. Radio frequency energy for non invasive and minimally invasive skin tightening[J]. Clin Plast Surg,2011,38(3):437-448.

[63] Obrzut S, Hecht P, Hayashi K, et al. The effect of radiofrequency energy on the length and temperature properties of the glenohumeral joint capsule[J]. Arthrosc J Arthrosc Relat Surg,1998,14(4):395-400.

[64] Paul M, Mulholland R S. A new approach for adipose tissue treatment and body contouring using radiofrequency-assisted liposuction[J]. Aesthetic Plast Surg,2009,33(5):687-694.

[65] Paul M, Blugerman G, Kreindel M, et al. Three-dimensional radiofrequency tissue tightening: a proposed mechanism and applications for body contouring[J]. Aesthetic Plast Surg,2011,35(1):87-95.

[66] Pitman G H, Aker J S, Tripp Z D. Tumescent liposuction: a surgeon's perspective[J]. Clin Plast Surg,1996,23(4):633-645.

[67] Rohrich R J, Kenkel J M, Janis J E, et al. An update on the role of subcutaneous infiltration in suction-assisted lipoplasty[J]. Plast Reconstr Surg,2003,111(2):926-927.

[68] 李文志,孙智,郝林鹤,等. 非侵入性聚焦超声辐照活猪皮下脂肪层即刻结果的组织学观察[J]. 中国美容医学,2012,21(5):776-778.

[69] 金燕,董勇,闫秀娟,等. 非侵入聚焦超声的临床疗效观察[J]. 中国美容医学,2010,19(10):1438-1440.

[70] 娄改贞,陈锦云. 聚焦超声溶脂减肥的现状及进展[J]. 中国美容医学,2015,24(7):85-89.

[71] Pranima M,惠春,王睿,等. 非侵入性聚焦超声在融脂领域的研究现状[J]. 临床超声医学杂志,2014,16(8):541-542.

[72] Ascher B. Safety and efficacy of ultrashape Contour I treatments to improve the appearance of body contours: multiple treatments in shorter intervals[J]. Aesthetic Surg J,2010,30(2):217-224.

[73] Bani D, Li A Q, Freschi G, et al. Histological and ultrastructural effects of ultrasound-induced cavitation on human skin adipose tissue[J]. Plast Reconstr Surg Glob Open,2013,1(6):1-10.

[74] Fatemi A. High-intensity focused ultrasound effectively reduces adipose tissue[J]. Semin Cutan Med Surg,2009,28(4):257-262.

[75] Fatemi A, Kane M A C. High-intensity focused ultrasound effectively reduces waist circumference by ablating adipose tissue from the abdomen and flanks: A retrospective case series[J]. Aesthetic Plast Surg,2010,34(5):577-582.

[76] Fodor P B, Smoller B R, Stecco K A, et al. Biochemical changes in adipocytes and lipid metabolism secondary to the use of high-intensity focused ultrasound for non-invasive body sculpting[C]. the Annual Meeting of the American Society of Aesthetic Plastic Surgery, Orlando, FL, April,2006.

[77] Gadsden E, Aguilar M T, Smoller B R, et al. Evaluation of a novel high-intensity focused ultrasound device for ablating subcutaneous adipose tissue for noninvasive body contouring: Safety studies in human volunteers[J]. Aesthetic Surg J,2011,31(4):401-410.

[78] Haar G Ter, Coussios C. High intensity focused ultrasound: past, present and future[J]. Int J Hyperthermia,2007,23(2):85-87.

[79] Jewell M L, Solish N J, Desilets C S. Noninvasive body sculpting technologies with an emphasis on high-intensity focused ultrasound[J]. Aesthetic Plast Surg,2011,35(5):901-912.

[80] Jewell M L, Baxter R A, Cox S E, et al. Randomized sham-controlled trial to evaluate the safety and effectiveness of a high-intensity focused ultrasound device for noninvasive body sculpting[J]. Plast Reconstr Surg,2011,128(1):253-262.

[81] Moreno-Moraga J, Valero-Altés T, Riquelme A M, et al. Body contouring by non-invasive transdermal

focused ultrasound[J]. Lasers Surg Med,2007,39(4):315-323.

[82] Shek S,Yu C,Yeung C K,et al. The use of focused ultrasound for non-invasive body contouring in Asians[J]. Lasers Surg Med,2009,41(10):751-759.

[83] Sklar L R,El Tal A K,Kerwin L Y. Use of transcutaneous ultrasound for lipolysis and skin tightening: a review[J]. Aesthetic Plast Surg,2014,38(2):429-441.

[84] Solish N,Lin X,Axford-Gatley R A,et al. A randomized, single-blind, postmarketing study of multiple energy levels of high-intensity focused ultrasound for noninvasive body sculpting[J]. Dermatologic Surg,2012,38(1):58-67.

[85] Teitelbaum S A,Burns J L,Kubota J,et al. Noninvasive body contouring by focused ultrasound: safety and efficacy of the contour I device in a multicenter, controlled, clinical study[J]. Plast Reconstr Surg,2007,120(3):779-789.

[86] Zocchi M L. Ultrasonic assisted lipoplasty: technical refinements and clinical evaluations[J]. Clin Plast Surg,1996,23(4):575-598.

[87] Avram M M,Harry R S. CryolipolysisTM for subcutaneous fat layer reduction[J]. Lasers Surg Med,2009,41(10):703-708.

[88] Boey G E,Wasilenchuk J L. Enhanced clinical outcome with manual massage following cryolipolysis treatment: a 4-month study of safety and efficacy[J]. Lasers Surg Med,2014,46(1):20-26.

[89] Coleman S R,Sachdeva K,Egbert B M,et al. Clinical efficacy of noninvasive cryolipolysis and its effects on peripheral nerves[J]. Aesthetic Plast Surg,2009,33(4):482-488.

[90] Dierickx C C,Mazer J M,Sand M,et al. Safety, tolerance, and patient satisfaction with noninvasive cryolipolysis[J]. Dermatol Surg,2013,39(8):1209-1216.

[91] Epstein E H,Oren M E. Popsicle panniculitis[J]. N Engl J Med,1970,282(17):966-967.

[92] Ferraro G A,De Francesco F,Cataldo C,et al. Synergistic effects of cryolipolysis and shock waves for noninvasive body contouring[J]. Aesthetic Plast Surg,2012,36(3):666-679.

[93] Jalian H R,Avram M M. Cryolipolysis: a historical perspective and current clinical practice[J]. Semin Cutan Med Surg,2013,32(1):31-34.

[94] Jalian H R,Avram M M,Garibyan L,et al. Paradoxical adipose hyperplasia after cryolipolysis[J]. JAMA Dermatol,2014,150(3):317-319.

[95] Kilmer S L,Burns A J,Zelickson B D. Safety and efficacy of cryolipolysis for non-invasive reduction of submental fat[J]. Lasers Surg Med,2016,48(1):3-13.

[96] Klein K B,Zelickson B,Riopelle J G,et al. Non-invasive cryolipolysis for subcutaneous fat reduction does not affect serum lipid levels or liver function tests[J]. Lasers Surg Med,2009,41(10):785-790.

[97] Manstein D,Laubach H,Watanabe K,et al. Selective cryolysis: A novel method of non-invasive fat removal[J]. Lasers Surg Med,2008,40(9):595-604.

[98] Pinto H,Arredondo E,Ricart-Jane D. Evaluation of adipocytic changes after a simil-lipocryolysis stimulus[J]. Cryo Letters,2013,34(1):100-105.

[99] Preciado JA,Allison JW. The effect of cold exposure on adipocytes: examining a novel method for the noninvasive removal of fat[J]. Cryobiology,2008,57(3):327.

[100] Riopelle J,Tsai M,Kovack B. Lipid and liver function effects of the cryolipolysis procedure in a study of male love handle reduction[J]. Lasers Surg Med,2009,41:82.

[101] Sasaki G H,Abelev N,Tevez-Ortiz A. Noninvasive selective cryolipolysis and reperfusion recovery for localized natural fat reduction and contouring[J]. Aesthetic Surg J,2014,34(3):420-431.

[102] Shek S Y,Chan N P Y,Chan H H. Non-invasive cryolipolysis for body contouring in Chinese—a first commercial experience[J]. Lasers Surg Med,2012,44(2):125-130.

[103] Stevens W G,Pietrzak L K,Spring M A. Broad overview of a clinical and commercial experience with coolsculpting[J]. Aesthetic Surg J,2013,33(6):835-846.

第七十六章
脂肪移植在整形美容外科的应用

第一节 脂肪移植概述

一 脂肪移植的概念与发展历史

自体脂肪移植是指应用一定的方式获取自体脂肪组织，在体外经适当处理后，进行局部移植，以达到治疗畸形、修复缺损、改善功能或美化身体轮廓等目的的一项技术。临床上使用自体脂肪进行移植的历史可追溯到19世纪末，根据其发展特点可以将脂肪移植分为三个阶段。

（一）第一阶段：块状移植阶段（1889—1977）

基本的方法是以手术切取块状脂肪，之后进行块状脂肪组织移植，移植术中并未改变脂肪移植物的组织结构。van der Meulen在1889年报道了首例临床脂肪移植。1893年，Neuber报道了应用上臂小块脂肪移植重建因骨结核造成的面部凹陷，他认为小块脂肪组织，如豌豆或杏仁大小，具有较高的成活率。1895年，Czerny应用一个脂肪瘤充填乳房肿瘤切除术后的乳房缺损，但是修复术后体积小于健侧，且皮肤颜色变黑。1910年，Lexer报道了脂肪移植的经验，研究中发现较大块的脂肪移植物成活率较高。1911年，Tuffier采用脂肪移植于胸膜外间隙治疗肺部疾病，术后4个月活检时发现，大部分脂肪组织被吸收或被纤维组织替代。1914年，Bruning等将脂肪组织置于注射器中，通过注射的方式来纠正鼻部凹陷畸形。1932年，Straatsma等应用脂肪移植物游离移植修复耳后瘘管和额窦手术后的凹陷或缺损。1934年，Cotton采用切割脂肪移植物和广泛皮下分离的方式进行脂肪移植。1950年，Peer通过研究后发现，游离移植的块状脂肪在移植1年或更长时间后，会损失约45%的重量和体积。研究后提出，脂肪移植物成活率受创伤、暴露、感染、压力等因素的影响。1959年，Peer通过显微镜下观察发现，脂肪移植物成活后与正常脂肪组织表现相似。

（二）第二阶段：颗粒移植阶段（1974—1994）

1974年，Fischer提出了吸脂术构想，并于1975年开始应用于临床。1976年，Fischer首次报道采用小切口，使用由电动和气动交替作为动力的装置吸取脂肪的方法。1977年，Fischer等总结了245例吸脂术治疗股骨大转子区脂肪堆积的病例。术后使用引流管和加压包扎，术后有4.9%的病例发生了血清肿。吸脂术出现之后，学者们开始思考采用吸出的颗粒状脂肪进行移植，以充填凹陷和改善轮廓。1982年，Bircoll首次报道了应用抽脂技术得到的脂肪来进行移植。1983年，Illouz报道了应用抽吸得到的脂肪进行注射移植的技术。1983年，Johnson报道使用自体脂肪注射进行面部、乳房、臀部、胫前区、大腿外侧和骶尾部的充填。1987年，Krulig最早提出了采用针头和注射器进行移植的方法，并称之为"脂肪注射"（lipoinjection）。他使用一次性吸脂管抽吸脂肪，目的是增加操作的简便性，并确保操作的无菌性。将吸出的颗粒脂肪重新移植，变废为宝，是一个很有吸引力的思路，为此许多学者进行了基础和临床研究。

随着颗粒脂肪移植应用例数的增多，相关并发症也不断报道。最常见的如脂肪吸收、钙化、囊肿形成等。为此，学者们在应用的同时不断地进行总结和分析。1987年9月，美国整形外科协会（ASPRS）发表了关于自体脂肪移植的报告，结论是：①自体脂肪注射具有经历史验证的依据，并有科学的基础；②当时仍属于实验性操作技术；③脂肪注射后的效果具有不确定性，需要长期的临床对照研究以研究其有效性；④脂肪注射隆乳术有可能妨碍乳腺癌的早期诊断。

（三）第三阶段：改良移植阶段（1994年至今）

随着自体脂肪移植术的广泛应用，促进了大量研究文章的出现，人们逐渐认识到了脂肪移植的并发症以及局限性。因此，许多来自欧洲、美国和亚洲的学者提出了关于脂肪移植术的改良方案，核心目的是提高移植脂肪的成活率，减少术后并发症的发生。学者们逐渐意识到要提高脂肪移植的成活率，首先必须保证获取的待移植脂肪颗粒的活性，以及使移植的脂肪获得更充足的养分。1994年，Coleman完善了脂肪移植术中脂肪获取、提纯、注射、术后固定等一整套标准的流程，提出了"结构性脂肪移植"（structural fat grafting）概念。2005年，Butterwick提出了"自体脂肪肌肉注射技术"（fat autograft muscle injection，FAMI）。同期，李青峰研究团队也提出了低压抽取、低速离心、小颗粒、多点多平面多隧道的颗粒脂肪移植技术，即"3L3M脂肪移植技术"。在这一阶段内，自体脂肪移植的基本技术初步定型。

2001年，Zuk等人在成熟的脂肪组织中成功提取出具有自我更新及多向分化潜能的细胞，命名为"脂肪源性干细胞（adipose-derived stem cells，ADSCs）。近年来，以ADSCs为核心的细胞疗法逐渐在再生医学和美容医学领域得到开展，如细胞辅助的脂肪移植、皮肤缺损修复、神经组织再造、皮肤美白等。日本学者Yoshimura将富含ADSCs的基质血管成分（stromal vascular fraction，SVF）融入脂肪移植隆胸过程中，结果显示其比单纯脂肪移植有着更高的移植物保留率，并由此提出了"细胞辅助脂肪移植"（cell assisted lipotransplantation，CAL）的脂肪移植方法。目前许多自体脂肪移植的实验研究集中在ADSCs的基础与临床应用上。ADSCs也已应用于促进糖尿病足和慢性创面的愈合，也有报道将SVF用于创面修复的。ADSCs具有增加促血管生成因子数量、促进胶原合成等作用，联合人工真皮复合组织应用可以促进糖尿病创面的愈合。相比其他干细胞，ADSCs以其获取简便、微创等优势而受到广泛关注，已逐渐成为再生医学及美容医学领域中的研究热点。

二 脂肪移植存活的影响因素

自体脂肪移植属于自体组织移植的一种。脂肪组织移植时，经过抽吸、体外处理和移植入体内等操作之后，需要在移植部位重新获得血运，并经过一定时间重塑后，成为完全成活的脂肪组织。一部分移植的脂肪组织由于缺乏有效的血液供应，或者由于受到体内各种细胞和因子作用后，发生细胞和组织结构的坏死或凋亡，最终被机体吸收或包裹，临床表现为移植脂肪的吸收或囊性变。移植过程中携带的生理盐水、血细胞等成分，移植后也会逐渐被机体吸收，在临床上表现为移植后体积减小。因此，在脂肪移植治疗时，成功的关键之一是保证脂肪移植后的成活率。为了探讨影响脂肪移植成活的因素，许多学者进行了大量的研究。同时，影响成活的各因素存在于脂肪移植过程的每一个细节之中。

（一）有关自体脂肪移植存活的研究历史

1909年，Verderame发现眼部自体脂肪移植后体积变小，因此建议脂肪移植物量要大于凹陷治疗所需的脂肪量。1911年，Lexer发现在移植时对移植物的操作和牵拉会导致移植物的体积减小。1916年，Kanavel提出移植时采用非缝合技术、确切止血、无菌技术和减少移植物厚度，有助于脂肪移植物成活。1919年，Lexer使用大块脂肪进行移植，发现有66%的脂肪被吸收，因此主张进行过度充填矫正。1921年，Mann进行了网膜脂肪移植，发现移植脂肪能成活1年以上，并最终成活一小部分。1928年，Hilse在组织学上观察到了脂肪移植后发生了脂肪组织再生，他将生成脂肪的细胞称为"成脂细胞（lipoblast）"。1938年，Guerney应用大鼠进行了块状脂肪移植实验，发现仅有25%～50%的脂肪能成活1年以上。1947年，Green将脂肪和脂肪-筋膜移植物应用于骨髓炎继发性骨缺损的治疗。1948年，Wertheimer等研究了脂肪的生理学，并认为脂肪来源于原始脂肪细胞，类似于结缔组织中的成纤维细胞。1950年，Peer将自体脂肪移植入肌肉，并对不同脂肪块大小的移植结果进行了对比观察，发现大块脂肪移植物吸收45%，小块脂肪移植物吸收79%。1957年，Schorcher应用自体脂肪游离移植治疗小乳症，发现移植后6～9个月，移植物大小减少25%，作者提出如果将移植物分成多个小块，将在受区得到更好的营养，进而提高成活率。1978年，Van等发现脂肪前体细胞在体外和体内环境下可以向脂肪细胞转化。1981年，Saunders等探讨了自体脂肪移植物的成活过程，观察到了再血管化前脂肪组织的裂解。

20世纪80年代之后，随着吸脂获取颗粒脂肪技术的不断发展，颗粒脂肪移植后的成活情况开始得到广泛的研究。1985年，Illouz提出，人体是一个良好的培养基，在血液循环建立之前，脂肪细胞可以通过细胞间的营养物渗透作用而成活；并提出在充填区域要进行30%的过度充填，因为在湿性吸脂充填技术中，大约有30%的脂肪细胞发生坏死。1986年，Illouz报道了1例脂肪移植术后9个月和16个月的组织活检结果，发现移植后生成正常的脂肪细胞。1987年，Asken发现吸脂获取的脂肪组织移植后成活率可达90%，提出脂肪细胞损伤与吸脂和注射时使用的器械的直径有关。1987年，Campbell研究后发现，吸脂得到的脂肪细胞无论在形态学上，还是在生化学特性上，都保持完好。1987年，Johnson观察了吸脂获取的脂肪组织，发现90%以上的脂肪细胞保持了活性，同时发现移植3个月后有75%～85%的细胞能够成活。1988年，Bircoll指出，美国整形外科协会在1987年报道的脂肪移植30%的成活率和Peer在1956年报道的50%的成活率都是基于块状脂肪移植技术的结果，而吸脂后颗粒脂肪移植成活率可以达到80%左右，同时强调脂肪必须移植到脂肪富余的皮下组织中。

1989年，Markman提出当脂肪组织达到一个临界大小时，通过前体细胞的分化，可能增加脂肪细胞的数量。1990年，Illouz提出，脂肪细胞非常脆弱，在体外的寿命很短；如果混合生理盐水并保持适当的温度，细胞成活时间会延长，但是脂肪细胞不能承受过度的操作、冷冻或碾压。1990年，Hudson等通过测量脂肪组织中酶的活性，发现臀部和大腿部脂肪较腹部有更大的细胞活性，同时发现面部脂肪细胞较小，活性较低。1990年，Nguyen等比较了吸脂机抽吸、注射器抽吸和切取这三种方式获取的脂肪移植后的情况，结果发现1个标准大气压的负压作用后，只有10%的脂肪细胞能保持完整的细胞膜。1991年，Ersek应用一个搅拌装置对于脂肪组织进行搅拌处理，移植后未见脂肪细胞成活。1992年，Eppley等报道，在脂肪移植物中添加碱性成纤维细胞生长因子后，脂肪成活率提高。1993年，Kononas等对比了手术切取的脂肪切成小块和离心后的吸取脂肪移植后的成活情况，结果发现，切取脂肪成活率为41%，抽吸脂肪成活率为33%。1993年，Asaadi报道了1例应用脂肪移植治疗转子区凹陷性瘢痕的患者，移植5年后效果良好。1993年，Carpaneda等观察了移植2个月后的脂肪组织，发现在直径为3.5mm的圆柱形移植物中，仅在其外围有成活的脂肪组织；移植物有60%的损失，中心区域成活较差；当移植物小于3mm厚时，成活率最高为40%。1994年，Niechajev等报道了50%过度充填的脂肪移植效果观察，结果发现，有50%的脂肪成活超过3.5年；研究还发现，低负压状态（0.5个标准大气压）抽吸的脂肪细胞体积小于高负压状态（0.95个标准大气压）抽吸的脂肪细胞，推测高负压可能导致脂肪细胞发生机械性膨胀。1994年，Courtiss指出，脂肪移植效果仍然存在争议，许多临床结果并不令人满意。1996年，Fagrell等做兔耳皮下脂肪移植实验后发现，脂肪抽吸具有创伤性，能破坏部分脂肪细胞；同时组织学证据表明，所有实验组移植脂肪后均有成活的脂肪细胞。1997年，Jones等使用60ml注射器和3mm导管获取脂肪组织，并采用固定装置将抽吸时注射器容积固定在35ml，在小的负压条件下抽吸脂肪，之后进行细胞培养，镜下观察细胞完整，未见到破坏的细胞和细胞碎片。1998年，Ullmann等将吸取的人脂肪组织加入无血清培养基中，培养基中加入必需和非必需氨基酸、维生素、无机盐、微量元素、缓冲剂、甲状腺素、生长因子、胰岛素和亚硒酸钠，脂肪组织保留了良好的活性。

近年来，每年都有大量有关脂肪移植后成活率的报道，并逐渐由动物实验向临床研究过渡。例如，2017年，Herly等对9年内接受前庭神经鞘瘤切除术的患者进行了研究。手术切除乳突区神经鞘瘤后，从腹部切取脂肪组织，移植到肿物切除后形成的腔隙内。术后采用CT和磁共振观察肿瘤复发的情况，同时测量移植脂肪的体积。共有108例患者完成了研究，平均脂肪移植量是18.1ml，最多19ml，最少17.2ml。平均随访时间是2.7年，最长8.4年，最短17天。研究结果发现，移植脂肪的体积直到移植后的806天才趋于稳定。在移植体积稳定后，测得移植脂肪的最终成活率是50.6%。男性患者术后脂肪成活率是57.7%，明显高于女性，女性是44.5%。同时作者通过查阅已发表的文献发现，当时关于切取脂肪与吸取脂肪移植后脂肪成活率的比较共有3篇研究报道，其中两篇发现切取的脂肪成活率高于吸取的脂肪，另一篇报道两者没有明显差别，因此推测，吸取的脂肪移植后脂肪成活率可能低于50%。

2018年，Lin等对于5年时间里采用自体脂肪移植行一期或二期隆乳手术的685名亚洲女性患者进行了临床回顾研究。每个乳房移植脂肪的平均体积为205±45ml，平均随访时间为208±36天。结果发现，单侧乳房体积平均增加135±20ml，移植脂肪平均成活率为65%。66名患者（9.6%）在术后发现单侧或双侧乳房出现单个或多个囊肿、硬化结节或钙化形式的脂肪坏死。首次发现乳腺肿块的平均时间为108±45天。

（二）影响脂肪移植成活的因素

脂肪移植的主要缺点是移植后远期有较大的吸收率，有文献报道脂肪移植后吸收率可高达70%。为此，大量关于自体脂肪移植的研究中已经关注每一个步骤和细节，目的是保证移植脂肪具有最佳的成活能力，最终实现最大的成活率。例如，1995年，McCurdy通过分析脂肪细胞成活的关键因素后提出，要达到40%～50%的移植脂肪成活率，需要注意以下几点：①供区低的血管密度；②受区高的血管密度；③低负压吸脂；④获取脂肪的过滤和清洗；⑤使用内径大于2mm的导管注射脂肪组织；⑥多层次注射；⑦过矫正30%～50%。

在脂肪移植时影响移植后脂肪组织成活的因素包括：受区选择与准备、脂肪供区选择、脂肪获取方法、脂肪处理步骤、脂肪组织添加物、注射方法等。

1. 受区选择与准备　脂肪移植后的成活取决于血运的早期重建，在血运丰富的受区移植脂肪可提高脂肪移植的成活率。Guerrerasntos等将颗粒脂肪注射于鼠的肌肉内，经过长期观察后发现，植入肌肉后明显提高了脂肪移植的成活率。Karacaoglu等将颗粒脂肪分别植入兔面部的皮下、肌肉表面和肌肉深面，6个月取材后发现，肌肉表面的脂肪成活率明显高于肌肉内和皮下。分析其原因可能是肌肉表面血供丰富以及疏松的空间为脂肪的生长提供了更为有利的条件。李青峰等指出，在脂肪组织间的脂肪颗粒移植较其他部位有更高的成活率，即受区组织生理同源性环境非常有利于提高脂肪移植的成活率。

对于受区血运不良或相对较差的病例，可以采用预处理的方式增加局部组织血液供应。例如，针对乳房血运不良或为了增加乳房区脂肪移植的体积，Khouri 等通过应用负压组织外扩张器（Brava）对乳房组织进行脂肪移植前的预扩张。结果显示，移植物吸收率降低，研究中可以将 250ml 的移植物移植到 A 罩杯大小的乳房。Del Vehio 提出"移植容量比"的概念，即脂肪组织移植物体积与受区容量体积的比值，比值越高，脂肪移植后的成活率越低，即受区体积增大，有利于大体积脂肪移植的成活。Uda 等发现，移植前应用 Brava 装置对受区进行处理，可使受区处于周期性负压状态，受区血管密度增加，血流量增大，从而提高脂肪移植的成活率。

2. 供区选择　许多研究比较了不同供区脂肪组织的特点和应用后成活率的差别，研究结果略有差别。理论上，身体不同部位脂肪组织的细胞代谢及血供特点不同，脂肪组织的成活能力会有相应的不同。临床上常用的脂肪移植供区包括大腿、腹部和臀部。臀部、大腿内侧皮下脂肪分深层和浅层，深层为板状层，脂肪致密，吸脂后并发症较少。有研究发现，人体不同部位脂肪组织中的脂肪蛋白酶活性不同，其中，大腿部脂肪组织酶活性最高，其次为臀部、下腹部和上腹部。Padoin 等研究显示，大腿内侧和下腹部脂肪组织中含有更多的脂肪源性干细胞。

3. 脂肪获取方法　在获取脂肪过程中，减少脂肪组织的损伤是提高成活率的关键。为此，需要考虑以下因素：

（1）吸脂时的负压大小：目前常用的吸脂方法有注射器吸脂和负压吸脂机吸脂两大类。吸脂时不同的负压会对颗粒脂肪造成不同程度的损伤。有研究显示，应用葡萄糖转移酶测定发现，分别采用注射器吸脂（60ml，26～40kPa）和吸脂机吸脂（70～80kPa）两种方式抽吸脂肪后，对于颗粒脂肪活性的影响无明显差别。另一项研究发现，在负压吸脂时，当负压小于 50kPa 时，对脂肪细胞损伤较小；当压力大于 50kPa 时，对细胞损伤较大。

（2）吸脂时的管径粗细：吸脂时导管内径大小影响脂肪的活力。针管直径越小，抽吸时产生的压力越大，对脂肪组织损伤越大。脂肪从 20 号或更细的针管中通过后，代谢活性会有所降低（表 76-1）。Erdim 等分别应用 2mm、4mm 和 6mm 管径的吸脂针抽取脂肪，结果发现，使用直径 6mm 吸脂针与使用更小的吸脂针相比，获得的脂肪活性更高，提示吸脂管过小将影响脂肪成活率。

表 76-1　针管大小与脂肪成活的关系

项目	16号	18号	20号	22号
脂肪组织的完整性	＋	0	－	
细胞形态	＋	＋	0	－
细胞核形态	＋	＋	0	－
脂肪球	＋	＋	＋	＋

注：＋为 75% 或更多细胞没有被破坏；0 为 25%～57% 的细胞破坏；－为大于 75% 的细胞破坏。

4. 脂肪处理步骤

（1）离心法：抽吸后获得的脂肪组织是由血液、肿胀液和脂肪颗粒等组成的混合物，脂肪移植前需进行分离和纯化，以获得有效的颗粒脂肪。将获取的脂肪组织进行离心，可以去除血液和脂质成分，增加单位体积移植物中脂肪组织的含量。但是，离心也可能对于脂肪组织施加过大的挤压力，造成脂肪组织的破坏。对于离心的影响和利弊，有许多研究进行了对比分析。

Asken 将脂肪组织置于注射器中，之后进行离心，在低转速下离心几秒，观察到血清、血液、脂肪组织得到有效的分离。Toledo 在面部脂肪注射前，使用手动离心机，以大约每分钟 2000 转离心 1 分钟，有效去除了吸脂过程中混杂的液体成分和血细胞。Uebel 将自体颗粒脂肪以每分钟 10000 转离心 10 分钟，形成"脂肪-胶原蛋白复合物"，离心物组织学检查显示大量的细胞碎片、胶原纤维和5%的完整的脂肪细胞。注射移植后吸收较慢，脂肪移植后能够维持体积14～18个月。Chajchir等将膀胱脂肪垫离心，离心转速为每分钟1000转或每分钟5000转，离心时间5分钟，之后将其注射充填于颞颊部皮下。移植后12个月，镜下未见脂肪细胞，两组中均观察到细胞的破坏。Brandow等观察了脂肪离心后细胞的微观结构，结果离心和未离心标本细胞超微结构相似，离心后未见明显的细胞结构改变。Fulton等发现，以每分钟3400转离心3分钟，小容量脂肪移植后效果良好，大容量脂肪移植效果不佳，如在乳房、二头肌和臀部等部位大体积移植后未得到良好的效果。Piasecki等研究发现，离心后移植脂肪细胞活性和纯度高于离心前，研究后提出最佳的离心速度和时间分别是每分钟1000转和3分钟。在Coleman技术中，每分钟3000转离心3分钟是颗粒脂肪纯化的一个标准步骤。

目前较为公认的观点是，低转速不影响脂肪组织的活力，而且可以去除吸脂标本中过多的液体成分、血细胞、油脂和坏死的脂肪组织碎片，有助于提高脂肪移植后的成活率。但是过大的转速和过长的离心时间，对于脂肪组织活力会造成不良影响，进而影响脂肪移植后的成活率。较为常用的离心转速是每分钟1000～2000转，离心时间是3～5分钟。

（2）自然沉降法：将吸取的脂肪组织保持静置状态30～60分钟，使吸脂标本中所含的液体成分、血细胞和组织碎片向下方自然沉降，部分油脂成分浮在标本表面。注射移植时，可以利用重力作用，分别去除非脂肪组织成分，之后进行注射移植。这种方法的优点是操作简单，脂肪组织保持在密闭空间内，未与外界接触，避免污染和物理因素对于脂肪组织的影响。缺点是脂肪组织内仍含有大量的液体成分、血细胞和油脂成分，有可能影响脂肪组织活性。同时，这些非脂肪成分的存在，也增加了注射脂肪的无效成分体积，影响了移植后总的单位体积注射脂肪成活率。

（3）纱布处理法：基本方法是采用负压抽吸获取人体脂肪组织，之后进行离心，然后将离心后脂肪组织在体外纱布上进行处理，去除多余的血、油脂和纤维组织。其中最常用的是纱布推卷法，即将脂肪组织置于纱布上，用刀柄等器械反复在纱布上推卷脂肪组织，获得更小的脂肪球。

Canizares等通过流式细胞仪检测细胞标志物、酶联免疫仪检测3-磷酸甘油脱氢酶水平，并通过动物实验发现，离心法可以获得更多的脂肪前体细胞，而通过纱布推卷处理的脂肪组织有更多的功能性脂肪细胞；纱布处理组移植后有更多的血管内皮生长因子和血小板源生长因子表达。同时，与离心组相比，纱布处理组血管密度更高。

这种方法去除了脂肪抽吸后的水分、油脂和纤维组织等成分，增加了脂肪组织和细胞成分的相对含量，因此单位体积活性细胞多于未处理组。但是也有一些问题，比如，体外暴露时间过长，增加感染或污染的机会；处理后呈块状，不易通过注射移植；纱布上的异物，有可能沾染至移植脂肪中。因此，实际应用过程中，仍然需要大样本实际比较研究来确定其疗效。

（4）机械乳化法：2013年，Tonnard等提出了"纳米脂肪移植技术"，其技术核心在于将自体脂肪组织在体外通过不同孔径的金属筛网，通过机械剪切力作用得到细颗粒的脂肪组织。在反复通过筛孔之后，成熟脂肪细胞被破坏，产物中的间充质干细胞浓度相应增加，由于干细胞是纳米级的，因此作者将这项技术称为"纳米脂肪技术"。Banyard等证实，在纳米脂肪中间充质干细胞表面标志物显著增加，内皮祖细胞比例也相应增高。2017年，鲁峰等应用纳米脂肪技术，在纳米脂肪乳化液中添加0.3ml的油成分，得到更高浓度的SVF和原脂肪细胞外基质（ECM）的混合物，称为"ECM/SVF-gel"。进一步研究证实，ECM/SVF-gel与SVF相比，血管活性更强，并且由于保留了部分支架作用，维持了细胞的稳态，治疗效果更好。

2018年，Pallua等在原有纳米脂肪提取方法的基础上，提出了二次离心法，即在原有基础上又进行了第二次离心。结果发现，二次离心对于碱性成纤维细胞生长因子（bFGF）、胰岛素样生长因子1（IGF-1）、血小板衍生生长因子BB（PDGF-BB）和血管内皮生长因子A（VEGF-A）没有显著影响。但是其中的基质血管成分细胞数［每克（1.045 ± 0.071）$\times 10^6$个细胞］显著高于纳米脂肪组［每克（0.642 ± 0.036）$\times 10^6$个细胞，$P<0.01$］和天然脂肪组［每克（$0.698 \pm$

0.065）×10⁶个细胞]。二次离心组脂肪源性干细胞浓度、内皮祖细胞浓度显著高于其他各组。

根据2009年一项对美国整形外科医师的调查研究结果显示，目前关于自体脂肪组织的处理方法，45%的医师采用自然沉降法分离，34%的医师采用离心法分离，11%的医师采用纱布分离法，3%的医师采用吸脂后直接应用。

5. 脂肪组织添加物

（1）生长因子：颗粒脂肪移植后常因血液供应不足，移植后脂肪坏死。及时建立良好的血液供应是促进脂肪成活的关键。通过加入生长因子可以促进血运重建，促进细胞增殖，减少移植组织吸收。常用的生长因子包括：血管内皮生长因子、肝细胞生长因子、血管生成素等。这些生长因子可以促进血管内皮细胞的增殖和分化，促进移植区血运的重建。

（2）脂肪源性干细胞：脂肪源性干细胞既可以分化成为脂肪细胞并促进脂肪再生，又可以分化成为血管内皮细胞和周细胞，促进血管化作用，进而促进脂肪组织再生，提高脂肪组织成活率。Yoshimura等应用了脂肪源性干细胞辅助脂肪移植技术，基本做法是从脂肪组织中分离出富含脂肪源性干细胞的基质血管成分，与脂肪组织混合注射于隆乳患者，达到理想的效果。所应用的基质血管成分是由多种异质细胞组成的细胞群，其中包括脂肪源性干细胞、内皮细胞、血液来源细胞和血管平滑肌细胞等。这一技术也称为"细胞辅助脂肪移植技术"（cell-assisted lipotransfer，CAL）。

（3）富血小板血浆（PRP）：富血小板血浆是全血离心后获得的浓缩物，富含血小板衍生生长因子（PDGF）和转化生长因子β（TGF-β）等生长因子。这些生长因子均积聚于血小板的α颗粒，随着血小板的活化和脱颗粒而释放。这些生长因子是一种调节肽，可以调节细胞反应、生物酶、血管生成因子、抗血管生成因子等，发挥生理功能。研究证实，脂肪移植时添加PRP后，增加了移植的脂肪细胞和脂肪前体细胞的长期保持效果，提高了血管化率和成活率，降低了脂肪坏死、囊肿形成、微钙化等不良结果的发生。Nakamura等在脂肪移植物中加入PRP后发现，移植物成活率显著提高，并认为添加20%的PRP效果最佳；PRP组在30天内的毛细血管比未加PRP组明显增多，证实其具有提高血管生成的能力。Hersan等认为，氯化钙激活后的PRP比未激活组对脂肪移植效果更为有利。

6. 注射的方法

（1）注射器注射法：脂肪注射时要边注射边退针，以防止脂肪注射入血，同时防止局部过度注射。注射时应该避免使用锐针，目的是减少注射区出血。脂肪移植时的血液积聚，如同感染一样，是脂肪成活的不利因素，将导致移植脂肪大量损失。为提高脂肪移植的成活率，李青峰教授提出了"3L3M"（三低三多）技术原则。"3L"即三低，指低压抽吸、低速离心、低量注射。"3M"即三多，指多隧道、多层次、多点注射。

（2）注射枪注射法：采用注射器注射的缺点是推注力量和注射体积不易控制，在脂肪颗粒较大或纤维组织较多时推注困难，在此时加大力量可能造成局部脂肪注射量过多，影响注射脂肪的均匀性。为此，学者们探讨借助机械力学原理，应用注射枪，采过手指扣动扳机的方式，通过齿轮传动原理，精准地控制注射力量和注射剂量。

Neuman等设计了一种脂肪注射装置，采用齿轮驱动活塞均匀地将脂肪注射到一定部位。Agris采用一种齿轮结构，可以精确地控制脂肪注射剂量，扳机每扣动一次，可以注射0.1ml脂肪。Niechajev应用齿轮枪辅助进行脂肪移植，面部移植后效果良好，脂肪吸收量较少。Asadi等使用一种可装配10ml注射器的注射枪进行脂肪注射移植。Niechajev等使用注射枪和内径为2.3mm的钝头导管注射移植颗粒脂肪组织，取得满意效果。Fulton等认为，使用带齿轮的注射枪进行脂肪移植有助于初学者和年轻医师进行脂肪移植，其最大的优点是可以保持注射量的均匀一致。

三 脂肪移植的治疗范围和适应证

脂肪组织作为结缔组织的一种，具有保护、支持、能量储存、内分泌等功能。取自于自体的脂肪组织移植至受区后可能发挥同样的功能。根据其功能用途可以分为缺损充填、美容性治疗和其他治疗等三个方面。同时，近年来发现，脂肪组织中所含的脂肪源性干细胞可以发挥重要的生理功能，因此通过移植脂肪或脂肪组织中所含的脂肪源性干细胞也可以发挥各种治疗作用。

（一）体表软组织缺损或凹陷畸形

1. 先天性疾病　半侧颜面萎缩、半面短小症等。
2. 创伤性缺损或凹陷畸形　略。
3. 继发性缺损或凹陷畸形　肿瘤切除术后缺损畸形、血管瘤同位素放疗后软组织萎缩畸形、扩张器术后局部凹陷畸形等。
4. 医源性缺损或凹陷畸形　各种外科手术后的局部软组织凹陷，如重睑后上睑凹陷、眼袋整形术后下睑凹陷等。

（二）美容性治疗

1. 丢失支持组织的充填　面部老化性组织萎缩的充填治疗等。
2. 增大性手术　如隆鼻、隆颏、丰颊、丰额、隆乳、隆臀等。
3. 皱纹的改善　如鼻唇沟、泪沟、额纹等的改善。

（三）其他治疗

偏头痛、斜坡脊索瘤手术、先天性短腭、声带麻痹、腰椎板切除术、声带沟、声带瘢痕、鼓膜成形术、眼窝重建术、颞下颌关节重建等。

（四）通过移植所含的脂肪源性干细胞发挥治疗作用

1. 改善局部血运的治疗　如促进创面的愈合。
2. 改善纤维化的治疗　如软化瘢痕、改善植皮挛缩等。
3. 改善色素沉着的治疗　如植皮或陈旧性瘢痕色素淡化的治疗。
4. 促进局部再生的治疗　如促进毛发再生。
5. 改善局部免疫反应的治疗　如湿疹的治疗（有初步文献报道）。

四 脂肪移植的主要技术方法

（一）基本技术方法

自体脂肪移植作为一项综合性的技术，其主要步骤包括：准备工作、脂肪获取、脂肪处理与纯化、脂肪注射、术后护理等。其中，获取、纯化和注射是与手术效果关系密切的三大主要步骤。为了提高脂肪移植术后的成活率，并降低相关并发症，需要尽可能减少影响脂肪活性的操作。

1. 供区的选择　对于来源于不同供区的脂肪移植后是否呈现同样的成活率，已有许多学者进行了研究，其研究方法略有不同。在评价脂肪移植活性的方法上主要有：脂肪组织脂蛋白酶（ATLPL）的成脂活性测定、脂肪细胞中线粒体酶的活性测定（二甲氧唑黄比色法或四唑蓝比色法）、脂肪细胞甘油三磷酸脱氢酶（G3PDH）活性测定、组织学活检计数和活细胞染色计数（台盼蓝染色）等。不同研究得出了各供区脂肪组织活性无差异或有显著差异的完全不同的研究结论。另外的建议还有根据操作的方便性、术后瘢痕的隐蔽性和女性脂肪分布特点等因素来考虑选择脂肪移植供区。

目前一般建议选择躯干下段作为脂肪的供区，并推荐大腿后外侧区和臀部作为脂肪移植供区的第一选择，其次考虑腹部。主要依据如下：

（1）大腿后外侧区和臀部区域获得的脂肪含结缔组织较少，抽吸时出血少。

（2）大腿后外侧区和臀部区域获得的脂肪具有较强的耐缺氧能力，ATLPL活性高，移植后较易成活。

（3）躯干下段是女性脂肪最容易堆积的地方，抽取这里的脂肪既隐蔽，又可达到瘦身塑形的目的。

（4）躯干下段的脂肪被疏松的结缔组织Scarpa筋膜包绕，脂肪含量大，颗粒大，容易抽取，抽吸后可有相当一部分细胞保持完整。

2. 脂肪获取的方法　用于自体移植的脂肪从手术切取发展到脂肪抽吸术是一大进步，脂肪抽吸术的诞生为自体脂肪的移植解决了组织来源的问题，并且简单易行，相比切取几乎没有瘢痕。同时，抽吸手术涉及较多的理化因素，对于脂肪移植转归具有较大的影响。

首先是肿胀液的影响。雷华等2004年报道肿胀液中的利多卡因和肾上腺素虽然对脂肪颗粒存在明显的抑制作用，但这种抑制作用是可逆的，经过后期的漂洗，抑制作用完全可以消除，且与是否添加肾上腺素无关。因此，肿胀麻醉时，使用利多卡因安全可行，配合漂洗可以减少对脂肪活性的影响。肾上腺素的应用可以减少抽吸过程中的出血，同时减少后续纯化的步骤，延长局麻药作用的时间，减少药物的全身吸收，配合后续的漂洗过程，同样可以安全应用。关于肿胀麻醉时的灌注压，李发成等也做过相关实验，利用葡萄糖转移实验测定，肿胀液∶抽吸量为1∶1和3∶1时，脂肪组织的活性无明显差异。

其次是抽吸负压的影响。临床应用的吸脂机负压为10～100kPa，常用负压范围为40～80kPa。临床常用的60ml注射器产生的负压为26～40kPa。Har Shai等认为，用针筒抽吸的脂肪在较低的负压下对细胞膜的剪切力小于吸脂机，体积相对较大的细胞对剪切力更为敏感。张新合对剪碎法、注射器抽吸法和吸脂机抽吸法获取的脂肪，以及不同吸脂压力下获得的脂肪分别进行石蜡切片组织学镜检。研究发现，各种方法对脂肪的损伤程度为：剪碎法＜注射器抽吸法＜吸脂机抽吸法；当负压小于50kPa时，不同压力对脂肪细胞的损伤无显著差异，而当负压大于50kPa时，随着压力的增大，脂肪细胞的损伤程度增加，尤其当达到-100kPa时出现了"脂肪沸腾"现象，与Carlo报道的-95kPa时出现沸腾接近。研究后认为，吸脂的压力既是去除脂肪的动力，又是造成脂肪损伤的原因；当压力较小时压力及脂肪颗粒与管壁的碰撞等机械损伤是造成脂肪细胞损伤的原因，而当压力达到-95kPa时液体的汽化作用可使脂肪细胞破碎，成为脂肪损伤的主要因素。由此可见，负压对于脂肪颗粒活性会造成影响。同时研究结果发现，与大多数学者认为的负压越大对脂肪颗粒的活性损伤越大不同的是，只有当负压大于50kPa的时候，其压力越大，对脂肪颗粒活性的损伤程度才会明显增加。因此，为了保证移植前的脂肪受到尽可能小的损伤，有必要使用低压抽吸的方法。采用针筒作为抽吸工具的低压手动抽吸法，可以限制压力在50kPa以内，对于脂肪活性影响较小。

3. 脂肪处理和纯化的方法　经过抽吸获得的脂肪颗粒往往含有血液、麻醉液、游离脂滴、纤维组织及细胞碎片等杂质，将含有杂质的脂肪移植到受区，容易产生无菌性炎症，造成术后感染、坏死、吸收率高、成活率低等结果。因此，移植到受区的脂肪要求尽量纯净，尽可能多地去除所含的杂质。为了达到这一目的，不同学者们采取了不同的方式，并不断地进行着改进和完善。

首先是关于漂洗。支持者认为，利用漂洗可以更好地去除血液、麻醉药、游离脂滴、细胞碎片、纤维蛋白等杂质，漂洗后的脂肪更容易注射成活，不会因为堵塞针头造成注射时的正压力损伤。而反对者认为，不漂洗可以防止混入其他新的杂质，防止丢失有助于移植脂肪黏附于受区的纤维蛋白，防止改变脂肪组织的自然形态。随着临床实践的积累，不论是经过漂洗的移植，还是不漂洗的移植，都有成功的报道，问题的关键在于抽吸时是否应用了肿胀麻醉，是否需要漂洗去除药物的影响，以及是否抽取了过多的含有血液的脂肪，这与术者的技术密切相关。对于应用利多卡因和肾上腺素进行肿胀麻醉的情况，一般认为需要进行漂洗步骤。至于采用生理盐水还是乳酸林格氏液，临床都有成功的报道，生理盐水更为常用。

经抽吸获得的脂肪，尤其是脂肪经过漂洗之后，会含有较多的水分，如何采取进一步的纯化方式，又有两种不同的意见。有些学者支持采用静置的方法，认为静置对脂肪的损伤最小，静置后的脂肪同样可以分层去除杂质。Serra等在应用自体脂肪注射移植治疗HIV感染患者面部萎缩时主张不使用离心技术处理脂肪，因为临床对比后发现，离心后脂肪移植的吸收率明显高于静置组。而赞同离心的学者认为，离心可以节省纯化的时间，可以提高有活力的脂肪颗粒密度。Rohrich在2003年曾报道采用台盼蓝染色技术检测低速离心获取的脂肪，发现脂肪细胞的活性无明显改变，研究后认为应用温和的离心可以提高脂肪的纯度。在细胞培养技术中，将需要培养的细胞在组织中消化分离成为单个细胞，离心技术是很常用的方法，温和的离心并不会造成细胞的破坏。Freshney还提出，有助于活性细胞沉积的最佳离心加速度在 $80g$ 到 $100g$（g是重力加速度），超过这个加速度则会产生对细胞的损伤，增加离心碎片的积聚。Yun等（2010）报道了通过MTT和葡萄糖转移实验两种检测方式，每分钟1000转以下的低速离心对脂肪颗粒的活性来说均是安全的。因此，采用低速离心的方法纯化脂肪将获得高纯度、有活力的脂肪。

近年来，采用低速离心的学者人数在逐渐增加，但还是有学者认为离心较为烦琐，希望采取更为简便的其他方法，如过滤法、搅打法、滤纸吸附法、捞取纯化法、输液器法、棉条吸附法、棉毛巾平台纯化法等。方法众多，但都只是个别报道，没有得到推广，不如离心技术普及。另有部分学者认为，整个分离纯化过程应尽可能在密闭的系统中进行，尽量避免脂肪组织暴露在空气中，防止混入空气中的杂质。另一些学者则认为，没有必要在隔绝空气的环境下进行操作。临床实践证明，脂肪颗粒并不像想象中那样脆弱，即使采用开放式的纯化过程，发生术后感染的情况也很少见。

4. 移植的方法和层次　已有大量研究证实，血供良好的供区脂肪更容易成活。Niechajev提出移植脂肪每点直径不能大于3mm，大块聚集会引起脂肪液化、中心坏死和囊肿形成。最初移植到供区的脂肪没有形成自己的血管，处于关键的缺血缺营养时期，其营养需要依靠周围组织的渗透作用，而生理扩散仅限于移植物周围邻近毛细血管 $150\mu m$ 内，待周围组织血管长入至少需要5天，即使长入也只能达到组织外周，中心细胞因营养供应不足而发生坏死。脂肪细胞质内80%～90%脂滴负荷处于高代谢状态，对低氧极为敏感。因此，移植的脂肪颗粒获得与受区组织最大的接触面积，有利于脂肪细胞度过这段缺血缺氧的敏感时期，获得更多的营养。推荐采取多点、多隧道、多层面的注射方式，使脂肪颗粒以每点最小的体积，均匀散布于最大的空间内，有着最大的表面接触面积，使脂肪获得最多的营养。同时采用内径大于脂肪颗粒直径的针头进行注射，避免注射时推注过快造成脂肪成团，避免正压过大，以减少脂肪的坏死和吸收。近年来，对于脂肪移植后转归的研究逐渐深入，移植物可诱导新生血管，并为脂肪成活提供养分，因此脂肪成活的生理扩散范围可能超出理论上的 $150\mu m$。

5. 术后护理要点　护理要点在于减少或避免移植区周围肌肉（咬肌、颞肌等）的活动至少1周，防止移植脂肪中新生血管的损伤。保持进针口的干燥清洁。第一次注射脂肪3～6个月后，充填区体积已达稳定状态，如凹陷未完全改善，可进行第二次颗粒脂肪移植手术，进一步增加凹陷区组织量。术后注意局部是否有硬块和囊肿，以及患者的感觉是否舒适等。

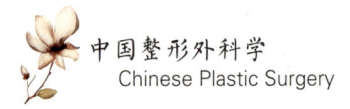

(二）具体操作步骤

1. 术前知情同意与患者评估　脂肪移植的特殊性在于术后早期会发生肿胀，之后会发生吸收。因此，术前医患沟通的重点包括：①术后脂肪可能吸收；②需要多次手术；③手术后早期可能因为矫枉过正和肿胀而较预期显得臃肿；④术中和术后可能发生相应的风险和并发症。最严重的并发症是由于血管栓塞而引起的失明、偏瘫，甚至死亡。局部并发症包括脂肪的液化坏死、供区和受区的感染等。术前需要与患者进行充分沟通，同时做好移植术前的护理宣教。

目前脂肪移植虽然已经逐步成为常规性手术，但是仍然属于中等大小的手术。因此，术前需要对患者进行综合性评估。评估包括全身状况和局部情况两个方面。

为了保证患者的安全和脂肪移植的效果，出现以下情况不建议进行脂肪移植治疗：①患者有全身系统性疾病和重要脏器的严重疾病史，如心脑血管疾病、血液系统疾病等，不能够耐受自体脂肪移植手术创伤及相应的麻醉等操作；②待移植区域存在肿瘤，脂肪移植后可能加速肿瘤的生长及转移；③待移植区域曾注射不明注射物或植入人工材料；④局部存在阻碍移植脂肪与受区有活力组织接触的因素，导致脂肪无法成活；⑤正在进行抗凝治疗或有出血性疾病史，有局部出血的危险；⑥处于妊娠或哺乳期的女性。

为了保证手术安全和治疗的效果，术前需要进行全面的查体和辅助检查。受区检查时需观察皮肤状态，了解皮瓣弹性、松弛度、移动度等，并了解局部有无瘢痕及瘢痕粘连情况。面部脂肪移植前，可以通过VISIA，检查皮肤的皱纹、色斑、色素等情况。有条件者可以进行激光三维扫描成像检查，以确定术区需要充填脂肪的体积。对于骨组织有病变的患者应拍摄X线片或CT片。隆乳术前应常规进行乳房磁共振检查或乳腺钼靶检查，以排除乳腺区肿瘤的发生。术前化验检查应包括血液分析、凝血检查、传染病相关检查、肝肾功能检查、空腹血糖检查。辅助检查还应常规进行心电图检查，必要时需进行心脏彩超、冠脉CT等检查，以除外心功能异常的情况。

2. 自体脂肪移植的方法与技术

（1）3L3M方法

1）脂肪的获取：一般选择脐周或大腿后外侧等皮下脂肪沉积较厚的区域作为移植供区，进针点可选择脐孔或臀沟的隐蔽处。女性患者由于下腹部较易堆积脂肪，而臀沟处抽脂还可达到提臀的效果，因此下腹部和臀沟区较受欢迎。进针处以1%利多卡因浸润麻醉后，以11号刀片切开长度约2mm的皮肤切口，以眼科剪行皮下分离达脂肪层，以便注射肿胀液的注射针管插入皮肤形成隧道。

肿胀液与要抽吸脂肪量的比例通常在1：1～5：1之间，如抽吸20ml脂肪，肿胀液用量在20～100ml为宜。不同的灌注压对脂肪颗粒的活性影响无显著性差异，但过量的肿胀液会导致抽吸的脂肪颗粒过于稀释，相互间的纤维连接蛋白也被稀释，影响移植的成活率。肿胀麻醉要求皮肤呈橘皮样，表面手感发凉，颜色略白，进针处流出的肿胀液为清液，表示肾上腺素作用完全，可以减少大面积抽脂后肿胀的发生。抽吸脂肪可选用10ml或20ml针筒，连接2.5～3mm外径双孔抽脂管，抽脂管孔径越粗大，对脂肪颗粒活性的影响就越小。回抽针筒的活塞前，可在针筒内预留5ml空气，避免抽吸时形成过大的负压而损伤脂肪颗粒活性。然后用血管钳将针筒活塞卡住，形成较小的负压，通过手臂前后运动在皮下同一层次进行抽吸，以针筒内的脂肪颗粒不产生"脂肪沸腾"的现象为宜。抽取时动作要轻柔，以免损伤脂肪颗粒。

2）脂肪的纯化：将获取的脂肪置于针筒中，垂直静置片刻，可见混浊的下层液体逐渐变清，弃去底部液体，包括肿胀液、血凝块、油脂、纤维及残留血液等杂质。针筒抽吸生理盐水漂洗脂肪颗粒，至下层液体漂洗液无明显红色为止，一般需2～3次。如抽吸的脂肪中含有较多白色纤维组织，则可将洗净的脂肪移入小药杯，用眼科剪剪碎较大的纤维组织，以免移植时堵塞移植管。将装满脂肪颗粒的针筒套上堵头，放入消毒灭菌后的离心机中，采用低速（<每分钟1000转）

的方法离心2分钟。分层后弃去上层油滴和底层液体，取中层饱满的颗粒脂肪进行注射移植。在上述处理过程中室温控制在20℃左右，完成离体脂肪处理的总时间在30分钟之内。

3）脂肪移植：从离心机内取出已纯化的脂肪，移入1ml或2ml的针筒内，选择合适外径（一般为2mm）的钝头注射管。在受区选择隐蔽部位做1mm的切口，用16G针头或眼科剪分离出入口隧道的层次。在注射管上抹上油膏进行润滑，连接装有脂肪的针筒置入隧道。推针时先深层，后浅层，每次进针后都先回抽以确定无回血，再进行注射移植。进行受区多层次、多隧道、多点的注射，常规每点注射量在0.2~0.3ml。推注脂肪时要非常小心，避免损伤血管，扇形改变注射方向。尤其在眼周、眉间等血管丰富区域，可能存在颅内外血管的交通支，所有的操作必须轻柔，防止压力过大而导致脂肪或油滴进入破损血管，引起脂肪栓塞。脂肪移植注射量控制在超出缺损体积的20%~30%。

（2）Coleman法

1）脂肪的获取：首先在选定吸脂部位做3mm小切口。经此切口进针，注射肿胀液（乳酸林格氏液+0.5%利多卡因+1:200000肾上腺素）。将长15cm或23cm的直径3mm的钝头吸脂针头连接于10ml的Luer-Lok针筒，进行脂肪抽吸。

2）脂肪的纯化：取下充满脂肪混悬液的Luer-Lok针筒，换上Luer-Lok塞子堵住针筒前端的小孔，拔去针筒内芯。将针筒筒身放入消毒过的离心机中，每分钟3000转，3分钟。离心完成后，倒去上层的油脂，排去下层的液体，保留中层的脂肪组织。将制备好的脂肪移入1ml或3ml的Luer-Lok针筒中。

3）脂肪移植：在受区做一2mm切口，用17号针头进行移植，注意仅在针头后退的过程中推注，每后退一次推注0.1ml，注意多通道、多平面注射。

Coleman法与3L3M法的区别见表76-2。

表76-2　Coleman法与3L3M法的区别

步骤	Coleman法	3L3M法
抽吸离心移植	10ml针筒 方便抽吸，有待塑形，部位不限 直径3mm钝头吸脂针 每分钟3000转，3分钟 用17号针头 1ml或3ml Luer-Lok针管 每点0.1ml	10~20ml针筒 部位取下腹部、臀沟 2.5~3mm双孔吸脂管 600转、800转或1000转，2分钟，离心前先适当漂洗脂肪 针头管径较粗 多点：每点0.2~0.3ml 多通道：间隔5mm 多平面：皮下浅层、皮下深层、SMAS下

（3）注意事项：为了保证手术操作安全，术前应严格筛选患者。对于大面积、大体积以及血管丰富的危险区域（如颞部、眉间、眶周、面颊部等）进行脂肪移植时，为防止脂肪移植的严重并发症及栓塞后休克引起周围血管收缩，术前需开放静脉通道；注射前需回抽针管，注射时应采用钝针及边退边注射的方式或来回往复的注射方式。禁止暴力突破、锐针强行推注及高压注射。面部等精细操作部位应采用1~2.5ml注射器，躯干部位可采用10ml或专用的移植枪进行注射。

（三）手术效果评估

首先是疗效评估方式问题。目前尚缺乏公认的客观简便的疗效评估方式。有条件的单位可以通过三维激光扫描进行术前预估与术后效果评估。三维激光扫描较为先进，但受限于各个医疗机构的条件限制，又需要专业的计算机人员辅助测量，尚未广泛开展。CT检查结果客观，但成本高且不适合1年内多次检测。统计患者和医师满意度的方式操作简便，但过于主观。

其次是观察时间终点的设置问题。由于自体脂肪移植后经历肿胀期、消肿期、脂肪吸收期、脂肪再生期等不同的阶段，而不同患者不同部位在这些阶段的时间上并不一致，因此，将哪个时间点作为最终疗效的评判时间点尚无一致的标准。

五 脂肪移植术后并发症

（一）常见并发症

自体脂肪移植并非绝对安全的手术，术后早期（术后1～7天）可能发生疼痛、水肿、瘀青、血肿、感染等并发症，术后1～3个月内可能发生色素沉着、移植量过多或不足、移植区结节形成、移植区囊肿形成等情况。一般可以通过对症治疗后治愈或好转。

（二）脂肪栓塞

1. 发生情况　在脂肪移植术后并发症中需要重视和关注的是脂肪栓塞，以及脂肪栓塞引起的突发性失明、休克、偏瘫，甚至死亡。根据1例回顾性分析报道，共有12例脂肪栓塞的病例报道，造成失明、脑栓塞，甚至死亡等严重后果，其中脑栓塞3例、失明4例、脑栓塞同时伴有失明者4例，死亡1例。发生严重并发症的这些病例注射部位均为面部，其中又以眉间、颞部区域为主。

2. 发生机制　因为缺乏直接的证据，目前面部脂肪移植术中脂肪栓塞的发生机制尚未完全阐明。MRI等影像学检查在部分病例中可定位到具有脂肪密度栓子的位置，如大脑中动脉或脑实质内血管，对发生严重并发症的病例具有一定的诊断意义和价值。在导致失明的病例中，通过眼底检查，可见眼动脉多处栓塞，栓子外观闪亮，是脂肪栓子的征象，推测栓子可通过某种途径进入眼动脉。

对于发病的主要原因，目前还存在着争议。主要可归纳为以下几方面：①在受损或非受损的受区，脂肪移植时受区局部组织压力增加，使脂肪颗粒进入外周血管，进一步通过头面部的交通支进入颅内动脉或眼动脉；②颗粒脂肪可能经过颈内动脉分支的眼动脉进入颈内动脉，或从颈外动脉分支的面动脉逆流至颈总动脉后，再进入颈内动脉；③有相关疾病史，如血脂增高、血管畸形、凝血障碍、免疫系统疾病，均可能导致血栓；④感染性疾病、骨或皮下组织的炎症可能造成血栓；⑤脂肪栓塞，尤其是游离脂肪酸，会引起后续的生化反应，局部内环境紊乱，加重血栓形成，从而引起整条血管的阻塞及组织的钙化。

文献报道的并发症发生时间距离注射脂肪手术开始时间较短，而且并没有发生肺部的栓塞，因此推测脂肪颗粒是通过交通支直接到达栓塞部位的。交通支的存在和开放状态是栓塞与否的关键。颈内动脉系统和颈外动脉系统存在交通支，如枕动脉与椎动脉交通、咽升动脉与椎动脉交通、颌内动脉与眼动脉交通等。这些吻合支平时是功能性关闭的，而在血管造影时可以观察到当颈外动脉系统的压力增大时这些吻合支会重新开放。

目前较为公认的观点是，脂肪充填区域血运丰富时容易发生脂肪颗粒进入血管的情况，颈内外动脉的交通支开放是发生严重并发症的解剖学基础，注射时的过大压力是造成局部脂肪进入血管的直接推动力。

3. 预防措施　为了预防脂肪栓塞等严重并发症，需要注意以下几个方面：

（1）术前检查应排除高脂血症、高凝状态等异常。

（2）移植脂肪时应避免粗暴操作和过大的推注压力。根据帕斯卡定律，针筒内脂肪传递的压强是相等的，针筒的横截面越大，所需的推注压力就越大。因此，笔者建议使用2ml的小体积注射器，以便更好地控制注射的压力，很大程度上避免脂肪注射时压力过大的情况发生。

（3）在移植时应避免使用锐性针头及过细的移植管，从而降低损伤血管的风险。

（4）避免多个手术叠加，避免使移植区受到软组织损伤，避免同时进行大范围的吸脂手术。

（5）脂肪移植层次涉及皮下、SMAS筋膜下、骨膜表面，因此，对于面神经、颏神经、眶上神经，以及面动脉、滑车上动脉、眶上动脉、颞浅动脉，都要在移植操作中有意识地进行保护，避免损伤，降低脂肪栓塞发生的可能性。

（6）熟悉解剖结构，以平行于血管和神经的方向进行移植、使用钝头移植管、顺应皮下组织张力地潜入移植管、遇到阻力时避免强行突破等，可以有效地避免重要血管或神经损伤。

4. 治疗方法　由于抢救成功的病例极少，积极预防至关重要。一旦操作过程中患者出现胸闷、视力问题等不适主诉时，就应立即停止注射，给予吸氧，仔细查体，同时询问病情。如病情无缓解，则立即行心电监护，积极准备气管插管，建立多静脉通道，予以地塞米松10mg静推、脱水（20%甘露醇250ml，30～60分钟静滴）等治疗。如症状不见好转并逐渐加重，应立即联系急诊科、眼科、神经内科、血液科、呼吸内科急会诊，做好一切抢救的准备。

（三）严重感染

自体脂肪移植继发的严重感染，同样可能危及生命。通常发生的原因是由于手术中无菌操作不严格，术后继发败血症、全身感染中毒症状，严重时可危及生命。在分析原因时虽然不能明确具体是哪个步骤导致了严重感染的发生，但术前准备、脂肪获取、移植前处理、脂肪移植、术后处理等每一个相关环节都应当在技术上完全符合规范。严格的无菌条件和规范的手术操作对防范这类严重并发症至关重要。

一旦发生感染，需进行全面系统的抗感染治疗，需进行血液培养和局部分泌物细菌培养，确定感染细菌和敏感的抗生素，并相应调整抗生素类型。积极处理局部感染灶，及时切开引流，防止感染扩散。同时注意全身支持疗法，加强身体抵抗力。

第二节　常见各部位的脂肪移植及手术方法

一　头面部脂肪移植

（一）概述

面部轮廓由皮肤、皮下脂肪、筋膜、韧带、腺体、肌肉、骨骼等解剖结构形成，这些结构本身及不同结构相互之间的关系都在进行动态的变化。随年龄增长而出现衰老的过程中，不同年龄人群的面部特征也在变化。

面部轮廓美对于年轻人群来说，主要是各个部位的比例和对称性，同时包括表情活动中的肌力平衡和协调性。对于年老人群来说，主要是抗衰老和面部轮廓的年轻化重建。现在已经有很多改善面部老化的方式，每种方式都有优缺点。理解面部老化的机制及在此基础上的矫正方式是面部抗衰老治疗的基础。筋膜组织的多层组织重定位方法可以应用于肌肉、脂肪垫、韧带以及皮肤结构，进而达到面部轮廓重塑的目的。

(二)面部脂肪移植的适应证和禁忌证

1. 适应证
(1)中老年患者退行性变、衰老、脂肪萎缩造成的面部凹陷。
(2)外伤、手术等造成的面部局部区域凹陷。
(3)半侧颜面萎缩以及其他先天性面部软组织萎缩性疾病。

2. 禁忌证
(1)全身情况差,不能耐受手术者。
(2)面部存在开放性伤口、感染灶等不适合做脂肪移植者。
(3)心理上不接受脂肪移植者或心理期望值过高者。

(三)头面部局部脂肪移植技术

1. 额颞部

(1)背景:额颞部凹陷指由于皮下脂肪少或颅骨先天(或遗传)特性造成该区域不够丰满、局部内陷,常合并有邻近部位的凹陷,以及颧骨相对突出、额头偏窄,在门诊要求面部充填的患者中所占比例较高。以往额颞部充填常用人工材料,如硅胶、PTFE、Medpor等,可通过手工雕刻出一定形状后埋入颞骨表面进行充填。该方法的缺点是价格昂贵,切口大,可能出现假体移位、两侧不对称、假体压迫感、不明原因神经痛,以及材料排异、感染、外露等风险。自体组织材料可采用取自臀部、腹部等部位的自体真皮脂肪组织,其优点是属于自体组织移植,无排异性,取材方便;缺点是术后吸收率高,影响治疗效果,且供区会遗留瘢痕。

相比之前的方法,自体脂肪移植取材于自身组织,术后外观自然、触感佳;缺点是术后吸收率较高,既往报道可达50%,甚至超过50%。根据术者的经验,通过合理的手术操作以及适当的矫枉过正,可弥补术后的少量吸收,并且注意术后制动及正确护理,最终可以达到理想的额颞部轮廓。

(2)解剖结构:额颞部充填因为涉及区域的解剖层次多,包含重要的血管、神经,所以在进行多点、多隧道、多层次注射时,尤其需要清楚掌握该部位三个分区的解剖结构。

1)额区:此区域基底主要为额骨,软组织由深至浅为骨膜、额肌、皮下组织和皮肤。其中,额肌下与骨膜之间层次较疏松,皮下层和额肌之间较为紧密,均可进行充填。面神经的额支自外侧向内侧,由SMAS筋膜深面走行进入SMAS内,在眉梢外侧上0.5~1cm处进入额肌,需注意保护,防止术后出现额肌力量减弱。

2)颞区:该区域基底由蝶骨大翼和颞骨组成,软组织由深至浅为颞肌、颞深脂肪垫、颞深筋膜深层、颞深筋膜浅层、颞浅脂肪垫、颞中筋膜、颞浅筋膜、皮下组织和皮肤(图76-1)。在此区域内,面神经的分支走行于颞浅筋膜与颞深筋膜之间,或偶有变异地走行于颞深筋膜内,手术操作中需注意保护。此层次内有三层脂肪垫分别位于皮肤与颞浅筋膜之间、颞浅筋膜深面和颞深筋膜深面,为适合充填的部位(图76-2)。

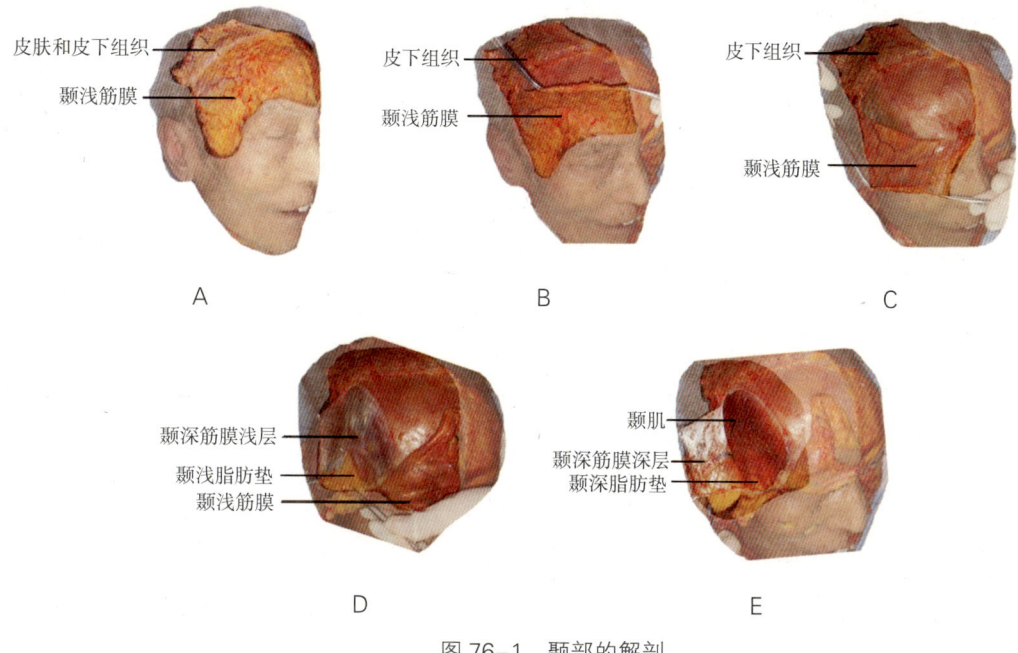

图 76-1　颞部的解剖

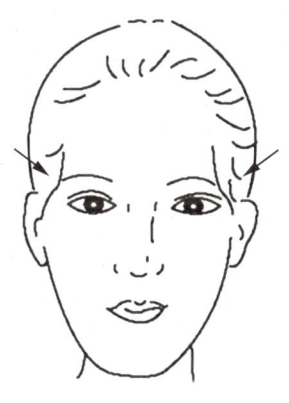

图 76-2　颞部示意图

3）眶外侧区：此区域基底为颧骨，软组织层次由深至浅为眼轮匝肌、皮下组织及皮肤。该区域可操作空间较小，须注意保持外眦部凹陷的立体感，在凹陷区的外侧进行充填。

（3）技术要点

1）术前准备：与患者进行充分交流，了解患者要求达到的额颞部饱满程度，以判断患者整形美容的动机。告知脂肪移植术后需经历肿胀、吸收和稳定三个阶段，单纯一次充填手术可能无法达到所要求的额颞部饱满程度。单侧的颞部充填通常需要15～35ml的脂肪，如患者体形偏瘦又不愿意抽吸臀部脂肪，则手术可能无法完成。术前告知患者，移植后脂肪可能随患者术后的胖瘦变化而出现充填区相应的饱满或萎缩。每次注射的间隔时间需3～6个月，并应在术前和术后拍摄正位照片和缺陷最明显角度的照片。

2）颗粒脂肪的获取及注射

分离获取：方法同本章第一节的3L3M自体脂肪移植技术，即采用低压抽吸（手抽针筒预留空气法）、低速离心（转速每分钟＜1000转，2分钟）。

麻醉：额部麻醉可采用眶上神经和滑车上神经阻滞麻醉。操作方法为，在眶上缘中内1/3交界处触及眶上切迹，或用手指尖用力压出疼痛扳机点，沿眶上孔或切迹刺入0.5cm的深度，回抽无血即可推注麻醉药阻滞眶上神经。沿鼻根部与眉弓交点或眶上缘刺入眶内，沿眶壁内上缘紧贴骨壁进针1.5~2cm，回抽无血即可注入局麻药物。颞部的麻醉可采用耳颞神经、颧颞神经与颧面神经阻滞术，其中耳颞神经为三叉神经下颌支的分支，其他两支为上颌支的分支。颧颞神经发自上颌神经颧支，穿过颧骨额突后方的颞筋膜，分布于颞区前部的皮肤。

颗粒脂肪注射：采用少量、多层次、多隧道、多点的注射方式。注射分为额区、眶区和颞区三个区域。嘱患者做咀嚼动作，摸清颞肌收缩的位置。在颞窝缘发际内侧局部麻醉后，做一个2mm的切口，用眼科剪在切口下分离，使剪刀尖端触及骨膜，分出第一个隧道，置入16G或18G脂肪充填管，先行骨膜浅层充填。注射此层次时皮下脂肪鼓起边缘较模糊。充填完毕，用小剪刀分出皮下层即额肌浅层，进行皮下注射，注射时可见皮下脂肪鼓起边缘较清晰，注射完需轻柔按摩，使脂肪均匀分布。

充填层次：在额区注射皮下和骨膜浅层两个层次，在颞区注射颞浅筋膜下疏松层（即颞肌表面颞深筋膜浅层）和皮下两个层次，在眶外侧区注射主要为皮下层，该区域可不注射，或为自然过渡而少量注射。注射时多出10%，注射后适当按摩，对外形进一步进行轻柔的重塑。

3）术后处理及随访：术后缝合切口，即刻包扎固定，受区制动1周，减少移植区周围颞肌的活动，防止移植脂肪中新生血管的损伤。术后可应用抗生素预防感染，1周后切口部位拆线。于术后再次拍摄正位及仰头俯视位照片，与术前照进行对比评估。第一次注射3~6个月后，在充填区体积稳定后如凹陷未完全改善，可进行第二次注射。术后评价标准包括局部凹陷纠正程度、切口瘢痕增生情况、表情是否自然、局部是否有硬块和囊肿，以及患者的自我感觉等。

（4）典型病例：患者，女，21岁，自觉颞部凹陷要求充填，在门诊行双侧臀沟脂肪抽吸及双侧颞部充填治疗（图76-3）。

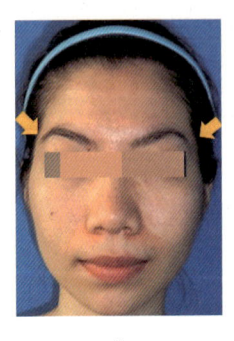 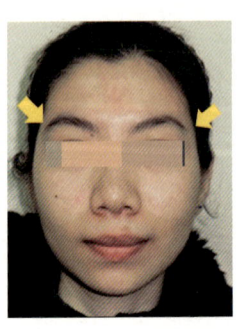 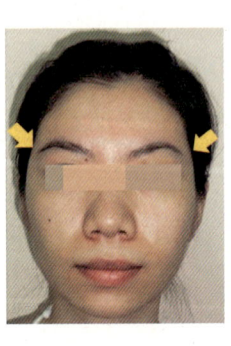 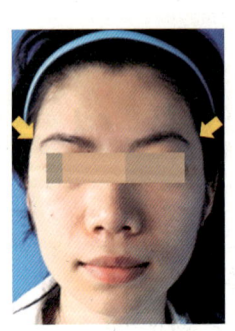

A　　　　　　　　B　　　　　　　　C　　　　　　　　D

图76-3　颞部凹陷自体脂肪充填
A. 术前　B. 术后1周　C. 术后2周　D. 术后6个月

（5）并发症的预防和处理：额颞部注射最严重的并发症为脂肪栓塞，其机制可能是在受损或非受损的受区脂肪移植时局部组织压力增加，压迫破碎的脂肪颗粒进入外周血管，进一步通过颈内动脉系统和颈外动脉系统间所存在的交通支（枕动脉-椎动脉交通、咽升动脉-椎动脉交通、颌内动脉-眼动脉交通等）引起远处的栓塞症状。虽然正常情况下这些吻合支是功能性关闭的，但在血管造影时可以观察到，在颈外动脉系统压力增加时这些吻合支会重新开放。因此，在进行脂肪移植手术时应注意避免多个手术叠加，避免移植区软组织损伤，同时避免进行大范围的吸脂手术。移植脂肪时避免粗暴操作和过大的推注压力，避免使用锐性针头或过细的移植管。手术后即使没有脂肪栓塞的症状，也建议进行眼底检查，以排除隐匿性脂肪栓塞存在。

额颞部注射的其他并发症包括感染、血肿、纤维化、结节、表面不规则、瘢痕性秃发、过度矫正、矫正不足、坏死、钙化、局部麻木、额肌力量减弱、疼痛、溃疡、臃肿等。

(6) 小结：相对于面颊部的注射，额颞部的皮肤较薄，基底是坚硬的颅骨，因此颗粒脂肪注射量要少，并在注射后轻柔按摩塑形。另外，颞肌与咀嚼运动有关，而颊部参与面部表情，都属于运动丰富的区域，与这些部位相比，额部运动较少，血运略差，因此额部注射后脂肪吸收率较高。在脂肪移植后的新生血管形成期，需至少妥善固定制动1周，待脂肪周围的血供建立后才可正常活动。

2. 面颊部

(1) 背景：面部软组织缺损或萎缩往往会带来令人沮丧的外观，其病因包括半侧颜面萎缩、凹陷性瘢痕等病理性原因，以及随年龄增长而出现软组织凹陷下垂等生理性原因。一百多年前，整形外科医师开始尝试将充填剂应用于面部来取得美观效果，当时的充填剂包括石蜡等材料，虽然可以取得一定的效果，但往往会带来严重的并发症，因此之后的几十年中整形外科医师的目光更多集中在除皱术等外科技术上。而由于自体来源充填剂的安全性及高效性，对于它的探索从未停止。随着自体脂肪移植在技术上的日趋完善和临床上的广泛应用，自体脂肪移植逐渐地成为面部软组织填充的主要手段。

(2) 解剖结构：颊部为鼻唇沟外侧区域，构成口腔的外侧壁。分为五层：①皮肤及皮下组织；②浅筋膜，包裹颊脂肪垫、笑肌、颊肌，其中有腮腺导管、颌外动脉、面前静脉、面神经和三叉神经等走行，面神经的上下颊支走行于腮腺导管的上下方；③颊肌，为上下颌骨间的方形薄肌；④黏膜下组织，内含黏液腺；⑤黏膜层，相当于上颌第2磨牙水平，腮腺导管开口于此，此处也是导管最狭窄的部位。

颊部的肌肉可分为浅、深两层：浅层肌肉包括眼轮匝肌、提上唇肌、提上唇鼻翼肌、颧大肌、颧小肌、降口角肌、颈阔肌、笑肌和鼻肌；深层肌肉包括提口角肌和颊肌。颊部的韧带分为起源于骨膜及骨缝连接处的真性韧带，包括颧韧带、眶支持韧带、颊上颌韧带的上颌部、下颌韧带、颈阔肌下颌韧带。还有起源于SMAS筋膜的假性韧带，包括颈阔肌耳韧带、腮腺咬肌皮下隔、颊上颌韧带颊部、咬肌皮肤韧带等。这些韧带间构成的腔隙较为疏松，是充填脂肪较为合适的区域。

(3) 技术要点

1) 术前准备：术前与患者充分沟通，告知可能需要2~3次的移植才能呈现最终效果。对凹陷型患者的治疗通常以健侧作为参照对象，明确充填的部位，并可通过三维激光扫描明确需要充填的体积。对于面部年轻化的患者，需要估计脂肪萎缩和下垂的体积，使面部的支持韧带恢复紧致状态。通常面颊部的单侧移植量为10~30ml。

2) 操作要点：面颊部充填的常用入路一般可选择经口角或经鬓角发际内，对年老患者或有较深的鼻唇沟皱纹的患者也可以选择鼻唇沟入路。采用口角入路时，于口角内侧2~3mm口腔黏膜外做2mm左右长的切口，可分别在皮下、肌肉下、黏膜下层注射颗粒脂肪。采用鬓角入路时，通常在鬓角处发际内局麻后做长2mm左右的切口，由于耳前韧带较为致密，可于移植前先置入移植针管，分离出隧道后再进行注射。进入颊部区域后可在皮下及SMAS层进行注射移植。

(4) 典型病例：患者，女，28岁，自觉颊部凹陷要求充填，在门诊行下腹部脂肪抽吸及双侧颊部充填治疗，双侧颊部共注射22ml脂肪（图76-4）。

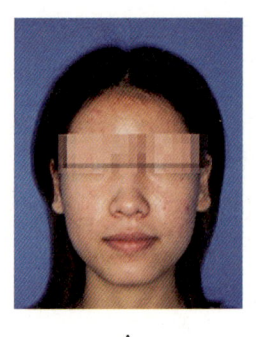 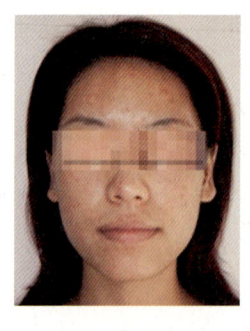 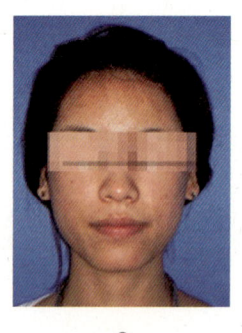 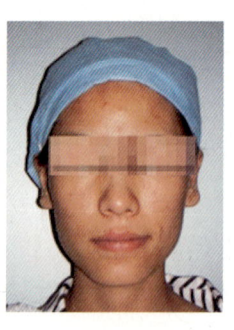

A　　　　　　　　B　　　　　　　　C　　　　　　　　D

图 76-4　颊部凹陷自体脂肪充填
A. 术前　B. 术后 1 周　C. 术后 1 个月　D. 术后 3 个月

（5）并发症的预防和处理：脂肪移植并发症的报道屡见不鲜，最严重的并发症是血管栓塞引起的死亡。由于面部血管丰富，颅内、颅外存在交通支，栓塞可引起脑梗死；动脉与静脉也存在交通支，可引起局部组织缺血性坏死。颊部的注射可能通过眶下动脉与面动脉的分支的内眦动脉、鼻外侧动脉，逆流至眼动脉系统，栓塞视网膜中央动脉。

术后 3 周内面部肿胀，偶有局部凹凸不平的现象，可能是由于术中注射成团而按摩不足或术后包扎压迫不均匀，包扎前需注意面部平整度，进行轻柔按摩，并注意均匀地放置敷料。

（6）小结：由于颊部处于一个活动区域，可能影响移植脂肪早期新生血管形成。面部表情运动或者咀嚼运动对于新生的血管有着不利的影响。因此，术后 1 周内可靠的固定包扎制动，以及嘱咐患者术后减少面部肌肉的活动，可以提高面部脂肪移植的成活率，类似于植皮术后的制动打包。

3. 眶周

（1）背景：眶周的脂肪充填主要包括上睑凹陷的充填和外眦部皱纹的充填。根据上睑凹陷成因，可分为自然衰老形成和医源性并发症两大类。东方人眶骨发育较平坦，上睑饱满。中老年以后由于面部脂肪体积萎缩以及眶腔容积增大，出现上睑凹陷，甚至造成多重睑，容易给人苍老的印象。医源性的上睑凹陷最常见的是重睑手术盲目追求欧式眼的效果，去除了过多的眶隔内脂肪，形成上睑凹陷；其次为眼球摘除后义眼充填术后的上睑眼窝凹陷。

常用的上睑凹陷治疗方法包括：①应用眼袋手术取出的脂肪团进行移植；②应用眉部真皮脂肪组织充填；③应用透明质酸等充填剂注射治疗。相对于自体脂肪移植治疗上睑凹陷，前两者需要结合手术治疗，效果可靠，但实施需要有一定基础，即存在眼袋或者需要提眉，而其他可吸收充填材料由于价格昂贵且只是暂时的充填，不如自体脂肪充填效果持久、稳定。

外眦皱纹是面部衰老的早期特征之一。外眦皱纹又称鱼尾纹，是指位于眼外眦区域呈放射状的皮肤纹理。早期的外眦皱纹是由于眼轮匝肌的活动而产生的，但随着年龄的增加，在静止休息时也会出现。组织学表现为因弹性纤维退行性变而导致的结构变化。因此，外眦皱纹产生的主要因素是眼轮匝肌的运动、皮肤的衰老和松弛。另外也与日晒史、皮肤厚度、皮下脂肪量、吸烟史以及在微笑或斜视时外侧眼轮匝肌的收缩程度有关。

（2）解剖结构：上睑的解剖层次在睑板区由外至内分别为皮肤、眼轮匝肌、睑板前筋膜、上睑提肌腱膜、睑板和睑结膜。在眶隔区由外向内为皮肤、眼轮匝肌、眶隔、上睑提肌腱膜和睑结膜（图76-5）。

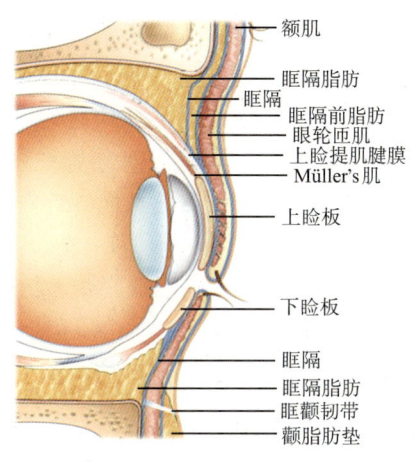

图 76-5　眼部矢状位解剖图

外眦皱纹主要由外眦部的眼轮匝肌收缩和皮肤衰老而产生，属肌肉动力性皱纹。在外眦部的解剖层次依次为皮肤、皮下脂肪、眼轮匝肌和骨膜。眼轮匝肌是环绕眼眶的扁薄肌，分为眶部、睑部和泪部。眶部起于额骨鼻突、上颌骨额突和睑内侧韧带，上部纤维与额肌和皱眉肌融合，下部纤维与提上唇肌融合，外侧纤维止于颞区的帽状腱膜，内侧纤维连于降眉间肌。睑部起自睑内侧韧带及其周围骨面，上、下睑部纤维至外眦相互交织。泪部位于泪囊后方，肌纤维附于泪囊筋膜和泪骨。

（3）技术要点

1）上睑凹陷治疗：术前评估，根据患者现病史和体格检查确定造成上睑凹陷的病因，询问患者是否曾有手术、创伤、感染等病史。检查时注意观察患者眼周皮肤松弛程度，嘱患者双眼向上看，确定上睑凹陷范围、程度和最低点，并做好标记。

脂肪抽吸和脂肪的体外处理：按配方配制肿胀液，即生理盐水 500ml＋2％利多卡因 20ml＋0.1％肾上腺素 1ml。自体脂肪供区可以选择在患者的腹部、臀部和大腿内侧。用含 1∶100000 肾上腺素的 2％利多卡因在吸脂区做局部麻醉，并做一个约 3mm 的切口，依据所需脂肪的量注射肿胀液。用 20ml 的注射器针筒连接直径 1mm 的钝头吸脂管，以负压手动方式抽取脂肪。获取的脂肪颗粒用生理盐水冲洗 3 遍，静置 5 分钟。经 70g 左右的离心力低速离心 2 分钟。用 1ml 注射器抽取中间浓缩的脂肪颗粒备用。一般准备 10ml 离心后的脂肪备用。

自体脂肪注射充填：由衰老引起的上睑凹陷一般是由皮肤松弛造成的，注射层次一般在皮下深层，贴近眼轮匝肌的深面。用 18G 脂肪注射针从外眦部进针至凹陷处，尽量靠近眶下缘注射，亦可切开一针眼大小切口，用 1.5～2.0mm 钝针穿过肌内，突破眶隔，分层次移植，以形成一个具有上睑厚度的自然过渡。由于上睑皮肤菲薄，在能完全矫正凹陷的情况下尽量少注射脂肪，避免注射层次过深。注射量以患者闭眼时上睑外形平坦、自然即可，过量或过深注射会造成患者抬上睑困难。注射完成后，可轻轻按摩注射区，使脂肪分布均匀。注射时要轻柔、缓慢，避免造成损伤或上睑过度肿胀而影响对矫正程度的评估。

重睑等手术引起的上睑凹陷一般是由上睑眶隔脂肪去除过多造成的，脂肪充填以恢复眶隔脂肪容量为目的。注射时用 18G 脂肪注射针从外眦部进针，向上、向内穿刺进入眶隔内注射，直到凹陷被矫正。感染、创伤等原因引起的上睑凹陷一般是由上睑皮肤、眼轮匝肌，甚至是睑板前筋膜之间的瘢痕挛缩、粘连造成的。注射前需尽量松解粘连，注射量以能矫正凹陷、上睑皮肤平坦为度。

2）外眦皱纹的治疗：脂肪移植治疗外眦皱纹应为辅助手段，需结合肉毒毒素注射（治疗动力性皱纹）和手术（治疗皮肤下垂或松弛），才能达到较好的效果。而外眦皱纹一般不适用于脂肪充填治疗，近期发展出来的细小颗粒脂肪移植，有可能适用于眼角皱纹充填。

术前评估：根据观察患者在动态和静态时皱纹的方向、深度来判断脂肪注射的适应证和术后效果。一般应提早1周先行肉毒毒素治疗。因动力与皮肤松弛而产生的皱纹应用脂肪充填的效果较单纯因动力而产生的皱纹效果好。术前患者取坐位，观察患者在静态时、皱眉时和大笑时的皱纹方向和深度，并以亚甲蓝标记皱纹的方向、最低点，从而预计注射的范围和需要的脂肪量。

脂肪抽吸以及脂肪的体外处理：外眦脂肪充填一般应用细小颗粒的脂肪，因此建议采用20ml注射器针筒连接16G的钝头吸脂管，以负压手动方式抽取脂肪。低速离心后备用。

自体脂肪注射充填：在外眦注射区可选择相应的颞区发际线内作为注射入口。用2%的利多卡因在切口处做局部麻醉后，用18G注射器针头插入皮肤，深入皮下形成一个注射入口。再用18G脂肪注射针沿皮下进入注射区，沿着皱纹的方向以多层次、多隧道的方式注射脂肪，以皱纹被填平后再多加30%为度。注射时用手指轻按注射针头，避免针头进入眼眶。注射完毕后可轻轻按摩注射区，使脂肪均匀分布。注射要轻柔、缓慢，避免造成眼球损伤或上睑过度肿胀而影响对矫正程度的评估。术后适当加压包扎注射区，鼓励患者多取坐位来休息，减少卧床，以避免注射区瘀血或眼睛肿胀。

（4）典型病例：见图76-6。

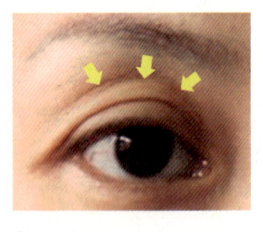

图76-6　上睑凹陷自体脂肪充填
A. 术前　B. 术后即刻　C. 术后1个月

（5）并发症的预防和处理

1）脂肪吸收：初次脂肪注射可能有40%～60%的吸收率，术后1个月复诊评估，如吸收过多可以再次补充注射。

2）眶周肿胀：眶周皮肤菲薄，血管网络丰富，粗暴的穿刺和注射动作容易损伤血管，引起上睑肿胀，甚至是血肿。缓慢轻柔的手法和进针后边退针边注射的隧道注射方法可以有效地避免这些并发症。

3）眶周局部肿块：一般由错误的估计注射量、脂肪注射过多或脂肪增生而造成，可表现为睁眼困难、局部压迫、肿块等。若出现，可以通过手术切除过多的脂肪。

4）血肿、瘀斑：眶周血管丰富，在注射过程中对解剖结构不熟悉、注射动作粗暴容易损伤血管而引起血肿和瘀斑。注射完毕后适当加压包扎以减少血肿的发生，并减轻瘀斑。

5）脂肪栓塞：由于眼周血管丰富，注射过程中脂肪颗粒进入血管内可造成皮肤坏死、失明、肺栓塞、脑栓塞，甚至死亡。

（6）小结：自体脂肪充填上睑凹陷手术简单，创伤小，容易掌握，远期效果稳定。但该项治疗为面部脂肪移植治疗中最为精细的操作之一，稍有不慎，极易发生并发症，影响手术效果，并且有些并发症的处理相当棘手。上睑皮肤较薄，血运丰富，注射应尽量使用颗粒较小的脂肪，以提高脂肪的成活率，也能方便矫正上睑较小的凹陷。术前应当熟悉眼周的解剖结构，了解造成凹陷的原因，正确评估凹陷程度和范围。

目前去除外眦皱纹的方法很多，比如肉毒毒素注射、手术提升面部SMAS筋膜等。肉毒毒素注射去除皱纹的方法适用于动力性皱纹，对皮肤衰老而引起的皱纹效果不佳，且由于肉毒毒素麻痹肌肉活动的持续时间较短，多次注射可能会产生抗体，许多求美者难以坚持。手术提升上面部SMAS筋膜的方法创伤较大、手术费用较高，也令许多求美者望而却步。近年来，自体脂肪移植技术发展较快，自体脂肪移植具有手术创伤小、移植后副作用少、效果长期稳定等优点，受到越来越多求美者的欢迎。

4. 鼻部及颏部

（1）背景：鼻部和颏部的充填是美容外科的常见手术。硅胶材料已被广泛用于隆鼻和隆颏手术中，近年来透明质酸等软组织充填剂也被广泛用于此类手术中。脂肪移植用于隆鼻和隆颏手术，其优点在于不存在假体隆鼻、隆颏可能产生的异体组织排异问题，也规避了透明质酸充填后随时间延长而逐渐吸收的问题。

自体脂肪移植进行隆鼻，主要是针对鼻根部略为塌陷的患者。由于脂肪柔软性较强，塑形困难，该手术不适用于严重鞍鼻以及需要勾勒鼻部线条的患者。另有文献报道，将脂肪移植用于硅胶假体隆鼻后继发畸形的矫正，可取少量耻骨上脂肪团块进行游离移植。在硅胶假体取出后，可以直接将自体脂肪充填进隆鼻的层次，起到局部充填塑形的作用。

（2）解剖结构：外鼻软组织主要分为皮肤、浅筋膜、肌肉、鼻背筋膜四层结构。鼻上部、中部的皮肤和浅筋膜较薄，皮下组织少；鼻下部皮肤较厚，皮下组织发达，有少量脂肪，并含有大量汗腺及皮脂腺，浅筋膜组织与鼻尖、鼻翼紧密连接，无移动性。鼻部的肌肉活动较少，主要表现在收缩和扩张鼻孔等上。鼻背筋膜由致密结缔组织构成，分布在鼻背皮下组织、肌纤维的下方，上端与骨膜相连，下端与软骨膜相连，一直延伸到鼻尖部与骨膜相连。

鼻的支持结构由骨性部分和软骨性部分两部分组成，骨性部分包括鼻骨、上颌骨额突和额骨鼻突，软骨性部分主要由侧鼻软骨、大翼软骨和鼻中隔软骨组成。

鼻背的脂肪充填层次可以在鼻背筋膜下-骨膜上、鼻背筋膜上-皮下两个层次进行。

颏部由浅到深分为皮肤、皮下组织、浅筋膜、颏部脂肪垫、颏肌和下颌骨。颏部皮肤上接下唇，下与颈部皮肤相延续。位于中线处的颏肌起自下颌骨的前部及切牙的下方，向下走行并附着于下颏的皮肤。颏部的脂肪充填可以位于皮下、颏部脂肪垫内、骨膜上和颏肌上、下、内多个层次。

（3）技术要点：鼻根部的进针可选择眉间中央，局麻后用16G针头穿透皮肤，无明显出血后，置入18G钝头注射针，贴着骨膜面到达远端。边退针边注入脂肪，部分患者可以在其浅层进行第二隧道的注射。鼻根部注射极易进入眼周血管的交通支而引起失明，因此预先浅穿刺，确认未损伤血管后，置入钝针，再进行移植，同时移植路径保持正直，不可歪斜。

颏部的注射可以选择颏部正中央或对应尖牙下方颏外侧，局麻后穿刺皮肤，钝针移植脂肪，进行多个层次的注射。术后需用下颌托固定1周。颏部的注射需注意保护由颏孔发出的颏神经，并注意与两侧颊部轮廓的衔接。

（4）典型病例：见图76-7。

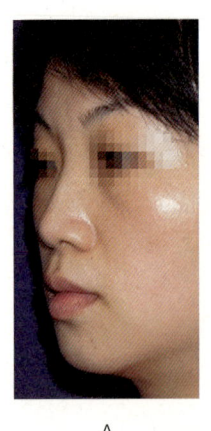 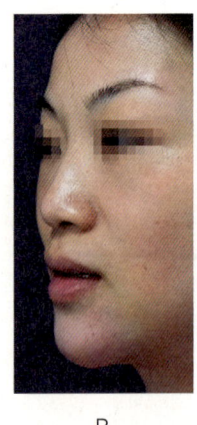 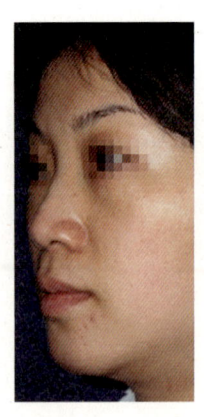

A　　　　　　　B　　　　　　　C

图 76-7　自体脂肪隆鼻隆颏患者
A. 术前　B. 术后即刻　C. 术后 5 个月

（5）小结：鼻部及颏部的脂肪移植由于充填量少，往往需要比额部和面颊部充填更多次。如过度注射可能使得鼻背轮廓不明显，鼻根宽大不美观。而颏部由于皮肤弹性的限制，每次可移植的量有限，对于欠缺较多的患者仍考虑假体充填或骨移植等手术来矫正。

5. 颈部脂肪移植

（1）背景：颈部形状接近一个圆柱体，上承头部，下连胸肩。女性颈部皮肤细腻，质地与头面部接近，称为"玉颈"。颈部美受个体差异影响，通常认为两侧对称、比例适中、皮肤光洁而富有弹性、颏颈角明显为美观表现。老年人由于皮肤松弛，皮下脂肪萎缩，往往呈现"火鸡脖"外观，加上颈部皱纹变得明显，从而影响整体美观。自体脂肪移植可对颈纹进行有效的充填。

（2）解剖结构：颈部软组织层次由浅到深依次为皮肤、皮下组织、颈阔肌、深筋膜和肌层。颈部皮肤较薄，为 0.5～0.7mm，富有弹性且移动性大，血供丰富。在颈部前外侧部皮下层深面有颈阔肌。颈阔肌深面为颈浅静脉网，颈深筋膜包绕胸锁乳突肌，并构成颈动脉鞘和甲状腺假囊。

（3）技术要点

1）颈部皱纹的注射：将已纯化的脂肪移入 2ml 的针筒内，选择直径 2mm 的钝头注射管。在颈纹内侧后方较隐蔽部位做 1mm 的切口，用 16G 针头分出入口的皮下隧道层次，置入移植针管进行颈纹皮下多点的脂肪注射，常规每点注射量为 0.2～0.3ml。

2）颈部年轻化治疗以脂肪抽吸为主：下颌下部皮肤松弛和脂肪的下移可造成颈部老化表现，通过脂肪抽吸可以改善。图 76-8 示抽吸颈部松弛部的脂肪移植到下颌区域重塑面部轮廓。

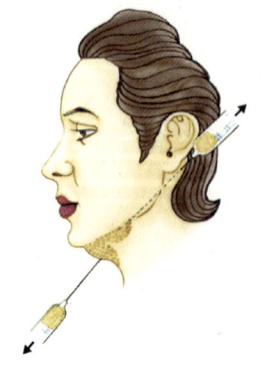　　　　　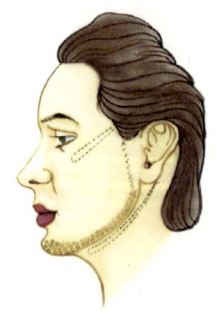

A　　　　　　　　　　B

图 76-8　颈部脂肪抽吸，下颌部脂肪充填

（4）典型病例：如图76-9。

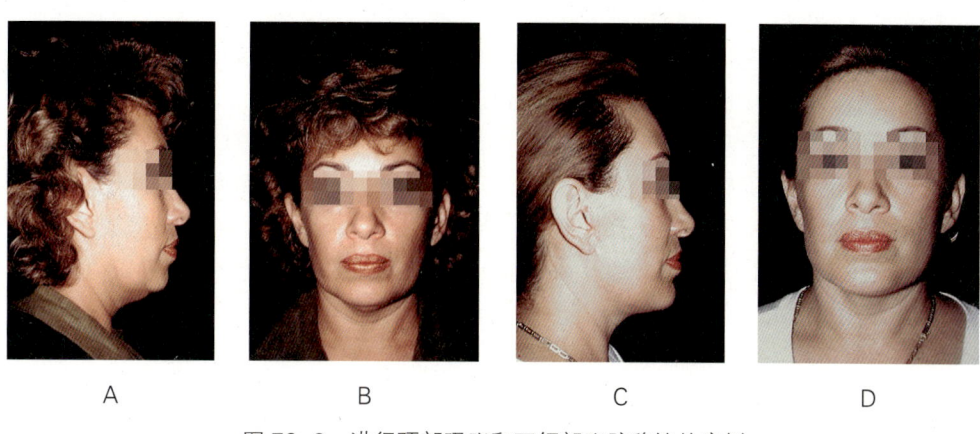

图 76-9　进行颈部吸脂和下颌部脂肪移植的病例

二　乳房的自体脂肪移植

（一）历史背景

乳房的自体脂肪移植历史悠久。世界上第一个利用自体脂肪组织来增加乳房容积的病例可以追溯到19世纪，Czemy将一位妇女背部的脂肪瘤植入乳房改善其外观。术后脂肪坏死，效果不佳。1980年，随着脂肪抽吸技术的出现，自体颗粒脂肪的获取变得更加简便，通过颗粒注射移植增大乳房的方式开始进入临床。1987年，Bircoll医师首先报道了抽吸获取自体脂肪组织，注射移植到乳房受区的一系列病例。研究后认为，自体脂肪移植隆胸术可以避免人工假体所带来的一系列并发症。其报道结果引起了较大的争议。由于脂肪移植后产生钙化或者结节可能影响乳腺癌影像学上的判断，美国整形外科医师学会在1987年当年就公布了不建议自体颗粒脂肪隆胸的意见。围绕提高脂肪成活，减少脂肪坏死这一核心方向，自体脂肪移植术的基础研究在国内外开始成为研究热点，为之后脂肪移植新技术的产生奠定了基础。国内李青峰团队在建立葡萄糖转移实验的脂肪活性检测方法的基础上，对移植环节的诸多影响因素进行评价，最终筛选形成了"3L3M"综合技术，在乳房受区和面部受区脂肪移植治疗上都获得了很好的效果。

（二）解剖结构

乳腺位于皮下浅筋膜和深筋膜之间。浅筋膜包裹乳房实质，深筋膜位于乳房实质的深层。胸前外侧区的深筋膜分浅、深两层。浅层覆盖于胸大肌的表面，较为薄弱。深层位于胸大肌的深面，上端附于锁骨，向下包裹锁骨下肌和胸小肌，并覆盖在前锯肌表面。深筋膜与胸大肌之间是一层纤维结缔组织，相对无血管，仅可见到几个穿支血管。乳房悬韧带或Cooper's韧带起源于深筋膜，作为分隔乳腺小叶的间隔和支柱，将乳腺腺体固定在胸部的皮下组织中，另一端连于皮肤和浅筋膜浅层。乳房内的脂肪组织呈囊状包于乳腺周围，形成一个半球形的整体，这层囊状的脂肪组织称脂肪囊。脂肪囊的发育程度个体间有很大差异，脂肪的多少是决定乳房大小的重要因素之一。脂肪移植的层次基本上是在皮下组织或者乳腺后间隙层，有学者认为胸大肌肌内和胸大肌后也可以移植。移植时要注意避免伤及腺体。

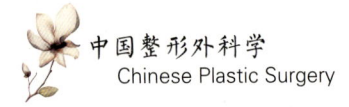

(三)技术要点

1. 手术指征和术前准备

(1) 脂肪移植的应用指征:①小乳症;②隆胸术后形态缺陷;③Poland综合征;④乳房切除术后;⑤保乳术后或者乳房重建术后;⑥乳房放疗术后。

(2) 术前准备:术前详细询问病史,排除手术禁忌证,尤其应注意是否有乳腺癌、卵巢癌等个人史和家族史。全身系统性疾病患者如高血压、糖尿病患者宜在血压、血糖控制后再行手术。术前应进行仔细的全身体检,注意供区(腹部、臀部等)脂肪厚度,通过乳房触诊、测量胸围,评估乳房体积、形态以及皮肤质地。通过血常规、出凝血时间、血肝肾功能、血电解质等实验室检查综合评估患者身体状况。建议行乳房超声或者钼靶摄片检查。

手术应避开月经期。手术前需要与患者进行充分交流,了解患者手术期望值。要向患者交代手术风险,重点强调可能出现坏死、结节、钙化等并发症,并且告知此手术一般需要重复2~3次才能达到比较理想的效果。

2. 脂肪抽吸 自体脂肪是从供区通过低压注射器抽吸的方法获得的。供区基本上选择腹部、臀部、腰侧部等。术前患者取站立位,用龙胆紫标记脂肪抽吸和注射范围。手术在全麻下进行。肿胀液的配方为0.08%利多卡因、1:500000肾上腺素。在抽吸区放射条索状注射肿胀液于脂肪层,由浅至深,使抽吸区局部组织肿胀,皮肤轻度发白。注射后15分钟,待肾上腺素发挥作用后,开始抽吸。

利用直径3mm的双口钝头抽吸管,如抽取腹部脂肪可选择脐部作为置管口,臀部及大腿部可选择臀部下皱褶线作为置管口。用刀片沿皮肤皱褶线切开0.3~0.5cm,经真皮到达脂肪层,垂直置入抽吸管至深层脂肪层后,改为水平方向进入吸脂部位,负压不应超过-0.5个标准大气压。抽吸时以抽吸管置入处为中心,从边缘到中央,先深层后浅层,有规律地呈扇形进行抽吸。操作基本完成后仔细修整抽吸部位,以免凹凸不平。

3. 脂肪组织的处理 使用生理盐水反复清洗抽吸物后,离心沉淀抽吸物,转速不超过每分钟600转,时间为2分钟。因为当转速过高或离心时间过长后可能会影响脂肪的成活能力。离心后分为三个层次:上层为脂肪破碎后产生的油脂,中间为可用于移植的脂肪组织,下层为肿胀液和血液。将脂肪组织集中到大的容器中,用组织剪剪碎脂肪组织中呈块状或条索状的纤维成分,分装到2ml的针筒内,以待注射。减少非活细胞成分的混入是脂肪处理的关键。

4. 脂肪的注射 使用直径为3mm的单孔钝头注射管进行注射。每侧乳房用刀片垂直切开两个置管口,长约2mm,深至脂肪层:乳晕切口有利于内侧半乳房皮下组织充填,皱襞下切口有利于腺体下和外侧半乳房皮下组织充填。垂直进管至脂肪层后改为水平方向进入皮下或脂肪腺体层,使用所准备好的2ml针筒从远端向近端,多条带放射状注射,使脂肪组织均匀分布,并计数每个部位所注射的脂肪体积。注射体积根据患者的实际情况调整。对于两侧乳房不对称的患者,酌情对两侧注射的体积进行调整,尽量使两侧乳房达到对称。考虑到脂肪吸收的情况,注射过程适当"矫枉过正"。注射后轻柔按摩乳房有利于脂肪组织在乳房中的均匀分布。术后用不可吸收线缝合注射口。创口覆盖红霉素油膏、纱布,用胶带固定。

5. 术后处理 术后患者戴固定胸罩7天,穿弹力服、弹力腹带或弹力裤1个月,口服抗生素3~5天,预防感染。早期减少上肢运动,以减少胸大肌用力引起的脂肪组织移位。如果想达到比较理想而稳定的效果,往往需要2~3次脂肪移植。乳房若需要提升1~2个罩杯则可能需要2~4次脂肪移植。如果一次脂肪移植量比较大,则手术间隔为6个月;如果移植量比较小(小于1/4乳房体积),则手术间隔为3个月。

（四）典型病例

见图76-10。

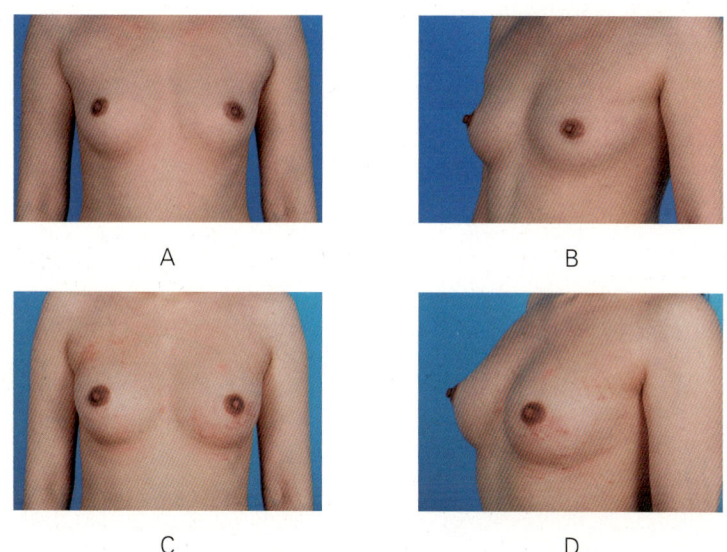

图76-10　25岁女性，自体脂肪移植隆乳术，术中每侧移植脂肪250ml

A、B. 术前　C、D. 脂肪移植术后6个月

（五）并发症的预防和处理

1. 术后效果欠佳　术后脂肪组织吸收或者脂肪块坏死可能引起脂肪体积的减小，致使术后乳房体积变小，未能达到患者预期；或者两侧乳房体积不同，手术无法完全纠正。移植后的成活率也难以预测，且因术者技术水平、操作手法不同而导致不同的手术效果。术前应当与患者充分沟通，强调一次移植往往难以达到理想效果，可能需要多次手术才能达到稳定理想的效果。

2. 感染　表现为乳房红、肿、痛，伴发热等全身症状，触诊乳房内有肿块，触痛明显，甚至有病例出现发热、寒战等全身性感染症状和脓毒性休克等。术前根据患者自身状况预防性使用抗生素，可减少术后感染发生率。术中注意严格无菌操作。术后一旦发现类似症状，即行血常规检查、诊断性穿刺和细菌培养加药物敏感试验。若有脓腔形成，可用1%过氧化氢溶液、庆大霉素及生理盐水反复冲洗，局部放置引流，应用敏感抗生素。

3. 出血或血肿　可能出现轻微的出血或小的血肿，通过预防性给予止血药可减少发生率。严重出血很少出现，表现为患侧乳房肿胀、青紫、触痛，诊断性穿刺如吸出大量暗红色血液，需急诊行血肿清除术，并应用抗生素和止血药物。

4. 囊肿和钙化　自体脂肪移植隆胸术被认为是一种比较理想的改善女性乳房形态的手术，但受术者仍然会受到脂肪液化、囊肿形成等并发症的困扰。由于坏死脂肪囊性化和脂质堆积不能完全避免，经过脂肪移植的乳房可能出现钙化、液化等影像学征象，是一类新的乳房影像学表现，临床需与乳房其他疾病鉴别。脂肪移植术后脂肪坏死的影像学表现以囊肿和钙化为主，比较常见。根据囊壁形成和钙化情况，可将囊肿分为有壁无钙化的薄壁囊肿、有壁有钙化的厚壁囊肿和无囊壁而有钙化的无壁囊肿。

5. 其他　其他可能出现的严重并发症为脂肪栓塞、类脂性脑膜炎等，但是极其罕见。

(六)小结

自体脂肪颗粒隆胸术的临床应用,有以下几点需要特别注意:①谨慎选择受术者;②术前充分沟通;③术前全面乳房检查;④低负压抽吸脂肪组织;⑤低速离心脂肪;⑥多层次、多隧道、多点、小量脂肪注射;⑦术后支持与密切随访。

目前自体脂肪移植隆胸术在临床上已经得到了广泛的应用,但是仍有以下几个问题需要解决:①目前在脂肪吸取、处理和注射上,外科医师往往凭借自己的经验,尚缺乏统一的标准;②目前关于脂肪移植的大部分研究都属于病例报道,尚缺乏针对不同适应证、长期、高质量的临床试验证明其有效性和安全性;③目前长时间储存脂肪细胞或者提高脂肪细胞活力的方法和相关研究尚处于初级阶段。

三 臀部的自体脂肪移植

(一)背景

圆滑、丰泽、富有弹性的臀部是女性曲线美的重要标志之一。一般认为,当女性站立时,臀部向后翘,腰臀曲线加大,显得曲线动人;当女性走动时,后翘的臀部左右摇摆,增强了女性的动态美。反之,平直型或下垂型臀部则显得美感不足。东方女性臀部相对扁平,而邻近部位如腰腹部和臀下外侧常有脂肪堆积,影响了腰、臀、大腿的曲线美。而从腰腹部和臀下外侧获取脂肪,注射到扁平的臀部,能显著改善腰、臀、大腿曲线,可以获得一举两得的效果,在形体雕塑中起重要作用(图76-11)。

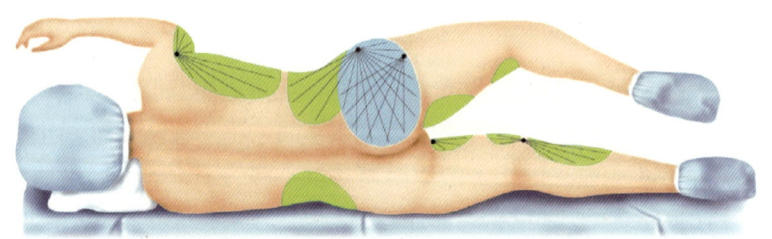

图76-11 臀部脂肪移植时常用脂肪抽吸部位和隆臀注射方法。绿色为吸脂区,蓝色为脂肪移植隆臀区

此外,创伤、手术(及其他医源性因素)等导致臀部深层组织病理性改变,往往继发臀部皮肤与深筋膜粘连而形成凹陷畸形。随着体重增加,凹陷周围会有脂肪堆积,促使凹陷更为明显。通过脂肪抽吸可以安全有效地去除局部堆积的脂肪,并达到治疗臀部凹陷和实现翘臀等目的。

(二)解剖结构

臀部是腰和腿的结合部,上为髂嵴,下为臀沟。臀部皮肤较厚,有丰富的皮脂腺,浅筋膜中纤维组织和脂肪组织较多,臀部后下部位脂肪易堆积。臀部的皮神经有臀上皮神经、臀中皮神经、臀下皮神经和髂腹下神经。臀上区由经竖脊肌与腰方肌间隙至皮下的第4腰动脉的臀上皮支供血,臀下区由从臀大肌下缘中点穿出皮下的臀下动脉供血,上述动脉均有伴行静脉。

(三)技术要点

术前患者采取站立位,拟吸脂塑形的部位和脂肪移植的部位分别予以标记。手术麻醉方法采用肿胀麻醉加基础麻醉。以腰腹部吸脂为例。患者取仰卧位，采取脐部和髂部切口，按配方配制肿胀液（3000ml生理盐水＋40ml 2%利多卡因＋125ml 5%碳酸氢钠＋5mg肾上腺素），注射肿胀液的量与患者的体型成正比。注射30分钟后，应用20ml或50ml的针筒连接直径3mm的钝头吸脂管，从腹部或侧腰部抽取脂肪。

抽吸脂肪的量根据臀部凹陷面积和严重程度确定，一般为200～300ml。针筒抽吸完成后，应用传统负压吸脂进行腰腹部体形雕塑。脂肪需进行清洗。将针筒垂直静置30分钟后，抽吸物自动分为三层，从下向上依次为水、脂肪颗粒、破碎的油滴。只保留脂肪颗粒层，其余均弃去，然后将脂肪颗粒用生理盐水清洗2～3次后备用。抽吸所得脂肪也可以采用低速离心法分离备用。进行脂肪充填时，患者取俯卧位，切口可采用原髂部切口、臀沟切口或骶部切口。对于凹陷较重、瘢痕粘连比较严重的部位可以采用V字形分离刀，将纤维粘连打断，先深后浅。粘连完全松解后，可见到皮肤弹起，凹陷减轻，此时真皮层大体在同一平面。然后应用2～4mm钝头脂肪注射针进行颗粒脂肪充填，注意多层面、多隧道充填。从深层向浅层注射，直到凹陷纠正，脂肪注射才能结束。避免1个点注射过多脂肪，脂肪的均匀分布十分重要。注射完成后可轻轻按摩辅助塑形，但需注意的是尽可能通过注射来完成塑形。术后立即缝合切口，并穿弹力衣。术后应用抗生素预防感染，1周后拆线。

（四）典型病例

见图76-12和图76-13。

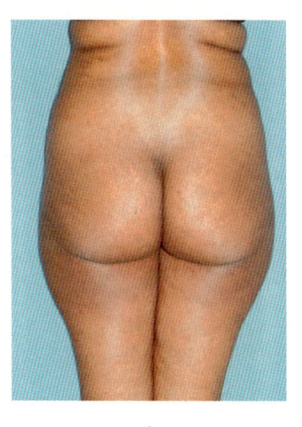
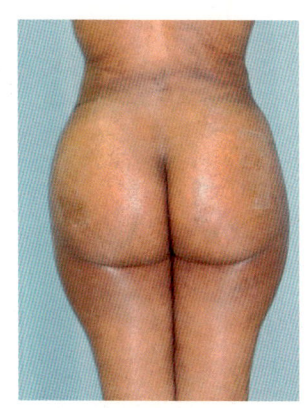

图76-12　腰腹、髂背部吸脂，脂肪注射纠正臀部外观。共吸脂2000ml，每侧臀部移植脂肪825ml

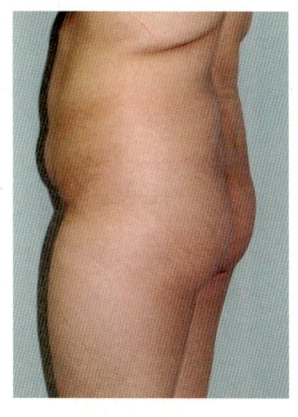
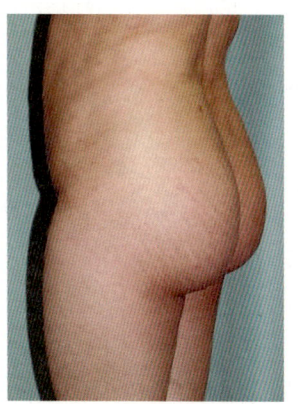

图76-13　脂肪注射纠正臀部低平，每侧移植脂肪800ml

(五）并发症的预防处理

1. 脂肪液化　由于注射脂肪量相对较多，注射部位有瘢痕，或由于移植的脂肪受压，脂肪会出现液化坏死。必要时可在原进针处或低位处引流液化的脂肪。

2. 脂肪移位　注射脂肪的部位会由于日常生活时不小心受压而移位。这种情况可能会发生在大面积粘连松解后皮下腔隙较大的状态下，术后最初几天需特别小心，良好的术后紧身裤固定是关键。

3. 凹陷　往往难以一次完全修复，需要两次或多次修复。

4. 感染　单次过量的脂肪移植、患者抵抗力差、局部严重的瘢痕挛缩、受区血运不佳等可致大量的脂肪坏死液化并最终导致感染。一般情况下，通过全面的术前评估、制订合理的手术方案、术中良好的技术运用和术后必要的预防措施等可以避免感染的发生。

(六）小结

各种原因引起的臀部凹陷、下垂型臀以及平直型臀都可以通过上述方法纠正。臀部过小可以移植两侧腰部脂肪到臀部，能有效改善腰背臀曲线。对于下垂的臀部可以通过将垂臀部位的脂肪移植到拟充填部位，在纠正臀部松垂的同时使臀部后翘。臀部凹陷中一个特殊情况为臀肌挛缩，其基本病理改变是臀肌纤维化，伴有胶原增生、转化因子表达上调，真皮易与臀肌筋膜粘连。可以应用自体脂肪移植来纠正该问题，术后效果满意。虽然移植的脂肪会部分吸收，但是成活的脂肪可以防止真皮与深筋膜再次粘连。纠正时间较长、坚硬又凹陷的瘢痕十分困难，可以综合应用皮下瘢痕组织分离、脂肪移植和体形雕塑技术来解决该问题，效果理想。

四　四肢部位的自体脂肪移植

(一）上肢吸脂后凹陷治疗

1. 背景　脂肪抽吸术是目前全世界都非常流行的手术，该手术可以广泛应用于上臂、大腿和小腿等部位。这些部位的吸脂塑形对术者的经验和技术要求较高。吸脂技术粗糙或吸脂过多常会造成上臂软组织凹陷。对于这些凹陷和不平同样可以再次应用抽吸修复或自体颗粒脂肪注射的方法进行修正。

2. 解剖结构　三角肌区与肩部的皮肤厚，皮下组织少，紧贴着肌筋膜，其间有锁骨上神经与腋神经分支，血管少。腋区皮肤薄，皮内含有大量皮脂腺和汗腺，皮下组织为由纤维束形成的网状结构，其间有脂肪。上臂前内侧皮肤较薄，皮下有头静脉、贵要静脉、前臂外侧皮神经与前臂内侧皮神经分布；上臂后外侧皮肤较厚，较为松弛，是脂肪易堆积的部位，皮下主要有臂后外侧皮神经和前臂背侧皮神经分布。上臂的深筋膜向上与三角肌筋膜、胸筋膜和腋筋膜相延续，向下与前臂筋膜相延续。

上臂的皮下脂肪主要分布于上臂后外侧、三角肌区、副乳区，在肱二头肌表面筋膜室、上臂前侧和内侧脂肪堆积不多。上臂和躯干连接部位的脂肪分布在男、女有较大差别。女性的上臂脂肪量与皮肤松弛度通常超过男性。由于上臂过于丰满且皮肤松弛，这些患者不愿意穿裸露上臂的衣服，使她们缺乏自信，影响其社交。

3. 技术要点　将需要注射脂肪的凹陷部位与需要抽吸的隆突部位标记好。上臂突起的后侧、外侧及腋后区常有脂肪分布，吸脂塑形同时可为脂肪移植提供脂肪来源。若这些部位已无脂肪，或所需脂肪量较大，可从腹部、臀部或大腿等部位抽取足量的脂肪，常规清洗分离后备用。吸脂术后的凹陷，如果皮下组织损伤较大，真皮与深筋膜粘连，应采用V形刀片或钝头吸脂管将粘连分开，再注入颗粒脂肪，原则上应分层交叉注射，但皮下组织极少时可单层注射，只要局部凹陷填平即可；部分严重病例需要进行多次脂肪移植充填。由于吸脂技术粗糙、脂肪残留形成的包块可以采用细吸脂管在没有负压的情况下捣碎，轻揉皮肤，细小的颗粒会自行滑入轻微凹陷处。操作时应注意移行区注入少量脂肪以较好地衔接。吸脂结束后，缝合切口并尽快穿好弹力服。弹力服上臂范围需超过肘关节，下方范围要至躯干上半部。术后7～9天拆线，拆线前需24小时穿着弹力服。术后1个月避免重体力劳动或举重物。拆线后鼓励患者继续穿弹力服1～3个月，有利于水肿和瘀斑的减轻，并有利于远期获得满意的上臂塑形效果。

4. 并发症的预防和处理

（1）凹陷畸形：很难一次完全修复。由于术者经验水平参差不齐，上臂软组织损伤程度与缺损程度亦千差万别，严重畸形至少需要两次以上的修复。

（2）皮肤松弛：尽管上臂皮肤具有一定的回缩能力，但部分患者因术后不能坚持穿弹力衣，皮肤仍有松弛的可能。手术医师术前应仔细检查上臂皮肤弹性，并将注意事项充分告知。

（3）瘢痕增生：反复手术或切口选择位置不当会导致切口瘢痕增生，可按增生性瘢痕进行处理。

5. 小结　上臂是很多爱美女士关注的部位，粗壮的上臂会令其尴尬，穿衣时要遮盖，也不利于参加社交活动。上臂吸脂后的并发症主要是凹凸不平及早期瘢痕增生。有时由于抽吸过度，会有小的凹陷，脂肪移植可以恢复平整度。

上臂吸脂对于上臂皮肤的弹性要求较高。如果上臂后侧指捏的厚度超过2cm且皮肤松弛不严重，吸脂可以明显改善形态并收紧皮肤。如果皮肤过度松弛下垂，就要考虑进行皮肤切除，可以同时辅助吸脂。但是术者和患者一般都不能接受上臂术后的瘢痕，特别是亚洲人。上臂手术通常可以与背部、髂部、侧胸、侧腰的手术一起进行，有时还可以同时进行颈项部手术。这些部位在一次手术中可以同时涉及，并且无须更改手术体位。如果只进行上臂吸脂，一般肿胀麻醉是足够的。当多个部位一起吸脂或者患者惧怕手术过程时，也可辅加基础麻醉。手术操作中需注意切口位置的选择，传统的肱骨内上髁切口只方便吸取内侧和后侧的脂肪，但外侧和三角肌区很难抽到，同时有损伤尺神经的风险。如果将切口置于腋后线就可以解决该问题，术后瘢痕不明显，在上臂处于静息位置时切口通常隐藏在皱褶里，而且三角肌区、上臂的外后侧等脂肪主要堆积区都可以通过该切口到达。吸脂时，吸脂管应该变换弯曲度以适应术区的外形，以方便抽吸到上臂外侧区和三角肌区。术者需要经常更换站立位置，目的是方便不同部位的抽吸。有时患者上臂上外侧接种疫苗留下的瘢痕可以作为交叉抽吸的手术入口，可更方便地去除外侧的脂肪。此外，侧胸部、上背部和中背部侧壁等部位也可以通过腋后线切口同时吸脂。东方人上臂外侧不宜做切口，因为容易有瘢痕增生。当需要抽吸副乳上臂前侧，特别是当上臂进行环吸时，可以在腋前线上臂和侧胸间皱襞线内做一个细小的辅助切口，使抽吸更彻底。通常情况下患者处于俯卧位，上臂外展、外旋、内收、内旋、伸直、屈曲均不受限制，肘关节可以伸直或者轻微地弯曲。这样术中上臂可以方便地从头侧转到尾侧，以达到彻底塑形的目的。

（二）小腿自体脂肪移植术

1. 背景　小腿充填已逐渐成为新兴的轮廓塑形项目，无论是出于美容的目的，还是出于重塑的目的，自体脂肪移植都是比较理想的小腿充填方法。Crocenzi在1972年通过自体脂肪移植首次成功修复了1例小腿软组织萎缩的病例。除了先天性的小腿萎缩等疾病外，自体脂肪移植技术还应用于吸脂后造成的软组织凹陷。

2. 解剖结构　小腿骨骼包括胫骨和腓骨。小腿的肌肉可分为四个组群：前侧群、外侧群、后侧群和深后侧群。前侧群由胫骨前肌、长伸肌、趾长伸肌和第3腓骨肌组成，四块肌肉受腓深神经支配，血供来源于胫前动脉的肌支。外侧群由腓骨长肌和腓骨短肌组成，受腓浅神经支配。腓骨长肌血供来自胫前动脉和腓动脉肌支。腓骨短肌血供来自腓动脉肌支。后侧肌群的浅层由腓肠肌、比目鱼肌、跖肌和腘肌组成，均受胫神经支配，血供来源于腘动脉。深部肌群由长屈肌、趾深屈肌、胫骨后肌组成。小腿的前侧和外侧有很少量的脂肪分布，皮下脂肪主要集中在小腿后部。女性的脂肪量与皮肤松弛度通常高于男性。

3. 技术要点　术前患者取站立位，标记拟充填塑形的部位。手术麻醉一般采用肿胀麻醉加基础麻醉。进行脂肪充填时，患者取俯卧位，切口可采用髌骨下、腘窝内侧或外侧切口。对于凹陷较重、组织粘连严重的部位可用分离刀分离，粘连完全松解后可见皮肤弹起、凹陷减轻，此时真皮层大体在同一平面。应用2～4mm的钝头脂肪注射针将抽吸到的自体颗粒脂肪进行多层面、多隧道充填。由深层向浅层缓慢注射颗粒脂肪，直至术前标记的凹陷部位得到纠正。注射完成后可轻轻按摩辅助塑形，外形满意后缝合切口，并穿弹力裤适度加压。术后常规使用抗生素3～5天预防感染，可根据吸脂的量选择口服或者静脉用药。如有需要可选用消肿药，以减轻肿胀，1周后拆线。

4. 典型病例　女性，29岁，因先天性腿形不佳要求充填，行自体颗粒脂肪移植小腿部塑形改善O形腿（图76-14）。

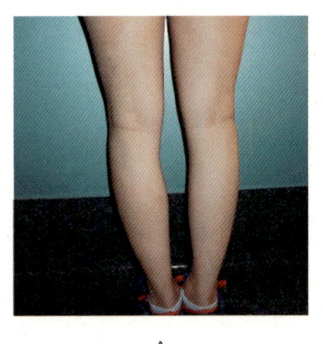 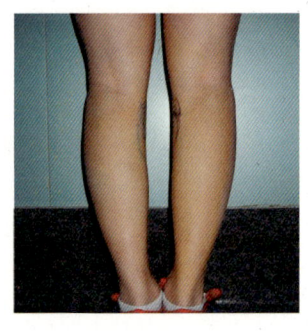

A　　　　　　　　　B

图76-14　自体颗粒脂肪移植小腿部塑形改善O形腿
A. 术前　B. 术后3个月

5. 小结　小腿的外形主要由胫骨与腓骨的长度、腓肠肌与比目鱼肌的发育程度，以及皮下脂肪的分布这三个要素决定。小腿脂肪移植适用于以美容为目的的充填塑形，例如各种先天性疾病和后天性损伤导致的外形不对称或畸形。小腿脂肪移植用于塑形时往往需要多次注射才能达到满意的效果，因此合理应用"3L3M"的技术，提高脂肪的成活率是小腿脂肪移植成功的关键。

五　与扩张器治疗相关的自体脂肪移植

（一）背景

软组织扩张技术是始于20世纪80年代的一项用于修复软组织缺损和外观不佳的技术。这项技术为创面修复提供了新生的富余皮肤软组织，扩张术后皮肤与正常皮肤有着相似的外观和弹性，其中的毛发和皮脂腺，分别具有排汗和分泌油脂的功能。该技术与自体脂肪移植相结合主要体现在两个方面：一是对于扩张期间可能出现的扩张皮肤菲薄、脱皮、皮肤断裂纹等影响皮肤进一步扩张的不良反应，自体脂肪移植于皮下与扩张器包囊之间，可以增加扩张皮肤厚度，促进扩张皮肤血管新生，增加扩张皮肤血供，使得扩张皮肤可以进一步扩张，获得更多的再生皮肤；二是扩张术后的供区由于扩张器的长期（通常在3～6个月或者更长时间）压迫，扩张区域在扩张器取出后，发生局部凹陷，往往在1年以上也不能完全恢复。尤其在有骨组织等较硬的组织表面，由于边缘区域组织的增厚，使得扩张底盘处的扩张中心区下方形成的凹陷更为明显。因此，扩张器治疗术后的患者皮肤表面获得了良好的外观，但是部分患者在轮廓上存在局部凹陷需要进行自体脂肪移植以提高疗效。

（二）解剖结构

扩张器通常埋在皮肤和皮下脂肪层下方，其深面为深筋膜、肌肉、骨膜等组织。根据埋入的时间变化，通常在2周左右扩张器的表面会逐步形成纤维包囊。该包囊的主要成分为成纤维细胞及大量胶原纤维。通常包囊含有大量新生毛细血管，这些毛细血管组成毛细血管网，为新生的扩张皮肤提供养分。该包囊分为内、外两层：内层贴于扩张器表面，包囊较为光滑、致密；外层贴于人体组织，毛细血管丰富，较为疏松。两层包囊之间较为疏松，容易分离。当扩张器取出后，两层包囊逐渐融合成为体内的纤维组织。扩张器注水缓慢增大的过程中，由于皮下软组织内的毛细血管受到的扩张器压力以及皮肤扩张的张力不断增大，局部组织代偿可出现增多的毛细血管或增大增粗的毛细血管。当这些压力高于毛细血管内压力时，毛细血管内血液流动就会受阻，进一步形成血栓，影响扩张皮瓣血供。同时不良的血供也会影响皮肤附属器的功能，临床表现为皮肤干燥脱皮、湿疹，在真皮层增厚的地方可出现类似妊娠纹的皮肤断裂纹。

（三）技术要点

1. 扩张期间的治疗　该治疗可分为预防性的干预性治疗和皮肤出现问题后早期的干预治疗。预防性的干预性治疗指多次扩张后皮下脂肪较少、皮肤较薄，在扩张早期即可进行自体脂肪移植，以防止扩张皮肤出现问题。皮肤出现问题后早期的干预治疗指发现皮肤出现血运异常的早期，进行自体脂肪移植。皮肤血供不足的常见表现为皮肤红血丝增多、发红或者干燥。

该治疗的要点是获得细颗粒脂肪，不带纤维，可用细管抽吸，注射时用食指和拇指提起扩张皮，用锐针刺入1mm形成小切口，然后置入22G到20G的钝针进行脂肪移植，层次在皮下与扩张囊之间。注射量为每厘米隧道0.1ml。

2. 扩张器取出后的治疗　扩张器取出3~6个月以后，治疗区域由瘢痕增生期进入稳定期，触诊较为柔软，此时即可开始治疗。术前可通过激光三维扫描对治疗区和对侧进行扫描，测得需要充填的体积，并于患区进行标记。

应用"3L3M"的自体颗粒脂肪移植技术，抽吸并纯化脂肪组织，对于拟治疗的扩张凹陷区域进行充填。由于该层皮肤软组织经历过扩张治疗后较薄，第一次脂肪移植时可以不完全矫正，可均匀地在皮下移植一层脂肪。也可以用移植管寻找原来的包囊层，进行分层治疗。第一次移植的目的在于为第二次治疗提供一个良好的移植床，使得第二次移植可以获得更高的成活率。如果瘢痕较硬，移植管无法轻松置入，则需要用锐性小刀预先将粘连松解，再进行移植。移植后可靠加压包扎固定。

3. 典型病例　患者男性，左侧面颊部扩张器治疗瘢痕术后局部凹陷，致双侧面部轻度不对称。于左面部行自体脂肪移植，纠正左面部凹陷畸形（图76-15）。

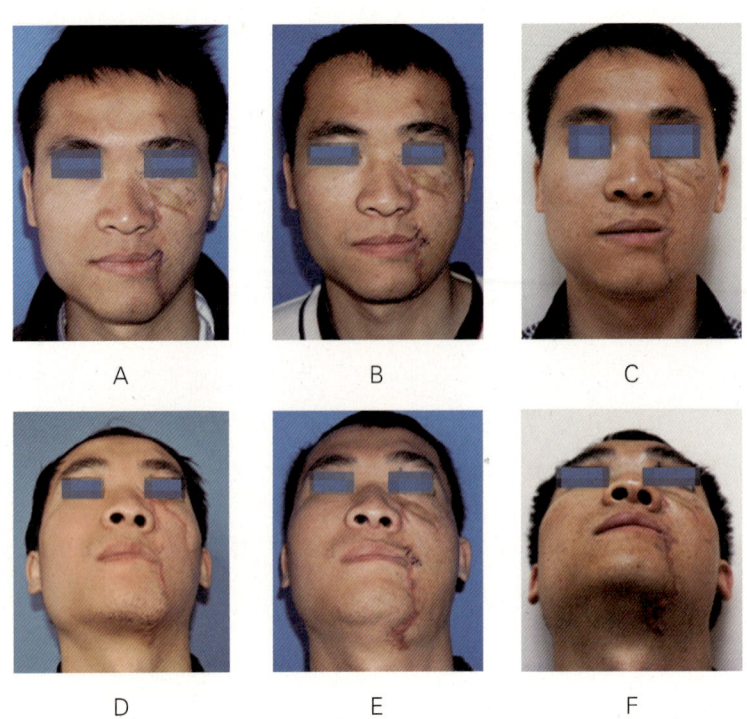

图 76-15 自体脂肪移植纠正左面部扩张器术后凹陷畸形
A、D. 左面部软组织扩张皮瓣转移术后局部凹陷　B、E. 自体脂肪充填术后 7 天　C、F. 自体脂肪充填术后 3 个月

4. 并发症的预防和处理　脂肪移植扩张期间最容易发生的是由于操作不慎，刺破扩张器，在术中发现清亮液体从针孔中溢出。对此需要在术中即刻更换扩张器。术后 2～3 天扩张皮肤可出现暂时性青紫，可恢复。术后凹陷的脂肪充填区域是原来放置过扩张器的区域，该区域通过手术已分离了空腔。因此该部位相对于其他脂肪移植的区域，发生脂肪栓塞的可能性较小。但该部位的皮肤及皮下组织往往因扩张过，变得较薄，变得更为透明，脂肪移植时不可注射过量的脂肪，以免发生凹凸不平的外观，也避免过度充填造成脂肪成活率下降。

5. 小结　脂肪移植治疗作为扩张器治疗的补充，使软组织修复重建的效率大大提高。通过扩张器治疗，皮肤表面的体表肿瘤、瘢痕、胎记、秃发等都可以获得良好的修复，但是扩张后局部遗留的凹陷往往经过多年也无法恢复到未扩张时的平整或饱满。通过脂肪移植，可以用最小的创伤为患者带来最佳的治疗效果，是一项锦上添花的治疗。

六　瘢痕的自体脂肪移植治疗

（一）背景

瘢痕组织内存在大量组织纤维化，形成挛缩牵拉，局部增厚肥大，形态和颜色不良，严重者可形成瘢痕疙瘩。伤后的感染、炎症反应以及局部的张力是瘢痕形成的主要因素。利用自体脂肪移植后脂肪的再生效应可改善瘢痕的质地、弹性、色泽等，尤其是对于萎缩性瘢痕更有一定的组织充填作用。但需要注意的是，对于小范围瘢痕疙瘩，仍应先处理瘢痕疙瘩，再辅以自体脂肪移植。直接在瘢痕疙瘩内进行自体脂肪移植往往效果不佳。

（二）自体脂肪移植对于瘢痕的益处

1. 改善瘢痕挛缩。

2. 增强瘢痕区周围皮肤的弹性。
3. 改善放疗后组织的慢性萎缩。

(三) 技术要点

小范围瘢痕的治疗可采用局部麻醉的方式。在瘢痕区域先进行皮下粘连的松解。脂肪获取方法见前述章节。将纯化后的脂肪注射在瘢痕的真皮与皮下交界处，术后适度加压包扎固定1周。两次治疗间隔为3~6个月。

（谢芸　李青峰　陶凯）

第三节　SVF辅助的自体脂肪移植

一、SVF的概述

血管基质成分（stromal vascular fraction，SVF），是脂肪组织经胶原酶消化后提取出的由不同种类细胞混合而成的细胞沉淀物，其中主要包括脂肪源性干细胞、间质细胞、血管内皮细胞、周细胞，不包含脂肪细胞。在临床应用的条件下，SVF包含了一定数量的血源性细胞，如白细胞、红细胞等。Yoshimura等人的研究证实，SVF中的有核细胞包括37%的白细胞、35%的脂肪源性干细胞（adipose-derived stem cells，ADSCs）、15%的内皮细胞以及其他一些细胞，血源性细胞的百分比主要与个体的出血量有关。将脂肪组织中的细胞成分与脂肪组织复合移植，称为细胞辅助脂肪移植技术（cell-assisted lipotransfer，CAL）。在细胞辅助脂肪移植技术中，一般使用新鲜分离未经任何细胞分选及培养的SVF。

2003—2009年，Yoshimura等应用细胞辅助脂肪移植技术进行临床研究，共为307名患者进行了手术（女性303例，男性4例），其中包括177例隆胸术、52例乳房假体取出后整复术、40例乳房切除术后再造、48例面部手术、4例臀部手术和3例手部手术。结果显示，移植后皮肤的自然纹理、柔软度、软组织充填后的外形等均达到满意的效果。富含SVF的脂肪组织植入人体后显示了令人满意的效果，且没有出现明显的并发症。关于SVF植入体内后的毒副作用，目前很少有研究报道。

体外培养的ADSCs，尤其是在长期压力环境下，可能会变为非整倍体或发生DNA重组，从而带来严重的病理生理改变，甚至有可能向肿瘤细胞转化。当这些已发生转变的ADSCs植入免疫缺陷的裸鼠体内后可以形成肿瘤。当然，并非全部ADSCs的体外培养都会发生上述转变。有报道指出，在体外及体内试验中，ADSCs能通过旁分泌的机制促进乳腺癌细胞的生长，因此，将SVF辅助疗法应用于乳腺癌术后乳房重建的患者必须持审慎态度。目前认为，在自体脂肪移植术中添加SVF是一种安全有效的方法。随后的长期随访对照研究对于评估这项技术的价值非常有必要。

二、细胞辅助疗法的原理

一般而言，组织移植需要使用完整的器官或组织进行移植，它们含有一定比例的前体细胞和已分化的成体细胞。但是在脂肪移植术中，抽取的脂肪中前体细胞及成体细胞的含量比例显著低于正常脂肪组织。SVF在组织中所占比例降低可能是导致脂肪移植后吸收的主要原因。有研究表明，补充脂肪前体细胞能够提高移植脂肪的成活率。

同时研究还发现，对抽取的脂肪进行离心有可能影响移植物的成活率。对抽吸获取的脂肪进行离心虽然减少了脂肪组织的体积，甚至破坏了部分脂肪细胞，却保存了几乎所有的SVF（图76-16）。这使得单位体积里脂肪基质细胞数目增加，因此，离心可能会提高移植脂肪的成活率。

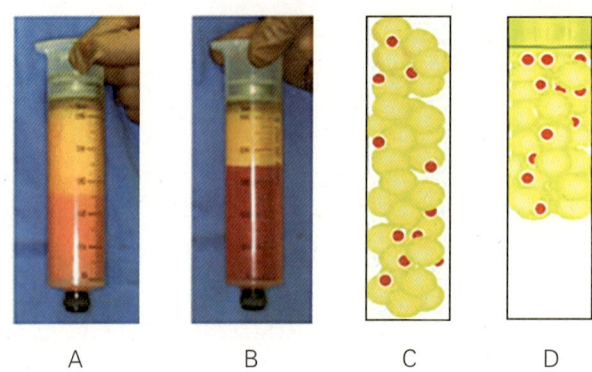

图76-16　离心对抽吸获得脂肪的影响。离心后脂肪组织的总体积减小。脂质部分体积明显减少，而液态部分和油滴增多。脂质部分里基质细胞数目并未随离心出现显著的变化。离心增加了单位体积脂肪组织中的基质细胞数量
A、C. 离心前　B、D. 离心后

三　SVF在辅助脂肪移植中的可能机制

随着SVF的加入使得普通吸脂获得的脂肪中基质细胞的比例增加，转变成为富含干细胞的脂肪组织。有研究发现，富含脂肪前体细胞的脂肪组织移植不仅能够提高成活率，还能够最大限度地减少组织萎缩。而在移植过程中，新鲜分离的SVF在加入抽吸脂肪组织中后，SVF细胞黏附于脂肪组织上，脂肪组织则成为一个具有活性的生物支架（图76-17）。

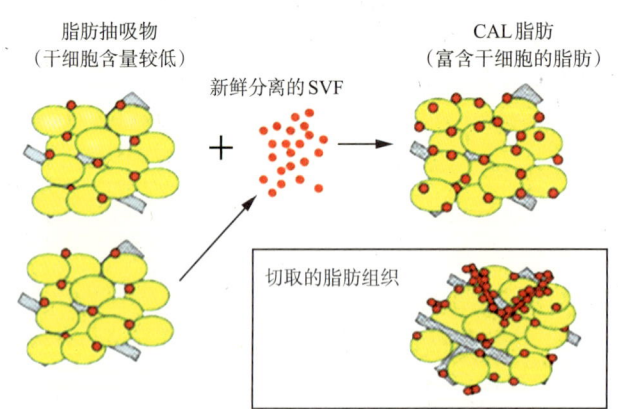

图76-17　细胞辅助脂肪移植术。将吸脂术获得的脂肪分为两份，其中一份用于提取SVF，分离后加入另一份中，混合成富含基质细胞的脂肪组织。脂肪组织对加入的SVF细胞起到了生物支架的作用

SVF在细胞辅助疗法中有五个可能的作用机制。第一，SVF中的ADSCs分化成为脂肪细胞，有助于脂肪组织的再生；第二，ADSCs分化成为内皮细胞及脉管周细胞，从而促进再血管化，提高了移植物的成活率；第三，ADSCs在创伤、缺氧及其他条件作用下可以释放促进再血管化的生长因子，如肝细胞生长因子（HGF）、血管内皮生长因子（VEGF）等，这些因子能够影响周边的宿主组织；第四，一些ADSCs能够以最初干细胞的身份继续成活；第五，SVF中所含的一些其他细胞成分，如血管内皮细胞、周细胞等，可能发挥一定的生理功能，促进脂肪移植物的成活。

在脂肪组织中，ADSCs位于脂肪细胞之间或者细胞外基质中，以血管周围居多，它们有助于脂肪组织的更新。这种更新一般是很缓慢的（长达2年，甚至更长）。但是，成活的脂肪移植物可能在移植后最初的2~3个月发生变化，因为它们经历了短暂的缺血期，以及随之而来的再灌注损伤。这些变化，也是脂肪组织再生替换过程的一部分，其中有ADSCs参与。通过吸脂术获得的脂肪组织中相对缺乏ADSCs，这导致了术后移植脂肪组织的萎缩和吸收，这一现象通常发生在注射移植后的6个月内。通过增加ADSCs的含量和浓度，有可能使这种变化向有利于脂肪组织生成的方向发展。

目前，富含ADSCs的SVF也被应用于促进糖尿病足及慢性创面的愈合，ADSCs具有增加促血管生成因子的数量及促进胶原合成的作用，与人工真皮联合后形成复合组织，已证实能有效促进糖尿病患者创面的愈合。相比于传统的修复重建手术，以ADSCs为核心的"细胞疗法"有着获取简便、微创等优势而受到人们的广泛关注，并已逐渐成为再生医学及美容医学领域中的重要内容。

四 SVF获取技术

目前，实验室和临床上制备SVF的方法主要分为酶消化法和机械过滤法。其中胶原酶消化法是应用最为广泛、获取最为有效的一种方式。

胶原酶消化法一般包括以下三个步骤：①脂肪组织洗涤；②胶原酶消化；③离心分离SVF。根据酶消化的原理，目前已有自动化分离设备。常用的商品化SVF制备设备主要有：Multi Station（PNC International，京畿道，韩国）、Cha-Station（CHA Biotech，江南区，韩国）、Celution 800/CRS System（Cytori Therapeutics，Inc.，圣地亚哥，加利福尼亚州，美国）、Medikhan（Medi-Khan Inc.，西好莱坞，加利福尼亚州，美国）、Cell Isolation System（Tissue Genesis，火奴鲁鲁，夏威夷州，美国）等。

机械过滤法是使用机械力量将大块颗粒脂肪组织变成单个细胞，然后采用离心过滤的方法获取SVF。应用这一原理的设备有：Fatstem（Fatstem CORIOS Soc. Coop，圣朱利亚诺-米拉内塞，意大利）、Mystem（Mystem evo Bi-Medica，特雷维奥洛，意大利）等。

应用设备进行SVF分离的优点是相对简单，可重复性好，减少与外界接触机会，进而减少污染的可能。但是应用设备制备SVF也存在着以下不足：①制备SVF缺乏完善的技术规范，使得制备各厂家标准不一，未实现标准化；②制备过程中使用的胶原酶多为实验级别，消化效率不一，安全性待观察；③缺乏安全有效的SVF保存、运输方法和设备。因此，研究设计一套符合统一技术规范的SVF提取设备和操作规范是当务之急。

五 SVF的应用前景

一般认为，SVF的作用效果由SVF所含有的细胞成分决定。首先，SVF含有大量的ADSCs，在一定条件下可分化为多种成体细胞，因此对SVF的研究主要集中在再生医学方面。其次，SVF内含有一定数量的免疫细胞，因此还具有抗炎和调节免疫的功能。目前针对SVF的临床研究主要有以下几个方面：

（一）SVF促进自体脂肪移植的成活

基于前期ADSCs在促进组织再生方面的研究经验，Yoshimura 2006年将加入SVF的脂肪组织移植到免疫缺陷小鼠体内，并与未加入含SVF的脂肪组织的小鼠比较，发现加入SVF的脂肪组织组在移植成活率和移植组织血管化方面显著优于未加入SVF的脂肪组织组。2008年，Yoshimura将CAL技术应用于临床上自体脂肪移植隆乳术和面部脂肪凹陷的治疗，进一步证实了SVF在促进自体脂肪移植成活率方面的有效性和安全性。

（二）SVF促进创面愈合

SVF通过减轻创面炎症、促进新生血管形成和加速细胞增殖等机制促进烧伤创面、慢性溃疡创面、克罗恩氏瘘管和胃肠道吻合口瘘的愈合。

（三）SVF治疗心肌缺血损伤

SVF移植可以促进大鼠缺血心肌组织再生，改善左心室功能，并有临床报道其可用于改善心功能。

（四）SVF治疗系统性硬化病

已有多篇文献报道临床应用SVF治疗系统性硬化病，结果显示，应用后可以明显改善手指的疼痛、雷诺症、水肿和生活质量。

（五）SVF治疗风湿关节炎

由于SVF内含有大量的免疫细胞，SVF已用于风湿疾病的治疗，一项研究在分析了13个临床病例后认为，SVF关节腔内注射治疗风湿关节炎安全有效。

（六）SVF治疗骨关节炎

多项临床试验表明，SVF关节腔内直接注射或者SVF混合透明质酸关节腔内注射可以有效地改善骨关节炎的症状。

（七）SVF治疗自身免疫性脑脊髓炎

小鼠自身免疫性脑脊髓炎动物模型实验表明，SVF腹腔内注射可以减少组织损伤，减轻炎症反应程度，延缓自身免疫性脑脊髓炎的发病进程。

（八）SVF治疗偏头痛和神经紧张性头痛

一项临床研究表明，通过静脉输注可以减轻偏头痛和神经紧张性头痛患者的头痛症状，可以将服用阿片类镇痛药改为服用消炎镇痛药。

综上所述，SVF的应用前景相当广泛，但仍缺乏大规模的随机对照临床试验以及规范的SVF提取和操作规范，待操作规范及技术成熟稳定之后，临床证明确实可行的情况下，SVF将是自体脂肪移植技术发展的一个新的分支。

（谢芸　程辰　李青峰　陶凯）

第四节 联合细胞活性物质的自体脂肪移植

一、概述

细胞活性物质是指通过一定的分离、浓缩、提取等技术，按照规范化的操作流程，从人体自身血液获取的、经验证具有治疗作用的血液浓缩制品，也包括通过其他技术于体外制备的具有生物活性的物质（如生长因子等）。研究表明，将这些细胞活性物质注射到人体体表的特定部位或者外用，可以发挥促进局部组织修复和再生、增加血管化程度、提高移植组织成活率等作用。

联合细胞活性物质的自体脂肪移植是指在自体脂肪移植注射之前将相应的细胞活性物质与待注射的自体颗粒脂肪进行充分混合，以达到提高移植后脂肪成活率的目的。用于自体脂肪移植的细胞活性物质主要包括两类：一是自体来源的血液浓缩制品，包括富血小板血浆（autologous platelet-rich plasma，PRP）、富血小板纤维蛋白（platelet-rich fibrin，PRF）、高度浓缩生长因子（CGF）；二是非自体来源的各种生长因子，主要包括碱性成纤维细胞生长因子（bFGF）、血管内皮细胞生长因子（VEGF）、血管生成素（Ang）等。

自体来源的血液浓缩制品是将自体外周血中的血小板和细胞因子浓缩后获得的一种制剂，其中血小板浓度至少需达到生理全血的4倍。将血液浓缩制品激活并转移至目标区域后，可以发挥促进局部组织修复、再生以及血管化等作用。

PRP是一种聚集高浓度血小板的血浆，是自体来源血液浓缩制品中最为常用的一种。对于经过抗凝处理的血液进行离心，离心后血小板和白细胞聚集形成PRP。由于PRP可以释放多种生长因子，因此具有促进和调节组织愈合、再生以及促细胞增殖的作用。1977年，Harke等首次用全血分离制备出PRP，并用于心脏外科手术患者。1984年，Assoion通过恒速（后改为二次梯度）离心方法，首先提取了血小板浓度为外周血4倍以上的PRP。1990年，Ellis首次将PRP应用于美容领域。1997年，Whitman等率先用PRP技术修复骨缺损。鉴于上述应用取得的较好临床效果，PRP相继于多个领域得到应用拓展。

在整形美容领域，微针导入PRP促进面部年轻化、PRP联合自体脂肪移植提高脂肪成活率、PRP联合点阵激光治疗面部痤疮、PRP单独或联合其他药物注射治疗脱发及斑秃、PRP治疗难愈性创面和用于淡化瘢痕等均在临床上取得了较为理想的效果。研究表明，PRP可以促进脂肪源性干细胞的增殖活性，增强自体脂肪移植后受区的血供，这为联合PRP自体脂肪移植提高脂肪成活率提供了理论依据。

研究还发现，PRP中血小板所释放的大量生长因子，在第一天即达到释放峰值，维持时间较短，长期的效果往往并不明显。因此，法国学者Choukroun等人通过不断改进于2001年开发出新一代血液浓缩制品富血小板纤维蛋白（PRF）。相较于之前的血液浓缩制品，PRF中含有的纤维蛋白聚集形成疏松的立体网络结构，可将大量的血小板和白细胞聚集其中，可以逐步释放细胞因子，在第7～14天达到释放峰值，从而显著延长其作用时间。2007年，Braccini和Dohan将PRF与颗粒脂肪混合用于面部脂肪移植，取得良好效果。2010年，Sclafan将PRF注射于鼻唇沟的皮下组织，术后2周可出现明显的嫩肤治疗效果，3个月后皮肤弹性及饱满度仍保持良好状态。目前，PRF因其制备方法简便、成本较低、使用便捷且无须添加其他生物介质，已被广泛应用于口腔颌面外科、耳鼻喉外科、眼科、妇科、心血管外科、运动医学等许多医学领域。尽管众多基础研究及临床治疗均肯定了PRF所具有的良好生物学效应，但是PRF为凝胶状，使用途径较为单一，成为其临床应用的短板所在。

Sacco于2006年率先制备出了高度浓缩生长因子（CGF），是自体血液浓缩制品的进一步改良优化。不同于PRF，CGF需要利用特殊的专用离心设备，采用不间断差速离心的方法制备获得。其依靠物理性加速和减速充分激活血小板中的α颗粒，从而产生更高浓度的生长因子和$CD34^+$细胞，使之具备更强的促进组织愈合和再生的能力。2011年，Rodella等详细分析了CGF的组成，证实了CGF中富含高浓度$CD34^+$细胞。2014年，Kim等证实，CGF在骨缺损部位可以发挥一定的生物学效应。此外，根据用途的不同，还可选用不同的匹配试管制备出液态、凝胶态等多种性状CGF，大大拓展了其临床应用的范围。目前，CGF作为新型血小板浓缩制品已应用于骨缺损治疗、创面修复、皮肤美容和促进毛发再生等方面，而联合CGF的自体脂肪移植技术也是自体脂肪移植的一个发展方向。

与自体来源的血液浓缩制品相比，目前非自体来源的各种生长因子在临床应用中多为外用型，缺少针对医疗整形美容领域的注射类产品。因此，虽然各类生长因子具有促进组织修复再生的特性，已被广泛应用于组织创伤修复等医疗领域，但是目前也出现了许多问题，乱用、滥用、违规使用细胞活性物质（尤其是各类生长因子）的现象时有发生，严重损害了求美者的权益。因此，在开展与细胞活性物质相关的医疗整形美容相关技术时，为保证医疗质量和医疗安全，维护广大求美者的权益，需要严格依照我国相关医疗法律法规，遵循科学、规范、公开、符合伦理的原则。

原理和可能的机制

自体脂肪移植具有组织来源丰富、移植后质地外观接近自然、操作简便、对机体创伤小、成本相对低廉等优势，已广泛应用于整形美容外科组织充填和重建。但自体脂肪移植存在移植后脂肪成活率不确定，以及囊肿形成、钙化等并发症，因此如何提高移植后自体脂肪成活率成为广大研究者关注的热点。为此，研究者们对自体脂肪移植进行了许多理论革新和方法改进。细胞活性物质作为一种可提高自体脂肪成活率的辅助手段，已逐渐应用于自体脂肪移植的研究和临床工作中。

（一）自体来源的血液浓缩制品在脂肪移植后促进脂肪组织成活中的作用

血液浓缩制品可能通过以下作用促进移植脂肪的成活：①由其血浆成分为移植物提供营养支持；②在多种促血管生成因子的作用下，促进移植物的血管新生、血供重建，如血小板衍生生长因子、血管内皮生长因子等；③促进移植物内脂肪源性干细胞和前脂肪细胞的增殖和分化。

在血液浓缩制品促进移植脂肪成活的机制方面，有许多研究报道。Fukaya等发现，PRP能够抑制高度成脂分化的前脂肪细胞凋亡，其分子途径是降低DAPK1水平和BIM mRNA的表达，研究后认为，PRP能通过增强移植物中的前脂肪细胞的抗凋亡活性来提高移植脂肪的成活率。Cervelli等在探讨PRP对脂肪源性干细胞的作用后发现，单独应用PRP不能促进人脂肪源性干细胞的成脂分化，但当添加胰岛素后，PRP通过FGFR-1和Erb2调控的Akt途径，明显增强人脂肪源性干细胞的成脂分化潜能。此外，PRP含有多种生理性的生长因子，而成脂分化过程受多种激素和生长因子的调控。例如，IGF能通过上调PPAR配体的作用促进前脂肪细胞（3T3L1细胞株）的成脂分化。同时，PRP中的许多生长因子均能促进血管生成。Rophael等发现，促血管生成生长因子VEGF、FGF、PDGF-BB的混合物与单一的促血管生成生长因子相比，不但能促进移植脂肪的早期血管生成，而且能促进脂肪细胞新生。因此，PRP的促血管生成作用不仅能提高成熟脂肪细胞的早期成活，还能促进脂肪细胞的再生。

(二)非自体来源的各种生长因子在脂肪移植后促进脂肪组织成活的作用

自体脂肪组织移植过程中血液循环的重建和脂肪组织的再生对存活率具有重要的影响。在脂肪组织移植后，多种促血管生长因子可极大地促进移植脂肪内血管的长入。近年来，对血管生成机制的深入研究发现，bFGF是对血管的形成和再生直接发挥作用的生长因子，具有促进内皮细胞分裂和增殖的作用，还可以作用于内皮细胞的趋化因子，加快新生血管的长入，缩短了移植物的缺血期。同时，bFGF是有丝分裂原，能有效促进前脂肪细胞增殖和分化，从而提高移植的脂肪组织的成活率。而bFGF诱导内皮细胞形成血管是通过VEGF来实现的。VEGF是一种高度特异性的促进血管内皮细胞分化增殖的有丝分裂原，介导内皮细胞迁移和浸润。局部脂肪中VEGF的增高可以有效促进移植后脂肪组织的血管生成。Ang1通过调节内皮细胞和血管周围间质细胞的相互作用而维持血管管腔的稳定性，对新生血管的重构、成熟和稳定起重要作用。单独应用Ang1可有效促进血管生成，增加移植物的早期血管密度。同时，缺血组织的血管生成过程非常复杂，需要多种生长因子在时间、空间和剂量等方面协调和互补。联合两种或多种作用于血管生成不同阶段的生长因子较单一因子会更有效地促进血管生成，改善组织血液供应，减少单一因子治疗可能引起的不良反应。

三、临床应用

(一)PRP的制备及与自体脂肪移植的联合应用

PRP制备的原理是根据全血中各成分的密度差异，经离心来分离得到浓聚血小板的血浆，通常采用二次离心抗凝的全血来获得。第一次离心后，红细胞沉积在最下方，与血浆分离，中间出现白色的薄层，含有大量血小板。取血浆和中间层进行第二次离心后，血小板沉积，留取约1/4的血浆与血小板混合均匀后即得到PRP。目前，一致认可的是在第二次离心时采用较高的离心力，以增加血小板数量并减少制备时间。但高速离心会导致血小板破裂，引起制备过程中的生长因子释放，最终降低所得PRP中血小板、生长因子的含量，影响其生物活性。

Dugrillon等通过研究离心加速度对生长因子含量的影响发现，随着离心加速度从400g（g是重力加速度）增加到1200g，PRP中血小板的计数随之增加。当离心加速度从400g增加到800g时，TGF-β的含量明显增加，而继续增加离心加速度到1000g或1200g时，TGF-β的含量却没有继续增加。因此，第二次离心的最佳离心加速度可能是800g。PRP在使用前需要将其血小板激活。血小板激活是α颗粒与血小板膜融合、胞吐释放蛋白，以及分泌型蛋白质通过添加组蛋白和碳水化合物侧链而发生活化的过程。Marx等最早报道的方法是，将6ml的PRP与1ml氯化钙和凝血酶混合物（10000u胎牛凝血酶溶于10ml的10%氯化钙溶液中）混合从而激活PRP。但使用凝血酶激活PRP通常会导致生长因子在激活后的10分钟内快速释放，1小时内释放超过95%。因此，Marx等推荐PRP激活后应在10分钟内在受区使用。另一种方法是单纯添加氯化钙。添加氯化钙后，PRP中的凝血酶原转化为凝血酶，激活血小板，引起纤维蛋白凝集，PRP形成凝胶状，血小板释放出的生长因子被包埋在纤维蛋白基质中，缓慢释放，可持续释放7天以上。

目前，较为通用的PRP制备方法为按PRP需要量的10倍采集外周血液（图76-18），用CPDA保存液保存。用德国贺利氏6000i血细胞分离机离心，第一次离心时设定温度22℃，转速为每分钟1200转，时间15分钟，用血浆分浆器把上层所含的血小板和血浆转移至另一血袋中，去掉红细胞。将含血小板的血浆进行第二次离心，设定温度22℃，转速为每分钟2500转，时间8分钟，再将上层血浆转移至另一血袋中，余下的即为PRP，约占原血液体积的1/10。然后在PRP中加入1/10的10%氯化钙溶液，置入PRP保存箱中震荡1个小时后备用（图76-19）。

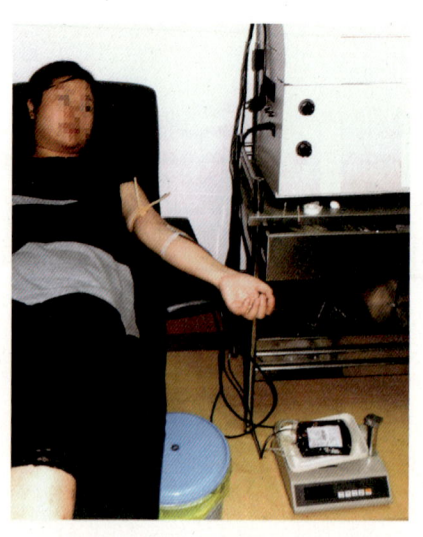

图 76-18　外周血采集（采用负压血浆采集机缓慢采集外周静脉血，采集时取半卧位，手臂近心端用止血带扎紧，以利静脉血流出，每次采集量一般不超过 200ml）

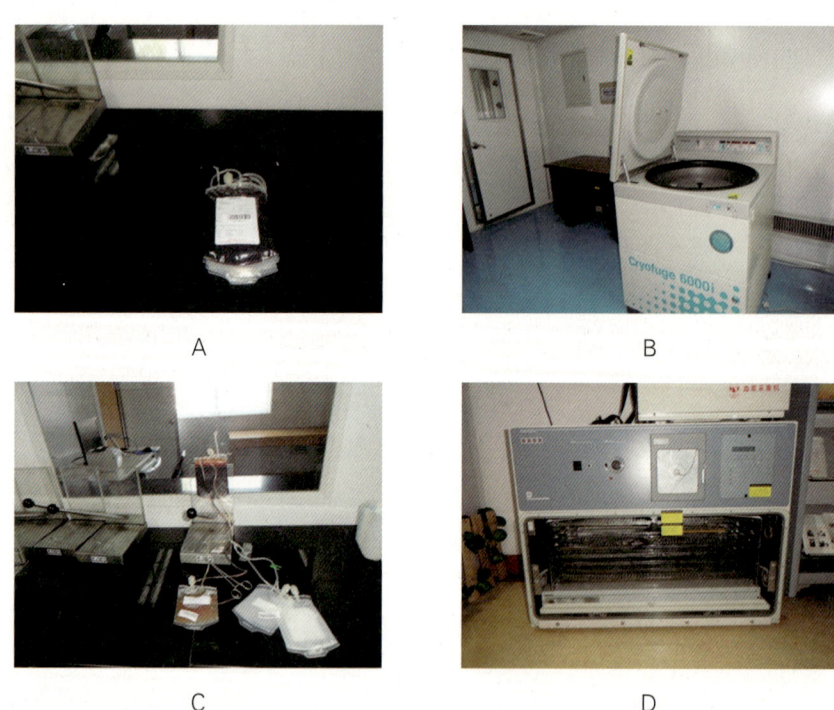

图 76-19　PRP 制备过程
A. 采集的外周血　B. 德国贺利氏 6000i 血细胞分离机离心　C. 静置分离上层 PRP
D. 美国富尔玛 PRP 保存箱震荡 1 个小时，防止血小板聚集

　　制备 PRP 的同时，可以进行颗粒脂肪的获取及纯化，供区主要选择大腿外侧或腰腹部。其中以大腿外侧最佳，有学者认为此处的脂肪细胞有较高活性的脂蛋白，移植后其成活率高于其他部位。采用肿胀麻醉（2% 利多卡因 40ml＋1∶1000 盐酸肾上腺素 1ml＋生理盐水 1000ml），选择合适的吸脂针，应用负压吸引抽取脂肪，并以每分钟 1680 转离心 3 分钟，以获取纯度较高的脂肪组

织（图76-20）。若供区为腰腹部，因含有较多纤维组织，对纯化后的颗粒脂肪需仔细清除其中的纤维条索，以便于后期注射量及注射力度的控制和调整。再将纯化的颗粒脂肪与已制备的自体PRP按照10∶1的比例进行充分而均匀的混合。然后将混合物根据注射部位的不同重新装入2.5ml或5ml注射器内（图76-21）。选择相对隐蔽处作为进针点，并根据注射部位选择合适的注射针，混合PRP的脂肪注射的层次与自体脂肪充填注射的层次相同，以多隧道、多层次、边退边推的注射方式进行注射，注射时要适当地过度矫正。注射完毕后局部需要做适当的按摩，使混合注射物均匀地分布于受区。

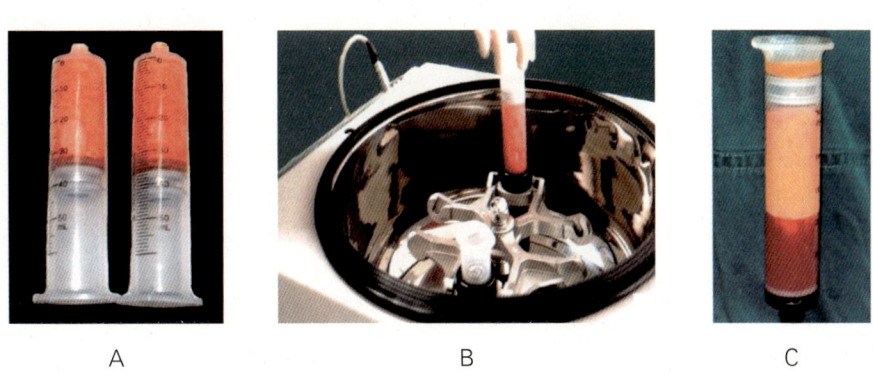

图76-20 自体颗粒脂肪的获取及纯化
A. 获取的脂肪组织　B. 将抽取的脂肪放入离心机离心　C. 离心后可见液性成分、脂肪颗粒和油滴的明显分层

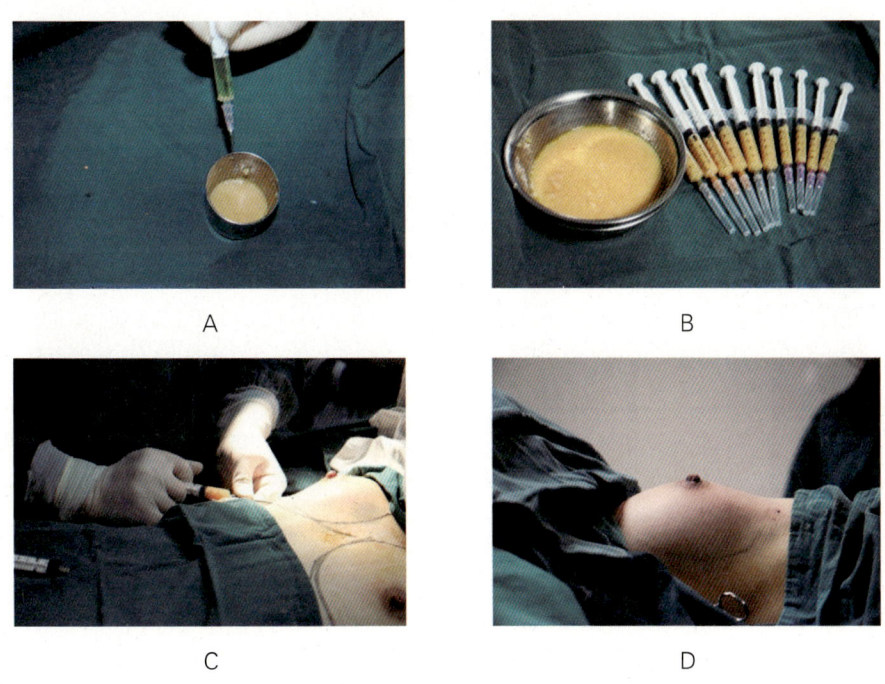

图76-21 PRP与自体脂肪混合后注射充填

目前常用的联合PRP的自体脂肪移植注射的适应证包括：
1. 颜面部的凹陷和皱纹
（1）颜面部凹陷：颧、颞、额部的凹陷需注射10～40ml，眼眶区的凹陷需注射2～10ml，上唇过薄、人中过短一般需注射1～6ml，鼻唇沟过深需注射2～8ml，颏部后缩短小需注射2～4ml（图76-22）。

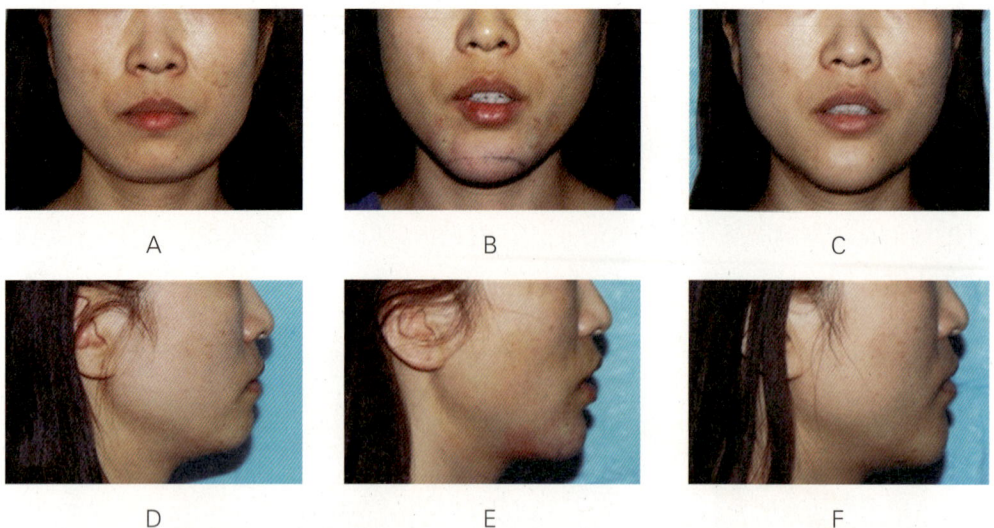

图 76-22 联合 PRP 的自体脂肪移植隆颏术（女性，30 岁，下颏后缩、短小，应用自体脂肪联合 PRP 注射隆颏，充填量约 2.5ml）
A. 术前正位　B. 术后即刻正位，下颌外观由于过度矫正而略显突出　C. 术后 3 个月正位，可见颏部整体延长且前突，下颌缘已比较自然　D. 术前右侧位　E. 术后即刻右侧位　F. 术后 3 个月右侧位

（2）重睑术后多余皱纹：重睑术后部分患者在预定重睑线上又多出 1～2 条皱纹，在眶隔脂肪去除过多或重睑切口上缘眼轮匝肌去除过多时会出现这种现象，可用颗粒脂肪注射充填，需注射 2～10ml。

（3）颜面萎缩：一般双侧颜面萎缩、大面积软组织发育不良所需注射量为 10～40ml。

（4）植皮区或萎缩性瘢痕凹陷：需根据凹陷的范围和深度来确定需要的注射量。

各部位注射时需在安全平面进行，并避开重要的血管、神经，以避免引起脂肪栓塞等严重并发症。

2. 先天性小乳症、乳房不对称或乳腺癌切除术后乳房缺损　联合 PRP 的自体脂肪移植注射隆乳术的受术者选择有一定的限制，适合乳房较小、乳房轻度萎缩、对乳房体积增加要求不大的受术者，并且自身其他部位必须有多余的脂肪以供采用。由于乳房部位的组织容量有限，受区的微血管无法一次供应过多脂肪细胞的代谢营养，不能一次注入太多的脂肪组织，否则移植的脂肪组织不能得到充分的血液供应，易发生坏死。一般认为，一次注射量每侧应为 100～150ml。近年来出现针对乳房的预扩张装置，通过术前对于乳房组织的扩张，在增加局部组织量的同时，改善局部的血液供应状况。有文献报道，经扩张后每次注射量可以增加，脂肪移植成活率也有所提高（图 76-23）。

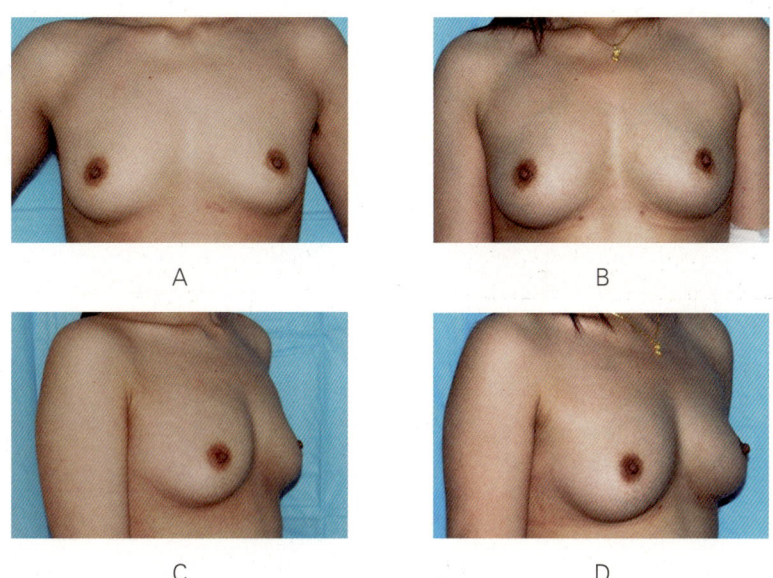

图76-23 联合PRP的自体脂肪移植隆乳术（女性，35岁，生育哺乳后双侧乳房体积萎缩伴轻度下垂，充填量每侧125ml）
A. 术前正位 B. 术前右侧斜位 C. 术后4个月正位 D. 术后4个月右侧斜位

对于小乳症的治疗，注射层次一般选择在乳腺后间隙及皮下层较为妥当，避免将颗粒脂肪注射在乳腺腺体内，以免术后无法分辨乳腺肿瘤与钙化的颗粒脂肪，造成乳腺癌筛检时的困扰。对于乳腺癌术后乳房缺损进行脂肪移植治疗时，也应尽可能注射到皮下层，防止干扰乳腺癌术后复发诊断。

注射隆乳一般需要多次注射才能达到较为理想的效果。

3. 身体各部位的软组织凹陷　身体各部位的软组织凹陷包括臀部平坦凹陷、大腿和小腿部弯曲、吸脂术后凹陷等，均可采用联合PRP的自体脂肪移植技术得到纠正。所需的脂肪量由凹陷区的实际需要量来确定，并需要适量过度矫正。

（二）PRF的制备及与自体脂肪移植的联合应用

PRF的基本制备方法是通过血液的离心而不需要添加任何抗凝剂或凝血酶，是一种制备方法简便、成本低廉的血小板浓缩制剂。其标准制备方案是：采集外周血置于不添加抗凝剂的10ml试管内，立即以每分钟3000转（约400g，g是重力加速度）离心10分钟。离心后血液分为三层：最上层为贫血小板血浆（platelet-poor plasma，PPP），中间为PRF凝块，底层为红细胞（图76-24）。由于该方案不使用抗凝剂，血液与管壁接触后立即开始凝血，大多数的血小板开始被激活。纤维蛋白原首先聚集在试管中上部，在被凝血酶转化为纤维蛋白后，聚集于试管中部，在红细胞层与血浆层之间形成纤维蛋白凝块。PRF凝块中的纤维蛋白基质构成了一个复杂的三维结构，使大量的血小板和白细胞聚集其中。该方法的成功与否依赖于采集血液并对其进行离心所花费的时间。由于未使用抗凝剂，采集的血液可能迅速发生凝血，因此必须尽量缩短整个准备时间才能获得具有临床使用价值的PRF凝块。如果准备耗时过长，纤维蛋白将会扩散，仅能获得一个极小的凝块且缺乏稳定性，从而导致PRF制备的失败。

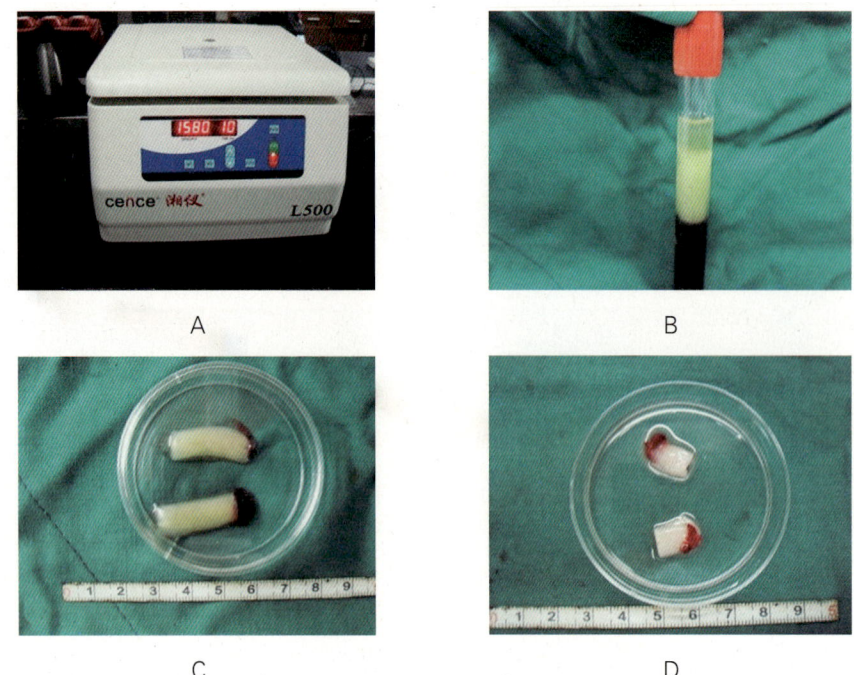

图 76-24 PRF 制备过程
A. 台式低速离心机离心　B. 静置分三层　C. 取出中层即 PRF　D. 去除血清可得到纤维蛋白膜

自体脂肪的获取及纯化与联合 PRP 的自体脂肪移植方法相同，将纯化的颗粒脂肪与已制备的自体 PRF 按照 10∶1 的比例进行充分而均匀的混合。再将混合物根据注射部位的不同重新装入 2.5ml 或 5ml 注射器内。移植注射的方法也与联合 PRP 的自体脂肪移植注射方法相同。同样选择相对隐蔽处作为进针点，并根据注射部位选择合适的注射针，选择合适的层次，以多隧道、多层次、边退边推的注射方式进行注射，需要适量过度矫正（图 76-25）。注射完毕后局部进行适当的按摩。

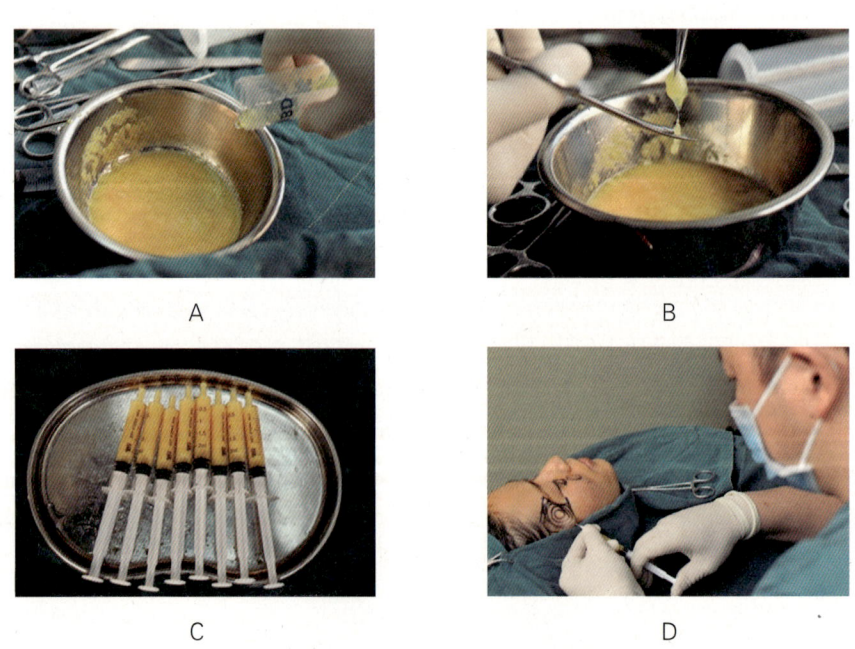

图 76-25 PRF 与自体脂肪混合后注射充填
A. 将 PRF 加入吸脂分离纯化后的自体脂肪　B. 将 PRF 与脂肪充分混合　C. 分装脂肪　D. 注射充填

目前常用的联合PRF自体脂肪移植注射适应证也与联合PRP的自体脂肪移植相同，包括：①颜面部的凹陷及皱纹（图76-26）；②乳房（隆乳）；③身体各部位的软组织凹陷等。

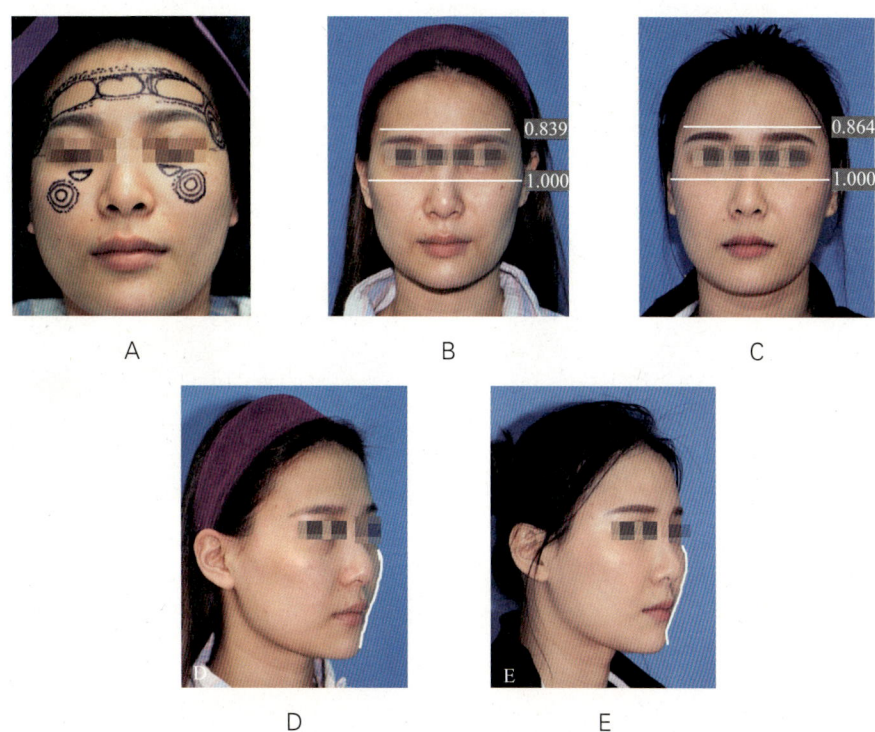

图76-26 联合PRF的自体脂肪移植充填额、颞、颧、泪沟、颊部（女性，25岁，面部多处轻度凹陷欠饱满）
A. 术前设计待充填区域 B. 术前正位 C. 术后6个月正位，上面宽比例增大 D. 术前右侧斜位 E. 术后6个月右侧斜位，反S形曲线更加饱满

（三）CGF的制备及与自体脂肪移植的联合应用

CGF是通过Medifuge离心机（SILFRADENT，意大利）离心全血而获得，其具备特定的CGF程序即变速离心技术。变速离心技术的时间和转速为：加速30秒，速度达到每分钟2700转；离心2分钟后，降至每分钟2400转；离心4分钟，再加速至每分钟2700转；离心4分钟，再加速至每分钟3300转；离心3分钟，减速36秒后停止。该设备除具有特殊的加速、减速离心全自动程序化系统外，还有精确的温控系统，可以保证提取CGF时的环境温度。这种不间断差速离心可以充分激活血小板，启动生长因子的分泌，胞吐α颗粒释放细胞生长因子，还可尽量避免血液中的生长因子被破坏。制备出的CGF纤维蛋白较定速离心机制备的PRP及PRF拉伸强度更高，黏结强度更强，其所含的血小板衍生生长因子（PDGF）、转化生长因子β（TGF-β）、胰岛素样生长因子（IGF）、血管内皮生长因子（VEGF）、表皮生长因子（EGF）、成纤维细胞生长因子（FGF）、骨形成蛋白（BMPs）等生长因子浓度更高。

CGF制备的具体操作过程如下（图76-27）：

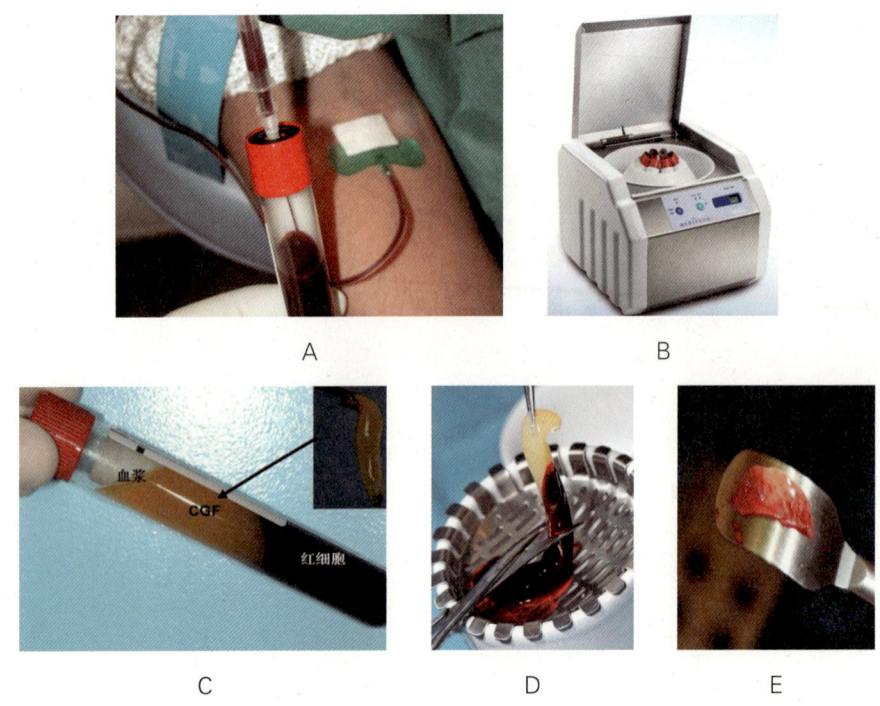

图 76-27 CGF 制备过程
A. 抽取静脉血 B. 使用 Medifuge 离心机变速离心 C. 取出中层即 CGF D. 去除红细胞层 E. 去除血清可得到纤维蛋白膜

应用 Vacuette 负压真空采集管（Medifuge 离心机特殊匹配试管）抽取患者的自身静脉血 9ml，立即置入 Medifuge 离心机。设定 CGF 制备程序，离心 13 分钟后，可见试管中血液分为三层。血液在离心过程中，由于红细胞沉降速度最快，离心后沉入试管底层；CGF、白细胞和血小板沉降速度相似，但慢于红细胞，故沉积在中层；最上层淡黄色为 PPP。制备结束后可立即得到液态 CGF，抽取后与自体脂肪混合，用于充填目标部位。此外，通过不同的处理方法还可以将 CGF 制成凝胶状态、疏松蛋白状态和液态三种状态，以用于不同的用途（图 76-28～图 76-30）。

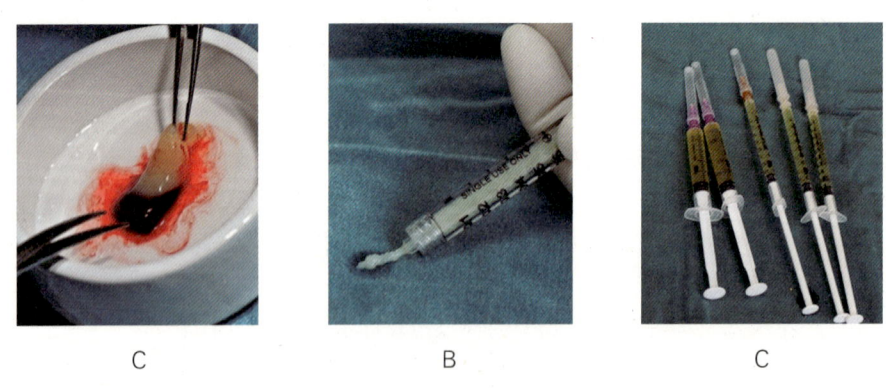

图 76-28 CGF 的三种状态
A. 凝胶状态 B. 疏松蛋白状态 C. 液态

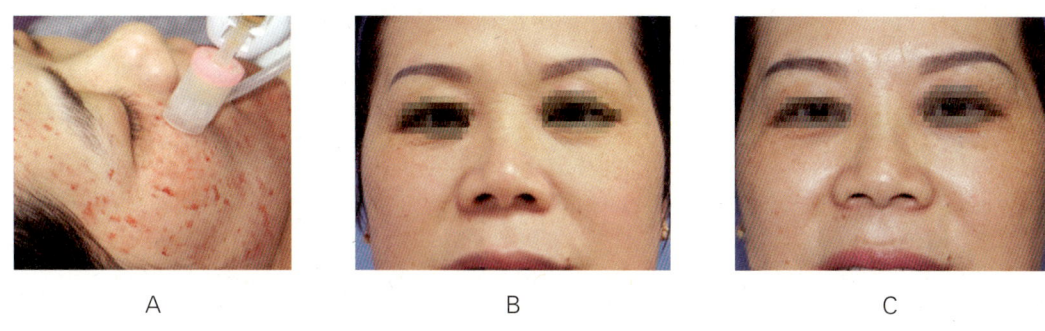

图 76-29 CGF 创面治疗
A. 联合 CGF 的面部水光针注射 B. 治疗前 C. 每个月 1 次，治疗 2 次后效果

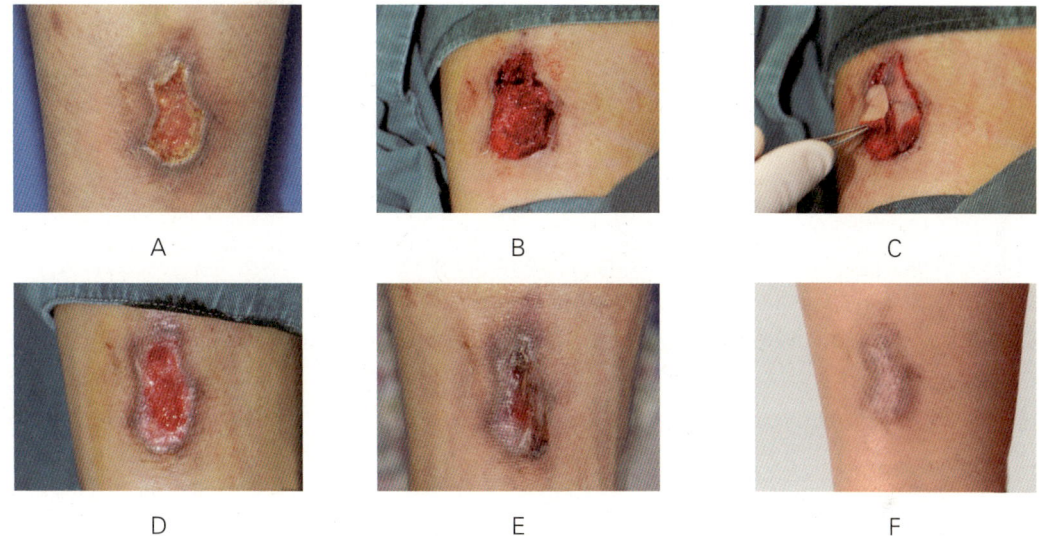

图 76-30 腰腹部激光辅助溶脂抽吸术前下腹部皮肤松弛明显，术后 10 个月松弛皮肤明显回缩上提紧致
A. 慢性溃疡创面 B. 清创后创面 C. CGF 膜覆盖＋液态 CGF 注射治疗 D. 第二次治疗后 E. 第四次治疗后 F. 脱痂后治愈，3～5 天 CGF 治疗 1 次，共 20 天痊愈

由于 CGF 是 PRP、PRF 的进一步改良，联合 CGF 的自体脂肪移植在自体脂肪的获取、纯化、注射等技术以及其适用范围上与联合 PRP 或 PRF 的自体脂肪移植完全相同。

目前联合 CGF 的自体脂肪移植尚处于起步阶段，缺乏充足的研究结果证实 CGF 对自体脂肪的影响。因此，仍需要开展更多的基础和临床研究，以证实 CGF 在自体脂肪移植中所发挥的作用。

四 展望

目前多个动物实验已经证实，激活的 PRP 应用于脂肪移植，能提高脂肪细胞的成活率、促进血管新生，PRP 还能减轻炎症反应程度和减少囊肿形成。临床相关研究相对较少。有研究发现，将自体脂肪组织与 PRP 混合移植用于乳房重建术后 1 年，PRP 混合脂肪移植组的体积维持率为 69%，优于单纯脂肪移植组的 39%。而添加 PRP 的脂肪移植与添加 SVF 的脂肪移植的体积维持率分别为 69% 和 63%，基本接近。另有研究发现，PRF 组在面部自体脂肪移植后的吸收率、疼痛、水肿和瘀青等方面均优于 PRP 组。CGF 作为对于 PRP、PRF 进行改良后的制品，具备更致密的纤维凝胶及浓度更高的生长因子和 $CD34^+$ 细胞。理论上，可能具有优于 PRP、PRF 的临床应用效果，可以成为自体脂肪移植下一个新的发展方向。此外，自体血液浓缩制品与移植脂肪混合的比例也是今后需要在临床应用中进一步探索的一个问题。而自体血液浓缩制品与ADSCs或SVF在促进移植脂肪成活方面是否具有协同作用，也是进一步研究的方向。此外，目前已有的临床研究都是病例对照研究，未来需要双盲随机对照研究来提高研究结果的循证医学证据等级。

相较于自体来源的血液浓缩制品，目前非自体来源的各种生长因子对于提高脂肪移植后的成活率已在动物实验中得到证实。但是在临床应用中，现有的各类生长因子多为外用，对于组织创伤修复具有一定的促进作用，而对于自体脂肪移植的作用仍然缺乏可信的循证医学证据，仍需要进一步开展相关研究。

（赵启明　陶凯　边志超　张倩）

参考文献

[1] Straatsma C R, Peer L A. Repair of postauricular fistula by means of a free fat graft[J]. Arch Otolaryngol, 1932,15(4):620-621.

[2] Cotton F J. Contribution to technic of fat grafts[J]. N Engl J Med,1934,211(23):1051-1053.

[3] Peer L A. The neglected free fat graft[J]. Plast Reconstr Surg,1956,18(4):233-250.

[4] Fischer G. The evolution of liposculpture[J]. Am J Cosmet Surg,1997,14(3):231-239.

[5] Fischer A, Fischer G M. Revised technique for cellulitis fat reduction in riding breeches deformity[J]. Bull Int Acad Cosmet Surg,1977,2(4):40-43.

[6] Illouz Y G. The fat cell "graft": a new technique to fill depressions[J]. Plast Reconstr Surg,1986,78(1):122-123.

[7] Coleman S R, Saboeiro A P. Fat grafting to the breast revisited: safety and efficacy[J]. Plast Reconstr Surg, 2007,119(3):775-787.

[8] Hetter G P, Thomas J. Lipoplasty: the theory and practice of blunt suction lipectomy[M]. 2nd ed. Boston: Little, Brown and Company,1990.

[9] Coleman S R. Long-term survival of fat transplants: controlled demonstrations[J]. Aesthetic Plast Surg,2007, 19(5):421-425.

[10] Niechajev I, Sevćuk O. Long-term results of fat transplantation: clinical and histologic studies[J]. Plast Reconstr Surg,1994,94(3):496-506.

[11] Koh J S, Kang H, Choi S W, et al. Cigarette smoking associated with premature facial wrinkling: image analysis of facial skin replicas[J]. Int J Dermatol,2002,41(1):21-27.

[12] Yoon S S, Chang D Il, Chung K C. Acute fatal stroke immediately following autologous fat injection into the face[J]. Neurology,2003,61(8):1151-1152.

[13] Danesh-Meyer H V, Savino P J, Sergott R C. Case reports and small case series: ocular and cerebral ischemia following facial injection of autologous fat[J]. Arch Ophthalmol,2001,119(5):777-778.

[14] Teimourian B. Blindness following fat injections[J]. Plast Reconstr Surg,1988,82(2):361.

[15] Guerrerosantos J. Evolution of technique: face and neck lifting and fat injections[J]. Clin Plast Surg,2008,35(4):663-676.

[16] Mojallal A, Foyatier J L. Historical review of the use of adipose tissue transfer in plastic and reconstructive surgery[J]. Ann Chir Plast Esthet,2004,49(5):419-425.

[17] Bircoll M. Cosmetic breast augmentation utilizing autologous fat and liposuction techniques[J]. Plast Reconstr Surg,1987,79(2):267-271.

[18] Xie Y, Zheng D N, Li Q F, et al. An integrated fat grafting technique for cosmetic facial contouring[J]. J

Plast Reconstr Aesthet Surg, 2010, 63(2):270-276.

[19] Zheng D N, Li Q F, Lei H, et al. Autologous fat grafting to the breast for cosmetic enhancement: experience in 66 patients with long-term follow up[J]. J Plast Reconstr Aesthet Surg, 2008, 61(7):792-798.

[20] Yoshimura K, Sato K, Aoi N, et al. Cell-assisted lipotransfer for cosmetic breast augmentation: supportive use of adipose-derived stem/stromal cells[J]. Aesthetic Plast Surg, 2008, 32(1):48-55.

[21] Spear S L, Wilson H B, Lockwood M D. Fat injection to correct contour deformities in the reconstructed breast[J]. Plast Reconstr Surg, 2005, 116(5):1300-1305.

[22] Khouri R K, Eisenmann-Klein M, Cardoso E, et al. Brava and autologous fat transfer is a safe and effective breast augmentation alternative[J]. Plast Reconstr Surg, 2012, 129(5):1173-1187.

[23] Eto H, Kato H, Suga H, et al. The fate of adipocytes after nonvascularized fat grafting: evidence of early death and replacement of adipocytes[J]. Plast Reconstr Surg, 2012, 129(5):1081-1092.

[24] 郑丹宁, 谢芸, 李青峰. 面部脂肪移植并发症的预防[J]. 中国美容医学, 2007, 16(4):574-577.

[25] Feinendegen D L, Baumgartner R W, Vuadens P, et al. Autologous fat injection for soft tissue augmentation in the face: a safe procedure?[J]. Aesthetic Plast Surg, 2012, 22(3):163-167.

[26] Zuk P A, Zhu M, Mizuno H, et al. Multilineage cells from human adipose tissue: implications for cell-based therapies[J]. Tissue Eng, 2001, 7(2):211-228.

[27] Kamakura T, Ito K. Autologous cell-enriched fat grafting for breast augmentation[J]. Aesthetic Plast Surg, 2011, 35(6):1022-1030.

[28] Lee S K, Kim D W, Dhong E S, et al. Facial soft tissue augmentation using autologous fat mixed with stromal vascular fraction[J]. Arch Plast Surg, 2012, 39(5):534-539.

[29] Oni G, Lequeux C, Cho M J, et al. Transdermal delivery of adipocyte-derived stem cells using a fractional ablative laser[J]. Aesthetic Surg J, 2013, 33(1):109-116.

[30] Kim M, Kim I, Lee S K, et al. Clinical trial of autologous differentiated adipocytes from stem cells derived from human adipose tissue[J]. Dermatol Surg, 2011, 37(6):750-759.

[31] Sung H M, Suh I S, Lee H B, et al. Case reports of adipose-derived stem cell therapy for nasal skin necrosis after filler injection[J]. Arch Plast Surg, 2012, 39(1):51-54.

[32] Chang H, Park J H, Min K H, et al. Whitening effects of adipose-derived stem cells: a preliminary in vivo study[J]. Aesthetic Plast Surg, 2014, 38(1):230-233.

[33] Kim Y J, Jeong J H. Clinical application of adipose stem cells in plastic surgery[J]. J Korean Med Sci, 2014, 29(4):462-467.

[34] Fagrell D, Eneström S, Berggren A, et al. Fat cylinder transplantation: an experimental comparative study of three different kinds of fat transplants[J]. Plast Reconstr Surg, 1996, 98(1):90-98.

[35] Boschert M T, Beckert B W, Puckett C L, et al. Analysis of lipocyte viability after liposuction[J]. Plast Reconstr Surg, 2002, 109(2):761-767.

[36] Coleman S R. Structural fat grafts: the ideal filler?[J]. Clin Plast Surg, 2001, 28(1):111-119.

[37] Yoshimura K, Sato K, Aoi N, et al. Cell-assisted lipotransfer for facial lipoatrophy: efficacy of clinical use of adipose-derived stem cells[J]. Dermatol Surg, 2008, 34(9):1178-1185.

[38] Xie Y, Li Q, Zheng D, et al. Correction of hemifacial atrophy with autologous fat transplantation[J]. Ann Plast Surg, 2007, 59(6):645-653.

[39] Zheng D, Li Q, Lei H, et al. Autologous fat grafting to the breast for cosmetic enhancement: experience in 66 patients with long-term follow up[J]. J Plast Reconstr Aesthet Surg, 2008, 61(7):792-798.

[40] Coleman S R. Structural fat grafting: more than a permanent filler[J]. Plast Reconstr Surg, 2006, 118(3 Suppl):108S-120S.

[41] Tonnard P, Verpaele A, Peeters G, et al. Nanofat grafting: basic research and clinical applications[J]. Plast Reconstr Surg, 2013, 132(4):1017-1026.

[42] Herly M, Ørholt M, Glovinski P V, et al. Quantifying long-term retention of excised fat grafts: a longitudinal,

retrospective cohort study of 108 patients followed for up to 8.4 years[J]. Plast Reconstr Surg,2017,139(5):1223-1232.

[43] Lin J Y,Song P,Pu L L Q. Management of fat necrosis after autologous fat transplantation for breast augmentation[J]. Plast Reconstr Surg,2018,142(5):665e-673e.

[44] Canizares O, Thomson J E, Allen R J, et al. The effect of processing technique on fat graft survival[J]. Plast Reconstr Surg,2017,140(5):933-943.

[45] Yao Y, Dong Z, Liao Y, et al. Adipose extracellular matrix/stromal vascular fraction gel: a novel adipose tissue-derived injectable for stem cell therapy[J]. Plast Reconstr Surg,2017,139(4):867-879.

[46] Pallua N, Grasys J, Kim B S. Enhancement of progenitor cells by two-step centrifugation of emulsified lipoaspirates[J]. Plast Reconstr Surg,2018,142(1):99-109.

[47] Swanson E. Prospective controlled study of buttock fat transfer using ultrasound and photographic measurements[J]. Plast Reconstr Surgery Glob Open,2016,4(5):e697.

[48] Lee E I,Roberts T L,Bruner T W. Ethnic considerations in buttock aesthetics[J]. Semin Plast Surg,2009,23(3):232-243.